JN415926

# 뉴만 KINESIOLOGY

## 근육뼈대계통의 기능해부학 및 운동학

Neumann's Kinesiology *of the* Musculoskeletal System

*Fourth Edition*


**저자** Donald A. Neumann, PT, PhD, FAPTA
Professor Emeritus
Department of Physical Therapy and Exercise Science
Marquette University
Milwaukee, Wisconsin

**삽화** Elisabeth Roen Kelly, BSc, BMC

**대표역자** **채윤원** 광주보건대학교 물리치료학과

**역자**
**감경윤** 인제대학교 작업치료학과
**강경한** 건양대학교 재활퍼스널트레이닝학과
**강권영** 원광보건대학교 물리치료과
**강태우** 우석대학교 물리치료학과
**강현승** 순천제일대학교 재활스포츠학과
**고태성** 대원대학교 물리치료과
**구현모** 경성대학교 물리치료학과
**김규용** 을지대학교 물리치료학과
**김기현** 경운대학교 물리치료학과
**김동현** 김천대학교 작업치료학과
**김병곤** 대구보건대학교 물리치료학과
**김병조** 동의대학교 물리치료학과
**김상진** 호산대학교 물리치료학과
**김성호** 신구대학교 물리치료과
**김수민** 울산과학대학교 물리치료과
**김수진** 전주대학교 물리치료학과
**김영민** 국립한국교통대학교 물리치료학과
**김은영** 마산대학교 물리치료과
**김정기** 대구보건대학교 작업치료과
**김중휘** 대구가톨릭대학교 물리치료학과
**김지원** 남부대학교 물리치료학과
**김진섭** 선문대학교 물리치료학과
**김창숙** 구미대학교 물리치료과
**김현숙** 여주대학교 물리치료과
**김형수** 부산보건대학교 물리치료과
**김희탁** 포항대학교 물리치료과
**남기석** 영남이공대학교 물리치료과
**남기원** 동신대학교 물리치료학과
**도기철** 가톨릭상지대학교 작업치료과
**문현웅** 조선이공대학교 스포츠관리과
**박대성** 건양대학교 물리치료학과
**박민철** 부산가톨릭대학교 물리치료학과
**박상영** 위덕대학교 물리치료학과
**박소연** 한서대학교 작업치료학과
**박수진** 대구대학교 물리치료학과
**박재명** 서울특별시서울의료원
**박주현** 수원여자대학교 물리치료과
**박지원** 대구가톨릭대학교 물리치료학과
**박창식** 호원대학교 물리치료학과
**박현정** 경운대학교 물리치료학과
**방현수** 김천대학교 물리치료학과
**배주한** 구미대학교 물리치료과
**서동열** 동신대학교 물리치료학과
**서병도** 경운대학교 물리치료학과
**손성민** 청주대학교 물리치료학과
**송민영** 동의과학대학교 물리치료과
**송요한** 서영대학교 물리치료과
**양경한** 대전과학기술대학교 물리치료학과
**양승훈** 전주비전대학교 물리치료과
**오재섭** 인제대학교 물리치료학과
**오형택** 안동과학대학교 물리치료과
**유경태** 남서울대학교 물리치료학과
**유영대** 순천청암대학교 물리치료과
**유진호** 전남과학대학교 물리치료과
**유찬욱** 경복대학교 작업치료학과
**윤나미** 목포과학대학교 물리치료과
**이건철** 경남정보대학교 물리치료과
**이나경** 건양대학교 물리치료학과
**이남기** 광주여자대학교 물리치료학과
**이동우** 호남대학교 물리치료학과
**이병준** 경북대학교 물리치료과
**이상용** 유원대학교 물리치료학과
**이선명** 마산대학교 작업치료과
**이선민** 대구대학교 작업치료학과
**이수민** 강릉영동대학교 물리치료과
**이양진** 경북전문대학교 물리치료과
**이윤미** 구미대학교 작업치료과
**이정숙** 부산보건대학교 작업치료과
**이한석** 제주한라대학교 작업치료과
**이현주** 건양대학교 물리치료학과
**임상완** 포항대학교 물리치료과
**임원식** 안동과학대학교 물리치료과
**임형원** 단국대학교 물리치료학과
**장 철** 경남정보대학교 작업치료과
**장우남** 용인대학교 물리치료학과
**정재엽** 여주대학교 작업치료과
**정진영** 여수전남병원 재활치료센타
**정한신** 군장대학교 물리치료과
**조문신** 고신대학교 작업치료학과
**조현래** 마산대학교 물리치료과
**채정병** 마산대학교 물리치료과
**천송희** 영산대학교 물리치료학과
**최보람** 신라대학교 물리치료학과
**최완석** 경운대학교 물리치료학과
**최원재** 중부대학교 물리치료학과
**최원호** 가천대학교 물리치료학과
**최유림** 대구과학대학교 물리치료과
**최종덕** 대전대학교 물리치료학과
**최진호** 대구한의대학교 물리치료학과
**한진태** 경성대학교 물리치료학과
**황보각** 대구대학교 물리치료학과
**황재호** 경동대학교 작업치료학과

(가나다순)



ELSEVIER

범문에듀케이션

This edition of **Neumann's Kinesiology of the Musculoskeletal System**, fourth edition by **Donald A. Neumann, PT, PhD, FAPTA** is published by **Panmun Co. Ltd.** through arrangement with Elsevier Inc.



Translated version ISBN : 979-11-5943-518-8
Publication Date in Korea : September 1, 2025

# About the Author
# 저자에 관하여

## Donald A. Neumann, PT, PhD, FAPTA

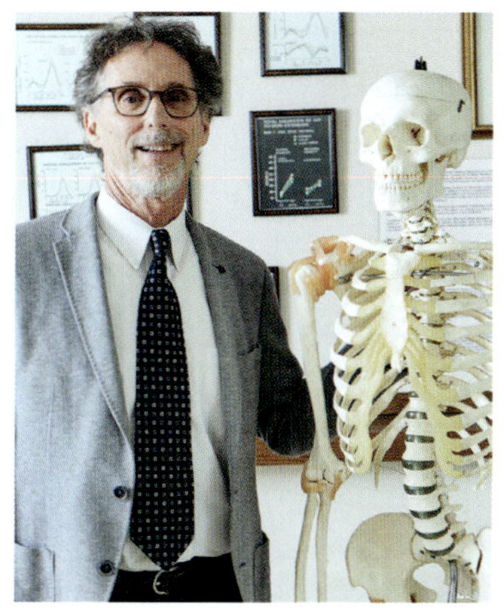

Donald A. Neumann은 다섯 형제자매 중 장남으로 뉴욕에서 태어났다. 그는 Charles J. 와 Elizabeth ("Betty") Neumann의 아들이다. Charles는 기상학자이자 세계적으로 유명한 허리케인 기상캐스터였으며, 1950년대 초 미 해군의 "허리케인 헌터"로 비행하다가 소아마비에 걸려 생애 마지막 65년을 소아마비와 함께 살았다. Donald A. Neumann은 미국 기상국이 위치한 플로리다주의 마이애미에서 성장했다. 현재 그의 어머니 Betty는 플로리다주 오칼라 근처에 살고 있다.

Neumann은 고등학교를 졸업한 지 얼마 지나지 않아 심각한 오토바이 사고를 당하게 된다. 오랜 물리치료를 받은 후에, Neumann은 평생의 직업으로 물리치료를 선택하게 된다. 1972년, 그는 마이애미-데이드 커뮤니티 칼리지의 2년 과정을 수료한 후 물리치료보조사로서 물리치료에 대한 연구와 임상을 시작한다. 1976년에, Neumann은 플로리다대학교에서 물리치료 학사학위를 받았다. 그는 척수손상 환자를 전문으로 하는 버지니아의 우드로 윌슨 재활센터에서 물리치료사로서 임상 활동을 했다. 1980년에 Neumann은 아이오와대학교에 다니게 되고, 이곳에서 과학교육으로 석사학위를 그리고 운동과학으로 박사학위를 받았다.

1986년, Neumann 박사는 마르케트대학교에서 교수, 작가, 그리고 연구자로서의 학문적 경력을 시작하였다. 그는 물리치료와 연관된 운동학을 집중적으로 교육하였다. Neumann 박사는 20년 동안 척수손상 후의 재활, 정형외과 외래환자, 그리고 노인병학 영역에서 파트타임 물리치료사로서 임상적 활동을 유지하였다. Neumann 박사는 마르케트대학교 보건과학대학 물리치료학과의 명예교수로, 현재도 교육, 멘토링 및 기타 학문적 활동에 계속 참여하고 있다.

미국물리치료협회(APTA)로부터 교육, 연구, 집필, 그리고 봉사에 대해 여러 번 수상을 하였으며, 1994년에는 마르케트대학교에서 올해의 교육자상을 받았고, 2006년에는 카네기재단에서 수여한 올해의 위스콘신대학 교수상을 받았다. 다년간 Neumann 박사의 연구와 교육 프로젝트는 국립관절염재단과 미국상이군경회로부터 연구비를 받아 왔다. 그는 손상의 힘으로부터 관절염성 또는 통증성 엉덩관절을 보호하는 방법들에 대해 많이 발표하였다. Neumann 박사는 해부학적 해부 경험이 풍부하며, ≪*Gray's Anatomy*≫의 41판부터 43판까지 "골반과 엉덩관절" 장을 저술하였다.

Neumann 박사는 리투아니아(2002년), 헝가리(2005년과 2006년), 그리고 일본(2009년과 2010년), 아일랜드(2022)에서 물리치료사들에게 운동학을 가르치기 위해 풀브라이트 기금을 받았다. 2007년에 Neumann 박사는 리투아니아의 카우나스에 위치한 리투아니아 체육학회로부터 명예박사학위를 받았다. 2015년에는 싱가포르에서 열린 세계물리치료연맹(WCPT)이 수여하는 교육부문 국제봉사상을 수상했다. 그리고 2002년부터 2015년까지 ≪*Journal of Orthopaedic & Sports Physical Therapy*≫의 부편집장으로 활동하였다.

Neumann 박사는 위스콘신에서 그의 아내 Brenda 그리고 2마리의 반려견과 함께 살고 있다. 그의 아들 Donald Jr. ("Donnie"), 의붓딸 Megann과 그 가족들도 위스콘신에서 살고 있다. Neumann 박사에게는 세 명의 손자 Jack, Ben, 그리고 Cole이 있다.

업무 외에도, 그는 기타 연주, 운동, 등산, 자원봉사, 그리고 날씨에 관심을 가지는 것을 즐기고 있다.

## 그림에 관하여

4판의 그림들은 1판이 출판된 2002년 이후 계속적으로 발전되어 왔다. 약 700점에 달하는 그림 거의 대부분은 이 책의 4판을 집필하는 과정에서 새롭게 제작된 원본이다. 그림은 우선 Neumann 박사에 의해 개념화되면, Elisabeth Roen Kelly의 타고난 재능에 의해 정교하게 구현되었다. Neumann 박사는 "그림 작업은 나의 집필 의도에 큰 영향을 주었다. 특정 운동학 개념을 가장 본질적인 수준에서 철저하게 이해해야 Elisabeth에게 무엇을 그려야 하는지 효과적으로 설명할 수 있었다. 이런 방식으로, 정직하게 그림 작업에 임하게 되었다. 나는 내가 진정으로 이해하는 것만을 서술하였다."

Neumann 박사와 Elisabeth는 이 책을 위해 세 가지의 중요한 형식을 만들었다. Elisabeth는 뼈, 관절, 그리고 근육의 해부학을 매우 정교한 펜과 잉크를 이용해 손으로 그림을 그렸다(그림 1). 이러한 그림들은 Neumann 박사에 의해 신중하게 절개된 해부 표본을 기반으로 여러 장의 연필 스케치에서 시작되었다. 유기적이고 고전적인 느낌을 선사하기 위해 그림에 맞는 펜과 잉크가 선택되었다.

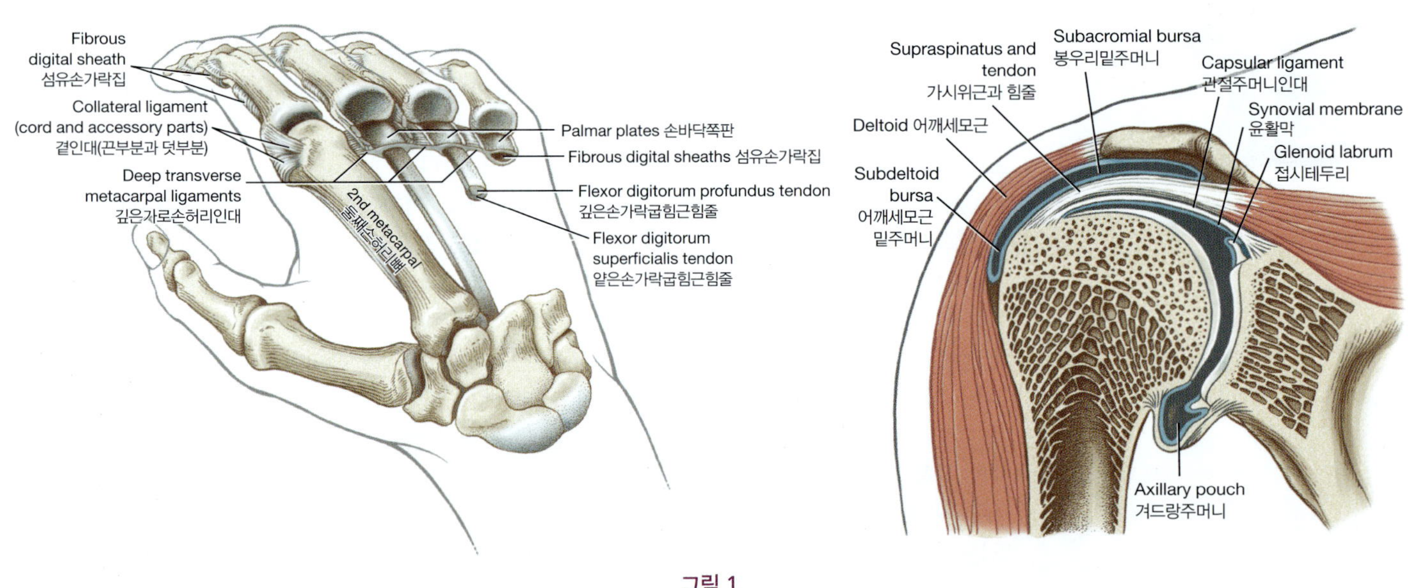


그림 1

두 번째 형식은 소프트웨어를 사용한 단채색 표현법을 사용하였다(그림 2). Neumann 박사와 Elisabeth는 특정 움직임을 수행하는 사람의 단순화된 이미지를 그리기 위해 먼저 사진으로 작업을 시작하였다. 그런 후 뼈, 관절, 그리고 근육의 이미지는 인간 윤곽 내에 컴퓨터로 입혀졌다. 이렇게 덧입혀진 다양한 생체역학적 이미지들을 통해 그림의 완성도가 좀 더 높아졌다. 마지막으로 완정된 디자인은 특수하고 복잡한 생체역학적 개념들을 단순한 방법으로 제시하였으며, 인간의 모습과 표정은 그대로 유지하였다.

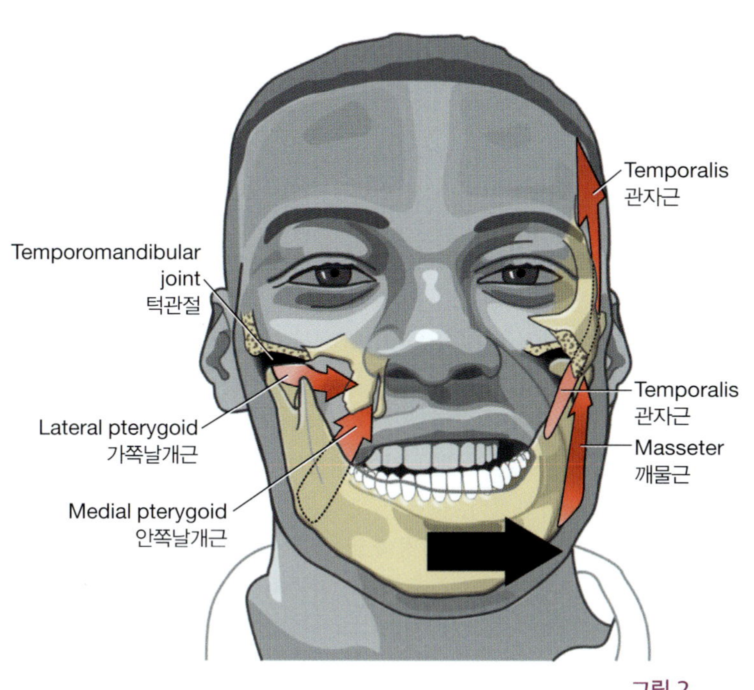


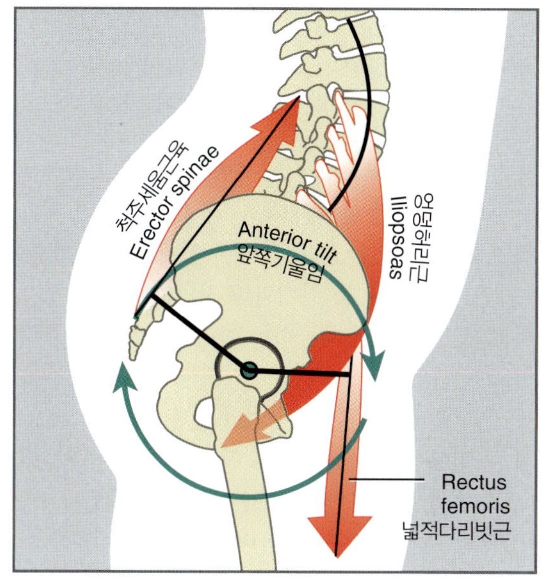


그림 2

세 번째 형식은 Neumann 박사와 Elisabeth에 의해 이후에 개발되었다(그림 3). 소프트웨어의 도움으로, 준비된 해부 표본에 3차원 형태의 윤곽을 입혔다. 이 이미지의 깊이와 해부학적 정확성은 관계된 운동학에 대한 중요한 관점을 제공한다. Neumann 박사는 "좋은 그림은 누구에게나 영감을 줄 수 있으며 언어를 초월할 수 있다—이것이 내 교육의 핵심적인 요소다"라고 생각하고 있다.

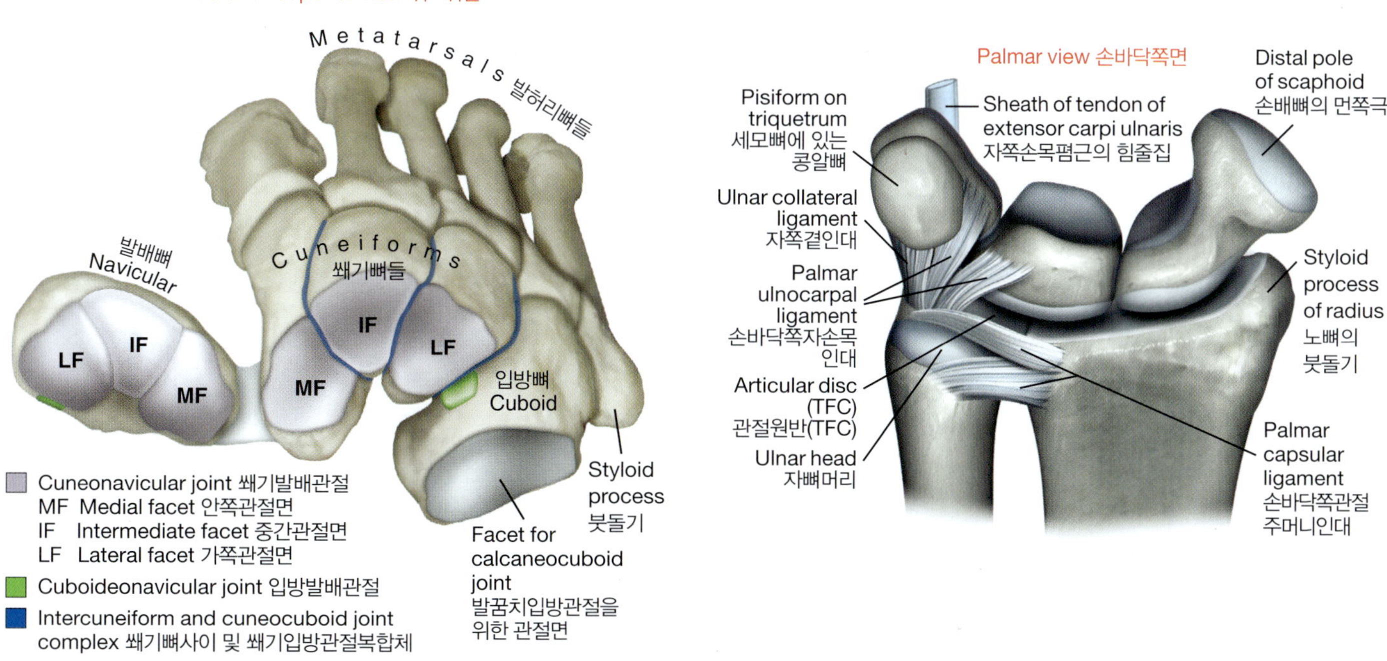


그림 3

Foreword

# 역자 서문

우리나라에서 ≪뉴만 kinesiology: 근육뼈대계통의 기능해부학 및 운동학≫은 물리치료뿐만 아니라 체육 및 스포츠 관련 재활 분야에서 독보적인 교재라 할 수 있다. 이 책은 인체 각 영역의 구조, 기능, 병리적 기전, 임상사례 등 인체의 움직임과 관계된 상세한 정보를 제공하고 있다. 책에서 제공하는 이러한 정보는 단순히 이해하는 수준으로만 대해서는 안 된다. 이 책에서 주는 정보를 통해 자신의 활동 영역에서 만날 수 있는 여러 상황에 대해 스스로 생각하고 대처할 수 있도록 열린 가능성도 동시에 제공하고 있다는 것을 한번쯤 생각해 볼 필요가 있다. 도수치료를 공부하는 사람들이라면 각 관절에서 제공하는 근육, 인대, 관절주머니 등이 어떤 운동을 정상적으로 제한하는지 이해하고, 이러한 구조의 제한이나 느슨함이 환자의 어떤 움직임에 문제를 초래하며, 이를 위해 관절가동기법을 어떤 구조에 대해 어떤 방향으로 적용할지에 대한 답을 스스로 찾을 수 있어야 한다. 또한 느슨한 구조에 대해서는 근력강화의 개념을 넘어 피드포워드와 같은 신경근육의 관점에서 어떤 접근을 해야 하는지 스스로 답을 찾을 수 있어야 한다.

1판부터 4판까지 번역한 역자로서 느낀 점은 7년 주기로 개정판이 나올 때마다 그 시대의 연구 업적을 계속 반영하고 있다는 점이다. 이번 4판에서는 대표적으로 근막에 대한 개념, 사이토카인의 역할, 후성유전학의 소개, 새로운 저항훈련의 방법인 혈류제한 훈련, 각 관절별 질환의 기전 및 치료접근법의 최신 경향 등 많은 부분에서 업데이트가 제공되었다. 이 중 흥미로운 것은 운동이 후성유전학을 통해 유전자 발현에 영향을 미칠 수 있고, 좀 더 정밀한 운동처방을 통해 개인별 표적화된 중재로 최적의 반응을 제공할 수 있는 정밀물리치료라는 새로운 개념의 제시였다.

이번 4판에서는 대한의사협회 의학용어집 제6판을 기준으로 번역을 하였다. 이번 의학용어 개정은 한글과 한자어의 혼용을 허용하지 않는다는 원칙이 있다. 따라서 이전 판에 비해 수정된 의학용어가 있으며, 예전에 비해 순수 한글만을 사용하지 않고 있다는 것을 알 수 있을 것이다. 의학용어집에 나오더라도 물리치료용어나 운동용어는 의미가 맞지 않다면 최대한 합리적 의미를 부여하려고 노력하였다. 이러한 노력은 2판부터 이어져 왔고 어느 정도 의미 있는 영향을 미쳤다고 생각한다. 예를 들어, inversion/eversion이란 용어는 의학용어집 5판까지는 안쪽번짐/가쪽번짐이라 제시하였지만 이 책에서는 2판부터 지금까지 줄곧 안쪽들림/가쪽들림으로 번역했고 의학용어집 6집에서도 이 용어로 개정되었다. 이런 용어들에 대해 의견을 주시면 언제든지 열린 마음으로 수용할 생각이다.

마지막으로, 이 책의 번역을 위해 고마운 분들에게 감사의 마음을 전하고자 한다. 1판을 번역할 때 III부의 번역을 맡아 주셨고, 이를 토대로 4판까지 번역할 때마다 늘 마음속으로 고맙게 생각하는 경성대학교 구현모 교수에게 감사의 말씀을 드린다. 그리고 이번 4판의 번역을 위해 내 마음속 안식처를 제공해준 아내 김미정님, 두 아들 상욱과 승민, 그리고 반려견 토르에게도 고마움을 전한다. 끝으로 이 책의 출간을 위해 노력해 준 (주)범문에듀케이션의 유성권 사장님과 임직원 분들께 감사의 마음을 전한다.

2025년 7월
빛고을 신창동에서
이학박사 **채 윤 원**

# Preface
# 저자 서문

≪뉴만 kinesiology: 근육뼈대계통의 기능해부학 및 운동학≫ 4판을 소개하게 되어 기쁘다. 3판이 10개의 언어로 출판되었고 세계 여러 나라에서 사용되고 있다는 것이 자랑스럽다. 교육자와 학생들로부터의 열적적인 피드백 그리고 계속 나오고 있는 연구 문헌을 바탕으로 4판을 계속 발전시켜 나갈 것이다. 4판에서 인용된 약 3,000개의 참고문헌 하나하나가 이 책에서 설명되고 있는 내용들이 과학적이고 임상적인 타당성이 있다는 것을 지지하기 위해 신중하게 선택되었다. 재활, 여가활동, 또는 건강과 웰니스 증진의 맥락에서, 일생에 걸쳐 나타날 수 있는 역학적 기반의 움직임 변화를 전문가가 더 잘 해결할 수 있도록 돕는 주제를 포함시키기 위해 광범위한 노력을 기울였다.

첫 세 판에서 창작된 그림들의 인기는 더 많은 그림을 창조하게 되는 자극제가 되었다. 이전 판과 마찬가지로, 설명적인 그림과 근거 기반의 임상적으로 의미 있는 본문과 함께 이 책의 교육적 목적을 이끌고 있다.

당연히, 마르케트대학교에서 운동학을 학생들에게 가르치기 위해 교재로서 3판을 사용하였다. 학생, 책, 그리고 나 자신과의 긴밀한 소통은 본문의 내용, 주제의 구성과 흐름, 그리고 그림의 명확성을 실질적으로 개선시킬 수 있는 많은 아이디어들이 제시될 수 있었다. 미국 및 다른 국가의 학생과 교수들 그리고 나의 학생들로부터 받은 이러한 피드백을 통해 책과 그림의 많은 개선이 이루어졌다. 4판 역시 여러 수업을 통해 피드백과 제안을 계속적으로 받게 될 것이라고 기대하고 있다.

## 배경

운동학은 스포츠, 예술, 의학, 또는 건강에서 수행되는 인간 움직임에 대한 연구이다. ≪뉴만 kinesiology: 근육뼈대계통의 기능해부학 및 운동학≫은 이런 네 분야 모두와 관계된다. 그러나 이 책은 주로 신체재활을 위한 운동학적 기초를 제공하기 위해 의도되었으며, 손상, 질병, 또는 그 외의 가동성 상해 이후에 인체의 기능적 움직임을 최적화하기 위해 노력하였다. 운동학이라는 주세는 전 세계적으로 다양한 관점에서 다루어지고 있지만, 나와 공동저자들은 주로 인체의 근육과 관절 사이의 역학적 그리고 생리적 상호작용에 초점을 맞추었다. 이러한 상호작용은 정상적인 움직임과 질병, 외상, 또는 변경된 근육뼈대조직에 의한 비정상적인 움직임을 설명한다. 이 책이 학생과 임상가들은 물론 건강 그리고 의학과 관계된 다양한 전문가들에게 가치 있는 교육적 자료가 되기를 희망한다.

## 접근법

이 책은 근육뼈대계통의 해부학적 세부 설명을 중요하게 강조한다. 독자들은 깊은 해부학적 배경지식에 물리학과 생리학의 몇몇 원리를 적용하여, 마음속에서 정적인 해부학적 이미지가 동적이고 3차원적인 움직임으로 전환될 수 있어야 한다. ≪뉴만 kinesiology: 근육뼈대계통의 기능해부학 및 운동학≫을 위해 만들어진 그림들은 이런 마음속 전환을 돕기 위해 제시되었다. 운동학에 대한 이러한 접근법은 기계적으로 암기할 필요 없이 역학적 분석에 근거한 추론을 가능하게 해주기 때문에, 임상가와 학생들이 근육뼈대계통의 기능이상과 관계된 적절한 평가, 진단, 그리고 치료를 개발하는 데 도움이 될 것이다.

이 책은 물리치료사로서 45년간의 경험을 토대로 만들어졌다. 이러한 경험을 통해 운동학과 관계된 임상연구, 해부절개, 그리고 교육의 내용을 풍부하게 쌓을 수 있었다. 정확하게 기억하지는 못하지만, 이 책에 대한 작업은 1986년 마르케트대학교의 교수로서 운동학 첫 강의를 준비하던 때부터 시작되었다. 그 후, 나는 지적이고 열정적인 학생들과 대면하게 되는 좋은 기회를 갖게 되었다. 배우고자 하는 이런 열망은 교육에 대한 나의 열정과 사랑을 갖고 해주었다. 나의 강의를 수동적으로 듣기보다는 능동적으로 참여하려는 학생들에 의해, 운동학 강의노트는 풍부하게 준비되어야 했다. 해가 거듭될수록 발전하게 된 강의노트는 1판의 초석이 되었다. 20년이 지난 현재, 공동저자와 함께 나는 이 책의 4판이 나오게 되어 기쁘게 생각한다.

## 구성

이 책의 구성은 내가 마르케트대학교에서의 운동학 강의 및 기타 커리큘럼에서 활용한 전반적 교육 과정을 반영하고 있다. 이 책은 크게 4개의 부분으로 나눠져 있으며, 총 16장으로 구성되어 있다. *I부*는 운동학의 필수 주제인 용어와 기본적 개념에 대한 소개, 근육뼈대계통의 기본적 구조와 기능에 대한 고찰, 그리고 운동학에 대한 생체역학적 그리고 양적인 측면에 대한 소개에 대해 열거하고 있다. *II~IV부*는 인체의 세 중요 영역에 대한 특정 해부학적 세부사항과 운동학에 대해 제시한다. *II부*는 어깨에서 손까지인 팔에 대해 다룬다. *III부*는 몸통뼈대의 운동학에 대해 다루고 있으며, 주로 머리, 몸통, 그리고 척추에 대해 설명한다. 특별한 장으로 씹기와 환기의 운동학이 *III부*에 포함되었다. *IV부*는 엉덩관절에서 발까지인 다리에 대해 제시하였다. *IV부*의 마지막 2개의 장은 "걷기의 운동학"과 "달리기의 운동학"에 대해 다루었으며, 다리의 운동학에 대한 기능적 통합을 제시하였다.

이 책은 주로 *교육*을 목적으로 특별히 기획되었다. 이를 위해 개념들은 여러 단계로 제시되며, 먼저 *I부*에서는 *II~IV부*에 제시된 각 장의 과학적 기본사항들을 대부분 다루고 있다. 이러한 장에서 다루는 내용도 단계별로 차근차근 제시된다. 대부분의 장은 뼈의 형태학과 기능에 대한 학문인 *골학*으로 시작된다. 다음으로 관절주위 결합조직들을 포함한 관절의 해부학과 기능에 대한 학문인 *관절학*이 뒤따른다. 관절학에서는 각 영역의 운동형상학에 대한 자세한 설명이 포함되어 있다.

*II부*에서 *IV부*까지, 대부분의 장에서 가장 중요한 부분은 *근육과 관절의 상호작용*에 대한 강조이다. 이 부분의 내용은 해당 영역 내에 있는 근육을 설명하는 것에서부터 시작되며, 근육과 관절의 신경지배에 대한 요약도 포함된다. 일단 근육의 형태와 물리적 구성에 대한 설명이 이루어진 뒤에, 근육과 관절 사이의 역학적 상호작용에 대해 설명된다. 여기에는 다음 같은 주제들이 포함된다: 근육의 근력과 움직임 특성; 근육에 의해 관절에 부과되는 힘; 근육사이 그리고 관절사이 협동작용; 움직임, 자세, 그리고 안정성에 대한 근육의 중요한 기능적 역할; 근육과 관절 사이에 존재하는 기능적 관계. 각 장에서는 질병, 외상, 또는 노화로 인해 근육뼈대계통 기능이 저하되거나 적응이 일어나는 다양한 사례도 제시된다. 이러한 정보는 신경근육은 물론 근육뼈대 질환을 가진 사람들의 치료를 위한 대부분의 임상적 상황에서 사용되는 평가와 치료의 이해를 돕는 기초 정보를 제공한다.

## 특별한 특징

4판의 중요한 특징은 다음과 같다.

- 완전한 칼라 그림
- Special Focus
- 각 장의 주제 요약
- 대부분의 장에서 제시되는 부가적인 임상 연관성
- 학습문제
- 3,000개의 참고문헌에 기반한 근거중심 접근법
- 근육의 부착부위, 신경지배, 단면적, 그리고 그 이상의 것들에 대한 자세한 정보를 담은 부록

# Contents
# 차례

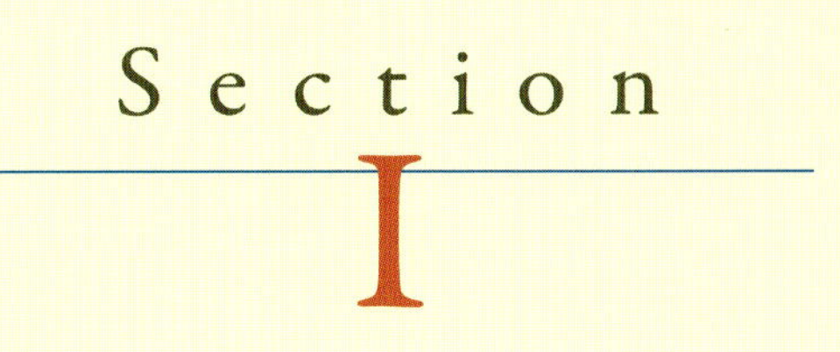


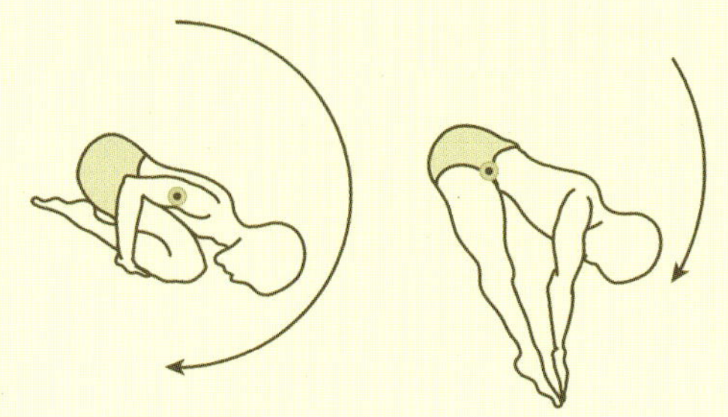

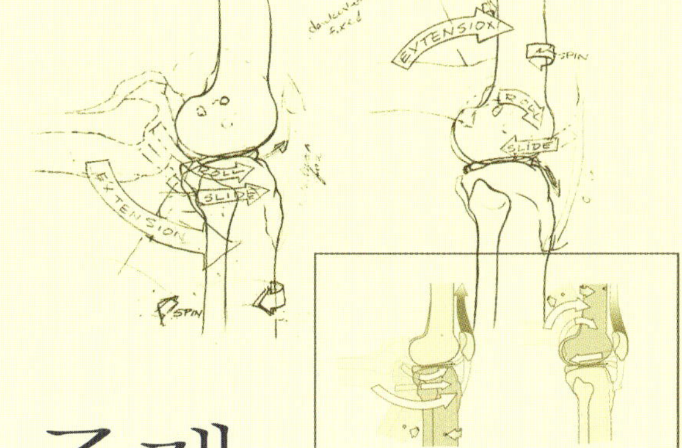


# 운동학의 중요 주제

## Essential Topics of Kinesiology

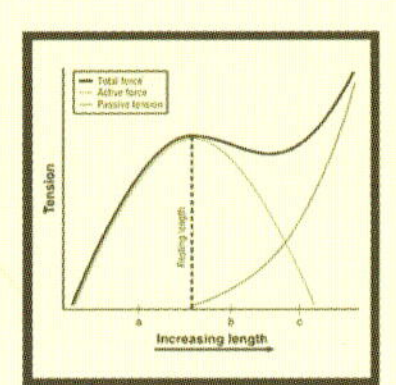


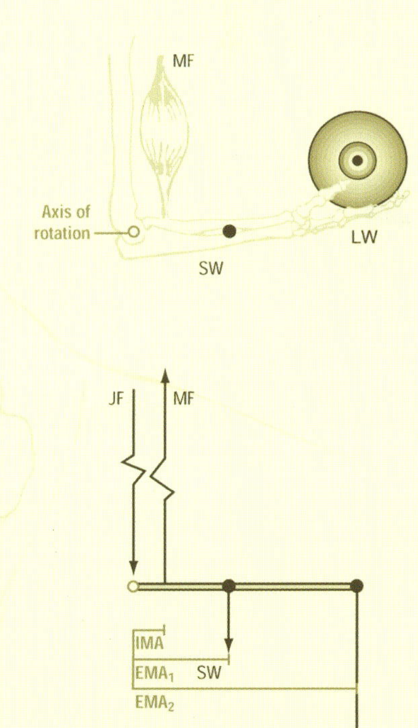


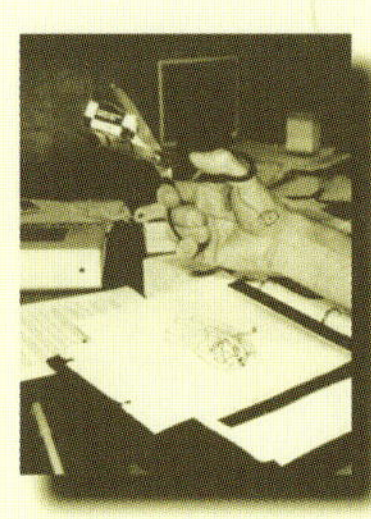

Section I

# 운동학의 중요 주제



I부는 운동학과 관계된 주제를 설명하고 있는 4개의 장으로 구성되어 있으며, 다양한 인체 영역(II~IV부)의 운동학을 좀 더 구체적으로 논의하는 데 필요한 기초 지식들을 제공한다. 1장에서는 운동학 관련 용어와 생체역학적 개념에 대해 소개한다. 중요 운동학 용어의 정의에 대한 용어해설은 1장의 마지막 부분에 제시된다. 2장에서는 인체 움직임의 중심점인 관절의 기본적인 해부학적, 조직학적, 그리고 기능적 측면을 제시한다. 3장에서는 뼈대계통의 안정화와 능동움직임을 만들어내는 뼈대근육의 기본적인 해부학적 그리고 기능적 측면에 대해 살펴본다. 1장에서 소개된 다양한 생체역학적 원리에 대한 정량적 분석과 자세한 논의는 4장에서 제공된다.

## 부가적인 임상 연관성

4장의 마지막 부분에서는 부가적인 임상 연관성에 대해 제시하였다. 부가적인 임상 연관성을 제시한 이유는 4장에서 다룬 운동학과 관련된 특정 임상적 개념들을 강조하고 확장시키기 위해 의도되었다.

## 학습문제

각 장의 끝부분과 4장 안에는 학습문제가 제시된다. 학습문제는 각 장에 포함된 주요 개념을 복습하고 보강하기 위해 제시된 것이다. 이런 질문에 답을 하는 과정은 시험을 준비하고 있는 학생들에게 효과적인 방법이 될 것이다.

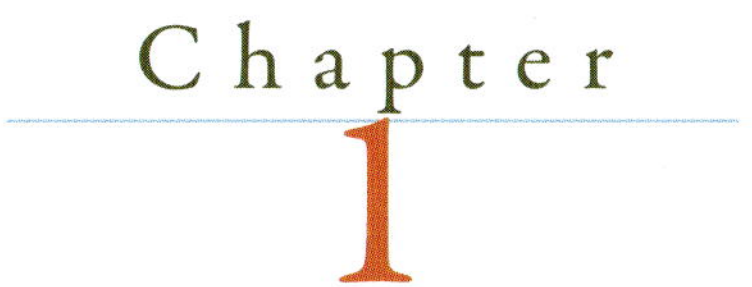


# 소개

## Getting Started

**주제 요약**



## 운동학이란 무엇인가?

*운동학*(*kinesiology*)이란 단어의 어원은 그리스어로 "움직인다"는 뜻인 *kinesis*와 "학문"이라는 뜻인 *logy*로부터 유래된다. 이 책 ≪뉴만 kinesiology: 근육뼈대계통의 기능해부학 및 운동학≫은 근육뼈대계통에서의 해부학적 그리고 생체역학적 상호작용에 초점을 맞춤으로써 움직임의 연구에 대한 안내자의 역할을 제공한다. 미켈란젤로 부오나로티(Michelangelo Buonarroti, 1475~1564) 및 레오나르도 다 빈치(Leonardo da Vinci, 1452~1519)와 같은 위대한 예술가들은 이러한 상호작용의 아름다움과 복잡성을 작품으로 정확히 담아냈다. 이들의 작품은 해부학자인 베른하르트 지크프리트 알비누스(Berhnard Siegfried Albinus, 1697~1770)에 의해 1747년에 출판된 유명한 고서인 ≪인체 뼈대 및 근육 도판(*Tabulae Sceleti et Musculorum Corporis Humani*)≫의 창작에 영감을 주었던 것 같다. 이 작품의 예는 그림 1.1에 제시되었다.

이 책의 주요 목적은 근육뼈대계통에 초점을 맞춘 운동학을 이해시키기 위해 문헌에 근거한 기초를 학생과 임상가에게 제공하는 것이다. 이 책에서 제시되는 논의는 효과적이고 통증 없는 움직임을 위한 사람의 능력을 방해할 수 있는 예상되는 움직임 역학과 예상을 벗어나는 움직임 역학에 대해 다룬다. 근육뼈대계통과 관련된 거의 모든 기능장애에 대한 합리적인 평가, 정확한 진단, 그리고 효과적인 치료를 발달시키기 위해서는 운동학에 대한 철저한 이해가 요구된다. 이러한 이해는 재활, 여가활동, 또는 건강증진의 맥락에서 사람의 생애 전반에 걸친 움직임에서의 변화를 역학에 근거해 효과적으로 해결할 수 있도록 임상가의 능력을 향상시킨다.

이 운동학 책은 해부학, 생체역학, 그리고 생리학으로부터 그 지식을 빌려왔다. *해부학*은 인체와 그 기관들의 형태 및 구조에 대한 학문이다. *생체역학*은 어떻게 힘이 생명체 내에서 상호작용 하는지를 정량적으로 연구하기 위해 물리학의 원리를 사용하는 학문이다. *생리학*은 살아 있는 유기체에 대한 생물학적 연구이다. 이 책은 근육뼈대 해부학의 광대한 설명에 생체역학과 생리학의 선별된 원리를 적용하였다. 이러한 접근법은 근육뼈대계통의 운동학적 기능을 단순히 암기하기보다는 논리적으로 생각할 수 있게 도와준다.

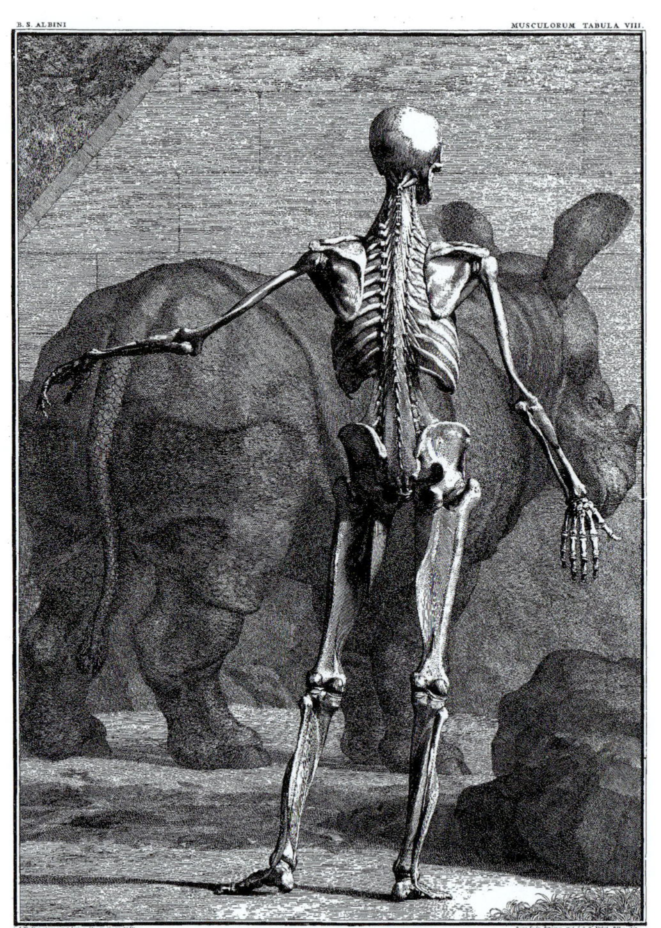


**그림 1.1** 베른하르트 지크프리트 알비누스가 쓴 해부학 책인 ≪인체 뼈대 및 근육 도판≫(1747)에 나온 삽화.

## 이 책의 전체적 흐름

이 책은 I~IV부로 되어 있다. *I부: 운동학의 중요 주제*는 1~4장으로 되어 있다. 독자들이 운동학을 시작할 수 있도록, 1장에서는 운동학과 관계된 많은 기본 개념과 용어를 제공한다. 이런 기본 개념과 용어에 대한 정의는 1장의 마지막 부분인 용어해설에서 제시된다. 2장에서 4장까지는 관절의 역학, 근육의 생리학, 그리고 생체역학의 원리에 대한 필수적인 배경지식을 설명한다.

I부에서 제시된 개념은 II~IV부에서 제시될 해부학적 영역들에 대한 운동학 기초를 제공하게 된다. II부(5~8장)는 팔에 대한 운동학을 설명하고, III부(9~11장)는 몸통뼈대와 몸통에 대한 운동학을 다루게 되며, 마지막 IV부(12~16장)는 걷기와 달리기에 대해 다루는 마지막 2개의 장을 포함해 다리에 대한 운동학을 제시한다.

## 운동형상학

*운동형상학*(*kinematics*)은 운동을 만들어내는 힘이나 토크는 고려하지 않고 body의 운동만을 서술하는 생체역학의 한 분야이다. 생체역학에서 *body*라는 용어는 전신(entire body) 또는 개개의 뼈나 영역과 같은 전신의 어떤 부분이나 분절을 설명하기 위해 다소 막연하게 사용된다. 일반적으로 운동에는 2가지 종류인 병진운동과 돌림운동이 있다.

### 병진운동과 돌림운동의 비교

*병진운동*(*translation*)은 강체(rigid body)의 모든 부분이 서로 평행하게 그리고 같은 방향으로 움직이는 선형운동(linear motion)을 말한다. 병진운동은 *직선*(*straight line, rectilinear*) 또는 *곡선*(*curved line, curvilinear*)의 방법으로 움직일 수 있다. 예를 들어, 걷는 동안 머리 위의 한 지점은 전반적인 곡선의 방식으로 움직인다(그림 1.2).

*돌림운동*(*rotation*)은 병진운동과는 달리 강체가 어떤 중심점(pivot point)에 대해 원을 그리는 경로로 움직이는 운동을 말한다. 결과적으로 강체 안의 모든 지점은 같은 각도에 걸쳐 같은 각방향(예를 들어, 시계방향과 시계반대방향)으로 동시에 돌림운동한다.

인체 전체의 움직임은 일반적으로 엉치뼈(sacrum)의 바로 앞쪽에 위치한 신체 *질량중심*(*center of mass*)의 병진운동으로 종종 설명된다. 비록 어떤 사람의 질량중심이 공간 내에서 병진운동을 하고 있지만, 이것은 팔다리를 *돌림운동*시키는 근육에 의해 추진된다. 팔다리가 돌림운동하고 있다는 사실을 이해하기 위해, 그 예로써 팔꿉관절이 굽힘하고 있는 동안 주먹에 의해 만들어지고 있는 원형의 경로를 관찰해보면 확인할 수 있게 된다(그림 1.3). (운동학에서는 통상적으로 '관절의 돌림운동'과 '뼈의 돌림운동'은 같은 의미로 사용된다.)

신체나 신체 각 분절의 각운동(angular motion)을 위한 중심점을 *돌림축*(*axis of rotation*)이라 한다. 이러한 돌림축은 돌림운동하

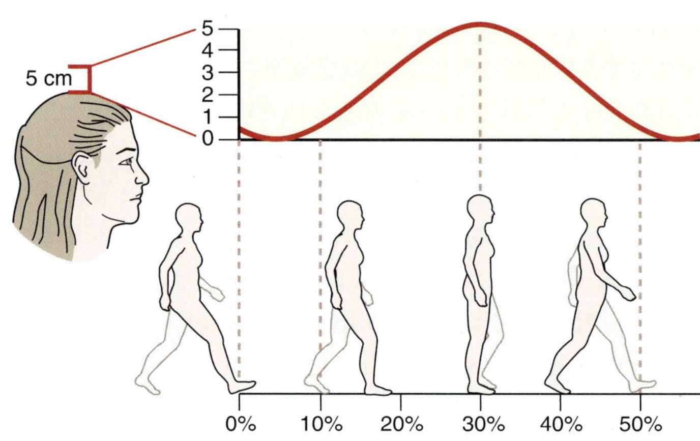


**그림 1.2** 걷기 동안 머리의 꼭대기에 있는 한 지점이 곡선의 방식으로 위와 아래로 병진운동하는 것을 보여주고 있다. 그래프의 가로축은 전체 보행(걷기)주기의 백분율을 보여준다.

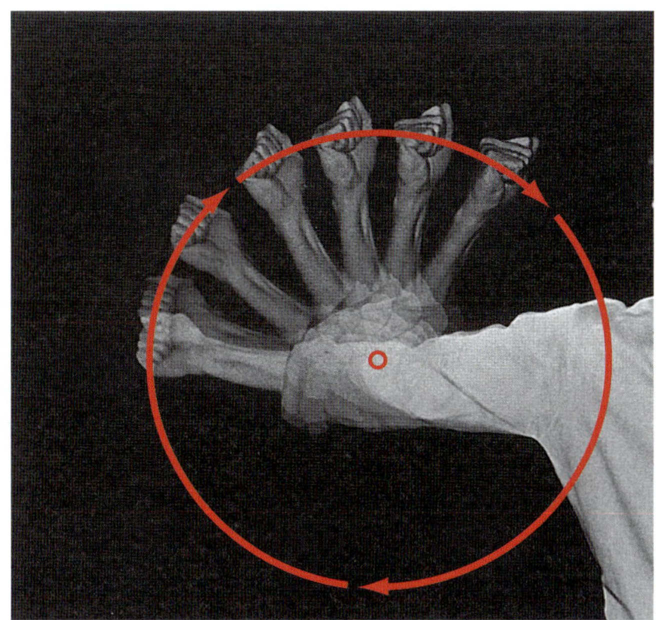

그림 1.3 스트로보스코프 플래시가 장착된 카메라를 이용하면 팔꿉관절에 대한 아래팔의 돌림운동을 포착할 수 있다. 팔꿉관절에서의 해부학적 제한이 없다면, 이론적으로 아래팔은 팔꿉관절에 위치한 돌림축(*개방된 원*)에 대해 360도 돌림운동할 수 있다.

고 있는 신체의 운동이 0이 되는 지점이다. 팔다리 또는 몸통의 대부분의 움직임을 위한 돌림축은 관절 구조의 내부나 바로 근처에 위치한다.

병진운동이나 돌림운동에 관계없이 신체의 움직임은 능동 또는 수동으로 설명될 수 있다. *능동움직임*(*active movement*)은 물을 마시기 위해 팔꿈치를 구부릴 때와 같이 근육수축에 의해 유발된다. 이와는 다르게 *수동움직임*(*passive movement*)은 능동적인 근육수축보다 다른 원인에 의해 유발되는데, 이러한 원인으로는 어떤 사람에 의한 밀기나 당김, 중력의 당김, 신장된 결합조직에서의 장력과 같은 등등의 것들이 있다.

운동형상학과 관계된 일차적인 변수에는 위치, 속도, 그리고 가속도가 있다. 이러한 변수들의 양을 나타내기 위해서는 특정 측정 단위가 필요하다. 미터나 피트 단위는 병진운동에 사용되고, 도(degree)나 라디안(radian)은 돌림운동에 사용된다. "대부분의 경우, 이 책에서는 1960년에 채택된 *국제단위체계*(*International System of Units*)를 사용한다. 국제단위체계는 약어로 *SI*라 하는데, 이는 국제단위체계의 프랑스어 표기인 Système International d'Unités에서 유래된 것이다. 이러한 단위체계는 운동학, 의학, 그리고 재활과 관계된 많은 학술지에서 널리 받아들여지고 있다. 흔히 사용되는 SI 단위와 다른 측정 단위 사이의 운동형상학적 변환은 표 1.1에 제시되어 있다. 추가적인 측정 단위는 4장에서 설명된다.

**표 1.1 운동형상학적 측정 단위의 변환**

| SI 단위 | 영국 단위 |
|---|---|
| 1 meter (m) = 3.28 feet (ft) | 1 ft = 0.305 m |
| 1 m = 39.37 inches (in) | 1 in = 0.0254 m |
| 1 centimeter (cm) = 0.39 in | 1 in = 2.54 cm |
| 1 m = 1.09 yards (yd) | 1 yd = 0.91 m |
| 1 kilometer (km) = 0.62 miles (mi) | 1 mi = 1.61 km |
| 1 degree = 0.0174 radians (rad) | 1 rad = 57.3 degrees |

## 골운동형상학

### 운동면

*골운동형상학*(*osteokinematics*)은 신체의 3가지 기본적인(주요한) 면인 시상면, 전두면, 그리고 수평면에서 일어나는 *뼈의 운동*을 말한다. 이러한 운동면(plane of motion)은 그림 1.4에서 보여주는 것과 같이 사람이 *해부학적 자세*(*anatomic position*)로 서 있

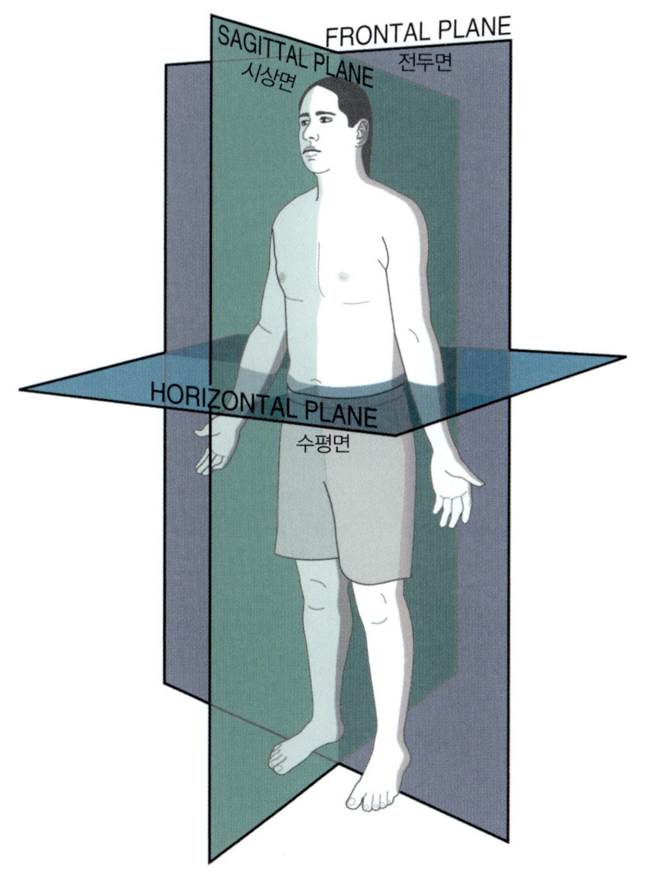


그림 1.4 사람이 해부학적 자세로 서 있을 때 신체의 3가지 기본적인 운동면을 보여주고 있다.

**표 1.2 뼈운동형상학적 용어의 예***

| 운동면 | 용어 |
|---|---|
| 시상면 | 굽힘과 폄<br>등쪽굽힘과 발바닥쪽굽힘<br>앞쪽굽힘과 뒤쪽굽힘 |
| 전두면 | 벌림과 모음<br>가쪽굽힘<br>자쪽치우침과 노쪽치우침<br>가쪽들림과 안쪽들림 |
| 수평면 | 안쪽돌림과 바깥(가쪽)돌림<br>축돌림 |

*신체의 특정 영역에 따라 특유의 용어가 사용되기도 한다. 예를 들어, 엄지에서는 다른 용어가 사용된다.

는 상황에서 설명된다. *시상면(sagittal plane)*은 머리뼈의 시상봉합(sagittal suture)에 대해 평행하게 지나가는 면으로, 신체를 오른쪽과 왼쪽 절반으로 나눈다. *전두면(frontal plane)*은 머리뼈의 관상봉합(coronal suture)에 대해 평행하게 지나가는 면으로, 신체를 앞쪽과 뒤쪽 절반으로 나눈다. *수평(또는 가로)면(horizontal 또는 transverse plane)*은 수평선에 대해 평행하게 지나가는 면으로, 신체를 위쪽과 아래쪽 절반으로 나눈다. 여러 골운동형상학적 양상을 설명하기 위해 사용되는 용어들의 예는 표 1.2에 제시되었다. 좀 더 특정한 용어들은 신체 영역을 설명하는 5~14장에서 정의된다.

## 돌림축

뼈는 *돌림축(axis of rotation)*과 직각을 이루고 있는 운동면 내에서 관절을 중심으로 돌림운동을 한다. 대략적인 추정으로, 돌림축(또는 중심축)은 볼록관절면을 통과해 지나간다고 가정된다. 예를 들어, 어깨는 3개의 모든 운동면에서 움직임이 허용되기 때문에 3개의 돌림축을 가지고 있다(그림 1.5). 서로에 대해 직각을 이루고 있는 3개의 축은 고정되어 있는 것으로 설명되고 있으나, 사실 모든 관절에 있는 각각의 축은 가동범위 내내 약간씩 이동하게 된다. 볼록관절면이 완전한 구형이고 이와 관절하는 오목관절면 또한 완전한 구형을 받아들이는 형태인 경우에만 돌림축은 고정된 상태를 유지한다. 어깨의 위팔뼈머리(humeral head)와 같이, 대부분의 볼록관절면은 완벽한 구형이 아니라 다양한 표면 만곡을 가지는 불완전한 구형이다. 돌림축의 이동에 대한 내용은 2장에서 좀 더 논의된다.

## 자유도

*자유도(degree of freedom)*는 의지적 조절하에 관절이 움직일 수 있

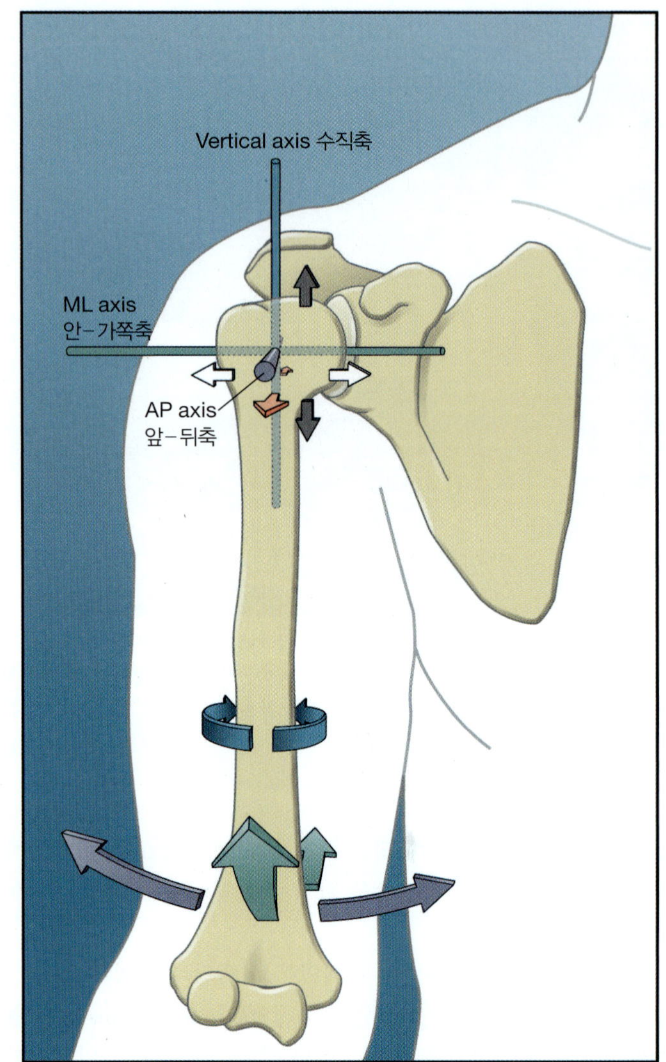


**그림 1.5** 오른쪽 접시위팔(어깨)관절에서 서로에 대해 직각을 이루고 있는 3개의 돌림축 및 이와 관계된 각운동의 운동면을 보여주고 있다. 굽힘과 폄(*초록색의 곡선 화살표*)은 안-가쪽(medial-lateral, *ML*)돌림축에 대해 일어난다. 벌림과 모음(*자주색의 곡선 화살표*)은 앞-뒤축(anterior-posterior, *AP*)돌림축에 대해 일어난다. 안쪽돌림과 바깥돌림(*파란색의 곡선 화살표*)은 수직(vertical)돌림축에 대해 일어난다. 각 돌림축의 색깔은 관계된 운동면의 색깔과 같다. 각각의 축에 평행한 직선의 짧은 화살표들은 어깨뼈에 대한 위팔뼈의 약간의 병진운동을 나타내고 있다. 이 그림은 각운동의 자유도와 병진운동의 자유도 둘 다를 모두 보여주고 있다.

는 운동면의 수이다. 관절이 3개의 기본적인 운동면 모두에서 움직임이 허용될 때, 각운동의 자유도는 3까지 가질 수 있다. 예를 들어 그림 1.5에서 보여주는 것과 같이, 어깨는 자유도 3의 각운동을 갖고 있다. 손목은 단지 자유도 2가 허용되고(시상면과 전두면 내에서의 돌림운동), 팔꿈치는 자유도 1만 허용된다(시상면 내에서의 돌림운동).

이 책에서 별도의 언급이 없다면, '자유도'라는 용어는 관절에서 의지적으로 조절되는 *각운동을 위한 운동면*의 수를 나타낸다. 그러나 공학의 관점에서 엄격하게 본다면 자유도는 각운동뿐만이

아니라 병진(선형)운동에도 적용된다. 인체에 있는 모든 윤활관절은 적어도 어느 정도의 병진운동을 갖고 있는데, 이는 근육에 의해 능동적으로 유발되거나 관절 구조 내의 자연적 느슨함에 의해 수동적으로 유발된다. 대부분의 관절에서 일어나는 약간의 수동적 병진운동을 *부속움직임*(또는 관절'놀이'; *accessory movement* 또는 joint 'play')이라 하고 3개의 선형(병진)운동 방향으로 흔히 정의된다. 해부학적 자세에서, 부속움직임의 공간적 방위와 방향은 3개의 돌림축에 대해 설명될 수 있다. 예를 들어, 이완된 접시위팔관절(glenohumeral joint)에서 위팔뼈는 앞-뒤쪽, 안-가쪽, 위-아래쪽 방향으로 약간의 수동적 병진운동이 일어날 수 있다(그림 1.5의 몸쪽위팔뼈에 있는 직선의 짧은 화살표들을 참조하라). 많은 관절에서, 병진운동의 양은 관절의 건강함을 검사하기 위해 임상적으로 사용된다. 관절에 대해 뼈가 과도하게 병진운동을 한다면 인대 손상이나 비정상적 느슨함이 있다는 것을 나타낼 것이다. 이와는 대조적으로, 병진운동(부속움직임)에서의 확실한 감소는 관절주위 결합조직에 병적인 뻣뻣함(stiffness)이 있다는 것을 의미할 것이다. 관절에서의 비정상적 병진운동은 능동움직임의 질적인 특성에 영향을 미침으로써 관절속 미세외상의 증가에 대한 잠재적 원인이 될 것이다.

## 골운동형상학: 관점의 문제

일반적으로, 관절은 둘 또는 그 이상의 뼈나 팔다리 분절의 연결로 구성된다. 따라서 관절에서의 움직임은 두 가지의 관점에서 고려될 수 있다. (1) 몸쪽분절은 상대적으로 고정되어 있는 먼쪽분절에 대해 돌림운동을 할 수 있다. 그리고 (2) 먼쪽분절은 상대적으로 고정되어 있는 몸쪽분절에 대해 돌림운동을 할 수 있다. (사실, 두 가지의 관점은 동시에 일어날 수 있으며 실제 흔하게 일어난다. 논의와 분석의 편의 목적을 위해, 동시에 일어나는 상황은 이 책에서 배제시킨다.) 이런 두 가지의 운동형상학적 관점은 그림 1.6에서처럼 무릎의 굽힘에서 찾아 볼 수 있다. 예를 들어, *무릎 굽힘*이라는 용어는 넓적다리(thigh)와 종아리(leg) 사이의 *상대적 운동*(*relative motion*)만으로 설명할 것이다. 두 분절 중 어느 분절이 실제로 돌림운동을 하는지 설명하려는 것이 아니다. 상대적 운동의 관점을 설명하기 위해, 일차적으로 돌림운동을 하는 분절로 고려되는 뼈의 운동을 설명하기 위한 것이다. 예를 들어, 그림 1.6에서처럼 *넓적다리뼈에 대한 정강뼈의 움직임*(*tibial-on-femoral movement*) 그리고 *정강뼈에 대한 넓적다리뼈의 움직임*(*femoral-on-tibial movement*)이라는 용어는 골운동형상학적에서 상대적 운동에 대한 개념을 적절히 설명하고 있다.

팔에서 수행되는 대부분의 일상적인 움직임은 몸쪽분절에 대한 먼쪽분절의 운동형상학(distal-on-proximal segmental kinematics)으로 수행된다. 이것은 손에 쥔 물건을 자신 쪽으로 가져오거나 또는 멀리 하는 동작을 고려해 보면 이해할 수 있다. 팔에 있는 관절의 몸쪽분절은 대개 근육, 중력, 또는 몸쪽분절의 관성에 의해 안정화되어 있는 반면, 먼쪽분절은 비교적 자유로워 먼쪽분절이 돌림운동을 하게 된다.

음식 먹기와 공 던지기는 팔에 의해 수행되는 몸쪽분절에 대한 먼쪽분절의 운동형상학에 대한 흔한 예이다. 또한 팔은 턱걸이를 수행하는 동안 팔꿈치를 굽힘시키고 폄시키는 것과 같이 먼쪽분절에 대한 몸쪽분절의 운동형상학(proximal-on-distal segmental kinematics)도 수행할 수 있다.

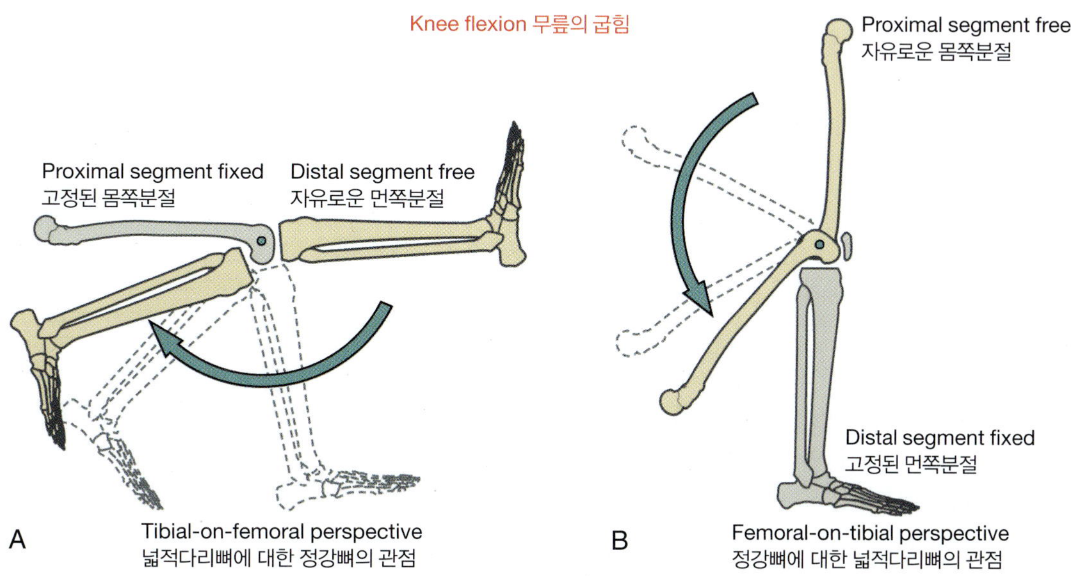


**그림 1.6** 시상면 내에서 일어나는 무릎의 두 가지 뼈운동형상학을 보여주는 것으로, (A)는 몸쪽분절에 대한 먼쪽분절의 운동형상학에 대한 예이고 (B)는 먼쪽분절에 대한 몸쪽분절의 운동형상학에 대한 예이다. 돌림축은 무릎에 있는 작은 원으로 보여준다.

다리는 일상적으로 먼쪽분절에 대한 몸쪽분절의 운동형상학 *그리고* 몸쪽분절에 대한 먼쪽분절의 운동형상학 둘 다를 수행한다. 이러한 두 가지 운동형상학은 걷기의 중요한 두 단계에서 어느 정도 나타난다. 여기서 두 단계란 체중부하를 지지하기 위해 다리가 지면을 디디고 있는 기간인 *디딤기*(*stance phase*)와 다리가 앞으로 전진하고 있는 기간인 *흔듦기*(*swing phase*)이다. 걷기 이외의 다른 많은 활동에서도 이러한 두 가지의 운동형상학적 전략을 사용한다. 예를 들어, 공을 차기 위한 준비로써 무릎을 구부리는 것은 몸쪽분절에 대한 먼쪽분절의 운동형상학에 대한 한 유형이다(그림 1.6A). 이와는 대조적으로, 쪼그려 앉기 자세로 내려가는 것은 먼쪽분절에 대한 몸쪽분절의 운동형상학에 대한 예이다(그림 1.6B). 두 번째의 예에 있어, 무릎의 네갈래근은 신체가 점진적으로 내려가는 것을 조절하기 위해 비교적 큰 수축력을 발휘해야 한다.

*열린운동형상학적사슬*(*open kinematic chain*)과 *닫힌운동형상학적사슬*(*closed kinematic chain*)이라는 용어는 상대적인 분절 운동형상학의 개념을 설명하기 위해 물리치료 임상과 문헌에서 자주 사용된다. *운동형상학적사슬*이란 다리에 있는 골반, 넓적다리, 종아리, 그리고 발이 서로 연결되어 있는 것과 같이 일련의 분절들이 관절에 의해 서로 연결되어 있는 경우를 설명하는 용어이다. '열린'과 '닫힌'이라는 용어는 팔다리의 먼쪽 끝부분이 지면이나 다른 어떤 고정된 물체에 고정되어 있는지 아닌지를 나타내기 위해 일반적으로 사용된다. *열린운동형상학적사슬*은 다리에서의 발과 같이 운동형상학적사슬의 먼쪽분절이 지면이나 다른 고정된 물체에 *고정되어 있지 않은* 상황을 설명하고 있다. 따라서 먼쪽분절이 움직이기에 자유롭다(그림 1.6A). *닫힌운동형상학적사슬*은 운동형상적사슬의 먼쪽분절이 지면이나 다른 고정된 물체에 *고정되어 있는* 상황을 설명하고 있다. 이러한 경우에, 몸쪽분절이 움직이기에 가장 자유롭다(그림 1.6B). 이러한 용어들은 근육을 위한 저항운동의 방법을 설명하기 위해 흔히 사용된다. 비록 이 용어들이 모든 관절 영역에서의 움직임을 설명하기 위해 사용될 수 있지만, 특히 무릎 재활에 대한 문헌에서 두드러지게 사용되고 있다.[12,14,18]

*열린*과 *닫힌운동형상학적사슬*은 매우 흔하게 사용되는 용어이지만 애매한 경우도 종종 있다. 공학적 관점으로 엄격하게 본다면, 이전에 제시한 정의와는 다르게 열린과 닫힌운동형상학적사슬이라는 용어는 일련의 연결된 강체 사슬고리들의 *운동형상학적 상호의존*(*kinematic interdependence*)으로 설명하고 있다. 이러한 공학적 관점에서 볼 때, 폐쇄회로와 같이 *양 끝*이 어떤 물체에 고정되어 있다면 사슬은 '닫혀' 있는 것이다. 이러한 경우, 어떤 한 고리의 움직임은 사슬 내에 있는 하나 또는 그 이상의 다른 고리들의 운동형상학적 조정을 필요로 한다.

고정된 부착부위로부터 한쪽 끝이 풀리게 되어 사슬이 '개방(opening)'되면 이러한 운동형상학적 상호의존이 중단된다. 열린과 닫힌운동형상학적사슬이라는 용어가 건강과 관계된 분야와 공학 분야에 걸쳐 명확하게 모두 적용할 수 있는 것은 아니다. 예를 들어, 한쪽 다리만을 이용해 부분적인 쪼그려 앉기를 수행하는 것은 닫힌운동형상학적사슬의 움직임이라고 임상적으로 흔히 언급된다. 그러나 이러한 움직임은 반대쪽 다리가 지면에 고정되어 있지 않기 때문에(즉, 전신에 의해 형성된 회로가 개방되기 때문에) 열린운동형상학적사슬의 움직임이라고 주장할 수도 있다. 전문분야 사이에서의 이러한 혼동을 피하기 위해, 이 책에서는 *열린*과 *닫힌운동형상학적사슬*이라는 용어를 사용하기보다는 고정된(몸쪽 또는 먼쪽) 분절과 자유로운(몸쪽 또는 먼쪽) 분절로 명백히 지정하는 것을 선호할 것이다.

## 관절운동형상학

### 전형적인 관절 형태학

*관절운동형상학*(*arthrokinematics*)은 *관절면 사이*에서 일어나는 운동을 설명한다. 2장에서 좀 더 자세히 설명하겠지만, 관절의 관절면 형태는 편평한 것에서부터 곡선을 이룬 것까지 다양하다. 그러나 대부분의 관절면은 약간의 곡선이라도 어느 정도 가지고 있기 때문에, 한 관절면은 비교적 볼록하고 이와 마주 보는 다른 관절면은 비교적 오목하다(그림 1.7). 대부분의 관절에서 나타나는 볼록-오목의 관계는 관절의 일치성(적합성)은 향상시키고, 접촉력을 분산시키기 위한 표면적을 증가시키며, 뼈 사이의 운동을 안내하는 데 도움이 된다.

### 관절면 사이의 기본 움직임

곡선으로 된 관절면 사이에는 세 가지의 기본적인 움직임인 구르기(roll), 미끄러짐(slide), 그리고 스핀(spin)이 일어난다. 이러한 움직임은 오목관절면에 대한 볼록관절면의 움직임 또는 볼록관절면에 대한 오목관절면의 움직임으로 일어난다(그림 1.8). 비록 다른 용어가 사용될 수도 있지만, 이러한 용어는 관절 내에서 일어나는 상대적 움직임을 시각화하는 데 유용하다. 용어의 정의는 표 1.3에 제시하였다.

#### *구르기-미끄러짐 움직임*

뼈의 돌림운동은 흔히 한쪽 뼈의 관절면이 마주 보는 다른쪽 뼈의 관절면에 대해 구르는 결과로 일어난다. 그림 1.9A는 접시위팔관절(glenohumeral joint)에서 오목관절면에 대한 볼록관절면의 움직임을 보여주고 있다. 가시위근의 수축은 약간 오목한 접시오목(glenoid fossa)에 대해 볼록한 위팔뼈머리(humeral head)가 구르게 한다. 본질적으로, 구르기의 방향은 벌림하는 위팔뼈몸통(shaft of humerus)의 골운동형상학적 경로와 일치한다.

일반적으로 볼록관절면이 구르기를 할 때 반대 방향으로의 미

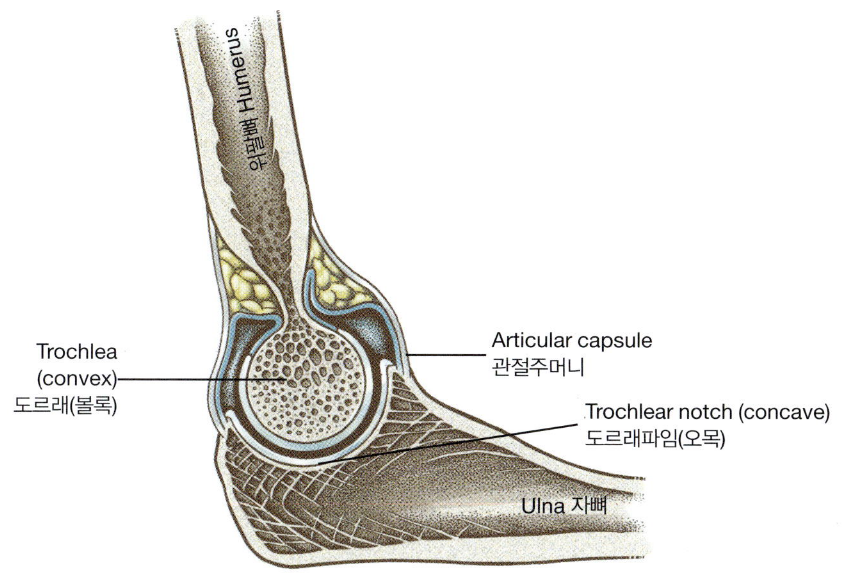


그림 1.7 팔꿈치에 있는 위팔자관절은 두 관절면 사이의 볼록-오목 관계를 나타내는 좋은 예이다. 위팔뼈의 도르래는 볼록하고 자뼈의 도르래파임은 오목하다.

끄러짐이 동시에 일어난다. 그림 1.9A에서 보여주는 것과 같이, 구르기 시에 발생한 위팔뼈머리의 위쪽 이동은 위팔뼈머리의 아래쪽 *미끄러짐*에 의해 대부분 상쇄된다. 구르기-미끄러짐의 운동형상학적 상쇄는 얼음판 위에서 제자리 회전을 하고 있는 자동차 타이어의 상황과 유사하다. 얼음판 위에서 타이어가 앞쪽으로 구르려 할 때마다 의도된 구르기의 반대방향인 뒤쪽으로 계속해서 미끄러져 상쇄되면 타이어는 제자리 회전을 하게 된다. 미끄러짐에 의한 상쇄작용 *없이* 구르기만 일어나는 볼록관절면의 전형적인 병리적 예는 그림 1.9B에서 보여주고 있다. 위팔뼈머리의 위쪽 병진운동에 의해 봉우리밑공간(subacromial space)에 있는 연약한 조직들은 손상을 당하게 된다. 이러한 위쪽으로의 이동은 돌림축의 상대적 위치를 변경시키게 되고, 이러한 상황은 접시위팔관절을 지나가는 근육의 효율성을 변경시킨다.

그림 1.9A에서 보여주는 것과 같이, 구르기-미끄러짐의 동시발생은 벌림하는 위팔뼈의 각운동을 최대화시키고 관절면 사이에서 일어나는 병진운동을 최소화시킨다. 이러한 기전은 볼록관절면의 면적이 오목관절면의 면적보다 더 큰 관절에서 특히 중요하다.

*스핀*

뼈가 돌림운동을 할 수 있는 또 다른 일차적인 방법으로는 한쪽 뼈의 관절면이 마주 보는 다른쪽 뼈의 관절면에 대해 *스핀(spin)*을 하는 것이다. 예를 들어, 이러한 관절면의 스핀은 아래팔의 엎침 동안 위팔뼈의 작은머리에 대해 아래팔의 노뼈가 돌림운동을 할 때 일어난다(그림 1.10). 또 다른 예로는 90° 벌림된 접시위팔관절에서의 안쪽돌림과 바깥돌림에서 볼 수 있다. 움직이는 뼈의 세로축(longitudinal axis)이 마주 보는 관절면과 직각으로 교차할 때, 스핀은 관절의 돌림운동을 위한 일차적인 기전이 된다.

*구르기-미끄러짐 그리고 스핀 관절운동형상학이 결합한 동작*

인체에 있는 몇몇 관절은 구르기-미끄러짐이 스핀과 결합되어 일어난다. 이러한 결합 동작의 전형적인 예는 무릎의 굽힘과 폄 동안에 볼 수 있다. 무릎에서 정강뼈에 대한 넓적다리뼈의 폄 동안에 볼 수 있는 것과 같이(그림 1.11A), 넓적다리뼈관절융기(femoral condyle)가 고정된 정강뼈에 대해 구르기와 미끄러짐을 할 때 넓적다리뼈는 약간 안쪽으로 스핀을 한다. 이러한 관절운동형상학

**표 1.3 세 가지의 기본적 관절운동형상학: 구르기, 미끄러짐, 스핀**

| 움직임 | 정의 | 비유 |
|---|---|---|
| 구르기(roll)* | 한 관절면에 있는 *여러 점*은 마주 보는 다른 관절면의 *여러 점*과 만난다. | 포장도로를 가로질러 굴러가는 타이어 |
| 미끄러짐(slide)† | 한 관절면에 있는 *한 점*은 마주 보는 다른 관절면의 *여러 점*과 만난다. | 얼음길을 가로질러 회전 없이 미끄러지는 타이어 |
| 스핀(spin) | 한 관절면에 있는 *한 점*은 마주 보는 다른 관절면의 *한 점*에 대해 돌림한다. | 마루 위의 한 점에서 회전하는 장난감의 꼭대기 |

*: *rock*이라는 용어로 사용되기도 함.
†: *glide*라는 용어로 사용되기도 함.

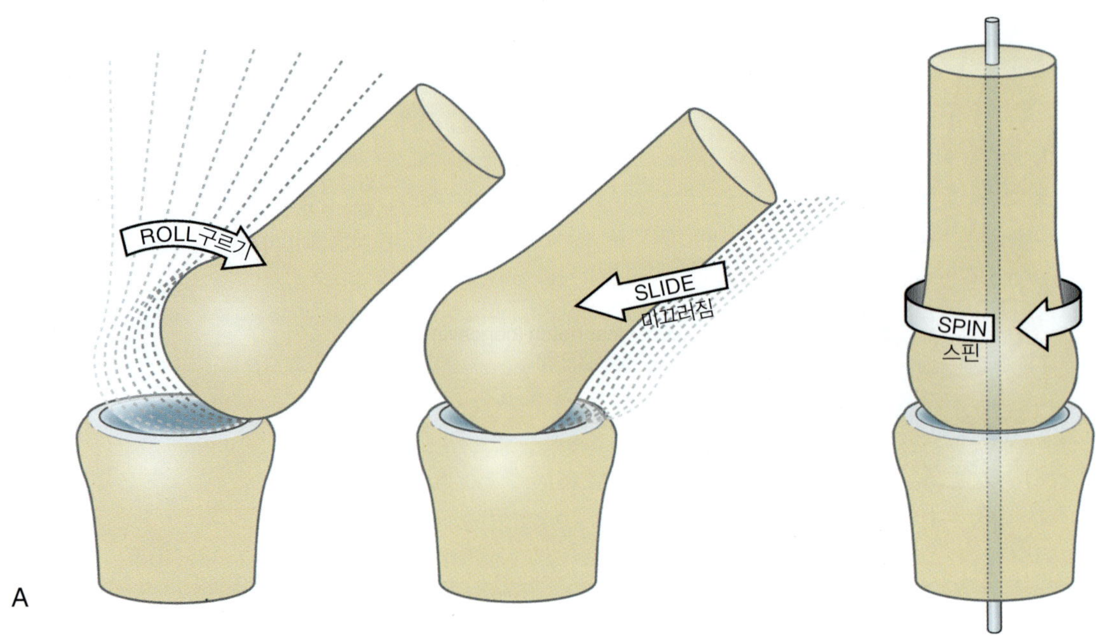


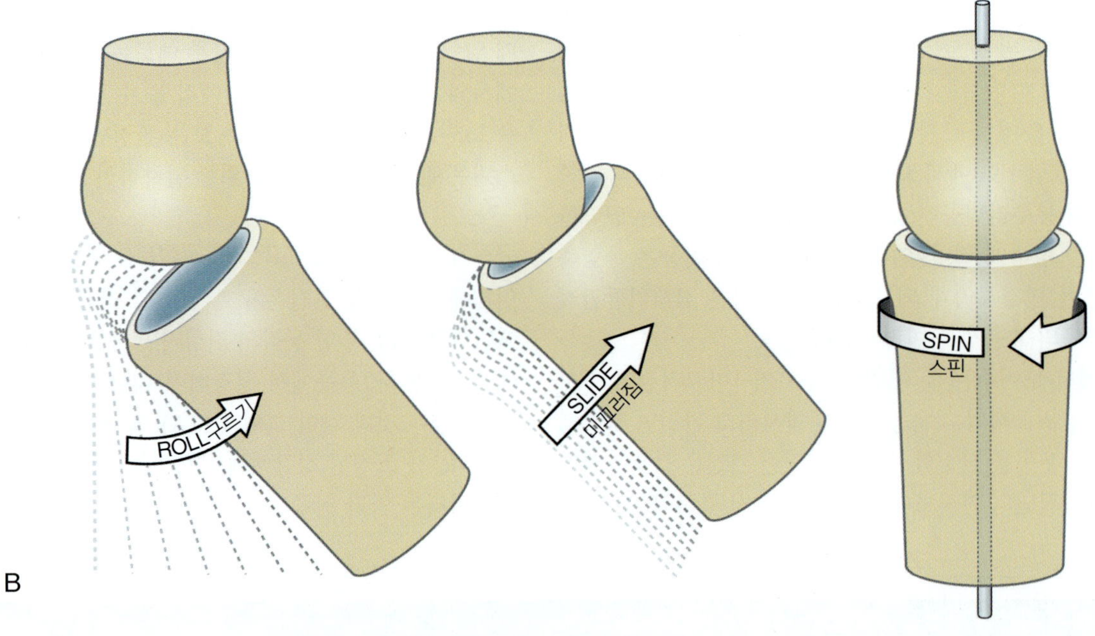


**그림 1.8** 곡선으로 된 관절면 사이에서 일어나는 세 가지의 기본적인 관절운동형상학: 구르기, 미끄러짐, 스핀. (A) 오목관절면에 대한 볼록관절면의 움직임. (B) 볼록관절면에 대한 오목관절면의 움직임.

은 그림 1.11B에서 보는 것과 같이 고정된 넓적다리뼈에 대해 정강뼈가 폄을 할 때에도 볼 수 있다. 무릎에서 굽힘과 폄을 할 때 일어나는 스핀은 자동적으로 발생한 것이며 일차적인 폄의 동작과 역학적으로 연계되어 있다. 13장에서 논의가 되겠지만, 이런 의무적인 스핀 돌림운동은 무릎에 있는 관절면의 형태에 근거해 일어나는 것이다. 결합형 돌림(conjunct rotation)은 무릎이 완전히 폄될 때 무릎을 확실히 잠그는 데 도움이 된다.

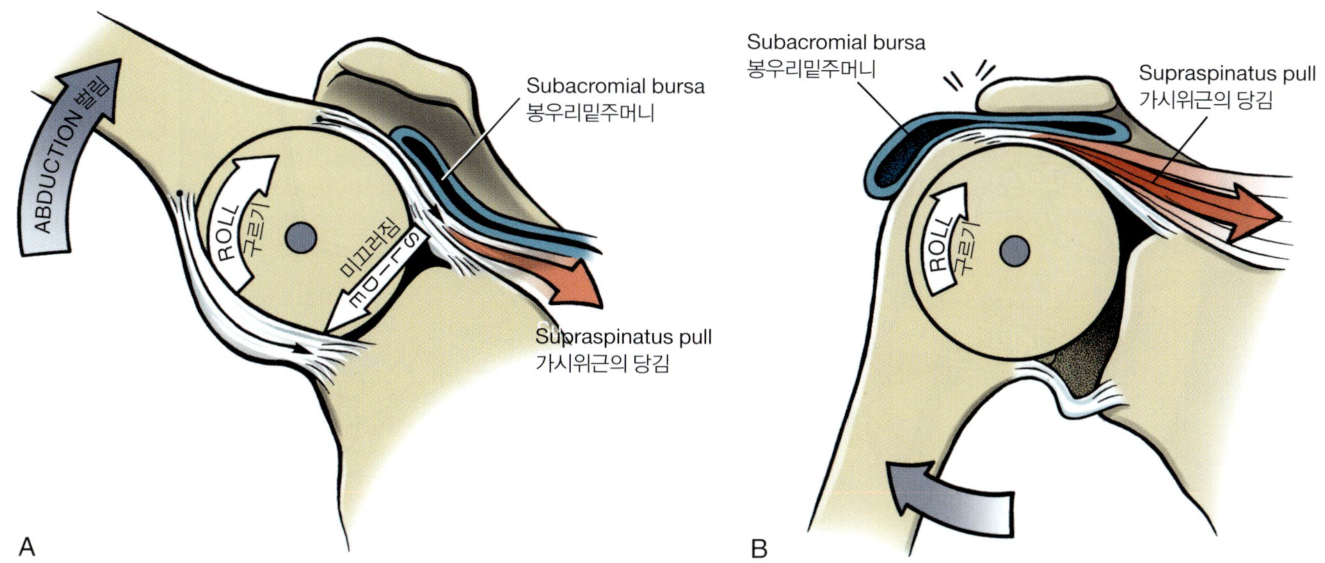


그림 1.9 접시위팔관절 벌림 동안의 관절운동형상학. 접시오목은 오목하고 위팔뼈머리는 볼록하다. (A) 상대적으로 고정되어 있는 오목관절면에 대해 움직이고 있는 볼록관절면의 전형적인 구르기–미끄러짐의 관절운동형상학. (B) 미끄러짐에 의한 충분한 상쇄작용 없이 구르기만 일어났을 때의 결과.

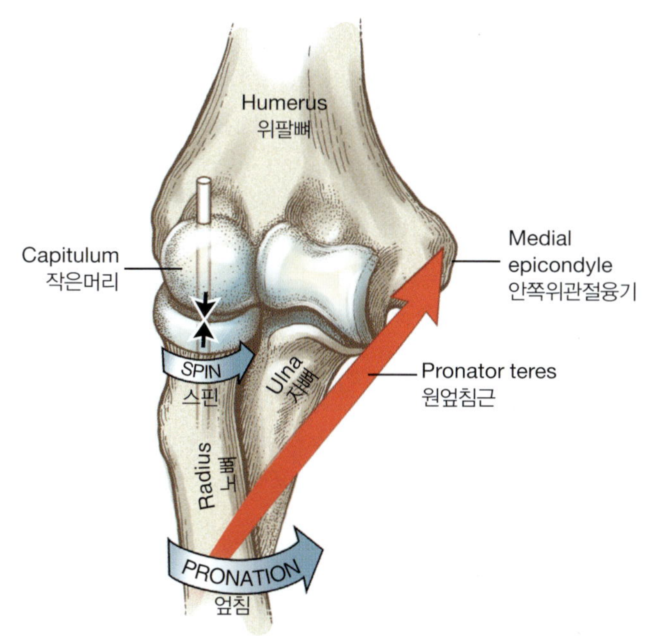


그림 1.10 노뼈머리와 위팔뼈의 작은머리 사이에서 일어나는 아래팔의 엎침은 스핀 동작의 예이다. 마주 보고 있는 한 쌍의 검은색 짧은 화살표는 노뼈머리와 작은머리 사이의 압박력을 보여주고 있다.

## 관절 형태학에 근거한 관절운동형상학적 양상의 예견

이전에 언급했던 것처럼, 대부분의 관절면은 오목하거나 볼록하다. 움직이고 있는 뼈의 관절면에 따라, 볼록면이 오목면에 대해 돌림운동하거나 오목면이 볼록면에 대해 돌림운동을 한다(그림 1.11A와 그림 1.11B를 비교하라). 움직이는 관절면이 오목인지 아니면 볼록인지에 따라 각기 다른 구르기–미끄러짐의 관절운동형상학적 양상을 나타낸다. 무릎을 보여주는 그림 1.11A와 어깨를 보여주는 그림 1.9A에서 설명하고 있는 것처럼, *오목면에 대한 볼록면의 움직임*(*convex-on-concave movement*) 동안 볼록면의 구르기와 미끄러짐은 서로 *반대 방향*으로 일어난다. 이전에 설명했던 것과 같이, 반대 방향으로의 미끄러짐은 볼록관절면이 구르기를 할 때 나타나는 고유의 병진운동 경향을 대부분 상쇄한다. 그림 1.11B에서 설명하고 있는 것과 같이, *볼록면에 대한 오목면의 움직임*(*concave-on-convex movement*) 동안 오목면의 구르기와 미끄러짐은 일반적으로 서로 *같은 방향*으로 일어난다. 이러한 두 원리는 움직일 때 나타나는 관절운동형상학의 시각화에 유용하다.[11] 게다가, 이러한 원리들은 도수치료 기법을 위한 기초를 제공한다. 치료사에 의해 적용된 외력은 그 관절이 갖고 있는 고유의 관절운동형상학을 도와주거나 인도한다. 예를 들어, 어떤 경우에 있어 대상자가 능동적인 접시위팔관절의 벌림을 수행하려고 할 때 이와 동시에 몸쪽위팔뼈에 대해 아래쪽 방향으로의 힘을 적용한다면 벌림은 좀 더 잘 일어나게 될 것이다. 예상되는 관절운동형상학적 양상은 관절면의 형태학에 대한 지식에 근거한다.

이전에 설명한 구르기–미끄러짐의 양상은 일반적인 움직임 상황에서의 관절운동형상학을 예측하기 위한 개념적 틀을 제공한다.[11] 실제적인 관절운동형상학은 볼록면의 곡선 반경, 관절의 건강 · 나이 · 안정성, 특정 운동호, 그리고 좀 더 중요한 움직임과 관계된 관절주머니, 근육, 중력의 힘을 포함한 여러 인자들의 결합에 따라 다양해질 수 있다.[15]

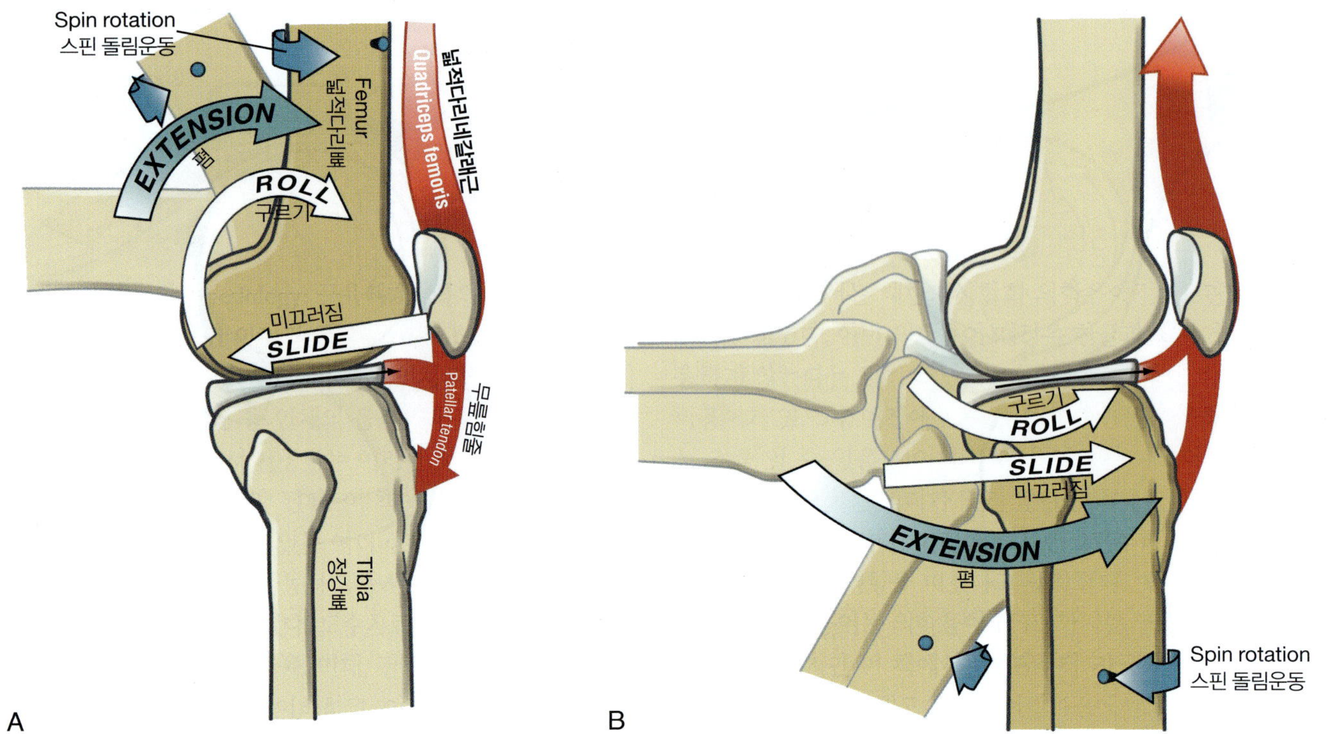


그림 1.11 구르기-와-미끄러짐이 스핀의 관절운동형상학과 결합된 것을 무릎의 폄을 통해 보여주고 있다. 넓적다리뼈관절융기는 볼록하고 정강뼈 고원(tibial plateau)은 약간 오목하다. (A) 정강뼈에 대한 넓적다리뼈의(무릎) 폄. (B) 넓적다리뼈에 대한 정강뼈의(무릎) 폄.

**움직임 동안 예상되는 관절운동형상학적 양상**

- *오목면에 대한 볼록면의 움직임* 동안, 볼록면의 구르기와 미끄러짐은 서로 *반대* 방향으로 움직인다.
- *볼록면에 대한 오목면의 움직임* 동안, 오목면의 구르기와 미끄러짐은 서로 *같은* 방향으로 움직인다.

## 관절에서의 닫힌위치와 느슨한위치

대부분의 관절에서 한 쌍의 관절면은 단지 한 위치에서 최대로 '꼭 맞게'(최대의 접촉을 하게) 되는데, 이러한 위치는 대개 가동범위의 끝이거나 그 근처이다. 이러한 최대의 적합성을 보이는 위치를 관절의 *닫힌위치*(*close-packed position*)라 한다.[16] 이러한 위치에서는 대부분의 인대와 관절주머니의 일부가 팽팽하게 당겨져 관절에 대한 고유의 안정성 요소를 제공한다. 관절의 닫힌위치에서는 일반적으로 부속움직임(accessory movement)이 최소가 된다.

다리의 관절에 있어, 닫힌위치는 일상적인 기능과 관계가 있다. 예를 들어 무릎의 닫힌위치는 완전한 폄을 포함하고 있으며, 대체로 서 있는 동안 이러한 위치에 근접하게 된다. 최대의 관절 적합성과 신장된 인대의 결합 효과는 무릎의 안정성에 도움이 된다.

관절의 닫힌위치를 제외한 다른 모든 위치를 *느슨한위치*(*loose-packed position*; *열린위치*, *open-packed* position이라고도 함)라 한다. 이러한 위치에서는 인대와 관절주머니가 비교적 느슨해져 있어 부속움직임을 허용하게 된다. 관절은 대체로 가동범위의 중간범위 근처에서 가장 낮은 적합성을 보인다. 다리에 있어, 엉덩관절과 무릎관절의 느슨한위치는 약간의 굽힘을 포함하고 있으며, 발목관절은 발바닥쪽굽힘 쪽으로 치우쳐 있다. 이런 느슨한위치는 일반적으로 서 있는 동안 사용되는 것이 아니라, 장기간의 침상안정과 같이 환자가 오랜 기간 고정되어야 할 때 선호되는 위치이다. 따라서 장기간의 침상안정으로 다리에서 발생되는 관절 '타이트함(tightness)'의 공통적 위치는 흔히 느슨한위치로 치우치게 된다.

## 운동역학

*운동역학*(*kinetics*)은 물체에 대한 힘의 효과를 설명하는 역학의 한 분야이다. 운동역학에 대한 몇몇 주제가 여기에서 소개되기는 하지만, 이 주제에 대한 좀 더 자세하고 수학적인 접근은 4장에서 제공된다.

운동학적 관점에서 볼 때, *힘*(*force*)이라는 것은 움직임을 만들어 내거나, 정지시키거나, 또는 수정할 수 있는 밀기(push)나 당김(pull)이라고 고려될 수 있다. 따라서 힘은 물체의 움직임이나 안정화를 위한 궁극적인 원동력을 제공한다. 뉴턴의 제2법칙에서 설명하고 있는 것과 같이, 힘(F)의 양은 밀기나 당김을 받는 질량(m)

에 가속도(a)를 곱한 결과로 측정될 수 있다. 따라서 $F = ma$라는 공식을 만들 수 있으며, 이 공식에서 보여주는 것과 같이 질량이 일정할 때 힘은 그 질량의 가속도와 정비례 관계에 있기 때문에, 힘을 측정함으로써 물체의 가속도를 산출하거나 가속도를 측정함으로써 힘을 산출할 수 있게 된다. 질량의 가속도가 0일 때 알짜 힘(net force)은 0이 된다.

힘의 표준 국제단위는 *뉴턴*(*newton, N*)이다: 1 N = 1 kg × 1 m/sec$^2$. 뉴턴에 대한 영국식 등가는 파운드(pound, lb)이다: 1 lb = 1 slug × 1 ft/sec$^2$ (4.448 N = 1 lb).

## 근육뼈대의 힘

### 근육뼈대계통에 대한 힘의 영향: 개념과 용어에 대한 소개

신체에 작용한 힘을 일반적으로 *부하*(*load*)라 흔히 말한다. 신체를 움직이게 하거나, 고정시키거나, 또는 안정화시키는 힘이나 부하는 신체에 변형이나 손상을 줄 수 있는 가능성 또한 갖고 있다. 근육뼈대계통에 적용되는 가장 흔한 부하는 그림 1.12에서 소개된다. (정의는 이 장의 끝에 있는 용어해설을 참조하라.) 건강한 조직은 구조와 형태를 변형시키는 힘에 대해 부분적으로 저항할 수 있는 능력이 있다. 예를 들어, 건강한 인대를 신장시키는 힘은 길어진(신장된) 조직 내에서 발생된 고유장력(intrinsic tension)에 의해 저항된다. 질병, 외상, 또는 장기간의 불용(disuse)에 의해 약화된 어떤 조직은 그림 1.12에서 설명되고 있는 부하의 적용에 적절히 저항할 수 없을 것이다. 예를 들어, 골다공증(osteoporosis)으로 약화된 몸쪽넓적다리뼈는 낙상의 충격에 의한 넓적다리뼈목(femoral neck)의 *압박이나 비틀림, 전단*, 또는 *굽힘*에 의해 골절될 것이다. 또한 엉덩관절에 심각한 골다공증이 있는 사람은 매우 강력한 근육수축에 의해서도 골절될 수 있다.

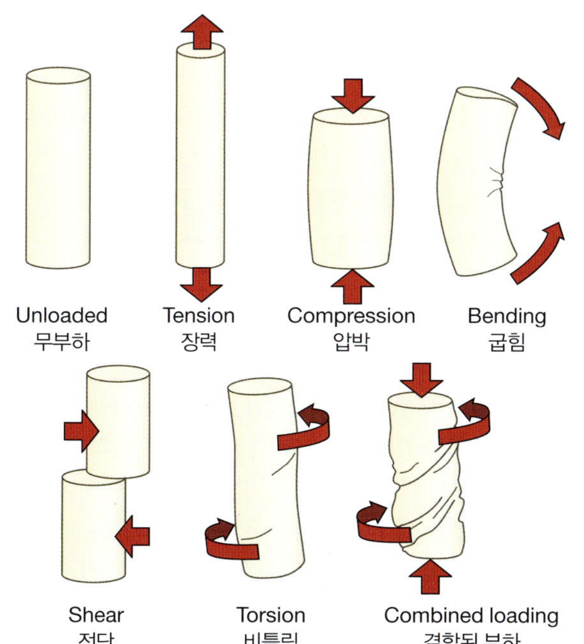


그림 1.12 가장 흔하게 근육뼈대계에 적용되는 힘이나 부하의 방식을 보여주고 있다. 비틀림과 압박이 결합된 형태의 부하 또한 소개되고 있다.

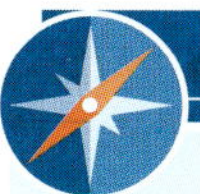

**SPECIAL FOCUS 1.1**

**신체 무게와 신체 질량의 비교**

킬로그램(kg)은 물체 내 입자들의 상대적인 수를 나타내는 *질량*(*mass*)의 단위이다. 따라서 엄밀히 말하면, 킬로그램은 질량의 단위이지 무게(weight)의 단위는 아니다. 그러나 중력의 영향을 받으면 1 kg의 질량은 약 9.8 N (2.2 lb)의 *무게*가 된다. 이것은 중력이 1 kg의 질량을 지구의 중심을 향해 약 9.8 m/sec$^2$의 속도로 가속시키기 위해 작용한 결과이다. 그러나 흔히 신체의 무게를 킬로그램으로 표시한다. 중력이 신체에 작용하여 발생하는 가속도는 일정하여, 현실적인 목적을 위해 무시된다고 가정한다. 그러나 엄밀히 따지자면, 사람의 무게는 그 사람의 질량과 지구 중심과의 거리의 제곱에 반비례하여 변한다. 예를 들어, 29,031 ft (8,848 m)인 에베레스트산의 정상에 서 있는 사람은 해수면 높이에 있는 똑같은 질량의 사람보다 약간 무게가 덜 나온다. 에베레스트산 위에서 중력으로 인한 가속도는 9.782 m/sec$^2$이고 해수면 높이에서는 9.806 m/sec$^2$으로 비교가 된다.

부하를 수용하고 분산시키는 관절주위 결합조직의 능력은 신체재활(physical rehabilitation), 도수치료, 그리고 정형의학에서 중요한 연구 주제가 된다. 임상가와 과학자는 노화, 외상, 활동이나 체중부하 수준의 변경, 또는 장기간의 고정과 같은 변수들이 부하를 받아들이는 관절주위 결합조직의 기능에 어떠한 영향을 미치는지 관심이 많다. 부하를 견디는 결합조직의 능력을 측정하는 한 가지 실험 방법은 적출된 조직을 변형시키는 데 요구되는 힘을 그래프로 나타내는 것이다. 이런 유형의 실험은 원래 동물이나 인간 시체표본을 사용해 수행된다. 그림 1.13은 역학적 파열점까지 신장된 인대(또는 힘줄)에 의해 발생된 장력을 그래프로 보여주고 있다. 그래프의 세로(Y)축은 인대가 변형에 저항할 때 발생되는 내부저항을 정량화하는 용어인 *변형력*(*stress*)을 나타낸다. (여기서 사용되는 변형력이란 조직의 단면적에 대한 적용된 힘의 비율이다. 따라서 변형력의 단위는 N/m$^2$이다.) 가로(X)축은 *변형률*(*strain*)을 나타내는데, 이 경우에 있어 변형률은 조직의 실험 전 원래 길이에 대한 신장된 길이의 증가 비율을 의미한다. (이와 유사한 절차를 신장 대신 *압박*에 대해서도 적용해 볼 수 있는데, 예를 들어 적출된 연골이나 뼈의 조각에 압박을 제공하여 이때 발생하는 조직 내의 변형력의 양을 그래프로 나타낼 수 있다.) 그림 1.13을 보면, 비교적 약한 변형률(신장)하에서 인대는 적용된 장력에 의해 단지 적은 양의 변형력만을 받게 된다. 그래프에서 보여

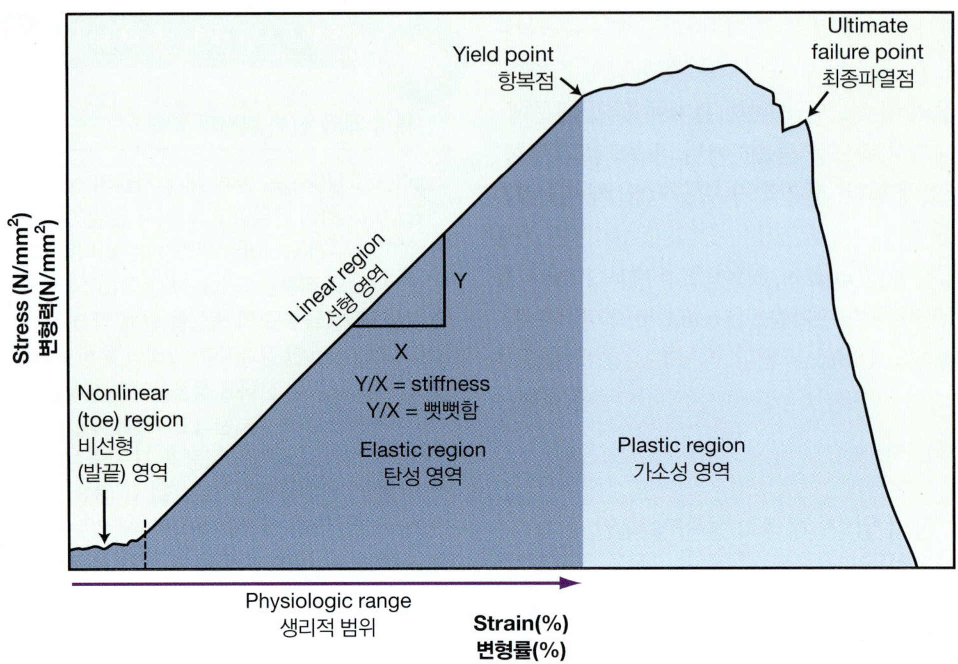


**그림 1.13** 역학적 파열(붕괴)점까지 신장된, 절개된 인대의 변형력-변형률 관계.

주고 있는 이러한 *비선형(nonlinear)* 또는 '발끝(toe)' 영역은 조직 내의 아교질섬유(collagen fiber)가 처음에는 물결 또는 주름 모양으로 있다가 뚜렷한 장력이 측정되기 전까지는 팽팽하게 당겨질 수 있다는 사실을 반영한다. 그러나 좀 더 길어지면 변형력과 변형률 사이에는 *선형관계(linear relationship)*를 보이게 된다. 인대에 적용된 변형률(X)에 의해 발생되는 변형력(Y)의 비율은 그 조직의 *뻣뻣함(stiffness)*을 측정하는 기준이 된다(흔히 *Young의 계수*라 언급된다). 근육뼈대계통 내에 있는 정상적인 모든 결합조직은 어느 정도의 뻣뻣함을 보인다. 임상적 용어인 '타이트함(tightness)'은 대개 병리적 상황 또는 비정상적으로 높은 뻣뻣한 감각을 의미하지만, 타이트한 감각이 항상 더 뻣뻣한 조직을 의미하는 것은 아니다.[17]

그림 1.13에서 보여주고 있는 초기의 비선형영역과 그다음의 선형영역을 흔히 *탄성영역(elastic region)*이라 한다. 예를 들어, 인대는 탄성영역의 하한선 이내에서 일상적으로 당겨진다. 예를 들어, 앞십자인대(anterior cruciate ligament)는 계단 오르기, 고정 자전거 페달 돌리기, 또는 쪼그려 앉기와 같은 흔한 활동 동안 약 3~4% 당겨진다.[6,7] 탄성영역 내에서 당겨진 건강하고 비교적 젊은 인대는 변형을 제공하는 힘이 제거되면 원래의 길이(또는 형태)로 되돌아온다는 점에 주목하는 것은 중요하다. 탄성영역곡선의 밑에 있는 짙은 파란색의 영역은 *탄성변형에너지(elastic deformation energy)*를 나타낸다. 조직을 변형시키는 데 사용된 대부분의 에너지는 힘이 제거될 때 방출된다. 정적인 상황에서조차도, 탄성에너지는 관절에서 중요한 기능을 한다. 탄성영역 범위 내에서 중간 정도의 양으로 신장되었을 때조차도, 인대 및 다른 결합조직들은 중요한 관절 안정화의 기능을 수행한다.

생리적 범위를 넘어 신장된 조직은 결국 *항복점(yield point)*에 도달하게 된다. 이 지점부터는 변형률이 증가되어도 변형력(장력)의 증가는 단지 미미한 정도이다. 과신장된(또는 과압박된) 조직의 이런 물리적 양상을 *가소성(plasticity)*이라 한다. 과신장된 조직은 *가소성변형(plastic deformation)*을 당하게 된다. 이 지점에서, 미세한 파열이 일어나게 되고 조직은 영구적으로 변형이 된다. 밝은 파란색으로 된 곡선의 영역은 *가소성변형에너지(plastic deformation energy)*를 나타낸다. 탄성변형에너지와는 달리, 가소성변형에너지는 변형을 제공하는 힘이 제거되어도 원래의 상태로 되돌아갈 수 없다. 길어짐이 계속되면, 인대는 결국 *최종파열점(ultimate failure point)*에 도달하게 되는데, 이 지점은 조직이 부분적으로 또는 완전히 분리되어 어떤 수준의 장력도 유지할 수 없는 지점이 된다. 예를 들어, 앞십자인대의 최종파열점은 길이가 11~19% 정도 변형될 때 일어난다.[10,3]

그림 1.13에 나와 있는 그래프는 부하 적용에 대한 *시간*의 변수를 보여주지는 않는다. 변형력-변형률 곡선과 연관된 물리적 특성이 시간에 따라 변하는 조직은 *점탄성(viscoelasticity)*으로 고려된다. 근육뼈대계통 내에 있는 대부분의 조직은 적어도 어느 정도의 점탄성을 나타낸다. 점탄성 물질의 한 현상이 크리프(creep)이다. 그림 1.14에서 나뭇가지를 갖고 설명하고 있는 것처럼, *크리프*는 일정 부하에 노출된 물질이 시간이 지남에 따라 점진적으로 변형된다는 것을 말한다. 크리프 현상은 사람이 왜 저녁보다는 아침에 더 키가 큰지를 설명해 준다. 하루 내내 체중에 의해 척추에 가해진 일정한 압박은 적은 양의 체액을 척추원반 밖으로 짜내게

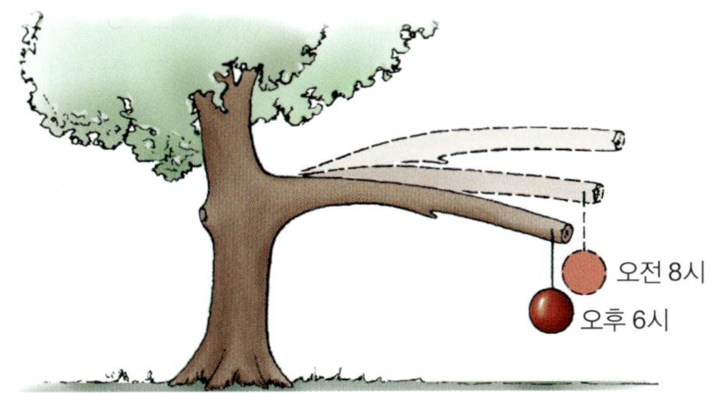


**그림 1.14** 나뭇가지를 이용하여 *점탄성 물질*과 관계된 크리프의 시간-의존성 특성을 설명하고 있다. 오전 8시에 나뭇가지에 매달아둔 부하는 즉시 변형을 유발한다. 오후 6시쯤에는 나뭇가지에서의 추가적인 변형이 부하에 의해 유발된다. (From Panjabi MM, White AA. *Biomechanics in the Musculoskeletal System*. New York, 2001, Churchill Livingstone.)

된다. 이러한 체액은 사람이 비체중부하 자세로 잠을 자고 있는 밤 동안 재흡수된다.

시간이 점탄성에서의 차이를 어떻게 만드는지를 알 수 있는 또 다른 방법은 조직에 가해지는 부하의 속도를 변화시키는 것이다. 장력이나 압박이 가해질 때, 일반적으로 그 부하의 적용 속도가 빠를수록 탄성범위 내에서 변형력-변형률 관계의 경사도는 증가한다. 점탄성 결합조직의 속도-민감성 특성은 근육뼈대계통 내에 있는 주변 구조를 보호하게 된다. 예를 들어, 뛰고 있는 동안과 같이 압박의 속도가 증가함에 따라 무릎에 있는 관절연골은 더 뻣뻣해진다. 관절에 작용하는 힘이 커질수록, 증가된 뻣뻣함에 의해 관절연골의 밑에 놓여 있는 뼈에 대한 보호는 더 커지게 된다.

요약한다면, 강철, 콘크리트, 그리고 섬유유리와 같은 건축 자재와 유사하게, 인체 내에 있는 관절주위 결합조직은 부하가 주어

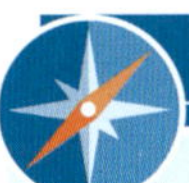

## SPECIAL FOCUS 1.2

### 생산적인 대항작용: 수동장력을 유용한 일로 전환하는 신체의 능력

인체 내의 길어진 또는 신장된 조직은 일반적으로 장력(즉, 신장에 대항하는 저항력)을 만들어 낸다. 병리적인 경우에 있어, 이러한 장력은 비정상적으로 커지게 되어 기능적 가동성을 방해하게 된다. 그러나 신장된 결합조직(근육 포함)에 의해 생산된 비교적 낮은 수준의 장력조차도 유용한 기능을 수행할 수 있으며 이 책 전반에 걸쳐 몇 가지 사례가 제시된다. 이러한 현상을 *생산적 대항작용(productive antagonism)*이라 부르며, 그림 1.15에서 단순화된 모형으로 보여주고 있는 한 쌍의 근육을 통해 설명하고자 한다. 왼쪽에 있는 그림에서 보여주는 것과 같이, 근육 *A*의 능동적 수축에 의해 생산된 에너지의 일부는 대항근인 근육 *B* 내의 신장된 결합조직에 탄성에너지로 전달되고 저장된다. 근육 *B*가 판자에 있는 못을 치기 위해 능동적으로 수축할 때 이 탄성에너지는 방출된다(오른쪽 그림). 근육 *B*에 의해 생산된 수축에너지의 일부는 근육 *A*가 신장되는 데 사용되고, 이러한 주기는 반복된다.

서로 반대되는 근육 사이에서 일어나는 이러한 에너지의 이동과 저장은 전반적인 대사의 효율성에 유용하다. 이러한 현상은 다관절 근육(즉, 여러 관절을 지나가는 근육)을 이용해 다른 방법으로 종종 표현된다. 엉덩관절을 굽힘시키고 무릎관절을 폄시키는 넓적다리곧은근(rectus femoris)을 고려해보자. 예를 들어, 점프를 할 때 위로 상승하는 단계 동안 넓적다리곧은근은 무릎관절을 폄시키기 위해 수축한다. 이와 동시에, 폄을 하는 엉덩관절은 엉덩관절의 앞을 지나가며 활동하고 있는 넓적다리곧은근을 신장시킨다. 결과적으로, 넓적다리곧은근의 전반적인 짧아짐은 최소화되고, 이런 상황은 근육 내의 유용한 수동장력을 보존하는 데 도움이 된다.

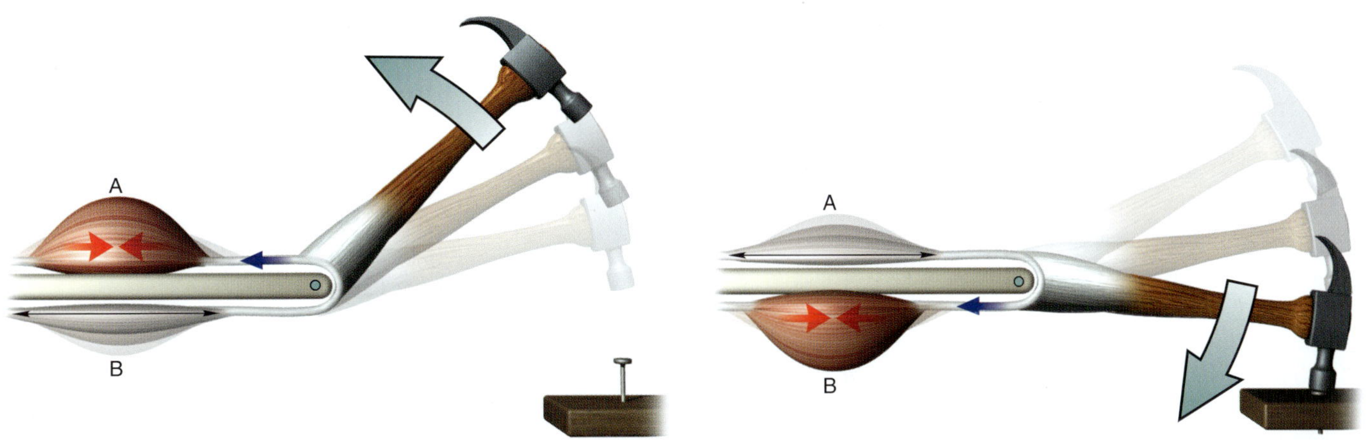


**그림 1.15** 관절을 둘러싸고 있는 한 쌍의 반대되는 근육을 보여주고 있는 단순화된 모형. 왼쪽에 있는 그림에서, 근육 *A*는 못을 내리치기 위한 준비로서 망치를 들어 올리는 데 필요한 힘을 제공하기 위해 수축하고 있다. 오른쪽 그림에서, 근육 *B*는 망치로 못을 치기 위해 수축하고 있으며, 이와 동시에 근육 *A*를 신장시키고 있다. (Redrawn form Brand PW: *Clinical Biomechanics of the Hand*. St Louis, 1985, Mosby.)

지거나 변형될 때 독특한 물리적 특성을 보인다. 공학 용어에서, 이런 물리적 특성은 공식적으로 *재료특성*(*material properties*)이라 한다. 관절주위 결합조직에 대한 재료특성의 주제(변형력, 변형률, 뻣뻣함, 가소성변형, 최종파열부하, 그리고 크리프 등)는 문헌에서 자주 다뤄진다.[2,4,5,9,13] 비록 이런 주제에 대한 많은 자료들이 동물이나 시체 연구에서 얻어진 것이지만, 손상기전의 이해, 정형외과 수술 방법의 개선, 그리고 조직의 좀 더 큰 신장성을 유발하기 위한 장시간의 신장이나 열적용과 같은 어떤 물리치료 형태의 효율성을 포함하여 환자 치료의 여러 관점에 대한 식견을 제공해 준다.

## 내적인 힘과 외적인 힘

편의상, 근육뼈대계통에 작용하는 힘은 두 가지, 즉 내적인 힘과 외적인 힘으로 나눠질 수 있다. *내적인 힘*(*internal force*)은 신체 *내부*의 구조로부터 생산된다. 이러한 내적인 힘은 '능동적인 힘'이거나 '수동적인 힘'이 될 수 있다. 능동적인 힘(active force)은 활성된 근육에 의해 발생되며 일반적으로 의지적 조절하에 있지만 반드시 그러한 것은 아니다. 이와는 대조적으로, 수동적인 힘(passive force)은 근육속 결합조직(intramuscular connective tissue), 인대, 그리고 관절주머니를 포함한 신장된 관절주위 결합조직에서의 장력에 의해 대체로 발생된다. 일반적으로 근육에 의해 생산된 능동적인 힘은 모든 내적인 힘 중에서 가장 크다.

*외적인 힘*(*external force*)은 신체 *외부*로부터 작용하는 힘에 의해 생산된다. 이러한 외적인 힘은 대개 신체분절의 질량이나 외적인 부하를 당기고 있는 *중력*(*gravity*)에 의해 발생된다. 여기서 외적인 부하란 가방, '자유'무게('free' weight), 또는 환자의 팔다리에 대해 치료사가 적용하는 *신체적 접촉*과 같은 것이 예이다. 그림 1.16A는 대립되고 있는 내적인 힘과 외적인 힘을 보여주고 있다. 내적인 힘(근육)은 아래팔을 당기고 있고 외적인(중력의) 힘은 아래팔의 질량중심에 대해 당기고 있다. 각각의 힘은 벡터를 나타내는 화살표로 표시된다. 정의에 따르면, *벡터*(*vector*)는 크기와 방향을 갖고 있는 물리량이다. [질량 및 속력(speed)과 같은 물리량은 벡터가 아니라 스칼라이다. 스칼라는 크기는 갖고 있으나 방향을 갖지 않는 물리량이다.]

생체역학적 분석에서 벡터를 완전히 설명하기 위해서는 벡터의 크기, 공간적 방위, 방향, 그리고 작용점을 알고 있어야 한다. 그림 1.16A에서 설명하고 있는 힘들은 이러한 4가지 요소를 나타내고 있다.

1. 힘 벡터의 *크기*(*magnitude*)는 화살대의 길이로 나타낸다.
2. 힘 벡터의 *공간적 방위*(*spatial orientation*)는 화살대의 위치로 나타낸다. 힘이 수직으로 향하고 있다면, 이를 흔히 Y축이라 한다(4장에서 좀 더 자세히 설명됨). 또한 힘의 방위는 화살대와 기준 좌표계 사이에 형성된 각도로 설명되기도 한다.
3. 힘 벡터의 *방향*(*direction*)은 화살표 머리로 나타낸다. 그림 1.16A에서 설명되고 있는 예처럼, 내적인 힘은 위쪽으로 작용하고 있으며 양의 Y방향(*positive* Y sense)에 있다고 설명되며, 외적인 힘은 음의 Y방향(*negative* Y sense)으로 아래쪽으로 작용하고 있다. 이 책에서는 근육 힘과 중력의 방향 및 공간적 방위를 각각 *힘선*(*line of force*)과 *중력선*(*line of gravity*)으로 언급한다.
4. 힘 벡터의 *작용점*(*point of application*)은 벡터 화살표의 출발점이 신체 부위와 접촉하는 지점이다. 근육(내적인) 힘의 작용점은 근육이 뼈에 부착되는 지점이다. *정지각*(*angle of insertion*)이란 근육이 부착되는 뼈의 장축(long axis)과 그 근육의 힘줄 사이에서 형성된 각도를 말한다. 그림 1.16A에서 정지각은 90°이다. 정지각은 팔꿈치가 굽힘이나 폄으로 돌림운동을 함에 따라 변하게 된다. 외적인 힘의 작용점은 그 힘이 중력의 결과인지 아니면 신체적 접촉으로 적용되는 저항의 결과인지에 따라 달라진다. 중력은 신체분절의 *질량중심*(*center of mass*)에 작용한다(그림 1.16A 참조, 아래팔에 있는 검은색 점이 질량중심에 해당됨). 신체적 접촉에 의해 발생되는 저항의 작용점은 신체의 어느 곳이나 위치될 수 있다.

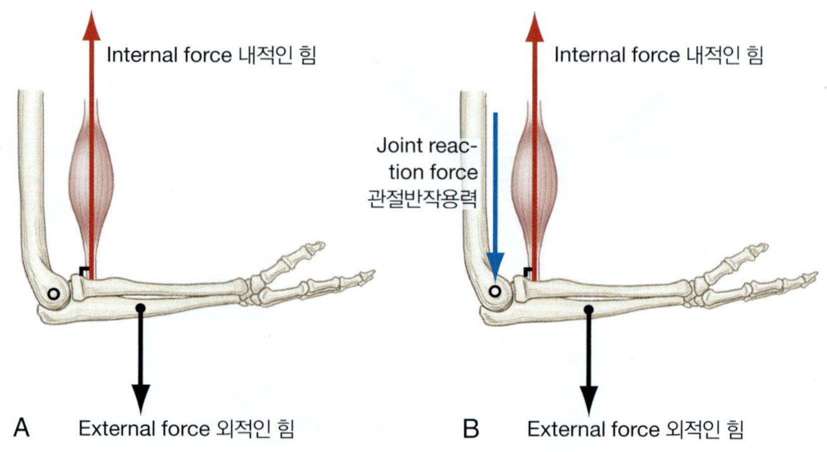


**그림 1.16** 팔꿈치 및 이와 연관된 뼈에 대한 시상면에서의 관찰. (A) 내적인(근육) 힘과 외적인(중력) 힘은 둘 다 수직으로 작용하고 있는 것을 보여주고 있다. 그러나 각각의 방향은 서로 다르다. 두 벡터는 다른 크기와 아래팔에 대한 각기 다른 작용점을 갖고 있다. (B) 아래팔이 위쪽으로 가속되는 것을 방지하기 위한 관절반작용력이 추가되었다. (벡터는 상대적인 비율로 그려졌다.)

**가장 단순한 생체역학적 분석에서 벡터를 완전히 설명하는 데 필요한 요소**

- 크기
- 공간적 방위
- 방향
- 작용점

밀거나 당길 때처럼, 신체에 작용하는 모든 힘은 분절의 잠재적인 병진운동을 유발한다. 병진운동의 방향은 적용된 모든 힘의 최종적인 효과에 달려있다. 그림 1.16A에서 근육 힘이 아래팔의 무게보다 3배나 더 크기 때문에, 두 힘의 최종적인 효과(합력)는 아래팔을 수직의 위쪽 방향으로 가속시킬 것이다. 그러나 실제에 있어, 아래팔은 관절면 사이에서 생성되는 *관절반작용력(joint reaction force)*에 의해 위쪽으로 가속되는 것이 방지된다. 그림 1.16B에서 설명하고 있는 것과 같이, 위팔뼈의 먼쪽 끝부분은 아래팔의 몸쪽 끝부분에 대해 반작용력(파란색으로 보여줌)으로 *아래쪽으*로 밀고 있다. 관절반작용력의 크기는 근육 힘과 외적인 힘 사이에서 생기는 그 차이와 같다. 결과적으로, 아래팔에 작용하는 모든 수직적인 힘들의 총합은 균형을 잡게 되어, 수직 방향으로 발생하는 아래팔의 최종적 가속도는 0이 된다. 따라서 이러한 체계를 *정적인 선형평형(static linear equilibrium)*이라 한다.

## 근육뼈대의 토크

신체에 발휘된 힘은 두 가지의 결과를 가질 수 있다. 첫째, 그림 1.16A에서 설명되는 것과 같이 힘은 신체 분절을 잠재적으로 *병진운동*시킬 수 있다. 둘째, 힘이 돌림축으로부터 일정 거리 떨어진 곳에서 수직으로 적용된다면 관절의 *돌림운동*을 만들어낼 가능성을 갖는다. 관절의 돌림축과 힘 사이의 수직거리를 *모멘트팔(moment arm)* 또는 *지레팔(lever arm)*이라 한다. 힘과 모멘트팔을 곱하면 *토크(torque)* 또는 *모멘트(moment)*를 만들어 낸다. 토크는 힘이 만들어내는 돌림력으로 고려될 수 있다. 모멘트팔 없이 작용한 힘은 물체를 선형방식(linear fashion)으로 밀거나 당기는 반면, 토크(힘 × 모멘트팔)는 돌림축에 대해 물체를 돌림운동시킨다. 이런 차이에 대한 인식은 운동학의 연구에 있어 중요한 개념이 된다.

토크는 주어진 돌림축에 대해 수직 관계에 있는 운동면에서 관절의 움직임이 일어날 때 설명된다. 그림 1.17은 그림 1.16에서 소개된 내적인 힘과 외적인 힘에 의해 팔꿈치의 안-가쪽 돌림축에 수직 관계에 있는 시상면에서 생산되고 있는 토크들을 보여주고 있다. *내적인 토크(internal torque)*는 내적인 힘(근육)과 내적인 모멘트팔을 곱한 것으로 정의된다. *내적인 모멘트팔(internal moment arm*; 그림 1.17에 있는 *D*)은 돌림축과 내적인 힘 사이의 수직거리이다. 그림 1.17에서 설명하고 있는 것과 같이, 내적인 토크는 팔꿉관절에 대해 아래팔을 시계반대방향 또는 굽힘 방향으로 돌림운동시킬 가능성을 갖는다. (돌림운동의 방향을 설명하는 다른 규칙은 4장을 참조하라.)

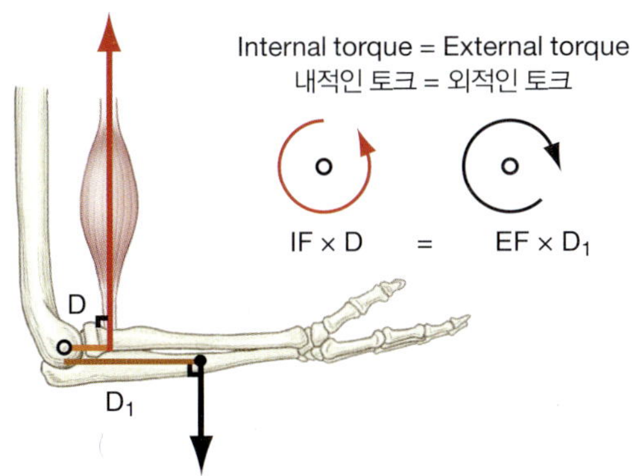


**그림 1.17** 팔꿈치의 돌림축(작은 원)에 대해 시상면에서 작용하는 내적인 토크와 외적인 토크의 균형을 보여주고 있다. *내적인 토크*는 내적인 힘에 내적인 모멘트팔(*D*)을 곱한 것이다. 내적인 토크는 아래팔을 시계반대방향으로 돌림운동을 시킬 수 있다. *외적인 토크*는 외적인 힘(중력)에 외적인 모멘트팔($D_1$)을 곱한 것이다. 외적인 토크는 아래팔을 시계방향으로 돌림운동을 시킬 수 있다. 외적인 토크와 내적인 토크가 같기 때문에, 이러한 상황을 정적인 돌림평형이라 한다. (벡터는 상대적인 비율로 그려졌다.)

*외적인 토크(external torque)*는 외적인 힘(예, 중력)과 외적인 모멘트팔을 곱한 것으로 정의된다. *외적인 모멘트팔(external moment arm*; 그림 1.17에 있는 $D_1$)은 돌림축과 외적인 힘 사이의 수직거리이다. 외적인 토크는 팔꿈치에 대해 아래팔을 시계방향 또는 폄 방향으로 돌림운동시킬 가능성을 갖는다. 그림 1.17에서, 대치되고 있는 내적인 토크와 외적인 토크의 크기가 똑같다고 가정되기 때문에, 관절에 대한 돌림운동은 일어나지 않는다. 이러한 상황을 *정적인 돌림평형(static rotatory equilibrium)*이라 한다.

인체는 일반적으로 어떤 형태로든 토크를 반복해서 만들어 내거나 영향을 받는다. 근육은 병뚜껑을 열기 위해, 걷는 동안 다리를 전진시키기 위해, 또는 휠체어를 추진시키기 위해 하루 종일 지속적으로 내적인 토크를 발생시킨다. 중력뿐만 아니라 환경 속에서 받게 되는 도수접촉과 같은 힘들도 관절을 가로지르는 외적인 토크로 전환된다. 내적인 토크와 외적인 토크는 관절에 대해 우세하게 작용하기 위해 항상 '경쟁'하는데, 특정 시점에서 관절 움직임의 방향이나 위치는 좀 더 우세한 토크에 의해 결정된다.

토크는 환자를 대상으로 하는 대부분의 치료적 상황에 연루되며, 특히 신체운동이나 근력 측정이 연루될 때 그러하다. 사람의 '근력(strength)'은 그 사람의 근육 힘(muscle force)과 내적인 모멘트팔을 곱한 것이다. 이때 내적인 모멘트팔은 근육의 힘선과 돌림축 사이의 수직거리이다. *지레작용(leverage)*은 특정 힘이 갖는 상

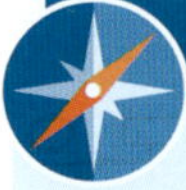

SPECIAL FOCUS 1.3

## 근육이 관절을 가로질러 생산한 토크: 운동학에서의 필수 개념

근육이 관절을 가로질러 토크를 생산하는 방식은 운동학을 이해하는 데 있어 가장 중요한(그리고 어려운) 개념 중 하나이다. 이러한 개념을 이해하기 위한 간단한 비유로, 토크(즉, 돌림운동)를 생산하기 위한 근육의 작용과 문을 열기 위해 시도되는 힘의 작용을 비교해보면 도움이 될 것이다. 두 가지 상황에서 사용되는 기본적인 역학은 놀랍게도 유사하다. 이러한 비교는 그림 1.18A~B를 통해 설명된다.

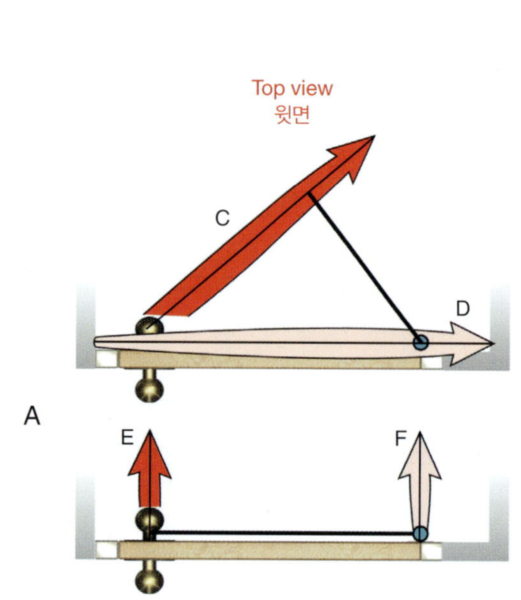


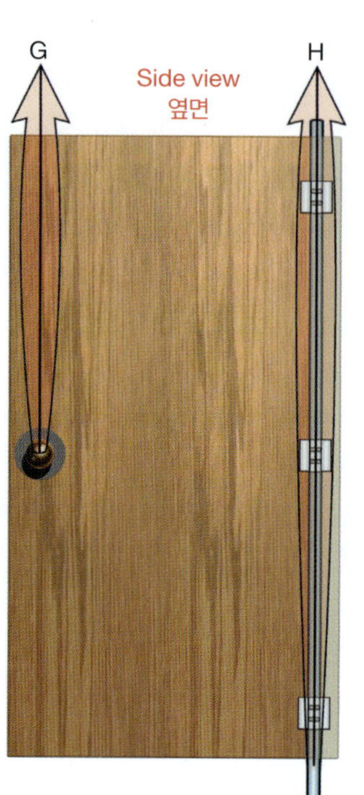


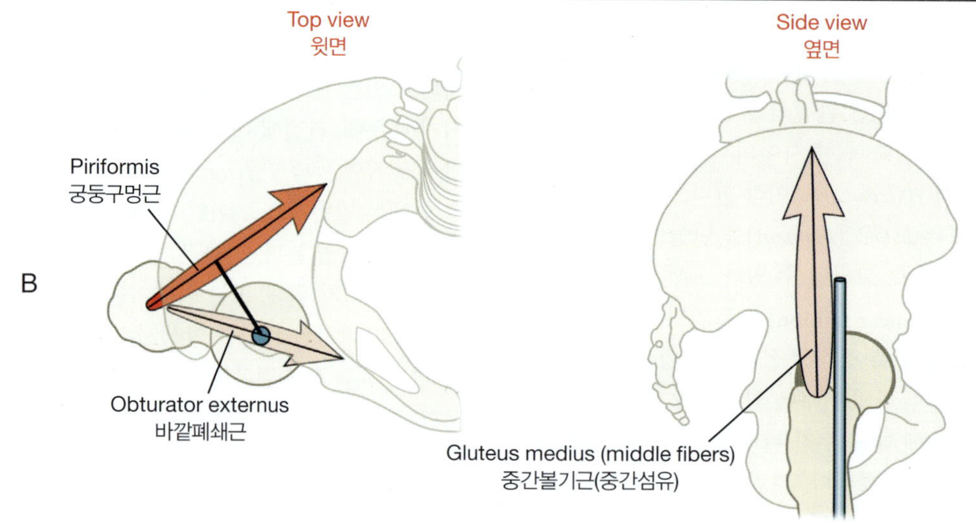


**그림 1.18** 힘이 어떻게 토크로 전환될 수 있는지에 대한 기본적인 역학을 묘사하고 있는 역학적 유사성. (A) 손으로 적용된 6가지의 힘을 보여주고 있으며(*색 표시가 된 화살표들*), 각각의 힘은 수평면에서 문을 회전시키기 위해 시도되고 있다. 문의 수직경첩은 파란색으로 보여주고 있다. 힘들 중에서 2개의 힘에서만 이용할 수 있는 모멘트팔이 경첩에서 시작된 짙은 검은색 선으로 표시되어 있다(왼쪽 그림). (B) 3개의 근육에서 생산된 힘을 보여주고 있으며(*색 표시가 된 화살표들*), 각각의 힘은 수평면에서 넓적다리뼈(엉덩관절)를 돌림시키기 위해 시도되고 있다. 돌림축은 파란색으로 표시되었고, 모멘트팔은 짙은 검은색 선으로 표시되었다. 본문에서 설명했듯이, 토크를 실질적으로 발생시킬 수 있는 힘만이 문이나 엉덩관절을 돌림시킬 수 있다. 위에서 제시된 힘들은 이해의 목적을 위해, 모든 힘의 크기가 같다고 가정되었다.

SPECIAL FOCUS 1.3

**근육이 관절을 가로질러 생산한 토크: 운동학에서의 필수 개념** *(계속)*

그림 1.18A는 수직경첩(파란색으로 표시)에 부착된 문의 윗면과 옆면을 보여주고 있다. 수평으로 적용된 힘들(*C*~*F*)은 손으로 문을 당겨 열기 위한 다양한 시도를 나타낸다. *모든 힘들의 크기가 똑같다고 가정은 하지만*, 손잡이에 적용된 힘 *C*와 *E*만이 실제적으로 문을 회전시킬 수 있다. 그러한 이유는 힘 *C*와 *E*만이 다음과 같은 토크 생성의 기본 조건을 갖추고 있기 때문이다: (1) 각각의 힘은 주어진 돌림축(이 경우, 경첩)에 대해 *수직*인 평면에서 적용되고 있으며, (2) 각각의 힘은 *모멘트팔*의 거리(경첩에서 시작하는 짙은 검은색 선)를 가지고 있다. 이러한 예에 있어, 토크는 당기는 힘에 모멘트팔을 곱한 것이다. 힘 *E*는 힘 *C*보다 모멘트팔이 더 길기(또는 더 큰 지레작용) 때문에 더 큰 토크를 만들어 낸다. 그럼에도 불구하고, 힘 *C*와 *E* 모두 수평면에서의 토크를 생산하기 위한 조건들을 만족시키고 있다.

그러나 힘 *D*와 *F*는 당기는 힘의 크기에 상관없이 수평면 내에서 토크를 생산해 낼 수 없기 때문에 문을 회전시킬 수 없다. 이러한 사실은 문을 열고 닫아 보았던 모든 사람의 경험을 통해 직관적으로 알 수 있지만, 왜 그런지에 대한 실제적인 역학적 근거는 그렇게 명확하게 알지는 못할 것이다. 힘 *D*와 *F*는 힘의 작용선이 돌림축(이 경우 경첩)을 바로 *통과*해 지나가기 때문에 모멘트팔의 길이는 0이 된다. 따라서 힘은 존재하지만 모멘트팔의 길이가 0이 된다면 힘 곱하기 모멘트팔인 토크는 0이 되어 돌림운동을 할 수가 없게 된다. 이러한 힘들은 경첩을 누르거나 당기는 데 이용될 수는 있지만, 문을 회전시킬 수는 없다.

그림 1.18A의 오른쪽 그림에서 보여주고 있는 힘 *G*와 *H*도 문을 회전시킬 수 없다. 돌림축에 대해 *평행*하게 주행하는 이러한 힘들은 토크를 생산할 수 없다. 토크는 *주어진 돌림축에 대해 수직*으로 힘이 적용되었을 때에만 발생될 수 있다. 따라서 힘 *G*와 *H*는 수평면에서의 토크를 생산할 능력을 갖지 못한다.

이러한 상황을 토대로 인체에서의 토크 발생 상황을 설명하기 위해, 그림 1.18B는 엉덩관절과 선택된 3개의 근육을 윗면과 옆면에서 보여주고 있다. 이 예에서, 근육은 수평면 내에서 넓적다리뼈(femur)를 돌림시키기 위한 시도로 힘을 생산하는 것으로 묘사된다. (이런 그림에서의 근육 힘은 문을 회전시키기 위해 손으로 적용한 힘과 유사하다.) 문의 경첩과 같이, 엉덩관절에서의 돌림축은 수직 방향(파란색으로 표시)을 향하고 있다. 앞서 설명했던 것처럼, 모든 근육들이 동일한 힘을 생산한다고 가정할지라도, 한 근육만이 넓적다리뼈를 실제적으로 돌림시킬 수 있다(즉, 토크를 생산할 수 있다).

그림 1.18B의 왼쪽 그림에서 소개되고 있는 힘 벡터들은 수평면상에 정렬된 2개 엉덩관절 근육인 궁둥구멍근과 바깥폐쇄근의 힘선을 보여주고 있다. 그림 1.18A에서 보면 문에 적용된 힘 *C*가 문을 회전시킬 수 있는 것과 같은 이유로, 궁둥구멍근(piriformis)도 수평면 내에서 바깥돌림(external rotation) 토크를 생산해낼 수 있다. 힘 *C*와 궁둥구멍근의 힘은 돌림축에 직각인 평면에서 적용되고 있으며, 일정 길이의 모멘트팔(검은 선으로 표시)을 각각 가지고 있다. 그러나 이와는 대조적으로, 바깥폐쇄근(obturator externus)은 수평면에서의 토크를 생산할 수 없다. 이러한 근육 힘(문에 작용한 힘 *D*와 유사함)은 수직 돌림축을 직접 *통과*해 지나간다. 근육 힘이 관절면을 압박할 수는 있지만, 적어도 수평면 내에서는 관절을 돌림시킬 수 없다. 엉덩관절에 대해 설명하는 12장에서 제시되겠지만, 관절의 돌림운동에 의해 근육 힘선의 위치가 변하면 없던 모멘트팔이 생성되기도 한다. 이러한 경우, 바깥폐쇄근은 비록 작지만 엉덩관절에서의 바깥돌림 토크를 발생시키게 된다.

문의 회전과 비교되는 엉덩관절 토크의 마지막 상황은 그림 1.18B의 오른쪽 그림에서 소개된다. 중간볼기근(gluteus medius)의 중간섬유가 수직 돌림축(파란색 핀으로 묘사)에 대해 수평면 내에서 넓적다리뼈를 돌림시키기 위한 시도를 보여주고 있다. 근육 힘이 수직 돌림축에 *평행*하게 작용하기 때문에(문에 작용하고 있는 힘 *G* 및 *H*의 상황과 같음), 수평면에서의 토크를 발생시킬 수 없다. 그러나 이 근육은 다른 운동면, 특히 전두면에서는 토크를 매우 잘 발생시킬 수 있다.

요약하면, 근육은 다음과 같은 조건이 제공된 상황에서만 관절에서 토크를 발생시킬 수 있다: 토크는 (1) 주어진 돌림축에 대해 직각인 평면에서 힘이 작용할 때, 그리고 (2) 모멘트팔이 0보다 큰 상황일 때 발생된다. 다른 관점으로 말한다면, 근육 힘이 주어진 돌림축을 *관통*하거나 돌림축에 *평행*하게 작용한다면 토크를 발생시킬 수 없다. 이러한 사항은 관절에 있는 모든 돌림축인 수직축, 앞-뒤(AP)축, 또는 안-가쪽(ML)축에 적용된다. 이러한 원리들은 이 책에서 여러 번 반복된다.

---

대적인 모멘트팔의 길이를 말한다. 4장에서 좀 더 설명하겠지만, 근육의 모멘트팔 길이는 가동범위 내내 항상 변하기 때문에 지레작용도 변하게 된다. 이러한 내용은 사람이 관절가동범위의 특정 지점에서 왜 더 강하게 되는지를 부분적으로 설명해준다.

임상가는 환자나 고객의 특정 근육 활동을 측정하고, 촉진시키고, 저항하기 위해 도수저항을 자주 적용한다. 환자의 팔다리에 적용된 *힘*은 환자의 근육뼈대계통에 외적인 *토크*를 만들려는 의도로 흔히 수행된다. 임상가는 관절에서 멀리 떨어진 곳에 발휘된 작은 도수의 힘 또는 관절 가까운 곳에서 발휘된 큰 도수의 힘으로 외적인 토크를 적용하여 특정 근육무리에 대한 저항을 제공할 수 있다. 토크는 힘 *곱하기* 모멘트팔이기 때문에, 위의 두 가지 방법은 환자에게 똑같은 양의 외적인 토크를 만들어 낼 수 있다. 힘 그리고 외적인 모멘트팔과 같은 변수의 수정은 임상가의 근력과 기술에 따라 다양한 전략으로 선택될 수 있다.

## 근육과 관절의 상호작용

*근육과 관절의 상호작용*이라는 용어는 근육 힘이 관절에 미칠 수 있는 전반적인 효과를 말한다. 모멘트팔이 있는 근육에 의해 생산된 힘은 토크를 유발하여 관절을 돌림운동시킬 수 있다. 모멘트팔이 없는 근육에 의해 생산된 힘은 토크나 돌림운동을 유발할 수 없다. 그러나 토크나 돌림운동을 유발하지 못한다 하더라도, 근육

힘은 대개 관절의 안정성과 감각정보를 제공하기 때문에 여전히 중요하다.

## 근육활성의 유형

근육은 신경계에 의해 자극될 때 활성된다고 고려된다. 일단 활성되면, 근육은 3가지 유형인 등척, 동심, 그리고 편심 중 한 가지 방법을 통해 힘을 생산해낸다. 근육활성의 3가지 유형에 대한 생리학은 3장에서 더 자세히 설명이 되고 여기서는 짧게 요약을 할 것이다.

*등척활성*(*isometric activation*)은 근육이 일정한 길이를 유지하면서 당기는 힘을 생산할 때 일어난다. 이런 유형의 활성은 *등척*(*isometric*)이라는 단어의 어원을 보면 명백해진다(그리스어로 *isos*는 "같다"를 의미하고, *metron*은 "치수" 또는 "길이"를 의미함). 등척활성 동안, 주어진 운동면 내에서 생산된 내적인 토크는 외적인 토크와 같다. 따라서 근육의 짧아짐이나 관절에서의 돌림운동은 없다(그림 1.19A).

*동심활성*(*concentric activation*)은 근육이 수축하면서(짧아지면서) 당기는 힘을 생산할 때 일어난다(그림 1.19B). 문자 그대로 *동심*이라는 말은 "중심 쪽으로 오는 것"을 의미한다. 동심활성 동안 관절에서의 내적인 토크는 반대되는 외적인 토크보다 크다. 이것은 수축하는 근육이 활성된 근육의 당김 방향으로 관절을 돌림운동시킬 때 명확하게 알 수 있다.

*편심활성*(*eccentric activation*)은 동심활성과는 다르게 좀 더 우세한 다른 힘에 의해 근육이 길어지면서 당기는 힘을 생산할 때 일어난다. *편심*이라는 말은 문자 그대로 "중심에서 멀어지다"를 의미한다. 편심활성 동안, 관절에 대한 외적인 토크는 내적인 토크보다 크다. 이러한 경우 그림 1.19C에서 손에 쥔 외적인 힘이 만들어내는 방향처럼, 관절은 비교적 더 큰 외적인 토크가 이끄는 방향으로 돌림운동한다. 많은 일상적인 활동들이 근육의 편심활성을 사용한다. 예를 들어, 탁자 쪽으로 물컵을 천천히 낮추는 것은 아래팔과 물컵에 작용하는 중력의 당김으로 유발된다. 활성된 두갈래근(biceps)은 아래팔과 컵을 천천히 내려놓는 것을 조절하기 위해 서서히 길어진다. 세갈래근(triceps)은 팔꿉관절 '폄근육'으로 고려되지만 이런 특정 과정 동안에는 대부분 활성되지 않는다.

*수축*(*contraction*)이라는 용어는 근육이 실제로 짧아지는지, 길어지는지, 또는 일정한 길이를 유지하는지에 관계없이 *활성*(*activation*)과 동의어로 흔히 사용된다. 문자 그대로 *수축한다*(*contract*)는 말은 *함께 잡아당긴다*(*drawn together*)는 것을 의미하기 때문에, 등척이나 편심활성을 설명할 때에는 혼동이 될 수 있다. 따라서 원칙적으로 수축이라는 용어는 근육의 동심활성 동안에만 일어난다.

## 관절에서의 근육작용

관절에서의 *근육작용*은 근육이 특정 돌림운동 방향과 운동면에서 토크를 유발하는 것으로 정의된다. 근육작용의 실제적 명칭은 시상면에서의 굽힘이나 폄, 전두면에서의 벌림과 모음 등등과 같이 입증된 명명법에 근거한다. *근육작용*(*muscle action*)과 *관절작용*(*joint action*)이라는 용어는 논의의 범주에 따라 이 책에서 상호 교

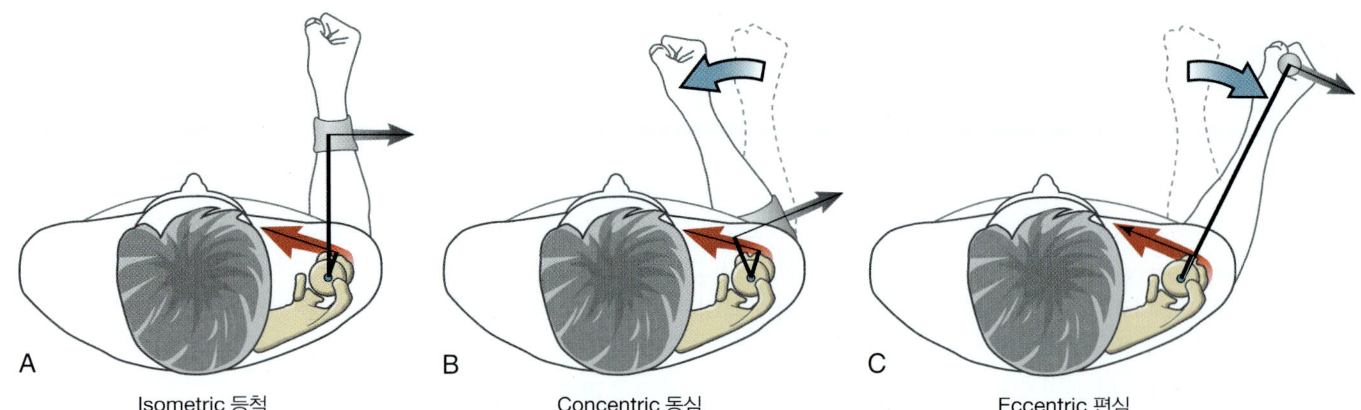


**그림 1.19** 큰가슴근(pectoralis major)이 어깨(접시위팔)관절에서 안쪽돌림을 시도하기 위한 힘을 만들어낼 때 나타나는 3가지 유형의 근육활성을 보여주고 있다. 3개의 그림에서 내적인 토크는 모두 같다고 가정하고 있다. 내적인 토크는 일정한 수준의 근육 힘(*빨간색*)에 내적인 모멘트팔을 곱한 것이다. 외적인 토크는 팔에 적용된 외적인 힘(*회색*)에 외적인 모멘트팔을 곱한 것이다. 따라서 외적인 모멘트팔이 그림에 따라 다르기 때문에 외적인 토크도 그림에 따라 달라진다. (A) 등척활성은 내적인 토크와 외적인 토크가 조화를 이루고 있다는 것을 보여주고 있다. (B) 동심활성은 내적인 토크가 외적인 토크보다 더 크다는 것을 보여주고 있다. (C) 편심활성은 외적인 토크가 내적인 토크보다 더 크다는 것을 보여주고 있다. 돌림축은 수직축이며 위팔뼈머리를 통과해 지나가는 파란색으로 표시되고 있다. 모든 모멘트팔은 굵은 검은색 선으로 보여주고 있으며, 접시위팔관절을 관통한 돌림축에서 시작하고 있다. (벡터는 실제 크기에 비례하여 그려지지 않았다.)

환적으로 사용된다. 근육작용이 비등척(nonisometric) 근육활성과 연관이 있다면, 관절을 구성하는 분절들 중 어느 한쪽이 좀 더 고정되고 다른 한쪽은 좀 더 자유로운 상황인가에 따라, 결과적인 골운동형상학은 몸쪽분절에 대한 먼쪽분절의 골운동형상학이거나 먼쪽분절에 대한 몸쪽분절의 골운동형상학이 될 것이다.

운동학을 공부하면 암기를 하지 않더라도 근육작용을 결정하는 데 도움이 된다. 어떤 학생이 접시위팔(어깨)관절에서 *뒤어깨세모근(posterior deltoid)*의 작용을 알고자 한다고 가정해 보자. 이런 특정 분석에 있어, 두 가지의 가정이 먼저 고려된다. 첫째, 비록 반대의 가정도 할 수는 있지만, 일반적으로 위팔뼈(humerus)는 자유롭게 움직일 수 있는 관절의 분절이고 어깨뼈(scapula)는 비교적 고정되어 있는 관절의 분절이라고 가정된다. 둘째, 근육활성의 시점에 신체는 해부학적 자세에 있다고 가정된다.

분석에 있어 첫 번째 단계는 관절에서 허용되는 돌림운동의 운동면들(자유도)을 결정하는 것이다. 이 경우에 있어, 접시위팔관절은 3개의 모든 운동면에서 돌림운동을 할 수 있다(그림 1.5 참조). 따라서 이론적으로 어깨를 가로지르는 *어떤* 근육은 최대 3개의 운동면에서 작용을 가질 수 있다. 그림 1.20A는 뒤어깨세모근이 위팔뼈를 전두면에서 돌림운동(즉, 모음)시키는 것을 보여주고 있다. 돌림축은 위팔뼈머리를 앞-뒤 방향으로 지나가고 있다. 해부학적 자세에서, 뒤어깨세모근의 힘선(line of force)은 돌림축의 아래쪽을 지나가고 있다. 어깨뼈가 안정되어 있다는 가정하에서, 뒤어깨세모근의 수축은 근육 힘과 내적인 모멘트팔(운동축에서 나온 검은색 선으로 보여줌)을 곱한 크기의 근력을 갖고 위팔뼈를 모음 쪽으로 돌림운동시키게 된다. 이와 똑같은 논리를 이용하여 수평면과 시상면에서의 근육작용을 결정하는 데에도 적용된다. 그림 1.20B~C에서 설명하고 있는 것과 같이, 뒤어깨세모근은 접시위팔관절의 바깥돌림근육(external rotator)이자 폄근육(extensor)의 작용도 갖고 있다는 것이 분명해진다. 이 책에서 계속해서 설명되겠지만, 적어도 자유도 2 이상을 갖고 있는 관절을 가로지르는 근육은 다양한 작용을 가진다는 것을 흔하게 볼 수 있다. 그러나 근육이 모멘트팔을 가지고 있지 않거나 관계된 운동면에서 힘을 생산할 수 없다면, 특정 작용은 불가능할 것이다.

근육의 가능한 작용을 결정하는 것은 운동학의 연구에 있어 중요한 주제가 된다. 이러한 작용 결정능력은 특정 근육의 약화, 타이트함(tightness), 보호작용(guarding), 또는 통증의 근원을 평가할 수 있는 능력과 적절한 중재에 대한 반응을 평가할 수 있는 능력을 임상가에게 제공하는 기초가 된다.

그림 1.20의 맥락에서 제시된 논리는 어떤 관절에서 *어떤* 근육의 작용을 결정하는 데 사용될 수 있다. 가능하다면, 관절이 있는 뼈대모형과 근육의 힘선을 시각화하기 위한 끈(또는 가는 고무줄)을 이용하면 이러한 논리를 적용하는 데 도움이 될 것이다. 이러한 훈련은 관절의 위치에 따라 작용이 변하는 근육을 분석하는 데 있어 특히 도움이 된다. 그러한 근육 중 하나가 뒤어깨세모근이다. 해부학적 자세에서 뒤어깨세모근은 접시위팔관절의 *모음근육(adductor)*이다(그림 1.20A 참조). 그러나 만약 팔을 머리 위로 들어올린(벌림된) 상황이라면, 근육의 힘선은 돌림축의 바로 *위쪽*으로 이동하게 된다. 결과적으로 뒤어깨세모근은 사실상 어깨를 벌림시키게 된다. 이러한 예는 근육활성 시점에서의 관절 위치에 따라 한 근육이 어떻게 반대작용을 가질 수 있는지를 보여주고 있는 것이다. 따라서 근육의 작용을 분석할 때 관절의 기준 위치를 결정하는 것은 중요하다. 흔히 이용되는 기준 위치 중 하나가 해부학적 자세이다(그림 1.4 참조). 특정 언급이 없다면, 이 책의 II부에서 IV부까지 설명되고 있는 근육작용은 관절이 해부학적 자세에 있다는 가정에 근거한다.

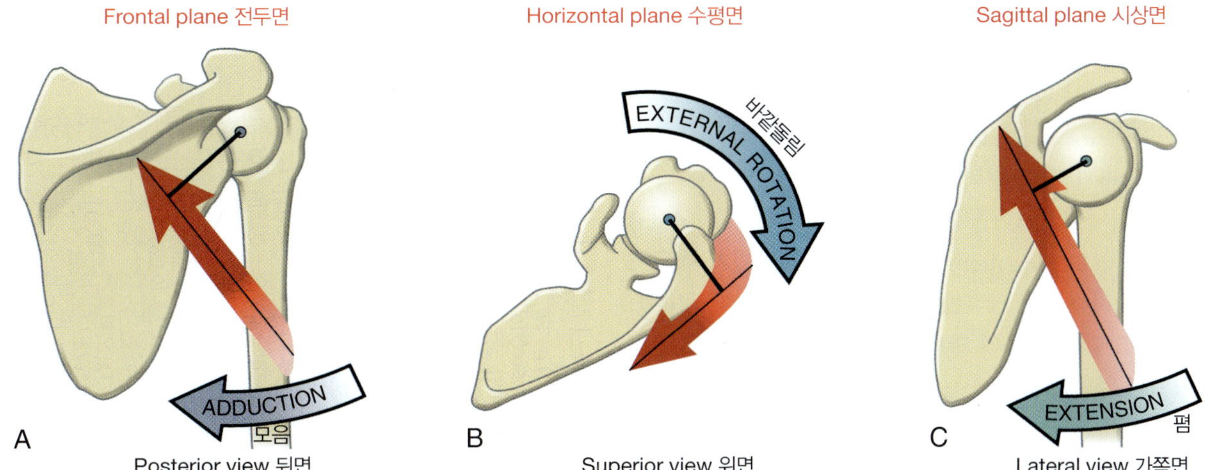


**그림 1.20** 뒤어깨세모근의 다양한 작용을 접시위팔관절에서 보여주고 있다. (A) 전두면에서의 모음. (B) 수평면에서의 바깥돌림. (C) 시상면에서의 폄. 내적인 모멘트팔은 돌림축(위팔뼈머리를 통과하는 작은 원)에서부터 근육 힘선까지의 수직 교차거리이다.

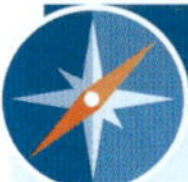

SPECIAL FOCUS 1.4

### 단순하지만 유용한 운동학의 격언

일반적으로, 적절한 지레작용을 갖고 수축하는 근육은 관절에 대해 뼈의 돌림운동을 유발할 것이다. 전통적으로 예상되는 돌림운동 또는 '근육작용'의 방향은 관절의 몸쪽분절에 대한 *먼쪽*분절의 예측된 움직임으로 정의되어 왔다. 예를 들어, 손을 입으로 가져가기 위해 팔꿈치를 굽힘할 때 수축하는 위팔두갈래근(biceps brachii)을 고려해보라. 이런 일반적인 근육작용의 정의는 몸쪽분절에 비해 먼쪽분절이 덜 제한되거나 덜 고정되어 있다고 가정한 것이다.

근육수축의 효과를 고려하기 위한 좀 더 포괄적인 방법은 아마도 수축하는 근육은 *관절의 가장 자유로운 분절*을 움직이게 한다는 격언에서 찾을 수 있을 것이다. 가장 자유로운 분절의 결정은 관성, 외적인 저항, 수동장력, 또는 다른 근육활성과 같은 인자들의 일부 결합이 이용된다. 인간 움직임을 평가할 때, 특히 비정상적 움직임이 나타날 때 이러한 격언의 내용은 이해가 될 것이다. 예를 들어, 당신이 능동적인 어깨 벌림을 수행하고 있는 사람을 관찰하고 있는데, 확연하게 비정상적이고 왜곡된 어깨뼈(scapula)의 움직임이 동반되고 있는 것을 관찰하였다고 가정하자. 비정상적인 어깨뼈의 움직임은 몸통-어깨뼈근육(axial-scapular muscle, 몸통뼈대에서 시작하여 어깨뼈에 정지하는 근육)에 의해 제공되는 적절한 안정성이 없는 상태에서 수행된(어깨뼈에 부착하는) 중간어깨세모근(middle deltoid)의 수축으로 유발된다. 예를 들어, 앞톱니근(serratus anterior)과 같은 근육이 약화되었다면, 어깨세모근의 수축은 위팔뼈(humerus)가 아니라 *어깨뼈*를 접시위팔관절의 가장 자유로운 분절로 만든다. 중간어깨세모근의 수축은 팔의 벌림만을 만든다는 전통적인 가정(즉, 관절의 먼쪽분절이 움직인다는 가정)을 사용하였다면, 몸통-어깨뼈근육 약화에 대한 식별은 간과되어 왔을 것이다. 몸쪽분절에 대한 먼쪽분절의 움직임이 전형적인 어깨세모근 활성의 결과이지만, 이런 시나리오는 어깨뼈가 다른 근육의 활성에 의해 움직임이 제한되고 위팔뼈가 '가장 자유로운' 분절이 되는 경우에만 일어날 수 있다.

이런 격언이 매우 단순한 것처럼 보이지만, 어떤 비정상적인 움직임이나 자세의 병리역학적 원인을 이해하는 데 있어 임상적으로 유용한 단서를 제공할 수 있다. 뿐만 아니라, 이러한 격언은 건강한 상태에서조차도 관절의 몸쪽분절이든 아니면 먼쪽분절이든 간에 근육수축에 의해 똑같이 움직일 수 있다는 가정을 하게 되면, 운동학을 공부하는 데 있어 근육이 가질 수 있는 동작의 다양한 가능성을 이해하는 데 도움이 될 것이다.

*근육의 작용에 관계된 용어*

다음의 용어는 근육의 작용을 설명할 때 흔히 사용된다.

- *작용근(agonist)*은 특정 움직임의 시작과 실행에 가장 직접적으로 관계되는 근육이나 근육무리이다. 예를 들어, 앞정강근(tibialis anterior)은 발목의 등쪽굽힘 운동을 위한 작용근이 된다.
- *대항근(antagonist)*은 특정 작용근의 반대 작용을 갖는 근육이나 근육무리이다. 예를 들어, 장딴지근(gastrocnemius)과 가자미근(soleus)은 앞정강근에 대한 대항근으로 고려된다.
- *협동근(synergist)*은 특정 움직임이 실행되는 동안 서로 협력하는 근육들이다. 사실, 대부분의 의미 있는 신체 움직임은 협동근으로 작용하는 다양한 근육들이 참여한다. 예를 들어, 손목의 굽힘 시 작용하는 자쪽손목굽힘근(flexor carpi ulnaris)과 노쪽손목굽힘근(flexor carpi radialis)을 고려해 보자. 이 근육들은 손목을 굽힘시키기 위해 협력하고 있으므로 협동근으로 작용하고 있다. 그러나 각각의 근육은 자쪽치우침(ulnar deviation)과 노쪽치우침(radial deviation)의 작용도 가질 수 있기 때문에 손목의 굽힘을 위해서는 이러한 치우침들이 서로 견제되고 중화되어야 한다. 한쪽 근육의 마비는 다른 쪽 근육의 전반적인 작용에 확실히 영향을 미치게 된다.

근육협동의 또 다른 예는 근육의 짝힘으로 설명된다. 근육의 *짝힘(force-couple)*은 둘 또는 그 이상의 근육들이 서로 다른 선형 방향으로 동시에 힘을 발생시키지만, 그 결과로 발생하는 토크는 같은 돌림 방향으로 작용한다. 유사한 예로는 자동차의 운전대를 돌릴 때 양손 사이에서 짝힘이 일어난다. 예를 들어, 운전대를 오른쪽으로 돌리려면 운전대에 대해 오른손은 아래로 당기고 왼손은 위로 당기는 작용이 있어야 한다. 양손이 서로 다른 선형 방향으로 힘을 생산하고 있지만, 이러한 힘들이 같은 돌림 방향으로 운전대를 돌리는 토크를 만들어 낸다. 예를 들어, 엉덩관절 굽힘근육과 허리 폄근육은 시상면에서 양쪽 엉덩관절에 대해 골반을 돌림운동시키는 짝힘을 형성한다(그림 1.21).

## 근육뼈대의 지레

### 지레의 3가지 유형

인체 내에서, 내적인 힘과 외적인 힘은 뼈의 지레시스템을 통해 토크를 생산한다. 일반적으로, 지레는 중심축과 그 위에 매달려 있는 막대로 구성된 간단한 기계 장치이다. 시소는 제1형 지레의 전형적인 예다(그림 1.22). 지레의 기능 중 하나는 선형의 힘을 돌림의 토크로 전환시키는 것이다. 그림 1.22의 시소에서 보여주는 것과 같이, 중심축으로부터 0.91 m(약 3 ft) 정도 떨어진 곳에 앉아 있는 체중이 672-N(약 150-lb)인 한 성인 남성은 자신보다 중심축으로부터 2배의 거리나 더 멀리 떨어져 앉아 있으며 체중은 자신의 절반인 소년과 균형을 이루는 토크를 생산하고 있다. 그림 1.22에서, 상반된 두 토크는 서로 같다($BW_m \times D = BW_b \times D_1$). 따라서 지레시스템은 균형이 잡혀 평형상태에 놓이게 된다. 그림에서 보이

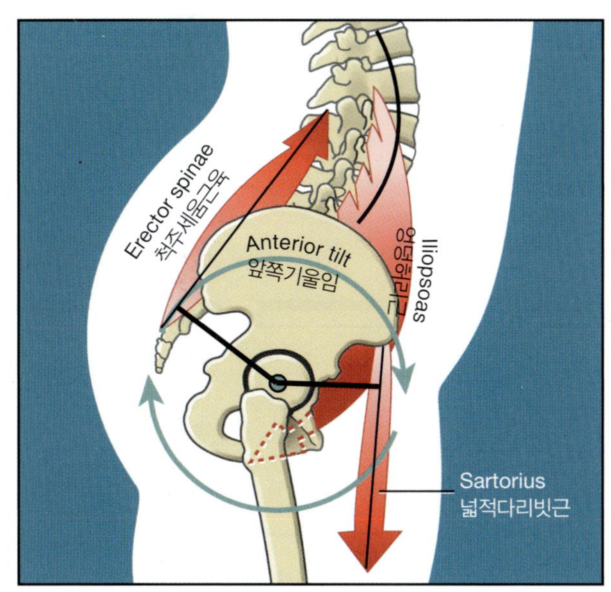


**그림 1.21** 두 개의 대표적인 엉덩관절 굽힘근육(넓적다리빗근과 엉덩허리근)과 척추 폄근육(척주세움근육) 사이에 형성된 짝힘을 옆면에서 보여주고 있다. 이런 근육들이 수축하여 골반의 앞쪽기울임을 유발한다. 근육에 의해 사용된 내적인 모멘트팔은 검은선으로 나타냈다. 돌림축은 양 엉덩관절을 통과하여 지나간다.

는 것과 같이, 소년은 더 큰 지레작용($D_1$ > D)을 갖고 있다. 중요한 지레의 기본 개념은 서로 맞서고 있는 토크들이 모멘트팔의 길이가 서로 다르고 힘(또는 그림에서 보여주고 있는 무게)의 크기가 서로 달라도 균형을 잡을 수 있다는 것이다.

근육뼈대 지레와 관계된 가장 지배적인 힘은 근육, 중력, 그리고 환경 내의 신체적 접촉에 의해 생산된 힘이다. 근육뼈대 지레에서의 중심점 또는 받침점은 관절에 해당한다. 시소에서처럼, 근육뼈대에서의 내적인 토크와 외적인 토크는 등척활성과 같은 상황에서는 서로 같게 되지만, 맞서고 있는 토크들 중 어느 하나가 좀 더 우세하다면 관절에서의 움직임을 초래하게 된다.

지레는 *제1형*, *제2형*, 또는 *제3형*으로 분류된다(그림 1.22의 삽입 그림 참조).

### *제1형 지레*

그림 1.22에서 설명하고 있는 것과 같이, 제1형 지레는 서로 맞서고 있는 힘들 *사이에* 돌림축이 위치된다. 인체의 제1형 지레의 예로는 시상면에서 머리의 자세를 조절해주는 머리와 목의 폄근육을 들 수 있다(그림 1.23A). 시소의 예에서처럼, 근육 힘(muscle force, MF)에 내적인 모멘트팔(internal moment arm, IMA)을 곱했을 때의 값과 머리의 무게(head weight, HW)에 외적인 모멘트팔(external moment arm, EMA)을 곱했을 때의 값이 같을 때 머리는 평형상태에 있게 된다. 제1형 지레에 있어, 내적인 힘과 외적인 힘은 일반적으로 같은 선형 방향으로 작용하지만, 이런 힘에 의해 만들어진 토크들은 반대되는 돌림 방향을 보인다.

### *제2형 지레*

제2형 지레는 항상 두 가지의 특징을 갖고 있다. 첫째, 돌림축은 뼈의 한쪽 끝에 위치된다. 둘째, 근육(또는 내적인) 힘은 외적인 힘보다 더 큰 지레작용을 갖는다. 제2형 지레는 근육뼈대계통에서 매우 드문 지레의 유형이다. 너무 단순화한 것일 수 있지만, 전형적인 예는 발가락 끝으로 서는 데 필요한 토크를 생산하는 장딴지(calf) 근육들이다(그림 1.23B). 이러한 작용을 위한 돌림축은 발허리발가락관절(metatarsophalangeal joint)을 통과한다고 가정된다. 이러한 가정에 근거해, 장딴지 근육들에서 사용된 내적인 모멘트팔은 체중에서 사용된 외적인 모멘트팔을 훨씬 더 초과한다.

### *제3형 지레*

제2형 지레에서처럼, 제3형 지레도 뼈의 한쪽 끝에 위치된 돌림축을 가지고 있다. 팔꿉관절 굽힘근육은 손에 있는 무게를 지지하는 데 요구되는 굽힘 토크를 생산하기 위해 제3형 지레를 이용한다(그림 1.23C). 제2형 지레와는 다르게, 제3형 지레에 의해 지지되는 외적인 무게는 근육 힘보다 *항상* 더 큰 지레작용을 갖는다. *제3형 지레는 근육뼈대계통에서 사용되는 가장 흔한 지레 유형이다.*

## 역학적 이득

근육뼈대 지레의 *역학적 이득*(*mechanical advantage*, MA)은 외적인 모멘트팔에 대한 내적인 모멘트팔의 비율로 정의될 수 있다. 돌림축의 위치에 따라, 제1형 지레는 MA = 1, MA < 1, 또는 MA > 1을 가질 수 있다. 제2형 지레는 항상 MA > 1을 갖는다. 그림 1.23A~B의 글상자에서 설명하고 있는 것과 같이, MA > 1인 지레유형은 내적인(근육) 힘이 외적인 힘보다 *작으면* 토크 평형공식의 균형을 유지할 수 있다. 제3형 지레는 항상 MA < 1이다. 그림 1.23C에서 설명하고 있는 것과 같이, 토크 평형공식의 균형을 유지하기 위해 근육은 반대되는 외적인 힘보다 *더 큰* 힘을 생산하여야 한다.

대부분의 근육뼈대계통 근육은 *1보다 작은* MA로 기능하고 있다. 예를 들어, 팔꿈치에서의 두갈래근, 무릎에서의 네갈래근, 그리고 어깨에서의 가시위근(supraspinatus)과 어깨세모근(deltoid)을 고려해 보자. 이 근육들의 뼈의 부착 부위는 관절의 돌림축에 비교적 가깝게 붙어 있다. 근육의 작용에 반대하는 외적인 힘은 일반적으로 손이나 발과 같이 관절에서 상당히 *먼쪽*에서 작용한다. 손에 35.6 N(8 lb)의 외적인 무게를 쥐고 있는 동안 어깨의 90° 벌림을 유지하기 위해 가시위근과 어깨세모근에 요구되는 힘을 생각해 보자. 이러한 예를 위해 근육들의 내적인 모멘트팔은 2.5 cm(약 1 in)이고 외적인 무게의 질량중심이 갖는 외적인 모멘트팔은 50 cm(약 20 in)라고 가정해 보자. (단순화하기 위해, 팔의 무게는 무시한다.) 이론적으로, MA는 1/20이 되기 때문에 근육은 711.1 N(160 lb)의 힘 또는 외적인 부하 무게의 *20배*를 생산하여

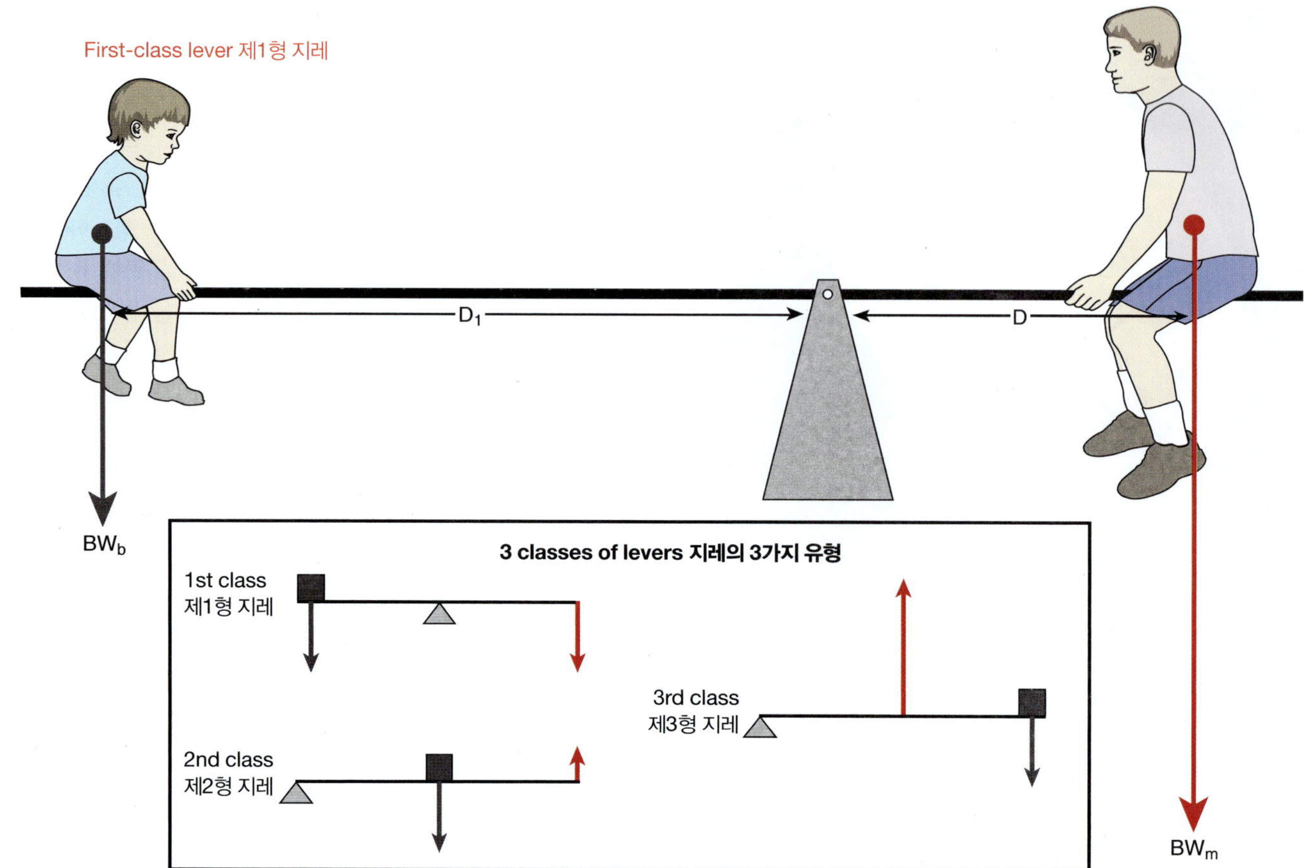


그림 1.22 전형적인 제1형 지레인 시소를 보여주고 있다. 성인 남성의 체중($BW_m$)은 672 N(약 150 lb)이다. 그는 중심축으로부터 0.91 m(약 3 ft) 정도 떨어진 곳에 앉아 있다(남성의 모멘트팔 = D). 소년의 체중($BW_b$)은 단지 336 N(약 75 lb)이다. 소년은 중심축으로부터 1.82 m(약 6 ft) 정도 떨어진 곳에 앉아 있다(소년의 모멘트팔 = $D_1$). 시소는 성인 남성에 의해 생산된 시계방향의 토크가 소년에 의해 생산된 시계반대방향의 토크와 그 크기에서 같기 때문에 균형을 잡고 있다: 672 N × 0.91 m = 336 N × 1.82 m. 밑에 삽입된 그림은 지레의 3가지 유형을 비교하고 있다. 각각의 지레에 있어, 맞서고 있는 힘들은 내적인 힘(빨간색으로 표시) 그리고 외적인 힘 또는 부하(회색으로 표시)로 고려된다. 돌림축 또는 중심축은 쐐기로 나타내고 있다. (힘 벡터는 실제 크기에 비례하여 그려졌다.)

야 한다! (수학적으로 말했을 때, 근육 힘과 외적인 부하 사이의 관계는 MA의 *역비례*에 근거한다.) 일반적인 원리에 따라, 대부분의 뼈대근육은 외적인 부하를 이겨내기 위해 외적인 부하보다 몇 배나 더 큰 힘을 생산한다. 일반적으로 근육의 모양과 관절의 형태에 따라, 근육 힘의 상당 부분은 관절면에 대한 큰 압박력이나 전단력을 만들어 낸다. 이러한 *근육성* 힘(*myogenic* force, 근육에 의해 생산된 힘)은 관절반작용력의 양과 방향에 가장 큰 영향을 미친다.

### *힘과 거리의 맞교환*

이전에 설명했던 것과 같이, 대부분의 근육은 외적인 부하에 의한 저항보다 더 큰 힘을 생산해야 할 의무가 있다. 처음 생각할 때에는 이러한 내용이 생체역학적 결함으로 보일 것이다. 그러나 팔다리의 좀 더 먼쪽 지점에서의 큰 이동거리와 속도를 필요로 하는 많은 기능적 움직임들을 고려해 볼 때 이러한 내용은 절대적으로 필요하다.

좀 더 설명하기 위해, *일*(*work*)은 힘 곱하기 적용된 힘으로 움직인 거리라는 것을 고려해보자. 근육뼈대 지레는 힘을 토크로 전환시키는 것 외에도, 수축하는 근육의 일을 뼈와 외적인 부하를 돌림운동시키는 일로도 전환시킨다. 특정 근육뼈대 지레의 MA는 일이 *어떻게* 수행되고 있는지를 설명해준다. 일은 힘 곱하기 거리이기 때문에, 짧은 거리에 대해 비교적 큰 힘을 가하거나 긴 거리에 대해 작은 힘을 가하는 방식으로 일이 수행될 수 있다. 이전에 설명하였던 것과 같이, 가시위근과 어깨세모근의 역학적 이득이 1/20이라는 가정을 이용하여 다시 한번 생각해 보자. 이러한 MA는 근육이 외적인 부하의 무게보다 20배나 더 큰 힘을 생산해야 한다는 것을 의미한다. 그러나 근육은 벌림 작용에 의해 부하의 질량중심이 이동하는 거리의 단지 5% (1/20)의 거리만을 수축시키면 된다는 것 또한 고려되어야 한다. 매우 짧은 근육의 수축거리가 훨씬 더 큰 부하의 수직이동을 만들어 내고 있다. 이러한 예에서, *시간*의 요소를 고려하면 근육은 비교적 느린 수축 속도에서 비교적 큰 힘을 생산하고 있다. 그러나 역학적 관점에서 볼 때 이득이 되는 점은 가벼운 외적인 부하가 훨씬 더 빠른 속도로 들릴 수

First-class lever 제1형 지레

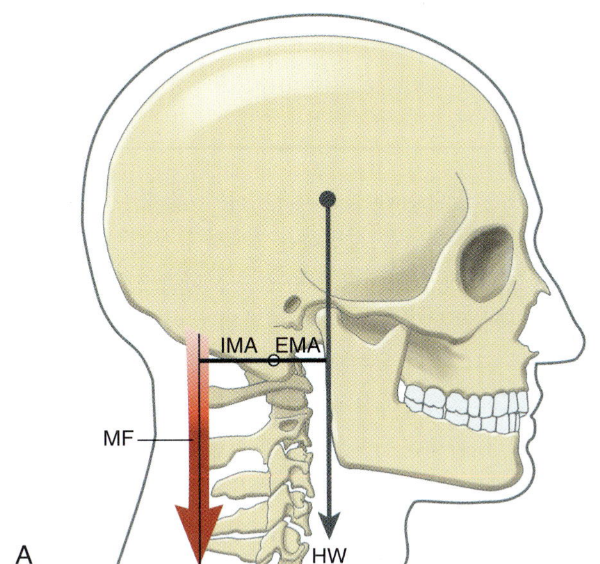


**제1형 지레를 위한 자료:**
*근육 힘(MF) = 제시 안 됨*
*머리무게(HW) = 46.7 N (10.5 lbs)*
*내적인 모멘트팔(IMA) = 4 cm*
*외적인 모멘트팔(EMA) = 3.2 cm*
*역학적 이득 = 1.25*

$$MF \times IMA = HW \times EMA$$
$$MF = \frac{HW \times EMA}{IMA}$$
$$MF = \frac{46.7\ N \times 3.2\ cm}{4\ cm}$$
$$MF = 37.4\ N\ (8.4\ lbs)$$

Second-class lever 제2형 지레

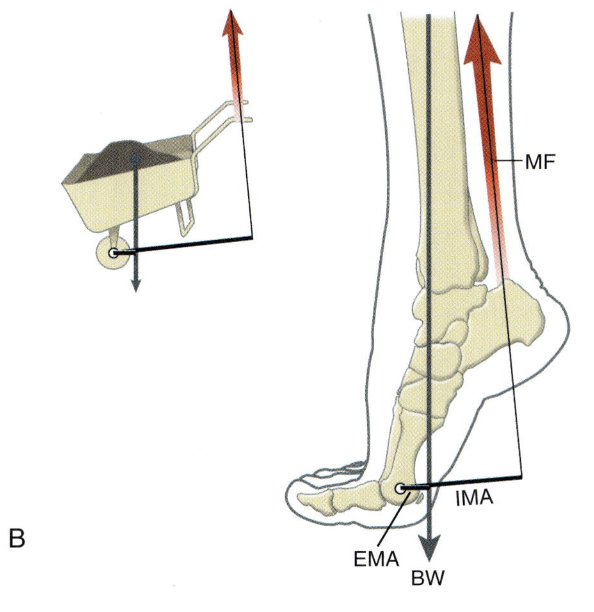


**제2형 지레를 위한 자료:**
*근육 힘(MF) = 제시 안 됨*
*체중(BW) = 667 N (150 lbs)*
*내적인 모멘트팔(IMA) = 12 cm*
*외적인 모멘트팔(EMA) = 3 cm*
*역학적 이득 = 4*

$$MF \times IMA = BW \times EMA$$
$$MF = \frac{BW \times EMA}{IMA}$$
$$MF = \frac{667\ N \times 3\ cm}{12\ cm}$$
$$MF = 166.8\ N\ (37.5\ lbs)$$

Third-class lever 제3형 지레

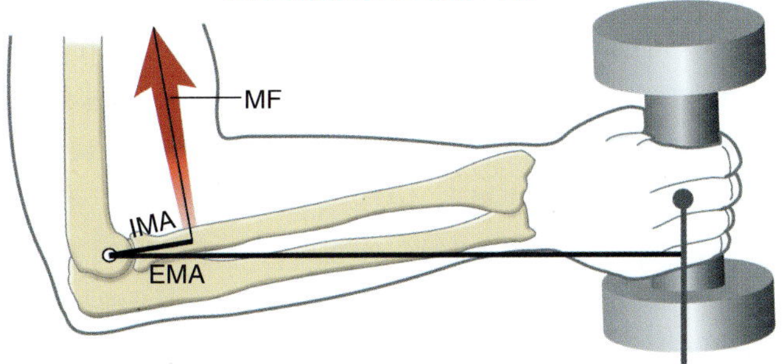


**제3형 지레를 위한 자료:**
*근육 힘(MF) = 제시 안 됨*
*외적인 무게(EW) = 66.7 N(15 lbs)*
*내적인 모멘트팔(IMA) = 5 cm*
*외적인 모멘트팔(EMA) = 35 cm*
*역학적 이득 = 0.143*

$$MF \times IMA = EW \times EMA$$
$$MF = \frac{EW \times EMA}{IMA}$$
$$MF = \frac{66.7\ N \times 35\ cm}{5\ cm}$$
$$MF = 467\ N\ (105\ lbs)$$

**그림 1.23** 인체에서의 제1형 지레(A), 제2형 지레(B), 그리고 제3형 지레(C)의 예를 보여주고 있다. (벡터는 실제 크기에 비례하여 그려지지 않았다.) 그림의 오른쪽에 있는 글상자 안의 자료는 정적인 돌림평형을 유지하기 위해 요구되는 근육 힘이 어떻게 계산되는지를 보여주고 있다. 역학적 이득은 각각의 글상자 안에서 제시되었다. 각 그림에서 나타나고 있는 근육활성(*빨간색으로 표시*)의 유형은 등척이다. 따라서 관절에서 발생되는 움직임은 없다.

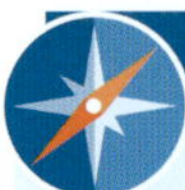

## SPECIAL FOCUS 1.5

### 역학적 이득: 토크 평형 공식의 관점에서 보기

이전에 설명했듯이, 근육뼈대 지레의 역학적 이득(MA)은 내적인 모멘트팔과 외적인 모멘트팔의 비율로 정의된다.

- 제1형 지레는 MA < 1, MA = 1, 또는 MA > 1이다.
- 제2형 지레는 항상 MA >1이다.
- 제3형 지레는 항상 MA <1이다.

MA의 수학적 표현은 토크 공식의 균형에서 나온다:

$$MF \times IMA = EF \times EMA \quad \text{(공식 1.1)}$$

여기서
MF = 근육 힘
EF = 외적인 힘
IMA = 내적인 모멘트팔
EMA = 외적인 모멘트팔
공식 1.1은 다음과 같이 다시 재배열될 수 있다.

$$IMA/EMA = EF/MF \quad \text{(공식 1.2)}$$

- 어떤 제1형 지레에 있어 IMA/EMA = 1이면, 토크 공식은 MF = EF인 경우에만 균형을 잡게 된다.
- 어떤 제1형 지레와 모든 제2형 지레에 있어 IMA/EMA > 1이면, 토크 공식은 MF가 EF보다 적을 때에만 균형을 잡게 된다.
- 어떤 제1형 지레와 모든 제3형 지레에 있어 IMA/EMA < 1이면, 토크 공식은 MF가 EF보다 클 때에만 균형을 잡게 된다.

공식 1.2에서 지적하고 있듯이, MA는 근육 힘에 대한 외적인 힘의 비율(EF/MF)로도 표현될 수 있다. 이 말이 맞기는 하지만, 이 책에서 근육–관절의 MA를 정의하는 규칙은 외적인 모멘트팔에 대한 내적인 모멘트팔의 비율(IMA/EMA)이 사용된다.

있다는 것이다.

요약하자면, 대부분의 인체 근육과 관절 시스템은 역학적 이득이 1보다 훨씬 적은 상태로 기능하게 된다. 이런 경우에 있어, 부하 이동의 거리와 속도는 근육수축의 거리와 속도보다 항상 크다. (이러한 상황은 근육이 짧은 수축거리에 비해 생리적으로 유용한 힘을 발생시킬 수 있기 때문에 기능적으로 이득이 된다.) 팔다리 먼쪽 끝 부위의 빠른 선형속도를 얻을 수 있다는 것은 환경에 맞서 큰 힘을 발생시키는 데 필수적이다. 이러한 큰 힘은 테니스 라켓과 같이 손에 쥐고 있는 물건을 빠르게 가속시키거나 춤과 같은 예술성 있는 활동을 표현할 때 팔다리를 가속시키는 데 사용된다. 움직임의 특성에 관계없이, 1보다 적은 MA를 작동시키는 근육–관절 시스템은 낮은 부하의 활동이라 할지라도 비교적 큰 내적인 힘을 발생시켜야 하기 때문에 힘을 통한 '벌금'을 지불해야 한다. 관절연골, 지방덩이(fat pad), 그리고 윤활주머니와 같은 관절주위 조직들은 근육에 의해 발생된 큰 힘을 부분적으로 흡수하거나 분산시켜야 한다. 이러한 보호작용이 없다면, 관절은 부분적으로 퇴행되어 통증이나 만성염증이 발생하게 된다. 이러한 설명은 흔히 골관절염의 특징이다.

## 요약

인체는 팔다리와 몸통의 돌림운동을 통해 일차적으로 움직인다. 이러한 움직임을 설명하는 2개의 유용한 용어가 골운동형상학과 관절운동형상학이다. *골운동형상학*은 3개의 기본적인 운동면 중 하나의 운동면에서 이와 연관된 하나의 돌림축을 중심으로 일어나는 팔다리나 몸통의 움직임을 설명한다. 안쪽돌림이나 폄과 같은 골운동형상학적 용어는 이런 움직임에 대한 연구를 가능하게 해준다. *관절운동형상학*은 관절면 사이에서 일어나는 움직임이다. 가령 구르기, 미끄러짐, 그리고 스핀과 같이 널리 받아들여지고 있는 관절운동형상학적 용어는 임상가와 학생들로 하여금 관절에서 일어나는 움직임을 개념화하는 데 도움이 된다. 이러한 용어는 관절면 *사이*에서 일어나는 운동형상학적 협응에 영향을 미치는 질환을 치료할 때 특히 유용하다. 관절운동형상학과 관절 형태학 사이의 강력한 관계는 관절과 주변 결합조직의 구조와 기능에 대한 학문인 관절학의 성장에 기여하였다. 이러한 내용은 2장에서 제시된다.

*운동형상학*은 뼈와 관절의 *운동*에 관한 것이라면, *운동역학*은 운동을 유발하거나 정지시키는 *힘*에 대한 연구이다. 근육은 인체를 운동시킬 수 있는 힘을 생산해 낸다. 1장에서 제시된 기본적인 개념은 선형 방향에서 작용한 근육 힘이 어떻게 관절에 대해 토크를 생산하는지에 대한 이해를 제공하였다. 내적인 토크는 근육 힘에 대한 각운동의 표현이며, 크기는 근육 힘에 내적인 모멘트팔을 곱한 것과 같다. 두 가지 변수는 근육작용에 의한 근력을 고려할 때 똑같이 중요하다.

또한 운동학의 연구에 있어 중요한 것은 외적인 토크가 어떻게 관절에 영향을 미치는지 이해하는 것이다. 외적인 토크는 외적인 힘(가령 중력이나 신체적 접촉)과 외적인 모멘트팔을 곱한 것으로 정의된다. 궁극적으로, 움직임과 자세는 내적인 토크와 외적인 토크 *사이*의 순간적인 상호작용에 근거하는데, 우세한 움직임의 방향과 범위는 좀 더 우세한 토크에 의해 결정된다.

인체에 있는 대부분의 근육은 역학적 이득이 1보다 적은 뼈대 지레체계를 통해 작용한다. 이런 형태는 팔다리의 먼쪽 끝부위에서의 비교적 빠른 속도와 큰 이동을 보인다. 소위 이런 생체역학적 '이득'은 일반적으로 팔다리의 무게와 지지되는 외적인 부하를 합친 것보다 훨씬 *더 큰* 근육 힘을 희생해서 얻어진다. 이런 상황에서 발생된 큰 근육 힘은 대개 관절면을 가로질러 뼈에 전달되고, 이렇게 전달된 힘은 압박력과 전단력이라는 용어로 흔히 설명된다. 이러한 힘들을 평생 생리적으로 견딜 수 있도록 대부분 뼈의 관절 끝부분은 비교적 큰 형태를 하고 있으며, 이는 최대 접촉 압력을 감소시키기 위한 수단으로 표면적이 증가된 것이다. 부가적

## SPECIAL FOCUS 1.6

### 근육의 역학적 이득을 수술로 변경하기

외과의사는 관절에서의 내적인 토크의 상실을 부분적으로 회복하기 위한 수단으로 근육-힘줄전이술을 시행한다.[1,8] 예를 들어, 회백질척수염(poliomyelitis)에 의해 팔꿉관절 굽힘근육이 완전마비되었다고 가정해 보자. 그러한 마비가 특히 양쪽에서 일어난다면 심각한 기능 문제를 가질 수 있다. 팔꿉관절 굽힘을 회복하기 위한 한 가지 접근법은 신경지배가 완전한 위팔세갈래근의 힘줄을 수술을 이용해 팔꿉관절의 앞쪽으로 변경시키는 것이다(그림 1.24). 위팔세갈래근이 팔꿉관절 안-가쪽돌림축의 앞쪽으로 지나가게 되면, 폄근육 대신 굽힘근육의 작용을 하게 된다. 원한다면, 전이된 힘줄과 돌림축 사이의 수직거리를 증가시킴으로써 굽힘 작용을 위한 내적인 모멘트팔의 길이를 확장시킬 수 있다. 근육의 역학적 이득(MA)이 증가함에 따라, 활성된 근육은 *근육 힘의 수준에 비해 더 큰 토크*를 생산한다. 이것은 환자의 특정 상황에 따라 이로운 결과가 될 것이다.

근육의 역학적 이득이 수술에 의해 증가할 때마다 중요한 역학적 맞교환이 발생하게 된다. 근육 힘의 수준에 비해 더 큰 토크를 생산한다는 것은 동일 토크를 생산하는 데 필요한 근육 힘은 감소된다는 것을 의미한다. 이러한 근육 힘의 감소는 근육의 수축거리 또한 감소시키기 때문에, *관절의 각운동도 감소*하게 된다. 결과적으로 근육이 수축하여 토크를 생산하지만, 관절은 완전한 가동범위를 완성할 수 없을 것이다. 본질적으로 능동가동범위는 근육수축보다 뒤떨어진다. 관절을 구성하는 먼쪽 분절에서의 감소된 각운동과 각속도는 부정적인 기능적 결과를 갖게 될 것이다. 이러한 역학적 맞교환은 근육의 내적인 모멘트팔이 수술적으로 확장되기 전에 고려될 필요가 있다. 종종 모멘트팔의 증가에 의해 획득된 더 큰 토크의 이점이 움직임의 속도와 거리 손실보다 기능적으로 더 크다.

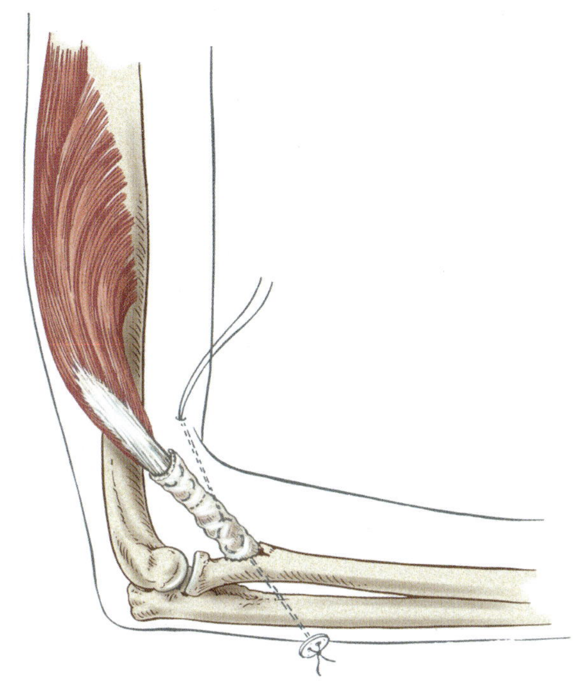

그림 1.24 팔꿉관절 굽힘근육의 마비에 따른 위팔세갈래근힘줄의 앞쪽 전이. 위팔세갈래근힘줄은 근막의 이식에 의해 길어졌다. (From Bunnell S: Restoring flexion to the paralytic elbow. *J Bone Joint Surg Am* 33:556, 1951.)

인 보호는 스펀지와 같은 존재인 관절연골 바로 깊은 쪽에 위치한 연골밑뼈(subchondral bone)를 통해 제공된다. 이러한 특징들은 퇴행을 유발하여 골관절염으로 발전시킬 수 있는 힘을 분산시키는 데 필수적이다.

운동학에서는 개별 근육의 작용과 관절의 돌림축에 대한 이런 근육의 힘선에 대해 관심을 기울여야 한다. 일단 이것을 이해했다면, 운동학에 대한 관심은 다양한 근육이 여러 관절에 걸쳐 복잡한 움직임을 조절하기 위해 어떻게 협력하는지를 이해하는 쪽으로 넘어가야 한다. 근육은 여러 이유들 때문에 서로 협력적으로 작용한다. 근육의 상호작용은 몸쪽부착부위를 안정화시키거나, 원하지 않은 이차적인 또는 삼차적인 작용을 중화시키거나, 특정 움직임의 일률・근력・조절을 증대시키는 데 도움이 된다. 근육의 기능이 질병이나 손상에 의해 붕괴될 때, 이런 협동의 결여는 움직임의 병리역학에 기여하게 된다. 예를 들어, 기능적인 근육무리 내에 있는 몇몇 근육에서 마비나 약화가 발생했을 때의 경우를 고려해 보자. 문제가 없는 나머지 건강한 근육은(상대적인 독립작용을 할 때) 비정상적 움직임 패턴에서 우세한 역할을 갖는다. 한 영역에서 발생된 마비된 근육과 정상적인 근육에 의한 운동역학적 불균형은 어떤 보상적인 움직임이나 자세를 발생시켜 변형과 감소된 기능을 유발한다. 근육들이 어떻게 정상적으로 상호작용하는지를 먼저 이해해야 그 영역의 전반적 병리역학을 이해할 수 있게 된다. 이러한 이해는 효과적인 치료중재를 위한 기초를 제공하고 기능의 회복이나 최대화를 이루게 해준다.

운동학은 인간 운동에 대한 학문이며, 건강하고 이상적인 상황이나 외상, 질병, 또는 불용에 의한 문제 있는 상황 모두 연구된다. 이런 연구를 증대시키기 위해, 이 책에서는 근육뼈대계통의 구조와 기능에 강한 초점을 둔다. 근육, 중력, 그리고 관절주위 결합조직에 의해 발생된 힘과 장력 사이의 상호작용에 대해 깊은 강조를 한다. 이 장은 이 책에서 사용되는 기본적인 개념과 용어에 대한 기초를 설정하는 데 도움이 될 것이다.

## 용어해설

**Acceleration(가속도)**: 시간에 대한 물체나 신체의 속도 변화로, 선형가속도(m/sec$^2$)나 각가속도(degrees/sec$^2$)로 표현된다.

**Accessory Movements(부속움직임)**: 대부분의 관절에서 허용되는 약간의 수동적인 비의지적 움직임(*관절놀이*, *joint play*라고도 불림).

**Active Force(능동적인 힘)**: 활성된 근육에 의해 발생된 밀기(push)나 당김(pull).

**Active Movement(능동움직임)**: 활성된 근육에 의해 유발된 운동.

**Agonist Muscle(작용근)**: 특정한 움직임의 시작과 실행에 가장 직접적으로 관계되는 근육이나 근육무리.

**Anatomic Position(해부학적 자세)**: 인체 분절의 움직임이나 위치를 설명하기 위해 사용되는 인체의 기준 위치를 위한 일반적인 약속. 이러한 자세에서, 사람은 완전히 똑바로 서 있고 앞쪽을 바라보고 있으며, 양 팔은 몸통 옆에 편안히 두고, 아래팔은 완전히 뒤침된 상태이고, 손가락은 펴져 있다.

**Angle-of-Insertion(정지각)**: 근육의 힘줄과 근육이 정지하는 뼈의 장축(long axis) 사이에서 형성된 각도.

**Antagonist Muscle(대항근)**: 특정 작용근에 반대되는 작용을 갖는 근육이나 근육무리.

**Arthrokinematics(관절운동형상학)**: 만곡 있는 관절면 사이에서 일어나는 구르기, 미끄러짐, 그리고 스핀의 운동.

**Axial Rotation(축돌림)**: 물체의 세로축에 수직 방향으로의 각운동. 종종 수평면에서의 운동을 설명하기 위해 사용된다.

**Axis of Rotation(돌림축)**: 돌림운동이 일어나는 관절을 통과해 지나가는 가상의 선(*중심축* 또는 *돌림중심*이라고도 불림).

**Bending(굽힘)**: 장축의 직각 방향으로 물질을 변형시키는 힘의 효과. 굽히게 되는 조직에 있어 오목한 쪽은 압박되고 볼록한 쪽은 장력하에 놓이게 된다. 굽힘 모멘트는 굽힘의 양적인 크기다. 토크와 유사하게, 굽힘 모멘트는 굽힘의 힘에 힘과 굽힘의 돌림축 사이의 수직거리를 곱한 것이다.

**Center of Mass(질량중심)**: 물체 질량의 정확한 중심이 되는 지점(질량의 무게를 고려할 때에는 *중력중심*이라고 언급됨).

**Close-Packed Position(닫힌위치)**: 관절면이 가장 적합성을 보이고 인대가 최대로 팽팽하게 되는 관절의 유일한 위치.

**Compliance(순응도)**: 뻣뻣함(stiffness)의 반대.

**Compression(압박)**: 한 표면을 다른 표면 쪽으로 밀기 위해 수직으로 가하는 힘.

**Concentric Activation(동심활성)**: 활성된 근육이 당기는 힘을 생산하면서 짧아지는 과정.

**Creep(크립)**: 일정한 부하에 노출되었을 때 시간 경과에 따라 나타나는 물질의 점진적인 변형.

**Degrees of Freedom(자유도)**: 의지적 조절하에 관절이 움직일 수 있는 운동면의 수. 관절은 병진운동의 자유도 3과 돌림운동의 자유도 3까지 가질 수 있다.

**Displacement(이동)**: 물체의 선형위치 또는 각위치의 변화.

**Distal-on-Proximal Segmental Kinematics(몸쪽분절에 대한 먼쪽분절의 운동형상학)**: 관절의 먼쪽분절이 고정된 몸쪽분절에 대해 돌림운동하는 움직임의 유형(*열린운동형상학적사슬*이라고도 한다).

**Distraction(견인)**: 접촉면에 수직으로 적용된 힘으로, 한 물체를 다른 물체에 대해 멀어지게 당기거나 민다.

**Eccentric Activation(편심활성)**: 좀 더 우세한 다른 힘에 의해 활성된 근육이 길어지면서 당기는 힘을 생산하는 과정.

**Elasticity(탄성)**: 변형력의 제거 후에 원래의 길이로 되돌아오는 능력으로 설명되는 물질의 특성.

**External Force(외적인 힘)**: 신체 *밖에* 위치된 원인에 의해 생산된 밀기나 당김. 이러한 힘에는 중력과 신체에 대해 적용된 신체적 접촉을 포함된다.

**External Moment Arm(외적인 모멘트팔)**: 돌림축과 외적인 힘 사이의 수직거리.

**External Torque(외적인 토크)**: 외적인 힘에 외적인 모멘트팔을 곱한 것(*외적인 모멘트*라고도 함).

**Force(힘)**: 운동을 생산하거나, 정지시키거나, 또는 수정시키는 밀기나 당김.

**Force-Couple(짝힘)**: 둘 또는 그 이상의 근육이 다른 선형 방향으로 작용하나 같은 돌림 방향으로 토크를 생산해 내는 것.

**Friction(마찰)**: 접촉면 사이에서 일어나는 움직임에 대한 저항.

**Gravity(중력)**: 지구의 중심 쪽으로 body의 가속을 초래하는 힘.

**Internal Force(내적인 힘)**: 신체 내에 위치된 구조에 의해 생산된 밀기나 당김. 가장 흔한 *내적인 힘*은 능동적인 근육에 의해 생산된 힘을 말한다.

**Internal Moment Arm(내적인 모멘트팔)**: 돌림축과 내적인(근육) 힘 사이의 수직거리.

**Internal Torque(내적인 토크)**: 내적인 힘에 내적인 모멘트팔을 곱한 것.

**Isometric Activation(등척활성)**: 활성된 근육이 일정한 길이를 유지하면서 당기는 힘을 생산하는 과정.

**Joint Reaction Force(관절반작용력)**: 관절에 존재하는 힘으로, 내적인 힘과 외적인 힘의 최종적 결과에 대한 반응으로 발생한다. 관절반작용력은 어떤 관절주위 구조로부터의 힘은 물론 관절면 사이의 접촉력도 포함한다.

**Kinematics(운동형상학)**: 운동을 만들어내는 힘이나 토크는 고려하지 않고 body의 운동만을 설명하는 역학의 한 분야.

**Kinematics Chain(운동형상학적사슬)**: 골반, 넓적다리, 종아리, 그리고 발과 같이 일련의 관절된 분절들의 연결.

**Kinetics(운동역학)**: body에 대한 힘과 토크의 효과를 설명하는 역학의 한 분야이다.

**Leverage(지레작용)**: 특정 힘에 의해 갖게 된 상대적인 모멘트팔의 길이.

**Line of Force(힘선)**: 근육 힘의 방향과 방위.

**Line of Gravity(중력선)**: body에 대한 중력 당김의 방향과 방위.

**Load(부하)**: 신체에 적용되는 힘을 설명하는 일반적인 용어.

**Longitudinal Axis(세로축)**: 긴뼈나 신체분절 내에서 이와 평행하게 지나가는 축.

**Loose-Packed Position(느슨한위치)**: 관절면이 최소의 적합성을 보이고 인대가 느슨하게 되는 윤활관절의 대부분의 위치(열린 위치라고도 불림).

**Mass(질량)**: 물체 내의 물질의 양.

**Mechanical Advantage(역학적 이득)**: 외적인 모멘트팔에 대한 내적인 모멘트팔의 비율.

**Moment Arm(모멘트팔)**: 돌림축과 힘선 사이의 수직거리.

**Muscle Action(근육작용)**: 특정한 운동면과 돌림운동의 방향 내에서 토크를 생산해내는 근육의 능력(또한 관절을 돌림운동시키는 근육의 능력에 한정적으로 언급할 때에는 *관절작용*이라고도 불림). 근육작용은 굽힘, 폄, 엎침, 뒤침, 기타 등등을 설명하는 용어이다.

**Osteokinematics(골운동형상학)**: 3개의 기본적 또는 일차적 운동면에 대한 뼈의 운동.

**Passive Force(수동적인 힘)**: 신장된 관절주위 결합조직에서의 장력, 신체적 접촉, 기타 등등과 같이 활성된 근육보다 다른 원인에 의해 발생되는 밀기와 당김.

**Passive Movement(수동움직임)**: 활성된 근육보다 다른 원인에 의해 생산된 운동.

**Plasticity(가소성)**: 힘을 제거한 후에도 영구적으로 변형을 유지하는 물질의 특성.

**Pressure(압력)**: 힘을 표면적으로 나눈 것.

**Productive Antagonism(생산적 대항작용)**: 신장된 결합조직 내에서 발생한 비교적 낮은 수준의 장력이 유용한 기능을 수행하는 현상.

**Proximal-on-Distal Segment Kinematics(먼쪽분절에 대한 몸쪽분절의 운동형상학)**: 관절의 몸쪽분절이 고정된 먼쪽분절에 대해 돌림운동하는 움직임의 유형(*닫힌운동형상학적사슬*이라고도 함).

**Roll(구르기)**: 돌림운동하는 한 관절면의 다양한 지점들이 마주 보고 있는 다른 관절면의 다양한 지점들과 접촉하는 관절운동형상학적 용어.

**Rotation(돌림운동)**: 강체가 중심축이나 돌림축에 대해 원의 경로로 움직이는 각운동.

**Scalar(스칼라)**: 속력, 일, 또는 온도와 같이 그 크기는 갖고 있으나 방향이 없는 물리량.

**Segment(분절)**: 신체나 팔다리의 어떤 부분.

**Shear(전단)**: 압박된 두개의 물체가 서로 반대 방향으로 미끄러질 때 생산된 힘(가위 날의 작용과 같다).

**Shock Absorption(충격흡수)**: 힘을 분산시키는 작용.

**Slide(미끄러짐)**: 한 관절면에 있는 한 점이 이와 마주 보고 있는 다른 관절면에 있는 여러 점들과 만나는 것을 설명하는 관절운동형상학적 용어(또한 *glide*라고도 함).

**Spin(스핀)**: 한 관절면에 있는 한 점이 이와 마주 보고 있는 다른 관절면에 있는 한 점에 대해 돌림운동할 때를 설명하는 관절운동형상학의 용어(장난감의 꼭대기와 같다).

**Static Linear Equilibrium(정적인 선형평형)**: 모든 힘의 총합이 0인 상태로 정지하여 있는 body의 상태.

**Static Rotary Equilibrium(정적인 돌림평형)**: 모든 토크의 총합이 0인 상태로 정지하여 있는 body의 상태.

**Stiffness(뻣뻣함)**: 탄성물질 내에서 변형률(단위면적당 힘)에 대한 변형력(길어지는 비율)의 비율, 또는 $N/m^2$ (*Young의 계수 또는 탄성계수라고도 함*).

**Strain(변형률)**: 조직의 원래의 길이에 대한 변형된 길이의 비율. 상대적인 길이의 변화에 대한 측정으로서 단위는 없음.

**Stress(변형력)**: 변형에 대한 조직의 저항으로, 조직에 가해진 힘을 단면적으로 나눈 값과 같음; 변형력은 조직의 내적인 특성임('stress'라는 용어는 흔히 광범위한 신체 외상이나 조직의 과부하를 설명하기 위해 일상적으로 사용됨).

**Synergists(협동근)**: 특정 움직임이 완성하기 위해 협력하는 두 개 또는 그 이상의 근육들.

**Tension(장력)**: 물질을 멀어지게 당기거나 분리시키는 힘(*견인력*이라고도 함).

**Torque(토크)**: 힘에 모멘트팔을 곱한 것; 돌림축을 중심으로 물체나 분절이 돌림운동하려는 경향.

**Torsion(비틀림)**: 물질의 세로축에 대해 비트는 힘의 적용.

**Translation(병진운동)**: 강체의 모든 부분이 평행하게 그리고 같은 방향으로 움직이는 선형의 운동.

**Ultimate Failure Point(최종파열점)**: 구조적으로 파열되어 부하를 잡고 있는 능력이 상실되는 조직의 길이.

**Vector(벡터)**: 속도나 힘과 같이 그 크기와 방향을 갖고 있는 물리량.

**Velocity(속도)**: 시간에 대한 body의 위치 변화를 말하며, 선형속도(m/sec)와 각속도(degree/sec)로 표시된다.

**Viscoelasticity(점탄성)**: 시간에 대한 변형력-변형률 관계의 변화에 의해 표현되는 물질의 특성.

**Weight(무게)**: 질량에 대해 작용하는 중력의 힘.

## 참고문헌


1. Brand PW: *Clinical biomechanics of the hand*, St Louis, 1985, Mosby.
2. Busscher I, van Dieen JH, van der Veen AJ, et al.: The effects of creep and recovery on the in vitro biomechanical characteristics of human multi-level thoracolumbar spinal segments, *Clin Biomech* 26(5):438–444, 2011.
3. Butler DL, Guan Y, Kay MD, et al.: Location-dependent variations in the material properties of the anterior cruciate ligament, *J Biomech* 25(5):511–518, 1992.
4. Cannon J, Cambridge EDJ, McGill SM: Increased core stability is associated with reduced knee valgus during single-leg landing tasks: investigating lumbar spine and hip joint rotational stiffness, *J Biomech* 116:110240, 2021.
5. Englander ZA, Garrett WE, Spritzer CE, et al.: In Vivo attachment site to attachment site length and strain of the ACL and its bundles during the full gait cycle measured by MRI and high-speed biplanar radiography, *J Biomech* 98:109443, 2020.
6. Escamilla RF, MacLeod TD, Wilk KE, et al.: Anterior cruciate ligament strain and tensile forces for weight-bearing and non-weight-bearing exercises: a guide to exercise selection, *J Orthop Sports Phys Ther* 42(3):208–220, 2012.
7. Fleming BC, Beynnon BD, Renstrom PA, et al.: The strain behavior of the anterior cruciate ligament during bicycling. An in vivo study, *Am J Sports Med* 26:109–118, 1998.
8. Kirby DJ, Merkow DB, Catalano WL, et al.: A brief history of tendon transfer and, specifically, the opposition tendon transfer, *Bull Hosp Jt Dis* 80(2):186–189, 2022.
9. Knaus KR, Handsfield GG, Blemker SS: A 3D model of the soleus reveals effects of aponeuroses morphology and material properties on complex muscle fascicle behavior, *J Biomech* 130:110877, 2022.
10. Lipps DB, Wojtys EM, Ashton-Miller JA: Anterior cruciate ligament fatigue failures in knees subjected to repeated simulated pivot landings, *Am J Sports Med* 41(5):1058–1066, 2013.
11. Neumann DA: Arthrokinematics: flawed or just misinterpreted? *J Orthop Sports Phys Ther* 34:428–429, 2012.
12. Noehren B, Snyder-Mackler L: Who's afraid of the big bad wolf? open-chain exercises after anterior cruciate ligament reconstruction, *J Orthop Sports Phys Ther* 50(9):473–475, 2020.
13. Olesen AT, Malchow-Møller L, Bendixen RD, et al.: Intramuscular connective tissue content and mechanical properties: Influence of aging and physical activity in mice, *Exp Gerontol* 166:111893, 2022.
14. Perriman A, Leahy E, Semciw AI: The effect of open- versus closed-kinetic-chain exercises on anterior tibial laxity, strength, and function following anterior cruciate ligament reconstruction: a systematic review and meta-analysis, *J Orthop Sports Phys Ther* 48(7):552–566, 2018.
15. Scarvell JM, Hribar N, Galvin CR, et al.: Analysis of kneeling by medical imaging shows the femur moves back to the posterior rim of the tibial plateau, prompting review of the concave-convex rule, *Phys Ther* 99(3):311–318, 2019.
16. Standring S: *Gray's anatomy: the anatomical basis of clinical practice*, ed 42, St Louis, 2021, Elsevier.
17. Wiesinger HP, Seynnes OR, Kösters A, et al.: Mechanical and material tendon properties in patients with proximal patellar tendinopathy, *Front Physiol* 11:704, 2020.
18. Wilk KE, Arrigo CA, Bagwell MS, et al.: Considerations with open kinetic chain knee extension exercise following ACL reconstruction, *Int J Sports Phys Ther* 16(1):282–284, 2021.


## 학습문제_*Study Questions*

1. *운동형상학*과 *운동역학*의 기본적인 차이를 비교하라.
2. *병진운동*과 *돌림운동*의 운동형상학을 둘 다 포함하는 신체나 신체 분절의 특정 움직임을 설명하라.
3. 완전한 굽힘과 완전한 폄에서 둘째손가락 손허리손가락관절의 부속 움직임에 주목하라. 어떤 위치로 있을 때 부속움직임이 더 큰가? 어떤 위치(굽힘 또는 폄)가 관절의 닫힌위치라 생각되는가?
4. 그림 1.8은 오목면에 대한 볼록면 그리고 볼록면에 대한 오목면의 관절운동형상학을 위한 관절면 사이의 기본적인 움직임을 설명하고 있다. 뼈대나 뼈대 그림을 사용하여, 이런 6가지의 상황과 각각 매치되는 관절에서의 특정 움직임의 예를 열거하라. 주의: 예를 들 때, 구르기와 미끄러짐의 *결합* 형태도 포함하라.
5. 그림 1.12에서 제시한 6가지의 힘이 다섯째와 여섯째 목뼈의 연결과 연관된 척추원반이나 척수에서 자연스럽게 발생할 수 있는 방법에 대한 예를 제시하라.
6. *힘*과 *토크*의 기본적 차이를 비교하라. 각각의 용어를 사용해 관절에 대한 근육수축의 특정 관점을 설명하라.
7. *내적인 토크*와 *외적인 토크*를 비교하여 정의하라.
8. 그림 1.17의 팔꿈치 모형은 정적인 평형에 있다고 가정되고 있다. 이러한 평형을 유지하는 동안, 변수 EF, $D_1$, 또는 D에서의 변화가 내적인 힘(IF)의 양에 어떤 영향을 미치는가? 이러한 변수들에서의 변화가 관절염이 있는 관절을 불필요하게 큰 관절반작용력으로부터 '보호'할 수 있는 방법은 무엇인가?
9. 팔꿉관절 굽힘근육의 편심활성을 사용하여 책을 책상 쪽으로 천천히 낮추어 본다. 책을 낮출 때의 속도 변화가 근육활성의 유형(즉 편심, 동심)과 근육의 선택에 어떻게 영향을 미칠 수 있는지 설명하라.
10. 외과의사가 관절에 대한 특정 근육의 내적인 모멘트팔을 증가시키기 위해 힘줄전이술을 시행한다고 가정하라. 근육의 모멘트팔(지레작용)을 너무 길게 증가시키면 잠재적으로 부정적인 생체역학적 결과가 있는가? 그렇다면, 설명해 보라.
11. 그림 1.16B에서 설명하고 있는 아래쪽 방향의 관절반작용력(JRF)이 먼쪽위팔뼈에서 생성될 수 없는 가능한 병리적 상황을 설명하라.
12. 힘과 압력의 차이는 무엇인가? 이러한 차이가 척수 손상과 감각 저하가 있는 환자의 피부를 보호하는 데 어떻게 적용될 수 있는가?
13. 질량과 무게의 차이를 설명하라.
14. 인체 내에 있는 대부분의 근육과 관절 시스템은 *제3형* 지레로 기능한다. 이러한 디자인에 대한 생체역학적 또는 생리학적 이유를 설명하라.
15. 어떤 환자의 무릎 뒤관절주머니인대에 뻣뻣함의 현저한 증가와 유착이 발생되었다고 가정하자. 이러한 조직 특성의 변화가 관절의 완전한 수동가동범위에 어떤 영향을 미치는가?

Chapter

2

# 관절학: 인체 관절의 기본 구조와 기능의 연구

Arthrology: The Study of the Structure and Function of Human Joints

**주제 요약**



관절학(*arthology*)은 관절의 분류, 구조, 그리고 기능을 연구하는 학문이다. *관절*이란 둘 또는 그 이상 뼈들 사이의 연결 또는 중심점(pivot point)을 말한다. 신체의 움직임은 개별 관절에서 발생하는 뼈의 돌림운동을 통해 일차적으로 일어난다. 따라서 관절과 관절주위 결합조직을 이해하는 것은 운동학 연구의 기초가 된다. 또한 관절은 내적인 힘과 외적인 힘을 전달하고 분산시키기도 한다. 장기간의 고정, 외상, 질환, 그리고 노화는 관절의 구조와 기능에 영향을 미친다. 또한 이러한 요인들은 인간 움직임의 질과 양에도 상당한 영향을 미친다.

이 장은 관절의 안정성과 운동성에 기여하는 관절주위 결합조직의 역할을 포함한 관절의 해부학적 구조와 기능에 초점을 맞춘다. II~IV부에 있는 각 장들은 신체의 개별 관절에 대한 구체적인 해부학과 자세한 기능에 대해 살펴본다. 이런 정보는 관절의 기능장애를 갖고 있는 사람들을 위한 가장 효과적인 재활중재와 예방적 수단을 선택함은 물론 관절의 손상을 이해하는 데 필수적이다.

## 움직임 가능성에 근거한 관절의 분류

관절을 분류하는 한 가지 방법은 그 관절의 움직임 가능성에 초점을 맞추는 것이다. 이러한 체계에 근거하여, 인체 내에는 2가지의 중요 관절 유형인 *부동관절*과 *가동관절*이 있다(그림 2.1).

### 부동관절

*부동관절*(*synarthrosis*)은 움직임이 근본적으로 없거나 비교적 약간의 움직임이 허용되는 뼈 사이의 이음부이다. 부동관절은 *섬유관절*과 *연골관절*로 설명된다. 이러한 분류는 관절을 강화하는 관절주위 결합조직의 우세 유형에 근거한 것이다.[132]

이름에서 알 수 있듯이, *섬유관절*(*fibrous joint*)은 섬유성 결합조직에 의해 안정화된다. 비교적 단단한 섬유관절은 머리뼈의 봉합(suture) 또는 인대결합으로 좀 더 분류된다. 인대결합(syndesmosis)은 섬유끈(fibrous cord), 조밀한 섬유막, 또는 뼈사이인대(interosseus ligament)에 의해 강화된다. 인대결합의 예로는 먼쪽

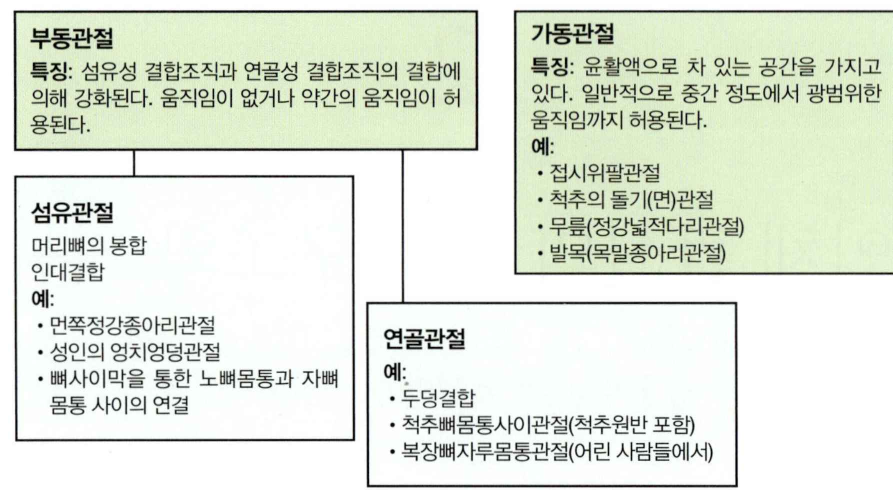


**그림 2.1** 근육뼈대계통에서 볼 수 있는 2가지의 중요 관절 유형을 설명하기 위한 분류 도표. 부동관절은 섬유관절이나 연골관절로 좀 더 세분될 수 있다.

정강종아리관절, 성인의 엉치엉덩관절, 그리고 노뼈몸통과 자뼈몸통 사이의 뼈사이인대가 있다.

*연골관절(cartilaginous joint)* 또한 움직임 가능성이 제한되지만, 섬유관절보다는 덜 단단한 관절이다. 연골관절은 다양한 형태의 섬유연골(fibrocartilage)이나 유리질연골(hyaline cartilage)에 의해 안정화되며, 때론 인대에 의해 지지되기도 한다. 연골관절은 두덩결합(symphysis pubis), 척추의 척추뼈몸통사이관절(interbody joint), 그리고 어린 사람들에서의 복장뼈자루몸통관절(manubriosternal joint)과 같이 대개 신체의 중간선에 위치한다.

부동관절은 관절주위 결합조직에 의해 잘 지지된다. 일반적으로 이런 해부학적 배열은 움직임을 제한하고 관절이나 영역에 기능적 안정성을 제공한다. 노화에 따라, 엉치엉덩관절과 같은 일부 부동관절은 지지하고 있는 조직의 부분적 뼈형성(ossification)에 따라 자연스럽게 좀 더 단단해진다. 뼈형성은 부동관절에서의 움직임을 좀 더 제한하여, 성장하는 성인의 어떤 영역에 대한 안정화의 능력을 강화시킨다.

## 가동관절: 윤활관절

*가동관절(diarthrosis)*은 일반적으로 중간 정도에서 광범위한 운동까지 허용되는 관절이다. 이런 관절은 윤활액으로 차 있는 관절공간도 갖추고 있다. 이러한 특징 때문에, 가동관절은 흔히 *윤활관절(synovial joint)*이라고도 부른다. 근육뼈대계통 내 대부분의 관절은 윤활관절이다.

가동관절 또는 윤활관절은 움직임에 특화된 관절이며 7개의 요소를 항상 가지고 있다(그림 2.2). *관절연골*은 뼈끝의 관절면을 덮고 있다. 관절은 *관절주머니*를 형성하고 있는 결합조직에 의해 감싸여 있다. 관절주머니는 조직학적으로 구별되는 2개의 층으로 구성되어 있다. 바깥층 또는 섬유층은 치밀결합조직(dense connective tissue)으로 구성되어 있다. 관절주머니의 이러한 층은 뼈 사이의 지지와 관절 내용물의 봉쇄를 제공한다. 관절주머니의 속층은 *윤활막*으로 구성되어 있으며, 평균 3~10개의 세포층이 있다. 이런 특수화된 결합조직 내의 세포들은 약간의 점성을 가지고 있는 맑거나 약간 노란색의 *윤활액*을 만들어 낸다.[132] 윤활액은 히알루론산염(hyaluronan)과 윤활작용을 하는 다른 당단백질(glycoprotein)을 포함해 혈장에서도 발견되는 많은 단백질을 가지고 있다.[132,157] 윤활액은 관절면을 덮고 있다. 이러한 윤활액은 관절연골에 영양을 공급해주는 것은 물론 관절면 사이의 마찰을 감소시킨다.

*인대*는 뼈와 뼈 사이에 부착된 결합조직이기 때문에, 과도한 움직임으로부터 관절을 보호해 준다. 인대의 두께는 관절에 부과된 기능적 요구에 따라 매우 다르다. 대부분의 인대는 관절주머니인대 아니면 관절주머니바깥인대로 설명된다. 관절주머니인대(capsular ligament)는 접시위팔인대(glenohumeral ligament)와 무릎의 안쪽(정강쪽)곁인대의 좀 더 깊은쪽 섬유와 같이 관절주머니를 덮어 관절주머니를 두껍게 한다. 관절주머니인대는 전형적으로 넓은 섬유판으로 구성되어 있으며, 이 인대가 팽팽하게 당겨질 때 2개 또는 3개의 운동면에서 움직임에 저항한다. 대부분의 관절주머니바깥인대(extracapsular ligament)는 띠와 같은 형태를 하고 있으며 관절주머니와는 부분적으로 또는 완전히 분리되어 있다. 예를 들어, 무릎의 가쪽(종아리쪽)곁인대와 머리목 영역의 날개인대(alar ligament)를 생각해 볼 수 있다. 이런 분리된 인대는 단지 1개 또는 2개의 운동면에서 움직임을 저항하기에 적절한 방향을 향하고 있다.

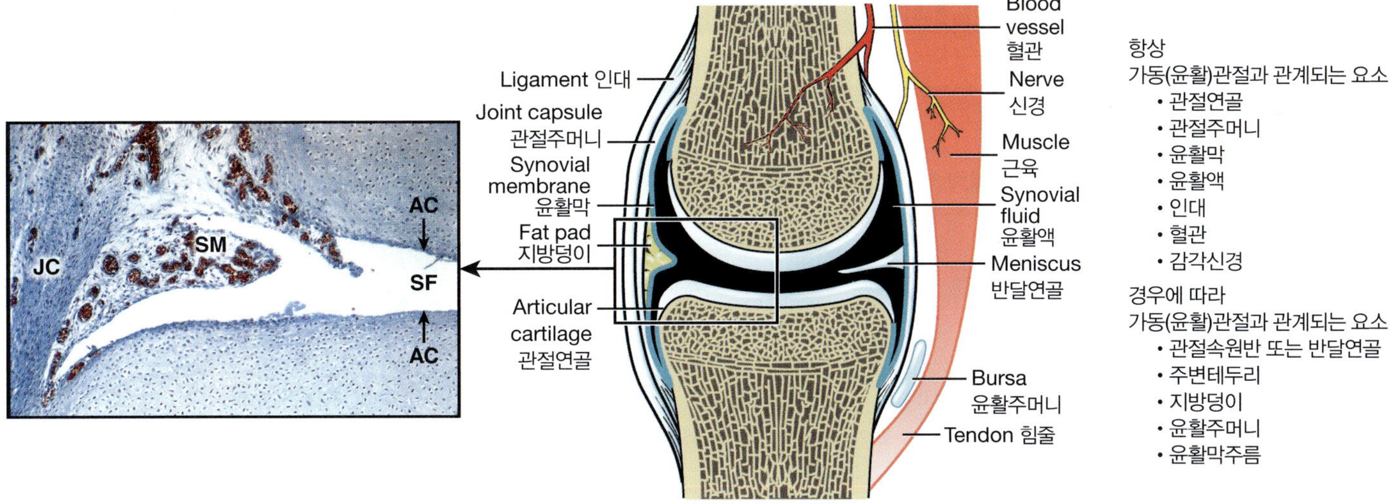


**그림 2.2** 일반적인 가동(윤활)관절과 관계된 요소. 주변테두리와 윤활막주름은 그림에서 빠져 있다. 왼쪽의 사진은 현미경으로 본 인간 태아의 관절 단면이며, 오른쪽 그림의 상자 영역에 해당되는 조직을 나타낸다. 현미경 사진에서 강조되는 것은 관절주머니(*JC*), 윤활막(*SM*), 윤활액(*SF*), 그리고 관절연골면(*AC*)이다. (사진: From Standring S: *Gray's anatomy: the anatomical basis of clinical practice*, ed 42, St Louis, 2020, Elsevier.)

작은 *혈관*(즉, 모세혈관)은 관절주머니를 뚫고 들어가, 관절주머니의 섬유층과 윤활막이 만나는 접경 부위까지 깊게 들어간다. *감각신경*(*sensory nerve*)은 또한 통증 및 고유감각을 위한 수용기와 연결되어 관절주머니의 바깥층과 인대를 신경지배한다.

일부 윤활관절에서만 존재하는 추가적인 요소가 있는데, 이러한 요소는 관절의 다양한 형태와 기능적 요구를 수용한 결과이다(그림 2.2). *관절속원반*(*intra-articular disc*) 또는 *반달연골*(*meniscus*)은 관절면 사이에 놓여 있는 섬유연골성 패드이다. 이러한 구조물은 관절의 적합성을 증가시키고 힘의 분산을 개선시킨다. 관절속원반과 반달연골은 신체의 몇몇 관절 안에서 발견된다(다음 글상자 참조).

**관절속원반(반달연골)이 있는 신체의 관절**

- 정강넓적다리관절(무릎관절)
- 먼쪽노자관절
- 복장빗장관절
- 봉우리빗장관절
- 턱관절
- 돌기(apophyseal)관절(일정치 않음)

섬유연골의 *주변테두리*(*peripheral labrum*)는 어깨관절의 접시오목(glenoid fossa)과 엉덩관절의 절구(acetabulum)의 뼈 테두리로부터 뻗어 나온다. 이런 특수화된 구조는 어깨와 엉덩관절의 오목면을 더 깊게 하고 관절주머니의 부착을 지지하고 두껍게 해준다. *지방덩이*(*fat pad*)는 뼈 외형의 불일치로 형성된 비관절 관절공간(즉 오목, recess)을 채우는 것은 물론 관절주머니의 속면을 강화한다. 이렇게 함으로써, 지방덩이는 적절한 관절기능에 필요한 윤활액의 용량을 감소시킨다. 지방덩이는 그 크기가 다양하며 관절주머니 구조 내에 위치하고 있는데, 흔히 섬유층과 윤활막 사이에 끼워져 있다. 이러한 덩이가 커지거나 염증이 발생된다면, 관절의 역학을 변경시키게 된다. 지방덩이는 팔꿉관절과 무릎관절에서 가장 두드러진다.

*윤활주머니*(*bursa*)는 흔히 지방덩이의 인접한 곳에 형성된다. 윤활주머니는 가동관절의 윤활막이 확장되거나 윤활막에서 나온 작은 주머니 형태이다. 윤활주머니는 윤활액으로 차 있으며 대개 스트레스를 받는 영역에 존재한다. 지방덩이처럼, 윤활주머니는 힘의 흡수를 도와주며 뼈를 포함한 관절주위 결합조직을 보호하는 데 도움이 된다. 예를 들어, 어깨에 있는 봉우리밑주머니(subacromial bursa)는 어깨뼈봉우리의 밑면과 위팔뼈머리 사이에 위치한다.[64] 윤활주머니는 위팔뼈와 봉우리 사이에서 발생된 반복적인 압박에 의해 염증이 발생하게 될 것이다. 이러한 상황을 흔히 *봉우리밑주머니염*(*subacromial bursitis*)이라 한다.

윤활막주름[synovial plicae; 즉 윤활막주름(synovial fold), 윤활막여분(synovial redundancy), 또는 윤활막주변(synovial fringe)]은 관절주머니의 가장 속층을 구성하고 있는 느슨하게 중첩되어 있는 조직의 주름이다. 윤활막주름은 무릎 및 팔꿈치와 같이 큰 표면적의 관절주머니를 갖고 있는 관절에 일반적으로 존재한다. 주름은 윤활막의 표면적을 증가시켜 윤활막에 대한 과도한 장력의 유발 없이 완전한 관절운동을 할 수 있도록 해준다. 이러한 주름이 너무 넓거나 염증에 의해 비후 또는 유착이 된다면, 주름에 의해 통증이 유발되거나 관절의 역학을 변경시킬 수 있게 된다. 무릎의 윤활막주름은 13장에서 좀 더 설명된다.

**표 2.1 역학적 유사성에 근거한 윤활관절의 분류**

| | 일차적인 각운동 | 역학적 유사성 | 해부학적 예 |
|---|---|---|---|
| 경첩관절 | 굽힘과 폄만 일어남 | 문의 경첩 | 위팔자관절<br>손가락(발가락)뼈사이관절 |
| 중쇠관절 | 단 하나의 돌림축에 대해 일어나는 한 분절의 스핀 | 문의 손잡이 | 위팔노관절<br>고리중쇠관절 |
| 타원관절 | 이평면 운동(굽힘-폄 그리고 벌림-모음) | 오목한 여물통과 짝을 이루고 있는 비교적 편평한 볼록의 타원체 | 노손목관절 |
| 둥근관절 | 삼평면 운동(굽힘-폄, 벌림-모음, 그리고 안쪽돌림-바깥돌림) | 오목한 컵 모양과 짝을 이루고 있는 구형의 볼록면 | 접시위팔관절<br>엉덩넓적다리(엉덩)관절 |
| 평면관절 | 전형적인 운동으로는 미끄러짐(병진운동) 또는 미끄러짐과 돌림운동의 결합이 있다. | 책상 위의 책과 같이, 비교적 편평한 면들이 서로 마주 보고 있는 상태 | 손목뼈사이관절과 발목뼈사이관절<br>둘째~다섯째손가락의 손목손허리관절(흔히 수정된 평면관절이라 불림) |
| 안장관절 | 이평면 운동. 뼈 사이의 스핀은 가능하나 관절의 맞물린 특성에 의해 제한된다. | 말의 기수와 안장의 관계처럼, 각각의 관절면은 오목면과 볼록면을 모두 가지고 있으며 서로에 대해서는 직각 방향에 있다. | 엄지의 손목손허리관절<br>복장빗장관절 |
| 융기관절 | 이평면 운동. 굽힘-폄과 벌림-모음 또는 굽힘-폄과 축돌림(안쪽돌림-바깥돌림) | 뼈의 둥근 융기 부분처럼, 뼈의 한쪽 끝이 확장된 구형의 볼록면이 컵 모양의 얕은 오목과 짝을 이루고 있다. | 손허리손가락관절<br>정강넓적다리(무릎)관절 |

## 역학적 유사성에 근거한 윤활관절의 분류

이제까지 관절은 주로 움직임 가능성에 근거해 2가지의 큰 범주로 분류하였다. 윤활관절에 대한 깊이 있는 이해는 움직임의 역학을 이해하는 데 매우 중요하기 때문에, 이제부터 역학적으로 비슷한 물체나 형태로 비유하며 윤활관절을 좀 더 세분한다(표 2.1).

*경첩관절(hinge joint)*은 일반적으로 문의 경첩과 유사하며, 중심핀이 더 큰 속이 빈 원통에 둘러싸인 형태로 이루어져 있다(그림 2.3A). 경첩관절에서의 각운동은 경첩 또는 돌림축에 직각인 운동면에서 일차적으로 일어난다. 위팔자관절(humeroulnar joint)은 경첩관절의 전형적인 예이다(그림 2.3B). 모든 윤활관절에서와 마찬가지로, 돌림운동 외에도 약간의 병진운동(즉, 미끄러짐)이 허용된다. 역학적 유사성이 완전히 일치하지는 않으나, 손가락의 손가락뼈사이관절과 발가락의 발가락뼈사이관절 또한 경첩관절로 분류된다.

*중쇠관절(pivot joint)*은 중심핀이 더 큰 원통에 둘러싸인 형태로 이루어져 있다. 경첩관절과는 다르게, 중쇠관절에서 움직이는 분절은 돌림축과 평행한 방향을 향하고 있다. 이러한 역학적 방향은 일차적인 각운동으로 스핀(spin)을 만들어내며, 중심축에 대한 문 손잡이의 스핀과 유사하다(그림 2.4A). 중쇠관절의 2가지 예로

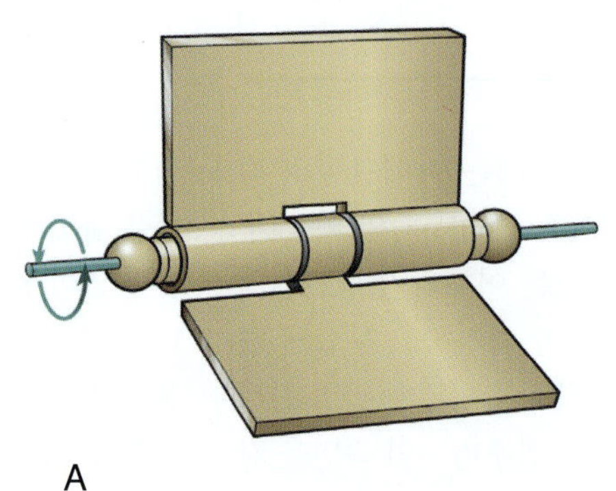


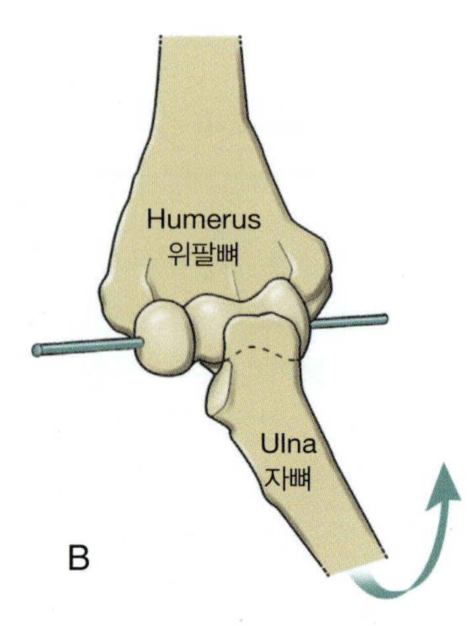


그림 2.3 경첩관절(A)은 위팔자관절(B)과 유사한 것으로 설명된다. 돌림축(즉, 중심점)은 핀으로 보여주고 있다.

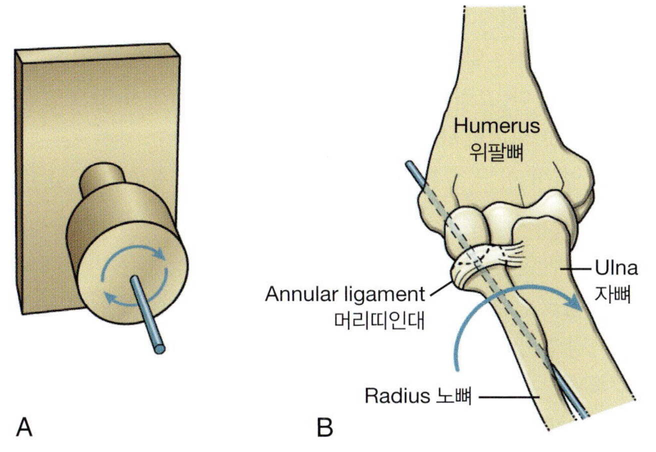


**그림 2.4** 중쇠관절(A)은 위팔노관절(B)과 유사한 것으로 보여주고 있다. 돌림축은 위팔뼈의 작은머리(capitulum)를 통과해 뻗어 나오고 있는 핀으로 보여주고 있다.

는 그림 2.4B에서 보여주고 있는 위팔노관절과 머리목 영역에 있는 고리중쇠관절(atlanto-axial joint)이 있다.

*타원관절(ellipsoid joint)*은 한쪽 방향이 더 긴 볼록관절면과 이와 유사하게 한쪽 방향이 더 긴 오목관절면이 만나 형성된 관절이다(그림 2.5A). 긴 볼록관절면과 긴 오목관절면이 만나면 두 관절면 사이에서의 스핀은 매우 제한되는 반면, 굽힘-폄 그리고 벌림-모음과 같은 이평면 운동은 허용된다. 노손목관절(radiocarpal joint)은 타원관절의 예이다(그림 2.5B). 볼록관절면(즉, 손목뼈)이 이와 꼭 맞는 오목관절면(즉, 먼쪽노뼈)을 만나면 스핀을 제한한다.

*둥근관절(ball-and-socket joint)*은 구형의 볼록관절면이 컵 모양과 같은 오목(socket) 관절면과 짝을 이루고 있는 관절이다(그림 2.6A). 타원관절과는 다르게, 둥근관절은 삼평면 운동을 할 수 있으며 두 관절면이 보여주는 곡선의 대칭성 때문에 탈구 없이 스핀을 할 수 있다. 인체의 둥근관절에는 접시위팔관절과 엉덩관절이 있다(그림 2.6B). 5장에서 좀 더 설명되겠지만, 접시위팔관절을 이루고 있는 오목관절면의 오목함은 접시오목(glenoid fossa)에 의해

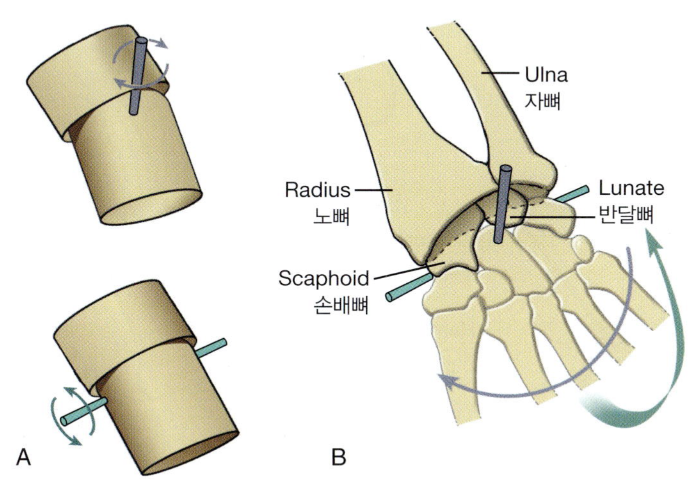


**그림 2.5** 타원관절(A)은 노손목관절(손목) (B)과 유사한 것으로 보여주고 있다. 두 개의 돌림축은 서로 교차하고 있는 핀으로 보여주고 있다.

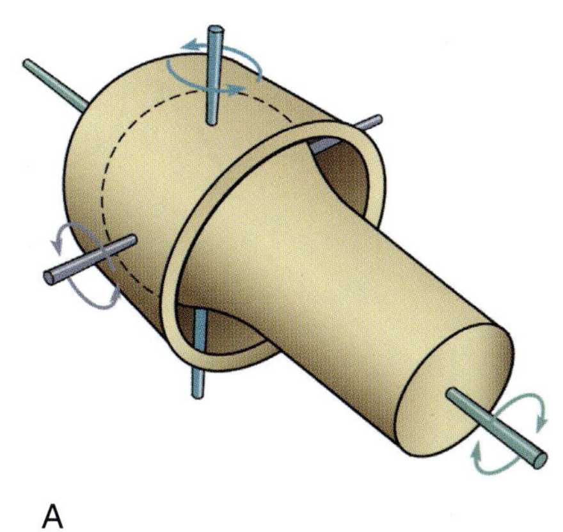


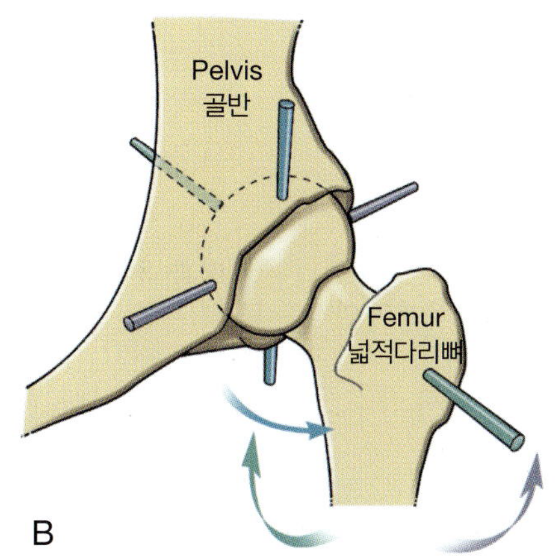


**그림 2.6** 둥근관절(A)은 엉덩관절(B)과 유사한 것으로 그려졌다. 세 개의 돌림축은 서로 교차하고 있는 세 개의 핀으로 보여주고 있다.

서만 형성되는 것이 아니라 주변의 근육, 테두리(labrum), 관절주머니, 그리고 관절주머니인대도 오목관절면의 오목함 형성에 기여한다.

*평면관절(plane joint)*은 두 개의 편평한 관절면 또는 약간의 곡선을 가진 두 개의 관절면이 짝을 이룬 관절이다. 한쪽 관절면에 대해 다른 관절면이 미끄러짐과 약간의 돌림운동이 결합된 움직임을 보이는데, 책이 책상 표면 위에서 미끄러지거나 돌림하는 것과 같다(그림 2.7A). 평면관절은 돌림축을 정의할 수 없기 때문에, 일반적으로 자유도라는 용어로 설명되지 않는다. 그림 2.7B에서 보여주는 것과 같이, 둘째에서 다섯째손가락의 손목손허리관절(carpometacarpal joint)은 흔히 평면관절 또는 수정된 평면관절로 고려된다. 대부분의 손목뼈사이관절(intercarpal joint)과 발목뼈사이관절(intertarsal joint) 또한 평면관절로 고려된다. 뼈 사이의 움직임을 유발하거나 제한하는 힘은 근육이나 인대에서 발생된 장력에 의해 제공된다.

*안장관절(saddle joint)*의 각 관절면은 두 개의 면을 갖고 있는데, 한 면은 오목이고 다른 한 면은 볼록이다. 이러한 면들은 서로에 대해 거의 직각으로 놓여 있으며 상반된 만곡을 갖고 있다. 안장관절의 형태는 말의 안장과 기수의 비유를 사용하면 가장 잘 시각화할 수 있다(그림 2.8A). 안장을 앞쪽에서 뒤쪽 방향으로 보면, 앞쪽의 안장 머리에서 뒤쪽의 안장 꼬리(융기되고 곡선으로 된 부분)까지 뻗어 있는 오목면이 관찰된다. 안장을 옆면에서 보면, 말의 등을 가로지르는 한쪽 가죽끈에서 다른 가죽끈으로 이어지는 볼록면이 관찰된다. 기수는 안장의 형태에 꼭 맞는 상반된 오목곡선과 볼록곡선을 가지고 있다. 엄지의 손목손허리관절은 안장관절의 가장 분명한 예이다(그림 2.8B). 상호 간에 맞물려 있는 이 관절의 특성은 이평면 운동이 허용되지만, 큰마름뼈(trapezium)와 첫째손허리뼈 사이의 스핀(spin)은 제한된다.

*융기관절(condyloid joint)*은 오목관절면이 매우 얕다는 것을 제외하면 둥근관절과 매우 유사한 관절이다(그림 2.9A). 융기관절은 대개 자유도 2가 허용된다. 자유도 3을 가질 수 없는 이유는 인대나 뼈의 불일치성이 이를 제한하기 때문이다. 융기관절의 예는 무릎관절(그림 2.9B) 및 고리뒤통수관절(즉, 뒤통수뼈관절융기와 첫째목뼈 사이의 관절)이 있다. 손가락의 손허리손가락관절

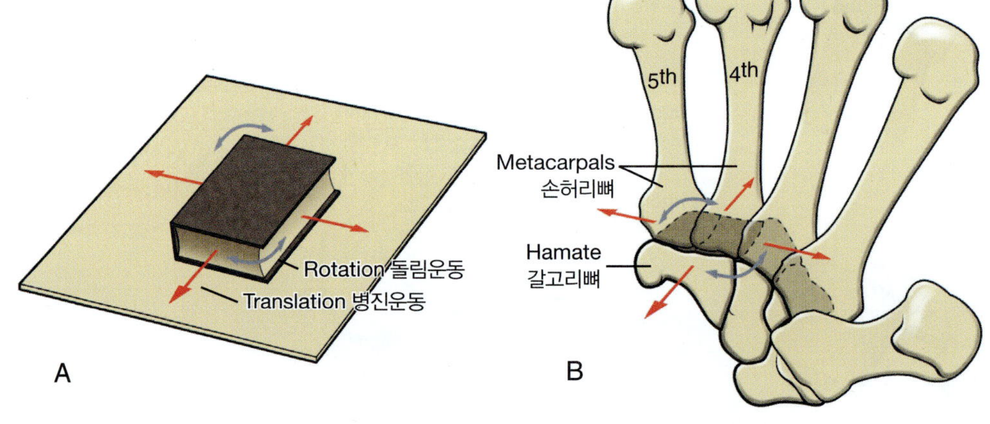


그림 2.7 서로 접하고 있는 두 개의 평면 또는 약간의 곡선을 가진 면들에 의해 형성된 평면관절. 책상 표면 위를 움직이는 책(A)은 둘째~다섯째손가락의 손목손허리관절(B)에서 일어나는 미끄러짐 및 돌림운동의 결합과 유사한 것으로 그려졌다.

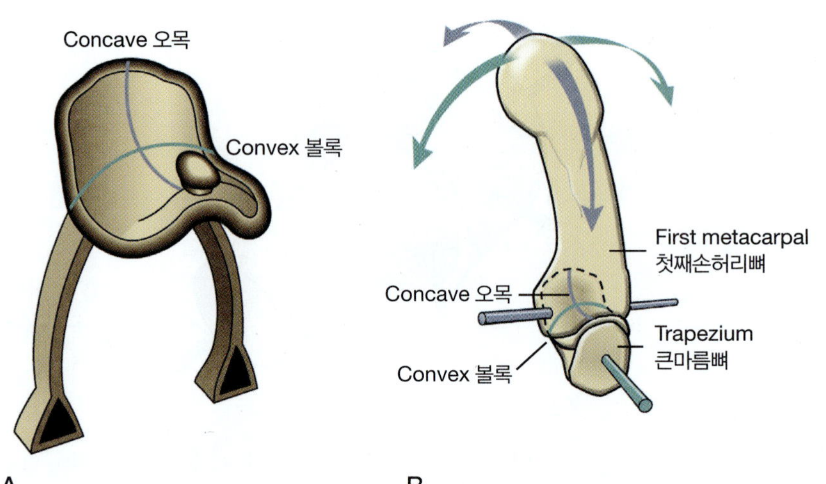


그림 2.8 안장관절(A)은 엄지의 손목손허리관절(B)과 유사한 것으로 설명되고 있다. (A)에서의 안장은 큰마름뼈를 나타낸다. 기수는 엄지의 손허리뼈바닥을 나타낸다. 두 개의 돌림축은 (B)에서 보여주고 있다.

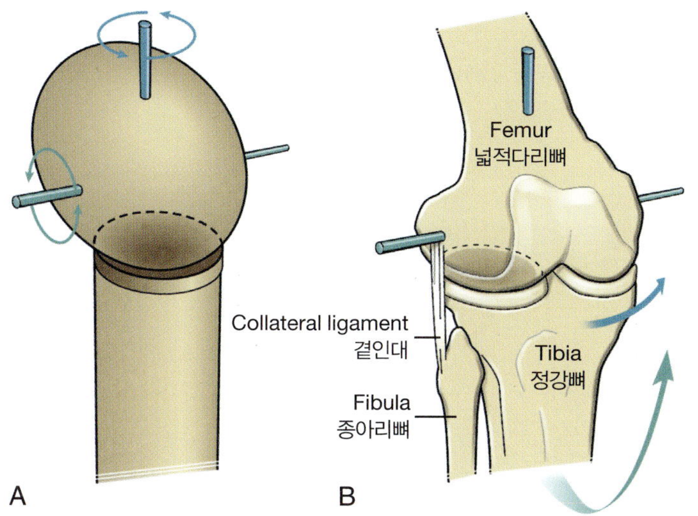


**그림 2.9** 융기관절(A)은 정강넓적다리(무릎)관절(B)과 유사하다. 두 개의 돌림축은 핀으로 보여주고 있다. 무릎에서 전두면의 운동은 곁인대의 장력에 의해 차단된다.

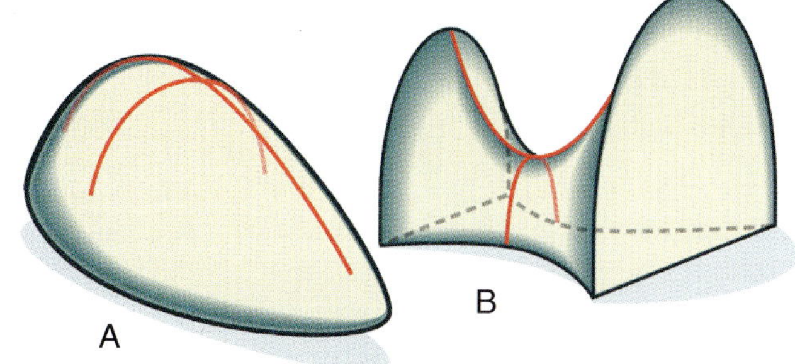


**그림 2.10** 2가지의 기본적인 관절면 유형. (A) 달걀 형태의 *달걀형 관절면*은 인체 대부분의 윤활관절(예를 들어 엉덩관절, 노손목관절, 무릎관절, 손허리손가락관절)의 특징을 나타낸다. 이 그림은 단지 관절의 볼록면만을 보여주고 있다. 볼록면을 받아들일 수 있는 오목면이 있어야 한 쌍의 달걀형 관절의 관절면이 완성된다. (B) *안장형 관절면*은 두 번째의 기본적인 관절면 형태이며, 한 관절면에 하나의 오목면과 거의 직각으로 교차하는 하나의 볼록면을 모두 갖고 있다. 그림에서 보이는 관절면과 짝을 이루게 되는 관절면 또한 오목면과 볼록면을 모두 가지고 있어, 한 관절면의 오목면 및 볼록면은 다른 관절면의 볼록면 및 오목면과 각각 짝을 이뤄 관절한다.

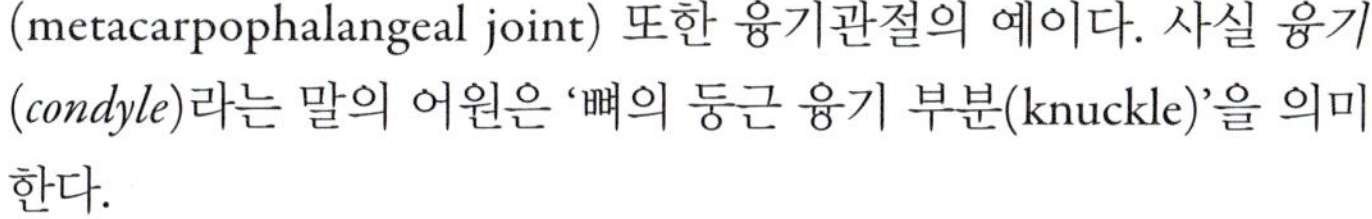
(metacarpophalangeal joint) 또한 융기관절의 예이다. 사실 *융기(condyle)*라는 말의 어원은 '뼈의 둥근 융기 부분(knuckle)'을 의미한다.

융기관절에서의 운동형상학은 관절 구조에 따라 달라진다. 예를 들어, 무릎에 있어 넓적다리뼈관절융기(femoral condyle)는 정강뼈고원(tibia plateau) 및 반달연골에 의해 제공되는 약간의 오목함과 들어맞는다. 이러한 관절은 굽힘–폄과 축돌림(axial rotation; 즉 스핀)을 허용한다. 그러나 벌림과 모음은 인대에 의해 일차적으로 제한된다. 이와는 대조적으로, 손허리손가락관절은 굽힘–폄 그리고 벌림–모음은 허용되나 축돌림은 제한된다.

## 윤활관절 분류의 단순화: 달걀형 관절과 안장형 관절

단지 역학적 유사성에만 근거하여 윤활관절을 분류한다는 것은 어렵다. 예를 들어, 손허리손가락관절(융기관절)과 접시위팔관절(둥근관절)은 유사한 형태를 갖고 있으나 움직임의 상대적 크기와 전반적인 기능에서는 상당히 다르다. 관절은 단순한 역학적 비유로 설명하기 힘든 미묘한 차이를 항상 보인다. 역학적 분류와 실제적 기능 사이의 차이에 대한 좋은 예는 손목뼈사이관절과 발목뼈사이관절에서 나타나는 완만한 물결 모양의 관절면에서 볼 수 있다. 손목뼈사이관절과 발목뼈사이관절에 있는 몇몇의 관절들은 역학적 분류에 따라 단순히 평면관절로 분류하기에는 복잡한 다평면 움직임을 만들어내기 때문에 모순이 있다. 이런 관절 분류의 어려움을 피하기 위해, 단순화된 분류법으로 관절의 유형을 2가지인 달걀형 관절과 안장형 관절로 구분하였다(그림 2.10).

*달걀형 관절(ovoid joint)*은 불완전한 구형 또는 달걀 형태의 한 관절면과 다양한 표면 만곡을 가지고 있는 인접 관절면이 쌍을 이루고 있는 관절이다. 따라서 이런 유형의 관절은 한쪽 관절면이 볼록이 되고 다른 쪽 관절면은 오목이 된다. 인체에 있는 대부분의 관절은 이러한 분류에 해당된다. *안장형 관절(saddle joint)*은 이전에 설명되었다. 각각의 관절면은 서로에 대해 거의 90°의 방향을 향하고 있는 오목관절면과 볼록관절면을 쌍으로 가지고 있다.

두드러지게 평면관절을 보이는 관절을 제외한 인체의 모든 윤활관절은 필히 이러한 분류로 범주화될 수 있다. 이런 단순화된 분류법은 구르기, 미끄러짐, 또는 스핀의 관절운동형상학(1장 참조)과 기능적으로 연관된다.

## 돌림축

문의 경첩을 사용한 비유에서(그림 2.3A), 경첩이 열리고 닫히는 동안 돌림축(즉, 경첩을 통과하는 핀)은 움직이지 않기 때문에 *고정*되어 있다고 말할 수 있다. 돌림축이 고정된 상태에서, 문에 있는 모든 지점은 똑같은 각도의 돌림운동을 보이게 된다. 그러나 해부학적 관절에서는 뼈의 돌림운동 동안 돌림축이 고정되는 경우는 거의 없다. 따라서 해부학적 관절에서 돌림축의 정확한 위치를 결정한다는 것은 간단한 일이 아니다. 해부학적 관절에서 돌림축의 위치를 추정하는 방법을 그림 2.11A에서 보여주고 있다. a에서 a′까지의 선 그리고 b에서 b′까지의 선을 각각 이등분하고 있는 두 개의 수직선이 교차하여 만나는 점은 무릎 굽힘의 90° 운동호에 대한 *순간적인 돌림축(instantaneous axis of rotation)*을 정의한다. *순간적*이라는 말은 축의 위치가 오직 특정 운동호에 대해서만 유지된다는 것을 나타낸다. 순간적인 돌림축을 계산하기 위해 사용된 각도의 범위가 작을수록, 순간적인 돌림축의 위치에 대한 추정

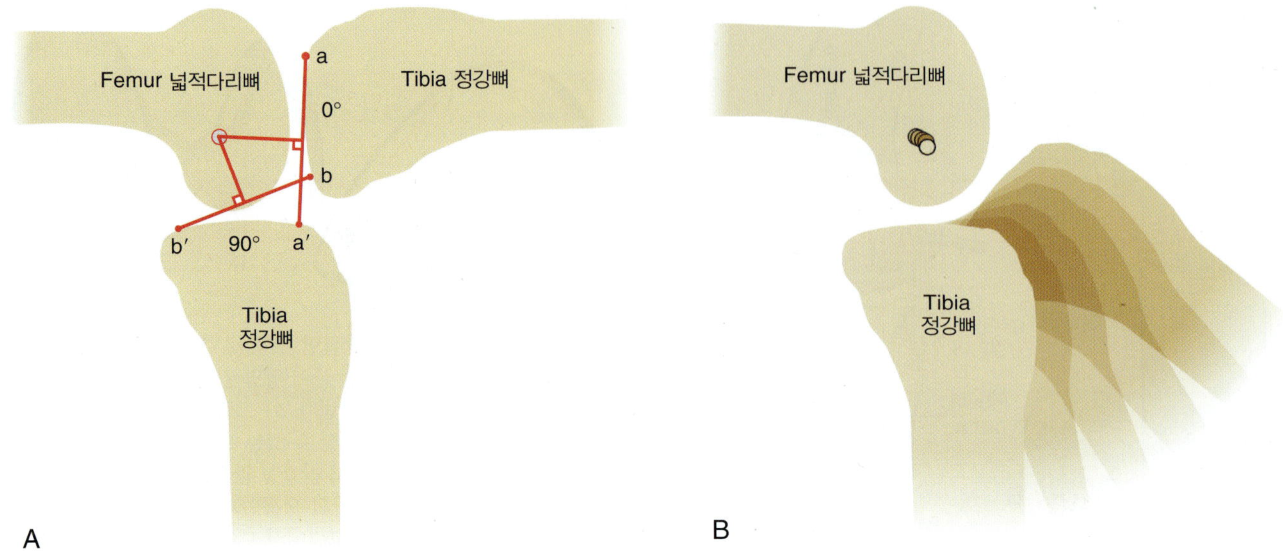


**그림 2.11** 무릎의 90° 굽힘에 대한 순간적인 돌림축을 결정하는 방법(A). 방사선 사진으로 얻어진 영상을 사용하여, 정강뼈의 몸쪽 표면에 2개의 점(*a*와 *b*)을 결정한다. 넓적다리뼈의 위치가 정지된 상태를 유지하고 있는 상황에서, 90° 굽힘 후에 같은 2개의 점을 다시 결정한다(*a′*와 *b′*). 그다음으로 *a*에서 *a′*까지 그리고 *b*에서 *b′*까지를 각각 연결한 선을 그린다. 그런 후 *a*에서 *a′*까지 그리고 *b*에서 *b′*까지를 각각 연결한 선의 중심점으로부터 두 개의 수직선을 그린다. 이러한 두 개의 수직선의 교차점을 90°의 운동호에 대한 순간적인 돌림축이라 정의한다. 운동호를 더 작게 세분한 후 이와 같은 방법을 반복하여 적용하게 되면, 좀 더 세분된 각각의 운동호 위치에 해당하는 돌림축이 여럿 생기게 되고, 이는 궁극적으로 '축폐선'을 형성한다(B). 무릎에 있어 평균 돌림축은 안-가쪽 방향을 향하며, 일반적으로 넓적다리뼈의 가쪽관절융기를 통과한다.

은 좀 더 정확해진다. 앞서 제시한 대로 교차점을 이용해 순간적인 돌림축의 위치를 찾는 방법으로 작은 각도의 운동호에 대해 순간적인 돌림축들을 표시해 본다면, 각 운동호에 대한 순간적인 돌림축들의 위치를 점으로 표시할 수 있을 것이다. 순간적인 돌림축들의 위치가 나타내는 연속적인 경로를 *축폐선*(*evolute*)이라 한다(그림 2.11B). 무릎과 같이, 짝을 이룬 관절면들의 일치성이 낮거나 관절면 만곡의 반경에 있어 그 차이가 클수록 축폐선의 경로는 더 길어지고 복잡해진다.

관절에서의 순간적인 돌림축을 정확하게 규정하기 위해 연속적인 방사선 사진이 사용된다. 이러한 방법은 관절의 돌림축을 간단히 추정해야 하는 일반적인 임상 상황에서는 비실용적이다. 이러한 추정은 *각도측정*을 수행할 때, 관절에 대한 토크를 측정할 때, 또는 의지나 보장구를 만들 때 필요하다. 이러한 상황에 적용하기 위해, 전체 운동호에 대한 *평균 돌림축*을 생각하는 것이 더 타당할 것이다. 이러한 축은 *볼록관절면*을 통과하며 해부학적 기준점을 사용하여 위치를 지정한다.

## 관절주위 결합조직의 조직학적 구성

인체는 해부학적 복잡성에도 불구하고 4가지의 주요 조직 유형인 근육조직, 신경조직, 상피조직, 그리고 결합조직으로 구성된다. 중배엽(mesoderm)에서 발생한 결합조직은 관절의 기본 구조를 형성하고 있다. 다음 단락에서는 관절주머니, 인대, 힘줄, 관절연골, 그리고 섬유연골을 형성하고 있는 여러 종류의 결합조직에 대한 조직학적 구성에 대해 개요를 제공할 것이다. 이 책에서는 이러한 조직들을 *관절주위 결합조직*(*periarticular connective tissue*)이라 한다. 뼈는 관절과 밀접하게 관련된 매우 특수한 형태의 결합조직이며, 이 장의 후반부에서 짧게 언급된다.

매우 일반적으로, 인체에 있는 모든 결합조직을 구성하고 있는 기본물질은 *섬유단백질*(*fibrous protein*), *무형질*(*ground substance*), 그리고 *세포*(*cell*)이다. 비장(spleen)의 피막(capsule), 지방덩이, 뼈, 그리고 관절연골과 같이 외관상 아주 다른 구조라 할지라도 같은 기본물질로 구성되어 있다. 그러나 각각의 이런 구조를 구성하는 섬유단백질, 무형질, 그리고 세포의 구성, 비율 및 정렬은 구조마다 다르다. 이런 기본물질의 특정배합은 구조의 독특한 역학적 또는 생리적 기능을 반영한다. 다음 단락에서는 관절주위 결합조직을 구성하는 생물학적 기본물질에 대해 설명할 것이다.

**관절주위 결합조직을 구성하는 생물학적 기본물질**

1. 섬유단백질
   - 아교질(I형과 II형)
   - 탄력소
2. 무형질
   - 글리코사미노글리칸
   - 물
   - 용질
3. 세포(섬유모세포와 연골모세포)

## 섬유단백질

아교질섬유단백질과 탄력소섬유단백질은 모든 관절주위 결합조직 내에 다양한 비율로 존재한다. 아교질(collagen)은 모든 단백질의 20~25%를 차지하고 있으며 인체에서 가장 흔한 단백질이다.[38] 가장 기본적인 수준에서 보면, 아교질은 3중 나선형 방식으로 꼬여 있는 아미노산으로 이루어져 있다. *아교질단위(tropocollagen)*라 불리는 이런 나선형의 분자 실(thread)들이 모여 가닥(strand)이 되고, 이들 중 몇몇이 교차연결되면서 줄(rope)과 같은 *원섬유(fibril)*가 된다. 아교질원섬유(collagen fibril)의 직경은 20~200 nm 정도 된다.[157] 많은 원섬유들이 서로 연결되어 다발(bundle) 또는 *섬유(fiber)*를 형성한다. 주로 아미노산의 배열에 근거해 28가지 유형의 아교질이 설명된다.[100,126] 그러나 관절주위 결합조직에서 발견되는 대부분의 아교질은 단지 2가지 유형인 I형과 II형으로 구성된다.[157] *I형 아교질(type I collagen)*은 장력을 받았을 때 거의 길어지지 않는(즉, 거의 신장되지 않는) 굵은 섬유들로 구성되어 있다. 비교적 뻣뻣하고 강한 I형 아교질은 뼈 사이의 관절을 결합시키고 지지하는 데 이상적이다. 따라서 I형 아교질은 인대와 섬유성 관절주머니에서 발견되는 주된 단백질이다. 또한 이런 유형의 아교질은 근육의 힘을 뼈로 전달하는 구조인 힘줄을 구성하는 평행한 섬유다발을 형성한다. 그림 2.12는 I형 아교질원섬유의 고해상도 확대사진을 보여주고 있다.

*II형 아교질(type II collagen)*은 일반적으로 I형 섬유보다 훨씬 더 가늘고 장력강도도 더 낮다. 이러한 섬유들은 유리질연골(hyaline cartilage)과 같이 더 복잡한 구조의 일반적 형태와 일관성을 유지하기 위한 틀 구조를 제공한다. II형 아교질은 속해 있는 조직에 대한 내부 강도를 제공한다.

관절주위 결합조직은 아교질 외에도 다양한 양의 *탄력소섬유(elastin fiber)*를 가지고 있다(그림 2.13). 작은 원섬유들이 서로 엉

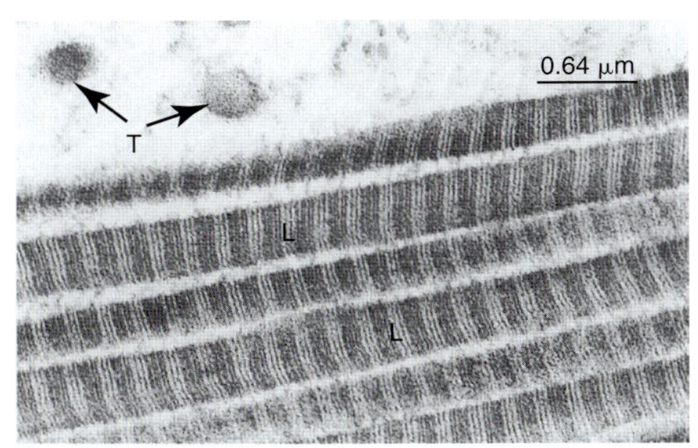


그림 2.12 2차원 전자현미경으로 관찰된 I형 아교질섬유(확대 ×32,000). 섬유는 세로단면(*L*)과 가로단면(*T*)으로 보여주고 있다. 개개의 아교질원섬유는 특징적인 교차띠의 모양을 보이고 있다. (From Young B, Lowe JS, Stevens A, et al: *Wheater's functional histology: a text and colour atlas*, ed 6, London, 2014, Churchill Livingstone.)

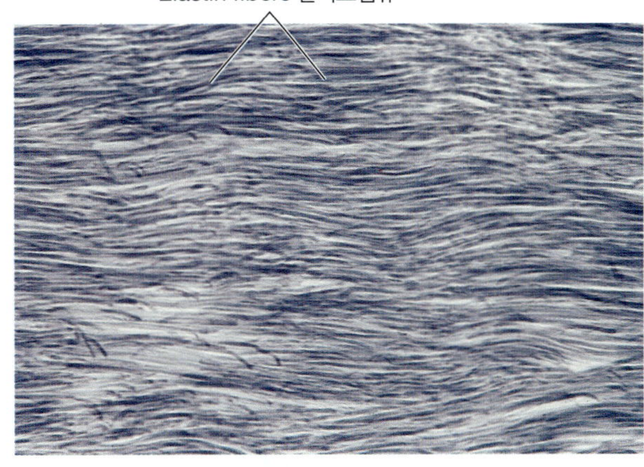


그림 2.13 섬유성 결합조직 샘플의 무형질 안에 어둡게 염색된 탄력소섬유를 보여주고 있다. (From Gartner L, Hiatt J: *Color textbook of histology*, ed 3, Philadelphia, 2007, Saunders.)

켜 그물 모양을 하고 있는 이런 섬유단백질은 길어질 때 장력(신장력)에 저항하지만 좀 더 늘어날 수 있는 특성이 있다. 탄력소의 비율이 높은 조직은 크게 변형이 된 후에 원래의 형태로 쉽게 되돌아온다. 이러한 특성은 유리질연골이나 탄력연골(elastic cartilage) 그리고 어떤 척추 인대들(예를 들어, 황색인대는 척추가 앞쪽굽힘을 한 후 원래의 위치로 재정렬되는 것을 도와줌)에 유용하다.

**관절주위 결합조직에서 발견되는 2가지의 주된 아교질 유형**

*I형*: 신장이 주어질 때 거의 늘어나지 않는 굵고 억센 섬유들. 인대, 힘줄, 근막, 그리고 섬유성 관절주머니를 구성한다.

*II형*: I형 섬유보다는 가는 섬유. 유리질연골과 같이 구조의 일반적 형태와 일관성을 유지하기 위한 틀 구조를 제공한다.

## 무형질

관절주위 결합조직 내에 있는 아교질섬유와 탄력소섬유는 *무형질(ground substance)*로 알려진 물을 함유한 기질 또는 젤(gel) 내에 묻혀 있다. 관절주위 결합조직의 무형질은 주로 *글리코사미노글리칸(glycosaminoglycan*, GAG), 물, 그리고 *용질(solute)*로 구성되어 있다.[98,132] GAG는 반복단당류(repeating monosaccharide)의 중합체인 다당류계(family of polysaccharide)이다. GAG는 무형질에 물리적 탄성을 제공한다. 그림 2.14A는 중심단백질에 부착된 개개의 GAG 사슬들을 보여주고 있으며, 이들은 큰 복합체인 *프로테오글리칸곁단위(proteoglycan side unit)*를 형성한다. 구조적으로 볼 때, 각각의 프로테오글리칸곁단위는 병 씻는 솔과 닮아서, 솔의 철사대에 해당하는 중심단백질과 3차원적으로 정렬된 털에 해당하는 GAG 사슬로 비유될 수 있다. 많은 프로테오글리칸곁단위는 중심의 히알루론산(hyaluronan, hyaluronic acid)에 연결되어 *거대프*

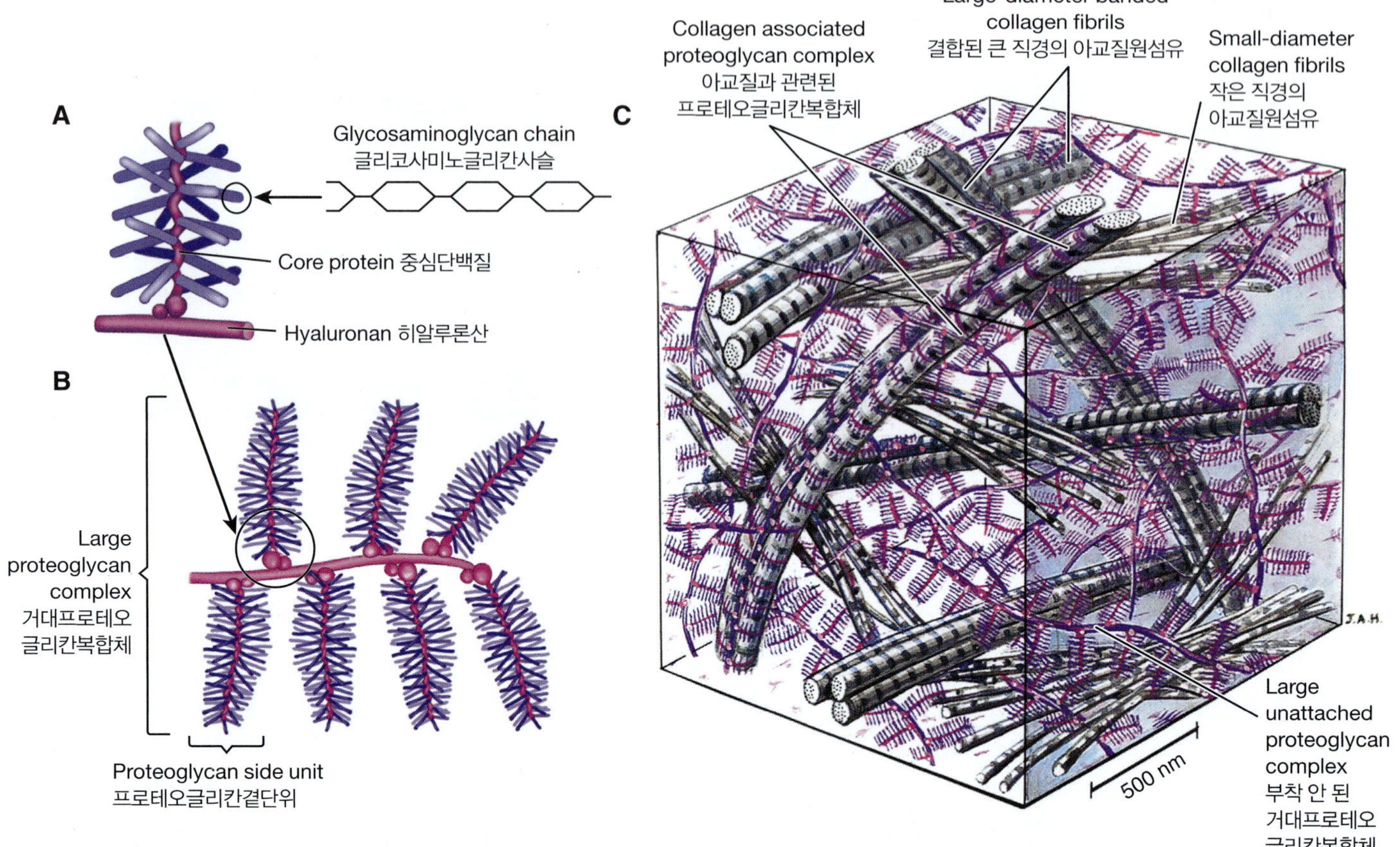


**그림 2.14** (유리질)관절연골에 있는 무형질의 조직학적 구성. (A) 반복다당류단위는 글리코사미노글리칸(GAG) 사슬을 구성한다. 많은 GAG 사슬들이 중심단백질에 부착되어, 프로테오글리칸곁단위를 구성한다. (B) 많은 프로테오글리칸곁단위들로 구성된 거대프로테오글리칸복합체의 기본 구조를 보여주고 있다. (C) 3차원적 그림은 무형질을 보여주는 것으로, 아교질섬유 내에 서로 얽혀 있는 많은 양의 프로테오글리칸복합체가 있다. 무형질 내에 산재된 세포(연골세포)는 제시되지 않았다. 건강한 조직에 있어, 물은 프로테오글리칸복합체와 섬유 사이의 대부분 공간을 차지한다. (From Stnadring S: *Gray's anatomy: the anatomical basis of clinical practice*, ed 42, St Louis, 2020, Elsevier.)

*로테오글리칸복합체*(*large proteoglycan complex*)를 형성하게 된다(그림 2.14B).[38,51,132,157] 그림 2.14C는 관절연골 내의 무형질에 대한 양식화된 그림을 보여주고 있다.

GAG는 강한 음전하를 띠고 있기 때문에, 같은 극성을 보이는 개개의 사슬들(또는 솔에 있는 털에 해당됨)은 서로 밀어내어 프로테오글리칸복합체의 3차원적 부피를 크게 증가시킨다(그림 2.14C). 또한 음전하를 띠는 GAG에 의해 프로테오글리칸복합체는 강력한 친수성 성질을 갖게 되므로, 자신의 무게의 50배에 해당하는 물을 끌어당길 수 있다.[51] 물을 흡수하고 보유하는 프로테오글리칸의 능력은 다음과 같은 2가지 이유 때문에 무형질의 기능에 필수적이다: (1) 프로테오글리칸은 기질 내에 영양의 확산을 위한 체액 매개체의 기능을 제공한다. (2) 프로테오글리칸은 조직의 팽창을 유발한다. 그러나 무형질 내에 있는 아교질(그리고 탄력소)섬유들이 엉켜 있는 그물망 구조에 의해 팽창은 제한된다(그림 2.14C). 이와 같이, 다른 양이온과 물은 조직에 고유의 역학적 특성을 부여한다: 팽창하려는 프로테오글리칸과 이를 저지하려는 섬유들 사이의 상호작용은 물로 차 있는 매트리스와 같이 압박에 저항하는 반유동성 팽창구조의 기능을 제공한다. 그림 2.14에서 보여주고 있는 조직은 관절연골에서만 볼 수 있는 무형질을 묘사하고 있다. 이런 중요한 조직은 관절을 위한 이상적인 관절면 덮개의 기능을 제공하며 일생 동안 관절에 영향을 미치는 수백만 번의 반복적인 힘들을 분산시켜줄 수 있게 된다.[87,141]

## 세포

*섬유모세포*(*fibroblast*)는 인대, 힘줄, 그리고 관절주머니를 포함한 대부분의 결합조직 내에 있는 일차적인 세포이다. *연골모세포*(*chondrocyte*)는 유리질관절연골과 섬유연골 내에 있는 일차적인 세포이다.[132] 두 유형의 세포는 조직의 유지 및 회복은 물론 해당 조직 고유의 특수화된 무형질과 섬유단백질의 합성을 책임진다. 근육세포와 달리, 섬유모세포와 연골모세포는 조직에 대한 확실한 역학적 특성을 제공하지는 않는다.

손상되거나 노화된 관절주위 결합조직의 요소는 항상 제거되고, 새로운 요소가 만들어지고 재형성된다. 재형성의 범위와 유형은 역학적 자극이 생화학적 신호와 유전자 발현에 영향을 미치는 과정인 세포의 *역학적변환*(*mechanotransduction*)에 의해 영향을 받는다.[46,50,147] 그러나 관절주위 결합조직의 세포는 일반적으로 드물게 존재하며 섬유 가닥들 사이에 배치되어 있거나 프로테오글리칸의 함유량이 높은 영역의 깊은 곳에 묻혀 있다. 제한된 혈액공급과 더불어 이러한 세포들의 희소성은 종종 손상된 관절조직의 불완전하거나 빈약한 치유를 초래한다.

## 관절주위 결합조직의 유형

3가지 유형의 조직인 *치밀결합조직*, *관절연골*, 그리고 *섬유연골*이 모든 관절에 다양한 정도로 존재한다(표 2.2). 이 장에서 이러한 조직들은 관절주위 결합조직으로 언급된다.

### 치밀결합조직

*치밀결합조직*(*dense connective tissue*)에는 관절을 에워싸는 대부분의 비근육성 '연부조직(soft tissue)'인 관절주머니의 섬유(바깥)층, 인대, 그리고 힘줄이 포함된다. 이러한 조직들은 세포(섬유모세포)의 수는 적고, 프로테오글리칸과 탄력소의 비율이 비교적 낮거나 중간 정도이며, I형 아교질섬유가 풍부하게 꽉 차 있다. 대부분의 관절주위 결합조직에서와 같이 인대, 힘줄, 그리고 관절주머니는 제한된 혈액공급을 받기 때문에 비교적 낮은 대사활동을 보인다. 그러나 물리적인 부하나 스트레스를 받게 될 때, 물리적 자극에 대한 기능적 적응의 수단으로 조직에서의 대사활동은 증가하게 된다.[78,121,144,153] 이러한 적응은 힘줄을 통한 조직학적 수준의 연구를 통해 잘 설명되어 왔다.[76] 무형질 내의 섬유모세포에 부과된 자극은 아교질과 GAG의 합성 증가를 유발한다고 믿고 있으며, 이것은 조직의 구조를 변경시켜 뻣뻣함이나 최종파열점과 같은 조직의 특성을 변화시키게 된다.[53,56,75,111]

치밀결합조직은 아교질섬유의 공간적 방향에 근거해 2가지의 소집단인 불규칙성치밀결합조직과 규칙성치밀결합조직으로 분류해 설명한다.[70,132] 관절을 에워싸는 관절주머니의 섬유층은 무형질 내에 있는 아교질섬유의 방향이 불규칙하고 임의적인 배열을 보이기 때문에 *불규칙성*치밀결합조직으로 고려된다. 이런 유형의 조직은 접시위팔관절이나 엉덩관절의 관절주머니가 나선형 특성을 보이는 것과 같이 다양한 방향으로부터의 장력을 저항하기에 적절하도록 되어 있다. 인대와 힘줄은 아교질섬유가 좀 더 잘 정돈되어 있거나 거의 서로에 대해 평행한 방향으로 놓이기 때문에 *규칙성*치밀결합조직으로 고려된다. 대부분의 인대에 있는 아교질섬유는 인대의 장축(long axis)에 거의 평행한 방향으로 신장될 때 가장 효율적으로 기능한다. 초기의 느슨한 상태에서 팽팽한 상태로 당겨진 직후부터 발생되는 즉각적인 장력은 뼈 사이의 과도한(그

**표 2.2 관절주위 결합조직의 3가지 중요 유형**

| 유형 | 조직학적 밀도 | 일차적 기능 | 임상적 상호관계 |
|---|---|---|---|
| **치밀결합조직**<br>인대<br>관절주머니의 섬유층<br>힘줄 | 평행한 것에서부터 약간의 물결 모양까지인 I형 아교질섬유의 높은 비율, 비교적 낮은 탄력소 함량<br>드문드문 분포된 섬유모세포<br>비교적 낮은 것에서부터 중간 정도까지의 프로테오글리칸 함량 | 장력에 저항한다.<br>인대와 관절주머니는 관절을 보호하고 연결시킨다.<br>힘줄은 근육과 뼈 사이의 힘을 전달한다. | 발목 가쪽곁인대의 반복적 삠(sprain)은 만성관절불안정성과 외상후골관절염을 유발할 것이다. |
| **관절연골**<br>(특수화된 유리질연골) | II형 아교질섬유의 높은 비율<br>약간에서 중간 정도까지 분포된 연골세포<br>비교적 높은 프로테오글리칸 함량 | 관절 힘(압박력과 전단력)을 분산시키고 흡수한다.<br>관절의 마찰을 감소시킨다. | 골관절염의 초기단계 동안, 무형질에 있는 프로테오글리칸은 감소되기 때문에 물을 흡수하는 조직의 능력은 감소된다. 따라서 연골은 부하를 경감시키는 특성을 상실하게 되고 연골밑뼈는 손상성 스트레스를 받게 된다. |
| **섬유연골**<br>반달연골(예, 무릎)<br>관절테두리(예, 엉덩관절)<br>원반(예, 척추사이관절, 턱관절) | 여러 방향을 가진 I형 아교질섬유의 높은 비율<br>약간에서 중간 정도까지 분포된 섬유모세포와 연골세포<br>비교적 중간 정도의 프로테오글리칸 함량(구조에 따라 다름) | 관절을 지지하고 역학적으로 안정화시킨다.<br>다양한 운동면을 가로지르는 부하들을 분산시킨다.<br>복잡한 관절운동형상학을 안내한다. | 턱관절에 있는 찢어지거나 퇴행된 원반은 인접 뼈에 대한 스트레스를 증가시켜 퇴행, 비정상적 관절음, 감소된 턱 움직임, 그리고 통증을 유발한다. |

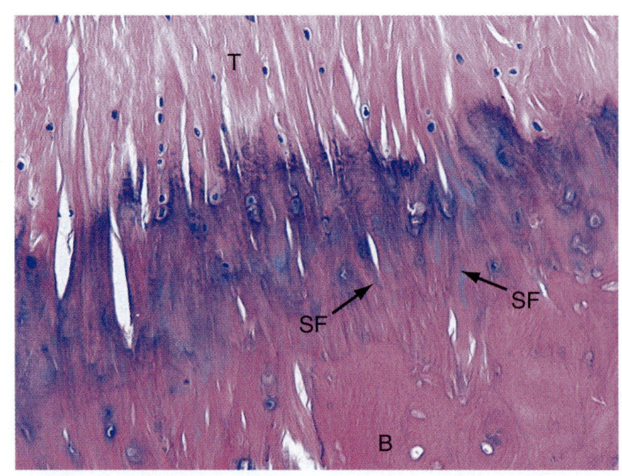


그림 2.15 뼈에 있는 뼈막의 아교질과 힘줄의 아교질섬유(*T*)가 섞이고 있는 광학현미경 사진(분홍색에서 파란색으로 전이). 뼈조직(*B*) 속으로 확장된 *샤피섬유*(*SF*)라 알려진 좀 더 깊이 있는 아교질섬유에 주목하라. (Hematoxylin-eosin stain; × 280.) (From Young B, Lowe JS, Stevens A, et al: *Wheater's functional histology: a text and colour atlas*, ed 6, London, 2014, Churchill Livingstone.)

리고 손상을 유발할 가능성이 있는) 운동에 대한 제한을 제공한다.

외상, 질환, 또는 과도한 변형으로 인해 관절주머니나 인대가 느슨하게 될 때, 근육이 관절 움직임을 제한하는 데 있어 좀 더 지배적인 역할을 맡게 된다. 그러나 관절을 지지하는 구조가 비정상적으로 느슨해지면, 불완전한 해결책이 된다. 관절을 에워싸고 있는 근육이 강력할지라도, 관절 안정성의 상실에 대한 가능성은 여전히 존재한다. 인대와 비교했을 때, 근육은 능동적인 힘을 만들어 내는 데 필요한 반응시간의 지연과 전기역학적 지연이 있기 때문에 관절 안정성을 제공하기 위한 힘의 반응이 더 느리게 나타난다. 또한, 근육의 힘은 일반적으로 원하지 않는 관절 움직임을 제한하기에 이상적인 정렬이 아니기 때문에, 최적의 안정화를 위한 힘을 항상 제공할 수 없다. 따라서 인대 완전성의 상실이 연골 퇴행을 앞당길 수 있다는 것은 아마도 당연할 것이다.[39]

힘줄은 활성된 근육과 그 근육이 부착되는 뼈(또는 다른 결합조직) 사이에서 큰 장력부하를 전달하기 위한 구조이다. 힘줄에 있는 I형 아교질섬유가 완전히 길어지면 높은 장력강도를 제공한다. 그림 2.15는 뼈(*B*)에 부착된 힘줄(*T*)의 현미경 사진을 보여주고 있다. 거의 평행하게 배열된 아교질섬유에 주목하고, 이 중 많은 섬유가 뼈막(periosteum)의 아교질과 섞이게 된다. 일부의 아교질 섬유는 뼈조직 속으로 좀 더 깊이 확장되는 것을 볼 수 있는데, 흔히 이를 *샤피섬유*(*Sharpey's fibers, SF*)라 한다.

비록 구조적으로는 강력하지만, 힘줄이 높은 장력을 받게 될 때에는 다양한 양으로 길어진다. 예를 들어, 인간의 아킬레스힘줄은 종아리 근육의 최대 수축으로 안정길이의 8%까지 길어진다.[74] 이런 탄력적인 특성은 걷거나 점프 동안 에너지를 저장했다가 방출하는 기전을 제공한다.[68,145] 또한 이런 특성은 아킬레스힘줄이 큰 장력이나 빠르게 생산된 장력을 부분적으로 분산시킬 수 있게 해주며, 이것은 손상에 대한 어떤 보호 작용을 제공한다.[76] 힘줄이 부하를 분산하고 전달하는 데 잘 적응되어 있지만, 반복적으로 과도한 스트레스를 받거나 고에너지 외상의 결과로 인해 손상당하기 쉽다. 만성적인 과사용은 힘줄병증(tendinopathy)의 발생을 유발할 수 있고, 외상은 힘줄 파열이나 박리를 유발할 수 있다.[19,75]

## 관절연골

*관절연골*(*articular cartilage*)은 관절의 부하 지지면을 형성하고 있는 특수화된 형태의 유리질연골이다. 이런 독특한 구조(나중에 설명됨)는 마찰을 감소시키면서 동시에 관절부하를 분산시키는 역할을 한다.[129]

다양한 형태의 연골세포가 관절연골의 여러 층 또는 지대에 위치하고 있다(그림 2.16A). 이러한 세포들은 활액 내에 있는 영양물질로부터 영양공급을 받는다. 간헐적인 관절부하 동안 관절면이 변형되면서 발생되는 '젖짜기(milking)' 작용에 의해 영양공급은 촉진된다. 연골세포는 주로 II형 아교질섬유에 둘러싸여 있다. 이러한 섬유는 무형질 내에서 그물망 또는 '공사장의 비계(scaffolding)'와 같은 구조를 형성하도록 배열되어 있어, 조직에 대한 구조적 안정성을 증가시킨다(그림 2.16B).[98] 석회지대에 있는 가장 깊은 쪽의 섬유는 연골밑뼈에 단단히 고정된다. 이런 섬유는 인근 깊은지대에 있는 수직 방향의 섬유와 연결되고, 이 깊은지대의 섬유는 중간지대의 사선 방향의 섬유와 연결되며, 중간지대의 섬유는 얕은접선지대의 가로 방향의 섬유와 최종적으로 연결된다. 화학적으로 서로 연결된 이런 일련의 섬유들은 관절면의 바로 밑에서 거대프로테오글리칸복합체를 잡아주는 그물과 같은 섬유구조를 형성한다. 많은 양의 프로테오글리칸은 물을 끌어당겨, 관절연골에 단단함을 제공한다. 이런 단단함은 부하를 충분히 견디기 위한 연골의 능력을 증가시킨다.

관절연골은 연골밑뼈로 가는 압박력을 골고루 분배하여 분산시킨다. 또한 관절연골은 관절면 사이의 마찰을 감소시킨다. 관절연골로 덮여 있고 윤활액으로 젖어 있는 두 관절면 사이의 마찰계수는 매우 낮아, 인간의 무릎을 예로 들어보면 마찰계수는 0.005~0.02의 범위를 보인다. 이는 0.1의 마찰계수를 갖는 얼음이 다른 얼음 위에서 미끄러지는 것보다 5~20배 정도 더 낮고 더 미끄러운 것이다. 따라서 정상적인 체중부하 활동에 의해 충격이 발생된다 할지라도, 손상 없이 뼈대계통에서 흡수될 수 있을 수준의 부하로 감소되어 전달된다.

대부분의 인간 관절에서 관절연골의 두께는 약 1~4 mm의 범위를 보이며, 관절면 사이의 관절 적합성에 따라 부분적으로 달라진다.[58,122] 발목의 목말종아리관절(talocrural joint)처럼 접촉 면적이 커서 비교적 적합성이 높은 관절은 최소로 변형되는 얇은 연골만으로도 관절 스트레스를 분산시키기에 충분하다. 그러나 관절면 사이의 적합성이 낮은 관절(예를 들어, 무릎의 정강넓적다리관

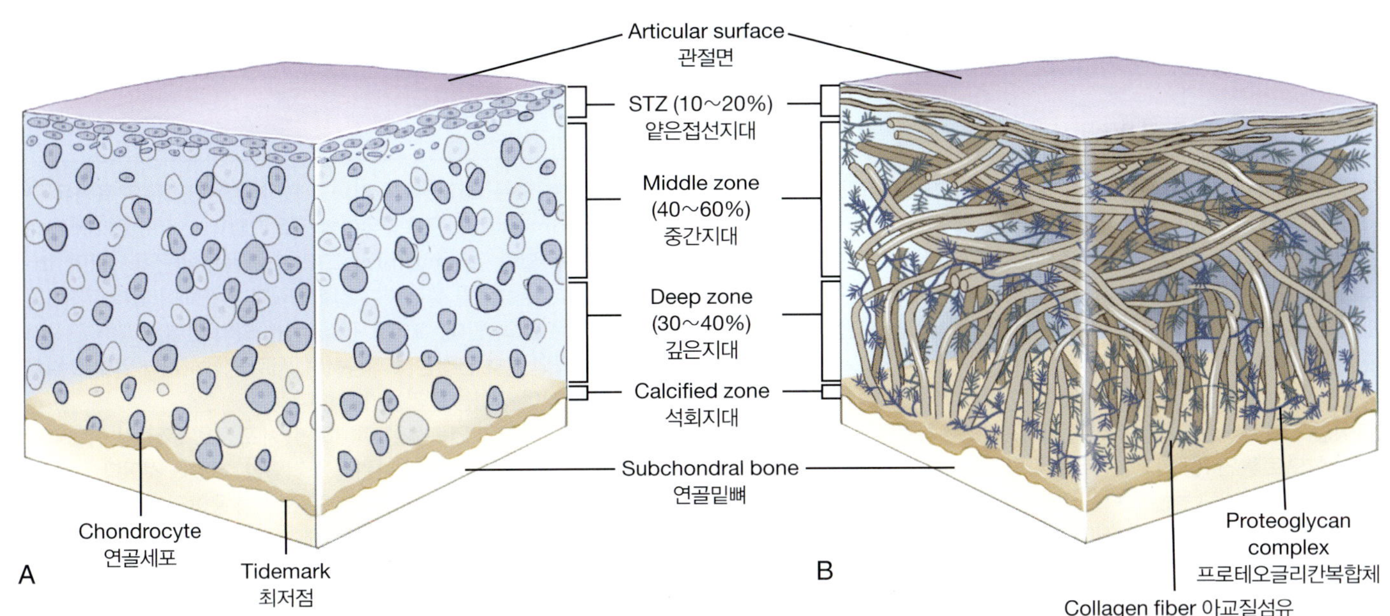


**그림 2.16** 연골 내의 세포(A)와 무형질(B)의 구성 성분을 도식적으로 정밀히 묘사한 것으로, 명확성을 위해 그림을 분리하여 제시하였다. (A) 관절연골 전체에 걸쳐 위치된 세포(연골세포)의 분포를 보여주고 있다. 관절면 가까이에 있는 편평한 연골세포는 *얕은접선지대(STZ)* 내에 있으며 그 방향은 관절면에 평행하다. STZ는 관절연골 두께의 약 10~20%를 이루고 있다. *중간지대*와 *깊은지대*에 있는 세포들은 좀 더 둥글다. 석회화된 연골(*석회지대*)의 영역은 깊은지대를 연골밑뼈와 연결한다. 깊은지대에 인접해 있는 석회지대의 가장자리는 최저점으로 알려져 있으며 관절연골과 밑에 있는 뼈 사이의 확산장벽(diffusion barrier)을 형성한다. 따라서 깊은지대를 포함한 각 지대의 연골세포에 영양을 공급하기 위해, 영양물질과 가스는 윤활액에서 관절연골의 모든 층으로 통과해야 한다. (B) 관절연골에 있는 *아교질섬유*의 방향을 무형질 내에서 보여주고 있다. STZ에 있는 아교질섬유의 방향은 관절면에 거의 평행하게 배열되어 있으며, 관절면의 마찰에 저항할 수 있게 도와주는 섬유결을 형성하고 있다. *중간지대*에서는 섬유가 좀 더 사선으로 배열되고, *깊은지대*에서는 섬유가 관절면에 거의 수직 방향으로 향하게 된다. 가장 깊은 쪽의 섬유는 연골을 밑에 있는 연골밑뼈에 붙들어 매기 위해 석회지대에 고정 부착된다. 또한 프로테오글리칸복합체는 무형질 전체에 존재한다.

절)은 더 두꺼운 관절연골이 유리하다. 더 두꺼운 관절연골은 더 크게 변형되며, 이는 관절의 접촉 면적을 증가시켜 관절이 받는 스트레스를 감소시키는 데 도움이 된다.[122]

관절연골의 두께는 부하와의 상관관계에 따라 변한다. 단기적으로, 관절연골의 두께는 체중지지로 보낸 시간의 양에 따라 변동된다. 예를 들어, 관절연골의 두께는 장시간의 체중지지 이후인 하루의 끝나는 시점보다 잠을 잔 이후인 아침에 더 크다. 관절연골의 두께는 걷기 이후에도 감소된다.[23,61] 이러한 변화는 조직의 재형성으로 일어나는 것이 아니라 연골 압박의 결과로 일어난 것이며 몇 분에서 몇 시간 이내에 회복된다. 그러나 관절연골 두께에서의 장기적인 변화 또한 일어날 수 있다. 역설적으로 보이지만, 관절연골은 사용하지 않거나 과도한 부하가 가해지거나 두 상황 모두에 의해 얇아질 수 있으며, 이러한 결과는 연골밑뼈에 과도한 부하가 적용되어 퇴행성 변화의 촉발인자가 될 가능성이 있다.[95,129,142] 불용(disuse)은 관절연골에 대한 영양공급의 감소를 초래하고 과도한 부하는 염증 과정을 촉발하기 때문에, 결국 두 상황 모두는 관절연골의 얇아짐을 유발하게 된다. 다행스럽게도, 운동이 이런 변화의 일부를 완화하거나 심지어 역전시키는 데 도움이 된다는 증거가 있다. 동물모형을 예로 들면, 중간 정도의 운동은 관절연골의 비대와 조직구성의 개선을 초래한다. 이러한 소견은 인간의 다른 결합조직에서 관찰된 운동에 의한 적응과 일치한다.[10,16,47,137] 그러나 이와 동일한 운동을 하였을 때 관절연골에도 운동에 의한 적응이 나타나는지 알기 위해서는 인간을 대상으로 한 연구가 필요하다.

관절연골에는 혈관과 신경이 둘 다 없다. 인체에 있는 대부분의 유리질연골과는 다르게, 관절연골에는 연골막(perichondrium)이 없다. 뼈에 있는 뼈막과 유사한 연골막은 대부분의 연골을 덮고 있는 결합조직층이다. 연골막은 혈관을 포함하고 있으며 그 밑에 놓인 연골을 유지하고 치유하기 위한 원시세포(primitive cell)를 공급할 준비가 되어 있다. 관절연골에는 연골막이 없기 때문에 이러한 장점은 이용할 수 없다. 연골막이 없으면 관절연골의 유지와 치유에 부정적인 영향을 미치지만, 중요한 것은 마주 보는 관절연골의 관절면들이 부하지지를 위한 이상적인 표면을 형성할 수 있다는 것이다.

앞서 언급했듯이, 관절연골에는 연골막이 없기 때문에 치유를 위해 사용되는 원시섬유모세포(primitive fibroblast)의 공급을 받지 못하게 되어 부정적인 결과를 갖게 된다. 비록 관절연골이 연골을 구성하는 물질의 정상 유지와 보충이 가능할지라도, 성인 관절연골의 심각한 손상은 빈약하게 치유되거나 전혀 치유가 되지 않는 경우가 많다. 신경 내성장(ingrowth)과 혈관형성(즉, 조직 속으

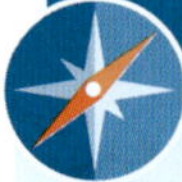

## SPECIAL FOCUS 2.1

### 근막, 근막계, 그리고 근육근막사슬

근막(fasciae)은 인체의 근육, 일부 관절, 그리고 장기를 에워싸고, 지지하고, 물리적으로 연결하는 넓은 결합조직의 막이다. 따라서 근막은 전적으로 관절주위 결합조직만을 의미하는 것이 아니다. 그러나 일부 근막은 관절 및 그 기능과 밀접하게 관계되어, 관절의 안정성을 도와주고 근육과 다른 관절주위 결합조직 사이를 연결하는 역할을 한다.[6,90,49]

근막은 치밀결합조직층으로 배열되어 있으며, 일반적으로 치밀결합조직층 사이에 느슨한결합조직이 배치된다.[133] 치밀결합조직층은 다양한 방향으로 놓인 I형 아교질섬유를 다량 함유하고 있으며, 이는 조직이 다양한 방향에 대해 높은 장력을 갖도록 해준다. 느슨한결합조직층은 치밀결합조직층 사이의 미끄러짐이 가능하게 해준다.

근막은 근육, 힘줄, 그리고 뼈 사이의 물리적 연결을 제공함으로써 그리고 주변 근육들의 길이-장력관계를 최적화함으로써 힘 전달을 촉진시킬 수 있다. 이런 해부학적 그리고 생체역학적 연관성은 시체연구, 유한요소(finite element) 모형화, 그리고 동물 모형을 통해 입증되어 왔다.[48,71,90,158] 예를 들어, 한 근육의 활성은 이웃 근육에서의 측정 가능한 힘의 변화를 초래할 수 있다는 증거가 있다. 이때 그 근육이 작용근이든 길항근이든 관계없다.[48,71] 또한 인간의 경우, 뇌성마비가 있는 어린이의 자쪽손목굽힘근(flexor carpi ulnaris)의 완전힘줄절단술(complete tenotomy) 이후에도 근육근막에 의한 힘 전달이 확인되었다. 먼쪽부착부위가 없음에도 불구하고, 자쪽손목굽힘근의 활성은 여전히 손목 굽힘을 만들어낼 수 있었다.[26] 또한 근막의 특성(예를 들어, 두께와 뻣뻣함)은 관절가동범위 및 수동적인 토크 생산과 연관성이 있는데, 이러한 영향은 관심 근막 영역의 국소부위 그리고 멀리 떨어진 부위 둘 다에 영향을 미친다.[36,150,152]

근막에는 신경이 없다고 여겨져 왔지만, 연구자들은 신경섬유 및 소체(corpuscle)의 존재와 밀도에 근거해 고유감각과 통증에 대한 근막의 잠재적 역할을 발견하였다.[32,63] 또한 근막은 비활성 및 비수축성 조직이라는 오랜 믿음에도 불구하고, 연구자들은 약리적 자극을 사용하여 쥐의 분리된 근막조직에서 수축을 유발할 수 있는 능력을 입증하였다.[118] 수축의 양은 근막에 있는 근육섬유모세포의 밀도와 연관성이 있다. 이 영역에 대한 연구가 좀 더 요구되기는 하지만, 이러한 소견은 근막이 전통적으로 믿어왔던 것보다 움직임, 고유감각, 그리고 통증에서 좀 더 직접적이고 관련성이 있는 역할을 할 가능성이 있다는 것을 제안한다.[32,63,118]

근막은 얕은근막과 깊은근막으로 나뉜다. 깊은근막(deep fascia 또는 fascia profunda)은 특히 근육뼈대계통과 관련이 있다. 깊은근막은 인체에 있는 모든 뼈대근육을 감싸고 있다. 깊은근막은 근육섬유(근육속막, endomysium), 근육섬유다발(근육다발막, perimysium), 개별 근육(근육바깥막, epimysium), 그리고 근육구획(근육사이막, intermuscular septa)을 둘러싸는 결합조직과 연관되어 있다.[134] 이러한 깊은근막은 힘줄, 인대, 그리고 관절주머니와의 연결을 통해 근육뼈대계통 전체와의 상호 연결성을 제공하여, 서로 평행하거나 일렬로 위치한 전체 근육 사이의 협응을 가능하게 한다.[151]

근막과 근육 사이의 연속성을 이해하면, 세포신호 전달 및 생체역학적 힘 전달과 같은 전신 기능의 관련성을 입증할 수 있을 것이다.[1,161] 따라서 일부 연구자들은 의도적으로 새로운 포괄적 용어인 *근막계(fascial system)*를 정의하였다. 근막계는 신체에 기능적 구조를 제공하고 유사한 생화학적, 조직학적, 그리고 생체역학적 특성을 가지는 모든 범위의 연부결합조직(soft connective tissue)을 포함한다.[132] 여기에는 아교질을 함유한 연부결합조직인 지방조직, 인대, 막(membrane), 관절주머니, 힘줄, 근육 · 뼈 · 말초혈관을 에워싸는 결합조직, 그리고 근막의 모든 층이 포함된다. *근막계*라는 표현은 인간 기능에 대한 연부결합조직의 상호의존적이고 협력적인 특성을 반영하기 위한 것이다.[135]

근막계의 맥락에서 근막을 논의하면 전신의 관점에서 인간의 움직임을 더 잘 이해할 수 있게 된다. 예를 들어, 근막계는 근육의 작용을 단일 이벤트의 관점으로 보지 않고, 개별 근육의 작용을 신체의 여러 관절이나 영역에 걸쳐 일어나는 움직임으로 통합할 수 있게 해준다. 신체의 먼 영역으로 힘을 전달할 수 있는 근막의 능력은 *근육근막사슬(myofascial chain)*의 개념에 근거한다. 근육근막사슬은 여러 관절영역을 가로지르는 근육, 근막, 그리고 기타 섬유성 결합조직의 연결이다.[113] 근육근막사슬은 이들의 해부학적 구조, 즉 연이은 연부조직 사이의 연속된 연결로 정의된다. 전달된 힘이 기능적으로 어느 정도 유의미한지는 아직 규명되지 않았다.[71,161]

근육근막사슬의 해부학과 생리학에 대한 이해는 움직임뿐만 아니라 질환과 재활에 대한 이해도 향상될 수 있다. 이러한 이해는 작용기전이 잘 알려지지 않은 여러 도수기반 치료중재(도수치료)의 일부 주장된 이점을 설명하는 데 도움이 될 수 있다.[14] 유사한 방식으로, 근육근막사슬은 손상된 관절에 직접 중재를 제공하는 것이 아니라 이웃 관절에 적용했을 때 나타나는 이점의 부분적 원인이 될 수 있다.[161] 마지막으로, 근육근막사슬의 이해는 연관통(referred pain), 근육근막통증증후군(myofascial pain syndrome), 그리고 노화와 관계된 관절가동범위의 변화에서의 미묘한 차이를 이해하는 데 도움이 될 수 있다.[149]

---

로 신경과 혈관이 새롭게 성장함)이 손상된 관절연골에서 확인되지만, 이것은 아마도 조직이 제한된 치유 가능성을 보상하기 위한 시도로 보인다.[136,138] 불행하게도, 이러한 변화는 비정상적인 관절 재형성 과정의 일부이며 이에 대한 대가를 치러야 할 수도 있다. 즉, 건강한 재형성을 촉진하기보다 실제로는 미세혈관에 의한 관절연골에서의 통증과 악화에 기여할 수 있다.[47,136,138]

관절연골이 손상되면, 연골밑뼈는 역학적 보호의 일차적 방어막을 잃게 되어 손상을 유발하는 강한 스트레스에 노출된다. 관절연골이 퇴행되거나 벗겨진 상태에서 가해지는 연골밑뼈에 대한 스트레스는 골관절염(osteoarthritis)에 의한 장애 상황을 초래하는 중요인자가 된다(이 장의 후반부에서 다시 설명됨). 심각하고 조절되지 않는 통증이 발생하면, 관절염이 있는 관절요소 또는 손상된 관절 전체는 관절성형술(arthroplastic surgery)을 통해 대체된다(arthroplasty는 그리스어에서 유래한 단어로 *arthro*는 "관절"을 뜻하고, *plasty*는 "형성" 또는 "성형"을 의미함). 관절 전체 요소에 대해 관절성형술을 가장 많이 하는 관절 중 하나가 엉덩관절이다. 대체를 위한 재료는 다양하지만, 일반적으로 세라믹, 금속합금, 그리고 폴리에틸렌(플라스틱)의 일부 조합을 포함한다.[82]

## 섬유연골

그 이름에서 함축하고 있듯이, 섬유연골(fibrocartilage)은 치밀결합조직과 관절연골의 혼합이다(그림 2.17). 이러한 특성 때문에, 섬유연골은 관절연골의 탄성과 충격흡수의 기능 그리고 인대와 힘줄의 장력강도의 기능을 갖추게 된다. 섬유연골에는 조밀한 I형 아교질의 다발과 중간 정도 양의 프로테오글리칸이 함께 분포되어 있다. 조직에 따라, 섬유연골은 다양한 수의 연골세포와 섬유모세포를 가지고 있으며, 이러한 세포는 조밀하고 여러 방향으로 배열된 그물구조의 아교질 내에 위치하고 있다.[38]

섬유연골은 척추원반, 엉덩관절과 접시위팔관절에 있는 관절테두리, 그리고 두덩결합 · 턱관절 · 팔다리의 어떤 관절 내에 위치한 원반(예를 들어, 무릎관절의 반달연골)의 대부분을 형성한다. 이러한 구조들은 관절을 지지하고 안정시키는 데 도움이 되고, 복잡한 관절운동형상학을 안내하며, 힘을 분산시키는 데 도움이 된다. 또한 섬유연골은 일부 인대와 힘줄에서도 볼 수 있는데, 특히 뼈에 부착되는 지점에서 발견된다.[132,157] 치밀하게 서로 얽혀 있는 섬유연골의 아교질섬유는 여러 방향에서의 장력, 전단력, 그리고 압박력에 대해 조직이 저항할 수 있도록 해준다. 따라서 섬유연골은 부하를 분산시킬 수 있는 이상적인 조직이 된다.

관절연골처럼, 섬유연골도 일반적으로 연골막이 없다.[38] 또한

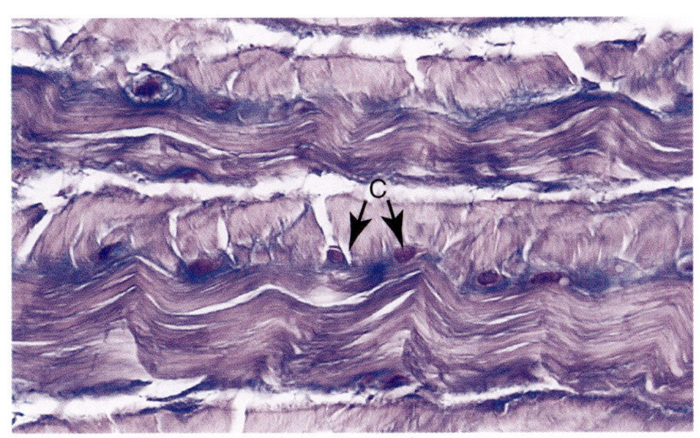


그림 2.17 섬유연골의 광학현미경 사진. (Hematoxylin-eosin and Alcian blue stain; × 320.) 유리질연골 기질과 두꺼운 아교질섬유가 교대로 배열된 층에 주목하라. 이러한 층들은 조직에 부과된 스트레스의 적용 방향에 맞게 배열되어 있다. 아교질층과 유리질연골 사이에 위치한 한 쌍의 연골세포(*C*)를 관찰하라. (From Young B, Lowe JS, Stevens A, et al: *Wheater's functional histology: a text and colour atlas*, ed 6, London, 2014, Churchill Livingstone.)

섬유연골은 대체로 신경이 없다. 따라서 인대나 관절주머니와 맞닿는 섬유연골의 테두리에서 일부 신경수용기가 발견될지라도, 섬유연골은 통증이 유발되거나 고유감각에 관여하지 않는다. 대부분의 섬유연골성 조직은 제한된 혈액공급을 받기 때문에 윤활액이나 인접 혈관으로부터의 영양물질 확산에 주로 의존한다. 관절연골에서와 마찬가지로, 신경과 혈관의 내성장(ingrowth)이 섬유연골의 퇴행된 영역에서 일어날 수 있는데,[62] 이는 손상 이후 조직을 복구하려는 시도일 것이다. 반면 건강한 섬유연골성 원반에 있어, 영양물질의 확산과 대사 노폐물의 제거는 간헐적인 체중부하에 의한 젖짜기(milking) 작용으로 도움을 받는다. 이러한 원리는 척추가 장시간 동안 고정된 자세로 유지되면 영양이 불충분하게 공급되는 성인의 척추원반에서 쉽게 볼 수 있다. 적절한 영양공급이 없다면, 척추원반은 부분적으로 퇴행되어 보호기능의 일부를 상실하게 된다.[9,103]

무릎의 반달연골이나 척추원반과 같이, 인대나 관절주머니에 부착하는 일부 섬유연골 구조의 바깥쪽 테두리에는 혈관이 관통하여 직접적인 혈액공급이 있다. 성인 관절에 있어, 손상된 섬유연골의 일부 복구가 무릎 반달연골의 바깥쪽 1/3과 척추원반의 가장 바깥층과 같이 혈관분포가 되어 있는 섬유연골의 테두리 근처에서 일어날 수 있다. 섬유연골 구조의 가장 안쪽 영역은 관절연골과 같아서 미분화된 섬유모세포의 공급을 받지 못해 치유가 빈약하거나 일어나지 않는다.[17,93]

## 뼈

뼈는 특수결합조직(specialized connective tissue)으로, 다른 관절 주위 결합조직이 갖는 몇 가지 기본적인 조직학적 특성을 공유한다. 뼈조직은 매우 촘촘하게 교차연결된 I형 아교질, 세포(예, 뼈모세포), 그리고 무기염이 풍부한 단단한 무형질로 구성되어 있다. 무형질 내의 프로테오글리칸은 칼슘과 인이 풍부한 무기염[*칼슘수산화인회석*, *calcium hydroxyapatite*, $Ca_{10}(PO_4)_6(OH)_2$]을 강력하게 결합시키는 당단백질(예, 오스테오칼신, osteocalcin)을 포함하고 있다.[157]

뼈는 신체에 단단한 지지를 제공하고 근육에 지레 시스템을 제공한다. 성인 뼈대에 있어 긴 뼈(long bone) 몸통의 바깥쪽 겉질은 두꺼운 *치밀뼈*(*compact bone*)로 구성되어 있다(그림 2.18). 그러나 긴 뼈의 양쪽 끝은 그물구조의 *해면뼈*(*cancellous bone*)를 둘러싸고 있는 더 얇은 층의 치밀뼈로 구성되어 있다. 척추뼈몸통(vertebral body)과 같은 성인 몸통뼈대(axial skeleton)의 뼈는 중심부의 해면뼈를 지지하기 위해 바깥쪽 껍질은 비교적 두꺼운 치밀뼈로 되어 있다. 이전에 설명했듯이, 근육뼈대계통의 가동관절에 있는 모든 뼈의 관절면은 관절연골로 덮여 있다.

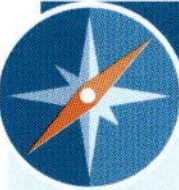

SPECIAL FOCUS 2.2

## 관절의 감각신경지배에 대한 짧은 요약

관절의 고유감각(proprioception)은 관절이나 팔다리의 정적 또는 동적 위치를 감지하는 능력을 말한다. 정상적인 움직임에 필수적인 이런 감각 인지는 피부, 근육, 그리고 관절주위 결합조직에 분포된 감각신경섬유에 의존한다. 특정 신경섬유와 관련된 감지기(sensor), 즉 '들'관절수용기('afferent' joint receptor)는 신장이나 접촉과 같은 역학적 자극에 반응하는 능력에 근거해 *기계적수용기(mechanoreceptor)*라 불린다. 4가지 유형의 일차적인 기계적수용기가 관절 신경지배의 범주에서 설명되어 왔다(표 2.3).[35,112] 또한 마이스너소체(Meissner's corpuscle)와 메르켈세포(Merkel cell) 같은 그 외의 기계적수용기도 설명되어 왔다. 마이스너소체는 피부에서 발견되며 피부를 가로지르는 움직임(흔히 가벼운 접촉이라 함)을 감지한다.[160] 메르켈세포는 피부와 모낭에서 발견되며 압력에 반응하고, 질감과 물체 모양에 대한 정보를 전달하며, 가벼운 접촉으로 발생할 수 있는 가려움의 감각을 조절한다.[33] 메르켈세포와 마이스너소체는 관절을 둘러싼 피부나 털의 움직임을 통해 관절위치에 대한 간접적인 정보를 제공할 수 있다. 그러나 이러한 수용기들은 일반적으로 일차적인 관절 고유감각의 말단기관으로 포함되지는 않는다.

기계적수용기를 일반적으로 분류하는 방법과 이들 각각이 관절 고유감각에 어떻게 기여하는지에 대해서는 상반된 증거가 존재한다.[34,91,108] 예전에는 혈관섬유, 그물섬유(reticular fiber), 그리고 신경섬유를 선택적으로 염색하는 기술이 부족하여 어려움이 있었지만 조직염색기술, 특히 면역조직화학분석법에서의 발달로 인체의 신경조직에 대한 좀 더 구체적인 식별이 가능하게 되었다. 이러한 기술의 발달은 관절 내 기계적수용기의 분포와 상대적 중요성을 좀 잘 이해할 수 있게 되었다.[112] 예를 들어, 적은 수의 기계적수용기를 갖고 있는 인대는 관절의 안정화에 더 큰 역할을 하는 반면, 훨씬 더 많은 수의 기계적수용기를 갖고 있는 인대는 고유감각에 더 많은 기여를 할 가능성이 있다. 인대의 감각신경지배는 신경근육 활동에도 영향을 미칠 수 있다: 반사경로를 통해, 근육 활동을 촉진하거나 억제하여 근육에 의한 안정성에 간접적으로 영향을 미칠 수 있다.[43,115] 관절의 신경지배와 고유감각에서의 그 역할이 인대 손상이나 불안정성의 예방과 치료에 있어 중요한 고려사항이 될 것이다.[85]

**표 2.3 관절 감각수용기에 대한 명칭과 기본 정보의 요약**

| 수용기 유형*/명칭 | 위치 | 특성 | 기능 |
|---|---|---|---|
| I형/루피니(Ruffini) | 섬유성 관절주머니, 특히 얕은층 | 느린 적응, 낮은 역치 | 정적인 관절위치와 관절 가속도에 대한 피드백 제공. 장력에 민감 |
| II형/파치니(Pacini) | 섬유성 관절주머니, 특히 깊은층. 관절의 지방덩이 | 빠른 적응, 낮은 역치 | 관절 가속도에 대한 피드백 제공. 압박력에 민감 |
| III형/골지와 비슷(Golgi-like) | 인대 | 느린 적응, 높은 역치 | 관절운동의 끝에서 활동. 조직 변형에 대한 피드백 제공 |
| IV형/자유신경종말(Free nerve ending) | 관절주머니인대, 지방덩이, 근육속 결합조직 | 높은 역치; 빠른 적응이나 느린 적응을 함 | 유해한 자극, 화학적 자극, 기계적 자극, 그리고 염증 자극이 있을 때 신호를 보냄 |

*여기서 설명된 수용기의 유형은 각 수용기의 형태학적 특징과 신경생리학적 특성에 근거하고 있으며, 1967년 프리먼(Freeman)과 와이크(Wyke)가 처음 개발한 분류체계와 일치한다.[35,43] 이러한 명명체계는 근육(3장)과 같은 다른 감각신경수용기에 사용되는 분류체계와는 구분되며, 근육은 단지 신경섬유의 직경에 따라 분류한다.

뼈의 형성은 2가지 주요단계인 1차 뼈발생(osteogenesis)과 2차 뼈발생으로 일어난다. 최초의 단계인 1차 뼈발생은 형성 속도가 좀 더 빠르지만 덜 조직화되어, 뼈가 격자처럼 엮여 있는 것과 같은 외관["격자뼈(woven bone)"라고 명명됨]을 형성한다. 격자뼈는 배아발달 동안 관찰되며 성인의 뼈에서는 병리에 대한 반응으로 관찰된다. 2차 뼈발생은 격자뼈를 층판뼈[lamellar bone, 흔히 "이차뼈(secondary bone)"라 불림]로 재형성하는 과정을 포함한다. 이후 뼈는 고도로 조직화되며 좀 더 천천히 발달한다. 층판뼈는 성인뼈대의 주요 뼈이며 나중에 설명된다.

치밀뼈의 구조적 소단위는 *뼈단위(osteon*, 또는 *하버시안계, Haversian system*)로, 아교질섬유와 무기물을 함유한 무형질이 *층판(lamella)*으로 이루어진 독특한 일련의 동심형 나선 구조로 구성되어 있다(그림 2.19).[132,157] 칼슘인산결정체에 의해 단단하게 만들어진 이러한 바탕구조는 치밀뼈가 엄청난 압박부하를 견딜 수 있게 해준다. 결국 뼈모세포는 자신이 분비한 무형질에 둘러싸이게 되고 뼈단위의 층판 사이에 위치한 좁은 공간(lacuna) 내에 갇히게 된다.[98] [갇힌 뼈모세포를 엄밀히 말해 *뼈세포(osteocyte)*라 한다.] 뼈는 거의 변형되지 않기 때문에, 혈관(그리고 일부 동반되는 감각신경섬유)은 바깥쪽의 뼈막면(periosteal surface)과 안쪽의 뼈속막면(endosteal surface)에서 뼈물질 속으로 통과할 수 있다.

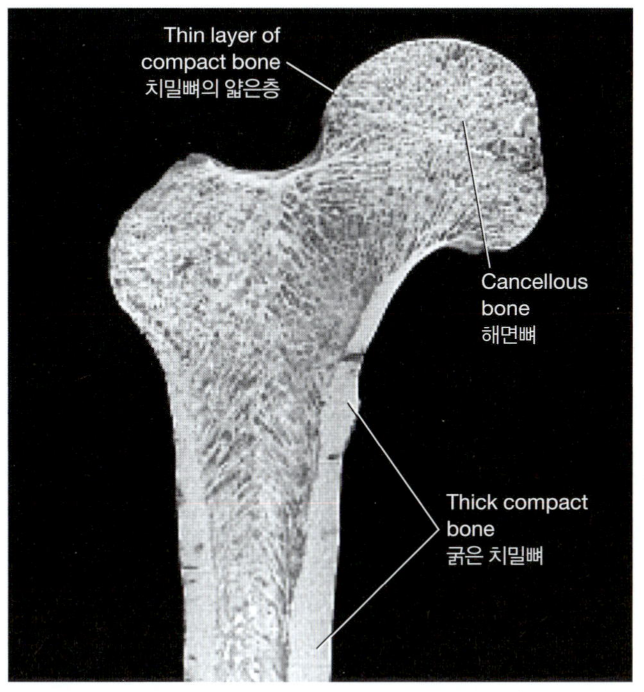


그림 2.18 몸쪽넓적다리뼈의 속구조를 보여주고 있는 단면. 뼈몸통 주변 치밀뼈의 두꺼운 영역과 내부분의 속질 영역을 차지하고 있는 격자 모양의 해면뼈를 주목하라. (From Neumann DA: *An Arthritis Home Study Course: The Synovial joint: Anatomy, Function, and Dysfunction*. La Crosse, WI, 1998, Orthopedic Section of the American Physical Therapy Association.)

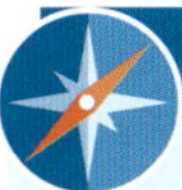

SPECIAL FOCUS 2.3

## 뼈 재형성의 법칙

뼈는 외적인 힘에 대한 반응으로 형태, 강도, 그리고 밀도를 끊임없이 변화시킬 수 있는 매우 역동적인 조직이다.[20,37,101] 외적인 힘과 뼈 재형성 사이의 관계를 정의하는 2가지의 주요 개념이 *휘터-볼크만 법칙*(*Hueter-Volkmann Law*)과 *볼프의 법칙*(*Wolff's Law*)이다. 이러한 개념은 3명의 독일 외과의사인 칼 휘터(Carl Hueter, 1838~1882), 리하르트 폰 볼크만(Richard Von Volkmann, 1830~1889), 그리고 율리우스 볼프(Julius Wolff, 1839~1902)의 공로이다. 이 법칙들은 서로 모순되는 듯 보이지만, 2가지의 다른 조건인 뼈대가 미성숙한 상태와 뼈대가 성숙한 상태를 다루고 있다.

휘터-볼크만 법칙은 *뼈대가 미성숙한 상태*에서의 뼈 성장은 높은 스트레스에 노출된 영역에서는 억제되고 스트레스가 낮은 영역에서는 자극된다고 말하고 있다.[25,81] 이는 특발성척주옆굽음증에서 전두면 만곡의 진행에서 확인할 수 있는데, 척추뼈몸통은 옆굽음 곡선의 오목한 쪽에서는 증가된 스트레스에 노출되고 볼록한 쪽에서는 감소된 스트레스에 노출된다. 척주옆굽음증이 있는 청소년이 계속 성장함에 따라, 척주에서의 뼈 성장은 볼록한 쪽을 따라 촉진되고 오목한 쪽을 따라 억제되어, 결과적으로 척주옆굽음 변형의 가쪽굽힘 요소를 증폭시키게 된다.

이와는 대조적으로, 볼프의 법칙은 외적인 힘과 뼈 재형성 사이의 관계를 성숙한 뼈대에서 설명한다. 대략적으로 설명한다면, 볼프의 법칙은 "뼈는 스트레스를 많이 받는 영역에서는 형성되고 스트레스를 적게 받는 영역에서는 재흡수된다"를 말하고 있다. 이런 간단한 이치는 많은 임상적 상황에서 적용되어 왔다. 예를 들어, 악화되고 탈수된 척추원반은 스트레스로부터 밑에 있는 뼈를 보호하지 못하게 될 것이다. 볼프의 법칙에 따라, 뼈는 스트레스에 대한 반응으로 뼈를 좀 더 합성하게 된다. 이러한 반응이 과도하게 일어난다면, 뼈'돌기'(bone 'spur') 또는 뼈증식(osteophyte)이 형성될 것이다. 때론, 뼈증식은 운동을 차단하거나 인접 척수신경뿌리를 압박하여, 해당되는 팔다리로의 통증이나 관계된 근육에서의 약화를 유발하게 된다.

또한 볼프의 법칙은 만성적인 무부하에 따른 뼈의 소실과 강도의 감소를 설명할 때에도 이용된다. 예를 들어, 척수손상을 가진 사람들에서의 뼈 무기질 밀도는 마비에 따른 무부하에 의해 빠르게 감소한다.[30,31,80] 뼈 밀도의 감소는 척수손상을 가진 사람의 골절 위험성을 더 증가시키게 된다. 휠체어에서 떨어지는 것과 같은 외상, 다리의 '자가'가동범위운동을 수행할 때와 같은 일상 활동들 동안, 또는 욕조와 의자 사이의 이동을 수행하는 동안에 골절은 쉽게 일어날 수 있다. 척수손상 이후 뼈 소실의 크기를 줄이기 위한 노력으로, 마비된 팔다리 근육에 대한 전기자극이 사용될 수 있다.[123] 자극된 근육에 의해 생산된 힘은 뼈를 가로질러 전달되며, 이는 척수손상 이후 만성마비가 있는 사람의 골절을 예방하는 것을 목표로 한다. 척수손상을 가진 사람을 위한 정규적인 재활의 일부로서 전기자극을 사용하고자 할 때, 전기자극에 대한 타당성과 장기간의 사용 이점을 결정하기 위해 좀 더 연구되어야 할 것이다.[125]

이후 혈관은 *하버시안관(Haversian canal*, 뼈단위의 중심에 위치, 그림 2.19)에 의해 형성된 터널에서 뼈의 장축(long axis)을 따라 주행하기 위해 방향을 바꾼다. 이러한 시스템은 치밀뼈 안쪽 깊은 곳에 있는 세포들에게도 풍부한 혈액공급을 제공하게 된다. 게다가, 뼈의 뼈막(periosteum)과 뼈속막(endosteum)을 구성하는 결합조직은 풍부한 혈관 분포를 가질 뿐만 아니라 압력과 통증을 감지하는 감각수용기가 분포되어 있다.

뼈는 매우 역동적인 조직이다. 뼈모세포는 무기염의 침착을 조율할 뿐만 아니라 무형질과 아교질을 꾸준히 합성한다. 재형성(remodeling)은 신체활동을 통해 가해지는 힘에 대한 반응과 전신의 칼슘 균형을 조절하는 호르몬의 영향에 대한 반응으로 일어난다. 큰 규모의 뼈 제거는 골수로부터 생기는 특수화된 세포인 뼈파괴세포(osteoclast)에 의해 수행된다. 골절된 뼈의 복구에 필수적인 원시섬유모세포는 뼈막과 뼈속막 그리고 뼈의 혈관 통로에 걸쳐 얽혀 있는 혈관주위 조직에서 유래된다. 관절에 연루된 조직들 중에서, 뼈는 재형성, 복구, 그리고 재생에 대한 능력이 가장 월등하다.

뼈는 뼈몸통의 장축을 따라 압박될 때 가장 큰 강도를 발휘한다. 이는 하버시안계를 세로 방향으로 부하를 가하는 것으로, 빨대를 장축 방향으로 부하를 가했을 때와 유사한 상황을 보이게 된다. 긴 뼈(long bone)의 양쪽 끝부분은 관절연골의 체중지지면을 통해 여러 방향에서의 압박력을 받게 된다. 스트레스는 아래에 있는 연골밑뼈로 퍼져나가고, 그다음 해면뼈의 그물구조로 전달되는데, 해면뼈의 그물구조는 뼈몸통에 있는 치밀뼈의 장축 방향으로 힘을 재분산시키기 위한 일련의 버팀목으로서의 역할을 한다. 이런 구조적 배열은 뼈의 독특한 구조적 디자인의 장점을 이용하여 힘을 흡수하고 전달할 수 있도록 재분산시킨다.

요약하면, 뼈는 관절주위 결합조직과는 다르게 풍부한 혈액공급을 받고 있으며 매우 역동적인 대사작용을 하고 있다. 이러한 상황은 뼈가 물리적 스트레스에 대한 반응으로 꾸준히 재형성될 수

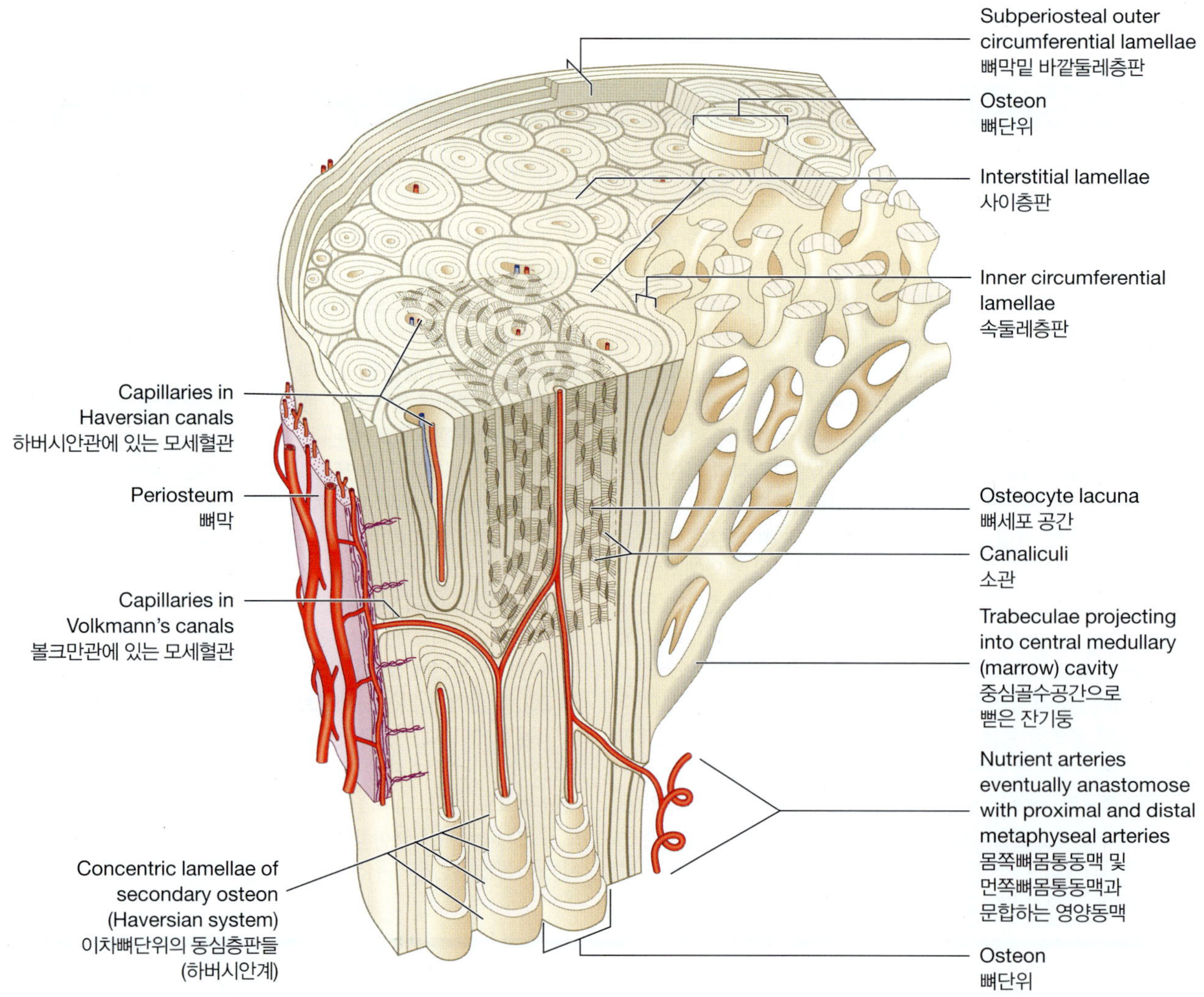


**그림 2.19** 치밀뼈의 미세구조. 동심층판은 하나의 뼈단위(하버시안계라고도 함)를 구성한다. (From Standring S: *Gray's anatomy: the antomical basic of clinical practice*, ed 42, St. Louis, 2020, Elsevier.)

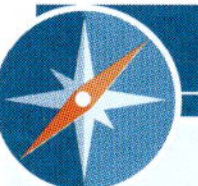

**SPECIAL FOCUS 2.4**

**박리골연골염: 관절속 외상의 예**

박리골연골염(osteochondritis dissecans)은 관절연골과 연골밑뼈에서의 골절과 관계된 관절속 손상의 예이다(그림 2.20). 박리골연골염은 질환이라기보다는 관절연골과 연골밑뼈가 관절면으로부터 박리되는 상황을 말한다. 이러한 상황은 청소년기 남성에서 주로 발생하며 반복적인 외상의 결과로 발생하거나 관절손상으로 인한 이차적인 반응, 특히 치유과정 동안 혈액공급이 불충분한 결과로 발생할 수 있다.[96,159] 다른 많은 관절손상과 마찬가지로, 박리골연골염도 불리한 생체역학적 환경 때문이든 관절치유의 방해나 변화로 유발되었든 간에 결국에는 외상후골관절염의 발생과 관계될 수 있다.[45]

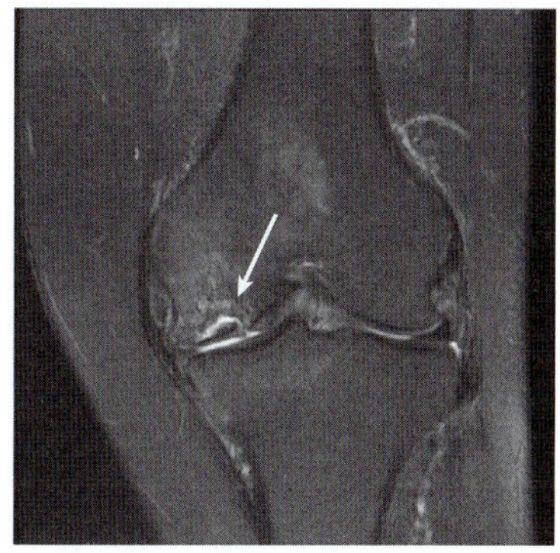

그림 2.20 왼쪽 무릎의 박리골연골염을 보여주는 관상면 T-2강조자기공명영상. 무릎관절의 안쪽면에 있는 밝은 흰색(화살표)은 정강넓적다리관절면의 위쪽면으로부터 관절연골과 연골밑뼈가 박리된 것을 보여주고 있다.

있도록 해준다. 또한 풍부한 혈액공급은 골절 후 뼈가 잘 회복될 수 있도록 해준다.

## 관절 구조와 기능에 대한 변화된 활동, 고령화, 그리고 질환이 미치는 영향

### 관절주위 결합조직과 뼈의 강도에 대한 고정의 영향

관절주위 결합조직을 구성하는 섬유단백질, 무형질, 그리고 물의 양과 배열은 신체활동에 의해 영향을 받는다.[20,52,60,154] 정상 수준의 신체활동을 하고 있다면, 조직을 구성하고 있는 요소들은 근육뼈대계통에 부과된 평상시의 힘에 대해 적절히 저항할 수 있을 만큼의 강한 상태를 유지하고 있다. 장기간 고정된 관절은 관계된 결합조직의 구조와 기능에 현저한 변화가 나타난다. 조직의 역학적 강도는 고정된 상황으로 인해 감소된 힘만큼 줄어든다. 이것은 비정상적 상황에서 나타나는 당연한 반응이다. 신체의 일부에 석고붕대를 적용하고 그 사람을 침대에만 누워 있게 하는 것은 근육뼈대계통에 부과된 힘의 수준을 극적으로 감소시키는 고정의 예이다.

관절주위 결합조직의 강도에 대한 감소율은 특정 조직의 정상적인 대사활동에 따라 다소 달라진다.[13,76] 예를 들어, 몇 주간의 고정은 무릎인대의 장력강도를 현저히 감소시킬 수 있다.[94,154] 이런 재형성에 있어 가장 초기의 생화학표지자(biochemical marker)는 고정 후 며칠 이내에 감지될 수 있다.[44,88] 고정을 중단한 후 그리고 고정 후 장기간의 운동프로그램을 완료한 후에도, 고정을 전혀 받지 않았던 인대보다 더 낮은 장력강도를 계속해서 보인다.[44,154] 뼈 및 관절연골과 같은 다른 조직도 고정 이후에 질량, 부피, 그리고 강도의 상실을 보인다.[20,42,54,57] 실험연구의 결과를 보면, 감소된 부하에 대한 반응으로 조직 강도는 빠르게 상실된다는 것을 보여주고 있다. 부하의 회복에 따른 강도의 완전한 회복은 매우 느리고 종종 불완전하다.

장기간 동안 관절을 고정하는 것은 골절된 뼈와 같이 손상 이후에 통증을 제한하고 치유를 증진시키기 위해 종종 필요하기도 하다. 고정에 따른 잠재적인 역효과와 치유증진을 위한 필요성 사이의 균형을 고려하기 위해 임상적 판단이 요구된다. 관절 주변 조직의 최대 강도를 유지하기 위해서는 고정을 신중하게 사용해야 하며, 가능하다면 비교적 빠르게 부하활동으로 복귀시키고 조기에 재활중재를 시행해야 한다.

### 관절 외상과 병리의 짧은 요약

관절주위 결합조직에 대한 외상은 단 한 번의 압도적 사고(급성 외상)로 발생하거나 장기간에 걸쳐 누적된 작은 손상들의 축적에 대한 반응(만성 외상)으로 발생할 수 있다.

#### 급성외상

*급성외상*(*acute trauma*)은 흔히 감지할 수 있는 구조적 손상을 만들어 낸다. 예를 들어, 찢어지거나 심하게 늘어난 인대 또는 관절주머니는 예측 가능한 염증매개체의 연쇄반응 및 염증으로 인한 통증이 수반되는 급성염증반응을 유발한다.[117,127] 급성염증반응에 대한 전체적인 과정은 세포사이 신호전달체계에 많이 의존하게 되는데, 이는 사이토카인(cytokine)이라 불리는 세포-신호전달분자(cell-signaling molecule)의 네트워크를 통해 진행된다.[18]

사이토카인은 손상이나 감염에 대한 정상적인 면역반응의 일부로 방출된다. *친염증사이토카인*(*pro*-inflammatory cytokine)은 염증을 촉진하고 유지하며 통증 섬유에 대한 작용을 통해 관절통증에 기여한다. 염증과 그에 따른 염증성 통증 과정은 급성외상에 대한 정상적이고 건강한 반응이다. 그러나 친염증사이토카인의 지속은 병리적 상태를 나타낸다.[117] 예를 들어, 친염증사이토카인은 관절염, 힘줄병증, 그리고 무릎넓적다리통증증후군과 같은 상황에서 만성적인 관절통증의 생산과 지속에 연루된다.[116,119,120]

급성외상에 대한 친염증성 반응과 일치하게, 고강도 신체활동 또한 친염증사이토카인의 순환을 증가시킬 수 있다. 이는 운동으로 유발된 근육 손상의 결과일 가능성이 있으며, 특히 만성염증의 상황을 갖고 있는 사람들 또는 급성외상 이후 너무 조기에 운동을 시작하는 사람들에 대한 운동처방 때 중요한 고려사항이 된다. 그러나 이와는 아주 대조적인 상황으로, 단 한 번의 신체운동 및 규칙적이거나 지속적인 신체운동 모두는 항염증사이토카인(anti-inflammatory cytokine)의 순환 수치를 증가시킬 수 있다.[117] 항염증사이토카인은 신체 내에서 전반적인 항염증 상태에 기여하기 때문에, 만성의 전신질환과 연관된 저강도 염증으로부터 인체를 보호한다.[105] 최적의 사이토카인 반응을 이끌어내는 데 필요한 정확한 운동 매개변수(예, 운동의 강도, 지속시간, 그리고 방식)는 아직 결정된 것이 없다. 그러나 중간 강도의 운동은 고강도와 저강도 사이에서 최상의 절충안이 될 수 있으며, 동시에 운동으로 유발되는 근육 손상을 최소화하고 항염증사이토카인의 연쇄반응을 최대화할 수 있을 것이다.[4] 운동의 *빈도* 또한 중요하다: 지속적이거나 규칙적인 운동은 자기-보호적인 항염증성 표현형(phenotype)에 적합한 반면, 신체의 *비*활동은 친염증성 표현형으로 이어질 수 있다.[4,117] 운동으로 유발되는 사이토카인에 대한 더 깊은 이해는 운동처방을 최적화하는 데 유용할 수 있는데, 특히 수술 후 재활단계 또는 만성질환을 가지고 있는 사람에게 유용할 수 있다.

관절주위 결합조직의 염증과 손상은 자연스런 운동의 끝범위를 제한하는 관절의 능력을 저하시켜 관절의 구조적 불안정성을 초래할 수 있다. 급성외상성불안정성에 가장 영향을 잘 받는 관절은 일반적으로 뼈대의 외적인 모멘트팔이 가장 긴 경우와 관련이 있는데, 이는 모멘트팔이 길수록 외적인 토크가 높아지기 때문이다. 이러한 이유 때문에, 정강넓적다리(tibiofemoral)관절, 목말종아리(talocrural)관절, 그리고 접시위팔(glenohumeral)관절은 급성인대손상과 그 결과로 생기는 불안정성에 자주 노출된다.

또한 급성외상은 관절연골과 연골밑뼈를 포함한 관절속 골절을 초래할 수 있다. 골절된 파편에 대한 신중한 정복 또는 재정렬은 관절의 적합성을 회복하고 부드럽고 마찰이 적은 관절면 미끄러짐의 기능을 촉진하는 데 도움이 된다. 그러나 이것이 기능의 회복을 보장하지는 않는다. 뼈는 뛰어난 치유 능력을 갖고 있지만, 골절된 관절연골의 복구는 종종 불완전하다. 이러한 상황은 역학적으로 손상된 관절면 영역이 좀 더 손상을 당하거나 퇴행되는 것을 초래할 수 있다. 부적절한 관절연골 강도와 국소적인 스트레스 증가가 결합되면, 외상후골관절염과 같은 만성적인 상황으로 이어질 수 있다.[3] 따라서 연골 회복을 위한 최적의 중재를 확립하기 위해 노력은 계속되고 있다. 수술중재는 1900년대 중반의 미세골절술(microfracture)과 연마연골성형술(abrasion chondroplasty)에서부터 1900년대 중반과 2000년대 초반의 자가연골세포이식술, 중간엽줄기세포이식술, 그리고 기질-보조자가연골세포이식술로 발전해왔다.[5,27,66] 이러한 발전에도 불구하고 관절연골 손상에 대한 완벽한 해결책은 아직 없으며, 향후의 성공은 예방 노력과 비수술적 중재의 조합에 의존할 가능성이 높다.[66]

손상된 섬유연골성 관절구조의 회복은 혈액공급의 근접성과 적절성에 달려 있다. 무릎의 관절주머니 내에 있는 혈관과 인접한 반달연골의 가장 바깥쪽 영역에서 발생한 열상은 완전하게 치유될 수 있을 것이다.[114] 이와는 대조적으로, 반달연골의 가장 안쪽 영역의 열상은 일반적으로 치유되지 않는다. 이러한 상황은 성인 척추원반의 안쪽 층판의 경우에도 해당되는데, 이곳은 뚜렷한 손상 이후 치유될 능력을 갖지 못한다.[9,40,41]

## 만성외상

*만성외상*(*chronic trauma*)은 '과사용증후군(overuse syndrome)'의 한 유형으로 흔히 분류되며, 비교적 가벼운 손상이 회복되지 못한 상태로 계속해서 누적된 것을 나타낸다. 만성적으로 손상된 관절주머니와 인대는 관절의 움직임을 제한하는 기능을 점진적으로 상실하여, 관절의 불안정성을 초래하고 잠재적으로 추가적인 손상을 일으킬 수 있다. 이러한 불안정성이 있을 때 국소근육(local muscle)의 활성은 관절주머니와 인대의 기능을 대신하며, 에너지 소비가 따르지만 국소근육은 비교적 효과적인 관절의 안정자로서 역할을 할 수 있다. 이러한 경우, 불안정성은 근육이 피로해지거나 외적인 동요의 속도와 크기가 신경근의 능력을 초과할 때에만 나타난다. 관절 안정성이 국소적인 '근육 보호작용(muscle guarding)'을 통해 개선될 수는 있지만, 이와 관련되어 관절에 주어지는 불필요하고 증가된 근육에 의한 큰 부하는 시간이 지남에 따라 추가적인 누적 손상을 유발할 수 있다. 그러나 근육 보호작용의 유무에 관계없이, 재발성관절불안정성은 점진적으로 관절에 과도한 마모를 초래할 것이다. 관절연골과 섬유연골의 표면은 파편화될 수 있으며, 동시에 프로테오글리칸이 상실되고 이에 따라 압박력 및 전단력에 대한 저항력은 낮아질 수 있다.[28] 퇴행의 초기단계로 관절연골의 표면이 거칠어지거나 '섬유화'가 흔히 나타난다.[7] 관절연골의 섬유화된 영역은 나중에 갈라지거나 쪼개지게 되는데, 이것은 관절연골의 표면에서 시작하여 조직의 중간층이나 가장 깊은층까지 확대된다. 이러한 변화에 의해 관절연골이 갖는 충격 흡수의 특성은 감소된다.

## 골관절염과 류마티스관절염

관절의 기능부전을 흔히 유발하는 두 가지의 질병 상태가 바로 골관절염(osteoarthritis, OA)과 류마티스관절염(rheumatoid arthritis, RA)이다. *골관절염*은 관절연골의 점진적인 침식, 지속적인 통증, 그리고 염증을 특징으로 나타낸다.[16,47,59] 관절연골과 연골밑뼈가 가장 주목을 받지만, OA는 관절의 모든 요소(인대, 윤활막, 그리고 관절주머니 포함)에 영향을 미칠 수 있는 병리이다.[47,95] 관절연골의 침식이 진행됨에 따라, 그 밑에 있는 연골밑뼈는 더욱 더 무기질화되고 심한 경우에는 관절연골이 완전히 마모되어 연골밑뼈가 체중지지면이 되기도 한다. 질병이 좀 더 진행됨에 따라, 관절주머니의 섬유막과 윤활막은 팽창되고 두꺼워지며 인대 손상이 발생할 수 있다.[39,69] 심하게 침범된 관절은 완전히 불안정해져 탈구가 일어나거나 융합되는데, 이로 인해 운동이 허용되지 않게 된다. 흥미 있게도, 관절 손상의 크기와 환자가 보고하는 통증 수준 사이의 관계는 잘 확립되지 않았다는 것이다.[155]

OA의 발생빈도는 나이가 들면서 증가하지만, 고령화가 유일하게 OA를 *유발*한다는 의미는 아니다. OA 발생의 연관성은 관절연골의 스트레스 허용한계를 초과하는 다년간의 습관적이고 특정한 관절부하 패턴 때문에 부분적으로 기여할 수 있으며, 이러한 상황이 이전의 외상 병력과 관련이 있을 수도 있고 그렇지 않을 수도 있다.[92,104] 예를 들어, 걸을 때 증가된 안쪽휜무릎(genu varus, 즉 활모양다리 위치, bow-legged position)과 연관된 습관적인 부하 패턴을 고려해보자. 수년에 걸쳐, 안쪽정강뼈고원(medial tibial plateau)에 가해지는 증가된 부하는 정강넓적다리관절의 안쪽구획에 과도한 마모와 그로 인한 OA를 유발하거나 취약한 상태로 만들 것이다(13장 참조).

역학적 비정상은 OA의 가장 흔한 위험요인 중 하나이다.[95] 역학적 부하의 변경은 외상, 만성적인 과사용, 비전형적인(atypical) 관절 형태, 그리고 비만의 결과로 발생할 수 있다. 외상후 OA는 충분한 강도의 외상이나 만성적인 외상에 노출된 모든 윤활관절에 영향을 미칠 수 있다.[146] 이와 유사하게, 관절의 형태도 OA의 위험요인이 된다. 예를 들어 넓적다리뼈와 절구(acetabulum)의 비정상적 형태는 엉덩관절에서의 반복적인 충돌을 유발할 수 있으며, 이는 엉덩관절 OA로 이어질 수 있다.[11] 생물학적 성별과 유전적 인자 또한 OA의 위험을 증가시킬 수 있다. 예를 들어, 가족성 OA는 손의 관절들에 영향을 미치고 여성에게서 좀 더 빈번하게 발생한다. 마지막으로, 어떤 OA의 경우에는 알려진 원인이 없는 상태에서 발생하기도 한다. 이러한 특발 OA (idiopathic OA)는 하나 또는 몇 개의 관절에만 영향을 미치는데, 특히 가장 높은 체중지지의 부하를 받는 관절인 엉덩관절, 무릎관절, 그리고 허리뼈에 영향을 미친다.

*류마티스관절염*은 강력한 전신성 염증요소를 가진 전신성 자가면역결합조직질환이기 때문에 일반적으로 OA와는 뚜렷하게 다르다. 이 질환의 정확한 진단은 관절 침범, 혈청학적 결과, 그리고 증상 기간에 따라 달라지며, 다수 관절의 침범은 RA의 두드러진 특징이다.[2] 관절의 기능부전은 관절주머니, 윤활막, 그리고 윤활액에서의 현저한 염증으로 나타난다. 관절연골은 관절면을 빠르게 침식시킬 수 있는 효소과정에 노출된다. 관절주머니는 반복적인 부기(swelling)와 염증에 의해 팽창되어 현저한 관절의 불안정성과 통증을 흔히 유발한다. 흥미롭게도, 사이토카인 매개물질인 B-세포 활성인자의 수치는 RA 및 다른 자가면역질환에서 상승된다는 것이 밝혀졌으며, 이는 면역반응에 영향을 미치고 질환의 활동 수준에 따라 변동된다. 이것은 RA에 대한 약물적 관리에 있어 B-세포 활성인자 대항제의 적용이 가능하다는 것을 제안하나, 추가적인 연구와 개발이 요구된다.[148]

## 관절주위 결합조직과 뼈에 대한 고령화의 영향

노년기에 도달하면 관절주위 결합조직과 뼈에 조직학적 변화가 발생하고, 이러한 변화는 관절기능에서의 역학적 변화를 초래하게 된다.[72,79] 감소된 신체활동이나 고정에 따른 영향과 노화에 따른 영향을 분리한다는 것은 불가능하다. 근본적인 수준에서, 3가지 모든 변수의 생리적 영향은 매우 유사하다.

조직노화의 속도와 과정은 매우 개별적인 것이며 활동의 유형과 빈도 그리고 의학적, 호르몬적, 유전적, 그리고 영양적 요소에 의해 긍정적 또는 부정적으로 바뀔 수 있다.[20,72,102] 넓은 의미에서, 노화는 모든 관절주위 결합조직 및 뼈에 있는 섬유단백질과 프로테오글리칸의 교체와 복구의 속도가 느려지는 것을 동반한다.[8,65,77,128] 따라서 조직은 관절에서 생산된 힘들을 억제하고 적절하게 분산시키는 능력을 잃게 된다. 무증상 손상을 만들어내는 미세외상의 다년간에 걸친 축적은 구조적 파손이나 역학적 특성에서의 주목할 만한 변화로 진행될 수 있다. 이러한 변화는 OA와 노화 사이의 명백한 연관성을 설명할 수도 있다. 이러한 현상의 임상적 예로는 접시위팔관절과 연관된 인대와 관절주머니에서의 나이와 관계된 악화를 들 수 있다. 이런 악화된 조직들에 의해 제공되는 구조적 지지의 감소는 결국 돌림근띠(rotator cuff)근육의 파열이나 힘줄염으로 이어질 수 있다.

결합조직에 있는 노화된 세포에서 생산된 *글리코사미노글리칸*(GAG) 분자는 젊은 세포에서 생산된 것보다 숫자와 크기에서 더 작다.[29,65,89,106,130] 이런 GAG(따라서 프로테오글리칸)의 농도 감소는 물과 결합하는 세포바깥기질의 능력을 저하시킨다. 좀 더 구체적으로 설명한다면, 프로테오글리칸 함량의 감소는 물을 끌어당기고 간직하는 능력을 감소시키기 때문에, 부하를 효율적으로 흡수하고 전달하는 결합조직의 능력을 제한하게 된다.[24] 예를 들어, 노화된 관절연골은 물을 덜 함유하고 있으며 연골밑뼈에 부과된 힘을 감소시키고 분산시키는 능력이 떨어진다. 이런 나이와 관계된 변화가 특히 과부하나 저부하의 상황과 결합될 때, 골관절염의 전조가 될 수 있다.[16,47]

수분이 부족한 인대 내의 아교질섬유는 서로에 대해 부드럽게 미끄러지는 능력을 잃게 된다. 결과적으로, 인대 내의 섬유들은 가해진 힘에 맞춰 스스로 정렬되지 못하며, 이것은 빠르게 적용된 힘에 최대로 저항하는 조직의 능력을 방해하게 된다. 이전에는 가동

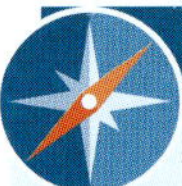

SPECIAL FOCUS 2.5

### 재활치료의 잠재적 지침으로서의 후성유전학

최근 수십 년 동안의 연구는 인간의 많은 질병에 대한 유전자 서열과 유전적 변이의 중요성을 밝혀냈다. 아직 발견되어야 할 것은 많이 남았지만, 질병 감수성에서의 유전학의 역할은 근육뼈대질환을 포함해 잘 확립되어 왔다.[22,25]

유전학적 진보는 진단학과 약물적 중재(즉, 유전자 치료)에 영향을 미친다. 그러나 유전자 코드는 보존적 중재를 통해 수정될 수 없다. 대신, 보존적 중재는 *후성유전학*(*epigenetics*)을 통해 유전자 발현에 영향을 미칠 수 있는 잠재력이 있다.

후성유전학은 유전자 발현을 조절하는 과정을 말한다. 간단히 말한다면, 동일한 유전자 코드는 유전자 구조의 변화(접힘으로 알려진 과정) 또는 DNA의 특정 영역에 대한 접근성(예를 들어, DNA 메틸화나 히스톤의 아세틸화를 통해)에 근거해 다르게 발현될 수 있다.[15,86] 유전자 구조와 접근성에서의 변화는 문자적 의미와 비유적 의미 모두에서 우리 환경의 결과이다. 예를 들어, 다이어트와 운동은 후성유전학에 영향을 미칠 잠재력이 있다.[109]

물론, 운동과 신체활동이 전반적인 건강에 상당한 이점이 있다는 것은 잘 알려져 있다. 그러나 건강과 웰니스(wellness)의 개선에 영향을 미치는 후성유전학적 과정에 대한 깊은 이해는 재활을 위한 좀 더 표적화(또는 맞춤화)된 중재로 이어질 수 있다. 예를 들어, 이러한 지식은 섬유근육통(fibromyalgia)을 가진 환자를 위해 임상가가 심혈관운동과 근력훈련의 적정량을 선택할 때 지침이 될 수 있다.[107] 더 많은 연구가 요구되지만, 후성유전학에 대한 더 깊은 이해를 통해 재활전문가들이 건강과 웰니스에 영향을 미칠 수 있는 좋은 위치에 있다는 것은 분명하다.[124]

성이 있었던 조직 사이의 경계면에 유착이 형성될 가능성이 증가되어, 노화된 관절에서의 가동범위 제한을 촉진하게 된다.[12,139,140]

흥미롭게도, 힘줄은 만성적인 무부하와 노화로 *덜* 뻣뻣해지는(또는 유연해지는) 것으로 나타났다.[73,97] 유연성에서의 상당한 증가는 근육의 힘을 뼈로 전달하는 역학적 효율성과 속도를 감소시킨다. 결과적으로, 근육은 관절을 적절하게 안정화시킬 수 없게 된다. 감소된 뻣뻣함(또는 더 큰 유연성)을 유발하는 특정 기전은 알려지지 않았으나, 자료에 의하면 남성과 여성 사이에는 이러한 기전에 차이가 있음을 제안하고 있다.[102] 힘줄에서의 이러한 변화는 '힘줄병증'으로 알려진 힘줄 과사용 손상의 빈도에서 나타나는 연령과 성별 관련 차이를 설명하게 해준다.

뼈는 노화에 의해 더 약해지게 되는데, 이는 뼈모세포 활동의 감소와 골수 줄기세포의 분화 감소의 결과로 나타난다.[20,67,99] 나이와 관련된 뼈대사의 변화는 고령자에서의 골다공증(osteoporosis)의 발생과 골절 치유의 지연에 기여한다. 골다공증은 남성과 여성의 해면뼈와 치밀뼈 모두가 얇아지는 상황이다. 뼈와 연골의 변화된 대사는 성별에 따라 다르며, 이는 골다공증과 골관절염과 같은 뼈와 관절 병리에서의 성별 차이를 설명하게 해준다.[21,131,156]

다행히도, 관절주위 결합조직과 뼈의 노화에 따른 많은 부정적인 생리학적 영향들은 신체활동과 저항훈련을 통해 그 정도가 완화될 수 있다.[76,79,83,110,143] 이러한 반응은 고령자의 치료에 사용되는 신체재활의 많은 원리에 대한 기초가 된다.

## 요약

관절은 근육뼈대 운동의 토대를 제공하고 신체분절 사이의 안정성과 힘에 대한 분산을 가능케 한다. 관절을 범주화하고 관절의 역학적 특성과 운동형상학적 특성을 논의할 수 있게 해주는 여러 가지 관절분류법이 있다. 해부학적 관절의 운동은 관절의 비대칭적인 형태와 관절면 불일치성 때문에 복잡하다. 돌림축은 종종 각도측정과 같은 임상적 측정의 목적을 위해 추정된다.

관절의 기능과 회복력은 관절을 구성하는 조직의 구조와 유형에 의해 결정된다. 모든 관절주위 결합조직(그리고 뼈)은 기본적으로 유사한 조직학적 구성을 공유하고 있다. 각 조직은 세포, 무형질 또는 기질, 그리고 섬유단백질을 포함하고 있다. 이런 구성요소들의 양과 비율은 조직에서 부과되는 일차적인 기능적 요구에 따라 상당히 달라진다. 관절주머니, 인대, 근막, 그리고 힘줄은 여러 방향 또는 단일 방향에서의 장력을 저항하도록 설계되었다. 관절연골은 관절 내의 압박과 전단을 저항하기에 매우 적합하며, 윤활액이 있기 때문에 관절 움직임을 위한 놀라울 정도의 부드러운 접촉면을 제공한다. 섬유연골은 치밀결합조직과 관절연골의 구조적 그리고 기능적 특성을 공유한다. 예를 들어, 무릎에 있는 섬유연골성 반달연골은 주변의 큰 근육에 의해 발생된 큰 압박력을 저항해야 하며 관절 내의 미끄러짐 관절운동형상학에 의해 만들어지는 여러 방향의 전단 스트레스를 견뎌야 한다. 뼈는 매우 특수화된 결합조직으로, 신체와 팔다리를 지지하고 근육에 의해 신체가 움직일 수 있도록 지레로서의 역할을 제공하도록 설계되었다.

손상된 관절조직을 회복하는 능력은 직접적인 혈액공급의 존재와 선조세포(progenitor cell)의 이용 가능성과 매우 관계된다. 또한 관절의 기능적 건강과 수명은 나이, 부하, 고정, 외상, 그리고 어떤 질병상태에 의해 영향을 받는다.

## 참고문헌


1. Adstrum S, Hedley G, Schleip R, et al.: Defining the fascial system, *J Bodyw Mov Ther* 21:173–177, 2017. https://doi.org/10.1016/j.jbmt.2016.11.003.
2. Aletaha D, Neogi T, Silman AJ, et al.: 2010 Rheumatoid arthritis classification criteria, *Arthritis Rheum* 62:2569–2581, 2010.
3. Anderson DD, Chubinskaya S, Guilak F, et al.: Post-traumatic osteoarthritis: improved understanding and opportunities for early intervention [Review], *J Orthop Res* 29(6):802–809, 2011.
4. Antunes BM, Campos EZ, Dos Santos RVT, et al.: Anti-inflammatory response to acute exercise is related with intensity and physical fitness, *J Cell Biochem* 120:5333–5342, 2019. https://doi.org/10.1002/jcb.27810.
5. Armiento AR, Stoddart MJ, Alini M, et al.: Biomaterials for articular cartilage tissue engineering: learning from biology, *Acta Biomater* 65:1–20, 2018. https://doi.org/10.1016/j.actbio.2017.11.021.
6. Ashby K, Yilmaz E, Mathkour M, et al.: Ligaments stabilizing the sacrum and sacroiliac joint: a comprehensive review, *Neurosurg Rev* 45:357–364, 2022. https://doi.org/10.1007/s10143-021-01625-y.
7. Bae WC, Wong VW, Hwang J, et al.: Wear-lines and split-lines of human patellar cartilage: relation to tensile biomechanical properties, *Osteoarthritis Cartilage* 16:841–845, 2008.
8. Bauge C, Boumediene K: Use of adult stem cells for cartilage tissue engineering: current status and future developments, *Stem Cells Int Epub* 2015:1–14, 2015, https://doi.org/10.1155/2015/438026.
9. Beattie PF: Current understanding of lumbar intervertebral disc degeneration: a review with emphasis upon etiology, pathophysiology, and lumbar magnetic resonance imaging findings, *J Orthop Sports Phys Ther* 38:329–340, 2008.
10. Beaulieu ML, DeClercq MG, Rietberg NT, et al.: The anterior cruciate ligament can become hypertrophied in response to mechanical loading: a magnetic resonance imaging study in elite athletes, *Am J Sports Med* 49:2371–2378, 2021. https://doi.org/10.1177/03635465211012354.
11. Beck M, Kalhor M, Leunig M, et al.: Hip morphology influences the pattern of damage to the acetabular cartilage: Femoroacetabular impingement as a cause of early osteoarthritis of the hip, *J Bone Joint Surg Br* 87:1012–1018, 2005. https://doi.org/10.1302/0301-620X.87B7.15203.
12. Begg RK, Sparrow WA: Aging effects on knee and ankle joint angles at key events and phases of the gait cycle, *J Med Eng Technol* 30:382–389, 2006.
13. Benjamin M, Kaiser E, Milz S: Structure-function relationships in tendons: a review, *J Anat* 212(3):211–228, 2008.
14. Bialosky JE, Beneciuk JM, Bishop MD, et al.: Unraveling the mechanisms of manual therapy: modeling an approach, *J Orthop Sports Phys Ther* 48:8–18, 2018. https://doi.org/10.2519/jospt.2018.7476.
15. Bonev B, Cavalli G: Organization and function of the 3D genome, *Nat Rev Genet* 17:661–678, 2016. https://doi.org/10.1038/nrg.2016.112.
16. Bricca A, Juhl CB, Grodzinsky AJ, et al.: Impact of a daily exercise dose on knee joint cartilage - a systematic review and meta-analysis of randomized controlled trials in healthy animals, *Osteoarthritis Cartilage* 25:1223–1237, 2017. https://doi.org/10.1016/j.joca.2017.03.009.
17. Buckwalter JA, Brown TD: Joint injury, repair, and remodeling: roles in post-traumatic osteoarthritis, *Clin Orthop Relat Res* 423:7–16, 2004.
18. Butterfield TA, Best TM, Merrick MA: The dual roles of neutrophils and macrophages in inflammation: a critical balance between tissue damage and repair, *J Athl Train* 41:457–465, 2006.
19. Capogna B, Strauss E, Konda S, et al.: Distal patellar tendon avulsion in association with high-energy knee trauma: a case series and review of the literature, *Knee* 24:468–476, 2017. https://doi.org/10.1016/j.knee.2016.10.020.
20. Chen JS, Cameron ID, Cumming RG, et al.: Effect of age-related chronic immobility on markers of bone turnover, *J Bone Miner Res* 21:324–331, 2006.
21. Choi KH, Lee JH, Lee DG: Sex-related differences in bone metabolism in osteoporosis observational study, *Medicine (Baltim)* 100:e26153, 2021. https://doi.org/10.1097/MD.0000000000026153.
22. Claussnitzer M, Cho JH, Collins R, et al.: A brief history of human disease genetics, *Nature* 577:179–189, 2020. https://doi.org/10.1038/s41586-019-1879-7.
23. Coleman JL, Widmyer MR, Leddy HA, et al.: Diurnal variations in articular cartilage thickness and strain in the human knee, *J Biomech* 46:541–547, 2013. https://doi.org/10.1016/j.jbiomech.2012.09.013.
24. Cortes DH, Han WM, Smith LJ, et al.: Mechanical properties of the extra-fibrillar matrix of human annulus fibrosus are location and age dependent, *J Orthop Res* 31(11):1725–1732, 2013.
25. D'Andrea CR, Alfraihat A, Singh A, et al.: Part 1. Review and meta-analysis of studies on modulation of longitudinal bone growth and growth plate activity: a macro-scale perspective, *J Orthop Res* 39:907–918, 2021. https://doi.org/10.1002/jor.24976.
26. de Bruin M, Smeulders MJ, Kreulen M: Flexor carpi ulnaris tenotomy alone does not eliminate its contribution to wrist torque, *Clin Biomech* 26:725–728, 2011. https://doi.org/10.1016/j.clinbiomech.2011.03.007.
27. Deng Z, Jin J, Zhao J, et al.: Cartilage defect treatments: with or without cells? Mesenchymal stem cells or chondrocytes? Traditional or matrix-assisted? A systematic review and meta-analyses [Review], *Stem Cells Int* 2016:9201492, 2016.
28. Ding C, Cicuttini F, Scott F, et al.: Association between age and knee structural change: a cross sectional MRI based study, *Ann Rheum Dis* 64:549–555, 2005.
29. Dudhia J: Aggrecan, aging and assembly in articular cartilage, *Cell Mol Life Sci* 62:2241–2256, 2005.
30. Dudley-Javoroski S, Saha PK, Liang G, et al.: High dose compressive loads attenuate bone mineral loss in humans with spinal cord injury, *Osteoporos Int* 23(9):2335–2346, 2012.
31. Dudley-Javoroski S, Shields RK: Active-resisted stance modulates regional bone mineral density in humans with spinal cord injury, *J Spinal Cord Med* 36(3):191–199, 2013.
32. Fede C, Petrelli L, Guidolin D, et al.: Evidence of a new hidden neural network into deep fasciae, *Sci Rep* 11:12623, 2021. https://doi.org/10.1038/s41598-021-92194-z.
33. Feng J, Luo J, Yang P, et al.: Piezo2 channel-Merkel cell signaling modulates the conversion of touch to itch, *Science* 360:530–533, 2018. https://doi.org/10.1126/science.aar5703.
34. Ferrell WR, Gandevia SC, McCloskey DI: The role of joint receptors in human kinaesthesia when intramuscular receptors cannot contribute, *J Physiol* 386:63–71, 1987.
35. Freeman MA, Wyke B: The innervation of the ankle joint: an anatomical and histological study in the cat, *J Anat* 101:505–532, 1967.
36. Freitas SR, Vaz JR, Bruno PM, et al.: Stretching effects: high-intensity & moderate-duration vs. Low-intensity & long-duration, *Int J Sports Med* 37:239–244, 2016. https://doi.org/10.1055/s-0035-1548946.
37. Frost HM: A: 2003 update of bone physiology and Wolff's Law for clinicians, *Angle Orthod* 74:3–15, 2004.
38. Gartner LP, Lee LM: J: *Gartner & Hiatt's atlas and text of histology*, ed 8, Philadelphia, 2022, Wolters Kluwer, Inc.
39. Gersing AS, Schwaiger BJ, Nevitt MC, et al.: Anterior cruciate ligament abnormalities are associated with accelerated progression of knee joint degeneration in knees with and without structural knee joint abnormalities: 96-month data from the osteoarthritis initiative, *Osteoarthritis Cartilage* 29:995–1005, 2021. https://doi.org/10.1016/j.joca.2021.03.011.
40. Gregory DE, Bae WC, Sah RL, et al.: Disc degeneration reduces the delamination strength of the annulus fibrosis in the rabbit anular disc puncture model, *Spine J* 14(7):1265–1271, 2014.
41. Grunhagen T, Wilde G, Soukane DM, et al.: Nutrient supply and intervertebral disc metabolism, *J Bone Joint Surg Am* 88(Suppl 2):30–35, 2006.
42. Haapala J, Arokoski J, Pirttimaki J, et al.: Incomplete restoration of immobilization induced softening of young beagle knee articular cartilage after 50-week remobilization, *Int J Sports Med* 21:76–81, 2000.
43. Hagert E, Lluch A, Rein S: The role of proprioception and neuromuscular stability in carpal instabilities, *J Hand Surg Eur Vol* 41:94–101, 2016. https://doi.org/10.1177/1753193415590390.
44. Hayashi K: Biomechanical studies of the remodeling of knee joint tendons and ligaments, *J Biomech* 29:707–716, 1996.
45. Heijink A, Gomoll AH, Madry H, et al.: Biomechanical considerations in the pathogenesis of osteoarthritis of the knee, *Knee Surg Sports Traumatol Arthrosc* 20:423–435, 2012.
46. Hoffman BD, Grashoff C, Schwartz MA: Dynamic molecular processes mediate cellular mechanotransduction, *Nature* 475:316–323, 2011. https://doi.org/10.1038/nature10316.
47. Hu Y, Chen X, Wang S, et al.: Subchondral bone microenvironment in osteoarthritis and pain, *Bone Res* 9:20, 2021. https://doi.org/10.1038/s41413-021-00147-z.
48. Huijing PA, Baan GC: Myofascial force transmission via extramuscular pathways occurs between antagonistic muscles, *Cells Tissues Organs* 188:400–414, 2008. https://doi.org/10.1159/000118097.
49. Hutchinson LA, Lichtwark GA, Willy RW, et al.: The iliotibial band: a complex structure with versatile functions, *Sports Med* 52:995–1008, 2022. https://doi.org/10.1007/s40279-021-01634-3.
50. Ingber DE: Cellular mechanotransduction: putting all the pieces together again, *FASEB J* 20:811–827, 2006. https://doi.org/10.1096/fj.05-5424rev.
51. Iozzo RV, Schaefer L: Proteoglycan form and function: a comprehensive nomenclature of proteoglycans, *Matrix Biol* 42:11–55, 2015.
52. Jeong S, Lee DY, Choi DS, et al.: Acute effect of heel-drop exercise with varying ranges of motion on the gastrocnemius aponeurosis-tendon's mechanical properties, *J Electromyogr Kinesiol* 24(3):375–379, 2014.
53. Kjaer M, Magnusson P, Krogsgaard M, et al.: Extracellular matrix adaptation of tendon and skeletal muscle to exercise, *J Anat* 208:445–450, 2006.
54. Klein GL: *Disruption of bone and skeletal muscle in severe burns*, Bone Res Epub, 2015.
55. Koromani F, Alonso N, Alves I, et al.: The "GEnomics of musculo skeletal traits TranslatiOnal NEtwork": origins, rationale, organization, and prospects, *Front Endocrinol* 12:709815, 2021. https://doi.org/10.3389/fendo.2021.709815.
56. Kubo Y, Hoffmann B, Goltz K, et al.: Different frequency of cyclic tensile strain relates to anabolic/catabolic conditions consistent with immunohistochemical staining intensity in tenocytes, *Int J Mol Sci* 21, 2020. https://doi.org/10.3390/ijms21031082.

57. Kunz RI, Coradini JG, Silva LI, et al.: Effects of immobilization on the ankle joint in Wistar rats, *Braz J Med Biol Res* 47(10):842–849, 2014.
58. Kurrat HJ, Oberlander W: The thickness of the cartilage in the hip joint, *J Anat* 126:145–155, 1978.
59. Kuttapitiya A, Assi L, Laing K, et al.: Microarray analysis of bone marrow lesions in osteoarthritis demonstrates upregulation of genes implicated in osteochondral turnover, neurogenesis and inflammation, *Ann Rheum Dis* 76:1764–1773, 2017. https://doi.org/10.1136/annrheumdis-2017-211396.
60. Lacourpaille L, Nordez A, Hug F, et al.: Time-course effect of exercise-induced muscle damage on localized muscle mechanical properties assessed using elastrography, *Acta Physiol* 211(1):135–146, 2014.
61. Lad NK, Liu B, Ganapathy PK, et al.: Effect of normal gait on in vivo tibiofemoral cartilage strains, *J Biomech* 49:2870–2876, 2016. https://doi.org/10.1016/j.jbiomech.2016.06.025.
62. Lama P, Le Maitre CL, Harding IJ, et al.: Nerves and blood vessels in degenerated intervertebral discs are confined to physically disrupted tissue, *J Anat* 233:86–97, 2018. https://doi.org/10.1111/joa.12817.
63. Langevin HM: Fascia mobility, proprioception, and myofascial pain, *Life* 11, 2021. https://doi.org/10.3390/life11070668.
64. Lanham NS, Swindell HW, Levine WN: The subacromial bursa: current concepts review, *JBJS Rev* 9, 2021. https://doi.org/10.2106/JBJS.RVW.21.00110.
65. Laureano PE, Oliveira KD, Aro AA, et al.: Structure and composition of arytenoids cartilage of the bullfrog (*Lithobates catesbeianus*) during maturation and aging, *Micron* 77:16–24, 2015.
66. Lee DH, Kim SJ, Kim SA, et al.: Past, present, and future of cartilage restoration: from localized defect to arthritis, *Knee Surg Relat Res* 34:1, 2022. https://doi.org/10.1186/s43019-022-00132-8.
67. Li CJ, Cheng P, Liang MK, et al.: MicroRNA-188 regulates age-related switch between osteoblasts and adipocyte differentiation, *J Clin Invest* 125(4):1509–1522, 2015.
68. Lichtwark GA, Wilson AM: Interactions between the human gastrocnemius muscle and the Achilles tendon during incline, level and decline locomotion, *J Exp Biol* 209(21):4379–4388, 2006.
69. Loeser RF: Aging and osteoarthritis, *Curr Opin Rheumatol* 23:492–496, 2011.
70. Lowe J, Anderson P, Anderson S: *Stevens & Lowe's human histology*, ed 5, Philadelphia, 2018, Elsevier.
71. Maas H, Sandercock TG: Force transmission between synergistic skeletal muscles through connective tissue linkages, *J Biomed Biotechnol* 2010:575672, 2010. https://doi.org/10.1155/2010/575672.
72. Madej W, van Caam A, Blaney Davidson EN, et al.: *Ageing is associated with reduction of mechanically-induced activation of Smad2/3P signaling in articular cartilage*, Osteoarthritis Cartilage Epub, 2015.
73. Maganaris CN, Reeves ND, Rittweger J, et al.: Adaptive response of human tendon to paralysis, *Muscle Nerve* 33:85–92, 2006.
74. Magnusson SP, Hansen P, Aagaard P, et al.: Differential strain patterns of the human gastrocnemius aponeurosis and free tendon, in vivo, *Acta Physiol Scand* 177:185–195, 2003.
75. Magnusson SP, Kjaer M: The impact of loading, unloading, ageing and injury on the human tendon, *J Physiol* 597:1283–1298, 2019. https://doi.org/10.1113/JP275450.
76. Magnusson SP, Narici MV, Maganaris CN, et al.: Human tendon behaviour and adaptation, in vivo, *J Physiol* 586:71–81, 2008.
77. Martin JA, Brown TD, Heiner AD, et al.: Chondrocyte senescence, joint loading and osteoarthritis, *Clin Orthop Relat Res* 427(Suppl):S96–S103, 2004.
78. Matsuzaki T, Yoshida S, Kojima S, et al.: Influence of ROM exercise on the joint components during immobilization, *J Phys Ther Sci* 25(12):1547–1551, 2013.
79. McCarthy MM, Hannafin JA: The mature athlete: aging tendon and ligament, *Sports Health* 6(1):41–48, 2014.
80. McHenry CL, Shields RK: A biomechanical analysis of exercise in standing, supine, and seated positions: implications for individuals with spinal cord injury, *J Spinal Cord Med* 35(3):140–147, 2012.
81. Mehlman CT, Araghi A, Roy DR: Hyphenated history: the Hueter-Volkmann law, *Am J Orthop (Belle Mead NJ)* 26:798–800, 1997.
82. Mihalko WM, Haider H, Kurtz S, et al.: New materials for hip and knee joint replacement: what's hip and what's in kneed? *J Orthop Res* 38:1436–1444, 2020. https://doi.org/10.1002/jor.24750.
83. Mikesky AE, Mazzuca SA, Brandt KD, et al.: Effects of strength training on the incidence and progression of knee osteoarthritis, *Arthritis Rheum* 55:690–699, 2006.
84. Mildren RL, Hare CM, Bent LR: Cutaneous afferent feedback from the posterior ankle contributes to proprioception, *Neurosci Lett* 636:145–150, 2017. https://doi.org/10.1016/j.neulet.2016.10.058.
85. Mohammadi F, Roozdar A: Effects of fatigue due to contraction of evertor muscles on the ankle joint position sense in male soccer players, *Am J Sports Med* 38:824–828, 2010.
86. Moore LD, Le T, Fan G: DNA methylation and its basic function, *Neuropsychopharmacology* 38:23–38, 2013. https://doi.org/10.1038/npp.2012.112.
87. Mosher TJ, Liu Y, Torok CM: Functional cartilage MRI T2 mapping: evaluating the effect of age and training on knee cartilage response to running, *Osteoarthritis Cartilage* 18:358–364, 2010.
88. Muller FJ, Setton LA, Manicourt DH, et al.: Centrifugal and biochemical comparison of proteoglycan aggregates from articular cartilage in experimental joint disuse and joint instability, *J Orthop Res* 12:498–508, 1994.
89. Muller-Lutz A, Schleich C, Pentang G, et al.: *Age-dependency of glycosaminoglycan content in lumbar discs: a 3t gagCEST study*, J Magn Reson Imaging Epub, 2015.
90. Neumann DA, Garceau LR: A proposed novel function of the psoas minor revealed through cadaver dissection, *Clin Anat* 28:243–252, 2015. https://doi.org/10.1002/ca.22467.
91. Newton RA: Joint receptor contributions to reflexive and kinesthetic responses, *Phys Ther* 62:22–29, 1982.
92. Nielsen AW, Klose-Jensen R, Hartlev LB, et al.: Age-related histological changes in calcified cartilage and subchondral bone in femoral heads from healthy humans, *Bone* 129:115037, 2019. https://doi.org/10.1016/j.bone.2019.115037.
93. Noyes FR, Heckmann TP, Barber-Westin SD: Meniscus repair and transplantation: a comprehensive update [Review], *J Orthop Sports Phys Ther* 42(3):274–290, 2012.
94. Noyes FR: Functional properties of knee ligaments and alterations induced by immobilization: a correlative biomechanical and histological study in primates, *Clin Orthop Relat Res* 123:210–242, 1977.
95. Occhetta P, Mainardi A, Votta E, et al.: Hyperphysiological compression of articular cartilage induces an osteoarthritic phenotype in a cartilage-on-a-chip model, *Nat Biomed Eng* 3:545–557, 2019. https://doi.org/10.1038/s41551-019-0406-3.
96. Olstad K, Ekman S, Carlson CS: *An update on the pathogenesis of osteochondrosis*, Vet Pathol Epub, 2015.
97. Onambele GL, Narici MV, Maganaris CN: Calf muscle-tendon properties and postural balance in old age, *J Appl Physiol* 100:2048–2056, 2006.
98. Ovalle WK, Nahirney PC: *Netter's essential histology*, ed 3, Philadelphia, 2020, Elsevier.
99. Panwar P, Lamour G, Mackenzie NC, et al.: Changes in structural-mechanical properties and degradability of collagen during ageing-associated modifications, *J Biol Chem Epub*, 2015.
100. Patil VA, Masters KS: Engineered collagen matrices, *Bioeng (Basel)* 7:163, 2020. https://doi.org/10.3390/bioengineering7040163.
101. Pearson OM, Lieberman DE: The aging of Wolff's "law": ontogeny and responses to mechanical loading in cortical bone, *Am J Phys Anthropol* 39(Suppl):63–99, 2004.
102. Pease LI, Clegg PD, Proctor CJ, et al.: Cross platform analysis of transcriptomic data identifies ageing has distinct and opposite effects on tendon in males and females, *Sci Rep* 7:14443, 2017. https://doi.org/10.1038/s41598-017-14650-z.
103. Peng BG: Pathophysiology, diagnosis, and treatment of discogenic low back pain, *World J Orthop* 4(2):42–52, 2013.
104. Peters AE, Akhtar R, Comerford EJ, et al.: The effect of ageing and osteoarthritis on the mechanical properties of cartilage and bone in the human knee joint, *Sci Rep* 8:5931, 2018. https://doi.org/10.1038/s41598-018-24258-6.
105. Petersen AM, Pedersen BK: The anti-inflammatory effect of exercise, *J Appl Physiol* 98:1154–1162, 2005. https://doi.org/10.1152/japplphysiol.00164.2004.
106. Podichetty VK: The aging spine: the role of inflammatory mediators in intervertebral disc degeneration, *Cell Mol Biol* 53:4–18, 2007.
107. Polli A, Nijs J, Ickmans K, et al.: Linking lifestyle factors to complex pain states: 3 reasons why understanding epigenetics may improve the delivery of patient-centered care, *J Orthop Sports Phys Ther* 49:683–687, 2019. https://doi.org/10.2519/jospt.2019.0612.
108. Proske U, Gandevia SC: The kinaesthetic senses, *J Physiol* 587:4139–4146, 2009.
109. Quach A, Levine ME, Tanaka T, et al.: Epigenetic clock analysis of diet, exercise, education, and lifestyle factors, *Aging (Albany NY)* 9:419–446, 2017. https://doi.org/10.18632/aging.101168.
110. Racunica TL, Teichtahl AJ, Wang Y, et al.: Effect of physical activity on articular knee joint structures in community-based adults, *Arthritis Rheum* 57:1261–1268, 2007.
111. Reeves ND, Maganaris CN, Narici MV: Effect of strength training on human patella tendon mechanical properties of older individuals, *J Physiol* 548:971–981, 2003. https://doi.org/10.1113/jphysiol.2002.035576.
112. Rein S, Hagert E, Hanisch U, et al.: Immunohistochemical analysis of sensory nerve endings in ankle ligaments: a cadaver study, *Cells Tissues Organs* 197:64–76, 2013.
113. Richter P: Myofascial chains: a review of different models. 2012. In Schleip R, Findley T, L C, et al.: *Fascia. The tensional network of the human body*, ed 1, Edinburgh, 2012, Churchill Livingstone, pp 123–131.
114. Rubman MH, Noyes FR, Barber-Westin SD: Arthroscopic repair of meniscal tears that extend into the avascular zone. A review of 198 single and complex tears, *Am J Sports Med* 26:87–95, 1998.
115. Salva-Coll G, Garcia-Elias M, Hagert E: Scapholunate instability: proprioception and neuromuscular control, *J Wrist Surg* 2:136–140, 2013. https://doi.org/10.1055/s-0033-1341960.
116. Schaible H-G, von Segond Banchet G, Boettger MK, et al.: The role of proinflammatory cytokines in the generation and maintenance of joint pain, *Ann N Y Acad Sci* 1193:60–69, 2010.
117. Scheffer DDL, Latini A: Exercise-induced immune system response: anti-inflammatory status on peripheral and central organs, *Biochim Biophys Acta, Mol Basis Dis* 1866:165823, 2020. https://doi.org/10.1016/j.bbadis.2020.165823.
118. Schleip R, Gabbiani G, Wilke J, et al.: Fascia is able to

actively contract and may thereby influence musculoskeletal dynamics: a histochemical and mechanographic investigation, *Front Physiol* 10:336, 2019. https://doi.org/10.3389/fphys.2019.00336.
119. Schulze-Tanzil G, Al-Sadi O, Wiegand E, et al.: The role of pro-inflammatory and immunoregulatory cytokines in tendon healing and rupture: new insights, *Scand J Med Sci Sports* 21:337–351, 2011. https://doi.org/10.1111/j.1600-0838.2010.01265.x.
120. Servodio Iammarrone C, Cadossi M, Sambri A, et al.: Is there a role of pulsed electromagnetic fields in management of patellofemoral pain syndrome? Randomized controlled study at one year follow-up, *Bioelectromagnetics* 37:81–88, 2016. https://doi.org/10.1002/bem.21953.
121. Setton LA, Chen J: Cell mechanics and mechanobiology in the intervertebral disc, *Spine* 29:2710–2723, 2004.
122. Shepherd DE, Seedhom BB: Thickness of human articular cartilage in joints of the lower limb, *Ann Rheum Dis* 58:27–34, 1999. https://doi.org/10.1136/ard.58.1.27.
123. Shields RK, Dudley-Javoroski S, Law LA: Electrically induced muscle contractions influence bone density decline after spinal cord injury, *Spine* 31:548–553, 2006.
124. Shields RK, Dudley-Javoroski S: Epigenetics and the international classification of functioning, disability and health model: bridging nature, nurture, and patient-centered population health, *Phys Ther* 102, 2022. https://doi.org/10.1093/ptj/pzab247.
125. Shields RK, Dudley-Javoroski S: Musculoskeletal adaptations in chronic spinal cord injury: effects of long-term soleus electrical stimulation training, *Neurorehabil Neural Repair* 21:169–179, 2007.
126. Shoulders MD, Raines RT: Collagen structure and stability, *Annu Rev Biochem* 78:929–958, 2009.
127. Shubayev VI, Kato K, Myers RR: Cytokines in pain. In Kruger L, Light AR, editors: *Translational pain research: from mouse to man. Frontiers in neuroscience*, Boca Raton (FL), 2010, CRC Press/Taylor & Francis.
128. Smith K, Rennie MJ: New approaches and recent results concerning human-tissue collagen synthesis, *Curr Opin Clin Nutr Metab Care* 10:582–590, 2007.
129. Sophia Fox AJ, Bedi A, Rodeo SA: The basic science of articular cartilage: structure, composition, and function, *Sports Health* 1:461–468, 2009. https://doi.org/10.1177/1941738109350438.
130. Squires GR, Okouneff S, Ionescu M, et al.: The pathobiology of focal lesion development in aging human articular cartilage and molecular matrix changes characteristic of osteoarthritis, *Arthritis Rheum* 48:1261–1270, 2003.
131. Srikanth VK, Fryer JL, Zhai G, et al.: A meta-analysis of sex differences prevalence, incidence and severity of osteoarthritis, *Osteoarthritis Cartilage* 13:769–781, 2005. https://doi.org/10.1016/j.joca.2005.04.014.
132. Standring S: *Gray's anatomy: the anatomical basis of clinical practice*, ed 42, St Louis, 2020, Elsevier.
133. Stecco C, Pirri C, Fede C, et al.: Fascial or muscle stretching? A narrative review, *Appl Sci* 11:307, 2020. https://doi.org/10.3390/app11010307.
134. Stecco C, Porzionato A, Lancerotto L, et al.: Histological study of the deep fasciae of the limbs, *J Bodyw Mov Ther* 12:225–230, 2008. https://doi.org/10.1016/j.jbmt.2008.04.041.
135. Stecco C, Schleip R: A fascia and the fascial system, *J Body Mov Ther* 20:139–140, 2016. https://doi.org/10.1016/j.jbmt.2015.11.012.
136. Suri S, Gill SE, Massena de Camin S, et al.: Neurovascular invasion at the osteochondral junction and in osteophytes in osteoarthritis, *Ann Rheum Dis* 66:1423–1428, 2007. https://doi.org/10.1136/ard.2006.063354.
137. Svensson RB, Heinemeier KM, Couppe C, et al.: Effect of aging and exercise on the tendon, *J Appl Physiol* 121:1237–1246, 2016. https://doi.org/10.1152/japplphysiol.00328.2016.
138. Szadek KM, Hoogland PV, Zuurmond WW, et al.: Possible nociceptive structures in the sacroiliac joint cartilage: an immunohistochemical study, *Clin Anat* 23(2):192–198, 2010.
139. Thornton GM, Lemmex DB, Ono Y, et al.: *Aging affects mechanical properties and lubricin/PRG4 gene expression in normal ligaments*, J Biomech Epub, 2015.
140. Troke M, Moore AP, Maillardet FJ, et al.: A normative database of lumbar spine ranges of motion, *Man Ther* 10:198–206, 2005.
141. Van GA, Roosen P, Almqvist KF, et al.: Effects of in-vivo exercise on ankle cartilage deformation and recovery in healthy volunteers: an experimental study, *Osteoarthritis Cartilage* 19:1123–1131, 2011.
142. Vincent TL, Wann AKT: Mechanoadaptation: articular cartilage through thick and thin, *J Physiol* 597:1271–1281, 2019. https://doi.org/10.1113/JP275451.
143. von Stengel S, Kemmler W, Kalender WA, et al.: Differential effects of strength versus power training on bone mineral density in postmenopausal women: a 2-year longitudinal study, *Br J Sports Med* 41:649–655, 2007.
144. Wackerhage H, Rennie MJ: How nutrition and exercise maintain the human musculoskeletal mass, *J Anat* 208:451–458, 2006.
145. Wade L, Lichtwark G, Farris DJ: Movement strategies for countermovement jumping are potentially influenced by elastic energy stored and released from tendons, *Sci Rep* 8:1–11, 2018. https://doi.org/10.1038/s41598-018-20387-0.
146. Wang LJ, Zeng N, Yan ZP, et al.: Post-traumatic osteoarthritis following ACL injury, *Arthritis Res Ther* 22:57, 2020. https://doi.org/10.1186/s13075-020-02156-5.
147. Wang N: Review of cellular mechanotransduction, *J Phys D Appl Phys* 50, 2017. https://doi.org/10.1088/1361-6463/aa6e18.
148. Wei F, Chang Y, Wei W: The role of BAFF in the progression of rheumatoid arthritis, *Cytokine* 76(2):537-44, 2015.
149. Wilke J, Krause F, Vogt L, et al.: What is evidence-based about myofascial chains: a systematic review, *Arch Phys Med Rehabil* 97:454–461, 2016. https://doi.org/10.1016/j.apmr.2015.07.023.
150. Wilke J, Macchi V, De Caro R, et al.: Fascia thickness, aging and flexibility: is there an association? *J Anat* 234:43–49, 2019. https://doi.org/10.1111/joa.12902.
151. Wilke J, Schleip R, Yucesoy CA, et al.: Not merely a protective packing organ? A review of fascia and its force transmission capacity, *J Appl Physiol* 124:234–244, 2018. https://doi.org/10.1152/japplphysiol.00565.2017.
152. Wilke J, Vogt L, Niederer D, et al.: Is remote stretching based on myofascial chains as effective as local exercise? A randomised-controlled trial, *J Sports Sci* 35:2021–2027, 2017. https://doi.org/10.1080/02640414.2016.1251606.
153. Woo SL, Abramowitch SD, Kilger R, et al.: Biomechanics of knee ligaments: injury, healing, and repair, *J Biomech* 39:1–20, 2006.
154. Woo SL, Gomez MA, Sites TJ, et al.: The biomechanical and morphological changes in the medial collateral ligament of the rabbit after immobilization and remobilization, *J Bone Joint Surg Am* 69:1200–1211, 1987.
155. Woolf CJ: Central sensitization: implications for the diagnosis and treatment of pain, *Pain* 152:S2–S15, 2011.
156. Yang Y, You X, Cohen JD, et al.: Sex differences in osteoarthritis pathogenesis: a comprehensive study based on bioinformatics, *Med Sci Monit* 26:e923331, 2020. https://doi.org/10.12659/MSM.923331.
157. Young B, O'Dowd G, Woodford P: *Wheater's functional histology: a text and colour atlas*, ed 6, Philadelphia, 2013, Churchill Livingstone.
158. Yucesoy CA, Koopman BH, Grootenboer HJ, et al.: Extramuscular myofascial force transmission alters substantially the acute effects of surgical aponeurotomy: Assessment by finite element modeling, *Biomech Model Mechanobiol* 7:175–189, 2008. https://doi.org/10.1007/s10237-007-0084-z.
159. Zanon G, Di Vico G, Marullo M: Osteochondritis dissecans of the knee, *Joints* 2:29–36, 2014.
160. Zimmerman A, Bai L, Ginty DD: The gentle touch receptors of mammalian skin, *Science* 346(6212):950–954, 2014.
161. Zugel M, Maganaris CN, Wilke J, et al.: Fascial tissue research in sports medicine: from molecules to tissue adaptation, injury and diagnostics: consensus statement, *Br J Sports Med* 52:1497, 2018. https://doi.org/10.1136/bjsports-2018-099308.

## 학습문제_Study Questions

1. 달걀형 관절과 안장형 관절 사이의 형태학적 차이를 설명하라. 각 관절유형에 대한 해부학적 예를 제시하라.
2. 부동관절과 가동(윤활)관절 사이의 구조 및 기능적 차이를 구분할 수 있는 중요한 것들을 열거하라.
3. 관절속원반(또는 반달연골)은 때론 가동관절에서 발견된다. 관절속원반을 가지고 있는 3개의 관절을 열거하라. 이런 관절에 있는 관절속원반의 중요 기능을 설명하라.
4. 인체에 있는 4가지의 주요 조직의 유형을 열거하라.
5. 그림 2.3에서 2.9까지 소개된 관절 중 가장 큰 자유도(a)와 가장 작은 자유도(b)의 관절은 무엇인가?
6. I형 아교질과 탄력소 사이의 중요한 기능적 차이를 열거하라. 각 섬유단백질의 비율이 높은 조직들을 열거하라.
7. *축폐선*과 *순간적인 돌림축* 사이의 차이점은 무엇인가? 비록 정상적이지만 비교적 큰 축폐선을 가지고 있는 관절의 생체역학적 또는 임상적 결과를 하나 제시하라.
8. 연골막(a)과 뼈막(b)을 정의하라. 이런 조직의 일차적 기능은 무엇인가?
9. 관절을 가로지르는 압박력을 반복적으로 분산시키기 위해 관절연골이 사용하는 기본적인 기전을 설명하라.
10. 뼈는 왜 관절연골보다 치유 능력이 높은지 중요한 이유를 설명하라.
11. 볼프의 법칙과 휘터-볼크만법칙은 외적인 부하와 뼈형성 사이의 관계를 설명한다. 관계를 설명하고 상반되어 보이는 두 법칙이 어떻게 공존할 수 있는지 설명하라.
12. 관절주위 결합조직에 대한 자연적인 노령화의 영향을 설명하라. 극단적인 예에 있어, 이러한 변화는 임상적으로 어떻게 나타날 수 있는가?
13. 관절연골, 힘줄, 그리고 뼈에 공통적으로 있는 3가지의 조직학적 특징을 열거하라.
14. 골관절염과 류마티스관절염을 짧게 비교하라.
15. 윤활관절에서 *항상* 발견되는 3가지 구조를 열거하라. 이러한 구조에 영향을 미치는 흔한 병리를 열거하고, 그 결과로 초래되는 손상의 특성을 설명하라.
16. 윤활액의 기능은 무엇인가?
17. 반복적으로 발목을 삐는 사람은 흔히 발목의 감소된 고유감각 징후를 보인다. 이런 임상적 상황에 대한 가능한 연관성을 설명하라.

Chapter

3

# 근육: 뼈대계통의 일차적인 안정자와 운동자

Muscle: The Primary Stabilizer and Mover of the Skeletal System

**주제 요약**



안정된 자세는 맞서고 있는 힘들의 균형에서 비롯된다. 이와는 대조적으로, 움직임은 맞서고 있는 힘들의 균형이 깨질 때 일어난다. 근육에 의해 발생된 힘은 자세와 움직임 사이의 복잡한 균형을 조절하기 위한 일차적인 수단이다. 이 장에서는 힘의 발생, 조절, 저장, 그리고 전달에 대한 근육과 힘줄의 역할을 다룬다. 이러한 기능은 뼈대구조를 안정화시키거나 움직이게 하는 데 필수적이다. 특히, 이 장에서는 다음과 같은 사항들을 살펴볼 것이다.

- 근육이 주어진 근육길이에서 적절한 양의 힘을 발생시켜 뼈를 안정화시키는 방법. 근육은 힘을 수동적으로(즉, 신장에 대한 근육의 저항에 의해) 그리고 훨씬 더 많은 양을 위해 능동적으로(즉, 근육수축에 의해) 발생시킨다.
- 근육이 뼈를 부드러우면서도 강력하게 움직이기 위해 힘을 조절하고 제어하는 방법들. 정상적인 움직임은 주어진 과제에 부과된 많은 환경적 제약에도 불구하고 매우 조절되고 세련되게 나타날 수 있다.
- 운동학 연구를 위한 근전도(EMG) 사용
- 근육피로의 기본적 기전
- 근력훈련, 고정, 그리고 고령화로 인한 근육의 적응

이러한 접근 방식은 운동학을 공부하는 학생이 일상적인 과제에서 사용되는 자세와 움직임을 조절하는 근육의 다양한 역할을 이해할 수 있게 해준다. 이 외에도, 기능적 활동을 방해하거나 도와주는 근육의 기능장애 및 적응에 대한 임상적 진단을 내리는 데 필요한 정보도 임상가에게 제공하고자 한다. 이러한 이해는 어떤 사람의 기능적 능력을 개선시키기 위한 현명한 중재의 적용으로 이어질 수 있다.

## 뼈대 안정자로서의 근육: 주어진 길이에서 적절한 양의 힘을 발생시키기

뼈는 주어진 환경과 상호작용하면서 신체를 지지한다. 뼈대에 부

착하는 많은 조직들이 신체를 지지하지만, 근육만이 신체를 불안정시킬 수 있는 즉각적인(급성) 외적인 힘과 오랜 기간 반복적인(만성) 외적인 힘 둘 다에 적응할 수 있다. 근육조직이 이러한 기능에 이상적으로 적합한 이유는 외적인 환경 그리고 신경계에 의해 제공되는 내적인 조절기전 둘 다에 연결되어 있기 때문이다. 신경계의 정교한 조절하에서, 근육은 매우 다양한 상황에도 불구하고 뼈대구조를 안정화시키는 데 필요한 힘을 발생시킬 수 있다. 예를 들어, 눈을 수술하는 동안 근육은 조그마한 외과용 메스를 조작하고 있는 손가락을 안정화시키기 위해 미세한 조절을 발휘한다. 근육은 또한 데드리프트(dead-lift)와 같은 극한의 무게를 들어 올리는 과제를 수행하는 결정적인 몇 초 동안 큰 힘을 발생시킬 수도 있다.

안정화의 힘을 발생시키는 근육의 특별한 역할에 대한 이해는 근육섬유와 근육원섬유마디의 소개로 시작된다. 이러한 주제 다음으로 근육의 형태학과 근육-힘줄의 구조가 뼈로 전달되는 힘의 범위에 어떻게 영향을 미치는지를 논의한다. 근육이 길어질(또는 신장될) 때 발생되는 *수동장력(passive tension)*이나 신경계에 의해 자극되거나 '활성'되었을 때 발생되는 *능동적인 힘(active force)*을 어떻게 생산하는지에 대한 근육의 기능을 탐구할 것이다. 그다음으로 근육의 힘과 길이 사이의 관계 그리고 이런 관계가 관절에 대해 발생한 등척 토크에 어떻게 영향을 미치는지에 대해 검토할 것이다. 글상자 3.1은 이 단락에서 제기된 주요 개념에 대한 요약을 제시하였다.

**글상자 3.1 주요 개념: 뼈대 안정자로서의 근육**

- 뼈대근육의 구조적 구성에 대한 소개
- 근육내 세포바깥결합조직
- 근육 형태학
- 근육의 구조: 생리적 단면적과 깃각
- 수동적인 길이-장력곡선
- 근육과 힘줄의 병렬탄성요소와 직렬탄성요소
- 근육의 탄성과 점탄성
- 능동적인 길이-장력곡선
- 근육섬유의 조직학적 구조
- 잔섬유활주설(sliding filament theory)
- 총 길이-장력곡선: 능동적인 힘과 수동적인 힘의 합
- 등척 힘과 내적인 토크-관절각도곡선
- 내적인 토크-관절각도곡선에 영향을 미치는 역학적 특성과 생리적 특성

## 뼈대근육의 구조적 구성에 대한 소개

위팔두갈래근(biceps brachii)이나 장딴지근(gastrocnemius)과 같은 신체의 모든 근육은 많은 개별 *근육섬유(muscle fiber)*로 구성되어 있으며, 이러한 근육섬유의 두께는 약 10~100 μm이고 길이는 약 1~30 cm의 범위를 보인다.[157] 근육섬유와 근육힘살(muscle belly) 사이의 구조적 관계는 그림 3.1에서 보여주고 있다. 각각의 근육섬유는 다수의 핵을 가진 개별세포다. 개별 근육섬유의 수축 또는 짧아짐은 궁극적으로 전체 근육수축의 원인이 된다.

각 근육섬유의 기본단위를 *근육원섬유마디(sarcomere)*라 한다. 근육원섬유마디는 각 근육섬유의 전체에 걸쳐 일렬로 정렬되어 있기 때문에, 근육원섬유마디의 짧아짐은 근육섬유 전체의 짧아짐을 만들어낸다. 이러한 이유 때문에, 근육원섬유마디는 근육 내의 궁극적인 힘 발생기로 고려된다. 근육원섬유마디의 구조와 기능은 이 장의 후반부에서 좀 더 자세히 설명하겠지만, 근육이 수축성 또는 비수축성으로 분류될 수 있는 단백질을 포함하고 있다는 것을 이해하는 것이 중요하다. 액틴과 마이오신 같은 근육원섬유마디 내의 *수축단백질(contractile protein)*은 근육섬유가 짧아지도록 상호작용하여 능동적인 힘을 발생시킨다. (이러한 이유 때문에, 수축단백질을 '능동'단백질이라고도 한다). 반면, *비수축단백질(noncontractile protein)*은 근육섬유 내의 세포뼈대(cytoskeleton)와 근육섬유 사이의 지지구조 대부분을 구성하고 있다. 이러한 비수축단백질은 근육섬유의 구조를 지지하는 역할을 수행하기 때문에 '구조단백질(structure protein)'이라 불린다. 구조단백질이 근육섬유의 수축을 직접 만들어내지는 않지만, 힘의 발생과 전달에 중요한 이차적인 역할을 담당한다. 예를 들어, 풍부하고 큰 *티틴(titin)* 분자와 같은 구조단백질은 근육섬유 내의 수동장력을 제공하는 반면, *데스민(desmin)*은 인접한 근육원섬유마디들의 정렬을 안정화시킨다.[62,90,110,114] 일반적으로, 구조단백질은 (1) 신장될 때 수동장력을 발생시키고, (2) 근육섬유의 내적인 그리고 외적인 지지와 정렬을 제공하며, (3) 근육 전체에 걸쳐 능동적인 힘을 전달하는 데 도움이 된다. 이러한 개념들은 차후에 좀 더 설명된다.

조금 전 단락에서 소개된 능동단백질과 구조단백질 외에도, 근육을 구성하는 다른 요소로는 광범위하게 놓여 있는 *세포바깥결합조직(extracellular connective tissues)*이 있으며, 이 결합조직은 대부분 아교질과 약간의 탄력소로 구성되어 있다.[46] 구조단백질과 함께, 이러한 세포바깥결합조직은 근육에 구조적 지지와 탄력성을 제공하는 비수축단백질로 분류된다.

근육 내의 세포바깥결합조직은 3가지 해부학적 분할인 근육바깥막, 근육다발막, 그리고 근육속막으로 나눠진다. 그림 3.1은 근육힘살에서부터 개별 근육섬유까지 다양한 근육의 요소들을 감싸고 있는 세포바깥결합조직을 보여주고 있다. *근육바깥막(epimysium)*은 근육힘살의 전체 표면을 감싸고 있으며 주변 근육과 서로 분리시켜주는 질긴 구조이다. 본질적으로, 근육바깥막은 근육힘살에 대한 형태를 제공한다. 근육바깥막은 질기게 엮인 아교질섬유 다발들을 갖고 있어 신장에 저항한다. *근육다발막(perimysium)*은 근육바깥막 내에 놓여 있으며, 근육을 근육섬유다발(fascicle, 즉 근육섬유들의 무리)로 나누고, 혈관과 신경을 위한 통로의 역할

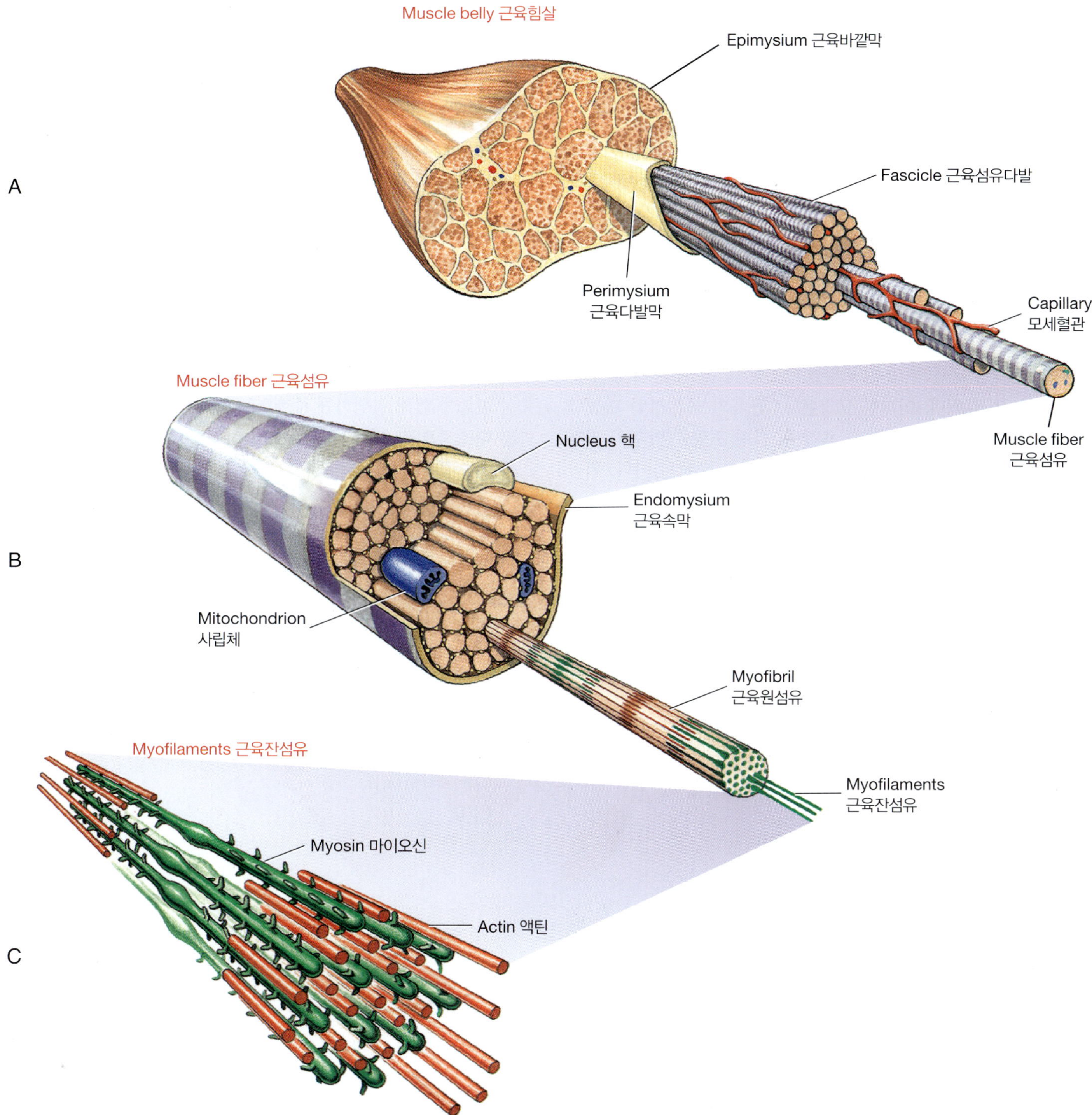


**그림 3.1** 근육힘살에서부터 개별 수축(또는 능동)단백질(근육잔섬유)까지 보여주고 있는 근육의 기본 요소. 3가지의 결합조직도 보여주고 있다. (A) 근육힘살은 *근육바깥막*에 둘러싸여 있으며, 각각의 근육섬유다발은 *근육다발막*에 싸여 있다. (B) 각각의 근육섬유는 *근육속막*에 둘러싸여 있다. 근육섬유 내의 개별 *근육원섬유*는 많은 근육잔섬유들을 포함하고 있다. (C) 이러한 근육잔섬유는 수축단백질인 액틴과 마이오신으로 구성되어 있다. (Modified from Standring S: *Gray's anatomy: the anatomical basis of clinical practice*, ed 41, New York, 2015, Churchill Livingstone.)

을 제공한다. 근육바깥막처럼 근육다발막도 질기고 비교적 두꺼우며 신장에 저항한다. *근육속막(endomysium)*은 개별 근육섬유를 감싸고 있으며, 근육세포막(sarcolemma)의 바로 바깥에 위치한다. 근육속막은 근육섬유와 모세혈관 사이의 대사 교환이 이루어지는 위치를 나타낸다.[137] 이런 섬세한 조직은 비교적 조밀한 아교질섬유의 그물망 구조로 구성되어 있으며, 일부는 근육다발막에 연결된다. 근육속막은 근육섬유로부터의 측면 연결을 통해 근육수축 힘의 일부를 힘줄로 전달한다.

근육섬유의 길이는 힘줄에서 힘줄까지 길게 뻗어 있는 것도 있고 이 거리의 일부에 불과한 길이도 있기 때문에 근육마다 다양하다. 세포바깥결합조직은 개개 근육섬유의 연결을 도와주기 때문에 근육의 전체길이에 걸쳐 수축력을 전달하는 데 도움이 된다.[87] 이런 3가지의 결합조직이 개별적인 독립체로 설명되고 있지만, 이들은 연속적인 조직의 띠로 서로 엮여 있다. 이런 배열은 전체 근육에 강도, 지지, 그리고 탄력성을 제공한다. 글상자 3.2에 근육 내 세포바깥결합조직의 기능을 요약하였다.

**글상자 3.2 근육 내 세포바깥결합조직의 기능 요약**

- 근육에 총체적인 구조와 형태를 제공한다.
- 혈관과 신경을 위한 통로의 역할을 한다.
- 수동장력을 발생시킬 수 있으며, 근육이 거의 최대 길이로 신장되었을 때 가장 현저하게 발생된다.
- 일시적으로 에너지를 저장하고 근육이 신장된 후 원래의 형태로 회복하는 것을 돕는다.
- 힘줄에 수축력을 전달하고 궁극적으로 관절을 가로질러 전달한다.

## 근육 형태학

근육 형태학은 근육의 기본 모양을 설명한다. 근육은 다양한 모양을 가지고 있으며, 이러한 모양은 그 근육의 근본적인 기능에 영향을 미친다(그림 3.2). 가장 흔한 두 가지 모양은 방추와 깃털(pennate, 깃털을 의미하는 라틴어 *penna*에서 유래됨)이다. 위팔두갈래근과 같은 *방추근육(fusiform muscle)*은 서로에 대해 그리고 중심 힘줄에 대해 평행하게 주행하는 근육섬유를 가지고 있다. 이와는 대조적으로, *깃근육(pennate muscle)*은 중심 힘줄에 대해 비스듬히 부착되는 근육섬유를 가지고 있다. 다음 단락에서 설명하

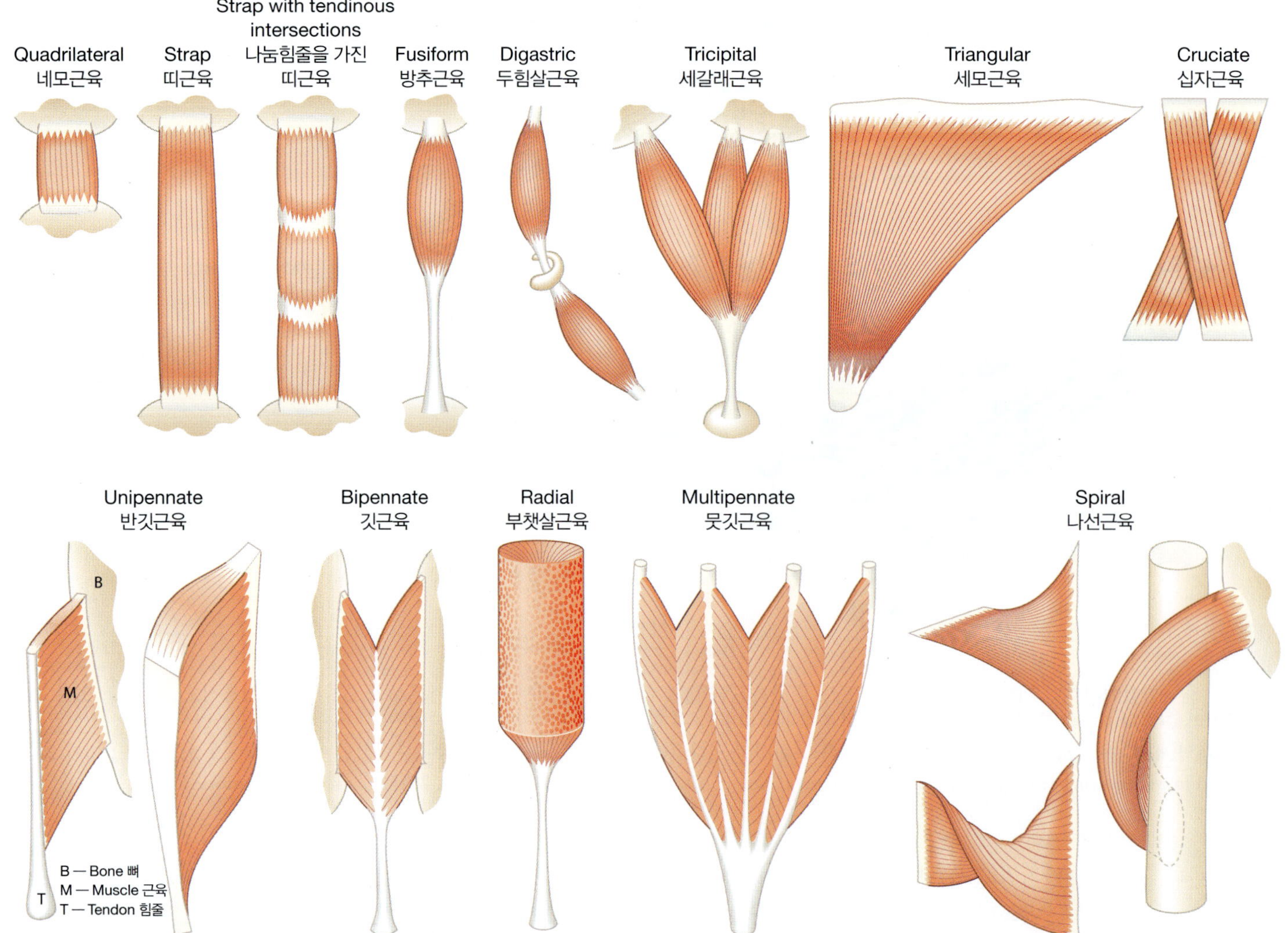


**그림 3.2** 근육의 일반적인 형태와 근육섬유다발의 구조에 근거한 형태학적 '모양'. 다양한 모양은 힘줄과 당김의 방향에 대한 서로 다른 근육섬유의 방향에 근거한다. (Modified from Standring S: *Gray's anatomy: the anatomical basis of clinical practice*, ed 42, St.Louis, 2021, Elsevier.)

겠지만, 깃근육은 주어진 면적에 대해 많은 수의 근육섬유를 가질 수 있기 때문에 비교적 큰 힘을 발생시킬 수 있다.[1] 인체에 있는 대부분의 근육은 깃근육으로 고려되며, 중심 힘줄에 유사한 각도로 부착하는 근육섬유 집합들의 수에 따라 반깃근육(unipennate), 깃근육(bipennate), 그리고 뭇깃근육(multipennate)으로 좀 더 분류된다.

## 근육 구조

이 단락에서는 근육의 2가지 중요한 구조적 특징인 *생리적 단면적*과 *깃각*에 대해 설명한다. 이러한 특징은 근육과 힘줄을 통해 그리고 궁극적으로는 뼈대에 전달되는 힘의 양에 강력한 영향을 미친다.

근육의 *생리적 단면적(physiologic cross-sectional area)*은 능동적인 힘을 발생시킬 수 있는 능동단백질의 수를 반영한다. 방추근육의 생리적 단면적은 근육힘살을 가로로 자르거나 근육의 전체 부피를 길이로 나눠서 결정된다.[107] 보통 $cm^2$ 또는 $mm^2$으로 표현되는 생리적 단면적은 근육 내에 있는 모든 근육섬유 단면적의 총합을 나타낸다. 근육이 완전히 활성되었다고 가정할 때, *근육의 최대 힘은 모든 근육섬유 단면적의 총합에 비례한다.* 따라서 정상적인 상황이라면 근육이 굵을수록 유사한 형태의 좀 더 가는 근육보다 더 큰 힘을 발생시키게 된다. 방추근육의 생리적 단면적을 측정하는 것은 근육섬유가 주로 평행하게 배열되어 있기 때문에 비교적 단순하다. 그러나 깃근육의 생리적 단면적을 측정할 때에는 근육섬유가 서로에 대해 다른 깃각을 가질 수 있기 때문에 주의가 요구된다. 생리적 단면적을 정확하게 측정하기 위해서는 단면이 근육섬유 각각에 대해 수직으로 만들어져야 한다. 인체의 몇몇 근육에

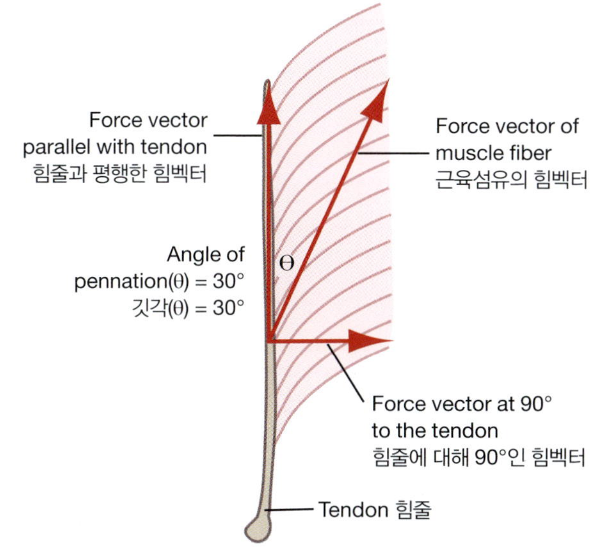


그림 3.3 30°의 깃각(θ)으로 근육섬유가 배열되어 있는 반깃근육을 보여주고 있다.

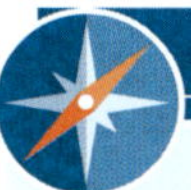

**SPECIAL FOCUS 3.1**

### 근육의 최대 힘 추정

뼈대근육의 *비력(specific force)*은 *단위 생리적 단면적당* 생성되는 능동적인 *힘*의 최대 양으로 정의되며, 일반적으로 제곱미터당 뉴턴($N/m^2$) 또는 제곱인치당 파운드($lb/in^2$)와 같은 단위로 표현된다. 인간 근육의 비력은 추정하기 어렵지만, 여러 연구를 통해 15~60 $N/cm^2$ 사이의 수치 또는 흔히 30~45 $N/cm^2$(약 43~65 $lb/in^2$) 사이의 수치를 나타낸다고 보고하고 있다.[33,88,107] 수치에서의 이런 큰 편차는 근육섬유 유형의 구성이 사람이나 근육마다 차이가 난다는 것 외에도 사람의 정확한 생리적 단면적을 측정한다는 것이 기술적으로 어렵다는 것을 반영한다.[52] 일반적으로, *빠른연축근육섬유(fast twitch fiber)*의 비율이 높은 근육은 *느린연축근육섬유(slow twitch fiber)*의 비율이 높은 근육보다 비력이 약간 더 높다.

건강한 근육에 의해 발생된 최대 힘이 단면적과 상당한 상관관계를 갖는다는 사실은 단순한 것처럼 보이지만, 사실 많은 개념적 정보가 함축되어 있다. 예를 들어, 네갈래근(quadriceps)의 생리적 단면적이 180 $cm^2$인 잘 발달된 건강한 남성을 고려해 보자. 이 예의 목적을 위해 비력이 30 $N/cm^2$라 가정하면, 근육은 약 5,400 N (180 $cm^2$ × 30 $N/cm^2$) 또는 약 1,214 lb의 최대 힘을 발휘할 것으로 예상된다.[25] 이와는 대조적으로, 네갈래근과 비력이 비슷하다고 추정되는 훨씬 더 작은 손의 엄지모음근(adductor pollicis)을 고려해 보자. 평균 크기의 엄지모음근은 약 2.5 $cm^2$의 생리적 단면적만을 가지고 있기 때문에, 이 근육은 약 75 N (17 lb)의 수축력만을 생산할 것으로 추정된다.

앞서 언급된 두 근육에 있어, 최대 힘 가능성에서의 현저한 차이는 이들의 매우 다른 기능적 역할을 고려한다면 놀랄 일은 아니다. 일반적으로 네갈래근은 중력에 대항해 체중의 대부분을 들어 올리거나 지지하는 데 일상적으로 사용되기 때문에, 이 근육에 대한 요구는 큰 편이다. 네갈래근의 구조는 힘줄을 통해 그리고 궁극적으로 무릎을 가로질러 전달되는 힘의 양에 상당한 영향을 미친다. 네갈래근의 깃각이 평균 약 30°라 가정하면, 힘줄을 통해 무릎을 가로질러 전달될 것으로 예상되는 최대의 힘은 약 4,676 N(코사인 30° × 5,400 N) 또는 1,051 lb가 될 것이다. 이런 힘의 크기는 믿기 어려워 보일 수 있지만, 실제로는 합리적인 범위 내에 있는 것이다. 이러한 힘을 토크(torque)로 표현하는 것은 무릎 폄의 근력을 측정하기 위해 근력-검사 도구를 사용하는 임상가들에게는 좀 더 의미 있는 것이 될 것이다. 네갈래근의 무릎 폄근육 모멘트팔이 4 cm라고 가정하면, 최대 무릎 폄근육 토크에 대한 최선의 추정값은 약 187 Nm (0.04 m × 4,676 N)가 될 것이다—이러한 수치는 문헌에서 보고된 건강한 성인 남성의 범위 내에 떨어지는 수치이다.[25,44,157]

대한 생리적 단면적은 부록 II와 IV에 제시되었다.

*깃각(pennation angle)*은 근육섬유와 힘줄 사이의 방향 각도를 의미한다(그림 3.3). 근육섬유가 힘줄에 대해 평행하게 부착되어 있다면, 깃각은 0°로 정의된다. 이러한 경우, 근육섬유에 의해 발생된 모든 힘은 힘줄 그리고 관절을 가로질러 전달된다. 그러나 깃각이 0°보다 크다면(즉, 힘줄에 대해 사선으로 부착된다면), 근육

섬유에 의해 생산된 힘의 단지 일부만이 힘줄을 통해 세로로 전달된다. 이론적으로 0°의 깃각을 가지고 있는 근육은 수축력의 100%를 힘줄로 전달하지만, 30°의 깃각을 가진 근육은 수축력의 87%만을 힘줄로 전달한다(코사인 30°는 0.87). 대부분의 인간 근육은 0~30° 범위의 깃각을 가지고 있다.[87]

일반적으로 깃근육은 비슷한 부피의 방추근육보다 더 큰 최대 힘을 생산한다. 깃근육의 근육섬유는 중심 힘줄에 대해 사선을 향하고 있기 때문에, 주어진 근육의 면적에 대해 더 많은 근육섬유를 가질 수 있다. 이런 공간절약형 전략(space-saving strategy)은 깃근육에 상대적으로 큰 생리적 단면적을 제공해줌으로써 큰 힘을 발생시킬 수 있는 능력을 부여하게 된다. 예를 들어, 점프를 할 때 매우 큰 힘을 발생시켜야 하는 뭇깃근육인 장딴지근(gastrocnemius)을 고려해보자. 장딴지근은 비교적 큰 깃각을 가지고 있어 근육섬유에서 힘줄로 전달되는 힘은 감소되지만, 상대적으로 더 큰 생리적 단면적을 갖고 있기 때문에 큰 힘을 낼 수 있다. 그림 3.3에서 보여주고 있는 것과 같이, 30°의 깃각은 근육섬유에서 발생된 힘의 87%를 힘줄의 장축(long axis)을 통해 전달할 수 있다.

## 근육과 힘줄: 힘의 발생

### 수동적인 길이-장력곡선

신경계로부터의 자극에 의해, 근육원섬유마디(sarcomere) 내의 수축(능동)단백질은 전체 근육의 수축 또는 짧아짐을 유발한다. 특히 액틴과 마이오신으로 구성되는 이런 수축단백질은 구조단백질에 의해 물리적 지지를 받는 것 외에도 근육바깥막, 근육다발막, 그리고 근육속막과 같은 비수축성 세포바깥결합조직의 그물망에 의해서도 물리적 지지를 받는다. 해부학적 목적보다는 기능적 목적을 위해, 이러한 비수축성 조직은 근육의 병렬탄성요소와 직렬탄성요소로 설명된다(그림 3.4). *직렬탄성요소(series elastic component)*는 능동단백질과 직렬로(즉, 한 줄로) 부착되는 조직이다. 이러한 조직의 예로는 힘줄 그리고 티틴(titin)과 같은 큰 구조단백질이 있다. 이와는 대조적으로, *병렬탄성요소(parallel elastic component)*는 능동단백질을 둘러싸거나 평행하게 놓이는 조직이다. 이러한 비수축성 조직에는 근육섬유를 둘러싸고 지지하는 세포바깥결합조직(예를 들어, 근육다발막)과 그 밖의 구조단백질 계열이 포함된다.

관절의 돌림운동에 의한 근육 전체의 신장은 병렬과 직렬탄성요소 둘 다 길어지게 하여, 근육 내에서 스프링과 같은 저항 또는 뻣뻣함(stiffness)을 발생시킨다. 이때의 저항력을 *수동장력(passive tension)*이라 하는데, 그 이유는 이러한 저항력이 능동적 또는 의지적 수축에 의존하지 않기 때문이다. 병렬탄성요소와 직렬탄성요소의 개념은 해부학적 설명을 매우 단순화시키기 위한 것이지만, 신장된 근육에 의해 발생된 저항력의 수준을 설명하는 데 유용하다.

병렬탄성요소와 직렬탄성요소가 근육 내에서 길어질 때, 일반적인 *수동적인 길이-장력곡선(passive length-tension curve)*이 발생된다(그림 3.5). 이러한 수동적인 길이-장력곡선은 고무줄을 신장시켰을 때 얻어지는 곡선과 유사하며 수학적 지수함수의 모양과 비슷하다. 이완된(즉, 느슨한) 모든 조직이 장력의 초기단계

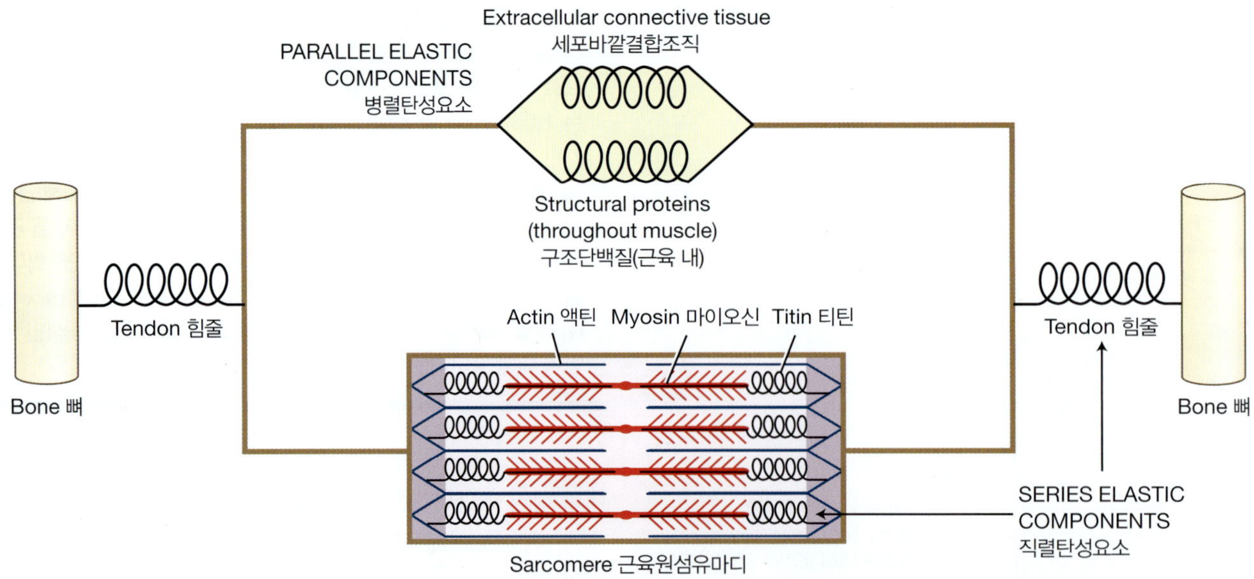


**그림 3.4** 두 뼈 사이에 부착된 전체 근육의 도식모형으로, 비수축성 요소(예를 들어, 세포바깥결합조직 및 우세한 티틴단백질)와 수축성 요소(예를 들어, 액틴과 마이오신)를 묘사하고 있다. 이 모형은 나선형 스프링으로 비수축성 요소를 묘사하고 있으며 직렬탄성요소와 병렬탄성요소로 구분하고 있다. *직렬탄성요소*(수축성 요소와 직렬로 정렬)는 힘줄과 근육원섬유마디 내에서 보여주고 있는 구조단백질인 티틴이다. *병렬탄성요소*(수축성 요소와 나란히 정렬)는 세포바깥결합조직(예를 들어, 근육다발막)과 근육 내에 위치한 그 밖의 구조단백질들이다.

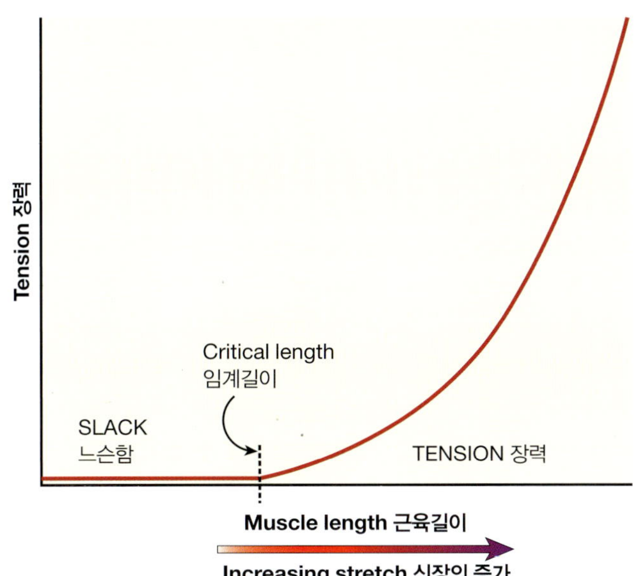


그림 3.5 일반적인 수동적인 길이-장력곡선이 제시되었다. 근육이 계속해서 신장될 때, 조직은 수동장력을 발생시키기 시작하는 임계길이에 도달하기 전까지는 짧아진 근육의 초기 길이인 느슨한 상태로 있다. 이러한 임계길이를 넘어서면, 장력은 지수함수처럼 계속해서 증가하게 된다.

인 *임계길이(critical length)*에 도달한 이후부터 근육 내의 수동요소들은 수동장력을 발생시키기 시작한다. 이러한 임계길이에 도달한 이후부터, 장력은 근육이 매우 높은 뻣뻣함의 수준에 도달할 때까지 계속해서 증가한다. 이러한 단계에서 좀 더 장력이 발생하게 되면, 결국 조직은 파열되거나 끊어지게 된다.

신장된 건강한 근육에서의 수동장력은 세포바깥결합조직, 힘줄, 그리고 구조단백질과 같은 비수축성 요소에 의해 생산된 탄성력으로부터 나오는 것이다. 이러한 조직들은 서로 다른 뻣뻣함의 특성을 보인다. 근육이 단지 약간 또는 중간 정도로 신장되었을 때, 근육 내에서 발생한 대부분의 수동장력은 구조단백질(특히 티틴[57,81,90])에서 기인한 것이다. 그러나 근육이 좀 더 많이 신장되었을 때 발생되는 대부분의 수동장력은 세포바깥결합조직(특히 힘줄을 구성하는 결합조직)에서 기인된다.[55]

이런 간단한 수동적인 길이-장력곡선은 근육힘줄단위의 전반적인 힘 발생 능력의 중요한 부분을 나타낸다.[86] 이러한 수동장력의 능력은 근육섬유가 능동적인 힘 발생 능력을 상실하기 시작하는 매우 긴 길이에서 특히 중요하게 되는데, 능동적인 힘이 긴 길이에서 상실되는 이유는 힘을 발생시키는 능동단백질들(즉, 액틴과 마이오신) 사이의 중첩이 감소되기 때문이다. 수동적인 길이-장력곡선에서 나타나는 곡선 기울기의 경사도 양상은 특정 근육의 구조 그리고 지지하는 결합조직의 양과 유형에 따라 달라진다.

신장된 근육에서 발생된 수동장력은 중력, 신체적 접촉, 또는 활성된 다른 근육의 힘들에 대항해 관절을 움직이거나 안정화시키는 것과 같은 많은 유용한 목적을 위해 기능한다. 예를 들어, 빠른 속도의 걷기에서 밀기(push off) 단계의 바로 직전인 디딤기(stance phase) 끝 지점에서 종아리 근육들과 아킬레스힘줄의 수동적 길어짐에 대해 고려해 보자. 이런 수동장력은 근육의 힘이 발을 통해 지면으로 전달하는 것을 도움으로써 걷기의 추진(propulsion) 단계를 시작하는 데 도움이 된다.[74,93] 신장된 근육 내에서 발생한 수동장력이 일반적으로 유용하기는 하지만, 때로는 수동장력의 기능적 효율성이 다음과 같은 이유 때문에 제한되기도 한다: (1) 외적인 힘이 빠르게 변화하는 것에 비해 조직의 역학적 반응성이 지연되어 나타나는 경우, 그리고 (2) 조직이 의미 있는 수동장력을 발생시키는 데 필요한 확실한 양의 길어짐이 부족한 경우.

신장된 근육조직은 근육 신장을 발생시키는 데 사용된 에너지의 일부를 일시적으로 저장하기 때문에 탄성(elasticity)의 특성을 보인다.[124] 이렇게 저장된 에너지가 방출될 때 근육의 힘을 유지하거나 증가시켜, 전반적인 대사 효율성을 크게 향상시킨다.[74,124] 또한 신장된 근육은 신장 속도가 증가함에 따라 수동저항(뻣뻣함)이 증가되기 때문에 점탄성(viscoelasticity)의 특성(1장 참조)도 나타낸다. 탄성과 점탄성의 특성은 플라이오메트릭운동(plyometric exercise)의 중요한 요소가 된다.

중간 정도로 신장된 근육에서 저장된 에너지는 근육의 최대 힘과 비교하여 상대적으로 작을 수는 있지만, 이때 저장된 에너지는 최대로 늘어날 때 발생할 수 있는 근육의 손상을 방지하는 데 도움이 될 수도 있다.[94] 따라서 탄성은 근육과 힘줄의 구조적 요소를 보호할 수 있는 제동기전(damping mechanism)의 역할을 수행할 수 있다.

## 능동적인 길이-장력곡선

이 단락은 근육이 능동적인 힘을 어떻게 발생시키는지 설명한다. 능동적인 힘은 *활성*된 근육섬유, 즉 신경계에 의해 수축하도록 자극받은 근육섬유에 의해 생산된다. 그림 3.4의 도식모형에서처럼, 능동적인 힘과 수동장력은 궁극적으로 관절을 구성하는 뼈에 전달된다.

근육섬유는 *근육원섬유(myofibril)*라 불리는 많은 작은 가닥으로 구성되어 있다(그림 3.1). *근육원섬유*는 근육섬유의 수축(능동) 단백질들을 포함하고 있으며 독특한 구조를 가지고 있다. 각각의 근육원섬유는 직경이 1~2 μm이며 많은 *근육잔섬유(myofilament)*로 구성되어 있다. 근육원섬유 내에 있는 가장 중요한 2가지의 근육잔섬유는 단백질인 *액틴(actin)*과 *마이오신(myosin)*이다. 앞으로 설명하겠지만, 근육수축은 주로 액틴과 마이오신 사이의 복잡한 생리적 그리고 역학적 상호작용과 관련 있다. 현미경으로 인접한 두 근육섬유를 관찰할 때 볼 수 있는 근육잔섬유들의 규칙적인 배열구성은 근육원섬유의 특징적인 줄무늬 모양을 만들어 낸다(그림 3.6). 반복적으로 배열된 근육원섬유의 기능적 소단위를 근육원섬유마디(sarcomere)라 한다(그림 3.7). 하나의 근육원섬유마디 내의 어두운 띠를 *A 띠(A band)*라 하는데, *마이오신-굵은잔*

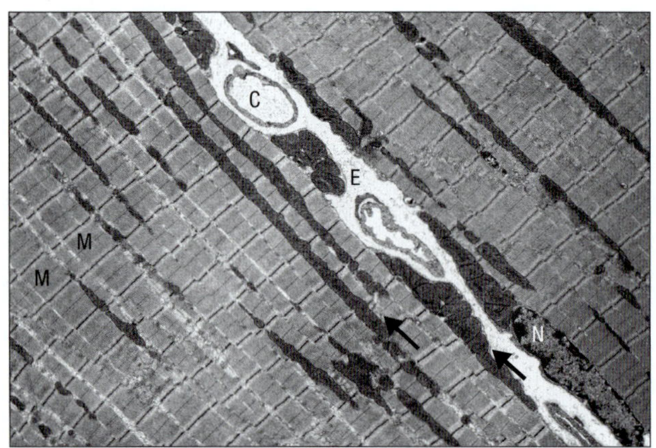


그림 3.6 뼈대근육의 규칙적인 줄무늬 구성을 보여주는 인접한 두 근육섬유 일부의 전자현미경사진. 근육섬유 내에 있는 많은 근육원섬유(M)에 주목하라. 각각의 근육원섬유에는 Z-판에 의한 어두운 가로선이 반복되고 있는데, 이는 개별 근육원섬유마디의 경계를 나타낸다. 이 사진에서는 근육속막(E), 모세혈관(C), 핵(N), 그리고 사립체(*화살표로 표시됨*)에 대한 근육원섬유마디의 크기를 보여주고 있다. (Courtesy of Professor Hans Hoppeler, Institute of Anatomy, University of Bern, Switzerland.)

섬유(*myosin*-thick filament)에 의해 만들어진 띠이다. 또한 마이오신은 *마이오신머리*(*myosin head*)라는 돌출부를 갖고 있으며, 이것은 쌍으로 배열되어 있다(그림 3.8). 밝은 띠인 *I 띠*(*I band*)는 *액틴*-가는잔섬유(*actin*-thin filament)에 의해 만들어진 띠이다(그림 3.7). 이완된 또는 안정상태의 근육섬유에 있어, 액틴잔섬유는 마이오신잔섬유와 부분적으로 중첩되어 있다. 전자현미경으로 관찰하면, 띠들은 H 띠, M 선, 그리고 Z 판으로 구성된 좀 더 복잡한 양상을 나타낸다(표 3.1에서 정의됨). 액틴과 마이오신은 구조단백질의 도움으로 근육원섬유마디 내에 정렬되어 있어, 수축과 신장 동안 근육섬유에 역학적 안정성을 제공한다.[81,90,152] 구조단백질과 근육속막(endomysium)을 통해, 근육원섬유는 궁극적으로 힘줄과 연결된다. 단백질과 결합조직 사이에 형성된 이런 정교한 연결망은 근육 내에서 힘이 세로와 가로로 분산될 수 있게 해준다.[102,153]

**표 3.1 근육원섬유마디 내의 정의된 영역**

| 영역 | 설명 |
|---|---|
| A 띠 | 굵은 마이오신잔섬유들의 존재에 의해 형성된 어두운 띠 |
| I 띠 | 가는 액틴잔섬유들의 존재에 의해 형성된 밝은 띠 |
| H 띠 | 액틴과 마이오신이 중첩되지 않은 A 띠 내의 영역 |
| M 선 | H 띠의 중앙에서 마이오신잔섬유가 비후해져 있는 중간 영역 |
| Z 판 | 연속적인 근육원섬유마디 사이의 연결 지점. Z 판은 가는 액틴잔섬유를 고정하는 데 도움이 됨 |

초기에 설명했듯이, 근육원섬유마디는 근육섬유 내의 기본적인 능동적 힘 발생기이다. 개개의 근육원섬유마디에서 일어나는 수축과정에 대한 이해는 전체 근육의 수축과정을 이해하는 기초가 된다. 수축과정은 근육원섬유마디마다 놀랍도록 유사하며, 많은 근육원섬유마디가 동시에 짧아지면 움직임을 만들어낸다. 근육원섬유마디 내에서 능동적인 힘 발생을 설명하는 모형을 *잔섬유활주설*(*sliding filament hypothesis*)이라고 하며, 1950년대에 휴 헉슬리(Hugh Huxley)[73]와 앤드루 헉슬리(Andrew Huxley)[72] (둘은 서로 관계없음)가 독립적으로 제안했다. 이 가설모형에서, 능동적인 힘은 액틴잔섬유가 마이오신잔섬유를 지나 미끄러지면서 발생되며, 이로 인해 근육원섬유마디 내의 Z 판들이 서로 가깝게 당겨져 H 띠가 좁아진다. 이러한 작용은 액틴잔섬유와 마이오신잔섬유의 중첩을 점진적으로 증가시키는데, 이러한 상황은 사실상 각 근육원섬유마디의 짧아짐을 만들어낼 뿐 능동단백질 자체의 짧아짐을 유발하지는 않는다(그림 3.9). 각각의 마이오신머리는 인접 액틴잔섬유에 부착하며 *교차결합*(*crossbridge*)을 형성한다. 따라서 각 근육원섬유마디에서 발생된 힘의 양은 동시에 형성된 교차결합의 수에 따라 달라진다. 교차결합의 수가 많을수록 근육원섬유마디 내에서 발생한 힘은 더 커진다.

수축 순간의 근육섬유의 *길이*에 따라 근육원섬유마디에 있는 액틴과 마이오신 사이의 정렬 결과가 영향을 받기 때문에, 능동적인 힘의 양은 부분적으로 달라진다. 능동적인 수축이나 수동적인 길어짐에 의해 근육섬유의 길이가 변하면 액틴과 마이오신 사이의 중첩의 양이 달라져 교차결합의 수에도 영향을 미친다.[49] 근육원섬유마디에서의 능동적인 길이-장력곡선은 그림 3.10에서 제시되고 있다. 근육섬유(또는 개개의 근육원섬유마디)의 이상적인 *안정길이*(*resting length*)는 최대의 교차결합의 수를 허용하는 길이이기 때문에 가장 큰 힘을 발생시킬 수 있다. 근육원섬유마디가 안정길이보다 더 길어지거나 더 짧아지게 되면, 교차결합의 수가 감소되어 최대의 활성이나 노력에도 불구하고 발생되는 능동적인 힘의 양은 감소된다. 능동적인 길이-장력곡선은 이상적인 안정길이에서 최고점을 갖는 역 U자 형태의 곡선으로 설명된다.

이 책에서 설명된 용어를 고려한다면 *길이-장력*관계라는 용어보다는 *길이-힘*관계로 표현하는 것이 더 적절할 것이다(1장의 용어해설에 나온 힘과 장력의 정의를 참조). 그러나 *길이-장력*이라는 용어를 사용하는 이유는 생리학 분야에서 널리 받아들여지고 있기 때문이다.

## 능동적인 힘과 수동장력의 합: 총 길이-장력곡선

능동적인 길이-장력곡선이 수동적인 길이-장력곡선과 결합될 때 근육의 총 길이-장력곡선을 나타낼 수 있다. 능동적인 힘과 수동장력의 결합은 넓은 범위의 근육길이에 걸친 넓은 범위의 근육힘을 나타낼 수 있다. 근육을 위한 총 길이-장력곡선은 그림 3.11

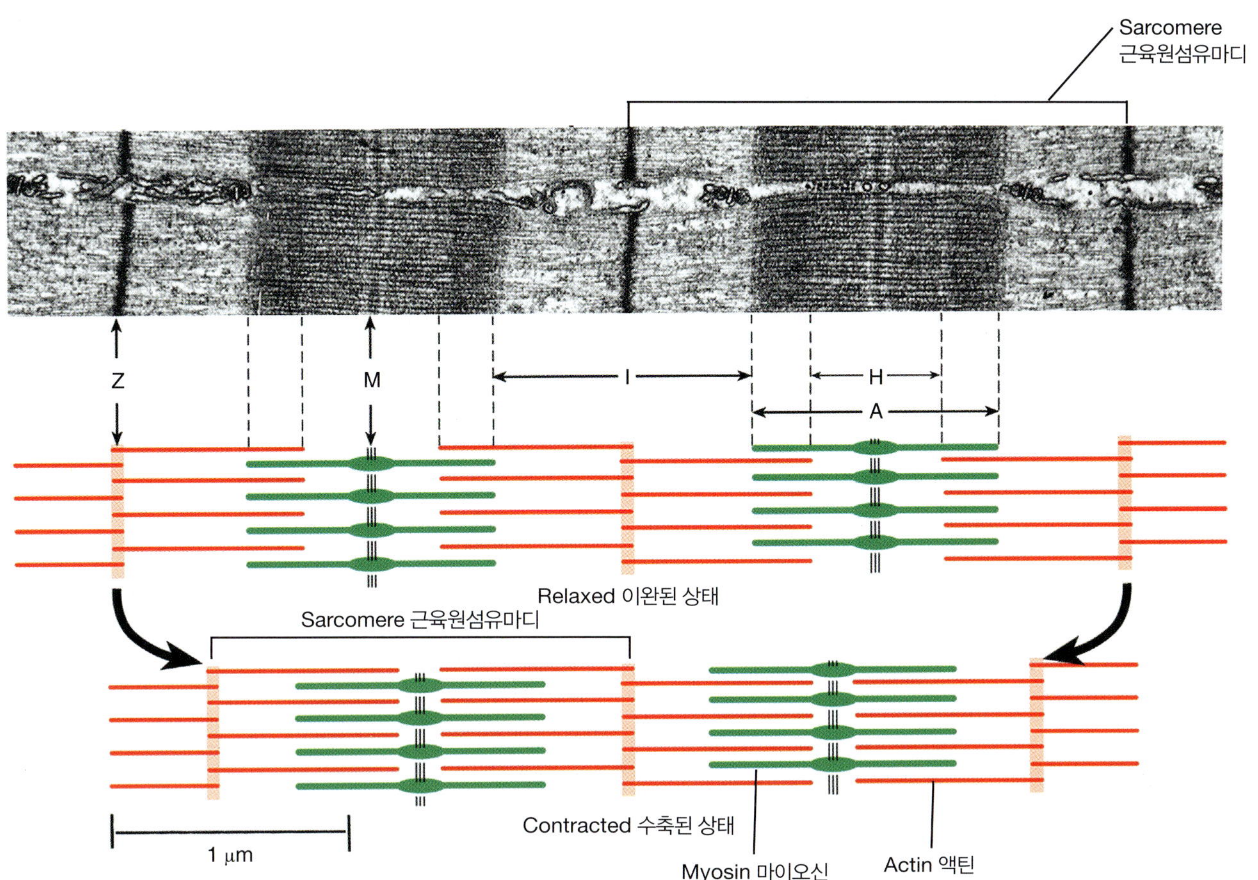


그림 3.7 위쪽은 근육원섬유 내의 2개의 완전한 근육원섬유마디를 보여주고 있는 전자현미경사진. 밑에 있는 두 그림은 이완된 근육원섬유마디와 수축된(자극된) 근육원섬유마디를 보여주고 있는 것으로, 굵은(마이오신)잔섬유와 가는(액틴)잔섬유의 위치를 나타내고 있다. 규칙적인 줄무늬 형태의 구성을 보이는 근육원섬유의 세부구역은 A 띠, I 띠, H 띠, M 선 그리고 Z 판의 위치로 보여준다. 근육원섬유마디의 짧아짐 동안 일어나는 변화를 보여주기 위해 이완된 상태와 수축된 상태를 보여주고 있다. (Modified from Standring S: *Gray's anatomy: the anatomical basis of clinical practice*, ed 42, St. Louis, 2021, Elsevier. Photographs by Brenda Russell, Department of Physiology and Biophysics, University of Illinois at Chicago. Original art by Lesley Skeates.)

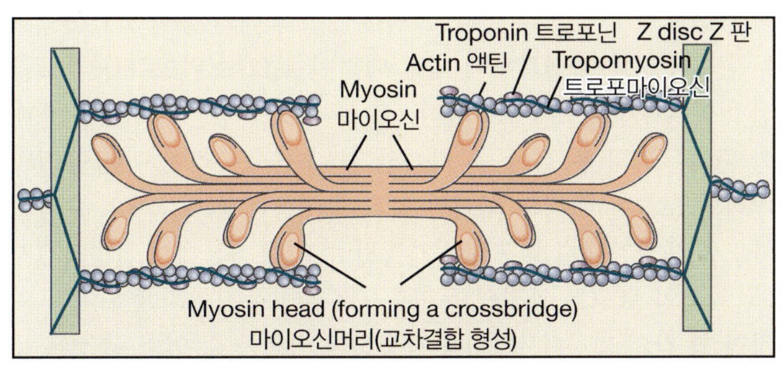


그림 3.8 마이오신의 머리와 액틴잔섬유의 부착으로 형성된 교차결합 구조를 보여주는 근육원섬유마디의 세부적인 그림. 또한 액틴잔섬유는 단백질인 트로포닌과 트로포마이오신을 포함하고 있다는 것에 주목하라. 트로포닌은 액틴잔섬유를 마이오신머리에 노출시키는 역할을 하여 교차결합의 형성을 허용한다. (From Levy MN, Koeppen BM, Stanton BA: *Berne and Levy principles of physiology*, ed 4, St Louis, 2006, Mosby.)

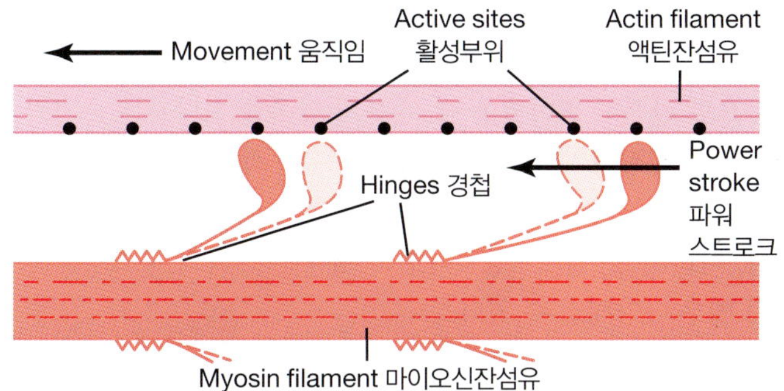


그림 3.9 마이오신머리가 액틴잔섬유에 부착되었다가 다시 떨어지는 것을 보여주는 잔섬유활주작용. 이러한 과정은 *교차결합주기(crossbridge cycling)*라 한다. 수축력은 각 교차결합주기의 파워스트로크 동안 발생된다. (From Hall JE& Hall ME: *Guyton & Hall textbook of medical physiology*, ed 14, Philadelphia, 2021, Elsevier.)

에서 보여주고 있다. 능동적인 안정길이 이하이며 수동장력을 발생시키는 길이의 이하인 짧아진 길이(*a*)에서, 능동적인 힘은 근육의 힘 발생 능력을 지배한다. 근육이 안정길이 쪽을 향해 길어질(신장될) 때 힘 발생 능력은 계속 상승한다. 근육섬유가 안정길이

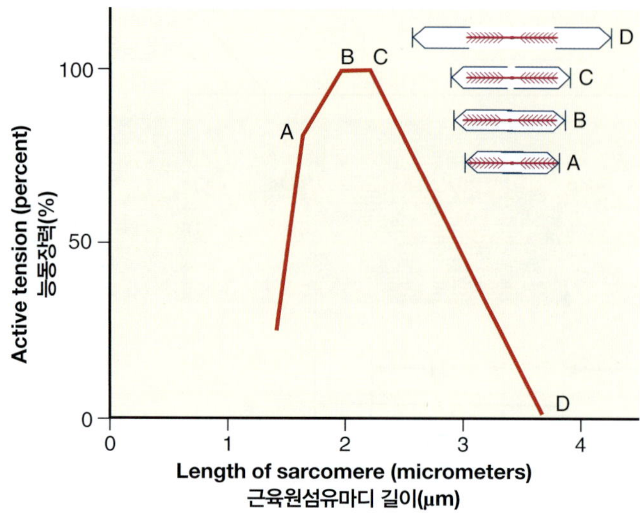


그림 3.10 근육원섬유마디의 능동적인 길이-장력곡선은 4가지의 특정 근육원섬유마디의 길이(오른쪽 위의 *A~D*)에 대해 보여주고 있다. 액틴잔섬유들(A)이 중첩되어 교차결합의 수가 감소되었다. *B*와 *C*에 있어, 액틴잔섬유와 마이오신잔섬유는 최적의 교차결합 수를 허용하는 위치에 있다. *D*에 있어, 액틴잔섬유는 마이오신머리의 범위 바깥에 위치되어 교차결합이 형성되지 않는다. (Modified from Gordon AM, Huxley AF, Julian FJ: The length-tension diagram of single vertebrate striated muscle fibers. *J Physiol* 171:28p, 1964.)

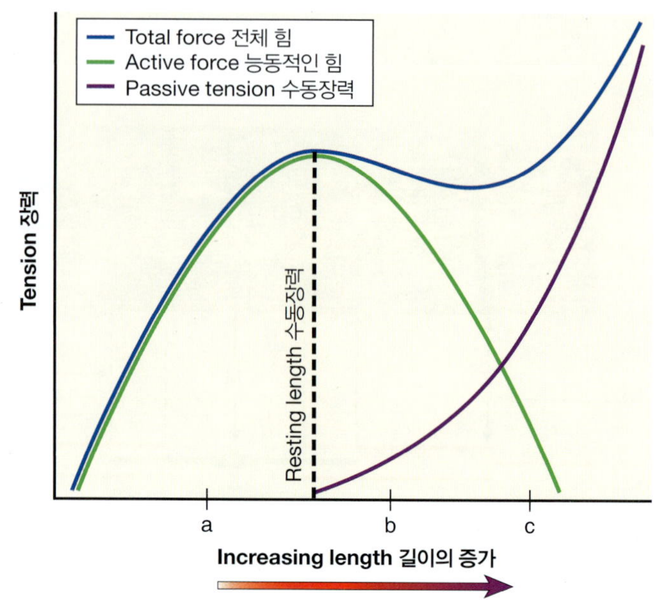


그림 3.11 전형적인 근육에서의 이상적인 총 길이-장력곡선. 짧아진 길이에서(*a*), 모든 힘은 능동적으로 발생된다. 근육섬유가 안정길이를 넘어 신장될 때(*b*), 수동장력은 전체 힘에 기여하기 시작한다. (*c*)에 있어, 근육은 좀 더 신장되고 수동장력이 전체 힘의 대부분을 차지하게 된다.

를 넘어 신장될 때(*b*), 수동장력이 근육의 전체 힘에 기여하기 시작함에 따라 능동적인 힘에서의 감소는 증가된 수동장력에 의해 상쇄되며, 총 길이-장력곡선에서 볼 때 이러한 부분은 사실상 '편평'하게 나타나게 된다. 수동적인 길이-장력곡선의 이런 '편평'한 부분은 능동적인 힘 발생이 어려운 지점까지 근육이 신장되어 있을 때에도, 근육이 높은 수준의 힘을 유지하는 데 도움이 된다. 근육이 좀 더 신장됨에 따라(*c*), 수동장력이 곡선을 지배하며 결합조직은 거의 최대의 힘을 받게 된다. 높은 수준의 수동장력은 근육이 다관절에 걸쳐 신장될 때 가장 분명해진다. 예를 들어, 손목을 능동으로 완전히 폄하였을 때, 손목의 앞쪽을 지나가는 손가락 굽힘근육은 신장되기 때문에 손가락은 수동적으로 약간 굽힘된다. 수동장력의 양은 평상시의 근육 뻣뻣함에 따라 부분적으로 달라진다. 따라서 총 길이-장력곡선의 형태는 근육의 구조와 기능에 따라 매우 다양해질 수 있다.[8]

## 등척의 근육 힘: 내적인 토크-관절각도곡선의 전개

1장에서 정의했듯이, 근육의 등척활성(isometric activation)은 근육길이에서의 뚜렷한 변화 없이 힘을 만들어 낸다. 이러한 등척활성은 관절을 지나가는 근육이 활성은 되었으나, 그 관절에서의 움직임이 제한되어 있을 때 자연스럽게 일어난다. 관절 움직임의 제한은 대항근 또는 외적인 원인에 의해 발생된 힘으로부터 일어난다. 등척으로 생산된 힘은 관절과 전신에 필요한 안정성을 제공한다. 근육에 의해 등척으로 생산된 힘은 주어진 근육길이에서 발생한 능동적인 힘과 수동장력의 총합을 반영한다.

근육의 최대 등척 힘은 근육의 최대근력을 나타내는 일반적인 지표로 흔히 사용되며, 운동선수가 어떤 직업이나 스포츠 활동 수준으로 복귀할 준비가 되어 있음을 나타내는 것은 물론 손상 후 신경근육의 회복을 나타내기도 한다. 전형적인 임상적 환경에 있어, 최대로 활성된 근육의 길이나 힘을 직접 측정하는 것은 불가능하다. 그러나 근육의 내적인 토크(*torque*) 발생은 몇몇 관절각도에서 등척으로 측정할 수 있다. 그림 3.12는 최대의 등척 노력하에서 두 근육무리의 관절각도에 대한 내적인 토크(소위 '토크-각도곡선'이라 부름)을 보여주고 있다. (토크-각도곡선은 돌림운동에 대한 근육무리의 총 길이-장력곡선이다.) 근육무리에 대한 등척의 내적인 토크는 특정의 외적인 토크에 대항해 최대노력의 수축을 하도록 대상자에게 요구하여 결정될 수 있다. 4장에서 설명되겠지만, 외적인 토크는 관절의 돌림축으로부터 특정거리에 위치된 외적인 힘 감지 기구(근력계)를 사용하여 결정할 수 있다. 측정은 등척활성 동안 수행되기 때문에, 내적인 토크의 수치는 외적인 토크의 수치와 같다고 가정된다. 최대 근력검사가 검사자에 의해 제공된 격려와 함께 수행될 때, 대부분의 건강한 성인은 근육의 최대 활성에 근접할 수 있다.[4] 그러나 신경근육계통에 병리상황이나 외상을 당한 사람에서는 최대 활성에 근접한다는 것이 항상 가능한 것은 아니다.

최대 노력의 토크-각도곡선의 형태는 각 근육무리마다 다르다(그림 3.12A와 3.12B를 비교). 각 곡선의 형태는 근육무리의 토크

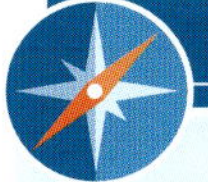

SPECIAL FOCUS 3.2

### 근육 단백질: 근육 생리학자들의 확장된 연구 영역

지금까지 이 장에서는 근육원섬유마디 내의 능동단백질인 액틴과 마이오신에 주로 초점을 맞추었다. 그러나 근육 단백질에 대해 좀 더 깊이 연구해 보면 훨씬 복잡한 양상을 보인다는 것을 알게 될 것이다. 예를 들어, 마이오신은 각기 다른 기능을 가지고 있는 *무거운사슬(heavy chain)* 단백질 또는 *가벼운사슬(light chain)* 단백질로 좀 더 세분된다. 마이오신가벼운사슬(myosin light chain)은 *트로포마이오신(tropomyosin)* 단백질과 *트로포닌(troponin)* 단백질의 기능처럼 수축과정에서 좀 더 조절의 역할을 갖는 것으로 보인다. 게다가, 그 밖의 단백질은 근육원섬유마디 내에서 또는 사이에서 중요한 구조적 또는 지지의 역할을 맡는다. 이런 비수축단백질의 중요성은 최근 수십 년 동안 인식되어 왔다. 표 3.2에 제시된 정보는 주로 배경지식으로 의도된 것이며, 일반적으로 흔히 연구되는 근육 단백질의 가장 유력한 기능을 요약하였다. 이러한 내용에 관심 있는 독자들은 이 주제를 좀 더 깊이 있게 다루는 전문서적이나 연구를 참조하기 바란다.[16,22]

**표 3.2 근육 단백질의 기능 요약**

| 단백질 | 기능 |
|---|---|
| **능동단백질: 수축단백질** | |
| 마이오신무거운사슬[여러 아형(isoforms)이 있음] | 근육수축을 위한 분자의 운동—수축력을 발생시키기 위해 액틴과 결합 |
| 액틴 | 힘을 전달하고 근육원섬유마디가 짧아지도록 마이오신과 결합 |
| **능동단백질: 조절단백질** | |
| 트로포마이오신 | 액틴과 마이오신 사이의 상호작용을 조절. 액틴잔섬유를 안정화시킴 |
| 트로포닌(여러 아형이 있음) | 트로포마이오신의 위치에 영향을 미침. 칼슘이온과 결합 |
| 마이오신가벼운사슬(느린 그리고 빠른가벼운사슬을 위한 여러 아형이 있음) | 근육원섬유마디의 수축속도에 영향을 미침, 교차결합주기의 운동역학을 조절 |
| **구조단백질** | |
| 네블린(nebulin) | 액틴을 Z 판에 고정시킴 |
| 티틴(titin) | 근육원섬유마디 내의 마이오신의 위치를 안정화시킴. 근육원섬유마디에 탄력성을 부여하는 큰 분자 형태의 '스프링'으로 작용하여, 신장된 후에 되돌아오는 것을 도와줌 |
| 데스민(desmin) | 인접 근육원섬유마디들의 세로와 가쪽 정렬을 안정화시키는 데 도움이 됨 |
| 비멘틴(vimentin) | Z 판들의 주기성 유지에 도움이 됨 |
| 스켈레민(skelemin) | M 선들의 위치를 안정화시키는 데 도움이 됨 |
| 디스트로핀(dystrophin) | 근육섬유의 세포뼈대와 근육세포막에 구조적 안정성을 제공 |
| 인테그린(integrins) | 근육섬유의 세포뼈대를 안정화시킴 |

Adapted from Caiozzo VJ: The muscular system: structural and functional plasticity. In Farrell PA, Joyner MJ, Caiozzo VJ, editors: *ACSM's advanced exercise physiology*, ed 2, Baltimore, 2012, Lippincott Williams & Wilkins.

를 결정하는 생리적 그리고 역학적 요인에 대한 중요한 정보를 제공할 수 있다. 그림 3.13에서 보여주고 있는 2가지 요인인 근육길이와 모멘트팔을 고려해보자. 첫째, 관절각도가 변함에 따라 근육 *길이*는 변한다. 예를 들어, 위팔두갈래근(biceps brachii)의 근육길이는 팔꿉관절의 굽힘보다는 폄에서 더 길다. 능동적인 힘과 수동장력에서 설명했던 것과 같이, 근육의 힘 생산은 근육길이에 의해 크게 좌우된다. 둘째, 관절각도의 변화는 근육의 모멘트팔 길이 또는 *지레작용(leverage)*을 변경시킨다. 주어진 근육 힘에 대해, 모멘트팔이 커질수록 더 큰 토크에 기여한다. 근육길이와 모멘트팔은 관절의 돌림운동에 의해 동시에 변하기 때문에, 토크-각도곡선의 형태를 결정하는 데 2가지 요인 중 어떤 요인이 더 크게 영향을 미쳤는지 항상 알 수는 없다. 생리적 또는 역학적 변수에서의 변화는 근육에 의해 생산된 내적인 토크를 변화시킨다. 몇몇의 임상과 관계된 예들은 표 3.3에 제시되었다.

근육무리의 토크-각도곡선의 형태는 근육과 관절에 부과된 기능적 요구와 관계가 있다. 따라서 근육무리마다 독특한 등척의 토크-각도곡선을 갖는다. 팔꿉관절 굽힘근육의 예를 보면, 최대의 내적인 토크는 팔꿉관절 동작의 중간범위에서 *가장 크고*, 거의 완

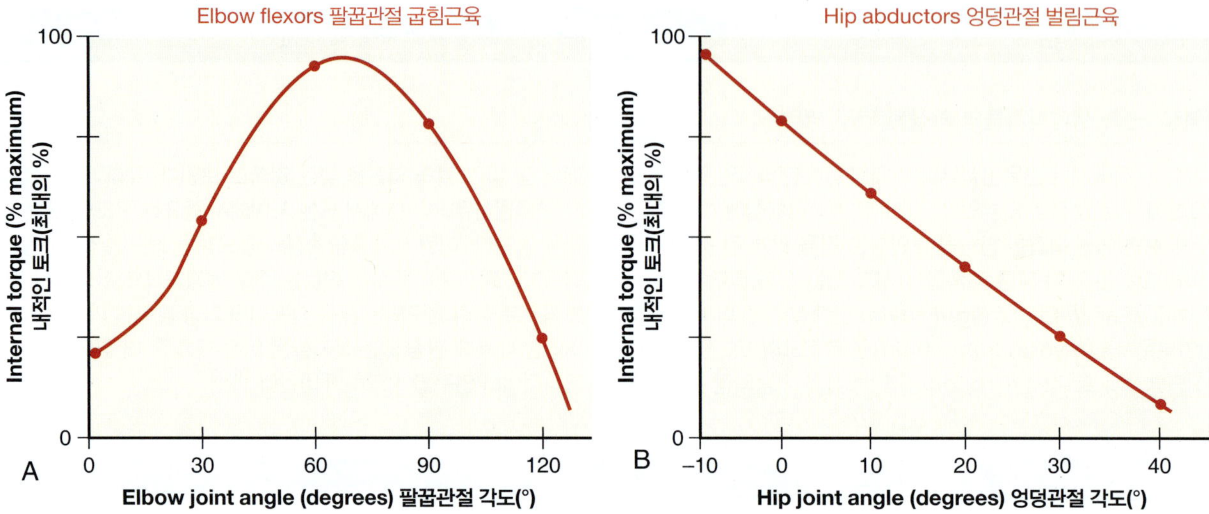


**그림 3.12** 최대 노력의 등척 상황하에서 두 근육무리의 관절각도에 대한 내적인 토크. 곡선의 형태는 각 근육무리에 따라 다르다. (A) 팔꿉관절 굽힘근육의 내적인 토크는 약 75°의 굽힘 각도에서 가장 크다. (B) 엉덩관절 벌림근육의 내적인 토크는 약 –10°의 전두면 각도(즉 10°의 모음)에서 가장 크다.

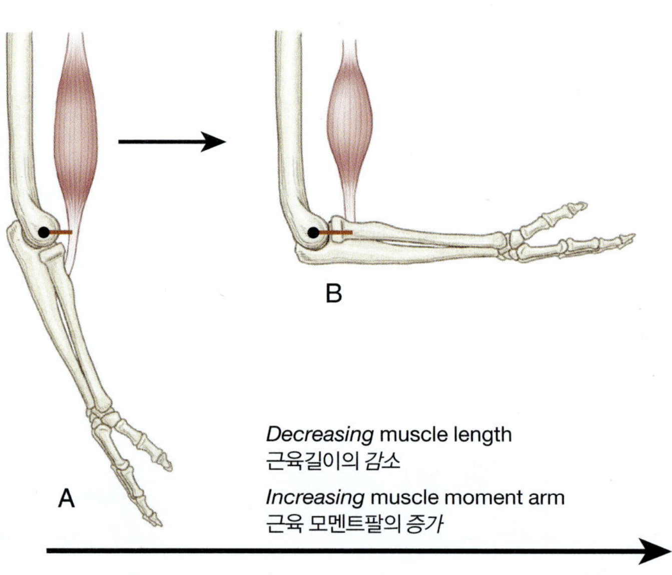


**그림 3.13** 예를 들어 위팔두갈래근이 팔꿈치를 굽힘시키기 위해 작용할 때와 같이, 움직임에 따른 관절각도에서의 변화는 근육길이와 모멘트팔을 변경시켜, 최대 노력의 토크에 영향을 미친다. (A) 근육이 거의 가장 긴 상태에 있고, 근육의 모멘트팔(*갈색 선*)은 거의 가장 짧은 길이 상태에 있다. (B) 근육길이는 짧아져 있고, 근육의 모멘트팔 길이는 가장 크다.

전 폄과 완전 굽힘 상태에서 *가장 작다*(그림 3.12A). 우연치 않게, 똑바로 선 자세에서 손에 쥐고 있는 물체와 아래팔에 작용하는 중력으로 유발된 외적인 토크 또한 팔꿉관절 동작의 중간범위에서 가장 크고 완전 폄과 완전 굽힘의 위치에서는 가장 작다.

엉덩관절 벌림근육에 있어, 내적인 토크는 거의 중립위치(0°의 벌림)에서 가장 크다(그림 3.12B). 이러한 엉덩관절의 각도는 엉덩관절 벌림근육이 걷기의 한다리지지기(single-limb support phase)에서 전두면에서의 안정성을 가장 요구받을 때의 각도와 거의 일치한다. 최대의 엉덩관절 벌림의 위치에서는 많은 양의 엉덩관절 벌림 토크가 기능적으로 요구되지는 않는다. 엉덩관절의 벌림 각도가 계속해서 커질수록 생산되는 최대토크가 직선적으로 감소되고 있는 것을 보여주는 것과 같이, 엉덩관절 벌림근육의 토크-각도곡선은 주로 근육길이에 의존한다(그림 3.12B). 그러나 근육무리에 관계없이, 근육의 높은 총 힘(근육길이에 근거)과 큰 지레작용(모멘트팔의 길이에 근거)의 결합은 가장 큰 내적인 토크를 발생시킨다.

요약하자면, 등척 토크의 크기는 최대의 노력을 할지라도 활성 시점에서의 관절각도에 따라 크게 달라질 수 있다. 그러한 이유 때문에, 임상에서 등척 토크를 측정할 때에는 차후에 할 측정과의 비교를 위해서라도 관절각도는 꼭 포함되어야 한다. 여러 다른 관절각도에서 등척 근력을 검사하는 것은 근력의 기능적 범위를 결정하는 데 도움이 된다. 이러한 정보는 작업장에서 어떤 사람이 어떤 과제를 수행할 수 있는지에 대한 적합성을 결정하는 데 요구되는데, 특히 중요한 내적인 토크가 어떤 관절각도에서 생산되어야 하는 과제를 수행할 때 요구된다.

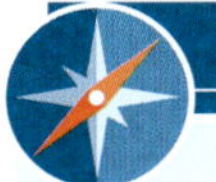

SPECIAL FOCUS 3.3

### 최대 수의적 근육활성을 측정하는 방법

정상적인 임상적 근력검사 상황에서, 대상자가 최대의 노력을 발휘하고 좋은 건강을 가지고 있을지라도 검사하는 근육이 최대로 활성되고 있는지 확실히 알기는 어렵다. 실험실 상황에서, *최대 수의적 활성(maximal voluntary activation)*은 대상자가 최대 수의적 수축을 시도하는 동안 운동신경이나 근육의 바로 위에 있는 피부에 짧은 전기자극을 적용하여 측정될 수 있다. 수의적 노력 동안 전기자극에 의해 즉각적인 힘의 증가가 나타난다면, 모든 근육섬유가 의지적으로 활성되지 않았다는 것을 의미한다. 이러한 기법을 *추가자극기법(interpolated stimulus technique)*이라 한다.[43,134] 수의적 활성의 크기는 일반적으로 근육 최대 활성의 백분율로 표현된다.

대부분의 젊고 건강한 성인에 있어, 팔꿉관절 굽힘근육, 무릎관절 폄근육, 그리고 발목관절 등쪽굽힘근육은 최대 등척활성의 90~100%를 달성할 수 있으며, 이러한 수치는 개인마다 그리고 시도마다 상당히 달라질 수 있다.[43,48] 또한 최대 수의적 활성의 평균 수치는 근육무리 마다 달라질 수 있다.[43] 좌상 이후의 넓적다리뒤근(hamstring)[15], 앞십자인대 손상 이후의 네갈래근(quadriceps)[45], 또는 천식이 있는 사람의 가로막(diaphragm)[3]에서와 같이 근육의 외상이나 질환이 발생한 이후에 최대 수의적 활성의 수치는 더 낮아진다고 보고되고 있다. 건강한 사람은 등쪽굽힘근육의 최대 수의적 활성의 96%를 발생시킬 수 있는 것과 비교해 볼 때, 다발경화증(multiple sclerosis)을 갖고 있는 사람들은 단지 86%만을 발생시킬 수 있다고 보고되고 있다.[109]

**표 3.3 내적인 토크의 생산에 영향을 미치는 역학적 또는 생리적 변수에서의 변화에 따른 임상적 결과와 예들**

| 변화된 변수 | 임상적 예 | 내적인 토크에 대한 영향 | 가능한 임상적 결과 |
|---|---|---|---|
| *역학적*: 내적인 모멘트팔의 증가 | 엉덩관절 벌림근육의 내적인 모멘트팔을 증가시키기 위한 큰돌기의 수술적 이동 | 필요한 수준의 엉덩관절 벌림 토크를 생산하는 데 요구되는 근육 힘의 양은 감소됨 | 감소된 엉덩관절 벌림근육의 힘은 불안정하거나 통증이 있는 엉덩관절을 가로질러 발생되는 힘을 감소시킴. 손상을 유발하는 힘으로부터 관절을 '보호'하는 수단으로 고려됨 |
| *역학적*: 내적인 모멘트팔의 감소 | 무릎뼈의 심한 골절 이후의 무릎뼈자름술 | 필요한 수준의 무릎관절 폄 토크를 생산하는 데 요구되는 네갈래근 힘의 양은 증가함 | 무릎관절을 펴는 데 요구되는 힘의 증가는 무릎관절의 관절면에 대한 마모를 증가시킴 |
| *생리적*: 근육활성의 감소 | 깊은종아리신경의 손상 | 등쪽굽힘근육의 근력은 감소됨 | 안전하게 걷는 능력이 감소됨 |
| *생리적*: 신경활성의 시점에 근육길이의 감소 | 노신경의 손상과 함께 손목관절 폄근육의 마비 | 주먹 쥐기를 시도할 때 손목관절 폄근육의 근력 감소는 손가락 굽힘근육에 의한 손목관절의 굽힘을 유발함 | 과수축된(짧아진) 손가락 굽힘근육에 의해 비효율적인 주먹 쥐기가 됨 |

## 뼈대 운동자로서의 근육: 힘의 조절

이전 단락에서는 등척활성된 근육이 어떻게 뼈대계통을 안정화시킬 수 있는지를 알아보았다면, 이번 단락에서는 매우 조절된 방식으로 뼈대계통을 움직이기 위해, 근육의 길이가 변하는 동안 능동적으로 힘을 어떻게 조절하는지 알아볼 것이다.

### 동심 또는 편심활성을 통한 힘의 조절: 근육의 힘-속도관계에 대한 소개

1장에서 소개했듯이, 신경계는 *동심(concentric)*, *편심(eccentric)*, 또는 *등척(isometric)*활성으로 분류될 수 있는 힘을 발생시키거나 저항하기 위해 근육을 자극한다. 동심활성 동안 근육은 짧아진다(수축한다). 이러한 활성은 내적인 (근육) 토크가 외적인 (부하) 토크보다 클 때 일어난다. 편심활성 동안 외적인 토크는 내적인 토크보다 크다. 근육은 신경계에 의해 수축하지만, 대개 외적인 원인이나 대항근에 의한 더 큰 힘에 대한 반응으로 길어지게 된다. 등척활성 동안 근육의 길이는 거의 일정하게 유지되며 내적인 토크와 외적인 토크의 크기는 같다.

동심활성과 편심활성 동안, 근육의 최대 힘 생산과 수축(또는 길어지는) 속도 사이에는 매우 특별한 관계가 존재한다. 예를 들어, 동심활성 동안 부하가 무시할 정도로 작다면, 근육은 최대속도로 수축한다(그림 3.14). 부하가 증가함에 따라, 근육의 최대수축속도는 감소한다. 매우 큰 부하가 적용되는 어떤 시점에 가게 되면, 수축속도는 0(즉, 등척 상태)이 된다. 편심활성은 동심활성과 분리하여 고려될 필요가 있다. 편심활성에 있어, 등척수준의 힘을

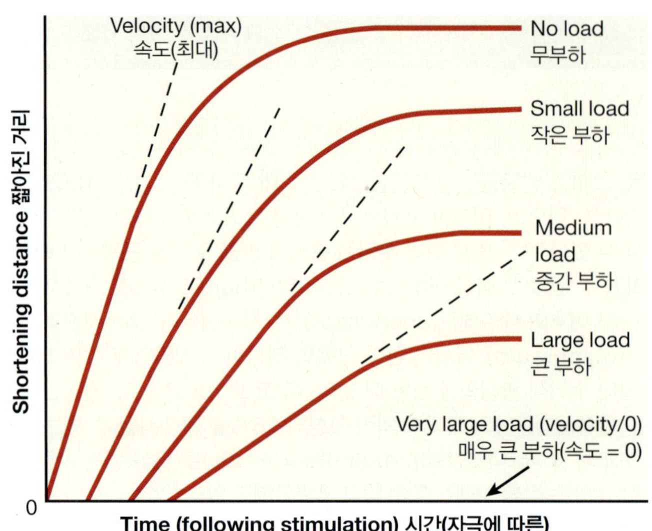


**그림 3.14** 근육에 주어지는 부하(외적인 저항)와 최대 짧아짐(수축) 속도 사이의 관계. 최대 짧아짐 속도는 점선의 기울기(수학적 미분)와 같다. 외적인 부하가 없다면, 근육은 빠른 속도로 짧아질 수 있다. 근육에 부과되는 부하가 점진적으로 증가함에 따라, 최대 짧아짐 속도는 감소된다. 결국 매우 큰 외적인 부하에서, 근육은 짧아질 수 없게 되며 속도는 0이 된다. (Redrawn from McComas AJ: *Skeletal muscle: form and function*, Champaign, Ill, 1996, Human Kinetics.)

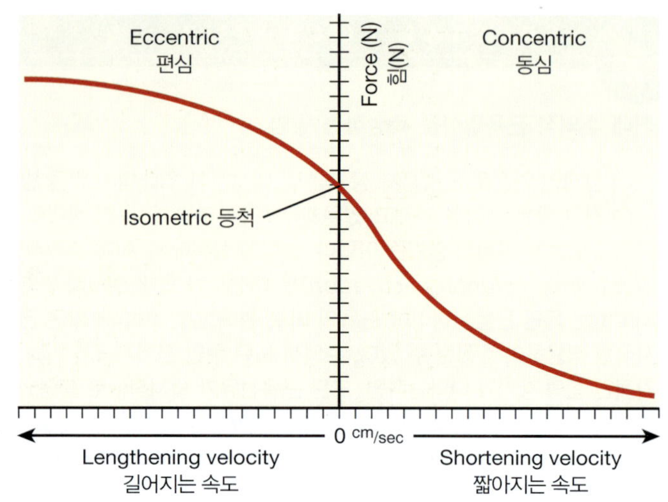


**그림 3.15** 최대노력의 근육활성 동안 힘과 근육의 짧아지거나 길어지는 속도 사이의 이론적 관계를 보여주고 있다. 동심(근육-짧아짐)활성은 오른쪽에 제시되고, 편심(근육-길어짐)활성은 왼쪽에 제시되었다. 등척활성은 속도가 0일 때 일어난다.

조금이라도 초과하는 부하가 주어지면 근육은 서서히 길어지기 시작한다. 길어지는 속도는 적용된 부하가 클수록 증가한다. 근육이 저항할 수 없는 최대부하가 있는데, 이 부하수준을 넘어서면 근육은 통제할 수 없이 길어지게 된다.

## 힘-속도곡선

근육길이의 변화 속도와 최대 힘 생산 사이의 관계는 그림 3.15에 나타난 *힘-속도곡선(force-velocity curve)*으로 흔히 표현된다. 이 곡선은 동심, 편심, 그리고 등척활성에 대해 보여주는 것으로, 수직축은 힘을 나타내고 수평축은 근육의 짧아지고 길어지는 속도를 나타낸다. 이러한 힘-속도곡선은 근육생리학에 대한 몇 가지 중요한 사항을 알려준다. 최대노력의 *동심*활성 동안, 생산된 근육 힘의 양은 근육의 짧아지는 속도에 *반비례*한다. 이러한 관계는 1938년 인간의 근육과 유사한 개구리의 뼈대근육을 연구한 생리학자이자 노벨상 수장자인 힐(A.V. Hill)에 의해 처음 설명되었다.[58,59] 수축속도가 빨라짐에 따라 근육의 힘 발생능력이 감소하는 것은 교차결합의 부착과 재부착의 속도에 고유의 제한점이 있기 때문이다. 수축속도가 빨라질수록, 어떤 주어진 시간에 부착된 교차결합의 수는 근육이 느리게 수축했을 때보다 적다. 수축속도가 0일 때(즉, 등척 상태), 근육원섬유마디 내의 부착된 교차결합의 수는 최대가 된다. 이러한 이유 때문에, 근육은 동심에서보다 등척일 때 더 큰 힘을 생산해낸다.

*편심으로 활성된 근육*의 힘-속도관계에 대한 기본적인 생리학은 동심의 근육활성과는 다른 양상을 보인다. 최대노력의 편심활성 동안, 근육의 힘은 어떤 시점까지 근육의 길어지는 속도에 *비례*한다. 그러나 대부분의 사람들에 있어, 그림 3.15의 이론적 곡선에서 제시되고 있는 것보다 더 낮은 길어지는 속도에서 기울기가 0에 도달한다. 이러한 이유에 대해 완전히 설명되지는 않고 있지만, 대부분의 인간(특히 훈련되지 않은 사람)은 자신의 근육을 편심으로, 특히 높은 속도에서 최대로 활성을 시킬 수 없다.[28] 이것은 과도하게 큰 힘에 의해 발생될 수 있는 근육 손상의 가능성을 막기 위한 보호기전으로 작용하기 때문일 것이다.

임상적으로 보았을 때 근육의 힘-속도관계는 흔히 *토크-관절각속도관계(torque-joint angular velocity relationship)*로 표현된다. 이런 유형의 자료는 *등속근력측정(isokinetic dynamometry)*을 통해 얻을 수 있다(4장 참조). 그림 3.16은 건강한 남성의 무릎관절 굽힘근육과 폄근육에서 발생되는 최대토크(peak torque)를 근육의 짧아지는 속도와 길어지는 속도의 다양한 범위에 걸쳐 보여주고 있다. 비록 두 근육무리가 서로 다른 최대토크 진폭을 생성하지만, 각각은 유사한 특성을 나타낸다: 근육수축(짧아짐)의 속도가 증가할수록 최대노력의 토크는 감소하고 근육 길어짐의 속도가 증가할수록 (어떤 시점까지) 최대노력의 토크는 증가한다.

그림 3.15와 3.16에서 보여주고 있는 힘-속도곡선의 형태는 근육이 등척활성 또는 어떤 속도의 동심활성 동안보다 편심활성 동안에 더 큰 힘을 생산할 수 있다는 것을 나타내고 있다. 이러한 이유가 완전히 이해되지는 않았지만, 편심활성 동안 생산된 더 높은 힘은 다음과 같은 3가지 요인에 의해 부분적으로 추정된다. (1) 각각의 교차결합이 당겨진 후 분리될 때, 교차결합당 생산된 평균 힘이 더 크다.[91] (2) 교차결합 형성의 재부착 단계가 더 빠르다. 그리고 (3) 신장된 근육의 병렬탄성요소와 직렬탄성요소의 점탄성

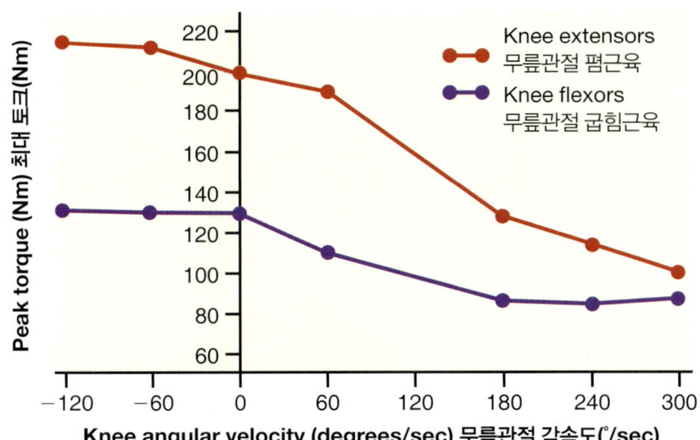


그림 3.16 무릎관절 폄근육과 굽힘근육에 의해 발생된 최대토크. (+) 방향의 속도는 동심활성을 나타내고, (−) 방향의 속도는 편심활성을 나타낸다. 이 자료는 훈련을 받지 않은 64명의 건강한 남성으로부터 얻은 것이다. (Data from Horstmann T, Maschmann J, Mayer F, et al: The influence of age on isokinetic torque of the upper and lower leg musculature in sedentary men, *Int J Sports Med* 20:362, 1999.)

특성으로 생산된 수동장력이 추가된다. 또한 새롭게 제시되는 이론에 따르면, 인체에서 가장 큰 단백질로 알려진 구조단백질 티틴이 칼슘과 결합하여 신장에 대한 저항을 기능적으로 증가시킨다고 제안하고 있다.[56] 편심활성 동안 수동장력이 증가한다는 간접 증거로는 편심기반의 고강도 근육운동 후에 흔하게 나타나는 *지연발생근육통*(*delayed onset muscle soreness*)이라 알려진 현상을 들 수 있으며, 특히 훈련받지 않은 사람에게서 자주 발생한다.[61] 이런 특징적인 근육통에 대한 부분적인 설명 중 하나는 강력하게(그리고 빠르게) 신장된 근육(근육원섬유, 근육원섬유마디의 세포뼈대, 그리고 세포바깥결합조직이 연루됨)에 대한 좌상관련 손상(strain-related injury)에 근거한다.[120]

편심으로 활성되는 근육의 기능적 역할은 움직임의 대사와 신경학적 '효율성'에 중요하다.[61] 편심으로 활성된 근육은 신장될 때 에너지를 저장하고, 이 에너지는 길어진 근육이 짧아지기 시작할 때 사용된다. 그 외에도, 같은 작업부하에 의해 같은 수준의 힘이 발생된 상황에서 근전도 진폭과 산소소비의 비율은 동심활성보다 편심활성에서 더 적게 나타난다.[29] 이런 효율성에 대한 기전은 편심활성이 비편심활성보다 왜 더 큰 힘을 발생시킬 수 있는지를 설명한 앞 문단의 3가지 요인과 밀접한 관계가 있다. 편심활성으로 수행된 과제는 약간 더 적은 수의 근육섬유들이 동원되기 때문에 대사소비와 근전도 활동은 더 적게 나타난다.

## 일률과 일: 근육의 힘-속도관계에 대한 추가적인 개념

근육의 최대 힘과 짧아지는 속도 사이의 반비례 관계는 일률의 개념과 관계있다. *일률*(*power*) 또는 일의 비율(rate of work)은 힘 곱하기 수축속도로 표현될 수 있다. 따라서 근육수축의 일률은 힘-속도곡선 아래의 면적과 관련이 있다. 근육이 일정한 일률 발생을 유지하기 위해서는 부하(저항)를 증가시키면서 수축속도를 비례적으로 감소시키거나 부하를 감소시키면서 수축속도는 비례적으로 증가시킨다. 이것은 자전거를 탈 때 기어를 바꾸는 개념과 유사하다. 주목할 점은 근육수축의 최대 일률은 최대 수축속도의 약 1/3에서 달성된다는 것이다.[154] 이와 유사하게, 자전거를 탈 때의 최대 일률은 일반적으로 자전거를 타는 사람이 최대 다리 속도의 약 1/3에 해당하는 속도에서 페달에 큰 힘을 가할 수 있게 하는 중간 기어의 사용 때 달성된다.

부하에 대해 동심활성을 수행하는 근육은 부하에 대해 *양의 일*(*positive work*)을 하는 것이다. 반면, 압도되는 부하에 대해 편심활성을 수행하는 근육은 *음의 일*(*negative work*)을 하는 것이다. 음의 일을 수행하는 경우, 근육은 부하에 의해 제공되는 에너지의 일부를 저장한다. 따라서 근육은 동심활성을 통해 수축하는 동안 부하에 대해 움직임의 능동가속기(active accelerator) 역할로 작용할 수도 있고, 부하가 적용되어 활성된 근육이 편심활성으로 길어질 때 '제동기(brake)' 또는 감속기(decelerator) 역할로 작용할 수도 있다. 예를 들어 네갈래근은 계단을 오르면서 자신의 체중을 들어 올릴 때 동심으로 활성되는 것이며, 이는 양의 일로 고려된다. 그러나 네갈래근이 편심활성을 통해 조절된 방식으로 계단을 내려오면서 자신의 체중을 천천히 낮출 때는 음의 일을 수행하는 것이다.

## 신경계를 통한 근육의 활성

이 장은 지금까지 근육의 힘 발생에 기초가 되는 몇 가지 중요한 기전을 살펴보았다. 그러나 가장 중요한 것은 신경계, 특히 척수의 앞뿔[ventral (anterior) horn]에 세포체가 위치하고 있는 *알파운동신경세포*(*alpha motor neuron*) 내에서 발생된 자극으로 근육이 활성된다는 점이다. 각각의 알파운동신경세포는 척수에서 뻗어 나와 근육 내의 여러 근육섬유들과 연결되는 축삭을 가지고 있다. 하나의 알파운동신경세포와 이것의 신경지배를 받는 모든 근육섬유 집단을 함께 묶어 *운동단위*(*motor unit*)라 한다(그림 3.17). 알파운동신경세포의 흥분은 대뇌겉질의 내림신경세포(descending neuron), 척수의 사이신경세포(interneuron), 그리고 그 밖의 들(감각)신경세포[afferent (sensory) neuron]를 포함한 많은 출처에서 발생된다. 흥분을 제공하는 각각의 출처는 먼저 특정 운동신경세포를 *동원*(*recruitment*)한 다음, 연속적인 활성을 빠른 속도로 추진시키는 *비율부호화*(*rate coding*) 과정을 통해 알파운동신경세포를 활성시킬 수 있다. 비율부호화의 과정은 근육의 힘을 부드럽게 증가시키는 정밀하게 조절된 기전을 제공한다. 동원과 비율부호화는 신경계가 운동신경세포를 활성시키기 위해 사용하는 2가지 주요 전략이다. 근육 전체에 걸친 운동단위의 공간적 배열과 운동신경세포를 활성시킬 수 있는 전략을 통해 소수의 운동단위만 참여하여

그림 3.17 운동단위는 (알파)운동신경세포와 이것의 신경지배를 받는 근육 섬유들로 구성된다.

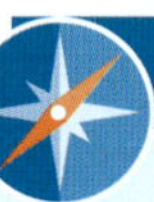

SPECIAL FOCUS 3.4

## 길이–장력관계와 힘–속도관계의 결합

근육의 길이–장력관계와 힘–속도관계는 개별적으로 설명되었지만, 실제로 이 둘은 동시에 작용한다. 어떤 주어진 시점에서, 등척을 포함한 활성 중인 근육은 특정 길이와 특정 수축속도에서 기능을 수행한다. 따라서 근육의 힘, 길이, 그리고 수축속도 사이의 3차원적 관계를 나타내는 도표를 개념화하면 유용하다(그림 3.18). 그러나 이 도표는 근육의 *수동적인* 길이–장력요소는 포함하고 있지 않다. 예를 들어, 이 도표는 짧아진 길이에서 빠른 속도로 수축하고 있는 근육이 최대노력을 기울여도 비교적 낮은 수준의 힘을 생산한다는 것을 보여준다. 이와는 대조적으로, 좀 더 긴 길이(즉, 최적의 근육길이 근처)에서 느린(거의 등척) 속도로 수축하고 있는 근육은 이론적으로 상당히 더 큰 능동적인 힘을 생산해 낸다.

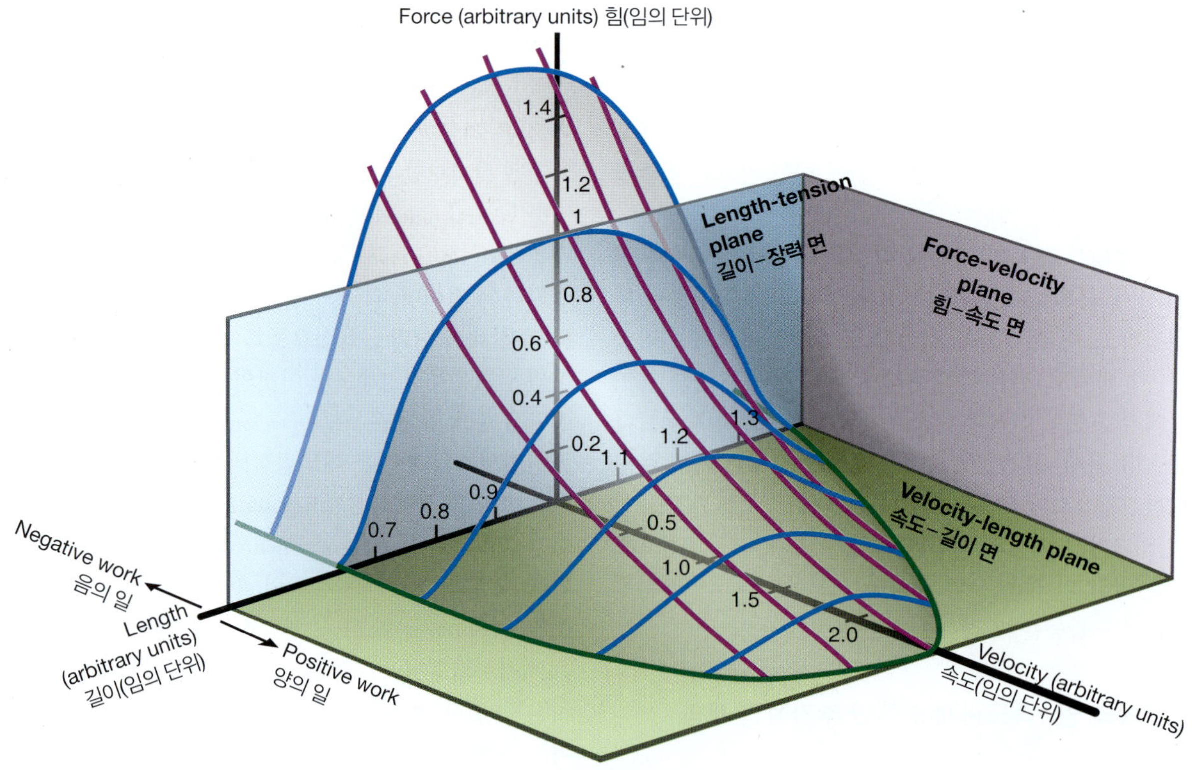


그림 3.18 최대노력 동안 근육의 힘, 길이, 그리고 수축속도 사이의 3차원적 관계를 나타내고 있는 이론적 도표. 양의 일률은 동심의 근육활성과 관계가 있고, 음의 일률은 편심의 근육활성과 관계가 있다. 일률은 근육의 힘과 근육의 수축속도를 곱한 것으로 표현된다. (Redrawn and modified from Winter DA: *Biomechanics and motor control of human movement*, ed 2, New York, 1990, John Wiley & Sons.)

매우 작은 힘을 생산하거나 근육 내의 대부분의 운동단위가 참여하여 매우 큰 힘을 생산해 낸다. 운동단위는 근육 전체에 걸쳐 분포되어 있기 때문에, 흥분된 운동단위에 의해 활성된 근육섬유로부터의 힘은 근육 전체에 걸쳐 합산되고, 이러한 힘은 힘줄로 전달되어 관절을 가로지르게 된다.

## 동원

근육의 *동원(recruitment)*은 관련된 근육섬유들의 활성을 유발하는 특정 운동신경세포의 초기 활성을 말한다. 신경계는 알파운동신경세포의 세포막을 가로지르는 전압전위의 변경을 통해 운동단위를 동원한다. 이러한 과정은 서로 경쟁하는 억제성 입력과 흥분성 입력의 순 합산이 연루된다. 임계전압(critical voltage)에서, 이온들은 세포막을 가로질러 흐르게 되고 *활동전위(action potential)*라 알려진 전기적 신호를 만들어낸다. 활동전위는 알파운동신경세포의 축삭을 따라 신경근육이음부(neuromuscular junction)에 있는 운동종말판(motor endplate)으로 전파된다. 일단 근육섬유가 활성되면, 근육수축[또는 *연축(twitch)*이라고도 함]이 일어나 적은 양의 힘을 발생시킨다. 더 많은 운동신경세포의 동원을 통해, 더 많은 근육섬유가 활성화되고, 그 결과 전체 근육 내에서 더 큰 힘이 발생된다.

각각의 운동단위와 연관된 근육섬유들은 일반적으로 유사한

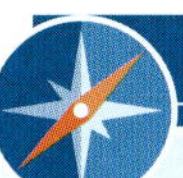

**SPECIAL FOCUS 3.5**

### 뼈대근육의 '신경지배'라는 용어의 복잡성 이해하기

근육은 중추신경계에서 나온 *날신호(efferent signal)*의 유출을 통해 수축하도록 자극된다. 일단 자극되면, 근육은 2가지의 기본 기전(수축하기 또는 당겨지는 것에 저항하기) 중 하나를 통해 힘을 발생시킨다. 이렇게 발생한 힘은 움직임의 양, 시점, 그리고 정밀성을 조율하는 데 도움이 되는 지속적인 들(afferent) 또는 감각(sensory) 피드백 정보를 통해 다듬어진다.

이 SPECIAL FOCUS 3.5는 양질의 능동움직임이 운동신경지배 못지않게 감각신경지배에도 크게 의존한다는 개념을 강조하기 위해 의도되었다. 근육이 움직임을 발생시킬 때, 중추신경계는 다양한 위치로부터의 감각자극을 거의 동시에 받는다. 이러한 감각자극은 눈, 귀의 반고리관(semicircular canal), 발바닥뿐만 아니라 활성된 근육에 위치한 수용기 그리고 인접한 피부와 관절주위 결합조직에 있는 기계적수용기로부터 시작될 수 있다. 움직임 동안 감각피드백이 중요하다는 것은 감각계통에 병리가 있는 사람의 저하된 움직임 질을 관찰할 때 명확히 알 수 있다. 건강한 상태에서, 근육의 신경지배는 말초와 중추의 다양한 위치를 거쳐 중추신경계로 올라가는 들신경신호 요소와 중추신경계로부터 나오는 날신경신호 요소를 *모두* 포함하고 있다.

표 3.4는 뼈대근육에 위치한 감각수용기를 분류하는 여러 방법 중 하나를 제시하였다. 대부분의 수용기들은 근육과 힘줄에서 일어나는 신장과 힘의 변화에 대한 신호를 신경계로 보낸다. 신경계는 작용근 또는 대항근에 있는 운동단위의 상대적 흥분성을 조정하는 것으로 반응한다. 또한, 근육의 수용기는 역학적 압력에서의 변화뿐만 아니라 국소적인 대사환경의 변화도 감지하여, 심혈관 박출량과 운동신경세포집단(motor neuron pool) 흥분성에서의 변화를 유도한다. 표 3.4에 제시된 정보는 감각수용기와 이들의 신경에 대한 혼돈스럽고 중첩된 명칭을 명확하게 하는 데 도움이 될 것이다. 이러한 정보는 이 영역에 대한 추가적인 공부를 하는 데 유용할 것이다.

**표 3.4 뼈대근육에 있는 감각수용기의 명칭과 기본 정보의 요약**

| 그룹* | 감각수용기 | 기능 | 수용기에 대한 일차적 자극 | 참조 |
|---|---|---|---|---|
| Ia | 근방추(일차) | 작용근의 흥분성을 증가시킴. 대항근의 흥분성을 감소시킴 | 근육 신장의 속도 | 힘줄타격반사(tendon tap reflex)에 가장 잘 반응함 |
| Ib | 골지힘줄기관 (GTO) | 작용근의 흥분성을 감소시킴. 대항근의 흥분성을 증가시킴 | 근육-힘줄의 힘 | 넓은 범위의 힘에 걸쳐 자극됨 |
| II | 근방추(이차) | 작용근의 흥분성을 증가시킴. 대항근의 흥분성을 감소시킴 | 근육신장 | 혀를 제외한 거의 모든 근육에 있음 |
| III | 기계적수용기 | 심혈관 박출량과 환기출력을 증가시킴. 중추성운동자극을 억제시킴 | 근육속 압력의 변화 | 운동 동안 운동신경세포집단의 흥분에 영향을 미침 |
| IV | 대사수용기 | 위와 같음 | 근육대사의 변화 | 위와 같음 |

*로마 숫자는 특정 수용기와 연관된 신경섬유의 분류를 표시한다. 그룹은 상대적인 신경섬유의 직경과 전도속도에 기초해 정렬된 것이다. (그룹 I은 직경이 가장 크고 전도속도가 가장 빠르다.)

수축 특성을 공유하고 있으며, 근육의 특정 영역 내에 분포되어 있다. 근육 전체에는 수백 개의 운동단위를 포함하고 있지만, 주어진 운동단위 내의 각각의 축삭은 5~2,000개의 근육섬유를 신경지배한다.[32] 눈이나 손가락의 움직임을 조절할 때와 같이, 미세한 운동조절이 요구되고 비교적 적은 힘이 발생되어야 하는 근육은 대개 작은 크기의 운동단위와 관련이 있다. 일반적으로 이런 운동단위는 축삭 하나가 신경지배하는 근육섬유의 수가 적다(즉, *낮은 신경지배율*을 가짐). 이와는 대조적으로, 큰 힘의 생산과 덜 정교한 움직임을 조절하기 위해 사용되는 근육은 일반적으로 큰 크기의 운동단위와 관련이 있다. 이런 운동단위는 축삭 하나가 신경지배하는 근육섬유의 수가 비교적 많은 경향이 있다(즉, 높은 *신경지배율*을 가짐).[32] 특정 근육은 기능적 역할에 관계없이 다양한 범위의 신경지배율(innervation ratio)을 가진 운동단위를 가지고 있다.

운동신경세포의 크기는 신경계에 의해 동원되는 순서에 영향을 미친다. 운동신경세포가 작을수록 큰 운동신경세포보다 *먼저* 동원된다(그림 3.19). 이러한 원리는 1950년대 후반 엘우드 헤네만(Elwood Henneman)에 의해 처음 실험적으로 입증하고 발전시킨 *헤네만의 크기원리(Henneman Size Principle)*라 한다.[54] 이 크기원리는 크기에 의한 운동단위의 동원 순서를 설명하고 있으며, 이러한 동원 순서를 통해 힘의 전개가 부드럽고 조절된 방식으로 증가할 수 있게 해준다.

작은 운동신경세포에 의해 신경지배되는 근육섬유는 지속시간이 비교적 길고('느린연축, slow twitch') 진폭은 작은 *연축반응(twitch response)*을 보인다. 이런 근육섬유와 연관된 운동단위는 근육섬유의 느린 수축 특성 때문에 *S*(느린, slow)로 분류된다. S운동단위와 연관된 근육섬유는 느린연축과 산화성의 조직화학적 특

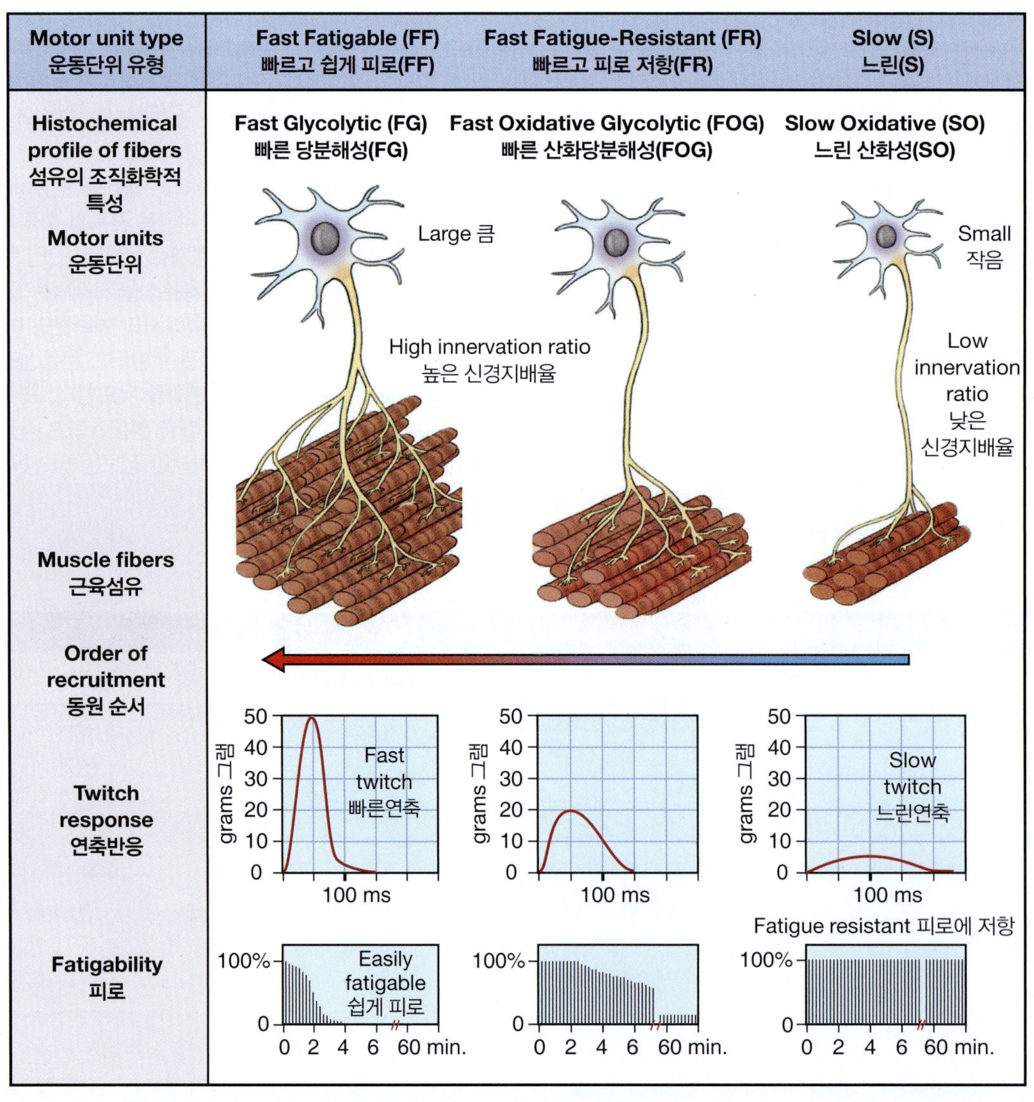


**그림 3.19** 근육섬유의 조직화학적 특성, 크기, 그리고 연축(수축성) 특징에 근거한 운동단위 유형의 분류. 3가지의 운동단위 유형에 대해 수축성 그리고 형태학적 특성의 차이를 보여주고 있다. 한 가지 특징이라도 운동단위 유형마다(근육 내이든 근육 사이든 간에) 매우 다양할 수 있다는 것에 주목하라.

성을 보이기 때문에 SO섬유(slow oxidative fiber)라 불린다. S운동단위와 연관된 근육섬유는 비교적 *피로에 저항적*이다(즉, 지속적인 활성 동안 힘의 상실이 적다). 결과적으로, 발에 대한 신체의 자세 흔들림을 계속해서 작게 조절하는 가자미근(soleus)과 같은 근육은 비교적 SO섬유의 비율이 높다.[76] 이런 느린 근육섬유 유형은 가자미근과 같은 '자세근육'이 장시간 동안 낮은 수준의 힘을 지속할 수 있도록 해준다.

이와는 대조적으로, 큰 운동신경세포와 연관된 근육섬유는 지속시간이 비교적 짧고('빠른연축, fast twitch') 진폭은 큰 연축반응을 갖는다. 이런 근육섬유와 연관된 운동단위는 *FF*(빠르고 쉽게 피로, fast and easily fatigable)로 분류된다. FF운동단위와 연관된 근육섬유는 빠른연축과 당분해성의 조직화학적 특성을 보이기 때문에 *FG*섬유(fast glycolytic fiber)라 불린다. 이러한 근육섬유는 쉽게 피로해진다. 매우 큰 힘이 요구될 때, 일반적으로 크기가 작은 SO운동단위가 동원된 *이후*에 크기가 좀 더 큰 FF운동단위가 동원된다.

그림 3.19는 "느린(S)"과 "빠르고 쉽게 피로(FF)" 사이에 중간적인 생리적 그리고 조직화학적 특성을 갖는 운동단위가 있음을 보여주고 있다. 이런 '중간적인' 운동단위는 *FR*(빠르고 피로에 저항, fast fatigue-resistant)로 분류된다. FR운동단위와 연관된 근육섬유는 산화성 에너지원과 당분해성 에너지원을 모두 이용하기 때문에 *FOG*섬유라 불린다.

그림 3.19에서 제시된 운동단위 유형의 배열은 뼈대근육의 광범위한 생리적 반응의 연속성을 나타낸다. 좀 더 작은(더 느린) 운동단위는 움직임의 초기에 동원되고 비교적 긴 시간 동안 유지될 수 있는 비교적 낮은 근육 힘을 발생시킨다. 이런 유형의 운동단위와 연관된 근육섬유의 수축성 특징은 미세하거나 부드럽게 단계적으로 이루어지는 낮은 강도의 수축을 조절하는 데 이상적이다. 좀 더 큰(더 빠른) 운동단위는 더 작은 운동단위가 동원된 이후에 동원되며, 짧은 지속시간의 큰 힘을 잇달아서 보태준다. 이러한 연속성을 통해, 신경계는 긴 시간 동안 안정된 자세를 유지하는 근육섬유를 활성화할 수 있고, 필요에 따라 갑작스럽고 빠른 움직임을 위해 짧은 지속시간의 폭발적인 큰 힘을 만들어 낼 수도 있다.

## 비율부호화

특정 운동신경세포가 동원된 후, 그 운동신경세포와 연관된 근육섬유가 생산하는 힘은 주로 활동전위의 방출률(discharge rate)에 의해 조정된다. 이러한 과정을 *비율부호화*(*rate coding*)라 한다. 뼈대근육섬유에서 한 번의 활동전위는 몇 ms (millisecond) 동안 지속되지만, 그 결과로 발생된 근육섬유의 *연축*(*twitch*, 단일 수축)은 느린연축섬유의 경우 130 ms에서 300 ms까지 지속될 수 있다. 운동단위가 처음 동원될 때, 초당 약 10번의 활동전위를 방출[discharge 또는 스파이크(spike)]하며, 이는 10 Hz에 해당한다. [활동전위의 평균 방출률은 빈도(Hz)로 표현되거나, 그 역수인 *스파이크사이간격*(*interspike interval*)으로 표현된다. 10 Hz는 100 ms의 스파이크사이간격과 동일하다.] 흥분이 증가함에 따라, 방출률은 고강도 수축 동안 약 50 Hz (20 ms의 스파이크사이간격)까지 증가하나 보통 짧은 시간 동안만 유지된다.[32] 연축 지속시간이 종종 활동전위의 방출 사이 간격보다 더 길기 때문에, 초기 연축 동안 여러 번의 후속 활동전위가 발생할 수 있다. 첫 번째 연축 이후, 후속 활동전위가 발생하기 전에 근육섬유가 완전히 이완할 수 있다면, 두 번째 근육섬유 연축은 첫 번째 연축과 거의 동일한 힘을 발생시킨다(그림 3.20A). 그러나 이전 연축이 이완하기 전에 다음 활동전위가 도착한다면, 근육 연축들이 합쳐져서 한층 더 큰 정점의 힘을 발생시킨다. 더욱이, 이전 연축의 힘이 정점 부근에 도달할 때 다음 활동전위가 도착한다면, 합쳐진 힘은 더욱 커지게 된다.

이전 연축의 이완이 일어나기 전에 근육섬유를 활성시키는 일련의 반복적인 활동전위들은 가중되는 역학적 연축들(summated mechanical twitches)을 발생시키는데, 이를 *비융합된 강축*(*unfused tetanus*)이라 한다(그림 3.20A). 연속적인 연축에 의한 활성 사이의 시간간격이 짧아지면, 비융합된 강축은 역학적 연축들에 의한 연속적인 정점과 저점이 하나로 융합되어 더 큰 힘을 발생시키는데, 이런 안정적 수준의 근육 힘을 *융합된 강축*(*fused tetanus*)이라 한다. 융합된 강축은 단일 근육섬유에서 가능한 한 가장 큰 수준의 힘을 나타낸다. 따라서 높은 빈도로 활성된 운동단위는 낮은 빈도로 활성된 같은 수의 운동단위보다 전반적으로 더 큰 힘을 발생시킬 수 있다.

단일 근육섬유의 연축 및 융합된 강축의 역학은 앞에서 단일 근육섬유의 맥락에서 설명되었다. 그러나 이와 유사한 현상이 건강한 사람의 근육 전체 수준에서도 설명될 수 있다(그림 3.20B). 수축의 강도는 단일의 근육섬유보다 근육 전체 수준이 훨씬 더 크지만, 힘(또는 이 경우에는 토크)과 빈도 사이의 전반적인 관계는 유사하다. 이러한 관계는 뼈대근육에만 한정된 것이 아니며, 흥미롭게도 이런 관계는 1870년대에 개구리의 심장근육에서 처음으로 설명되었다.[121] 운동단위가 활성되는 빈도와 발생되는 힘 사이의 관계는 곡선 형태를 하고 있는데, 낮은 빈도에서 중간 빈도의 활성에서는 힘의 가파른 상승이 있으며 높은 빈도(인간 근육에서는 대개 약 50 Hz 정도)에서는 힘이 평탄해진다. 그러나 정확한 힘–빈도관계는 각 연축의 지속시간에 따라 달라진다. 예를 들어, 긴 지속시간의 근육연축을 발생시키는 느린운동단위는 빠른운동단위보다 더 낮은 빈도에서 융합된 강축에 도달할 것이다.

근육 힘이 상승하는 동안, 운동단위의 동원과 비율부호화의 생리적 기전은 동시에 작동한다. 동원과 비율부호화 중 어느 것을 우세하게 사용할 것인가의 전략은 운동과제의 요구와 유형에 따라 달라질 수 있다. 예를 들어, 편심활성 동안의 운동단위의 동원은 동심활성 동안의 동원과는 다르다. 편심활성 동안, 교차결합당 발

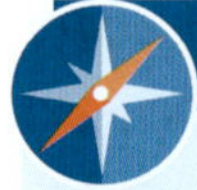

## SPECIAL FOCUS 3.6

### '근육' 또는 '근육힘줄단위': 어느 것이 더 완전한 이야기를 말해 주고 있을까?

이 장에서는 간결한 용어인 '근육(muscle)'을 주로 언급하였지만, 연구 문헌에서는 근육이 힘을 발생시키고, 저장하고, 사용하기 위해 활용되는 수동기전을 좀 더 정확하게 설명하기 위해 '근육힘줄단위'라는 용어를 흔히 사용한다.[82,154] SPECIAL FOCUS 3.6에서는 근육힘줄단위라는 용어를 살펴볼 것이며, 이를 통해 뼈대근육이 힘을 저장하고 다시 사용하는 방식을 강조할 것이다. 앞서 설명한 것처럼, 근육은 능동기전과 수동기전의 결합을 통해 힘을 생산하고 흡수할 수 있다. 능동적인 힘은 신경계로부터의 자극 후에 근육원섬유마디에 의해 발생된다. 이런 능동적인 힘 외에도, 근육 내의 반탄성(semielastic) 구조단백질과 근육속 결합조직은 주로 근육 전체의 길어짐에 저항함으로써 수동장력을 생산한다. 이런 비수축성으로 발생된 힘은 근육 내의 힘을 효율적으로 전달하고 저장하는 데 필수적이다. 근육속 결합조직의 구조적 연속체인 근육의 힘줄은 근육의 내적인 힘을 저장하고 다시 사용하는 데 매우 중요하며, 특히 달릴 때와 같이 빠르고 리듬감 있는 활동 동안에 그러하다. 따라서 근육힘줄단위(musculotendinous unit, MTU)라는 용어는 전체 근육을 나타내는 것으로, 수축성 요소 그리고 힘줄 및 관련 결합조직과 같은 비수축성 요소를 모두 포함한다. 개념적으로, MTU라는 용어는 뼈대근육의 생리적 다양성을 좀 더 깊이 이해할 수 있게 해준다. 설명을 위해, 걷기의 밀기단계(push off phase) 동안 발바닥 깊은 곳에 위치한 내재성 근육인 짧은발가락굽힘근 MTU의 작용을 고려해보자. 보행주기의 이 단계 동안, 발꿈치가 지면에서 떨어져 들릴 때 발가락들은 바닥에 의해 폄으로 밀린다. 이 시점에서 짧은발가락굽힘근(flexor digitorum brevis, FDB)은 일반적으로 편심으로 활성된다고 설명되지만, 이것이 완전한 이야기를 말해주는 것은 아니다. 분석을 해보면, 발가락들이 폄으로 밀릴 때 FDB MTU는 실제로 길어지기는 하지만, 근육섬유의 활성은 거의 *등척* 상태에 있다고 보고하고 있다.[78] 근육이 거의 일정한 길이를 유지하고 있기 때문에, 전반적인 MTU 길어짐의 상당 부분은 FDB의 *여러 힘줄들*의 늘어남(신장)으로 발생한 것이다. 이러한 기전은 밀기 단계 이후에 일어날 후속 과정을 위해 MTU가 에너지를 탄성적으로 저장할 수 있게 한다. 이와 유사한 현상은 걷기의 디딤기(stance phase) 동안 뒤정강근, 앞정강근, 그리고 장딴지근-가자미근복합체를 포함한 발의 다른 근육에서도 볼 수 있으며, 이러한 근육들은 이런 기능에 적합하도록 비교적 길고 탄력적인 힘줄을 가지고 있다.[82,95,96,154] 이 주제와 관련된 내용은 발목과 발에 관한 장과 걷기와 달리기의 운동학을 다루는 장에서 좀 더 자세히 설명될 것이다.

간결성을 위해, 이 책에서는 근육힘줄단위라는 용어보다 대부분 근육이라는 용어를 자주 사용할 것이다. 그럼에도 불구하고, 근육이라는 용어는 근육의 전체 기관인 근육섬유 및 힘줄을 포함한 관련 결합조직을 의미한다. 이러한 관점은 MTU의 '총' 길이-장력관계 및 힘-속도관계와 연관된 개념을 포함해 뼈대근육의 에너지학에 대한 더 풍부한 이해를 가능하게 해준다.

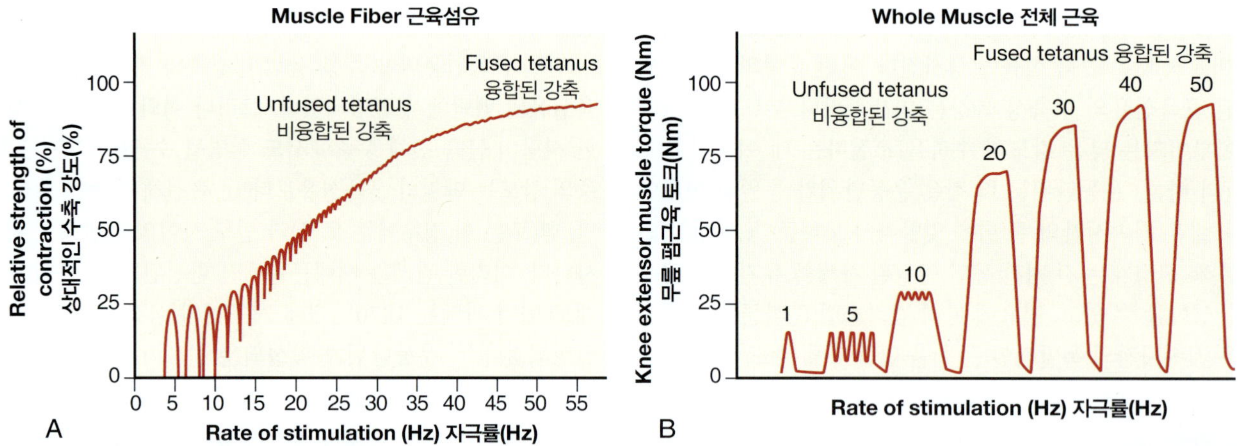


**그림 3.20** 다양한 범위의 전기적 자극빈도에 대해 기록된 개별근육 연축(수축)들의 가중. (A)에 나온 도표는 단일 근육섬유로부터 얻은 이론적인 자료를 보여주고 있다. (B)에 나온 도표는 건강한 23세 남성의 네갈래근에 적용된 각기 다른 빈도의 7가지 전기자극을 가했을 때 얻은 실제적인 무릎 폄토크를 보여주고 있다. 낮은 자극빈도(5 Hz 이하)에서는 다음 연축이 가중되기 전에 초기연축이 이완되어 있다는 점에 주목하라. 점진적으로 자극빈도가 높아짐에 따라, 연축들은 가중되어 더 높은 수준의 힘을 발생시키다가 결국 융합된 강축이 일어난다. (From Hall JE: *Guyton & Hall textbook of medical physiology*, ed 13, Philadelphia, 2016, Saunders.)

생된 힘은 상대적으로 더 크다. 결과적으로 같은 힘을 발생하는 데 있어 편심활성에 동원된 운동단위의 수는 동심활성에 동원된 운동단위의 수보다 적다. 따라서 동심활성은 편심활성만큼의 같은 힘을 생산해 내기 위해 더 많은 수의 운동단위를 동원해야 한다. 게다가 비율부호화는 특히 빠른 힘의 생산에 중요한데, 등척활성의 초기단계에서 더욱 그러하다. 비율부호화는 힘 발생을 좀 더 증가시키기 위해 일부 운동단위의 활동전위를 빠르게 연속적으로 방출(이중방출)시키는 것이다. 이중방출(double discharges)은 운동단위가 이전 방출 후 약 20 ms 이내(즉, 50 Hz 수준이나 그 이상)에 다음 활동전위를 방출할 때 일어나는 것으로, 이러한 수준은 인간에서의 일반적 운동단위 방출률의 상한선이다.[32] 의지적으로 힘을 증가시키기 위해 사용된 특정 전략에 관계없이, 작은 운동단위에서 좀 더 큰 운동단위로의 동원순서는 여전히 유지된다.

## 근전도에 대한 소개

*근전도*(*electromyography, EMG*)는 활성된 뼈대근육에서 나오는 전기적 활동을 기록하고 해석하는 과학 분야이다. EMG는 운동학 분야에서 사용되는 가장 중요한 연구도구 중 하나이다. 신중하고 숙련된 분석을 통해, 임상가와 연구자는 단순하거나 비교적 복잡한 기능적 움직임 동안 얕은 층과 깊은 층의 여러 근육들에 대한 활성 시점과 크기를 결정할 수 있다. 특히 지난 반세기 동안, EMG 연구는 근육의 특정 작용에 대한 수준 높은 관점을 제공해 왔다. EMG가 근육활동을 기록하는 데 있어 여전히 최적기준(gold standard)이지만, 근육운동기록법과 초음파영상을 포함한 그 외의 덜 흔한 기법들도 근육활동을 기록할 수 있다. 간단히 말해, *근육운동기록법*(*mechanomyography*)은 근육 위에 고정된 외부전자 콘덴서 마이크로폰을 통해 활동 근육섬유에 의해 발생되는 기계적 진동을 기록한다.[144] *초음파영상*(*ultrasound imaging*)은 활동 근육 영역의 피부 위에 위치된 탐촉자를 사용하여 근육 내에서 발생한 변형이나 변위를 기록한다.[14,39] 초음파영상은 몸통 깊은 근육의 활성을 간접적으로 접근하고 시각화하기 위해 흔히 사용된다. 이런 기법은 요통을 가진 사람의 몸통과 척추에 있는 핵심 근육의 강화와 조절을 개선하기 위해 적용된 어떤 운동의 효율성을 결정하기 위한 측정도구로 흔히 사용된다.[83,146,150]

비록 EMG가 어떤 신경근육의 병리적 상황이나 장애[예를 들어, 말초신경증과 근위축가쪽경화증(amyotrophic lateral sclerosis)]에 대한 진단과 치료에 중요한 도구이기도 하지만, 이 장에서는 근육뼈대계통의 운동학 연구에서의 사용에 대해서만 초점을 맞출 것이다. EMG 연구는 이 책 전반에 걸쳐 자주 인용될 것이며, 주로 움직임 또는 과제를 수행하는 동안 근육의 작용이나 협동기능을 뒷받침하기 위해 사용된다. EMG 연구는 또한 근육피로, 운동학습과 운동조절, 바이오피드백, 손상되거나 불안정한 관절의 보호, 이동, 재활기법, 인간공학, 그리고 스포츠 및 여가생활과 관계된 주제를 포함한 운동학과 병리운동학의 다양한 현상을 설명하고 정의하는 데 도움이 될 수 있을 것이다.[26,35,100] 이러한 이유 때문에, 운동학 연구에서는 EMG의 기본적 기술, 사용법, 그리고 제한점에 대해 이해할 필요가 있을 것이다.

### 근전도의 기록

운동신경세포가 활성화될 때, 전기적 자극은 축삭을 따라 운동종말판까지 이동하고, 그 후 운동종말판에서 근육섬유의 길이를 따라 양방향으로 전달된다. 각각의 근육섬유를 따라 전달된 전기적 신호를 *운동단위 활동전위*(*motor unit action potential*)라 한다. 전극은 활성된 근육섬유의 모든 활동전위와 관계된 전기적 활동 변화의 총합(전압 측정으로 표현됨)을 측정할 수 있다.[35,37] 이런 EMG 신호를 흔히 *원*(*raw*) 또는 *간섭*(*interference*) *EMG* 신호라 한다. EMG 신호는 근육에 의한 실제적인 힘 발생 이전에 감지될 수 있는데, 이것을 흔히 *전기역학적 지연*(*electromechanical delay*)이라 한다. 이러한 지연은 짧으며, 일반적으로 40~60 ms 사이로 지속된다.[11] EMG 신호는 삽입전극(근육으로 삽입된 미세전선)과 표면전극(근육 위 피부에 위치됨)에 의해 감지될 수 있다.

EMG 기록전극은 종종 신호처리 하드웨어에 직접 부착되는 케이블에 연결된다. 최근의 기술적 발전으로 EMG 신호는 무선시스템을 사용하여 신뢰성 있게 기록할 수 있게 되었다. 이러한 무선시스템은 일반적으로 대상자나 환자로부터 먼 거리에서 근육의 활동을 감지하고 기록하기 위해 또는 케이블에 의해 움직임이 방해되는 동작을 수행하는 상황에서 선호된다. 무선 표면 EMG 신호는 무선 주파수 파동의 형태로 컴퓨터로 기록을 전송하기 때문에, 직접 케이블을 연결하여 EMG 신호를 전송할 때보다 전기적 간섭을 더 쉽게 받는다.

전극의 선택은 EMG 기록의 상황과 목적에 따라 달라진다. *표면전극*(*surface electrode*)은 적용하기가 쉽고, 비침습적이며, 근육 위의 비교적 넓은 영역에서 신호를 감지할 수 있기 때문에 가장 많이 사용된다. 일반적인 전극배치는 관심 있는 근육힘살 위의 피부에 2개의 표면전극(각각 직경이 약 4~8 mm 정도 됨)을 나란히 부착시킨다. 기준(접지)전극은 근육이 없는 뼈 돌출부위 위에 배치시킨다. EMG 신호의 최대진폭을 보장하기 위해, 전극들은 근육섬유의 장축과 평행하게 배치된다. 이런 전형적인 배열은 대개 전극에서 2 cm 이내의 활동전위를 감지할 수 있다.[36,101]

*선형배열전극*(*linear array electrode*)은 *고밀도EMG전극*(*high density EMG electrode*)으로 알려져 있으며, 근육의 기록영역을 넓게 가질 수 있는 최근에 개발된 표면센서 방식이다.[34,38] 본질에 있어, 선형배열전극은 다수의 EMG 신호를 동시에 기록할 수 있도록 행과 열의 체계적 배열로 서로 가깝게 정렬시킨 전통적인 소형 표면전극들의 집합이다. 전극들의 배열과 크기는 한 줄에 8개의 작은 기록영역을 가질 만큼의 작은 것에서부터 다양한 행과 열로 배열된 128개의 매우 작은 기록영역을 가질 만큼의 큰 것까지 다양하다. 이러한 배열은 근육의 넓은 영역에 걸쳐 많은 활동전위들을 감지할 수 있다. 복잡한 수학적 분석을 통해, 배열전극의 여러 전극들에서 수집된 EMG 원신호를 개별 파형으로 분해하고 추출하여 단일 운동단위의 활동으로 나타낼 수 있다.[98] 배열전극으로

부터 온 원신호를 개별 운동단위로 추적하여 운동단위의 동원, 전도속도, 그리고 방출률을 포함한 운동단위의 특성을 정량화할 수 있다.[35,36] 선형배열전극은 개별 운동단위의 연구에 이상적이지만, 주로 얕은 근육에 국한된다. 그러나 이전에는 미세전선전극과 침전극으로만 접근 가능했던 것이 선형배열전극을 통해 건강한 집단이나 환자 집단의 단일 운동단위 특성에 대한 관점을[106,115,130] 제공할 수 있게 되었다.

*미세전선전극(fine wire electrode)*은 근육에 직접 삽입되어 위팔근(brachilais), 뒤정강근(tibialis posterior), 그리고 배가로근(transverses abdominis)과 같이 표면전극을 사용해서는 쉽게 접근할 수 없는 깊은 근육뿐만 아니라 감지될 근육의 특정 영역에만 접근하기 위해 사용된다. 기록 영역이 매우 작기는 하지만, 미세전선전극은 하나 또는 소수의 운동단위에서 생성되는 단일 활동전위를 구별할 수 있다. 인간 근육에 미세전선전극을 삽입하고자 한다면 안전한 실행을 위해 비교적 높은 수준의 기술적 숙련과 적절한 훈련이 선행되어야 할 것이다.

EMG 원신호의 전압은 일반적으로 몇 밀리볼트이기 때문에, 이 신호는 전극과 케이블의 움직임, 인접하거나 조금 떨어져 있는 근육의 활성, 그리고 주변 환경으로부터의 전자기 복사로 인한 다른 전기적 잡음에 의해 쉽게 왜곡될 수 있다. 이전에 설명한 이극전극(bipolar electrode, 2개의 표면전극)과 접지전극의 배치방식 사용을 포함해 원치 않는 전기적 인공잡음(이를 흔히 '노이즈'라 함)을 최소화하기 위해 사용될 수 있는 몇 가지 전략들이 있다. 이러한 배치는 두 전극 모두에서 감지되는 전기적 인공잡음을 최소화하는데, EMG를 연구하는 사람들은 이런 방법을 '공통모드 제거(common mode rejection)'라 한다.[33,100]

원치 않는 전기적 인공잡음을 감소시키기 위한 다른 전략으로는 적절한 피부 준비와 기록 환경에 대한 적절한 전기적 차폐가 있다. 전기적 신호는 전극위치에서 미리 증폭될 수도 있다. 전극위치에서의 이러한 EMG 신호증폭은 전극 케이블의 움직임에 의해 발생되는 인공잡음을 감소시키는데, 걷기나 달리기와 같은 동적인 활동 동안 EMG로 모니터링할 때 특히 중요한 고려사항이 된다.[136] EMG 신호의 *여과(filtering)*는 기록된 EMG의 특정 주파수 영역대를 제한함으로써 어떤 전기적 간섭신호들을 줄일 수 있다. *대역통과여과(band-pass filter)*는 고대역통과여과(high-pass filter, 지정된 주파수 이하는 차단하고 그 이상은 통과시킴)와 저대역통과여과(low-pass filter, 지정된 주파수 이상은 차단하고 그 이하는 통과시킴)의 결합으로 이루어진다. 표면 EMG를 위한 전형적인 대역통과여과는 10~500 Hz의 신호는 유지하고 그 외의 주파수는 제거된다.[99] 약 200~2,000 Hz 또는 그 이상의 좀 더 넓은 대역통과여과는 단일 운동단위를 추출하기 위한 근육속 EMG 기록에 흔히 사용된다. 필요하다면, 주변에서 발생된 전기적 간섭으로 인해 기록 환경에서 흔하게 존재하는 60 Hz의 전류신호(북미에서 사용됨)를 제거하기 위해 여과를 설정하기도 한다.

EMG 신호의 부분 소실을 피하기 위해, 표본추출률(sampling rate)은 적어도 EMG 신호 내에 포함된 가장 높은 주파수의 2배는 되어야 한다. 예를 들어 대역통과여과를 10~500 Hz에 설정하여 사용한다면, 표본추출률은 적어도 초당 1,000 Hz는 되어야 한다.[99]

## 근전도의 분석과 정규화

EMG는 시간, 관절의 운동형상학과 운동역학, 외적인 힘, 또는 생체역학적 모형에서 얻은 추가적인 자료와 함께 연구될 때, 근육의 작용에 대한 가치 있는 관점을 제공해 줄 수 있다.[12,143] 많은 운동학적 분석에 있어, EMG 신호의 시점과 진폭은 가장 관심을 가져야 하는 내용 중 하나이다. 예를 들어, 척주 안정화와 연관된 근육들의 정상적인 활성 *시점* 또는 순서에 대한 연구의 중요성을 고려해보자. 예를 들어, 배가로근이나 허리의 뭇갈래근(multifidus)과 같은 근육의 활성 지연이나 억제는 허리 불안정성의 원인이 된다고 제시되고 있다. 따라서 치료는 이런 근육들이 특정적으로 동원되고 자극될 수 있는 활동에 대해 집중하고 있다.[60,111] EMG를 통한 근육활성의 상대적 시점이나 순서의 측정은 디지털 차트 기록기나 자료수집 시스템을 통해 시각적으로 수행되거나, 좀 더 정량적인 기술적 방법이나 수학적 또는 통계적 방법을 통해 수행될 수 있다.

근육에 부과된 요구를 평가하는 것은 일반적으로 EMG 신호의 상대적 *진폭(amplitude)*으로 결정된다. EMG 신호의 진폭이 클수록 일반적으로 근육활성의 강도 그리고 어떤 경우에는 상대적인 근육 힘이 더 크다는 것을 나타내는 것으로 가정된다. 그림 3.21A~B는 팔꿉관절 굽힘근육의 등척활성으로 발생된 힘을 양극성 EMG 원(간섭)신호로 보여주고 있다. EMG 원신호는 0을 중심으로 양 방향으로 변동하는 전압이기 때문에, 근육활성의 유용한 정량적 측정 수단으로 사용되기 위해서는 수학적으로 조작될 필요가 있다. 이러한 방법 중 하나는 *전파정류(full-wave rectification)*로 불리며, 이는 원신호를 양의 전압으로 변환하여 EMG의 절대값을 생성한다(그림 3.21C). 정류된 EMG 신호의 진폭은 특정 활성시간 동안 수집된 자료의 표본을 평균화하여 결정될 수 있다. 게다가 정류된 신호는 전기적으로 여과되거나 *평탄화(smoothing)*되는데, 이는 신호의 '정점과 골짜기(peaks and valleys)'를 평탄화하는 과정이다(그림 3.21D). 평탄화된 이런 신호는 흔히 '선형 포락선(linear envelope)'이라 하는데, 이는 특정 시간 프레임이나 다른 이벤트에 대해 지정된 '이동평균(moving average)'으로 정량화될 수 있다. 그림 3.21에 제시되지는 않았지만, 평탄화된 신호는 *적분(integration)*될 수 있는데, 이는 (전압-시간)곡선 아래의 면적을 계산하는 수학적 과정이다. 이러한 과정은 고정된 시간대에 대

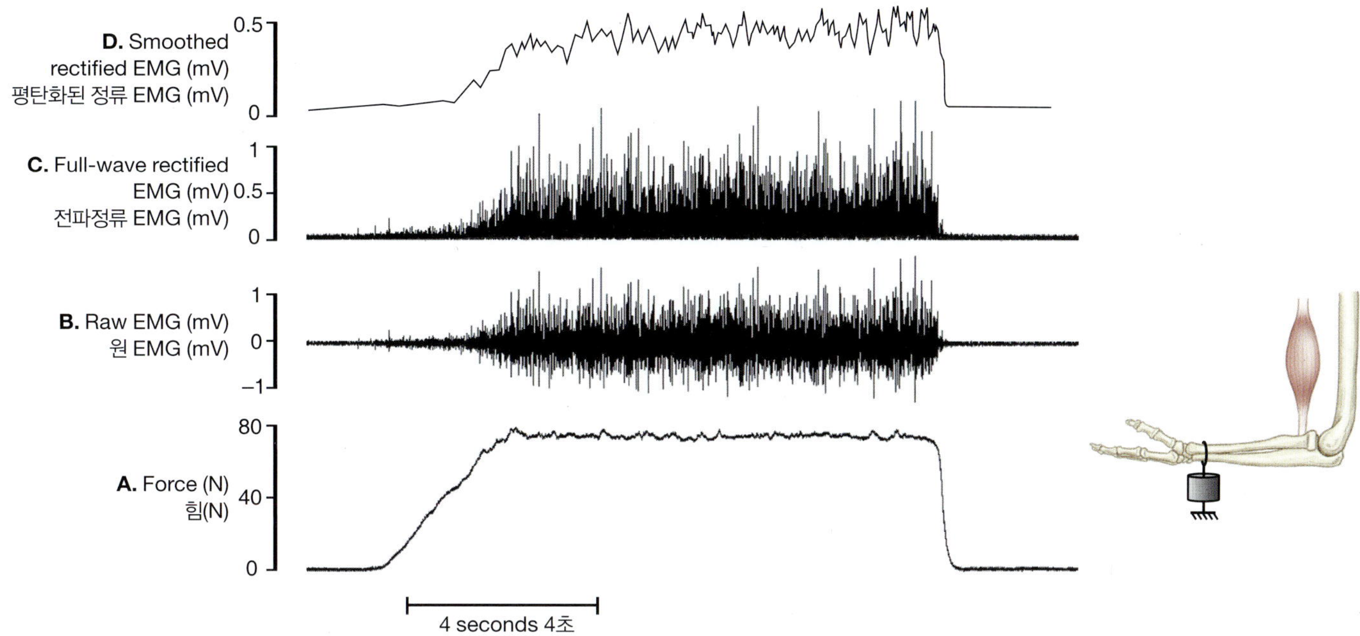


**그림 3.21** 젊고 건강한 여성이 최대하 노력으로 수행한 팔꿉관절 굽힘근육의 등척활성으로 유발된 EMG 신호의 처리과정에 대해 몇 가지 방법을 제시하고 있다. 팔꿉관절 굽힘근육의 활성에 의해 생산된 외적인 힘은 약 10초 동안 80 N에서 유지되고 있다(A). EMG 신호는 원신호로 기록되고(B), 이후 전파정류의 과정을 거친 다음(C), 마지막으로 높은 주파수를 제거하기 위해 여과되고 평탄화된다(D).

해 누적 EMG 정량화가 가능해진다.

EMG 원진폭(raw amplitude)을 나타내기 위한 또 다른 분석법은 일정 시간 동안의 제곱평균제곱근(root mean square, *RMS*)값을 계산하는 것인데, 이는 0에 대한 전압의 표준편차와 상관관계가 있다.[36] 이런 수학적인 분석은 신호를 제곱하고(완전히 양의 신호로 바꿈), 평균화한 후, 제곱근을 계산하는 것이다. 앞서 설명된 기법들 중 어떤 방법에 의해 수학적으로 처리된 EMG 전압은 시각적 계측기(visual meter)나 청각신호와 같은 바이오피드백 장치에 사용하거나, 미리 설정된 수의적 수축의 임계값에서 근육을 활성시키는 전기자극기와 같은 장치를 작동시키기는 데에도 사용된다.

처리된 EMG 신호의 크기를 다른 근육, 다른 날짜, 또는 다른 조건과 비교할 때, 처리된 신호는 기준신호로 *정규화*(*normalization*)되어야 할 필요가 있다. EMG 진폭을 절대전압(absolute voltage)으로 표현하는 것은 일부 운동학 연구에서 의미 없는 자료가 되는 경우가 있는데, 특히 서로 다른 대상자 및 근육들에서 얻은 자료와 함께 평균을 내고자 할 때 그러하다. 이것은 EMG 자료가 여러 날에 걸쳐 전극들을 재부착시킨 후 얻은 자료라면 특히 그러할 것이다. 같은 근육에서 얻은 자료라 할지라도, 절대전압은 기록전극의 선택(크기 포함), 피부 상태, 그리고 전극 부착의 정확한 위치에 따라 달라질 것이다. EMG 자료의 정규화 방법 중에 흔하게 이용되는 한 가지 방법은 활성된 근육에 의해 생산된 신호를 같은 근육에서 *최대 수의적 등척수축*(*maximal voluntary isometric contraction*, MVIC) 동안 생산된 신호에 대해 백분율로 나타내는 것이다. MVIC의 백분율로 표현된 자료는 서로 다른 대상자 또는 여러 날에 걸쳐 평가된 근육활성의 *상대적* 진폭이나 강도를 비교할 수 있는 의미 있는 근거가 된다.[20,66] 다른 방법으로는 MVIC를 기준신호로 사용하는 대신, 일부 근전도 연구자들은 근육의 전기적 자극으로 유발된 전기적 반응(즉, M파)을 사용하거나,[158] 근육이 처음 활성될 때의 EMG 신호에서의 증가율을 분석에 사용하기도 한다.[21] 또한, 근육의 활성수준은 최대노력을 포함하지 않는 어떤 기준작업을 수행하게 하여 기준 자료로 사용되기도 한다.[66,108]

## 근육활성 동안의 근전도 진폭

근육의 작용이나 전반적인 기능과 관련하여 EMG의 잘못된 해석을 피하기 위해, EMG 신호의 진폭에 영향을 미치는 생리적 그리고 기술적 요인들을 이해하는 것은 필수적이다.[151]

EMG 신호의 진폭은 일반적으로 EMG 전극의 기록영역 내에 있는 활성 운동단위의 수와 방출률(discharge rate)에 비례한다. 또한 이러한 요인들은 근육에 의해 발생된 힘에도 기여한다. 따라서 근육의 상대적 EMG 크기를 그 근육의 상대적 *힘* 생산의 척도로 사용해도 된다는 유혹이 종종 있다. 비록 등척활성 동안에는 근육의 상대적 힘 생산과 EMG 크기 사이에 일반화된 양의 상관관계를 가정할 수 있지만,[66] 모든 형태의 비등척활성에서는 이렇게 가정할 수가 없다.[50,112] 이러한 주의사항은 여러 가지 생리적 그리고 기술적 요인에 근거하고 있으며, 이러한 요인들은 종종 동시에 작용하기도 한다.

생리적으로, 비등척활성 동안의 EMG 진폭은 근육의 *길이-장력관계*와 *힘-속도관계*에 따라 영향을 받을 수 있다. 다음 2가지의 극단적 가설의 예를 고려해 보자. 근육 A는 비교적 큰 능동적인 힘과 수동적인 힘의 생산에 유리한 근육길이에서 빠른 속도의 *편심*활성을 통해 최대 힘의 30%를 생산하고 있다. 이와는 대조적으로, 근육 B는 비교적 작은 능동적인 힘과 수동적인 힘의 생산에 유리한 근육길이에서 빠른 속도의 *동심*활성을 통해 같은 양인 최대 힘의 30%를 생산하고 있다. 근육의 길이-장력관계와 힘-속도관계의 결합된 영향(그림 3.11과 3.15에서 묘사됨)에 근거하여, 근육 A는 힘을 생산하는 데 있어 상대적인 *생리적 이득*을 가지고 작동한다고 가정된다. 따라서 근육 A는 근육 B보다 더 적은 수의 운동단위를 동원하게 된다. 따라서 두 근육이 똑같은 양의 최대하 힘(최대 힘의 30%)을 생산하고 있을지라도, EMG 수준은 근육 A에 의해 수행된 움직임에서 훨씬 낮을 것이다. 이런 극단적이고 가설적인 예에서, EMG 크기는 이런 두 근육이 생산하는 상대적인 힘을 신뢰성 있게 비교하는 데 사용될 수는 없을 것이다.

또한 활성된 근육이 길어지거나 짧아질 때, 기록전극에 대한 근육섬유(EMG의 전기적 신호가 발생하는 곳)의 공간적 위치가 변한다는 것을 고려해보자. 가동범위를 통해 움직이는 동안 EMG 신호는 같은 근육의 다른 영역 또는 심지어 다른 근육들로부터 발생하는 여러 활동전위들을 포함할 것이다. 이러한 상황은 전극에 의해 기록된 전압신호가 측정하고자 하는 실제 근육 힘과 비례하지 않게 변경될 수 있다.

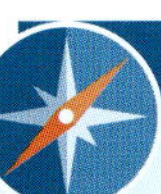

## SPECIAL FOCUS 3.7

### '섬유 유형화'—분류 명명법의 오랜 역사

그림 3.19에서 설명했듯이, 운동단위는 3가지 유형인 S(느린), FR(빠르고 피로에 저항), 그리고 FF(빠르고 피로)가 인정되고 있다. 주어진 운동단위와 연관된 대부분의 근육섬유는 생리적으로 유사하기 때문에 유사한 기능적 특징을 갖는다.

여러 해에 걸쳐, 연구자들은 생검 그리고 조직화학적 또는 생화학적 분석을 통해 각각의 운동단위와 생리적으로 연관된 근육섬유를 식별하려고 시도해 왔다. 이러한 과정은 '섬유 유형화(fiber typing)'라 불린다. 지난 50~60년 동안 섬유 유형화를 위한 여러 기술이 발전해 왔으며, 그중 3가지를 표 3.5에서 강조하였다. 첫 번째 방법은 상대적으로 *산화성 대사과정*인지 아니면 *당분해성 대사과정*인지에 근거해 섬유의 조직화학적 특성을 분석하였다. 이 장에서 앞서 설명했듯이, 이러한 체계는 섬유의 수축성 특징과 운동단위의 분류 명명법을 편리하게 연결시켜 준다(표 3.5의 첫 번째 열과 두 번째 열 비교). 이런 독창적인 방법은 1960년대 에저튼(Edgerton)과 그의 동료들에 의해 동물의 운동단위에 대한 연구에서 개발되었고, 1970년대 초반에 개선되었다.[116]

1970년, 브룩(Brooke)과 카이저(Kaiser)[13]는 인간 근육의 섬유 유형화에 대한 기법을 고안했다. 이 기법은 효소인 *마이오신 ATPase*의 활성에 근거해 섬유의 조직화학적 분석을 연구하였다(표 3.5의 세 번째 열). 이 효소의 상대적 활성에 따라 빠른연축(II형)섬유를 느린연축(I형)섬유와 구별할 수 있게 해주었다. 인간 근육에 있어, 좀 더 빠른 II형섬유는 IIA형과 IIX형으로 좀 더 세분될 수 있다. (이전에는 인간의 근육섬유 유형에서 IIB형으로 인식되어 왔던 것이, 최근 몇 년 동안 마이오신의 분자구성이 정확히 확인된 이후에는 IIX형으로 변경되었다는 점에 유의하라.)

1990년대 초반까지, 근육섬유의 단면에 대해 수행된 조직화학적 기법들은 인간 근육의 섬유 유형화를 위한 주된 방법이었다. 이후 개발된 단백질 분자의 생화학적 분석은 근육원섬유마디 내의 주요 능동(수축) 단백질인 *마이오신(무거운사슬)*의 구조적 유사 아형들(isoforms)의 비율에 근거해 근육의 일부 또는 단일 근육섬유를 분석할 수 있게 되었다. 최소한 3가지의 마이오신무거운사슬(myosin heavy chain, MHC) 단백질의 아형인 MHC I, MHC IIA, 그리고 MHC IIX가 인간에게서 확인되었다(표 3.5의 네 번째 열). 섬유 내에서 발견된 우세한 아형은 최대 단축속도와 힘 발생을 포함한 여러 역학적 특성 및 힘-속도 특성과 연관된다.[129] 최근 섬유 유형화의 '최적기준'으로 여겨지는 이러한 기법은 마이오신 ATPase의 조직화학과 서로 관련이 있다.[129,138]

**표 3.5 뼈대근육 섬유 유형화에 대한 3가지 방법의 비교**

| 운동단위 유형 | 산화성 또는 당분해성 대사과정에 근거한 섬유의 조직화학적 특성 | 마이오신 ATPase의 상대적 활성에 근거한 섬유의 조직화학적 특성 | 마이오신무거운사슬(MHC)의 아형 우세에 근거한 섬유의 분자적 특성 |
|---|---|---|---|
| 느린(S) | 느리고 산화성(SO) | I형(낮은 활성) | MHC I |
| 빠르고 피로에 저항(FR) | 빠르고 산화성당분해성(FOG) | IIA형(높은 활성) | MHC IIA |
| 빠르고 피로(FF) | 빠르고 당분해성(FG) | IIX형(높은 활성) | MHC IIX |

움직임 동안 EMG 신호의 크기에 영향을 미칠 수 있는 다른 기술적 요인들은 다음의 글상자에 제시되었다. 이런 주제에 대한 자세한 논의는 다른 참고자료에서 찾을 수 있을 것이다.[35,36,37,101]

**EMG 신호의 크기에 영향을 미치는 기술적 요인**

- 전극의 구성과 크기
- 신호의 주파수 내역에 대한 여과의 범위와 유형
- 주변 근육에 의한 '혼선(cross-talk)'의 크기
- 운동단위종말판에 대한 전극들의 위치
- 근육섬유에 대한 전극들의 공간적 위치

이 책에서는 다양한 대상자들로부터의 여러 근육에 대한 평균 EMG 진폭을 비교한 EMG 연구들이 인용되었다. 실험의 설계와 기법(적절한 정규화 포함), 움직임의 세부사항, 그리고 근육활성의 유형과 속도에 따라, 근육에서 나온 EMG 신호의 상대적 진폭이 더 크다는 것은 상대적인 수축력도 더 크다고 가정하는 것이 적절할 것이다. 일반적으로, 등척활성을 수행하는 두 근육이 비교될 때 이런 가정에 대한 신뢰도는 높다. 그러나 근육이 편심활성이나 동심활성을 필요로 하는 움직임을 수행할 때나 근육이 피로한 상태(이 장의 후반부에 설명됨)일 때에는 이러한 가정에 대한 신뢰도는 떨어질 것이다.

결론적으로, EMG 진폭에 근거해 모든 근육의 상대적인 힘을 예측하기란 불가능하지만, 활성의 진폭(또는 시점)은 주어진 동작에서 근육의 운동학적 역할에 대한 매우 유용한 단서를 여전히 제공한다. 이러한 단서들은 관절각도계, 가속도계, 동영상 또는 다른 시각적 감지장치, 압력 계측기, 그리고 힘판에 의해 제공되는 운동역학적 그리고 운동형상학적 변수들의 분석을 통해 보강될 것이다(4장 참조).

## 건강한 사람에서의 근육피로의 원인

근육피로는 전통적으로 최대노력에도 불구하고 운동으로 인해 최대 수의적 근육 힘이나 일률이 감소하는 현상으로 정의된다.[30,31,79] 근육피로는 운동, 인간공학적 과제, 신체훈련, 그리고 재활 동안 인간 수행력의 한계를 규정할 수 있다. 신경근육의 과부하와 적응에 대한 기초는 신경근육계통의 재활과 훈련에 필요하기 때문에, 근육피로에 대한 이해는 임상가에게 매우 중요한 사항이 된다. 건강한 사람조차도, 지속적인 신체적 노력 동안이나 이후에 근육피로는 나타난다. 일반적으로 근육피로는 휴식에 의해 회복 가능하며, 만성적으로 '피곤한' 것 또는 충분한 휴식에도 불구하고 근육약화가 지속되는 경우와는 혼동되어서는 안 된다.[30] 근육피로가 지속적인 신체적 노력에 대한 정상적인 반응이기는 하지만, 과도하거나 만성적인 근육피로 또는 피로감(tiredness)은 정상적인 것이 아니며, 종종 신경근육의 기저질환이나 병변의 증상일 수 있다.[30]

건강한 사람의 경우, 근육피로는 특히 최대하 수준의 노력으로 장시간의 과제를 수행하고 있는 동안에는 감지하기가 어려울 수 있다.[135] 이것은 그림 3.22(위쪽 그림)을 통해 알 수 있는데, 건강한 사람이 50%의 최대하 노력으로 팔꿉관절의 등척 굽힘 수축을 반복적으로 수행하는데 6번째마다(화살표로 표시됨) 최대(100%) 노력으로 발휘하고 있다.[64] 그림을 보면 알 수 있듯이, 최대 힘의 50% 수준은 여전히 성공적으로 발생시킬 수 있지만 최대노력으로 생산된 힘의 크기는 점점 감소되고 있다. 그러나 이런 반복적인 최대하 노력의 계속된 수행으로 결국 근육 힘은 목표수준인 50%의 이하로 감소될 것이다. 따라서 근육피로는 흔히 근육무리의 최대 힘이나 일률에서의 감소로 측정되기도 하지만, 주어진 최대하 과제가 실패하는 데 걸린 시간으로 정량화할 수도 있다.[31] 흥미롭게도 그림 3.22(아래쪽 그림)에서 명확히 볼 수 있듯이, EMG 신

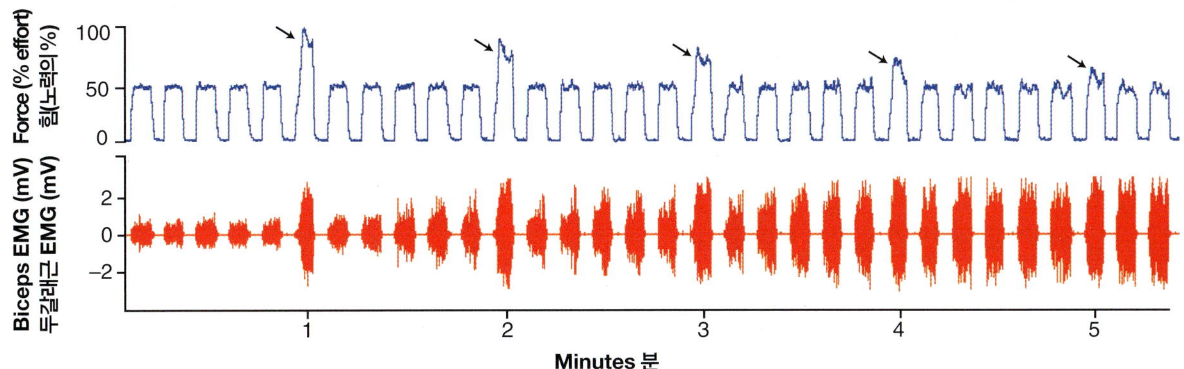


그림 3.22 초기 최대 힘의 50%의 크기에서 간헐적(6초 유지와 4초 휴식)으로 지속된 팔꿉관절 굽힘근육의 등척 힘. 최대(100%) 노력은 6번째 노력마다(1분 간격으로) 수행되었고, 위쪽 그림에 있는 작은 화살표로 보여주고 있다. 아래쪽 그림은 피로 과제를 수행하는 동안 위팔두갈래근에서 기록된 EMG 원신호를 보여주고 있다. (Data from Hunter SK, Critchlow A, Shin IS, et al: Men are more fatigable than strength-matched women when performing intermittent submaximal contractions, *J Appl Physiol* 96:2125, 2004.)

호의 진폭은 일정한 힘으로 유지된 최대하 노력의 반복 내내 점진적으로 *증가*하고 있다는 것이다. 이런 증가된 EMG 신호는 활성된 운동단위 내의 근육섬유들이 최대 힘 발생 능력을 상실하고 이와 동시에 방출률이 중단 또는 감소됨에 따라 좀 더 큰 운동단위들이 추가적으로 동원되고 있다는 것을 반영하는 것이다.[123] 이런 동원전략은 비교적 안정된 힘 출력을 유지하려는 시도를 의미한다.

그림 3.22에서 제시된 최대하 노력과는 대조적으로, *최대* 노력으로 지속된 근육수축은 최대 힘에서의 훨씬 더 빠른 감소율을 초래하게 된다. 이러한 경우, 근육 힘의 감소만큼 EMG 진폭도 *감소*한다. 이런 감소된 EMG 활동은 피로해진 운동단위들의 방출률 중단 또는 감소를 나타낸다. 최대 노력의 초기단계 동안 모든 운동단위가 활성되었다고 추정되기 때문에, 지속된 최대하 노력의 경우와 달리 근육 힘에서의 감소를 보상할 수 있는 예비의 다른 운동단위가 없다.

근육피로의 정도나 속도는 휴식-일 주기의 지속시간을 포함해 수행과제의 특성에 따라 달라진다.[31] 짧은 지속시간의 고강도 운동에 의해 빠르게 피로해진 근육은 단 몇 분의 휴식 후에 회복될 수 있다. 이와는 대조적으로, 저강도의 장시간 운동으로 피로해진 근육은 일반적으로 힘 발생 능력을 회복하는 데 훨씬 더 긴 시간이 요구된다. 게다가, *활성의 유형*도 근육피로에 영향을 미친다. 동일한 속도와 동일한 외적인 부하하에서, 반복적으로 편심활성을 수행한 근육은 동심으로 활성될 때보다 더 적은 근육피로를 보인다.[10] 편심활성의 상대적 피로-저항 특성은 교차결합당 발생되는 힘이 더 크기 때문에, 주어진 최대하 부하에 대해 운동단위의 동원은 더 적다는 것을 반영한다. 그러나 일차적인 재활훈련의 도구로 편심활성을 이용할 때, 근육이 이런 유형의 활성에 익숙하지 않다면 주의가 요구된다. 반복적인 편심활성 이후 경험하게 되는 지연발생근육통(delayed onset of muscle soreness, DOMS)은 일반적으로 동심활성이나 등척활성 이후보다 더 심한 증상을 보인다.[119] DOMS는 한 차례의 운동 이후 24~72시간에서 증상이 최고조에 달하는 경향이 있으며, 근육섬유 안과 주변에 있는 세포뼈대(cytoskeleton)에 대한 손상과 근육원섬유마디의 파괴로 유발된다.[19,120]

임상적 관점에서 볼 때, 건강한 사람에서의 근육피로는 나이와 성별에 따라 다를 수 있다는 것을 이해하는 것이 중요하다.[7,70,71,79] 예를 들어, 등척활성 그리고 느린 속도에서 중간 속도의 동심활성이 연루된 운동에서 상대적 운동강도가 성별에 따라 동일한 경우 여성이 남성보다 대개 덜 피로해진다.[70] 여성은 대개 남성보다 I형(느린연축) 섬유의 비율이 더 높아 좀 더 피로에 저항할 수 있기 때문에, 이런 성별과 관련된 차이가 일어나게 된다.[70] 또한 근육피로는 젊은 성인과 노인 사이에 두드러진 차이를 보일 수 있으며,[65,79] 이런 나이와 관련된 차이는 등척활성이 연루된 과제인지 아니면 빠른 동적인 수축이 연루된 과제인지에 따라 달라질 수 있다. 등척으로 활성된 근육에 있어, 나이와 관련된 섬유 유형의 비율 차이(차후에 나올 단락인 "고령화에 따른 근육의 변화" 참조)에 의해, 노인이 대개 젊은 성인보다 *덜* 피로해진다.[7] 빠른 속도에서 동심활성을 반복적으로 수행하는 근육에 있어, 노인은 젊은 성인보다 일반적으로 *좀 더* 피로해진다.[131,142] 팔다리 근육의 피로를 유발할 수 있는 재활운동을 처방해야 하는 임상가들에게 젊은 남성과 여성 그리고 노인 남성과 여성 간의 근육피로에서 나타나는 과제와 인구집단의 차이는 중요한 고려사항이 된다.

근육피로의 정확한 원인을 설명하기 위해 제안된 몇 가지 기전이 있다. 이러한 기전은 운동겉질(motor cortex)의 활성과 근육원섬유마디 사이의 모든 지점에서 나타날 수 있다.[31,43,79,140] 대체로 근육피로의 원인은 크게 2가지 기전으로 설명되는데, 한 가지는 근육이나 신경근육이음부에서 발생하는 기전이다(흔히 *근육기전* 또는 *말초기전*이라 함). 또 다른 기전은 신경계에서 일어난다(흔히 *신경기전* 또는 *중추기전*이라 함). 근육기전과 신경기전의 구분은 항상 명확한 것은 아니다. 예를 들어, 근육 내의 그룹 IV 들신경섬유(group IV afferent)는 근육피로와 연관된 국소대사 부산물에 반응한다. 피로한 근육에 의한 이런 감각신경세포의 활성은 관계된 운동신경세포의 방출률을 억제시킬 수 있으며,[5,97] 이는 피로한 근육의 힘 발생을 좀 더 감소시킨다. 이러한 예에서, 피로한 근육에서의 힘 상실에 대한 원인은 근육기전과 신경기전 둘 다에 의해 부분적으로 설명될 수 있다.

건강한 사람에서는 근육피로에 대한 많은 기전들이 근육 자체와 연관된다. 그러나 힘 또는 일률을 제한하는 기전들은 주어진 과제 자체 그리고 가장 스트레스를 받는 신경근육계통의 영역(근육이나 신경계 또는 둘 다)에 따라 달라진다. 이러한 기전들은 전기자극에 의해 생산된 근육 힘에서의 감소를 측정하여 연구될 수 있는데, 이러한 방법은 중추신경계와 수의적 노력과는 무관하다.[43,70,79] 전기자극을 이용한 검사와 그 외의 다른 검사들은 몇몇의 근육기전이 근육피로의 원인이 될 것이라고 제시하고 있다(다음 글상자 참조).[79]

**근육피로에 기여 가능한 근육기전**

- 신경근육이음부에서의 감소된 흥분성
- 근육세포막에서의 감소된 흥분성
- 세포속 칼슘의 민감도와 이용성의 감소에 의한 흥분-수축 결합에서의 변화
- 교차결합주기의 지연과 ATPase의 효율성 감소를 포함한 수축역학에서의 변화
- 감소된 에너지원(대사성 원인)
- 감소된 혈류와 산소 공급

근육피로의 몇몇 기전은 신경계, 즉 신경근육이음부의 몸쪽 영역이 연루된다고 제안되어 왔다.[43,145] 이러한 신경기전은 일반적으로 척수위중추(supraspinal center)로의 흥분성 입력의 감소

또는 알파운동신경세포로의 흥분성 입력의 최종적 감소가 연루된다.[43] 결과적으로, 건강한 사람에서는 운동신경세포집단의 활성이 감소하고 근육 힘이 감소된다. 다발경화증(multiple sclerosis)이나 뇌졸증과 같이 신경계가 연루된 병리를 가진 사람은 중추성 신경자극의 전도가 지연되거나 차단되기 때문에 건강한 사람보다 훨씬 더 큰 근육피로를 경험하게 된다.[133]

결론적으로, 건강한 집단과 임상환자 집단 모두에 대해 근육피로의 기전을 더 잘 이해하고 운동 수행력 및 일상적인 과제 수행의 제한에 어떻게 관련되지를 파악하기 위해서는 상당한 연구가 요구된다. 치료사 및 운동훈련 전문가에 있어, 적절한 회복과 결합된 근육피로는 수행력을 강화시키기 위한 훈련 자극으로 사용된다. 따라서 피로한 운동으로부터의 회복을 최적화하는 것은 더 많은 주의를 요구하는 영역이다. 마지막으로, 근육피로가 과제에 따라 그리고 환자 집단에 따라 어떻게 달라지는지를 치료사가 이해하게 된다면 보다 개별화되고 효과적인 재활 접근방식을 제공할 수 있을 것이다.[160] 근육피로에 대해 명확히 한다면 기저병리과정이 있는지 여부에 관계없이 환자나 고객의 신체적 노력을 포함한 모든 재활 절차에 실제적으로 도움이 될 것이다.

## 근력훈련, 감소된 사용, 그리고 고령화에 따른 근육에서의 변화

### 근력훈련에 따른 근육의 변화

건강한 신경근육계통은 다양한 외적인 요구나 환경적 자극에 적응하는 뛰어난 능력을 보여준다. 이러한 가소성(plasticity)은 근력훈련 이후 신경근육계통의 구조와 기능에서 나타나는 강력하고 거의 즉각적인 변화를 보면 명확히 알 수 있다. 이 장에서 말하는 *근력(muscle strength)*은 최대 수의적 노력 동안 근육이나 근육무리에 의해 생산된 최대 힘 또는 일률을 말한다.

근육을 활성시키는 운동을 점진적으로 저항을 증가시키면서 일정 기간 반복하여 수행한다면, 근력의 증가와 비대(hypertrophy)를 초래하게 된다.[80,159] 근력의 증가는 *1-최대반복(one-repetition maximum)*, 즉 1 RM을 통해 흔히 정량화된다. 정의에 따라, 1 RM은 관절의 완전한 또는 거의 완전한 가동범위를 통해 근육이 수축하여 한 번 들어 올릴 수 있는 최대 부하를 말한다. (안정성과 임상적 이유 때문에, 1 RM 근력을 직접 측정하기보다는 조금 작은 부하에 대해 그 사람이 할 수 있는 만큼의 반복을 하게 한 후 공식을 이용하여 1 RM을 간접적으로 구하게 된다.[159]) 근력훈련에 이용되는 저항의 양은 1 RM의 배수로 흔히 결정된다. 예를 들어, *3 RM*은 3번의 완전한 가동범위를 통해 들어 올릴 수 있는 최대의 부하를 의미한다.

> **저항훈련을 위한 일반적인 권장사항**
>
> - *고강도-저항훈련(high-resistance training)*은 운동회기(exercise session)당 3세트를 수행하고, 운동부하는 3~12 RM 범위 내에서 점진적으로 증가시킨다.
> - *저강도-저항훈련(low-resistance training)*은 운동회기당 3세트를 수행하고, 운동부하는 최소 15 RM의 가벼운 부하를 들어 올린다.
>
> 이러한 지침이 일반적이다. 좀 더 자세한 프로그램은 환자와 고객마다 다양하며 훈련이나 재활의 특정 목적에 따라 달라질 것이다. 좀 더 자세한 지침은 다른 전문서적을 참조하기 바란다.[80,89,159]

훈련으로 인한 근력의 증가는 운동프로그램의 유형과 강도에 따라 특이적으로 나타난다. 예를 들어, 12주 동안 일주일에 3회 실시하는 동심과 편심활성을 포함한 고강도-저항훈련은 1 RM의 근력을 30~40% 정도 증가시키는 것으로 보고되었다.[68] (평균적으로, 이것은 훈련하는 하루마다 약 1%의 근력 증가를 나타내는 것이다.) 그러나 동심과 편심활성을 이용한 동일한 방식의 동적인 훈련을 한 후 *등척* 근력을 평가해보면 단지 10%만이 증가되었다.[68] 이러한 결과는 일반적으로 대부분의 근력훈련 프로그램에는 편심활성의 요소가 포함되어야 한다는 것을 제안한다. 편심활성은 근육 단위당 더 큰 힘을 생산하기 때문에, 편심활성이 포함된 형태의 훈련은 등척활성 및 동심활성을 사용하는 동일한 훈련보다는 근육비대의 증진에 좀 더 효과적일 수 있다.[125]

예측할 수 있겠지만, 저강도-저항훈련으로 얻은 1 RM 근력에서의 증가는 고강도-저항훈련에 비해 더 적지만, 근지구력에서의 증가는 훨씬 더 크다.

근력훈련으로 인한 가장 극적인 반응 중 하나가 바로 근육의 비대이다.[1,80,125,132] 비대는 근육섬유 내의 단백질 합성의 증가로 얻어진 것이기 때문에 근육의 생리적 단면적은 증가하게 된다. 단백질 합성의 결과로 근육섬유 내의 근육원섬유마디가 *병렬*로 추가되기 때문에, 수축력의 증가를 부분적으로 설명하게 된다. 뼈대근육에서 근육원섬유마디의 수가 *직렬*로 증가하는 것은 근육비대의 주요 기전이 아니다.[53] 그러나 근육섬유 내에서 근육원섬유마디가 직렬로 추가되는 것은 근육섬유의 수축속력 증가를 초래한다.[88] 비대된 근육에서 증가된 깃각(pennation angle)도 관찰되는데, 아마도 이는 많은 양의 수축단백질을 수용하기 위한 방법으로 보인다.[1,77] 인간 근육에서의 단면적 증가는 주로 근육섬유 비대의 결과로 발생한 것이며, 실제 근육섬유 수의 증가(과증식, hyperplasia)에 대한 증거는 제한적이다. 스타론(Staron)과 그의 동료들은 젊은 남성에 대해 20주에 걸친 고강도 근력훈련 이후에 근육의 단면적이 최대 30% 증가할 수 있다고 보여주었는데, 근육섬유 크기에서의 증가는 단 6주 만에 감지되었다.[138] 훈련이 운동에 사용된 모든 근육섬유에서 비대를 유발하기는 하지만, 대개 빠른연축(II

형)섬유에서 가장 크게 나타난다.[68,138,156] 근육에서의 증가된 근력은 근육섬유의 안이나 사이에서 힘을 전달하는 데 도움이 된다고 알려진 구조단백질 중 하나인 *데스민*(*desmin*, 표 3.2 참조)이 증가한 결과라고도 제안되어 왔다.[156]

운동훈련(exercise training)과 관련된 뼈대근육 비대에 대해서는 많은 것이 알려져 있지만, 최근의 기술적 발전으로 인해 비대로 이어지는 단백질 합성 증가의 생물학적 과정에 대한 좀 더 깊이 있는 연구가 가능하게 되었다. '오믹스'[omics, 체학이라 번역되기도 함; 유전체학(genomics),[84] 후성유전체학(epigenomics),[155] 그리고 단백질체학(proteomics)[47]]에 초점을 맞춘 새로운 연구는 운동훈련과 관련된 유전자 조절, 전사(transcription), 그리고 번역(translation)에서의 변화를 특징화하여 운동훈련에 대한 개인의 반응을 최적화할 수 있는 좀 더 정밀한 운동처방의 제공을 목표로 하고 있으며, 이러한 접근법을 *정밀물리치료*(*precision physical therapy*)라 부른다.[153]

저항훈련으로 얻어진 근력의 증가는 또한 신경계 내의 적응에 의해서도 유발된다.[18,27,42,75] 신경적 영향은 특히 처음 몇 번의 훈련회기(training session) 동안 분명하게 나타난다. 신경계에서의 적응에 대한 일부는 운동과제 수행 중 대뇌겉질 내에서의 활동영역 증가(fMRI로 확인), 척수위운동자극(supraspinal motor drive) 증가, 운동신경세포의 흥분성 증가, 그리고 척수 수준 및 척수위 수준에서 신경성 억제의 감소와 함께 운동단위들의 방출빈도 증가가 포함된다.[18,27] 아마도, 신경계가 근력훈련에 영향을 미친다는 근거를 설명하는 가장 설득력 있는 증거는 이미지훈련을 통한 근력의 증가[161] 또는 운동한 근육의 *반대쪽* 비훈련 근육에서의 근력과 조절의 증가[17]로 입증된다. 일반적으로, 근력 증가는 단지 비대만으로 설명할 수 있는 것보다 더 많은 이유가 있다.[27] 대부분의 신경적응이 작용근의 더 큰 활성을 유발하기는 하지만, 훈련이 대항근의 활성을 *감소*시킨다는 증거도 제시되고 있다.[42] 대항근에서 발생하는 힘의 감소는 작용근에 의해 생산된 순수한 힘을 더 크게 만들 것이다.

저항훈련에 의한 근력의 증가는 혈류제한훈련과 같이 훈련 중에 적용할 수 있는 보조적인 방법을 통해서도 강화될 수 있다. *혈류제한훈련*(*blood flow restriction training*)은 운동하는 근육으로의 동맥 유입은 유지하면서 정맥 유출을 차단하는 중간 정도의 외부 압력을 적용하는 것으로, 외적인 부하를 증가시키지 않고도 근육에 대한 산화 및 대사 스트레스를 더 크게 유발할 수 있다.[113,117] 혈류제한에 의한 산화 및 대사 스트레스의 증가는 뼈대근육의 비대 및 모세혈관화의 증가처럼 훈련에 대한 더 큰 적응을 유도한다.[117] 특히 혈류제한훈련은 대체훈련 방법으로 고려되어서는 *안 되며*, 오히려 근육뼈대손상 이후의 재활과정 중 저항훈련의 효과를 강화시키기 위한 방법으로 고려되어야 한다. 젊고 건강한 인구에서의 증거에도 불구하고, 노령 인구와 임상환자 집단에서의 근력 향상에 대한 혈류제한훈련의 효과 및 이와 관련된 기전은 아직 완전히 이해되지 않고 있다.

앞서 설명한 이러한 개념들 중 일부는 전통적인 근력훈련의 방법으로는 효과가 없을 때 임상가에 의해 사용될 수 있다. 이는 특히 근력-훈련운동에 따른 신체적 부담을 견디기 어려운 신경학적 또는 신경근육학적 병리를 가진 사람들에게 적절하게 적용될 수 있다. 예를 들어, 뇌졸중 이후 손상된 팔다리의 사용이 제한적인 매우 초기 회복단계에서 이미지훈련은 효과적일 수 있다. 궁극적으로, 약화된 근육을 강화시키는 가장 효과적인 방법은 신경계뿐만 아니라 근육구조에도 변화를 유발할 수 있는 구체적이고 적절한 점진적 과부하를 적용하는 것이다.

## 감소된 사용에 따른 근육의 변화

외상에 의해 사람의 팔다리 또는 관절이 몇 주 동안 단단히 고정된다면, 관계된 근육의 사용은 확실히 감소하게 될 것이다. 또한 감소된 근육 사용(또는 불용, disuse)의 기간은 질병이나 질환에서 회복하기 위해 침상안정을 취하는 사람에게도 발생할 수 있다. 이런 감소된 근육활동의 기간은 위축(atrophy)을 초래하고, 일반적으로 비활동의 첫 몇 주 안에 현저한 근력의 감소가 나타난다.[2,23,118,149] 근력 상실은 초기부터 발생할 수 있는데, 첫 주에만 하루에 3~6%까지 일어난다.[6] 건강한 사람이라도 단지 10일 정도의 고정 이후에는 초기 1 RM 근력의 40%까지 감소를 경험할 수 있다.[147] 고정 이후의 근력 감소는 대개 근육위축의 2배가 된다. 즉, 근육섬유 단면적의 20% 감소는 40%의 근력 감소와 연관이 있다. 비교적 초기의 이런 변화들은 근육의 수축단백질 손실 외에도 근력 감소에 대한 어떤 신경학적 원인이 있음을 제안한다.

만성적으로 고정된 팔다리의 모든 근육섬유 유형에서 단백질 합성이 감소하는데,[2] 특히 느린연축(I형)근육섬유에서 현저하게 나타난다.[118] 느린연축근육섬유는 대부분의 일상적인 활동에서 자주 사용되기 때문에, 팔다리가 고정되면 빠른연축근육섬유보다 *상대적으로* 더 큰 불용을 당하게 된다. 결과적으로, 고정된 팔다리의 전체 근육은 빠른연축근육섬유의 특성으로 상대적 형질전환을 겪게 되는 경향이 있으며,[51] 이러한 변화는 고정 시작 후 3주 만에도 일어날 수 있다.[63]

팔다리의 장기간 고정에 따른 신경근육의 변화는 몇 가지 인자에 따라 달라진다. 근력의 상실은 근육이 짧은 위치로 유지될 때 가장 크게 나타난다.[41,88] 짧아진 길이 상태에서 고정되어 근육섬유의 느슨함이 커질수록 특히 수축단백질에서의 분해는 촉진될 수 있다. 게다가, '자세'근육('postural' muscle)과 일부 한관절(single-joint) 근육은 만성적으로 고정된 팔다리 내의 다른 근육들보다 더 빠른 위축을 보인다. 이러한 근육들에는 가자미근(soleus), 안쪽넓은근(vastus medialis), 중간넓은근(vastus intermedius), 그리고 뭇갈래근(multifidus)이 있다.[88] 다리에 있어, 무릎 폄근육은 일반적으로 무릎 굽힘근육[넓적다리뒤근(hamstring)]보다 더 큰 불용위축(disuse atrophy)과 상대적인 근력 상실을 보인다.[105] 네갈래근에서 발생한 불용위축의 경향은 사람이 의자, 침대, 또는 변기로 이동할 때와 같이 부분적으로 굽힘된 무릎의 안정성이 요구되는 경우에 우려사항이 될 수 있다.

저항운동은 팔다리의 만성적 고정으로 인해 발생하는 많은 변화를 되돌리거나 완화시킬 수 있다. 편심활성이 포함된 근력강화 프로그램은 근력과 섬유 크기에서의 가장 큰 증가를 얻을 수 있다.[63] 작은 운동단위와 연관된 섬유들은 위축이 더 쉽게 발생하기 때문에, 이러한 근육섬유들을 목표로 한 낮은 강도의 장시간 근육활성의 운동프로그램을 재활프로그램의 초기에 포함시켜야 한다.

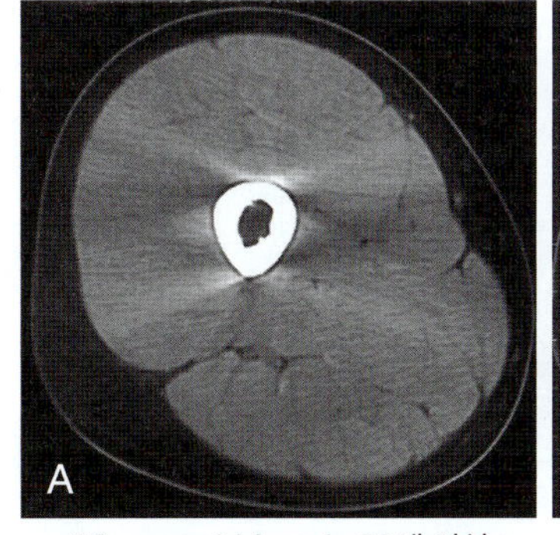


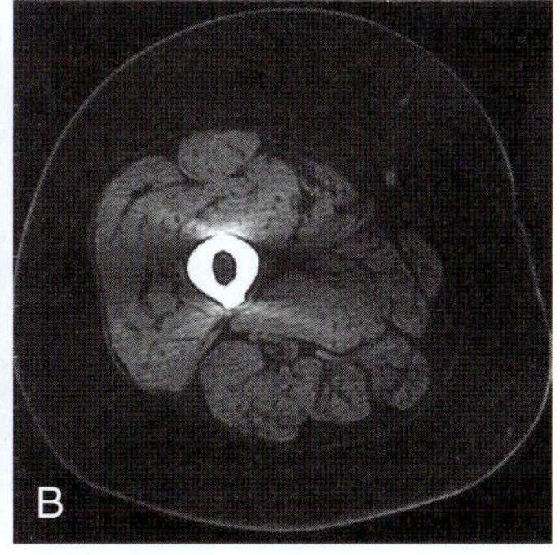


28-year-old female 28세 여성 80-year-old female 80세 여성

그림 3.23 넓적다리 중간 영역에 있는 근육의 단면을 보여주고 있는 컴퓨터단층촬영 영상. (A) 28세의 건강한 여성. (B) 건강하지만 나이가 80세인 여성. 80세 여성의 넓적다리 영상은 근육 질량이 적고 지방과 기타 근육속 결합조직이 더 많다.

## 고령화에 따른 근육의 변화

건강한 사람이라도, 고령에 이르면 근력, 근육수축의 속도, 그리고 근육 일률이 감소하는 경향이 있다.[65] 이러한 변화들은 미묘할 수 있지만, 아주 나이가 많은 사람에게는 명확하게 나타날 수 있다.[142] 고령자에서는 근육수축 속도의 상실이 상대적으로 빠르게 나타나기 때문에, 최대 힘과 근력만의 상실보다 일률(힘 × 속도)에서 더 큰 상실을 보인다.[9,65,139]

변화는 근육과 사람마다 매우 다양하게 나타나지만, 일반적으로 건강한 고령자는 60세 이후로 10년마다 약 10%의 최대근력 감소를 경험하고, 75세 이후에는 더욱 빠른 감소가 나타난다.[67,103] 근력과 일률의 상실은 일반적으로 팔에 비해 네갈래근[67,92]과 같은 다리의 근육에서 좀 더 두드러지게 일어난다. 다리에서의 약화는 안전하게 걷기나 의자에서 일어나기와 같은 독립적인 생활에 필요한 기능들을 방해할 수 있다.[139] 이런 나이와 관계된 근력과 일률에서의 감소는 주로 좌식생활을 하거나 기저질환이 있는 아주 고령의 사람들(80세 이상)에게서 더욱 가속되는 경향이 있다.[67,142]

건강한 고령자에게 나타나는 근력과 일률 감소의 일차적 원인은 고령화에 따른 근육조직의 상실인 *근육감소증(sarcopenia)*이다.[24,104] 근육감소증은 현저한 근육조직의 상실, 과도한 양의 결합조직 및 근육속 지방의 침착(그림 3.23에 있는 근육을 비교), 그리고 신체기능의 상실을 동반한다.[139] 근육감소증의 원인은 완전히 이해되고 있지는 않지만, 정상적인 노화의 생물학적 과정[계획된 세포죽음인 '세포자멸사(apoptosis)'와 같은] 또는 신체활동, 영양, 그리고 호르몬 수치에서의 변화와 연관 있는 것으로 알려져 있다.[105,122]

근육감소증은 근육섬유에서의 크기 감소(위축)는 물론 근육섬유의 실제적 숫자의 감소를 통해 일어난다.[122,141] 근육섬유 수와 운동단위 수의 감소(그림 3.24에서 보여줌)는 관련된 알파운동신경세포의 점진적 소멸에 의해 유발된다.[85,148] 건강한 고령자에서 II형과 I형 근육섬유 수의 비율은 대체로 유지되지만, II형(빠른연

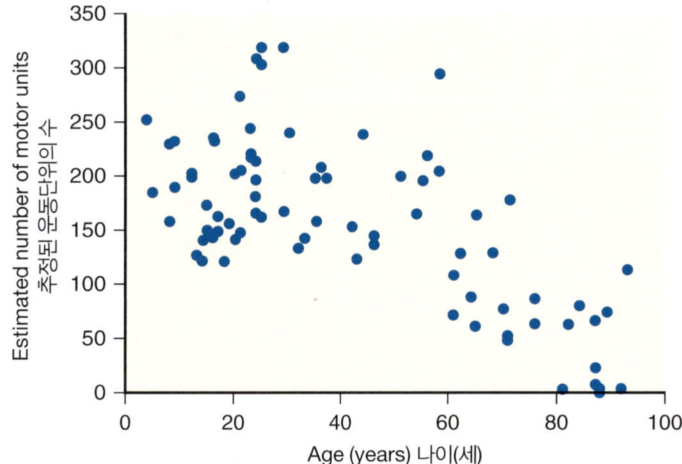


그림 3.24 (A) 3세에서 96세까지의 건강한 인간 대상자의 생애 전반에 걸친 짧은손가락폄근과 관련된 기능적 운동단위 수의 추정. (Redrawn from Campbell MJ, McComas AJ, Petito F: Physiological changes in ageing muscles, *Journal of Neurology, Neurosurgery, and Psychiatry* 36: 174-182, 1973.)

축) 근육섬유에서 더 큰 위축이 나타난다.[68,122] 이런 나이와 관계된 변화의 결과로, 고령자의 근육은 젊은 성인에 비해 I형(느린연축) 특성을 나타내는 근육섬유의 *비율*이 더 높아지는데, 이는 고령자의 근육이 수축하고 이완하는 데 왜 더 오래 걸리는지 그리고 결국엔 근육의 힘이 왜 덜 강력하게 되는지를 부분적으로 설명해준다.[24,141] 좌식생활 양식이 늘어날수록 근육 형태학에서의 이런 변화가 가속화되지만, 활동적인 고령자에게서도 정도의 차이는 있지만 이러한 변화를 경험하게 된다. 이러한 현상은 젊은 성인의 절개되어 염색된 근육섬유 단면적을 노인의 것과 비교하면 명확히 알 수 있을 것이다(그림 3.25). 고령자 근육의 단면을 보여주는 그림 3.25B를 보면, 모든 근육섬유가 젊은 성인에 비해 더 작은데 특히 II형(빠른 연축) 근육섬유가 그러하다. 고령자의 근육 샘

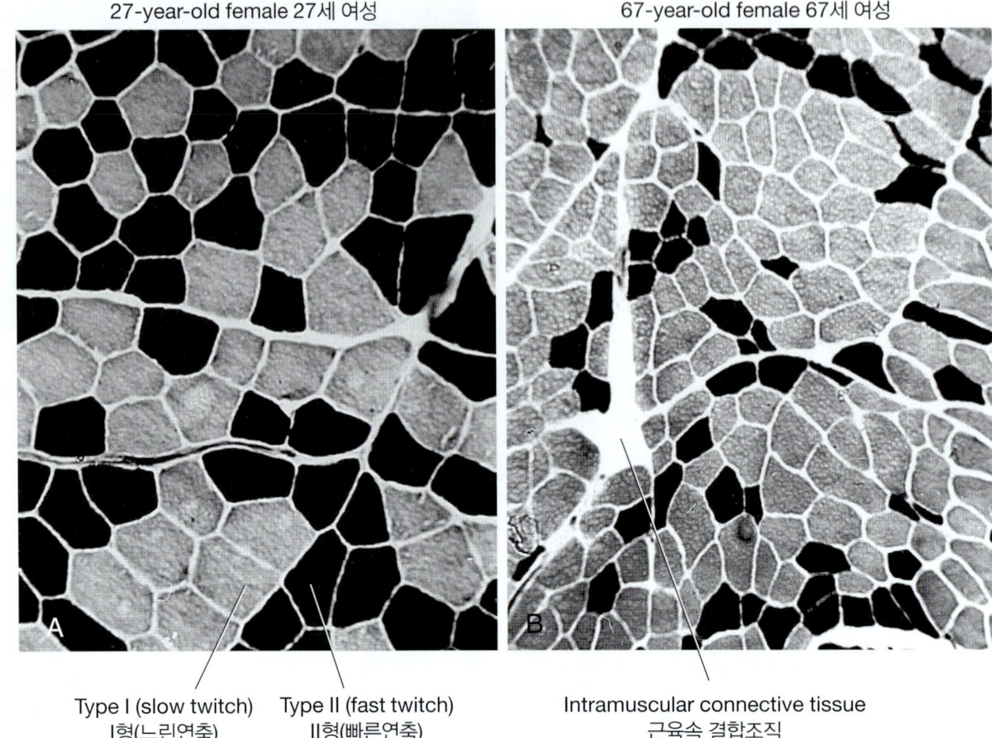


**그림 3.25** (A) 건강한 27세 여성과 (B) 건강한 67세 여성에서의 가쪽넓은근에 대한 근육섬유의 단면. 사진은 같은 비율로 출력된 것이다. 마이오신 ATPase 활성이 밝게 염색된 I형(느린연축) 근육섬유와 어둡게 염색된 II형(빠른연축) 근육섬유의 분포를 보여주기 위해 섬유들이 조직화학적으로 염색되었다. (조직화학적 분석절차 동안, 섬유들은 pH 10.3에서 배양되었다.) 고령자 근육의 II형 근육섬유에서 가장 두드러지게 보이는 근육섬유의 단면적 감소와 근육속 결합조직의 증가에 주목하라.

플인 그림 3.25B는 젊은 성인에 비해 I형(느린연축) 근육섬유의 수가 비례적으로 더 크다는 것을 보여주고 있지만, 이는 건강한 고령자에게서 항상 전형적으로 나타나는 현상은 아니다.[68,122] 전형적인 근육감소증의 최종적인 결과는 I형과 II형 근육섬유의 수가 비례적으로 유사하게 감소하고, II형 근육섬유의 상대적인 크기가 좀 더 크게 감소하는 것이다.[141]

고령자의 근육감소증은 근력과 일률 생산에서의 감소를 대부분 설명할 수 있지만 전부를 설명할 수는 없다. 또한 최대노력 힘의 감소는 이용 가능한 근육섬유를 최대로 활성시키기 위한 신경계의 능력 감소와 연관된다.[69,127] 충분한 연습이 주어질 때, 일부 고령자들은 거의 젊은 성인과 비슷한 수준으로 근육을 활성화시키는 것을 배울 수 있다.[126] 임상적으로, 이것은 고령자의 초기 근력 측정 동안 중요한 고려사항이 될 것이다.

나이와 관련된 근육 형태학에서의 변화는 일상적인 과제들을 효율적으로 수행하기 위한 일부 고령자의 능력에 영향을 미칠 수 있다. 그러나 다행스럽게도, 나이 그 자체는 신경근육계통의 *가소성*을 갑작스럽게 변화시키지는 않으며, 아마도 85세 이상의 고령이 되어야 그러한 변화가 나타날 가능성이 있다. 근력과 일률 훈련은 이론적으로 고령자의 근력과 일률에서의 상실을 모두는 아니지만 일부는 보상해 줄 수 있다.[40,128] 안전하고 적절하게 수행만 된다면, 저항운동은 기본적인 일상생활동작을 수행하는 데 필요한 임계수준의 근력과 일률을 유지하는 데 매우 도움이 될 수 있다.

## 요약

뼈대근육은 인체의 뼈와 관절을 안정시키고 움직이게 하는 일차적인 힘을 제공한다. 신경계의 활동전위에 의해 활성된 근육은 수축하거나 길어짐에 저항함으로써 힘을 생산한다. 액틴과 마이오신 같은 수축단백질은 *잔섬유활주설*로 알려진 능동적인 과정을 추진시키는 중요한 역할을 한다. 최근에는 비수축단백질의 중요한 지지 및 구조적 역할이 좀 더 주목받고 있다. 예를 들어, 티틴 및 데스민과 같은 단백질은 수동장력에 기여하고 근육원섬유마디와 전체 근육섬유에 탄력성, 정렬, 그리고 안정성을 제공한다. 게다가, 세포바깥결합조직은 개별 근육섬유와 근육섬유 무리를 감싸고 힘줄과 섞여 뼈에 부착되기 전에 전체 근육힘살을 감싸게 된다.

1장에서 설명되었듯이, 근육의 작용과 기능은 관절의 돌림축에 대한 힘선의 위치에 근거한다. 3장에서는 힘을 발생시키는 기전들에 좀 더 집중하였다. 궁극적으로, 이러한 기전들은 신경계의 지배를 받지만, 또한 개별 근육의 형태학(모양)과 전반적인 구조에 의해서도 영향을 받는다. 인체에 있는 각각의 개별 근육은 고유한 형태를 가지고 있기 때문에 고유의 기능을 갖게 된다. 예를 들어, 손의 벌레근과 같은 작은 방추근육은 작은 단면적을 가지고 있기 때문에 작은 힘만을 발생시킨다. 이 근육은 감각수용기가 잘 분포되어 있기 때문에, 신경계에 고유감각 정보를 제공하는 데 뛰어나다. 이와는 대조적으로, 좀 더 큰 장딴지근은 근육섬유의 깃털 배열에 의해 큰 단면적을 가지고 있기 때문에 좀 더 큰 힘을 생산한다. 점프 및 등반과 같은 활동 동안 전신을 들어 올리거나 추진시키기 위해서는 이런 장딴지 근육에서의 큰 힘이 요구된다.

근육의 형태와 구조에 관계없이, 궁극적으로 힘줄을 통해 뼈로 전달되는 힘은 능동 및 수동기전의 결합으로 생산된다. 능동기전은 주로 액틴과 마이오신 사이의 상호작용에 기반을 두고 있으며, 수의적 조절하에서 이루어진다. 반면에, 수동기전은 근육 고유의 뻣뻣한 특성에 더 기반을 두고 있으며, 이는 힘줄을 구성하는 것들을 포함한 근육의 모든 결합조직 및 구조단백질들이 집합적으로 기여한다. 움직임의 중간범위에서 발생되는 근육의 수동장력은 비교적 작지만, 움직임의 끝 범위, 특히 여러 관절을 지나가는 근육에서는 좀 더 큰 수동장력을 발생시킬 수 있다. 근육 신장에 대한 반응으로 생산된 일부 수동장력은 정상적인 것이며 관절의 안정화 및 신장과 연관된 손상으로부터 보호와 같은 유용한 생리적 기능을 수행한다. 그러나 과도한 수동장력은 비정상적인 것이며, 편안한 움직임의 유연성을 제한하는 것은 물론 최적의 자세 정렬을 제한할 수 있다. 근육에서의 증가된 뻣뻣함은 근육뼈대계통의 외상이나 질병의 결과로 발생할 수 있다. 그 외에도, 근육에서의 과도한 수동장력(또는 뻣뻣함)은 신경계에 의한 비정상적 수준의 불수의적 활성에 의해 초래될 수도 있다. 이러한 상황을 *경직*(*spasticity*) 또는 *강직*(*rigidity*)이라 하며 중추신경계의 손상이나 질병과 연관된다.

임상과 관계된 가장 중요한 근육생리학의 원리 중 2가지는 길이–장력관계와 힘–속도관계이다. 원래 동물에서 분리된 근육섬유를 사용하여 공식화하였지만, 이런 2가지의 기본원리는 임상에서 환자나 고객의 근육에도 적용될 수도 있다. 단일 근육섬유의 길이–장력관계는 임상적으로 근육이나 근육무리의 토크–관절각도관계로 표현될 수 있는데, 토크는 기능적으로 힘에 상응하고 관절각도는 길이에 상응한다. 예를 들어, 팔꿉관절 굽힘근육은 거의 90°의 팔꿉관절 각도에서 가장 큰 팔꿉관절 굽힘 토크를 만들어 낸다. 이러한 관절각도는 대략적으로 위팔두갈래근이 굽힘근육으로서 가장 큰 모멘트팔(지레작용)을 갖는 위치에 해당되며, 동시에 개별 근육섬유의 액틴–마이오신 중첩에 근거해 최대의 힘을 생산할 수 있는 길이에 해당된다. 최대의 노력에도 불구하고, 팔꿉관절의 완전한 폄이나 굽힘의 위치에서는 지레작용과 생리적 요인들 때문에 팔꿉관절 굽힘의 최대 토크는 상당히 떨어지게 된다.

또한, 근육의 힘–속도관계는 근육의 토크–관절각속도관계의 범위 내에서 임상적으로 이해되어야 한다. 이 장에서 설명되었던 이유처럼, 편심활성을 통해 빠른 관절각속도에서 활성된 근육은 등척을 포함한 어떤 각속도의 동심활성보다 더 큰 힘을 생산한다. 이러한 원리는 근육의 길이–장력관계와 생리적으로 연계해 볼 때 중요한 임상적 의미를 가질 수 있다. 예를 들어, 몸쪽 근육의 마비는 좀 더 먼쪽의 건강한 근육의 기능적 약화를 흔히 유발한다. 몸쪽 근육이 뼈대를 적절히 안정화시키지 못하면, 좀 더 먼쪽에 있는 근육이 정상보다 더 빠른 속도로 지나치게 짧아진 길이로 수축하게 되는 상황을 유발할 수 있다. 예를 들어, 손목 폄근육의 마비 이후에 잡기능력에서의 약화를 보면 명확히 알 수 있게 된다. 이런 운동학적 예들은 이 책에서 좀 더 자세히 설명된다.

운동단위의 개념은 이 장의 많은 논의를 위한 중요한 전제가 된다. 운동단위는 단일 세포체(척수에 위치됨), 축삭, 그리고 신경지배되고 있는 모든 근육섬유로 구성되어 있다. 주어진 운동단위 내의 모든 근육섬유는 세포체의 자극에 의해 최대로 수축하기 때문에, 한정된 양의 힘이 각 운동단위로부터 발생된다. 추가적인 운동단위의 동원을 통해 근육의 힘은 증가된다. 또한, 운동단위는 좀 더 빠른 비율로 방출될 때 힘의 출력이 증가될 수 있다. 동원과 비율부호화의 과정은 운동단위가 근육 힘의 점진적 증가를 미세하게 조절할 수 있게 해준다.

EMG 자료의 수집, 처리, 그리고 정규화를 위한 고려사항은 이 장에서 소개되었다. EMG 신호를 올바르게 해석하면 근육의 발화시점, 활성수준, 그리고 궁극적인 기능에 대한 매우 유용한 정보를 제공할 수 있다. EMG로부터 얻은 정보는 해부학적, 생체역학적, 운동역학적, 그리고 운동형상학적 자료와 병합하여 분석되는데, 이러한 분석은 이 책에서 설명되는 운동학의 많은 기초가 된다.

이 장은 임상실행과 중요한 관계가 있는 선별된 주제들에 대한 광범위한 개요를 제시하였다. 이러한 주제들에는 근육피로의 원인 및 근력훈련, 감소된 사용, 그리고 고령화에 대한 근육에서의 변화가 포함된다. 근육 내의 피로유발은 건강한 집단 및 임상적 환자집단의 훈련과 재활 동안 효과적인 신경근육의 적응을 위해 필요하다. 결론적으로, 근력훈련에 대한 근육의 적응과 기능 그리고 이와 상반되는 감소된 사용과 고령화에 대한 이해는 재활을 위한 적절한 치료를 환자에게 처방하는 데 도움이 될 것이다.

## 참고문헌


1. Aagaard P, Andersen JL, Dyhre-Poulsen P, et al.: A mechanism for increased contractile strength of human pennate muscle in response to strength training: changes in muscle architecture, *J Physiol* 534:613–623, 2001.
2. Adams GR, Caiozzo VJ, Baldwin KM: Skeletal muscle unweighting: spaceflight and ground-based models, *J Appl Physiol* 95:218–2201, 2003.
3. Allen GM, McKenzie DK, Gandevia SC, et al.: Reduced voluntary drive to breathe in asthmatic subjects, *Respir Physiol* 93:29–40, 1993.
4. Allen GM, McKenzie DK, Gandevia SC: Twitch interpolation of the elbow flexor muscles at high forces, *Muscle Nerve* 21:318–328, 1998.
5. Amann M, Wan HY, Thurston TS, et al.: On the influence of group III/IV muscle afferent feedback on endurance exercise performance, 48(4):209–216, 2020.
6. Appell HJ: Muscular atrophy following immobilisation, a review, *Sports Med* 10:42–58, 1990.
7. Avin KG, Frey Law LA: Age-related differences in muscle fatigue vary by contraction type: a meta-analysis, *Phys Ther* 91:1153–1165, 2011.
8. Baratta RV, Solomonow M, Best R, et al.: Isotonic length/force models of nine different skeletal muscles, *Med Biol Eng Comput* 31:449–458, 1993.
9. Bassey EJ, Fiatarone MA, O'Neill EF, et al.: Leg extensor power and functional performance in very old men and women, *Clin Sci* 82:321–327, 1992.
10. Baudry S, Klass M, Pasquet B, et al.: Age-related fatigability of the ankle dorsiflexor muscles during concentric and eccentric contractions, *Eur J Appl Physiol* 100:515–525, 2006.
11. Begovic H, et al.: Detection of the electromechanical delay and its components during voluntary isometric contraction of the quadriceps femoris muscle, *Front Physiol* 5:494, 2014.
12. Brandon SC, Graham RB, Almosnino S, et al.: Interpreting principal components in biomechanics: representative extremes and single component reconstruction, *J Electromyogr Kinesiol* 23:1304–1310, 2013.
13. Brooke MH, Kaiser KK: Muscle fiber types: how many and what kind? *Arch Neurol* 23:369–379, 1970.
14. Brown SH, McGill SM: A comparison of ultrasound and electromyography measures of force and activation to examine the mechanics of abdominal wall contraction, *Clin Biomech* 25:115–123, 2010.
15. Buhmann R, Trajano GS, Kerr G, et al.: Voluntary activation and reflex responses after hamstring strain injury, *Med Sci Sports Exerc* 52(9):1862–1869, 2020.
16. Caiozzo VJ: The muscular system: structural and functional plasticity. In Farrell PA, Joyner MJ, Caiozzo VJ, editors: *ACSM's advanced exercise physiology*, ed 2, Baltimore, 2012, Lippincott Williams & Wilkins.
17. Carroll TJ, Herbert RD, Munn J, et al.: Contralateral effects of unilateral strength training: evidence and possible mechanisms, *J Appl Physiol* 101:1514–1522, 2006.
18. Carroll TJ, Selvanayagam VS, Riek S, et al.: Neural adaptations to strength training: moving beyond transcranial magnetic stimulation and reflex studies, *Acta Physiol (Oxf)* 202:119–140, 2011.
19. Chen TC, Lin KY, Chen HL, et al.: Comparison in eccentric exercise-induced muscle damage among four limb muscles, *Eur J Appl Physiol* 111:211–223, 2011.
20. Deering RE, Senefeld JW, Pashibin T, et al.: Muscle function and fatigability of trunk flexors in males and females, *Biol Sex Differ* 8:12, 2017.
21. Delgadillo JD, Sundberg CW, Kwon M, et al.: Fatigability of the knee extensor muscles during high-load fast and low-load slow resistance exercise in young and older adults, *Exp Gerontol* 154:111546, 2021.
22. Dillon EL, Soman KY, Wiktorowicz JE, et al.: Proteomic investigation of human skeletal muscle before and after 70 days of head down bed rest with or without exercise and testosterone countermeasures, *PLoS One* 14(6):e0217690, 2019.
23. Dirks ML, Wall BT, van de Valk B, et al.: One week of bed rest leads to substantial muscle atrophy and Induces whole-body insulin resistance in the absence of skeletal muscle lipid accumulation, *Diabetes* 65(10):2862–2875, 2016.
24. Doherty TJ: Invited review: aging and sarcopenia, *J Appl Physiol* 95:1717–1727, 2003.
25. Domire ZJ, et al.: An examination of possible quadriceps force at the time of anterior cruciate ligament injury during landing: a simulation study, *J Biomech* 44(8):1630–1632, 2011.
26. Drost G, Stegeman DF, van Engelen BG, et al.: Clinical applications of high-density surface EMG: a systematic review, *J Electromyogr Kinesiol* 16:586–602, 2006.
27. Duchateau J, Enoka RM: Neural adaptations with chronic activity patterns in able-bodied humans, *Am J Phys Med Rehabil* 81:S17–S27, 2002.
28. Duchateau J, Enoka RM: Neural control of lengthening contractions, *J Exp Biol* 219(2):197–204, 2016.
29. Duchateau J, Enoka RM: Neural control of shortening and lengthening contractions: influence of task constraints, *J Physiol* 586:5853–5864, 2008.
30. Enoka RM, Almuklass AM, Alenazy M, et al.: Distinguishing between fatigue and fatigability in multiple sclerosis, *Neurorehabil Neural Repair*, 2021.
31. Enoka RM, Duchateau J: Muscle fatigue: what, why and how it influences muscle function, *J Physiol* 586:11–23, 2008.
32. Enoka RM, Fuglevand AJ: Motor unit physiology: some unresolved issues, *Muscle Nerve* 24(4–17), 2001.
33. Enoka RM: *Neuromechanics of human movement*, ed 5, Champaign, Ill, 2015, Human Kinetics.
34. Enoka RM: Physiological validation of the decomposition of surface EMG signals, *J Electromyogr Kinesiol* 46:70–83, 2019.
35. Farina D, et al.: The extraction of neural strategies from the surface EMG: an update, *J Appl Physiol* 117(11):1215–1230, 2014.
36. Farina D, Holobar A, Merletti R, et al.: Decoding the neural drive to muscles from the surface electromyogram, *Clin Neurophysiol* 121:1616–1623, 2010.
37. Farina D, Merletti R, Enoka RM: The extraction of neural strategies from the surface EMG, *J Appl Physiol* 96:1486–1496, 2004.
38. Farina D, Negro F, Muceli S, et al.: Principles of motor unit physiology evolve with advances in technology, *Physiology (Bethesda)* 31(2):83–94, 2016.
39. Ferreira PH, Ferreira ML, Hodges PW: Changes in recruitment of the abdominal muscles in people with low back pain: ultrasound measurement of muscle activity, *Spine (Phila Pa 1976)* 29(22):2560–2566, 2004.
40. Fiatarone MA, O'Neill EF, Ryan ND, et al.: Exercise training and nutritional supplementation for physical frailty in very elderly people, *N Engl J Med* 330:1769–1775, 1994.
41. Fournier M, Roy RR, Perham H, et al.: Is limb immobilization a model of muscle disuse? *Exp Neurol* 80:147–156, 1983.
42. Gabriel DA, Kamen G, Frost G: Neural adaptations to resistive exercise: mechanisms and recommendations for training practices, *Sports Med* 36:133–149, 2006.
43. Gandevia SC: Spinal and supraspinal factors in human muscle fatigue, *Physiol Rev* 81:1725–1789, 2001.
44. Ghena DR, Kurth AL, Thomas M, et al.: Torque characteristics of the quadriceps and hamstring muscles during concentric and eccentric loading, *J Orthop Sports Phys Ther* 14:149–154, 1991.
45. Giles LS, et al.: Does quadriceps atrophy exist in individuals with patellofemoral pain? A systematic literature review with meta-analysis, *J Orthop Sports Phys Ther* 43(11):766–776, 2013.
46. Gillies AR, Lieber RL: Structure and function of the skeletal muscle extracellular matrix, *Muscle Nerve* 44:318–331, 2011.
47. Gonzalez-Freire M, Semba RD, Ubaida-Mohien C, et al.: The human skeletal muscle proteome project: a reappraisal of the current literature, *J Cachexia Sarcopenia Muscle* 8:5–18, 2017.
48. Goodall S, Romer LM, Ross EZ: Voluntary activation of human knee extensors measured using transcranial magnetic stimulation, *Exp Physiol* 94:995–1004, 2009.
49. Gordon AM, Huxley AF, Julian FJ: The variation in isometric tension with sarcomere length in vertebrate muscle fibres, *J Physiol* 184:170–192, 1966.
50. Graves AE, Kornatz KW, Enoka RM: Older adults use a unique strategy to lift inertial loads with the elbow flexor muscles, *J Neurophysiol* 83:2030–2039, 2000.
51. Haggmark T, Eriksson E: Cylinder or mobile cast brace after knee ligament surgery. A clinical analysis and morphologic and enzymatic studies of changes in the quadriceps muscle, *Am J Sports Med* 7:48–56, 1979.
52. Haizlip KM, Harrison BC, Leinwand LA: Sex-based differences in skeletal muscle kinetics and fiber-type composition, *Physiology (Bethesda)* 30:30–39, 2015.
53. Haun CT, Vann CG, Roberts BM, et al.: A critical evaluation of the biological construct skeletal muscle hypertrophy: size matters but so does the measurement, *Front Physiol* 10:247, 2019.
54. Henneman E, Mendell L: Functional organization of motoneuron pool and its inputs. In Brookhart JM, Mountcastle VB, Brooks VB, editors: *Handbook of physiology* (vol 2). Bethesda, 1981, American Physiological Society.
55. Herbert RB, Gandevia SC: The passive mechanical properties of muscle, *J Appl Physiol* 126:1442–1444, 2019.
56. Herzog W, Schappacher G, DuVall M, et al.: Residual force enhancement following eccentric contractions: a new mechanism involving titin, *Physiology (Bethesda)* 31(4):300–312, 2016.
57. Herzog W: The multiple roles of titin in muscle contraction and force production, *Biophys Rev* 10:1187–1199, 2018.
58. Hill A: *The first and last experiments in muscle mechanics*, New York, 1970, Cambridge University Press.
59. Hill A: The heat of shortening and the dynamic constraints of muscle, *Proc R Soc Lond B Biol Sci* 126:136–195, 1938.
60. Hodges PW, Richardson CA: Contraction of the abdominal muscles associated with movement of the lower limb, *Phys Ther* 77:132, 1997.
61. Hody S, Croisier JL, Bury T, et al.: Eccentric muscle contractions: risks and benefits, *Front Physiol* 10:536, 2019.
62. Horowits R, Kempner ES, Bisher ME, et al.: A physiological role for titin and nebulin in skeletal muscle, *Nature* 323:160–164, 1986.
63. Hortobagyi T, Dempsey L, Fraser D, et al.: Changes in muscle strength, muscle fibre size and myofibrillar gene expression after immobilization and retraining in humans, *J Physiol* 524:293–304, 2000.
64. Hunter SK, Critchlow A, Shin IS, et al.: Men are more fatigable than strength-matched women when performing intermittent submaximal contractions, *J Appl Physiol* 96:2125–2132, 2004.
65. Hunter SK, Pereira HM, Keenan KG: The aging neuromuscular system and motor performance, *J Appl Physiol* 121(4):982–995, 2016.
66. Hunter SK, Ryan DL, Ortega JD, et al.: Task differences with the same load torque alter the endurance time of submaximal fatiguing contractions in humans, *J Neurophysiol* 88:3087–3096, 2002.
67. Hunter SK, Thompson MW, Adams RD: Relation-

ships among age-associated strength changes and physical activity level, limb dominance, and muscle group in women, *J Gerontol A Biol Sci Med Sci* 55:B264–B273, 2000.

68. Hunter SK, Thompson MW, Ruell PA, et al.: Human skeletal sarcoplasmic reticulum Ca2+ uptake and muscle function with aging and strength training, *J Appl Physiol* 86:1858–1865, 1999.
69. Hunter SK, Todd G, Butler JE, et al.: Recovery from supraspinal fatigue is slowed in old adults after fatiguing maximal isometric contractions, *J Appl Physiol* 105:1199–1209, 2008.
70. Hunter SK: The relevance of sex differences in performance fatigability, *Med Sci Sports Exerc* 48(11):2247–2256, 2016.
71. Hunter SK: Performance fatigability: mechanisms and task specificity, *Cold Spring Harb Perspect Med* 8(7):a029728, 2018.
72. Huxley AF, Niedergerke R: Structural changes in muscle during contraction: interference microscopy of living muscle fibres, *Nature* 173:971–973, 1954.
73. Huxley H, Hanson J: Changes in the cross-striations of muscle during contraction and stretch and their structural interpretation, *Nature* 173:973–976, 1954.
74. Ishikawa M, Komi PV, Grey MJ, et al.: Muscle-tendon interaction and elastic energy usage in human walking, *J Appl Physiol* 99:603–608, 2005.
75. Jenkins NDM, Miramonti AA, Hill EC, et al.: Greater neural adaptations following high- vs. Low-load resistance training, *Front Physiol* 8:331, 2017.
76. Johnson MA, Polgar J, Weightman D, et al.: Data on the distribution of fibre types in thirty-six human muscles. An autopsy study, *J Neurol Sci* 18:111–129, 1973.
77. Kawakami Y, Abe T, Fukunaga T: Muscle-fiber pennation angles are greater in hypertrophied than in normal muscles, *J Appl Physiol* 74:2740–2744, 1993.
78. Kelly LA, Farris DJ, Cresswell AG, et al.: Intrinsic foot muscles contribute to elastic energy storage and return in the human foot, *J Appl Physiol* 126(1):231–238, 2019.
79. Kent-Braun JA, Fitts RH, Christie A: Skeletal muscle fatigue, *Compr Physiol* 2:997–1044, 2012.
80. Kraemer WJ, Ratamess NA: Fundamentals of resistance training: progression and exercise prescription, *Med Sci Sports Exerc* 36:674–688, 2004.
81. Labeit S, Kolmerer B: Titins: giant proteins in charge of muscle ultrastructure and elasticity, *Science* 270:293–296, 1995.
82. Lai A, Lichtwark GA, Schache AG, et al.: In vivo behavior of the human soleus muscle with increasing walking and running speeds, *J Appl Physiol* 118(10):1266–1275, 2015.
83. Lee DH, Hong SK, Lee YS, et al.: Is abdominal hollowing exercise using real-time ultrasound imaging feedback helpful for selective strengthening of the transversus abdominis muscle? A prospective, randomized, parallel-group, comparative study, *Medicine (Baltim)* 97(27):e11369, 2018.
84. Leońska-Duniec A, Ahmetov II, Zmijewski P: Genetic variants influencing effectiveness of exercise training programmes in obesity - an overview of human studies, *Biol Sport* 33(3):207–214, 2016.
85. Lexell J, Taylor CC, Sjostrom M: What is the cause of the ageing atrophy? Total number, size and proportion of different fiber types studied in whole vastus lateralis muscle from 15- to 83-year-old men, *J Neurol Sci* 84:275–294, 1988.
86. Lieber RL, Binder-Markey BI: Biochemical and structural basis of the passive mechanical properties of whole skeletal muscle, *J Physiol* 599(16):3809–3823, 2021.
87. Lieber RL, Friden J: Clinical significance of skeletal muscle architecture, *Clin Orthop Relat Res* 383:140–151, 2001.
88. Lieber RL: *Skeletal muscle structure, function and plasticity*, ed 3, Baltimore, 2010, Lippincott Williams & Wilkins.
89. Liguori G: *ACSM's guidelines for exercise testing and prescription*, ed 11, Philadelphia, PA, 2022, Wolters Kluwer.
90. Linke WA, Freundt JK: Titin as a force-generating muscle protein under regulatory control, *J Appl Physiol* 126:1474–1482, 2019.
91. Lombardi V, Piazzesi G: The contractile response during steady lengthening of stimulated frog muscle fibres, *J Physiol* 431:141–171, 1990.
92. Lynch NA, Metter EJ, Lindle RS, et al.: Muscle quality. I. Age-associated differences between arm and leg muscle groups, *J Appl Physiol* 86:188–194, 1999.
93. Maganaris CN, Paul JP: Tensile properties of the in vivo human gastrocnemius tendon, *J Biomech* 35:1639–1646, 2002.
94. Magnusson SP, Narici MV, Maganaris CN, et al.: Human tendon behaviour and adaptation, in vivo, *J Physiol* 586:71–81, 2008.
95. Maharaj JN, Cresswell AG, Lichtwark GA: Subtalar joint pronation and energy absorption requirements during walking are related to tibialis posterior tendinous tissue strain, *Sci Rep* 7(1):17958, 2017.
96. Maharaj JN, Cresswell AG, Lichtwark GA: Tibialis anterior tendinous tissue plays a key role in energy absorption during human walking, *J Exp Biol* 222(Pt 11):04, 2019.
97. Martin PG, Smith JL, Butler JE, et al.: Fatigue-sensitive afferents inhibit extensor but not flexor motoneurons in humans, *J Neurosci* 26:4796–4802, 2006.
98. Merletti R, Farina D, Gazzoni M: The linear electrode array: a useful tool with many applications, *J Electromyogr Kinesiol* 13:37–47, 2003.
99. Merletti R, Hermens HJ: Detection and conditioning of the surface EMG signal. In Merletti R, Parker P, editors: *Electromyography: physiology, engineering and noninvasive applications*, Piscataway, NJ, 2004, IEEE Press, Wiley-Interscience.
100. Merletti R, Parker P: *Electromyography: physiology, engineering and noninvasive applications*, Piscataway, NJ, 2004, IEEE Press, Wiley-Interscience.
101. Merletti R, Rainoldi A, Farina D: Surface electromyography for noninvasive characterization of muscle, *Exerc Sport Sci Rev* 29:20–25, 2001.
102. Monti RJ, Roy RR, Hodgson JA, et al.: Transmission of forces within mammalian skeletal muscles, *J Biomech* 32:371–380, 1999.
103. Narici MV, Bordini M, Cerretelli P: Effect of aging on human adductor pollicis muscle function, *J Appl Physiol* 71:1277–1281, 1991.
104. Narici MV, Maffulli N: Sarcopenia: characteristics, mechanisms and functional significance, *Br Med Bull* 95:139–159, 2010.
105. Narici MV, Maganaris CN: Plasticity of the muscle-tendon complex with disuse and aging, *Exerc Sport Sci Rev* 35:126–134, 2007.
106. Negro F, Bathon KE, Nguyen JN, et al.: Impaired firing behavior of individually tracked paretic motor units during fatiguing contractions of the dorsiflexors and functional implications post stroke, *Front Neurol* 11:540893, 2020.
107. Neumann DA, Garceau LR: A proposed novel function of the psoas minor revealed through cadaver dissection, *Clin Anat* 28:243–252, 2015.
108. Neumann DA: An electromyographic study of the hip abductor muscles as subjects with a hip prosthesis walked with different methods of using a cane and carrying a load, *Phys Ther* 79:1163, 1999.
109. Ng AV, Miller RG, Gelinas D, et al.: Functional relationships of central and peripheral muscle alterations in multiple sclerosis, *Muscle Nerve* 29:843–852, 2004.
110. Nishikawa KC, Monroy JA, Uyeno TE, et al.: Is titin a 'winding filament'? A new twist on muscle contraction, *Proc Biol Sci* 279:981–990, 2012.
111. Okubo Y, Kaneoka K, Imai A, et al.: Electromyographic analysis of transversus abdominis and lumbar multifidus using wire electrodes during lumbar stabilization exercises, *J Orthop Sports Phys Ther* 40:743–750, 2010.
112. Pasquet B, Carpentier A, Duchateau J, et al.: Muscle fatigue during concentric and eccentric contractions, *Muscle Nerve* 23:1727–1735, 2000.
113. Patterson SD, Hughes L, Warmington S, et al.: Blood flow restriction exercise: considerations of methodology, application, and safety, *Front Physiol* 10:533, 2019.
114. Paulin D, Li Z: Desmin: a major intermediate filament protein essential for the structural integrity and function of muscle, *Exp Cell Res* 301(1):1–7, 2004.
115. Pereira HM, Schlinder-DeLap B, Keenan KG, et al.: Oscillations in neural drive and age-related reductions in force steadiness with a cognitive challenge, *J Appl Physiol* 126(4):1056–1065, 2019.
116. Peter JB, Barnard RJ, Edgerton VR, et al.: Metabolic profiles of three fiber types of skeletal muscle in Guinea pigs and rabbits, *Biochemistry* 11:2627–2633, 1972.
117. Pignanelli C, Christiansen D, Burr JF: Blood flow restriction training and the high-performance athlete: science to application, *J Appl Physiol* 130(4):1163–1170, 2021.
118. Ploutz-Snyder L, Bloomfield S, Smith SM, et al.: Effects of sex and gender on adaptation to space: musculoskeletal health, *J Womens Health* 23:963–966, 2014.
119. Prasartwuth O, Taylor JL, Gandevia SC: Maximal force, voluntary activation and muscle soreness after eccentric damage to human elbow flexor muscles, *J Physiol* 567:337–348, 2005.
120. Proske U, Morgan DL: Muscle damage from eccentric exercise: mechanism, mechanical signs, adaptation and clinical applications, *J Physiol* 537:333–345, 2001.
121. Puglisi JL, Negroni JA, Chen-Izu Y, et al.: The force-frequency relationship: insights from mathematical modeling, *Adv Physiol Educ* 37:28–34, 2013.
122. Reeves ND, Narici MV, Maganaris CN: Myotendinous plasticity to ageing and resistance exercise in humans, *Exp Physiol* 91:483–498, 2006.
123. Riley ZA, Maerz AH, Litsey JC, et al.: Motor unit recruitment in human biceps brachii during sustained voluntary contractions, *J Physiol* 586:2183–2193, 2008.
124. Roberts TJ: Contribution of elastic tissues to the mechanics and energetics of muscle function during movement, *J Exp Biol* 219(Pt 2):266–275, 2016.
125. Roig M, O'Brien K, Kirk G, et al.: The effects of eccentric versus concentric resistance training on muscle strength and mass in healthy adults: a systematic review with meta-analyses, *Br J Sports Med* 43:556–568, 2009.
126. Rozand V, Senefeld JW, Hassanlouei H, et al.: Voluntary activation and variability during maximal dynamic contractions with aging, *Eur J Appl Physiol* 117(12):2493–2507, 2017.
127. Rozand V, Sundberg CW, Hunter SK, et al.: Age-related deficits in voluntary activation: a systematic review and meta-analysis, *Med Sci Sports Exerc* 52(3):549–560, 2020.
128. Schaun GZ, Bamman MM, Alberton CL: High-velocity resistance training as a tool to improve functional performance and muscle power in older adults, *Exp Gerontol* 156:111593, 2021.
129. Schiaffino S, Reggiani C: Fiber types in mammalian skeletal muscles, *Physiol Rev* 91:1447–1531, 2011.
130. Senefeld JW, Keenan KG, Ryan KS, et al.: Greater fatigability and motor unit discharge variability in human type 2 diabetes, *Physiol Rep* 8(13):e14503, 2020.
131. Senefeld JW, Yoon T, Hunter SK: Age differences in dynamic fatigability and variability of arm and leg muscles: Associations with physical function, *Exp Gerontol* 87(A):74–83, 2017.
132. Seynnes OR, de Boer M, Narici MV: Early skeletal muscle hypertrophy and architectural changes in response to high-intensity resistance training, *J Appl*

*Physiol* 102:368–373, 2007.
133. Sheean GL, Murray NM, Rothwell JC, et al.: An electrophysiological study of the mechanism of fatigue in multiple sclerosis, *Brain* 120:299–315, 1997.
134. Shield A, Zhou S: Assessing voluntary muscle activation with the twitch interpolation technique, *Sports Med* 34:253–267, 2004.
135. Smith JL, Martin PG, Gandevia SC, et al.: Sustained contraction at very low forces produces prominent supraspinal fatigue in human elbow flexor muscles, *J Appl Physiol* 103:560–568, 2007.
136. Soderberg GL, Knutson LM: A guide for use and interpretation of kinesiologic electromyographic data, *Phys Ther* 80:485–498, 2000.
137. Standring S, Ellis H, Healy JC: *Gray's anatomy: the anatomical basis of clinical practice*, ed 41, New York, 2015, Churchill Livingstone.
138. Staron RS, Leonardi MJ, Karapondo DL, et al.: Strength and skeletal muscle adaptations in heavy-resistance-trained women after detraining and retraining, *J Appl Physiol* 70:631–640, 1991.
139. Suetta C, Haddock B, Alcazar J, et al.: The Copenhagen Sarcopenia Study: lean mass, strength, power, and physical function in a Danish cohort aged 20-93 years, *J Cachexia Sarcopenia Muscle* 10(6):1316–1329, 2019.
140. Sundberg CW, Fitts RH: Bioenergetic basis of skeletal muscle fatigue, *Curr Opin Physiol* 10:118–127, 2019.
141. Sundberg CW, Hunter SK, Trappe SW, et al.: Effects of elevated $H^+$ and $P_i$ on the contractile mechanics of skeletal muscle fibres from young and old men: implications for muscle fatigue in humans, *J Physiol* 596(17):3993–4015, 2018.
142. Sundberg CW, Kuplic A, Hassanlouei H, et al.: Mechanisms for the age-related increase in fatigability of the knee extensors in old and very old adults, *J Appl Physiol* 125(1):146–158, 2018.
143. Sutherland DH: The evolution of clinical gait analysis part l: kinesiological EMG, *Gait Posture* 14:61–70, 2001.
144. Tarata MT: Mechanomyography versus electromyography, in monitoring the muscular fatigue, *Biomed Eng Online* 2:3, 2003.
145. Taylor JL, Todd G, Gandevia SC: Evidence for a supraspinal contribution to human muscle fatigue, *Clin Exp Pharmacol Physiol* 33:400–405, 2006.
146. Teyhen DS, Rieger JL, Westrick RB, et al.: Changes in deep abdominal muscle thickness during common trunk-strengthening exercises using ultrasound imaging, *J Orthop Sports Phys Ther* 38:596–605, 2008.
147. Thom JM, Thompson MW, Ruell PA, et al.: Effect of 10-day cast immobilization on sarcoplasmic reticulum calcium regulation in humans, *Acta Physiol Scand* 172:141–147, 2001.
148. Tomlinson BE, Irving D: The numbers of limb motor neurons in the human lumbosacral cord throughout life, *J Neurol Sci* 34:213–219, 1977.
149. Trappe S, Costill D, Gallagher P, et al.: Exercise in space: human skeletal muscle after 6 months aboard the International Space Station, *J Appl Physiol* 106(4):1159–1168, 2009.
150. Vasseljen O, Dahl HH, Mork PJ, et al.: Muscle activity onset in the lumbar multifidus muscle recorded simultaneously by ultrasound imaging and intramuscular electromyography, *Clin Biomech (Bristol, Avon)* 21:905–913, 2006.
151. Vigotsky AD, Halperin I, Lehman GJ, et al.: Interpreting signal amplitudes in surface electromyography studies in sport and rehabilitation sciences, *Front Physiol* 8:985, 2018.
152. Wang K, McCarter R, Wright J, et al.: Viscoelasticity of the sarcomere matrix of skeletal muscles. The titin-myosin composite filament is a dual-stage molecular spring, *Biophys J* 64:1161–1177, 1993.
153. Willingham TB, Kim Y, Lindberg E, et al.: The unified myofibrillar matrix for force generation in muscle, *Nat Commun* 11:3722, 2020.
154. Wilson A, Lichtwark G: The anatomical arrangement of muscle and tendon enhances limb versatility and locomotor performance, *Philos Trans R Soc Lond B Biol Sci* 366(1570):1540–1553, 2011.
155. Woelfel JR, Dudley-Javoroski S, Shields RK: Precision physical therapy: exercise, the epigenome, and the heritability of environmentally modified traits, *Phys Ther* 98(11):946–952, 2018.
156. Woolstenhulme MT, Conlee RK, Drummond MJ, et al.: Temporal response of desmin and dystrophin proteins to progressive resistance exercise in human skeletal muscle, *J Appl Physiol* 100:1876–1882, 2006.
157. Yamaguchi G, Sawa A, Moran D: A survey of human musculotendon actuator parameters. In Winters JW, Woo S-LY, editors: *Multiple muscle systems: biomechanics and movement organization*, New York, 1990, Springer-Verlag.
158. Yoon T, Doyel R, Widule C, et al.: Sex differences with aging in the fatigability of dynamic contractions, *Exp Gerontol* 70:1–10, 2015.
159. Zatsiorsky VM, Kraemer WJ, Fry AC: *Science and practice of strength training*, ed 3, Champaign, Ill, 2021, Human Kinetics.
160. Zijdewind I, Hyngstrom A, Hunter SK: Editorial: fatigability and motor performance in special and clinical populations, *Front Physiol* 11:570861, 2020.
161. Zijdewind I, Toering ST, Bessem B, et al.: Effects of imagery motor training on torque production of ankle plantar flexor muscles, *Muscle Nerve* 28:168–173, 2003.

## 학습문제_*Study Questions*

1. 근육 내 깃털구조가 갖는 기능적 목적은 무엇인가?
2. 근육 내에 있는 어떤 조직이 근육의 (a) 수동, (b) 능동, 그리고 (c) 총 길이–장력곡선의 형태에 가장 영향을 미치는가?
3. 활성된 근육이 근육잔섬유의 실제적 짧아짐 없이 어떻게 힘을 발생시키는가?
4. 단일 활동전위의 지속시간은 근육섬유를 따라 전파될 때 10 msec로 짧다. 이러한 짧은 지속시간에, 어떻게 근육은 융합된 강축의 상태를 발생시키고 지속시키는가?
5. *근육피로*를 정의하라. 근전도 진폭이 지속적인 최대하 노력의 근육수축 상태에서 근육피로의 발생시점을 어떻게 감지하는지 설명하라.
6. 자유롭게 활성된 근육에서 근전도 진폭이 상대적 힘 출력을 예측하는 능력을 제한하는 요소들은 무엇인가?
7. 근전도 신호의 수집 동안 원하지 않은 '전기적 잡음'을 최소화시키기 위한 방법은 무엇인가?
8. *생리적 단면적*을 정의하라.
9. 등척활성 동안 근육에 의해 생산된 내적인 토크는 왜 관절각도의 변화에 따라 달라지는지 설명하라.
10. 그림 3.16에 나온 도표를 고려하라.
    a. 근육활성의 속도에 관계없이, 무릎관절 폄근육의 최대 토크는 무릎관절 굽힘근육의 최대 토크보다 더 큰 이유에 대해 설명하라.
    b. 60~240 degrees/sec의 수축속도에서 무릎관절 폄근육의 최대 토크가 거의 40% 감소한 것이 가능한 생리적 이유에 대해 설명하라.
11. 근육 힘을 점진적으로 증가시키기 위해 신경계에서 사용된 2가지의 기본전략에 대해 설명하라.
12. *운동단위*를 정의하라. 헤네만의 크기원리는 무엇인가?
13. 근육 비대의 징후 전에 임상적으로 측정 가능한 근력의 증가가 왜 있을 수 있는지 생리적으로 설명하라.
14. 고정된 팔다리에서의 건강한 근육이 빠른연축의 특성 쪽으로 상대적 이동을 왜 경험하게 되는지를 설명하라.
15. 건강한 고령자의 근력이 감소하는 주요 원인은 무엇인가?
16. 근육섬유 내에 근육원섬유마디가 (a) 병렬로 또는 (b) 직렬로 추가될 때의 주요 기능적 결과는 무엇인가?
17. 뼈대근육의 들신경지배와 날신경지배 사이의 해부학적 그리고 기능적 차이를 설명하라. 뼈대근육의 들신경지배 또는 날신경지배에 영향을 미치는 질병의 결과를 설명하라.
18. 근육섬유가 등척활성을 할 때 근육힘줄단위 전체가 길어지게 되는 것이 생리적으로 가능한지와 유익한 점은 무엇인지 설명하라.

Chapter 4

# 움직임의 이해를 위한 생체역학적 원리

Biomechanical Principles for Understanding Movement



인간 움직임과 자세에 대한 철저한 이해는 다양한 분야에서의 적용을 위해 필수적이다. 재활, 수술, 인간공학, 보조기 및 의지, 운동 수행력, 보상전략에 대한 조언 등 다양한 분야에서, 최적의 근육뼈대계통의 평가와 중재는 인간 움직임에 대한 정확한 분석과 설명에 달려 있다. 그러나 인간 움직임은 겉보기보다 단순하지 않으며, 흔히 환경적 · 심리적 · 생리적 요인들의 역동적 상호작용에 의해 영향을 받는다. 대부분의 경우, 복잡한 움직임을 분석할 때는 신체가 일련의 강체(rigid body) 분절로 작용한다고 가정하여 단순화시킨다. 이후 신체 내부 및 외부에서 작용하는 힘에 대한 기본적인 평가를 하고, 이러한 힘이 강체 분절에 미치는 영향을 연구한다. 뉴턴의 운동법칙은 힘, 개별 관절에 대한 이러한 힘의 영향, 그리고 전신에 대한 결과 사이의 관계를 설명하는 데 도움이 된다. 기본적인 수준의 분석일지라도, 이러한 정보는 손상의 기전을 이해하고 치료결정을 안내하는 데 사용될 수 있다. 예를 들어, 뻗은다리올림운동(straight-leg-raising exercise) 동안의 간단한 평면적 힘의 분석은 엉덩관절 근육과 관절에 가해지는 힘을 추정할 수 있게 해주며, 이는 엉덩허리근힘줄병증(iliopsoas tendinopathy), 엉덩관절 관절염, 뇌졸중과 같은 다양한 임상진단에 대한 운동처방을 안내하는 데 도움이 된다. 이러한 힘의 추정은 임상 대상자의 근력강화, 증상 조절, 질병 관리를 위한 요구사항을 균형 있게 조절할 때 유용하다.

일상적인 임상에서는 임상가가 이 장에서 설명하고 있는 복잡한 계산을 수행하여 움직임과 자세를 정의하는 경우는 거의 없다. 그러나 이러한 계산의 개념적 틀에 대한 이해, 신체 내에 존재하는 힘의 크기에 대한 인식, 그리고 이 장에서 제시한 개념의 적용은 엘리트 운동선수, 뇌성마비가 있는 어린아이, 또는 신경퇴행성 질환이 있는 고령의 환자를 위한 재활 기법과 원리를 이해하는 데 필수적이다. 이러한 이해는 임상 업무를 흥미롭게 만들고 치료 아이디어에 대한 유연하고 다양하며 풍부한 원천을 제공한다.

## 생체역학의 기본원리

생체역학(biomechanics)은 역학의 원리를 생물학적 시스템에 적용하는 것으로, 힘, 질량, 운동에 관한 문제를 작은 규모(예를 들어, 세포역학)에서부터 큰 규모의 응용(예를 들어, 계통 수준의 역학 또는 전신 역학)까지 고려한다. 이는 신체의 안과 밖에서 적용된 힘 그리고 이런 힘에 대한 신체의 반응을 연구하는 학문이다. 17세기에 아이작 뉴턴 경(Sir Isaac Newton)은 힘이 질량 및 운동과 매우 예측 가능한 방식으로 연관되어 있음을 알았다. 그는 자신의 저서인 ≪자연철학의 수학적 원리(*Philosophiae Naturalis Principia Mathematica*≫ (1687)를 통해 인간 움직임의 연구와 이해에 초석이 되는 역학의 기본 법칙과 원리를 제시하였다. *관성의 법칙*, *가속도의 법칙*, 그리고 *작용-반작용의 법칙*과 같은 이러한 법칙은 *운동법칙*(*law of motion*)으로 알려져 있으며 진보된 운동분석 기법을 위한 토대를 제시하였다.

## 뉴턴의 운동법칙

이 장에서는 신체(body)에 적용된 힘들 사이의 관계 그리고 인체 운동과 자세에 대한 이런 힘의 결과를 소개하기 위해 뉴턴의 운동법칙을 사용한다. 뉴턴의 법칙은 선형운동(linear motion)과 돌림(각)운동[rotational (angular) motion] 둘 다를 위해 설명된다(표 4.1). 이 장에서 *body*라는 용어는 운동법칙에 관계된 개념과 정량적인 분석 방법에 대해 상세히 설명할 때 나오는 용어이다. *Body*라는 용어는 전신(entire human body), 신체의 분절이나 일부(예를 들어, 아래팔 분절), 또는 물체(예를 들어, 들어 올리는 무게)와 상호 교환적으로 사용될 수 있다. 대부분의 경우, *body*라는 용어는 생체역학적 개념의 설명을 단순화하기 위해 사용된다.

**표 4.1 뉴턴의 법칙: 선형운동과 돌림운동에 적용**

| 선형운동에 적용 | 돌림운동에 적용 |
|---|---|
| **제1법칙: 관성의 법칙** | |
| 외부에서 물체의 상태에 변화를 일으킬 수 있는 힘이 적용되지 않는 한 정지 상태를 유지하거나 일정한 선형속도를 유지하려 한다. | 외부에서 물체의 상태에 변화를 일으킬 수 있는 토크가 적용되지 않는 한 돌림축에 대해 정지 상태를 유지하거나 일정한 각속도를 유지하려 한다. |
| **제2법칙: 가속도의 법칙** | |
| 물체의 선형가속도는 가속도를 유발하는 힘에 비례하고, 힘이 작용하는 방향과 같은 방향에서 발생하며, 물체의 질량에 반비례한다. | 물체의 각가속도는 가속도를 유발하는 토크에 비례하고, 토크가 작용하는 방향과 같은 돌림 방향에서 발생하며, 물체의 질량관성모멘트에 반비례한다. |
| **제3법칙: 작용-반작용의 법칙** | |
| 모든 힘에는 그 크기는 같고 방향은 반대인 힘이 존재한다. | 모든 토크는 그 크기는 같고 방향은 반대인 토크가 존재한다. |

### 뉴턴의 제1법칙: 관성의 법칙

뉴턴의 제1법칙은 외부에서 물체의 상태에 변화를 일으킬 수 있는 힘이 적용되지 않는 한 물체는 정지 상태를 유지하거나 일정한 선형속도를 유지하려 하는 것을 말한다. 이것은 *선형운동*(*linear motion*)을 시작하거나, 정지시키거나, 감속시키거나, 가속시키거나, 또는 방향을 변경시키기 위해서는 *힘*이 요구된다는 것을 의미한다. *돌림운동*(*rotational motion*)에 대한 뉴턴의 제1법칙의 적용은 외부에서 물체의 상태에 변화를 일으킬 수 있는 *토크*가 적용되지 않는 한 물체는 돌림축에 대해 정지 상태를 유지하거나 일정한 각속도를 유지하려 하는 것을 말한다. 이것은 돌림운동을 시작하거나, 정지시키거나, 감속시키거나, 가속시키거나, 또는 방향을 변경시키기 위해서는 토크가 요구된다는 것을 의미한다. 운동이 선형이든 또는 돌림이든 간에, 뉴턴의 제1법칙은 물체가 평형상태에 있는 경우를 설명한다. 물체의 선형속도와 돌림속도가 0일 때, 즉 물체가 움직이고 있지 않을 때 그 물체는 *정적평형*(*static equilibrium*) 상태에 있는 것이다. 반대로 물체의 선형속도 그리고/또는 돌림속도가 일정하지만 0이 *아닌* 경우, 즉 물체가 움직이지만 일정한 속도를 유지할 때에는 *동적평형*(*dynamic equilibrium*) 상태에 있는 것이다. 평형의 모든 경우에 있어, 물체의 선형가속도와 돌림가속도는 0이다.

뉴턴의 제1법칙은 관성의 법칙이라고도 불린다. *관성*(*inertia*)은 운동 상태의 변화에 대한 물체의 저항이다. 관성이라는 단어는 라틴어 *iners*("게으른" 또는 "느릿느릿 움직이는")에서 유래한 inert(불활성의)와 같은 어원을 가지며, "행동이나 운동이 느리다"를 의미한다. 본질적으로, 관성은 물체가 얼마나 느리게 움직이는지 또는 운동에 얼마나 저항하는지를 설명한다. 물체의 관성은 그 물체의 *질량*(*mass*, 즉 물체를 구성하는 물질의 양)에 비례한다. 이러한 개념은 아주 직관적인 것으로, 예를 들면 5 kg의 아령보다 7 kg의 아령을 가속하거나 감속시키는 데에는 더 많은 에너지가 요구된다.

각각의 물체는 *질량중심*(*center of mass*)이라 불리는 지점을 갖고 있으며, 이 지점을 중심으로 물체의 질량이 모든 방향으로 균등하게 분포된다. 물체의 질량중심은 균일한 중력장(gravitational field)에서 그 물체의 *중력중심*(*center of gravity*)과 같다. 중력중심은 중력의 영향이 완전히 균형을 이루는 지점이다. 해부학적 자세에서 인체의 질량중심은 둘째엉치뼈의 바로 앞쪽에 위치하지만, 정확한 질량중심의 위치는 대상자의 자세가 바뀔 때마다 변하게 된다.

팔 또는 몸통과 같은 각각의 신체분절은 정의된 질량중심을 각각 갖는다. 예를 들어, 다리의 중요 분절들에는 넓적다리(thigh), 정강이[아래다리; shank (lower leg)], 그리고 발이 있다. 그림 4.1

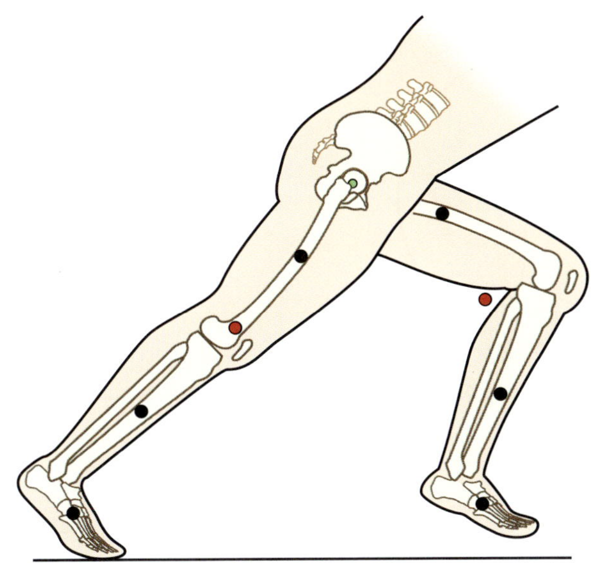

**그림 4.1** 단거리선수의 다리에 대한 넓적다리, 정강이(아래다리), 그리고 발 분절의 질량중심을 검은색 원으로 보여주고 있다. 각 다리의 질량중심은 빨간색 원으로 보여주고 있다. 왼쪽 다리의 질량중심은 신체의 밖에 위치하고 있다. 오른쪽 엉덩관절의 돌림축은 작은 초록색 원으로 표시되었다.

은 단거리선수의 다리에 대한 각 분절의 질량중심을 검은색 원으로 보여주고 있다. 각 분절의 질량중심의 위치는 분절 내에서 비교적 고정된 상태를 유지하고 있으며, 활성된 근육의 동적인 형태변화에 의해 단지 아주 작은 변동만이 발생한다. 그러나 이와는 대조적으로, *전체* 다리의 질량중심의 위치는 분절들의 공간적 배치에 따라 크게 변할 수 있다(그림 4.1에서 빨간색 원들의 위치 비교). 왼쪽(굽힘된) 다리에서 보여주고 있는 것과 같이, 분절들의 특정 배치에 따라 다리의 질량중심은 인체의 *밖*에 위치될 수도 있다. 인체 분절들의 중량중심에 대한 기타의 정보는 이 장의 후반부에 제시된 인체측정학이란 주제의 단락에서 논의된다.

물체의 *질량관성모멘트*(*mass moment of inertia*)는 *각속도*(*angular velocity*)에서의 변화에 대한 저항을 나타내는 양을 말한다. 선형운동에서 논하는 관성과는 다르게, 질량관성모멘트는 물체의 질량뿐만 아니라 돌림축에 대한 질량의 분포에 의해서도 영향을 받는다. 질량관성모멘트는 흔히 $I$로 나타내며, 단위는 kg-m$^2$으로 표시된다. 대부분의 인간 운동은 선형운동보다는 각운동이기 때문에, 운동학에 있어 질량관성모멘트에 대한 개념은 특히 의미 있고 중요하다. 그림 4.1에서 다리의 2가지 위치를 다시 고려해 보자. 넓적다리, 정강이, 그리고 발의 질량중심은 두 다리 모두 각 분절 내에 같은 위치에 있다. 그러나 두 다리의 차이인 무릎 굽힘의 각도 차이 때문에, 엉덩관절에서부터 정강이와 발 분절의 질량중심까지의 *거리*는 변하게 된다. 결과적으로 두 다리의 질량관성모멘트는 변하게 되는데, 오른쪽의 폄된(그리고 '좀 더 긴') 다리는 굽힘된('좀 더 짧은') 왼쪽 다리에 비해 더 큰 질량관성모멘트를 갖게 된다. 질량관성모멘트에서의 변화는 다리 전체의 질량중심(그림 4.1에서 빨간색 원으로 표시)을 사용하여서도 개념화할 수 있다: 오른쪽 무릎이 폄됨에 따라, 오른쪽 다리 전체의 질량중심이 엉덩관절에서 더 멀어진다. 그 결과, 질량과 거리의 제곱을 곱한 질량관성모멘트는 증가하게 된다(자세한 설명은 Special Focus 4.1 참조). 다리의 각가속도에 대한 이런 관성저항은 중력이 없는 상태에서도 적용된다는 점을 이해해야 한다. 예를 들어, 그림 4.1에서의 다리 위치를 고려하되, 사람이 옆으로 누워 '중력이 제거된' 자세를 취하고 있다고 가정해보자. 질량관성모멘트의 변화로 인해, 무릎이 폄된 상태보다 무릎이 굽힘된 상태에서 엉덩관절을 굽힘하는 것이 근육의 노력을 더 적게 요구할 것이다.

**뉴턴의 제1법칙과 관계된 핵심용어**

- 정적평형
- 동적평형
- 관성
- 질량
- 질량(중력)중심
- 질량관성모멘트

팔다리의 질량관성모멘트를 능동적으로 변화시킬 수 있는 능력은 움직임에 필요한 힘과 토크에 상당한 영향을 미칠 수 있다. 예를 들어 달리기의 흔듦기(swing phase) 동안, 무릎 굽힘과 발목 등쪽굽힘의 결합 움직임(그림 4.1의 왼쪽 다리처럼)에 의해 다리 전체의 길이는 기능적으로 짧아진다. 감소된 다리의 질량관성모멘트는 흔듦기 동안 다리를 가속시키고 감속시키기 위해 엉덩관절 근육에 요구되는 토크를 감소시킨다. 이와는 반대로, 흔듦기 내내 무릎이 거의 폄된 상태로 달리는 것은 질량관성모멘트와 엉덩관절 근육에 요구되는 토크를 모두 증가시킬 것이다.

질량관성모멘트는 재활 상황에서도 중요한 고려사항이다. 예를 들어, 다리가 절단된 사람을 위한 의지(prosthesis)의 디자인을 고려해보자. 가벼운 소재를 사용한 의족을 착용하였다면, 의지의 전체 질량(그리고 무게)을 감소시킬 뿐만 아니라 질량 분포를 좀 더 몸쪽 위치로 이동시킨다. 결과적으로, 걷기의 흔듦기 동안 절단 위쪽의 다리에 주어지는 저항은 적어지게 되고, 이는 절단된 사람에게 주어지는 에너지 요구량을 감소시킨다. 이와 유사하게, 신발의 선택도 토크와 에너지 요구량에 영향을 미칠 수 있다. 가벼운 테니스화를 신었을 때와 강철덮개로 덮인 작업용 부츠를 신었을 때의 질량관성모멘트(그리고 이에 따른 보행 시 요구되는 토크)가 어떻게 다른지를 고려해보라.

운동선수들은 흔히 돌림축에 대한 개개 신체분절들의 위치를 변경시킴으로써 전신의 질량관성모멘트를 조절하려고 시도한다. 이것은 특히 각운동량의 보존(conservation of angular momentum)에 유리한데, 이는 외적인 토크가 작용하지 않는 경우 폐쇄시스템(closed system)의 총 운동량은 변하지 않는다는 것을 말한다.

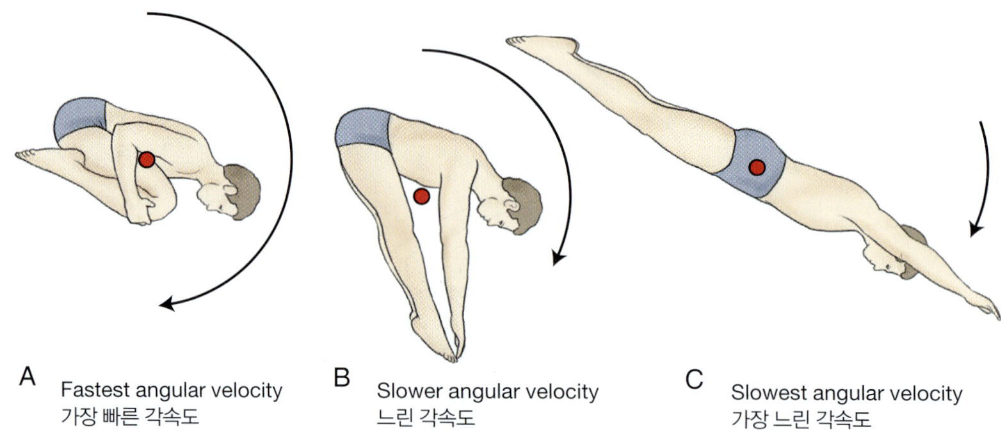


**그림 4.2** 안-가쪽돌림축(*빨간색 원*)에 대한 질량관성모멘트가 팔다리의 위치변화에 따라 어떻게 변화될 수 있는지의 예를 다이빙선수를 통해 보여주고 있다. A의 자세에서, 다이빙선수는 질량관성모멘트를 감소시켜 스핀(spin)의 각속도를 증가시키고 있다. B와 C의 자세에서, 팔다리는 돌림축에서 좀 더 멀리 위치되어 있으며 각속도는 점차 느려지고 있다.

따라서 질량관성모멘트를 변화시킴으로써, 선수들은 자신의 각속도를 조절할 수 있다. 이러한 개념은 공중에서 여러 번의 공중회전을 성공적으로 완성하기 위해 자신의 질량관성모멘트를 감소시키는 다이빙선수에 의해 잘 설명되고 있다(그림 4.2A). 선수는 머리를 무릎 가까이에 두고 양팔로 양다리를 끌어당긴 극단적인 '웅크린' 자세를 취하여, 각 분절들의 질량중심을 좀 더 돌림축에 가깝게 위치시킨다. 신체 질량관성모멘트의 감소는 각속도의 증가를 초래한다. 이와는 반대로, 선수는 '반 구부린 자세(pike position)'를 취해(그림 4.2B) 신체의 질량관성모멘트를 증가시켜 회전을 느리게 하거나, '완전히 편 자세(layout position)'를 취해(그림 4.2C) 질량관성모멘트를 최대화시켜 신체의 각속도를 크게 감소시킴으로써 회전을 느리게 할 수 있다.

## 뉴턴의 제2법칙: 가속도의 법칙

### *힘(토크)-가속도관계*

뉴턴의 제2법칙은 물체의 선형가속도가 가속도를 유발하는 힘에 비례하고, 힘이 작용하는 방향과 같은 방향에서 일어나며, 물체의 질량에 반비례한다는 것을 말한다. 여기서 '방향'에 대한 언급을 주목해야 한다. 힘과 가속도는 크기*와* 방향을 모두 가지고 있는 벡터양이다. 반면, 질량은 크기만 갖는 스칼라양이다. 앞으로 벡터양은 굵은 글씨체로 표시된다.

뉴턴의 제2법칙은 힘(**F**), 질량(*m*), 그리고 가속도(**a**) 간의 관계를 나타내는 공식을 유도한다(공식 4.1). 개념적으로, 공식 4.1은 *힘-가속도관계(force-acceleration relationship)*를 정의하고 있다. 원인과 결과(cause-and-effect)의 관계로 볼 때, 공식의 왼쪽 편에 있는 힘(**F**)은 물체에 발휘된 밀기 또는 당김을 나타내기 때문에 원인으로 생각할 수 있다. 공식의 오른쪽 편에 있는 $m \times \mathbf{a}$ 는 밀기 또는 당김의 결과를 나타낸다. 이 공식에 있어, **ΣF**는 물체에 작용하는 힘들의 총합, 즉 알짜힘(net force)을 나타낸다. 물체에 작용하는 힘들의 총합이 0이라면(즉, $\Sigma\mathbf{F} = 0$), 가속도 또한 0이 되며 물체는 선형평형(linear equilibrium) 상태에 있는 것이다. 이전에 언급했듯이, 이러한 경우는 뉴턴의 제1법칙으로 설명된다. 그러나 알짜힘이 가속도를 만들어내고 있다면, 물체는 합력의 방향으로 가속될 것이다. 이러한 경우, 물체는 더 이상 평형 상태에 있는 것이 아니다.

**힘의 양을 결정하는 선형운동에 대한 뉴턴의 제2법칙**

$$\Sigma\mathbf{F} = m \times \mathbf{a} \quad \text{(공식 4.1)}$$

**힘의 단위는 뉴턴(newton)이며, 1뉴턴(N)은 1 kg-m/sec$^2$이다.**

돌림 또는 각운동에 대한 뉴턴의 제2법칙은 *토크(torque)*가 돌림축에 대해 물체의 *각가속도(angular acceleration)*를 유발한다는 것을 말한다. 게다가, 물체의 각가속도는 가속도를 유발하는 토크에 비례하고, 토크가 작용하는 방향과 같은 *돌림* 방향에서 일어나며, 물체의 *질량관성모멘트*와는 반비례한다. (앞에 제시된 *고딕체*는 제2법칙에 대한 선형운동과 각운동 사이의 확실한 차이를 나타내기 위해 제시되었다). 돌림운동을 위한 뉴턴의 제2법칙은 토크(**τ**), 질량관성모멘트(*I*), 그리고 각가속도(**α**) 간의 관계를 나타내는 공식을 유도한다(공식 4.2). 이 공식에서 **Στ**는 물체를 돌림시키기 위해 작용하는 토크들의 합, 즉 알짜토크(net torque)를 나타낸다. [비록 생체역학 문헌에서는 *토크*, 모멘트, 그리고 힘의 모멘트(moment of force)라는 용어를 상호 교환적으로 사용하지만, 이 책에서는 거의 전적으로 토크라는 용어를 사용할 것이다. 1장에서 정의된 것처럼, 모멘트와 힘의 모멘트라는 용어는 토크, 모멘트팔, 그리고 힘 사이의 관계를 암시한다.]

개념적으로, 공식 4.2는 *토크-각가속도관계(torque-angular acceleration relationship)*를 정의하고 있다. 근육뼈대계통에 있어, 일차적인 토크 생산자는 근육이다. 예를 들어, 위팔두갈래근(biceps brachii)의 수축은 팔꿉관절에서 내적인 굽힘 토크를 생산한다. 중력과 같은 외적인 영향들을 무시한다면, 돌림운동하고 있는 아래팔의 각가속도는 내적인 토크(즉, 근육 힘 곱하기 내적인 모멘트팔)에 비례하지만, 아래팔-손 분절의 질량관성모멘트에는 반비례한다. 일정한 내적인 토크가 주어진 상황이라면, 질량관성모멘트가 클 때보다는 작을수록 아래팔-손 분절의 각가속도가 커진다. (예를 들어, 커프 웨이트를 손목에서 아래팔 중간으로 이동시키면 더 작은 질량관성모멘트를 얻을 수 있다.) 아래팔-손 분절의 각가속도에 대한 관성저항은 중력과 무관하다는 점을 상기하라. 중력이 덜 작용하는 위치로 팔을 이동시켜도 질량관성모멘트에는 영향을 미치지 않는다.

**토크의 양을 결정하는 돌림운동에 대한 뉴턴의 제2법칙**

$$\Sigma\boldsymbol{\tau} = I \times \boldsymbol{\alpha} \qquad \text{(공식 4.2)}$$

**토크의 단위는 뉴턴-미터(newton-meter)이며, 1 Nm는 1 kg-m$^2$ × radians/sec$^2$이다.**

*충격량-운동량관계*

*운동량(momentum)*은 질량 곱하기 속도이다(공식 4.3). 운동량은 물체가 가지는 운동의 양을 설명한다. 운동량은 일반적으로 문자 '**p**'로 표시되고 단위는 초당 킬로그램-미터(kg-m/sec)이다. 공식 4.1과 4.2의 확장과 재정렬을 통해 뉴턴의 제2법칙으로부터 추가적인 관계식을 도출해 낼 수 있다. 예를 들어, 가속도는 속도의 변화율($\Delta\mathbf{v}/\Delta t$)이다. 이 설명을 공식 4.1의 선형가속도에 대입하면 공식 4.4가 된다. 공식 4.4를 좀 더 재배열하면 공식 4.5가 될 수 있으며, 이는 *충격량-운동량관계(impulse-momentum relationship)*를 정의한다.

**선형운동의 충격량, 운동량, 그리고 충격량-운동량관계를 위한 공식**

| | | |
|---|---|---|
| 운동량 | $\mathbf{p} = m \times \mathbf{v}$ | (공식 4.3) |
| 충격량 | $\mathbf{J} = \Delta\mathbf{p}$ | |
| | $\mathbf{a} = \Delta\mathbf{v}/\Delta t$ | |
| | $\mathbf{F} = m \times \Delta\mathbf{v}/\Delta t$ | (공식 4.4) |
| **충격량-운동량관계** | $\mathbf{F} \times \Delta t = m \times \Delta\mathbf{v}$ | (공식 4.5) |

**운동량의 단위는 초당 킬로그램-미터(kg-m/sec)이다.**

*충격량(impulse,* **J***)*은 글상자에 나타낸 바와 같이 단순히 운동량의 변화($\Delta\mathbf{p}$)이다. 따라서 충격량은 질량 곱하기 속도의 변화(공식 4.5의 오른쪽과 같이)로 이해되거나, 일정 시간 동안 가해진 힘(공식 4.5의 왼쪽과 같이)으로 이해될 수 있다. 충격량과 운동량은 벡터양이다.

선형충격량(linear impulse)의 적용은 선형운동량(linear momentum)의 변화를 초래한다. 예를 들어, 움직이는 자동차의 선형운동량을 고려해보자. 충격량의 적용은 자동차를 정지시키는데 사용될 수 있다. 다시 말해, 주어진 시간 동안 힘을 적용하면 자동차의 속도를 줄일 수 있고, 그로 인해 운동량을 0으로 만들 수 있다. 힘의 크기와 시간은 상황에 따라 달라질 수 있다. 예를 들어 긴급 정지 시, 짧은 시간 동안 매우 큰 제동력(break force)을 적용하는 것은 운동량의 급격한 변화를 만들어 낸다. 반면, 더 작은 제동력을 더 긴 시간 동안 적용하면 좀 더 점차적인 정지를 만들어 낸다. 두 조건 모두 동일한 크기의 충격량을 발생시키기 때문에, 동일한 운동량의 변화를 초래한다. 그러나 동일한 시간 동안 더 작은 제동력을 적용하거나 또는 동일한 제동력을 더 짧은 시간 동안 적용하는 것은 작은 충격량을 발생시키기 때문에, 움직이는 자동차를 멈추기에는 불충분할 것이다.

충격량-운동량관계는 인체의 수행력을 연구하고 손상기전에 대한 통찰을 얻을 수 있는 또 다른 관점을 제공한다. 예를 들어, 인체는 다양한 구조와 기전을 활용하여 최대 힘을 줄일 수 있는데, 이는 본질적으로 시간 변수($\Delta t$)를 조작하여 이루어진다. 점프 후 착지 시, 엉덩관절, 무릎관절, 그리고 발목관절을 가로지르는 근육의 지속적이고 낮은 수준의 편심활성과 같이 착지의 충격을 연장시키면(더 큰 $\Delta t$) 최대 관절 힘을 줄일 수 있다. 정상 보행 동안, 발꿈치뼈의 발바닥쪽면에 있는 발바닥지방덩이(plantar fat pad)는 발과 지면 사이에서 쿠션의 역할을 한다. 이 지방덩이는 운동량 변화에 대한 시간을 증가시켜, 지방덩이 깊숙한 곳에서 받게 되는 힘을 줄여준다(공식 4.4 참조). 러닝화는 종종 충격흡수 깔창으로 이러한 기능을 보강하여, 발이 지면에 닿을 때의 충격을 더욱 완화시킨다. 자전거 헬멧, 고무 또는 스프링 바닥재, 그리고 보호용 패딩은 충격의 *지속 시간*을 증가시켜 충격의 최대 힘을 최소화함으로써 부상을 줄이기 위해 고안된 장비 설계의 또 다른 예이다.

운동량, 충격량, 그리고 충격량-운동량관계는 돌림운동의 조건에서도 유사하게 적용된다. 각운동량(angular momentum)은 질량관성모멘트 곱하기 각속도이다(공식 4.7). 선형운동 관계에서의 대입 및 재배열과 마찬가지로, 각운동 관계도 공식 4.2의 대입 및 재배열을 통해 표현될 수 있다. α(각가속도) 대신 $\Delta\omega/\Delta t$(각속도의 변화율)를 대입하면 공식 4.8이 된다. 공식 4.8은 공식 4.9로 재배열되어, 각운동에 대한 충격량-운동량관계가 된다. 각운동량과 각충격량(angular impulse)은 벡터양이다.

**각운동의 충격량, 운동량, 그리고 충격량-운동량관계를 위한 공식**

| | | |
|---|---|---|
| 운동량 | $\mathbf{p} = I \times \boldsymbol{\omega}$ | (공식 4.7) |
| 충격량 | $\mathbf{J} = \Delta\mathbf{p}$ | |
| | $\alpha = \Delta\boldsymbol{\omega}/\Delta t$ | |
| | $\boldsymbol{\tau} = I \times \Delta\boldsymbol{\omega}/\Delta t$ | (공식 4.8) |
| **충격량-운동량관계** | $\boldsymbol{\tau} \times \Delta t = I \times \Delta\boldsymbol{\omega}$ | (공식 4.9) |

**각운동량의 단위는 초당 킬로그램-미터 제곱(kg-m$^2$/sec)이다.**

각충격량(토크 × 시간)의 적용은 각운동량에서의 변화(질량관성모멘트 × 각속도에서의 변화)를 초래한다.

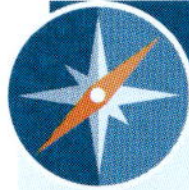

SPECIAL FOCUS 4.1

## 질량관성모멘트의 기능적 관련성과 수학

질량관성모멘트($I$)는 다음과 같은 공식으로 정의되는데, 여기서 $n$은 물체 내 입자의 수를 나타내고, $m_i$는 물체 내 각 입자의 질량을 의미하며, $r_i$는 돌림축에서 각 입자까지의 거리를 뜻한다.

질량관성모멘트

$$I = \sum_{i=1}^{n} m_i r_i^2 \quad \text{(공식 4.6)}$$

공식 4.6은 야구 방망이를 잡는 위치가 질량관성모멘트에 어떻게 극적으로 영향을 미치는지 그리고 그에 따라 방망이를 스윙하는 것이 얼마나 쉽거나 어려워지는지를 설명하기 위해 사용될 수 있다. 그림 4.3에서 소개되는 방망이는 0.1~0.225 kg의 범위를 가진 6개의 질량 지점($m_1$~$m_6$)이 있으며, 질량 지점 사이의 거리는 0.135 m이다. 스윙 동안, 방망이는 몸쪽 끝(손잡이) 근처에 있는 돌림축에 대해 돌림한다. 만약 방망이 손잡이의 크기가 타자에게 맞지 않다면, 타자는 종종 그립을 손잡이에서 멀어지게(방망이의 두꺼운 끝 쪽으로) 이동시켜 '방망이 짧게 잡기(choke up)'를 할 것이다. 단순화를 위해, 돌림축은 타자의 손이 방망이의 손잡이 부분에 가까우면 $Y_1$(빨간색 선)으로, 타자가 손잡이를 짧게 잡으면 $Y_2$(파란색 선)로 가정된다.

다음의 계산은 돌림축에 대한 질량 입자들의 분포가 돌림하는 방망이의 질량관성모멘트에 어떻게 극적으로 영향을 미치는지를 소개할 것이다. 방망이의 질량관성모멘트는 2가지의 조건(즉, 돌림축으로서 $Y_1$을 할 것인가 아니면 $Y_2$를 할 것인가)에 대해 공식 4.6을 이용하고 알려진 값들을 대입하여 각각 계산된다. 여기서 중요한 점은 질량 입자들이 2개의 돌림축에 대해 다르게 분포되어 있다는 것이다. 계산에서 볼 수 있듯이, $Y_2$가 돌림축일 때의 질량관성모멘트는 $Y_1$이 돌림축일 때의 58%가 된다. 질량관성모멘트가 감소된 이유는 질량 지점 $m_2$부터 $m_6$까지가 돌림축 $Y_2$에 더 가깝기 때문이다. 이 거리는 수학적으로 특히 중요한데, 각 질량 지점의 질량관성모멘트가 돌림축까지의 거리의 *제곱*에 비례하기 때문이다.

이러한 사항은 타자가 58% 적은 토크로 동일한 각가속도를 달성할 수 있기 때문에 기능적으로 중요하다. 또는, 동일한 토크로 1.72배나 더 빠르게 방망이를 가속시킬 것이다. 이는 방망이를 짧게 잡음으로써 얻게 되는 상당한 기능적 이점이다. 방망이의 질량과 무게는 변하지 않았지만 스윙하기는 더 쉬워진다. 물론, 여기에는 맞교환이 있다. 방망이 길이의 어느 지점에서든 선형가속도는 돌림축에서 더 멀어질수록 증가한다. 따라서 다른 모든 변수(공과 방망이의 질량, 방망이의 각속도, 그리고 공의 초기 속도)가 동일하다고 가정할 때, 기능적으로 더 긴 방망이($Y_1$에 대해 돌림하는 방망이)의 끝부분은 더 빠른 선형가속도를 나타내기 때문에, 결국 야구공의 최종 속도는 더 높아지게 된다.

$$I = \sum_{i=1}^{n} m_i r_i^2$$
$$= m_1(r_1)^2 + m_2(r_2)^2 + m_3(r_3)^2 + m_4(r_4)^2 + m_5(r_5)^2 + m_6(r_6)^2$$

돌림축 $Y_1$

$$I = 0.1\text{ kg}(0.0\text{m})^2 + 0.1\text{ kg}(0.135\text{ m})^2 + 0.1\text{ kg}(0.270\text{m})^2 + 0.15\text{ kg}(0.405\text{m})^2 + 0.175\text{ kg}(0.54\text{m})^2 + 0.225\text{ kg}(0.675\text{ m})^2$$
$$= 0.187\text{ kg}\cdot\text{m}^2$$

돌림축 $Y_2$

$$I = 0.1\text{ kg}(0.135\text{m})^2 + 0.1\text{ kg}(0.0\text{m})^2 + 0.1\text{ kg}(0.135\text{m})^2 + 0.15\text{kg}(0.270\text{m})^2 + 0.175\text{ kg}(0.405\text{m})^2 + 0.225\text{kg}(0.54\text{m})^2$$
$$= 0.109\text{ kg}\cdot\text{m}^2$$

이번에는 질량관성모멘트의 관련성을 소개하는 또 다른 예시로 보행과 관련된 사례를 고려해보자. 실조증(ataxia) 환자들은 걸을 때 흔히 협조성(coordination)이 떨어지고 불안정하다. 보행 불안정성을 해결하기 위한 한 가지 중재 방법은 보행 훈련회기 동안 발목에 커프 웨이트를 착용하는 것이다.[47] 질량관성모멘트는 이 방법이 왜 효과적인지 설명하는 데 도움이 된다: 돌림축에서 멀리 떨어진 곳에 무게를 추가하면, 다리의 질량관성모멘트를 크게 증가시킨다. 간단히 말해, 다리의 움직임에 더 저항하게 된다. 따라서 커프 웨이트를 추가하면 중추신경계통의 기능장애로 유발되는 원치 않는 움직임의 크기를 최소화할 수 있다.

인체 분절들의 질량관성모멘트는 야구 방망이의 경우와 동일한 수학적 원리를 사용하더라도 결정하기가 더 어렵다. 이러한 어려움의 대부분은 인체의 분절들이 균일하지 않은 밀도를 가진 다양한 조직(예를 들어 뼈, 근육, 지방, 그리고 피부)으로 구성되어 있다는 사실에서 비롯된다. 각 신체 분절의 질량관성모멘트 값은 시체연구, 수학적 모형화, 그리고 다양한 영상 기법을 통해 추정되어 왔다.[9,14]

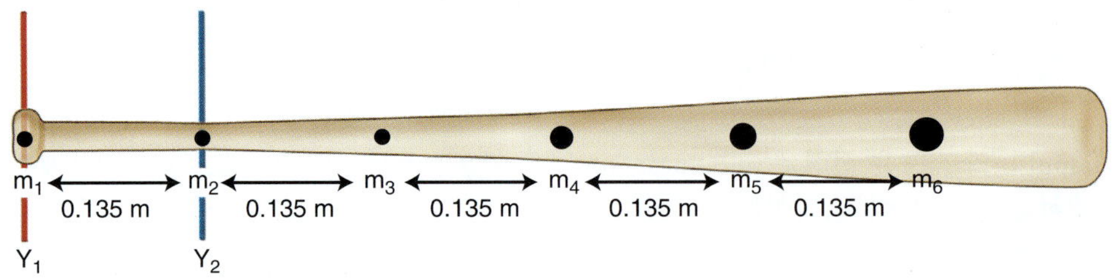


**그림 4.3** 야구 방망이를 스윙하기 위한 2개의 돌림축($Y_1$, $Y_2$)을 보여주고 있다. 각 돌림축에 관계된 계산법은 돌림축에 대한 질량의 분포가 질량관성모멘트에 어떻게 영향을 미치는지를 보여준다. 방망이는 0.1~0.225 kg의 범위를 가진 6개의 질량 지점($m_1$~$m_6$)으로 구성되어 있다고 가정하고, 질량 지점들 사이의 거리는 동일한 간격으로 위치해 있다.

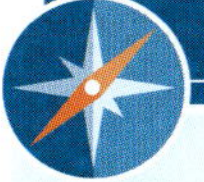

SPECIAL FOCUS 4.2

## 충격량-운동량관계에 대한 자세한 고찰

충격량은 힘 곱하기 힘의 적용 시간이므로, 힘-시간곡선(force-time curve)에서 곡선 아래의 면적으로 표현될 수 있다. 그림 4.4는 어떤 사람이 바닥에 내장된 힘판(force plate)을 디디면서 달릴 때, 발에 대해 지면이 가하는(*지면반발력, ground reaction force*) 앞-뒤 전단력의 수평성분에 대한 힘-시간곡선을 보여주고 있다. 이 곡선은 2개의 위상을 나타내는데, 초기 바닥접촉 동안의 뒤쪽 방향 충격량은 음(negative)이고, 추진 동안의 앞쪽 방향 충격량은 양(positive)이다. 두 개의 충격량(즉, 곡선에 의한 면적들)이 같다면, 알짜충격량(net impulse)은 0이 되어, 시스템의 운동량에 변화는 없다. 그러나 이 예에서, 뒤쪽 방향 충격량이 앞쪽 방향 충격량보다 더 크다. 이것은 달리는 사람의 앞쪽 운동량이 감소하고 있음을 나타낸다.

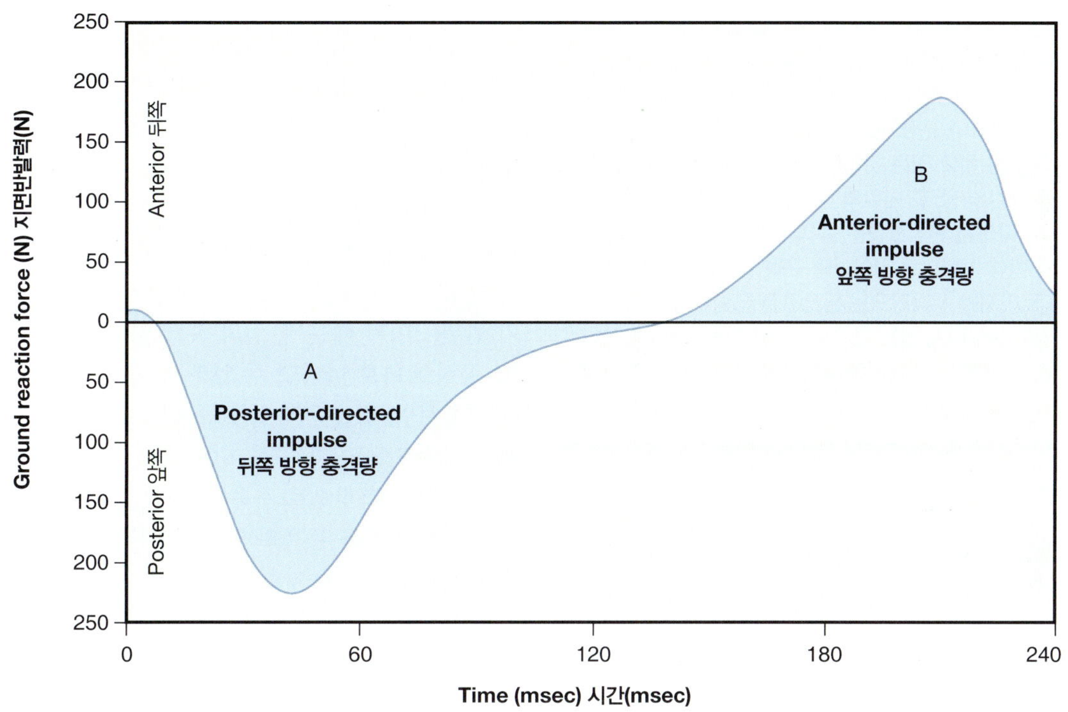


그림 4.4 힘-시간곡선에 의해 형성된 면적을 나타내는 곡선으로, 달리는 동안 지면반발력의 수평성분 중 (A) 뒤쪽 방향 충격량과 (B) 앞쪽 방향 충격량을 보여주고 있다.

### *일-에너지관계*

지금까지, 뉴턴의 제2법칙은 (1) 힘(토크)-가속도관계(공식 4.1과 4.2) 그리고 (2) 충격량-운동량관계(공식 4.5와 4.9)를 사용하여 설명하였다. 이제부터는 *일-에너지관계*(*work-energy relationship*)에 대한 내용을 제시하기 위해 뉴턴의 제2법칙을 다시 언급할 것이다. 이 세 번째 접근법은 일이 물체의 에너지 변화를 유발하는 정도를 분석하기 때문에, 인간 움직임의 연구에도 이용될 수 있다. 일은 힘이나 토크가 어떤 선형변위(linear displacement)나 각변위(angular displacement)를 일으킬 때 발생한다. *일*(*work, W*)은 크기만 갖는 스칼라양이다. 선형운동에서의 일은 물체에 적용된 *힘*(*F*)의 크기와 적용된 힘 방향으로 물체가 이동한 *선형변위*(*s*)를 곱한 것과 같다(공식 4.10). 적용된 힘 방향으로 움직임이 일어나지 않는다면, 역학적 일은 수행되지 않은 것이다. 선형운동의 경우와 같이, 각운동에서의 일은 물체에 적용된 *토크*(τ)의 크기와 적용된 토크 방향으로 물체가 돌림한 *각변위*(θ)를 곱한 것으로 정의된다(글상자에 있는 공식 참조). 일의 단위는 줄(joule, J)이다. 1 J은 1미터 거리에 걸쳐 가해진 1뉴턴의 힘(선형운동의 일)과 동등하거나 1라디안에 걸쳐 가해진 1뉴턴-미터의 토크(각운동의 일)와 동등하다. 일은 양 또는 음이 될 수 있으며, 이에 대한 결정은 변위의 방향이 힘(또는 토크)의 적용 방향과 비교하여 달라진다. 만약 둘의 방향이 같다면 일은 양이 되고, 변위가 힘의 적용 방향과 반대 방향에서 일어난다면 일은 음이 된다.

에너지(스칼라양)는 2가지의 형태인 위치에너지와 운동에너지로 존재한다. *위치에너지*(*potential energy*)는 중력장(gravitational field) 내에서 물체 질량중심의 높이에 영향을 받는다(공식 4.11). 운동량과 유사하게, *운동에너지*(*kinetic energy*)는 중력의 영향에

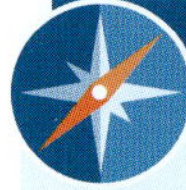

## SPECIAL FOCUS 4.3

### 양의 일, 음의 일, 그리고 '등척의 일'

앞서 설명했던 것과 같이, 일은 적용된 힘과 물체의 변위를 곱하여 구한다. 일은 적용된 힘의 방향과 같은 방향 또는 반대 방향으로 일어날 수 있다. 예를 들어, 팔꿈치를 구부려 손을 입으로 가져가기 위해 수축하는 팔꿉관절 굽힘근육이 가하는 힘을 고려해 보자. 선형운동의 의미에서, 일은 근육수축의 힘과 근육의 짧아진 거리의 곱이다. 각운동의 의미에서, 돌림의 일은 팔꿉관절 굽힘근육에 의해 적용된 토크와 팔꿉관절에서 일어나는 굽힘의 양(라디안)의 곱이다. 이러한 시나리오에 있어, 아래팔의 돌림운동이 적용된 토크와 같은 방향으로 일어나기 때문에 양의 일을 한 것이다. 게다가, 일을 수행하는 팔꿉관절 굽힘근육은 동심활성을 통해 짧아진다. 이와는 대조적으로, 팔꿉관절 굽힘근육이 활성되고 있으나 팔꿈치를 펴하고 있을 때(즉, 무게를 천천히 낮출 때), 음의 일을 하고 있는 것이다. 근육 활성의 방향(저항이 없다면 짧아짐을 일으킬 방향)과 변위의 방향(즉, 길어짐)이 서로 반대로 일어나고 있다. 따라서 편심활성은 음의 일로 고려된다: 돌림운동은 적용된 토크와 반대 방향으로 일어나며 근육 길이의 변화는 근육 힘과 반대 방향이다. 마지막 시나리오는 팔꿉관절 굽힘근육이 활성화되어 있지만 움직임이 일어나지 않는 경우로, 근육이 등척으로 활성화될 때이다. 이 경우, 고려할 만한 대사에너지가 소비될지라도 역학적 일은 수행되지 않고 있다.

관계없이 물체의 질량과 속도에 영향을 받는다(공식 4.12). 물체의 각운동에너지(angular kinetic energy)는 질량관성모멘트(I)와 각속도가 관계된다.

**일(*W*), 위치에너지(*PE*), 그리고 운동에너지(*KE*) 사이의 관계**

*여기서 s는 선형변위, θ는 각변위,*
*g는 중력, h는 높이를 의미함*

$W_{linear} = F \times s$ (공식 4.10)

$W_{angular} = \tau \times \theta$

$PE = m \times g \times h$ (공식 4.11)

$KE_{linear} = 1/2\ m \times v^2$ (공식 4.12)

$KE_{angular} = 1/2\ I \times \omega^2$

$W = KE_{final} - KE_{initial}$ (공식 4.13)

**(angular 또는 linear)**

충격량-운동량관계가 주어진 *시간* 동안 적용된 힘에 의해 발생하는 운동량의 변화를 설명하는 것처럼, 일-에너지관계는 주어진 *변위(displacement)* 동안 적용된 힘에 의해 발생하는 운동에너지의 변화를 설명하고 있다(공식 4.13). 이전에 설명된 예를 사용하면, 이러한 개념에서의 유사성을 설명할 수 있다. 움직이는 자동차와 같은 물체의 운동에너지는 변위에 대한 힘의 적용에 의해 변화된다. 운동에너지에서의 빠른 변화가 요구될 때(즉, 긴급 정지), 매우 큰 제동력이 짧은 변위 동안 적용된다. 같은 변위에 대해 제동력이 작거나 더 짧은 변위에 대해 같은 제동력을 적용된다면, 운동에너지의 변화는 더 작아진다.

일-에너지관계는 힘이나 토크가 적용되는 *시간*을 고려하지 않는다. 그렇지만 대부분의 일상적 활동에 있어, 일의 속도는 중요한 것이다. 수행하는 *일(work)의 속도*(또는 일정 시간 동안 수행된 일의 양)를 *일률(power)*이라고 정의한다. 적절한 일률을 발생시킬 수 있는 근육의 능력은 기본적인 기능적 이동 과제를 완수하거나 운동 수행력을 최적화하기 위한 움직임의 완성에 중요하다.[15,19,30,40] 예를 들어, 근육의 일률은 앉았다 일어서는 동작에서 중력을 극복하는 데 필요하다. 또한 농구 경기장에서 리바운드를 따내는 데에도 핵심적이다.

*일률(power, P)*은 일(*W*)을 시간으로 나눈 것 또는 일을 수행하는 속도이다(공식 4.14). 일과 유사하게, 일률은 크기는 갖고 있으나 방향을 갖고 있지 않은 스칼라양이다. 일은 힘의 크기(*F*) 곱하기 변위(*s*)이기 때문에, 일의 속도(일률)는 힘(*F*) 곱하기 속도(*v*)로, 공식 4.15로 나타낼 수 있다. 힘과 선형속도의 개념을 각운동에 사용하면, 각운동의 일률(angular power)은 토크의 크기(*τ*) 곱하기 각속도(*ω*)이다(공식 4.16). 각운동의 일률은 흔히 근육수행력의 임상적 측정으로 사용된다. 예를 들어, 네갈래근에 의해 생산된 역학적 일률은 근육에 의해 생산된 내적인 토크와 무릎 폄의 평균 각속도를 곱한 것과 같다. 이는 평균 일률[특정 시간 구간 동안의 알짜토크와 평균 각속도의 곱] 또는 순간 일률(주어진 순간의 토크에 순간 속도를 곱한 값)로 표현될 수 있다. 일률은 흔히 활성된 근육과 외적인 부하 사이의 알짜에너지 전달(net transfer of energy)을 나타내는 데 사용된다. 일과 마찬가지로, 일률은 스칼라양임에도 불구하고 양이나 음으로 설명될 수 있다. *양의 일률*은 외적인 부하에 대해 *동심으로 활성된 근육*이 수행하는 일의 속도를 반영한다. 반면, *음의 일률*은 더 우세한 외적인 부하에 대해 *편심으로 활성된 근육*이 수행하는 일의 속도를 반영한다.

**일률 공식**

$P = W/t$ (공식 4.14)

$W = F \times s,\ v = s/t$

$P = F \times v$ (공식 4.15)

$P_{angular} = \tau \times \omega$ (공식 4.16)

**일률의 단위는 와트(W) 또는 J/s**

표 4.2는 뉴턴의 제2법칙과 관련된 많은 물리적 측정을 설명하는 데 필요한 정의와 단위를 요약하였다.

**표 4.2 뉴턴의 제2법칙과 관계된 물리적 측정**

| 물리학 측정 | 선형운동에 적용 | | 영국단위를 SI단위로 변환* | 돌림운동에 적용 | |
|---|---|---|---|---|---|
| | 정의 | 단위 | | 정의 | 단위 |
| 거리 | 선형변위 | Meter (m) | ft × 0.305 = m | 각변위 | Degrees† |
| 속도 | 선형변위의 속도 | m/sec | ft/sec × 0.305 = m/sec | 각변위의 속도 | Degrees/sec |
| 가속도 | 선형속도의 변화율 | $m/sec^2$ | $ft/sec^2$ × 0.305 = $m/sec^2$ | 각속도의 변화율 | $Degrees/sec^2$ |
| 질량 | 물체 내에 있는 물질의 양; 선형속도의 변화에 대한 물체의 저항에 영향을 미침 | Kilogram (kg) | lbm‡ × 0.454 = kg | 적용할 수 없음 | |
| 질량관성모멘트 | 적용할 수 없음 | | $lbm\text{-}ft^2$ × 0.042 = $kg\text{-}m^2$ | 물체의 돌림축에 대한 물질의 양과 분포; 각속도의 변화에 대한 물체의 저항에 영향을 미침 | $kg\text{-}m^2$ |
| 힘 | 밀기 또는 당김; 질량 × 선형가속도 | Newton (N) = $kg\text{-}m/sec^2$ | lb × 4.448 = N | 적용할 수 없음 | |
| 토크 | 적용할 수 없음 | | ft-lb × 1.356 = Nm | 힘 × 모멘트팔; 질량관성모멘트 × 각가속도 | Newton-meter (Nm) |
| 충격량 | 힘 × 시간 | N-sec | lb-sec × 4.448 = N-sec<br>ft-lb-sec × 1.356 = Nm-sec | 토크 × 시간 | Nm-sec |
| 운동량 | 질량 × 선형속도 | kg-m/sec | lbm-ft/sec × 0.138 = kg-m/sec<br>$lbm\text{-}ft^2/sec$ × 0.042 = $kg\text{-}m^2/sec$ | 질량관성모멘트 × 각속도 | $kg\text{-}m^2/sec$ |
| 일 | 힘 × 선형변위 | Joule (J) | lb-ft × 1.356 = J | 토크 × 각변위 | Joule (J) |
| 평균일률 | 선형운동 일의 속도 | Watt (W) = J/sec | lb-ft/sec × 1.356 = W | 각운동 일의 속도 | Watt (W) = J/sec |

*영국단위를 SI단위로 변환하기 위해, 영국단위 수치에 표의 해당 칸에 있는 숫자를 곱하면 된다. SI단위를 영국단위로 변환하기 위해, 표의 칸에서 제시된 숫자로 나눈다. 두 개의 공식이 한 칸에 있을 때, 위쪽 공식은 선형운동에 대한 변환을 의미하고, 아래의 공식은 각운동에 대한 변환을 의미한다.
† 단위로 제시되지 않은 라디안(radian)은 도(degree)로 대신했다(1 radian = 약 57.3 degree).
‡ 질량의 영국단위는 pound-mass (lbm) 또는 slug이다.

## 뉴턴의 제3법칙: 작용–반작용의 법칙

운동에 대한 뉴턴의 제3법칙은 모든 작용에는 그 크기는 똑같고 방향은 반대인 반작용이 존재한다는 것을 말한다. 한 물체가 다른 물체에 가하는 모든 효과는 두 번째 물체가 첫 번째 물체에 가하는 효과에 의해 상쇄된다. 두 물체는 동시에 상호작용하며, 그 결과는 뉴턴의 가속도의 법칙($\Sigma F = m \times a$)에 의해 규정된다. 각각의 물체는 서로 다른 효과를 받게 되며, 그 효과는 그 물체의 질량에 따라 달라진다. 예를 들어, 2층의 건물 지붕에서 떨어진 사람은 지면에 힘을 가하고, 지면은 그 사람에게 크기는 똑같고 방향은 반대인 힘을 가한다. 지구와 사람 사이의 엄청난 질량 차이 때문에, 사람이 경험하는 효과 또는 가속도는 지면이 '경험하는' 효과보다 훨씬 더 크다. 결과적으로 사람은 상당한 손상을 입을 수 있다.

뉴턴의 작용–반작용 법칙에 대한 또 다른 적용은 *지면반발력*(*ground reaction force*)이다. 걷거나 서 있을 때, 발은 지면에 대해 힘을 생산한다. 뉴턴의 제3법칙에 따라, 지면은 크기는 같지만 방향이 반대인 지면반발력을 발생시킨다(그림 4.5). 지면반발력은 보행의 디딤기(stance phase) 동안 크기, 방향, 그리고 발에 대한 작용점에서 계속해서 변화된다. 뉴턴의 제3법칙은 또한 각운동에 대해서도 같은 원리가 적용된다. 예를 들어, 등척운동 동안 내적인 토크와 외적인 토크는 크기는 같고 돌림의 방향이 반대가 된다.

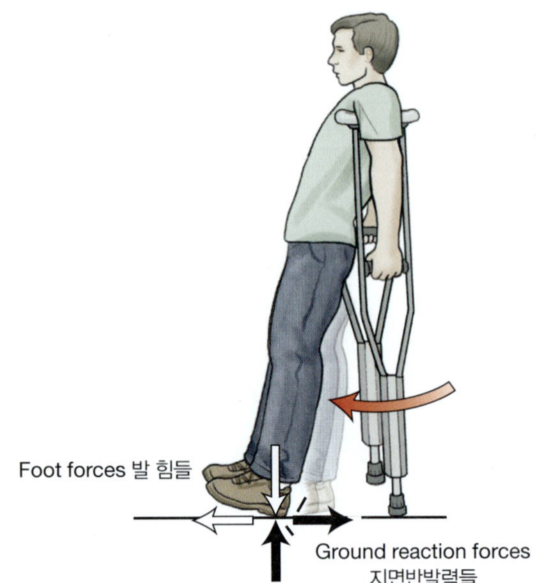


그림 4.5 지면과 발 사이에서 생산된 힘들의 작용이 '건너뛰기(swing-through)' 방식의 목발보행 중 접촉단계에서 설명되고 있다. 발 힘들의 작용(*흰색 화살표들*)은 지면반발력들(*검은색 화살표들*)에 의해 상쇄된다. (마찰에 의해 유발된) 지면반발력의 수평성분이 발에 의한 힘의 수평성분보다 적다면, 뉴턴의 제2법칙($F = m \times a$)에 의해 발은 마루에 대해 앞으로 미끄러진다.

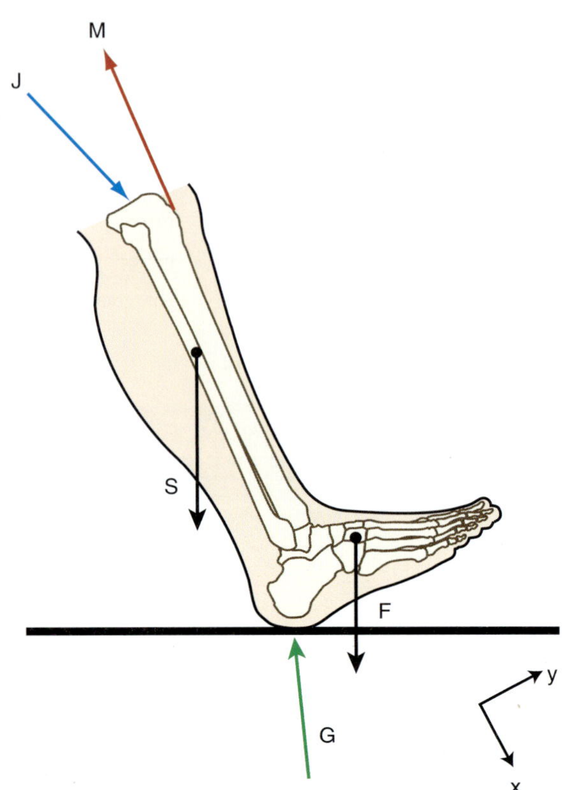


그림 4.6 걷기 동안 발꿈치닿기 순간의 정강이-발의 자유물체도. 분절은 무릎관절을 가상으로 '절단'하여 분리되었다. 관련 힘들은 그림에서 보여주고 있다. *xy* 좌표기준계는 *x*축이 정강이에 평행하도록 위치되었다.

## 움직임 분석의 기초

이전의 단락에서는 뉴턴의 법칙으로 요약했듯이, 힘과 운동 사이의 원인과 결과의 관계에 대한 특성을 설명하였다. 이 단락에서는 움직임을 공식적으로 분석하는 데 사용되는 단계와 규칙에 초점을 맞춘다. 내적인 힘, 외적인 힘, 그리고 토크의 분석 및 이러한 변수들이 어떻게 신체와 관절에 영향을 미치는지에 대한 설명에 특별한 주의를 기울이고 있다. 이 단락은 이 장의 후반부에 소개되는 3가지의 예제를 수학적으로 해결할 수 있도록 준비시켜 준다.

### 인체측정학

*인체측정학*(*anthropometry*)의 어원은 "인간"을 의미하는 그리스어인 *anthropos*와 "측정"을 의미하는 *metron*으로부터 유래된다. 인간 움직임의 분석에 있어, 인체측정학은 길이, 질량, 무게, 부피, 밀도, 중력중심, 그리고 질량관성모멘트와 같은 인체의 어떤 물리적 특성을 측정하는 것으로 정의된다. 이런 변수들에 대한 지식은 정상운동 및 병리운동 모두에 대한 운동형상학적 그리고 운동역학적 분석을 수행하는 데 필수적인 것이다. 예를 들어, 팔다리 개개 분절의 질량 및 질량관성모멘트와 같은 변수들은 근육이 움직임을 발생시키기 위해 극복해야 하는 관성 특성을 결정하는 데 필요하다. 또한 인체측정학적 정보는 작업환경, 가구, 도구, 그리고 스포츠와 운동 장비의 설계 및 근력검사에 있어 매우 유용하게 이용된다.

개개 신체 분절의 질량중심과 질량관성모멘트에 대한 많은 정보는 시체연구를 통해 얻어진 것이다.[6,9] 인체측정학적 자료를 얻기 위한 다른 방법으로는 수학적 모형화 및 컴퓨터단층촬영(CT)과 자기공명영상(MRI) 같은 영상기법이 있다. 부록 I, Part B의 표 I.2는 신체 부위별 상대적 무게와 중력중심의 위치를 포함한 인체측정학적 자료를 제시하였다.

### 자유물체도

움직임 분석은 신체에 작용하는 모든 힘을 고려해야 한다. 어떤 분석을 수행하기 전에, 생체역학적 문제를 쉽게 해결하기 위해 *자유물체도*(*free body diagram*)가 작성된다. 자유물체도는 신체와 그 환경 사이의 상호작용을 나타내는 일종의 '스냅사진(snapshot)'이며, 여기서 '상호작용'은 신체에 작용하는 모든 힘과 모멘트로 정량화된다. 일반적으로, 계산을 단순화하기 위해 자유물체도의 구성 요소들은 강체(rigid body)로 가정된다. 자유물체도하에서 고려대상이 되는 신체는 발과 같은 단일의 강체분절(rigid segment)이거나 머리, 팔, 그리고 몸통과 같은 여러 분절이 될 수도 있다. 고려하고자 하는 신체부위가 여러 분절로 구성되어 있을 때, 이러한 부위는 단일의 강체시스템(rigid system)으로 견고하게 연결된 것으로 가정된다.

자유물체도는 시스템에 작용하는 관련된 모든 힘을 신중히 그려야 한다. 이러한 힘들은 근육, 중력(분절의 무게로 반영됨), 유동체, 공기저항, 마찰, 관절반작용력, 그리고 지면반발력에 의해 발생된다. 화살표는 힘 벡터를 나타내기 위해 사용된다.

자유물체도는 의도된 분석의 목적이 무엇인지에 따라 설정된다. 그림 4.6에서 제시된 예를 고려해보자. 이 예에서, 자유물체도는 걷기 동안 발꿈치가 처음 닿는 순간에서의 정강이-발을 나타내고 있다. 자유물체도를 작성할 때는 관심 있는 신체 부위를 분리하거나 '자유롭게' 만들기 위해 원하는 관절(들)을 가상으로 '절단'한다. 그림 4.6의 예에서, 정강이-발 분절을 분리하기 위해 무릎관절이 분리되었다. 능동적인 근육 힘의 효과는 일반적으로 신장된 관절주머니와 인대에 의해 생산된 수동장력과 같은 다른 연부조직의 효과와는 구분된다. 관절을 가로질러 작용하는 개별 근육의 기여를 결정할 수 있지만, 모든 개별 근육 힘의 총합을 나타내기 위해 단일의 근육 합력(**M**)벡터가 사용된다. 시스템에 가해지는 외적인 다른 힘들도 자유물체도에 추가될 수 있는데, 이러한 외적인 힘들에는 지면반발력(**G**) 및 정강이-발 분절의 무게(**S**와 **F**)가 있다. 뉴턴의 제3법칙에서 설명되었던 것처럼, 지면반발력은 발이 지면(지구)을 디딜 때 발생되는 크기는 같고 방향은 반대인 힘이다.

그림 4.6에 정의된 추가적인 힘은 *관절반작용력*(*joint reaction force*, **J**)이다. 이 힘은 관절 접촉력을 포함해 한 분절에서 다른 분절로 전달되는 다른 모든 힘들의 알짜(net) 또는 누적된 효과도 포함하는 힘이다. 지면반발력과 마찬가지로, 관절반작용력은 근육의 활성, 신장된 관절주위 결합조직의 수동장력, 그리고 중력(체중)에 의해 생산된 힘들에 대한 '반작용'으로 발생하는 크기는 같고 방향은 반대인 힘이다. 앞으로 논의되겠지만, 자유물체도는 *xy* 좌표기준계의 정의 및 관계된 운동 공식의 작성을 통해 완성된다.

관절반작용력을 감소시키는 것은 통증을 줄이고 관절 손상이나 퇴행이 좀 더 진행되는 것을 방지하기 위한 근육뼈대계통 중재에 있어 중요한 초점이 된다. 이러한 사항은 특히 관절내골절(intra-articular fracture) 및 골관절염(osteoarthritis)과 같은 진단을 받은 경우에 고려된다. 치료는 주로 근육활동 크기와 근육활성 패턴의 변화를 통해 또는 관절로 전달되는 체중의 감소를 통해 관절에 가해지는 힘들을 감소시키는 데 중점을 둔다. 하나의 예로, 엉덩관절에 골관절염이 있는 환자를 고려해보자. 그 사람의 걷는 속도를 감소시켜 근육활성의 크기를 줄임에 따라 엉덩관절 관절반작용력의 크기는 감소될 것이다. 매우 쿠션이 좋은 신발은 충격력을 감소시키기 위해 추천될 수 있다. 이 외에도, 엉덩관절을 통과하는 힘들을 감소시키기 위해 지팡이가 사용되기도 한다.[2,22,19] 비만이 인자가 된다면, 체중감소프로그램이 추천될 수 있다.

### 자유물체도를 구성하기 위한 단계

인간 움직임과 관계된 문제를 해결하기 위해서는 다음과 같은 3가지를 파악해야 한다: (1) 분석의 목적, (2) 관심 대상이 되는 자유물체(free body, 분석하고자 하는 신체부위), (3) 해당 신체에 작용하는 모든 힘. 다음의 예는 자유물체도를 구성하는 데 도움이 되는 단계를 제시한 것이다.

그림 4.7에서 보여주고 있는 것과 같이, 어떤 사람이 팔을 옆으로 뻗어 무게를 들고 있는 상황을 고려해보자. 이러한 자유물체가 정적평형 상태에 있다고 가정하면, 신체에 작용하는 모든 힘의 총합과 모든 토크의 총합이 0이라는 것을 의미한다. 분석의 목적 중 한 가지는 팔의 90° 벌림을 유지하기 위해 접시위팔관절(glenohumeral joint)의 벌림근육에서 요구되는 근육 힘(**M**)의 크기를 결정하는 것이고, 또 다른 목적은 이와 동일한 동작 동안 접시위팔관절의 관절반작용력(**J**)의 크기를 결정하는 것이다.

I단계: 자유물체도를 구성하기 위한 I단계는 고려 대상이 되는 자유물체를 확인하고 분리시키는 것이다. 이 예에서, 접시위팔관절을 '절단'하였고, 주황색으로 윤곽이 그려진 자유물체는 전체 팔과 저항(공의 무게)의 결합이다.

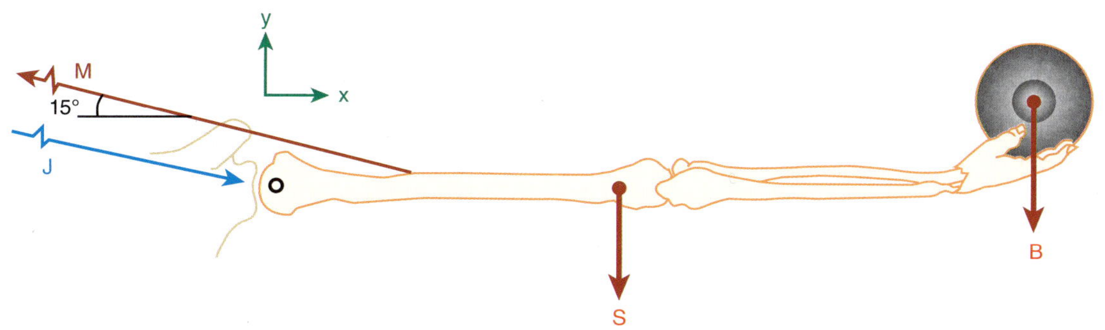


**그림 4.7** 오른쪽 팔과 공의 결합을 시스템으로 고려하여 분리된 자유물체도의 전두면 모습(I단계, *주황색*으로 표시됨). 돌림축은 접시위팔관절에서 속이 빈 검은색 원으로 보여주고 있다. *xy* 좌표기준계(II단계, *초록색*으로 보여줌)는 *x*축이 팔과 평행하도록 배치되었다. 어깨 벌림근육의 합력(M), 분절의 무게(S), 그리고 공의 무게(B)는 빨간색으로 보여주고 있다(III단계). 접시위팔관절의 관절반작용력(J)은 파란색으로 보여주고 있다(IV단계). (Modified from LeVeau BF; *Williams & Lissner's Biomechanics of Human Motion*, ed 3. Philadelphia, 1992, Saunders.)

II단계: 알려진 지점, 위치, 또는 축에 대한 신체의 위치와 움직임을 규정할 수 있는 좌표기준계를 정의한다(그림 4.7, *초록색*의 *xy* 좌표기준계). 좌표기준계의 설정에 대한 자세한 설명은 이후에 논의된다.

III단계: 자유물체에 작용하는 관련된 모든 힘을 확인하고 포함시킨다(그림 4.7에서 빨간색으로 보여줌). 이 분석에서 내적인 힘은 활성된 근육에 의해 생산된 힘(**M**)으로만 제한된다. 외적인 힘들에는 공의 질량에 작용하는 중력의 힘(**B**)과 팔 분절에 작용하는 중력의 힘(**S**)이 포함된다. 그림 4.7과는 관계가 없지만, 외적인 힘의 다른 예로는 치료사, 케이블, 저항밴드, 지면, 공기저항, 그리고 보조기에 의해 적용되는 힘이 포함될 수 있다. 내적인 힘의 다른 예로는 인대나 피부와 같은 비활성조직(inert tissue)의 신장으로 발생된 수동장력 또는 비활성 상태에서 신장된 근육에 의해 생산된 수동장력이 포함될 수 있다. 힘들은 작용점과 공간적 방위를 대략적으로 명시하여 그림에 제시되었다. 예를 들어, 벡터 **S**는 팔의 중력중심에서 작용하고, 이 중력중심의 위치는 부록 I, Part B의 표 I.2에서 제시되고 있는 것과 같이 인체측정학적 자료를 사용하여 결정된다.

근육 힘(**M**)의 방향은 근육의 당김선에 맞춰 그려졌다. 정적평형 상태로 지정되었기 때문에, 활성된 근육에 의해 발생된 토크는 외적인 힘들에 의해 발생된 토크와 반대의 돌림 방향이 되어야 한다. 이 예에서, 외적인 힘들인 **S**와 **B**에 의해 생산된 토크는 팔을 시계방향인 $-z$ 방향으로 돌림시키려 하고, 이는 팔의 모음에 해당된다. 따라서 **M**의 힘선은 모멘트팔과 결합하여 시계반대방향인 $+z$ 방향으로의 토크를 만들어내고, 이는 팔의 벌림에 해당된다. (돌림운동의 방향을 나타내기 위한 $+z$와 $-z$를 사용하는 규칙은 차후에 설명된다.)

IV단계: 이 단계의 절차는 관절반작용력(**J**)을 그리는 것이다. 관절반작용력은 그림 4.7에서 파란색으로 제시되었다. 이 예에서의 관절반작용력은 접시위팔관절에 위치한다. 초기에, 관절반작용력의 방향은 알 수 없을 것이다. 나중에 설명되겠지만, 일반적으로 우세한 근육 힘의 당김과 *반대* 방향으로 그려진다. **J**의 정확한 방향은 정적인 분석을 통해 알려지지 않았던 변수들을 계산된 후에 결정된다.

V단계: 이 장에서 다루는 2차원적(2D)인 정적평형 문제를 해결하는 데 필요한 3개의 관련 공식을 작성하는 것이다. 3개의 공식은 알짜토크와 알짜힘이 0으로 같다는 것을 명시한다: $\Sigma\text{Torque}_z = 0$, $\Sigma\text{Force}_x = 0$, $\Sigma\text{Force}_y = 0$. 이 공식은 이 장의 후반부에서 설명된다.

**자유물체도를 구성하기 위한 단계**

*I단계*: 고려 대상이 되는 자유물체를 식별하고 분리하기
*II단계*: 좌표기준계 설정하기
*III단계*: 시스템에 작용하는 내적인(근육의) 힘과 외적인 힘 그리기
*IV단계*: 관절반작용력 그리기
*V단계*: 관련 운동공식 쓰기

## 공간기준계

운동을 정확히 설명하거나 알려지지 않은 힘을 해결하기 위해, 공간기준계(spatial reference frame)가 설정되어야 한다. 이러한 기준계를 통해 어떤 알려진 지점, 위치, 또는 분절의 돌림축에 대한 신체, 분절, 또는 물체의 위치와 움직임 방향을 정의할 수 있다. 기준계가 제시되지 않는다면, 임상과 연구 상황에서 측정값을 해석하고 비교하는 데 큰 어려움이 있을 것이다.

공간기준계는 임의로 설정되며 신체의 내부나 외부에 위치할 수 있다. 위치나 운동을 설명하기 위해 사용되는 기준계는 상대적인 것과 포괄적인 것이 있다. *상대적 기준계*(*relative reference frame*)는 정강이에 대한 발의 위치, 위팔에 대한 아래팔의 위치, 또는 넓적다리(thigh)에 대한 몸통의 위치와 같이 인접 분절에 대한 어떤 한 분절의 위치를 설명하기 위한 것이다. 측정은 관심 있는 분절들 사이의 해부학적 기준점이나 좌표의 운동을 비교함으로써 수행된다. 관절각도계는 임상에서 사용되는 상대적 기준계의 한 예이다. 예를 들어, 팔꿉관절에서의 가동범위는 팔꿉관절을 통과하는 돌림축에 대한 위팔 분절의 장축과 아래팔 분절의 장축에 의해 정의된 상대적 기준계를 사용한 측정을 말한다.

그러나 상대적 기준계는 공간에서의 고정된 지점이나 위치에 대한 운동을 정의하는 데 필요한 정보는 부족하다. 지면, 중력의 방향, 또는 공간에서 외적으로 정의된 다른 유형의 기준계에 대한 운동을 분석하기 위해서는 *포괄적(실험실) 기준계*[*global (laboratory) reference frame*]가 정의되어야 한다. 보행 동안 몸통의 과도한 앞쪽이나 가쪽으로의 치우침은 포괄적 기준계에 대해 수행된 측정의 예이다. 이러한 예에서 몸통의 위치는 외적인 수직 기준선에 대해 측정된다.

운동이 상대적 기준계를 통해 측정되었든 또는 포괄적 기준계를 통해 측정되었든 간에, 공간에서의 한 지점 또는 분절의 위치는 좌표기준계를 사용하여 지정될 수 있다. 실험실에서 수행된 인간 움직임 분석에 있어, *데카르트 좌표계*(*Cartesian coordinate system*)가 가장 흔히 사용되고 있다. 데카르트 좌표계는 2차원(2D) 공간에 있는 한 평면에서의 어떤 한 지점의 위치를 표시하기 위해 서로 직각으로 교차하고 있는 2개의 직선 각각으로부터 어떤 지점과의 거리를 표시하기 위해 좌표를 사용하거나, 3차원(3D) 공간에 있는 어떤 지점을 나타내기 위해 직각으로 교차하고 있는 3개의 평면 각각으로부터 어떤 지점과의 거리를 표시하기 위해 좌표를 사용한다. 2D 좌표기준계는 서로 직각으로 교차하고 있는 2개의 가상 축으로 정의되며, *화살표 머리는 양의 방향을 향하고 있다*. 2개의 축(예를 들어, *x*와 *y*로 명명됨)은 정량적인 해결을 위해 여러 방법으로 위치될 수 있다(예를 들어, 그림 4.6과 4.7의 *xy* 좌표를 비교하라). 2D 기준계는 보행 동안 무릎관절의 굽힘 및 폄과 같이, 설명하고자 하는 운동이 주로 평면적일 때(즉, 한 평면에서 일어날 때) 종종 사용된다.

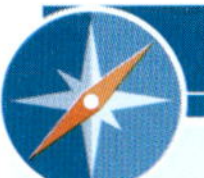

SPECIAL FOCUS 4.4

**'오른손 법칙': 3차원 좌표기준계의 공간적 방위를 설명하기 위한 규칙**

데카르트 좌표계를 설정하려 할 때, 서로에 대해 직각을 이루고 있는 축의 방향(direction) 또는 방위(orientation)는 임의적으로 설정되는 것이 아니다. 전 세계 과학계의 많은 실험실에서 나온 연구 결과를 공유하기 위해서는 반드시 규칙이 사용되어야 한다. 그림 4.7을 예로 들면, *x*와 *y*축은 페이지의 평면에 있거나 대상자를 기준으로 전두면과 평행하게 있다. (일관성을 위해, 이 책에서는 일반적으로 *x*축이 관심 신체분절과 평행하도록 *xy*축을 맞춘다. 이러한 방법은 개념과 기법을 교육하는 데 도움이 되지만, 반드시 이렇게 해야 하는 것은 아니다.) 세 번째 축인 *z*축도 정의되어야 한다. 그림에서 보여주고 있지는 않지만, *z*축은 *xy* 평면에 직각의 방향을 향하고 있다. 관례적으로, *xy* 좌표기준계에서 보여주고 있는 화살표 머리의 방향은 양의 방향을 나타낸다. 그림 4.7에서 보여주고 있는 것과 같이, 양의 *x* 방향은 오른쪽이고 양의 *y* 방향은 위쪽이다. 오른손 법칙은 *z*축의 방향(+ 또는 −)을 결정하기 위해 사용될 수 있다. *오른손 법칙*은 오른손의 자쪽면을 *x*축에 맞춰 위치시키고 곧게 편 손가락이 +*x* 방향 쪽(모형에서 공이 있는 방향 쪽)을 향하게 하여 수행된다. 손가락을 구부려 +*x* 방향에서 +*y*축 방향으로 굽힘을 할 때, 손은 *x*축을 따라 위치하여야 한다. 펴져 있는 엄지는 *페이지 바깥쪽*을 향하게 되는데, 이것이 +*z*축 방향을 정의한다.[10] 필연적으로, −*z*축은 *페이지 안쪽*을 향해 수직을 향하게 된다. 오른손 법칙의 대안적 적용 방법은 엄지를 +*x* 방향으로, 검지를 +*y* 방향으로 설정하는 것이다. 중지를 손바닥 표면에 수직이 되도록 굽힘을 하면 중지가 +*z* 방향을 향하게 된다. 오른손 법칙의 장점은 2개의 축만 정의하고 표시하면 오른손 법칙을 사용해 세 번째 축을 완전히 설명할 수 있다는 것이다.

대부분의 경우에 있어, 인간의 운동은 하나의 평면 이상에서 일어난다. 이런 유형의 운동을 완전히 설명하기 위해, 3D 좌표기준계가 필요한 것이다. 3D 기준계는 일반적으로 3개의 수직(직각) 축을 가지고 있다. 이러한 축들은 흔히 *x*, *y*, 그리고 *z*로 명명된다. 2D 기준계처럼, 화살표 머리는 양의 방향을 향하고 있다. 공간에서의 이러한 3D 좌표계에 대한 방위를 나타내는 일반적인 규칙은 *오른손 법칙*(*right-hand rule*)을 사용한다. 이 법칙은 대부분의 정량적 생체역학 연구에서 사용된다(Special Focus 4.4 참조).

이 책의 많은 부분들에서, 평면 내의 선형운동 방향(예, 근육 힘이나 관절 돌림축의 방향)을 설명하기 위해 사용되는 용어는 오른손 법칙을 잘 따르지 않는다. 1장에서 설명했듯이, 공간에서의 선형운동 방향은 해부학적 자세로 서 있는 인체에 대해 *앞-뒤쪽*, *안-가쪽*, 그리고 *수직*과 같은 용어를 사용하여 대략적으로 설명한다. 이러한 관례는 대부분의 정성적 설명이나 해부학적 설명에는 유용할지라도, 이 장의 후반부에 설명되는 것과 같이 정량적인 분석에서는 적절치 않다. 정량적인 분석의 경우, 데카르트 좌표계가 사용되며 3D 축들의 방위는 오른손 법칙을 따르게 된다.

각운동(돌림운동) 또는 토크는 돌림축에 대해 직각 방향에 있는 평면 내에서 일어난다고 흔히 설명된다. 대부분의 운동학 문헌들에서, 분절의 돌림운동 방향은 일반적으로 *굽힘* 및 *폄*과 같은 용어들로 설명되며, 흔하진 않지만 *시계방향* 또는 *시계반대방향 돌림운동*이라고도 설명된다. 이러한 체계는 대부분의 임상적 분석에 충분하며 이 책에서도 두루 사용되고 있다. 그러나 좀 더 형식을 갖춘 정량적 분석에서는 각운동과 토크의 방향을 표시할 필요가 있다. 이러한 체계는 3D 데카르트 좌표기준계에 근거하며 Special Focus 4.5에서 설명하고 있는 것과 같이 다른 형태의 *오른손의 법칙*을 사용한다.

이 장에서 설명되고 있는 정량적 분석은 2차원으로 제한된 움직임에 초점을 맞추고 있다. 3차원 내에서의 움직임을 분석하는 것은 더 복잡하지만 인간 움직임에 대한 더 포괄적인 윤곽을 제공한다. 3D 분석의 기술을 설명하는 좋은 참고 자료들은 많으며, 그 중 일부는 이 장의 끝부분에서 제공된다.[35,43]

## 힘과 토크

힘은 벡터양이다. 따라서 힘은 크기와 방향을 모두 갖고 있다. 힘은 개별적으로 고려되거나 다른 여러 힘들과 결합하여 고려될 수 있다. 예를 들어, 여러 힘들은 단일의 합력으로 결합되어 단일 벡

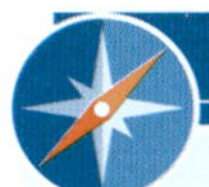

SPECIAL FOCUS 4.5

**"오른손 법칙"의 다른 사용: 각운동과 토크의 방향**

오른손 법칙은 각운동과 토크의 *돌림운동 방향*을 정의하기 위해서도 사용될 수 있다. 그림 4.7에서 제시된 좌표기준계를 다시 한 번 고려해보자. 이 좌표기준계는 위팔뼈 운동(벌림)의 경로가 *xy* 평면(전두면)에 수직인 앞-뒤축(또는 Special Focus 4.4에서 설명한 *z*축)에 대해 일어나고 있음을 나타낸다. 시계방향과 시계반대방향과 같은 기준을 사용하면 혼동이 생길 수 있다. 예를 들어, 관찰자가 그림 4.7에 나와 있는 사람의 앞이나 뒤에 서면, 토크의 방향에 대한 설명이 달라질 수 있다. 토크 벡터의 방향은 돌림축을 따라 존재하도록 정의되어 있다. 오른손 법칙을 다시 한번 그림 4.7에 적용하면, 양의 돌림방향과 음의 돌림방향을 결정할 수 있다. 먼저, 오른손의 자쪽면을 모형의 팔분절에 평행하게 정렬시킨 후, 손가락의 굽힘을 하면 어깨 벌림의 돌림운동 경로를 따라 손가락이 구부러진다. 펴져 있는 엄지 손가락의 방향은 +*z* 방향을 가리키게 되며, 이는 벌림이 +*z* 돌림이라는 것을 나타낸다. 이에 따라, 어깨 모음은 −*z* 방향이 된다. 비슷한 방식으로, 어깨 벌림근에 의해 생성된 힘 **M**은 양(+*z*)의 토크를 발생시키는 반면, 어깨 모음근육(그림에서 보여주고 있지 않음)은 음(−*z*)의 토크를 발생시킨다. 그림 4.7에서 보이는 방향대로 좌표기준계가 설정된 상황에서, 어깨 벌림근육이 동심 작용(양의 돌림 방향과 관련됨) 또는 원심 작용(음의 돌림 방향과 관련됨)에 상관없이 항상 양(+*z*)의 토크를 발생시킬 것이다.

터로 표시될 수 있다. 여러 개의 힘을 서로 합하는 과정을 *벡터합성(vector composition)*이라 한다. 또한 단일의 힘은 둘 또는 그 이상의 힘들로 '분해'될 수 있는데, 이런 분해된 힘들을 다시 합치게 되면 원래의 단일의 힘과 같은 효과를 갖는다. 단일의 힘을 여러 개의 힘으로 분해하는 과정을 *벡터분해(vector resolution)*라 한다. 합성과 분해의 과정을 사용한 벡터의 분석은 힘이 어떻게 신체 분절을 돌림운동이나 병진운동을 시키는지 그리고 어떻게 관절면에서의 돌림, 압박, 전단, 또는 견인을 유발하는지를 이해하게 해준다. 이러한 분석은 병리역학 및 치료에 대한 많은 관점을 제공할 수 있다.

## 힘 분석에 대한 그래픽 방법과 수학적 방법

힘의 합성과 분해는 수학적 분석법 또는 그래픽 분석법을 통해 수행될 수 있다. 힘 분석의 그래픽 방법은 힘이나 힘 벡터를 화살표로 표시한 후 머리에 꼬리 대기(tip-to-tail) 방식으로 힘들을 배열하여 수행된다. 화살표의 길이는 힘의 크기를 정확한 비율로 나타내야 하며, 화살표의 방위(orientation)와 방향(direction)은 힘과 정확하게 일치해야 한다. 수학적 방법은 벡터의 단순한 덧셈과 뺄셈 또는 경우에 따라 직각삼각법을 이용한다.

삼각법은 그림을 정확하게 똑같이 그릴 필요는 없으나, 힘 분석에서는 좀 더 정확한 결과를 제공한다. 이 방법은 힘들의 크기와 각도를 결정하기 위해 직각의 성분과 직각삼각법을 이용한다. 삼각함수는 부록 I, Part A에서 언급된다.

이런 기법들을 숙달하기 위해, 근육과 관절의 힘들을 그려보고 계속해서 계산해 보아야 할 것이다. 여기서는 그래픽 방법과 삼각법 둘 다를 설명하지만, 그 이후부터는 삼각법만을 사용할 것이다.

### *힘의 합성*

둘 또는 그 이상의 힘이 공통의 힘선(line of force)을 공유하고 있다면, 이러한 힘들은 동일선상에 있는 것이다. 벡터합성은 동일선상에 있는 여러 개의 힘들이 그래픽 상에서 단일의 *합력(resultant force)*으로 단순히 합쳐진 것을 말한다(그림 4.8). 그림 4.8A에서, 정강이-발 분절의 무게(**S**)와 운동무게(exercise weight, **W**)는 자(ruler)와 벡터 크기에 대한 축소비율을 사용하여 그래픽상에서 합쳐진다. 이 예에서, **S**와 **W**는 아래쪽으로 작용하고 있기 때문에, 합력(**R**) 또한 아래쪽으로 작용하고 있으며 무릎관절을 견인(잡아당겨 서로 분리시킴)시키는 경향을 가지고 있다. **R**은 그래픽상에서 **W**의 꼬리에 **S**의 머리를 맞춰 연결시키면 구할 수 있다. 합력 **R**은 **S**의 꼬리에서 시작하여 **W**의 머리에서 끝나는 파란색 화살표로 표시된다. 그림 4.8B는 무게 도르래시스템을 사용한 목 견인기를 보여주고 있는데, 견인의 방향은 머리에 작용하는 중력의 힘(**H**) 방향에 반대 방향인 위쪽으로 작용하고 있다. 그래픽상으로, **H**의 꼬리를 **T**(견인의 힘을 나타냄)의 머리에 맞춰 연결시키면, **T**의 꼬리에서 시작하여 **H**의 머리에서 끝나는 합력 벡터(**R**)를 만들어 낸다. **R**(*파란색*)의 위쪽 방향은 알짜힘에 의해 머리와 목을 위쪽으로 견인시키고 있다는 것을 의미한다.

또한 그림 4.8에서 나타내고 있는 동일선상의 힘들은 벡터들의 힘 크기를 단순히 덧셈을 하여 결합시킬 수 있는데, 이때 이러한 벡터들의 방향을 잘 고려해야 한다. 그림 4.8A에서, **S**와 **W**가 동일선상에 있고 둘 다 $-y$ 방향으로 작용하고 있다. 그림 안의 글상자에 나온 공식에서 보여주고 있듯이, 결과는 동일선상에 있는 힘들의 크기를 덧셈을 통해 구하고 있으며 방향 또한 같은 방향인 $-y$ 방향으로 작용하고 있다. 그림 4.8B에서, 힘들은 동일선상에 있지만 반대 방향으로 작용하고 있다(**T**는 $+y$ 방향으로 작용하고, **H**는

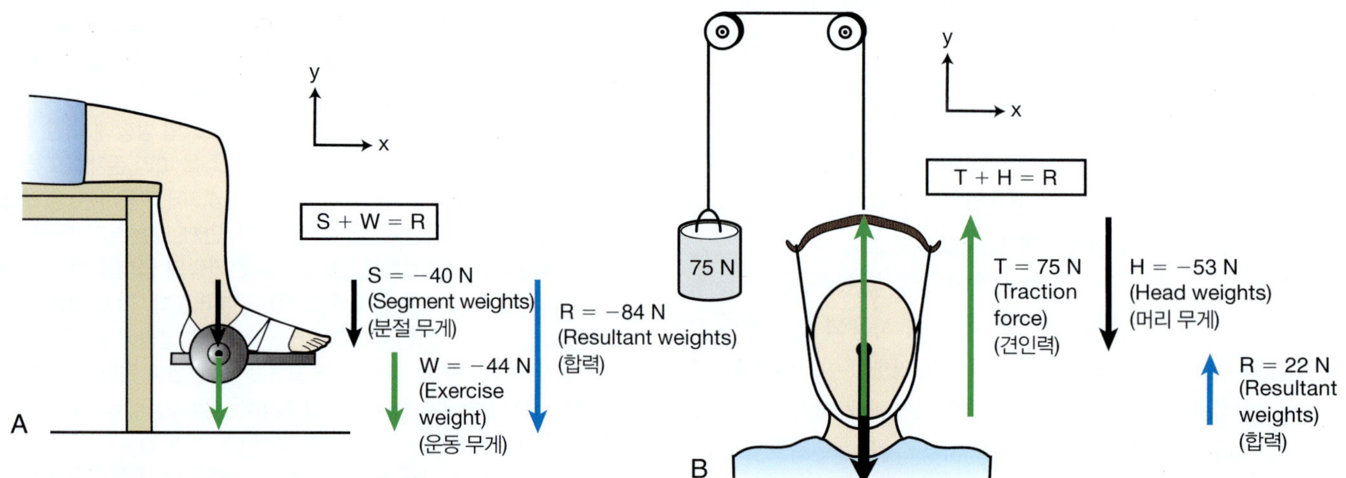


그림 4.8 동일선상의 힘들에 대한 벡터합성. (A) 두 개의 힘 벡터인 정강이-발 분절의 무게(S)와 발목에 적용된 운동무게(W)가 무릎에 대해 작용하고 있다. 이러한 힘들은 합력(R)을 결정하기 위해 더해진다. *xy* 좌표계에서 +*y*는 위쪽 방향을 나타내고 있기 때문에, 음의 값을 나타내고 있는 힘들은 아래쪽 방향으로 당기고 있는 것을 의미한다. (B) 머리의 무게(H)와 견인력(T)은 동일선상에서 작용하고 있으나, 방향은 반대이다. R은 이러한 벡터들의 수학적 총합이다.

$-y$ 방향으로 작용하고 있음). 두 힘의 크기를 더하지만 그 방향을 고려하면 +y 방향으로 22 N의 힘(**R**)이 작용하고 있다는 것을 알 수 있다. 이러한 예에서, 머리의 무게를 상쇄하기 위해 적어도 53 N의 동일선상의 견인력이 필요할 것이다. 이보다 더 적은 힘이 주어진다면 목뼈의 실제적인 견인(분리)은 일어나지 않지만, 여전히 치료적 이점은 제공할 수 있다.

물체에 작용하는 힘들이 동일선상에 있지는 않지만 동일(같은)평면상에 있을 수 있다. 이런 경우, 개개의 힘 벡터는 *다각형법(polygon method)*을 사용하면 그래픽상에서 합성될 수 있다. 그림 4.9는 대상자가 한쪽 다리로 서 있는 동안 인공 엉덩관절에 작용하는 관절반작용력을 추정하기 위해 다각형법을 전두면 모형에 어떻게 적용할 수 있는지를 보여주고 있다. 힘의 크기에 비례하고 정확한 방위로 그려진 화살표를 이용하여, 체중의 벡터(**W**)와 엉덩관절 벌림근육의 힘(**M**)은 머리에 꼬리 대기(tip-to-tail) 방식으로 합쳐진다(그림 4.9B). **W**와 **M**의 결합된 결과는 **M** 벡터의 꼬리를 **W** 벡터의 머리에 위치시켜 결정될 수 있다. 다각형을 완성해 보면, 합력(**R**)은 **W**의 꼬리에서 시작하여 **M**의 머리로 이어지는 화살표를 생성하는데, 이는 합력의 크기와 방향을 모두 포함하고 있다(그림 4.9B). 그림 4.9B의 **R**은 그림 4.9A의 인공 엉덩관절에 가해지는 관절반작용력(**J**)과 크기는 같지만 방향은 반대라는 것에 주목하라. 과도하게 큰 관절반작용력은 시간이 지남에 따라 인공 엉덩관절의 느슨함을 일찍 초래하게 된다.

*평행사변형법(parallelogram)*은 동일선상에 있지 않으나 동일 평면상에 있는 두 힘의 합력을 구하는 데에도 사용될 수 있다. 이전의 예에서 설명했던 힘 벡터들의 머리에 꼬리 대기 방법 대신, 두 성분 벡터의 크기와 방향에 근거하여 평행사변형을 그리면 합력 벡터를 구할 수 있다. 두 성분 벡터 머리에 그들과 평행한 벡터들의 꼬리를 이어 평행사변형을 만들었을 때, 평행사변형의 대각선은 합력 벡터가 된다. 벡터 분석을 위한 모든 그래픽 방법에서와 같이, 관계된 힘 벡터들의 크기와 방위를 정확하게 그리려면 연습이 필요하다. 그림 4.10은 두 성분 벡터를 하나의 합력벡터로 나타내기 위해 평행사변형법을 사용하고 있는 것을 소개하고 있다. 성분 벡터의 힘인 $\mathbf{F_1}$과 $\mathbf{F_2}$(검은색의 실선 화살표)는 손허리손가락관절의 손바닥쪽(앞쪽)을 지나는 얕은손가락굽힘근과 깊은손가락굽힘근의 당김에 의해 발생된다. $\mathbf{F_1}$과 $\mathbf{F_2}$의 교차점에서 시작하는 대각선은 합력(**R**)을 나타낸다(그림 4.10의 빨간색의 굵은 화살표). $\mathbf{F_1}$과 $\mathbf{F_2}$의 방향 때문에, 합력은 관절에 대해 힘줄을 손바닥쪽 방향으로 잡아당기는 경향이 있다. 임상적으로, 힘줄이 양궁에서 활시위를 당기는 상황과 비슷하여, 이러한 현상을 *활시위 힘(bowstringing force)*이라 한다. 정상적인 상황에서, 이러한 활시위 힘은 굽힘근육도르래(flexor pulley)와 곁인대(collateral ligament)에서 발생된 힘에 의해 저항된다(그림 4.10의 *파란색* 힘 **P**). 그러나 중증의 류마티스관절염에 있어, 활시위 힘은 결국 인대를 파열시켜 손허리손가락관절을 탈구시킬 수 있다.

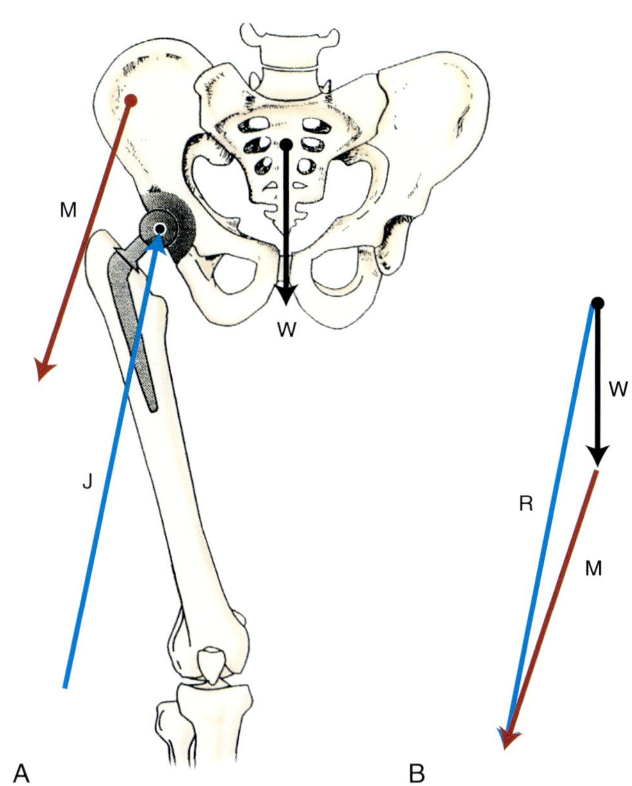


그림 4.9 (A) 오른쪽 인공 엉덩관절로 한쪽 다리 서기를 하는 동안 골반에 작용하는 3개의 힘을 보여주고 있다. 3개의 힘은 엉덩관절 벌림근육의 힘(M), 체중(W), 그리고 인공 엉덩관절의 관절반작용력(J)이다. (B) 다각형법(또는 머리에 꼬리대기 방식)은 M과 W의 크기와 방향에 근거하여 합력(R)의 크기와 방향을 결정하기 위해 사용된다. (A)에서 제시된 J는 (B)에서 제시된 R과 크기는 같지만 방향은 반대이다. (Redrawn from Newman DA: Hip abductor muscle activity in persons who walk with a hip prosthesis while using a cane and carrying a load. *Phys Ther* 79:1163, 1999.)

앞서 설명했듯이, 분절에 적용된 둘 또는 그 이상의 힘들은 단일의 합력으로 결합될 수 있다. 합력의 크기는 성분 벡터들의 총합과 같다고 고려된다. 합력은 다음 글상자에서 요약되고 있는 것처럼 그래픽상에서 결정될 수 있다.

**힘 벡터들을 그래픽으로 구성하는 방법에 대한 요약**

- 동일선상의 힘 벡터들은 단순한 덧셈과 뺄셈에 의해 결합된다(그림 4.8).
- 동일평면상에 있으나 평행하지 않은 힘 벡터들은 다각형(머리에 꼬리 대기)법(그림 4.9) 또는 평행사변형법(그림 4.10)을 사용하여 구할 수 있다.

### *힘의 분해*

이전 단락은 신체에 작용하는 동일평면상의 여러 힘들을 단일의 합력으로 대체하는 방법인 벡터합성에 대해 설명하였다. 그러나 많은 임상 상황에서, 합력을 만들어내는 *개개 성분들*이 미치는 영

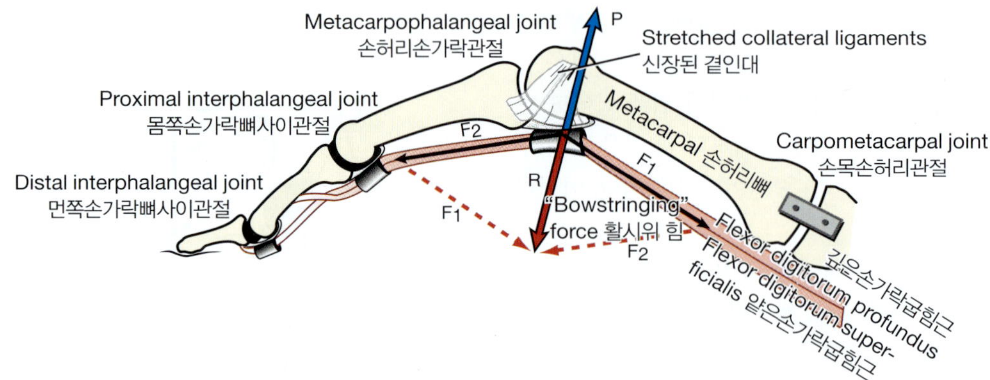


**그림 4.10** 손허리손가락(*MCP*)관절을 지나는 얕은손가락굽힘근과 깊은손가락굽힘근의 수축에 의해 생산된 두 힘 벡터($F_1$과 $F_2$)의 효과를 나타내기 위해 사용된 평행사변형법. 합력(R) 벡터는 활시위 힘을 만들어내고, MCP관절에 있는 굽힘근육도르래와 곁인대(*파란색*의 힘 P)는 활시위 힘에 저항한다.

향에 대한 정보가 더 중요할 수 있는데, 그 이유는 이러한 힘들이 운동과 관절부하에 대한 효과를 이해하고 특정 치료전략을 개발하는 데 더 관련성이 있기 때문이다. *벡터분해(vector resolution)*는 단일의 힘을 둘 또는 그 이상의 힘으로 대체하는 과정이며, 이때 분해되었던 힘들이 다시 결합하면 원래의 힘과 똑같아진다.

힘의 분해에 있어 가장 많이 사용되는 방법 중 하나는 근육의 힘을 직사각형 성분들로 설명하고 계산하는 것이다. 그림 4.11에 나와 있는 것과 같이, 근육 힘의 직사각형 성분들은 서로에 대해 직각을 이루고 있으며 $x$ 성분($\mathbf{M}_x$)과 $y$ 성분($\mathbf{M}_y$)으로 언급된다. [$x$축은 분절의 장축(long axis)에 평행하도록 설정되어 있으며, 분절에 대해 먼쪽으로 향하는 것이 양의 방향이다.] 그림 4.11에서 보여주고 있는 팔꿉관절의 모형에서, 근육 힘의 *x 성분*은 아래팔에 *평행*한 방향을 향하고 있다. 이런 힘 성분의 효과는 관절을 압박하여 안정화시키거나 관절을 형성하고 있는 분절을 견인(즉, 분리)시키는 것이다. 이와 같은 방식으로 정의될 때, 근육 힘의 $x$ 성분은 돌림축을 바로 통과하여 모멘트팔을 갖지 않기 때문에 토크를 생산해 낼 수 없다(그림 4.11, $\mathbf{M}_x$). 그림 4.11의 모형에서, *y 성분*은 아래팔 분절의 장축에 대해 *수직*으로 작용하는 근육 힘의 성분을 나타낸다. $y$ 성분과 관계된 내적인 모멘트팔 때문에(1장 참조), $\mathbf{M}_y$는 안-가쪽돌림축에 대해 $+z$ 방향의 토크를 생산한다. 따라서 $\mathbf{M}_y$는 팔꿉관절에 대한 아래팔의 각변위(즉, 돌림운동)를 유발할 가능성을 갖는다. 이러한 예에서, $\mathbf{M}_y$성분은 노뼈(radius)를 $+y$ 방향으로 병진운동시키려는 경향도 갖기 때문에, 위팔노관절(humeroradial joint)에서 전단력을 발생시킬 수 있다.

이 장의 목적을 위해, 해부학적 관절은 고정된 돌림축에 대해 하나의 운동면에서만 돌림운동을 하는 마찰 없는 경첩 또는 핀(pin)관절로 고려할 것이다. 인체에 있는 가장 단순한 관절도 이러한 관절보다는 더 복잡하지만, 관절을 핀(경첩)관절로 고려하는 접근법은 개념에 대한 교육과 학습을 단순화하기 위한 것이다. 예를 들어, 근육 힘의 $x$ 성분($\mathbf{M}_x$)이 그림 4.11에서처럼 팔꿉관절 쪽

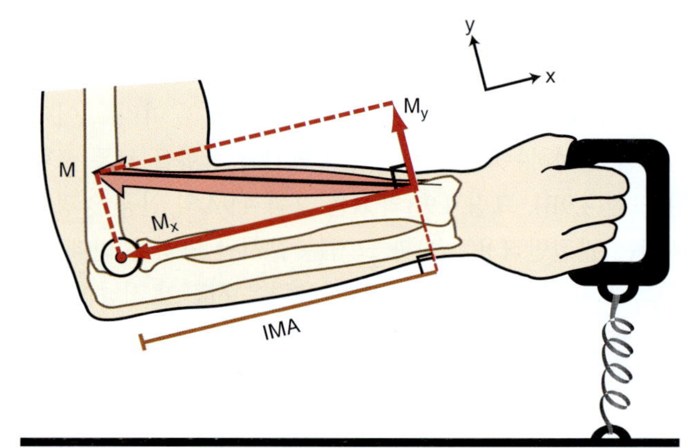


**그림 4.11** 위팔노근(brachioradialis)에 의해 생산된 근육의 힘(M)은 직사각형의 사변(대각선)으로 표시된다. $x$ 성분($M_x$)과 $y$ 성분($M_y$)도 나타내고 있다. 내적인 모멘트팔(IMA)은 돌림축(*빨간색 원*)과 $M_y$ 사이의 수직거리이다. $xy$ 좌표기준계는 $x$축이 관심 신체분절에 평행하게 놓이며, 가는 검은색의 화살표 머리는 양의 방향을 향하고 있다.

으로 향하고 있다면, 근육 힘은 위팔뼈작은머리(capitulum)에 대한 노뼈머리(radial head)의 압박을 유발하는 것으로 가정할 수 있다. 근육 힘의 $y$ 성분(그림 4.11의 $\mathbf{M}_y$)은 아래팔을 $+y$ 방향(이 경우 위쪽과 약간 뒤쪽)으로 움직이게 하는 경향이 있다. 이러한 힘들은 반대 방향으로 향하고 있는 관절반작용력(그림 4.11에서는 표시되지 않음)에 의해 저항을 받는다. 표 4.3은 그림 4.11에서 소개된 근육 힘의 $x$와 $y$ 성분에 대한 특징을 요약한 것이다.

## 내적인 대 외적인 힘과 토크의 비교

힘을 $x$와 $y$ 성분으로 분해하는 이전의 설명된 예들은 근육에 의해 생산된 힘과 토크에 집중했다. 1장에서 설명했듯이 정의에 따르면, 근육은 내적인 힘과 내적인 토크를 생산한다. 또한 힘을 $x$와 $y$ 성분으로 분해하는 것은 인체에 작용하는 *외적인 힘*에도 적용될

**표 4.3 근육 힘의 $x$와 $y$ 성분의 전형적인 특징***

| 근육 힘의 $y$ 성분 | 근육 힘의 $x$ 성분 |
|---|---|
| 뼈 분절에 수직으로 작용한다. | 뼈 분절에 평행하게 작용한다. |
| 기준계의 선택에 따라 흔히 $\mathbf{M}_y$로 표시된다. | 기준계의 선택에 따라 흔히 $\mathbf{M}_x$로 표시된다. |
| 뼈의 병진운동 그리고/또는 모멘트팔이 0보다 크다면 토크를 유발할 수 있다. | 뼈의 병진운동을 유발할 수 있다. 선택된 기준계에 의해 모멘트팔이 0이 되기 때문에 토크를 유발할 수 없다. |
| 단순한 경첩관절 모형에서, $\mathbf{M}_y$는 관절면 사이에서 전단력을 발생시킨다. (사실, $\mathbf{M}_y$는 관절면의 해부학적 복잡성에 따라 전단력, 압박력, 그리고 견인력을 만들어 낼 수 있다.) | 단순한 경첩관절 모형에서, $\mathbf{M}_x$는 관절면 사이의 압박력 또는 견인력을 만들어 낸다. (사실, $\mathbf{M}_x$는 관절면의 해부학적 복잡성에 따라 전단력, 압박력, 그리고 견인력을 만들어 낼 수 있다.) |

*그림 4.11에서 소개됨

수 있는데, 이러한 외적인 힘에는 중력, 물리적 접촉, 외적인 부하, 탄력밴드, 그리고 임상가에 의해 적용된 도수저항과 같은 것들이 있다. 외적인 모멘트팔이 존재한다면, 외적인 힘은 *외적인 토크*를 생산한다. 돌림평형의 상황에서, 관절의 돌림축에 대한 외적인 토크의 방향은 내적인 알짜토크의 돌림운동 방향과 반대이다.

그림 4.12는 등척의 무릎 폄운동 동안 내적인 힘과 외적인 힘의 벡터분해를 보여주고 있다. 그림 4.12A에서 제시된 3개의 힘에는 무릎관절 폄근육의 *내적인* 힘(**M**), 정강이-발 분절의 *외적인* 무게(**S**), 그리고 발목에 적용된 *외적인* 운동무게(**W**)가 있다. 힘 **S**와 **W**는 각각의 질량중심에서 작용하고 있다.

그림 4.12B는 그림 4.12A에서의 운동을 자유물체도로 보여주고 있으며, **M**, **S**, 그리고 **W**는 각각의 $x$와 $y$ 성분으로 분해되었다. 정적인 돌림평형과 정적인 선형평형 상태라 가정한다면, 그림 4.12B의 왼쪽에 제시된 토크(**T**)와 힘(**F**)의 공식을 사용하여 알려지지 않은 변수들을 해결할 수 있다. 이에 대해서는 이 장의 마지막 부분에서 언급될 것이다.

## 관절각도의 변화에 따른 영향

내적인 힘과 외적인 힘의 $x$ 성분과 $y$ 성분의 상대적 크기는 팔다리 분절의 위치에 따라 달라진다. 첫 번째로, 관절의 각위치 변화가 어떻게 근육의 *정지각*(*angle-of-insertion*, 1장 용어해설 참조)을 변경시키는지를 고려해보자. 그림 4.13은 4개의 다른 팔꿉관절 각도에서 아래팔에 대해 각기 다른 정지각(4개의 그림에서 각각 α로 표시됨)을 갖고 있는 일정한 크기의 두갈래근(biceps)의 근육 힘(**M**)을 보여주고 있다. 이 예에서, 정지각은 근육 힘과 그 근육 힘의 $\mathbf{M}_x$ 성분 사이의 각도로 그려져 있다. 또한 정지각은 근육의 힘과 내적인 모멘트팔 벡터 사이의 각도로도 그려질 수 있다. 두 가

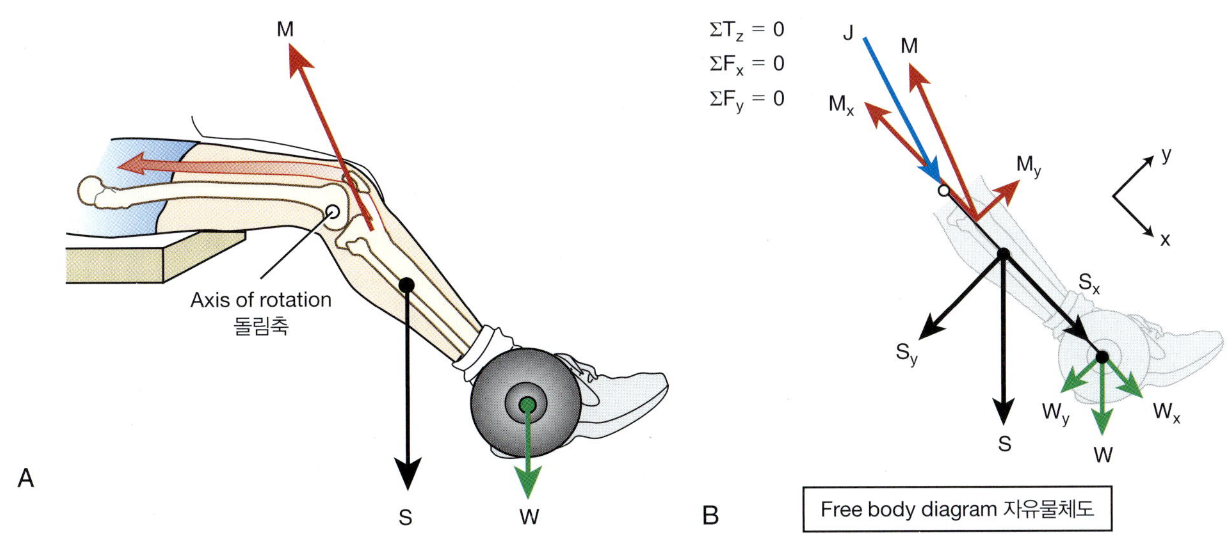


**그림 4.12** 등척의 무릎 폄운동을 수행하고 있는 사람에 대한 내적인 힘(*빨간색*)과 외적인 힘(*검은색과 초록색*)의 분해. (A) 다음과 같은 합력 벡터들이 설명되고 있다: 무릎관절 폄근육의 힘(M), 정강이-발 분절의 무게(S), 그리고 발목에 적용된 운동무게(W). (B) 자유물체도는 앞서 제시한 힘들을 $x$와 $y$ 성분으로 분해하여 보여주고 있다. 관절반작용력(J) 또한 보여주고 있다(*파란색*). 그림 A와 B에 있어, 속이 빈 작은 원은 무릎관절의 안-가쪽 축을 나타내고 있다. (벡터는 실제 크기에 비례하여 그려지지 않았다.) $xy$ 좌표기준계는 $x$ 방향이 정강이 분절에 대해 평행하게 설정되었으며, 가는 검은색 화살표 머리는 양의 방향을 향하고 있다.

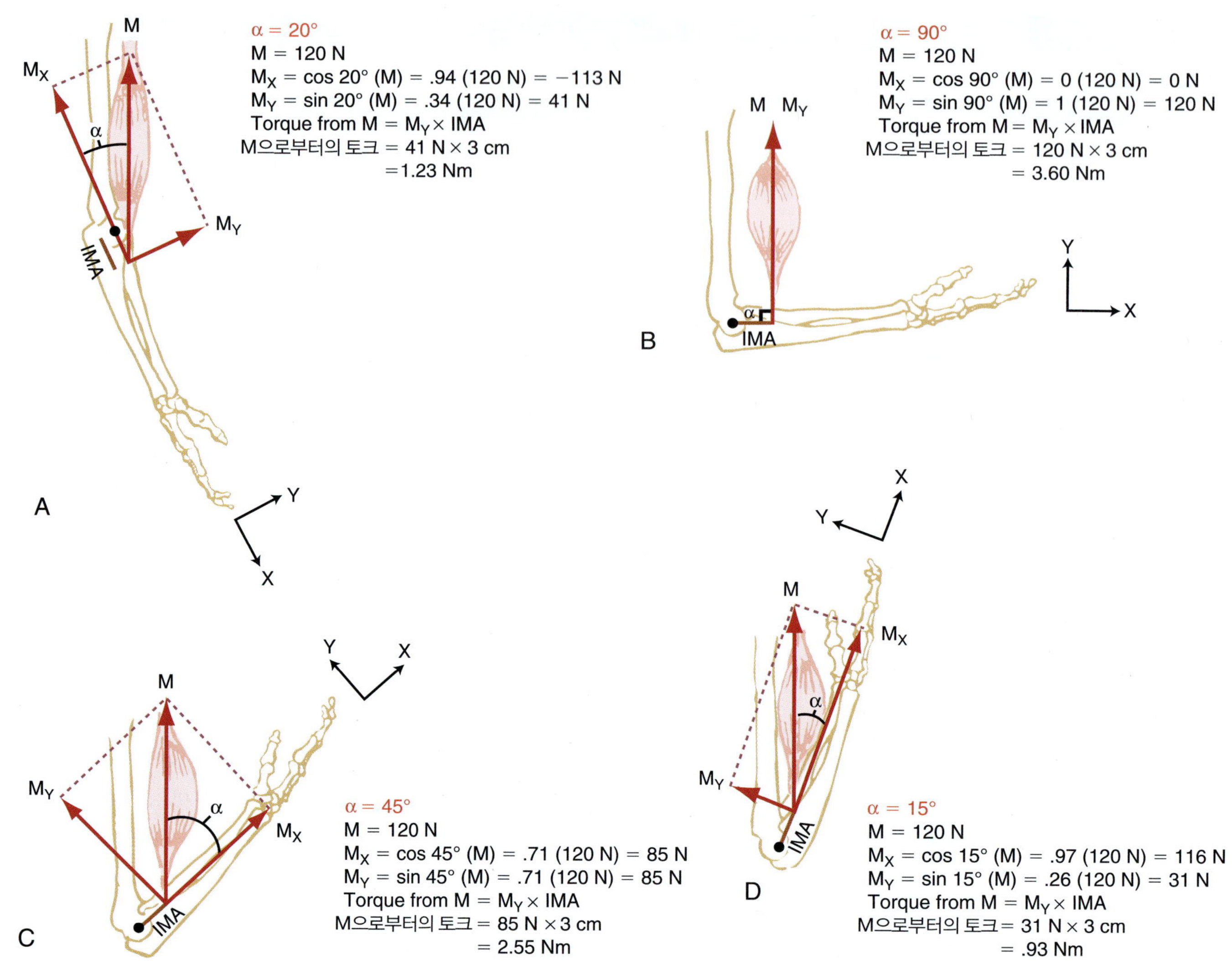


**그림 4.13** 팔꿉관절의 각도 변화에 따라 아래팔에 대한 근육의 정지각은 변경된다. 따라서 이러한 정지각의 변화는 두갈래근 힘(M)의 $x$ 성분($M_x$)과 $y$성분($M_y$)의 크기를 변경시킨다. 삼각함수를 이용하면, $M_x$와 $M_y$의 크기는 각각의 위치인 (A) 20°의 정지각, (B) 90°의 정지각, (C) 45°의 정지각, 그리고 (D) 15°의 정지각에서 찾을 수 있다. M의 크기가 일정하다고 가정될지라도(120 N), $M_y$의 크기가 변하기 때문에 가동범위 내내 내적인 토크는 변화된다. 내적인 모멘트팔(IMA)은 돌림축(*검은색 점*)에서 M의 작용점까지 뻗어 있는 갈색 선으로 표시되었으며, 그림 A에서 D까지 일정하게 유지된다. $xy$ 좌표기준계는 $x$ 방향이 항상 아래팔 분절에 평행하게 놓이도록 설정되었으며, 가는 검은색 화살표 머리는 양의 방향으로 향하고 있다. (Modified from LeVoeau BF: *Williams & Lissner's Biomechanics of Human Motion*, ed 3, Philadelphia, 1992, Saunders.)

지 버전 모두 적절한 삼각함수가 사용된다고 가정할 때 동일한 해결책을 제시한다.

그림 4.13에서 제시된 각각의 정지각은 서로 다른 $\mathbf{M}_x$와 $\mathbf{M}_y$ 성분의 조합을 만들어낸다. $\mathbf{M}_x$ 성분은 그림 4.13A처럼 팔꿉관절 쪽으로 향하고 있다면 압박력을 만들어 내거나, 그림 4.13C,D처럼 팔꿉관절에서 *멀어지*는 방향을 하고 있다면 견인력을 만들어 낸다. 그림 4.13A-D의 $\mathbf{M}_y$ 성분은 내적인 모멘트팔(갈색 선으로 표시된 IMA)과의 작용에 의해 팔꿉관절에서 +$z$ 토크(이 예에서, 시계반대방향의 굽힘 토크)를 발생시킨다.

그림 4.13A에서 보여주듯이, 비교적 작은 20°의 정지각은 비교적 큰 $x$ 성분의 힘을 보이게 되며, 이러한 경우 전체 근육의 힘 중 높은 비율이 팔꿉관절의 압박 방향으로 작용한다. 그림 4.13A에서의 정지각이 45°보다 작기 때문에, $\mathbf{M}_x$ 성분의 크기는 $\mathbf{M}_y$ 성분의 크기보다 항상 크다. 근육의 정지각이 90°가 될 때(그림 4.13B), **M**의 100%가 $y$ 방향을 향하게 되고 모든 힘이 팔꿉관절 굽힘 토크를 만드는 데 사용된다. 45°의 정지각(그림 4.13C)에서는 $\mathbf{M}_x$와 $\mathbf{M}_y$ 성분이 서로 같은 크기를 갖게 되며, 그 크기는 각각 **M**의 약 70%가 된다. 그림 4.13C,D에 있어, 정지각(**M**의 오른쪽에 α로 표시)은 관절에서 *멀어지*는 방향의 $\mathbf{M}_x$ 성분을 만들어내기 때문에, 관절에 대한 분리 또는 견인의 힘을 만들어 낸다.

그림 4.13A~D에서, 내적인 토크는 $\mathbf{M}_y$와 내적인 모멘트팔(**IMA**)을 곱한 값이며 항상 +$z$ 방향을 향하고 있다. **M**의 크기가 가동범위 내내 일정하게 유지된다고 가정하여도, $\mathbf{M}_y$에서의 변화(정지각의 변화로 발생) 때문에 내적인 토크의 크기는 가동범위

에 따라 달라진다. $+z$(굽힘) 토크는 거의 완전히 팔꿉관절 굽힘되었을 때의 0.93 Nm에서부터 90° 팔꿉관절 굽힘에서의 3.60 Nm까지 다양한 범위를 보이며, 거의 4배의 차이가 난다. 이러한 개념은 왜 관절가동범위의 특정지점에서 가장 큰 근력(토크)을 보이는지에 대한 설명을 하는 데 도움이 될 것이다. 근육의 토크 발생능력은 정지각과 이에 따른 $\mathbf{M}_y$의 크기뿐만 아니라, 3장에서 논의된 다른 생리학적 요인들에 따라 달라진다. 이런 생리학적 요인들에는 근육의 길이, 활성의 유형(즉 등척, 동심, 또는 편심), 그리고 활성된 근육의 길어지거나 짧아지는 속도가 있다.

또한 관절각도에서의 변화는 운동 동안 만나게 되는 외적인 또는 '저항' 토크의 양에도 영향을 미친다. 등척의 무릎 폄운동의 예로 다시 돌아와서, 그림 4.14는 무릎관절 각도에서의 변화가 외적인 힘인 **S**와 **W**의 $y$ 성분에 어떻게 영향을 미치는지를 보여주고 있다. 분절의 무게(**S**)와 운동무게(**W**)에 대한 중력으로 발생된 외적인 토크는 외적인 모멘트팔(그림 A와 B에 있는 갈색 선으로 된 EMA)과 외적인 힘의 $y$ 성분($\mathbf{S}_y$와 $\mathbf{W}_y$)을 곱한 것과 같다. 그림 4.14A에서, **S**와 **W** 힘 벡터는 전적으로 $+x$ 방향을 향하고 있기 때문에($\mathbf{S}_y$와 $\mathbf{W}_y$는 0), 시상면에서의 외적인 토크는 존재하지 않는다. **S**와 **W** 벡터는 무릎의 돌림축을 통과하는 방향을 갖고 있기 때문에 외적인 모멘트팔을 갖지 않는다. 이러한 외적인 힘들이 $+x$ 방향을 향하고 있기 때문에, 이러한 힘들은 관절을 견인시키는 경향이 있다. 그림 4.14의 B와 C는 무릎이 45° 굽힘(그림 B)될 때보다 무릎이 완전히 폄(그림 C)되었을 때 왜 외적인 토크가 더 크게 발생하는지를 보여준다. 외적인 힘인 **S**와 **W**의 크기가 3개의 경우 모두 동일할지라도, $-z$ 방향(굽힘)을 향하고 있는 외적인 토크는 무릎이 완전히 펴되었을 때 가장 크다. *일반적인 원칙으로,* 관절에 대한 외적인 토크는 외적인 힘들의 합력벡터가 *직각*(그림 4.14C)으로 뼈나 신체분절을 교차할 때 가장 크다. 예를 들어, 자유무게(free weight)를 사용할 때, 외적인 토크는 수직으로 작용하는 중력에 의해 발생된다. 따라서 무게에 의한 저항 토크는 신체분절이 지면과 수평하게 위치되었을 때 가장 크다. 다른 예로, 헬스기구처럼 여러 겹 쌓여 있는 무게들에 연결된 줄을 당기는 운동을 할 때, 줄에 의한 저항 토크는 줄이 인체분절에 직각으로 작용하는 위치에서 가장 크다. 줄과 중력의 힘선이 동일선상에 있지 않으면, 최대 외적인 토크에 해당하는 신체의 위치는 다를 것이다. 저항운동을 위한 탄력밴드나 튜브는 좀 더 복잡한 양상을 나타내는데, 그

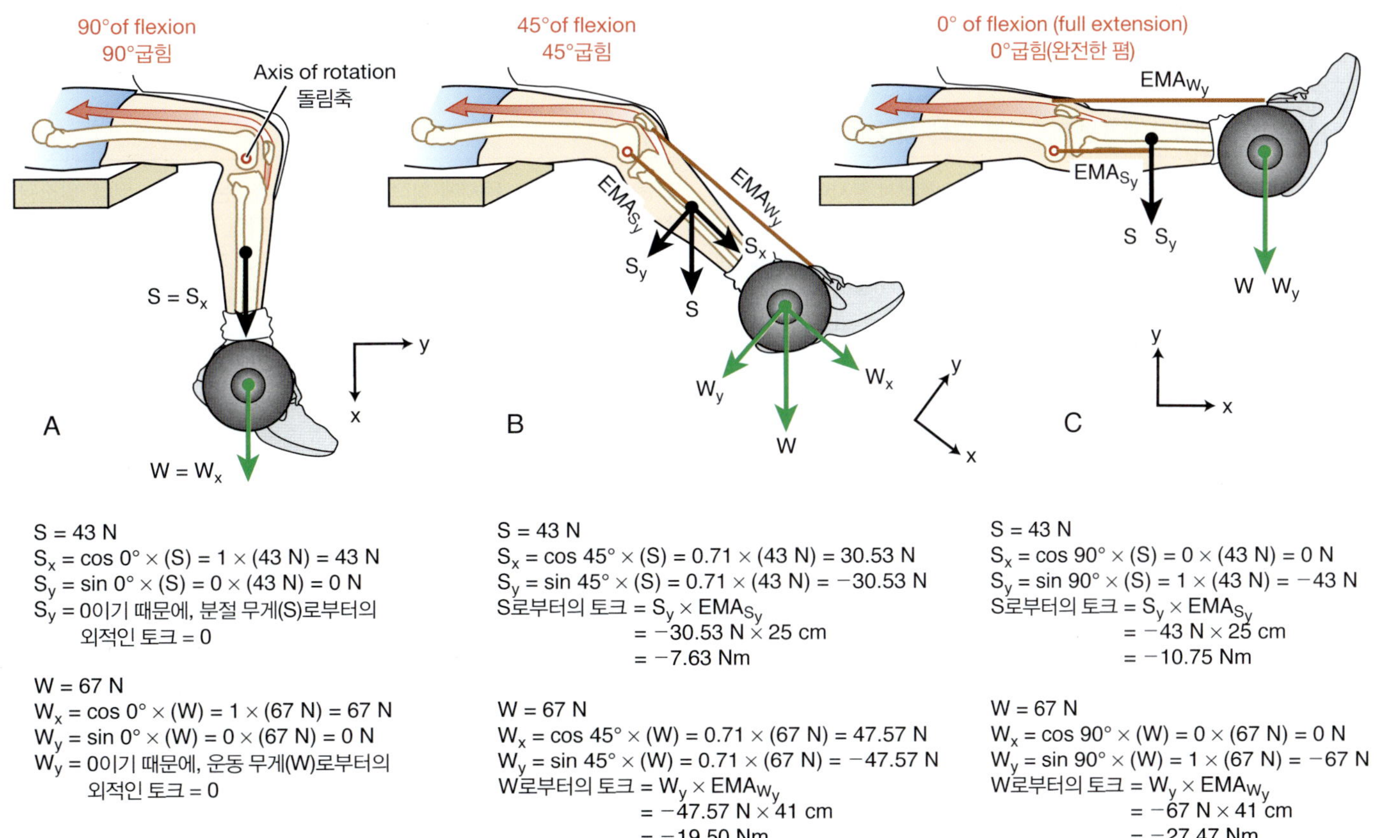


**그림 4.14** 무릎관절 각도에서의 변화는 정강이-발 분절의 무게($S$)와 운동무게($W$)에 의해 발생된 외적인 힘들의 성분 크기에 영향을 미친다. 그림 A에서, W와 S는 $+x$ 방향으로 작용하고 있으며, 시상면에서 무릎의 외적인 토크를 생산하기 위한 외적인 모멘트팔을 가질 수 없다. 그림 B와 C에서, $S_y$와 $W_y$는 $-y$ 방향으로 작용하고 있으며 각각의 성분은 외적인 모멘트팔을 가지고 있다(**EMA**$_{S_y}$는 $S_y$를 위한 외적인 모멘트팔이며, **EMA**$_{W_y}$는 $W_y$를 위한 외적인 모멘트팔이다). 3가지의 무릎각도에 따라 외적인 토크는 달라진다. $xy$ 좌표기준계는 $x$ 방향이 정강이 분절과 평행하게 놓이도록 설정되었으며, 가는 검은색 화살표 머리는 양의 방향으로 향하고 있다.

이유는 탄성물질로부터 발생되는 저항 토크가 힘 벡터의 각도(즉, 탄성물질의 공간적 방위)와 탄성물질의 신장 정도에 따라 달라지고, 이러한 두 요소 모두 가동범위에 따라 변하기 때문이다.[39,42]

## 관절에 대한 토크를 구할 수 있는 두 가지 방법의 비교

운동학의 맥락에서, 토크는 관절의 돌림축을 중심으로 신체분절을 돌림운동시킬 수 있는 힘의 효과를 말한다. *토크는 힘에 의한 돌림운동을 의미하는 개념이다.* 수학적으로, 토크는 힘과 그 힘의 수직 모멘트팔의 곱이다. 토크의 단위는 Nm (newton-meters)이다. 토크는 크기와 방향을 갖고 있는 벡터양이다.

토크를 구하기 위한 두 가지 방법은 동일한 수학적 설명을 통해 산출된다. 이 두 방법을 모두 이해하면, 토크의 개념이 임상운동학과 어떻게 연관되는지에 대한 의미 있는 관점을 제공해준다. 여기서 제공되는 방법은 내적인 토크와 외적인 토크 둘 다에 적용되며, 분석의 상황은 돌림평형(즉, 관절에 대한 알짜각가속도는 0) 상태에 있다고 가정한다.

### *내적인 토크*

내적인 토크를 구하기 위한 두 가지 방법이 그림 4.15에서 소개되고 있다. 토크를 계산하기 위해, 관계된 힘과 모멘트팔은 서로

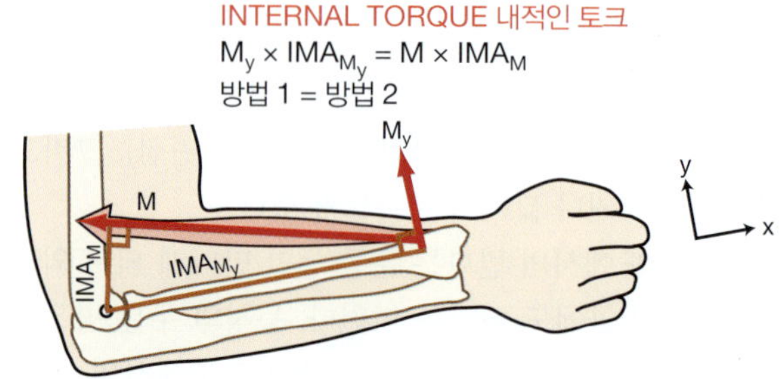


**그림 4.15** 팔꿉관절에서의 내적인(근육에 의해 생산된) 굽힘 토크는 두 가지의 방법을 사용하여 구할 수 있다. 방법 1은 근육 힘의 $y$ 성분($M_y$)과 이것의 내적인 모멘트팔($\mathbf{IMA}_{M_y}$)을 곱한 것이다. 방법 2는 전체 근육 힘(M)과 이것의 내적인 모멘트팔($\mathbf{IMA}_M$)을 곱하여 토크를 계산한다. 두 공식을 통해 나오는 토크는 동일하다. 돌림축은 팔꿉관절에서 보이는 검은색의 속이 빈 원으로 표시되고 있다. $xy$ 좌표기준계는 양의 $x$ 방향이 아래팔 분절에 평행하게 놓이도록 설정되었다.

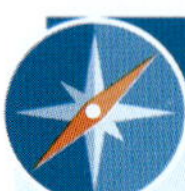

SPECIAL FOCUS 4.6

### 외적인 토크와 내적인 토크를 최적으로 조화시키기 위한 저항운동의 설계

관절각도의 변화에 대한 개념은 운동프로그램에서 환자나 고객이 경험하는 저항의 크기를 조절하기 위해 종종 이용된다. 운동프로그램은 *외적인 토크*가 근육이나 근육무리의 *내적인 토크와 일치하도록* 설계하는 것이 바람직하다. 그림 4.16A에서 보여주고 있는 것과 같이 '바이셉스 컬(biceps curl)'운동을 수행하고 있는 사람을 고려해보자. 팔꿉관절이 90°로 굽힘되어 있을 때, 각 합력(**M**와 **W**)과 이들의 모멘트팔(*IMA*와 *EMA*)의 곱은 최대가 되기 때문에 내적인 토크와 외적인 토크 모두 가장 크다. 이러한 팔꿉관절 위치에서 내적인 토크와 외적인 토크는 최대가 되며, 동시에 최적의 조화를 나타내는 위치가 된다. 팔꿉관절의 위치가 그림 4.16B처럼 변경될 때, 외적인 토크는 그대로 유지되나 근육의 정지각이 달라지기 때문에, 똑같은 크기의 +$z$ 방향의 내적인 토크를 만들어내기 위해서는 더 큰 근육 힘 **M**을 발휘해야 한다. 그림 4.16B에서의 근육 힘의 $y$ 성분($\mathbf{M}_y$)은 그림 4.14A에서의 근육 힘 **M**과 같은 크기를 가져야 한다. 팔꿉관절 굽힘근육에 뚜렷한 약화가 있는 사람은 B의 위치에서 물건을 쥐고 있기가 어려울 수 있으나, A 위치에서는 똑같은 물체를 쥐고 있는 데 어려움이 없을 수 있다.

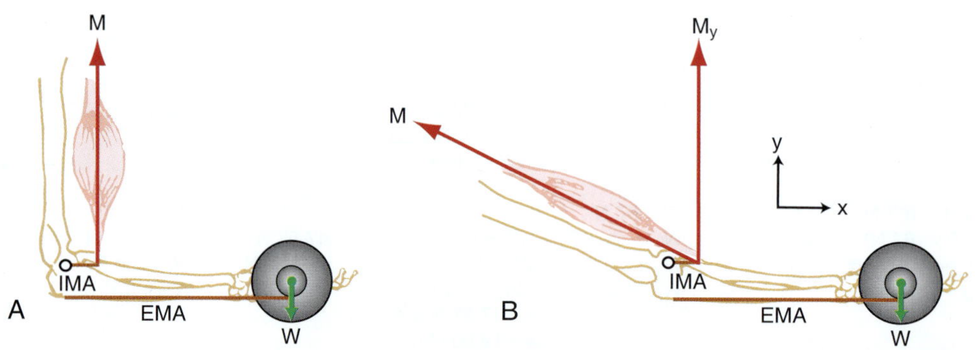


**그림 4.16** 팔꿉관절 굽힘의 각도 변화는 내적인 토크와 외적인 토크를 모두 변경시킬 수 있다. (A) 90°의 팔꿉관절 굽힘 위치는 내적인 토크와 외적인 토크가 최대가 된다. (B) 아래팔은 지면에 수평하게 있고 팔꿉관절은 폄에 가까운 상태라면, 외적인 토크는 최대로 유지되지만 무게를 지지하기에 충분한 $M_y$ 힘 성분을 발생시키기 위해 두갈래근의 힘(M)은 전반적으로 증가되어야 한다. *EMA*: 외적인 모멘트팔, *IMA*: 내적인 모멘트팔, *M*: 근육 힘, $M_y$: 근육 힘의 $y$ 성분, *W*: 운동무게.

에 대해 90°의 각도로 교차해야 한다. 힘과 모멘트팔은 모두 벡터(크기와 방향을 모두 가짐)이기 때문에, 힘이나 모멘트팔 중 하나에 대해 벡터분해가 사용될 수 있다. 둘 중 어느 것을 벡터분해 해도, 모두 동일한 결과를 얻게 될 것이다. 예를 들어, 방법 1은 $\mathbf{M}_y$와 이것의 수직인 내적인 모멘트팔($\mathbf{IMA}_{My}$)을 곱하여 내적인 토크를 계산한다. 방법 2는 근육 힘(**M**)을 직각성분으로 분해하지 않고 전체 근육 힘(**M**)을 이용하여 계산한다. 대신 토크는 힘과 모멘트팔이 서로에 대해 90° 각도로 교차해야 하므로, 힘 대신 모멘트팔($\mathbf{IMA}_{My}$)을 직각성분으로 분해해야 한다. 따라서 방법 2에서의 내적인 토크는 근육 힘(즉, 성분이 아니라 전체 근육 힘)과 $\mathbf{IMA}_M$(즉, 이때의 내적인 모멘트팔은 돌림축과 **M**의 작용선 사이의 수직거리)를 곱하여 계산된다. 방법 1과 2는 모두 토크의 정의(즉, 힘 곱하기 그 힘과 관계된 모멘트팔)를 만족시키기 때문에, 동일한 내적인 토크를 산출해 낸다.

*외적인 토크*

그림 4.17은 탄력저항밴드(**R**로 표시된 *초록색* 화살표)를 통해 팔꿉관절에 적용된 외적인 토크를 보여주고 있다. 신체분절의 무게는 이 예에서 무시된다. 내적인 토크에서 설명했던 것처럼, 외적인 토크도 외적인 힘과 외적인 모멘트팔이 서로 90°의 각도로 교차해야 한다. 방법 1은 **R**의 $y$ 성분($\mathbf{R}_y$)과 이것의 수직인 외적인 모멘트팔($\mathbf{EMA}_{R_y}$)을 곱하여 외적인 토크를 결정한다. 방법 2는 밴드의 전체 저항의 힘(**R**)과 이것의 수직인 외적인 모멘트팔($\mathbf{EMA}_R$)을 곱하여 산출한다. 방법 1은 힘 벡터에 대한 벡터분해를 이용한 것이고, 방법 2는 모멘트팔에 대한 벡터분해를 이용한 것이다. 내적인 토크에서처럼, 두 가지 방법 모두 동일한 외적인 토크를 산출하고 토크의 정의(즉, 힘 곱하기 그 힘과 관계된 외적인 모멘트팔)를 만족시키고 있다.

**그림 4.17** 탄력저항밴드(R)의 장력으로 발생된 저항을 통해 팔꿉관절에 외적인 토크가 적용되고 있다. 신체분절의 무게는 무시된다. 외적인 토크는 두 가지의 다른 방법을 사용하여 구할 수 있다. 방법 1은 저항의 $y$ 성분($R_y$)과 이것의 외적인 모멘트팔($\mathbf{EMA}_{R_y}$)을 곱하여 구한다. 방법 2는 전체 저항의 힘(R)과 이것의 외적인 모멘트팔($\mathbf{EMA}_R$)을 곱하여 토크를 산출한다. 두 공식을 통해 나오는 토크의 크기는 같다. 돌림축은 팔꿉관절에서 보이는 검은색의 속이 빈 원으로 표시되고 있다. $xy$ 좌표기준계는 양의 $x$ 방향이 아래팔 분절에 평행하게 놓이도록 설정되었다.

## 운동과 근력검사 동안 외적인 토크를 손으로 적용하기

외적인 또는 저항 토크는 운동프로그램 동안 종종 손으로 적용된다. 예를 들어 환자의 네갈래근을 강화하기 위한 무릎 재활프로그램을 시작한다면, 초기에 치료사는 정강뼈(tibia)의 중간 부위에 무릎관절 폄근육에 대한 도수저항을 적용할 것이다. 환자의 무릎 근력이 증가됨에 따라, 도수저항의 크기를 증가시키기 위해 치료사는 정강뼈의 중간 부위에 더 큰 힘을 발휘하거나 발목 근처에 똑같은 힘을 발휘해야 한다.

외적인 토크는 힘(저항) 곱하기 관계된 외적인 모멘트팔이기 때문에, 같은 양의 외적인 토크를 발생시키기 위해서는 비교적 짧은 외적인 모멘트팔에 대해 큰 외적인 힘을 적용하거나 긴 외적인 모멘트팔에 대해 작은 외적인 힘을 적용하면 된다. 그림 4.18에 제시된 무릎관절 폄에 대한 저항운동은 2가지의 다른 외적인 힘과

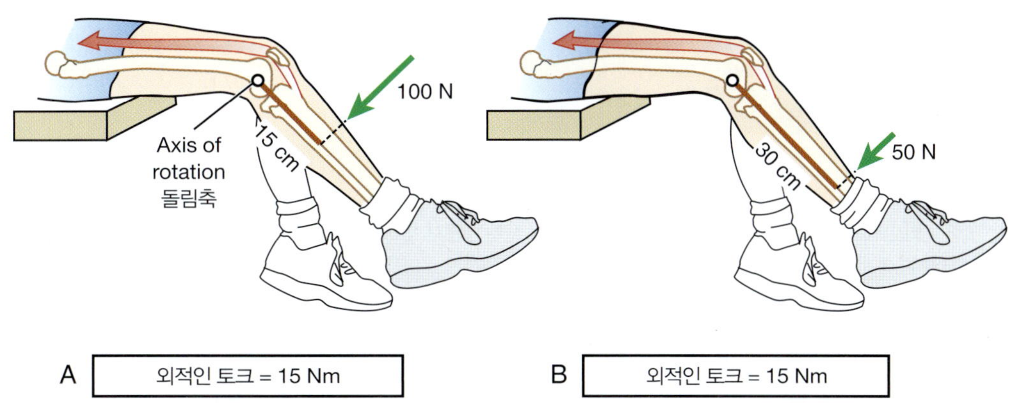


**그림 4.18** 같은 외적인 토크(15 Nm)가 비교적 큰 저항(100 N)과 작은 외적인 모멘트팔(A) 또는 비교적 작은 저항(50 N)과 큰 외적인 모멘트팔(B)로 네갈래근에 적용되고 있다. 외적인 모멘트팔은 무릎관절의 안–가쪽돌림축으로부터 나온 갈색 선으로 표시되어 있다.

모멘트팔의 조합으로 동일한 외적인 토크(15 Nm)를 발생시킬 수 있음을 보여주고 있다. 정강이에 적용된 저항의 힘은 돌림축에 가까운 곳(그림 4.18A)에 적용될 때는 커야 하고, 돌림축으로부터 먼 곳(그림 4.18B)에 적용될 때는 작아야 된다는 것에 주목해야 한다. (좀 더 몸쪽으로 적용되어) 손으로 인한 접촉력이 커지면 환자가 불편해할 수 있기 때문에, 저항을 적용할 때 고려해야 할 요소가 된다. 또한 치료사가 네갈래근과 같이 강력한 근육무리에 대해 도수저항을 적용하게 된다면, 그림 4.18B와 같이 더 긴 외적인 모멘트팔을 선택하는 것이 더 나을 것이다. 그러나 긴 외적인 모멘트팔을 사용하더라도, 크고 강력한 근육무리를 최대로 저항하기에 충분한 외적인 토크를 치료사가 제공하지 못하는 경우도 있을 것이다.[25]

휴대용 힘측정기(handheld dynamometer)는 어떤 근육무리의 최대 등척근력을 손으로 측정하기 위해 사용되는 기구이다. 이 기구는 최대 노력의 근육수축 동안 기구와 팔다리 사이에서 발생된 힘을 직접 측정한다. 그림 4.19는 성인 여성의 최대 노력 등척 팔꿉관절 폄 토크를 측정하기 위해 이 기구가 사용된 것을 보여주고 있다. 힘측정기로 측정된 외적인 힘(**R**)은 팔꿉관절 폄근육에 의해 발생된 내적인 힘(**E**)에 대한 반응이다. 검사가 등척으로 수행되기 때문에, 측정된 외적인 토크(**R × EMA**)는 능동적으로 발생된 내적인 토크(**E × IMA**)와 크기는 같지만 방향이 반대가 된다. 치료사가 외적인 힘(힘측정기에서 바늘이 가리키는 숫자로 측정됨)을 적용할 때, 대상자의 팔에 대한 힘측정기의 측정 위치에 관심을 기울일 필요가 있다. 기구의 외적인 모멘트팔이 변하면 측정되는 외적인 힘도 변할 것이다. 이것은 그림 4.19의 A와 B에서 보여주고 있는 것처럼, 힘측정기의 2가지 측정 위치를 비교해보면 이해될 것이다. 팔꿉관절 폄의 내적인 힘(**E**)은 동일하지만, 2가지의 측정 위치에 따라 기록된 외적인 힘(**R**)은 달라질 것이다. 그림 4.19A에

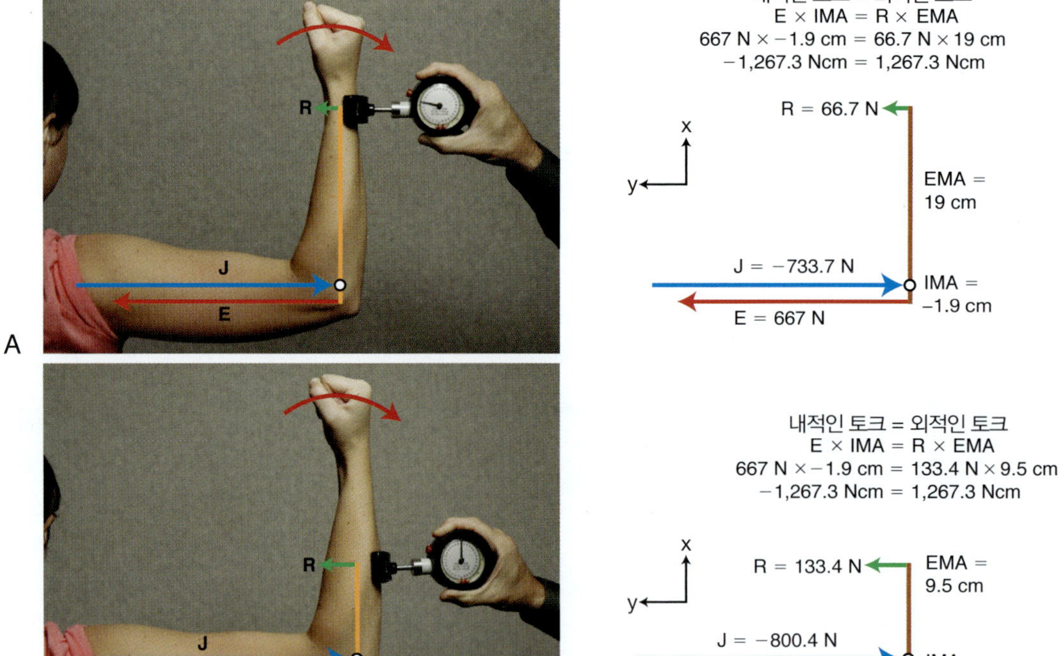


**그림 4.19** 힘측정기는 팔꿉관절 폄근육의 최대 등척 근력을 측정하기 위해 사용되었다. 외적인 모멘트팔(EMA)은 돌림축(*속이 빈 원*)과 힘측정기로 외적인 힘(R)을 측정하는 지점까지의 거리이다. 팔에 적용된 기구의 위치에 따라, 그림 A와 B에서는 다른 EMA를 만들어낸다. 그림 A와 B에서 팔꿉관절 폄의 힘(E)과 내적인 모멘트팔(IMA)은 동일하다. 따라서 그림 A와 B의 내적인 토크(*빨간색의 곡선으로 표시됨*)는 같다. 외적인 힘과 외적인 모멘트팔에서의 차이에도 불구하고, 내적인 토크는 R 곱하기 EMA로 발생된 외적인 토크와 크기는 같으나 방향은 반대다. 파란색으로 보여주고 있는 관절반작용력(J)은 R + E의 합과 크기는 같지만 방향은 반대다. 그림 A에서 보여주고 있는 측정기구의 먼쪽 적용은 더 긴 외적인 모멘트팔과 더 낮은 외적인 힘을 초래한다. R이 작기 때문에, J 또한 작다. 그림 B에서처럼 좀 더 몸쪽으로의 기구 적용은 더 짧은 EMA, 더 높게 기록된 외적인 힘, 그리고 더 큰 J를 초래한다. 벡터는 거의 실제 비율로 그려졌다. [*xy* 기준계는 *x* 방향이 아래팔 분절에 평행하게 놓이도록 설정되었고 *가는 검은색 화살표 머리*는 양의 방향을 향하고 있다. 다음 단락에서 설명될 공식에 근거해(글상자 4.1에 요약됨), 내적인 모멘트팔은 음의 숫자로 표기된다. 이것은 외적인 토크와 반대의 돌림운동 방향을 나타내기 때문이다.]

서 사용된 더 긴 외적인 모멘트팔은 그림 4.19B에서 사용된 더 짧은 외적인 모멘트팔보다 더 낮은 외적인 힘을 초래한다. 예를 들어 근력강화운동 프로그램의 전과 후에 측정하는 것과 같이 반복검사를 하게 될 때, 근력강화 전후 시점 간의 유효한 근력 비교가 가능할 수 있도록, 정확히 동일한 외적인 모멘트팔이 되는 곳에 힘측정기를 위치시켜야 한다. 외적인 힘보다 외적인 *토크*를 측정할 때에는 검사 동안 동일한 외적인 모멘트팔을 요구하지는 않는다. 그러나 외적인 힘(힘측정기로 측정됨)을 외적인 토크(외적인 힘 곱하기 외적인 모멘트팔)로 전환하기 위해서는 매번 외적인 모멘트팔을 측정해야 한다.

또한 그림 4.19A와 B에서 팔꿉관절 폄의 내적인 힘과 내적인 토크는 동일하지만, 관절반작용력(**J**)과 외적인 힘(**R**)은 그림 4.19B에서 더 높다. 결과적으로 이것은 힘측정기의 패드와 환자 피부 사이의 접촉압력이 더 높아져 불편함을 유발할 수 있다. 어떤 경우에 있어, 불편함이 커지면 환자가 발생시켜야 하는 내적인 토크의 양을 감소시킬 수 있기 때문에, 최대 근력의 측정에 영향을 미칠 수 있다. 이 외에도, 관절반작용력의 크기가 클수록 손상된 관절연골에 해로울 수 있다.

## 생체역학에서의 문제해결

이전의 단락에서는 생체역학적 분석의 정량적 방법에 대한 체계를 제공하는 개념들을 소개하였다. 생체역학적 문제를 해결할 때 많은 접근법이 적용된다. 이러한 접근법들은 다음과 같은 내용을 평가하기 위해 사용될 수 있다: (1) 특정 순간에서의 힘의 효과(*힘–가속도관계*), (2) 일정 시간 동안 적용된 힘의 효과(*충격량–운동량관계*), 그리고 (3) 물체를 일정 거리만큼 움직이게 하는 힘의 적용(*일–에너지관계*). 접근법의 선택은 분석의 목적에 따라 달라진다. 이 단락에서는 어떤 특정 순간에서의 힘 또는 토크의 분석, 즉 *힘(토크)–가속도관계*에 대해 제시된다.

특정 순간에서의 힘과 가속도를 고려할 때, 두 가지 상황이 정의될 수 있다. 첫 번째 상황은 물체가 정지해 있거나 일정한 속도로 움직이고 있는 경우이다. 결과적으로, 힘들의 효과는 서로 상쇄되어 가속도가 없게 된다. 이러한 상황은 이전에 평형으로 설명되었으며, *정역학(statics)*이라는 역학의 한 분야를 이용해 분석된다. 두 번째 상황은 시스템에 작용하는 힘이나 토크의 균형이 깨진 경우이다. 결과적으로 선형가속도 또는 각가속도가 발생되어, 가속도은 0이 되지 않는다. 이러한 상황에서 시스템은 평형 상태에 있지 *않게* 되며, *동역학(dynamics)*이라는 역학의 한 분야를 이용하여 분석된다. 정적인 분석은 생체역학에서 문제 해결을 위한 더 간단한 접근법이며 이 장에서 중점을 두고 다루게 된다. 대부분의 치료기법을 포함한 정상적 그리고 비정상적 동작의 생체역학을 완전히 이해하는 것은 이러한 수학적 분석의 요소들을 학습함으로써 촉진된다. 예를 들어, 관절연골 병변의 치료를 위한 권장사항으로 압박성 관절반작용력에 영향을 미치는 변수들을 고려해야 한다. 이와는 대조적으로, 보호적 부하기간이 필요한 인대재건이식술의 경우에는 치유 중인 인대에 긴장을 유발할 수 있는 견인성 관절반작용에 영향을 미치는 변수들을 고려해야 한다. 이러한 과제들을 안전하게 수행하면서 근육을 강화시키기 위해서는 근육 힘과 관절 힘의 크기와 방향을 고려해야 한다.

### 정적인 분석

생체역학적 연구에서는 흔히 인간 움직임의 분석을 단순화하기 위해 정적평형 상태라는 가정을 이용한다. 정적인 분석에서, 가속도는 0이라고 가정한다. 이는 시스템이 환경과 평형 상태에 놓이게 한다. 따라서 시스템에 작용하는 힘들의 총합과 토크들의 총합은 0이 된다. 개별적인 힘과 토크는 0이 아닐 수 있지만, 서로 반대 방향으로 작용하는 힘과 토크에 의해 완전히 균형을 이루게 된다. 마찬가지로, 선형가속도와 각가속도는 똑같이 0이기 때문에, 신체의 질량 및 질량관성모멘트의 관성 효과는 무시될 수 있다.

힘의 평형공식(공식 4.17A와 4.17B)은 정적인 (단일평면상의) 선형평형을 위해 사용된다. 정적인 돌림평형의 경우에서, 어떤 운동축에 대한 토크들의 총합은 0이 된다(공식 4.18). 그림 4.19에서 제시된 공식들은 팔꿉관절에 대한 정적인 돌림평형의 간단한 예를 제공하고 있다. 팔꿉관절 폄근육의 근육 힘(**E**) 곱하기 내적인 모멘트팔(**IMA**)은 폄(시계방향, $-z$) 토크를 만들어 낸다. 이러한 토크(**E** × **IMA**)는 힘측정기에서의 굽힘(시계반대방향, $+z$) 토크 [힘측정기의 힘(**R**) 곱하기 이것의 외적인 모멘트팔(**EMA**)]에 의해 균형을 이루게 된다. 팔꿉관절의 움직임이 없다고 가정한다면, 즉 $\Sigma\tau_z = 0$이라면, 팔꿉관절에서 맞서고 있는 토크들은 크기는 같고 방향은 서로 반대방향에 있다고 가정된다.

**단일평면상의 정적인 분석을 위한 관련 공식**

힘의 평형공식

$\Sigma \mathbf{F}_x = 0$ (공식 4.17 A)

$\Sigma \mathbf{F}_y = 0$ (공식 4.17 B)

토크의 평형공식

$\Sigma \boldsymbol{\tau}_z = 0$ (공식 4.18)

### 예제 문제

이 단락에서는 3가지의 연습문제를 소개하고 분석을 수행하기 위한 자세한 지침을 포함하고 있다. 추가적인 문제해결 예제 및 관련된 임상 질문들은 이 장의 끝에 있는 학습문제에서 제시된다.

앞으로 제시될 3가지 문제에서, 토크, 근육 힘, 그리고 관절반작용력의 크기와 방향을 해결하기 위해서는 정적평형이라는 가정이 요구된다.

글상자 4.1은 정적평형 상태에서의 생체역학적 문제를 해결하는 데 필요한 단계들을 요약하고 있으며 이러한 문제들을 해결하고자 할 때 유용한 참고자료가 될 것이다. 5단계는 이제까지 소개된 적이 없었다. 5단계는 모멘트팔의 방향을 부여하기 위한 공식을 설명하고 있다. 모멘트팔은 힘처럼 벡터양이다.

*문제 1*

어떤 사람이 손에 무게를 들고 있는 동안 팔꿉관절에서 등척 굽힘 근육의 힘을 발생시키고 있는 그림 4.20A를 고려해보자. 평형상태에 있다고 가정한 상황에서, 알려지지 않은 3가지 변수는 (1) 내적인(근육에 의해 생산된) 팔꿉관절 굽힘 토크, (2) 팔꿉관절 굽힘근육의 힘, 그리고 (3) 팔꿉관절에서의 관절반작용력이다. 모든 약어 및 관련 자료는 그림 4.20에 있는 글상자 안에 제시되었다.

이 문제의 해결을 시작하기 위해, 자유물체도와 *xy* 기준계를 설정한다(그림 4.20B). 이 시점에서, 관절반작용력(**J**)의 방향은 알 수 없다. 그러나 여기에서는 근육 당김의 *반대*방향으로 작용한다고 가정되며, 이 가정을 반영하여 그려진다. 이러한 가정은 시스템의 역학적 이득이 1보다 작은(즉, 근육 힘이 외적인 저항의 힘보다 더 클 때, 1장 참조) 상황의 분석에서는 유효하다.

*알려진 힘들을 x 성분과 y 성분으로 분해하기*

그림 4.20에 제시된 팔꿉관절 위치에서, 모든 힘은 *y*축에 평행하게 작용하고, *x* 방향으로 작용하는 힘은 없다. 이것은 힘의 *y* 성분 크기가 각각의 힘 벡터의 크기와 같고, *x* 성분은 모두 0이라는 것을 의미한다. 이러한 상황은 이 위치에서만 나타나는 독특한 상황이며, 이 경우 근육 힘과 중력은 수직 방향이며 분절은 지면과 수평하게 위치된다.

힘의 크기는 삼각함수를 통해 결정되며, 그 후에 방향(+ 또는 −)이 적용된다.

$$\mathbf{S}_y = \sin 90° \times 17\text{ N} = -17\text{ N}$$
$$\mathbf{S}_x = \cos 90° \times 17\text{ N} = 0\text{ N}$$
$$\mathbf{W}_y = \sin 90° \times 60\text{ N} = -60\text{ N}$$
$$\mathbf{W}_x = \cos 90° \times 60\text{ N} = 0\text{ N}$$

이 예제에서는 힘의 전체 크기가 *y* 방향으로 작용하고 있고 모든 *x* 성분은 0이기 때문에 삼각함수가 실제로 요구되지 않는다. 물론, 삼각함수를 사용하더라도 동일한 결과를 얻게 될 것이다.

*내적인 토크와 근육 힘을 위한 해결*

아래팔–손 분절의 무게($\mathbf{S}_y$)와 운동무게($\mathbf{W}_y$)로 발생한 외적인 토크들은 팔꿉관절에 대한 $-z$(시계방향, 폄) 토크를 발생시킨다. 시스템을 평형 상태로 유지하기 위해, 팔꿉관절 굽힘근육은 반대되는 $+z$(시계반대방향, 굽힘) 방향의 내적인 토크를 발생시켜야 한다. 팔꿉관절의 축에 대한 토크들의 총합은 축을 통과해 지나가는 **J**의 작용선을 결정하게 되며, **J**의 모멘트팔은 관절의 축을 지나므로 0이 된다. 이로 인해, 공식 4.18에서 알려지지 않은 유일한 변수는 근육 힘의 크기가 된다.

$$\Sigma \boldsymbol{\tau}_z = 0 = \boldsymbol{\tau}_S + \boldsymbol{\tau}_W + \boldsymbol{\tau}_M + \boldsymbol{\tau}_J$$
$$0 = (\mathbf{S}_y \times \mathbf{EMA}_{Sy}) + (\mathbf{W}_y \times \mathbf{EMA}_{Wy}) + (\mathbf{M}_y \times \mathbf{IMA}) + (\mathbf{J} \times 0\text{ m})$$
$$0 = (-17\text{ N} \times 0.15\text{ m}) + (-60\text{ N} \times 0.35\text{ m}) + (\mathbf{M}_y \times 0.05\text{ m}) + 0\text{ Nm}$$
$$0 = -2.55\text{ Nm} + -21\text{ Nm} + (\mathbf{M}_y \times 0.05\text{ m}) + 0\text{ Nm}$$
$$\mathbf{M}_y \times 0.05\text{ m} = 23.55\text{ Nm}$$
$$\mathbf{M}_y = 471\text{ N} = \mathbf{M}$$

근육(내적인) 힘의 합력은 팔꿉관절을 굽힘시키는 모든 활동

**글상자 4.1 근육 힘, 토크, 그리고 관절반작용력을 결정하기 위한 단계**

1. 고려되어야 할 신체분절(들)을 분리시킨 자유물체도를 그려라. 자유물체도에 작용하는 모든 힘을 표시하라. 이러한 힘들의 예로는 중력, 외적인 부하나 저항, 근육에서 발생된 힘, 그리고 관절반작용력이 있다. 관절중심에 돌림축을 표시하라.
2. 힘의 *x* 성분과 *y* 성분의 원하는 방위를 지정할 수 있도록 *xy* 기준계를 설정하라. 양의 방향을 표시하기 위해 *x*축과 *y*축의 끝에 화살표 머리를 사용하라. 이 책에서 사용된 기준계와 일치시키기 위해, *x*축은 분리된 신체분절(일반적으로 긴 뼈)에 평행하게 지정하고 양의 방향은 먼쪽을 향하게 한다. *y*축은 같은 신체분절에 대해 수직으로 배치된다.
3. 알려진 모든 힘을 *x* 성분과 *y* 성분으로 분해하라.
4. 각 힘의 *y* 성분과 관계된 모멘트팔을 확인하라. 주어진 *y* 성분과 관계된 모멘트팔은 돌림축과 힘선 사이의 수직거리이다. 관절반작용력과 모든 힘의 *x* 성분들은 힘선이 일반적으로 돌림축(관절중심)을 통과하기 때문에 모멘트팔을 갖지 *않는다*.
5. 각각의 모멘트팔에 방향을 지정하라. 규칙에 의해, 모멘트팔은 돌림축*에서* 힘의 *y* 성분*까지의* 거리로 측정된다. 이러한 측정이 $+x$ 방향으로 된다면, 양의 값이 주어진다. 측정이 $-x$ 방향으로 이루어진다면, 음의 값이 주어진다.
6. 알려지지 않은 근육의 토크와 힘을 찾기 위해 $\Sigma\boldsymbol{\tau}_z = 0$(공식 4.18)을 사용하라.
7. 알려지지 않은 관절반작용력의 *x* 성분과 *y* 성분을 찾기 위해 $\Sigma\mathbf{F}_x = 0$과 $\Sigma\mathbf{F}_y = 0$(공식 4.17A와 B)을 사용하라.
8. 전체적인 관절반작용력의 크기를 찾기 위해 관절반작용력의 *x* 성분과 *y* 성분을 합성하라.

주의: 다른 유사 응용분야에서도 이 장에서 설명된 토크와 힘의 성분들을 결정하는 좀 더 세련된 방법이 있다. 그러나 이러한 방법들은 이 장의 내용을 벗어나는 외적(cross product), 내적(dot product), 그리고 단위벡터(unit vector)와 같은 주제들에 대한 지식이 요구된다.

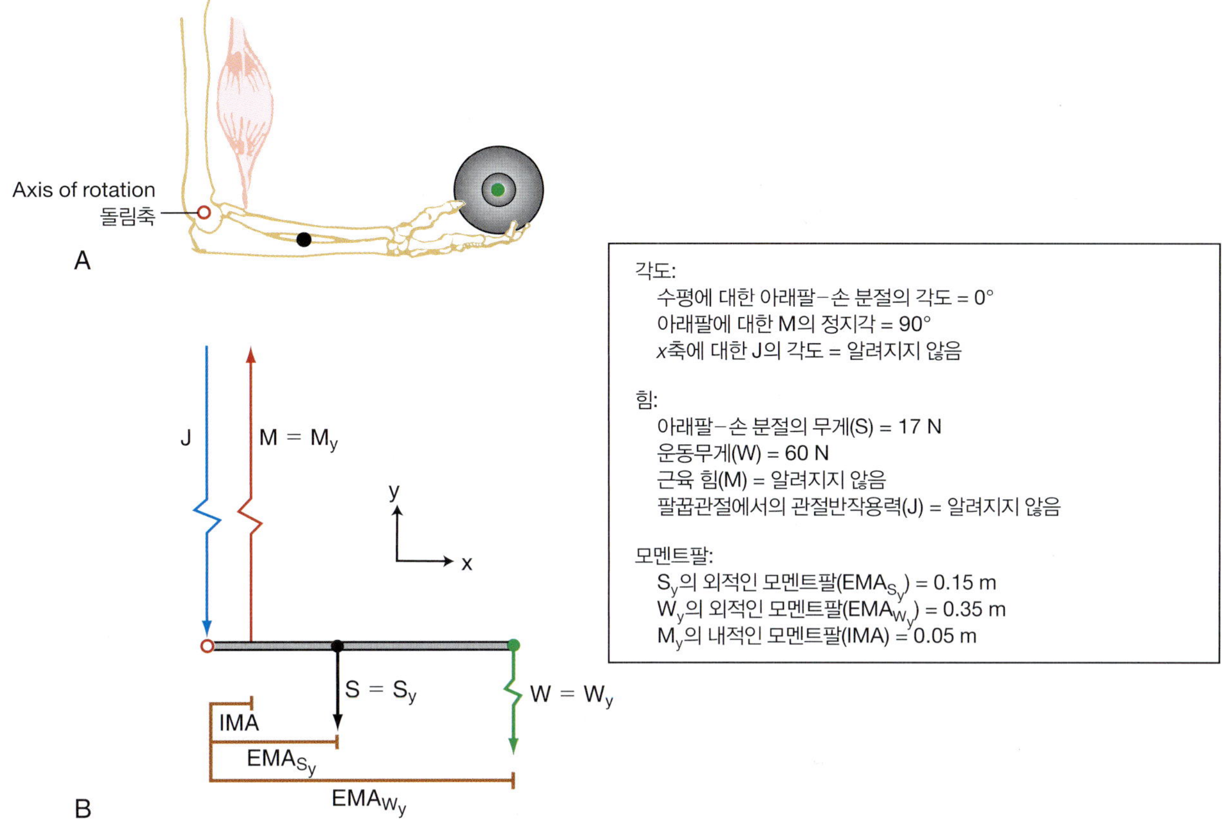


**그림 4.20** 문제 1. (A) 손에 들고 있는 운동무게에 대해 등척의 팔꿉관절 굽힘운동을 수행하고 있다. 검은색 점은 분절의 중력중심을 나타내고 있으며, 초록색의 점은 운동무게의 중력중심을 나타내고 있다. 아래팔은 수평의 위치에서 유지된다. (B) 운동의 자유물체도를 보여주고 있으며, 문제를 해결하는 데 필요한 약어와 자료가 글상자 안에 제시되고 있다. 팔꿉관절에서의 안−가쪽돌림축은 빨간색의 속이 빈 원으로 보여주고 있으며, 벡터는 실제 크기에 비례하여 그려지지 않았다. (*xy* 좌표기준계는 *x* 방향이 아래팔과 평행하도록 설정되었으며, 검은색 *화살표 머리*들은 양의 방향을 향하고 있다.)

근육의 결과이다. 그러나 이런 유형의 분석에서는 여러 팔꿉관절 굽힘근육에 대한 각각의 힘이 *어떻게* 분포되어 있는지에 대한 정보를 제공하지 않는다. 이것을 알기 위해서는 근육의 모형화 및 최적화 기법과 같은 좀 더 복잡한 과정이 필요하기 때문에, 이 책의 범위를 넘어서게 된다.

근육 힘의 크기는 외적인 힘들(즉, 아래팔−손 분절의 무게와 부하의 무게)의 크기보다 6배 이상이 된다. 이렇게 근육 힘이 더 큰 이유는, 팔꿉관절 굽힘근육의 모멘트팔 길이와 두 외적인 힘의 모멘트팔 길이를 비교했을 때 그 길이의 차이를 알면 설명될 수 있다. 모멘트팔 길이에서의 차이는 팔꿉관절 굽힘 모형에만 국한된 것이 아니라, 인체의 관절 영역 전반에 걸쳐 나타나는 보편적인 것이다. 이러한 이유 때문에, 인체 대부분의 근육은 외적으로 적용된 힘보다 몇 배나 더 큰 힘을 일상적으로 발생시켜야 한다. 뼈와 관절연골은 외적인 힘과 근육 힘의 결합으로 발생할 수 있는 매우 큰 관절반작용력을 흡수하고 전달해야 하는 경우가 흔하며, 이러한 관절반작용력은 때론 겉보기에 쉽고 스트레스가 없어 보이는 활동에서도 크게 발생할 수 있다. 다음 계산은 관절반작용력의 크기와 방향을 결정한다.

***관절반작용력을 위한 해결***

관절반작용력(J)은 그림 4.20B에서 알려지지 않은 유일한 변수이며, 이 변수는 공식 4.17A,B를 이용하여 구하게 된다.

$$\Sigma \mathbf{F}_x = 0 = \mathbf{M}_x + \mathbf{S}_x + \mathbf{W}_x + \mathbf{J}_x$$
$$0 = 0\ \mathrm{N} + 0\ \mathrm{N} + 0\ \mathrm{N} + \mathbf{J}_x$$
$$\mathbf{J}_x = 0\ \mathrm{N}$$

내적인 힘이나 두 외적인 힘들은 *x* 성분을 가지지 않기 때문에, 관절반작용력도 *x* 성분을 갖지 않는다.

$$\Sigma \mathbf{F}_y = 0 = \mathbf{M}_y + \mathbf{S}_y + \mathbf{W}_y + \mathbf{J}_y$$
$$0 = 471\ \mathrm{N} + -17\ \mathrm{N} + -60\ \mathrm{N} + \mathbf{J}_y$$
$$\mathbf{J}_y = -394\ \mathrm{N}$$

관절반작용력의 음의 *y* 성분은 관절반작용력이 −*y* 방향(아래쪽)으로 작용하고 있다는 것을 나타내며, 이는 앞서 언급했던 가정과 일치한다.

전체적인 관절반작용력은 $x$ 성분과 $y$ 성분을 이용하여 피타고라스의 정리로 구할 수 있다. 관절반작용력의 $x$ 성분이 0이기 때문에 이러한 단계는 불필요하지만, 방법의 일관성을 위해 여기에 포함되었다.

$$J^2 = (J_x)^2 + (J_y)^2$$
$$J = \sqrt{\left[(J_x)^2 + (J_y)^2\right]} = \sqrt{[(0\ N)^2 + (-394.0\ N)^2]} = 394\ N$$

근육 힘은 일반적으로 관절에 작용하는 가장 큰 힘이기 때문에, 알짜관절반작용력의 방향은 종종 근육 당김의 반대 방향을 향한다. 관절반작용력과 같은 힘이 없다면, 그림 4.20에서 제시된 근육은 아래팔을 위쪽으로 가속시켜 불안정한 관절을 초래하게 된다. 이 경우의 관절반작용력(주로 자뼈의 도르래파임에 대한 위팔뼈의 밀기로 제공됨)은 팔꿉관절에서의 정적인 선형평형을 유지하는 데 필요한 힘을 제공한다. 초기에 언급했듯이, 관절반작용력은 돌림축을 통해 작용한다는 가정에 의해 모멘트팔을 갖지 않기 때문에, 토크를 생산하지 않는다. 대부분의 경우, 관절반작용력은 생리학적으로 유익하다. 이러한 힘은 관절을 안정화시키고, 성장하는 아동의 뼈 형성과 형태를 자극하며, 간접적인 관절연골의 영양공급에 도움이 된다. 그러나 중증의 골다공증(osteoporosis)과 같은 일부 병리적 상황에서, 큰 관절반작용력은 뼈와 관절의 구조적 완전성을 붕괴시킬 수 있다.

*문제 1과 관계된 임상질문*

1. 팔꿉관절에 골관절염이 있는 환자가 그림 4.20에서 제시된 것과 유사한 부하를 잡고 있다고 가정하자. "이런 가벼운 무게를 들고 있는데 왜 이렇게 팔꿈치가 아픈 걸까요?"라고 환자가 묻는다면 당신은 어떻게 대답할 것인가?
2. 관절반작용력의 크기와 방향이 환자에게 생체역학적으로(생리적으로) 해가 될 수 있는 몇 가지 임상적 상황을 설명하라.
3. 팔꿉관절에서의 관절반작용력의 크기와 방향에 가장 영향을 미치는 변수는 어떤 것이 있는가?
4. 최근에 팔꿉관절치환술을 받은 사람이 팔꿉관절 굽힘근육을 강화할 필요가 있다고 가정하자. 그림 4.20에서 제시된 등척 상황이 주어졌다.
   a. 같은 크기의 운동무게를 사용하는 동안, 팔꿉관절에 대한 관절반작용력을 어떻게 줄일 수 있는가?
   b. 외적인 토크의 크기를 변경시키지 않고 팔꿉관절에 대한 관절반작용력을 어떻게 줄일 수 있는가?

*문제 2*

문제 1에서, 아래팔은 지면에 대해 수평하게 놓여 있었기 때문에, 내적인 힘과 외적인 힘은 아래팔에 대해 수직 방향을 향하고 있었다. 이러한 상황이 계산을 아주 단순화시킬 수는 있었지만, 전형적인 생체역학적 상황을 대표하지는 않는다. 문제 2는 아래팔이 수평이 아닌 다른 위치에 놓여 있는 좀 더 흔한 상황에 대해 언급할 것이다(그림 4.21A). 팔꿉관절의 각도가 변함에 따라, 팔꿉관절 굽힘근육의 정지각과 외적인 힘들의 작용각은 더 이상 직각이 되지 않는다. 그러나 원칙적으로 본다면, 이 문제에서 직각의 관계를 제외한 다른 모든 측면은 문제 1과 동일하다고 볼 수 있다. 평형을 가정한 상황에서, 다음과 같은 알려지지 않은 3개의 변수는 다시 결정되어야 한다: (1) 내적인(근육에 의해 생산된) 토크, (2) 근육 힘, 그리고 (3) 팔꿉관절에서의 관절반작용력.

그림 4.21B는 수평에 대해 밑으로 30°(θ)의 각도로 유지된 아래팔과 손의 자유물체도를 보여주고 있다. 기준계는 $x$축이 아래팔–손 분절에 평행하고 $+x$는 먼쪽을 향하도록 설정되었다. 시스템에 작용하는 모든 힘들을 표시하고, 각각의 힘은 $x$ 성분과 $y$ 성분으로 분해된다. 아래팔에 대한 팔꿉관절 굽힘근육의 정지각(α)은 60°이다. 모든 숫자 자료와 약어는 그림 4.21에 있는 글상자 안에 제시되었다.

*알려진 힘들을 x 성분과 y 성분으로 분해하기*

성분 힘들의 크기를 결정하기 위해 삼각함수가 사용된다. 방향(+ 또는 −)은 설정된 $xy$ 좌표기준계에 근거해 적용된다:

$$\mathbf{S}_y = \cos 30° \times 17\ N = -14.72\ N$$
$$\mathbf{S}_y = \sin 30° \times 17\ N = 8.5\ N$$
$$\mathbf{W}_y = \cos 30° \times 60\ N = -51.96\ N$$
$$\mathbf{W}_y = \sin 30° \times 60\ N = 30\ N$$

*내적인 토크와 근육 힘을 위한 해결*

$$\Sigma\boldsymbol{\tau}_Z = 0 = \boldsymbol{\tau}_S + \boldsymbol{\tau}_W + \boldsymbol{\tau}_M + \boldsymbol{\tau}_J$$
$$0 = (\mathbf{S}_y \times \mathbf{EMA}_{Sy}) + (\mathbf{W}_y \times \mathbf{EMA}_{Wy}) + (\mathbf{M}_y \times \mathbf{IMA}) + (\mathbf{J} \times 0\ m)$$
$$0 = (-14.72\ N{\times}0.15\ m)+(-51.96\ N{\times}0.35\ m)+(\mathbf{M}_y{\times}0.05\ m)+0\ Nm$$
$$0 = -2.21\ Nm + -18.19\ Nm + (\mathbf{M}_y \times 0.05\ m)$$
$$\mathbf{M}_y \times 0.05\ m = 20.4\ Nm$$
$$\mathbf{M}_y = 408\ N$$

위의 계산은 전체 근육 힘인 **M**이 아니라 **M**의 $y$ 성분인 $\mathbf{M}_y$의 크기를 구하였다. 전체 근육 힘 **M**은 다음과 같은 방법을 통해 결정된다.

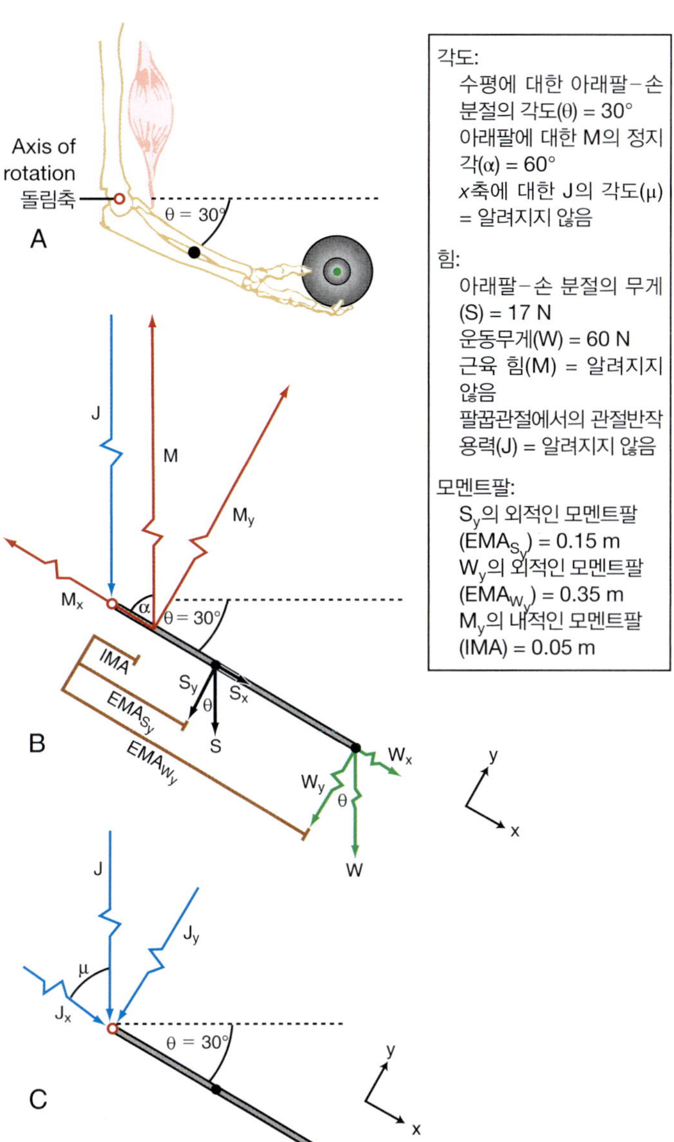


**그림 4.21** 문제 2. (A) 등척의 팔꿉관절 굽힘운동이 그림 4.20에서 제시되었던 것과 동일한 무게에 대해 수행되고 있다. 아래팔은 수평위치에 대해 밑으로 30°의 각도로 유지되고 있다. (B) 자유물체도를 보여주고 있으며, 문제를 해결하는 데 필요한 약어와 자료가 글상자 안에 제시되고 있다. 벡터는 실제 크기에 비례하여 그려지지 않았다. (C) 관절반작용력(J) 벡터들은 그림 B에 제시된 생체역학에 대한 반응으로 표시되어 있다. *xy* 좌표기준계는 *x* 방향이 아래팔과 평행하도록 설정되었으며, 검은색 화살표 머리들은 양의 방향을 향하고 있다.

$$\mathbf{M} = \mathbf{M}_y/\sin 60° = 408\text{ N}/0.866 = 471.13\text{ N}$$

근육 힘의 *x* 성분인 $\mathbf{M}_x$는 다음과 같은 방법을 통해 해결된다.

$$\mathbf{M}_x = \mathbf{M} \times \cos 60° = 471.13\text{ N} \times 0.5 = -235.57\text{ N}$$

음의 부호는 $\mathbf{M}_x$가 $-x$ 방향을 향하고 있는 것을 나타내기 위해 추가되었다. 정확한 올바른 방향은 머리에 꼬리 대기(tip-to-tail) 방식을 통한 벡터합성 또는 삼각법을 이용하여 결정할 수 있다. 머리에 꼬리 대기 방식에서, **M**을 빗변으로 하는 직각삼각형을 만든다. 직각삼각형의 밑변과 높이인 $\mathbf{M}_x$와 $\mathbf{M}_y$는 **M**의 꼬리에서 시작하여 위쪽과 왼쪽 방향으로 이동하여 **M**의 머리에 도달해야 한다. 여기서 제시된 좌표기준계에 근거한 경우, $\mathbf{M}_x$는 음의 방향이고 $\mathbf{M}_y$는 양의 방향이다. [또한 삼각법을 사용해도 정확한 방향을 알 수 있다: 단위원(unit circle)의 개념을 적용하면, 삼각함수에 사용할 각도는 사실 60°가 아닌 120°가 된다. 그 이유는 **M**이 $+x$ 방향으로부터 120°에 위치하기 때문이다. 60°의 코사인은 0.5이지만 120°의 코사인은 −0.5로, $\mathbf{M}_x$에 대한 올바른 방향을 제시한다.]

### *관절반작용력을 위한 해결*

관절반작용력(**J**) 그리고 이 힘의 *x* 성분과 *y* 성분($\mathbf{J}_x$와 $\mathbf{J}_y$)은 설명의 명확성을 위해 그림 4.21C를 통해 별도로 보여주고 있다. $\mathbf{J}_y$의 방향은 아래쪽(음의 *y*)으로 작용하고 $\mathbf{J}_x$의 방향은 오른쪽(양의 *x*)으로 작용한다고 가정된다. 이러한 방향은 근육 힘과 반대 방향이다. 관절반작용력의 성분들은 공식 4.17A,B를 이용하여 쉽게 결정될 수 있다.

$$\Sigma\mathbf{F}_x = 0 = \mathbf{M}_x + \mathbf{S}_x + \mathbf{W}_x + \mathbf{J}_x$$
$$0 = -235.57\text{ N} + 8.5\text{ N} + 30\text{ N} + \mathbf{J}_x$$
$$\mathbf{J}_x = 197.07\text{ N}$$
$$\Sigma\mathbf{F}_y = 0 = \mathbf{M}_y + \mathbf{S}_y + \mathbf{W}_y + \mathbf{J}_y$$
$$0 = 408\text{ N} + -14.72\text{ N} + -51.96\text{ N} + \mathbf{J}_y$$
$$\mathbf{J}_y = -341.32\text{ N}$$

그림 4.21C에 제시된 대로, $\mathbf{J}_y$와 $\mathbf{J}_x$는 근육 힘에 반대되는 방향으로 작용한다. 양의 $\mathbf{J}_x$는 관절이 압박 상태에 있다는 것을 나타내는 반면, 음의 $\mathbf{J}_y$는 관절이 앞쪽과 위쪽 전단(shear) 상태에 있다는 것을 나타낸다. $\mathbf{J}_y$가 존재하지 않는다면, 아래팔은 앞쪽과 위쪽(+*y*) 방향으로 가속될 것이다.

합성된 관절반작용력(J)의 크기는 피타고라스의 정리를 이용하여 다음과 같이 결정될 수 있다.

$$\mathbf{J} = \sqrt{\left[\left(\mathbf{J}_y\right)^2 + (\mathbf{J}_x)^2\right]}$$
$$\mathbf{J} = \sqrt{[(-341.3\ N)^2 + (197.1\text{ N})^2]}$$
$$\mathbf{J} = 394.1\text{ N}$$

J와 아래팔(*x*축) 사이의 각도를 결정하기 위해, 역코사인함수를

사용하여 다음과 같이 계산될 수 있다:

$$Cos\ \mu = \mathbf{J}_x/\mathbf{J}$$
$$\mu = \cos^{-1}(197.07\ N/394.1\ N)$$
$$\mu = 60°$$

합성된 관절반작용력의 크기는 394.1 N이며, 방향은 아래팔 분절(즉, *x*축)에 대해 60°의 각도로 팔꿉관절 쪽을 향하고 있다. **J**의 접근 각도가 팔꿉관절 굽힘근육(**M**)의 정지각과 같다는 것은 우연의 일치가 아니다.

*문제 2와 관계된 임상질문*

1. 아래팔(그림 4.21에 묘사된)이 수평면의 밑보다는 오히려 위쪽으로 30°의 각도를 형성하고 있다고 가정하자.
   a. 아래팔에서의 각도 변화가 외적인 토크의 크기를 변화시키는가?
   b. 아래팔이 수평면의 아래쪽에 있는 경우와 비교했을 때, 위쪽으로의 30° 각도에서 유지되는 게 더 '쉽다'고 결론 내릴 수 있는가?
2. 근육에 큰 힘이 요구되는 상황이 임상적으로 우려되는 경우는 어떤 경우인가?
3. 그림 4.21A에 제시된 위치에서, 다른 모든 변수는 변하지 않고 근육 힘만 갑자기 약간 감소하거나 증가한다면 무슨 일이 일어나는가?

*문제 3*

문제 2에서 아래팔이 수평하게 위치되지는 않았지만, 모든 합력들은 서로에 대해 평행하게 있었다. 문제 3은 좀 더 복잡성을 더해, 아래팔이 수평에 있지 않고 힘들은 서로에 대해 평행하지 않으며, 제1형 지레(이전의 문제들은 제3형 지레에 해당됨)를 이용한다(1장 참조).

문제 3은 서 있는 상태에서 케이블에 의해 제공된 저항을 이용하여 세갈래근의 근력강화 운동 중 등척 단계를 분석하고 있다(그림 4.22A). 환자는 무게판에 의해 15파운드의 힘이 연결된 케이블 저항에 대해 팔꿉관절이 약간 굽힘된 상태를 유지하고 있다. 평형을 가정한 상황에서, 다음과 같은 알려지지 않은 3개의 변수는 이전에 했던 같은 단계를 이용하여 다시 결정되어야 한다: (1) 내적인(근육에 의해 생산된) 토크, (2) 근육 힘, 그리고 (3) 팔꿉관절에서의 관절반작용력.

그림 4.22B는 아래팔이 수직에 대해 25°(θ)의 각도로 부분 굽힘된 상태를 유지하고 있는 팔꿉관절의 자유물체도이다. 좌표기준계는 다시 설정되는데, *x*축이 아래팔-손 분절에 평행하게 설정하고 +*x* 방향은 먼쪽을 향하고 있다. 시스템에 작용하는 모든 힘들을 표시하고, 각각의 힘을 *x* 성분과 *y* 성분으로 분해한다. 아래팔에 대한 팔꿉관절 폄근육의 정지각(α)은 20°이며, 케이블과 아래팔 장축 사이의 각도(β)는 70°이다. 모든 숫자 정보와 약어는 그림 4.22 안의 글상자에 제시되었다.

*알려진 힘들을 x 성분과 y 성분으로 분해하기*

각 성분 힘의 크기를 결정하기 위해 삼각함수가 사용된다. 각 성분 힘을 위한 방향(+ 또는 –)은 설정된 *xy* 좌표기준계에 근거해 적용된다.

$$\mathbf{S}_y = \sin 25° \times 17\ N = -7.18\ N$$
$$\mathbf{S}_x = \cos 25° \times 17\ N = 15.41\ N$$
$$\mathbf{C}_y = \sin 70° \times 66.75\ N = 62.72\ N$$
$$\mathbf{C}_x = \cos 70° \times 66.75\ N = -22.83\ N$$

*내적인 토크와 근육 힘을 위한 해결*

이 시스템은 근육 힘과 외적인 힘들이 팔꿉관절의 안-가쪽돌림축에 대해 서로 반대편에 위치한 제1형 지레이다. $\mathbf{M}_y$를 위한 내적인 모멘트팔인 **IMA**는 돌림축에서 $\mathbf{M}_y$와 교차하는 지점까지 음의 *x* 방향으로 주행하기 때문에 음의 값이 부여된다(글상자 4.1의 5단계 참조).

$$\Sigma\tau_Z = 0 = \boldsymbol{\tau}_S + \boldsymbol{\tau}_C + \boldsymbol{\tau}_M + \boldsymbol{\tau}_J$$
$$0 = (\mathbf{S}_y \times \mathbf{EMA}_{Sy}) + (\mathbf{C}_y \times \mathbf{EMA}_{Cy}) + (\mathbf{M}_y \times \mathbf{IMA}) + (J \times 0\ m)$$
$$0 = (-7.18\ N \times 0.18\ m) + (62.72\ N \times 0.33\ m) + (\mathbf{M}_y \times -0.02\ m) + 0\ Nm$$
$$0 = -1.29\ Nm + 20.7\ Nm + (\mathbf{M}_y \times -0.02\ m)$$
$$\mathbf{M}_y \times -0.02\ m = -19.41\ Nm$$
$$\mathbf{M}_y = 970.5\ N$$

**C**에 의해 생산된 큰 외적인 토크에 비해 **IMA**가 작기 때문에, **M**의 *y* 성분은 상대적으로 커야 한다. 전체 근육 힘인 **M**은 다음과 같은 방법을 통해 결정된다.

$$\mathbf{M} = \mathbf{M}_y/\sin 20° = 970.5\ N/0.34 = 2{,}854.41\ N$$

근육 힘의 *x* 성분인 $\mathbf{M}_x$는 다음과 같은 방법을 통해 해결될 수 있다.

$$\mathbf{M}_x = \mathbf{M} \times \cos 20° = 2{,}854.41\ N \times 0.94 = -2{,}683.15\ N$$

음의 부호는 $\mathbf{M}_x$가 $-x$ 방향을 향하고 있는 것을 나타내기 위해 추가되었다. 문제 2에서와 마찬가지로, 올바른 방향은 머리에 꼬

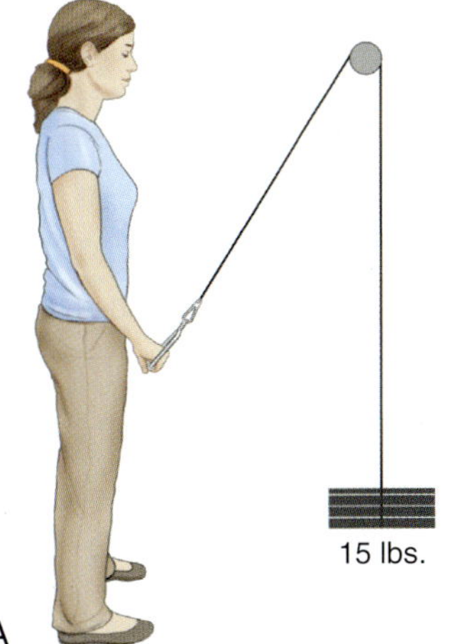


**그림 4.22** 문제 3. (A) 서 있는 자세에서 케이블에 의해 제공된 저항에 대해 등척의 팔꿉관절 폄운동을 수행하고 있다. 아래팔은 수직위치로부터 25°의 각도를 유지하고 있다. (B) 자유물체도를 보여주고 있으며, 문제를 해결하는 데 필요한 약어와 자료가 글상자 안에 제시되고 있다. 벡터는 실제 크기에 비례하여 그려지지 않았다. (C) 관절반작용력(J) 벡터들은 그림 B에서 제시된 생체역학에 대한 반응을 보여주고 있다. ($xy$ 좌표기준계는 $x$ 방향이 아래팔과 평행하도록 설정되었으며, *검은색 화살표 머리*들은 양의 방향을 향하고 있다.)

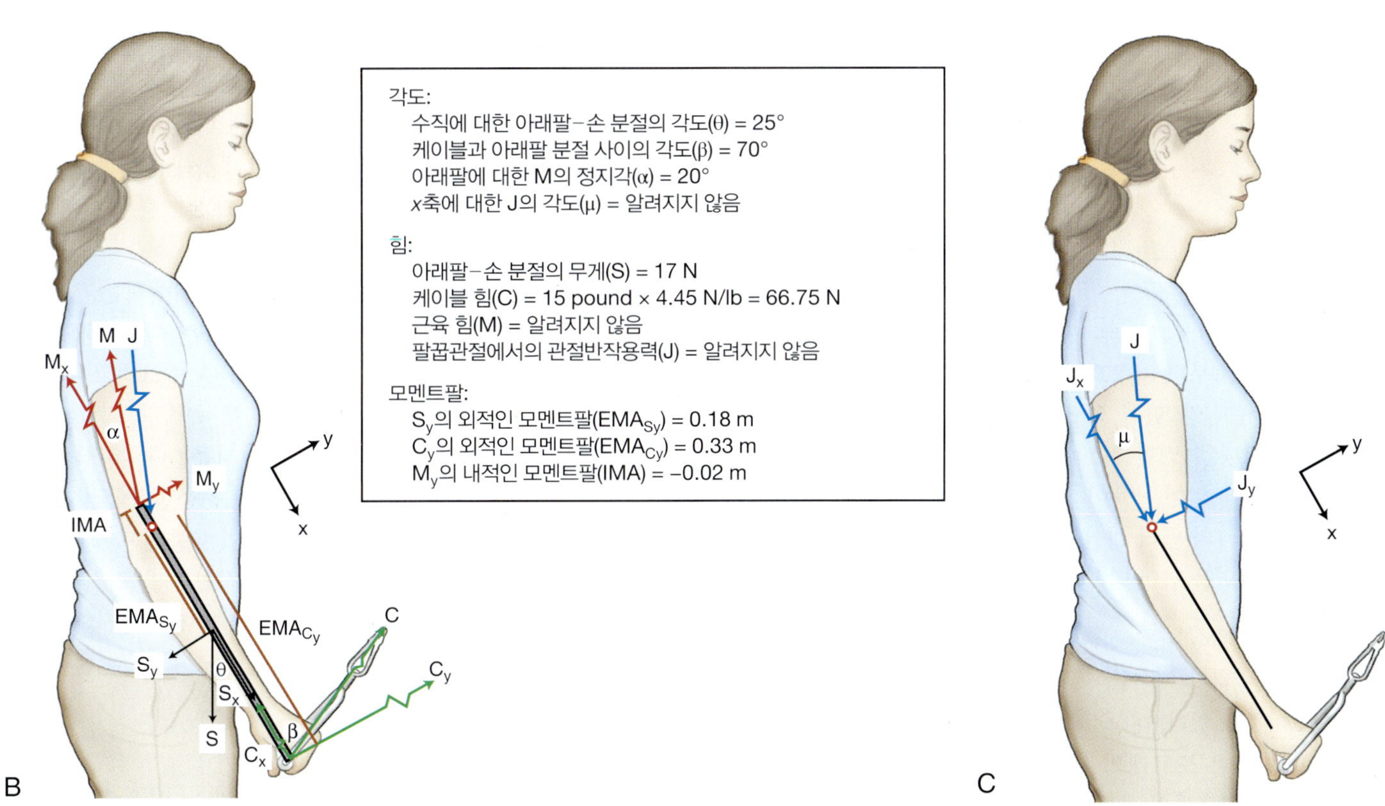


리 대기 방식을 통한 벡터합성 또는 삼각법을 이용하여 결정할 수 있다. (만약 삼각법을 이용한다면, 코사인함수에 사용되는 각도는 $+x$와 **M** 사이의 각도이기 때문에 160°가 될 것이다. 160°의 코사인은 −0.94이기 때문에, $\mathbf{M}_x$는 음의 방향을 갖게 된다.)

### *관절반작용력을 위한 해결*

관절반작용력(**J**) 그리고 이 힘의 $x$ 성분과 $y$ 성분($\mathbf{J}_x$와 $\mathbf{J}_y$)은 명확성의 목적을 위해 그림 4.22C를 통해 별도로 보여주고 있다. $\mathbf{J}_y$와 $\mathbf{J}_x$의 방향은 각각 $-y$ 방향과 $+x$ 방향에서 작용한다고 가정된다. 이러한 방향은 근육 힘의 $y$ 성분 및 $x$ 성분과 반대 방향이다. 이러한 가정은 공식 4.17A,B를 이용하여 $\mathbf{J}_y$ 성분과 $\mathbf{J}_x$ 성분을 결정하면 검증될 수 있다.

$$\Sigma \mathbf{F}_x = 0 = \mathbf{M}_x + \mathbf{S}_x + \mathbf{C}_x + \mathbf{J}_x$$
$$0 = -2{,}683.15\ \text{N} + 15.41\ \text{N} + -22.83\ \text{N} + \mathbf{J}_x$$
$$\mathbf{J}_x = 2{,}690.57\ \text{N}$$
$$\Sigma \mathbf{F}_y = 0 = \mathbf{M}_y + \mathbf{S}_y + \mathbf{C}_y + \mathbf{J}_y$$
$$0 = 970.5\ \text{N} + -7.18\ \text{N} + 62.72\ \text{N} + \mathbf{J}_y$$
$$\mathbf{J}_y = -1{,}026.04\ \text{N}$$

그림 4.22C에 제시된 대로, $\mathbf{J}_y$와 $\mathbf{J}_x$는 근육 힘(**M**)에 반대되는 방향으로 작용한다. 양의 $\mathbf{J}_x$는 관절이 압박 상태에 있다는 것을 나타내는 반면, 음의 $\mathbf{J}_y$는 관절이 앞쪽 전단(shear)을 받고 있다는 것

을 나타낸다. $J_y$가 존재하지 않는다면, 아래팔은 $+y$(또는 거의 앞쪽) 방향으로 가속될 것이다.

합성된 관절반작용력(**J**)의 크기는 피타고라스의 정리를 이용하여 다음과 같이 결정될 수 있다.

$$J = \sqrt{\left[(J_y)^2 + (J_x)^2\right]}$$
$$J = \sqrt{[(-1{,}026.04\ N)^2 + (2{,}690.57\ N)^2]}$$
$$J = 2{,}879.57\ N$$

합성된 관절반작용력(**J**)의 방향은 $x$축으로부터의 각도로 표현될 수 있다. 이는 역코사인함수를 이용하여 다음과 같이 계산될 수 있다.

$$Cos\ \mu = J_x/J$$
$$\mu = \cos^{-1}(2{,}690.57\ N/2{,}879.57\ N)$$
$$\mu = 21.57°$$

합성된 관절반작용력의 크기는 2,879.57 N이며, $x$축(아래팔 분절에 해당됨)으로부터 약 22°의 방향으로 팔꿉관절을 향해 작용한다. 이 각도는 근육 힘의 정지각(α)과 거의 같으며, **J**의 크기는 **M**의 크기와 같다. 이러한 유사성은 관절반작용의 크기와 방향 모두를 결정하는 데 있어 근육이 지배적인 역할을 한다는 것을 상기시켜 준다. **M**과 **J**의 벡터 화살표를 **S**의 길이에 맞춰 비율대로 그렸다면, 책의 지면을 넘어 더 뻗어나가야 할 것이다!

*문제 3과 관계된 임상질문*

1. 그림 4.22는 저항 케이블에 사용된 도르래가 눈높이에 위치한 것을 보여주고 있다. 대상자의 팔 위치는 그대로 유지된 상태에서 다음과 같은 도르래의 위치 변화가 있다면, 요구되는 근육 힘과 관절반작용력의 성분들에는 어떤 변화가 있을까?
   a. 가슴높이일 때에는?
   b. 바닥높이일 때에는?
2. 도르래가 바닥높이에 위치하고 환자가 도르래를 등지고 서 있다면, 운동은 어떻게 변화되는가?
3. 그림 4.22에서 케이블에서의 힘(**C**)과 아래팔 사이의 각도(β)가 70°이다.
   a. 어떤 β 각도에서 힘 **C**는 가장 큰 외적인 토크를 만들어내는가?
   b. 도르래가 눈높이에 있다면, 힘 **C**는 가장 큰 외적인 토크를 만들어내는 팔꿉관절의 각도는 대략 몇 도인가?

## 동적인 분석

정적인 분석은 인간 움직임의 분석에 있어 기본적인 접근법이다. 이런 형태의 분석은 신체가 선형가속도 또는 각가속도를 경험하지 않을 때 신체에 작용하는 힘과 토크를 평가하는 데 사용된다. 정지 상태의 신체에 작용하는 외적인 힘은 힘변환기(force transducer, 그림 4.19에서 힘측정기로 설명), 케이블 장력계(cable tensiometer), 그리고 힘판(force plate)과 같은 다양한 장비를 통해 직접 측정될 수 있다. 신체 내부에서 작용하는 내적인 힘은 대개 외적인 토크 및 내적인 모멘트팔과 같은 정보에 의해 간접적으로 측정된다. 이런 접근법은 이전에 제시된 3가지의 문제에서 강조되었다. 이와는 대조적으로, 알짜선형가속도 또는 알짜각가속도를 경험할 때에는 동적인 분석이 수행되어야 한다. 걷기는 신체에 작용하는 힘들의 불균형으로 발생된 동적인 움직임의 예이며, 신체 분절들은 지속적으로 가속되거나 감속하게 되고 매 걸음마다 신체가 균형을 잃었다가 다시 되찾는 연속적인 상태에 있게 된다. 따라서 동적인 분석은 걷기 동안 발생하는 힘과 토크를 계산하기 위해 사용된다.

동적인 상황에서의 힘과 토크를 해결하기 위해서는 질량, 질량관성모멘트, 그리고 선형가속도와 각가속도에 대한 지식이 필요하다(2D의 동적인 분석을 위해 공식 4.19A,B 그리고 4.20 참조). 인체측정학 자료는 신체분절의 관성 특성(질량, 질량관성모멘트), 신체분절의 길이, 돌림축의 위치를 제공한다. 분절의 변위(displacement), 속도, 그리고 가속도와 같은 운동형상학적 자료는 다음 단락에서 설명되는 다양한 실험실 기법을 통해 측정된다. 그 다음으로 정적인 또는 동적인 분석에서 외적인 힘을 직접 측정하기 위해 일반적으로 사용되는 기법에 대한 설명이 이어진다.

**힘과 토크에 대한 2차원의 동적인 분석**

**힘의 공식**

$$\Sigma \mathbf{F}_x = m\mathbf{a}_x \quad \text{(공식 4.19 A)}$$
$$\Sigma \mathbf{F}_y = m\mathbf{a}_y \quad \text{(공식 4.19 B)}$$

**토크의 공식**

$$\Sigma \boldsymbol{\tau}_z = I \times \boldsymbol{\alpha}_z \quad \text{(공식 4.20)}$$

## 운동형상학적 측정시스템

움직임에 대한 자세한 분석은 관절과 전신의 운동을 신중하고 객관적으로 평가하는 것을 요구한다. 이런 분석에는 대개 위치, 속도, 그리고 가속도의 평가를 포함한다. 운동형상학적 분석은 신체와 그 분절의 운동에 대한 질과 양을 평가하는 데 사용될 수 있으며, 이러한 분석의 결과로 내적인 그리고 외적인 힘과 토크의 영향을 설명하게 된다. 운동형상학적 분석은 스포츠, 인간공학, 그리고 재활을 포함한 다양한 환경에서 수행될 수 있다. 전자각도계, 가속도계, 영상기법, 그리고 전자기추적장치를 포함해 인간 운동을 객관적으로 측정할 수 있는 여러 방법들이 있다.

*전자각도계*

전자각도계(electrogoniometer)는 움직임 동안 관절의 각운동을 측정한다. 이 장치는 일반적으로 두 개의 각도계팔과 그 중심점(경첩)에 내장된 전기 전위계(electrical potentiometer)로 구성된다. 전자각도계의 돌림축은 관절의 돌림축에 대략적으로 일치하게 정렬시키고, 각도계팔은 신체분절에 고정시킨다(그림 4.23). 전위계의 돌림은 출력전압을 생성하고, 이는 일반적으로 자료수집 시스템에 의해 측정된다. 보정계수(calibration factor)는 전압을 각도 위치로 변환하기 위해 사용된다. 이러한 자료를 시간 자료와 결합시키면, 각속도와 각가속도에 대해서도 얻을 수 있다.

전자각도계가 비교적 저렴하고 관절의 각변위를 직접 포착하기는 하지만, 움직이는 동안 착용이 불편할 수 있으며 연부조직 위에 적절히 맞춰 고정하는 것이 어려울 수 있다. 일축성(uniaxial) 전자각도계는 한 평면에서만 가동범위를 측정할 수 있어 더욱 제한적이다. 그림 4.23에서 보여주고 있는 것과 같이, 일축성 전자각도계는 무릎관절의 굽힘과 폄을 측정할 수는 있지만, 수평면에서 일어날 수 있는 미묘하지만 중요한 돌림운동은 감지할 수 없다. 이와는 대조적으로, 그림 4.24는 이축성 전자각도계를 보여주고 있는데, 이 장치는 2개의 평면에서 운동을 측정할 수 있다. 이러한 예에서, 감지기는 양면테이프를 사용하여 대상자의 피부에 부착된다.

*가속도계*

가속도계(accelerometer)는 개별 분절이나 전신에 부착하여 가속도를 측정하는 장치이다. 선형가속도계는 특정 축에 평행한 선형운동의 가속도를 측정하고, 각가속도계는 특정 축에 대해 돌림운동하는 가속도를 측정한다. 전신가속도계는 일상생활 동안 개인의 상대적 신체활동을 추정하기 위해 사용될 수 있다.[41] 다중 가속도계는 전자각도계처럼 3D 또는 다분절 분석에 사용될 수 있다.[5,32] 예를 들어, 관심 있는 관절에 2개의 가속도계를 배치하면 두 가속도계로부터 얻은 상대적인 자료를 이용해 관절의 위치를 추정하고 추적할 수 있다. 가속도계로부터의 자료는 질량 및 질량 관성모멘트와 같은 신체분절의 관성 정보와 함께 사용하여 내적인 알짜힘($\mathbf{F} = m \times \mathbf{a}$)과 알짜토크($\tau = I \times \alpha$)를 추정하는 데에도 사용될 수도 있다. 이러한 이유로, 일부 연구자들은 가속도계 자료를 '충돌(impacts)'이라고 언급하는데, 이는 지면 충돌에 의한 급격한 가속도의 변화는 충돌 시점의 지면반발력 부하율을 간접적으로 추정하는 데 사용될 수 있다는 것을 암시하기 때문이다.[37,38,45]

*관성측정장치와 관성동작포착*

*관성측정장치(inertial measurement unit, IMU)*는 선형가속도와 각가속도를 동시에 측정하기 위해 삼축성 가속도계와 삼축성 자이로스코프를 통합한 장치이다. 또한 이 장치는 자기장의 상대적 세기를 기반으로 가속도와는 독립적으로 신체분절의 상대적 기울기에 대한 자료를 제공하는 자력계(magnetometer)를 포함할 수 있다.[3] 이런 다양한 유형의 감지기 조합은 가속도계만 사용했을 때에 비해 선형운동 및 각운동의 위치, 속도 그리고 가속도를 좀 더

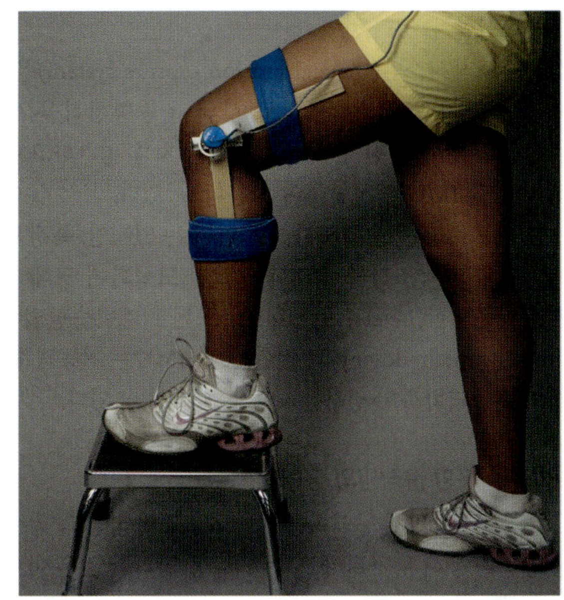

그림 4.23 넓적다리와 정강이에 부착된 전자각도계를 보여주고 있다. 전자각도계의 축에는 전위계가 내장되어 있으며 무릎관절의 안-가쪽돌림축 위에 정렬된다. 여기서 제시한 장치는 단지 무릎에서의 단일 운동면만을 기록한다.

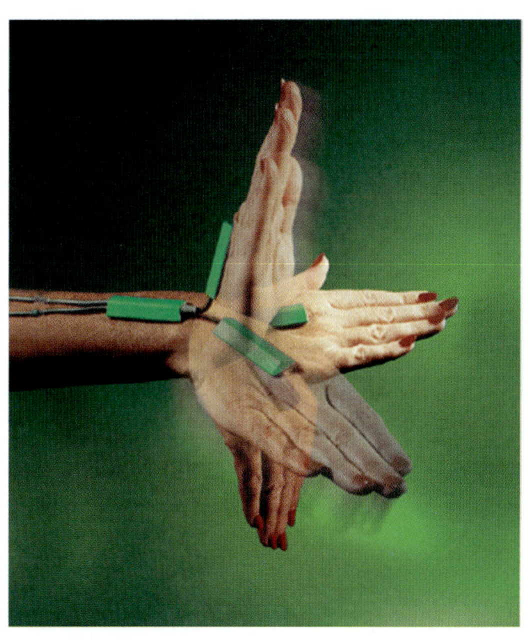

그림 4.24 손목의 굽힘과 폄은 물론 노쪽치우침과 자쪽치우침도 측정할 수 있는 이축성 전자각도계. (Courtesy Biometrics, Ltd, Landysmith, VA.)

정확하게 측정할 수 있다.[7,11]

관성동작포착시스템(inertial motion capture system)은 IMU 자료를 활용하여 단일 관절 및 전신의 운동형상학을 정량화한다.[18] 활동 전반에 걸친 상대적인 관절 위치를 평가하고 추적하기 위해 다양한 IMU를 결합하여 사용할 수 있다.[1,12,33] 실제로 하나의 IMU만으로도 관절 각도를 예측할 수는 있지만, 특정 움직임의 예상패턴과 제약조건을 고려한 정교한 모형화에 크게 의존하게 된다.[4] 역동역학(inverse dynamics) 또는 기계학습방법론(machine learning methodology)과 결합될 때, IMU는 기능적 활동 동안 관절의 운동역학을 추정하는 데에도 사용될 수 있다.[18,26]

### *영상기법을 이용한 움직임의 정량화*

인체의 운동형상학과 운동역학은 일반적으로 움직임 과제 수행 중 획득된 영상을 통해 평가된다. 모든 기술을 망라한 것은 아니지만, 시각기반 자료를 생성하는 데 사용되는 기술은 사진 촬영 및 비디오촬영부터 광전자공학 및 형광투시법에 이르기까지 다양하다. 신체로부터 직접 움직임을 측정하는 전자각도계 및 각속도계와는 다르게, 영상기반 방법들은 일반적으로 의미 있는 결과를 얻기 위해 추가적인 신호의 조절, 처리, 그리고 해석 과정이 필요하다.

*사진촬영(photography)*은 운동형상학적 자료를 얻기 위한 가장 오래된 기법 중 하나이다. 카메라 셔터를 열어둔 상태에서, 움직이는 대상의 피부에 부착한 반사마커의 위치를 추적하기 위해 깜빡이는 섬광조명이 사용된다(15장과 그림 15.3의 예를 참조). 섬광조명의 주파수를 알 수 있다면, 변위 자료는 속도와 가속도에 대한 자료로 변환될 수 있다. 간헐적인 광원으로 섬광을 사용하는 것 외에도, 카메라를 이용하면 지속적인 광원을 사용하여 움직이고 있는 사건의 다양한 필름이나 디지털 노출을 촬영할 수 있다.

영화사진촬영 기법인 *영화촬영(cinematography)*은 한때 동작을 기록하는 가장 인기 있는 방법이었다. 16 mm 필름을 사용한 고속 영화촬영은 빠른 움직임을 측정할 수 있었다. 셔터의 속도를 알고 있는 상황에서, 문제가 되는 움직임에 대한 디지털 분석을 한 장면씩 수작업으로 수행하는 노동집약적인 방법을 이용했다. 디지털 분석은 해부학적 기준점의 움직임이나 대상자가 착용한 마커의 움직임에 대해 수행되었다. 2차원적인 움직임 분석은 한 대의 카메라로 수행될 수 있으나, 3차원적인 분석은 두 대나 그 이상의 카메라가 요구된다.

*비디오촬영(videography)*은 반사마커를 이용한 첨단 실험실부터 관절가동범위를 기록하는 스마트폰 기반 애플리케이션 그리고 닌텐도 Wii를 이용한 균형훈련에 이르기까지 모든 형태의 디지털 비디오 녹화를 가리킨다.[21,23] 비디오촬영은 인체 운동의 연구에서 사진촬영과 영화촬영을 대체하고 있다. 사진촬영과 영화촬영에서 사용된 방법들은 자료를 수동으로 분석하는 데 상당한 시간이 필요하기 때문에 덜 실용적이다. 비디오촬영의 특정 유형인 광학동작포착(optical motion capture)은 운동형상학적 자료를 수집하는 데 있어 이전의 방법들을 대체하는 최적기준(gold standard)이 되었다.[8,36] 이 시스템은 일반적으로 하나 또는 그 이상의 디지털 비디오카메라, 신호처리장치, 영점조정 장치, 그리고 컴퓨터로 구성된다. 비디오기반 시스템에서 사용되는 절차는 일반적으로 선택된 해부학적 기준점에 마커를 부착해야 한다. 마커가 다른 전자장치나 전원에 연결되어 있지 않다면, 마커 자체는 빛을 발하는 능동적인 것(즉, 능동마커)이 아니라 외부에서 온 빛에 대하여 카메라 쪽으로 다시 빛을 반사하는 하나의 광원체로서의 역할을 하는 수동적인 것(즉, 수동마커)이다(그림 4.25A). 마커의 2차원적 또는 3차원적 좌표는 컴퓨터에 의해 공간상에서 식별되며, 이후 운동형상학적 분석을 위한 이미지(또는 막대모형)를 재구성하는 데 사용된다(그림 4.25B). 광학동작포착은 다리의 운동형상학을 평가하는 데 흔히 사용되지만, 팔의 운동형상학을 평가하는 데에도 사용될 수 있다. 그러나 팔의 운동형상학에 대한 타당도와 신뢰도는 상대적으로 덜 확립되어 있고 방법론도 다양한 것들이 있다.[44] 광학동작포착은 종종 바닥에 설치된 힘판(force plate, 운동역학적 측정 시스템 참조)과 결합하여 외적인 힘을 직접 측정할 수 있다. 사진촬영이나 비디오촬영과 비교하면, 광학동작포착은 자료처리에 필

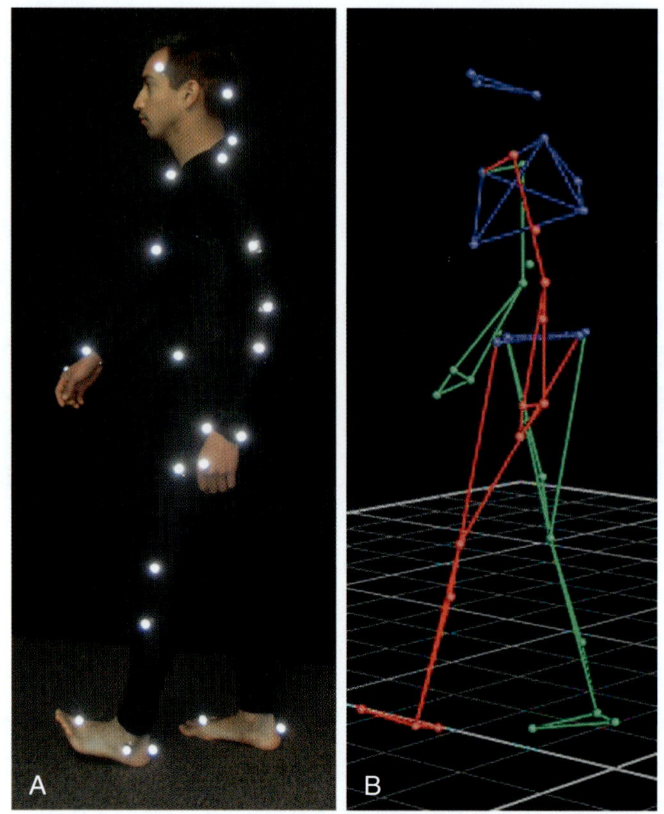


**그림 4.25** (A) 걷고 있는 대상자의 관절 각변위를 측정하기 위해 해부학적 위치를 나타내는 반사마커가 사용되었다. 다양한 샘플링 속도로 작동될 수 있는 비디오 기반 카메라를 사용하여 마커의 위치를 수집한다. (B) 그림 A의 대상자로부터 수집된 자료로 생성된 컴퓨터처리 '막대모형' 애니메이션. (Courtesy Vicon Motion Systems, Inc., Centennial Colo.)

요한 시간을 크게 줄여준다. 그러나 설정에 시간이 많이 소요되고 장비가 비싸다는 단점도 있다.[24]

마커리스시스템(markerless system)은 디지털비디오촬영과 기계학습[심층신경망(deep neural networks)이라고도 함]을 결합하여, 실험실 및 임상 기반의 인간 보행 평가에 실용적이고 시간이 덜 소요되는 접근 방식으로 떠오르고 있다.[24,34] 마커리스시스템은 다양한 목적을 위해 사용되고 있으며, 전신운동(예를 들어, 수영이나 달리기)부터 더 작은 운동과제(예를 들어, 타자 치기나 손 뻗기)에 이르기까지 인간의 다양한 기능적 활동을 분석하기 위해 사용되고 있다. 일부 시스템은 실외에서 포착된 움직임을 나중에 처리할 수 있게 하는 반면, 다른 시스템은 거의 실시간으로 신호를 처리할 수 있다. 이러한 비디오 기반 시스템의 또 다른 장점은 대상자가 전선이나 다른 전자장치에 의해 방해받지 않는다는 것이다.

마커리스시스템은 대부분의 보행분석에서 충분히 신뢰받고 있으며, 비교적 작은 동작과 수평면에서의 동작을 제외하면 마커를 사용하는 시스템과 유사한 자료를 제공하는 것으로 나타났다.[34] 그러나 마커리스시스템의 타당성은 주로 광학동작포착(optical motion capture)으로 측정된 운동형상학적 자료를 기준으로 결정된다는 점에 주목해야 한다. 실험실 환경에서는 광학동작포착이 좀 더 실용적이지만, 운동형상학적 정확도의 진정한 최적기준은 아니다. 대신, 형광투시법(나중에 설명됨)과 뼈 핀(bone pin, 핀을 뼈에 직접 삽입함)을 사용한 평가가 관절 수준의 운동형상학을 정확하게 측정하기 위한 더 철저한 방법이다. 그러나 방사선 노출과 침투성으로 인한 이러한 기법들의 한계점은 다른 기법들과 비교하기 위한 실용적인 최적 기준 측정 방법으로 사용하기는 어렵다. 따라서 마커리스시스템의 진정한 타당성을 설정하는 것은 현재로서는 어렵다.

*광전자학(optoelectronics)*은 또 다른 인기 있는 유형의 운동형상학적 자료수집 시스템이다. 이 시스템은 순차적으로 펄스를 발생시키는 능동마커를 사용한다. 빛은 특수카메라에 의해 감지되어 반도체 다이오드 표면(semiconductor diode surface)에 집중된다. 이 시스템은 높은 샘플링 속도로 자료를 수집할 수 있으며 실시간 3D 자료도 얻을 수 있다. 광전자학이 피드포워드신경망(feedforward neural networks, 기계학습의 한 유형)과 결합되면 보행 중 운동형상학과 운동역학을 예측하는 비용 효율적인 방법으로 사용된다.[27] 이러한 시스템들은 통제된 실험실 환경을 벗어난 외부에서는 자료 획득의 능력에 제한이 있다. 대상자는 능동마커에 연결된 전선으로 인해 불편함을 느낄 수 있다. 원격측정시스템(telemetry system)은 대상자가 전원에 연결되지 않고도 자료를 수집할 수 있게 해주지만, 이러한 시스템은 주변의 전기 간섭에 취약하다.

*형광투시법(fluoroscopy)*은 피부 깊은 곳의 조직 움직임을 시각화하는 데 사용되는 영상기법이다. 이 기법은 눈에 보이지 않는 x선을 시각화하기 위해 형광 스크린을 사용한다. 형광투시법은 다양한 조직 유형에 따라 x선의 감쇠가 다르다는 점을 이용하여 신체 내부의 이미지를 재현하게 된다. 이러한 이미지들의 집합은 동적방사선사진 또는 '움직이는 x선' 이미지를 생성하며, 이는 관절 수준의 운동형상학을 1밀리미터 이하의 정확도로 보여줄 수 있다.[13] 이런 인상적인 정확도에도 불구하고, 형광투시법의 한계점으로 인해 더 널리 사용되지 못하고 있다. 이러한 한계점에는 상대적으로 좁은 시야와 방사선 노출이 포함된다. 또한 형광투시법을 사용한 운동형상학 측정은 주입 가능한 방사선 불투과성 마커에 의존하는 침습적인 방법의 사용 또는 뼈의 기준점을 수동으로 식별하기 위해 많은 시간의 소모 때문에 제한적일 수 있다.[16]

2차원 움직임 분석은 단 하나의 형광투시경만을 필요로 한다. 3차원 움직임 분석은 일반적으로 두 대 이상의 형광투시경에서 얻은 이미지를 동기화하는 양면 형광투시법 또는 양면 비디오방사선촬영을 활용한다. 그러나 기계학습(예를 들어, 이미지 매칭 방법)과 결합될 때, 단일평면 형광투시법은 허용 가능한 정확도와 신뢰도로 3D 움직임을 추정할 수 있으며, 동시에 환자의 방사선 노출을 줄일 수 있다.[17,46]

#### *전자기추적장치*

전자기추적장치(electromagnetic tracking device)는 자유도 6(3도의 돌림운동과 3도의 병진운동)을 측정할 수 있어, 정적인 활동과 동적인 활동 동안의 위치와 방위에 대한 자료를 제공해 준다. 작은 감지기(sensor)들이 해부학적 기준점 위의 피부에 부착된다. 발신기의 지정된 작동범위 내에 위치한 감지기들로부터의 위치와 방위에 대한 자료는 자료포착시스템으로 보내진다.

이 시스템의 한 가지 단점은 발신기와 수신기가 주변에 있는 금속에 민감하여, 발신기가 생성하는 전자기장을 왜곡시킬 수 있다는 점이다. 이러한 시스템은 원격측정장치(무선기술) 사용이 가능하지만, 대부분 감지기를 자료포착시스템에 연결하는 유선으로 작동한다. 유선 방법은 움직임을 기록할 수 있는 공간의 크기를 제한한다.

뼈의 움직임을 기록하기 위해 피부감지기를 사용하는 모든 동작분석시스템에서는 뼈의 움직임과는 관계없는 피부와 연부조직의 움직임에 의한 오류가 생길 가능성이 있다.

### 운동역학적 측정시스템

#### *기계식 장치*

기계식 장치(mechanical device)는 변형 가능한 재료의 변형(strain)의 양을 통해 적용된 힘을 측정한다. 재료의 변형이 다이얼의 움직임을 유발하는 순수한 기계적 방식이다. 다이얼과 연관된 수치는 알려진 힘에 맞춰 보정된다. 힘을 측정하는 데 있어 가장 일반적인 기계식 장치에는 욕실 체중계, 악력측정기(grip strength dynamometer), 그리고 휴대용 힘측정기(hand-held dynamometer)가 있다(그림 4.19 참조).

*변환기*

변환기(transducer)는 한 형태의 에너지를 다른 형태의 에너지로 변환하는 데 사용된다. 예를 들어, 힘과 같은 기계적 신호를 전압의 변화와 같은 전기 신호로 변환할 수 있다. 입력(힘)과 출력(전압) 사이에 알려진 관계가 존재할 때, 보정 과정을 통해 출력을 의미 있는 힘의 값으로 다시 변환할 수 있다. 힘변환기(force transducer)는 압전기(piezoelectric), 압저항(piezoresistive), 정전용량(capacitive), 그리고 변형측정(strain gauge) 감지기를 가장 흔하게 사용한다. 이러한 감지기를 사용하는 변환기들은 적용된 힘이 변환기를 변형시켜, 예측 가능한 전압에서의 변화를 초래한다는 원리에 근거해 작동한다.

보행 동안의 운동역학적 자료를 수집하는 데 가장 흔히 사용되는 장치 중 하나는 *힘판(force plate)*이다. 힘판의 예가 그림 4.27에 나와 있으며, 대상자의 앞쪽 오른발 아래에 위치해 있다. 힘판은 판의 네 모서리에 각각 배치된 힘변환기로 구성된다. 이 변환기들은 3개의 직각 방향에 대한 부하에 민감하여, 지면반발력의 수직, 안가쪽, 앞뒤쪽 벡터 성분을 포착한다. 각 변환기의 상대적 변형을 통해 압력중심과 합력을 계산할 수 있다. 지면반발력 자료는 이후의 동적인 분석에 사용될 수 있다.

*전기기계식 장치*

동적인 근력 평가에 흔히 사용되는 전기기계식 장치(electromechanical device)는 *등속근력측정기(isokinetic dynamometer)*이다. 등속근력측정기는 일반적으로 3가지의 검사모드가 있으며, 이때 속도, 토크, 또는 위치를 일정하게 유지한다. 예를 들어, 등속장치는 대상자가 발생시킨 내적인 토크에 저항하는 외적인 토크를 측정하면서, 검사받는 팔 또는 다리의 각속도를 일정하게 유지할 수 있다. 'Isokinetic(등속)'이라는 용어는 다소 오해의 소지가 있을 수 있다. 'Kinetic'은 특히 운동역학과 동역학의 공학 분야를 고려할 때 종종 '힘' 또는 '토크'를 의미하는 것으로 해석되지만, 등속근력측정기에서는 토크가 반드시 일정하게 유지되는 것은 아니다. 그러나 등속이라는 단어는 iso-("같은"을 의미함)와 -kinetic("운동"을 의미함)에서 유래했으며, 이는 등속검사 동안 어떤 방식으로든 운동이 제한되고 있음을 의미한다. 대부분의 경우, 토크 생성을 측정하는 동안 속도가 제한된다. 그럼에도 불구하고, 혼란을 최소화하기 위해 '등속도(isovelocity)'라는 용어가 점점 더 많이 사용되고 있다.[20]

등속근력측정기는 대부분의 중요 관절영역에 대해 측정할 수 있다. 대부분의 등속근력측정기는 근육의 동심, 등척, 그리고 편심 활성에 의해 생산된 운동역학적 자료를 측정할 수 있다. 각속도는 사용자에 의해 결정되는데, 0°/sec(등척)부터 일반적으로 동심활성 시 500°/sec까지 다양하게 적용될 수 있다. 그림 4.26은 오른쪽 무릎관절 폄근육의 동심수축을 통해 최대 노력의 무릎관절 폄 토크를 발휘하고 있는 사람을 보여주고 있다. 등속근력측정기는 다양한 검사 속도에서 여러 유형의 근육활성 동안 생산되는 근육의 운동형상학적 자료(즉, 위치)뿐만 아니라 운동역학적 자료에 대한 객관적인 기록도 제공한다. 또한 이 시스템은 운동역학적 자료에 대한 즉각적인 피드백을 제공하며, 이는 훈련이나 재활 동안 피드백의 원천으로도 활용될 수 있을 것이다.

## 요약

재활에 사용되는 많은 평가기법 및 치료기법은 힘과 토크의 적용 또는 발생을 포함하고 있다. 이런 기법들의 원리와 결과에 대한 더 나은 이해는 뉴턴의 운동법칙을 적용하고 정적평형 또는 동적인 분석을 통해 얻을 수 있다. 형식에 맞춘 분석이 임상 환경에서 거의 시행되지 않는다는 점은 인정되지만, 이런 분석을 통해 배운 원리들은 임상적으로 중요하며 자주 적용된다.

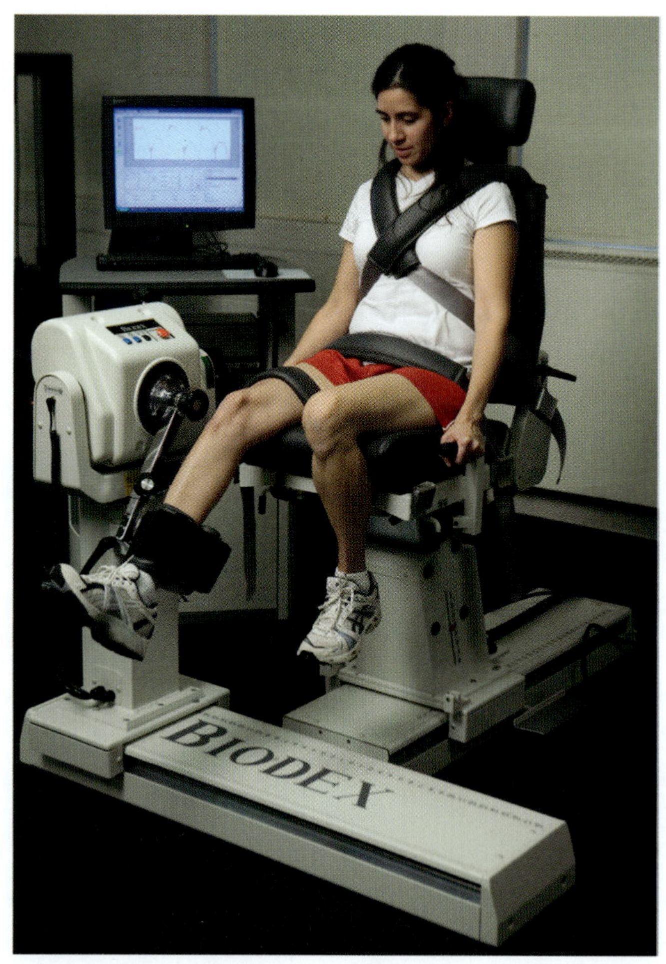


**그림 4.26** 등속근력측정기. 대상자는 60°/sec의 관절 각속도에서 최대 노력의 무릎관절 폄 토크를 발생시키고 있다. 지금 이 기구는 "동심 모드"로 작동하고 있으며, 수축하고 있는 오른쪽 무릎의 네갈래근에 대해 저항을 제공하고 있다. 검사되는 무릎관절의 안-가쪽돌림축은 근력측정기의 돌림축에 정렬되어 있는 것에 유념하라. (Courtesy of Biodex Medical System, Shirley, NY.)

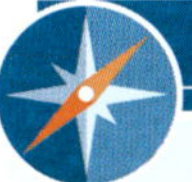

## SPECIAL FOCUS 4.7

### 내적인 힘과 토크를 해결하기 위한 역동역학적 접근법에 대한 소개

동적인 상황에서 관절반작용력과 근육이 생산하는 토크는 종종 직접 측정되지 않는다. 대신, *역동역학적 접근법(inverse dynamic approach)*이 사용된다. 이러한 접근법은 외적인 힘과 토크에 대한 지식을 통해 내적인 힘과 토크가 결정된다.[35,43] 일반적으로, 이러한 방법에서는 관절반작용력과 운동형상학적 자료의 측정이 요구된다. 역동역학적 접근법은 "이런 최종 위치와 속도를 달성하기 위해 얼마만큼의 내적인 토크가 필요한가?"라는 질문에 대한 답을 추구한다. 이 접근법에서는 위치 자료를 미분하여 속도(1차 미분을 통해)와 가속도(2차 미분을 통해)를 얻고, 이를 사용하여 관절별 토크(또는 모멘트)를 추정한다. 이로부터 근육 힘의 추정값은 계산될 수 있다.

역동역학적 접근법에서 고려되는 시스템은 일련의 연결된 분절들로 정의된다. 그림 4.27A는 앞쪽 런지(forward lunge)운동을 몸통과 팔의 위치를 달리한 3가지 버전으로 수행하는 동안, 오른쪽 다리에서 발생하는 힘과 토크를 계산하기 위한 실험 설정을 보여주고 있다. 이 예에서, 분절의 먼쪽 끝에 작용하는 지면반발력($\mathbf{G}_y$ 성분과 $\mathbf{G}_x$ 성분)은 바닥에 내장된 힘판을 통해 측정된다. 계산을 단순화하기 위해, 대상자의 오른쪽 다리는 마찰 없는 경첩관절로 간주된 발목관절과 무릎관절에 의해 발, 종아리, 그리고 넓적다리가 연결되는 분절모형으로 고려되고, 이러한 다리는 엉덩관절에서 몸통과 연결된다(그림 4.27B). 질량중심(*CM*)은 각 분절에 표시되어 있다. 그림 4.27C는 오른쪽 다리의 모형화된 분절들이 분리된 것으로, 각 분절의 끝 지점에 개별적인 힘과 토크(모멘트)가 제시되었다. 일련의 연결된 분절들에 대한 분석은 *가장 먼쪽분절*, 즉 이 예에서는 발부터 분석이 시작된다. 일반적으로 카메라를 이용한 동작분석기법에서 수집되는 정보는 동적인 운동공식(공식 4.19A,B와 4.20)을 위한 입력 자료로 활용된다. 이러한 정보에는 공간에서의 분절의 위치와 방위, 분절의 가속도, 그리고 분절의 질량중심이 포함된다. 이러한 자료로부터, 발목관절에서의 관절반작용력($\mathbf{JA}_y$ 성분과 $\mathbf{JA}_x$ 성분)과 근육의 알짜토크(모멘트)가 결정된다. 이러한 정보는 그다음 몸쪽 분절인 정강이에 대한 계속된 분석을 위한 입력 자료로 이용된다. 분석은 모형 내의 모든 분절 또는 모형의 연결 분절이 연구가 될 때까지 계속된다.

역동역학적 접근법은 인체측정학, 운동형상학, 그리고 외적인 힘에 대한 자료에 의존한다. 분절의 질량, 질량관성모멘트, 그리고 질량중심을 포함한 인체측정학적 자료는 생체역학 연구에서 개별 대상자로부터 측정(또는 추정)되기보다는 종종 기존의 자료들로부터 추정된다. 또한 역동역학적 분석의 정확성은 정확한 위치 자료에 크게 의존한다. 위치 자료에서의 오류는 속도와 가속도 자료를 계산할 때 과장될 수 있다. 역동역학적 접근법에 대한 추가적인 가정은 글상자 안에 제시되고 있다.

**역동역학적 접근법 동안의 가정**

- 각 분절의 길이, 질량, 그리고 질량중심은 움직임 동안 일정하고 고정되어 있다.
- 이 모형에서의 관절은 마찰이 없는 경첩관절로 간주된다.
- 각 분절의 질량관성모멘트는 움직임 동안 일정하다.

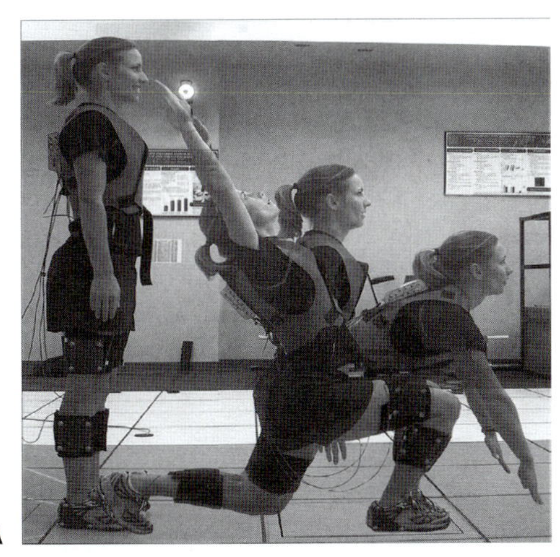


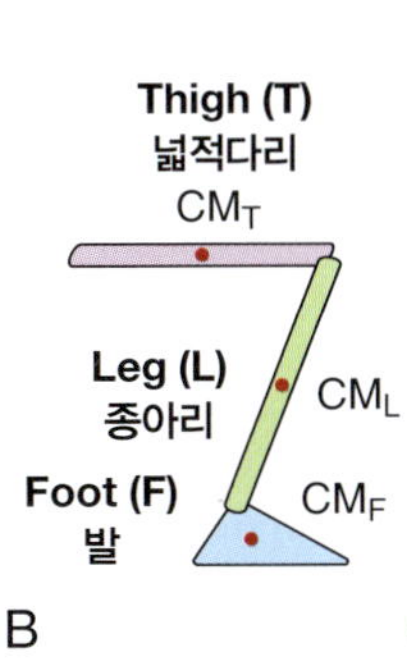


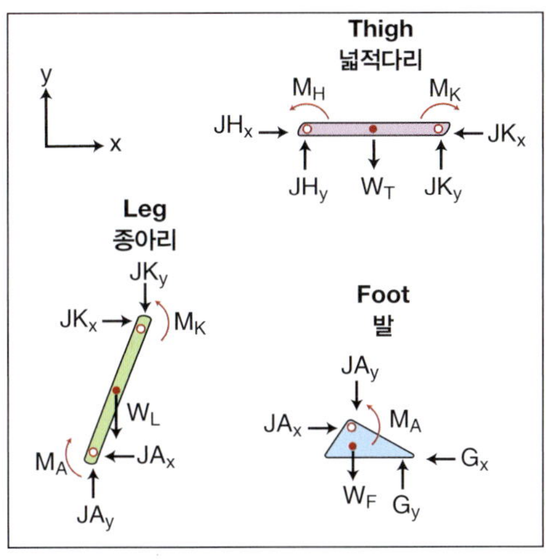


**그림 4.27** 3가지 버전의 앞쪽 런지의 운동역학적 분석에 대한 역동역학적 접근법의 예. (A) 힘판에 대해 오른쪽 다리로 런지를 수행하는 실험 설정의 사진. 동작분석 자료를 수집하기 위해 사용된 비디오촬영의 수동반사마커들은 대상자의 오른쪽 신발의 가쪽면과 종아리 및 넓적다리에 부착된 띠를 통해 볼 수 있다. (B) 다리의 연결 모형은 관절들로 연결된 3개의 분절인 넓적다리(*T*), 종아리(*L*), 그리고 발(*F*)로 구성된 것으로 제시되었다. 각 분절의 질량중심(*CM*)은 고정된 점(*빨간색 원*)인 $CM_T$, $CM_L$, 그리고 $CM_F$로 표시되었다. (C) 3개의 연결 분절은 내적인 힘과 토크를 결정하는 데 도움을 주기 위해 분리되었으며, 가장 먼쪽의 발 분절부터 분석을 시작한다. *빨간색의 곡선 화살표*는 각 돌림축에 대한 토크(모멘트)를 나타낸다. $M_A$, $M_K$, 그리고 $M_H$는 각각 발목, 무릎, 그리고 엉덩관절에서의 모멘트이다. $W_F$, $W_L$, 그리고 $W_T$는 각각 발, 종아리, 그리고 넓적다리의 분절무게이다. $JA_x$와 $JA_y$, $JK_x$와 $JK_y$, 그리고 $JH_x$와 $JH_y$는 각각 발목, 무릎, 그리고 엉덩관절에서의 관절반작용력이다. $G_x$와 $G_y$는 발에 작용하는 지면반발력이다. 좌표계는 *x*축이 수평에 그리고 *y*축이 수직에 놓이도록 설정되었으며, *화살표 머리*들은 양의 방향을 향하고 있다. (그림 A의 사진: Farrokhi S, Pollard C, Souza, et al: Trunk position influences the kinematics, kinetics, and muscle activity of the lead lower extremity during the forward lunge exercise, *J Orthop Sports Phys Ther* 38:403, 2008.)

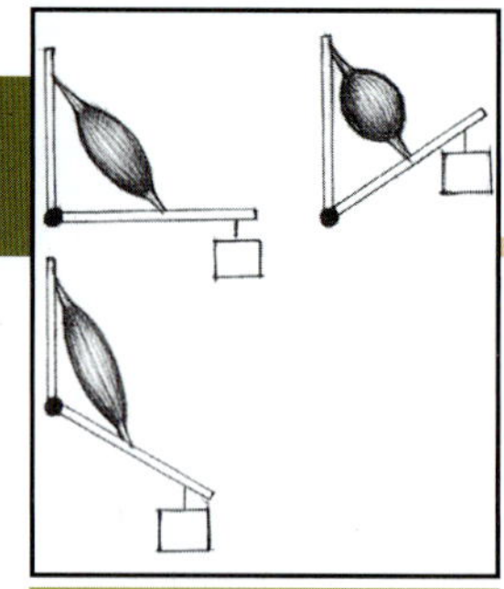

# 부가적인 임상 연관성

**내용**

**임상 연관성 4.1**: 지레작용에 근거해 상대적 토크를 추정하는 실용적 방법

**임상 연관성 4.2**: '관절 보호'를 제공하기 위한 내적인 토크의 수정

**임상 연관성 4.3**: 토크의 임상적 측정에 대한 대항근 동시 활성의 영향

## 임상 연관성 4.1

### *지레작용에 근거해 상대적 토크를 추정하는 실용적 방법*

앞에서 제시된 그림 4.15와 4.17은 내적인 토크와 외적인 토크를 추정하는 2가지 방법을 보여주었다. 두 그림 모두에서, 방법 2는 합력을 힘의 성분들로 분해할 필요가 없기 때문에 손쉬운 방법으로 고려된다. 우선 *내적인 토크*를 고려해보자(그림 4.15 참조). 신체 대부분의 근육에서 내적인 모멘트팔(**IMA**$_M$으로 표시됨) 또는 지레작용(leverage)은 특정 근육 전체의 힘선 그리고 이와 관련된 돌림축 사이의 가장 짧은 거리를 단순히 시각적으로 비교만 하여도 정성적으로 평가될 수 있다. 이러한 것은 뼈대 모형과 근육 합력의 힘선을 나타낼 끈만 있다면 연습해 볼 수 있다(그림 4.28). 그림에서 보는 것과 같이, 내적인 모멘트팔(갈색으로 보여줌)은 *B*의 위치보다 *A*의 위치에서 더 크다. 이것은 같은 두갈래근의 힘이라도 *B*의 위치보다 *A*의 위치에서 더 큰 내적인 토크를 발생시킬 수 있다는 것을 의미한다. 일반적으로, 어떤 근육의 내적인 모멘트팔은 근육의 정지각이 뼈에 대해 90°의 각도를 유지하고 있을 때 가장 크다.

다음으로 *외적인 토크*를 결정하는 손쉬운 방법을 고려해보자. 임상적으로, 관절에 적용된 중력이나 기타 외적인 힘들에 의해 발생된 상대적인 외적인 토크를 빠르게 비교할 필요가 종종 있다. 예를 들어, 2가지의 쪼그려 앉기 자세 동안 무릎에서의 외적인 토크를 비교해 보자(그림 4.29). 무릎관절 돌림축과 체중 중력선 사이의 외적인 모멘트팔을 시각화해 보면, 외적인 토크는 부분적으로 쪼그려 앉기(B)보다 깊게 쪼그려 앉기(A)에서 더 크다는 것을 알 수 있을 것이다. 외적인 토크에 의해 근육에 가해지는 상대적 요구를 판단하는 능력은 통증이 있거나 비정상적인 관절을 보호한다는 점에서 유용하다. 예를 들면, 무릎뼈(patella)와 넓적다리뼈(femur) 사이에 관절염성 통증이 있는 사람은 깊게 쪼그려 앉은 위치로 가거나 그러한 자세에서 일어나는 동작을 제한할 것을 종종 충고받는다. 이러한 활동은 네갈래근에 큰 요구를 부과하기 때문에, 관절면에 가해지는 압박력을 증가시킨다.

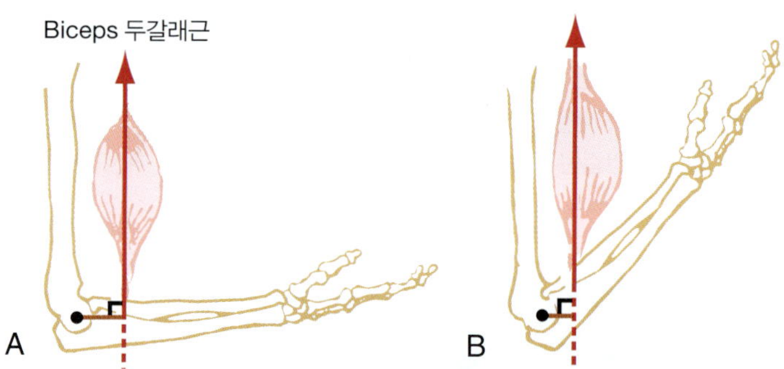


**그림 4.28** 한 가닥의 끈은 활성된 두갈래근의 합력 벡터의 힘선을 모방하기 위해 사용되었다. 내적인 모멘트팔은 갈색 선으로 보여주고 있으며, 팔꿉관절의 돌림축은 검은색 원으로 보여주고 있다. 모멘트팔은 팔꿉관절이 B의 위치보다는 A의 위치에서 더 크다. (Modified from LeVeau BF: *Williams & Lissner's biomechanics of human motion*, ed 3, Philadelphia, 1992, Saunders.)

(*계속*)

# 부가적인 임상 연관성

**임상 연관성 4.1**

## *지레작용에 근거해 상대적 토크를 추정하는 실용적 방법* (계속)

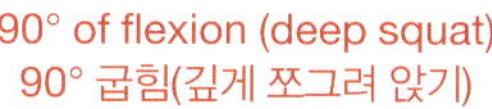


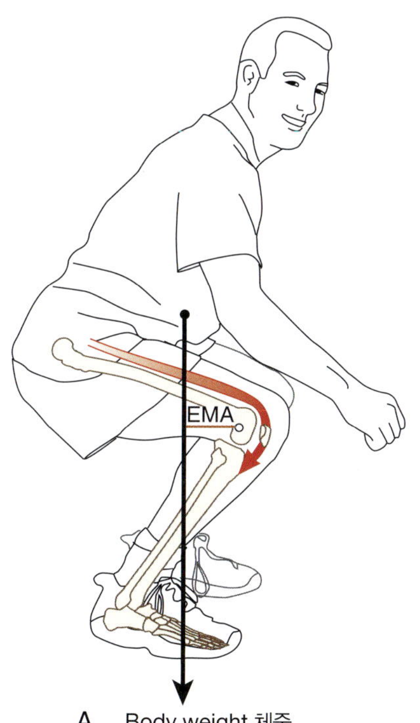


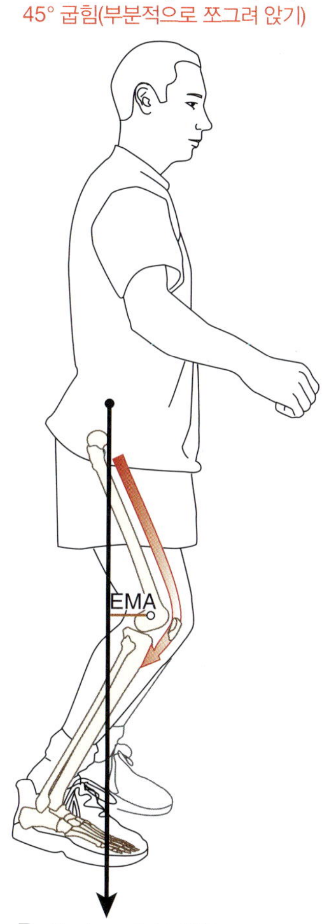


**그림 4.29** 쪼그려 앉기의 깊이는 외적인 힘의 크기를 변화시키지 않더라도, 무릎관절에서의 외적인 토크의 크기에 상당한 영향을 미친다. 그림 A와 B에서, 고려되는 유일한 외적인 힘은 체중이다. 그러나 체중의 힘 벡터와 무릎의 안-가쪽돌림축(속이 빈 원으로 표시됨) 사이의 거리는 변하고 있다. 이 거리가 외적인 모멘트팔(EMA)이며, 여기에서는 돌림축에서 시작하여 체중 힘과 직각으로 교차하는 갈색 선으로 표시되어 있다. 시상면 내에서, 무릎 굽힘에 대한 상대적인 외적인 토크 그리고 이에 따른 과제의 상대적 요구는 그림 A와 그림 B 사이의 EMA를 비교함으로써 추정할 수 있다. 이러한 비교를 통해, 그림 A가 더 큰 외적인 토크 발생과 더 큰 과제의 요구가 있다는 것을 추정할 수 있다. 이는 동일한 외적인 부하(즉, 체중)와 EMA에 의해 생성되는 외적인 토크는 B보다 A에서 더 크기 때문이다.

# 부가적인 임상 연관성

## 임상 연관성 4.2
## '관절 보호'를 제공하기 위한 내적인 토크의 수정

재활의학에서의 어떤 치료들은 신체 활동의 수행 동안 관절면에 주어진 힘의 크기를 감소시키는 데 초점을 맞춘다. 이런 치료의 목적은 손상을 유발할 수 있는 큰 힘으로부터 약화되거나 통증이 있는 관절을 보호하기 위한 것이다. 이러한 결과는 움직임의 속도(일률)를 감소시키거나, 충격을 흡수할 수 있는 보조도구(예, 쿠션이 좋은 신발)를 제공하거나, 또는 근육에 대한 역학적 힘의 요구를 제한하는 것으로 얻을 수 있다.

근육으로 발생된 큰 관절 힘을 최소화하는 것은 인공삽입물(인공관절치환술)을 시행한 사람에게는 중요한 것이 된다. 예를 들어, 엉덩관절치환술을 받은 사람은 엉덩관절 벌림근육에 의해 생산된 불필요하게 큰 힘을 최소화시키는 방법들에 대해 교육받는다. 그림 4.30은 엉덩관절치환술을 받은 사람이 보행의 한다리지지기에 있을 때의 골반과 넓적다리뼈에 대한 모식도를 나타내고 있다. 전두면 내에서 평형이 유지되기 위해, 디딤 다리의 엉덩관절에 대한 내적인(시계반대방향, $+z$) 토크와 외적인(시계방향, $-z$) 토크는 균형을 유지하고 있어야 한다. 그림 4.30의 해부학적 그림(A)과 시소 그림(B)에서 보여주고 있는 것과 같이, 체중(**W**) 곱하기 이것의 모멘트팔(**D**$_1$)은 엉덩관절 벌림근육의 힘(**M**) 곱하기 이것의 모멘트팔(**D**)과 크기는 같고 방향은 반대여야 한다: $\mathbf{W} \times \mathbf{D}_1 = \mathbf{M} \times \mathbf{D}$. 엉덩관절에 대한 외적인 모멘트팔의 길이는 내적인 모멘트팔의 거의 2배나 된다.[28,31] 이런 모멘트팔에서의 차이로 인해, 평형을 유지하기 위해서는 근육 힘이 상부 체중의 힘의 거의 2배나 되어야 한다. 이론적으로, 과도한 체중의 감소, 좀 더 가벼운 부하의 운반, 또는 부하를 운반하는 방식의 변경은 외적인 힘 그리고/또는 외적인 모멘트팔을 감소시킬 수 있기 때문에 엉덩관절에 대한 외적인 토크를 감소시킨다. 크게 적용되었던 외적인 토크가 감소되면 엉덩관절 벌림근육에 대한 큰 힘의 요구도 감소되기 때문에, 엉덩관절의 인공삽입물에 대한 관절반작용력은 감소된다.

특정 정형외과 시술들은 관절 보호의 개념이 재활 실무에서 어떻게 사용되는지를 보여준다. 넓적다리뼈머리의 파괴와 그 결과로 넓적다리뼈의 목과 머리의 크기 감소를 초래하는 엉덩관절에서의 심각한 골관절염의 사례를 고려해 보자. 뼈의 상실은 엉덩관절 벌림근육(**M**)이 이용할 수 있는 내적인 모멘트팔(그림 4.30A에서 제시한 **D**)의 길이를 감소시킨다. 따라서 전두면에서의 평형을 유지하기 위해 근육의 힘은 더 많이 요구되고, 이로 인해 관절반작용력은 더 커지게 된다. 엉덩관절에 대한 관절 힘들을 감소시키기 위해 실시된 외과적 수술은 큰돌기(greater trochanter)를 좀 더 가쪽으로 재배치시킨다. 이러한 수술 절차는 엉덩관절 벌림근육의 내적인 모멘트팔의 길이를 증가시킨다. 내적인 모멘트팔에서의 증가는 보행의 한다리지지기 동안 주어진 토크를 발생시키기 위해 벌림근육에 요구되는 힘을 감소시킨다.

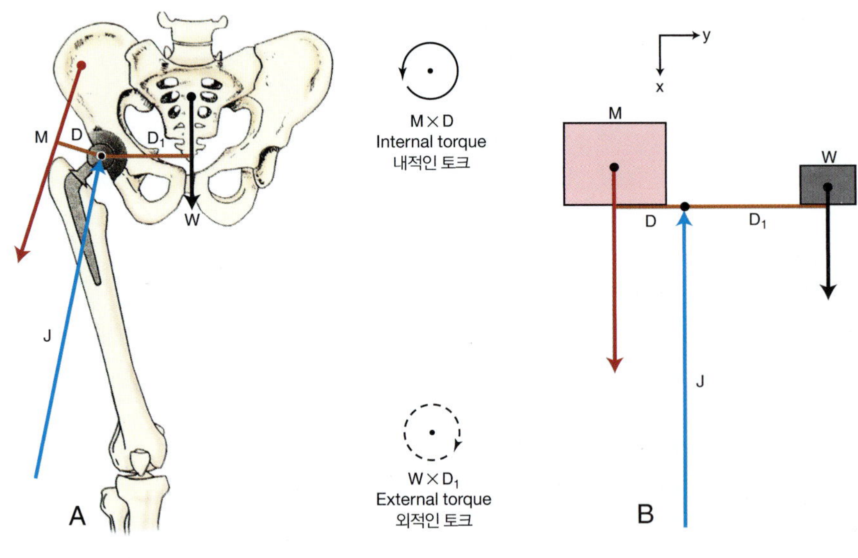


그림 4.30 (A) 엉덩관절 벌림근육의 힘(M)은 보행의 오른쪽 한다리지지기 동안 골반의 전두면 안정성에 필요한 토크를 만들어 낸다. 정적평형 상태라 가정한다면, 상부 체중(W)에 의한 외적인(시계방향, $-z$) 토크가 엉덩관절 벌림근육(M)에 의한 내적인(시계반대방향, $+z$) 토크와 정확하게 균형이 맞을 때, 엉덩관절에 대한 골반의 돌림 안정성이 성립된다. 시계반대방향의 토크는 M 곱하기 이것의 모멘트팔(D)이고, 시계방향 토크는 W 곱하기 이것의 모멘트팔($D_1$)이다. (B) 이런 제1형 지레인 시소 모형은 그림 A에서 보여준 모형을 단순화시킨다. 모든 힘 벡터가 수직으로 작용한다고 가정하면, 관절반작용력(J)은 엉덩관절 벌림근육의 힘과 상부 체중의 총합과 크기는 같으면서 위쪽 방향을 향하는 것으로 보여주고 있다. *xy* 좌표기준계는 *x*축이 체중(W)에 평행하게 놓였으며, 가는 검은색 화살표 머리들은 양의 방향을 향하고 있다. (Modified from Neumann DA: Biomecha-nical analysis of selected principles of hip joint protection, *Arthritis Care Res* 2:146, 1989.)

# 부가적인 임상 연관성

## 임상 연관성 4.3
### 토크의 임상적 측정에 대한 대항근 동시활성의 영향

근력을 측정할 때, 작용근의 *활성*과 대항근의 상대적 *이완*이 일어날 수 있도록 주의를 기울여야 한다(1장에서 *작용근*과 *대항근*의 정의 참조). 대항근의 동시활성은 내적인 알짜토크를 변경시키고 외적인 힘과 토크를 조절하거나 극복하려는 능력을 감소시킨다. 이런 개념은 휴대용 힘측정기의 사용을 통해 설명될 수 있는데, 측정기는 이전에 그림 4.19에서 설명된 것과 같다. 그림 4.31A는 대항근인 팔꿉관절 굽힘근육이 이완된 상태에서 작용근(팔꿉관절 폄근육)만의 활성으로 팔꿉관절 폄 토크를 측정하고 있는 것을 보여주고 있다. 이와는 대조적으로, 그림 4.31B는 작용근(**E**)과 대항근인 팔꿉관절 굽힘근육(**F**)이 동시활성 상태로 최대 노력으로 수행된 팔꿉관절 폄근육의 근력검사를 보여주고 있다. (이런 상황은 단지 대항근을 이완할 수 없는 건강한 사람 또는 파킨슨 질환이나 뇌성마비와 같은 신경학적 병리를 가진 사람에서 일어난다.) 작용근에 의해 생산된 내적인 토크에서 대항근에 의해 생산된 내적인 토크를 *빼줘야* 한다. 결과적으로, 힘측정기에 가해지는 외적인 힘(**R**)이 감소된 것을 보면 알 수 있듯이, 내적인 *알짜*토크는 감소한다. 검사 조건이 등척이기 때문에, 측정된 외적인 토크는 감소된 내적인 알짜토크와 크기는 같고 방향은 반대가 된다. 여기서 중요한 임상적 사항은 그림 4.31의 검사 *A*와 *B*에서 팔꿉관절 폄근육의 힘과 토크가 동등할 수 있음에도 불구하고, 외적인 토크는 검사 *B*에서 좀 더 *낮게* 측정된다는 것이다. 이러한 상황은 실제로 작용근이 약하지 않음에도 불구하고, 작용근의 상대적 약화가 있다는 잘못된 인상을 주게 될 것이다. 항상 그렇듯이, 관절반작용력(**J**)은 관절을 가로지르는 *모든* 힘의 총합에 대한 반응으로 발생하므로 대항근이 활성되는 검사 *B*에서 *증가*할 것이다.

A
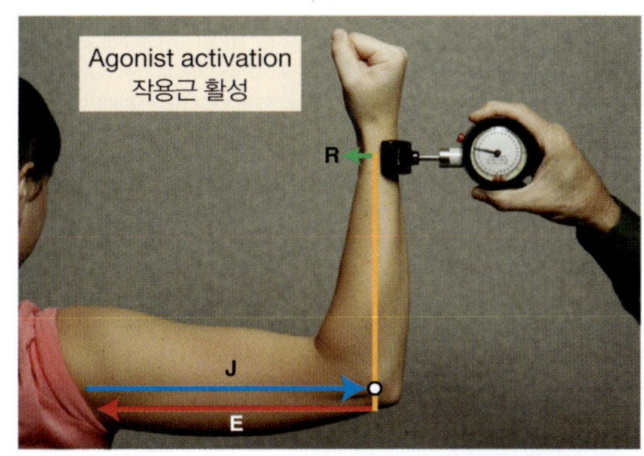


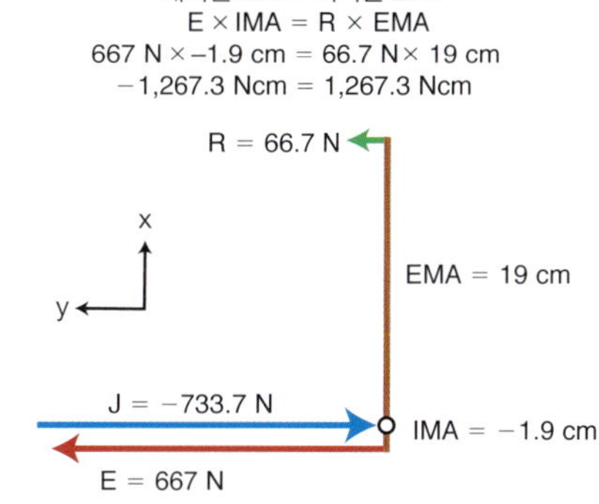


B
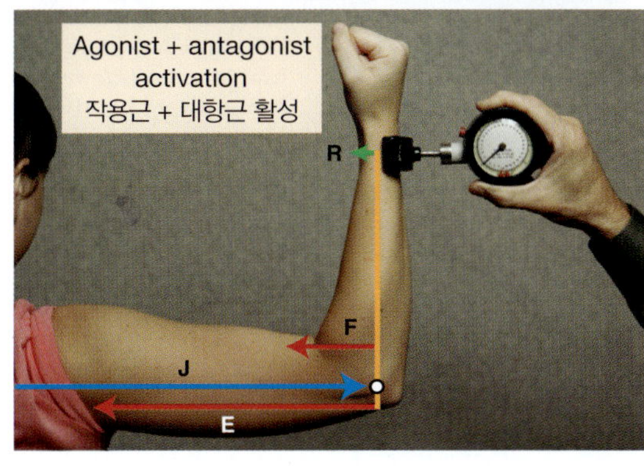


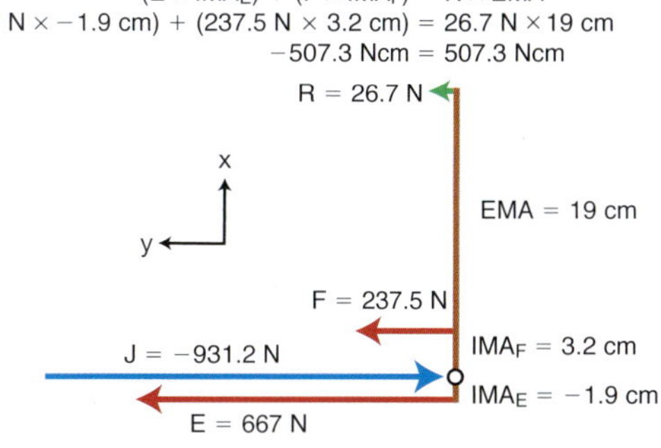


**그림 4.31** 작용근(팔꿉관절 폄근육)과 대항근(팔꿉관절 굽힘근육)의 동시활성이 등척 팔꿉관절 폄의 근력(토크)에 미치는 영향을 보여주고 있다. (A) 작용근(팔꿉관절 폄근육)만 활성, 상황과 약어는 그림 4.19A에서 사용된 것과 같다. (B) 대상자가 팔꿉관절 폄근육과 (대항근인) 팔꿉관절 굽힘근육을 동시활성시켜, 팔꿉관절 폄의 힘(E)과 팔꿉관절 굽힘의 힘(F)을 동시에 생산하고 있다. F와 E는 팔꿉관절에 대해 서로 반대 방향의 토크를 발생시키기 때문에, 팔꿉관절 폄의 알짜토크는 감소된다. 그러나 관절반작용력(J)의 크기는 그림 B에서 증가된다는 것에 주목하라. 벡터들은 비슷한 비율로 그려졌다. 글상자 4.1에 요약된 규칙에 근거해, 폄근육에 의해 사용된 내적인 모멘트팔은 음의 숫자로 부여되었다. 이로 인해, 맞서고 있는 내적인 토크에는 반대 방향의 돌림운동이 부여된다. *EMA*: 외적인 모멘트 팔, $IMA_F$과 $IMA_E$: 각각 팔꿉관절 굽힘근육과 폄근육의 내적인 모멘트팔, *R*: 힘측정기로 측정된 외적인 힘.

## 참고문헌


1. Ahmadi A, Destelle F, Unzueta L, et al.: 3D human gait reconstruction and monitoring using body-worn inertial sensors and kinematic modeling, *IEEE Sensors J* 16:8823–8831, 2016. https://doi.org/10.1109/jsen.2016.2593011.
2. Ajemian S, Thon D, Clare P, et al.: Cane-assisted gait biomechanics and electromyography after total hip arthroplasty, *Arch Phys Med Rehabil* 85:1966–1971, 2004.
3. Bonnet S, Heliot R: A magnetometer-based approach for studying human movements, *IEEE Trans Biomed Eng* 54:1353–1355, 2007. https://doi.org/10.1109/TBME.2007.890742.
4. Bonnet V, Joukov V, Kulić D, et al.: Monitoring of hip and knee joint angles using a single inertial measurement unit during lower limb rehabilitation, *IEEE Sensors J* 16:1557–1564, 2015.
5. Caldas R, Mundt M, Potthast W, et al.: A systematic review of gait analysis methods based on inertial sensors and adaptive algorithms, *Gait Posture* 57:204–210, 2017. https://doi.org/10.1016/j.gaitpost.2017.06.019.
6. Chandler R, Clauser CE, McConville JT, et al.: *Investigation of inertial properties of the human body, DTIC document*, Fort Belvoir, Va, 1975, Defense Technical Information Center.
7. Chen H, Schall Jr MC, Fethke N: Accuracy of angular displacements and velocities from inertial-based inclinometers, *Appl Ergon* 67:151–161, 2018. https://doi.org/10.1016/j.apergo.2017.09.007.
8. Cuadrado J, Michaud F, Lugrís U, et al.: Using accelerometer data to tune the parameters of an extended Kalman filter for optical motion capture: preliminary application to gait analysis, *Sensors* 21, 2021. https://doi.org/10.3390/s21020427.
9. Dempster WT: *Space requirements for the seated operator, WADC-TR-55-159*, Dayton, Ohio, 1955, Wright Patterson Air Force Base.
10. Enoka RM: *Neuromechanics of human movement*, ed 5, Champaign, Ill, 2015, Human Kinetics.
11. Fan X, Lind CM, Rhen IM, et al.: Effects of sensor types and angular velocity computational methods in field measurements of occupational upper arm and trunk postures and movements, *Sensors* 21, 2021. https://doi.org/10.3390/s21165527.
12. Favre J, Aissaoui R, Jolles BM, et al.: Functional calibration procedure for 3D knee joint angle description using inertial sensors, *J Biomech* 42:2330–2335, 2009. https://doi.org/10.1016/j.jbiomech.2009.06.025.
13. Fernandez JW, Pandy MG: Integrating modelling and experiments to assess dynamic musculoskeletal function in humans, *Exp Physiol* 91:371–382, 2006. https://doi.org/10.1113/expphysiol.2005.031047.
14. Hatze H: A mathematical model for the computational determination of parameter values of anthropomorphic segments, *J Biomech* 13:833–843, 1980.
15. Hetherington-Rauth M, Magalhaes JP, Alcazar J, et al.: Relative sit-to-stand muscle power predicts an older adult's physical independence at age 90 beyond that of relative handgrip strength, physical activity and sedentary time: a cross-sectional analysis, *Am J Phys Med Rehabil* 101(11):995–1000, 2022. https://doi.org/10.1097/PHM.0000000000001945.
16. Kessler SE, Rainbow MJ, Lichtwark GA, et al.: A direct comparison of biplanar videoradiography and optical motion capture for foot and ankle kinematics, *Front Bioeng Biotechnol* 7:199, 2019. https://doi.org/10.3389/fbioe.2019.00199.
17. Lawrence RL, Ellingson AM, Ludewig PM: Validation of single-plane fluoroscopy and 2d/3d shape-matching for quantifying shoulder complex kinematics, *Med Eng Phys* 52:69–75, 2018. https://doi.org/10.1016/j.medengphy.2017.11.005.
18. Lee CJ, Lee JK: Inertial motion capture-based wearable systems for estimation of joint kinetics: a systematic review, *Sensors* 22(7):2507, 2022. https://doi.org/10.3390/s22072507.
19. Lee KL, Oh TW, Gil YC, et al.: Correlation between muscle architecture and anaerobic power in athletes involved in different sports, *Sci Rep* 11:13332, 2021. https://doi.org/10.1038/s41598-021-92831-7.
20. Lewis MGC, Yeadon MR, King MA: The effect of accounting for biarticularity in hip flexor and hip extensor joint torque representations, *Hum Mov Sci* 57:388–399, 2018. https://doi.org/10.1016/j.humov.2017.09.016.
21. Marques-Sule E, Arnal-Gomez A, Buitrago-Jimenez G, et al.: Effectiveness of Nintendo Wii and physical therapy in functionality, balance, and daily activities in chronic stroke patients, *J Am Med Dir Assoc* 22:1073–1080, 2021. https://doi.org/10.1016/j.jamda.2021.01.076.
22. McGibbon CA, Krebs DE, Mann RW: In vivo hip pressures during cane and load-carrying gait, *Arthritis Care Res* 10:300–307, 1997.
23. Modest J, Clair B, DeMasi R, et al.: Self-measured wrist range of motion by wrist-injured and wrist-healthy study participants using a built-in iPhone feature as compared with a universal goniometer, *J Hand Ther* 32:507–514, 2019. https://doi.org/10.1016/j.jht.2018.03.004.
24. Moro M, Marchesi G, Hesse F, et al.: Markerless vs. Marker-based gait analysis: a proof of concept study, *Sensors* 22(5):2011, 2022. https://doi.org/10.3390/s22052011.
25. Mulroy SJ, Lassen KD, Chambers SH, et al.: The ability of male and female clinicians to effectively test knee extension strength using manual muscle testing, *J Orthop Sports Phys Ther* 26:192–199, 1997.
26. Mundt M, Koeppe A, David S, et al.: Estimation of gait mechanics based on simulated and measured IMU data using an artificial neural network, *Front Bioeng Biotechnol* 8:41, 2020. https://doi.org/10.3389/fbioe.2020.00041.
27. Mundt M, Koeppe A, David S, et al.: Prediction of ground reaction force and joint moments based on optical motion capture data during gait, *Med Eng Phys* 86:29–34, 2020. https://doi.org/10.1016/j.medengphy.2020.10.001.
28. Neumann DA, Soderberg GL, Cook TM: Comparison of maximal isometric hip abductor muscle torques between hip sides, *Phys Ther* 68:496–502, 1988.
29. Neumann DA: Hip abductor muscle activity as subjects with hip prostheses walk with different methods of using a cane, *Phys Ther* 78:490–501, 1998.
30. Nooijen CFJ, Muchaxo R, Liljedahl J, et al.: The relation between sprint power and road time trial performance in elite para-cyclists, *J Sci Med Sport* 24:1193–1198, 2021. https://doi.org/10.1016/j.jsams.2021.04.014.
31. Olson VL, Smidt GL, Johnston RC: The maximum torque generated by the eccentric, isometric, and concentric contractions of the hip abductor muscles, *Phys Ther* 52:149–158, 1972.
32. Papi E, Koh WS, McGregor AH: Wearable technology for spine movement assessment: a systematic review, *J Biomech* 64:186–197, 2017. https://doi.org/10.1016/j.jbiomech.2017.09.037.
33. Picerno P, Caliandro P, Iacovelli C, et al.: Upper limb joint kinematics using wearable magnetic and inertial measurement units: an anatomical calibration procedure based on bony landmark identification, *Sci Rep* 9:14449, 2019. https://doi.org/10.1038/s41598-019-50759-z.
34. Sandau M, Koblauch H, Moeslund TB, et al.: Markerless motion capture can provide reliable 3D gait kinematics in the sagittal and frontal plane, *Med Eng Phys* 36(9):1168–1175, 2014.
35. Schellenberg F, Oberhofer K, Taylor WR, et al.: Review of modelling techniques for in vivo muscle force estimation in the lower extremities during strength training, *Comput Math Methods Med* 2015:483921, 2015. https://doi.org/10.1155/2015/483921.
36. Shahabpoor E, Pavic A: Measurement of walking ground reactions in real-life environments: a systematic review of techniques and technologies, *Sensors* 17(9):2085, 2017. https://doi.org/10.3390/s17092085.
37. Sheerin KR, Besier TF, Reid D: The influence of running velocity on resultant tibial acceleration in runners, *Sports BioMech* 19:750–760, 2020. https://doi.org/10.1080/14763141.2018.1546890.
38. Sheerin KR, Reid D, Besier TF: The measurement of tibial acceleration in runners-a review of the factors that can affect tibial acceleration during running and evidence-based guidelines for its use, *Gait Posture* 67:12–24, 2019. https://doi.org/10.1016/j.gaitpost.2018.09.017.
39. Simoneau GG, Bereda SM, Sobush DC, et al.: Biomechanics of elastic resistance in therapeutic exercise programs, *J Orthop Sports Phys Ther* 31:16–24, 2001.
40. Simpkins C, Yang F: Muscle power is more important than strength in preventing falls in community-dwelling older adults, *J Biomech* 134:111018, 2022. https://doi.org/10.1016/j.jbiomech.2022.111018.
41. Steene-Johannessen J, Hansen BH, Dalene KE, et al.: Variations in accelerometry measured physical activity and sedentary time across Europe - harmonized analyses of 47,497 children and adolescents, *Int J Behav Nutr Phys Act* 17:38, 2020. https://doi.org/10.1186/s12966-020-00930-x.
42. Thomas M, Muller T, Busse MW: Quantification of tension in Thera-Band and Cando tubing at different strains and starting lengths, *J Sports Med Phys Fitness* 45:188–198, 2005.
43. Thomas SJ, Zeni JA, Winter DA: *Winter's biomechanics and motor control of human movement*, ed 5, Hoboken, NJ, 2022, John Wiley & Sons.
44. Valevicius AM, Jun PY, Hebert JS, et al.: Use of optical motion capture for the analysis of normative upper body kinematics during functional upper limb tasks: a systematic review, *J Electromyogr Kinesiol* 40:1–15, 2018. https://doi.org/10.1016/j.jelekin.2018.02.011.
45. Van den Berghe P, Six J, Gerlo J, et al.: Validity and reliability of peak tibial accelerations as real-time measure of impact loading during over-ground rearfoot running at different speeds, *J Biomech* 86:238–242, 2019. https://doi.org/10.1016/j.jbiomech.2019.01.039.
46. Zhu Z, Massimini DF, Wang G, et al.: The accuracy and repeatability of an automatic 2D-3D fluoroscopic image-model registration technique for determining shoulder joint kinematics, *Med Eng Phys* 34:1303–1309, 2012. https://doi.org/10.1016/j.medengphy.2011.12.021.
47. Zonta MB, Diaferia G, Pedroso JL, et al.: *Rehabilitation of ataxia, Movement disorders rehabilitation*, SpringerLink, 2017, pp 83–95.

## 학습문제_Study Questions

1. Special Focus 4.6에서 소개된 개념을 확장한 문제이다. 그림 4.16A를 참조하고, (최대하의) 근육 노력이 변하지 않는다고 가정할 때:
   a. 팔꿉관절이 110°의 굽힘 위치에 있게 되면 왜 내적인 토크가 감소되는지 설명하라.
   b. 팔꿉관절이 45°의 굽힘 위치에 있게 되면 아래팔-손 분절에 대해 작용하고 있는 중력으로부터의 외적인 토크는 어떻게 변하는가?
2. 임상 연관성 4.3에서 소개된 근육 동시활성의 개념을 확장한 문제이다. 그림 4.31B를 이용하여, 다음과 같이 조건이 변하면 외적인 힘(R)의 크기는 어떻게 되는가?
   a. F는 동일하게 유지되지만, E가 증가된다면?
   b. F는 동일하게 유지되지만, E가 감소된다면?
   c. E는 동일하게 유지되지만, F가 증가된다면?
   d. E는 동일하게 유지되지만, F가 감소된다면?
3. 물체의 질량과 질량관성모멘트가 어떻게 다른가?
   a. 돌림운동하고 있는 팔다리의 질량관성모멘트가 질량의 증가 없이 어떻게 증가할 수 있는지 예를 제시하라.
   b. 돌림운동하고 있는 팔다리의 질량관성모멘트가 활성된 근육 힘의 요구에 영향을 미치지 않는 상황을 설명하라.
4. 해부학적 자세에서 인체 질량중심의 대략적인 위치는 어디인가?
   a. 팔이 머리 위로 올라간다면 인체 질량중심의 위치는 어떻게 변하는가?
   b. 양다리(넓적다리)가 절단된 이후에 인체 질량중심의 위치는 어떻게 변하는가?
5. 어떤 상황에서 근육이 관절을 가로지르는 힘은 생산하고 토크는 발생시키지 않는가?
6. 그림 4.29는 체중에 의해 생산된 2가지 수준의 외적인(무릎관절 굽힘) 토크를 보여주고 있다.
   a. 어떤 무릎관절 각도에서 무릎관절의 외적인 토크가 0으로 감소되는가?
   b. 어떤 무릎관절 각도에서 무릎관절의 외적인 토크가 굽힘 토크를 유발하는가?
7. 심각한 엉덩관절의 관절염은 넓적다리뼈의 머리와 목에 뼈의 재형성을 유발할 수 있다. 어떤 경우에, 이런 재형성은 엉덩관절 벌림근육의 내적인 모멘트팔을 감소시킨다(그림 4.30에서의 D).
   a. 이론적으로, 오른쪽 (디딤쪽) 엉덩관절에 대한 전두면에서의 돌림평형이 유지되는 동안, 내적인 모멘트팔에서의 50% 감소는 엉덩관절의 관절반작용력에 어떤 영향을 미치는가?
   b. 넓적다리뼈머리의 관절면이 침식되었다 가정하면, 내적인 모멘트팔에서의 감소가 엉덩관절의 압력에 어떤 영향을 미치는가?
8. 어떤 사람이 옆으로 누운(본질적으로 중력이 제거됨) 자세에서 빠르게 엉덩관절을 굽힘하려고 준비한다고 가정하자. 무릎이 펴진 상태의 유지는 엉덩관절 굽힘근육의 힘 요구에 대해 어떤 영향을 미치는가?
9. 그림 4.18A에서 보여주고 있는 네갈래근이 5 cm의 내적인 모멘트팔을 가지고 있다고 가정하자.
   a. 적용된 외적인 토크의 크기에 근거해, 무릎관절에 대한 정적인 돌림평형을 유지하기 위해 얼마나 많은 무릎관절 폄근육의 힘이 요구되는가?
   b. 동일한 외적인 힘(100 N)이 무릎에서 30 cm 먼쪽에 적용된다면 얼마나 많은 근육 힘이 필요한가?
10. 치료사가 네갈래근의 근력약화를 가진 환자에 대해, 일반 의자에서 일어나는 동작을 도와주고 있다고 가정하자. 이런 동작을 위한 준비로, 치료사는 안전범위 내에서 엉덩관절에 대해 가능한 한 많이 앞쪽으로 구부리라고 말한다. 이런 준비 동작은 앉기에서 서기로의 활동의 성공을 어떻게 증가시키는가?

## 학습문제_*Study Questions* (계속)

*확장된 임상 생체역학 시나리오*

다음 2개의 생체역학적 문제는 이 장에서 제시된 3개의 문제와 유사하다. 이 문제들은 정적평형의 가정에 근거해 제시된다. 이 문제들의 일부는 부록 I, Part B에 나온 표의 인체측정학적 자료를 필요로 한다.

**11.** 그림 4.32에서 보여주고 있는 대상자는 서 있는 자세에서 손목 띠에 부착된 케이블이 제공하는 저항에 대해 어깨 근육의 안쪽돌림 운동을 수행하고 있다. 운동은 어깨의 35° 바깥돌림 상태에서 안쪽돌림근육에 대한 등척활성을 하고 있다. 운동을 수행하는 동안, 어깨는 중립의 굽힘–폄 그리고 벌림–모음 상태를 유지하고 있다. 글상자에서 제공하고 있는 자료와 표 4.2의 변환인자를 사용하여, 근육 힘(M)과 관절 반작용력(J)을 뉴턴 단위로 결정하라.

**a.** 저항(외적인) 토크가 가장 큰 어깨의 돌림(수평면) 위치는 어디인가?

**b.** (i) 70°의 바깥돌림과 (ii) 30°의 안쪽돌림에서 최대의 저항(외적인) 토크가 일어나기 위해 대상자의 신체는 어떻게 위치되어야 하는가?

**c.** 이 장에서 제시한 이전의 문제들에서, 분절 무게는 힘과 토크의 분석에 포함되었다. 이 문제에서, 아래팔–손 분절의 무게는 수평면 토크(즉, $+z$와 $-z$ 방향의 토크)에 기여하는가? 왜 그런가 아니면 왜 그렇지 아니한가?

**d.** 같은 운동이지만 그림 4.32처럼 서 있는 것이 아니라 바로 누운 자세에 있다고 가정하자. 어깨가 완전한 안쪽과 바깥 가동범위를 통해 움직이고 있을 때, 아래팔–손 분절의 무게가 $+z$ 또는 $-z$ 방향의 토크에 어떻게 기여하는가?

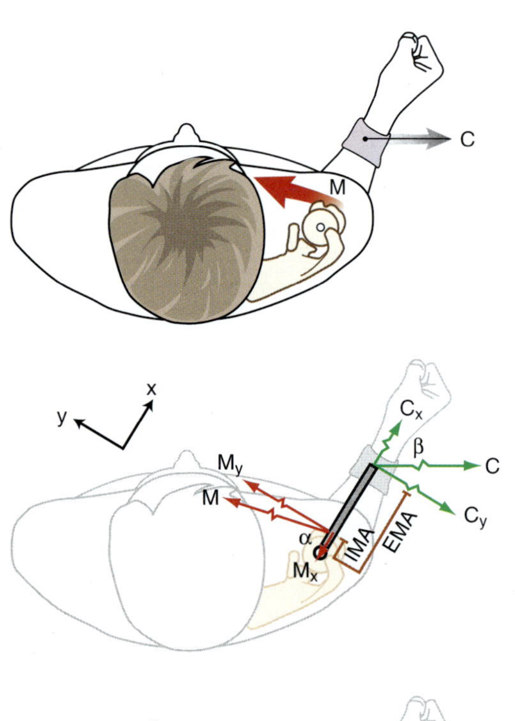


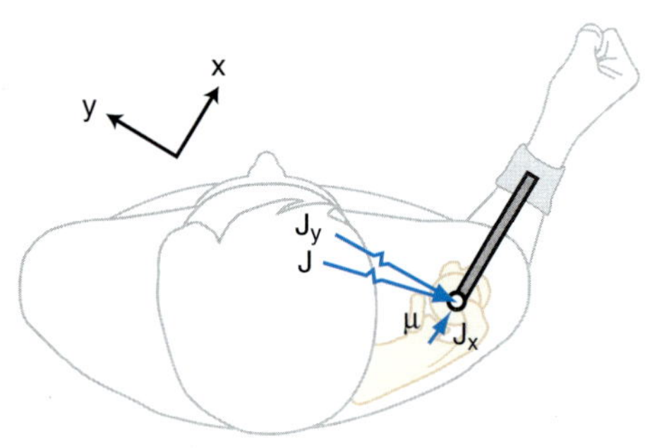


각도:
- 위팔뼈에 대한 M의 정지각(α) = 70°
- 케이블과 $x$축 사이의 각도(β) = 55°
- $x$축에 대한 J의 각도(μ) = 알려지지 않음

힘:
- 케이블 힘(C) = 15 lbs
- 근육 힘(M) = 알려지지 않음
- 어깨에서의 관절반작용력(J) = 알려지지 않음

모멘트팔:
- $C_y$에 대한 외적인 모멘트팔(EMA) = 8 inches
- $M_y$에 대한 내적인 모멘트팔(IMA) = 2.6 inches

그림 4.32

(계속)

## 학습문제_Study Questions (계속)

**12.** 그림 4.33은 180파운드의 대상자가 탄력밴드로 제공된 저항에 대해 어깨의 굽힘을 시도하고 있는 시상면 모습이다. 근육 힘(M)과 관절반작용력(J)을 뉴턴 단위로 결정하기 위해 그림과 글상자의 자료를 사용하라.

이 문제는 표 4.2와 부록 I, Part B, 표 I.2의 인체측정학 정보를 사용한 단위 변환이 필요하다. 표 I.2를 위해, 손의 길이는 포함하고 있지는 않지만 "전체 팔" 분절을 위한 인체측정학적 자료를 이용하라. 이런 "전체 팔" 분절은 글상자에서 60 cm로 언급된다.

**a.** 접시위팔관절주머니의 어떤 부분이 이러한 운동으로 가장 스트레스를 받게 되는가?

**b.** 어깨의 시상면 위치에서 전체 팔 무게에 의한 외적인 토크가 최대가 되는 지점은 어디인가?

**c.** 어깨의 시상면 위치에서 탄력밴드의 외적인 모멘트팔이 최대가 되는 위치는 어디인가? 또한, 이 위치가 탄력밴드에 의해 생산되는 최대 토크의 위치가 되는가? 왜 그런가 아니면 왜 그렇지 아니한가?

**d.** 팔의 무게는 무시하고, (a) 손에 쥐고 있는 27 N(약 6 lb)의 무게와 (b) 탄력밴드의 힘을 사용하여 0~180°의 굽힘 동안 $-z$(폄) 방향에서 생산된 외적인 토크를 추정하라.

각도:
- 110° 굽힘 상태의 어깨
- 위팔뼈에 대한 M의 정지각(α) = 25°
- $x$축에 대한 E의 각도(β) = 40°
- $x$축에 대한 J의 각도(μ) = 알려지지 않음

힘:
- 대상자의 체중 = 180 lbs
- 탄력밴드 힘(E) = 55 N
- 근육 힘(M) = 알려지지 않음
- 어깨에서의 관절반작용력(J) = 알려지지 않음

모멘트팔:
- $E_y$에 대한 외적인 모멘트팔($EMA_{E_y}$) = 66 cm
- $M_y$에 대한 내적인 모멘트팔(IMA) = 10 cm
- 분절 길이(자뼈붓돌기까지) = 60 cm

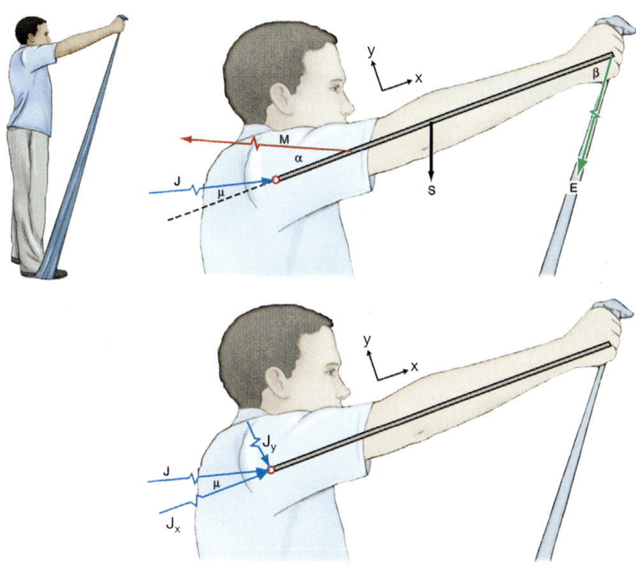


그림 4.33

부 록

# I

# 삼각법 복습과 인체측정학 자료

## Trigonometry Review and Anthropometric Data

**Part A:**

직각삼각법에 대한 기본적 검토

**Part B:**

인체측정학 자료

## Part A: 직각삼각법에 대한 기본적 검토

삼각함수는 직각삼각형의 각과 변 사이에 존재하는 관계를 기반으로 한다. 삼각형의 변은 거리, 힘의 크기, 속도, 그리고 기타 물리적 특성을 나타낼 수 있다. 정량적 분석에 사용되는 4가지의 일반적인 삼각함수는 표 I.1에 제시되었다. 각각의 삼각함수는 주어진 각도에 대해 특정한 값을 갖는다. 직각삼각형의 두 변을 나타내는 벡터를 알고 있다면, 직각삼각형의 나머지 한 변은 *피타고라스의 정리*인 $a^2 = b^2 + c^2$을 사용하여 결정할 수 있는데, 여기서 a는 직각삼각형의 빗변이다. 직각이 아닌 한 변과 한 각을 알고 있다면, 직각삼각형의 나머지 변들은 표 I.1에서 제시한 4개의 삼각함수 중 하나를 이용하여 결정할 수 있다. 어떤 두 변을 알고 있다면 역삼각함수(아크사인, 아크코사인, 아크탄젠트 등)를 사용하여 각을 결정할 수 있다.

그림 I.1은 등척활성 동안 뒤어깨세모근(posterior deltoid)의 힘 성분을 결정하기 위한 삼각법의 사용을 보여주고 있다. 뼈에 대한 근육의 정지각(α)은 45°이다. 선택된 *xy*-좌표기준계에 근거해, 근육 힘(M)의 직각 성분은 $M_x$(팔과 평행)와 $M_y$(팔에 수직)로 지정된다. 200 N의 근육 힘이 주어졌을 때, $M_x$와 $M_y$는 다음과 같은 방법에 의해 결정될 수 있다.*

$$M_x = M\cos 45° = 200\text{ N} \times 0.707 = -141.4\text{ N}^*$$
$$M_y = M\sin 45° = 200\text{ N} \times 0.707 = 141.4\text{ N}$$

*음의 $M_x$ 값은 힘이 *x*축의 화살표 머리에서 *멀어지는* 방향으로 작용한다는 것을 나타낸다.

$M_x$와 $M_y$를 알고 있다면, M(빗변)은 피타고라스의 정리를 이용하여 다음과 같이 결정될 수 있다:

$$M^2 = (M_X)^2 + (M_Y)^2$$
$$M = \sqrt{-141.4^2 + 141.4^2}$$
$$M = 200\text{ N}$$

벽면 도르래, 체중, 또는 임상가의 손과 같은 것에 의해 발휘되는 *외적인 힘*의 직각 성분은 근육(내적인) 힘을 결정하는 데 사용된 방법과 같은 방법으로 결정된다.

또한 삼각법은 하나 이상의 성분과 정지각(그림 I.1에서의 α)을 알고 있을 때 근육 합력의 크기를 결정하는 데에도 사용될 수 있다. 그림 I.1과 동일한 예를 고려해 보는데, 이번에는 $M_y$를 알고 있다고 가정하고 뒤어깨세모근의 합력을 결정하는 것이 분석의 목적이다. 그림 I.1에서 나타내고 있듯이, 근육(M)의 방향(정지각)

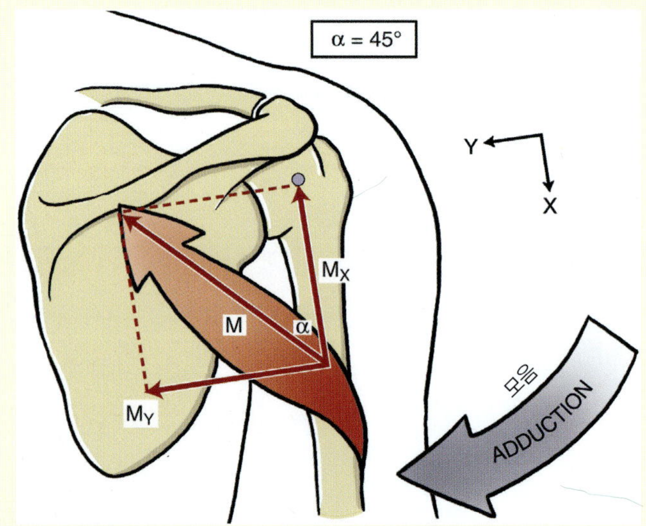


**그림 I.1** 뒤어깨세모근의 정지각(α = 45°)과 합력(M)이 주어졌다면, 근육 힘의 2개의 직각 힘 성분($M_x$와 $M_y$)은 삼각함수를 이용하여 결정된다. 접시위팔관절에서의 돌림축은 위팔뼈머리에 있는 작은 원으로 나타냈다.

**표 I.1 생체역학적 분석에서 일반적으로 이용되는 직각삼각함수**

| 삼각함수 | 정의 |
|---|---|
| 사인(sin) $\alpha$ | 높이/빗변 |
| 코사인(cos) $\alpha$ | 밑변/빗변 |
| 탄젠트(tan) $\alpha$ | 높이/밑변 |
| 코탄젠트(cot) $\alpha$ | 밑변/높이 |

$\alpha$, 직각삼각형 내의 각도.

은 $x$축에 대해 45°이다. 근육 합력의 크기(직각삼각형의 빗변)는 다음과 같은 직각삼각형 성분들의 관계를 이용하여 얻을 수 있다.

$$\sin 45° = M_y/M$$
$$M = 141.4\ \text{N}/\sin 45°$$
$$M = 200\ \text{N}$$

$x$축에 대한 M의 방향(정지각)은 역사인함수와 같은 여러 삼각함수 중 하나에 의해 수학적으로 검증될 수 있다. $M_x$와 $M_y$만을 알고 있다면, M의 방향은 역탄젠트함수를 사용하여 결정될 수 있다. 힘의 성분들은 항상 합력의 크기보다 작은 크기를 갖는다는 것에 주목하라.

**주의**: 합력은 양 또는 음의 방향을 가진 힘의 $x$ 성분과 $y$ 성분의 어떤 결합으로 생길 수 있다. 따라서 힘의 성분 중 하나가 0이 아니라면, 합력의 *방향*은 단순히 양 또는 음의 기호를 부여하여 설명할 수는 없다. 이 책의 목적을 위해, 특히 4장에서는 합력의 방향을 기준계의 $x$축 또는 $y$축에 대한 절대*각도*로 표현한다. (삼각법으로 계산된 합력이나 이들의 각도가 음의 값을 가질 경우에는 양의 값으로 간주될 수 있다.)

## Part B: 인체측정학 자료

**표 I.2 해부학적 자세에서 신체 분절의 무게와 중력중심의 위치에 대한 인체측정학 자료(팔다리의 자료는 한쪽만 제시되었음)**

| 분절 | 정의* | 전체 체중의 백분율로 표시한 분절 무게 | 중력중심: 분절 길이의 백분율로 표시한 몸쪽(또는 머리쪽) 끝부분으로부터의 위치 |
|---|---|---|---|
| 손 | 손목관절의 축에서부터 셋째손가락의 몸쪽 손가락뼈사이관절(PIP)까지 | 0.6% | 50.6% |
| 아래팔 | 팔꿉관절의 축에서부터 자뼈붓돌기까지 | 1.6% | 43% |
| 위팔 | 접시위팔관절의 축에서부터 팔꿉관절의 축까지 | 2.8% | 43.6% |
| 아래팔-손 | 팔꿉관절의 축에서부터 자뼈붓돌기까지 | 2.2% | 68.2% |
| 전체 팔 | 접시위팔관절의 축에서부터 자뼈붓돌기까지 | 5% | 53% |
| 발 | 가쪽복사에서부터 둘째발허리뼈머리까지 | 1.45% | 50% |
| 정강이(아래다리) | 넓적다리뼈관절융기들에서부터 안쪽복사까지 | 4.65% | 43.3% |
| 넓적다리 | 큰돌기에서부터 넓적다리뼈관절융기들까지 | 10% | 43.3% |
| 정강이-발 | 넓적다리뼈관절융기들에서부터 안쪽복사까지 | 6.1% | 60.6% |
| 전체 다리 | 큰돌기에서부터 안쪽복사까지 | 16.1% | 44.7% |
| 머리-목 | 바깥귀길에서부터 C7~T1(첫째갈비뼈)까지 | 8.1% | 0%(바깥귀길에서) |
| 몸통 | 접시위팔관절의 축에서부터 큰돌기까지 | 49.7% | 50% |
| 몸통-머리-목 | 접시위팔관절의 축에서부터 큰돌기까지 | 57.8% | 34% |

*이 표에서 제시된 일부 정의들이 분절의 실제 끝 지점을 나타내지 않더라도, 이러한 지점은 인체에서 쉽게 식별할 수 있는 위치들이다. 이 표에 있는 분절 무게와 중력중심의 위치에 대한 값들은 분절의 정의와 실제 끝 지점 사이의 차이를 고려하여 산출되었다. 예를 들어 아래팔을 위한 분절의 정의는 아래팔-손 분절의 정의와 같지만, 아래팔-손의 분절 무게와 중력중심의 위치에 대한 백분율은 손의 질량을 고려하여 더 크다.

Winter DA: *Biomechanics and motor control of human movement*, ed 3, New York, 2005, John Wiley & Sons. 이 장에서는 정적인 분석에 대해서만 언급하기 때문에 질량관성모멘트는 표에 포함되지 않았다.

# Section II

# 팔

## Upper Extremity

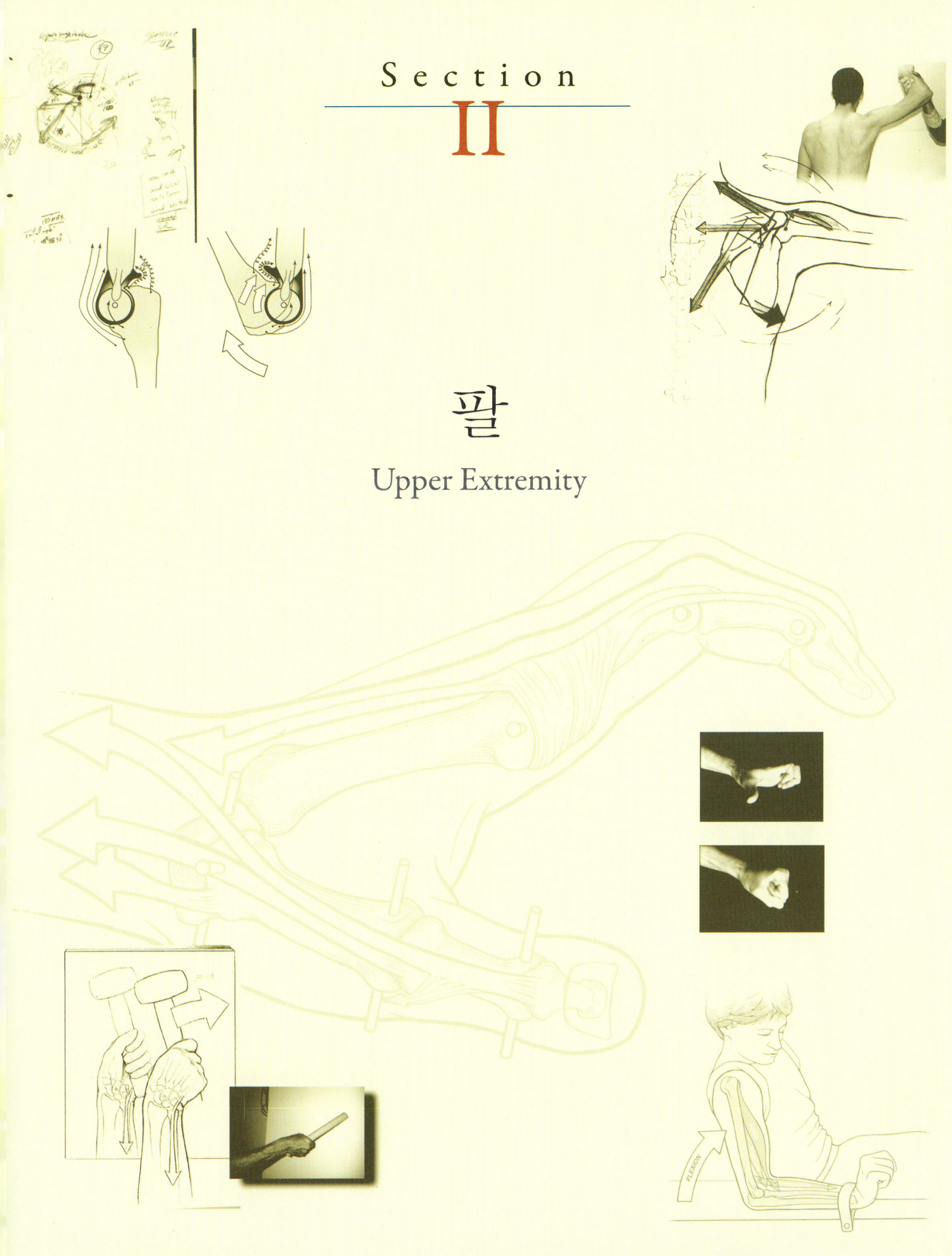

Section II

# 팔



II부는 4개의 장으로 나눠져 있으며, 팔에 있는 중요 관절영역의 운동학에 대해 설명한다. 해부학적으로 각 영역을 분리하여 제시하고는 있지만, 이 4개의 영역은 손이 환경과 가장 적절하게 상호작용할 수 있는 위치로 배치될 수 있도록 기능적으로 협력한다. 어떤 영역에서의 근육이나 관절의 기능 문제는 전체적인 팔의 기능을 크게 방해할 수 있다. II부를 통해 설명하겠지만, 팔의 근육과 관절에서의 기능손상은 개인위생, 생계, 그리고 여가활동과 관계된 많은 중요한 활동의 수행을 어렵게 하거나 그 질적인 면에서의 감소를 초래할 수 있다.

## 부가적인 임상 연관성

각 장의 마지막 부분에서는 부가적인 임상 연관성에 대해 제시하였다. 임상 연관성을 제시한 이유는 각 장에서 언급된 운동학과 관련된 특정 임상적 개념들을 강조하고 확장시키기 위해 의도한 것이다.

## 학습문제

또한 각 장의 마지막 부분에는 학습문제가 제시된다. 학습문제는 각 장에 포함된 주요 개념을 복습하고 보강하기 위해 제시된 것이다. 이런 질문에 답을 하는 과정은 시험을 준비하는 학생들에게 효과적인 방법이 될 것이다.

Chapter 5

# 어깨복합체

## Shoulder Complex

**주제 요약**



팔에 대한 연구는 복장뼈, 빗장뼈, 갈비뼈, 어깨뼈, 그리고 위팔뼈에 의해 역학적으로 상호 연관된 4개의 관절이 구성하는 *어깨복합체(shoulder complex)*로부터 시작한다(그림 5.1). 이런 관절들은 팔에 대한 큰 가동범위를 제공하여, 손을 뻗어 물체를 조작할 수 있는 능력을 증가시킨다. 어떤 한 관절에서의 구조적 완전성이 감소되면 전체 영역의 기능적 가동성 및 통증 없는 움직임을 방해할 수 있다. 어깨복합체 내의 근육들은 여러 관절에 걸쳐 매우 협응된 동작을 만들어 내기 위해 '팀'으로 작용한다. 근육들이 서로 협력적으로 작용하는 특성은 능동움직임의 다양성, 조절, 그리고 넓은 범위를 촉진한다. 그러나 어떤 한 근육에서의 약화나 감소된 활성만으로도 어깨 전체의 운동형상학적 순서를 방해할 수 있다.

어깨와 관계된 움직임 기능장애(movement impairment)의 병리역학적 원인에 대한 평가와 판단 그리고 정보에 입각한 효과적인 치료의 결정을 위해, 근육뼈대 해부학과 움직임의 역학적 기초에 대한 철저한 이해는 필수적이다.

그림 5.1 오른쪽 어깨복합체의 관절들.

## 골학

### 복장뼈

복장뼈(sternum)는 복장뼈자루, 복장뼈몸통, 그리고 칼돌기로 구성되어 있다(그림 5.2). *복장뼈자루(manubrium)*는 타원형으로 된 한 쌍의 *빗장관절면(clavicular facet)*을 갖고 있으며, 이들은 빗장뼈(clavicle)와 관절한다. 복장뼈자루의 가쪽 가장자리에 위치된 *갈비관절면(costal facet)*들은 첫째와 둘째갈비뼈를 위한 부착자리를 양쪽에서 제공한다. *목아래파임(jugular notch)*은 빗장관절면의 사이인 복장뼈자루의 위면에 위치하고 있다.

**복장뼈의 골학적 특징**

- 복장뼈자루
- 빗장관절면
- 갈비관절면
- 목아래파임

### 빗장뼈

위에서 바라보면, 빗장뼈*몸통(shaft)*의 앞면은 일반적으로 안쪽으로 볼록하고 가쪽으로 오목한 만곡을 가지고 있다(그림 5.3). 해부학적 자세에서 팔이 안정 상태에 있을 때, 빗장뼈의 장축(long axis)은 수평면에 대해 약간 위쪽을 향하고 있으며 전두면에 대해서는 약 20° 정도 뒤쪽을 향하고 있다(그림 5.4, 각도 A).[154] 둥글고 돌출된 빗장뼈의 안쪽끝 또는 *복장끝(sternal end)*은 복장뼈와 관절한다(그림 5.3). 빗장뼈의 *갈비관절면(costal facet)* (그림 5.3, 아래면)은 첫째갈비뼈에 닿아 있다. 갈비관절면에서 가쪽과 약간 뒤쪽으로 가면 *갈비거친면(costal tuberosity)*이 있으며, 갈비빗장인대(costoclavicular ligament)를 위한 부착부위를 제공한다.

빗장뼈의 가쪽끝 또는 *봉우리끝(acromial end)*은 타원형의 *봉우리관절면(acromial facet)* (그림 5.3, 아래면)에서 어깨뼈(scapula)와 관절한다. 빗장뼈 가쪽끝의 아래면에는 *원뿔인대결절(conoid tubercle)*과 *마름인대선(trapezoid line)*이 있다.

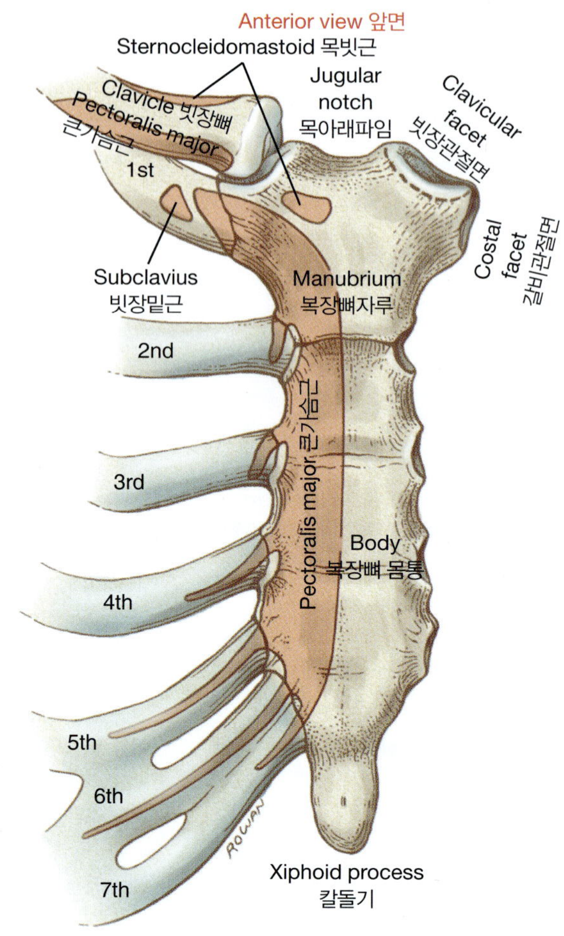


그림 5.2 왼쪽의 빗장뼈와 갈비뼈가 제거된 복장뼈의 앞면. 복장뼈의 오른쪽에는 첫째에서 일곱째까지의 갈비뼈 및 빗장뼈를 보여주고 있다. 빗장관절면 주위에 그려져 있는 점선은 복장빗장관절에서 관절주머니의 부착부위를 보여준다. 근육의 몸쪽부착부위는 빨간색으로 보여주고 있다.

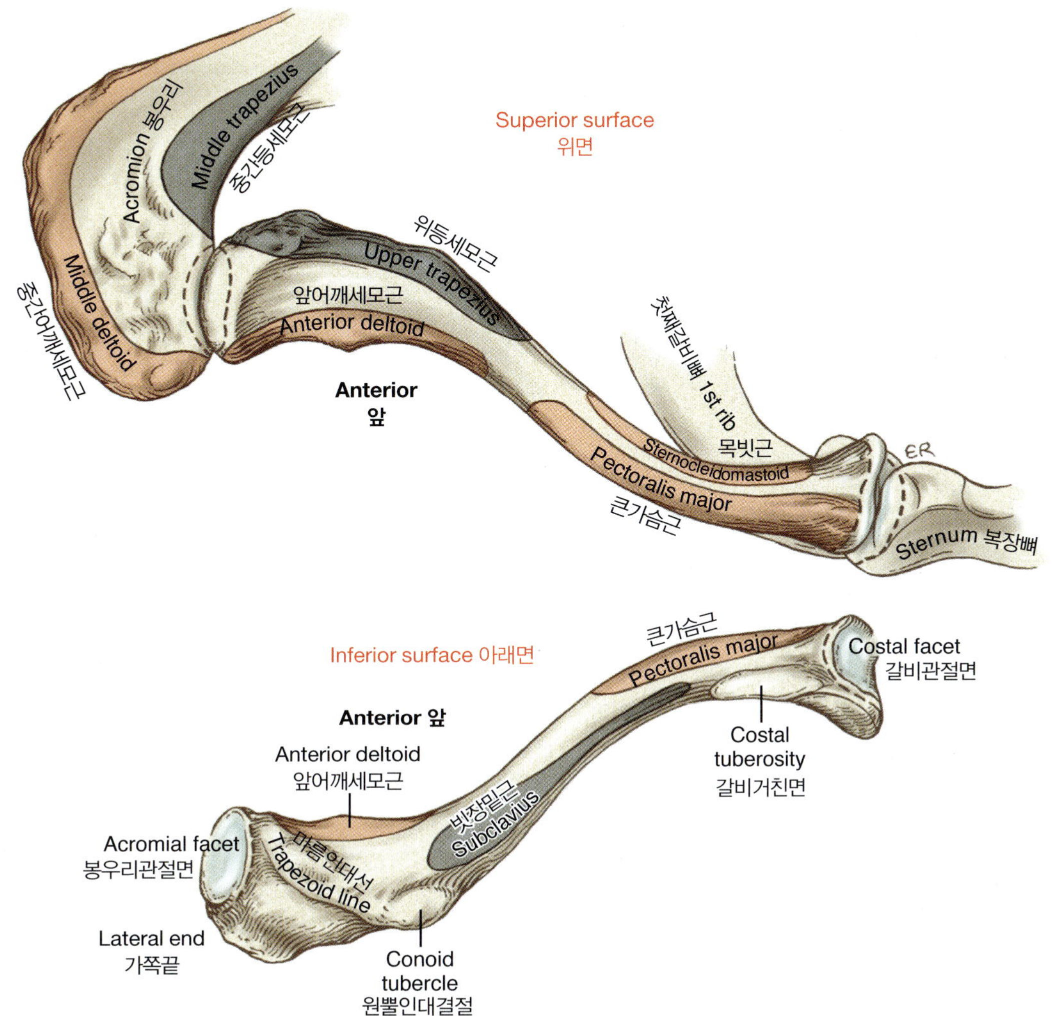


그림 5.3 오른쪽 빗장뼈의 위면과 아래면. 빗장뼈 양쪽 끝 주위의 점선은 관절주머니의 부착부위를 보여주고 있다. 근육의 몸쪽부착부위는 빨간색으로, 먼쪽부착부위는 회색으로 보여주고 있다.

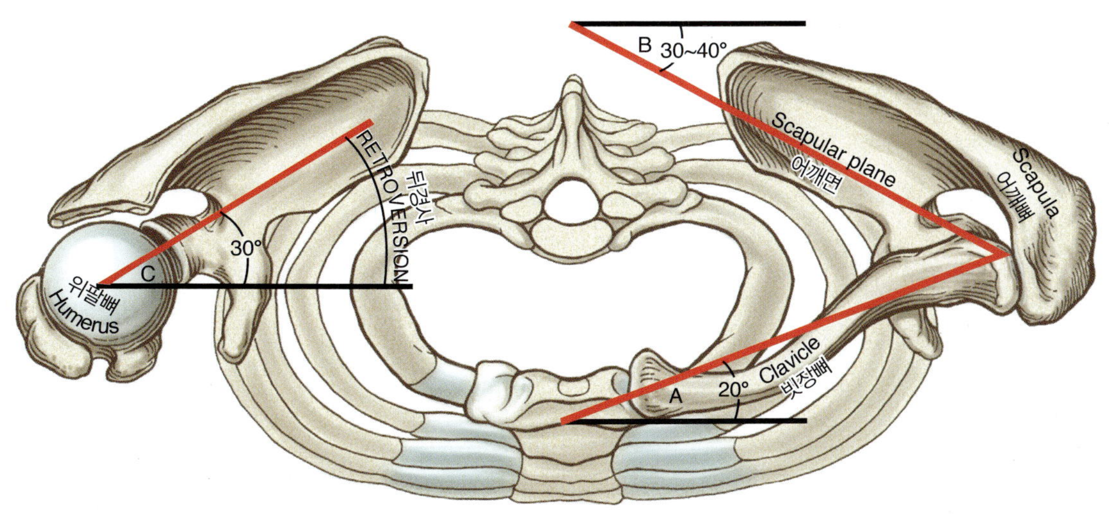


그림 5.4 해부학적 자세에서의 양 어깨의 위면. 각도 A: 전두면에 대해 뒤쪽으로 약 20° 정도 편향된 빗장뼈의 공간적 배치. 각도 B: 전두면에 대해 앞쪽으로 약 30~40° 정도 편향된 어깨뼈의 공간적 배치(어깨면, scapular plane). 각도 C: 팔꿉관절의 안-가쪽축에 대해 약 30° 정도 뒤쪽으로 향하는 위팔뼈머리의 뒤경사(retroversion). 오른쪽 빗장뼈와 봉우리는 오른쪽 접시위팔관절의 위쪽을 노출시키기 위해 제거되었다.

**빗장뼈의 골학적 특징**

- 빗장뼈몸통
- 복장끝
- 갈비관절면
- 갈비거친면
- 봉우리끝
- 봉우리관절면
- 원뿔인대결절
- 마름인대선

## 어깨뼈

삼각형 형태의 어깨뼈(scapula)에는 3개의 각(angle)인 *아래각*, *위각*, 그리고 *가쪽각*이 있다(그림 5.5). 팔의 동작 동안 어깨뼈의 움직임을 추적하는 편리한 방법으로 아래각(inferior angle)의 촉지가 사용된다. 또한 어깨뼈에는 3개의 모서리가 있다. 팔이 몸통 옆에 편안히 놓인 상태에서, *안쪽모서리(medial border)*는 척주에 거의 평행하게 놓여 있다. *가쪽모서리(lateral border)*는 어깨뼈의 아래각에서부터 가쪽각까지 뻗어 있다. *위모서리(superior border)*는 위각에서 가쪽으로 부리돌기(coracoid process)를 향해 뻗어 있다.

**어깨뼈의 골학적 특징**

- 각: 아래각, 위각, 가쪽각
- 모서리: 안쪽모서리, 가쪽모서리, 위모서리
- 가시위오목
- 가시아래오목
- 어깨뼈가시
- 어깨뼈가시의 뿌리
- 봉우리
- 빗장관절면
- 접시오목
- 접시위결절과 접시아래결절
- 부리돌기
- 어깨뼈밑오목

어깨뼈의 뒤면은 돌출된 *어깨뼈가시(spine)*에 의해 *가시위오목(supraspinous fossa)*과 *가시아래오목(infraspinous fossa)*으로 나눠진다. 가시위오목은 가시위근(supraspinatus)으로 채워진다. 어깨뼈가시의 안쪽끝은 *어깨뼈가시의 뿌리(root)*에서 높이가 감소

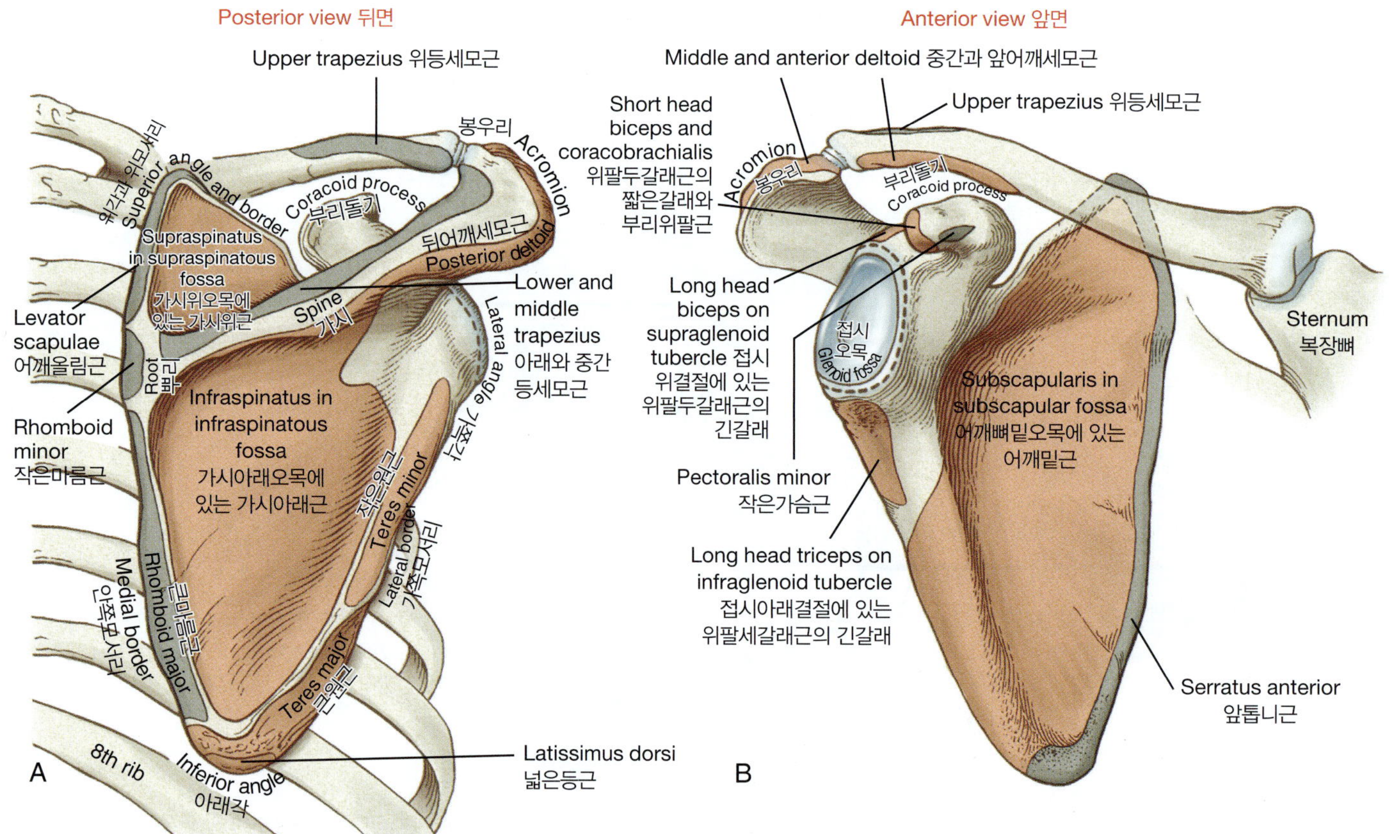


**그림 5.5** 오른쪽 어깨뼈의 뒤면(A)과 앞면(B). 근육의 몸쪽부착부위는 빨간색으로, 먼쪽부착부위는 회색으로 보여주고 있다. 점선은 접시위팔관절의 관절주머니 부착부위를 보여주고 있다.

된다. 이와는 대조적으로, 어깨뼈가시의 가쪽끝은 넓으면서 돌출된 *봉우리(acromion*, "가장 꼭대기" 또는 "가장 높음"을 의미하는 그리스어 *akros*에서 유래됨) 쪽으로 갈수록 높고 편평해진다. 봉우리는 가쪽과 앞쪽 방향으로 뻗어 있으며, 접시오목(glenoid fossa)의 위에서 수평의 선반 모양을 형성하고 있다. 봉우리에 있는 *빗장관절면(clavicular facet)*은 봉우리빗장관절(acromioclavicular joint)의 일부를 형성한다(그림 5.16B).

어깨뼈의 약간 오목한 *접시오목[glenoid fossa*, 그리스어 어원인 *glene*은 관절의 "확(socket)"을, *edios*는 "닮음"을 의미함]은 위팔뼈머리(humeral head)와 관절한다(그림 5.5B). 접시오목의 경사는 어깨뼈몸통(scapular body)을 통과하는 수평축에 대해 약 4° 정도 위쪽으로 기울어져 있다.[39] 이런 경사는 7°의 아래쪽 경사에서부터 거의 16°의 위쪽 경사까지 매우 다양한 범위를 보인다. 해부학적 자세에서 안정 시, 어깨뼈는 일반적으로 가슴(thorax)의 뒤-가쪽면에 밀착되어 위치되는데, 이때 접시오목은 전두면에 대해 약 30~40° 정도 앞쪽을 향하고 있다(그림 5.4, 각도 B). 어깨뼈의 이러한 공간적 배치를 *어깨면(scapular plane)*이라 한다. 팔을 자연스럽게 머리 위로 들어 올릴 때, 어깨뼈와 위팔뼈는 이러한 어깨면을 따라 움직이는 경향이 있다.

접시오목의 위쪽 테두리에 *접시위결절(supraglenoid tubercle)*이 위치하고, 아래쪽 테두리에 *접시아래결절(infraglenoid tubercle)*이 위치한다. 이 결절들은 각각 위팔두갈래근의 긴갈래와 위팔세갈래근의 긴갈래를 위한 몸쪽부착부위를 제공한다(그림 5.5B). 접시오목의 위쪽 테두리 근처에 "까마귀 부리 모양"을 의미하는 돌출된 *부리돌기(coracoid process)*가 있다. 부리돌기는 어깨뼈로부터 뾰족하게 돌출되어 나와 있으며, 인대와 근육을 위한 다양한 부착부위를 제공한다(그림 5.6). *어깨뼈밑오목(subscapular fossa)*은 어깨뼈의 앞면에 위치하고 있다(그림 5.5B). 어깨뼈밑오목 내의 오목부위는 두꺼운 어깨밑근(subscapularis)으로 채워진다.

## 몸쪽에서 중간까지의 위팔뼈

*위팔뼈머리(humeral head)*는 접시위팔관절(glenohumeral joint)의 볼록 성분을 형성하고 있으며, 완전한 공 모양의 거의 절반에 해당하는 형태를 갖고 있다(그림 5.7). 위팔뼈머리는 안쪽과 위쪽을 향하고 있으며, 위팔뼈몸통(humeral shaft)의 장축에 대해 약 135°의 경사각을 형성하고 있다(그림 5.8A). 성인의 위팔뼈머리는 팔꿉관절을 통과하는 안-가쪽축에 대해 수평면 내에서 약 30° 정도 뒤쪽으로 돌림(또는 비틀림)되어 있다(그림 5.8B). 이러한 돌림을 *뒤경사(retroversion)*라 하며, 어깨면 내에 위팔뼈머리가 접시오목과 관절할 수 있도록 자연스럽게 정렬시킨다(그림 5.4, 각도 C). 흥미롭게도, 약 4세 미만일 때의 위팔뼈 뒤경사는 약 65°이지만, 약 16~20세쯤에 성인의 최종 각도인 약 30°로 자연스럽게 '역회전'(감소)한다.[64,127,243] 이런 연령 이전에 위팔뼈의 몸쪽성장판에 과도한 비

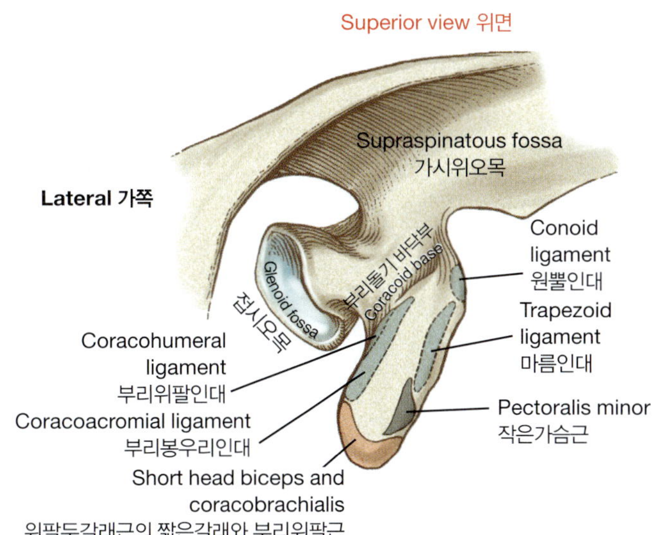


**그림 5.6** 위쪽에서 바라본 오른쪽 부리돌기의 확대된 모습. 근육의 몸쪽부착부위는 빨간색으로, 먼쪽부착부위는 회색으로 나타냈다. 인대의 부착부위는 점선으로 윤곽이 그려진 연한 파란색으로 표시되었다.

틀림 스트레스가 가해지면, 성인이 되었을 때의 최종적인 위팔뼈 뒤경사의 각도에 영향을 미칠 수 있다. 예를 들어, 어린 엘리트 오버헤드 투수의 팔에 가해지는 반복적인 바깥돌림에 의한 비틀림 스트레스는 뒤경사의 자연스런 감소를 *억제*한다.[213,243,272] 뼈대가 성숙한 엘리트 투수의 우세 어깨는 비우세 어깨에 비해 약 10~15° 정도 *더 큰* 위팔뼈 뒤경사를 가지고 있다고 연구에서는 일관되게 보여주고 있다.[192,249] 이런 투수들이 보인 과도한 뒤경사의 가능성은 약 11세 이전에 투구를 시작했을 경우 더 높아진다고 여겨진다.[132,243]

위팔뼈의 *해부목(anatomic neck)*은 위팔뼈의 몸쪽몸통과 매끄러운 위팔뼈머리의 관절면을 분리시키는 경계선이다(그림 5.7A). 위팔뼈 몸쪽끝의 앞쪽과 가쪽 둘레에는 돌출된 작은결절과 큰결절이 있다(그림 5.7B). *작은결절(lesser tubercle)*은 어깨밑근의 부착부위로, 큰결절보다는 약간 더 뾰족하고 앞쪽으로 돌출되어 있다. 크고 둥근 *큰결절(greater tubercle)*은 가시위근의 먼쪽부착부위인 *위면(upper facet)*, 가시아래근의 먼쪽부착부위인 *중간면(middle facet)*, 그리고 작은원근의 먼쪽부착부위인 *아래면(lower facet)*을 갖고 있다(그림 5.7B와 5.9).

날카로운 *능선(crest)*들이 큰결절과 작은결절의 앞면에서 몇 센티미터 먼쪽으로 연장된다. 이 능선들은 큰가슴근과 큰원근의 먼쪽부착부위를 제공한다(그림 5.7A). 이 능선들의 사이를 *결절사이(두갈래근)고랑[intertubercular (bicipital) groove]*이라 하며, 위팔두갈래근 긴갈래의 힘줄이 위치한다. 넓은등근은 결절사이고랑의 바닥에 부착하며, 위팔두갈래근 긴갈래힘줄의 바로 안쪽에 위치한다. 결절사이고랑의 종점 부위의 먼쪽과 가쪽에 *어깨세모근거친면(deltoid tuberosity)*이 있다.

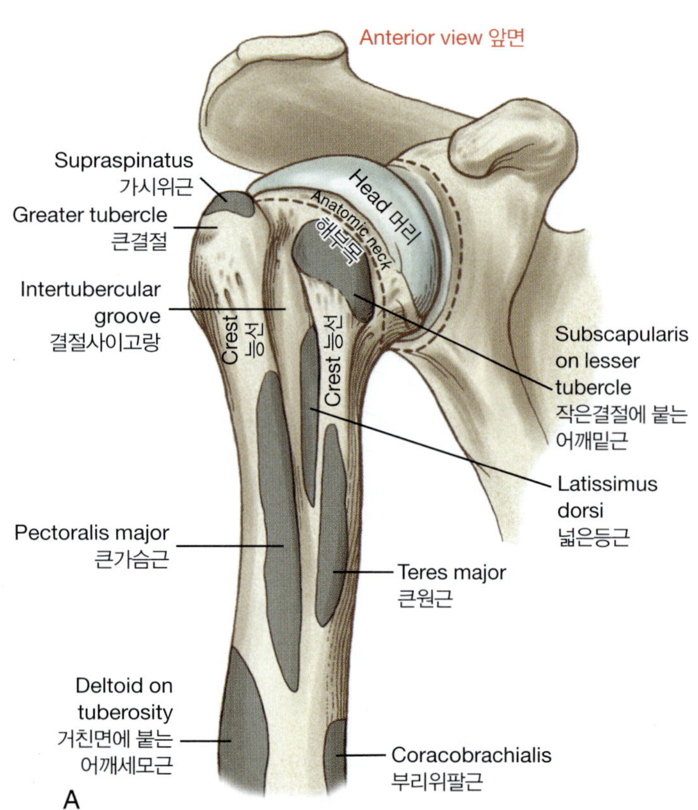


그림 5.7 오른쪽 위팔뼈의 앞면(A)과 위면(B). (A)에 있는 점선은 접시위팔관절의 관절주머니 부착부위를 보여주고 있다. 근육의 면쪽부착부위는 회색으로 보여주고 있다.

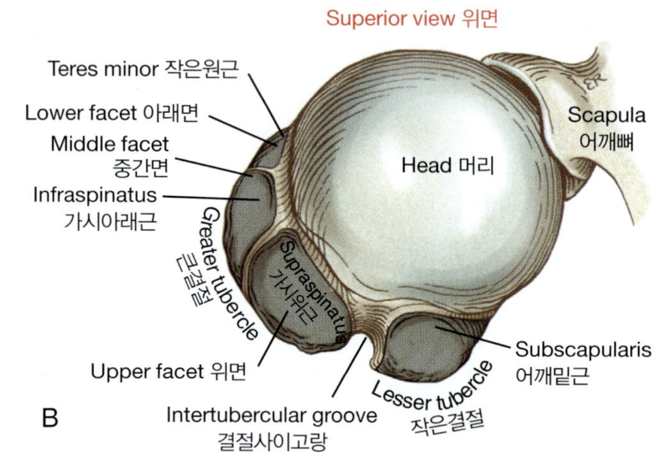


**몸쪽에서 중간 위팔뼈까지의 골학적 특징**

- 위팔뼈머리
- 해부목
- 작은결절과 능선
- 큰결절과 능선
- 큰결절에 있는 위면, 중간면, 아래면
- 결절사이(두갈래근)고랑
- 어깨세모근거친면
- 노신경(나선)고랑

*노신경(나선)고랑*[*radial* (*spiral*) *groove*]은 위팔뼈의 뒤면을 사선으로 가로지른다. 이 고랑은 위팔세갈래근 가쪽갈래와 안쪽갈래의 몸쪽부착부위를 분리시킨다(그림 5.9). 노신경은 먼쪽으로 내려오다가 노신경고랑에서 위팔뼈 뒤면 주위를 나선형으로 감아서 위팔뼈의 먼-가쪽면으로 나아간다. 노신경고랑의 사선 경로와 그 안에 포함된 노신경은 초기 생애에 존재하는 과도하게 뒤경사된 위팔뼈가 성장과 함께 역회전하는 과정에서 만들어진 물리적 흔적이라 설명할 수 있다.[64]

## 관절학

어깨복합체 내에 있는 가장 몸쪽의 관절은 *복장빗장관절*(*sternoclavicular joint*)이다(그림 5.1). 빗장뼈는 복장뼈와의 부착을 통해 어깨뼈가 신체의 중간선으로부터 비교적 일정한 거리에 있도록 잡아주는 역학적 지지대 또는 버팀목으로써의 기능을 한다.[35] 빗장뼈의 가쪽끝에는 *봉우리빗장관절*(*acromioclavicular joint*)이 위치하고 있으며, 이 관절은 어깨뼈를 빗장뼈에 단단히 매달아 준다. 어깨뼈의 앞면은 약간의 곡선으로 된 가슴의 뒤-가쪽면에 꼭 맞게 놓여 있어, *어깨가슴관절*(*scapulothoracic joint*)을 형성한다. 이러한 관절은 진짜 해부학적 관절이 아니며, 뼈들 사이의 접촉면이다. 어깨가슴관절에서의 움직임은 복장빗장관절과 봉우리빗장관절에서 일어나는 움직임과 역학적으로 연결된다. 가슴에 대한 어깨뼈의 위치는 어깨복합체의 가장 먼쪽이자 가장 가동성이 큰 관절인 *접시위팔관절*(*glenohumeral joint*)의 작용을 위한 바닥부의 역할을 제공한다. "어깨의 움직임(shoulder movement)"이란 말은 접시위팔관절과 어깨가슴관절에서의 결합된 운동을 의미한다.

**어깨복합체 내에 있는 4개의 관절**

- 복장빗장관절
- 봉우리빗장관절
- 어깨가슴관절
- 접시위팔관절

어깨복합체의 관절들은 일련의 운동형상학적 연결체로 기능하며, 이 관절들은 팔이 이용할 수 있는 가동범위를 극대화시키기 위

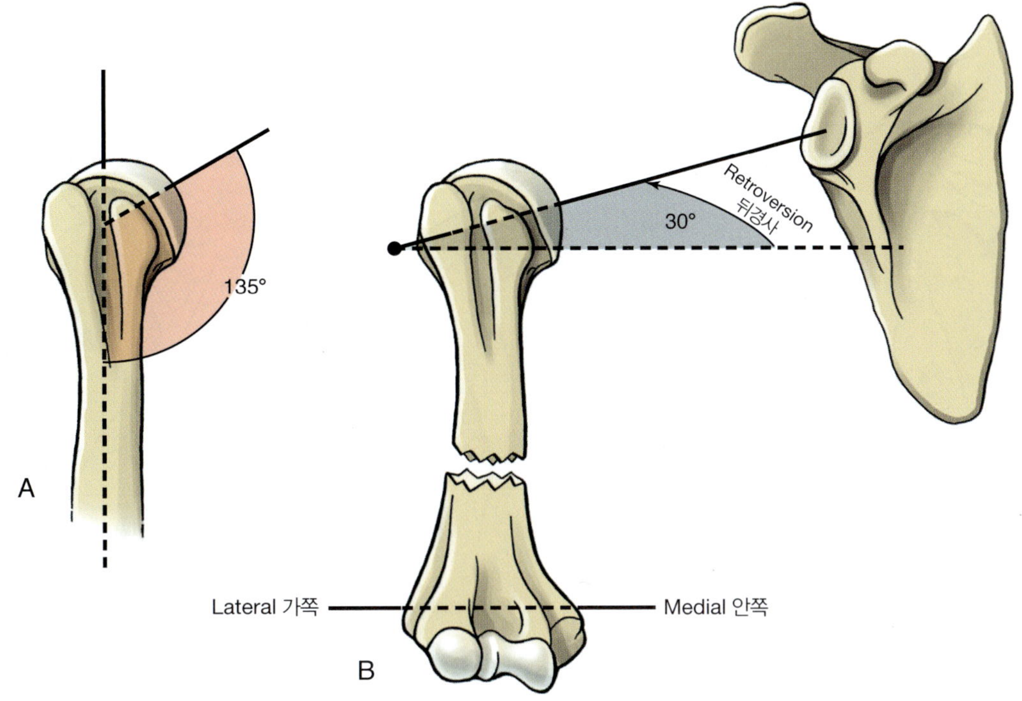


그림 5.8 전두면에서 위팔뼈머리와 위팔뼈몸통 사이에 형성된 135°의 '경사각'(A)과 먼쪽위팔뼈에 대한 위팔뼈머리의 뒤경사(B)를 보여주고 있는 오른쪽 위팔뼈.

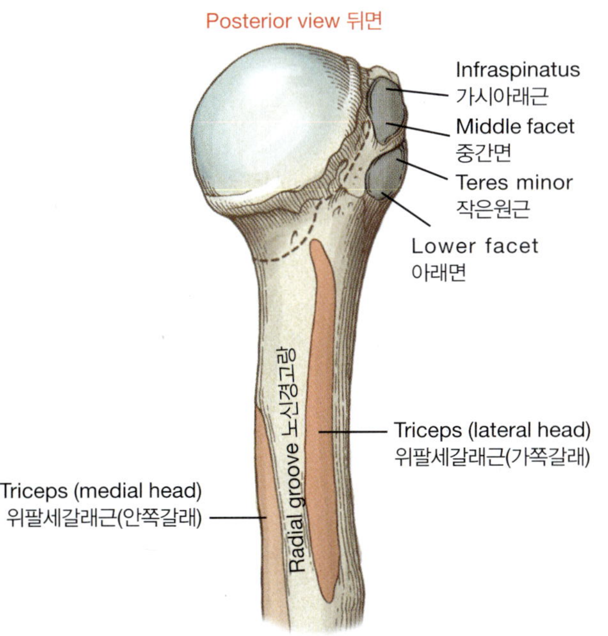


그림 5.9 오른쪽 몸쪽위팔뼈의 뒤면. 근육의 몸쪽부착부위는 빨간색으로, 먼쪽부착부위는 회색으로 나타냈다. 점선은 접시위팔관절의 관절주머니 부착부위를 보여주고 있다.

해 모두 협력적으로 작용한다. 사슬처럼 연결된 관절들 중 어떤 관절에서의 약화, 통증, 또는 불안정성은 전체 어깨복합체의 효율성을 크게 감소시키며, 나아가 팔 전체의 효율성도 감소시킨다.

복장빗장관절과 봉우리빗장관절의 운동형상학을 논의하기 전에, 어깨가슴관절에서의 주요 움직임이 먼저 정의되어야 한다(그림 5.10). 밑의 글상자에 정의된 이러한 움직임에는 올림과 내림, 내밈과 뒤당김, 그리고 위쪽돌림과 아래쪽돌림이 있다. 좀 더 미세한 어깨뼈의 돌림운동들도 뒤에서 소개될 것이다.

### 어깨가슴관절에서의 주요 움직임을 설명하는 용어

- *올림*—'어깨를 으쓱'할 때와 같이, 가슴에 대해 어깨뼈가 위쪽으로 미끄러지는 움직임이다.
- *내림*—올림된 위치에서 어깨뼈가 가슴에 대해 아래쪽으로 미끄러지는 움직임이다.
- *내밈*—앞쪽으로 최대한 팔을 뻗을 때처럼, 어깨뼈의 안쪽모서리가 가슴에 대해 중간선으로부터 멀리 앞-가쪽으로 미끄러지는 움직임이다.
- 뒤당김—'양 어깨뼈를 가운데로 모으는 동작' 때처럼, 어깨뼈의 안쪽모서리가 가슴에 대해 중간선을 향해 뒤-안쪽으로 미끄러지는 움직임이다.
- *위쪽돌림*—어깨뼈의 아래각이 위-가쪽 방향으로 돌림하여, 접시오목이 위쪽을 향하게 되는 움직임이다. 이러한 돌림은 팔을 위로 들어 올릴 때 자연스런 성분으로 일어난다.
- *아래쪽돌림*—위쪽돌림된 위치에서, 어깨뼈의 아래각이 아래-안쪽 방향으로 돌림하는 움직임이다. 이러한 동작은 올림된 팔을 몸통 옆으로 다시 내려놓을 때 자연스런 성분으로 일어난다.

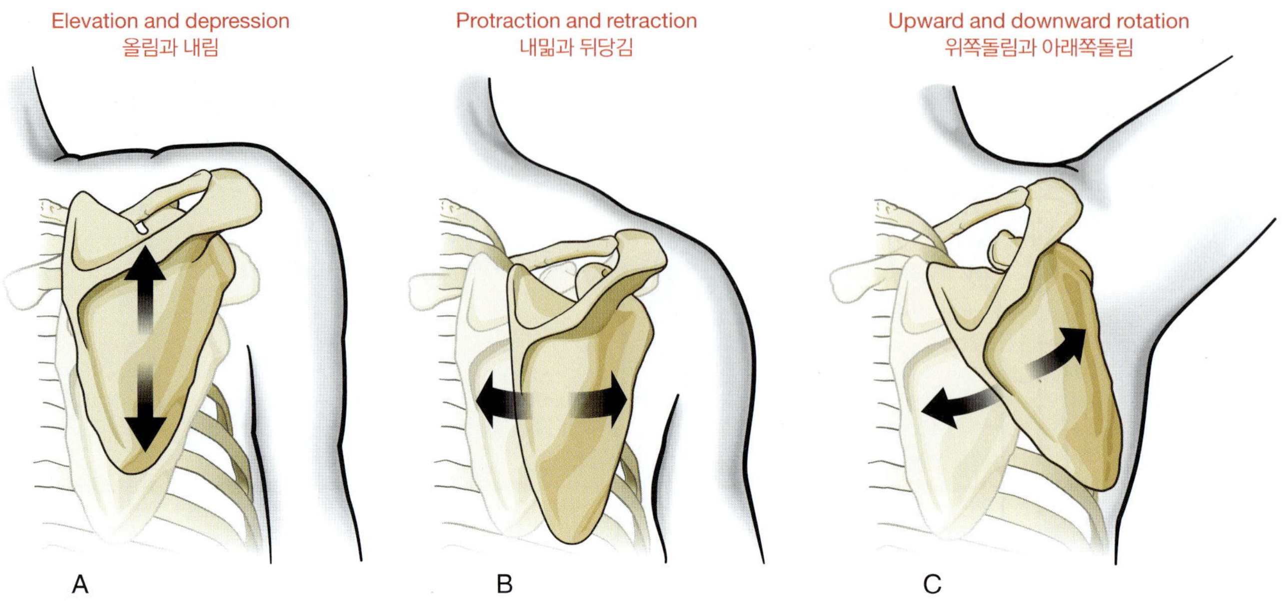


**그림 5.10** 오른쪽 어깨가슴관절의 동작. (A) 올림과 내림. (B) 내밂과 뒤당김. (C) 위쪽돌림과 아래쪽돌림.

## 복장빗장관절

### 일반적인 특징

복장빗장(sternoclavicular, SC)관절은 빗장뼈의 안쪽끝, 복장뼈의 빗장관절면, 그리고 첫째갈비뼈연골의 위모서리로 구성된 복잡한 관절이다(그림 5.11). SC관절은 팔다리뼈대(appendicular skeleton)를 몸통뼈대(axial skeleton)와 연결시키는 전체 팔의 *바닥관절* (*basilar joint*)로서 기능한다. 따라서 이 관절은 상당한 범위의 어깨 움직임을 허용하면서도 높은 부하를 견딜 수 있을 만큼 안정적이어야 한다. 언뜻 모순이라고 생각할 수 있는 이런 기능들은 광범위한 관절주위 결합조직과 불규칙한 안장형의 관절면을 통해 달성된다(그림 5.12). 사람마다 차이는 있지만, 대개 빗장뼈의 안쪽끝은 세로 지름이 볼록하고 가로 지름이 약간 오목하다.[233] 대체로, 빗장뼈의 안쪽끝과는 상반된 만곡을 가진 복장뼈의 빗장관절면은 세로 지름이 약간 오목하고 가로 지름이 약간 볼록하다.

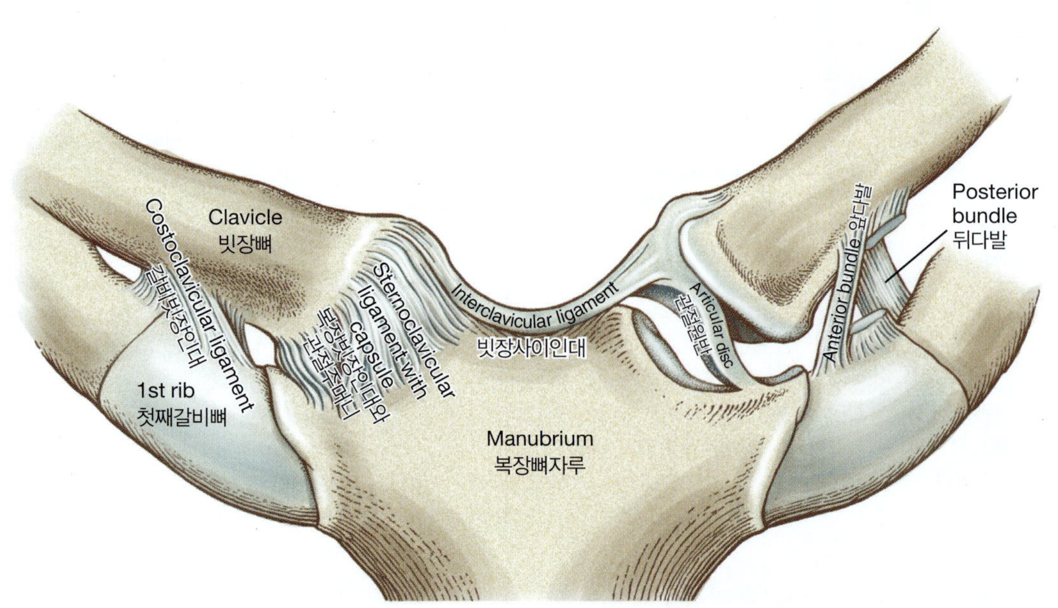


**그림 5.11** 복장빗장관절. 왼쪽의 복장빗장관절에는 관절주머니와 갈비빗장인대 앞다발의 가쪽 부분이 제거되어 있다.

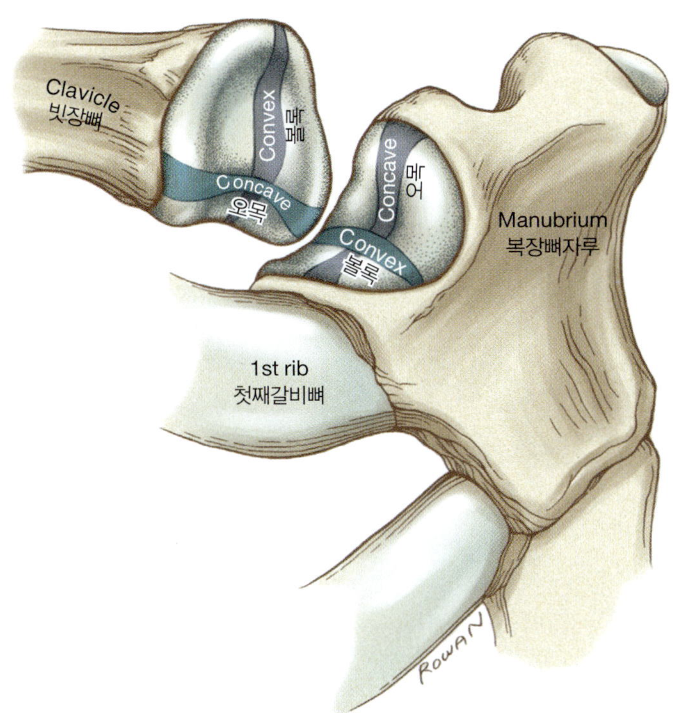


그림 5.12 오른쪽 복장빗장관절의 관절면에 대한 앞-가쪽면. 관절면을 노출시키기 위해 관절이 개방되었다. 세로 지름(*보라색*)은 대략적으로 관절면의 위쪽 지점과 아래쪽 지점 사이의 전두면에 걸쳐 있다. 가로 지름(*파란색*)은 대략적으로 관절면의 앞쪽 지점과 뒤쪽 지점 사이의 수평면에 걸쳐 있다.

## 관절주위 결합조직

SC관절은 *앞복장빗장인대(anterior sternoclavicular ligament)*와 *뒤복장빗장인대(posterior sternoclavicular ligament)*에 의해 보강된 비교적 두꺼운 관절주머니에 둘러싸여 있다(그림 5.11). 근육의 활성은 관절에 추가적인 안정성을 제공하는데, 이러한 근육에는 앞쪽의 목빗근(sternocleidomastoid), 뒤쪽의 복장갑상근(sternothyroid)과 복장목뿔근(sternohyoid), 그리고 아래쪽의 빗장밑근(subclavius)이 있다. *빗장사이인대(interclavicular ligament)*는 목아래파임(jugular notch)을 가로질러 오른쪽과 왼쪽 빗장뼈의 안쪽끝을 서로 연결시킨다.

**복장빗장관절을 안정화시키는 조직**

- 앞복장빗장인대와 뒤복장빗장인대
- 빗장사이인대
- 갈비빗장인대
- 관절원반
- 목빗근, 복장갑상근, 복장목뿔근, 그리고 빗장밑근

*갈비빗장인대(costoclavicular ligament)*는 첫째갈비뼈의 연골에서부터 빗장뼈의 아래면에 있는 갈비거친면(costal tuberosity)까지 뻗어 있는 강력한 구조물이다. 이 인대는 서로에 대해 직각으로 주행하는 두 개의 섬유다발을 갖고 있다.[233] 앞다발은 위쪽과 가쪽 방향으로 비스듬히 주행하고, 뒤다발은 위쪽과 안쪽 방향으로 비스듬히 주행한다(그림 5.11). 이런 섬유다발의 교차는 빗장뼈의 아래쪽 움직임(즉, 내림)을 제외한 모든 동작에서 관절을 안정화시키는 데 도움이 된다.

SC관절에는 *관절원반(articular disc)*이 있으나, 시체표본의 약 50%에서만 완전한 형태를 가지고 있다는 것이 발견되었다.[253] 완전한 형태를 갖고 있다면, 원반은 관절을 안쪽관절공간과 가쪽관절공간으로 분리시킨다(그림 5.11). 일반적으로, 관절원반은 편평한 섬유연골의 조각처럼 보이며, 아래쪽은 빗장관절면의 가쪽 가장자리 근처에 부착되고 위쪽은 빗장뼈의 복장끝과 빗장사이인대에 부착된다. 원반의 나머지 바깥쪽 가장자리는 관절주머니의 속면(internal surface)에 부착된다. 원반은 관절을 강화시키는 것뿐만 아니라 관절접촉의 표면적을 증가시켜 충격흡수자로서의 기능도 수행한다. 이 관절에서는 노화와 관계된 심각한 퇴행성관절염이 비교적 드물게 발생하기 때문에, 충격흡수의 기전은 잘 작동하는 것으로 보인다.[56]

SC관절은 관절주위 결합조직, 근육, 그리고 맞물려 있는 관절면의 결합에 의해 역학적으로 상당히 안정적이다. SC관절의 외상성 탈구는 드문 정형외과적 사건이며,[222] 빗장뼈에 가해지는 큰 외적인 힘은 SC관절이 탈구되기 전에 종종 뼈의 중간몸통을 골절시킨다.

## 운동형상학

빗장뼈의 골운동형상학은 SC관절에 대해 자유도 3의 돌림운동을 한다. 빗장뼈는 (1) 올림과 내림, (2) 내밂과 뒤당김, 또는 (3) 뼈의 장축(longitudinal axis)에 대한 돌림을 할 수 있다(그림 5.13). 이러한 빗장뼈 움직임과 봉우리빗장관절 움직임과의 특정 조합은 어깨뼈의 접시오목을 위팔뼈머리와의 역학적 맞물림을 최대화시키는 위치에 놓이게 한다. 조금 후에 언급하겠지만, 빗장뼈는 팔을 머리 위로 들어 올릴 때 자유도 3을 모두 이용해 움직인다.

### *올림과 내림*

빗장뼈의 올림(elevation)과 내림(depression)은 빗장뼈의 안쪽끝을 통과하는 거의 앞-뒤돌림축에 대해 전두면에 거의 평행하게 일어난다(그림 5.13). 대략 35~45°의 최대 올림과 10°의 최대 내림이 보고되고 있다.[43,177] 빗장뼈의 올림과 내림은 가슴에 대한 어깨뼈의 움직임 경로를 안내하는 데 도움을 준다.

빗장뼈의 올림과 내림에 대한 관절운동형상학은 SC관절의 세로 지름을 따라 일어난다(그림 5.12). 빗장뼈의 *올림*은 볼록한 빗장뼈의 관절면이 오목한 복장뼈의 관절면에 대해 위쪽으로 구르

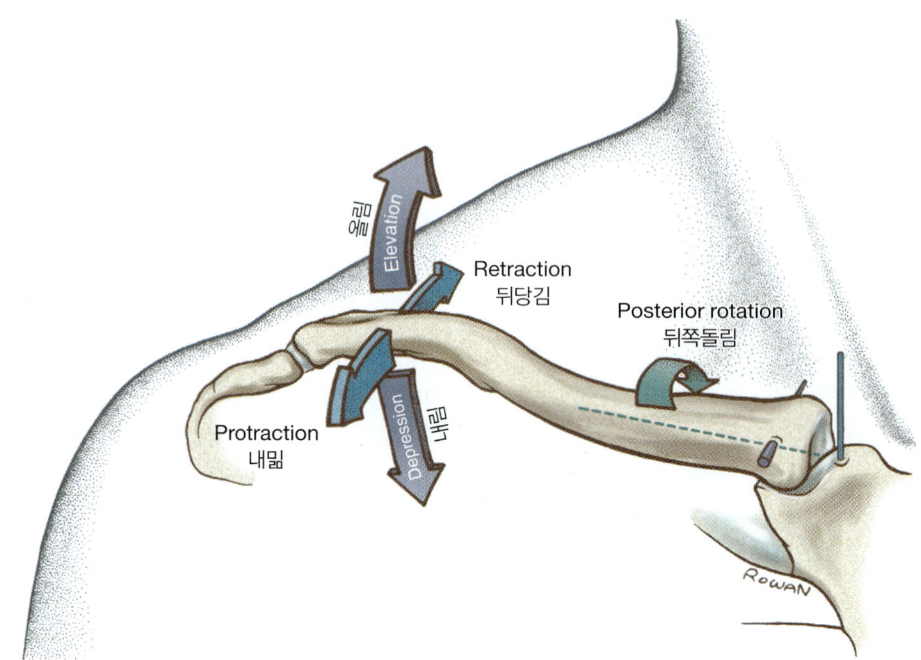


**그림 5.13** 오른쪽 복장빗장관절의 골운동형상학. 동작에는 거의 전두면 내에서 일어나는 올림과 내림(*보라색*), 거의 수평면 내에서 일어나는 내밂과 뒤당김(*파란색*), 그리고 거의 시상면 내에서 일어나는 빗장뼈의 뒤쪽돌림(*초록색*)이 있다. 수직돌림축과 앞-뒤돌림축의 색깔은 이에 상응하는 운동면의 색깔과 같다. 장축은 초록색 점선으로 나타냈다.

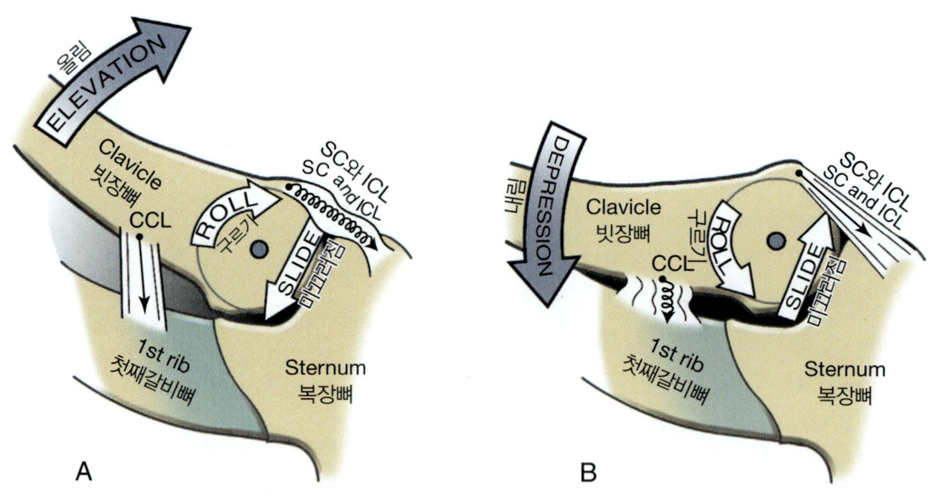


**그림 5.14** 오른쪽 복장빗장관절에 대한 빗장뼈의 올림(A)과 내림(B) 동안 구르기와 미끄러짐의 관절운동형상학을 보여주는 앞면에서의 역학적 도해도. 돌림축은 빗장뼈머리의 앞-뒤 방향으로 보여주고 있다. 신장된 구조는 가늘게 길어진 화살표로 보여주고 있으며, 느슨해진 구조는 물결 모양의 화살표로 보여주고 있다. (A)에서, 신장된 갈비빗장인대가 미끄러짐 방향으로의 아래쪽 힘을 만들어내고 있다는 것에 유념하라. *CCL*: 갈비빗장인대, *ICL*: 빗장사이인대, *SC*: 위관절주머니.

면서 동시에 아래쪽으로 미끄러질 때 일어난다(그림 5.14A). 신장된 갈비빗장인대는 빗장뼈의 올림된 위치를 제한하고 안정화시키는 데 도움을 준다. 빗장뼈의 *내림*은 볼록한 관절면의 아래쪽 구르기와 위쪽 미끄러짐의 작용에 의해 일어난다(그림 5.14B). 완전히 내림된 빗장뼈는 빗장사이인대와 관절주머니인대의 위쪽 부분을 신장시킨다.

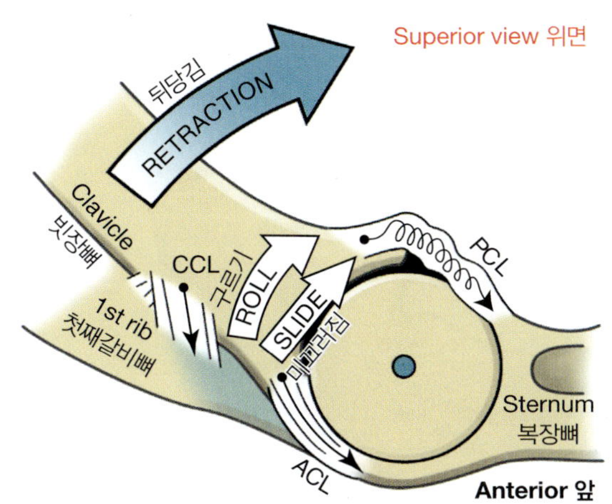


그림 5.15 오른쪽 복장빗장관절에 대한 빗장뼈의 뒤당김 동안 구르기와 미끄러짐의 관절운동형상학을 보여주는 위면에서의 역학적 도해도. 수직돌림축은 복장뼈를 통과하고 있다. 신장된 구조는 가늘게 길어진 화살표로 보여주고 있으며, 느슨해진 구조는 물결 모양의 화살표로 보여주고 있다. *ACL*: 앞관절주머니인대, *CCL*: 갈비빗장인대, *PCL*: 뒤관절주머니인대.

*내밂과 뒤당김*

빗장뼈의 내밂(protraction)과 뒤당김(retraction)은 거의 수직돌림축에 대해 수평면에 거의 평행하게 일어난다(그림 5.13 참조). (관례적으로 주어진 운동을 위한 돌림축은 *볼록*관절면을 가로지르기 때문에, 그림 5.13에서 내밂과 뒤당김을 위한 돌림축은 복장뼈를 가로지르고 있다.) 내밂과 뒤당김에 대한 운동범위는 각각의 방향으로 최대 15~30° 정도 일어난다고 보고되고 있다.[43,177,235] 수평면에서의 빗장뼈 운동은 가슴에 대한 어깨뼈의 내밂 및 뒤당김과 강력한 관계가 있다.

빗장뼈의 내밂과 뒤당김에 대한 관절운동형상학은 SC관절의 가로 지름을 따라 일어난다(그림 5.12 참조). 뒤당김은 빗장뼈의 오목관절면이 복장뼈의 볼록관절면에 대해 뒤쪽으로 구르면서 미끄러질 때 일어난다(그림 5.15). 뒤당김의 끝범위에서 갈비빗장인대의 앞다발과 앞관절주머니인대는 신장된다.

SC관절에 대한 내밂의 관절운동형상학은 운동이 앞쪽 방향으로 일어난다는 것을 제외하면, 뒤당김의 관절운동형상학과 같다. 최대의 내밂은 최대한 앞쪽으로 손뻗기와 같은 동작 동안 일어난다. 갈비빗장인대의 뒤다발, SC관절의 뒤관절주머니인대, 그리고 어깨뼈 뒤당김근육의 과도한 타이트함(tightness)은 완전한 빗장뼈 내밂을 제한할 수 있다.

*빗장뼈의 축(세로)돌림*

SC관절에서의 세 번째 자유도는 빗장뼈의 장축(longitudinal axis)에 대한 빗장뼈의 돌림이다(그림 5.13 참조). 팔을 머리 위로 들어올릴 때(즉, 어깨의 벌림 또는 굽힘 동안), 빗장뼈의 위면에 있는 한 지점은 20~35° 정도 *뒤쪽으로* 돌림한다.[105,138,154,252] 올라가 있던 팔이 몸통 옆으로 다시 되돌아옴에 따라, 빗장뼈는 원래의 위치로 되돌아오기 위해 돌림한다. 빗장뼈 돌림의 관절운동형상학은 관절원반의 가쪽면에 대한 빗장뼈 복장끝의 스핀(*spin*)이 연루된다.

빗장뼈의 축돌림(axial rotation)은 어깨의 벌림이나 굽힘의 전반적 운동형상학과 역학적으로 연계되거나 짝을 이루며, 팔이 몸통 옆에서 안정 상태로 있을 때에는 독립적으로 일어날 수는 없다. 이런 운동의 복잡한 역학은 어깨의 운동형상학에 대한 이 단락의 후반부에서 좀 더 설명된다.

## 봉우리빗장관절

### 일반적인 특징

봉우리빗장(acromioclavicular, AC)관절은 빗장뼈 가쪽끝과 어깨뼈 봉우리 사이의 관절이다(그림 5.16A). 봉우리에 있는 빗장관절면은 일반적으로 안쪽과 약간 위쪽을 향하고 있으며, 이는 빗장뼈에 있는 봉우리관절면과 연결되는 부착지점을 제공한다.

AC관절은 미끄럼관절(gliding joint) 또는 평면관절이며, 이는 관절면의 외형이 일반적으로 편평하다는 것이 반영된 것이다.[42] 그러나 관절면은 편평한 것에서부터 약간 오목 또는 볼록한 것까지 다양한 형태를 하고 있다(그림 5.16B).[233] 편평한 관절면이 우세하기 때문에, 구르기와 미끄러짐의 관절운동형상학은 여기에서는 설명되지 않는다.

### 관절주위 결합조직

AC관절의 관절주머니는 *위와 아래관절주머니인대*(*superior and inferior capsular ligament*)에 의해 보강된다(그림 5.17). 더 두꺼운 위관절주머니인대는 어깨세모근과 등세모근의 근막을 통해 보강된다.[50,185,233]

*부리빗장인대*(*coracoclavicular ligament*)는 AC관절의 안정성에 중요한 외재성 인자이다(그림 5.17).[188] 이런 넓은 인대는 2개의 부분인 마름인대와 원뿔인대로 구성된다.[233] *마름인대*(*trapezoid ligament*)는 부리돌기의 위면에서 빗장뼈의 마름인대선까지 위-가쪽 방향으로 뻗어 있다. *원뿔인대*(*conoid ligament*)는 부리돌기의 몸쪽바닥에서 빗장뼈의 원뿔인대결절까지 거의 수직으로 뻗어 있다.

**봉우리빗장관절을 안정화시키는 조직**

- 위관절주머니인대와 아래관절주머니인대
- 부리빗장인대
- 어깨세모근과 위등세모근

부리빗장인대를 구성하는 마름인대와 원뿔인대는 길이, 단면

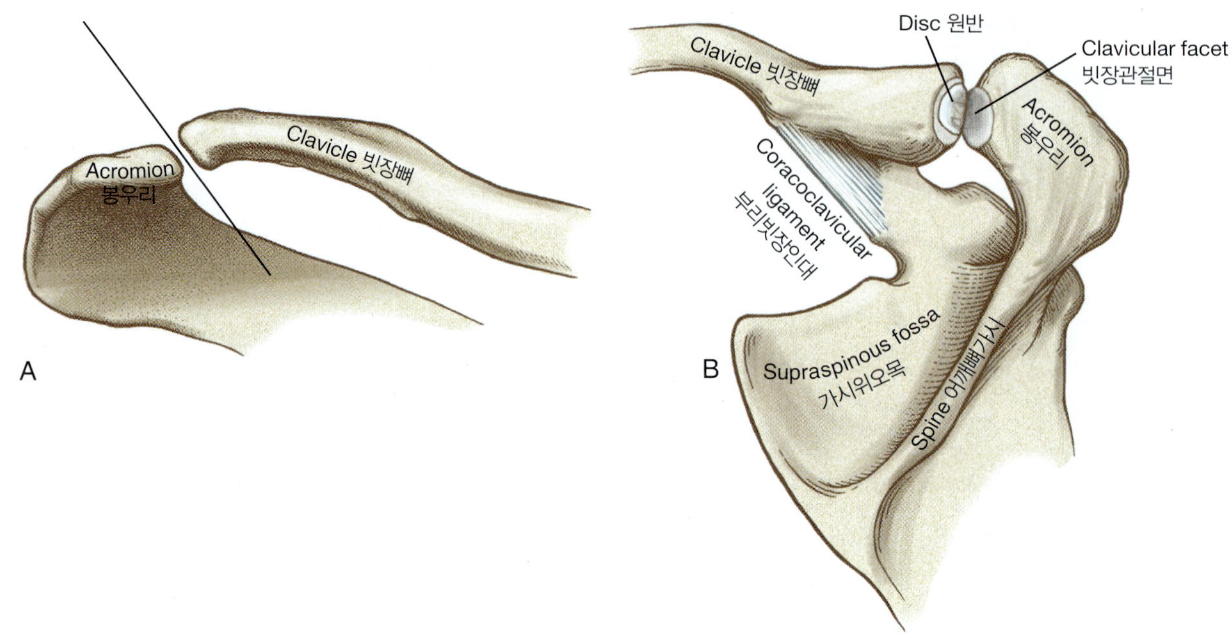


그림 5.16 오른쪽 봉우리빗장관절. (A) 관절의 경사진 특성을 보여주는 앞면. (B) 봉우리에 있는 빗장관절면과 조각난 관절원반을 보여주기 위해, 개방되어 들려진 관절의 뒤면.

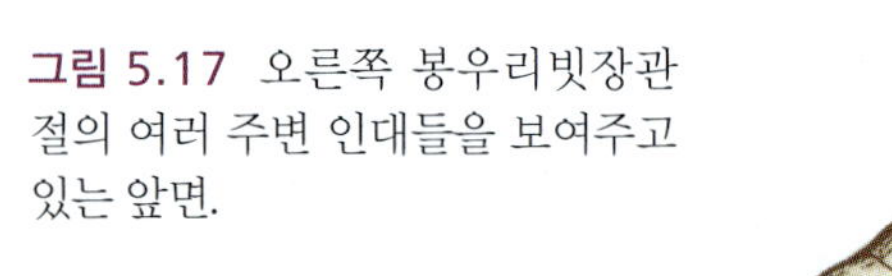
그림 5.17 오른쪽 봉우리빗장관절의 여러 주변 인대들을 보여주고 있는 앞면.

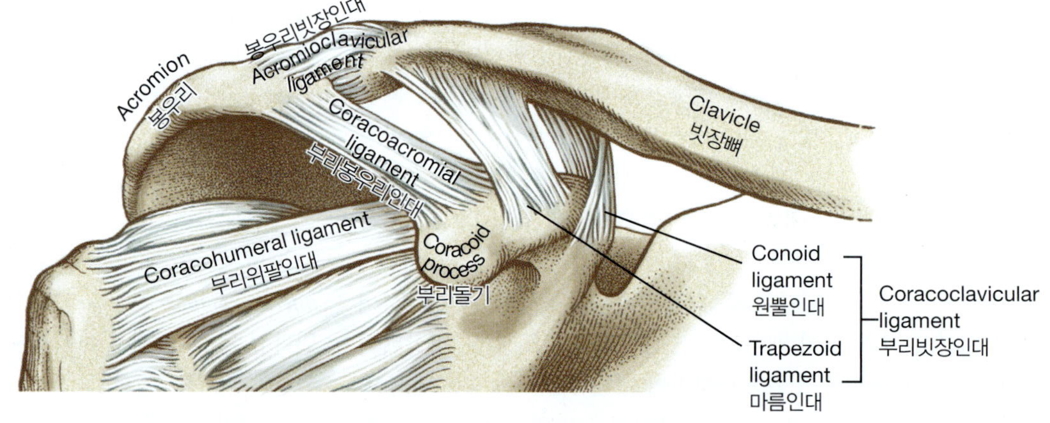


적, 뻣뻣함, 그리고 장력에 있어 유사성을 갖고 있다.[48] 부리빗장인대는 어깨의 다른 대부분의 인대들보다 더 강하며 파열지점에서 에너지를 더 흡수한다. 부리빗장인대의 이런 구조적 특징과 거의 수직에 가까운 방향 특성의 결합은 AC관절의 위-아래 안정화 및 어깨뼈(그리고 팔)를 빗장뼈에 단단히 매다는 데 있어 중요한 역할을 수행한다고 제안된다.

AC관절은 섬유연골층으로 덮여 있는 관절면을 갖고 있으며, 일반적으로 조각난 *관절원반(articular disc)*을 포함하고 있다.[90] 관절원반 주변에 신경섬유들이 존재한다는 것은 이 원반이 통증의 원인이 될 수 있다는 것을 제안한다.[190] 223쌍의 AC관절에 대한 광범위한 해부절개를 통해 약 10%에서만 완전한 관절원반이 있다는 것을 밝혀냈다.[56] 대부분의 불완전한 관절원반은 초승달 모양이며 조각나 있었다(그림 5.16B에서 보이는 원반처럼). 완전한 관절원반은 일반적으로 소아와 청소년의 관절에서 존재하며, 관절공간을 안쪽구획과 가쪽구획으로 분리시킨다.[233] 성인의 AC관절에서 일반적으로 관찰되는 조각난 관절원반은 자연적인 퇴행의 결과일 가능성이 높다.[56]

## 운동형상학

복장빗장(SC)관절과 봉우리빗장(AC)관절의 기능은 확연히 다르다. SC관절은 빗장뼈의 광범위한 운동을 허용하여 가슴에 대한 어깨뼈의 전반적인 움직임 경로를 안내하는 데 도움을 준다. 이와는 대조적으로, AC관절은 어깨뼈와 빗장뼈의 가쪽끝 사이에서 다양한 크기의 움직임을 허용한다. AC관절에서의 운동은 어깨뼈와 가슴 사이의 가동성과 적합성을 최적화시키기 때문에 운동학적으

SPECIAL FOCUS 5.1

### 봉우리빗장관절의 탈구

봉우리빗장(AC)관절의 손상은 접촉 스포츠에서 비교적 흔하게 일어나며, 미국 대학 미식축구 선수들이 겪는 모든 어깨 손상의 약 40%를 차지한다.[111] 럭비에 참여하는 선수들 또한 AC관절 손상의 비율이 비정상적으로 높다.[195] 이런 스포츠에서 발생하는 대부분의 AC관절 손상은 부분삠(partial sprain)으로 분류되지만, 탈구(또는 '분리') 도 발생한다.[61,195] AC관절은 약간 경사진 관절의 특성과 큰 외적인 힘을 받을 가능성이 높기 때문에, 본질적으로 탈구에 취약한 관절이다. 어떤 사람이 넘어지면서 어깨 끝부분이 딱딱한 표면에 갑자기 부딪히는 상황이라 가정하자(그림 5.18). 그 결과로 발생한 안쪽과 아래쪽 방향의 힘은 일반적으로 봉우리를 안쪽과 약간 앞쪽으로 이동시켜 빗장뼈의 경사진 관절면 아래로 위치시킨다. 수평 방향의 전단 성분은 주로 관절주머니인대에 의해 저항된다.[50] 그러나 특히 심한 경우라면 부리빗장인대가 수평 방향의 전단에 대해 이차적인 저항을 제공한다.[69] 때때로, 어깨뼈에 적용된 힘이 인대의 장력 강도를 초과하면, 인대가 파열되고 그에 따라 AC관절의 탈구를 초래하게 된다. AC관절 및 관련 인대들에 대한 외상은 관절의 불안정성과 어깨뼈의 자세 편차를 유발할 수 있으며, 이는 잠재적으로 외상후골관절염(posttraumatic osteoarthritis)의 발생으로 이어질 수 있다.[158,188] 손상된 또는 통증이 있는 AC관절의 평가 및 수술과 비수술적 치료에 관한 문헌은 많으며, 특히 운동선수들에 대해 다루고 있다.[44,49,86,146,244]

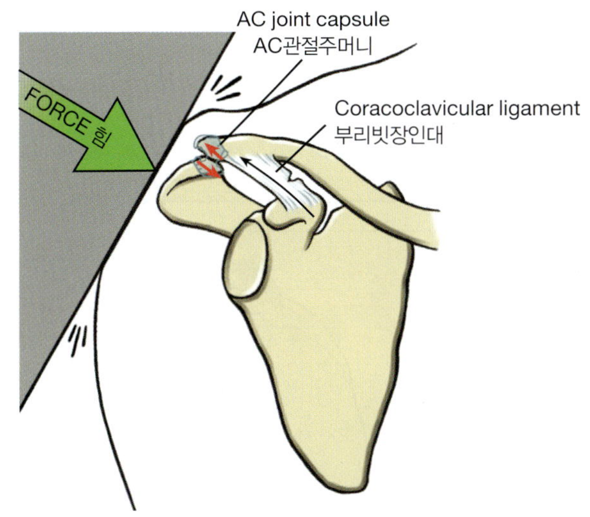


그림 5.18 어깨가 딱딱한 표면에 부딪히면서 봉우리에 가해지는 충격력을 보여주는 앞면. 이러한 상황으로 발생한 봉우리빗장(AC)관절에서의 전단력은 빨간색 화살표로 표시되었다. AC관절의 관절주머니와 부리빗장인대에서의 증가된 장력과 부분 파열에 유념하라.

로 중요하며, 이는 궁극적으로 접시위팔관절에도 영향을 미친다.

AC관절에서의 운동은 빗장뼈의 가쪽끝에 대한 어깨뼈의 움직임으로 설명된다. 이때 어깨뼈의 운동은 자유도 3으로 정의된다(그림 5.19A). 일차적 또는 가장 확연한 운동은 *위쪽돌림(upward rotation)*과 *아래쪽돌림(downward rotation)*이다. *돌림성조정운동(rotational adjustment motion)*이라 언급되는 이차적인 운동은 수평면과 시상면에서 어깨뼈의 위치를 미세하게 조정한다. AC관절만의 단독 운동을 측정하는 것은 기술적으로 복잡하여 일반적인 임상상황에서는 대개 실행되지 않는다.

#### *위쪽돌림과 아래쪽돌림*

AC관절에서 어깨뼈의 위쪽돌림(upward rotation)은 빗장뼈의 가쪽끝에 대해 어깨뼈가 '위쪽으로 스윙'할 때 일어난다(그림 5.19A). 이러한 운동은 어깨가 벌림 또는 굽힘을 수행할 때 자연스런 성분으로 일어난다. 보고된 내용들은 매우 다양하나, 팔을 머리 위로 완전히 들어 올릴 때 AC관절에서의 위쪽돌림은 30°까지 일어날 수 있다고 보고되고 있다.[105,138,154,246] 이러한 운동은 어깨가슴관절의 전반적인 위쪽돌림에 상당히 기여한다.[138] AC관절에서의 아래쪽돌림(downward rotation)은 어깨뼈가 해부학적 자세로 다시 돌아오는 것을 말하며, 어깨의 모음 또는 폄과 역학적으로 관계되는 운동이다.

#### *봉우리빗장관절에서 수평면과 시상면에서의 '돌림성조정운동'*

어깨의 움직임 동안 AC관절의 정밀한 운동형상학적 측정은 빗장뼈의 가쪽끝에 대한 어깨뼈의 중심축돌림(pivoting) 또는 비틀림 형태의 운동을 보여준다. 이러한 소위 '돌림성조정운동(rotational adjustment motion)'은 어깨뼈를 가슴의 바깥면에 최적으로 정렬시켜주며 어깨뼈의 전체 운동량을 증가시킨다. AC관절의 돌림성조정운동은 수평면과 시상면 내에서 설명된다(그림 5.19A에서 각각 파란색과 초록색 화살표).

AC관절의 *수평면 조정운동*은 거의 수직돌림축을 중심으로 일어나는데, 어깨뼈의 안쪽모서리가 가슴의 뒤면에서 약간 멀어지거나 가까워지는 중심축돌림을 할 때 나타난다. 이러한 수평면 운동은 *안쪽돌림(internal rotation)*과 *바깥돌림(external rotation)*으로 설명되는데, 이러한 운동은 어깨뼈 접시오목(glenoid fossa)의 돌림 방향에 의해 정의된다. AC관절의 *시상면 조정운동*은 거의 안-가쪽돌림축을 중심으로 일어나며, 어깨뼈의 아래각이 가슴의 뒤면에서 약간 멀어지거나 가까워지는 중심축돌림을 할 때 나타난다. *앞쪽기울임(anterior tilting)*과 *뒤쪽기울임(posterior tilting)*은 아래각의 움직임을 기준으로 하는 것이 아니라, 접시오목의 돌림 방향에 근거해 운동의 방향을 결정한다(그림 5.19A).

비교적 정교한 기법과 방법을 사용한 몇몇 연구에서는 어깨 벌림 또는 굽힘 동안 AC관절의 수평면과 시상면에서의 조정운동을

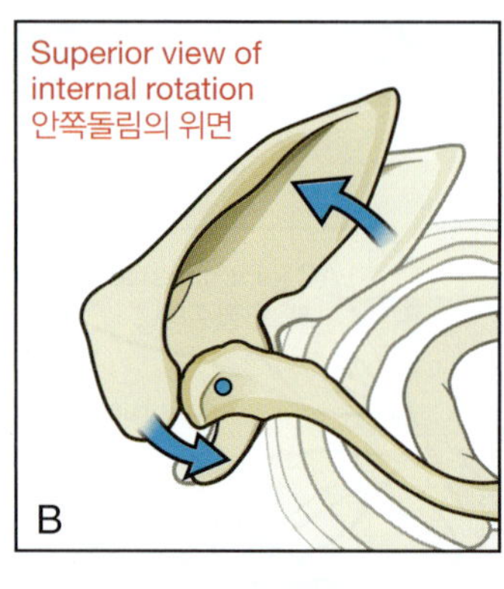


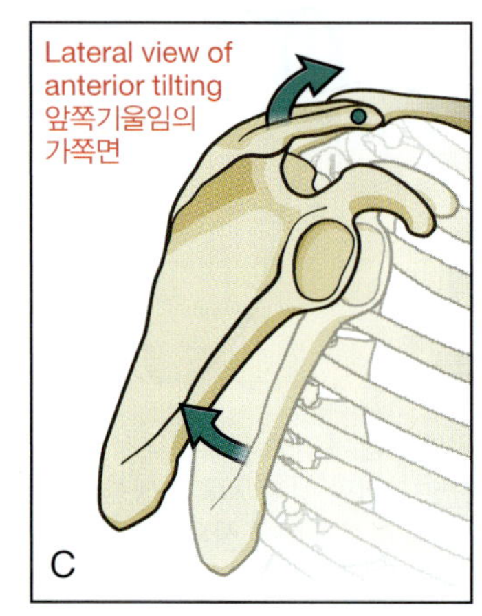


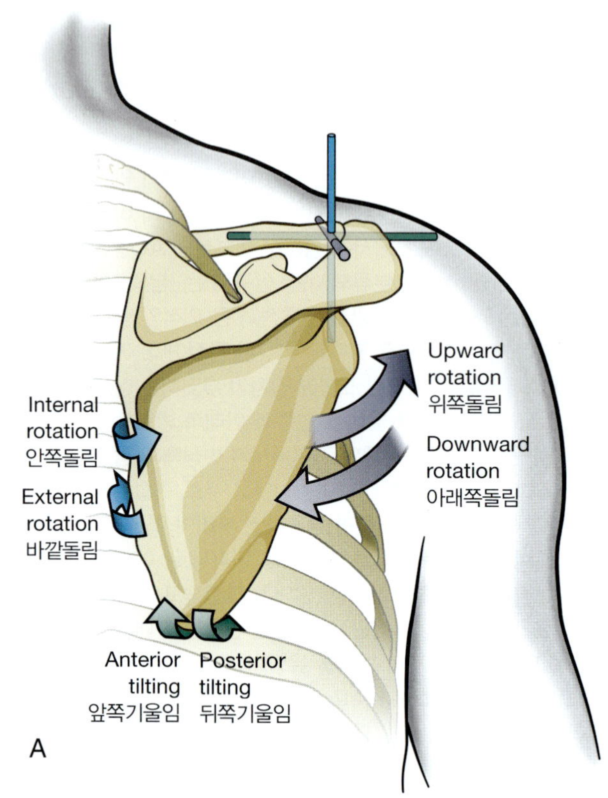


**그림 5.19** (A) 오른쪽 봉우리빗장(AC)관절의 골운동형상학을 보여주기 위한 뒤면. 일차적 운동인 위쪽돌림과 아래쪽돌림은 보라색으로 보여주고 있다. 이차적 운동으로 고려되는 수평면과 시상면에서의 조정운동은 각각 파란색과 초록색으로 보여주고 있다. 각각의 운동면은 이에 상응하는 돌림축의 색깔과 같다. (B)와 (C)의 그림은 AC관절에서의 돌림성조정운동의 예인, 끝범위 어깨가슴관절 내밈 동안의 안쪽돌림(B)과 어깨가슴관절 올림 동안의 앞쪽기울임(C)을 보여주고 있다.

측정하였다. 대부분의 보고에서는 약 5~20° 사이의 가동범위를 언급하였다.[63,139,154,215,246] 단순한 임상적 관찰로는 파악하기 어렵지만, 이러한 운동형상학은 어깨가슴관절에서의 움직임의 질과 양을 향상시키기 때문에 중요하다. 예를 들어 질적인 면을 보면, 어깨가슴관절의 내밈 동안 AC관절은 수평면 내에서 약간의 안쪽돌림을 한다(그림 5.19B). 이러한 돌림은 어깨뼈의 앞면이 가슴의 곡선 윤곽에 맞춰 움직일 수 있도록 돕는다. 이러한 정렬의 이유와 유사한 의미로, 어깨를 '으쓱(shrugging)'할 때와 같이 어깨가슴관절의 올림 동안 어깨뼈는 약간의 앞쪽기울임이 일어난다(그림 5.19C). 이러한 돌림성조정운동이 없다면, 어깨뼈는 가슴의 곡선 윤곽에 대한 자신의 위치를 미세 조정하지 못하고 원래 움직이고 있는 빗장뼈의 경로를 따라가야만 할 것이다.

## 어깨가슴관절

어깨가슴(scapulothoracic, ST)관절은 엄밀히 말해 진짜관절(true joint)이 아니라, 어깨뼈의 앞면과 약간 둥근 가슴의 뒤-가쪽벽 사이의 기능적 접촉부위라 말할 수 있다(그림 5.10).[197] 어깨뼈의 앞면과 가슴의 뒤-가쪽벽은 직접적인 뼈 접촉을 하는 것이 아니라, 어깨밑근, 앞톱니근, 그리고 그 사이에 위치한 윤활주머니와 같은 비교적 부드러운 조직에 의해 분리된다. 비교적 두껍고 촉촉한 '관절' 표면은 움직임 동안 관절 내의 전단을 감소시킨다. 어깨뼈의 움직임 동안 들을 수 있는 딸깍거리는 소리는 관절 내의 비정상적 접촉이나 정렬을 나타낼 수 있으며, 이는 근육 힘의 불균형, 과도한 등척주뒤굽음(thoracic kyphosis), 비정상적인 뼈의 형태, 뼈나 연부조직 덩어리, 또는 섬유화된 윤활주머니 때문일 것이다.[189,259]

해부학적 자세에서, 성인의 어깨뼈는 대개 둘째갈비뼈와 일곱째갈비뼈 사이에 위치되며, 어깨뼈의 안쪽모서리는 척추에서 가쪽으로 약 6 cm 거리에 위치한다. 큰 다양성이 있기는 하지만, 어깨뼈의 평균적인 '안정'자세('resting' posture)는 약 10°의 앞쪽기울임, 5~10°의 위쪽돌림, 그리고 이전에 설명된 어깨면(plane of the scapula)과 일치한 위치인 약 30~40°의 안쪽돌림이다.[154]

ST관절에서의 움직임은 어깨 운동학의 기본적인 구성요소이다. 어깨가 넓은 가동범위를 가질 수 있는 이유 중 일부는 어깨

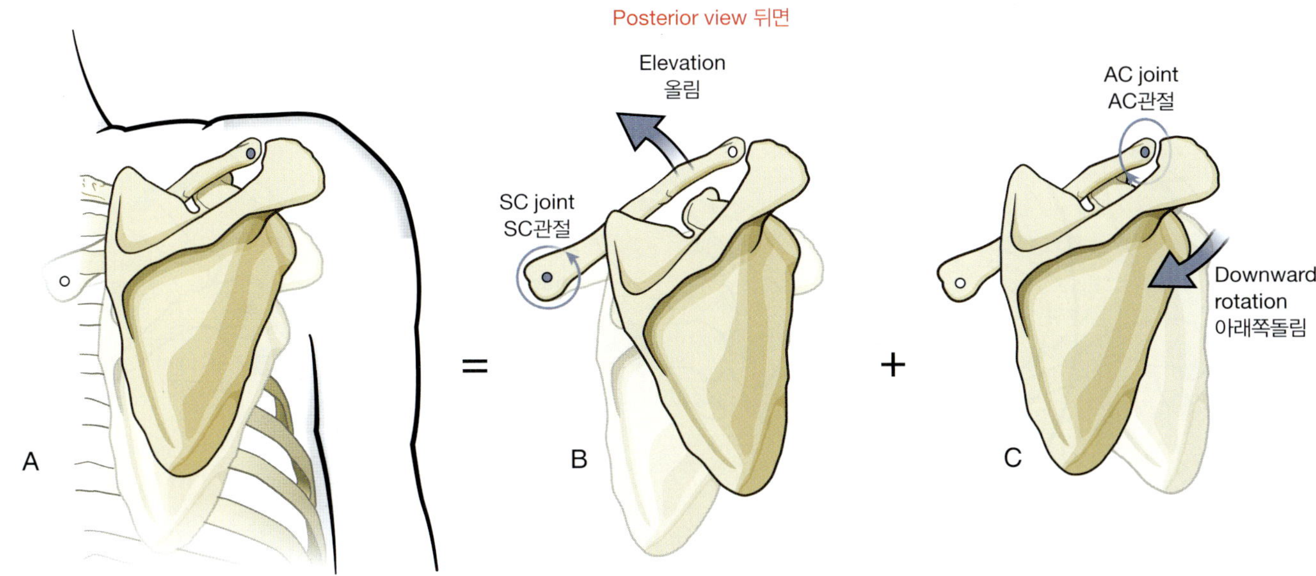


**그림 5.20** (A) 어깨가슴관절의 올림은 (B) 복장빗장관절에서의 올림과 (C) 봉우리빗장관절에서의 아래쪽돌림의 결합임을 보여주고 있다.

뼈의 큰 움직임 때문이다. 이 장에서 설명되겠지만, ST관절의 비정상적인 자세, 움직임, 또는 조절은 접시위팔관절 내의 운동형상학과 운동역학에 상당한 영향을 미칠 수 있다.

## 운동형상학

ST관절의 움직임은 SC관절과 AC관절 사이의 운동형상학적 상호작용에 근거한다. 이러한 상호작용(또는 결합)의 예는 그림 5.20에서 그림 5.22까지 묘사되었다. 이러한 역학적 결합에 대한 좀 더 자세한 설명은 나중에 설명될 것이다. 역학적 결합은 임상적으로 중요한데, 그 이유는 SC관절이나 AC관절에서의 움직임이 어깨뼈 운동의 질과 양에 상당한 영향을 미칠 수 있고 결국에는 어깨 전체에도 영향을 미치기 때문이다.

### *올림과 내림*

그림 5.20A는 SC관절과 AC관절 운동의 결합으로 일어난 어깨뼈의 올림(elevation)을 보여주고 있다. 대부분의 경우, 어깨를 으쓱하는 동작은 SC관절에서 일어나는 빗장뼈 올림의 경로를 따라 어깨뼈가 움직이는 직접적인 결과이다(그림 5.20B). AC관절에서 일어나는 약간의 어깨뼈 아래쪽돌림은 올림 동안 어깨뼈의 가쪽모서리를 거의 수직 상태로 유지할 수 있게 해준다(그림 5.20C). AC관절에서의 추가적인 조정운동은 변화하는 가슴의 곡선에 맞춰 어깨뼈가 밀착된 상태를 유지하도록 돕는다. 어깨뼈의 내림(depression)은 올림에 설명되었던 동작의 반대 동작으로 일어난다.

### *내밂과 뒤당김*

어깨뼈의 내밂(protraction)은 SC관절과 AC관절에서의 수평면 돌림운동의 결합으로 일어난다(그림 5.21A). 어깨뼈는 SC관절에 대해 내밂하고 있는 빗장뼈의 일반적 경로를 따른다(그림 5.21B). AC관절은 안쪽돌림의 양을 다양화하여 ST관절 내밂의 전체 양을 확대시키거나, 상쇄하거나, 또는 조절할 수 있다(그림 5.21C). ST관절의 내밂은 SC관절 운동과 AC관절 운동의 결합으로 일어나기 때문에, 한 관절에서의 운동 감소는 다른 관절에서의 운동 증가를 통해 부분적으로 보상될 수 있다. 예를 들어, AC관절에 중증의 퇴행성관절염 및 운동 감소를 갖고 있는 사람을 고려해 보자. AC관절의 운동 감소를 보상하기 위해, SC관절이 더 큰 양의 내밂으로 보상하게 되면, 팔의 앞쪽 손뻗기 동작과 관계된 기능적 손실을 제한할 수 있다.

어깨뼈의 뒤당김(retraction)은 내밂과 유사하지만 반대 방향으로 일어난다. 어깨뼈의 뒤당김은 벽면 도르래 당기기, 줄 타고 오르기, 또는 코트 소매에 팔을 넣기 위한 준비와 같이 어떤 물체를 신체 쪽으로 당기는 유형의 동작을 수행한다.

### *위쪽돌림과 아래쪽돌림*

ST관절의 위쪽돌림(upward rotation)은 팔을 머리 위로 들어 올리는 데 필수적인 부분이다(그림 5.22A). 어깨뼈의 완전한 위쪽돌림은 SC관절과 AC관절 *모두의* 운동형상학적 기여를 필요로 한다.[138] 잘 알려진 운동형상학적 운동 결합 중 하나는 SC관절의 빗장뼈 올림(그림 5.22B)과 AC관절의 어깨뼈 위쪽돌림(그림 5.22C)의 결합이다.[105,154] 앞으로 좀 더 설명하겠지만, SC관절과 AC관절의 다른 움직임들도 어깨 움직임의 운동면, 특정 운동호,

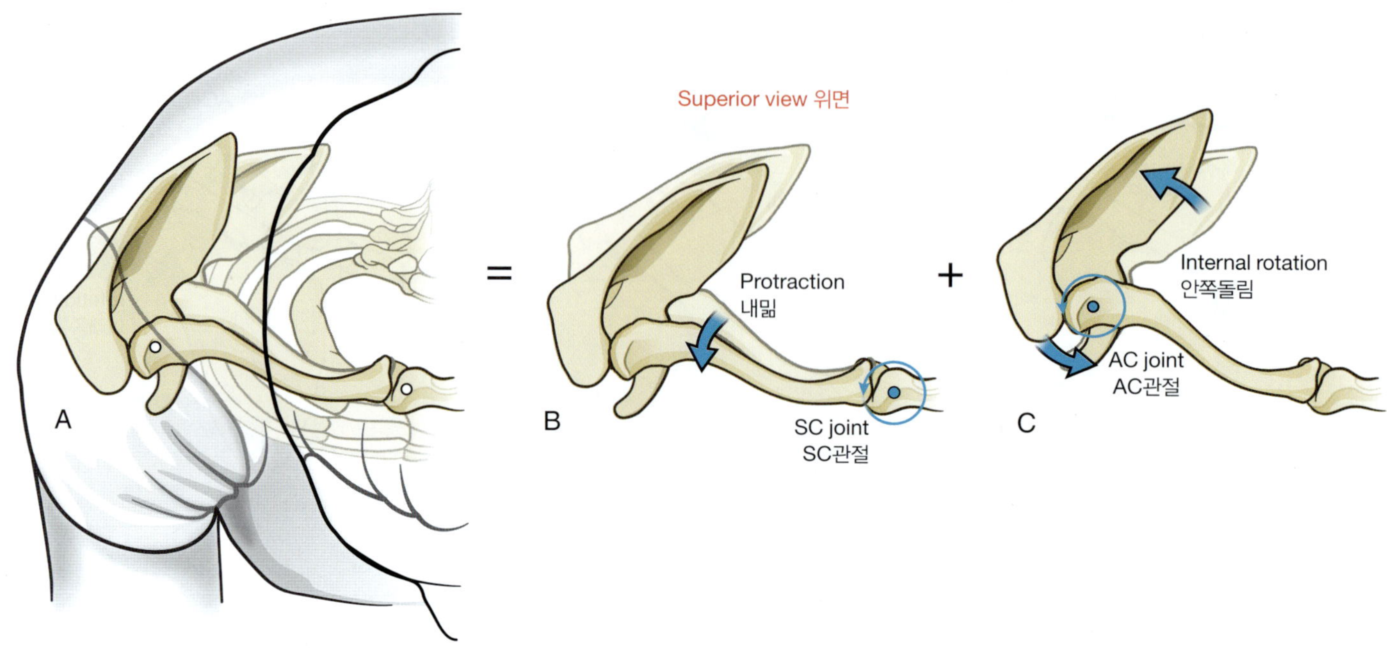


그림 5.21 (A) 어깨가슴관절의 내밂은 (B) 복장빗관절에서의 내밂과 (C) 봉우리빗장관절에서의 안쪽돌림의 결합임을 보여주고 있다.

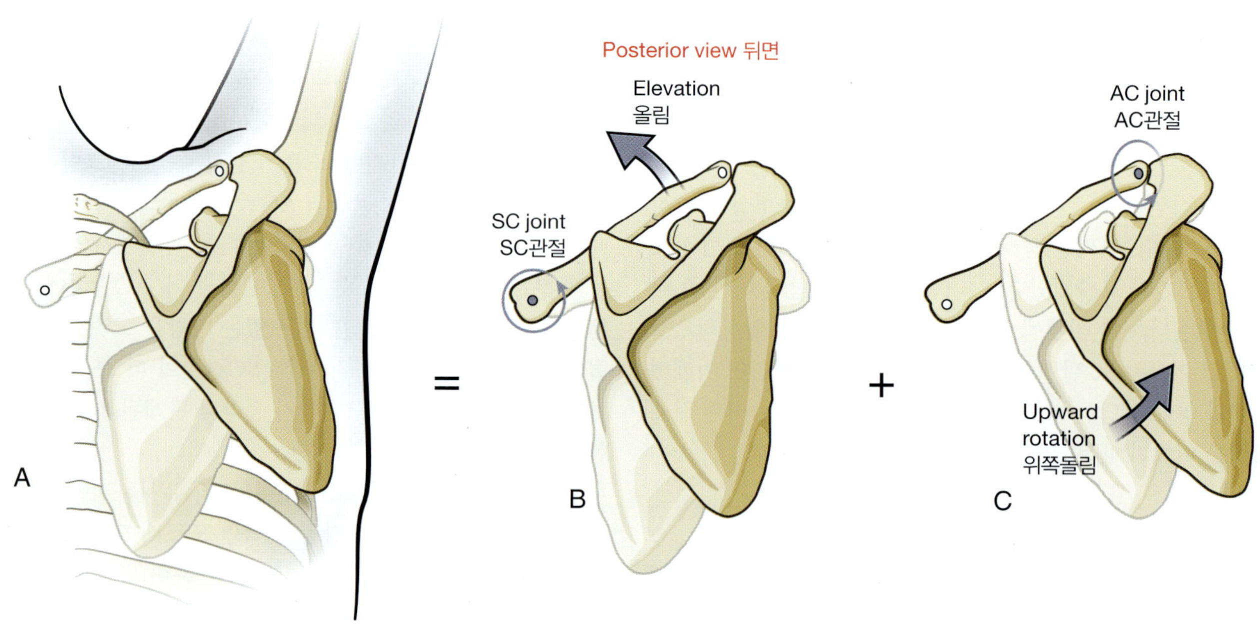


그림 5.22 (A) 어깨가슴관절의 위쪽돌림은 (B) 복장빗장관절에서의 빗장뼈 올림과 (C) 봉우리빗장관절에서의 어깨뼈 위쪽돌림의 결합임을 보여주고 있다.

그리고 운동형상학적 맥락에 따라 팔의 올림 동안 어깨뼈의 특정 위치나 경로에 기여한다.[138]

어깨뼈의 아래쪽돌림(downward rotation)은 들어 올렸던 팔을 다시 몸통 옆으로 원위치시킬 때 일어난다. 운동은 SC관절의 빗장뼈 내림과 AC관절의 어깨뼈 아래쪽돌림을 제외하면, 위쪽돌림과 유사하게 설명된다. 아래쪽돌림의 운동은 대개 어깨뼈가 해부학적 자세로 돌아올 때 끝난다.

## 접시위팔관절

### 일반적인 특징

접시위팔(glenohumeral, GH)관절은 비교적 큰 위팔뼈머리의 볼록면과 접시오목(glenoid fossa)의 얕은 오목면 사이의 관절이다(그림 5.23). 이 관절은 어깨의 큰 가동범위를 만들어내기 위해 어깨뼈의 움직임과 연합하여 작용한다. 해부학적 자세에서, 접시오목의 관절면은 어깨면 방향인 앞-가쪽을 향하고 있다. 대부분의 사람들에 있어, 접시오목은 약간 위쪽으로 돌림되어 있으며, 이러한 위치는 접시오목의 고정된 위쪽경사(upward inclination)의 양과 ST관절 위쪽돌림의 정도에 따라 달라진다.

해부학적 자세에서, 위팔뼈머리는 안쪽과 위쪽을 향하고 있으며, 자연스런 뒤경사(retroversion)의 특성에 의해 뒤쪽으로도 향하고 있다. 이러한 방향에 의해 위팔뼈머리는 어깨면 쪽으로 놓이게 되어 접시오목의 관절면과 바로 마주 보게 된다(그림 5.4, 각도 B와 C).

### 관절주위 결합조직과 그 외의 지지구조들

GH관절은 대부분의 주변 조직들로부터 관절공간을 분리하고 에워싸는 *섬유성관절주머니(fibrous capsule)*에 둘러싸여 있다(그림 5.23). 관절주머니는 접시오목의 테두리 대부분을 따라 부착되어 있으며 위팔뼈의 해부목까지 뻗어 있다. I~IV형 감각신경수용기(2장 참조)는 관절주머니의 모든 영역에서 확인되며, 특히 앞쪽 영역에서 가장 두드러지게 나타났다.[116] *윤활막(synovial membrane)*

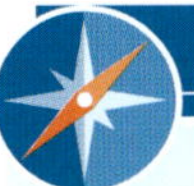

**SPECIAL FOCUS 5.2**

**어깨가슴관절 위쪽돌림의 기능적 중요성**

비교적 통증 없이 효율적인 방식으로 팔을 완전히 머리 위로 들어 올리는 능력은 많은 기능적 활동을 위한 전제조건이다. 이러한 움직임에서, 어깨뼈의 완전한 위쪽돌림은 필수적인 성분이며 완전한 어깨 벌림의 약 1/3을 차지한다. 모든 ST관절 운동과 마찬가지로, 어깨뼈의 위쪽돌림은 SC관절과 AC관절의 운동과 역학적으로 연관된다.

팔을 머리 위로 들어 올리는 동안 어깨뼈의 위쪽돌림은 적어도 3가지의 기능을 수행한다. *첫째*, 위쪽으로 돌림된 어깨뼈는 접시오목을 위쪽으로 그리고 일반적으로 앞-가쪽으로 위치시켜, 올림된 위팔뼈에 대한 구조적 지지 기반을 제공해준다. *둘째*, 위쪽으로 돌림된 어깨뼈는 중간어깨세모근 및 가시위근과 같은 접시위팔관절 벌림근육의 최적의 길이-장력관계를 유지시켜준다. *셋째*, 위쪽으로 돌림된 어깨뼈는 봉우리의 아래면을 벌림 또는 굽힘된 위팔뼈머리로부터 멀어지게 이동시킨다. 이러한 과정은 봉우리의 아래면과 위팔뼈머리 사이의 공간인 봉우리밑공간의 크기를 유지시키는 데 도움이 된다(그림 5.24와 5.25).[117,169] 봉우리밑공간의 감소는 가시위근힘줄과 같은 공간 내 조직을 압박할 위험을 증가시킬 수 있다.[78,155,170]

ST관절 위쪽돌림의 변경된 운동형상학은 봉우리밑충돌(subacromial impingement) 외에도 돌림근띠근육의 통증 및 퇴행성 변화와 관련된 기능장애와 연관된다.[138] 변경된 어깨뼈 운동형상학이 어떤 특정 기전을 통해 GH관절의 스트레스 관련 병리를 유발하는지는 명확하지 않다. 이러한 관계를 이해하는 것은 통증이 있는 어깨의 치료를 개선하거나 발생 위험을 줄이는 데 도움이 될 수 있다.[13,70,138,276]

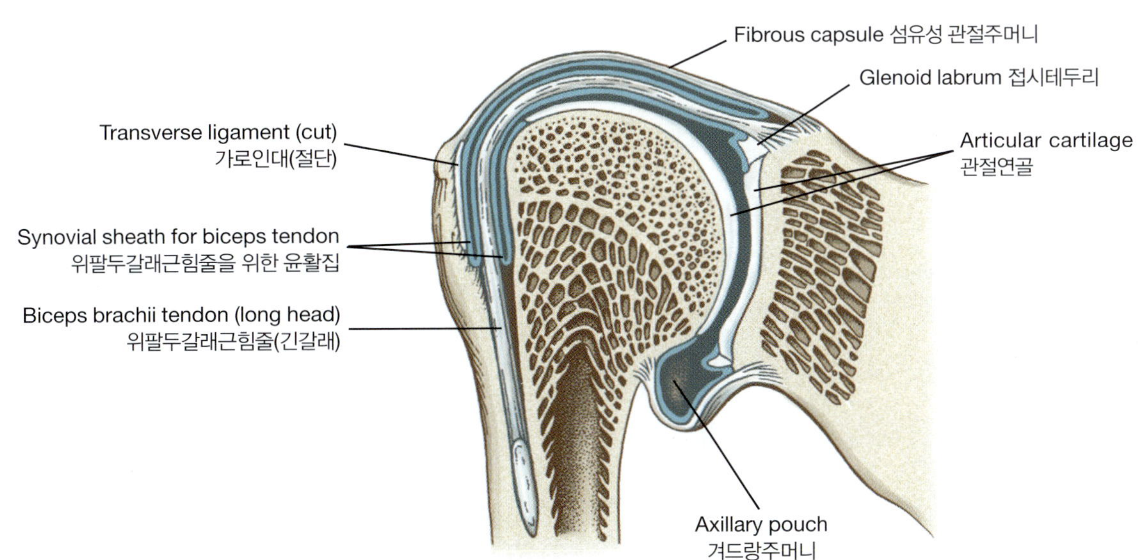


**그림 5.23** 오른쪽 접시위팔관절을 전두면에서 절단하였을 때의 앞면. 섬유성관절주머니, 윤활막(*파란색*), 그리고 두갈래근의 긴갈래힘줄에 유념하라. 겨드랑주머니는 아래관절주머니에 있는 오목 부분이다.

은 관절주머니의 속벽(inner wall)을 덮고 있다. 이 윤활막의 확장부는 *위팔두갈래근 긴갈래*힘줄의 관절속 부분을 덮고 있다. 그리고 이 윤활막은 위팔두갈래근 긴갈래힘줄이 관절주머니를 빠져나와 결절사이(즉, 두갈래근)고랑 쪽으로 내려갈 때에도 두갈래근힘줄을 계속해서 둘러싼다. 위팔뼈머리와 접시오목은 *관절연골(articular cartilage)*로 덮여 있다.

GH관절주머니의 잠재적 공간 부피는 위팔뼈머리 크기의 약 두 배이다. 느슨하고 확장 가능한 관절주머니의 특성에 의해 GH관절은 넓은 범위의 가동성을 갖게 된다. 이러한 가동성은 GH관절에서 일반적으로 나타나는 충분한 양의 수동병진운동을 보면 명백해진다. 일반적으로 위팔뼈머리는 관절에 대한 외상이나 통증의 유발 없이 접시오목으로부터 적당한 거리를 잡아당길 수 있다. 해부학적 자세 또는 모음된 위치에서, 관절주머니의 아래 부분에는 *겨드랑주머니(axillary pouch)*라 불리는 느슨하거나 여분의 오목한 부분이 있다(그림 5.23과 그림 5.24).

GH관절의 섬유성관절주머니는 비교적 얇으며 두꺼운 바깥 인대들(나중에 설명됨)에 의해 강화된다. GH관절의 일차적 안정성은 인대와 그 외 결합조직에서의 수동장력뿐만 아니라, 특히 돌림근띠(어깨밑근, 가시위근, 가시아래근, 그리고 작은원근)와 같은 국소근육에 의해 생산된 능동적인 힘에 의해서도 제공받는다. 관절주머니인대는 비교적 극단의 끝지점 움직임으로 신장될 때에만 가장 큰 안정화의 장력을 생산하지만, 근육은 본질적으로 관절이 어떤 위치에 있든지 간에 능동적인 안정화의 큰 힘을 발생시킨다. 돌림근띠근육은 능동적인 동작 동안 관절의 안정성을 유지하는 중요한 역할 때문에 GH관절의 '동적인' 안정자('dynamic' stabilizer)로 고려된다.

### *관절주머니인대*

관절주머니의 앞벽과 아래벽의 바깥층은 단순히 *접시위팔관절주머니인대(glenohumeral capsular ligament)*라 알려진 섬유성 결합조직에 의해 두꺼워진다(그림 5.24). 이 인대는 다양한 길이의 느슨하게 주름진 섬유다발들이 서로 얽혀 있는 구성을 보인다.[74] 관절을 가로지르는 안정화의 장력을 발생시키기 위해 고유의 느슨한 관절주머니인대는 늘어나거나 꼬여 있어야 하며, 이때 발생된 수동장력은 GH관절을 위한 역학적 지지를 발생시키고 돌림운동과 병진운동의 극단적 끝범위를 제한하게 된다.

또한 GH관절을 에워싸고 감싸는 관절주머니인대는 관절 속 음압을 유지하기 위해 관절을 봉인하는 데 도움이 된다. 음압에 따른 이런 약간의 흡입력은 관절에 추가적인 안정성을 제공해 준다.[3,106] 관절주머니에 구멍이 뚫리면 관절 속과 밖의 압력은 같아지고, 위팔뼈머리와 접시오목 사이의 약간의 흡인력은 사라지게 된다. 관절주머니에 구멍을 뚫어 압력을 해제하는 시체실험에서 관절 내의 전반적인 수동 가동성은 크게 증가하는데, 특히 관절이 30°로 벌림되었을 때 앞-뒤 방향으로의 가동성 증가가 가장 두드러졌다.[3] 이런 부분적으로 벌림된 위치가 관절 속 압력이 원래 가장 낮은 위치(즉, 흡입효과가 가장 큰 위치)와 근접하게 일치한다는 것은 우연이 아닐 것이다.[89,106]

다음의 논의는 GH관절주머니인대의 필수적인 해부학과 기능

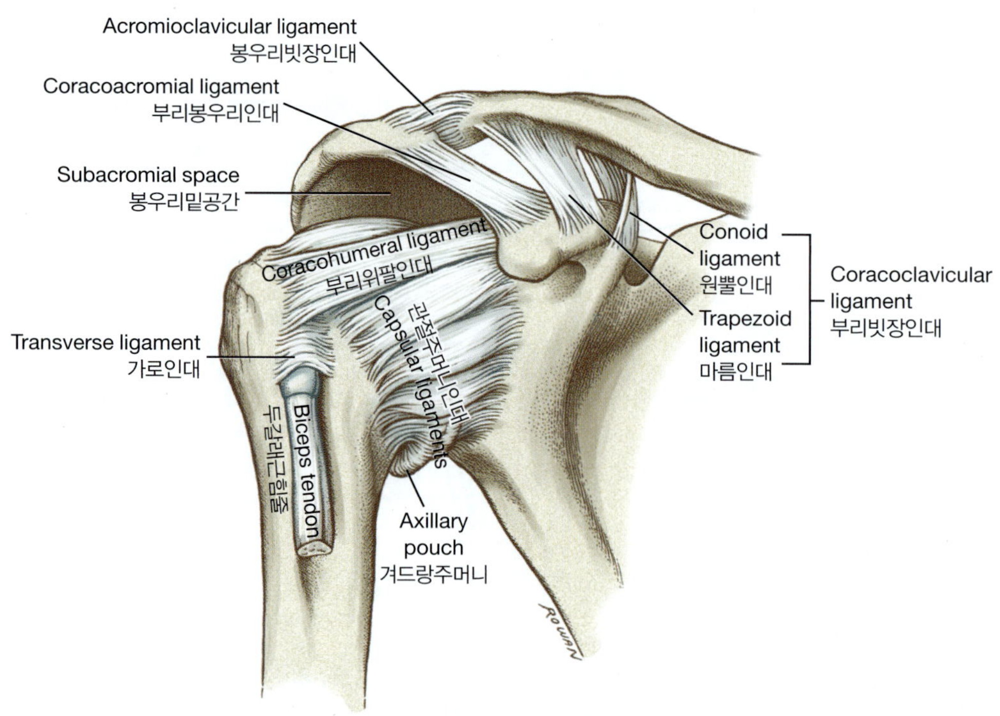


**그림 5.24** 주요 인대들을 보여주고 있는 오른쪽 접시위팔관절의 앞면.

SPECIAL FOCUS 5.3

### 접시위팔관절의 '느슨한 적합성': 고유의 불안정성 문제

접시위팔(GH)관절의 여러 해부학적 특징은 *안정성보다 운동성을 선호*하는 구조에 기여한다. 접시오목의 관절면은 일반적인 관절 움직임 동안 위팔뼈머리의 관절면을 단지 25~30%만 덮고 있다.[6] 이런 관절면 크기에서의 차이는 주어진 어떤 어깨의 위치에서 위팔뼈머리의 작은 일부분만이 접시오목과의 접촉을 허용하게 된다. 일반적인 성인의 경우, 위팔뼈머리의 세로 지름은 접시오목의 세로 지름보다 약 1.9배나 더 크다(그림 5.25). 위팔뼈머리의 가로 지름은 접시오목의 가로 지름보다 약 2.3배나 더 크다. GH관절은 둥근관절(ball-and-socket joint)로 설명되지만, 이러한 설명은 위팔뼈머리가 접시오목에 꼭 맞는다는 잘못된 인상을 줄 수 있다. GH관절의 실제 구조는 골프공이 25센트짜리 동전을 누르고 있는 것과 대략적으로 유사하다. 이런 뼈의 적합성은 GH관절에 구조적 안정성을 거의 제공하지 못한다. 대신, 관절의 역학적 완전성은 주로 주변 근육과 관절주위 결합조직을 통해 유지된다.

다양한 이유 때문에, 일부 관절주위 결합조직이나 근육이 GH관절을 적절하게 지지하고 안정화시키는 데 실패할 수 있다. 이런 지지의 실패는 위팔뼈머리의 과도한 병진운동을 유발하게 된다. GH관절은 어느 정도의 느슨함이 정상이기는 하지만, 위팔뼈머리의 큰 병진운동과 연관된 과도한 느슨함은 일반적으로 병리적인 것으로 고려되고 공식적으로 *어깨불안정성(shoulder instability)*이라 언급된다. 어깨불안정성에 대한 진단은 일반적으로 느슨함이 통증, 불안(apprehension), 또는 기능 결여와 연관되어 있음을 의미한다.

GH관절의 불안정성은 다양한 방향에서 일어날 수 있지만, 대부분의 경우에는 앞쪽이나 아래쪽으로의 과도한 병진운동을 보인다. 어떤 경우에서는 불안정한 GH관절이 아탈구나 탈구로 이어질 수 있다. GH관절에서의 *아탈구(subluxation)*는 관절면의 불완전하거나 부분적인 분리가 나타나며, 종종 봉우리와 위팔뼈머리 사이에 촉지 가능한 간격이 생긴다.[41] 반면, GH관절의 *탈구(dislocation)*는 관절면의 더 심각하고 완전한 분리가 나타난다. 일반적으로 탈구된 관절은 특별한 도수조작을 통해 재정렬되어야 하며, 대개 다른 사람의 보조가 요구된다.[53]

GH관절의 불안정성은 종종 최적화되지 못한 정렬 및 붕괴된 관절운동형상학과 연관되며, 이러한 상황은 시간이 지남에 따라 관절주위 결합조직에 대한 손상성 스트레스를 유발할 수 있다.[202] 어깨 불안정성이 비정상적 관절운동형상학의 결과인지 아니면 원인인지는 항상 명확한 것이 아니다. 어깨불안정성의 병리역학은 아직 잘 이해되고 있지 않으며 임상가, 연구자, 그리고 외과의사들 사이에서 가장 큰 관심사로 자리 잡고 있다.[53,162,207,231]

궁극적으로, GH관절에서의 안정성은 수동기전과 능동기전의 결합에 의해 성취된다. *능동기전*은 근육에 의해 생산된 힘에 의존한다. 이러한 힘은 GH관절을 가로지르는 돌림근띠근육이 어깨를 감싸고 압박하는 특성에 의해 제공된다. *수동기전*은 다음과 같은 것으로부터 제공된다: (1) 관절주머니, 인대, 접시테두리(접시오목의 테두리 대부분에 부착하는 결합조직), 그리고 힘줄이 제공하는 저항. (2) 어깨가슴 자세에 근거한 역학적 지지, 그리고 (3) 관절 속 음압. 대부분의 어깨 움직임의 다양성과 복잡성 때문에, 수동기전과 능동기전의 결합은 관절의 안정성을 확보하기 위해 일반적으로 요구된다. 이런 중요하고 다양한 GH관절에서의 안정성에 대한 내용은 이 장 전체에 걸쳐 반복되는 주제가 될 것이다.

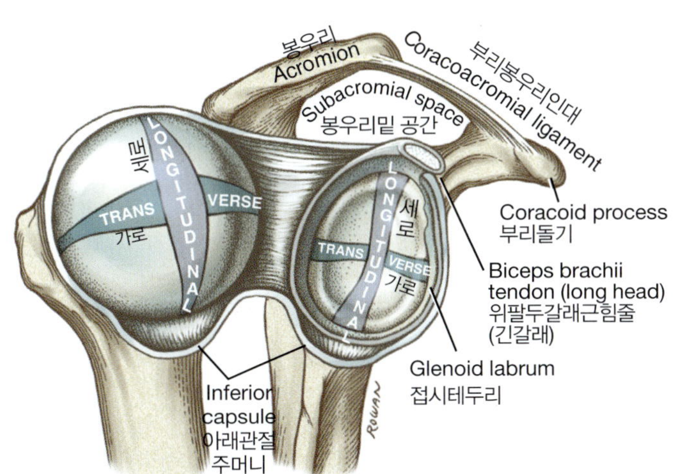


그림 5.25 관절면을 노출시키기 위해 관절이 개방된 오른쪽 접시위팔관절의 옆면. 부리봉우리활(coracoacromial arch) 밑에 있는 봉우리밑공간(subacromial space)의 크기에 유념하라. 정상적으로 이런 공간은 가시위근과 힘줄 그리고 봉우리밑주머니로 채워진다. 세로 지름과 가로 지름은 두 관절면에 그려져 있다.

에 대해 설명한다. 별개의 구조이지만, 부리위팔인대는 관절주머니인대와 함께 고려될 것이다. 다음 내용은 인대 또는 관절주머니의 일부가 특정 움직임을 제한하는 데 가장 책임 있는 역할을 한다는 것을 보여줄 것이다. 이러한 정보는 임상가가 인대나 관절주머니의 손상과 관절불안정성의 원인이 되는 기전을 이해하는 데 도움이 되며, 일부 도수치료 방법과 관절경 수술중재의 근거를 파악하는 데 도움이 된다. 표 5.1은 인대의 먼쪽부착부위와 각 인대를 팽팽하게(또는 신장되게) 만드는 동작의 예를 제시하고 있다. 인대의 신장(길이)을 가장 극적으로 증가시키는 동작들은 그 인대의 일차적인 기능을 나타낸다. 표 5.1에 나온 정보는 많은 문헌들에

**표 5.1 접시위팔관절주머니인대들의 먼쪽부착부위와 기능**

| 인대 | 먼쪽(위팔뼈)부착부위 | 구조를 팽팽하게 당기는 일차적인 동작 |
|---|---|---|
| 위접시위팔인대 | 작은결절 위쪽의 해부목 | 0°의 벌림에서 바깥돌림; 위팔뼈머리의 아래와 앞쪽 병진운동 |
| 중간접시위팔인대 | 작은결절 근처의 해부목 앞쪽을 따라 부착, 어깨밑근힘줄과 섞임 | 0° 벌림과 90° 벌림에서 바깥돌림; 위팔뼈머리의 앞쪽 병진운동 (특히 약 45~90° 벌림에서) |
| 아래접시위팔인대(3개의 부위; 앞섬유, 뒤섬유, 그리고 이들을 연결하는 겨드랑주머니) | 해부목의 앞-뒤와 뒤-아래 모서리에 넓은 판 형태로 부착 | 겨드랑주머니: 90°의 벌림; 앞-뒤쪽 그리고 아래쪽 병진운동의 결합<br>앞섬유: 90° 벌림에서 바깥돌림; 위팔뼈머리의 앞쪽 병진운동<br>뒤섬유: 0°와 90° 벌림에서 안쪽돌림과 완전한 벌림에서 안쪽돌림 |
| 부리위팔인대 | 큰결절과 작은결절의 앞면, 또한 위관절주머니 그리고 가시위근힘줄 및 어깨밑근힘줄과 섞임 | 위팔뼈머리의 아래와 뒤쪽 병진운동; 바깥돌림 |

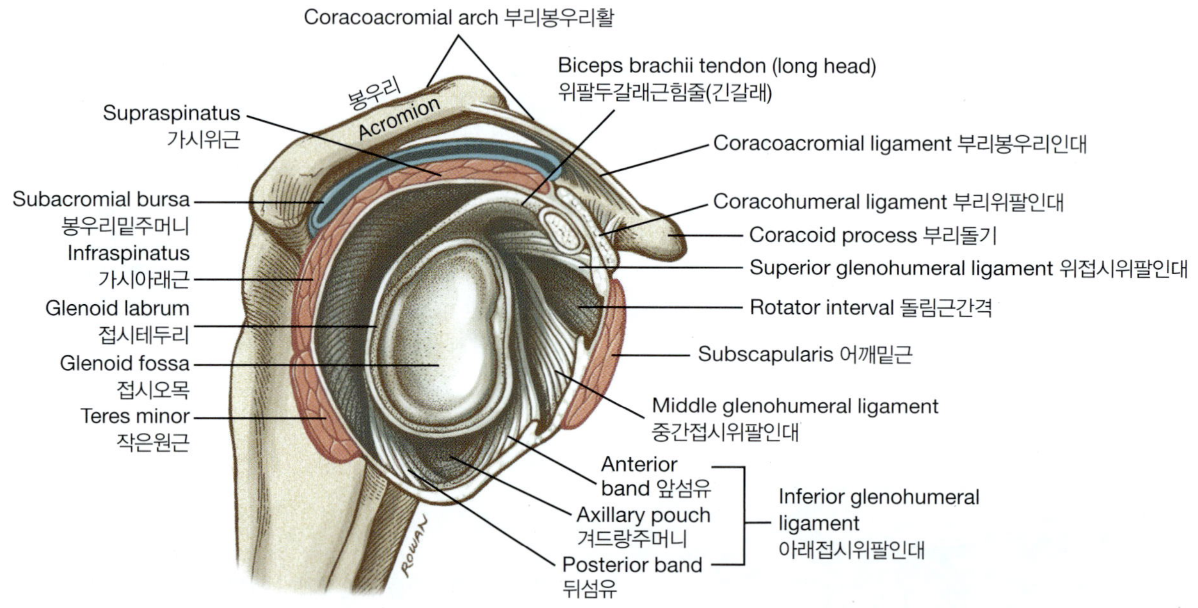


**그림 5.26** 오른쪽 접시위팔관절의 속면을 보여주고 있는 가쪽면. 위팔뼈는 관절주머니인대와 접시오목을 노출시키기 위해 제거되었다. 부리봉우리활과 그 밑에 있는 봉우리밑주머니(*파란색*)에 유념하라. 4개의 돌림근띠근육은 빨간색으로 보여주고 있다.

나온 내용의 소개 정도에 해당되며, 이런 주제에 대한 좀 더 자세한 설명은 다른 문헌을 참조해야 한다.[a]

GH관절에는 서로 얽혀 있는 아교질섬유(collagen fiber)로 구성된 3가지의 뚜렷한 관절주머니인대인 위, 중간, 그리고 아래접시위팔인대가 있다.[37] 이러한 관절주머니인대들은 GH관절의 속면에서 관찰하였을 때 개별적인 구조로 가장 잘 볼 수 있다(그림 5.26). *위접시위팔인대(superior glenohumeral ligament)*의 몸쪽부착부위는 접시위결절과 위팔두갈래근 긴갈래의 부착부위 바로 앞쪽인 접시오목의 위가장자리(superior rim)와 인접 접시테두리(glenoid labrum)의 근처에 있다.[55] 인대의 먼쪽부착부위는 인접 관절주머니와 함께 작은결절의 위에 있는 위팔뼈의 해부목 근처에 부착된다. 이 인대는 해부학적 자세나 그 근처의 위치에서 약간 팽팽해지며, 위팔뼈머리의 바깥돌림 그리고 아래쪽과 앞쪽 병진운동에 저항할 수 있다.[216] GH관절이 35~45°를 넘어 벌림될 때, 위접시위팔인대는 상당히 느슨해진다.[159,216]

*중간접시위팔인대(middle glenohumeral ligament)*는 접시오목의 앞-위가장자리와 인접 접시테두리에 몸쪽부착부위를 갖는다. 이 인대의 먼쪽부착부위는 앞관절주머니 및 어깨밑근의 넓

[a] 32,37,52,55,81,159,162,216,275

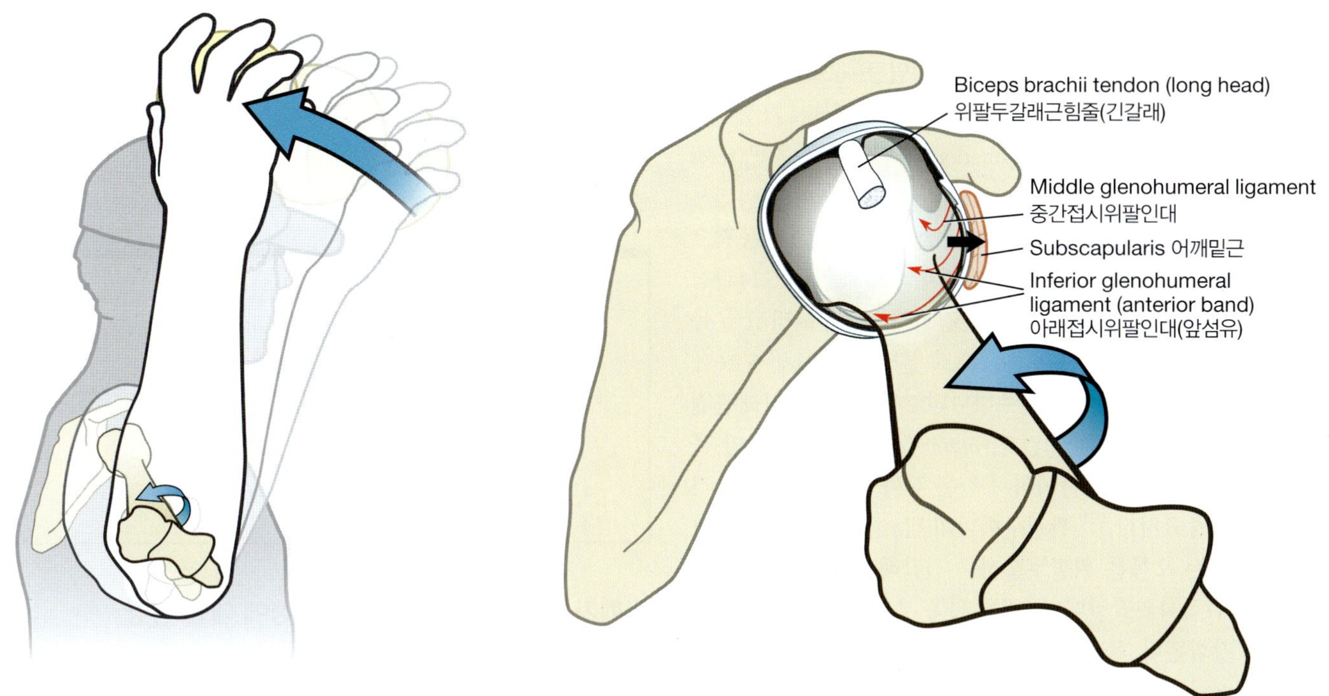


그림 5.27 야구 투구동작의 코킹단계 동안 빠른 속도의 접시위팔관절 벌림과 바깥돌림을 보여주고 있는 그림. 이 동작은 중간접시위팔인대와 아래접시위팔인대의 앞섬유를 비틀고 신장시킨다(접시오목의 가장자리 쪽으로 향하고 있는 *빨간색의 가는 화살표*로 표시). 위팔뼈머리는 앞서 언급된 신장된 구조와 접시오목을 보여주기 위해 제거되었다. 이런 능동적인 동작은 접시테두리의 앞쪽과 어깨밑근 쪽을 향해 위팔뼈머리를 앞쪽으로(*굵은 검은색 화살표*) 병진운동시키는 경향이 있다. 신장된 인대와 어깨밑근에서의 장력은 이런 앞쪽 병진운동을 자연스럽게 저항한다.

은 힘줄과 섞인 후, 작은결절의 근처인 해부목의 앞면을 따라 부착된다.[37,55,175] 중간접시위팔인대는 위팔뼈머리에 대한 앞쪽 제한을 견고하게 제공하며, 특히 45~90°의 벌림 위치(인대가 좀 더 신장됨)에서 더욱 그러하다.[51,159,275] 인대의 위치와 섬유 방향으로 예측할 수 있듯이, 중간접시위팔인대는 0° 벌림과 90° 벌림에서 검사했을 때 바깥돌림의 끝범위를 제한하는 데 효과적이며, 예상대로 이 인대는 안쪽돌림 시 쉽게 느슨해진다.[159,186,216]

연구가 활발히 수행된 광범위한 *아래접시위팔인대*(*inferior glenohumeral ligament*)의 몸쪽부착부위는 접시오목의 앞-아래와 뒤-아래가장자리 그리고 인접 접시테두리를 따라 대부분 부착된다.[37,55] 아래접시위팔인대의 먼쪽부착부위는 해부목의 앞-아래모서리와 뒤-아래모서리에 넓은 판으로 부착된다. 해먹(hammock)과 같은 아래접시위팔인대는 3개의 성분으로 나뉘는데, *앞섬유*, *뒤섬유*, 그리고 앞섬유와 뒤섬유를 연결하는 조직인 *겨드랑주머니*(*axillary pouch*)가 있다(그림 5.26).[55,186] 겨드랑주머니와 나머지 아래접시위팔인대는 일반적으로 약 90° 이상의 벌림에서 균일하게 팽팽해진다. 팽팽한 겨드랑주머니는 슬링(sling)처럼 작용하여 그 위에 놓인 위팔뼈머리를 받쳐주고 아래쪽 그리고 앞-뒤쪽 병진운동에 저항한다.[230,258] 이런 벌림된 위치에서, 바깥돌림의 끝범위에서는 앞섬유가 그리고 안쪽돌림의 끝범위에서는 뒤섬유가 좀 더 팽팽해진다.[216,258] 전체 관절주머니인대 중 가장 강하고 두꺼운 앞섬유는 벌림된 위치와 중립의 위치 둘 다에서 위팔뼈머리의 앞쪽 병진운동에 대한 일차적 인대성 제한을 제공하여 특히 중요하다.[187] *벌림*과 *바깥돌림*이 포함된 강력하고 동적인 활동은 특히 아래접시위팔인대의 앞섬유에 스트레스를 가하게 된다.[159] 예를 들어, 이러한 스트레스는 야구의 투구동작 과정 중 '코킹단계(cocking phase)' 동안 일어난다(그림 5.27). 이러한 동작을 많이 반복함에 따라, 앞섬유는 과신장되거나 찢어질 수 있으며, 이로 인해 위팔뼈머리의 앞쪽 병진운동을 제한하는 주요 구조 중의 하나를 손상시키게 된다. 앞섬유의 손상과 증가된 느슨함은 실제로 GH관절의 재발성 앞쪽탈구와 관련이 있다.[135,251] 일단 아래접시위팔인대의 앞섬유가 찢어지거나 느슨해지면, 앞쪽탈구의 재발은 조직을 점진적으로 더 손상시킬 수 있는 악순환의 일부가 될 수 있다.

또한 GH관절은 *부리위팔인대*(*coracohumeral ligament*)에 의해서도 강화된다(그림 5.24와 5.26). 이 인대는 부리돌기의 가쪽모서리에서부터 위팔뼈 큰결절과 작은결절의 앞면까지 뻗어 있으며, 위관절주머니 그리고 가시위근힘줄과 어깨밑근힘줄의 먼쪽부착부위와 섞이게 된다.[55,233] 해부학적 자세에서, 부리위팔인대는 위팔뼈머리의 아래와 뒤쪽 병진운동 그리고 바깥돌림에 대한 제한을 제공한다.[55,131,275]

#### *돌림근띠근육과 위팔두갈래근의 긴갈래*

이전에 언급했던 바와 같이, GH관절주머니는 *돌림근띠근육*

(*rotator cuff muscles*)으로부터 상당한 구조적 보강을 받는다(그림 5.26 참조). 4개의 근육 중 가장 두꺼운 어깨밑근(subscapularis)은[26] 앞관절주머니와 부분적으로 섞이면서 이를 보강한다. 가시위근(supraspinatus), 가시아래근(infraspinatus), 그리고 작은원근(teres minor)은 위관절주머니 및 뒤관절주머니와 부분적으로 섞이면서 이를 보강한다. 이런 4개의 근육은 GH관절을 보호하고 능동적으로 안정화시키는 띠를 형성한다. 이런 해부학적 배열은 GH관절의 역학적 안정성이 돌림근띠근육의 신경지배, 근력, 그리고 운동조절에 크게 의존하는 이유를 부분적으로 설명한다. 그림 5.26에서 볼 수 있듯이, 돌림근띠가 관절주머니의 2개 영역, 즉 아래관절주머니 영역 그리고 *돌림근(띠)간격*[*rotator (cuff) interval*]이라 불리는 가시위근과 어깨밑근 사이의 공간은 감싸고 있지 않다는 것은 임상적으로 중요하다.[101] 관절주머니의 앞–위쪽 영역 내의 자연적인 간격 또는 오목은 위팔두갈래근 긴갈래의 힘줄, 부리위팔인대, 그리고 위접시위팔인대와 (때론 위쪽 부분의) 중간접시위팔인대에 의해 강화된다. 돌림근간격은 GH관절의 앞쪽탈구가 비교적 흔하게 일어나는 부위이기 때문에, 이 부위를 보강하려고 시도하는 관절경수술 의사에게 이런 해부학적 세부사항은 중요 관심사이다.[270]

*위팔두갈래근의 긴갈래*는 어깨뼈의 접시위결절에서 시작하며, 이곳에 인접해 있는 접시테두리와 이어진다(그림 5.26 참조). 이 몸쪽부착부위에서, 관절속 힘줄은 위팔뼈머리를 가로지르면서 넓어지며, 이후 먼쪽으로 각도를 꺾어 위팔뼈 결절사이고랑의 몸쪽끝으로 들어간다(그림 5.7과 그림 5.23 참조). 굴절된 힘줄이 결절사이고랑으로 들어갈 때, 힘줄은 주로 부리위팔인대에 의해 형성되고 위관절주머니와 어깨밑근힘줄의 위모서리가 이차적으로 기여하는 관절주머니인대성 도르래(또는 슬링)에 의해 안정화된다.[196] 결절사이고랑의 좀 더 먼쪽에서, 두갈래근힘줄은 위팔뼈의 *가로인대*(*transverse ligament*)에 의해 좀 더 안정화된다(그림 5.24 참조).

시체연구 결과에서, 두갈래근의 긴갈래가 위팔뼈머리의 앞쪽 병진운동을 자연스럽게 제한한다고 강력하게 제안하고 있다.[3,193] 게다가 반구형 모양의 위팔뼈머리를 가로지르는 힘줄의 위치 때문에, 두갈래근에서의 근육힘줄의 힘은 위팔뼈머리의 위쪽 병진운동에 저항할 수 있으며[119,196] GH관절 벌림의 자연스런 관절운동형상학을 조절하는 데 도움이 될 수 있다.

### *접시테두리*

접시오목(glenoid fossa)의 뼈가장자리(bony rim)는 *접시테두리*(*glenoid labrum*)라 알려진 삼각섬유연골성 고리에 둘러싸여 있다(그림 5.26 참조). 접시테두리는 인접한 접시오목의 관절연골과 점진적으로 섞일 뿐만 아니라, 앞서 설명했듯이 몇몇 인대, 관절주머니, 그리고 두갈래근의 긴갈래를 위한 몸쪽부착부위로 역할을 한다. 접시오목 총 깊이의 약 50%는 접시테두리가 기여한다.[6,99] 접시오목의 오목함을 더 깊게 한 결과, 관절의 접촉면적을 증가시켜 접촉압력의 감소를 초래하게 된다. 더욱이, 돌림근띠근육에 의해 생산된 능동적인 힘과 더 깊어진 오목함이 결합되면, 위팔뼈머리를 위한 안정된 자리를 형성하여 GH관절의 동적인 안정성에 특히 중요한 역할을 하게 된다.[6,119]

**접시위팔관절을 강화 또는 깊게 해주는 조직**

- 관절주머니 및 관계된 GH관절주머니인대
- 부리위팔인대
- 돌림근띠근육(어깨밑근, 가시위근, 가시아래근, 그리고 작은원근)
- 위팔두갈래근의 긴갈래
- 접시테두리

## 어깨가슴의 자세와 정적인 안정성에 대한 영향

일반적으로, 어떤 사람이 팔을 편안히 내린 휴식 상태로 서 있을 때, 위팔뼈머리는 접시오목에 대해 안정된(고정된) 상태로 있게 된다. 휴식 상태이기 때문에 이러한 안정성을 *정적인* 안정성(*static* stability)이라 한다. GH관절에서의 정적인 안정성을 조절하는 한 가지 수동기전은 경사진 관절면을 누르고 있는 공에 비유하여 설명할 수 있다(그림 5.28A).[14] 휴식 상태에 있을 때, 위쪽의 관절주머니인대성구조(superior capsuloligamentous structures, SCS)는 위팔뼈머리를 위한 일차적인 역학적 지지를 제공한다. 이러한 구조에는 위관절주머니인대, 부리위팔인대, 그리고 가시위근의 힘줄이 포함된다. 그림 5.28A에서 보여주듯이, SCS에서의 합력 벡터와 *중력*(*G*)에 의한 힘 벡터의 결합은 접시오목의 관절면에 대해 직각으로 향하는 압박력(CF로 표기)을 발생시킨다. 이러한 압박력은 위팔뼈머리를 접시오목에 단단히 밀어붙여 GH관절을 안정화시키거나 '잠금'하여, 중력에 의한 위팔뼈의 하강을 저항하게 된다. 이런 접시오목의 경사면은 선반과 같은 역할을 부분적으로 제공하여 팔 무게의 일부도 지지하게 된다.

방금 설명한 GH관절의 정적인 안정성을 위한 수동기전은 비교적 무게가 실리지 않은 팔을 편안히 늘어뜨리고 서 있는 것과 같은 활동에 적절하다. 허리 높이에서 손으로 물통을 들고 있을 때와 같이 팔이 아래쪽으로 향하는 더 큰 견인부하를 받게 될 때, 추가적인 안정성을 확보하기 위한 근육기반의 이차적 기전이 필요할 수 있다. 정적인 지지를 위한 이차적인 능동 지원은 주로 돌림근띠근육에 의해 제공된다. 대부분의 돌림근띠근육에 의해 발생된 전반적인 힘 벡터는 수동기전에 의해 발생된 압박력과 거의 평행한 위치인 수평의 방향을 향하고 있다. 돌림근띠근육의 등척활성은 위팔뼈머리를 얕은 접시오목에 효과적으로 단단히 압박하는데, 이러한 기전을 흔히 *오목압박*(*concavity compression*)이라 한다.[179] 흥미롭게도, Basmajian과 Bazant[14]에 의해 수행된 초기의 고전적

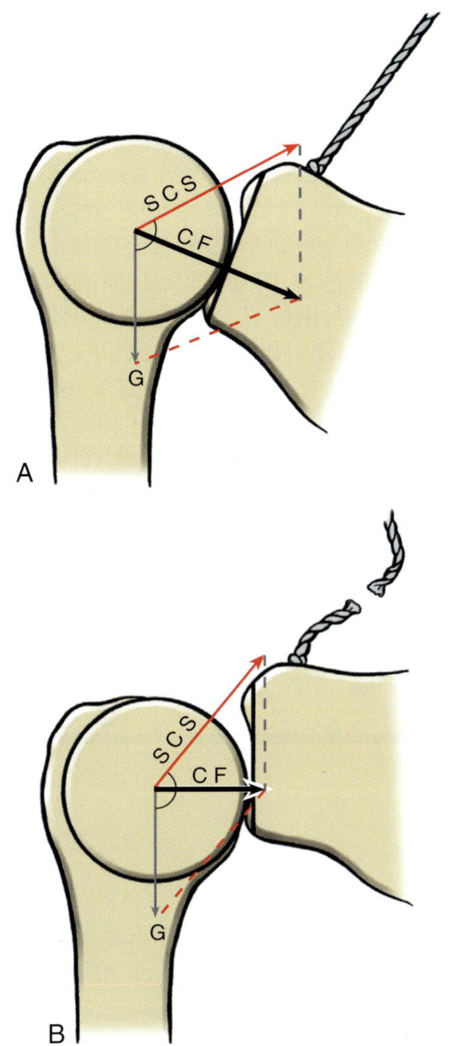


**그림 5.28** 접시위팔(GH)관절에서의 정적인 안정성에 대한 어깨가슴 자세와 그 영향. (A) 줄은 접시오목을 약간 위쪽으로 돌림된 위치로 잡아주고 있는 근육의 힘을 나타낸다. 이러한 위치에서, 팽팽해진 위관절주머니인대구조(*SCS*)에서의 수동장력은 중력(*G*)에 의해 생산된 힘과 합성되면 압박력(*CF*)을 만들어낸다. 약간 경사진 접시오목에 대해 적용된 압박력은 관절을 '잠금'한다. (B) 어깨뼈 위쪽돌림의 위치가 상실되면(줄이 끊어진 것으로 표시됨), SCS 벡터와 G 벡터 사이의 각도 변화는 GH관절을 가로지르는 압박력의 크기를 감소시킨다. 결과적으로, 위팔뼈머리는 새롭게 수직으로 정렬된 접시오목에 대해 아래쪽으로 미끄러진다. 점선은 힘 벡터를 합성하는 평행사변형법을 나타내고 있다. 벡터는 실제 크기에 비례하여 그려지지 않았다.

연구에서 신경계는 일반적으로 정적인 안정성의 이차적 원천으로 좀 더 수평으로 주행하는 돌림근띠근육(그리고 필요에 따라 뒤어깨세모근)을 위팔두갈래근, 위팔세갈래근, 그리고 중간어깨세모근과 같이 좀 더 수직으로 주행하는 근육보다 먼저 동원한다고 설명하였다. 돌림근띠근육의 중요한 안정화 역할은 이 장의 후반부에서 좀 더 자세히 설명된다.

그림 5.28A에서 보여주고 있는 정적인 잠김기전(static locking mechanism)의 기본 요소 중 하나는 접시오목이 약간 *위쪽*을 향하고 있는 어깨가슴의 자세이다. 만성적으로 접시오목이 아래쪽돌림된 상태는 '나쁜 자세(poor posture)'와 연관이 있거나 위등세모근과 같은 어떤 근육의 약화나 마비에 의한 이차적인 결과로 일어날 것이다. 원인이 어떻게 되었든, 위쪽으로 돌림된 위치의 상실은 위관절주머니인대구조(SCS)와 중력(G)에 의해 생성된 벡터들 사이의 각도를 증가시킨다(그림 5.28B). 이제 이러한 힘 벡터들을 합성하면 *감소된* 압박력(CF)을 만들어낸다. 중력은 접시오목의 표면에 대해 위팔뼈를 아래로 당길 수 있다. 시간이 지나고 외적인 방법으로 지지되지 않는다면, 아래쪽으로의 당김은 SCS의 가소성 변형을 초래하게 된다. 결과적으로, 불충분하게 지지된 위팔뼈머리는 결국 접시오목에서 아래쪽으로 아탈구되거나 탈구될 것이다.

## 부리봉우리활 그리고 관계된 윤활주머니

*부리봉우리활(coracoacromial arch)*은 부리봉우리인대와 어깨뼈의 봉우리돌기에 의해 형성된다(그림 5.26 참조). *부리봉우리인대(coracoacromial ligament)*는 봉우리의 앞모서리와 부리돌기의 가쪽모서리 사이에 부착한다.

부리봉우리활은 GH관절의 기능적 '지붕'을 형성하고 있다. 이 장의 초기에 언급했듯이, 부리봉우리활과 그 밑의 위팔뼈머리 사이의 공간을 *봉우리밑공간(subacromial space)*이라 한다. 무증상 성인의 봉우리밑공간 높이는 매우 다양하게 보고되지만, 평균적으로 팔을 몸통 옆에 편안히 늘어뜨린 상태에서 평균 약 8~10 mm 정도로 측정된다.[72,79,182,221] 임상적으로 중요한 봉우리밑공간은 가시위근과 힘줄, 봉우리밑주머니, 위팔두갈래근의 긴갈래, 그리고 위관절주머니의 일부를 포함한 몇몇 조직들로 빽빽이 채워져 있다.

어깨 주위에는 여러 개의 독립적인 *윤활주머니(bursa sac)가* 존재한다. 어깨밑주머니(subscapular bursa)와 같은 일부 윤활주머니는 GH관절의 윤활막이 직접적으로 확장된 부분인 반면, 다른 윤활주머니는 독립된 구조로 존재한다. 모든 윤활주머니는 힘줄 사이, 관절주머니와 뼈 사이, 근육과 인대 사이, 또는 두 근육의 사이에서와 같이 상당한 마찰력이 발생되는 영역에 위치된다. 두 개의 중요한 윤활주머니가 위팔뼈머리의 위쪽에 위치된다(그림 5.29). *봉우리밑주머니(subacromial bursa)*는 가시위근의 위쪽과 봉우리돌기의 아래인 봉우리밑공간 내에 놓여 있다. 이 윤활주머니는 일반적으로 봉우리의 단단한 밑면으로부터 비교적 부드럽고 손상에 취약한 가시위근과 힘줄을 보호한다. *어깨세모근밑주머니(subdeltoid bursa)*는 봉우리밑주머니의 가쪽 확장부위로, 어깨세모근 그리고 그 밑에 있는 가시위근힘줄과 위팔뼈머리의 사이에서 발생하는 마찰력을 제한한다.

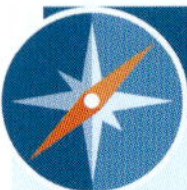

SPECIAL FOCUS 5.4

### 접시테두리가 손상에 취약한 이유

몇 몇 구조와 기능적 요소들은 왜 접시테두리(glenoid labrum)가 어깨병리에 그렇게 자주 연루되는지를 설명한다. 첫째, 접시테두리의 위쪽 부분은 접시오목의 가장자리(rim)에 느슨하게 부착되어 있다. 게다가, 위팔두갈래근 긴갈래힘줄의 약 50%의 섬유는 위접시테두리(superior glenoid labrum)의 직접적인 연장이고, 나머지 50%는 접시위결절로부터 나온다.[254] 위팔두갈래근힘줄 내의 과도하게 큰 힘이나 반복적인 힘은 접시오목 가장자리의 거의 12시 방향 위치에 느슨하게 부착된 위접시테두리를 부분적으로 분리시킬 수 있다. 투수와 같은 던지기 운동선수들에서의 비교적 높은 위접시테두리 열상의 발생률은 던지기 활동 동안 위팔두갈래근 내의 힘과 연관이 있을 수 있다. 위팔두갈래근의 긴갈래는 투구의 '코킹(cocking)' 단계 동안 (앞과 아래관절주머니와 함께) 스트레스를 받게 되고, 투구의 팔로스루 릴리스(follow-through release) 단계 동안 어깨의 폄과 아래팔의 엎침을 빠르게 감소시킬 때 다시 스트레스를 받게 된다.[131] 이러한 스트레스의 대부분은 위접시테두리로 직접 전달된다. 위팔두갈래근 긴갈래의 몸쪽부착부위가 약해지면 위팔뼈머리의 앞쪽 병진운동을 억제하는 능력이 제한된다.[57] 이러한 병리역학적 특성은 던지기 운동선수를 앞쪽불안정성(anterior instability) 및 그에 따른 추가적인 스트레스에 취약하게 만들 것이다. 접시테두리의 병변이나 분리는 접시오목의 앞-아래쪽 가장자리를 따라 발생하기도 한다.[6,181] 일반적으로 접시테두리의 이 영역은 아래관절주머니인대의 앞섬유에 견고히 부착된다. 이전에 설명했듯이, 아래관절주머니인대 앞섬유에서의 증가된 느슨함이나 열상은 위팔뼈머리의 과도하고 반복적인 앞쪽 병진운동이나 재발성 앞쪽탈구를 유발할 수 있다. 빠르게 앞쪽으로 병진운동하는 위팔뼈머리는 인접해 있는 앞-아래쪽 관절주머니 및 부착된 접시테두리에 추가적인 스트레스를 주게 될 것이다. 이러한 결과로 찢어지거나 부분적으로 파열된 접시테두리나 인접 관절주머니는 GH관절의 더 큰 앞쪽불안정성과 이 영역에 더 빈번한 스트레스를 야기하는 악순환을 만들어낼 것이다. 분리되거나 파열된 접시테두리에 대한 보존적인 비수술적 관리는, 특히 불안정한 GH관절을 보이는 던지기 운동선수에서는 성공하지 못할 것이다. 따라서 흔히 수술적 복구가 필요할 수 있으며, 이후 특정 수술후 재활프로그램이 뒤따라야 할 것이다.[147,268]

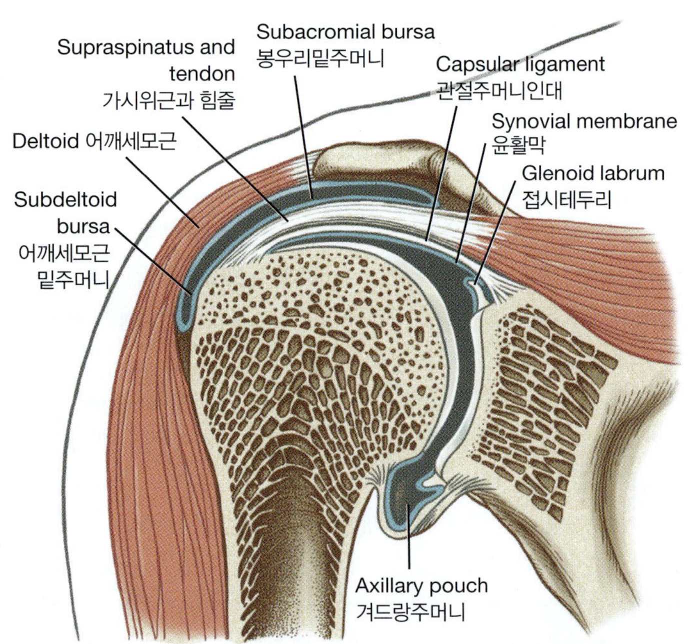


그림 5.29 오른쪽 접시위팔관절의 전두면 절단을 보여주는 앞면. 봉우리밑공간 내에 있는 봉우리밑주머니와 어깨세모근밑주머니에 유념하라. 윤활주머니와 윤활막은 파란색으로 표시되어 있다. 어깨세모근과 가시위근 또한 보여주고 있다.

## 운동형상학

GH관절은 3개의 운동면 모두에서 돌림운동이 일어나기 때문에 자유도 3을 갖는다. GH관절에서의 일차적인 돌림운동은 *굽힘과 폄*, *벌림과 모음*, 그리고 *안쪽돌림과 바깥돌림*이다(그림 5.30). 종종 GH관절에서의 4번째 운동으로 *수평모음과 수평벌림*(*수평굽힘과 수평폄*이라 불리기도 함)이 정의된다. 이 4번째 운동은 일반적으로 위팔뼈가 90° 올림된 상태에서 정의된다. 이러한 경우, 위팔뼈는 수직돌림축에 대해 수평모음 동안 앞쪽으로 그리고 수평벌림 동안 뒤쪽으로 움직인다.

GH관절에서 운동을 기록할 때 0° 또는 중립의 기준점으로 해부학적 자세를 사용한다. 예를 들어, 시상면에서의 굽힘은 위팔뼈가 0°의 위치에서 앞쪽으로 돌림운동하는 운동이다. 반면, 폄은 위팔뼈가 0°의 위치에서 뒤쪽으로 돌림운동하는 운동이다.

실질적으로 GH관절의 모든 의도적인 운동은 SC관절과 AC관절의 관련된 움직임을 포함하고 있는 ST관절의 운동이 연루된다. 그러나 다음의 논의는 주로 GH관절의 독립된 운동형상학에 초점을 맞추고 있다.

### *벌림과 모음*

전통적으로 벌림과 모음은 거의 앞-뒤쪽 방향으로 향하고 있는 돌림축에 대해 거의 전두면 내에서 일어나는 위팔뼈의 돌림운동으로 정의되고 있다(그림 5.30). 다양한 수치가 보고되고는 있지만, 건강하거나 일반적으로 발달된 사람은 대체로 GH관절에서 약 120°까지의 벌림 범위를 가지고 있다.[105,154] 그러나 *어깨*의 약 180° 벌림을 달성하기 위해서는 약 60°의 어깨뼈 위쪽돌림의 동시작용을 필요로 하는데, 이런 운동형상학은 이 장에서 이전에 설명되었다.

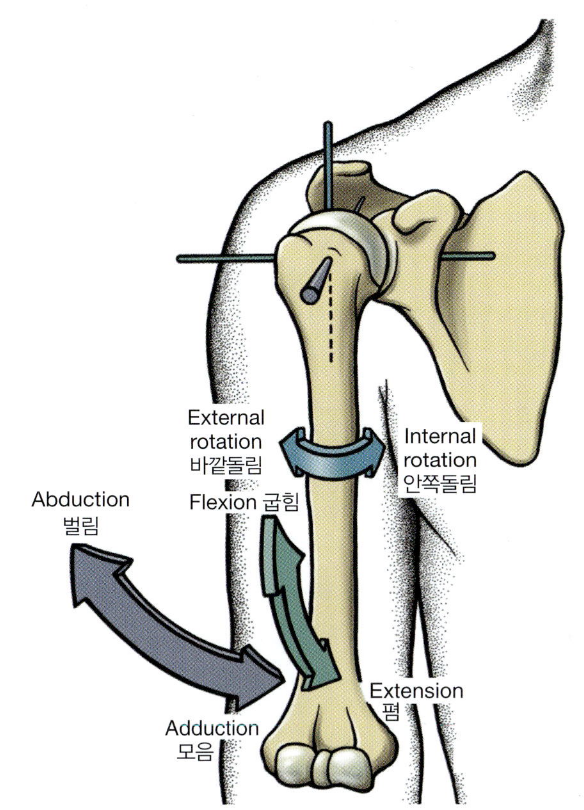


**그림 5.30** 접시위팔관절의 골운동형상학에는 벌림과 모음(*보라색*), 굽힘과 폄(*초록색*), 그리고 안쪽돌림과 바깥돌림(*파란색*)이 포함된다. 각각의 돌림축은 이에 상응하는 운동면의 색깔과 같다는 것에 유념하라.

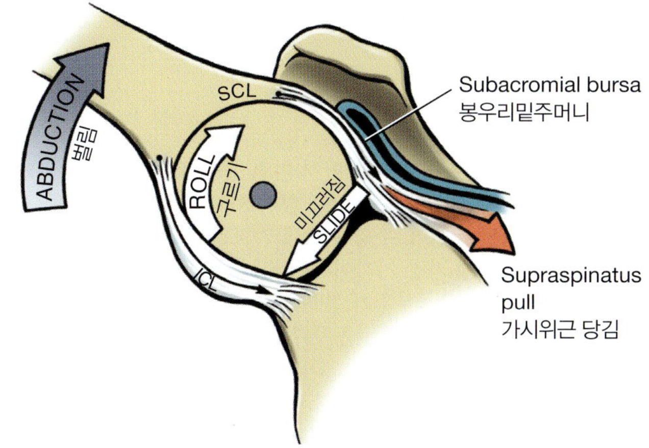


**그림 5.31** 능동 벌림 동안 오른쪽 접시위팔관절의 관절운동형상학. 위팔뼈머리의 위쪽 구르기를 위해 수축하고 있는 가시위근을 보여주고 있다. 팽팽한 아래관절주머니인대(*ICL*)는 해먹과 같이 위팔뼈머리를 지지하고 있다(본문 참조). 위관절주머니인대(*SCL*)는 수축하고 있는 가시위근에 의해 당겨져 비교적 팽팽해지고 있는 것에 유념하라. 신장된 조직은 검은색 긴 화살표로 나타내고 있다.

벌림의 관절운동형상학은 볼록한 위팔뼈머리가 위쪽으로 구르기를 하는 동시에 아래쪽으로 미끄러짐을 한다(그림 5.31). 구르기와 미끄러짐의 관절운동형상학은 접시오목의 세로 지름을 따라 또는 그 가까이에서 일어난다(그림 5.25 참조). 모음과 관계된 관절운동형상학은 반대 방향으로 일어나는 것을 제외하면 벌림과 같다.

그림 5.31은 가시위근힘줄의 일부가 GH관절의 위관절주머니와 섞이는 것을 보여주고 있다. 능동적인 근육의 수축은 벌림을 생산하는 것 외에도 위관절주머니를 팽팽하게 당겨 위팔뼈머리와 봉우리돌기의 아래면 사이에 끼이는 것을 방지한다. 또한 근육의 힘은 관절에 동적인 안정성도 제공한다. (*동적인 안정성*은 관절이 움직이고 있는 동안 얻어지는 안정성을 의미한다.) 벌림이 약 90°에 도달할 때, 돌출된 위팔뼈머리는 GH관절 아래관절주머니인대의 겨드랑주머니를 점진적으로 펴지게 하여 신장시킨다. 이에 따른 아래관절주머니인대에서의 결과적인 장력은 해먹(hammock) 또는 슬링(sling)처럼 작용하여 위팔뼈머리를 지지한다.[3]

그림 5.31에서 제시된 구르기와 미끄러짐의 관절운동형상학은 완전한 범위의 벌림을 완성하기 위해 필수적이다. 위팔뼈머리 관절면의 세로 지름은 접시오목의 세로 지름보다 거의 2배나 더 크다는 점을 상기하라. 벌림의 관절운동형상학은 벌림과 동시에 일어나는 구르기와 이를 상쇄하는 미끄러짐이 관절면의 이탈 없이 어떻게 더 큰 볼록면이 훨씬 작은 오목면에 대해 구르기를 할 수 있는지 설명해준다.[184] 동시에 일어난 GH관절에서의 구르기와 미끄러짐의 관절운동형상학 그리고 동반된 어깨뼈 운동형상학의 결합은 벌림 내내 봉우리밑공간의 높이와 부피에 강력한 영향을 미친다.[136] 봉우리밑공간 안에 있는 구조들의 원치 않는 압박을 방지하기 위해서는 최소한의 임계높이(critical height)가 유지되어야 한다. 벌림 동안 봉우리밑공간의 높이에 영향을 미칠 수 있는 변수들을 이해하는 것은 연구의 중요한 영역이 된다.[40,136,140]

Giphart와 그의 동료들은 양면 형광투시법을 사용하여, 건강한 사람이 어깨면에서 20~150° 사이의 능동 어깨 벌림을 수행할 때 봉우리위팔거리(즉, 이전에 정의된 봉우리밑공간)를 측정하였다.[72] 그림 5.32에 제시된 것과 같이, 이 연구는 어깨 벌림 동안 봉우리위팔거리(acromiohumeral distance, AHD)가 20° 벌림에서의 약 7.5 mm에서부터 가장 작은 거리인 거의 85° 벌림에서의 2.6 mm까지 자연스럽게 변화하는 것을 보여준다. 이후 AHD는 150° 벌림에서 약 5 mm로 증가한다. 그림 5.32에서 주황색 음영의 막대가 나타내고 있는 것과 같이, 약 20~35°의 벌림 시 ADH는 봉우리와 위팔뼈머리 관절면 사이에 형성된다. 약 35~70° 사이의 벌림에서, AHD는 봉우리와 위팔뼈 큰결절에 있는 가시위근의 부착부위 사이로 이동한다(빨간색 음영의 막대). 이러한 벌림호(arc of abduction)는 가시위근힘줄을 봉우리밑공간 내에서 원치 않는 통증성 압박에 가장 취약한 위치에 놓을 수 있기 때문에, 이러한 연구는 임상적으로 흥미 있는 내용이 될 것이다. 그림 5.32에서 파란색 음영의 막대가 나타내고 있는 것과 같이, 약 70° *이상*의 벌림 각도에서 AHD는 봉우리와 몸쪽위팔뼈몸통 사이로 이동한다. 이러

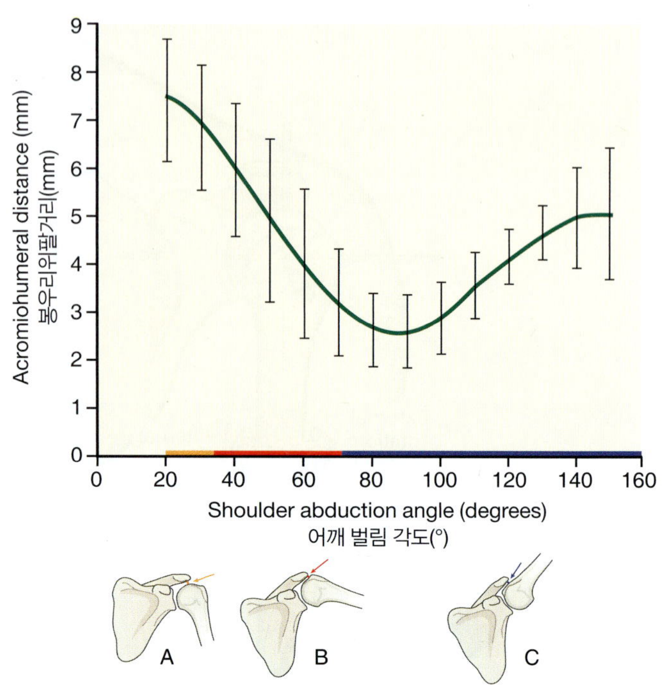


**그림 5.32** 어깨면에서 능동적인 어깨 벌림 동안 봉우리위팔거리의 평균과 표준편차. 이 자료는 몸을 꼿꼿이 세워 앉은 8명의 건강한 남성(평균 나이 30세)으로부터 수집된 것이다. 주황색 막대(가로축을 따라 위치됨)는 *위팔뼈머리*가 봉우리의 밑면에 가장 가까이 위치되는 벌림호를 나타낸다. 빨간색 막대는 *가시위근*의 먼쪽부착부위가 봉우리의 밑면에 가장 가까이 위치되는 벌림호를 나타낸다. 파란색 막대는 *몸쪽위팔뼈몸통*이 봉우리의 밑면에 가장 가까이 위치되는 벌림호를 나타낸다. (어깨 벌림의 각도는 수직의 기준축과 위팔뼈의 장축 사이의 각도로 정의된다.) (Data and plot design redrawn from Giphart JE, van der Meijden OA, Millett PJ: The effects of arm elevation on the 3-dimensional acromiohumeral distance: a biplane fluoroscopy study with normative data, *J Shoulder Elbow Surg* 21[11]:1593-1600, 2012)

한 위팔뼈 영역(즉, 몸쪽위팔뼈몸통)은 가시위근이 큰결절의 위면에 부착되는 영역보다 훨씬 더 먼쪽에 위치한다. 어깨 각도가 70° 보다 훨씬 큰 상태에서, 저항이 주어진 벌림 시 발생한 어깨통증은 반드시 가시위근힘줄에 대한 직접적인 봉우리밑충돌(subacromial impingement)에서 기인하는 것이 아닐 수 있으며, 오히려 다른 조직에 의한 스트레스 기전이나 돌림근띠의 전반적인 힘줄병증(tendinopathy)과 연관되어 있을 수 있다.[117,137] 어깨가 90° 벌림에 가까워질 때, 모든 국소 조직들은 염증이 있든 없든 간에 외적인 모멘트팔이 증가함에 따라 자연스럽게 (중력에 의해) 비교적 큰 운동역학적 부하를 받게 된다. 어깨의 벌림호가 봉우리밑공간 내의 생체역학과 공간적 차원에 어떤 영향을 미치는지 더 잘 이해하면, 이 영역에서 의심되는 병리나 기타 통증성 상황의 진단, 평가, 그리고 치료에 도움이 될 것이다.[40,136,140]

### *접시위팔관절의 구르기와 미끄러짐 관절운동형상학의 임상적 관련성*

어떤 병리적 상황에서는 그림 5.31에 묘사된 이상적인 구르기와 미끄러짐의 관절운동형상학이 일어나지 않는다. 예를 들어, *유착관절주머니염(adhesive capsulitis)*과 관련된 GH관절 아래관절주머니인대에서의 과도한 비후 또는 뻣뻣함을 고려해보자.[168] 이러한 뻣뻣함은 벌림 동안 위팔뼈머리의 아래쪽 미끄러짐을 제한할 수 있다. 동시에 일어나야 할 아래쪽 미끄러짐이 충분히 일어나지 않는다면, 위쪽으로 구르는 위팔뼈머리는 견고한 부리봉우리활을 향해 위쪽으로 이동할 것이다. 이론적으로, 성인의 위팔뼈머리가 아래쪽 미끄러짐의 동반 *없이* 접시오목에 대해 위쪽으로 구르기만 한다면, 22°의 GH관절 벌림만으로도 봉우리밑공간 쪽으로 10 mm의 병진운동을 하게 된다(그림 5.33A). 이런 과도한 위팔뼈머리의 위쪽 이동은 위팔뼈머리의 관절연골이나 가시위근힘줄 및 관련 윤활주머니와 같은 봉우리밑공간 내의 조직에 과도한 스트레스를 유발할 것이다(그림 5.33B). 이런 비정상적 관절운동형상학은 또한 더 이상의 벌림도 물리적으로 차단할 것이다. 자료는 다양하지만, 무증상 어깨에 대한 대부분의 생체내 측정 결과에 따르면, 어깨면에서의 벌림 동안 위팔뼈머리의 중심은 접시오목에 대해 단지 몇 mm의 병진운동만 일어난다고 보고되고 있다.[b] 따라서 벌림 시 접시오목에 대해 위쪽으로 병진운동하려는 고유의 경향은 동시에 일어난 위팔뼈머리의 아래쪽 미끄러짐에 의해 상쇄된다는 것은 분명한 것이다.

대부분의 건강한 사람에 있어, 유연한 아래관절주머니인대와 함께 구르기와 미끄러짐 관절운동형상학의 상쇄효과는 벌림 동안 침범받지 않는 봉우리밑공간을 유지하는 데 도움이 된다. 그러나 겨드랑주머니가 과도하게 뻣뻣하거나 부피가 감소된 경우, 위팔뼈머리는 벌림 동안 봉우리밑공간 내의 연약한 조직을 향해 상당한 거리를 위쪽으로 밀리게 될 것이다. 이런 부자연스럽게 반복된 압박 또는 마찰은 가시위근힘줄, 봉우리밑주머니, 위팔두갈래근의 긴갈래힘줄, 또는 관절주머니의 위쪽 부분에 손상과 염증을 유발하게 된다. 시간이 지남에 따라, 이런 반복된 압박은 전통적으로 *봉우리밑충돌증후군(subacromial impingement syndrome)*이라 불리는 통증성 상황으로 이어질 수 있다. 그러나 최근 문헌에서는 실제 충돌이 이 상황의 병리역학의 일부가 아닐 수 있다는 것을 반영하여, *봉우리밑통증증후군(subacromial pain syndrome)*이라는 용

[b] 72,125,139,159,161,194,206,248

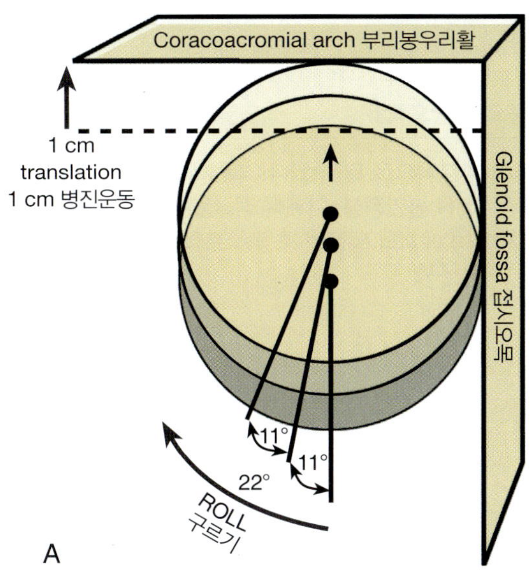


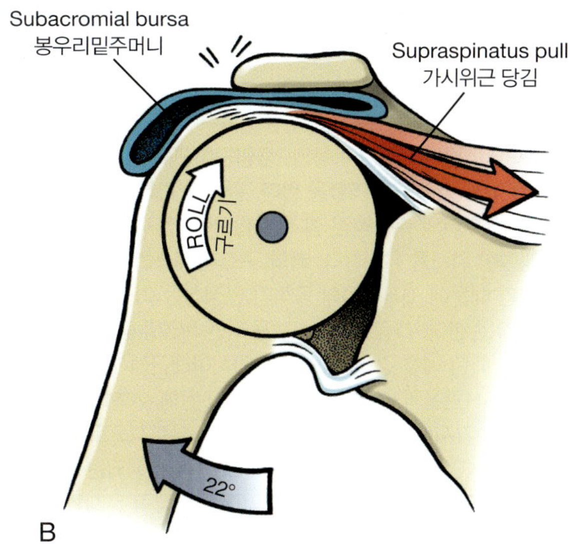


그림 5.33 (A) 접시위팔관절의 모형으로, 편평한 표면(접시오목)을 가로질러 구르고 있는 전형적인 성인 위팔뼈머리의 크기를 공으로 나타내고 있다. 위팔뼈머리가 16.3 cm의 둘레를 가진 구형이라고 가정한 상황에서, 위팔뼈머리는 단지 22°의 위쪽 구르기(벌림)에 의해 1 cm의 위쪽 병진운동을 하였다. 이 정도의 병진운동은 위팔뼈머리가 봉우리밑공간에 있는 구조들을 압박하게 될 것이다. (B) (A)에서 사용된 모형에 대한 해부학적 묘사. 동시에 일어나는 아래쪽 미끄러짐이 *없는* 벌림은 부리봉우리활에 대한 위팔뼈머리의 충돌을 유발하고 더 이상의 벌림을 차단한다.

어의 사용을 권장하고 있다.[7,167]

### *굽힘과 폄*

GH관절에서의 굽힘과 폄은 거의 안-가쪽돌림축에 대해 거의 시상면 내에서 일어나는 위팔뼈의 돌림운동으로 정의된다(그림 5.34). 관절운동형상학은 일차적으로 접시오목에 대한 위팔뼈머리의 스핀(*spin*)이다. 그림 5.34에서 보여주고 있는 것과 같이, 위팔뼈머리의 스핀은 주변 관절주머니 구조의 대부분을 비교적 팽팽하게 당긴다.

적어도 120°의 굽힘이 GH관절에서 일어날 수 있다. 거의 180°까지의 어깨 굽힘은 비교적 내밂된 ST관절 위쪽돌림의 동반을 요구한다.[154] 위팔뼈가 해부학적 자세에서 거의 시상면 경로를 따라 굽힘을 시작하면, 가시위근의 먼쪽부착부위는 봉우리돌기의 밑면에서 뒤쪽으로 나타난다. 따라서 GH관절 올림의 각도가 낮을 때, 벌림 동안보다 굽힘 동안에 충돌의 가능성은 적어진다.[141]

해부학적 자세를 넘는 어깨의 완전한 폄은 전두면 뒤로 약 65°까지 능동적으로(수동적으로는 80°까지) 갈 수 있다. 이러한 동작은 관절주머니인대를 신장시켜, 약간의 어깨뼈 앞쪽기울임(anterior tilting)을 유발한다. 이런 앞쪽기울임은 뒤로 손뻗기의 범위를 확대시킨다.

### *안쪽돌림과 바깥돌림*

해부학적 자세에서, GH관절의 안쪽돌림과 바깥돌림은 수평면 내에서 일어나는 위팔뼈의 축돌림(axial rotation)으로 정의된다(그림 5.30 참조). 이러한 돌림은 위팔뼈몸통을 통과해 지나가는 수직 또는 세로축에 대해 일어난다. 바깥돌림의 관절운동형상학은 위팔뼈머리와 접시오목의 가로 지름을 따라 일어난다(그림 5.25 참조). 위팔뼈머리는 접시오목에 대해 뒤쪽으로 구르면서 동시에 앞쪽으로 미끄러진다(그림 5.35). 안쪽돌림에 대한 관절운동형상학

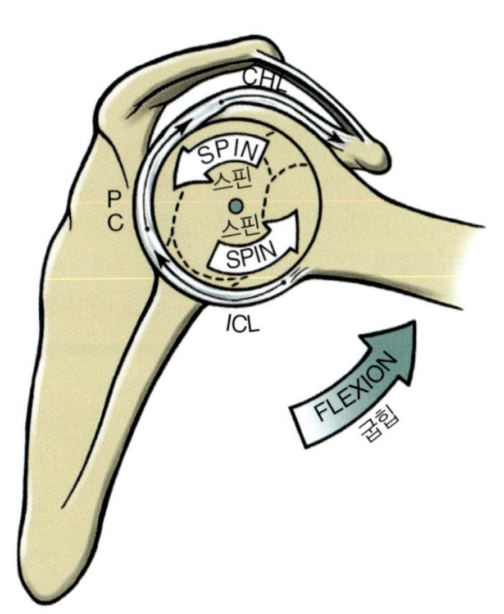


그림 5.34 오른쪽 접시위팔관절에서 일어나는 거의 시상면에서의 굽힘을 보여주는 옆면. 위팔뼈머리에 있는 한 지점은 접시오목에 있는 한 지점을 중심으로 스핀하고 있는 것을 보여주고 있다. 신장된 구조는 가늘고 긴 화살표로 보여주고 있다. *PC*: 뒤관절주머니, *ICL*: 아래관절주머니인대, *CHL*: 부리위팔인대.

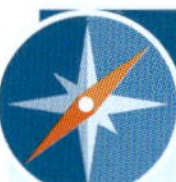

## SPECIAL FOCUS 5.5

### 위팔뼈머리의 '동적인 중심화': 접시위팔관절주머니와 돌림근띠근육 사이의 중요한 상호작용

거의 모든 의지적인 어깨 동작 동안, 돌림근띠근육은 GH관절의 동적인 안정성에 필수적인 역할을 한다. 활성된 근육의 힘은 신장된 관절주머니인대로부터의 수동적인 힘과 결합하여, 접시오목에 대한 위팔뼈머리의 적절한 위치를 유지한다. 뼈의 구조가 제공하는 관절의 안정성이 결여되었기 때문에, GH관절의 동적인 안정성은 이러한 힘들의 상호작용에 크게 의존한다. 그림 5.35는 능동적인 *바깥돌림* 동안 동적인 안정화의 기전에 대한 예를 강조하고 있다. 가시아래근(4개의 돌림근띠근육 중 하나)은 GH관절의 바깥돌림을 생산하기 위해 수축하고 있는 것을 보여주고 있다. 가시아래근은 뒤관절주머니에 부분적으로 부착되어 있기 때문에, 능동적인 근육의 수축은 이런 구조에서 발생되는 느슨함을 제한한다.[108] 그 결과로 발생된 뒤관절주머니에서의 장력 유지와 활성된 근육에 의한 자연스런 뻣뻣함이 결합되어, 능동적인 바깥돌림 동안 관절의 뒤면을 안정화시키는 데 도움이 된다. 건강한 어깨에 있어, 관절의 앞면 또한 능동적인 바깥돌림 동안 안정화된다. 부분적으로 중첩되어 있고 신장되는 어깨밑근, 중간접시위팔관절주머니인대, 그리고 부리위팔인대에서의 수동장력은 앞관절주머니에 뻣뻣함을 더해준다. 따라서 능동적인 바깥돌림 동안 관절의 앞면과 뒤면에서 힘들이 발생되어, 접시오목에 대한 위팔뼈머리의 안정화와 중심화에 기여하게 된다.

과도하게 타이트한 GH관절주머니는 앞서 설명한 중심화 과정의 효율성을 방해하게 된다. 예를 들어, 능동적인 바깥돌림 동안(그림 5.35) 지나치게 타이트한 앞관절주머니는 위팔뼈머리를 너무 뒤쪽으로 위치시킬(또는 '밀어낼') 수 있다. 이러한 기전은 위팔뼈머리의 탈중심화를 유발하여, 관절 주변에 비정상적 접촉면을 만들어낸다. 이와는 반대로(그리고 좀 더 흔하게), 능동적인 안쪽돌림 동안 지나치게 타이트한 뒤관절주머니는 위팔뼈머리를 너무 앞쪽으로 이동시킬 수 있다. 이런 상황은 GH관절의 불안정성 및 봉우리밑충돌증후군과 연관된 가능한 요인이 된다. 앞쪽 이동의 크기는 앞관절주머니의 과도한 느슨함의 존재에 부분적으로 달려 있다. 그럼에도 불구하고, 타이트한 뒤관절주머니는 GH 불안정성, 어깨뼈 정렬불량, 봉우리밑 통증, 또는 관절주머니 안과 밖에서의 통증성 충돌을 포함한 여러 어깨 장애와 관련이 있다.[107,163,172,180,211]

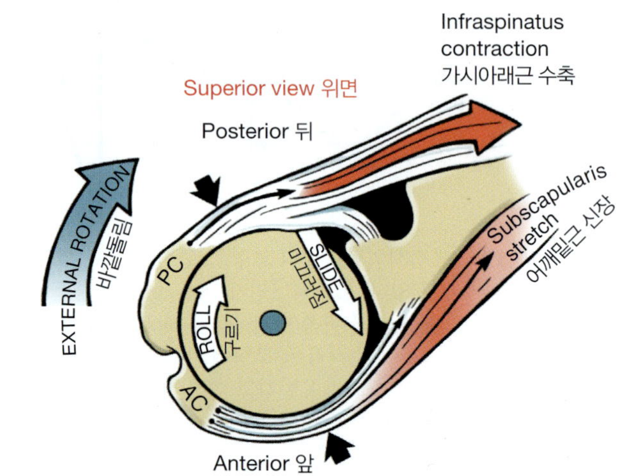


**그림 5.35** 오른쪽 접시위팔관절의 능동적인 바깥돌림 동안 구르기와 미끄러짐의 관절운동형상학을 보여주고 있는 위면. 가시아래근은 수축하여(*짙은 빨간색*), 위팔뼈의 뒤쪽 구르기를 유발한다. 어깨밑근과 앞관절주머니(*AC*)구조는 신장됨에 따라 수동장력을 발생시킨다. 뒤관절주머니(*PC*)는 가시아래근의 수축에 의한 당김에 의해 비교적 팽팽하게 당겨진다. 두 개의 큰 굵은 화살표는 바깥돌림 동안 위팔뼈머리를 중심화하고 그에 따라 안정화시키는 힘을 나타내고 있다. 신장된 조직들은 *가늘게 길어진 화살표*로 나타내고 있다.

은 구르기와 미끄러짐의 방향이 반대로 일어난다는 것을 제외하면 바깥돌림과 유사하다.

안쪽돌림과 바깥돌림 동안, 구르기 시 동시에 발생하는 미끄러짐은 작은 면적의 접시오목에 대해 비교적 큰 가로 지름의 위팔뼈머리가 구르기를 할 수 있게 해준다. 이런 앞쪽과 뒤쪽으로의 미끄러짐에 대한 중요성은 그림 5.33A에서 보여주는 위팔뼈머리의 모형으로 되돌아가서 접시오목의 가로 지름에 대해 위팔뼈머리가 구르고 있는 것을 상상해보면 명확해진다. 예를 들어, 75°의 바깥돌림이 동시에 일어나야 할 앞쪽 미끄러짐 없이 뒤쪽 구르기만 일어난다면, 위팔뼈머리는 38 mm 정도 뒤쪽으로 이동하게 될 것이다. 이러한 양의 병진운동은 접시오목의 전체 가로 지름이 약 25 mm(약 1 in)에 불과하기 때문에 관절을 탈구시킬 가능성이 높다. 그러나 정상적인 상황에서의 뒤쪽 구르기는 동반되는 앞쪽 미끄러짐에 의해 상쇄되기 때문에, 완전한 바깥돌림 시 위팔뼈머리의 중심은 단지 1~2 mm의 뒤쪽 병진운동만 일어나게 된다.[88]

해부학적 자세로부터, 대개 안쪽돌림은 75~85°까지 가능하고 바깥돌림은 60~75°까지 가능하지만, 사람에 따라 많은 변수가 예상될 수 있다. 90°의 벌림 위치에서, 일반적으로 바깥돌림의 가동범위는 거의 90°까지 증가하며, 이때 중간접시위팔인대 및 아래접시위팔인대의 앞섬유가 상당히 길어진다.[216] 이런 돌림이 일어나는 시작 위치에 관계없이, 일반적으로 ST관절에서의 연관된 움직임이 있다. 해부학적 자세에서, 어깨의 완전한 안쪽돌림과 바깥돌림에는 각각 다양한 양의 어깨뼈 내밈과 뒤당김이 연루된다.

GH관절에서의 모든 운동과 마찬가지로, 특정 관절운동형상학은 골운동형상학이 일어나는 정확한 운동면에 따라 달라진다. 이전에 설명했듯이, 해부학적 자세에서의 안쪽돌림과 바깥돌림은 구르기와 미끄러짐의 관절운동형상학과 관계된다. 그러나 위팔뼈가 약 90° 벌림된 위치에서의 GH관절의 돌림은 주로 접시오목에 대해 위팔뼈머리의 중심이 스핀하는 것을 필요로 한다. 관절에서의 골운동형상학과 관절운동형상학 사이의 관계를 시각화할 수

**표 5.2 접시위팔관절의 운동형상학적 관계들에 대한 요약**

| 골운동형상학 | 운동면/돌림축 | 관절운동형상학 |
|---|---|---|
| 벌림과 모음 | 거의 전두면/거의 앞-뒤돌림축 | 관절의 세로 지름을 따라 구르기와 미끄러짐 |
| 안쪽돌림과 바깥돌림 | 수평면/수직 돌림축 | 관절의 가로 지름을 따라 구르기와 미끄러짐 |
| 굽힘과 폄, 안쪽돌림과 바깥돌림(90° 벌림 상태에서) | 거의 시상면/거의 안-가쪽돌림축 | 주로 위팔뼈머리와 접시오목 사이의 스핀 |

있는 것은 환자의 치료와 평가를 위한 유용한 마음가짐을 제공해 준다. 이러한 관계의 일부는 표 5.2에 요약되었다.

## 어깨 벌림에 대한 전반적인 운동형상학: 어깨복합체의 6가지 운동형상학적 원리 확립

이제까지 이 책에서 제시한 어깨 관절학의 내용은 주로 어깨복합체 내의 다양한 관절들에 대한 개별적인 운동형상학에 초점을 맞추었다. 다음에 소개될 마지막 논의는 어깨의 여러 영역에 걸친 운동형상학의 통합을 설명하기 위해, 뼈나 관절이 완전한 능동 벌림에 어떻게 상호작용하고 기여하는지에 초점을 둘 것이다. 이러한 논의는 어깨 벌림과 관계된 *6가지 운동형상학적 원리*를 통해 정의할 것이며, 각 원리는 어깨 벌림에서 필수적인 역학적 역할을 갖고 있다. 이러한 원리들은 그림 5.36에 요약되었다.

운동형상학적 원리를 구상하는 데 사용된 정보는 어깨 움직임을 측정하기 위한 다양한 기술에 기반을 두고 있으며, 이러한 기술에는 시체 검사 시스템, 생체내 기반 방사선촬영, 각도측정, 사진촬영, 영화촬영, 양면 방사선영상 또는 형광투시영상, MRI, CT 스캔, 초음파, 및 광전자추적장치, 전기기계식추적장치, 또는 전자기추적장치(피부 부착형 센서, 마커리스 센서, 또는 외과적으

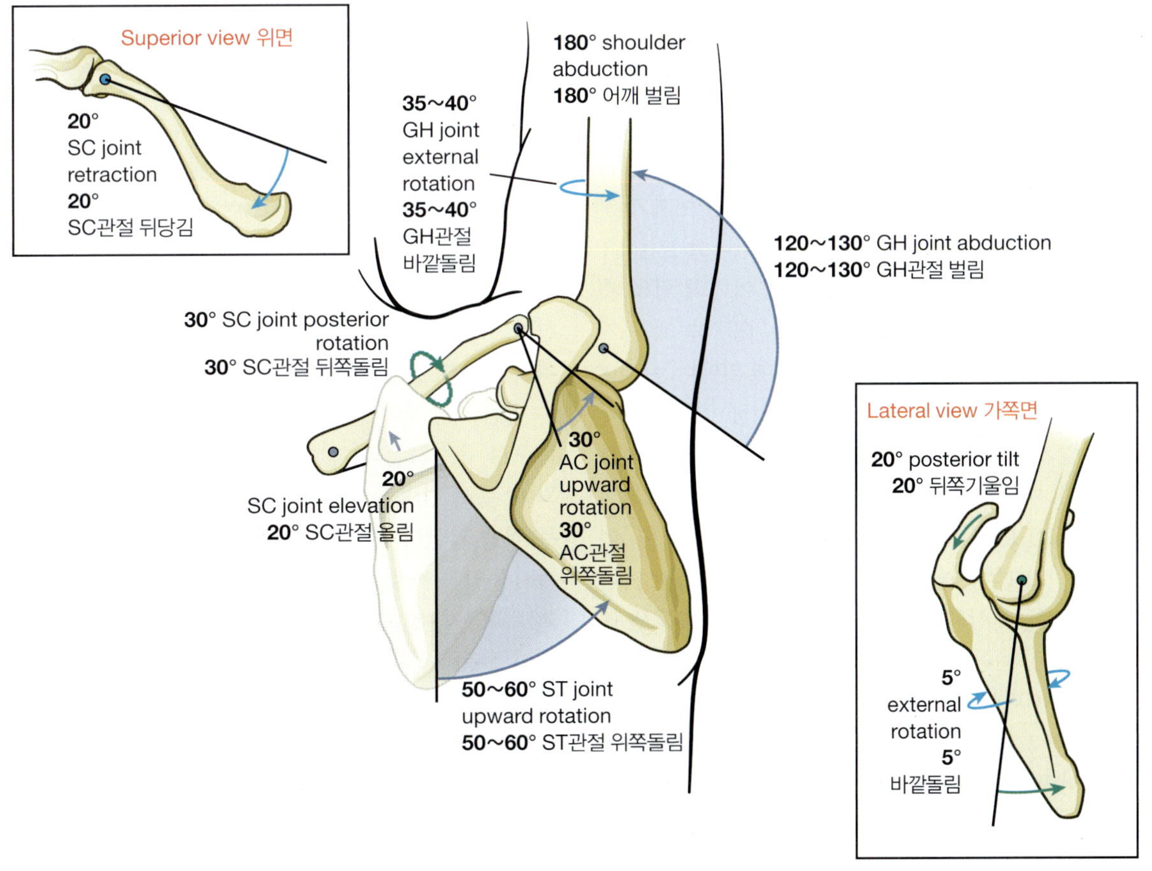


그림 5.36 팔이 약 180° 벌림된 이후의 오른쪽 어깨복합체의 뒤면. 어깨가슴(*ST*)관절 위쪽돌림과 접시위팔(*GH*)관절 벌림의 대략적인 크기를 보라색 음영으로 보여주고 있다. 추가된 그림상자들은 빗장뼈 위면과 어깨뼈 옆면에서의 운동형상학을 보여주고 있다. 모든 수치는 대략적인 값으로, 본문의 참고문헌에서 인용된 광범위한 추정치 중에서 선택되었다. (*SC*: 복장빗장, *AC*: 봉우리빗장)

로 이식된 센서 이용) 그리고 관성측정시스템이 포함된다. 이러한 방법들 중 여러 가지가 컴퓨터 모형화와 연계하여 사용되고 있다.[38,72,142,178]

앞으로 논의될 6가지 운동형상학적 원리에서, *벌림*이라는 용어는 정확한 운동면을 특정하지 않고(예, 어깨면, 전두면, 거의 시상면) 팔을 완전히 머리 위로 들어 올리는 능동움직임을 의미하는 넓은 의미로 사용된다. 벌림의 특정 경로에 관계없이, 통증 없이 자연스런 방식으로 팔을 머리 위로 들어 올리는 것은 일반적으로 어깨 전반에 걸친 관절들의 최적의 운동형상학적 순서 또는 결합으로 일어났다는 것을 의미한다. 여러 관절들이 함께 작용하는 방식에 대한 이해는 어깨복합체의 한 관절에서의 장애가 다른 관절에 어떻게 영향을 미칠 수 있는지 파악하는 데 도움이 된다. 이러한 이해는 어깨의 효과적인 평가와 치료를 위한 기초가 될 수 있다.

### 어깨위팔리듬

건강한 어깨의 경우, GH관절의 벌림과 ST관절의 위쪽돌림 사이에는 자연스러운 운동형상학적 리듬 또는 타이밍이 존재한다. 이러한 리듬은 어깨 벌림의 가장 두드러지고 관찰 가능한 운동형상학적 관계 중 하나이다. 이런 운동형상학적 관계를 설명하고 있는 '어깨위팔리듬(scapulohumeral rhythm)'이라는 대중적 용어는 수십 년 전 Inman에 의한 선구적 연구를 통해 발표되었다.[105] Inman은 약 30°의 (전두면) 벌림 이후에 2:1의 비율로 일어나는 이 리듬이 놀랍도록 일정하게 유지된다고 보고하였는데, 이는 어깨가 3°의 벌림을 할 때마다 2°는 GH관절의 벌림으로 일어나고 1°는 ST관절의 위쪽돌림으로 일어난다는 것을 의미한다. 어깨 벌림의 *첫 번째 운동형상학적 원리*는 일반화된 2:1의 어깨위팔리듬에 근거해, 약 180°의 완전한 벌림의 운동호는 거의 동시에 일어나는 120°의 GH관절 벌림과 60°의 ST관절 위쪽돌림에 의해 이루어진다는 것을 말한다(그림 5.36의 큰 그림에서 보여주고 있는 2개의 보라색 운동호를 참조). 어깨위팔리듬은 연구마다 다양하게 보고되고 있는데, 대부분 1.25:1에서 2.9:1 사이의 범위를 보였으며, 이것은 Inman이 보고한 2:1의 비율에 비교적 근접한다.[c] 뿐만 아니라, 보고된 어깨위팔리듬에서의 변화는 측정기법, 대상자의 연령, 운동 속도, 운동의 방향, 운동면, 그리고 외적인 부하의 정도에 따른 차이를 반영한다. 여러 문헌에서 보고된 비율의 차이에도 불구하고, Inman의 고전적 2:1의 비율은 어깨 벌림의 운동형상학적 질을 평가하는 데 있어 단순하면서도 가치 있는 원리로 받아들여지고 있다. 병리나 통증이 있을 때 어깨위팔리듬은 일반 인구를 기준으로 한 표준에서 벗어날 수 있다. 예를 들어, 돌림근띠에 상당한 파열이 있는 사람은 주어진 양의 어깨 벌림을 성취하기 위해 더 큰 어깨뼈 위쪽돌림과 더 적은 GH관절 벌림을 사용할 가능성이 높다.[125] 더 큰 위쪽돌림을 사용하는 것은 통증성 GH관절에 대한 움직임의 요구를 줄이려는 보상전략일 수 있다.

### 완전한 벌림 동안의 복장빗장관절과 봉우리빗장관절

앞서 언급했듯이, 벌림 동안 어깨뼈의 위쪽돌림은 어깨의 운동형상학에 있어 필수적인 성분 중 하나이다. 그러나 여기서 제시하고 싶은 것은 어깨뼈의 전반적인 운동 경로는 SC관절과 AC관절에서의 결합된 운동형상학에 근거한다는 것이다.[138,150,154] 이러한 관절들의 거의 앞-뒤돌림축에 대해 일어난 결합된 운동형상학은 그림 5.22에서 시각적으로 묘사되었다. 이 그림은 벌림의 *두 번째 운동형상학적 원리*를 적절히 소개하는 것으로, 이 원리에 따르면 완전한 어깨 벌림 동안 약 60°의 어깨뼈 위쪽돌림은 SC관절에서의 빗장뼈 올림과 AC관절에서의 어깨뼈 위쪽돌림이 동시에 결합되어 일어나는 것을 말한다. 상반되는 자료와 측정기법의 차이 때문에, 어깨뼈 위쪽돌림의 전체 운동에 대한 각 관절 움직임에서의 정확한 기여도는 불확실하다.[105,138,139,154,160] 그러나 이 분야에서 가장 설득력 있는 연구에 따르면, AC관절의 위쪽돌림이 앞서 언급한 두 번째 원리에서 우세한 역할을 하는 것으로 나타났다.[138]

벌림의 *세 번째 운동형상학적 원리*는 완전한 어깨의 벌림 동안 SC관절에서 일어나는 빗장뼈의 *뒤당김(retraction)*을 말한다. 해부학적 자세에서 빗장뼈는 거의 수평하게 놓여 있으며, 전두면에 대해 약 20° 뒤쪽을 향하고 있다(그림 5.4, 각도 A). 어깨의 벌림 동안, 빗장뼈는 추가로 약 15~20° 더 뒤당김한다(그림 5.36, 왼쪽 삽입 그림).[72,139,164] 예상대로, 빗장뼈는 굽힘 또는 어깨면에서의 벌림 때보다 순수한 전두면에서의 어깨 벌림 시 더 큰 거리를 뒤당김한다.[154] 이러한 차이는 팔이 올림하고 있는 평면에 맞춰 어깨뼈가 위치되는 데 빗장뼈가 중요한 역할을 한다는 것을 반영한다.[35,150]

벌림의 *네 번째 운동형상학적 원리*는 어깨가 벌림 함에 따라 위쪽으로 돌림하는 어깨뼈가 점진적으로 *뒤쪽기울임(posterior tilt)*되며, 특히 벌림의 마지막 범위에서 *바깥돌림(external rotation)* 하는 것을 말한다(그림 5.36의 오른쪽 삽입 그림).[27,70] (어깨뼈의 뒤쪽기울임과 바깥돌림이 이전에 AC관절에 대한 그림 5.19A에서 설명되었지만, 이러한 용어들은 또한 가슴에 대한 어깨뼈의 전반적인 운동을 설명하는 데에도 사용될 수 있다.) 해부학적 자세에서 안정 상태일 때, 어깨뼈는 약 10° 앞쪽으로 기울어져 있으며 거의 30~40° 정도 안쪽으로 돌림되어 있다(즉, 어깨면에 있음; 그림 5.4, 각도 B). 어깨 벌림이 진행됨에 따라, 위쪽으로 돌림하는 어깨뼈는 주로 AC관절에서의 운동에 의해 약 20° 뒤쪽으로 기울어진다.[35,154] 어깨뼈의 바깥돌림 움직임은 비교적 작게 일어나고 다양성이 있기는 하지만, SC관절과 AC관절에서 거의 동시에 일어나는 수평면 돌림운동의 최종 결과로 자연스럽게 일어난다.[118,150] 흥미롭게도, 어깨뼈가 일반적으로 어깨 벌림의 끝지점에서 약간

[c] 11,27,70,72,80,123,154,164,206,240

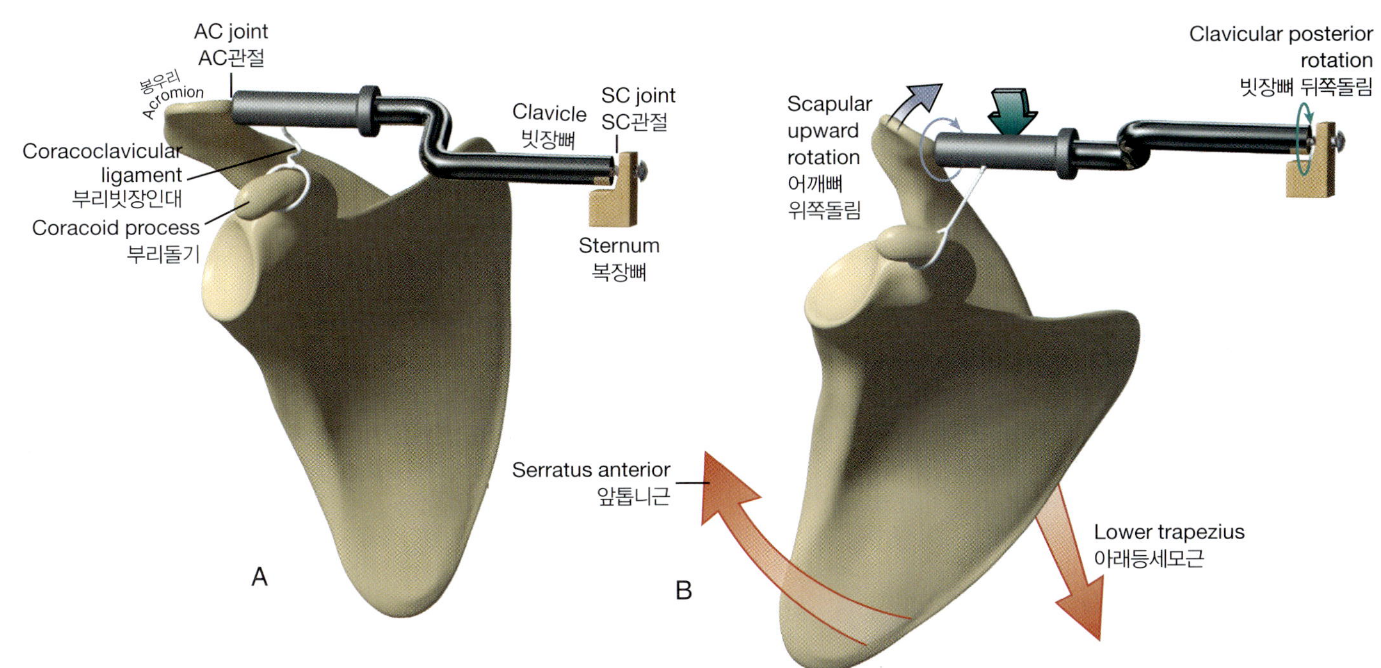


**그림 5.37** 오른쪽 빗장뼈의 뒤쪽돌림에 대한 역학을 매우 기계적이고 도식적인 양식으로 보여주고 있다. (A) 해부학적 자세에서 안정 상태로 있을 때, 봉우리빗장(*AC*)관절과 복장빗장(*SC*)관절이 느슨한 끈으로 표현된 부리빗장인대와 함께 보여주고 있다. (B) 앞톱니근과 아래등세모근이 어깨뼈를 위쪽돌림시킴에 따라, 부리빗장인대는 팽팽하게 당겨진다. 신장된 인대에 의해 발생된 장력은 크랭크 모양의 빗장뼈를 뒤쪽 방향으로 돌림(뒤집기)시킨다. 이러한 작용은 AC관절이 어깨뼈 위쪽돌림을 증가시키고 안내한다(전체 설명은 본문 참조).

의 바깥돌림 움직임을 보이지만, 어깨 벌림의 초기 범위에서는 일반적으로 약간의 안쪽돌림 움직임을 보인다.[27,70] 어깨 벌림의 끝 범위에서 어깨뼈가 바깥돌림 쪽으로 최종적인 움직임을 하지만, 위쪽으로 돌림된 어깨뼈는 일반적으로 어깨면 내 또는 근처에 위치한 상태를 유지한다.[118] 앞서 언급된 어깨뼈 운동의 크기와 양상을 설명하고 있는 문헌들의 내용은 상당한 차이를 보이며, 특히 어깨뼈의 수평면 움직임에 관한 내용에서 더욱 그러하다. 이런 자료에서의 차이는 연구에 참여한 대상자의 어깨 병리나 기능장애(impairment)의 차이뿐만 아니라 서로 다른 실험 방법의 차이가 반영된 것이다.[d]

요약하자면, 위쪽으로 돌림하는 어깨뼈에서 일어나는 다양한 양의 뒤쪽기울임과 바깥돌림 움직임은 어깨 벌림 동안 몇 가지의 유용한 기능을 수행한다. 이러한 운동형상학은 (1) 가슴의 변화하는 만곡에 비교적 밀착되도록 어깨뼈의 위치를 잡는 데 도움이 되고, (2) 접시오목의 방향을 팔이 올림하고 있는 평면(즉 어깨면, 전두면, 또는 시상면) 쪽으로 향하게 하며, (3) 봉우리밑공간 안에 또는 근처에 있는 구조들의 충돌을 감소시키거나 최소화하기 위한 전략으로 다가가는(벌림하는) 위팔뼈머리로부터 부리봉우리활이 멀어지도록 이동시킨다.[154]

벌림의 *다섯 번째 운동형상학적 원리*는 빗장뼈가 장축(long axis)에 대해 뒤쪽으로 돌림하는 것을 말한다(그림 5.36, 큰 그림). 이러한 빗장뼈 운동은 SC관절의 일차적 운동 중 하나라고 이전에 설명하였다(그림 5.13). 연구에 따르면 빗장뼈는 벌림 동안 20~35°의 뒤쪽돌림(posterior rotation)을 한다고 보고되고 있다.[105,149,154,252] 생체내 연구에 따르면, 어깨면 벌림 동안 빗장뼈의 주된 움직임은 SC관절의 뒤쪽돌림이며, 주로 어깨 벌림의 중간 및 후기 범위에서 발생한다.[154] 바로 이어 설명되지만, 이러한 뒤쪽돌림은 어깨뼈 위쪽돌림의 역학에 상당한 기여를 한다.

빗장뼈 뒤쪽돌림의 원인이 되는 기전은 근육에서 인대로 전달되는 힘에 의해 추진되는 다관절 운동형상학의 조합에 기반하고 있다.[105,138,140,150,188] 그림 5.37A는 해부학적 자세에서 안정 상태로 있을 때 비교적 느슨한 부리빗장인대(coracoclavicular ligament)를 매우 도식화된 양식으로 보여주고 있다. 어깨 벌림의 초기단계에서, 어깨뼈는 AC관절에서 위쪽으로 돌림하기 시작하며, 이에 따라 비교적 뻣뻣한 부리빗장인대를 신장시키려 한다(그림 5.37B). 부리빗장인대는 뻣뻣하여 충분하게 신장되지 않기 때문에 AC관절에서의 추가적인 위쪽돌림은 제한된다. 그러나 신장된 인대에서 발생한 장력은 빗장뼈의 장축 뒤쪽에 위치한 지점인 원뿔인대결절 부위로 전달된다. 이러한 힘의 적용은 크랭크(crank) 모양의 빗장뼈를 뒤쪽으로 돌림시킨다. 이러한 뒤쪽돌림은 부리빗장인대의 빗장쪽 부착부위를 부리돌기 쪽으로 좀 더 가깝게 위치시켜, 부리빗장인대에 가해지는 부하를 약간 감소시키고 어깨뼈가 마지막 위쪽돌림을 계속할 수 있도록 해준다. 빗장뼈의 뒤쪽돌림은 동반되는 어깨뼈 움직임의 특정 경로에도 영향을 미친다. 이

[d]36,67,70,77,80,150,151,154,164

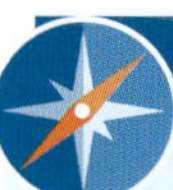

SPECIAL FOCUS 5.6

## 전두면 대 어깨면에서의 어깨 벌림

엄격하게 전두면에서 수행되는 어깨 벌림은 역사적으로 전반적인 어깨의 기능을 평가하기 위한 대표적인 동작으로 사용되어 왔다. 그러나 이러한 움직임은 매우 자연스럽지 못한 동작이다. *어깨면*(전두면에서 앞쪽으로 약 30~40°)에서의 어깨 벌림이 좀 더 자연스런 움직임이며 일반적으로 순수한 전두면에서의 벌림보다 더 큰(또는 적어도 더 편안한) 위팔뼈 올림을 허용한다. 게다가, 어깨면에서의 벌림은 역학적으로 동반되어 나타나는 위팔뼈의 필수적인 바깥돌림이 덜 일어난다.[237] 이것은 다음의 예를 통해 설명된다. 바깥돌림이 동반되는 것을 의식적으로 피하면서 *순수한* 전두면 내에서 어깨를 최대로 벌림시켜 보자. 벌림의 마지막 범위를 완성하기 어렵거나 불가능한 이유는 부분적으로 부리봉우리활의 낮은 지점에 대해 위팔뼈의 큰결절이 봉우리밑공간에 있는 구조들을 압박하기 때문이다(그림 5.38A).[274] 전두면에서의 완전한 벌림은 일반적으로 위팔뼈 바깥돌림의 동반을 요구한다. 바깥돌림이 동반되어야 돌출된 큰결절이 봉우리 밑면의 뒤쪽 가장자리를 피해 지나갈 수 있다.

다음으로, *어깨면*에서 팔을 완전히 벌림시켜 보자. 이러한 벌림 움직임은 일반적으로 더 쉽게 그리고 적어도 어깨 벌림의 초기에서 중간 범위까지는 더 적은 바깥돌림으로 수행될 수 있다. 어깨면에서의 벌림은 큰결절의 정점부위가 부리봉우리활의 비교적 높은 지점 밑에 놓이기 때문에 충돌은 피하게 된다(그림 5.38B). 또한 어깨면에서의 벌림은 원래 뒤경사(retroversion)된 위팔뼈머리가 좀 더 접시오목 쪽을 향하도록 배치시킨다. 가시위근의 몸쪽과 먼쪽부착부위도 일직선상에 위치된다. 전두면에서의 벌림과 어깨면에서의 벌림 사이에서 있을 수 있는 이러한 역학적 차이들은 어깨 기능이상을 가진 환자, 특히 봉우리밑충돌 또는 가시위근힘줄병증이 의심되는 환자를 평가하고 치료하는 데 있어 고려되어야 한다.

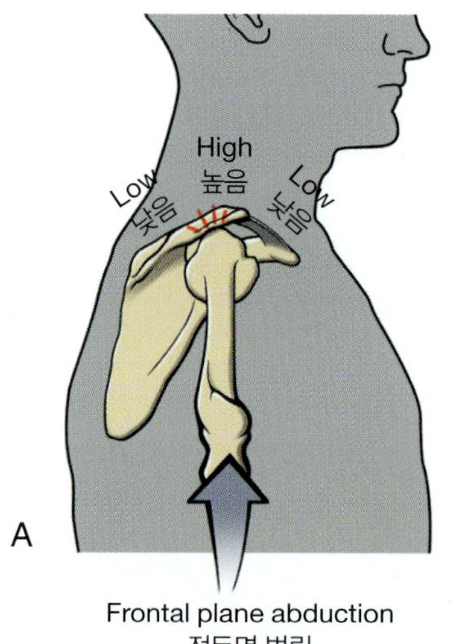


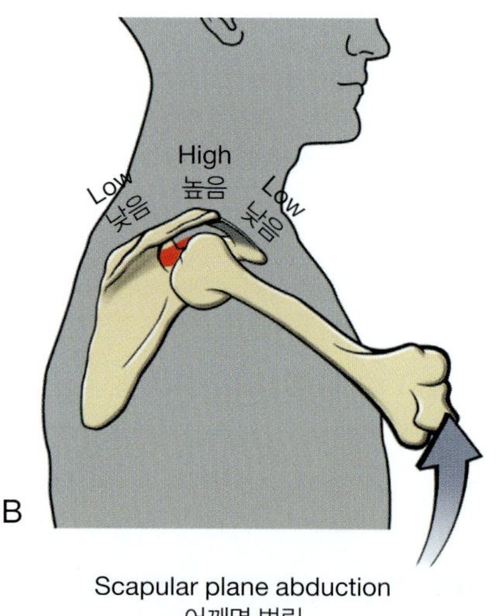


그림 5.38 (A) 순수한 전두면과 (B) 어깨면에서의 위팔뼈 벌림을 비교한 오른쪽 접시위팔관절의 옆면. (A)와 (B) 둘 다에 있어, 접시오목은 어깨면 쪽을 향하고 있다. 또한 부리봉우리활의 상대적인 높은 지점과 낮은 지점이 표시되어 있다. 가시위근의 힘선은 (B)에서 보여주고 있으며, 부리봉우리활의 밑을 통과해 지나가고 있다.

러한 영향은 위에서 볼 때 빗장뼈와 어깨뼈가 일반적으로 AC관절에서 대략 50~60° 사이의 각도로 만난다는 점을 주목함으로써 이해할 수 있다(그림 5.4A~B). AC관절을 통해 작용할 때, 이러한 방향은 벌림 동안 뒤쪽으로 돌림하는 (그리고 올림하는) 빗장뼈가 접시오목을 *앞쪽*과 *위쪽*으로 유도하는 데 도움이 된다.[138,149] 이러한 운동형상학은 SC관절과 AC관절 모두에서 동시에 일어나는 다평면적 운동형상학을 포함하여 위쪽으로 돌림하는 어깨뼈의 생체역학적 복잡성을 강조하며, 이러한 작용을 통해 벌림하는 위팔뼈의 의도된 경로에 맞게 접시오목을 최적으로 위치시키게 된다.[150]

벌림의 *여섯 번째 운동형상학적 원리*는 어깨의 벌림 동안 GH관절에서 위팔뼈가 바깥쪽으로 돌림되는 것을 말한다(그림 5.36, 큰 그림 참조).[123,139,154] 이 바깥돌림의 한 가지 기능적 이점은 위팔뼈의 큰결절이 봉우리돌기의 뒤쪽으로 통과할 수 있게 하여, 가시위근힘줄과 같은 봉우리밑공간 내의 구조들과 충돌하는 것을 피할 수 있게 한다는 것이다.[8,140] Stokdijk와 그의 동료들은 올림할 때의 특정 평면에 따라 위팔뼈 올림에 대한 바깥돌림의 비율이 달라진다고 보고하였다.[237] 정확한 전두면에서의 벌림은 어깨면에서의 벌림보다 더 높은 비율(즉, 벌림의 각도에 대한 더 큰 바깥돌림)을 갖는다. 완전한 어깨 벌림 때 동반되는 대부분의 GH관절의 바깥돌림은 어깨 벌림의 0°와 약 60~70° 사이에서 일어난다.[154,161]

비록 위팔뼈가 주로 GH관절에서 바깥돌림을 하지만, 몸통에 대한 위팔뼈 바깥돌림의 총합에는 다른 기여 요인들도 있으며, 특히 60~70° 이상의 벌림에서 그러하다. 예를 들어, 완전한 어깨면 또는 전두면 벌림의 마지막 절반 동안, 위쪽으로 돌림하는 ST관절과 어깨뼈 뒤쪽기울임의 결합은 바깥돌림된 위팔뼈의 위치에 상당히 기여한다.[5] 어깨의 거의 모든 움직임과 마찬가지로, 위팔뼈의 실제 위치는 좀 더 몸쪽에 있는 관절들의 위치에 의해 크게 영향을 받는다. 이런 운동형상학적 관계를 인지하는 것은 임상가가 어깨복합체의 움직임 기능장애를 식별하고 임상적 중재를 개선하는 데 도움이 될 수 있다.

마지막으로, 어깨를 완전히 벌림하는 데 관련된 6가지의 운동형상학적 원리들은 글상자 5.1에 간결하게 요약되었다.

**글상자 5.1 어깨의 완전한 벌림과 관계된 6가지의 운동형상학적 원리**

**원리 1**: 일반화된 2:1의 어깨위팔리듬에 근거해, 능동적인 약 180°의 어깨 벌림은 120°의 GH관절 벌림과 60°의 어깨가슴관절 위쪽돌림이 동시에 일어나면서 발생한다.

**원리 2**: 완전한 어깨의 벌림 동안 60°의 어깨뼈 위쪽돌림은 봉우리빗장(AC)관절에서의 어깨뼈 위쪽돌림과 복장빗장(SC)관절에서의 빗장뼈 올림이 동시에 일어나는 것을 포함한다.

**원리 3**: 어깨의 벌림 동안 SC관절에서 빗장뼈는 뒤당김한다.

**원리 4**: 위쪽으로 돌림하는 어깨뼈는 어깨의 벌림 내내 점진적으로 뒤쪽으로 기울임하고 벌림의 끝범위에서 바깥쪽으로 돌림한다.

**원리 5**: 어깨의 벌림 내내, 빗장뼈는 자신의 축에 대해 뒤쪽으로 돌림하여 어깨뼈 위쪽돌림의 역학에 기여한다.

**원리 6**: 어깨 벌림 동안 GH관절은 바깥쪽으로 돌림한다.

## 근육과 관절의 상호작용

### 어깨복합체의 근육과 관절의 신경지배

#### 팔신경얼기의 소개

팔은 $C^5$에서 $T^1$까지의 신경뿌리(nerve root)의 앞가지들(ventral rami)로 형성된 팔신경얼기(brachial plexus)를 통해 주로 신경지배를 받는다(그림 5.39). 팔신경얼기에 대한 기본적인 해부학은 다음과 같다. $C^5$와 $C^6$의 신경*뿌리*는 위신경*줄기*(upper *trunk*)를 형성하고, $C^7$은 중간신경*줄기*(middle *trunk*)를 형성하며, $C^8$과 $T^1$은 아래신경*줄기*(lower *trunk*)를 형성한다. 신경줄기는 짧은 거리를 주행한 후 앞*갈래*(anterior *subdivision*)와 뒤*갈래*(posterior *subdivision*)로 나뉘진다. 갈래들은 다시 3개의 신경*다발*(*cord*; 가쪽, 뒤, 중간)로 재편성되는데, 겨드랑동맥과의 관계에 따라 신경다발의 명칭이 나눠지게 된다. 신경다발은 마지막으로 자신경, 정중신경, 노신경, 겨드랑신경 등과 같이 이름이 붙는 주요 *신경*(*nerve*)으로 나누어진다.

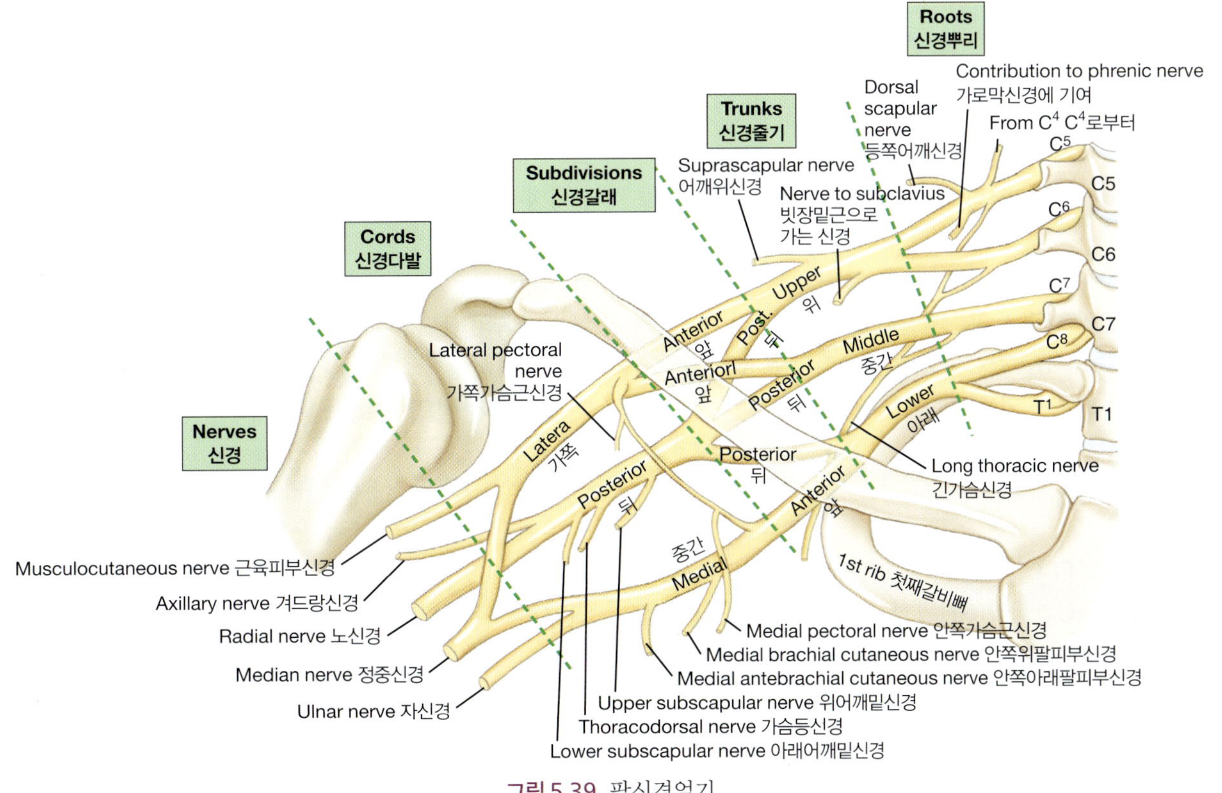


그림 5.39 팔신경얼기.

표 5.3 팔신경얼기로부터 나오고 어깨의 주요 근육을 신경지배하는 신경

| 신경 | 팔신경얼기와의 관계 | 주요 신경뿌리(들)* | 지배되는 근육 |
|---|---|---|---|
| 겨드랑신경 | 뒤신경다발 | $C^5$, $C^6$ | 어깨세모근과 작은원근 |
| 가슴등신경(중간어깨밑신경) | 뒤신경다발 | $C^6$, $C^7$, $C^8$ | 넓은등근 |
| 위어깨밑신경 | 뒤신경다발 | $C^5$, $C^6$ | 어깨밑근의 위섬유 |
| 아래어깨밑신경 | 뒤신경다발 | $C^5$, $C^6$ | 어깨밑근의 아래섬유와 큰원근 |
| 가쪽가슴근신경 | 가쪽신경다발에서 또는 몸쪽 | $C^5$, $C^6$, $C^7$ | 큰가슴근과 때때로 작은가슴근 |
| 안쪽가슴근신경 | 안쪽신경다발에서 또는 몸쪽 | $C^8$, $T^1$ | 큰가슴근(복장갈비갈래)과 작은가슴근 |
| 어깨위신경 | 위신경줄기 | $C^5$, $C^6$ | 가시위근과 가시아래근 |
| 빗장밑신경 | 위신경줄기 | $C^5$, $C^6$ | 빗장밑근 |
| 등쪽어깨신경 | $C^5$신경뿌리 | $C^5$ | 큰마름근과 작은마름근, 어깨올림근† |
| 긴가슴신경 | 신경줄기의 몸쪽 | $C^5$, $C^6$, $C^7$ | 앞톱니근 |

*주의: 각 신경에 기여하는 주요 척수신경뿌리들이 제시되었다.
†목신경얼기의 $C^3$와 $C^4$ 신경뿌리에 의해서도 지배된다.

## 근육의 신경지배

어깨복합체를 움직이는 대부분의 근육들은 다음과 같은 팔신경얼기의 두 영역으로부터 운동신경지배를 받는다: (1) 겨드랑신경(axillary nerve), 어깨밑신경(subscapular nerve), 그리고 가슴등신경(thoracodorsal nerve)과 같이 뒤신경다발(posterior cord)로부터 나온 신경들 그리고 (2) 등쪽어깨신경(dorsal scapular nerve), 긴가슴신경(long thoracic nerve), 가슴근신경(pectoral nerve), 그리고 어깨위신경(suprascapular nerve)과 같이 팔신경얼기의 몸쪽 분절들로부터 나온 신경들. 이러한 정보는 표 5.3에 요약되었다. 이러한 신경지배의 예외가 바로 등세모근(trapezius)인데, 등세모근은 제XI 뇌신경을 통해 주로 신경지배를 받으며 위목신경뿌리(upper cervical nerve root)로부터 약간의 운동과 감각 신경지배도 받는다.[233]

참고로, 팔의 근육에 대한 주요 신경과 신경뿌리는 부록 II, Part A~B 그리고 Part C의 그림 II.2에 제시되었다. 게다가, 부록 II의 Part D와 Part E의 그림 II.3은 $C^5$~$T^1$ 신경뿌리의 운동과 감각에 대한 임상적 측정에 도움이 되는 기준표를 제시하였다.

## 관절의 감각신경지배

SC관절은 목신경얼기의 $C^3$와 $C^4$의 신경뿌리로부터 감각(들)신경지배를 받는다.[233] AC관절과 GH관절은 어깨위신경, 겨드랑신경, 가쪽가슴근신경, 그리고 어깨밑신경을 통해 $C^5$와 $C^6$의 신경뿌리로부터 감각신경지배를 받는다.[250]

## 어깨 근육의 작용

대부분의 어깨복합체 근육들은 두 가지의 기능적 범주인 몸쪽안정자 또는 먼쪽가동자 중 하나로 나뉜다. 몸쪽안정자(proximal stabilizer)는 등세모근 또는 앞톱니근과 같이 척추, 갈비뼈, 그리고 머리뼈에서 시작하여 어깨뼈와 빗장뼈에 부착하는 근육들이다. 먼쪽가동자(distal mobilizer)는 어깨세모근 또는 위팔두갈래근과 같이 어깨뼈와 빗장뼈에서 시작하여 위팔뼈나 아래팔에 부착하는 근육들이다. 이 장에서 중요하게 반복되는 주제는 어깨복합체가 최적의 기능을 수행하기 위해 몸쪽안정자와 먼쪽가동자 사이와 내부에서 협응된 운동역학적 상호작용이 필요하다는 것이다. 이러한 상호작용을 이해하고 설명하기 위해, 몸쪽안정자와 먼쪽가동자가 만들어내고 공유하는 뼈 부착부위에 대한 확고한 지식이 요구된다. 참고로, 어깨복합체 근육의 몸쪽과 먼쪽부착부위 그리고 신경공급은 부록 II, Part F에 제시되었다. 또 다른 참고를 위해, 어깨 근육의 단면적에 대한 목록은 부록 II, Part G에 제시되었다.

## 어깨가슴관절의 근육

ST관절의 근육은 작용에 따라 올림근육 또는 내림근육, 내밂근육 또는 뒤당김근육, 위쪽돌림근육 또는 아래쪽돌림근육으로 범주화된다. 어떤 근육은 빗장뼈나 위팔뼈에 부착함으로써 간접적으로 ST관절에 작용한다.

**어깨가슴관절에 작용하는 일차적인 근육**

**올림근육**

- 위등세모근
- 어깨올림근
- 큰마름근과 작은마름근

**내림근육**

- 아래등세모근
- 넓은등근
- 작은가슴근
- 빗장밑근

**내밂근육**

- 앞톱니근

**뒤당김근육**

- 중간등세모근
- 큰마름근과 작은마름근
- 아래등세모근

**위쪽돌림근육**

- 앞톱니근
- 위등세모근과 아래등세모근

**아래쪽돌림근육**

- 큰마름근과 작은마름근
- 작은가슴근

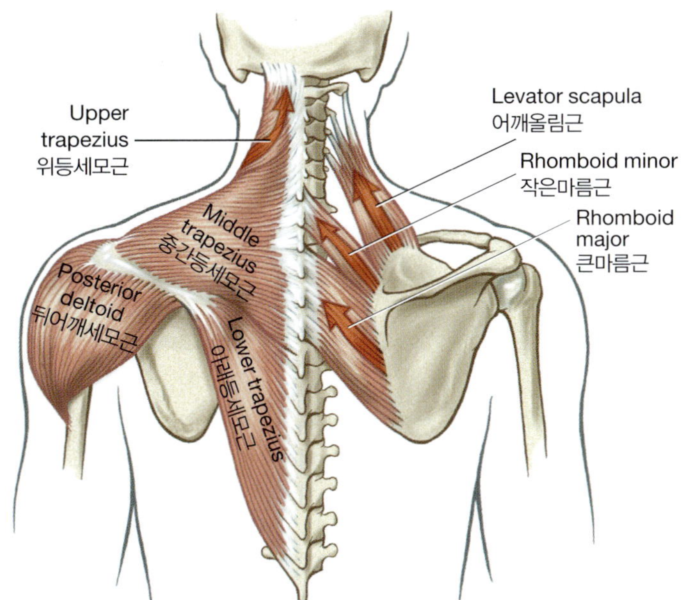


**그림 5.40** 어깨가슴관절의 올림근육인 위등세모근, 어깨올림근, 그리고 마름근들(큰마름근과 작은마름근으로 분리하여 보여줌)을 보여주고 있는 뒤면. 중간어깨세모근의 일부, 뒤어깨세모근, 그리고 중간 및 아래등세모근 또한 보여주고 있다.

## 올림근육

ST관절의 올림을 주로 담당하는 근육으로는 *위등세모근*(*upper trapezius*), *어깨올림근*(*levator scapulae*), 그리고 작게 기여하는 *마름근들*(*rhomboids*)이 있다(그림 5.40). 기능적으로, 이러한 근육들은 팔이음뼈(어깨뼈와 빗장뼈)와 팔의 자세를 지지한다. 다양하기는 하지만, 팔이음뼈(shoulder girdle)의 이상적인 자세는 어깨뼈가 약간 올림되고 비교적 뒤당김되어 있으며, 접시오목이 약간 위쪽을 향하고 있을 때를 말한다. 빗장뼈의 가쪽끝에 부착되는 위등세모근은 이러한 이상적인 자세를 유지하는 데 유리한 지레작용을 SC관절에 제공한다.

어떤 병리들에 의해 팔이음뼈를 지지하는 근육들의 기능은 감소될 수 있다. 예를 들어, 위등세모근의 단독 마비는 척수더부신경(spinal accessory nerve, 제XI 뇌신경)의 손상이나 폴리오(polio, 운동신경세포에 영향을 미치는 바이러스) 이후에 발생할 수 있다. 그러나 더 일반적으로, ST관절의 모든 올림근육은 뇌졸중 이후나 근디스트로피(muscular dystrophy) 또는 길랭-바레증후군(Guillain-Barré syndrome)과 같은 질환에 의해 약화되거나 마비될 것이다. 병리에 관계없이, 팔이음뼈에 대한 근육의 지지가 상실되면 팔이음뼈의 안정자세를 결정하는 우세한 힘은 중력이 될 것이다. 이런 자세는 전형적으로 어깨뼈의 과도한 내림, 내밂, 그리고 아래쪽돌림을 보인다. 시간이 지남에 따라, 이러한 자세는 어깨 영역 내에 위치한 다른 구조들에 손상을 유발하는 스트레스를 만들어낼 수 있다. 그림 5.41A는 폴리오바이러스로 유발된 왼쪽 위등세모근의 마비를 가진 소녀의 자세를 보여주고 있다.[29] 시간이 지남에 따라, 내림된 빗장뼈의 가쪽끝은 SC관절의 위쪽탈구를 초래한다(그림 5.41A의 빗장뼈 안쪽끝에 있는 화살표 참조). 빗장뼈의 가쪽끝이 낮아짐에 따라, 밑에 놓인 첫째갈비뼈가 지레의 받침점 작용을 하기 때문에 안쪽끝은 위쪽으로 밀리게 된다. 내림된 빗장뼈몸통은 빗장밑 혈관들과 팔신경얼기의 일부를 압박하게 된다.

위등세모근의 장기간 마비에 따른 또 다른 결과는 GH관절의 아래쪽탈구(또는 아탈구)이다(그림 5.41A의 화살표 참조). 이전 논의에서 언급했듯이, GH관절에서의 정적인 안정성은 접시오목의 경사진 면에 대해 견고하게 지탱되는 위팔뼈머리에 의해 부분적으로 유지된다(그림 5.28A 참조). 장기간의 위등세모근 마비가 있다면, 일반적으로 위쪽으로 돌림되어 있어야 할 접시오목의 위치가 상실되어, 위팔뼈머리는 아래쪽으로 미끄러지게 된다. 지지되지 않은 팔이 중력에 의해 아래쪽으로 당겨짐에 따라 GH관절의 관절주머니인대들은 잡아당겨지게 되고, 결국에는 비가역적인 탈구 또는 아탈구를 초래할 수 있다. 이러한 합병증은 이완성 편마비 환자에게서 자주 관찰되며, 이러한 경우 팔의 무게를 지지하기 위해 팔걸이(sling)가 필요할 수 있다.

이전 단락에서는 탈신경지배와 이에 따른 근육 마비가 연루된 비교적 극단적인 병리로 발생한 비정상적 어깨뼈 자세의 예들에 집중하였다. 그러나 신경학적 병리나 근육 병리의 병력이 없는 덜

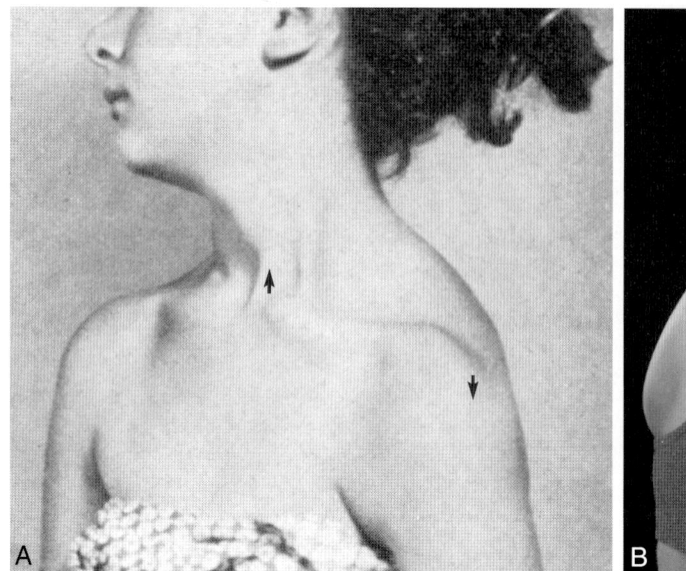


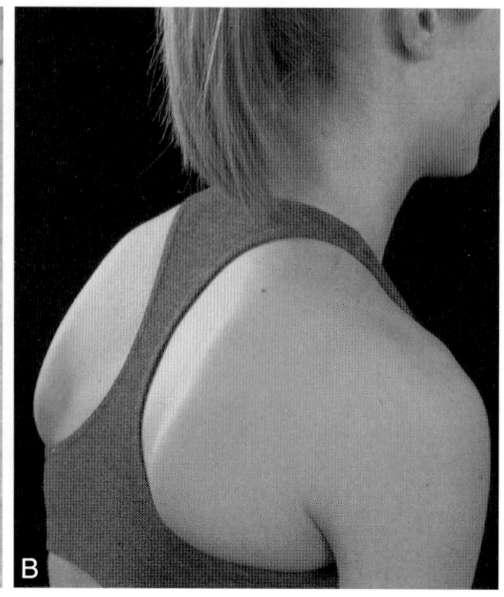


**그림 5.41** 어깨가슴관절의 비정상적 자세의 예들. (A) 폴리오바이러스로 유발된 왼쪽 위등세모근의 마비를 가진 소녀의 사진. 작은 화살표는 복장빗장(SC)관절과 접시위팔(GH)관절의 아탈구 방향을 나타낸다. (B) 신경학적 결손 없이 '둥근 어깨'의 자세를 가진 건강한 젊은 여성의 사진. 어깨뼈의 안쪽모서리와 아래각의 돌출은 전반적인 어깨뼈 자세에 대한 단서를 제공한다. (A, modified from Brunnstrom S: Muscle testing around the shoulder girdle, *J Bone Joint Surg Am* 23:263, 1941.)

극단적인 예들에서도 비정상적 어깨뼈 자세는 나타날 수 있다. 예를 들어, 그림 5.41B는 전형적인 '둥근 어깨(rounded shoulders)' 자세를 가진 건강한 젊은 여성을 보여주고 있다. 양쪽의 어깨뼈가 약간의 내림, 아래쪽돌림, 그리고 내밂되어 있다. 원칙적으로, 이러한 자세는 실제적인 근육 마비를 가진 그림 5.41A의 예에서 설명된 것과 유사한(그러나 일반적으로 훨씬 덜 손상을 주는) 생체역학적 스트레스를 SC관절과 GH관절에 초래할 수 있다. 그림 5.41B의 대상자에서 안쪽모서리와 아래각의 위치를 통해 알 수 있듯이, 양 어깨뼈는 약간 안쪽돌림되고 앞쪽기울임되어 있으며, 봉우리밑공간 내 조직들의 충돌 위험성을 증가시킬 것으로 추정되는 자세를 보이고 있다.[24,152] 신경학적으로는 손상되지 않았지만 비정상적 어깨뼈의 자세를 가진 사람은 전신적 결합조직의 느슨함; 근육의 타이트함, 조절 결여, 피로, 또는 약화; GH관절주머니의 타이트함; 비정상적인 목가슴 자세; 또는 단순한 습관이나 기분(mood)을 포함한 여러 요소들에 의해 유발되거나 관련될 수 있다.

ST관절의 비정상적 자세에 대한 근본적 원인이나 심각성에 관계없이, 이러한 현상은 분명히 어깨복합체 전체의 생체역학에 영향을 미친다. 어깨에 대한 임상적 시진은 ST관절의 위치를 잡아주는 근육들의 지지 상태에 대한 분석을 항상 포함하고 있어야 한다. 비정상적 어깨가슴 자세를 개선시키기 위한 치료는 근본 원인에 따라 매우 다양해질 수 있다. 경미한 경우에 있어, 이러한 상황은 잘못된 자세의 인지를 개선시킴과 동시에 선택된 근육의 강화운동이나 신장운동에 의해 개선될 것이다.

## 내림근육

ST관절의 내림은 *아래등세모근(lower trapezius)*, *넓은등근(latissimus dorsi)*, *작은가슴근(pectoralis minor)*, 그리고 *빗장밑근(subclavius)*에 의해 주로 수행된다(그림 5.42). 작은 빗장밑근은 빗장뼈에 대한 아래쪽 당김을 통해 어깨뼈에 간접적으로 작용한다.[209] 빗장뼈 밑에서 빗장뼈몸통과 거의 평행한 빗장밑근의 힘선은 단지 빗장뼈에 대한 적은 양의 내림 토크를 생산한다고 제안되고 있으며, 이 근육의 더 중요한 기능은 SC관절을 압박하여 안정화에 기여한다는 것이다. 아래등세모근과 작은가슴근은 팔이음뼈를 내림시키기 위해 어깨뼈에 직접적으로 작용한다. 그러나 넓은등근은 주로 위팔뼈를 아래쪽으로 당김으로써 팔이음뼈를 간접적으로 내림시킨다. 내림근육에 의해 발생된 힘은 어깨뼈와 팔을 통해 전달되어 그림 5.42A에 보이는 스프링과 같은 어떤 물체에 적용될 수 있다. 이러한 작용은 팔의 전반적인 기능적 길이를 증가시킬 수 있다.

팔의 내림이 물리적으로 차단된다면, 내림근육에 의한 힘은 고정된 어깨뼈와 팔에 대해 가슴을 상승시킬 수 있다. 이러한 작용은 어깨뼈가 가슴보다 더 크게 안정화되었을 때에만 일어날 수 있다. 예를 들어, 그림 5.43은 휠체어에 앉아 있는 사람이 궁둥뼈결절(ischial tuberosity)의 얕은쪽 조직들에 가해지는 접촉압력을 경감시키기 위해, 어깨가슴관절의 내림근육을 사용하고 있는 것을 보여주고 있다. 팔이 휠체어의 팔걸이에 견고히 고정되어 있는 상태에서, 아래등세모근과 넓은등근이 수축하게 되면 가슴과 골반은

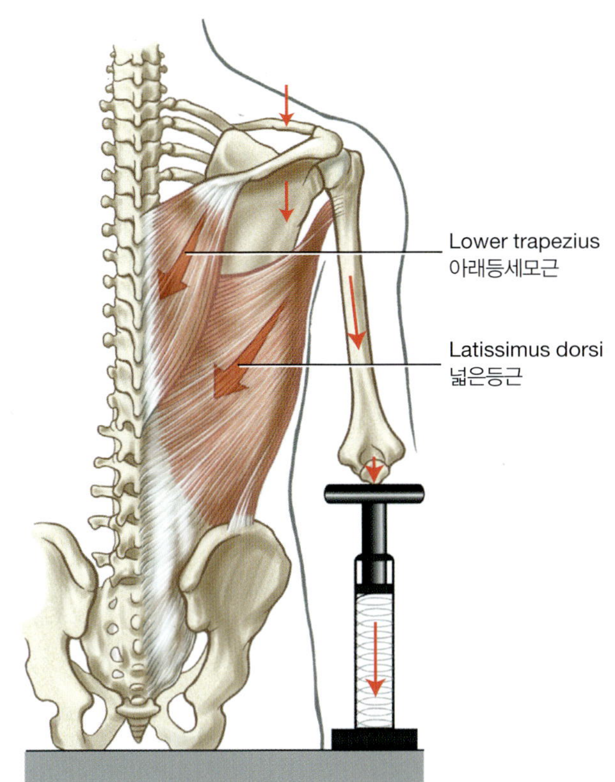


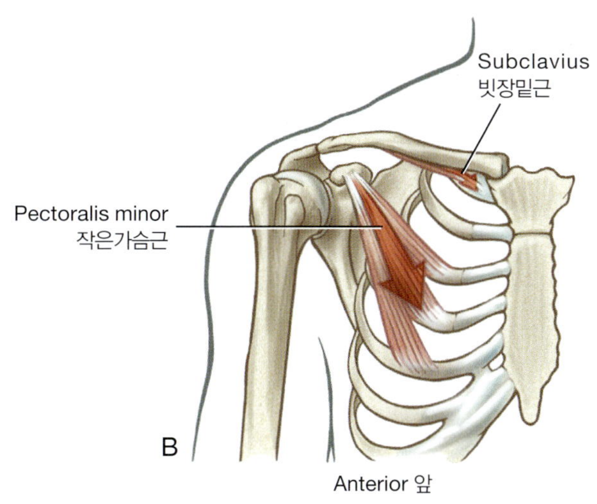


**그림 5.42** (A) 팔이음뼈(어깨뼈와 빗장뼈)를 내림시키는 아래등세모근과 넓은등근을 보여주는 뒤면. 이러한 근육들은 스프링 장치가 제공하는 저항에 대해 어깨뼈와 위팔뼈를 아래쪽으로 당기게 된다. (B) (A)에서 설명된 같은 동작을 수행하는 동안 작은가슴근과 빗장밑근의 작용을 보여주는 앞면.

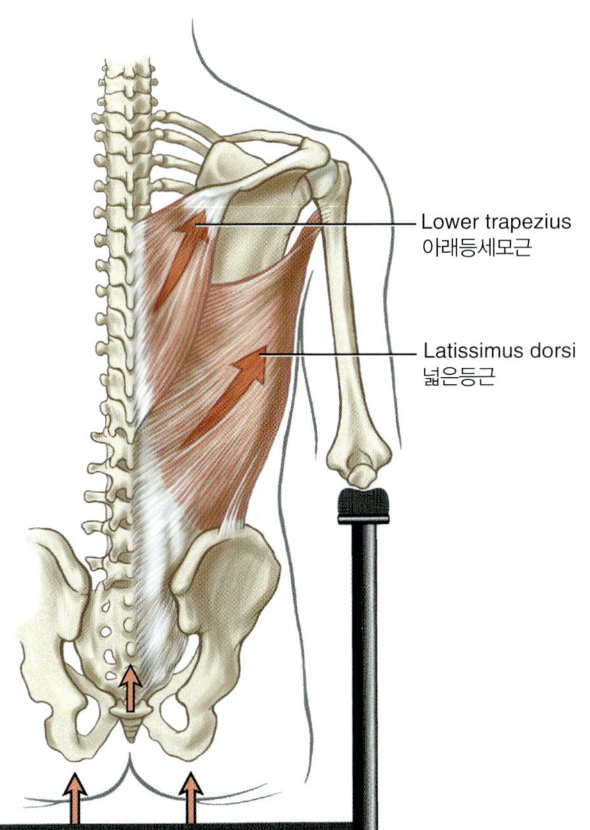


**그림 5.43** 휠체어의 좌석으로부터 궁둥뼈결절을 간접적으로 올림시키고 있는 아래등세모근과 넓은등근을 보여주고 있다. 이러한 근육들의 수축은 골반과 몸통분절을 고정된 어깨뼈와 팔분절 쪽을 향해 위쪽으로 들어 올리게 한다.

고정된 어깨뼈 쪽을 향해 *위쪽*으로 당겨지게 된다. 이러한 동작은 팔꿉관절 폄을 통해 체중을 들어 올리는 데 필요한 위팔세갈래근의 근력이 충분하지 않은 사지마비 환자들에게는 매우 유용한 움직임이 된다. 몸통과 하체(lower body)의 무게를 부분적으로 부하를 경감시킬 수 있는 능력은 휠체어와 침대 같은 다른 표면 사이의 이동에 있어 매우 중요한 성분이 되기도 한다.

## 내밂근육

*앞톱니근(serratus anterior)*은 ST관절의 주된 내밂근육(protractor)이다(그림 5.44A). 이 넓은 근육은 SC관절의 수직돌림축을 중심으로 내밂을 위한 좋은 지레작용을 갖는다(그림 5.44B). 어깨뼈 내밂의 힘은 일반적으로 GH관절을 통해 전달되어 앞쪽으로 밀기와 손 뻗기 활동에 사용된다.[183] 다른 어떤 근육도 어깨뼈에 대한 이런 직접적이고 효율적인 내밂의 힘을 적절하게 제공해줄 수 없기 때문에, 앞톱니근의 약화를 갖고 있는 사람은 앞쪽으로의 밀기 동작을 수행하는 데 확실한 어려움을 갖게 된다. 작은가슴근이 이차적인 어깨뼈 내밂근육으로 고려되기는 하지만, 순수한 ST관절 내밂을 발생시키는 능력은 상대적으로 작다. 작은가슴근의 단독 수축(또는 타이트함)은 약간의 어깨뼈 내밂, 아래쪽돌림, 그리고 내림과 함께 상당한 앞쪽기울임과 안쪽돌림이 결합된 부자연스러운 자세를 초래할 것이다(그림 5.42B에서 근육의 힘선을 관찰하면 명확히 알 수 있음). 이러한 어깨뼈 자세의 성분들은 봉우리밑공간

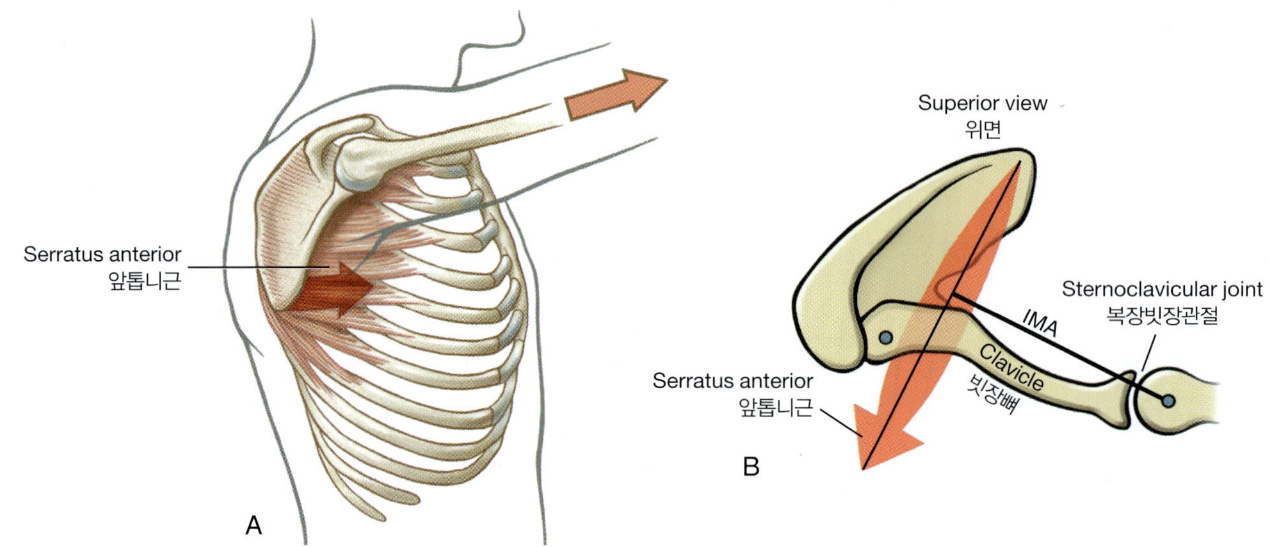


**그림 5.44** 오른쪽 앞톱니근. (A) 광범위한 이 근육은 어깨뼈 안쪽모서리의 전체 길이에 걸쳐 부착하기 위해 어깨뼈의 앞쪽을 지나간다. 근육의 힘선은 어깨뼈를 내밂시켜 팔을 앞쪽으로 밀거나 뻗기 동작을 수행하게 한다. 아래각 근처에 부착되어 있는 섬유들은 어깨가슴의 내림을 약간 보조한다. (B) 앞톱니근에 의해 생산된 내밈 토크를 보여주고 있는 오른쪽 팔이음뼈의 위면. 내밈 토크의 근력은 복장빗장관절에 있는 수직돌림축에서 나온 내적인 모멘트팔(*IMA*)에 근육 힘을 곱한 결과이다. 수직돌림축은 또한 봉우리빗장관절에서도 보여주고 있다.

의 감소에 기여할 것이다.[22,23]

앞톱니근의 또 다른 기능은 표준적인 엎드려 팔굽혀 펴기의 마지막 단계를 증폭시키는 것이다. 팔굽혀 펴기의 초기 단계는 위팔세갈래근과 큰가슴근에 강한 요구를 부과한다. 그러나 팔꿉관절이 완전히 폄된 후에는 양쪽 어깨뼈를 의도적으로 내밂으로써 마루로부터 더 멀리 가슴을 들어 올릴 수 있게 된다. 이러한 팔굽혀 펴기의 마지막 성분은 앞톱니근의 수축이 주도한다. 앞톱니근이 양쪽에서 수축하였을 때, 고정되고 안정화된 어깨뼈 쪽으로 가슴을 들어 올린다. 이러한 동작을 소위 앞톱니근의 '푸시업플러스(push-up plus)"작용이라 하며, 그림 5.44A의 그림을 시계방향으로 90° 회전시킨 후 앞톱니근에 있는 화살표의 방향을 반대로 하면 시각화할 수 있다. 이러한 움직임은 앞톱니근에 특정한 요구를 부여하기 때문에 이런 중요한 근육의 근력강화를 위한 운동으로 흔히 포함된다.[121,153,183]

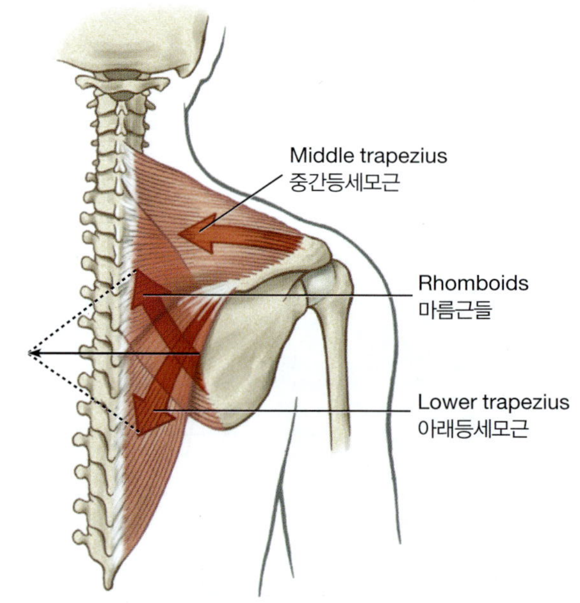


**그림 5.45** 어깨가슴관절을 뒤당김시키기 위해 협력하는 중간등세모근, 아래등세모근, 그리고 마름근들을 보여주는 뒤면. 마름근들과 아래등세모근의 점선으로 표시된 두 힘선은 단일의 뒤당김 힘을 나타내기 위해 합성되며, 이 두 근육에 의한 합성의 힘은 가는 직선 화살표로 보여주고 있다.

## 뒤당김근육

*중간등세모근(middle trapezius)*, *마름근들(rhomboids)*, 그리고 *아래등세모근(lower trapezius)*은 협력적으로 수축하여 어깨뼈의 일차적인 뒤당김근육으로 기능한다(그림 5.45). 이러한 근육들은 강력한 수평의 섬유 방향에 근거해 뒤당김 운동역학을 주도하는데, 특히 중간등세모근이 가장 두드러진다. 어깨올림근(levator scapulae)은 뒤당김을 보조할 수 있는데, 특히 완전히 내밂된 위치로부터 뒤당김을 할 때 역할을 한다. 위등세모근, 특히 좀 더 사선으로 주행하는 아래쪽 섬유들은 안정된 AC관절을 통해 어깨뼈를 뒤당김하는 이차적인 수단으로 기여할 수 있다(그림 5.40 참조).[34] 하나의 집단으로서, 뒤당김근육들은 동적인 방법으로 어깨뼈를 몸통뼈대(axial skeleton)에 고정시킨다. 이런 몸쪽안정화는 등반 및 노 젓기와 같이 당기는 활동에 필수적이다.

마름근들과 아래등세모근은 두 근육이 어떻게 유사한 작용(예를 들어, 뒤당김)을 공유하면서 서로에 대해 직접적인 대항근으로 기능할 수 있는지를 보여주고 있다. 강력한 뒤당김을 하는 동안, 마름근들에 의한 올림의 경향은 아래등세모근에 의한 내림의 경향에 의해 중화된다. 그러나 두 근육의 힘선이 결합하여 순수한 뒤당김을 만들어낸다(그림 5.45 참조).

완전한 등세모근의 마비와 약간의 마름근들 마비는 어깨뼈의 뒤당김 가능성을 확실히 감소시킨다. 이러한 상황이 되면 앞톱니근은 부분적으로 반대작용을 받지 않기 때문에, 앞톱니근에 의한 내밂 작용의 결과로 어깨뼈는 약간 내밂된 상태로 '이동'되는 경향이 있다.[29]

### 위쪽돌림근육과 아래쪽돌림근육

ST관절의 위쪽돌림과 아래쪽돌림을 수행하는 근육들은 어깨 전체의 움직임 범주에서 논의하기 위해 차후에 설명된다.

## 팔을 올림시키는 근육

팔의 '올림(elevation)'이라는 용어는 특정 운동면에 관계없이 단지 팔을 머리 위로 가져가는 능동움직임을 말한다. 팔의 올림은 다음과 같이 분류될 수 있는 3개의 근육무리에 의해 수행된다: (1) GH관절에서 위팔뼈를 올림(즉, 벌림 또는 굽힘)시키는 근육, (2) ST관절의 위쪽돌림 및 관계된 돌림성조정운동을 조절하는 어깨뼈의 근육, 그리고 (3) GH관절의 동적 안정성과 관절운동형상학을 조절하는 돌림근띠근육.

**팔의 올림을 일차적으로 담당하는 근육**

**접시위팔관절의 근육**

- 앞어깨세모근과 중간어깨세모근
- 가시위근
- 부리위팔근
- 위팔두갈래근

**어깨가슴관절의 근육**

- 앞톱니근
- 등세모근

**돌림근띠근육**

- 가시위근
- 가시아래근
- 작은원근
- 어깨밑근

### 접시위팔관절에서 팔을 올림시키는 근육

GH관절을 벌림시키는 주요 근육은 *앞어깨세모근(anterior deltoid)*, *중간어깨세모근(middle deltoid)*, 그리고 *가시위근(supraspinatus)*이다(그림 5.46). 굽힘을 통한 팔의 올림은 *앞어깨세모근*, *부리위팔근(coracobrachialis)*, 그리고 *위팔두갈래근(biceps brachii)*에 의해 주로 수행된다(그림 5.47). 앞어깨세모근과 큰가슴근의 빗장섬유는 매우 효과적인 수평모음근육으로서 유사한 기능을 한다.[130,234]

앞어깨세모근, 중간어깨세모근 그리고 가시위근은 벌림이 시작될 때 활성되고, 60°에서 120°까지의 벌림에서 일반적으로 최대 활성 수준에 도달하는데, 이 범위는 팔 무게에 의한 외적인 토크가

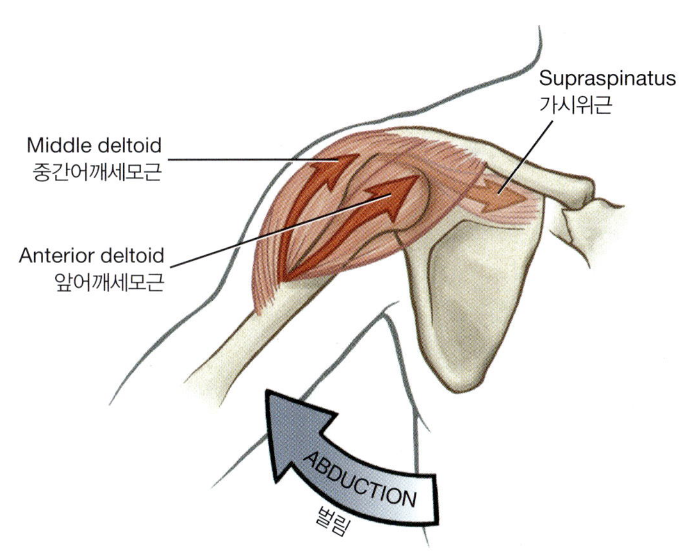


그림 5.46 접시위팔관절의 벌림근육인 중간어깨세모근, 앞어깨세모근, 그리고 가시위근을 보여주는 앞면.

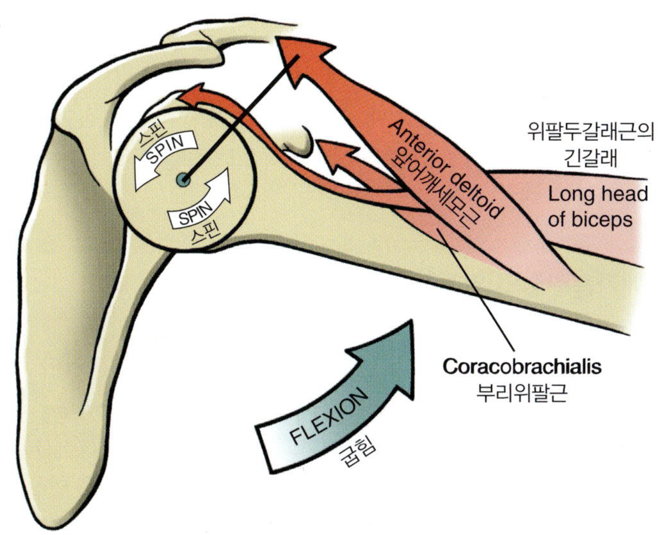


그림 5.47 순수한 시상면 내에서 접시위팔관절을 굽힘시키는 앞어깨세모근, 부리위팔근, 그리고 위팔두갈래근의 긴갈래를 보여주는 옆면. 안-가쪽돌림축은 위팔뼈머리의 중심에서 보여주고 있다. 내적인 모멘트팔은 앞어깨세모근의 힘선을 교차하는 것만 보여주고 있다. 위팔두갈래근의 짧은갈래는 제시되지 않았다.

비교적 큰 수준에 도달하는 지점이다.[129] 중간어깨세모근과 가시위근은 단면적과 벌림을 위한 평균 모멘트팔이 단지 10~12% 정도만 차이가 난다.[95,100] 위팔뼈 올림의 정도에 따라 다르기는 하지만,[91] 중간어깨세모근과 가시위근은 GH관절에서 상당한 비율의 벌림 토크를 생산한다.[100,199] 어깨세모근이 마비되었을 때, 벌림 토크가 많이 감소되기는 하지만 일반적으로 가시위근에 의해 GH관절은 완전히 벌림할 수 있다. 이와 유사하게, 가시위근의 마비나 힘줄의 완전파열이 있을 때, 완전한 벌림은 종종 어렵지만 일반적으로 달성은 가능하다.[218] 그러나 일부 사람들의 경우, 특히 가시위근이 완전히 파열되고 다른 돌림근띠힘줄도 손상된 사람들에게는 광범위한 약화뿐만 아니라 더 중요한 이유인 GH관절에서 근육에 의해 추진되는 관절운동형상학의 붕괴에 의해 완전한 벌림은 불가능해진다.[25] 어깨세모근과 가시위근이 둘 다 마비되었을 때에는 완전한 능동 벌림이 일반적으로 불가능해진다.

연구에 따르면 가시아래근과 어깨밑근의 가장 위쪽의 섬유들은 GH관절을 벌림시킬 수 있는 제한된 모멘트팔을 가지고 있다고 보고되고 있다.[71,145] 이러한 상황은 이런 근육들의 위쪽 섬유들이 관절의 앞-뒤돌림축의 약간 위쪽을 지나가기 때문에 발생한다(그림 5.51과 5.52 참조). 이러한 근육들이 벌림 토크를 발생시킬 가능성이 제한적이지만, 그럼에도 불구하고 이들은 관절의 벌림 운동형상학을 동적으로 안정화하고 조절하는 데 일차적인 역할을 하며, 이러한 기능에 대해서는 이 단락의 후반부에서 설명된다.

어깨를 능동적으로 벌림시키는 근육들은 GH관절을 가로지르는 비교적 큰 압박력을 생산한다. 이러한 관절 힘은 90°의 벌림 위치에서 체중의 80~90%에 달한다.[17,205,247] 90°의 벌림 위치에서 단지 2 kg의 부하를 들고 있을 때, 관절에 주어지는 압박력의 크기는 체중의 거의 130%로 상승한다는 것에 주목할 필요가 있다.[17] 이런 근육에 의한 압박력을 받아들일 수 있는 GH관절에서의 표면적은 60°와 120°의 벌림 사이에서 가장 크다고 제시되어 왔다.[229] 이러한 압박력이 최대로 일어날 때, 이에 상응하여 접촉 표면적이 증가하는 것은 관절의 접촉 압력을 생리학적으로 견딜 수 있는 수준으로 유지하는 데 도움을 줄 수 있다.

## 어깨가슴관절의 위쪽돌림근육

어깨뼈의 위쪽돌림은 팔의 올림에 있어 필수적인 성분이다. 일차적인 위쪽돌림근육(upward rotator)에는 *앞톱니근*(*serratus anterior*), *위등세모근*(*upper trapezius*), 그리고 *아래등세모근*(*lower trapezius*)이 있다(그림 5.48). 이러한 근육들은 위쪽돌림을 만들어내면서 어깨뼈에 중요한 돌림성조정(rotational adjustment)을 제공한다. 이 근육들의 또 다른 중요한 기능으로는 어깨세모근 및 돌림근띠근육과 같은 먼쪽가동자들을 위한 안정된 부착부위를 제공하는 것이다.

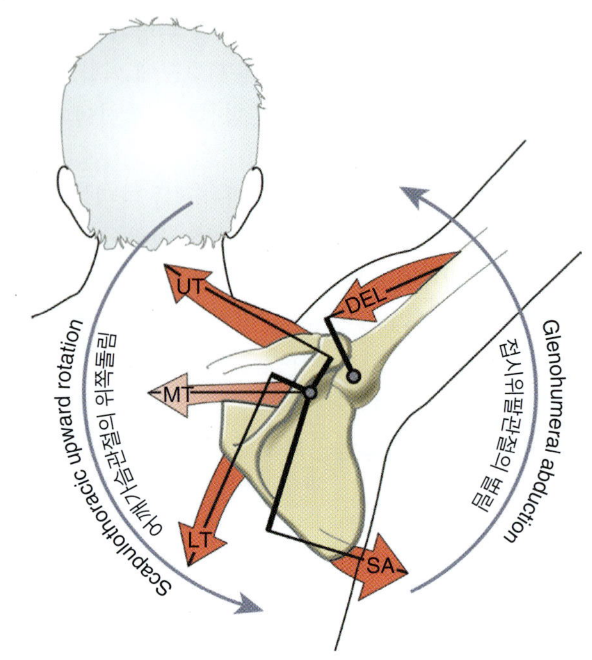


**그림 5.48** 어깨가슴관절 위쪽돌림근육과 접시위팔관절 벌림근육 사이의 상호작용을 보여주기 위한 건강한 어깨의 뒤면. 어깨의 벌림은 위팔뼈와 몸통뼈대 사이의 근육에 의한 '운동호(kinetic arc)'를 필요로 한다. 두 개의 돌림축인 봉우리 근처에 위치한 어깨뼈의 축과 위팔뼈머리에 위치한 접시위팔관절의 축에 유념하라. 모든 근육의 내적인 모멘트팔은 짙은 검은색 선으로 보여주고 있다. *DEL*: 어깨세모근과 가시위근, *LT*: 아래등세모근, *MT*: 중간등세모근, *SA*: 앞톱니근, *UT*: 위등세모근.

### *어깨뼈의 위쪽돌림 동안 등세모근과 앞톱니근의 상호작용*

어깨뼈의 위쪽돌림을 위한 돌림축은 그림 5.48에서 어깨뼈를 앞-뒤 방향으로 통과하는 축으로 보여주고 있다. 이 축은 어깨뼈를 위쪽돌림시키기 위해 앞톱니근, 위등세모근, 그리고 아래등세모근 사이에 형성된 짝힘(*force-couple*)을 분석하기에 편리한 방법을 제공한다.[11] 이러한 짝힘은 위팔뼈가 벌림할 때 어깨뼈를 같은 돌림 방향으로 돌림시킨다. 이런 짝힘의 역학은 개별적으로 작용하는 것이 아니라 3개의 근육 각각의 힘이 거의 동시에 작용한다는 것에 기반을 둔다.[34,183] 어깨뼈의 아래각에 대한 앞톱니근 아래섬유들의 당김은 접시오목(glenoid fossa)을 위쪽과 가쪽으로 돌림시킨다. 앞톱니근의 아래섬유들은 이러한 작용을 위한 가장 큰 모멘트팔을 가지기 때문에 짝힘에 있어 가장 효율적인 위쪽돌림근육이 된다(그림 5.48). 아래등세모근은 어깨뼈의 가시뿌리에 대한 아래쪽과 안쪽으로의 당김을 통해 어깨뼈를 위쪽으로 돌림시킨다. 위등세모근은 안정된 AC관절을 통한 작용과 빗장뼈에 대한 약간의 위쪽과 안쪽으로의 당김을 발휘하여 짝힘에 간접적으로만 기여한다.[34] 이런 3개의 근육에 의해 형성된 근육의 짝힘은 걷고 있는 3명의 사람이 회전문을 통과하는 역학과 유사하다.

어깨뼈 위쪽돌림의 근전도(EMG)분석은 팔의 능동 벌림 전반에 걸쳐 위등세모근, 아래등세모근, 그리고 앞톱니근의 비교적 크고 일관된 활성을 보여주었다.[12,109,261] 아래등세모근은 특히 어깨 벌림의 후기단계 동안에 활동한다. 뒤당김근육인 중간등세모근 또한 어깨의 벌림 동안 활동한다.[12,65,242] 그림 5.48에서 보여주고 있듯이, 중간등세모근의 힘선은 본질적으로 돌림하고 있는 어깨뼈의 돌림축을 *통과해* 지나간다. 이러한 경우, 중간등세모근은 위쪽돌림 토크에 기여할 수 있는 지레작용을 잃게 된다. 그러나 이 근육은 어깨뼈에 필요한 뒤당김의 힘에 여전히 기여할 수 있으며, 마름근들과 함께 작용하여 앞톱니근에 의한 강력한 내밂의 영향을 중화시키는 데 도움이 된다. 앞톱니근과 중간등세모근이 위쪽돌림에서는 협력적으로 작용하지만 서로에 대해 강력한 내밂과 뒤당김 효과로 대립하기 때문에, 작용근이자 동시에 대항근으로 기능하고 있는 것은 흥미롭다. 팔의 올림 동안 앞톱니근과 중간등세모근 중 어느 힘이 우세하냐에 따라 위쪽돌림된 어깨뼈가 뒤당김의 위치가 되기도 하고 내밂의 위치가 되기도 한다. 어깨 벌림 동안(특히 전두면에서) 어깨뼈의 뒤당김근육이 일반적으로 운동역학을 지배하는데, 이러한 증거는 어깨의 벌림 동안 빗장뼈(그리고 이것과 연결된 어깨뼈)가 보통 20° 정도 *뒤당김*하고 있다는 사실을 보면 명확해진다(글상자 5.1의 운동형상적 원리 3과 그림 5.36을 참조). 위등세모근의 아래섬유들은 어깨뼈의 뒤당김을 돕는 데 기여할 것이다.[34]

그림 5.48에서 묘사된 짝힘의 역학 외에도, 문헌에서는 앞톱니근과 등세모근의 구성성분들이 위쪽돌림하는 어깨뼈의 뒤쪽기울임과 바깥돌림을 도와준다고 제안하고 있으며, 이는 어깨가 완전한 벌림에 가까워질 때 가장 명확하게 나타난다고 하였다(그림 5.49A).[118,138,150,153,183] (이런 미세하지만 중요한 어깨뼈의 조정운동은 어깨 벌림의 네 번째 운동형상학적 원리에서 이미 설명하였다.) 그림 5.49B~C는 AC관절에서 어깨뼈의 뒤쪽기울임과 바깥돌림이 앞톱니근과 등세모근의 구성 성분들에 의해 어떻게 수행되는지에 대한 역학적 시나리오를 제시한다. 그림 5.49B에서 보여주고 있는 것과 같이, 앞톱니근(SA)의 섬유들이 어깨뼈를 앞–가쪽으로 당기는 동안 아래등세모근(LT)은 어깨뼈를 아래쪽으로

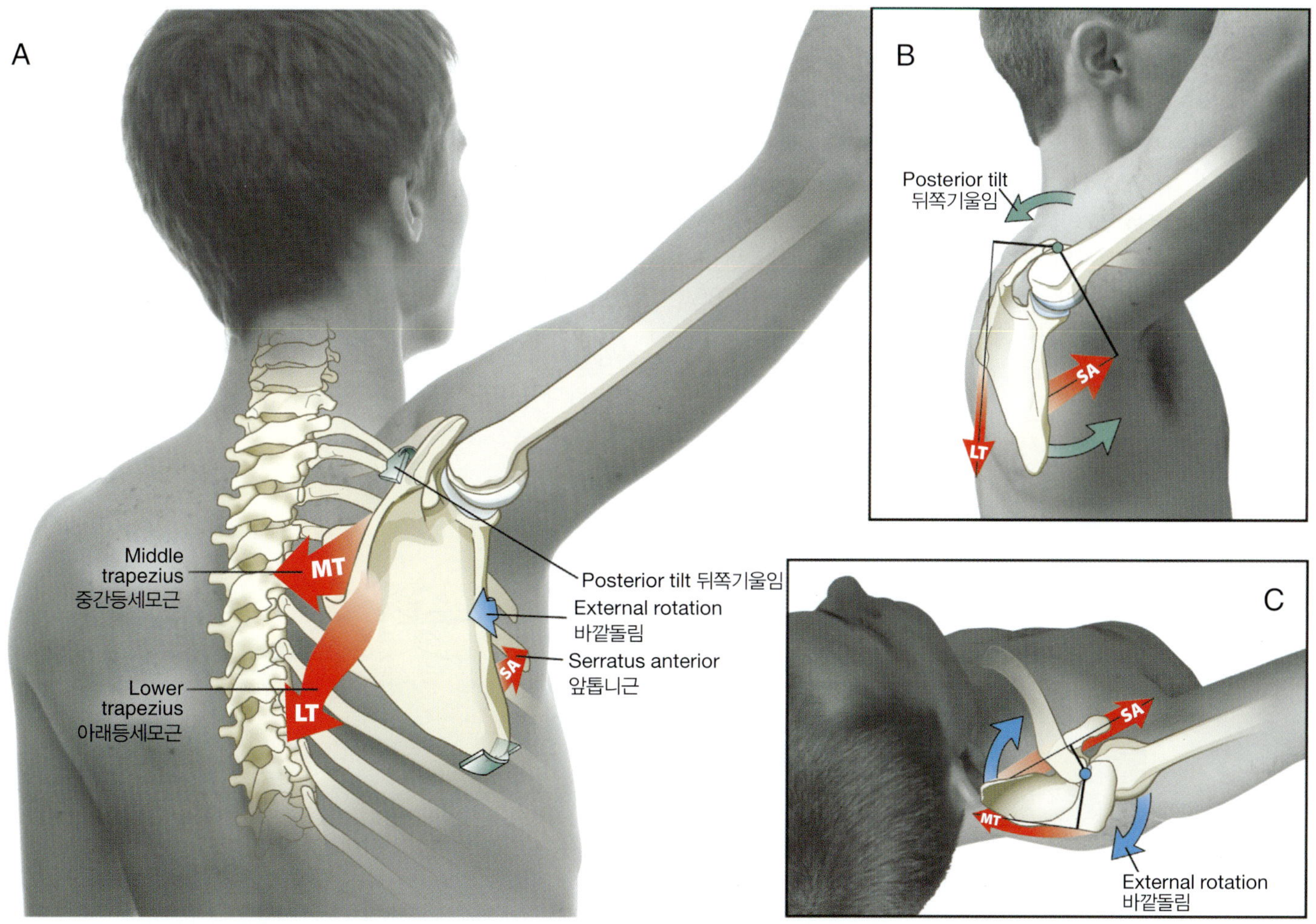


그림 5.49 (A) 어깨면에서의 벌림 동안 위쪽돌림하는 어깨뼈의 조정운동을 조절하는 앞톱니근, 중간등세모근, 그리고 아래등세모근의 작용 기전. (B) 앞톱니근(*SA*)과 아래등세모근(*LT*)은 AC관절의 돌림축(*초록색 원*으로 표시)에 대해 어깨뼈를 뒤쪽기울임시키기 위한 짝힘으로 작용한다. (C) 앞톱니근(*SA*)과 중간등세모근(*MT*)은 AC관절의 돌림축(*파란색 원*으로 표시)에 대해 어깨뼈를 바깥돌림시키기 위한 짝힘으로 작용한다. 각 근육의 모멘트 팔은 AC관절의 돌림축에서 시작하는 짙은 검은색 선으로 보여주고 있다.

당기고 있다. 이런 동시적인 근육 작용들은 위쪽돌림하고 있는 어깨뼈가 *뒤쪽기울임*하는 데 필요한 힘선과 모멘트팔을 갖게 된다(모멘트팔은 짙은 검은색 선으로 나타냄). 그림 5.49C에서 보여주고 있는 것과 같이, 앞톱니근의 섬유들이 어깨뼈의 안쪽모서리를 앞-가쪽으로 당기는 동안 중간등세모근(MT)은 어깨뼈를 안쪽으로 당기고 있다. 이런 동시적인 근육 작용들이 그들의 모멘트팔과 결합하여 위쪽돌림하고 있는 어깨뼈를 *바깥돌림*시킬 수 있게 한다. 이런 바깥돌림 토크는 또한 어깨뼈의 안쪽모서리를 가슴에 견고히 고정시켜 준다.

벌림이나 굽힘 동안 이런 몸통-어깨뼈(axial-scapula) 근육들이 어떻게 어깨뼈를 조절하고 있는지에 대한 이해는 비정상적인 어깨뼈 동작을 교정하기 위한 효율적인 운동 설계 및 그 외의 노력들을 위한 전제조건이 된다.[34,79,87,117,183] 이러한 교정은 GH관절을 안정화시키는 돌림근띠근육의 효율성을 최적화할 수 있으며, 봉우리밑공간 내의 적절한 부피를 유지함으로써 그 안에 위치한 구조들의 스트레스를 줄일 수 있다.

### *어깨가슴관절 위쪽돌림근육의 약화에 따른 기능적 결과*

#### *등세모근 약화*

기능장애(impairment)의 심각성에 따라, 등세모근의 근력 또는 조절 능력의 감소는 어깨뼈 위쪽돌림과 관계된 역학에 있어 광범위한 붕괴를 일으킬 수 있다. 일반적으로, 건강하지만 등세모근의 단독 마비를 가진 사람은 머리 위로 어깨를 *굽힘*하는 데 있어 중간 정도에서 심한 정도까지의 어려움을 보인다. 그러나 앞톱니근이 충분히 강하다면 이 동작은 대개 수행될 수 있다.[113] 일반적으로, 이러한 보상작용은 등세모근이 우세한 앞톱니근의 작용을 제한하기 위한 대항을 할 수 없기 때문에, 위쪽돌림된 어깨뼈는 과도한 내밈의 위치에 있게 된다.[29] 그러나 엄격히 전두면에서 머리 위로 팔을 올림하는 것(즉, *순수한 벌림*)은 대개 어렵기 때문에 종종 달성할 수는 없다. 어깨의 순수한 벌림은 일반적으로 중간등세모근과 같은 근육에 의한 의도적이고 강한 어깨 뒤당김의 힘을 요구하지만, 이 상황에서는 이러한 힘을 사용할 수 없다. 마름근들이 강력한 어깨뼈 뒤당김근육이기는 하지만, 이 근육들이 개입하면 어깨뼈에 대한 아래쪽돌림의 힘을 생산하여, 원하는 동작인 어깨뼈 위쪽돌림에 잠재적인 역효과를 낼 수 있다.

#### *앞톱니근 약화*

앞톱니근의 약화는 일반적으로 정상적인 어깨 운동학에 상당한 붕괴를 유발한다. 앞톱니근의 단독 마비에 대한 병인은 알려지지 않았지만, 흔히 외상, 과사용, 또는 긴가슴신경(long thoracic nerve)의 염증과 관련이 있다.[68,201,223]

일반적으로, 앞톱니근의 완전한 마비가 있는 사람은 운동면에 관계없이 능동적으로 팔을 머리 위로 완전히 올림시키는 데 큰 어려움을 겪는다. 대부분의 경우 불가능하다. 이러한 어려움은 등세모근과 접시위팔관절 벌림근육이 완전히 신경지배를 받고 있음에도 불구하고 존재한다. 앞톱니근의 마비가 있는 상황에서 어깨 벌림을 시도할 때, 특히 저항이 주어지면 일반적으로 *어깨뼈*의 과도한 *아래쪽돌림*이 동반되면서 팔의 올림이 제한된다(그림 5.50). 정상적인 상황에서 앞톱니근의 수축은 어깨뼈를 강력하게 위쪽돌림시키기 때문에, 중간어깨세모근과 가시위근의 수축은 어깨뼈와 같은 돌림 방향으로 위팔뼈를 돌림시킬 수 있게 된다(그림 5.48 참조). 그러나 앞톱니근의 마비가 있는 경우, 중간어깨세모근과 가시위근의 수축이 어깨뼈의 운동역학을 지배하게 되는데, 이러한 근육들의 수축은 역설적으로 어깨뼈를 아래쪽으로 돌림시키고 팔을 불완전하게 올림시킨다. 이러한 시나리오는 어깨세모근과 가시위근을 약화시킬 수 있는데, 그 이유는 정상적인 상황과 비교하여 너

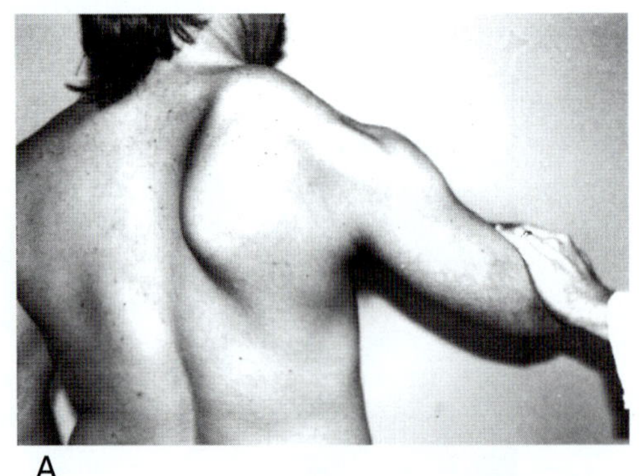


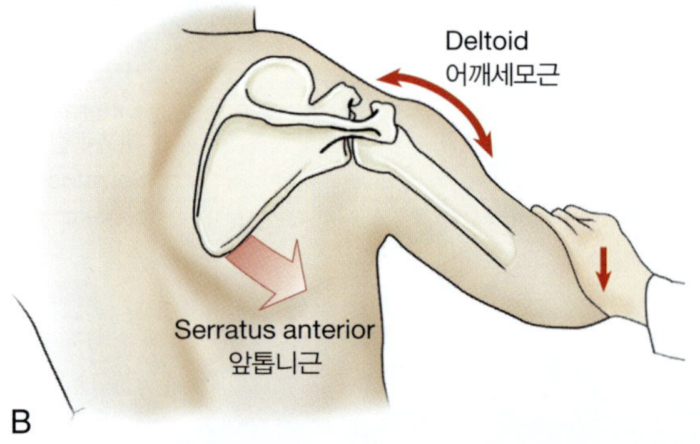


**그림 5.50** 긴가슴신경의 손상에 의해 유발된 오른쪽 앞톱니근 마비 이후의 오른쪽 어깨뼈에 대한 병리역학. (A) 어깨뼈의 두드러진 특징은 모순적인 아래쪽돌림의 위치이며, 이것은 어깨 벌림에 대한 저항이 주어졌을 때 두드러지게 나타난다. 또한, 어깨뼈는 비정상적으로 앞쪽기울임과 안쪽돌림을 보인다. (B) 극단적으로 아래쪽돌림된 자세의 운동형상학적 분석. 앞톱니근에 의한 적절한 위쪽돌림의 힘이 없다면(*옅은 색의 화살표*), 어깨뼈는 적절하게 가슴에 대해 안정화되지 못하며 어깨세모근의 당김을 저항할 수 없다. 이후, 어깨세모근의 힘(*양 방향의 화살표*)은 어깨뼈의 아래쪽돌림과 위팔뼈의 부분적 올림(벌림)이 *결합된 작용*을 유발한다.

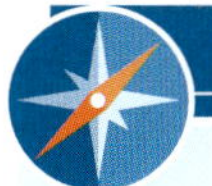

SPECIAL FOCUS 5.7

### '어깨뼈 운동이상'을 정의하기

*어깨뼈 운동이상*(scapular dyskinesis, SD)은 원인에 관계없이 어깨뼈의 비정상적 위치화 또는 움직임을 말한다.[117] 감소된 위쪽돌림, 과도한 아래쪽돌림, 안쪽돌림, 그리고 앞쪽기울임과 같은 SD의 몇몇 예들이 이전에 소개되었으며, 적어도 어떤 사람들에게는 이러한 운동형상학이 봉우리밑 통증이나 돌림근띠 통증의 발생 위험을 잠재적으로 증가시킬 수 있다.[9,117,138,150]

SD는 신경근육뼈대계통이 연루되는 여러 병리와 연관되어 있다.[117,118,120] SD와 *직접적으로* 연관된 병리의 예는 '발음성 어깨뼈(snapping scapula)'[즉, 가슴에 대한 어깨뼈의 삐걱소리(grinding) 또는 펑소리(popping)], 과도한 등척주뒤굽음(thoracic kyphosis), 작은가슴근의 타이트함, 그리고 어깨가슴근육의 운동조절 감소가 있다. SD와 *간접적으로* 연관된 병리의 예는 골절된 빗장뼈, 불안정한 AC관절, GH관절의 타이트하거나 느슨한 인대, 다방향 GH관절 불안정성, GH관절에 있는 근육의 타이트함 또는 약화, 봉우리밑 통증, 그리고 돌림근띠근육의 퇴행이 있다. 연관된 병리에 관계없이, SD는 그 영역에 있는 근육작용의 효율성을 변경시키고 관절운동형상학을 왜곡시킬 가능성을 갖고 있다.[16,148]

SD가 비정상적인 어깨뼈 운동형상학을 설명하고 강조하기는 하지만, SD의 특정 표현이나 심각성이 개별화된 어깨 치료에 어떻게 사용될 수 있는지는 여전히 불분명하다. 어깨뼈의 움직임과 자세가 사람에 따라 변동성이 크기 때문에, 증상이 없는 사람도 어떤 형태의 SD를 보이는 것은 드문 일이 아니다.[204] 또한, 적어도 운동선수 집단에서는 단순히 어깨뼈 운동이상이 존재한다는 사실만으로는 미래의 부상 위험을 신뢰성 있게 예측할 수는 없다.[96] 따라서 증상이 없는 사람의 SD를 변화시키는 데 얼마나 많은 치료적 강조를 두어야 할까? 이러한 질문에 대한 답은 SD의 생체역학적 기원에 대한 지속적인 연구와 이 병변에 대한 표준화되고 검증된 접근 가능한 측정 도구가 개발된다면 가능할 것이다.[58]

무 빠르게 짧아지고(힘-속도관계로 나타남) 너무 많이 짧아지기(길이-장력관계로 나타남) 때문이다. 어깨뼈의 아래쪽돌림과 함께 나타난 이러한 힘 발생 능력의 감소는 올림하는 팔의 가동범위와 토크 생성을 모두 감소시킨다.

앞톱니근의 마비와 연관된 병리역학의 분석은 이 근육이 운동학적으로 얼마나 중요한지를 다시 생각하게 해준다. 정상적인 상황에서 중력에 대항해 팔을 올림하는 동안, 앞톱니근은 어깨뼈에 대한 놀라울 정도로 큰 위쪽돌림을 만들어내는데, 이러한 위쪽돌림의 토크는 중간어깨세모근과 가시위근의 활성에 의해 발생되는 아래쪽돌림의 토크와 *일치하거나 더 커야* 한다.[36] 이 외에도 이 장의 앞부분에서 설명했듯이, 앞톱니근은 위쪽돌림하는 어깨뼈에 미세하지만 중요한 뒤쪽기울임과 바깥돌림의 토크에도 기여하게 된다. 이러한 이차적인 작용들은 그림 5.50에서 보는 것과 같이 앞톱니근의 마비가 있는 사람을 관찰할 때 명확하게 나타난다. 앞톱니근의 마비가 있는 사람은 중간어깨세모근과 가시위근이 수축할 때 확연한 어깨뼈의 아래쪽돌림이 발생할 뿐 아니라, 약간의 *앞쪽기울임*(어깨뼈의 아래각이 떠 있음)과 *안쪽돌림*(어깨뼈의 안쪽모서리가 떠 있음) 또한 발생된다. 이러한 변형된 어깨뼈의 자세를 임상적으로 흔히 '날개어깨뼈(winging scapular)'라 한다. 이러한 위치가 유지된다면 작은가슴근의 적응성 단축이 유발되며, 이것은 어깨뼈의 앞쪽기울임, 안쪽돌림, 그리고 아래쪽돌림된 위치를 좀 더 촉진시키게 될 것이다.[23] 그림 5.50A에 제시된 '날개어깨뼈'에 대한 근육 불균형의 시나리오는 앞톱니근의 약화를 포함해 아직 발달 중인 신경근육계통에 의한 단순한 조절 결여, 불용성 근위축, 그리고 대항근의 적응성 단축에서부터 단독 신경 손상, 목 중간수준에서의 사지마비, 근디스트로피, 또는 뇌성마비에 이르기까지 다양한 범위의 사례에 적용될 수 있다.

약간의 앞톱니근 기능에서의 감소가 있더라도 어깨의 정상적인 관절운동형상학을 붕괴시킬 수 있다는 것은 임상적으로 중요하다. Ludewig와 Cook은 주로 팔을 머리 위로 들어 올려 작업하는 노동자들 중 봉우리밑충돌증후군으로 진단받은 사람들을 연구하였다.[152] 능동적인 어깨의 벌림을 시도하는 동안, 연구자들은 어깨뼈의 감소된 위쪽돌림, 감소된 뒤쪽기울임, 그리고 감소된 바깥돌림이 결합된 운동형상학과 *감소된* 앞톱니근 활성 사이의 관계를 발견하였다. 특히 감소된 위쪽돌림은 봉우리의 밑면과 가시위근힘줄의 먼쪽부착부위 사이의 공간을 좁힐 수 있으며, 특히 60° 미만의 벌림 각도에서 두드러진다.[137] 감소된 공간은 봉우리밑공간에 있는 가시위근 및 다른 조직의 충돌 또는 전단(shearing)의 위험을 증가시킬 수 있다.

## 팔의 올림 동안 돌림근띠근육의 기능

돌림근띠근육(rotator cuff muscles)에는 어깨밑근(subscapularis), 가시위근(supraspinatus), 가시아래근(infraspinatus), 그리고 작은원근(teres minor)이 있다(그림 5.51과 5.52). 이 근육들은 팔을 머리 위로 올리기, 물건 들기, 그리고 병뚜껑 열기와 같은 다양한 일상 활동에서 활발하게 작용한다.[10,129,157,261] 돌림근띠근육은 동적인 GH관절 안정성과 관절운동형상학을 조절하는 데 필수적이다.

### *접시위팔관절의 동적인 안정성을 위한 조정자*

위팔뼈머리와 접시오목 사이의 자연스러운 느슨한 결합은 큰 가동범위를 허용하여, 팔 뻗기의 범위를 향상시킨다. 따라서 관절을 에워싸는 관절주머니에는 이러한 움직임을 제한할 수 있는 두꺼운 제한성 인대가 없어야 한다. 이 장의 앞부분에서 언급했듯이, GH관절의 해부학적 구조는 안정성을 잃어가면서까지 운동성을 선호하도록 되어 있다. GH관절을 가로지르는 모든 근육이 동적인 안정성을 일부 제공하기는 하지만, 돌림근띠근육이 이러한 능력에 있어서는 탁월하다.[255] 돌림근띠근육의 먼쪽부착부위들은 몸

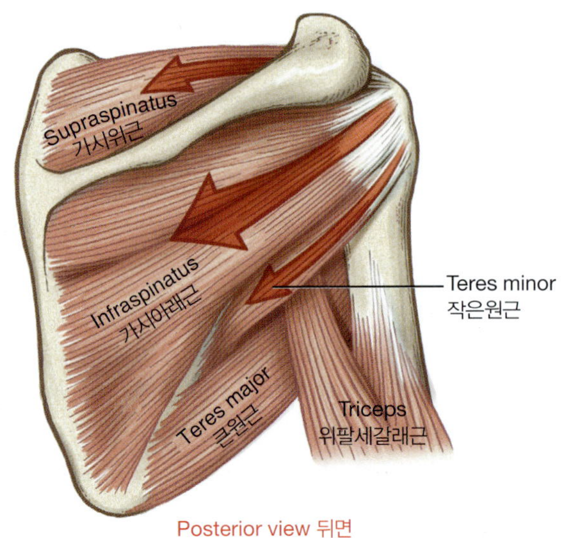


**그림 5.51** 활성된 가시위근, 가시아래근, 그리고 작은원근을 보여주고 있는 오른쪽 어깨의 뒤면. 이러한 근육들의 먼쪽부착부위는 접시위팔관절의 위면 및 뒤면과 섞이고 있다는 것에 유념하라. 큰원근과 위팔세갈래근의 긴갈래와 가쪽갈래의 일부 또한 보여주고 있다.

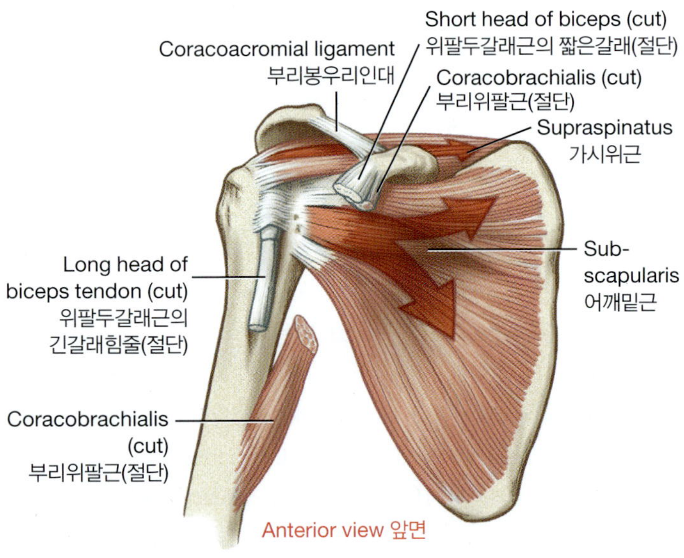


**그림 5.52** 어깨밑근이 위팔뼈의 작은결절에 부착하기 전에 접시위팔관절의 앞관절주머니와 섞이고 있는 것을 보여주는 오른쪽 어깨의 앞면. 어깨밑근은 두 개로 갈라진 화살표로 보여주고 있으며, 이것은 중요한 두 개의 섬유 방향을 보여주고 있는 것이다. 가시위근, 부리위팔근, 위팔두갈래근의 긴갈래힘줄, 그리고 부리봉우리인대 또한 보여주고 있다.

쪽위팔뼈에 부착되기 전에 관절주머니와 직접적으로 섞인다(그림 5.51과 5.52). 이런 돌림근띠근육의 직접적인 관절주머니로의 부착과 전반적인 수평 방향의 근육섬유들이 결합되어, 관절을 둘러싸는 근육인대성 '막'을 형성한다.[10] 신경계에 의해 활성되면, 돌림근띠근육은 비교적 뻣뻣해진다. 신체의 다른 어떤 관절들을 보더라도 그렇게 많은 근육이 관절의 주변구조로 기여하고 있는 곳은 없다.

돌림근띠근육의 동적인 안정화 기능에 대한 예는 이전에 능동적인 바깥돌림에서 설명되었다(그림 5.35). 이와 유사하게, 압박에 근거한 돌림근띠근육의 안정화 기능은 사실상 모든 능동적인 어깨 운동에서 설명할 수 있다. 돌림근띠근육(그리고 관절주머니로의 부착)은 다양한 평면에서 위팔뼈머리를 능동적으로 돌림운동시킬 뿐만 아니라 접시오목에 대해 위팔뼈머리를 압박하여 중심화시키는 데에도 기여한다.[1,218,261] 따라서 GH관절의 동적인 안정성을 위해서는 정상적인 신경근육계통과 근육뼈대계통을 필요로 한다. 이러한 두 계통은 GH관절의 관절주위 결합조직 내에 위치한 고유감각수용기들을 통해 기능적으로 통합된다.[116] 반사회로(reflex loop)의 일부로, 신경지배되고 있는 이런 결합조직들은 참여하는 근육에 빠르고 중요한 정보를 제공한다. 이러한 피드백은 필요한 동적인 안정성을 제공하는 것은 물론, 무의식 수준에서도 관절운동형상학을 조절하는 근육의 능력을 강화시킨다. 기능적 운동을 통한 이러한 고유감각 기전에 대한 자극은 어깨 불안정성을 가지고 있는 사람을 위한 재활프로그램의 필수 성분이 된다.[266]

*접시위팔관절의 관절운동형상학을 위한 능동적인 조절자*

건강한 어깨에 있어, 돌림근띠근육은 GH관절에서 일어나는 많은 능동적인 관절운동형상학을 조절한다(그림 5.53). 수평으로 향하고 있는 가시위근의 수축은 접시오목 쪽으로의 직접적인 압박력을 만들어 내며, 이러한 힘은 벌림에 의해 위쪽으로 구르는 동안 접시오목에 대해 위팔뼈머리를 견고하게 안정화시킨다.[273] 가시위근의 힘선과 위치는 벌림의 관절운동형상학을 안내하는 데 있어 이상적이다. 벌림 동안, 근육의 수축력은 위팔뼈머리를 위쪽으로 구르게 함과 동시에 위팔뼈머리의 과도하고 역효과적인 위쪽 병진운동을 제한하는 근육힘줄성 '간격장치(spacer)'로서의 반강체(semirigid) 구조의 역할도 수행한다.[218,247,264] 또한, 나머지 돌림근띠근육(어깨밑근, 가시아래근, 그리고 작은원근)은 벌림 동안 위팔뼈머리에 대해 아래쪽으로 향하는 힘선을 갖는다(그림 5.53).[82] 위팔뼈머리 위를 직접 가로지르는 위팔두갈래근의 긴갈래 또한 이런 양상에 기여한다.[196] 앞서 언급한 위팔뼈머리를 아래쪽으로 당기는 모든 힘들은 어깨세모근의 수축으로 발생하는 강력한 위쪽으로의 병진운동 효과를 중화시키는 데 필수적이며, 특히 벌림의 각도가 낮을 때 더욱 그러하다.[54,269] 실제로, 대규모 돌림근띠 파열이 있는 상태에서의 어깨세모근 수축은 위팔뼈머리의 과도한 위쪽 이동을 유발하는 것으로 나타났으며, 이에 상응하여 봉우리밑공간의 크기는 감소하는 것으로 측정된다.[124]

돌림근띠근육의 활성 외에도, 벌림 내내 신장되는 대항근(모음근육)에 의해 생산된 힘도 위팔뼈머리에 대한 아래쪽 방향의 힘을 발휘할 가능성이 있다. 팔을 머리 위로 올림에 따라, 이러한 '대항근'의 힘은 *수동적으로* 생산되거나(그림 5.53에서 '점진적으로 신장된' 넓은등근으로 보여줌) 낮은 수준의 편심활성을 통해 *능동적*

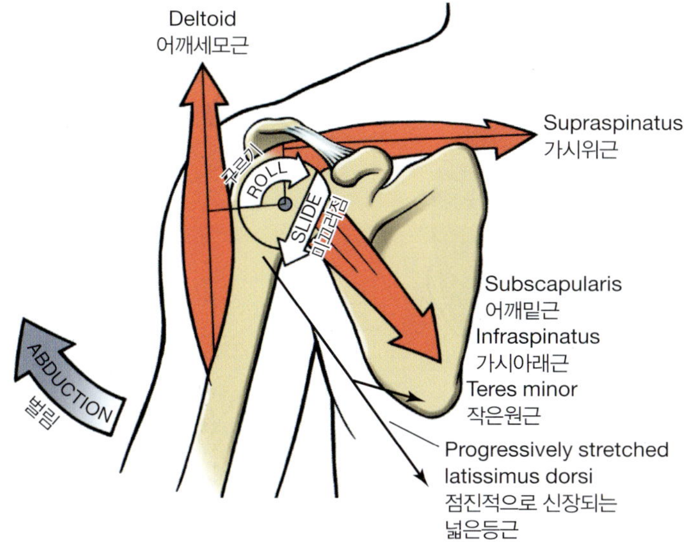


그림 5.53 GH관절의 벌림 동안 활성된 돌림근띠근육의 작용을 강조한 오른쪽 어깨의 앞면. 어깨세모근과 가시위근의 내적인 모멘트팔에 주목하라. 넓은등근은 벌림 동안 점진적으로 신장되어(길어져) 위팔뼈머리가 아래쪽을 향하도록 수동장력을 생성하는 대표적인 근육으로 보여주고 있다.

으로 생산된다. 그러나 앞서 언급했던 근육들로부터 발생한 아래쪽 방향으로의 힘이 없다면, 능동 벌림의 시도는 어깨세모근이 위팔뼈머리를 부리봉우리활을 향해 위쪽으로 당겨, 벌림이 더 일어나는 것을 방해할 수 있다.

마지막으로, 벌림 동안 가시아래근과 작은원근은 큰결절과 봉우리 사이의 충돌을 피할 수 있도록 위팔뼈를 바깥돌림시킬 수도 있다(벌림의 여섯 번째 운동형상학적 원리에서 설명됨). 전체 돌림근띠근육이 GH관절의 관절운동형상학을 조절하는 전반적인 효율성은 위팔뼈에 대한 어깨뼈의 최적의 정렬에 기반하고 있다는 것을 인식해야 한다.

**접시위팔관절 벌림의 관절운동형상학을 조절하는 돌림근띠근육의 기능에 대한 요약**

**가시위근**

- 위팔뼈머리의 위쪽 구르기를 유도한다.
- 위팔뼈머리를 접시오목에 견고히 압박시킨다.
- 위팔뼈머리 위에서 반강체 간격장치(semirigid spacer)를 만들어 위팔뼈의 과도한 위쪽 병진운동을 제한한다.

**가시아래근, 작은원근, 그리고 어깨밑근**

- 위팔뼈머리에 대한 내림의 힘을 발휘한다.

**가시아래근과 작은원근**

- 위팔뼈를 바깥돌림시킨다.

## 어깨를 모음시키고 펌시키는 근육

어깨의 주요 모음근육(adductor)이자 폄근육(extensor)에는 *뒤어깨세모근(posterior deltoid)*, *넓은등근(latissimus dorsi)*, *큰원근(teres major)*, *위팔세갈래근의 긴갈래(long head of the triceps brachii)*, 그리고 *큰가슴근의 복장갈비갈래(sternocostal head of the pectoralis major)*가 있다(그림 5.40, 5.42, 5.51, 그리고 5.54를 각각 참조). (큰가슴근 복장갈비갈래의 힘선이 어깨를 다시 해부학적 자세로 되돌아오는 폄을 할 수 있게, 어깨는 최소한 부분적인 굽힘의 위치에 있어야 한다.[234]) 앞서 언급된 근육들 중 넓은등근, 큰원근, 그리고 큰가슴근은 모음과 폄의 결합동작을 위한 가장 큰 모멘트팔을 갖고 있다.[130] *가시아래근*(아래 섬유들)과 *작은원근*은 이러한 움직임을 보조할 것이다. 그림 5.55에서 보여주고 있는 것과 같이, 폄근육이자 모음근육은 어깨의 다른 어떤 근육들보다 가장 큰 토크를 발생시킬 수 있다.[97,227] 이런 큰 토크의 가능성은 줄 타고 오르기나 물속을 헤쳐 나갈 때 저항에 대해 팔을 당기는 것과 같은 과제에 적절할 수 있으며, 이러한 과제는 이런 잠재적으로 강력한 근육들의 강한 수축을 필요로 한다.

위팔뼈가 고정된 상태에서, 넓은등근의 수축은 골반을 위쪽으로 들어 올릴 수 있다. 하반신마비가 있는 사람들은 엉덩관절 굽힘근육의 약화나 마비에 대한 대상작용으로 목발과 보조기를 이용한 이동 시 이러한 작용을 흔히 사용한다.

7개의 모음-폄근육 중의 5개 근육은 본래 불안정한 어깨뼈에 일차적인 몸쪽부착부위를 갖는다. 따라서 GH관절에서의 능동적인 모음과 폄이 일어나는 동안 어깨뼈를 안정화시키는 것은 몸통-어깨뼈 근육의 책임이다. 중간등세모근이 이런 안정화를 도울 수 있는 위치에 잘 정렬되어 있기는 하지만, 마름근들과 약간의 기여를 하는 어깨올림근도 독특하게 어깨뼈의 아래쪽돌림과 뒤당김의 작용을 결합할 수 있는 능력에 근거해 안정화에 기여한다[15](그

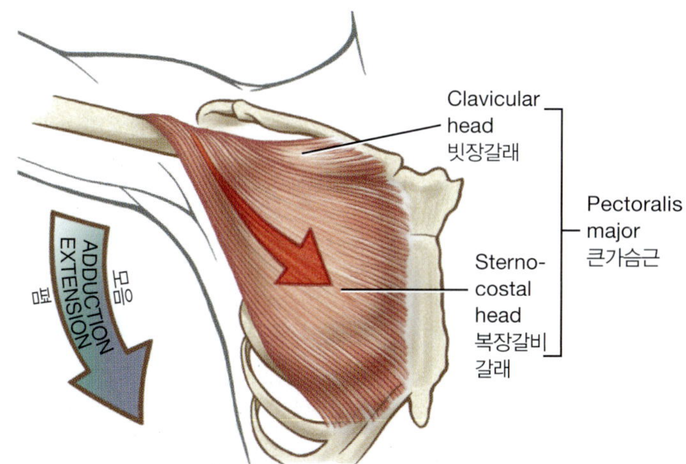


그림 5.54 복장갈비갈래의 모음과 폄의 기능을 보여주고 있는 오른쪽 큰가슴근의 앞면. 큰가슴근의 빗장갈래도 보여주고 있다.

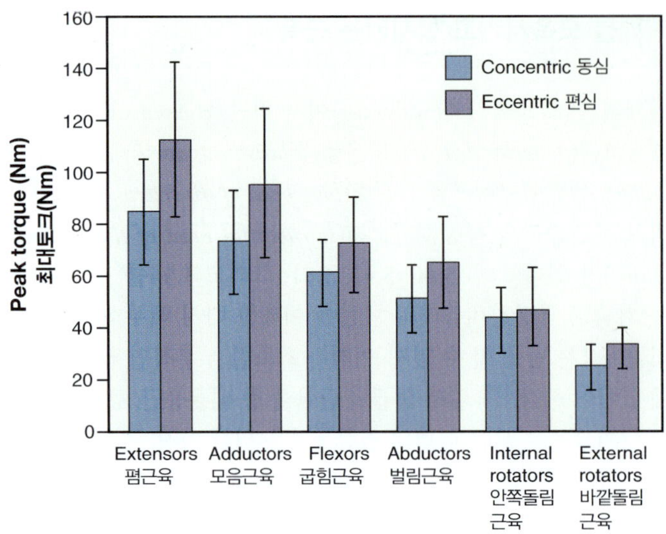


**그림 5.55** 선수가 아닌 건강한 남성들(N = 15, 22~35세)의 6개의 어깨 근육무리에 의해 생산된 최대 토크 자료의 예를 보여주는 그래프. 최대 토크가 순서적으로 감소하고 있음을 보여준다. 자료는 60 degree/sec의 각속도로 설정된 등속근력측정기를 사용하여 동심활성과 편심활성 동안 수집되었다. 평균은 newton-meter로 표시되고, 그래프에 있는 가는 검은색 막대는 평균의 표준편차를 나타낸다. (Data from Shklar A, Dvir Z: Isokinetic strength measurements in shoulder muscles, *J Biomech* 10:369, 1995.)

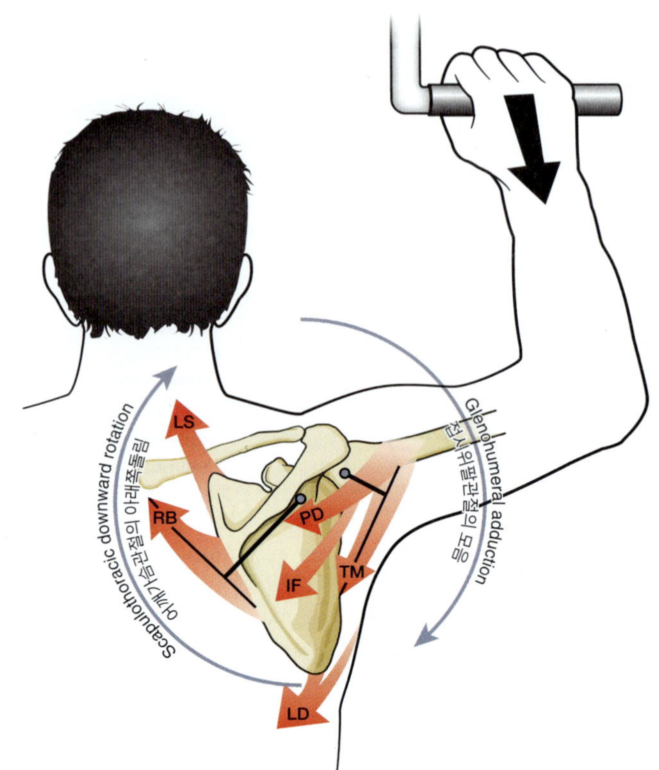


**그림 5.56** 어깨가슴관절의 아래쪽돌림근육과 접시위팔관절의 모음근육(그리고 폄근육) 사이의 상호작용을 보여주고 있는 어깨의 뒤면. 2개의 근육에서 모멘트팔을 보여주고 있는데, 접시위팔관절에서 뻗어 나온 큰원근의 내적인 모멘트팔(*짙은 선*)과 어깨뼈의 돌림축으로부터 뻗어 나온 마름근들(큰마름근과 작은마름근의 결합)의 내적인 모멘트팔이다. *IF*: 가시아래근과 작은원근, *LD*: 넓은등근, *PD*: 뒤어깨세모근, *RB*: 마름근들, *LS*: 어깨올림근, *TM*: 큰원근. 명확성을 위해 위팔세갈래근의 긴갈래는 보여주고 있지 않다.

림 5.56). 뼈의 부착부위에 근거해, 작은가슴근(그림 5.42B 참조)과 넓은등근은 어깨뼈의 아래쪽돌림에 대해 마름근들(그리고 어깨올림근)을 돕는 힘선을 갖는다. 이러한 작용은 몸을 전진시키는 수영의 스트로크나 줄을 타고 오를 때와 같이 강력한 어깨 모음과 폄의 노력을 수행하기 직전의 위치인 위쪽돌림된 어깨뼈와 벌림되거나 굽힘된 어깨를 관찰할 때 가장 명확하게 나타난다.

어깨가 완전히 폄될 때, 아래쪽으로 돌림하는 어깨뼈는 또한 앞쪽으로도 기울어진다.[70] 작은가슴근의 수축에 의해 부분적으로 추진되는 이런 어깨뼈의 결합된 운동은 뒤쪽으로 손뻗기 동작의 범위를 기능적으로 증가시킬 수 있다.[15]

전체 돌림근띠근육은 어깨 모음과 폄 동안 활성된다.[15,129] 이런 근육들에서 생산된 힘은 직접적으로 동작을 돕거나 위팔뼈머리를 접시오목에 안정화시킨다. 어깨밑근은 저항이 주어진 폄 동안 특히 활성되는데, 이는 넓은등근과 같은 근육들에 의해 몸쪽위팔뼈에 가해지는 강력한 뒤쪽 당김을 상쇄하기 위한 것이다.[261]

## 어깨를 안쪽돌림시키는 근육과 바깥돌림시키는 근육

### 안쪽돌림근육

GH관절을 안쪽돌림시키는 근육은 *어깨밑근*(*subscapularis*), *큰가슴근*(*pectoralis major*), *넓은등근*(*latissimus dorsi*), *큰원근*(*teres major*), 그리고 *앞어깨세모근*(*anterior deltoid*)이다. 30° 벌림 또는 굽힘의 위치에서, 어깨밑근은 안쪽돌림을 위한 가장 큰 모멘트팔을 갖는 반면, 앞어깨세모근은 가장 작은 모멘트팔을 갖는다.[2] 또한 많은 안쪽돌림근육들은 강력한 폄근육이자 모음근육이며, 수영의 전진단계와 같은 동작을 할 때 사용된다.

어깨 안쪽돌림근육의 총 근육량은 바깥돌림근육의 총 근육량을 훨씬 초과한다. 이러한 사실은 편심 및 동심활성 동안 안쪽돌림근육에 의해 생산된 최대 노력의 토크가 더 크다는 것을 반영한다(그림 5.55).[227] 평균적으로, 안쪽돌림근육은 보통 바깥돌림근육보다 최소 약 40% 더 큰 토크를 생산한다. 그러나 근력검사 동안 어깨의 위치, 근육활성의 유형과 속도, 그리고 참여하는 특정 스포츠에 따라 이러한 차이는 상당히 더 커질 수 있다.[20,122,165,173,236] 안쪽돌림의 큰 토크를 자연스럽게 요구하는 한 가지 활동은 바로 고속의 던지기이다. 스포츠의학에서 특히 관심을 끄는 것은 야구 투수가 오버헤드 투구의 최대 바깥돌림(코킹의 마지막) 단계 직전에 이러한 근육들이 생성하는 큰 토크이다. 프로 수준의 선수의 경우,

## SPECIAL FOCUS 5.8

### 어깨의 불안정성: 중요한 임상적 문제에 대한 최종 고찰

접시위팔(GH)관절의 안정성 유지는 어깨 주변의 능동기전과 수동기전 사이의 독특한 상호작용을 필요로 한다. 여러 가지 이유로 이러한 기전들에 문제가 발생되면, 불안정하고 잠재적으로 통증이 있는 어깨를 초래하게 된다. 어깨 불안정성의 원인, 진단, 분류, 그리고 치료에 관한 문헌들은 보편적인 합의가 부족하다.[18,92,93] 합의의 부족은 불안정성의 다양한 원인과 매우 다양한 불안정성의 임상적 표현을 반영하는 것이다. 어깨의 불안정성을 분류하는 다른 체계가 있기는 하지만,[93,232,268] 이 SPECIAL FOCUS에서는 3가지 유형, 즉 외상후불안정성, 비외상불안정성, 그리고 후천불안정성에 대해 집중한다.

#### 외상후불안정성

어깨 불안정성의 많은 사례들은 GH관절의 외상성 탈구가 연루된 특정 사건에서 기인하며, 대부분 앞쪽 방향으로 발생한다.[93,212] 앞쪽탈구의 병리역학은 흔히 벌림된 위치에서 끝범위의 바깥돌림의 동작이나 위치가 연루된다. 어깨가 이런 취약한 위치에 있게 된 상태에서, 충격의 힘과 강한 근육수축의 결합은 위팔뼈머리가 접시오목의 앞면을 이탈하게 한다. 이러한 탈구는 흔히 중간과 아래GH관절주머니인대, 접시테두리의 앞-아래가장자리, 그리고 돌림근띠근육의 힘줄들을 손상시킨다.[212] 접시오목의 가장자리로부터 박리된 관절주머니나 접시테두리의 복합적인 파열 또는 병변을 *방카트병변*(*Bankart lesion*)이라 한다.[133]

불행하게도, 접시테두리 및 관절주머니인대와 관련된 손상 때문에, 어깨의 외상후불안정성(posttraumatic instability)은 흔히 반복적인 탈구로 이어지고, 탈구될 때마다 관절, 특히 접시테두리에 대한 추가적인 손상을 유발한다.[212,219,262] 이러한 가능성은 활동 수준에서의 차이 및 연령과 관련된 관절주위 결합조직의 자연스런 뻣뻣함의 증가에 의해 성인[98]보다 청소년에게서 훨씬 더 높다.

젊은 사람들에서의 초기 탈구 이후, 기능을 개선시키고 재발성 탈구의 빈도를 감소시키기 위한 치료적 수단으로는 대개 짧은 기간의 고정과 행동수정으로 시작되며, 그 후 단계적인 물리치료 프로그램이 진행된다.[268] 이런 보존적인 접근법이 탈구의 빈도나 범위를 감소시키는 데 실패한다면, 수술이 필요하게 된다. 그러나 외상탈구에 따른 수술의 필요성이나 시점에 대한 의견은 환자의 나이, 활동 수준, 불안정성의 정도, 접시오목의 관련 외상, 그리고 재발성 탈구의 병력에 근거해 달라진다.[18,134] 특정한 경우에는 수술이 적절한 치료일 수 있으며, 특히 스포츠로 복귀하기를 원하는 젊은 선수들에게는 그러하다.[104,126] 수술은 일반적으로 손상된 조직의 복구를 포함하여, 관절주머니의 앞쪽과 아래쪽 영역을 타이트하게 하거나 주름잡는 기법이 있다.

#### 비외상불안정성

비외상불안정성(atraumatic instability)을 진단받은 사람들은 전신에 걸쳐 광범위한 인대 느슨함을 보이는데, 이는 흔히 선천성으로 설명된다.[263] GH관절의 불안정성이 식별 가능한 외상성 사건에서 기인하지 않더라도, 인대 느슨함과 관련된 반복적인 미세외상은 불안정성의 발생 기전에 역할을 할 수 있다.[133] 불안정성은 단일 방향 또는 다양한 방향(즉, 최소 두 방향)일 수 있고 양측성일 수 있다. 비외상불안정성의 원인은 다음과 같은 내용을 포함하지만 이에 국한되지 않는 여러 요인들의 결합과 관련될 수 있다:

- 관절주위 결합조직과 근육속 결합조직에서의 느슨함 또는 광범위한 약화
- 뼈형성이상(bony dysplasia)
- 감소된 관절속 압력(감소된 흡입효과)
- 돌림근띠근육이나 어깨뼈 근육의 약화, 조절 불량, 또는 증가된 피로
- 특이하게 큰 돌림근띠간격

비외상불안정성을 가진 사람들은 일반적으로 근력강화와 함께 고유감각운동 및 운동조절훈련을 포함한 보존적 치료에 긍정적으로 반응한다.[257,266] 보존적 치료에 적절히 반응하지 않는 사람들은 앞쪽과 아래쪽 관절주머니의 여분 영역을 선택적으로 절단, 주름접기, 그리고 봉합에 의해 GH관절을 수술적으로 타이트하게 하는 것이 고려된다.[219] 수술 시, 비외상불안정성을 가진 사람들은 상당한 수의 관절속 병변을 가지고 있는 것으로 나타났다.[263] 이러한 소견은 실제 탈구의 병력이 거의 없거나 전혀 없더라도 과도한 느슨함이 관절 손상을 촉진시킬 수 있다는 것을 보여준다.

#### 후천어깨불안정성

후천어깨불안정성(acquired shoulder instability)의 병리역학은 GH관절 내의 관절주머니인대들에서 발생한 과신장의 반복주기와 관련이 있다. 이러한 상황은 야구, 수영, 테니스, 그리고 배구와 같은 스포츠에서 흔한 끝범위의 바깥돌림과 벌림이 연루된 빠른 속도의 어깨 동작들을 반복적으로 수행했을 때 연관된다.[268] 벌림되고 바깥돌림된 어깨의 생체역학 때문에(그림 5.27), 아래와 중간GH관절주머니인대의 앞섬유들은 특히 가소성 변형에 취약해진다. 이러한 과정에 의해 일단 약화되면, 연부조직들은 위팔뼈머리를 접시오목에 유지하는 능력이 감소된다. 조직의 변형은 여러 방향에서의 관절 느슨함을 증가시킬 수 있으며, 이는 *돌림근띠 관련 어깨 통증*(봉우리밑충돌 포함) 및 접시테두리와 위팔두갈래근긴갈래의 손상과 같은 다른 스트레스 관련 병리를 유발할 수 있다. 또한 후천어깨불안정성은 *내적충돌증후군*(*internal impingement syndrome*)과도 관련된다. (이전에 설명된 '외적' 또는 봉우리밑충돌과는 대조적으로, '내적'이란 용어는 돌림근띠 및 관련 관절주머니의 속*면 또는 관절면*에 대한 충돌을 말한다.) 명확하게 이해되고 있지는 않지만, 위팔뼈가 약 120°의 벌림에 접근하면서 바깥돌림으로 움직일 때, 뒤-위쪽 돌림근띠의 속면이 큰결절과 접시오목의 인접 모서리 사이에서 집히면서 내적충돌이 일어날 수 있다.[28,107,119,217,268] 이러한 동작은 많은 형태의 오버헤드 투구와 일반적인 뻗기 활동에서 나타난다.

GH관절의 후천불안정성을 위한 수술적 복구는 손상이나 장애의 정도에 따라 필요하게 된다. 수술은 돌림근띠의 죽은조직제거(debridement), 접시테두리의 죽은조직제거 또는 복구, 그리고 앞관절주머니의 주름접기가 포함된다.[208] 수술 이후에는 일반적으로 광범위한 수술후 재활프로그램이 이어진다.[110,147,268]

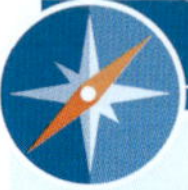

SPECIAL FOCUS 5.9

## 과도한 마모 및 관련 병리에 대한 가시위근의 취약성

4개의 모든 돌림근띠근육(rotator cuff muscles, RCM)은 생체역학적으로 과사용 손상에 취약하지만, 특히 가시위근의 위험성이 높다. 가시위근은 매우 활동적인 근육으로, 벌림 동안 어깨세모근을 보조하고 GH관절에 동적인 안정성과 때론 정적인 안정성도 제공한다. 가시위근은 일상적인 활동 동안에도 비교적 큰 힘을 생산해야 한다. 90°의 벌림 위치에서 손에 부하를 잡고 있을 때 가시위근에 요구되는 힘을 생각해보자. 이 지점에서, 가시위근의 벌림을 위한 내적인 모멘트팔은 약 2.5 cm(약 1 inch)이다.[25] GH관절에서 50 cm(약 20 inch) 떨어진 손에 어떤 부하를 지지하고 있다면 역학적 이득은 1: 20이 된다(즉, 부하의 외적인 모멘트팔에 대한 가시위근의 내적인 모멘트팔의 비율). 1: 20이란 역학적 이득은 가시위근이 부하의 무게보다 *20배나 더 큰* 힘을 발생시켜야 한다는 것을 의미한다(1장 참조). 다행히도, 위에 놓인 어깨세모근이 이러한 요구의 대부분을 공유한다. 그럼에도 불구하고, 가시위근에 부과된 높은 힘은 시간이 지남에 따라 먼쪽부착부위 근처 지점인 근육의 힘줄에 과도한 마모를 유발한다(그림 5.57의 MRI 사진). 이미 봉우리위팔거리(acromiohumeral distance)의 감소가 있었다면, 힘줄에 가해지는 스트레스를 더욱 악화시킬 수 있다. 가시위근힘줄에 부분적인 파열이나 염증이 있는 사람은 부하의 외적인 모멘트팔을 감소시키기 위해 신체 가까이에서 물체를 잡게 함으로써 근육힘줄단위에 요구되는 힘을 최소화시키도록 조언해야 한다.

가시위근힘줄의 과도한 악화는 다른 RCM 힘줄들의 스트레스 관련 퇴행과 연관될 수 있다. 좀 더 광범위한 힘줄병증 외에도, 다른 병리로는 유착관절주머니염,[168] 봉우리밑주머니염과 통증, 그리고 AC관절의 골관절염이 포함될 수 있다(그림 5.57에 표시됨). 흔하게 관련되는 이러한 상황들의 근본적인 발병기전은 복잡하고 잘 이해되지 않지만, 고령, 외상, 과사용, GH관절과 ST관절의 뼈 비정상이나 빈약한 신경근육 조절과 관련된 스트레스, 그리고 감소된 봉우리위팔거리로 인한 반복적인 충돌이 잠재적 기여요인으로 자주 의심된다.[e] RCM 외의 다른 조직들도 이러한 통증성 상황의 발생에 연루되기 때문에, *돌림근띠 관련 어깨 통증(rotator cuff-related shoulder pain)*이란 용어가 가장 포괄적인 진단 명칭으로 권장되고 있으며, 이는 RCM 힘줄병증이나 파열, 봉우리밑통증(충돌)과 봉우리밑주머니염을 포함한다.[45,210] 연루에 관계없이, 통증성 상황은 GH관절의 관절운동형상학과 안정성을 방해할 수 있어, 어깨 움직임의 질과 근력을 감소시킨다.

작거나 중간 크기의 돌림근띠 파열이 있는 사람들은 물리치료나 일차적인 수술적 복구로 도움을 받을 수 있지만, 수술적 복구를 통한 중재는 젊고 활동적인 사람들에게 더 적절할 수 있다.[174] 돌림근띠근육의 복구가 불가능하거나 대규모 파열이 있는 사람들은 종종 해부학적 전어깨관절성형술(anatomic total shoulder arthroplasty) 대신 *역행성 전어깨관절성형술(reverse total shoulder arthroplasty*, RTSA)을 받게 한다.[30] RTSA는 접시오목(어깨뼈) 인공삽입 성분은 볼록하고 위팔뼈 인공삽입 성분은 오목하기 때문에 '역행성'이란 용어를 사용한다. 이 디자인의 한 가지 기능적 목표는 돌림축을 어깨뼈에 대해 안쪽과 아래쪽으로 이동시키는 것이다.[256] 어깨세모근의 장력(신장)을 증가시키고 근육의 벌림 지레작용을 증가시키기 위해 이러한 디자인을 사용한다. RTSA 디자인의 원하는 기능적 결과는 어깨세모근이 돌림근띠근육의 결핍으로 감소되는 압박성 안정화의 상실을 보상하는 것이다. 시간이 지남에 따라, RTSA 디자인과 수술기법의 개선으로 류마티스관절염이나 골관절염이 있는 사람을 포함한 광범위한 돌림근띠의 상당한 파열 병리를 가진 사람에게 유리한 기능적 결과를 가져왔다.[31,84,114]

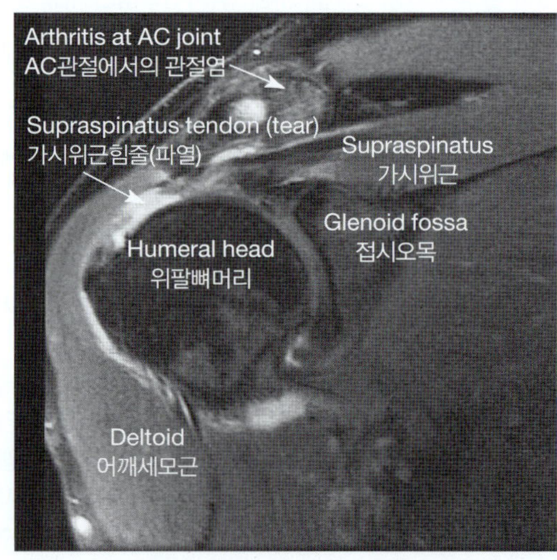


그림 5.57 가시위근힘줄의 전층파열(full-thickness tear)을 보여주고 있는 어깨의 전두면(T2 지방 포화) 자기공명영상(MRI). 또한 AC관절의 퇴행성 골관절염도 보여주고 있다. (Courtesy Michael O'Brien, MD, Wisconsin Radiology Specialists, Milwaukee, WI.)

[e] 13,19,124,125,143,271,276

투구의 이런 단계에서 안쪽돌림근육이 거의 70~90 Nm에 달하는 큰 바깥돌림 토크를 강하게 감속시켜야 한다.[214] 상반된 안쪽돌림 토크와 바깥돌림 토크가 만날 때 위팔뼈몸통에 대한 상당한 비틀림성 전단력을 만들어낸다. 이런 전단력의 크기는 위팔뼈 중간과 먼쪽 1/3 지점의 자발적 나선형 골절을 포함하는 비교적 드물지만 심각한 부상인 '투수골절(ball-thrower's fracture)'의 병리역학과 관련된다.[214] 유사한 생체역학적 연구들도 12세 엘리트 투수의 투구 동작 중 코킹 단계의 마지막에 집중하였다. 투구 속도가 많이 감소되어 비틀림성 전단력이 훨씬 적어지기는 하지만, 이러한 힘들은 몸쪽위팔뼈의 성장판분리['유소년 야구 어깨(Little League Shoulder)']의 병리역학 및 투구쪽 위팔뼈의 과도한 뒤경사(retroversion)와 관련이 있을 것이다.[213,243]

GH관절을 안쪽돌림시키는 근육들은 어깨뼈에 대한 위팔뼈의 돌림근육으로 흔히 설명되어 왔다(그림 5.58). 이러한 운동의 관

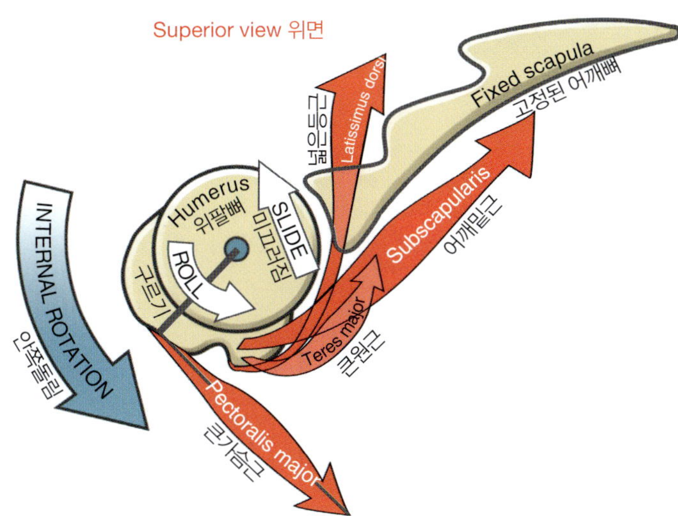


**그림 5.58** 접시위팔관절의 수직돌림축에 대한 안쪽돌림근육의 그룹 작용을 보여주고 있는 오른쪽 어깨의 위면. 이런 경우에 있어, 어깨뼈는 고정되어 있고 위팔뼈는 자유롭게 돌림운동하고 있다. 큰가슴근의 힘선은 내적인 모멘트팔과 함께 보여주고 있다. 오목면에 대한 볼록면의 운동 동안 구르기와 미끄러짐의 관절운동형상학에 주목하라. 명확성을 위해, 앞어깨세모근은 보여주지 않고 있다.

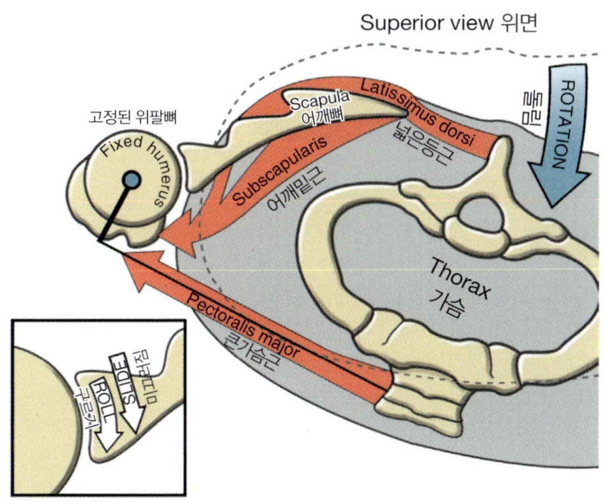


**그림 5.59** 먼쪽(위팔뼈) 분절은 고정되어 있고 어깨뼈와 몸통은 자유롭게 돌림운동할 때 3개의 안쪽돌림근육의 작용을 보여주고 있는 오른쪽 어깨의 위면. 큰가슴근의 힘선은 접시위팔관절의 수직축에서 시작된 내적인 모멘트팔과 함께 보여주고 있다. 삽입 그림은 볼록면에 대한 오목면의 운동 동안 구르기와 미끄러짐의 관절운동형상학을 보여준다.

절운동형상학은 고정된 접시오목에 대해 돌림운동하고 있는 볼록한 위팔뼈머리에 근거한 것이다. 그러나 위팔뼈가 고정된 위치에 있고 어깨뼈가 자유롭게 돌림운동하게 될 때 일어나는 근육의 기능과 운동형상학을 고려해 보자. 그림 5.59에서 보여주고 있는 것과 같이, 충분한 근육의 힘이 있다면 고정된 위팔뼈에 대해 어깨뼈와 몸통이 돌림운동할 수 있다. 위팔뼈에 대한 어깨뼈 돌림운동의 관절운동형상학은 볼록한 위팔뼈머리에 대해 오목한 접시오목이 같은 방향으로 구르기와 미끄러짐을 하는 것이다(그림 5.59, 삽입 그림).

## 바깥돌림근육

GH관절을 바깥돌림시키는 근육은 *가시아래근*(*infraspinatus*), *작은원근*(*teres minor*), 그리고 *뒤어깨세모근*(*posterior deltoid*)이다(그림 5.40과 5.51 참조). 해부학적 자세에서, 가시아래근과 작은원근의 일반적인 수평방향의 힘선은 바깥돌림 작용에 이상적이다.

어깨의 안쪽돌림근육과는 다르게, *모든* 바깥돌림근육은 어깨뼈와 위팔뼈 사이에만 부착한다. 따라서 바깥돌림근육이 바깥돌림 토크를 위팔뼈에 효율적으로 전달하기 위해서는 어깨뼈 뒤당김근육에 의해 어깨뼈가 몸통뼈대에 견고히 안정화되어야 한다[15](그림 5.60). 예를 들어, 저항이 주어진 어깨의 바깥돌림 동안 중간 및 아래등세모근과 가시아래근 사이의 강력한 협력적 상호작용을 고려해보자. 등세모근에 마비가 있다면, 저항에 대한 강력한 가시아래근(그리고 다른 바깥돌림근육들)의 수축은 어깨뼈가 비정상적으로 *위팔뼈 쪽으로* 돌림하여, 과도한 ST관절의 안쪽돌림을 유발한다. 이러한 근육의 불균형은 일반적으로 저항이 주어진 어깨의 바깥돌림 동안 관찰되는 어깨뼈 운동이상을 유발한다.

바깥돌림근육은 어깨의 총 근육량 중 비교적 작은 비율을 차지한다. 따라서 바깥돌림근육은 어깨의 모든 근육무리들 중 최대 노력의 토크가 가장 낮다(그림 5.55 참조). 근육의 비교적 낮은 최대 토크에도 불구하고, 바깥돌림근육은 야구공을 던지기 위한 와인드업의 코킹 단계와 같이 고속의 동심수축을 발생시키기 위해 자주 사용된다. 거의 7,000 degree/sec의 최대속력에 달하는 투구의 릴리즈단계(release phase)에서, 바깥돌림근육은 편심활성을 통해 어깨의 안쪽돌림을 감속시켜야 한다.[59] 빠르게 길어지고 활성되는 가시아래근과 작은원근에 부과되는 이러한 큰 힘의 요구는 근육의 먼쪽부착부위 지점에서 파열이나 만성염증을 유발할 수 있다. 바깥돌림근육의 근력을 유지하는 것(특히 더 우세한 안쪽돌림근육의 근력에 비해)은 특정 스포츠 관련 어깨 부상의 위험성을 최소화하는데 도움이 될 수 있다.[122,203]

## 요약

어깨복합체의 4개의 관절은 일반적으로 팔의 움직임 범위, 안정성, 그리고 편안한 손뻗기를 최대화하기 위해 조화롭게 상호작용한다. 각 관절은 이러한 기능에 필요한 요소를 제공한다. 가장 몸쪽에 있는 SC관절은 어깨를 몸통뼈대에 견고히 부착시킨다. 이 관절은 서로 맞물린 안장 형태의 관절면과 관절주머니 및 관절원반에 의해 잘 안정화된다. SC관절은 사실상 어깨의 모든 움직임을

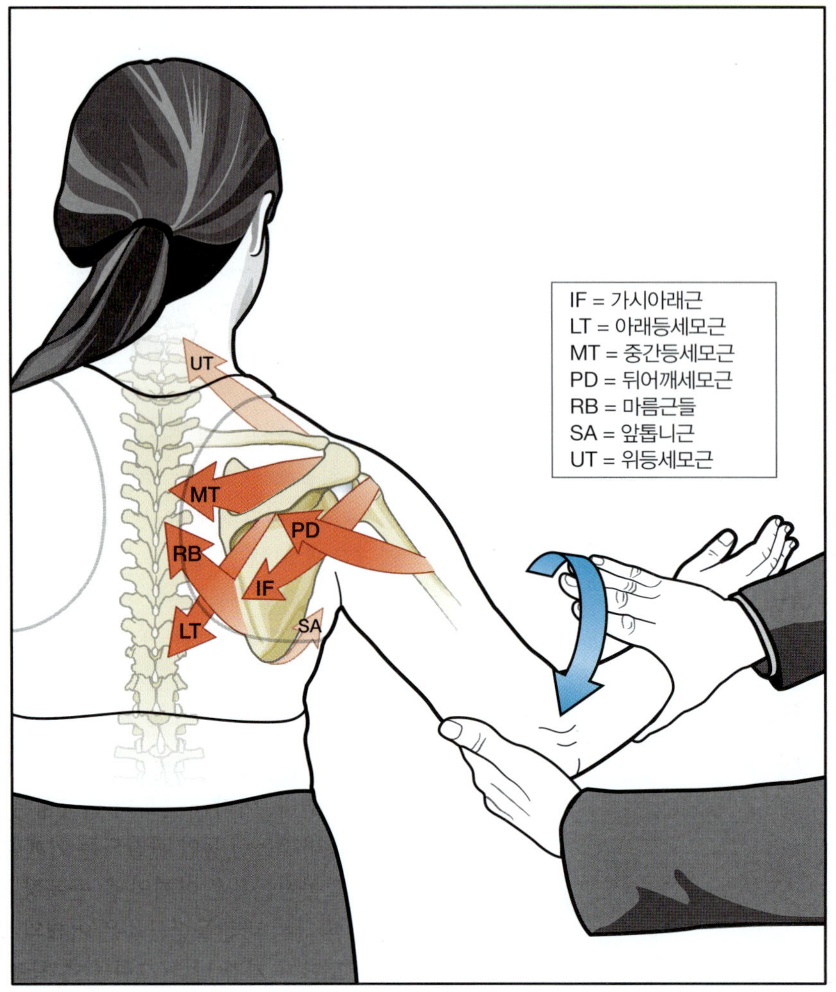


**그림 5.60** 주요 어깨가슴 뒤당김근육과 접시위팔 바깥돌림근육 사이의 강력한 상호작용을 보여주고 있다. 앞톱니근(*SA*)과 위등세모근(*UT*)은 우세한 뒤당김근육에 의해 유발되는 원치 않는 작용에 대해 어깨뼈를 안정화시키는 데 도움이 되기 위해(예를 들어, 어깨뼈에 발휘된 마름근들에 의한 아래쪽돌림과 아래등세모근에 의한 내림의 강력한 힘을 상쇄하기 위해) 중간 정도로 활성된(*밝은 빨간색*으로 표시) 것을 보여주고 있다. *IF*: 가시아래근(그리고 작은원근), *LT*: 아래등세모근, *MT*: 중간등세모근, *PD*: 뒤어깨세모근, *RB*: 마름근들

위한 기본적인 중심점의 역할을 담당한다.

어깨뼈의 전반적인 운동형상학은 빗장뼈의 움직임에 의해 주로 안내된다. 그러나 좀 더 특정한 어깨뼈의 운동경로는 AC관절에서의 부가적이고 중요한 움직임에 의해 영향을 받는다. 비교적 편평하고 얇은 이런 AC관절의 안정성은 국소적인 관절주머니인대들과 외부에 위치한 부리빗장인대에 의존한다. 좀 더 안정적인 SC관절과는 달리, AC관절은 어깨로 전달된 강력한 안쪽과 아래쪽 방향의 강한 힘에 의해 비교적 자주 탈구된다.

ST관절은 위팔뼈의 모든 능동움직임을 위한 중요한 역학적 플랫폼으로서의 역할을 수행한다. 예를 들어 완전한 어깨 벌림을 고려해 보면, 어깨뼈의 운동은 거의 60°의 위쪽돌림과 다양한 양의 뒤쪽기울임과 바깥돌림의 결합으로 구성된다. SC관절과 AC관절에서의 역학적 연계운동들의 결합으로 잘 위치하게 된 어깨뼈는 벌림하는 위팔뼈를 위한 안정적이지만 가동적인 토대를 제공한다.

GH관절은 어깨복합체 내에서 가장 먼쪽에 있으면서 가장 가동성이 있는 연결부위이다. 가동성은 자연적으로 느슨한 관절주머니와 비교적 편평하고 작은 접시오목에 의해 제공된다. GH관절의 가동성을 증진시키는 이러한 특징들은 불안정성의 원인이 되며, 특히 거의 가동범위의 끝지점에서의 반복적이고 과도한 운동과 연관된다.

불안정성에 쉽게 노출된다는 것 외에도, GH관절은 퇴행성 병리들에 의해 자주 영향을 받는다. 이런 병리들의 흔한 원인은 관절주위 결합조직과 돌림근띠근육에 부과된 과도한 스트레스이다.

## SPECIAL FOCUS 5.10

### 뒤어깨세모근에 대한 추가적인 설명

뒤어깨세모근은 어깨의 폄근육, 모음근육, 그리고 바깥돌림근육이다. 또한, 이 근육은 어깨의 일차적인 수평벌림근육(horizontal abductor)이기도 하다. 뒤어깨세모근의 강력한 수축에 의한 수평벌림 동안, 어깨뼈는 아래등세모근에 의해 견고하게 안정화되어야 한다. 이러한 협력적 상호작용은 활시위를 당기는 사람을 관찰해 보면 매우 명확해진다(그림 5.61). 이런 근육의 상호작용은 위팔뼈와 척주 사이의 강력하고 거의 평행한 연결을 형성하며, 이런 기준점들은 두 근육의 운동역학적 '몸쪽부착부위와 먼쪽부착부위'의 역할을 한다.

뒤어깨세모근은 겨드랑신경의 과신장에 의해 적어도 일시적으로 마비될 수 있다. 이러한 마비를 갖고 있는 사람들은 코트의 소매에 팔을 넣을 때와 같이 어깨의 완전한 폄과 수평벌림을 동시에 수행하는 데 어려움을 겪는다고 보고되고 있다.

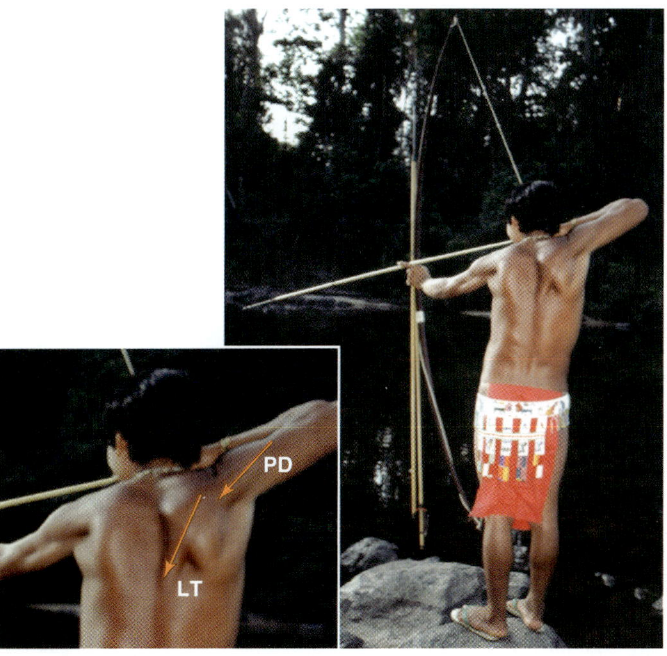


그림 5.61 아마존강 지역에서 화살을 이용해 물고기를 잡고 있는 토착 티리요족 남성의 비대해진 오른쪽 뒤어깨세모근과 아래등세모근의 모습. 오른쪽 아래등세모근(*LT*)과 오른쪽 뒤어깨세모근(*PD*) 사이의 강력한 협력작용에 유념하라. 아래등세모근은 어깨뼈를 척추에 고정시킴으로써 강력하게 활성된 뒤어깨세모근을 위한 고정된 몸쪽부착부위를 제공해준다. (Courtesy of Plotkin MJ: *Tales of a Shaman's apprentice*, New York, 1993, Viking-Penguin.)

스트레스를 받고 손상된 조직들은 봉우리밑주머니염, 돌림근띠힘줄염, 그리고 유착성관절주머니염에서 언급했듯이 염증과 통증이 발생하게 된다.

앞서 언급한 퇴행성 또는 염증성 상황에 대한 많은 보존적 치료는 관절에 대한 일차적 그리고 이차적 스트레스의 감소, 관절운동형상학의 정상화, 능동과 수동가동범위의 회복, 근력의 증진, 그리고 통증과 염증의 감소에 집중한다.

적어도 19개의 개별 근육들이 어깨복합체에서 수행되는 넓은 움직임 범위를 추진하고 조절한다. 이러한 근육들은 단독으로 작용하기보다는 어깨의 다양한 관절들에 대한 조절을 강화하기 위해 대부분 협력적으로 상호작용한다. 예를 들어, 어깨면에서 어깨를 벌림시키는 데 필요한 근육의 상호작용들을 고려해보자. 어깨세모근과 돌림근띠와 같은 근육은 어깨뼈와 빗장뼈를 효율적으로 안정화시키기 위해 최소한 앞톱니근 및 등세모근과 동시활성되어야 한다. 게다가, 이러한 어깨가슴 근육들은 몸쪽부착부위들(머리뼈, 갈비뼈, 그리고 척추)이 잘 안정화되어 있다면 어깨뼈와 빗장뼈를 안정화시킬 수 있다. 이런 연관된 근육들 중 어떤 근육에 약화가 있다면, 능동 어깨 벌림의 근력, 자연스러움, 그리고 조절은 감소된다. 이런 근육들의 연관성을 직접적 또는 간접적으로 붕괴시킬 수 있는 요소들에는 외상, 결합조직의 과도한 뻣뻣함, 비정상적인 자세, 관절 불안정성, 통증, 말초신경 또는 척수의 손상, 그리고 근육계나 신경계에 영향을 미치는 질환들이 포함된다.

어깨를 가로지르는 근육들이 어떻게 상호작용하는지에 대한 평가는 비정상적인 어깨의 자세와 움직임에 대한 병리역학을 정확히 진단하는 데 도움이 된다. 이러한 지식은 다양한 어깨 기능장애를 위한 효율적인 재활과 치료 프로그램을 고안할 때 필수적이다.

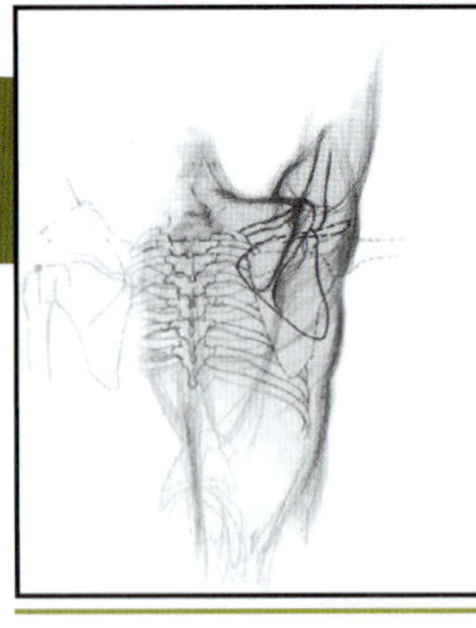

# 부가적인 임상 연관성

**내용**

**임상 연관성 5.1**: 봉우리밑통증증후군: 충돌에 근거한 병리역학의 요약

**임상 연관성 5.2**: 어깨뼈 운동이상의 한 가지 표현 방법인 시각화하기

**임상 연관성 5.3**: 과도한 위팔뼈 뒤경사와 감소된 어깨의 안쪽돌림: 가능한 임상적 의미

## 임상 연관성 5.1
### *봉우리밑통증증후군: 충돌에 근거한 병리역학의 요약*

*봉우리밑통증증후군*(*subacromial pain syndrome*)은 어깨 통증의 흔한 원인이며, 종종 돌림근띠의 염증과 파열이 함께 나타난다. 통증의 가능한 원인은 능동적인 어깨 움직임 동안 봉우리밑공간 내의 연약한 조직들이 반복적이고 과도하게 충돌되는 것이다. 이러한 충돌은 흔히 감소된 봉우리위팔거리(acromiohumeral distance)로 측정되는 봉우리밑공간의 부피가 비정상적으로 감소된 결과일 수 있다.[73,124,138] 그림 5.62는 어떤 사람이 능동적인 어깨 벌림을 시도할 때 봉우리밑공간이 완전히 상실되는 예를 보여주고 있다. 반복적인 압박 이후에, 염증과 통증이 발생될 가능성이 있는 봉우리밑공간 내의 조직으로는 가시위근힘줄, 위팔두갈래근의 긴갈래힘줄, 위관절주머니, 그리고 봉우리밑주머니가 있다. 능동적으로 팔을 머리 위로 들어 올리는 것은 기능적으로 중요하기 때문에, 이런 동작 동안에 발생한 통증은 중대한 기능적 제한을 유발할 수 있다. 이러한 상황은 오버헤드로 던지는 선수들[128] 그리고 지속적이고 반복적인 어깨 벌림이 요구되는 노동자에게 특히 흔하게 나타나지만,[4,241] 비교적 앉아서 생활하는 사람들에서도 발생할 수 있다.

그림 5.62 봉우리밑충돌이 있는 사람이 어깨의 벌림을 시도하고 있는 방사선 사진. 작은 화살표들은 봉우리의 밑면에 대한 위팔뼈머리의 충돌을 나타낸다. (Courtesy Gray L. Soderberg.)

수십 년 동안, 통증이 특히 약 90°에 가까운 벌림 각도에서 발생할 때 가시위근힘줄의 충돌이 봉우리밑 통증의 병리역학에서 중심적인 역할을 한다고 여겨져 왔다. 이러한 가정이 여전히 유지되고는 있지만, 최근 연구에서는 이러한 일반화 가능성에 의문을 제기하고 있다. 예를 들어, 벌림이 약 70°를 넘어서면 가시위근의 뼈부착부위가 자연스럽게 가쪽봉우리 밑면의 *안쪽으로* 이동하기 때문에, 전통적으로 설명되어 왔던 '봉우리밑충돌'의 위치를 벗어난다.[73,136] 분명히, 봉우리밑통증증후군의 병리역학, 특히 어깨 움직임 동안 봉우리밑공간 내의 동적인 해부학적 그리고 공간적 관계와 관련하여 보다 명확한 이해가 필요하다.[76,136,138]

이 장의 앞에서 설명했던 것과 같이, 증상이 없는 사람에서의 봉우리밑공간의 높이는 일반적으로 어깨의 벌림 내내 약 3 mm와 거의 10 mm 사이에서 변동된다. 비교적 작은 봉우리밑공간에 많은 조직들이 위치하고 있기 때문에, 그 공간에 있는 조직들은 적어도 벌림 범위의 일부 범위에서는 압박을 경험할 가능성이 높다. 자연스럽게 나타나는 이러한 압박은 가시위근힘줄에서 발생할 가능성이 높은데, 증상이 없는 성인의 경우 가시위근힘줄의 두께는 4.9~6 mm이다.[103,170,224] 대부분의 사람들에 있어, 윤활주머니는 과도한 역학적 자극으로부터 힘줄과 관절주머니를 보호한다. 누적된 압박에 대해 조직이 감당할 수 있는 역치가 존재할 가능성이 있는데, 이 역치에 도달하게 되면 봉우리밑조직에서 또는 근처에서 통증을 유발할 수 있다. 이러한 역치는 벌림 범위의 어느 지점에서든 봉우리밑공간의 크기와 부분적으로 관련이 있을 것이며, 이는 운동학적 인자와 해부학적 인자에 영향을 받는다. 관련된 운동학적 인자 중 하나는 GH관절의 비정상적 관절운동형상학이다. 초기에 강조했듯이, 벌림 동안 위팔뼈머리의 과도한 위쪽 이동은 봉우리밑공간에 있는 조직들을 압박할 수 있다. 위팔뼈머리의 과도한 위쪽 이동은 자연스러운 능동 관절운동형상학을 조화시키는 돌림근띠과 같은 근육들의 무능에 의해 유발될 것이다.

봉우리밑충돌과 연관된 병리역학은 어깨뼈에 대한 위팔뼈의 운동형상학과 위팔뼈에 대한 어깨뼈의 운동형상학의 관점에서 연구되어 왔다. 어떤 운동형상학적 관점이든지 간에, 비정상적인 관절운동형상학은 봉우리밑공간의 부피에 영향을 미칠 수 있기 때문에, 연부조직의 통증성 충돌을 유발할 수 있다. 상당한 양의 문헌에서는 봉우리밑충돌에 기여 가능한 인자로 비정상적인 ST관절의 운동형상학(흔히 '어깨뼈 운동

# 부가적인 임상 연관성

## 임상 연관성 5.1
### *봉우리밑통증증후군: 충돌에 근거한 병리역학의 요약* (계속)

이상'이라 불림)을 구체적으로 지목해왔다.[9,117,138,155,220] 통증이 없는 건강한 어깨에 있어, GH관절의 벌림은 상당한 ST관절의 위쪽돌림과 함께 뒤쪽기울임 및 (벌림 후반에서의) 바깥돌림과 같은 비교적 미세한 어깨뼈 조정운동이 연루된다. 이와는 대조적으로, 몇몇 연구에서는 통증성 봉우리밑충돌이 있는 사람들은 어깨 벌림 동안 다음과 같은 운동형상학적 징후 중의 적어도 하나를 나타낸다고 보고하였다: 어깨뼈의 정상보다 적은 위쪽돌림, 감소된 뒤쪽기울임, 또는 감소된 바깥돌림.[75,139,152,156,239] 이런 비정상적인 운동형상학은 위팔뼈머리와 부리봉우리활 밑면 사이의 간격을 감소시킬 수 있어 봉우리밑충돌에 기여할 수 있다.[112,136,156,169] 흥미롭게도, 한 연구에서는 실험적으로 봉우리밑 통증이 유발된 사람들에서 능동 벌림 동안 어깨뼈 위쪽돌림이 *증가*하였다고 소개하였다.[260] 이런 예상치 못한 운동형상학은 통증이 있는 조직에 가해지는 압박을 감소시키기 위해 선택한 보상전략이라고 간주되었다. 비정상적인 어깨뼈 관절운동형상학이 통증성 봉우리밑충돌에 앞서 일어나는지 아니면 이후에 일어나는지는 항상 명확한 것은 아니다. 어깨뼈 운동형상학의 특정 양상에 관계없이, 중요한 점은 어깨뼈 운동형상학에서의 작은 편차조차도 작은 (그리고 많은 조직이 밀집된) 부피의 봉우리밑공간에 큰 영향을 미칠 가능성이 높다는 것으로, 특히 윤활주머니의 부기(swelling)나 가시위근힘줄의 비후와 같은 다른 요인들이 동반될 때 더욱 그러하게 된다.

어깨나 몸통의 '잘못된' 또는 구부정한 휴식자세도 봉우리밑공간의 부피를 감소시키는 기여 인자로 지목되어 왔다.[24,102,118,144,155] 신경학적으로 건강한 사람들조차도 이러한 자세는 일반적으로 어깨뼈의 과도한 앞쪽기울임 및 안쪽돌림과 연관된 위치인 ST관절의 비정상적 아래쪽돌림 및 과도한 내밈과 관련이 있을 수 있다. 이런 자세는 실제로 타이트하거나 과도하게 짧아진 작은가슴근과 연관성이 있는 것으로 밝혀졌다.[23] 부리돌기에 대해 아래쪽으로 향하는 장력을 발휘하는 작은가슴근에서의 타이트함은 봉우리를 봉우리밑 조직에 더 가깝게 위치시키는 어깨뼈 자세를 유발할 수 있다. 작은가슴근이 타이트해지는 것 외에도, ST관절의 비정상적 자세나 운동형상학을 유발하는 다른 요인들로는 과도한 등척주뒤굽음(thoracic kyphosis)을 포함한 목뼈와 등뼈의 변경된 자세; 위등세모근의 증가된 활성과 함께 앞톱니근, 중간과 아래등세모근, 그리고 돌림근띠근육의 피로, 감소된 활성, 또는 약화; 그리고 어깨뼈와 위팔뼈 사이의 운동형상학을 자연스럽게 순서화하는 근육들의 협응성 감소가 포함된다.[f]

과도한 봉우리밑충돌은 GH관절과 직접적으로 관계된 병리와 연관될 수 있다. 이러한 병리들은 인대성 불안정성, 돌림근띠근육과 두갈래근긴갈래의 힘줄의 퇴행이나 파열, 유착성관절주머니염, 뒤관절주머니의 과도한 타이트함(그리고 이와 관련된 부리봉우리활의 아래부위 쪽으로 향하는 위팔뼈머리의 과도한 앞쪽 이동), GH관절 주위 근육들의 타이트함, 그리고 구조적으로 유발된 봉우리밑공간의 부피 변화가 있다.[124,168,169,180,211] 마지막 요인은 AC관절에서 형성된 뼈증식(osteophyte), 갈고리 모양의 비정상적 봉우리의 존재, 또는 봉우리밑공간 안이나 주변 구조에서의 부기나 파편화로 발생할 수 있다.

봉우리밑충돌의 발생 위험을 증가시키는 것으로 알려진 일반적인 요인들은 다음의 글상자에 요약하였다.

**봉우리밑충돌 발생 위험을 증가시키는 요인들**

- GH관절의 비정상적 운동형상학
- 어깨뼈 운동이상
- 과도한 등척주뒤굽음을 포함한 ST관절의 정렬에 영향을 미치는 '구부정한' 몸통 자세
- GH관절과 ST관절의 운동이나 자세를 조절하는 근육의 피로, 약화, 통증성 억제, 조절 불량, 또는 타이트함
- 봉우리밑공간 안과 주위 조직들의 염증과 부기
- 돌림근띠근육과 두갈래근긴갈래의 힘줄의 퇴행과 파열
- GH관절의 불안정성
- GH관절 아래관절주머니 내의 유착이나 뻣뻣함
- GH관절 뒤관절주머니의 과도한 타이트함(그리고 이와 관련된 부리봉우리활의 아래모서리 쪽으로 향하는 위팔뼈머리의 과도한 앞쪽 이동)
- AC관절 주위에 형성된 뼈증식
- 봉우리나 부리봉우리활의 비정상적 형태

봉우리밑충돌로 의심되는 봉우리밑 통증의 비수술적 치료에는 봉우리밑공간 내의 염증 감소; 돌림근띠근육과 몸통-어깨뼈 근육의 조절, 근력, 또는 '균형' 증가; ST관절의 움직임과 자세에 대한 운동인지 증진; 자연스런 어깨 가동범위, 유연성, 그리고 GH관절의 관절운동형상학을 회복하기 위한 시도; 병리역학에 대한 교육 제공; 그리고 통증관리와 행동수정에 대한 충고가 일반적으로 포함된다. 이런 많은 목표를 달성하는 데 목적을 둔 운동 전략은 변경된 근육뼈대계통이 어떻게 어깨의 운동형상학에 부정적인 영향을 미쳐 봉우리밑공간을 감소시키고 봉우리밑충돌과 통증을 만들어내는지에 대한 이해에 바탕을 둔다(다음에 제시한 글상자 참조).

여러 연구와 체계적인 문헌고찰은 운동치료와 도수치료를 포함한 전통적인 물리치료가 봉우리밑충돌 통증이 의심되는 일부 사람들에서 통증 감소와 기능 증진에 효과적일 수 있음을 입증하였다.[66,85,200] 명확하지 않은 결과를 보인 다른 연구도 있지만, 이는 아마도 부적절한 연구 설

*(계속)*

[f] 23,46,47,62,87,102,117,144,148,238

# 부가적인 임상 연관성

**임상 연관성 5.1**

*봉우리밑통증증후군: 충돌에 근거한 병리역학의 요약 (계속)*

계 때문인 것으로 보인다.[226] 그러나 일반적으로, 치료적 접근법으로서의 운동의 효율성은 개개 환자나 의뢰인 고유의 병리역학과 운동 유형을 더 정확하게 일치시키는 방법에 대한 이해가 향상되어야 개선될 가능성이 높아진다.

**근육뼈대계통에서의 변경이 어떻게 어깨의 운동형상학에 부정적 영향을 미칠 수 있으며 궁극적으로 봉우리밑공간을 감소시킬 수 있는지에 대해 제안된 기전**

| 근육뼈대계통의 변경된 성분 | 관계된 운동형상학적 역효과(봉우리밑공간 감소) |
|---|---|
| 앞톱니근, 중간등세모근, 그리고 아래등세모근의 감소된 활성 | 어깨뼈의 감소된 위쪽돌림, 뒤쪽기울임, 그리고 바깥돌림 |
| 과도한 위등세모근의 활성 | 빗장뼈의 뒤쪽돌림 방해;* 상호억제(reciprocal inhibition)에 의한 아래등세모근의 활성 감소 |
| 돌림근띠근육의 감소된 활성 또는 퇴행/파열 | 벌림이나 굽힘 동안 위팔뼈머리의 과도한 위쪽 이동; 벌림/굽힘 동안 GH관절의 감소된 바깥돌림 |
| GH관절의 뒤관절주머니 그리고/또는 뒤쪽 돌림근띠근육의 타이트함 | 접시오목에 대한 위팔뼈머리의 비정상적 위치; 어깨뼈의 과도한 안쪽돌림 편향 |
| 작은가슴근, 부리위팔근, 또는 위팔두갈래근 짧은갈래의 타이트함 | 어깨뼈의 과도한 안쪽돌림, 앞쪽기울임, 또는 아래쪽돌림 |
| 과도한 등척주뒤굽음 | 어깨뼈의 과도한 안쪽돌림 또는 앞쪽기울임; 어깨뼈의 감소된 위쪽돌림 |

*빗장뼈에 대한 위등세모근의 힘선에 근거한 것이며, 이는 머리목자세에 의해 영향을 받음.

# 부가적인 임상 연관성

## 임상 연관성 5.2
## *어깨뼈 운동이상의 한 가지 표현 방법인 시각화하기*

개별적인 어깨 근육의 약 85%는 어깨뼈에 직접 부착하는데, 성인의 어깨뼈 무게는 약 160 g 또는 1/3 파운드가 조금 넘는 정도에 불과하다.[21] 근육에 의해 생산된 다방향의 큰 힘에 비해 어깨뼈의 관성저항(inertial resistance)은 아주 작기 때문에, 신경근육의 아주 작은 불균형에도 어깨뼈의 비정상적 위치가 초래될 수 있으며, 이는 앞서 *어깨뼈 운동이상*(*scapular dyskinesis*)이라 정의하였다. 본질적으로, 양쪽 어깨뼈의 상대적 공간 배치는 어깨 내의 신경근육 환경을 들여다볼 수 있는 '창(window)'의 역할을 한다. 심각성과 근본적인 원인에 따라, 어깨뼈 운동이상은 어깨복합체 전체의 운동형상학을 크게 붕괴시킬 수 있기 때문에, 자연스럽게 일어나야 할 움직임의 부드러움과 편안함을 감소시킬 수 있다.

어깨뼈 운동이상이 어깨의 운동형상학에 영향을 미치는 방식은 때론 시각화하기가 어려울 수 있다. 그러나 일부 경우에는, 그림 5.63에서 설명하고 있는 것과 같이 간단한 관절각도계 측정을 통해 비정상적인 운동형상학을 명확하게 확인할 수 있다. 이러한 것을 설명하기 위한 예로, 먼저 증상이 없는 남성 대상자가 어깨면에서 능동적으로 어깨를 벌림할 때의 정상적인 어깨위팔리듬에 대한 분석을 고려해보자(그림 5.63A). 그림은 70°의 어깨 벌림 위치를 유지하는 것을 보여주고 있으며, 수직 기준선과 위팔뼈의 장축(long axis) 사이의 각도를 관절각도계로 측정하고 있다. 그림 5.63A에서 보여주고 있는 위치는 10°와 170° 사이의 *어깨 벌림*으로 만들어진 17번의 정적인 측정들 중 하나를 나타내고 있다(사진 왼쪽의 표와 사진 아래쪽의 그래프의 수평축 참조). 어깨 벌림이 10°씩 증가할 때마다, *어깨가슴*(*ST*)*관절* 위쪽돌림의 *위치*는 수직 기준선과 어깨뼈 안쪽모서리 사이의 각도로 기록된다(표에서의 두 번째 세로칸과 그래프의 초록색 선의 각 지점들 참조). 비교적 간단한 이런 측정은 *어깨 벌림과 ST관절 돌림위치 사이의 차이*를 통해 *접시위팔*(*GH*)*관절 벌림*의 양을 대략적으로 추정할 수 있게 해준다(그래프의 파란색 선의 각 지점들 참조). 70°의 어깨 벌림에서는 어깨뼈가 20°의 위쪽돌림을 하였기 때문에, GH관절의 벌림 각도는 약 50°라고 추정할 수 있다. 170°의 어깨 벌림에서, 어깨뼈는 54°의 위쪽돌림을 보였고 GH관절의 벌림은 116°가 된다고 추정된다: 정상적인 어깨위팔리듬에 근거한 운동형상학적 양상이 예상된다.

그림 5.63B는 현저한 어깨뼈 운동이상을 가진 대상자에게 유사한 분석을 실시한 결과를 보여주는 것으로, 대상자는 오른쪽 앞톱니근의 약화와 능동적인 벌림 시 봉우리밑 통증을 호소하고 있다. 이 대상자가 보이는 운동이상의 두드러진 특징은 어깨 벌림의 거의 첫 절반까지 어깨뼈가 *아래쪽돌림*(돌림이 음의 수치로 표시됨)을 한다는 것이다. 70°의 어깨 벌림 시 어깨뼈는 20°의 아래쪽돌림을 하였기 때문에, 추정되는 GH관절의 벌림 각도는 90°가 된다. 이러한 상황에서, *GH관절은 어깨보다 더 큰 벌림 상태에 있게 된다.* 흥미로우면서도 그 이유를 설명하기는 어렵지만, 이 대상자의 어깨뼈는 결국 위쪽돌림을 시작하는데, 이는 오직 어깨 벌림 각도가 90° 이상일 때에만 일어났다. 대상자는 150°를 넘는 능동 어깨 벌림은 할 수 없었다.

어깨 벌림의 첫 절반 동안 어깨뼈가 과도하게 아래쪽돌림된 위치는 GH관절에 부정적인 몇 가지 상황을 만들어 낼 수 있다. 한 가지 명백한 요인은 특히 비교적 낮은 벌림 각도에서 봉우리밑공간 내의 가시위근힘줄이 압박될 가능성이다.[137] 더욱이, (어깨뼈의 과도한 아래쪽돌림으로 유발된) 과도한 GH관절의 벌림은 돌림근띠근육의 자연스런 힘선을 변경시켜, 관절운동형상학과 관절의 동적인 안정성을 방해한다. 또한, 어깨뼈의 과도한 아래쪽돌림은 어깨위팔 근육들의 길이-장력관계에 영향을 미쳐, 약화나 근피로를 유발하게 될 것이다. 어깨뼈 운동이상으로 변경된 운동형상학을 시각화할 수 있는 것은 관계된 병리운동학을 명확하게 하는 데 도움이 될 수 있으며, 이는 움직임 장애의 진단과 가장 효율적인 치료중재의 설계에 필수적인 단계가 된다.

(*계속*)

# 부가적인 임상 연관성

## 임상 연관성 5.2

### *어깨뼈 운동이상의 한 가지 표현 방법인 시각화하기* (계속)

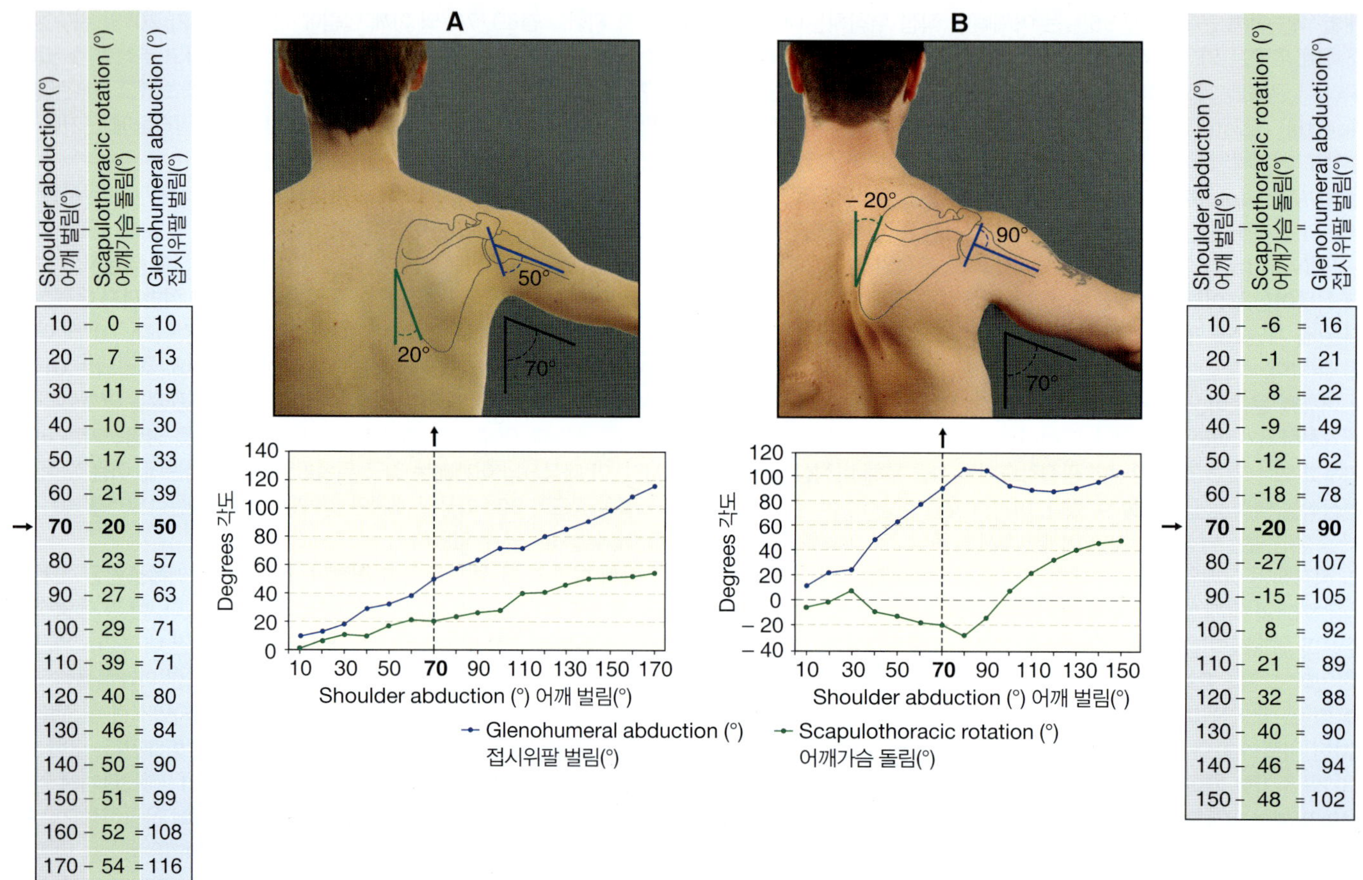


| Shoulder abduction (°) 어깨 벌림(°) | − Scapulothoracic rotation (°) 어깨가슴 돌림(°) | = Glenohumeral abduction (°) 접시위팔 벌림(°) |
|---|---|---|
| 10 | 0 | 10 |
| 20 | 7 | 13 |
| 30 | 11 | 19 |
| 40 | 10 | 30 |
| 50 | 17 | 33 |
| 60 | 21 | 39 |
| → **70** | **20** | **50** |
| 80 | 23 | 57 |
| 90 | 27 | 63 |
| 100 | 29 | 71 |
| 110 | 39 | 71 |
| 120 | 40 | 80 |
| 130 | 46 | 84 |
| 140 | 50 | 90 |
| 150 | 51 | 99 |
| 160 | 52 | 108 |
| 170 | 54 | 116 |

| Shoulder abduction (°) 어깨 벌림(°) | − Scapulothoracic rotation (°) 어깨가슴 돌림(°) | = Glenohumeral abduction(°) 접시위팔 벌림(°) |
|---|---|---|
| 10 | -6 | 16 |
| 20 | -1 | 21 |
| 30 | 8 | 22 |
| 40 | -9 | 49 |
| 50 | -12 | 62 |
| 60 | -18 | 78 |
| → **70** | **-20** | **90** |
| 80 | -27 | 107 |
| 90 | -15 | 105 |
| 100 | 8 | 92 |
| 110 | 21 | 89 |
| 120 | 32 | 88 |
| 130 | 40 | 90 |
| 140 | 46 | 94 |
| 150 | 48 | 102 |

**그림 5.63** 어깨 벌림(*검은색*; 그래프의 수평축에 표시됨)과 어깨가슴관절 돌림위치(*초록색*) 사이의 차이를 통해 접시위팔관절의 벌림(*파란색*)을 추정하기 위해 사용된 관절각도계 측정. 건강한 남성(A)과 어깨뼈 운동이상을 가진 남성(B)이 각각 70°의 어깨 벌림을 유지하고 있는 모습을 보여준다. 어깨뼈의 위쪽돌림은 양의 각도로 보여주고, 아래쪽돌림은 음의 각도로 보여주고 있다.

# 부가적인 임상 연관성

## 임상 연관성 5.3

*과도한 위팔뼈 뒤경사와 감소된 어깨의 안쪽돌림: 가능한 임상적 의미*

엘리트 수준의 야구 투수들은 일반적으로 투구하는 팔에서 약 40~45°의 위팔뼈 뒤경사를 보인다.[192,266] 이러한 각도는 일반적으로 던지지 않는 팔에서 나타나는 정도나 성인에게서 예상되는 정도보다 약 10~15° 더 높은 것이다. 과도한 뒤경사는 오버헤드로 던지는 청소년기 선수의 몸쪽위팔뼈에 부과되는 누적된 비틀림 변형에 대한 뼈의 적응으로 여겨지며, 특히 투구의 코킹 단계(cocking phase) 후반부에서의 동작으로 발생한다.[94,249]

그림 5.4의 각도 C에서 보여주고 있는 것과 같이, 정상적인 30°의 위팔뼈 뒤경사는 먼쪽위팔뼈에 대한 몸쪽위팔뼈의 고정된 비틀림으로 설명된다. 비틀림이 뼈몸통 전체에 걸쳐 명확히 나타나기 때문에, 뒤경사를 *몸쪽위팔뼈에 대한 먼쪽위팔뼈*의 바깥돌림 비틀림으로 설명하는 것도 똑같이 타당할 것이다. 뼈의 장축(long axis)에 대해 동일한 비틀림을 설명하기 때문에 어떤 관점이든 타당성은 있다.

위팔뼈 뒤경사를 설명하는 먼쪽 관점은 과도한 뒤경사로 발생한다고 주장되는 일부 임상적 결과를 이해하는 데 특히 유용할 수 있다. 예를 들어, *45°*의 뒤경사를 가진 사람은 GH관절이 중립의 해부학적 자세에 있을 때 약 15°의 *바깥돌림*된 안정자세를 보일 가능성이 크다. (GH관절에 대한) 먼쪽위팔뼈의 바깥돌림 편향은 엘리트 수준의 투수가 일반적으로 던지지 않는 반대쪽 어깨보다 던지는 쪽 어깨에서 *더 큰* 바깥돌림과 *더 적은* 안쪽돌림을 보이는 이유를 부분적으로 설명해 줄 수 있다.[266] 과도한 뒤경사가 있는 경우에도 안쪽돌림과 바깥돌림의 *전체* 운동호는 던지는 쪽 어깨와 반대쪽 어깨 사이에 반드시 차이가 나는 것은 아니라는 점에 주목하라. 중요한 차이는 전체 운동호가 바깥돌림 방향으로 10~15° *이동*한다는 것이다. 팔의 더 큰 바깥돌림은 투구 동작에서 과장된 '와인드업(windup)'을 가능하게 하며, 이는 투구 속도를 증가시켜 경기력을 향상시킬 수 있다.[265]

던지지 않는 쪽 팔과 비교했을 때, 엘리트 수준의 투수의 던지는 쪽 팔에서 흔히 관찰되는 감소된 어깨의 안쪽돌림은 *'GIRD' 또는 접시위팔 안쪽돌림 결손(Glenohumeral Internal Rotation Deficit)*으로 언급되어 왔다. 이런 상황의 병리역학에 대한 임상적 관심은 주로 GIRD가 있는 투수에서 어깨와 팔에 다양한 통증성 상황이 발생될 위험이 높다는 가정에 근거한다.[166] 연구 결과 또한 GH관절의 뒤(그리고 뒤-아래)관절주머니와 바깥돌림근육(가시아래근, 작은원근, 뒤어깨세모근)의 두께 및 뻣뻣함 증가와 GIRD 사이의 연관성을 확인하였다.[83,171,198,211,249] 이러한 조직들의 비대와 뻣뻣함은 이론적으로 매번 던지기 동작의 '릴리스 단계(release phase)'에서 발생하는 안쪽돌림에 의한 큰 감속의 힘(보고에 따르면, 체중의 1~1.5배)으로부터 기인할 수 있다.[166] GIRD와 관련된 안쪽돌림 끝범위의 감소는 뒤관절주머니와 편심으로 활성되는 바깥돌림근육이 위팔뼈 안쪽돌림의 힘을 감속시키고 흡수하는 시간을 감소시킬 것이다. 이러한 조직 적응은 어깨의 안쪽돌림 가동범위를 좀 더 제한하여, 조직 내 스트레스를 지속시킬 뿐만 아니라 최적의 관절속 움직임 경로를 변경시키게 될 것이다.

적어도 10~20°의 GIRD를 가진 던지기 선수들은 던지는 쪽 어깨에서 병리가 발생할 위험이 증가하는 것으로 나타났다.[33,94,225,266] 직접적인 원인과 결과의 상관관계를 명백하게 보여주기는 어렵지만, 관련되는 것으로 의심되는 병리에는 봉우리밑(외적인)충돌과 내적인충돌, 접시테두리의 파열, 또는 위팔두갈래근과 돌림근띠의 힘줄병증이 포함된다.[94,135,166,176,225] 추가적으로 GIRD와 엘리트 야구선수의 팔꿈치 안쪽곁인대 손상 사이의 연관성이 제안되어 왔으나, 이들 사이의 상관관계에 대한 증거는 혼재되어 있으며[60,191, 228,267] 투구를 시작한 나이에 따라 다양하게 나타난다.[115]

GIRD 및 이와 관련된 부상 위험이 뒤경사 때문인지 또는 어깨 뒤쪽 구조의 뻣뻣함 때문인지 아니면 둘 다 때문인지 항상 명확하지는 않다.[245] 이러한 사항은 임상적으로 의미 있는 질문인데, 그 이유는 어깨 뒤쪽 구조의 뻣뻣함에 의한 안쪽돌림의 제한은 물리치료에 반응할 수 있지만(근육의 뻣뻣함이 관절주머니의 뻣뻣함보다 더 많이 반응함), 과도한 위팔뼈 뒤경사로 인한 안쪽돌림의 제한은 반응하지 않기 때문이다.[83] 최근 연구에서는 GIRD와 어깨뼈 운동이상 사이의 연관성도 지적되고 있다. 예를 들어, 뒤관절주머니의 뻣뻣함 증가만으로도 오버헤드 동작 시 과도하거나 지속적인 어깨뼈의 *안쪽돌림*을 유발할 수 있다.[172] 어깨 벌림 동안 어깨뼈의 과도하거나 지속적인 안쪽돌림이 봉우리밑충돌의 위험을 증가시킬 수 있다는 점을 기억해 내기 바란다. 위팔뼈 뒤경사, GIRD, 뒤관절주머니 그리고/또는 바깥돌림근육의 뻣뻣함 증가, 어깨뼈 운동이상, 그리고 어깨의 다양한 스트레스 관련 부상들 사이의 생체역학적 그리고 생물물리학적 상호관계를 이해하기 위해 지속적인 연구가 필요하다.[166] 더 많은 지식은 오버헤드 활동에 참여하는 선수들과 연관된 많은 스트레스 관련 부상의 예방, 진단, 그리고 치료에 도움이 될 것이다. 또한 오버헤드 활동은 운동이 아닌 일상생활이나 직업활동에서도 중요한 움직임이기 때문에 더 많은 지식이 요구된다.

## 참고문헌


1. Abboud JA, Soslowsky LJ: Interplay of the static and dynamic restraints in glenohumeral instability, *Clin Orthop Relat Res* 400:48–57, 2002.
2. Ackland DC, Richardson M, Pandy MG: Axial rotation moment arms of the shoulder musculature after reverse total shoulder arthroplasty, *J Bone Joint Surg Am* 94(20):1886–1895, 2012.
3. Alexander S, Southgate DF, Bull AM, et al.: The role of negative intraarticular pressure and the long head of biceps tendon on passive stability of the glenohumeral joint, *J Shoulder Elbow Surg* 22(1):94–101, 2013.
4. Alexopoulos EC, Stathi IC, Charizani F: Prevalence of musculoskeletal disorders in dentists, *BMC Musculoskelet Disord* 5:16, 2004.
5. Aliaj K, Lawrence RL, Bo Foreman K, et al.: Kinematic coupling of the glenohumeral and scapulothoracic joints generates humeral axial rotation, *J Biomech* 136:111059, 2022.
6. Almajed YA, Hall AC, Gillingwater TH, et al.: Anatomical, functional and biomechanical review of the glenoid labrum, *J Anat* 00:1–11, 2021.
7. Almeida RF, Pereira ND, Ribeiro LP, et al.: Is the disabilities of the arm, shoulder and hand (Dash) questionnaire adequate to assess individuals with subacromial pain syndrome? Rasch model and international classification of functioning, disability and health, *Phys Ther* 101:1–11, 2021.
8. An KN, Browne AO, Korinek S, et al.: Three-dimensional kinematics of glenohumeral elevation, *J Orthop Res* 9(1):143–149, 1991.
9. Andres J, Painter PJ, McIlvain G, et al.: The effect of repeated shoulder motion on scapular dyskinesis in army ROTC cadets, *Mil Med* 185(5–6):e811–e817, 2020.
10. Assila N, Duprey S, Begon M: Glenohumeral joint and muscles functions during a lifting task, *J Biomech* 126:110641, 2021.
11. Bagg SD, Forrest WJ: A biomechanical analysis of scapular rotation during arm abduction in the scapular plane, *Am J Phys Med Rehabil* 67:238–245, 1988.
12. Bagg SD, Forrest WJ: Electromyographic study of the scapular rotators during arm abduction in the scapular plane, *Am J Phys Med* 65:111–124, 1986.
13. Barcia AM, Makovicka JL, Group MS, et al.: Scapular motion in the presence of rotator cuff tears: a systematic review, *J Shoulder Elbow Surg* 30(7):1679–1692, 2021.
14. Basmajian JV, Bazant FJ: Factors preventing downward dislocation of the adducted shoulder joint, *J Bone Joint Surg Am* 41:1182–1186, 1959.
15. Berckmans K, Castelein B, Borms D, et al.: Analysis of scapular kinematics and muscle activity by use of fine-wire electrodes during shoulder exercises, *Am J Sports Med* 48(5):1213–1219, 2020.
16. Berckmans KR, Castelein B, Borms D, et al.: Rehabilitation exercises for dysfunction of the scapula: exploration of muscle activity using fine-wire EMG, *Am J Sports Med* 49(10):2729–2736, 2021.
17. Bergmann G, Graichen F, Bender A, et al.: In vivo gleno-humeral joint loads during forward flexion and abduction, *J Biomech* 44(8):1543–1552, 2011.
18. Bishop JY, Hidden KA, Jones GL, et al.: Factors influencing surgeon's choice of procedure for anterior shoulder instability: a multicenter prospective cohort study, *Arthroscopy* 35(7):2014–2025, 2019.
19. Bodin J, Ha C, Petit Le MA, et al.: Risk factors for incidence of rotator cuff syndrome in a large working population, *Scand J Work Environ Health* 38(5):436–446, 2012.
20. Boettcher C, Halaki M, Holt K, et al.: Is the normal shoulder rotation strength ratio altered in elite swimmers? *Med Sci Sports Exerc* 52(3):680–684, 2020.
21. Borisov BK, Marei AN: Weight parameters of adult human skeleton, *Health Phys* 27(2):224–229, 1974.
22. Borstad JD, Ludewig PM: Comparison of three stretches for the pectoralis minor muscle, *J Shoulder Elbow Surg* 15(3):324–330, 2006.
23. Borstad JD, Ludewig PM: The effect of long versus short pectoralis minor resting length on scapular kinematics in healthy individuals, *J Orthop Sports Phys Ther* 35:227–238, 2005.
24. Borstad JD: Resting position variables at the shoulder: evidence to support a posture-impairment association, *Phys Ther* 86:549–557, 2006.
25. Bouaicha S, Ernstbrunner L, Jud L, et al.: The lever arm ratio of the rotator cuff to deltoid muscle explains and predicts pseudoparalysis of the shoulder: the shoulder abduction moment index, *Bone Joint Lett J* 100-b(12):1600–1608, 2018.
26. Bouaicha S, Slankamenac K, Moor BK, et al.: Cross-sectional area of the rotator cuff muscles in MRI - is there evidence for a biomechanical balanced shoulder? *PLoS One* 11(6):e0157946, 2016.
27. Braman JP, Engel SC, Laprade RF, et al.: In vivo assessment of scapulohumeral rhythm during unconstrained overhead reaching in asymptomatic subjects, *J Shoulder Elbow Surg* 18(6):960–967, 2009.
28. Braman JP, Zhao KD, Lawrence RL, et al.: Shoulder impingement revisited: evolution of diagnostic understanding in orthopedic surgery and physical therapy, *Med Biol Eng Comput* 52(3):211–219, 2014.
29. Brunnstrom S: Muscle testing around the shoulder girdle, *J Bone Joint Surg Am* 23:263–272, 1941.
30. Bullock GS, Garrigues GE, Ledbetter L, et al.: A systematic review of proposed rehabilitation guidelines following anatomic and reverse shoulder arthroplasty, *J Orthop Sports Phys Ther* 49(5):337–346, 2019.
31. Burden EG, Batten TJ, Smith CD, et al.: Reverse total shoulder arthroplasty, *Bone Joint Lett J* 103-b(5):813–821, 2021.
32. Burkart AC, Debski RE: Anatomy and function of the glenohumeral ligaments in anterior shoulder instability, *Clin Orthop Relat Res* 400:32–39, 2002.
33. Burkhart SS, Morgan CD, Kibler WB: The disabled throwing shoulder: spectrum of pathology. Part I: pathoanatomy and biomechanics, *Arthroscopy* 19:404–420, 2003.
34. Camargo PR, Neumann DA: Kinesiologic considerations for targeting activation of scapulothoracic muscles - Part 2: trapezius, *Braz J Phys Ther* 23(6):467–475, 2019.
35. Camargo PR, Phadke V, Braman JP, et al.: Three-dimensional shoulder kinematics after total claviculectomy: a biomechanical investigation of a single case, *Man Ther* 18(6):620–623, 2013.
36. Camci E, Duzgun I, Hayran M, et al.: Scapular kinematics during shoulder elevation performed with and without elastic resistance in men without shoulder pathologies, *J Orthop Sports Phys Ther* 43(10):735–743, 2013.
37. Chahla J, Aman ZS, Godin JA, et al.: Systematic review of the anatomic descriptions of the glenohumeral ligaments: a call for further quantitative studies, *Arthroscopy* 35(6):1917–1926.e2, 2019.
38. Chopp JN, Dickerson CR: Resolving the contributions of fatigue-induced migration and scapular reorientation on the subacromial space: an orthopaedic geometric simulation analysis, *Hum Mov Sci* 31(2):448–460, 2012.
39. Churchill RS, Brems JJ, Kotschi H: Glenoid size, inclination, and version: an anatomic study, *J Shoulder Elbow Surg* 10:327–332, 2001.
40. Coats-Thomas MS, Massimini DF, Warner JJP, et al.: In vivo evaluation of subacromial and internal impingement risk in asymptomatic individuals, *Am J Phys Med Rehabil* 97(9):659–665, 2018.
41. Cole A, Cox T: Treatment of glenohumeral subluxation: a review of the literature and considerations for pediatric population, *Am J Phys Med Rehabil* 98(8):706–714, 2019.
42. Colegate-Stone T, Allom R, Singh R, et al.: Classification of the morphology of the acromioclavicular joint using cadaveric and radiological analysis, *J Bone Joint Surg Br* 92(5):743–746, 2010.
43. Conway AM: Movements at the sternoclavicular and acromioclavicular joints, *Phys Ther* 41:421–432, 1961.
44. Cook JB, Krul KP: Challenges in treating acromioclavicular separations: current concepts, *J Am Acad Orthop Surg* 26(19):669–677, 2018.
45. Cook T, Lewis J: Rotator cuff-related shoulder pain: to inject or not to inject? *J Orthop Sports Phys Ther* 49(5):289–293, 2019.
46. Cools AM, Declercq GA, Cambier DC, et al.: Trapezius activity and intramuscular balance during isokinetic exercise in overhead athletes with impingement symptoms, *Scand J Med Sci Sports* 17(1):25–33, 2007.
47. Cools AM, Dewitte V, Lanszweert F, et al.: Rehabilitation of scapular muscle balance: which exercises to prescribe? *Am J Sports Med* 35(10):1744–1751, 2007.
48. Costic RS, Vangura Jr A, Fenwick JA, et al.: Viscoelastic behavior and structural properties of the coracoclavicular ligaments, *Scand J Med Sci Sports* 13:305–310, 2003.
49. De Rooij PP, Van Lieshout EMM, Schurink IJ, et al.: Current practice in the management of acromioclavicular joint dislocations; a national survey in The Netherlands, *Eur J Trauma Emerg Surg* 47(5):1417–1427, 2021.
50. Debski RE, Parsons IM, Woo SL, et al.: Effect of capsular injury on acromioclavicular joint mechanics, *J Bone Joint Surg* 83:1344–1351, 2001.
51. Debski RE, Sakone M, Woo SL, et al.: Contribution of the passive properties of the rotator cuff to glenohumeral stability during anterior-posterior loading, *J Shoulder Elbow Surg* 8:324–329, 1999.
52. Debski RE, Wong EK, Woo SL, et al.: An analytical approach to determine the in situ forces in the glenohumeral ligaments, *J Biomech Eng* 121:311–315, 1999.
53. DeFroda SF, Donnelly JC, Mulcahey MK, et al.: Shoulder instability in women compared with men: epidemiology, pathophysiology, and special considerations, *JBJS Rev* 7(9):e10, 2019.
54. DeFroda SF, Perry AK, Mehta N, et al.: Biomechanical role of the superior capsule in a rotator cuff sectioned and repaired state: a sequential sectioning study, *Am J Sports Med* 50(6):1541–1549, 2022.
55. Dekker TJ, Aman ZS, Peebles LA, et al.: Quantitative and qualitative analyses of the glenohumeral ligaments: an anatomic study, *Am J Sports Med* 48(8):1837–1845, 2020.
56. DePalma AF: *Degenerative changes in sternoclavicular and acromioclavicular joints in various decades*, Springfield, Ill, 1957, Charles C Thomas.
57. Dessaur WA, Magarey ME: Diagnostic accuracy of clinical tests for superior labral anterior posterior lesions: a systematic review, *J Orthop Sports Phys Ther* 38:341–352, 2008.
58. D'Hondt NE, Pool JJM, Kiers H, et al.: Validity of clinical measurement instruments assessing scapular function: insufficient evidence to recommend any instrument for assessing scapular posture, movement, and dysfunction-a systematic review, *J Orthop Sports Phys Ther* 50(11):632–641, 2020.
59. Dillman CJ, Fleisig GS, Andrews JR: Biomechanics of pitching with emphasis upon shoulder kinematics, *J Orthop Sports Phys Ther* 18:402–408, 1993.
60. Dines JS, Frank JB, Akerman M, et al.: Glenohumeral internal rotation deficits in baseball players with ulnar collateral ligament insufficiency, *Am J Sports Med* 37(3):566–570, 2009.
61. Dragoo JL, Braun HJ, Bartlinski SE, et al.: Acromioclavicular joint injuries in national collegiate athletic association football: data from the 2004-2005 through

2008-2009 national collegiate athletic association injury surveillance system, *Am J Sports Med* 40(9):2066–2071, 2012.
62. Ebaugh DD, Spinelli BA: Scapulothoracic motion and muscle activity during the raising and lowering phases of an overhead reaching task, *J Electromyogr Kinesiol* 20(2):199–205, 2010.
63. Ebaugh DD, McClure PW, Karduna AR: Effects of shoulder muscle fatigue caused by repetitive overhead activities on scapulothoracic and glenohumeral kinematics, *J Electromyogr Kinesiol* 16:224–235, 2006.
64. Edelson G: The development of humeral head retroversion, *J Shoulder Elbow Surg* 9(4):316–318, 2000.
65. Ekstrom RA, Donatelli RA, Soderberg GL: Surface electromyographic analysis of exercises for the trapezius and serratus anterior muscles, *J Orthop Sports Phys Ther* 33:247–258, 2003.
66. Eliason A, Harringe M, Engström B, et al.: Guided exercises with or without joint mobilization or no treatment in patients with subacromial pain syndrome: a clinical trial, *J Rehabil Med* 53(5):jrm00190, 2021.
67. Finley MA, Euiler E, Hiremath SV, et al.: Movement coordination during humeral elevation in individuals with newly acquired spinal cord injury, *J Appl Biomech* 1–6, 2020.
68. Friedenberg SM, Zimprich T, Harper CM: The natural history of long thoracic and spinal accessory neuropathies, *Muscle Nerve* 25:535–539, 2002.
69. Fukuda K, Craig EV, An KN, et al.: Biomechanical study of the ligamentous system of the acromioclavicular joint, *J Bone Joint Surg Am* 68:434–440, 1986.
70. Gava V, Rosa DP, Pereira ND, et al.: Ratio between 3D glenohumeral and scapulothoracic motions in individuals without shoulder pain, *J Electromyogr Kinesiol* 62:102623, 2022.
71. Gerber C, Blumenthal S, Curt A, et al.: Effect of selective experimental suprascapular nerve block on abduction and external rotation strength of the shoulder, *J Shoulder Elbow Surg* 16:815–820, 2007.
72. Giphart JE, Brunkhorst JP, Horn NH, et al.: Effect of plane of arm elevation on glenohumeral kinematics: a normative biplane fluoroscopy study, *J Bone Joint Surg Am* 95(3):238–245, 2013.
73. Giphart JE, van der Meijden OA, Millett PJ: The effects of arm elevation on the 3-dimensional acromiohumeral distance: a biplane fluoroscopy study with normative data, *J Shoulder Elbow Surg* 21(11):1593–1600, 2012.
74. Gohlke F: The pattern of the collagen fiber bundles of the capsule of the glenohumeral joint, *J Shoulder Elbow Surg* 3:111–128, 1994.
75. Goncalves DHM, de Oliveira AS, Freire LC, et al.: Three-dimensional kinematic analysis of upper limb movements between individuals with and without subacromial shoulder pain exploring the statistical parametric mapping, *J Biomech* 129:110806, 2021.
76. Gonçalves DHM, de Oliveira AS, Freire LC, et al.: Three-dimensional kinematic analysis of upper limb movements between individuals with and without subacromial shoulder pain exploring the statistical parametric mapping, *J Biomech* 129:110806, 2021.
77. Graichen H, Hinterwimmer S, von Eisenhart-Rothe R, et al.: Effect of abducting and adducting muscle activity on glenohumeral translation, scapular kinematics and subacromial space width in vivo, *J Biomech* 38:755–760, 2005.
78. Graichen H, Stammberger T, Bonél H, et al.: Three-dimensional analysis of shoulder girdle and supraspinatus motion patterns in patients with impingement syndrome, *J Orthop Res* 19:1192–1198, 2001.
79. Guney-Deniz H, Harput G, Toprak U, et al.: Relationship between middle trapezius muscle activation and acromiohumeral distance change during shoulder elevation with scapular retraction, *J Sport Rehab* 28(3):266–271, 2019.
80. Habechian FAP, Fornasari GG, Sacramento LS, et al.: Differences in scapular kinematics and scapulohumeral rhythm during elevation and lowering of the arm between typical children and healthy adults, *J Electromyogr Kinesiol* 24(1):78–83, 2014.
81. Hagiwara Y, Kanazawa K, Ando A, et al.: Effects of joint capsular release on range of motion in patients with frozen shoulder, *J Shoulder Elbow Surg* 29(9):1836–1842, 2020.
82. Halder AM, Zhao KD, Odriscoll SW, et al.: Dynamic contributions to superior shoulder stability, *J Orthop Res* 19:206–212, 2001.
83. Hall K, Borstad JD: Posterior shoulder tightness: to treat or not to treat? *J Orthop Sports Phys Ther* 48(3):133–136, 2018.
84. Hanisch K, Holte MB, Hvass I, et al.: Clinically relevant results of reverse total shoulder arthroplasty for patients younger than 65 years compared to the older patients, *Arthroplasty* 3(1):30, 2021.
85. Hanratty CE, McVeigh JG, Kerr DP, et al.: The effectiveness of physiotherapy exercises in subacromial impingement syndrome: a systematic review and meta-analysis [Review], *Semin Arthritis Rheum* 42(3):297–316, 2012.
86. Harris KD, Deyle GD, Gill NW, et al.: Manual physical therapy for injection-confirmed nonacute acromioclavicular joint pain, *J Orthop Sports Phys Ther* 42(2):66–80, 2012.
87. Harrison N, Garrett WZ, Timmons MK: Serratus anterior fatigue reduces scapular posterior tilt and external rotation during arm elevation, *J Sport Rehab* 30(8):1151–1157, 2021.
88. Harryman DT, Sidles JA, Clark JM, et al.: Translation of the humeral head on the glenoid with passive glenohumeral motion, *J Bone Joint Surg Am* 72:1334–1343, 1990.
89. Hashimoto T, Suzuki K, Nobuhara K: Dynamic analysis of intraarticular pressure in the glenohumeral joint, *J Shoulder Elbow Surg* 4(3):209–218, 1995.
90. Hatta T, Sano H, Zuo J, et al.: Localization of degenerative changes of the acromioclavicular joint: a cadaveric study, *Surg Radiol Anat* 35(2):89–94, 2013.
91. Hecker A, Aguirre J, Eichenberger U, et al.: Deltoid muscle contribution to shoulder flexion and abduction strength: an experimental approach, *J Shoulder Elbow Surg* 30(2):e60–e68, 2021.
92. Hegedus EJ, Michener LA, Seitz AL: Three key findings when diagnosing shoulder multidirectional instability: patient report of instability, hypermobility, and specific shoulder tests, *J Orthop Sports Phys Ther* 50(2):52–54, 2020.
93. Hettrich CM, Cronin KJ, Raynor MB, et al.: Epidemiology of the frequency, etiology, direction, and severity (feds) system for classifying glenohumeral instability, *J Shoulder Elbow Surg* 28(1):95–101, 2019.
94. Hibberd EE, Oyama S, Myers JB: Increase in humeral retrotorsion accounts for age-related increase in glenohumeral internal rotation deficit in youth and adolescent baseball players, *Am J Sports Med* 42(4):851–858, 2014.
95. Hik F, Ackland DC: The moment arms of the muscles spanning the glenohumeral joint: a systematic review, *J Anat* 234(1):1–15, 2019.
96. Hogan C, Corbett JA, Ashton S, et al.: Scapular dyskinesis is not an isolated risk factor for shoulder injury in athletes: a systematic review and meta-analysis, *Am J Sports Med* 49(10):2843–2853, 2021.
97. Holzbaur KR, Delp SL, Gold GE, et al.: Moment-generating capacity of upper limb muscles in healthy adults, *J Biomech* 40:2442–2449, 2007.
98. Hovelius L, Eriksson K, Fredin H, et al.: Recurrences after initial dislocation of the shoulder. Results of a prospective study of treatment, *J Bone Joint Surg Am* 65:343–349, 1983.
99. Howell SM, Galinat BJ: The glenoid-labral socket. A constrained articular surface, *Clin Orthop Relat Res* 122–125, 1989.
100. Howell SM, Imobersteg AM, Seger DH, et al.: Clarification of the role of the supraspinatus muscle in shoulder function, *J Bone Joint Surg Am* 68:398–404, 1986.
101. Hunt SA, Kwon YW, Zuckerman JD: The rotator interval: anatomy, pathology, and strategies for treatment, *J Am Acad Orthop Surg* 15:218–227, 2007.
102. Hunter DJ, Rivett DA, McKeirnan S, et al.: Relationship between shoulder impingement syndrome and thoracic posture, *Phys Ther* 100(4):677–686, 2020.
103. Hunter DJ, Rivett DA, McKiernan S, et al.: Acromiohumeral distance and supraspinatus tendon thickness in people with shoulder impingement syndrome compared to asymptomatic age and gender-matched participants: a case control study, *BMC Musculoskelet Disord* 22(1):1004, 2021.
104. Hurley ET, Manjunath AK, Bloom DA, et al.: Arthroscopic Bankart repair versus conservative management for first-time traumatic anterior shoulder instability: a systematic review and meta-analysis, *Arthroscopy* 36(9):2526–2532, 2020.
105. Inman VT, Saunders M, Abbott LC: Observations on the function of the shoulder joint, *J Bone Joint Surg Am* 26:1–32, 1944.
106. Inokuchi W, Sanderhoff OB, Søjbjerg JO, et al.: The relation between the position of the glenohumeral joint and the intraarticular pressure: an experimental study, *J Shoulder Elbow Surg* 6:144–149, 1997.
107. Ishikawa H, Kurokawa D, Muraki T, et al.: Increased external rotation related to the soft tissues is associated with pathologic internal impingement in high-school baseball players, *J Shoulder Elbow Surg* 31(9):1823–1830, 2022.
108. Johnson AJ, Godges JJ, Zimmerman GJ, et al.: The effect of anterior versus posterior glide joint mobilization on external rotation range of motion in patients with shoulder adhesive capsulitis, *J Orthop Sports Phys Ther* 37:88–99, 2007.
109. Johnson GR, Pandyan AD: The activity in the three regions of the trapezius under controlled loading conditions—an experimental and modelling study, *Clin Biomech* 20:155–161, 2005.
110. Johnson M: Rehabilitation following surgery for glenohumeral instability, *Sports Med Arthrosc Rev* 25(3):116–122, 2017.
111. Kaplan LD, Flanigan DC, Norwig J, et al.: Prevalence and variance of shoulder injuries in elite collegiate football players, *Am J Sports Med* 33(8):1142–1146, 2005.
112. Karduna AR, Kerner PJ, Lazarus MD: Contact forces in the subacromial space: effects of scapular orientation, *J Shoulder Elbow Surg* 14:393–399, 2005.
113. Kelley MJ, Kane TE, Leggin BG: Spinal accessory nerve palsy: associated signs and symptoms, *J Orthop Sports Phys Ther* 38(2):78–86, 2008.
114. Kennedy J, Klifto CS, Ledbetter L, et al.: Reverse total shoulder arthroplasty clinical and patient-reported outcomes and complications stratified by preoperative diagnosis: a systematic review, *J Shoulder Elbow Surg* 30(4):929–941, 2021.
115. Kennedy SM, Hannon JP, Conway JE, et al.: Effect of younger starting pitching age on humeral retrotorsion in baseball pitchers with an ulnar collateral ligament injury, *Am J Sports Med* 49(5):1160–1165, 2021.
116. Kholinne E, Kim D, Kwak JM, et al.: Topography of sensory receptors within the human glenohumeral joint capsule, *J Shoulder Elbow Surg* 30(4):779–786, 2021.
117. Kibler WB, Ludewig PM, McClure PW, et al.: Clinical implications of scapular dyskinesis in shoulder injury: the 2013 consensus statement from the 'Scapular Summit', *Br J Sports Med* 47(14):877–885, 2013.
118. Kibler WB, McMullen J: Scapular dyskinesis and its relation to shoulder pain, *J Am Acad Orthop Surg* 11:142–151, 2003.

119. Kibler WB, Sciascia A, Tokish JT, et al.: Disabled throwing shoulder 2021 update: part 1-anatomy and mechanics, *Arthroscopy* 38(5):1714–1726, 2022.
120. Kibler WB, Sciascia A, Wilkes T: Scapular dyskinesis and its relation to shoulder injury [Review], *J Am Acad Orthop Surg* 20(6):364–372, 2012.
121. Kibler WB, Sciascia AD, Uhl TL, et al.: Electromyographic analysis of specific exercises for scapular control in early phases of shoulder rehabilitation, *Am J Sports Med* 36:1789–1798, 2008.
122. Kim DK, Park G, Kuo LT, et al.: Isokinetic performance of shoulder external and internal rotators of professional volleyball athletes by different positions, *Sci Rep* 10(1):8706, 2020.
123. Kolz CW, Sulkar HJ, Aliaj K, et al.: Age-related differences in humerothoracic, scapulothoracic, and glenohumeral kinematics during elevation and rotation motions, *J Biomech* 117:110266, 2021.
124. Kozono N, Okada T, Takeuchi N, et al.: In vivo dynamic acromiohumeral distance in shoulders with rotator cuff tears, *Clin Biomech* 60:95–99, 2018.
125. Kozono N, Takeuchi N, Okada T, et al.: Dynamic scapulohumeral rhythm: comparison between healthy shoulders and those with large or massive rotator cuff tear, *J* 28(3), 2020. 2309499020981779.
126. Kraeutler MJ, Belk JW, Carver TJ, et al.: Traumatic primary anterior glenohumeral joint dislocation in sports: a systematic review of operative versus nonoperative management, *Curr Sports Med Rep* 19(11):468–478, 2020.
127. Krahl VE: The torsion of the humerus; its localization, cause and duration in man, *Am J Anat* 80(3):275–319, 1947.
128. Krajnik S, Fogarty KJ, Yard EE, et al.: Shoulder injuries in US high school baseball and softball athletes, 2005-2008, *Pediatrics* 125(3):497–501, 2010.
129. Kronberg M, Nemeth G, Brostrom LA: Muscle activity and coordination in the normal shoulder. An electromyographic study, *Clin Orthop Relat Res* 257:76–85, 1990.
130. Kuechle DK, Newman SR, Itoi E, et al.: Shoulder muscle moment arms during horizontal flexion and elevation, *J Shoulder Elbow Surg* 6:429–439, 1997.
131. Kuhn JE, Huston LJ, Soslowsky LJ, et al.: External rotation of the glenohumeral joint: ligament restraints and muscle effects in the neutral and abducted positions, *J Shoulder Elbow Surg* 14:39S–48S, 2005.
132. Kurokawa D, Yamamoto N, Ishikawa H, et al.: Differences in humeral retroversion in dominant and nondominant sides of young baseball players, *J Shoulder Elbow Surg* 26(6):1083–1087, 2017.
133. Ladd LM, Crews M, Maertz NA: Glenohumeral joint instability: a review of anatomy, clinical presentation, and imaging, *Clin Sports Med* 40(4):585–599, 2021.
134. Lau BC, Hutyra CA, Gonzalez JM, et al.: Surgical treatment for recurrent shoulder instability: factors influencing surgeon decision making, *J Shoulder Elbow Surg* 30(3):e85–e102, 2021.
135. Laudner K, Meister K, Noel B, et al.: Anterior glenohumeral laxity is associated with posterior shoulder tightness among professional baseball pitchers, *Am J Sports Med* 40(5):1133–1137, 2012.
136. Lawrence RL, Braman JP, Ludewig PM: Shoulder kinematics impact subacromial proximities: a review of the literature, *Braz J Phys Ther* 24(3):219–230, 2020.
137. Lawrence RL, Braman JP, Ludewig PM: The impact of decreased scapulothoracic upward rotation on subacromial proximities, *J Orthop Sports Phys Ther* 49(3):180–191, 2019.
138. Lawrence RL, Braman JP, Keefe DF, et al.: The coupled kinematics of scapulothoracic upward rotation, *Phys Ther* 100(2):283–294, 2020.
139. Lawrence RL, Braman JP, LaPrade RF, et al.: Comparison of 3-dimensional shoulder complex kinematics in individuals with and without shoulder pain, part 1: sternoclavicular, acromioclavicular, and scapulothoracic joints, *J Orthop Sports Phys Ther* 44(9), 2014. 636–645–A8.
140. Lawrence RL, Braman JP, Staker JL, et al.: Comparison of 3-dimensional shoulder complex kinematics in individuals with and without shoulder pain, part 2: glenohumeral joint, *J Orthop Sports Phys Ther* 44(9):646–655B3, 2014.
141. Lawrence RL, Sessions WC, Jensen MC, et al.: The effect of glenohumeral plane of elevation on supraspinatus subacromial proximity, *J Biomech* 79:147–154, 2018.
142. Lawrence RL, Zauel R, Bey MJ: Measuring 3D in-vivo shoulder kinematics using biplanar videoradiography, *JoVE* 169(03):12, 2021.
143. Lee ECS, Roach NT, Clouthier AL, et al.: Three-dimensional scapular morphology is associated with rotator cuff tears and alters the abduction moment arm of the supraspinatus, *Clin Biomech* 78:105091, 2020.
144. Lewis JS, Wright C, Green A: Subacromial impingement syndrome: the effect of changing posture on shoulder range of movement, *J Orthop Sports Phys Ther* 35:72–87, 2005.
145. Liu J, Hughes RE, Smutz WP, et al.: Roles of deltoid and rotator cuff muscles in shoulder elevation, *Clin Biomech* 12:32–38, 1997.
146. Lizaur A, Sanz-Reig J, Gonzalez-Parreno S: Long-term results of the surgical treatment of type III acromioclavicular dislocations: an update of a previous report, *J Bone Joint Surg Br* 93(8):1088–1092, 2011.
147. Lloyd G, Day J, Lu J, et al.: Postoperative rehabilitation of anterior glenohumeral joint instability surgery: a systematic review, *Sports Med Arthrosc Rev* 29(2):54–62, 2021.
148. Lopes AD, Timmons MK, Grover M, et al.: Visual scapular dyskinesis: kinematics and muscle activity alterations in patients with subacromial impingement syndrome, *Arch Phys Med Rehabil* 96(2):298–306, 2015.
149. Ludewig PM, Behrens SA, Meyer SM, et al.: Three-dimensional clavicular motion during arm elevation: reliability and descriptive data, *J Orthop Sports Phys Ther* 34:140–149, 2004.
150. Ludewig PM, Braman JP: Shoulder impingement: biomechanical considerations in rehabilitation, *Man Ther* 16(1):33–39, 2011.
151. Ludewig PM, Cook TM, Nawoczenski DA: Three-dimensional scapular orientation and muscle activity at selected positions of humeral elevation, *J Orthop Sports Phys Ther* 24:57–65, 1996.
152. Ludewig PM, Cook TM: Alterations in shoulder kinematics and associated muscle activity in people with symptoms of shoulder impingement, *Phys Ther* 80:276–291, 2000.
153. Ludewig PM, Hoff MS, Osowski EE, et al.: Relative balance of serratus anterior and upper trapezius muscle activity during push-up exercises, *Am J Sports Med* 32:484–493, 2004.
154. Ludewig PM, Phadke V, Braman JP, et al.: Motion of the shoulder complex during multiplanar humeral elevation, *J Bone Joint Surg Am* 91:378–389, 2009.
155. Ludewig PM, Reynolds JF: The association of scapular kinematics and glenohumeral joint pathologies, *J Orthop Sports Phys Ther* 39:90–104, 2009.
156. Lukasiewicz AC, McClure P, Michener L, et al.: Comparison of 3-dimensional scapular position and orientation between subjects with and without shoulder impingement, *J Orthop Sports Phys Ther* 29:574–583, 1999.
157. Lulic-Kuryllo T, Alenabi T, McDonald AC, et al.: Subregional activation of supraspinatus and infraspinatus muscles during activities of daily living is task dependent, *J Electromyogr Kinesiol* 54:102450, 2020.
158. Mall NA, Foley E, Chalmers PN, et al.: Degenerative joint disease of the acromioclavicular joint: a review [Review], *Am J Sports Med* 41(11):2684–2692, 2013.
159. Massimini DF, Boyer PJ, Papannagari R, et al.: In-vivo glenohumeral translation and ligament elongation during abduction and abduction with internal and external rotation, *J Orthop Surg Res* 7, 2012.
160. Matsuki K, Matsuki KO, Mu S, et al.: In vivo 3D analysis of clavicular kinematics during scapular plane abduction: comparison of dominant and non-dominant shoulders, *Gait Posture* 39(1):625–627, 2014.
161. Matsuki K, Matsuki KO, Yamaguchi S, et al.: Dynamic in vivo glenohumeral kinematics during scapular plane abduction in healthy shoulders, *J Orthop Sports Phys Ther* 42(2):96–104, 2012.
162. Matsumura N, Oki S, Fukasawa N, et al.: Glenohumeral translation during active external rotation with the shoulder abducted in cases with glenohumeral instability: a 4-dimensional computed tomography analysis, *J Shoulder Elbow Surg* 28(10):1903–1910, 2019.
163. McClure P, Balaicuis J, Heiland D, et al.: A randomized controlled comparison of stretching procedures for posterior shoulder tightness, *J Orthop Sports Phys Ther* 37:108–114, 2007.
164. McClure PW, Michener LA, Sennett B, et al.: Direct 3-dimensional measurement of scapular kinematics during dynamic movements in vivo, *J Shoulder Elbow Surg* 10:269–277, 2001.
165. McKay MJ, Baldwin JN, Ferreira P, et al.: Normative reference values for strength and flexibility of 1,000 children and adults, *Neurology* 88(1):36–43, 2017.
166. Medina G, Bartolozzi 3rd AR, Spencer JA, et al.: The thrower's shoulder, *JBJS Rev* 10(3), 2022.
167. Meehan K, Wassinger C, Roy JS, et al.: Seven key themes in physical therapy advice for patients living with subacromial shoulder pain: a scoping review, *J Orthop Sports Phys Ther* 50(6), 2020. 285-a12.
168. Michelin P, Delarue Y, Duparc F, et al.: Thickening of the inferior glenohumeral capsule: an ultrasound sign for shoulder capsular contracture, *Eur Radiol* 23(10):2802–2806, 2013.
169. Michener LA, McClure PW, Karduna AR: Anatomical and biomechanical mechanisms of subacromial impingement syndrome [Review], *Clin Biomech* 18:369–379, 2003.
170. Michener LA, Subasi Yesilyaprak SS, Seitz AL, et al.: Supraspinatus tendon and subacromial space parameters measured on ultrasonographic imaging in subacromial impingement syndrome, *Knee Surg Sports Traumatol Arthrosc* 23(2):363–369, 2015.
171. Mifune Y, Inui A, Nishimoto H, et al.: Assessment of posterior shoulder muscle stiffness related to posterior shoulder tightness in college baseball players using shear wave elastography, *J Shoulder Elbow Surg* 29(3):571–577, 2020.
172. Mihata T, McGarry MH, Akeda M, et al.: Posterior shoulder tightness can be a risk factor of scapular malposition: a cadaveric biomechanical study, *J Shoulder Elbow Surg* 29(1):175–184, 2020.
173. Mikesky AE, Edwards JE, Wigglesworth JK, et al.: Eccentric and concentric strength of the shoulder and arm musculature in collegiate baseball pitchers, *Am J Sports Med* 23:638–642, 1995.
174. Moosmayer S, Lund G, Seljom US, et al.: At a 10-year follow-up, tendon repair is superior to physiotherapy in the treatment of small and medium-sized rotator cuff tears, *J Bone Joint Surg Am* 101(12):1050–1060, 2019.
175. Morag Y, Jamadar DA, Miller B, et al.: The subscapularis: anatomy, injury, and imaging [Review], *Skelet Radiol* 40(3):255–269, 2011.
176. Morgan CD, Burkhart SS, Palmeri M, et al.: Type II SLAP lesions: three subtypes and their relationships to superior instability and rotator cuff tears, *Arthroscopy* 14(6):553–565, 1998.
177. Moseley HF: The clavicle: its anatomy and function, *Clin Orthop Relat Res* 58:17–27, 1968.

178. Kedadria A, Benabid Y, Remil O, et al.: A shoulder musculoskeletal model with three-dimensional complex muscle geometries, *Ann Biomed Eng* 51(5):1079–1093, 2023.
179. Mulla DM, Hodder JN, Maly MR, et al.: Glenohumeral stabilizing roles of the scapulohumeral muscles: implications of muscle geometry, *J Biomech* 100:109589, 2020.
180. Muraki T, Yamamoto N, Zhao KD, et al.: Effects of posterior capsule tightness on subacromial contact behavior during shoulder motions, *J Shoulder Elbow Surg* 21(9):1160–1167, 2012.
181. Murray IR, Goudie EB, Petrigliano FA, et al.: Functional anatomy and biomechanics of shoulder stability in the athlete [Review], *Clin Sports Med* 32(4):607–624, 2013.
182. Navarro-Ledesma S, Luque-Suarez A: Comparison of acromiohumeral distance in symptomatic and asymptomatic patient shoulders and those of healthy controls, *Clin Biomech* 53:101–106, 2018.
183. Neumann DA, Camargo PR: Kinesiologic considerations for targeting activation of scapulothoracic muscles - Part 1: serratus anterior, *Braz J Phys Ther* 23(6):459–466, 2019.
184. Neumann DA: The convex-concave rules of arthrokinematics: flawed or perhaps just misinterpreted? *J Orthop Sports Phys Ther* 42(2):53–55, 2012.
185. Nolte PC, Ruzbarsky JJ, Midtgaard KS, et al.: Quantitative and qualitative surgical anatomy of the acromioclavicular joint capsule and ligament: a cadaveric study, *Am J Sports Med* 49(5):1183–1191, 2021.
186. O'Brien SJ, Neves MC, Arnoczky SP, et al.: The anatomy and histology of the inferior glenohumeral ligament complex of the shoulder, *Am J Sports Med* 18:449–456, 1990.
187. O'Brien SJ, Schwartz RS, Warren RF, et al.: Capsular restraints to anterior-posterior motion of the abducted shoulder: a biomechanical study, *J Shoulder Elbow Surg* 4:298–308, 1995.
188. Oki S, Matsumura N, Iwamoto W, et al.: The function of the acromioclavicular and coracoclavicular ligaments in shoulder motion: a whole-cadaver study, *Am J Sports Med* 40(11):2617–2626, 2012.
189. Osias W, Matcuk Jr GR, Skalski MR, et al.: Scapulothoracic pathology: review of anatomy, pathophysiology, imaging findings, and an approach to management, *Skeletal Radiol* 47(2):161–171, 2018.
190. Ostermann RC, Moen TC, Siegert P, et al.: Acromioclavicular disk as a potential source of pain in AC joint injuries, *Am J Sports Med* 50(4):1039–1043, 2022.
191. Ostrander R, Escamilla RF, Hess R, et al.: Glenohumeral rotation deficits in high school, college, and professional baseball pitchers with and without a medial ulnar collateral ligament injury, *J Shoulder Elbow Surg* 28(3):423–429, 2019.
192. Oyama S, Hibberd EE, Myers JB: Changes in humeral torsion and shoulder rotation range of motion in high school baseball players over a 1-year period, *Clin Biomech* 28(3):268–272, 2013.
193. Pagnani MJ, Deng XH, Warren RF, et al.: Role of the long head of the biceps brachii in glenohumeral stability: a biomechanical study in cadaver, *J Shoulder Elbow Surg* 5:255–262, 1996.
194. Paletta Jr GA, Warner JJ, Warren RF, et al.: Shoulder kinematics with two-plane x-ray evaluation in patients with anterior instability or rotator cuff tearing, *J Shoulder Elbow Surg* 6:516–527, 1997.
195. Pallis M, Cameron KL, Svoboda SJ, et al.: Epidemiology of acromioclavicular joint injury in young athletes, *Am J Sports Med* 40(9):2072–2077, 2012.
196. Panico L, Roy T, Namdari S: Long Head of the biceps tendon ruptures: biomechanics, clinical ramifications, and management, *JBJS Rev* 9(10), 2021.
197. Paquet T, Van Den Broecke R, Casier S, et al.: Defining the shape of the scapulothoracic gliding surface, *Surg Radiol Anat* 41(11):1369–1375, 2019.
198. Paul RW, Sheridan S, Reuther KE, et al.: The contribution of posterior capsule hypertrophy to soft tissue glenohumeral internal rotation deficit in healthy pitchers, *Am J Sports Med* 50(2):341–346, 2022.
199. Phillips D, Kosek P, Karduna A: The contribution of the supraspinatus muscle at sub-maximal contractions, *J Biomech* 68:65–69, 2018.
200. Pieters L, Lewis J, Kuppens K, et al.: An update of systematic reviews examining the effectiveness of conservative physical therapy interventions for subacromial shoulder pain, *J Orthop Sports Phys Ther* 50(3):131–141, 2020.
201. Pikkarainen V, Kettunen J, Vastamaki M: The natural course of serratus palsy at 2 to 31 years, *Clin Orthop Relat Res* 471(5):1555–1563, 2013.
202. Plath JE, Aboalata M, Seppel G, et al.: Prevalence of and risk factors for dislocation arthropathy: radiological long-term outcome of arthroscopic Bankart repair in 100 shoulders at an average 13-year follow-up, *Am J Sports Med* 43(5):1084–1090, 2015.
203. Plummer HA, Plosser SM, Diaz PR, et al.: Effectiveness of a shoulder exercise program in division I collegiate baseball players during the fall season, *Int J Sports Phys Ther* 17(2):247–258, 2022.
204. Plummer HA, Sum JC, Pozzi F, et al.: Observational scapular dyskinesis: known-groups validity in patients with and without shoulder pain, *J Orthop Sports Phys Ther* 47(8):530–537, 2017.
205. Poppen NK, Walker PS: Forces at the glenohumeral joint in abduction, *Clin Orthop Relat Res* 165–170, 1978.
206. Poppen NK, Walker PS: Normal and abnormal motion of the shoulder, *J Bone Joint Surg Am* 58:195–201, 1976.
207. Ranalletta M, Bongiovanni S, Suarez F, et al.: Do patients with traumatic recurrent anterior shoulder instability have generalized joint laxity? *Clin Orthop Relat Res* 470(4):957–960, 2012.
208. Reinold MM, Wilk KE, Hooks TR, et al.: Thermal-assisted capsular shrinkage of the glenohumeral joint in overhead athletes: a 15- to 47-month follow-up, *J Orthop Sports Phys Ther* 33:455–467, 2003.
209. Reis FP, de Camargo AM, Vitti M, et al.: Electromyographic study of the subclavius muscle, *Acta Anat* 105:284–290, 1979.
210. Requejo-Salinas N, Lewis J, Michener LA, et al.: International physical therapists consensus on clinical descriptors for diagnosing rotator cuff related shoulder pain: a Delphi study, *Braz J Phys Ther* 26(2):100395, 2022.
211. Rosa DP, Borstad JD, Ferreira JK, et al.: Comparison of specific and non-specific treatment approaches for individuals with posterior capsule tightness and shoulder impingement symptoms: a randomized controlled trial, *Braz J Phys Ther* 25(5):648–658, 2021.
212. Rutgers C, Verweij LPE, Priester-Vink S, et al.: Recurrence in traumatic anterior shoulder dislocations increases the prevalence of Hill-Sachs and Bankart lesions: a systematic review and meta-analysis. *Knee Surg Sports Traumatol Arthosc* 30(6):2130–2140, 2022.
213. Sabick MB, Kim YK, Torry MR, et al.: Biomechanics of the shoulder in youth baseball pitchers: implications for the development of proximal humeral epiphysiolysis and humeral retrotorsion, *Am J Sports Med* 33:1716–1722, 2005.
214. Sabick MB, Torry MR, Kim YK, et al.: Humeral torque in professional baseball pitchers, *Am J Sports Med* 32:892–898, 2004.
215. Sahara W, Sugamoto K, Murai M, et al.: Three-dimensional clavicular and acromioclavicular rotations during arm abduction using vertically open MRI, *J Orthop Res* 25:1243–1249, 2007.
216. Sahara W, Yamazaki T, Inui T, et al.: The glenohumeral micromotion and influence of the glenohumeral ligaments during axial rotation in varying abduction angle, *J Orthop Sci* 25(6):980–985, 2020.
217. Saini G, Lawrence RL, Staker JL, et al.: Supraspinatus-to-glenoid contact occurs during standardized overhead reaching motion, *Orthop J Sports Med* 9(10), 2021. 23259671211036908.
218. San Juan JG, Kosek P, Karduna AR: Humeral head translation after a suprascapular nerve block, *J Appl Biomech* 29(4):371–379, 2013.
219. Schrumpf MA, Maak TG, Delos D, et al.: The management of anterior glenohumeral instability with and without bone loss: AAOS exhibit selection, *J Bone Joint Surg Am* 96(2):e12, 2014.
220. Seitz AL, McClure PW, Lynch SS, et al.: Effects of scapular dyskinesis and scapular assistance test on subacromial space during static arm elevation, *J Shoulder Elbow Surg* 21(5):631–640, 2012.
221. Seitz AL, Michener LA: Ultrasonographic measures of subacromial space in patients with rotator cuff disease: a systematic review [Review], *J Clin Ultrasound* 39(3):146–154, 2011.
222. Sernandez H, Riehl J: Sternoclavicular joint dislocation: a systematic review and meta-analysis, *J Orthop Trauma* 33(7):e251–e255, 2019.
223. Seror P, Lenglet T, Nguyen C, et al.: Unilateral winged scapula: clinical and electrodiagnostic experience with 128 cases, with special attention to long thoracic nerve palsy, *Muscle Nerve* 57(6):913–920, 2018.
224. Sessions WC, Lawrence RL, Steubs JT, et al.: Thickness of the rotator cuff tendons at the articular margin: an anatomic cadaveric study, *Iowa Orthop J* 37:85–89, 2017.
225. Shanley E, Rauh MJ, Michener LA, et al.: Shoulder range of motion measures as risk factors for shoulder and elbow injuries in high school softball and baseball players, *Am J Sports Med* 39(9):1997–2006, 2011.
226. Shire AR, Staehr TAB, Overby JB, et al.: Specific or general exercise strategy for subacromial impingement syndrome-does it matter? a systematic literature review and meta analysis, *BMC Musculoskelet Disord* 18(1):158, 2017.
227. Shklar A, Dvir Z: Isokinetic strength measurements in shoulder muscles, *J Biomech* 10:369–373, 1995.
228. Smith DG, Swantek AJ, Gulledge CM, et al.: Relationship between glenohumeral internal rotation deficit and medial elbow torque in high school baseball pitchers, *Am J Sports Med* 47(12):2821–2826, 2019.
229. Soslowsky LJ, Flatow EL, LU B, et al.: Quantification of in situ contact areas at the glenohumeral joint: a biomechanical study, *J Orthop Res* 10:524–534, 1992.
230. Soslowsky LJ, Malicky DM, Blasier RB: Active and passive factors in inferior glenohumeral stabilization: a biomechanical model, *J Shoulder Elbow Surg* 6:371–379, 1997.
231. Spanhove V, Van Daele M, Van den Abeele A, et al.: Muscle activity and scapular kinematics in individuals with multidirectional shoulder instability: a systematic review, *Ann Phys Rehabil Med* 64(1):101457, 2021.
232. Staker JL, Braman JP, Ludewig PM: Kinematics and biomechanical validity of shoulder joint laxity tests as diagnostic criteria in multidirectional instability, *Braz J Phys Ther* 25(6):883–890, 2021.
233. Standring S: *Gray's anatomy: the anatomical basis of clinical practice*, ed 42, St Louis, 2021, Elsevier.
234. Stegink-Jansen CW, Buford Jr WL, Patterson RM, et al.: Computer simulation of pectoralis major muscle strain to guide exercise protocols for patients after breast cancer surgery, *J Orthop Sports Phys Ther* 41(6):417–426, 2011.
235. Steindler A: *Kinesiology of the human body: under normal and pathological conditions*, Springfield, Ill, 1955, Charles C Thomas.
236. Stickley CD, Hetzler RK, Freemyer BG, et al.: Isokinetic peak torque ratios and shoulder injury history in adolescent female volleyball athletes, *J Athl Train*

43(6):571–577, 2008.

237. Stokdijk M, Eilers PH, Nagels J, et al.: External rotation in the glenohumeral joint during elevation of the arm, *Clin Biomech* 18:296–302, 2003.
238. Struyf F, Cagnie B, Cools A, et al.: Scapulothoracic muscle activity and recruitment timing in patients with shoulder impingement symptoms and glenohumeral instability [Review], *J Electromyogr Kinesiol* 24(2):277–284, 2014.
239. Struyf F, Nijs J, Baeyens JP, et al.: Scapular positioning and movement in unimpaired shoulders, shoulder impingement syndrome, and glenohumeral instability [Review], *Scand J Med Sci Sports* 21(3):352–358, 2011.
240. Sugamoto K, Harada T, Machida A, et al.: Scapulohumeral rhythm: relationship between motion velocity and rhythm, *Clin Orthop Relat Res* 401:119–124, 2002.
241. Svendsen SW, Gelineck J, Mathiassen SE, et al.: Work above shoulder level and degenerative alterations of the rotator cuff tendons: a magnetic resonance imaging study, *Arthritis Rheum* 50:3314–3322, 2004.
242. Szucs KA, Borstad JD: Gender differences between muscle activation and onset timing of the four subdivisions of trapezius during humerothoracic elevation, *Hum Mov Sci* 32(6):1288–1298, 2013.
243. Takenaga T, Goto H, Tsuchiya A, et al.: Relationship between bilateral humeral retroversion angle and starting baseball age in skeletally mature baseball players-existence of watershed age, *J Shoulder Elbow Surg* 28(5):847–853, 2019.
244. Tamaoki MJ, Belloti JC, Lenza M, et al.: Surgical versus conservative interventions for treating acromioclavicular dislocation of the shoulder in adults, *Cochrane Database Syst Rev* 8:CD007429, 2010.
245. Tanaka K, Funasaki H, Murayama Y, et al.: Age-related differences in glenohumeral internal rotation deficit, humeral retrotorsion angle, and posterior shoulder tightness in baseball players, *J Shoulder Elbow Surg* 31(6):1184–1192, 2022.
246. Teece RM, Lunden JB, Lloyd AS, et al.: Three-dimensional acromioclavicular joint motions during elevation of the arm, *J Orthop Sports Phys Ther* 38:181–190, 2008.
247. Terrier A, Reist A, Vogel A, et al.: Effect of supraspinatus deficiency on humerus translation and glenohumeral contact force during abduction, *Clin Biomech* 22:645–651, 2007.
248. Teyhen DS, Christ TR, Ballas ER, et al.: Digital fluoroscopic video assessment of glenohumeral migration: static vs. dynamic conditions, *J Biomech* 43(7):1380–1385, 2010.
249. Thomas SJ, Swanik CB, Kaminski TW, et al.: Humeral retroversion and its association with posterior capsule thickness in collegiate baseball players, *J Shoulder Elbow Surg* 21(7):910–916, 2012.
250. Tran J, Switzer-McIntyre S, Agur AMR: Overview of innervation of shoulder and acromioclavicular joints, *Phys Med Rehabil Clin N Am* 32(4):667–674, 2021.
251. Urayama M, Itoi E, Sashi R, et al.: Capsular elongation in shoulders with recurrent anterior dislocation. Quantitative assessment with magnetic resonance arthrography, *Am J Sports Med* 31:64–67, 2003.
252. van der Helm FC, Pronk GM: Three-dimensional recording and description of motions of the shoulder mechanism, *J Biomech Eng* 117:27–40, 1995.
253. van Tongel A, MacDonald P, Leiter J, et al.: A cadaveric study of the structural anatomy of the sternoclavicular joint, *Clin Anat* 25(7):903–910, 2012.
254. Vangsness Jr CT, Jorgenson SS, Watson T, et al.: The origin of the long head of the biceps from the scapula and glenoid labrum. An anatomical study of 100 shoulders, *J Bone Joint Surg Br* 76:951–954, 1994.
255. Veeger HE, van der Helm FC: Shoulder function: the perfect compromise between mobility and stability, *J Biomech* 40:2119–2129, 2007.
256. Walker M, Brooks J, Willis M, et al.: How reverse shoulder arthroplasty works [Review], *Clin Orthop Relat Res* 469(9):2440–2451, 2011.
257. Warby SA, Ford JJ, Hahne AJ, et al.: Comparison of 2 exercise rehabilitation programs for multidirectional instability of the glenohumeral joint: a randomized controlled trial, *Am J Sports Med* 46(1):87–97, 2018.
258. Warner JJ, Deng XH, Warren RF, et al.: Static capsuloligamentous restraints to superior-inferior translation of the glenohumeral joint, *Am J Sports Med* 20:675–685, 1992.
259. Warth RJ, Spiegl UJ, Millett PJ: Scapulothoracic bursitis and snapping scapula syndrome: a critical review of current evidence, *Am J Sports Med* 43(1):236–245, 2015.
260. Wassinger CA, Sole G, Osborne H: Clinical measurement of scapular upward rotation in response to acute subacromial pain, *J Orthop Sports Phys Ther* 43(4):199–203, 2013.
261. Wattanaprakornkul D, Cathers I, Halaki M, et al.: The rotator cuff muscles have a direction specific recruitment pattern during shoulder flexion and extension exercises, *J Sci Med Sport* 14(5):376–382, 2011.
262. Wermers J, Schliemann B, Raschke MJ, et al.: The glenolabral articular disruption lesion is a biomechanical risk factor for recurrent shoulder instability, *Arthrosc Sports Med Rehabil* 3(6):e1803–e1810, 2021.
263. Werner AW, Lichtenberg S, Schmitz H, et al.: Arthroscopic findings in atraumatic shoulder instability, *Arthroscopy* 20:268–272, 2004.
264. Werner CM, Weishaupt D, Blumenthal S, et al.: Effect of experimental suprascapular nerve block on active glenohumeral translations in vivo, *J Orthop Res* 24:491–500, 2006.
265. Whiteley RJ, Ginn KA, Nicholson LL, et al.: Sports participation and humeral torsion, *J Orthop Sports Phys Ther* 39:256–263, 2009.
266. Wilk KE, Macrina LC, Arrigo C: Passive range of motion characteristics in the overhead baseball pitcher and their implications for rehabilitation, *Clin Orthop Relat Res* 470(6):1586–1594, 2012.
267. Wilk KE, Macrina LC, Fleisig GS, et al.: Deficits in glenohumeral passive range of motion increase risk of elbow injury in professional baseball pitchers: a prospective study, *Am J Sports Med* 42(9):2075–2081, 2014.
268. Wilk KE, Macrina LC: Nonoperative and postoperative rehabilitation for glenohumeral instability, *Clin Sports Med* 32(4):865–914, 2013.
269. Williamson PM, Hanna P, Momenzadeh K, et al.: Effect of rotator cuff muscle activation on glenohumeral kinematics: a cadaveric study, *J Biomech* 105:109798, 2020.
270. Wilson WR, Magnussen RA, Irribarra LA, et al.: Variability of the capsular anatomy in the rotator interval region of the shoulder, *J Shoulder Elbow Surg* 22(6):856–861, 2013.
271. Yamaguchi K, Ditsios K, Middleton WD, et al.: The demographic and morphological features of rotator cuff disease. A comparison of asymptomatic and symptomatic shoulders, *J Bone Joint Surg Am* 88:1699–1704, 2006.
272. Yamamoto N, Itoi E, Minagawa H, et al.: Why is the humeral retroversion of throwing athletes greater in dominant shoulders than in nondominant shoulders? *J Shoulder Elbow Surg* 15(5):571–575, 2006.
273. Yanagawa T, Goodwin CJ, Shelburne KB, et al.: Contributions of the individual muscles of the shoulder to glenohumeral joint stability during abduction, *J Biomech Eng* 130:210241–210249, 2008.
274. Yanai T, Fuss FK, Fukunaga T: In vivo measurements of subacromial impingement: substantial compression develops in abduction with large internal rotation, *Clin Biomech* 21:692–700, 2006.
275. Yang C, Goto A, Sahara W, et al.: In vivo three-dimensional evaluation of the functional length of glenohumeral ligaments, *Clin Biomech* 25(2):137–141, 2010.
276. Zdravkovic V, Alexander N, Wegener R, et al.: How do scapulothoracic kinematics during shoulder elevation differ between adults with and without rotator cuff arthropathy? *Clin Orthop Relat Res* 478(11):2640–2649, 2020.

## 학습문제_Study Questions

1. 복장빗장관절의 형태가 올림과 내림 동안 그리고 내밂과 뒤당김 동안 어떻게 관절운동형상학에 영향을 미치는가?
2. 복장빗장관절과 관련된 관절주위 결합조직들과 근육들 중 완전한 빗장뼈의 내림에 의해 팽팽해지는 것은 어떤 것이 있는가?
3. 복장빗장관절과 봉우리빗장관절의 골운동형상학이 어깨가슴관절의 내밂을 증대시키기 위해 어떻게 결합할 수 있는지 설명하라. 답에 돌림축과 운동면을 포함시켜라.
4. (a) 해부학적 자세와 (b) 90° 벌림 위치에서의 안쪽돌림에 대한 접시위팔관절의 관절운동형상학을 비교하라.
5. 어느 척수신경뿌리가 손상되면 어깨가슴관절의 내밂 움직임을 심각하게 약화시키는가? 힌트: 부록 II, Part B를 참조하라.
6. 팔이 고정된 상태에서, 마름근들의 활성 없이 큰원근이 완전히 활성된 이후의 어깨뼈 자세를 설명하라.
7. 그림 5.58은 접시위팔관절의 여러 안쪽돌림근육을 보여주고 있다. 이 근육들은 위팔뼈의 뒤쪽 미끄러짐을 유도하는 데 어떤 역할을 하는가?
8. 해부학적 자세에서 능동 어깨 벌림을 수행하는 동안 수축하는 어깨복합체의 근육들을 모두 열거하라. 부록 II, Part B를 참조하여, 어떤 척수신경뿌리들이 이러한 활동 근육들을 신경지배하는 데 연관되는지 설명하라.
9. 뼈대 모형, 이미지, 또는 그림의 도움을 받아, 타이트하거나 약해진 경우 어깨뼈의 앞쪽기울임 자세를 유발할 수 있는 어깨 근육들을 나열하라.
10. 이론적으로, 완전히 융합된 접시위팔관절에서 능동적인 어깨 벌림은 어느 정도 가능한가?
11. 어떤 동작이 접시위팔관절의 아래관절주머니인대의 모든 부분의 긴장을 동시에 증가시킬 수 있는가?
12. 위팔두갈래근 긴갈래의 먼쪽부착부위에서 몸쪽부착부위까지의 정확한 경로를 설명하라. 어디서 힘줄이 포착되거나 염증을 받기 쉬운가?
13. 팔신경얼기의 위신경줄기의 박리손상 이후에 가능한 능동적인 운동이나 운동들은 무엇인가?
14. 어깨가슴관절의 자세는 접시위팔관절에서의 정적인 안정성에 어떻게 영향을 미치는가?
15. 어깨뼈의 어떤 움직임의 결합이 봉우리밑공간 내의 부피를 가장 감소시키는가?
16. 이 장에서 설명했듯이, 위팔뼈 뒤경사는 출생 시 약 65°이다. 10대 후반이 되었을 때 일반적으로 기대되는 뒤경사는 얼마인가?
17. 접시위팔(GH)관절의 안-가쪽돌림축에 대한 힘선에 근거해, 다음 3가지의 시작위치에서의 큰가슴근 복장갈비섬유의 시상면 작용을 비교하라: (A) 거의 중립의 해부학적 자세, (B) 중립위치를 넘은 30°의 폄, 그리고 (C) 120°의 굽힘.
18. 해부학적 자세에서 시작하여, (A) 능동적인 그리고 (B) 수동적인 어깨 바깥돌림 동안 접시위팔관절의 뒤관절주머니 내에서 발생하는 상대적 장력(신장)을 비교하라.
19. 뇌성마비를 가진 한 10대가 앉아있을 때 몸통 불안정성과 심각한 등척주뒤굽음을 보인다고 가정하자. 또한, 안정 상태에서 이 '구부정한' 앉기 자세는 양쪽 어깨뼈가 30°의 아래쪽돌림, 상당한 앞쪽기울임, 그리고 안쪽돌림의 자세와 연관된다. 이러한 전반적인 자세와 관련된 운동학적 요인들을 제시하여, 그녀가 옷장의 높은 선반에 닿을 만큼 충분한 능동적 어깨 벌림을 달성하지 못하는 이유를 설명하라.

Chapter 6

# 팔꿈치와 아래팔

Elbow and Forearm

## 주제 요약



팔꿈치와 아래팔 복합체는 3개의 뼈와 4개의 관절로 구성되어 있다(그림 6.1). *위팔자관절(humero-ulnar joint)*과 *위팔노관절(humeroradial joint)*은 팔꿈치를 구성한다. 팔꿈치의 굽힘과 폄은 팔의 전반적인 기능적 길이를 조절하기 위한 수단으로 제공된다. 이러한 기전은 식사하기, 손뻗기, 던지기 그리고 개인위생과 같은 중요한 많은 동작을 위해 사용된다.

노뼈(radius)와 자뼈(ulna)는 아래팔 내에서 서로 관절하여 *몸쪽노자관절(proximal radio-ulnar joint)*과 *먼쪽노자관절(distal radio-ulnar joint)*을 형성한다. 이런 한 쌍의 관절은 어깨에서의 운동 없이 손바닥을 위로 향하게(뒤침) 하거나 아래로 향하게(엎침) 한다. 뒤침(supination)과 엎침(pronation)은 팔꿈치에서의 굽힘과 폄을 동반하여 수행하거나 동반 없이 독립적으로 수행할 수 있다. 팔꿈치와 아래팔 관절들 사이의 상호작용은 손 배치의 다양성을 크게 높여, 팔의 전반적인 기능을 향상시킨다.

**팔꿈치와 아래팔 복합체 내에 있는 4개의 관절**

1. 위팔자관절
2. 위팔노관절
3. 몸쪽노자관절
4. 먼쪽노자관절

## 골학

### 중간에서 먼쪽까지의 위팔뼈

중간위팔뼈에서 먼쪽위팔뼈까지의 앞면과 뒤면은 위팔근(brachialis)과 위팔세갈래근(triceps brachii)의 안쪽갈래에 대한 몸쪽부착부위를 제공한다(그림 6.2와 6.3, 각각). 위팔뼈몸통 먼쪽끝의 안쪽에는 도르래와 안쪽위관절융기가 있으며, 가쪽에는 작은머리와 가쪽위관절융기가 있다. *도르래(trochlea)*는 둥근 실감개와 유사

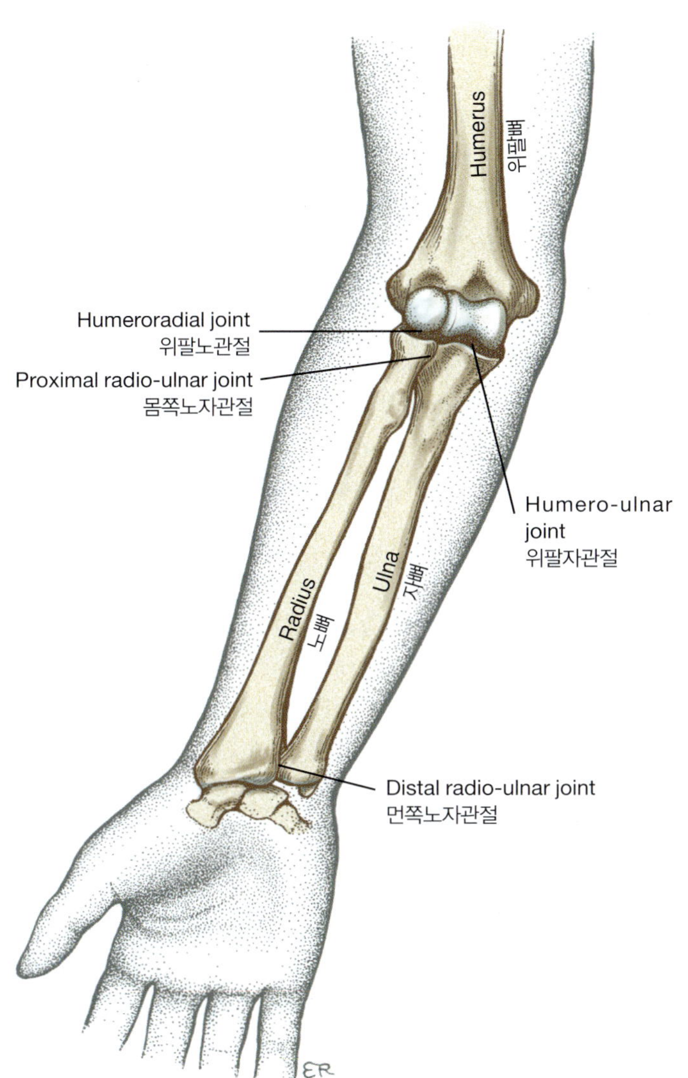


그림 6.1 팔꿈치와 아래팔 복합체의 관절들.

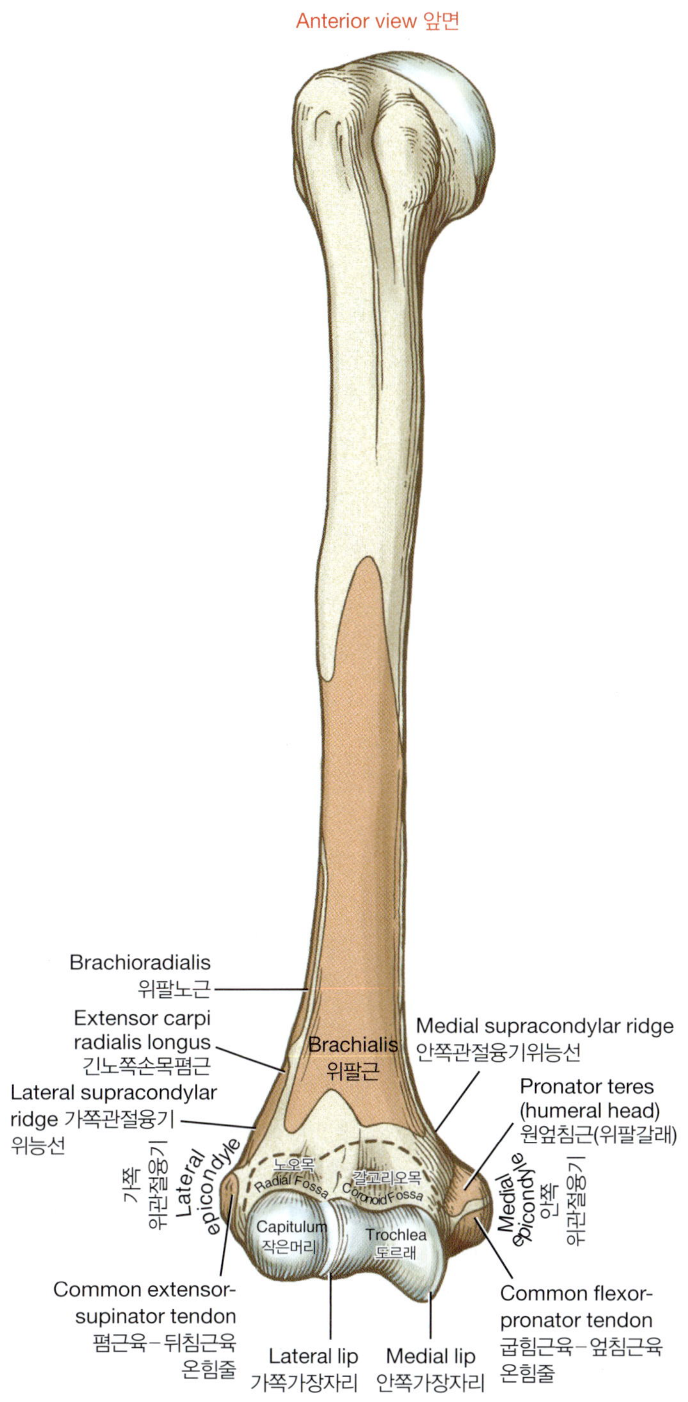


그림 6.2 오른쪽 위팔뼈의 앞면. 근육의 몸쪽부착부위는 빨간색으로 보여주고 있다. 점선은 팔꿉관절의 관절주머니 부착부위를 보여준다.

하게 생겼다. 도르래의 안쪽모서리와 가쪽모서리는 *안쪽가장자리*(*medial lip*)와 *가쪽가장자리*(*lateral lip*)를 형성하기 위해 약간 솟아오른다. 안쪽가장자리는 가쪽가장자리보다 좀 더 먼쪽으로 돌출되어 뻗어 나와 있다. 안쪽가장자리와 가쪽가장자리 사이의 중간에는 *도르래고랑*(*trochlear groove*)이 있으며, 이 고랑을 뒤쪽에서 앞쪽 방향으로 바라볼 때, 약간 안쪽 방향을 향해 나선형으로 놓여 있다(그림 6.4). *갈고리오목*(*coronoid fossa*)은 도르래의 앞면 바로 몸쪽에 위치해 있다(그림 6.2).

### 중간위팔뼈에서 먼쪽위팔뼈까지의 골학적 특징

- 도르래고랑, 안쪽가장자리, 그리고 가쪽가장자리를 포함하고 있는 도르래
- 갈고리오목
- 작은머리
- 노오목
- 안쪽위관절융기와 가쪽위관절융기
- 안쪽관절융기위능선과 가쪽관절융기위능선
- 팔꿈치머리오목

Posterior view 뒤면

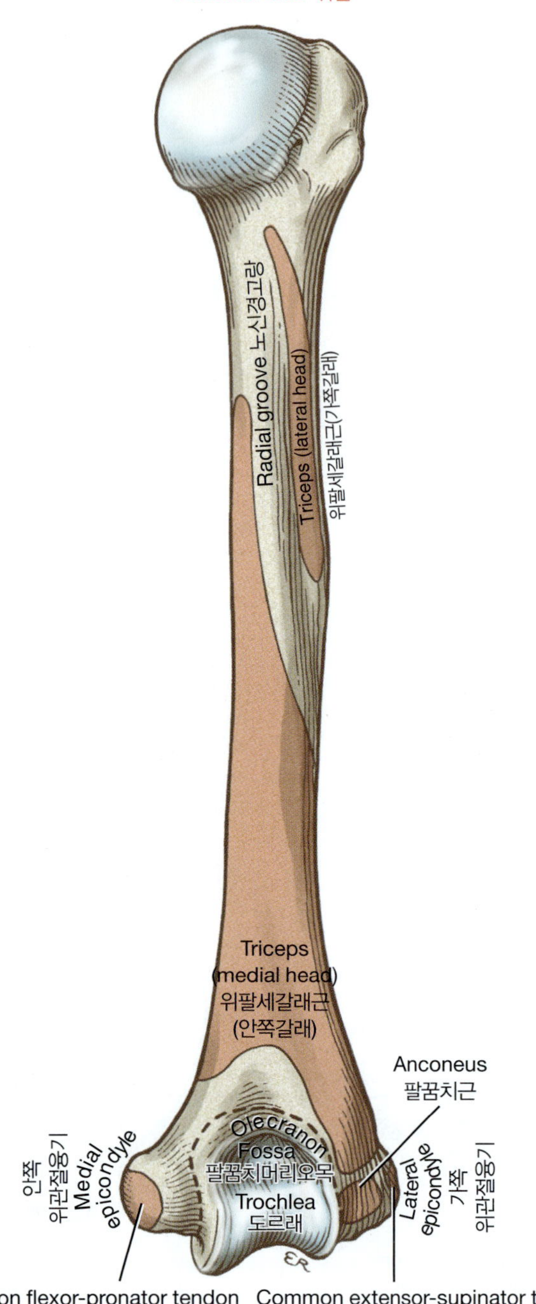


**그림 6.3** 오른쪽 위팔뼈의 뒤면. 근육의 몸쪽부착부위는 빨간색으로 보여주고 있다. 점선은 팔꿉관절의 관절주머니 부착부위를 보여준다.

도르래의 바로 가쪽에는 둥근 *작은머리(capitulum)*가 있다. 작은머리는 공 모양의 거의 절반 정도에 해당하는 모습을 하고 있다. 작은머리 앞면의 몸쪽에는 작은 *노오목(radial fossa)*이 위치한다.

위팔뼈의 *안쪽위관절융기(medial epicondyle)*는 도르래에서 안쪽으로 뻗어 있다(그림 6.2와 6.4). 돌출되어 있어 쉽게 촉지 가능한 이 구조는 대부분의 아래팔 엎침근육과 손목 굽힘근육은 물론 팔꿈치의 안쪽곁인대(medial collateral ligament)를 위한 몸쪽부착

Right humerus: Inferior view 오른쪽 위팔뼈: 아래면

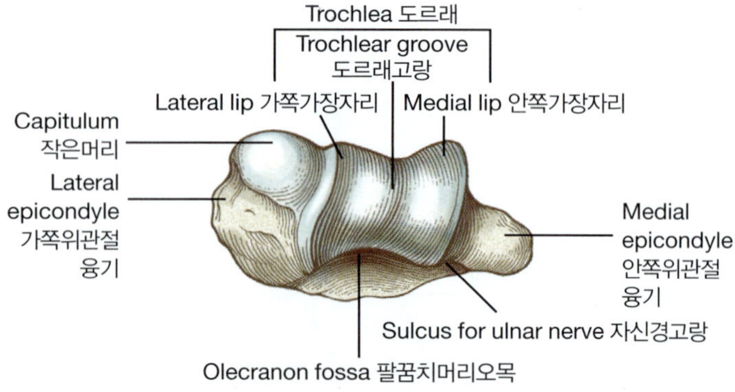


**그림 6.4** 오른쪽 위팔뼈 먼쪽끝의 아래면.

부위를 제공한다.

위팔뼈의 *가쪽위관절융기(lateral epicondyle)*는 안쪽위관절융기보다는 덜 돌출되어 있으며, 대부분의 아래팔 뒤침근육과 손목 폄근육은 물론 팔꿈치의 가쪽곁인대복합체(lateral collateral ligament complex)를 위한 몸쪽부착부위를 제공한다. 안쪽위관절융기와 가쪽위관절융기의 바로 몸쪽에는 *안쪽관절융기위능선(medial supracondylar ridge)*과 *가쪽관절융기위능선(lateral supracondylar ridge)*이 있으며, 이들은 비교적 얕은 곳에 있어 쉽게 촉지된다.

위팔뼈의 뒤면에 있어, 도르래의 바로 몸쪽에는 넓고 깊게 파인 *팔꿈치머리오목(olecranon fossa)*이 있다. 팔꿈치머리오목과 갈고리오목은 단지 얇은 뼈의 판이나 막에 의해 분리된다.

## 자뼈

자뼈(ulna)는 두드러진 돌기가 있는 두꺼운 몸쪽끝을 갖고 있다(그림 6.5와 6.6). *팔꿈치머리돌기(olecranon process)*는 크고 뭉툭한 자뼈의 몸쪽끝을 형성하고 있으며, 팔꿈치의 뒤면에서 '뾰족한 끝(point)'을 이루고 있다(그림 6.7). 팔꿈치머리돌기의 거친 뒤면은 위팔세갈래근의 부착부위이다. *갈고리돌기(coronoid process)*는 몸쪽자뼈의 앞면에서 날카롭게 돌출된 구조이다.

**자뼈의 골학적 특징**

- 팔꿈치머리돌기
- 갈고리돌기
- 도르래파임과 세로능선
- 노파임
- 뒤침근능선
- 자뼈거친면
- 자뼈머리
- 붓돌기
- 자뼈머리의 오목

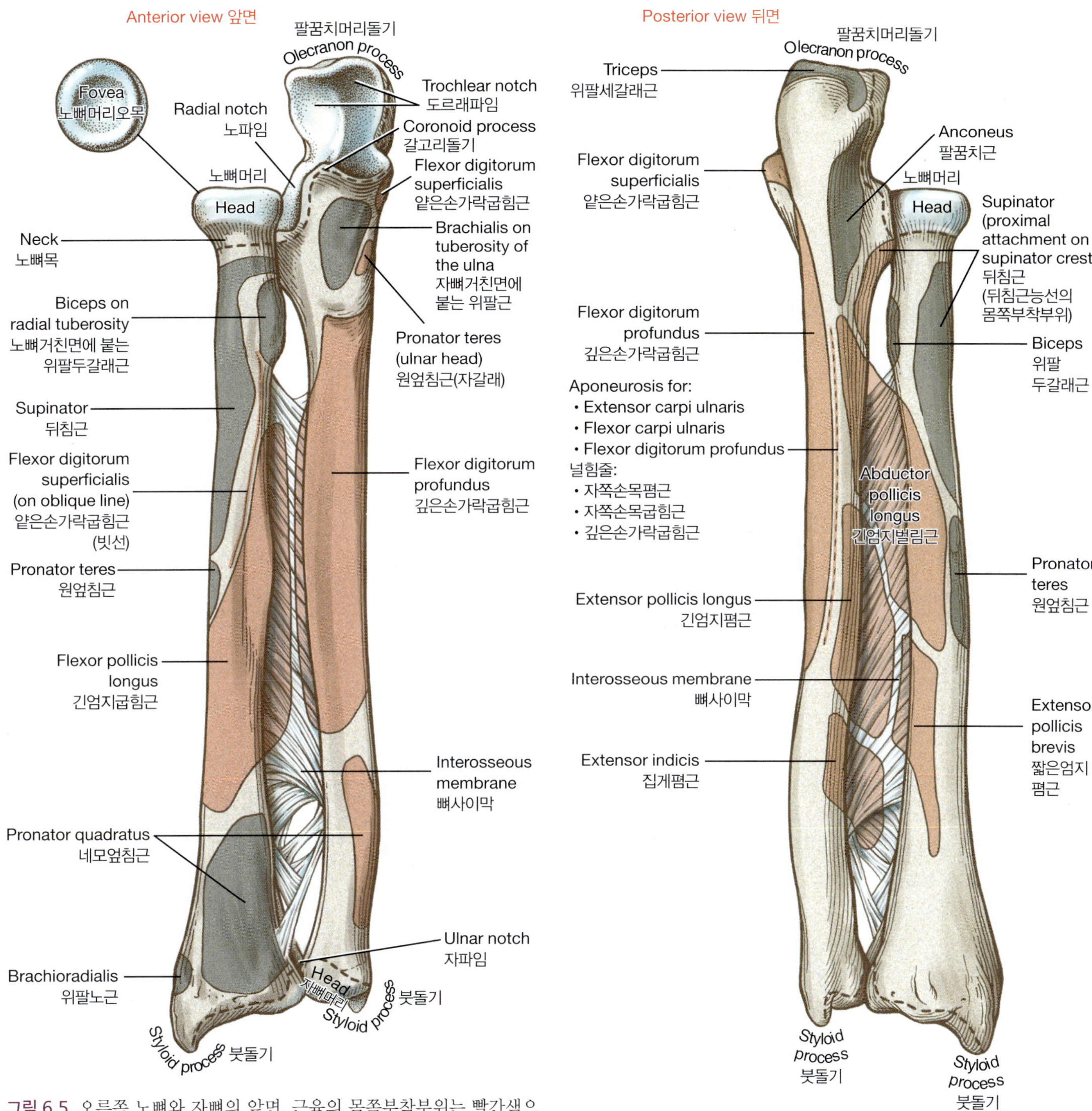


**그림 6.5** 오른쪽 노뼈와 자뼈의 앞면. 근육의 몸쪽부착부위는 빨간색으로 그리고 먼쪽부착부위는 회색으로 보여주고 있다. 점선은 팔꿈치와 손목 그리고 몸쪽노자관절과 먼쪽노자관절의 관절주머니 부착부위를 보여주고 있다. 노뼈머리오목의 오목함을 보여주기 위해 노뼈머리를 위에서 관찰한 그림을 제시하였다.

**그림 6.6** 오른쪽 노뼈와 자뼈의 뒤면. 근육의 몸쪽부착부위는 빨간색으로 그리고 먼쪽부착부위는 회색으로 보여주고 있다. 점선은 팔꿈치와 손목관절 그리고 몸쪽노자관절과 먼쪽노자관절의 관절주머니 부착부위를 보여주고 있다.

자뼈의 *도르래파임(trochlear notch)*은 팔꿈치머리돌기와 갈고리돌기의 앞쪽 끝 사이에 위치한 큰 턱 모양의 돌기이다. 이 오목한 도르래파임은 상반된 형태의 위팔뼈 도르래와 견고하게 관절하여 위팔자관절을 형성한다. 가늘게 솟아오른 *세로능선(longitudinal crest)*은 정중앙에서 도르래파임을 양분한다.

자뼈의 *노파임(radial notch)*은 도르래파임 아래면의 바로 가쪽에 있는 관절을 위한 함몰부이다(그림 6.5와 6.7). 노파임에서 먼쪽과 약간 뒤쪽으로 뻗어 있는 것이 *뒤침근능선(supinator crest)*이

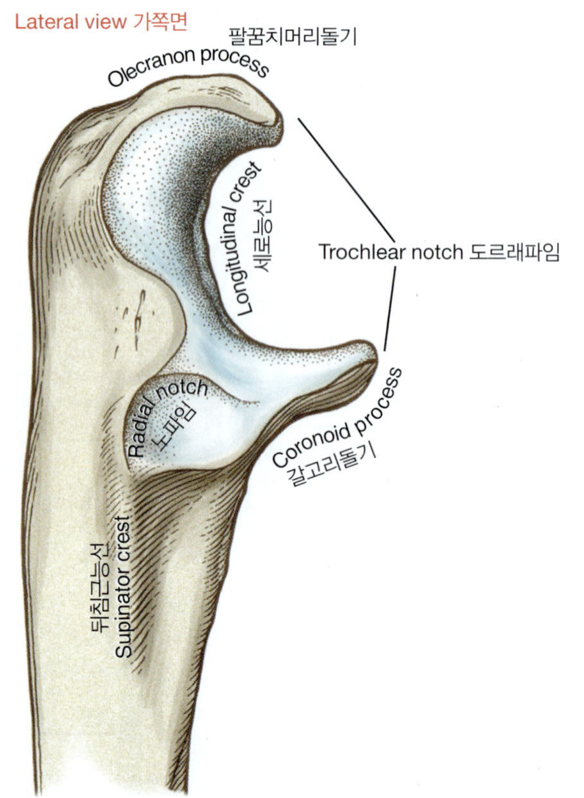


그림 6.7 노뼈가 제거된 오른쪽 몸쪽자뼈의 가쪽(노쪽)면. 턱 모양처럼 생긴 도르래파임에 주목하라.

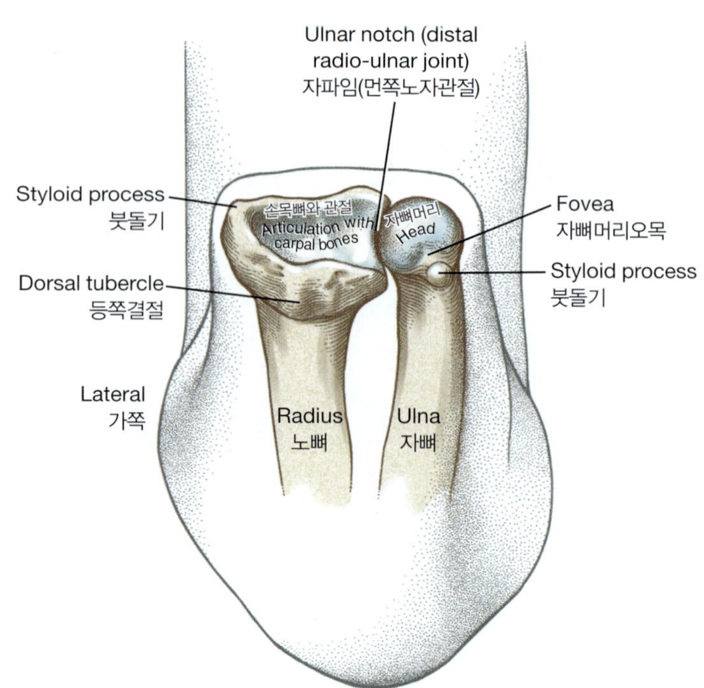


그림 6.8 손목뼈가 제거된 오른쪽 노뼈와 자뼈의 먼쪽끝. 아래팔은 완전히 뒤침되어 있다. 돌출된 자뼈머리와 근처에 있는 자뼈의 붓돌기에 주목하라.

며, 가쪽곁인대복합체의 일부와 뒤침근육을 위한 부착부위를 형성한다. *자뼈거친면(tuberosity of the ulnar)*은 갈고리돌기의 바로 먼쪽에 있는 거친 부위로, 위팔근이 부착하는 곳이다(그림 6.5).

*자뼈머리(ulnar head)*는 자뼈의 먼쪽끝에 위치해 있다(그림 6.8). 둥근 자뼈머리의 약 3/4은 관절연골로 덮여 있다. 뾰족한 *붓돌기(styloid process*, "기둥"을 의미하는 그리스어의 *stylos*에서 유래)는 가장 먼쪽노뼈의 뒤-안쪽 영역에서 먼쪽으로 뻗어 있다. 자뼈머리의 *오목(fovea)*이라 알려진 작은 함몰부가 붓돌기의 바닥에 위치해 있다. 자뼈머리의 오목은 보통 관절원반과 인대들의 부착에 의해 채워져 있다.

## 노뼈

완전히 뒤침된 위치에서, 노뼈(radius)는 자뼈의 가쪽에 거의 평행하게 놓인다(그림 6.5와 6.6 참조). 노뼈의 몸쪽끝은 작기 때문에 팔꿈치의 구조적 성분으로서는 비교적 작게 기여한다. 그러나 먼쪽끝은 확장되어 있어, 손목관절의 주요 부분을 형성한다.

*노뼈머리(radial head)*는 노뼈의 가장 몸쪽끝에 위치된 원반과 같은 구조이다. 자뼈의 노파임과 관절하는 노뼈머리의 테두리는 얇은 층의 관절연골로 덮여 있으며, 몸쪽노자관절(proximal radio-ulnar joint)을 형성한다. 노뼈머리의 바로 아래쪽에 잘록한 *노뼈목(radial neck)*이 있다(그림 6.5)

노뼈머리의 위면은 *오목(fovea)*으로 알려진 얕은 컵 모양의 함몰부로 구성되어 있다. 연골로 덮인 이 오목한 노뼈머리의 오목은 위팔뼈의 작은머리(capitulum)와 관절하여, 위팔노관절을 형성한다. 위팔두갈래근은 몸쪽노뼈의 앞-안쪽 테두리에 위치한 거친 영역인 *노뼈(두갈래근)거친면[radial (bicipital) tuberosity]*에서 노뼈에 부착한다.

**노뼈의 골학적 특징**

- 노뼈머리
- 노뼈목
- 노뼈머리의 오목
- 노뼈(두갈래근)거친면
- 자파임
- 붓돌기

노뼈의 먼쪽끝은 손목에서 노손목관절(radiocarpal joint)을 형성하기 위해 손목뼈와 관절한다(그림 6.8). 먼쪽노뼈의 *자파임(ulnar notch)*은 자뼈머리와 관절하여 먼쪽노자관절(distal radio-ulnar joint)을 형성한다. 돌출된 *붓돌기(styloid process)*는 먼쪽노뼈의 가쪽면에서 돌출되어 나오는데, 자뼈붓돌기보다 좀 더 먼쪽으로 뻗어 있다.

# 관절학

## 팔꿈치의 관절

### 위팔자관절과 위팔노관절의 일반적인 특징

팔꿈치는 위팔자관절(humero-ulnar joint)과 위팔노관절(humeroradial joint)로 구성되어 있다(그림 6.1). 두 관절 모두 굽힘과 폄의 운동형상학에 기여하지만, 각각의 관절은 팔꿈치의 전반적인 3차원적 안정성을 유지하는 데 있어 서로 다른 역할로 기여한다. 위팔자관절은 도르래와 도르래파임 사이의 꼭 끼는 맞물림을 통해 팔꿈치 안정성의 대부분을 제공한다. 이와는 대조적으로, 일치성이 떨어지는 위팔노관절은 노뼈머리가 작은머리를 지지하는 역할과 함께 많은 관절주머니인대들의 연결을 통해 팔꿈치의 안정성을 제공한다.

초기의 해부학자들은 단일평면에서의 운동인 굽힘과 폄이 우세하게 나타나기 때문에 팔꿈치를 *경첩관절(ginglymus 또는 hinge joint)*로 분류하였다. 굽힘과 폄을 수행할 때 자뼈에서 적은 양의 축돌림(즉, 자뼈의 세로축을 중심으로 한 돌림)과 측면으로의 운동이 일어나기 때문에, *수정된 경첩관절(modified hinge joint)*이란 용어가 좀 더 적절할 것이다.[91] 생체공학자들은 팔꿉관절 인공삽입물의 디자인을 개선하기 위해, 비교적 작은 '시상면 외' 부속운동('extra-sagittal' accessory motion)을 고려해야 한다. 특히 활동이 많은 환자들에서 팔꿉관절 인공삽입물이 조기에 느슨해지는 것은 수술의 주요 합병증으로 기여한다.

#### *팔꿈치의 정상적인 '가쪽휨각'*

팔꿈치의 굽힘과 폄은 가쪽위관절융기(lateral epicondyle)의 근처를 통과해 지나가는 거의 안-가쪽돌림축을 중심으로 일어나며, 궁극적으로 이 축은 관절의 볼록 성분을 통과한다(그림 6.9A). 도르래의 안쪽가장자리(medial lip)가 좀 더 먼쪽으로 뻗어 있기 때문에, 이 축은 안쪽에서 가쪽으로 갈수록 약간 위쪽을 향하게 된다. 이러한 도르래에서의 비대칭성 때문에, 자뼈는 위팔뼈에 대해 가쪽으로 편위된다. 폄된 팔꿈치에서 만들어지는 전두면에서의 자연적인 각도를 *정상적인 가쪽휜팔꿈치(normal cubitus valgus)*라 한다. ['운반각(carrying angle)'이란 용어로 자주 사용되는데, 이는 걷는 동안 가쪽휨각(valgus angle)이 운반하는 물체를 넓적다리(thigh)의 옆면에서 멀어지게 한다는 경향을 반영한 것이다.] Paraskevas와 그의 동료들은 건강한 남성과 여성의 평균 가쪽휜팔꿈치 각도는 약 13°이며 표준편차는 약 6°에 가깝다고 보고하였다.[82] 건강한 소아 인구에 대한 연구 자료에서는 나이가 들면

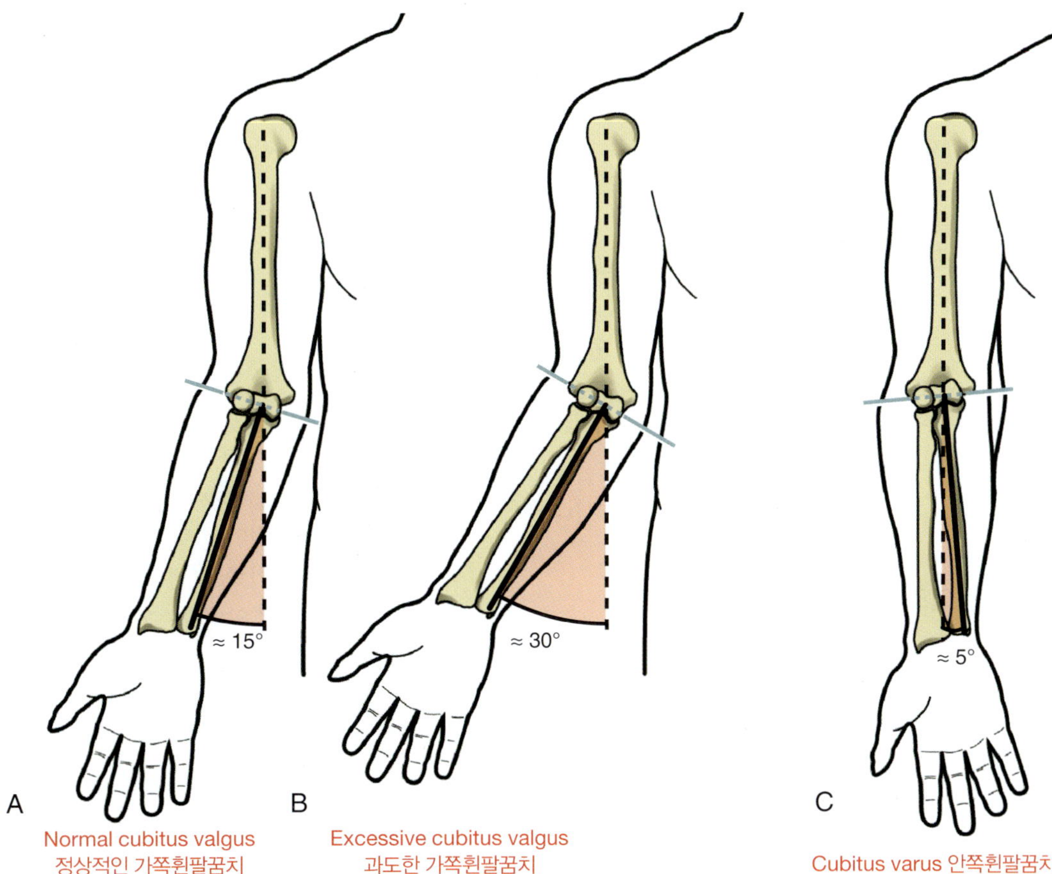


그림 6.9 (A) 팔꿈치의 돌림축은 작은머리와 도르래를 약간 비스듬히 안-가쪽 방향으로 통과해 뻗어 있는 것을 보여주고 있다. 팔꿈치의 *정상적인 가쪽휜팔꿈치*는 위팔뼈의 세로축에 대해 약 15°의 각도를 보인다. (B) *과도한 가쪽휜팔꿈치* 변형의 예는 아래팔이 가쪽으로 30° 정도 편위된 것으로 보여주고 있다. (C) *안쪽휜팔꿈치* 변형의 예는 아래팔이 안쪽으로 5° 정도 편위된 것으로 보여주고 있다.

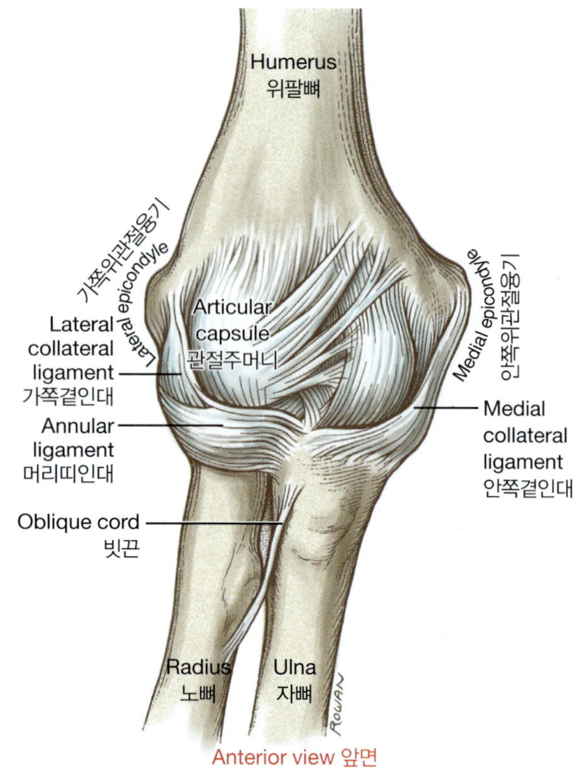


그림 6.10 관절주머니와 곁인대들을 보여주는 오른쪽 팔꿈치의 앞면.

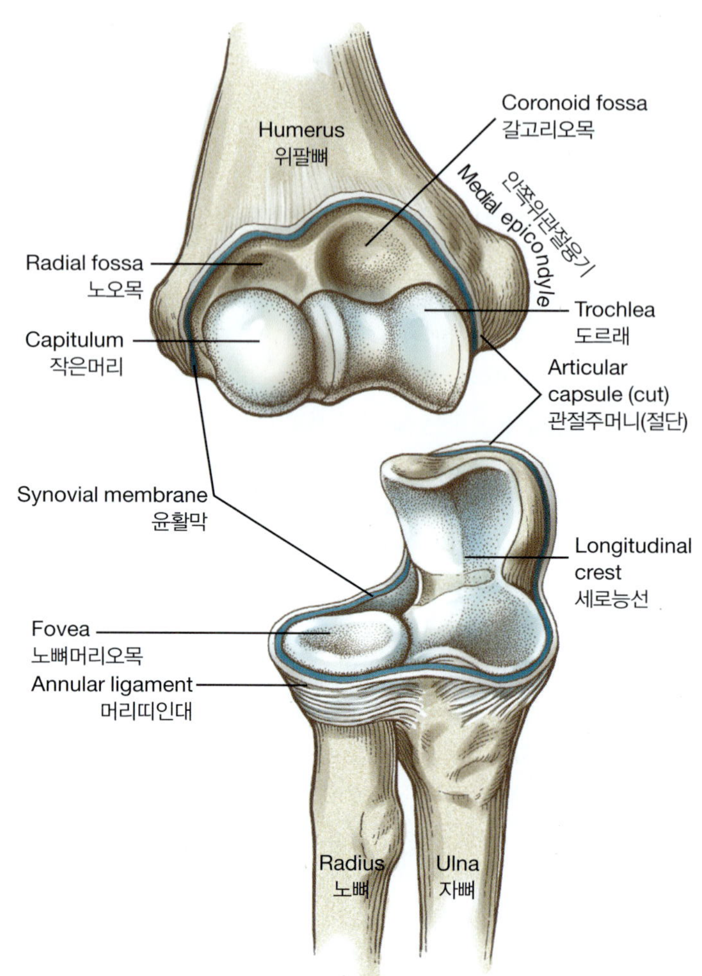


그림 6.11 위팔자관절과 위팔노관절을 노출시키기 위해 분리된 오른쪽 팔꿈치의 앞면. 몸쪽노자관절의 테두리가 팔꿉관절주머니의 속에 있음을 보여주고 있다. 도르래파임에서 관절연골이 없는 작은 영역이 있다는 것에 유념하라. 관절주머니의 속면을 덮고 있는 윤활막은 파란색으로 보여주고 있다.

서 운반각이 자연스럽게 증가한다고 제시하였고,[43] 이는 다양한 연령대의 아동에 대해 팔의 뼈 정렬을 평가하면 이런 연관성이 나타날 것이다.

때때로 폄된 팔꿈치에서 약 20° 또는 25°를 초과하는 *과도한 가쪽휜팔꿈치(excessive cubital valgus)*를 보이는 경우가 있다(그림 6.9B). 이와는 대조적으로, 흔하지 않지만 아래팔이 중간선 쪽으로 편위되는 *안쪽휜팔꿈치(cubitus varus*; 또는 '개머리판', 'gunstock') 변형을 보이는 경우도 있다(그림 6.9C). *가쪽휨(valgus)*이라는 용어는 라틴어로 *바깥쪽으로 향해 있는*(벌림되어 있는)을 의미하며, *안쪽휨(varus)*은 *안쪽으로 향해 있는*(모음되어 있는)을 의미한다.

두드러진 안쪽휨 또는 가쪽휨 변형은 아동의 먼쪽위팔뼈 '성장판(growth plate)'에 대한 심각한 골절과 같은 외상에 의해 초래될 수 있다. 과도한 가쪽휜팔꿈치는 팔꿈치의 안쪽을 가로지르는 자신경(ulnar nerve)을 과신장시켜 손상을 입힐 수 있다.[25]

## 관절주위 결합조직

팔꿈치의 *관절주머니(articular capsule)*는 위팔자관절, 위팔노관절, 그리고 몸쪽노자관절을 감싸고 있다(그림 6.10). 이런 관절들을 둘러싸고 있는 관절주머니는 얇으며 사선과 수직의 섬유조직띠에 의해 앞쪽이 강화된다. *윤활막(synovial membrane)*은 관절주머니의 속면을 덮고 있다(그림 6.11).

팔꿈치의 관절주머니는 곁인대들에 의해 강화된다. 이러한 인대들은 팔꿈치에 다평면의 안정성을 제공하는 중요한 성분들이며, 전두면에서의 안정성에 가장 현저히 기여한다. 인대들의 장력을 증가시키는 운동은 표 6.1에 제시되었다. *안쪽곁인대(medial collateral ligament*, MCL)는 앞섬유, 뒤섬유, 그리고 가로섬유 다발로 구성되어 있다(그림 6.12). *앞섬유*는 가장 강하고 뻣뻣하며, 팔꿈치의 가쪽휨(벌림)을 만드는 힘에 대해 가장 확실한 저항을 제공한다.[89] 앞섬유는 안쪽위관절융기의 앞쪽 부분에서 시작하여 자뼈갈고리돌기의 안쪽 부분에 부착된다.[34] 주의 깊은 해부 연구를 통해 앞섬유 내에 9개의 개별 섬유 성분을 확인하였다.[65] 이런 섬유 성분들이 안-가쪽돌림축의 위쪽과 아래쪽 모두에 걸쳐 있기 때문에, 완전한 가동범위 내내 적어도 일부는 팽팽한 상태를 유지하게 된다. 구체적으로 말한다면, 앞쪽 섬유 성분들은 폄에서 팽팽해지고, 뒤쪽 섬유 성분들은 굽힘에서 팽팽해진다.[52] 따라서 하나

**표 6.1 팔꿈치 결인대의 장력을 증가시키는 일차적인 운동**

| 인대 | 장력을 증가시키는 운동 |
|---|---|
| 안쪽곁인대(앞섬유*) | 가쪽휨<br>폄(앞쪽 섬유 성분)과 굽힘(뒤쪽 섬유 성분) |
| 안쪽곁인대(뒤섬유) | 가쪽휨<br>굽힘 |
| 노쪽곁인대 | 안쪽휨 |
| 가쪽(자쪽)곁인대* | 안쪽휨<br>위팔뼈에 대한 몸쪽아래팔의 바깥돌림<br>굽힘 |
| 머리띠인대 | 노뼈의 견인 |

*가쪽휨 또는 안쪽휨에 대한 일차적인 안정자.

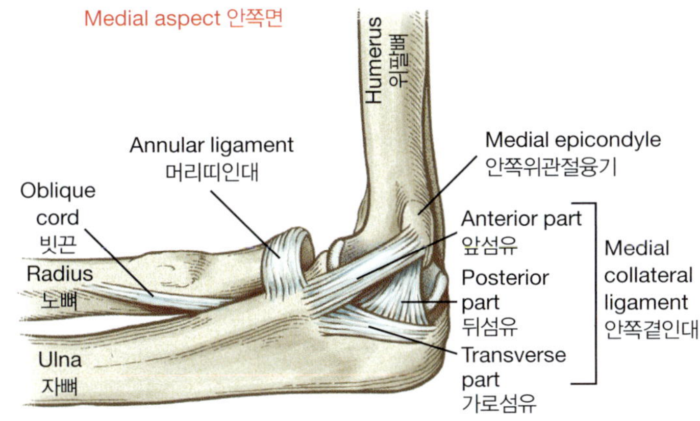


그림 6.12 오른쪽 팔꿈치에 있는 안쪽곁인대의 3가지 섬유.

의 무리로 고려할 때, MCL의 앞섬유는 시상면에서의 전체 움직임 내내 전반적인 관절의 안정성을 제공한다.

MCL의 *뒤섬유*는 앞섬유보다 덜 명확하게 정의되며 본질적으로 뒤-안쪽관절주머니의 부채꼴 모양으로 비후된 부분이다. 그림 6.12에서 보여주고 있는 것과 같이, 뒤섬유는 안쪽위관절융기의 뒤쪽 부분에서 시작하여 팔꿈치머리돌기의 안쪽모서리에 부착된다. 뒤섬유는 가쪽휨을 만드는 힘에 저항하며, 팔꿈치 굽힘의 끝범위에서 팽팽해진다.[21,89] 안쪽곁인대의 세 번째 섬유이자 잘 발달되지 않은 *가로섬유(transverse fiber)*는 자뼈의 팔꿈치머리돌기에서 갈고리돌기까지 뻗어 있는 섬유이다. 가로섬유는 같은 뼈에서 시작하여 정지하기 때문에, 단지 제한된 관절 안정성만을 제공한다.

안쪽곁인대 외에도, 얕은손가락굽힘근(flexor digitorum superficialis) 그리고 엎침과 손목 굽힘의 근육무리를 포함한 팔꿈치 안쪽에서 시작하는 근육들은 팔꿈치의 가쪽휨을 만들어내는 변형에 상당한 저항을 제공할 수 있다.[20] 이러한 이유 때문에, 이 근육들은 팔꿈치의 *동적인 안쪽 안정자(dynamic medial stabilizer)*로 고려되며, 안쪽곁인대에 주어지는 부하를 줄이는 데 부분적으로 기여하여 인대를 보호하는 데 도움이 된다.

MCL은 종종 팔을 뻗은 채로 넘어질 때 팔꿈치가 강제적으로 과도한 가쪽휨을 당해 쉽게 손상을 입는다(그림 6.13). 이런 인대성 손상은 위팔노관절이나 노뼈(이 뼈는 손목을 통해 적용된 압박력의 대부분을 수용하는 아래팔의 뼈이다)의 어떤 부위에서의 압박골절과 연관된다. 심각한 가쪽휨을 만들어내는 힘은 또한 자신경(ulnar nerve)이나 안쪽위관절융기에 부착하는 근육들을 손상시킬 수 있다. 뿐만 아니라, 이러한 손상은 팔꿈치의 과도한 과다폄(hyperextension)과 연관되어 앞관절주머니도 손상시킬 수 있다.

또한 MCL은 팔꿈치에 부과된 비체중부하의 반복적이고 강한 가쪽휨을 만드는 변형에 의해서도 손상을 당할 수 있다. 이러한 손상은 특히 모든 수준의 야구선수에게 흔하게 일어나는데, 특히 프로 수준의 투수에게서 가장 현저하게 발생한다.[38,108] 팔꿈치에서 가쪽휨을 만드는 토크가 가장 클 때인 투구의 코킹(cocking) 후기 단계와 가속 단계 동안 통증과 가쪽휨 불안정성이 특징적으로 나타난다.[7,22] 인대손상이 크다면 외과적 재건술이 필요하게 되며, 일반적으로 긴손바닥근(palmaris longus), 두덩정강근(gracilis), 또는 장딴지빗근(plantaris)으로부터의 자가힘줄이식을 사용하여 앞섬유를 복구하는데, 이러한 수술을 소위 *토미 존 수술(Tommy John surgery)*이라 한다.[22,37,63] 대부분의 수술후 재활은 점진적인 가동범위, 근력강화 활동, 그리고 단계적 투구 프로그램과 함께 보조기의 사용을 포함한다.[55] 비수술적 치료는 손상의 심각성 그리고 나이 및 경쟁적 스포츠로의 복귀 욕구와 같은 다른 요인들에 따라 결정된다.[53]

팔꿈치의 *가쪽곁인대복합체(lateral collateral ligament complex)*는 안쪽곁인대보다 그 형태에 있어 좀 더 다양하다(그림 6.14). 이 인대복합체는 가쪽위관절융기에서 시작하고 두 개의 섬유다발로 나눠진다. 전통적으로 *노쪽곁인대(radial collateral ligament)*로 알려진 첫 번째 섬유다발은 부채꼴로 펴지면서 주로 머리띠인대(annular ligament)와 섞이는데, 일부의 섬유는 뒤침근(supinator)과 짧은노쪽손목폄근(extensor carpi radialis brevis)의 몸쪽부착부위와도 섞이게 된다. *가쪽(자쪽)곁인대[lateral (ulnar) collateral ligament, LUCL]*로 알려진 두 번째 섬유다발은 먼쪽으로 자뼈의 가쪽면에 있는 뒤침근능선(supinator crest)에 부착된다. 가쪽에 위치한 두 인대는 팔꿈치의 안쪽휨을 유발하는 힘에 대한 저항을 제공한다.

비교적 뒤쪽에 위치한 LUCL은 완전한 굽힘 시 대부분의 섬유들이 팽팽해진다.[89] 뿐만 아니라 자뼈로의 부착에 의해, LUCL은 MCL의 앞섬유와 함께 팔꿈치의 전두면상의 일차적인 '버팀줄(guy wire)'로서 기능한다. 하나의 쌍으로, 굽힘과 폄의 대부분의 가동범위 내내 LUCL과 MCL의 앞섬유는 각각 과도한 안쪽휨과 가쪽휨에 대항하는 일차적인 연부조직의 저항을 제공한다.

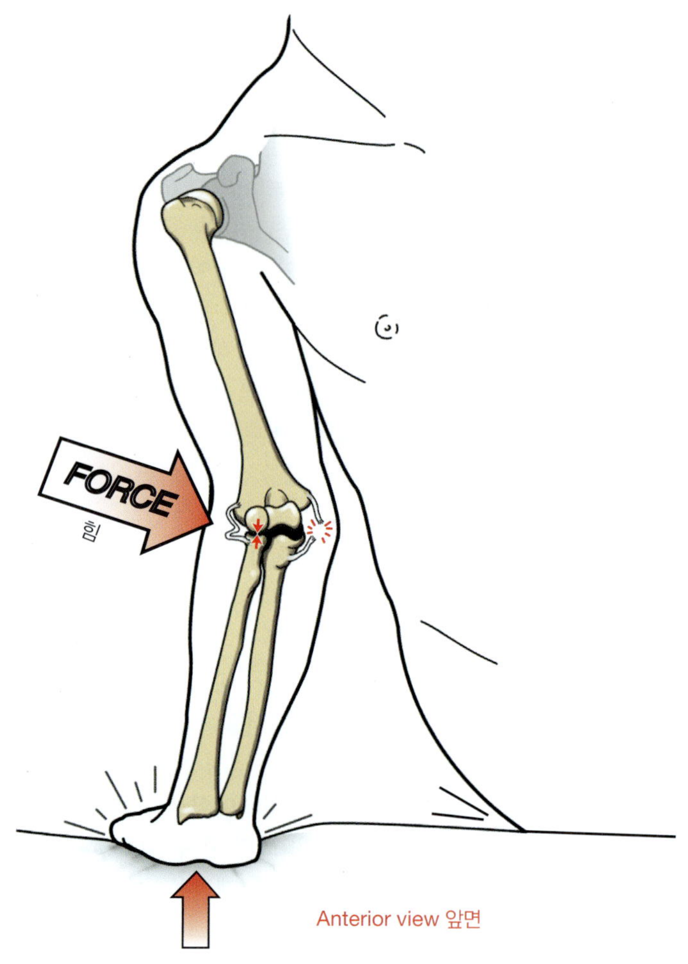


그림 6.13 넘어질 때 손을 짚는 시도는 팔꿈치에 심한 가쪽휨을 유발하는 힘을 발생시키는데, 이는 안쪽곁인대의 파열과 위팔노관절을 가로지르는 손상성 압박을 잠재적으로 유발하여 노뼈머리를 골절시킬 가능성이 있다.

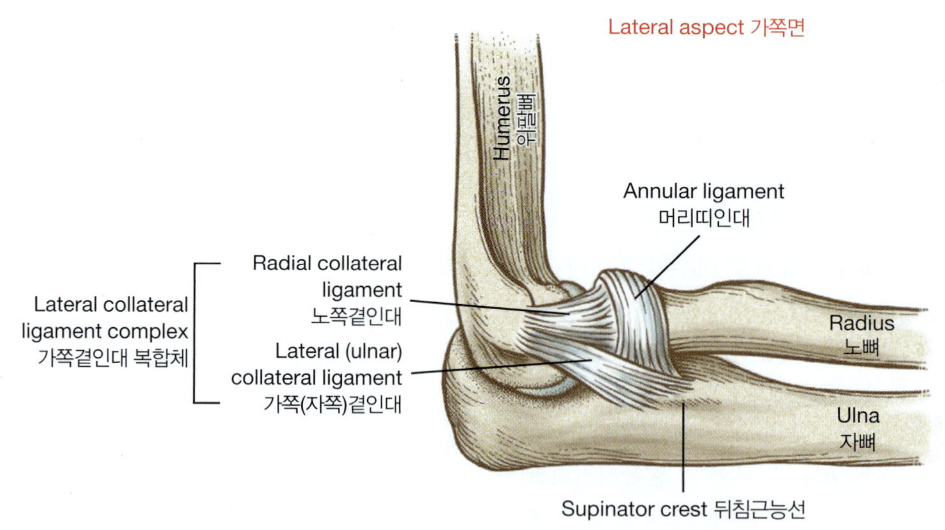


그림 6.14 오른쪽 팔꿈치에 있는 가쪽곁인대복합체의 성분들.

비교적 튼튼한 LUCL은 노뼈머리와 몸쪽자뼈를 가로지르면서 구조적으로 지지한다(그림 6.14). 이 인대의 공간적 배치는 위팔뼈에 대한 몸쪽아래팔 전체의 과도한 '바깥돌림'을 제한한다. 이러한 기능의 증거는 LUCL을 완전히 파열시키는 어떤 심각한 손상에서 명확히 드러난다. 노뼈머리가 뒤쪽과 가쪽 방향으로 비틀리면서 작은머리(capitulum) 아래에서 탈구될 수 있으며, 이로 인해 전체 팔꿈치복합체의 뒤–가쪽 돌림성 불안정성이 발생할 수 있다. 따라서 LUCL은 팔꿈치에서 전두면과 수평면 둘 다에서 안정성을

## SPECIAL FOCUS 6.1

### 팔꿈치의 끔찍한 3인조 손상

앞서 그림 6.13과 관련하여 설명했듯이, 팔을 뻗은 상태에서 종종 완전히 뒤침된 아래팔로 넘어지면 MCL에 손상을 초래할 수 있다. 그러나 일부 경우에 있어, 이런 유형의 넘어짐은 *팔꿈치의 끔찍한 3인조 손상*(*terrible triad injury of the elbow*)으로 흔히 설명되는 좀 더 광범위한 외상을 유발할 수 있다.[17,32] 이런 심각하고 복잡한 손상은 전형적으로 팔꿉관절 탈구(흔히 인대와 연부조직의 과도한 손상과 함께), 노뼈머리의 골절, 그리고 갈고리돌기의 골절로 정의된다. 지면과의 접촉으로 발생하는 극단적인 압박, 종종 과다폄, 그리고 가쪽휨을 만들어내는 힘은 MCL에 손상을 줄 뿐만 아니라 뼈도 골절시킬 수 있다. 또한 흔히 지면과 접촉할 때, 먼쪽위팔뼈는 고정된 아래팔에 대한 강력하게 안쪽으로 돌림한다. 이러한 상황은 팔꿈치에 큰 뒤-가쪽 비틀림(돌림)성 스트레스를 만들어내, 종종 LUCL과 인접 다른 연부조직을 완전히 파열시킨다. 결과적으로 발생된 팔꿈치의 뒤-가쪽 돌림 불안정성은 임상에서 손으로 (고정된 위팔뼈에 대해) 전체 몸쪽아래팔을 과하게 바깥돌림(뒤침)으로 스트레스를 적용하면 확인할 수 있다.[54,90] 손상의 심각성에 따라, 돌림 불안정성은 위팔자관절과 위팔노관절 모두 연루될 수 있다. 광범위한 외상 때문에, 이런 손상의 치료는 외과의사와 재활 전문가들에게 상당한 도전이 될 수 있다.[24] 특히 심각한 경우, 지속적인 불안정성, 신경손상의 잔여 증상, 이소성골화(heterotopic ossification), 그리고 팔꿈치에서의 뻣뻣함 때문에 회복 진행이 방해받을 수 있다. 외과적 수술의 목표는 일반적으로 위팔노관절 및 위팔자관절의 뼈와 인대의 완전성을 회복하는 것을 포함한다. 이러한 회복을 위해 장기간의 뻣뻣함을 제한할 목적을 갖고 시행되는 수술후의 조기 움직임이 권장된다. 수술적 치료는 종종 팔꿈치의 가쪽기둥(lateral column)을 강화하기 위한 시도로 인공 노뼈머리의 삽입이 사용된다.

제공하는 능력으로 인해 중요하게 여겨진다.

대부분의 관절과 마찬가지로, 팔꿉관절도 측정 가능한 관절주머니속 압력을 가지고 있다. 공기의 부피에 대한 공간의 부피 비율에 의해 결정되는 이러한 압력은 약 80°의 굽힘 상태에서 가장 낮다.[41] 이런 관절의 위치는 관절의 염증과 부기(swelling)를 갖고 있는 사람에 있어 '편안한 위치(position of comfort)'로 흔히 고려된다. 부기가 있는 팔꿈치를 굽힘된 위치로 유지하는 것은 편안함을 증진시킬 수는 있으나, 팔꿈치 굽힘 *구축*(*contracture*, "함께 당긴다"는 뜻인 라틴어의 *contractura*에서 유래됨)을 유발할 수도 있다. 이러한 주제에 대해서는 임상 연관성 6.1에서 좀 더 논의된다.

## 운동형상학

### *굽힘과 폄에 대한 기능적 고려사항*

팔꿈치의 굽힘은 당기기, 들어 올리기, 식사하기, 그리고 몸치장하기와 같은 몇몇 중요한 생리적 기능을 수행한다.[79] 예를 들어, 음식을 먹기 위해 손을 능동적으로 입에 가져갈 수 없다는 것은 한 사람의 기능적 독립성을 확실히 제한하게 된다. 예를 들어, $C^5$ 신경뿌리보다 위에 있는 척수에 손상이 있는 사람들은 팔꿈치 굽힘근육의 완전마비 때문에 이런 엄청난 기능적 장애를 경험할 수 있다.

팔꿈치 폄은 던지기, 밀기, 그리고 손뻗기와 같은 활동 시 자연스럽게 나타난다. 완전한 폄의 상실은 팔꿈치 굽힘근육에서의 두드러진 뻣뻣함에 의해 초래될 수 있다. 굽힘에 의해 근육이 짧아진 위치에서 장기간 고정된 후에는 비정상적으로 뻣뻣해진다. 장기간의 굽힘은 골절된 뼈를 위한 장기간의 석고고정으로 발생할 수 있거나 외상후이소성골화(posttraumatic heterotopic ossification), 뼈증식(osteophyte) 형성, 팔꿉관절의 염증과 삼출(effusion), 근육경직(muscle spasticity), 위팔세갈래근의 마비, 또는 팔꿈치 앞쪽에 있는 피부의 흉터에 의해 발생할 수 있다. 팔꿈치 굽힘근육에서의 타이트함 외에도, 앞관절주머니와 안쪽곁인대의 일부 앞섬유에서도 증가된 뻣뻣함이 일어날 수 있다.

관절각도계로 측정하였을 때, 팔꿈치에서 일반적으로 수행할 수 있는 최대 수동가동범위는 중립(0°)을 넘어선 5°의 폄에서부터 약 145°까지의 굽힘이다(그림 6.15A). 그림 6.15B에서 보여주고 있는 것과 같이, 많은 일상생활동작들은 약 30°에서 130° 굽힘까지의 100°의 '기능적 운동호(functional arc)'를 통해 수행된다.[61,69,88,91,104] 선택된 자기관리와 식사활동을 수행하기 위해서는 충분한 굽힘이 요구된다는 것에 주목하라. 팔꿈치에 자연스럽게 부과되는 운동형상학적 요구사항의 이해는 신체재활 프로그램 동안 임상가가 의미 있는 목표를 설정하는 데 도움이 된다.[33]

### *위팔자관절의 관절운동형상학*

위팔자관절은 오목한 자뼈의 도르래파임과 볼록한 위팔뼈의 도르래 사이에서 형성된 관절이다(그림 6.16). 유리질연골(hyaline cartilage)이 도르래파임에 있는 관절면의 약 180°를 덮고 있는 것에 비해 도르래에 있는 관절면은 약 300°를 덮고 있다. 이 관절의 형태와 자연스런 일치성은 주로 시상면에서의 운동을 제한한다. 자뼈의 뾰족한 갈고리돌기는 특히 팔꿈치가 부분적으로 굽힘되어 있다면 먼쪽위팔뼈에 대한 자뼈의 뒤쪽 이동에 대항하는 뼈 저항을 일차적으로 제공한다.[51]

위팔자관절이 완전히 폄된 위치에 도달하기 위해서는 팔꿈치 앞쪽의 진피(dermis), 굽힘근육, 앞관절주머니, 그리고 안쪽곁인대의 일부 앞섬유들과 같은 구조들에서의 충분한 신장성(extensibility)이 있어야 한다(그림 6.17A). 또한 완전한 폄을 위해서는 팔꿈치머리돌기의 돌출된 끝 부분이 팔꿈치머리오목에 끼워져야 한다. 따라서 팔꿈치머리오목 주위의 과도한 이소성(ectopic, 그리스어로 "외부"를 의미하는 *ecto*와 "장소"를 의미하는 *topos*에서 유래됨) 뼈 형성은 완전한 폄을 제한할 수 있다. 일단 정상적으로 폄 상태가 되면, 건강한 위팔자관절은 관절의 일치성과 신장된 결합

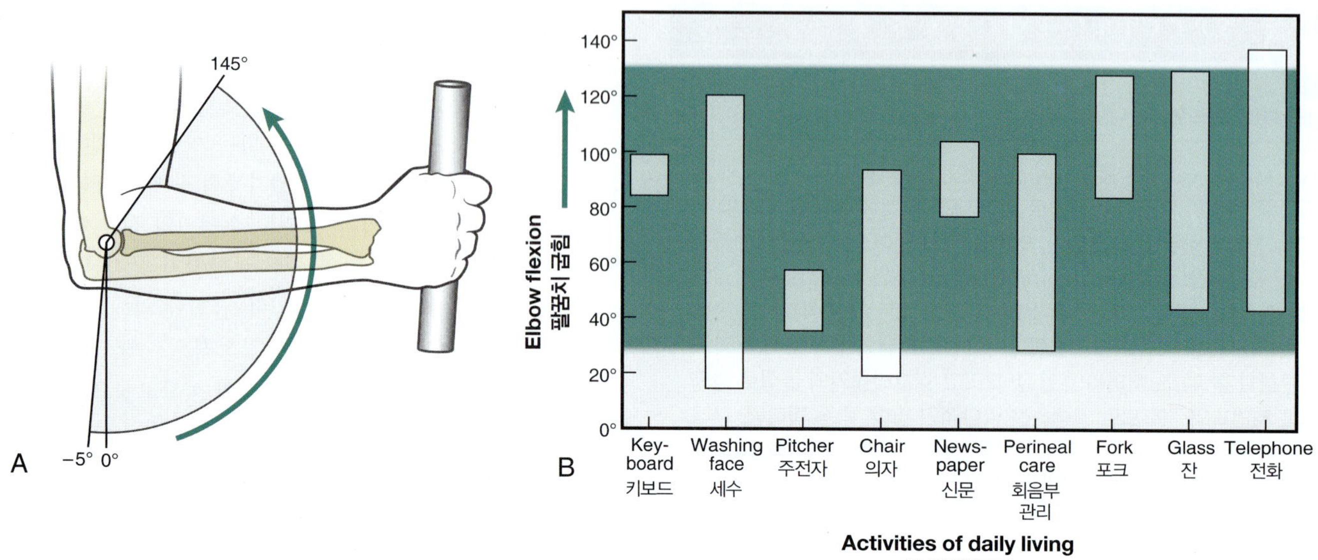


**그림 6.15** 팔꿈치의 가동범위. (A) 중립을 넘어선 5°의 폄에서부터 약 145°의 굽힘까지, 팔꿈치의 평균적인 가동범위를 보여주고 있는 건강한 사람. (B) 막대그래프는 컴퓨터 *키보드 치기*, *세수하기*, *주전자*로 물 붓기, *의자*에서 일어나기, *신문* 들고 있기, *회음부 관리* 수행하기, *포크*를 입으로 가져오기, *잔*을 입으로 가져오기, 그리고 *전화* 들고 있기와 같은 일상생활동작을 수행하는 데 필요한 팔꿈치에서의 가동범위를 보여주고 있다. 음영 처리된 영역은 100°의 '기능적 운동호'를 강조한다. 자료는 여러 출처에서 얻었다(본문 참조). 주의: 회음부 관리에 대한 자료는 작업을 수행하는 데 사용된 최대값의 극단을 나타낸다.

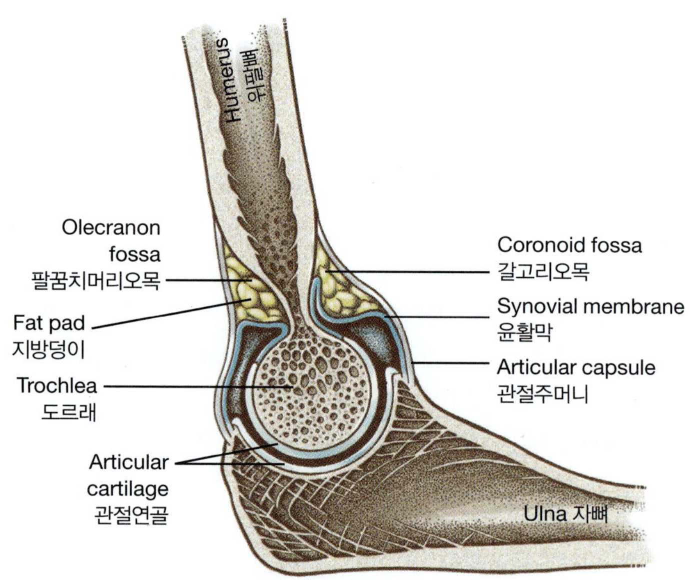


**그림 6.16** 도르래파임과 도르래 사이의 잘 맞는 관절면을 보여주는 위팔자관절의 시상단면. 관절주머니의 속면을 덮고 있는 윤활막은 파란색으로 보여주고 있다.

조직에서의 증가된 장력에 의해 일차적으로 안정화된다.

위팔자관절에서의 굽힘 동안, 도르래파임의 오목한 관절면은 볼록한 도르래에 대해 구르기와 미끄러짐을 한다(그림 6.17B). 팔꿈치의 완전한 굽힘은 뒤관절주머니, 폄근육, 자신경, 그리고 곁인대의 특정 부분(특히, 안쪽곁인대의 뒤섬유)에서의 길어짐(elongation)을 요구한다. 지속적이거나 반복적인 팔꿈치 굽힘 활동에 의한 자신경의 신장(stretching)은 신경병증을 유발할 수 있다.[15] 이러한 상황을 위한 수술적 치료는 자신경을 안쪽위관절융기의 앞쪽으로 이동시키는 것으로, 이렇게 함으로써 굽힘 동안 발생하는 신경에서의 장력을 감소시키게 된다.

### *위팔노관절의 관절운동형상학*

위팔노관절은 컵 모양의 노뼈머리의 오목(fovea)과 이에 상응하는 형태인 둥근 위팔뼈의 작은머리 사이에서 형성된 관절이다. 굽힘과 폄의 관절운동형상학은 볼록한 작은머리에 대해 노뼈머리의 오목이 구르기와 미끄러짐을 한다(그림 6.18). 능동 굽힘 동안, 노뼈머리의 오목은 근육의 수축에 의해 작은머리 쪽으로 당겨진다.

위팔자관절과 비교했을 때, 위팔노관절은 팔꿈치에 대한 앞–뒤 안정성에 기여하는 정도가 적다. 그러나 위팔노관절은 팔꿈치에 대해 중요한 가쪽 버팀대의 역할을 하여, 가쪽휨을 만드는 힘에 대한 저항의 약 50%를 제공한다.[70] 이런 저항의 효율성은 부분적으로 노뼈머리오목의 크기와 깊이 그리고 근육활성으로 생산된 압박력에 근거한다.[94] 따라서 노뼈머리의 압박골절, 부정유합, 그리고/또는 수술적 제거는 팔꿈치에서의 과도한 가쪽휨 변형을 초래할 수 있다.

## 뼈사이막의 구조와 기능

노뼈와 자뼈는 *뼈사이막*(*interosseous membrane*)에 의해 서로 연결

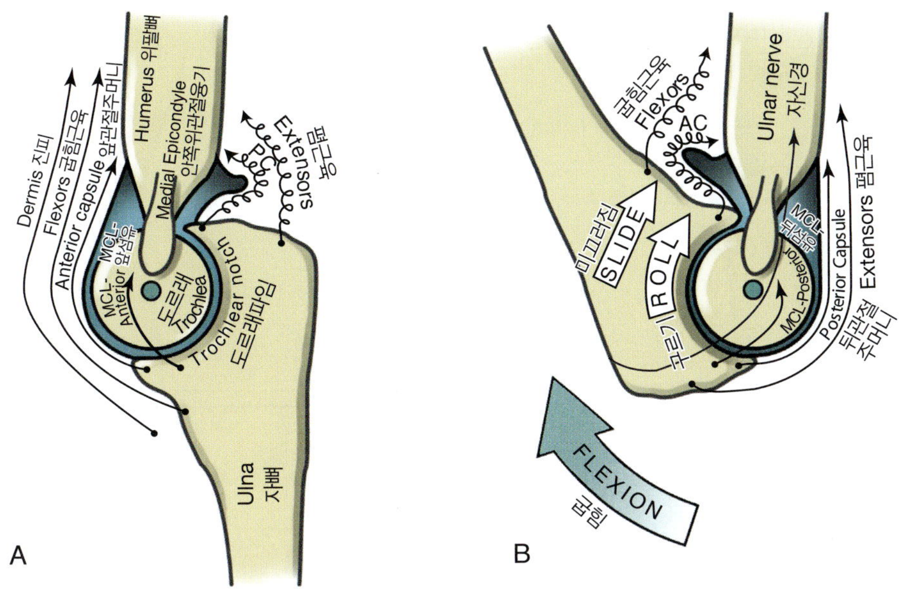


그림 6.17 위팔자관절의 시상단면. (A) 관절이 완전 폄 상태에 있다. (B) 관절이 수동으로 완전 굽힘되고 있다. 완전 굽힘 상태에서, 자뼈의 갈고리돌기는 위팔뼈의 갈고리오목에 꼭 맞게 되는 것을 주목하라. 안-가쪽돌림축은 도르래의 중심을 통과하고 있다. 신장된(팽팽해진) 구조는 가늘게 길어진 화살표로 보여주고 있으며, 느슨해지는 구조는 물결 모양의 화살표로 보여주고 있다. *AC*: 앞관절주머니, *MCL-Anterior*: 안쪽곁인대의 일부 앞섬유, *MCL-Posterior*: 안쪽곁인대의 뒤섬유, *PC*: 뒤관절주머니.

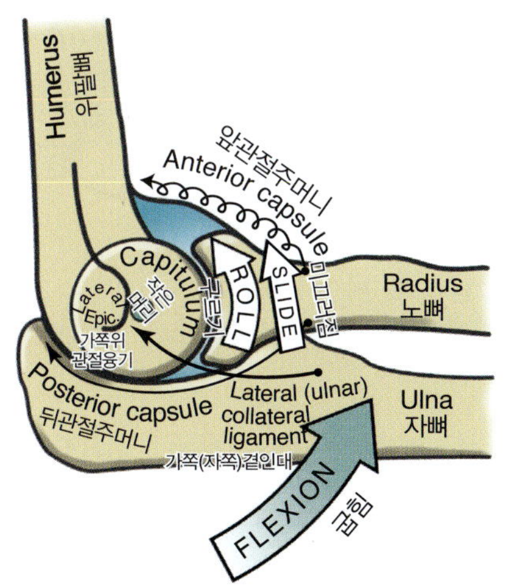

그림 6.18 수동 굽힘 동안 위팔노관절의 시상단면. 작은머리의 중심에 있는 안-가쪽돌림축에 주목하라. 신장된(팽팽해진) 구조는 가늘게 길어진 화살표로 보여주고 있으며, 느슨해지는 구조는 물결 모양의 화살표로 보여주고 있다. 굽힘 동안 가쪽(자쪽)결인대의 길어짐에 주목하라.

되어, 섬유성 인대결합(syndesmosis)을 형성한다(2장). 뼈사이막 대부분의 섬유들은 *중심띠*(*central band*)라 불린다(그림 6.19).[77] 이런 두드러진 섬유들은 노뼈로부터 먼쪽-안쪽으로 향하며, 약 20°의 각도로 자뼈몸통과 교차한다.[95] 중심띠의 두께는 뼈사이막에 있는 다른 섬유들보다 거의 2배나 되며, 무릎의 무릎힘줄(patellar tendon)과 유사한 최대 장력 강도를 갖는다.[83]

중심띠 외에도, 좀 더 작은 뼈사이막의 여러 다른 성분들이 설명되어 왔다.[77] 이러한 성분들 중 2개의 성분이 특히 주목할 만하며, 주된 성분인 중심띠에 대해 일반적으로 직각으로 지나간다(그림 6.19). 몸쪽아래팔에는 편평한 *빗끈*(*oblique cord*)이 있으며, 이 빗끈은 자뼈거친면의 가쪽면에서 노뼈거친면의 바로 먼쪽까지 주행한다. 기능적으로 빗끈은 자뼈에 대한 노뼈의 먼쪽 이동을 제한하는 데 도움이 된다. 또한 섬유의 방향과 부착부위에 근거해, 빗끈이 타이트해진다면 아래팔의 극단적 뒤침을 제한할 것이다. 아래팔의 맨 끝 먼쪽에 위치한 작고 명확하지 않은 *먼쪽빗섬유*(*distal oblique fibers*)가 있으며, 이 섬유는 뼈사이막의 약 30~40%에서만

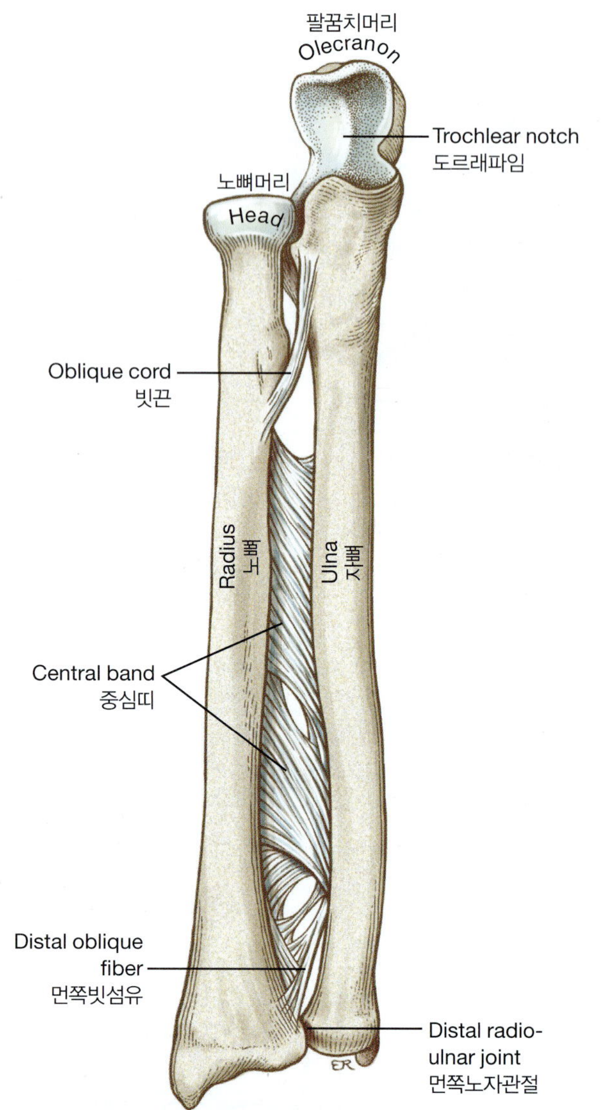


그림 6.19 뼈사이막의 3가지 성분을 강조한 오른쪽 아래팔의 앞면. 좀 더 지배적인 중심띠에 주목하라.

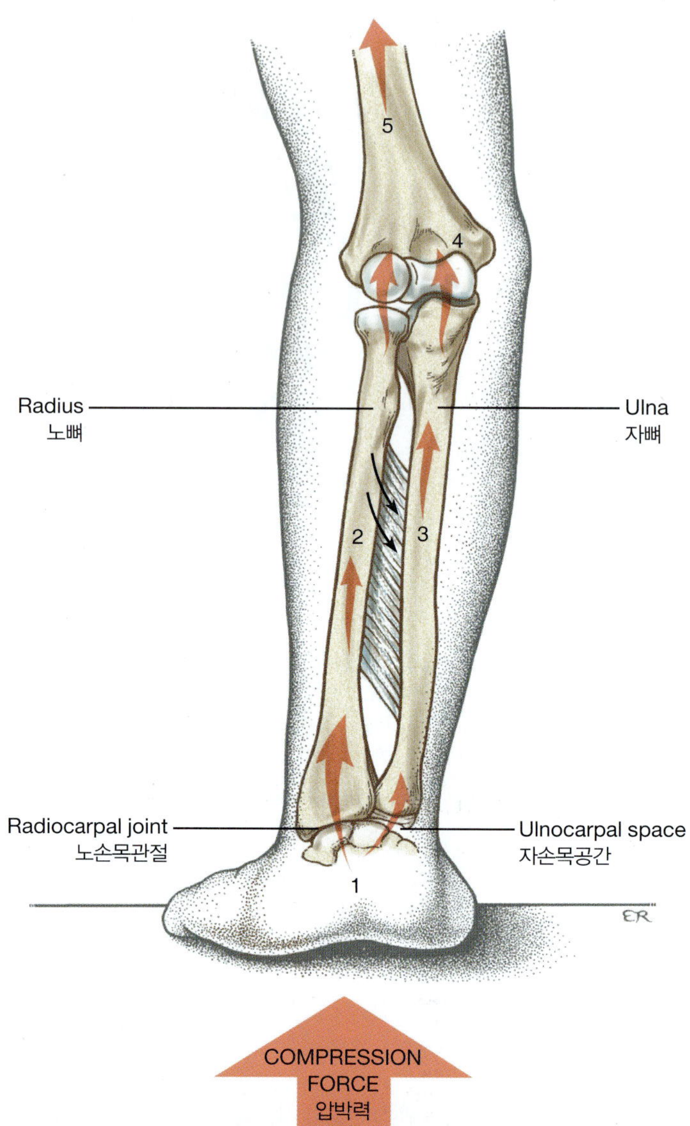


그림 6.20 손을 통한 *압박력*은 일차적으로 노손목관절에서 손목(*1*)을 통과하여 노뼈(*2*)로 전달된다. 이 힘은 뼈사이막의 중심띠를 팽팽하게 당기기 때문에(*두 개의 검은색 화살표*로 보여주고 있음), 압박력의 상당 부분을 자뼈(*3*)로 전달하여 위팔자관절(*4*)에서 팔꿈치를 가로지르게 된다. 팔꿈치를 가로지르는 압박력은 마지막으로 어깨(*5*) 쪽으로 향하게 된다. 신장된(팽팽해진) 구조는 *가늘고 길어진 화살표*로 보여주고 있다.

존재한다.[47,77] 이 섬유는 불규칙한 양상으로 주행하지만, 일반적으로 자뼈몸통의 먼쪽 1/6 지점에서 먼쪽-가쪽으로 주행하여 먼쪽노자관절의 모서리에 있는 맨 끝의 먼쪽노뼈까지 간다. 이 섬유는 네모엎침근(pronator quadratus)의 바로 깊은 곳에 위치한다. 먼쪽빗섬유가 존재할 경우, 이 섬유는 일반적으로 먼쪽노자관절의 결합조직과 섞여 일정 수준의 안정성을 더해준다.

뼈사이막 중심띠의 일차적인 기능은 노뼈를 자뼈에 견고하게 결합시키고, 손의 외재성 근육들을 위한 부착부위를 제공하며, 팔을 통해 몸쪽으로 힘을 전달하기 위한 기전을 제공한다. 그림 6.20에서 소개되고 있는 것과 같이, 손목을 가로지르는 압박력의 약 80%는 노손목관절을 통해 전달된다. (이러한 사실은 팔을 뻗은 상태로 넘어지면 노뼈가 골절될 가능성이 비교적 높은 이유 중 일부를 설명한다.) 나머지 20%의 힘은 '자손목 공간(ulnocarpal space)' 내에 위치한 연부조직을 통해 손목의 안쪽면을 가로지른다.[81] 뼈사이막 중심띠의 섬유 방향 때문에, 노뼈를 통해 몸쪽으로 향하는 힘의 일부는 뼈사이막을 가로질러 *자뼈*로 전달된다. 이러한 기전은 노뼈에 작용하는 압박력의 상당 부분이 위팔자관절을 통해 자연스럽게 팔꿈치를 가로지를 수 있게 한다. 이러한 방식으로, 위팔자관절과 위팔노관절이 팔꿈치를 가로지르는 압박력을 좀 더 균등하게 '공유'하여, 개개 관절의 장기적인 마모와 파열을 감소시키게 된다.

대부분의 팔꿈치 굽힘근육 그리고 모든 주요 뒤침근육과 엎침근육은 노뼈에 먼쪽부착부위를 갖는다. 결과적으로, 많은 기능적 활동 동안 이러한 근육들의 수축은 위팔뼈의 작은머리에 대해 노뼈를 *몸쪽*으로 당기는데, 특히 팔꿈치가 거의 완전히 펴되어 있거나 거의 폄된 상태일 때 그러하다. 생체역학적 분석에서는 최대 노력의 근수축 동안 위팔노관절에서 발생되는 압박력은 체중의 3~4배에 이른다고 지적하고 있다.[5] 그림 6.20에서 설명되는 기전에 근거해, 뼈사이막의 중심띠는 근육에 의해 생산된 압박력의 일부를 *노뼈에서 자뼈로* 우회시키는 데 도움이 된다. 이러한 방법에 있어, 뼈사이막은 근육에 의한 큰 압박력으로부터 위팔노관절을 보호하는 데 도움이 된다. 뼈사이막 내의 파열은 그 영역에 있는 근육의 수축에 의해 또는 손목과 아래팔을 통한 체중부하에 의해 유발되는 측정 가능한 노뼈의 몸쪽 이동을 초래할 수 있다. 이러한 원치 않는 노뼈의 몸쪽 이동은 부하의 증가를 유발할 수 있으며, 시간이 지남에 따라 위팔노관절에 과도한 마모를 일으킬 수 있다.[78] 노뼈머리가 심각하게 골절되거나 수술적으로 제거 또는 대체된 경우, 노뼈의 몸쪽 이동은 일반적으로 두드러지게 나타난다.[1] 시간이 지남에 따라, 노뼈의 이런 몸쪽 '이동'은 위팔노관절뿐만 아니라 손목에 있는 특정 뼈들과 먼쪽노자관절에도 높은 스트레스를 가할 수 있어, 심각한 손목의 통증과 기능상실을 초래할 수 있다. (이런 주제와 관련된 병리역학은 7장에서 좀 더 설명된다.) 뼈사이막 중심띠의 구조적 완전성의 상실로 초래되는 다양한 관절에서의 잠재적인 병리역학은 흔히 저평가되었던 이 구조의 중요하고 전반적인 운동학적 역할에 대해 다시 생각하게 해준다.

뼈사이막 중심띠의 주된 섬유 방향은 노뼈에 대해 *먼쪽 방향으로 적용된* 힘에 저항하도록 정렬되어 있지는 *않다*. 예를 들어, 팔꿈치가 폄된 상태로 무거운 가방을 들게 되면, 거의 전적으로 노뼈를 통해 견인력이 발생한다(그림 6.21). 노뼈에 가해지는 먼쪽 당김은 대부분의 뼈사이막을 팽팽하게 하기보다는 오히려 느슨하게 만들어, 결과적으로 빗인대 및 머리띠인대와 같은 다른 조직들이 부하를 수용하도록 더 큰 요구를 받게 된다. 위팔노근(brachioradialis)이나 가방 잡기에 연루된 다른 근육들의 수축은 위팔뼈의 작은머리에 대해 노뼈와 부하를 견고히 붙잡고 있는 데 도움을 줄 수 있다. 무거운 부하를 옮기는 직업을 가진 사람들(팔꿈치는 폄되고 몸통 옆에 붙인 상태로)에게서 볼 수 있는 아래팔 깊은 쪽에서의 통증은 이러한 근육들의 피로로 발생된 것일 수 있다. 예를 들어, 웨이터가 음식 쟁반을 받치는 것처럼 어깨 높이에서 아래팔을 통해 부하를 지지하는 것은 노뼈를 통해 몸쪽으로 무게를 전달하여, 뼈사이막이 아래팔을 통해 부하를 좀 더 균등하게 분산시키는 데 도움을 줄 수 있다.

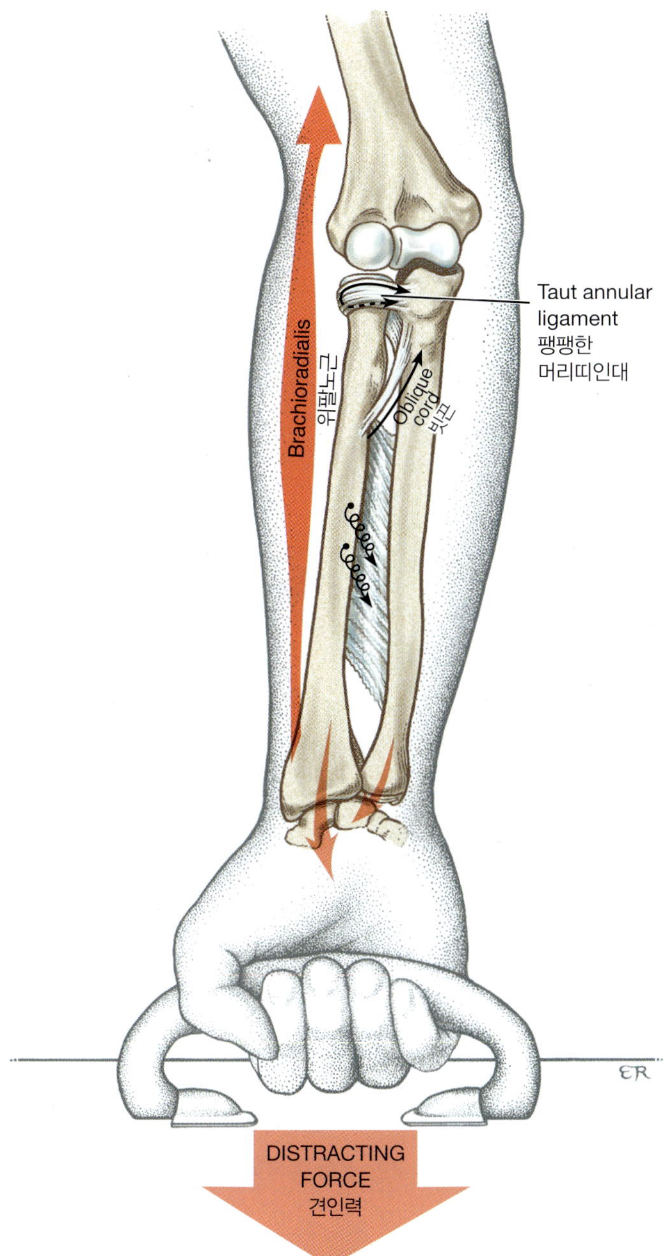


**그림 6.21** 가방과 같은 부하를 들고 있으며, 주로 노뼈를 통해 먼쪽 방향으로 향하는 *견인력*이 발생한다. 이러한 견인력은 뼈사이막 중심띠의 대부분을 느슨하게 만든다(뼈사이막에 있는 *물결 모양의 화살표*로 보여주고 있음). 빗끈, 머리띠인대, 그리고 위팔노근과 같은 다른 구조들이 부하지지를 보조해야 한다. 신장된(팽팽해진) 구조들은 *가늘게 길어지는 화살표*로 보여주고 있다.

## 아래팔의 관절

### 몸쪽노자관절과 먼쪽노자관절의 일반적인 특징

노뼈와 자뼈는 뼈사이막 그리고 몸쪽노자관절과 먼쪽노자관절에 의해 서로 연결되어 있다. 아래팔의 양쪽 끝에 놓인 이러한 일련의 관절들은 아래팔을 엎침(pronation)과 뒤침(supination)으로 돌림시킨다. 아래팔의 뒤침은 손바닥을 '위로' 또는 반듯이 두는 것이고, 엎침은 손바닥이 '아래로' 또는 엎어지게 두는 것이다. 이러한 아래팔의 돌림운동은 노뼈머리 근처에서 자뼈머리까지 뻗어 있는 *돌림축*에 대해 일어나며, 이러한 축은 먼쪽노자관절과 몸쪽노자

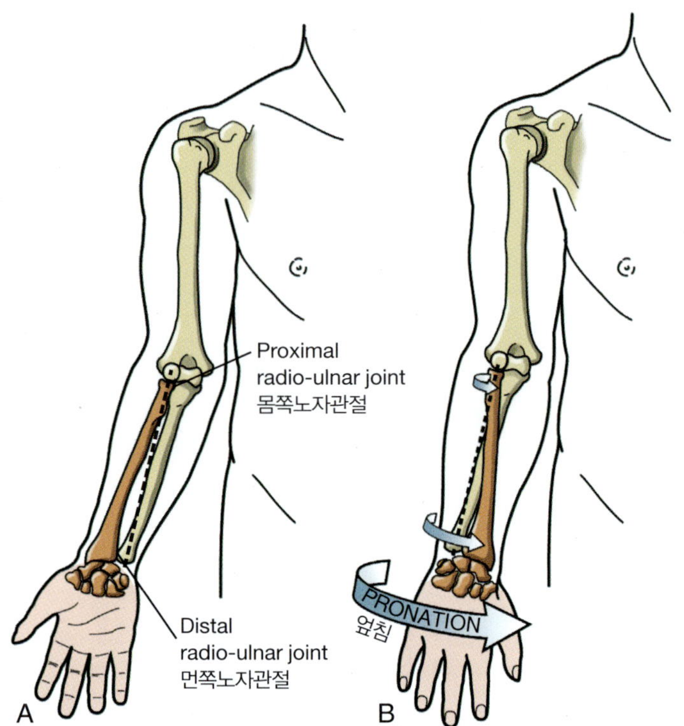


**그림 6.22** 오른쪽 아래팔의 앞면. (A) 완전히 뒤침된 상태에서 노뼈와 자뼈는 평행하게 놓인다. (B) 완전한 엎침으로 움직이게 되면 노뼈는 자뼈 위를 가로지르게 된다. 돌림축(*점선*)은 노뼈머리에서 자뼈머리까지 사선으로 아래팔을 가로지르고 있다. 노뼈와 손목뼈(*갈색*으로 보여줌)는 아래팔복합체의 먼쪽분절을 형성한다. 위팔뼈와 자뼈(*노란색*으로 보여줌)는 아래팔복합체의 몸쪽분절을 형성한다. 엄지는 엎침 동안 노뼈와 함께 움직이고 있는 것에 주목하라.

관절을 교차하면서 연결한다(그림 6.22).[26] 엎침과 뒤침은 자뼈나 위팔뼈에서의 의무적인 돌림 없이 손의 독립적인 돌림을 가능하게 하는 기전을 제공한다.

아래팔의 돌림운동에 대한 운동형상학은 단순히 "손바닥을 위로 그리고 손바닥을 아래로"라는 용어로 설명하는 것보다 더 복잡하다. 손바닥이 실제로 돌림을 하지만, 이는 손과 손목이 자뼈가 아니라 *노뼈에* 견고하게 연결되어 있기 때문이다. 먼쪽자뼈와 손목뼈 안쪽면 사이의 공간은 먼쪽자뼈에 의한 방해 없이 손목뼈가 노뼈와 함께 자유롭게 돌림할 수 있게 해준다.

해부학적 자세에서, 자뼈와 노뼈가 서로에 대해 거의 평행하게 놓일 때 아래팔은 완전히 뒤침된 상태가 된다(그림 6.22A). 엎침 동안, 아래팔복합체의 먼쪽분절(즉, 노뼈와 손)은 고정된 자뼈 위를 돌림하면서 가로지른다(그림 6.22B). 위팔자관절에서 자뼈는 위팔뼈에 견고하게 부착되어 있기 때문에, 아래팔의 독립적인 엎침과 뒤침의 움직임 동안 자뼈는 거의 정지된 상태를 유지한다. 노뼈, 손목, 그리고 손이 자뼈에 대해 돌림할 수 있는 것은 자뼈가 안정적인 위팔자관절에 의해 단단하게 연결되어 있기 때문이다. 엎침과 뒤침 동안 약간의 부속움직임이 위팔자관절에서 일어나는데, 이러한 움직임이 미세하여 문헌에서 정확히 정의되고 있지는 않다. 접시위팔관절에서 위팔뼈가 자유롭게 돌림할 수 있는 경우에만 엎침과 뒤침 동안 자뼈가 자유롭게 돌림하는 것이 가능하다.

## 관절의 구조와 관절주위 결합조직

### *몸쪽노자관절*

몸쪽노자관절, 위팔자관절, 그리고 위팔노관절 모두는 하나의 관절주머니를 공유한다. 이러한 관절주머니 안에서, 노뼈머리는 섬유뼈고리(fibro-osseous ring)에 의해 몸쪽자뼈에 고정된다. 이러한 고리는 자뼈의 노파임(radial notch)과 머리띠인대에 의해 형성된다(그림 6.23A). 고리의 약 75%는 머리띠인대에 의해 형성되고 25%는 자뼈의 노파임에 의해 형성된다.

*머리띠인대*[*annular*(라틴어의 *annulus*는 "고리"를 의미함) *ligament*]는 노파임 양쪽에서 자뼈에 부착하는 두꺼운 원형의 결합

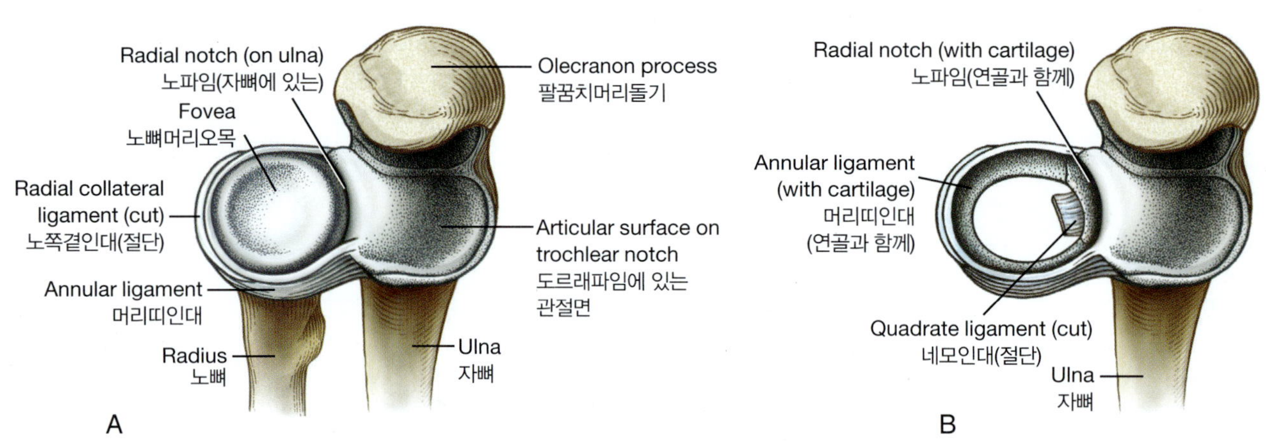


**그림 6.23** 위에서 관찰한 오른쪽 몸쪽노자관절. (A) 노뼈는 머리띠인대에 의해 자뼈의 노파임에 고정된다. (B) 몸쪽노자관절의 오목한 성분의 속면을 노출시키기 위해 노뼈가 제거되어 있다. 전체 섬유뼈고리의 속면을 덮고 있는 연골에 주목하라. 네모인대는 노뼈목으로의 부착부위 근처에서 절단되어 있다.

SPECIAL FOCUS 6.2

**몸쪽노자관절의 탈구**

손은 손목을 통해 노뼈에 견고하게 부착되어 있기 때문에, 일반적으로 엎침된 상태의 손에 강한 당김을 가하면 노뼈머리가 머리띠인대를 통해 먼쪽으로 미끄러질 수 있다. 이러한 손상은 당겨진팔꿈치증후군(pulled elbow syndrome), 보모팔꿈치(nurse maid's elbow), 또는 베이비시터팔꿈치(baby-sitter's elbow)처럼 여러 이름으로 불려왔다. 어린아이들은 인대의 느슨함, 뼈형성이 안 된 노뼈머리, 비교적 약한 근력과 느린 반사, 그리고 부모나 보호자 또는 심지어 애완견과 같이 팔이 강하게 당겨질 높은 가능성 때문에 몸쪽노자관절의 탈구에 특히 쉽게 노출될 수 있다(그림 6.24). 이러한 탈구를 예방하는 최상의 방법 중 하나는 부모들에게 어린이의 손을 갑자기 당기면 이러한 탈구가 왜 유발될 수 있는지를 설명해주는 것이다. 이러한 탈구를 도수로 정복하는 가장 흔한 방법은 어린이의 아래팔에 뒤침과 굽힘 또는 엎침을 적용하는 것이다.[57]

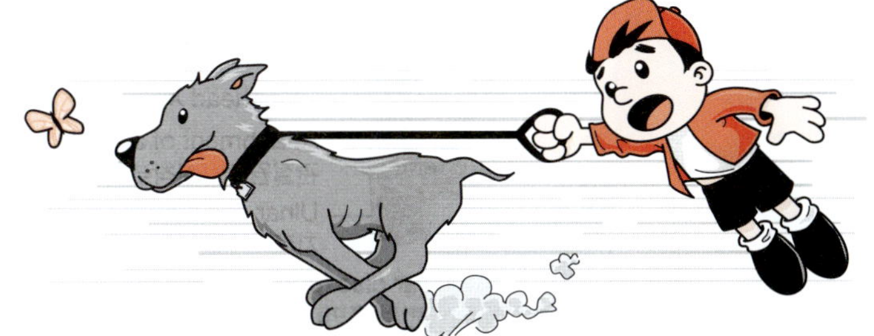

그림 6.24 '당겨진팔꿈치증후군'의 원인에 대한 어린이에서의 예. (Redrawn from Letts RM: Dislocations of the child's elbow. In Morrey BF, editor: *The Elbow and Its Disorders*, ed 3, Philadelphia, 2000, Saunders. By permission of the Mayo Foundation for Medical Education and Research.)

조직 띠이다(그림 6.23B). 이 인대는 노뼈머리 주위를 꼭 맞게 감싸며, 몸쪽노뼈를 자뼈에 고정시킨다. 머리띠인대의 속면 둘레는 엎침과 뒤침 동안 노뼈머리에 의한 마찰을 감소시키기 위해 연골이 덮여 있다. 머리띠인대의 바깥면은 팔꿈치의 관절주머니, 노쪽곁인대, 그리고 뒤침근을 위한 부착부위를 제공한다.[16,96]

*네모인대(quadrate ligament)*는 자뼈의 노파임 바로 아래에서 시작하여 노뼈목의 안쪽면에 부착하는 가는 섬유성 인대이다(그림 6.23B 참조). 네모인대는 몸쪽노자관절을 안정화시키며 아래팔이 완전한 돌림에 가까워질 때 신장되는데, 특히 뒤침으로 갈 때 가장 현저히 신장된다.[103]

### *먼쪽노자관절*

먼쪽노자관절은 볼록한 자뼈머리가 노뼈의 자파임과 관절원반의 몸쪽면에 의해 얕게 형성된 오목면에 위치하는 구조로 이루어져 있다(그림 6.25). 이 중요한 관절은 노뼈와 자뼈의 먼쪽끝에서 견고하게 연결된다. 얕으면서 불규칙한 형태인 노뼈의 자파임은 먼쪽노자관절에 최소한의 뼈 지지만을 제공한다. 관절 안정성의 대부분은 관절원반과 관련된 정교한 결합조직을 통해 제공되며, 여기에 근육의 활성이 추가된다.[97]

먼쪽노자관절에 있는 관절원반은 그 형태와 우세한 조직 유형을 나타내기 위해 *세모섬유연골(triangular fibrocartilage)*이라 명명되기도 한다. 그림 6.25A에서 보여주고 있는 것과 같이, 관절원반의 가쪽면은 노뼈에 있는 자파임의 테두리를 따라 부착되어 있다. 관절원반의 주요 몸체는 세모 모양으로 수평하게 펼쳐져 있으며, 이 원반의 꼭지 부위는 자뼈머리의 오목(fovea)과 자뼈붓돌기 바닥의 안쪽으로 부착된다. 관절원반의 앞쪽 가장자리와 뒤쪽 가장자리는 비교적 얇은 곳에 있는 *손바닥쪽(앞)노자관절주머니인대[palmar (anterior) radio-ulnar joint capsular ligament]* 및 *등쪽(뒤)노자관절주머니인대[dorsal (posterior) radio-ulnar joint capsular ligament]*와 연속된다(그림 6.25). 잘 정의된 이 인대들은 관절원반과 함께 자뼈의 붓돌기에 부착하며, 일부 더 깊은 인대의 섬유들은 자뼈머리오목에 부착한다.

관절원반의 몸쪽면은 부착된 관절주머니인대와 함께 엎침과 뒤침 동안 자뼈머리를 노뼈의 자파임에 견고히 고정시킨다. 이런 안정화의 기전은 머리띠인대가 노뼈의 몸쪽끝을 안정화시키고 안내하는 것과 유사한 방식으로 돌림하는 노뼈의 먼쪽끝을 안전하게 안내한다.

먼쪽노자관절의 안정성은 일반적으로 잘 고정된 자뼈에 대해 먼쪽노뼈를 등쪽과 손바닥쪽 방향으로 힘을 적용하여 임상적으로 평가된다.[19] 이렇게 적용된 힘의 결과로 나타나는 먼쪽노뼈의 전체 이동거리는 정상 성인에 있어 일반적으로 5.5 mm(약 1/4 inch)이다.[73] 이러한 양을 초과한 이동거리는 병리적 불안정성을 나타낸다.

### *세모섬유연골복합체에 대한 소개*

먼쪽노자관절에 있는 관절원반은 약어로 *TFCC*인 *세모섬유연골복합체(triangular fibrocartilage complex)*라 알려진 큰 결합조직의 일부이다. TFCC는 자뼈머리와 손목의 자쪽면 사이에서 형성된 '자손목 공간(ulnocarpal space)'의 대부분을 차지한다. 이 복합체에는 일반적으로 먼쪽노자관절의 관절주머니인대 및 노쪽곁인대와 같은 인접해 있으면서 서로 연결된 여러 결합조직들이 포함된다(그림 6.25B).[105] TFCC는 먼쪽노자관절의 주요 안정자이다.[106] TFCC의 상당한 마모성 상실은 진행된 류마티스관절염

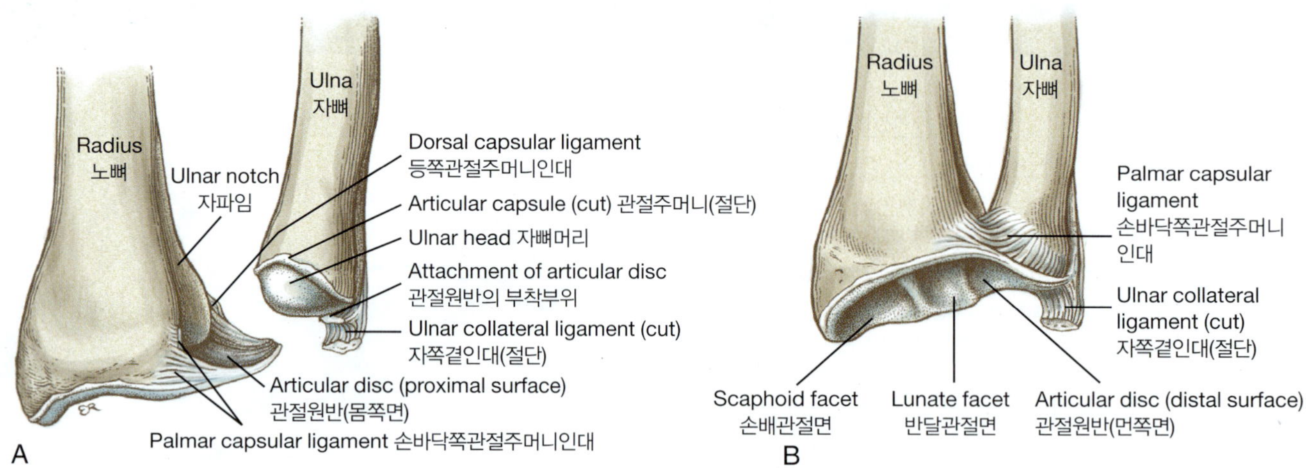


**그림 6.25** 오른쪽 먼쪽노자관절의 앞면. (A) 관절원반의 몸쪽면과 노뼈의 자파임에 의해 형성된 오목면으로부터 자뼈머리를 분리시켰다. (B) 관절원반의 먼쪽면 일부와 먼쪽노자관절에 있는 손바닥쪽관절주머니인대의 좀 더 얇은층과의 연결을 보여주기 위해 먼쪽아래팔을 약간 기울였다. 먼쪽노뼈에 있는 손배뼈와 반달뼈를 위한 관절면은 손목의 노손목관절에서 이러한 손목뼈와 관절하기 위해 형성된 함몰부이다.

과 종종 관련이 있다. 조직의 약화는 아래팔과 손목에서의 동작 시 통증과 어려움을 초래하는 다방향성 관절 불안정성을 유발할 수 있다.

먼쪽노자관절을 안정화시키는 다른 구조들로는 네모엎침근(pronator quadratus), 자쪽손목폄근(extensor carpi ulnaris)의 힘줄, 그리고 뼈사이막의 먼쪽빗섬유가 있다.[4,67,76] 세모섬유연골복합체는 해부학적으로 그리고 기능적으로 손목의 다른 구조들과 관련이 있으며, 이에 대한 더 자세한 논의는 7장에서 제공된다.

**먼쪽노자관절의 안정자**

- 세모섬유연골복합체(TFCC)
- 네모엎침근
- 자쪽손목폄근의 힘줄
- 뼈사이막의 먼쪽빗섬유

## 운동형상학

*엎침과 뒤침의 기능적 고려사항*

아래팔의 뒤침은 식사하기, 세수하기, 그리고 면도하기와 같이 얼굴을 향해 손의 손바닥면을 가져가는 많은 동작들 동안에 일어난다. 이와는 대조적으로, 아래팔의 엎침은 컴퓨터 키보드 치기, 동전 집기, 또는 의자 팔걸이를 밀면서 일어나기와 같이 물체 위에 손의 손바닥면을 위치시키기 위해 사용된다.

아래팔 돌림운동의 중립 또는 영점 기준위치는 완전한 엎침과 뒤침 사이의 중간인 '엄지를 위로 한(thumb-up)' 위치이다. 평균적으로, 아래팔은 약 75°의 엎침과 85°의 뒤침으로 돌림한다(그림 6.26A). 문헌에 따르면, 많은 일상생활동작들은 약 50°의 엎침에서 50°의 뒤침에 이르는 100°의 '기능적 운동호(function arc)'를 통해 수행될 수 있다.[104] 이러한 사항은 그림 6.28B의 그래프에 포함된 대부분의 활동들에서 명확히 나타난다.[69,88,91] 어느 정도까지, 감소된 엎침과 뒤침은 어깨의 움직임을 통해 보상될 수 있다: 엎침을 위한 어깨의 안쪽돌림과 벌림 그리고 뒤침을 위한 어깨의 바깥돌림.

*몸쪽노자관절과 먼쪽노자관절에서의 관절운동형상학*

엎침과 뒤침은 몸쪽노자관절과 먼쪽노자관절 모두에서의 동시 움직임이 요구된다. 앞으로 설명하겠지만, 엎침과 뒤침은 인접한 위팔노관절에서의 움직임도 요구한다. 이런 관절들 중 어떤 한 관절에서의 제한은 아래팔 돌림운동의 전반적 움직임을 제한하게 된다. 수동가동범위에서의 제한은 근육 그리고/또는 결합조직에서의 타이트함에 의해 일어날 수 있다. 표 6.2는 이러한 조직들의 예를 열거하였다.

**표 6.2 완전한 뒤침과 엎침을 가장 제한할 수 있는 구조**

| 제한 | 구조 |
|---|---|
| 뒤침 제한 | 원엎침근, 네모엎침근, 노쪽손목굽힘근, 외재성 손가락 굽힘근육들, 먼쪽노자관절에 있는 관절원반과 손바닥쪽관절주머니인대, 뼈사이막(중심띠), 네모인대, 빗끈 |
| 엎침 제한 | 위팔두갈래근, 뒤침근, 노쪽의 손목 폄근육들, 먼쪽노자관절에 있는 관절원반과 등쪽관절주머니인대 |

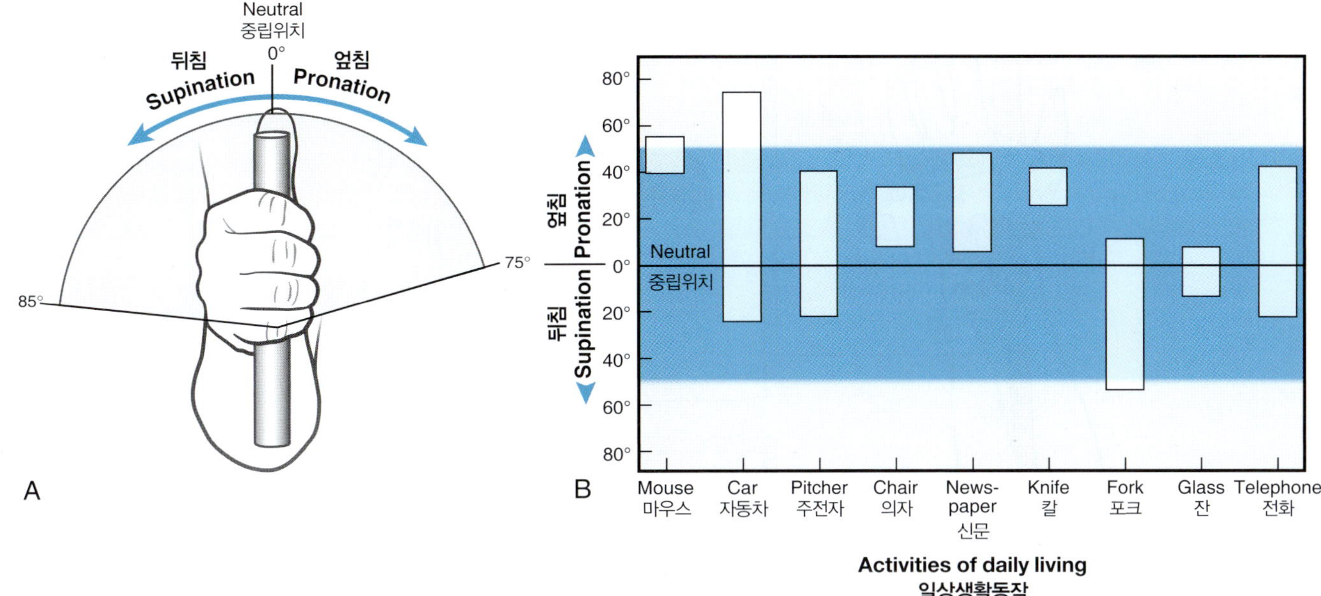


그림 6.26 아래팔복합체의 가동범위. (A) 건강한 사람은 일반적으로 0°에서 85°까지의 뒤침과 0°에서 75°까지의 엎침을 할 수 있다. 0°의 중립위치는 엄지를 똑바로 펴서 위를 향하고 있는 위치이다. (B) 막대그래프는 건강한 사람이 다음과 같은 활동들을 수행하는 데 요구되는 아래팔 돌림운동의 양을 보여주고 있다: 컴퓨터 *마우스* 사용하기, *자동차*로 운전하면서 안전하게 핸들 돌리기, *주전자*로 물 붓기, *의자*에서 일어서기, *신문* 읽기, *나이프*로 자르기, *포크*를 입으로 가져가기, *잔*을 입으로 가져가기, 그리고 *전화* 수화기 들고 있기. 음영 처리된 영역은 100°의 '기능적 운동호'를 강조한다. 자료는 여러 출처에서 얻었다(본문 참조).

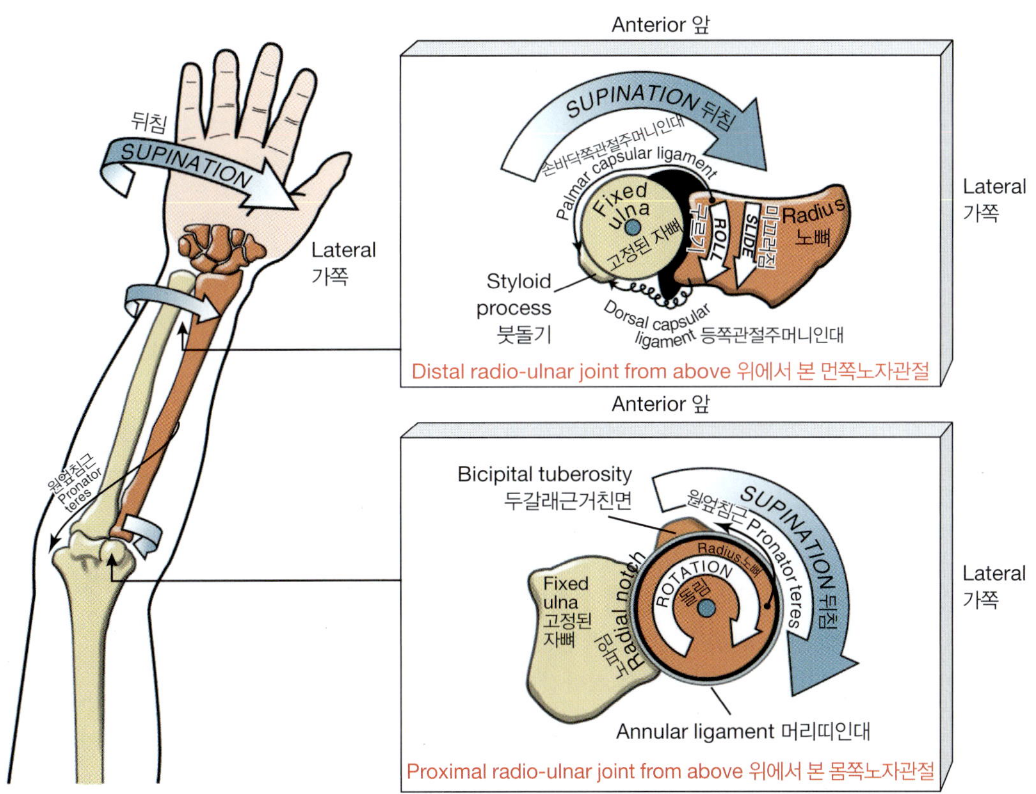


그림 6.27 왼쪽의 그림은 완전한 *뒤침*을 수행한 후를 보여주는 오른쪽 아래팔의 앞면. 뒤침 동안, 노뼈와 손목뼈는 고정된 위팔뼈와 자뼈에 대해 돌림한다. 비활성되었으나 신장되는 원엎침근도 보여주고 있다. *자신의 오른쪽 아래팔을 위에서 내려다보는 것처럼*, 두 개의 삽입 그림은 몸쪽노자관절과 먼쪽노자관절에서 일어나는 관절운동형상학을 위면(단면)에서 보여주고 있다. 신장된(팽팽해진) 구조는 가늘게 길어진 화살표로 보여주고 있으며, 느슨해진 구조는 물결 모양의 화살표로 보여주고 있다.

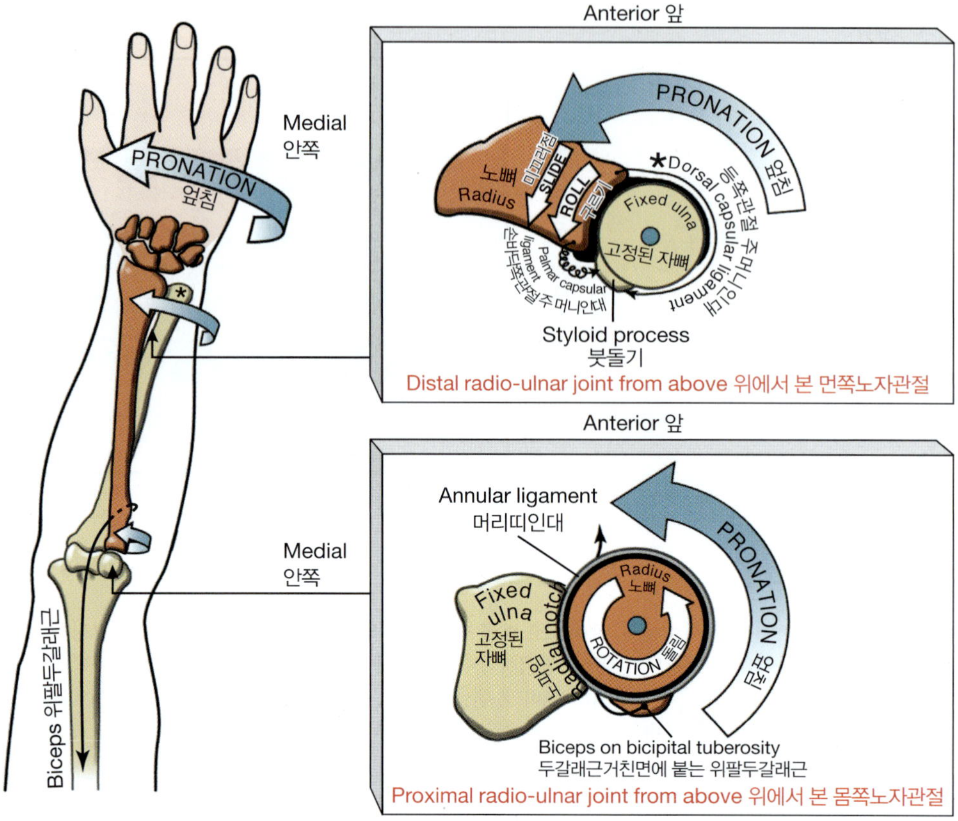

그림 6.28 왼쪽의 그림은 완전한 *엎침*을 수행한 후를 보여주는 오른쪽 아래팔. 엎침 동안, 노뼈와 손목뼈는 고정된 위팔뼈와 자뼈에 대해 돌림한다. 비활성되었으나 신장되는 위팔두갈래근도 보여주고 있다. *자신의 오른쪽 아래팔을 위에서 내려다보는 것처럼*, 두 개의 삽입 그림은 몸쪽노자관절과 먼쪽노자관절에서 일어나는 관절운동형상학을 위면(단면)에서 보여주고 있다. 신장된(팽팽해진) 구조는 가늘게 길어진 화살표로 보여주고 있으며, 느슨해진 구조는 물결 모양의 화살표로 보여주고 있다. 자뼈머리의 앞면이 노출된 것을 보여주기 위해 별표를 표시하였으며, 이 별표는 노뼈가 자뼈를 중심으로 완전히 돌림하여 완전한 엎침이 되었을 때를 보여주고 있다. 먼쪽노자관절에 있는 관절원반은 보여주지 않고 있다.

### *뒤침*

*몸쪽노자관절*에서의 뒤침은 머리띠인대와 자뼈의 노파임에 의해 형성된 섬유뼈고리 내에서 노뼈머리가 돌림운동을 할 때 일어난다(그림 6.27, 아래쪽 삽입 그림). 섬유뼈고리가 노뼈머리를 꽉 조여 통제하기 때문에 표준적인 구르기와 미끄러짐의 관절운동형상학은 억제된다.

*먼쪽노자관절*에서의 뒤침은 오목한 노뼈의 자파임이 자뼈머리에 대해 같은 방향으로 구르기와 미끄러짐을 수행할 때 일어난다(그림 6.27, 위쪽 삽입 그림). 뒤침 동안, 관절원반의 몸쪽면은 자뼈머리를 가로질러 견고하게 미끄러진다(또는 쓸면서 지나간다). (관절원반과 자뼈머리 사이의 동적인 관계는 그림 6.47을 미리 보면 이해할 수 있다.) 뒤침의 끝범위에서, 손바닥쪽관절주머니인대는 최대 길이로 신장되어, 관절을 자연스럽게 안정화시키는 뻿뻿함을 제공한다.[28,31] 이러한 뻿뻿함은 관절의 일치성이 감소된 위치에서 안정성을 증가시킨다. 뒤침과 엎침의 끝범위에서, 노뼈에 있는 자파임 표면의 약 10%만이 자뼈머리와 직접적인 접촉 상태를 유지하고 있다.[36] 이러한 상황은 거의 중립과 약간의 뒤침 위치에서 관절면의 60%가 접촉되고 관절원반이 자뼈머리의 중심 바로 위에 위치하도록 더 직접적으로 당겨짐에 따라 더 안정적이고 일치성을 보이게 되는 것과는 크게 대비된다.[42]

### *엎침*

몸쪽노자관절과 먼쪽노자관절에서의 엎침에 대한 관절운동형상학은 뒤침에서 설명되었던 것과 같은 기전으로 일어난다(그림 6.28). 그림 6.28의 위쪽에 있는 삽입 그림에서 보여주고 있는 것과 같이, 완전한 엎침은 먼쪽노자관절에 있는 등쪽관절주머니인대를 신장시켜 장력의 증가를 유발한다.[4,28,31,45] 완전한 엎침은 손바닥쪽관절주머니인대를 원래 길이의 70% 정도로 느슨하게 한다.[93] 그림 6.28에서는 제시되지 않았지만, 관절원반의 몸쪽면은 엎침 동안 자뼈머리를 가로질러 미끄러지며, 이로 인해 관절면의 많은 부분이 노출된다(그림 6.28의 위쪽 삽입 그림에 있는 별표 참조). 이러한 작용을 통해, 자뼈머리는 손목의 등쪽-자쪽면에서 손쉽게 촉지될 수 있다.

SPECIAL FOCUS 6.3

### 아래팔의 엎침구축을 예방하기

팔의 일부를 부목고정하거나 단단한 석고고정을 하는 것은 종종 손상을 당하거나 수술을 받은 이후에 요구된다. 아래팔은 일반적으로 손의 사용을 최적화하기 위해 어느 정도 엎침된 상태로 고정된다. 고정 동안의 엎침된 편향은 일부 경우에 있어 환자들이 고정 장치를 제거한 이후에 엎침보다는 완전한 뒤침을 회복하는 것이 왜 더 어려운지를 설명해 줄 수 있다. 엎침 '타이트함' 또는 심지어 영구적인 구축은 원엎침근, 네모엎침근, 노쪽손목굽힘근, 그리고 잠재적으로 외재성 손가락 굽힘근육들과 같은 여러 엎침근육들의 적응성 단축의 결과일 수 있다. 게다가 완전한 뒤침은 네모인대, 빗끈(oblique cord), 손바닥쪽노자관절주머니인대, 그리고 뼈사이막에서의 적응성 단축과 그 결과로 인한 뻣뻣함에 의해 제한될 수 있다. 항상 실용적이거나 가능한 것은 아니지만, 그럼에도 불구하고 임상가들은 고정되는 동안 앞서 언급된 근육과 결합조직이 비교적 신장된 상태를 만드는 부분적인 *뒤침된* 위치로 아래팔을 고정했을 때의 가능한 치료적 이득에 대해 인지하고는 있어야 한다.

*엎침과 뒤침 동안 뼈사이막의 등척성에 가까운 반응*

엎침과 뒤침을 위한 돌림축은 대부분의 뼈사이막 중심띠와 거의 평행하게 놓여 있으며, 단지 10~12° 정도만 편차가 있다(그림 6.19와 6.22A를 비교). 거의 평행한 이런 정렬은 엎침과 뒤침 움직임 내내 뼈사이막의 길이(또는 장력) 변화를 제한한다.[67] (돌림축에 *정확히 평행*하게 작용한 힘은 저항 토크를 만들 수 없다는 1장의 내용을 회상하라). 뼈사이막의 등척에 가까운 반응은 움직임 내내 비교적 일정한 수준의 안정화 장력을 제공하기 때문에 이상적이다. *그러나 돌림축과 뼈사이막이 정확하게 평행하지 않기 때문에, 아래팔의 전체 가동범위 내내 어느 정도의 길이(그리고 장력) 변화가 반드시 일어나야 한다.* 이런 주제에 대한 연구에서는 일관되게 뼈사이막 중심띠에서의 장력이 전체 움직임 범위 내내 약간만 변동(완전한 엎침에서는 가장 느슨하고 완전한 뒤침에서는 점 점 더 팽팽해짐)된다고 보고하고 있다.[30,48,62,67,107]

*위팔노관절: 팔꿈치와 아래팔 사이의 '공유'관절*

엎침과 뒤침 동안, 노뼈의 몸쪽끝은 *몸쪽노자관절*과 *위팔노관절* 모두에서 돌림운동에 관여한다. 그러나 두 관절은 엎침과 뒤침 동안 다른 관절운동형상학을 나타낸다. 몸쪽노자관절에서의 관절운동형상학은 이전에 그림 6.27과 6.28에서 설명되었다. 위팔노관절에서의 관절운동형상학은 둥근 위팔뼈의 작은머리에 대해 노뼈머리의 오목이 *스핀(spin)*하는 것이다. 그림 6.29는 원엎침근의 파워하에서 능동적인 엎침을 하는 동안의 관절운동형상학을 보여주고 있다. 노뼈에 정지하는 다른 근육들과 함께, 원엎침근의 수축은 위팔노관절에 대한 상당한 압박력을 생산할 수 있는데, 특히 뼈에 대한 근육의 정지각이 낮아지는 위치인 거의 펴된 팔꿈치일 때 그러

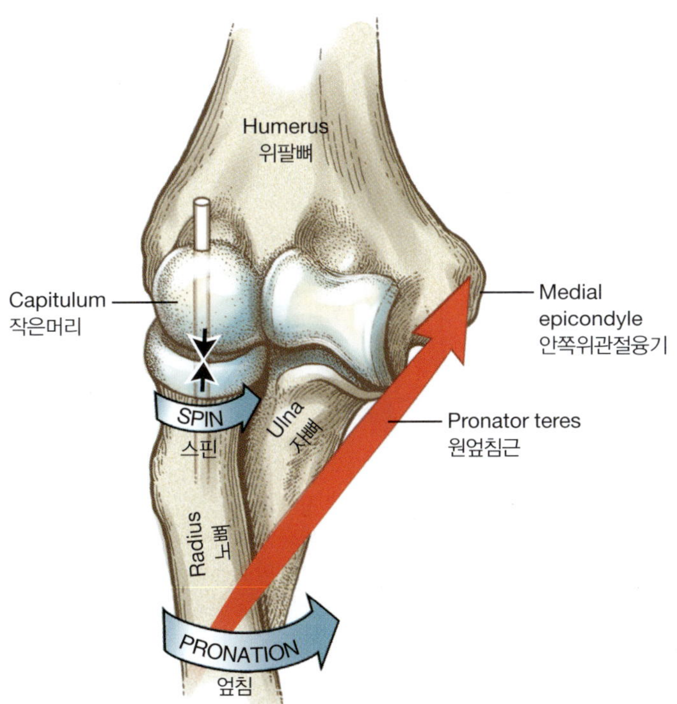


그림 6.29 아래팔의 능동 엎침 동안 오른쪽 위팔노관절의 앞면. 엎침 동안 노뼈머리오목은 작은머리에 대해 스핀한다. 스핀은 몸쪽과 먼쪽노자관절을 통과하는 돌림축과 거의 일치하는 축에 대해 일어난다. 원엎침근의 활성으로 아래팔을 엎침시키고 작은머리에 대해 노뼈를 몸쪽으로 당기는 것을 보여주고 있다. 서로 맞서고 있는 작은 화살표들은 위팔노관절에서의 증가된 압박력을 나타내고 있다.

하다. 이러한 압박력은 측정 가능한 노뼈의 몸쪽 당김 또는 이동과 관련이 있으며, *엎침 동안에 가장 두드러진다.*[68,86] 뼈사이막의 중심띠는 엎침일 때 약간 덜 팽팽해지기 때문에, 엎침근육의 수축에 의해 전달되는 노뼈의 몸쪽 당김에 덜 저항하게 된다. 능동적인 엎침 동안 발생하는 노뼈의 자연스런 몸쪽 이동과 그에 따른 위팔노관절의 증가된 압박력은 팔꿈치의 '나사집(screw home)' 기전으로 언급되어 왔다.[71]

위치에 근거해, 위팔노관절은 팔꿈치와 아래팔 둘 다의 운동형상학과 역학적으로 연관된다. 팔꿈치나 아래팔에서 수행된 *모든* 운동은 위팔노관절에서의 움직임을 필요로 한다. 32구의 시체(사망 당시 연령이 평균 70~95세)에 대한 사후연구에서는 위팔자관절보다 위팔노관절이 좀 더 빈번하고 심각한 퇴행을 가지고 있다는 것을 보여 주었다.[2] 팔꿈치 가쪽구획의 증가된 마모는 근육으로 생산된 다양한 양의 압박력과 결합된 빈번하고 복잡한 관절운동형상학(스핀 그리고 구르기와 미끄러짐)에 의해 부분적으로 설명될 수 있다. 위팔노관절에서의 통증이나 운동 제한은 팔의 중간에서 먼쪽까지의 전체적인 기능적 가동성을 심각하게 방해할 수 있다.

### *고정된 노뼈와 손에 대한 엎침과 뒤침*

이제까지, 엎침과 뒤침의 운동형상학은 정지하고 있거나 고정된 위팔뼈와 자뼈에 대해 *노뼈와* 손이 돌림하는 것으로 설명되어 왔다(그림 6.27과 6.28). 즉, 팔이 *비체중부하자세(non-weight-bearing position)*로 있을 때 일어난 아래팔의 돌림운동에 대해 설명하였다. 이제부터, 팔이 체중부하자세일 때 일어나는 엎침과 뒤침에 대해 설명할 것이다. 이러한 경우, 정지하고 있거나 고정된 노뼈와 손에 대해 위팔뼈와 자뼈가 돌림하게 된다.

팔꿈치와 손이 펴진 상태로 팔을 통해 체중을 지지하고 있는 사람에 대해 고려해 보자(그림 6.30A). 그 사람의 오른쪽 접시위팔관절은 부분적으로 안쪽돌림된 상태를 유지하고 있다. 이때, 자뼈와 노뼈는 완전한 뒤침 상태로 서로 평행하게 위치된다. (이러한 위치에서의 공간적 배치를 잘 나타내기 위해 위팔뼈의 안쪽위관절융기와 가쪽위관절융기를 수평하게 통과하는 '막대'를 그려 넣었다.) 노뼈와 손이 지면에 견고하게 고정된 상태에서, 아래팔의 엎침은 위팔뼈와 자뼈의 *바깥돌림*으로 일어난다(그림 6.30B). 위팔자관절은 본래 구조적으로 단단히 맞물려 있기 때문에, 위팔뼈의 돌림은 거의 각도 그대로 돌림하는 자뼈로 전달된다. 고정된 노

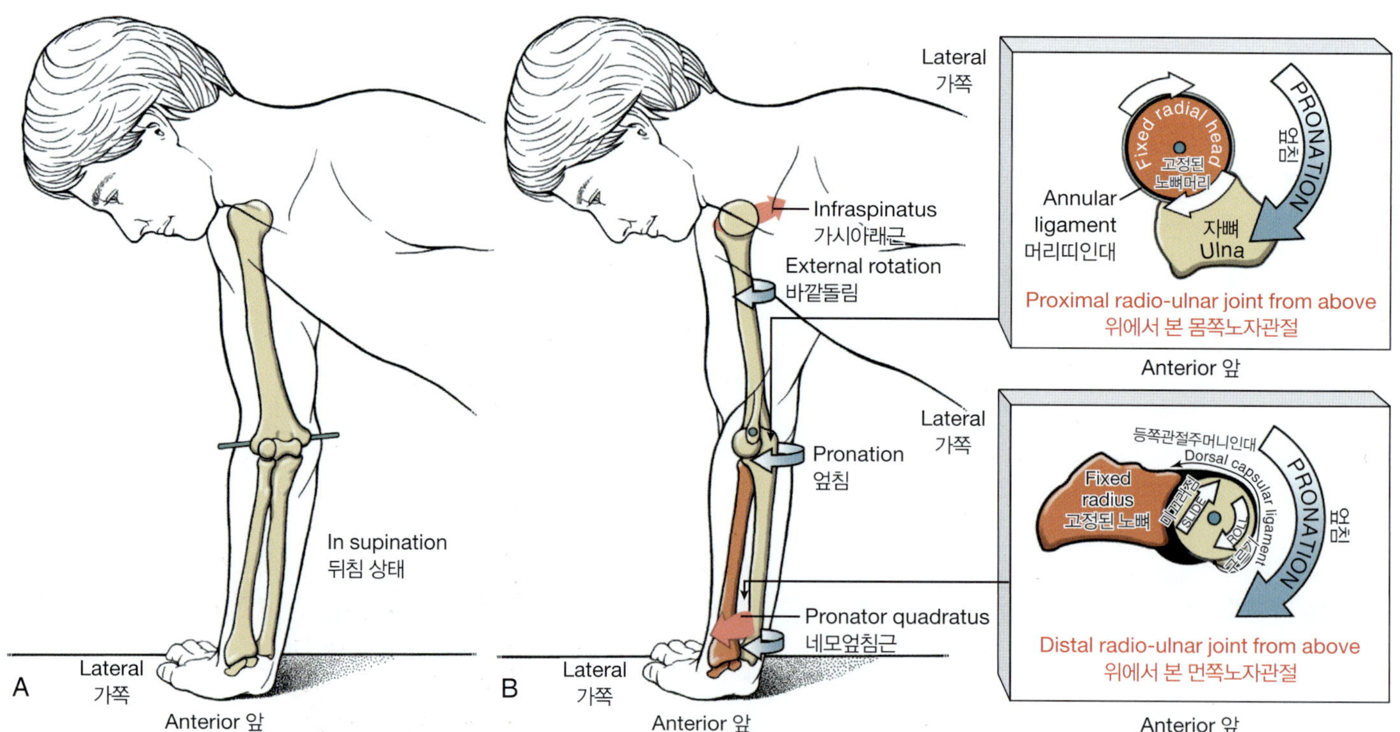


**그림 6.30** (A) 오른쪽 아래팔을 통해 상체의 체중을 지지하고 있는 사람을 보여주고 있으며, 이때 아래팔은 완전히 뒤침되어 있다(즉, 아래팔의 뼈들이 서로 평행한 위치에 놓여 있다). 노뼈는 손목을 통해 지면에 고정되어 있다. 그러나 위팔뼈와 자뼈는 자유로워 돌림을 할 수 있다. (B) 위팔뼈와 자뼈는 그림 (A)의 시작자세에서 약 80~90° 바깥돌림을 하였다. 이러한 돌림은 고정된 노뼈에 대해 자뼈가 돌림함으로써 아래팔에서의 *엎침*을 만들어 낸다. 가시아래근과 네모엎침근의 활동에 주목하라. 두 개의 삽입 그림은 몸쪽노자관절과 먼쪽노자관절에서의 관절운동형상학을 위면에서 보여주고 있다. 아래쪽 삽입 그림에서, (먼쪽노자관절의) 신장된 등쪽관절주머니인대의 섬유들은 *가늘게 길어진 화살표*로 보여주고 있으며, 관절원반은 보여주지 않고 있다.

**표 6.3 엎침과 뒤침의 관절운동형상학**

| | 체중부하(노뼈와 손이 고정) | 비체중부하(노뼈와 손이 자유로워 돌림함) |
|---|---|---|
| 몸쪽노자관절 | 머리띠인대와 자뼈의 노파임은 고정된 노뼈머리에 대해 돌림한다. | 노뼈머리는 머리띠인대와 자뼈의 노파임에 의해 형성된 고리 내에서 돌림한다. |
| 먼쪽노자관절 | 볼록한 자뼈머리가 오목한 노뼈의 자파임에 대해 반대 방향으로 구르기와 미끄러짐을 한다. 관절원반의 꼭지 부위는 돌림하는 자뼈붓돌기의 방향으로 당겨진다. | 오목한 노뼈의 자파임이 볼록한 자뼈머리에 대해 같은 방향으로 구르기와 미끄러짐을 한다. 관절원반의 가쪽(노쪽) 면은 돌림하는 노뼈 방향으로 당겨진다. |

뼈와 손에 대해 위팔뼈와 자뼈가 안쪽돌림을 하게 되면 완전히 뒤침된 자세로 되돌아오게 된다. 이런 엎침과 뒤침의 운동형상학은 본질적으로 *각각 접시위팔관절의 능동적 바깥돌림과 안쪽돌림의 표현*이라는 점에 주목하는 것이 중요하다.

그림 6.30B는 체중부하자세에서 아래팔을 엎침하기 위해 사용된 흥미로운 근육의 '짝힘(force-couple)'을 보여주고 있다. 가시아래근(infrapinatus)은 고정된 어깨뼈에 대해 위팔뼈를 돌림시키는 반면, 네모엎침근은 고정된 노뼈에 대해 자뼈를 돌림시킨다. 팔의 양 끝 부위에서 작용하고 있는 두 근육은 아래팔의 엎침 토크에 기여하는 힘을 생산해 낸다. 치료적 관점에서 볼 때, 체중부하 관점에서의 엎침과 뒤침에 관여하는 근육의 역학을 이해하는 것은 아래팔과 어깨의 근육을 강화시키거나 신장시키기 위한 추가적인 운동 전략을 세우는 데 도움이 된다.

그림 6.30B의 오른쪽 삽입 그림들은 노뼈와 손이 고정된 상태에서 엎침을 수행하였을 때 일어나는 노자관절들의 관절운동형상학을 보여주고 있다. *몸쪽노자관절*에서, 머리띠인대와 자뼈의 노파임은 고정된 노뼈머리에 대해 돌림하고 있다(그림 6.30B, 위쪽 삽입 그림). 그림에서 나타내고 있지는 않지만, 위팔뼈의 작은머리(capitulum)는 고정된 노뼈머리의 오목(fovea)에 대해 스핀을 한다. *먼쪽노자관절*에서, 자뼈머리는 고정된 노뼈의 자파임에 대해 돌림을 하고 있다(그림 6.30B, 아래쪽 삽입 그림). 그림에서 나타내고 있지는 않지만, 관절원반의 꼭지 부위는 자뼈붓돌기가 돌림하는 방향으로 당겨진다. 표 6.3은 팔이 체중부하 상태와 비체중부하 상태일 때 노자관절들에서 일어난 관절운동형상학을 요약하고 비교하였다.

## 근육과 관절의 상호작용

### 신경해부학적 개요: 팔꿈치, 아래팔, 손목, 그리고 손을 통과하는 근육피부신경, 노신경, 정중신경, 그리고 자신경의 경로

근육피부신경, 노신경, 정중신경, 그리고 자신경은 팔꿈치, 아래팔, 손목, 그리고 손에 있는 근육, 인대, 관절주머니, 그리고 피부에 대한 운동과 감각 신경지배를 제공한다. 이러한 신경들의 해부학적 경로는 이 장과 손목 및 손에 대한 다음의 두 장을 위한 기초로 설명된다. 이 신경들의 경로를 포함한 몸쪽에서 먼쪽 순서로 지배하고 있는 근육은 부록 II, Part A의 그림 II.1A~D에서 소개된다. 이러한 그림들은 다음에 설명할 신경들에 대한 유용한 시각적 보조 자료를 제공해준다.

$C^5$-$C^7$ 척수신경뿌리로부터 형성된 *근육피부신경*(*musculocutaneous nerve*)은 위팔두갈래근, 부리위팔근, 그리고 위팔근을 신경지배한다(부록 II, Part A의 그림 II.1A). 그 이름에서 알 수 있듯이, 근육피부신경은 근육을 신경지배한 다음 먼쪽으로 계속되어, 가쪽아래팔과 몸쪽손목 피부의 감각신경이 된다.

$C^5$-$T^1$ 척수신경뿌리로부터 형성된 *노신경*(*radial nerve*)은 팔신경얼기의 뒤신경다발(posterior cord)이 계속 연장된 것이다(부록 II, Part A의 그림 II.1B). 이 큰 신경은 위팔세갈래근과 팔꿈치근(anconeus)을 신경지배하기 위해 위팔뼈의 노신경고랑 속을 지나간다. 그런 후에, 노신경은 먼쪽위팔뼈에서 가쪽으로 빠져나와 가쪽위관절융기나 그 근처에 부착된 근육들을 신경지배한다. 팔꿈치의 몸쪽에서, 노신경은 위팔노근(그리고 위팔근의 작은 가쪽부분)과 긴노쪽손목폄근을 신경지배한다. 팔꿈치의 먼쪽에서, 노신경은 얕은가지와 깊은가지로 나눠진다. *얕은가지*(*superficial branch*)는 손의 등쪽 '물갈퀴 공간(web space)'을 포함해 먼쪽아래팔의 뒤-가쪽면을 지배하는 순수한 감각신경이다. *깊은가지*(*deep branch*)는 노신경의 나머지 운동신경섬유들로 구성되어 있다. 이 운동가지는 짧은노쪽손목폄근과 뒤침근을 신경지배한다. 뒤침근 내의 근육속굴(intramuscular tunnel)을 관통한 이후, 노신경의 마지막 부분은 아래팔의 뒤면을 향해 주행한다. *뒤뼈사이신경*(*posterior interosseous nerve*)이라고도 불리는 이 끝가지(terminal branch)는 자쪽손목폄근과 손가락의 폄에 관여하는 아래팔의 몇몇 근육들을 신경지배한다.

$C^6$-$T^1$ 척수신경뿌리로부터 형성된 *정중신경*(*median nerve*)은 위팔뼈의 안쪽위관절융기나 그 근처에 부착되는 대부분의 근육들을 신경지배하기 위해 팔꿈치 쪽으로 주행한다. 이러한 근육들에는 손목 굽힘근육과 아래팔의 엎침근육(원엎침근, 노쪽손목굽

힘근, 그리고 긴손바닥근) 그리고 좀 더 깊은 쪽에 위치한 얕은손가락굽힘근이 있다(부록 II, Part A의 그림 II.1C). *앞뼈사이신경(anterior interosseous nerve)*이라고도 불리는 정중신경의 깊은가지는 아래팔의 깊은 근육인 깊은손가락굽힘근의 가쪽 절반, 긴엄지굽힘근, 그리고 네모엎침근을 신경지배한다. 정중신경의 마지막 부분은 가로손목인대의 밑에 있는 손목굴(carpal tunnel)을 거쳐 손목을 가로지르면서 먼쪽으로 계속된다. 그런 후, 정중신경은 엄지의 몇몇 내재성 근육과 가쪽손가락들을 신경지배한다. 정중신경은 가쪽손바닥, 엄지의 손바닥쪽면, 그리고 둘째와 셋째 그리고 넷째손가락의 가쪽 절반의 감각을 담당한다(부록 II, Part A의 그림 II.1C, 정중신경 감각분포에 대한 삽입 그림 참조).

$C^8$-$T^1$ 척수신경뿌리로부터 형성된 *자신경(ulnar nerve)*은 팔신경얼기 안쪽신경다발(medial cord)의 직접적인 가지들에 의해 형성된 신경이다(부록 II, Part A의 그림 II.1D). 자신경은 위팔뼈 안쪽위관절융기의 뒤를 지난 후, 자쪽손목굽힘근과 깊은손가락굽힘근의 안쪽 절반을 신경지배한다. 그런 후, 자신경은 손목굴의 밖에서 손목을 가로질러 가서 손에 있는 많은 내재성 근육들에 대한 운동지배를 제공한다. 자신경은 넷째손가락의 안쪽면과 다섯째손가락 전체를 포함한 손의 자쪽면에 대한 피부의 감각신경을 제공한다.

## 팔꿈치와 아래팔의 근육과 관절에 대한 신경지배

근육, 피부, 그리고 관절의 특정 신경지배에 대한 지식은 말초신경이나 신경뿌리에 손상을 당한 사람들의 치료에 있어 유용한 임상적 정보가 된다. 이를 숙지하고 있는 임상가는 손상 이후 연루되는 감각과 운동의 범위뿐만 아니라 합병증도 예측할 수 있다. 부목 적용, 선택적인 근력강화운동과 가동범위운동의 수행, 그리고 환자 교육 제공과 같은 치료적 활동은 금기증이 없다면 손상 직후 초기에 시작될 수 있다. 이러한 사전 예방적 접근은 무감각한 피부와 관절의 영구적인 변형과 손상의 가능성을 최소화하여, 기능제한을 최소화시킬 수 있다.

### 근육의 신경지배

*팔꿈치 굽힘근육(elbow flexors)*은 세 가지의 다른 말초신경에 의해 신경지배를 받게 되는데, 위팔두갈래근과 위팔근은 근육피부신경의 지배를 받고, 위팔노근은 노신경의 지배를 받으며, 원엎침근은 정중신경의 지배를 받는다. 이와는 대조적으로, *팔꿈치 폄근육(elbow extensors)*인 위팔세갈래근과 팔꿈치근은 노신경을 통해 하나의 신경지배만 받는다. 노신경의 손상은 팔꿈치 폄근육의 완전한 마비를 초래할 수 있다. 4개의 모든 팔꿈치 굽힘근육이 마비가 되기 위해서는 세 가지 신경이 모두 손상되어야 하기 때문에, 식사하기 및 자기 꾸미기와 같은 중요한 기능들은 적어도 부분적으로

**표 6.4 팔꿈치와 아래팔의 근육에 대한 일차적인 운동신경지배**

| 근육 | 신경지배* |
|---|---|
| **팔꿈치 굽힘근육** | |
| 위팔근 | 근육피부신경($C^5$, $C^6$) |
| 위팔두갈래근 | 근육피부신경($C^5$, $C^6$) |
| 위팔노근 | 노신경($C^5$, $C^6$) |
| 원엎침근 | 정중신경($C^6$, $C^7$) |
| **팔꿈치 폄근육** | |
| 위팔세갈래근 | 노신경($C^7$, $C^8$) |
| 팔꿈치근 | 노신경($C^7$, $C^8$) |
| **아래팔 엎침근육** | |
| 네모엎침근 | 정중신경($C^8$, $T^1$) |
| 원엎침근 | 정중신경($C^6$, $C^7$) |
| **아래팔 뒤침근육** | |
| 위팔두갈래근 | 근육피부신경($C^5$, $C^6$) |
| 뒤침근 | 노신경($C^6$) |

*근육에 대한 일차적인 척수신경뿌리 신경지배는 괄호 안에 있다.

보존된다.

*아래팔을 엎침*시키는 근육(원엎침근, 네모엎침근, 그리고 안쪽위관절융기에서 시작하는 이차적인 근육들)은 정중신경을 통해 신경지배된다. *아래팔의 뒤침*은 근육피부신경의 지배를 받는 위팔두갈래근과 노신경의 지배를 받는 뒤침근 그리고 가쪽위관절융기와 아래팔의 등쪽면에서 시작하는 이차적인 근육들에 의해 수행된다.

표 6.4는 팔꿈치와 아래팔의 근육을 신경지배하는 말초신경과 일차적인 척수신경뿌리를 요약하였다. 이 표는 팔의 근육을 신경지배하는 일차적인 신경뿌리를 제시한 부록 II, Part B에 주로 근거를 둔 것이다. 부록 II, Part C-E는 $C^5$-$T^1$ 척수신경뿌리와 팔의 몇몇 중요 말초신경의 기능적 상태를 임상적으로 평가하는 데 도움이 되는 추가 참고 항목들을 포함하고 있다.

### 관절의 감각신경지배

#### *위팔자관절과 위팔노관절*

위팔자관절과 위팔노관절 그리고 주변의 결합조직들은 $C^6$-$C^8$ 척수신경뿌리로부터 감각신경지배를 받는다.[49] 이런 들신경뿌리(afferent nerve root)로부터의 신경섬유들은 근육피부신경과 노신경 그리고 자신경과 정중신경에 의해 주로 전달되는 감각정보들을 받는다.[96]

#### *몸쪽노자관절과 먼쪽노자관절*

몸쪽노자관절과 주변의 팔꿈치 관절주머니는 $C^6$-$C^7$ 척수신경뿌

리로 들어가는 정중신경 내의 신경섬유들로부터 감각신경지배를 받는다.[96] 먼쪽노자관절은 $C^8$ 신경뿌리로 들어가는 자신경의 신경섬유들로부터 대부분의 감각신경지배를 받는다.[49]

## 팔꿈치 근육의 기능

자뼈에 먼쪽부착부위를 갖는 근육들은 팔꿈치를 굽힘시키거나 폄시킬 수 있으나, 아래팔을 엎침시키거나 뒤침시키는 능력은 갖지 못한다. 이와는 대조적으로, 노뼈에 먼쪽부착부위를 갖는 근육들은 이론적으로 팔꿈치를 굽힘시키거나 폄시킬 수 있으며, 동시에 아래팔을 엎침시키거나 뒤침시킬 수 있는 잠재력도 갖고 있다. 이런 기본적인 개념은 이제부터 설명할 내용에 대한 기초가 되는 주제이다.

손목에 일차적으로 작용하는 근육은 팔꿈치도 가로지르게 된다. 이러한 이유 때문에, 많은 손목 근육들이 팔꿈치를 굽힘시키거나 폄시킬 수 있는 잠재력을 갖게 된다. 그러나 이러한 잠재력은 일반적으로 미미하여 더 이상 논의되지 않는다. 팔꿈치와 아래팔의 근육들에 대한 몸쪽부착부위와 먼쪽부착부위 그리고 신경지배는 부록 II, Part F에서 제시된다. 또한 참고로 팔꿈치와 아래팔의 선택된 근육들의 단면적에 대한 목록은 부록 II, Part G에서 찾을 수 있다.

### 팔꿈치 굽힘근육

위팔두갈래근, 위팔근, 위팔노근, 그리고 원엎침근은 일차적인 팔꿈치 굽힘근육이다. 이 근육들 각각은 팔꿈치에 있는 안-가쪽돌림축의 앞쪽으로 지나가는 힘을 생산하기 때문에, 팔꿈치의 굽힘 작용을 수행하게 된다. 이러한 근육들의 구조적 및 관련 생체역학적 변수는 표 6.5에 제시하였고 이 단락 전반에 걸쳐 참조된다.

#### *팔꿈치 굽힘근육의 개별적인 근육 작용*

*위팔두갈래근(biceps brachii)*은 어깨뼈에 몸쪽부착부위를 갖고 노뼈거친면(radial tuberosity)에 먼쪽부착부위를 갖는다(그림 6.31). 이차적인 먼쪽부착부위는 *섬유띠(fibrous lacertus)*라 알려진 널힘줄판(aponeurotic sheet)을 통해 아래팔의 깊은근막과 연결된다.

위팔두갈래근은 2개의 일차적 근육작용인 굽힘과 뒤침이 동시에 수행될 때 최대의 근전도(EMG) 활동을 만들어 낸다. 이러한 작용은 매우 유용하고 중요한데, 예를 들어 숟가락을 입으로 가져가는 동작을 고려해보면 알 수 있다. 그러나 의도적으로 아래팔이 엎침된 상태에서 굽힘을 수행하게 되면, 위팔두갈래근은 비교적 낮은 수준의 근전도 활동을 보이게 된다. 이런 낮은 근육활성은 스스로 촉지해보면 증명될 수 있다.

*위팔근(brachialis)*은 위팔두갈래근의 깊은 쪽에 놓여 있으며, 위팔뼈의 앞쪽에 몸쪽부착부위를 갖고 자뼈의 가장 몸쪽에 먼쪽부착부위를 갖는다(그림 6.32). 이 근육의 기능은 팔꿈치를 굽힘시키는 것 하나밖에 없다. 표 6.5에서 보여주고 있는 것과 같이, 위팔근의 평균 생리적 단면적(physiologic cross-section)은 7 $cm^2$이며, 팔꿈치를 가로지르는 어떤 근육들보다도 가장 크다. 비교를 한다면, 위팔두갈래근 긴갈래의 단면적은 단지 2.5 $cm^2$밖에 되지 않는다. 큰 생리적 단면적에 근거하여, 위팔근은 팔꿈치를 가로지르는 근육들 중 가장 큰 힘을 발생시킬 것으로 예상된다.

*위팔노근(brachioradialis)*은 모든 팔꿈치 근육들 중 가장 길며, 몸쪽으로는 위팔뼈의 가쪽위관절융기위능선에 부착되고 먼쪽으로는 노뼈의 붓돌기 근처에 부착된다(그림 6.31). 위팔노근이 최대로 짧아지면 완전한 팔꿈치 굽힘과 거의 중립위치로의 아래팔 돌림을 유발한다. 위팔노근이 팔꿈치 굽힘근육으로서 우세한 역할을 한다는 것은 잘 확립되었다.[11,14,39]

위팔노근은 아래팔의 앞-가쪽면에서 쉽게 촉지될 수 있다. 약 90°의 팔꿈치 굽힘과 중립의 아래팔 돌림 위치에서 팔꿈치 굽힘에

**표 6.5 일차적인 팔꿈치 굽힘근육에 대한 구조적 및 관련 생체역학적 변수***

| 근육 | **작업 능력**<br>*부피($cm^3$)* | **수축 진폭**<br>*길이(cm)*† | **최대 힘**<br>*생리적 단면적($cm^2$)* | **지레작용**<br>*내적인 모멘트 팔(cm)*‡ |
|---|---|---|---|---|
| 위팔두갈래근(긴갈래) | 33.4 | 13.6 | 2.5 | 3.20 |
| 위팔두갈래근(짧은갈래) | 30.8 | 15.0 | 2.1 | 3.20 |
| 위팔근 | 59.3 | 9.0 | 7.0 | 1.98 |
| 위팔노근 | 21.9 | 16.4 | 1.5 | 5.19 |
| 원엎침근 | 18.7 | 5.6 | 3.4 | 2.01 |

Data from An KN, Hui FC, Morrey BF, et al: Muscles across the elbow joint: a biomechanical analysis, *J Biomech* 14:659, 1981.
*구조적 특성은 이탤릭체로 되어 있다. 관련 생체역학적 변수는 굵은 글씨로 제시되었다.
†70°의 굽힘 상태에서 측정된 근육힘살의 길이.
‡팔꿈치는 100° 굽힘되어 있고 아래팔은 완전히 뒤침되어 있는 상태에서 측정된 내적인 모멘트팔.

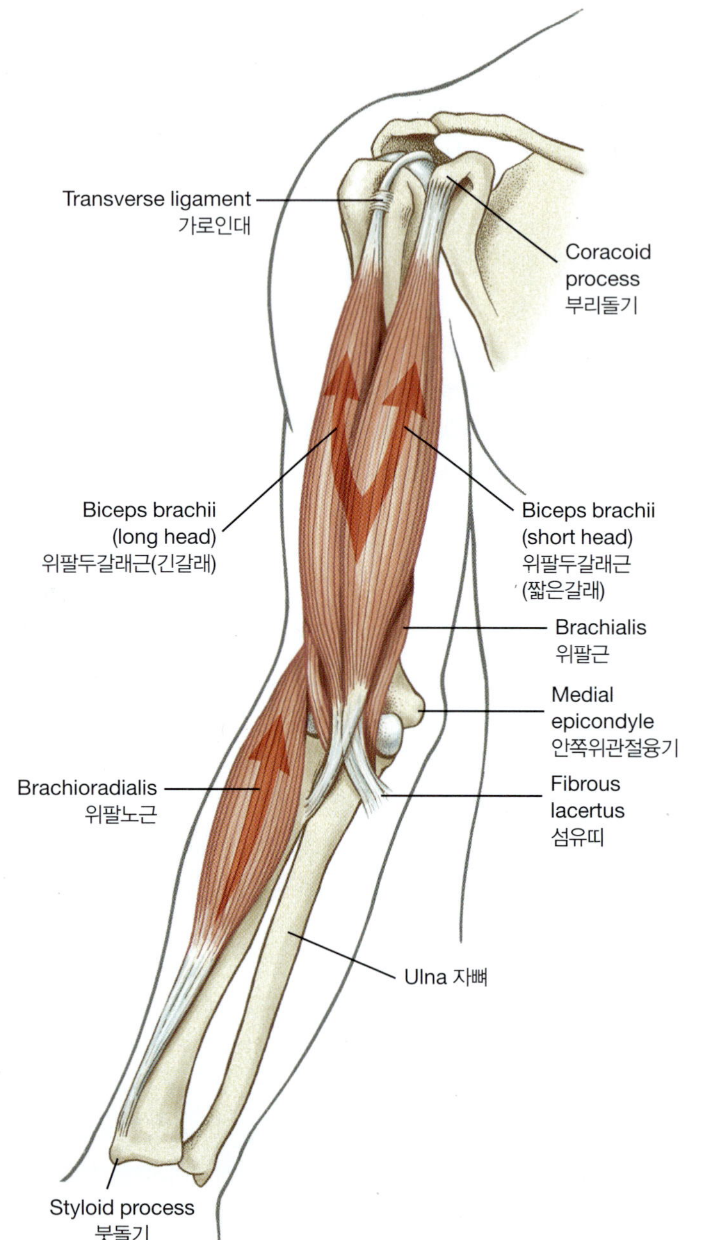


**그림 6.31** 오른쪽 위팔두갈래근과 위팔노근의 앞면. 위팔근은 위팔두갈래근의 깊은 쪽에 있다.

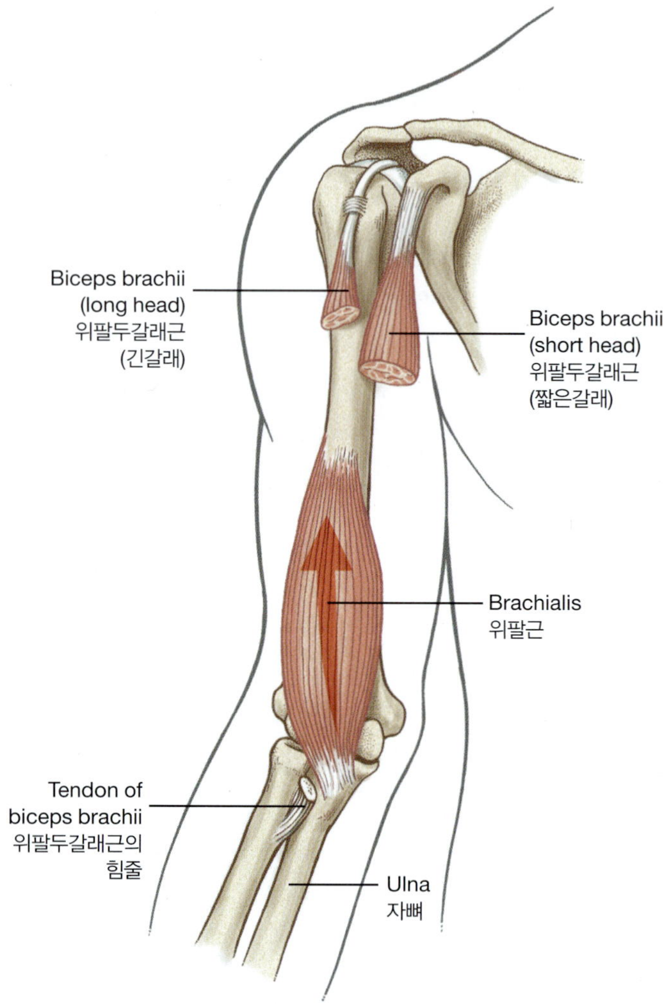


**그림 6.32** 위팔두갈래근의 깊은 쪽에 있는 오른쪽 위팔근의 앞면.

대한 저항을 가하면, 위팔노근이 팔꿈치를 가로질러 뚜렷하게 돌출되거나 '활시위(bowstring)' 모양으로 나타난다(그림 6.33). 이런 활시위 모양의 근육은 다른 굽힘근육보다 더 큰 굽힘 모멘트팔의 길이를 갖는다[3,87](표 6.5).

*원엎침근(pronator teres)*의 해부학은 엎침의 근육에 대한 설명에서 제시될 것이다(그림 6.46 참조). 비교의 관점에서, 원엎침근은 위팔근과 비슷한 굽힘근육 모멘트팔을 갖지만, 생리적 단면적은 50% 정도밖에 되지 않는다(표 6.5).

### *팔꿈치 굽힘근육에 의해 발생된 토크*

그림 6.34는 3개의 주요 팔꿈치 굽힘근육에 대한 힘선을 보여주고 있다. 건강한 중년층 사람들에 있어, 최대 노력의 굽힘 토크는 남성이 725 kg-cm이고 여성이 336 kg-cm라고 보고되고 있다(표 6.6).[8] 대부분의 정규화된 근력 자료와 마찬가지로, 문헌에는 상당한 변동이 존재한다.[56,64] 표 6.6에 제시된 굽힘 토크의 자료는 최대 굽힘 토크가 최대 폄 토크보다 약 70% 더 크다는 것을 보여주고 있다. 그러나 다리에서 팔꿈치와 기능적으로 유사한 무릎의 경우, 이런 최대 근력의 차이는 거의 유사한 크기로 폄 토크가 더 크다. 이런 차이는 무릎의 굽힘근육과 비교했을 때 팔꿈치의 굽힘근육이 일반적으로 좀 더 상대적인 기능적 요구를 더 많이 받는다는 것을 반영하는 것 같다.

아래팔이 뒤침된 상태에서 생산된 팔꿈치의 굽힘 토크는 아래팔이 완전히 엎침된 상태에서 생산된 굽힘 토크보다 약 20~25% 더 크다.[85] 이러한 차이는 주로 아래팔이 뒤침 상태에 있거나 뒤침에 가까워질 때 위팔두갈래근[72]과 위팔노근의 굽힘근육 모멘트팔

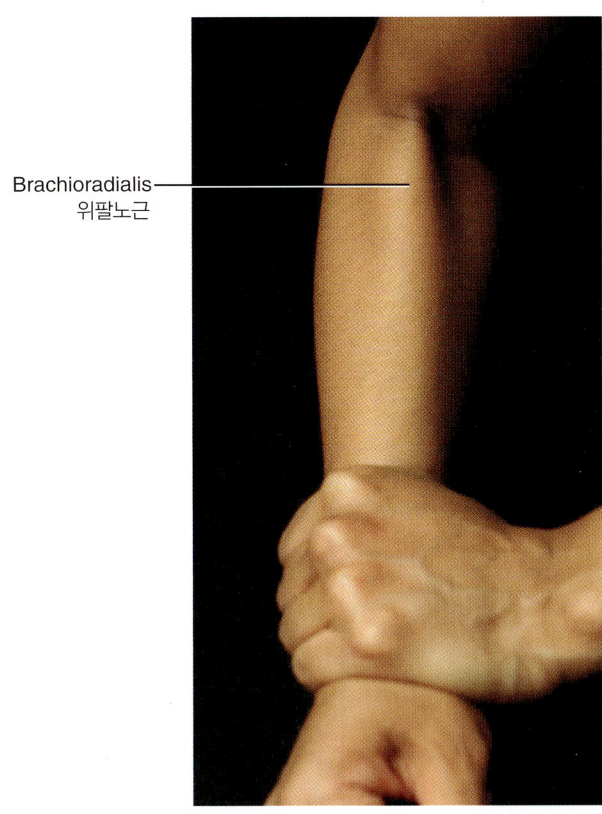


그림 6.33 최대 노력의 등척활성 동안 팔꿈치 위에 나타난 '활시위'를 보여주고 있는 오른쪽 위팔노근.

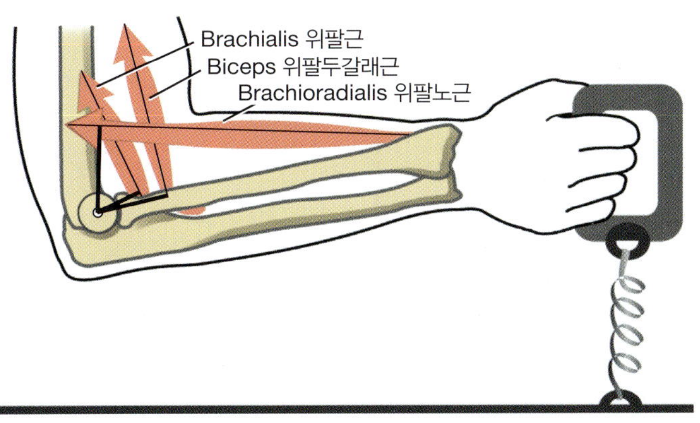


그림 6.34 3개의 일차적인 팔꿈치 굽힘근육의 힘선을 보여주는 옆면. 각 근육의 내적인 모멘트팔(*굵은 검은색 선*)은 근사한 비례값으로 그렸다. 팔꿈치가 약 100° 굽힘하고 있을 때, 노뼈에 대한 위팔두갈래근힘줄의 정지각은 90°가 된다는 것에 주목하라. 좀 더 자세한 설명은 본문을 참조하라. 팔꿈치의 안-가쪽돌림축은 작은머리를 통과하고 있다.

이 증가되기 때문이다.

연령, 생물학적 성별, 그리고 검사 방법에 따라 달라질 수 있지만, 근력에 대한 대부분의 문헌에서는 팔꿈치의 최대 굽힘 토크가 거의 85~95°의 굽힘에서 일어난다고 보고하고 있다.[40,84,102] 생리적 그리고 생체역학적 인자들은 팔꿈치의 최대 (등척) 굽힘 토크

**표 6.6 팔꿈치와 아래팔의 평균적인 최대 등척 내적인 토크**

| | 토크(kg-cm)* | |
|---|---|---|
| 움직임 | 남성 | 여성 |
| 굽힘 | 725 (154)† | 336 (80) |
| 폄 | 421 (109) | 210 (61) |
| 엎침 | 73 (18) | 36 (8) |
| 뒤침 | 91 (23) | 44 (12) |

Data from Askew LJ, An KN, Morrey BF, et al: Isometric elbow strength in normal individuals, *Clin Orthop Relat Res* 222:261, 1987.
*변환: 0.098 Nm/kg-cm.
†표준편차는 괄호 안에 있다. 자료는 104명의 건강한 대상자에게서 얻은 것이다. 남성의 평균 나이는 41세, 여성의 평균 나이는 45.1세이다. 팔꿈치는 90° 굽힘과 중립의 아래팔 돌림을 유지하였다. 이 자료는 단지 우세 팔에 해당하는 값이다.

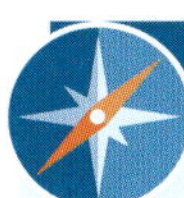

SPECIAL FOCUS 6.4

### 위팔근: 팔꿈치 굽힘근육의 일꾼

위팔근은 큰 단면적 외에도, 모든 팔꿈치 굽힘근육 중 가장 큰 부피를 갖고 있다(표 6.5). 일반적으로 근육의 부피는 근육에 의해 배출된 물의 부피를 기록하거나, 좀 더 정확성을 위해서는 MRI, CT, 또는 초음파 영상을 통해 추정할 수 있다. 근육의 부피가 클수록 *작업 능력*(*work capacity*)도 크다고 제안된다. 이러한 이유 때문에, 위팔근은 팔꿈치 근육 중에서도 '일꾼(workhorse)'이라 불리게 된다.[11] 일꾼이라는 이름은 위팔근이 갖는 작업 능력이 크기 때문이기도 하지만, 팔꿈치 굽힘 시 빠르게 수행하든 아니면 느리게 수행하든 또는 엎침이 동반되든 아니면 뒤침이 동반되든 간에 모든 유형의 활동에 관계없이 위팔근은 항상 연루되기 때문에 그러한 별칭이 붙은 것이다. 위팔근은 자뼈에 먼쪽부착부위를 갖기 때문에, 엎침과 뒤침의 운동은 위팔근의 길이, 힘선, 또는 내적인 모멘트팔에 영향을 미치지 못한다.

가 왜 거의 90°의 굽힘에서 일어나는지에 대한 경향을 설명하는데 도움을 줄 수 있다. 설명을 위해, 전체 가동범위 동안 3개의 일차적인 팔꿈치 굽힘근육에 의해 생산되는 예견된 상대적 토크의 그래프를 보여주는 그림 6.35A를 고려해 보자. 팔꿈치 굽힘근육의 최대토크-각도곡선에 있어, 곡선의 전반적인 형태에 영향을 미치는 두 가지의 일차적 인자로는 (1) 근육의 최대 굽힘 *힘*(*force*)과 (2) 내적인 *모멘트팔*(*moment arm*)의 길이가 있다. 그림 6.35B에 나와 있는 자료를 보면, 모든 근육의 최대 힘이 약 80° 굽힘에 해당하는 근육 길이에서 일어난다고 예측한다. 그림 6.35C에 나와 있는 자료를 보면, 3개의 모든 근육에서의 평균적인 최대 모멘트팔은 약 100°의 굽힘에서 일어난다고 예측한다. 이러한 관절각도에서, 노뼈에 대한 위팔두갈래근의 정지각은 거의 90°가 된다(그림 6.34). 이러한 역학적 상황은 근육의 내적인 모멘트팔을 최대화하여, 근

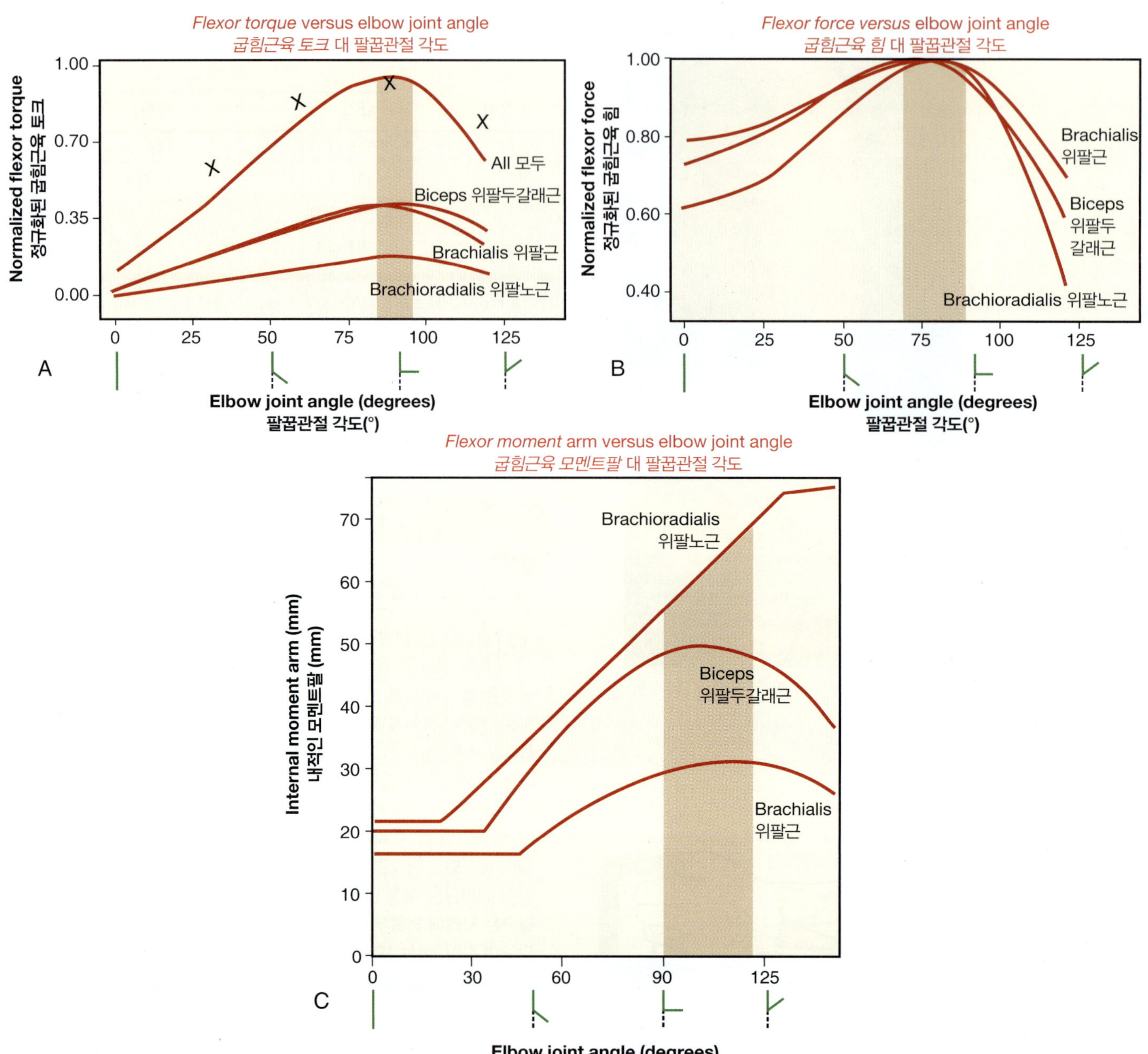


그림 6.35 (A) 3개의 일차적인 팔꿈치 굽힘근육에 대한 예측된 최대등척토크 대 관절각도 곡선은 각 근육의 구조, 길이-장력관계, 그리고 내적인 모멘트팔을 포함하는 이론적인 모형에 근거한 것이다. (B) 세 근육의 길이-장력관계는 팔꿈치의 관절각도에 대해 표시된 정규화된 *굽힘근육의 힘*을 나타낸 것이다. 근육의 길이는 관절각도가 증가함에 따라 감소한다는 것에 주목하라. (C) 각 근육의 *내적인 모멘트팔*의 길이가 팔꿈치의 관절각도에 대해 표시되었다. 각각의 예측변수가 가장 큰 관절각도는 빨간색 음영으로 강조하였다. (Data for panels A and B from An KN, Kaufman KR, Chao EY: Physiological considerations of muscle force through the elbow joint, *J Biomech* 22:1249, 1989. Data for panels C from Amis AA, Dowson D, Wright V: Muscle strengths and musculoskeletal geometry of the upper limb, *Eng Med* 8:41, 1979.)

육의 힘이 관절 토크로 전환되는 것을 최대화한다. 그림 6.35B~C에 제시된 자료를 보면, 일반적으로 유사한 관절각도에 걸쳐 최대 *토크*가 예측된다는 것은 흥미롭다. 적어도 서 있거나 똑바로 앉아 있는 동안, 약 90°의 굽힘에서 최대 팔꿈치 굽힘 토크를 생산하는 자연스런 능력은 기능적으로 아래팔에 대해 가장 큰 *외적인* 토크(중력에 의해)가 일반적으로 작용하는 각도와 일치한다. 유사한 팔꿈치 굽힘 각도에서 최대 내적인 토크와 외적인 토크의 상대적인 '일치'는 팔꿈치 굽힘근육을 강화하기 위한 저항운동 양식을 설계하는 데 사용되는 요소이다. 이 개념은 4장에서 제시되었다.

*다관절의 위팔두갈래근: 팔꿈치 굽힘과 어깨 폄의 결합에 따른 생리적 이득*

위팔두갈래근은 여러 관절에 걸쳐 힘을 생산할 수 있는 다관절 근육이다. 앞으로 설명되겠지만, 능동적인 팔꿈치 굽힘과 어깨 폄의 결합은 위팔두갈래근에 의해 발생된 팔꿈치 굽힘근육 토크의 생산에 있어 자연스럽고 효율적인 방법이다. 나무를 톱질하거나 물체를 신체에 가까이 당길 때와 같이, 이러한 동작의 결합을 사용한 예들을 고려해 보면 알 수 있다. 다음의 가상적인 예는 이런 자연스런 움직임의 결합을 뒷받침하는 생리적 기전에 대해 설명한다.

논의를 위해, 해부학적 자세에서 안정 상태의 위팔두갈래근의 길이가 30 cm라고 가정하자(그림 6.36A). 그런 다음 90°의 팔꿈치 굽힘과 45°의 어깨 굽힘이 결합된 능동적인 동작 후에 위팔두갈래근은 약 23 cm로 짧아진다(수축한다)(그림 6.36B). 동작을 수행하는 데 1초가 걸렸다면, 근육은 7 cm/sec의 평균 수축속도를 경험하게 된다. 이와는 대조적으로, *팔꿈치 굽힘*과 *어깨 폄*을 생산하는 위팔두갈래근과 뒤어깨세모근(posterior deltoid)이 연루된 좀 더 자연스럽고 효율적인 활성패턴에 대해 고려해 보자(그림 6.36C). 예를 들어 무거운 부하를 당기는 동작을 수행할 때, 활성된 위팔두갈래근이 팔꿈치 굽힘을 만들면서 짧아짐과 동시에 *폄되는 어깨에 의해 길어진다*. 뒤어깨세모근의 수축에 의한 어깨의 폄에 의해, 사실상 위팔두갈래근의 최종적인 짧아짐은 감소된다. 그림 6.36C의 예에 근거하여, 팔꿈치 굽힘과 어깨 폄의 결합은 위팔두갈래근의 평균적인 수축속도를 5 cm/sec로 감소시킨다. 이러한 속도는 팔꿈치 굽힘과 어깨 굽힘의 결합동작보다 2 cm/sec나 더 느려진 것이다. 3장에서 설명했던 것과 같이, 근육의 최대 힘 출력은 근육수축의 속도가 제로에 가깝거나 등척일 때 더 커진다.

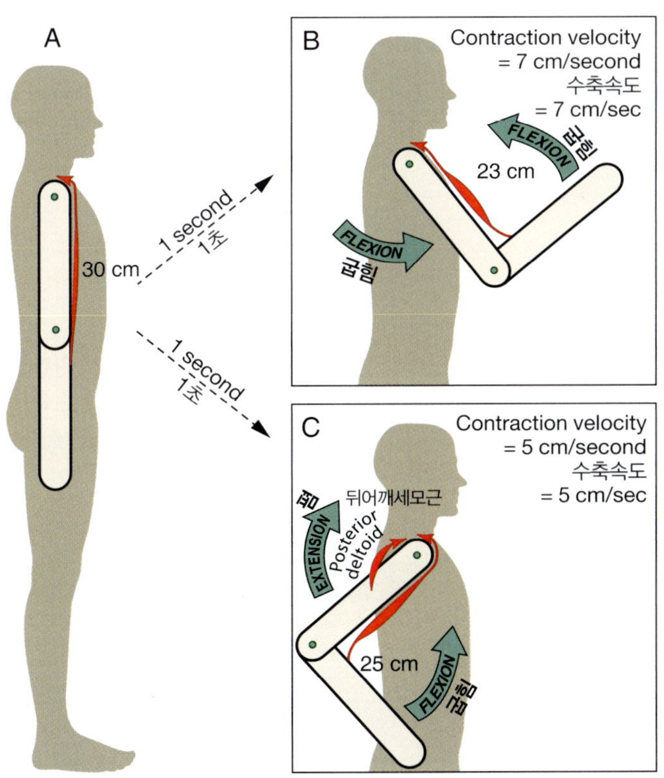


그림 6.36 (A) 이 모형은 30 cm 길이의 위팔두갈래근을 가진 사람을 보여주고 있다. (B) 1초의 수축 후에, 90°의 *팔꿈치 굽힘*과 45°의 *어깨 굽힘*의 동시 동작으로 유발된 위팔두갈래근의 길이는 23 cm가 되었다. 위팔두갈래근은 7 cm/sec의 수축속도로 짧아졌다. (C) 90°의 *팔꿈치 굽힘*과 45°의 *어깨 폄*이 동시에 결합된 동작인 전형적인 당기기 동작에 활동하는 위팔두갈래근*과* 뒤어깨세모근을 보여주고 있다. 위팔두갈래근은 1초 간격 동안 25 cm 길이로 최종적인 수축을 경험하는 것으로 묘사되고 있다. 뒤어깨세모근의 동시 수축 때문에, 위팔두갈래근은 5 cm/sec의 수축속도로 단지 5 cm만 짧아졌다.

여기서 설명한 간단한 모형은 뒤어깨세모근과 같은 일관절 근육이 다른 다관절 근육의 힘을 향상시킬 수 있다는 많은 예 중 하나를 소개한 것이다. 이 예에서, 뒤어깨세모근은 강하게 당기는 동작을 위한 강력한 어깨 폄근육의 역할을 한다. 또한, 뒤어깨세모근은 팔꿈치 굽힘 동작 전반에 걸쳐 위팔두갈래근의 최적의 수축속도와 작동길이를 조절하는 데 도움을 준다. 특히 높은 파워를 요구하는 활동을 할 때, 뒤어깨세모근은 팔꿈치 굽힘근육에 대한 매우 중요한 협동근(synergist)으로 작용한다. 그림 6.36C에서 설명된 들어 올리기 동작을 뒤어깨세모근이 완전히 마비된 상태에서 수행할 경우의 결과를 고려해보라.

## 팔꿈치 폄근육

### *근육 성분*

일차적인 팔꿈치 폄근육(elbow extensors)은 *위팔세갈래근*과 *팔꿈치근*이다(그림 6.37과 6.38). 위팔세갈래근은 자뼈의 팔꿈치머리돌기에 부착되는 온힘줄(common tendon)로 모인다.

위팔세갈래근(triceps brachii)은 3개의 갈래인 긴갈래, 가쪽갈래, 그리고 안쪽갈래를 갖고 있다. *긴갈래(long head)*는 어깨뼈의 접시아래결절에 몸쪽부착부위를 갖기 때문에, 어깨를 폄시키고 모음시킬 수 있다. 긴갈래는 팔꿈치의 다른 모든 근육들을 초과하는 방대한 부피를 가지고 있다(표 6.7).

위팔세갈래근의 *가쪽갈래(lateral head)*와 *안쪽갈래(medial head)*는 위팔뼈 노신경고랑을 따라 양쪽에 몸쪽부착부위를 갖는다. 안쪽갈래는 위팔뼈 뒤면에 넓은 몸쪽부착부위를 갖고 있으며, 이는 위팔뼈의 앞면에 있는 위팔근과 비교적 유사한 위치를 차지하고 있다. 안쪽갈래의 좀 더 먼쪽에 있는 일부 섬유들은 팔꿈치의 뒤관절주머니에 직접 부착된다. 이러한 섬유들은 무릎에서의 무릎관절근(articularis genu)과 유사하며, 폄 동안 관절주머니를 팽팽하게 당기는 유사한 기능을 갖는다. 실제로, 팔꿈치의 이러한 근육섬유들은 흔히 *팔꿉관절근(articularis cubiti)*이라 불린다.

*팔꿈치근(anconeus)*은 팔꿈치의 뒤면을 가로지르는 삼각형 모양의 작은 근육이다. 이 근육은 위팔뼈의 가쪽위관절융기와 몸쪽자뼈의 뒤면을 따라 위치한 뼈의 띠 사이에 위치된다(그림 6.37).

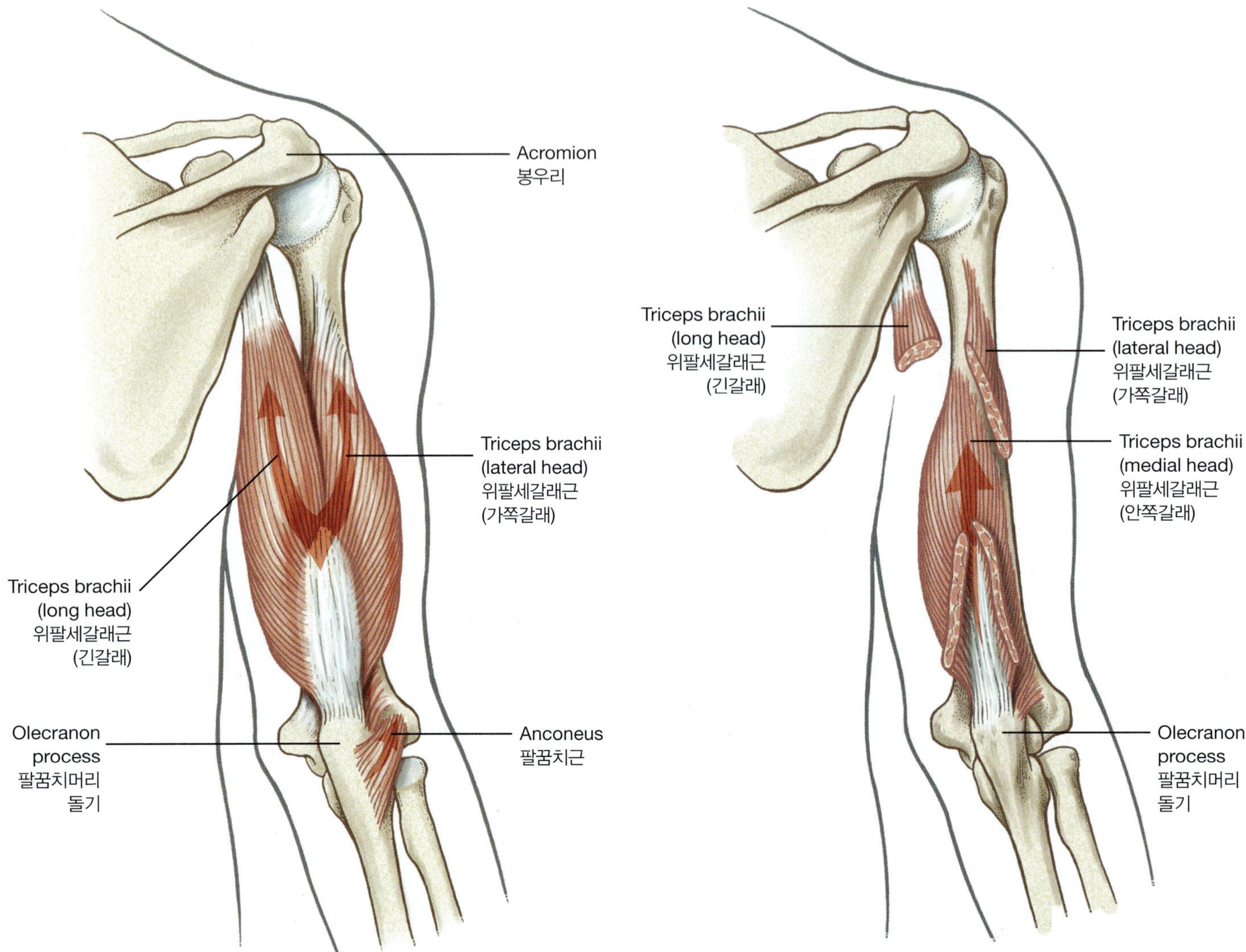


**그림 6.37** 오른쪽 위팔세갈래근과 팔꿈치근을 보여주고 있는 뒤면. 위팔세갈래근의 안쪽갈래는 긴갈래와 가쪽갈래의 깊은 쪽에 있기 때문에 보이지 않는다.

**그림 6.38** 오른쪽 위팔세갈래근의 안쪽갈래를 보여주는 뒤면. 위팔세갈래근의 긴갈래와 가쪽갈래는 좀 더 깊은 쪽에 있는 안쪽갈래를 노출시키기 위해 부분적으로 제거되었다. 팔꿈치근은 제시되지 않았다.

**표 6.7 일차적인 팔꿈치 폄근육에 대한 구조적 및 관련 생체역학적 변수***

| | **작업 능력** | **수축 진폭** | **최대 힘** | **지레작용** |
|---|---|---|---|---|
| **근육** | *부피*($cm^3$) | *길이*($cm$)† | *생리적 단면적*($cm^2$) | *내적인 모멘트 팔*($cm$)‡ |
| 위팔세갈래근(긴갈래) | 66.6 | 10.2 | 6.7 | 1.87 |
| 위팔세갈래근(안쪽갈래) | 38.7 | 6.3 | 6.1 | 1.87 |
| 위팔세갈래근(가쪽갈래) | 47.3 | 8.4 | 6.0 | 1.87 |
| 팔꿈치근 | 6.7 | 2.7 | 2.5 | 0.72 |

Data from An KN, Hui FC, Morrey BF, et al: Muscles across the elbow joint: a biomechanical analysis, *J Biomech* 14:659, 1981.
*구조적 특성은 이탤릭체로 되어 있다. 관련 생체역학적 변수는 굵은 글씨로 제시되었다.
†70°의 굽힘 상태에서 측정된 근육힘살의 길이.
‡팔꿈치가 100° 굽힘된 상태에서 측정된 내적인 모멘트팔.

문헌에서 인간의 팔꿈치근 기능에 대한 다양한 의견들을 찾을 수 있다.[23] 위팔세갈래근과 비교할 때, 팔꿈치근은 폄을 위한 비교적 작은 단면적과 작은 모멘트팔을 갖고 있다(표 6.7 참조). 팔꿈치근이 팔꿈치 전체 폄 토크의 약 15%만을 생산하지만,[109] 이 근육의 느린연축(slow-twitch, I형) 섬유 유형은 팔꿈치에 대해 낮은 수준이만 비교적 지속적인 안정성을 제공하는 데 이상적이다. 이러한 기능은 능동적인 엎침과 뒤침 동안 위팔자관절을 지지하는 데 도움이 된다.[10,13]

팔꿈치근은 팔꿈치에서 안쪽넓은근의 빗섬유들(oblique fibers)이 무릎에서 가지는 것과 유사한 지형학적 공간적 배치를 가지고 있다. 이러한 공간적 배치는 팔을 180° 안쪽돌림시켜 팔꿈치머리(olecranon)가 앞쪽을 향하게 하면 시각적으로 가장 잘 이해할 수 있으며, 이러한 위치는 구조적으로나 기능적으로 다리와 유사하다.

### *팔꿈치 폄의 근전도 분석*

최대 노력의 팔꿈치 폄은 팔꿈치 폄근육무리의 모든 성분들에서 높은 수준의 EMG 활성을 발생시킨다. 그러나 최대하 노력의 팔꿈치 폄 동안, 노력의 수준에 따라 다른 폄근육이 동원된다. 팔꿈치근은 대개 낮은 수준의 팔꿈치 폄의 힘을 시작하고 유지시키는 첫 번째 근육이다.[46,58,59,109] 폄근육의 노력이 점차적으로 증가됨에 따라, 일반적으로 위팔세갈래근의 안쪽갈래가 팔꿈치근 다음으로 동원된다.[101] 안쪽갈래는 대부분의 팔꿈치 폄 수준에서 계속 활성되기 때문에, 폄근육의 '일꾼(workhorse)'으로 간주될 수 있으며, 이는 위팔근에 상응하는 폄근육으로 기능한다.[39]

팔꿈치에서의 폄근육 요구가 중간에서 높은 수준으로 증가한 후에야 신경계는 위팔세갈래근의 가쪽갈래를 동원하게 되고, 그다음 바로 긴갈래를 동원하게 된다.[109] 긴갈래는 높은 작업 수행력이 요구되는 과제에 맞는 큰 부피를 갖추고 있어 '예비적인(reserve)' 성격의 팔꿈치 폄근육으로 기능한다.

### *팔꿈치 폄근육에 의해 발생된 토크*

팔꿈치 폄근육은 다양한 수준과 유형의 기능적 요구에 따라 반응한다. 넓적다리네갈래근이 무릎을 안정화시키기 위해 사용되는 방법과 유사하게, 팔꿈치 폄근육도 팔꿈치에 대한 정적인 안정성을 제공한다. 팔꿈치가 부분적으로 굽힘된 상태에서 팔을 통해 체중을 지지하고 있는 흔한 자세를 고려해 보자. 폄근육은 등척수축이나 매우 느린 속도의 편심활성을 통해 굽힘된 팔꿈치를 안정화시킨다. 반면, 주어진 상황이 달라지면 같은 폄근육이지만 빠른 속도의 동심 또는 편심활성을 통해 훨씬 더 큰 동적인 폄근육 토크를 발생시키도록 요구되기도 한다. 공 던지기, 넘어질 때 땅 짚기, 또는 문을 빠르게 밀면서 열기와 같은 동작들을 고려해 보자.

힘 있게 미는 많은 동작들에서와 같이, 팔꿈치 폄은 일반적으로 어느 정도의 어깨 굽힘과 결합된다(그림 6.39). 앞어깨세모근에 의한 어깨 굽힘의 기능은 앞쪽으로 밀기에 있어 중요한 협동근 성분이 된다. 앞어깨세모근은 팔을 앞쪽으로 가져가는 어깨 굽힘 토크를 생산하고 위팔세갈래근의 긴갈래에 의한 어깨 폄의 가능성을 중화시킨다. 생리적인 관점으로 볼 때, 팔꿈치 폄과 어깨 굽힘이 결합된 동작은 팔꿈치를 완전히 폄시키기 위해 위팔세갈래근의 긴갈래에서 요구되는 짧아지는 속도와 양을 최소화시킨다.

팔꿈치 폄근육은 팔꿈치가 약 80~90° 굽힘되었을 때 최대 수준의 토크를 생산한다.[29,44,56,80,85] 이런 관절의 위치는 팔꿈치 굽

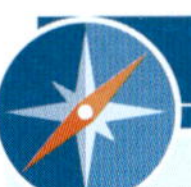

**SPECIAL FOCUS 6.5**

**간결성의 법칙**

팔꿈치 폄근육의 다양한 구성원들의 작용으로 설명되는 단계적 동원양상(hierarchial recruitment pattern)은 신경계가 폄근육 토크의 수준을 조절하기 위해 사용되는 유일한 전략은 아니다. 대부분의 능동움직임과 마찬가지로, 근육활성의 양상은 근육마다 그리고 사람마다 매우 다양하다. 그러나 팔꿈치 폄근육에 대해서는 일반적인 단계적 동원양상이 존재하는 것으로 보인다. 이런 근육무리 활성의 방법은 *간결성의 법칙(law of parsimony)*으로 설명될 수 있다. 현재의 맥락에서, 간결성의 법칙은 신경계통이 주어진 관절작용의 조절을 위해 가능한 한 가장 적은 수의 근육이나 근섬유를 활성화시키려는 경향이 있는 것을 말한다. 낮은 수준의 폄근육 토크가 요구되는 활동을 조절하기 위해 작은 팔꿈치근과 위팔세갈래근의 안쪽갈래가 반응한다는 것을 회상해 보자. 좀 더 동적이거나 높은 저항의 폄근육 토크가 필요해지기 전까지는 신경계가 더 크고 다관절 근육인 위팔세갈래근의 긴갈래를 선택하지 않는다. 이러한 근육동원의 단계적 양상은 에너지 관점에서 실용적인 의미가 있다. 예를 들어 팔꿈치에서 매우 낮은 수준을 유지하는 유형의 안정화 기능을 수행하는 데 있어, 팔꿈치근이나 위팔세갈래근의 안쪽갈래 대신 위팔세갈래근의 긴갈래만 작용하였을 때의 비효율성을 생각해 보자. 위팔세갈래근의 긴갈래에 의한 불필요한 어깨의 폄을 중화시키기 위해, 중력의 힘은 무시한다고 가정하더라도 어깨 굽힘근육에 의한 추가적인 근육의 힘이 요구될 것이다. 따라서 단순한 과제를 수행하는 데에도 절대적으로 필요한 것보다 더 많은 근육활동을 요구하게 될 것이다. 일반적으로 근전도 증거와 일반적인 직관이 제시하는 것과 같이, 낮은 수준의 힘을 요구하는 과제는 비교적 낮은 '신경 구동(neural drive)'과 관련이 있으며,[74] 흔히 일관절 근육의 우세한 활성이 연루된다.[46,100,109] 힘의 요구가 증가됨에 따라, 이에 필요한 중립근(neutralizer muscle)과 함께 더 큰 다관절 근육들이 동원된다.

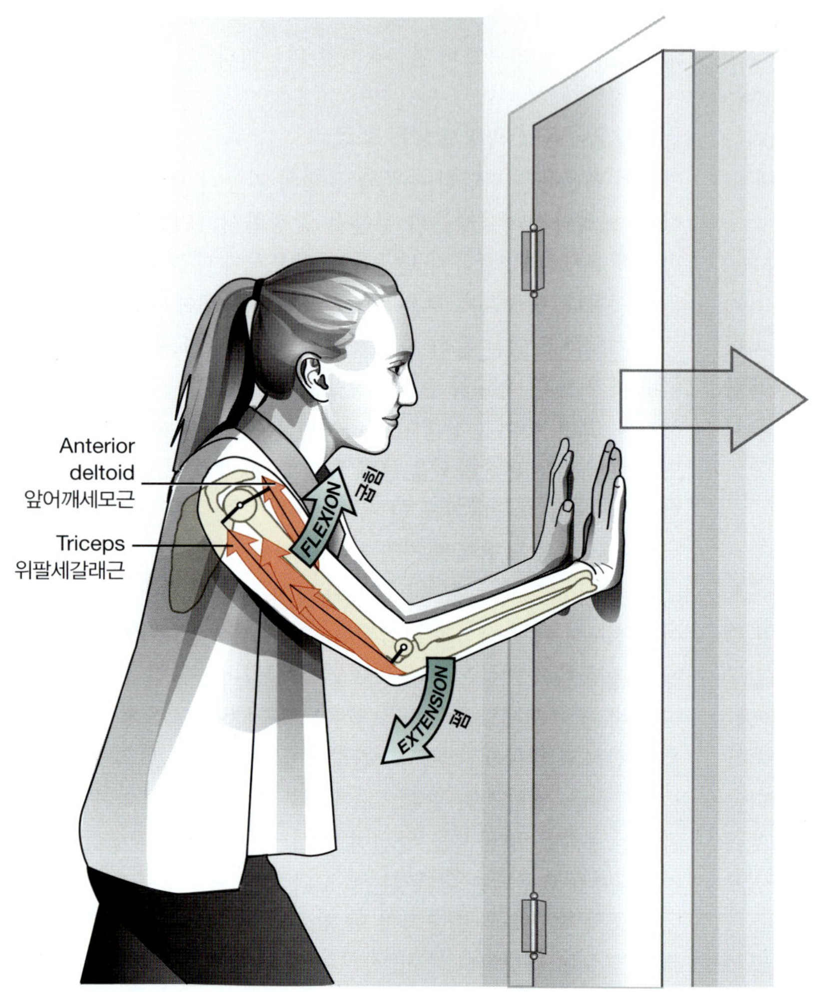


**그림 6.39** 문을 빠르게 밀어 열기 위해 팔꿈치에서 폄근육 토크를 발생시키고 있는 위팔세갈래근을 보여주고 있다. 앞어깨세모근이 어깨를 굽힘시킬 때 팔꿈치는 폄하고 있음에 주목하라. 앞어깨세모근은 위팔세갈래근의 긴갈래에 의해 생산된 어깨의 폄근육 토크에 대항하고 이를 초과해야 한다. 좀 더 자세한 설명은 본문을 참조하라. 내적인 모멘트팔은 관절의 돌림축에서 시작하는 굵은 선으로 보여주고 있다.

힘근육이 최대 굽힘 토크를 생산하는 관절의 위치와 유사하다. 따라서 거의 90°의 굽힘 위치에서 팔꿈치 굽힘근육과 폄근육의 강력한 동시 등척활성은 팔꿈치에서 매우 안정적인 고정된 자세를 만들어낸다. 이러한 등척 자세는 '팔씨름' 또는 어떤 손 공구를 사용할 때와 같이 강력하고 단단한 팔꿈치를 요구하는 활동들 동안 자연스럽게 취하는 경우가 많다. 흥미롭게도, 팔꿈치의 굽힘근육과 폄근육은 모두 유사한 관절각도에서 최대 노력의 최대 토크를 생산하지만, 두 근육무리를 위한 가장 큰 내적인 모멘트팔은 매우 *다른* 관절각도에서 발생하는데, 팔꿈치 굽힘근육은 약 100°의 굽힘에서 발생하고(그림 6.35C 참조) 위팔세갈래근은 거의 완전히 폄된 위치에서 발생한다(그림 6.40A).[98] 팔꿈치 폄의 위치는 두꺼운 팔꿈치머리돌기를 관절의 돌림축과 위팔세갈래근힘줄의 힘선 사이에 위치시키기 때문에 위팔세갈래근을 위한 모멘트팔을 증가시킨다(그림 6.40B~C). 팔꿈치 폄근육의 최대 *토크*가 폄 근처가 아닌 약 80~90° 굽힘에서 발생한다는 사실은 가동범위 내에서 최대 팔꿈치 폄 토크가 자연스럽게 발생하는 위치를 결정하는 데 있어 모멘트팔(지레작용)보다 근육의 길이가 더 영향을 미칠 수 있다는 것을 제안한다.

## 뒤침근육과 엎침근육의 기능

아래팔 엎침근육(pronator muscle)과 뒤침근육(supinator muscle)의 힘선은 그림 6.42에서 보여주고 있다. 엎침근육 또는 뒤침근육으로서의 기능을 수행하기 위해서는 2가지의 기본적인 특징을 가지고 있어야 한다. *첫째*, 근육은 돌림축의 *양쪽*에 부착되어야 한다. 즉, 위팔뼈나 자뼈에 몸쪽부착부위를 갖고 있어야 하며 노뼈나 손에 먼쪽부착부위가 있어야 한다. 따라서 위팔근이나 짧은엄지폄근(extensor pollicis brevis)과 같은 근육은 다른 어떤 생체역학적 변수에도 불구하고 아래팔을 엎침시키거나 뒤침시킬 수 없다. *둘째*, 근육은 엎침과 뒤침을 위한 돌림축에 대해 *내적인 모멘트팔*을 갖고 작용하는 힘을 생산해야 한다. 근육의 힘선이 돌림축에 수직이면 모멘트팔은 가장 크다. 어떤 엎침근육이나 뒤침근육도 (적

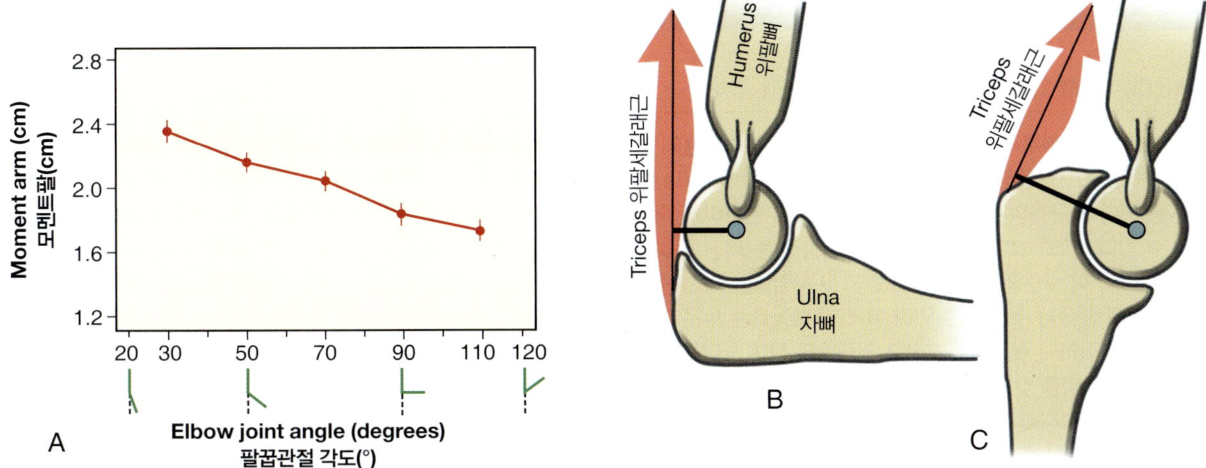


그림 6.40 폄을 위한 위팔세갈래근의 모멘트팔이 다양한 팔꿉관절의 각도에 따라 그래프로 표시되었다(A). 팔꿈치가 90° 미만으로 굽힘되었을 때(B)와 좀 더 거의 폄일 때(C), 몸쪽자뼈에 의해 모멘트팔이 어떻게 변하는지를 보여주고 있는 해부학적 모형. 모멘트팔은 거의 폄되었을 때 증가되는데, 그 이유는 팔꿈치머리돌기가 돌림축과 위팔세갈래근 힘선과의 수직교차점 사이의 거리를 연장시키기 때문이다. 모멘트팔들은 검은색 굵은 선으로 보여주고 있다. 자료 출처는 본문을 참조하라.

어도 해부학적 자세에서 고려될 때) 이러한 이상적인 힘선을 가지고 있지 않지만, 네모엎침근은 가장 근접한 힘선을 갖고 있다(그림 6.42B).

아래팔의 엎침과 뒤침은 어깨의 안쪽돌림 및 바깥돌림과 기능적으로 연관된다. 어깨의 안쪽돌림은 엎침과 함께 일어나며, 어깨의 바깥돌림은 뒤침과 함께 일어난다. 엎침과 뒤침만이 일어난다면 손은 단지 170~180°의 돌림을 하게 되지만, 이런 어깨와 아래팔 돌림의 결합은 공간에서 거의 360°의 돌림을 허용하게 된다.

아래팔의 근력과 가동범위를 임상적으로 검사할 때, 어깨에서 발생하는 동작이나 토크의 기여를 제거하는 데 신경을 써야 할 것이다. 이런 어깨의 작용을 배제하기 위해, 아래팔의 엎침과 뒤침은 팔꿈치가 90° 굽힘되고 위팔뼈의 안쪽위관절융기가 몸통의 옆면을 누르고 있는 상태에서 검사되어야 한다. 이러한 자세를 유지하면, 원하지 않는 어깨의 돌림은 쉽게 배제될 수 있다.

## 뒤침근육

일차적인 뒤침근육에는 *뒤침근(supinator)*과 *위팔두갈래근(biceps brachii)*이 있다(그림 6.42A). 이차적인 뒤침근육에는 위팔뼈의 가쪽위관절융기 근처에 부착하는 노쪽의 손목 폄근육들, 긴엄지폄근(extensor pollicis longus), 그리고 집게폄근(extensor indicis)이 있다. 이러한 이차적인 뒤침근육의 모멘트팔은 작지만, 아래팔이 완전한 뒤침에 가까워질수록 최대가 된다. (흥미롭게도, 아래팔이 완전히 엎침된 상태에서는 긴엄지폄근이 실제로 아래팔을 *엎침*시키는 1 mm의 모멘트팔을 가질 수 있다.)[18]

아래팔에 대한 위팔노근의 특정 기능에 대해서는 오랫동안 논쟁이 있어 왔으며, 일부 논란은 여전히 계속되고 있다. 그러나 의견이 일치되는 것은 위팔노근이 이차적인 뒤침근육이자 이차적인 엎침근육이라는 것이다.[11,18,39,87] 아래팔의 위치에 관계없이, 위팔노근의 수축은 아래팔을 중립위치(즉, 엄지가 위로 향하는 자세) 쪽으로 돌림시킨다. 따라서 위팔노근은 아래팔이 엎침된 위치에서는 중립위치까지 뒤침을 하게 되고, 뒤침된 위치에서는 중립위치까지 엎침을 하게 된다. 위팔노근의 수축이 아래팔을 완전한 뒤침과 완전한 엎침 사이의 위치로 돌림시킨다는 점은 흥미로운 사항이며, 또한 이러한 위치는 위팔노근이 팔꿈치 굽힘근육으로서의 모멘트팔을 최대화하는 위치이기도 하다.

**일차적인 뒤침근육**

- 뒤침근
- 위팔두갈래근

**이차적인 뒤침근육**

- 노쪽의 손목 폄근육들
- 긴엄지폄근
- 집게폄근
- 위팔노근(엎침된 위치에서)

### *뒤침근 대 위팔두갈래근*

*뒤침근(supinator)*은 광범위한 몸쪽부착부위를 갖고 있다(그림 6.43). 뒤침근의 얕은섬유는 위팔뼈의 가쪽위관절융기 그리고 가쪽곁인대와 머리띠인대에 몸쪽부착부위를 갖는다. 깊은섬유는 자뼈의 뒤침근능선과 그 근처를 따라 몸쪽부착부위를 갖는다. 뒤침근의 두 근육섬유 모두는 노뼈의 몸쪽 1/3 지점을 따라 먼쪽부착부위를 갖는다. 엎침되었을 때, 뒤침근은 노뼈를 감싸고 있어 아래팔을 뒤침시키는 데 필요한 지레작용을 최대화한다.[18] 뒤침근은

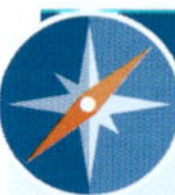

## SPECIAL FOCUS 6.6

### 위팔세갈래근의 마비를 대체하기 위해 사용되는 어깨 근육

목뼈의 손상은 $C^6$ 신경뿌리 수준 아래의 운동기능과 감각기능의 상실을 동반하는 $C^6$ 팔다리마비(tetraplegia, quadriplegia)를 초래한다. 몸통과 다리 근육의 전체 마비와 팔 근육의 부분마비가 증상으로 나타날 수 있다. $C^6$와 그 위 수준의 신경지배를 받는 특정 근육들이 보존되기 때문에, 이 수준의 팔다리마비를 가진 사람들은 여전히 많은 독립적인 기능적 활동을 수행할 수 있다. 이러한 예들로는 누운 자세에서 앉은 자세로 움직이기, 옷 입기, 그리고 휠체어와 침대 사이를 이동하기가 있다. 팔다리마비를 갖고 있는 사람들을 위한 이동훈련을 전문으로 하는 치료사들은 신경지배가 되고 있는 근육이 마비된 근육으로 인한 기능상실의 일부를 대체할 수 있도록 움직임 전략들을 설계해야 한다.[75] '근육 대체작용(muscle substitution)'에 의한 이러한 기술은 마비를 갖고 있는 사람들의 움직임 효율성을 극대화하는 데 필수적인 요소가 된다.

$C^6$ 팔다리마비를 가진 사람들은 팔꿈치 폄근육의 현저한 마비 또는 완전마비를 갖고 있다. 그러한 이유는 이러한 근육들이 대부분 $C^6$ 아래의 신경뿌리의 지배를 받기 때문이다. 팔꿈치 폄의 상실은 신체로부터 손을 멀리 뻗는 능력을 감소시킨다. 또한, 침대에서 일어나 앉기나 휠체어로부터 그리고 휠체어로의 이동과 같은 활동들이 매우 어렵고 노동 집약적이게 된다. 팔꿈치 폄근육의 상실에 대한 근육 대체작용으로 사용할 수 있는 유용한 방법으로는 큰가슴근의 빗장갈래 그리고/또는 앞어깨세모근과 같이 신경지배되고 있는 몸쪽 어깨 근육을 사용하여 팔꿈치를 능동적으로 폄시켜 팔꿈치의 잠김을 유발하는 것이다(그림 6.41). 이러한 몸쪽 근육에 의해 팔꿈치가 폄되기 위해서는 손이 먼쪽에서 어떤 물체에 견고히 고정되어 있어야 한다. 이러한 상황에서, 어깨 근육의 수축에 의해 접시위팔관절을 모음 그리고/또는 수평으로 굽힘시키면, 위팔뼈를 중간선 쪽으로 당기게 된다. 좀 더 몸쪽 근육의 사용에 의해 팔꿈치의 안정성을 조절하는 것은 매우 유용한 임상적 개념이 된다. 또한 이러한 개념은 발이 지면에 견고하게 고정되어 있는 한, 넓적다리네갈래근(quadriceps femoris)이 없더라도 엉덩관절 폄근육이 부분적으로 굽힘된 무릎을 폄시킬 수 있기 때문에 다리에서도 적용될 수 있다.

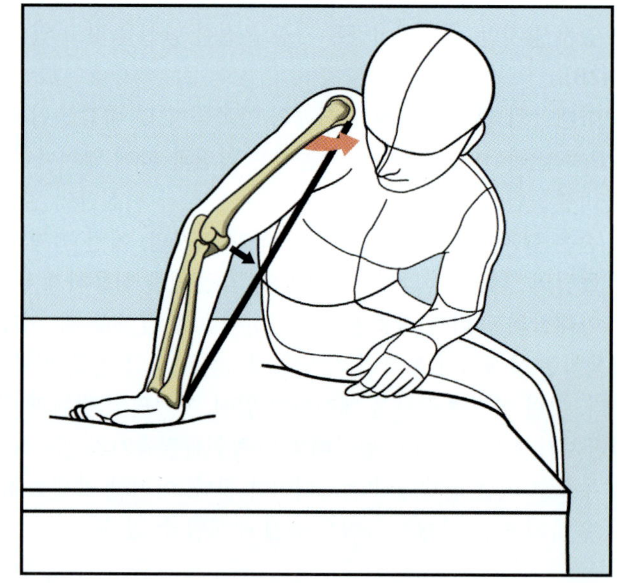

그림 6.41 위팔뼈를 중간선 쪽으로 당기기 위해 신경지배되고 있는 큰가슴근의 빗장갈래와 앞어깨세모근(*빨간색 화살표*)을 사용하고 있는 $C^6$ 팔다리마비 환자의 그림. 손목과 손이 침대에 고정되어 있는 상황에서, 몸쪽 근육이 팔꿈치를 폄시키고 있다. 일단 팔꿈치가 폄으로 잠기게 되면, 안정된 팔꿈치는 전체 팔이 중간 관절에서 꺾이지 않고 체중을 지지할 수 있게 된다. 그림에서 소개된 모형은 위팔세갈래근의 완전마비가 있다고 가정한 것이다.

위팔뼈에 최소한의 부착부위만을 갖고 있고 팔꿈치의 안-가쪽돌림축에 너무 가깝게 지나가기 때문에 의미 있는 굽힘이나 폄 토크는 생산하지 못한다.

어떤 팔꿈치 굽힘이라도 관여하는 위팔근과 같이, 뒤침근 또한 아래팔의 어떤 뒤침에도 관여하는 부동의 아래팔 뒤침근육이다. 뒤침근은 팔꿈치의 각도 또는 동작의 속도나 파워에 관계없이, 아래팔의 뒤침 동안 상당한 EMG 활성을 발생시킨다.[100] 또 다른 일차적인 뒤침근육인 위팔두갈래근은 높은 파워의 뒤침 활동 동안에 동원되며, 특히 팔꿈치 굽힘과 관계된 활동에서 동원된다.[27]

신경계는 일반적으로 뒤침 동작만을 요구하는 낮은 파워의 과제에 대해서는 뒤침근을 동원하지만, 위팔두갈래근은 비교적 비활성 상태를 유지한다. (이것은 앞에서 설명한 간결성의 법칙과 일치한다.) 위팔두갈래근은 오직 중등도나 높은 파워의 뒤침 동작 중에만 상당한 EMG 활동이 나타난다. 단순하고 낮은 파워를 요구하는 뒤침 동작 과제를 수행하기 위해 크고 다관절 근육인 위팔두갈래근을 사용한다는 것은 효율적인 운동반응이라 할 수 없다. 위팔두갈래근에 의한 어깨와 팔꿈치에서의 불필요한 작용을 중화시키기 위해 위팔세갈래근 및 뒤어깨세모근과 같은 추가적인 근육

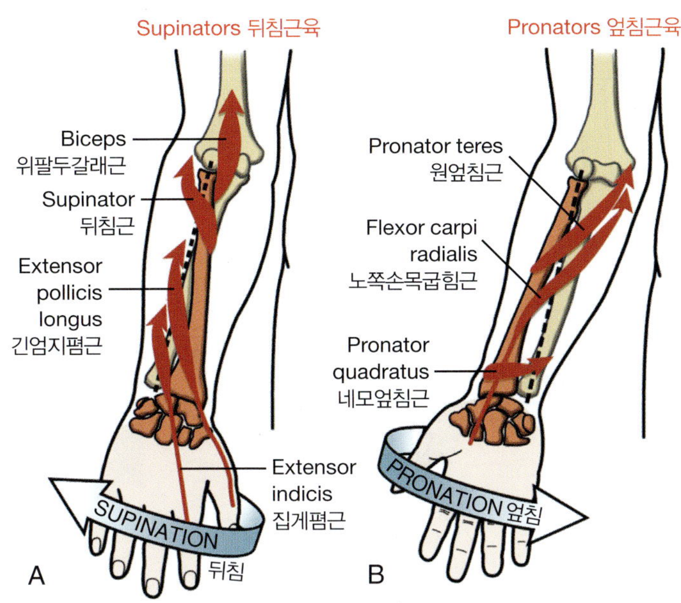


**그림 6.42** 아래팔 뒤침근육(A)과 엎침근육(B)의 힘선. 모든 근육이 어느 정도 아래팔의 돌림축(*점선으로 표시*)을 교차하고 있음에 주목하라.

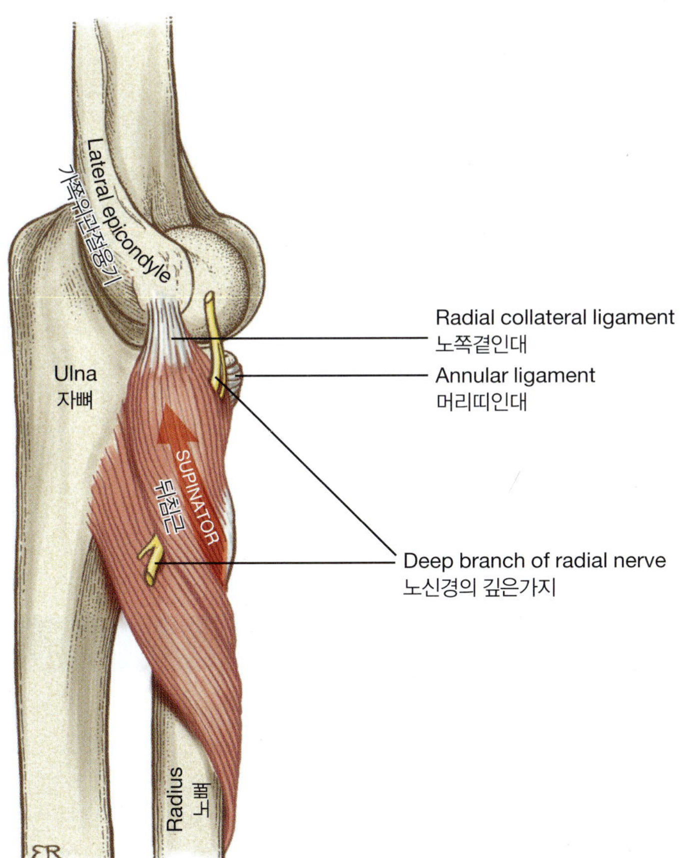


**그림 6.43** 오른쪽 뒤침근의 옆면. 노신경의 깊은가지가 뒤침근의 얕은섬유와 깊은섬유 사이를 빠져나오고 있다. 노신경은 먼쪽으로 주행하여 손가락과 엄지의 폄근육을 지배하는 등쪽뼈사이신경(posterior interosseous nerve)이 된다.

이 필요하게 된다. 이렇게 된다면, 단순한 움직임이 필요 이상으로 좀 더 복잡해지고 필요한 에너지보다 더 많은 에너지를 소모하게 된다.

*위팔두갈래근*(*biceps brachii*)은 아래팔의 강력한 뒤침근육이다. 위팔두갈래근의 생리적 단면적은 뒤침근의 약 3배이다.[60] 뒤침근육으로서의 위팔두갈래근의 우세한 역할은 특히 90°의 팔꿈치 굽힘 상태에서 빠르고 강력한 엎침에서 뒤침으로의 동작 동안 위팔두갈래근을 촉지함으로써 확인할 수 있다. 뒤침된 아래팔이 엎침으로 돌림함에 따라, 위팔두갈래근힘줄이 몸쪽노뼈를 감싸게 되고, 이는 노뼈가 다시 뒤침 방향으로 '풀어내는(unwrap)' 지레작용을 강화시킨다.[92]

아래팔 뒤침근육으로서의 위팔두갈래근의 효율성은 팔꿈치가 약 90° 굽힘되었을 때 가장 크다.[18] 이러한 이유 때문에, 높은 파워를 요구하는 많은 뒤침 과제의 수행 시 팔꿈치는 자연스럽게 90° 굽힘된 위치를 유지하게 된다. 팔꿈치의 각도가 90°일 때, 노뼈에 부착하는 위팔두갈래근힘줄의 정지각은 90°에 가까워진다. 이런 생체역학적 상황은 최대 노력에 의해 발생된 위팔두갈래근의 힘 *전체*가 아래팔의 돌림축에 거의 수직으로 교차할 수 있게 한다. 예를 들어, 팔꿈치가 단지 30°만 굽힘되었을 때, 위팔두갈래근힘줄은 돌림축과의 직각 교차를 상실하게 된다. 그림 6.44에서 보여주고 있는 계산에서 알 수 있듯이, 각도에서의 이런 변화는 위팔두갈래근에 의한 역학적 뒤침 토크를 50%로 감소시킨다. 임상적으로 보았을 때, 이러한 차이는 근력검사 기구로 토크 출력을 평가하거나, 저항운동을 설계하거나, 인간공학적 조언을 제공할 때 중요하다.

예를 들어 나사를 강하게 돌리기 위해 높은 파워의 뒤침 토크가 필요할 때, 좀 더 작은 뒤침근 및 긴엄지폄근(extensor pollicis longus)과 같은 근육들을 도와주기 위해 신경계는 위팔두갈래근을 동원한다. 앞서 설명했던 이유 때문에, 이러한 과제는 일반적으로 팔꿈치가 약 90° 굽힘된 상태로 유지되어야 한다(그림 6.45). 과제를 수행하는 동안 이러한 팔꿈치의 자세를 유지하기 위해 위팔세갈래근은 위팔두갈래근과 함께 동시수축이 되어야 한다. 매번 뒤침을 수행할 때마다 위팔두갈래근에 의해 팔꿈치와 어깨가 굽힘되는 것을 방지해야 하는데, 위팔세갈래근은 이러한 활동에 필요한 힘을 제공해 준다. 위팔세갈래근에 의한 동시수축 없이 견제되지 않은 위팔두갈래근의 작용만 나타나게 되면, 나사를 돌릴 때마다 팔꿈치와 어깨가 굽힘되면서 드라이버가 나사에서 떨어지게 되어 과제를 거의 수행할 수 없게 된다. 위팔세갈래근은 노뼈가 아닌 자뼈에 정지하기 때문에, 뒤침 과제에 대한 방해 *없이* 팔꿈치를 굽힘시키려는 위팔두갈래근의 경향을 중화시킬 수 있다. 이러한 근육들의 협동작용은 두 근육이 한 활동에 대해서는 협동근으로 기능하면서 동시에 직접적인 대항근으로 남아 있을 수 있는 방법에 대한 좋은 예가 된다.

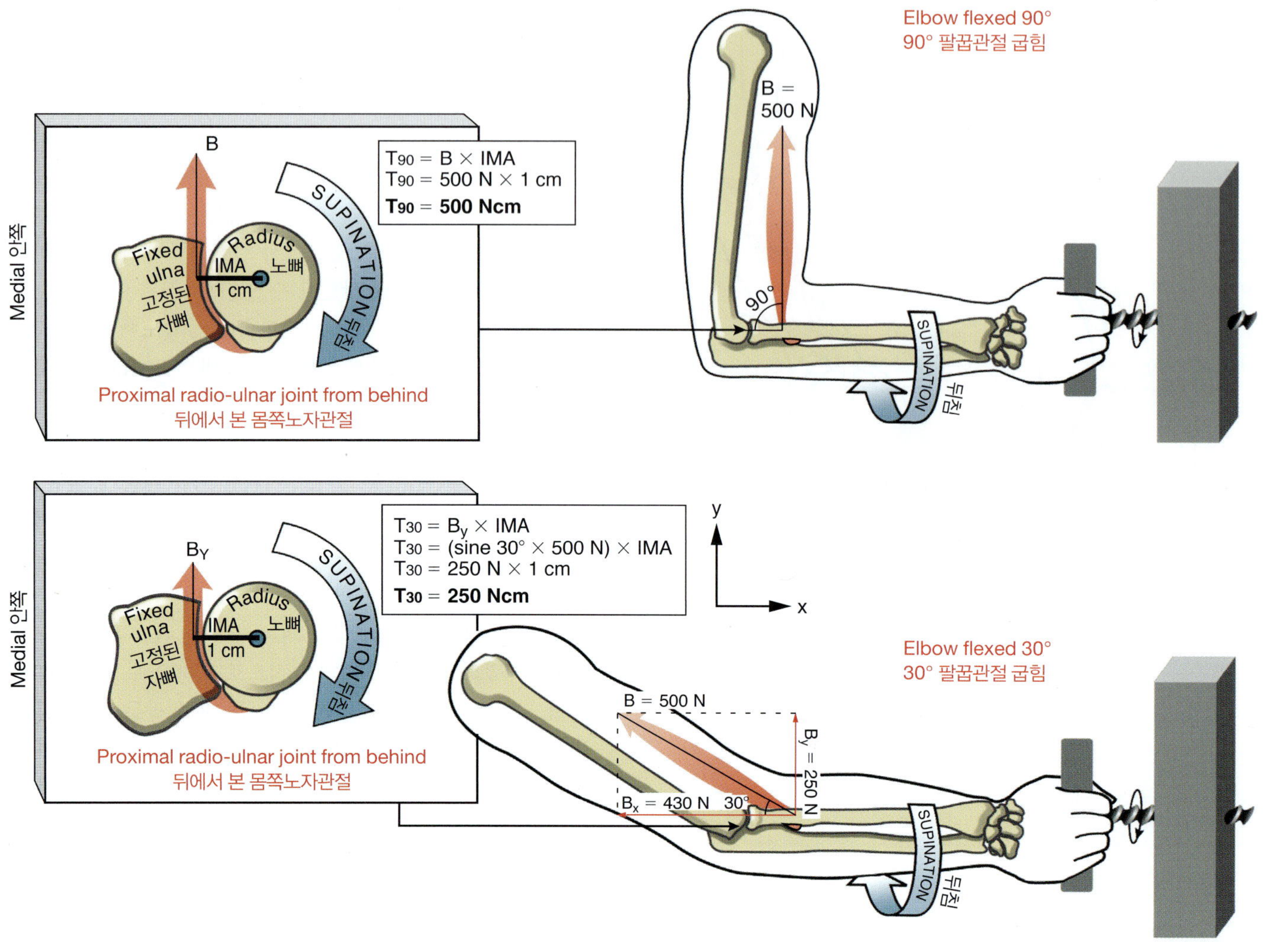

**그림 6.44** 위팔두갈래근이 뒤침 토크를 생산해내는 역학적 능력의 차이는 팔꿈치가 90°로 굽힘되었을 때와 30°로 굽힘되었을 때를 비교하여 추정된다. (위쪽 그림) 90°의 각도로 노뼈에 부착하고 있는 위팔두갈래근의 옆면을 보여준다. 근육(B)는 500 N의 최대 노력의 힘으로 아래팔을 뒤침시키기 위해 수축하고 있다. 위에서 보았을 때, 위팔두갈래근 힘의 100%는 뒤침을 위한 1 cm의 내적인 모멘트팔과 곱해져 500 Ncm (500 N × 1 cm)의 토크를 생산한다. (아래쪽 그림) 팔꿈치가 30°로 굽힘되었을 때를 보여주고 있는 가쪽면으로, 노뼈에 대한 위팔두갈래근의 정지각은 약 30°로 감소된다. 이러한 각도에서의 변화는 위팔두갈래근이 뒤침하는 데 사용할 수 있는 힘(즉, 노뼈에 직각으로 발생되는 힘)을 250 N ($B_y$)으로 감소시킨다. $B_x$로 표기된 위팔두갈래근의 좀 더 큰 힘 성분은 아래팔의 돌림축과 거의 평행한 방향으로 노뼈를 통과해 몸쪽으로 향한다. 이러한 힘 성분은 뒤침을 위한 모멘트팔을 사실상 갖지 못한다. 계산에서 팔꿈치가 30°로 굽힘된 상태에서의 최대 뒤침 토크는 250 Ncm (250 N × 1 cm) (sine 30° = 0.5, cosine 30° = 0.86)이다.

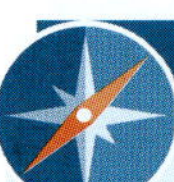

## SPECIAL FOCUS 6.7

### 뒤침 토크 대 엎침 토크

Askew 등이 발표한 자료에 따르면, 성별 간 평균을 냈을 때, 뒤침근육은 엎침근육보다 약 23% 더 큰 등척 토크를 생산한다.[8] 다른 검사 방법과 표본 인구통계 및 인체측정학을 사용한 연구에서는 다른 수치들이 발표되었지만, 비교 가능한 여러 연구에서는 뒤침근육의 근력이 엎침근육의 근력을 초과한다고 하였다.[9] 이러한 차이는 뒤침근육의 생리적 단면적이 엎침근육의 것보다 약 2배나 더 크다는 사실에 입각해 부분적으로 설명될 수 있다.[60] 많은 기능적 활동이 비교적 우세한 뒤침의 근력에 의존한다. 나사를 단단히 조이기 위해 드라이버를 사용하는 활동을 생각해 보자. 오른손으로 나사를 돌릴 때, 시계방향으로 나사를 조이는 동작은 여러 뒤침근육의 수축에 의해 추진된다. 따라서 표준 나사의 나사 홈 방향은 뒤침근육의 근력이 우세함을 반영한 것이다. 불행하게도, 왼손잡이에게는 왼쪽 아래팔의 시계방향 돌림이 *엎침근육*에 의해 수행되어야 한다. 왼손잡이는 이런 활동을 위해 오른손을 사용하는데, 이는 많은 왼손잡이들이 다소 양손잡이인 이유를 설명해준다.

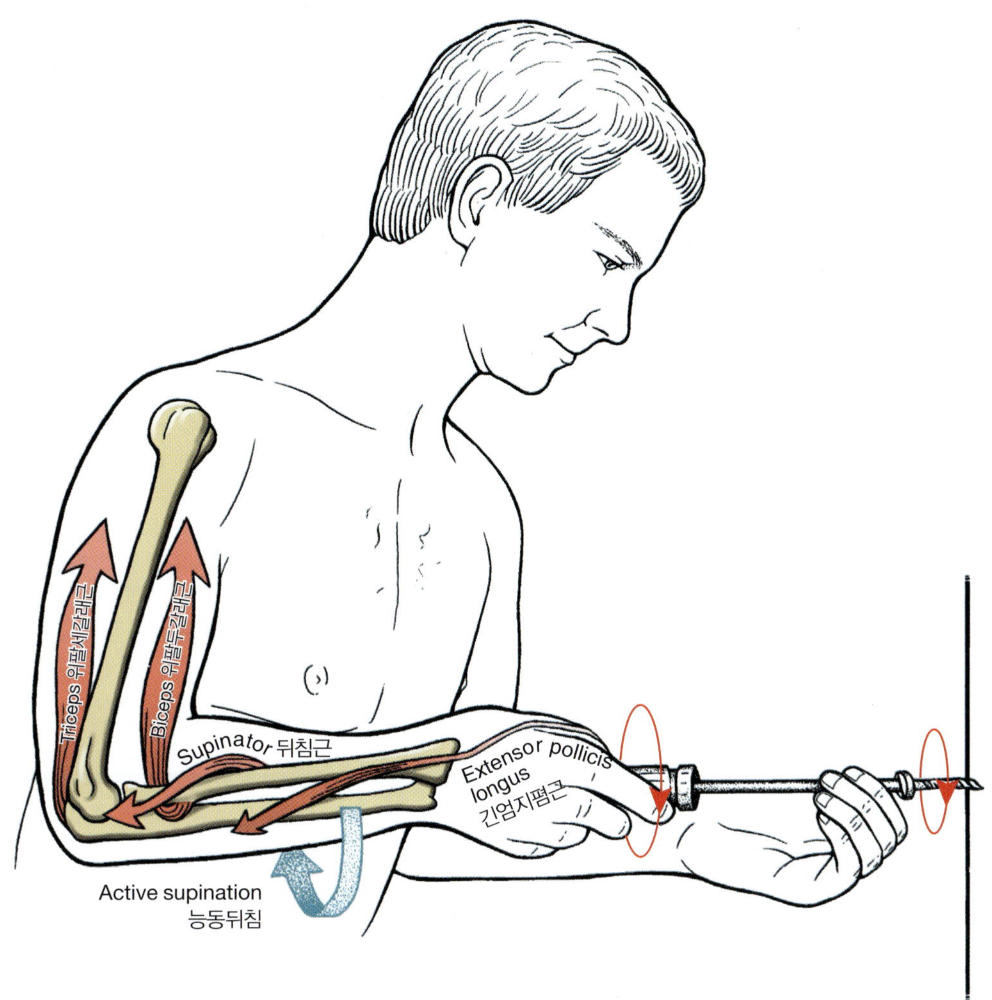


**그림 6.45** 위팔두갈래근, 뒤침근, 그리고 긴엄지폄근의 강한 수축에 의해 드라이버를 시계방향으로 돌림시켜 나사를 단단히 조이고 있는 모습. 위팔세갈래근은 위팔두갈래근의 강한 팔꿈치 굽힘의 경향을 중화시키기 위해 등척으로 활성된다. 위팔세갈래근과 위팔두갈래근의 동시활성은 접시위팔관절을 안정화하는 데 도움을 줄 수 있다는 것에 주목하라.

## 엎침근육

일차적인 엎침근육(pronator muscle)에는 *원엎침근*(*pronator teres*)과 *네모엎침근*(*pronator quadratus*)이 있다(그림 6.46).[18] 노쪽손목굽힘근(flexor carpi radialis)과 긴손바닥근(palmaris longus)은 이차적인 엎침근육으로, 둘 다 위팔뼈의 안쪽위관절융기에 부착된다(그림 6.42B 참조). 일반적으로, 앞서 언급한 모든 엎침근육의 엎침 모멘트팔은 약 40°의 뒤침과 약 40°의 엎침 사이에서 최대가 되고 비교적 일정하게 유지된다. 앞서 설명했듯이, 위팔노근도 엎침근육이지만 오직 아래팔이 뒤침된 시작자세에서만 그렇게 된다.

**일차적인 엎침근육**

- 원엎침근
- 네모엎침근

**이차적인 엎침근육**

- 노쪽손목굽힘근
- 긴손바닥근
- 위팔노근(뒤침된 상태에서)

팔꿈치 몸쪽에서 정중신경이 열상을 당한 경우, 원엎침근과 네모엎침근 그리고 대부분의 이차적인 엎침근육은 일반적으로 마비된다. 결과적으로, 능동적이고 완전한 범위의 엎침은 본질적으로 상실된다. 아래팔은 신경지배되고 있는 뒤침근과 위팔두갈래근에 의해 뒤침하려 하고 이를 반대하는 엎침 작용은 없기 때문에, 만성적으로 뒤침된 상태로 유지되는 경향이 있다.

Pronator teres
원엎침근

Pronator quadratus
네모엎침근

**그림 6.46** 오른쪽 원엎침근과 네모엎침근의 앞면.

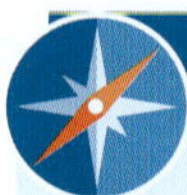

**SPECIAL FOCUS 6.8**

**엎침근육에 적용된 간결성의 법칙**

단독의 엎침이 연루된 낮은 파워의 활동들은 일반적으로 네모엎침근에 의해 시작되고 조절된다. 이 장에서는 일관절 근육 및 관련된 다관절 근육 사이의 기능에 대해 언급하고 있다. 근육의 이러한 단계적 동원은 간결성의 법칙을 따른다. *팔꿈치*에서, 낮은 파워의 굽힘이나 폄 활동은 위팔근, 팔꿈치근, 또는 위팔세갈래근의 안쪽갈래에 의해 조절되거나 시작되는 경향이 있다. 신경계는 비교적 높은 파워의 활동이 요구될 때에만 다관절의 위팔두갈래근과 위팔세갈래근의 긴갈래를 동원한다. *아래팔*에서, 낮은 파워의 뒤침과 엎침 활동은 작은 뒤침근이나 네모엎침근에 의해 조절되고, 높은 파워가 요구되는 동작을 수행할 때에는 위팔두갈래근과 원엎침근의 도움을 받는다. 일반적으로 광범위한 다관절 근육들이 동원될 때마다, 이러한 근육들에서의 원하지 않는 동작을 안정화시키기 위해 추가적인 근육들이 요구된다. 팔꿈치와 아래팔에서 어떤 동작의 파워를 증가시키면 전반적인 근육 활동이 급격하게 불균형적으로 증가한다. 일관절 근육들만 활동을 증가시키는 것이 아니라, 다관절의 '예비' 근육들('reserve' muscles)과 다수의 다른 중화근들(neutralizer muscles)도 활동을 증가시킨다.

### *원엎침근 대 네모엎침근*

*원엎침근*은 위팔갈래(humeral head)와 자갈래(ulnar head)를 갖고 있다. 정중신경은 이 두 갈래 사이를 지나가기 때문에 신경 압박의 가능성이 있는 위치가 된다. 원엎침근은 일차적인 아래팔의 엎침근육이면서 팔꿈치 굽힘근육으로서의 기능도 수행한다. 이 근육은 오른손으로 단단히 조인 나사를 풀려고 시도하거나 투구의 릴리즈 단계(release phase)의 바로 직전과 같은 높은 파워의 엎침 동안 가장 큰 EMG 활동을 생산한다.[12] 위팔세갈래근은 원엎침근에 대한 중요한 협동근으로, 팔꿈치를 굽힘시키려는 원엎침근의 경향을 중화시키는 데 요구된다.

*네모엎침근*은 아래팔 앞면의 먼쪽끝에 위치하며, 모든 손목의 굽힘근육과 외재성 손가락 굽힘근육의 깊은 쪽에 놓여 있다. 편평한 사각형 모양을 한 이 근육은 자뼈와 노뼈의 먼쪽 1/4의 앞면 사이에 부착된다. 네모엎침근의 전반적인 섬유 방향은 약간의 사선 방향으로 몸쪽부착부위에서 먼쪽부착부위쪽으로 향하는데, 이는 원엎침근과 유사하지만 그만큼 각도가 큰 것은 아니다. 이 근육의 얕은섬유와 깊은섬유는 시체해부에서 명확히 관찰된다. 일반적으로, 네모엎침근은 팔꿈치 굽힘의 파워 요구나 양에 관계없이 모든 엎침 움직임에 연루되는 가장 능동적이고 항상 사용되는 엎침근육이다.[12]

네모엎침근은 먼쪽노자관절의 효과적인 토크 생산자이자 안정자로서의 기능을 수행하도록 생체역학적으로 잘 설계되었다. 네모엎침근은 아래팔의 돌림축에 대해 거의 수직 방향을 향하는 힘선을 갖고 있다(그림 6.47A). 이러한 힘선의 방향은 근육이 토크를 생산할 수 있는 잠재력을 최대화시킨다. 네모엎침근은 엎침 토크를 효율적으로 생산해내는 것 외에도, 이 근육은 동시에 노뼈의 자파임을 자뼈머리에 직접적으로 압박시킨다(그림 6.47B). 이러한 압박력은 엎침의 가동범위 내내 먼쪽노자관절을 안정화시킨다(그림 6.47C). 이런 능동적인 힘은 관절원반(세모섬유연골복합체 내에 있음)에 의해 생산되는 수동적인 힘을 증가시킨다. 또한 네모엎침근의 힘은 자연스런 관절운동형상학이 일어나도록 관절을 안내한다.

건강한 관절에 있어, 네모엎침근 및 다른 근육들에 의한 압박력은 별 어려움 없이 관절에 의해 흡수된다. 심각한 류마티스관절염의 경우, 관절연골, 뼈, 그리고 관절주위 결합조직이 관절의 힘을 적절하게 흡수하는 능력을 상실한다. 이런 근육에 의한 압박력은 관절 안정성에 해로울 수 있다. 건강한 상태에서 관절을 안정화시

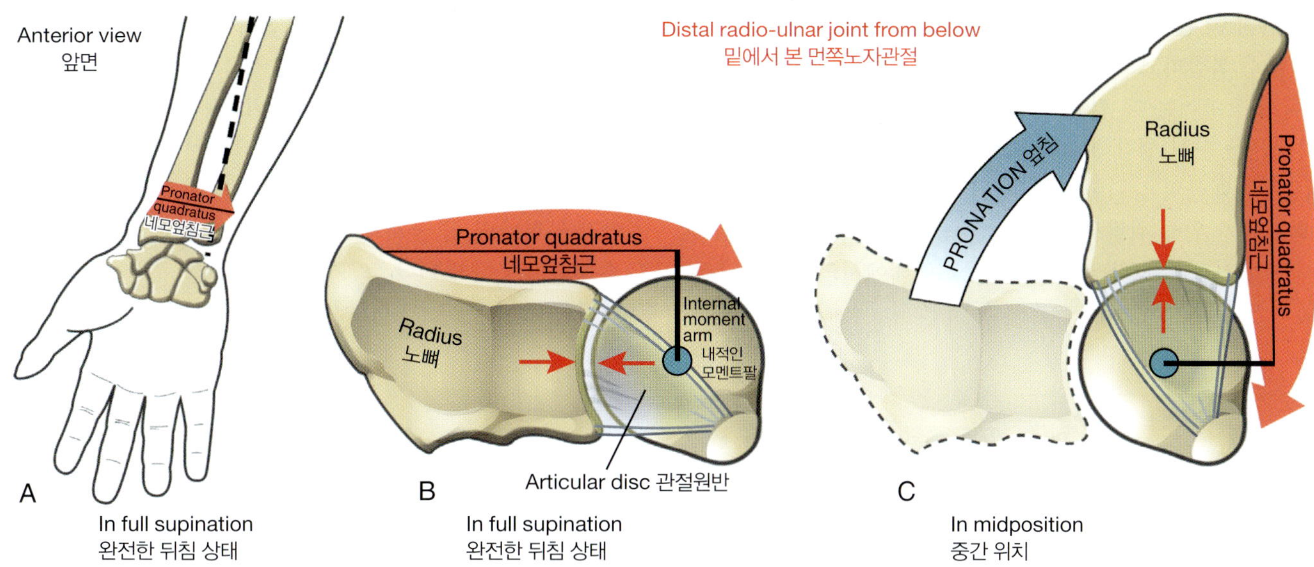


**그림 6.47** (A) 아래팔의 돌림축(*점선*)에 대해 거의 직각으로 교차하고 있는 네모엎침근의 힘선을 보여주고 있는 먼쪽노자관절의 앞면. (B) 네모엎침근의 힘선과 내적인 모멘트팔을 보여주기 위해 손목뼈를 제거하고 아래팔을 완전히 뒤침시켰다. 네모엎침근은 엎침 토크와 관절면들 사이의 압박력(*마주 보고 있는 화살표들*)을 생산하는데, 엎침 토크는 네모엎침근의 힘과 내적인 모멘트팔을 곱하면 계산할 수 있다. (C) 이러한 네모엎침근의 이중적 기능을 보여주기 위해, 아래팔을 완전히 뒤침된 상태에서 중간 위치로 엎침시키고 있다. 또한 TFCC의 관절원반이 뒤침(B)에서 엎침(C)으로 움직이는 노뼈를 따라 이동하고 있는 것을 보여주고 있다.

키는 데 도움이 되는 동일한 압박력이 질병 상태에서는 관절 파괴를 유발할 수 있다.

## 요약

노뼈와 자뼈의 몸쪽끝과 먼쪽끝의 형태는 그 영역의 운동학에 대한 통찰력 있는 단서를 제공한다. 큰 C자 형태인 *자뼈의 몸쪽끝*은 위팔자관절에 경첩과 같은 견고한 안정성을 제공한다. 따라서 이 관절에서의 운동형상학은 주로 시상면에 제한된 운동을 보인다. *자뼈의 먼쪽끝*인 둥근 자뼈머리는 먼쪽노자관절을 형성하기 위해 오목한 노뼈의 자파임과 관절한다. 노뼈의 먼쪽끝과는 달리, 먼쪽 자뼈는 손목뼈와 견고하게 관절하지 않는다. 이 영역이 견고하게 연결된다면 엎침과 뒤침을 물리적으로 제한하게 될 것이다.

*노뼈의 몸쪽끝*은 위팔뼈의 작은머리에 대해 그리고 몸쪽노자관절의 섬유뼈고리 내에서 돌림하도록 설계된 원반과 같은 노뼈머리를 가지고 있다. 이러한 노뼈의 돌림운동은 엎침과 뒤침의 중요한 운동형상학적 성분이 된다. 이와는 대조적으로, 자뼈는 위팔자관절을 통한 위팔뼈와의 견고한 결합에 의해 돌림하는 노뼈를 위한 안정적인 바닥부로서의 역할을 수행한다. 비교적 큰 *노뼈의 먼쪽끝*은 손목뼈의 몸쪽줄을 받아들이기 위해 안-가쪽 그리고 앞-뒤 방향으로 확장된다. 이 확장된 표면적은 손을 통해 노뼈로 힘을 전달하는 데 탁월한 통로를 제공한다. 뼈사이막의 중요 섬유 방향을 고려할 때, 노뼈에 작용하는 몸쪽 방향의 힘은 팔꿈치의 안쪽구획과 가쪽구획에 거의 균등하게 전달된다.

4개의 중요 말초신경인 근육피부신경, 정중신경, 노신경, 그리고 자신경은 팔꿈치를 가로지른다. 근육피부신경을 제외한 나머지 신경들은 비교적 자주 손상을 당하여 손상 위치에서 먼쪽에 감각상실과 근육기능의 상실을 유발하게 된다. 이런 신경들 중 어떤 한 신경에서 손상으로 인해 근육 힘이 감소하면 관절을 가로지르는 운동역학적 불균형을 초래하게 되며, 치료되지 않는다면 일반적으로 변형이 유발된다.

팔꿈치와 아래팔에 일차적으로 작용하는 모든 근육은 필히 자뼈나 노뼈에 먼쪽부착부위를 갖는다. *자뼈*에 부착하는 근육(즉, 위팔근과 위팔세갈래근)은 팔꿈치를 굽힘시키거나 폄시키지만 아래팔을 엎침이나 뒤침시킬 수 있는 능력은 갖지 못한다. 이와는 대조적으로, 팔꿈치와 아래팔에 일차적으로 작용하는 나머지 근육은 *노뼈*에 먼쪽부착부위를 갖는다. 이러한 근육은 팔꿈치를 굽힘시킬 수 있으며, 그 근육의 힘선에 따라 아래팔을 엎침시키거나 뒤침시키기도 한다. 이런 해부학적인 정렬은 팔꿈치를 능동적으로 굽힘이나 폄시킬 수 있음과 동시에 근육들 사이의 역학적 방해 없이 아래팔을 엎침 또는 뒤침도 시킬 수 있게 한다. 이런 상황은 식사하기, 자기 꾸미기, 또는 음식 준비하기와 같은 동작에서부터 의자에서 일어나기 위해 몸을 들어 올리는 것과 같은 덜 정교한 동작에 이르기까지 주변 환경과 상호작용하는 팔의 능력을 크게 강화시킨다.

이 장에서 제시된 근육들 중 약 절반은 위팔이나 아래팔의 다양한 영역들을 조절한다. 이러한 이유 때문에, 예를 들어 아래팔과 같이 단지 한 관절에 국한된 아주 단순해 보이는 움직임들이 실제로는 아주 복잡하고 보다 더 많은 근육들이 연루되어 작용하게 된다. 나사를 조이는 데 필요한 뒤침 작용을 수행하는 강력한 위팔두갈래근을 다시 생각해 보자(그림 6.45 참조). 이러한 과제 동안, 위팔두갈래근의 강력한(그리고 원치 않은) 팔꿈치 굽힘 성분을 중화시키기 위해 위팔세갈래근의 활성도 요구된다. 또한 위팔두갈래근의 긴갈래와 위팔세갈래근의 긴갈래에서의 동시수축은 운동학적으로 균형이 맞아야 하며 접시위팔관절을 안정화시켜야 한다. 게다가 등세모근, 마름근들, 그리고 앞톱니근과 같은 몸통–어깨뼈의 근육들은 위팔두갈래근과 위팔세갈래근의 강력한 당김에 대해 어깨뼈를 안정화시키기 위해 요구된다. 신경손상, 운동조절의 상실, 통증, 또는 단순한 무사용에 의해 이러한 안정화가 제공되지 못한다면, 팔꿈치와 아래팔의 근육들은 과제를 효율적으로 수행하지 못하게 된다.

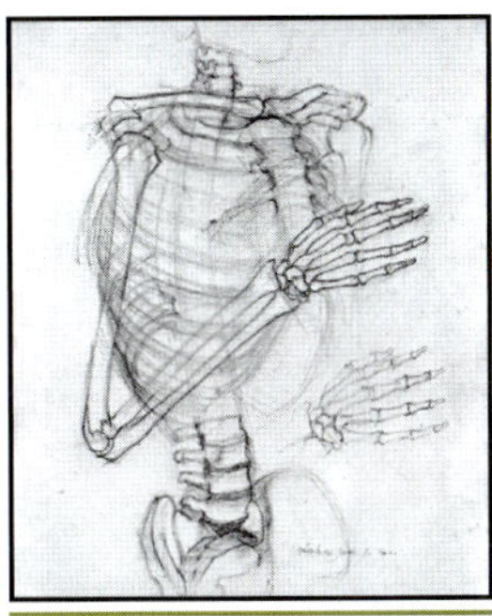

# 부가적인 임상 연관성

**내용**



## 임상 연관성 6.1
## *감소된 팔꿈치 폄의 기능적 영향*

*구축*(*contracture*)이라는 용어는 일반적으로 정상적인 수동 폄을 제한하는 근육 또는 비근육성 조직의 영구적인 타이트함으로 정의된다. 팔꿈치 굽힘구축으로 가장 장애가 되는 결과 중 하나는 손뻗기 능력의 감소이다. 그림 6.48에서 보여주고 있는 것과 같이, 완전히 폄할 수 있는 팔꿈치(즉, 0°의 구축을 갖고 있는)는 앞쪽으로 손뻗기 동작의 면적에서 0°의 상실을 보인다. 30° 미만의 굽힘구축을 갖고 있다면, 앞쪽으로 손뻗기 동작의 면적은 단지 약간만(6% 미만) 감소된다. 그러나 굽힘구축이 30°를 *초과*하면, 앞쪽으로 손뻗기 동작은 훨씬 더 큰 상실을 초래한다. 그래프에서 보여주고 있는 것과 같이, 90°의 굽힘구축은 전체 손뻗기 동작을 거의 50%로 감소시킨다. 따라서 굽힘구축을 30° 미만으로 최소화하는 것은 환자에게 상당한 기능적 의미를 갖게 한다.

관절 *구축*이라는 용어는 관절 *타이트함*(*tightness*)이라는 용어와 구별되어야 하는데, 관절 타이트함은 반드시 영구적인 것은 아니며 종종 보존적 치료를 통해 성공적으로 치료된다. 치료에는 다음과 같은 방법들이 포함될 수 있다: 염증과 부기(swelling) 감소, 관절을 좀 더 폄된 상태로 위치시키기[지속적수동운동(continuous passive-motion) 기구, 지속적인 석고고정이나 정적, 동적, 또는 점진적인 정적 부목고정을 통해], 굽힘근육을 신경학적으로 억제시키기 위한 '수축–이완(contract-relax)'기법의 사용, 팔꿈치 폄을 격려하는 활동이나 움직임 제안, 관절 돌림축의 앞쪽에 위치한 구조에 대한 장시간의 저강도 신장 적용, 관절 및 관련 연부조직에 대한 도수 가동기법, 그리고 팔꿈치 폄을 만드는 근육에 대한 근력강화. 이러한 보존적 치료로 폄의 범위를 증진시키는 데 실패하였다면 수술적 해제가 고려될 수 있는데, 특히 현저한 기능장애가 있고 상황이 영구적이라고 판단될 경우가 그러하다. 팔꿈치 굽힘 타이트함이나 구축을 위한 가장 효과적인 중재는 예방이다.

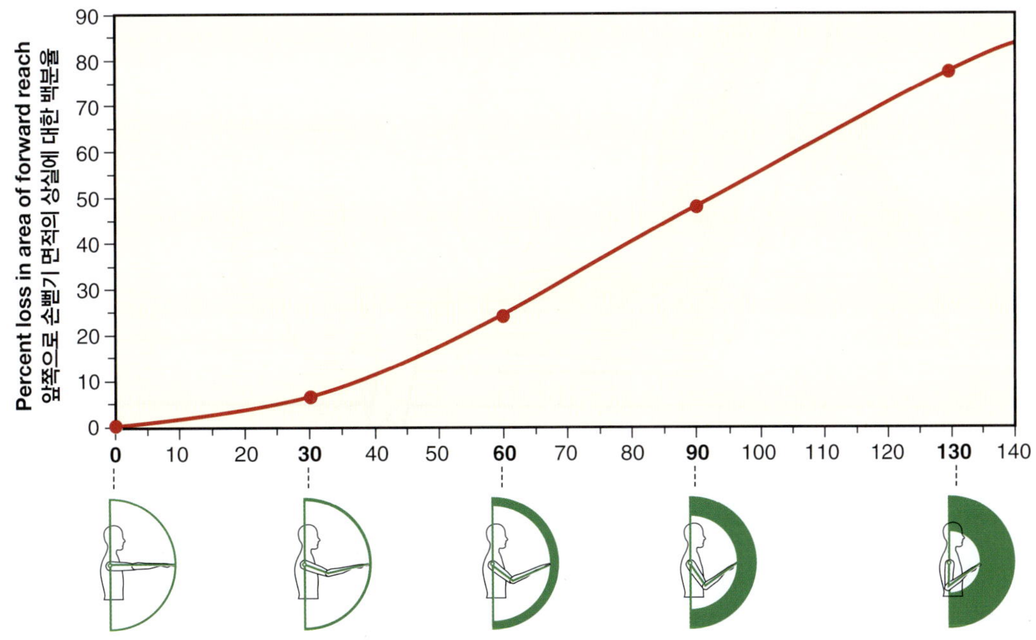


그림 6.48 그래프는 팔꿈치 굽힘구축의 심각도를 나타내기 위한 방법으로 어깨에서 손가락까지의 앞쪽 손뻗기 면적의 상실을 백분율로 보여주고 있다. 굽힘구축이 30°를 초과할 때 손뻗기의 감소가 급격히 증가하는 것에 주목하라. 그래프 밑에 있는 그림은 굽힘구축이 심각해짐에 따라 반원의 면적이 증가되는 것으로 손뻗기의 점진적인 상실을 나타내고 있다.

# 부가적인 임상 연관성

## 임상 연관성 6.2
### *팔꿈치 굽힘근육의 '역작용'*

대부분의 전형적인 일상생활동작 동안, 팔꿈치 굽힘근육의 수축은 아래팔을 위팔 쪽으로 돌림시키기 위해 수행된다. 그러나 팔의 먼쪽이 잘 고정된 상황이라면, 같은 근육의 수축으로 위팔을 아래팔 쪽으로 돌림시킬 수 있다. 팔꿈치 굽힘근육의 '역수축(reverse contraction)'과 같은 유용한 임상적 예는 $C^6$ 팔다리마비를 가진 사람에게서 볼 수 있다(그림 6.49). 이러한 사람은 몸통과 다리근육의 완전마비를 갖고 있으나 어깨의 근육, 팔꿈치의 굽힘근육, 그리고 손목의 폄근육은 거의 정상에 가까운 근력을 가지고 있다. 손목의 폄근육과 끈의 도움으로 팔의 먼쪽이 잘 고정된다면, 팔꿈치 굽힘근육은 *위팔을 아래팔 쪽으로* 돌림시키는 충분한 힘을 발생시킬 수 있다. 이러한 방법은 팔꿈치 굽힘근육이 누운 자세에서 앉은 자세로 이동하는 데 도움을 줄 수 있다. 이러한 사람에 있어, 앉은 자세로 일어나는 것은 옷 입기나 침대에서 휠체어로 이동하는 것과 같은 다른 기능적 활동을 준비하는 데 필수적인 단계가 된다.

예상대로, 이러한 동작 동안 일어나는 위팔자관절에서의 관절운동형상학은 구르기와 미끄러짐이 *반대* 방향으로 일어난다.

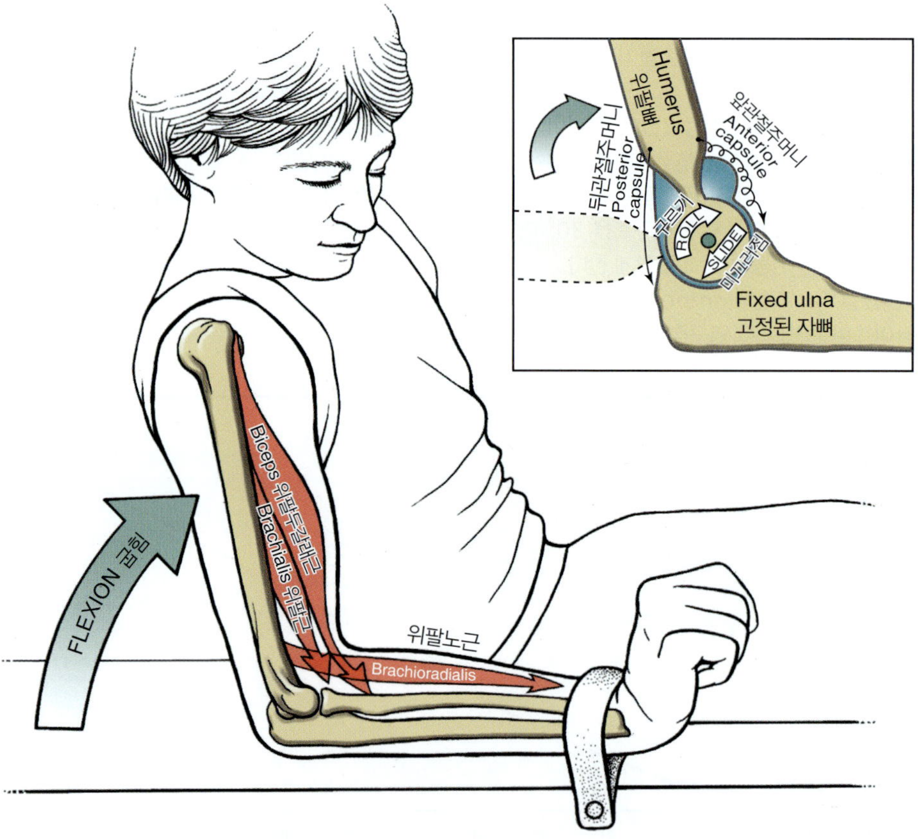


그림 6.49 팔꿈치를 굽힘시켜 매트로부터 자신의 몸통을 들어 올리기 위해 팔꿈치 굽힘근육을 사용하고 있는 중간 수준의 팔다리마비를 가지고 있는 사람. 먼쪽아래팔은 견고히 고정되어 있음을 주목하라. (삽입 그림) 이러한 움직임 동안 발생하는 위팔자관절에서의 관절운동형상학을 보여주고 있다. 앞관절주머니는 느슨한 위치에 있게 되고, 뒤관절주머니는 비교적 팽팽하게 당겨진다.

# 부가적인 임상 연관성

## 임상 연관성 6.3
### *위팔두갈래근의 먼쪽부착부위에 대한 고찰*

위팔두갈래근의 긴갈래와 짧은갈래가 노뼈에 본질적으로 동일한 먼쪽 부착부위를 공유한다고 일반적으로 추정되어 왔다. 그러나 방부처리가 안 된 시체에 대한 신중한 절개를 통해 약간 다른 해부학적 모습을 보여 주었다.[50] 두 힘줄 다발이 모두 노뼈거친면에 부착되기는 하지만, 짧은갈래의 부착부위는 긴갈래보다 약간 좀 더 *먼쪽*에 있으며 노뼈거친면의 *꼭지에 더 가깝다*(그림 6.50). 각각 구별되는 힘줄 다발은 얇은 원형사이벽(areolar septum)에 의해 분리된다.

이러한 분석을 통해 각 힘줄 다발이 다른 부착부위를 갖는다는 것은 작지만 의미 있는 생체역학적 결과를 가질 것이라고 제안한다. 짧은갈래의 힘줄은 팔꿈치의 안-가쪽돌림축에 대해 좀 더 먼쪽에 부착부위를 갖는다는 것에 근거해 굽힘을 위한 더 큰 내적인 모멘트팔을 갖는 것으로 밝혀졌다. 실험적으로 각 힘줄에 똑같은 근육 힘이 전달될 때(팔꿈치가 90°로 굽힘된 상황에서), 짧은갈래는 긴갈래보다 15%나 더 큰 팔꿈치 굽힘 토크를 생산했다. 뿐만 아니라, 짧은갈래의 힘줄이 노뼈거친면의 융기된 꼭지에 더 가깝게 부착되기 때문에, (중립의 위치와 엎침된 아래팔 위치에서 검사했을 때) 아래팔 뒤침 토크의 생산을 위한 모멘트팔은 긴갈래보다 약간 더 크다. 각 힘줄 다발에 똑같은 힘이 전달될 때, 아래팔의 위치에 따라 짧은갈래는 긴갈래보다 평균적으로 약 10%나 더 큰 뒤침 토크를 발생시킨다.

위팔두갈래근의 두 갈래 사이의 부착부위 위치에 대한 비교적 작은 차이(그리고 생체역적 차이)는 일반적인 임상적 상황에서는 중요하지 않을 것이다. 그러나 비교적 작은 이런 해부학적 차이가 위팔두갈래근의 먼쪽힘줄 파열 이후에 힘줄을 재부착시켜야 하는 외과의사에게는 중요한 사항이 될 것이다. 정확한 해부학적 세부사항을 존중한다는 것이 수술의 기능적 결과를 최적화하는 데 도움이 될 수 있다.[92]

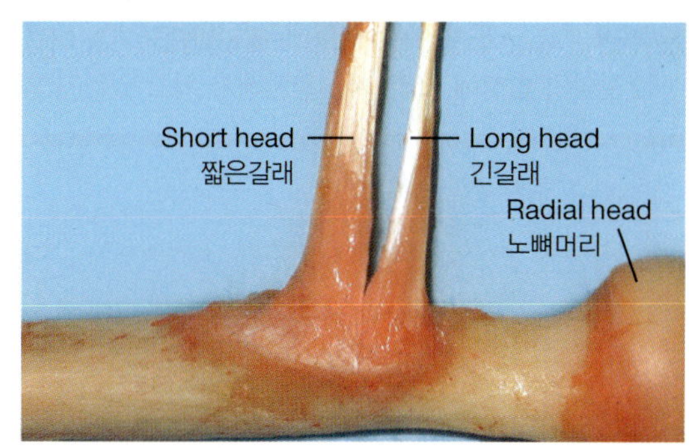


그림 6.50 오른쪽 노뼈의 노뼈거친면에 부착하는 위팔두갈래근의 두 갈래에 대한 절개 사진. (Image from Jarrett CD, Weir DM, Stuffmann ES, et al: Anatomic and biomechanical analysis of the short and long head components of the distal biceps tendon, *J Shoulder Elbow Surg* 21[7]:942-948, 2012.)

# 부가적인 임상 연관성

## 임상 연관성 6.4
## *'허벅지검사': 뒤침근육의 신경지배 상태에 대한 특수 임상검사*

노신경은 위팔뼈의 얕은 노신경고랑 내에서 위팔뼈의 뒤면을 사선으로 감싸며 주행한다(부록 II, Part A의 그림 II.1B 참조). 위팔뼈의 이 영역에 대한 골절이나 외상은 종종 노신경을 손상시킨다. 손상이 심각하다면, 손상 부위의 먼쪽에 있는 노신경의 지배를 받는 모든 근육은 마비될 것이다. 마비는 광범위하게 나타나 위팔세갈래근, 팔꿈치근, 위팔노근, 손목의 폄근육무리, 뒤침근, 그리고 손가락의 모든 외재성 폄근육이 연루된다. 정상적인 감각의 상실은 일반적으로 팔의 등쪽면 피부에서 나타나는데, 가장 두드러진 곳은 손등의 물갈퀴 공간(web space)이다.

손상된 말초신경의 재생 가능성 때문에, 시간이 지나면 근육들이 몸쪽에서 먼쪽 순서로 마비에서 회복될 수 있다. 신경이 재생되고 있는지에 대한 신호는 침범된 근육의 촉진 및 도수근력검사와 병행한 신경생리검사를 통해 얻어질 수 있다. 이와 관련한 한 가지 핵심 근육은 뒤침근이며(그림 6.43), 이 근육의 재신경지배는 노신경이 몸쪽아래팔까지 먼쪽으로 재생되고 있음을 강력하게 시사한다. 그러나 깊은 쪽에 놓인 뒤침근은 주변 근육들에 의해 촉지하거나 독립화시키기가 어렵다.

간결성의 법칙에 따라, 재신경지배가 되고 있는지 의심이 되는 경우 뒤침근의 상대적 활성을 결정하는 데 도움이 되는 임상적 검사가 있다. 때론 '허벅지검사(lap test)'라 불리는 이 검사는 환자가 허벅지 위에 아래팔을 지지한 상태에서 어떤 외적인 저항 없이 *매우 천천히* 아래팔을 뒤침하도록 요구한다. 일반적으로 적절하게 수행했다면, 이런 매우 낮은 파워의 뒤침은 위팔두갈래근의 활성이 없거나 아주 작은 활성 상태에서 수행될 수 있다. (이것을 스스로 연습해보길 바란다.) 뒤침근이 신경지배되고 기능하고 있다면, 환자는 위팔두갈래근의 동반 수축 *없이* 대개 뒤침할 수 있을 것이다. 그러나 뒤침근이 여전히 마비되어 있다면, 느리고 낮은 파워의 뒤침을 했다 하여도 뒤침근의 마비를 보상하기 위해 위팔두갈래근이 수축하여 위팔두갈래근힘줄이 뚜렷하게 돌출될 것이다. 매우 낮은 파워 수준의 뒤침 과제에서 나타난 과장된 위팔두갈래근의 반응은 '허벅지검사'의 양성반응이며 뒤침근의 두드러진 약화를 제안한다.

허벅지검사의 진단 정확도는 알려져 있지 않지만, 그럼에도 불구하고 이 검사는 운동학적 그리고 해부학적 지식이 임상적 실행에 적용될 수 있다는 예를 보여준다.

## 참고문헌


1. Adams JE, Steinmann SP, Osterman AL: Management of injuries to the interosseous membrane [Review], *Hand Clin* 26(4):543–548, 2010.
2. Ahrens PM, Redfern DR, Forester AJ: Patterns of articular wear in the cadaveric elbow joint, *J Shoulder Elbow Surg* 10:52–56, 2001.
3. Akagi R, Iwanuma S, Hashizume S, et al.: In vivo measurements of moment arm lengths of three elbow flexors at rest and during isometric contractions, *J Appl Biomech* 28(1):63–69, 2012.
4. Altman E: The ulnar side of the wrist: clinically relevant anatomy and biomechanics, *J Hand Ther* 29(2):111–122, 2016.
5. Amis AA, Dowson D, Wright V: Elbow joint force predictions for some strenuous isometric actions, *J Biomech* 13:765–775, 1980.
6. An KN, Hui FC, Morrey BF, et al.: Muscles across the elbow joint: a biomechanical analysis, *J Biomech* 14:659–669, 1981.
7. Anz AW, Bushnell BD, Griffin LP, et al.: Correlation of torque and elbow injury in professional baseball pitchers, *Am J Sports Med* 38(7):1368–1374, 2010.
8. Askew LJ, An KN, Morrey BF, et al.: Isometric elbow strength in normal individuals, *Clin Orthop Relat Res* 222:261–266, 1987.
9. Axelsson P, Fredrikson P, Nilsson A, et al.: Forearm torque and lifting strength: normative data, *J Hand Surg Am* 43(7):677.e1–677.e17, 2018.
10. Basmajian JV, Griffin Jr WR: Function of anconeus muscle. An electromyographic study, *J Bone Joint Surg Am* 54(8):1712–1714, 1972.
11. Basmajian JV, Latif A: Integrated actions and functions of the chief flexors of the elbow: a detailed electromyographic analysis, *J Bone Joint Surg Am* 39:1106–1118, 1957.
12. Basmajian JV, Travill A: Electromyography of the pronator muscles of the forearm, *Anat Rec* 139:45–49, 1961.
13. Bergin MJ, Vicenzino B, Hodges PW: Functional differences between anatomical regions of the anconeus muscle in humans, *J Electromyogr Kinesiol* 23(6):1391–1397, 2013.
14. Boland MR, Spigelman T, Uhl TL: The function of brachioradialis, *J Hand Surg Am* 33(10):1853–1859, 2008.
15. Bordes Jr SJ, Jenkins S, Bang K, et al.: Ulnar nerve subluxation and dislocation: a review of the literature, *Neurosurg Rev* 44(2):793–798, 2021.
16. Bozkurt M, Acar HI, Apaydin N, et al.: The annular ligament: an anatomical study, *Am J Sports Med* 33:114–118, 2005.
17. Bozon O, Chrosciany S, Loisel M, et al.: Terrible triad injury of the elbow: a historical perspective, *Int Orthop* 46(10):2265–2272, 2022.
18. Bremer AK, Sennwald GR, Favre P, et al.: Moment arms of forearm rotators, *Clin Biomech* 21:683–691, 2006.
19. Brogan DM, Berger RA, Kakar S: Ulnar-sided wrist pain: a critical analysis review, *JBJS Rev* 7(5):e1, 2019.
20. Buffi JH, Werner K, Kepple T, et al.: Computing muscle, ligament, and osseous contributions to the elbow varus moment during baseball pitching, *Ann Biomed Eng* 43(2):404–415, 2015.
21. Buford Jr WL, Snijders JW, Patel VV, et al.: Specimen specific, 3D modeling of the elbow—prediction of strain in the medial collateral ligament, *Conf Proc IEEE Eng Med Biol Soc* 2012:3348–3351, 2012.
22. Cain Jr EL, Andrews JR, Dugas JR, et al.: Outcome of ulnar collateral ligament reconstruction of the elbow in 1281 athletes: results in 743 athletes with minimum 2-year follow-up, *Am J Sports Med* 38(12):2426–2434, 2010.
23. Capdarest-Arest N, Gonzalez JP, Turker T: Hypotheses for ongoing evolution of muscles of the upper extremity [Review], *Med Hypotheses* 82(4):452–456, 2014.
24. Chan K, MacDermid JC, Faber KJ, et al.: Can we treat select terrible triad injuries nonoperatively? *Clin Orthop Relat Res* 472(7):2092–2099, 2014.
25. Chang CW, Wang YC, Chu CH: Increased carrying angle is a risk factor for nontraumatic ulnar neuropathy at the elbow, *Clin Orthop Relat Res* 466:2190–2195, 2008.
26. Chin A, Lloyd D, Alderson J, et al.: A marker-based mean finite helical axis model to determine elbow rotation axes and kinematics in vivo, *J Appl Biomech* 26(3):305–315, 2010.
27. Cools AM, Borms D, Cottens S, et al.: Rehabilitation exercises for athletes with biceps disorders and slap lesions: a continuum of exercises with increasing loads on the biceps, *Am J Sports Med* 42(6):1315–1322, 2014.
28. Crowe MM, Martin JT, Grier AJ, et al.: In vivo mechanical function of the distal radial ulnar ligaments during rotation of the wrist, *J Hand Surg Am* 45(11):1012–1021, 2020.
29. Currier DP: Maximal isometric tension of the elbow extensors at varied positions. I. Assessment by cable tensiometer, *Phys Ther* 52:1043–1049, 1972.
30. DeFrate LE, Li G, Zayontz SJ, et al.: A minimally invasive method for the determination of force in the interosseous ligament, *Clin Biomech* 16:895–900, 2001.
31. DiTano O, Trumble TE, Tencer AF: Biomechanical function of the distal radioulnar and ulnocarpal wrist ligaments, *J Hand Surg Am* 28:622–627, 2003.
32. Dodds SD, Fishler TF: Terrible triad of the elbow, *Orthop Clin North Am* 44:47–58, 2013.
33. Dogan M, Kocak M, Onursal Kilinc O, et al.: Functional range of motion in the upper extremity and trunk joints: nine functional everyday tasks with inertial sensors, *Gait Posture* 70:141–147, 2019.
34. Dugas JR, Ostrander RV, Cain EL, et al.: Anatomy of the anterior bundle of the ulnar collateral ligament, *J Shoulder Elbow Surg* 16:657–660, 2007.
35. Egidy CC, Cross MB, Nam D, et al.: Total elbow arthroplasty: outcomes driving the evolution of implant design, *JBJS Rev* 7(5):e8, 2019.
36. Ekenstam F, Hagert CG: Anatomical studies on the geometry and stability of the distal radio ulnar joint, *Scand J Plast Reconstr Surg* 19:17–25, 1985.
37. Erickson BJ, Romeo AA: The ulnar collateral ligament injury: evaluation and treatment, *J Bone Joint Surg Am* 99(1):76–86, 2017.
38. Fleisig GS, Diffendaffer AZ, Ivey B, et al.: Changes in youth baseball pitching biomechanics: a 7-year longitudinal study, *Am J Sports Med* 46(1):44–51, 2018.
39. Funk DA, An KN, Morrey BF, et al.: Electromyographic analysis of muscles across the elbow joint, *J Orthop Res* 5:529–538, 1987.
40. Gallagher MA, Cuomo F, Polonsky L, et al.: Effects of age, testing speed, and arm dominance on isokinetic strength of the elbow, *J Shoulder Elbow Surg* 6:340–346, 1997.
41. Gallay SH, Richards RR, O'Driscoll SW: Intraarticular capacity and compliance of stiff and normal elbows, *Arthroscopy* 9:9–13, 1993.
42. Gammon B, Lalone E, Nishiwaki M, et al.: Arthrokinematics of the distal radioulnar joint measured using intercartilage distance in an in vitro model, *J Hand Surg Am* 43(3):283.e281–283.e289, 2018.
43. Golden DW, Jhee JT, Gilpin SP, et al.: Elbow range of motion and clinical carrying angle in a healthy pediatric population, *J Pediatr Orthop B* 16(2):144–149, 2007.
44. Guenzkofer F, Bubb H, Bengler K: Elbow torque ellipses: investigation of the mutual influences of rotation, flexion, and extension torques, *Work* 41(Suppl 7):2260–2267, 2012.
45. Hagert E, Hagert CG: Understanding stability of the distal radioulnar joint through an understanding of its anatomy [Review], *Hand Clin* 26(4):459–466, 2010.
46. Harwood B, Rice CL: Changes in motor unit recruitment thresholds of the human anconeus muscle during torque development preceding shortening elbow extensions, *J Neurophysiol* 107(10):2876–2884, 2012.
47. Hohenberger GM, Schwarz AM, Weiglein AH, et al.: Prevalence of the distal oblique bundle of the interosseous membrane of the forearm: an anatomical study, *J Hand Surg: European* 43(4):426–430, 2018.
48. Hotchkiss RN, An KN, Sowa DT, et al.: An anatomic and mechanical study of the interosseous membrane of the forearm: pathomechanics of proximal migration of the radius, *J Hand Surg Am* 14:256–261, 1989.
49. Inman VT, Saunders JB: Referred pain from skeletal structures, *J Nerv Ment Dis* 99:660–667, 1944.
50. Jarrett CD, Weir DM, Stuffmann ES, et al.: Anatomic and biomechanical analysis of the short and long head components of the distal biceps tendon, *J Shoulder Elbow Surg* 21(7):942–948, 2012.
51. Jeon IH, Sanchez-Sotelo J, Zhao K, et al.: The contribution of the coronoid and radial head to the stability of the elbow, *J Bone Joint Surg Br* 94(1):86–92, 2012.
52. Jordan D, Schimoler P, Kharlamov A, et al.: Correlation of force to deformation of the anterior bundle of the medial collateral ligament through consideration of band laxity, *J Orthop Res* 37(9):2027–2034, 2019.
53. Kadri OM, Okoroha KR, Patel RB, et al.: Nonoperative treatment of medial ulnar collateral ligament injuries in the throwing athlete: Indications, evaluation, and management, *JBJS Rev* 7(1):e6, 2019.
54. Kani KK, Chew FS: Terrible triad injuries of the elbow, *Emerg Radiol* 26(3):341–347, 2019.
55. Kemler BR, Rao S, Willier 3rd DP, et al.: Rehabilitation and return to sport criteria following ulnar collateral ligament reconstruction: a Systematic Review, *Am J Sports Med* 50(11):3112–3120, 2022.
56. Kotte SHP, Viveen J, Koenraadt KLM, et al.: Normative values of isometric elbow strength in healthy adults: a systematic review, *Shoulder Elbow* 10(3):207–215, 2018.
57. Krul M, van der Wouden JC, van Suijlekom-Smit LWA, et al.: Manipulative interventions for reducing pulled elbow in young children, *Cochrane Database Syst Rev* 1:CD007759, 2012.
58. Le Bozec S, Maton B, Cnockaert JC: The synergy of elbow extensor muscles during static work in man, *Eur J Appl Physiol Occup Physiol* 43:57–68, 1980.
59. Le Bozec S, Maton B: Differences between motor unit firing rate, twitch characteristics and fiber type composition in an agonistic muscle group in man, *Eur J Appl Physiol* 56:350–355, 1987.
60. Lehmkuhl LD, Smith LK: *Brunnstrom's clinical kinesiology*, ed 4, Philadelphia, 1983, FA Davis.
61. Magermans DJ, Chadwick EK, Veeger HE, et al.: Requirements for upper extremity motions during activities of daily living, *Clin Biomech* 20:591–599, 2005.
62. Malone PS, Cooley J, Morris J, et al.: The biomechanical and functional relationships of the proximal radioulnar joint, distal radioulnar joint, and interosseous ligament, *J Hand Surg: European* 40(5):485–493, 2015.
63. Marshall NE, Keller, Limpisvasti RO, et al.: Major league baseball pitching performance after Tommy John surgery and the effect of tear characteristics, technique, and graft type, *Am J Sports Med* 47(3):713–720, 2019.
64. McKay MJ, Baldwin JN, Ferreira P, et al.: Normative reference values for strength and flexibility of 1,000 children and adults, *Neurology* 88(1):36–43, 2017.
65. Miyake J, Moritomo H, Masatomi T, et al.: In vivo and 3-dimensional functional anatomy of the anterior bundle of the medial collateral ligament of the elbow, *J Shoulder Elbow Surg* 21(8):1006–1112, 2012.

66. Moritomo H, Noda K, Goto A, et al.: Interosseous membrane of the forearm: length change of ligaments during forearm rotation, *J Hand Surg Am* 34(4):685–691, 2009.
67. Moritomo H: The distal interosseous membrane: current concepts in wrist anatomy and biomechanics, *J Hand Surg Am* 37A:1501–1507, 2012.
68. Morrey BF, An KN, Stormont TJ: Force transmission through the radial head, *J Bone Joint Surg Am* 70:250–256, 1988.
69. Morrey BF, Askew LJ, Chao EY: A biomechanical study of normal functional elbow motion, *J Bone Joint Surg Am* 63:872–877, 1981.
70. Morrey BF, Tanaka S, An KN: Valgus stability of the elbow. A definition of primary and secondary constraints, *Clin Orthop Relat Res* 265(Apr):187–195, 1991.
71. Morrey BF: Radial head fracture. In Morrey BF, editor: *The elbow and its disorders*, ed 3, Philadelphia, 2000, Saunders.
72. Murray WM, Delp SL, Buchanan TS: Variation of muscle moment arms with elbow and forearm position, *J Biomech* 28:513–525, 1995.
73. Nagata H, Hosny S, Giddins GE: In-vivo measurement of distal radio-ulnar joint translation, *Hand Surg* 18(1):15–20, 2013.
74. Neumann DA, Soderberg GL, Cook TM: Electromyographic analysis of hip abductor musculature in healthy right-handed persons, *Phys Ther* 69:431–440, 1989.
75. Neumann DA: Use of diaphragm to assist rolling for the patient with quadriplegia, *Phys Ther* 59:39, 1979.
76. Nobauer-Huhmann IM, Pretterklieber M, Erhart J, et al.: Anatomy and variants of the triangular fibrocartilage complex and its MR appearance at 3 and 7T [Review], *Semin Musculoskelet Radiol* 16(2):93–103, 2012.
77. Noda K, Goto A, Murase T, et al.: Interosseous membrane of the forearm: an anatomical study of ligament attachment locations, *J Hand Surg Am* 34(3):415–422, 2009.
78. Ofuchi S, Takahashi K, Yamagata M, et al.: Pressure distribution in the humeroradial joint and force transmission to the capitulum during rotation of the forearm: effects of the Sauve-Kapandji procedure and incision of the interosseous membrane, *J Orthop Sci* 6:33–38, 2001.
79. Oosterwijk AM, Nieuwenhuis MK, van der Schans CP, et al.: Shoulder and elbow range of motion for the performance of activities of daily living: a systematic review, *Physiother Theory Pract* 34(7):505–528, 2018.
80. Osternig LR, Bates BT, James SL: Isokinetic and isometric torque force relationships, *Arch Phys Med Rehabil* 58(6):254–257, 1977.
81. Palmer AK, Werner FW: Biomechanics of the distal radioulnar joint, *Clin Orthop Relat Res* 187:26–35, 1984.
82. Paraskevas G, Papadopoulos A, Papaziogas B, et al.: Study of the carrying angle of the human elbow joint in full extension: a morphometric analysis, *Surg Radiol Anat* 26:19–23, 2004.
83. Pfaeffle HJ, Tomaino MM, Grewal R, et al.: Tensile properties of the interosseous membrane of the human forearm, *J Orthop Res* 14:842–845, 1996.
84. Pinter IJ, Bobbert MF, van Soest AJ, et al.: Isometric torque-angle relationships of the elbow flexors and extensors in the transverse plane, *J Electromyogr Kinesiol* 20(5):923–931, 2010.
85. Provins KA, Salter N: Maximum torque exerted about the elbow joint, *J Appl Physiol* 7:393–398, 1955.
86. Quigley RJ, Robicheaux GW, et al.: The proximal and distal position of the radius relative to the ulna through a full range of elbow flexion and forearm rotation, *J Hand Surg Eur Vol* 39(5):535–540, 2014.
87. Ramsay JW, Hunter BV, Gonzalez RV: Muscle moment arm and normalized moment contributions as reference data for musculoskeletal elbow and wrist joint models, *J Biomech* 42(4):463–473, 2009.
88. Rawal A, Chehata A, Horberry T, et al.: Defining the upper extremity range of motion for safe automobile driving, *Clin Biomech* 54:78–85, 2018.
89. Regan WD, Korinek SL, Morrey BF, et al.: Biomechanical study of ligaments around the elbow joint, *Clin Orthop Relat Res* 271:170–179, 1991.
90. Reichel LM, Milam GS, Sitton SE, et al.: Elbow lateral collateral ligament injuries, *J Hand Surg Am* 38(1):184–201, 2013.
91. Sardelli M, Tashjian RZ, MacWilliams BA: Functional elbow range of motion for contemporary tasks, *J Bone Joint Surg Am* 93(5):471–477, 2011.
92. Schmidt CC, Weir DM, Wong AS, et al.: The effect of biceps reattachment site, *J Shoulder Elbow Surg* 19(8):1157–1165, 2010.
93. Schuind F, An KN, Berglund L, et al.: The distal radioulnar ligaments: a biomechanical study, *J Hand Surg Am* 16:1106–1114, 1991.
94. Shukla DR, Fitzsimmons JS, An KN, et al.: Effect of radial head malunion on radiocapitellar stability, *J Shoulder Elbow Surg* 21(6):789–794, 2012.
95. Skahen 3rd JR, Palmer AK, Werner FW, et al.: The interosseous membrane of the forearm: anatomy and function, *J Hand Surg Am* 22:981–985, 1997.
96. Standring S: *Gray's anatomy: the anatomical basis of clinical practice*, ed 42, St Louis, 2021, Elsevier.
97. Stuart PR, Berger RA, Linscheid RL, et al.: The dorsopalmar stability of the distal radioulnar joint, *J Hand Surg Am* 25(4):689–699, 2000.
98. Sugisaki N, Wakahara T, Miyamoto N, et al.: Influence of muscle anatomical cross-sectional area on the moment arm length of the triceps brachii muscle at the elbow joint, *J Biomech* 43(14):2844–2847, 2010.
99. Topp KS, Boyd BS: Structure and biomechanics of peripheral nerves: nerve responses to physical stresses and implications for physical therapist practice, *Phys Ther* 86:92–109, 2006.
100. Travill A, Basmajian JV: Electromyography of the supinators of the forearm, *Anat Rec* 139:557–560, 1961.
101. Travill A: Electromyographic study of the extensor apparatus, *Anat Rec* 144:373–376, 1962.
102. Tsunoda N, O'Hagan F, Sale DG, et al.: Elbow flexion strength curves in untrained men and women and male bodybuilders, *Eur J Appl Physiol Occup Physiol* 66:235–239, 1993.
103. Tubbs RS, Shoja MM, Khaki AA, et al.: The morphology and function of the quadrate ligament, *Folia Morphol (Warsz)* 65(3):225–227, 2006.
104. Valone LC, Waites C, Tartarilla AB, et al.: Functional elbow range of motion in children and adolescents, *J Pediatr Orthop* 40(6):304–309, 2020.
105. van der Post AS, Jens S, Daams JG, et al.: The triangular fibrocartilage complex in the human wrist: a scoping review toward uniform and clinically relevant terminology, *Clin Anat* 35(5):626–648, 2022.
106. Ward LD, Ambrose CG, Masson MV, et al.: The role of the distal radioulnar ligaments, interosseous membrane, and joint capsule in distal radioulnar joint stability, *J Hand Surg Am* 25:341–351, 2000.
107. Watanabe H, Berger RA, Berglund LJ, et al.: Contribution of the interosseous membrane to distal radioulnar joint constraint, *J Hand Surg Am* 30:1164–1171, 2005.
108. Zaremski JL, Vincent KR, Vincent HK: Elbow ulnar collateral ligament: injury, treatment options, and recovery in overhead throwing athletes, *Curr Sports Med Rep* 18(9):338–345, 2019.
109. Zhang LQ, Nuber GW: Moment distribution among human elbow extensor muscles during isometric and submaximal extension, *J Biomech* 33(2):145–154, 2000.

## 학습문제_Study Questions

1. 노뼈의 먼쪽 당김(견인)에 저항할 수 있는 근육조직과 비근육성 조직을 열거하라.
2. 팔꿈치 안쪽곁인대의 여러 섬유가 굽힘과 폄의 전체 범위 동안 어떻게 유용한 장력을 제공하는지 설명하라.
3. 팔꿈치 굽힘과 아래팔 뒤침이 결합된 동작 동안 위팔노관절에서의 관절운동형상학을 설명하라.
4. 모멘트팔에만 근거해, 그림 6.17A에서 보여주고 있는 어떤 조직이 팔꿈치 폄 움직임에 반대하는 가장 큰 수동 저항 토크를 발생시킬 수 있는가?
5. 얼마나 많은 신경이 팔꿈치를 굽힘시키는 일차적인 근육을 신경지배하고 있는가?
6. 표 6.7에 제시된 자료에 근거해, 위팔세갈래근의 어떤 갈래가 가장 큰 팔꿈치 폄 토크를 생산하는가?
7. 이 장에서 짧은엄지폄근이 아래팔의 이차적인 뒤침근육으로 포함되지 *않은* 이유는 무엇인가?
8. 팔꿈치 폄과 어깨 굽힘이 결합된 '밀기' 동작 동안 앞어깨세모근의 운동형상학적 역할은 무엇인가?
9. 위팔근에 가장 직접적인 대항근은 어떤 근육인가?
10. 20°의 팔꿈치 굽힘구축을 가진 환자의 원인이 근육의 타이트함 때문이라고 가정하자. 환자의 팔꿈치를 거의 폄 마지막 범위로 폄 신장(토크)을 적용할 때, 아래팔이 오히려 뒤침으로 강하게 수동으로 '이동'하였다. 이런 관찰은 어떤 근육 또는 근육들이 가장 타이트(뻣뻣)하다는 것을 제공하는 신호인가?
11. 겨드랑에서의 노신경 병변은 그림 6.45에서 설명된 과제에 어떤 영향을 미치는가?
12. 위팔두갈래근이 최대로 길어지는 팔의 위치는 무엇인가?
13. 외과의사가 노뼈머리를 절제하거나 인공노뼈머리를 삽입하기 전에 뼈사이막 중심띠의 완전성을 왜 중요시하는가?
14. 한 환자가 위팔뼈 중간 수준에서의 정중신경 손상을 가지고 있다. 팔꿈치의 능동 굽힘에 있어 당신은 어떤 약화를 예측할 수 있는가? 시간이 지남에 따라, 어떤 변형이나 '타이트함 양상'이 아래팔에서 발생할 것 같은가?
15. 팔꿈치의 수동적인 폄에 의해 위팔근이 최대로 신장되기를 원한다고 가정하자. 신장의 효율성은 팔꿈치 폄과 완전한 수동 엎침이나 뒤침의 결합에 의해 강화되는가?
16. 과도한 가쪽휨을 만드는 힘이 팔꿈치에 적용되어 가쪽(자쪽)곁인대(LUCL)를 손상시킬 수 있는 팔꿈치에서의 손상 기전에 대해 설명하라.
17. 엎침과 뒤침 동안 뼈사이막 중심띠의 등척에 가까운 작용이 주는 생체역학적 이득에 대해 열거하라.
18. 그림 6.30에서 보여주는 유사한 체중부하자세에 있어, 엎침의 시작 위치에서 넓은등근이 아래팔의 능동 *뒤침*에 어떻게 기여하는지 설명하라. 어떤 조직이 이러한 능동 움직임을 제한할 수 있는가?
19. 팔꿈치 몸쪽의 정중신경이 완전히 절단된 환자를 가정해 보자. 팔꿈치와 아래팔 근육의 신경지배에 근거해, 능동적인 엎침이 거의 마비될 것으로 예상될 것이다. 그러나 면밀히 관찰해보면, 환자가 전체 가동범위 내내 약하지만 능동적으로 엎침할 수 있다는 것을 발견하였다. 이 능력을 어떻게 설명할 수 있는가?

Chapter 7

# 손목

## Wrist

주제 요약



손목(wrist 또는 carpus)은 아래팔과 손 사이에서 기능적 '간격장치(spacer)'로 작용하는 8개의 손목뼈로 구성되어 있다. 여러 개의 작은 손목뼈사이관절들(intercarpal joints) 외에도, 손목에는 두 개의 주요 관절인 노손목관절과 손목뼈중간관절로 구성된다(그림 7.1). *노손목관절(radiocarpal joint)*은 노뼈의 먼쪽끝과 손목뼈의 몸쪽줄(proximal row) 사이에 위치하고 있다. 이 관절의 바로 먼쪽에 *손목뼈중간관절(midcarpal joint)*이 있으며, 손목뼈의 몸쪽줄과 먼쪽줄(distal row)을 연결한다. 이 두 관절은 손목의 굽힘과 폄 그리고 노쪽치우침와 자쪽치우침이라 불리는 측면으로의 운동을 허용한다. 인접한 먼쪽노자관절은 기능적 역할이 엎침과 뒤침을 일차적으로 수행하기 때문에 앞서 6장에서 설명되었다. 먼쪽노자관절 내에 있는 관절원반은 노손목관절과의 밀접한 해부학적 관계 때문에 이 장에서 다시 논의된다.

손목의 위치와 안정성은 손의 기능에 상당한 영향을 미친다. 그러한 이유는 손가락을 조절하는 많은 근육들이 손의 몸쪽인 아래팔에 몸쪽부착부위를 갖기 때문이다. 손목에서의 통증, 불안정성, 또는 약화는 외재성 근육의 적절한 길이와 수동장력이 방해받는 위치에 놓이기 때문이며, 이로 인해 잡기의 효율성은 감소된다.

이 책에서는 손목과 손의 국소해부학과 상대적인 위치를 설명하기 위해 몇 가지의 새로운 용어가 소개된다. *손바닥쪽(palmar, volar)*은 *앞쪽(anterior)*과 동의어이며, *등쪽(dorsal)*은 *뒤쪽(posterior)*과 동의어이다. 이러한 용어들은 이 장과 다음 장에서 상호 교환적으로 사용된다.

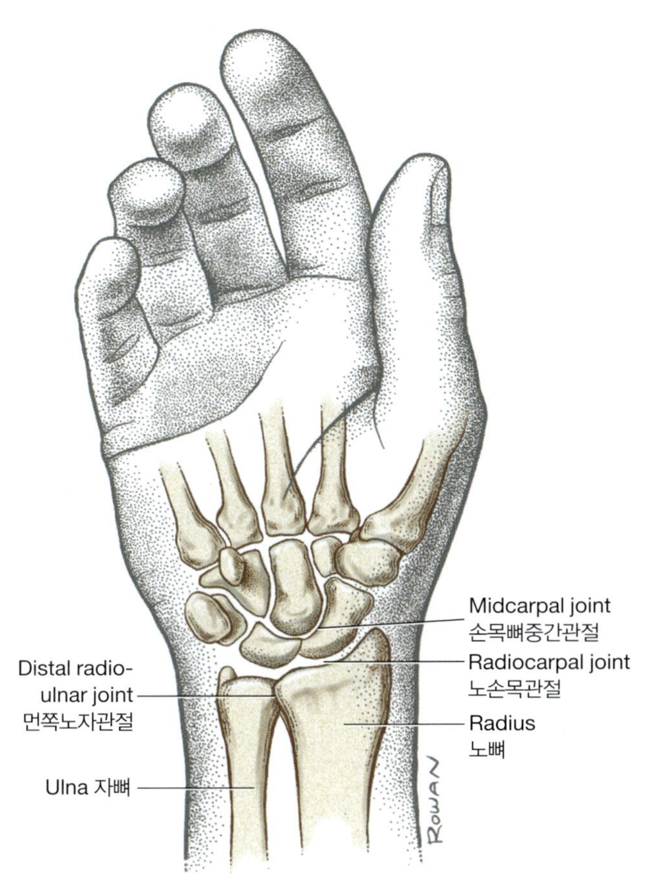


**그림 7.1** 손목의 뼈와 주요 관절들.

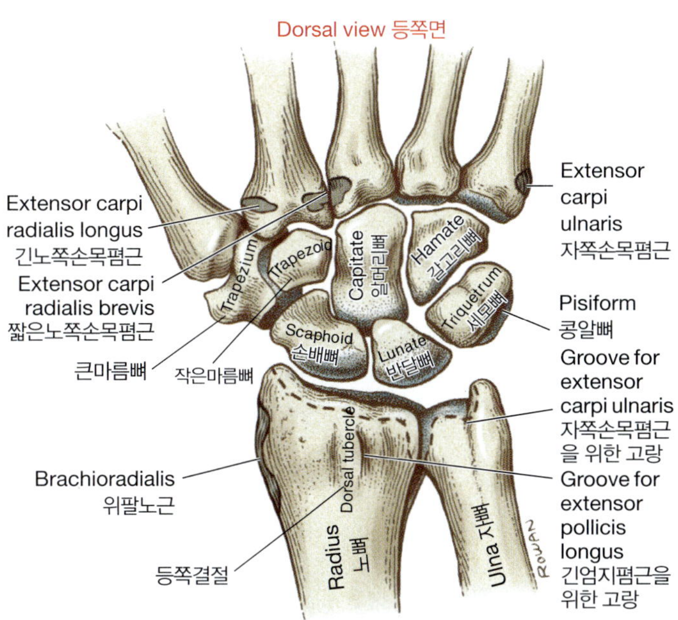


**그림 7.2** 오른쪽 손목의 뼈들에 대한 등쪽면. 근육의 먼쪽부착부위는 회색으로 보여주고 있다. 점선은 손목의 등쪽관절주머니의 몸쪽부착부위를 보여주고 있다.

## 골학

### 먼쪽아래팔

먼쪽노뼈의 등쪽면에는 손목과 손 쪽으로 주행하는 힘줄들을 안내하고 안정화시켜 주는 몇몇의 고랑들과 융기된 영역들이 있다(그림 7.2). 예를 들어, 긴엄지폄근(extensor pollicis longus)의 힘줄 위치를 안정화시키는 데 도움이 되는 촉지 가능한 *등쪽(리스터)결절[dorsal (Lister's) tubercle]*에 주목하라.

먼쪽노뼈의 손바닥쪽면은 손목관절주머니의 몸쪽부착부위와 굵은 손바닥쪽노손목인대(palmar radiocarpal ligaments)가 위치하는 곳이다(그림 7.3A). *노뼈의 붓돌기*는 노뼈의 가쪽면에서 먼쪽으로 뻗어 나와 있다. *자뼈의 붓돌기*는 노뼈의 붓돌기보다 더 날카로우며 먼쪽자뼈의 뒤-안쪽모서리에서 먼쪽으로 뻗어 나와 있다.

*노뼈의 먼쪽관절면*은 안-가쪽 방향과 앞-뒤쪽 방향 둘 다에서 오목하다. 오목함이 얕은 이 관절면의 관절연골에는 볼록한 손목의 손배뼈와 반달뼈에 의해 만들어진 움푹 들어간 자국이 형성되어 있다(그림 6.25B 참조).

**먼쪽아래팔의 골학적 특징**

- 노뼈의 등쪽결절
- 노뼈의 붓돌기
- 자뼈의 붓돌기
- 노뼈의 먼쪽관절면

노뼈의 먼쪽끝은 생체역학적으로 중요한 두 가지 특징이 있다. 첫째, 노뼈의 먼쪽끝은 자쪽(안쪽) 방향으로 약 25° 정도 각도를 이루고 있다(그림 7.4A). 이러한 *자쪽기울임(ulnar tilt)*은 손목과 손이 노쪽치우침(radial deviation)보다는 자쪽치우침(ulnar deviation)으로 좀 더 돌림운동할 수 있도록 해준다. 이러한 기울임의 결과로, 손목의 노쪽치우침은 손목뼈의 가쪽면이 노뼈의 붓돌기와 충돌하면서 제한된다. 둘째, 노뼈의 먼쪽관절면은 손바닥쪽 방향으로 약 10° 정도 각도를 이루고 있다(그림 7.4B). 이러한 *손바닥쪽기울임(palmar tilt)* 때문에, 손목에서는 폄보다 굽힘의 양이 좀 더 크게 일어난다.

노뼈 먼쪽끝의 골절은 종종 먼쪽노뼈의 자연스러운 기울임에 영향을 미친다. 적절한 정형외과적 관리가 없다면, 먼쪽노뼈의 영구적인 비정상적 기울임은 노손목관절과 먼쪽노자관절의 기능을 상당히 변경시킬 수 있다. 이런 주제에 대한 내용은 임상 연관성 7.3에서 자세히 언급된다.

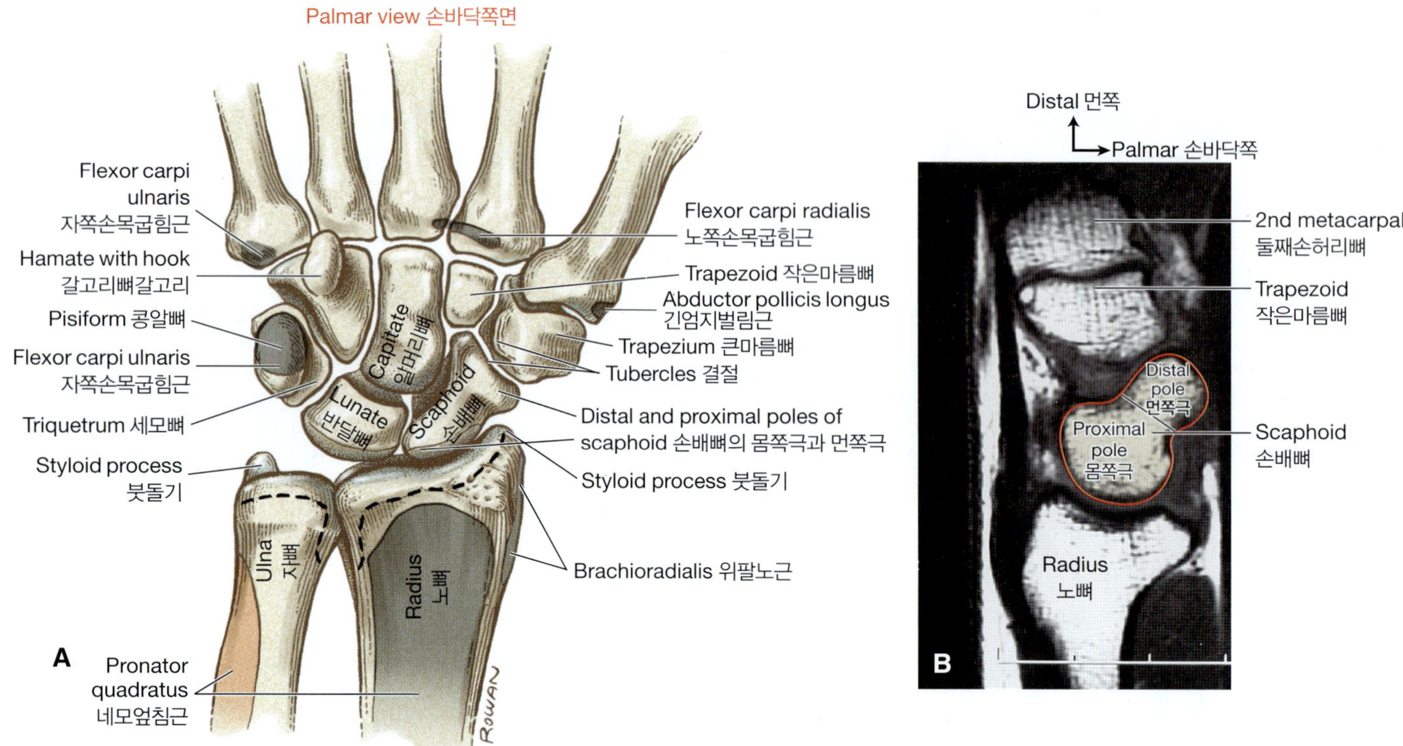


**그림 7.3** (A) 오른쪽 손목의 뼈들에 대한 손바닥쪽면. 근육의 몸쪽부착부위는 빨간색으로 보여주고 있으며, 먼쪽부착부위는 회색으로 보여주고 있다. 점선은 손목의 손바닥쪽관절주머니의 몸쪽부착부위를 보여주고 있다. (B) 손배뼈의 형태에 대한 완전한 이해를 위해 시상단면 자기공명영상(MRI)이 제공되었다. 가는 검은색 선은 손배뼈의 몸쪽극과 먼쪽극의 중간인 '허리' 영역을 표시한 것이다.

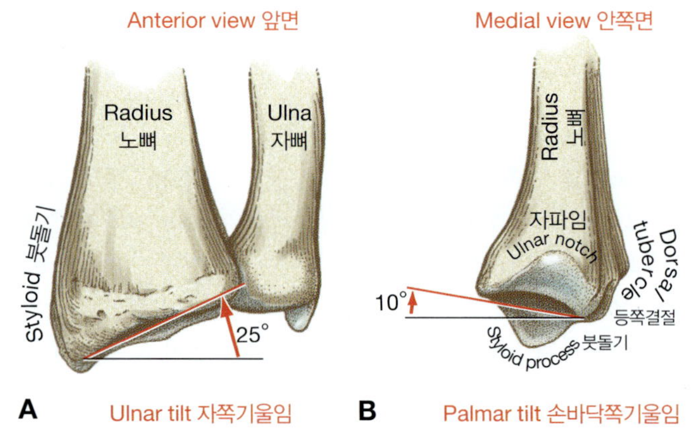


**그림 7.4** (A) 약 25°의 *자쪽기울임*을 보여주고 있는 먼쪽노뼈의 앞면. (B) 약 10°의 *손바닥쪽기울임*을 보여주고 있는 먼쪽노뼈의 안쪽면.

## 손목뼈

노쪽(가쪽) 방향에서 자쪽 방향으로, 손목뼈의 몸쪽줄(proximal row)에는 손배뼈, 반달뼈, 세모뼈, 그리고 콩알뼈가 있다. 먼쪽줄(distal row)에는 큰마름뼈, 작은마름뼈, 알머리뼈, 그리고 갈고리뼈가 있다(그림 7.2와 7.3 참조).

손목뼈의 몸쪽줄에 있는 뼈들은 비교적 느슨한 방식으로 서로 연결되어 있다. 이와는 대조적으로, 손목뼈의 먼쪽줄에 있는 뼈들은 타이트한 인대와 불규칙한 관절면에 의해 견고하게 결합되어 있어, 손허리뼈(metacarpal bones)와의 관절을 위한 안정적인 바닥부를 제공한다.

다음 단락에서는 각각의 손목뼈에 대한 일반적인 해부학적 설명을 제시한다. 각 손목뼈의 상대적 위치와 형태를 시각화하는 능력은 인대의 해부학과 손목의 운동형상학을 이해하는 데 도움이 될 것이다.

### 손배뼈

손배뼈(scaphoid)는 배(boat)의 모양을 닮았다는 것에서 유래한 이름이다(*scaphoid*는 "배와 같다"를 의미하는 그리스어의 *skaphoeides*에서 유래됨). 손배뼈에 있어, 배의 밑면 대부분은 노뼈 위에 놓여 있고, '배'의 화물구역(또는 선체)은 알머리뼈머리의 일부로 채워진다(그림 7.3A 참조). 손배뼈 표면의 약 75%는 관절연골로 덮여 있으며, 4개의 다른 손목뼈 및 노뼈와 윤활관절을 형성한다. 손배뼈의 형태와 손목 내의 독특한 위치 때문에, 이 뼈는 기능적으로 그리고 해부학적으로 손목뼈의 몸쪽줄과 먼쪽줄 모두와 연관되어 있다.

손배뼈는 두 개의 주목할 만한 극(*pole*)을 갖고 있다. 완만하게 둥근 *몸쪽극*(*proximal pole*)은 오목한 노뼈의 *손배관절면*(*scaphoid facet*)과 관절한다(그림 6.25B 참조). *먼쪽극*(*distal pole*)은 약간 볼록하며, 큰마름뼈 및 작은마름뼈와 관절한다. 먼쪽극은 손바닥쪽 방향으로 약 30° 정도 돌출되어 있으며, 이것은 자기공명영상(MRI)을 통한 시상단면에서 잘 관찰할 수 있다(그림 7.3B 참조). 먼쪽극은 뭉툭한 손바닥쪽*결절*(palmar *tubercle*)을 가지고 있는데, 이 결절은 엄지두덩근육의 바닥부(base)에서 촉지 가능하다. 손목 움직임 동안 이 결절을 촉지하면, 임상가는 이 중요한 손배뼈의 위치와 운동형상학을 평가할 수 있다.[92]

손배뼈 안쪽면의 대부분은 돌출된 알머리뼈머리의 가쪽 절반을 받아들일 수 있게 깊은 오목의 구조를 하고 있다(그림 7.3A 참조). 이 오목한 부분의 바로 몸쪽에 반달뼈와의 관절을 위한 관절면이 있다. 주로 손배반달인대(scapholunate ligament)에 의해 강화되는 이 관절은 손목뼈의 몸쪽줄 내에서 중요한 역학적 연결을 제공한다.

### 반달뼈

반달뼈(lunate, "달"을 의미하는 라틴어의 *luna*에서 유래됨)는 몸쪽줄의 중심에 있는 뼈이며, 손배뼈와 세모뼈 사이에 끼여 있다. 반달뼈는 뼈의 형태 및 근육부착의 결여 그리고 견고하게 고정된 알머리뼈와의 강력한 인대부착의 결여 때문에 손목뼈 중에서 본질적으로 가장 불안정하다.

손배뼈처럼, 반달뼈의 몸쪽면도 볼록하여 노뼈의 오목한 관절면에 맞도록 되어 있다(그림 6.25B 참조). 반달뼈의 먼쪽면은 오목함이 깊은데, 이것 때문에 뼈가 초승달처럼 보이게 된다(그림 7.3A 참조). 이러한 관절면의 대부분은 두 개의 볼록한 관절면인 알머리뼈머리의 안쪽 절반과 갈고리뼈 꼭지의 일부를 받아들인다. 반달뼈가 갈고리뼈와 접촉하는 특정 방식은 손목의 운동형상학에 영향을 미칠 수 있으며, 손목의 자쪽면에 과도한 스트레스를 유발할 가능성이 있다.[1,100]

### 세모뼈

세모뼈(triquetrum 또는 triangular bone)는 손목에서 가장 자쪽에 위치하고 있으며, 반달뼈의 바로 안쪽과 약간 먼쪽에 있다. 특히, 손목이 노쪽치우침 되었을 때 자뼈붓돌기의 바로 먼쪽에서 촉지할 수 있다. 세모뼈의 가쪽면은 갈고리뼈에 있는 유사한 형태의 관절면과 관절하기 위해 길고 편평한 구조를 하고 있다. 세모뼈의 손바닥쪽면에 있는 타원형의 관절면은 콩알뼈를 받아들인다.

### 콩알뼈

"완두콩 닮은 모양"을 의미하는 콩알뼈(pisiform)는 세모뼈의 손바닥쪽면과 느슨하게 관절한다. 이 뼈는 쉽게 움직일 수 있고 촉지할 수 있다. 콩알뼈는 자쪽손목굽힘근(flexor carpi ulnaris)의 힘줄 내에 묻혀 있어 종자뼈(sesamoid bone)의 특징을 가지고 있다. 그 외에도, 이 뼈는 새끼벌림근(abductor digiti minimi), 가로손목인대(transverse carpal ligament), 그리고 몇몇 인대들을 위한 부착부위를 제공한다.

### 알머리뼈

알머리뼈(capitate)는 모든 손목뼈 중에서 가장 크다. 이 뼈는 손목 내에서 중앙의 위치를 차지하고 있으며, 손허리뼈까지 고려한다면 7개의 주변 뼈들과 관절접촉을 하고 있다(그림 7.3A 참조). *Capitate*라는 말은 *머리*를 의미하는 라틴어에서 유래되었으며, 이것은 알머리뼈의 돌출된 몸쪽면의 형태를 설명하고 있다. 큰 알머리뼈머리는 손배뼈 및 반달뼈에 의해 제공된 깊은 오목면과 관절한다. 알머리뼈는 짧지만 강한 인대들에 의해 갈고리뼈와 작은마름뼈 사이에서 잘 안정화된다.

알머리뼈의 먼쪽면은 셋째손허리뼈바닥과 단단하게 관절하고 있으며, 작은 부분이지만 둘째와 넷째손허리뼈바닥과도 관절하고 있다. 이런 단단한 관절은 알머리뼈와 셋째손허리뼈가 하나의 단일 기둥으로 기능하게 해주며, 전체 손목과 손에 대한 세로 방향의 안정성을 확실히 제공해 준다. 모든 손목 운동을 위한 돌림축은 알머리뼈를 통과해 지나간다.

### 큰마름뼈

큰마름뼈(trapezium)는 안장 형태의 먼쪽관절면에 의해 쉽게 알아볼 수 있으며, 이 관절면은 첫째손목손허리관절(first carpometacarpal joint)에 기여한다. 매우 중요한 이 관절은 엄지의 넓은 가동범위를 가능하게 한다. 큰마름뼈의 몸쪽면은 손배뼈의 먼쪽극과 관절하는 약간의 오목함을 가지고 있다. 큰마름뼈의 안쪽면 대부분은 작은마름뼈 및 둘째손허리바닥의 노쪽면과 관절한다.

가늘고 뾰족한 *결절*(*tubercle*)이 큰마름뼈의 손바닥쪽면으로부터 돌출되어 나와 있다. 이 결절과 손배뼈의 손바닥쪽결절은 가로손목인대의 가쪽면을 위한 부착부위를 제공한다(그림 7.5). 손바닥쪽결절의 바로 안쪽에 노쪽손목굽힘근(flexor carpi radialis)의 힘줄을 위한 뚜렷한 고랑이 있다.

### 작은마름뼈

작은마름뼈(trapezoid)는 알머리뼈와 큰마름뼈 사이에 단단하게 끼여 있는 비교적 작은 뼈이다. 큰마름뼈처럼, 작은마름뼈도 손배뼈와 관절하기 위해 약간 오목한 몸쪽면을 갖고 있다. 작은마름뼈는 둘째손허리뼈바닥과 비교적 단단한 관절을 형성하고 있다.

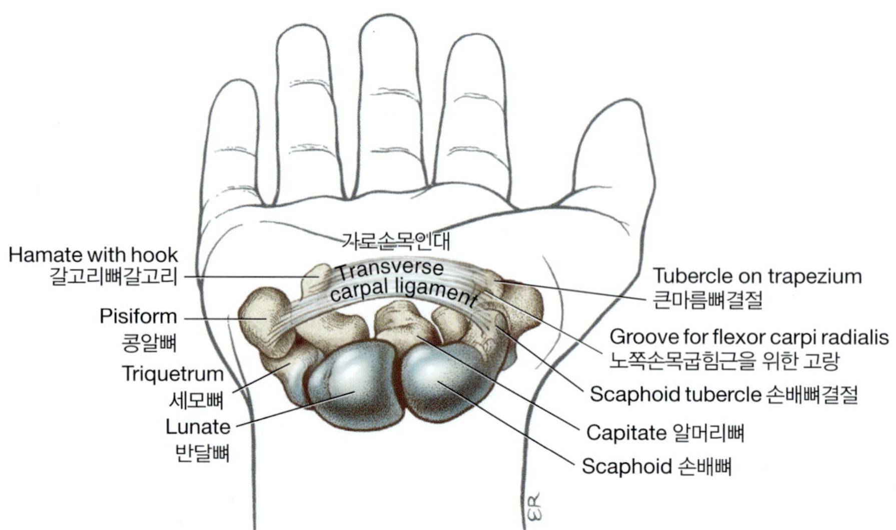


그림 7.5 오른쪽 손목의 손목굴을 보여주고 있으며, 그 안의 내용물은 제거되어 있다. 가로손목인대는 손목굴의 지붕 역할을 한다.

### 갈고리뼈

갈고리뼈(hamate)는 이 뼈의 손바닥쪽면에서 돌출되어 나온 돌기가 큰 갈고리와 같다 하여 명명된 것이다. 갈고리뼈는 일반적으로 피라미드 형태를 하고 있다. 갈고리뼈의 바닥부 또는 먼쪽면은 넷째와 다섯째손허리뼈바닥과 관절한다. 이러한 관절은 손의 자쪽면에 대한 중요한 기능적 가동성을 제공하며, 손을 '컵' 모양으로 오목하게 오므릴 때 가장 눈에 띄게 나타난다.

갈고리뼈의 꼭지인 몸쪽면은 돌출되어 있어 반달뼈와 접촉하고 있으며, 가쪽의 알머리뼈와 안쪽의 세모뼈 사이에 끼여 있다. 콩알뼈와 함께 갈고리뼈갈고리(hook of the hamate)는 가로손목인대의 안쪽면을 위한 뼈 부착부위를 제공한다(그림 7.5).

### 손목굴

그림 7.5에서 소개되는 것과 같이, 손목뼈의 손바닥쪽면은 오목한 형태를 취하고 있다. 이러한 오목 위에 *가로손목인대*(*transverse carpal ligament*)라 알려진 결합조직의 굵은 섬유띠가 활 모양으로 걸쳐져 있다. 이 인대는 손목뼈의 손바닥쪽면에 있는 4개의 융기된 지점을 연결하는데, 이러한 4개의 지점이란 자쪽면에 있는 콩알뼈와 갈고리뼈갈고리 그리고 노쪽면에 있는 손배뼈와 큰마름뼈의 결절들을 말한다. 가로손목인대는 손 안에 위치된 많은 내재성 근육과 손목의 굽힘근육인 긴손바닥근(palmaris longus)을 위한 부착부위를 제공한다.

손목뼈에 의해 형성된 손바닥쪽의 오목을 가로손목인대가 덮어 *손목굴*(*carpal tunnel*)이 형성된다. 손목굴은 정중신경과 외재성 손가락 굽힘근육의 힘줄들을 위한 통로의 역할을 한다(8장). 게다가, 가로손목인대는 힘줄들을 감싸고 있어 손목굴의 앞쪽으로 '활시위(bowstringing)'처럼 튀어나오려는 것을 방지하고 있으며, 부분적으로 굽힌된 손목 상태에서의 잡기 동작을 수행할 때 이 기능은 가장 두드러진다.

## 관절학

### 손목의 관절구조와 인대

### 관절구조

그림 7.1에서 소개되었듯이, 손목 내의 2개의 주요 관절은 *노손목관절*과 *손목뼈중간관절*이다. 또한 인접한 손목뼈들 사이에는 많은 *손목뼈사이관절들*(*intercarpal joints*)이 존재한다(그림 7.7).

#### *노손목관절*

노손목관절(radiocarpal joint)의 *몸쪽성분*은 노뼈의 오목면과 인접 관절원반이다(그림 7.7과 7.8). 6장에서 설명했듯이, 이 관절원반(흔히 *세모섬유연골*이라고도 함)은 또한 먼쪽노자관절의 필수적인 부분이다. 노손목관절의 *먼쪽성분*은 손배뼈와 반달뼈의 볼록한 몸쪽면이다. 완전한 자쪽치우침 시 세모뼈의 안쪽면이 관절원반과 접촉하기 때문에, 세모뼈 또한 노손목관절의 일부로 고려된다.

먼쪽노뼈의 두꺼운 관절면과 원반은 손목을 가로지르는 힘들을 수용하고 분산시킨다. 노손목관절을 가로지르는 전체 압박력의 약 20%는 관절원반을 통해 자뼈로 지나간다. 나머지 80%는 손배뼈와 반달뼈를 통해 바로 노뼈로 지나간다.[87] 노손목관절의 접촉면적은 손목이 부분적으로 펴되고 약간 자쪽 방향으로 치우침되었을 때 가장 크게 되는 경향이 있다.[65] 또한 이러한 위치는 최대

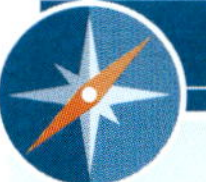

## SPECIAL FOCUS 7.1

### 손배뼈와 반달뼈: 손상에 대한 취약성과 임상적 합병증

의학 문헌을 보면 다른 손목뼈보다 손배뼈와 반달뼈에 대한 기술이 더 많다는 것을 알 수 있다. 두 뼈는 2개의 단단한 구조인 먼쪽아래팔과 손목뼈의 먼쪽줄 사이에 끼여 있다. 호두까기 기구 사이에 있는 호두처럼, 손배뼈와 반달뼈는 압박 관련 손상에 취약하며, 무혈성괴사(avascular necrosis)가 발생할 가능성이 비교적 높다.

#### 손배뼈 그리고 골절의 취약성

손배뼈는 손목을 통과하는 힘 전달의 직접적인 경로에 있다. 이러한 이유 때문에, 손배뼈는 손목에서 가장 자주 골절되는 뼈이다. 실제로, 먼쪽노뼈의 골절 다음으로 팔 전체에서 가장 자주 골절되는 뼈가 손배뼈이다.[112] 손배뼈 골절의 흔한 기전은 손목이 폄되고 노쪽치우침된 상태에서 완전히 뒤침된 아래팔로 넘어지는 것이다. 손배뼈가 골절된 사람들은 일반적으로 이 뼈의 손바닥쪽결절(palmar tubercle)과 손목의 해부학적 '코담배갑(snuffbox)' 내에서 압통을 보인다. 대부분의 골절은 손배뼈의 몸쪽극과 먼쪽극 사이인 '허리' 영역을 따라 또는 그 근처에서 일어난다(그림 7.6A의 화살표). 대부분의 혈관이 손배뼈의 허리 영역과 허리 영역의 먼쪽으로 들어가기 때문에, 허리 영역 몸쪽에서의 골절은 지연유합이나 불유합을 초래할 수 있다. 골절이 치료되지 않으면, 손배뼈의 몸쪽극에 무혈성괴사가 발생할 수 있으며, 이후 해당 영역에 퇴행성관절염이 발생할 수 있다. 몸쪽극의 골절은 종종 수술이 필요하며, 수술 후 일반적으로 최소 12주나 방사선사진상으로 유합의 증거가 나타날 때까지 고정된다. 먼쪽극의 골절은 대개 수술이 필요하지 않으며, 특히 이탈되지 않은 경우에는 보통 6~8주의 고정만을 필요로 한다. 고정의 실제적 기간은 환자의 특정 상황과 골절의 양상에 따라 크게 달라질 수 있다.

종종 골절된 손배뼈는 손목과 손의 체중지지 경로를 따라 다른 손상과 연관되어 나타난다. 연관되는 손상으로는 반달뼈의 골절 그리고/또는 탈구 그리고 큰마름뼈와 먼쪽노뼈의 골절이 흔히 연루된다.

#### 킨뵉병: 반달뼈의 무혈성괴사

반달뼈연화증[lunatomalacia, 문자 그대로 '반달뼈의 연화(softening)'를 의미함]의 상황은 1910년 킨뵉(Kienböck)에 의해 처음으로 설명되었다.[90] 오늘날 *킨뵉병(Kienböck's disease)*이라 불리는 이 질환은 불확실한 원인을 가진 통증성 정형외과질환으로, 반달뼈의 무혈성괴사를 특징으로 한다.[66,101] 외상의 병력이 이 질환의 발병과 자주 연관되지만, 항상 그런 것은 아니다. 외상은 단독 탈구나 골절 또는 반복적이거나 거의 지속적인 낮은 강도의 압박력과 연관될 수 있다. 외상, 압박, 그리고 무혈성괴사가 이 질환의 발병기전과 어떤 상호관련이 있는지는 완전히 이해되지 않고 있다. 그러나 무혈성괴사가 진행됨에 따라 반달뼈가 파편화되고 짧아지면서 인접한 다른 손목뼈와의 관계가 변경된다는 것은 명확하다(그림 7.6B). 심각한 경우, 반달뼈는 전체적으로 붕괴되어 손목 전체의 구조, 운동형상학, 그리고 운동역학을 변경시킨다. 이러한 결과는 공압식 드릴 작업자와 같은 육체노동에 종사하는 사람들에게서 더 자주 일어나는 경향이 있다.

킨뵉병의 치료는 기능적 제한과 통증의 정도 그리고 질환의 진행상황에 따라 보존적 치료가 될 수도 있고 근본적 치료가 될 수도 있다. 비교적 질환이 경미하여 반달뼈의 파편화나 경화가 되기 전이라면, 치료는 반달뼈의 고정이나 무부하, 기능을 증진시키고 통증을 감소시키기 위한 손에 대한 치료, 그리고 뼈로의 혈류 증가를 목적으로 한 기구의 사용이 있다.[45,138] 질환이 좀 더 진행된 경우라면, 반달뼈에 대한 접촉 압력을 경감시키기 위한 수단으로 자뼈, 노뼈, 또는 알머리뼈의 길이를 수술적으로 변경시킬 수 있다.[136] 좀 더 심각하게 진행된 경우라면, 수술로 반달뼈의 부분 또는 완전 절제나 몸쪽줄 손목뼈절제(carpectomy)를 시행할 수 있다.[134] 알머리뼈–갈고리뼈 관절유합술(융합)이나 알머리뼈–셋째손허리뼈 관절융합술과 같은 수술은 파편화된 반달뼈에 대한 알머리뼈의 몸쪽이동을 제한하여 손목의 붕괴를 줄이기 위한 희망으로 고려될 수도 있다.[19,45]

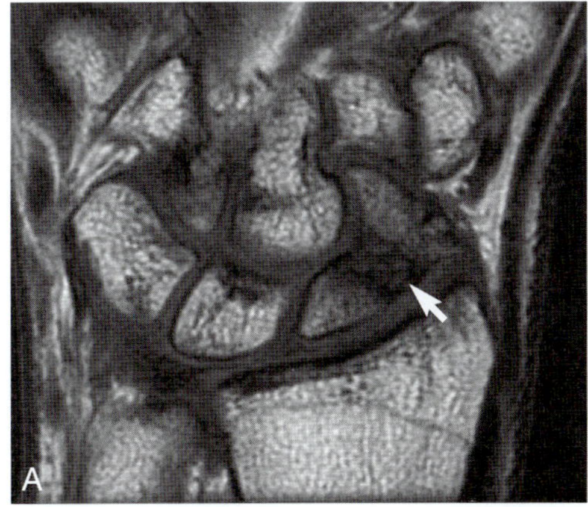


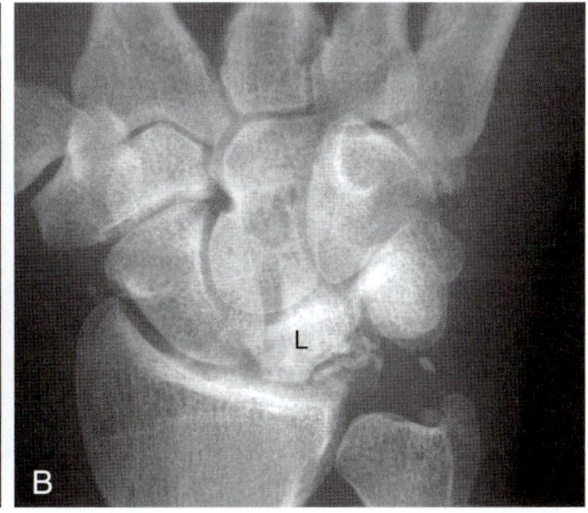


그림 7.6 (A) 손배뼈 허리 영역(*화살표*)의 골절을 보여주는 환자 손목의 전두면 T1-강조 자기공명영상. (B) 킨뵉병을 가진 환자의 손목에 대한 앞–뒤 방향의 방사선사진. 반달뼈(*L*)는 경화되고, 변형되었으며, 파편화된 것에 주목하라. (From Helms CA: *Fundamentals of skeletal radiology*, ed 5, Philadelphia, 2020, Elsevier.)

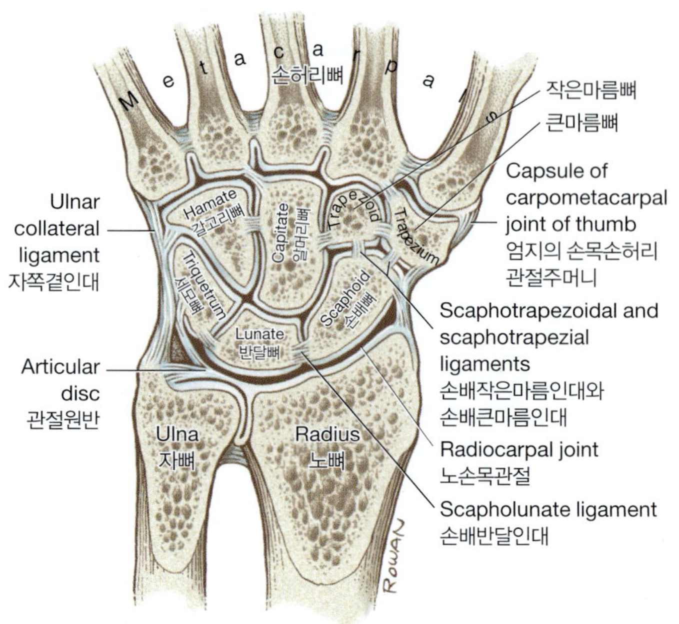


**그림 7.7** 뼈와 결합조직의 형태를 보여주기 위해 오른쪽 손목과 먼쪽아래팔을 통과하는 전두면상의 단면.

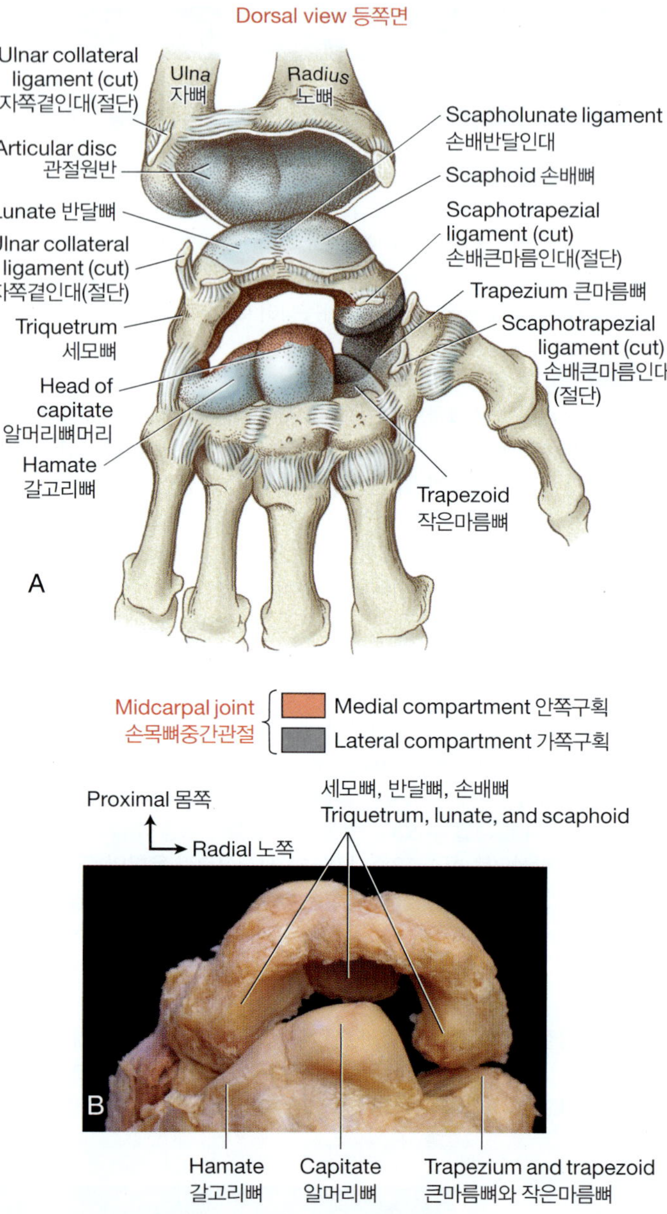


**그림 7.8** (A) 노손목관절 및 손목뼈중간관절과 관계된 핵심 구조들을 보여주고 있는 절개된 오른쪽 손목의 등쪽면. 빨간색은 손목뼈중간관절의 안쪽구획을 보여주고 있으며 회색은 가쪽구획을 보여주고 있다. (B) 손목뼈중간관절의 관절면들을 강조한 절개된 오른쪽 손목의 사진. (Dissection prepared by Anthony Hornung, PT, Rolandas Kesminas, PT, and Donald A. Neumann PT, PhD, Marquette University.)

악력(grip strength)을 발휘할 수 있는 손목의 위치가 되기도 한다.

### *손목뼈중간관절*

손목뼈중간관절(midcarpal joint)은 손목뼈의 몸쪽줄과 먼쪽줄 사이의 관절이다(그림 7.8). 손목뼈중간관절을 둘러싸고 있는 관절주머니는 많은 손목뼈사이관절들 각각과 연속되어 있다.

손목뼈중간관절은 안쪽관절구획과 가쪽관절구획으로 나눠 설명된다. 좀 더 크고 돌출된 *안쪽구획(medial compartment)*은 볼록한 알머리뼈머리와 갈고리뼈의 꼭지(apex) 그리고 이에 꼭 맞는 손배뼈, 반달뼈, 그리고 세모뼈의 먼쪽면이 형성하는 오목한 함몰부로 구성되어 있다(그림 7.8). 알머리뼈머리는 이 오목한 함몰부에 꼭 맞게 되어 있어 둥근관절(ball-and-socket joint)과 매우 흡사하다.

덜 두드러진 손목뼈중간관절의 *가쪽구획(lateral compartment)*은 약간 볼록한 손배뼈의 먼쪽극 그리고 이에 꼭 맞는 약간 오목한 큰마름뼈과 작은마름뼈의 몸쪽면과의 연결에 의해 형성된다(그림 7.8). 가쪽구획은 안쪽구획 같은 뚜렷한 타원 모양을 보이지 않는다.

### *손목뼈사이관절*

콩알세모관절(pisotriquetral joint)을 포함하면 13개의 개별적인 손목뼈사이관절(intercarpal joint)이 손목 내에 존재하며, 이는 이 장에서 공식적으로 설명하기에는 너무 많다(그림 7.7). 관절면의 형태는 거의 편평한 것에서부터 현저하게 볼록하거나 오목한 것까지 다양하다. 전체적으로 볼 때, 많은 관절들이 적은 양의 미끄러짐과 돌림성 운동을 통해 손목의 운동에 기여하며, 주로 손목의 몸쪽줄 내에 있는 뼈들 사이에서 일어난다.[2] 노손목관절과 손목뼈중간관절에서 허용되는 큰 가동범위에 비해, 손목뼈사이관절들에서의 운동은 비교적 작지만 정상적인 손목의 운동과 자연스러운 손의 위치화에 필수적이다.

## 손목의 인대

손목 인대의 해부학은 해부절개, 관절경, 그리고 MRI를 통해 일반적으로 연구되어 왔다. 그러나 많은 인대들이 작고 주변 조직들로부터 분리하기 어렵다. 그렇더라도, 일부 손목 인대의 눈에 띄지 않는 특성으로 인해 운동학적 중요성을 축소해서는 안 된다. 손목의 인대들은 자연스러운 손목뼈 사이의 정렬을 유지하는 것은 물론, 손목을 가로지르는 힘을 전달하고 분산하는 데 필수적인 역할을 담당한다. 인대를 가로질러 전달되는 근육으로부터 발생된 힘은 손목의 복잡한 관절운동형상에 중요한 능동조절을 제공한다. 더욱이, 손목 인대에 분포된 기계적수용기들은 신장이나 역학적 교란에 의해 활성될 때, 손목의 고유감각(위치와 운동의 인지)에 기여한다.[41,43] 신장된 인대에서 발생하는 감각신호는 손목을 보호할 수 있는 특정 근육들로 전달된다.[42] 손상과 질환으로 심하게 손상된 손목 인대는 감각수용기와 중추신경계 사이의 소통 능력을 감소시킬 수 있다. 이런 감각정보의 상실이 역학적 불안정성과 함께 나타나면, 손목은 손상, 변형, 그리고 종종 퇴행성관절염에 좀 더 취약해질 수 있다.[29]

손목의 인대는 외재성 인대와 내재성 인대로 분류된다(글상자 7.1). 외재성 인대(extrinsic ligament)는 노뼈나 자뼈에 몸쪽부착부위를 갖고 손목 안에 먼쪽부착부위를 갖는다. 글상자 7.1에서 제시되고 있는 것과 같이, 세모섬유연골복합체(6장에서 설명됨)는 손목 *그리고* 먼쪽노자관절과 연관된 구조이다. 내재성 인대(intrinsic ligament)는 몸쪽부착부위와 먼쪽부착부위가 모두 손목 안에 있다.

손목의 인대는 일반적으로 그들이 부착되어 있는 일차적인 뼈에 따라 명명된다. 이런 쉬운 명명법에도 불구하고, 문헌에서는 인대의 명명에 대한 일부의 불일치가 존재한다. 이러한 인대들을 분류하기 위한 대체 방식을 이해하고 좀 더 광범위한 해부학적 및 기능적 설명을 위해서는 추가적인 자료를 참고해야 한다.[14,29,33,120,123]

### *외재성 인대*

손목의 외재성 인대는 손목과 먼쪽노자관절 둘 다를 둘러싸고 있는 섬유성 관절주머니 내에 묻혀 있다. *등쪽노손목인대(dorsal radiocarpal ligament)*는 얇기 때문에 관절주머니와 잘 구분되지 않는다. 이 인대는 자쪽 방향을 향해 먼쪽으로 주행하며, 먼쪽노뼈와 반달뼈 및 세모뼈의 등쪽면 사이에 주로 부착된다(그림 7.9). 등쪽노손목인대는 손목의 등쪽면을 강화시키며 특히 몸쪽줄에 있는 뼈들에서의 자연스러운 관절운동형상학을 안내하는 데 도움을 준다.[115] 사선으로 주행하는 이 인대의 섬유들은 손목의 비정상적 자쪽이동을 제한한다.[94]

얇은 특성에도 불구하고, 등쪽노손목인대는 손목에서 감각신경지배가 가장 풍부한 인대 중 하나로, 비교적 많은 수의 기계적수용기를 가지고 있다.[42] 따라서 등쪽노손목인대 및 관련 노신경의 들신경섬유(afferent fiber)는 손목의 고유감각에 중요한 역할을 할 것으로 보인다.

*노쪽곁인대(radial collateral ligament)*는 관절주머니 내에 묻혀 있으며 노뼈붓돌기, 손배뼈, 그리고 큰마름뼈에 부착하고 가로지르는 섬유들로 구성되어 있다(그림 7.10).[128] 이 섬유들은 손바닥쪽노손목인대의 가쪽 대부분의 섬유들과 섞인다.[83] 가깝게 위치된 긴엄지벌림근(abductor pollicis longus)과 짧은엄지폄근(extensor pollicis brevis)의 힘줄들은 비교적 얇은 노쪽곁인대의 섬유들에 상당한 구조적 보강을 제공한다.

손목의 손바닥쪽관절주머니 깊은 쪽에 대부분 분리되어 있는 두껍고 강력한 여러 인대들이 있는데, 이를 총칭하여 *손바닥쪽노손목인대(palmar radiocarpal ligament)*라 한다. 이 인대는 더 얇은 등쪽의 외재성 인대보다 손목에 더 큰 전반적인 안정성을 제공한다. 이 인대무리에서 일반적으로 설명되는 3개의 우세한 인대는 *노손배알머리인대(radioscaphocapitate ligament)*, *긴노반달인대(long radiolunate ligament)*, 그리고 *짧은노반달인대(short ra-*

**글상자 7.1 외재성 인대와 내재성 인대**

**손목의 외재성 인대**

등쪽노손목인대
노쪽곁인대
손바닥쪽노손목인대
- 노손배알머리인대
- 긴노반달인대와 짧은노반달인대

세모섬유연골복합체(TFCC)
- 관절원반(세모섬유연골)
- 먼쪽노자관절주머니인대
- 손바닥쪽자손목인대
  - 자세모인대
  - 자반달인대
- 자쪽곁인대
- 자쪽손목폄근의 힘줄을 둘러싸고 있는 근막집

**손목의 내재성 인대**

짧은 인대들(먼쪽줄)
- 등쪽인대
- 손바닥쪽인대
- 뼈사이인대

중간 인대들
- 반달세모인대
- 손배반달인대
- 손배큰마름인대와 손배작은마름인대

긴 인대들
- 손바닥쪽손목뼈사이인대('역 V'자인대)
  - 가쪽분지(알머리뼈에서 손배뼈까지)
  - 안쪽분지(알머리뼈에서 세모뼈까지)
- 등쪽손목뼈사이인대(큰마름뼈–손배뼈–반달뼈–세모뼈)

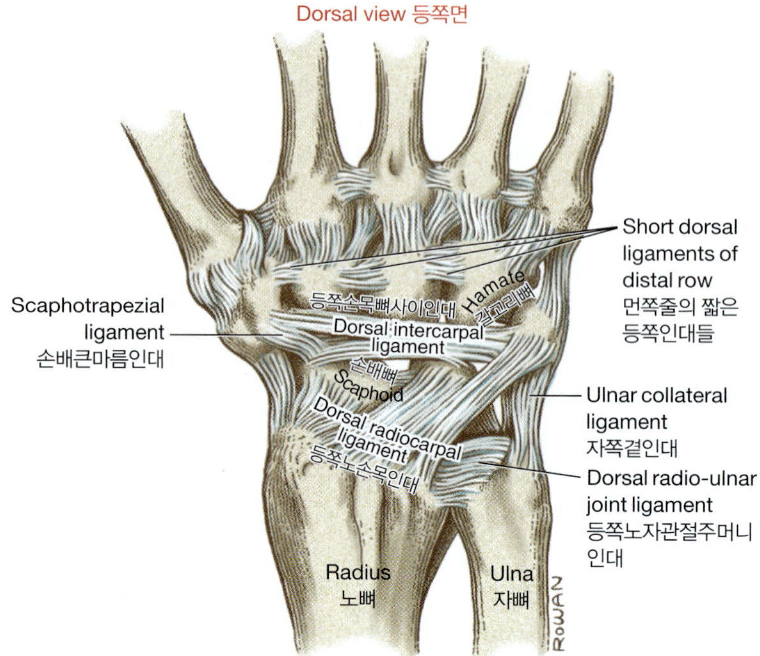


**그림 7.9** 오른쪽 손목의 주요 등쪽 인대들.

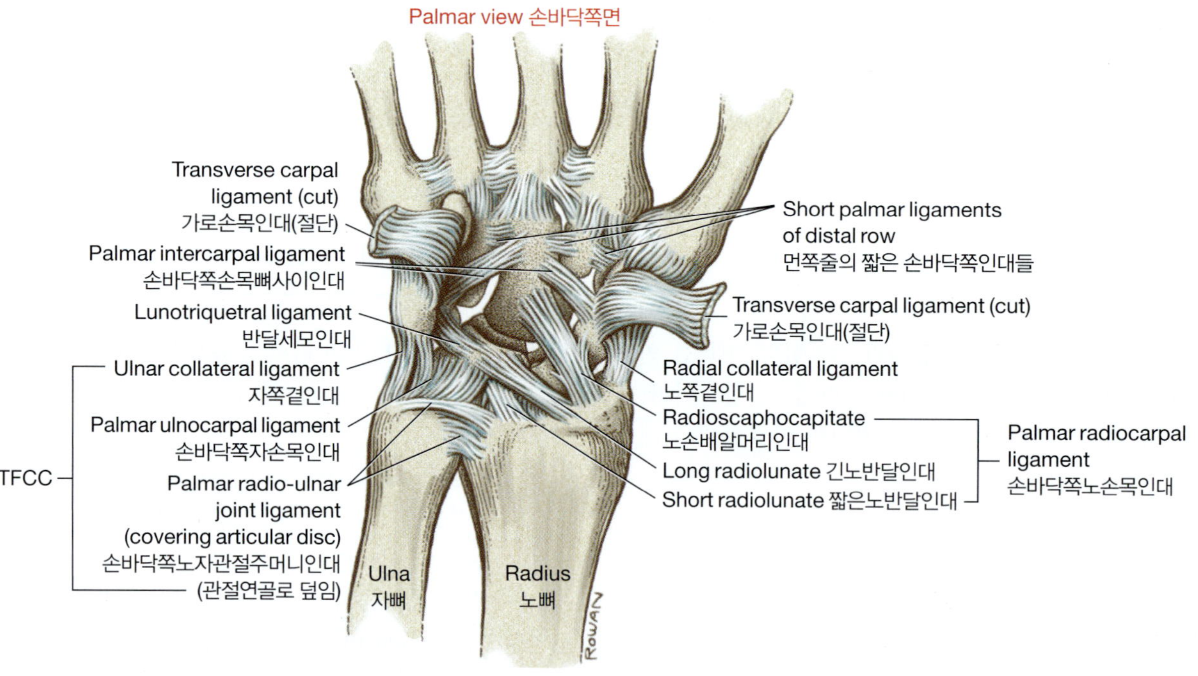


**그림 7.10** 오른쪽 손목의 주요 손바닥쪽 인대들. 가로손목인대는 그 밑에 있는 인대들이 노출되도록 절단되었다. *TFCC*, 세모섬유연골복합체.

*diolunate ligament*)이다(그림 7.10).[120,123] 일반적으로, 각각의 인대는 먼쪽노뼈의 손바닥쪽면에 있는 거친 영역에서 시작하여 자쪽 방향을 따라 비스듬히 먼쪽으로 주행한 후, 몇몇 손목뼈의 손바닥쪽면에 부착된다. 짧은노반달인대는 반달뼈에 먼쪽부착위를 갖는 반면, 좀 더 사선으로 주행하는 긴노반달인대는 반달뼈에 부착되는 것뿐만 아니라 반달세모인대와 섞이기 위해 먼쪽으로 계속된다.

전체적으로, 손바닥쪽노손목인대들은 완전한 손목의 폄에서 최대로 팽팽해지며, 이를 통해 노뼈 등쪽면과 손목뼈 등쪽면 사이의 충돌을 제한하는 데 도움이 된다. 더욱이, 이런 사선 방향의 섬유는 손목의 비정상적 자쪽이동을 제한하는 데 있어 등쪽노손목인대를 돕는다.

손목의 관절운동형상학을 안내하는 이 인대들의 역할에 대한 예는 이 장의 후반부에서 제공될 것이다.

*자손목공간*(*ulnocarpal space*)이 표준 방사선사진에서 빈 공간처럼 보이지만(그림 7.11A), 실제로는 적어도 5개의 상호 연결된 조직들로 채워져 있으며 이를 총체적으로 *세모섬유연골복합체*(*triangular fibrocartilage complex*, TFCC)라 한다(글상자 7.1). TFCC의 구성 성분들은 그림 7.11B~C에 제시되었다. TFCC의 일차적 성분은 이전에 설명된 먼쪽노자관절과 노손목관절 둘 다에 위치하고 있는 *관절원반*인 *세모섬유연골*(*triangular fibrocartilage, TFC*)이다.

TFCC의 전반적인 주요 기능은 노뼈와 자뼈의 먼쪽끝을 단단하게 결합시킴과 동시에, 손목뼈와 연결된 노뼈가 고정된 자뼈에 대해 자유롭게 돌림운동(뒤침과 엎침)을 할 수 있도록 허용하는 것이다. TFCC의 보다 구체적인 기능에 대한 요약은 글상자 7.2에서 제시된다. TFCC의 성분들에 대한 해부학적 세부사항은 다음 단락에서 좀 더 자세히 설명된다. TFCC의 다양한 성분들에 대해, 문헌에서는 많은 대체 명칭들이 흔히 사용되고 있다는 점에 유의하라.[130]

*세모섬유연골*은 TFCC의 모든 성분에 직접 또는 간접적으로 부착되어 있으므로, TFCC의 구조적 중추로서의 역할을 한다(그림 7.11B~C). TFC는 양면이 오목한 관절원반이며, 주로 섬유연골로 구성되어 있다. '세모'라는 이름은 원반의 형태에 근거한 것이며, 원반의 바닥부는 노뼈의 자파임을 따라 부착되며 꼭지는 자뼈의 먼쪽면에 있는 함몰부(자뼈머리의 오목) 속과 근처에 부착된다(그림 6.8 참조). TFC의 세모 측면들(바닥부에서 꼭지까지)은 먼쪽노자관절의 *손바닥쪽관절주머니인대*와 *등쪽관절주머니인대*와의 연결을 통해 강력하게 보강된다.[4,36] 원반의 몸쪽면은 먼쪽노자관절에서 자뼈머리의 일부를 수용하는데, 특정 부위는 정확한 엎침과 뒤침의 위치에 따라 달라진다. 원반의 먼쪽면은 노손목관절에서 반달뼈와 세모뼈의 볼록면 일부를 수용한다(그림 6.25와 7.7 참조). TFC의 중심부 80~85%는 혈관이 없어 치유 가능성이 없거나 빈약하게 치유된다.[70,124]

*손바닥쪽자손목인대*(*palmar ulnocarpal ligament*)는 2개의 부분인 자세모인대(ulnotriquetral ligament)와 자반달인대(ulnolunate ligament)로 되어있다(그림 7.11B~C).[14] 이 두 인대는 손바닥쪽노자관절주머니인대의 일부와 공통의 몸쪽부착부위를 갖고, 자뼈머리의 오목(fovea) 안쪽으로 계속된다.[49,75] 두 인대는 반달뼈와 세모뼈의 손바닥쪽면에 먼쪽부착부위를 갖는다. 자손목인대는 손바닥쪽노자관절주머니인대와 몸쪽부착부위를 공유하기 때문에, TFC의 위치를 간접적으로 고정하는 데 도움이 된다.

*자쪽곁인대*(*ulnar collateral ligament*)는 손목의 안쪽관절주머니가 비후해진 것으로, 자뼈붓돌기와 세모뼈 사이에 걸쳐 있다(그림 7.10 참조).[128] 자쪽손목굽힘근(flexor carpi ulnaris) 및 자쪽손목폄근(extensor carpi ulnaris)과 함께, 흔히 섞여 있는 자세모인대와 자쪽곁인대는 손목의 자쪽면을 강화한다. 그러나 이러한 자쪽



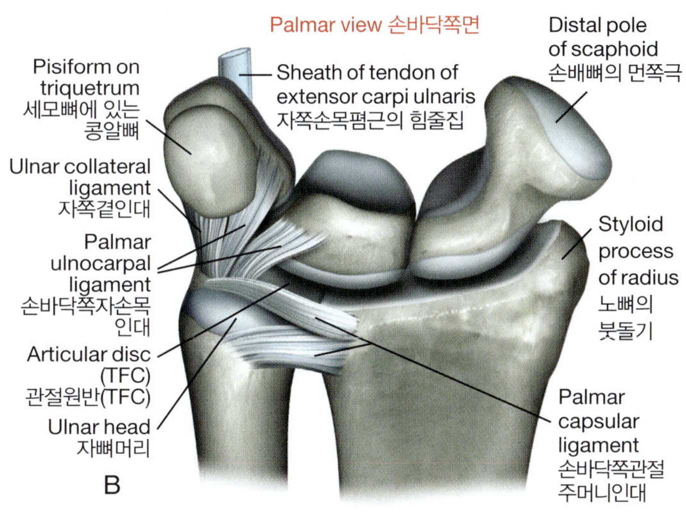


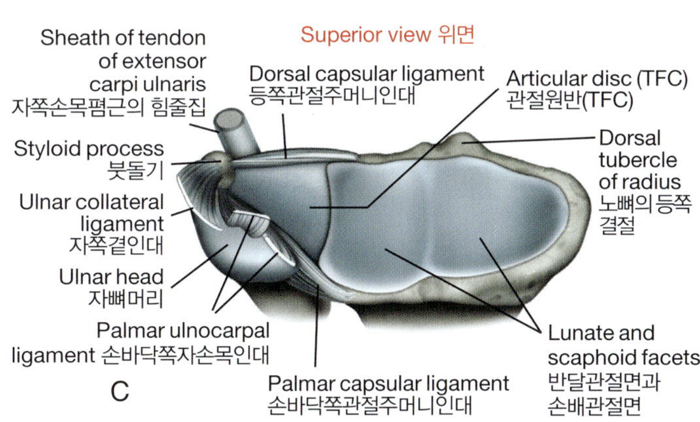


**그림 7.11** (A) '자손목공간'(빨간색 상자)을 포함해 오른쪽 손목과 관련된 뼈들을 보여주는 방사선사진. 그림 B와 C는 손목 영역의 손바닥쪽면과 위면을 각각 보여주고 있으며, 자손목공간의 많은 부분을 차지하고 있는 세모섬유연골복합체(TFCC)를 강조하고 있다. TFCC의 중심요소는 세모섬유연골(*TFC*)이며, 흔히 단순하게 관절원반이라고도 불린다.

**글상자 7.2 세모섬유연골복합체의 구체적인 기능**

세모섬유연골복합체(TFCC)는

- 먼쪽노자관절의 주요 안정자이다.
- 손목의 자쪽면을 강화한다.
- 노손목관절의 오목함에 일부 기여한다.
- 손에서 아래팔로 자연스럽게 가로지르는 압박력의 일부를 전달하는 데 도움이 된다. 손목을 가로지르는 전체 압박력의 약 20%는 TFCC의 섬유연골성 원반 성분을 통해 지나간다.

TFCC 성분들의 목록은 글상자 7.1을 참조하라.

의 인대들은 아래팔의 엎침과 뒤침 동안 고정된 자뼈에 대해 노뼈와 손이 자유롭지만 안정감 있게 돌림운동할 수 있도록 충분히 유연해야 한다.

*자쪽손목폄근*의 *힘줄*은 폄근육지지띠(extensor retinaculum)의 여섯째 섬유뼈구획을 통과해 지나간다(그림 7.23 참조). 이 구획의 바닥은 먼쪽노자관절의 등쪽관절주머니인대에 부착되어 있다. 따라서 이런 근막성 구획의 바닥과 구획 안에 있는 힘줄은 세모섬유연골의 등쪽면을 간접적으로 안정화시킨다.

구조적으로 온전한 TFCC는 먼쪽노자관절과 손목의 정상적 기능에 필수적이다. 6장에서 설명했듯이, TFCC 내의 퇴행성 변화는 통증 및 다양한 정도의 관절 불안정성을 유발할 수 있으며, 이러한 퇴행성 변화는 종종 손상으로 발생하거나 진행된 류마티스관절염으로 인한 이차적인 결과로 발생한다. 통증 및 불안정성 외에도, TFCC의 퇴행이나 염증의 증상으로는 잡기의 약화, 비빔소리(crepitus), 그리고 손목과 아래팔의 감소된 가동범위가 연루될 수 있다. 관절원반의 좀 더 중심부에 생긴 손상은 잘 치유되지 않을 수 있으며 관절경 중재가 도움이 될 수 있다.[14]

### *내재성 인대*

본질적으로 모든 손목뼈사이관절은 하나 또는 그 이상의 내재성 인대에 의해 결합되고 강화된다. 일부 인대는 비교적 두껍고 명확한 반면, 다른 인대는 작고 공식적인 이름조차 없는 경우가 있다. 이 장에서는 경계가 좀 더 명확하고 구조적으로 의미가 있는 내재성 인대만을 설명할 것이다.

손목의 내재성 인대는 상대적인 길이에 근거해 3가지 무리인 짧은 인대들, 중간 인대들, 또는 긴 인대들로 편리하게 분류될 수 있다(글상자 7.1 참조).[122] *짧은 인대들(short ligaments)*은 손목 먼쪽줄의 뼈들을 손바닥쪽면, 등쪽면, 또는 뼈사이면에서 연결한다(그림 7.9와 7.10 참조). 짧은 인대들은 손목뼈의 먼쪽줄을 견고하게 안정화시키고 결합시켜, 이들이 하나의 역학적 단위로 효과적으로 기능할 수 있게 한다.

손목 내에는 여러 개의 중간 인대들(intermediate ligaments)이 존재한다. *반달세모인대(lunotriquetral ligament)*는 세모뼈에 대한 반달뼈 자쪽면의 중요한 안정자이다. 인대가 다양한 성분을 가지고 있지만, 손바닥쪽섬유들만 그림 7.10에서 보여주고 있다.[94] 이 인대는 손배반달관절의 주요 안정자이며 임상적으로 매우 의미있는 *손배반달인대(scapholunate ligament)*와 협력하여 기능한다(그림 7.7과 7.8A 참조). 손배반달인대는 등쪽, 손바닥쪽, 그리고 몸쪽섬유를 가지고 있으며, 등쪽 섬유가 가장 두껍고 강하다.[9] 손배반달인대는 고유의 불안정한 반달뼈의 적절한 위치를 확보하기 위해 역학적으로 안정적인 손배뼈와의 부착에 의존한다. 불균형적으로 높은 이 인대의 기계적수용기의 밀도는 이 구조의 기능적 중요성을 더해준다.[42] 손목의 안정성에 있어, 손배반달인대의 중요한 역할에 대한 더 많은 내용은 이 장의 후반부에서 설명될 것이다.

반달세모인대(lunotriquetral ligament)와 손배반달인대는 손목뼈 몸쪽줄 *사이의* 중요한 안정성 요소를 제공하는 반면, *손배큰마름인대(scaphotrapezial ligament)*와 *손배작은마름인대(scaphotrapezoidal ligament)*는 몸쪽줄과 먼쪽줄 사이의 이음부에 상당한 안정성을 더해준다. 이 인대들은 손배뼈의 먼쪽극 그리고 큰마름뼈와 작은마름뼈 사이의 관절을 강화시킨다(그림 7.7과 7.9 참조).

두 개의 비교적 *긴 인대들(long ligaments)*이 손목 내에 존재한다. 첫째, *손바닥쪽손목뼈사이인대(palmar intercarpal ligament)*는 잘 고정된 알머리뼈의 손바닥쪽면을 따라 부착된다(그림 7.10 참조). 안정된 알머리뼈로부터, 이 인대는 몸쪽으로 분리된 2개의 섬유무리로 주행하는데, 그 모양이 역 V자 형태를 닮았다. 역 V자의 *가쪽분지(lateral leg)*는 손배뼈에 부착하고, *안쪽분지(medial leg)*는 세모뼈에 부착한다. 앞으로 그림 7.17에서 설명하겠지만, 이 인대는 손목의 특정 관절운동형상학을 안내하는 데 도움이 된다.

2개의 *긴 인대들* 중 두 번째는 얇은 *등쪽손목뼈사이인대(dorsal intercarpal ligament)*이며, 손목 등쪽에 가로 안정성을 제공한다(그림 7.9 참조). 큰마름뼈와 손배뼈의 등쪽면에 부착된 이 인대는 세모뼈에 부착하기 위해 자쪽으로 주행할 때 반달뼈 위를(그리고 종종 반달뼈에 부착되어) 바로 지나간다.[120,131] 이 인대는 손배반달관절의 등쪽면에 중요한 구조적 강화를 제공하여, 이 관절에 매우 필요한 이차적 안정성을 부여한다.[7,71,91] 등쪽노손목인대 및 손배반달인대의 등쪽 부분과 유사하게, 등쪽손목뼈사이인대도 불균형적으로 많은 수의 노신경 관련 기계적수용기를 가지고 있으며, 이는 손목 움직임의 능동 협응성에 중요한 역할을 한다는 것을 제안한다.[41,42]

## 손목 운동에 대한 운동형상학

### 골운동형상학

손목의 골운동형상학은 공식적으로 자유도 2로 정의되고, 각 운동면은 서로에 대해 직각으로 배치되어 있으며, 시상면에서 굽힘–폄 그리고 전두면에서 자쪽치우침–노쪽치우침을 수행한다(그림

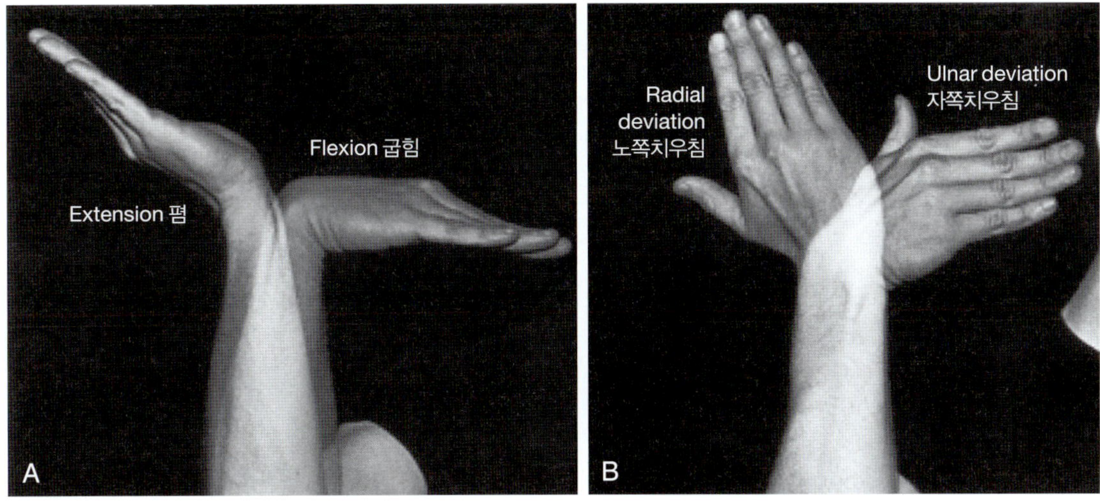


**그림 7.12** 손목의 골운동형상학. (A) 굽힘과 폄. (B) 자쪽치우침과 노쪽치우침. 굽힘이 폄보다 더 많이 일어나고 있으며, 자쪽치우침이 노쪽치우침보다 더 많이 일어나고 있는 것에 주목하라.

7.12). 손목에 의해 만들어지는 완전한 원형의 동작인 손목 휘돌림(circumduction)은 자유도 3에 의해 수행되는 것이 아니라, 앞서 말한 손목 움직임의 결합으로 만들어지는 동작이다.

순수한 평면적 손목 움직임을 위한 돌림축은 알머리뼈머리를 통과하거나 그 근처를 지나간다(그림 7.13).[139] 굽힘과 폄을 위한 돌림축은 거의 안-가쪽 방향으로 지나가고 노쪽치우침과 자쪽치우침을 위한 돌림축은 거의 앞-뒤쪽 방향으로 지나간다. 알머리뼈와 셋째손허리뼈바닥 사이의 견고한 관절은 알머리뼈의 돌림운동이 손 전체의 골운동형상학적 경로를 안내할 수 있게 한다.

손목의 전체 가동범위는 일반적으로 표준 관절각도계를 사용하거나, 스마트폰 수평계나 사진 애플리케이션을 통해 측정된다.[72,133] 일반적으로, 손목은 *시상면* 내에서 약 130~160° 정도의 돌림운동을 한다(그림 7.12A). 평균적으로, 손목은 0°에서부터 약 70~85°까지 굽힘하고 0°에서부터 약 60~75°까지 폄한다.[104,109] 굽힘의 동작은 일반적으로 폄보다 약 10~15° 정도 더 일어난다. 폄의 끝범위는 굵은 손바닥쪽노손목인대에서의 뻣뻣함에 의해 자연스럽게 제한된다. 일부 사람들에 있어, 평균보다 더 큰 먼쪽노뼈의 손바닥쪽기울임(palmar tilt)을 갖고 있다면, 폄의 범위는 더 제한될 수도 있다(그림 7.4B 참조).

평균적으로, 손목은 *전두면* 내에서 약 50~60° 정도의 돌림운동을 한다(그림 7.12B).[104,139] 손목의 노쪽치우침(radial deviation)과 자쪽치우침(ulnar deviation) 운동은 노뼈와 셋째손허리뼈몸통 사이의 각도로 측정된다. 자쪽치우침은 일반적으로 0°에서 약 35~40°까지 일어나는 반면, 노쪽치우침은 일반적으로 0°에서부터 약 15~20°까지 일어난다. 주로 먼쪽노뼈의 자쪽기울임(ulnar tilt) 때문에(그림 7.4A 참조), 최대 자쪽치우침은 일반적으로 최대 노쪽치우침 양의 두 배가 된다.

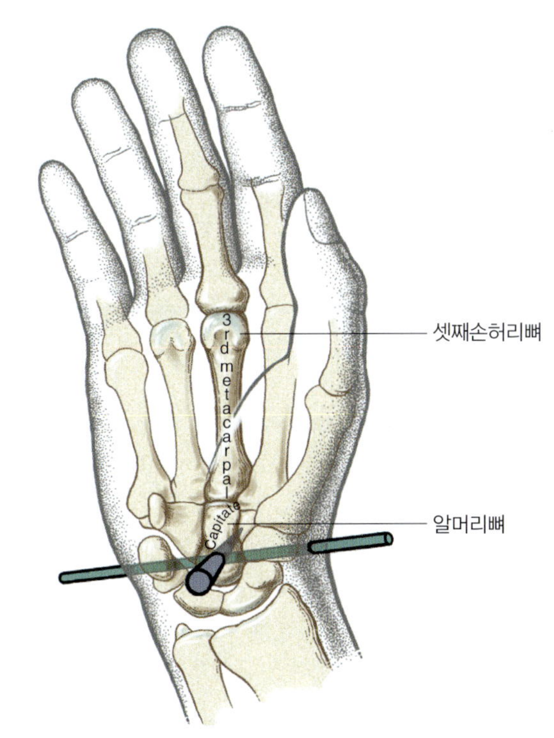


**그림 7.13** 손목의 움직임을 위한 안-가쪽돌림축(*초록색*)과 앞-뒤돌림축(*자주색*)이 알머리뼈머리를 통과하고 있는 것을 보여주고 있다.

Ryu와 그의 동료들은 24가지의 흔한 일상생활동작들(ADLs)을 수행하는 데 필요한 손목의 가동범위를 결정하기 위해 40명의 건강한 대상자들을 검사하였다.[104] ADLs에는 자기 관리, 위생, 음식 준비, 쓰기, 그리고 다양한 도구나 가정용품 사용하기가 포함된다. 연구자들은 이러한 ADLs의 대부분이 40°의 굽힘, 40°의 폄, 10°의 노쪽치우침, 그리고 30°의 자쪽치우침을 사용하여 편안하게 수행할 수 있다고 결론지었다. 이 편안한 범위에 대한 3가지의 주목할 만한 예외는 다음과 같다. (1) 앉은 자세에서 일어나기 위해

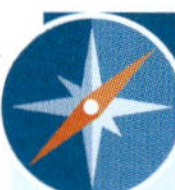

**SPECIAL FOCUS 7.2**

**손목에서의 수동적인 축돌림: 얼마나 그리고 왜?**

굽힘-폄 그리고 노쪽치우침-자쪽치우침 외에도, 손목은 상당한 양의 수동적인 축돌림을 허용한다. 이런 부속운동(accessory motion, 또는 관절놀이, joint play)은 당신의 왼손으로 주먹을 쥐고 있는 오른손을 단단히 잡아보면 확인할 수 있다. 오른손이 움직이지 못하게 견고히 잡은 상태에서, 오른쪽 아래팔을 강력하게 능동적으로 엎침과 뒤침을 하려고 시도해보라. 오른쪽 손목에서의 수동적인 축돌림은 고정된 손의 바닥부에 대한 먼쪽노뼈의 돌림으로 나타난다. Gupta와 Moosawi는 증상이 없는 20명의 손목에서 평균 34°의 수동적인 축돌림을 보고하였으며, 손목뼈중간관절에서의 수동적인 축돌림은 노손목관절에서보다 평균 3배나 더 허용되었다.[39]

손목 축돌림의 최종적인 범위는 관절들의 형태, 특히 노손목관절의 타원 형태에 의한 적합성, 그리고 사선 방향인 노손목인대들에서의 장력에 의해 자연스럽게 제한된다. 손목의 잠재적인 세 번째 자유도가 제한되어 있기 때문에, 손은 결국 엎침하고 뒤침하는 노뼈를 *따라가야만* 하고, 또한 이러한 제한 때문에 엎침근육과 뒤침근육에서 발생된 토크가 손목을 가로질러 작업하는 손으로 효과적으로 전달될 수 있다.

모든 윤활관절에서처럼, 손목 내에서의 부속운동들은 관절의 전반적인 기능을 강화시킨다. 예를 들면, 손목에서의 축돌림은 아래팔에 대한 손의 기능적 뒤침과 엎침의 전체 범위를 확대시키는 것은 물론, 이러한 엎침과 뒤침의 끝범위 움직임에 도달할 때 발생되는 충격을 완화시켜 준다. 이러한 기능은 빨래를 짜거나 손잡이를 돌리는 것과 같은 활동들에 유용하다.

팔을 아래로 밀 때에는 60°의 손목 폄이 요구된다. (2) 회음부 관리(perineal care)에는 54°의 손목 굽힘이 요구된다. (3) 자동차를 안전하게 운전하기 위해서는 38°의 자쪽치우침이 요구되며, 이는 대부분의 사람들에게 전체 범위에 해당된다.[99,104]

손목의 운동들은 일반적으로 순수한 시상면과 전두면 내에서 설명되고 평가되지만, 좀 더 기능적이고 자연스러운 운동 경로는 여러 운동면 *사이의* 운동형상학적 혼합으로 이루어진다. 폄은 약간의 노쪽치우침과 함께 일어나고, 굽힘은 약간의 자쪽치우침과 함께 일어난다. 결과적으로 이런 손목에서의 자연스러운 운동 경로는 *다트 던지기 동작*(*dart thrower's motion*)과 유사하여 약간 사선의 경로를 따르게 된다.[21,74] 이런 특정 경로는 과제에 따라 다르지만, 일반적으로 순수한 시상면에서 약 25°와 50° 사이의 각도로 벗어난다.[10,21,62,74] 이런 움직임은 인간의 독특한 특징으로, 물체를 던지는 인간의 고유한 능력과 관련이 있을 가능성이 높다. 다트 던지기 동작의 전체 운동호는 순수한 시상면 운동의 전체 운동호보다 35~40% 정도 더 크다.[21,74] 기능적인 다트 던지기 동작에 내재된 운동형상학적 결합은 던지기 외에도 많은 활동에서 명확히 나타나는데, 예를 들어 신발 끈 묶기, 병뚜껑 열고 닫기, 유리잔으로 음료 마시기, 낚싯대 던지기, 또는 머리 빗기 등에서 볼 수 있다. 또한 다트 던지기 동작은 많은 손목 근육들의 주된 작용을 반영한다(추후에 설명됨). 이러한 이유 때문에, 다트 던지기 동작과 관련된 자연스러운 운동형상학은 손목과 손의 치료와 기능적 평가 동안 고려되어야 한다.[10]

심각한 통증성 또는 불안정한 손목에 대한 구체적인 외과적 관리에 대한 결정은 흔히 병리의 정도나 유형 또는 수술후 손목에 요구될 것으로 예상되는 신체적 요구사항과 같은 요인들에 따라 달라진다. 일부 환자들은 알머리뼈를 노뼈에 직접 관절시키는 *몸쪽줄손목뼈절제술*(*proximal row carpectomy*)이 필요할 수 있다. 다른 사례에서는, 손목이 부분적 또는 완전한 *관절유합술*(*arthodesis*, 외과적 융합)이 필요할 수 있다. 융합에 따른 기능적 장애를 최소화하기 위해, 손목은 '평균'의 정적인 *기능위치*(*position of function*)인 약 10~15°의 폄과 10°의 자쪽치우침으로 흔히 융합된다.[105] 손목의 영구적인 융합이 극단적인 선택인 것처럼 보이지만, 이러한 절차는 안정성을 확보하고 통증을 경감하며 기능을 증진하기 위한 최상의 치료일 수 있다. 일부 사례에서는 손목의 관절유합술이 *전손목관절성형술*(*total wrist arthroplasty*)보다 더 실용적인 외과적 선택일 수 있다. 이러한 사항은 진행된 류마티스관절염이나 뼈 감염의 병력에 의해 약화된 뼈조직을 가진 사람들 또는 인공삽입물에 과도한 스트레스를 줄 수 있는 육체적으로 힘든 직업이나 생활양식으로 복귀할 수 있는 사람들에게 특히 해당된다.

가장 일반적인 전손목관절성형술의 디자인은 퇴행된 먼쪽노뼈와 손목뼈의 몸쪽줄을 금속-폴리에틸렌 삽입물로 대체하는 것이다. 손목 융합술보다 관절성형술이 갖는 한 가지 분명한 장점은 손의 일부 움직임을 허용한다는 점이다. 일반적으로, 전손목관절성형술은 통증과 관절염이 있는 손목을 치료하기 위한 실행 가능한 수술적 선택으로 간주된다.[119] 그러나 전손목관절성형술은 엉덩관절이나 무릎관절과 같은 신체의 다른 관절에서 시행된 관절성형술의 성공 수준에는 미치지 못한다.[46,77] 성공에 방해가 되는 한 가지 이유는 손목이 갖는 고유의 역학적 복잡성이며, 또 다른 이유는 대치된 성분의 크기가 작아 삽입된 재료에 높은 스트레스가 집중된다는 것이다. 시간이 지남에 따라, 높은 스트레스에 의해 인공삽입물이 조기에 느슨해질 수 있다.

전손목관절성형술의 성공률은 수술기법, 수술전 그리고 수술후 관리, 손목의 자연스러운 생체역학에 대한 지식, 그리고 삽입물의 디자인에 대한 지속적인 발전과 함께 계속 향상될 가능성이 높다.[140]

## 관절운동형상학

손목의 상세한 관절운동형상학을 연구하기 위해 다양한 방법들이 사용되어 왔다. 이러한 방법들에는 시체 재료와 전기기계장치의 연결, 평면 방사선촬영, 양면 영화방사선촬영, 동적인 4D 컴퓨터 단층촬영, MRI, 그리고 전산 모형화가 포함된다. 이런 정교한 기법들을 사용했음에도 불구하고, 결과로 나온 운동형상학적 자료들이 항상 일치하는 것은 아니다. 정확하고 반복 재현이 가능한 운동형상학적 설명은 많은 관절면들의 움직임에 따른 복잡성과 자연적인 해부학적 변이에 의해 방해를 받는다.[56] 지난 수십 년 동안 많은 것이 밝혀졌지만, 손목뼈의 운동형상학에 대한 이해는 계속해서 진화하고 있다.

손목의 구조적 복잡성 때문에, 손목 운동형상학의 분석과 설명을 단순화하기 위해 수년에 걸쳐 여러 개념적 모형이 발전해왔다.[97] 이 장에서는 손목을 *노손목관절*과 *손목뼈중간관절의 안쪽구획*에서 동시에 움직임이 발생하는 이중관절시스템으로 가정하고 손목의 운동형상학을 설명한다. 손목뼈중간관절의 안쪽구획에 초점을 맞추는 것은 그 구조의 중요성 및 손목의 전체 돌림축과의 근접성에 근거한다. 관절운동형상학에 대한 다음의 논의는 이런 두 관절 사이에서의 동적인 관계에 집중한다.

### *손목의 폄과 굽힘*

손목의 시상면 운동에 대한 필수적인 운동형상학은 손목을 먼쪽 노뼈, 반달뼈, 알머리뼈, 그리고 셋째손허리뼈 사이의 연결에 의해 형성된 *중심기둥*(*central column*)으로 모형화해 이해할 수 있다(그림 7.14).[97] 이러한 중심기둥의 관점에서 볼 때, *노손목관절*은 노뼈와 반달뼈 사이의 관절로 표현되고, *손목뼈중간관절*의 안쪽구획은 반달뼈와 알머리뼈 사이의 관절로 표현된다. 손목손허리관절은 알머리뼈와 셋째손허리뼈바닥 사이에서 형성된 단단한 관절이다.

#### *손목 중심기둥에 있는 관절들 내에서의 동적인 상호작용*

폄과 굽힘의 관절운동형상학은 노손목관절과 손목뼈중간관절에서 동시에 일어나는 오목면에 대한 볼록면의 돌림운동에 근거한다. 노손목관절에서의 관절운동형상학은 그림 7.15에서 빨간색으로 강조하였다. *폄*은 반달뼈의 볼록면이 노뼈에 대해 등쪽으로 구르기를 함과 동시에 손바닥쪽 방향으로 미끄러짐을 할 때 일어난다. 구르기 동작은 폄의 운동 방향과 같아 반달뼈의 먼쪽면이 등쪽을 향하게 된다. 그림 7.15에서 흰색으로 보여주고 있는 손목뼈중간관절에 있어, 알머리뼈머리는 반달뼈에 대해 등쪽으로 구르기를 함과 동시에 손바닥쪽 방향으로 미끄러짐을 한다. 두 관절에서 일어난 관절운동형상학의 결합으로 완전한 손목 폄을 만들어낸다. 이러한 이중관절시스템은 개별 관절에 대해서는 단지 적당한 양의 돌림운동만을 요구하면서도 전체적인 관점에서에서는 큰 가동범위를 제공한다는 이득이 있다. 따라서 역학적으로 각 관절은 비교적 제한된 범위 내에서 운동호를 보이기 때문에 좀 더 안정적이다.

완전한 손목 폄은 손바닥쪽노손목인대와 잠재적으로 손목을 굽힘시키는 모든 근육들을 신장시킨다. 이러한 신장된 구조들에서 발생한 장력은 완전 폄에 의한 닫힌위치(closed-packed position)가 손목을 안정화시키는 데 도움이 된다.[67,96] 완전한 손목 폄에 의한 안정성은 양손과 무릎으로 기어가기, 걷기 위한 보조기구 사용하기, 그리고 휠체어에서 침대로 자신의 신체를 이동하기와 같은 활동들 동안 팔을 통해 체중이 지탱되어야 할 때 유용하다.

손목 *굽힘*의 관절운동형상학은 폄에서 설명되었던 것과 같은 방법으로 일어나나, 구르기와 미끄러짐의 방향은 폄의 반대 방향으로 일어난다(그림 7.15).

몇몇 연구들은 손목의 전체 시상면 운동에 대한 노손목관절과 손목뼈중간관절의 개별적 기여를 정량화하려고 시도하였다.[8,24,62,73,121] 연구 설계와 측정 방법의 큰 차이로 인해, 이러한 연구들의 상세한 결과를 요약하는 것은 어렵다. 그러나 전체 가동범위를 고려할 때, 몇 가지 예외를 제외하고는 대부분의 연구에서 두 관절 모두에서 동시적이고 대략 동등한(또는 적어도 상당한) 기여를 보고하고 있다.[60,62,85,97]

손목의 굽힘과 폄을 설명하기 위해 단순화된 중심기둥의 모형

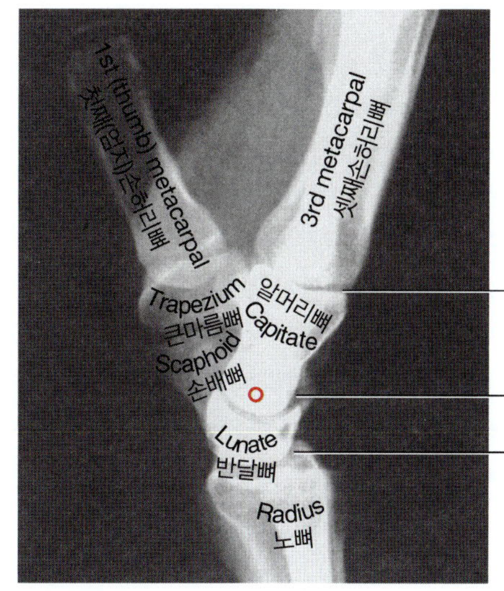


그림 7.14 손목의 중심기둥에 대한 옆면의 방사선사진. 굽힘과 폄을 위한 돌림축은 알머리뼈의 바닥부에 있는 작은 원으로 보여주고 있다. 초승달 모양의 반달뼈를 관찰하라. 설명의 목적을 위해, 반달뼈와 알머리뼈는 디지털로 강조되었다.

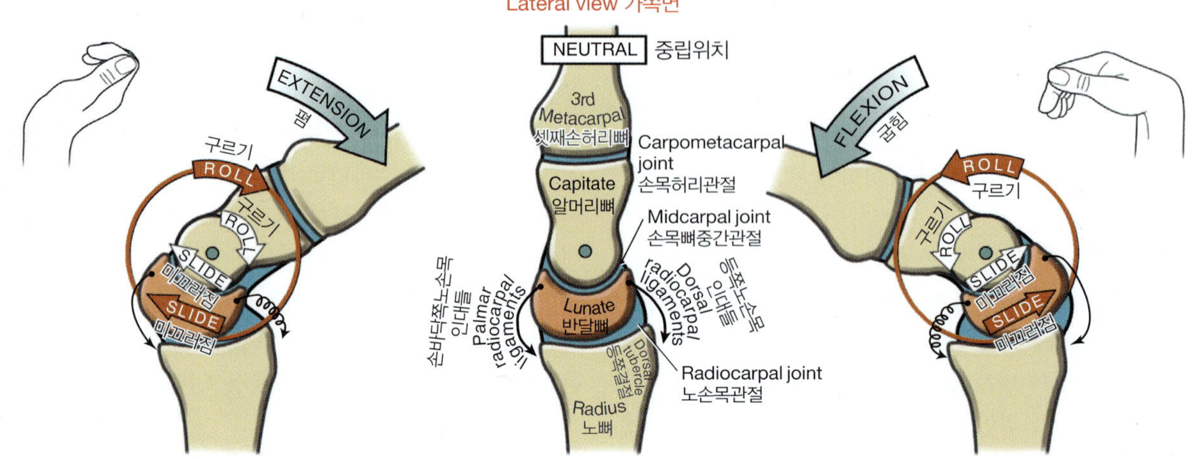


**그림 7.15** 굽힘과 폄을 보여주고 있는 오른쪽 손목의 중심기둥 모형. 가운데 그림은 손목이 중립위치에 있는 것을 보여주고 있다. 구르기와 미끄러짐의 관절운동형상학을 노손목관절에서는 빨간색으로 그리고 손목뼈중간관절에서는 흰색으로 보여주고 있다. 손목 폄(*왼쪽 그림*) 동안, 등쪽노손목인대들은 느슨해지고 손바닥쪽노손목인대들은 팽팽해진다. 손목 굽힘(*오른쪽 그림*) 동안에는 반대 방향의 관절운동형상학이 일어난다.

을 사용하는 것은 다소 복잡한 사건을 쉽게 개념화할 수 있게 해준다. 그러나 이 모형의 한계점은 운동에 참여하는 *모든* 손목뼈를 설명하지 않는다는 것이다. 예를 들어, 이 모형에서 노손목관절에서의 손배뼈 운동형상학은 무시한다. 간단히 말해, 굽힘과 폄 동안 노뼈에 대한 손배뼈의 관절운동형상학은 한 가지 특징을 제외하면 노뼈에 대한 반달뼈의 관절운동형상학과 근본적으로 유사하다. 두 뼈의 서로 다른 돌림축, 크기, 그리고 만곡에 근거해, 손배뼈는 반달뼈와는 다른 속도, 크기, 경로로 노뼈에 대해 구르기를 한다.[8,11,96] 이러한 차이는 완전한 운동의 끝범위에서 손배뼈와 반달뼈 사이에 선형이동과 각이동을 유발한다. 일반적으로 건강한 손목에 있어, 그 이동의 양은 손배반달인대와 같은 인대들의 제한작용으로 최소화된다(그림 7.7과 7.8A 참조).

### *손목의 자쪽치우침와 노쪽치우침*

#### *노손목관절과 손목뼈중간관절 사이의 동적인 상호작용*

굽힘 및 폄과 같이, 자쪽치우침과 노쪽치우침 또한 노손목관절과 손목뼈중간관절의 안쪽구획에서 동시에 일어나는 오목면에 대한 볼록면의 돌림운동을 통해 발생한다.[76] *자쪽치우침(ulnar deviation)* 동안, 손목뼈중간관절과 노손목관절은 각각 전반적인 손목운동에 상당하고 평균적으로 대략 동등한 돌림운동으로 기여한다(그림 7.16).[8,53,60] 그림 7.16에서 빨간색으로 강조된 노손목관절에서, 손배뼈, 반달뼈, 그리고 세모뼈는 자쪽 방향으로 구르고 상당한 거리를 노쪽으로 미끄러진다. 이러한 노쪽 미끄러짐의 크기는 완전한 자쪽치우침에서 노뼈에 대한 반달뼈의 최종위치로 명확히 알 수 있다. 손목뼈중간관절의 자쪽치우침은 주로 알머리뼈의 자쪽 방향 구르기와 약간의 노쪽 미끄러짐으로 일어난다.

손목의 *노쪽치우침(radial deviation)*은 자쪽치우침에서 설명되었던 것과 같은 관절운동형상학을 통해 일어난다(그림 7.16). 노손목관절에서 일어나는 노쪽치우침의 양은 손목의 노쪽면이 노뼈의 붓돌기와 충돌하기 때문에 제한된다. 결과적으로, 손목 노쪽치우침의 대부분은 손목뼈중간관절에서 일어난다.[8,53]

#### *손목뼈의 몸쪽줄과 관련된 추가적인 관절운동형상학*

자쪽치우침과 노쪽치우침을 신중히 관찰해보면 앞서 설명했던 것보다 좀 더 복잡한 관절운동형상학이 드러난다. 전두면에서의 움직임 동안, 손목뼈의 몸쪽줄은 굽힘과 폄으로 약간 '흔들리며(rocks)', 그보다 훨씬 작은 정도로 '비틀린다(twist)'. 이러한 흔들림 운동(rocking motion)은 손배뼈에서 가장 두드러지며, 그보다 적지만 반달뼈에서도 일어난다. 노쪽치우침 동안 몸쪽줄은 약간 *굽힘*하고, 자쪽치우침 동안 몸쪽줄은 약간 *폄*한다.[53,55] 특히 방사선사진을 통해 보여주고 있는 그림 7.16에서, 손배뼈결절의 위치가 자쪽치우침와 노쪽치우침의 끝지점 사이에서 변하고 있음을 주목하라. Moojen과 그의 동료들에 따르면, 약 20°의 자쪽치우침에서 손배뼈는 노뼈에 대해 약 20°의 폄으로 돌림운동된다.[73] 손배뼈는 자쪽치우침 시 '서 있는 것(stand up)' 또는 길어진 것처럼 보이며, 이는 손배뼈결절이 먼쪽으로 돌출된다. 20°의 노쪽치우침에서, 손배뼈는 중립위치를 넘어 약 15° 정도 굽힘되어, 손배뼈결절이 노뼈에 근접하게 되어 짧아진 상태를 취하게 된다. 손배뼈의 기능적 짧아짐은 손목이 노쪽치우침의 끝범위 쪽으로 좀 더 자유롭게 돌림운동할 수 있도록 공간을 증가시킨다. 자쪽치우침과 노쪽치우침 동안 손목뼈의 몸쪽줄에서 일어나는 굽힘과 폄에 대한 정확한 기전은 완전히 이해되고 있지 않다. 가장 가능성 있는 기전은 활성된 근육에 의해 발생된 힘, 늘어나서 긴장된 인대, 그리고 인접한

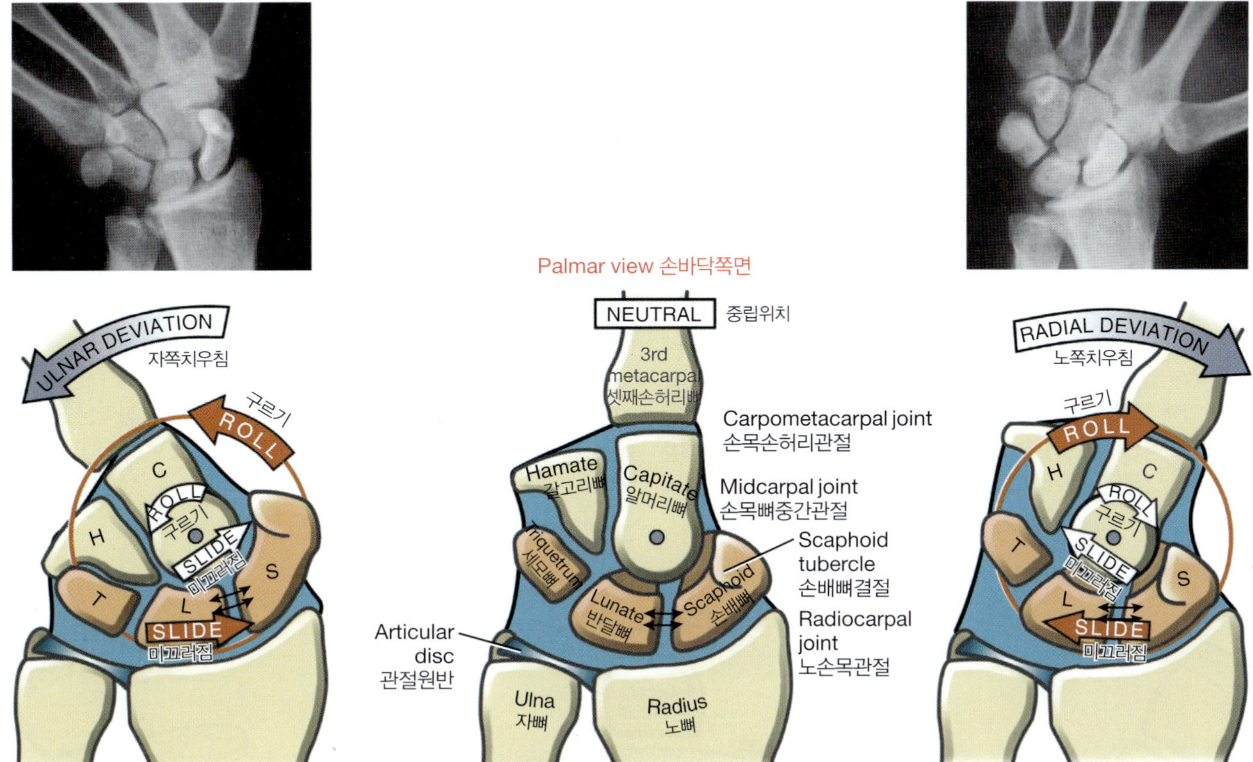


**그림 7.16** 오른쪽 손목의 자쪽치우침과 노쪽치우침의 관절운동형상학에 대한 방사선사진과 역학적 설명. 구르기와 미끄러짐의 관절운동형상학을 노손목관절에서는 빨간색으로 그리고 손목뼈중간관절에서는 흰색으로 보여주고 있다. 손배반달인대는 각 그림마다 2개의 짧은 화살표로 묘사되고 있다.

뼈들 사이의 압박 등의 조합을 통해 작동된다는 것이다. 이런 복잡한 기전이 최소의 손목 스트레스로만으로 발생하기 위해서는 풍부하게 신경지배되고 있는 많은 구조들이 무의식적 수준에서 고유감각을 적절하게 감지해야 한다.

노쪽치우침과 자쪽치우침 동안, 반달뼈에 대한 손배뼈의 시상면 운동은 손배반달인대(그림 7.16에서 한 쌍의 화살표로 보여줌)에 자연스러운 스트레스를 가한다. 정상적인 손목이라면 이러한 스트레스는 일반적으로 잘 견딘다. 그러나 일부 사례에 있어, 반복적이고 주기적인 스트레스는 손배반달인대 또는 다른 인대들을 약화시키거나 파열시킬 수 있는데, 특히 기존의 손상이나 느슨함이 결합될 때 그러하다. 이런 중요한 인대의 파열이나 약화는 손목뼈 몸쪽줄 내에서의 관절운동형상학과 힘의 전달에 상당한 변경을 초래할 수 있다.[137] 역학적으로 불안정한 손배반달관절은 일반적으로 다른 손목뼈사이관절들에서의 스트레스 증가와 관련이 있으며, 종종 추가적인 손목의 퇴행성 변화와 통증으로 이어진다.

## 손목의 불안정성

손목 불안정성(*carpal instability*)이란 손목뼈 사이의 관절들 중 어떤 관절에서 광범위한 움직임과 부하를 받아 정상적인 정렬을 유지하지 못하는 병리적 상황을 말한다. 손목 불안정성은 일반적으로 손목과 손에서의 통증 및 기능상실과 관련된다. 가장 심각한 경우, 불안정성으로 인한 손목 스트레스의 증가는 골관절염을 초래한다.

일반적으로, 손목 불안정성으로 이어지는 사건의 시작 인자는 인대의 느슨함이나 파열이다. 그러나 불안정성으로 나타나는 최종적인 증상의 양상은 인대 파열의 심각성과 근본적인 원인 그리고 감각-운동계통의 전반적인 정상성과 반응성이 결합된 결과에 따라 달라진다.[42] 글상자에서 제시된 예들은 손목 불안정성의 많은 형태 중 2가지만 소개하고 있다. 이런 광범위한 주제에 대한 자세한 설명은 이 책의 관점을 넘어선 것이다.

**손목 불안정성의 흔한 두 가지 유형**

1. 손목의 돌림성 붕괴: '지그재그' 변형
   - 등쪽삽입분절불안정성(DISI)
   - 손바닥쪽삽입분절불안정성(VISI)
2. 손목의 자쪽이동

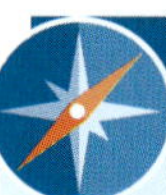

SPECIAL FOCUS 7.3

## 인대들의 '이중 V' 시스템에 의해 발생된 장력

손목의 관절운동형상학은 궁극적으로 근육에 의해 추진되나, 상당 부분은 손목뼈 사이의 압박력과 인대 내의 수동장력에 의해 안내된다. 그림 7.17은 인대들이 어떻게 자쪽치우침과 노쪽치우침의 관절운동형상학을 조절하는 데 도움이 되는지에 대한 하나의 예를 보여주고 있다. 중립위치에서, 4개의 인대들이 2개의 역 V(inverted V)자처럼 보이는데, 이러한 인대들을 *이중 V 시스템(double-V system)*이라 한다.[122] *먼쪽에 있는 역 V자*는 손바닥쪽손목뼈사이인대의 안쪽분지와 가쪽분지에 의해 형성되고, *몸쪽에 있는 역 V자*는 손바닥쪽자손목인대와 손바닥쪽노손목인대의 반달뼈 부착부위에 의해 형성된다(그림 7.10 참조). 역 V자에 관계되는 4개의 모든 인대는 중립위치에 있을 때조차도 약간의 장력 상태에 놓이게 된다. 자쪽치우침 동안, 손바닥쪽손목뼈사이인대의 가쪽분지와 손바닥쪽자손목인대의 섬유들에서 발생한 신장에 의해 손목을 대각선으로 가로지르는 수동장력은 상승하게 된다.[135] *노쪽치우침* 동안, 손바닥쪽손목뼈사이인대의 안쪽분지와 손바닥쪽노손목인대의 섬유들(특히, 긴노반달인대)에서 발생한 신장에 의해 반대쪽 대각선에서의 장력이 만들어진다. 이러한 인대들에서 발생한 장력의 점진적 증가는 손목뼈에 대한 동적인 안정성과 움직임 조절에 대한 중요한 인자로 제공된다. 손목의 신장된 곁인대들에서 발생한 장력은 노쪽치우침과 자쪽치우침의 끝범위를 결정하는 데 있어 이중 V 시스템을 도와줄 것이다.

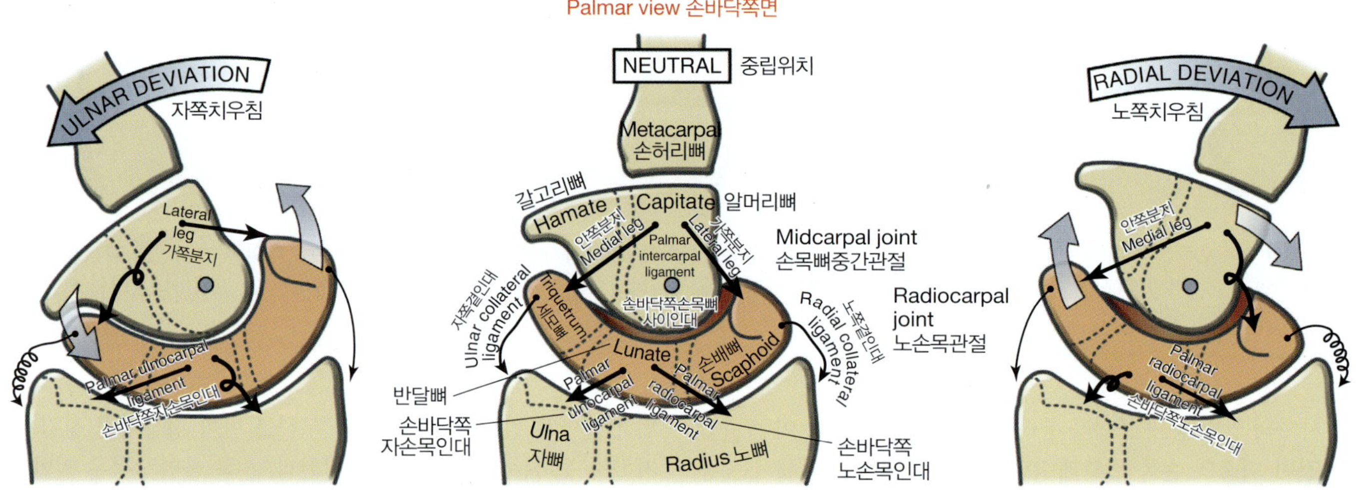


**그림 7.17** 손목의 '이중 V' 시스템 인대들에서 나타나는 긴장과 느슨함을 소개하고 있다. 곁인대들도 보여주고 있다. 뼈들의 단순화를 위해 포괄적으로 나타내었다. 팽팽한 선들은 장력이 증가된 상태의 인대를 나타내고 있다.

## 손목의 돌림성 붕괴

역학적으로 손목은 비교적 단단한 두 개의 구조인 아래팔(노뼈)과 손목뼈 먼쪽줄 사이에 가동성 있는 손목뼈 몸쪽줄이 삽입되어 구성된다. 탈선된 화물열차의 화물칸과 같이, 손목뼈 몸쪽줄이 양쪽 끝부분으로부터 압박을 받게 되었을 때 '지그재그(zigzag)' 양상인 돌림성 붕괴(rotational collapse)를 쉽게 당하게 된다(그림 7.18). 손목을 지나가는 압박력은 주로 근육의 활성과 주변 환경과의 접촉에 의해 유발된다. 대부분의 건강한 사람들에 있어, 손목은 생리적 부하를 받을 때 안정적이고 잘 정렬된 상태를 유지한다. 붕괴와 그로 인한 관절의 탈구는 주로 인대와 근육으로부터의 저항 그리고 인접한 손목뼈들의 위치와 관절 형태에 의해 방지된다.[106] 그림 7.18이 대부분의 손목 불안정성의 병리역학을 지나치게 단순화하여 보여주고 있지만, 그림에도 불구하고 이 그림은 병리의 기본적인 역학적 주제를 강조하고 있다.

반달뼈는 가장 자주 탈구가 되는 손목뼈이다. 일반적으로, 반달뼈의 안정성은 그림 7.19A에서 묘사된 손배뼈와 같은 몸쪽줄의 인접 뼈들과의 관절 접촉 및 인대에 의해 제공된다.[97] 손배뼈의 몸쪽극과 먼쪽극은 반달뼈와 좀 더 안정적인 손목뼈의 먼쪽줄 사이에서 역학적 연결체로서의 중요한 기능을 담당한다. 이러한 연결체의 연속성을 위해 일반적으로 손배뼈와 인접 인대들은 온전한 상태로 있어야 한다. 예를 들어, 손을 뻗은 채로 넘어져 손배뼈 '허리' 영역에서의 골절과 손배반달인대(scapholunate ligament)의 파열이 초래된 상황을 생각해 보자(그림 7.19B). 손배뼈와 반달뼈 사이의 역학적 연결체가 붕괴된다면, *손배반달의 분리(scapholunate dissociation)* 그리고 그로 인한 두 뼈 또는 한 뼈에서의 정렬불량이

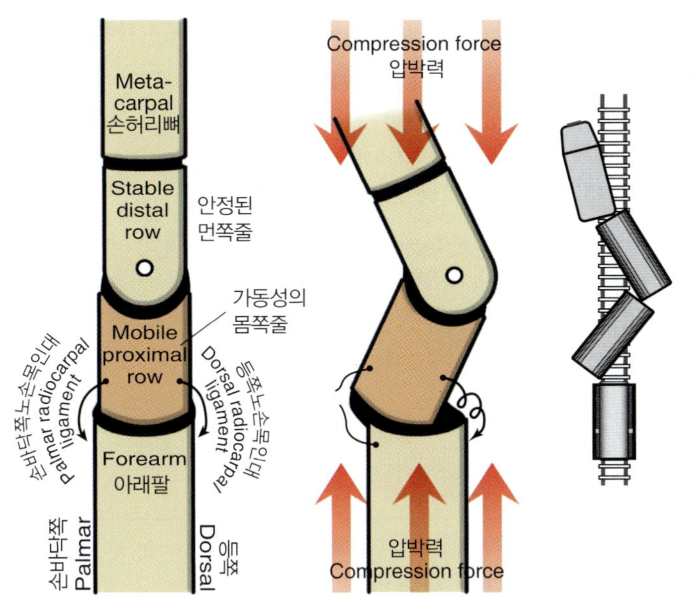


그림 7.18 큰 압박력에 의해 '지그재그'로 붕괴된 손목의 중심기둥을 보여주는 매우 도식화된 그림.

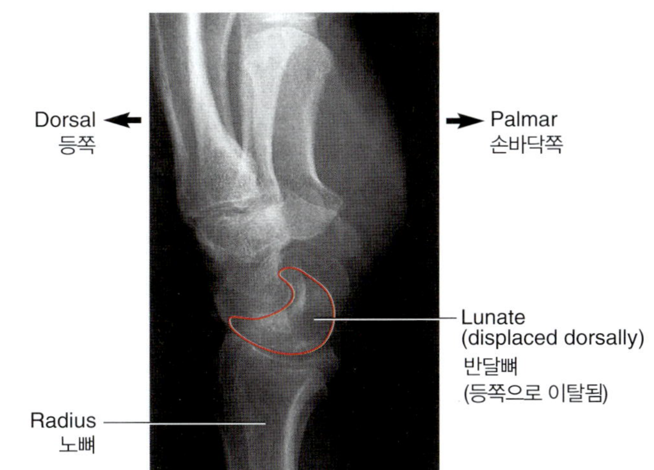


그림 7.20 반달뼈 먼쪽면의 비정상적 *등쪽* 위치인 *등쪽삽입분절불안정성*(DISI)의 상황을 보여주고 있는 가쪽 방사선사진. (Radiograph courtesy Jon Marion, CHT, OTR, and Thomas Hitchcock, MD. Marshfield Clinic, Marshfield, WI.)

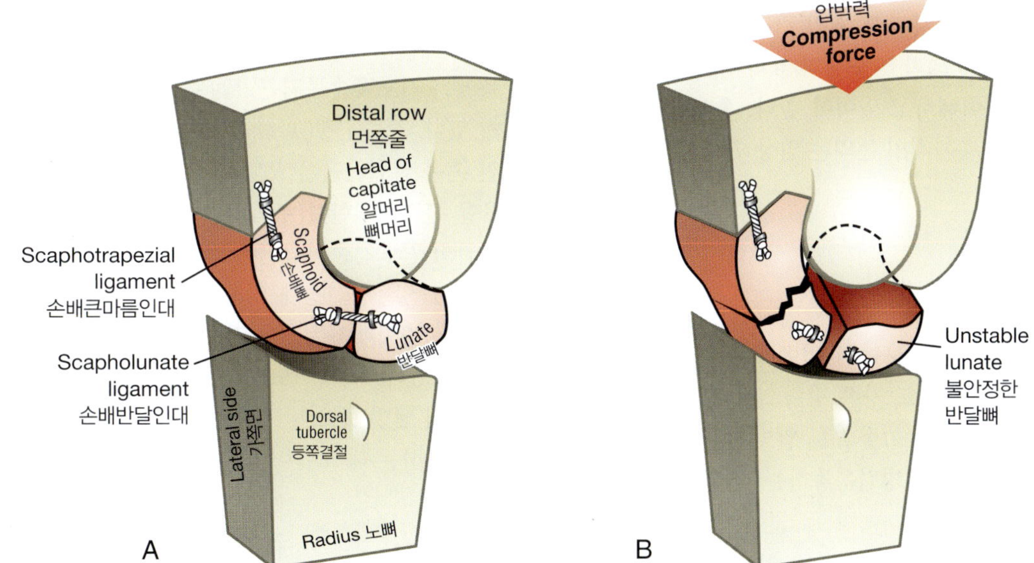


그림 7.19 반달뼈의 안정성을 유지시키는 인자들을 보여주고 있는 역학적 모형. (A) 인대들에 의한 작용으로, 비교적 가동성이 있는 반달뼈와 단단한 손목뼈 먼쪽줄 사이에서 손배뼈는 역학적 연결체의 기능을 수행한다. (B) 넘어졌을 때, 손목을 통한 압박력에 의해 손배뼈는 골절되고 손배반달인대는 파열된다. 손배뼈에 의해 제공되었던 역학적 연결체가 상실되면, 반달뼈는 불안정성 그리고/또는 탈구로 이어진다. 손배뼈와 반달뼈 사이에서 형성된 과도한 간격에 주목하라.

초래될 수 있다.[91] 그림 7.19B에서 보여주고 있는 것과 같이 본래 안정성이 적은 반달뼈가 탈구되거나 아탈구되는데, 이로 인해 반달뼈의 먼쪽관절면은 *등쪽*을 향하게 된다. 이러한 상황을 임상적으로 *등쪽삽입분절불안정성*(*dorsal intercalated segment instability*, DISI)이라 한다(그림 7.20). DISI의 병리역학은 앞서 설명한 것보다 더 복잡하고 더 다양하다. 예를 들어, DISI는 손배뼈의 골절은 없으나 손배반달인대 및 등쪽손목뼈사이인대, 등쪽노손목인대, 또는 손배큰마름인대와 같은 손배반달관절의 여러 이차적인 안정자의 파열로 발생할 수 있다.[91,94] 예를 들어, 손배반달인대와 손배큰마름인대의 손상은 반달뼈가 점진적으로 등쪽으로 아탈구되면서 손배뼈가 과도하게 굽힘(앞쪽으로 기울어짐)되는 것을 허용할 수 있다. 손배반달의 정렬불량 외에도, 손배뼈와 반달뼈 사이에 과도한 간격(또는 분리)이 일반적으로 형성된다(그림 7.19B). 3 mm 이상의 간격이 방사선 검사에서 확인된다면, 임상적으로 의미 있는 손배반달 분리를 의심하는 기준으로 흔히 사용된다.[54] DISI의 상태에서 잡기와 관련된 능동적인 근육수축이나 손목을 가로지르는 체중부하는 손배뼈와 반달뼈 사이로 알머리뼈가 몸쪽으로 이동하도록 강요되어, 이전에 있던 간격이 더 벌어지게 된다.

반달세모인대(lunotriquetral ligament)와 같은 다른 인대들에 대한 손상은 반달뼈의 먼쪽관절면이 *손바닥쪽*으로 향하게 되는 탈구를 유발할 수 있다. 이러한 상황을 *손바닥쪽삽입분절불안정성*[*volar* (*palmar*) *intercalated segment instability*, VISI]이라 한다. 돌림성 붕괴의 유형이나 방향에 관계없이, 통증과 장애가 결과적으로 초래될 수 있다. 비정상적인 관절운동형상학은 스트레스를 많이 받는 영역을 발생시키고, 결국에는 퇴행, 만성 염증, 그리고 손목뼈에서의 형태 변화를 좀 더 유발하게 된다. 통증이 있으며 불안정한 손목은 손에 대한 안정적 기반의 역할을 제공해 줄 수 없다. 또한 손목의 붕괴는 그 영역을 가로지르는 근육들의 길이-장력관계와 모멘트팔을 변경시키게 된다. 파열된 인대를 복구하거나 보강하기 위해 수술이 필요할 수 있다.[59] 자격을 갖춘 손 전문 치료사는 비수술적 재활 및 수술후 재활 관리에 있어 중요한 역할을 한다.[28,52,116] 치료사는 의학적 중재의 효과를 최적화하기 위해 기본적인 병리역학을 이해하고 있어야 한다. 손배반달인대 손상의 보존적 치료에 대한 추가적인 논의는 임상 연관성 7.3에서 제시된다.

### 손목의 자쪽이동

초기에 지적했던 것과 같이, 노뼈의 먼쪽끝은 옆쪽으로 기울어져 있어, 관절면이 약 25° 정도 자쪽 방향으로 경사져 있다(그림 7.4A). 이런 먼쪽노뼈의 *자쪽기울임*은 압박된 손목이 자연스럽게 자쪽 방향으로 미끄러지는(병진운동하는) 경향을 만든다. 그림 7.21에서, 25°로 자쪽기울임된 손목은 손목을 가로지르는 전체 압박력의 42%가 자쪽으로의 병진운동 힘(ulnar translation force)이 된다는 것을 보여주고 있다. 이러한 병진운동의 힘은 사선 방향의 등쪽노손목인대 및 손바닥쪽노손목인대와 같은 다양한 외재성 인대들로부터의 수동장력에 의해 자연스럽게 저항된다.[103,113] 이러한 인대들이 약화된다면, 시간이 지남에 따라 손목은 자쪽 방향으로 이동한다. 과도한 자쪽이동(ulnar translocation)은 손목의 생체역학을 상당히 변경시킬 수 있으며, 잠재적으로 손의 관절들에 걸쳐 먼쪽으로 확장되는 지그재그 변형을 초래할 수 있다.

## 근육과 관절의 상호작용

### 손목 근육과 관절의 신경지배

#### 근육의 신경지배

*노신경*(*radial nerve*)은 손목의 등쪽면을 지나는 모든 근육을 신경지배한다(부록 II, Part A의 그림 II.1B 참조). 일차적인 손목 폄근육에는 긴노쪽손목폄근, 짧은노쪽손목폄근, 그리고 자쪽손목폄근이 있다. *정중신경*(*median nerve*)과 *자신경*(*ulnar nerve*)은 일차적인 손목 굽힘근육을 포함해 손목의 손바닥쪽면을 지나는 모든 근육을 신경지배한다(부록 II, Part A의 그림 II.1C~D 참조). 노쪽손목굽힘근과 긴손바닥근은 정중신경에 의해 신경지배되고, 자쪽손목굽힘근은 자신경에 의해 신경지배된다. 참고자료로, 팔의 근육들을 신경지배하는 일차적인 척수신경뿌리들은 부록 II, Part B에 제시되었다. 그 외에도, 부록 II, Part C~E는 $C^5$~$T^1$ 척수신경뿌리와 팔의 몇몇 중요 말초신경들의 기능적 상태에 대한 임상적 평가를 안내하는 데 도움이 되는 추가적인 참조사항들을 제시하였다.

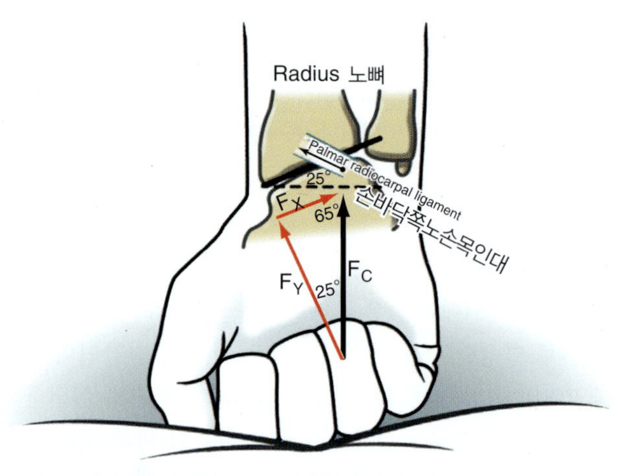


그림 7.21 이 그림은 먼쪽노뼈의 자쪽기울임에 의해 어떻게 손목이 자쪽이동을 하게 되는지를 설명하고 있다. 손목을 가로지르는 압박력($F_C$)은 (1) 노손목관절에 대해 직각으로 작용하고 있는 힘벡터($F_Y$)와, (2) 노손목관절에 대해 평행하게 주행하고 있는 힘벡터($F_X$)로 분해된다. $F_Y$의 힘은 $F_C$의 약 90%의 크기($\cos 25° \times F_C$)로 노손목관절을 압박하고 안정화시키고 있다. $F_X$의 힘은 $F_C$의 약 42%의 크기($\sin 25° \times F_C$)로 손목을 자쪽 방향으로 병진운동시키는 경향을 갖는다. 손바닥쪽노손목인대의 섬유 방향은 자연스럽게 나타나는 손목의 자쪽 병진운동에 저항한다. 자쪽기울임 그리고/또는 손목을 가로지르는 압박력이 커질수록, 자쪽 병진운동의 가능성은 더 커진다.

## 관절의 감각신경지배

노손목관절 및 손목뼈중간관절과 관계된 결합조직은 주로 $C^6$와 $C^7$ 척수신경뿌리로부터 나온 감각섬유들이 신경지배하고, 이는 주로 노신경을 통해 광범위하게 전달되지만 아래팔의 안쪽피부신경과 가쪽피부신경을 통해서도 전달된다.[30,38,42] 또한 손목뼈중간관절은 자신경의 깊은가지를 통해 $C^8$ 척수신경뿌리로 전달되는 감각신경에 의해 감각지배를 받는다.

## 손목 근육의 기능

손목은 일차적인 근육과 이차적인 근육에 의해 조절된다. *일차적인 근육*은 손목 안이나 손허리뼈의 몸쪽끝에 먼쪽부착부위를 가지며, 이러한 근육들은 주로 손목에만 작용한다. *이차적인 근육*은 손목을 지나 먼쪽으로 계속 주행하여 손가락들에 부착된다. 따라서 이차적인 근육은 손목*과* 손에 대한 작용을 갖게 된다. 이 장에서는 일차적인 근육에 대해 좀 더 집중한다. 긴엄지폄근(extensor pollicis longus) 및 얕은손가락굽힘근(flexor digitorum superficialis)과 같은 이차적인 근육의 해부학과 운동학은 8장에서 좀 더 자세히 고려된다. 손목 근육의 몸쪽부착부위와 먼쪽부착부위 그리고 신경지배는 부록 II, Part F에 제시되었다. 또한 참고자료로, 선택된 손목 근육의 단면적에 대한 목록이 부록 II, Part G에 제시된다.

그림 7.13에서 제시된 것과 같이, 손목의 안-가쪽돌림축과 앞-뒤돌림축은 알머리뼈머리에서 교차된다. 긴손바닥근(palmaris longus)을 제외하면, 힘선이 돌림축을 정확하게 *통과해* 지나가는 근육은 없다. 따라서 적어도 해부학적 자세에서는 손목의 모든 근육들이 시상면과 전두면 모두에서 토크를 생산해 낼 수 있는 모멘트팔을 가지고 있다. 예를 들어, 긴노쪽손목폄근(extensor carpi radialis longus)은 안-가쪽돌림축의 등쪽을 지나가고 앞-뒤돌림축의 가쪽을 지나간다. 이러한 근육의 수축만으로도 손목의 폄*과* 노쪽치우침이 결합된 움직임을 만들어 낼 수 있다. 예를 들어 순수한 노쪽치우침을 만들어내기 위해 긴노쪽손목폄근을 사용한다면, 원치 않은 손목 폄을 중화시킬 수 있는 다른 근육들의 활성을 필요로 한다. 손목과 손의 근육들은 의미 있는 움직임을 생산하는 데 있어 단독으로 작용하는 일은 거의 드물다. 이런 근육들 사이의 협동은 이 장과 8장에서 좀 더 다뤄진다.

## 손목 폄근육의 기능

### *근육의 해부학*

일차적인 손목 폄근육에는 *긴노쪽손목폄근(extensor carpi radialis longus)*, *짧은노쪽손목폄근(extensor carpi radialis brevis)*, 그리고 *자쪽손목폄근(extensor carpi ulnaris)*이 있다(그림 7.22). 손가락폄근(extensor digitorum) 또한 확실한 손목 폄 토크를 발생시킬 수 있으나, 주로 손가락의 폄에 연루된다. 다른 이차적인 손목 폄근육으로는 집게폄근, 새끼폄근, 그리고 긴엄지폄근이 있다.

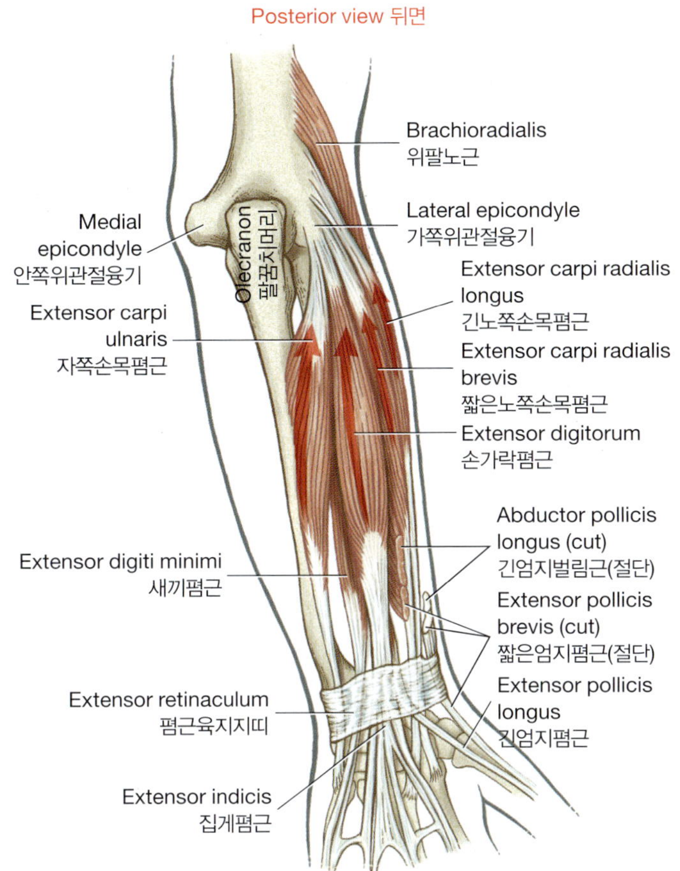


**그림 7.22** 일차적인 손목 폄근인 긴노쪽손목폄근, 짧은노쪽손목폄근, 그리고 자쪽손목폄근을 보여주는 오른쪽 아래팔의 뒤면. 손가락폄근 및 다른 이차적인 손목 폄근육도 보여주고 있다.

일차적인 손목 폄근육의 몸쪽부착부위는 위팔뼈의 가쪽('폄근육-뒤침근육')위관절융기와 자뼈의 등쪽모서리나 그 근처에 위치한다(그림 6.2와 6.6 참조). 긴노쪽손목폄근과 짧은노쪽손목폄근은 나란히 둘째와 셋째손허리뼈바닥의 등쪽에 먼쪽부착부위를 갖고, 자쪽손목폄근은 다섯째손허리뼈바닥의 등쪽에 먼쪽부착부위를 갖는다.

손목의 등쪽면과 등쪽-노쪽면을 지나는 근육들의 힘줄은 *폄근육지지띠(extensor retinaculum)*에 의해 제자리에 고정된다(그림 7.23). 자쪽으로, 폄근육지지띠는 자쪽손목굽힘근(flexor carpi ulnaris)의 힘줄, 콩알뼈, 그리고 콩알손허리인대(pisometacarpal ligament)의 손바닥쪽에 부착되기 위해 자뼈의 붓돌기 주위를 감싼다. 노쪽으로, 폄근육지지띠는 노뼈의 붓돌기와 노쪽곁인대의 영역에 부착된다. 폄근육지지띠는 그 밑에 있는 힘줄들이 손목의 능동적 움직임 동안 노손목관절로부터 '활시위(bowstringing)'처럼 위로 들리는 것을 방지한다.

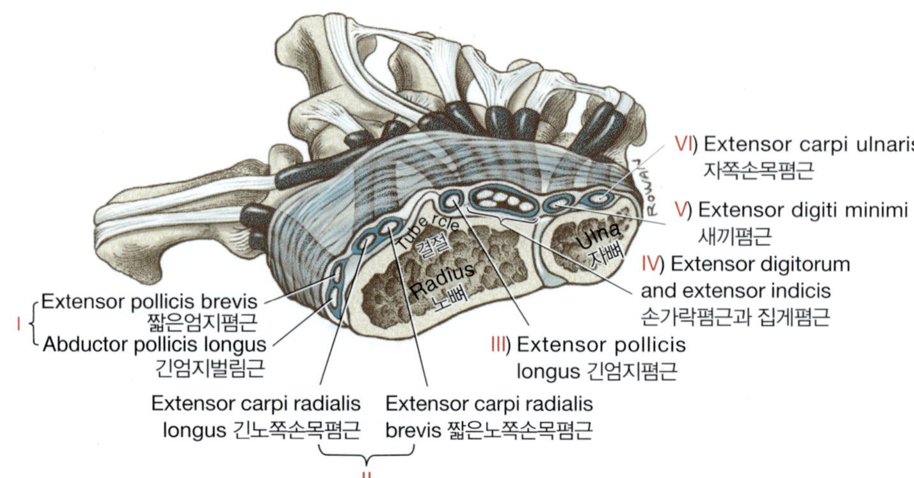


**그림 7.23** 손목의 폄근육지지띠를 통과해 지나가는 손목과 손가락의 폄근육힘줄들에 대한 단면을 등쪽 사선 방향에서 보여주고 있다. 손목의 등쪽면을 지나는 모든 힘줄들은 폄근육지지띠 내에 있는 여섯 개의 섬유뼈구획 중 하나를 통해 지나간다. 로마 숫자는 관계된 힘줄들이 함께 지나가는 특정 섬유뼈구획을 나타낸다. 윤활막은 파란색으로 표시되었다.

폄근육지지띠와 그 밑에 있는 뼈 사이에는 힘줄과 이 힘줄들의 윤활집(synovial sheath)을 수용하는 여섯 개의 *섬유뼈구획(fibro-osseus compartments)*이 있다.[50] 임상가들은 흔히 이러한 구획들을 로마 숫자 I~VI로 나눈다(그림 7.23). 각각의 구획은 특정 힘줄들을 수용한다. 힘줄윤활막염(tenosynovitis)은 관계된 힘줄들에 대한 장력을 증가시키는 반복적이거나 강력한 활동들에 의해 이러한 구획들 중 하나 또는 그 이상에서 흔히 발생한다. 구획 I에 있는 힘줄과 이를 에워싸는 윤활막은 특히 염증에 취약하며, 이러한 상황을 *드 퀘르뱅 힘줄윤활막염(de Quervain's tenosynovitis)*이라 부른다. 이런 통증성 상황을 자주 유발하는 활동들에는 전동공구의 방아쇠 스위치를 반복적으로 누르는 것, 도구를 잡은 상태에서 아래팔의 뒤침과 엎침을 반복하는 것, 또는 빨래 짜기가 있다. 드 퀘르뱅 힘줄윤활막염은 음성영동법이나 이온영동법 사용, 코티코스테로이드 주사 투여, 냉 사용, 손–손목에 기반한 엄지보조기 착용, 그리고 염증을 유발할 수 있는 활동들의 수정에 의한 보존적 방법으로 치료된다.[68] 보존적 치료가 염증을 감소시키는 데 실패했다면, 첫째 구획에 대한 수술적 해제가 사용된다.

**손목 폄근육**

**일차적인 폄근육(손목에만 작용)**

- 긴노쪽손목폄근
- 짧은노쪽손목폄근
- 자쪽손목폄근

**이차적인 폄근육(손목과 손에 작용)**

- 손가락폄근
- 집게폄근
- 새끼폄근
- 긴엄지폄근

### *손목 근육의 작용과 토크의 생체역학적 평가*

손목을 가로지르는 대부분 근육들의 상대적인 위치, 단면적, 그리고 내적인 모멘트팔의 길이에 대한 자료는 쉽게 얻을 수 있다.[13,63,98,126] 손목 돌림축의 거의 정확한 위치를 안다면, 이러한 자료들은 손목 근육의 작용과 상대적 토크를 추정하는 데 유용한 방법으로 사용될 수 있다(그림 7.24). 이를테면, 자쪽손목폄근과 자쪽손목굽힘근을 고려해 보자. 돌림축으로부터 각 힘줄의 위치에 주목하면, 자쪽손목폄근은 폄근육이자 자쪽치우침근육이고 자쪽손목굽힘근은 굽힘근육이자 자쪽치우침근육이라는 것이 분명해진다. 두 근육은 유사한 단면적을 갖고 있기 때문에, 비슷한 수준의 최대 힘을 생산할 것이다. 그러나 두 근육의 상대적인 *토크* 생산을 계산하기 위해, 각 근육의 단면적은 그들의 모멘트팔의 길이와 곱해져야 한다. 따라서 자쪽손목폄근은 폄근육보다는 강력한 자쪽치우침근육으로 고려되고, 자쪽손목굽힘근은 강력한 굽힘근육이자 강력한 자쪽치우침근육으로 고려된다.

그림 7.24에 나타난 정보는 근육의 기능과 근육들 사이의 상호작용을 설명하는 데 도움이 되기 위해 자주 언급될 것이다.

### *주먹쥐기를 하는 동안 손목 폄근육의 활동*

손목 폄근육의 주요 기능은 능동적인 손가락 굽힘이 연루된 활동 동안 손목의 위치를 잡고 안정화시키는 것이다. 특히 중요한 것은 주먹쥐기(fist)나 강력한 잡기(grip)를 할 때의 손목 폄근육의 역할이다. 이러한 것을 설명하기 위해, 빠르게 주먹을 쥐었다가 펴기를 반복할 때, 동시에 발생하는 손목 폄근육에서의 강력한 활동을 느껴보기 바란다. 외재성 손가락 굽힘근육인 깊은손가락굽힘근과 얕은손가락굽힘근은 손목 굽힘근육으로서의 상당한 내적인 모멘트팔을 가지고 있다. 손목 굽힘에 대한 이런 근육들의 지레작용은 그림 7.24에서 보여주고 있다. 손목 폄근육은 손가락 굽힘근육들에 의해 생산된 상당한 손목 *굽힘*의 토크를 상쇄해야 한다(그림 7.25). 강력한 정적인 잡기를 물체에 적용할 때, 손목 폄근육은 일

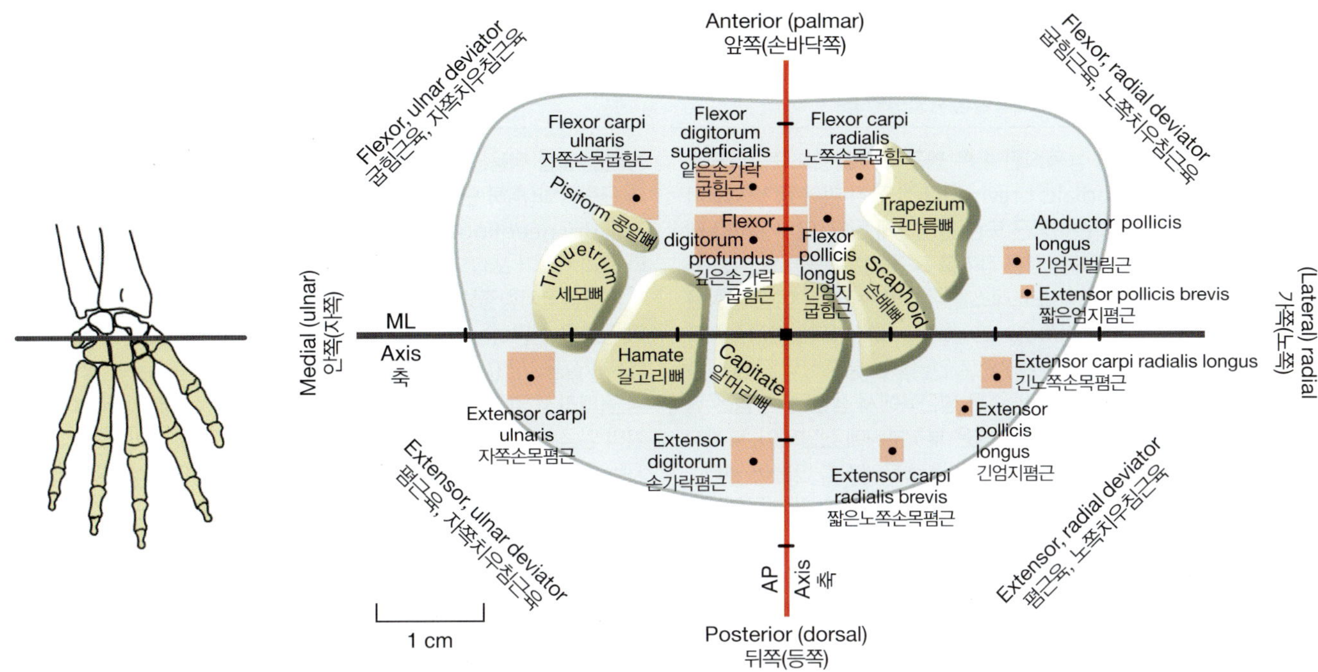


**그림 7.24** 오른쪽 손목굴을 먼쪽 방향으로 관찰한 단면으로, 그림 7.5에서 보여준 관점과 유사하다. 이 그림은 알머리뼈머리의 수준에서 손목을 통과하는 대부분의 근육들에 대한 *단면적*, *위치*, 그리고 *내적인 모멘트팔*의 길이를 보여주고 있다. 빨간 상자의 면적은 근육힘살의 단면적과 비례하기 때문에 상대적인 최대 힘 생산을 나타낸다. 빨간 상자 안에 있는 검은색의 작은 점은 힘줄의 위치를 나타낸다. 손목의 안-가쪽(*ML*)돌림축(*짙은 회색*)과 앞-뒤(*AP*)돌림축(*빨간색*)은 알머리뼈머리에서 서로 교차되고 있다. 특정 작용을 위한 각 근육의 모멘트팔은 해당 축과 힘줄 위치 사이의 수직거리이다. 각 모멘트팔의 길이(cm로 표현됨)는 주요 눈금 표시로 보여주고 있다. 손목은 중립위치에 있다고 가정하라.

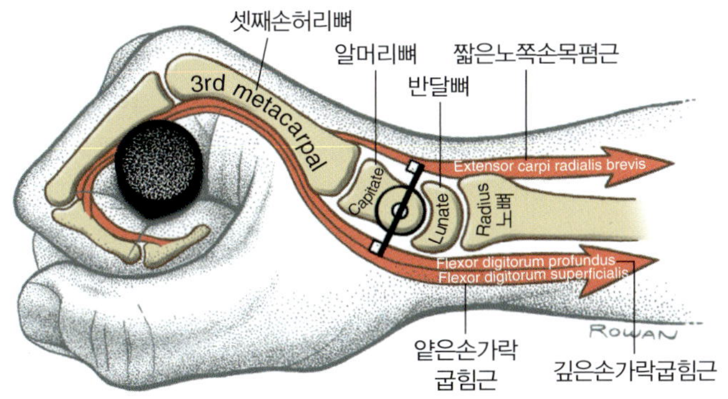


**그림 7.25** 강력한 잡기의 생산과 연관된 근육 역학. 외재성 손가락 굽힘근육(얕은손가락굽힘근과 깊은손가락굽힘근)의 수축은 손가락들을 굽힘시키지만, 이와 동시에 *손목 굽힘* 토크도 유발한다. 짧은노쪽손목폄근과 같은 손목 폄근육의 활성은 활성된 손가락 굽힘근육에 의해 유발되는 손목 굽힘의 경향을 차단하는 데 필요하다. 이러한 방법에 의해, 손목 폄근육은 손가락을 효율적으로 굽힘시킬 수 있도록 손가락 굽힘근육의 적절한 길이를 유지하게 해준다. 짧은노쪽손목폄근과 외재성 손가락 굽힘근육을 위한 내적인 모멘트팔은 굵은 검정색 선으로 보여주고 있다. 알머리뼈에 있는 작은 원은 손목의 안-가쪽돌림축을 나타낸다.

반적으로 손목을 약 30~35°의 폄과 약 5~15°의 자쪽치우침 상태로 유지시킨다.[84] 폄된 위치는 외재성 손가락 굽힘근육의 길이-장력관계를 최적화시켜, 최대의 악력(grip strength)이 발휘되도록 한다(그림 7.26).[16]

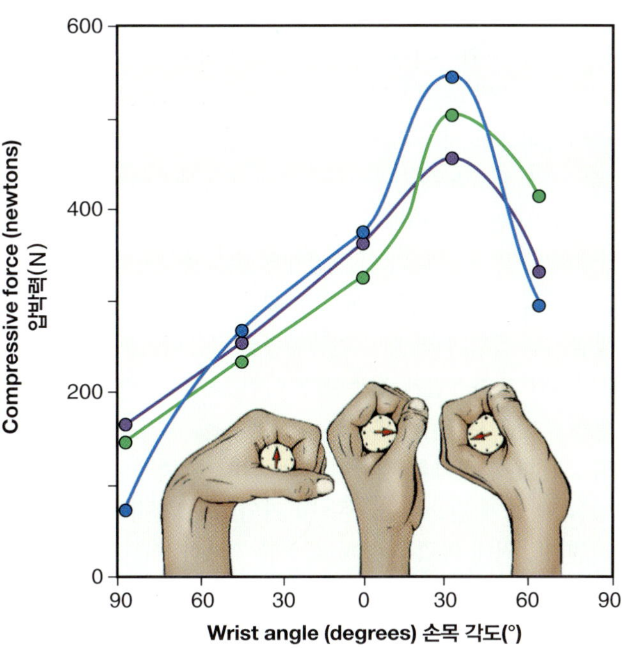


**그림 7.26** 최대 노력의 잡기에 의해 생산된 압박력을 3개의 다른 손목 위치에서 보여주고 있다(3명의 대상자). 최대 잡기의 힘은 약 30°의 폄 위치에서 일어난다. (With permission from Inman VT, Ralston HJ, Todd F: *Human Walking*, Baltimore, 1981, Williams & Wilkins.)

SPECIAL FOCUS 7.4

### 손목 폄근육의 과사용증후군: '가쪽팔꿈치힘줄병증'

가벼운 잡기 동안 가장 능동적인 손목 폄근육은 짧은노쪽손목폄근(extensor carpi radialis brevis)이다.[95] 잡기 힘이 증가함에 따라, 자쪽손목폄근과 긴노쪽손목폄근 또한 활동하게 된다. 망치질이나 테니스 경기와 같이 반복적이고 강력한 잡기를 요구하는 활동들은 이런 근육들의 몸쪽부착부위에 과도한 스트레스를 유발할 수 있다. 이런 상황은 *가쪽팔꿈치힘줄병증(lateral elbow tendinopathy)* 또는 비공식적으로 '테니스팔꿈치증(tennis elbow)'으로 언급되는 통증성의 만성 상황을 유발할 것이다. 강한 잡기를 위해 손목 폄근육에서 생산된 큰 힘은 위팔뼈의 가쪽위관절융기에 있는 비교적 작은 부착부위에 전달되어, 부착지점에 대한 크고 잠재적으로 손상을 줄 수 있는 스트레스를 만들어 낸다.

가쪽팔꿈치힘줄병증의 발생 위험은 작업장에서 가장 크기 때문에, '테니스팔꿈치증'이라는 용어는 다소 오해의 소지가 있다.[40] 이런 명칭에 관계없이, 증상은 보편적으로 통증을 동반한 약화된 잡기, 수동적인 손목 굽힘과 아래팔 엎침 시 통증, 그리고 가쪽위관절융기에서의 압통 지점을 포함한다.[27]

이러한 상황에 대한 가장 효과적인 치료에 대해서는 합의가 부족하다. 다양한 수준의 성공을 보이는 전통적인 보존적 치료로는 부목이나 반대력 보조기(counterforce brace), 비스테로이드소염제와 함께 자주 사용되는 얼음 적용, 도수치료(교차마찰마사지 포함), 손목 폄근육의 신장과 근력강화(흔히 편심활성을 사용한 근육 훈련), 운동과 결합된 테이핑, 건침(dry needling), 그리고 저강도 레이저치료와 이온도입법 같은 기타 물리치료가 포함되지만 이에 국한되지는 않는다.[a]

가쪽팔꿈치힘줄병증의 병태생리는 완전히 이해되지 않았으며, 이는 이 상황을 설명하는 데 사용되는 용어가 다양한 것을 보면 알 수 있다. *가쪽위관절융기염(lateral epicondylitis)*이라는 용어는 이 상황이 주로 염증(따라서 염증을 의미하는 접미사 *-itis*가 붙음)에 의한 것이라는 초기의 믿음 때문에 여전히 문헌에서 자주 볼 수 있다. 그러나 여러 연구에서는 침범된 힘줄이 염증의 징후를 보이지 않고, 오히려 불완전한 복구 과정을 동반한 퇴행을 보이는데, 특히 짧은노쪽손목폄근의 힘줄에서 이러한 현상이 나타난다.[3,57,93] 힘줄에서의 조직학적 변화로는 섬유모세포의 증가, 혈관 과다형성, 그리고 무질서하게 배열된 아교질원섬유를 보이며, 이는 '과사용 힘줄병증'과 일치한다.[6,61,102,127] 일부의 경우, 종종 자연치유의 과정 내내 염증과 퇴행 과정이 모두 지속될 수 있다. 실제적 병리 과정에 관계없이, 문제의 근원은 외재성 손가락 굽힘근육에 의한 강력한 손목 굽힘을 견제하기 위해 사용된 손목 폄근육에서의 큰 스트레스로 인한 생체역학적 문제가 최소한 부분적으로 기여한다는 것이다.

[a] 12,20,22,35,58,61,69,78,114,129

잡기 동안 자연스럽게 손목 폄근육의 몸쪽부착부위에 부과된 큰 역학적 요구는 가쪽위관절융기의 부착지점에서 퇴행성 병리를 유발할 것이다.[40,69] 다른 손목 폄근육들에 비해 짧은노쪽손목폄근이 병리역학적으로 더 크게 관여한다는 것은 해부학적 요인을 통해 알 수 있다. 짧은노쪽손목폄근은 긴노쪽손목폄근에 비해 위팔뼈 부착부위의 면적이 14배나 *더 작다*.[6] 접촉면적이 작을수록, 부착부위에 적용된 큰 근육의 힘은 잠재적 손상을 유발하는 큰 스트레스로 전환될 수 있다. 뿐만 아니라, 짧은노쪽손목폄근의 몸쪽힘줄은 팔꿈치의 굽힘과 폄 동안 먼쪽위팔뼈 작은머리(capitulum)의 가쪽모서리와 자연스럽게 접촉한다. 이런 날카로운 접촉은 이 근육의 밑면을 마모시킬 수 있다.[15]

그림 7.26에서 명확히 제시된 것과 같이, 악력은 손목이 굽힘되어 있을 때 크게 감소된다. 손목이 거의 중립위치(4°의 굽힘)에서 유지될 때, 최대 악력은 33% 감소할 것이다.[16] 건강한 대상자에서, 악력의 감소는 여러 요인들의 결합으로 설명될 수 있다. 첫째(가장 중요), 손가락 굽힘근육이 아주 짧아진 길이에서 기능하고 있기 때문에 길이-장력곡선을 고려한다면 적절한 힘을 발생시킬 수 없다. 둘째, 과신장된 손가락의 폄근육, 특히 손가락폄근(extensor digitorum)은 손가락에서 *수동적인* 폄근육 토크를 발생시키기 때문에, 효율적인 잡기 힘은 좀 더 감소된다. 이러한 생리적 기전과 생체역학적 기전의 결합은 손목 폄근육이 마비되거나 약화된 사람들(예를 들어, 노신경의 손상으로 인해)에 있어 손가락 굽힘근육이 완전히 신경지배되고 있음에도 불구하고 왜 효율적인 잡기를 생산하는 데 어려움이 있는지를 설명하게 해준다. 마비된 손목 폄근육으로 최대 노력의 잡기를 생산하기 위한 시도는 손목 굽힘*과* 손가락 굽힘이라는 비정상적 자세를 초래하게 된다(그림 7.27A). 그러나 이러한 굽힘 자세가 되지 않도록 손목을 좀 더 폄된 상태로 안정화시키면, 손가락 굽힘근육은 거의 3배나 높은 잡기 힘을 보이게 된다(그림 7.27B). 손목의 굽힘을 방지하는 것은 외재성 손가락 굽힘근육이 길어진 길이를 유지하여 더 높은 힘을 생산하는 데 유리해진다.

일반적으로 그림 7.27과 같은 경우의 사람은 손목이 10~20° 폄된 상태를 유지해주는 부목을 착용한다. 노신경이 손목 폄근육을 재신경지배하지 못할 경우, 손목 폄 토크를 제공하기 위해 다른 근육의 힘줄을 수술로 재배치할 수 있다. 예를 들어, 정중신경에 의해 신경지배되는 원엎침근(pronator teres)이 짧은노쪽손목폄근의 힘줄에 봉합된다. 세 가지의 일차적 손목 폄근육 중 짧은노쪽손목폄근은 손목에서 가장 중심에 위치해 있고 손목 폄을 위한 가장 큰 모멘트팔을 갖고 있다(그림 7.24 참조).

## 손목 굽힘근육의 기능

### *근육의 해부학*

3개의 일차적인 손목 굽힘근육에는 *노쪽손목굽힘근(flexor carpi*

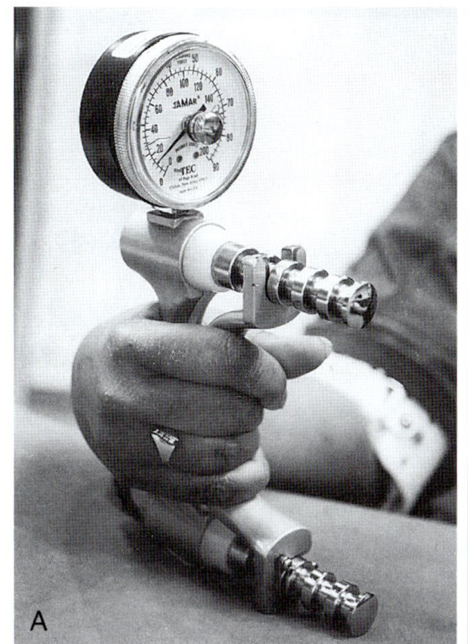


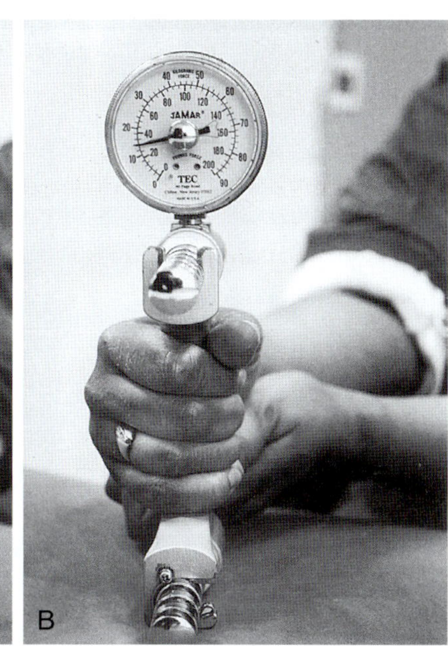


그림 7.27 (노신경의 손상 이후) 오른쪽 손목 폄근육에 마비를 가진 사람이 근력측정기를 이용하여 최대 노력의 잡기를 수행하고 있다. (A) 손가락 굽힘근육은 정상적인 신경지배를 받고 있음에도 불구하고, 최대 악력은 단지 10파운드(약 4.5 kg) 정도만 기록되었다. (B) 같은 사람이 잡기의 시도 동안 약화된 손목이 굽힘되는 것을 방지하기 위해 손으로 손목을 안정화시키고 있다. 잡기 힘이 거의 세 배나 증가한 것에 주목하라.

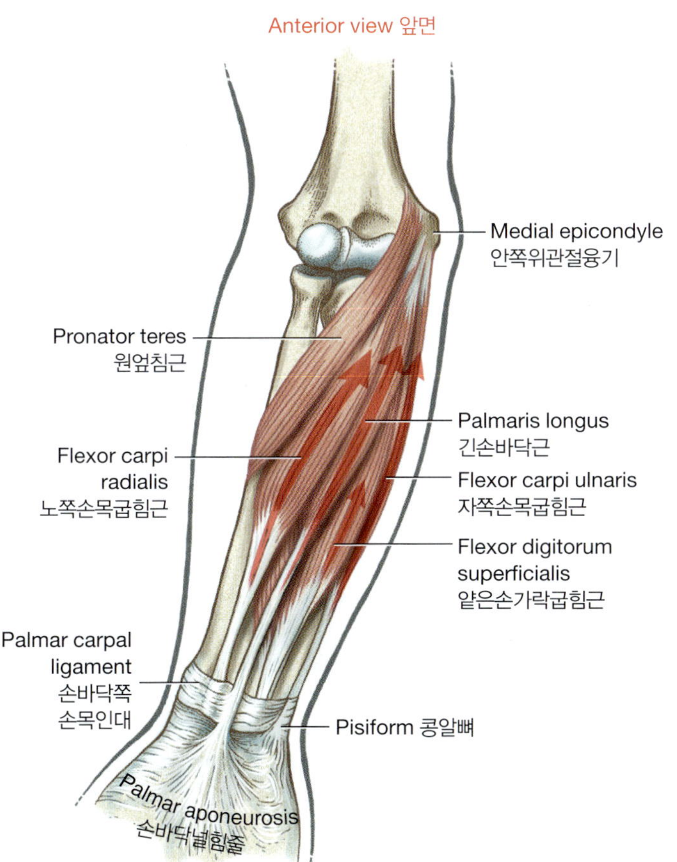


그림 7.28 일차적인 손목 굽힘근육인 노쪽손목굽힘근, 긴손바닥근, 그리고 자쪽손목굽힘근을 보여주고 있는 오른쪽 아래팔의 앞면. 얕은손가락굽힘근(이차적인 손목의 굽힘근육)과 원엎침근 또한 보여주고 있다.

*radialis*), *자쪽손목굽힘근*(*flexor carpi ulnaris*), 그리고 *긴손바닥근*(*palmaris longus*)이 있다(그림 7.28). 인구의 약 15%는 일반적으로 긴손바닥근이 없으며, 이러한 빈도는 인종에 따라 상당히 달라질 수 있다.[111,125] 심지어 존재하더라도, 긴손바닥근은 힘줄의 형태와 수에 있어 변이를 흔히 보인다. 이 근육의 힘줄은 종종 힘줄이식술에서 공여체로 사용된다.

3개의 일차적 손목 굽힘근육의 힘줄들은 먼쪽아래팔의 앞쪽에서 쉽게 식별될 수 있는데, 특히 강력한 등척활성을 하고 있는 동안 그러하다. 촉지에 의해 쉽게 식별되지 않는 *손바닥쪽손목인대*(*palmar carpal ligament*)는 가로손목인대의 몸쪽에 위치해 있다. 폄근육지지띠와 유사한 이 인대는 굽힘 동안 손목 굽힘근육의 힘줄들을 안정화시키며 과도한 활시위 작용을 방지한다.

손목을 굽힘시킬 수 있는 이차적인 근육으로는 외재성 손가락 굽힘근육인 깊은손가락굽힘근, 얕은손가락굽힘근, 그리고 긴엄지굽힘근이 있다. [이러한 근육들을 '이차적인' 손목 굽힘근육으로 분류하는 것이 손목 굽힘의 과제를 수행하는 데 제한성을 갖고 있다는 것을 의미하지는 *않는다*. 사실 근육들의 단면적과 손목 굽힘근육으로서의 모멘트팔들에 근거해(그림 7.24 참조), 외재성 손가락 굽힘근육의 손목 굽힘 토크의 가능성은 일차적인 손목 굽힘근육을 *초과*할 수 있다.] 손목이 중립위치에 있을 때, 긴엄지벌림근과 짧은엄지폄근은 손목 굽힘을 위한 작은 모멘트팔을 갖는다(그림 7.24 참조).

**손목 굽힘근육**

**일차적인 굽힘근육(손목에만 작용)**

- 노쪽손목굽힘근
- 자쪽손목굽힘근
- 긴손바닥근

**이차적인 굽힘근육(손목과 손에 작용)**

- 깊은손가락굽힘근
- 얕은손가락굽힘근
- 긴엄지굽힘근
- 긴엄지벌림근
- 짧은엄지폄근

일차적인 손목 굽힘근육의 몸쪽부착부위는 위팔뼈의 안쪽('굽힘근육-엎침근육')위관절융기와 자뼈의 등쪽모서리에 그리고 근처에 위치한다(그림 6.2와 6.6 참조). 엄밀히 말하면, 노쪽손목굽힘근의 힘줄은 손목을 *가로지를 때* 손목굴(carpal tunnel)을 통과하지 않고, 큰마름뼈에 있는 고랑과 가로손목인대로부터의 근막에 의해 형성된 별도의 굴 안을 통과한다(그림 7.29). 노쪽손목굽힘근의 힘줄은 둘째손허리뼈바닥의 손바닥쪽에 먼쪽부착부위를 갖는데, 때로는 셋째손허리뼈바닥의 손바닥쪽에도 먼쪽부착부위를 갖는다. 긴손바닥근은 주로 손바닥의 굵은 널힘줄(aponeurosis)에 먼쪽부착부위를 갖는다. 자쪽손목굽힘근의 힘줄은 콩알뼈, 그리고 가로손목인대의 얕은면에서 콩알갈고리인대와 콩알손허리인대 및 다섯째손허리뼈바닥에 부착하기 위해 먼쪽으로 주행한다.

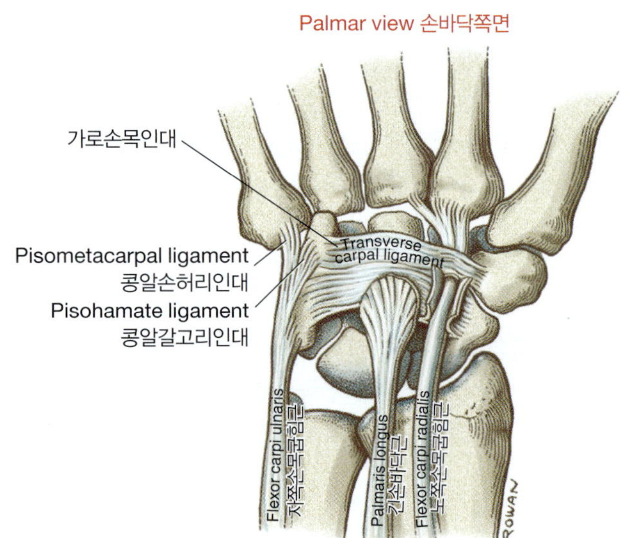


그림 7.29 일차적인 손목 굽힘근육의 먼쪽부착부위를 보여주고 있는 오른쪽 손목의 손바닥쪽면. 노쪽손목굽힘근의 힘줄은 가로손목인대의 얕은 섬유 내에 위치한 집(sheath)을 통과해 주행한다. 긴손바닥근 먼쪽부착부위의 대부분은 손바닥널힘줄과 함께 제거되었다.

*기능적 고려사항*

모멘트팔과 단면적에 근거해(그림 7.24), 자쪽손목굽힘근은 3개의 일차적인 손목 굽힘근육 중 가장 큰 손목 굽힘 토크 가능성을 갖고 있다. 능동적인 손목 굽힘 동안, 노쪽손목굽힘근과 자쪽손목굽힘근은 협동근으로 함께 작용하면서, 동시에 서로의 노쪽치우침과 자쪽치우침의 경향을 견제하여 손목 굽힘근육으로 작용하게 된다.

뇌성마비를 갖고 있는 사람들에 있어, 과도하게 경직되거나 과활성된 자쪽손목굽힘근은 흔히 손목의 굽힘(그리고 자쪽치우침) 변형에 기여한다. 자쪽손목굽힘근의 힘줄을 외과적으로 절단한 후 손목 폄근육 쪽으로 경로를 변경하는 것은 손목의 운동역학적 균형을 회복하기 위해 흔히 시행된다. 그러나 연구에 따르면, 힘줄 경로의 변경 없이 콩알뼈 수준에서 자쪽손목굽힘근의 완전한 힘줄절단을 시행한 이후에도, 이 근육 내에서 발생하는 능동적인 힘은 여전히 손목을 굽힘시킬 수 있다고 보고하였다.[23] 이러한 현상은 아래팔에서 자쪽손목굽힘근의 근힘살과 깊은손가락굽힘근 및 얕은손가락굽힘근과 같은 다른 손목 굽힘근육 사이에 본래부터 있던 근막연결의 존재로 설명될 수 있다. 이러한 근육사이 힘의 전달은 일반적으로 믿어왔던 것보다는 더 흔한 일이며, 유사한 몸쪽부착부위를 공유하는 다른 근육무리들에서도 발생할 가능성이 있다.

표 7.1에서 제시하고 있는 것과 같이, 최대 노력의 근력검사에서 손목 굽힘근육(12.2 Nm)은 손목 폄근육(7.1 Nm)보다 약 70%나 더 큰 등척 토크를 생산할 수 있다는 것을 보여주고 있다.[26] 이런 차이는 손목 굽힘근육(외재성 손가락 굽힘근육도 포함)의 총 단면적이 더 크다는 사실에서도 알 수 있다.[47] 최대 손목 굽힘 토크는 30°와 40° 사이의 굽힘에서 일어나는데,[26,60] 이러한 이유는 손목이 굽힘할 때 전반적인 손목 굽힘근육의 모멘트팔이 가파르게 상승하기 때문이다.[37]

**표 7.1 건강한 남성에 의해 생산된 최대 등척 토크의 크기와 손목관절의 위치**

| 손목 근육무리 | 평균 최대 토크(Nm)* | 최대 토크와 일치하는 손목 각도 |
|---|---|---|
| 굽힘근육 | 12.2 (3.7)† | 40°의 굽힘 |
| 폄근육 | 7.1 (2.1) | 30°의 굽힘에서 70°의 폄까지 |
| 노쪽치우침근육 | 11.0 (2.0) | 0°(중립위치) |
| 자쪽치우침근육 | 9.5 (2.2) | 0°(중립위치) |

*변환: 1.36 Nm/ft-lb.
†괄호 안의 숫자는 표준편차임.
Data form Delp SL, Grierson AE, Bucharan TS: Maximum isometric moments generated by the wrist muscles in flexion-extension and radial-ulnar deviation. *J Biomech* 29:1371, 1996.

## 노쪽치우침근육과 자쪽치우침근육의 기능

손목의 *노쪽치우침*(*radial deviation*)을 만들 수 있는 근육은 짧은 노쪽손목폄근과 긴노쪽손목폄근, 긴엄지폄근과 짧은엄지폄근, 노쪽손목굽힘근, 긴엄지벌림근, 그리고 긴엄지굽힘근이다(그림 7.24 참조). 손목의 중립위치에서, 노쪽치우침 토크를 생산하기 위해 단면적과 모멘트팔을 곱했을 때 긴노쪽손목폄근과 긴엄지벌림근이 가장 크다. 짧은엄지폄근은 모든 노쪽치우침근육 중 가장 큰 모멘트팔을 갖고 있으나, 단면적이 비교적 작기 때문에 토크 또한 적다. 긴엄지벌림근과 짧은엄지폄근은 손목의 노쪽면에 대한 중요한 안정성을 제공한다. 표 7.1에서 보여주고 있듯이, 노쪽치우침근육(11.0 Nm)은 자쪽치우침근육(9.5 Nm)보다 약 15%나 더 큰 등척 토크를 발생시킬 수 있다.

**손목의 노쪽치우침근육**

- 긴노쪽손목폄근
- 짧은노쪽손목폄근
- 긴엄지폄근
- 짧은엄지폄근
- 노쪽손목굽힘근
- 긴엄지벌림근
- 긴엄지굽힘근

능동적인 손목 폄은 일반적으로 능동적인 노쪽치우침과 짝을 이루며, 이러한 동작은 다트 던지기 동작으로 초기에 설명되었다. 이런 운동형상학적 결합은 못을 치기 위한 준비로 망치를 들어 올릴 때 노쪽치우침근육이 수축하는 것으로 관찰될 수 있다(그림 7.30). 몇몇의 활성된 근육들이 손목의 앞-뒤돌림축의 가쪽을 지나가는 것으로 묘사되어 있다. 모멘트팔과 함께 보여주고 있는 긴노쪽손목폄근과 노쪽손목굽힘근의 작용은 두 근육이 한 가지 동작을 위해서는 협동근으로 작용하면서 서로에 대해서는 대항근으로 작용하고 있는 좋은 예를 소개하고 있다. 이런 근육들의 협동에 의한 최종적인 결과는 손목의 노쪽치우침을 만들어내고 효율적으로 망치를 쥐기 위한 펌된 위치로 관절을 안정화시키는 것이다.

손목의 *자쪽치우침*(*ulnar deviation*)을 만들 수 있는 근육은 자쪽손목폄근, 자쪽손목굽힘근, 깊은손가락굽힘근과 얕은손가락굽힘근, 그리고 손가락폄근이다(그림 7.24 참조). 그러나 모멘트팔의 길이 때문에, 자쪽치우침을 가장 잘 만들 수 있는 근육은 자쪽손목폄근과 자쪽손목굽힘근이다. 그림 7.31은 망치로 못을 내려치기 위해 수축하고 있는 한 쌍의 강력한 자쪽치우침근육을 보여주고 있다. 손목이 약간 굽힘되면서 강하게 자쪽치우침으로 움직인다. 그러나 못을 내려칠 때의 전반적인 손목의 자세는 폄쪽으로 여전히 치우쳐 있는데, 그 이유는 망치를 견고하게 잡는 것을 유지하기 위한 요구 때문이다.

능동적인 자쪽치우침 동안 자쪽손목폄근과 자쪽손목굽힘근 사이의 강력한 기능적 연관성 때문에, 어느 한쪽이라도 손상이 되면 이들의 결합에 의한 효과를 무력화시킬 수 있다. 예를 들어, 자쪽손목폄근힘줄의 먼쪽부착부위 근처에서 발생한 통증성 힘줄윤활막염을 고려해보자. 통증이 있는 자쪽손목폄근에서의 활성 없이 또는 최소의 활성으로 능동적인 자쪽치우침을 시도하게 되면, 자쪽손목굽힘근에 대한 자쪽손목폄근의 반대작용이 없기 때문에 자

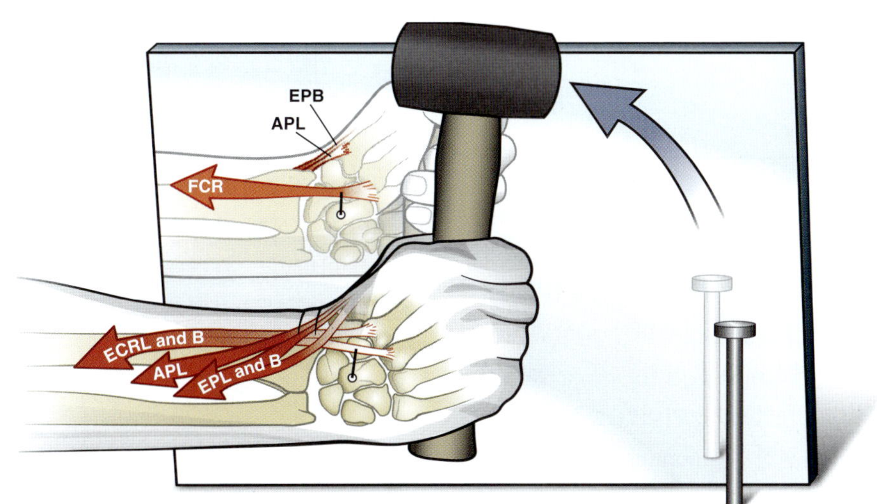


**그림 7.30** 망치로 못을 내려치기 위한 준비로 손목의 노쪽치우침을 수행하고 있는 근육들을 보여주고 있다. 배경의 그림은 손목의 손바닥쪽면을 거울에 비춘 반사 그림이다. 돌림축은 알머리뼈를 통과하고 있으며, 이 돌림축으로부터의 내적인 모멘트팔은 짧은노쪽손목폄근(*ECRB*)과 노쪽손목굽힘근(*FCR*)만 보여주고 있다. 긴엄지굽힘근은 보여주고 있지 않다. *APL*: 긴엄지벌림근, *ECRL and B*: 긴노쪽손목폄근과 짧은노쪽손목폄근, *EPL and B*: 긴엄지폄근과 짧은엄지폄근.

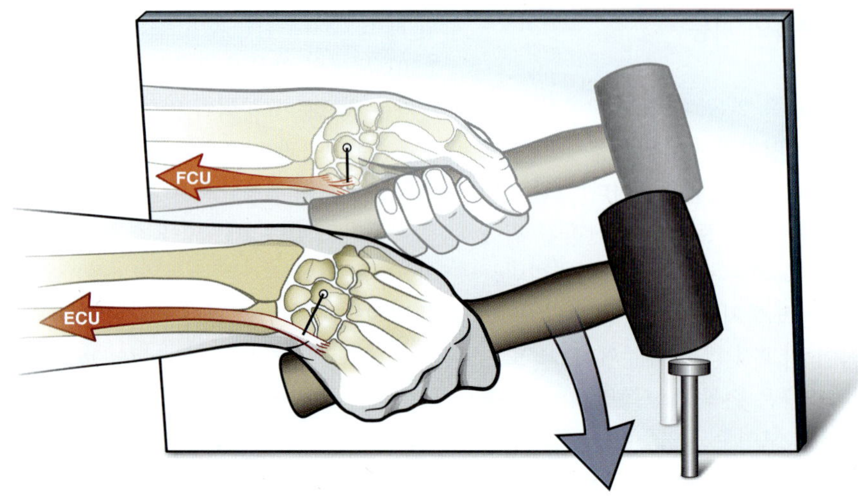


**그림 7.31** 손목의 자쪽치우침을 수행하는 근육들이 망치로 못을 내려치는 모습을 보여주고 있다. 배경의 그림은 손목의 손바닥쪽면을 거울에 비춘 반사 그림이다. 돌림축은 알머리뼈를 통과하고 있으며, 이 돌림축으로부터의 내적인 모멘트팔은 자쪽손목굽힘근(*FCU*)과 자쪽손목폄근(*ECU*)에서만 보여주고 있다.

쪽손목굽힘근의 작용이 우세하게 나타난다. 따라서 그로 인한 결과적인 손목의 굽힘된 자세는 효율적인 잡기를 유지하기에 부적절한 위치가 된다.

**손목의 자쪽치우침근육**

- 자쪽손목폄근
- 자쪽손목굽힘근
- 깊은손가락굽힘근과 얕은손가락굽힘근
- 손가락폄근

## 요약

손목은 2개의 주요 관절인 노손목관절과 손목뼈중간관절로 구성되어 있다. 노손목관절은 노뼈의 먼쪽끝과 몸쪽손목뼈를 연결하고, 손목뼈중간관절은 손목뼈의 몸쪽줄과 먼쪽줄을 연결한다. 이런 관절들 사이의 돌림운동과 병진운동은 전두면과 시상면에서 움직임을 만들어내지만, 가장 자연스러운 움직임은 두 운동면의 요소를 결합한 소위 '다트 던지기 동작'이다. 이러한 동작은 던지기, 망치질, 플라이 낚시, 그리고 솔질하기(grooming)를 포함한 많은 기능들에서 사용된다.

능동적인 근육 활성으로 생산된 힘과 그에 따라 신장된 인대는 손목의 운동형상학을 자연스럽게 안내한다. 외상 이후, 손목의 인대는 뼈 사이의 적절한 정렬을 유지하는 능력을 잃게 된다. 또한 인대 손상은 내재된 감각신경을 손상시킬 수 있으며, 이는 운동을 안내하기 위한 고유감각을 감소시킨다. 이러한 결과로 발생되는 잘못된 관절운동형상학과 관절에 대한 스트레스의 증가는 더 뚜렷한 불안정성, 통증, 그리고 잠재적인 변형으로 흔히 이어진다. 감소되거나 통증이 있는 손목의 움직임은 손의 기능을 크게 저하시킬 수 있으며, 결국에는 팔 전체의 기능도 저하시키게 된다.

최적의 손 위치를 제공하는 것 외에도, 손목은 팔에서 이루어지는 2개의 중요한 기능인 부하수용 그리고 아래팔 엎침과 뒤침의 운동형상학과도 연관된다. 첫째, 서기나 걷기 동안 발생한 힘을 발목이 수용하는 것과 유사한 방법으로, 손목도 팔의 먼쪽끝에 충격을 주는 큰 압박력을 수용할 수 있어야 한다. 그러나 손목에 충격을 주는 압박력은 의자 팔걸이를 밀면서 일어날 때와 같이 환경과의 접촉으로 발생할 뿐만 아니라, 잡기를 위해 생산된 근육 힘에 의해서도 발생한다. 자연스럽게 확장된 먼쪽노뼈의 형태는 손목뼈에 대한 접촉압력(즉, 힘/면적)을 감소시키는 데 도움이 된다. 뼈사이막과 손목뼈 몸쪽줄 내의 유연한 관절들에 의해 손목을 가로지르는 압박력은 좀 더 분산된다. 종종 외적인 힘이 해당 영역을 보호하기 위한 부하 분산의 능력을 초과하면, 먼쪽노뼈의 골절; 뼈사이막, 세모섬유연골복합체(TFCC), 손배반달인대의 파열; 그리고 손배뼈 및 반달뼈와 같은 뼈들의 골절이나 탈구 등 손상을 초래한다.

또한 손목의 자연스러운 디자인은 아래팔의 엎침과 뒤침의 운동형상학과 밀접하게 관련되어 있다. 이런 디자인의 요소들은 손목의 양 옆에서 나타난다. 노쪽으로, 노손목관절의 관절 형태학은 손목과 노뼈 사이의 축돌림(axial rotation)을 부분적으로 제한한다. 이런 동작의 제한에 의해, 손은 엎침과 뒤침을 하는 노뼈의 운동경로를 따르게 된다. 손목은 노쪽에서의 축돌림을 *제한*하면서, 자쪽에서의 축돌림은 선택적으로 *허용*한다. 큰 자손목 공간 및 이와 관련된 연부조직은 손목의 자쪽면과 자뼈를 느슨하게 연결한다. 반탄력적(semielastic) 고정체로서의 TFCC는 손목뼈에 견고하게 부착된 노뼈를 자뼈의 먼쪽끝에 대해 자유롭게 엎침과 뒤침을 하도록 허용한다. 손목의 자쪽면에서 일어나는 이러한 자유로운 운동이 없다면, 아래팔의 엎침과 뒤침은 상당히 제한될 것이다.

본질적으로, 손목을 가로지르는 모든 근육은 손목 자체에서 또는 좀 더 먼쪽의 손가락에서 다양한 작용을 한다. 결과적으로, 비교적 단순한 운동도 비교적 복잡한 근육의 상호작용을 필요로 한다. 예를 들어, 손목을 폄하기 위해서는 손목 폄에 필요한 노쪽 치우침을 미세조절하기 위해 적어도 한 쌍의 근육들이 필요하다는 것을 생각해 보라. 또한, 잡기 동안 손목을 안정화시키기 위해서는 손목 폄근육으로부터의 강력한 근육활성이 필요하다는 것을 생각해보라. 이러한 몸쪽 안정성이 없다면, 손가락 굽힘근육은 사실상 비효율적으로 작용하게 된다. 손목 몸쪽 안정성의 상실은 말초신경이나 중추신경의 손상이나 질환 또는 손목 폄근육의 몸쪽 부착부위인 가쪽위관절융기 영역이나 손목의 등쪽면에 위치한 6개의 섬유뼈구획들 중 하나에서의 통증과 같은 여러 가지 원인에 의해 일어날 수 있다. 이런 기능적 손상이 손목의 운동학에 어떤 영향을 미칠지에 대한 이해는 가장 효율적인 치료적 중재의 제공에 있어 필수적인 요소가 된다.

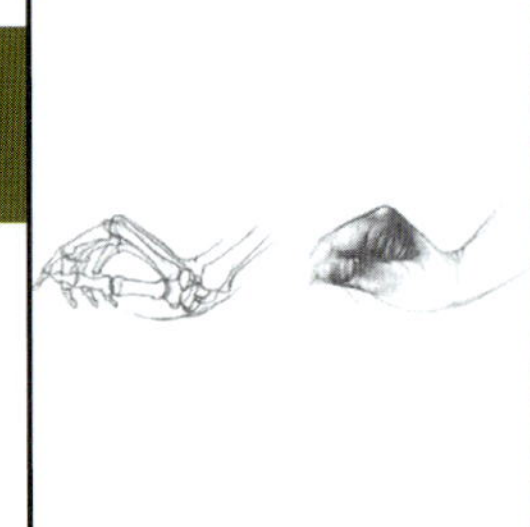

# 부가적인 임상 연관성

**내용**



## 임상 연관성 7.1
## *손배반달인대: 손상에 따른 잠재적인 병리역학과 재활*

*손배반달*(*scapholunate, SL*)인대의 손상은 손목 불안정성으로 이어질 수 있는 일련의 연쇄적 과정을 촉발할 수 있으며, 최악의 경우 손목의 구조적 붕괴로 이어질 수 있다.[88] 이 중요한 인대의 손상 이후, 손 전문치료사는 비수술적 및 수술후 치료 환경에서 환자 재활에 필수적인 역할을 한다.[52] 물론, 이 임상 연관성에서는 손목에 영향을 미치는 다른 병리들을 다룰 수도 있었다. 그러나 SL인대의 손상을 선택한 이유는 비교적 자주 침범되는 빈도 때문일 뿐만 아니라, 이 장에서 이전에 소개된 해부학적, 운동학적, 그리고 병리역학적 개념에 근거한 손목 재활의 여러 원칙을 설명하기 위함이다. 이 임상 연관성은 이러한 개념을 강화 및 확장시키고, 이러한 치료를 전문적으로 제공하기 위해서는 수준 높은 교육이 필요하다는 것을 강조하기 위해 제시되었다.

### 손배반달인대의 기능적 중요성: 간단한 개요

SL관절은 비교적 느슨하게 연결된 손목뼈의 몸쪽줄 내에서 중요한 중심관절이다. 그림 7.7과 7.8에서 보이는 것과 같이, SL관절의 먼쪽면은 큰 알머리뼈머리를 안전하게 수용하기 위해 깊은 오목을 형성하고 있다. 체중지지와 근육수축에 의해 추진되는 움직임 동안, 알머리뼈(손목과 손의 중심기둥의 바닥부)는 SL 오목 속으로 더 깊게 밀려들어간다. SL관절의 구조적 안정성은 일차적으로 SL인대에 의해 유지된다. 그러나 SL관절은 여러 이차적인 또는 간접적인 안정자에 의해서도 강화되는데, 손배큰마름인대 및 반달세모인대와 같은 손배뼈나 반달뼈에 부착하는 거의 모든 인대가 이에 해당된다(그림 7.9와 7.10에 제시됨). 이런 이차적인 인대들은 일차적인 SL인대와 함께, 좀 더 광범위한 *손배반달인대복합체*(*scapholunate ligamentous complex*)의 일부로 간주되며, 이 복합체는 손배뼈와 반달뼈를 서로 고정하거나 안정적인 인접 손목뼈에 고정하는 데 도움이 된다.

SL인대는 강력하여, 파열되기 전에 147~270 N (33~61 lb)의 장력을 견딜 수 있는 능력을 갖고 있다.[79,88] 이러한 강도는 생리적 부하하에서 SL관절을 정적으로 지지하는 데 필요하며, 손목 움직임 동안 손배뼈와 반달뼈가 약간 다른 경로로 움직일 때 관절을 동적으로 지지하는 데에도 필요하다. SL관절의 복잡한 운동형상학 동안, 기계적수용기가 잘 신경지배되고 있는 SL인대의 신장은 관절을 안내하고 압박하는 데 도움이 되는 적절한 근육을 반사적으로 활성시킬 수 있다. 신경지배되는 인대와 신경근육계통 사이의 상호작용이 손목에만 국한된 것은 아니지만, 이 주제는 손목에서 특히 잘 설명되어 왔다.[33,42,43]

### SL인대 손상 후 발생할 수 있는 병리역학적 시나리오

SL관절은 손목을 가로지르는 압박의 직접적인 경로에 있기 때문에, SL인대는 손을 뻗어 넘어질 때 손상당하기 쉽다. SL인대의 파열은 SL관절의 역학적 불안정성과 통증을 유발할 수 있다. 다른 손목뼈나 인대의 손상 정도에 따라, SL관절은 부분적으로 분리되어 간격(gap)이 형성될 수 있다. 임상적으로, SL 분리(disassociation, diastasis)는 능동적으로 주먹을 쥐는 동안 방사선사진으로 관찰될 수 있다(그림 7.32). 방사선사진에서 나타난 SL 간격은 주먹을 쥐는 동안 근육의 능동적인 수축으로 발생하였기 때문에 *동적인* 분리라 불린다. 근육이 알머리뼈(그리고 셋째손허리뼈)를 약화된 SL관절을 향해 몸쪽으로 당기면서 간격은 넓어진다. *정적인* SL 분리는 휴식 시 또는 이완된 주먹 쥐기에서 나타날 수

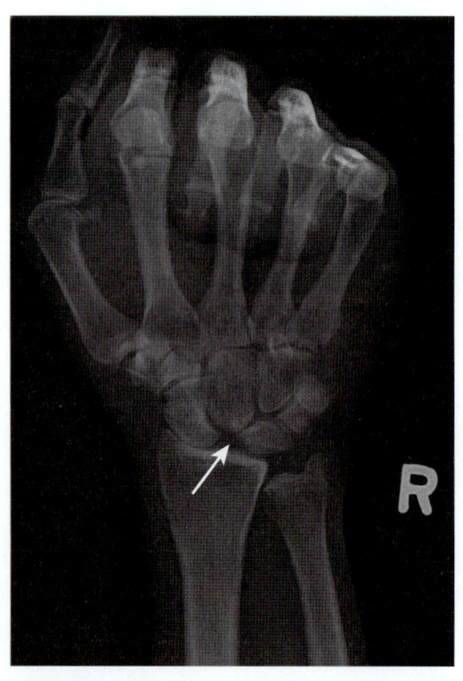


**그림 7.32** 주먹 쥐기 동안, 불안정한 손배반달관절 내의 4 mm 간격(*화살표*)을 보여주는 뒤-앞(PA)면 방사선사진. (Radiograph Courtesy Ann Porretto-Loehrke, DPT, CHT, Hand to Shoulder Center, Appleton, WI.)

# 부가적인 임상 연관성

## 임상 연관성 7.1
## *손배반달인대: 손상에 따른 잠재적인 병리역학과 재활* (계속)

있으며, 일반적으로 이러한 상황은 SL인대의 완전한 파열과 이차적인 안정자의 약화로 인한 좀 더 심각한 또는 만성적인 손상을 나타낸다.

평면 방사선사진으로는 인식하기 어려울 수는 있지만, SL 분리는 손배뼈나 반달뼈의 비정상적 비틀림(torsion)이나 꼬임(twist)이 수반될 수도 있다. 간격과 비틀림의 결합은 시간이 지나면서 초기 외상 동안 손상되지 않았을 수도 있는 SL관절의 이차적인 안정자를 과신장시키거나 약화시킬 수 있다. 인대 파열과 크리프(creep)의 누적효과는 SL 분리의 점진적인 악화를 초래할 수 있다.

SL인대의 완전한 파열 후 발생하는 특정 병리역학은 예측하기가 어려운데, 그 이유는 주로 손목의 해부학적 복잡성 때문이지만, 또한 이차적인 SL 안정자에 가해진 손상과 만성적인 신장의 정도가 불확실하기 때문이기도 하다. 병리역학은 최소한의 범위로 SL 분리에 대해서만 국한될 수도 있고, 그림 7.20에서 약어 *DISI*로 설명된 것처럼 몸쪽줄의 일반화된 지그재그 변형이 결합된 상당한 SL 분리로 진행될 수도 있다. 또한 최종적인 임상 결과는 손상된 인대와 관계된 감각신경섬유 및 기계적수용기의 손상 정도에 따라 달라질 수도 있다. 감소된 고유감각의 기능은 좀 더 스트레스를 줄 수 있는 관절운동형상학을 초래하여, 이미 불안정한 병리역학의 상황을 더욱 악화시키게 된다.[29]

치료되지 않거나 진단되지 않는다면, SL 분리와 관계된 병리역학은 심각하고 무력화시키는 골관절염으로 진행할 수 있다. SL 분리는 일반적으로 노뼈의 붓돌기에 대한 손배뼈의 분리와 노쪽이동을 포함한다. 이후 발생하는 비정상적인 뼈의 접촉은 노손배이음부(radioscaphoid junction)의 노쪽가장자리에 퇴행성골관절염을 유발할 수 있다. 퇴행의 과정은 이후 알머리반달관절(손목뼈중간관절 내에 있음)이 연루되고, 결국에는 노손목관절 전체로 이어진다. 이러한 진행 과정의 후기 단계에서 손목은 역학적으로 붕괴될 수 있으며, 이러한 병리적 상황을 손배반월의 *진행된 붕괴*(*scapholunate advanced collapse*, SLAC) 또는 'SLAC 손목'으로 언급된다.[18]

의학적 중재와 치료적 중재는 SL인대의 파열에 따른 변형, 불안정성, 그리고 통증의 진행을 제한할 수 있다. SL인대가 단지 부분적으로 또는 최소한으로 파열되었다면, 치료는 보존적(비수술적) 접근이 포함될 수 있다. 좀 더 심각한 손상이거나 보존적 접근이 성공하지 못한 경우에 수술이 요구될 수 있다. 수술의 선택은 손상의 정도와 병리역학의 진행에 따라 달라진다. 수술 선택의 범위는 손상된 인대의 복구에서부터 이차적인 인대 안정자를 강화하는 더 광범위한 수술 또는 몸쪽줄 손목뼈절제술이나 네모서리융합술(four-corner fusion)과 같은 구제절차(salvage procedures)까지 다양하며, 네모서리융합술이란 손배뼈는 제거하고 알머리뼈, 갈고리뼈, 반달뼈, 그리고 세모뼈는 융합하는 것을 말한다.

### SL인대 손상 후 비수술적 재활의 기본 원칙—치료적 운동에 초점

SL인대 손상 후 비수술적 재활프로그램의 세부사항은 손상의 정도와 복잡성 그리고 환자의 나이, 건강상태, 및 활동수준 등 여러 요인들에 따라 달라진다. 이러한 정보는 철저한 초기 평가의 일환으로 결정된다.[92] 이 단락에서는 재활 과정의 핵심 부분으로 운동 사용에 대한 원칙들을 간단히 설명한다. 다음의 논의는 환자가 SL인대의 부분 파열만을 가지고 있으며 의료 전문가로부터 보존적이고 비수술적인 재활 접근법을 시행하라는 조언을 받은 상황을 가정한 것이다.

인대가 충분히 치유된 이후에, 손목 가동성과 주변 근육의 근력을 증진시킬 목적으로 신중하게 처방되고, 추적 관찰되며, 적절히 조절된 운동프로그램을 시작할 수 있다. 고정이나 통증에 의한 보호(guarding)로 약해진 근육을 강화하는 명확한 이점 외에도, 근력의 개선은 손목의 신경근육조절을 향상시키는 것도 목표로 한다. 향상된 근육조절은 약해진 또는 잠재적으로 불안정한 SL관절을 환자 스스로 동적인 안정화를 할 수 있게 한다. 증가된 근육 안정성은 부자연스럽거나 극단적인 움직임으로부터 관절을 보호하여, 약해진 SL관절에 대한 과도한 변형을 제한할 수 있다. 또한 환자는 손목에 과도한 부하를 주지 않으면서 일상적인 활동을 수행하는 방법에 대해 교육을 받는다.

손목 재활과 관계된 움직임은 종종 기능적 *다트 던지는 움직임*(*dart thrower's movement*, *DTM*)을 중심으로 설계된다.[10,137] 다트를 던질 때처럼, DTM은 손목 폄과 노쪽치우침의 결합 그리고 손목 굽힘과 자쪽치우침의 결합에 의한 짝운동(coupled motion)이다. 이 장에서 설명했듯이, 기능적 DTM의 사선경로는 머리 빗기, 망치 사용, 그리고 낚싯대 던지기와 같은 많은 일반적인 활동들에서 자연스럽게 사용된다. 특정 과제에 따라, DTM은 일반적으로 순수한 시상면에서 25~50° 정도 벗어난 각도를 보인다. 능동운동 또는 수동운동에 DTM을 병합하는 것은 몸쪽줄의 운동을 최소화하기 때문에 순수한 평면 운동보다 장점이 있다고 여겨진다. 다양한 연구 결과에 따르면, 순수한 시상면 및 전두면 운동과 비교하여 DTM은 손목의 움직임을 훨씬 더 큰 비율로 *노손목관절에서 손목뼈중간관절로* 이동시키는 것으로 나타났다.[21,74] 본질적으로, 손목뼈의 먼쪽줄은 손배뼈에 대해 거의 고정된 단위로 돌림운동을 한다. 손목뼈의 몸쪽줄에 대한 운동형상학적 요구의 감소는 SL인대에 대한 변형을 감소시킨다. 이에 따라, 치료사는 SL관절과 인대에 대한 요구를 최소화하면서 근육에 적절하게 등급화된 운동을 제시할 수 있다.[10,137] 이 전제는 운동학에 기반을 두고 고려된 것이지만, 이러한 연구는 주로 건강한 SL인대에 기초하고 있다. 구조적으로 손상된 SL인대를 가진 사람들에게 이 전제가 임상적으로 효과적이고 안전한지에 대해서는 추가적인 연구가 필요하다.

치료적 운동은 긴노쪽손목폄근과 긴엄지벌림근(노쪽치우침근육–폄근육) 및 자쪽손목굽힘근(굽힘근육–자쪽치우침근육)과 같은 주로 DTM을 담당하는 근육을 강화하고 신경근육조절을 증가시키기 위해 설계된다. 이러한 근육은 DTM의 일차적인 운동근으로 고려될 뿐만 아니라, 이러한 근육에서의 긴장은 SL관절을 '비틀고 가깝게' 하여 SL 간격을 *줄이는* 것으로 보인다. 이러한 이유로, 임상가들은 앞서 언급된 근육

(계속)

# 부가적인 임상 연관성

## 임상 연관성 7.1
### *손배반달인대: 손상에 따른 잠재적인 병리역학과 재활* (계속)

들을 종종 'SL 친화적(friendly)' 근육이라 언급한다.[29,92] 이는 흔히 'SL 비친화적' 근육으로 지칭되는 자쪽손목폄근과 대조되는 것으로, 이 근육은 시체 관찰을 통한 근육의 당김선에 근거하여 SL 간격을 *증가시키는* 방식으로 손목을 비튼다고 보여주었다.[106~108]

보조기는 DTM을 촉진하기 위해 맞춤 제작될 수 있으며, 이를 통해 재활 동안 효과적이고 안전한 운동의 사용을 증진시킨다.[10,42] 이러한 보조기는 능동적인 손목 움직임을 DTM의 경로와 일치하게 안내하는 동시에, 움직임을 동작의 중간범위로 제한하는 데 도움이 된다. 또한, 이런 유형의 '동적인' 보조기는 환자의 고유감각 인지의 향상을 위해 능동적으로 참여하는 운동을 치료사가 설계할 수 있게 해준다.[5,44] 이 접근법은 특정 근육이 SL관절을 무의식적으로 안내하고 안정화하는 능력을 향상시킨다.[42,137] 간단한 예를 들어보면, 환자는 침범되지 않은 손목에서의 DTM을 침범된 손목이 따라서 움직이는 연습을 할 수 있다. 이러한 운동은 시각적 관찰과 함께 또는 없이 반복될 수 있으며, 적어도 초기에는 부드러운 저항에 대해 수행될 수 있다. 환자의 반응과 치유된 SL인대의 상태에 근거해 적절하다고 판단되면, 운동의 범위와 종류가 확대될 수 있으며, 환자는 휴식 시 정적인 보조기를 착용하는 것만으로도 충분할 수 있다.[10,137]

운동은 환자가 진동, 플라이오메트릭, 또는 교란 유형의 저항을 제공하는 도구를 잡거나 조작하도록 하여 DTM을 계속해서 수행할 수 있다.[137] 이러한 방법은 DTM이 제공하는 상대적인 안정성은 유지하면서도 적절한 용량의 의식적 그리고 무의식적 운동 자극을 다양한 범위로 제공하는 것이다.

마지막으로, DTM이 순수한 평면 운동에 비해 SL관절에 대한 운동형상학적 요구를 줄여주지만, 이를 완전히 없애지는 못한다는 점을 염두에 두는 것이 중요하다.[137] SL관절과 인대의 운동 감소는 DTM의 과제와 각도 경로, 이용 가능한 전체 운동범위 중 사용되는 특정 운동호, 그리고 근육에 부여된 요구의 수준에 따라 달라진다. 일반적인 지침으로, 대부분의 연구에서는 능동움직임 동안 SL인대의 상대적 무부하를 가장 크게 하는 방법은 (1) DTM의 사선 평면을 준수하고, (2) 외적인 저항을 감소시키며, (3) 움직임의 끝범위나 극단적인 범위를 피하는 것을 통해 성취될 수 있다. 이러한 지침의 임상적 유용성을 점증하고 확장하기 위해서는 더 많은 연구가 요구된다.

# 부가적인 임상 연관성

## 임상 연관성 7.2
## *손목에서의 '자뼈차이': 관계된 운동형상학과 임상적 결과*

### '자뼈차이'의 정의

노뼈와 자뼈의 먼쪽끝은 2개의 위치인 노손목관절과 자손목 공간에서 손목의 몸쪽면과 근접해 있다. 노뼈나 자뼈에서의 과도한 길이 비대칭성은 손목의 연부조직과 뼈들에 손상을 유발할 만한 스트레스를 가할 수 있다. 이러한 뼈의 비대칭성이 특히 과도한 육체노동과 결합될 때, 손목에서의 증가된 스트레스는 만성 염증, 통증, 인대의 파열이나 변형, 뼈와 관절면의 형태 변화, 악력의 감소, 그리고 변경된 혈류역학을 유발할 수 있다.

아래팔 뼈들의 길이나 위치에서의 편차는 선척적으로 유발되거나 손상 또는 질병을 통해 후천적으로 발생될 수 있다. 손목에서 이런 뼈들의 상대적 길이를 정량화하는 방법을 *자뼈차이*(*ulnar variance*)라 한다.[86] 이런 정량화는 그림 7.33에서 보여주는 것과 같이 뒤-앞쪽(PA) 방사선사진을 통해 일반적으로 결정된다. 그림에서 소개된 무증상 표본에서의 지적처럼, 0의 자뼈차이는 아래팔의 뼈들이 같은 길이로 먼쪽으로 뻗어 있는 것을 의미한다. *양의 자뼈차이*(*positive ulnar variance*)는 자뼈머리가 기준선보다 더 먼쪽으로 뻗어 있는 거리를 의미하고, *음의 자뼈차이*(*negative ulnar variance*)는 자뼈머리가 기준선의 몸쪽에 놓인 거리를 의미한다. 자뼈차이를 위한 기준 평균값은 0과 −1 mm 사이에 있다고 일반적으로 보고되고 있으며 표준편차는 약 1.5 mm이다.[110]

정적인 방사선사진에서 자뼈차이를 측정할 때, 건강한 사람에서는 거의 중립의 자뼈차이가 예상된다. 그러나 특정 능동움직임 동안에는 자뼈차이가 약간 변동된다. 6장에서 설명했듯이, 예를 들어 아래팔 엎침근육의 수축은 노뼈를 약간 몸쪽으로 당긴다. 비록 미세하지만, 이러한 노뼈의 이동은 팔꿈치와 손목 양쪽에서 명확히 나타난다. 그림 6.29에서 묘사했듯이, 능동적인 *엎침* 동안 노뼈의 몸쪽이동은 위팔노관절에서의 압박력을 증가시킨다. 자연스럽게 근육으로 추진된 노뼈의 몸쪽 병진운동은 손목에서 약간의 *양*의 자뼈차이를 만들어 낸다(즉, 자뼈머리는 병진운동된 노뼈에 대해 좀 더 먼쪽에 정렬됨).[51] *잡기 동작을 만드는 데* 관여하는 근육의 수축 또한 노뼈를 몸쪽으로 당겨, 양의 자뼈차이를 1~2 mm 정도 증가시킨다.[32] (*자뼈차이*라는 용어가 자뼈의 이동을 의미하지만, 대부분의 경우에 있어 이러한 차이는 *노뼈*의 이동으로 만들어지며, 안정적인 위팔자관절은 원래 자뼈의 이동을 제한한다.)

아래팔 엎침과 잡기 활동에 의한 자뼈차이에서의 자연스러운 변화는 실제론 작다(대략 1~2 mm). 세모섬유연골복합체(TFCC)와 인접 뼈들을 덮고 있는 관절연골의 유연성은 일반적으로 부정적인 생리적 결과 없이 이런 작은 움직임을 수용한다. 그러나 자연스러운 1~2 mm를 크게 초과하는 자뼈차이는 손목과 먼쪽노자관절에서의 기능적 손상을 유발할 수 있으며, 이는 시간이 지남에 따라 심각해지고 장애를 초래할 수 있다. 다음 단락에서는 이러한 사례들의 예에 초점을 맞출 것이며, 의학적 치료를 위한 관련 운동학 및 임상적 결과를 포함할 것이다.

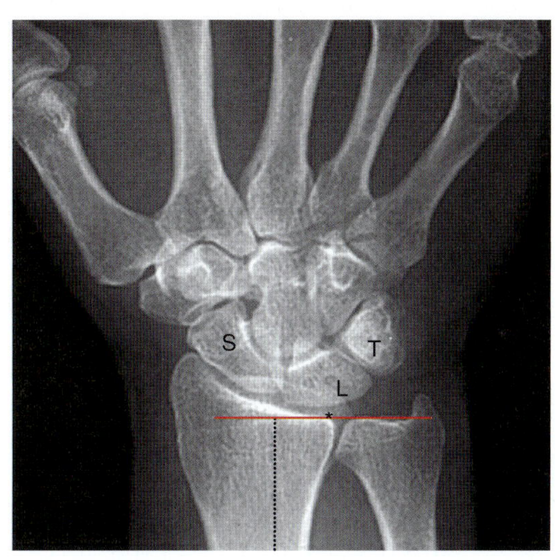


그림 7.33 자뼈차이의 측정을 보여주고 있는 무증상 손목의 뒤-앞쪽(PA) 방사선사진. 검은색의 점선은 노뼈의 장축에 평행하게 그려져 있다. 다음으로, 빨간색 기준선은 노뼈에 있는 반달관절면의 연골밑뼈 수준(*별표로 표시됨*)에서 노뼈의 장축에 대해 수직으로 그려졌다. 이런 기준선과 자뼈머리의 가장 먼쪽 부분 사이의 거리가 자뼈차이의 측정이다. 제시된 사진은 0의 자뼈차이(즉, '중립'의 자뼈차이라 함)를 나타내고 있다. *L*: 반달뼈, *S*: 손배뼈, *T*: 세모뼈, (Radiograph courtesy of Jon Marion, OTR, CHT, and Thomas Hitchcock, MD, Marshfield Clinic, Marshfield, WI.)

### 과도한 자뼈차이와 관련된 원인과 병리역학의 예

#### 양의 자뼈차이

여러 요인들이 자뼈를 노뼈보다 더 먼쪽으로 뻗도록 유발할 수 있다. 그림 7.34는 먼쪽노자관절이 탈구된 후 6 mm의 양의 자뼈차이를 보이게 된 여성 환자의 예를 보여주고 있다. 환자는 9개월 동안 자손목 공간에서의 심각한 통증을 경험하고 있으며, 이로 인해 빈번한 업무 손실로 이어지고 있었다. 결국 환자는 자뼈의 수술적 단축이 필요했으며, 수술을 통해 먼쪽노자관절을 재정렬하였다.

과도한 양의 자뼈차이는 종종 세모섬유연골(TFC) 중심부의 무혈관 부위, 세모뼈, 또는 반달뼈에 대한 자뼈의 먼쪽 침해가 특징인 '자뼈충돌증후군(ulnar impaction syndrome)'과 흔히 연관된다.[14] 심각할 때, 자뼈충돌은 TFC의 염증과 퇴행으로 진행될 수 있다. 그림 7.35는 신체적으로 활발한 54세의 제조공장 노동자에게 나타난 자뼈충돌증후군의 예를 소개하고 있다. 환자의 통증은 자쪽치우침으로 수행되는 활동들에 의해 악화되며 팔을 통해 체중지지를 하거나 아래팔을 엎침하면서 강력

(*계속*)

# 부가적인 임상 연관성

## 임상 연관성 7.2
### 손목에서의 '자뼈차이': 관계된 운동형상학과 임상적 결과 (계속)

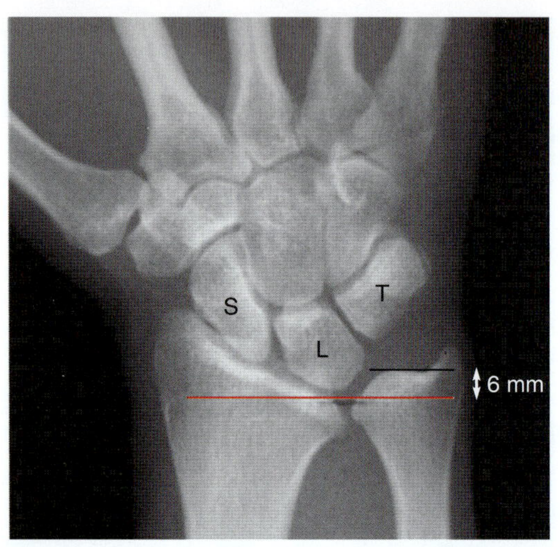


그림 7.34 6 mm의 양의 자뼈차이를 보이는 손목의 뒤-앞쪽(PA) 방사선사진. 이동된 먼쪽노자관절에 주목하라. *L*: 반달뼈, *S*: 손배뼈, *T*: 세모뼈. (Radiograph courtesy of Jon Marion, OTR, CHT, and Thomas Hitchcock, MD, Marshfield Clinic, Marshfield, WI.)

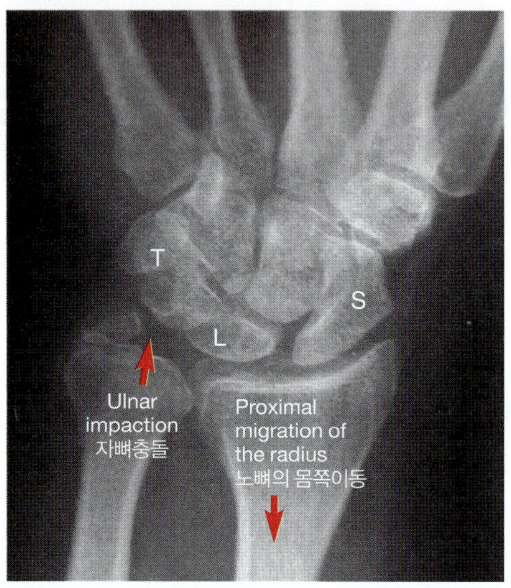


그림 7.35 '자뼈충돌증후군'으로 진단된 환자 손목의 뒤-앞쪽(PA) 방사선사진. 환자는 5 mm의 양의 자뼈차이를 가지고 있으며, 이로 인해 노뼈의 짧아짐(골절)으로 인한 몸쪽이동을 보이고 있다. 자뼈머리의 상대적 먼쪽 돌출이 자손목 공간으로 들어간 것에 주목하라. 또한, 다음과 같은 것들이 관찰되고 있다: (1) 자뼈머리의 바로 먼쪽에 있는 큰 뼈증식(osteophyte), (2) 반달뼈와 세모뼈 사이의 관절 공간 감소, 그리고 (3) 손배반달인대의 파열이 연루된 손배반달의 간격 또는 분리(골절이 없는 뼈들의 분리). *L*: 반달뼈, *S*: 손배뼈, *T*: 세모뼈. (Radiograph courtesy of Ann Porretto-Loehrke, DPT, CHT, and John Bax, MD, PhD, Hand and Upper Extremity Center of Northeast Wisconsin, Appleton, WI.)

하게 잡기를 할 때와 같이 양의 자뼈차이를 자연스럽게 증가시킬 수 있는 동작들에 의해서도 악화된다. 이 환자는 10대 때 노뼈 골절을 당했으며, 이로 인해 노뼈의 짧아짐으로 인한 몸쪽이동이 초래되었다. 압박골절에 의한 것이든 노뼈머리의 수술적 제거에 의한 것이든 간에, 이로 인해 짧아진 노뼈는 자뼈충돌증후군의 흔한 전조가 된다. 일반적으로, 노뼈의 몸쪽이동 가능성은 뼈사이막이 찢어졌을 때에도 증가하게 된다. 6장에서 설명했듯이, 중요하지만 미세한 뼈사이막의 기능은 노뼈의 몸쪽이동에 저항하는 것이다.

#### 음의 자뼈차이

그림 7.36은 선천적인 짧은 자뼈에 의해 손목에서 나타나는 음의 자뼈차이의 심각한 사례를 보여주고 있다. 짧아진 자뼈는 먼쪽노자관절의 자연스러운 일치성을 변경시켜 관절속 스트레스를 증가시킨다.[81] 관절에 가해지는 스트레스가 증가하고 육체노동을 요구하는 환자의 직업이 결합되면, 결국 TFCC의 대부분 성분들의 파열을 포함한 불안정성과 퇴행성관절염을 유발하게 된다. 이 42세 여성의 중요 호소는 손목 자쪽 영역에서의 조절이 안 되는 통증, 불안정성['찰깍 하는 소리(popping sound)'], 그리고 아래팔 돌림운동, 특히 뒤침의 뚜렷한 기능 상실이다.

손목의 자쪽면과 먼쪽노자관절에서의 심각한 통증과 퇴행 그리고 기능의 상실이 있는 경우 흔히 수술적 중재가 요구된다. 주로 먼쪽노자관절에서의 기능을 회복하기 위한 이런 수술 중 하나가 *소베-카판지(Sauvé-Kapandji)* 시술이다.[34] 수술의 첫 번째 절차는 나사를 사용해 불안정하고 통증이 있는 먼쪽노자관절을 융합시키는 것이다(그림 7.37). 그다음으로, 융합된 관절의 몸쪽 1~2 cm 지점에서 1 cm 크기로 자뼈의 작은 부분을 제거한다. 이런 방법에 의해 생긴 공간은 결국 '거짓관절[pseudo-arthrosis (false joint)]'을 형성하고, 이는 '새로운' 먼쪽노자관절의 역할을 한다. 이제 엎침과 뒤침은 좀 더 몸쪽의 자뼈에 대해 노뼈, 손목뼈, 그리고 나머지 먼쪽자뼈가 하나의 고정된 단위로 같이 돌림운동할 때 일어난다. 남아 있는 자뼈의 몸쪽 절단부위를 안정화하기 위한 노력으로 네모엎침근과 자쪽손목폄근의 부착을 사용한다. 또한 온전하게 남아 있는 뼈사이막도 몸쪽노뼈에 안정성을 제공해 준다.

성공적인 소베-카판지 수술은 최소한 손목의 자쪽면과 먼쪽아래팔에서 기능적이고 통증 없는 운동을 일반적으로 회복한다. 온전한 TFCC와

# 부가적인 임상 연관성

## 임상 연관성 7.2
## 손목에서의 '자뼈차이': 관계된 운동형상학과 임상적 결과 (계속)

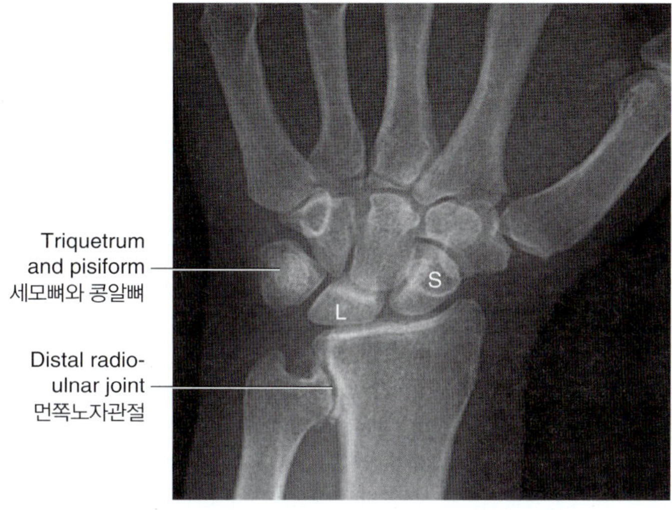


**그림 7.36** 음의 자뼈차이 및 관계된 먼쪽노자관절의 퇴행을 보여주고 있는 손목의 뒤-앞쪽(PA) 방사선사진. *L*: 반달뼈, *S*: 손배뼈. (Radiograph courtesy of Jon Marion, OTR, CHT, and Thomas Hitchcock, MD, Marshfield Clinic, Marshfield, WI.)

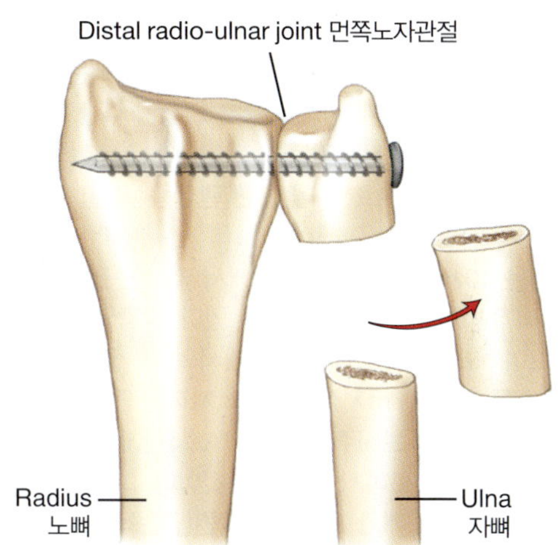


**그림 7.37** 손목에 수행된 *소베-카판지* 시술. 먼쪽노자관절은 유합되고 거짓관절이 자뼈에서 만들어진다. (From Saunders R, Astifidis R, Burke SL, et al: *Hand and upper extremity rehabilitation: a practical guide*, ed 4, St Louis, 2015, Churchill Livingstone.)

함께, 짧아진 자뼈의 먼쪽(융합된) 분절은 손목의 자쪽면을 위한 안정적인 토대로 작용하여, 특히 체중지지 활동 동안 유용하게 된다.

먼쪽노자관절과 TFCC의 퇴행 외에도, 음의 자뼈차이는 반달뼈의 파편화인 *킨뵉병*과 흔히 연관된다(Special Focus 7.1 참조). 그림 7.36에서 논의된 환자의 사례와 같이, 좀 더 먼쪽으로 돌출된 노뼈는 반달뼈와 밀착하게 되고, 이는 반달뼈의 파편화와 무혈성괴사를 지속시키게 된다. 킨뵉병을 위한 수술적 치료는 자뼈의 연장, 노뼈의 단축, 또는 매우 심각한 경우에 실시되는 손목뼈 몸쪽줄의 부분적 또는 완전한 적출이 포함된다.[48,64] 이러한 절차들은 모두 반달뼈에 대한 손상성 스트레스를 감소시키는 데 목적이 있다.

# 부가적인 임상 연관성

## 임상 연관성 7.3
### *먼쪽노뼈 골절의 잠재적인 생체역학적 결과*

먼쪽노뼈의 골절은 팔에서 가장 흔한 정형외과적 손상 중 하나이며, 흔히 손을 뻗어 넘어질 때 유발된다.[85] 골절된 먼쪽노뼈는 전위되거나 전위되지 않을 수 있으며 노손목관절 속으로 확장될 수 있다. 손상은 종종 인접한 다른 구조가 연루될 수 있는데, 여기에는 손배뼈의 골절, 먼쪽노자관절의 자파임(ulnar notch)을 통한 관절속 골절, 손배반달인대의 파열이 포함된다.[4,10]

그림 7.38은 40세 여성의 관절바깥에서 발생한 전위된 노뼈 골절에 대해 2개의 직각 방사선사진을 보여주고 있다. 각각의 사진은 손상의 다른 특징을 보여주고 있다. 그림 7.38A에서의 뒤-앞쪽(PA) 영상은 노뼈붓돌기의 몸쪽 약 2.5 cm지점에서부터 자파임 근처까지인 노뼈 골절의 가로 크기(*화살표*)를 보여주고 있다. PA 사진에서 주목할 것은 노뼈가 많이 전위된 것처럼 보이지 않는다는 것이다. 그러나 그림 7.38B의 가쪽 사진에서는 먼쪽노뼈가 사진의 가로면(*검은색 선*)에 대해 약 25° 정도(*빨간색 선*) *등쪽*으로 기울어져(또는 전위되어) 있는 것이 보인다. 먼쪽노뼈는 원래 약 10°의 *손바닥쪽*기울임(오른쪽의 삽입 그림에서 보여줌)을 보이기 때문에, 골절에 의해 유발된 실제적인 각도 형성은 35°에 근접하게 된다. 골절의 진정한 심각성과 범위를 평가하기 위해서는 적어도 2개의 방사선사진이 필요하다는 것이 분명해졌으며, 종종 비스듬한 세 번째 사진이 필요한 경우도 있다.

대부분의 전위된 먼쪽노뼈의 골절은 등쪽으로 발생한다. 치료하지 않고 그대로 둔다면, 그림 7.38에 나타난 노뼈는 비정상적인 위치에서 치유되면서 노손목관절과 전위의 정도에 따라 먼쪽노자관절에서의 관절 운동형상학을 변경시킬 수 있다.[82,89] 그 결과로 발생한 이런 관절들에서의 자연스러운 일치성의 감소는 스트레스를 높게 받게 되는 관절면 영역을 만들어내어, 퇴행성관절염의 잠재적인 기여 인자로 기여할 수 있다. 이러한 가능성은 골절이 관절 속에서 발생한다면 훨씬 더 높아질 수 있으며, 이는 노인 여성의 손목 골절에서 4명 중 1명이 발생한다.[132] 또한 상당히 전위되거나 분쇄된 상태로 남아 있는 골절된 노뼈는 일반적으로 기능적으로 단축되어, 손목에 부정적 결과를 초래할 가능성이 높다. 생체역학적으로, 이러한 부정적 결과에는 반달뼈 및 세모섬유연골(TFC)을 포함한 먼쪽노자관절 내의 성분들에 가해지는 스트레스 그리고 골절과 관련된 *양의 자뼈차이*가 포함된다. 생리적으로, 영구적으로 짧아진 노뼈는 외재성 손가락 굽힘근육과 같이 손목을 가로지르는 근육들의 길이-장력관계에 영향을 미치게 된다. 이러한 상황은 악력을 감소시킬 수 있다. 운동형상학적으로, 상당히 등쪽으로 기울어진 먼쪽노뼈는 연부조직의 단축이 없어도 손목 굽힘의 완전한 기능적 범위를 감소시킬 수 있다. 흥미롭게도, 점진적으로 증가하는 먼쪽노뼈의 뒤쪽 기울어짐을 모의 실험한 시체 연구에서는 손목 굽힘이 *노손목관절에* 미치는 상대적 기여도가 점진적으로 변화한다고 보고하였다.[85] 보상작용이 발생할 가능성이 있는 경우, 노손목관절(손목뼈중간관절에 비해)과 손목뼈 몸쪽줄

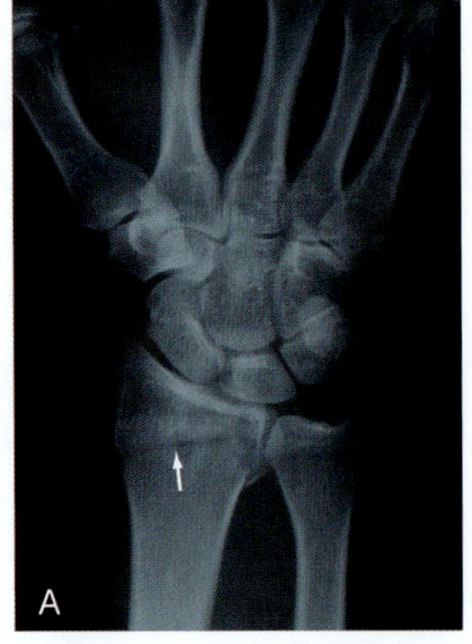


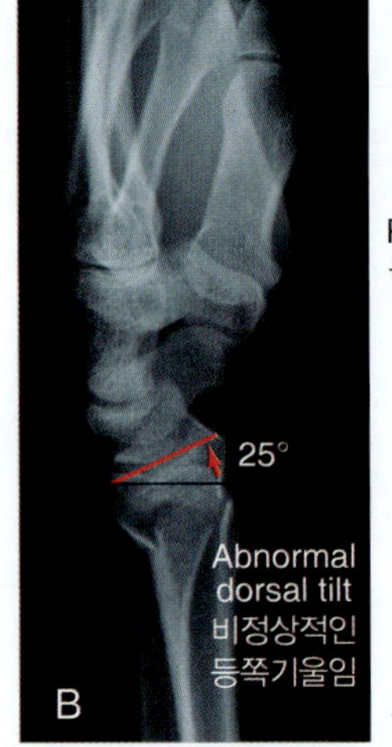


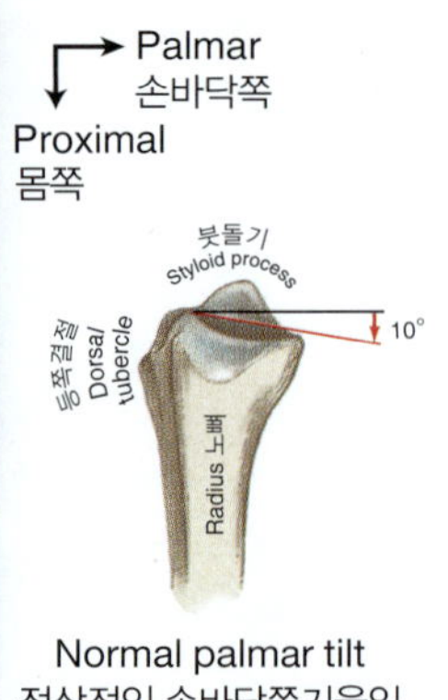


**그림 7.38** 40세 여성의 전위된 먼쪽노뼈의 관절바깥 골절(콜리스 골절, Colles' fracture)에 대한 두 가지 사진. (A) 앞-뒤쪽 사진. (B) 가쪽 사진. (B)에서 노뼈의 먼쪽 파편이 약 25° 등쪽으로 비정상적으로 전위되어(기울어져) 있다는 것에 주목하라. 오른쪽의 *삽입 그림*은 먼쪽노뼈의 정상적 손바닥쪽기울임을 보여주고 있다.

# 부가적인 임상 연관성

## 임상 연관성 7.3
### *먼쪽노뼈 골절의 잠재적인 생체역학적 결과* (계속)

에 가해지는 더 큰 운동형상학적 요구는 취약한 반달뼈 및 손배반달인대와 같은 구조에 스트레스를 줄 수 있다.[17] 이러한 병리역학은 등쪽으로 기울어진 먼쪽노뼈의 골절 이후 노손목관절의 퇴행성관절염 발생률이 비교적 더 높아지는 데 기여할 수 있다.

앞서 설명된 이유 때문에, 골절된 먼쪽노뼈에 대한 거의 정상적인 정렬의 획득은 정형외과적 관리에 있어 중요한 목표가 된다. 먼쪽노뼈의 골절은 단단한 석고고정이나 수술을 통한 고정으로 치료된다. 수술은 종종 기구를 사용한 내적고정(internal fixation)과 경피적외적뼈고정(percutaneous external bony fixation)을 포함한다. 치료를 위한 특정 선택은 골절이 상당히 전위되거나 분쇄되었는지, 환자의 나이와 활동 수준은 어떤지, 그리고 골다공증(osteoporosis) 같은 동반질병이 있는지와 같은 많은 요인들에 따라 달라진다.[25]

정형외과적 치료의 선택이 무엇이든, 목표는 노뼈가 최적의 정렬로 치유되는 것이다. 골절이 단지 약간만 전위되어 안정적이라면, 치료는 폐쇄정복(closed reduction) 이후 단순 석고고정이 제시될 수 있다. 이러한 치료는 수술을 피하는 장점이 있으나, 일부 경우에 있어 골절 부위를 *완전히* 고정시키지 못하는 단점이 있다. 골절 부위가 단단하게 고정되지 않는다면, 과도한 능동움직임이나 근육 활성 또는 체중지지(특히 첫 몇 주 동안)는 석고고정 전의 이탈 위치로 다시 먼쪽노뼈가 미끄러지게 하거나 정착시킬 수 있다. 이러한 상황이 발생하거나 의심된다면, 치료사는 골절후 재활에서 보다 더 보존적 접근법을 시행한다. 그러나 너무 보존적 접근법으로 한다면, 골절 영역의 몸쪽과 먼쪽은 물론 손목 주위의 근육과 연부조직에 타이트함이 발생될 수 있다. 환자마다 상황이 다 달라 이 장에서 다 언급할 수 없기 때문에, 먼쪽노뼈의 골절에 따른 정형외과적 관리 및 치료적 관리에 대한 특정 지침은 다른 서적을 참고하기 바란다.[25,117,118]

정형외과 수술은 먼쪽노뼈의 골절이 두드러지게 전위되거나 관절속 골절일 때 또는 석고고정으로 고정하기에 실용적이지 않거나 환자가 조심성이 없는 경우에 제시된다. 수술은 골절 부위에 즉각적이고 단단한 고정을 제공하여 치유 동안 최적의 위치를 확보할 수 있다는 고유의 장점을 가지고 있다. 수술후 의학적으로 적절하다면, 능동가동범위운동 프로그램은 석고고정을 사용할 때보다 더 빨리 시작될 수 있다. 이러한 접근법은 고정으로 유발될 수 있는 팔 전체의 근육과 연부조직의 타이트함을 제한할 수 있다.

## 참고문헌


1. Abe S, Moritomo H, Oka K, et al.: Three-dimensional kinematics of the lunate, hamate, capitate and triquetrum with type 1 or 2 lunate morphology, *J Hand Surg: European* 43(4):380–386, 2018.
2. Akhbari B, Moore DC, Laidlaw DH, et al.: Predicting carpal bone kinematics using an expanded digital database of wrist carpal bone anatomy and kinematics, *J Orthop Res* 37(12):2661–2670, 2019.
3. Alfredson H, Ljung BO, Thorsen K, et al.: In vivo investigation of ECRB tendons with microdialysis technique—no signs of inflammation but high amounts of glutamate in tennis elbow, *Acta Orthop Scand* 71:475–479, 2000.
4. Altman E: The ulnar side of the wrist: clinically relevant anatomy and biomechanics. [review], *J Hand Ther* 29(2):111–122, 2016.
5. Anderson H, Hoy G: Orthotic intervention incorporating the dart-thrower's motion as part of conservative management guidelines for treatment of scapholunate injury, *J Hand Ther* 29(2):199–204, 2016.
6. Ando R, Arai T, Beppu M, et al.: Anatomical study of arthroscopic surgery for lateral epicondylitis, *Hand Surg* 13(2):85–91, 2008.
7. Athlani L, Pauchard N, Dautel G: Outcomes of scapholunate intercarpal ligamentoplasty for chronic scapholunate dissociation: a prospective study in 26 patients, *J Hand Surg: European* 43(7):700–707, 2018.
8. Bain GI, Clitherow HD, Millar S, et al.: The effect of lunate morphology on the 3-dimensional kinematics of the carpus, *J Hand Surg Am* 40(1), 2015. 81-9.e1.
9. Berger RA, Imeada T, Berglund L, et al.: Constraint and material properties of the subregions of the scapholunate interosseous ligament, *J Hand Surg Am* 24(5):953–962, 1999.
10. Bergner JL, Farrar JQ, Coronado RA: Dart thrower's motion and the injured scapholunate interosseous ligament: a scoping review of studies examining motion, orthoses, and rehabilitation, *J Hand Ther* 33(1):45–59, 2020.
11. Best GM, Mack ZE, Pichora DR, et al.: Differences in the rotation axes of the scapholunate joint during flexion-extension and radial-ulnar deviation motions, *J Hand Surg Am* 44(9):772–778, 2019.
12. Bisset LM, Collins NJ, Offord SS: Immediate effects of 2 types of braces on pain and grip strength in people with lateral epicondylalgia: a randomized controlled trial, *J Orthop Sports Phys Ther* 44(2):120–128, 2014.
13. Brand PW, Beach RB, Thompson DE: Relative tension and potential excursion of muscles in the forearm and hand, *J Hand Surg Am* 6:209–219, 1981.
14. Brogan DM, Berger RA, Kakar S: Ulnar-sided wrist pain: a critical analysis review, *JBJS Rev* 7(5):e1, 2019.
15. Bunata RE, Brown DS, Capelo R: Anatomic factors related to the cause of tennis elbow, *J Hand Surg Am* 89:1955–1963, 2007.
16. Burssens A, Schelpe N, Vanhaecke J, et al.: Influence of wrist position on maximum grip force in a post-operative orthosis, *Prosthet Orthot Int* 41(1):78–84, 2017.
17. Bushnell BD, Bynum DK: Malunion of the distal radius, *J Am Acad Orthop Surg* 15(1):27–40, 2007.
18. Campbell CC, Neustein TM, Daly CA, et al.: Surgical treatment of wrist arthritis in young patients, *JBJS Rev* 8(3):e0078, 2020.
19. Camus EJ, Van Overstraeten L, Schuind F: Lunate biomechanics: application to kienböck's disease and its treatment, *Hand Surg Rehabil* 40(2):117–125, 2021.
20. Chen Z, Baker NA: Effectiveness of eccentric strengthening in the treatment of lateral elbow tendinopathy: a systematic review with meta-analysis, *J Hand Ther* 34: 18–28, 2021.
21. Crisco JJ, Heard WM, Rich RR, et al.: The mechanical axes of the wrist are oriented obliquely to the anatomical axes, *J Bone Joint Surg Am* 93(2):169–177, 2011.
22. da Luz DC, de Borba Y, Ravanello EM, et al.: Iontophoresis in lateral epicondylitis: a randomized, double-blind clinical trial, *J Shoulder Elbow Surg* 28(9):1743–1749, 2019.
23. de Bruin M, Smeulders MJ, Kreulen M: Flexor carpi ulnaris tenotomy alone does not eliminate its contribution to wrist torque, *Clin Biomech* 26(7):725–728, 2011.
24. de Lange A, Kauer JM, Huiskes R: Kinematic behavior of the human wrist joint: a roentgen-stereophotogrammetric analysis, *J Orthop Res* 3:56–64, 1985.
25. DeGeorge Jr BR, Van Houten HK, Mwangi R, et al.: Outcomes and complications in the management of distal radial fractures in the elderly, *J Bone Joint Surg Am* 102(1):37–44, 2020.
26. Delp SL, Grierson AE, Buchanan TS: Maximum isometric moments generated by the wrist muscles in flexion-extension and radial-ulnar deviation, *J Biomech* 29:1371–1375, 1996.
27. Duncan J, Duncan R, Bansal S, et al.: Lateral epicondylitis: the condition and current management strategies, *Br J Hosp Med* 80(11):647–651, 2019.
28. Elnikety S, El-Husseiny M, Kamal T, et al.: Patient satisfaction with postoperative follow-up by a hand therapist, *Muscoskel Care* 10(1):39–42, 2012.
29. Esplugas M, Garcia-Elias M, Lluch A, et al.: Role of muscles in the stabilization of ligament-deficient wrists. [review], *J Hand Ther* 29(2):166–174, 2016.
30. Ferreres A, Suso S, Ordi J, et al.: Wrist denervation. Anatomical considerations, *J Hand Surg Br* 20:761–768, 1995.
31. Formica D, Charles SK, Zollo L, et al.: The passive stiffness of the wrist and forearm, *J Neurophysiol* 108(4):1158–1166, 2012.
32. Friedman SL, Palmer AK, Short WH, et al.: The change in ulnar variance with grip, *J Hand Surg Am* 18:713–716, 1993.
33. Garcia-Elias M, Puig de la Bellacasa I, Schouten C: Carpal ligaments: a functional classification, *Hand Clin* 33(3):511–520, 2017.
34. Giberson-Chen CC, Leland HA, Benavent KA, et al.: Functional outcomes after Sauvé-Kapandji arthrodesis, *J Hand Surg Am* 45(5):408–416, 2020.
35. Giray E, Karali-Bingul D, Akyuz G: The effectiveness of kinesiotaping, sham taping or exercises only in lateral epicondylitis treatment: a randomized controlled study, *Pm R* 11(7):681–693, 2019.
36. Gofton WT, Gordon KD, Dunning CE, et al.: Soft-tissue stabilizers of the distal radioulnar joint: an in vitro kinematic study, *J Hand Surg Am* 29:423–431, 2004.
37. Gonzalez RV, Buchanan TS, Delp SL: How muscle architecture and moment arms affect wrist flexion-extension moments, *J Biomech* 30(7):705–712, 1997.
38. Gray DJ, Gardner E: The innervation of the joints of the wrist and hand, *Anat Rec* 151:261–266, 1965.
39. Gupta A, Moosawi NA: How much can carpus rotate axially? An in vivo study, *Clin Biomech* 20:172–176, 2005.
40. Haahr JP, Andersen JH: Physical and psychosocial risk factors for lateral epicondylitis: a population based case-referent study, *Occup Environ Med* 60(5):322–329, 2003.
41. Hagert E, Garcia-Elias M, Forsgren S, et al.: Immunohistochemical analysis of wrist ligament innervation in relation to their structural composition, *J Hand Surg Am* 32(1):30–36, 2007.
42. Hagert E, Lluch A, Rein S: The role of proprioception and neuromuscular stability in carpal instabilities, *J Hand Surg Eur* 41(1):94–101, 2016.
43. Hagert E, Persson JKE, Werner M, et al.: Evidence of wrist proprioceptive reflexes elicited after stimulation of the scapholunate interosseous ligament, *J Hand Surg Am* 34:642–651, 2009.
44. Hagert E: Proprioception of the wrist joint: a review of current concepts and possible implications on the rehabilitation of the wrist [Review, 100 refs], *J Hand Ther* 23(1):2–16, 2010.
45. Hegazy G, Akar A, Abd-Elghany T, et al.: Treatment of Kienböck's disease with neutral ulnar variance by distal capitate shortening and arthrodesis to the base of the third metacarpal bone, *J Hand Surg Am* 44(6):518.e1–518.e9, 2019.
46. Holm-Glad T, Røkkum M, Röhrl SM, et al.: A randomized controlled trial comparing two modern total wrist arthroplasties:improved function with stable implants, but high complication rates in non-rheumatoid wrists at two years, *Bone Joint Lett J* 104-b(10):1132–1141, 2022.
47. Holzbaur KR, Delp SL, Gold GE, et al.: Moment-generating capacity of upper limb muscles in healthy adults, *J Biomech* 40:2442–2449, 2007.
48. Isa AD, McGregor ME, Padmore CE, et al.: Effect of radial lengthening on distal forearm loading following simulated in vitro radial shortening during simulated dynamic wrist motion, *J Hand Surg Am* 44(7):556–563.e5, 2019.
49. Ishii S, Palmer AK, Werner FW, et al.: An anatomic study of the ligamentous structure of the triangular fibrocartilage complex, *J Hand Surg Am* 23:977–985, 1998.
50. Iwamoto A, Morris RP, Andersen C, et al.: An anatomic and biomechanic study of the wrist extensor retinaculum septa and tendon compartments, *J Hand Surg Am* 31:896–903, 2006.
51. Jung JM, Baek GH, Kim JH, et al.: Changes in ulnar variance in relation to forearm rotation and grip, *J Bone Joint Surg Br* 83:1029–1033, 2001.
52. Kamal RN, Moore W, Kakar S: Team approach: management of scapholunate instability, *JBJS Rev* 7(2):e2, 2019.
53. Kaufmann R, Pfaeffle J, Blankenhorn B, et al.: Kinematics of the midcarpal and radiocarpal joints in radioulnar deviation: an in vitro study, *J Hand Surg Am* 30:937–942, 2005.
54. Kelly PM, Hopkins JG, Furey AJ, et al.: Dynamic CT scan of the normal scapholunate joint in a clenched fist and radial and ulnar deviation, *Hand* 13(6):666–670, 2018.
55. Kobayashi M, Berger RA, Nagy L, et al.: Normal kinematics of carpal bones: a three-dimensional analysis of carpal bone motion relative to the radius, *J Biomech* 30:787–793, 1997.
56. Kramer A, Allon R, Werner F, et al.: Distinct wrist patterns founded on measurements in plain radiographs, *J Wrist Surg* 7(5):366–374, 2018.
57. Kraushaar BS, Nirschl RP: Tendinosis of the elbow (tennis elbow). Clinical features and findings of histological, immunohistochemical, and electron microscopy studies, *J Bone Joint Surg Am* 81:259–278, 1999.
58. Kroslak M, Pirapakaran K, Murrell GAC: Counterforce bracing of lateral epicondylitis: a prospective, randomized, double-blinded, placebo-controlled clinical trial, *J Shoulder Elbow Surg* 28(2):288–295, 2019.
59. Kuo CE, Wolfe SW: Scapholunate instability: current concepts in diagnosis and management, *J Hand Surg Am* 33:998–1013, 2008.
60. La Delfa NJ, Potvin JR: A musculoskeletal model to estimate the relative changes in wrist strength due to interacting wrist and forearm postures, *Comput Methods Biomech Biomed Engin* 20(13):1403–1411, 2017.
61. Lenoir H, Mares O, Carlier Y: Management of lateral epicondylitis, *Orthop Traumatol Surg Res* 105(8s):S241–s246, 2019.
62. Leventhal EL, Moore DC, Akelman E, et al.: Carpal and forearm kinematics during a simulated hammering

task, *J Hand Surg Am* 35(7):1097–1104, 2010.
63. Liber RL: *Skeletal muscle structure, function and plasticity: the physiologic basis of rehabilitation*, ed 3, Philadelphia, 2010, Lippincott Williams & Wilkins.
64. Lichtman DM, Lesley NE, Simmons SP: The classification and treatment of Kienböck's disease: the state of the art and a look at the future [Review], *J Hand Surg Eur Vol* 35(7):549–554, 2010.
65. Linscheid RL: Kinematic considerations of the wrist, *Clin Orthop Relat Res* 202:27–39, 1986.
66. Lutsky K, Beredjiklian PK: Kienböck disease [review], *J Hand Surg Am* 37(9):1942–1952, 2012.
67. Majima M, Horii E, Matsuki H, et al.: Load transmission through the wrist in the extended position, *J Hand Surg Am* 33:182–188, 2008.
68. McDermott JD, Ilyas AM, Nazarian LN, et al.: Ultrasound-guided injections for de Quervain's tenosynovitis, *Clin Orthop Relat Res* 470(7):1925–1931, 2012.
69. Meunier M: Lateral epicondylitis/extensor tendon injury, *Clin Sports Med* 39(3):657–660, 2020.
70. Mikić Z: The blood supply of the human distal radioulnar joint and the microvasculature of its articular disk, *Clin Orthop Relat Res* 275:19–28, 1992.
71. Mitsuyasu H, Patterson RM, Shah MA, et al.: The role of the dorsal intercarpal ligament in dynamic and static scapholunate instability, *J Hand Surg Am* 29:279–288, 2004.
72. Modest J, Clair B, DeMasi R, et al.: Self-Measured wrist range of motion by wrist-injured and wrist-healthy study participants using a built-in Iphone feature as compared with a universal goniometer, *J Hand Ther* 32(4):507–514, 2019.
73. Moojen TM, Snel JG, Ritt MJ, et al.: In vivo analysis of carpal kinematics and comparative review of the literature, *J Hand Surg Am* 28:81–87, 2003.
74. Moritomo H, Apergis EP, Garcia-Elias M, et al.: International federation of societies for surgery of the hand 2013 committee's report on wrist dart-throwing motion, *J Hand Surg Am* 39(7):1433–1439, 2014.
75. Moritomo H, Murase T, Arimitsu S, et al.: Change in the length of the ulnocarpal ligaments during radiocarpal motion: possible impact on triangular fibrocartilage complex foveal tears, *J Hand Surg Am* 33(8):1278–1286, 2008.
76. Moritomo H, Murase T, Goto A, et al.: Capitate-based kinematics of the midcarpal joint during wrist radioulnar deviation: an in vivo three-dimensional motion analysis, *J Hand Surg Am* 29:668–675, 2004.
77. Nair R: Total wrist arthroplasty [Review], *J Orthop Surg* 22(3):399–405, 2014.
78. Niedermeier SR, Crouser N, Speeckaert A, et al.: A survey of fellowship-trained upper extremity surgeons on treatment of lateral epicondylitis, *Hand* 14(5):597–601, 2019.
79. Nikolopoulos F, Apergis E, Kefalas V, et al.: Biomechanical properties of interosseous proximal carpal row ligaments, *J Orthop Res* 29(5):668–671, 2011.
80. Nikolopoulos FV, Apergis EP, Poulilios AD, et al.: Biomechanical properties of the scapholunate ligament and the importance of its portions in the capitate intrusion injury, *Clin Biomech* 26(8):819–823, 2011.
81. Nishiwaki M, Nakamura T, Nagura T, et al.: Ulnar-shortening effect on distal radioulnar joint pressure: a biomechanical study, *J Hand Surg Am* 33:198–205, 2008.
82. Nishiwaki M, Welsh M, Gammon B, et al.: Distal radioulnar joint kinematics in simulated dorsally angulated distal radius fractures, *J Hand Surg Am* 39(4):656–663, 2014.
83. Nozaki T, Wu W, Kaneko Y, et al.: High-resolution MRI of the ulnar and radial collateral ligaments of the wrist, *Acta Radiol* 58(12):1493–1499, 2017.
84. O'Driscoll SW, Horii E, Ness R, et al.: The relationship between wrist position, grasp size, and grip strength, *J Hand Surg Am* 17:169–177, 1992.
85. Padmore CE, Stoesser H, Nishiwaki M, et al.: The effect of dorsally angulated distal radius deformities on carpal kinematics: an in vitro biomechanical study, *J Hand Surg Am* 43(11):1036.e1–1036.e8, 2018.
86. Palmer AK, Glisson RR, Werner FW: Ulnar variance determination, *J Hand Surg Am* 7:376–379, 1982.
87. Palmer AK, Werner FW: Biomechanics of the distal radioulnar joint, *Clin Orthop Relat Res* 187:26–35, 1984.
88. Pang EQ, Douglass N, Behn A, et al.: Tensile and torsional structural properties of the native scapholunate ligament, *J Hand Surg Am* 43(9):864.e1–864.e7, 2018.
89. Park MJ, Cooney III WP, Hahn ME, et al.: The effects of dorsally angulated distal radius fractures on carpal kinematics, *J Hand Surg Am* 27:223–232, 2002.
90. Peltier LF: The classic. Concerning traumatic malacia of the lunate and its consequences: degeneration and compression fractures. Translation of 1910 article. Privatdozent Dr. Robert Kienbock, *Clin Orthop Relat Res* 150:4–8, 1980.
91. Perez AJ, Jethanandani RG, Vutescu ES, et al.: Role of ligament stabilizers of the proximal carpal row in preventing dorsal intercalated segment instability: a cadaveric study, *J Bone Joint Surg Am* 101(15):1388–1396, 2019.
92. Porretto-Loehrke A, Schuh C, Szekeres M: Clinical manual assessment of the wrist. [review], *J Hand Ther* 29(2):123–135, 2016.
93. Potter HG, Hannafin JA, Morwessel RM, et al.: Lateral epicondylitis: correlation of MR imaging, surgical, and histopathologic findings, *Radiology* 196:43–46, 1995.
94. Pulos N, Bozentka DJ: Carpal ligament anatomy and biomechanics, *Hand Clin* 31(3):381–387, 2015.
95. Radonjic D, Long C: Kinesiology of the wrist, *Am J Phys Med* 50:57–71, 1971.
96. Rainbow MJ, Kamal RN, Leventhal E, et al.: In vivo kinematics of the scaphoid, lunate, capitate, and third metacarpal in extreme wrist flexion and extension, *J Hand Surg Am* 38(2):278–288, 2013.
97. Rainbow MJ, Wolff AL, Crisco JJ, et al.: Functional kinematics of the wrist, *J Hand Surg Eur Vol* 41(1):7–21, 2016.
98. Ramsay JW, Hunter BV, Gonzalez RV: Muscle moment arm and normalized moment contributions as reference data for musculoskeletal elbow and wrist joint models, *J Biomech* 42(4):463–473, 2009.
99. Rawal A, Chehata A, Horberry T, et al.: Defining the upper extremity range of motion for safe automobile driving, *Clin Biomech* 54:78–85, 2018.
100. Rhee PC, Moran SL: The effect of lunate morphology in carpal disorders: review of the literature, *Curr Rheumatol Rev* 16(3):184–188, 2020.
101. Rioux-Forker D, Shin AY: Osteonecrosis of the lunate: kienböck disease, *J Am Acad Orthop Surg* 28(14):570–584, 2020.
102. Rose NE, Forman SK, Dellon AL: Denervation of the lateral humeral epicondyle for treatment of chronic lateral epicondylitis, *J Hand Surg Am* 38(2):344–349, 2013.
103. Rubensson C, Johansson T, Adolfsson L: Tensioning of the radioscaphocapitate and long radio-lunate ligaments for dynamic radiocarpal instability, *J Hand Surg: European* 43(4):369–374, 2018.
104. Ryu JY, Cooney III WP, Askew LJ, et al.: Functional ranges of motion of the wrist joint, *J Hand Surg Am* 16:409–419, 1991.
105. Safaee-Rad R, Shwedyk E, Quanbury AO, et al.: Normal functional range of motion of upper limb joints during performance of three feeding activities, *Arch Phys Med Rehabil* 71:505–509, 1990.
106. Salva-Coll G, Garcia-Elias M, Hagert E: Scapholunate instability: proprioception and neuromuscular control, *J Wrist Surg* 2(2):136–140, 2013.
107. Salva-Coll G, Garcia-Elias M, Leon-Lopez MT, et al.: Effects of forearm muscles on carpal stability, *J Hand Surg: European* 36(7):553–559, 2011.
108. Salva-Coll G, Garcia-Elias M, Lluch-Bergada A, et al.: Kinetic dysfunction of the wrist with chronic scapholunate dissociation. A cadaver study, *Clin Biomech* 77:105046, 2020.
109. Sarrafian SK, Melamed JL, Goshgarian GM: Study of wrist motion in flexion and extension, *Clin Orthop Relat Res* 126:153–159, 1977.
110. Schuind FA, Linscheid RL, An KN, et al.: A normal data base of posteroanterior roentgenographic measurements of the wrist, *J Bone Joint Surg Am* 74:1418–1429, 1992.
111. Sebastin SJ, Puhaindran ME, Lim AY, et al.: The prevalence of absence of the palmaris longus—a study in a Chinese population and a review of the literature, *J Hand Surg Br* 30:525–527, 2005.
112. Sendher R, Ladd AL: The scaphoid [Review], *Orthop Clin North Am* 44(1):107–120, 2013.
113. Shahabpour M, Van OL, Ceuterick P, et al.: Pathology of extrinsic ligaments: a pictorial essay [Review], *Semin Musculoskelet Radiol* 16(2):115–128, 2012.
114. Shakeri H, Soleimanifar M, Arab AM, et al.: The effects of Kinesiotape on the treatment of lateral epicondylitis, *J Hand Ther* 31(1):35–41, 2018.
115. Short WH, Werner FW, Green JK, et al.: The effect of sectioning the dorsal radiocarpal ligament and insertion of a pressure sensor into the radiocarpal joint on scaphoid and lunate kinematics, *J Hand Surg Am* 27:68–76, 2002.
116. Skirven TM, Osterman AL, Fedorczyk J, et al.: *Rehabilitation of the hand and upper extremity*, ed 7, St Louis, 2021, Elsevier, p 77. Chap 76.
117. Skirven TM, Osterman AL, Fedorczyk J: *Rehabilitation of the hand and upper extremity*, ed 6, St Louis, 2011, Elsevier, p 70. Chap 69.
118. Slutsky D, Osterman L: *Fractures and injuries of the distal radius and carpus*, ed 1, St Louis, 2008, Elsevier.
119. Srnec JJ, Wagner ER, Rizzo M: Total wrist arthroplasty, *JBJS Rev* 6(6):e9, 2018.
120. Standring S: *Gray's anatomy: the anatomical basis of clinical practice*, ed 42, St Louis, 2021, Elsevier.
121. Sun JS, Shih TT, Ko CM, et al.: In vivo kinematic study of normal wrist motion: an ultrafast computed tomographic study, *Clin Biomech* 15:212–216, 2000.
122. Taleisnik J: The ligaments of the wrist. In Taleisnik J, editor: *The wrist*, New York, 1985, Churchill Livingstone.
123. Taljanovic MS, Malan JJ, Sheppard JE: Normal anatomy of the extrinsic capsular wrist ligaments by 3-T MRI and high-resolution ultrasonography [Review], *Semin Musculoskelet Radiol* 16(2):104–114, 2012.
124. Thiru RG, Ferlic DC, Clayton ML, et al.: Arterial anatomy of the triangular fibrocartilage of the wrist and its surgical significance, *J Hand Surg Am* 11(2):258–263, 1986.
125. Thompson NW, Mockford BJ, Rasheed T, et al.: Functional absence of flexor digitorum superficialis to the little finger and absence of palmaris longus—is there a link? *J Hand Surg Br* 27:433–434, 2002.
126. Tolbert JR, Blair WF, Andrews JG, et al.: The kinetics of normal and prosthetic wrists, *J Biomech* 18:887–897, 1985.
127. Tosti R, Jennings J, Sewards JM: Lateral epicondylitis of the elbow [Review], *Am J Med* 126(4):357–366, 2013.
128. Türker T, Sheppard JE, Klauser AS, et al.: The radial and ulnar collateral ligaments of the wrist are true ligaments, *Diagn Interv Radiol* 25(6):473–479, 2019.
129. Uygur E, Aktaş B, Özkut A, et al.: Dry needling in lateral epicondylitis: a prospective controlled study, *Int Orthop* 41(11):2321–2325, 2017.
130. van der Post AS, Jens S, Daams JG, et al.: The triangular fibrocartilage complex in the human wrist: a scoping review toward uniform and clinically relevant termi-

nology, *Clin Anat* 35(5):626–648, 2022.
131. Viegas SF, Yamaguchi S, Boyd NL, et al.: The dorsal ligaments of the wrist: anatomy, mechanical properties, and function, *J Hand Surg Am* 24:456–468, 1999.
132. Vogt M, Cauley JA, Tomaino MM, et al.: Distal radius fractures in older women: a 10-year follow-up study of descriptive characteristics and risk factors: the study of osteoporotic fractures, *J Am Geriatr Soc* 50(1):97–103, 2002.
133. Wagner ER, Conti Mica M, Shin AY: Smartphone photography utilized to measure wrist range of motion, *J Hand Surg: European* 43(2):187–192, 2018.
134. Wall LB, Stern PJ: Proximal row carpectomy [Review], *Hand Clin* 29(1):69–78, 2013.
135. Weaver L, Tencer AF, Trumble TE: Tensions in the palmar ligaments of the wrist. I. The normal wrist, *J Hand Surg Am* 19:464–474, 1994.
136. Werber KD, Schmelz R, Peimer CA, et al.: Biomechanical effect of isolated capitate shortening in Kienbock's disease: an anatomical study, *J Hand Surg Eur Vol* 38(5):500–507, 2013.
137. Wolff AL, Wolfe SW: Rehabilitation for scapholunate injury: application of scientific and clinical evidence to practice, *J Hand Ther* 29(2):146–153, 2016.
138. Wollstein R, Wollstein A, Rodgers J, et al.: A hand therapy protocol for the treatment of lunate overload or early Kienböck's disease, *J Hand Ther* 26(3):255–259, 2013.
139. Youm Y, McMurthy RY, Flatt AE, et al.: Kinematics of the wrist. I. An experimental study of radial-ulnar deviation and flexion-extension, *J Bone Joint Surg Am* 60:423–431, 1978.
140. Zijlker HJA, Ritt M, Beumer A: Fourth-Generation total wrist arthroplasty: a systematic review of clinical outcomes, *J Wrist Surg* 11(5):456–464, 2022.

## 학습문제_*Study Questions*

**1.** 노쪽손목굽힘근의 힘줄은 손목굴에 들어가지 않고 어떻게 손허리뼈 바닥에 도달할 수 있는가?

**2.** 손목의 노쪽치우침과 비교했을 때 자쪽치우침이 더 큰 범위를 갖게 되는 이유들을 열거하라.

**3.** 골절된 먼쪽노뼈와 관련된 외상이 먼쪽노뼈에서의 영구적인 25° *등쪽기울임*을 만들어 냈다고 가정하자(그림 7.4B 참조). 이러한 정렬불량으로 초래될 수 있는 기능적 장애에는 어떠한 것들이 있는가?

**4.** 노손목관절과 손허리뼈중간관절의 안쪽구획에서의 굽힘과 폄을 위한 관절운동형상학적 양상을 설명하라.

**5.** 손목과 손의 골운동형상학에서 알머리뼈의 중요성을 제시하라.

**6.** 다음 질문들은 그림 7.24에 제시된 자료에 근거한 것이다.
   - **a.** 노쪽손목굽힘근 또는 얕은손가락굽힘근 중 어떤 근육이 손목에서 가장 큰 굽힘 토크를 만들어 내는가?
   - **b.** 어떤 근육이 자쪽치우침을 위한 가장 긴 모멘트팔을 갖는가?
   - **c.** 어떤 근육이 자쪽손목굽힘근에 대한 *가장* 직접적인 대항근인가?

**7.** 손목에서의 '다트 던지기' 동작의 운동형상학을 정의하라. 손목의 순수한 평면 운동과 비교하여 이런 동작의 기능적 이점과 치료적 이점을 제시하라.

**8.** 손목의 폄근육지지띠 내에서 같은 섬유뼈구획을 공유하는 엄지의 2개의 힘줄이 무엇인가?

**9.** 반달뼈의 역학적 안정성을 제공하는 데 있어 손배뼈의 역할은 무엇인가?

**10.** 긴노쪽손목폄근을 어떻게 하면 *최대로* 신장시킬 수 있는가?

**11.** 어떤 외재성 인대들이 손목뼈의 자쪽이동을 자연스럽게 저항하는가?

**12.** 환자가 몸쪽노뼈와 인접 뼈사이막에 심각한 외상을 당해 노뼈머리의 부분 절제가 필요하다. 이후 6~7 mm 정도 노뼈가 몸쪽으로 이동하였을 때 초래될 수 있는 기능상의 장애와 병리를 설명하라.

**13.** 원래 알머리뼈와 접촉하지 *않는* 손목뼈는 무엇인가?

**14.** 손목뼈*중간관절*의 안쪽구획과 가쪽구획에 존재하는 오목–볼록 관절관계를 비교하라. 이들의 관계가 굽힘과 폄 동안 관절의 관절운동형상학에 어떤 영향을 미치는지 설명하라.

**15.** 위팔뼈의 가쪽위관절융기에 부분 또는 완전한 몸쪽부착부위를 갖는 모든 근육을 열거하라. 어떤 신경이 이러한 모든 근육을 신경지배하는가?

**16.** 손목의 능동적인 굽힘 동안 자쪽손목굽힘근과 노쪽손목굽힘근 사이의 근육 상호작용을 설명하라.

**17.** (a) 망치를 견고하고 정적으로 잡고 있기 위해 일반적으로 선택되는 손목의 *위치*와 (b) 망치로 못을 치기 위한 준비단계와 내려치는 단계 동안 사용된 손목에서의 *운동형상학*을 대조하라.

**18.** 손목 휘돌림을 정의하고 이 운동이 임상평가에서 유용한 이유를 제시하라.

Chapter 8

# 손

# Hand

**주제 요약**



우리의 눈처럼, 손도 주변 환경을 인지하는 데 필수적인 감각기관으로 기능한다(그림 8.1). 손은 또한 제스처(gesture), 접촉, 음악, 예술, 그리고 글쓰기를 통해 우리의 가장 복잡한 운동행동과 감정행동을 신체적으로 표현할 수 있게 해준다.

29개의 근육이 손에 있는 19개의 뼈와 19개의 관절을 움직이게 한다. 생체역학적으로, 이러한 구조들은 뛰어난 숙련도로 상호작용한다. 손은 갈고리 및 곤봉 잡기와 같이 매우 원시적인 방식으로 사용되거나, 좀 더 흔하게는 다양한 수준의 힘과 정교함으로 매우 복잡한 도수조작을 수행해야 하는 전문화된 도구 사용에도 이용된다.

매우 복잡한 손의 생체역학 때문에, 손의 기능을 담당하는 대뇌피질도 불균형적으로 큰 영역을 차지하고 있다(그림 8.2). 이러한 이유로 손에 영향을 미치는 질병이나 손상은 너무 많은 기능상실을 초래하게 된다. 예를 들어 류마티스관절염, 심각한 화상, 또는 신경이나 뼈의 손상에 의해 손이 완전히 무능해지면, 팔 전체의 기능은 매우 감소될 수 있다. 이 장에서는 의학적인 상황과 재활의 상황에서 자주 접하게 되는 손의 많은 근육뼈대 기능장애의 배경을 운동학적 원리로 설명할 것이다. 이러한 원리들은 흔히 치료적 중재를 위한 기초로 사용된다.

## 용어

손목(wrist 또는 carpus)에는 8개의 손목뼈(carpal bone)가 있다. 손에는 5개의 손허리뼈(metacarpal)가 있으며, 이들 모두를 총칭하여 '손허리(metacarpus)'라 한다. 5개의 손가락은 각각 일련의 손가락뼈들을 갖고 있다. 손가락은 첫째에서 다섯째까지 숫자로 지정

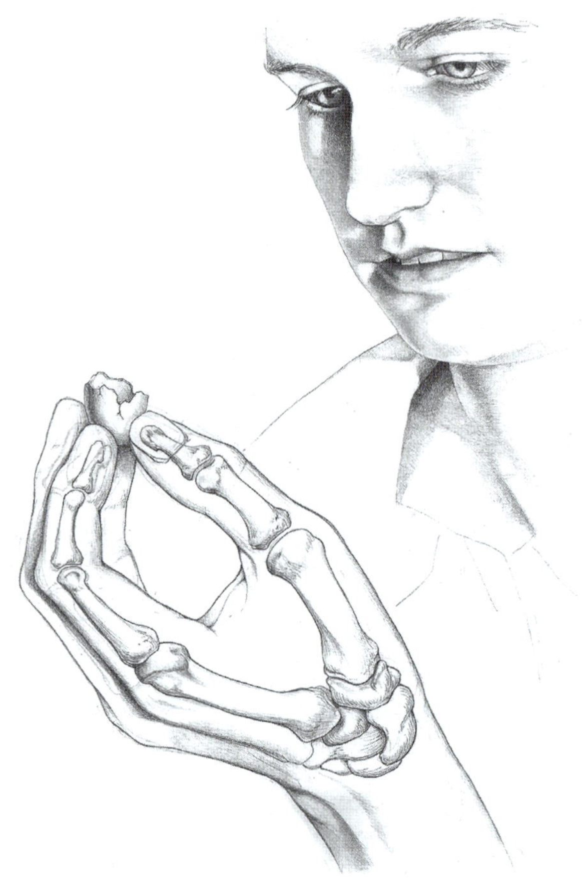

**그림 8.1** 매우 강력한 기능적 관계가 손과 눈 사이에 존재한다.

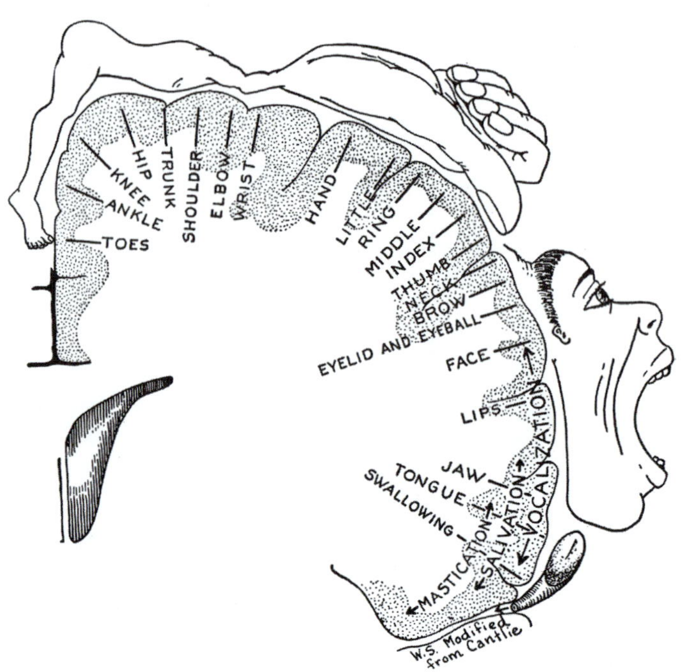


**그림 8.2** 신체 부위의 몸영역표시(somatotopic representation)를 보여주고 있는 뇌의 운동 축소인간(motor homunculus). 인간 뇌의 감각 축소인간(sensory homunculus)도 유사한 표시를 갖는다. (From Penfield W, and Rosnussen T: *Cerebral cortex of man*. New York, 1950, Macmillan.)

하기도 하고 엄지, 집게, 가운데, 반지, 그리고 새끼손가락으로 불리기도 한다(그림 8.3A). *손가락선(ray)*은 하나의 손허리뼈 그리고 이에 연결된 손가락뼈들로 형성된 연속적인 구조적 단위를 설명하는 말이다.

손허리뼈의 몸쪽끝과 손목뼈의 먼쪽줄 사이에 형성된 관절을 *손목손허리(carpometacarpal*, CMC)*관절*이라 한다(그림 8.3A). 손허리뼈와 몸쪽손가락뼈 사이에 형성된 관절은 *손허리손가락(metacarpophalangeal*, MCP)*관절*이라 한다. 각각의 손가락(finger)에는 두 개의 *손가락뼈사이관절(interphalangeal joint)*인 몸쪽손가락뼈사이(PIP)관절과 먼쪽손가락뼈사이(DIP)관절이 있다. 엄지는 두 개의 손가락뼈만을 갖고 있어, 하나의 손가락뼈사이(IP)관

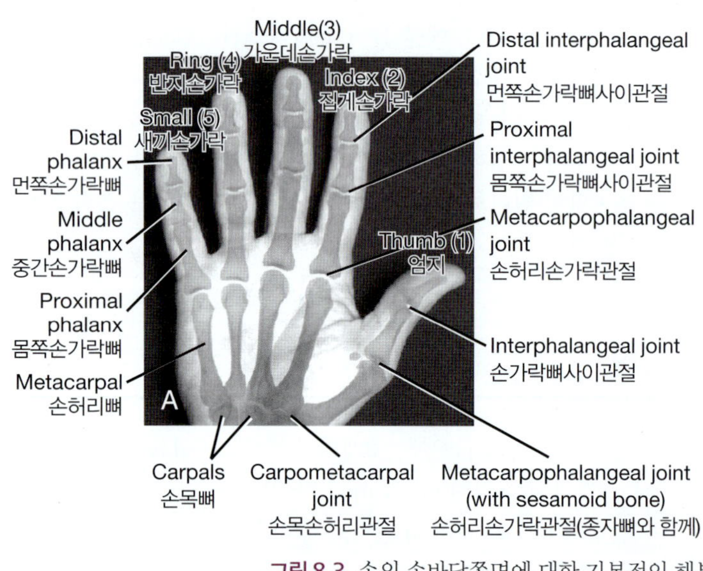


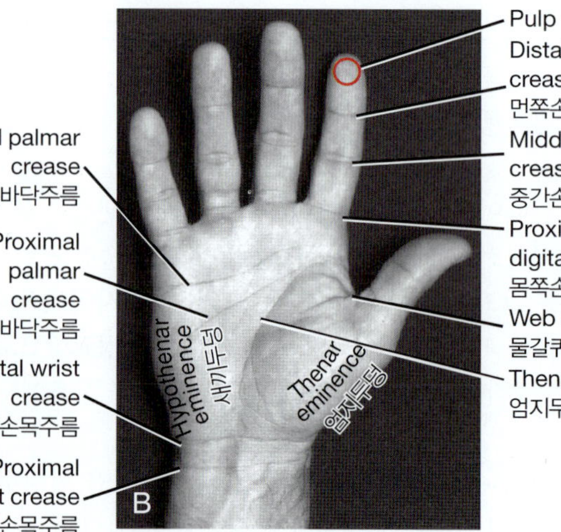


**그림 8.3** 손의 손바닥쪽면에 대한 기본적인 해부학. (A) 중요 뼈와 관절. (B) 외부의 기준점.

절만을 갖게 된다.

> **손의 각 '손가락선'에 있는 공통적인 관절**
> - 손목손허리(CMC)관절
> - 손허리손가락(MCP)관절
> - 손가락뼈사이(IP)관절들
>   - 엄지는 하나의 IP관절만을 갖는다.
>   - 나머지 손가락들은 몸쪽손가락뼈사이(PIP)관절과 먼쪽손가락뼈사이(DIP)관절을 갖는다.

그림 8.3B는 손의 외형에서 볼 수 있는 몇 가지 해부학적 특징들을 보여주고 있다. 손바닥의 피부에 있는 *손바닥주름*(*palmar crease*) 또는 선에 주목하라. 손바닥주름은 피부의 '경첩(hinge)' 역할을 하고, 손의 움직임 동안 피부가 자체적으로 접히는 위치를 표시하며, 손바닥 피부의 부착력을 증가시켜 잡기의 안정성을 향상시킨다. 손목의 손바닥쪽(앞쪽)면에는 몸쪽과 먼쪽*손목주름*(*wrist crease*)이 있다. 임상적으로 흥미로운 점은 먼쪽손목주름이 그 아래에 있는 가로손목인대 몸쪽모서리의 위치를 표시하고 있다는 사실이다. *엄지두덩주름*(*thenar crease*)은 엄지가 손바닥을 가로질러 움직일 때 피부가 접히면서 형성된다. 몸쪽*손가락주름*(proximal *digital crease*)은 MCP관절의 실제 관절선보다 먼쪽에 위치한다. 먼쪽과 중간손가락주름은 각각 DIP관절과 PIP관절의 표면에 있다. 임상가들은 이런 많은 주름들을 손 보조기(부목)의 제작과 적용을 돕는 기준점으로 사용한다.

## 골학

### 손허리뼈

손가락처럼, 손허리뼈(metacarpal)도 노쪽(가쪽)에서 시작하여 첫째에서 다섯째로 표시된다.

각각의 손허리뼈는 유사한 해부학적 특징을 가지고 있다(그림 8.4와 8.5). 첫째(엄지)손허리뼈는 가장 짧고 가장 튼튼하다. 둘째 손허리뼈는 일반적으로 가장 길며, 나머지 3개의 손허리뼈 길이는 노쪽에서 자쪽(안쪽)으로 갈수록 작아진다.

각각의 손허리뼈는 긴 *몸통*(*shaft*)을 갖고 있으며, 손허리뼈몸통의 양쪽 끝부위에는 관절면이 있다(그림 8.6). 손허리뼈몸통의 손바닥쪽면에는 이 영역에 있는 많은 근육과 힘줄을 수용할 수 있도록 세로로 약간 오목한 형태를 하고 있다. 손허리뼈의 몸쪽끝 또는 *바닥*(*base*)은 하나 또는 그 이상의 손목뼈와 관절한다. 둘째에서 다섯째손허리뼈의 바닥에는 인접 손허리뼈바닥과 관절하기 위한 작은 관절면을 갖고 있다.

> **손허리뼈의 골학적 특징**
> - 손허리뼈의 몸통
> - 손허리뼈의 바닥
> - 손허리뼈의 머리
> - 손허리뼈의 목
> - 뒤결절

각 손허리뼈의 먼쪽끝은 크고 볼록한 *머리*(*head*)를 갖고 있다. 둘째에서 다섯째손허리뼈의 머리는 주먹을 쥘 때 손의 등쪽면에서 '주먹결절들(knuckles)'로 뚜렷하게 나타난다. 손허리뼈머리의 바로 몸쪽에 손허리뼈의 *목*(*neck*)이 있는데, 이 부위는 골절이 흔한 부위이며 다섯째손가락에서 특히 잘 발생한다. 한 쌍의 *뒤결절*(*posterior tubercles*)은 MCP관절의 곁인대들을 위한 부착부위를 제공한다.

손이 해부학적 자세에서 안정 상태로 있다면, 엄지의 손허리뼈는 다른 손가락들과는 다른 평면을 향하고 있다. 둘째에서 다섯째 손허리뼈는 일반적으로 손바닥쪽면이 앞쪽을 향한 상태로 나란히 정렬되어 있다. 그러나 엄지 손허리뼈의 위치는 다른 손가락에 대해 거의 90° 정도 안쪽으로 돌림되어 있다(그림 8.3). 이러한 돌림은 매우 예민한 엄지의 손바닥쪽면이 손의 중간선 쪽을 *향하*도록 위치시킨다. 최적의 잡기 동작은 손가락들의 굽힘이 일어나는 평면(시상면)에 대해 평행보다는 수직으로 교차하고 있는 평면(전두면)에서의 엄지 굽힘을 필요로 한다. 또한, 엄지의 손허리뼈는 다른 손허리뼈들에 비해 앞쪽 또는 손바닥쪽에 위치되어 있다(그림 7.14 참조). 이러한 첫째손허리뼈와 큰마름뼈(trapezium)의 위치는 손배뼈(scaphoid)의 먼쪽극(distal pole)이 손바닥쪽 방향으로 뻗어 있는 것에 크게 영향을 받는다.

이러한 첫째손허리뼈의 위치 때문에, 엄지는 손가락들을 향해 손바닥을 자유롭게 가로지를 수 있게 된다. 사실상, 잡기(grasp)에서 집기(pinch)로 그리고 정밀한 조작(handling)에 이르는 모든 쥐기(prehension) 동작은 엄지와 손가락들의 상호작용이 요구된다. 건강하고 가동적인 엄지의 기능이 없다면, 손의 전반적인 기능은 상당히 감소된다.

엄지가 안쪽으로 돌림되어 있기 때문에, 엄지의 위치와 움직임을 설명하기 위해서는 다른 손가락과는 다른 용어를 사용해야 한다. 해부학적 자세에서, 엄지에 있는 뼈들의 등쪽면(즉, 엄지의 손톱이 있는 면)은 가쪽을 향하고 있다(그림 8.7). 따라서 엄지의 손바닥쪽면은 안쪽을, 노쪽면은 앞쪽을, 그리고 자쪽면은 뒤쪽을 향하게 된다. 손목뼈와 다른 모든 손가락뼈의 면들을 설명하기 위한 용어는 표준적이기 때문에 손바닥쪽면은 앞쪽을, 노쪽면은 가쪽을, 그리고 자쪽면은 안쪽을 향하게 된다.

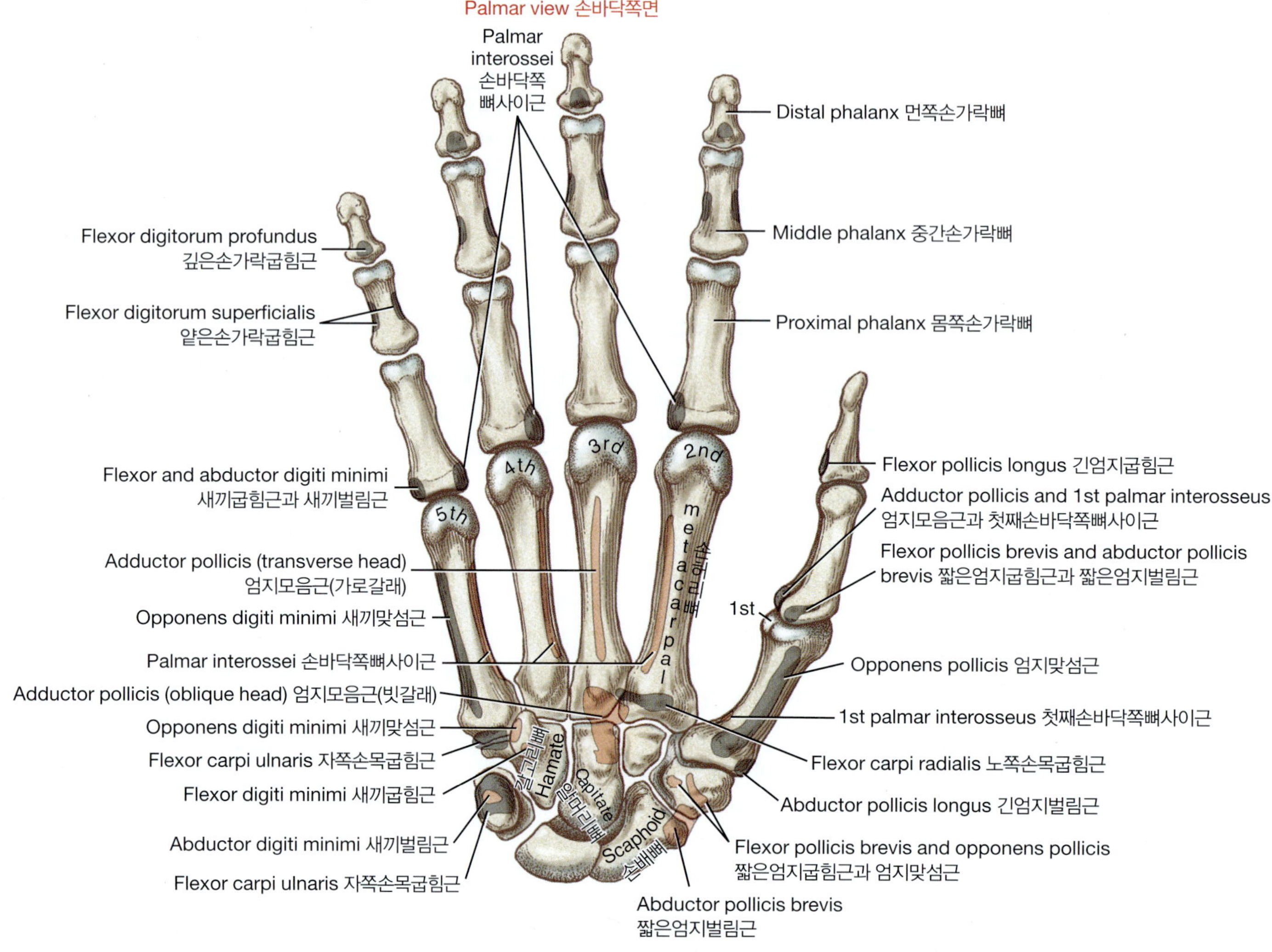


**그림 8.4** 오른쪽 손목과 손의 뼈들을 보여주는 손바닥쪽면. 근육의 몸쪽부착부위는 빨간색으로, 먼쪽부착부위는 회색으로 보여주고 있다.

## 손가락뼈

손에는 14개의 손가락뼈(phalange는 "병사들의 줄"을 의미하는 그리스어 *phalanx*에서 유래됨)를 갖고 있다. 각 손가락에 있는 손가락뼈들은 *몸쪽손가락뼈*, *중간손가락뼈*, 그리고 *먼쪽손가락뼈*로 나뉘어 불린다(그림 8.3A 참조). 엄지는 몸쪽손가락뼈와 먼쪽손가락뼈만을 갖고 있다.

### 손가락뼈의 골학적 특징

- 손가락뼈의 바닥
- 손가락뼈의 몸통
- 손가락뼈의 머리(몸쪽과 중간손가락뼈에만)
- 거친면(먼쪽손가락뼈에만)

크기에서의 차이를 제외하면, 손가락에 있는 모든 손가락뼈는 유사한 형태를 가지고 있다(그림 8.5). 각 손가락의 몸쪽손가락뼈와 중간손가락뼈는 오목한 *바닥*, *몸통*, 그리고 볼록한 *머리*를 가지고 있다. 손허리뼈에서처럼, 손가락뼈의 손바닥쪽면 또한 세로로 약간 오목한 형태를 보인다. 각 손가락의 먼쪽손가락뼈는 오목한 바닥을 가지고 있다. 먼쪽손가락뼈의 먼쪽 끝에는 부드러운 연부조직의 살덩이(pulp)를 각 손가락의 뼈끝에 고정시키는 둥근 *거친면*(*tuberosity*)이 있다.

## 손의 활

이완된 손의 손바닥쪽면을 보면 자연스러운 오목함이 관찰된다. 이런 오목함을 조절함으로써, 손은 다양한 형태와 크기의 많은 물건을 안전하게 잡고 조작할 수 있게 된다. 손바닥의 오목함은 3가지의 활(arch)로 구성된 통합 시스템인 두 개의 가로활과 하나의 세로활에 의해 유지된다(그림 8.8). *몸쪽가로활*(*proximal transverse arch*)은 손목뼈의 먼쪽줄에 의해 형성된다. 이 활은 손목굴(*carpal tunnel*)을 형성하는 정적이고 단단한 활이다(7장 참조). 건물이

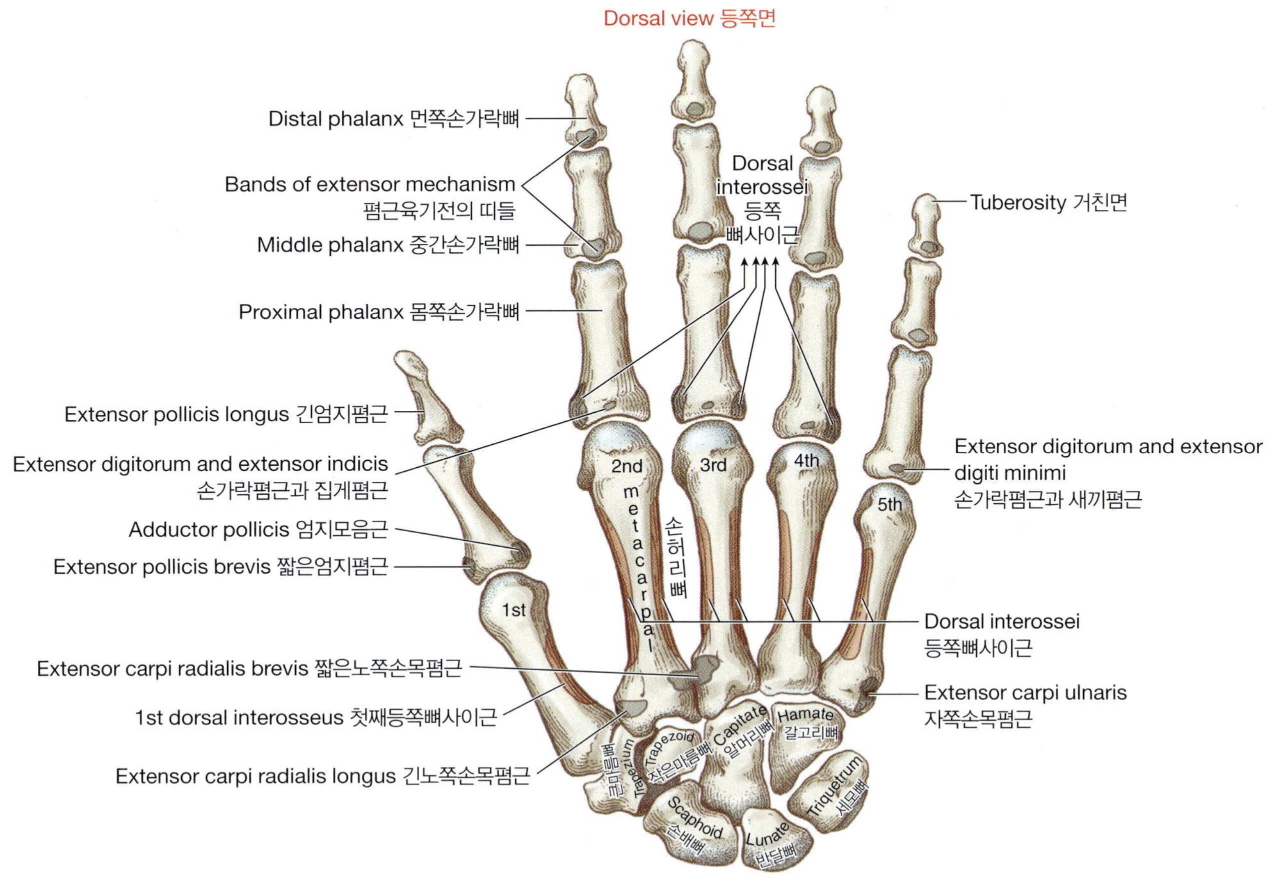


**그림 8.5** 오른쪽 손목과 손의 뼈들을 보여주는 등쪽면. 근육의 몸쪽부착부위는 빨간색으로, 먼쪽부착부위는 회색으로 보여주고 있다.

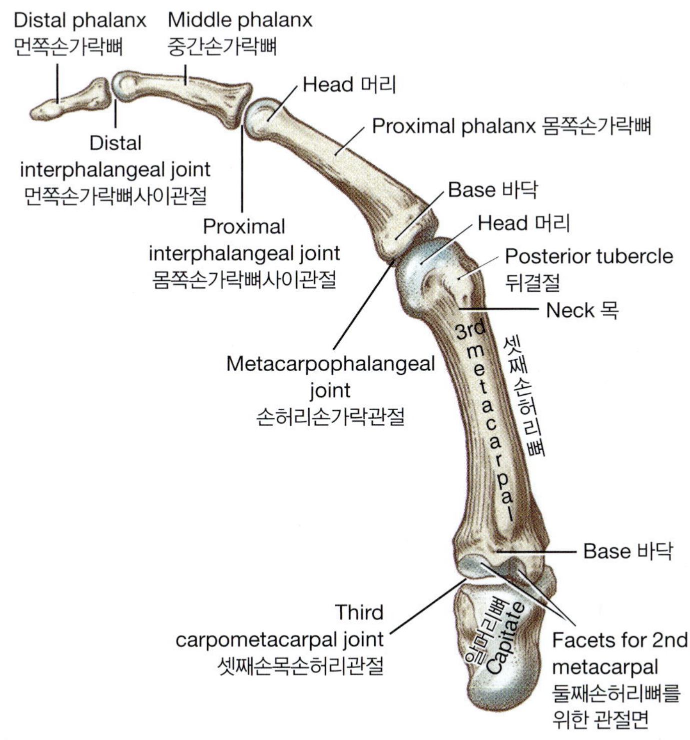


**그림 8.6** 셋째손가락선의 뼈들(손허리뼈 그리고 연결된 손가락뼈들)과 손목의 알머리뼈를 보여주는 노쪽면.

나 다리에서 볼 수 있는 대부분의 아치형 구조와 같이, 손에 있는 활들도 중심의 *쐐기돌(keystone)* 구조에 의해 지탱된다. 알머리뼈(capitate)는 몸쪽가로활에 있어 쐐기돌의 역할을 하며, 다른 뼈들과의 다양한 접촉과 강력한 손목뼈사이인대들에 의해 강화된다.

손의 *먼쪽가로활(distal transverse arch)*은 MCP관절들을 통과해 지나간다. 몸쪽가로활의 단단함과는 달리, 먼쪽가로활의 양 옆면은 가동성이 있다. 이러한 가동성을 인식하기 위해, 완전히 편평한 손이 야구공 또는 자몽을 잡기 위해 컵 모양으로 둥글게 변해가는 과정을 상상해 보라. 손에서의 가로 가동성은 좀 더 고정적인 중심(둘째와 셋째) 손허리뼈들에 대해 주변(첫째, 넷째, 그리고 다섯째) 손허리뼈들이 '접힘' 작용을 할 때 일어난다. 먼쪽가로활의 쐐기돌은 이런 중심 손허리뼈들의 MCP관절에 의해 형성된다.

손의 *세로활(longitudinal arch)*은 둘째와 셋째손가락선(ray)의 일반적인 형태에 의해 형성된 활이다. 세로활의 몸쪽끝은 손목손허리(CMC)관절들에 의해 손목뼈에 단단히 연결된다. 비교적 단단한 이런 관절들은 손에 대한 세로 안정성에 있어 중요한 요소가 된다. 세로활의 먼쪽끝은 매우 가동성이 있으며, 이러한 가동성은 손가락들의 능동적인 굽힘과 폄을 통해 확인할 수 있다. 세로활의 쐐기돌은 둘째와 셋째MCP관절에 의해 제공되는데, 이러한 MCP관절들은 세로활과 먼쪽가로활 *둘 다*에 대한 쐐기돌로 작용하고

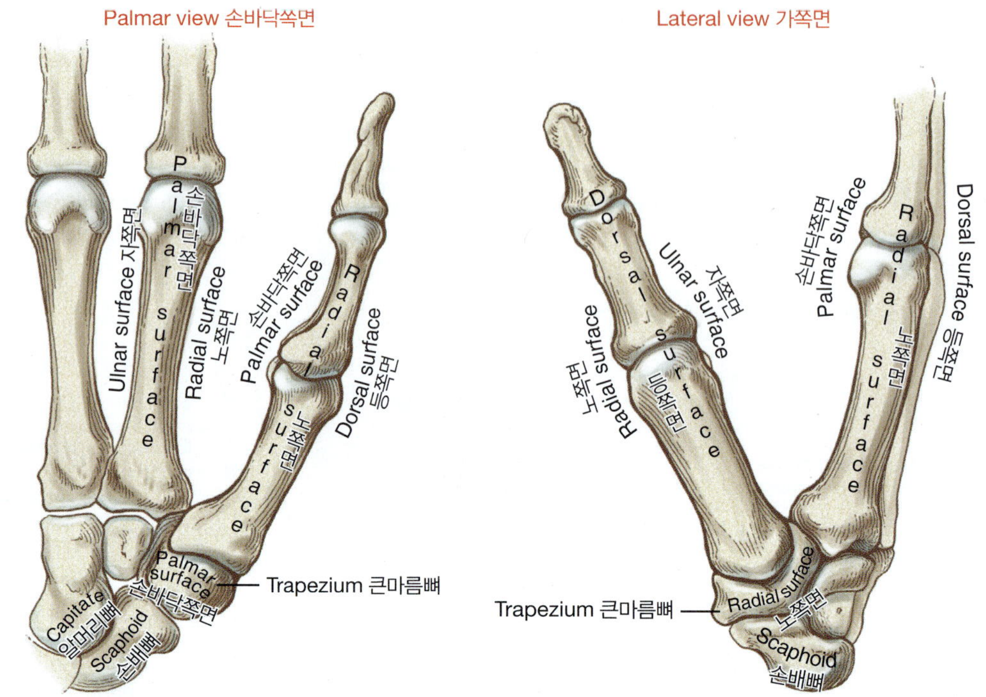


**그림 8.7** 오른쪽 엄지의 뼈 방향을 보여주고 있는 손의 손바닥쪽면과 가쪽면. 엄지의 뼈들은 손목과 손에 있는 다른 뼈들에 대해 거의 90° 정도 돌림되어 있다.

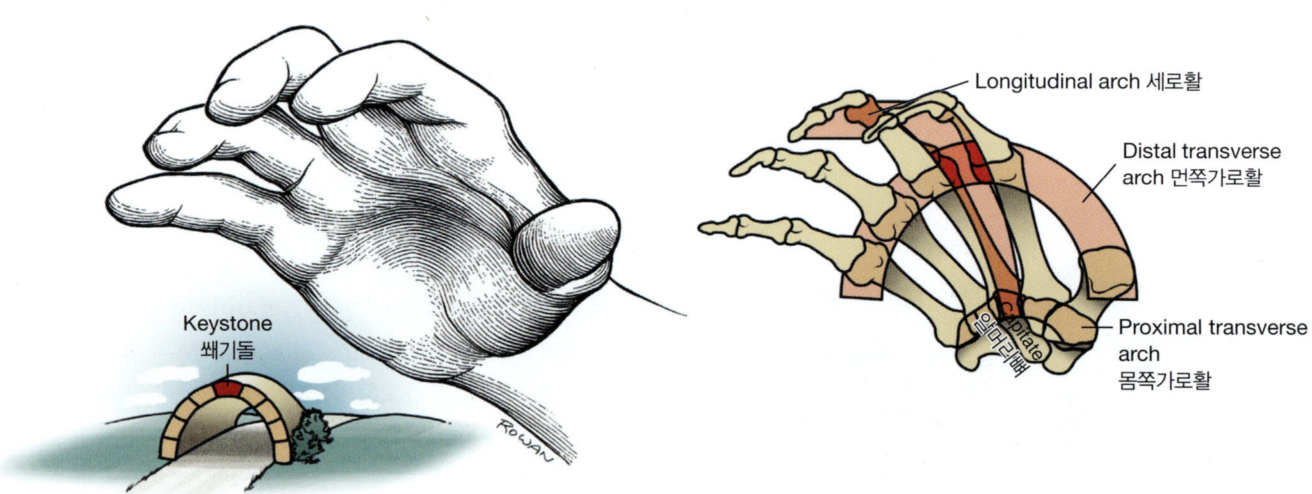


**그림 8.8** 손바닥의 자연스러운 오목함은 3가지의 활들로 구성된 통합 시스템인 두 개의 가로활과 하나의 세로활에 의해 유지된다.

있다는 것에 주목하라.

그림 8.8에서 설명하고 있는 것과 같이, 손에 있는 3개의 모든 활은 역학적으로 서로 연결되어 있다. 몸쪽가로활과 먼쪽가로활은 둘째와 셋째손허리뼈에 의해 제공되는 '단단한 이음보(rigid tie-beam)'에 의해 연결된다. 건강한 손에 있어, 이러한 역학적 연결은 전체 활 시스템을 강화시킨다. 그러나 불안정하거나 약한 관절을 가진 손에 있어, 어떤 활에서의 구조적 결함은 다른 활을 약화시킬 수 있다. 고전적인 예는 심각하거나 의학적으로 조절되지 않는 류마티스관절염으로 인해 MCP관절들이 붕괴되는 경우이다. 이러한 주제는 이 장의 끝부분에서 다시 언급된다.

## 관절학

관절의 구조와 기능에 대한 내용을 진행하기 전에, 손가락의 움직임을 설명하는 용어가 먼저 정의되어야 할 것이다. 앞으로 설명

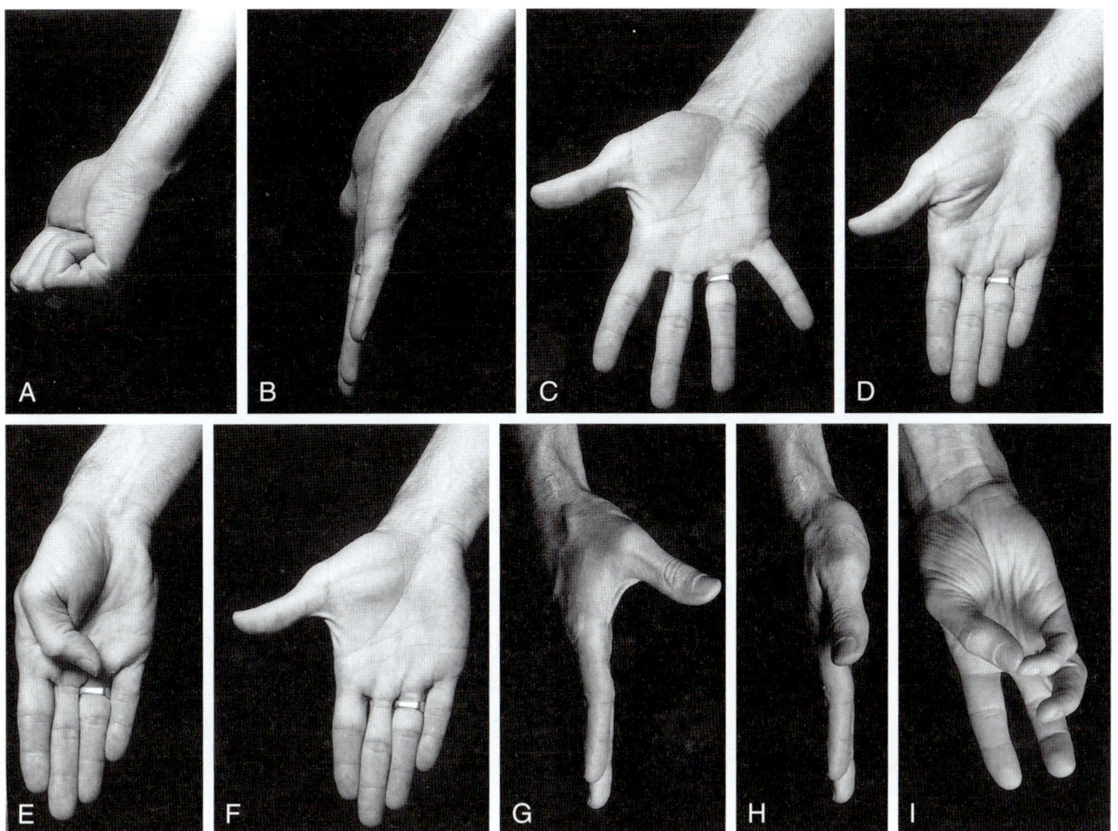


**그림 8.9** 손에서의 움직임을 명명하기 위한 체계. (A~D) 손가락 운동. (E~I) 엄지 운동. (A, 손가락 굽힘. B, 손가락 폄. C, 손가락 벌림. D, 손가락 모음. E, 엄지 굽힘. F, 엄지 폄. G, 엄지 벌림. H, 엄지 모음. I, 엄지 맞섬.)

될 용어는 그 움직임이 팔꿈치는 폄되어 있고, 아래팔은 완전히 뒤침되어 있으며, 손목은 중립위치에 있는 해부학적 자세에서 시작된다고 가정한다. 손가락의 움직임은 신체의 기본적인 운동면을 사용한 표준 방식으로 설명된다. 즉 *굽힘*과 *폄*은 시상면에서 일어나고, *벌림*과 *모음*은 전두면에서 일어난다(그림 8.9A~D). 가운데손가락은 벌림과 모음을 명명하는 데 있어 기준이 되는 손가락이다. 가운데손가락의 좌우 움직임은 *노쪽치우침*(*radial deviation*)과 *자쪽치우침*(*ulnar deviation*)이라 한다.

엄지는 다른 손가락들에 비해 거의 90° 정도 자연스럽게 돌림되어 있기 때문에, 엄지의 움직임을 설명하기 위해 사용되는 용어는 다른 손가락들에서 사용되는 용어와는 다르다(그림 8.9E~I). 엄지의 *굽힘*은 엄지의 손바닥쪽면이 전두면 내에서 손바닥을 가로지르는 움직임이다. *폄*은 엄지가 해부학적 자세로 다시 되돌아오는 움직임이다. *벌림*은 거의 시상면 내에서 손바닥으로부터 멀어지는 엄지의 앞쪽 움직임이다. *모음*은 엄지가 손바닥쪽으로 다시 되돌아오는 움직임이다. [이 책에서는 사용되지 않지만, 엄지의 움직임을 설명하기 위해 자주 사용되는 다른 용어들로는 굽힘을 의미하는 *자쪽모음*(*ulnar adduction*), 폄을 의미하는 *노쪽벌림*(*radial abduction*), 그리고 벌림을 의미하는 *손바닥쪽벌림*(*palmar abduction*)이 있다.] *맞섬*(*opposition*)은 엄지가 손바닥을 가로질러 다른 손가락의 끝부분과 직접 접촉하기 위한 넓고 긴 움직임의 호를 설명하는 특별한 용어이다. 앞으로 설명하겠지만, 엄지의 맞섬은 손의 최적 기능에 필수적인 복잡한 움직임이다. *재배치*(*reposition*)는 맞섬 움직임을 한 엄지가 다시 해부학적 자세로 되돌아오는 움직임이다. 엄지의 움직임을 정의하기 위해 사용된 이런 특별 용어는 엄지에 작용하는 근육들(예를 들면 엄지맞섬근, 긴엄지폄근, 그리고 엄지모음근)의 명명을 위한 기초가 된다.

## 손목손허리관절

손에 있는 손목손허리(carpometacarpal, CMC)관절은 손목뼈의 먼쪽줄과 5개의 손허리뼈바닥 사이에서 형성된 관절이다. 이런 관절들은 손의 가장 몸쪽 영역에 위치한다.

그림 8.10은 CMC관절들에서 일어나는 상대적 가동성에 대한 역학적 묘사를 보여주고 있다. 둘째와 셋째손가락은 먼쪽손목뼈와 단단하게 관절하고 있어, 손에 대한 안정되고 고정된 *중심기둥*(*central pillar*)의 역할을 수행한다. 이와는 대조적으로, 좀 더 주변의 CMC관절들은 가동성 있는 노쪽모서리와 가쪽모서리를 형성하고 있으며, 이런 관절들에서의 가동성에 의해 손의 중심기둥을 중심으로 접힐 수 있게 된다. CMC관절의 기능은 여러 종류의 물

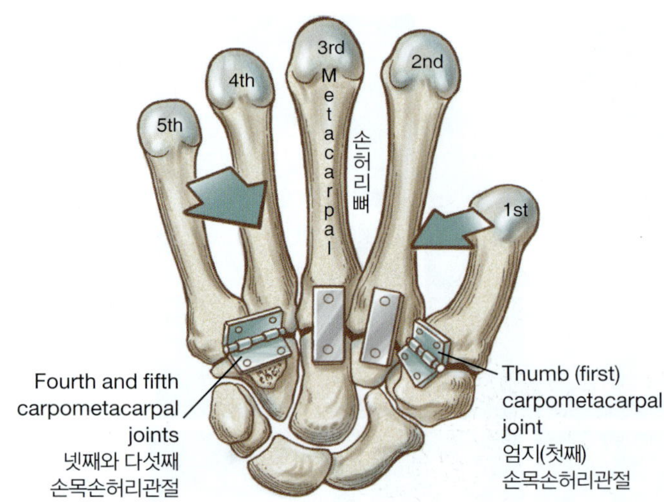


**그림 8.10** 5개의 손목손허리관절의 가동성에 대한 역학적 묘사를 보여주고 있는 오른쪽 손의 손바닥쪽면. 주변 관절들인 첫째, 넷째, 그리고 다섯째손목손허리관절은 중심에 있는 두 개의 관절인 둘째와 셋째손목손허리관절보다 더 많은 가동성을 갖는다.

체를 쥘 수 있도록 손바닥의 오목함을 허용하는 것이다. 이러한 특징은 인간 손의 가장 인상적이고 독특한 기능들 중 하나이다. 예를 들어 손바닥의 오목함에 의해 원통 모양의 물체에 꼭 맞는 손바닥의 모양을 유지할 수 있으며, 집게손가락과 가운데손가락은 이러한 잡기를 강화하기 위해 위치된다. 이러한 능력이 없다면, 손의 기민성은 떨어져 경첩과 같은 원시적인 쥐기 동작만 하게 될 것이다.

## 둘째~다섯째손목손허리관절

### *일반적인 특징과 인대의 지지*

*둘째*CMC관절은 넓은 둘째손허리뼈바닥이 작은마름뼈(trapezoid)의 먼쪽면 그리고 알머리뼈와 큰마름뼈(tapezium)의 먼쪽면 일부가 관절한다(그림 8.4와 8.5 참조). *셋째*CMC관절은 주로 셋째손허리뼈바닥과 알머리뼈의 먼쪽면에 의해 형성된 관절이다. *넷째*CMC관절은 넷째손허리뼈바닥이 갈고리뼈(hamate)의 먼쪽면 및 알머리뼈의 일부와 관절한다. *다섯째*CMC관절은 다섯째손허리뼈바닥이 오직 갈고리뼈의 먼쪽면과 관절한다. (갈고리뼈는 발에 있는 입방뼈가 넷째 및 다섯째발허리뼈를 수용하는 것과 같이 넷째 및 다섯째손허리뼈 둘 다를 수용한다.) 둘째에서 다섯째 손허리뼈의 바닥들은 *손허리뼈사이관절*(*intermetacarpal joint*)을 통해 서로에 대해 부착될 수 있는 작은 관절면들을 가지고 있다. 이러한 손허리뼈사이관절들은 둘째에서 다섯째손허리뼈의 바닥에 대한 안정성을 제공하기 때문에, 손목손허리관절을 강화시켜 준다.

손가락의 CMC관절은 관절주머니에 둘러싸여 있으며 다양한 등쪽과 손바닥쪽손목손허리인대 그리고 등쪽과 손바닥쪽손허리뼈사이인대에 의해 강화된다.[113] 등쪽의 인대들이 특히 잘 발달되어 있다(그림 8.11).

### *관절 구조와 운동형상학*

둘째와 셋째손가락의 CMC관절은 평면관절에서 복잡한 안장관절 사이로 다양하기 때문에 관절의 유형을 분류하는 것은 어렵다(그림 8.12).[142] 톱니 모양으로 맞물린 이들의 관절면과 강력한 인대가 결합되어 거의 움직임을 허용하지 않는다. 초기에 언급했듯이, 이러한 관절들에서의 안정성은 손의 중심기둥을 형성한다. 또한, 이런 노쪽-중심 손허리뼈(radial-central metacarpals)의 고유 안정성은 긴노쪽손목폄근(extensor carpi radialis longus)과 짧은 노쪽손목폄근(extensor carpi radialis brevis) 그리고 엄지모음근(adductor pollicis)을 포함한 주요 근육들에 대한 견고한 부착부위를 제공한다.

약간 불규칙하게 볼록한 넷째와 다섯째손허리뼈바닥은 갈고리뼈에 의해 형성된 약간의 오목한 관절면과 관절한다. 이런 자쪽에 있는 2개의 CMC관절은 손의 자쪽모서리가 손의 중심 쪽으로 접힐 수 있도록 허용하여, 손바닥의 오목함을 깊게 해준다. 흔히 "컵 모양으로 손바닥을 오므리는 동작(cupping motion)"이라고 언급되는 이러한 가동성은 가운데손가락 쪽으로 향하는 자쪽 손허리뼈들의 굽힘과 안쪽돌림에 의해 주로 일어난다(그림 8.10)[20]. 시체표본의 손에 대한 수동적인 최대 가동성의 측정연구를 통해, 평

**그림 8.11** 손목손허리관절들을 안정화시키는 관절주머니와 인대들을 보여주고 있는 오른쪽 손의 등쪽면.

Palmar view 손바닥쪽면
Palmar intermetacarpal ligaments 손바닥쪽 손허리뼈사이인대들
1st (thumb) metacarpal 첫째(엄지)손허리뼈
Palmar carpometacarpal ligaments (cut) 손바닥쪽손목손허리인대들(절단)
Anterior oblique ligament 앞빗인대
Dorsal-radial ligament 등쪽−노쪽인대
알머리뼈 Capitate
Palmar tubercle on trapezium 큰마름뼈의 손바닥쪽결절

**그림 8.12** 둘째에서 다섯째손목손허리관절의 관절면들을 보여주고 있는 오른쪽 손의 손바닥쪽면. 둘째에서 다섯째손목손허리관절의 관절주머니와 손바닥쪽손목손허리인대들은 제거되었다.

균적으로 넷째CMC관절은 약 20° 정도 굽힘과 폄을 하고 약 27°의 안쪽돌림을 한다고 보고되고 있다.[37] 다섯째CMC관절(넷째 CMC관절은 움직이지 못하게 제한된 상태에서 검사될 때)은 약 28°의 굽힘과 폄 그리고 22°의 안쪽돌림을 한다. 그러나 근접하게 위치된 넷째CMC관절이 제한되지 않아 자유롭게 움직일 수 있을 때, 다섯째CMC관절의 굽힘과 폄의 범위는 평균 44°로 증가하게 된다. 이러한 연구를 통해 넷째와 다섯째CMC관절 사이에는 강력한 운동형상학적 연결이 있다는 것을 시사하고 있으며, 이런 운동형상학적 연결은 이 영역에서 발생한 운동 제한을 평가하고 치료할 때 고려되어야 한다.

상대적으로 더 큰 자쪽 CMC관절들에서의 가동성은 주먹을 꽉 쥘 때 나타나는 넷째와 다섯째손허리뼈머리의 움직임을 관찰해 보면 명확히 알 수 있다(그림 8.13). 넷째와 다섯째CMC관절의 증가된 가동성은 잡기의 효율성을 증가시키고 맞섬(opposition) 동작을 하는 엄지와의 기능적 상호작용을 강화시킨다.

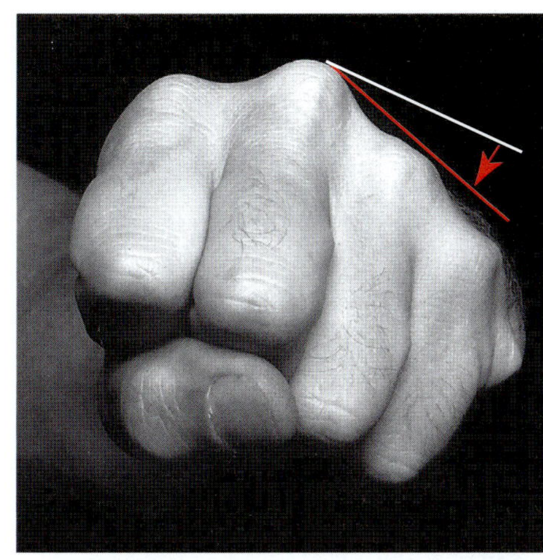

**그림 8.13** 왼쪽 손에서 보여주고 있는 자쪽(넷째와 다섯째)손목손허리관절들의 가동성. 흰색 선은 먼쪽손허리뼈들의 이완된 위치를 나타내는 것이고, 빨간색 선은 주먹을 꽉 쥔 후의 위치를 나타낸 것이다.

## 엄지의 손목손허리관절

엄지의 CMC관절은 첫째손가락선의 바닥부인 손허리뼈와 큰마름뼈 사이에 위치한다(그림 8.7 참조). 이 관절은 CMC관절들 중 가장 복잡하다. 이 관절의 독특한 안장 형태(그림 8.15)와 큰마름뼈 및 인접 손목뼈 사이의 자연스러운 움직임의 결합은 엄지의 필수적인 움직임을 위한 배열이다. 엄지 CMC관절의 궁극적인 운동형상학적 표현은 *맞섬(opposition)*으로, 엄지의 끝이 다른 손가락의 끝과 쉽게 접촉할 수 있게 한다. 이러한 동작을 통해, 엄지는 손바닥에 놓인 물체를 안전하게 감싸 쥘 수 있게 된다. 맞섬은 인간의 잡기 기민성을 크게 향상시킨다.

### *엄지 손목손허리관절의 관절주머니와 인대*

엄지 CMC관절의 관절주머니는 크고 넓은 운동호를 수용하기 위해 본래 느슨하다. 그러나 관절주머니는 여러 인대들에 의해 강화된다. 이런 인대들을 설명하는 많은 이름들이 이들의 기능해부학을 연구할 때 혼란을 초래한다.[36,57,66,96,120] 문헌에서 보고된 이름 있는 뚜렷한 CMC관절의 인대는 단 3개에서 혼란스러운 16개까지 다양하다.[36,86] 이 책에서는 CMC관절에 고유의 안정성 요소를 더해주는 5개의 인대를 설명할 것이다(그림 8.14). 이 인대들은 하나의 세트로, 관절 운동의 범위와 방향을 조절하는 동시에 관절의 정렬과 안정성을 유지하는 데 도움을 준다. 표 8.1은 엄지에 있는 CMC관절 인대들의 부착부위와 이 인대를 비교적 팽팽하게 당기거나 감는(wind) 동작들에 대해 요약하였다.[a]

표 8.1에 제시된 모든 인대가 관절의 안정성을 유지하는 데 중요한 역할을 하지만, *등쪽−노쪽인대(dorsal-radial ligament)*와 *뒤빗인대(posterior oblique ligament)*가 이런 능력에 탁월하다(그림 8.11, 8.12, 그리고 8.14).[61,115,160] 엄지 손허리뼈의 표면에 대한 위치에 근거해, 이 인대들은 '*등쪽인대복합체(dorsal ligamentous complex)*'로 불려왔다.[86,96] 큰마름뼈의 노쪽(가쪽)면에서 시작하는 등쪽인대복합체는 CMC관절이 (1) 완전히 맞섬되어 있을 때(이는 굽힘과 벌림의 성분을 포함함), 또는 (2) '열쇠 집기(key pinch)'와 같이 강력하게 굽힘되고 모음된 상태일 때 가장 팽팽하게 당겨진다.[36,61,148] 이런 일반적이고 필수적인 엄지의 위치 동안 등쪽인대복합체에서 발생된 장력은 CMC관절의 자연스러운 정렬과 안정성을 유지하는 데 도움을 준다. 이러한 위치에서의 만성적이고 과도한 엄지의 과사용은 이 인대들에서 신장으로 인한 약화와 느슨함을 유발할 수 있다.[52] 이러한 상황은 중년에서 노년층의 엄지에서 자주 관찰되는데, 특히 과도한 손의 사용이 연루되는 취미나 직업에 종사한 사람들에게서 더 흔하다. 등쪽인대복합체에서의

[a] 12,36,61,86,115,148,160

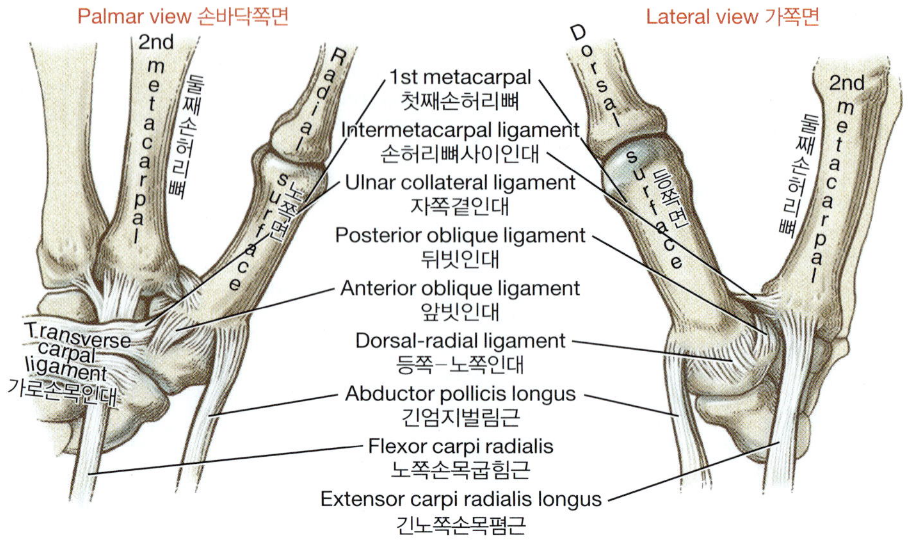

그림 8.14 오른쪽 엄지의 손목손허리관절에 있는 인대들의 손바닥쪽면과 가쪽면.

| 표 8.1 엄지 손목손허리관절의 인대 | | | |
|---|---|---|---|
| 이름 | 몸쪽부착부위 | 먼쪽부착부위 | 참조 |
| 앞(손바닥쪽)빗인대* | 큰마름뼈의 손바닥쪽결절 | 엄지 손허리뼈바닥의 손바닥쪽('부리, beak') | 가늘고 약함; 대부분의 움직임 동안 비교적 느슨함; 완전한 폄['히치하이커(hitch hiker)' 위치] 시 팽팽해짐 |
| 자쪽곁인대 | 가로손목인대의 노쪽면 | 엄지 손허리뼈바닥의 손바닥쪽-자쪽 | 벌림과 폄 시 팽팽해짐 |
| 손허리뼈사이인대 | 둘째손허리뼈바닥의 등쪽-노쪽 | 엄지 손허리뼈바닥의 손바닥쪽-자쪽과 자쪽곁인대 | 맞섬, 굽힘, 그리고 벌림 시 팽팽해짐 |
| 등쪽-노쪽인대† | 큰마름뼈의 노쪽(가쪽)면 | 엄지 손허리뼈바닥의 등쪽 전체(섬유들은 긴엄지벌림근의 힘줄 및 뒤빗인대와 섞임) | 감각신경섬유들이 조밀하게 밀집됨; 맞섬, 굽힘, 그리고 벌림과 모음의 결합(예, 열쇠 집기) 시 팽팽해짐; CMC관절의 일차적 안정자 |
| 뒤빗인대 | 큰마름뼈의 뒤-노쪽 모서리 | 엄지 손허리뼈바닥의 손바닥쪽-자쪽 | 맞섬, 굽힘, 그리고 벌림 시 팽팽해짐; CMC관절의 일차적 안정자 |

*흔히 얕은쪽 섬유와 깊은쪽('부리, beak') 섬유를 갖고 있다고 설명된다.
†뒤빗인대와 결합될 때 '뒤인대복합체'라 흔히 언급된다.

느슨함은 비교적 흔한 엄지 손허리뼈의 *등쪽-노쪽탈구*(큰마름뼈에 대해)에 기여할 수 있으며, 이는 엄지의 바닥부에 특징적인 '혹(hump)'을 형성한다. 심한 골관절염과 관련이 있다면, 불안정한 CMC관절은 거의 완전한 탈구에 가까울 수 있다.[131,144,160]

CMC관절에 필요한 생리적 안정성을 성취하기 위해, 관절주머니인대에서의 장력은 활성된 근육에서 발생된 힘에 의해 보충되어야한다. 생체내 연구를 통해 몇몇 인대, 특히 등쪽-노쪽인대에 있는 기계적수용기(mechanoreceptors)와 특정 엄지 근육 사이에 충분한 기능적 연결이 있는 것으로 밝혀졌다.[86,96,109] 인대가 움직임에 의해 신장되거나 다른 방식으로 자극받게 될 때, 기계적수용기는 무의식적으로 안정화를 위한 근육반응을 시작한다. 이러한 반응은 운동학적으로 복잡하다: 근육은 최적의 역학적 안정성을 보장하기 위해 안장 형태의 관절을 정확하고 적절한 타이밍으로 압박한다.[2,108] 인체의 많은 관절과 마찬가지로, CMC관절의 안정성과 정렬은 인대와 신경근육계통 간의 능동적인 상호작용에 달려있다.

### *안장형 관절구조*

엄지의 CMC관절은 전형적인 안장관절이다(그림 8.15). 안장관절의 특징은 각각의 관절면이 한쪽 방향에서는 볼록하고 다른 쪽 방향에서는 오목하다는 것이다. *큰마름뼈*의 세로지름 관절면은 일반적으로 손바닥쪽에서 등쪽 방향으로 오목하다. 이러한 관절면은 말안장을 앞쪽에서 뒤쪽 방향으로 관찰했을 때의 오목한 외형과 유사하다. 큰마름뼈의 가로지름 관절면은 일반적으로 안쪽

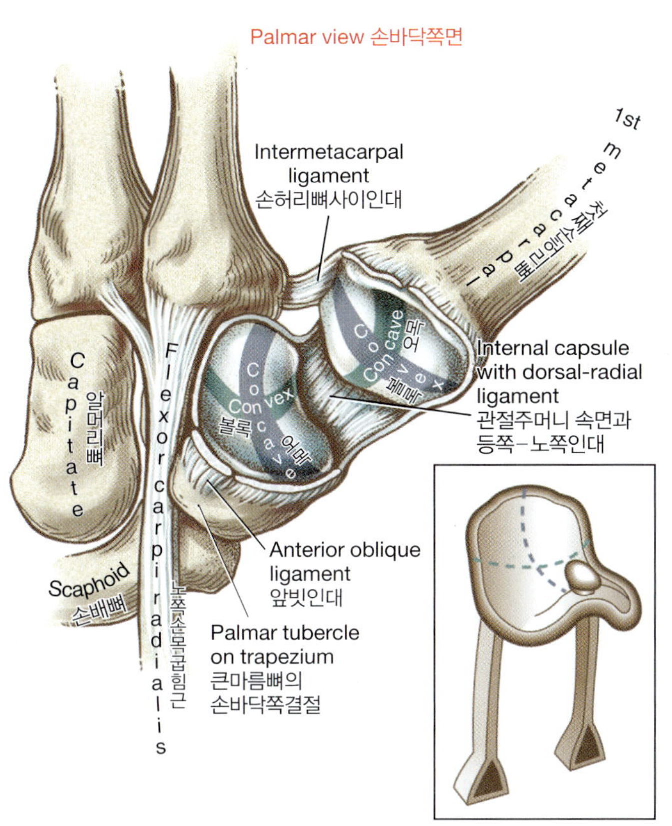


**그림 8.15** 오른쪽 엄지의 손목손허리관절은 관절의 안장형 형태를 보여주기 위해 개방되었다. 세로지름은 자주색으로, 가로지름은 초록색으로 보여주고 있다.

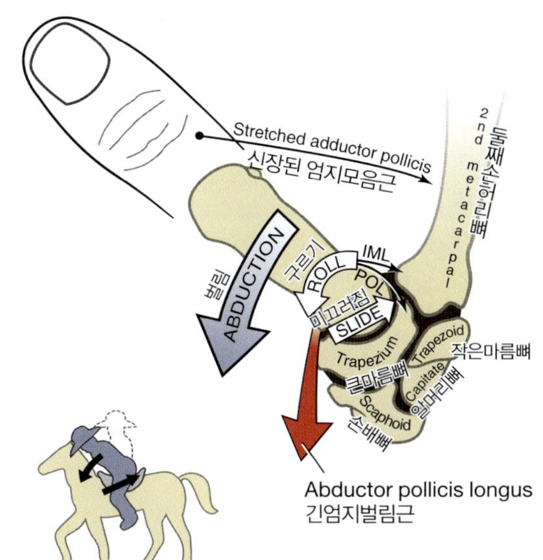


**그림 8.16** 엄지 손목손허리관절에서의 벌림에 대한 관절운동형상학. 완전한 벌림은 손허리뼈사이인대(*IML*), 뒤빗인대(*POL*), 그리고 엄지모음근을 신장시킨다. 돌림축은 손허리뼈바닥에 있는 작은 원으로 표시되었다. 엄지 손허리뼈의 관절면을 손바닥쪽(앞쪽) 방향으로 능동적으로 구르게 하는 긴엄지벌림근을 보여주고 있다. 벌림의 관절운동형상학은 마치 말안장 위에서 앞쪽으로 넘어지는 '카우보이'와 같다. 카우보이가 앞쪽(벌림 방향으로)으로 넘어질 때, 그의 가슴에 있는 한 지점은 앞쪽으로 구르지만, 그의 엉덩이에 있는 한 지점은 뒤쪽으로 미끄러진다.

에서 가쪽 방향으로 볼록하며, 말안장의 옆면에서 나타나는 볼록한 외형과 유사하다. *엄지 손허리뼈* 관절면의 윤곽은 큰마름뼈에서 설명되었던 것과 반대되는 외형을 갖고 있다(그림 8.15). 손허리뼈의 세로지름 관절면은 손바닥쪽에서 등쪽 방향으로 볼록하고, 가로지름은 안쪽에서 가쪽 방향으로 오목하다.

### *운동형상학*

CMC관절에서의 운동은 주로 자유도 2로 일어난다. 벌림과 모음은 일반적으로 시상면 내에서 일어나고, 굽힘과 폄은 일반적으로 전두면 내에서 일어난다. 각 운동면을 위한 돌림축은 각각 볼록한 관절면을 통과해 지나간다.[67,160]

엄지의 맞섬과 재배치(reposition)는 CMC관절에서의 두 개의 일차적인 운동면에서 나온다. 맞섬과 재배치의 운동형상학은 두 개의 일차적인 운동에 대한 설명 이후에 논의된다.

### *엄지 손목손허리관절의 벌림과 모음*

CMC관절의 모음 위치에서, 엄지는 손바닥과 거의 나란히 놓이게 된다. 이와는 대조적으로, 최대로 벌림을 하게 되면 엄지의 손허리뼈는 손바닥에서 앞쪽으로 약 50°의 위치에 놓이게 된다.[160] 완전한 벌림은 엄지의 물갈퀴 공간(web space)을 펼치게 하여, 큰 물체를 잡는 데 필요한 넓은 오목면을 형성하게 해준다.

벌림과 모음의 관절운동형상학은 고정된 큰마름뼈의 오목(세로)지름에 대해 움직이는 엄지 손허리뼈의 볼록관절면에 근거한다(그림 8.15). *벌림* 동안, 손허리뼈의 볼록관절면은 큰마름뼈의 오목관절면에 대해 손바닥쪽(앞쪽)으로 구르면서 등쪽으로 미끄러진다(그림 8.16). CMC관절에서의 완전한 벌림은 엄지모음근과 몇몇 인대들을 신장시킨다(표 8.1 참조). *모음*의 관절운동형상학은 벌림에서 설명되었던 것과는 반대 방향으로 일어난다.

### *엄지 손목손허리관절의 굽힘과 폄*

능동적으로 수행한 엄지 CMC관절의 굽힘과 폄은 손허리뼈에서 일어나는 다양한 양의 축돌림(axial rotation)과 연관된다.[60] 손허리뼈는 굽힘 동안 *안쪽*으로(즉, 셋째손가락 쪽으로) 돌림하고, 폄 동안 가쪽으로(즉, 셋째손가락에서 먼쪽으로) 돌림한다. 이런 '자동적인' 축돌림은 완전한 폄과 완전한 굽힘 사이를 움직일 때 엄지손톱의 방향 변화를 관찰해보면 알 수 있다. 이러한 돌림은 다른 운동에 대해 독립적으로 수행되는 것이 아니기 때문에, 자유도 3으로 고려되지는 않는다.

해부학적 자세에서, CMC관절은 약 20°의 폄을 할 수 있다. 완전히 폄된 위치에서, 엄지의 손허리뼈는 손바닥을 가로질러 약 40°의 굽힘을 한다.[163]

CMC관절의 굽힘과 폄에 대한 관절운동형상학은 큰마름뼈의 볼록(가로)지름에 대해 움직이는 손허리뼈의 오목관절면에 근거한다(그림 8.15). *굽힘* 동안, 손허리뼈의 오목관절면은 자쪽(안쪽) 방향으로 구르면서 미끄러진다(그림 8.17A).[67] 큰마름뼈의 가로지름에 있는 얕은 고랑(groove)은 약간의 손허리뼈 안쪽돌림을 안내하는 데 도움을 준다. 완전한 굽힘은 등쪽-노쪽인대와 같은 조직들을 신장시킨다.

CMC관절의 *폄* 동안, 오목한 손허리뼈는 관절의 가로지름을 따라 가쪽(노쪽) 방향으로 구르면서 미끄러진다(그림 8.17B). 큰마름뼈의 관절면에 있는 고랑은 손허리뼈에서의 약간의 가쪽돌림을 안내한다.[27] 완전한 폄은 앞빗인대(anterior oblique ligament)와 같이 관절의 자쪽면에 위치한 인대들을 신장시킨다. 표 8.2는 엄지의 CMC관절에서 일어나는 굽힘-폄 그리고 벌림-모음과 관련된 운동형상학과 관절 만곡을 요약하였다.

### *엄지 손목손허리관절의 맞섬*

엄지가 다른 손가락의 끝과 정확하고 견고하게 맞섬(opposition)할 수 있는 능력은 엄지와 손 전체의 기능적 건강함을 나타내는 결정적인 표현이다. 엄지가 손 전체 기능의 40~50%를 담당한다고 종종 언급된다. 이 격언의 근거는 맞섬하는 엄지와 이를 지배하는 근육의 뛰어난 기능성을 반영한다.

복잡한 맞섬 운동은 이미 CMC관절에서 설명한 일차적인 운동들의 합성이다. 이해를 돕기 위해, 그림 8.18A는 맞섬의 완전한 운동호를 두 단계로 나누어 보여주고 있다. 1단계에서, 엄지의 손허리뼈는 *벌림*한다. 2단계에서, 벌림된 손허리뼈는 손바닥을 가로

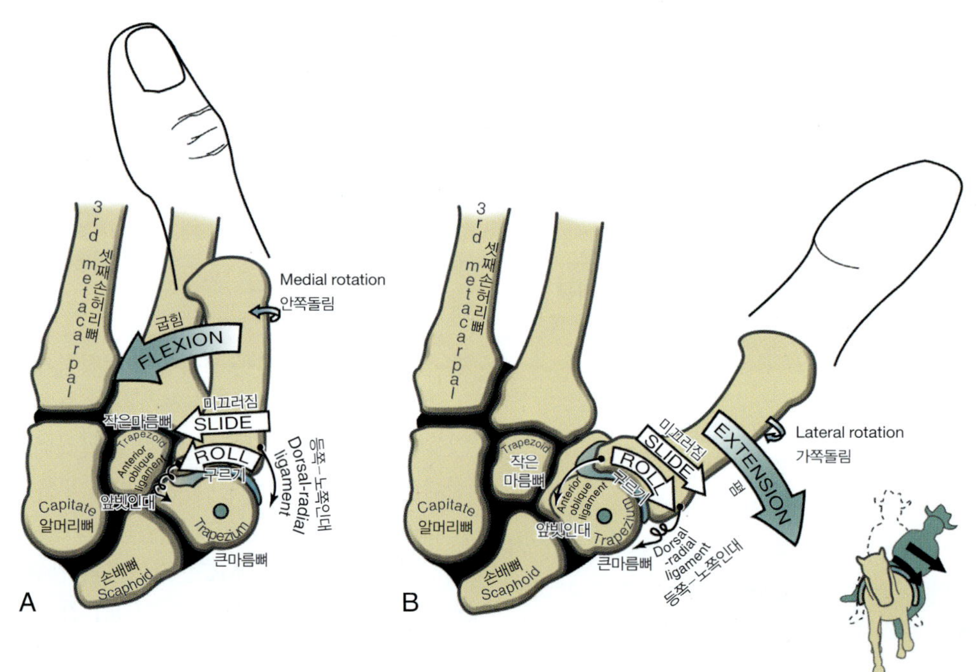


**그림 8.17** 엄지의 손목손허리관절에서 일어나는 굽힘과 폄의 관절운동형상학. (A) 굽힘은 약간의 안쪽돌림과 관련되며, 등쪽-노쪽인대의 신장을 유발한다. 앞빗인대는 느슨해진다. (B) 폄은 약간의 가쪽돌림과 관련되며, 앞빗인대의 신장을 유발한다. 돌림축은 큰마름뼈를 통과하는 작은 원으로 표시되었다. 폄의 관절운동형상학은 마치 '카우보이'가 말안장에서 옆으로 넘어지는 것과 유사하다. 카우보이가 옆으로(폄 방향으로) 넘어질 때, 그의 가슴과 엉덩이에 있는 한 지점은 둘 다 같은 가쪽 방향으로 구르면서 미끄러진다.

**표 8.2 엄지의 손목손허리관절에서 일어나는 일차적인 운동의 운동형상학과 관계된 인자***

| 운동 | 골운동형상학 | 관절 만곡 | 관절운동형상학 |
|---|---|---|---|
| 벌림과 모음 | 손허리뼈를 통과하는 안-가쪽돌림축에 대한 시상면 내에서의 움직임 | 큰마름뼈의 오목관절면에 대해 움직이는 손허리뼈의 볼록(세로)지름 | 벌림: 손바닥쪽 구르기와 등쪽 미끄러짐<br>모음: 등쪽 구르기와 손바닥쪽 미끄러짐 |
| 굽힘과 폄 | 큰마름뼈를 통과하는 앞-뒤돌림축에 대한 전두면 내에서의 움직임 | 큰마름뼈의 볼록관절면에 대해 움직이는 손허리뼈의 오목(가로)지름 | 굽힘: 안쪽 구르기와 미끄러짐<br>폄: 가쪽 구르기와 미끄러짐 |

*맞섬과 재배치는 두 개의 일차적인 운동면으로부터 나온 움직임이기 때문에 제시되지 않았다(좀 더 자세한 설명은 책 참조).

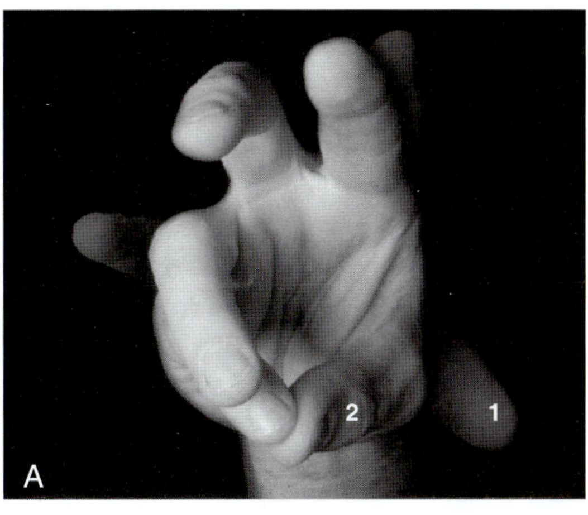


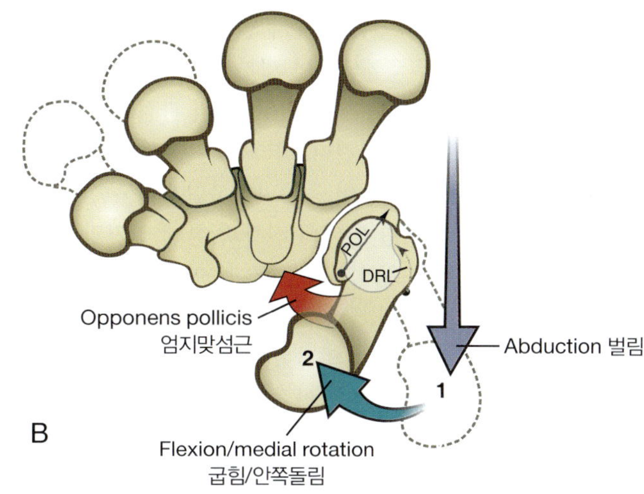


**그림 8.18** 엄지의 손목손허리관절에서 일어나는 맞섬의 운동학. (A) 맞섬의 두 단계를 보여주고 있다: (*1*) 벌림 그리고 (*2*) 굽힘과 안쪽돌림. (B) 맞섬의 두 단계에 대한 운동형상학: 등쪽인대복합체를 구성하는 뒤빗인대(*POL*)와 등쪽-노쪽인대(*DRL*)는 팽팽해지고, 엄지맞섬근은 수축하고 있다(*빨간색*). 큰마름뼈의 윤곽이 손목손허리관절 내에 표시되어 있다.

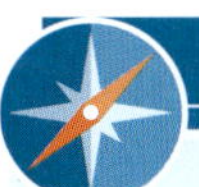

## SPECIAL FOCUS 8.1

### 엄지 손목손허리관절의 골관절염: 흔하고 잠재적으로 장애를 초래할 수 있는 상황

엄지 손목손허리(CMC)관절의 최적 기능을 위해서는 가동성과 안정성을 모두 요구한다. 모순처럼 보이는 이러한 기능들은 일반적으로 관절주머니인대에서의 장력과 근육활성 사이의 상호작용에 의해 조절된다. 근육의 역할이 우세하기 때문에, 관절을 가로지르는 비교적 큰 힘이 일상적으로 발생된다. 예를 들어 열쇠를 강하게 쥐고 있는 동안, 엄지 CMC관절에서 발생한 압박력은 엄지의 먼쪽끝에 적용된 접촉력보다 12배나 더 크다.[26] 관절반작용력의 크기와 이런 동작의 높은 발생빈도가 결합된 상황은 CMC관절에서 골관절염이 비교적 자주 발생하는 이유 중 하나로 이론화되어 있다.[52,107,132] 엄지 CMC관절의 골관절염에 대한 방사선학적 증거는 실제로 흔하다. 50대와 60대 남성의 13%, 폐경기 이후 여성의 33%, 그리고 80세 이상 노인의 최대 90%에서 발생한다.[6,52,140]

엄지 바닥부에서 골관절염이 자주 발생하는 병리역학적 기전은 아직 완전히 이해되지 않고 있다. 퇴행(degeneration)은 급성외상에 의해 이차적으로 발생할 수 있거나, 아마도 더 일반적으로는 고된 직업과 관련된 비교적 낮은 수준의 누적 외상으로 발생할 수 있다.[46,168] 역학적 과부하 이외의 다른 위험 요인에는 전신성관절염(systemic arthritis), 비만, 인대 느슨함, 또는 관절면의 미세한 자연적인 비대칭과 관련된 집중된 접촉스트레스가 포함될 수 있다.[52,56] 특정 원인에 관계없이, 통증은 일반적으로 가장 주요한 증상이다. 엄지 바닥부에서의 통증은 손 전체, 나아가 팔 전체의 기능적 잠재력을 감소시킬 수 있다.

엄지 CMC관절의 골관절염과 관련된 관절퇴행은 일반적으로 손바닥쪽면에서 시작되는 경향이 있다.[31,137] 일단 골관절염이 진행되면, 이때의 상황은 일반적으로 관절 전체의 형태학적 변화, 뼈증식(osteophyte)의 형성, 약화된 집기(pinch), 부기(swelling), 그리고 관절의 등쪽-자쪽탈구와 관련이 있다. 또한 진행된 단계에서는 큰마름뼈와 손배뼈 사이 그리고 큰마름뼈와 작은마름뼈 사이의 관절퇴행도 포함될 수 있으며, 이러한 상황을 흔히 엄지의 *바닥관절 관절염(basilar joint arthritis)*이라 부른다.

엄지 CMC관절의 골관절염 유병률은 남성보다 여성에서 2~4배 더 자주 발생한다.[56,110,132] 이런 성별과 관계된 유병률은 호르몬으로 발생된 관절 인대의 느슨함과 관련될 수 있다.[87,167] 또한 여성은 평균적으로 남성보다 더 작은 CMC 관절면을 갖고 있기 때문에, 여성에서 관찰되는 더 큰 마모는 남성과 유사한 작업을 수행하여도 더 큰 관절 접촉력(즉, 힘/면적)에 노출된 결과일 수 있다.[59,132] 예를 들어, 단단히 잠긴 병뚜껑을 여는 것은 성별에 관계없이 유사한 근육(내적인) 토크가 요구되지만, 일반적으로 관절 접촉력은 여성에게서 더 크게 발생한다.

엄지 CMC관절의 골관절염을 위한 전통적인 보존적 중재는 부목고정, 신중하고 목표 지향적인 운동, 가동기법, 냉 및 열과 같은 물리적 인자의 적용, 그리고 비스테로이드소염제(NSAID)와 코티코스테로이드 주사의 이용이 포함된다.[14,23,83,134,157] 그 외에도, 환자는 불필요한 큰 힘으로부터 엄지 바닥부를 보호하기 위해 그리고 퇴행 과정에도 불구하고 기능을 보존하기 위해 그들의 활동을 수정하는 방법에 대해 교육받는다.[106]

수술적 중재는 보존적 치료가 실패한 경우에 필요할 수 있다. 수술 절차에는 인대 재건을 포함한 관절성형술, 생물학적 관절 '간격장치'가 있는 또는 없는 부분적 또는 완전한 큰마름뼈절제술, 관절유합술(융합술), 인공관절이식, 또는 기타 중재가 포함될 수 있으며, 수술 이후에는 손치료가 뒤이어 실시된다.[52,94,138,164] 환자들은 일반적으로 CMC 인공관절이식 이후 기능의 개선과 감소된 통증을 보고하지만, 이 절차의 장기적인 성공은 CMC관절에서 자연스럽게 일어나는 큰 힘과 복잡한 관절 운동형상학에 의해 여전히 방해받고 있다.[62,65]

질러 새끼손가락 쪽으로 *굽힘*하면서 *안쪽돌림*한다. 그림 8.18B는 이런 복잡한 움직임에 대한 운동형상학의 세부사항을 보여주고 있다. *벌림* 동안, 엄지의 손허리뼈바닥은 큰마름뼈의 관절면에 대해 손바닥쪽 방향으로의 경로를 따라간다. 이러한 운동은 CMC관절을 가로지르는 특정 인대, 예를 들어 등쪽인대복합체를 구성하는 인대들을 신장시킨다.[79] 이러한 인대의 신장과 함께 엄지맞섬근(opponens pollicis)과 같은 근육의 활성은 굽힘-안쪽돌림 단계의 운동형상학 대부분을 안내한다. 굽힘하는 손허리뼈바닥은 큰마름뼈의 관절면에 있는 고랑 내에서 약간 안쪽으로 돌림한다.[169] 이러한 근육과 인대의 힘은 큰마름뼈의 안쪽관절면 쪽을 향해 굽힘과 안쪽돌림하는 손허리뼈의 경로를 안전하게 안내한다. 맞섬의 마지막 몇 도는 몇몇 인대들, 특히 등쪽-노쪽인대를 계속 신장시킨다.[36,148,160] 활성된 근육과 신장된 인대로부터의 힘은 완전한 맞섬 상태에 있는 CMC관절의 최대 일치성과 안정성을 촉진하는 데 중요하다. 그런 이유로, 완전한 맞섬은 CMC관절의 닫힌위치(close-packed position)로 고려된다.[142] 흥미롭게도, CMC관절이 완전한 맞섬에 근접할 때 일어나는 엄지 손허리뼈의 마지막 돌림 또는 스핀(spin)은 무릎이 완전한 폄에서 돌림되며 견고히 잠길 때 설명되는 것과 유사한 기전인 '나사집 토크 돌림(screw-home torque rotation)'으로 설명되어 왔다.[76,160]

그림 8.18A에서 엄지손톱의 방향 변화에 의해 알 수 있듯이, 완전한 맞섬은 45~60°의 엄지 안쪽돌림을 포함한다.[24] 엄지의 CMC관절이 이런 돌림의 대부분을 담당하지만, 일부는 엄지 MCP관절과 IP관절에서의 부속운동(accessory motion) 형태로 일어난다. 영화방사선촬영술(cineradiography)로 관찰해보면, 큰마름뼈 또한 손배뼈와 작은마름뼈에 대해 약간 안쪽으로 돌림하여 손허리뼈 돌림의 마지막 크기를 확대시킨다는 것을 알 수 있다. 새끼손가락과 반지손가락은 넷째와 다섯째CMC관절에서 컵 모양으로 손바닥을 오므리는 동작(cupping motion)을 통해 맞섬에 간접적으로 기여한다. 이러한 운동은 엄지의 끝부분이 새끼손가락과 반지손가락의 끝부분과 좀 더 쉽게 접촉할 수 있도록 해준다.

CMC관절의 *재배치(reposition)*는 완전히 대립된 손허리뼈가 해부학적 자세로 되돌아오는 동작이다. 이러한 운동은 엄지 손허리뼈의 모음과 폄-가쪽돌림의 관절운동형상학을 보인다.

## 손허리손가락관절

### 손가락

#### *일반적인 특징과 인대*

손가락의 손허리손가락(metacarpophalangeal, MCP)관절은 볼록한 손허리뼈머리와 약간 오목한 몸쪽손가락뼈의 몸쪽관절면 사이에서 형성된 비교적 큰 융기관절이다(그림 8.19). MCP관절의 의지적 운동은 주로 두 개의 운동면에서 일어나는데, 굽힘과 폄은 시상면 내에서 일어나고 벌림과 모음은 전두면 내에서 일어난다.

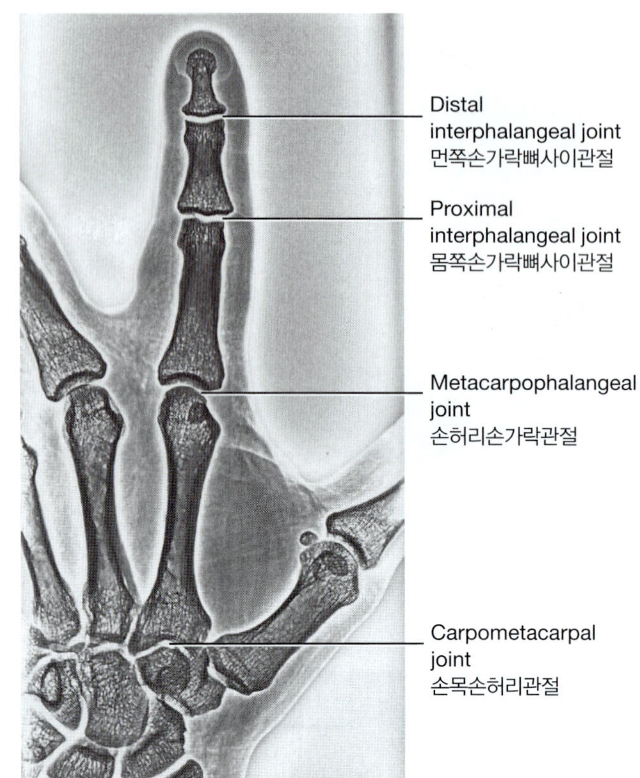


**그림 8.19** 집게손가락의 관절들.

MCP관절의 역학적 안정성은 손의 전반적인 생체역학과 구조적 안정성에 중요하다. 초기에 언급했듯이, MCP관절은 가동성 있는 손의 활들을 지지하는 쐐기돌(keystone)로 기여한다. 건강한 손에 있어, MCP관절에서의 안정성은 정교하게 서로 연결되어 있는 일련의 결합조직들에 의해 성취된다. 각 MCP관절의 관절주머니 안에는 한 쌍의 노쪽곁인대와 자쪽곁인대 그리고 하나의 손바닥쪽판(palmar plate)이 있다(그림 8.20). 각 *곁인대(collateral ligament)*는 손허리뼈머리의 뒤결절에 그리고 그 근처에 몸쪽부착부위를 갖는다. MCP관절을 비스듬히 손바닥쪽 방향으로 가로지르는 이 인대는 두 개의 뚜렷한 부분으로 형성되어 있다. 좀 더 등쪽에 있는 곁인대의 *끈부분(cord part)*은 굵고 강하며, 손가락뼈 몸쪽끝의 손바닥쪽 영역에 먼쪽부착부위를 갖는다. 곁인대의 *덧부분(accessory part)*은 더 얇은 부채 모양의 섬유들로 구성되어 있으며, 손바닥쪽판의 가장자리를 따라 먼쪽부착부위를 갖는다.[77]

각 MCP관절의 손바닥쪽에 위치하고 있는 것은 *손바닥쪽판(palmar 또는 volar plate)*이라 불리는 인대와 비슷한 구조이다(그림 8.20). *판(plate)*이라는 용어는 조밀하고 두꺼운 섬유연골로 구성된 것을 나타내기 위해 붙인 말이다. 각 손바닥쪽판의 먼쪽끝은 각 몸쪽손가락뼈바닥에 견고하게 부착된다. 좀 더 탄력적인 손바닥쪽판의 몸쪽끝은 손허리뼈머리의 바로 몸쪽에 느슨하게 부착된다.[142] 외재성 손가락 굽힘근육을 위한 굴[tunnel, 일반적으로

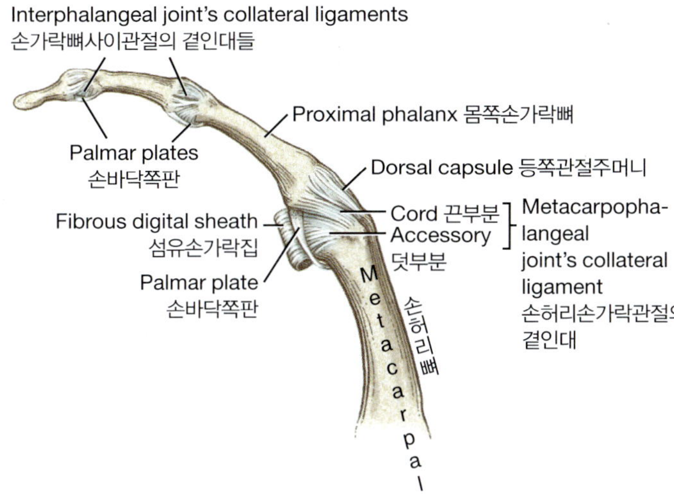


그림 8.20 손허리손가락관절, 몸쪽손가락뼈사이관절, 그리고 먼쪽손가락뼈사이관절의 노쪽곁인대의 두 부분 및 관계된 결합조직들을 보여주고 있는 가쪽면.

'도르래(pulley)'라고 불림]을 형성하는 *섬유손가락집(fibrous digital sheath)*은 손바닥쪽판의 손바닥쪽(앞쪽)면에 고정된다. 손바닥쪽판의 일차적 기능은 MCP관절의 구조를 강화하고 극단적인 폄을 제한하는 것이다.

그림 8.21은 MCP관절의 여러 해부학적 측면을 보여주고 있다. MCP관절의 오목한 성분은 몸쪽손가락뼈의 관절면, 곁인대(끈부분과 덧부분), 그리고 손바닥쪽판의 등쪽면에 의해 형성된다. 이러한 조직들은 큰 손허리뼈머리를 수용하고 안정화하는 데 적합한 세 면으로 이루어진 용기와 같은 구조를 하고 있다. 각 MCP관절의 손바닥쪽판 사이를 연결하는 구조는 3개의 *깊은가로손허리인대(deep transverse metacarpal ligament)*이다. 3개의 인대는 둘째에서 다섯째손허리뼈를 서로 연결하고 느슨하게 묶는 넓고 편평한 구조로 합쳐진다.

### *운동형상학*

#### *골운동형상학*

MCP관절의 의지적 운동 외에도, 상당한 양의 부속운동(accessory motions)이 가능한데, 특히 관절이 거의 펴되어 있을 때 그러하다. 관절에서 견인–압박, 앞–뒤쪽과 옆쪽 방향으로의 병진운동, 그리고 축돌림(axial rotation)이 일어날 수 있다. 수동 축돌림이 특히 두드러지게 나타나는데, 이는 손가락이 잡고 있는 물체의 외형에 좀 더 맞도록 해주어 잡기의 조절을 증가시켜 준다(그림 8.22). MCP관절에서 일어나는 이런 수동 축돌림의 범위는 반지손가락과 새끼손가락에서 가장 크며, 평균 약 30~40°의 돌림을 한다.[85]

> **주로 자유도 2로 의지적 움직임을 허용하는 손가락의 손허리손가락관절**
>
> - *굽힘*과 *폄*은 안–가쪽돌림축에 대해 시상면 내에서 일어난다.
> - *벌림*과 *모음*은 앞–뒤돌림축에 대해 전두면 내에서 일어난다.
>
> 각 움직임을 위한 돌림축은 손허리뼈머리를 통과해 지나간다.

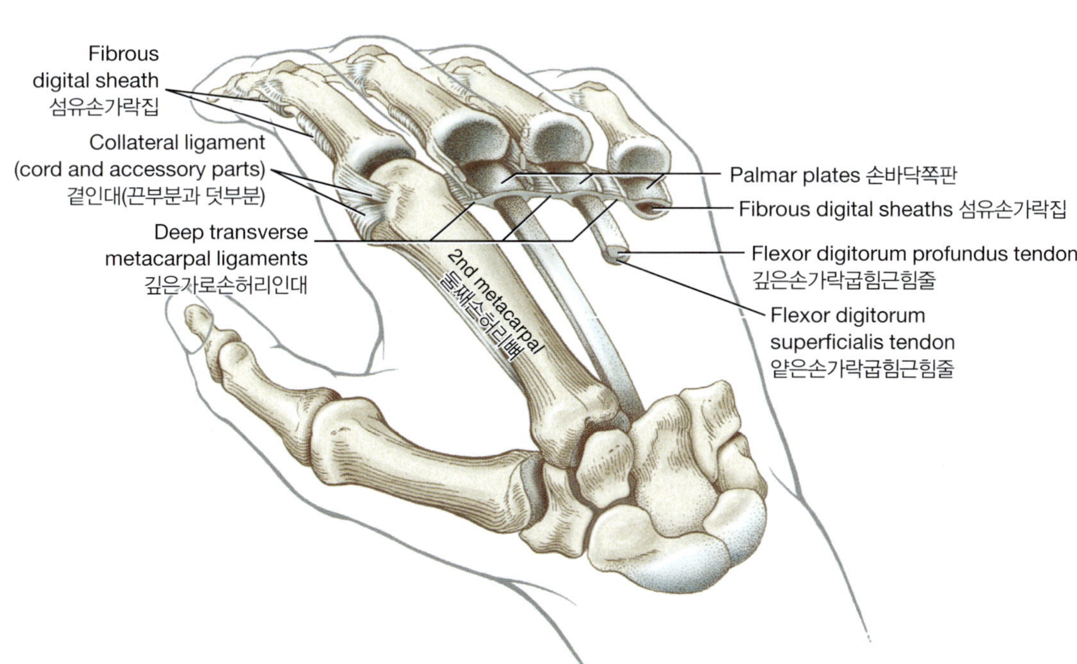


그림 8.21 손허리손가락관절들에 있는 관절주위 결합조직들을 강조한 손의 등쪽면. 몇몇 손허리뼈들은 다양한 관절구조를 노출시키기 위해 제거되었다.

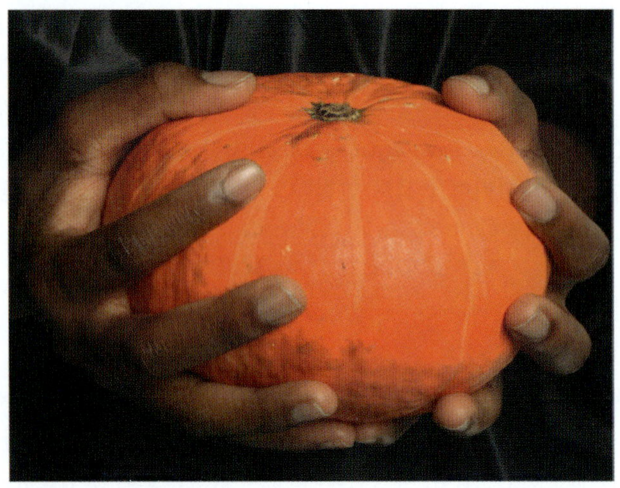

**그림 8.22** 손허리손가락관절들에서 일어나는 축돌림의 부속운동은 크고 둥근 물건을 잡는 동안 여러 손가락에서 확인된다.

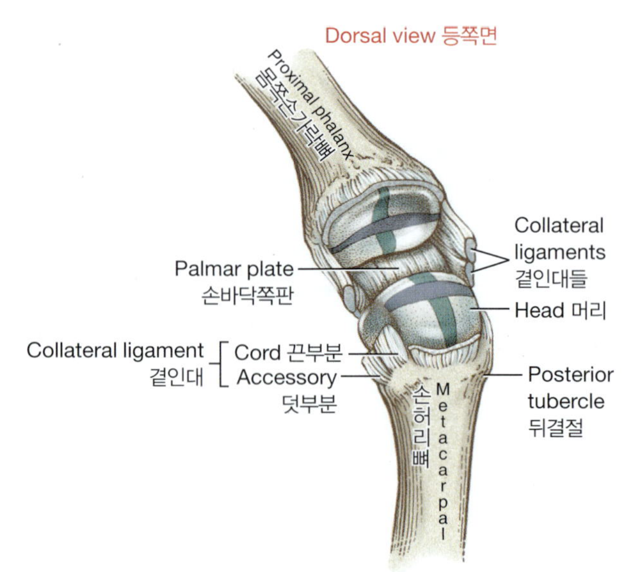


**그림 8.23** 관절면의 형태를 노출시키기 위해 개방된 손허리손가락관절의 등쪽면. 관절의 세로지름은 초록색으로, 가로지름은 자주색으로 보여주고 있다.

MCP관절에서 일어나는 전반적인 *굽힘과 폄*의 범위는 둘째에서 다섯째손가락으로 갈수록 점진적으로 증가한다. 둘째(집게) 손가락에서는 약 90°의 굽힘이 일어나고, 다섯째손가락에서는 약 110~115°의 굽힘이 일어난다.[9] 좀 더 자쪽에 있는 MCP관절들에서의 운동성이 더 큰 것은 CMC관절들에서 설명했던 것과 유사하다. (좀 더 자쪽에 있는 관절들에서 나타나는 증가된 굽힘은 여러 손잡이에 적용된 인간공학적 디자인을 보면 알 수 있다.) MCP관절은 중립위치(0°)를 넘어 30~45°의 범위까지 수동으로 폄될 수 있다. MCP관절은 (손의 중간선에 대해) 약 20°에서 45° 사이를 *벌림*과 *모음*할 수 있는데, 그 양은 손가락에 따라 달라진다.[90]

손목의 위치는 MCP관절의 전반적인 이평면 가동성(굽힘-폄, 벌림-모음)에 상당한 영향을 미친다. 이러한 사항은 임상평가 동안 특히 명확히 나타난다. MCP관절의 가동성은 손목이 완전히 폄된 상태에서 가장 작다.[90] 손목의 완전한 폄은 외재성 손가락 굽힘근육을 크게 신장시키는데, 이는 MCP관절을 가로지르는 장력을 발생시켜 전반적인 신장성을 제한하게 된다.

### *관절운동형상학*

각각의 손허리뼈머리는 약간 다른 형태를 갖고 있으나, 일반적으로 꼭지(apex)는 둥글고 손바닥쪽면은 거의 편평한 구조를 하고 있다(그림 8.6 참조). 관절연골은 손허리뼈머리 전체와 손바닥쪽면의 대부분을 덮고 있다. 관절면의 볼록-오목관계는 쉽게 알 수 있다(그림 8.23).

MCP관절에서의 관절운동형상학은 볼록한 손허리뼈머리에 대해 움직이는 손가락뼈의 오목 관절면에 근거한다. 그림 8.24A는 외재성 굽힘근육들 중 하나인 깊은손가락굽힘근(flexor digitorum profundus)에 의해 추진되는 능동 *굽힘*의 관절운동형상학을 보여주고 있다. 굽힘은 등쪽관절주머니 그리고 더 두꺼운 곁인대 끈부분(cord part)의 대부분을 신장시켜 수동장력을 증가시킨다.[77] [SPECIAL FOCUS 8.2에서 설명되는 것과 같이, 곁인대의 덧부분(accessory part)은 굽힘과 폄 내내 거의 등척으로 길이를 유지한다.] 건강한 상태에 있어, 길어진 결합조직들에서 나타나는 증가된 수동장력은 관절의 자연스러운 관절운동형상학을 안내하는 데 도움을 준다. 예를 들어 그림 8.24A에서 설명되고 있듯이, 신장된 등쪽관절주머니(가늘게 길어진 화살표로 표시됨)에서의 증가된 장력은 굽힘 시 관절의 등쪽면이 벌어지는 부자연스러운 경첩운동을 방지한다. 이러한 수동장력은 몸쪽손가락뼈가 손바닥쪽 방향으로 미끄러짐과 구르기를 할 때 관절면 사이의 견고한 접촉을 유지하는 데 도움이 된다. 굽힘된 MCP관절에서의 자연스러운 관절 안정성의 증가는 잡기 동안 이러한 관절을 안정화하는 데 도움을 준다.

그림 8.24B는 MCP관절의 능동적인 *폄*이 손가락폄근과 내재성 근육들 중 하나와의 협력적 동시활성을 통해 추진되고 있는 것을 소개하고 있다(이 장의 후반부에서 좀 더 자세히 설명됨). 폄의 관절운동형상학은 몸쪽손가락뼈의 구르기와 미끄러짐이 등쪽 방향으로 일어난다는 것을 제외하면 굽힘에서 설명되었던 것과 같다. 0°의 폄에서, 대부분의 곁인대 끈부분은 느슨해지지만 손바닥쪽판은 손허리뼈머리를 지지하기 위해 길어지면서 펼쳐지게 된다. 대부분의 곁인대 섬유들에서 만들어진 상대적 느슨함은 폄된 위치의 관절에서 나타나는 증가된 수동 가동성의 부분적인 원인이 된다. 0°를 넘어선 능동적인 폄은 일반적으로 벌레근(lumbrical)과 같은 내재성 근육의 활성과 손바닥쪽판에서의 증가된 수동장력의 결합에 의해 제한된다.

MCP관절에서 일어나는 *벌림*과 *모음*의 관절운동형상은 굽힘과 폄에서 설명되었던 것과 유사하다. 예를 들면, 집게손가락 MCP관절의 벌림 동안 몸쪽손가락뼈는 노쪽 방향으로 구르면서

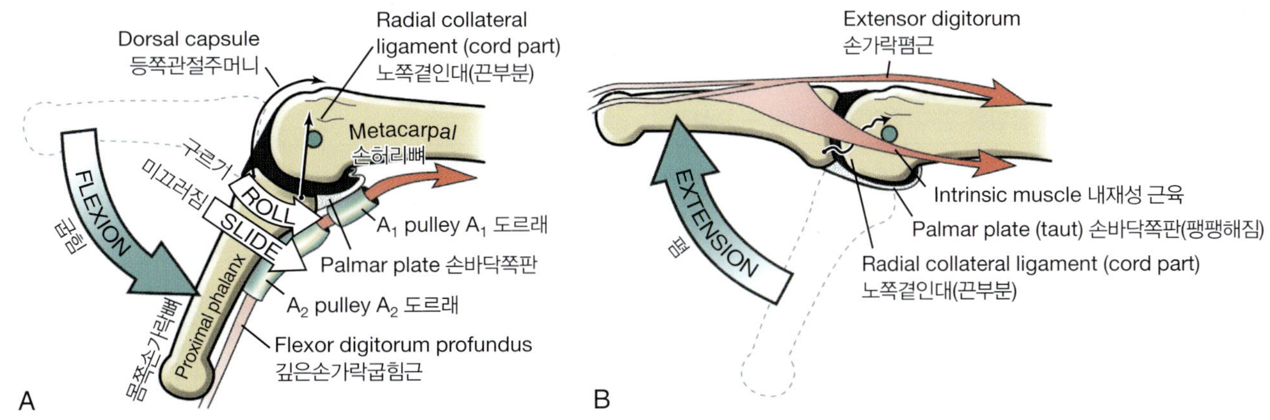


**그림 8.24** 손허리손가락(MCP)관절에서 일어나는 능동적인 굽힘과 폄의 관절운동형상학에 대한 가쪽면. (A) 깊은손가락굽힘근의 활성에 의한 굽힘을 보여주고 있다. 이 근육의 힘줄은 $A_1$과 $A_2$ 도르래(섬유손가락집 내에서 특별하게 이름이 부여된 도르래들)를 통과해 지나가는 것을 보여주고 있다. 굽힘은 등쪽관절주머니 그리고 대부분의 노쪽곁인대 끈부분을 비교적 팽팽하게 당긴다. 관절운동형상학은 같은 방향으로 구르기와 미끄러짐이 일어나는 것을 보여주고 있다. (B) 폄은 손가락폄근과 손가락 내재성 근육들 중 하나와의 동시활성에 의해 조절되고 있는 것을 보여주고 있다. 폄된 위치는 손바닥쪽판을 팽팽하게 당김과 동시에 노쪽곁인대의 끈부분을 비교적 느슨하게 만든다. 팽팽하거나 신장된 조직들은 가늘게 길어진 화살표로 보여주고 있으며, 느슨한 구조들은 물결 모양의 화살표로 보여주고 있다. 이 운동을 위한 돌림축은 안-가쪽 방향을 향하고 있으며, 손허리뼈머리를 통과해 지나가고 있다.

미끄러진다(그림 8.25). 첫째등쪽뼈사이근(first dorsal interosseus)은 벌림의 관절운동형상학을 안내할 뿐만 아니라, 노쪽곁인대가 점차적으로 느슨해질 때 노쪽에서 관절을 안정화시키는 데에도 기여한다.

MCP관절에서의 능동 벌림과 모음의 크기는 완전히 폄되었을 때보다 완전히 굽힘되었을 때 확실히 적게 일어난다. (이것은 자신의 손에서 증명해 볼 수 있다.) 2개의 인자가 이러한 차이의 원인이 될 수 있다. 첫째, 대부분의 곁인대 끈부분은 거의 완전한 굽힘 상태에서 팽팽해진다. 이론적으로, 이런 인대에 저장된 수동장력은 관절면 사이의 압박력을 증가시켜 이용할 수 있는 운동을 감소시킨다. 둘째, 약 70°의 굽힘 위치에서는 몸쪽손가락뼈의 관절면이 손허리뼈머리의 편평한 손바닥쪽 부분과 접촉한다(그림 8.24A). 비교적 편평한 이런 손바닥쪽 부분은 최대의 벌림과 모음의 가동범위에 필요한 자연스러운 관절운동형상학을 차단한다.

## 엄지

### 일반적인 특징과 인대

엄지의 MCP관절은 볼록한 첫째손허리뼈머리와 오목한 엄지 몸쪽손가락뼈의 몸쪽면 사이에서 형성된 관절이다(그림 8.27). 엄지 MCP관절의 기본적 구조와 관절운동형상학은 다른 손가락들의 것과 유사하다. 그러나 뼈운동형상에서는 두드러진 차이가 있다. 엄지의 MCP관절에서 일어나는 능동운동과 수동운동은 다른 손가락의 MCP관절에서 일어나는 것보다 확실히 적게 일어난다. 실제로, 엄지의 MCP관절은 단지 자유도 1만이 허용되어 전두면 내에서의 굽힘과 폄만 일어난다. 손가락의 MCP관절과는 달리, 엄지

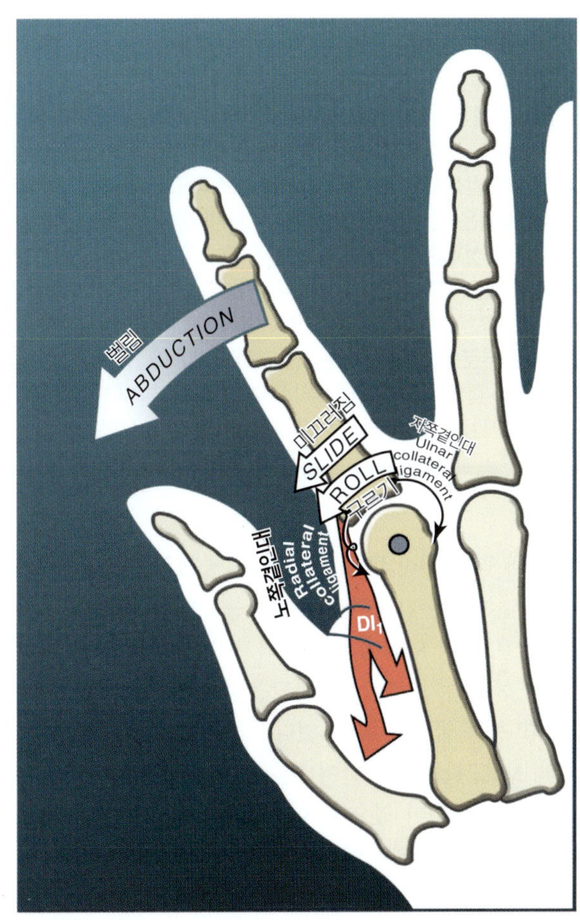


**그림 8.25** 손허리손가락관절에서 일어나는 능동적인 벌림의 관절운동형상학. 첫째등쪽뼈사이근($DI_1$)에 의해 추진된 벌림을 보여주고 있다. 완전한 벌림 상태에서, 자쪽곁인대는 팽팽해지고, 노쪽곁인대는 느슨하게 된다. 이 운동을 위한 돌림축은 앞-뒤쪽 방향을 향하고 있으며, 손허리뼈머리를 통과해 지나가고 있다.

## SPECIAL FOCUS 8.2

### 손가락 손허리손가락관절의 굽힘된 위치에 대한 임상적 중요성

*굽힘된* MCP관절은 폄된 관절보다 역학적으로 더 안정적이며 수동적인 부속움직임이 덜 일어난다고 오랫동안 인식되어 왔다. 그런 이유로 굽힘은 MCP관절의 *닫힌위치(close-packed position)*로 고려된다.[142] 1장에서 설명했듯이, 대부분 관절들의 닫힌위치는 부속움직임 [또는 관절'놀이'(joint 'play')]이 최소가 되고 관절의 일치성이 가장 큰 유일한 위치이다. 굽힘된 MCP관절의 닫힌위치는 주로 곁인대들에서의 증가된 장력과 관련된다. 이러한 장력은 잡기, 집기, 또는 열쇠 사용과 같이 일반적으로 약 60~70°의 굽힘에서 수행되는 활동들 동안 손가락의 바닥부에 안정성을 더해준다.[64]

MCP관절의 굽힘과 관련된 증가된 안정성은 대부분의 곁인대 *끈부분*에 부과된 길어짐 그리고 그로 인한 신장으로 발생한다. 신장은 손허리뼈머리의 비원형(eccentric) 또는 '원형에서 벗어난(out-of-round)' 캠(cam) 형태에 의해 유발된다. 이런 형태 때문에, 굽힘은 인대의 몸쪽부착부위와 먼쪽부착부위 사이의 거리를 증가시킨다(그림 8.26). 비교적 얇은 곁인대의 덧부분은 다른 먼쪽부착부위를 갖기 때문에 굽힘과 폄 내내 거의 일정한 길이(등척)를 유지하며, 이를 통해 좀 더 일정하고 더 낮은 수준의 안정화 장력을 발휘한다.[77]

외상이나 수술 이후에, 손은 치유를 증진시키고 통증을 경감시키기 위해 석고나 부목으로 고정될 필요가 있을 것이다. 고정의 기간이 지속된다면, 짧아진(느슨해진) 길이로 위치된 관절주위 결합조직은 이러한 위치에 맞춰 재형성되며(즉, 적응성 단축), 이로 인해 길어짐에 대해 더 큰 저항을 발생시키게 된다. 이와는 대조적으로, 길어진 위치에서 고정된 결합조직은 정상적인 뻣뻣함을 유지할 가능성이 더 높다. 예를 들어, 넷째나 다섯째손허리뼈목의 골절 이후 3주 또는 4주 동안 손을 고정해야 하는 환자를 고려해 보자. 임상가는 일반적으로 *MCP관절이 약 60~70° 굽힘된 상태*로 손을 고정시킨다. MCP관절의 굽힘된 위치는 곁인대의 끈부분에 상대적인 신장을 가하기 때문에, 이들이 짧아지는 것을 방지한다. 곁인대 끈부분에서의 타이트해짐을 방지하기 위한 이러한 위치는 MCP관절의 '폄 구축'의 발달 가능성을 감소시킨다.

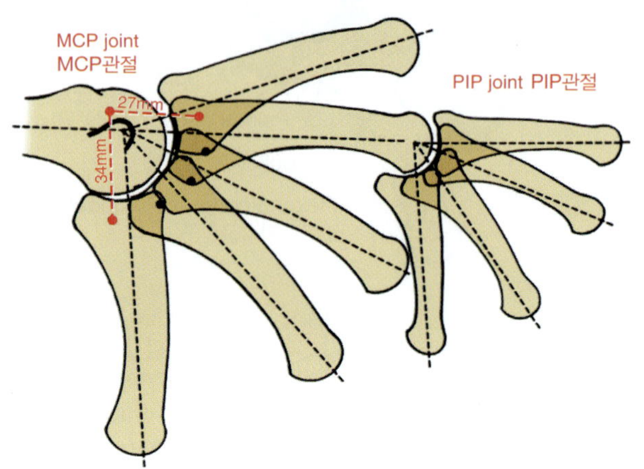


**그림 8.26** 캠(cam) 형태의 손허리뼈머리 때문에, 손허리손가락(*MCP*)관절에서의 굽힘은 대부분의 곁인대 끈부분의 부착부위 지점들 사이의 거리를 증가시킨다(폄 상태에서는 27 mm이고 90° 굽힘 상태에서는 34 mm). 이것은 전체 곁인대의 몸쪽부착부위와 먼쪽부착부위 사이의 거리가 굽힘 내내 항상 일정하게 유지되는 몸쪽손가락뼈사이(*PIP*)관절과는 대조적이다. (From Dubousset JF: The digital joints. In Tubiana R, editor: *The hand*, Philadelphia, Saunders, 1981.)

그러나 일부의 경우에 있어, 굽힘으로 MCP관절을 고정시키는 것이 부적절할 수 있다. 예를 들어, 폄근육힘줄이나 등쪽관절주머니의 외과적 재건술 또는 전관절성형술(total joint arthroplasty)의 삽입 이후에, MCP관절은 폄(거의 0°)된 위치로 고정되어야 한다. 이러한 위치는 관절의 등쪽면에 위치한 치유 중인 조직들에 가해지는 변형을 감소시킨다.

MCP관절의 폄은 일반적으로 단 몇 도(중립의 0°를 넘어)로 제한된다. 엄지 손허리손가락관절에서의 능동적인 굽힘에 대한 관절운동형상학은 그림 8.28에서 소개되고 있다. 완전히 폄된 상태에서, 엄지의 몸쪽손가락뼈는 손바닥을 가로질러 가운데손가락 쪽으로 약 60° 능동 굽힘을 할 수 있다.[72]

엄지의 MCP관절에서 일어나는 능동적인 벌림과 모음은 의도적으로 매우 제한되어 있으며, 이러한 운동은 부속운동으로 간주된다. 이러한 제한은 엄지의 손허리뼈를 *견고히* 안정화시킨 상태에서 몸쪽손가락뼈를 능동적으로 벌림이나 모음시키려고 시도할 때 관찰될 수 있다. 이 관절에서의 뼈의 일치성과 곁인대들의 구조는 이러한 운동을 제한하는 가장 큰 원인이 되며, 이러한 제한은 엄지의 전체 손가락선에 걸쳐 자연스러운 세로 안정성을 제공해준다.

MCP관절에서의 제한된 벌림과 모음이 엄지에 대한 어느 정도의 자연적인 안정성을 제공해주기는 하지만, 팽팽해지는 이 관절의 곁인대들은 일반적으로 과도하게 큰 외적인 토크를 받게 되면 손상을 쉽게 당하게 된다. 이러한 상황은 스키를 타는 사람이 넘어질 때 스키 막대의 손잡이와 끈이 MCP관절에 대해 큰 (외적인) 벌림 토크를 만들어내 관절의 자쪽곁인대를 손상시키는 '스키 손상(skier's injury)'에서 비교적 흔하게 그 예를 찾을 수 있다. 실험적으로 이 인대의 파열점은 약 45°의 벌림에서 일어난다고 알려졌다.[43]

**그림 8.27** 손목과 손에 있는 많은 관절들에 대한 가쪽면. 엄지의 손허리손가락관절 근처에 있는 종자뼈에 주목하라.

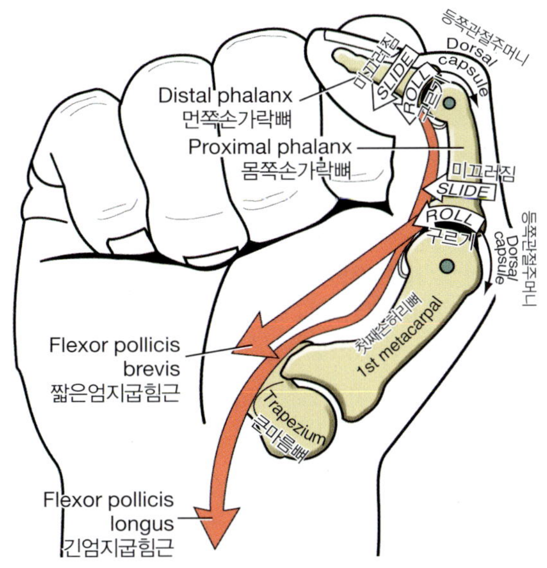


**그림 8.28** 엄지의 손허리손가락관절과 손가락뼈사이관절에서의 능동 굽힘에 대한 관절운동형상학을 보여주고 있다. 굽힘은 긴엄지굽힘근과 짧은엄지굽힘근에 의해 추진되고 있는 것을 보여주고 있다. 이 관절들에서의 굽힘과 폄을 위한 돌림축은 볼록관절면들을 앞-뒤쪽 방향으로 통과해 지나가고 있다. 팽팽해지거나 신장되는 조직들은 가늘게 길어진 화살표로 보여주고 있다.

## 손가락뼈사이관절

### 손가락

MCP관절의 먼쪽에 몸쪽손가락뼈사이관절과 먼쪽손가락뼈사이관절이 있다(그림 8.27). 각각의 관절은 자유도 1만 허용되기 때문에 굽힘과 폄만이 일어난다.

*일반적인 특징과 인대*

*몸쪽손가락뼈사이(proximal interphalangeal, PIP)관절*은 몸쪽손가락뼈머리와 중간손가락뼈바닥 사이에 형성된 관절이다. PIP관절의 관절면은 목공품을 제작하는 데 있어 나무판자를 연결하기 위해 사용되는 은촉이음(tongue-in-groove articulation)과 유사하게 생겼다(그림 8.29). 몸쪽손가락뼈머리에는 얕게 파인 중심고랑에 의해 나눠진 두 개의 둥근 관절융기(condyle)가 있다. 몸쪽손가락뼈머리와 관절하는 중간손가락뼈의 관절면에는 중심능선에 의해 나눠진 두 개의 얕은 오목관절면이 있다. 은촉이음은 축돌림을 제한하면서 굽힘과 폄의 운동을 안내하는 데 도움을 준다.

각각의 PIP관절은 *노쪽곁인대*와 *자쪽곁인대*에 의해 보강된 관절주머니에 둘러싸여 있다.[142] PIP관절에 있는 곁인대의 끈부분(cord part)은 벌림과 모음 운동을 확실히 제한한다. MCP관절에서처럼, PIP관절에 있는 곁인대의 덧부분(accessory part)은 *손바닥쪽판(palmar plate)*과 섞이면서 이를 보강한다(그림 8.29). 손바닥쪽판과 곁인대 사이의 해부학적 연결은 몸쪽손가락뼈머리를 고정하는 자리를 형성한다. 손바닥쪽판은 PIP관절의 과다폄(hyperextension)을 제한하는 일차적인 구조이다.[123] 그 외에도, 손바닥쪽판의 손바닥쪽면은 손가락에 있는 외재성 손가락 굽힘근육의 힘줄들을 감싸고 있는 구조인 *섬유손가락집(fibrous digital sheath)*의 바닥부를 위한 부착부위로서의 역할을 한다(그림 8.21의 집게손가락과 새끼손가락 참조).

PIP관절에 있는 손바닥쪽판의 몸쪽-가쪽 영역은 세로로 비후해지면서 *제지고삐인대(check-rein ligament)*로 언급되는 섬유조직을 형성한다(그림 8.29).[123] 이러한 조직은 손바닥쪽판의 몸쪽부

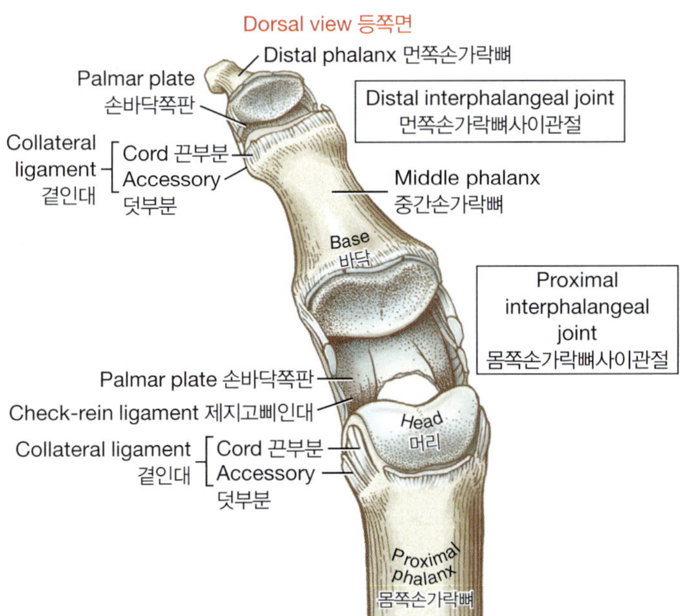


**그림 8.29** 관절면의 형태를 노출시키기 위해 몸쪽손가락뼈사이관절과 먼쪽손가락뼈사이관절이 개방된 등쪽면.

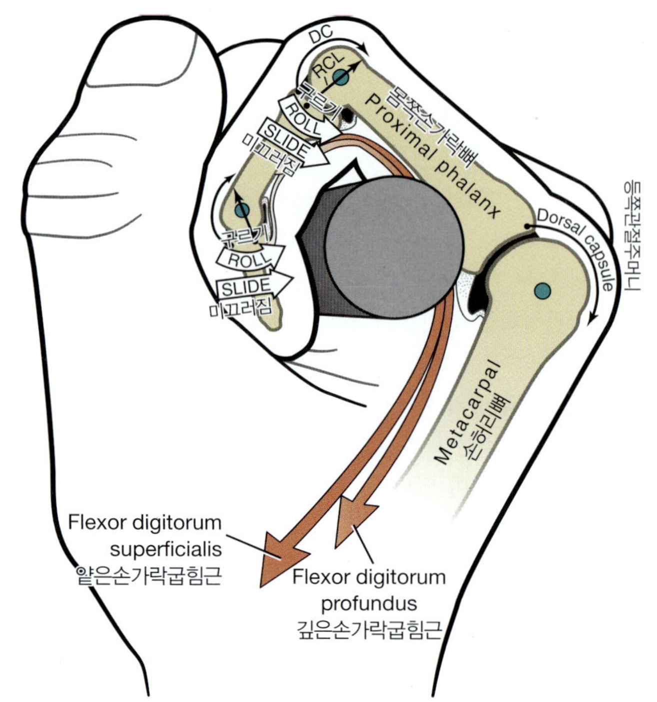


**그림 8.30** 집게손가락의 몸쪽손가락뼈사이(PIP)관절과 먼쪽손가락뼈사이(DIP)관절에서 일어나는 능동적인 굽힘의 관절운동형상학을 강조한 그림. PIP관절에서, 등쪽관절주머니(*DC*)의 길이는 증가하지만, 노쪽곁인대(*RCL*)의 길이는 거의 등척을 유지한다(DIP관절에서 보이는 역학과 유사함). 각 관절의 돌림축은 안-가쪽 방향을 향하고 있다. 비교적 팽팽해지는 결합조직은 가늘게 길어지는 화살표들로 보여주고 있다.

착부위를 강화시키고, 관절의 과다폄을 제한하는 데 도움을 준다. 제지고삐인대가 확장되면 병리조직으로 흔히 고려되는데, 이러한 경우 PIP관절에서의 굽힘구축에 대한 수술적 해리 시 종종 제거된다.

*먼쪽손가락뼈사이(distal interphalangeal, DIP)관절*은 중간손가락뼈머리와 먼쪽손가락뼈바닥 사이에서 형성된 관절이다(그림 8.29). DIP관절의 구조와 주변의 결합조직은 제지고삐인대가 없다는 것을 제외하면 PIP관절의 것과 같다.

*운동형상학*

PIP관절은 약 100~120° 굽힘한다. DIP관절은 약 70~90°로 굽힘하여 PIP관절보다는 굽힘의 양이 적다. CMC관절 및 MCP관절처럼, PIP관절과 DIP관절에서의 굽힘은 일반적으로 *자쪽에 있는 손가락들에서 더 크게* 일어나며, 이는 이런 관절들에서의 운동이 많은 일상적인 활동을 수행하는 데 더 필요하다는 점을 반영하고 있다.[8] 일반적으로 약간의 과다폄이 PIP관절에서 허용된다. 그러나 DIP관절은 일반적으로 중립(0°)위치를 넘어 약 30°까지의 폄을 허용한다.

관절구조의 유사성에 의해 PIP관절과 DIP관절의 관절운동형상학은 유사하다. 예를 들면, PIP관절에서의 능동적인 굽힘 동안 오목한 중간손가락뼈바닥은 외재성 손가락 굽힘근육의 당김에 의해 손바닥쪽 방향으로 구르면서 미끄러진다(그림 8.30). 굽힘 동안, 등쪽관절주머니에서 발생된 수동장력은 구르기와 미끄러짐의 관절운동형상학을 안내하고 안정화시키는 데 도움을 준다.

MCP관절과는 다르게, PIP관절과 DIP관절의 곁인대 대부분의 섬유들에서의 수동장력은 가동범위 내내 *거의 일정하게* 유지된다.[102] (이러한 사항은 PIP관절과 DIP관절의 돌림축을 *통과하*는 비교적 팽팽한 곁인대의 장력을 보여주는 그림 8.30에서 암시되고 있다.) 아마도 좀 더 공 모양의 형태를 가진 손가락뼈머리가 이러한 곁인대의 길이가 크게 변하는 것을 방지하는 원인일 수 있다(그림 8.26 참조). PIP관절과 DIP관절의 닫힌위치는 완전히 폄된 위치이며,[142] 이는 손바닥쪽판에 부과된 신장 때문일 가능성이 크다. 손이 고정되는 기간 동안, PIP관절과 DIP관절은 종종 거의 폄된 위치에 놓인다. 이러한 위치는 의도적으로 손바닥쪽판에 대한 신장을 유발하여, 이런 관절에서 굽힘구축이 발생할 가능성을 이상적으로 감소시키기 위한 것이다. 손가락에 있는 3개의 관절 중에서, PIP관절은 대부분의 일상적인 과제를 수행하기 위해 가장 큰 가동범위가 필요하다.[8] 따라서 이런 관절에서의 굽힘구축은 특히 손 기능에 방해가 될 수 있다.

### 엄지

엄지 손가락뼈사이(interphalangeal, IP)관절의 구조와 기능은 다른 손가락의 IP관절들의 것과 유사하다. 운동은 일차적으로 자유도 1로 제한되고, 약 70°의 능동 굽힘이 허용된다(그림 8.28 참조).[72] 엄지의 IP관절은 중립위치를 넘어 약 20°의 수동 폄을 할 수 있다. 이러한 운동은 벽에 있는 압정을 누를 때와 같이 엄지의 패드로 물체에 힘을 적용할 때 사용된다.

## 근육과 관절의 상호작용

### 손의 근육, 피부, 그리고 관절의 신경지배

복잡하고 협응된 손의 기능은 근육과 감각계통 사이의 고도로 통합된 상호작용을 요구한다. 예를 들어, 바이올린 연주자에 의해 수행된 매우 정밀하고 섬세한 손가락들의 움직임을 고려해보라. 이런 정밀성을 가능하게 하는 한 가지 사실은 엄지와 같은 손의 내재성 근육들로 가는 축삭(axon) 하나가 100개의 근육섬유를 신경지배할 수 있다는 것이다.[117] 이러한 경우, 하나의 축삭은 100개의 근육섬유 *모두*를 동시에 활성시킨다. 이와는 대조적으로, 장딴지근(gastrocnemius)의 안쪽갈래로 가는 축삭 하나는 약 2,000개의 근육섬유들을 신경지배하며, 이렇게 많은 이유는 이 근육이 미세한

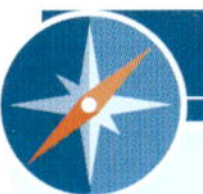

SPECIAL FOCUS 8.3

### 손목과 손의 '기능적 위치'

외상성 머리 손상, 뇌졸중, 또는 높은 척수 수준의 팔다리마비와 같은 일부 의학적 상황들은 손목과 손의 영구적인 변형을 초래할 수 있다. 이러한 변형은 장기간의 마비, 불용(disuse), 또는 근육에서의 비정상적 근긴장도의 결합에 의해 유발된다. 따라서 임상가는 기능적 잠재력을 최대한 보존하기 위해 손목과 손에 유리한 위치에서 보조기를 적용시키게 된다. 이러한 위치는 그림 8.31에서 보여주는 것과 같이 흔히 *기능적 위치*(*position of function*)라 한다. 이러한 위치는 손을 개방하여 컵 모양을 유지함으로써 손가락 굽힘근육의 최적의 길이를 유지시켜주는 손목의 위치를 제공한다.

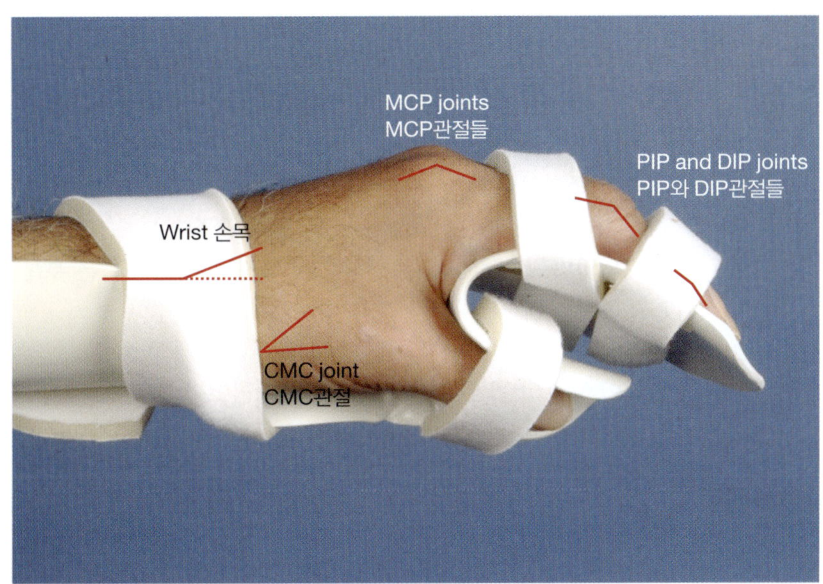


그림 8.31 보조기는 손목과 손을 '기능적 위치'에서 지지하기 위해 사용된다. 뇌졸중으로 이완성 마비를 가진 사람을 보여주고 있다. 기능적 위치는 다음과 같은 위치를 포함한다: 손목은 20~30°의 폄과 약간의 자쪽 치우침; *손가락*들은 35~45°의 손허리손가락(*MCP*)관절 굽힘 그리고 15~30°의 몸쪽손가락뼈사이(*PIP*)관절과 먼쪽손가락뼈사이(*DIP*)관절 굽힘; *엄지*는 35~45°의 손목손허리(*CMC*)관절 벌림. 이러한 위치들은 환자의 신체적 또는 의학적 상황에 따라 달라진다. (Courtesy of Teri Bielefeld, PT, CHT: Zablocki VA Hospital, Milwaukee, WI.)

움직임에 연루되지 않기 때문이다.[40] 손의 대부분의 전형적인 내재성 근육은 축삭 하나가 지배하는 근육섬유의 비율이 작기 때문에, 힘의 수준에 따라 더 정밀한 단계적 동원이 가능하여 더 미세한 움직임 조절이 가능하게 된다.

또한 손가락의 복잡한 능동움직임에 대한 미세조절은 피부, 근육, 힘줄, 관절주머니, 그리고 인대를 포함한 손의 다양한 영역들에 있는 다양한 신경수용기들로부터 지속적인 감각정보를 필요로 한다.[166] 복잡하고 빠른 움직임을 안내하고 예측하기 위해 신경계통이 어떻게 이런 정보를 해석하는지는 다년간의 연구에도 불구하고 완전히 이해되지 못하고 있다.[28] 사람이 거의 보지 않고 빠르게 과일의 껍질을 벗겨 한 조각을 먹을 수 있도록 해주는 이런 감각정보의 중요성을 고려해보라. 이런 활동은 손으로부터의 감각입력을 통해 일차적으로 조절되며, 많은 근육활동은 이러한 감각정보에 대한 *반응*이다. 감각정보가 없는 근육활성은 일반적으로 미숙하고 협응되지 않은 움직임을 초래한다. 이것은 척수 내에서 (감각)들신경로(afferent tract)가 침범당하는 상황인 *척수매독*(*tabes dorsalis*)과 같이 운동계통은 보존되지만 감각계통이 주로 영향을 받는 질환들에서 자주 관찰된다.

## 근육과 피부의 신경지배

손의 근육과 피부에 대한 신경지배는 부록 II, Part A의 그림 II.1B~D에서 소개된다. *노신경*(*radial nerve*)은 외재성 손가락 폄근육을 신경지배한다. 아래팔의 등쪽면에 위치한 이러한 근육들에는 손가락폄근, 새끼폄근, 집게폄근, 긴엄지폄근, 짧은엄지폄근, 그리고 긴엄지벌림근이 있다. 노신경이 신경지배하는 감각영역은 손목과 손의 등쪽면, 특히 물갈퀴 공간(web space)의 등쪽 영역과 엄지 CMC관절주머니의 등쪽 부분 주변이다.[57]

*정중신경*(*median nerve*)은 대부분의 외재성 손가락 굽힘근육을 신경지배한다. 아래팔에서, 정중신경은 얕은손가락굽힘근을 신경지배한다. 이후 정중신경의 한 가지(앞뼈사이신경, anterior interosseous nerve)가 깊은손가락굽힘근의 가쪽 절반과 긴엄지굽힘근을 신경지배한다.

정중신경은 먼쪽으로 계속 주행하여 가로손목인대의 깊은 쪽인 손목굴을 통과해 손으로 들어간다. 일단 손에 들어간 정중신경은 엄지두덩(thenar eminence)을 형성하는 근육들(짧은엄지굽힘근, 짧은엄지벌림근, 그리고 엄지맞섬근)과 가쪽 2개의 벌레근을

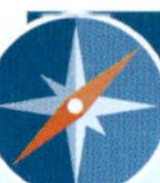

**SPECIAL FOCUS 8.4**

**정상 감각의 '보호' 역할**

손에 대한 정상적인 감각은 역학적 손상이나 열 손상으로부터 손을 보호하기 위해 중요하다. 예를 들어 말초신경병증, 척수 외상, 또는 말초신경 손상을 가진 사람들은 팔다리에 대한 다양한 수준에서의 감각을 상실하여 매우 쉽게 손상을 당하게 된다. 한센병[예전에 나병(leprosy)이라 불림[161]]이라는 비교적 드문 질환을 가진 사람들은 피부병은 물론 전반적인 손가락의 무감각을 가지고 있다. 시간이 지남에 따라, 특히 의학적 치료를 받지 않은 중증 또는 통제가 안 된 한센병 환자들은 부분적으로 또는 완전히 손가락을 잃을 수 있다. 이러한 현상은 간접적으로는 단지 세균 감염과 관련이 있으며, 좀 더 직접적인 원인은 무감각한 손가락에 불필요하게 크고 종종 손상을 유발하는 접촉력이 가해지는 데에서 비롯된다. 정상적인 감각을 가지고 있는 사람들은 대부분의 일상적인 활동들을 수행하는 동안 이들의 손에 주어진 과제를 수행하는 데 필요한 최소한의 힘인 비교적 낮은 양의 힘을 일반적으로 사용한다. 그러나 한센병 환자들은 감소된 감각을 보상하기 위한 수단으로 정상적인 힘보다 더 큰 힘을 사용한다. 증가된 힘이 한 번의 적용에는 대수롭지 않다 하더라도, 장기간 동안 반복적으로 적용된 힘은 피부 및 다른 결합조직을 손상시킬 수 있다. 감각 상실을 유발하는 병리에 관계없이, 임상가는 환자에게 쉽게 손상당할 수 있다는 것을 교육시키고 이 영역을 보호하는 방법들을 제시하여야 한다.[104]

신경지배한다. 정중신경이 신경지배하는 감각영역은 가쪽의 손가락 3개(엄지에서 셋째손가락까지)와 넷째 손가락의 가쪽 1/2의 바닥쪽 영역과 끝부분을 포함한 손의 손바닥쪽–가쪽면이다. 정중신경의 감각신경섬유들은 엄지 CMC관절주머니의 손바닥쪽면을 신경지배한다.[57]

*자신경(ulnar nerve)*은 깊은손가락굽힘근의 안쪽 절반을 신경지배한다. 자신경은 계속 먼쪽으로 내려와 손목굴의 얕은 쪽을 통해 손목을 가로질러 손으로 가게 된다. 손에서, 자신경의 깊은운동가지는 새끼두덩(hypothenar) 근육(새끼굽힘근, 새끼벌림근, 새끼맞섬근, 그리고 짧은손바닥근)과 안쪽 2개의 벌레근을 신경지배한다. 깊은운동가지는 손의 깊은 곳에서 가쪽으로 계속되어, 손바닥쪽뼈사이근과 등쪽뼈사이근 그리고 마지막으로 엄지모음근을 신경지배한다. 자신경이 신경지배하는 감각영역은 대부분의 자쪽 손가락의 피부를 포함한 손의 자쪽모서리이다.

참고로, 팔의 근육을 신경지배하는 주요 신경뿌리는 부록 II, Part B에 제시되었다. 그 외에도 부록 II, Part C~E는 $C^5$-$T^1$ 신경뿌리와 팔의 주요 말초신경의 기능적 상태를 측정하는 데 주로 사용되는 중요 근육(key muscle)을 보여주고 있다.

## 관절의 감각신경지배

대부분의 경우, *손의 관절*들은 위에 놓인 피부에 공급된 감각신경섬유로부터 감각을 받는다(부록 II, Part E에 나온 피부분절 표를 참조). 이러한 들(afferent)신경섬유는 척수에 있는 다음과 같은 등쪽신경뿌리에서 합체된다. $C^6$는 엄지와 집게손가락으로부터 전달된 감각을 받고, $C^7$은 가운데손가락으로부터 전달된 감각을 받으며, $C^8$은 반지손가락과 새끼손가락으로부터 전달된 감각을 받는다.[54,69,142]

## 손에 있는 근육의 기능

손가락을 조절하는 근육들은 손에 대한 *외재성(extrinsic)* 근육과 *내재성(intrinsic)* 근육으로 분류된다(표 8.3). 외재성 근육은 아래팔 또는 어떤 경우에는 좀 더 몸쪽인 위팔뼈의 양쪽 위관절융기에 몸쪽부착부위를 갖는다. 이와는 대조적으로, 내재성 근육은 몸쪽과 먼쪽부착부위가 모두 손 안에 있다. 요약과 참조를 위해, 좀 더 자세한 뼈 부착부위와 손 근육의 신경 공급이 부록 II, Part F에 제시되었다. 그 외에도, 손 근육의 단면적에 대한 목록은 부록 II, Part G에서 제시된다.

손가락을 오므렸다가 펴는 것과 같은 대부분의 능동적인 손의 움직임은 손의 외재성과 내재성 근육 그리고 손목 근육 사이의 정밀한 상호작용을 필요로 한다. 이런 중요한 주제는 이 장의 후반부에서 자세히 논의된다.

**표 8.3 손의 외재성 근육과 내재성 근육**

| | |
|---|---|
| **외재성 근육** | |
| 엄지와 손가락의 굽힘근육 | 얕은손가락굽힘근<br>깊은손가락굽힘근<br>긴엄지굽힘근 |
| 손가락의 폄근육 | 손가락폄근<br>집게폄근<br>새끼폄근 |
| 엄지의 폄근육 | 긴엄지폄근<br>짧은엄지폄근<br>긴엄지벌림근 |
| **내재성 근육** | |
| 엄지두덩 | 짧은엄지벌림근<br>짧은엄지굽힘근<br>엄지맞섬근 |
| 새끼두덩 | 새끼벌림근<br>새끼굽힘근<br>새끼맞섬근<br>짧은손바닥근 |
| 기타 | 엄지모음근(2개의 갈래)<br>벌레근(4개)<br>뼈사이근(손바닥쪽 4개와 등쪽 4개) |

## 엄지와 손가락의 외재성 굽힘근육

*엄지와 손가락의 외재성 굽힘근육에 대한 해부학과 관절작용*

엄지와 손가락의 외재성 굽힘근육에는 얕은손가락굽힘근, 깊은손가락굽힘근, 그리고 긴엄지굽힘근이 있다(그림 8.32와 8.33). 이러한 근육들은 위팔뼈의 안쪽위관절융기(medial epicondyle)와 아래팔의 영역에 광범위한 몸쪽부착부위를 갖고 있다.

*얕은손가락굽힘근(flexor digitorum superficialis)*의 근육힘살(muscle belly)은 아래팔의 앞쪽에서 3개의 손목 굽힘근육과 원엎침근(pronator teres)의 바로 깊은 쪽에 위치한다(그림 8.32). 이 근육에서 나온 4개의 힘줄은 손목을 가로질러 손의 손바닥쪽면으로 들어간다. 몸쪽손가락뼈 수준에서 각각의 힘줄은 깊은손가락굽힘근힘줄의 통로를 위해 갈라진다(그림 8.34, 가운데손가락과 집게손가락). 두 개로 갈라진 각 힘줄은 PIP관절을 지나 중간손가락뼈의 손바닥쪽면 양 옆면에 부착한다.

얕은손가락굽힘근의 일차적 작용은 PIP관절을 굽힘시키는 것이다. 그러나 이 근육은 자신이 지나간 *모든* 관절들을 굽힘시킬 수 있다. 일반적으로, 새끼손가락을 제외한 얕은손가락굽힘근의 각 힘줄은 비교적 서로에 대해 독립적으로 조절될 수 있다. 이러한 기능적 독립성은 특히 집게손가락에서 명백히 나타난다.

아래팔의 가장 깊은 근육층에 위치한 *깊은손가락굽힘근(flexor digitorum profundus)*의 근육힘살은 얕은손가락굽힘근의 깊은 쪽에 있다(그림 8.33). 깊은손가락굽힘근의 4개의 힘줄 각각은 얕은손가락굽힘근의 갈라진 힘줄 사이를 통과해 지나간다. 그런 후, 깊은손가락굽힘근의 각 힘줄은 먼쪽손가락뼈바닥의 손바닥쪽면에 부착하기 위해 먼쪽으로 계속된다. 깊은손가락굽힘근은 DIP관절을 굽힘시키는 유일한 근육이지만, 얕은손가락굽힘근처럼 자신이 지나간 모든 관절을 굽힘시키는 데 관여할 수 있다.

집게손가락으로 가는 깊은손가락굽힘근은 다른 손가락으로 가는 깊은손가락굽힘근의 힘줄에 비해 비교적 독립적으로 조절될 수 있다. 그러나 나머지 3개의 힘줄은 다양한 근육다발(muscular fasciculi)에 의해 서로 연결되어 있으며, 이러한 근육다발은 한 손가락의 DIP관절을 독립적으로 굽힘시키는 것을 억제한다.

아래팔의 가장 깊은 근육층에 위치한 *긴엄지굽힘근(flexor pollicis longus)*은 깊은손가락굽힘근의 바로 가쪽에 있다(그림 8.33). 이 근육은 손목을 가로질러 먼쪽으로 주행하여 엄지의 먼쪽손가락뼈바닥의 손바닥쪽면에 부착한다. 긴엄지굽힘근은 엄지의 IP관절을 굽힘시키는 유일한 근육이며, 엄지의 MCP관절과 CMC관절에서 상당한 굽힘 토크를 발휘하기도 한다. 반대되는 힘이 없다면, 긴엄지굽힘근 또한 손목의 굽힘과 노쪽치우침에도 관여할 수 있다.

3개의 모든 외재성 손가락 굽힘근육은 특히 손 전체의 견고한 잡기가 요구될 때 종종 함께 활성된다. 이러한 근육들의 작용은 손가락을 굽힘시키면서 첫째, 넷째, 그리고 다섯째CMC관절의 맞섬에도 도움을 준다. 이러한 작용은 주먹을 꽉 쥐었다 펴기를 반복할

**그림 8.32** 얕은손가락굽힘근의 작용에 초점을 둔 오른쪽 아래팔의 앞면. 손목 굽힘근육들과 원엎침근의 몸쪽끝은 절단되었다.

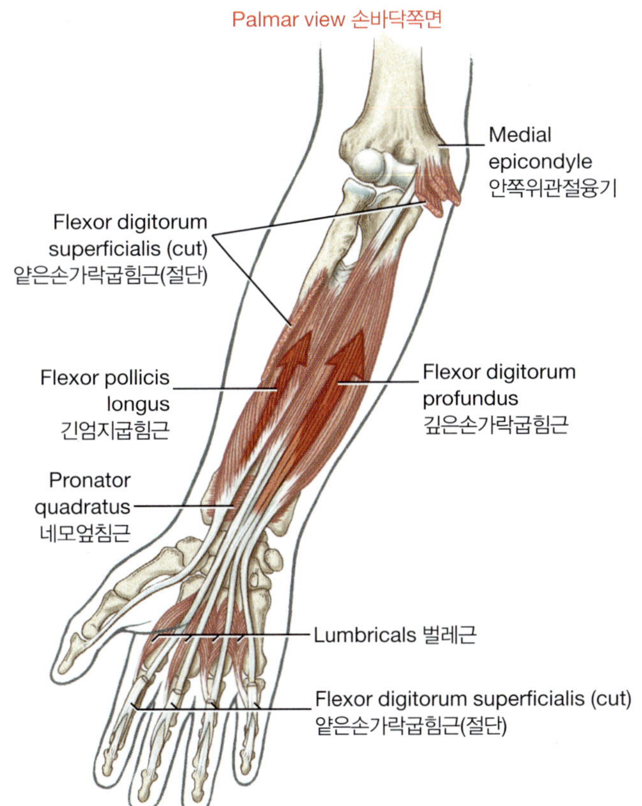


**그림 8.33** 깊은손가락굽힘근과 긴엄지굽힘근의 작용에 초점을 둔 오른쪽 아래팔의 앞면. 깊은손가락굽힘근의 힘줄에 부착되어 있는 벌레근도 보여주고 있다. 얕은손가락굽힘근의 몸쪽끝과 먼쪽끝은 절단되었다.

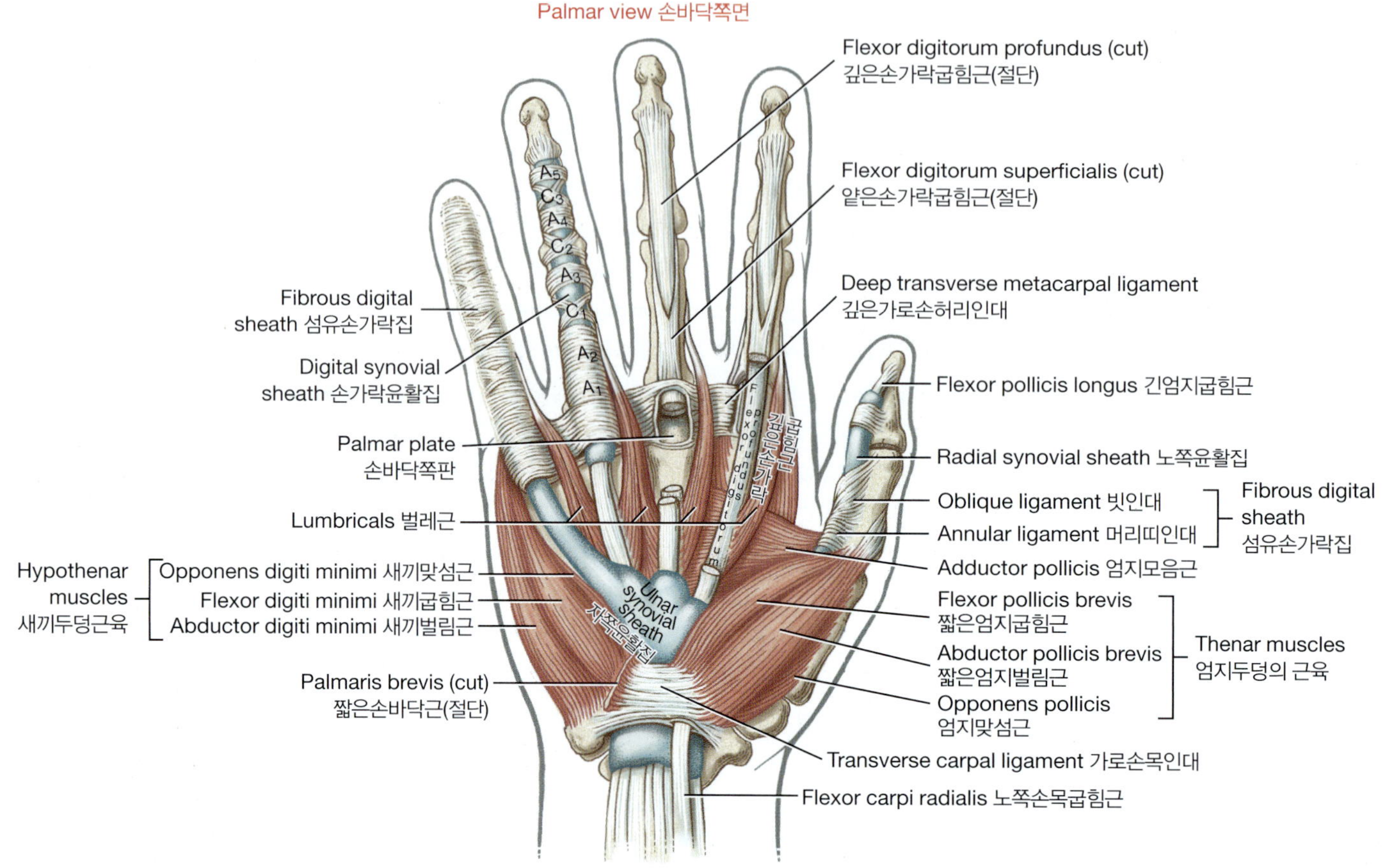


**그림 8.34** 오른쪽 손의 손바닥쪽면에 있는 중요한 몇 가지 구조들을 보여주고 있다. *새끼손가락*에서는 외재성 굽힘근육의 힘줄을 감싸고 있는 섬유손가락집과 자쪽윤활집(*파란색*)을 보여주고 있다. *반지손가락*에서는 섬유손가락집을 제거하여, 손가락윤활집(*파란색*) 그리고 고리도르래(annular pulley, $A_1$~$A_5$)와 십자도르래(cruciate pulley, $C_1$~$C_3$)를 강조하고 있다. *가운데손가락*에서는 얕은손가락굽힘근과 깊은손가락굽힘근의 먼쪽부착부위를 보여주기 위해 윤활집과 도르래를 제거하였다. *집게손가락*에서는 얕은손가락굽힘근힘줄의 일부를 제거하여, 깊은손가락굽힘근의 힘줄과 여기에 부착된 벌레근을 노출하였다. *엄지*에서는 긴엄지굽힘근의 힘줄을 둘러싸고 있는 노쪽윤활집(*파란색*) 그리고 빗인대와 머리띠인대를 강조하고 있다.

때 가장 명확히 나타난다. 미세하기는 하지만, 이런 맞섬 작용은 손의 모서리를 상승시키는 데 있어 어떤 내재성 근육들을 도와주기 때문에, 잡기의 효율성과 안정성을 증진시킨다.

광범위한 윤활막이 손목굴(carpal tunnel)을 통과하는 9개의 외재성 손가락 굽힘근육의 힘줄을 둘러싸고 있는데, *자쪽윤활집(ulnar synovial sheath)*은 얕은손가락굽힘근과 깊은손가락굽힘근을 감싸고 있고 좀 더 작은 *노쪽윤활집(radial synovial sheath)*은 긴엄지굽힘근을 감싸고 있다(그림 8.35). 이러한 윤활집은 손 전체를 가로지르는 굽힘근육 힘줄의 길이 대부분을 둘러싸고 있다(그림 8.34에서 파란색으로 보여줌).[142] 윤활막으로 둘러싸인 힘줄은 *섬유손가락집(fibrous digital sheath)*이라 알려진 섬유뼈굴(fibro-osseous tunnel)의 보호를 받으며 주행한다(그림 8.34, 새끼손가락). 각 손가락의 전체 길이에 걸쳐, 섬유손가락집은 손가락뼈와 손바닥쪽판에 고정되어 있다(그림 8.21, 집게손가락). 각 섬유손가락집의 안쪽에는 *굽힘근도르래(flexor pulley)*라 불리는 개별적인 조직띠들이 있다(그림 8.34, 반지손가락에 있는 $A_1$~$A_5$, $C_1$~$C_3$).

섬유손가락집 및 이와 관계된 굽힘근도르래는 굽힘근육의 힘줄과 이 힘줄을 둘러싸는 윤활집을 위한 구조적 통로를 제공한다. 윤활집은 자신들이 감싸고 있는 힘줄에 영양공급과 윤활작용을 제공하기 때문에 생리적으로 그리고 생체역학적으로 중요하다. 윤활집의 안쪽 벽에서 분비되는 윤활액은 인접 굽힘근육 힘줄들 사이 그리고 힘줄과 섬유손가락집 사이의 마찰을 감소시킨다. 굽힘근육 힘줄의 손상에 대한 수술적 복구 이후 유착이 섬유손가락집 내에서 발생하게 되는데, 일반적으로 섬유손가락집의 몸쪽모서리와 중간손가락뼈로 가는 얕은손가락굽힘근의 부착부위 사이에서 발생한다. 수술 이후, 복구된 힘줄의 신중한 미끄러짐을 촉진하는 운동프로그램을 설계하고 면밀히 감시하기 위해 훈련된 손 전문치료사가 필요하다.[76,126,152]

얕은손가락굽힘근과 깊은손가락굽힘근의 힘줄 그리고 손 안에서 이 힘줄들을 에워싸고 있는 윤활막은 흔히 반복적인 과사용에 의해 만성적으로 염증이 발생할 수 있다. 일부의 경우 염증에 따른 부기(swelling)에 의해 굽힘근육 섬유손가락집 내의 공간이 좁아지게 되고, 이는 힘줄의 자유로운 미끄러짐을 제한한다. 이런 통증성 염증 상황을 '방아쇠손가락(trigger finger)'이라 하며, 공식적으

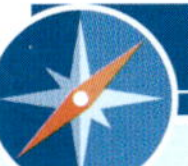

SPECIAL FOCUS 8.5

## '손목굴증후군'에 대한 구조적 그리고 기능적 기초

엄지와 손가락으로 가는 9개의 외재성 굽힘근육의 힘줄과 정중신경은 손목굴을 통과해 지나간다(그림 8.35). 이러한 힘줄들은 구조들 사이의 마찰을 감소시키는 촉촉한 윤활집과 그 외 결합조직에 둘러싸여 있다. 정중신경은 이런 밀집되어 있고 비교적 유연성이 없는 손목굴을 통과할 때 압박되거나 역학적 스트레스를 받을 수 있다. 시간이 지남에 따라, 이러한 스트레스는 팔에서 가장 빈번하게 발생하는 압박성 신경병증인 *손목굴증후군*(*carpal tunnel syndrome*, CTS)을 유발할 수 있다.[30] CTS는 정중신경의 감각분포에서 나타나는 통증과 감각이상을 특징으로 하며, 흔히 수면을 방해한다. 약화와 위축(atrophy)이 엄지두덩 근육에서 발생할 수 있다. 심각한 경우, CTS는 쉽고 편안하게 수행할 수 있는 일상적인 활동을 크게 방해할 수 있다.

CTS를 진단하는 것은 유사하거나 중첩되는 증상을 가진 다양한 상황들로 인해 종종 어렵게 된다.[30,32] 또한 CTS의 원인은 완전히 이해되지 않고 있으며 많은 요소가 관여하는 것으로 보인다. 잠재적으로 서로 관련이 있는 2가지의 기전이 발병기전에 관여할 수 있다. 첫째, 힘줄 또는 이들의 보호를 위한 윤활집의 과도한 밀집은 손목굴의 압력을 증가시켜 정중신경을 압박할 수 있다. 예를 들어, 이러한 상황은 비정상적으로 작은 손목굴, 전신성 수분정체, 또는 힘줄이나 윤활막의 염증과 그에 따른 부기가 있을 때 발생할 수 있다. 둘째, 극단적이거나 과도한 손목 움직임은 손목굴 내의 정중신경에 과도한 스트레스를 부가할 것이다. 이는 특정 직업과 관련된 손목과 손의 반복적인 사용과 연관이 있을 수 있다.[21] 진동공구의 사용, 손목의 과도한 굽힘, 또는 반복적이거나 과도한 잡기가 연루된 직업은 CTS의 발생률 증가와 연관되어 왔다.[121,128,154] 잠재적으로 스트레스를 유발하는 이러한 활동은 정중신경 자체에 직접적인 스트레스를 가하거나 정중신경을 둘러싸고 있는 조직들의 염증과 부기를 유발할 수 있다.

보존적 치료는 CTS의 증상을 감소시키는 데 효과적일 수 있다.[41] 이러한 방법에는 야간 손목 보조기, 생물물리학적 인자(예를 들어, 표면열이나 단파투과열), 보조기와 신장프로그램의 결합, 도수치료, 그리고 키보드나 마우스 사용 시 손목에 가해지는 스트레스를 줄이는 방법에 대한 교육이 포함될 수 있다. 다른 보존적 치료도 존재하며, 이들에 대한 연구수준은 다양하다.[41] 보존적 치료가 효과 없다면, 손목굴에 대한 수술적 감압이 시행될 수 있으며, 종종 좋은 결과를 보이기도 한다.[135,136]

마지막으로, 손목과 손의 움직임이나 자세가 손목굴 내의 구조에 과도한 스트레스를 유발할 수 있는지를 평가하기 위해 연구는 계속되고 있다. 초음파 영상을 사용한 건강한 손목의 생체내 연구에서는 *다트 던지기 동작*이 정중신경의 이동이나 변형 또는 손목활(carpal arch)의 너비에서의 변화가 *최소*가 된다고 보여주었다.[88] 취약한 손배반달인대에 가해지는 스트레스를 최소화한다고 알려진 이러한 사선 방향의 손목 운동은 손목굴 내의 정중신경에 가해지는 스트레스도 최소화하는 비교적 안전한 운동으로 고려된다.

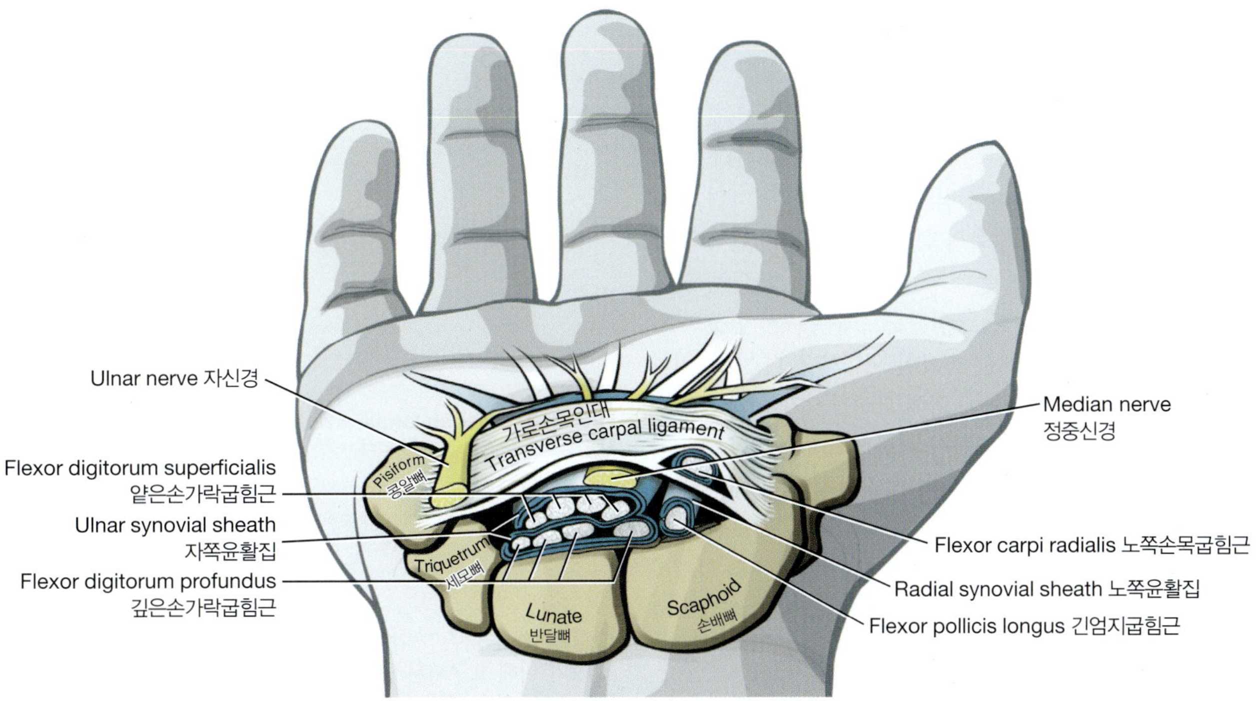


**그림 8.35** 오른쪽 손목의 손목굴 입구를 보여주고 있는 가로면. 자쪽윤활집(*파란색*)은 얕은손가락굽힘근과 깊은손가락굽힘근의 힘줄을 둘러싸고 있다. 노쪽윤활집은 긴엄지굽힘근의 힘줄을 둘러싸고 있다. 가로손목인대에 대한 정중신경과 자신경의 위치에 주목하라.

로는 *협착성굽힘근육힘줄윤활염*(*stenosing flexor tenosynovitis*)이라 한다. 염증이 발생한 힘줄 영역에는 결절(nodule)이 형성될 수 있으며, 이 결절이 때때로 협착된 섬유손가락집의 영역(보통 $A_1$도르래가 포함됨)에 걸려 손가락의 움직임을 차단할 수 있다. 연루된 손가락이 일시적으로 특정 위치에 고정될 수 있지만, 근육 수축에 의해 힘줄이 갑자기 좁아진 영역을 통과하면서 딸깍 하는 소리와 함께 빠르게 굽힘하거나 폄하게 된다(이로 인해 '방아쇠손가락'이란 용어가 사용됨). 이런 상황에 대한 보존적 관리에는 NSAIDS, 코티손 주사, 행동수정, 그리고 보조기 중재의 사용이 포함된다.[103] 이러한 접근법이 실패한다면, 협착된 섬유손가락집 영역에 대한 수술적 해제가 고려될 수 있다.

### *굽힘근도르래의 해부학과 기능*

그림 8.34는 섬유손가락집 내에 있는 굽힘근도르래(flexor pulley)를 보여주고 있다. 각 손가락에 있는 5개의 *고리도르래*(*annular pulley*)는 $A_1$에서 $A_5$로 지정하여 설명된다. 이 중 중요(major) 도르래($A_2$와 $A_4$)는 몸쪽과 중간손가락뼈몸통에 부착되어 있다. 덜 중요한(minor) 도르래($A_1$, $A_3$, 그리고 $A_5$)는 손가락에 있는 3개의 관절(MCP, PIP, DIP) 각각에 있는 손바닥쪽판에 직접 부착된다. 덜 뚜렷한 3개의 *십자도르래*(*cruciate pulley*; $C_1$~$C_3$)도 있다. 이런 이차적인 도르래는 굽힘 동안 섬유손가락집이 구부러지는 영역에 있는 힘줄 위를 열십자 모양으로 지나가는 얇고 유연한 섬유로 되어 있다. 엄지의 *머리띠인대*(*annular ligament*)와 *빗인대*(*oblique ligament*)는 긴엄지굽힘근힘줄의 통로를 위한 도르래로서의 기능을 수행한다(그림 8.34).

굽힘근도르래, 손바닥널힘줄, 그리고 피부는 관절과 비교적 가까운 거리에 있는 힘줄을 잡아주는 유사한 기능을 공유한다. 이러한 조직들에 의해 제공되는 힘줄을 잡아주는 기능이 없다면 외재성 손가락 굽힘근육의 강력한 수축의 힘에 의해 힘줄은 관절의 돌림축으로부터 멀리 당겨지게 되는데, 이러한 상황을 힘줄의 '활시위(bowstringing)' 현상이라 한다. 굽힘근도르래는 특히 힘줄의 활시위 현상을 자연스럽게 방지하는 중요한 역할을 한다.[129] 그러나 도르래는 외상, 과사용, 또는 질환에 의해 과신장되거나 찢어질 수 있다. (흥미로운 것은, 굽힘근육 힘줄이 과신장되며 나타나는 활시위 현상은 유능한 암벽 등반가들의 26%에서 관찰되며, 대부분 반지손가락과 가운데손가락에서 흔히 나타난다.[156]) 중요(major) 도르래인 $A_2$ 또는 $A_4$ 도르래의 과신장이나 절단은 굽힘근육 힘줄의 모멘트팔을 상당히 변경시키기 때문에, 손가락 굽힘의 생체역학을 변경시킨다(좀 더 자세한 논의는 임상 연관성 8.2에서 제시됨).

### *능동적인 손가락 굽힘 동안 몸쪽 안정자 근육의 역할*

외재성 손가락 굽힘근육은 역학적으로 여러 관절을 굽힘시킬 수 있으며, 적어도 이론적으로 얕은손가락굽힘근은 DIP관절에서부터 팔꿈치까지 굽힘시킬 수 있다. 이러한 근육이 하나의 관절에 대해서만 굽힘을 수행하기 위해, 외재성 손가락 굽힘근육은 다른 근육과 함께 협력적으로 수축해야 한다. 얕은손가락굽힘근이 PIP관절만 굽힘시키는 상황을 고려해 보자(그림 8.36). 근수축의 시점에서, 얕은손가락굽힘근에 의해 MCP관절과 손목이 굽힘되려는 것을 방지하기 위해 손가락폄근이 몸쪽 안정자(proximal stabilizer)로서 작용해야 한다. 얕은손가락굽힘근의 굽힘을 위한 모멘트팔의 길이는 좀 더 몸쪽 관절로 갈수록 점진적으로 *증가*되기 때문에, 먼쪽 관절에 가해지는 비교적 작은 힘이 좀 더 몸쪽 관절에서는 더 큰 토크로 증폭된다.[49,50] 그림 8.36은 얕은손가락굽힘근의 힘줄에서 발생한 20 N (4.5 lb)의 힘에 의해 PIP관절에서는 15 Ncm의 토크를, MCP관절에서는 20 Ncm의 토크를, 그리고 손목의 손목뼈중간관절(midcarpal joint)에서는 25 Ncm의 토크를 생산하고 있는 것을 보여주고 있다. 얕은손가락굽힘근에 의해 생산되는 힘이 커질수록, 몸쪽 안정자에 요구되는 힘 또한 더 커지게 된다. 몸쪽 안정자로는 손가락폄근이 있으며, 필요에 따라 손목 폄근육

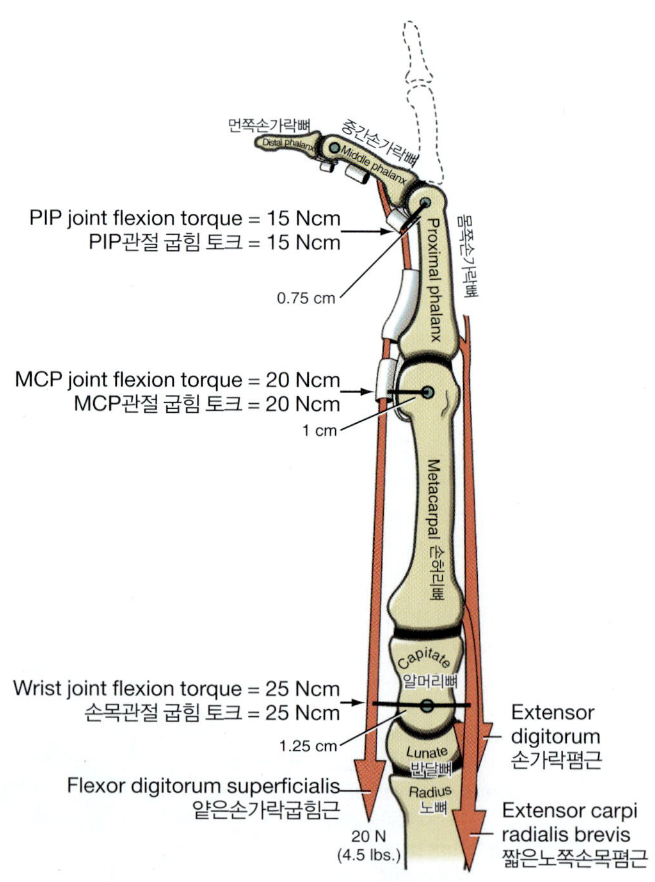


**그림 8.36** 몸쪽손가락뼈사이관절에서의 굽힘과 같은 단순한 동작을 생산하기 위해 요구되는 근육활성. 얕은손가락굽힘근에 의해 생산된 20 N (4.5 lb)의 힘은 이 근육이 지나가는 모든 관절에서 굽힘 토크를 만들어 낼 수 있다. 좀 더 몸쪽 관절로 갈수록 모멘트팔이 점진적으로 커지기 때문에, 굽힘근육 토크는 몸쪽 방향으로 갈수록 15 Ncm에서 25 Ncm로 점진적으로 증가하게 된다. 단지 몸쪽손가락뼈사이관절에서만 굽힘이 일어나기 위해서는, 손가락폄근과 짧은노쪽손목폄근이 얕은손가락굽힘근에 의한 손목과 손허리손가락관절에서의 굽힘 작용에 저항해야 한다.

들도 동원된다. PIP관절의 굽힘과 같은 단순한 작용에 필요한 근육 힘과 협응의 양은 사실 생각하는 것보다 더 많은 것을 요구하게 된다. 몸쪽 안정자의 마비나 약화는 좀 더 먼쪽에 있는 근육 기능의 효율성을 상당히 붕괴시킬 수 있다.

*외재성 손가락 굽힘근육의 '힘줄고정작용'을 통한 손가락의 수동 굽힘*

엄지와 손가락의 외재성 굽힘근육인 깊은손가락굽힘근, 얕은손가락굽힘근, 그리고 긴엄지굽힘근은 손목의 앞쪽을 가로지른다. 따라서 손목의 위치는 이러한 근육들에서의 길이와 이에 따른 수동장력을 상당히 변경시킬 수 있게 된다. 이러한 배열 상태의 한 예로, 손목이 능동적으로 폄되었을 때 손가락과 엄지가 수동 *굽힘*되는 것을 볼 수 있다(그림 8.37). 신장된 엄지와 손가락 굽힘근육에

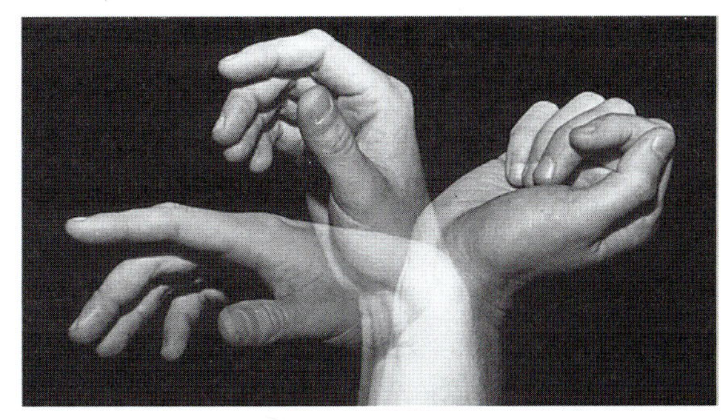

그림 8.37 건강한 사람에게서 나타나고 있는 손가락 굽힘근육의 '힘줄고정작용'. 손목이 폄되었을 때, 엄지와 손가락은 외재성 손가락 굽힘근육의 신장에 의해 자동적으로 굽힘된다. 이러한 굽힘은 대상자의 노력 없이 수동적으로 일어난 것이다.

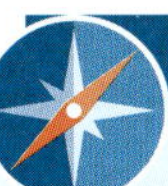

## SPECIAL FOCUS 8.6

### 팔다리마비를 가진 일부 사람들에서의 힘줄고정작용의 유용성

외재성 손가락 굽힘근육에서 발생한 자연적인 힘줄고정작용은 중요한 임상적 의미가 있다. 손가락의 굽힘근육과 폄근육은 거의 또는 완전히 마비되어 있으나 손목의 폄근육은 잘 신경지배되고 있는 $C^6$ 팔다리마비 환자의 예를 생각해 보자. 이런 수준에서의 척수손상을 가진 사람들은 컵을 쥐는 것을 포함한 많은 기능들을 위해 힘줄고정작용을 종종 사용한다. 컵을 잡을 수 있도록 손을 펴기 위해서는, 맨 처음 중력을 이용해 손목을 굽힘시켜야 한다. 이러한 동작은 마비되어 있는 손가락과 엄지의 폄근육을 부분적으로 신장시킨다(그림 8.38A에서 "팽팽한" 근육들 참조). 그림 8.38B에서, *손목 폄근육의 능동 수축*(빨간색으로 보여줌)은 손가락폄근을 느슨하게 하지만, 좀 더 중요한 것은 깊은손가락굽힘근 및 긴엄지굽힘근과 같은 마비된 손가락과 엄지의 굽힘근육들을 신장시킨다는 것이다. 이런 굽힘근육에서의 신장은 손가락과 엄지를 효과적으로 굽힘시켜 컵을 잡기에 충분한 수동장력을 만들어 낸다. 손가락과 엄지 굽힘근육에서 발생하는 수동장력의 크기는 능동적인 손목 폄의 양을 통해 간접적으로 조절된다.

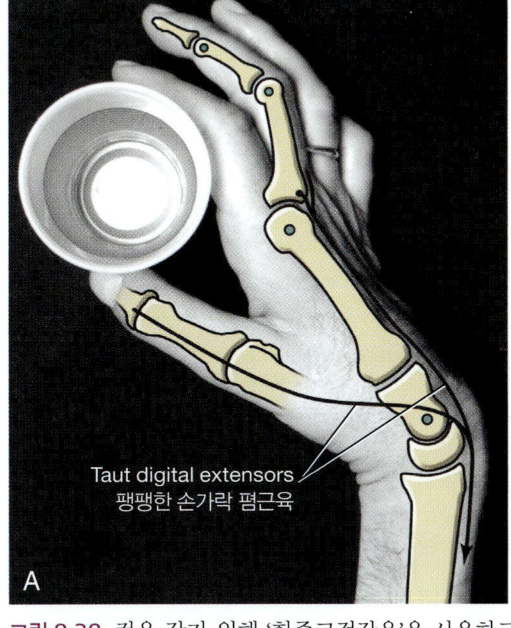


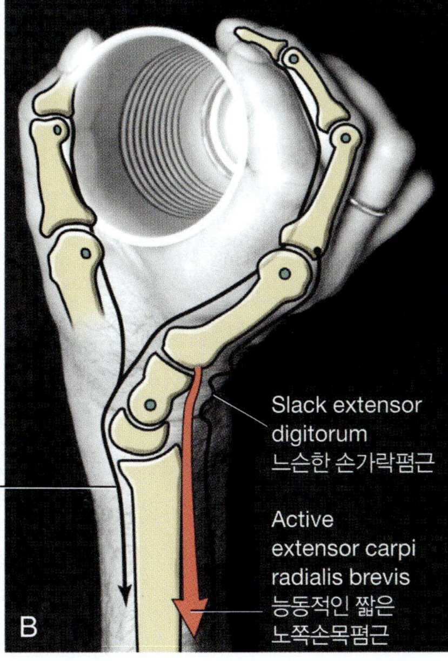


그림 8.38 컵을 잡기 위해 '힘줄고정작용'을 사용하고 있는 $C^6$ 수준의 팔다리마비를 가진 사람. (A) 중력으로 유발된 손목 굽힘은 손을 펴게 한다. (B) 신경지배되고 있는 짧은노쪽손목폄근(*빨간색*으로 보여줌)의 수축에 의한 능동적인 손목 폄은 컵을 잡는 데 필요한 마비된 손가락 굽힘근육에서의 충분한 수동장력을 만들어낸다.

서의 수동장력 증가 때문에, 손목 폄 상태에서의 엄지와 손가락은 자동적으로 굽힘된다. 다관절 근육이 어떤 한 관절에서 신장되었을 때 이 근육에 의해 다른 관절에서는 수동 움직임을 발생시킬 수 있게 되는데, 이러한 것을 근육의 *힘줄고정작용*(*tenodesis action*)이라 한다.

앞서 언급된 힘줄고정작용에 의해 유발된 수동적인 손가락 굽힘의 양은 놀랍게도 크다. 건강한 대상자에 있어, 손목이 완전 굽힘 상태에서 완전 폄으로 갈 때 평균적으로 약 20°의 DIP관절 굽힘, 50°의 PIP관절 굽힘, 그리고 35°의 MCP관절 굽힘이 자동적으로 일어난다.[146] 또한 그림 8.37은 손목이 완전히 굽힘된 위치에 있을 때, 신장된 외재성 손가락 폄근육에 의해 발생한 힘줄고정작용에 의해 손가락(집게손가락에서 가장 현저함)은 수동으로 폄된다는 것을 보여주고 있다. 본질적으로 신체에 있는 모든 다관절 근육은 어느 정도의 힘줄고정작용을 나타낸다.

## 손가락의 외재성 폄근육

### *근육의 해부학*

외재성 손가락 폄근육에는 손가락폄근, 집게폄근, 그리고 새끼폄근이 있다(그림 7.22 참조). 손가락폄근과 새끼폄근은 위팔뼈의 가쪽위관절융기(lateral epicondyle)에 있는 온힘줄(common tendon)에서 시작된다. 집게폄근은 아래팔의 자뼈 및 인접 뼈사이막 영역의 등쪽면에 몸쪽부착부위를 갖는다. 단면적으로 볼 때, *손가락폄근*(*extensor digitorum*)은 우세한 손가락의 폄근육이다.[95] 손가락 폄근육으로서의 기능 외에도, 손가락폄근은 손목 폄근육으로서의 뛰어난 모멘트팔을 갖고 있다(그림 7.24 참조).

손가락폄근과 새끼폄근을 절개하면 좀 더 깊은 쪽에 있는 *집게폄근*(*extensor indicis*)과 엄지의 외재성 근육이 노출된다(그림 8.39). 집게폄근은 집게손가락으로 가는 단 하나의 힘줄만을 갖는다. *새끼폄근*(*extensor digiti minimi*)은 손가락폄근과 서로 연결된 작은 방추근육이다. 그림 8.40에서 보여주고 있듯이, 새끼폄근은 종종 2개의 힘줄을 갖고 있다.

손가락폄근, 집게폄근, 그리고 새끼폄근의 힘줄들은 폄근육지지띠(extensor retinaculum) 내에 위치한 윤활막으로 덮인 구획에서 손목을 가로지른다(그림 7.23 참조). 폄근육지지띠의 먼쪽에서, 힘줄들은 손허리뼈의 등쪽을 지나 손가락 쪽으로 주행한다(그림 8.40). 손가락폄근의 힘줄들은 몇몇의 *힘줄결합*(*juncturae tendinae*)에 의해 서로 연결된다. 이런 가느다란 결합조직의 띠들은 힘줄이 MCP관절의 바닥부에 일정한 각도로 접근하도록 고정시켜 주며 개별 힘줄의 독립적 움직임을 제한한다.

손가락 폄근육의 힘줄에 대한 해부학적 구성은 손가락 굽힘근육의 힘줄과는 매우 다르다. 굽힘근육의 힘줄은 잘 발달된 섬유손가락집에 둘러싸인 상태로 단일의 뼈 부착부위를 향해 주행한다. 이와는 대조적으로, 손목의 먼쪽으로 주행하는 폄근육의 힘줄은 정의된 섬유손가락집이나 도르래 시스템은 없다. 결국, 폄근육의 힘줄은 각 손가락의 등쪽면 길이를 따라 위치하고 있는 결합조직의 섬유확장(fibrous expansion)으로 통합된다(그림 8.40). 이런 복잡한 결합조직의 묶음을 *폄근육기전*(*extensor mechanism*)이라 부르며, 여러 해 동안 *폄근육확장*(*extensor expansion*), *등쪽널힘줄*(*dorsal aponeurosis*), *폄근육기관*(*extensor apparatus*) 또는 *폄근육집합*(*extensor assembly*)이란 다른 이름으로 사용되기도 했다.[25,33,141] 폄근육기전은 손가락폄근, 집게폄근 및 새끼폄근 그리고 손가락에 작용하는 대부분의 내재성 근육을 위한 일차적인 먼쪽부착부위로서의 역할을 한다. 다음 단락에서는 폄근육기전의 해부학에 대해 설명할 것이다. 유사하지만 덜 구조화된 폄근육기전이 엄지에도 존재한다.

### *손가락의 폄근육기전*

손가락폄근힘줄의 작은 일부는 몸쪽손가락뼈바닥의 등쪽면에 부착된다. 힘줄의 나머지 부분은 편평해지면서 *중심띠*(*central band*)가 되는데, 이들은 각 손가락 폄근육기전의 '중추(backbone)'로서의 역할을 한다(그림 8.40과 8.41). 중심띠는 먼쪽으로 주행하여 중간손가락뼈바닥의 등쪽면에 부착된다. PIP관절을 지나기 전에, 두

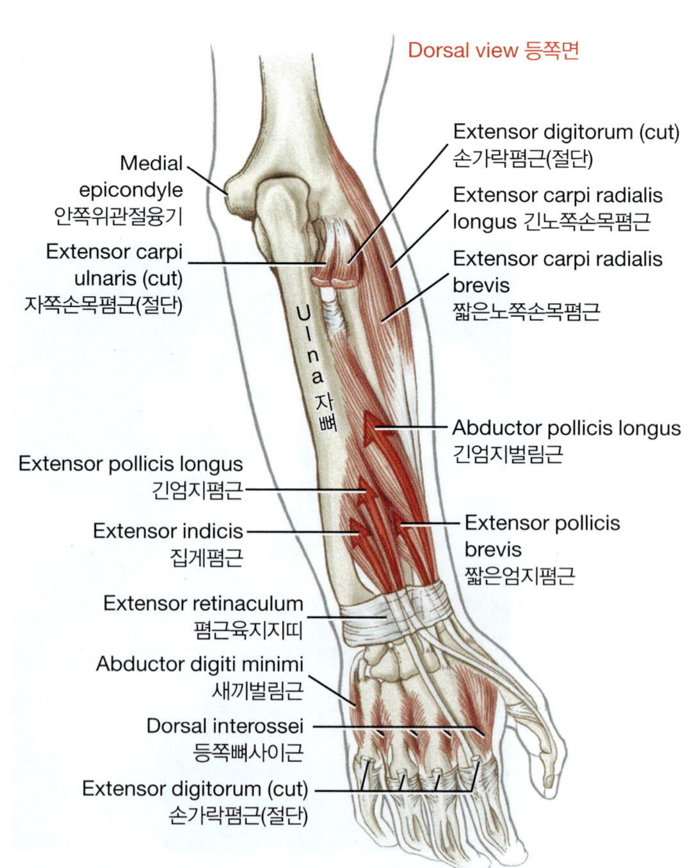


**그림 8.39** 손가락과 엄지의 폄근육인 집게폄근, 긴엄지폄근, 짧은엄지폄근, 그리고 긴엄지벌림근에 초점을 둔 오른쪽 팔의 등쪽면. 자쪽손목폄근과 손가락폄근의 몸쪽끝은 절단되어 있다.

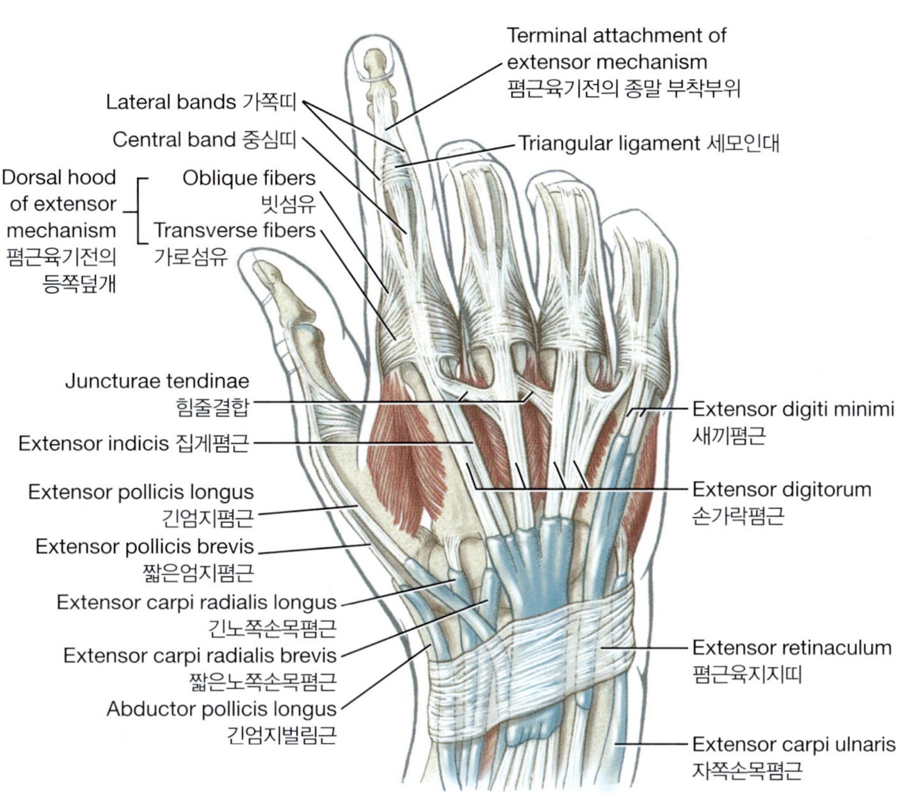


**그림 8.40** 오른쪽 손의 근육, 힘줄, 그리고 펌근육기전을 보여주고 있는 등쪽면. 윤활집(*파란색*)과 펌근육지지띠 또한 제시되었다. 등쪽뼈사이근과 새끼벌림근도 손의 등쪽면에서 보이고 있다.

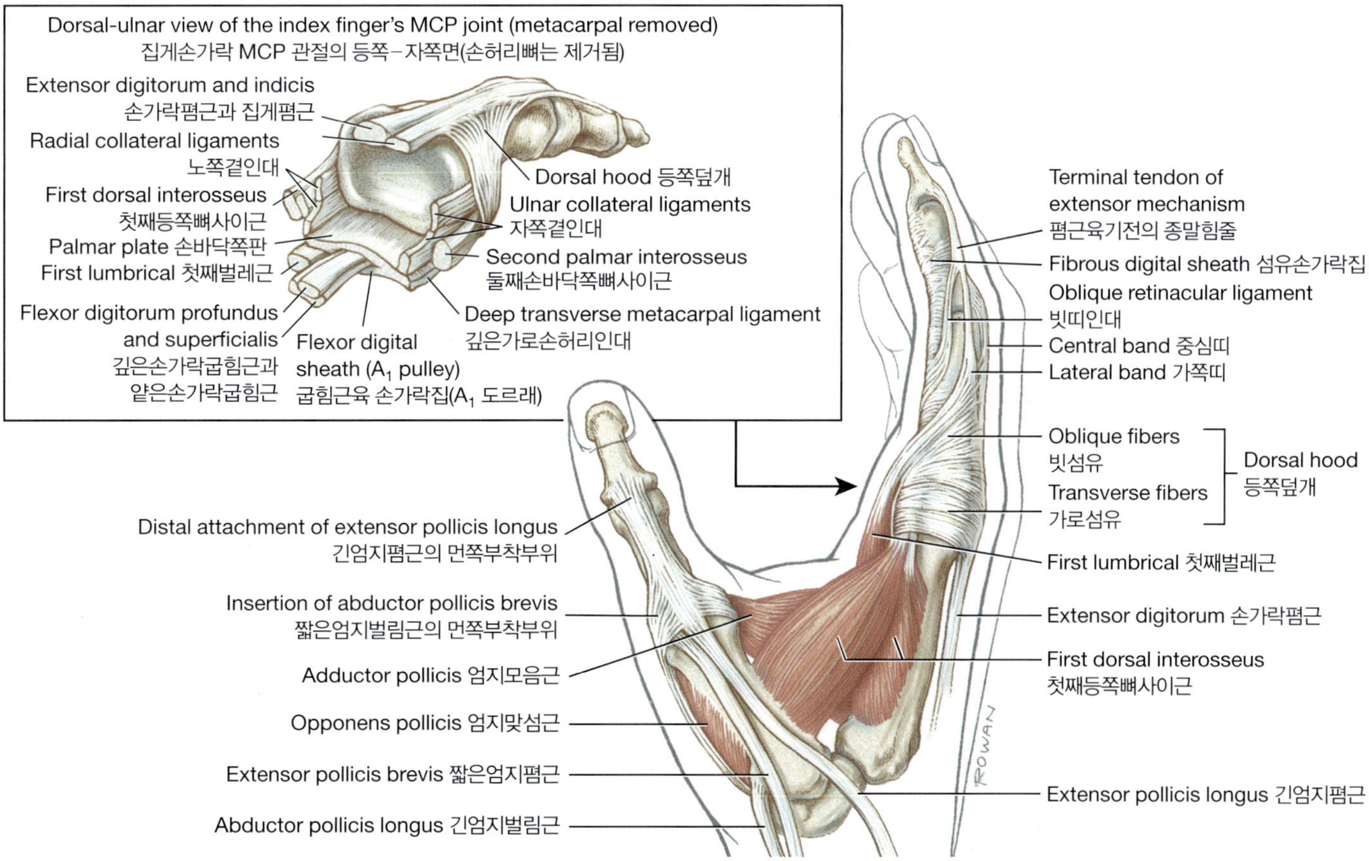

Dorsal-ulnar view of the index finger's MCP joint (metacarpal removed)
집게손가락 MCP 관절의 등쪽-자쪽면(손허리뼈는 제거됨)
Extensor digitorum and indicis
손가락펌근과 집게펌근
Radial collateral ligaments
노쪽곁인대
First dorsal interosseus
첫째등쪽뼈사이근
Palmar plate 손바닥쪽판
First lumbrical 첫째벌레근
Flexor digitorum profundus and superficialis
깊은손가락굽힘근과 얕은손가락굽힘근
Flexor digital sheath ($A_1$ pulley)
굽힘근육 손가락집($A_1$ 도르래)
Dorsal hood 등쪽덮개
Ulnar collateral ligaments
자쪽곁인대
Second palmar interosseus
둘째손바닥쪽뼈사이근
Deep transverse metacarpal ligament
깊은가로손허리인대
Terminal tendon of extensor mechanism
펌근육기전의 종말힘줄
Fibrous digital sheath 섬유손가락집
Oblique retinacular ligament
빗띠인대
Central band 중심띠
Lateral band 가쪽띠
Oblique fibers
빗섬유
Transverse fibers
가로섬유
Dorsal hood
등쪽덮개
Distal attachment of extensor pollicis longus
긴엄지펌근의 먼쪽부착부위
Insertion of abductor pollicis brevis
짧은엄지벌림근의 먼쪽부착부위
Adductor pollicis 엄지모음근
Opponens pollicis 엄지맞섬근
Extensor pollicis brevis 짧은엄지펌근
Abductor pollicis longus 긴엄지벌림근
First lumbrical 첫째벌레근
Extensor digitorum 손가락펌근
First dorsal interosseus
첫째등쪽뼈사이근
Extensor pollicis longus 긴엄지펌근
ROWAN

**그림 8.41** 오른쪽 손의 근육, 힘줄, 그리고 펌근육기전을 보여주고 있는 가쪽면. 그림상자 안에 있는 삽화는 집게손가락의 손허리손가락관절과 관계된 해부학을 강조하였다.

개의 *가쪽띠(lateral band)*가 중심띠로부터 갈라져 나온다. 좀 더 먼쪽으로 가면서, 두 개의 가쪽띠는 하나의 종말힘줄(terminal tendon)로 합쳐지면서 먼쪽손가락뼈바닥의 등쪽면에 부착된다. 두 개의 가쪽띠가 얇은 *세모인대(triangular ligament)*에 의해 등쪽에서 느슨하게 서로 연결되고 있는 것을 그림 8.40에서 주목하라. 손가락뼈들에 대한 중심띠와 가쪽띠의 부착은 손가락폄근에 의한 폄근육의 힘이 손가락 전체에 걸쳐 먼쪽으로 전달될 수 있게 해준다.

각 손가락의 폄근육기전에는 양 측면에 *빗띠인대(oblique retinacular ligament)* 한 쌍이 있다.[153] 그림 8.41은 집게손가락의 노쪽면에 있는 빗띠인대를 보여주고 있다. 가느다란 빗띠인대의 섬유들은 PIP관절의 바로 몸쪽에 있는 섬유손가락집으로부터 나와 비스듬히 먼쪽으로 주행하여 가쪽띠에 부착된다. 이 인대는 손가락 PIP관절과 DIP관절 사이의 움직임을 협응하는 데 도움이 되며, 이 장의 후반부에서 논의된다.

폄근육기전의 몸쪽끝에서 볼 수 있는 가장 두드러진 특징은 MCP관절의 바로 등쪽에 위치한 *등쪽덮개(dorsal hood)*이다(그림 8.40과 8.41). 이 얇고 거의 반투명한 결합조직의 판은 세모 모양(몸쪽에 세모의 바닥부가 있음)을 하고 있으며, 가로섬유와 빗섬유를 가지고 있다. *가로섬유(transverse fibers)*는 손가락폄근힘줄의 양 측면에 있으며 손가락폄근힘줄에 대해 거의 직각으로 주행한다. 가로섬유는 손바닥쪽 방향으로 주행하여[흔히 '시상(sagittal)'띠라고도 불림] 손바닥쪽판과 깊은가로손허리인대에 느슨하게 부착한다.[142] 손바닥쪽에 느슨하게 고정되어 있지만, 가로섬유는 여전히 손가락폄근힘줄을 MCP관절의 등쪽에 중심화시키는 제한성 장력을 발휘한다.[80] 또한 가로섬유는 몸쪽손가락뼈바닥을 둘러싸는 기능적 '슬링(sling)'을 형성한다(그림 8.42). 이러한 슬링은 손가락폄근이 MCP관절을 폄시키는 것을 보조한다. 등쪽덮개의 *빗섬유(oblique fibers)*는 가쪽띠와 합쳐지기 위해 먼쪽과 등쪽으로 좀 더 주행한다(그림 8.41).

일반적으로, 손가락의 내재성 근육(특히, 벌레근과 뼈사이근)은 등쪽덮개의 빗섬유를 통해 폄근육기전에 부착되는데, 작지만 가로섬유도 어느 정도 기여한다. 그림 8.41은 집게손가락의 첫째 등쪽뼈사이근과 첫째벌레근을 위한 배열을 보여주고 있다. 이런 중요한 연결을 통해, 내재성 근육은 PIP관절과 DIP관절을 폄시킬 때 손가락폄근에 도움을 주게 된다.

폄근육기전의 해부학적 그리고 기능적 성분들은 표 8.4에 요약되었다. 폄근육기전의 전반적인 운동학적 관련성은 이 장의 후반부에서 제시될 것이다.

### *외재성 손가락 폄근육의 작용*

손가락폄근의 독립적 수축은 MCP관절의 과다폄을 만들어낸다. 손가락 내재성 근육의 활성이 있어야만 손가락폄근은 PIP관절과 DIP관절을 완전히 폄시킬 수 있다. 이런 중요한 사항은 나중에 좀 더 강조된다.

## 엄지의 외재성 폄근육

### *해부학적 고려사항*

엄지의 외재성 폄근육에는 *긴엄지폄근(extensor pollicis longus)*, *짧은엄지폄근(extensor pollicis brevis)*, 그리고 *긴엄지벌림근(abductor*

**표 8.4 폄근육기전 성분의 해부학과 일차적 기능**

| 성분 | 관계된 해부학 | 일차적 기능 |
|---|---|---|
| 중심띠 | 손가락폄근의 힘줄이 직접 연장된 것. 중간손가락뼈바닥의 등쪽면에 부착함 | 폄근육기전의 '중추'로서의 역할을 수행함<br>손가락폄근으로부터의 폄근육 힘이 PIP관절을 지나가도록 전달함 |
| 가쪽띠 | 중심띠로부터 갈라져 나와 형성됨. 먼쪽손가락뼈 등쪽면의 단일 부착부위에 부착되기 위해 한 쌍의 가쪽띠는 합쳐짐. 한 쌍의 가쪽띠는 세모인대에 의해 등쪽에서 느슨하게 서로 연결됨 | 손가락폄근, 벌레근, 그리고 뼈사이근으로부터의 폄근육 힘이 PIP관절과 DIP관절을 지나가도록 전달함 |
| 등쪽덮개(가로섬유와 빗섬유) | *가로섬유*: MCP관절에 있는 손바닥쪽판과 폄근육의 힘줄을 연결시킴 | MCP관절의 등쪽면을 지나가는 손가락폄근힘줄을 고정시킴<br>몸쪽손가락뼈의 몸쪽끝을 둘러싸는 슬링을 형성하여, MCP관절이 폄할 때 손가락폄근을 보조함 |
| | *빗인대*: 가쪽띠와 합쳐지기 위해 먼쪽과 등쪽으로 주행 | 벌레근과 뼈사이근으로부터의 힘을 폄근육기전의 가쪽띠로 전달시켜, PIP관절과 DIP관절의 폄을 보조함 |
| 빗띠인대 | 섬유손가락집을 폄근육기전의 가쪽띠에 연결시켜주기 위해 사선으로 주행하는 가는 섬유 | 손가락 PIP관절과 DIP관절 사이의 움직임을 협응시키는 데 도움이 됨 |

*DIP: 먼쪽손가락뼈사이, MCP: 손허리손가락, PIP: 몸쪽손가락뼈사이.*

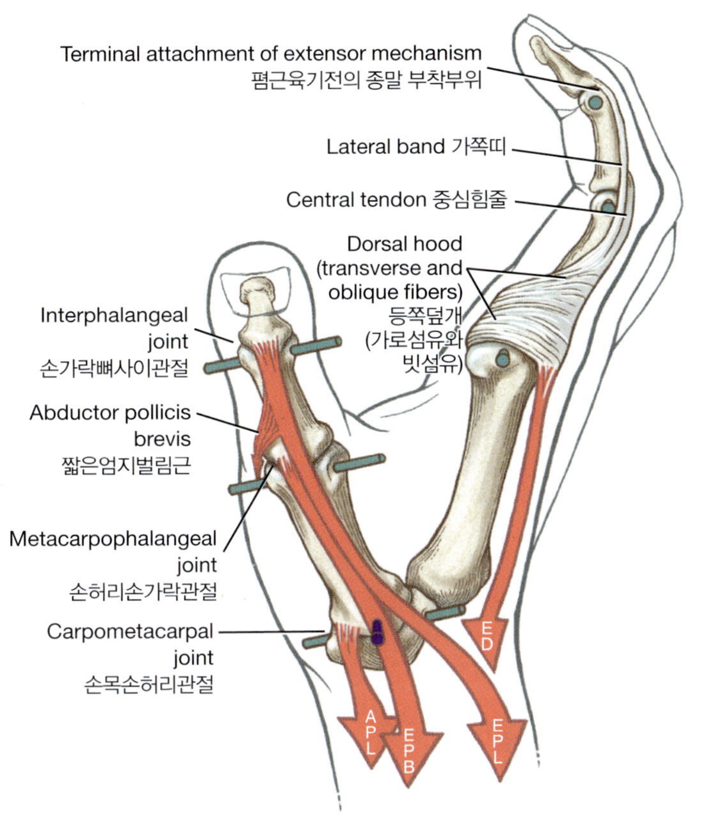


**그림 8.42** 손의 외재성 폄근육에 대한 기능을 보여주고 있다. 각 근육의 작용은 각 관절에 있는 돌림축에 대한 힘선의 공간적 위치에 의해 결정된다. (굽힘과 폄의 움직임을 위한 돌림축은 초록색으로 표시되었다. 엄지의 바닥부에서 일어나는 벌림과 모음의 움직임을 위한 돌림축은 자주색으로 표시되었다.) 손가락폄근(*ED*)의 독립된 수축은 손허리손가락관절을 과다폄시킨다. 긴엄지폄근(*EPL*), 짧은엄지폄근(*EPB*), 그리고 긴엄지벌림근(*APL*)은 모두 엄지의 일차적인 폄근육이다. 짧은엄지벌림근의 부착부위는 긴엄지폄근의 먼쪽힘줄과 합쳐지고 있음을 보여주고 있다.

*pollicis longus*)이 있다(그림 8.39와 8.41). 노신경에 의해 신경지배되고 있는 이러한 근육들은 아래팔의 등쪽 영역에 몸쪽부착부위를 갖는다. 이러한 근육들의 힘줄은 손목의 노쪽면에 위치한 '해부학적 코담배갑(anatomic snuffbox)'을 형성한다. 긴엄지벌림근과 짧은엄지폄근의 힘줄은 손목의 폄근육지지띠 내에 있는 첫째 등쪽구획을 함께 통과한다(그림 7.23 참조). 폄근육지지띠의 먼쪽에서, 긴엄지벌림근의 힘줄은 엄지 손허리뼈바닥의 노쪽-등쪽면에 일차적으로 정지한다. 이 근육의 추가적인 먼쪽부착부위는 큰마름뼈에 부착되며 엄지두덩에 있는 내재성 근육의 섬유와 섞인다.[133,145] 짧은엄지폄근은 엄지 몸쪽손가락뼈바닥의 등쪽에 먼쪽부착부위를 갖는다. 긴엄지폄근의 힘줄은 노뼈 등쪽결절의 바로 안쪽에 있는 고랑 내의 셋째구획을 통해 손목을 가로지른다(그림 7.23 참조). 긴엄지폄근은 엄지 먼쪽손가락뼈바닥의 등쪽에 먼쪽부착부위를 갖는다. 이 두 외재성 폄근육(긴엄지폄근과 짧은엄지폄근)의 힘줄로부터 나온 섬유들은 엄지 폄근육기전의 중심힘줄에 기여한다.

### *기능적 고려사항*

긴엄지폄근, 짧은엄지폄근, 그리고 긴엄지벌림근의 다양한 작용은 이 근육들이 지나가는 관절의 돌림축에 대한 근육의 힘선을 주의깊게 관찰해 보면 이해할 수 있게 된다(그림 8.42). *긴엄지폄근*은 엄지의 IP, MCP, 그리고 CMC관절을 폄시킨다. 이 근육은 CMC관절에 있는 안-가쪽 돌림축의 등쪽면을 통과하기 때문에, CMC관절을 모음시킬 수도 있다. 긴엄지폄근은 맞섬된 엄지가 해부학적 자세로 되돌아가는 재배치(reposition) 동작의 모든 작용인 첫째손허리뼈의 폄(약간의 가쪽돌림과 함께)과 모음을 수행할 수 있는 유일한 근육이다.

또한 그림 8.42는 *짧은엄지폄근*이 엄지 MCP관절과 CMC관절의 폄근육이라는 것을 보여주고 있으며, *긴엄지벌림근*이 CMC관절만을 폄시킬 수 있는 것을 보여주고 있다. 적어도 이론적으로, 긴엄지벌림근은 힘선이 안-가쪽 돌림축의 바로 앞쪽(손바닥쪽)을 지나간다는 것에 근거해 CMC관절을 벌림시킬수도 있다. 긴엄지벌림근의 폄-벌림의 결합된 작용은 엄지 손허리뼈바닥의 노쪽-등쪽모서리에 부착부위가 있기 때문이다. 엄지의 관절들을 지나가는 모든 근육들의 작용은 글상자 8.1에 요약되었다.

긴엄지폄근과 긴엄지벌림근은 강력한 손목의 노쪽치우침근육이다(그림 7.24 참조). 따라서 엄지의 폄 동안, 불필요한 노쪽치우침을 견제하여 손목을 안정시키기 위해 자쪽치우침근육이 활성되어야 한다. 엄지의 빠르고 강력한 완전한 폄 동안, 콩알뼈의 바로 몸쪽에 위치한 자쪽손목굽힘근의 융기된 힘줄을 촉지함으로써 자쪽치우침근육의 활성을 확인할 수 있다.

## 손의 내재성 근육

손에는 20개의 내재성 근육이 있다. 비교적 작은 크기에도 불구하고, 이 근육들은 엄지와 손가락의 미세한 조절과 정렬에 있어 필수적이다. 국소해부학적으로, 내재성 근육은 4개의 묶음으로 다음과 같이 나눠진다.

1. 엄지두덩의 근육
   - 짧은엄지벌림근
   - 짧은엄지굽힘근
   - 엄지맞섬근
2. 새끼두덩의 근육
   - 새끼굽힘근
   - 새끼벌림근
   - 새끼맞섬근
   - 짧은손바닥근
3. 엄지모음근
4. 벌레근과 뼈사이근

### *엄지두덩의 근육*

#### *해부학적 고려사항*

*짧은엄지벌림근(abductor pollicis brevis)*, *짧은엄지굽힘근(flexor pollicis brevis)*, *그리고 엄지맞섬근(opponens pollicis)*은 엄지두덩의 대부분을 구성하고 있다(그림 8.34 참조). 짧은엄지굽힘근은 종종 2개의 갈래를 갖고 있는 것으로 설명되는데, *얕은갈래(superficial head)*는 근육의 대부분을 구성하고 있으며, *깊은갈래(deep head)*는 경계가 명확하지 않은 작은 섬유들로 구성되거나 없을 수도 있다.[142] 이 장에서 짧은엄지굽힘근을 설명할 때에는 얕은갈래만을 고려한다. 짧은엄지벌림근의 깊은 쪽에 엄지맞섬근이 있다(그림 8.43). 3개의 모든 엄지두덩 근육은 가로손목인대 및 인접 손목뼈에 몸쪽부착부위를 갖는다. 짧은엄지벌림근과 짧은엄지굽힘근 둘 다 몸쪽손가락뼈바닥의 노쪽면에 먼쪽부착부위를 갖는다. 그 외에도, 짧은엄지벌림근은 엄지 폄근육기전의 노쪽면에 부분적으로 부착한다. 좀 더 깊은 쪽에 있는 엄지맞섬근은 엄지 손허리뼈의 노쪽모서리 전체에 먼쪽부착부위를 갖는다.

#### *기능적 고려사항*

긴손바닥근(palmaris longus)은 가로손목인대로의 부착을 통해 엄지두덩 3개의 모든 근육의 공통된 몸쪽부착부위를 안정화시키는 데 도움을 준다. 안정화되면, 엄지두덩 근육은 잡기 동작을 위한 다양한 크기의 맞섬으로 엄지를 견고하게 위치시킬 수 있다. 초기에 언급했듯이, 맞섬은 CMC관절에서 일어나는 벌림, 굽힘, 그리고 안쪽돌림의 요소들이 결합하여 일어난다. 엄지두덩 내에 있는 각각의 근육은 맞섬의 성분들 중 적어도 하나의 운동에 대해서는 일차적인 운동근으로 작용하고, 몇몇의 다른 운동에서는 보조적으로 작용한다(글상자 8.1).[78,139]

**글상자 8.1 엄지의 관절을 지나가는 근육의 작용**

| | |
|---|---|
| **손목손허리관절** | |
| **굽힘** | **폄** |
| 엄지모음근 | 짧은엄지폄근 |
| 짧은엄지굽힘근 | 긴엄지폄근 |
| 긴엄지굽힘근 | 긴엄지벌림근 |
| 엄지맞섬근 | |
| 짧은엄지벌림근* | |
| **벌림** | **모음** |
| 짧은엄지벌림근 | 엄지모음근 |
| 긴엄지벌림근 | 긴엄지폄근 |
| 짧은엄지굽힘근* | 첫째등쪽뼈사이근* |
| 엄지맞섬근* | |
| **맞섬** | **재배치** |
| 엄지맞섬근 | 긴엄지폄근 |
| 짧은엄지굽힘근 | |
| 짧은엄지벌림근 | |
| 긴엄지굽힘근 | |
| 긴엄지벌림근 | |
| **손허리손가락관절**† | |
| **굽힘** | **폄** |
| 엄지모음근 | 긴엄지폄근 |
| 짧은엄지굽힘근 | 짧은엄지폄근 |
| 긴엄지굽힘근 | |
| 짧은엄지벌림근* | |
| **손가락뼈사이관절** | |
| **굽힘** | **폄** |
| 긴엄지굽힘근 | 긴엄지폄근 |
| | 짧은엄지벌림근과 엄지모음근 (엄지 폄근육기전으로의 부착 때문에)‡ |

*이차적인 작용
†손허리손가락관절은 단지 자유도 1로 고려됨
‡노신경 손상의 경우에 약간의 의지적 폄이 관찰될 수 있음

CMC관절을 가로지르는 엄지두덩 근육의 작용은 특정 돌림축에 대한 각 근육의 힘선이 제시될 때 명확히 알 수 있다(그림 8.44). 엄지맞섬근은 엄지를 손가락 쪽으로 *안쪽돌림*시키는 힘선을 갖고 있다. 엄지맞섬근은 손허리뼈에 먼쪽부착부위를 갖기 때문에(따라서 MCP관절의 몸쪽에 위치), 이 근육의 전체 수축력은 CMC관절을 조절하는 데 전념한다.

#### *정중신경 손상의 영향*

정중신경의 단절은 3개의 엄지두덩 근육인 엄지맞섬근, 짧은엄지굽힘근, 그리고 짧은엄지벌림근 모두를 마비시킨다. 결과적으로, 엄지의 맞섬은 본질적으로 상실된다. 엄지두덩의 영역은 근육의

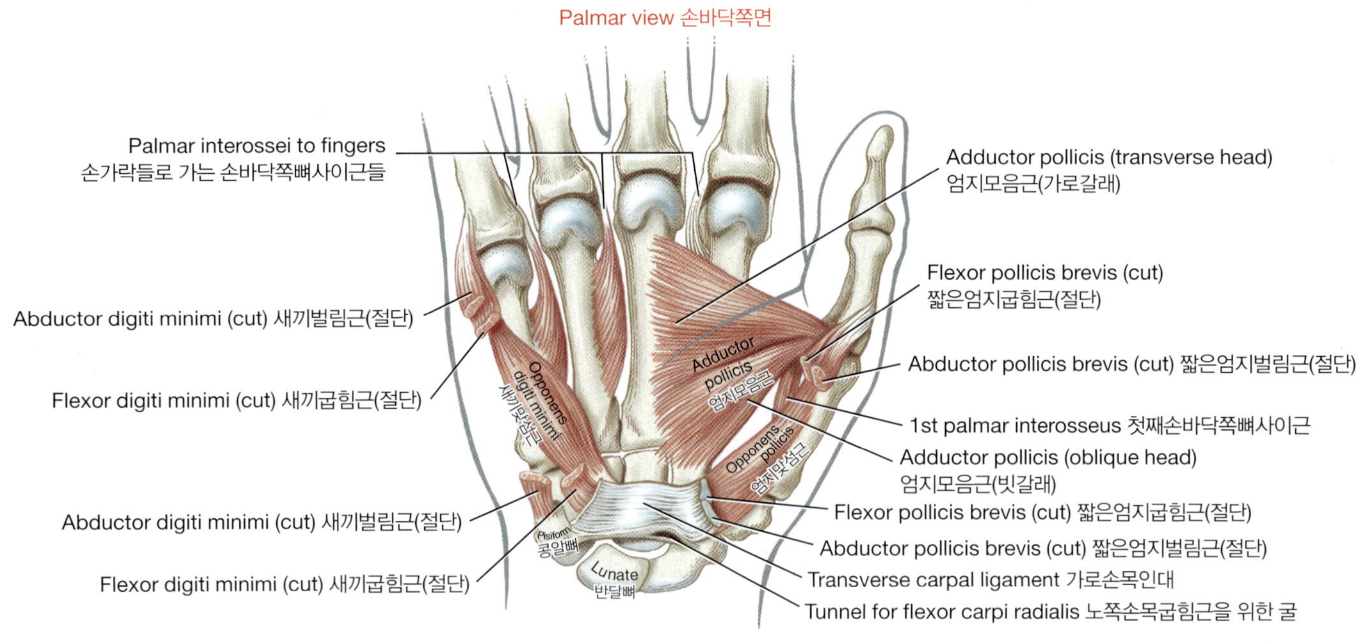


**그림 8.43** 오른쪽 손의 깊은 근육의 손바닥쪽면을 보여주고 있다. 엄지두덩과 새끼두덩의 벌림근육과 굽힘근육은 그 밑에 있는 엄지맞섬근과 새끼맞섬근을 노출시키기 위해 제거되었다.

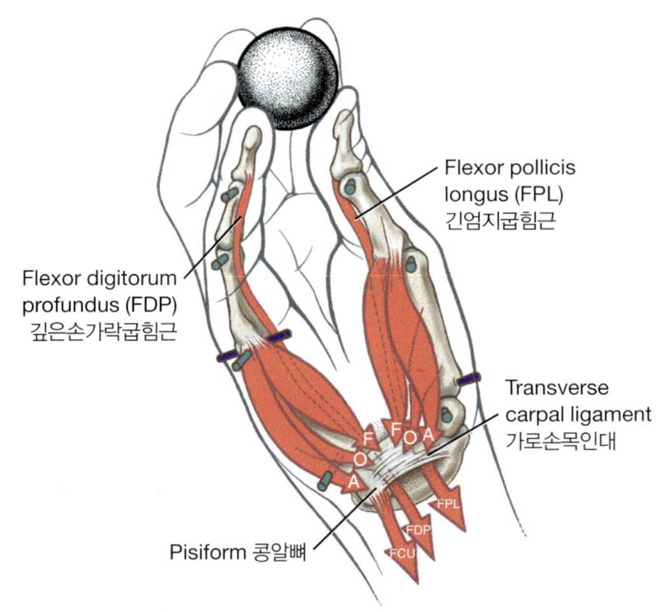


**그림 8.44** 엄지와 새끼손가락의 대립 동안, 엄지두덩과 새끼두덩에 있는 근육의 작용을 보여주고 있다. (모든 굽힘과 폄 움직임을 위한 돌림축은 초록색으로 표시되었다. 새끼손가락 손허리손가락관절과 엄지 손목손허리관절에서의 벌림과 모음 움직임을 위한 돌림축은 자주색으로 표시되었다.) 다른 활동 근육으로는 긴엄지굽힘근과 새끼손가락의 깊은손가락굽힘근이 있다. 자쪽손목굽힘근(*FCU*)은 새끼벌림근을 위해 콩알뼈를 안정화시킨다. *A*: 짧은엄지벌림근과 새끼벌림근, *F*: 짧은엄지굽힘근과 새끼굽힘근, *O*: 엄지맞섬근과 새끼맞섬근.

위축(atrophy)에 의해 편평해진다. 엄지와 노쪽 손가락의 끝부위 무감각과 함께 발생하는 맞섬의 기능적 상실은 정밀한 잡기 및 손의 다른 조작 기능을 크게 감소시킨다.

엄지맞섬근의 중요한 안쪽돌림의 기능 외에도, 3개의 모든 엄지두덩 근육은 CMC관절의 *굽힘과 벌림*의 결합된 작용을 독립적으로 수행한다. 이러한 운동형상학은 맞섬 동안 엄지를 들어 올려 손바닥 위로 가져가는 데 필수적이다. 그림 8.45는 엄지의 CMC 관절을 가로지르는 근육들의 굽힘과 벌림의 결합작용 및 그 밖의 다른 결합작용을 비교하고 있다. 검은색 점들의 위치로 알 수 있듯이, 거의 모든 근육은 *굽힘근육-벌림근육*, *굽힘근육-모음근육*, *폄근육-모음근육*, 또는 *폄근육-벌림근육*처럼 결합동작을 가지고 있다. 지적하고 있듯이, 근육의 영역 중 1/4의 영역을 맡고 있는 *굽힘-벌림* 사분면은 정중신경에 의해서만 신경지배를 받고 있다. 엄지의 벌림이 노신경에 의해 지배되고 있는 긴엄지벌림근에 의해 여전히 가능할지라도,[15] 이러한 벌림 작용은 자신경에 의해 신경지배되고 있는 엄지모음근의 더 강력한 모음 토크 때문에 대개 무효화된다(ADPo와 ADPt 참조). 이러한 이유 때문에, 정중신경 손상을 갖고 있는 사람들은 엄지 CMC관절의 모음구축을 당하기 쉽다. 초기에 언급했듯이, 모음쪽으로 치우친 엄지는 맞섬의 자연스러운 운동형상학에 역효과를 가져온다.

### *새끼두덩의 근육*

#### *해부학적 고려사항*

새끼두덩의 근육에는 *새끼굽힘근(flexor digiti minimi)*, *새끼벌림근(abductor digiti minimi)*, *새끼맞섬근(opponens digiti minimi)*, *그리고 짧은손바닥근(palmaris brevis)*이 있다(그림 8.34와 8.43 참조). 새끼벌림근은 이들 근육 중 가장 얕은쪽과 안쪽에 있으며, 손

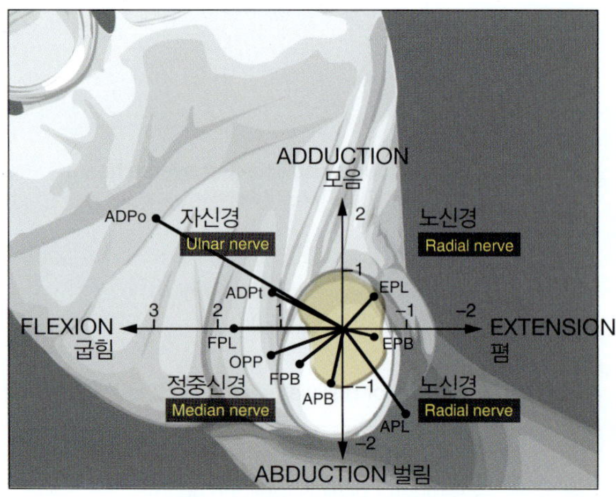


**그림 8.45** 오른쪽 엄지의 손목손허리(*CMC*)관절을 가로지르는 근육들의 가능한 토크(근력)와 결합동작을 보여주고 있다. 큰마름뼈는 엄지의 바닥부에서 밝은 노란색으로 표시되었다. 검은색 점들은 CMC관절에서 일어나는 2개의 (일차적인) 자유도인 굽힘-폄과 모음-벌림에 대한 각 근육의 위치를 나타낸다. 긴엄지굽힘근(*FPL*)을 제외하면, 각 근육은 굽힘근육-벌림근육, 굽힘근육-모음근육, 폄근육-모음근육, 또는 폄근육-벌림근육으로 분류된다. 게다가, 각 근육과 관계된 선의 길이는 근육의 최대 토크에 비례하며, 이것은 근육의 모멘트팔과 단면적 둘 *다*를 고려한 것이다. 축들에 사용된 단위는 Nm로, 토크를 나타낸다. 4개의 사분면 안에 있는 근육들은 각각 같은 신경지배를 공유한다. *ADPo*: 엄지모음근의 빗갈래, *ADPt*: 엄지모음근의 가로갈래, *APB*: 짧은엄지벌림근, *APL*: 긴엄지벌림근, *EPB*: 짧은엄지폄근, *EPL*: 긴엄지폄근; *FPB*: 짧은엄지굽힘근, *FPL*: 긴엄지굽힘근, *OPP*: 엄지맞섬근. (The diagram is based originally plotted by Smutz WP, Kongsayreepong A, Hughes RE, et al:-Mechanical advantage of the thumb muscles, *J Biomech* 31:565-570, 1998. From Neumann DA, Bielefeld TB: The carpometacarpal joint of the thumb: stability, deformity, and therapeutic intervention, *J Orthop Sports Phys Ther* 33:386, 2003.)

의 가장 자쪽모서리를 차지하고 있다. 비교적 작은 근육인 새끼굽힘근은 새끼벌림근의 바로 가쪽에 있으며, 흔히 새끼벌림근과 뒤섞여 있기도 한다. 이 두 근육의 깊은 곳에 있는 새끼맞섬근은 새끼두덩에 있는 근육들 중 가장 크다. 짧은손바닥근은 우표 한 장의 두께 정도밖에 되지 않는 얇고 비교적 덜 중요한 근육이다. 짧은손바닥근은 콩알뼈(pisiform)의 바로 먼쪽에 있는 피부 영역과 가로손목인대 사이에 부착된다(그림 8.34 참조). 짧은손바닥근은 새끼두덩의 높이를 상승시키며, 이는 일반적으로 손바닥의 오목함을 깊게 해주는 데 도움이 된다.

전반적인 새끼두덩 근육의 해부학적 사항은 엄지두덩 근육의 것과 비슷하다.[124] 새끼굽힘근과 새끼맞섬근은 가로손목인대와 갈고리뼈갈고리(hook of the hamate)에 몸쪽부착부위를 갖는다. 새끼벌림근은 콩알갈고리인대, 콩알뼈, 그리고 자쪽손목굽힘근힘줄에 넓은 몸쪽부착부위를 갖고 있다. 새끼손가락이 저항에 대한 벌림이나 빠른 벌림 동안, 자쪽손목굽힘근은 새끼벌림근을 위한 부착부위를 안정화시키기 위해 수축한다. 이러한 효과는 콩알뼈의 바로 몸쪽에서 자쪽손목굽힘근의 힘줄을 촉지함으로써 확인될 수 있다.

새끼벌림근과 새끼굽힘근은 새끼손가락 몸쪽손가락뼈바닥의 자쪽모서리에 먼쪽부착부위를 갖는다. 새끼벌림근에서 나온 일부 섬유들은 폄근육기전의 자쪽면과 섞이기도 한다. 새끼맞섬근은 MCP관절의 몸쪽인 첫째손허리뼈의 자쪽모서리를 따라 먼쪽부착부위를 갖는다.

**글상자 8.2 새끼손가락의 관절을 가로지르는 근육의 작용**

**손목손허리관절**

| 굽힘과 맞섬 | 폄 |
|---|---|
| 새끼굽힘근 | 손가락폄근 |
| 새끼맞섬근 | 새끼폄근 |
| 얕은손가락굽힘근과 깊은손가락굽힘근 | |
| 짧은손바닥근 | |

**손허리손가락관절**

| 굽힘 | 폄 |
|---|---|
| 새끼굽힘근 | 손가락폄근 |
| 새끼벌림근* | 새끼폄근 |
| 벌레근 | |
| 손바닥쪽뼈사이근 | |
| 얕은손가락굽힘근과 깊은손가락굽힘근 | |

| 벌림 | 모음 |
|---|---|
| 새끼벌림근 | 손바닥쪽뼈사이근 |

**몸쪽손가락뼈사이관절**

| 굽힘 | 폄 |
|---|---|
| 얕은손가락굽힘근과 깊은손가락굽힘근 | 손가락폄근 |
| | 새끼폄근 |
| | 벌레근 |
| | 손바닥쪽뼈사이근 |

**먼쪽손가락뼈사이관절**

| 굽힘 | 폄 |
|---|---|
| 깊은손가락굽힘근 | 손가락폄근 |
| | 새끼폄근 |
| | 벌레근 |
| | 손바닥쪽뼈사이근 |

*이차적인 작용

### *기능적 고려사항*

새끼두덩 근육의 공통적 기능은 손의 자쪽모서리를 상승시켜 '컵' 모양을 만드는 것이다. 이러한 작용은 먼쪽가로활을 깊게 해주어 잡고 있는 물체와의 손가락 접촉을 강화시킨다(그림 8.44 참조). 필요에 따라, 새끼벌림근은 좀 더 큰 것을 잡기 위한 동작을 조절하기 위해 새끼손가락을 펼칠 수 있다. 새끼맞섬근은 다섯째손허리뼈를 가운데손가락 쪽으로 돌림운동 또는 맞섬시킨다. 깊은손가락굽힘근과 같이 새끼손가락으로 가는 긴 손가락 굽힘근육들의 수축 또한 손의 자쪽모서리를 상승시키는 데 기여한다. 새끼손가락의 관절들을 가로지르는 모든 근육의 작용은 글상자 8.2에 제시되었다.

자신경의 손상은 새끼두덩의 근육을 완전히 마비시킬 수 있다. 새끼두덩은 근육위축에 의해 편평해지게 된다. 따라서 손의 자쪽모서리를 상승시켜 컵 모양으로 만드는 기능은 확실히 감소된다. 전체적인 새끼손가락의 무감각은 민첩성의 상실에 기여할 수 있다.

### *엄지모음근*

*엄지모음근*(*adductor pollicis*)은 둘째와 셋째손허리뼈의 손바닥쪽인 엄지의 물갈퀴 공간 깊은 쪽에 놓인 갈래가 2개인 근육이다(그림 8.43 참조). 이 근육은 손에서 가장 안정적인 뼈대 영역에 몸쪽 부착부위를 갖는다. 좀 더 두꺼운 *빗갈래*(*oblique head*)는 알머리뼈, 둘째와 셋째손허리뼈바닥, 그리고 인접해 있는 다른 결합조직에서 시작된다.[142] 좀 더 얇고 세모 모양의 *가로갈래*(*transverse head*)는 셋째손허리뼈의 손바닥쪽면에 부착한다. 두 갈래는 엄지몸쪽손가락뼈바닥의 자쪽면에 공통의 먼쪽부착부위를 가지며, 힘줄의 일부 섬유들은 엄지의 폄근육기전으로 간다.

엄지모음근은 CMC관절에서 가장 큰 굽힘과 모음의 결합동작을 만들어내는 우세한 근육이다.[17] 이런 중요한 토크는 엄지와 집게손가락으로 물건을 집는 것 또는 가위의 날을 서로 맞닿게 하는 것과 같은 많은 활동에 적용된다(그림 8.46). 엄지모음근의 가로갈래는 엄지의 바닥부에서 *굽힘*(그림 8.46A)과 *모음*(그림 8.46B) 토크를 발생시키기 위해 매우 긴 모멘트팔을 사용한다. 가로갈래가 CMC관절에서 가장 큰 지레작용을 갖지만, 좀 더 두꺼운 빗갈래가 더 큰 굽힘과 모음 토크를 발생시킨다(그림 8.45에서 ADPo와 ADPt를 비교하라).[97,139]

### *벌레근과 뼈사이근*

*벌레근*(*lumbricals*, "지렁이"를 의미하는 라틴어 *lumbricus*에서 유래됨)은 깊은손가락굽힘근의 힘줄로부터 시작되는 4개의 가는 근육이다(그림 8.33과 8.34 참조). 좀 더 구체적으로, 집게손가락 및 가운데손가락과 관계된 벌레근은 각자의 깊은손가락굽힘근힘줄의 노쪽면에서 시작된다. 달라질 수는 있지만, 반지손가락 및 새끼손가락과 관계된 벌레근은 각자의 깊은손가락굽힘근힘줄의 노쪽면은 물론 인접 힘줄의 자쪽면에서도 시작되는 깃근육(bipennate muscle)이다. 깊은손가락굽힘근처럼 벌레근 또한 이중의 신경지배를 받는데, 2개의 가쪽 벌레근은 정중신경의 지배를 받고, 2개의 안쪽 벌레근은 자신경의 지배를 받는다.

4개의 모든 벌레근은 그 크기와 부착부위에 있어 현저한 해부학적 편차를 보인다.[122] 벌레근의 몸쪽부착부위 힘줄에서 출발하여 깊은가로손허리인대(deep transverse metacarpal ligament)의 손*바닥쪽*을 주행한 후, MCP관절의 *노쪽*으로 간다(그림 8.41, 첫째 벌레근). 전형적인 벌레근의 먼쪽부착부위는 대부분 등쪽덮개의 빗섬유를 통한 폄근육기전의 가쪽띠이다(그림 8.47에 나온 첫째 벌레근의 근접촬영 모습 참조). 이러한 먼쪽부착부위는 벌레근이 폄근육기전 전체에 걸쳐 몸쪽 당김을 발휘할 수 있도록 해준다.

손의 기능에 있어 벌레근의 전반적인 역할은 여러 해 동안 연

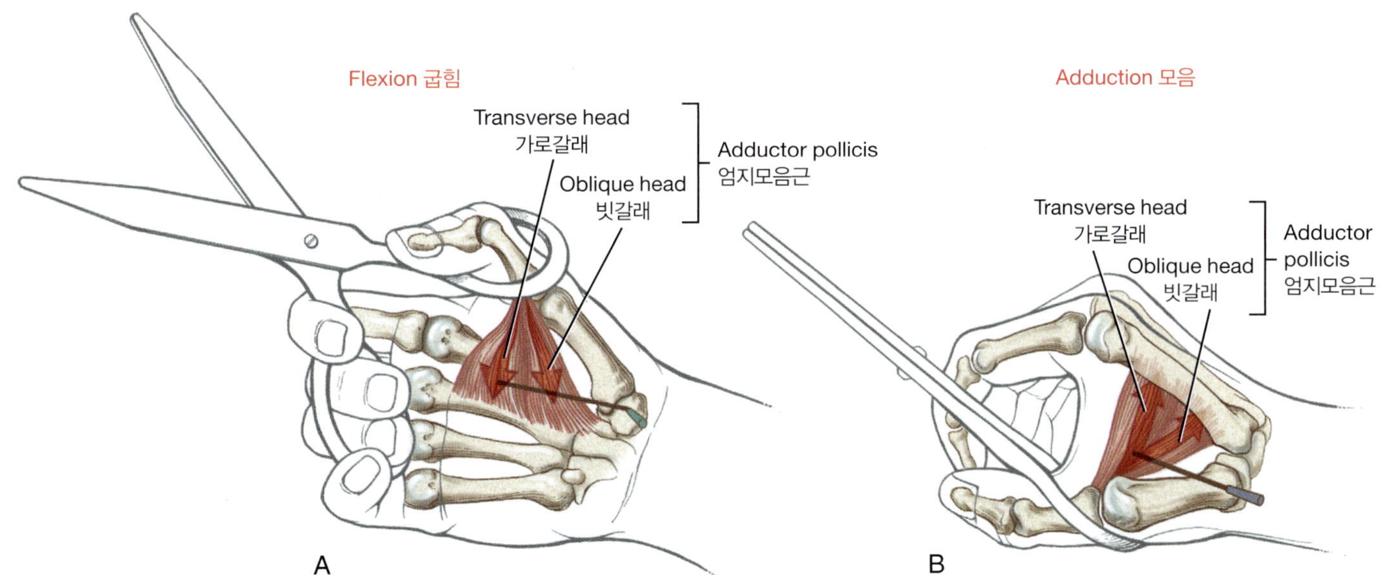


**그림 8.46** 엄지의 손목손허리관절에서, 엄지모음근의 이평면 작용인 굽힘(A)과 모음(B)을 가위의 사용을 통해 소개하고 있다. (A)와 (B) 둘 다에서, 엄지모음근의 가로갈래는 앞-뒤돌림축(*초록색*, A)과 안-가쪽돌림축(*자주색*, B)에 대해 긴 모멘트팔을 갖고 있기 때문에 상당한 토크를 생산한다. 엄지모음근의 두 갈래는 또한 엄지 손허리손가락관절의 강력한 굽힘근육이기도 하다.

Palmar view 손바닥쪽면

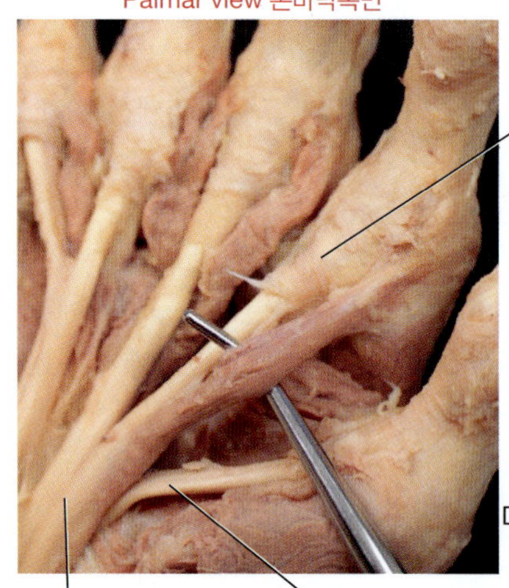


**그림 8.47** 첫째벌레근에 초점을 둔 방부 처리된 시체의 오른쪽 손의 손바닥쪽면. 탐침(probe)을 이용해 밑에 놓인 엄지모음근으로부터 첫째벌레근의 근육힘살을 들어 올렸다. 첫째벌레근의 몸쪽부착부위는 깊은손가락굽힘근의 힘줄로부터 나오는 것을 보여주고 있다. 첫째벌레근의 먼쪽부착부위는 집게손가락에 있는 폄근육기전 등쪽덮개의 빗섬유와 섞이고 있는 것을 볼 수 있다.

구되고 토론되어 왔다.[25,93,99,127,150] 확실하게 알려진 것은 이 근육의 수축이 MCP관절에서의 굽힘과 PIP관절 및 DIP관절에서의 폄을 생산한다는 것이다.[162] 언뜻 보기엔 모순적인 이러한 작용은 벌레근이 MCP관절에 대해서는 *손바닥쪽*을 통과하지만 PIP관절과 DIP관절에 대해서는 *등쪽*으로 통과하기 때문에 가능한 것이다(그림 8.48). 또한 벌레근은 MCP관절의 노쪽면을 통과함으로써 이 관절의 노쪽치우침을 돕지만(손가락에 따라 벌림 또는 모음), 뼈사이근에 비해 노쪽치우침의 작용은 미비하다.

손에 있는 모든 내재성 근육 중 벌레근은 전체 근육 길이에 대한 근육섬유 길이의 비율이 가장 크지만, 단면적은 가장 작다.[16,97] 이러한 해부학적 양상은 벌레근이 비교적 긴 거리를 수축하는 동안 적은 양의 힘을 발생시킬 수 있다는 것을 제안한다. 근육에서의 낮은 힘 생성 능력은 일반적으로 움직임을 조절하는 데 있어 제한된 역할을 갖는다고 제시되지만, 벌레근의 경우는 항상 그러한 것은 아니다. 근육은 힘을 생산하는 것 외에도 다른 중요한 운동학적 기능을 가지고 있다. 예를 들어, 첫째벌레근은 근육의 길이 변화를 감지하는 감각기관인 근육방추(muscle spindle)가 매우 풍부하다. 첫째벌레근의 평균적인 근육방추 밀도는 손에 있는 뼈사이근에 비해 거의 3배나 더 많고 위팔두갈래근에 비해서는 8배나 더 많다.[125] 벌레근에서의 큰 근육방추 밀도는 복잡한 움직임 동안 감각피드백을 제공하는 역할을 제안한다.[127,159] 또한 깊은손가락굽힘줄로의 부착을 통해, 벌레근은 내재성 근육과 외재성 근육 사이의 상호작용을 협응시키는 데 도움을 주는 위치에 있을 수 있다.

*뼈사이근(interossei muscle)*은 손허리뼈 사이에 위치하고 있기 때문에 붙여진 이름이다(그림 8.4와 8.5 참조). 벌레근처럼, 뼈사이근의 부착부위와 형태학에서의 편차는 일반적이다.[38,142] 일반적으로, 뼈사이근은 MCP관절에서 작용하여 손가락을 쫙 펴게(벌림) 하거나 다시 모이게(모음) 한다.

4개의 *손바닥쪽뼈사이근(palmar interossei)*은 일반적으로 하나의 갈래만을 갖는 가느다란 근육으로 뼈사이 공간의 손바닥쪽 영역을 차지하고 있다. 손가락으로 가는 3개의 손바닥쪽뼈사이근은 둘째, 넷째, 그리고 다섯째손허리뼈의 손바닥쪽 옆면에 몸쪽부착부위를 갖는다(그림 8.43). 근육들의 먼쪽부착부위는 다양하지만 일반적으로 등쪽덮개의 빗섬유와 몸쪽손가락뼈바닥의 옆면이다.[38] 이 근육들은 둘째, 넷째, 그리고 다섯째 MCP관절을 손의 중간선 쪽으로 *모음*시킨다(그림 8.49 참조). 엄지로 가는 손바닥쪽뼈사이근은 일반적으로 작고 흔히 명확하지 않다.[111] 깊은쪽에 있는 이 근육은 엄지 몸쪽손가락뼈의 자쪽면에 먼쪽부착부위를 가지며 MCP관절에 있는 종자뼈에도 흔히 부착한다.[142] 해부학 문헌에서는 논란이 있기는 하지만, 첫째손바닥쪽뼈사이근은 엄지모음근 빗갈래의 작은 부분일 수 있다.[10] 그 기원에 관계없이, 이 작은 근육은 엄지 MCP관절의 굽힘을 돕는 위치에 있어 손의 중간선쪽으로 첫째손허리뼈를 가져오게 된다.

4개의 *등쪽뼈사이근(dorsal interossei)*은 뼈사이 공간의 등쪽면을 채우고 있다(그림 8.39 참조). 손바닥쪽뼈사이근과는 대조적으로, 등쪽뼈사이근은 깃근육(bipennate muscle)의 형태를 취하고 있다. 편차가 흔하지만, 등쪽뼈사이근은 일반적으로 등쪽덮개의 빗섬유와 몸쪽손가락뼈바닥의 옆면에 먼쪽부착부위를 갖는다.[68,98] 일부 먼쪽부착부위는 등쪽덮개 가로섬유들의 손바닥쪽면 및 손바닥쪽판과 섞인다.[38] 첫째등쪽뼈사이근[이전에 *집게벌림근(abductor indicis)*이라 불림]은 가장 커서 임상적 검사를 위해 가장 많이 접근되는 근육이다.[68] 집게손가락이 잘 고정된 상태에서, 첫째등쪽뼈사이근은 CMC관절에서 엄지를 *모음*시키는 엄지모음근을 보조할 수 있다. (이러한 작용은 그림 8.48에서 엄지로 가는 첫째등쪽뼈사이근의 화살표 방향을 반대로 하면 시각화할 수 있다.)

하나의 묶음으로, 등쪽뼈사이근들은 집게, 가운데, 그리고 반지손가락의 MCP관절을 가운데손가락을 통과하는 가상의 기준선에 대해 멀어지도록 *벌림*시킨다(그림 8.49). 다섯째MCP관절의 벌림은 새끼두덩에 있는 새끼벌림근에 의해 수행된다.

손가락을 벌림시키는 것과 모음시키는 기능 외에도, 뼈사이근과 새끼벌림근은 MCP관절에 대한 중요한 동적인 안정성을 제공한다. 그림 8.49에서 보여주고 있는 두 손을 시각적으로 겹쳐 보면, 손가락에 있는 각각의 MCP관절은 벌림하고 모음하는 한 쌍의 근육을 갖추고 있음을 알 수 있다. 이러한 한 쌍의 근육은 마치 동적인 결인대인 것처럼 작용하여, MCP관절에 대한 견고성을 제공하게 된다. 또한 쌍으로 작용함에 따라, 뼈사이에 놓인 이러한 근육들은 MCP관절에서 허용되는 축돌림의 크기도 조절하게 된다.

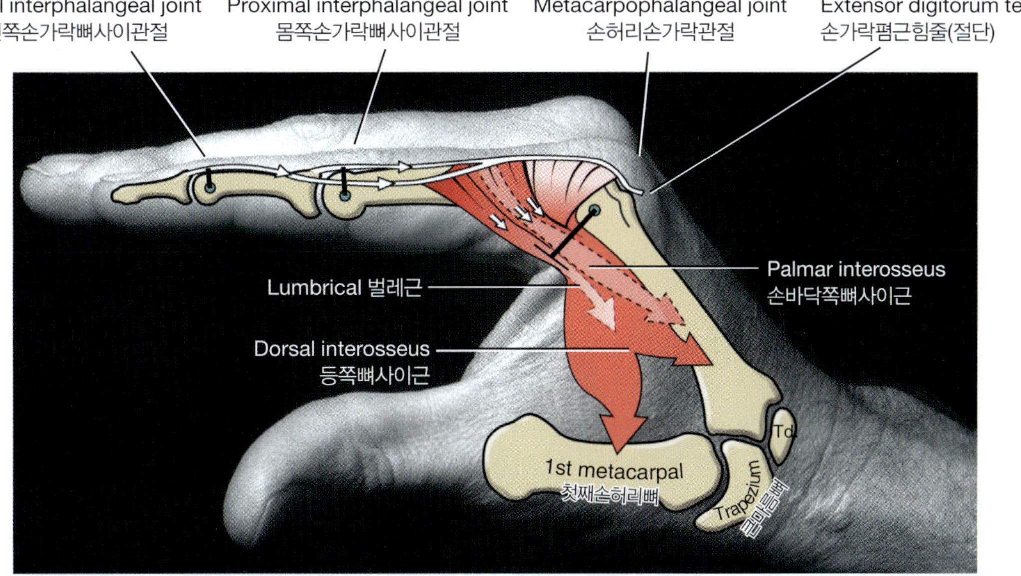


**그림 8.48** 벌레근과 뼈사이근의 결합작용에 의해 손허리손가락관절에서는 굽힘근육으로 작용하고 손가락뼈사이관절에서는 폄근육으로 작용하고 있는 것을 보여주고 있다. 벌레근이 손허리손가락관절에서 굽힘을 위한 가장 큰 모멘트팔을 갖는 것을 보여준다. 각 관절의 안-가쪽돌림축은 작은 원으로 보여주고 있다. 모멘트팔은 가는 검은색 선으로 표시되었고, 각각의 돌림축에서 시작한다. *Td*, 작은마름뼈.

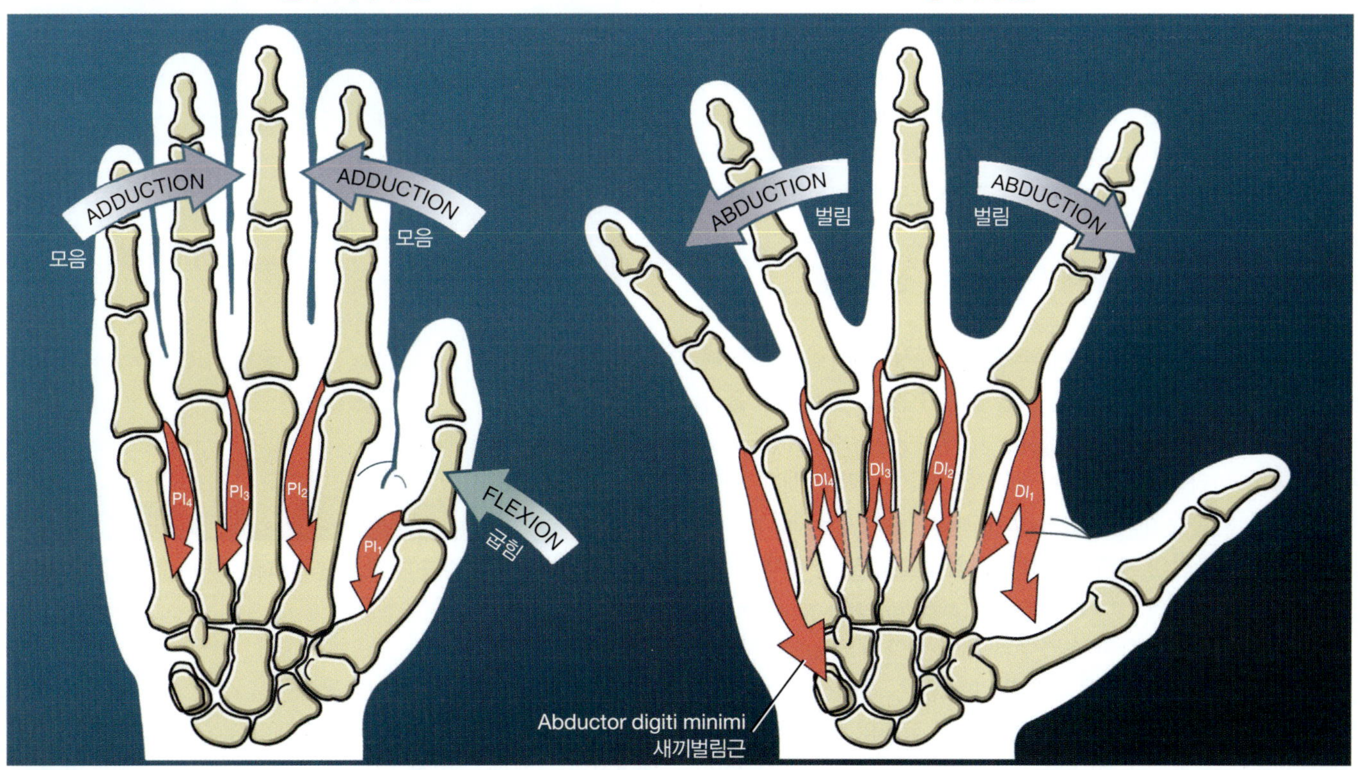


**그림 8.49** 손허리손가락관절에서 손바닥쪽뼈사이근($PI_1$~$PI_4$)과 등쪽뼈사이근($DI_1$~$DI_4$)의 전두면 작용을 손바닥쪽면에서 보여주고 있다. 새끼벌림근은 새끼손가락을 벌림시키고 있다.

다양한 정도로, 손바닥쪽뼈사이근과 등쪽뼈사이근 모두 MCP관절의 *손바닥쪽*을 지나가는 힘선을 가지며, 특히 MCP관절이 굽힘되어 있을 때 그러하다. 폄근육기전으로의 부착을 통해, 뼈사이근은 손가락 IP관절들의 *등쪽*을 지나간다(그림 8.49에 있는 집게

**표 8.5 벌레근과 뼈사이근 사이의 해부학적 그리고 기능적 비교**

| | 벌레근 | 등쪽뼈사이근 | 손바닥쪽뼈사이근 |
|---|---|---|---|
| **신경지배** | 가쪽: 정중신경<br>안쪽: 자신경 | 자신경 | 자신경 |
| **일차적인 먼쪽부착부위** | 등쪽덮개의 빗섬유, 그리고 결국엔 인접 폄근육기전의 가쪽띠 | 등쪽덮개의 빗섬유(그리고 결국엔 인접 가쪽띠), 그리고 몸쪽손가락뼈바닥의 옆면 | 등쪽덮개의 빗섬유(그리고 결국엔 인접 가쪽띠), 그리고 몸쪽손가락뼈바닥의 옆면 |
| **수축의 특성** | 비교적 긴 거리의 수축에 비교적 작은 힘을 발생시킴 | 비교적 짧은 거리의 수축에 비교적 큰 힘을 발생시킴 | 분명하지 않음 |
| **일차적 작용** | MCP관절의 굽힘과 PIP와 DIP관절의 폄 | 손가락의 *벌림*, MCP관절의 굽힘과 PIP와 DIP관절의 폄 | 손가락의 *모음*, MCP관절의 굽힘과 PIP와 DIP관절의 폄 |
| **참조** | 비교적 풍부한 근육방추, 움직임을 안내하는 데 도움이 되는 중요한 감각피드백을 제공함 | 먼쪽부착부위로는 일반적으로 뼈와 폄근육기전을 포함함<br>일반적으로 몸쪽부착부위에서 2개의 갈래가 나오는 깃근육 | 먼쪽부착부위로는 일반적으로 뼈와 폄근육기전을 포함, 일반적으로 근육의 갈래는 하나임<br>첫째손바닥쪽뼈사이근(엄지로 가는)은 MCP관절의 굽힘을 보조할 수 있음 |

*DIP*: 먼쪽손가락뼈사이. *MCP*: 손허리손가락. *PIP*: 몸쪽손가락뼈사이.

손가락 참조). 따라서 벌레근처럼, 뼈사이근의 수축은 MCP관절에서의 굽힘과 IP관절들에서의 폄을 유발할 수 있다. 뼈사이근은 MCP관절에서 벌레근보다 더 큰 굽힘 토크를 생산해낸다. MCP관절에서의 굽힘에 있어 벌레근이 더 긴 모멘트팔을 갖고 있다 할지라도, 압도적으로 더 큰 뼈사이근의 단면적에 의해 더 큰 굽힘 토크를 생산하는 능력을 갖게 된다. 벌레근과는 대조적으로, 뼈사이근은 비교적 큰 힘을 생산하지만 수축거리는 더 짧다(표 8.5).[70]

## 손가락의 외재성 근육과 내재성 근육의 상호작용

그림 8.48에서 설명하고 있듯이, 손가락 내재성 근육(벌레근과 뼈사이근)의 동시수축은 MCP관절 굽힘과 IP관절 폄의 결합동작을 만들어 낸다. 이러한 손의 위치를 *내재성-플러스위치*(*intrinsic-plus position*)라 한다. 이와는 대조적으로, 손가락 외재성 근육(손가락폄근, 얕은손가락굽힘근, 그리고 깊은손가락굽힘근)의 동시수축은 MCP관절의 과다폄과 IP관절의 굽힘을 만들어 내고, 이러한 손의 위치를 *외재성-플러스위치*(*extrinsic-plus position*)라 한다. 이런 대조되는 2가지 손가락의 위치는 그림 8.50에 제시되었다. 가장 중요한 손의 운동학적 원리는 많은 기능적 또는 복잡한 손가락의 움직임이 이런 2가지의 상반된 작용의 협력적 *혼합*에 의해 사용된다는 것이다. 이러한 사항에 대해 다음 단락에서 설명된다.

손의 외재성 근육과 내재성 근육 사이의 상호작용은 무수히 많은 기능을 수행하는 데 사용되는 움직임의 결합들을 만들어 낼 수 있다.[73] 그러나 다음에 제시되는 분석은 2가지의 기본적 기능인 손을 *펴는 것*과 *쥐는 것*을 하는 동안 손가락 내에서 일어나는 근육의 상호작용에 대해 설명한다. 이 작용들을 수행하기 위해 사용된 정확한 근육의 상호작용은 해부학, 생체역학, 근전도, 그리고 컴퓨터 모의실험 모형에 근거한 다년간의 연구에도 불구하고 완전히 이해되고 있지 않다.[b]

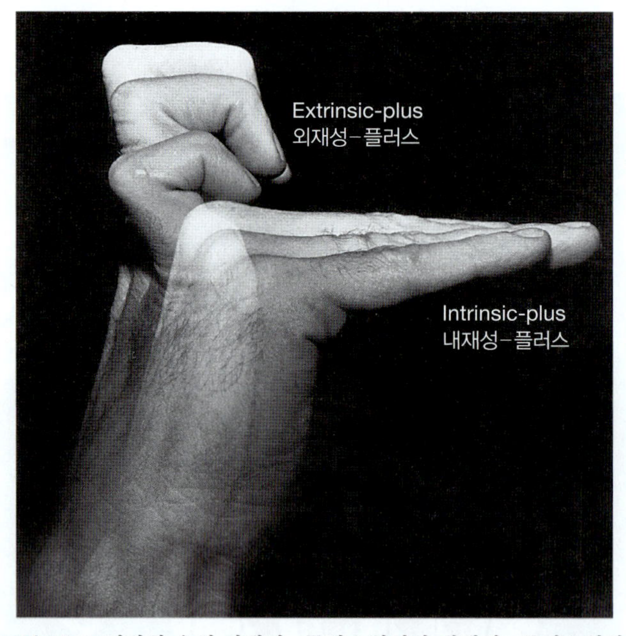


**그림 8.50** 건강한 손의 외재성-플러스위치와 내재성-플러스위치.

근육의 상호작용을 이해하는 것이 어려운 이유 중 일부는 같은 움직임을 수행하는 데에도 사람마다 그리고 같은 사람이라도 다

[b]16,25,48,75,82,92,99,100,112,158

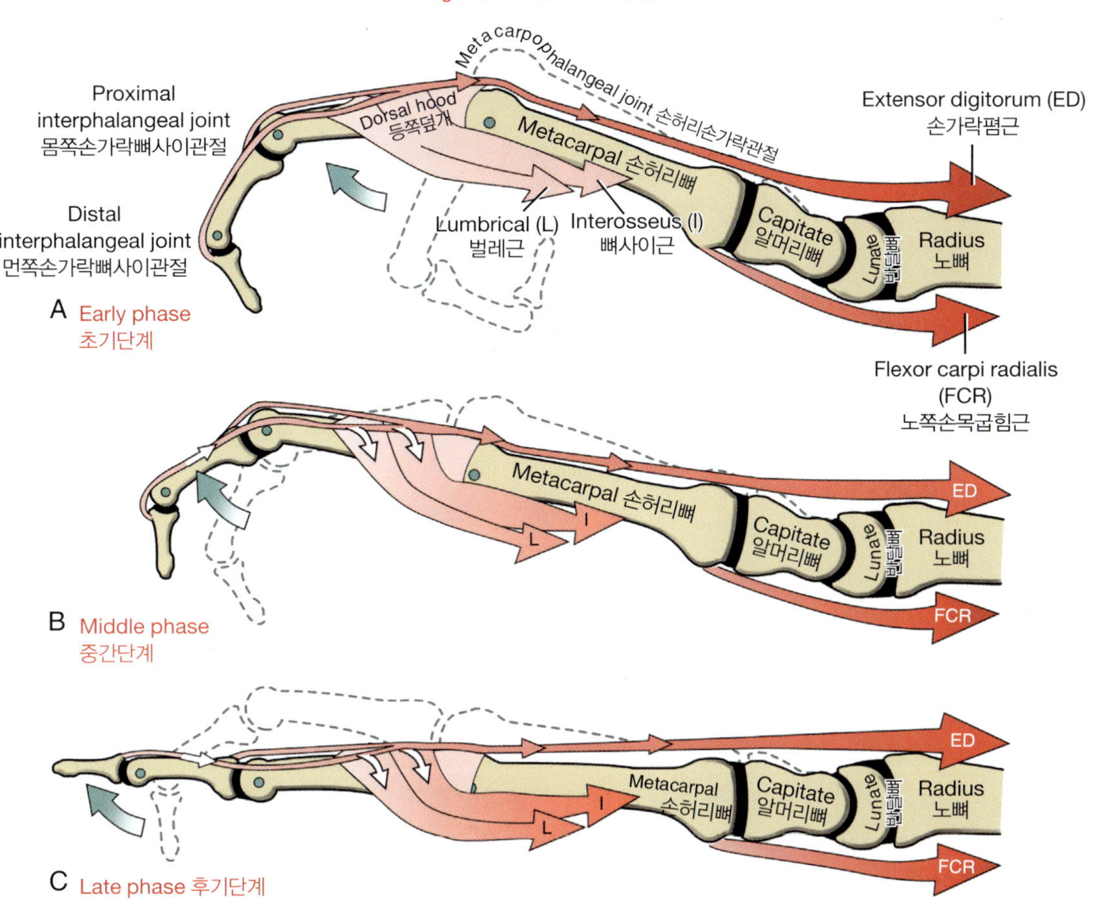


**그림 8.51** 손가락을 *완전히 펼 때* 한 손가락에서 일어나는 내재성 근육과 외재성 근육의 상호작용을 보여주고 있는 옆면. 점선은 시작위치를 나타내고 있다. (A) 초기단계: 손가락폄근은 일차적으로 손허리손가락관절을 폄시키고 있다. (B) 중간단계: 내재성 근육(벌레근과 뼈사이근)은 몸쪽과 먼쪽손가락뼈사이관절의 폄을 통해 손가락폄근을 보조한다. 또한 내재성 근육은 손가락폄근이 손허리손가락관절을 과다폄시키지 못하도록 손허리손가락관절에서 반대되는 굽힘 토크를 생산한다. (C) 후기단계: 근육의 활성은 손가락이 완전히 폄될 때까지 계속된다. 노쪽손목굽힘근의 활성은 손목을 약간 굽힘시킨다. 손가락이 굽힘에서 완전한 폄으로 움직일 때, 등쪽덮개는 몸쪽으로 이동된다. (빨간색에서 나타나는 색의 강약은 근육 활성의 상대적 강약을 나타내고 있다).

른 근육의 결합을 사용하기 때문이다. 또한 정확한 근육의 상호작용은 활동의 속도나 파워, 수행자의 숙련도, 조작되는 물체의 무게와 형태, 그리고 인간 움직임의 자연스러운 개인차에 따라 달라진다. 흥미로운 것은, 신경근육뼈대계통의 붕괴로 초래된 손의 병리역학적 기능장애를 신중히 관찰하는 것만으로도 알고자 하는 많은 것들을 배울 수 있다는 것이다.

## 손을 펴기: 손가락 폄

### *일차적인 근육 활동*

손을 펴는 것은 잡기를 위한 준비로 흔히 수행되는 동작이다. MCP관절과 IP관절을 통해 손가락의 폄을 완성하는 데 가장 큰 저항은 대개 중력이 아니라 외재성 손가락 굽힘근육의 신장에 의해 발생된 점탄성저항(viscoelastic resistance)으로부터 나온다. 이런 근육 내에서 발생된 수동'반동'력(passive 'recoil' force)은 이완된 손에서 볼 수 있는 부분적인 굽힘된 손가락 자세에 크게 기여한다.

일차적인 손가락의 폄근육에는 *손가락폄근*과 *내재성 근육*, 특히 벌레근과 뼈사이근이 있다. 일반적으로 손가락 폄 동안 벌레근은 뼈사이근보다 더 크고 좀 더 일관된 수준의 근전도(EMG) 활동을 보인다.[99]

그림 8.51A는 손가락폄근이 폄근육기전에 힘을 발휘하여 MCP관절을 폄 쪽으로 당기고 있는 것을 보여주고 있다. 내재성 근육은 IP관절의 폄에 대한 역학에 있어 직접적인 효과와 간접적인 효과 둘 다를 제공한다(그림 8.51B,C). *직접적 효과*는 폄근육기전에 가해지는 몸쪽 당김으로 제공되고, *간접적 효과*는 MCP관절에서의 굽힘 토크의 생산을 통해 제공된다.[158] 반대되는 굽힘 토크는 손가락폄근이 MCP관절을 과다폄되지 못하게 함으로써, MCP

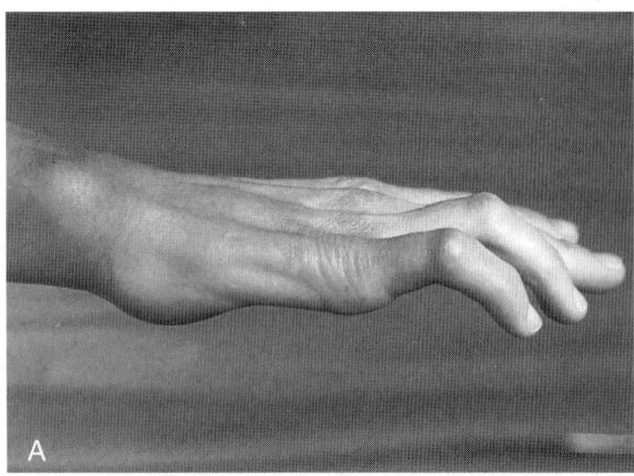

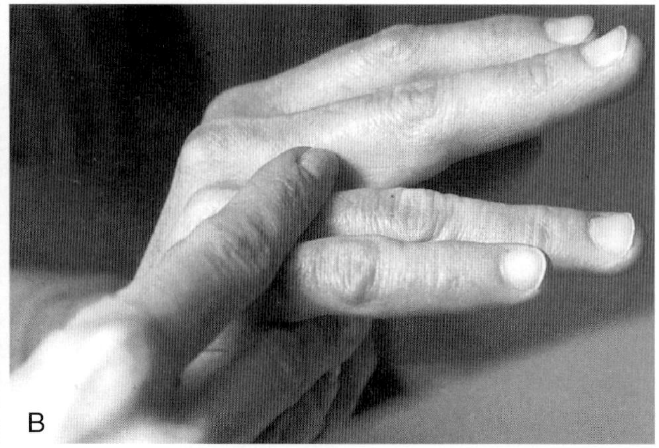


**그림 8.52** 자신경의 병변으로 대부분 마비된 내재성 근육이 손가락을 펴시키려고 시도하고 있다. (A) 안쪽 손가락은 손허리손가락관절이 과다폄되고 손가락뼈사이관절은 부분적으로 굽힘된 '갈퀴(clawing)' 손가락을 보이고 있다. 새끼두덩과 손허리뼈 사이의 공간에 위축이 있다. (B) 손허리손가락관절의 굽힘을 다른 손으로 유지함으로써, 노신경의 지배를 받는 손가락폄근은 손가락뼈사이관절을 완전히 폄시킬 수 있게 된다.

관절에 작용한 손가락폄근의 수축력 대부분이 조기에 분산되는 작용을 방지한다. *MCP관절의 과다폄이 차단될 때에만 손가락폄근이 폄근육기전을 효율적으로 당길 수 있기 때문에 IP관절들은 완전히 폄되게 된다.*

손가락폄근과 내재성 근육은 손가락을 폄시키기 위해 협력적으로 상호작용한다. 역설적이게도, MCP관절에서는 손가락폄근과 내재성 근육이 *상반된* 작용을 보이지만, IP관절에서는 서로 협력하여 폄을 만들어 낸다. 이런 협력적인 관계의 중요성은 자신경 손상이 있는 사람을 관찰함으로써 확인할 수 있다(그림 8.52A). 안쪽 두 개의 손가락(반지와 새끼손가락)의 내재성 근육에 마비가 있다면, 손가락폄근의 활성에 의해 손가락은 MCP관절이 과다폄되고 IP관절은 부분적으로 굽힘되는 '갈퀴(clawing)' 모양이 될 것이다.[158] 이것은 내재성 근육에 대한 신경지배가 없기 때문에 일어난 것이며, 흔히 '내재성-마이너스'자세('intrinsic-minus' posture)라고 부른다. (이러한 자세는 그림 8.50에서 묘사된 외재성-플러스자세와 기본적으로 유사하다.) 내재성 근육에 의해 정상적으로 제공되는 MCP관절의 굽힘 토크가 없다면, 손가락폄근은 단지 MCP관절을 과다폄시키는 기능만을 갖게 된다. 이러한 자세는 손가락의 외재성 굽힘근육을 신장시키기 때문에, IP관절의 폄에 대한 저항을 좀 더 추가하게 된다. 그림 8.52B에서 보여주고 있는 것과 같이, 다른 손으로 MCP관절에 굽힘 토크를 제공해 준다면(즉, 내재성 근육에 의해 정상적으로 제공되는 힘을 다른 손으로 제공함), 손가락폄근의 수축은 IP관절을 완전히 폄시킬 수 있게 된다. 또한 MCP관절이 과다폄되는 것을 차단함으로써 외재성 굽힘근육의 힘줄은 느슨해지게 되어, IP관절의 폄에 대한 수동저항을 크게 최소화시킬 수 있게 된다. MCP관절이 과다폄되는 것을 방지하는 것은 손가락 내재성 근육의 마비에 대한 치료적 중재 중 하나가 된다. 치료사는 MCP관절의 폄을 제한하는 보조기를 제작할 것이며, 외과의사는 신경지배되고 있는 좀 더 강한 근육의 힘줄을 문제있는 MCP관절의 굽힘근육 쪽으로 우회시킴으로써 과다폄의 차단을 추천할 것이다.

### *손가락 폄 동안 손목 굽힘근육의 기능*

손목 굽힘근육의 활성은 일반적으로 능동적인 손가락의 폄에 동반되는데, 특히 빠르게 수행했을 때 그러하다. 이러한 활동이 그림 8.51에서 노쪽손목굽힘근에 대해서만 보여주고 있지만, 다른 손목굽힘근육도 작용한다. 손목 굽힘근육은 손가락폄근에 의해 일어날 수 있는 손목에서의 큰 폄을 상쇄시킨다. 손가락의 완전한 폄을 빠르게 수행하는 동안 손목은 약간 굽힘한다(그림 8.51A와 그림 8.51C를 비교하라). 손목 굽힘은 능동적인 손가락 폄 동안 손가락폄근의 최적 길이를 유지하는 데 도움이 된다.

## 손을 쥐기: 손가락 굽힘

### *일차적인 근육의 작용*

손을 쥐는 데 사용된 근육은 굽힘되어야 할 특정 관절에 따라 그리고 작용에 요구되는 힘과 속도에 따라 일부 달라진다. 저항에 대해 또는 비교적 빠른 속도에 대해 손가락을 굽힘시키는 것은 *깊은손가락굽힘근*, *얕은손가락굽힘근*, 그리고 비교적 기여도가 적은 *뼈사이근*의 활성을 필요로 한다(그림 8.54A). 깊은손가락굽힘근과 얕은손가락굽힘근에 의해 생산된 힘은 손가락에 있는 3개의 모든 관절을 굽힘시키고, 이러한 손가락의 굽힘은 폄근육기전을 몇 밀리미터 정도 먼쪽으로 당기게 된다.

*벌레근*은 손을 쥐는 동안 일반적으로 비활성되지만, 여전히 이런 작용에 수동적으로 보조하게 된다. 벌레근이 깊은손가락굽힘근과 폄근육기전 사이에 부착된다는 것을 기억하기 바란다. 능동

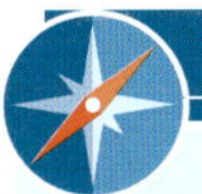

SPECIAL FOCUS 8.7

### 빗띠인대: 몸쪽손가락뼈사이관절에서 먼쪽손가락뼈사이관절로의 수동적 폄 힘의 이동

그림 8.41에서 설명되었던 것과 같이, 빗띠인대(oblique retinacular ligaments)는 PIP관절의 손바닥쪽면에서 먼쪽손가락뼈사이(DIP)관절의 등쪽면까지 주행한다. 이 인대의 상대적 중요성에 대한 논란이 있기는 하지만, PIP관절과 DIP관절을 가로지르는 이런 사선의 방향은 두 관절 사이의 폄을 협응시킨다.[58] 손가락폄근과 내재성 근육은 폄근육기전을 통해 PIP관절을 폄시키고, 이러한 작용은 빗띠인대를 신장시킨다(그림 8.53, 1~3단계). 신장된 빗띠인대에서 발생한 수동적인 힘은 먼쪽으로 전달되어, DIP관절을 *폄*시키는 데 도움이 된다(그림 8.53, 4단계). 빗띠인대는 PIP관절과 DIP관절에서의 폄이 동시에 일어나는 데 도움이 된다는 가능성 때문에 때론 '연결인대(link ligament)'라고도 불린다.

빗띠인대는 관절염, 결합조직 병변, 또는 외상 때문에 타이트해질 수 있다. 이런 인대에서의 타이트함(tightness)은 손의 손바닥근막과 손가락근막의 점진적인 비후와 짧아짐이 연루된 상황인 *뒤퓌트랑구축(Depuytren's contracture)*과 연관될 수 있다.[101] 이러한 상황은 손가락(특히, 손의 자쪽면에서)의 굽힘된 자세를 흔히 초래한다. 또한, 빗띠인대가 연루되어 PIP관절에서의 과도한 굽힘구축을 초래한다. 타이트한 빗띠인대를 가진 PIP관절을 수동적으로 폄시키려는 시도는 종종 DIP관절의 수동적인 폄을 유발한다.

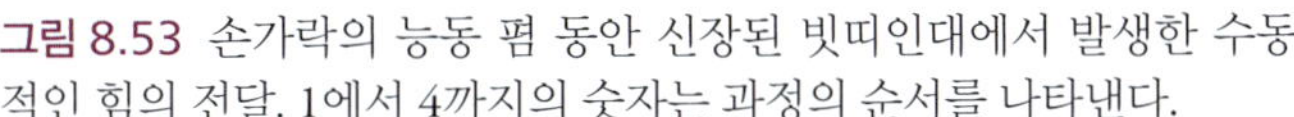

그림 8.53 손가락의 능동 폄 동안 신장된 빗띠인대에서 발생한 수동적인 힘의 전달. 1에서 4까지의 숫자는 과정의 순서를 나타낸다.

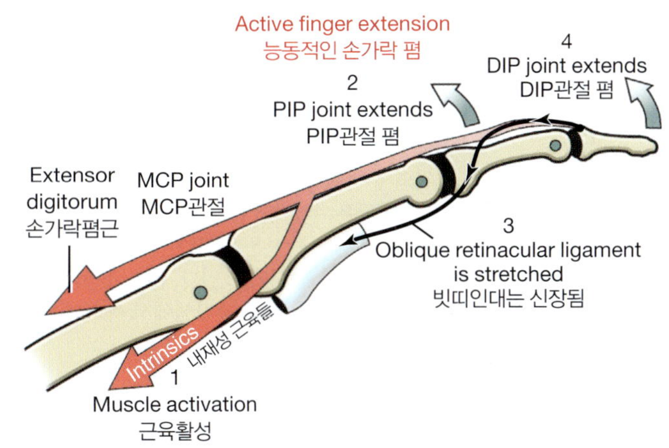


적인 손가락 굽힘 동안, 벌레근은 깊은손가락굽힘근의 수축에 의해 몸쪽 방향으로 신장되고, 이와 동시에 폄근육기전의 먼쪽 이동에 의해 먼쪽 방향으로도 신장된다(그림 8.54B, 벌레근에 있는 양방향 화살표 참조). 완전한 폄에서 완전한 능동적인 굽힘으로 갈 때, 벌레근은 엄청난 거리를 신장되어야만 한다.[127] 이러한 신장은 MCP관절에서의 *수동적인 굽힘 토크*를 발생시키게 된다. 비록 작지만, 이런 수동적인 토크는 뼈사이근과 외재성 굽힘근육(주로 작용)에 의해 생산된 *능동적인 굽힘 토크*에 추가된다.[91]

자신경의 손상은 손가락에 작용하는 내재성 근육의 대부분을 마비시킬 수 있다. 연구를 위해 손목 수준에서 자신경이 일시적으로 차단당한 건강한 사람들에 있어 최대 노력의 파악력은 38% 정도 감소된다고 보고되고 있다.[84] 게다가, 내재성 근육의 두드러진 마비는 다양한 손가락 관절들에서 일어나는 굽힘의 타이밍과 순서를 변경시킨다.[74] 정상적으로, PIP관절과 DIP관절이 먼저 굽힘하고, 바로 뒤이어 MCP관절이 굽힘한다. 내재성 근육에 마비가 있는 경우, 특히 MCP관절의 만성적인 과다폄에 의해 과신장되어 있다면, MCP관절에서 일어나는 굽힘의 시작은 상당히 지연되어 나타난다. 정상적인 신경지배를 받고 있는 손은 손가락 굽힘을 할 때 손가락끝이 손바닥 쪽을 향하는 큰 원호의 휘감는 듯한 굽힘을 보이만, 내재성 근육의 마비인 경우에 손가락 굽힘은 MCP관절의 움직임 없이 손가락이 먼쪽에서 몸쪽 방향으로 말려 들어가는 굽힘을 보이게 된다.[7] MCP관절이 동반되지 않는 손가락의 굽힘은 물건 잡기의 질을 방해할 수 있다. MCP관절 굽힘의 동반 없이 손가락이 먼쪽에서 몸쪽 방향으로 말려 들어가는 형태의 굽힘은 물건을 잡게 되는 것이라 오히려 손가락 끝으로 물건을 밀어내는 결과를 초래할 수 있다.

손을 쥐는 동안 손가락폄근은 일관된 EMG 활동을 보인다.[100] 이러한 EMG 활동은 MCP관절의 굽힘에 대한 폄 제동기(extension brake)로서의 역할을 반영한 것이다. 이런 중요한 안정화 기능에 의해, 긴 손가락 굽힘근육의 작용은 먼쪽에 있는 PIP관절과 DIP관절로 전달된다. 손가락폄근의 동시활성이 없다면 긴 손가락 굽힘근육은 MCP관절의 굽힘에 대부분의 힘을 소모하게 되어, 좀 더 먼쪽에 있는 관절에서의 더 정교한 작용을 수행하기 위한 능력을 잃게 된다.

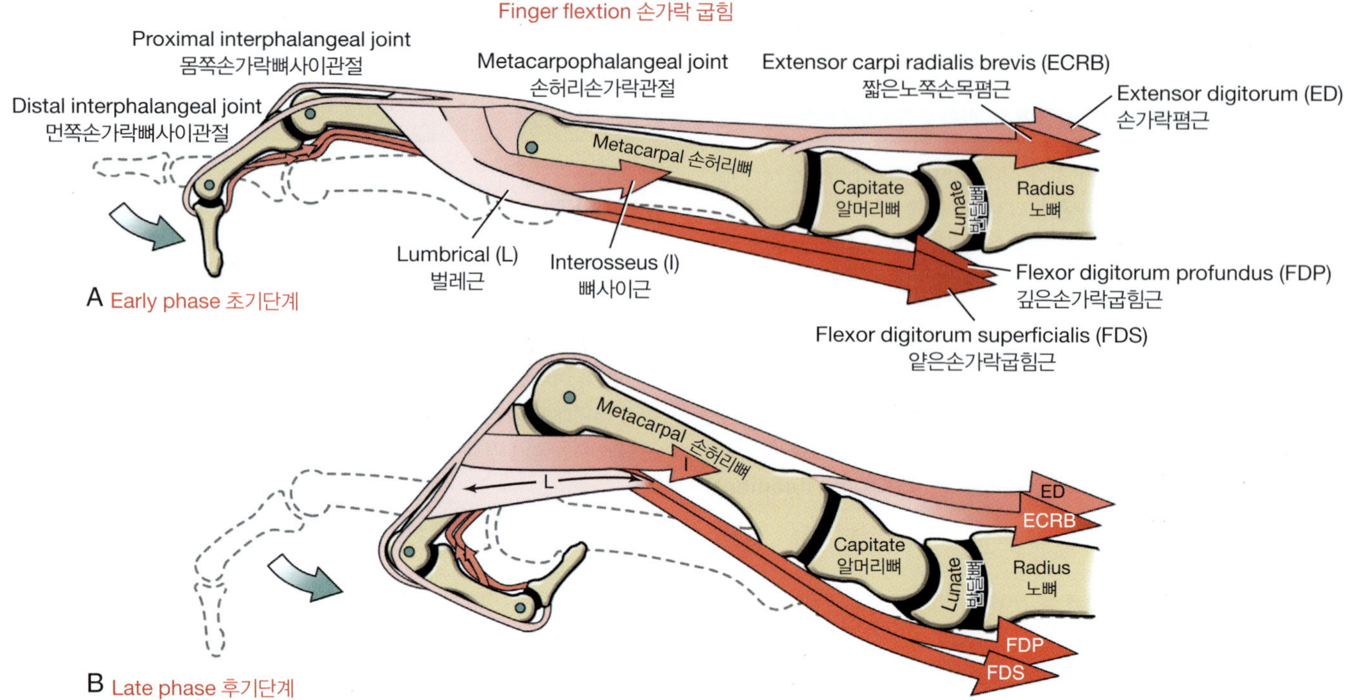


**그림 8.54** 비교적 강력한 파워의 손가락 *굽힘* 동안 한 손가락에서 일어나는 내재성 근육과 외재성 근육의 상호작용을 보여주고 있는 옆면. 점선은 시작위치를 나타낸다. (A) 초기단계: 깊은손가락굽힘근, 얕은손가락굽힘근, 그리고 뼈사이근은 손가락에 있는 관절들을 능동적으로 굽힘시킨다. 벌레근은 비활성되어 있다. (B) 후기단계: 근육의 활성은 완전한 굽힘이 될 때까지 변하지 않고 계속된다. 벌레근은 여전히 비활성되어 있으나, 양쪽 끝에서 신장된다. 짧은노쪽손목폄근은 손목을 약간 폄시키고 있다. 손가락폄근은 손허리손가락관절의 굽힘을 감속시키는 데 도움을 준다. 굽힘의 초기단계에서 후기단계로 갈 때, 등쪽덮개는 먼쪽으로 이동된다(빨간색에서 나타나는 색의 강약은 근육활성의 상대적 강약을 나타내고 있다).

*손가락 굽힘 동안 손목 폄근육의 기능*

강한 주먹 쥐기를 만들기 위해서는 손목 폄근육의 강력한 협력적인 활성이 요구된다(그림 8.54, 짧은노쪽손목폄근). 손목 폄근육의 활동은 주먹 쥐기를 만드는 동안 아래팔의 등쪽면을 촉지해 보면 확인할 수 있다. 7장에서 설명했듯이, 손가락폄근을 포함한 손목 폄근육의 주요 기능은 외재성 손가락 굽힘근육의 활성에 의한 강력한 손목 굽힘의 경향을 중화시키는 것이다(그림 7.25 참조). 손가락을 능동적으로 굽힘시키는 동안, 손목 폄은 외재성 손가락 굽힘근육의 길이를 최적으로 유지시키는 데에도 도움이 된다. 손목 폄근육이 마비되어 있다면, 주먹 쥐기를 시도할 때 손목 굽힘과 손가락 굽힘의 자세가 유발될 것이다. 이러한 상황이 과신장된 손가락폄근에서의 증가된 수동장력과 결합될 때, 과도하게 짧아진 손가락 굽힘근육은 일반적으로 효율적인 잡기를 만들어낼 수 없게 된다(그림 7.27 참조).

## 손의 기능적 다양성

23가지의 독특한 '잡기' 방식이 정의되고 정량화되었지만,[71] 인간 손의 실제 기능적 표현의 수는 사실상 거의 무한에 가깝다. 이 주제의 범위에 대한 이해를 시작하기 위해, 손 기능의 3가지 넓은 범주인 *지지, 조작, 그리고 쥐기*를 고려하는 것이 유용할 수 있다. *지지(support)*의 기능으로, 손은 물체를 떠받치고 있거나 안정화시키기 위해 비특이적 방식으로 작용할 수 있으며, 이를 통해 다른 손은 특정 과제를 수행하기 위한 자유로운 상태가 된다. 피곤할 때 손으로 머리를 지지하거나 앉은 자세에서 손을 이용하여 일어날 때와 같이, 손은 힘을 전달하거나 수용하기 위한 단순한 플랫폼으로도 사용될 수 있다.

**손의 기능**

- 지지
- 조작
  - 반복적이고 강한 조작
  - 연속적이고 부드러운 조작
- 잡기와 집기 동안 사용된 쥐기
  - 강력한 잡기
  - 정밀한 잡기
  - 강력한 (열쇠) 집기
  - 정밀한 집기
  - 갈고리식 잡기

아마도 손의 가장 다양한 기능은 물체를 *조작(manipulation)*하는 능력일 것이다. 아주 일반적인 의미에서 손은 2가지의 기본적인 방식으로 물체를 조작한다. 손가락의 동작은 문자 입력, 타자치기, 또는 긁기와 같이 *반복적이고 강한(repetitive and blunt)* 방식을 이용하거나, 이와는 대조적으로 글쓰기나 바느질과 같이 동작의 강도나 속도가 조절되는 *연속적이고 부드러운(continuous and fluid)* 방식을 이용할 수 있다. 물론 거의 대부분은 아니지만, 많은 유형의 손가락 조작이 이 2가지 방식의 움직임을 결합한다.

*쥐기(prehension)*는 물체를 잡고, 고정하고, 들어 올리기 위해 손가락과 엄지가 물체를 잡거나 움켜쥐는 능력을 말한다. 쥐기의 다양한 형태를 설명하기 위해 여러 가지 다른 용어가 여러 해에 걸쳐 발전해 왔다.[89,116,143] 쥐기의 많은 형태가 엄지와 모든 손가락을 사용하는 *잡기(grip* 또는 grasp) 또는 엄지와 집게손가락을 주로 사용하는 *집기(pinch)*로 설명될 수 있다. 각각의 형태는 *강력함(power*, 과제의 정밀함에 대한 고려는 적고 단지 높은 힘을 요구하는 것으로 막연히 정의됨)이 필요한지 또는 *정밀함(precision*, 즉 낮은 힘으로 높은 수준의 정확함을 요구함)이 필요한지에 따라 좀 더 세분된다. 앞으로 설명될 쥐기의 특정 분류는 손이 사용할 수 있는 가능한 모든 방법을 포함하지는 않는다. 그럼에도 불구하고 이러한 정의는 임상적 의사소통과 연구를 위한 기준을 설정하는 데 유용할 것이다.

기본적으로, 대부분의 쥐기 활동의 유형은 다음의 5가지 중 한 가지로 분류된다.

1. *강력한 잡기(power grip)*는 안정성과 큰 힘이 요구될 때 사용되며, 정밀함에 대한 요구는 없다. 잡고 있는 물체의 형태는 공 모양이나 원통 모양인 경향이 있다. 망치를 잡고 있는 것은 강력한 잡기의 좋은 예이다(그림 8.55A). 이러한 활동은 손가락 굽힘근육(특히, 넷째와 다섯째손가락), 손가락의 내재성 근육(특

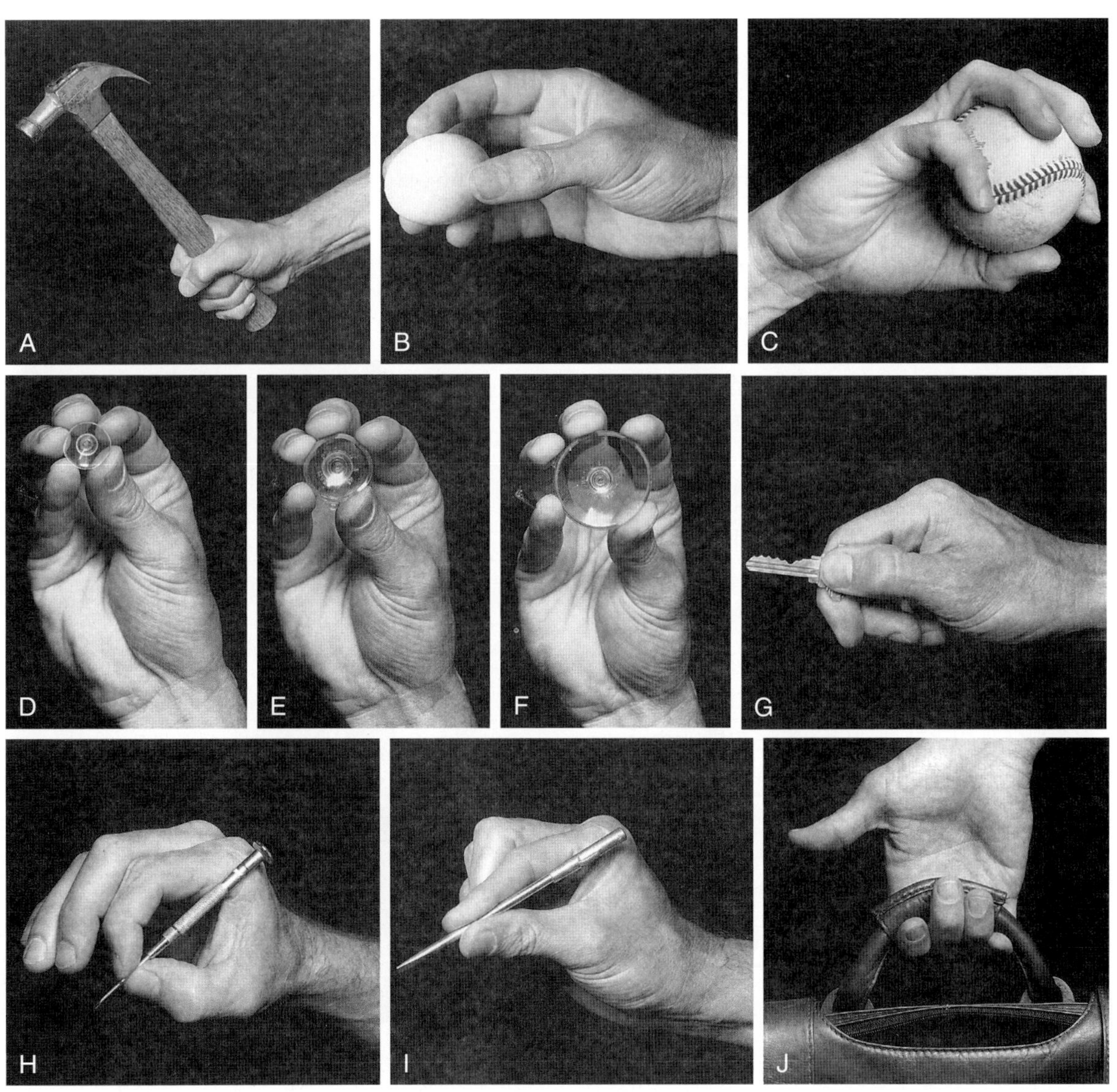


**그림 8.55** 건강한 손에 의해 수행되는 흔한 형태의 쥐기 기능을 보여주고 있다. (A) 강력한 잡기. (B) 계란을 잡기 위한 정밀한 잡기. (C) 야구공을 던지기 위한 정밀한 잡기. (D~F) 먼쪽가로활의 오목함을 변경한 여러 가지의 정밀한 잡기. (G) 강력한 열쇠 집기. (H) 정밀한 손끝 집기. (I) 정밀한 손가락패드 집기. (J) 갈고리식 잡기.

히, 뼈사이근), 그리고 엄지의 모음근육과 굽힘근육에서의 강력한 힘을 필요로 한다. 손목 폄근육은 손목을 안정화시키기 위해 요구된다.

2. *정밀한 잡기(precision grip)*는 쥐기 동안 조절이 필요하거나 섬세한 작용이 필요할 때 사용되며, 종종 공 모양의 잡기와 관련된다(그림 8.55B,C). 엄지는 대개 부분적으로 벌림된 상태를 유지하며, 나머지 손가락은 부분적으로 굽힘된 상태를 유지한다. 정밀한 잡기는 잡기의 안정성을 향상시키거나 필요에 따라 가변적인 힘을 추가하기 위해 엄지와 하나 또는 그 이상의 손가락을 사용한다. 임상적으로, *3점 집기(three-point pinch* 또는 three-jaw chuck)라는 용어는 집게와 가운데손가락이 엄지와 만나는 상황을 특징적으로 설명한다. 정밀한 잡기는 손의 먼쪽가로활의 윤곽을 변경함으로써 다양한 크기의 물체에 맞게 조정될 수 있다(그림 8.55D~F).
3. *강력한 (열쇠) 집기[power (key) pinch*, 가쪽 집기(lateral pinch) 라고도 언급됨]는 엄지와 집게손가락 가쪽모서리 사이에 물체를 고정시키는 큰 힘이 요구될 때 사용된다(그림 8.55G). 강력한 집기는 아주 유용한 쥐기의 한 형태로, 엄지모음근과 첫째등쪽뼈사이근의 힘을 엄지와 집게손가락의 민첩성 및 감각적 예민함과 결합한 방식이다.
4. *정밀한 집기(precision pinch)*는 엄지와 집게손가락으로 물체를 잡기 위한 미세한 조절이 요구될 때 사용되는 것으로, 높은 힘에 대한 요구는 없다. 이러한 유형의 집기에는 물체를 잡기 위한 *손끝 집기(tip-to-tip)* 방식 또는 *손가락패드 집기(pad-to-pad)* 방식과 같은 여러 가지 형태가 있다(그림 8.55, H와 I, 각각). 손끝 집기는 특히 작은 물체를 쥐기 위해 사용되며, 기술과 정밀함이 요구된다. 손가락패드 집기는 더 큰 물체와 접촉하기 위해 손끝보다는 더 큰 면적을 제공하기 때문에 쥐기의 안정성을 증가시키게 된다.
5. *갈고리식 잡기(hook grip)*는 엄지가 사용되지 않는 쥐기의 한 형태이다. 갈고리식 잡기는 부분적으로 굽힘된 손가락의 PIP관절과 DIP관절에 의해 만들어지고, 주로 깊은손가락굽힘근에 의해 위치가 유지된다.[48] 이러한 형태의 잡기는 가방의 손잡이를 잡는 것과 같이 흔히 장시간 동안 정적인 상태를 유지할 때 사용된다(그림 8.55J).

## 류마티스관절염으로 유발된 일반적인 관절 변형

진행된 류마티스관절염에 의한 파괴적인 측면 중 하나가 만성윤활막염(chronic synovitis)이다. 시간이 지남에 따라, 윤활막염은 관절주위 결합조직의 장력을 감소시킬 수 있다. 이러한 조직에서의 적절한 장력은 환경과의 외적인 접촉으로 발생되는 그리고 좀 더 중요한 근육활성으로 발생되는 거의 지속적인 힘들을 감당하는 데 중요하다. 컴퓨터 자판을 자연스럽게 치는 것과 같은 비교적 가벼운 동작조차도 손가락 MCP관절에서 11 N(약 2.5 lb) 이상의 힘이 발생할 수 있다.[22] 건강한 관절주위 결합조직에 의해 제공되는 적절한 통제가 없다면, 이러한 힘과 이보다 훨씬 더 큰 다른 힘은 결국 관절의 역학적 완전성을 약화시키거나 심지어 파괴시킬 수 있다. 결합조직이 질환과 반복적 미세외상의 결합으로 약화될 때, 관절 구조는 정렬불량, 통증, 불안정, 그리고 영구적인 변형이 초래될 수 있다. 류마티스관절염과 관계된 손의 변형에 대한 병리역학의 지식은 효과적인 치료를 위한 필수조건이다. 이는 손의 변형을 위한 많은 전통적인 치료가 문제의 역학적 원인에 대해 다루기 때문이다.

### 엄지의 지그재그변형

진행된 류마티스관절염은 엄지의 지그재그변형을 흔히 초래한다. 7장에서 설명했던 것과 같이, *지그재그변형(zigzag deformity)*은 다양하게 서로 연결된 관절들이 서로 엇갈린 방향으로 붕괴되는 것을 말한다. 변형의 몇 가지 결합 형태가 설명되고는 있지만, 비교적 흔한 변형 중 한 가지는 CMC관절의 굽힘과 모음, MCP관절의 과다폄, 그리고 IP관절의 굽힘이다(그림 8.56).[11,114] 이 예에서,

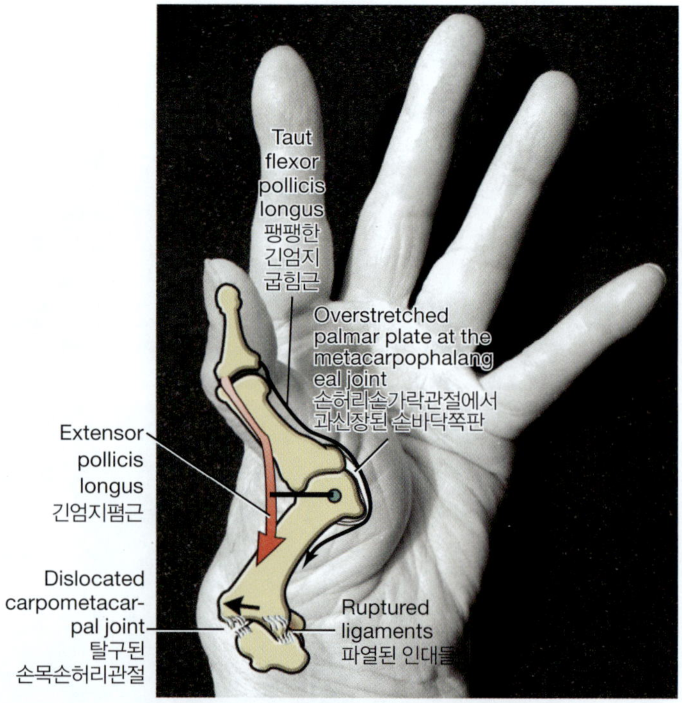

Zigzag deformity of the thumb 엄지의 지그재그 변형

**그림 8.56** 진행된 만성류마티스관절염으로 유발된 엄지의 지그재그변형의 병리역학을 보여주고 있는 손바닥쪽면. 엄지의 손허리뼈바닥은 손목손허리관절(*화살표*)에서 탈구되어, 손허리손가락관절의 과다폄을 유발하는 일련의 과정이 시작된다. 손가락뼈사이관절은 신장된 긴엄지굽힘근에서의 수동장력 때문에 부분적으로 굽힘된 상태를 유지한다.

엄지의 붕괴는 CMC관절의 불안정성으로 시작된다. 앞빗인대 및 등쪽-자쪽인대와 같이 원래 관절을 강화시키는 인대들은 질병 과정에 의해 약해지고 완전 또는 부분적으로 파열될 수 있다. 이 결과로, 엄지 손허리뼈바닥은 큰마름뼈의 노쪽 또는 등쪽-노쪽 모서리쪽으로 탈구된다(그림 8.56의 첫째손허리뼈바닥에 있는 화살표 참조). 일단 이러한 탈구가 일어나면, 종종 연축(spasm) 상태에 있는 모음근육과 짧은 굽힘근육이 엄지의 손허리뼈를 손바닥에 단단히 고정시킨다. 시간이 지나면서, 류마티스질환은 근육의 섬유화 및 영구적인 단축을 유발하여, CMC관절의 변형을 유지시킨다. 손바닥 밖으로 강직된 엄지를 펴시키려고 노력할 때, MCP관절에서의 보상적 과다폄 변형이 흔히 일어난다. 약화되고 과신장된 MCP관절의 손바닥쪽판(palmar plate)은 긴엄지폄근과 짧은 엄지폄근에 의해 생산된 폄의 힘 또는 집기 동안 생산된 접촉력에 저항하는 능력이 떨어진다. 결국 MCP관절을 지나는 이런 힘줄들에서 발생된 활시위 현상은 폄을 위한 모멘트팔을 증가시켜, 좀 더 과다폄 변형이 되는 데 기여한다. IP관절은 신장된 긴엄지굽힘근에서의 수동장력 때문에 굽힘된 상태를 유지하려는 경향이 있다.

엄지의 지그재그변형에 대한 임상적 중재는 붕괴의 특정 역학과 류마티스질환의 심각성에 달려 있다. 비수술적 중재로는 좀 더 정상적인 관절 정렬을 장려하기 위한 보장구 중재, 만성 염증을 감소시키기 위한 약물 적용, 그리고 기능상실을 보상하고 관절에 대한 스트레스를 최소화할 수 있는 방법에 대한 환자 교육이 있다.[14,83,118,119,149] 변형의 진행을 늦추기 위한 보존적 중재가 실패하였다면 수술이 고려될 수 있다.

## 손허리손가락관절의 파괴

진행된 류마티스관절염은 손가락 MCP관절에서의 변형과 흔히 관계된다. 2가지의 가장 흔한 변형으로는 *손바닥쪽탈구*와 *자쪽이동*이 있다(그림 8.57). 일반적으로 이런 2가지 변형이 함께 일어나기는 하지만, 이들은 다음 단락에서 개별적으로 설명된다.

### 손허리손가락관절의 손바닥쪽탈구

잡기 동안 손가락이 굽힘할 때, 얕은손가락굽힘근과 깊은손가락굽힘근의 힘줄은 자연스럽게 MCP관절에서 손바닥쪽 방향으로 구부러진다(그림 8.58A). 이렇게 구부러지는 특성에 의해, 힘줄은 손바닥쪽 방향으로의 활시위(bowstringing) 힘을 발생시키게 된다. 그림 8.58A에서 지적하고 있듯이, 활시위 힘은 MCP관절에 있는 많은 관절주위 결합조직을 통해 전달된다. 다시 말해, 활시위 힘은 $A_1$굽힘근육도르래에서 시작하여 손바닥쪽판, 곁인대들, 그리고 마지막으로 손허리뼈머리의 뒤결절로 전달된다. MCP관절의 굽힘 정도가 커질수록, 활시위 힘의 크기도 더 커진다. 건강한 손에 있어, 이러한 힘은 조직의 자연스러운 탄력성과 내구력에 의해 안전하게 분산된다.

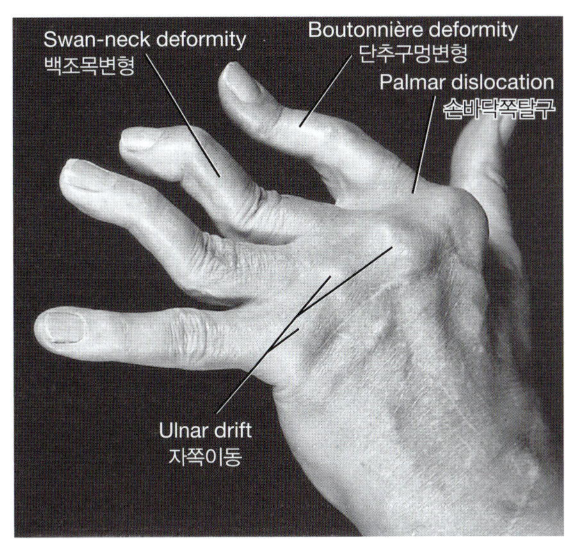


그림 8.57 중증의 류마티스관절염에 의해 흔히 유발되는 손의 변형을 보여주고 있다. 명확하게 나타나는 변형으로는 손허리손가락관절의 *손바닥쪽탈구*, *자쪽이동*, *백조목변형*, 그리고 *단추구멍변형*이 있다. 좀 더 자세한 사항은 본문을 참조하기 바란다. (Courtesy of Teri Bielefeld, PT, CHT: Zablocki VA Hospital, Milwaukee, WI.)

중증의 류마티스관절염을 갖고 있는 손에 있어, 곁인대는 계속되는 활시위 힘에 의해 파열될 것이다. 시간이 지나면서 몸쪽손가락뼈는 과도하게 손바닥쪽 방향으로 이동되어, MCP관절은 완전히 탈구된 상태가 된다(그림 8.58B). 손바닥쪽탈구(palmar dislocation)는 손의 세로활과 가로활 모두를 붕괴시켜, 손이 비교적 편평해 보이게 한다.

더 이상 손바닥쪽탈구가 일어나지 않도록 MCP관절을 '보호'하는 방법을 환자에게 교육하는 것은 치료의 중요한 일부가 된다.[13] 환자들은 손가락 굽힘근육에 부담을 최소화하는 기능적 활동의 수행 방법에 대해 교육받게 된다.

### 자쪽이동

MCP관절의 자쪽'이동'(ulnar 'drift') 변형은 몸쪽손가락뼈의 과도한 자쪽치우침과 자쪽병진운동(미끄러짐)에 의해 발생한다. 이러한 변형은 진행된 류마티스관절염에서 흔하며 MCP관절의 손바닥쪽탈구와 동반되어 흔히 일어난다(그림 8.57 참조).

자쪽이동의 병리역학을 완전히 이해하기 위해, 건강하든 그렇지 않든 간에 모든 손은 자쪽치우침된 손가락의 자세를 취하게 되는 요인에 항상 노출되어 있다는 것을 알고 있어야 한다.[13,44,147] 이러한 요인에는 중력의 힘, 손허리뼈머리의 비대칭적 경사면, 그리고 MCP관절을 지나가는 외재성 굽힘근육힘줄에 의한 우세한 자쪽(안쪽) 방향의 당김선이 있다. 그러나 아마도 가장 크게 영향을 미치는 요인은 노쪽 손가락들의 몸쪽손가락뼈에 가해지는 끊임없

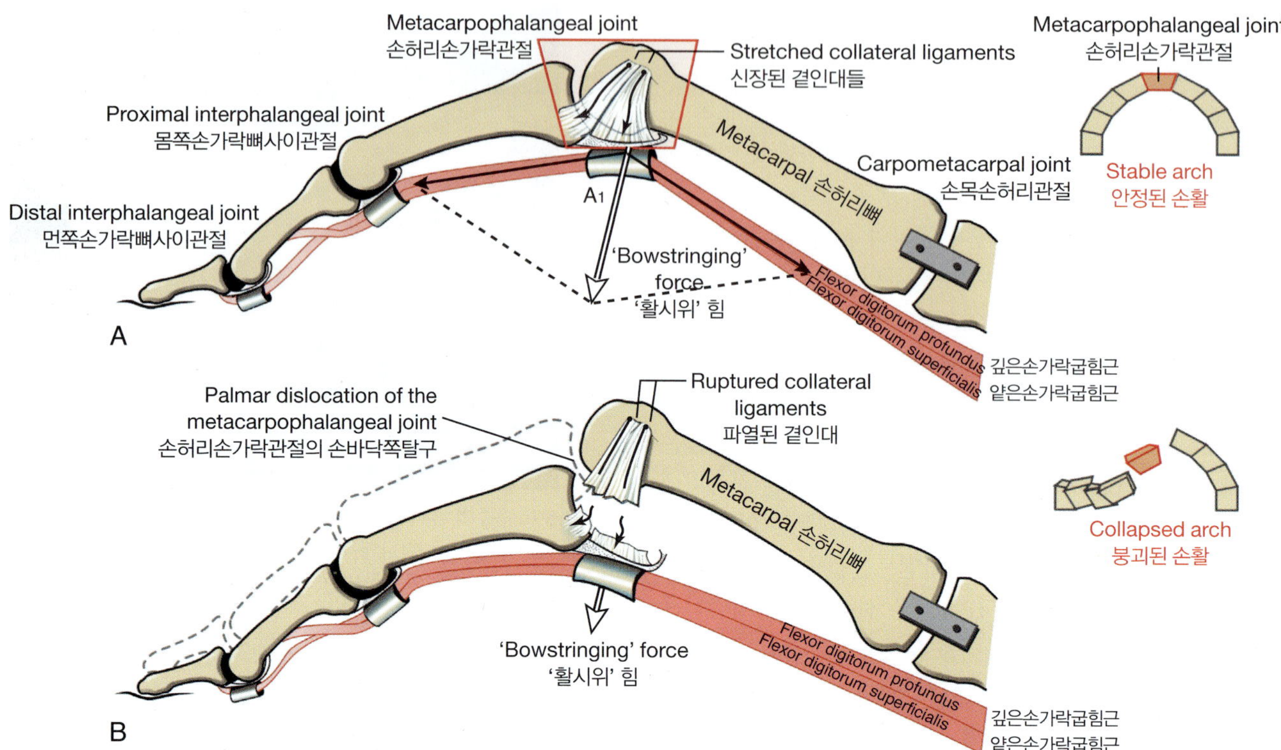


**그림 8.58** 손가락 손허리손가락관절에서 일어나는 점진적인 손바닥쪽탈구에 대한 병리역학. (A) 손허리손가락관절을 지나가는 활성된 굽힘근육힘줄의 구부러짐은 관절에서 손바닥쪽 방향으로의 활시위 힘을 만들어 낸다. 건강한 손에 있어, 신장된 곁인대에서의 수동장력은 관절 구조에 대한 손바닥쪽 방향으로의 당김에 대해 적절히 저항할 수 있다. (B) 진행된 류마티스관절염을 갖고 있는 손가락에 있어, 활시위 힘은 약화된 곁인대를 파열시킬 수 있다. 결과적으로, 몸쪽손가락뼈는 결국 손바닥쪽 방향으로 탈구될 것이다.

는 자쪽 방향으로의 힘으로부터 발생할 것이다. 이러한 힘은 손으로 잡은 물체와의 접촉 그리고 엄지의 굽힘근육에 의해 발생된 큰 집기의 힘으로 발생한다. 그림 8.59A는 이런 자쪽 방향으로의 힘이 집게손가락을 자쪽 방향으로 밀고 있는 것을 보여주고 있다. 그 결과로 발생한 MCP관절의 자쪽치우침은 관절의 등쪽면을 지나가는 손가락폄근(ED)힘줄에서의 자쪽 편향 또는 구부러짐을 증가시킨다. 이러한 구부러짐은 힘줄에 대한 탈안정화를 유발할 수 있는 활시위 힘을 만들어 낸다. 그러나 건강한 손에 있어, 등쪽덮개의 가로섬유와 노쪽곁인대는 돌림축의 *위*를 지나가는 폄근육힘줄의 위치를 유지시켜주기 때문에, 자쪽치우침으로 더 이동하려는 것으로부터 관절을 보호한다.

건강한 결합조직은 관절의 안정성을 유지하는 데 있어 중요한 역할을 한다는 이전의 설명을 뒷받침해준다. 흔히 중증 류마티스관절염의 경우에 있어, 등쪽덮개 가로섬유의 파열이나 과신장은 손가락폄근의 힘줄이 관절 돌림축의 *자쪽*으로 미끄러지게 한다(그림 8.59B). 이러한 위치에서, 손가락폄근에 의해 생산된 힘은 더 길어진 모멘트팔과 함께 작용하여 자쪽치우침된 자세를 증폭시킨다. 이러한 상황은 스스로 악화시키는 과정을 촉발하여, 자쪽치우침이 커질수록 관계된 모멘트팔은 더 커지고, 이에 따라 자쪽치우침 변형을 유발하는 토크는 더 커지게 된다. 시간이 지나면서, 약화되고 과신장된 노쪽곁인대 또한 파열되고, 이것에 의해 몸쪽손가락뼈는 자쪽 방향으로 돌림하면서 미끄러져 완전한 관절탈구를 유발하게 된다. 여러 손가락에 영향을 미치는 중증의 자쪽이동을 가진 사람들은 일반적으로 외관상의 문제 그리고 집기 및 강력한 잡기와 관계된 기능의 감소에 대해 가장 걱정한다.[42]

자쪽이동의 병리역학은 종종 MCP관절에서 이차적인 탈안정화 과정을 포함한다. 자쪽이동 외에도, 손가락폄근의 힘줄은 돌출된 손허리뼈머리들 사이의 자연스러운 '골짜기' 영역 쪽을 향해 손바닥쪽 방향으로 미끄러질 수 있다. 손바닥쪽으로 이동한 힘줄의 비정상적 위치는 MCP관절을 폄시키기 위한 손가락폄근의 모멘트팔을 감소시킨다. 그림 8.59C에서 보여주고 있는 것과 같이, 폄근육의 힘줄은 안-가쪽돌림축의 *손바닥쪽*으로 이동하게 된다. 이러한 경우, 이동된 힘줄은 굽힘 토크를 만들어내기 때문에 손가락을 폄시키려는 어떤 능동적인 시도는 MCP관절에서의 모순적인 *굽힘*을 초래하게 될 것이다. 이런 비정상적인 역학은 이전에 설명되었던 손바닥쪽탈구를 촉진시킨다.

자쪽이동을 위한 치료에는 일반적으로 관절의 정렬을 정상화하는 것 그리고 가능할 때 불안정성이나 변형의 원인이 되는 근원

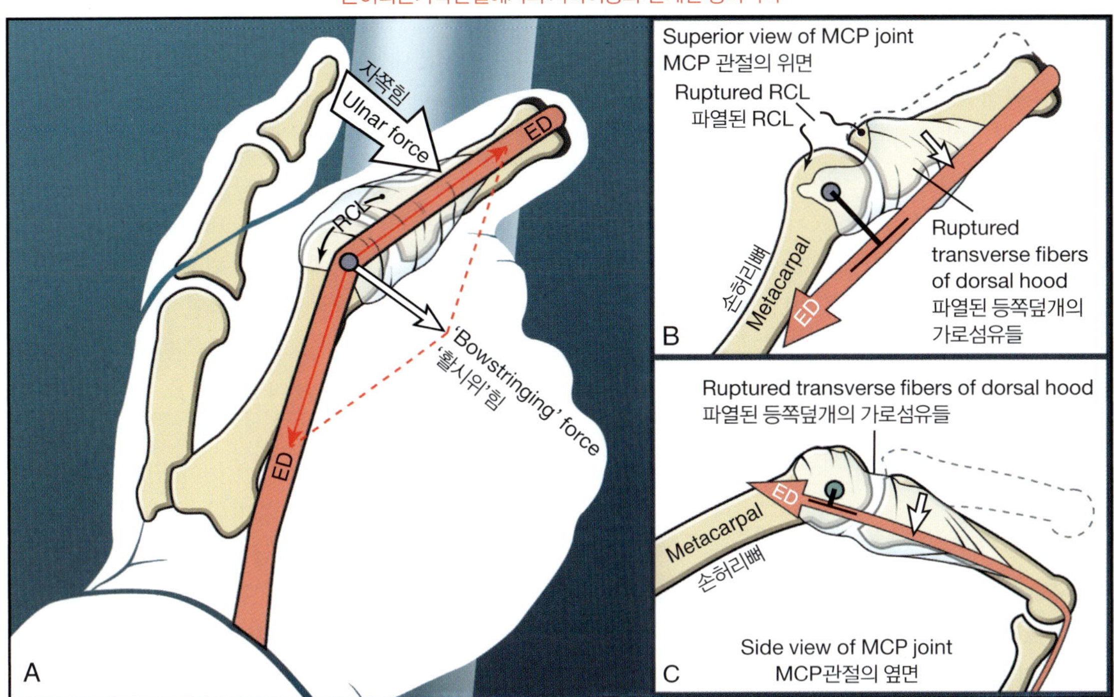


**그림 8.59** 집게손가락의 손허리손가락(*MCP*)관절에서 일어나는 자쪽이동과 관계된 병리역학. (A) 엄지에 의해 주로 발생된 자쪽 방향으로의 힘은 손가락폄근(*ED*)의 힘줄이 구부러지게 함으로써 자연적인 활시위 힘을 생산한다. 노쪽곁인대(*RCL*)는 자연스럽게 신장된 것을 보여주고 있다. (B) 위면. 류마티스관절염에 있어, 등쪽덮개의 가로섬유 파열은 폄근육 힘줄을 자쪽 방향으로 이동시킨다. (C) 옆면. 일단 불안정해지면, 손가락폄근의 힘줄은 또한 MCP관절의 *손바닥쪽*으로 이동한다. 이러한 경우, 이동된 힘줄은 MCP관절에서 굽힘 토크를 만들어 내며, 자쪽이동 외에도 종종 관절의 손바닥쪽 탈구를 유발한다. 각 MCP관절의 돌림축은 손허리뼈머리의 중심에 있는 원으로 보여주고 있다(B와 C에서, 모멘트팔은 돌림축에서 시작하는 *검은색의 가는 선*으로 표시되었다).

적인 역학을 최소화하는 것이 포함된다. 흔한 비수술적 치료로는 보장구와 특수화된 보조도구의 사용 그리고 MCP관절을 지나가는 변형력을 최소화시키는 방법에 대한 환자교육이 있다.[13,105,149] 병뚜껑을 열거나 물주전자를 잡고 있을 때 오른쪽 손의 MCP관절들에 부과된 강력한 자쪽이동 (외적인) 토크를 고려해 보라. 시간이 지남에 따라, 이러한 토크는 자쪽이동을 유발하거나 악화시킨다. 일반적으로, 환자들은 류마티스관절염의 급성염증 또는 통증단계 동안 세게 잡기와 강력한 열쇠 집기 활동들을 피하라고 교육받는다.

과도한 자쪽이동에 대한 수술적 중재는 손가락폄근의 힘줄을 MCP관절 앞-뒤돌림축의 노쪽면으로 이동시키는 것이다. 좀 더 심각한 경우, 손상된 MCP관절은 전관절성형술(total joint arthroplasty)로 대체된다.[42] 이러한 방법은 일반적으로 환자에게 완전한 가동범위의 회복은 제공되지 않지만, 대개 통증 경감과 일부 기능의 회복은 제공된다. 이러한 수술은 관절주위 결합조직의 재건술과 함께 병행하여 시행된다. 또한 정렬불량된 손목과 관계된 역학이 MCP관절에 변형력을 유발할 수 있기 때문에, 손목의 융합술 또는 관절성형술이 추천된다. 특정 수술에 관계없이, 성공적 재활을 위해 적절한 수술후 치료가 중요하다. 이런 치료는 손 재활에 전문화된 인증된 손 치료사에 의해 제공된다.[119]

## 손가락의 지그재그변형

손가락에서 발생되는 2가지의 고전적 지그재그변형에는 백조목변형과 단추구멍변형이 있다(그림 8.57 참조). 이런 변형에서의 병리역학은 흔히 PIP관절을 중심으로 발생하며, 일반적으로 진행된 류마티스관절염과 관련이 있지만 반드시 그런 것은 아니다. 이전의 사진에서도 제시되었듯이, 이러한 지그재그변형은 흔히 MCP관절의 자쪽이동 및 손바닥쪽탈구와 병행해서 일어난다.

### 백조목변형

*백조목변형*(*swan-neck deformity*)은 PIP관절의 과다폄과 DIP관절의 굽힘이 특징으로 나타난다(그림 8.57, 가운데손가락). 류마티스관절염이 있는 손가락의 내재성 근육은 섬유화되고 구축될 수 있다. PIP관절에 있는 손바닥쪽판이 약화되어 있다면, 내재성 근육에서의 장력은 결국 PIP관절을 과다폄 상태로 붕괴시킨다(그림 8.60A). PIP관절의 과다폄된 위치는 폄근육기전의 가쪽띠가 관절

의 돌림축으로부터 *등쪽* 방향으로 멀어지게 하는 활시위 현상을 유발한다. 활시위 현상은 PIP관절을 폄시키기 위한 내재성 근육의 모멘트팔을 증가시키기 때문에, 과다폄 변형이 더욱 증가될 수 있다. DIP관절은 PIP관절을 지나가는 깊은손가락굽힘근의 힘줄에 부과된 신장 때문에 굽힘된 상태를 유지하려는 경향이 있다.

백조목변형은 일반적으로 류마티스관절염과 관련이 있지만, PIP관절에 있는 손바닥쪽판의 외상 또는 뇌성마비를 갖고 있는 사람처럼 손가락 내재성 근육의 경직(spasticity)이나 만성적인 근육긴장항진(hypertonus)으로도 발생할 수 있다. 원인에 관계없이, 치료는 일반적으로 PIP관절의 과다폄을 차단하기 위한 보장구 중재 또는 손바닥쪽판의 복구나 전관절성형술로 대체하기 위한 수술이 포함된다.[39,47,130]

## 단추구멍변형

*단추구멍변형(boutonnière deformity)*은 PIP관절의 굽힘과 DIP관절의 과다폄이 특징으로 나타난다(그림 8.57의 집게손가락). (이동된 가쪽띠에 의해 만들어진 '단추구멍'을 통해 몸쪽손가락뼈머리가 빠져나가는 모습을 비유하여 붙여진 이름으로, *boutonnière*란 말은 프랑스어로 "단추구멍"을 의미한다). 손가락뼈사이관절들은 백조목변형에서 설명되었던 것과 반대의 양상으로 붕괴된다. 단추구멍변형의 일차적 원인은 일반적으로 가쪽띠들을 서로 연결하는 세모인대와 함께 폄근육기전의 중심띠가 파열되거나 약화된 것이다(그림 8.40의 정상적 해부학 참조).[53] 이런 구조들의 약화는 흔히 PIP관절이 연루된 만성윤활막염의 결과이지만 직접적인 외상에 의해서도 일어날 수 있다. 세모인대의 파열은 가쪽띠를 PIP관절 돌림축의 손바닥쪽으로 미끄러지게 한다(그림 8.60B). 결과적으로, 미끄러진 가쪽띠를 통해 전달되는 힘(능동 또는 수동에 의해 발생됨)은 PIP관절을 정상적인 폄 대신 *굽힘*시키게 된다. 결국, PIP관절은 폄을 위한 모든 근육을 잃게 되며, 이러한 상황은 비교적 큰 가동범위를 보이는 PIP관절을 고려할 때 기능적으로 중요한 영향을 미칠 수 있다.[8]

그림 8.60에서 설명하고 있듯이, 단추구멍변형에서의 DIP관절은 신장된 가쪽띠에서의 증가된 장력에 의해 과다폄된 상태를 유지하게 된다. DIP관절을 굽힘하지 못하면 책상 위에 있는 동전과 같은 작은 물건을 집어 올리는 데 방해받게 된다.

단추구멍변형의 초기에는 폄 상태로 PIP관절에 부목을 대는 것 또는 코티코스테로이드 주사의 사용을 통해 보존적으로 치료된다.[130,155] 수술은 중심띠의 복구 또는 PIP관절의 등쪽으로 가쪽띠를 재정렬시키고자 할 때 요구된다.[39,47,165]

Zigzag deformities of the fingers 손가락들의 지그재그 변형

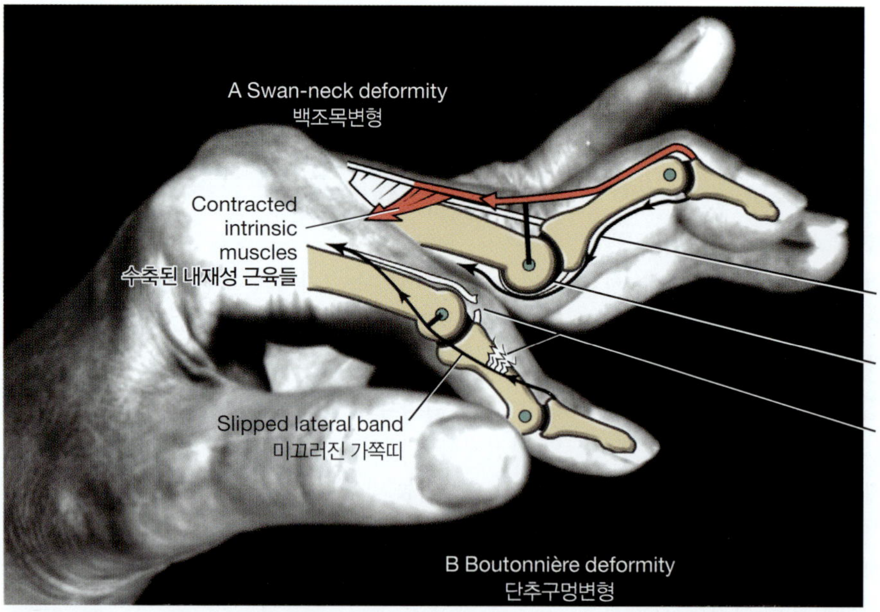


**그림 8.60** 중증의 류마티스관절염이 있는 손가락에서 흔하게 나타나는 두 가지의 지그재그변형. (A) 가운데손가락은 *백조목변형*의 병리역학을 보이고 있다. 벌레근이나 둘째등쪽뼈사이근(빨간색)과 같은 내재성 근육의 수축은 몸쪽손가락뼈사이(PIP)관절에 대한 폄 토크를 만들어낸다. 시간이 지남에 따라, 약화된 손바닥쪽판은 과신장되어, PIP관절을 중증의 과다폄으로 변형시킨다. 폄근육기전에서 사용된 모멘트팔은 PIP관절의 돌림축에서 시작하는 검은색의 짧은 선으로 보여주고 있다. 먼쪽손가락뼈사이(DIP)관절은 신장된 깊은손가락굽힘근의 힘줄에서 발생한 증가된 수동장력에 의해 부분적으로 굽힘된다. (B) 집게손가락은 *단추구멍변형*의 병리역학을 나타내고 있다. 중심띠와 세모인대가 파열되면, PIP관절에 대해 가쪽띠가 *손바닥쪽* 방향으로 미끄러지게 되어, 관절은 폄의 유일한 수단을 잃게 된다. 미끄러진 가쪽띠에 의해 사용된 모멘트팔은 PIP관절의 돌림축에서 시작하는 검은색의 짧은 선으로 보여주고 있다. DIP관절은 팽팽한 가쪽띠에서 발생한 증가된 수동장력에 의해 과다폄을 유지한다.

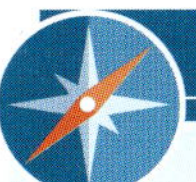

SPECIAL FOCUS 8.8

### 손허리손가락관절의 불안정성: 손목의 불안정성과 관계된 추가적인 병리역학

몸쪽에서 먼쪽으로의 관점으로 볼 때, 손목-손 단위는 6개의 주요 관절로 구성되어 있다. 이런 길고 연속적인 연결은 원래 역학적으로 불안정하다. 흔히, 좀 더 몸쪽에 있는 관절에서의 불안정성은 좀 더 먼쪽에 있는 관절에서의 불안정성을 초래하며, 이를 소위 '지그재그' 변형이라 한다. 손목과 손이 관련된 고전적 지그재그변형이 *손허리손가락(MCP)관절의 자쪽이동과 손목의 과도한 노쪽치우침*이다.

이런 논의를 위한 배경지식으로, MCP관절의 등쪽을 가로지르는 손가락폄근의 힘줄이 중앙에 정렬되어 있으면 잠재적으로 변형을 유발할 수 있는 자쪽 방향의 '활시위' 힘은 자연스럽게 최소화된다는 것을 기억하라. 이것은 그림 8.61A에서 소개되고 있다. 그러나 손목에서의 불안정성은 폄근육 힘줄과 MCP관절 사이의 정렬을 변화시킬 수 있다. 만성 염증이나 외상으로 인해 발생 가능한 결과로, 전체 손목이 자쪽 방향으로 이동(또는 전위)될 수 있다(그림 8.61B).[5] (이러한 병리역학은 7장에서 논의되었다.) 자쪽이동(ulnar shift)은 손목 노쪽치우침근육의 모멘트팔을 증가시킨다. 따라서 시간이 지남에 따라, 손목과 손허리뼈는 좀 더 *노쪽으로 돌림된* 위치에 있게 된다.[13] 그림 8.61C에서 설명하고 있듯이, 노쪽으로 위치된 손허리뼈는 MCP관절을 가로지르는 자쪽으로의 활시위 토크를 증가시킨다. 폄근육기전이 손가락폄근의 힘줄을 안정화시킬 수 없다면, 힘줄은 자쪽 방향으로 이동하여 모멘트팔(집게손가락에서 보여줌)의 길이를 증가시키고, 이는 MCP관절의 자쪽이동(ulnar drift)에 대한 병리역학을 촉진하게 된다. 외과의사와 치료사는 자쪽이동을 위한 평가와 치료의 일부로 이러한 병리역학을 고려해야 한다.

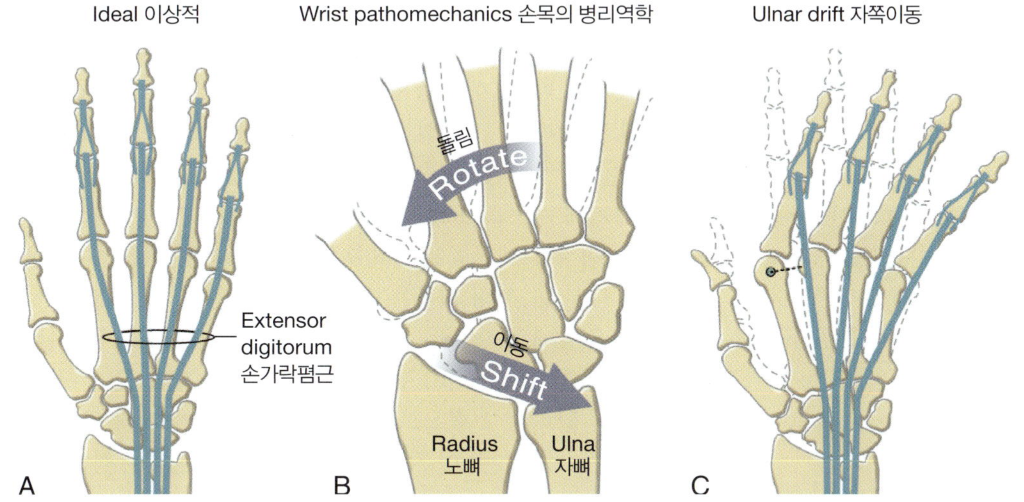


**그림 8.61** (A) 이상적 또는 정상적인 손목에서, 손가락폄근의 힘줄은 손허리손가락(MCP)관절 등쪽면의 바로 위나 근처에 유지되고 있다. (B) 먼쪽노뼈의 자연스러운 *자쪽기울임(ulnar tilt)* 때문에, 약화된 손목을 가로지르는 압박력은 결국 손목을 자쪽 방향으로 이동시킨다. 변경된 역학은 먼쪽손목과 손허리뼈를 노쪽 방향으로 돌림시킨다. (C) MCP관절의 과도한 자쪽이동으로 유발된 손목의 병리역학(자세한 설명은 본문 참조). 자쪽치우침을 위한 돌림축과 증가된 모멘트팔은 집게손가락에 표시되었다. (From Bielefeld TB, Neumann DA: The unstable metacarpophalangeal joint in rheumatoid arthritis: anatomy, pathomechanics, and physical rehabilitation considerations, *J Orthop Sports Phys Ther* 35:502,2005.)

## 요약

손의 운동학은 복잡한 만큼 매혹적이다. 신중하게 관찰하면, 19개의 뼈 또는 19개의 관절 모두가 형태학적으로 다르고 각각 독특한 기능이 있다는 것을 알게 될 것이다.

손의 관절은 3개의 묶음인 CMC, MCP, 그리고 IP관절로 분류된다. *CMC*관절은 손목과 손 사이의 기능적 연결을 형성하고 있다. 손에서 가장 몸쪽에 위치한 이 관절은 편평한 손바닥에서부터 깊게 패인 컵 모양의 손바닥까지 손바닥의 만곡 조절을 책임진다. 좀 더 주변에 있는 CMC관절은 엄지가 다른 손가락의 끝과 접촉하는 것을 허용하고 손의 자쪽모서리를 상승시킬 수 있기 때문에 특히 중요하다. 주변 관절은 좀 더 안정적인 둘째와 셋째 CMC관절과 협력하여 무수히 많은 형태의 불규칙한 만곡들을 손으로 안전하게 잡을 수 있도록 해준다. 엄지맞섬근과 새끼맞섬근과 같은 매우 특수한 근육은 첫째와 다섯째CMC관절을 조절하는 데에만 전념한다. 이런 관절에서 발생된 외상이나 질환은 쥐기를 위한 많은 손의 자세들을 박탈할 수 있다.

비교적 큰 *MCP*관절은 정교한 관절주위 결합조직들에 의해 안정화되며, 이러한 조직들이 전체 손가락뼈의 무게를 지지해야 한다는 점을 고려할 때 필수적이다. 그 외에도, MCP관절은 손의 세로활과 먼쪽가로활을 위한 쐐기돌의 기능을 수행하기 때문에 특히 높은 부하를 받기가 쉽다. 손바닥쪽판 및 두꺼운 곁인대와 같은 특수화된 조직들은 MCP관절을 안정화시키면서도 동시에 비교적 넓은 운동호를 허용할 수 있어야 한다. 진행된 또는 만성적인 류마티스관절염과 같은 질병이나 외상은 MCP관절의 불안정성을 유발할 수 있으며, 이는 손 전체의 역학적 완전성을 붕괴시킬 수 있다.

엄지의 MCP관절은 주로 굽힘과 폄 움직임으로 제한되지만, 나머지 손가락의 MCP관절은 자유도 2로 움직인다. 예를 들어 손가락의 벌림과 폄의 결합운동은 손의 폭을 최대화시키고, 이것은 특히 다양한 만곡을 가진 넓은 물건을 잡을 때 유용하다. 물건의 형태에 꼭 맞는 손의 형태는 모든 CMC관절에서 설명된 가동성과 MCP관절에서 허용되는 수동의 축돌림에 의해 좀 더 강화된다.

손의 *IP관절*들은 팔의 가장 먼쪽에 위치하고 있기 때문에, 주변 물체와의 물리적 접촉이 가장 빈번하다. 따라서 손가락의 먼쪽 패드는 접촉력을 완충시키기 위해 부드럽다. 또한 손가락의 먼쪽 패드는 매우 높은 밀도의 감각수용기들을 갖고 있어 촉각의 민감성을 최대화시킨다. 역설적이게도, IP관절들은 조작이나 잡기에 가장 밀접하게 관계되지만, 이 관절들은 가장 기본적인 운동형상학을 가지고 있다. IP관절들은 굽힘과 폄만을 할 수 있으며, 다른 운동면에서의 운동은 관절의 뼈 적합성과 관절주위 결합조직들에 의해 차단된다. 따라서 IP관절들의 기능적 가능성은 좀 더 몸쪽에 있는 손의 관절들에서 허용되는 좀 더 복잡한 운동형상학에 달려 있다.

그럼에도 불구하고 굽힘의 가동범위는 IP관절들에서 크게 일어나서, 엄지 IP관절에서의 70° 굽힘에서부터 좀 더 자쪽에 위치한 몸쪽손가락뼈사이관절에서의 120° 굽힘까지 넓은 범위를 보인다. 이러한 가동범위는 주먹을 완전히 쥘 때, 가방을 잡을 때, 또는 물체와의 손가락 접촉을 최대화할 때 필요하다. 이러한 관절들에서의 완전 폄은 잡기를 위한 준비로 손을 펼 때 똑같이 중요하다.

좀 더 먼쪽에 위치하고 있는 IP관절은 힘줄의 찢어짐 또는 관절내 골절과 같은 직접적 외상을 받기 쉽다. 이러한 손상은 IP관절의 기능적 가동성을 확실히 감소시킬 수 있다. 또한, 중추신경계의 손상으로 인한 경직성 마비는 IP관절의 움직임에 대한 조절을 감소시킬 수 있다. 원인에 관계없이, IP관절의 감소된 조절이나 운동성 상실은 손의 기능적 가능성을 확실히 최소화시킬 수 있다.

주로 해부학적 구성을 쉽게 알아보기 위해, 손의 29개 근육은 외재성 근육무리와 내재성 근육무리로 분류된다. 그러나 근육의 운동학은 두 근육무리 사이의 기능적 상호작용과 협력작용에 근거한다. 단일의 외재성 근육이나 내재성 근육의 독립적 수축으로 의미 있는 움직임을 생산한다는 것은 거의 드물다. 손가락을 폄할 때에 관계된 운동학을 보면 이런 것에 대한 좋은 예가 된다. *손가락폄근*이란 이름으로 불리는 근육이 이러한 작용을 독립적으로 수행할 것이라 추측할 것이다. 그러나 사실은 그렇지 않다. 손가락폄근의 독립된 수축은 MCP관절들만을 과다폄시켜 몸쪽과 먼쪽 IP관절이 굽힘 쪽으로 붕괴되도록 유발된다. 앞서 본문에서 언급했듯이, 손가락에 있는 3개의 모든 관절의 동시 폄은 벌레근 및 뼈사이근과 같은 내재성 근육 그리고 손가락폄근과의 협응된 상호작용을 필요로 한다. 손가락의 좀 더 복잡하고 빠른 움직임에는 내재성 근육과 외재성 근육 사이의 더 큰 기능적 의존성이 요구된다.

손의 정상적 운동학에 대한 중요한 관점은 외상, 질병, 또는 근육마비 이후의 병리역학을 신중히 연구하면 발견될 수 있다. 일반적으로, 병리역학 및 이로 인한 변형은 근육이나 결합조직에 의해 제공된 중요한 힘의 *상실*을 반영한다. 어떤 영역의 운동역학적 균형 회복은 손의 기능손상에 대한 수술과 치료적 중재의 중요성분이 된다. 예를 들어 손 수술전문의는 과도한 '자쪽이동' 자세를 보상하기 위해 MCP관절들을 지나가는 손가락폄근의 힘줄을 좀 더 노쪽으로 우회시킬 것이며, 치료사들은 뼈사이근과 벌레근의 마비 이후에 MCP관절에서 발생하는 불필요한 과다폄을 방지하기 위해 보장구를 추천한다.

결론적으로, 팔을 통해 수행된 일상적인 대부분의 움직임 경향은 쥐기와 직접적 또는 간접적으로 연결되어 있다는 것을 고려하는 것이 중요하다. 따라서 손의 기능을 상실시키는 질병이나 손상은 팔에 부과된 요구를 확실히 감소시킨다. 손에 중증의 손상을 가진 사람들에게서 몸쪽에 있는 어깨 움직임의 제한과 눈에 띄는 근육위축의 발달을 보면 명확해질 것이다. 손과 팔 사이의 이런 강력한 기능적 관계는 팔의 모든 임상적 평가 시에 고려되어야 한다.

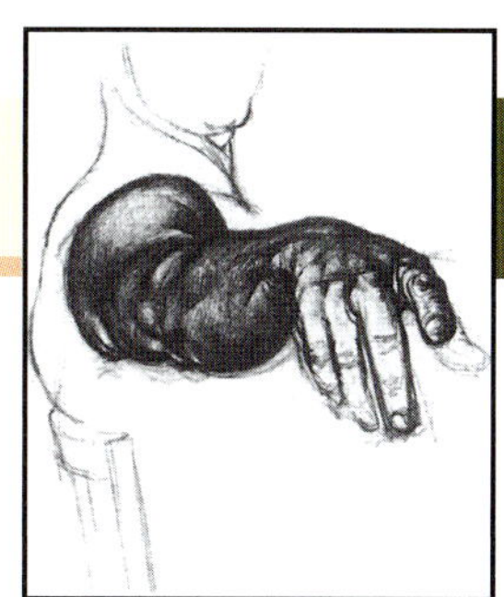

# 부가적인 임상 연관성



## 임상 연관성 8.1

### *부분적으로 탈신경된 손에 운동역학적 균형과 기능을 회복하기 위한 '힘줄전이' 수술: 기본적인 운동형상학에 대한 고찰*

정중신경, 자신경, 그리고 노신경은 팔을 따라 주행할 때 손상에 쉽게 노출될 수 있다. 신경은 심한 압박이나 신장, 골절된 뼈에 의한 찢어짐, 또는 유리, 칼, 권총을 포함한 외부 물체에 의한 관통을 당할 수 있다. 또한 이러한 신경은 신경병증에도 연루될 수 있다. 이런 말초신경에서 발생한 손상이나 병리는 다양한 정도의 근육마비, 감각상실, 그리고 피부의 영양성 변화(trophic changes)를 유발할 수 있다.

말초신경의 손상이나 신경병증으로 초래된 장애는 해당 신체 영역에 치명적인 기능상 문제들을 유발할 수 있다. 특히 말초신경 손상이 있다면, 손목과 손의 어떤 근육작용은 완전히 상실된다. 게다가, 해당 영역의 피부는 감각상실로 인해 쉽게 손상에 노출된다. 선택적인 근육마비는 관절이나 관절들에 대한 운동역학적 불균형을 초래하여 변형의 가능성을 증가시킨다. 예를 들어, 손목 수준에서 정중신경의 완전 절단을 고려해 보자. 엄지두덩 근육의 마비는 엄지의 맞섬이라는 중요한 움직임을 완전히 무력하게 만든다. 치료적 중재가 없다면, 엄지 손허리뼈는 (1) 자신경의 신경지배를 받는 엄지모음근 그리고 (2) 노신경의 신경지배를 받는 긴엄지굽힘근에 의한 당김에 의해 모음과 가쪽돌림의 구축을 보인다. 이러한 변형은 맞섬의 위치와 정반대가 된다.

팔의 주요 신경에 대한 손상은 예측할 수 있는 양상의 근육마비, 감각상실, 그리고 변형을 초래한다. (부록 II, Part C에 나와 있는 신경해부학적 그림은 신경손상 이후 마비되는 근육의 예측에 있어 유용한 안내가 될 것이다.) 운동과 감각 기능의 회복과 함께 손상된 신경의 재생은 생리적으로 가능하다. 그러나 신경성장의 크기는 각각의 축삭(axon)을 둘러싸고 있는 결합조직집[신경속관; connective tissue sheath (endoneural tube)]의 연속성을 포함한 몇 가지 인자에 달려 있다. 신경속관은 손상되지 않고 축삭만 파괴되는 으깸손상(crush injury)과 당김손상(traction injury)은 재생의 예후가 더 좋다. 축삭과 신경속관의 완전한 찢어짐 이후, 수술적 신경복구는 재생을 위한 필수적인 전제조건이 된다. 이상적인 상황에서, 말초신경은 약 1 mm/day(또는 약 1 inch/month)의 속도로 재생될 수 있다. 이러한 기간 동안, 치료사는 의학적 상황에 대한 환자교육(감각이 없는 피부를 손상시킬 수 있는 위험요인도 포함) 제공, 선택된 근육의 강화운동과 신장운동의 제공, 지속적인 근육약화를 보완하는 방법에 대한 훈련, 그리고 변형의 감소와 상실된 능동동작의 보조 및 보완을 위한 보장구 중재의 적용을 포함해 중요한 치료적 역할을 담당해야 한다.

신경손상 이후 영구적인 마비를 보이는 경우, 외과의사는 '*힘줄전이술(tendon transfer)*'을 시행하게 된다. 이러한 수술적 절차는 마비된 근육으로 상실된 작용의 일부나 전부를 회복하기 위한 방법으로 신경지배를 받고 있는 근육의 힘줄을 마비된 근육으로 우회시킨다. 힘줄전이술은 엄지 맞섬의 상실과 같이 마비로 인해 중요한 기능의 수행을 상당히 감소시킬 때 특히 권장된다. 엄지의 맞섬을 회복하기 위한 힘줄전이술을 *맞섬성형술(opponensplasty)*이라 한다. 많은 유형의 맞섬성형술 기법이 설명되어 왔지만, 한 가지 일반적인 방법은 외과적으로 얕은손가락굽힘근의 힘줄(반지손가락 쪽에 있는)을 엄지로 재배치하는 것이다(그림 8.62A).[34] 원래 두 개로 갈라지는 얕은손가락굽힘근의 힘줄을 좀 더 분리시킨 후, 갈라진 힘줄을 짧은엄지벌림근의 부착지점인 엄지 MCP 관절의 양 옆면에 봉합시킨다. 마비된 엄지두덩 근육의 힘선을 모방하기 위해, 전이된 힘줄은 자쪽손목굽힘근의 먼쪽부착부위에 결합조직성 도르래로 고정된다. 엄지의 벌림과 안쪽돌림의 회복은 이 수술의 중요한 목표다(그림 8.62B). 치료사는 전이된 근육힘줄단위를 사용하여 새로운 동작을 수행할 수 있도록 환자를 훈련시키는 창의적인 방법을 고안해야 한다. 연루된 손가락들에 적어도 부분적인 감각이 있고 전이된 근육이 마비된 근육과 자연스러운 협력작용을 한다면 훈련은 크게 향상된다.

먼쪽 팔에서의 신경 손상이나 병리에 대해 여러 유형의 힘줄전이술들이 제시되어 왔다.[17,151] 특정 수술의 선택은 신경손상의 위치와 크기, 기능상실, 남아 있는 감각의 크기, 그리고 침범된 관절들의 수동가동범위에 따라 달라진다. 외과적 전이를 위한 적절한 근육힘줄단위의 확보도 똑같이 중요하다. 외과의사가 특히 관심 있어 하는 것은 전이된 근육의 최대 *토크* 잠재력이다. 토크는 근육의 힘에 내적인 모멘트팔을 곱한 것이기 때문에, 2가지 변수 모두 고려되어야 한다.

힘줄전이술에 고려되는 근육의 상대적 힘은 그 근육의 단면적을 통해 추정될 수 있다. 이러한 자료는 여러 문헌에서 찾을 수 있다.[16,63,95] 수술 동안, 특정 동작에 대해 전이된 근육의 *모멘트팔*을 직접 측정하는 것은 어렵다. 그러나 이런 지레작용의 변수는 매우 중요하다. 힘줄전이술의 기능적 결과를 최적화하기 위해, 외과의사가 전이된 근육의 모멘트팔을 마비된 근육의 모멘트팔과 거의 일치시키는 것은 바람직하다. 1장에서 소개했던 것과 같이, 2개의 동일한 근육이 모멘트팔의 길이가 서로 달라지면 관절에 대한 운동역학과 운동형상학도 달라질 것이다. 예를 들어, 외과의사가 근육의 힘줄을 관절의 돌림축에 *아주 가깝게* 위치시켰다면, 모멘트팔이 감소하여 근육의 토크 잠재력도 최소화된다. 따라서 이러한 수술은 근육의 근력을 기능적 요구에 맞추는 데 실패할 수 있다. 다른 예

(계속)

# 부가적인 임상 연관성

## 임상 연관성 8.1

### *부분적으로 탈신경된 손에 운동역학적 균형과 기능을 회복하기 위한 '힘줄전이' 수술: 기본적인 운동형상학에 대한 고찰*

*(계속)*

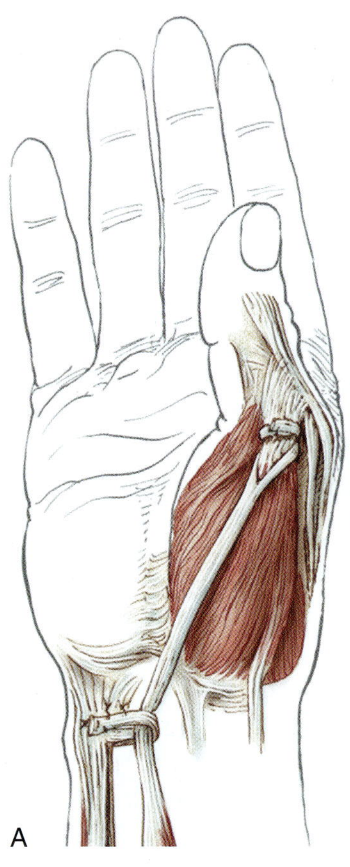


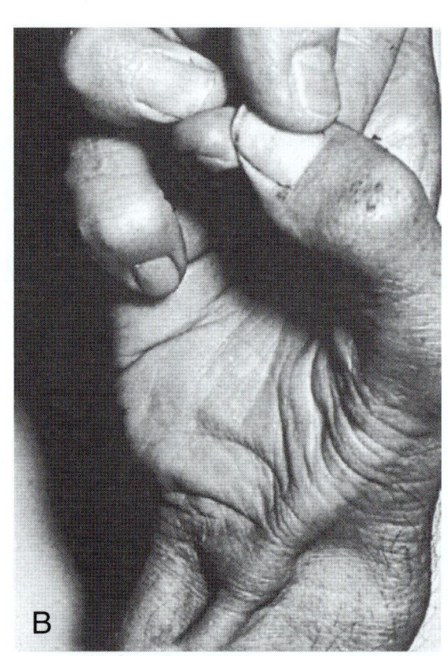


그림 8.62 (A) 손목에서의 정중신경 손상 이후, 비교적 흔한 유형의 이런 맞섬성형술은 적어도 엄지의 부분적 맞섬을 회복시키는 경향이 있다. 반지손가락에 있는 얕은손가락굽힘근의 힘줄은 수술을 통해 엄지의 MCP관절로 우회되었다. (B) 맞섬성형술의 결과를 보여주는 사진. 엄지의 안쪽돌림과 벌림을 관찰하라. 얕은손가락굽힘근의 힘줄은 피부 밑에 명확히 나타나고 있다. (From Hentz VR, Chase RA: *Hand surgery: a clinical atlas*, Philadelphia, 2001, Saunders.)

로, 근육의 힘줄을 관절의 돌림축으로부터 *너무 멀리* 위치시키면(즉, 비정상적으로 큰 모멘트팔을 만들어 냄), 근육 짧아짐의 크기에 비해 만들어지는 관절 돌림운동의 양은 제한되고 비효율적이다.

전이된 근육의 작용을 위해 그 근육의 모멘트팔을 아는 것이 중요하다고 제시한 사람이 저명한 손 수술전문의인 Paul Brand 박사이며, 그는 수술 시점에서 이러한 변수를 추정하기 위한 방법을 고안하였다.[17] 이 기법의 강점은 *라디안(radian)*의 기하학적 원리를 이용한 단순함에 있다. 그림 8.63A에서 묘사되고 있듯이, 1라디안(θ)은 원의 중심에서 원호(s)와 반지름(r)의 길이가 같게 되는 각도로 정의되고, 1라디안은 57.3°에 해당한다. 라디안의 개념은 그림 8.63B에서 보여주고 있듯이 도르래 주위를 돌림하는 줄로 표현할 수 있다. 도르래가 57.3° 돌림될 때, 도르래를 돌아 나오는 줄의 길이(s)는 도르래의 반지름(r)과 같다. (이러한 개념은 수학적으로 $s = \theta \times r$로 표현된다.) Brand는 힘줄과 해부학적 관절 체계를 위한 모형으로 각각 줄과 도르래 체계를 사용하였으며, 도르래의 반지름(r)은 근육의 내적인 모멘트팔과 같고 줄(s)은 힘줄의 이동거리와 같다고 했다. 수술하는 시점에, Brand는 관절이 수동으로 약 57° 돌림될 때 힘줄의 이동거리를 단순히 측정함으로써 전이된 힘줄과 마비된 근육의 힘줄 둘 다의 내적인 모멘트팔을 추정하였다(그림 8.63C). *관절의 57° 돌림운동 후에, 결과적인 힘줄의 이동거리(s)는 근육이 이용할 수 있는 내적인 모멘트팔과 거의 같다.* Brand는 모멘트팔이 마비된 근육의 힘줄 이동거리(또는 기준자료에 의해 설정된 거리[17])에 근접할 때 그 위치에 전이된 힘줄을 봉합하였다. 전이된 근육의 모멘트팔이 기준에 맞지 않는 경우에, Brand는 힘줄의 당김선 방향을 바꾸거나 전이술에 사용될 다른 근육을 선택함으로써 이 문제를 원만하게 해결하도록 시도했다.

Brand가 근육의 내적인 모멘트팔을 추정하기 위해 라디안을 사용한 것은 관절면의 만곡이 완벽한 구형이라고 가정할 때이다. 손에 있는 대부분의 관절면이 대략적으로 구형에 가깝기 때문에, 이러한 추정에는 약

# 부가적인 임상 연관성

## 임상 연관성 8.1

### *부분적으로 탈신경된 손에 운동역학적 균형과 기능을 회복하기 위한 '힘줄전이' 수술 : 기본적인 운동형상학에 대한 고찰*

*(계속)*

간의 오차가 포함된다. 그럼에도 불구하고 이러한 오차는 아주 작은 것이며, 특히 주어진 환자 내에서 같은 관절의 모멘트팔의 길이를 비교할 때 임상적으로 사소한 것이다. 라디안의 개념을 사용하여 힘줄의 이동거리와 모멘트팔을 수학적으로 연관시키는 방법은 생체역학적 연구에서 비교적 자주 활용된다.[1,19,45] 일반적으로 '힘줄-이동거리법'이라 불리는 이러한 기법은 손에 있는 대부분의 근육에 대해 가동범위 동안 모멘트팔 길이의 자연스러운 변화를 측정하기 위해 시체 표본에서 사용되어 왔다.[50,81,82,139]

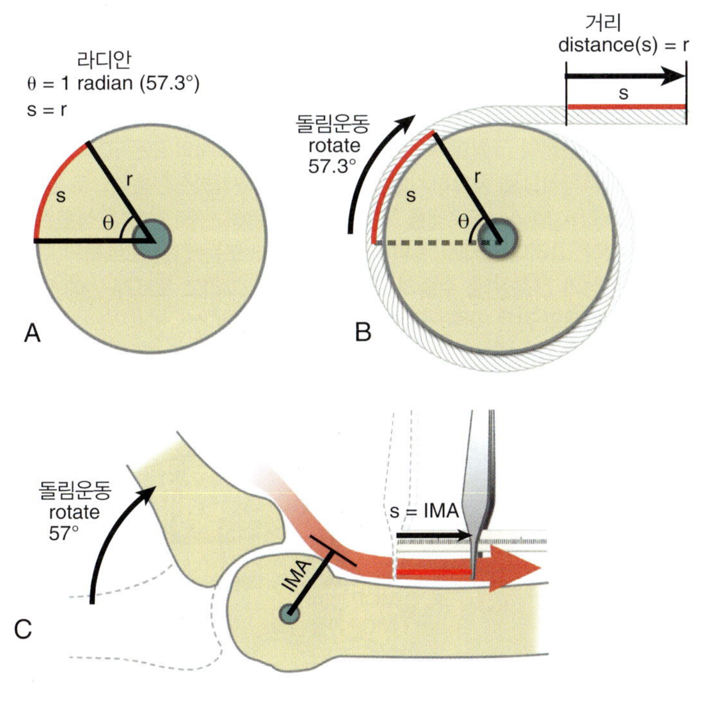


그림 8.63 (A) 1라디안(θ)은 57.3°와 같다. 라디안에 의해 형성된 원호($s$)는 반지름($r$)과 같다. (이러한 관계는 수학적으로도 서술할 수 있다: $s = \theta \times r$.) (B) 라디안의 개념을 줄과 돌림하는 도르래로 확장하였다. 도르래의 반지름($r$)은 θ = 1라디안(57.3°)일 때 $s$와 같다. (C) MCP관절과 같은 해부학적 관절에 라디안의 개념이 적용되었다. 거의 57°의 관절 돌림운동으로 초래된 힘줄의 이동거리($s$)는 내적인 모멘트팔의 길이(*IMA*)와 거의 같다.

# 부가적인 임상 연관성

## 임상 연관성 8.2
## *손상된 손의 굽힘근도르래에 대한 생체역학적 결과*

손에 있는 굽힘근도르래(flexor pulley)의 중요한 기능은 외재성 굽힘근육힘줄이 손가락의 관절들을 지나갈 때 모멘트팔의 길이를 비교적 일정하게 유지시켜 주는 것이다. 이러한 도르래가 과신장되거나 파열 또는 찢어진다면, 수축하는 근육의 힘은 힘줄이 관절에서 멀어지는 활시위 현상을 유발하게 한다. 힘줄의 활시위 현상은 내적인 모멘트팔을 상당히 증가시키게 되고, 이에 따라 관절에서 근육의 역학적 이득은 증가된다. 1장에서 설명했던 것과 같이, 근육의 역학적 이득의 증가는 관절역학에 다음과 같은 2가지 영향을 미치게 된다. (1) 근육의 힘 수준당 생산되는 토크는 증폭되고, (2) 근육수축의 선형거리당 관절의 각돌림운동은 감소된다. 굽힘근도르래의 찢어짐, 절단, 또는 과신장에 의해 문제가 되는 부정적인 임상적 상황은 주로 두 번째 인자와 관계가 있다. 잡기 동작에 대한 이런 영향을 설명하기 위해, $A_2$, $A_3$, 그리고 $A_4$ 도르래는 온전한 상태로 있고, PIP관절에서 깊은손가락굽힘근힘줄까지의 모멘트팔은 약 0.75 cm라 가정하자(그림 8.64A).[50] *라디안*의 기하학적 원리에 근거해, 관절에서 자신의 모멘트팔과 같은 거리로 짧아지는 근육은 1라디안(57°)의 관절 돌림운동을 생산할 것이다.[17] 따라서 도르래가 온전하다면, 깊은손가락굽힘근에서 일어난 1.5 cm의 근수축과 0.75 cm의 모멘트팔은 이론적으로 PIP관절의 114°(2라디안) 굽힘을 생산한다. 관절에서의 비교적 큰 돌림운동을 생산하기 위해 비교적 적은 근육수축이 허용됐기 때문에, 이러한 생체역학적 상황은 바람직하다. 그림 8.64B에서 보여주고 있는 것과 같이, 절단된 $A_2$와 $A_3$ 도르래를 가진 손가락은 이론적으로 PIP관절을 지나가는 깊은손가락굽힘근의 모멘트팔의 길이를 *2배*로 늘릴 수 있다. 따라서 이론적으로 볼 때 1.5 cm의 근육수축은 *온전한 도르래에서 생산된 운동의 약 절반*인 약 57°의 관절 돌림운동(즉 1라디안)만을 생산하게 된다. 깊은손가락굽힘근이 거의 최대로 짧아지는 거리가 2 cm라고 가정할 때, 파열된 도르래를 가진 손가락은 아무리 노력해도 완전히 굽힘할 수 없을 것이다.[3] 비록 5개의 모든 고리도르래가 생체역학적으로 중요하기는 하지만, 외과의사들은 전통적으로 '중요(major)' $A_2$와 $A_4$ 도르래를 복구하거나 보존하는 데 높은 우선순위를 두고 있다. 그러나 실제로는 남아 있는 도르래 또는 인접 도르래의 구조적 완전성과 건강상태, 수술의 구체적인 목표, 그리고 도르래 안에 있는 힘줄의 형태와 같은 다른 인자들도 고려되어야 한다.[29]

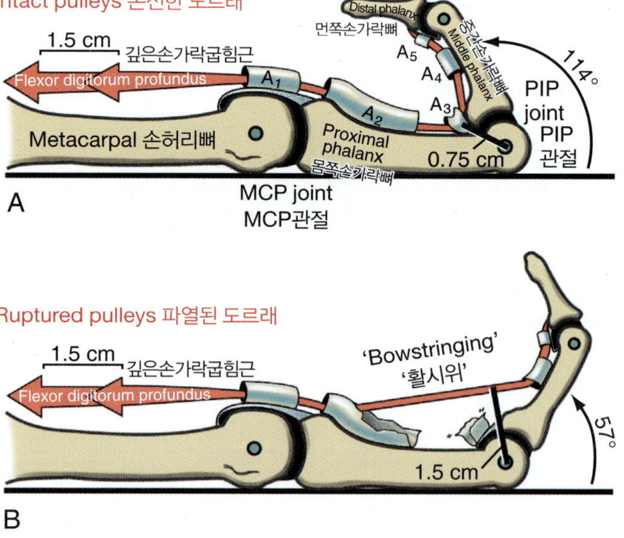


그림 8.64 찢어진 굽힘근도르래의 병리역학. (A) 도르래가 온전할 때, 몸쪽손가락뼈사이(*PIP*)관절을 지나가는 깊은손가락굽힘근(FDP)의 모멘트팔은 약 0.75 cm이다. 이론적으로, 이 근육에서의 1.5 cm 수축은 PIP관절에서의 약 114°(또는 2라디안) 굽힘을 유발할 것이다. (B) $A_2$와 $A_3$ 도르래의 파열은 FDP의 모멘트팔의 길이를 1.5 cm로 증가시킨다. FDP에서의 1.5 cm 수축은 PIP관절의 약 57° 굽힘만을 생산한다.

# 부가적인 임상 연관성

## 임상 연관성 8.3
### '열쇠 집기'의 근육 생체역학: 첫째등쪽뼈사이근에 부과된 요구들에 초점을 둠

엄지와 집게손가락의 가쪽면 사이로 물체를 집는 것은 중요한 쥐기 기능이며, 일반적으로 이러한 기능은 '열쇠 집기(key pinch)'로 언급된다. 효율적인 열쇠 집기는 특히 첫째등쪽뼈사이근(FDI)에 큰 힘을 요구한다. (이러한 요구는 열쇠 집기를 하는 동안 집게손가락 MCP관절의 가쪽면에서 몸쪽으로 약 2.5 cm 되는 곳에 첫째등쪽뼈사이근의 융기된 근육 힘살을 촉지하면 확인할 수 있다.) 엄지의 여러 근육에 의해 생산된 매우 강력한 *굽힘*의 힘에 대응하기 위해, FDI는 집게손가락 MCP관절에서 충분히 강한 *벌림*의 힘을 발생시켜야 한다. 이런 반대되는 근육 힘의 효과는 집게손가락과 엄지 사이의 집기 힘을 발생시킨다(그림 8.65의 $F_T$ 대 $F_I$로 표시됨). 엄지의 모든 움직임 중 가장 강력한 움직임인 굽힘은[78] 엄지모음근, 긴엄지굽힘근, 그리고 엄지두덩에 있는 근육들에 의해 일차적으로 일어난다. 그림에서 지적하고 있듯이, 집게손가락의 MCP관절을 안정화시키기 위해 FDI에서 사용된 *내적인* 모멘트팔은 약 1 cm이다. 게다가, 집게손가락의 MCP관절에 대해 엄지에 의해 발생된 집기의 힘($F_T$)은 약 5 cm의 *외적인* 모멘트팔을 가지고 작용한다(그림 8.65에서 IMA와 EMA를 비교하라). MCP관절에서의 지레작용에 있어 5배나 되는 이런 차이 때문에, FDI는 먼쪽 엄지에 적용된 집기의 힘보다 약 5배나 더 큰 힘을 생산해야 한다. 많은 기능적 활동들이 45 N (10 lb)을 초과하는 큰 집기의 힘을 요구하기 때문에, FDI는 약 225 N (50 lb, 즉 손가락의 끝에서 경험되는 집기 힘의 5배)의 벌림 힘을 생산할 수 있어야 한다. 이러한 것이 생리적으로 가능한지 판단하기 위해, 우선 대략적인 추정으로 뼈대근육이 최대 약 30 N/cm$^2$ (43.5 lb/in$^2$)의 힘을 생산한다는 점을 고려하라. 따라서 평균 크기의 FDI(약 3.8 cm$^2$의 단면적을 가짐[35])는 약 114 N (26 lb)의 힘을 생산할 것으로 예상되며, 이는 앞서 추정된 필요한 힘의 약 절반에 해당된다. 이런 대략적인 추정에 근거하더라도, 최대 노력의 열쇠 집기를 할 때 집게손가락을 안정화시키는 데 필요한 벌림 토크는 FDI가 생리적으로 생산해낼 수 있는 능력을 초과할 가능성이 여전히 높다. 이처럼 부족한 토크는 둘째등쪽뼈사이근에 의해 충족될 수 있으며, 집게손가락과 가운데손가락의 노쪽에 위치한 벌레근의 도움을 받을 가능성도 있다.

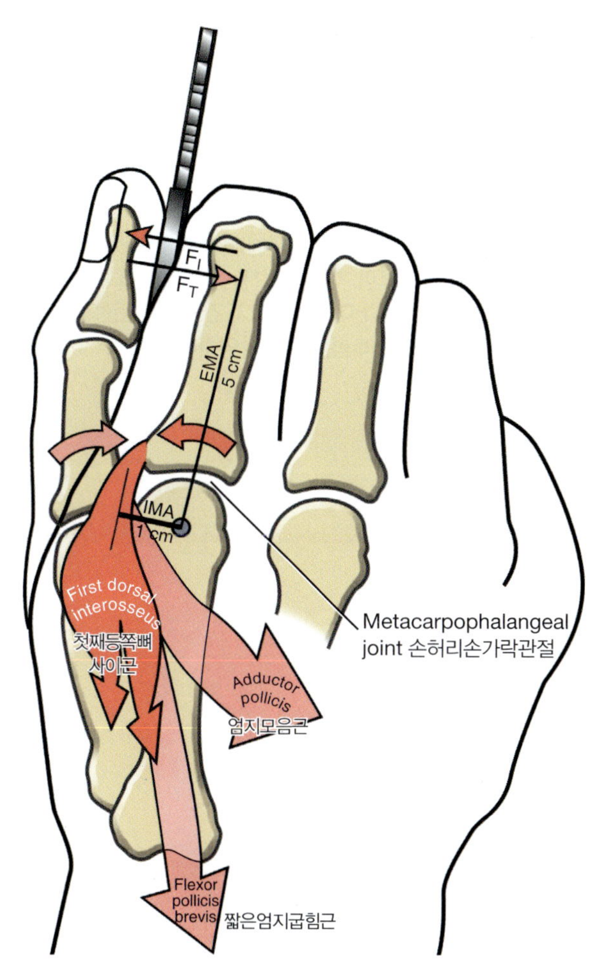


그림 8.65 '열쇠 집기'의 근육 역학을 보여주고 있는 등쪽면. 옅은 빨간색으로 보여주고 있는 엄지모음근과 짧은엄지굽힘근은 엄지를 통해 집기의 힘($F_T$)을 생산하고 있다. 짙은 빨간색으로 보여주고 있는 첫째등쪽뼈사이근은 집게손가락을 통해 생산된 힘($F_I$)에 의해 엄지의 굽힘근육 힘에 맞서고 있는 것을 보여주고 있다. 손허리손가락관절에서의 외적인 모멘트팔($EMA$)은 5 cm이고, 손허리손가락관절에서의 내적인 모멘트팔($IMA$)은 1 cm이다.

(계속)

# 부가적인 임상 연관성

## 임상 연관성 8.3

### *'열쇠 집기'의 근육 생체역학: 첫째등쪽뼈사이근에 부과된 요구들에 초점을 둠* (계속)

자신경에 병변이 있다면, 엄지에서의 우세한 집기 근육인 엄지모음근과 모든 뼈사이근은 마비될 수 있다. 이런 근육들의 마비는 일반적으로 열쇠 집기 능력의 약 80%를 감소시킨다.[84] 등쪽 물갈퀴 공간 주위의 영역은 앞서 말한 근육들에 위축이 발생하기 때문에 오목하게 들어간다(그림 8.66). 자신경에 병변이 있는 사람들은 열쇠 집기의 상실을 부분적으로 보상하기 위해 흔히 긴엄지굽힘근(정중신경의 지배를 받음)에 의존한다. 이러한 보상작용은 엄지 손가락뼈사이(IP)관절에서의 굽힘 증가를 보면 확인할 수 있으며, 이러한 엄지의 상태를 *프로망징후*(*Froment's sign*)라 한다. 그러나 마비된 FDI가 긴엄지굽힘근의 굽힘 힘에 대응할 수 없기 때문에, 집기의 힘은 여전히 약하다.

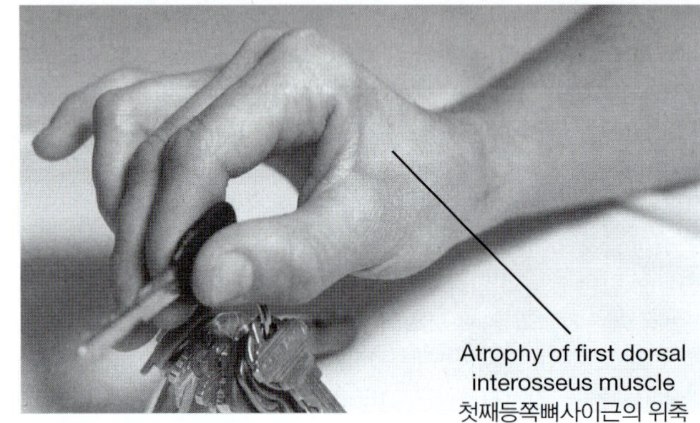


**그림 8.66** 자신경에 병변이 있는 사람이 열쇠 집기를 시도하고 있다. 첫째등쪽뼈사이근의 근육위축에 주목하라. 엄지모음근의 마비를 보상하기 위해 엄지의 손가락뼈사이관절에서 굽힘이 일어나고 있다.

## 참고문헌


1. Ackland DC, Merritt JS, Pandy MG: Moment arms of the human neck muscles in flexion, bending and rotation, *J Biomech* 44(3):475–486, 2011.
2. Adams JE, O'Brien V, Magnusson E, et al.: Radiographic analysis of simulated first dorsal interosseous and opponens pollicis loading upon thumb CMC joint subluxation: a cadaver study, *Hand (N Y)* 13(1):40–44, 2018.
3. An KN, Ueba Y, Chao EY, et al.: Tendon excursion and moment arm of index finger muscles, *J Biomech* 16:419–425, 1983.
4. Armbruster EJ, Tan V: Carpometacarpal joint disease: addressing the metacarpophalangeal joint deformity, *Hand Clin* 24:295–299, 2008.
5. Arimitsu S, Murase T, Hashimoto J, et al.: A three-dimensional quantitative analysis of carpal deformity in rheumatoid wrists, *J Bone Joint Surg Br* 89:490–494, 2007.
6. Armstrong AL, Hunter JB, Davis TR: The prevalence of degenerative arthritis of the base of the thumb in post-menopausal women, *J Hand Surg Br* 19(3):340–341, 1994.
7. Arnet U, Muzykewicz DA, Friden J, et al.: Intrinsic hand muscle function, part 1: creating a functional grasp, *J Hand Surg Am* 38(11):2093–2099, 2013.
8. Bain GI, Polites N, Higgs BG, et al.: The functional range of motion of the finger joints, *J Hand Surg Eur* 40(4):406–411, 2015.
9. Batmanabane M, Malathi S: Movements at the carpometacarpal and metacarpophalangeal joints of the hand and their effect on the dimensions of the articular ends of the metacarpal bones, *Anat Rec* 213:102–110, 1985.
10. Bello-Hellegouarch G, Aziz MA, Ferrero EM, et al.: "Pollical palmar interosseous muscle" (musculus adductor pollicis accessorius): attachments, innervation, variations, phylogeny, and implications for human evolution and medicine [Review], *J Morphol* 274(3):275–293, 2013.
11. Belt E, Kaarela K, Lehtinen J, et al.: When does subluxation of the first carpometacarpal joint cause swan-neck deformity of the thumb in rheumatoid arthritis: a 20-year follow-up study, *Clin Rheumatol* 17:135–138, 1998.
12. Bettinger PC, Linscheid RL, Berger RA, et al.: An anatomic study of the stabilizing ligaments of the trapezium and trapeziometacarpal joint, *J Hand Surg Am* 24:786–798, 1999.
13. Bielefeld T, Neumann DA: The unstable metacarpophalangeal joint in rheumatoid arthritis: anatomy, pathomechanics, and physical rehabilitation considerations, *J Orthop Sports Phys Ther* 35:502–520, 2005.
14. Bielefeld T, Neumann DA: Therapist's management of the thumb carpometacarpal joint with osteoarthritis. In Skirven TM, et al.: *Rehabilitation of the hand and upper extremity*, ed 6, St Louis, 2011, Elsevier.
15. Boatright JR, Kiebzak GM: The effects of low median nerve block on thumb abduction strength, *J Hand Surg Am* 22:849–852, 1997.
16. Brand PW, Beach RB, Thompson DE: Relative tension and potential excursion of muscles in the forearm and hand, *J Hand Surg Am* 6:209–219, 1981.
17. Brand PW, Hollister A: *Clinical biomechanics of the hand*, ed 2, St Louis, 1993, Mosby Year-Book.
18. Brand PW: The reconstruction of the hand in leprosy, *Clin Orthop Relat Res* 396:4–11, 2002.
19. Bremer AK, Sennwald GR, Favre P, et al.: Moment arms of forearm rotators, *Clin Biomech* 21:683–691, 2006.
20. Buffi JH, Crisco JJ, Murray WM: A method for defining carpometacarpal joint kinematics from three-dimensional rotations of the metacarpal bones captured in vivo using computed tomography, *J Biomech* 46(12):2104–2108, 2013.
21. Burt S, Deddens JA, Crombie K, et al.: A prospective study of carpal tunnel syndrome: workplace and individual risk factors, *Occup Environ Med* 70(8):568–574, 2013.
22. Butz KD, Merrell G, Nauman EA: A biomechanical analysis of finger joint forces and stresses developed during common daily activities, *Comput Methods Biomech Biomed Engin* 15(2):131–140, 2012.
23. Cantero-Téllez R, Villafañe JH, Valdes K, et al.: Effect of immobilization of metacarpophalangeal joint in thumb carpometacarpal osteoarthritis on pain and function. A quasi-experimental trial, *J Hand Ther* 31(1):68–73, 2018.
24. Cheema TA, Cheema NI, Tayyab R, et al.: Measurement of rotation of the first metacarpal during opposition using computed tomography, *J Hand Surg Am* 31:76–79, 2006.
25. Close JR, Kidd CC: The functions of the muscles of the thumb, the index, and long fingers. Synchronous recording of motions and action potentials of muscles, *J Bone Joint Surg Am* 51:1601–1620, 1969.
26. Cooney WP, Chao EY: Biomechanical analysis of static forces in the thumb during hand function, *J Bone Joint Surg Am* 59(1):27–36, 1977.
27. Cooney III WP, Lucca MJ, Chao EY, et al.: The kinesiology of the thumb trapeziometacarpal joint, *J Bone Joint Surg Am* 63:1371–1381, 1981.
28. Cordo PJ, Horn JL, Kunster D, et al.: Contributions of skin and muscle afferent input to movement sense in the human hand, *J Neurophysiol* 105(4):1879–1888, 2011.
29. Cox HG, Hill JB, Colon AF, et al.: The impact of dividing the flexor tendon pulleys on tendon excursion and work of flexion in a cadaveric model, *J Hand Surg Am* 46(12):1064–1070, 2021.
30. Dabbagh A, MacDermid JC, Yong J, et al.: Diagnosing carpal tunnel syndrome: diagnostic test accuracy of scales, questionnaires, and hand symptom diagrams-a systematic review, *J Orthop Sports Phys Ther* 50(11):622–631, 2020.
31. D'Agostino P, Dourthe B, Kerkhof F, et al.: In vivo biomechanical behavior of the trapeziometacarpal joint in healthy and osteoarthritic subjects, *Clin Biomech* 49:119–127, 2017.
32. Dengler J, Stephens JD, Bamberger HB, et al.: Mimickers of carpal tunnel syndrome, *JBJS Rev* 8(2):e0087, 2020.
33. Dogadov A, Alamir M, Serviere C, et al.: The biomechanical model of the long finger extensor mechanism and its parametric identification, *J Biomech* 58:232–236, 2017.
34. Duymaz A, Karabekmez FE, Zhao C, et al.: Tendon transfer for the restoration of thumb opposition: the effects of friction and pulley location, *Plast Reconstr Surg* 132(3):604–609, 2013.
35. Dvir Z: Biomechanics of muscle. In Dvir Z, editor: *Clinical biomechanics*, Philadelphia, 2000, Churchill Livingstone.
36. Edmunds JO: Current concepts of the anatomy of the thumb trapeziometacarpal joint [Review], *J Hand Surg Am* 36(1):170–182, 2011.
37. El Shennawy M, Nakamura K, Patterson RM, et al.: Three-dimensional kinematic analysis of the second through fifth carpometacarpal joints, *J Hand Surg Am* 26:1030–1035, 2001.
38. Eladoumikdachi F, Valkov PL, Thomas J, et al.: Anatomy of the intrinsic hand muscles revisited: part I. Interossei, *Plast Reconstr Surg* 110:1211–1224, 2002.
39. Elzinga K, Chung KC: Managing swan neck and boutonniere deformities, *Clin Plast Surg* 46(3):329–337, 2019.
40. Enoka RM: *Neuromechanics of human movement*, ed 5, Champaign, Ill, 2015, Human Kinetics.
41. Erickson M, Lawrence M, Jansen CWS, et al.: Hand pain and sensory deficits: carpal tunnel syndrome, *J Orthop Sports Phys Ther* 49(5):Cpg1–cpg85, 2019.
42. Estermann L, Marks M, Herren DB, et al.: Determinants of long-term satisfaction after silicone MCP arthroplasty in patients with inflammatory diseases, *Hand Surg Rehabil* 39(6):545–549, 2020.
43. Firoozbakhsh K, Yi IS, Moneim MS, et al.: A study of ulnar collateral ligament of the thumb metacarpophalangeal joint, *Clin Orthop Relat Res* 403:240–247, 2002.
44. Flatt AE: Ulnar drift, *J Hand Ther* 9:282–292, 1996.
45. Fletcher JR, MacIntosh BR: Estimates of Achilles tendon moment arm length at different ankle joint angles: effect of passive moment, *J Appl Biomech* 1–22, 2018.
46. Fontana L, Neel S, Claise JM, et al.: Osteoarthritis of the thumb carpometacarpal joint in women and occupational risk factors: a case-control study, *J Hand Surg Am* 32:459–465, 2007.
47. Fox PM, Chang J: Treating the proximal interphalangeal joint in swan neck and boutonniere deformities, *Hand Clin* 34(2):167–176, 2018.
48. Fox PM, Oliver JD, Nguyen V, et al.: Electromyographic analysis of grip, *Orthopedics* 42(6):e555–e558, 2019.
49. Francis-Pester FW, Thomas R, Sforzin D, et al.: The moment arms and leverage of the human finger muscles, *J Biomech* 116:110180, 2021.
50. Franko OI, Winters TM, Tirrell TF, et al.: Moment arms of the human digital flexors, *J Biomech* 44(10):1987–1990, 2011.
51. Goodman HJ, Choueka J: Biomechanics of the flexor tendons, *Hand Clin* 21:129–149, 2005.
52. Gottschalk MB, Patel NN, Boden AL, et al.: Treatment of basilar thumb arthritis: a critical analysis review, *JBJS Rev* 6(7):e4, 2018.
53. Grau L, Baydoun H, Chen K, et al.: Biomechanics of the acute boutonniere deformity, *J Hand Surg Am* 43(1):80.e1–80.e6, 2018.
54. Gray DJ, Gardner E: The innervation of the joints of the wrist and hand, *Anat Rec* 151:261–266, 1965.
55. Gupta S, Michelsen-Jost H: Anatomy and function of the thenar muscles [Review], *Hand Clin* 28(1):1–7, 2012.
56. Haara MM, Heliovaara M, Kroger H, et al.: Osteoarthritis in the carpometacarpal joint of the thumb. Prevalence and associations with disability and mortality, *J Bone Joint Surg Am* 86-A(7):1452–1457, 2004.
57. Hagert E, Lee J, Ladd AL: Innervation patterns of thumb trapeziometacarpal joint ligaments, *J Hand Surg Am* 37(4):706–714, 2012.
58. Hahn P, Krimmer H, Hradetzky A, et al.: Quantitative analysis of the linkage between the interphalangeal joints of the index finger. An in vivo study, *J Hand Surg Br* 20:696–699, 1995.
59. Halilaj E, Moore DC, Laidlaw DH, et al.: The morphology of the thumb carpometacarpal joint does not differ between men and women, but changes with aging and early osteoarthritis, *J Biomech* 47(11):2709–2714, 2014.
60. Halilaj E, Rainbow MJ, Got C, et al.: In vivo kinematics of the thumb carpometacarpal joint during three isometric functional tasks, *Clin Orthop Relat Res* 472(4):1114–1122, 2014.
61. Halilaj E, Rainbow MJ, Moore DC, et al.: In vivo recruitment patterns in the anterior oblique and dorsoradial ligaments of the first carpometacarpal joint, *J Biomech* 48(10):1893–1898, 2015.
62. Hentz VR: Surgical treatment of trapeziometacarpal joint arthritis: a historical perspective [Review], *Clin Orthop Relat Res* 472(4):1184–1189, 2014.
63. Holzbaur KR, Murray WM, Gold GE, et al.: Upper limb muscle volumes in adult subjects, *J Biomech* 40:742–749, 2007.
64. Hume MC, Gellman H, McKellop H, et al.: Function-

al range of motion of the joints of the hand, *J Hand Surg Am* 15:240–243, 1990.

65. Igoe D, Middleton C, Hammert W: Evolution of basal joint arthroplasty and technology in hand surgery [Review], *J Hand Ther* 27(2):115–120, 2014.
66. Imaeda T, An KN, Cooney III WP, et al.: Anatomy of trapeziometacarpal ligaments, *J Hand Surg Am* 18:226–231, 1993.
67. Imaeda T, Niebur G, Cooney III WP, et al.: Kinematics of the normal trapeziometacarpal joint, *J Orthop Res* 12:197–204, 1994.
68. Infantolino BW, Challis JH: Architectural properties of the first dorsal interosseous muscle, *J Anat* 216(4):463–469, 2010.
69. Inman VT, Saunders JB: Referred pain from skeletal structures, *J Nerv Ment Dis* 99:660–667, 1944.
70. Jacobson MD, Raab R, Fazeli BM, et al.: Architectural design of the human intrinsic hand muscles, *J Hand Surg Am* 17:804–809, 1992.
71. Jarque-Bou NJ, Vergara M, Sancho-Bru JL, et al.: A calibrated database of kinematics and EMG of the forearm and hand during activities of daily living, *Sci Data* 6(1):270, 2019.
72. Jenkins M, Bamberger HB, Black L, et al.: Thumb joint flexion. What is normal? *J Hand Surg Br* 23:796–797, 1998.
73. Kamakura N: *Postures and movement patterns of the human hand*, Boca Raton, 2022, BrownWalker Press.
74. Kamata Y, Nakamura T, Tada M, et al.: How the lumbrical muscle contributes to placing the fingertip in space: a three-dimensional cadaveric study to assess fingertip trajectory and metacarpophalangeal joint balancing, *J Hand Surg: European* 41(4):386–391, 2016.
75. Kamper DG, George HT, Rymer WZ: Extrinsic flexor muscles generate concurrent flexion of all three finger joints, *J Biomech* 35:1581–1589, 2002.
76. Kannas S, Jeardeau TA, Bishop AT: Rehabilitation following Zone II flexor tendon repairs, *Tech Hand Up Extrem Surg* 19(1):2–10, 2015.
77. Kataoka T, Moritomo H, Miyake J, et al.: Changes in shape and length of the collateral and accessory collateral ligaments of the metacarpophalangeal joint during flexion, *J Bone Joint Surg Am* 93(14):1318–1325, 2011.
78. Kaufman KR, An KN, Litchy WJ, et al.: In-vivo function of the thumb muscles, *Clin Biomech* 14:141–150, 1999.
79. Kawanishi Y, Oka K, Tanaka H, et al.: In vivo 3-dimensional kinematics of thumb carpometacarpal joint during thumb opposition, *J Hand Surg Am* 43(2):182.e1–182.e7, 2018.
80. Kichouh M, Vanhoenacker F, Jager T, et al.: Functional anatomy of the dorsal hood of the hand: correlation of ultrasound and MR findings with cadaveric dissection, *Eur Radiol* 19(8):1849–1856, 2009.
81. Kociolek AM, Keir PJ: Modelling tendon excursions and moment arms of the finger flexors: anatomic fidelity versus function, *J Biomech* 44(10):1967–1973, 2011.
82. Koh S, Buford Jr WL, Andersen CR, et al.: Intrinsic muscle contribution to the metacarpophalangeal joint flexion moment of the middle, ring, and small fingers, *J Hand Surg Am* 31:1111–1117, 2006.
83. Kolasinski SL, Neogi T, Hochberg MC, et al.: 2019 American College of Rheumatology/Arthritis Foundation guideline for the management of osteoarthritis of the hand, hip, and knee, *Arthritis Rheumatol* 72(2):220–233, 2020.
84. Kozin SH, Porter S, Clark P, et al.: The contribution of the intrinsic muscles to grip and pinch strength, *J Hand Surg Am* 24:64–72, 1999.
85. Krishnan J, Chipchase L: Passive axial rotation of the metacarpophalangeal joint, *J Hand Surg Br* 22:270–273, 1997.
86. Ladd AL, Lee J, Hagert E: Macroscopic and microscopic analysis of the thumb carpometacarpal ligaments: a cadaveric study of ligament anatomy and histology, *J Bone Joint Surg Am* 94(16):1468–1477, 2012.
87. Ladd AL, Weiss AP, Crisco JJ, et al.: The thumb carpometacarpal joint: anatomy, hormones, and biomechanics, *Instr Course Lect* 62:165–179, 2013.
88. Lakshminarayanan K, Shah R, Li ZM: Morphological and positional changes of the carpal arch and median nerve associated with wrist deviations, *Clin Biomech* 71:133–138, 2020.
89. Landsmeer JF: Power grip and precision handling, *Ann Rheum Dis* 21:164–170, 1962.
90. Latz D, Koukos C, Boeckers P, et al.: Influence of wrist position on the metacarpophalangeal joint motion of the index through small finger, *Hand* 14(2):259–263, 2019.
91. Leijnse JN, Kalker JJ: A two-dimensional kinematic model of the lumbrical in the human finger, *J Biomech* 28:237–249, 1995.
92. Leijnse JN, Spoor CW, Shatford R: The minimum number of muscles to control a chain of joints with and without tenodeses, arthrodeses, or braces—application to the human finger, *J Biomech* 38:2028–2036, 2005.
93. Leijnse JN: Why the lumbrical muscle should not be bigger—a force model of the lumbrical in the unloaded human finger, *J Biomech* 30:1107–1114, 1997.
94. Lerebours A, Marin F, Bouvier S, et al.: Trends in trapeziometacarpal implant design: a systematic survey based on patents and administrative databases, *J Hand Surg Am* 45(3):223–238, 2020.
95. Liber RL: *Skeletal muscle structure, function and plasticity: the physiologic basis of rehabilitation*, ed 3, Philadelphia, 2009, Lippincott Williams & Wilkins.
96. Lin JD, Karl JW, Strauch RJ: Trapeziometacarpal joint stability: the evolving importance of the dorsal ligaments [Review], *Clin Orthop Relat Res* 472(4):1138–1145, 2014.
97. Linscheid RL, An KN, Gross RM: Quantitative analysis of the intrinsic muscles of the hand, *Clin Anat* 4:265–284, 1991.
98. Liss FE: The interosseous muscles: the foundation of hand function [Review], *Hand Clin* 28(1):9–12, 2012.
99. Long C, Brown TD: Electromyographic kinesiology of the hand: muscles moving the long finger, *J Bone Joint Surg Am* 46:1683–1706, 1964.
100. Long C: Intrinsic-extrinsic muscle control of the fingers. Electromyographic studies, *J Bone Joint Surg Am* 50:973–984, 1968.
101. Loos B, Puschkin V, Horch RE: 50 years experience with Dupuytren's contracture in the Erlangen University Hospital—a retrospective analysis of 2919 operated hands from 1956 to 2006, *BMC Musculoskelet Disord* 8:60, 2007.
102. Loubert PV, Masterson TJ, Schroeder MS, et al.: Proximity of collateral ligament origin to the axis of rotation of the proximal interphalangeal joint of the finger, *J Orthop Sports Phys Ther* 37:179–185, 2007.
103. Lunsford D, Valdes K, Hengy S: Conservative management of trigger finger: a systematic review, *J Hand Ther* 32(2):212–221, 2019.
104. MacMoran JW, Brand PW: Bone loss in limbs with decreased or absent sensation: ten year follow-up of the hands in leprosy, *Skeletal Radiol* 16:452–459, 1987.
105. Masiero S, Boniolo A, Wassermann L, et al.: Effects of an educational-behavioral joint protection program on people with moderate to severe rheumatoid arthritis: a randomized controlled trial, *Clin Rheumatol* 26:2043–2050, 2007.
106. Melvin JL: Therapist's management of osteoarthritis in the hand. In Skriven TM, Osterman AL, Fedorczyk J, et al.: *Rehabilitation of the hand and upper extremity*, ed 6, St Louis, 2011, Elsevier.
107. Miyamura S, Oka K, Sakai T, et al.: Cartilage wear patterns in severe osteoarthritis of the trapeziometacarpal joint: a quantitative analysis, *Osteoarthritis Cartilage* 27(8):1152–1162, 2019.
108. Mobargha N, Esplugas M, Garcia-Elias M, et al.: The effect of individual isometric muscle loading on the alignment of the base of the thumb metacarpal: a cadaveric study, *J Hand Surg Eur Vol* 41(4):374–379, 2016.
109. Mobargha N, Rein S, Hagert E: Ligamento-muscular reflex patterns following stimulation of a thumb carpometacarpal ligament: an electromyographic study, *J Hand Surg Am* 44(3):248.e1–248.e9, 2019.
110. Moriatis Wolf J, Turkiewicz A, Atroshi I, et al.: Prevalence of doctor-diagnosed thumb carpometacarpal joint osteoarthritis: an analysis of Swedish health Care, *Arthritis Care Res* 66(6):961–965, 2014.
111. Morrison PE, Hill RV: And then there were four: anatomical observations on the pollical palmar interosseous muscle in humans, *Clin Anat* 24(8):978–983, 2011.
112. Murai S, Tanaka T, Aoki M: Combinatorial roles of extrinsic and intrinsic muscles in extension strength of the distal interphalangeal joint, *J Orthop Res* 30(6):893–896, 2012.
113. Nakamura K, Patterson RM, Viegas SF: The ligament and skeletal anatomy of the second through fifth carpometacarpal joints and adjacent structures, *J Hand Surg Am* 26:1016–1029, 2001.
114. Nalebuff EA: Diagnosis, classification and management of rheumatoid thumb deformities, *Bull Hosp Jt Dis* 29:119–137, 1968.
115. Nanno M, Kodera N, Tomori Y, et al.: Three-dimensional dynamic motion analysis of the first carpometacarpal ligaments, *J Ortho Surg* 25(1):1–6, 2017.
116. Napier JR: The prehensile movements of the human hand, *J Bone Joint Surg Br* 38:902–913, 1956.
117. Neto HS, Filho JM, Passini Jr R, et al.: Number and size of motor units in thenar muscles, *Clin Anat* 17:308–311, 2004.
118. Neumann DA, Bielefeld TB: The carpometacarpal joint of the thumb: stability, deformity, and therapeutic intervention, *J Orthop Sports Phys Ther* 33:386–399, 2003.
119. O'Shaughnessy MA, Kannas S, Ernste F, et al.: Team approach: role of medical and surgical management in rheumatoid arthritis of the hand and wrist, *JBJS Rev* 7(8):e10, 2019.
120. Pagalidis T, Kuczynski K, Lamb DW: Ligamentous stability of the base of the thumb, *Hand* 13:29–36, 1981.
121. Palmer KT: Carpal tunnel syndrome: the role of occupational factors [Review], *Best Pract Res Clin Rheumatol* 25(1):15–29, 2011.
122. Palti R, Vigler M: Anatomy and function of lumbrical muscles [Review], *Hand Clin* 28(1):13–17, 2012.
123. Pang EQ, Yao J: Anatomy and biomechanics of the finger proximal interphalangeal joint, *Hand Clin* 34(2):121–126, 2018.
124. Pasquella JA, Levine P: Anatomy and function of the hypothenar muscles [Review], *Hand Clin* 28(1):19–25, 2012.
125. Peck D, Buxton DF, Nitz A: A comparison of spindle concentrations in large and small muscles acting in parallel combinations, *J Morphol* 180:243–252, 1984.
126. Pettengill K, et al.: Postoperative management of flexor tendon injuries. In Skriven TM, Osterman AL, Fedorczyk J, et al.: *Rehabilitation of the hand and upper extremity*, ed 6, St Louis, 2011, Elsevier.
127. Ranney D, Wells R: Lumbrical muscle function as revealed by a new and physiological approach, *Anat Rec* 222:110–114, 1988.
128. Rempel DM, Keir PJ, Bach JM: Effect of wrist posture on carpal tunnel pressure while typing, *J Orthop Res* 26:1269–1273, 2008.
129. Roloff I, Schöffl VR, Vigouroux L, et al.: Biomechanical model for the determination of the forces acting on

the finger pulley system, *J Biomech* 39:915–923, 2006.

130. Rosenthal EA, Elhassan BT: The extensor tendons: evaluation and surgical management. In Skirven TM, et al.: *Rehabilitation of the hand and upper extremity*, ed 6, St Louis, 2011, Elsevier.
131. Rust PA, Ek ETH, Tham SKY: Assessment of normal trapeziometacarpal joint alignment, *J Hand Surg: European* 42(6):605–609, 2017.
132. Schneider MTY, Zhang J, Crisco JJ, et al.: Trapeziometacarpal joint contact varies between men and women during three isometric functional tasks, *Med Eng Phys* 50:43–49, 2017.
133. Schulz CU, Anetzberger H, Pfahler M, et al.: The relation between primary osteoarthritis of the trapeziometacarpal joint and supernumerary slips of the abductor pollicis longus tendon, *J Hand Surg Br* 27:238–241, 2002.
134. Scott A: Is a joint-specific home exercise program effective for patients with first carpometacarpal joint osteoarthritis? A critical review, *Hand Ther* 23(3):83–94, 2018.
135. Shi Q, Bobos P, Lalone EA, et al.: Comparison of the short-term and long-term effects of surgery and nonsurgical intervention in treating carpal tunnel syndrome: a systematic review and meta-analysis, *Hand (N Y)* 15(1):13–22, 2020.
136. Shi Q, MacDermid JC: Is surgical intervention more effective than non-surgical treatment for carpal tunnel syndrome? A systematic review [Review], *J Orthop Surg* 6:17, 2011.
137. Shih JG, Mainprize JG, Binhammer PA: Comparison of computed tomography articular surface geometry of male versus female thumb carpometacarpal joints, *Hand* 13(1):33–39, 2018.
138. Siegel P, Jackson D, Baugh C: Practice patterns following carpometacarpal (CMC) arthroplasty, *J Hand Ther* 35(1):67–73, 2022.
139. Smutz WP, Kongsayreepong A, Hughes RE, et al.: Mechanical advantage of the thumb muscles, *J Biomech* 31:565–570, 1998.
140. Sodha S, Ring D, Zurakowski D, et al.: Prevalence of osteoarthrosis of the trapeziometacarpal joint, *J Bone Joint Surg Am* 87(12):2614–2618, 2005.
141. Stack HG: Muscle function in the fingers, *J Bone Joint Surg Br* 44:899–902, 1962.
142. Standring S: *Gray's anatomy: the anatomical basis of clinical practice*, ed 42, St Louis, 2021, Elsevier.
143. Stival F, Michieletto S, Cognolato M, et al.: A quantitative taxonomy of human hand grasps, *J NeuroEng Rehabil* 16(1):28, 2019.
144. Strauch RJ, Rosenwasser MP, Behrman MJ: A biomechanical assessment of ligaments preventing dorsoradial subluxation of the trapeziometacarpal joint, *J Hand Surg Am* 24(1):198–199, 1999.
145. Strong CL, Perry J: Function of the extensor pollicis longus and intrinsic muscle of the thumb, *J Am Phys Ther Assoc* 46:939–945, 1966.
146. Su FC, Chou YL, Yang CS, et al.: Movement of finger joints induced by synergistic wrist motion, *Clin Biomech* 20:491–497, 2005.
147. Taguchi M, Zhao C, Zobitz ME, et al.: Effect of finger ulnar deviation on gliding resistance of the flexor digitorum profundus tendon within the $A_1$ and $A_2$ pulley complex, *J Hand Surg Am* 31:113–117, 2006.
148. Tan J, Xu J, Xie RG, et al.: In vivo length and changes of ligaments stabilizing the thumb carpometacarpal joint, *J Hand Surg Am* 36(3):420–427, 2011.
149. Terrino AL, et al.: The rheumatoid thumb. In Skriven TM, Osterman AL, Fedorczyk J, et al.: *Rehabilitation of the hand and upper extremity*, ed 6, St Louis, 2011, Elsevier.
150. Thomas DH, Long C: Biomechanical considerations of lumbricalis behavior in the human finger, *J Biomech* 1:107–115, 1968.
151. Tordjman D, d'Utruy A, Bauer B, et al.: Tendon transfer surgery for radial nerve palsy, *Hand Surg Rehabil* 41s:s90–s97, 2022.
152. Trumble TE, Vedder NB, Seiler 3rd JG, et al.: Zone-II flexor tendon repair: a randomized prospective trial of active place-and-hold therapy compared with passive motion therapy, *J Bone Joint Surg Am* 92(6):1381–1389, 2010.
153. Ueba H, Moradi N, Erne HC, et al.: An anatomic and biomechanical study of the oblique retinacular ligament and its role in finger extension, *J Hand Surg Am* 36(12):1959–1964, 2011.
154. Ugbolue UC, Hsu WH, Goitz RJ, et al.: Tendon and nerve displacement at the wrist during finger movements, *Clin Biomech* 20:50–56, 2005.
155. Valdes K, Boyd JD, Povlak SB, et al.: Efficacy of orthotic devices for increased active proximal interphalangeal extension joint range of Motion: a systematic review, *J Hand Ther* 32(2):184–193, 2019.
156. Vigouroux L, Quaine F, Paclet F, et al.: Middle and ring fingers are more exposed to pulley rupture than index and little during sport-climbing: a biomechanical explanation, *Clin Biomech* 23:562–570, 2008.
157. Villafane JH, Cleland JA, Fernandez-de-las-Penas C: The effectiveness of a manual therapy and exercise protocol in patients with thumb carpometacarpal osteoarthritis: a randomized controlled trial, *J Orthop Sports Phys Ther* 43(4):204–213, 2013.
158. Wachter NJ, Mentzel M, Krischak GD, et al.: Predictive value of metacarpophalangeal stabilization tests for simulated ulnar nerve lesion measured by a sensor glove, *J Hand Ther* 32(1):64–70, 2019.
159. Wang K, McGlinn EP, Chung KC: A biomechanical and evolutionary perspective on the function of the lumbrical muscle, *J Hand Surg Am* 39(1):149–155, 2014.
160. Wang KK, Zhang X, McCombe D, et al.: Quantitative analysis of in-vivo thumb carpometacarpal joint kinematics using four-dimensional computed tomography, *J Hand Surg Eur Vol* 43(10):1088–1097, 2018.
161. Wariyar B: Hansen's disease (leprosy), *Nebr Med J* 81:147–148, 1996.
162. Wells RP, Ranney DA: Lumbrical length changes in finger movement: a new method of study in fresh cadaver hands, *J Hand Surg Am* 11:574–577, 1986.
163. White J, Coppola L, Skomurski A, et al.: Influence of age and gender on normative passive range of motion values of the carpometacarpal joint of the thumb, *J Hand Ther* 31(3):390–397, 2018.
164. Wilkens SC, Meghpara MM, Ring D, et al.: Trapeziometacarpal arthrosis, *JBJS Rev* 7(1):e8, 2019.
165. Williams K, Terrono AL: Treatment of boutonnière finger deformity in rheumatoid arthritis, *J Hand Surg Am* 36(8):1388–1393, 2011.
166. Windhorst U: Muscle proprioceptive feedback and spinal networks [Review, 411 refs], *Brain Res Bull* 73(4–6):155–202, 2007.
167. Wolf JM, Scher DL, Etchill EW, et al.: Relationship of relaxin hormone and thumb carpometacarpal joint arthritis, *Clin Orthop Relat Res* 472(4):1130–1137, 2014.
168. Wolf JM, Turkiewicz A, Atroshi I, et al.: Occupational load as a risk factor for clinically relevant base of thumb osteoarthritis, *Occup Environ Med* 77(3):168–171, 2020.
169. Zancolli EA, Ziadenberg C, Zancolli Jr E: Biomechanics of the trapeziometacarpal joint, *Clin Orthop Relat Res* 220:14–26, 1987.

## 학습문제_Study Questions

1. 손의 몸쪽과 먼쪽가로활에서 허용되는 상대적 가동성을 비교하라.
2. 오래 지속된 (a) 자신경병증과 (b) 정중신경병증 후에 근위축이 가장 예측되는 손에서의 영역들을 열거하라.
3. 엄지모음근은 안정적인 몸쪽 뼈의 부착부위들을 요구하는 강력한 근육이다. 근육의 몸쪽부착부위들을 복습한 후에, 이런 요구를 접하게 되는 곳이 어디인지 서술하라.
4. 엄지의 손목손허리관절에서의 어떤 움직임들이 맞섬을 구성하고 있는가? 어떤 근육들이 이런 개별적인 움직임을 수행하는 데 대해 가장 책임이 있는가?
5. 집게손가락에 있는 벌레근의 경로를 몸쪽부착부위에서 먼쪽부착부위로 설명하라. 어떻게 이런 근육이 손가락뼈사이관절을 폄시킴과 동시에 손허리손가락관절을 굽힘시킬 수 있는지 설명하라.
6. 그림 8.42는 손목손허리관절에서 긴엄지폄근, 짧은엄지폄근, 그리고 긴엄지벌림근의 힘선을 보여주고 있다. 3개의 근육들 중 (a) 모음이 가능한 근육, (b) 벌림이 가능한 근육, 그리고 (c) 둘 다 안 되는 근육은 무엇인가? 마지막으로 이러한 근육들 중 어떤 근육이 손목손허리관절을 폄시킬 수 있는가?
7. 손을 펴는 데 있어(즉, 손가락들의 폄) 벌레근과 뼈사이근의 역할은 무엇인가?
8. 백조목변형과 단추구멍변형에서의 기초적 병리역학을 대조하라.
9. 그림 8.48에서 소개된 3개의 내재성 근육들 중 어떤 근육이 집게손가락에 있는 손허리손가락관절의 굽힘을 위한 가장 큰 모멘트팔을 갖는가?
10. 임상가들은 손허리뼈가 골절된 사람들의 손을 종종 손허리손가락관절의 굽힘과 손가락뼈사이관절의 거의 폄 위치로 고정한다. 이렇게 하는 이유는 무엇인가? 이런 자세가 지속되면 결국 어떤 근육이 타이트해지는가(수축되는가)?
11. 콩알뼈 수준에서 자신경이 손상된 사람은 일반적으로 엄지에 있는 손목손허리관절의 모음이 두드러지게 약화를 보인다. 이것은 왜 그런가? 어떤 근육이 이 관절에서의 모음 상실을 어느 정도 보상할 수 있는가?
12. 엄지에 있는 손목손허리관절의 안장형 관절구조가 어떻게 굽힘과 폄 그리고 벌림과 모음의 관절운동형상학에 영향을 미치는가?
13. 손에 있는 손목손허리관절의 수동 가동성을 가장 적은 것에서부터 가장 많은 순으로 열거하라. 이런 가동성 양상의 기능적 의미는 무엇인가?
14. 환자가 손가락의 벌림과 모음의 능동 움직임에서 그리고 '열쇠 집기'를 만드는 데 있어 두드러진 약화를 보인다. 거기에, 환자는 새끼두덩의 근육에서 위축을 보이고 있으며 손과 먼쪽 아래팔의 자쪽모서리에서 감소된 감각을 보이고 있다. 부록 II, Part B에서 E까지 제시된 정보에 근거하여, 어떤 척수신경뿌리들이 이런 장애에 가장 연관이 있는가?
15. 어떤 사람이 $A_4$ 도르래 수준에서 반지손가락의 깊은손가락굽힘근(FDP)의 힘줄이 완전히 찢어졌다고 가정하자. 게다가, 그 사람은 주먹을 쥐려고 시도하면 반지손가락에 있는 먼쪽손가락뼈사이관절의 굽힘보다는 폄이 일어난다고 보고하고 있다. (이러한 관찰에 대해 임상가들은 '역설적 폄'이라고 언급한다.) 이런 현상을 위한 가능한 운동학적 설명을 제안하라.
16. '내재성 근육 구축'으로 진단된 사람의 손가락 위치를 설명하라. 손가락의 어떤 위치가 타이트해진 근육을 신장시키는가?
17. 환자의 집게손가락 PIP관절의 수동가동범위(ROM)를 평가하고 있다고 가정하자. 측정 결과, 110°의 굽힘에서 중립의 폄(즉, 0°)보다 30° 부족한 범위까지의 ROM을 보이고 있다. 30° 폄의 상실이 외재성 손가락 굽힘근육의 타이트함 때문인지 아니면 PIP관절에 있는 손바닥쪽판의 타이트함 때문인지 어떻게 구별할 수 있는가?

부 록

# II

# 팔의 근육 부착부위와 신경지배, 근육의 단면적, 그리고 피부분절을 위한 참고 자료

Reference Materials for Muscle Attachments and Innervations, Muscle Cross-Sectional Areas, and Dermatomes of the Upper Extremity



## Part A: 팔꿈치, 손목, 그리고 손을 통과하는 말초신경의 경로

다음 그림들은 근육 신경지배의 경로와 일반적인 몸쪽에서 먼쪽으로의 순서를 보여주고 있다. 일부 근육의 위치는 소개의 목적으로 약간 변경되었다. 각 신경을 형성하는 일차적인 신경뿌리는 괄호 안에 제시되었다.

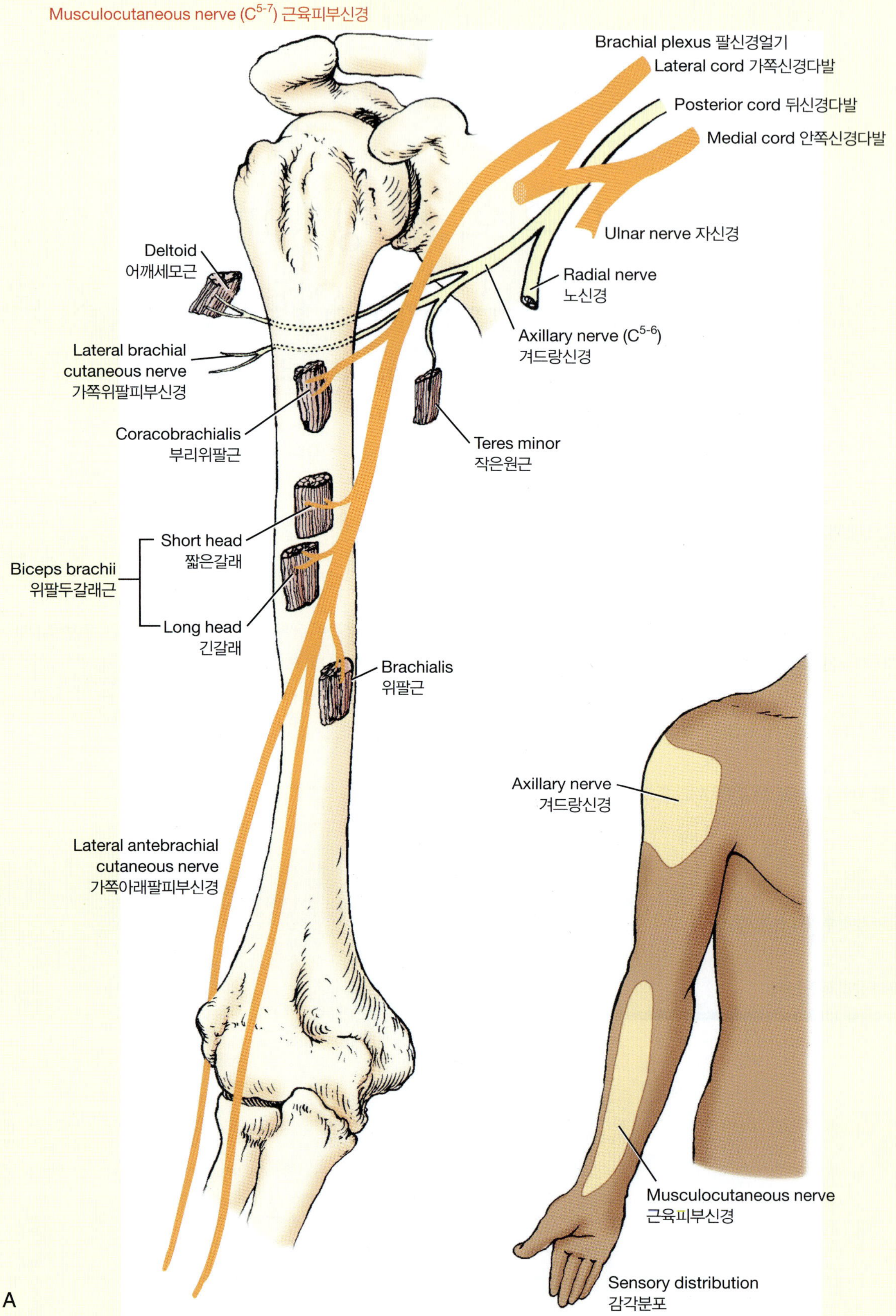


**그림 II.1A** 근육피부신경의 경로는 부리위팔근, 위팔두갈래근, 그리고 위팔근을 신경지배하는 것으로 보여주고 있다. 이 신경의 감각분포는 가쪽아래팔을 따라 밝은 영역으로 보여주고 있다. 겨드랑신경의 운동신경과 감각신경 또한 보여주고 있다.

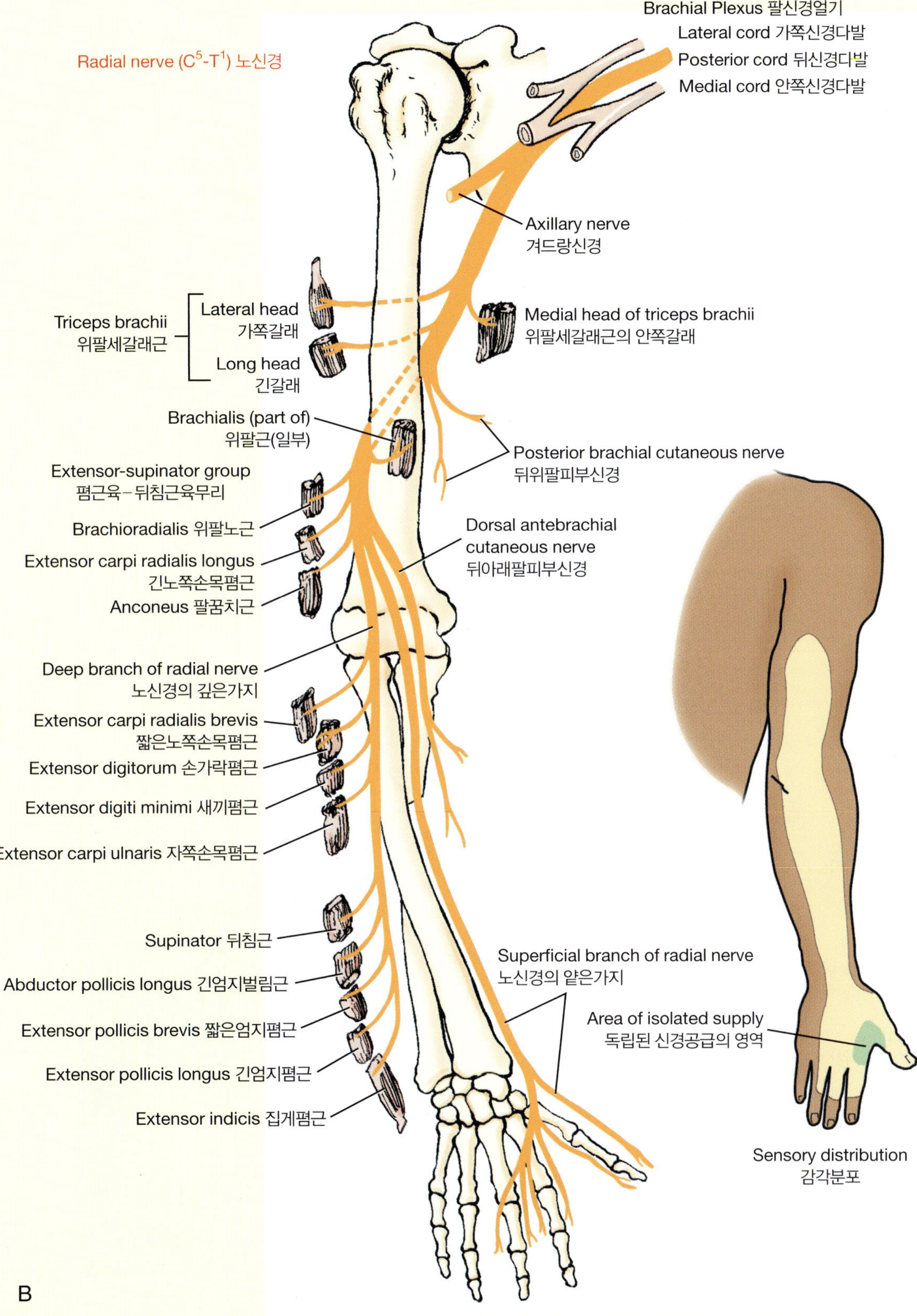


**그림 II.1B** 노신경의 경로는 위팔, 아래팔, 손목, 그리고 손가락 대부분의 폄근육들을 신경지배하는 것으로 보여주고 있다. 근육 신경지배의 몸쪽에서 먼쪽으로의 순서에 대한 자세한 내용은 본문을 참조하라. 이 신경의 일반적인 감각분포는 팔의 등쪽면을 따라 밝은 영역으로 보여주고 있다. 손의 등쪽 '물갈퀴 공간'은 노신경의 감각가지에 의해서만 신경지배된다(초록색으로 표시). 이런 독립된 신경 공급의 영역은 이 신경의 감각기능을 검사하기 위한 좋은 위치를 제공한다.

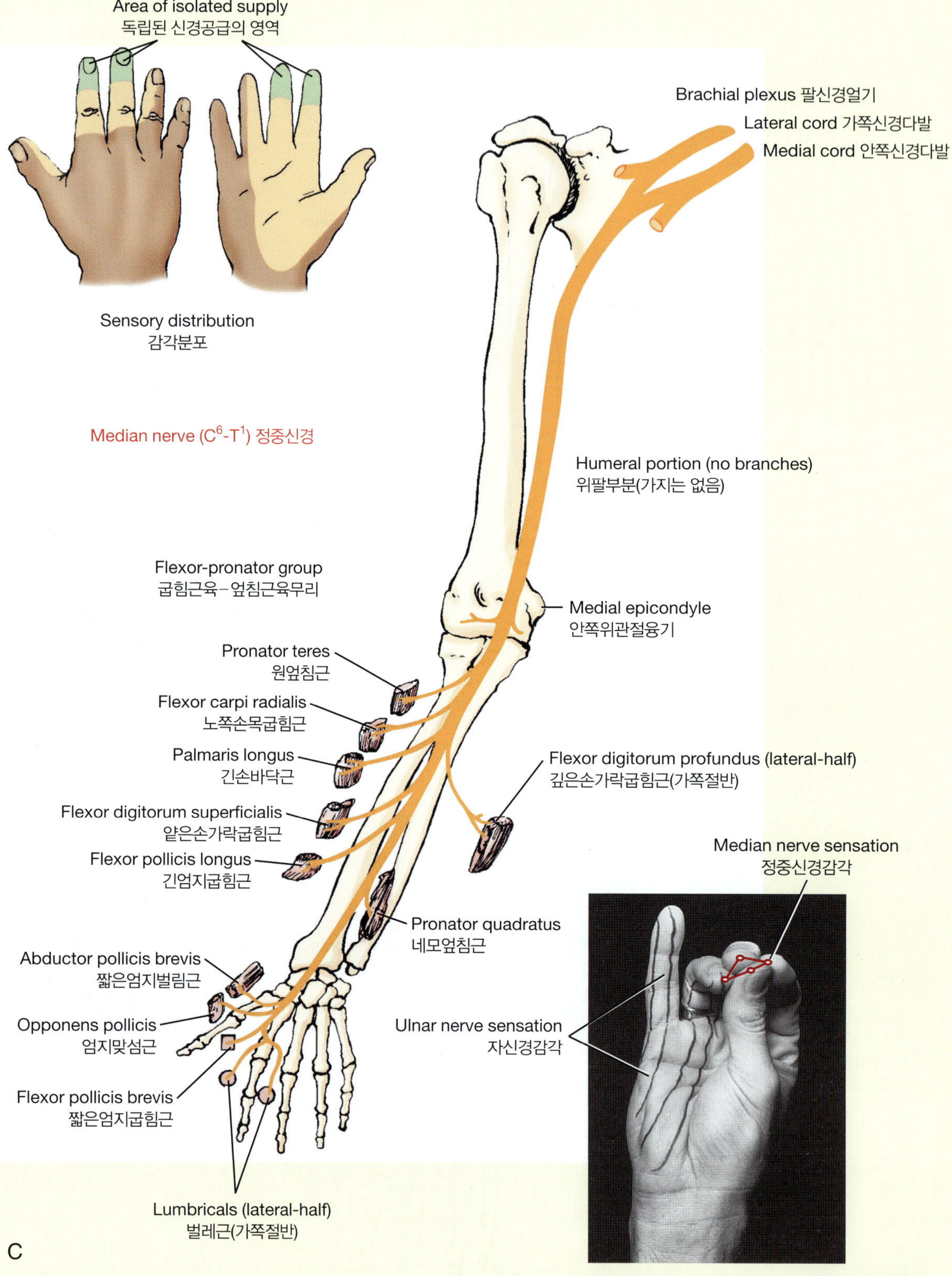


**그림 II.1C** 정중신경의 경로는 엎침근육들, 손목 굽힘근육들, 손가락의 긴 (외재성) 굽힘근육들(반지손가락과 새끼손가락으로 가는 깊은손가락굽힘근은 제외), 엄지로 가는 대부분의 내재성 근육들, 그리고 가쪽에 있는 두 개의 벌레근을 신경지배하는 것으로 보여주고 있다. 이 신경의 일반적인 감각분포는 손에서 밝은 영역으로 보여주고 있다. 독립된 정중신경의 감각지배를 받는 피부의 영역은 집게손가락과 가운데손가락의 먼쪽끝을 따라 표시된다(초록색). *삽입 그림에서*, 엄지와 손가락들에 의한 집기 동작을 수행할 때 자연스럽게 접촉하게 되는 피부의 영역이 정중신경의 감각분포이다.

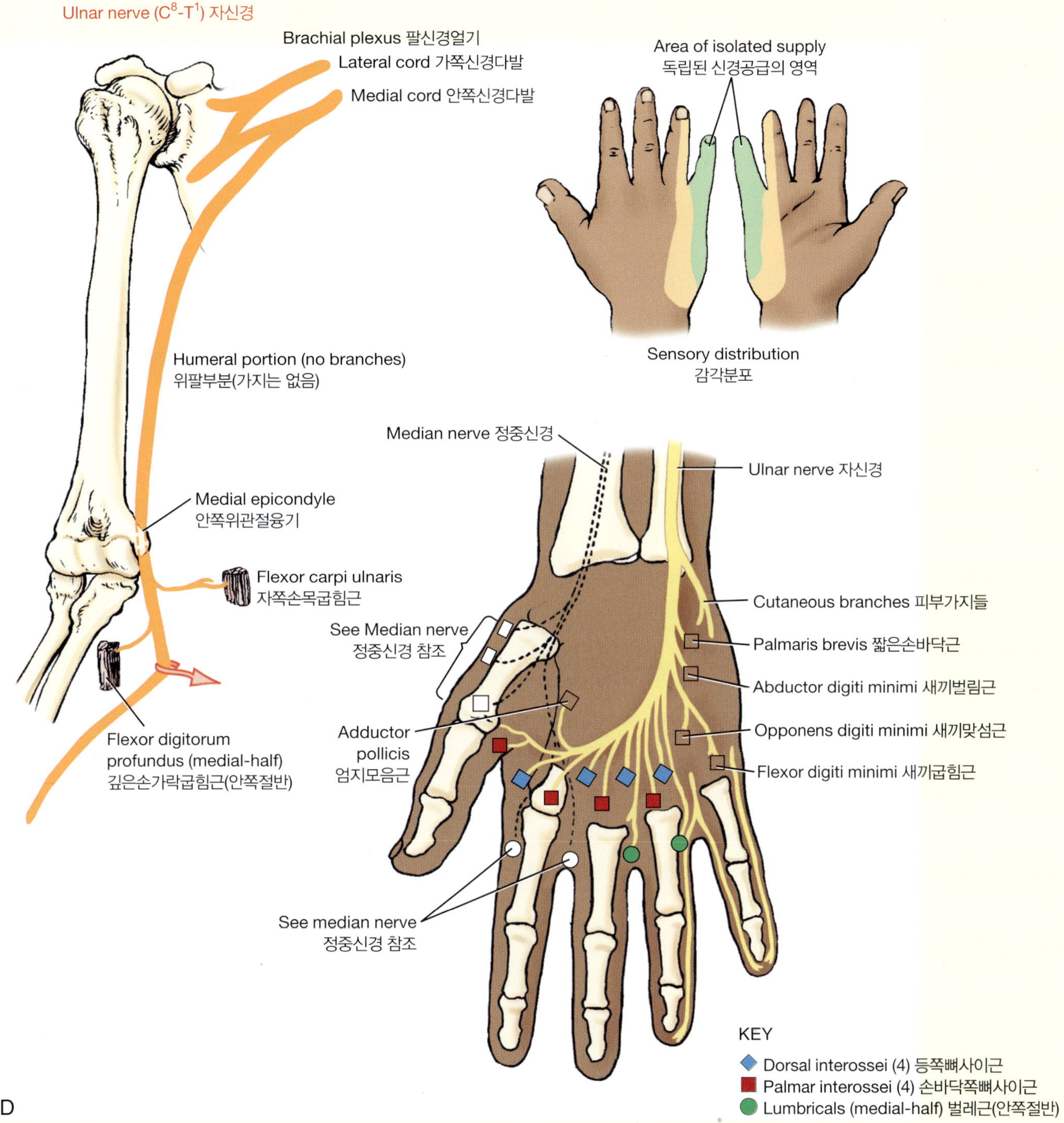


**그림 II.1D** 자신경의 경로는 안쪽에 있는 두 개의 벌레근을 포함한 손의 내재성 근육들 대부분을 신경지배하는 것으로 보여주고 있다. 이 신경의 일반적인 감각분포는 반지손가락의 안쪽면과 새끼손가락 전체를 포함한 손의 자쪽면에 있는 피부를 맡고 있다. 독립된 자신경의 감각지배을 받고 있는 피부의 영역은 초록색으로 표시되었으며, 새끼손가락 전체와 손의 가장 자쪽면을 포함하고 있다. (A to D Modified from de Groot JH: *Correlative neuroanatomy*, ed 21, Norwalk, 1991, Appleton & Lange. Photograph by Donald A. Neumann.)

## Part B: 팔에 있는 근육의 척수신경뿌리 지배

| 근육 | 신경뿌리 | | | | | | | | |
|---|---|---|---|---|---|---|---|---|---|
| | $C^1$ | $C^2$ | $C^3$ | $C^4$ | $C^5$ | $C^6$ | $C^7$ | $C^8$ | $T^1$ |
| 앞톱니근 | | | | | **X** | **X** | **X** | *X* | |
| 큰마름근과 작은마름근 | | | | *X* | **X** | | | | |
| 빗장밑근 | | | | | **X** | **X** | | | |
| 가시위근 | | | | | **X** | **X** | | | |
| 가시아래근 | | | | | **X** | **X** | | | |
| 어깨밑근 | | | | | **X** | **X** | *X* | | |
| 넓은등근 | | | | | | **X** | **X** | **X** | |
| 큰원근 | | | | | *X* | **X** | *X* | | |
| 큰가슴근(빗장갈래) | | | | | **X** | **X** | | | |
| 큰가슴근(복장갈비갈래) | | | | | | *X* | *X* | **X** | **X** |
| 작은가슴근 | | | | | | | *X* | **X** | *X* |
| 작은원근 | | | | | **X** | **X** | | | |
| 어깨세모근 | | | | | **X** | **X** | | | |
| 부리위팔근 | | | | | *X* | **X** | **X** | | |
| 위팔두갈래근 | | | | | **X** | **X** | | | |
| 위팔근 | | | | | **X** | **X** | | | |
| 위팔세갈래근 | | | | | | *X* | **X** | **X** | *X* |
| 팔꿈치근 | | | | | | | **X** | **X** | |
| 위팔노근 | | | | | **X** | **X** | | | |
| 긴노쪽손목폄근, 짧은노쪽손목폄근 | | | | | *X* | **X** | **X** | *X* | |
| 뒤침근 | | | | | *X* | **X** | | | |
| 손가락폄근 | | | | | | *X* | **X** | **X** | |
| 새끼폄근 | | | | | | *X* | **X** | **X** | |
| 자쪽손목폄근 | | | | | | *X* | **X** | **X** | |
| 긴엄지벌림근 | | | | | | *X* | **X** | **X** | |
| 짧은엄지폄근 | | | | | | *X* | **X** | **X** | |
| 긴엄지폄근 | | | | | | *X* | **X** | **X** | |
| 집게폄근 | | | | | | *X* | **X** | **X** | |
| 원엎침근 | | | | | | **X** | **X** | | |
| 노쪽손목굽힘근 | | | | | | **X** | **X** | *X* | |
| 긴손바닥근 | | | | | | | **X** | **X** | *X* |
| 얕은손가락굽힘근 | | | | | | | *X* | **X** | **X** |
| 깊은손가락굽힘근 I과 II | | | | | | | *X* | **X** | **X** |
| 긴엄지굽힘근 | | | | | | | *X* | **X** | **X** |
| 네모엎침근 | | | | | | | *X* | **X** | **X** |
| 짧은엄지벌림근 | | | | | | | *X* | *X* | *X* |
| 엄지맞섬근 | | | | | | | *X* | *X* | *X* |
| 짧은엄지굽힘근 | | | | | | | *X* | *X* | *X* |
| 벌레근 I과 II | | | | | | | *X* | **X** | **X** |
| 자쪽손목굽힘근 | | | | | | | *X* | **X** | *X* |
| 깊은손가락굽힘근 III과 IV | | | | | | | | **X** | **X** |
| 짧은손바닥근 | | | | | | | | **X** | **X** |
| 새끼벌림근 | | | | | | | | **X** | **X** |
| 새끼맞섬근 | | | | | | | | **X** | **X** |
| 새끼굽힘근 | | | | | | | | **X** | **X** |
| 손바닥쪽뼈사이근 | | | | | | | | **X** | **X** |
| 등쪽뼈사이근 | | | | | | | | **X** | **X** |
| 벌레근 III과 IV | | | | | | | | **X** | **X** |
| 엄지모음근 | | | | | | | | **X** | **X** |

Data complied primarily from Kendall FP, McCreary EK, Provance PG: *Muscle: Testing and Function with posture and pain*, ed 5. Philadelphia, 2005, Lippincott Williams & Wilkins; Standing S: *Gray's anatomy: the anatomical basis of clinical practice*, ed 41, St Louis, 2015, Elsevier; and unpublished clinical observations of persons with spinal cord injury.

*X*, 작은~중간 정도의 분포; **X**, 중요 분포.

## Part C: 팔의 5가지 주요 신경과 이들의 운동신경지배 양상

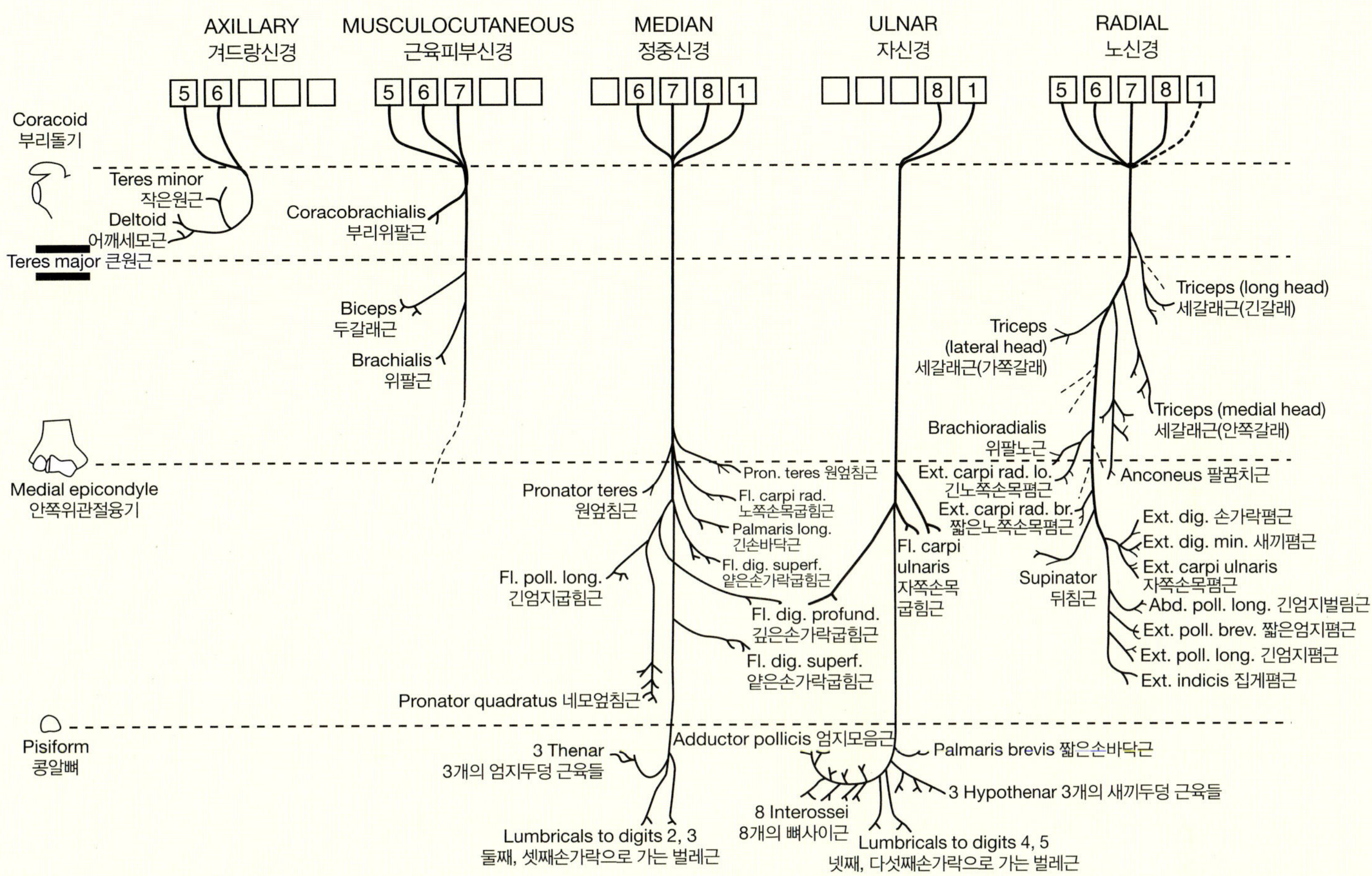


그림 II.2 팔의 운동신경지배. (From Swanson AB, de Groot Swanson G: Principles and methods of impairment evaluation in the hand upper extremity. In American Medical Association: *Guides to the evaluation of permanent impairment*, ed 4, Chicago, 1993, AMA.)

## Part D: 척수신경뿌리($C^5$-$T^1$)의 기능을 검사하기 위한 중요 근육

다음의 표는 팔신경얼기($C^5$-$T^1$)의 개별 신경뿌리에 대한 기능을 검사하기 위해 일반적으로 사용되는 중요 근육을 보여주고 있다. 중요 근육에서 나타나는 근력의 감소는 관련된 신경뿌리에서의 손상이나 병리 과정을 의미한다.

| 중요 근육 | 신경뿌리 | 간단한 검사 움직임 |
|---|---|---|
| 위팔두갈래근 | $C^5$ | 아래팔 뒤침상태에서의 팔꿈치 굽힘 |
| 중간어깨세모근 | $C^5$ | 어깨 벌림 |
| 긴노쪽손목폄근 | $C^6$ | 손목 노쪽치우침상태에서의 폄 |
| 위팔세갈래근 | $C^7$ | 팔꿈치 폄 |
| 손가락폄근 | $C^7$ | 손가락 폄(손허리손가락관절만) |
| 깊은손가락굽힘근 | $C^8$ | 가운데손가락 굽힘(먼쪽손가락뼈사이관절) |
| 새끼벌림근 | $T^1$ | 새끼손가락 벌림(손허리손가락관절) |

## Part E: 팔의 피부분절

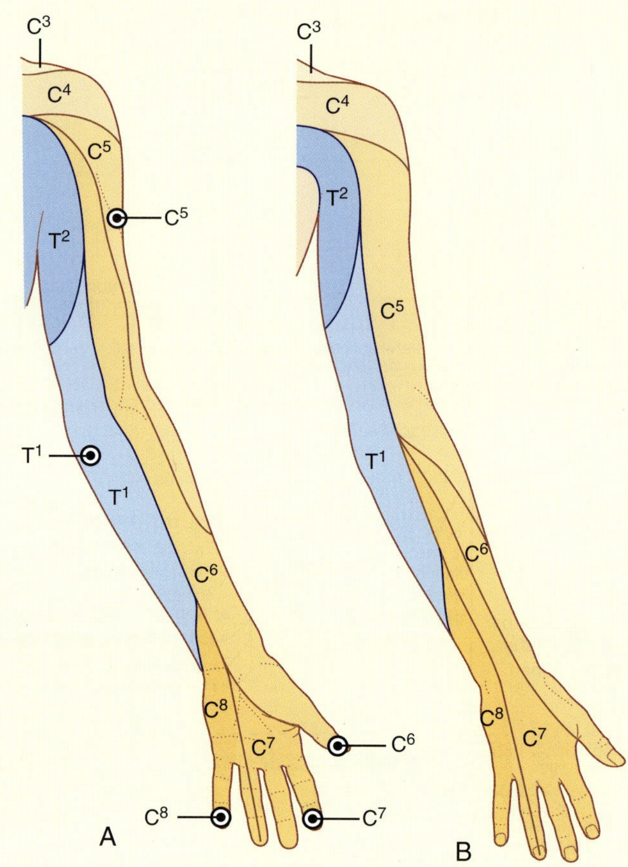


**그림 II.3** 팔의 피부분절. (A) 왼쪽팔의 앞면. (B) 오른쪽팔의 뒤(등쪽)면. 굵은 점은 각 피부분절을 검사하기 위해 임상적으로 흔히 사용되는 영역을 나타낸다. 차이가 나는 것은 일반적이다. $C^7$: 일곱째목신경뿌리, $T^1$: 첫째등신경뿌리, 기타 등등. (Modified from Darke R, Vogl W, Mitchell A: *Gray's Anatomy for Students*. Philadelphia, 2014, Churchill Livingstone.)

## Part F: 팔에 있는 근육의 부착부위와 신경지배

### 어깨 근육

*부리위팔근(coracobrachialis)*

*몸쪽부착부위*: 부리돌기의 꼭지, 위팔두갈래근의 짧은갈래와 온힘줄을 형성

*먼쪽부착부위*: 위팔뼈몸통 중간의 안쪽면

*신경지배*: 근육피부신경

*어깨세모근(deltoid)*

*몸쪽부착부위*:

앞섬유: 빗장뼈 가쪽끝의 앞면

중간섬유: 봉우리 가쪽가장자리의 위면

뒤섬유: 어깨뼈가시의 뒤모서리

*먼쪽부착부위*: 위팔뼈의 어깨세모근거친면

*신경지배*: 겨드랑신경

*가시아래근(infraspinatus)*

*몸쪽부착부위*: 가시아래오목

*먼쪽부착부위*: 위팔뼈 큰결절의 중간면; 접시위팔관절주머니의 일부

*신경지배*: 어깨위신경

*넓은등근(latissimus dorsi)*

*몸쪽부착부위*: 등뼈의 아래 절반과 모든 허리뼈의 등허리근막의 뒤층, 가시돌기, 그리고 가시끝인대; 정중엉치뼈능선; 엉덩뼈의 뒤쪽능선; 아래 갈비뼈 4개; 어깨뼈 아래각 근처의 작은 영역; 그리고 배바깥빗근으로부터의 근육 맞물림

*먼쪽부착부위*: 위팔뼈 결절사이고랑의 바닥

*신경지배*: 가슴등(중간어깨밑)신경

*어깨올림근(levator scapula)*

*몸쪽부착부위*: C1과 C2의 가로돌기 그리고 C3와 C4의 가로돌기에 있는 뒤결절

*먼쪽부착부위*: 어깨뼈의 위각과 어깨뼈가시뿌리 사이에 있는 안쪽모서리

*신경지배*: 척수신경의 앞가지($C^3$-$C^4$)와 등쪽어깨신경

*큰가슴근(pectoralis major)*

*몸쪽부착부위*:

빗장갈래: 빗장뼈 안쪽 절반의 앞모서리

복장갈비갈래: 복장뼈자루와 복장뼈몸통의 가쪽모서리 그리고 첫째에서 여섯째 또는 일곱째갈비뼈의 연골들; 갈비섬유는 배바깥빗근에서 나온 근육과 섞이게 됨

*먼쪽부착부위*: 위팔뼈의 큰결절능선

*신경지배*: 가쪽과 안쪽가슴근신경

*작은가슴근(pectoralis minor)*

*몸쪽부착부위*: 셋째~다섯째갈비뼈의 바깥면

*먼쪽부착부위*: 부리돌기의 안쪽모서리

*신경지배*: 안쪽가슴근신경

*큰마름근과 작은마름근(rhomboid major and minor)*

*몸쪽부착부위*: 목덜미인대와 C7-T5의 가시돌기

*먼쪽부착부위*: 어깨뼈가시의 뿌리에서부터 아래각까지인 어깨뼈의 안쪽모서리

*신경지배*: 등쪽어깨신경

*앞톱니근(serratus anterior)*

*몸쪽부착부위*: 첫째~아홉째갈비뼈 가쪽 영역의 바깥면

*먼쪽부착부위*: 어깨뼈의 안쪽모서리 전체, 섬유들이 아래각 근처에 집중되어 있음
*신경지배*: 긴가슴신경

### 빗장밑근(subclavius)

*몸쪽부착부위*: 첫째갈비뼈의 맨 앞쪽끝
*먼쪽부착부위*: 빗장뼈의 아래 중간 1/3
*신경지배*: 빗장밑신경

### 어깨밑근(subscapularis)

*몸쪽부착부위*: 어깨밑오목
*먼쪽부착부위*: 위팔뼈의 작은결절, 접시위팔관절주머니의 일부
*신경지배*: 위와 아래어깨밑신경

### 가시위근(supraspinatus)

*몸쪽부착부위*: 가시위오목
*먼쪽부착부위*: 위팔뼈 큰결절의 위면; 접시위팔관절주머니의 일부
*신경지배*: 어깨위신경

### 큰원근(teres major)

*몸쪽부착부위*: 어깨뼈의 아래각
*먼쪽부착부위*: 위팔뼈의 작은결절능선
*신경지배*: 아래어깨밑신경

### 작은원근(teres minor)

*몸쪽부착부위*: 어깨뼈 가쪽모서리의 뒤면
*먼쪽부착부위*: 위팔뼈 큰결절의 아래면; 접시위팔관절주머니의 일부
*신경지배*: 겨드랑신경

### 등세모근(trapezius)

*몸쪽부착부위*:
위섬유: 위목덜미선의 안쪽 부분과 바깥뒤통수뼈융기, 목덜미인대의 위쪽과 중간부위
중간섬유: 목덜미인대의 아래쪽부위, T1-T6의 가시돌기와 가시끝인대
아래섬유: T7-T12의 가시돌기와 가시끝인대
*먼쪽부착부위*:
위섬유: 빗장뼈 가쪽 1/3의 뒤-위쪽가장자리
중간섬유: 봉우리의 안쪽모서리와 어깨뼈가시의 위쪽가장자리
아래섬유: 어깨뼈가시뿌리의 바로 가쪽인 어깨뼈가시의 안쪽끝
*신경지배*: 일차적으로는 척수더부신경(뇌신경 XI); 이차적으로는 $C^2$-$C^4$의 앞가지에 의해 직접 신경지배

## 팔꿈치와 아래팔의 근육

### 팔꿈치근(anconeus)

*몸쪽부착부위*: 위팔뼈 가쪽위관절융기의 뒤면
*먼쪽부착부위*: 팔꿈치머리돌기와 자뼈 뒤면의 몸쪽면 사이
*신경지배*: 노신경

### 위팔두갈래근(biceps brachii)

*몸쪽부착부위*:
긴갈래: 어깨뼈의 접시위결절
짧은갈래: 어깨뼈 부리돌기의 꼭지
*먼쪽부착부위*: 노뼈의 두갈래근거친면; 또한 섬유성 널힘줄을 통해 아래팔 내의 깊은 결합조직에도 부착함
*신경지배*: 근육피부신경

### 위팔근(brachialis)

*몸쪽부착부위*: 위팔뼈 앞면의 먼쪽면
*먼쪽부착부위*: 몸쪽자뼈의 부리돌기와 자뼈거친면
*신경지배*: 근육피부신경(노신경으로부터의 약간의 기여)

### 위팔노근(brachioradialis)

*몸쪽부착부위*: 위팔뼈 가쪽관절융기위능선의 위쪽 2/3
*먼쪽부착부위*: 붓돌기의 바로 몸쪽인 먼쪽노뼈의 가쪽면
*신경지배*: 노신경

### 원엎침근(pronator teres)

*몸쪽부착부위*:
위팔갈래: 안쪽위관절융기
자갈래: 자뼈거친면의 안쪽
*먼쪽부착부위*: 중간노뼈의 가쪽면
*신경지배*: 정중신경

### 네모엎침근(pronator quadratus)

*몸쪽부착부위*: 먼쪽자뼈의 앞면
*먼쪽부착부위*: 먼쪽노뼈의 앞면
*신경지배*: 정중신경

### 뒤침근(supinator)

*몸쪽부착부위*: 위팔뼈의 가쪽위관절융기, 노쪽곁인대와 머리띠인대, 그리고 자뼈의 뒤침근능선
*먼쪽부착부위*: 몸쪽노뼈의 가쪽면
*신경지배*: 노신경

### 위팔세갈래근(triceps brachii)

*몸쪽부착부위*:
긴갈래: 어깨뼈의 접시아래결절
가쪽갈래: 위팔뼈 뒤면에 있는 노신경고랑의 위쪽과 가쪽

안쪽갈래: 위팔뼈 뒤면에 있는 노신경고랑의 아래쪽과 안쪽
*먼쪽부착부위*: 자뼈의 팔꿈치머리돌기
*신경지배*: 노신경

## 손목의 근육

### *짧은노쪽손목폄근(extensor carpi radialis brevis)*

*몸쪽부착부위*: 위팔뼈의 가쪽위관절융기에 부착하는 폄근육–뒤침근육의 온힘줄, 그리고 노쪽곁인대
*먼쪽부착부위*: 셋째손허리뼈바닥의 등쪽–노쪽면과 둘째손허리뼈바닥의 등쪽–자쪽면
*신경지배*: 노신경

### *긴노쪽손목폄근(extensor carpi radialis longus)*

*몸쪽부착부위*: 위팔뼈의 가쪽위관절융기에 부착하는 폄근육–뒤침근육의 온힘줄과 위팔뼈 가쪽관절융기위능선의 먼쪽 부위
*먼쪽부착부위*: 둘째손허리뼈바닥의 노쪽–뒤면
*신경지배*: 노신경

### *자쪽손목폄근(extensor carpi ulnaris)*

*몸쪽부착부위*: 위팔뼈의 가쪽위관절융기에 부착하는 폄근육–뒤침근육의 온힘줄과 자뼈 중간 1/3의 뒤모서리
*먼쪽부착부위*: 다섯째손허리뼈바닥의 뒤–자쪽면
*신경지배*: 노신경

### *노쪽손목굽힘근(flexor carpi radialis)*

*몸쪽부착부위*: 위팔뼈의 안쪽위관절융기에 부착하는 굽힘근육–엎침근육의 온힘줄
*먼쪽부착부위*: 둘째손허리뼈바닥의 손바닥쪽면과 셋째손허리뼈바닥에 일부 부착
*신경지배*: 정중신경

### *자쪽손목굽힘근(flexor carpi ulnaris)*

*몸쪽부착부위*:
위팔갈래: 위팔뼈의 안쪽위관절융기에 부착하는 굽힘근육–엎침근육의 온힘줄
자갈래: 자뼈 중간 1/3의 뒤모서리
*먼쪽부착부위*: 콩알뼈, 콩알갈고리인대와 콩알손허리인대, 그리고 다섯째손허리뼈바닥의 손바닥쪽면
*신경지배*: 자신경

### *긴손바닥근(palmaris longus)*

*몸쪽부착부위*: 위팔뼈의 안쪽위관절융기에 부착하는 굽힘근육–엎침근육의 온힘줄
*먼쪽부착부위*: 가로손목인대 중심부와 손의 손바닥널힘줄
*신경지배*: 정중신경

## *손의 외재성 근육*

### *긴엄지벌림근(abductor pollicis longus)*

*몸쪽부착부위*: 노뼈와 자뼈 중간 부분의 뒤면, 그리고 인접 뼈사이막
*먼쪽부착부위*: 엄지 손허리뼈바닥의 노쪽–등쪽면; 경우에 따라 큰마름뼈와 엄지두덩 근육들에도 이차적으로 부착됨
*신경지배*: 노신경

### *손가락폄근(extensor digitorum)*

*몸쪽부착부위*: 위팔뼈의 가쪽위관절융기에 부착하는 폄근육–뒤침근육의 온힘줄
*먼쪽부착부위*: 4개의 힘줄로 나눠지며, 이들은 각각 폄근육기전의 바닥부와 몸쪽손가락뼈바닥의 등쪽면에 부착
*신경지배*: 노신경

### *새끼폄근(extensor digiti minimi)*

*몸쪽부착부위*: 손가락폄근 근힘살의 자쪽면
*먼쪽부착부위*: 힘줄은 대개 나눠짐, 손가락폄근힘줄의 자쪽면에서 결합됨
*신경지배*: 노신경

### *집게폄근(extensor indicis)*

*몸쪽부착부위*: 자뼈의 중간에서 먼쪽까지의 뒤면 및 인접 뼈사이막
*먼쪽부착부위*: 집게폄근의 힘줄은 손가락폄근의 집게쪽 힘줄의 자쪽면에 합류됨
*신경지배*: 노신경

### *짧은엄지폄근(extensor pollicis brevis)*

*몸쪽부착부위*: 노뼈의 중간에서 먼쪽까지의 뒤면 및 인접 뼈사이막
*먼쪽부착부위*: 엄지 몸쪽손가락뼈바닥과 폄근육기전의 등쪽면
*신경지배*: 노신경

### *긴엄지폄근(extensor pollicis longus)*

*몸쪽부착부위*: 자뼈 중간의 뒤면 및 인접 뼈사이막
*먼쪽부착부위*: 엄지 먼쪽손가락뼈바닥과 폄근육기전의 등쪽면
*신경지배*: 노신경

### *깊은손가락굽힘근(flexor digitorum profundus)*

*몸쪽부착부위*: 자뼈 앞면과 안쪽면의 몸쪽 3/4 그리고 인접 뼈사이막
*먼쪽부착부위*: 4개의 힘줄로 나눠지며, 이들은 각각 먼쪽손가락뼈바닥의 손바닥쪽면 부착
*신경지배*:
안쪽 절반: 자신경
가쪽 절반: 정중신경

### 얕은손가락굽힘근(flexor digitorum superficialis)

*몸쪽부착부위*:

위팔자갈래: 위팔뼈의 안쪽위관절융기에 부착하는 굽힘근육–엎침근육의 온힘줄과 자뼈 갈고리돌기의 안쪽면

노뼈머리: 두갈래근결절의 바로 먼쪽과 가쪽의 빗선

*먼쪽부착부위*: 4개의 힘줄로 나눠지며, 이들은 각각 중간손가락뼈 손바닥쪽면의 양 옆면에 부착

*신경지배*: 정중신경

### 긴엄지굽힘근(flexor pollicis longus)

*몸쪽부착부위*: 노뼈 앞면의 중간 부분 및 인접 뼈사이막

*먼쪽부착부위*: 엄지 먼쪽손가락뼈바닥의 손바닥쪽면

*신경지배*: 정중신경

## 손의 내재성 근육

### 새끼벌림근(abductor digiti minimi)

*몸쪽부착부위*: 콩알갈고리인대, 콩알뼈, 그리고 자쪽손목굽힘근의 힘줄

*먼쪽부착부위*: 새끼손가락 몸쪽손가락뼈바닥의 자쪽면; 또한 새끼손가락의 폄근육기전에 부착함

*신경지배*: 자신경

### 짧은엄지벌림근(abductor pollicis brevis)

*몸쪽부착부위*: 가로손목인대, 큰마름뼈와 손배뼈의 손바닥쪽결절

*먼쪽부착부위*: 엄지 몸쪽손가락뼈바닥의 노쪽면; 또한 엄지의 폄근육기전에 부착함

*신경지배*: 정중신경

### 엄지모음근(adductor pollicis)

*몸쪽부착부위*:

빗갈래: 알머리뼈, 둘째와 셋째손허리뼈바닥, 인접 손목손허리관절의 관절주머니인대, 그리고 노쪽손목굽힘근의 힘줄집

가로갈래: 셋째손허리뼈의 손바닥쪽면

*먼쪽부착부위*: 두 갈래는 엄지 몸쪽손가락뼈바닥의 자쪽면과 손허리손가락관절에 있는 안쪽 종자뼈에 부착함; 또한 엄지의 폄근육기전에 부착함

*신경지배*: 자신경

### 등쪽뼈사이근(dorsal interossei)

*몸쪽부착부위*:

첫째: 첫째손허리뼈의 자쪽면과 둘째손허리뼈의 노쪽면

둘째: 둘째손허리뼈의 자쪽면과 셋째손허리뼈의 노쪽면

셋째: 셋째손허리뼈의 자쪽면과 넷째손허리뼈의 노쪽면

넷째: 넷째손허리뼈의 자쪽면과 다섯째손허리뼈의 노쪽면

*먼쪽부착부위*:

첫째: 집게손가락 몸쪽손가락뼈바닥과 등쪽덮개 빗섬유의 노쪽면

둘째: 가운데손가락 몸쪽손가락뼈바닥과 등쪽덮개 빗섬유의 노쪽면

셋째: 가운데손가락 몸쪽손가락뼈바닥과 등쪽덮개 빗섬유의 자쪽면

넷째: 반지손가락 몸쪽손가락뼈바닥과 등쪽덮개 빗섬유의 자쪽면

*신경지배*: 자신경

### 새끼굽힘근(flexor digiti minimi)

*몸쪽부착부위*: 가로손목인대와 갈고리뼈갈고리

*먼쪽부착부위*: 새끼손가락 몸쪽손가락뼈바닥의 자쪽면

*신경지배*: 자신경

### 짧은엄지굽힘근(flexor pollicis brevis)

*몸쪽부착부위*: 가로손목인대와 큰마름뼈의 손바닥쪽결절

*먼쪽부착부위*: 엄지 몸쪽손가락뼈바닥의 노쪽면; 또한 손허리손가락관절에 있는 가쪽종자뼈에 부착함

*신경지배*: 정중신경

### 벌레근(lumbricals)

*몸쪽부착부위*:

안쪽 2개: 새끼, 반지, 그리고 가운데손가락으로 가는 깊은손가락굽힘근힘줄의 인접 옆면

가쪽 2개: 가운데손가락과 집게손가락으로 가는 깊은손가락굽힘근힘줄의 가쪽면

*먼쪽부착부위*: 등쪽덮개의 빗섬유를 통한 폄근육기전의 가쪽모서리

*신경지배*:

안쪽 2개: 자신경

가쪽 2개: 정중신경

### 새끼맞섬근(opponens digiti minimi)

*몸쪽부착부위*: 가로손목인대와 갈고리뼈갈고리

*먼쪽부착부위*: 다섯째손허리뼈몸통의 자쪽면

*신경지배*: 자신경

### 엄지맞섬근(opponens pollicis)

*몸쪽부착부위*: 가로손목인대와 큰마름뼈의 손바닥쪽결절

*먼쪽부착부위*: 엄지 손허리뼈몸통의 노쪽면

*신경지배*: 정중신경

### 짧은손바닥근(palmaris brevis)

*몸쪽부착부위*: 가로손목인대와 콩알뼈의 바로 먼쪽과 가쪽에 있는 손바닥근막

*먼쪽부착부위*: 손의 가쪽모서리에 있는 피부

*신경지배*: 자신경

## 손바닥쪽뼈사이근(palmar interossei)

*몸쪽부착부위*:

첫째: 엄지손허리뼈의 자쪽면

둘째: 둘째손허리뼈의 자쪽면

셋째: 넷째손허리뼈의 노쪽면

넷째: 다섯째손허리뼈의 노쪽면

*먼쪽부착부위*:

첫째: 엄지 몸쪽손가락뼈의 자쪽면, 엄지모음근에 합류됨; 또한 손허리손가락관절에 있는 안쪽종자뼈에 부착함

둘째: 집게손가락 몸쪽손가락뼈바닥과 등쪽덮개의 빗섬유의 자쪽면

셋째: 반지손가락 몸쪽손가락뼈바닥과 등쪽덮개의 빗섬유의 노쪽면

넷째: 새끼손가락 몸쪽손가락뼈바닥과 등쪽덮개의 빗섬유의 노쪽면

*신경지배*: 자신경

## Part G: 팔에 있는 근육의 생리적 단면적

### 성인 팔 근육의 생리적 단면적(PCSA)*

| 근육 | PCSA($cm^2$) (평균 ± 표준편차) | 근육 | PCSA($cm^2$) (평균 ± 표준편차) |
|---|---|---|---|
| **어깨 근육** | | 짧은엄지폄근 | 0.5 ± 0.3[2] |
| 가시위근 | 6.7 ± 0.6[5] | 긴엄지폄근 | 1.0 ± 0.1[3] |
| 가시아래근 | 10.7 ± 1.0[5] | 집게폄근 | 0.6 ± 0.1[3] |
| 어깨밑근 | 15.5 ± 1.4[5] | 얕은손가락굽힘근 I | 2.5 ± 1.6[1] |
| 작은원근 | 3.2 ± 0.3[5] | 얕은손가락굽힘근 II | 1.7 ± 0.6[1] |
| 부리위팔근 | 2.0[4] | 얕은손가락굽힘근 III | 1.2 ± 0.7[1] |
| **팔꿈치와 아래팔 근육** | | 얕은손가락굽힘근 IV | 0.7 ± 0.4[1] |
| 위팔두갈래근(긴갈래) | 2.5 ± 0.2[1] | 깊은손가락굽힘근 I | 1.8 ± 0.2[3] |
| 위팔두갈래근(짧은갈래) | 2.1 ± 0.5[1] | 깊은손가락굽힘근 II | 2.2 ± 0.2[3] |
| 위팔근 | 7.0 ± 1.9[1] | 깊은손가락굽힘근 III | 1.7 ± 0.2[3] |
| 위팔세갈래근(안쪽갈래) | 6.1 ± 2.3[1] | 깊은손가락굽힘근 IV | 2.2 ± 0.3[3] |
| 위팔세갈래근(가쪽갈래) | 6.0 ± 1.2[1] | 긴엄지굽힘근 | 2.1 ± 0.2[3] |
| 위팔세갈래근(긴갈래) | 6.7 ± 2.0[1] | **손의 내재성 근육** | |
| 팔꿈치근 | 2.5 ± 1.2[1] | 짧은엄지벌림근 | 0.7 ± 0.3[2] |
| 위팔노근 | 1.5 ± 0.5[1] | 엄지맞섬근 | 1.0 ± 0.4[2] |
| 원엎침근 | 3.4 ± 1.5[1] | 짧은엄지굽힘근 | 0.7 ± 0.2[2] |
| 뒤침근 | 3.4 ± 1.0[1] | 벌레근 I | 0.1 ± 0.0[2] |
| 네모엎침근 | 2.1 ± 0.3[3] | 벌레근 II | 0.1 ± 0.0[2] |
| **손목 근육** | | 벌레근 III | 0.1 ± 0.0[2] |
| 짧은노쪽손목폄근 | 2.9 ± 1.4[1] | 벌레근 IV | 0.1 ± 0.0[2] |
| 긴노쪽손목폄근 | 2.4 ± 1.0[1] | 새끼벌림근 | 0.9 ± 0.5[2] |
| 자쪽손목폄근 | 3.4 ± 1.3[1] | 새끼맞섬근 | 1.1 ± 0.4[2] |
| 노쪽손목굽힘근 | 2.0 ± 0.6[1] | 새끼굽힘근 | 0.5 ± 0.4[2] |
| 자쪽손목굽힘근 | 3.2 ± 0.0[1] | 손바닥쪽뼈사이근 II | 0.8 ± 0.3[2] |
| 긴손바닥근 | 0.9 ± 0.6[1] | 손바닥쪽뼈사이근 III | 0.7 ± 0.3[2] |
| **손의 외재성 근육** | | 손바닥쪽뼈사이근 IV | 0.6 ± 0.2[2] |
| 손가락폄근 I | 0.5 ± 0.1[3] | 등쪽뼈사이근 I | 1.5 ± 0.4[2] |
| 손가락폄근 II | 1.0 ± 0.2[3] | 등쪽뼈사이근 II | 1.3 ± 0.8[2] |
| 손가락폄근 III | 0.9 ± 0.1[3] | 등쪽뼈사이근 III | 1.0 ± 0.5[2] |
| 손가락폄근 IV | 0.4 ± 0.1[3] | 등쪽뼈사이근 IV | 0.9 ± 0.4[2] |
| 새끼폄근 | 0.6 ± 0.1[3] | 엄지모음근 | 1.9 ± 0.4[2] |
| 긴엄지벌림근 | 1.9 ± 0.6[2] | | |

*근육은 몸쪽에서 먼쪽 순으로 제시되었다. 자료는 5가지의 참고문헌에서 얻었다(위첨자 참조).
자료는 Jonathon Senefeld의 보조로 편집되었다.

## 참고문헌


1. An KN, Hui FC, Morrey BF, et al.: Muscles across the elbow joint: a biomechanical analysis, *J Biomech* 14:659–669, 1981.
2. Jacobson MD, Raab R, Fazeli BM, et al.: Architectural design of the human intrinsic hand muscles, *J Hand Surg [Am]* 17:804–809, 1992.
3. Lieber RL, Jacobson MD, Fazeli BM, et al.: Architecture of selected muscles of the arm and forearm: anatomy and implications for tendon transfer, *J Hand Surg [Am]* 17:787–798, 1992.
4. Veeger HE, Yu B, An KN, et al.: Parameters for modeling the upper extremity, *J Biomech* 30:647–652, 1997.
5. Ward SR, Hentzen ER, Smallwood LH, et al.: Rotator cuff muscle architecture: implications for glenohumeral stability, *Clin Orthop Relat Res* 448:157–163, 2006.

# Section III

# 몸통뼈대

## Axial Skeleton

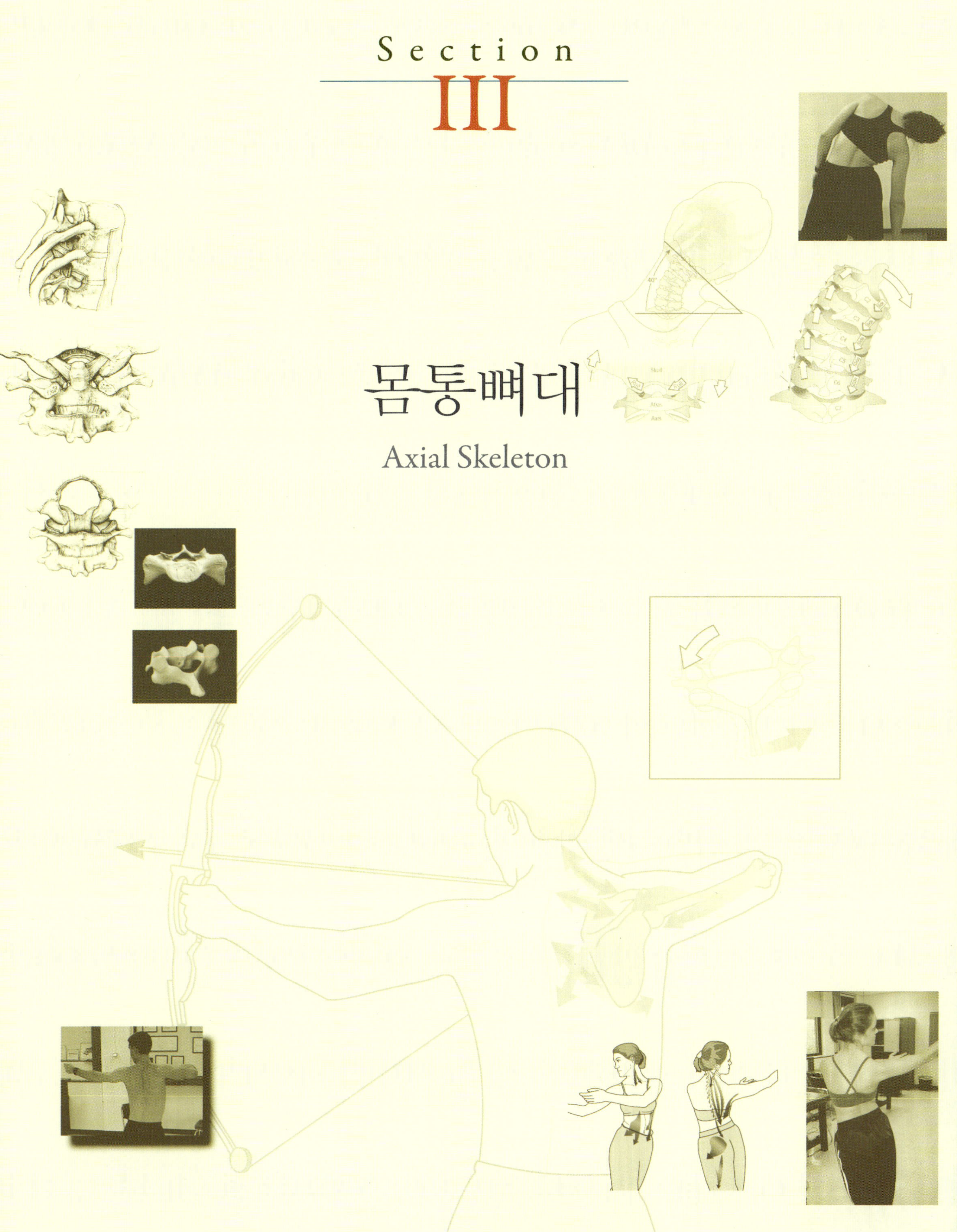

Section III

# 몸통뼈대



III부는 몸통뼈대인 머리뼈, 척추뼈, 복장뼈, 그리고 갈비뼈의 운동학에 초점을 두고 있다. III부는 3개의 장으로 나눠져 있으며, 각 장은 몸통뼈대의 서로 다른 운동학적 측면을 설명하고 있다. 9장은 골학과 관절학을 소개하고 있으며, 10장은 근육과 관절의 상호작용을 설명하고 있다. 11장은 몸통뼈대와 관계된 2개의 특별 주제인 씹기와 환기의 운동학에 대해 설명하고 있다.

III부는 몸통뼈대에 관계되는 여러 중첩된 기능들을 제시한다. 이러한 기능들에는 (1) 몸통 안정성과 함께 신체의 전반적인 가동성 제공, (2) 시각, 청각, 그리고 후각과 같은 감각기관의 최적 위치 배치, (3) 척수, 뇌, 그리고 내부장기의 보호, 그리고 (4) 환기, 씹기, 출산, 기침, 그리고 배변의 역학과 같은 신체활동의 조절이 포함된다. 몸통뼈대 내에 있는 근육뼈대의 기능장애는 이러한 4가지 기능들 중 어느 것에서든 제한을 유발할 수 있다.

## 부가적인 임상 연관성

각 장의 마지막 부분에서는 부가적인 임상 연관성에 대해 제시하였다. 임상 연관성을 제시한 이유는 각 장에서 언급된 운동학과 관련된 특정 임상적 개념들을 강조하고 확장시키기 위해 의도한 것이다.

## 학습문제

또한 각 장의 마지막 부분에는 학습문제가 제시된다. 학습문제는 각 장에 포함된 주요 개념을 복습하고 보강하기 위해 제시된 것이다. 이런 질문에 답을 하는 과정은 시험을 준비하는 학생들에게 효과적인 방법이 될 것이다.

Chapter 9

# 몸통뼈대: 골학 및 관절학

## Axial Skeleton: Osteology and Arthrology

**주제 요약**



전체적으로 뼈대는 몸통 성분과 팔다리 성분으로 구성된다. *팔다리뼈대(appendicular skeleton)*는 빗장뼈, 어깨뼈, 그리고 골반을 포함한 팔과 다리의 뼈들로 구성된다. 이와는 대조적으로, *몸통뼈대(axial skeleton)*는 머리뼈, 척주, 갈비뼈, 그리고 복장뼈로 구성된다(그림 9.1). 그림 9.1에서 나타내고 있듯이, 몸통뼈대와 팔다리뼈대는 위쪽의 복장빗장관절과 아래쪽의 엉치엉덩관절에 의해 서로 연결된다.

이 장에 제시된 골학과 관절학은 주로 몸통뼈대에 초점을 맞춘다. 주로 머리목영역, 척주, 그리고 엉치엉덩관절에 초점을 맞추고, 이러한 관절들이 몸통뼈대에서 어떻게 안정성, 움직임, 그리고 부하전달에 기여하는지를 설명한다. 이런 기능에 중요하게 기여하는 근육은 10장에서 다루어질 것이다.

질병, 외상, 과사용, 그리고 정상적인 노화는 몸통뼈대와 관련된 다양한 신경근육 및 근육뼈대의 질환을 유발할 수 있다. 척주의 질환은 주로 신경조직(척수와 신경뿌리)과 결합조직(척추뼈 및 관련 인대들, 척추원반, 그리고 윤활관절) 사이의 밀접한 해부학적 관계 때문에 신경학적 기능장애(impairment)와 흔히 연관된다. 예를 들어 탈출된 원반은 인접 신경조직들에 대한 압박을 증가시킬 수 있으며, 국소염증 및 다리에서의 약화, 감각 방해, 그리고 반사의 감소도 초래한다. 게다가, 척주의 특정 움직임과 습관적 자세는 결합조직이 척수신경뿌리와 같은 신경조직을 압박할 가능성이 높아질 수 있다. 몸통뼈대의 골학과 관절학에 대한 상세한 이해는 많

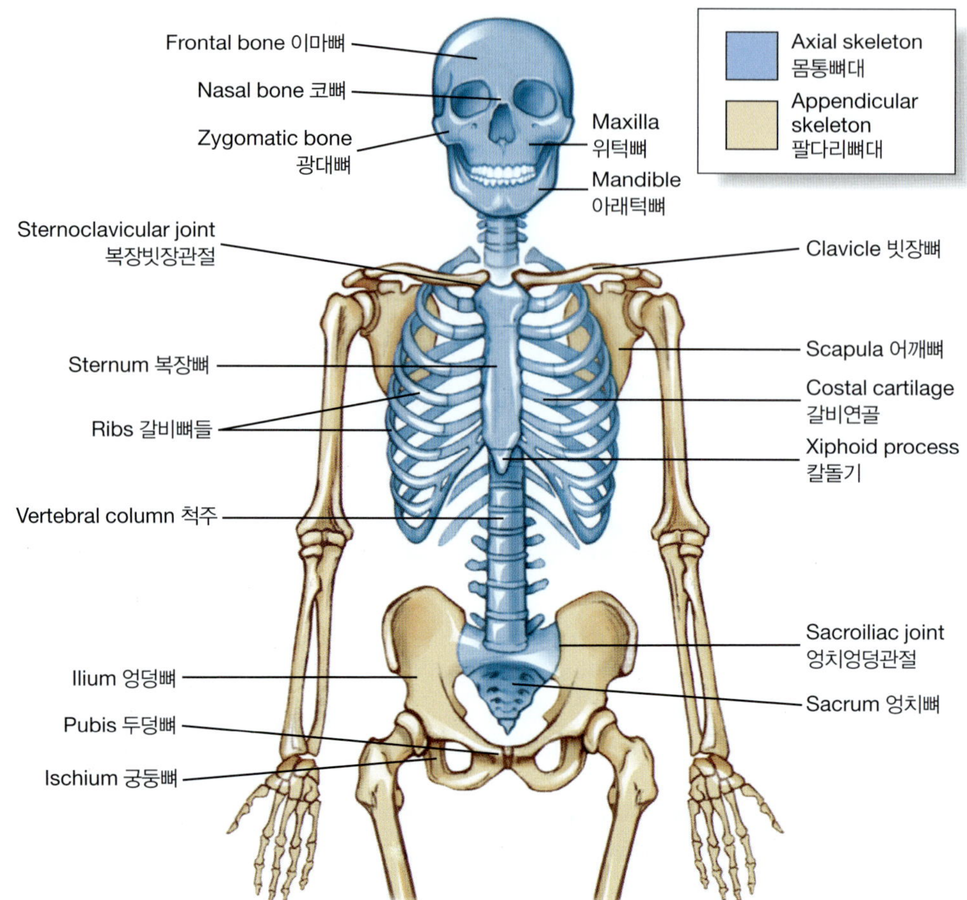


그림 9.1 인간 뼈대. 몸통뼈대는 파란색으로 강조하였다. (From Thibodeau GA, Patton KT: *Structure and function of the body*, ed 14, St Louis, 2011, Elsevier.)

은 임상적 검사와 중재를 위한 이론적 근거뿐만 아니라 관련 병리역학의 인식에 있어서도 중요하다.

표 9.1에 몸통뼈대의 상대적인 위치 또는 영역을 설명하기 위해 사용되는 용어를 요약하였다.

**표 9.1 몸통뼈대의 상대적 위치 또는 영역을 설명하는 용어***

| 용어 | 동의어 | 정의 |
|---|---|---|
| 뒤쪽(posterior) | 등쪽(dorsal) | 신체의 뒤쪽 |
| 앞쪽(anterior) | 배쪽(ventral) | 신체의 앞쪽 |
| 안쪽(medial) | 없음 | 신체의 중간선에 가까운 |
| 가쪽(lateral) | 없음 | 신체의 중간선에서 먼 |
| 위쪽(superior) | 머리쪽(cranial) | 머리 또는 신체의 꼭대기 |
| 아래쪽(inferior) | 꼬리쪽(caudal, tail) | 꼬리 또는 신체의 바닥 |

*정의는 사람이 해부학적 자세에 있다고 가정됨.

## 골학

### 몸통뼈대의 구성성분

#### 머리뼈

머리뼈(cranium)는 뇌와 여러 필수 감각기관(눈, 귀, 코, 안뜰계)을 감싸고 보호한다. 머리뼈에 있는 많은 뼈들 중, 관자뼈와 뒤통수뼈만 9장과 10장에서 다루고 있는 주제들과 관련이 있다.

*관자뼈와 뒤통수뼈*

두 개의 *관자뼈(temporal bone)* 각각은 머리뼈(skull)의 가쪽바깥면 일부를 형성하고 있으며, 바깥귀길(external acoustic meatus)을 포함하고 있다(그림 9.2). 쉽게 촉지가 되는 구조인 *꼭지돌기(mastoid process)*는 귀의 바로 뒤쪽에 위치하고 있다. 이 돌출된 돌기는 목빗근(sternocleidomastoid)과 같은 여러 근육의 부착부위를 제공한다.

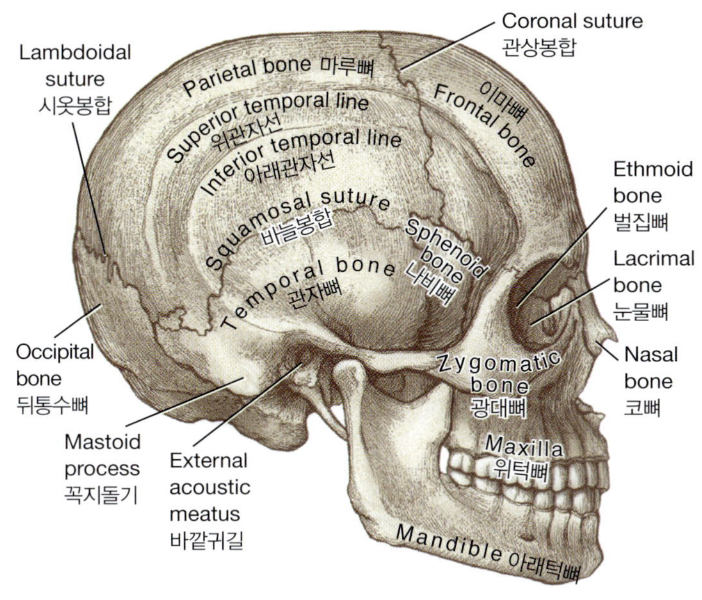


**그림 9.2** 머리뼈의 가쪽면.

뒤통수뼈(*occipital bone*)는 머리뼈의 뒤바닥부(posterior base) 대부분을 형성하고 있다(그림 9.3). *바깥뒤통수뼈융기*(*external occipital protuberance*)는 촉지가 가능한 중간선 지점이며, 목덜미인대(ligamentum nuchae) 및 위등세모근(upper trapezius)의 안쪽 부분을 위한 가장 머리쪽 부착부위를 제공한다. *위목덜미선*(*superior nuchal line*)은 바깥뒤통수뼈융기에서 꼭지돌기의 바닥부까지 가쪽으로 뻗어 있다. 가늘지만 명확한 위목덜미선은 등세모근 및 머리널판근(splenius capitus)과 같은 머리와 목의 여러 폄근육이 부착되는 지점을 나타낸다. *아래목덜미선*(*inferior nuchal line*)은 머리반가시근(semispinalis capitis) 부착부위의 앞가장자리를 나타낸다.

**골학적 특징**

**관자뼈**

- 꼭지돌기

**뒤통수뼈**

- 바깥뒤통수뼈융기
- 위목덜미선
- 아래목덜미선
- 큰구멍
- 뒤통수뼈관절융기
- 뇌바닥부

*큰구멍*(*foramen magnum*)은 뒤통수뼈 바닥부에 위치한 큰 원형의 구멍으로, 척수를 위한 통로로서의 역할을 제공한다. 큰구멍의 앞가쪽모서리부터 돌출된 한 쌍의 *뒤통수뼈관절융기*(*occipital condyle*)는 고리뒤통수관절(atlanto-occipital joint)의 볼록관절면을 형성한다. 뒤통수뼈의 *뇌바닥부*(*basilar part*)는 큰구멍 앞테두리의 바로 앞쪽에 놓여 있다.

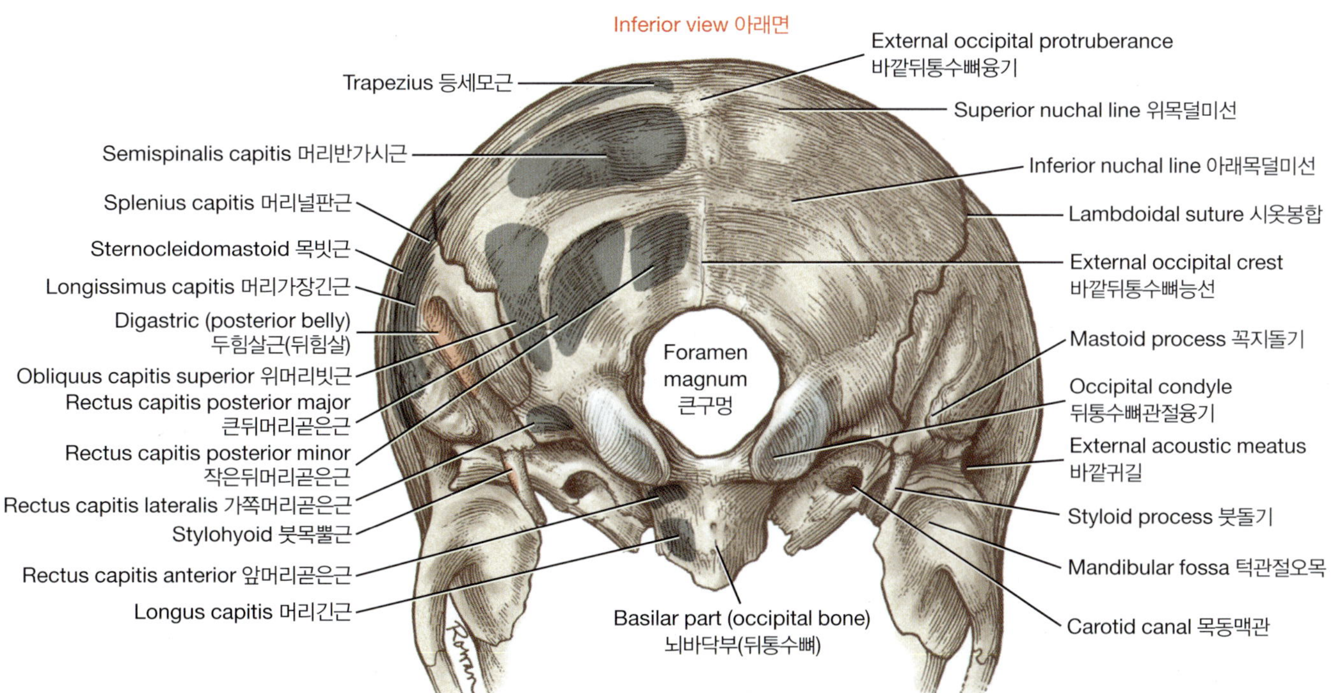


**그림 9.3** 뒤통수뼈와 관자뼈의 아래면. 시옷봉합을 기준으로 안쪽으로는 뒤통수뼈가 있고 가쪽으로는 관자뼈가 있다. 근육의 먼쪽부착부위는 회색으로 나타내었으며, 몸쪽부착부위는 빨간색으로 나타내었다.

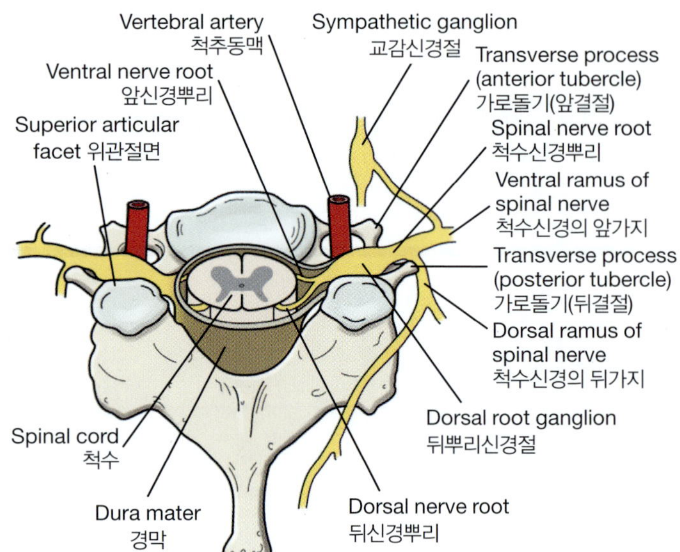


**그림 9.4** 척수의 단면을 보여주고 있다. 신경조직, 목뼈의 구성성분, 그리고 척추동맥 사이의 상호관계에 유념하라. (Modified with permission form Magee DL: *Orthopedic Physical Assessment*, ed 3. Philadelphia, 1997, Saunders.)

## 척추뼈: 척추를 구성하는 뼈

척주(vertebral column)는 몸통과 목에 대한 수직 안정성을 제공하는 것 외에도 척수, 앞신경뿌리와 뒤신경뿌리, 그리고 척주를 빠져나오는 척수신경뿌리를 보호한다(그림 9.4). 척주 전체에 걸친 척수 및 여기서 나오는 신경뿌리 사이의 관계는 부록 III, Part A의 그림 III.1에서 도식도로 보여준다.

척추뼈(vertebra)의 필수적인 해부학적 그리고 기능적 특징을 설명하는 데 있어 중간등뼈가 주로 이용된다(그림 9.5). 일반적으로 척추뼈는 세 부분으로 나눌 수 있다. 앞쪽에는 척추의 일차적 체중지지의 요소인 큰 척추뼈*몸통*(vertebral *body*)이 있다. 뒤쪽에는 가로돌기와 가시돌기, 고리판(laminae), 그리고 관절돌기(articular processes)가 있으며, 이들을 집합적으로 *뒤쪽성분*(*posterior elements*)이라 부른다. 마지막 부분인 *고리뿌리*(*pedicle*)는 척추뼈몸통과 뒤쪽성분을 연결하는 다리로서의 역할을 한다. 두껍고 강한 고리뿌리는 뒤쪽성분에 적용된 근육의 힘을 앞쪽으로 전달하여 척추뼈몸통과 척추원반에서 분산되도록 하다. 표 9.2는 전형적인 중간등뼈의 구성성분에 대한 구조와 기능을 좀 더 자세히 설명한다.

## 갈비뼈

12쌍의 갈비뼈(rib)는 가슴안(thoracic cavity)을 에워싸고 있으며, 그 안에 있는 심폐기관을 보호하기 위한 우리(cage)를 형성하고 있다. 전형적인 갈비뼈의 뒤쪽끝은 *갈비뼈머리*(*head*), *갈비뼈목*(*neck*), 그리고 *관절결절*(*articular tubercle*)로 이루어져 있다(그림 9.6). 갈비뼈머리와 관절결절은 등뼈와 관절하여 2개의 *갈비척추관절*(*costovertebral joint*)인 갈비몸통관절(costocorporeal joint)과 갈비가로돌기관절(costotransverse joint)을 각각 형성한다(그림 9.5B). 이러한 관절들은 갈비뼈의 뒤쪽끝을 해당 척추뼈에 고정시켜 준다. 전형적인 *갈비몸통관절*은 인접해 있는 두 개의 척추뼈와 그 사이에 있는 척추원반에 걸쳐 형성된 한 쌍의 *갈비반관절면*(*costal demifacet*)에 갈비뼈머리를 연결한다. *갈비가로돌기관절*은 갈비뼈의 관절결절과 해당 척추의 가로돌기에 있는 갈비관절면(costal facet)을 연결한다.

갈비뼈의 앞쪽끝은 편평한 유리질연골(hyaline cartilage)로 이루어져 있다. 첫째–열째갈비뼈는 복장뼈에 직접 또는 간접적으로 부착되어 가슴의 갈비우리(rib cage) 앞쪽을 형성한다. 첫째–일곱째갈비뼈의 연골은 7개의 복장갈비관절(sternocostal joint)을 통해

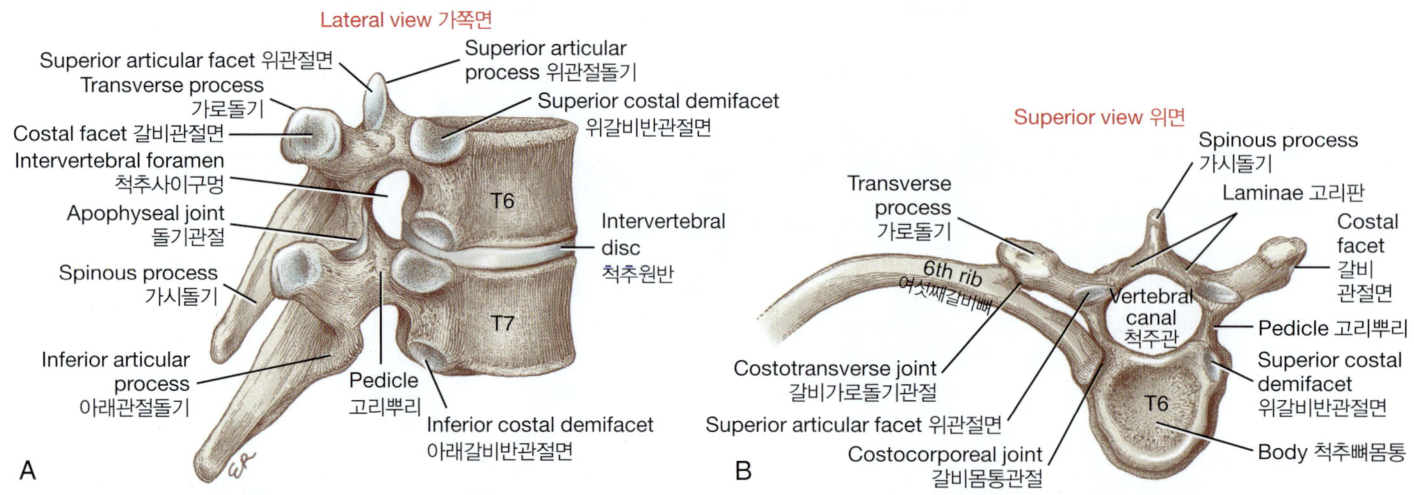


**그림 9.5** 척추뼈의 필수적인 특징. (A) 여섯째와 일곱째등뼈(T6 및 T7)의 가쪽면. (B) 오른쪽 갈비뼈와 결합된 여섯째등뼈의 위면.

**표 9.2 중간등뼈의 주요 부위**

| 부위 | 설명 | 주요 기능 |
|---|---|---|
| 척추뼈몸통 | 얇은 겉질뼈가 둘러싸고 있는 둥근 원통형의 해면뼈 덩어리. 해면뼈의 뼈기둥은 가벼운 무게를 가지고 있으며 압박에 대한 뛰어난 저항을 제공함 | 각 척추뼈의 일차적인 체중지지 구조 |
| 척추원반 | C2 이하의 척추뼈몸통 사이에 위치한 두꺼운 고리 형태의 특수화된 섬유연골 | 척주의 충격흡수 및 공간장치 |
| 척추뼈몸통사이관절 | 척추원반의 위면과 아래면 그리고 인접한 척추뼈몸통 사이에 형성된 연골관절 | 척추뼈 사이의 일차적 결합 |
| 고리뿌리 | 척추뼈몸통의 중간부터 위쪽부분까지의 영역에서 뻗어 나온 짧고 두꺼운 뼈의 등쪽 돌출부 | 척추뼈몸통과 척추뼈의 뒤쪽성분을 연결시킴 |
| 고리판 | 가시돌기의 바닥부와 각각의 가로돌기를 연결시키는 뼈의 얇은 수직판[고리판들(laminae)은 오른쪽 고리판과 왼쪽 고리판 모두를 의미함] | 척수의 뒤쪽면을 보호함 |
| 척주관 | 척추뼈몸통의 바로 뒤쪽에 위치한 중심관; 이 관은 고리뿌리와 고리판에 둘러싸임 | 척수와 수막을 감싸고 보호함 |
| 척추사이구멍 | 인접 척추뼈 사이의 가쪽 구멍 | 척주관을 빠져나오는 척수신경뿌리의 통로 |
| 가로돌기 | 고리판과 고리뿌리의 이음부에서 가로로 돌출된 뼈부위 | 근육, 인대, 그리고 갈비뼈의 부착부위 |
| 갈비관절면(척추뼈몸통에 있는 것) | 등뼈몸통의 가쪽면에 형성된 둥근 함몰부; 대부분의 등뼈몸통은 부분적인 위관절면과 아래관절면이 있음(*반관절면*이라 부름) | 갈비뼈머리를 위한 부착부위(갈비몸통관절) |
| 갈비관절면(가로돌기에 있는 것) | 대부분의 등뼈 가로돌기의 앞쪽 꼭지에 위치한 타원형의 관절면 | 갈비뼈의 관절결절을 위한 부착부위(갈비가로돌기관절) |
| 가시돌기 | 고리판의 등쪽 중간선에서 돌출된 뼈부위 | 근육과 인대를 위한 중간선 부착부위 |
| 관절면과 돌기관절을 포함한 위관절돌기와 아래관절돌기 | 고리판과 고리뿌리의 이음부로부터 나온 한 쌍의 관절돌기; 각 돌기에는 부드러운 연골로 덮인 관절면이 있음; 일반적으로, 위관절면은 뒤쪽을 향하고 아래관절면은 앞쪽을 향함 | 위관절면과 아래관절면은 한 쌍의 돌기관절을 형성함; 이러한 윤활관절은 척추뼈사이 움직임의 방향과 크기를 안내함 |

복장뼈의 가쪽모서리에 직접 부착된다(그림 9.7). 여덟째–열째갈비뼈의 연골은 바로 위쪽 갈비뼈의 연골과 융합되어 복장뼈에 부착된다. 열한째 및 열두째갈비뼈는 앞쪽에서 복장뼈에 부착되지 않기 때문에, '자유로운 뜬갈비(free floating rib)'로 언급된다.

## 복장뼈

복장뼈(sternum)는 앞쪽이 약간 볼록하고 거칠며, 뒤쪽이 약간 오목하고 부드러운 면을 갖고 있다. 복장뼈는 세 부분인 복장뼈자루(manubrium, "손잡이"를 의미하는 라틴어에서 유래), 복장뼈몸통(body), 그리고 칼돌기(xiphoid process, "칼"을 의미하는 그리스어에서 유래)로 나눠진다(그림 9.7). 발달 과정에서, *복장뼈자루*는 복장뼈몸통과 융합되어 연골(부동)관절인 *자루몸통관절(manubriosternal joint)*이 되는데, 이 관절은 생애 후반에 흔히 골화된다. 복장뼈자루의 *목아래파임(jugular notch)* 바로 가쪽에는 *복장빗장관절(sternoclavicular joint)*을 위한 *빗장관절면(clavicular facet)*이 위치한다. 복장빗장관절의 바로 아래에는 첫째갈비뼈머리와 관절하여 첫째*복장갈비관절*(first *sternocostal joint*)을 형성하는 *갈비관절면(costal facet)*이 있다.

**복장뼈의 골학적 특징**

- 복장뼈자루
- 목아래파임
- 복장빗장관절을 위한 빗장관절면
- 복장뼈몸통
- 복장갈비관절을 위한 갈비관절면
- 칼돌기

**복장뼈내 관절**

- 자루몸통관절
- 칼몸통관절

복장뼈몸통의 가쪽가장자리에는 둘째–일곱째갈비뼈의 연골을 받아들이는 일련의 *갈비관절면*이 있다. 복장갈비관절(sternocostal joint)의 관절학은 11장에서 자세하게 논의된다. *칼돌기*는

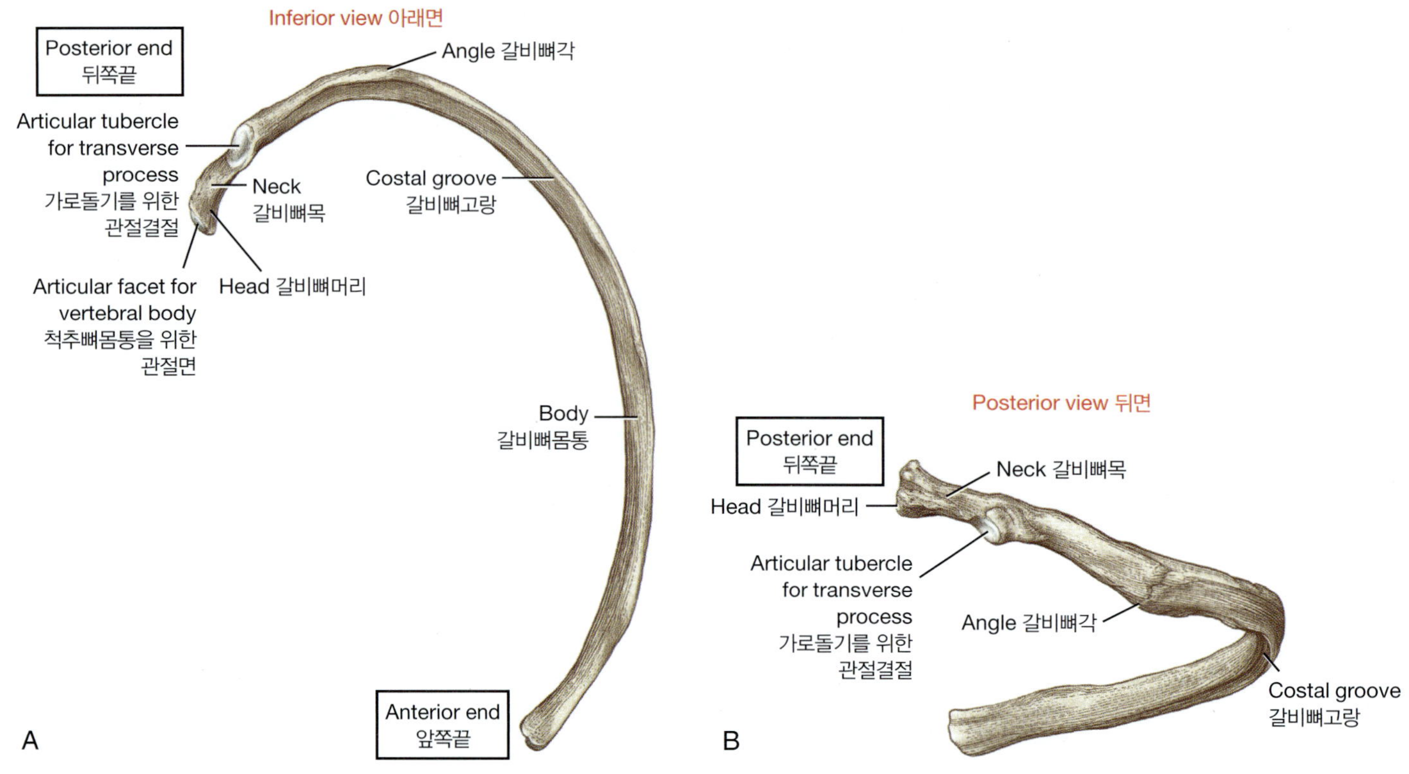


**그림 9.6** 전형적인 오른쪽 갈비뼈. (A) 아래면. (B) 뒤면.

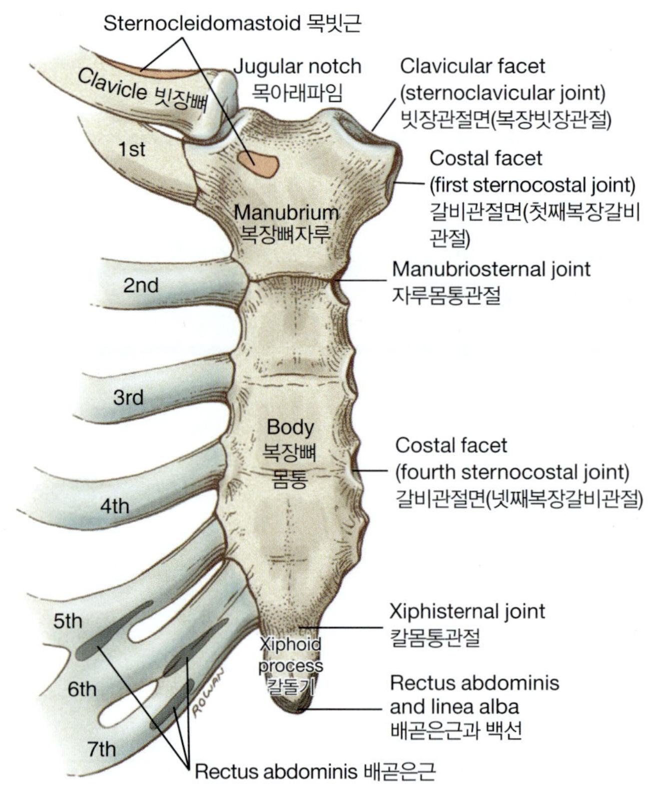


**그림 9.7** 복장뼈, 오른쪽 빗장뼈의 일부, 그리고 첫째-일곱째갈비뼈의 앞면. 다음과 같은 관절이 보이고 있다: (1) 복장속관절들(자루몸통관절과 칼몸통관절), (2) 복장갈비관절, 그리고 (3) 복장빗장관절. 목빗근의 부착부위는 빨간색으로 나타내었다. 배곧은근과 백선의 부착부위는 회색으로 나타내었다.

복장뼈몸통의 아래쪽끝에 부착되어 있으며, *칼몸통관절(xiphisternal joint)*을 형성한다. 자루몸통관절과 같이, 칼몸통관절 또한 주로 섬유연골(fibrocartilage)로 연결되어 있다. 칼몸통관절은 주로 성인기에 골화된다.[275]

## 전체로서의 척주

척주(*vertebral column* 또는 *spinal column*)는 대개 33개의 척추뼈 분절로 구성되어 있으며, 5개의 영역으로 나눠진다. 일반적으로 7개의 *목뼈(cervical)분절*, 12개의 *등뼈(thoracic)분절*, 5개의 *허리뼈(lumbar)*분절, 5개 *엉치뼈(sacral)분절*, 그리고 4개의 *꼬리뼈(coccygeal)분절*이 있다. 엉치척추뼈와 꼬리척추뼈는 대개 성인이 되면 유합되어, 각각 엉치뼈와 꼬리뼈를 형성한다. 각각의 척추뼈는 문자와 숫자를 조합한 약어를 사용하여 표기한다. 예를 들어 둘째목뼈는 C2, 여섯째등뼈는 T6, 첫째허리뼈는 L1으로 표기된다. 척주의 각 영역(예, 목영역 및 허리영역)은 특정 기능과 움직임을 반영하는 형태학적 차이가 있다. 목등(cervicothoracic)이음부, 등허리(thoracolumbar)이음부, 그리고 허리엉치(lumbosacral)이음부에 위치된 척추뼈는 척주의 주요 영역 사이의 이행부를 반영하는 특징들을 공유한다. 예를 들어 C7의 가로돌기에는 갈비뼈를 수용하는 등뼈와 유사한 관절면을 가지거나, L5가 '엉치화'('sacralized', 즉 엉치뼈의 바닥부와 유합됨)되어 있는 경우가 흔히 나타날 수 있다.

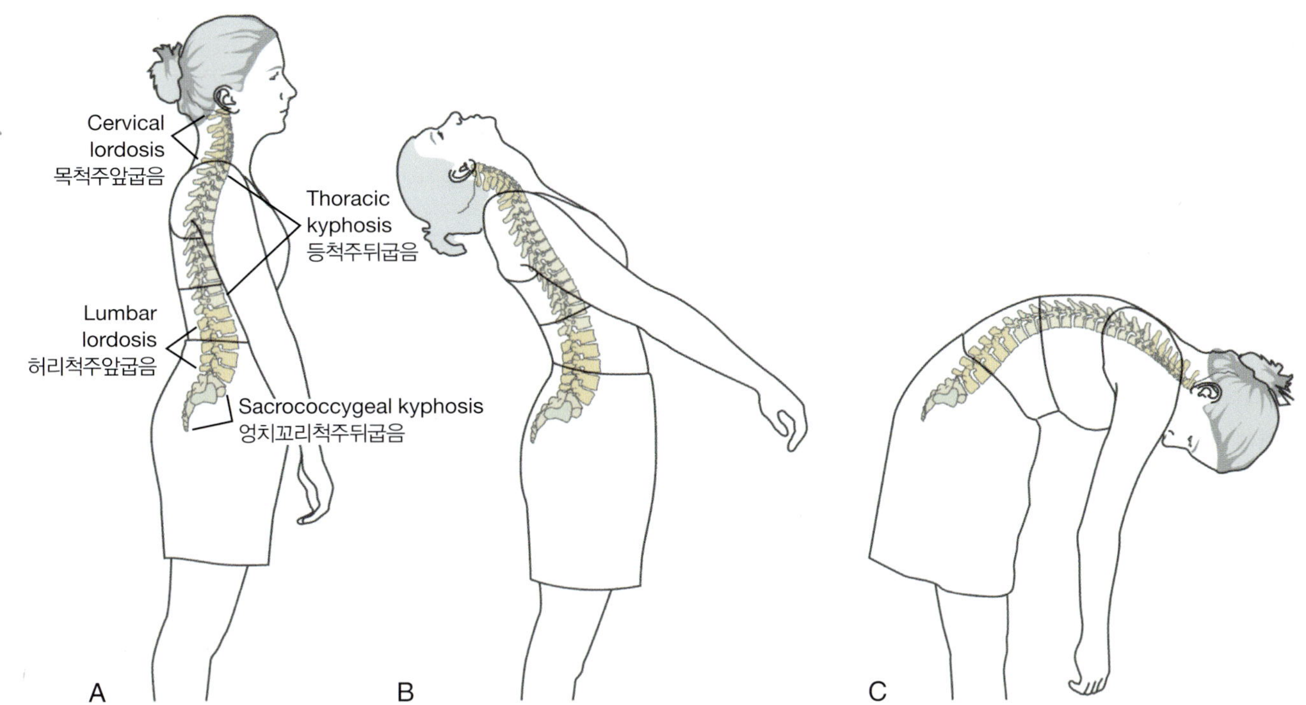


그림 9.8 정상적인 척주의 시상면 만곡을 보여주고 있는 옆면. (A) 선 자세에서 나타나는 해부학적 자세(중립위치). (B) 척주의 완전한 폄은 목척주앞굽음과 허리척주앞굽음을 증가시키지만 등척주뒤굽음은 감소시킨다(편평하게 한다). (C) 척주의 굽힘은 목척주앞굽음과 허리척주앞굽음을 감소시키지만 등척주뒤굽음은 증가시킨다.

## 척주의 정상적인 만곡

인간의 척주는 시상면 상에서 상호 교대적인 만곡들로 이루어진 일련의 구조를 하고 있다(그림 9.8A). 이런 자연스러운 만곡은 '이상적인' 척추자세로 인식되는 것에 기여한다. 또한, 이러한 만곡은 척추 각 영역의 해부학적 자세(또는 중립위치)로 정의된다. 해부학적 자세에 있어 목영역과 허리영역은 원래 앞쪽으로 볼록하고 뒤쪽으로 오목한 만곡을 보이는데, 이러한 정렬을 "뒤쪽으로 굽혀짐"을 의미하는 *척주앞굽음(lordosis)*이라 부른다. 척주앞굽음의 정도는 대개 허리영역보다 목영역에서 작게 나타난다. 예를 들어, 최근 연구에서는 1,000명 이상의 무증상 사람들 중 약 25%가 직선형 또는 약간의 척주뒤굽음된 목뼈를 가지고 있다고 보고했다.[143,323] 이와는 대조적으로, 등영역과 엉치꼬리영역에서는 자연스러운 *척주뒤굽음(kyphosis)*을 보인다. 척주뒤굽음은 앞쪽으로는 오목하고 뒤쪽으로는 볼록한 만곡을 설명하는 말이다. 앞쪽으로 오목한 형태를 취함으로써, 가슴안(thoracic cavity)과 골반안(pelvic cavity)에 있는 장기들이 위치할 수 있는 공간을 제공한다.

대부분의 척주에서 보이는 자연스러운 만곡은 고정된 형태라기보다는 역동적이며 움직임이나 자세의 조절 동안 그 모양을 변화시킬 수 있다. 척주의 폄은 목척주앞굽음과 허리척주앞굽음을 증가시키지만, 등척주뒤굽음은 감소시킨다(그림 9.8B). 이와는 대조적으로, 척주의 굽힘은 목척주앞굽음과 허리척주앞굽음을 감소시키거나 편평하게 하지만 등척주뒤굽음은 증가시킨다(그림 9.8C). 반면, 엉치꼬리영역의 만곡은 고정되어 있다.

태아(fetus)의 척주는 전체적으로 대부분 척주뒤굽음이며, 출생 이후 목뼈와 허리뼈에서 좀 더 명확한 척주앞굽음이 발생되기 시작한다. MRI를 통한 일부 증거에서는 태아 발달 과정에서 형성된 약간의 허리영역 척주앞굽음의 존재를 보고하기도 한다.[45] 그렇지만, 목뼈와 허리뼈에서의 척주앞굽음의 완전한 형성은 운동발달 단계의 성숙과 좀 더 직립된 자세를 취하는 것과 연관된다. 목뼈에 있어, 엎드려 누운 영아(infant)가 머리를 들어 주변 환경을 관찰하기 시작함에 따라 폄근육이 머리와 목을 당기게 된다. 좀 더 아래쪽에서, 영아가 걷기를 위한 발달 과정상의 준비를 할 때 엉덩관절 굽힘근육이 골반의 앞쪽을 아래쪽으로 당기게 된다. 이러한 근육의 당김은 엉덩관절에 대해 골반을 앞쪽으로 돌림[또는 기울임(tilt)]시키기 때문에, 허리뼈는 상대적인 척주앞굽음으로 위치된다. 일단 아이(child)가 서게 되면, 자연스러운 허리뼈의 척주앞굽음에 의해 신체의 중력선은 첫째허리뼈(L1)와 엉치뼈의 바닥부나 그 근처를 지나가게 된다. 자연스러운 허리뼈의 척주앞굽음은 생체역학적으로 인간에게 유리한 적응이어서, 직립자세를 유지하기 위한 국소근육의 노력을 최소화시킨다.[307]

또한 척주의 시상면 만곡은 몸통뼈대에 대한 내구성과 탄력성도 제공한다. 교대적으로 형성된 척주의 만곡은 유연하지만 안정적인 활(arch)처럼 작용한다. 척추에 대한 거의 수직의 압박력이 발생할 때, 이 압박력의 일부는 각 만곡의 볼록면에 위치한 결합조직 및 근육의 신장으로 발생한 장력에 의해 분배된다. 넓적다리뼈(femur)와 같은 긴 뼈(long bone)의 경우와 마찬가지로, 척주의 내구력과 안정성은 큰 압박력을 정적으로 지지하는 능력보다 부하에 대해 약간 휘어지는 능력을 통해 얻어진다.

자연스러운 척주만곡으로 있을 수 있는 부정적인 결과는 만곡 *사이*의 전환되는 영역에서 전단력이 발생할 수 있다는 것이다. 예를 들어, 전단력은 목등(cervicothoracic)영역 및 등허리영역에 시행된 외과적 척추융합을 조기에 느슨하게 만들 수도 있다. 또한 허리엉치영역에서 발생한 어떤 병리적 상황하에서, 아래쪽 허리뼈는 엉치뼈에 대해 과도하게 앞쪽으로 미끄러져 앞쪽으로의 앞척추전방전위증(anterior spondylolisthesis)이라 언급되는 심각한 상황을 만들어 낼 수도 있다.

## 신체를 통과하는 중력선

매우 가변적이기는 하지만, 일반적인 자세로 서 있는 사람에게 작용하는 중력선(line of gravity)은 관자뼈의 꼭지돌기 근처, 둘째엉치뼈의 앞쪽, 엉덩관절의 바로 뒤쪽, 그리고 무릎과 발목의 앞쪽을 지나간다(그림 9.9). 척주에 있어, 중력선은 일반적으로 각 영역별 만곡에 있는 꼭지(apex)의 *오목한* 쪽 바로 근처를 지나간다. 따라서 이상적인 자세는 중력선이 각 척주만곡의 최적의 형태를 유지하는 데 도움이 되는 시상면상에서의 적절한 토크를 생산해 낸다. 뿐만 아니라, 이상적인 자세는 중력의 힘이 척주의 주요 영역에 대해 교대적인 굽힘과 폄 방향의 토크를 생산하도록 한다. 이런 교대적으로 작용하고 부분적으로 상쇄되는 토크들은 척주 전체에 걸쳐 작용하는 최종적인 외적인 전체 토크를 최소화시킨다. 이런 역학적 상황은 전반적인 중립화 토크에 대한 근육과 인대의 요구를 최소화시킨다.

자세는 각 개인에 따라 다르며 순간적인 것이기 때문에, 그림 9.9에서 설명하고 있는 모형은 실제적인 자세라기보다는 이상적인 자세를 나타내고 있다. 중력선과 척주만곡 사이의 공간적 관계를 변화시킬 수 있는 요인에는 지방침착, 연령, 생물학적 성별, 표현형(phenotype, 신체적 특성이나 형태를 의미), 뼈 성숙도, 각 영역별 척주만곡의 특정 형태, 근력과 지구력, 그리고 결합조직의 신장성이 있다.[198] 몸통뼈대에 대한 중력선의 실제적인 위치는 척추에 독특한 생체역학적 결과를 초래한다. 예를 들어, 허리영역의 뒤쪽을 지나가는 중력의 힘은 허리에 대한 지속적인 폄 토크를 만들어내 자연스러운 척주앞굽음의 증가를 촉진시킨다. 반면, 허리영역의 앞쪽을 지나가는 중력의 힘은 지속적인 굽힘 토크를 만들어 낸다. 두 경우 모두에서, 중력에 의해 발생된 외적인 토크(그리고 이와 관련된 외적인 모멘트팔)는 근육에 의해 능동적으로 그리고 결합조직에 의해 수동적으로 생산된 토크들에 의해 중화되어야 한다. 끝범위 자세에서는 이러한 토크 요구와 이에 따른 압박력

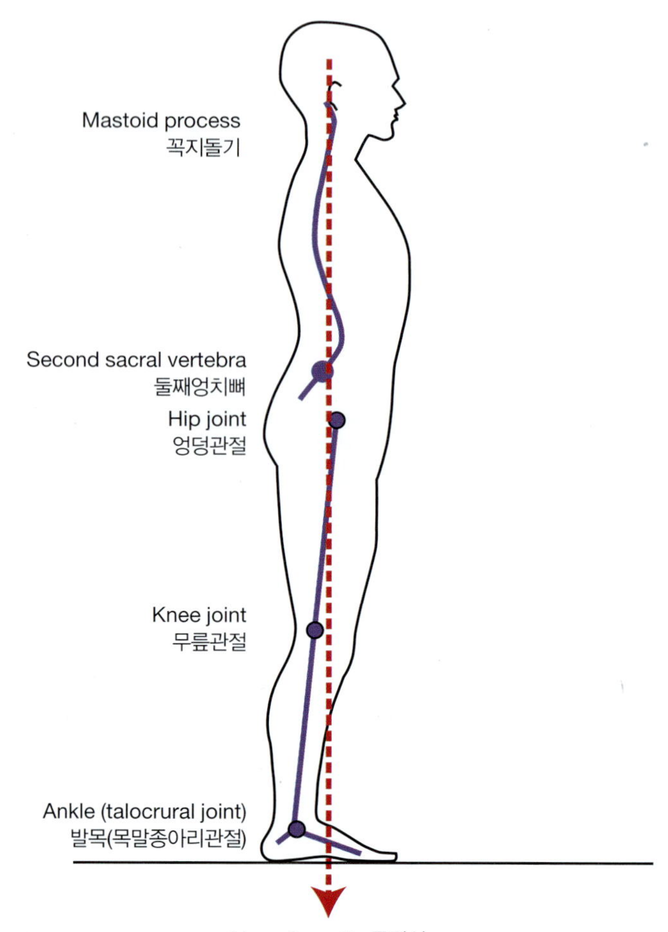


**그림 9.9** 이상적인 자세로 서 있는 사람의 신체를 통과하고 있는 중력선을 보여주고 있는 시상면 모형. (Modified from Neumann DA: Arthrokinesiologic considerations for the aged adult. In Guccione AA, ed: *Geriatric Physical Therapy*, ed 2, Chicago, 2000, Mosby.)

이 높아질 수 있다. 이러한 상황이 지속된다면 근육의 과사용과 피로, 바람직하지 않은 자세성 보상작용, 그리고 점진적인 구조적 변화를 유발할 수 있으며, 이는 결국 통증 상황으로 이어질 수 있다.

해부학적 요인도 척주 전체에 걸쳐 척주만곡의 독특한 형태에 영향을 미칠 수 있다. 이러한 요인에는 쐐기 모양의 척추원반이나 척추뼈몸통, 돌기관절[apophyseal joint, 흔히 '면'관절('facet' joint)로 언급됨]의 공간적 방향, 인대의 조직학적 구성, 그리고 자연적인 근육 뻣뻣함(stiffness)의 정도가 포함된다. 예를 들어 목영역과 아래쪽 허리영역의 척추원반은 앞쪽이 약간 더 두껍기 때문에, 이 영역들에서는 앞쪽으로 볼록한 만곡이 유리하게 된다.

정상적인 척주의 시상면 정렬은 강직성척추증(ankylosing spondylosis), 회색질척수염(poliomyelitis), 또는 근디스트로피(muscular dystrophy)와 같은 질환; 심각한 골절이나 척수손상과 같은 외상; 또는 골다공증(osteoporosis)이나 근육약화와 같은 노화나 활동 감소와 관계된 변화에 의해 변경될 수 있다. 비교적 경미한 형태의 비정상적 자세나 이탈된 자세는 건강한 사람들에서

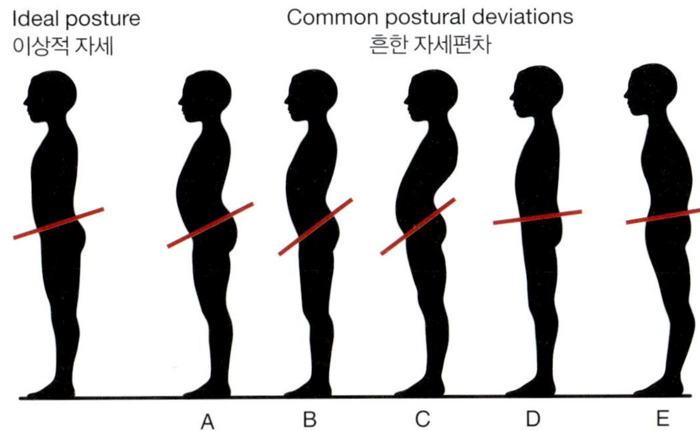


**그림 9.10** 시상면상에서 흔히 볼 수 있는 척주와 골반의 자세편차. 그림에 있는 모든 대상자는 신경근육 관점에서 일반적인 것으로 고려된다. 각 엉덩뼈능선에 있는 빨간색 선은 골반기울임의 다양한 정도를 나타내고 있다. (Modified from McMorris RO: Faulty postures, *Pediatr Clin North Am* 8:217, 1961.)

도 흔히 나타날 수 있다. 이러한 자세편차는 다른 신체영역에서 일어난 자세편차에 대한 역학적 반응으로 시작하여 처음에는 미세하게 나타날 수 있다. 그림 9.10에서 소개되고 있는 것과 같이, 과도한 허리척주앞굽음은 과도한 등척주뒤굽음에 대한 보상으로 발생할 수 있고, 역으로 과도한 등척주뒤굽음이 과도한 허리척주앞굽음에 대한 보상으로 발생할 수도 있다. 이런 유형에서 나타나는 자세보상의 목적은 수평에 가까운 시야를 유지하거나 어떤 척추영역의 과도한 만곡으로 발생하는 과도한 토크 요구를 상쇄하는 데 있다. 예를 들어, 과도한 허리척주앞굽음과 등척주뒤굽음의 결합을 보여주는 '척추만곡증(swayback)' 자세가 그림 9.10C에서 소개되고 있다. 그림 9.10E에서 나타난 '둥근등(rounded back)'과 같이 설명할 수 없는 다른 자세도 흔히 있다. 이러한 자세는 과도한 등척주뒤굽음과 감소된 허리척주앞굽음의 결합을 보인다. 자세편차의 원인이나 위치에 관계없이, 비정상적 만곡은 중력선과 각 척추영역 사이의 공간적 관계를 변화시킨다. 심각한 경우, 비정상적 척주만곡은 근육, 인대, 뼈, 척추원반, 돌기관절, 그리고 척수신경뿌리에 대한 스트레스를 증가시킬 수 있다. 또한, 비정상적 만곡은 몸통우리(body cavity)의 용적을 변화시킨다. 예를 들어, 과도한 등척주뒤굽음은 심호흡 동안 폐가 팽창할 공간을 현저하게 감소시킬 수 있다.

## 척주의 인대지지

척주는 많은 인대들에 의해 지지된다. 척추의 인대는 운동을 제한하고, 자연스러운 척주만곡의 유지를 도우며, 척추의 안정화를 통해 연약한 척수와 척수신경뿌리를 보호한다. 다음 단락에서 설명되고 그림 9.11을 통해 소개되는 이러한 인대들은 척주 내에서의 위치에 따라 약간은 다른 장력과 기능을 가진다. 각 인대의 기본적인 구조와 기능은 표 9.3에 요약하였다.

*황색인대(ligamentum flavum)*는 한 고리판(lamina)의 앞면에서 시작하여 아래쪽에 있는 고리판의 뒤면에 부착한다. 일련의 쌍으로 된 인대로 구성된 이러한 황색인대는 척주 전체에 걸쳐 위쪽 분절과 아래쪽 분절을 연결하고 있으며 척수의 바로 뒤쪽에 위치하고 있다. 황색인대 및 이와 연결된 고리판들은 척주관의 뒤벽을 형성한다.

문자 그대로 "황색의 인대"를 의미하는 황색인대는 연한 노란색의 탄성결합조직(elastic connective tissue)의 높은 함량을 반영하고 있다. 조직학적으로, 황색인대는 약 80%의 탄력소(elastin)와 20%의 아교질(collagen)로 구성되어 있다.[318] 이 조직의 높은 탄력성은 넓은 범위의 굽힘 내내 적당한 저항을 비교적 일정하게 발휘하는 데 이상적이다. 이러한 저항은 거의 끝범위의 척추 굽힘에서 발생된 척추사이 압박력의 일부를 흡수하거나 완화시킨다. 해부학적 자세(중립위치)에서 완전한 굽힘으로 움직일 때, 황색인대는 약 35%의 변형률(길어짐) 증가를 보인다고 측정을 통해 보여주었다(그림 9.12).[193] 이러한 길이를 넘어 극단적이고 강력한 굽힘을 하게 하면 결국 파열에 이르게 되며, 척추원반의 앞면에 대한 손상을 유발할 수 있는 압박력을 만들어낸다. 황색인대는 척주 내에서 척추사이 굽힘의 크기가 가장 크게 발생하는 허리영역에서 가장 두껍다.[275]

매우 탄력적인 황색인대의 특성은 기능과 구조적 관점에서 보면 흥미롭다. 완전한 굽힘에 대해 점진적인 저항을 제공하는 것 외에도, 이 인대 고유의 탄력성에 의해 해부학적 자세일지라도 작지만 일정한 척추사이의 압박력도 만들어낸다.[28] 이러한 탄력성은 완전한 폄 동안 인대가 안쪽으로 접히는 것을 방지할 수 있다. 그렇지 않다면 강한 접힘이나 안쪽 말림은 인접 척수를 누를 수 있으며, 특정 상황에서는 손상시킬 가능성도 있다.[173]

*가시사이인대(interspinous ligament)*는 인접 가시돌기 사이의 공간 대부분을 채우고 있는 인대이다. 탄력소가 풍부한 가시사이인대의 깊은쪽 섬유들은 황색인대와 섞이게 되고, 좀 더 얕은쪽의 섬유들은 좀 더 아교질을 가지고 있으며 가시끝인대와 섞이게 된다. 가시사이인대 섬유들의 방향과 구성은 척추의 영역마다 다르다.[122] 예를 들어, 허리영역에 있는 가시사이인대는 뒤-위쪽 방향을 향해 사선으로 펼쳐져 있다(그림 9.11A). 이 영역에 있는 섬유들은 좀 더 극단적인 굽힘의 위치에 있을 때에만 팽팽하게 당겨진다.

그 이름에서도 알 수 있듯이, *가시끝인대(supraspinous ligament)*는 가시돌기들의 끝부위 사이에 부착되어 있다. 가시사이인대에서처럼, 이 인대도 인접 가시돌기들의 벌어짐에 저항하기 때문에 굽힘에 저항한다. 굽힘에 저항하는 능력은 이 인대가 더 튼튼하고 아교질의 비율이 더 높은 척주영역에서 가장 크다. 예를 들어 허리영역 전반에 걸쳐 가시끝인대는 크게 발달되지 않았으며, 드문드문 존재하거나(특히 L4와 L5 사이) 등허리근막(thoracolumbar

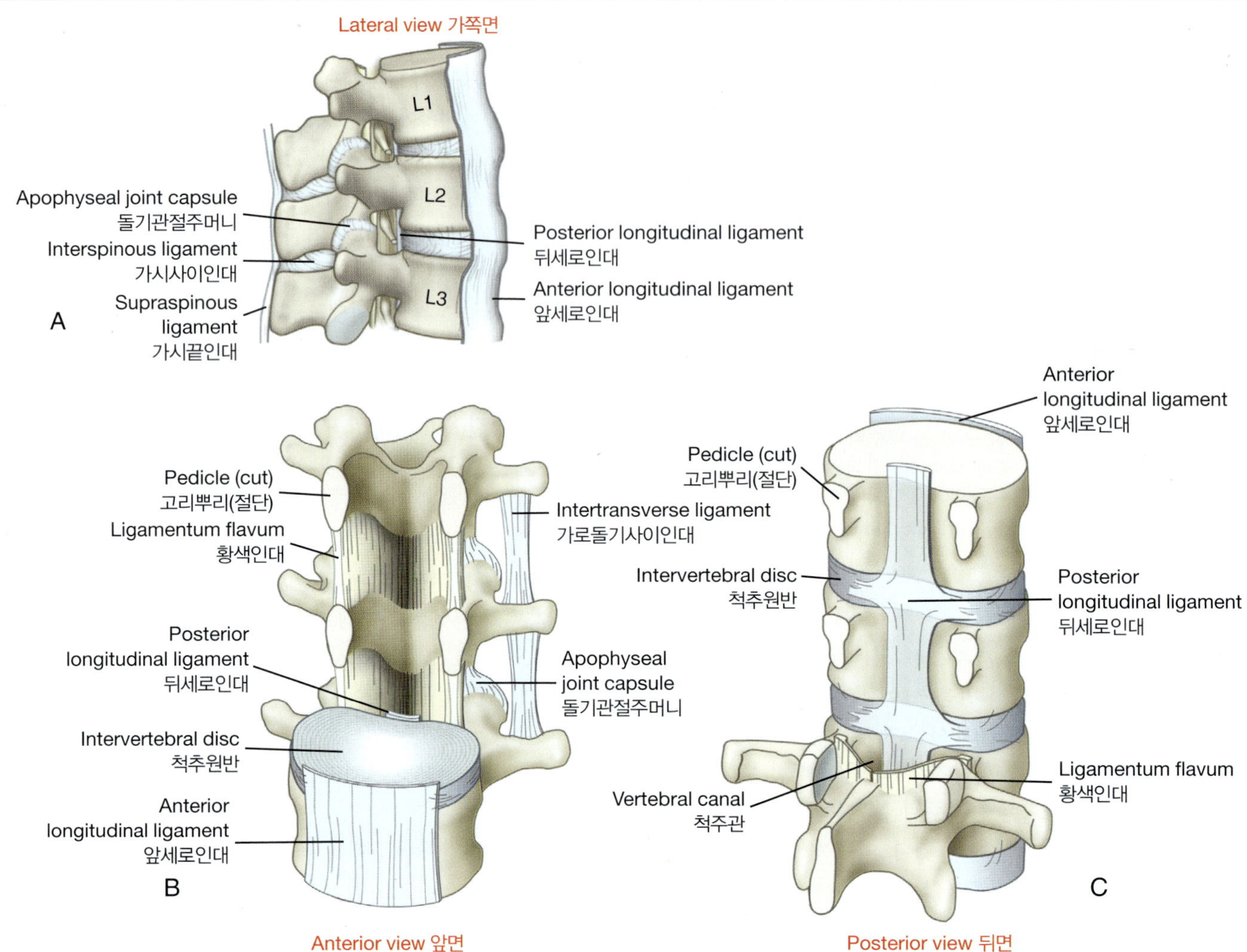


**그림 9.11** 척주를 안정화시키는 주요 인대들. (A) 첫째에서 셋째허리뼈(L1-L3)의 가쪽면. (B) 고리뿌리의 절단을 통해 L1과 L2의 척추뼈몸통이 제거된 L1-L3 척추뼈의 앞면. (C) 고리뿌리의 절단을 통해 L1과 L2의 뒤쪽성분이 제거된 L1-L3 척추뼈의 뒤면.

**표 9.3 척주의 주요 인대**

| 명칭 | 부착부위 | 기능 | 참조 |
|---|---|---|---|
| 황색인대 | 한 고리판의 앞면과 아래 고리판의 뒤면 사이 | 척추사이 굽힘의 끝범위를 제한하고 완화함 | 탄력소의 비율이 높음; 척수의 바로 뒤쪽에 놓임; 허리영역에서 가장 두꺼움 |
| 가시끝인대와 가시사이인대 | C7에서 엉치뼈까지 인접 가시돌기들 사이 | 굽힘 제한 | 목덜미인대는 가시끝인대가 목뼈와 머리로 확장된 것이며, 근육의 부착을 위한 중간선 구조를 제공하고 머리를 지지함 |
| 가로돌기사이인대 | 인접 가로돌기들 사이 | 반대쪽 가쪽굽힘과 앞쪽굽힘 제한 | 목영역에는 섬유가 거의 존재하지 않음; 등뼈 영역에 있는 인대는 국소근육과 얽혀 있음; 허리영역에 있는 인대는 얇은 막 구조를 하고 있음 |
| 앞세로인대 | 뒤통수뼈의 뇌바닥부와 엉치뼈를 포함한 모든 척추뼈몸통 앞면의 전체 길이 사이 | 목영역과 허리영역의 폄 또는 과도한 척주앞굽음을 제한함; 척추원반의 앞면을 강화함 | 허리영역에서 잘 발달되어 있음; 뒤세로인대 장력의 약 2배 |
| 뒤세로인대 | 중쇠뼈(C2)와 엉치뼈 사이의 모든 척추뼈몸통 뒤면의 전체 길이에 걸쳐 위치함 | 굽힘을 제한함; 척추원반의 뒤면을 강화함 | 척주관 안의 척수 바로 앞쪽에 위치함 |
| 돌기관절의 관절주머니 | 각 돌기관절의 가장자리 | 돌기관절을 강화함 | 거의 중립(해부학적)위치에서는 느슨하지만 다른 모든 운동의 끝범위에서는 팽팽함이 증가함 |

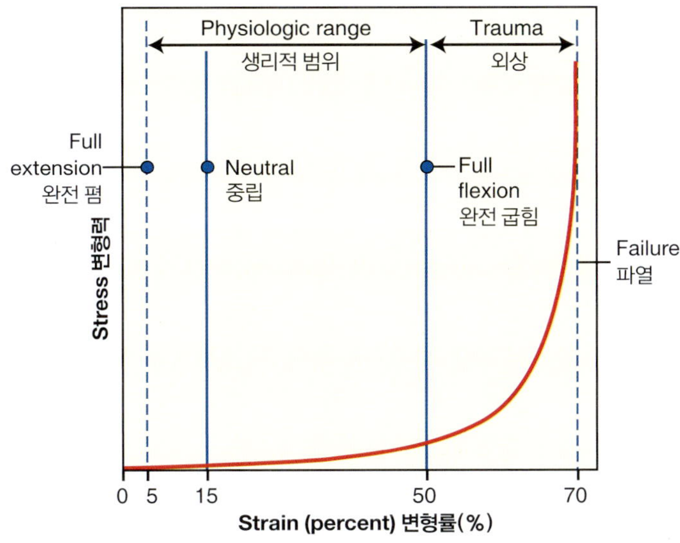


그림 9.12 황색인대의 변형력-변형률 관계는 완전한 폄에서 정상적인 완전한 굽힘의 범위를 넘어선 조직의 파열지점까지 보여주고 있다. 인대는 완전히 느슨한 길이의 약 70%를 넘는 지점에서 파열된다. (자료 출처는 본문 참조.)

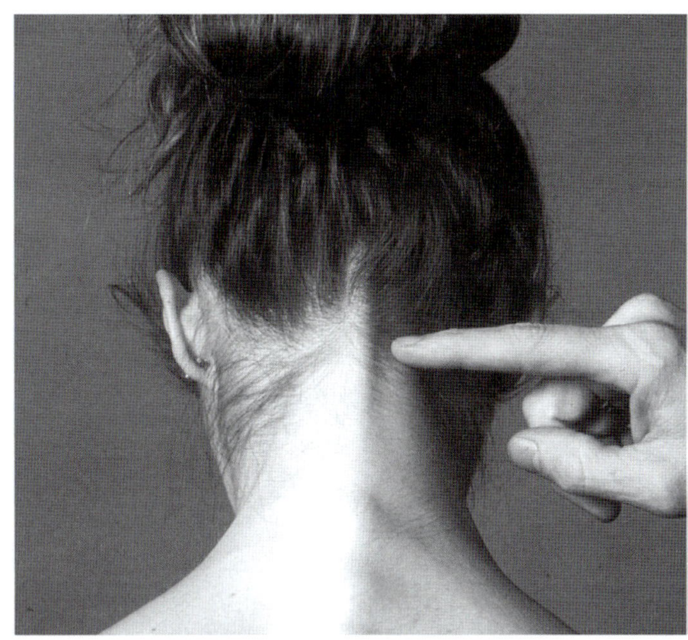

그림 9.13 마른 젊은 여성의 돌출된 목덜미인대.

fascia)의 가닥 또는 작은 근육힘줄섬유(musculotendinous fibers)로 부분적으로 대체되어 있다.[28] 따라서 허리영역에 있는 가시끝인대가 극단적인 굽힘에 의해 파열되는 첫 번째 구조라는 것은 놀라운 것이 아니다.[2]

목영역에서 가시끝인대는 매우 잘 발달된 *목덜미인대(ligamentum nuchae)*로 머리쪽으로 연장된다. 단단한 이중층(bilaminar)의 섬유탄력조직띠인 목덜미인대는 목뼈의 가시돌기와 바깥뒤통수뼈융기 사이에 부착되어 있다. 목덜미인대는 순수한 의미에서의 인대(즉, 한 뼈를 다른 뼈에 대해 안정화시키는 역할)로 기능하지 않고, 오히려 등세모근과 머리널판근 및 목널판근과 같은 근육을 위한 공통의 중간선 부착부위를 제공한다.[275] 신장된 목덜미인대에서 발생한 수동장력은 부분적으로 굽힘된 머리와 목에 유용한 지지를 제공할 가능성이 있다. 돌출된 목덜미인대는 중간에서 위쪽 목영역에 있는 가시돌기의 촉지를 어렵게 하는 원인이 되기도 한다(그림 9.13).

*가로돌기사이인대(intertransverse ligament)*는 인접 가로돌기 사이에 뻗어 있는 명확히 정의되지 않은 얇은 막 구조를 하고 있다.[275] 이 인대는 반대쪽 가쪽굽힘에서 약간만 팽팽해지며 앞쪽 굽힘에서는 그보다 더 적게 팽팽해진다.[313]

*앞세로인대(anterior longitudinal ligament)*는 뒤통수뼈의 뇌바닥부와 엉치뼈를 포함한 모든 척추뼈몸통 앞면의 전체 길이에 걸쳐 부착되는 길고 강한 띠 형태의 구조로 된 인대이다. 앞세로인대의 깊은쪽 섬유들은 척추원반의 앞쪽 부위와 섞이면서 이 부위를 강화시킨다. 앞세로인대는 폄 시 팽팽해지고 굽힘 시 느슨해진다.[313] 목영역과 허리영역에 있어, 앞세로인대에서의 장력은 자연스러운 척추앞굽음의 정도를 제한하는 데 도움이 된다. 이 인대는 머리쪽 끝에서는 좁지만 꼬리쪽으로 내려가면서 점점 넓어진다.

*뒤세로인대(posterior longitudinal ligament)*는 중쇠뼈(C2)와 엉치뼈 사이에서 척추뼈몸통의 뒤면에 부착하는 연속적인 결합조직의 띠이다. 뒤세로인대는 척주관 안에 위치하고 있으며, 척수의 바로 앞쪽에 놓여 있다(그림 9.11A). (뒤세로인대와 앞세로인대는 척수와의 위치 관계가 아니라 *척추뼈몸통*과의 위치 관계에 따라 명명된다는 점을 주목하는 것이 중요하다.) 전체 길이에 걸쳐, 뒤세로인대의 깊은쪽 섬유들은 척추원반의 뒤면과 섞이면서 이 영역을 강화시킨다. 뒤세로인대는 머리쪽으로는 넓은 구조를 이루고 있으며, 허리영역으로 내려갈수록 점점 좁아진다. 가늘어진 허리영역의 이 인대는 뒤쪽으로 돌출(또는 탈출)되는 원반을 제한하는 능력이 감소된다. 척주에 있는 대부분의 인대들처럼, 뒤세로인대는 굽힘에 의해 점차적으로 팽팽해진다.[114]

*돌기관절(apophyseal joint)의 관절주머니인대(capsular ligament)*는 관절면 테두리 전체에 걸쳐 부착된다(그림 9.11A 참조). 관절학에 대한 다음 단락에서 설명하겠지만, 돌기관절은 척추사이이음부(intervertebral junction)를 서로 연결하고 안정화시키는데 도움이 된다. 이와 동일하게 중요한 것은 특정 척추사이이음부의 주요 움직임 방향을 안내하는 돌기관절의 독특한 역할이다. 돌기관절을 둘러싸는 관절주머니인대는 탄력소와 아교질의 혼합으로 구성되며, 돌기관절의 물리적 완전성을 유지할 만큼 충분히 강하면서도 척추 운동형상학 고유의 척추사이 병진운동을 허용할 만큼 충분히 유연하다.[130] 돌기관절의 관절주머니는 인접 근육들(뭇갈래근)과 황색인대에 의해 강화되는데, 특히 허리영역에서 가장 두드러진다.

관절주머니인대는 해부학적 자세(중립위치)에서 비교적 느슨하지만 관절이 모든 움직임의 끝범위에 가까워질수록 적어도 일부 섬유들은 점차적으로 팽팽해진다.[94] 수동장력은 목영역에서의 완전한 굽힘과 같이 관절면 사이에서의 가장 큰 상대적 움직임을 만들어내는 동작들에서 자연스럽게 가장 크게 나타난다.[8] 운동형상학은 척주의 특정 영역마다 매우 특정적이며 이 장의 다음 단락에서 다시 언급된다.

마지막으로, 주어진 척추사이이음부의 돌림축에 대한 척추 인대의 위치를 아는 것은 그 인대의 일차적 기능에 대한 중요한 관점을 제공한다. 다음 단락에서 좀 더 설명되겠지만, 척추사이 움직임을 위한 돌림축은 *척추뼈몸통*을 통과하거나 그 근처이다. 예를 들어 시상면 움직임을 고려할 때, 척추뼈몸통의 뒤쪽에 위치한 어떤 인대는 굽힘 동안 신장된다(따라서 팽팽하게 당겨진다). 반대로, 척추뼈몸통의 앞쪽에 위치한 어떤 인대는 폄 동안 신장된다. 그림 9.11A에서 제시되고 있듯이, *앞세로인대를 제외한 모든 인대는 굽힘 시 팽팽해진다.*[133,313] 움직임과 자세가 어떻게 척추 인대를 신장시키는지에 대한 이해는 인대가 운동을 제한하는 기전이나 잠재적으로 손상되는 기전뿐만 아니라 척수와 신경뿌리를 간접적으로 보호하는 방식을 이해하는 데 기초가 된다. 이러한 내용은 임상적으로 매우 의미 있는 주제가 되는데, 그 이유는 특정 임계 길이나 힘에 이르게 되면 만성적으로 과신장되어 약화된 인대가 영구적으로 길어진(또는 크리프) 상태로 남게 되거나 최종적인 파열점에 도달할 수 있기 때문이다. 파열되거나 느슨해진 인대는 일반적으로 관계된 척추사이이음부를 적절하게 안정화시킬 수 없게 된다. 이러한 상황은 척추불안정성을 확실히 초래할 것이다. 의학, 연구, 그리고 재활 문헌에서 광범위하게 사용되는 용어인 *척추불안정성(spinal instability)*은 비정상적이고 증가된 척추사이 운동을 유발할 수 있는 자연스러운 척추사이 뻣뻣함의 상실로 정의되어 왔다.[128,232,261] 척추 불안정성을 실험적으로 연구하고 정량화하기 위해, 운동형상학적 중립지대의 개념이 사용되어 왔다. 일반적으로 시체나 동물 연구를 통해 정의된 *중립지대(neutral zone)*는 주변 결합조직의 *최소* 수동저항을 발생시키는 척추사이 움직임의 범위(또는 '지대')를 말한다.[261,313] 중립지대는 일반적으로 결합조직의 손상이나 느슨함에 의해 증가한다. 결과적으로, 척추운동을 조절하는 책임이 결합조직을 통해 제공되는 수동제한에서 근육계를 통해 제공되는 능동제한으로 전환된다. 뚜렷하거나 만성적인 경우, 살아 있는 인간에서의 척추불안정성은 국소인대뿐만 아니라 돌기관절, 척추원반, 그리고 아마도 좀 더 중요한 연약한 신경요소에 추가적인 손상을 유발할 것으로 여겨진다. 척추불안정성은 몸통의 통증성 움직임에 관련될 수 있으며, 간접적으로는 팔다리와도 관련이 있을 수 있다. 10장에서 설명되겠지만, 치료는 불안정성의 유형에 따라 척추운동을 더 잘 조절하기 위한 신경근육계통의 능력을 증진시키고 특정 척추영역의 자연스러운 뻣뻣함을 증가시키는 데 목표를 둔 운동이나 활동을 포함한다.[240] 그러나 상황이 심각하다면, 척추불안정성을 위한 치료는 외과적 융합과 같은 수술적 중재가 필요할 수 있다.

## 척주의 영역별 골학적 특징

"기능은 구조를 따른다(function follows structure)"는 격언은 척주에 대한 연구에 매우 적절하게 적용된다. 모든 척추뼈가 공통의 형태학적 특징을 가지고 있지만, 각 척추뼈마다 고유의 기능을 반영하는 특정 형태도 함께 가지고 있다. 다음 단락에서는 표 9.4와 함께 각 척주영역의 특정 골학적 특징에 초점을 둔다.

### 목영역

목뼈는 가장 작고 가장 가동성 있는 척추이다. 높은 수준의 가동성은 머리 그리고 시각 및 청각과 같은 특수감각의 움직임을 최대화하기 위해 설계되었다. 아마도 목뼈에서 가장 독특한 해부학적 특징은 가로돌기 내에 위치한 *가로구멍(transverse foramen)*의 존재일 것이다(그림 9.14). 중요한 척추동맥(vertebral artery)은 이 구멍을 통과해 위로 올라가서 뇌와 척수로 혈액을 공급하기 위해 큰구멍(foramen magnum) 쪽으로 주행한다. 목에서, 척추동맥은 척수신경뿌리가 빠져나오는 곳의 바로 앞쪽에 위치하고 있다(그림 9.4 참조).

셋째–여섯째목뼈는 거의 동일한 특징을 나타내기 때문에 이 영역을 전형적인 목뼈로 고려한다. 위쪽 2개의 목뼈인 고리뼈

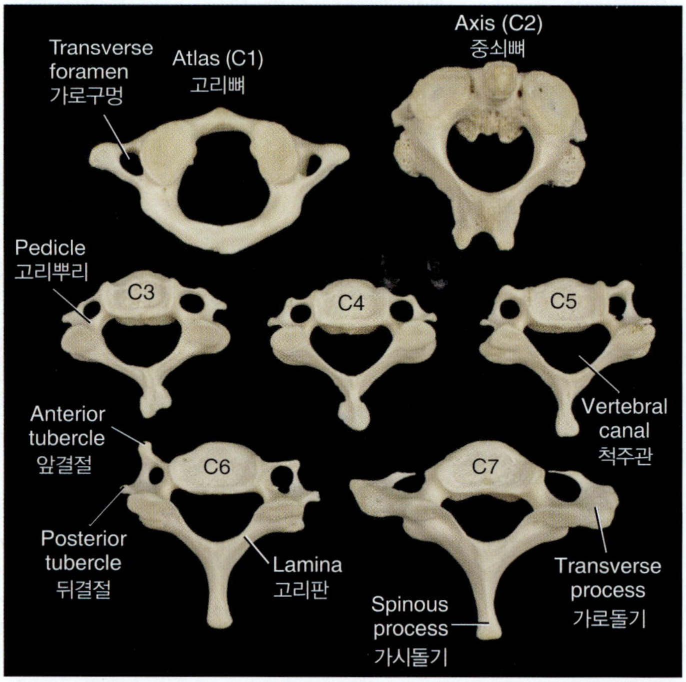

**그림 9.14** 같은 표본에서 나온 모든 7개 목뼈의 위면.

**표 9.4 척추의 골학적 특징**

| | 척추뼈몸통 | 위관절면 | 아래관절면 | 가시돌기 | 척주관 | 가로돌기 | 참조 |
|---|---|---|---|---|---|---|---|
| 고리뼈(C1) | 없음 | 오목, 일반적으로 위쪽을 향함 | 편평한 것에서부터 약간 오목한 형태, 일반적으로 아래쪽을 향함 | 없음, 작은 뒤결절로 대체됨 | 세모 형태, 목영역에서 가장 큼 | 목영역에서 가장 큼 | 앞고리와 뒤고리에 의해 연결된 2개의 큰 가쪽덩이(lateral mass)가 있음 |
| 중쇠뼈(C2) | 수직으로 돌출된 치아돌기가 있어 높이가 큼 | 편평한 것에서부터 약간 볼록한 형태, 일반적으로 위쪽을 향함 | 편평, 앞쪽과 아래쪽을 향함 | 둘로 가라짐, 두껍고 넓음 | 크고 세모 형태 | 작고 둥근 형태 | 고리뼈와 머리뼈를 지탱하는 큰 위관절돌기가 있음 |
| C3-C6 | 높이보다 너비가 큼, 갈고리돌기가 있음 | 편평, 뒤쪽과 위쪽을 향함 | 편평, 앞쪽과 아래쪽을 향함 | 일반적으로 둘로 갈라짐 | 크고 세모 형태 | 앞결절과 뒤결절로 끝남 | 전형적인 목뼈로 고려됨 |
| C7 | 높이보다 너비가 큼 | 편평, 뒤쪽과 위쪽을 향함 | 전형적인 등뼈로 전환 | 크고 돌출됨, 쉽게 촉지됨 | 세모 형태 | 두껍고 돌출됨, '여분갈비뼈'를 형성하는 큰 앞결절을 가질 수도 있음 | 큰 가시돌기 때문에 흔히 '돌출척추'라 불림 |
| T2-T9 | 너비와 높이가 동일함. 둘째–아홉째갈비뼈머리의 부착부위를 위한 갈비반관절면을 가짐 | 편평, 주로 뒤쪽을 향함 | 편평, 주로 앞쪽을 향함 | 길고 뾰족하며, 아래쪽으로 경사짐 | 둥글고, 목뼈보다 작음 | 수평하게 돌출되었으며 약간 뒤쪽을 향함, 갈비뼈결절을 위한 갈비관절면을 가짐 | 전형적인 등뼈로 고려됨 |
| T1 및 T10-T12 | T1은 첫째갈비뼈를 위한 완전한 갈비관절면과 둘째갈비뼈를 위한 부분적인 반관절면을 가짐<br>T10-12는 완전한 형태의 갈비면을 가짐 | 편평, 거의 뒤쪽을 향함 | 편평, 거의 앞쪽을 향함 | 길고 뾰족하며, 아래쪽으로 경사짐 | 둥글고, 목뼈보다 더 작음 | T10-12는 갈비관절면이 없음 | 갈비뼈가 부착되는 방식에 의해 '비전형적'인 등뼈로 고려됨 |
| L1-L5 | 높이보다 너비가 큼<br>L5는 약간 쐐기 모양을 나타냄(즉, 뒤쪽보다 앞쪽의 높이가 더 높음) | 약간 오목, 안쪽을 향하는 것에서부터 뒤–안쪽을 향하는 것까지 있음 | L1-4는 약간 볼록, 가쪽을 향하는 것에서부터 앞–가쪽을 향하는 것까지 있음<br>L5는 편평, 앞쪽과 약간 가쪽을 향함 | 튼튼하고 네모 형태임 | 세모 형태, 말총을 포함 | 가늘고 가쪽으로 돌출됨 | 위관절돌기에는 꼭지몸통(mammillary body)을 가짐 |
| 엉치뼈 | 융합됨<br>첫째엉치뼈몸통이 가장 두드러짐 | 편평, 뒤쪽과 약간 안쪽을 향함 | 없음 | 없음, 많은 가시결절들로 대체됨 | 세모 형태, 말총을 포함 | 없음, 많은 가로결절들로 대체됨 | |
| 꼬리뼈 | 미발달된 4개의 척추뼈가 융합됨 | 미발달 | 미발달 | 미발달 | 첫째꼬리뼈에서 끝남 | 미발달 | |

**그림 9.15** 목척주의 앞면.

(C1)와 중쇠뼈(C2) 그리고 일곱째목뼈(C7)는 비전형적인 목뼈로 고려되고 이후에 설명된다.

### *전형적인 목뼈(C3-C6)*

C3-C6은 비교적 치밀하고 강한 겉질뼈로 된 작은 네모형태의 *척추뼈몸통*을 가지고 있다. 척추뼈몸통은 앞뒤보다 좌우로 더 넓다(그림 9.14와 9.15). 척추뼈몸통의 위면과 아래면은 대부분의 다른 척추뼈처럼 편평하지 않고, 만곡되어 있거나 파임이 형성되어 있다. 위면은 좌우로 오목하고, *갈고리돌기*(*uncinate process, uncus*는 "갈고리"를 의미함)라 불리는 융기된 가쪽 갈고리를 갖고 있다. 이와는 대조적으로, 아래면은 앞뒤로 오목하고, 앞모서리와 뒤모서리가 길게 연장되어 있다. 위면과 아래면이 만나면, 갈고리돌기와 위쪽 척추뼈몸통의 가쪽-아래쪽 가장자리에 있는 함몰부 사이에 작은 *갈고리돌기관절*(*uncovertebral joint*)이 형성된다. 그림 9.15에서 지적하고 있는 것처럼, 갈고리돌기관절은 척추사이구멍의 안쪽벽 일부를 형성한다. 갈고리돌기관절["루시카의 관절(joint of Luschka)"[111]이라고도 불림]은 일반적으로 C2-3에서 C6-7까지

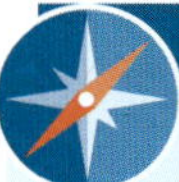

## SPECIAL FOCUS 9.1

### 팔에서 신경학적 증상을 유발하는 목뼈의 뼈증식: 퇴행된 척추원반의 한 가지 가능한 결과

완전히 수분을 함유한 정상적인 척추원반은 자연스럽게 척추뼈 사이의 '간격장치(spacer)'로 작용한다. 이런 간격을 통해 얻을 수 있는 한 가지 이득은 근처 *갈고리돌기관절*에 가해지는 부하를 부분적으로 경감시켜 주는 것이다. 튼튼한 관절연골이 부족하고 비교적 작은 갈고리돌기관절은 특히 반복적이거나 큰 압박과 전단력을 감당하기에는 적절한 구조가 아니다. 그림 9.16은 C3와 C4 사이에 위치한 건강하고 수분이 충분하며 완전한 원반이 C3-C4 갈고리돌기관절 사이에 보호적인 간격을 어떻게 만들고 있는지를 보여주고 있다. 또한 그림 9.16은 퇴행되고 수분이 빠져 얇아진 C4와 C5 사이의 원반이 C4-C5 갈고리돌기관절에서 접촉력을 어떻게 증가시키고 있는지를 보여주고 있다. 시간이 지남에 따라, 증가된 힘은 뼈증식['뼈돌기'; osteophyte ('bone spur')]의 성장을 자극할 수 있다. 뼈증식은 $C^5$ 척수신경뿌리를 압박하여 방사통[신경뿌리통증; radiating pain (radicular pain)], 근육약화, 또는 일반적으로 팔의 가쪽면을 타고 내려가는 신경의 말초 분포지역에서의 감각이상을 유발한다. 간접적인 방법을 통해, 건강한 척추원반은 주변 뼈뿐만 아니라 신경뿌리도 보호한다.

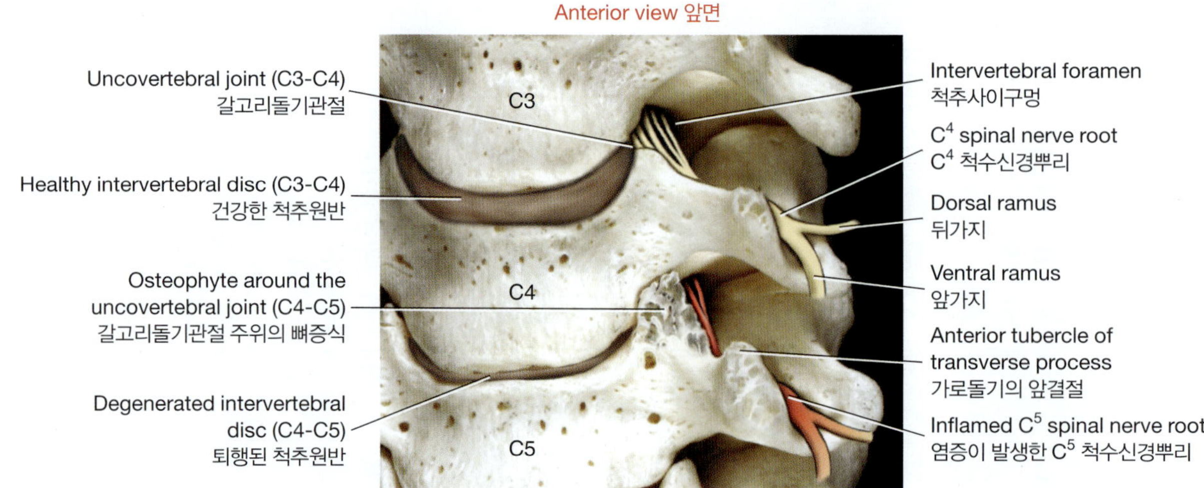


**그림 9.16** 척추원반의 건강상태에 따라 갈고리돌기관절에 가해지는 상대적인 부하를 비교하고 있는 디지털 영상. C4-C5 갈고리돌기관절에서 형성된 뼈증식은 $C^5$ 척수신경뿌리가 빠져 나오는 곳을 압박하여 염증을 유발한다.

Posterior-lateral view 뒤-가쪽면

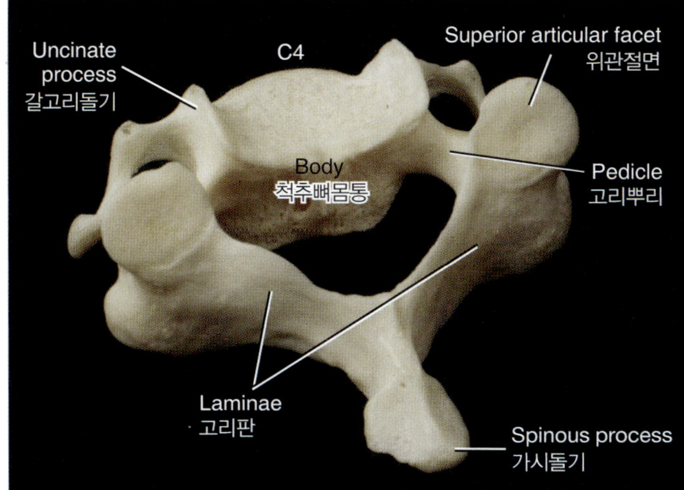


**그림 9.17** 넷째목뼈의 뒤-가쪽면.

Lateral view 가쪽면

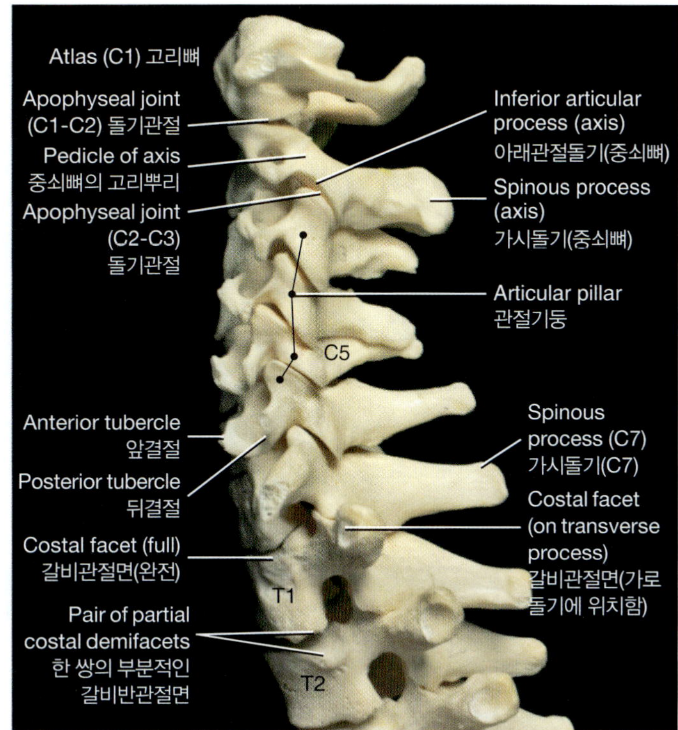


**그림 9.18** 목척주의 가쪽면.

의 척추사이이음부 양쪽에 존재한다. 이러한 관절이 진짜 윤활관절인지는 불확실하다.[195] 게다가, 갈고리돌기관절의 생체역학적 역할은 명확하지 않지만 구조적 기능과 운동형상학적 기능을 모두 가지고 있을 가능성이 있다. 갈고리돌기는 인접 척추원반의 위치를 중심화하는 데 도움이 될 수 있는데, 특히 움직임 동안에 그러하다.[109,290] 게다가, 갈고리돌기관절은 목영역 대부분에서 자연스럽게 발생하는 축돌림과 가쪽굽힘 사이의 역학적 '짝지음(coupling)'과 관련이 있을 수 있다(차후에 설명됨).[195,251] 임상적으로, 이러한 관절은 갈고리돌기가 비정상적으로 크거나 각이 형성되어 있을 때 또는 관절 테두리 주위에 뼈증식(osteophyte)이 형성되어 있을 때 척추사이구멍의 크기를 감소시키기 때문에 중요하다. 어떤 경우이든, 비정상적인 갈고리돌기 또는 인접 뼈증식은 목의 척수신경뿌리가 나오는 곳을 누르고 자극하여 같은쪽 팔에 신경학적 증상을 유발하게 된다.

C3-C6의 *고리뿌리(pedicle)*는 짧고 뒤-가쪽으로 곡선을 이루고 있다(그림 9.14). 매우 얇은 *고리판(lamina)*은 각각의 고리뿌리로부터 나와 뒤-안쪽으로 뻗어 있다(그림 9.17). 세모 모양의 *척주관(spinal canal)*은 목신경얼기와 팔신경얼기의 형성과 관련하여 척수가 두꺼워지기 때문에 이에 맞춰 목영역이 가장 크다.

C3-C6영역 내에서, 연이은 위관절돌기와 아래관절돌기에 의한 연속적인 관절'기둥'(articular 'pillar')이 형성되는데, 그 사이사이에 돌기관절(apophyseal joint)이 있다(그림 9.18). 각 돌기관절 내에 있는 관절면은 매끄럽고 편평하며, 전두면과 수평면 사이의 중간 방향을 향하고 있다. *위관절면*은 뒤쪽과 위쪽을 향하고 있는 반면, *아래관절면*은 앞쪽과 아래쪽을 향하고 있다.

C3-C6의 *가시돌기*는 짧으며, 일부 돌기는 둘로 갈라져 있다(즉, 2개의 뚜렷한 돌기를 가짐) (그림 9.14, C3). *가로돌기*는 짧게 가쪽으로 뻗어 있으며, 다양한 형태의 *앞결절*과 *뒤결절*로 끝난다. 이 결절들은 C3-C6에서만 유일하게 관찰되는 것으로, 앞목갈비근(anterior scalene), 어깨올림근(levator scapulae), 그리고 목널판근(splenius cervicis)과 같은 근육을 위한 부착부위를 제공한다.

### *비전형적인 목뼈(C1, C2, 그리고 C7)*

#### *고리뼈(C1)*

이름에서 알 수 있듯이, 고리뼈(atlas)의 일차적 기능은 머리를 지지하는 것이다. 고리뼈는 척추뼈몸통, 고리뿌리, 고리판, 그리고 가시돌기가 없으며, 앞고리(anterior arch)와 뒤고리(posterior arch)에 의해 연결된 두 개의 큰 가쪽덩이(lateral mass)가 있다(그림 9.19A). 짧은 *앞고리*에는 앞세로인대의 부착부위를 위한 *앞결절(anterior tubercle)*이 있다. 더욱 큰 *뒤고리*는 전체 고리뼈고리(atlantal ring)의 거의 절반을 차지한다. 작은 *뒤결절(posterior tubercle)*은 뒤고리의 중간선에 돌출되어 있다. 가쪽덩이는 돌출된 위관절돌기를 지지하며, 이것은 결과적으로 머리뼈를 지지한다.

크고 오목한 고리뼈의 *위관절면*은 일반적으로 머리쪽 방향을 향하고 있어, 크고 볼록한 뒤통수뼈관절융기(occipital condyle)를 받아들이는 위치에 있다. *아래관절면*은 일반적으로 편평한 것에서부터 약간 오목한 형태까지 있다. 아래관절면은 일반적으로 아래쪽을 향하고 있으며, 수평면에서 약 20° 정도 아래쪽으로 경사진 가쪽테두리를 가지고 있다(그림 9.19B). 고리뼈는 촉지가 가능한 큰 *가로돌기*를 가지고 있는데, 목뼈 중에서 가장 돌출되어 있다. 이러한 가로돌기는 머리뼈의 미세한 움직임을 조절하는 작지만 중요한 몇몇 근육들을 위한 부착부위를 제공한다.

Superior view 위면

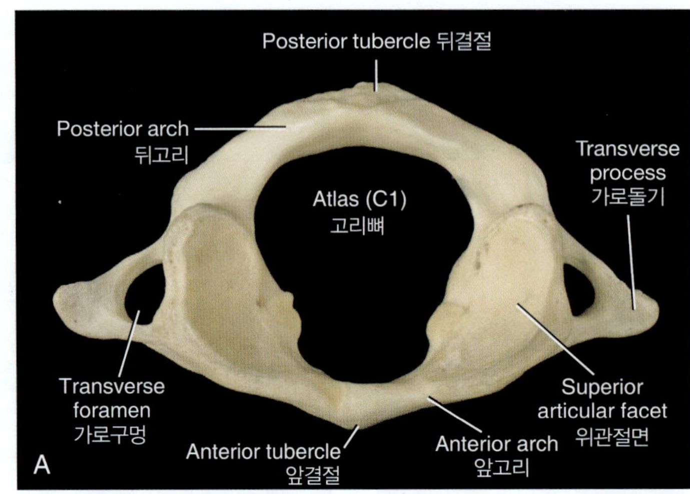


Anterior view 앞면

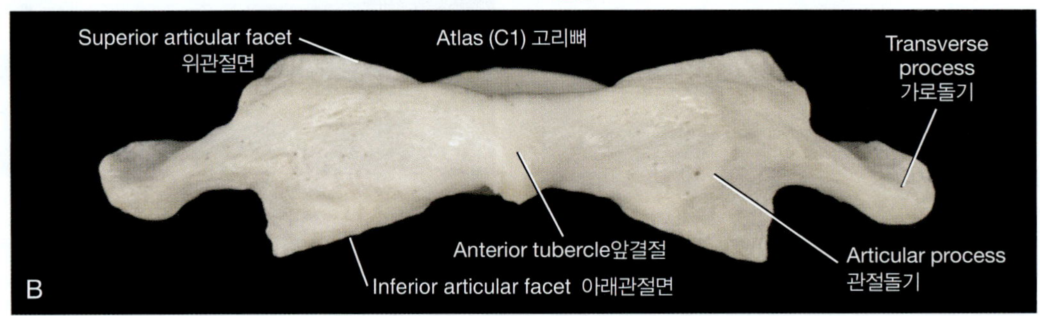


**그림 9.19** 고리뼈. (A) 위면. (B) 앞면.

*중쇠뼈(C2)*

중쇠뼈(axis)는 위쪽으로 돌출된 *치아돌기(dens, odontoid process)*의 바닥부로서의 역할을 위한 크고 긴 *척추뼈몸통*을 가지고 있다(그림 9.20). 긴 척추뼈몸통의 일부는 고리뼈몸통과 그 사이에 있는 척추원반의 잔여물로 형성된 것이다. 치아돌기는 고리뼈와 머리를 위한 단단한 수직돌림축을 제공한다(그림 9.21). 척추뼈몸

Anterior view 앞면

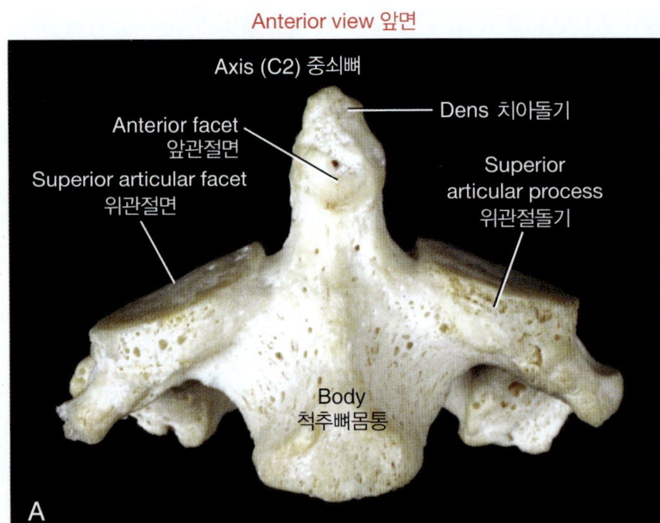


Superior view 위면

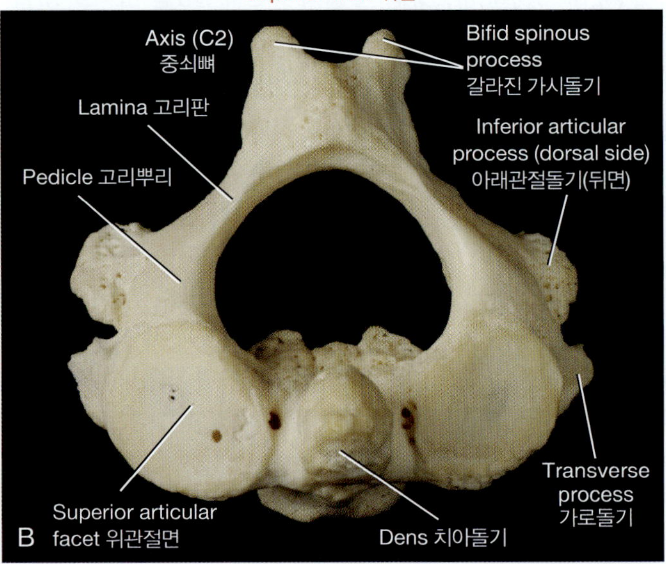


**그림 9.20** 중쇠뼈. (A) 앞면. (B) 위면.

Superior view 위면

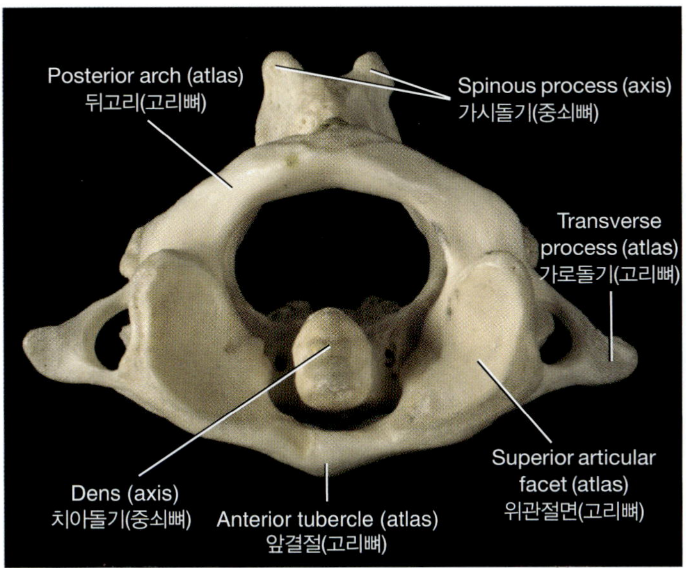


**그림 9.21** 정중고리중쇠관절(median atlanto-axial joint)의 위면.

Lateral view 가쪽면

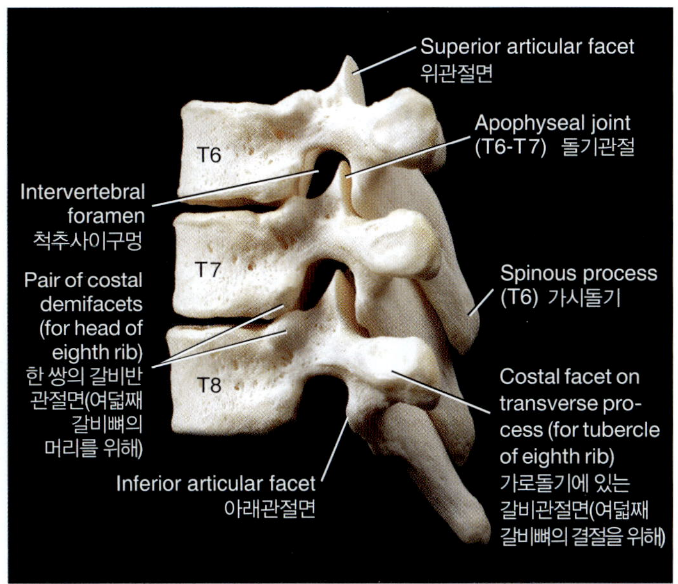


**그림 9.22** 여섯째~여덟째등뼈의 가쪽면.

통에서 가쪽으로 돌출된 한 쌍의 위관절돌기가 있다(그림 9.20A). 이 큰 돌기들은 수평면과 약 20° 각도를 이루고 있는 약간 볼록한 *위관절면*들을 가지고 있으며, 이들은 고리뼈 아래관절면의 경사면과 일치한다. 중쇠뼈의 돌출된 위관절돌기로부터 뻗어 나온 한 쌍의 튼튼한 *고리뿌리*와 한 쌍의 매우 짧은 *가로돌기*가 있다(그림 9.20B). 한 쌍의 아래관절돌기는 고리뿌리로부터 아래쪽으로 뻗어 있으며, 앞쪽과 아래쪽을 향하고 있는 *아래관절면*을 가지고 있다(그림 9.18). 중쇠뼈의 *가시돌기*는 둘로 갈라져 있고 넓다. 촉지 가능한 가시돌기는 목반가시근(semispinalis cervicis)과 같은 여러 근육들을 위한 부착부위를 제공한다.

*'돌출척추'(C7)*

C7은 모든 목뼈 중에서 가장 크며, 등뼈의 특성을 많이 갖고 있다. 그림 9.15에 제시하고 있는 바와 같이, C7은 큰 *가로돌기*를 가지고 있다. 가로돌기에 위치한 앞결절이 비대해지면 여분의 목갈비뼈(extra cervical rib)가 될 수 있는데, 이것에 의해 팔신경얼기가 압박될 수 있다. C7은 또한 등뼈의 특징인 큰 *가시돌기*를 가지고 있다(그림 9.18).[171] 해부학자들은 C7을 돌출척추(vertebra prominens)로 언급하는데, 이는 일반적으로 크고 쉽게 촉지되는 가시돌기를 반영한 것이다.

## 등영역

*전형적인 등뼈(T2-T9)*

둘째에서 아홉째등뼈는 대개 유사한 특징들을 가지고 있다(그림 9.5의 T6와 T7 참조). *고리뿌리*는 척추뼈몸통에서 뒤쪽으로 향하고 있어, 목영역보다 더 좁은 척주관을 만들어낸다. 큰 *가로돌기*는 뒤-가쪽으로 뻗어 있으며, 각각의 가로돌기에는 *갈비관절면(costal facet)*이 있어 해당 갈비뼈결절과 관절하게 된다(*갈비가로돌기관절*에서). 짧고 두꺼운 *고리판*은 아래쪽으로 기울어진 *가시돌기*를 위한 넓은 바닥부를 형성하고 있다.

등영역에 있는 위관절면과 아래관절면은 약간 앞쪽으로 기울어진 상태로 수직 방향을 향하고 있다(그림 9.22). 일반적으로 *위관절면*은 뒤쪽을 향하고 있고, *아래관절면*은 앞쪽을 향하고 있다. 일단 위관절면과 아래관절면이 관절하면 돌기관절을 형성하게 되는데, 이 관절은 비교적 전두면에 가깝게 배열된다.

둘째에서 아홉째갈비뼈머리 각각은 일반적으로 하나의 등척추사이이음부(thoracic intervertebral junction)에 걸쳐 있는 한 쌍의 *갈비반관절면(costal demifacet)*과 관절한다(그림 9.22에 있는 여덟째갈비뼈를 위한 한 쌍의 갈비반관절면 참조). 초기에 설명했듯이, 이러한 관절을 *갈비몸통관절(costocorporeal joint)*이라 한다. 등(갈비사이)척수신경[thoracic (intercostal) spinal nerve]은 해당 등뼈의 *척추사이구멍*을 통해 빠져 나오는데, 척추사이구멍은 돌기관절의 바로 앞쪽에 위치한다.

*비전형적인 등뼈(T1과 T10-T12)*

첫째와 마지막 세 개의 등뼈는 갈비뼈와의 독특한 부착 형태 때문에 대개 비전형적인 등뼈로 간주된다. T1의 척추뼈몸통 위쪽은 첫째갈비뼈머리 전체를 받아들일 수 있는 *완전한 갈비관절면(full costal facet)*을 가지고 있으며, 아래쪽은 둘째갈비뼈머리의 일부를 받아들일 수 있는 *반관절면(demifacet)*을 갖고 있다(그림 9.18 참조). T1의 가시돌기는 특히 길어서 C7의 가시돌기처럼 흔히 돌출되어 있다. 다양성은 있지만, T10-T12의 척추뼈몸통은 열째, 열한

Superior view 위면

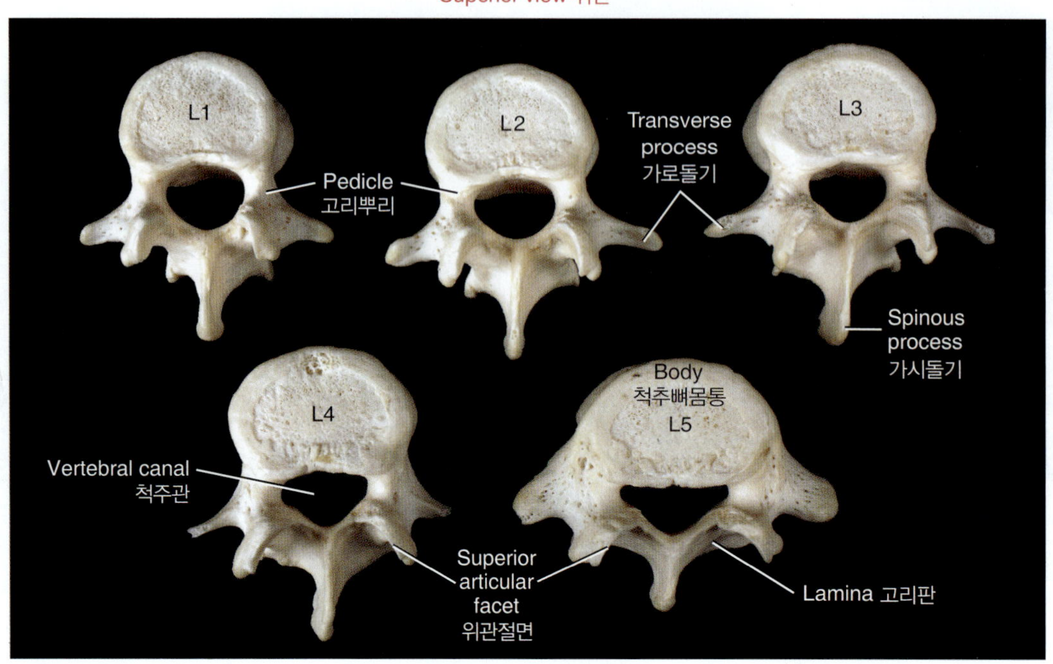


**그림 9.23** 5개 허리뼈의 위면.

째, 그리고 열두째갈비뼈머리와 각각 관절하기 위한 하나의 *완전한 갈비관절면*을 각각 가지고 있다. 일반적으로 T11과 T12는 대개 갈비가로돌기관절이 없다.

## 허리영역

허리뼈는 위에 놓인 머리, 몸통, 그리고 팔들의 무게를 지지하는 데 적합한 육중하고 넓은 *척추뼈몸통*을 가지고 있다(그림 9.23). 5개의 허리뼈의 전체 질량은 7개의 모든 목뼈 무게의 거의 2배에 달한다.

허리뼈는 대부분 유사한 특징들을 가지고 있다. *고리판*과 *고리뿌리*는 짧고 두꺼우며, 이들은 거의 세모 모양의 *척주관*의 뒤벽과 가쪽벽을 형성하고 있다. *가로돌기*는 거의 가쪽으로 뻗어 있으며, L1-L4의 가로돌기는 얇고 끝이 뾰족하지만, L5의 가로돌기는 짧고 두껍고 강하다. *가시돌기*는 넓고 네모 형태이며, 고리판의 이음부로부터 수평으로 뻗어 나와 있다(그림 9.24). 이러한 형태는 뾰족하고 경사진 등영역의 가시돌기와는 아주 다르다. 위관절돌기의 뒤면에는 짧은 *꼭지돌기(mammillary process)가* 돌출되어 나와 있다. 이러한 구조는 뭇갈래근(multifidus)을 위한 부착부위를 제공한다.

허리뼈의 관절면은 거의 수직 방향을 향하고 있다. *위관절면*은 중간 정도로 오목하며, 안쪽을 향한 것에서부터 뒤-안쪽을 향한 것까지 있다. 그림 9.23에서 설명하고 있는 바와 같이, 위쪽 허리영역에 있는 위관절면은 거의 시상면에 가깝게 향하고 있는 경향이 있으며, 중간에서 아래쪽 허리영역에 있는 위관절면은 시상면

Lateral view 가쪽면

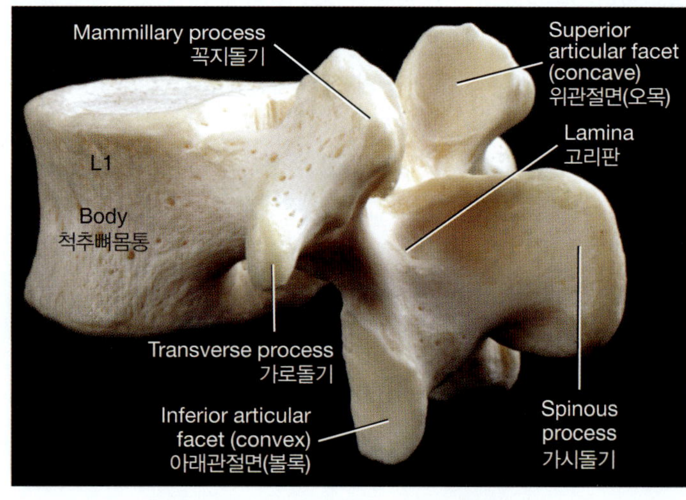


**그림 9.24** 첫째허리뼈의 가쪽과 약간 뒤면.

과 전두면 사이의 거의 중간 방향을 향하고 있다. *아래관절면*은 위관절면의 형태 및 방향과 상호적으로 일치한다. 일반적으로, 아래관절면은 약간 볼록한 형태이며, 일반적으로 가쪽을 향한 것에서부터 앞-가쪽을 향하고 있는 것까지 있다(그림 9.24).

L5의 아래관절면은 엉치뼈의 위관절면과 관절한다. *L5-S1 돌기관절*은 일반적으로 다른 허리 관절들보다 전두면 쪽에 더욱 가깝게 향하고 있다. L5-S1 돌기관절은 허리엉치이음부(lumbosacral junction)의 앞-뒤쪽 안정성을 제공하는 데 있어 매우 중요하다.

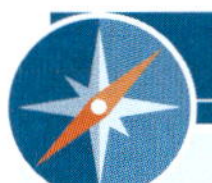

SPECIAL FOCUS 9.2

### 허리뼈 돌기관절의 발달이상

출생 시, 허리뼈 돌기관절의 관절면은 전두면에 매우 근접한 방향을 하고 있어 대부분의 등뼈 돌기관절과 유사하다. 그러나 출생부터 11세 또는 12세까지, 아래쪽 허리뼈의 돌기관절을 제외한 나머지 모든 허리뼈의 돌기관절은 약간 더 시상면 쪽으로 치우쳐진 성인의 최종위치로 점차 변형된다(그림 9.25).[28,241] 이런 느린 구조적 변형은 관절돌기의 각기 다른 골화(ossification) 속도에 의해 좌우된다. Bogduk은 이런 변형이 아동기 직립 자세의 발달과 허리 뭇갈래근과 같은 특정 근육들로부터의 부과된 요구에 의해 영향을 받을 가능성을 설명하였다.[28] 돌기관절이 사춘기 내내 계속 성장하기는 하지만, 이 관절의 공간적 방향은 10대 이전에 완성된다.

아동기에서의 허리뼈 돌기관절의 발달에 따른 자연스러운 편차는 성인기가 되어서도 지속되는 구조적 비대칭성을 만들어 낼 수 있으며, 이러한 상황을 흔히 '면관절 편향성(facet joint tropism)'이라 부른다.[313] 편차가 심하게 나타날 수도 있지만, 대부분의 경우 오른쪽과 왼쪽 관절면에서의 약간의 양쪽 비대칭성이 비교적 작게 나타난다. (이런 양쪽 비대칭성의 예는 그림 9.23에서 소개된 허리뼈의 위관절면들을 비교해보면 명확해진다.) 모든 성인 허리뼈의 약 20~30%에서 이런 약간의 양쪽 비대칭성이 존재한다.[28] 그러나 매우 극단적인 경우, 양쪽 비대칭성은 척추뼈사이이음부 전체에 고르지 못한 스트레스를 만들어 낼 수 있다.[54] 증거가 혼재되어 있지만, 증가된 스트레스는 돌기관절에서의 조기 퇴행을 유발할 수 있다.[78]

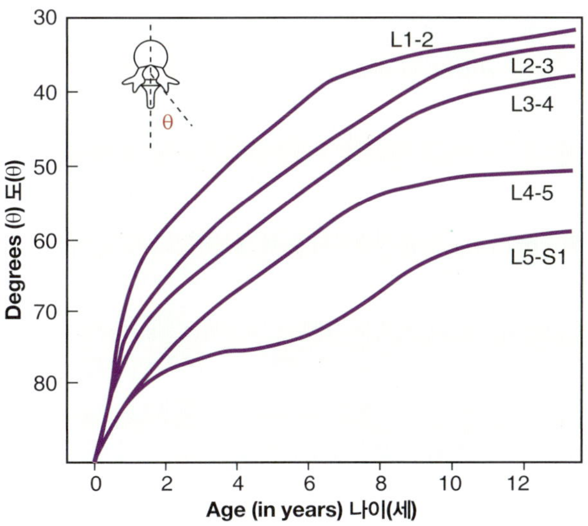


그림 9.25 그래프에서 나이에 따른 허리뼈 관절돌기의 관절면 방향을 보여주고 있다. (Based on Lutz G, Die Entwicklung der Kleinen Wirbelgelenke Z Orth 104:19-28, 1967. IN Bogduk N: *Clinacal anatomy of the lumbar spine and sacrum*, ed 5, St Louis, 2012, Churchill Livingstone.)

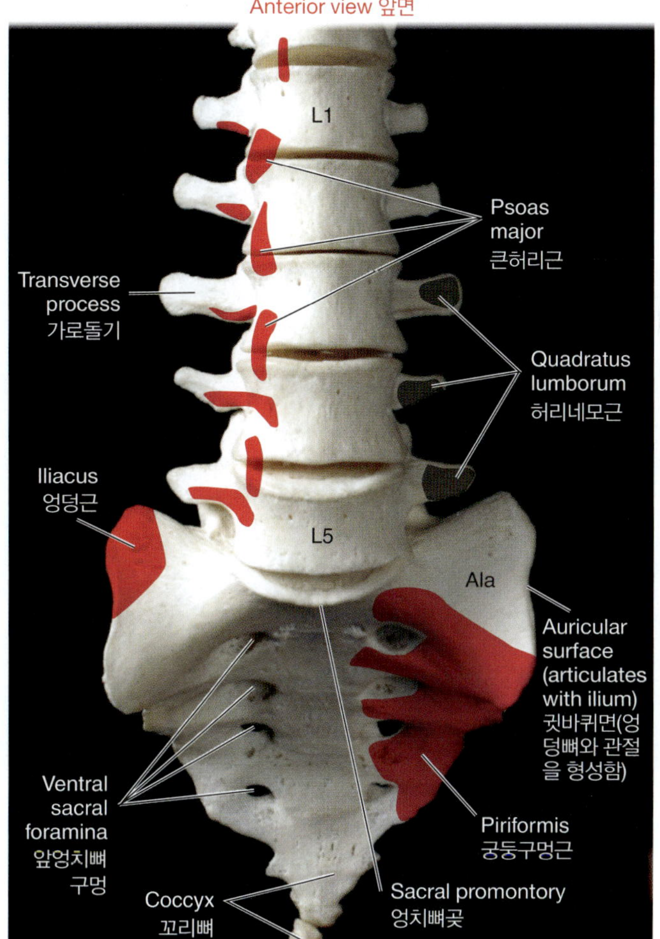


그림 9.26 허리엉치영역의 앞면. 궁둥구멍근, 엉덩근, 그리고 큰허리근의 부착부위는 빨간색으로 표시되었다. 허리네모근의 부착부위는 회색으로 나타내었다.

## 엉치뼈

엉치뼈(sacrum)는 바닥부가 위쪽을 향하고 꼭지(apex)가 아래쪽을 향하고 있는 세모 모양의 뼈이다(그림 9.26). 엉치뼈의 중요 기능은 척주의 무게를 골반으로 전달하는 것이다. 아동기에 있어, 5개의 분리된 각 엉치뼈는 연골막(cartilagenous membrane)에 의해 연결되어 있다. 그러나 성인기가 되면, 엉치뼈는 단일 뼈로 융합되며, 여전히 일반적인 척추뼈의 해부학적 특징을 일부 유지한다.

엉치뼈의 앞(골반)면은 매끄럽고 오목하며, 골반안 뒤쪽벽의 일부를 형성하고 있다. 네 쌍의 *앞(골반)엉치뼈구멍[ventral (pelvic) sacral foramen]*은 엉치신경얼기(sacral plexus)의 대부분을 형성하고 있는 척수신경뿌리의 앞가지(ventral rami)를 통과시킨다. 엉치뼈의 뒤면은 근육과 인대의 부착부위들 때문에 볼록하고 거친 형태를 나타낸다(그림 9.27). 몇몇 *척추결절(spinal tubercle)* 및 *가쪽결절(lateral tubercle)*은 가시돌기와 가로돌기가 각각 융합된 흔적이다. 네 쌍의 *뒤엉치뼈구멍(dorsal sacral foramen)*은 엉치척

Posterior-lateral view 뒤-가쪽면

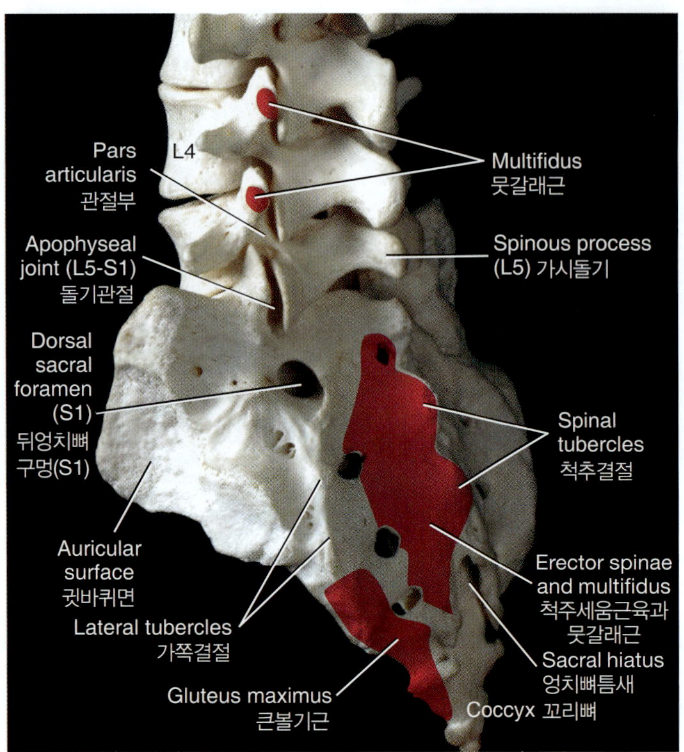


**그림 9.27** 허리엉치영역의 뒤-가쪽면. 뭇갈래근, 척주세움근육, 그리고 큰볼기근의 부착부위는 빨간색으로 나타내었다.

수신경뿌리의 뒤가지(dorsal rami)를 통과시킨다.

엉치뼈의 위면은 첫째엉치뼈몸통의 형태를 명확하게 보여준다(그림 9.28). S1 척추뼈몸통의 뾰족한 앞가장자리를 *엉치뼈곶(sacral promontory)*이라 한다. 세모 형태의 *엉치뼈관(sacral canal)*은 말총(cauda equina)을 수용하고 보호한다. *고리뿌리*는 매우 두꺼우며, 가쪽으로 확장된 것을 엉치뼈의 *날개(ala*, 한 쌍의 날개)라 한다. 튼튼한 위관절돌기는 일반적으로 뒤-안쪽으로 향하고 있는 *위관절면*을 갖고 있다. 이 관절면은 L5의 아래관절면과 관절하여 L5-S1 돌기관절을 형성한다(그림 9.27). 큰 *귓바퀴면(auricular surface)*은 엉덩뼈(ilium)와 관절하여 엉치엉덩관절(sacroiliac joint)을 형성한다. 엉치뼈는 꼬리쪽으로 갈수록 좁아지면서 꼬리뼈와의 관절 지점인 엉치뼈의 *꼭지*를 형성한다.

Superior view 위면

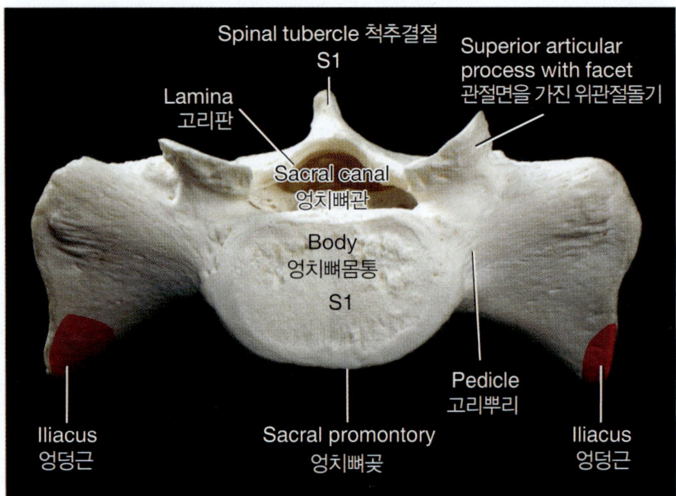


**그림 9.28** 엉치뼈의 위면. 엉덩근의 부착부위는 빨간색으로 나타내었다.

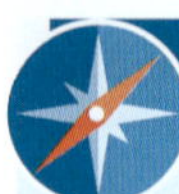

**SPECIAL FOCUS 9.3**

**말총**

출생 시 척수와 척주는 거의 같은 길이를 갖는다. 그러나 출생 이후 척주는 척수보다 약간 더 빠른 속도로 성장한다. 결과적으로, 성인에서의 척수의 꼬리쪽 끝부위는 일반적으로 L1 척추뼈에 인접해서 끝난다. 따라서 허리엉치척수신경뿌리들은 해당 척추사이구멍에 도달하기 위해 먼 거리를 꼬리쪽으로 주행해야 한다(부록 III, Part A의 그림 III.1 참조). 하나의 무리로 길게 늘어진 신경들은 말의 꼬리를 닮았다 하여 *말총(cauda equina)*이라 한다.

말총은 뇌척수액(cerebrospinal fluid)에 잠겨 있으며 허리엉치 척주관 내에 위치하고 있는 말초신경들의 집합이다. 허리엉치영역에서의 심각한 골절이나 외상은 말총을 손상시키지만 척수는 보존될 수 있다. 말초신경계의 구성요소인 말총에 대한 손상은 근육의 마비와 위축, 감각의 변경, 그리고 감소된 반사를 초래한다. 이와는 대조적으로, 과도한 반사와 함께 나타나는 경직은 중추신경계의 구성요소인 척수가 손상되었을 때 발생한다. 따라서 말총의 신경들이 절단된다면 적어도 생리적으로 재생될 가능성을 갖는다.

### 꼬리뼈

꼬리뼈(coccyx)는 네 개의 척추뼈가 융합되어 구성된 작은 세모 형태의 뼈이다(그림 9.27). 꼬리뼈의 바닥부는 *엉치꼬리관절(sacrococcygeal joint)*에서 엉치뼈의 꼭지와 연결된다. 이 관절은 섬유연골성 원반을 가지고 있으며 몇 개의 작은 인대들에 의해 지지된다. 엉치꼬리관절은 일반적으로 노년기에 융합된다. 청년기에서는 작은 *꼬리뼈사이관절(intercoccygeal joint)*들이 있지만, 성인이 되면 일반적으로 융합된다.[275]

## 관절학

### 전형적인 척추사이이음부

전형적인 척추사이이음부(intervertebral junction)는 3가지의 기능적 성분인 (1) 가로돌기와 가시돌기, (2) 돌기관절(apophyseal

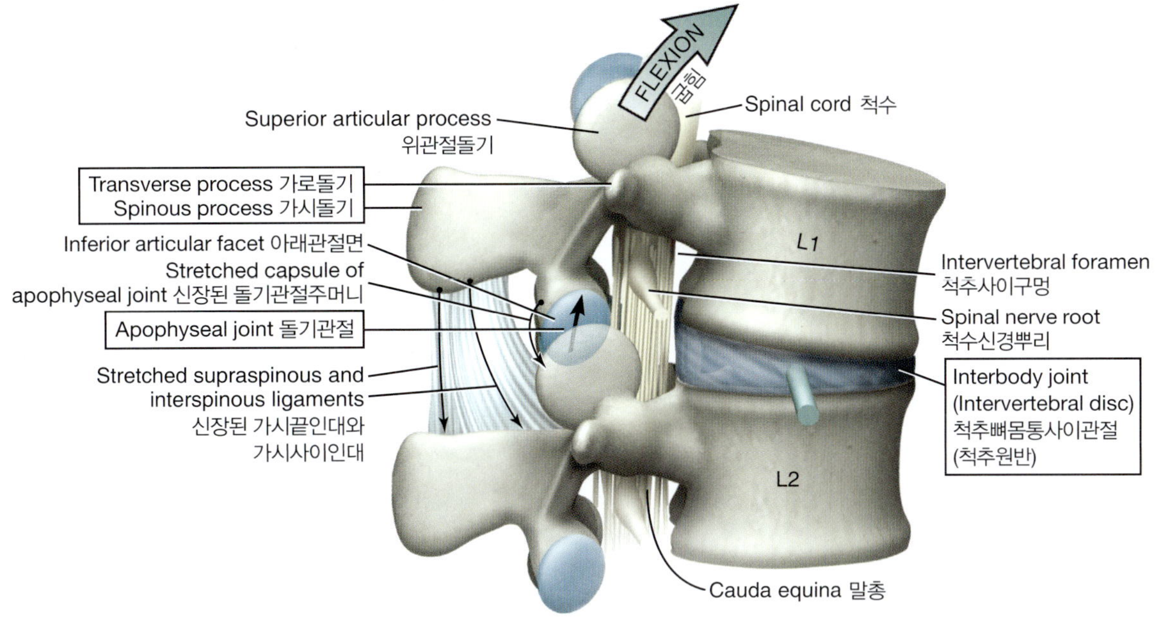


**그림 9.29** 전형적인 척추사이이음부의 3가지 기능적 성분인 가로돌기와 가시돌기, 돌기관절, 그리고 척추원반을 포함한 척추뼈몸통사이관절을 강조한 모형. L1-L2이음부에서는 돌기관절 관절면 사이의 미끄러짐에 의해 안내되는 굽힘을 보여주고 있다(*검은색 굵은 화살표*). 안-가쪽돌림축은 척추뼈몸통사이관절을 통과하고 있다. 가시사이인대와 가시끝인대는 신장된 것을 보여주고 있다. 척추원반의 앞쪽은 압박되고 있다. 척수는 L1 척추뼈 근처에서 끝난 후 말총을 형성한다.

joint), 그리고 (3) 척추뼈몸통사이관절(interbody joint)을 갖는다(그림 9.29). *가시돌기와 가로돌기*는 근육과 인대의 역학적 지레작용을 증가시키는 역학적 지지대 또는 지레(lever)로서의 역할을 한다. *돌기관절*은 철도의 선로가 기차의 방향을 안내하는 것과 같이 척추사이 운동을 안내하는 일차적인 역할을 수행한다.[29] 앞으로 강조하겠지만, 돌기관절 내 관절면의 기하학적 구조, 높이, 그리고 공간적 방향은 척추사이 운동의 방향뿐 아니라 범위에도 영향을 미친다. *척추뼈몸통사이관절*은 척추원반과 한 쌍의 척추뼈몸통을 연결한다. 척추뼈몸통사이관절의 필수 기능은 척주를 지나가는 부하를 흡수하고 분배하는 것이다. 적어도 허리영역에 있는 척추뼈몸통사이관절은 척추사이이음부를 통해 지나가는 대부분의 무게를 감당한다. 그림 9.29에서 제시되고 있는 것과 같이, 척추의 굽힘은 위에 놓인 체중의 더 많은 비율을 앞쪽의 척추뼈몸통사이관절로 이동시킨다. 그 외에도 척추뼈몸통사이관절은 척추뼈 사이에서 가장 강력한 부착을 제공해주고,[114] 대략적인 돌림축 역할을 하며, 변형 가능한 척추뼈사이의 간격장치(spacer)로서의 기능도 수행한다. 간격장치의 역할을 수행하는 척추원반은 전체 척주 길이의 약 25%를 차지한다. 건강한 척추원반에 의해 제공되는 간격이 기능적으로 중요하다는 것은 과장이 아니다. 예를 들어, 상대적인 척추사이 간격이 클수록 한 척추뼈몸통이 다른 척추뼈몸통 위에서 앞쪽과 뒤쪽으로 흔들릴 수 있는 능력은 커진다. 원반에 의한 간격의 제공이 없다면, 두 척추뼈몸통의 사이는 거의 편평한 뼈 대 뼈의 접촉만 하여 시상면과 전두면에서의 돌림운동은 차단되고 기울어짐이나 병진운동만 허용될 것이다. 마지막으로, 척추원반에 의해 만들어지는 간격은 척수신경뿌리들이 빠져나갈 수 있는 적절한 통로를 제공한다.

돌기관절이나 척추뼈몸통사이관절에서의 손상은 외상, 과도한 사용과 축적된 스트레스, 골관절염이나 다른 질환의 과정, 노화, 또는 이러한 것들의 결합에 의해 초래될 수 있다. 원인에 관계없이, 이러한 관절들이 연루된 손상은 통증이 있고 비정상적인 운동형상학, 뒤틀린 자세, 국소적인 뼈의 재형성, 그리고 신경조직들의 역학적 충돌을 유발할 수 있다. 전형적인 척추사이이음부에서의 신경학, 골학, 그리고 관절학 사이의 공간적 그리고 물리적 상호관계에 대한 평가는 척추와 관계된 통증 및 기능이상을 치료하기 위해 사용되는 많은 접근법들을 이해하고 평가하는 데 도움이 될 것이다.

## 움직임을 설명하기 위한 용어

몇 가지 중요한 예외를 제외하면, 어떤 주어진 척추사이이음부에서의 움직임은 비교적 작게 일어난다. 그러나 이러한 작은 움직임이 전체 척주에 걸쳐 더해지면 상당한 크기의 각운동(angular motion 또는 돌림운동, rotation)을 만들어낼 수 있다. 전체 몸통뼈대(척주와 머리뼈 포함)에 대한 *골운동형상학*은 3개의 기본적 운동면 내에서의 돌림운동으로 설명된다. 각 운동면 또는 자유도는 척추뼈몸통사이관절을 통과하거나 그 근처를 통과하는 하나의 돌림축과 관련된다(그림 9.30).[257,313] 관례적으로, 목뼈 위에 있는 머리를 포함한 척주 전체의 움직임은 머리쪽에서 꼬리쪽으로의 방식

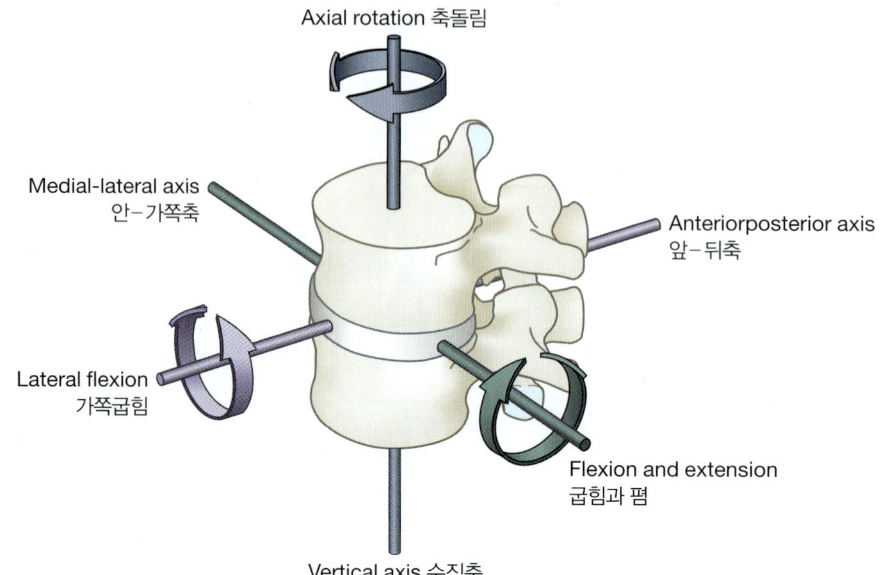


**몸통뼈대의 골운동형상학을 설명하는 용어**

| 일반적 용어 | 운동면 | 돌림축 | 다른 용어 |
|---|---|---|---|
| 굽힘과 폄 | 시상면 | 안-가쪽 | 앞쪽굽힘과 뒤쪽굽힘 |
| 오른쪽 또는 왼쪽 가쪽굽힘(lateral flexion) | 전두면 | 앞-뒤 | 오른쪽 또는 왼쪽 옆굽힘(side bending) |
| 오른쪽 또는 왼쪽 축돌림* | 수평면 | 수직 | 돌림, 비틀림(torsion) |

*척추의 축돌림은 척추뼈몸통의 *앞면*에 있는 한 지점이 가리키는 방향에 의해 정의된다.

**그림 9.30** 척추의 골운동형상학을 설명하는 용어. 전형적인 허리의 척추사이이음부에 대해 설명하고 있다.

**표 9.5 돌기관절의 관절운동형상학을 설명하는 용어**

| 용어 | 정의 | 기능적 예 |
|---|---|---|
| 관절면들의 *접근* | 한 관절면이 마주 보는 관절면에 더 가까워지려는 경향; 관절 접근은 일반적으로 *압박력*에 의해 유발된다. | L1과 L2 사이의 축돌림은 일반적으로 반대쪽 돌기관절의 접근(압박)을 유발한다. |
| 관절면들 사이의 *분리*(또는 틈만들기) | 한 관절면이 마주 보는 관절면으로부터 멀리 움직이려는 경향; 관절분리는 일반적으로 *견인력*(*distraction force*)에 의해 유발된다. | 돌기관절들을 감압시키거나 분리시키기 위한 방법으로써의 치료적 견인 |
| 관절면들 사이의 *미끄러짐* | 한 관절면이 마주 보는 관절면에 대해 직선 또는 곡선 방향으로 일어나는 병진운동; 관절면들 사이의 미끄러짐은 관절면의 접선 방향으로 작용하는 힘에 의해 유발된다. | 중간에서 아래쪽 목뼈의 굽힘-폄 |

으로 설명되며, 움직임의 방향은 좀 더 머리쪽(위쪽)에 위치한 척추분절의 *앞*면에 있는 한 지점이 가리키는 방향에 따라 결정된다. 예를 들어, C4-C5의 왼쪽 축돌림 동안, 가시돌기는 오른쪽으로 돌림하지만 C4의 척추뼈몸통의 앞면에 있는 한 지점은 왼쪽으로 돌림한다.

척추사이 운동의 *관절운동형상학*은 돌기관절 내의 관절면들 *사이*에서 일어나는 상대적인 움직임으로 설명된다. 대부분의 관절면은 편평하거나 거의 편평에 가까우며, *접근*(*approximation*), *분리*[*separation* 또는 *틈만들기*(*gapping*)] 및 *미끄러짐*(*sliding*)과 같은 용어들이 관절운동형상학에서 사용된다(표 9.5).

## 돌기관절의 구조와 기능

척주에는 24쌍의 돌기관절(apophyseal joint)이 있다. 각각의 돌기관절은 마주 보고 있는 관절면들 간의 결합에 의해 형성된다(그림 9.31).* 역학적으로 *평면관절*로 분류되는 돌기관절은 관절연골로 덮여 있으며 신경이 풍부한 관절주머니(안쪽에는 윤활막으로 됨)로 둘러싸여 있다.[42,130] 관절주머니와 깊은쪽에 있는 국소근육으

*본문에서는 이러한 관절을 언급할 때 공식용어인 *apophyseal*을 사용하는데, 이 용어는 *zygapophyseal*이라는 용어의 축약형이다. 그러나 돌기관절(apophyseal joint)에 대해 더 일반적으로 사용되는 임상용어는 단순히 '면관절(facet joint)'이라는 점을 인식해야 한다.

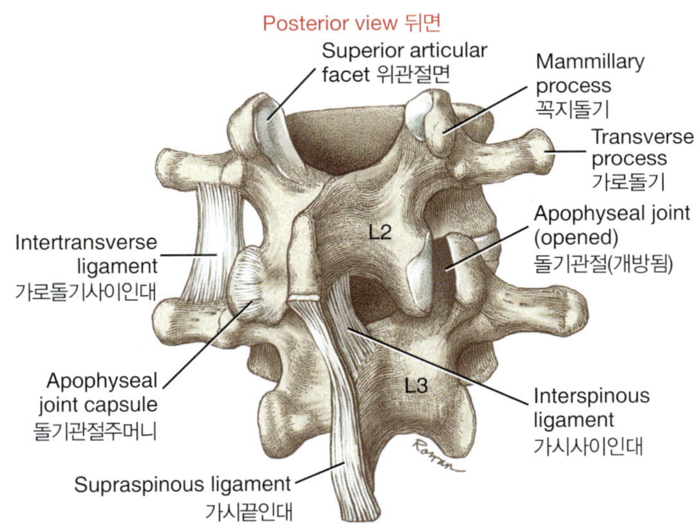


**그림 9.31** 둘째와 셋째허리뼈의 뒤면. 오른쪽 돌기관절의 관절주머니와 인대들은 관절면의 수직정렬을 보여주기 위해 제거되었다. 위쪽의 척추뼈는 오른쪽 돌기관절의 관절면을 최대로 노출시키기 위해 오른쪽으로 돌림되었다. 오른쪽 돌기관절에서의 틈 발생에 주목하라.

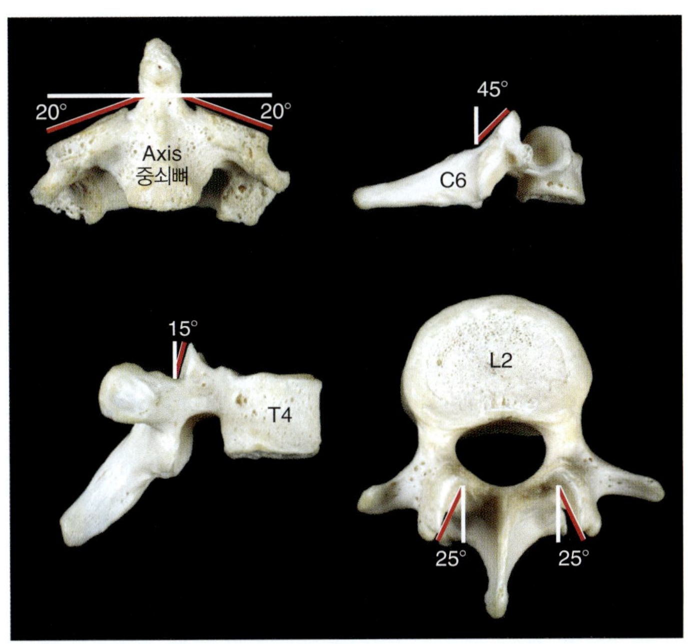


**그림 9.32** 목뼈, 등뼈, 그리고 허리뼈의 전형적인 위관절면의 공간적 방향을 보여주고 있다. 빨간색 선은 수직 또는 수평 기준선에 대해 측정된 위관절면의 방향을 나타내고 있다.

로부터 나오는 감각자극은 과도한 스트레스로부터 관절을 보호하는 것은 물론 척추사이 움직임을 안내하는 데 도움이 된다. 예외적 상황과 자연적인 편차가 흔하지만, 대부분의 돌기관절의 관절면은 기본적으로 편평하다. 주로 위쪽 목영역과 허리영역 선체는 약간 만곡된 관절면이 존재한다.

*뼈돌기(apophysis)*라는 단어는 "뻗어나옴(outgrowth)"을 의미하는 것으로, 관절돌기(articular process)의 돌출된 특성을 강조하는 말이다. 역학적인 장벽 역할을 하는 관절돌기는 특정 움직임은 허용하지만 다른 움직임은 차단한다. 일반적으로, 거의 수직 방향을 향하고 있는 아래쪽 등영역, 허리영역, 그리고 허리엉치영역의 돌기관절은 한 척추뼈가 다른 척추뼈에 대해 일어나는 과도한 앞쪽 병진운동을 차단한다. 과도한 앞쪽 병진운동은 척수 또는 여기서 나오는 척수신경뿌리가 차지하는 공간인 척주관의 용적에 영향을 미칠 수 있기 때문에 이러한 사항은 기능적으로 중요하다.

각 관절 내 관절면의 방향은 척주의 각 영역에서 발생하는 운동형상학에 강력한 영향을 미친다. 일반적으로, *수평 방향의 관절면은 축돌림을 선호*하는 반면, *수직 방향의 관절면*(시상면 또는 전두면)*에서는 축돌림이 제한*되는 특성이 있다. 그러나 대부분 돌기관절의 관절면은 수평면과 수직면 사이의 어떤 방향을 향하고 있다.[130] 그림 9.32는 목영역, 등영역, 그리고 허리영역에 있는 위관절면의 전형적인 관절 방향을 보여주고 있다. 허리영역보다 목영역에서 축돌림이 더 크게 일어나는 이유를 관절면의 방향을 통해 부분적으로 설명할 수 있다. 각 척추 영역에서의 우세한 운동에 영향을 미치는 그 외의 요인들로는 척추원반의 크기(척추뼈몸통에 대한 원반의 크기), 척추뼈의 전반적인 형태, 국소근육의 작용, 그리고 갈비뼈나 인대들의 부착이 있다.

## 척추뼈몸통사이관절의 구조와 기능

척주에는 C2-C3에서부터 L5-S1까지 23개의 척추뼈몸통사이관절(interbody joint)이 있다. 각각의 척추뼈몸통사이관절은 척추원반, 척추끝판(vertebral endplate), 그리고 척추뼈몸통을 포함하고 있다. 해부학적으로, 이 관절은 연골성 *부동관절(cartilaginous synarthrosis)*로 분류된다(2장 참조).

### *허리의 척추원반에 대한 구조적 고려사항*

척추원반의 구조와 기능에 대해 알려진 대부분의 자료는 허리영역에서 수행된 연구에 기초한다. 이런 특정 영역에 연구가 집중된 것은 특히 아래쪽 허리뼈분절에서의 원반 퇴행이 높은 빈도로 발생하는 특성을 반영한 것이다.

허리의 척추원반은 중심의 속질핵(nucleus pulposus)과 이를 둘러싸고 있는 섬유테(annulus fibrosus)로 구성되어 있다(그림 9.33). *속질핵*은 일반적으로 척추원반의 중간에서 뒤쪽 부위에 위치하고 있는 연한 덩어리 모양의 젤 형태이다. 젊은 사람에 있어, 허리 원반의 속질핵은 70~90%가 물로 구성되어 있다.[275] 물을 함유한 속질핵은 연속된 척추뼈 사이를 가로지르는 부하를 분산시키고 전달시킬 수 있는 변형된 수압충격흡수체(hydraulic shock absorber)로서의 기능을 수행한다. 속질핵은 비교적 큰 가지를 형성하고 있는 프로테오글리칸(proteoglycan)에 의해 젤과 같은 농도로 농축된다. 각각의 프로테오글리칸은 중심단백질(core protein)에 연결되는 글리코사미노글리칸(glycosaminoglycan)들의 집

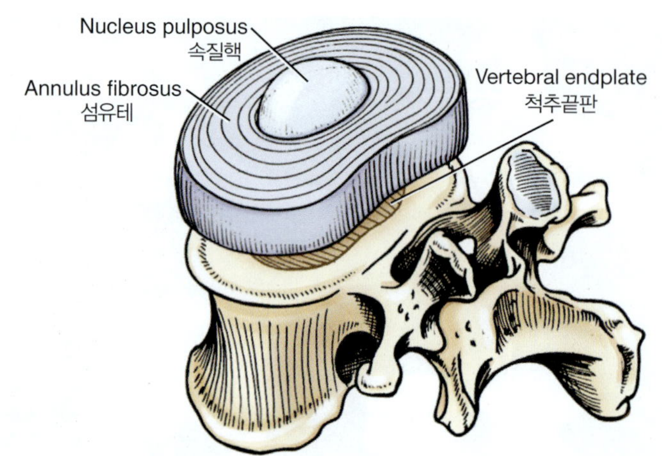


**그림 9.33** 밑에 있는 척추끝판으로부터 들려진 척추원반을 보여준다. (Modified form Kapandji IA: *The physiology of joints*, Vol. 3, New York, 1974, Churchill Livingstone.)

합체(aggregate)로, 글리코사미노글리칸은 많은 물과 결합하는 구조이다(2장 참조).[3,85] 물을 함유한 프로테오글리칸 혼합물 전체에 걸쳐 가는 II형 아교질섬유, 탄력소섬유, 그리고 기타 단백질들이 분산되어 있다. 아교질은 프로테오글리칸 네트워크를 지지하는데 도움이 되는 기반 구조를 형성한다. 매우 작은 수의 연골세포와 섬유세포가 속질핵에 산재해 있으며, 이들은 궁극적으로 단백질과 프로테오글리칸의 합성과 조절을 담당한다. 매우 어린 나이에서는 속질핵에 원시척삭(primitive notochord)의 흔적인 소수의 연골세포(chondrocyte)가 포함되어 있다.[275]

허리 척추원반의 *섬유테*는 주로 아교질섬유로 이루어진 10~20개의 동심원 층, 즉 고리로 구성되어 있다.[28] 도넛에서 젤리를 둘러싼 반죽처럼, 아교질고리는 중심에 있는 액체성 속질핵을 감싸서 물리적으로 가둔다. 섬유테는 속질핵에서 발견되는 유사한 물질과 세포를 포함하고 있지만 비율은 대개 다르다. 섬유테에 있어, 아교질은 건조중량의 50~60% 정도를 차지하는 데 비해, 속질핵은 단지 15~20%에 불과하다. 풍부한 탄력소단백질과 피브릴린단백질(fibrillin proteins)이 아교질고리와 평행하게 분포되어 있으며, 이는 섬유테에 원주 방향의 탄성 요소를 부여한다.[322]

섬유테의 가장 바깥층은 주로 I형과 II형 아교질로 구성되어 있다.[41] 이러한 배열은 원반둘레에 내구력과 유연성을 제공하는 것은 물론 앞세로인대와 뒤세로인대 그리고 척추뼈몸통과 척추끝판의 테두리에 섬유테를 연결시키는 방식도 제공한다. (섬유테의 바깥층은 원반에서 유일하게 감각신경이 분포하는 곳이다. 10장의 원반의 신경지배 참조.) 섬유테의 좀 더 깊은 속층은 I형 아교질은 적고 물을 더 많이 포함하고 있으며, 이는 중심에 위치한 속질핵과 유사한 특성으로 점차 변화되고 있는 것을 의미한다.

일반적으로, 원반에 작용하는 압박력은 물이 많은 속질핵 내의 정수압을 증가시킨다. 이런 정수압의 증가와 그 유지 과정은 궁극적으로 전체 척추사이이음부를 가로지르는 부하를 흡수하고 균등하게 분배하는 기능을 한다. 충분히 물을 함유하고 압력이 유지된 원반은 척추뼈몸통사이관절뿐만 아니라 간접적으로 돌기관절도 보호하게 된다. 탈수되고 얇아진 원반은 해당 돌기관절에 대한 압박 부하를 증가시키고 운동형상학에도 영향을 미친다.[161] 따라서 퇴행성원반질환은 돌기관절의 관절염(또는 관절증)에 대한 자연스러운 전조현상으로 여겨진다.[17,130,161]

척추원반은 중요한 척추의 역학적 안정자이다. 이런 안정화 기능은 주로 섬유테 내의 아교질섬유들의 구조적 배열방식의 결과이다.[204] 그림 9.34에서 보여주고 있는 것과 같이, 대부분의 섬유들은 비교적 정확한 기하학적 양상으로 배열되어 있다. 허리영역에 있어, 아교질고리들은 평균적으로 수직에서 약 65° 정도로 배

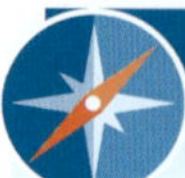

**SPECIAL FOCUS 9.4**

## 돌기관절 내에 위치한 관절속 구조

작고 불규칙하게 형성된 부속구조가 돌기관절의 테두리 주변에 존재하는데, 위쪽 목영역과 허리영역에서 가장 자주 설명된다. 허리뼈에 있어, Bogduk은 2가지의 주요 부속구조의 유형인 주머니밑지방덩이(subcapsular fat pad)와 섬유지방반달(fibro-adipose meniscoid)을 설명하였다.[28] *주머니밑지방덩이*는 관절주머니와 그 속면인 윤활막 사이에서 형성된 작은 틈을 채우고 있으며, 일반적으로 관절의 위쪽과 아래쪽 테두리에 있다. 주머니밑지방덩이는 관절주머니에 있는 매우 작은 틈을 통해 관절 밖으로 확장될 수 있다. 관절 밖에서 완전히 형성될 때, 허리영역의 큰 주머니바깥지방덩이(extracapsular fat pad)는 고리판과 위에 놓인 뭇갈래근 사이의 공간 일부를 채운다.

*섬유지방반달*은 돌기관절의 주변부에서 발견되는 또 다른 결합조직의 집합이다. 이 구조는 관절주머니의 속면을 따라 다양한 위치에서 형성되는 결합조직의 비후 또는 '주름(pleat)'에서부터 작은 지방덩이, 아교질섬유, 그리고 혈관을 감싸는 윤활막의 접힘(fold)까지 다양하다. 좀 더 큰 섬유지방반달은 돌기관절 속으로 몇 밀리미터까지 확장될 수 있다.[28]

돌기관절 안에 존재하는 관절속 부속구조들의 구체적인 기능은 일반적으로 합의되지 않고 있다. 일부 연구자들은 이런 구조들이 관절 안의 압박력을 분산시키는 데 도움이 되는 변형 가능한 간격장치라고 설명한다.[183] 다른 연구자들은 이런 구조들이 운동의 극단적 범위에서 노출되는 관절연골을 부분적으로 덮어주도록 고안되었다고 추측한다.[28] 이런 일시적인 덮어줌은 관절이 자연스러운 해부학적 위치로 다시 돌아갈 때까지 노출된 관절면을 보호하고 윤활작용의 역할을 할 수 있을 것이다. 의견은 다양하지만, 관절속 부속구조들은 중요한 임상적 관련성을 가질 수 있다. 목영역에 있는 큰 섬유지방반달은 목의 채찍질손상의 순간과 같이 돌기관절들이 강력하게 과다폄될 때 충돌될 것이다. 이런 조직들은 신경지배가 잘 되어 있기 때문에, 통증을 유발하는 통증수용성 원인이 될 수 있다.[95] 반달은 증식하여 자연스러운 관절운동형상학을 물리적으로 제한함으로써 돌기관절을 잠글 수 있다.[208]

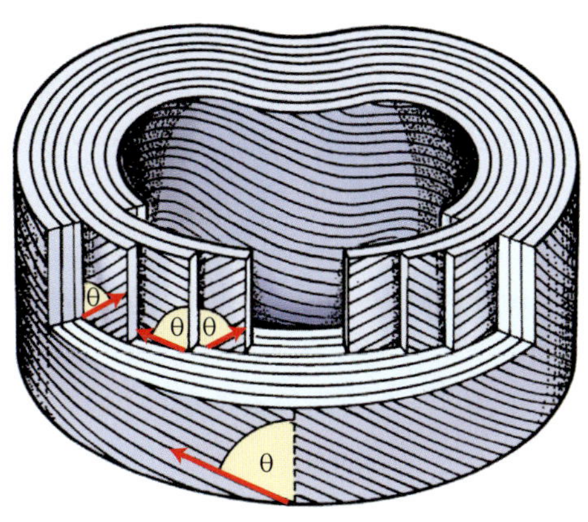


그림 9.34 속질핵이 제거된 상태로 나타낸 섬유테 섬유들의 상세한 배열 방향. 아교질섬유들이 다양한 동심원 층들로 배열되어 있으며, 격층마다(즉, 하나 건너 그다음 층마다) 섬유들은 동일한 방향으로 주행한다. 개별 아교질섬유의 방향(θ로 나타냄)은 수직에 대해 약 65°로 배열되어 있다. (Modified from Bogduk N: *Clinical anatomy of the lumbar spine*, ed 5. New York, 2005, Churchill Livingstone.)

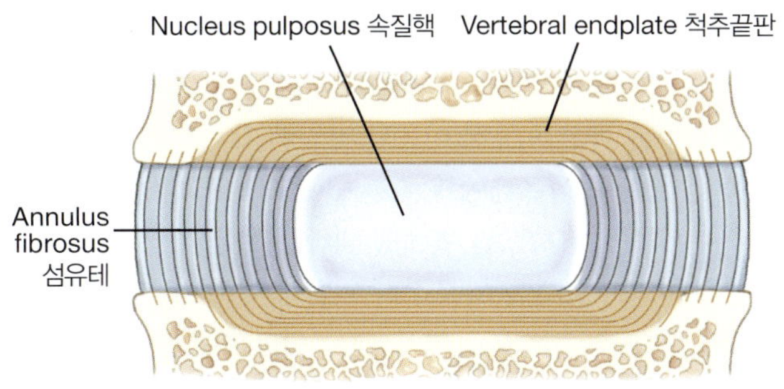


그림 9.35 척추뼈몸통사이관절을 수직으로 절단하여 척추끝판의 상대적 위치를 보여주고 있다. (Modified from Bogduk N: *Clinical anatomy of the lumbar spine*, ed 5, New York, 2012, Churchill Livingstone.)

열되어 있으며, 인접 층의 섬유들과는 반대 방향으로 교차되고 있다.[28,130] 이러한 구조적 배열은 필수적인 골운동형상학을 허용하면서도 척추사이의 견인[distraction, 또는 수직의 분리(vertical separation)], 전단[shear, 또는 미끄러짐(sliding)], 그리고 비틀림[torsion, 또는 꼬임(twisting)]에 대한 확실한 저항을 제공한다. 만약 아교질섬유가 거의 수직으로 배열되어 있다면, 원반은 견인력에는 가장 효율적으로 저항하지만 미끄러짐이나 비틀림에는 저항하지 못할 것이다. 이와는 대조적으로, 모든 섬유들이 척추뼈몸통의 위면에 대해 거의 평행하게 배열되어 있다면, 원반은 전단과 비틀림에는 가장 효율적으로 저항하지만, 견인에는 저항하지 못할 것이다. 65°의 각도는 허리뼈의 가장 자연스러운 움직임에 의해 발생되는 장력(tensile force)을 허용하는 기하학적 형태를 나타내는 것으로 보인다. 견인력은 굽힘, 폄, 그리고 가쪽굽힘의 고유 성분으로, 한 척추뼈몸통이 약간 기울어져 다른 척추뼈몸통으로부터 분리될 때 일어난다. 전단과 비틀림의 힘은 실제적인 척주의 모든 수평면 움직임 동안 생산된다. 섬유테 섬유들의 배열 방향 때문에 비틀림 힘의 존재는 특히 중요하다. 아교질고리들이 *수평면에서* 단지 25°(수직 방향에서는 65°)의 방향을 향하기 때문에, 원반에 적용된 비틀림 힘의 약 90%(즉, cos 25°)는 섬유테 섬유들을 신장시킬 것이다. 또한 섬유테에 있는 층들이 교대적인 양상을 이루고 있기 때문에, 미끄러짐이나 뒤틀림의 방향으로 배열된 층의 아교섬유들만이 팽팽해지게 되고, 매번 다른 층의 섬유들은 느슨해진다. 이러한 인자들은 반복적이고 강력한 몸통의 축돌림이 왜 척추손상을 유발하는 위험인자가 되는지를 적어도 부분적으로 설명해 준다.[51,66]

허리영역의 원반에 있는 모든 섬유테고리들이 그림 9.34에서 보여주는 것과 같이 속질핵을 완전히 둘러싸고 있는 것은 아니다.[28] 일부 고리들, 특히 원반의 뒤-가쪽 사분면은 불완전하며 인접 고리들과 융합된다. 또한 문헌에서는 목영역에 있는 원반에서 불완전한 섬유테고리들을 보고하였다.[184] 목영역의 원반을 위쪽에서 바라보았을 때 섬유테는 거의 초승달 모양을 하고 있는데, 원반의 앞테두리는 두껍고 가쪽모서리로 갈수록 점차 매우 얇은 층으로 좁아진다. 갈고리돌기관절의 영역에는 섬유테의 섬유들이 거의 없거나 전혀 없다. 작은 균열(또는 틈)이 일반적으로 각각의 갈고리돌기관절에서 수평하게 안쪽으로 확장되며, 원반의 좀 더 깊은 영역으로 이어진다.[184] 균열의 기능은 명확하지 않지만, 이러한 균열은 목영역 내에서 움직임의 자유도를 증가시킴으로써 갈고리돌기관절과 함께 기능할 가능성이 있다.

### *척추끝판*

성인에 있어, *척추끝판(vertebral endplate)*은 척추뼈몸통의 위면과 아래면 대부분을 덮고 있는 비교적 얇은 연골성 결합조직이다(그림 9.33). 출생 시 척추끝판은 두꺼워서 척추사이 공간 높이의 약 50%를 차지한다. 아동기 동안 끝판은 척추뼈를 위한 성장판으로 기능하지만, 성인기에는 줄어들어 척추사이 공간 높이의 약 5%만을 차지한다.[245]

척추원반과 마주하고 있는 척추끝판의 표면은 주로 섬유연골로 구성되어 있으며, 섬유테 내의 아교질과 직접적으로 그리고 강력하게 연결되어 있다(그림 9.35). 이런 섬유연골성 결합은 연속된 척추뼈 사이의 일차적 부착을 형성한다. 이와는 대조적으로, 척추뼈몸통과 마주하고 있는 척추끝판의 표면은 주로 석회화된 연골로 구성되어 있으며, 척추뼈몸통의 뼈에 약하게 부착된다. 이런 끝판과 뼈의 경계는 흔히 척추뼈몸통사이관절 내의 '약한 연결(weak link)'로 설명되며, 종종 높은 또는 반복적인 압박부하가 주어지면 척추뼈몸통사이관절에서 골절이 일어나는 첫 번째 구성성분이 된다.[190,238] 끝판이 뚫리거나 골절되면 속질핵으로부터 프로테오글리칸 젤이 새어나와 원반의 구조적 붕괴를 유발한다.[98,233]

섬유테의 좀 더 바깥쪽 주변 고리에만 일반적으로 혈관이 있다. 이러한 이유 때문에, 대부분의 원반은 본질적으로 치유능력이 제한된다. 포도당(glucose) 및 산소와 같은 필수 영양소는 원반의 낮지만 필수적인 대사작용을 유지하는 더 깊은쪽 세포에 도달하기 위해 먼 거리를 확산을 통해 이동되어야 한다. 이런 영양소의 공급원은 좀 더 얕은쪽 섬유테에 위치한 혈관 그리고 더 실질적으로는 인접 척추뼈몸통에 저장된 혈액에 의해 운반된다.[98] 이런 영양소의 대부분은 척추끝판을 가로질러 원반의 세포바깥바탕질(extracellular matrix)을 통해 확산되어, 결국 원반 깊은 곳에 있는 세포에 도달해야 한다.[237] 이러한 세포들은 필수적인 세포바깥 프로테오글리칸을 만들어내기 위해 영양소를 공급받아야 한다. 예를 들어 노화된 원반은 일반적으로 척추끝판의 감소된 투과성과 증가된 석회화를 보이는데, 이는 결국 원반으로의 영양소와 산소의 흐름을 감소시킨다.[30,64,245] 나이와 관계된 이러한 과정은 세포의 대사작용과 프로테오글리칸의 합성을 억제할 수 있다. 프로테오글리칸의 함량이 감소되면 물을 끌어당겨 보존시키는 속질핵의 능력은 감소되어, 결과적으로 부하를 효율적으로 흡수하고 전달하는 능력이 제한된다.[15,320]

척추끝판을 가로지르는 영양소 확산의 감소와 그 결과 인한 속질핵의 빈약한 영양공급은 노인에게만 국한된 것은 아니다. 심지어 젊은 사람들에서도, 과도하거나 비정상적인 역학적 부하와 그로 인한 척추끝판의 퇴행은 속질핵으로 깊게 이동하는 영양공급의 능력은 감소된다. 진행된 척주옆굽음증을 가진 11~17세 대상자의 교정을 위한 수술 중 채취된 만성적이고 비정상적으로 부하를 받았던 척추끝판에 대한 연구는 원반 속질핵 물질의 확산 변화와 영양공급의 부족이 광범위하게 나타난다는 것을 보여주었다.[239] 이것은 척추끝판의 최적 기능이 평생 동안 척추원반의 건강과 그로 인한 충격 흡수의 기능에 필수적이기 때문에 중요한 고려사항이 된다.

### *정수압 분배자로서의 척추원반*

척주는 몸통(trunk)과 상체(upper body)를 위한 일차적인 지지구조이다. 똑바로 서 있는 자세를 예로 들어보면, 2개의 인접한 허리뼈에 의해 지지되고 있는 부하의 약 80%는 척추뼈몸통사이관절을 통해 전달되고, 나머지 20%는 돌기관절 및 고리판과 같은 뒤쪽 성분에 의해 전달된다. 이 장의 후반부와 10장에서 설명하겠지만, 척추사이이음부를 가로지르는 부하의 상대적 배분은 척주의 영역과 위치에 의해 강력하게 영향을 받는다.

척추원반은 체중과 근육활성으로 발생된 손상 유발 가능성의 부하로부터 척추뼈를 보호하기 위한 충격 흡수체로서의 기능을 수행하는 독특한 구조이다. 아교질에 기반을 둔 섬유테는 순전히 섬유테의 구조적 부피만으로도 척추사이 부하의 상당 부분을 분담할 수 있다.[14] 그러나 더 크고 지속적이며 반복적인 부하로부터 척추를 보호하기 위해서는 좀 더 정교하고 동적인 부하분배체계가 요구된다. 이러한 체계는 물을 기반으로 한 속질핵과 섬유테고리 사이의 생체역학적 상호작용에 기초한다. 압박부하는 척추끝판을 안쪽으로 그리고 속질핵 쪽으로 민다. 대부분 물로 채워져 있어 본질적으로 압축할 수 없는 젊고 건강한 속질핵은 섬유테에 대해 천천히 방사형으로 바깥쪽을 향해 변형되는 것으로 반응한다(그림 9.36A). 이러한 방사형 변형(radial deformation)은 신장된 섬유테의 아교질 및 탄력소 고리 내에서 발생한 장력에 의해 저항된다(그림 9.36B). 따라서 전체 원반 내의 압력은 균일하게 상승하고 인접 척추에 균등하게 전달된다(그림 9.36C). 척추끝판에 적용되었던 압박력이 제거되면, 신장되었던 탄력소섬유와 아교질섬유

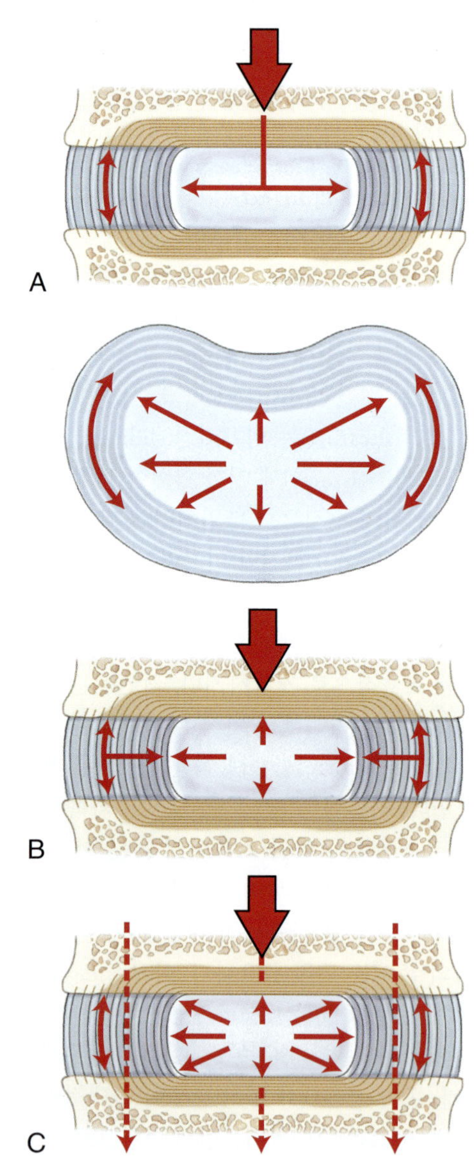


그림 9.36 척추원반을 통한 힘의 전달기전. (A) 체중과 근육수축으로 인한 압박력(*직선 화살표*)은 속질핵에서의 정수압을 증가시킨다. 이후, 증가된 압력이 섬유테에서의 장력을 상승시킨다(*곡선 화살표*). (B) 섬유테에서의 증가된 장력은 속질핵의 방사형 팽창을 억제한다. 또한 속질핵의 증가된 압력은 척추끝판을 향해 위쪽과 아래쪽으로 발휘된다. (C) 원반 내의 압력은 척추끝판을 통해 인접 척추로 전달되면서 여러 조직에 고르게 재분배된다. (Modified from Bogduk N: *Clinical anatomy of the lumbar spine*, ed 5, New York, 2012, Churchill Livingstone.)

는 원래의 부하 전 길이로 되돌아가고 또 다른 압박력을 위한 준비를 하게 된다. 이러한 기전은 지속적인 압박력이 다양한 구조들에 의해 분배되도록 하여, '부하밀집'(spot loading, 즉 조직의 작은 표면적에 작용하는 매우 집중된 힘) 현상을 방지할 수 있다. 척추원반은 점탄성을 갖고 있기 때문에, 느리거나 가벼운 압박보다는 빠르거나 강하게 적용된 압박에 좀 더 저항할 수 있다.[140] 따라서 척추원반은 낮은 부하에서는 유연해지고 높은 부하에서는 좀 더 단단해질 수 있다.

*속질핵의 생체내 압력측정*

각기 다른 활동 동안 허리영역에 있는 속질핵 내의 압력을 인간의 생체내 연구를 통해 측정하였다.[7,194,315] 이러한 자료는 똑바로 누운 자세의 안정상태에서는 압력이 비교적 낮게 나왔으나, 몸통의 앞쪽굽힘과 강한 몸통 근육의 수축이 결합된 활동들 동안에는 압력이 상당히 증가한다는 데 일반적으로 동의하고 있다. 원반속 압력이 높을 때 척추원반의 형태에 일시적인 변화를 만들어 낼 수 있으며, 심지어 건강한 원반도 변화시킬 수 있다. 예를 들어, 허리에서 지속된 굽힘을 하면 물이 천천히 밖으로 빠져나가기 때문에 원반의 높이가 약간 감소될 수 있다. 이와는 대조적으로 지속된 완전한 허리의 *폄*은 척추원반에서의 압력을 감소시키고, 이는 물이 원반 속으로 재흡수되게 하여 원반을 원래의 수준으로 다시 팽창시킨다.

움직임과 신체의 다양한 자세 동안에 측정된 척추원반 내의 압력에 대한 생체내 자료의 분석은 오랜 역사를 가지고 있으며, 허리원반 손상의 가능한 기전에 대한 초기 개념을 확립하는 데 기여하였다.[160] 두 가지의 널리 인용된 연구로부터 얻은 자료를 그림 9.37에서 비교하였다.[192,315] 오래된 연구이지만 두 연구에서는 세 가지 일반적인 사항을 강조하는데, (1) 척추원반의 압력은 신체의 앞쪽에서 부하를 유지하고 있을 때 높아지는데, 특히 앞쪽굽힘 시에 그러하다. (2) 무릎을 굽힘시킨 상태로 부하를 들어 올리는 것은 무릎을 폄시킨 상태로 부하를 들어 올리는 것보다 허리 척추원반에 주어지는 압력이 더 적다(이는 후자의 방법이 척추 근육들에 대한 요구가 일반적으로 커지기 때문이다). 그리고 (3) 앞쪽으로 구부정한 자세로 앉는 것은 똑바로 앉은 자세보다 더 큰 척추원반의 압력을 발생시킨다. 이러한 사항들은 잠재적인 과도한 손상 스트레스로부터 척추원반과 허리영역을 보호하는 데 목적을 둔 많은 교육 및 예방 프로그램의 이론적 기초로 활용된다.[63]

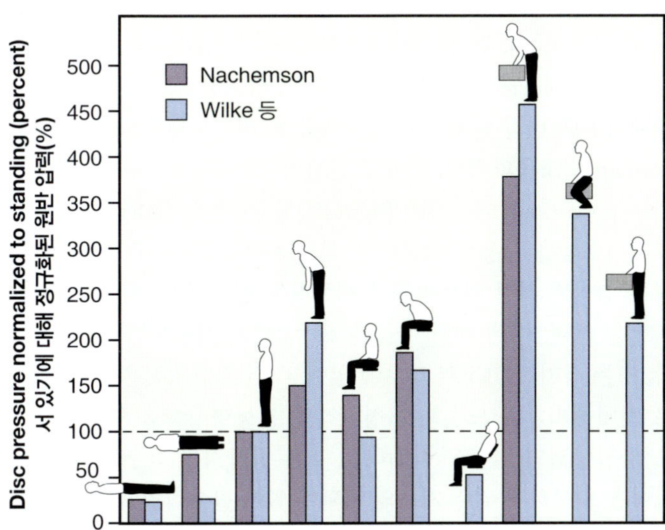


그림 9.37 원반속 압력에 관한 두 연구 사이의 자료 비교. 각 연구에서는 70 kg의 대상자가 일상적인 자세와 활동을 하는 동안 허리영역 속질핵의 생체내 압력을 측정하였다. 측정된 압력들은 선 자세를 기준으로 정규화하였다. (Modified from Wilke H-J, Neef P, Caimi M, et al: New in vivo measurements of pressures in the intervertebral disc in daily life. *Spine* 24: 755, 1999.)

*척추원반 내 물 함량의 하루 중 변화*

침상 휴식 동안과 같이 건강한 척추에 부하가 제공되지 않을 때, 속질핵 내의 압력은 비교적 낮다.[192] 이런 비교적 낮은 압력은 속질핵의 친수성 특성과 결합하여 척추원반으로 물을 끌어당긴다. 결과적으로, 사람이 잠을 자고 있는 동안 척추원반은 약간 팽창되며, 상대적 수분함량이 약 10% 증가된다.[15] 그러나 기상하여 선 자세를 취하게 되면, 체중부하에 의해 척추끝판을 가로지르는 압박력을 발생시켜 척추원반의 밖으로 물을 밀어내게 된다.[131] 척추원반의 팽창과 수축의 자연스러운 주기에 의해 사람의 신장은 하루 중 평균 1%의 변화를 보이게 된다.[291] 이런 하루 중의 변화는 나이와 역관계를 보인다. Karakida와 그의 동료는 요통의 병력이 없는 평균 23~56세 사이의 노동자에 대한 척추원반의 물 함량 변화를 측정하기 위해 MRI를 사용하였다.[137] 주목할 만한 것은, 물 함량에 있어 유의한 하루 중의 변화는 *35세보다 젊은 사람들*의 원반에서만 발견되었다. 이러한 소견은 척추원반의 물 보유 능력은 나이의 증가에 따라 자연스럽게 감소한다는 사실과 일치한다.[3] 상대적인 탈수는 척추원반의 프로테오글리칸 함량이 나이에 따라 평행하게 감소하는 것에 의해 발생한다.[64,228,292]

비교적 탈수된 속질핵이 압박될 때 정수압은 효과적으로 발휘되지 못한다.[28] 비교적 압력이 낮아진 원반이 압박될 때 '펑크 난 타이어'처럼 바깥쪽으로 돌출될 수 있다. 나이가 들고 퇴행된 척추원반은 이후 척추뼈몸통과 척추끝판에 가해지는 압박부하를 균일하게 완충해주는 능력이 떨어진다.[203] 결과적으로 척추원반퇴행은 나이가 들수록 증가하는데, 최소 35세 또는 40세 이상의 대부분의 사람들에게 다양한 정도로 영향을 미친다.[102,228,234,296] *척추원반퇴행*의 진단은 MRI를 사용하면 가장 효율적으로 판단되는데, 일반적으로 판단 기준은 T2-강조영상에서 신호강도가 감소한 것(감소된 물 함량을 표시), 섬유테와 속질핵 경계의 구분 상실, 원반(속질핵)의 돌출, 그리고 원반 공간의 감소에 근거해 판정된다.[102,227] 그림 9.38의 MRI 스캔은 약간의 원반돌출과 함께 L4-L5 및 L5-S1 사이에서 신호강도가 감소된 것을 보여주고 있다. 또한, 퇴행된 원

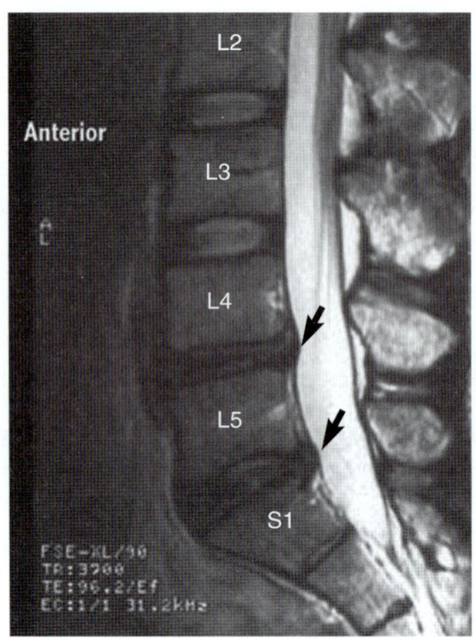


그림 9.38 지속적이거나 반복적인 허리 굽힘에 의해 유발된 재발성 요통의 병력을 가진 35세 남성의 정중시상면 T-2 강조 MRI 스캔. 원반퇴행의 증거가 L4-L5와 L5-S1의 속질핵 영역에서 감소된(좀 더 어두운) 신호 강도에 의해 지적되고 있다. 그다지 크지 않은 원반의 뒤쪽 이동 또는 '돌출' 또한 L4-L5와 L5-S1이음부에서 명확히 보이고 있다(*화살표*). (Image courtesy Paul F. Beattie PT, PhD.)

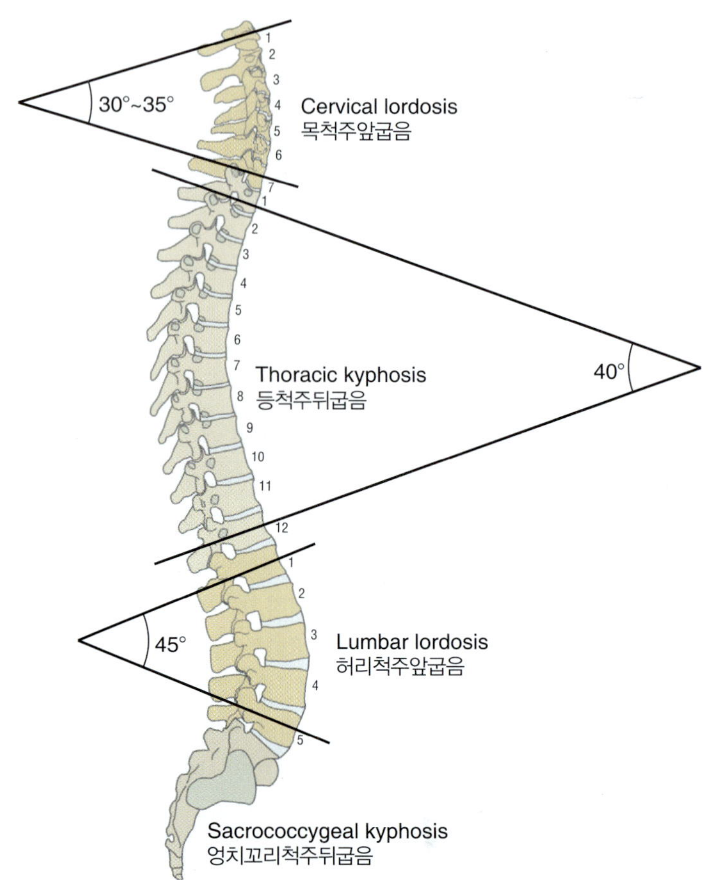


그림 9.39 척주의 각 영역에 대한 정상적인 시상면 만곡의 예. 이 만곡들은 각 영역의 해부학적 위치를 나타내며, 이는 흔히 서 있는 동안의 '이상적인' 자세로 언급된다.

반은 섬유테 내의 원주 방향 균열, 방사형 균열, 그리고 주변부 균열을 나타낼 수 있다.[102] Adams에 따르면, 이러한 균열은 사춘기의 젊은 사람들에게서도 흔히 관찰될 수 있다.[3] 또한 과도한 퇴행은 속질핵의 완전한 감압과 함께 섬유테 섬유의 층분리(delamination) 및 척추끝판의 미세골절과도 관련될 수 있다.[64,102] 일부의 경우에서, 섬유테 섬유의 내부 붕괴는 속질핵의 탈출(일반적으로 척주관을 향해 뒤쪽으로 또는 척주관 안으로)을 유발할 수 있다. 주목할 만한 것은, MRI에서 식별할 수 있는 원반퇴행의 징후를 보인 사람들 중 상당한 비율에서 지속적인 역학적 악화나 기능상실의 경험이 없는 무증상을 보인다는 것이다.[132] 원반탈출증을 포함한 원반퇴행의 중요 주제들은 이 장의 후반부에서 좀 더 논의된다.

## 척주의 영역별 해부학과 운동형상학

이 단락에서는 척주의 다양한 영역에 대한 해부학과 운동형상학을 설명한다. 각 영역에 대해, 해부학적 자세에서 시작된다고 가정하였을 때의 예상되는 최대 가동범위가 제시될 것이다(그림 9.39).[107,147,175] 문헌에서 보고된 가동범위는 매우 다양하며, 이는 검사위치(예를 들어, 앉은 자세 대 선 자세), 대상자의 성별, 나이, 그리고 체형의 차이를 반영한다.[12,71,323] 또한 자료는 능동움직임과 수동움직임에 따라 달라지고 운동을 측정하기 위해 방사선 기구 또는 비방사선 기구를 사용했는지에 따라 달라진다.[214] 가동범위를 측정하기 위한 방법으로는 일반적으로 관절각도계(goniometer, 종류: 수동식, 전자식, 광섬유식), 곡선자(flexible ruler), 또는 경사계(inclinometer)를 사용하거나 좀 더 정교한 도구로 3차원 MRI, 단계적 이평면과 단일평면 방사선촬영, 비디오형광투시(videofluoroscopy), 초음파촬영, 그리고 전기역학적(electromechanical), 전위차(potentiometric), 광학(optical), 또는 전자기(elctromagnetic) 추적시스템을 사용한 컴퓨터 분석이 사용된다. 척주 내의 결합조직은 영역별 정상 가동범위를 제한하고 정의하는 데 있어 중요한 역할을 하며, 이에 대한 예들은 표 9.6에서 제공된다.[135] 질병, 외상, 또는 장기간 고정의 경우에 있어, 이런 결합조직은 비정상적으로 뻣뻣해지거나 느슨해져 정상적인 운동형상학을 방해한다. 구조의 정상적인 기능을 이해하는 것은 정상적인 척추사이 운동형상학을 회복하기 위한 치료의 계획에 있어 필수적인 것이다.

### 척추짝지음의 소개

어떤 주어진 평면 내에서 수행된 척주 전체의 움직임은 일반적으로 다른 평면에서의 자동적이고 종종 임상적으로 감지되지 않

**표 9.6 척주의 동작을 제한할 수 있는 결합조직의 예**

| 척주의 운동 | 결합조직 |
|---|---|
| 굽힘 | 목덜미인대<br>가시사이인대와 가시끝인대<br>황색인대<br>돌기관절*<br>뒤쪽섬유테<br>뒤세로인대 |
| 중립을 넘어선 폄 | 돌기관절<br>목의 내장(식도와 기도)<br>앞쪽섬유테<br>앞세로인대 |
| 축돌림 | 섬유테<br>돌기관절<br>날개인대 |
| 가쪽굽힘 | 가로돌기사이인대<br>반대쪽 섬유테<br>돌기관절 |

*움직임에 따라, 돌기관절에서 발생된 저항은 관절 내의 과도한 접근, 관절주머니 내의 증가된 장력, 또는 이런 인자들의 결합에 의해 유발된다.

는 움직임과 연관된다. 이러한 운동형상학적 현상을 *척추짝지음*(*spinal coupling*)이라 한다. 척추짝지음은 돌림운동과 병신운동 모두에서 일어날 수 있지만, 임상적인 관심은 돌림운동에 대한 운동형상학에 더 많이 집중된다.

주장되고 있는 대부분의 척추짝지음 양상의 원인에 대한 역학적 설명들은 다양하게 보고되고 있으나 대개 불명확하다. 이러한 설명들에는 근육 작용, 돌기관절 내의 관절면 정렬, 기존의 자세(preexisting posture), 갈비뼈의 부착, 결합조직의 뻣뻣함, 그리고 생리적 만곡 자체의 기하학적 구조가 포함된다.[48,70,99,155,269] 마지막 설명인 생리적 만곡의 기하학적 구조는 생물학보다 역학에 더 근거를 두고 있으며, 척추의 모형으로 유연한 막대를 이용하여 입증될 수 있다. 특정 영역에서의 자연스러운 척주앞굽음이나 척주뒤굽음을 모방하기 위해 한 평면에서 30~40° 정도 막대를 구부린다. 이러한 곡선을 유지한 상태에서, 막대를 '가쪽으로 굽힘'시킬 때 나타나는 약간의 자동적 축돌림에 주목한다. 유연한 막대에 부과된 이평면 구부림은 명백히 불균등한 변형을 만들어내며, 이러한 변형은 비틀림(torsion)으로 소멸된다. 그러나 이러한 설명으로는 척주 전체에 걸쳐 임상적으로 관찰되는 모든 짝지음 양상을 설명할 수는 없다.

일부 도수치료사들은 척추짝지음을 척추 기능이상의 평가와 치료에 포함시키지만, 특정 영역에서 어떤 짝지음이 정상으로 간주되는지에 대한 합의는 거의 존재하지 않는다.[48,155,269] 그러나 한 가지 중요한 예외가 중간 목뼈와 아래쪽 목뼈에서 나타나는데, 가쪽굽힘과 같은쪽 축돌림 사이에서 자연스럽게 표현되는 짝지음 양상에 대해서는 비교적 일치된 의견을 보인다.[48,99,126,251] 이런 특정 짝지음 양상은 머리목영역의 운동형상학을 설명하는 단락에서 자세히 설명된다.

가쪽굽힘과 축돌림의 운동이 등영역과 허리영역에서 다양한 방식으로 짝지음이 된다고 밝혀졌지만, 여러 연구를 보더라도 일관된 보고를 하는 것은 아니다.[100,155,156,215,269] 이러한 불일치는 이 영역들에서 나타나는 현상의 자연스러운 가변성을 반영하는 것일 수 있으며, 또한 서로 다른 검사 방법이나 조건들, 유사하지 않은 대상자 집단, 또는 더 가능성이 높은 이러한 요인들의 결합을 반영하는 것일 수도 있다.

## 머리목영역

'머리목영역(craniocervical region)'과 '목(neck)'이라는 용어는 상호 교환적으로 사용된다. 두 용어는 *고리뒤통수관절*, *고리중쇠관절복합체* 및 *목뼈속 돌기관절들*(C2-C7)인 일련의 세 관절들을 통틀어 일컫는 말이다. 머리목영역의 국소해부학 및 운동형상학을 제시하기 위해 사용되는 전체적인 구성은 글상자 9.1에서 요약하였다. 다음 단락에서는 해부학의 개요로 시작한 후 운동면으로 정리된 운동형상학에 대해 논의한다.

**글상자 9.1 머리목영역의 관절 해부학과 국소 운동형상학의 구성**

**머리목영역내 관절의 해부학**
- 고리뒤통수관절
- 고리중쇠관절복합체
- 목뼈속 관절들(C2-C7)

**시상면 운동형상학**
- 굽힘과 폄의 골운동형상학
- 굽힘과 폄의 관절운동형상학
  - 고리뒤통수관절
  - 고리중쇠관절복합체
  - 목뼈속 관절들(C2-C7)
- 내밂과 뒤당김의 골운동형상학

**수평면 운동형상학**
- 축돌림의 골운동형상학
- 축돌림의 관절운동형상학
  - 고리중쇠관절복합체
  - 목뼈속 관절들(C2-C7)

**전두면 운동형상학**
- 가쪽굽힘의 골운동형상학
- 가쪽굽힘의 관절운동형상학
  - 고리뒤통수관절
  - 목뼈속 관절들(C2-C7)

**가쪽굽힘과 축돌림 사이의 척추짝지음**

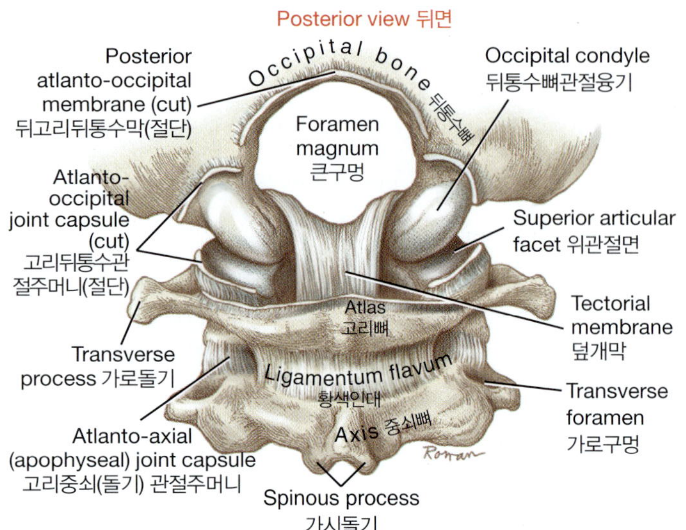


**그림 9.40** 노출된 고리뒤통수관절의 뒤면. 관절면을 노출시키기 위해 머리뼈를 앞쪽으로 돌림시켰다. 고리뼈와 머리뼈 사이를 지나는 덮개막에 주목하라.

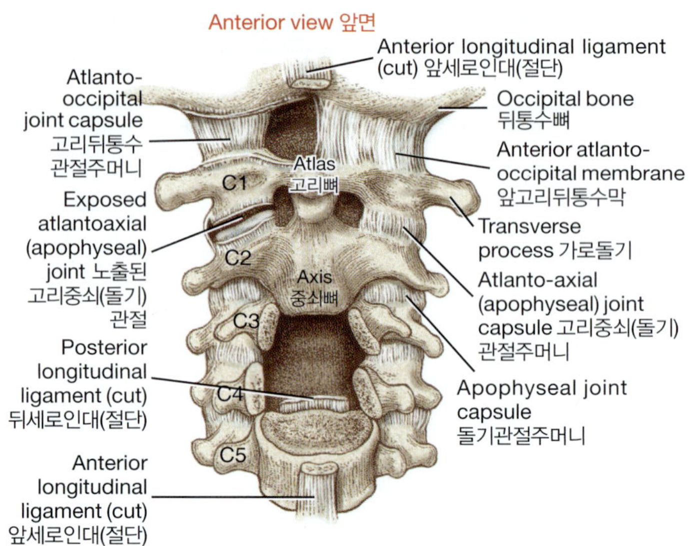


**그림 9.41** 고리뒤통수관절 및 고리중쇠관절복합체와 관련된 결합조직들을 소개하는 앞면. 고리뒤통수관절의 관절주머니를 보여주기 위해 고리뒤통수막의 오른쪽 부분을 제거하였다. 관절면을 노출시키기 위하여 오른쪽 고리중쇠(돌기)관절의 관절주머니도 제거하였다. 뒤세로인대의 공간적 위치를 보여주기 위해 척수 및 C3와 C4의 척추뼈몸통을 제거하였다.

## 관절의 해부학

### *고리뒤통수관절*

고리뒤통수관절(atlanto-occipital joint)은 고리뼈(C1)에 대한 머리뼈의 독립적 움직임을 제공해 준다. 이 관절은 돌출되어 있는 볼록한 뒤통수뼈관절융기가 오목한 고리뼈의 위관절면이 맞물리면서 형성된 관절이다(그림 9.40). 일치된 볼록-오목 관계는 관절 고유의 구조적 안정성을 제공한다.

앞쪽으로, 각 고리뒤통수관절의 관절주머니는 *앞고리뒤통수막(anterior atlanto-occipital membrane)*과 섞인다(그림 9.41). 뒤쪽으로, 관절주머니는 얇고 넓은 *뒤고리뒤통수막(posterior atlanto-occipital membrane)*에 둘러싸인다(그림 9.42). 그림 9.42의 오른쪽 부분에서 보여주고 있는 것과 같이, 척추동맥은 큰구멍(foramen magnum)으로 들어가기 위해 뒤고리뒤통수막을 관통한다. 이 중요한 동맥은 뇌에 혈액을 공급한다.

고리뒤통수관절의 오목-볼록 구조는 주로 자유도 2의 각운동(돌림운동)을 허용한다.[284] 일차적인 운동은 굽힘과 폄이다. 가쪽굽힘이 경미하게 나타난다. 축돌림은 상당히 제한되며 자유도 3으로 고려되지 않는다.

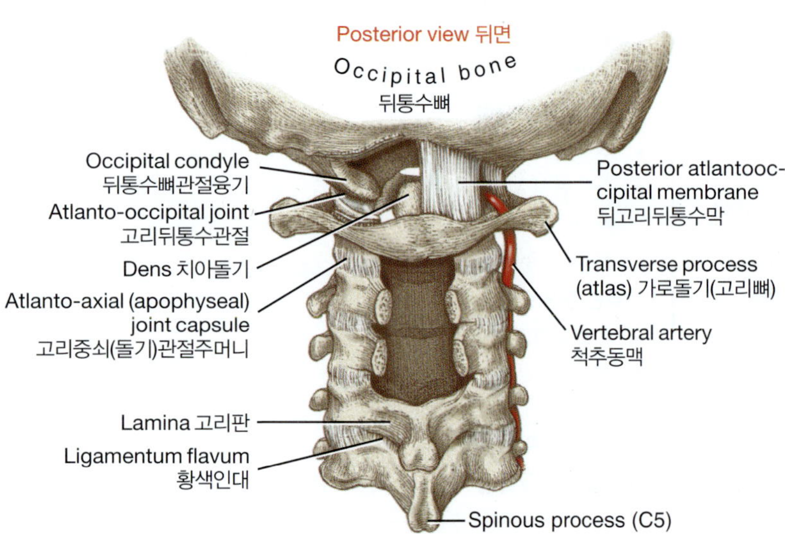


**그림 9.42** 고리뒤통수관절 및 고리중쇠관절복합체와 관련된 결합조직들을 소개하는 뒤면. 뒤고리뒤통수막의 왼쪽 부분과 그 안의 고리뒤통수관절의 관절주머니는 제거되었다. 척추뼈몸통의 뒤면과 치아돌기를 노출시키기 위해 C2 및 C3의 고리판과 가시돌기, 척수, 그리고 뒤세로인대와 덮개막도 제거하였다.

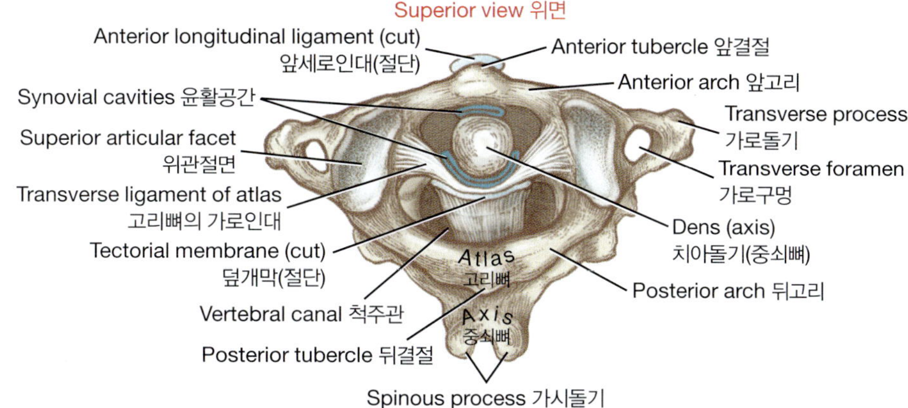


**그림 9.43** 치아돌기 및 정중고리중쇠관절과의 구조적 관계에 대한 위면. 척수와 날개인대는 제거되었고 덮개막은 절단되었다. 윤활막은 파란색으로 나타내었다.

*고리중쇠관절복합체*

고리중쇠관절복합체(atlanto-axial joint complex)는 두 종류의 관절 성분인 정중관절(median joint)과 가쪽에 위치한 한 쌍의 돌기관절(apophyseal joint)로 구성되어 있다. 정중관절은 고리뼈의 앞고리(anterior arch) 및 가로인대에 의해 만들어진 뼈인대고리(osseous-ligamentous ring)와 돌출된 중쇠뼈(C2)의 치아돌기(dens)에 의해 형성된 관절이다(그림 9.43). 치아돌기는 고리뼈의 수평면 돌림을 위한 수직축으로 작용하기 때문에, 고리중쇠관절은 흔히 중쇠관절(pivot joint)로 설명된다.

고리중쇠관절복합체 내의 *정중관절*은 두 개의 윤활 공간을 가지고 있다. 다소 작은 앞공간은 치아돌기의 앞면과 고리뼈 앞고리의 뒤모서리 사이에 형성된 공간이다(그림 9.43). 치아돌기의 앞면에 있는 앞관절면은 이 관절의 특징이다(그림 9.20A 참조). 훨씬 더 큰 뒤공간은 치아돌기의 뒤면과 *고리뼈 가로인대(transverse ligament)*의 연골로 덮인 부분을 분리시킨다. 2 cm 정도 길이의 강력한 가로인대는 고리중쇠관절의 수평면 안정성에 필수적이다.[39] 가로인대에 의한 저항이 없다면 고리뼈(그리고 이와 관절된 머리뼈)는 중쇠뼈에 대해 앞쪽으로 미끄러질 수 있으며, 이는 척수에 대한 압박이나 손상을 초래할 가능성이 있다.

고리중쇠관절의 두 *돌기관절*은 고리뼈의 아래관절면과 중쇠뼈의 위관절면이 결합하여 형성된 관절이다(그림 9.41의 노출된 오른쪽 관절). 돌기관절의 관절면은 일반적으로 편평하고 수평면에 가까운 방향을 향하고 있기 때문에, 축돌림의 자유도를 최대화할 수 있는 구조다.

고리중쇠관절복합체는 자유도 2를 나타낸다. 머리목영역의 전체 수평면 돌림의 약 50%가 고리중쇠관절복합체에서 일어난다. 이 관절복합체에서 일어나는 두 번째 자유도는 굽힘과 폄이다. 가쪽굽힘은 비교적 제한되며 세 번째의 자유도로 고려되지 않는다.

*덮개막과 날개인대*

고리중쇠관절복합체의 해부학적 검토에는 머리뼈와 위쪽 목뼈를 연결하는 데 도움이 되는 결합조직인 덮개막(tectorial membrane)과 날개인대(alar ligament)에 대한 짧은 설명이 포함되어야 한다. 앞서 논의된 바와 같이, 고리뼈의 가로인대는 치아돌기의 뒤면

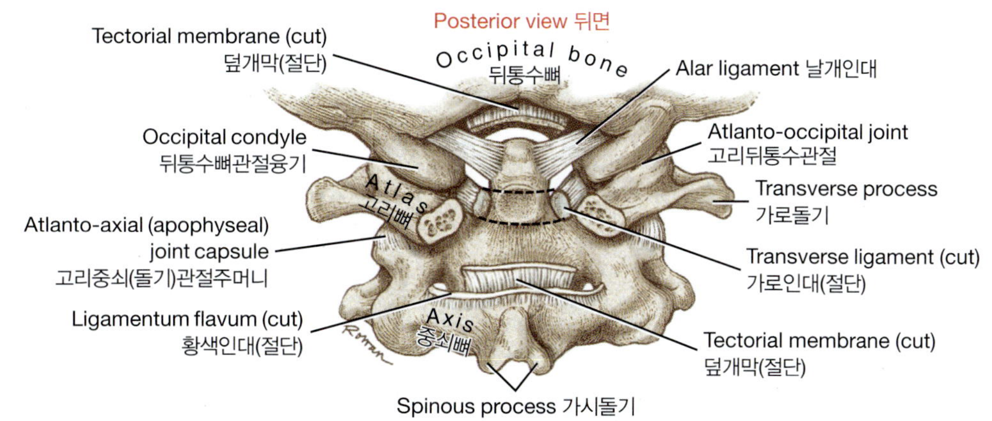


**그림 9.44** 고리중쇠관절복합체의 뒤면. 치아돌기의 뒤면과 날개인대를 노출시키기 위해 고리뼈의 뒤고리, 덮개막, 그리고 고리뼈의 가로인대를 절개하였다. 점선은 고리뼈의 가로인대가 제거된 부위를 나타내고 있다.

**표 9.7 머리목영역의 관절들을 위한 세 운동면에서의 가동범위***

| 관절 또는 영역 | 굽힘과 폄(시상면, 각도) | 축돌림(수평면, 각도) | 가쪽굽힘(전두면, 각도) |
|---|---|---|---|
| 고리뒤통수관절 | 굽힘: 5<br>폄: 10<br>전체: 15 | 무시됨 | 약 5 |
| 고리중쇠관절복합체 | 굽힘: 5<br>폄: 5<br>전체: 10 | 35~40 | 무시됨 |
| 목뼈속 영역(C2-C7) | 굽힘: 35~40<br>폄: 55~65<br>전체: 90~105 | 30~35 | 30~35 |
| 머리목영역 전체 | 굽힘: 45~50<br>폄: 70~80<br>전체: 115~130 | 65~75 | 35~40 |

*수평면과 전두면 운동은 한쪽의 범위만 제시되었다. 표에 있는 자료는 근사값이며 다양한 출처에서 수집되었다.

과 견고한 접촉을 한다(그림 9.43). 가로인대의 바로 뒤쪽에 위치한 넓고 단단한 결합조직 판(sheet)을 *덮개막*이라 한다(그림 9.40과 그림 9.43). 뒤세로인대의 연속체인 덮개막은 뒤통수뼈 큰구멍(foramen magnum) 테두리의 바로 앞쪽인 뇌바닥부(basilar part)에 부착하기 위해 머리뼈 속으로 올라간다. 이러한 머리뼈 부착부위로 가는 도중, 덮개막의 가장자리는 인접한 고리뒤통수관절의 관절주머니 일부와 섞인다. 덮개막의 기능에 대한 출판된 정보는 제한적이다. 그러나 부착부위에 근거해, 덮개막은 머리목이음부(craniocervical junction)에 여러 방향의 광범위한 안정성을 제공하는 것으로 보인다.

*날개인대*는 약 1 cm 길이의 질긴 섬유다발이다.[275] 그림 9.44에서 보여주고 있는 것과 같이, 각각의 날개인대는 치아돌기 위쪽의 뒤-가쪽영역에서 뒤통수뼈관절융기의 안쪽면까지 가쪽과 약간 위쪽으로 주행하는 인대이다.[211] 임상적으로 '제한인대(check ligament)'라 불리는 이 날개인대는 치아돌기에 대한 머리와 고리뼈의 *축돌림*을 저항하거나 제한하는 능력을 갖는 것으로 알려졌다.[115,212,217] 한 쌍의 이 인대는 해부학적 자세에서는 비교적 느슨하지만 축돌림 동안에는 점차적으로 팽팽해지는데, 돌림의 반대쪽에 위치한 인대는 돌림 움직임에 대해 약간 더 큰 저항을 나타낸다.[52,69,250] 축돌림을 제한하는 것 외에도, 날개인대는 고리뒤통수관절에서 일어나는 다른 모든 운동들의 끝범위를 제한하기도 한다.

머리목영역에 대한 직접적인 외상 또는 채찍질손상(whiplash injury) 형태의 간접적인 외상은 날개인대를 손상시킬 가능성이 있다. 그러나 특수한 임상검사를 통해 날개인대의 손상을 정확히 진단할 수 있는지는 의문이 있다. 영상촬영을 통한 정확한 진단 또한 어려운 과제이다.[284]

*목뼈속 돌기관절들(C2-C7)*

C2-C7의 돌기관절 내의 관절면은 약 45도의 경사의 지붕 위 지붕널(shingle)처럼 전두면과 수평면 사이의 거의 중간 정도에 위치한다(그림 9.18, C2-C3 관절). 이러한 방향은 3가지 운동면 모두에서 움직임의 자유도를 향상시키며, 이는 목뼈의 관절학적 특징이다.

## 시상면 운동형상학

머리목영역은 전체 척주 내에서도 가장 가동성 있는 영역이다. 고도로 특수화된 관절들이 시각, 청각, 후각, 그리고 평형과 관련된 머리의 정확한 위치 조정을 가능하게 한다. 머리목영역 내의 개별 관절은 매우 협응된 방식으로 상호작용한다. 표 9.7은 머리목영역의 각 부위에서 수행되는 전형적인 가동범위를 제시하였다.[a] 문헌에서 제시된 자료에서의 광범위한 범위와 가변성 때문에, 표에 제시된 실제 값들은 개별 환자의 움직임을 평가하기 위한 객관적인 수치로 사용되기보다는 관절들 사이의 *상대적인* 운동형상학을 이해하는 데 더 유용하다.

*굽힘과 폄의 골운동형상학*

전체 머리목영역에서 일어나는 굽힘과 폄의 결합된 범위는 약 115~130°이다. 약 30~35° 폄의 해부학적 자세에서(안정상태의 척주앞굽음), 머리목영역은 추가로 약 70~80°의 *폄*과 45~50°의 *굽힘*을 한다(그림 9.45와 9.46). 매우 다양하기는 하지만, 대부분의 연구 자료에서는 머리목영역에서의 폄의 가동범위는 일반적으로 굽힘의 가동범위를 초과하며, 대체로 1.5:1의 비율로 나타난다.

[a]24,29,70,209,214,225,260,280

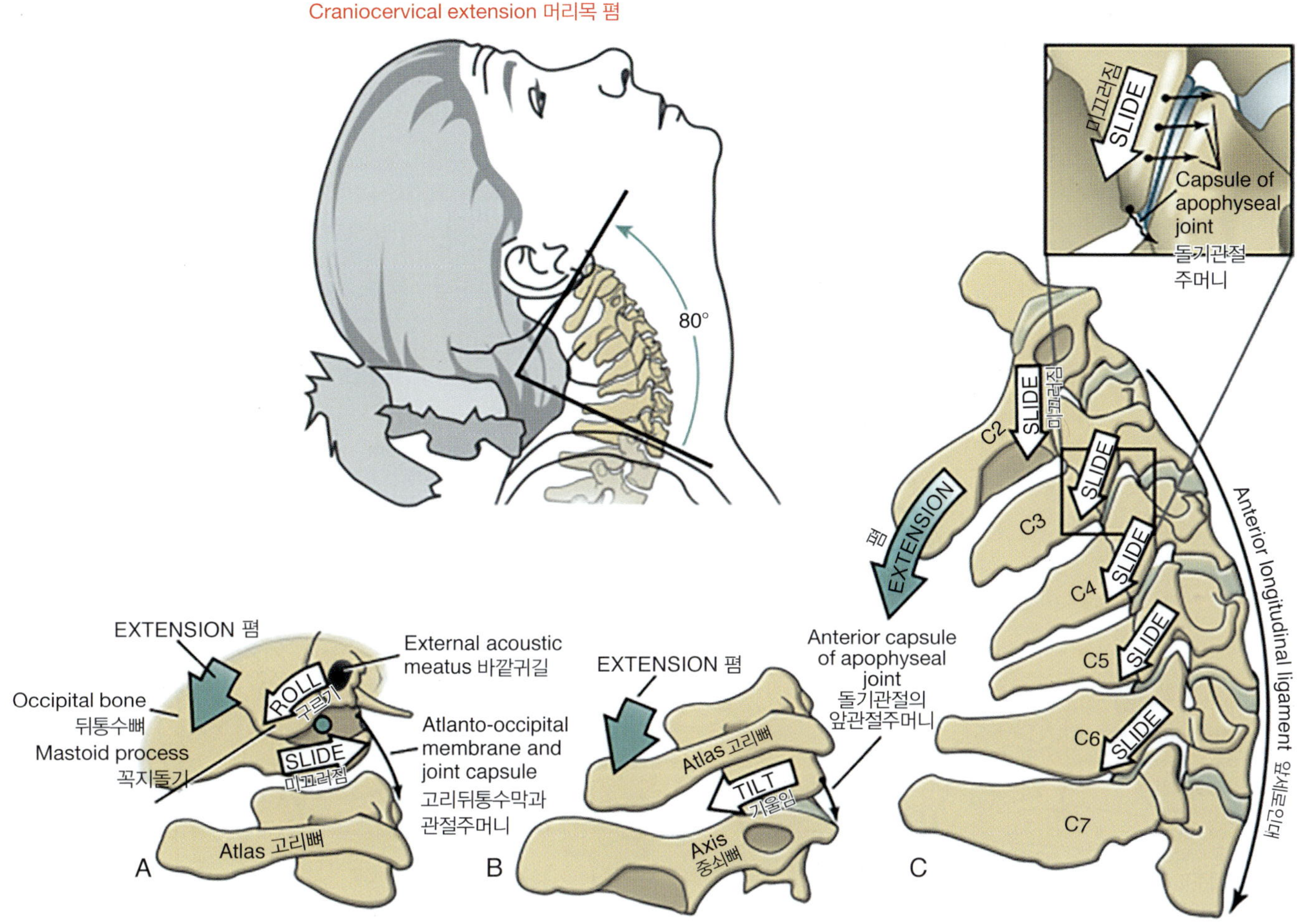


**그림 9.45** 머리목 폄의 운동형상학. (A) 고리뒤통수관절. (B) 고리중쇠관절복합체. (C) 목뼈속 영역(C2-C7). 길어져서 팽팽해진 조직은 가는 검은색 화살표로 나타내었다. 느슨해진 조직은 물결 모양의 검은색 화살표로 나타내었다.

근육 외에도, 결합조직이 머리목 운동의 끝범위를 제한한다. 예를 들어 목덜미인대와 가시사이인대는 굽힘의 끝범위에 대한 상당한 제한을 제공하는 반면, 돌기관절의 접근은 폄의 끝범위를 제한한다. 또한 굽힘은 섬유테의 앞모서리로부터의 압박력에 의해 제한되는 반면, 폄은 섬유테의 뒤모서리로부터의 압박력에 의해 제한된다. 머리목영역의 시상면 운동을 제한하는 다른 조직들은 표 9.6에서 제시되었다.

머리목영역에서 일어나는 전체 시상면 운동의 약 20%는 고리뒤통수관절과 고리중쇠관절복합체에서 일어나고, 나머지는 C2-C7의 돌기관절에서 일어난다. 굽힘과 폄을 위한 돌림축은 세 관절 영역을 각각 가로질러 안-가쪽 방향으로 형성되는데, 이러한 돌림축의 위치는 고리뒤통수관절의 뒤통수뼈관절융기 근처, 고리중쇠관절복합체의 치아돌기, 그리고 C2-C7의 척추뼈몸통이나 인접 척추뼈몸통사이관절이다.[40,68]

목뼈의 척주관 용적은 완전 굽힘 시에 가장 크고 완전 폄 시에 가장 작다.[120] 이러한 이유 때문에, 척주관의 협착증(stenosis)을 가진 사람은 완전한 끝범위의 폄 활동을 수행하는 동안 척수손상에 더 취약할 수 있다. 반복적인 과다폄과 관계된 손상은 목척수병증(cervical myelopathy, 그리스어로 "척수"를 의미하는 *myelo*와 "병들다"를 의미하는 *pathos*에서 유래됨) 및 이와 관련된 신경학적 결손으로 이어진다.

### *굽힘과 폄의 관절운동형상학*

#### *고리뒤통수관절*

흔들의자의 흔들면(rocker)처럼, 볼록한 뒤통수뼈관절융기는 고리뼈의 오목한 위관절면 내에서 폄 동안에는 뒤쪽으로 그리고 굽힘 동안에는 앞쪽으로 *구른다*. 전통적인 오목에 대한 볼록의 관절운동형상학에 기초하여, 뒤통수뼈관절융기는 구르기의 반대 방향으로 약간의 *미끄러짐*을 동시에 한다(그림 9.45A와 그림 9.46A). 관절주머니, 관계된 고리뒤통수막, 그리고 날개인대에서의 장력은 관절운동형상학의 크기를 제한한다.

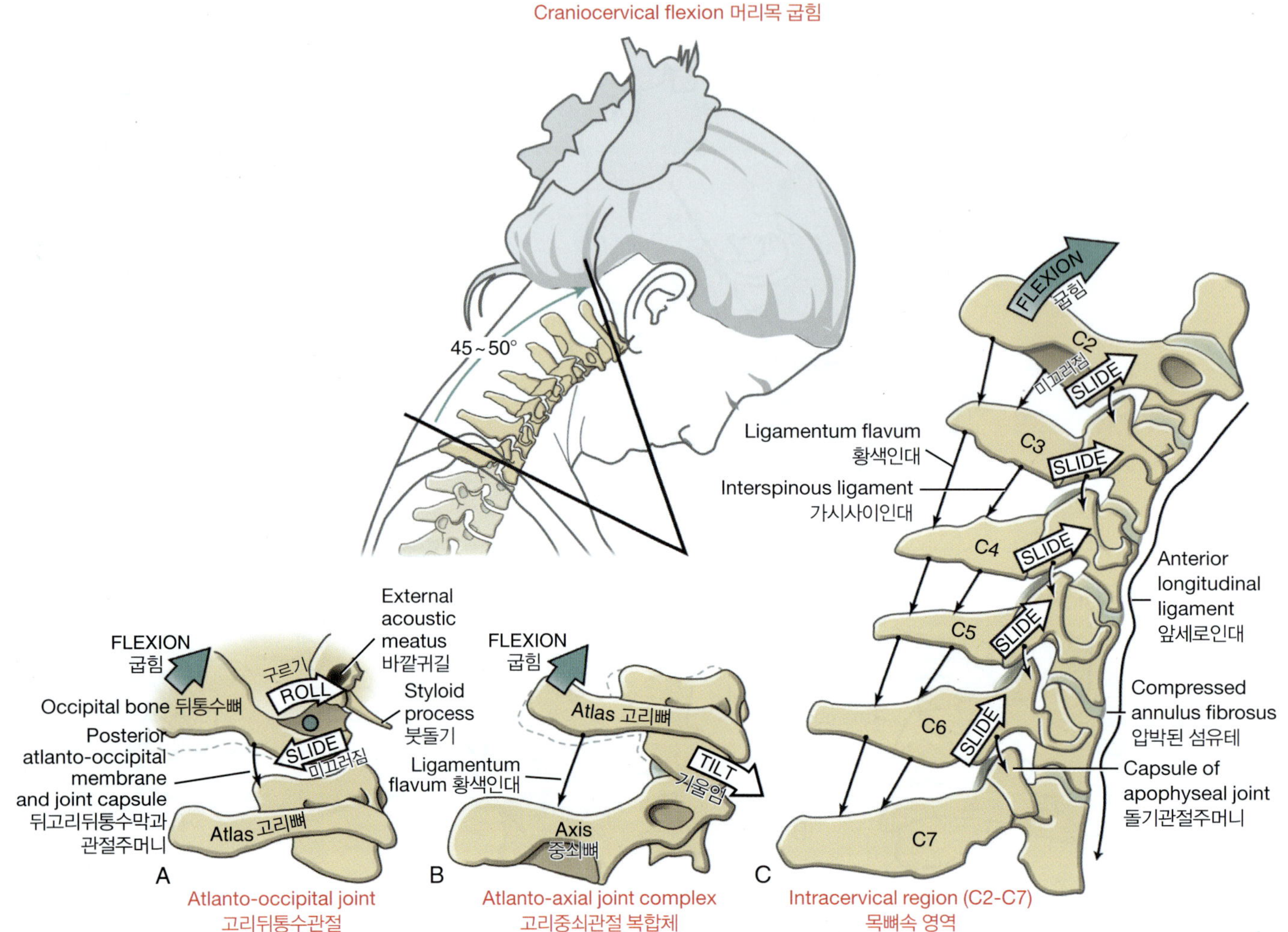


**그림 9.46** 머리목 굽힘의 운동형상학. (A) 고리뒤통수관절. (B) 고리중쇠관절복합체. (C) 목뼈속 영역(C2-C7). (C)에 있어 굽힘은 앞세로인대를 느슨하게 하고 인접 고리판과 가시돌기 사이의 공간을 증가시키는 것에 주목하라. 길어져서 팽팽해진 조직은 가는 검은색 화살표로 나타내었으며, 비교적 느슨해진 조직은 물결 모양의 검은색 화살표로 나타내었다.

### *고리중쇠관절복합체*

고리중쇠관절복합체에서의 일차적 운동이 축돌림이기는 하지만, 이 관절의 구조는 약 10°의 총 굽힘과 폄을 허용한다. 머리뼈와 중쇠뼈 사이의 간격장치로 작용하는 고리 모양의 고리뼈는 굽힘 시에는 앞쪽 그리고 폄 시에는 뒤쪽으로 기울어진다(그림 9.45B와 9.46B). 이러한 기울임(tiling) 운동의 크기는 완전한 굽힘 시 고리뼈의 가로인대와 치아돌기 사이에서 그리고 완전한 폄 시 고리뼈의 앞고리와 치아돌기 사이에서의 접촉에 의해 부분적으로 제한된다.

### *목뼈속 관절들(C2-C7)*

C2에서 C7까지의 척추 전체에 걸친 굽힘과 폄은 돌기관절의 관절면에 의해 설정된 경사면(oblique plane)을 따르는 운동호를 통해 일어난다. *폄* 동안, 위쪽 척추뼈의 아래관절면은 아래쪽 척추뼈의 위관절면에 대해 *아래쪽*과 *뒤쪽*으로 미끄러진다(그림 9.45C). 이러한 움직임에 의해 약 55~65°의 폄이 만들어지며, 돌기관절의 앞관절주머니와 가쪽관절주머니를 주로 신장시킨다(그림 9.45C의 삽입그림). 완전한 폄에서, 아래쪽과 뒤쪽 미끄러짐의 결합된 관절운동형상학은 돌기관절의 아래쪽 부분에 대한 부하를 집중시킨다.[129]

일반적으로, 목영역의 해부학적 자세 또는 약간 폄된 위치는 돌기관절 내의 접촉 면적을 증가시킨다. 이러한 이유 때문에, 이러한 위치는 돌기관절의 *닫힌위치*(*close-packed position*)로 고려될 수 있다. 사실, 해부학적 자세 또는 약간 폄된 위치는 척주의 모든 돌기관절에서의 닫힌위치로 고려될 수 있으며, 중간 정도의 굽힘은 돌기관절의 느슨한위치(loose-packed position) 또는 열린위치(open-packed position)로 고려된다. (인체에 있는 대부분의 윤활관절에 대해 설명된 바와 같이, 닫힌위치는 관절 접촉의 면적을 증가시키고 주변 관절주머니인대에서의 장력을 증가시키는 독특한 위치이다. 돌기관절 관절주머니인대의 적어도 일부 섬유는 해부학적 자세 또는 약간 폄된 위치에서 굽힘이나 폄 쪽으로 움직일 때

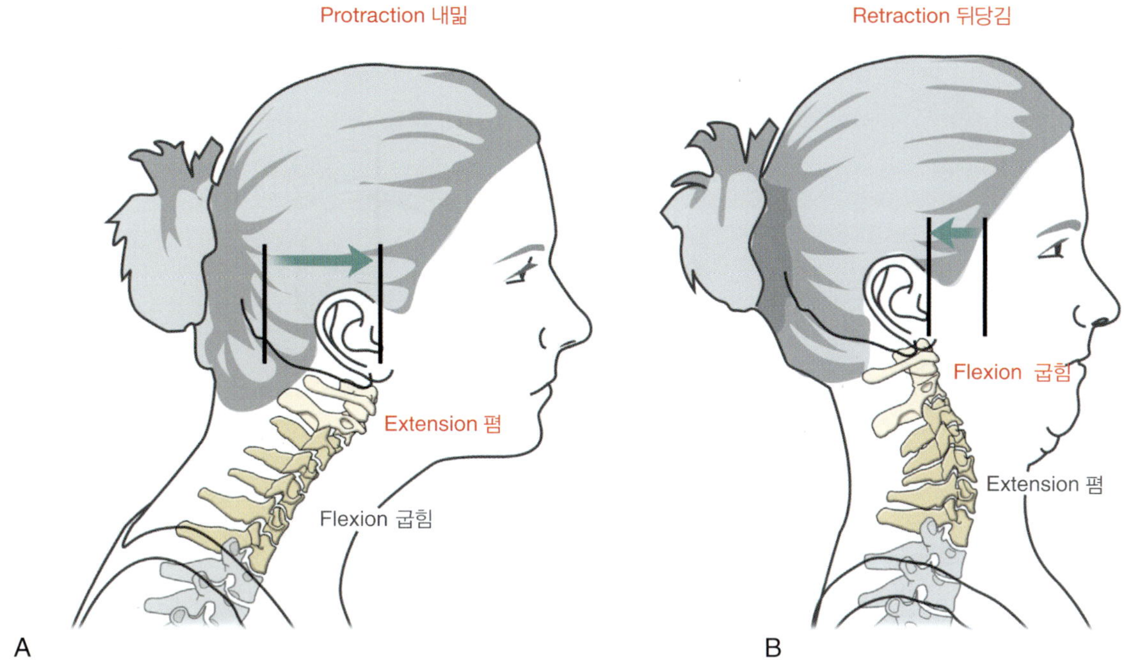


**그림 9.47** 머리뼈의 내밂과 뒤당김. (A) 머리뼈의 내밂 동안, 위쪽 머리목영역이 폄할 때 아래쪽에서 중간까지의 목뼈는 굽힘한다. (B) 이와는 반대로, 머리뼈의 뒤당김 동안 위쪽 머리목영역이 굽힘할 때 아래쪽에서 중간까지의 목뼈는 폄한다. 두 움직임 동안 C1과 C2의 가시돌기 사이의 거리 변화에 주목하라.

점차적으로 팽팽해시기 때문에, 돌기관설은 이러한 일반적인 규칙의 예외가 된다).

목뼈속 영역의 *굽힘*에 대한 관절운동형상학은 폄에서 설명되었던 것의 반대 양상으로 일어난다. 위쪽 척추뼈의 아래관절면은 아래쪽 척추뼈의 위관절면에 대해 *위쪽*과 *앞쪽*으로 미끄러진다. 그림 9.46C에서 묘사되고 있는 것과 같이, 관절면 사이의 미끄러짐은 약 35~40°의 굽힘을 만들어낸다. 굽힘은 돌기관절 관절주머니의 성분 모두를 신장시키고[8] 관절의 접촉면적을 감소시킨다.

전반적으로, 약 90~105°의 목뼈 굽힘과 폄은 목뼈의 돌기관절 관절면 내의 미끄러짐으로 인해 일어난다. 이런 큰 가동범위는 관절면이 향하고 있는 경사면에 의해 제공된 비교적 길고 방해요소가 없이 일어나는 운동호의 결과가 일부 반영된 것이다. 평균적으로, 약 15°의 총 시상면 운동이 C2-C3와 C7-T1 사이에 있는 각 척추사이이음부에서 일어난다. 가장 큰 시상면에서의 각운동은 C4-C5 또는 C5-C6 수준에서 일어나는 경향이 있는데,[235,267] 이는 이 부위에서 척추증(spodylosis) 및 과다굽힘과 관련된 골절의 발생률이 비교적 높은 원인이 될 수 있다.[226]

### *내밂과 뒤당김의 골운동형상학*

머리목영역에서의 굽힘과 폄 외에도, 머리는 시상면 내에서 앞쪽(내밂, protraction)과 뒤쪽(뒤당김, retraction)으로 병진운동도 할 수 있다.[210] 그림 9.47에서 제시되고 있는 것과 같이, 중립의 안정위치에서 시작된 완전한 범위의 내밂은 일반적으로 완전한 범위의 뒤당김보다 약 80% 더 많이 일어난다(정상 성인에서 6.23 cm 대 3.34 cm).[70] 중립의 안정위치는 일반적으로 완전히 뒤당김된 위치에서 약 35% *앞쪽*으로 나와 있는 상태다.

일반적으로, 머리의 *내밂*은 아래쪽에서 중간까지의 목뼈를 굽힘시키고 위쪽 머리목영역을 동시에 폄시킨다(그림 9.47A). 이와는 대조적으로, 머리의 *뒤당김*은 아래쪽에서 중간까지의 목뼈를 폄 또는 일직선이 되게 하고, 위쪽 머리목영역을 동시에 굽힘시킨다(그림 9.47B). 두 움직임 모두에서, *아래쪽에서 중간까지의 목뼈는 머리의 병진운동과 방향이 같다*. 머리의 내밂과 뒤당김은 생리적으로 정상적인 것이고 유용한 동작이며, 흔히 시각의 강화(어떤 것을 보기 위한 자세)와 관련된다. 그러나 내밂 자세를 장기간 취하게 되면 만성적인 머리앞쪽자세(forward head posture)를 유발하여 머리목 폄근육에 대한 긴장을 증가시키게 된다.

## 수평면 운동형상학

### *축돌림의 골운동형상학*

머리와 목의 축돌림(axial rotation)은 시각과 청각 그리고 궁극적으로 개인의 안전과 밀접하게 연관된 매우 중요한 기능이다. 예를 들어 Cobian과 그의 동료들에 의한 기능적 운동형상학 연구에 따르면, 차를 후진하거나 도로를 건너기 전에 교통상황을 살피는 것은 일반적으로 최대 축돌림의 42~48%가 필요한 것으로 나타났다.[46]

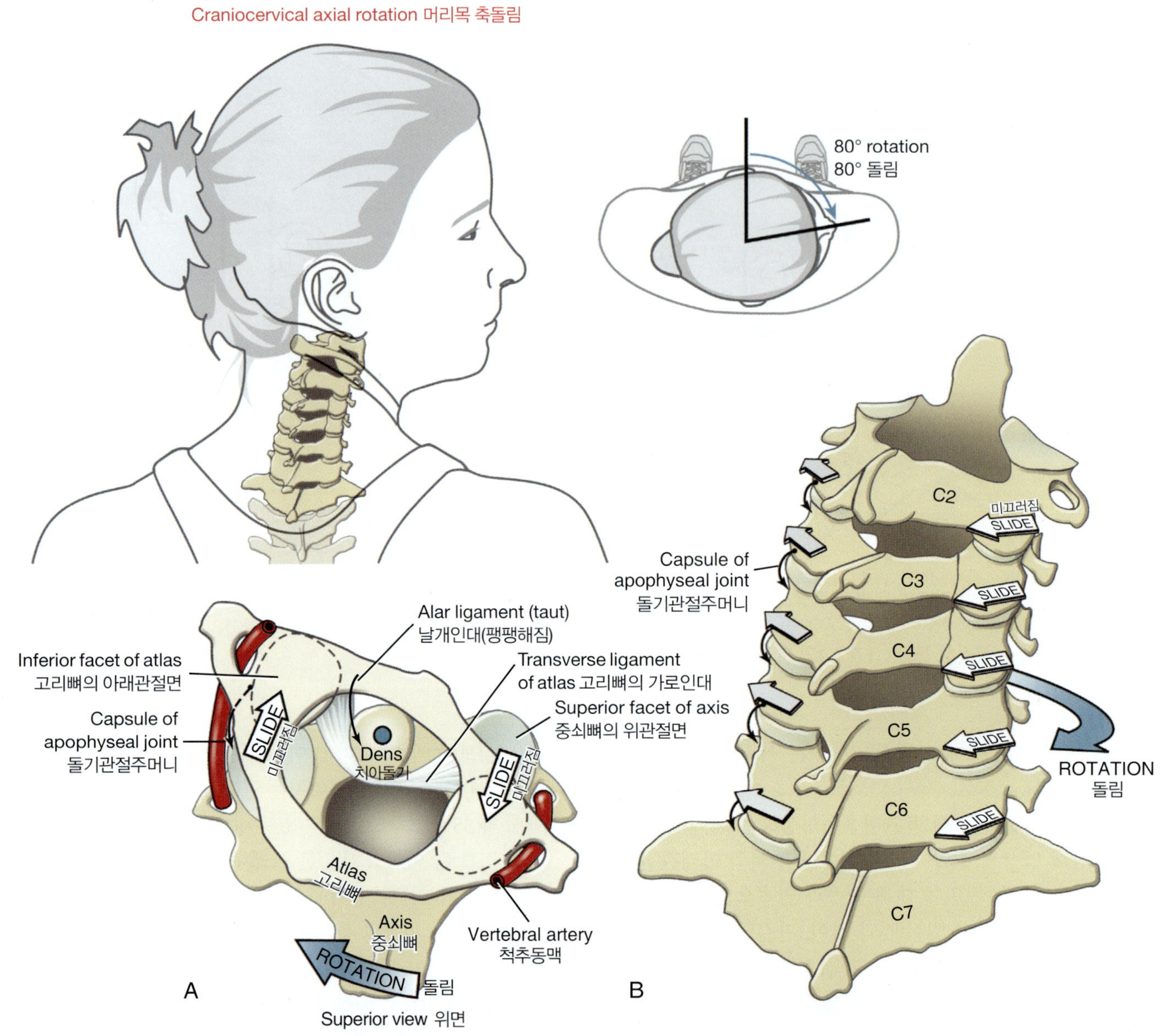


**그림 9.48** 머리목 축돌림의 운동형상학. (A) 고리중쇠관절복합체. (B) 목뼈속 영역(C2-C7).

머리목영역 돌림의 완전한 범위는 각 방향으로 약 65~75°이지만, 나이에 따라 상당히 달라진다.[46,214,285] 예를 들어, 3.5세에서 5세 사이의 건강한 어린이는 각 방향으로 평균 100°의 수동 돌림을 갖는다.[207] 그림 9.48은 한쪽으로 약 80°의 능동 돌림을 하여 양쪽으로 총 160°의 돌림을 하는 젊은 성인을 보여주고 있다. 두 눈에 의한 추가적인 160~170°의 총 수평면 움직임이 추가된다면, 몸통의 움직임이 거의 없거나 완전히 없는 상태에서 330°에 가까운 양쪽 시야를 확보하게 된다.

연구 유형에 따라 수치가 상당히 다를 수 있지만, 머리목영역에서 일어나는 축돌림의 대략 절반 정도는 고리중쇠관절복합체에서 일어나고, 나머지는 C2-C7에서 일어난다.[251,325,326] 고리뒤통수관절에서의 돌림은 고리뼈의 위관절면이 뒤통수뼈관절융기 내에 깊게 위치하기 때문에 단 몇 도로 제한된다.

### *축돌림의 관절운동형상학*

#### *고리중쇠관절복합체*

고리중쇠관절복합체는 수평면 내에서의 최대 돌림이 가능한 구조를 하고 있다. 이런 구조는 수직의 치아돌기와 거의 수평에 가까운 위관절면을 갖고 있는 중쇠뼈를 보면 가장 명확해진다(그림 9.32). 고리 모양의 고리뼈와 여기에 부착된 가로인대는 치아돌기에 대해 돌림함으로써, 각 방향으로 약 35~40°의 축돌림을 만들어낸다(그림 9.48A). 일반적으로 편평한 고리뼈의 아래관절면은 넓은 중

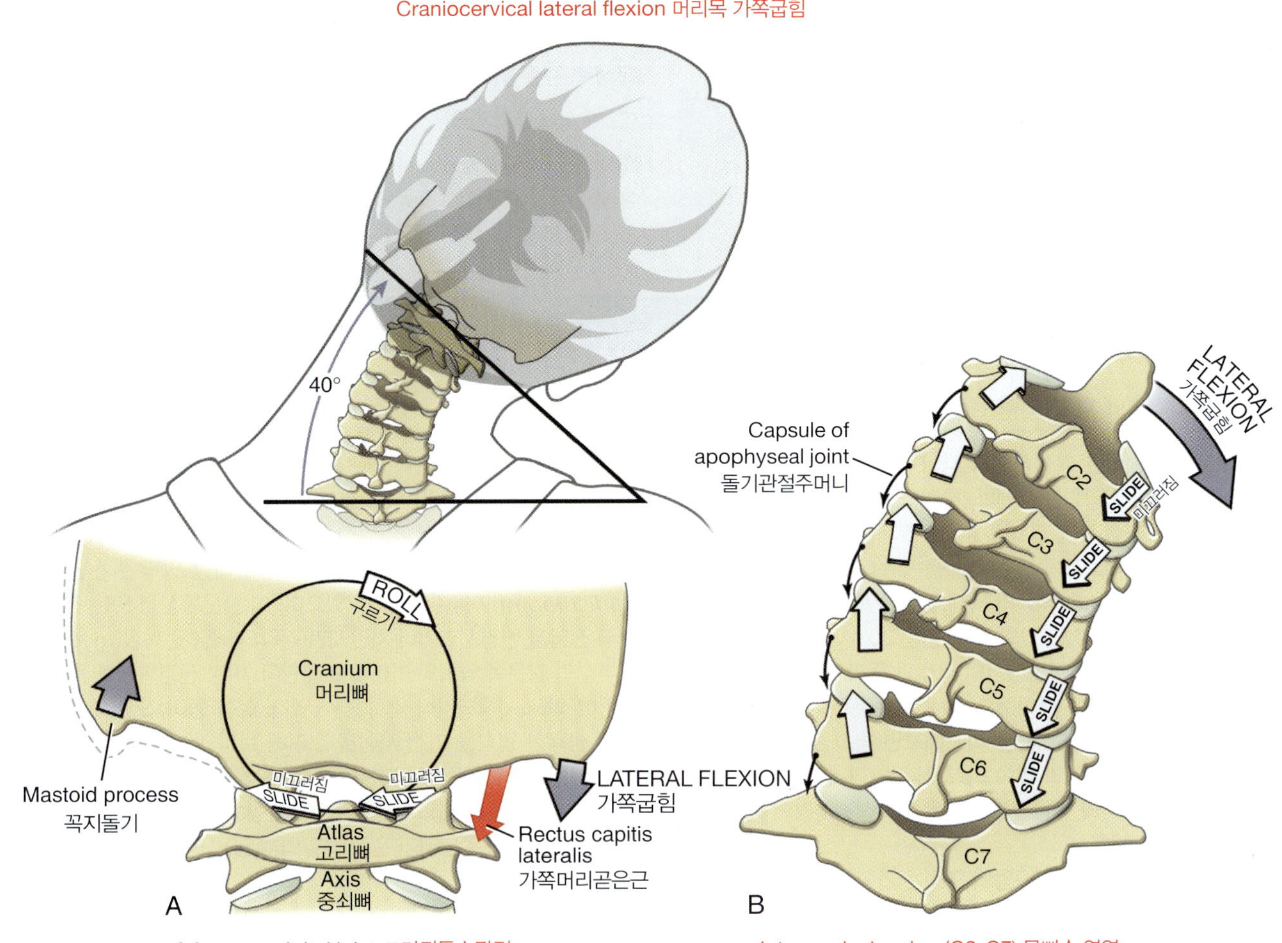


**그림 9.49** 머리목 가쪽굽힘의 운동형상학. (A) 고리뒤통수관절. 가쪽머리곧은근이 관절을 가쪽으로 굽힘시키고 있는 것을 보여주고 있다. (B) 목뼈속 영역(C2-C7). 축돌림과 가쪽굽힘 사이의 같은쪽 짝지음 양상에 주목하라(좀 더 자세한 내용은 본문 참조). 길어져서 팽팽해진 조직은 가는 검은색 화살표로 나타내었다.

쇠뼈의 위관절면을 따라 곡선의 경로로 미끄러진다. 고리뒤통수관절에서 허용되는 축돌림이 제한적이기 때문에, 머리뼈는 고리뼈의 돌림을 따라간다. 머리와 고리뼈를 위한 돌림축은 수직으로 돌출된 치아돌기에 의해 제공된다.

축돌림의 끝범위는 반대쪽에 위치한 날개인대, 돌기관절에서의 인대성 장력, 그리고 머리목영역을 지나가는 많은 근육들에 의해 주로 제한된다(10장 참조). 완전한 돌림이 양쪽의 척추동맥을 신장시키지만(그림 9.48A), 대부분의 사람들에서 이러한 작용은 일반적으로 혈류를 방해하지는 않는다.[148]

*목뼈속 관절들(C2-C7)*

C2에서 C7까지의 전체적인 돌림은 돌기관절 내의 관절면의 공간적인 방향에 의해 일차적으로 안내된다. 관절면은 수평면과 전두면 사이에서 형성된 약 45°의 방향을 향하고 있다(그림 9.32 참조).[226] 돌림의 방향과 같은쪽에 있는 위쪽 척추뼈의 아래관절면은 *뒤쪽*과 *약간 아래쪽*으로 미끄러지고, 돌림의 방향과 반대쪽에 있는 위쪽 척추뼈의 아래관절면은 *앞쪽*과 *약간 위쪽*으로 미끄러진다(그림 9.48B). 이러한 관절운동형상학에 의해 C2-C7 영역에서 일어나는 축돌림은 각 방향으로 약 30~35° 정도 일어나게 되는데, 이것은 고리중쇠관절복합체에서 허용되는 것과 거의 같다. 돌림은 좀 더 위쪽의 척추분절에서 크게 일어난다.

## 전두면 운동형상학

*가쪽굽힘의 골운동형상학*

가쪽굽힘은 머리목영역 전체에 걸쳐 각 방향으로 약 35~40° 일어난다(그림 9.49).[46] 이러한 움직임의 끝범위는 귀와 어깨의 끝부위가 접촉되도록 시도하는 것으로 보여줄 수 있다. 이 움직임의 대부분은 C2-C7 영역에서 일어나지만, 각 방향으로의 5° 정도는 고리뒤통수관절에서 일어난다. 고리중쇠관절복합체에서의 가쪽굽힘은 무시해도 될 정도이다.

*가쪽굽힘의 관절운동형상학*

*고리뒤통수관절*

적은 양의 뒤통수뼈관절융기의 옆쪽 *구르기*가 고리뼈의 위관절면에 대해 일어난다. 관절의 오목에 대한 볼록의 관계에 근거해, 뒤통뼈관절융기는 구르기의 반대 방향으로 약간의 *미끄러짐*이 일어날 것으로 예상된다(그림 9.49A).

*목뼈속 관절들(C2-C7)*

C2에서 C7까지의 척추분절에서 일어나는 가쪽굽힘의 관절운동형상학을 그림 9.49B에서 소개하고 있다. 가쪽굽힘의 방향과 같은 쪽에 있는 위쪽 척추뼈의 아래관절면은 *아래쪽*과 *약간 뒤쪽*으로

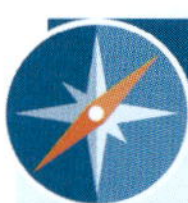

SPECIAL FOCUS 9.5

## 척추사이구멍의 직경에 대한 목뼈 운동의 영향

목 영역에서의 움직임은 확실히 척추사이구멍(intervertebral foramen)의 크기에 영향을 미친다. 특히 굽힘과 폄의 운동 동안, 크기에서의 차이는 더 커질 수 있다.[145] 이러한 주제는 척수신경뿌리가 나오는 위치 때문에 임상적으로 중요한 의미를 갖는다. MRI를 통해 보면, 해부학적 자세와 비교했을 때 40°의 목뼈 굽힘은 목뼈 척추사이구멍의 입구를 약 31% *증가*시키고, 30°의 목뼈 폄은 20% 정도 입구를 *감소*시킨다.[191] C3-C4 척추사이구멍에서의 굽힘과 증가된 면적 사이의 역학적 관계는 그림 9.50B에서 보여주고 있는 끝범위로 굽힘된 목뼈의 위치와 해부학적 자세(그림 9.50A)를 비교해보면 평가될 수 있다. 굽힘 동안, C3 아래관절면의 위쪽과 앞쪽 미끄러짐은 C3-C4 척추사이구멍을 확실히 확장시킨다. 따라서 완전한 굽힘은 척추신경뿌리의 통로를 위한 가장 큰 공간을 제공한다.

시상면 운동 외에도, 척추사이구멍의 면적은 가쪽굽힘과 축돌림에 의해서도 크기의 다양성을 보이게 된다. 가쪽굽힘은 반대쪽 척추사이구멍의 면적을 증가시키는 반면, 같은쪽 척추사이구멍의 면적은 감소시키는데, 이는 이러한 동작의 관절운동형상학에서 비롯된 확실한 결과이다. 축돌림 또한 반대쪽 척추사이구멍의 면적을 증기시키는데, 40°의 머리목 축돌림에 의해 약 20% 증가된다.

따라서 이제까지 설명한 역학은 뼈증식(osteophyte)이나 척수신경뿌리 주변 결합조직막의 부기(swelling)에 의해 협착된(좁아진) 척추사이구멍의 사례들과 임상적 연관성을 갖는다. 압박이 목의 척수신경뿌리에 염증을 유발하면, 일반적으로 해당 피부절(dermatome)의 경로를 따라 팔로 내려가는 *신경뿌리*(전격)*통증*[*radicular* (shooting) *pain*]을 유발할 수 있다. 또한 척수신경뿌리에 대한 압박은 *신경뿌리병증*(*radiculopathy*)을 유발할 수 있으며, 이는 운동신경 또는 감각신경의 자극 전달을 변경시키거나 차단시켜 각각의 해당 근육절(myotome)과 피부절의 같은쪽 약화와 마비를 초래한다. 이런 신경학적 반응은 머리목 운동에 의해 시작되거나 악화될 수 있다. 예를 들어, 오른쪽 척수사이구멍의 심각한 협착을 가진 사람을 고려해 보자. 신경뿌리의 출구를 압박하는 운동은 완전한 폄이 되는데, 특히 오른쪽 가쪽굽힘과 오른쪽 축돌림의 짝지음운동이 폄과 동반될 때 더욱 심해질 것이다. 예를 들어, 이런 움직임들의 결합은 남자가 왼쪽 턱밑의 수염을 면도하는 동작 시 일어날 수 있다.

목영역에 대한 역학적 견인이나 도수견인은 협착된 척추사이구멍에 의해 압박된 척수신경뿌리의 압박을 줄이기 위한 노력으로 흔히 사용된다.[88] 견인과 결합된 목영역의 신중한 위치화는 이론적으로 척추사이구멍을 확장시킬 수 있다. 이는 목을 약간의 굽힘으로 위치시켜 달성하거나, 경우에 따라 약간의 가쪽굽힘과 병변 부위 반대 방향으로의 축돌림을 결합시켜 달성될 수 있다.

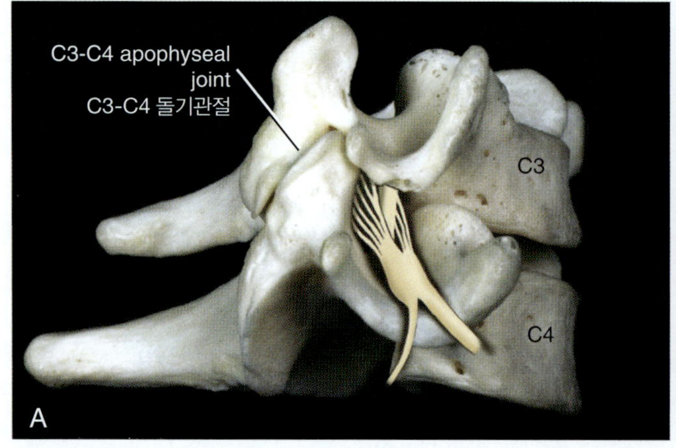


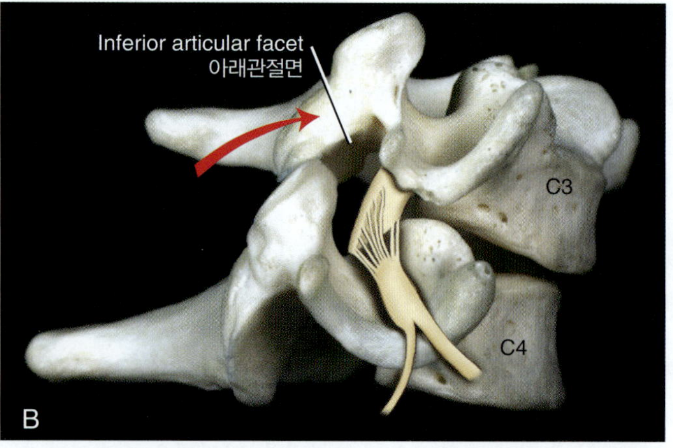


**그림 9.50** C3와 C4 사이의 완전한 굽힘이 척추사이구멍의 크기에 어떤 영향을 미치는지를 보여주고 있는 사진. (A) 해부학적 자세에서, 돌기관절 내의 관절면은 완전한 접촉을 하고 있다. (B) 최대의 굽힘은 C3 아래관절면의 위쪽과 앞쪽의 움직임과 관련된다. 이런 돌기관절의 '개방(opening)'은 확실히 척추사이구멍의 크기를 증가시키기 때문에, C4 척수신경뿌리의 통로를 위한 가장 큰 공간을 제공한다. 굽힘된 돌기관절 내의 감소된 접촉면적에 주목하라.

미끄러지고, 가쪽굽힘의 방향과 반대쪽에 있는 위쪽 척추뼈의 아래관절면은 *위쪽*과 *약간 앞쪽*으로 미끄러진다.

### 가쪽굽힘과 축돌림 사이의 척추짝지음

C2-C7의 관절면이 약 45°의 경사를 이루고 있는 것은 전두면과 수평면 움직임 사이의 역학적 *척추짝지음(spinal coupling)*을 촉진한다. 위쪽 척추뼈 아래관절면의 평면은 아래쪽 척추뼈 위관절면의 평면을 따르기 때문에, 가쪽굽힘과 축돌림의 성분은 동시에 일어난다. 이러한 이유로, *중간과 아래쪽* 목뼈영역에서는 가쪽굽힘과 축돌림이 *같은쪽 방식(ipsilateral fashion)*으로 역학적 짝지음을 보이게 된다. 예를 들면 오른쪽 가쪽굽힘은 약간의 오른쪽 축돌림과 함께 일어나고, 오른쪽 축돌림은 약간의 오른쪽 가쪽굽힘과 함께 일어난다.[126,251] 추측이기는 하지만, 중간과 아래쪽 목뼈영역에만 있는 갈고리돌기관절(uncovertebral joint)은 이러한 수평면과 전두면 동작의 짝지음을 촉진하는 것으로 보인다.[195,251]

중간에서 아래쪽까지의 머리목영역을 위해 방금 설명한 같은쪽 척추짝지음은 가장 잘 받아들여지는 내용이며 전체 척추 중 가장 논쟁이 적은 짝지음 양상이다.[47] 그러나 단순한 시각적 관찰로는 이러한 짝지음 양상이 그렇게 명확하게 드러나지 않는다. 대부분의 사람들은 가쪽굽힘 방향으로 얼굴(또는 턱)의 의무적인 축돌림 *없이* 머리목영역을 가쪽으로 굽힘하는 것으로 보이며, 또는 반대의 상황으로 의무적인 가쪽굽힘 없이 축돌림하는 것으로 보인다. 인지할 만한 같은쪽 짝지음이 나타나지 않는 것은 고리중쇠관절이나 고리뒤통수관절의 독립적 작용에 의해 수행되기 때문이다. 예를 들어, C2-C7의 오른쪽 가쪽굽힘을 고려해 보자. 이러한 능동운동 동안, 고리중쇠관절은 일반적으로 고리뼈와 머리뼈를 왼쪽으로 약간 돌림시키는 *반대쪽* 척추짝지음을 보이게 되는데, 이는 C2-C7 영역이 실제 오른쪽으로 돌림하고 있다는 사실을 숨기게 된다.[126,127] 이런 고리중쇠관절의 보상작용은 전반적인 머리의 돌림을 최소화함으로써, 목의 가쪽굽힘 동안 앞쪽에 위치한 고정된 물체에 시선을 고정시키는 데 도움을 준다.

앞 단락에서 논의된 것과 유사한 이유 때문에, 보상적 *반대쪽* 짝지음 양상은 대개 고리뒤통수관절에도 존재한다. 이러한 짝지음은 목의 축돌림 동안 머리의 원치 않는 가쪽굽힘의 일부를 감소시키는데, 이에 대한 예로 운전 중 어깨 너머로 뒤쪽을 돌아볼 때 거의 수평에 가까운 시선을 유지할 수 있게 한다.[126,127,251] 고리중쇠관절과 고리뒤통수관절 모두에서 나타나는 반대쪽 짝지음 양상은 특수화된 근육의 작용에 의해 무의식적으로 조절된다(10장에서 좀 더 논의됨). 또한 날개인대에서의 장력은 중쇠뼈–고리뼈–뒤통수뼈 복합체에서의 이러한 반대쪽 짝지음 양상을 안내하는 데 중요한 역할을 할 수 있다.[251] 예를 들어, 위쪽 머리목영역의 오른쪽 축돌림을 고려해보자. *왼쪽* 날개인대에서의 선택적 긴장은 왼쪽 뒤통수뼈관절융기를 아래쪽으로 당기게 되고, 이는 고리뒤통수관절의 약간의 왼쪽 가쪽굽힘을 유발한다.

## 등영역

가슴(thorax)은 갈비뼈, 등뼈, 그리고 복장뼈에 의해 형성된 비교적 견고한 갈비우리(rib cage)로 구성된다. 이 영역의 견고함은 다음과 같은 세 가지 기능을 제공한다. (1) 머리목영역을 조절하는 근육들을 위한 안정된 부착부위 제공, (2) 가슴속 장기들을 위한 보호영역 제공, (3) 호흡을 위한 역학적 공기통 구조의 제공(11장 참조).

### 등뼈의 관절 구조에 대한 해부학

등뼈는 좌우에 각각 12개씩, 즉 24개의 돌기관절을 가지고 있다. 각 돌기관절은 일반적으로 전두면을 향하는 관절면을 가지고 있으며, 이 관절면은 수직에 대해 평균 약 15~25°의 완만한 앞쪽 경사를 보인다(그림 9.32에 제시된 T4의 예를 참조).[177,218] 이런 돌기관절의 가능한 움직임은 인접 갈비척추관절(costovertebral joint)인 갈비몸통관절과 갈비가로돌기관절에 의한 상대적 고정으로 제한된다.[32] 이런 한 쌍의 관절에 의해, 대부분의 등뼈는 갈비뼈에 의한 간접적인 방법을 통해 앞쪽에 있는 고정된 복장뼈에 역학적으로 연결된다.

대부분의 *갈비몸통관절(costocorporeal joint)*은 갈비뼈머리를 등뼈의 척추뼈몸통에 있는 한 쌍의 갈비반관절면(costal demifacet) 및 이들 사이에 있는 척추원반의 인접 모서리에 연결하는 관절이다(그림 9.51). 갈비몸통관절의 관절면은 약간 타원형이고,[275] *관절주머니인대(capsular ligament)* 및 *부채꼴인대(radiate ligament)*에 의해 일차적으로 서로 결합된다.

*갈비가로돌기관절(costotransverse joint)*은 대부분 갈비뼈의 관절결절을 해당 등뼈의 가로돌기에 있는 갈비관절면과 연결하는 관절이다. 관절주머니가 이 윤활관절을 둘러싼다. 광범위한(약 2 cm의 길이) *갈비가로돌기인대(costotransverse ligament)*는 갈비뼈목을 해당 가로돌기의 전체 길이에 단단히 고정시킨다(그림 9.51). 그 외에도, 각각의 갈비가로돌기관절은 *위갈비가로돌기인대(superior costotransverse ligament)*에 의해 안정화된다. 이 강력한 인대는 한 갈비뼈목의 위모서리와 위쪽에 위치한 등뼈 가로돌기의 아래모서리 사이에 부착된다(그림 9.51A). 열한째와 열두째갈비뼈는 일반적으로 갈비가로돌기관절이 없다.

갈비뼈는 등뼈에 부착되기 때문에 가슴(thorax) 그리고 갈비몸통관절과 갈비가로돌기관절의 운동형상학은 역학적으로 연관되어 있지만, 이 주제에 대한 광범위한 생체내 연구는 아직 제시되지 못하고 있다. 본문에서는 주로 환기(ventilation)와 관계된 갈비몸통관절과 갈비가로돌기관절의 운동형상학에 초점을 맞추고 있으며, 이는 11장에서 설명된다.

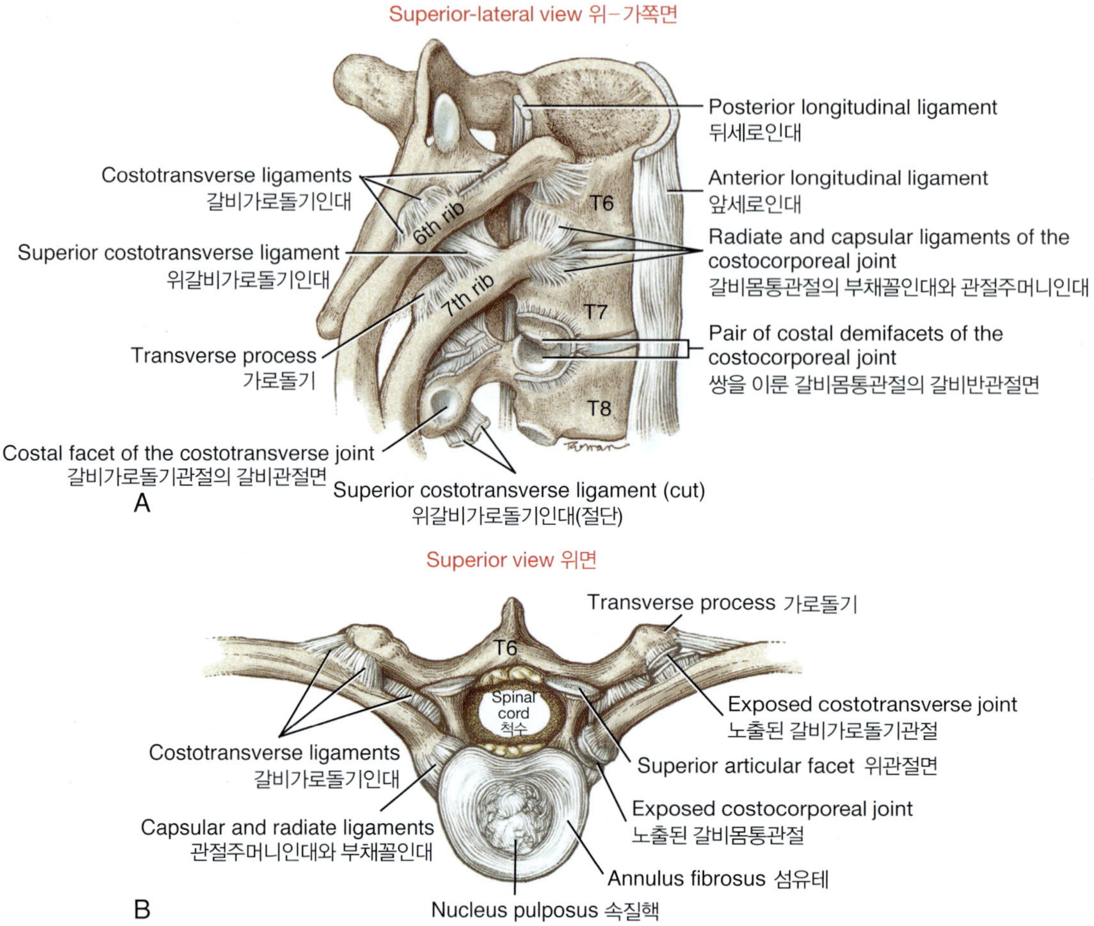

Superior-lateral view 위–가쪽면

Superior view 위면

**그림 9.51** 중간등영역의 갈비가로돌기관절과 갈비몸통관절. (A) 여섯째–여덟째등뼈와 관련된 갈비가로돌기관절과 갈비몸통관절의 구조와 결합조직을 강조한 위–가쪽 모습. 갈비몸통관절과 갈비가로돌기관절의 갈비관절면을 노출시키기 위해 여덟째갈비뼈는 제거되었다. (B) 관절면을 노출시키기 위해 왼쪽 갈비몸통관절과 갈비가로돌기관절의 관절주머니를 절단한 후 위쪽에서 관찰한 모습. 속질핵, 섬유테, 그리고 척수 사이의 공간적 상호관계에 주목하라.

**갈비몸통관절과 갈비가로돌기관절의 주요 해부학적 측면**

**갈비몸통관절**

- 이 관절은 일반적으로 갈비뼈머리를 한 쌍의 갈비반관절면 및 그 사이에 있는 척추원반의 인접 모서리에 연결시킨다.
- 이 관절은 부채꼴인대와 관절주머니인대에 의해서 안정화된다.

**갈비가로돌기관절**

- 이 관절은 일반적으로 갈비뼈의 관절결절을 해당 등뼈의 가로돌기에 있는 갈비관절면에 연결시킨다.
- 이 관절은 갈비가로돌기인대와 위갈비가로돌기인대에 의해 안정화된다.

엉치엉덩관절(sacroiliac joint)을 제외하면, 전체로서의 등영역은 척주에서 가장 역학적으로 안정된 부위이다. 이런 고유 안정성의 대부분은 등뼈와 갈비우리 사이의 부착을 통해 제공된다.[158] 갈비우리의 구성요소에는 갈비몸통관절과 갈비가로돌기관절, 갈비뼈, 복장갈비관절, 그리고 복장뼈를 포함한다. 시체 실험에서는 갈비우리(복장뼈 포함)가 전체 등뼈 운동에 대한 총 수동저항의 36~78%를 제공한다는 것이 밝혀졌다.[32,309] 시체 연구가 중요한 자료를 제공하기는 하지만, 의지적인 배속압력의 증가(발살바법을 통해) 그리고 갈비사이 및 그 외 몸통 근육의 활성과 같이 살아 있는 상태에서 존재하는 추가적인 요인들은 고려하지 못한다. 그럼에도 불구하고, 완전하고 안정적인 갈비우리의 존재는 척수를 포함한 등뼈를 보호한다는 것은 명확하다. 예를 들어, 넘어질 때 등뼈에 가해지는 충격은 갈비우리 및 관계된 근육과 결합조직들에 의해 부분적으로 흡수되고 분산된다. 이것에 대한 증거는 등뼈 손상과 결합되어 발생되는 복장뼈 골절의 비교적 높은 발생 빈도에서 찾을 수 있다.[32,309]

## 운동형상학

성인이 서 있을 때, 등영역은 일반적으로 약 35~45°의 자연스

**표 9.8 등영역을 위한 세 운동면에서의 가동범위***

| 굽힘과 폄 (시상면, 각도) | 축돌림 (수평면, 각도) | 가쪽굽힘 (전두면, 각도) |
|---|---|---|
| 굽힘: 30~40<br>폄: 15~20<br>전체: 45~60 | 25~35 | 25~30 |

*수평면과 전두면 운동은 한쪽의 범위만 제시됨

러운 척주뒤굽음을 보인다(그림 9.39 참조).[215] 해부학적 자세에서, 등영역의 운동은 세 운동면 모두에서 일어난다. 각각의 등뼈 척추사이이음부에서 일어나는 가동범위는 비교적 작지만, 전체 등뼈에서 일어나는 누적된 운동범위는 작지만은 않다(표 9.8).[71,90,175,215,314]

어떤 주어진 운동면 내에서의 등뼈 움직임의 방향과 크기는 영역의 안정위치, 돌기관절의 특정 방향, 갈비우리의 고정 작용, 그리고 척추원반의 상대적인 높이를 포함한 여러 인자에 의해 영향을 받는다. 목영역 및 허리영역과 비교할 때, 등영역은 가장 작은 척추원반 대 척추뼈몸통의 높이 비율을 가지고 있다. 적어도 시상면과 전두면에서 뼈의 압박에 의해 운동이 차단되기 전에, 비교적 얇은 척추원반에 의해 한 척추뼈몸통이 다른 척추뼈몸통에 대해 돌림운동할 수 있는 범위가 자연스럽게 제한된다. 이러한 인자가 등영역의 가동성을 약간 제한하기는 하지만, 그 영역에 전반적 안정성을 추가적으로 제공한다.

*굽힘과 폄의 운동형상학*

거의 30~40°의 굽힘과 15~20°의 폄이 일반적으로 등영역 전체에 걸쳐 일어난다. 이러한 운동형상학은 전체 등허리영역의 굽힘 및 폄과 관련하여 각각 그림 9.52와 9.53에서 보여주고 있다. *굽힘*의 끝범위는 돌기관절의 관절주머니 그리고 가시끝인대 및 뒤세로인

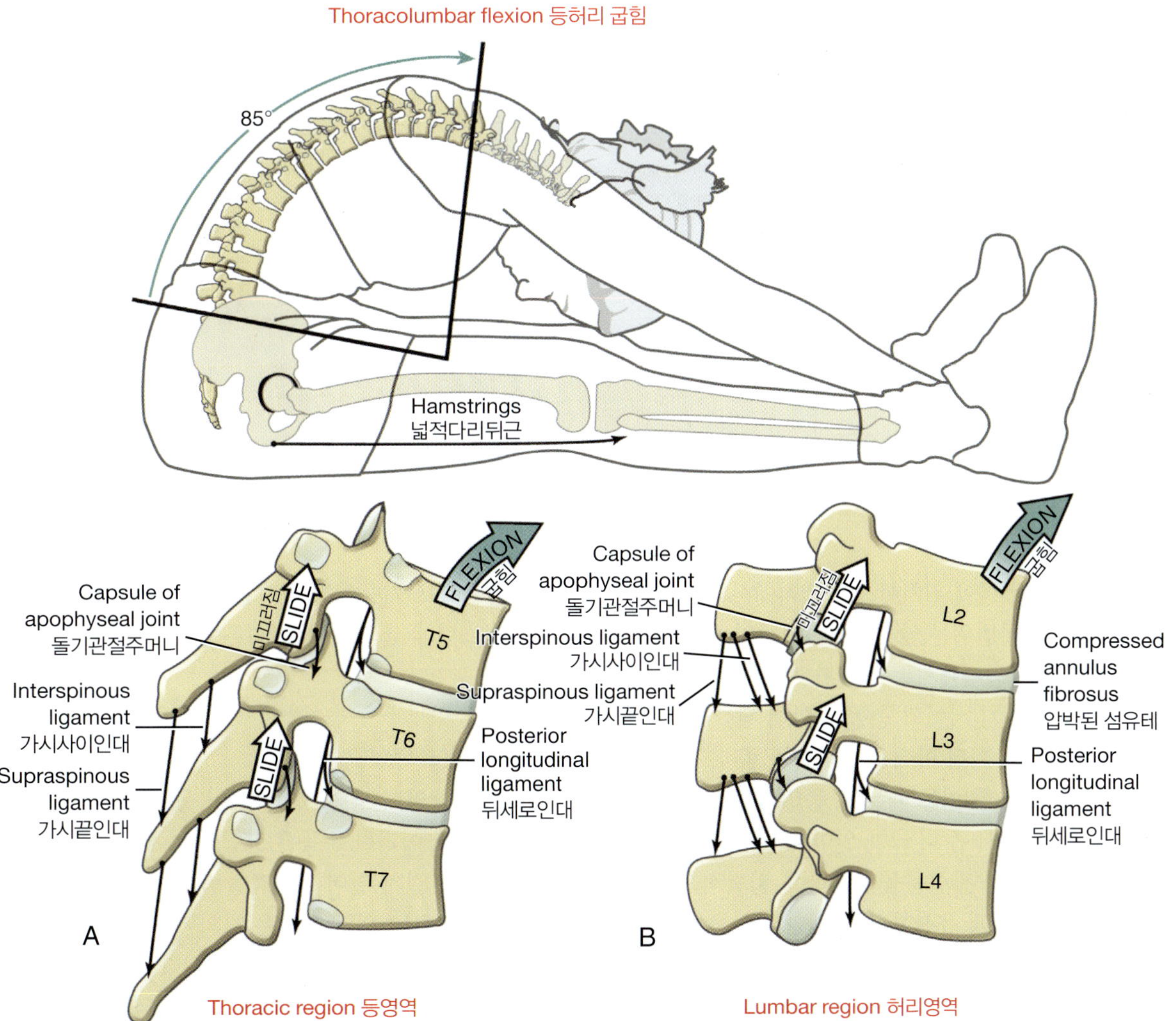


**그림 9.52** 등허리 굽힘의 운동형상학은 35°의 등뼈 굽힘과 50°의 허리뼈 굽힘의 총합인 85°의 운동호를 통해 보여주고 있다. (A) 등영역의 운동형상학. (B) 허리영역의 운동형상학. 길어져서 팽팽해진 조직은 가는 검은색 화살표로 나타내었다.

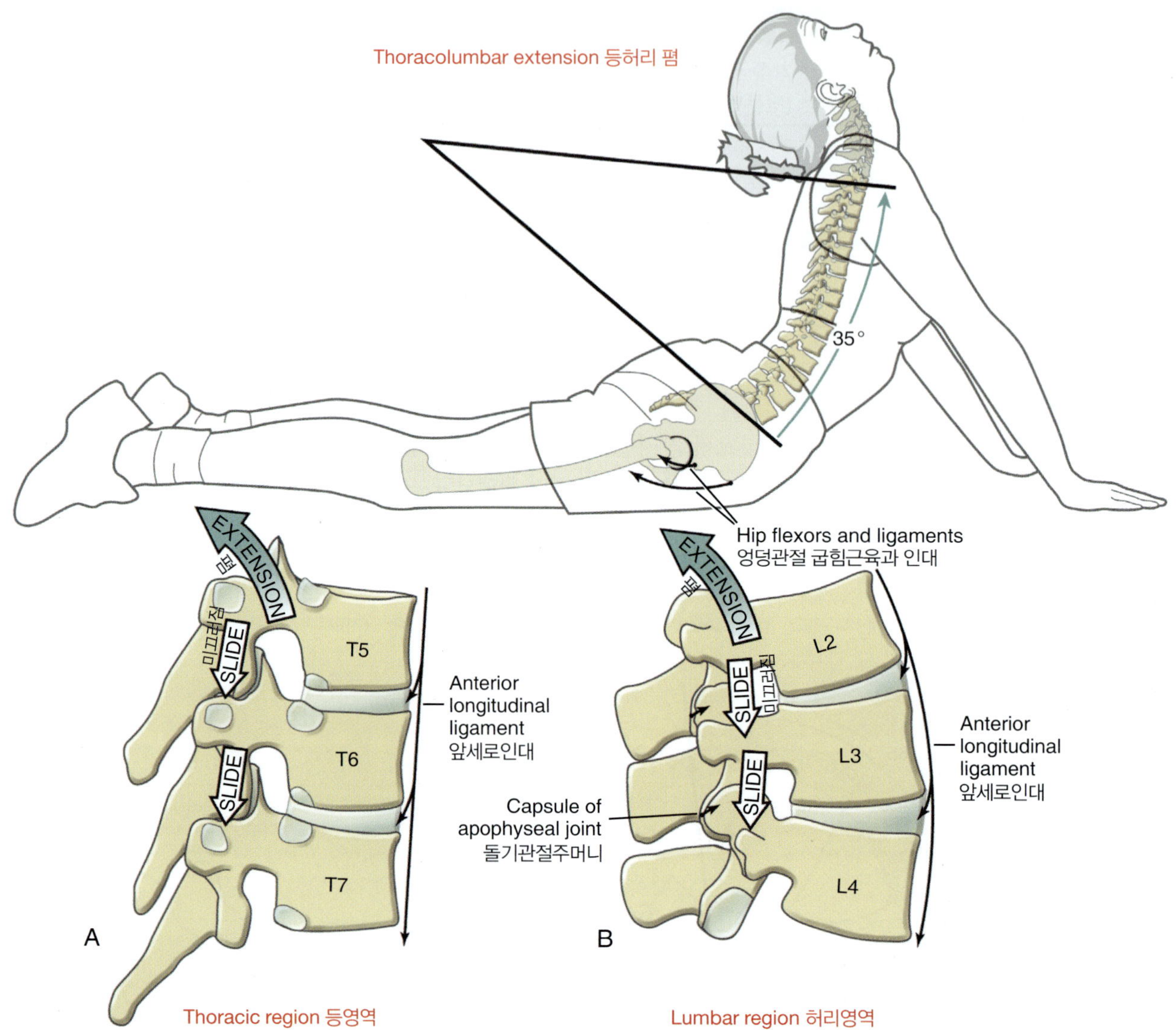


**그림 9.53** 등허리 폄의 운동형상학은 20°의 등뼈 폄과 15°의 허리뼈 폄의 총합인 35°의 운동호를 통해 보여주고 있다. (A) 등영역의 운동형상학. (B) 허리영역의 운동형상학. 길어져서 팽팽해진 조직은 가는 검은색 화살표로 나타내었다.

대와 같은 척추뼈몸통의 뒤쪽에 위치한 결합조직에서의 장력에 의해 제한된다. 반면, *폄*의 끝범위는 앞세로인대에서의 장력에 의해 그리고 특히 위쪽과 중간 등뼈에서는 고리판 사이의 충돌이나 아래쪽으로 기울어진 가시돌기 사이의 충돌에 의해 제한된다. '자유롭게 떠 있는(free-floating)' 가장 아래쪽 갈비뼈와 좀 더 시상면 쪽으로 향하는 돌기관절의 방향 이동 때문에, 등영역의 굽힘과 폄의 크기는 가장 아래쪽 영역에서 좀 더 크게 일어나는 경향이 있다.

등뼈에 있는 돌기관절의 관절운동형상학은 일반적으로 C2-C7 영역에서 설명되었던 것과 유사하다. 미세한 차이는 척추의 다른 형태, 갈비뼈의 부착 유무, 그리고 돌기관절의 관절면들이 향하고 있는 다른 공간적 방향이 일차적으로 관계된다. 예를 들어, T5와 T6 사이의 *굽힘*은 T6의 위관절면에 대해 T5의 아래관절면이 위쪽과 약간 앞쪽으로의 미끄러짐으로 일어난다(그림 9.52A). 적당히 앞쪽으로 기울어진 돌기관절의 관절면은 등영역에서의 굽힘을 자연스럽게 촉진시킨다. *폄*은 반대의 과정으로 일어난다(그림 9.53A).

### *축돌림의 운동형상학*

거의 25~35°의 수평면 (축)돌림이 등영역 전체에 걸쳐 각 방향으로 일어난다. 이러한 운동은 그림 9.54에 묘사된 바와 같이 등허리 영역 전체에 걸쳐 일어나는 축돌림의 결합으로 묘사된다. 예를 들어, T6와 T7 사이의 축돌림은 거의 전두면에 가깝게 정렬된 T6의 아래관절면이 이와 유사하게 정렬된 T7의 위관절면에 대해 짧은 거리를 미끄러질 때 일어난다(그림 9.54A). 이런 개별적인 돌림은 정말로 작게 일어나 사실상 감지할 수는 없지만, 개별적인 돌림이 더해져 등영역 전체에 걸쳐 일어난다면 쉽게 관찰할 수 있을 것

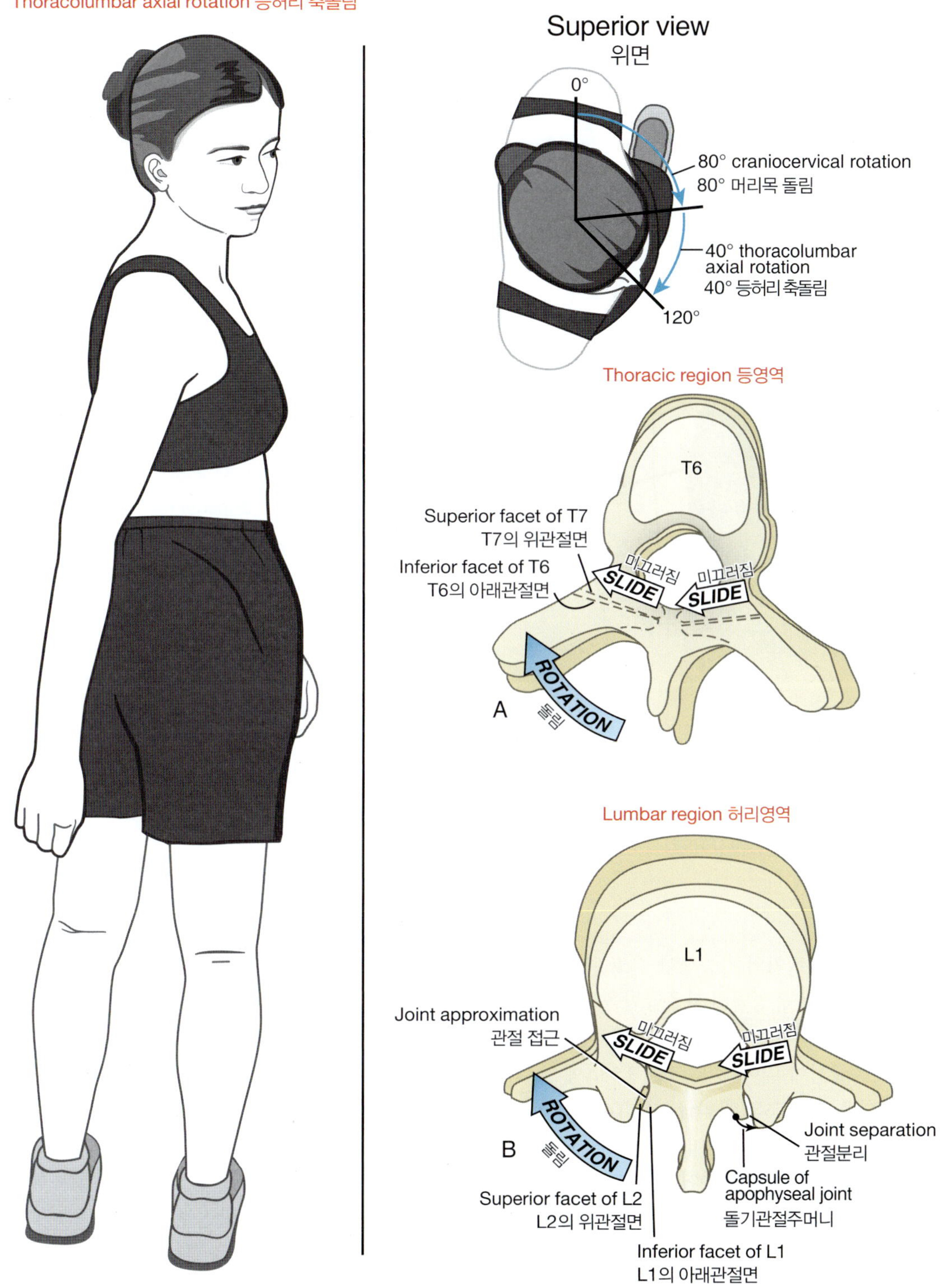


**그림 9.54** 등허리 축돌림의 운동형상학은 대상자가 얼굴을 오른쪽으로 120° 돌림하는 것으로 묘사하였다. 등허리의 축돌림은 약 35°의 등뼈 돌림과 5°의 허리뼈 돌림의 총합인 약 40°의 운동호를 통해 보여주고 있다. (A) 등영역의 운동형상학. (B) 허리영역의 운동형상학. 길어져서 팽팽해진 조직은 가는 검은색 화살표로 나타내었다.

이다. 이런 축돌림의 자유로움은 등뼈의 아래쪽 영역에서는 감소된다.[90,314] 아래쪽 등뼈에서는 돌기관절이 좀 더 시상면 방향으로 이동하여 약간 좀 더 수직의 방향을 향하기 때문이다.

*가쪽굽힘의 운동형상학*

등뼈의 관절면은 주로 전두면을 향하고 있기 때문에, 비교적 가쪽굽힘이 자유롭게 일어날 수 있다. 그러나 갈비뼈의 부착에 의해 제

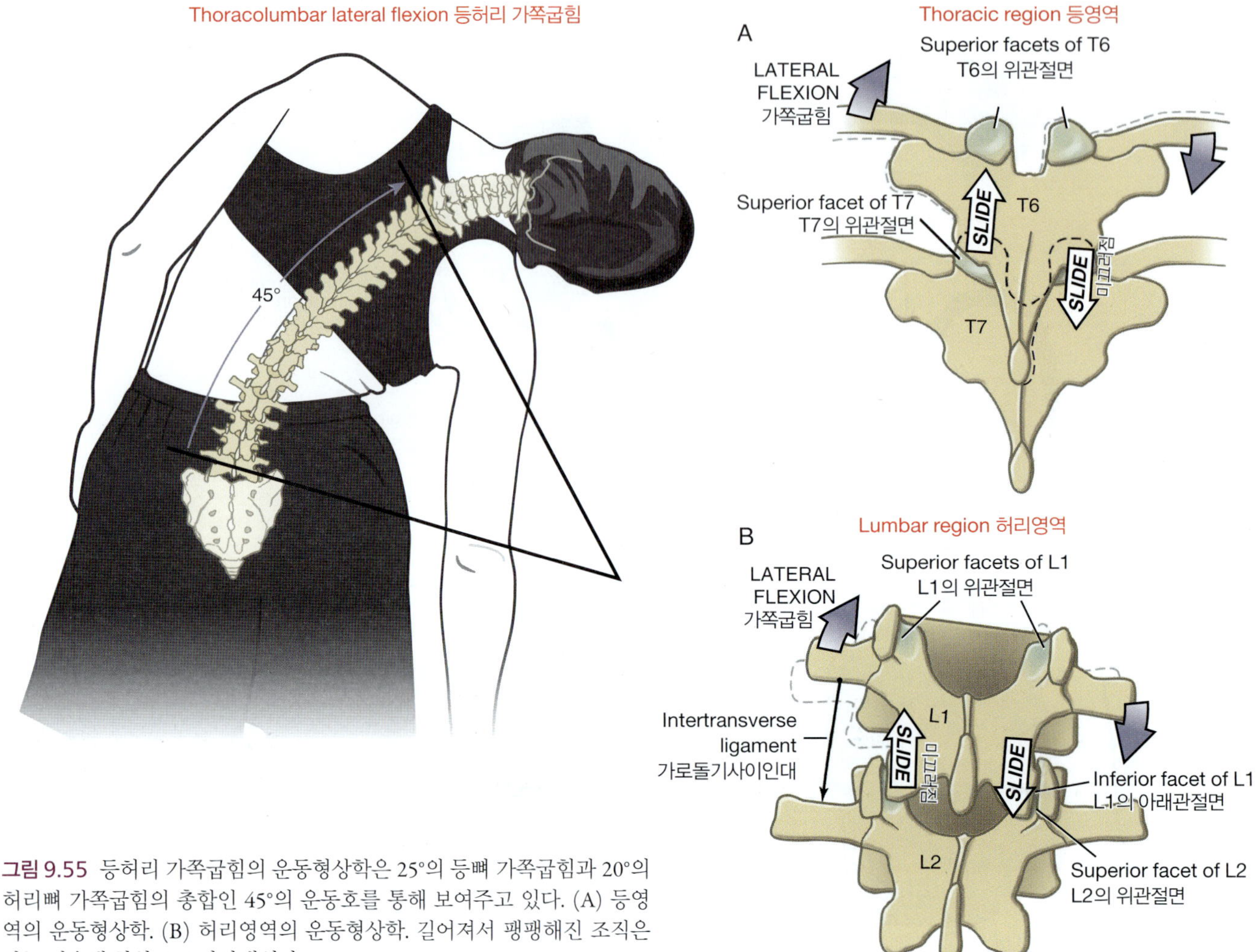


그림 9.55 등허리 가쪽굽힘의 운동형상학은 25°의 등뼈 가쪽굽힘과 20°의 허리뼈 가쪽굽힘의 총합인 45°의 운동호를 통해 보여주고 있다. (A) 등영역의 운동형상학. (B) 허리영역의 운동형상학. 길어져서 팽팽해진 조직은 가는 검은색 화살표로 나타내었다.

공된 안정화 때문에, 이러한 움직임의 가능성이 결코 완전히 발현되지는 못한다. 그림 9.55에서는 등영역의 가쪽굽힘을 등허리영역 전체의 가쪽굽힘 상황에서 설명하고 있다. 등영역에서는 각 방향으로 거의 25~30°의 가쪽굽힘이 일어난다. 그림 9.55A에서 나타내고 있는 바와 같이, T7에 대한 T6의 가쪽굽힘은 T6의 아래관절면이 가쪽굽힘의 반대쪽에서는 위쪽으로 미끄러지고 가쪽굽힘의 같은쪽에서는 아래쪽으로 미끄러질 때 일어난다. 갈비뼈는 가쪽굽힘의 같은쪽에서는 약간 내려가고 가쪽굽힘의 반대쪽에서는 약간 올라간다는 점을 주목하라.[158]

## 허리뼈 영역

### 관절 구조의 해부학

#### *L1-L4 영역*

대부분의 허리뼈 돌기관절의 관절면은 거의 수직으로 배열되어 있으며, 중간에서 강한 수준의 시상면 편향을 가지고 있다(그림 9.56). 예를 들어, L2 위관절면의 방향은 시상면으로부터 평균 25° 정도이다(그림 9.32 참조). 이러한 방향은 수평면에서의 축돌림 대신 시상면에서의 운동에 유리하게 된다.

#### *L5-S1이음부*

다른 전형적인 척추사이이음부에서처럼, L5-S1이음부 또한 앞쪽에는 척추뼈몸통사이관절이 있고 뒤쪽에는 한 쌍의 돌기관절이 있다. L5-S1 돌기관절의 관절면은 일반적으로 다른 허리영역의 관절면보다 좀 더 전두면 쪽을 향하고 있다(그림 9.56).

엉치뼈의 바닥부(위면)는 원래 앞쪽과 아래쪽으로 경사져 있으며, 서 있는 동안 약 40°의 *엉치수평각*(*sacrohorizontal angle*)을 형성한다(그림 9.58A).[61] 이러한 각도 때문에, 체중(BW)에 의한 힘은 엉치뼈의 위면에 대해 평행하게 작용하는 *앞쪽* 전단력($BW_S$)과 엉치뼈의 위면에 직각으로 작용하는 압박력($BW_C$)을 만들어낸다. 앞쪽 전단력의 크기는 BW에 엉치수평각의 사인(sine)값을 곱한 것과 같다. 40°의 전형적인 엉치수평각은 엉치뼈 위에 놓인 체중의 64%에 해당하는 앞쪽 전단력을 L5-S1이음부에서 만들어낸다.

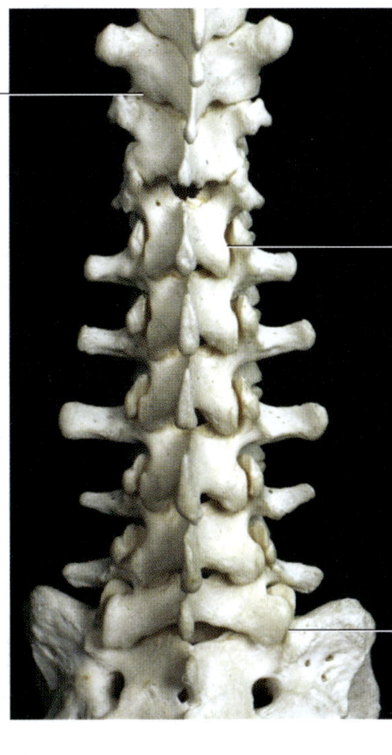

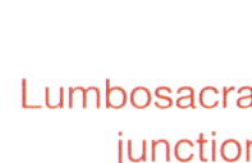

**그림 9.56** 등허리이음부와 허리엉치이음부의 뒤면. 두 이음부에서의 돌기관절 관절면의 방향 변화에 주목하라. 또한 뼈 표본에서 L4-L5와 L5-S1 돌기관절이 전두면 쪽으로 치우쳐져 있음에 주목하라. 이러한 변화는 흔히 볼 수 있다.

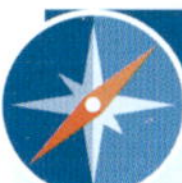

## SPECIAL FOCUS 9.6

### 등허리이음부와 관련된 몇 가지 임상적 영향

등허리이음부 또는 그 근처에서, 돌기관절의 관절면은 거의 전두면에서 거의 시상면 쪽으로 갑작스런 방향의 변화를 보인다.[130,177] 이런 전환의 지점은 그림 9.56에 보여주는 표본의 경우 T12-L1이지만, 전환 지점이 하나 또는 두 개의 이음부 정도 차이가 나는 것은 비교적 흔하다. 이런 비교적 급격한 전두면에서 시상면으로의 돌기관절의 방향 전환은 이 영역에서 시상면 과운동성과 역학적 불안정성을 만들어낼 수 있다.[185] 이러한 상황은 그림 9.57에서 보여주고 있는 것과 같이, 무릎서기 자세를 지탱하려고 시도하는 뇌성마비 소년을 보면 명확해진다. 몸통 근육의 조절 결여와 약화는 등허리이음부를 뼈의 저항이 가장 적은 평면 쪽으로 붕괴시키며, 이 사례에서는 두드러진 등허리의 과다폄으로 붕괴된다. 이러한 붕괴는 해당 영역에 심각한 과다척주앞굽음증(hyperlordosis)을 만들어낸다.

두 번째 임상적 예로, 앞서 언급된 급격한 전두면에서 시상면으로의 돌기관절의 방향 전환은 등허리이음부에서 외상성 하반신마비(paraplegia)가 비교적 높은 발생률을 보이는 이유를 부분적으로 설명해준다. 어떤 고강도 충격의 사고로 몸통이 굽힘되는 경우, 위쪽 허리영역을 기준으로 갈비우리에 의해 비교적 단단히 고정된 가슴은 하나의 단위로 격렬하게 굽힘될 수 있다. 가슴으로 전달된 큰 굽힘 토크는 전환 지점에 과도한 과다굽힘(hyperflexion) 스트레스를 집중시킬 수 있다. 충분히 심각하다면, 이 스트레스는 뼈 성분을 골절시키거나 탈구시킬 수 있으며 척수의 꼬리쪽 끝부위나 말총을 손상시킬 수 있다. 불안정한 등허리이음부를 고정시키기 위해 삽입되는 외과적 고정 장치는 척주의 다른 영역에 삽입되는 장치와 비교하여 스트레스성 파열에 특히 취약하다.

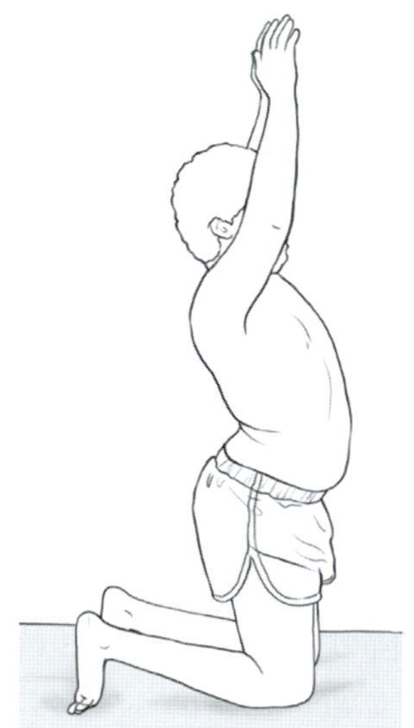

**그림 9.57** 몸통 근육의 약화와 불충분한 조절을 갖고 있는 뇌성마비 소년을 보여주고 있다. 등허리이음부 영역에서의 과도한 과다폄에 주목하라. (Courtesy Lois Bly, PT, MA.)

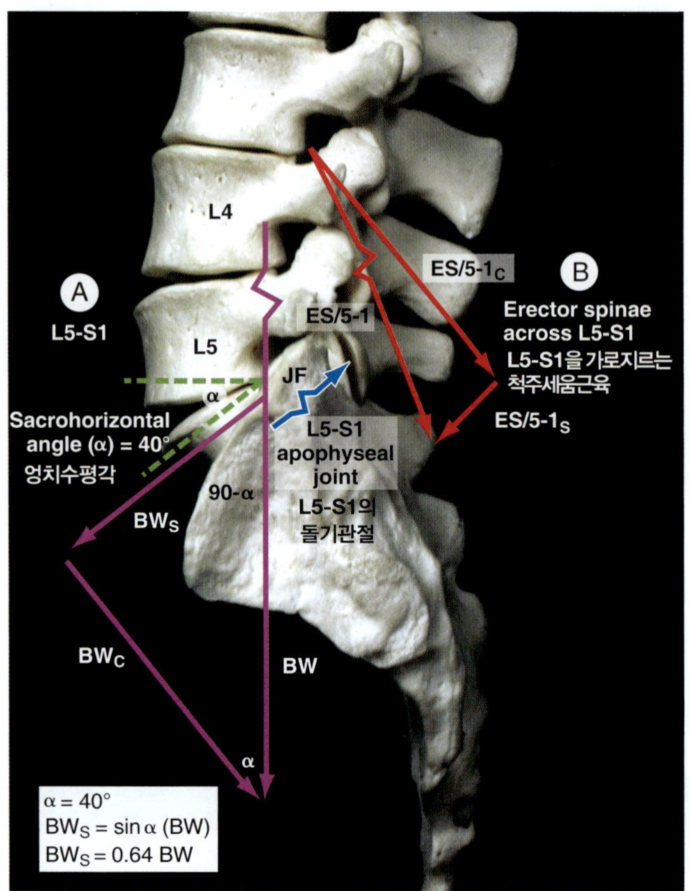


**그림 9.58** L5-S1의 척추뼈몸통사이관절에서 전단력을 발생시키는 생체역학을 가쪽면에서 보여주고 있다. (A) L5-S1에서의 엉치수평각(α)은 수평면과 엉치뼈 위면 사이에 형성된 각도이다. BW(체중)는 엉치뼈 위쪽에 위치한 신체의 무게이다. $BW_C$는 엉치뼈의 위면에 대해 직각으로 향하고 있는 체중의 힘이다. $BW_S$는 엉치뼈의 위면에 대해 평행한 방향으로 주어지는 체중의 전단력이다. L5-S1 돌기관절에서의 관절힘(*JF*)은 파란색의 짧은 화살표로 보여주고 있다. (B) 능동적인 척주세움근육의 힘벡터는 L5-S1을 가로지르고 있다(ES/5-1). ES/5-$1_C$는 엉치뼈의 위면에 대해 직각 방향으로 가해지는 근육의 힘이다. ES/5-$1_S$는 엉치뼈의 위면에 대해 평행하게 주어지는 근육의 전단력이다.

허리척주앞굽음의 정도가 증가될수록 엉치수평각 또한 더 커지게 되며, 이는 L5~S1이음부에서의 앞쪽 전단력을 증폭시키는 효과를 갖는다. 예를 들어 엉치수평각이 55°로 증가된다면, 앞쪽 전단력은 엉치뼈 위에 놓인 BW의 82%로 증가하게 된다. 서 있거나 앉아 있는 동안, 허리척주앞굽음의 크기(그리고 이에 따른 엉치수평각)는 골반의 앞쪽기울임(anterior tilting)에 의해 증가될 수 있다(그림 9.63A). (골반 기울임은 시상면에서 일어나는 넓적다리뼈머리에 대한 골반의 짧은호 돌림운동으로 정의된다. 기울임의 방향은 엉덩뼈능선의 돌림 방향에 의해 결정된다.)

여러 구조들이 L5-S1이음부에서 생산되는 자연스러운 앞쪽 전단력에 저항한다. 이러한 구조에는 사이에 있는 척주원반, 관절돌기의 관절주머니, 넓고 강력한 앞세로인대, 그리고 엉덩허리인대가 있다. *엉덩허리인대(iliolumbar ligament)*는 L4과 L5 가로돌기의 아래면과 허리네모근(quadratus lumborum)의 인접 섬유들에서 시작한다.[303] 이 인대는 아래쪽으로 내려가 엉치엉덩관절의 바로 앞쪽의 엉덩뼈(ilium)와 엉치뼈의 위-가쪽면에 부착된다(그림 9.70). 양쪽에서, 엉덩허리인대는 단단한 L5의 가로돌기와 그 아래에 위치한 엉덩뼈 및 엉치뼈 사이를 견고하게 고정시킨다.[28,91,319]

앞서 언급된 결합조직 외에도, 넓고 강한 L5-S1 돌기관절의 관절면도 뼈를 통한 안정화(bony stabilization)를 L5-S1이음부에 제공한다. 거의 전두면을 향하고 있는 관절면의 경사는 이 영역에서 발생하는 앞쪽 전단력에 저항하는 데 이상적이다. 이러한 저항은 L5-S1 돌기관절 내의 압박력을 만들어 낸다(그림 9.58A에서 JF로 표기된 파란색의 힘벡터 참조). 적절한 안정화와 구조적 온전성(integrity)이 없다면, L5는 엉치뼈에 대해 앞쪽으로 미끄러질 수 있다.[97] 이러한 비정상적이고 잠재적으로 심각한 상황을 *앞척추전방전위증(anterior spondylolisthesis)*이라 한다.

## 운동형상학

일반적으로, 허리척주앞굽음은 앉아 있을 때보다 서 있을 때 더 크다.[124] 측정체계와 연구 대상자의 차이에 따라 더 넓은 범위가 보고되기는 하지만, 서 있을 때 전형적인 성인의 허리뼈는 약 40~50°의 척주앞굽음을 나타낸다.[12,28,147,246] 성인 연령대 전반에 걸쳐, 여성은 남성보다 더 큰 허리척주앞굽음을 나타내는 경향이 있다.[12] 해부학적 중립(척주앞굽음)위치에서, 허리뼈는 자유도 3으로 움직일 수 있다. 허리 운동의 범위에 대한 자료는 연구와 대상자에 따라 매우 다양하지만, 표 9.9에 전형적인 수치를 제시하였다.[b] 다음 단락에서는 허리영역에서의 각 운동면에 대한 운동형상학에 집중한다.

### *시상면 운동형상학: 굽힘과 폄*

성인의 허리뼈에서는 평균적으로 약 45~55°의 굽힘과 15~25°의 폄이 가능하다. 단지 다섯 개의 척추사이이음부에서만 일어난다는 것을 고려한다면, 전체 60~80°의 시상면 운동호는 크게 일어나

**표 9.9 허리영역을 위한 세 운동면에서의 가동범위***

| 굽힘과 폄 (시상면, 각도) | 축돌림 (수평면, 각도) | 가쪽굽힘 (전두면, 각도) |
|---|---|---|
| 굽힘: 45~55<br>폄: 15~25<br>전체: 60~80 | 5~10 | 20 |

*수평면과 전두면 운동은 한쪽의 범위만 제시됨

[b]12,46,100,146,175,202,222,288,305,325

## SPECIAL FOCUS 9.7

### L5-S1의 앞척추전방전위증

앞*척추전방전위증*(*anterior spondylolisthesis*)은 하나의 척추가 다른 척추에 대해 앞쪽으로 미끄러지거나 이동하는 것을 설명하는 일반적인 용어이다. 이러한 상황은 그림 9.59에서 설명하고 있는 것과 같이 대부분 L5-S1이음부에서 일어나지만, L4-L5를 포함한 허리뼈의 다른 영역에서도 일어날 수 있다.[11] *척추전방전위증*(*spondylolisthesis*)이라는 용어는 "척추"를 의미하는 그리스어 *spondylo*와 "미끄러짐"을 의미하는 *listhesis*에서 유래된다. 이러한 상황은 과도한 스트레스나 병리 이후에 후천적으로 발생하거나 선천적으로 발생하기도 한다. 드물게 하나의 척추가 아래에 있는 척추 너비의 약 25~30%를 초과하여 앞쪽으로 미끄러지는 경우도 있다.[196] 좀 더 심각한 앞척추전방전위증에 있어, 미끄러짐은 허리뼈의 위관절돌기와 아래관절돌기 사이의 중간 부분인 *관절부*(*pars articularis*)에서 양측성 골절(또는 결손)과 관련될 수 있다(그림 9.27 참조). L5-S1에서의 후천적 앞척추전방전위증은 진행성일 수 있으며 부분적으로는 해당 영역에서의 완전하고 강력한 폄이 연루된 반복적인 신체활동에 의해 유발되는 것으로 보인다. 중증의 앞척추전방전위증은 L5-S1이음부를 지나는 신경다발인 말총이 압박될 수 있다.

그림 9.58A에 나타난 바와 같이, 허리척추앞굽음의 증가는 정상적인 엉치수평각을 증가시켜 L5와 S1 사이의 앞쪽 전단력을 증가시킨다. 따라서 아래쪽 허리뼈 영역에서의 강력하고 완전한 폄을 만드는 운동이나 기타 행동들은 앞척추전방전위증을 가진 사람들에게는 피하거나 최소화해야 하며, 특히 상황이 불안정하거나 진행성이라면 더욱 그러하다.[297] 그림 9.58B에서 보여주고 있는 것과 같이, L5-S1 (ES/5-1)을 지나는 척주세움근육의 힘벡터는 엉치뼈의 위면과 평행한 앞쪽 전단력(ES/5-$1_S$)을 유발시킨다. 이런 전단력의 방향은 인접 척주세움근육 섬유들의 방향과 40° 엉치수평각에 따라 결정된다. 이론적으로, 근육의 힘이 강할수록 L5-S1이음부에서의 앞쪽 전단력을 증가시키게 되고, 특히 근육활성이 척주앞굽음을 확대시키면 더욱 앞쪽 전단력을 증가시키게 된다.

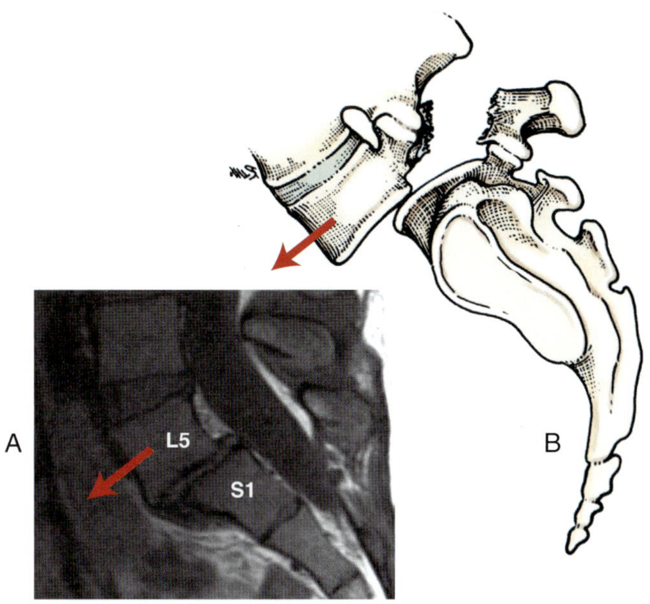


그림 9.59 (A) 확장된 중심관(central canal)을 가진 S1에 대한 L5의 앞척추전방전위증을 보여주는 T1-강조 MR영상. (B) 관절부의 골절 이후에 나타난 S1에 대한 L5의 심각한 앞척추전방전위증을 보여주는 그림. (A from Krishnan A, Silbergleit R: Imaging in spinal stenosis, *Seminars in spine surgery*, 19:3, September 2007. pp. 126-142: B Modified from Canale ST, Beaty JH: *Campbell's operative orthopedics*, ed 11, St, Louis, 2008, Mosby.)

는 것이다. 이런 시상면 운동이 현저한 이유는 허리뼈 돌기관절의 관절면이 시상면 쪽으로 치우쳐 있기 때문이다.

중요하고 흔한 많은 일상생활동작들에는 신체 중간부에서의 '접힘(folding)'인 굽힘과 폄이 연루된다. 예를 들어, 바닥으로부터 물건을 집어 올리기 위해 앞쪽으로 구부리기, 양말 신기, 바지 입기, 가파른 계단 오르기, 자동차에서 내리기, 또는 어린아이가 기기와 앉기 사이를 이동하는 것을 고려해 보자. 이런 모든 활동들에는 중간 및 위쪽 몸통과 허리뼈 사이 그리고 골반과 넓적다리뼈(femur) 사이(엉덩관절)의 운동형상학적 상호작용이 연루된다. 이 장의 후반부에서 논의되겠지만, 이런 운동형상학적 상호작용은 좀 더 위쪽인 머리목영역에서도 발생한다.

다음 단락은 허리뼈의 시상면 운동형상학에 대한 광범위한 주제 중에서 몇 가지의 하위 주제에 집중한다. 글상자 9.2에 이런 하

**글상자 9.2 허리영역에서의 시상면 운동형상학에 연루되는 하부 주제들의 순서**

허리뼈의 굽힘
허리뼈의 폄
몸통 굽힘과 폄 동안의 허리골반리듬
- 서 있는 자세로부터의 *몸통 굽힘* 동안 허리골반리듬의 다양성: 운동형상학적 분석
- 앞쪽으로 구부린 자세로부터의 *몸통 폄* 동안 허리골반리듬: 근육의 분석

허리뼈의 운동형상학에 대한 골반기울임의 영향
- 골반의 앞쪽기울임과 허리척주앞굽음 증가 사이의 운동학적 상관관계
- 골반의 뒤쪽기울임과 허리척주앞굽음 감소 사이의 운동학적 상관관계

위 주제들의 순서를 나열하였다.

*허리영역의 굽힘*

그림 9.52B는 몸통 및 엉덩관절의 굽힘과 관련되어 나타나는 허리영역의 굽힘에 대한 운동형상학을 보여주고 있다. 넓적다리뼈에 대한 골반의 (엉덩관절) 굽힘[pelvic-on-femoral (hip) flexion]은 넓적다리뒤근(hamstring muscle)과 같은 신장된 근육에서의 수동장력을 증가시킨다. 척주의 아래쪽 끝부위가 엉치엉덩관절에 의해 고정된 상태에서, 중간과 위쪽 허리영역에서의 계속된 굽힘은 허리에서의 자연스러운 척주앞굽음을 반전시킨다.

서 있는 위치에서 허리뼈 굽힘의 전형적인 운동형상학적 양상은 잘 연구되어 왔다. 24시간 동안, 다양한 연령대의 무증상 성인들은 평균적으로 허리뼈에서 최소 5°의 시상면 운동을 약 4,400회 수행한다.[247] 이러한 운동의 대부분은 굽힘의 방향이다. 또한 똑바로 선 자세로부터의 완전한 허리뼈 굽힘은 중간 및 아래쪽 허리분절에서 좀 더 많이 발생하는 경향이 있으며, 특히 서 있을 때 가장 큰 척추앞굽음이 나타나는 영역에서 발생한다.[150,324] 전체 허리 운동에 대한 상대적인 척추뼈사이 기여도의 변동성은 요통이 있을 때 증가하는 것으로 나타났다.[181]

허리뼈 굽힘의 운동형상학은 흔히 돌기관절의 움직임에 근거해 설명된다. 예를 들어, L3와 L4 사이에서의 굽힘 동안 L3의 아래관절면은 L4의 위관절면에 대해 대략 5 mm 정도 위쪽과 앞쪽으로 미끄러진다.[279] 이러한 능동적인 운동형상학을 종합하여 전체 허리영역을 고려할 때, 척추뼈 사이에서 발생한 압박력은 돌기관절(똑바로 서 있을 때 일반적으로 전체 척추 부하의 약 20%를 지탱함)에서 원반과 척추뼈몸통 쪽으로 이동된다.[2,94] 압박된 원반의 앞면과 신장된 뒤세로인대는 몸통이 점진적으로 굽힘될 때 전체 부하 중 좀 더 많은 비율을 받게 된다. 굽힘의 끝범위에서, 완전히 신장된 돌기관절의 관절주머니는 위쪽 척추뼈가 좀 더 앞쪽으로 이동하는 것을 제한한다. 돌기관절의 관절주머니인대는 강력하여 파열되기 전에 1,000 N (225 lb)까지의 장력을 지지할 수 있다.[55]

허리뼈의 최대 굽힘 위치는 돌기관절의 접촉면적을 상당히 감소시킨다. 역설적이게도, 허리뼈의 완전 굽힘이 해당 돌기관절에 주어지는 전체 부하를 상당히 감소시키지만, 부하를 분산시킬 수 있는 표면적은 감소되기 때문에 *접촉압력*(단위면적당 힘)은 사실상 증가하게 된다. 그러나 접촉압력(contact pressure)의 절대적 증가는 굽힘된 관절에 작용하는 힘의 전체 크기에 따라 과도할 수도 있고 그렇지 않을 수도 있다. 굽힘된 위치에서 강력한 몸통 근육의 활성은 매우 높은 접촉압력을 발생시킬 수 있다. 과도하게 높은 압력은 굽힘된 돌기관절을 손상시킬 수 있으며, 특히 장기간 지속되거나 관절면이 비정상적으로 형성된 경우라면 더욱 그러하다.

허리뼈 전체의 굽힘 정도는 척추사이구멍과 척주관의 크기 그리고 속질핵의 변형 가능성에 영향을 미친다.[94,163] 해부학적 자세에 비해, 굽힘은 허리 척추사이구멍과 척추관의 단면적을 약 11~12% *증가*시킨다.[125] 따라서 허리의 굽힘은 협착된 척추관 내에서의 말총 압박이나 막힌 척추사이구멍 내에서 압박된 신경뿌리를 일시적으로 완화하기 위해 치료적으로 사용될 가능성이 있다.[254] 그러나 특정 상황에서는 이러한 치료적 이득이 치료적 불이익과 연관될 수도 있다. 예를 들어 과도하거나 지속된 허리영역의 굽힘은 원반의 앞쪽 부위에 대한 증가된 압박력을 발생시키게 되고, 이는 결과적으로 젤과 같은 속질핵을 *뒤쪽* 방향으로 변형시킨다.[4,26,82,86,94] 건강한 척추에 있어, 뒤쪽 변형의 크기는 작으며 일반적으로 별다른 영향을 미치지 않는다. 원반 물질의 상당한 이동은 신장된 섬유테의 뒤면에서 발생한 장력 증가에 의해 자연스럽게 저항될 수 있다. 그러나 섬유테의 뒤면이 약화되었거나, 균열이 있거나, 또는 팽창된 원반이라면, 속질핵이 뒤쪽으로 이동할 수(또는 흘러나올 수) 있다. 일부 경우에 있어, 속질핵 물질은 척수나 신경뿌리를 압박할 수 있다(그림 9.60). 이런 통증성 손상은 흔히 *원반탈출증*(*herniated* 또는 *prolapsed disc*) 또는 좀 더 공식적으로 *속질핵탈출증*(*herniated nucleus pulposus*)이라 한다. 원반탈출증이 있는 사람은 압박된 신경뿌리의 특정 운동 및 감각 분포에 해당하는 다리에서의 심한 통증과 변경된 감각, 근육약화, 그리고 감소된 반사를 경험할 수 있다.

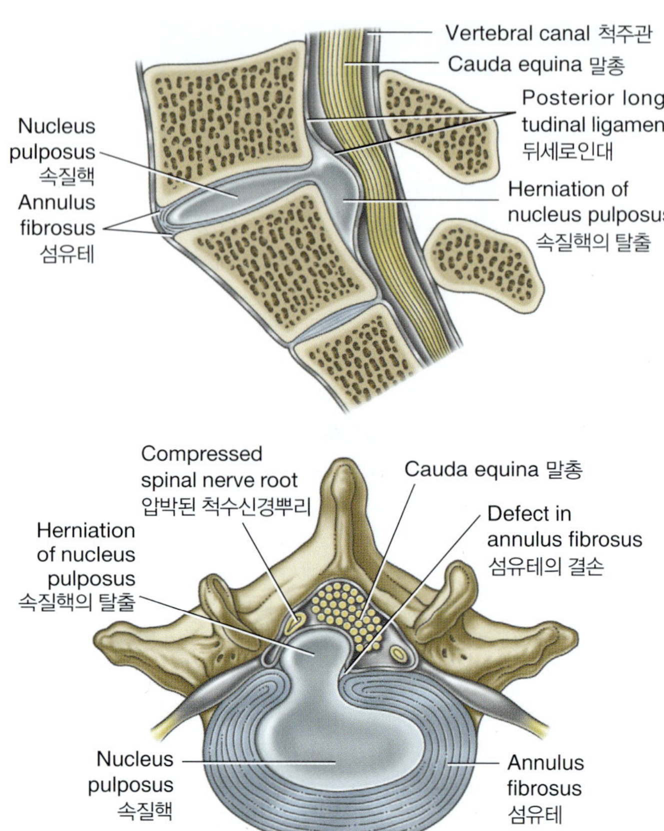


**그림 9.60** 허리영역에서 완전한 속질핵탈출을 보여주고 있는 두 가지의 그림. (From Standring S: *Gray's anatomy*, ed 41, New York, 2015, Churchill Livingstone.)

*허리영역의 폄*

허리영역의 폄은 일반적으로 굽힘의 반대되는 운동형상학을 보이며, 자연스러운 척주앞굽음을 증가시킨다(그림 9.53 참조). 허리의 폄이 엉덩관절의 완전 폄과 결합될 때, 엉덩관절의 신장된 굽힘근육과 관절주머니인대로 인한 수동장력의 증가는 넓적다리뼈에 대한 골반의 폄을 제한하여 허리뼈에서의 척주앞굽음을 좀 더 촉진시킨다.

굽힘과는 다르게, 예를 들어 L3와 L4 사이의 폄은 L3의 아래관절면이 L4의 위관절면에 대해 아래쪽과 약간의 뒤쪽으로 미끄러질 때 일어난다. 굽힘된 위치에서 해부학적 또는 약간 폄된 위치로 움직이면, 일반적으로 돌기관절이 체중의 좀 더 많은 비율을 받아들여야 하는 시점에 관절 내의 접촉면적을 증가시킨다.[257,264] 이러한 상황은 관절 내의 접촉압력을 제한할 수 있다. 그러나 이런 보호적 시나리오는 허리뼈 폄의 생리적 *끝범위*에서는 적용되지 않는다. 허리가 완전히 폄된 상태에서, 위쪽 척추뼈 아래관절면의 끝부위는 밑에 있는 척추뼈 위관절면의 관절면을 넘어 아래쪽으로 미끄러진다.[94] 따라서 허리뼈가 과다폄된 상태에서는 비교적 '날카로운' 아래관절면의 끝부위가 인접 고리판 영역에 접촉하기 때문에 접촉압력은 상당히 높아질 수 있다. 이러한 이유 때문에, 만성적인 허리의 *과다척주앞굽음*(*hyperlordosis*) 자세는 돌기관절과 인접 영역에 대해 크고 손상을 유발할 가능성이 있는 스트레스를 부과할 수 있다. 또한, 허리뼈의 과다폄은 가시사이인대를 압박할 수 있어 요통의 원인이 되기도 한다.[114]

굽힘에서처럼, 허리뼈의 폄은 척추사이구멍과 척주관의 크기 그리고 속질핵의 형태를 변경시킬 가능성에 영향을 미친다.[4,86] 해부학적 자세에 비해, 허리의 완전한 폄은 척추사이구멍과 척주관의 직경을 각각 15%와 11% 정도 *감소*시킨다.[125] 이러한 이유 때문에, 협착된 척추사이구멍이나 척주관을 가진 사람은 완전한 끝범위의 폄이 연루된 활동을 제한하도록 조언받게 되는데, 특히 이러한 활동이 다리에서의 약화나 변경된 감각을 유발한다면 더욱 그러하다. 그러나 완전한 폄은 속질핵을 *앞쪽* 방향으로 '밀어내는' 경향도 있기 때문에,[26,81,94,289] 속질핵의 뒤쪽 이동이나 변형에 저항할 가능성이 있다.[4,21] 지속된 완전한 허리의 폄은 원반 내의 압력을 감소시키고[192,258] 일부 경우에는 이동된 속질핵 물질과 신경조직 사이의 접촉압력을 감소시킨다고 보고되고 있다. 후자의 증거는 증상의 '중심화(centralization)'를 기반으로 발생한다고 가정되며, 이는 통증이나 변경된 감각(아마도 신경뿌리 압박에 의해 다리에서 인지됨)이 허리 쪽으로 이동하는 것을 의미한다.[311] 따라서 중심화는 이동된 속질핵 물질과 신경뿌리 사이의 접촉압력 감소를 제안한다. 확실하지는 않지만, 지속적인 완전한 폄 이후에 감소하게 된 증상은 속질핵 물질이 신경조직들로부터 멀리 앞쪽으로 밀리거나, 신경조직들이 속질핵 물질로부터 멀리 뒤쪽으로 당겨지거나, 또는 두 가지의 조합 혹은 아직 이해되지 않은 다른 이유로 발생할 수 있다. 허리영역(그리고 엉덩관절)의 완전한 폄은 해당 신경조직 및 인접 신경조직에 가해지는 부하를 부분적으로 감소시키거나 느슨하게 하여, 신경원인성 통증의 강도를 감소시킬 수 있다. 뒤쪽으로 탈출된 속질핵에 의한 방사통(radiating pain)과 신경뿌리병증(radiculopathy)을 감소시키기 위한 방법으로 허리 폄을 강조한 운동과 자세는 Robin McKenzie에 의해 대중화되었으며, 이러한 운동은 '맥켄지운동(McKenzie exercise)'으로 잘 알려져 있다[또는 최근에는 역학적 진단과 치료(Mechanical Diagnosis and Therapy)라고도 함].[152,252] 지속적인 능동과 수동의 폄을 강조한 치료적 접근법은 뒤쪽 또는 뒤-가쪽 원반탈출증 및 이와 관련된 신경뿌리병증을 가진 사람들에게 다양한 정도의 증상 경감과 기능 증진을 제공하는 것으로 나타났다.[35,43,92] 그러나 이러한 특정 치료적 접근법이 통증성 원반탈출 및 이와 연관된 신경뿌리병증을 가진 모든 사람들에서 적절한 것은 아니다.[172] 예를 들어, L5/S1 수준에서 급성으로 완전히 탈출하여 분리된 원반의 속질핵이 척주관 내에서 $S^1$ 신경뿌리를 압박하고 있는 사람을 고려해 보자. 허리뼈의 완전한 폄은 척주관의 크기를 약간 감소시키기 때문에, 이러한 동작은 염증이 생기고 부어오른 $S^1$ 신경뿌리를 더 압박하여 다리로 내려가는 방사통을 증가시킬 수 있다.

*몸통의 굽힘과 폄 동안의 허리골반리듬*

엉덩관절과 함께 허리뼈는 인체 전체의 중앙에서 이루어지는 굽힘과 폄을 위한 중심점(pivot point)을 제공한다. 이런 관점에서, 서 있는 자세로부터 몸통을 완전히 굽힘하고 폄하는 활동을 고려해 보자. 이러한 시상면 움직임 동안 발생하는 허리뼈와 엉덩관절 사이의 운동형상학적 상호관계를 *허리골반리듬*(*lumbopelvic rhythm*)이라 한다. (이런 개념과 유사한 것이 어깨에도 있었으며 이것은 5장에서 *어깨위팔리듬*으로 설명되었다.) 허리골반리듬과 폄근육의 상대적 활성양상에 관심을 기울이는 것은 그 영역에서의 비정상적 근육 및 관절의 상호작용 그리고 관련된 움직임 기능부전을 감지하는 데 단서를 제공할 수 있다.[106,164,216,295] 이러한 단서는 근본적인 병리역학에 대한 효과적인 치료의 관점을 갖도록 해준다.

**서 있는 자세로부터의 몸통 굽힘 동안 허리골반리듬의 다양성: 운동형상학적 분석.** 무릎을 거의 똑바로 편 상태를 유지하면서 지면을 향해 앞쪽으로 구부리는 흔한 동작을 고려해보자. 매우 가변적이지만, 건강한 성인은 약 45°의 허리뼈 굽힘과 60°의 엉덩관절(넓적다리뼈에 대한 골반의) 굽힘이 거의 동시에 수행된 결과로 일어난다(그림 9.61A).[76,142,282] (이러한 수치들은 일반적으로 허용되는 전체 엉덩관절 굽힘의 약 50% 그리고 전체 허리뼈 굽힘의 약 90%에 해당한다는 것을 인지하는 것은 중요하다.) 일반적으로, 몸통 굽힘의 첫 25% 동안에는 허리뼈 굽힘이 좀 더 일어나는 반면, 마지막 25% 동안에는 엉덩관절 굽힘이 약간 더 일어난다.[58,142,282] 일반적으로 유사한 운동형상학적 전략도 흔하게 있지만, 이 전형적인 허리골반리듬에서 크게 벗어나는 경우는 아래쪽 척추에 영향

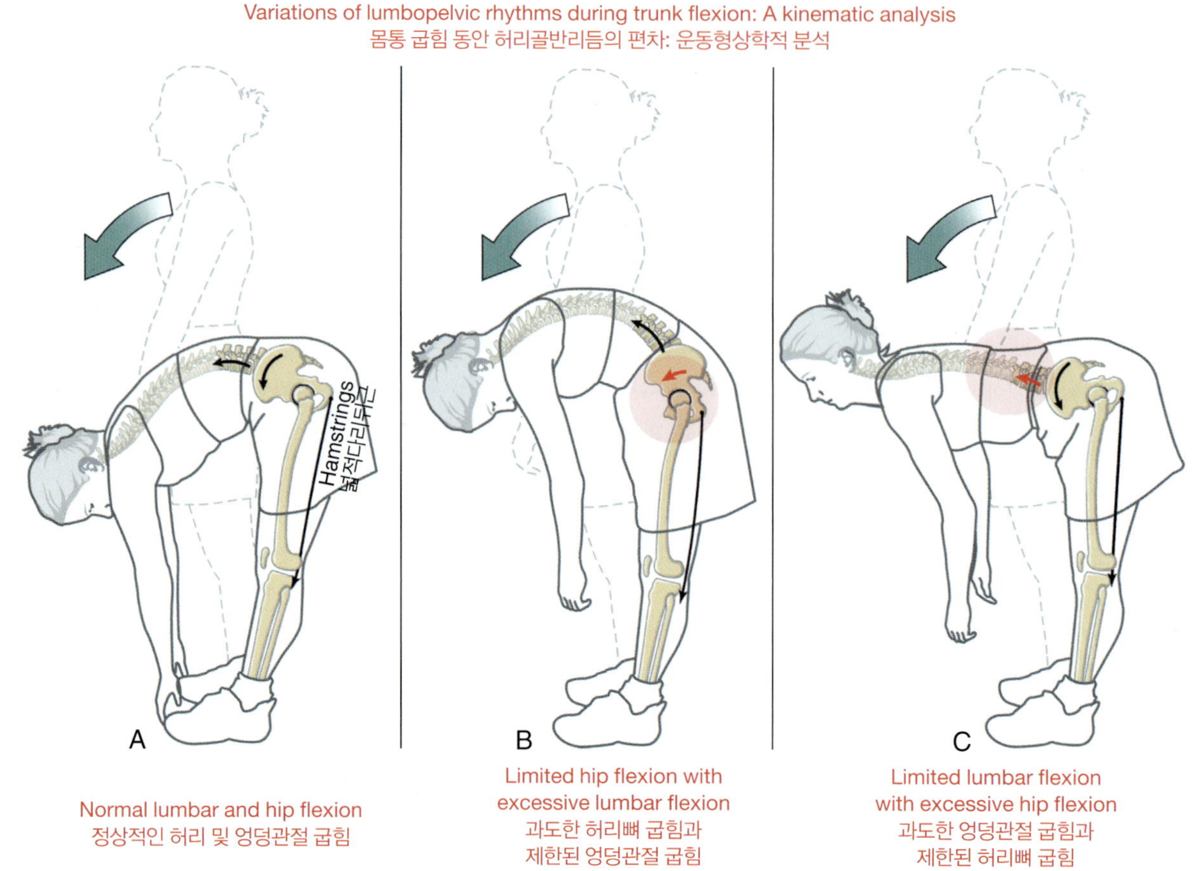

Variations of lumbopelvic rhythms during trunk flexion: A kinematic analysis
몸통 굽힘 동안 허리골반리듬의 편차: 운동형상학적 분석

Hamstrings
넓적다리뒤근

A
Normal lumbar and hip flexion
정상적인 허리 및 엉덩관절 굽힘

B
Limited hip flexion with excessive lumbar flexion
과도한 허리뼈 굽힘과 제한된 엉덩관절 굽힘

C
Limited lumbar flexion with excessive hip flexion
과도한 엉덩관절 굽힘과 제한된 허리뼈 굽힘

**그림 9.61** 무릎을 똑바로 편 상태에서 몸통을 앞으로 굽힘하여 바닥으로 향할 때 나타나는 허리골반리듬의 세 가지 형태. (A) 서 있는 자세로부터 몸통을 굽힘하는 데 사용되는 전형적인 운동형상학적 전략으로, 45°의 허리뼈 굽힘과 60°의 엉덩관절(넓적다리뼈에 대한 골반) 굽힘이 거의 동시에 일어난다. (B) 엉덩관절에 굽힘의 제한이 있다면(예를 들면, 타이트한 넓적다리뒤근에 의해), 허리뼈와 아래쪽 등뼈의 굽힘이 더 크게 요구된다. (C) 허리뼈의 가동성에 제한이 있다면, 엉덩관절에서의 굽힘이 더 크게 요구된다. (B)와 (C)에서, 빨간색 음영의 원과 빨간색 화살표는 가동성이 제한된 영역을 나타낸다.

을 미치는 병리나 손상을 엉덩관절에 영향을 미치는 것들과 구분하는 데 도움이 될 수 있다.[142,249,265]

그림 9.61B~C는 엉덩관절(B) 또는 허리영역(C)에서 현저한 가동성 제한이 있을 경우에 나타나는 허리골반리듬들을 보여주고 있다. B와 C 모두에서, 전체 몸통 굽힘의 양은 감소된다. 만약 더 큰 몸통 굽힘이 요구된다면, 엉덩관절 또는 허리영역은 서로의 제한된 가동성을 위해 보상작용을 하게 될 것이다. 이러한 상황은 보상작용하는 영역에 대한 스트레스를 증가시킬 수 있다. 예를 들어 그림 9.61B에 묘사되고 있는 것과 같이 넓적다리뒤근의 신장성 제한이나 엉덩관절 관절염에 의해 *엉덩관절 굽힘이 제한*된 경우, 몸통을 지면 쪽으로 구부리기 위해 허리영역과 아래쪽 등영역에서 큰 범위의 굽힘이 요구된다. 결과적으로, 이런 과도한 굽힘은 그 영역에 있는 뒤쪽의 결합조직들(등허리근막 포함)을 과신장시키고 결국에는 약화시켜, 좀 더 굽힘되려는 것을 제한하는 이런 조직들의 능력을 감소시킬 수 있다. 허리뼈에서의 굽힘이 증가된 만성적 자세는 척추원반에 불균형적으로 큰 압박부하를 가하게 되고, 이는 이론적으로 원반퇴행의 가능성을 증가시킬 수 있다.

그림 9.61C는 *허리뼈의 굽힘이 제한된* 운동형상학적 상황을 보여주는 것으로, 이는 허리 병리와 관련이 있거나 문화적 또는 직업적 요구와 관련되어 선택된 전략일 수 있다. 그 원인에 관계없이, 지면 쪽으로 손을 뻗는 동작은 엉덩관절의 굽힘을 불균형적으로 더 많이 요구하기 때문에 엉덩관절 폄근육에 대한 더 큰 요구를 만들어낸다. 결과적으로, 엉덩관절은 더 큰 압박부하를 받게 된다. 건강한 엉덩관절을 가진 사람들의 경우, 이런 비교적 낮은 수준의 압박력 증가는 일반적으로 잘 견딜 수 있다. 그러나 엉덩관절 질환(예를 들어, 골관절염)이 이미 있는 사람들의 경우, 압박력의 증가는 통증을 유발할 수 있으며 퇴행 과정을 가속화할 가능성이 있다.

**앞으로 구부린 자세로부터의 몸통 폄 동안 허리골반리듬: 근육의 분석.** 앞쪽으로 구부린 자세로부터 몸통을 펴시키는 데 사용되는 전형적인 허리골반리듬은 그림 9.62A~C에서 일련의 연속적인 단계로 설명되고 있다. 움직임 내내 허리뼈 폄과 엉덩관절 폄이 거의 동시에 일어나지만, 일반적으로 초기단계에서는 엉덩관절 폄근육의 활성이 강화되는 경향이 있다(그림 9.62A).[142] 허리 폄근육의 뚜렷한 활성은 일반적으로 중간단계 전까지는 약간 지연된다

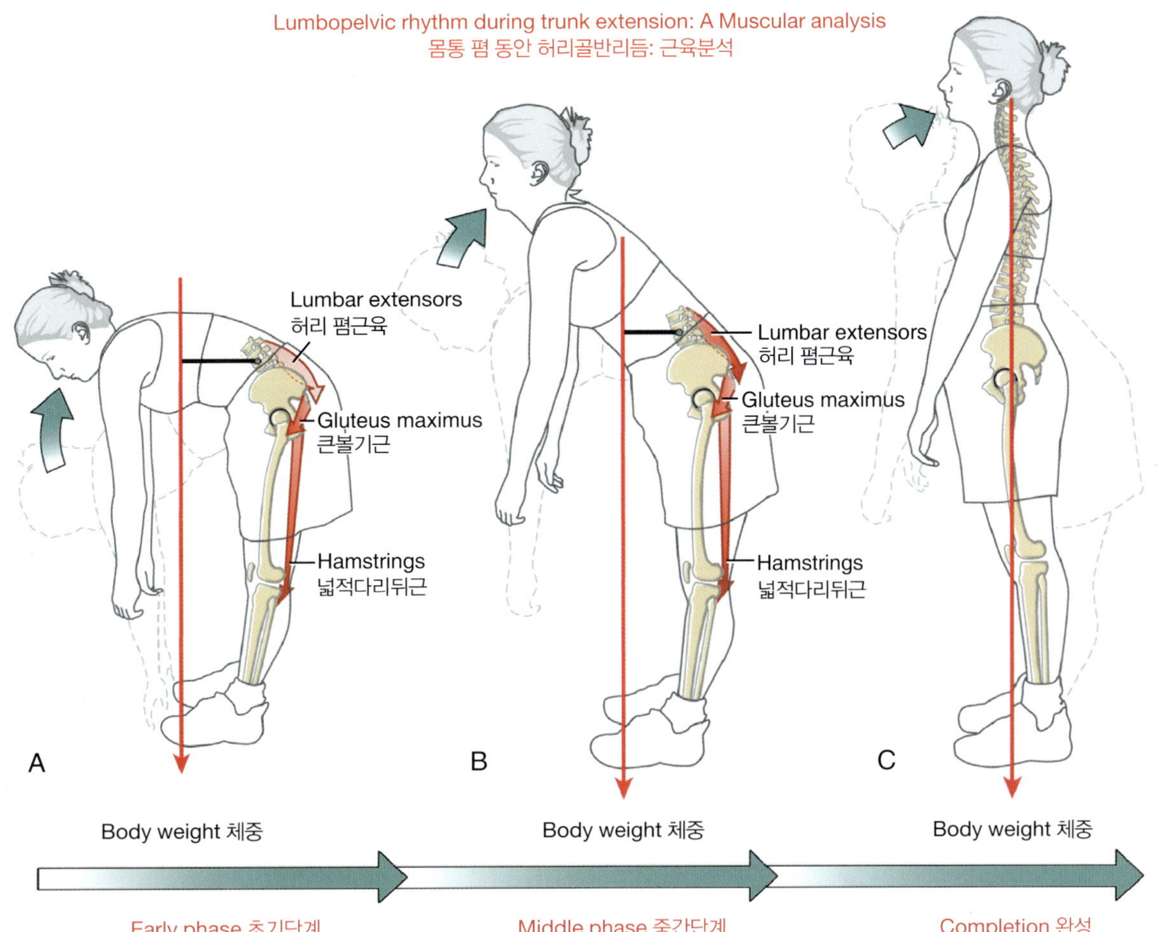


**그림 9.62** 건강한 사람이 앞쪽으로 구부린 자세로부터 몸통을 폄시키는 동안의 전형적인 허리골반리듬을 보여주고 있다. 이 동작은 편리하게 연속적인 세 단계로 나눠진다(A~C). 각 단계에서 몸통 폄을 위한 돌림축은 임의로 L3의 척추뼈몸통을 통과하도록 설정되었다. (A) *초기단계*에서, 몸통 폄은 엉덩관절 폄근육(큰볼기근과 넓적다리뒤근)의 비교적 강력한 활성하에서 엉덩관절(넓적다리뼈에 대한 골반)의 폄을 통해 큰 크기로 일어난다. (B) *중간단계*에서, 몸통 폄은 엉덩관절과 허리 폄근육의 공동 활성을 통해 일어난다. (C) 이 동작의 *완성*에서, 근육의 활동은 체중의 힘선이 엉덩관절의 뒤쪽으로 지나가면 일반적으로 중지된다. 체중에 의해 사용된 외적인 모멘트팔은 검은색 실선으로 나타내었다. 빨간색의 음영 강도는 근육활성의 상대적 강도를 나타낸다.

(그림 9.62B).[142,199] 허리뼈 폄에서의 이런 짧은 지연은 허리영역에 대한 외적인 굽힘 토크가 가장 큰 시점에 강력한 엉덩관절 폄근육(예를 들어, 넓적다리뒤근과 큰볼기근)에 더 큰 폄 토크를 요구하게 된다(그림 9.62A에서 진한 검은색 선으로 표시된 외적인 모멘트팔 참조). 이것은 큰 힘으로부터 허리의 근육과 관절을 자연스럽게 보호하는 좋은 전략이 될 수 있다. 이러한 상황에서, 허리 폄근육에 대한 요구는 몸통이 충분히 들어 올려지고 체중에 대한 외적인 모멘트팔이 최소가 된 이후에만 증가하게 된다(그림 9.62B). 요통이나 허리에 퇴행질환이 있는 사람들은 몸통이 거의 수직에 이를 때까지 의도적으로 허리 폄근육의 강력한 활성을 좀 더 지연시키게 된다. 일단 완전히 똑바로 서 있는 상태에서, 체중에 의한 힘벡터가 엉덩관절을 통과하거나 뒤쪽을 지나가는 동안에는 엉덩관절과 허리의 근육은 일반적으로 비교적 비활성 상태를 유지한다(그림 9.62C).

### *허리뼈의 운동형상학에 대한 골반기울임의 영향*

허리뼈의 굽힘과 폄은 근본적으로 다른 두 가지 움직임 전략 중 하나로 일어난다. 첫 번째 전략은 들어 올리기나 손 뻗기와 같이 넓적다리(thigh)에 대해 몸통과 팔을 최대로 이동시키기 위해 흔히 사용된다. 그림 9.61A와 9.62에 설명된 바와 같이, 이러한 전략은 허리뼈의 거의 최대 굽힘과 폄을 넓적다리뼈에 대한 골반(엉덩관절)과 몸통 운동의 넓은 운동호와 결합한 것이다. 두 번째이자 좀 더 미세한 움직임 전략은 현재 논의의 초점으로, 몸통이 거의 고정된 채로 유지한 상태에서 비교적 *짧은* 운동호로 수행되는 *골반*의 앞쪽기울임(또는 돌림)과 뒤쪽기울임(또는 돌림)이다. 그림 9.63A~D에서 묘사되고 있는 것과 같이, 골반의 앞쪽기울임(anterior pelvic tilt)은 허리척주앞굽음을 강조하는 반면, 골반의 뒤쪽기울임(posterior pelvic tilt)은 허리척주앞굽음을 감소시킨다.[112] 골반은 몸통의 가장 바닥부에 위치하기 때문에, 골반의 자세는 중

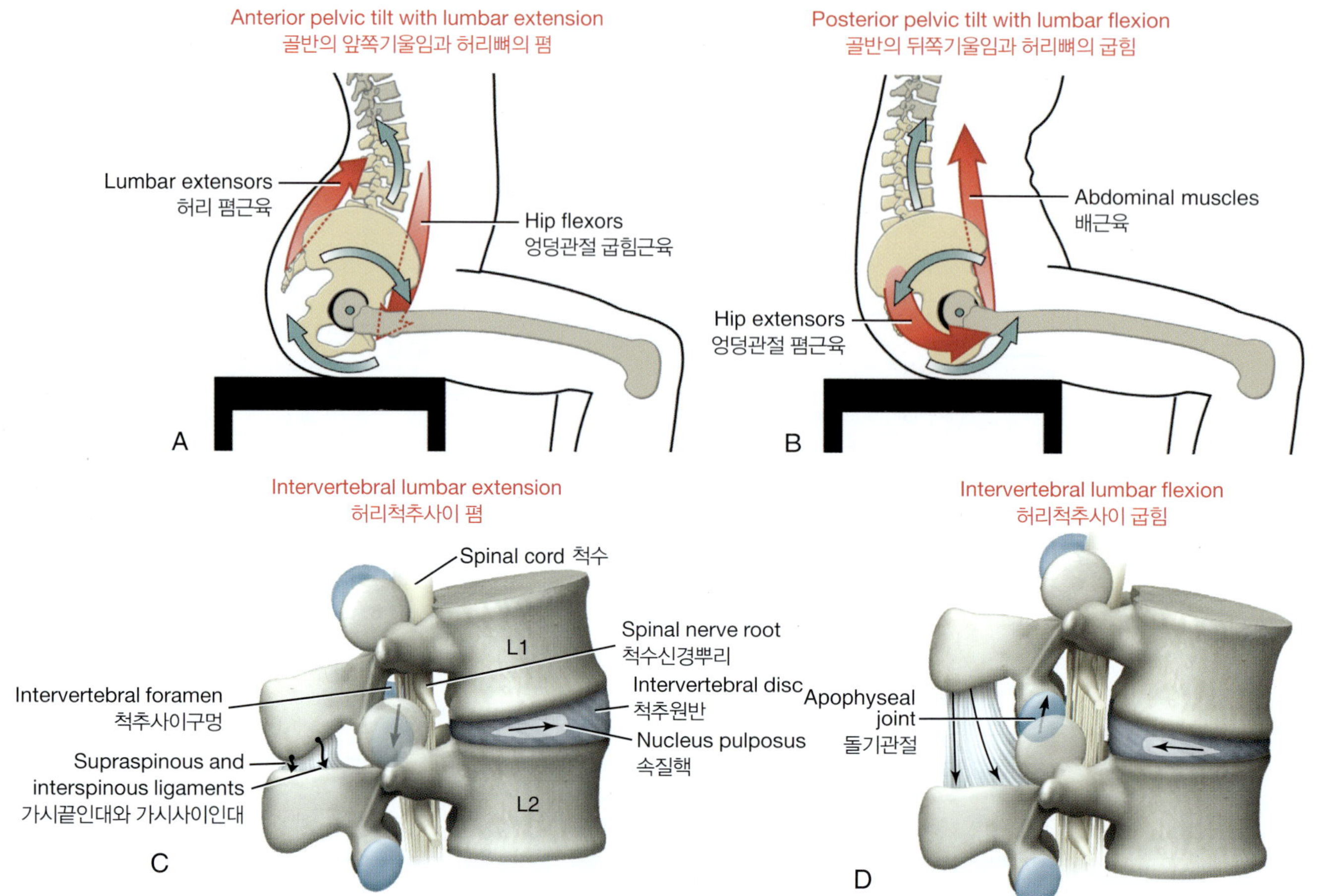


**그림 9.63** 허리뼈의 운동형상학에 대한 골반의 앞쪽기울임과 뒤쪽기울임 그리고 이에 따른 영향. (A와 C) *골반의 앞쪽기울임*은 허리뼈를 폄시켜 척주앞굽음을 증가시킨다. 이러한 작용은 속질핵을 앞쪽으로 이동시키고 척추사이구멍의 직경을 감소시키는 경향이 있다. (B와 D) *골반의 뒤쪽기울임*은 허리뼈를 굽힘시켜 척주앞굽음을 감소시킨다. 이러한 작용은 속질핵을 뒤쪽으로 이동시키고 척추사이구멍의 직경을 증가시키는 경향이 있다. 근육활동은 빨간색으로 나타내었다.

요한 운동형상학적 영향과 임상적 영향을 미칠 수 있다. 골반 기울임의 정도는 허리척주앞굽음의 정도에 직접적으로 영향을 미치며, 특히 앉아 있는 동안 골반의 위쪽에 놓인 척주와 머리목영역의 정렬에 영향을 미친다. 또한, 그림 9.63A~D에 제시된 끝범위 자세는 허리의 척주관 및 척추사이구멍의 직경을 상당히 변경시키고 원반의 압박면으로부터 *멀어지는* 방향으로 속질핵을 약간 변형시키거나 밀어내는 압력 변화를 만들어 낸다.

골반기울임을 위한 돌림축은 양쪽 엉덩관절을 통과하는 안-가쪽 방향에 있다. 이러한 역학적 관계는 엉덩관절(넓적다리뼈에 대한 골반)의 움직임과 허리뼈의 움직임을 강력하게 연결시킨다. 이러한 관계는 다음 단락과 12장에서 좀 더 논의된다.

**골반의 앞쪽기울임과 증가된 허리척주앞굽음 사이의 운동학적 상호관계.** 능동적인 골반의 앞쪽기울임은 엉덩관절 굽힘근육과 척추 폄근육의 동시 수축에 의해 달성될 수 있다(그림 9.63A). 이러한 근육들의 자세조절 능력이나 인지를 강화하고 증가시키면 허리뼈의 척주앞굽음 자세를 더 유리하게 만들 수 있다.[254] 상황에 따라, 허리척주앞굽음을 증가시키는 것이 치료적으로 필요할 수 있다. 그러나 일반적으로 과도하거나 과장된 허리척주앞굽음은 기능적으로 바람직하지 않다. 이런 상황은 중증의 근디스트로피(muscular dystrophy)를 가진 아이에서 볼 수 있는 엉덩관절 폄근육과 배근육(abdominal muscles)의 약화와 같이 두드러진 근육약화에 의해 유발된다. 또한 과도한 골반의 앞쪽기울임 및 이와 관련된 과도한 허리척주앞굽음의 병리역학은 엉덩관절 굽힘구축과 엉덩관절 굽힘근육의 수동장력(타이트함) 증가가 연루될 수 있다(그림 9.64). 이전에 언급했듯이, 과도한 척주앞굽음에 의해 나타날 수 있는 부정적인 결과로는 허리뼈의 돌기관절에 대한 압박의 증가 또는 허리뼈의 뒤쪽 성분들 간의 접촉압력의 증가가 있을 수 있다. 또한, 과도한 허리척주앞굽음은 아래쪽 허리뼈와 허리엉치이음부에서의 앞쪽 전단력 증가와 관련이 있으며, 이는 일부 사람들에게서 앞척추전방전위증의 발달을 촉진시킬 수 있다.

**골반의 뒤쪽기울임과 감소된 허리척주앞굽음 사이의 운동학적 상호관계.** 능동적인 골반의 뒤쪽기울임은 엉덩관절 폄근육과 배근육의 수축에 의해 일어난다(그림 9.63B). 이러한 근육들에 대한 환자의 의식적 조절을 강화하고 증가시키면 이론적으로 허리척주앞

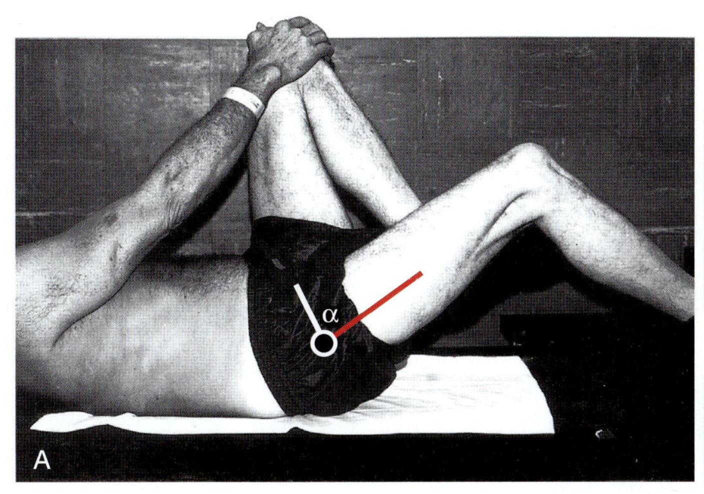


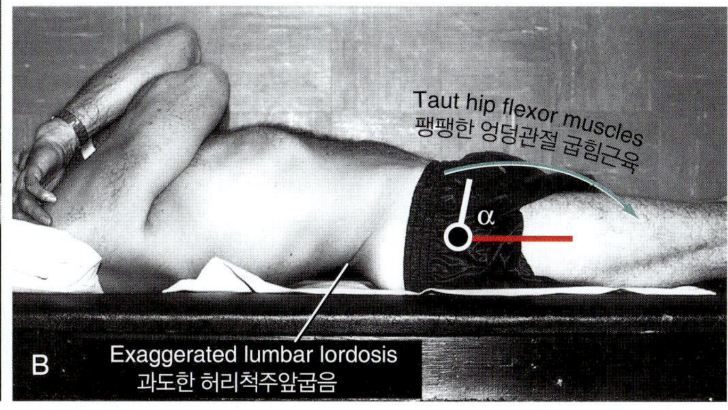


**그림 9.64** 두드러진 오른쪽 엉덩관절 골관절염을 가진 사람에서의 팽팽한 엉덩관절 굽힘근육, 과도한 골반의 앞쪽기울임, 그리고 과도한 허리척주앞굽음 사이의 관계. 엉덩관절 안-가쪽돌림축은 흰색 원으로 표시하였다. (A) 오른쪽 엉덩관절 굽힘구축은 넓적다리뼈(*빨간색 선*)와 골반의 엉덩뼈능선을 나타내는 흰색 선 사이에 형성된 각도(α)로 표현된다. 정상적인 왼쪽의 엉덩관절은 가능한 한 골반이 뒤쪽으로 기울임된 위치를 유지하기 위해 굽힘을 유지하고 있다. (B) 양쪽 다리가 매트에 밀착되도록 하면, 팽팽하고 짧아진 오른쪽 엉덩관절 굽힘근육에 의해 만들어진 장력은 골반의 앞쪽기울임을 유발하여 과도한 허리척주앞굽음을 만들어 낸다. 증가된 척주앞굽음은 허리영역에 형성된 빈 공간을 통해 확인할 수 있다. 엉덩관절 굽힘구축이 존재하더라도 골반의 앞쪽기울임된 위치에 의해 가려질 수 있다. (Photograph from the archives of the late Mary Pat Murray, PT, PhD, FAPTA, Marquette University.)

굽음이 감소하는 데 유리할 수 있다. 이러한 개념은 한때 인기가 있었던 '윌리엄 굽힘운동(Williams flexion exercise)'의 특징으로, 엉덩관절 굽힘근육과 허리 폄근육의 신장 그리고 배근육과 엉덩관절 폄근육의 강화를 강조하는 치료적 접근법이다.[317] 원칙적으로, 이 운동은 과도한 허리척주앞굽음에 의해 유발된 요통을 가진 사람들에게 가장 적절한 운동으로 고려된다.

*수평면 운동형상학: 축돌림*

허리영역 전체에 걸쳐 각 방향으로 단지 약 5~10°의 수평면 돌림이 일어난다.[89,221,287] 엉덩관절(넓적다리뼈에 대해 돌림하는 골반)과 아래쪽 등영역에서의 추가적 운동 때문에, 허리영역에서의 축돌림에 대한 임상적 측정은 흔히 앞서 제시한 각도를 넘는다. 허리뼈 축돌림의 운동형상학은 그림 9.54B에서 등허리 전체 영역의 돌림과 관련지어 보여주고 있다. 예를 들어, L1과 L2 사이의 오른쪽 축돌림은 L1의 왼쪽 아래관절면이 L2의 왼쪽 위관절면을 압박하거나 접근하면서 일어난다. 동시에, L1의 오른쪽 아래관절면은 L2의 오른쪽 위관절면으로부터 약간 분리(견인 또는 간격이 발생)된다.

허리영역 내에서 일반적으로 허용되는 제한된 축돌림의 양은 주목할 만하다. 예를 들어, 일부 연구에서는 L3-L4 척추사이이음부에서 일어나는 한쪽 축돌림이 단지 약 1° 또는 2°로 측정된다고 보고하였다.[89,276,325] 허리뼈의 돌기관절이 비교적 시상면 방향에 정렬되어 있어 이 영역에서의 축돌림이 물리적으로 제한된다. 그림 9.54B에 나타난 바와 같이, 돌림 방향의 반대쪽에 위치한 돌기관절은 압박(또는 접근)되기 때문에, 좀 더 움직임이 발생하는 것을 차단한다.[25] 실제적인 돌림의 대부분은 반대쪽 돌기관절 내에 있는 관절연골의 압박을 동반한다. (몸통뼈대의 돌림 방향은 가시돌기가 아니라 그 영역의 *앞*면에 있는 한 지점을 기준으로 한다는 것을 회상하라.) 축돌림은 섬유테의 신장과 돌림 방향 쪽 돌기관절주머니의 신장으로 발생된 장력에 의해서도 제한된다(그림 9.54B 참조).[149,313] 이론적으로, 허리뼈의 어느 척추사이이음부에서든 3°의 축돌림은 관절면을 손상시키고 섬유테에 있는 아교질섬유에 파열을 초래한다.[28] 대부분의 정상적인 생리적 움직임은 이런 잠재적으로 손상을 유발할 수 있는 한계 이내에서 안전하게 유지되는 것으로 보인다.

허리영역의 축돌림에 대한 자연스러운 뼈의 저항은 척주의 아래쪽 끝부위 전체에 걸쳐 수직 안정성(vertical stability)을 제공한다. 잘 발달된 허리의 뭇갈래근과 비교적 견고한 엉치엉덩관절이 이러한 안정성을 더욱 강화시킨다.

*전두면 운동학: 가쪽굽힘*

약 20°의 가쪽굽힘이 허리영역에서 각 방향으로 일어난다. 돌기관절의 방향과 구조에서의 차이를 제외하면, 등영역과 허리영역에서 일어나는 가쪽굽힘의 관절운동형상학은 거의 같다. 가쪽굽힘 방향의 반대쪽에 위치한 인대는 운동을 제한한다(그림 9.55B 참조). 또한, 예를 들어 오른쪽 가쪽굽힘은 원반의 오른쪽이 상당히 압박되어 운동을 제한한다. 보통 가쪽굽힘을 하면 속질핵은 움직임 방향의 *먼쪽*(*반대쪽*)으로 약간 변형되는데, 다시 말해 가쪽굽힘 만곡의 볼록면 쪽으로 약간 변형된다.[83,313]

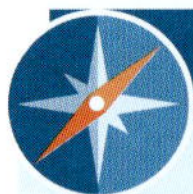

SPECIAL FOCUS 9.8

### 속질핵탈출증에 대한 설명

원반탈출증(herniated 또는 prolapsed disc)에 대한 정식 용어는 *속질핵탈출증(herniated nucleus pulposus)*이다. 탈출증은 일반적으로 속질핵이 매우 민감한 신경조직(즉 척수, 말총, 앞신경뿌리나 뒤신경뿌리, 또는 척수신경뿌리의 출구) 쪽을 향해 뒤-가쪽이나 뒤쪽으로 이동된 것을 말한다. 생체내 연구에 따르면, 탈출된 물질은 속질핵뿐만 아니라 이탈된 척추끝판의 파편도 있다고 강력하게 제안하고 있다.[238] 따라서 *속질핵*(또는 원반)탈출증이라는 용어는 완전히 정확한 것은 아니다. 그러나 이러한 용어는 문헌에서 많이 사용되기 때문에 본문에서도 사용될 것이다.

모든 원반탈출증이 그림 9.60에서 보이는 것과 같이 현저하게 빠져나오는 것은 아니다. 비교적 경미한 경우에 있어, 이탈된 속질핵이 뒤쪽으로 이동은 했으나 여전히 섬유테의 경계 안에 잘 있게 된다. 그러나 중간 정도의 경우에 있어 속질핵 물질이 여전히 뒤쪽 섬유테 내에 남아 있지만, 척추뼈몸통의 뒤쪽테두리의 둘레를 넘어 *팽창(bulge)*되거나 *돌출(protrude)*될 수 있는 단계로 진행될 수 있다. 좀 더 심각한 경우에, 속질핵 물질이 섬유테의 벽(또는 뒤세로인대)을 통과해 완전히 탈출하여 경막바깥공간(epidural space) 속으로 *빠져나온(extrude)* 상태가 된다(그림 9.60). 일부 경우에서 빠져나온 속질핵 물질이 경막바깥공간에 박히게 되는데, 흔히 이러한 것을 탈출된 원반의 *분리증(sequestration)*이라 한다. 빠져나온 또는 분리된 탈출증은 돌출 또는 팽창된 원반보다 더 좋은 예후를 가질 수 있다.[64] 일단 척주관(spinal canal)으로 이동되면, 탈출된 속질핵은 이동된 물질의 흡수를 도와줄 수 있는 대식세포(macrophage)를 유인한다.[132] 심지어 적은 양의 흡수만으로도 신경조직에 가해지는 역학적 압력을 상당히 감소시킬 수 있다. 이러한 기전은 일부 사람들에서 탈출된 원반과 관련된 통증이 수술적 중재 없이 시간이 지나면서 왜 해결이 되는지를 부분적으로 설명해 준다.

원반과 관계된 통증은 퇴행된 원반 자체나 탈출된 속질핵의 결과로 초래될 수 있다. 퇴행된 원반과 관계된 통증은 신경지배되고 있는 뒤쪽 섬유테의 주변부, 뒤세로인대, 또는 척추끝판의 손상으로부터 올 수 있다. 그러나 좀 더 심각한 것은 탈출된 원반이 척주관 내의 신경조직을 압박하여 유발되는 통증과 신경뿌리병증이다(그림 9.60). 두 가지 상황 모두에서, 국소 조직이 부어오르고 염증이 발생하면 통증이 증가한다.[168] 척주관이나 척추사이구멍 내에서 염증이 발생한 신경이 압박되면, 일반적으로 다리에 있는 피부절에서 통증과 변경된 감각을 유발한다. 이러한 증상은 탈출된 원반이 궁극적으로 궁둥신경(sciatic nerve, $L^4$-$S^3$)을 형성하는 신경뿌리에 영향을 미칠 가능성이 높기 때문에 종종 '궁둥신경통(sciatica)'이라 한다. 통증이 탈출된 속질핵의 증상을 나타내는 주요 요소이기는 하지만, 병리의 보편적인 결과는 아니다.[31]

허리영역에서의 뒤쪽 원반탈출증은 일반적으로 두 가지의 관련된 기전이 연루된다. 첫 번째는 비교적 건강한 허리뼈에 가해진 갑작스런 큰 압박력이나 전단력이 연루된 기전이다. 이러한 손상의 기전은 매우 격렬한 기침이나 구토[223] 또는 매우 큰 부하 들기나 나르기[246]와 같은 단일의 외상성 사건과 연관될 수 있다. 두 번째는 훨씬 더 흔한 기전으로 여러 해에 걸쳐 허리뼈에 전달된 반복적인 낮은 강도의 힘에 의해 일어나는데, 흔히 *이전부터 있던 원반퇴행(preexisting disc degeneration)*이 연루된다.[64,78,306,308] 퇴행된 원반은 속질핵 물질이 뒤쪽 방향으로 흐르는 데 있어 최소저항의 경로(path of leat resistance)로 작용하는 방사형 균열(또는 틈)을 가질 수 있다.

허리뼈에 대한 반복적 또는 만성적인 굽힘은 뒤쪽 또는 뒤-가쪽 원반 탈출증에 대한 취약성을 증가시킨다. 굽힘은 섬유테의 뒤면을 신장시켜 얇아지게 하고, 젤 형태의 속질핵은 종종 높은 정수압하에서 뒤쪽으로 밀려나게 된다. 이러한 정수압은 몸통 근육의 강한 활성을 필요로 하는 강력한 들기나 굽힘 활동 동안 증가한다.[192,258] 충분히 높은 정수압이 가해지면, 젤 형태의 속질핵은 섬유테 뒤쪽에 새로운 균열을 만들거나 이전부터 있던 균열을 찾아갈 수 있다.

비틀기 운동(즉, 가쪽굽힘과 결합된 축돌림)과 결합된 허리뼈 굽힘은 뒤쪽 또는 뒤-가쪽 원반탈출증의 취약성을 더 증가시킨다.[66,238] 척추가 돌림될 때 섬유테 뒤쪽 섬유의 절반만 팽팽해지기 때문에, 이동하는 젤 형태의 속질핵에 대한 저항이 감소된다. 컴퓨터 모형화와 시체연구에 따르면, 축돌림과 가쪽굽힘의 결합은 원반의 뒤-가쪽 1/4 영역에 위치한 섬유테 섬유들에 큰 원주 방향 장력(circumference tension)이 집중된다는 것이 밝혀졌다.[258,289] 시간이 지남에 따라 이 영역은 균열이나 틈의 발생이 쉬워져, 속질핵 물질로부터 가해지는 힘에 대한 저항이 감소하게 된다.

심각하게 퇴행된(그리고 탈수된) 원반은 고전적인 속질핵탈출증을 잘 경험하지 않는다고 주장되어 왔다.[34] 탈수된 속질핵은 너무 건조하고 충분한 정수압을 가지지 못해 섬유테를 통과하지 못하는 것으로 보인다. 비록 예외는 존재하지만, 고전적인 속질핵탈출증은 속질핵이 비교적 많은 양의 물을 여전히 유지할 수 있는 40세 이하의 사람들에서 더 자주 발생하는 경향이 있다. 또한 일부 사람들에 있어, 팽창된 원반에 의해 통증을 경험하게 될 가능성이 아침에 더 높아질 수 있는데, 이는 속질핵의 물 함량이 하루 중 비교적 높아지는 아침에 기상과 함께 압력을 받기 때문이다.[13,170]

#### 허리뼈에서 속질핵탈출증을 유발시키는 역학적 또는 구조적 요인

1. 이전부터 있던 원반의 퇴행과 속질핵 물질이 흘러나오는 경로가 되는 뒤쪽 섬유테의 방사형 균열, 틈, 또는 찢어짐
2. 높은 원반속 압력을 발휘할 수 있게 충분한 물을 함유한 속질핵
3. 뒤쪽 섬유테가 속질핵의 이동이나 변형으로 가해지는 압력에 저항하지 못하는 경우
4. 굽힘되고 돌림된(비틀린) 척추에 대해 적용된 지속적이거나 반복적인 부하

*허리영역과 머리목영역의 정렬에 대한 앉은 자세의 영향*

골반은 엄밀히 따지면 다리의 일부이지만, 앉아 있을 때에는 자세적 의미에서 '가장 아래'의 척추로 기능한다. 그 결과, 앉아 있을 때 (넓적다리뼈에 대한) 골반의 시상면 자세는 척주 전체에 걸친 척추 정렬에 상당한 영향을 미칠 수 있다. 따라서 앉기 자세와 골반 위치에 관한 주제는 몸통뼈대의 문제에 대한 치료와 예방에 있어

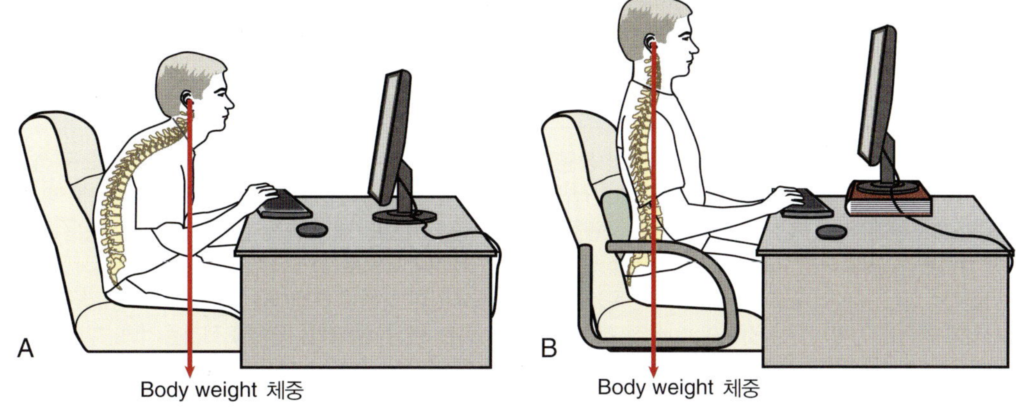


**그림 9.65** 앉기 자세와 허리영역 및 머리목영역의 정렬에 대한 영향. (A) 구부정한 앉기 자세에서는 허리뼈가 굽힘되어 정상적인 척추앞굽음이 감소한다. 따라서 머리는 앞쪽(내밂된) 자세를 나타낸다. (B) 이상적인 앉기 자세에서는 허리뼈가 좀 더 정상적인 척추앞굽음을 취하게 되고, 이는 좀 더 바람직한 머리의 '턱 당김(뒤당김)' 위치를 촉진시킨다. 일부 경우에 있어, 모니터의 높이를 조정하는 것은 보다 이상적인 앉기 자세를 유도할 수 있다. 체중에 의한 중력선은 빨간색 선으로 보여주고 있다.

중요한 치료적 의미를 갖는다.[38,63] 다음에 제시되는 논의는 골반의 *시상면* 자세에 대한 영향을 강조하며, 특히 허리영역과 머리목영역에 미치는 영향에 중점을 둔다.

'나쁜(poor)' 앉기 자세와 '이상적(ideal)' 앉기 자세 사이의 전형적인 차이에 대해 고려해 보자(그림 9.65). 그림 9.65A에 묘사된 나쁜 또는 구부정한 자세에 있어, 골반은 뒤쪽기울임(posterior tilting)되어 있고 허리뼈는 비교적 굽힘되어(편평한) 있다. 결국 이러한 자세는 결합조직과 근육의 적응성 단축을 유발할 수 있으며, 이는 궁극적으로 바람직하지 않은 자세를 지속시키게 된다.

구부정한 앉기 자세(slouched sitting posture)는 상체(upper body)의 힘선과 허리뼈 사이의 외적인 모멘트팔을 증가시킨다(그림 9.65A의 빨간색 선). 이러한 상황은 아래쪽 몸통의 굽힘에 정상적으로 저항하는 조직(척추원반 포함)에 더 큰 부담을 가한다. 이 장의 앞부분에서 언급했듯이, 생체내 압력 측정을 통해 똑바로 앉아 있을 때보다 구부정한 앉기 자세에서 허리 척추원반에서의 압력이 일반적으로 더 크게 증가된다.[315] 심지어 건강한 사람에서조차도 구부정한 앉기 자세로 인한 증가된 압력은 속질핵을 약간 뒤쪽으로 변형시킬 수 있는데, 특히 L4-L5와 L5-S1 영역에서 그러하다.[4] 습관적으로 구부정하게 앉는 자세는 시간이 지나면서 특정 척추 결합조직의 *크리프(creep)*를 초래한다.[36] 예를 들어, 뒤쪽 섬유테의 크리프 및 이와 관련된 약화는 뒤쪽으로 돌출하는 속질핵을 차단하는 조직의 능력을 감소시킨다. 이런 생체역학적 상황은 비특이적 요통 사례 중 일부의 발병기전과 관련이 있을 수 있다. 앉아 있는 동안의 골반과 허리뼈의 위치는 머리목영역과 같이 위쪽에 있는 몸통뼈대의 자세에도 강력하게 영향을 미친다.[179] 평균적으로, 허리의 편평한 자세는 머리목영역의 좀 더 내밂된 자세와 관련된다(즉, '머리앞쪽' 자세) (그림 9.65A).[27] 굽힘된 허리뼈 상태로 앉는 것은 등영역과 아래쪽 목영역을 약간 앞쪽인 굽힘 쪽으로 기울어지게 한다. 컴퓨터 모니터를 주시하기 위해서 요구되는 것과 같이 수평적 시각응시(horizontal visual gaze)를 유지하기 위해서, *위쪽* 머리목영역은 약간 폄된 상태로 보상하여야 한다. 시간이 지남에 따라, 이러한 자세는 뒤쪽의 작은 뒤통수밑근육(10장 참조) 그리고 고리중쇠관절 및 고리뒤통수관절과 관련된 뒤쪽의 인대와 막에서의 적응성 단축을 초래하게 된다. 문헌에 따르면 머리앞쪽자세(forward head posture)가 목뼈 통증, 가동범위 감소, 그리고 두통과 관련이 있다는 증거는 대체로 일관적이지만 혼재되어 있다.[9,74,136] 이러한 연관성에 대한 증거는 일반적으로 성인과 노인에서 더 강하게 나타나지만, 청소년에서는 증거가 부족하거나 약한 것으로 나타난다.[174,236,242]

그림 9.65B에 나타난 바와 같이, 자연스러운 척추앞굽음(그리고 증가된 골반의 앞쪽기울임)을 포함하고 있는 좀 더 이상적인 앉기 자세는 허리뼈를 폄시킨다. 척추 바닥부(아래쪽)에서의 자세 변화는 좀 더 위쪽에 인접한 분절들에 최적화된 영향을 미친다. 좀 더 똑바르고 폄된 등뼈는 목뼈의 바닥부를 더욱 뒤당김(폄)되도록 촉진시켜, 바람직한 '턱 당김(chin-in)' 위치를 가능하게 한다. 목뼈의 바닥부가 좀 더 폄된 자세가 되면, 위쪽 머리목영역은 약간 굽힘되어 좀 더 중립의 자세가 되는 경향이 있다.

그림 9.65B에 제시된 이상적인 앉기 자세는 특히 여러 시간 동안 유지하는 데 있어 대부분의 사람들은 어려움을 느낀다. 허리 폄근육에서 피로가 흔히 발생한다. 따라서 어떤 사람들에게는 지속적인 구부정한 앉기 자세가 불가피한 직업적 위험요소가 될 수 있다. 만성적으로 허리영역의 굽힘된 자세를 취함에 따라 나타날 수 있는 부정적인 영향들 외에도, 구부정한 앉기 자세는 목뼈 바닥부에 있는 근육들에 스트레스를 증가시키기도 한다. 머리앞쪽자세는 전체적인 목 척추에 대한 외적인 굽힘 토크를 증가시켜, 폄근육과 국소 결합조직에서의 더 큰 힘 생산을 요구하게 된다. 앉

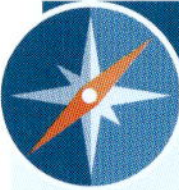

SPECIAL FOCUS 9.9

**만성요통의 치료를 위한 일부 치료적 중재를 안내하는 데 도움이 되는 운동학 지식의 사용: 선택된 예시**

장애를 동반한 요통은 전 세계적으로 매우 흔하다.[96] 이러한 상황에 기여한다고 여겨지는 주요 요인으로는 생물물리학적, 사회적, 심리적, 그리고 유전적 요인이 포함된다.[110] 만성요통을 가진 사람들을 위한 비수술적인 보존적 접근법은 매우 다양하며, 본문의 범위를 넘어설 수 있어 설명하기는 어렵다.[c] 많은 보존적 치료법의 전반적인 목표는 기능과 삶의 질을 증진시키고 통증을 경감시키는 것이며, 이상적으로는 비약물적 중재에 중점을 두는 것이다. 대체로 물리치료중재는 다양한 수준의 근거를 바탕으로 3개의 영역인 환자교육, 운동, 그리고 도수치료로 나뉜다. 이러한 중재는 임상가가 환자의 하위 그룹(환자의 임상적 증상에 따라)을 성공 가능성이 가장 높은 중재와 연결시키는 데 도움이 되는 분류시스템에 의해 안내된다.[93,116] *환자교육*은 활동을 유지하는 것의 중요성 그리고 속도조절 전략(pacing strategies), 점진적인 노출 및 개인의 특성에 맞춘 활동의 조정과 같은 재활의 다른 측면들에 초점을 둔다. 통증의 신경과학에 대한 일반적인 이해를 돕는 것뿐만 아니라 요가, 신장, 필라테스, 유산소운동, 그리고 환자가 관심을 가지는 기타 활동과 같은 능동적인 활동을 장려하는 것도 주요 구성요소가 된다. 특정 치료적 *운동*은 근력과 지구력을 증가시키고 몸통의 가동성과 움직임 조절을 증진시키는 데 목표를 둔다. 이러한 운동은 특정 몸통 근육의 활성(10장)을 목표로 하거나 유산소운동, 수중운동, 일반적인 피트니스, 또는 다양한 활동을 포함하는 보다 포괄적인 접근방식이 될 수 있다. *도수치료*는 관절가동기법, 연부조직가동기법, 그리고 신경가동가법을 포함하고 있으며, 건침(dry needling)과 같은 다른 중재와 함께 제공될 수 있다.

앞서 언급된 많은 치료적 접근법은 허리골반영역의 뼈, 관절(그리고 밀접하게 관련된 신경뿌리), 그리고 근육 사이의 역학적 및 기능적 상호작용에 대한 깊은 이해를 요구한다. 이러한 주장은 지금까지 이 장과 10장에서 제시된 많은 내용의 근거가 된다. 이러한 역학적 상호작용 중 하나를 강조하기 위해, 허리척추사이이음부의 굽힘 및 폄과 관련된 뚜렷하고 일반적으로 대조되는 생체역학적 영향들을 고려해 보라(표 9.10). 대조되는 생체역학은 통증이나 역학적 기능장애의 원인에 대한 중요한 단서를 제공할 가능성이 있으며, 효과적인 치료를 안내하는 데 도움을 줄 수 있다.

[c] 44,93,110,113,118,159,213,220,244,252

**표 9.10 허리뼈 굽힘과 폄의 대조되는 운동학적 영향**

| 구조 | 굽힘의 영향 | 폄의 영향 |
|---|---|---|
| 속질핵 | 뒤쪽으로 변형되거나 밀림 | 앞쪽으로 변형되거나 밀림 |
| 섬유테 | 뒤면이 신장됨 | 앞면이 신장됨 |
| 돌기관절 | 관절주머니 신장됨<br>관절의 접촉면적 최소화<br>관절부하 감소 | 관절주머니 느슨해짐(중립의 폄에서만)<br>관절의 접촉면적 최대화(중립의 폄에서만)<br>관절부하 증가 |
| 척추사이구멍 | 넓어짐 | 좁아짐 |
| 척주관 | 약간의 용적 증가 | 약간의 용적 감소 |
| 뒤세로인대 | 장력 증가(길어짐) | 장력 감소(느슨해짐) |
| 황색인대 | 장력 증가(길어짐) | 장력 감소(느슨해짐) |
| 가시사이인대 | 장력 증가(길어짐) | 장력 감소(느슨해짐) |
| 가시끝인대 | 장력 증가(길어짐) | 장력 감소(느슨해짐) |
| 앞세로인대 | 장력 감소(느슨해짐) | 장력 증가(길어짐) |
| 척수(말총) | 장력 증가(길어짐) | 장력 감소(느슨해짐) |

기 자세는 자신의 정렬에 대한 인지 개선, 적절한 근육의 강화와 신장, 영상표시 단말기(visual display terminal)의 위치 조정,[154] 필요에 따라 안경 착용, 그리고 적절한 허리 지지를 포함한 의자의 인간공학적 설계 개선이나 변경 등의 노력을 결합하여 개선할 수 있다. 그러나 사람의 앉기 자세를 조정하기 위한 조언이나 노력은 매우 개별화되어야 한다는 점을 인식해야 한다. 사람마다 머리의 자세와 신체의 전반적인 인체측정학적 특성이 매우 독특하기 때문에, 단일의 '이상적' 자세가 모든 사람에게 생체역학적으로 가장 적합하다고 가정할 수는 없다.

## 척주의 운동형상학에 대한 요약

그림 9.66을 통한 시각적 도움과 함께, 다음의 요점들은 척주의 운

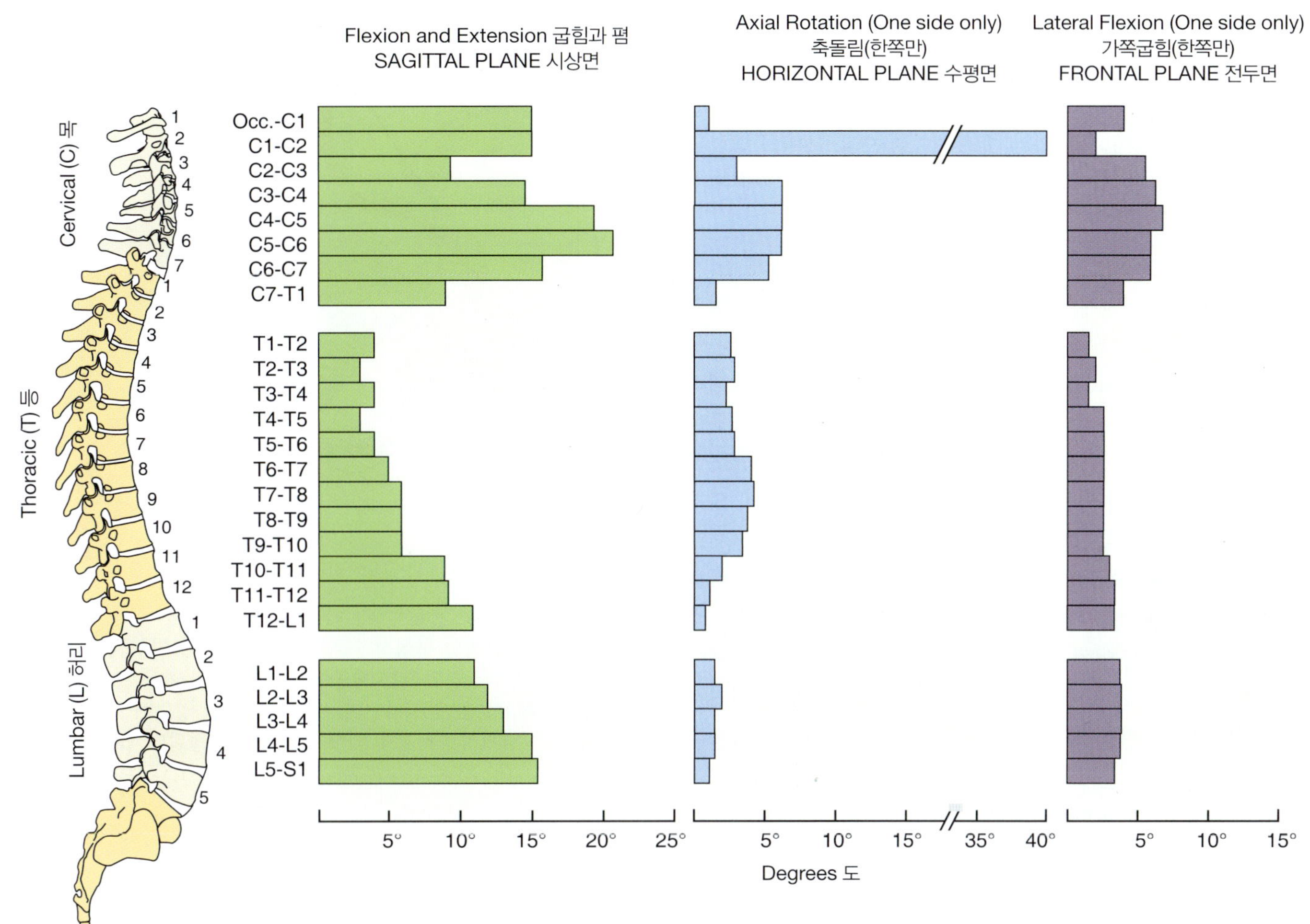


**그림 9.66** 3개의 운동면에서 허용되는 목영역, 등영역, 그리고 허리영역의 최대 가동범위(각도)에 대해 요약한 그래프. 본문에 제시된 몇몇 출처의 자료를 혼합해 제시되었다. (Styled after White AA, Panjabi MM: Kinematics of the spine. In White AA, Panjabi MM, editors: *Clinical biomechanics of the spine*, Philadelphia, 1990, Lippincott.)

동형상학적 주제를 몇 가지 요약한 것이다.

1. *목뼈(cervical spine)*에서는 모든 세 운동면에서 비교적 큰 양의 운동이 허용된다. 가장 두드러진 특징으로는 고리중쇠관절에서 큰 각도의 축돌림이 허용된다는 것이다. 청각, 시각, 후각, 그리고 평형을 포함한 많은 중요 기능이 있는 머리의 움직임을 극대화하기 위해서는 충분한 가동범위가 필요하다.
2. *등뼈(thoracic spine)*에서는 비교적 일정한 양의 가쪽굽힘이 허용된다. 이러한 운동형상학적 특징은 돌기관절의 일반적인 전두면 방향과 갈비뼈에 의한 안정화 효과가 반영된 것이다. 등뼈는 가슴과 그 안의 장기들을 지지하고 보호한다. 11장에서 설명되는 것과 같이, 가슴의 중요 기능은 환기(ventilation)를 위한 역학적 공기통(bellow)을 제공하는 것이다.
3. *등허리뼈(thoracolumbar spine)*에서는 위쪽에서 아래쪽으로 갈수록 축돌림을 희생하면서 굽힘과 폄 양의 증가를 허용한다. 이러한 특징은 돌기관절이 목등이음부의 수평면과 전두면 방향에서 허리영역의 거의 시상면 방향으로 점차적인 변화를 반영하고 있다. 허리영역의 거의 시상면과 수직의 방향은 자연스럽게 굽힘과 폄에는 유리하지만 축돌림은 제한한다.
4. *허리뼈(lumbar spine)*는 엉덩관절의 굽힘 및 폄과 협력하여 전체 몸통의 시상면 운동을 위한 일차적인 중심점을 형성한다.

## 엉치엉덩관절

엉치엉덩관절(sacroiliac joint)은 엉치뼈의 양 옆면과 각 엉덩뼈의 맞은편 표면 사이의 이음부로 구성된다(그림 9.1 참조). 엉덩뼈 사이에 쐐기처럼 있는 엉치뼈는 척주, 다리, 그리고 궁극적으로 지면 사이에서 큰 힘을 효율적으로 전달하는 기능을 한다. 그림 9.1에서 강조했던 것과 같이, 엉치엉덩관절은 몸통뼈대(axial skeleton)의 아래쪽 끝과 다리의 팔다리뼈대(appendicular skeleton) 사이의 이행부로서의 특징을 나타낸다. 몸통뼈대의 *위쪽 끝*에 있는 이와 유사한 관절은 어깨복합체의 복장빗장관절이다. 복장빗장관절과 엉치엉덩관절은 각각의 독특한 기능을 충족시키는 고유의 구조적 특성을 가지고 있다. 안장 형태의 복장빗장관절은 주로 광범위한 삼평면 가동성을 위한 구조이며, 공간에서 팔의 넓은 배치를 가능하게 하는 데 필수적이다. 이와는 대조적으로, 크고 단단히 결합된 엉치엉덩관절은 주로 안정성과 효율적인 힘의 전달을 위한 구조이다.

엉치엉덩관절은 정확하게 진단하기 어렵지만, 만성요통을 가진 사람의 약 15~30%에서 통증의 원인으로 여겨진다.[206] 엉치엉덩관절의 통증은 관절이나 주변의 관절주위 결합조직의 손상에 의해 발생할 수 있다. 손상은 넘어지면서 해당 영역에 가해지는 직접적인 외상 또는 구덩이나 가파른 계단에서 예상치 못한 발 내딛기로 발생할 수 있다. 이 영역에 대한 외상은 난산(difficult childbirth)과도 관련이 있을 수 있다. 남성과 여성 모두에서, 엉치엉덩관절에 대한 손상은 피겨스케이팅 또는 빈번한 발차기나 고속의 던지기 동작을 요구하는 스포츠와 같이 골반과 허리에 반복적인 한쪽 또는 한 방향의 비틀림이 가해지는 것과 관련이 있을 수도 있다. 마지막으로, 엉치엉덩관절은 비정상적인 자세나 구조에 의해 유발된 과도한 스트레스에 의해서도 손상될 수 있다. 이러한 예로는 엉덩뼈의 정렬불량, 과도한 허리척주앞굽음, 척주옆굽음증(scoliosis), 또는 다리길이의 차이로 초래되는 골반의 비대칭성이 포함된다. 유한요소모형화(finite element modeling)에 따르면, 단지 1 cm의 다리길이 비대칭은 능동적인 몸통 움직임을 수행하는 동안 엉치엉덩관절에 가해지는 압박부하를 5배 증가시킨다고 추정하고 있다.[141] 임상적으로 흥미로운 것은, 앞서 언급한 모형화 연구는 다리 길이가 더 *긴* 쪽의 엉치엉덩관절이 더 큰 부하의 증가를 경험할 것이라고 예측한 것이다.

흔히 신중하게 수행된 관절에 한정된 평가와 영역에 한정된 평가에도 불구하고, 엉치엉덩관절의 통증을 유발하는 손상이나 병리의 기전은 명확하게 드러나지 않을 수 있다.[259,283] 엉치엉덩관절이 연루된 병리라고 설명할 없는 통증이 지속된다면, 원반탈출 또는 허리 돌기관절이나 허리엉치 돌기관절의 염증과 같은 다른 상황이나 심지어 좀 더 심각한 병리를 배제하기 위해 철저한 의학적 평가가 요구된다.

통증성 엉치엉덩관절의 임상적 평가와 관리에 대해 배워야 할 것들이 많이 남아 있다. 엉치엉덩관절이 허리통증의 실제적 원인인지를 결정하기 위한 최상의 진단적 증거는 관절에 대한 조절된 마취주사의 적용 후 통증의 감소를 평가하는 것이다.[266,283] 그러나 대개 문헌에서는 마취주사 이외 다른 대부분의 임상적 그리고 의학적 영상검사의 진단적 정확도가 제한적이라고 보고하고 있다.[104,153,180,243,266] 엉치엉덩관절의 임상적 모호성을 가중시키는 요소 중 하나는 생체역학을 설명하는 일치된 용어가 부족하다는 것이다. 이런 모든 이유 때문에, 이 관절의 임상적 중요성은 과소평가되거나 과장되는 경우가 빈번하다.

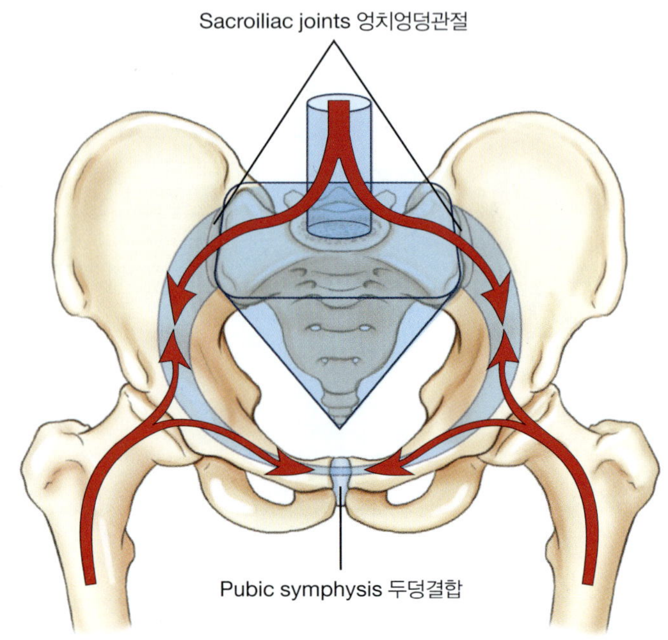


그림 9.67 골반고리의 구성성분들. 화살표는 골반고리, 몸통, 그리고 넓적다리뼈 사이에서 전달되는 체중에 의한 힘의 방향을 보여주고 있다. 골반고리의 쐐기돌은 엉치뼈이며, 이 뼈는 2개의 엉덩뼈 사이에 쐐기처럼 박혀 있고 엉치엉덩관절에 의해 양쪽에서 고정된다. (Redrawn after Kapamdji IA: *The Physiology of Joints*, vol. 3. New York, 1974, Churchill Livingstone.)

## 해부학적 고려사항

엉치엉덩관절에 부과된 구조적 요구는 전체 *골반고리(pelvic ring)*의 맥락에서 고려하는 것이 가장 적합하다. 골반고리의 구성성분은 엉치뼈(sacrum), 한 쌍의 엉치엉덩관절, 각각의 한쪽골반(hemipelvis)을 형성하는 3개의 뼈(엉덩뼈, 두덩뼈, 궁둥뼈), 그리고 두덩결합관절(pubic symphysis joint)이다(그림 9.67). 골반고리는 몸통과 넓적다리뼈 사이에서 두 방향으로 체중을 전달한다. 골반고리의 내구성은 주로 골반 사이에 쐐기처럼 끼워진 엉치뼈의 단단한 결합에 의해 결정된다. 두 엉치엉덩관절에 의해 고정된 엉치뼈는 골반고리의 쐐기돌(keystone) 역할을 수행하게 된다. 왼쪽과 오른쪽 두덩뼈를 앞쪽에서 연결시키는 두덩결합관절은 골반고리의 구조적 안정성에 추가적인 구성성분으로 작용한다.

## 관절 구조

엉치엉덩관절은 쉽게 촉지할 수 있는 엉덩뼈의 뒤위엉덩뼈가시(posterior-superior iliac spine)의 바로 앞쪽에 위치한다. 구조적으로, 이 관절은 엉치뼈의 *귓바퀴면(auricular surface*, "작은 귀"를 의미하는 라틴어 *auricle*에서 유래됨)과 이와 꼭 맞는 엉덩뼈의 귓바퀴면 사이에 이루어진 비교적 단단한 관절이다. 이 관절의 관절면

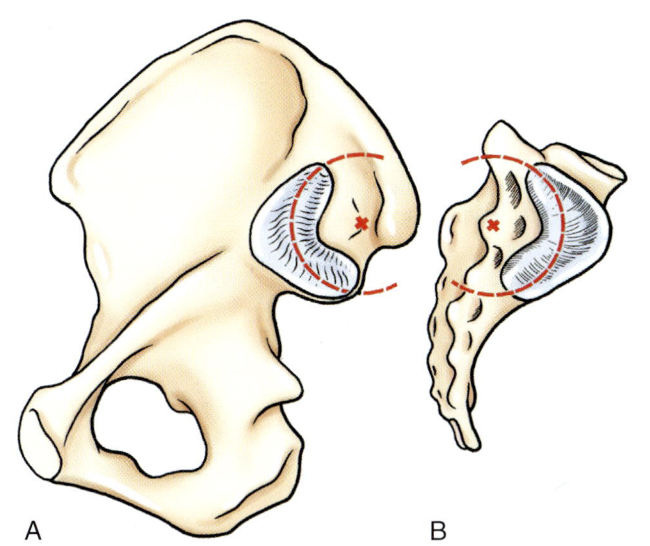


그림 9.68 오른쪽 엉치엉덩관절의 노출된 관절면을 보여주고 있다. (A) 엉덩뼈의 관절면. (B) 엉치뼈의 관절면. (Modified from Kapamdji IA: *The Physiology of Joints*, vol. 3. New York, 1974, Churchill Livingstone.)

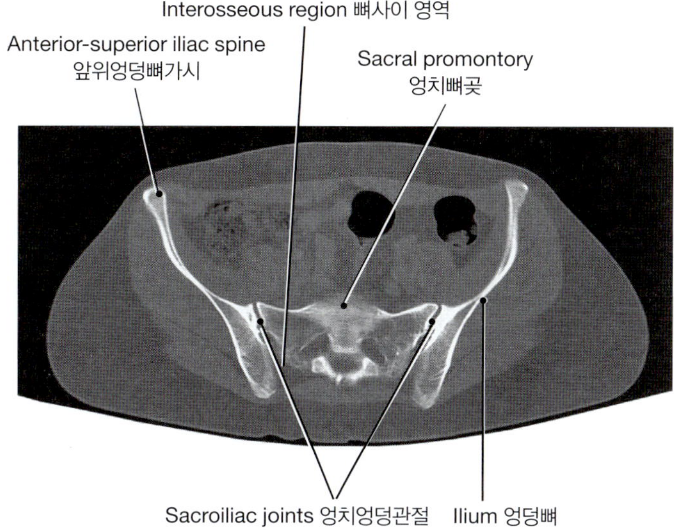


그림 9.69 엉치엉덩관절 수준에서 촬영된 전산화단층촬영술의 수평 단면. 불규칙한 관절면들에 주목하라. (From Kelley LL, Petersen CM: *Sectional anatomy for imaging professionals*, ed 3, St Louis, 2012, Mosby.)

은 반원형의 부메랑(boomerang) 모양을 하고 있으며, 부메랑의 개방각(open angle)은 뒤쪽을 향하고 있다(그림 9.68).

생애 전반에 걸쳐 엉치엉덩관절의 구조가 변화함에 따라, 이 관설의 해부학적 분류에 대한 문헌에서는 불일치가 발생한다.[229] 아동기의 엉치엉덩관절은 비교적 가동성이 있고 윤활막과 관절연골을 가지고 있어, 윤활관절의 모든 특징을 갖추고 있다. 그러나 사춘기와 성인기 사이에 엉치엉덩관절은 점차적으로 가동관절(윤활관절)에서 수정된 부동관절(modified synarthrodial joint)로 변화된다.[206,275] 가장 주목할 만한 것은, 부드러운 관절면이 거친 관절면으로 변화된다는 것이다. 성숙한 엉치엉덩관절은 상호적으로 맞물리는 많은 융기와 함몰을 가지고 있으며, 이런 융기와 함몰의 윤곽은 연골밑뼈와 관절연골에 잘 드러나 있다(그림 9.69). 이런 거친 영역은 관절 내의 마찰계수를 증가시키고, 관절면 사이의 수직 전단에 대한 저항을 강화시킨다. 성인기를 거쳐 나이가 들수록, 관절주머니는 점차 섬유화되고 유연성과 가동성이 감소하게 된다. 60세 이상의 무증상(통증이 없는) 성인의 85% 이상에서 엉치엉덩관절의 퇴행과 유사한 변화가 CT를 통해 확인되었다.[75] 80대에 이르면 약 10%의 인구에서 엉치엉덩관절이 완전히 골화되거나 융합되며, 여성보다 남성에게서 좀 더 흔하게 발생한다.[60,263] 뼈밀도의 감소와 함께 더 뻣뻣해지고 가동성이 떨어진 노화된 관절은 노년기에서 엉치뼈 골절의 위험이 왜 증가하는지를 부분적으로 설명해 준다. 인류학자들은 표본의 나이를 추정하기 위한 방법으로 엉치엉덩관절의 구조적 상황을 일반적으로 사용한다.

출생부터 노년기까지 엉치엉덩관절의 관절 구조에서 나타나는 다소 극적인 변화는 골관절염이 발생하는 관절의 변화와 어떤 점에서는 유사하다. 퇴행과 유사한 변화는 엉치엉덩관절의 엉덩뼈 쪽에서 더 자주 발생하며, 이는 자연적으로 더 얇은 관절연골층 때문일 가능성이 있다.[283] 이런 전형적인 무증상적 변화는 엄밀한 의미에서 병리적인 상황이 아니라 신체 성숙과 관련되어 증가되는 부하에 적응하기 위한 구조적 재형성 과정이라 볼 수 있다. 그러니 모든 관절과 마찬가지로 엉치엉덩관절도 어떤 연령에서든 염증이 생길 수 있으며, 이는 종종 강직척추염(ankylosing spondylitis)과 관련이 있다.

## 인대

엉치엉덩관절은 광범위하고 두꺼운 인대들에 의해 강화된다.[229] 이런 인대에는 앞엉치엉덩인대, 뼈사이인대, 그리고 뒤엉치엉덩인대가 포함된다.[73,303] 엉덩허리인대, 엉치결절인대, 그리고 엉치가시인대는 관절을 직접 가로지르지는 않지만, 그럼에도 불구하고 이런 인대들은 상당한 관절 안정성을 제공한다.[103,231]

**엉치엉덩관절을 안정화시키는 인대**

- 앞엉치엉덩인대
- 뼈사이인대
- 짧은뒤엉치엉덩인대들과 긴뒤엉치엉덩인대들
- 엉덩허리인대
- 엉치결절인대와 엉치가시인대

*앞엉치엉덩인대(anterior sacroiliac ligament)*는 관절주머니의 앞쪽과 아래쪽 영역을 두껍게 한다(그림 9.70).[229] 그림 9.70에서는 엉치뼈의 왼쪽면 일부와 다른 국소인대들을 제거하여 *뼈사*

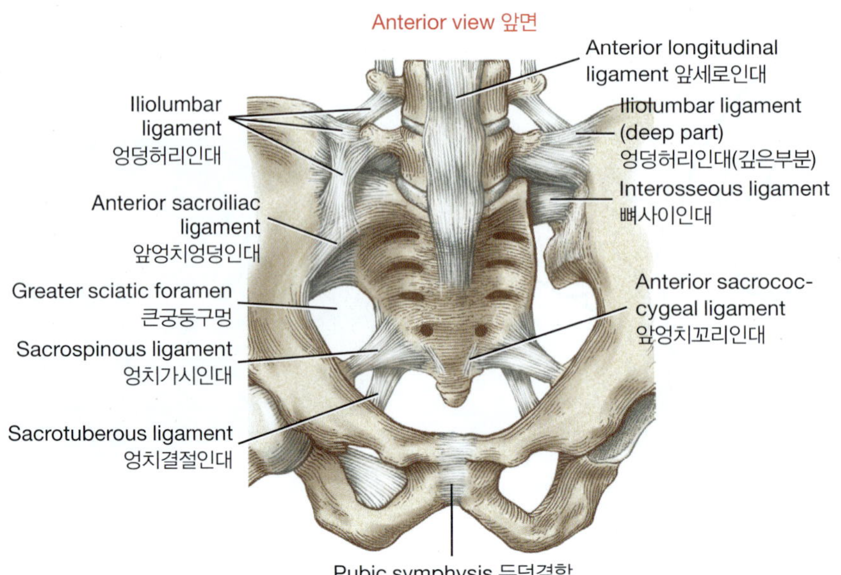


**그림 9.70** 특히 엉치엉덩관절에 있는 중요 인대들을 보여주고 있는 허리엉치영역과 골반의 앞면. 표본의 왼쪽면을 보면, 엉덩뼈의 귓바퀴면과 깊은쪽의 뼈사이인대를 노출시키기 위해 왼쪽 엉치뼈의 일부, 엉덩허리인대의 얕은부분, 그리고 앞엉치엉덩인대를 제거하였다.

*이인대*(*interosseous ligament*)를 부분적으로 노출시켰다. 엉치엉덩관절의 인대 중 가장 강한 인대인 뼈사이인대는 엉치엉덩관절의 뒤쪽과 위쪽 가장자리를 따라 자연스럽게 존재하는 간격의 대부분을 단단히 채우는 매우 조밀하고 짧은 섬유들로 구성되어 있다.[73,303] (그림 9.69에서 명확하게 나타난 이 간격은 엉치엉덩관절의 '뼈사이영역'이라 한다.[248]) 뼈사이인대는 엉치뼈와 엉덩뼈를 견고하게 결합시켜 인대결합(syndesmosis)을 형성한다(2장).

*짧은뒤엉치엉덩인대*들과 *긴뒤엉치엉덩인대*들은 엉치엉덩관절의 뒤면을 가로지른다(그림 9.71). 넓지만 비교적 얇은 일련의 *짧은뒤엉치엉덩인대들*(*short posterior sacroiliac ligaments*)은 엉치뼈의 뒤-가쪽면을 따라 시작한다. 이 인대들은 엉덩뼈거친면(iliac tuberosity)과 뒤위엉덩뼈가시 근처의 엉덩뼈에 부착하기 위해 위쪽과 가쪽으로 주행한다. 이 인대들의 많은 섬유들은 좀 더 깊은 쪽에 있는 뼈사이인대와 섞인다. 잘 발달된 *긴뒤엉치엉덩인대들*(*long posterior sacroiliac ligaments*)의 섬유들은 셋째와 넷째엉치뼈분절의 영역에서 시작하여, 엉덩뼈의 뒤위엉덩뼈가시에 부착하기 위해 주행한다.

허리엉치관절(lumbosacral joint)의 안정자로 이전에 설명된 *엉덩허리인대*(*iliolumbar ligament*)는 앞엉치엉덩인대의 일부와 섞여 이를 강화한다. *엉치결절인대*(*sacrotuberous ligament*)는 뒤위엉덩뼈가시, 가쪽엉치뼈, 그리고 꼬리뼈에서 시작하여 궁둥뼈결절(ischial tuberosity)에 부착하기 위해 먼쪽으로 주행한다(그림 9.71). 이 인대의 먼쪽부착부위는 넓적다리두갈래근(가쪽넓적다리뒤근)의 힘줄과 섞이게 된다. 엉치결절인대보다 깊은 쪽에 위치하는 *엉치가시인대*(*sacrospinous ligament*)는 엉치뼈와 꼬리뼈의 아래쪽 끝부위의 가쪽가장자리에서 시작하여, 궁둥뼈가시(ischial spine)에 부착된다.

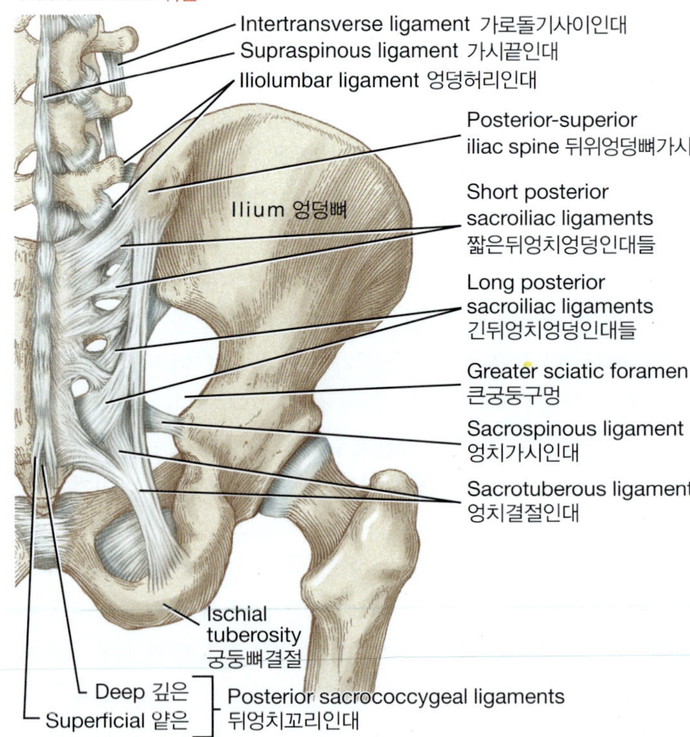


**그림 9.71** 엉치엉덩관절을 강화하는 중요 인대들을 보여주고 있는 오른쪽 허리엉치영역과 골반의 뒤면.

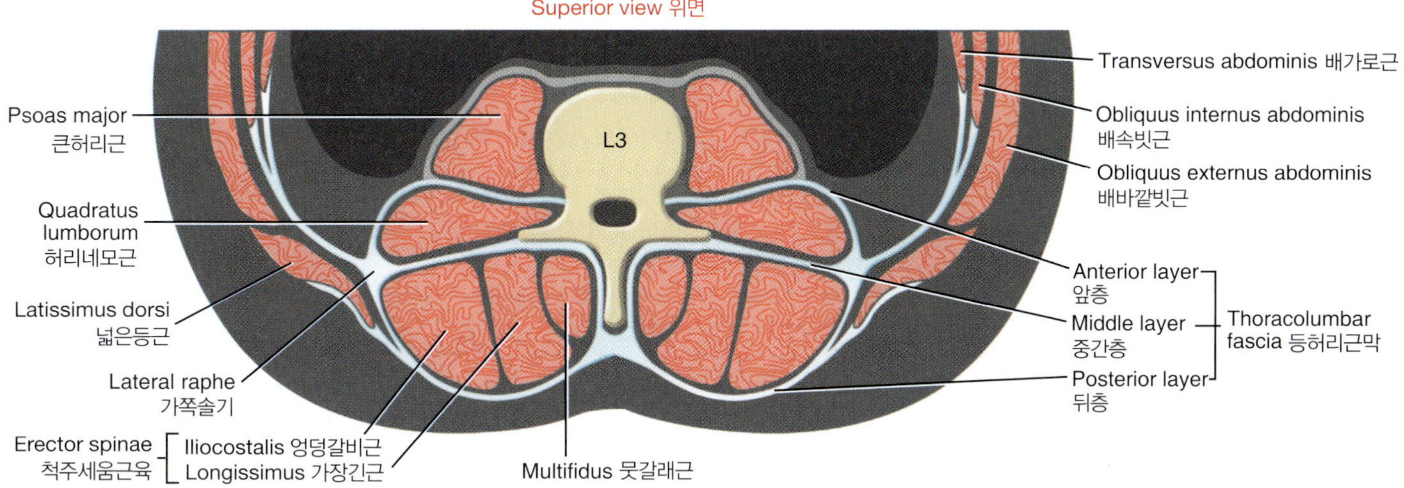


**그림 9.72** 셋째허리뼈 수준에서 허리를 통과하는 수평 단면의 위면. 등허리근막의 앞층, 중간층, 그리고 뒤층이 다양한 근육무리들을 에워싸고 있다.

## 신경지배

감각신경섬유들이 엉치엉덩관절의 관절주위 결합조직 내에서 확인되었다.[178,299,303] 이런 감각신경섬유들 중 많은 섬유들이 P물질(substance P)과 칼시토닌유전자관련폴리펩타이드(calcitonin gene-related polypeptides)에 양성 반응을 보였다.[281] 이런 펩타이드(peptide)의 존재는 통증 전달에서의 역할을 강력하게 제안한다. 관절의 신경지배에 대한 해부학적 검토에서는 $L^5$-$S^4$ 척수신경뿌리의 뒤가지가 일관되게 포함되지만, 드물게 $L^4$-$S^2$의 앞가지도 포함된다.[229,303] 엉치엉덩관절에 통증이 있는 사람들은 뒤위엉덩뼈가시 및 인접 긴뒤엉치엉덩인대들과 짧은뒤엉치엉덩인대들 근처인 같은쪽 아래쪽 허리와 안쪽 볼기(buttock) 영역에서 증상을 흔히 보고한다.[303]

## 등허리근막

등허리근막(thoracolumbar fascia)은 엉치엉덩관절을 포함한 허리의 역학적 안정성에 중요한 기능적 역할을 수행한다.[301,316] 이 근막은 허리영역에서 가장 광범위하게 걸쳐 있으며, 앞층, 중간층, 그리고 뒤층으로 구성되어 있다. 등허리근막의 세 층은 그림 9.72에서 보여주고 있는 것과 같이 허리의 뒤쪽 근육들을 부분적으로 둘러싸서 구획을 나눈다.

등허리근막의 *앞층(anterior layer)과 중간층(middle layer)*은 허리네모근(quadratus lumborum)에 대한 이들의 위치에 따라 명명된다. 이 두 층은 안쪽으로는 허리뼈의 가로돌기에 고정되고 아래쪽으로는 엉덩뼈능선에 고정된다. 등허리근막의 *뒤층(posterior layer)*은 척주세움근육(erector spinae)과 뭇갈래근(multifidi)의 뒤면을 덮고 있으며, 좀 더 얕은쪽으로는 넓은등근(latissimus dorsi)을 덮고 있다. 등허리근막의 뒤층은 모든 허리뼈의 가시돌기와 엉치뼈 그리고 뒤위엉덩뼈가시 근처의 엉덩뼈에 부착한다. 이러한 부착은 엉치엉덩관절에 역학적 안정성을 제공한다. 안정성은 큰볼기근(gluteus maximus)과 넓은등근의 부착에 의해 강화된다.

등허리근막의 뒤층과 중간층은 가쪽가장자리에서 융합되어 *가쪽솔기(lateral raphe)*를 형성한다. 이 조직은 배가로근(transversus abdominis)의 근막과 섞이며, 일부는 배속빗근(obliquus internus abdominis)과도 섞인다. 이러한 근육 부착의 기능적 중요성은 10장에서 좀 더 자세히 다루게 된다.

## 운동형상학

비교적 작고 명확하지 않은 3차원의 돌림운동과 병진운동이 엉치엉덩관절에서 설명되어 왔다. 측정하기는 어렵지만, 성인에서의 이러한 움직임의 크기는 1~4°의 돌림운동과 1~2 mm의 병진운동이 보고되고 있다.[72,144,206,278,303]

엉치엉덩관절에서의 복잡한 돌림운동과 병진운동을 완전히 설명하는 용어가 없음에도 불구하고, 2개의 용어인 *앞쪽끄덕임*과 *뒤쪽끄덕임*이 이런 목적을 위해 일반적으로 사용된다. 이 용어는 뼈사이인대를 가로지르는 거의 안-가쪽 돌림축에 대해 거의 시상면에 제한된 움직임을 설명하고 있다[73](그림 9.73). *앞쪽끄덕임(nutation*, 앞쪽으로 끄덕임을 의미함)은 엉덩뼈에 대한 엉치뼈 바닥부(위면)의 상대적인 *앞쪽기울임(anterior tilt)*으로 정의된다. *뒤쪽끄덕임(counternutation)*은 엉덩뼈에 대한 엉치뼈 바닥부의 상대적인 *뒤쪽기울임(posterior tilt)*으로 정의되는 상반된 움직임이다. (이 정의에서 언급한 "*상대적인*"이란 단어에 주목하라.) 그림 9.73에 나타난 바와 같이, 앞쪽끄덕임과 뒤쪽끄덕임은 엉덩뼈에 대한 엉치뼈의 돌림운동(이전에 정의됨)에 의해, 엉치뼈에 대한 엉덩뼈의 돌림운동에 의해, 또는 이 두 동작이 동시에 수행됨으로써 일어날 수 있다.

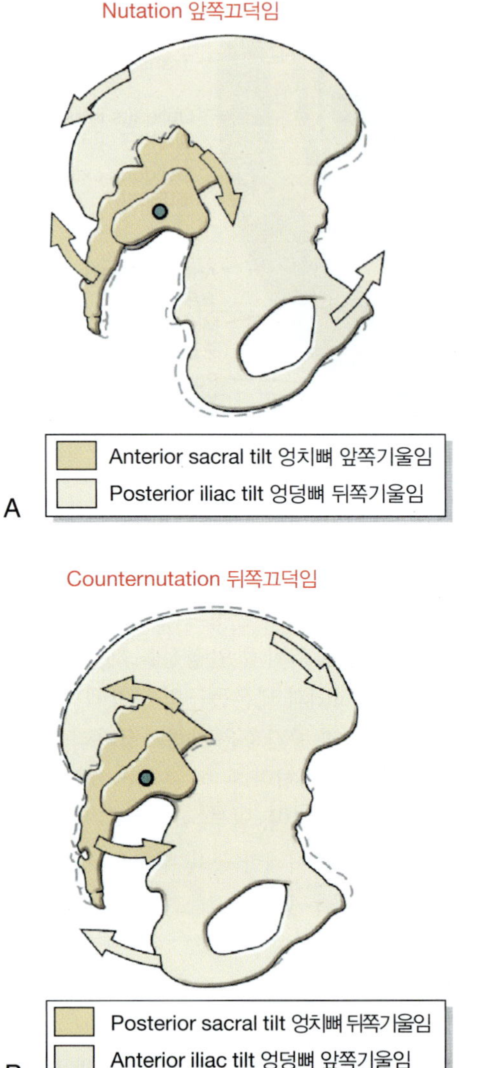


**그림 9.73** 엉치엉덩관절의 운동형상학. (A) 앞쪽끄덕임. (B) 뒤쪽끄덕임. (정의는 본문 내용을 참조하라.) 엉치뼈의 돌림운동은 어두운 황갈색 음영으로 나타내었고, 엉덩뼈의 돌림운동은 밝은 황갈색 음영으로 나타내었다. 시상면 움직임을 위한 돌림축은 작은 초록색 원으로 나타내었다.

**엉치엉덩관절에서의 운동을 설명하는 용어**

- *앞쪽끄덕임(nutation)*은 엉덩뼈에 대한 엉치뼈의 앞쪽 돌림운동, 엉치뼈에 대한 엉덩뼈의 뒤쪽 돌림운동, 또는 두 동작이 동시에 수행될 때 일어난다.
- *뒤쪽끄덕임(counternutation)*은 엉덩뼈에 대한 엉치뼈의 뒤쪽 돌림운동, 엉치뼈에 대한 엉덩뼈의 앞쪽 돌림운동, 또는 두 동작이 동시에 수행될 때 일어난다.

## 기능적 고려사항

엉치엉덩관절은 두 가지 중요 기능인 (1) 골반고리(pelvic ring) 내의 스트레스 경감 기전, (2) 몸통뼈대와 다리 사이에서의 부하전달을 위한 안정적인 수단을 제공한다.

### *스트레스 경감*

엉치엉덩관절에서의 움직임은 작게 일어나지만, 골반고리 전체에 중요한 스트레스 경감의 요소로 작용한다. 이러한 스트레스의 경감은 걷기나 달리기 동안 그리고 분만 중인 여성에 있어 특히 중요하다.

걷기 동안, 다리의 교대적 굽힘과 폄 양상은 골반의 양쪽에서 서로 다른 돌림운동을 유발한다. 예를 들어 정상 속력의 걷기에서, 전진하는 다리의 발꿈치가 지면에 닿을 때 반대쪽 다리의 발가락은 여전히 지면에 접촉한 상태이다. 보행 동안 엉치뼈에 대한 유한요소분석(finite element analysis)은 디딤쪽 엉치엉덩관절이 앞쪽끄덕임을 할 때 흔듦쪽 엉치엉덩관절은 뒤쪽끄덕임을 한다고 예측한다.[286] 비교적 작게 일어나지만, 걷기 동안 각 엉치엉덩관절에서 일어나는 이러한 상반적인 움직임은 골반고리가 단단하고 연속적인 구조일 경우 발생할 스트레스를 분산하는 데 도움을 준다.[302] 두덩결합관절도 골반고리에 대한 스트레스 경감에 있어 유사한 역할을 갖는다.

엉치엉덩관절의 움직임은 분만과 출산 중에 증가한다.[37] 임신 마지막 3분기 동안 관절의 느슨함은 현저히 증가되고, 특히 첫 번째 임신과 비교하여 두 번째 임신 중인 여성에서 두드러지게 나타난다. 출산 동안의 앞쪽끄덕임 증가는 엉치뼈의 아래쪽 부분을 뒤쪽으로 돌림시켜, 골반출구(pelvic outlet)의 크기를 증가시키고 이를 통해 태아가 통과하기에 유리한 조건을 만든다. 엉치엉덩관절의 관절면은 여성이 더 매끄러워서, 이러한 약간의 생리적 운동에 대한 저항이 더 적다.

엉치엉덩관절의 통증은 임신 중인 여성에게는 흔하며, 출산 후에도 *다리이음뼈통증증후군(pelvic girdle pain syndrome)*이라 불리는 명확히 정의되지 않은 상태로 지속된다.[300,303] 이런 통증증후군을 가진 여성은 통증 외에도 골반고리의 부하전달기전을 특별히 요구한다고 여겨지는 임상검사인 능동적인 뻗은다리올림(straight leg raise)을 수행하는 데 어려움을 겪는 경향이 있다.[19,268] 체중의 증가와 질량중심의 변화, 증가된 허리척주앞굽음, 걷기 동안 허리영역에서의 증가된 토크 요구, 그리고 호르몬에 의한 인대 느슨함의 결합은 생체역학적으로 엉치엉덩관절에 과도한 스트레스를 줄 수 있다.[101] 엉치엉덩관절의 비대칭적 느슨함을 가진 임산부는 대칭적인 느슨함을 가진 임산부에 비해 중간에서 중증의 다리이음뼈(pelvic girdle) 통증이 발생할 가능성이 통계적으로 더 높은 것으로 보고되고 있다.[56] 그러나 *만성적인* 출산후 골반 통증의 구체적인 발병기전은 잘 이해되지 않고 있다. 일부 연구에서는 만성통증이 선택적인 허리골반근육의 피로와 감소된 조절이 관련될 수 있다고 제안하고 있으며, 이는 엉치엉덩관절의 불안정성과 스트레스 증가에 기여할 가능성이 있다.[19,44,62] 이런 상황에 대한 효과적이고 다학문적인 치료 접근법을 확립하기 위해 지속적인 연구

가 필요하다.[87,119]

*부하전달 동안의 안정성: 엉치엉덩관절에서 앞쪽끄덕임 토크 발생의 역학*

엉치엉덩관절의 관절면은 거의 수직이다. 이러한 방향은 특히 큰 힘이 주어질 경우 수직의 미끄러짐에 대해 관절이 취약해진다. 대부분의 사람들에 있어, 엉치엉덩관절의 앞쪽끄덕임은 관절면 사이의 압박력과 전단력을 *증가*시켜 관절의 안정성을 높이게 된다.[19,303] 이러한 이유 때문에, 완전한 앞쪽끄덕임은 엉치엉덩관절의 닫힌위치로 고려된다. *따라서 앞쪽끄덕임 토크를 발생시키는 힘은 엉치엉덩관절에서 일차적인 안정화 힘으로 고려된다.* 이런 안정화 토크는 중력, 신장된 인대, 그리고 근육활성에 의해 생성된다. 누워 있을 때와 같이 부하를 받지 않을 때, 엉치엉덩관절은 덜 안정적인 또는 뒤쪽끄덕임의 위치로 자연스럽게 되돌아간다.

**엉치엉덩관절에서 안정성을 증가시키는 앞쪽끄덕임 토크**

이러한 토크는 다음의 세 가지 힘에 의해 생성된다.
- 중력
- 신장된 인대로부터의 수동장력
- 근육활성

*중력의 안정화 효과*

체중에 의한 아래쪽 방향의 중력의 힘은 허리뼈를 통해 전달되며, 일반적으로 두 엉치엉덩관절의 중간지점을 연결하는 가상의 선 바로 앞쪽을 지나간다. 이와 동시에, 넙적다리뼈머리는 절구(acetabulum)를 통해 위쪽을 향하는 압박력을 생산한다. 이러한 각각의 두 힘은 엉치엉덩관절에 대한 *앞쪽끄덕임 토크*를 만들기 위해 개별적인 모멘트팔을 갖고 작용한다(그림 9.74A). 체중으로 초래된 토크는 엉덩뼈에 대해 *엉치뼈*를 앞쪽으로 돌림시키는 반면, 엉덩관절 압박력으로 초래된 토크는 엉치뼈에 대해 *엉덩뼈*를 뒤쪽으로 돌림시킨다. 이런 앞쪽끄덕임 토크는 거칠고 교대적인 윤곽으로 형성된 관절면 사이에서 마찰을 증가시켜 관절을 '잠김' 한다.[303,304] 이러한 잠김기전(locking mechanism)은 인대 및 근육과 같은 관절바깥 구조에 의한 장력보다는 중력과 관절면의 형태에 주로 의존한다. [이러한 잠김기전은 Vleeming과 그의 동료 연구진에 의해 '*형태*닫힘(*form* closure)'으로 설명되며, 다음 단락에서 설명될 '*힘*닫힘(*force* closure)'과는 대비된다.[302]]

*인대와 근육의 안정화 효과*

이전에 설명했듯이, 엉치엉덩관절의 안정성에 기여하는 첫 번째 요인은 골반을 통한 중력과 체중지지의 작용으로 만들어진 앞쪽끄덕임 토크에 의해 형성된다. 이런 결과로 초래된 안정성은 앉기 및 서기와 같이 골반과 척주 사이에 비교적 낮고 정적인 부하가 가해지는 활동에 적합하다. 그러나 더 크고 반복적이며 동적인 부하가 주어지는 경우, 엉치엉덩관절의 안정성은 인대와 근육에 의해 생산된 힘들의 상호작용에 의존하여 견고하게 앞쪽끄덕임된 위치를 만들어 낸다(즉, '힘닫힘'을 통해). 그림 9.74B에 나타난 바와 같이, 앞쪽끄덕임 토크는 엉치엉덩관절의 여러 결합조직, 특히 엉치결절인대, 엉치가시인대, 그리고 뼈사이인대를 신장시킨다.[73] 이

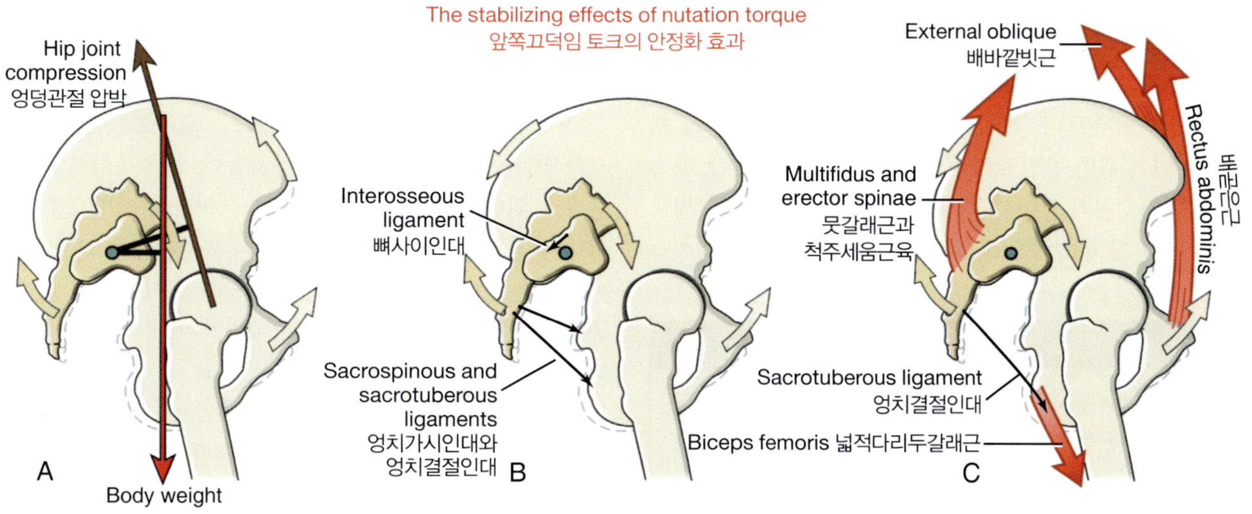


**그림 9.74** 앞쪽끄덕임 토크는 엉치엉덩관절의 안정성을 증가시킨다. (A) 체중에 의한 중력(*아래쪽 방향의 빨간색 화살표*)과 엉덩관절의 압박(*위쪽 방향의 갈색 화살표*)으로 초래된 두 개의 힘은 엉덩관절에서 앞쪽끄덕임 토크를 발생시킨다. 각각의 힘은 돌림축(*관절에 위치한 초록색 원*)에 대해 작용하는 모멘트팔(*검정색 선*)을 가지고 있다. (B) 앞쪽끄덕임 토크는 뼈사이인대, 엉치가시인대, 그리고 엉치결절인대를 신장시켜, 결과적으로 엉치엉덩관절을 압박하여 안정화시킨다. (C) 근육수축(*빨간색*)은 엉치엉덩관절에 대한 능동적인 앞쪽끄덕임 토크를 발생시킨다. 엉치결절인대를 통해 장력을 전달하는 넙적다리두갈래근에 주목하라.

러한 인대들에서의 장력 증가는 엉치엉덩관절의 관절면을 더욱 압박하여, 관절을 통한 안정성을 높이게 된다.[28] 이런 인대들과 극명히 대조되는 인대는 앞쪽끄덕임에는 느슨해지고 뒤쪽끄덕임에는 긴장되는 긴뒤엉치엉덩인대들이다.[73]

인대들 외에도, 몸통, 엉덩관절, 그리고 허리골반의 여러 근육들이 엉치엉덩관절을 강화하고 안정화시키는 데 작용한다(글상자 9.3). 이러한 근육에 의한 안정성은 조깅이나 들어 올리기와 같은 활동들 동안 필요할 수 있다. 이런 많은 근육들에 의한 안정화 작용은 이 근육들이 등허리근막 및 엉치가시인대와 엉치결절인대에 부착된 것에 근거한다.[271,302,303] 글상자 9.3에 제시된 근육들로부터의 수축력은 (1) 관절면에 대한 능동적인 압박력의 발생, (2) 앞쪽끄덕임 토크의 크기 증가와 이로 인한 능동적 잠김기전의 관여, (3) 관절을 직접적 또는 간접적으로 강화시키는 결합조직들의 당김이나 긴장, 그리고 (4) 이런 영향요소들의 특정한 결합에 의해 엉치엉덩관절을 안정화시킬 수 있다. 한 예로, 그림 9.74C에 묘사된 근육의 상호작용을 고려해보자. 뭇갈래근과 척주세움근육의 수축은 엉치뼈를 앞쪽으로 돌림시키는 반면, 배곧은근, 배바깥빗근, 그리고 넓적다리두갈래근(넓적다리뒤근의 한 근육)의 수축은 엉덩뼈를 뒤쪽으로 돌림시키며, 이 두 요소가 앞쪽끄덕임 토크를 발생시킨다. (큰볼기근과 함께 이러한 근육의 활성은 들기나 당기기와 같은 비교적 강력한 활동들 동안 자연스럽게 발생한다.) 넓적다리두갈래근(그리고 큰볼기근)은 직접적인 부착을 통해 엉치결절인대의 장력을 증가시킨다. 이러한 근육들의 상호작용은 글상자 9.3에 제시된 많은 근육들의 조절을 강화시키고 개선시키는 것이 불안정한 엉치엉덩관절의 치료를 위해 왜 추천되는지를 부분적으로 설명해 준다.[16,294,303,303] 게다가 넓은등근과 큰볼기근, 척주세움근육, 배속빗근, 그리고 배가로근과 같은 근육의 증가된 근력과 조절은 등허리근막과의 연결을 통해 엉치엉덩관절에 안정성을 제공하게 된다. 가로막(diaphragm)과 골반바닥근육의 동시 활성(발살바법의 일부로)은 허리골반영역과 엉치엉덩관절의 뻣뻣함을 증가시키기 위한 방법으로 제안되어 왔다.[303] 게다가, 배속빗근 및 특히 배가로근과 같이 좀 더 수평하게 배열된 근육은 엉덩뼈를 엉치뼈 쪽을 향해 안쪽으로 압박함으로써 관절의 안정성을 직접적으로 제공할 수 있다. 엉치엉덩관절의 통증과 불안정성에 대한 치료의 형태로 골반벨트를 착용하는 것에 대한 논리와 주장되는 이점은 앞서 언급된 많은 근육들이 일반적으로 제공하는 동일한 안정화의 역학에 근거한다.[57,182,303]

마지막으로, 엉덩근[iliacus, 엉덩허리근(iliopsoas)의 일부]과 궁둥구멍근(piriformis)은 엉치엉덩관절의 관절주머니나 모서리에 직접 부착하여(그림 9.26 참조) 엉치엉덩관절에 이차적 안정성을 제공한다.[270] 글상자 9.3에 제시된 근육들이 적절한 안정화를 제공하지 못한다면 엉치엉덩관절은 정렬불량이나 과운동성에 더 취약해질 수 있으며, 이러한 두 인자는 관절에 스트레스를 가하고 통증성 상황에 기여할 수 있다.

**글상자 9.3 엉치엉덩관절을 강화하고 안정화시키는 근육**

척주세움근과 허리의 뭇갈래근
가로막과 골반바닥근육
배근육
- 배곧은근
- 배속빗근과 배바깥빗근
- 배가로근

엉덩관절 폄근육(넓적다리두갈래근 및 큰볼기근과 같은)
넓은등근
엉덩근과 궁둥구멍근

## 요약

몸통뼈대의 뼈 성분에는 머리뼈, 척주, 복장뼈, 그리고 갈비뼈가 포함된다. 이러한 4개의 뼈 성분 중에서 척주는 체중과 활성된 근육에 의해 생산된 부하를 받아들이는 데 가장 적합하게 설계되었다. 이러한 부하의 흡수와 분산은 척추원반의 일차적 기능이다. 척추의 내구성과 유연성은 교대적 형태의 정상적인 척주만곡과 함께 작용하는 인대와 근육에 의해 결정된다.

주어진 척추영역 내에 있는 각각의 척추뼈는 독특한 형태를 가지고 있다. 예를 들어, 중쇠뼈(C2)와 L4의 상반된 형태를 고려해보자. 이 두 뼈는 척주의 양 끝에서 부과되는 기능적 요구에 따른 매우 다른 형태를 가지고 있다. 머리와 목에 의해 허용되는 넓은 범위의 축돌림을 위한 중심점의 역할을 하는 중쇠뼈는 수직으로 뻗어 있는 치아돌기를 가지고 있다. 이와는 대조적으로, L4의 척추뼈몸통은 위에 놓인 큰 부하를 지지할 수 있는 구조를 가지고 있다.

전형적인 척추사이이음부는 3개의 중요 요소로 근육과 인대의 부착부위를 위한 가로돌기와 가시돌기, 척추사이의 부착과 충격 흡수를 위한 척추뼈몸통사이관절, 그리고 마지막으로 각 영역의 상대적 운동형상학을 안내하기 위한 돌기관절을 갖고 있다. 세 번째 요소는 몸통뼈대에 대한 운동형상학을 이해하는 데 있어 특히 중요하다. 주목할 만한 것은, 척주의 각 영역 내에서 허용된 특징적 운동의 대부분은 돌기관절의 공간적 방향에 의해 결정된다는 것이다. 목영역에 있는 돌기관절의 배열을 고려해 보자. 관절면의 방향에 있어, 고리중쇠관절은 거의 수평을 향하고 있고 목영역의 나머지 관절은 수평면과 전두면 사이의 거의 45°를 향하고 있다. 이런 특정 배열은 척주에 있는 어떤 영역들보다 머리목영역이 가장 큰 3차원 움직임을 할 수 있는 특징을 갖게 해 주며, 이런 큰 움직임은 머리에 있는 많은 특수 감각기관들의 기능을 위한 머리의 위치화에도 기여하게 된다.

등영역에는 12쌍의 돌기관절이 전두면에 근접한 방향을 갖고 있지만, 갈비뼈와의 연결에 의한 고정 작용에 의해 가쪽굽힘의 움직임은 제한된다. 비교적 견고한 가슴우리는 심장과 폐의 보호를 위해 그리고 환기의 역학을 위해 요구된다.

거의 시상면 쪽을 향하고 있는 중간과 위쪽 허리영역의 돌기관절은 척주 아래쪽의 풍부한 굽힘과 폄은 허락하지만, 수평면에서의 돌림은 제한된다. 허리뼈와 골반(엉덩관절에 대한)의 시상면 운동 결합으로 제공된 움직임은 전신을 위한 굽힘과 폄의 경첩지점(hinging point)을 제공한다. 이 영역에서 표현된 '허리골반리듬'은 바닥에서 물건을 집어 올리기 위해 구부리기 또는 높은 선반 쪽으로 손 뻗기와 같은 팔과 손의 뻗기를 확대시킨다.

L5-S1이음부의 돌기관절에서 볼 수 있는 상대적인 전두면으로의 치우침은 허리뼈의 아래쪽 끝과 엉치뼈 바닥부 사이에서 생성된 손상성 앞쪽 전단력에 대해 중요한 저항을 제공한다. 이런 앞쪽 전단력은 허리척주앞굽음의 증가에 따라 증가되며, 종종 넓적다리뼈머리에 대한 골반의 과도한 앞쪽기울임과 함께 발생한다.

몸통뼈대의 가장 아래쪽 관절은 엉치엉덩관절이다. 이 관절은 척추의 끝과 다리 사이의 큰 힘의 전달에 있어 비교적 단단한 이음부를 제공한다. 비교적 큰 이 관절은 자연적으로 잘 안정화되어 있지만, 출산 시 산도의 개방 그리고 걷기와 달리기 때 골반고리 내의 스트레스 분산에 도움이 되는 작은 움직임이 허용되어야 한다.

척주와 머리목영역이 건강한 결합조직과 근육에 의해 최적으로 정렬되고 지지될 때, 신체에 필요한 가동성과 수직 안정성을 제공하게 된다. 몸통뼈대에 수직 안정성을 제공하는 근육의 중요한 역할은 10장을 통해 제공된다. 비정상적으로 정렬된 몸통뼈대는 중력과 활성 근육에 의해 변형 가능성을 확대시킬 수 있으며, 이는 뼈, 원반, 인대, 그리고 신경조직에 과도하고 손상을 유발할 수 있는 스트레스를 제공할 수 있다. 몸통뼈대의 손상을 위한 많은 치료법의 근거는 신체의 이상적인 자세를 최적화하는 데 기반을 두고 있다.

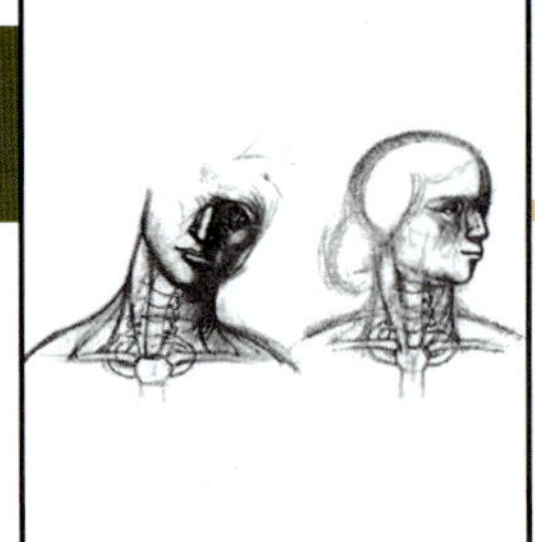

# 부가적인 임상 연관성

**내용**

**임상 연관성 9.1**: 퇴행성원반질환: 역학적 요인과 생물학적 요인 사이의 상호작용

**임상 연관성 9.2**: 척주옆굽음증과 과다척주뒤굽음증: 등뼈가 연루된 구조적 변형의 전형적인 예

## 임상 연관성 9.1
### *퇴행성원반질환: 역학적 요인과 생물학적 요인 사이의 상호작용*

심각성에 따라, 원반퇴행은 섬유테의 파열, 부분적 또는 완전한 속질핵 탈출, 원반의 얇아짐 그리고 척추 뼈증식(osteophyte)의 존재와 같은 척추의 다른 상황을 동반할 수 있다. 이러한 상황들 중 많은 부분이 힘을 적절하게 흡수하는 원반의 능력 감소와 직접적으로 또는 간접적으로 관련된다.

본문에서 설명된 바와 같이, 척추원반의 부하흡수 특성은 섬유테, 수분을 함유한 속질핵, 그리고 척추끝판 사이의 생체역학적 상호작용에 근거한다. 원반이 부하를 최적으로 흡수하고 재분배하는 능력은 비교적 (그리고 놀랍게도) 젊은 나이에 감소하기 시작한다. 따라서 원반퇴행의 초기 징후는 빠르면 20대부터 시작될 수 있으며, 30대와 40대에 이르면 대부분의 사람들에게 다양한 정도로 영향을 미친다.[102,188] 자료가 상당히 다양하기는 하지만, 연구에서는 모든 성인의 30~70%가 MRI에서 감지할 만한 원반퇴행의 일부 징후를 가지고 있다고 보고하고 있는데,[274,308] 대부분의 사람들은 본질적으로 무증상이며 기능상실이 거의 없거나 전혀 없다고 보고하고 있다. 따라서 경미한 형태의 원반퇴행은 노화 과정의 자연스러운 일부로 고려될 수 있다. 그러나 심한 통증과 기능상실을 동반한 더 심각한 원반퇴행의 발생은 정상적인 노화 과정의 일부로 고려되지 않는다. 심한 통증과 관련된 원반퇴행 그리고 이로 인한 기능제한은 *퇴행성원반질환(degenerative disc disease, DDD)*이라고 부르는 것이 더 적절할 것이다.

미국에서 DDD는 척추 수술을 받은 모든 성인의 90% 정도를 차지할 정도로 중요한 의학적 문제이자 경제적 문제가 된다.[5] 연구자들은 DDD를 가진 사람들의 치료를 이해하고 증진시키기 위해 노력하고 있지만, 이 질환의 역학(epidemiology)과 병인은 복잡하고 다양한 요인을 갖고 있다. 질환에 대한 불명확한 조작적 정의와 더불어 상당한 원반퇴행을 갖고 있는 많은 성인들이 무증상 상태로 있다는 사실로 인해 역학조사는 어려움이 많다.[3,102] 게다가, 원반퇴행의 요인들 중 어떤 것이 노화(그리고 이와 관련된 마모와 파열)로 인해 자연스럽게 발생한 것인지 그리고 어떤 것이 정확히 병리에 의해 발생한 것인지 구별하기는 어렵다.

DDD의 발병기전에 대한 대부분의 연구는 역학적(mechanical) 요인과 생물학적 요인 사이의 상호작용에 대해 집중되어 있다.[10,64,123,228,238] *역학적 요인*은 가장 직관적이며 이해하기 쉬운 요인이다. 원반에 대한 과도한 부하가 장기간 가해지는 것은 원반퇴행에 기여할 수 있다는 점은 거의 의심의 여지가 없다.[64,272] 그에 따른 척추사이이음부(돌기관절이 연루될 수 있음)의 역학적 불안정성은 원반 내의 더 높은 스트레스와 생화학적 변화를 유발할 수 있으며, 이는 스트레스로 유발된 퇴행의 악순환이 계속될 수 있다.[64,168,327]

어떤 사람들에게는 역학적 과부하가 원반퇴행의 과정을 시작시키지만, 다른 사람들에게는 그렇지 않을 수 있다는 사실은 미스터리다. 역학적 과부하 외에도 다른 위험 요인들이 분명히 관여하고 있다. DDD에 대한 가장 강력한 위험 요인은 유전적 요인과 관계된다.[18,219] 이차적 위험 요인에는 고령, 빈약한 원반 영양공급(흡연과 관련될 수 있음), 직업, 인체측정학적 특징(즉, 신체 크기와 비율), 그리고 전신 진동의 장기간 노출이 포함된다.[18,105,187,205,298] 유전적 요인을 제외하면, 앞서 언급된 여러 요인들이 함께 존재해야 DDD가 발생할 위험이 크게 증가할 수 있다.

부분적으로 탈수된 원반에 가해지는 과도한 힘이 DDD의 *시작*을 설명하는 데 도움이 되기는 하지만, 통증과 염증의 큰 개인차나 질환의 진행 속도에서의 차이를 설명할 수는 없다. 원반 질환의 심각도와 진행이 퇴행 과정에 대한 신체의 *생물학적 반응*과 강력하게 연관된다는 증거들이 제시되고 있다.[3,64,123,228] 예를 들어 섬유테의 파열 이후 혈관이 형성된 육아조직(granulation tissue)이 손상된 영역으로 침투하는데[*신생혈관증식(neovascularization)*이라 불리는 현상], 이는 염증 치유의 정상적 과정의 일부로 보인다. 통증을 전달하는 들신경세포(통각수용기) 또한 혈관이 형성된 육아조직으로 침투하는데, 심지어 신경과 혈관이 원래 존재하지 않았던 지역까지 침투한다.[50,134] 게다가, 비만세포(mast cell), 대식세포(macrophage), 효소, 그리고 다수의 *사이토카인(cytokine*, 조직 성장 및 염증과 같은 특정 세포 기능을 중재하고 조절하는 단백질과 펩타이드)이 육아조직 내에서 발견되었다.[224,262] 복잡하고 단지 부분적으로만 이해되고 있는 과정을 통해, 사이토카인은 통각수용기의 성장과 민감성을 간접적으로 자극할 뿐만 아니라 해당 영역에서의 염증을 증가시킨다.[1,117,228,321] 어떤 사람들에 있어, 이런 염증 반응은 통증을 지속시키고 확대시킬 수 있다. 또한 이러한 과정은 더 많은 친염증사이토카인(pro-inflammatory cytokine)의 방출을 촉진할 수 있으며, 이는 섬유테뿐만 아니라 인접한 척주관과 척수신경뿌리를 둘러싸는 신경집(nerve sheath)에 있는 통각수용기를 추가적으로 자극한다.[28] 그 결과, 파열된 섬유테에서 시작된 통증은 임상적으로 다리의 해당 피부분절의 경로를 따라 아래로 내려가는 방사통으로 표현될 수 있다. 이러한 과정은 퇴행된 원반을 가진 사람들에서 비교적 스트레스가 없는 척추의 움직임조차도 척추와 다리 모두에 걸쳐 심한 통증 반응이 유발될 수 있는 이유를 설명하는 데 도움이 될 수 있다.

**임상 연관성 9.1**

***퇴행성원반질환: 역학적 요인과 생물학적 요인 사이의 상호작용*** (계속)

척추원반 내에 위치한 연골세포와 섬유모세포는 장력과 압박력의 크기와 기간, 삼투압, 그리고 속질핵 정수압과 같은 주변의 물리적 환경에 대한 미세한 물리적 특성을 감지할 수 있다.[84] *역학적변환(mechanotransduction)*으로 알려진 복잡하고 잘 이해되지 않은 과정을 통해, 원반(또는 어떤 조직) 내의 세포는 역학적 자극에 반응하여 세포대사, 유전자 발현, 그리고 단백질 합성을 변화시킬 수 있으며, 이는 역학적 환경에 이상적으로 적응하기 위한 목적을 가지고 있다.[64,84,117] 예를 들어 원반에 대한 과도한 압박은 단백분해효소(proteinase), 사이토카인, 인터루킨(interleukin), 그리고 산화질소(nitric oxide)의 과도한 방출을 포함하는 세포매개 반응을 유발한다는 것이 실험적으로 입증되었다.[228] 이러한 물질들은 프로테오글리칸과 아교질을 포함한 세포바깥바탕질의 생합성과 분배를 변경시킬 수 있다.[6,123] 그러나 퇴행 중인 원반에 있어, 이러한 과정은 구조적으로 그리고 기능적으로 질 낮은 바탕질을 생산할 수 있으며, 이는 부하를 흡수하거나 분배시키는 능력을 감소시킨다. 그대로 방치한다면, 이러한 과정은 퇴행 과정을 가속시키게 된다. 그러나 정상적으로 조절된다면, 이러한 과정은 원반의 구조를 재형성하여 평생 동안 다양한 부하를 더 잘 견딜 수 있게 한다. 그림 9.75는 DDD의 발달에 연루될 수 있는 역학적 요인과 생물학적 요인의 상호작용에 대해 요약한 것이다.

DDD의 근본에 있는 다양한 요인들의 과정을 더 잘 이해하기 위해, Adams와 Roughley는 다음과 같은 정의를 제안하였다: "원반퇴행의 과정은 점진적인 구조적 기능상실에 대한 비정상적인 세포매개 반응이다."[3] 이러한 정의는 역학적 요인과 생물학적 요인 사이의 상호작용을 간결하게 포함하고 있으며 임상 연구를 위한 하나의 모형으로 사용된다. 예를 들어, Beattie와 그의 동료는 견인, 등급화된 근육수축, 관절교정 기법, 그리고 반복된 움직임과 같은 치료적 노력을 통해 주어진 척추의 조절된 부하와 무부하는 중간 정도로 퇴행된 원반의 수분함량을 개선시킬 수 있다는 가설을 제기하였다.[20,22] 아마도 수분함량이 커질수록 손상된 원반 내의 역학적 특성과 생화학적 환경을 개선시켜, 염증과 추가적인 퇴행의 순환을 감소시킬 수 있을 것이다. 이러한 가설은 DDD의 발병기전과 치료를 연구하는 임상 과학자와 연구 과학자 사이의 통합적 연구가 필요하다는 것을 제시한다. 궁극적으로, 이런 상호작용에 대한 좀 더 많은 이해는 환자의 치료 증진에 희망이 될 것이다.

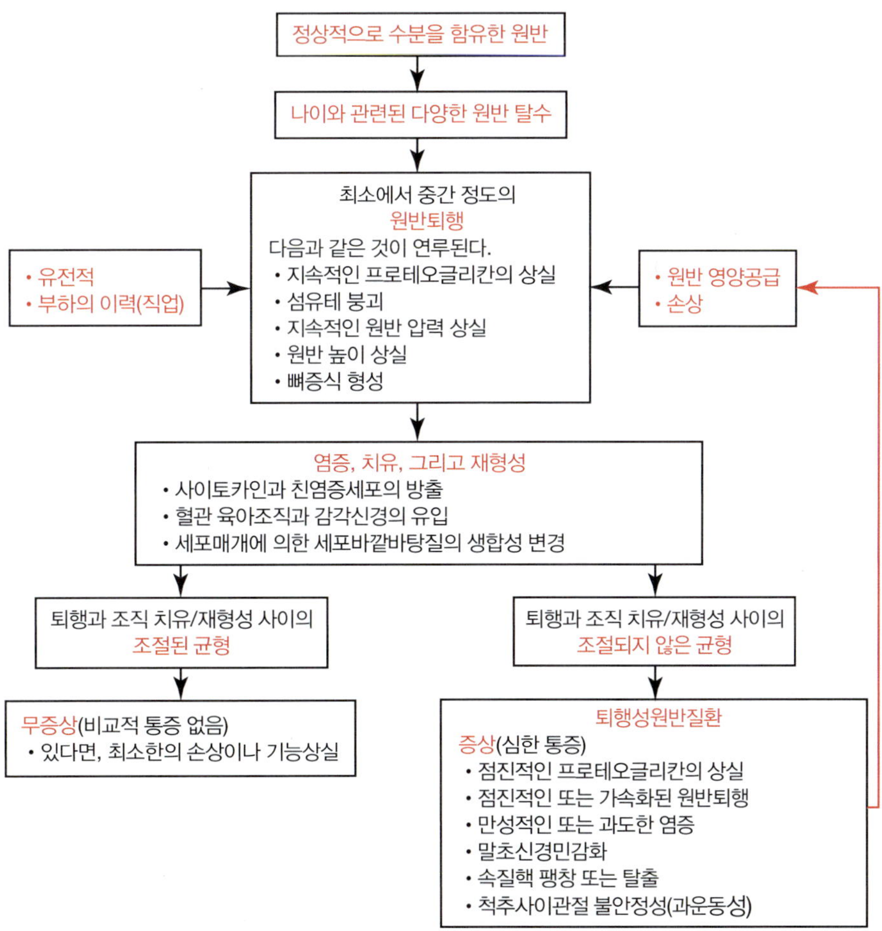


**그림 9.75** 퇴행성원반질환과 관련된 역학적 요인과 생물학적 요인의 상호작용. 빨간색 화살표는 질환의 과정을 영구화시키는 피드백고리를 나타낸다. 좀 더 자세한 사항은 본문을 참조하라.

# 부가적인 임상 연관성

## 임상 연관성 9.2

### *척주옆굽음증과 과다척주뒤굽음증: 등뼈가 연루된 구조적 변형의 전형적인 예*

일생에 걸쳐 척추의 정상적 정렬을 유지하기 위해서는 중력과 물리적 접촉에 의해 작용하는 외재적 힘이 근육 및 뼈-인대 구조에 의해 작용하는 내재적 힘과 균형을 이루어야 한다. 이런 섬세한 균형이 상실될 때, 다양한 정도의 변형이 일반적으로 뒤따르게 된다. 등뼈에서는 원반 탈출과 신경뿌리 침범이 비교적 흔하지 않다. 이것은 갈비우리에 의해 제공되는 비교적 낮은 척추사이 가동성과 높은 안정성이 일부 기여한다. 그러나 자세의 비정상, 변형, 또는 정렬불량이 등뼈에서는 비교적 흔하게 일어날 수 있다. 척주 전체 길이의 약 절반을 차지하는 등뼈는 중력, 근육, 또는 결합조직에 의해 발생된 비대칭적 또는 과도한 힘의 영향에 특히 취약하다. 척주옆굽음증과 과다척주뒤굽음증은 등뼈와 관련된 중요한 변형의 전형적인 예이기 때문에, 여기 부가적 임상 연관성에서 I부와 II부에 걸쳐 다루게 된다.

#### I부: 척주옆굽음증

척주옆굽음증(scoliosis, 그리스어로 "만곡"을 의미함)은 *세 운동면 모두*에서의 비정상 만곡들을 특징으로 하는 척주의 변형이며, 특히 전두면과 수평면에서 가장 두드러지게 나타난다(그림 9.76A). 이러한 변형은 흔히 등뼈가 가장 잘 연루되지만, 허리뼈, 골반, 그리고 엉덩관절과 같이 역학적으로 밀접하게 연결된 다른 영역들도 연루될 수 있다(그림 9.76에 나타남).[238] 척주옆굽음증은 일반적으로 기능적 또는 구조적 척주옆굽음증으로 정의된다. *기능적척주옆굽음증*(*functional scoliosis*)은 의지적인 자세 변화로 교정될 수 있는 반면, *구조적척주옆굽음증*(*structural scoliosis*)은 능동적인 자세 변화로 완전히 교정될 수 없는 고정된 변형이다.

모든 구조적척주옆굽음증 사례의 약 80%는 뚜렷한 생물학적 또는 역학적 원인이 없음을 의미하는 *특발성척주옆굽음증*(*idiopathic scoliosis*)으로 분류된다.[293] 원인을 알 수 없는 진행성 특발성척주옆굽음증은 특히 빠른 성장속도를 경험하게 되는 청소년기의 여성이 남성보다 4배나 더 많이 발생한다.[166,176] 전반적으로 10~16세 사이의 청소년기 인구의 약 2~3%는 10°를 초과하는 가쪽(전두면) 만곡을 보인다.[166]

청소년기 특발성척주옆굽음증의 근본적인 원인은 알려져 있지 않지만, 발병기전을 설명하기 위해 여러 이론이 개발되었다. 이러한 이론들 중의 일부로는 다음과 같은 것들이 포함된다: 신체의 양쪽 대칭성에서의 자연스러운 미묘한 차이, 결합조직(예, 척추끝판, 가로돌기사이인대, 그리고 섬유테)의 불균일한 성장 또는 비정상적인 조직학적 구조; 척추주변 근육 활성의 비대칭성; 전두면과 수평면 움직임 사이의 조절되지 않은 등뼈짝지음(thoracic coupling), 가슴막내 압력(intrapleural pressure) 분포의 비대칭, 그리고 척추뼈몸통이나 척추원반의 비정상적 성장 및 재형성을 유발하는 척추 부하에서의 비대칭.[156,255,256,277,293] 또한 청소년기 특발성척주옆굽음증이 인간에게서만 발생하는 것으로 보이기 때문에, 일부 이론은 중력과 똑바로 선 자세 사이의 생체역학적 상호작용에 초점을 맞추고 있다.[253]

구조적척주옆굽음증 사례의 약 20%는 신경근육이나 근육의 병리, 외상, 또는 선천적 비정상에 의해 유발된다.[79] 병리의 예로는 회색질척수염(poliomyelitis), 근디스트로피(muscular dystrophy), 척수손상, 그리고 뇌성마비가 포함된다. 이러한 경우에 있어, 척주옆굽음증은 일반적으로 척주에 작용하는 근육 힘의 비대칭성에 의해 시작된다.

일반적으로, 척주옆굽음증은 척주 내의 고정된 전두면 만곡(가쪽 구부러짐)의 위치, 방향, 그리고 숫자에 의해 설명된다. 척주옆굽음증의 가장 흔한 양상은 T7-T9 영역에 꼭지(apex)를 갖는 단일 가쪽만곡으로 구성된다.[49] 다른 양상은 이차적 또는 대상성 만곡을 갖고 있는데, 대부분 등허리영역이나 허리영역에서 흔하게 나타난다. 일차적 가쪽만곡의 방향은 가쪽 변형의 *볼록면* 방향에 따라 정의된다. 가쪽만곡의 크기는 일반적으로 방사선 사진에 *콥각도*(*Cobb angle*)를 그림으로써 측정된다(그림 9.77). 등뼈는 척주옆굽음증이 가장 흔하게 나타나는 영역이기 때문에, 갈비우리의 비대칭성이 흔하게 나타난다. 등뼈 만곡의 오목면 쪽에 위치한 갈비뼈는 서로 당겨지고, 볼록면 쪽에 위치한 갈비뼈는 서로 벌어지게 된다. 비틀림 또는 수평면 변형의 정도는 앞-뒤쪽 방사선사진을 통해 척추뼈 고리뿌리의 돌림된 위치를 확인함으로써 측정될 수 있다.

일반적으로 구조적척주옆굽음증에서의 변형은 가쪽굽힘과 축돌림이 관련되어 나타나는 고정된 *반대쪽* 척추짝지음 양상을 보이게 된다.[293] 연루된 척추뼈의 가시돌기는 수평면 내에서 돌림되는데, 일반적으로 고정된 등뼈 만곡의 오목면 쪽으로 돌림된다. 따라서 갈비뼈는 등뼈의 수평면 돌림 방향을 따라가게 된다. 이것은 *갈비뼈 돌출*(*rib hump*)이 일반적으로 전두면 만곡의 볼록면 쪽에서 발생하는 이유를 설명해준다(그림 9.76A). 일반적으로 고정된 반대쪽 짝지음 양상에 대한 정확한 기전은 아직 잘 이해되고 있지 않다.

전두면 만곡의 크기, 진행의 정도, 변형의 외관상 모습, 그리고 특히 중요한 어린이가 급속한 성장 상태에 있는가를 포함한 몇 가지 요인들이 청소년기 특발성척주옆굽음증의 치료 방법을 결정할 때 고려된다. 일반적으로, 전두면 만곡이 클수록 그리고 어린이의 뼈대 성숙도가 어릴수록 변형이 크게 진행될 가능성이 높다.

## 부가적인 임상 연관성

### 임상 연관성 9.2
### 척주옆굽음증과 과다척주뒤굽음증: 등뼈가 연루된 구조적 변형의 전형적인 예 (계속)

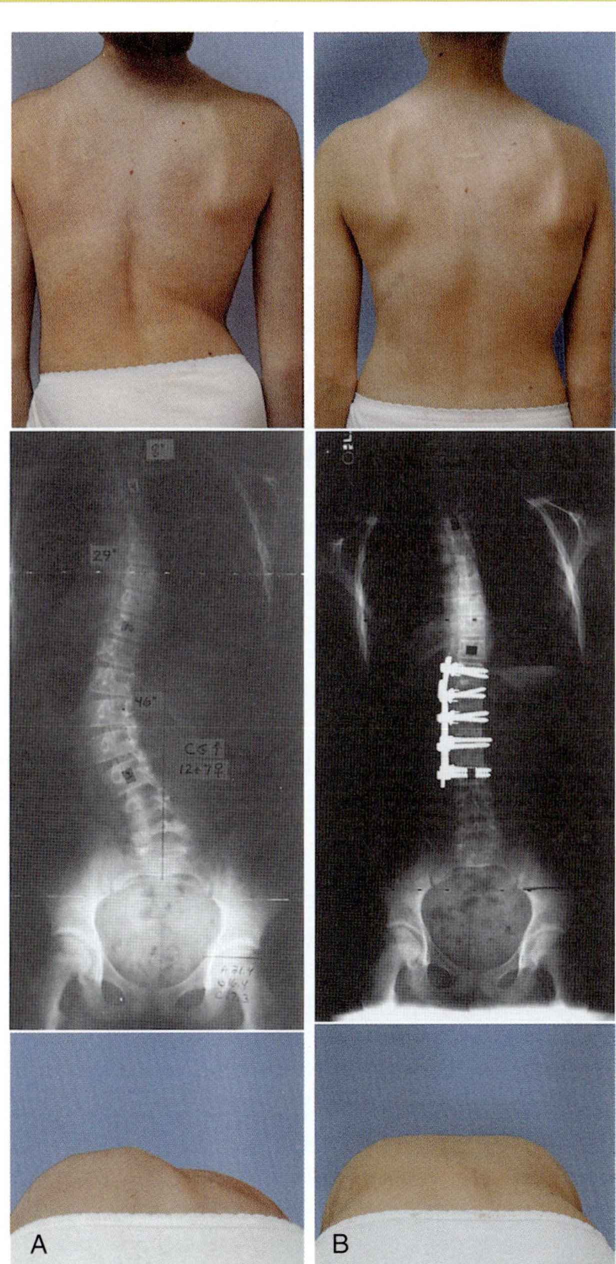


**그림 9.76** 구조적척주옆굽음증을 보이고 있는 뼈대가 미성숙한 12세 소녀의 모습. (A) 수술전 사진과 방사선사진은 등허리영역에서의 일차적 전두면 만곡을 보여주고 있다. 가쪽 굽힘은 46°이며 왼쪽에 볼록면(꼭지)이 있다. 밑의 그림은 허리 수준에서 앞으로 구부릴 때 대상자의 왼쪽에서 나타나는 척주옆굽음증의 수평면 성분 또는 '갈비뼈 돌출'을 보여주고 있다. (B) 앞척추융합술과 기구 삽입술 이후의 같은 소녀에 대한 수술후 사진과 방사선사진. 밑의 사진에서 갈비뼈 돌출의 교정에 주목하라. (From Lenke LG: *CD Horizon Legacy Spinal System anterior dual-rod surgical technique manual*, Memphis, 2002, Medtronic Sofamor Danek.)

(계속)

# 부가적인 임상 연관성

## 임상 연관성 9.2
### *척주옆굽음증과 과다척주뒤굽음증: 등뼈가 연루된 구조적 변형의 전형적인 예* (계속)

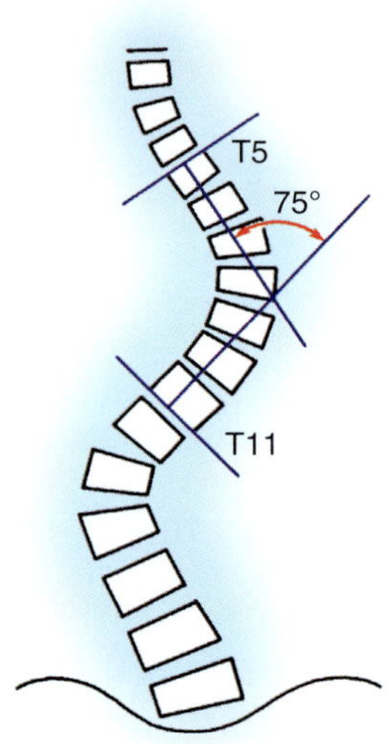


**그림 9.77** *콥각도*는 척주옆굽음증과 관련된 척주 만곡에서의 가쪽굽힘의 각도를 측정한다. 이 예에서, 등뼈는 75°의 콥각도를 보이고 있으며, T8-T9이음부에 만곡의 꼭지가 있다. 콥각도는 앞-뒤쪽 모습을 보여주는 방사선사진으로 측정된다. (From Canale ST, Beaty JH: *Campbell's operative orthopaedics*, ed 12, Philadelpia, 2012, Mosby.)

변형의 심각도와 진행에 따라, 치료적 선택으로는 척주옆굽음증의 진행에 대한 신중한 관찰, 물리치료, 보조기 착용, 그리고 수술이 포함된다. (그림 9.76B는 앞척추융합술과 기구 삽입술 이후의 어린 소녀에 대한 임상적 사진과 방사선 사진을 보여주고 있다.) 보조기 착용과 수술로 청소년기 특발성척주옆굽음증에서의 만곡을 조절하거나 부분적으로 교정할 수 있다고 여러 연구에서 지적하고 있다.[d] 보조기 착용의 목적은 일반적으로 작은 만곡이 더 큰 만곡으로 진행하는 것을 방지하기 위한 것이다. 수술의 즉각적인 목적은 만곡을 안정화시키고 부분적인 교정을 제공하는 것이다. 수술의 장기적 목적은 미래의 통증과 장애(disability)를 예방하는 것이지만, 이러한 합병증의 발생 여부와 정도는 알려지지 않았다.[312] 수술은 광범위하게 시행되며 어린이에게 고유의 위험이 있을 수 있다. 증거의 강도는 다양하지만, 여러 연구에서는 척주옆굽음증을 위한 특정 운동을 사용하여 비교적 경미한 전두면 만곡(일반적으로 콥각도가 25° 미만인 경우)의 진행을 제한하는 데 있어 보조기 착용을 함께 사용하였을 때 적절한 치료효과가 있다고 보고된다.[77,151,162,189,197] 발표된 임상지침에 따르면 이러한 운동은 특별히 훈련된 치료사에 의해 정기적이고 점진적으로 시행되어야 하며, 각 환자 고유의 만곡 양상에 맞춰 자세의 '자가교정'과 과제지향 활동을 포함해야 한다.[197]

보조기 착용과 수술 선택 사이의 결정에 도움이 되기 위해 일부 의사들이 사용하는 매우 일반적인 지침이 있다. 약 40°나 그 이하의 등뼈 콥각도를 가진 어린이는 보조기 착용의 강력한 대상자가 되지만, 약 45~50° 이상의 콥각도를 가진 어린이는 수술의 강력한 대상자가 된다. 40°에서 50° 사이의 콥각도를 가진 어린이는 어느 치료가 더 효과적인지에 대해 '회색지대(gray area)'에 있다. 앞서 언급된 지침은 매우 일반적인 것이며 어린이의 뼈대 성숙도, 만곡 진행의 정도, 외관상 모습, 그리고 다양한 만곡의 존재와 같은 다른 요인들에 따라 달라질 수 있다는 점을 이해하는 것이 중요하다. 상당히 감소된 등척주뒤굽음(또는 실제적인 척주앞굽음)이 있는 경우, 보조기 착용의 비효율성과 폐기능 손상의 잠재성에 근거해 수술이 더 강력하게 고려된다.[67,166]

#### II부: 등영역의 과다척주뒤굽음증

편안하게 서 있을 때, 평균적으로 약 40~45°의 자연적 척주뒤굽음이 나타난다. 그러나 어떤 사람들에서는 *과도한 등척주뒤굽음*(*excessive thoracic kyphosis*, 공식적으로는 *과다척주뒤굽음증*이라 함)이 발생하여 기능제한을 초래할 수 한다. 과다척주뒤굽음증(hyperkyphosis)은 외상, 비정상적인 척추의 성장과 발달, 심각한 퇴행성원반질환, 또는 일반적으로 노화와 관련된 심한 골다공증(osteoporosis)과 이로 인한 척추 골절에 의해 일어날 수 있다.[186] 약간의 등척주뒤굽음 증가와 이로 인한 신장 감소는 고령에 이르면서 나타나는 정상적인 현상이며 일반적으로 악화되는 것은 아니다.

진행성 등척주뒤굽음증과 관련된 가장 흔한 두 가지 상황은 쇼이에르만척주뒤굽음증과 골다공증이다. *쇼이에르만척주뒤굽음증*(*Scheuermann's kyphosis*) 또는 '소아척주뒤굽음증(juvenile kyphosis)'은 청소년기에 가장 흔한 등과다척주뒤굽음증(thoracic hyperkyphosis)의 원인이다. 이 질환의 원인은 알려져 있지 않지만, 주로 척추뼈의 여러 부위에서 발생한 비정상적인 성장속도로 인해 등뼈와 위쪽 허리뼈의 척추뼈몸통 앞쪽이 과도한 쐐기 모양을 나타내는 것이 특징이다. 이러한 상황은 의미 있는 유전적 소인을 가지는 것으로 보이며, 일반 인구의 1~8%에서 발병하는 것으로 보고된다.[169] 발달 중인 과다척주뒤굽음증은 경직되어 있으며 의지적으로 되돌릴 수는 없다. 경미한 경우에는 보조기 착용이 변형의 진행을 감소시키는 데 효과적이지만, 보존적인 치료에 대한 반응이 없는 심각한 경우에는 수술이 추천된다.[165]

---
[d]59,65,80,166,167,197,201,273,310,312

# 부가적인 임상 연관성

**임상 연관성 9.2**

***척주옆굽음증과 과다척주뒤굽음증: 등뼈가 연루된 구조적 변형의 전형적인 예*** *(계속)*

척추의 *골다공증* 및 이와 관련된 압박골절은 노년기 여성에서 흔히 관찰되는 등뼈의 과다척주뒤굽음증의 발생과 진행을 초래할 수 있다.[139] 골다공증은 주로 폐경후 여성에게 영향을 미치는 만성 대사성 뼈질환이며, 이러한 상황은 정상적인 노화의 일부는 아니다. 골다공증으로 초래된 다양한 척추골절은 척추뼈몸통 앞면의 높이를 감소시킬 수 있어, 과도한 등척주뒤굽음의 진행을 증가시킨다. 이러한 시나리오 중 하나가 그림 9.78A~C에 나타난 자세의 분석을 통해 소개되는데, 각각의 그림은 살아 있는 대상자에 대한 실제 방사선촬영술을 시행한 이후에 모형화된 것들이다. 이상적인 척추자세에 있어, 체중에 의한 힘선은 정상적인 목뼈와 등뼈 만곡 꼭지(apex)의 약간 오목면 쪽으로 내려간다(그림 9.78A). 따라서 중력은 정상적인 등뼈와 목뼈 만곡을 지지하는 외적인 모멘트팔로 작용할 수 있다. 그림 9.78A에서 보여주고 있는 이상적 자세는 목뼈에서의 작은 폄 토크와 등뼈에서의 작은 굽힘 토크를 발생시킨다. 등뼈에 있어, 척주뒤굽음으로 좀 더 붕괴되려는 경향은 일반적으로 척추뼈몸통사이관절의 앞면들 사이에서 발생한 압박력에 의해 부분적으로 저항된다. 골다공증에 의해 약화된 척추는 앞쪽 압박력을 저항할

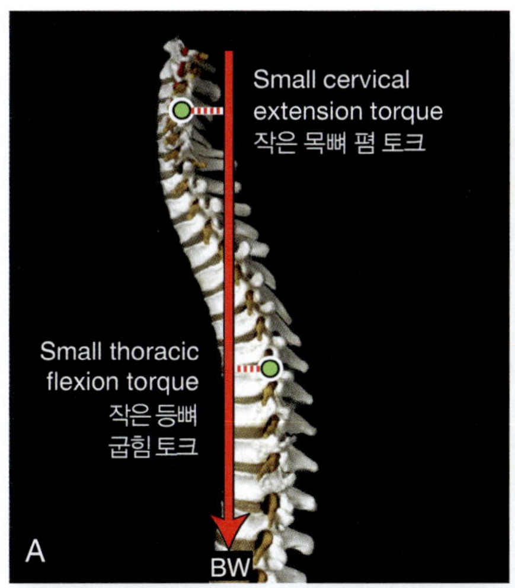


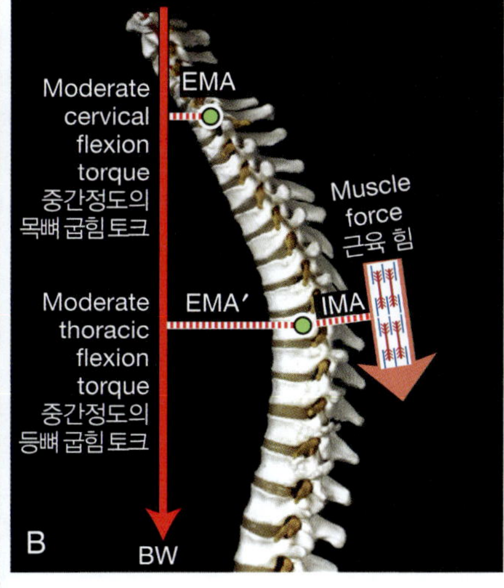


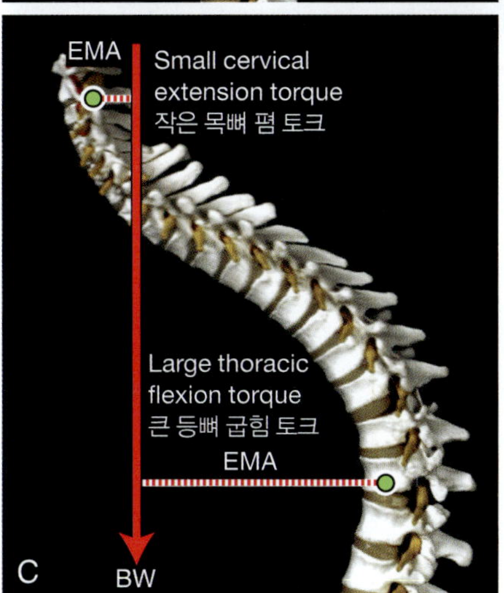


**그림 9.78** 체중(BW)에 의한 중력선과 다양한 정도의 등척주뒤굽음 사이의 생체역학적 상호관계를 보여주고 있는 가쪽면. 각각의 세 모형에서, 돌림축은 등영역과 목영역의 거의 중간지점에 표시되어 있다(*초록색 원*). (A) 이상적인 선 자세와 정상적인 등척주뒤굽음을 나타내는 사람의 경우에 있어, 체중은 목뼈의 작은 폄 토크와 등뼈의 작은 굽힘 토크를 유발한다. 체중에 의해 사용된 외적인 모멘트팔은 빨간색 점선으로 보여주고 있다. (B) 중간 정도의 등과다척주뒤굽음증을 나타내는 사람의 경우에 있어, 체중은 중간 정도의 목뼈와 등뼈 굽힘 토크를 발생시킨다(*EMA′*: 중간등뼈에서의 외적인 모멘트팔, *EMA*: 중간목뼈에서의 외적인 모멘트팔, *IMA*: 몸통 폄근육 힘을 위한 내적인 모멘트팔). (C) 심각한 등과다척주뒤굽음증을 나타내는 사람의 경우에 있어, 체중은 목뼈의 작은 폄 토크와 등뼈의 큰 굽힘 토크를 유발한다. 뼈대 모형은 실제 서 있는 사람들의 가쪽 방사선촬영술에 근거한 것이다.

(계속)

# 부가적인 임상 연관성

## 임상 연관성 9.2

*척주옆굽음증과 과다척주뒤굽음증: 등뼈가 연루된 구조적 변형의 전형적인 예* (계속)

수 없게 될 것이다.[230] 시간이 지남에 따라, 압박력은 척추뼈몸통 앞쪽의 과도한 쐐기화를 초래할 수 있으며, 이로 인해 과다척주뒤굽음증으로의 느린 붕괴가 더욱 두드러질 수 있다.

게다가 상당한 원반퇴행과 속질핵의 탈수가 있다면, 과다척주뒤굽음 자세는 원반의 앞면을 좀 더 압박할 수 있다.[227] 이 시점에서 병리적 변형 과정이 시작된다(그림 9.78B). 굽힘이 증가된 자세에서는 체중의 힘선을 보다 더 앞쪽으로 이동시켜, 외적인 모멘트팔(EMA′)의 길이와 굽힘된 척주뒤굽음자세의 크기를 증가시키게 된다. 결과적으로, 등영역과 목영역 모두에 중간 정도의 굽힘 토크가 가해질 수 있다(그림 9.78B). 이러한 상황에서는 몸통, 목, 그리고 머리의 똑바른 자세를 유지하기 위해 폄근육과 뒤쪽 인대에서의 증가된 장력을 요구하게 된다. 척추뼈몸통사이관절을 통과해 지나가는 증가된 힘은 뼈증식의 형성과 함께 척추뼈몸통에서의 압박골절을 유발할 수 있다. 이러한 시점에서, 악순환이 확립된다.

과다척주뒤굽음증을 보이는 등뼈의 척추뼈 사이에서 나타나는 압박력의 크기는 놀랄 정도로 커질 수 있다. 그림 9.78B의 자세와 관련된 압박력의 크기는 시상면 내에서의 정적평형 조건인 "체중(BW)의 힘 곱하기 외적인 모멘트팔(EMA′)은 근육의 힘 곱하기 내적인 모멘트팔(IMA)과 같다"라는 가정에 의해 추정될 수 있다. EMA′가 IMA 길이의 약 2배라 가정하면, 시상면에서의 돌림평형을 위해 근육의 힘은 체중의 2배가 필요하다. 체중이 180 lb (1 lb = 4.448 N)인 사람에 있어, 체중의 약 60% (108 lb)가 중간등뼈영역의 위에 위치한다고 가정하자. 굽힘된 자세를 유지하기 위해서는 약 216 lb (2 × 108 lb)의 폄근육 힘이 요구된다. 위에 놓인 체중을 고려할 때, 약 324 lb의 전체 압박력(216 lb의 근육 힘과 108 lb의 체중을 더한 값)이 중간등뼈의 척추뼈몸통사이관절에 주어지게 된다. 그림 9.78A에 나타난 이상적인 자세에 이와 동일한 생체역학적 계산을 적용하면, 척추뼈몸통사이관절에 주어지는 전체 압박력은 50%로 *감소*된다. 이러한 압박력의 감소는 이상적인 자세에서의 외적인 모멘트팔이 IMA 길이의 절반이라는 것에 근거한 것이다. 이런 단순한 수학적 모형은 절대적으로 정확하지는 않고 움직임의 동적인 측면도 고려하지 않지만, 자세가 척추뼈몸통사이관절에 가해지는 힘에 얼마나 큰 영향을 미칠 수 있는지를 강조한다.[108]

그림 9.78B의 등뼈 자세는 극단적인 경우 그림 9.78C로 진행될 수 있다. 그림에서 보여주고 있는 것과 같이, 체중에 의한 힘선은 위쪽 목뼈에서의 작은 폄 토크와 등뼈에서의 큰 굽힘 토크를 발생시킨다. 등뼈의 큰 척주뒤굽음에도 불구하고, 이 사람은 자신의 위쪽 머리목영역을 폄시킴으로써 충분히 수평적 시야 응시를 유지할 수 있다. 그러나 그림 9.78C에서 중요한 점은 심각한 등뼈의 과다척주뒤굽음증을 초래할 수 있는 큰 외적인 굽힘 토크의 생체역학적 영향을 이해해야 한다는 것이다. 이런 심각한 과다척주뒤굽음증은 삶의 질에 부정적인 영향을 미치고, 폐의 들숨(inspiration)과 폐활량을 감소시키며, 균형감각의 저하로 낙상의 위험을 증가시키는 것으로 밝혀졌다.[53,139] 과다척주뒤굽음증은 다발성 압박골절의 계속된 병력, 치료되지 않은 골다공증, 진행성 퇴행성원반질환, 그리고 몸통 폄근육의 약화로 인해 더욱 진행될 수도 있다.[186] 근육약화는 활동 감소뿐만 아니라 과신장된 몸통 폄근육에서의 길이–장력관계의 변경으로 인해 발생할 수 있다.[33,200]

과도한 등척주뒤굽음의 치료는 변형의 심각성, 나이, 그리고 건강상태에 크게 좌우된다. 치료적 선택으로는 골다공증을 감소시키기 위한 약물, 수술, 그리고 물리치료가 있으며, 물리치료에는 운동, 자세교육, 테이핑, 보조기, 그리고 가능하다면 균형훈련이 포함된다.[33,139]

## 참고문헌


1. Abe Y, Akeda K, An HS, et al.: Proinflammatory cytokines stimulate the expression of nerve growth factor by human intervertebral disc cells, *Spine* 32:635–642, 2007.
2. Adams MA, Hutton WC, Stott JR: The resistance to flexion of the lumbar intervertebral joint, *Spine* 5:245–253, 1980.
3. Adams MA, Roughley PJ: What is intervertebral disc degeneration, and what causes it? *Spine* 31:2151–2161, 2006.
4. Alexander LA, Hancock E, Agouris I, et al.: The response of the nucleus pulposus of the lumbar intervertebral discs to functionally loaded positions, *Spine* 32:1508–1512, 2007.
5. An HS, Anderson PA, Haughton VM, et al.: Introduction: disc degeneration: summary, *Spine* 29:2677–2678, 2004.
6. An HS, Masuda K: Relevance of in vitro and in vivo models for intervertebral disc degeneration, *J Bone Joint Surg Am* 88(Suppl 2):88–94, 2006.
7. Andersson GB, Ortengren R, Nachemson A: Intradiskal pressure, intra-abdominal pressure and myoelectric back muscle activity related to posture and loading, *Clin Orthop Relat Res* 129:156–164, 1977.
8. Anderst WJ, Donaldson III WF, Lee JY, et al.: In vivo cervical facet joint capsule deformation during flexion-extension, *Spine* 39(8):E514–E520, 2014.
9. Andias R, Silva AG: A systematic review with meta-analysis on functional changes associated with neck pain in adolescents, *Muscoskel Care* 17(1):23–36, 2019.
10. Ansaripour H, Ferguson SJ, Flohr M: In vitro biomechanics of the cervical spine: a systematic review, *J Biomech Eng* 144(10), 2022.
11. Aono K, Kobayashi T, Jimbo S, et al.: Radiographic analysis of newly developed degenerative spondylolisthesis in a mean twelve-year prospective study, *Spine* 35(8):887–891, 2010.
12. Arshad R, Pan F, Reitmaier S, et al.: Effect of age and sex on lumbar lordosis and the range of motion. A systematic review and meta-Analysis, *J Biomech* 82:1–19, 2019.
13. Awad JN, Moskovich R: Lumbar disc herniations: surgical versus nonsurgical treatment, *Clin Orthop Relat Res* 443:183–197, 2006.
14. Ayturk UM, Garcia JJ, Puttlitz CM: The micromechanical role of the annulus fibrosus components under physiological loading of the lumbar spine, *J Biomech Eng* 132(6):061007, 2010.
15. Baldoni M, Gu W: Effect of fixed charge density on water content of ivd during bed rest: a numerical analysis, *Med Eng Phys* 70:72–77, 2019.
16. Barker PJ, Hapuarachchi KS, Ross JA, et al.: Anatomy and biomechanics of gluteus maximus and the thoracolumbar fascia at the sacroiliac joint, *Clin Anat* 27(2):234–240, 2014.
17. Bashkuev M, Reitmaier S, Schmidt H: Relationship between intervertebral disc and facet joint degeneration: a probabilistic finite element model study, *J Biomech* 102:109518, 2020.
18. Battie MC, Videman T: Lumbar disc degeneration: epidemiology and genetics, *J Bone Joint Surg Am* 88(Suppl 2):3–9, 2006.
19. Beales DJ, O'Sullivan PB, Briffa NK: The effects of manual pelvic compression on trunk motor control during an active straight leg raise in chronic pelvic girdle pain subjects, *Man Ther* 15(2):190–199, 2010.
20. Beattie PF: Current understanding of lumbar intervertebral disc degeneration: a review with emphasis upon etiology, pathophysiology, and lumbar magnetic resonance imaging findings, *J Orthop Sports Phys Ther* 38:329–340, 2008.
21. Beattie PF, Brooks WM, Rothstein JM, et al.: Effect of lordosis on the position of the nucleus pulposus in supine subjects. A study using magnetic resonance imaging, *Spine* 19:2096–2102, 1994.
22. Beattie PF, Butts R, Donley JW, et al.: The within-session change in low back pain intensity following spinal manipulative therapy is related to differences in diffusion of water in the intervertebral discs of the upper lumbar spine and L5-S1, *J Orthop Sports Phys Ther* 44(1):19–29, 2014.
23. Bell JA, Stigant M: Development of a fibre optic goniometer system to measure lumbar and hip movement to detect activities and their lumbar postures, *J Med Eng Technol* 31:361–366, 2007.
24. Bergman GJ, Knoester B, Assink N, et al.: Variation in the cervical range of motion over time measured by the "flock of birds" electromagnetic tracking system, *Spine* 30:650–654, 2005.
25. Bermel EA, Barocas VH, Ellingson AM: The role of the facet capsular ligament in providing spinal stability, *Comput Methods Biomech Biomed Engin* 21(13):712–721, 2018.
26. Berry DB, Hernandez A, Onodera K, et al.: Lumbar spine angles and intervertebral disc characteristics with end-range positions in three planes of motion in healthy people using upright MRI, *J Biomech* 89:95–104, 2019.
27. Black KM, McClure P, Polansky M: The influence of different sitting positions on cervical and lumbar posture, *Spine* 21:65–70, 1996.
28. Bogduk N: *Clinical and radiological anatomy of the lumbar spine*, ed 5, New York, 2012, Churchill Livingstone.
29. Bogduk N, Mercer S: Biomechanics of the cervical spine. I: normal kinematics, *Clin Biomech (Bristol, Avon)* 15:633–648, 2000.
30. Boos N, Weissbach S, Rohrbach H, et al.: Classification of age-related changes in lumbar intervertebral discs: 2002 Volvo Award in basic science, *Spine* 27:2631–2644, 2002.
31. Borenstein DG, O'Mara Jr JW, Boden SD, et al.: The value of magnetic resonance imaging of the lumbar spine to predict low-back pain in asymptomatic subjects: a seven-year follow-up study, *J Bone Joint Surg Am* 83:1306–1311, 2001.
32. Brasiliense LB, Lazaro BC, Reyes PM, et al.: Biomechanical contribution of the rib cage to thoracic stability, *Spine* 36(26):E1686–E1693, 2011.
33. Briggs AM, van Dieën JH, Wrigley TV, et al.: Thoracic kyphosis affects spinal loads and trunk muscle force, *Phys Ther* 87:595–607, 2007.
34. Brisby H: Pathology and possible mechanisms of nervous system response to disc degeneration, *J Bone Joint Surg Am* 88(Suppl 2):68–71, 2006.
35. Browder DA, Childs JD, Cleland JA, et al.: Effectiveness of an extension-oriented treatment approach in a subgroup of subjects with low back pain: a randomized clinical trial, *Phys Ther* 87:1608–1618, 2007.
36. Busscher I, van Dieen JH, van der Veen AJ, et al.: The effects of creep and recovery on the in vitro biomechanical characteristics of human multi-level thoracolumbar spinal segments, *Clin Biomech (Bristol, Avon)* 26(5):438–444, 2011.
37. Calguneri M, Bird HA, Wright V: Changes in joint laxity occurring during pregnancy, *Ann Rheum Dis* 41:126–128, 1982.
38. Castanharo R, Duarte M, McGill S: Corrective sitting strategies: an examination of muscle activity and spine loading, *J Electromyogr Kinesiol* 24(1):114–119, 2014.
39. Cattrysse E, Barbero M, Kool P, et al.: 3D morphometry of the transverse and alar ligaments in the occipito-atlanto-axial complex: an in vitro analysis, *Clin Anat* 20:892–898, 2007.
40. Chancey VC, Ottaviano D, Myers BS, et al.: A kinematic and anthropometric study of the upper cervical spine and the occipital condyles, *J Biomech* 40:1953–1959, 2007.
41. Chelberg MK, Banks GM, Geiger DF, et al.: Identification of heterogeneous cell populations in normal human intervertebral disc, *J Anat* 186:43–53, 1995.
42. Chen C, Lu Y, Kallakuri S, et al.: Distribution of A-delta and C-fiber receptors in the cervical facet joint capsule and their response to stretch, *J Bone Joint Surg Am* 88:1807–1816, 2006.
43. Choi G, Raiturker PP, Kim MJ, et al.: The effect of early isolated lumbar extension exercise program for patients with herniated disc undergoing lumbar discectomy, *Neurosurgery* 57:764–772, 2005.
44. Cholewicki J, Breen A, Popovich Jr JM, et al.: Can biomechanics research lead to more effective treatment of low back pain? A point-counterpoint debate, *J Orthop Sports Phys Ther* 49(6):425–436, 2019.
45. Choufani E, Jouve JL, Pomero V, et al.: Lumbosacral lordosis in fetal spine: genetic or mechanic parameter, *Eur Spine J* 18(9):1342–1348, 2009.
46. Cobian DG, Daehn NS, Anderson PA, et al.: Active cervical and lumbar range of motion during performance of activities of daily living in healthy young adults, *Spine* 38(20):1754–1763, 2013.
47. Cook C, Hegedus E, Showalter C, et al.: Coupling behavior of the cervical spine: a systematic review of the literature, *J Manip Physiol Ther* 29:570–575, 2006.
48. Cook C, Showalter C: A survey on the importance of lumbar coupling biomechanics in physiotherapy practice, *Man Ther* 9:164–172, 2004.
49. Coonrad RW, Murrell GA, Motley G, et al.: A logical coronal pattern classification of 2,000 consecutive idiopathic scoliosis cases based on the scoliosis research society-defined apical vertebra, *Spine* 23:1380–1391, 1998.
50. Coppes MH, Marani E, Thomeer RT, et al.: Innervation of "painful" lumbar discs, *Spine* 22:2342–2349, 1997.
51. Craig BN, Congleton JJ, Beier E, et al.: Occupational risk factors and back injury, *Int J Occup Saf Ergon* 19(3):335–345, 2013.
52. Crisco III JJ, Panjabi MM, Dvorak J: A model of the alar ligaments of the upper cervical spine in axial rotation, *J Biomech* 24:607–614, 1991.
53. Culham EG, Jimenez HA, King CE: Thoracic kyphosis, rib mobility, and lung volumes in normal women and women with osteoporosis, *Spine* 19:1250–1255, 1994.
54. Cyron BM, Hutton WC: Articular tropism and stability of the lumbar spine, *Spine* 5:168–172, 1980.
55. Cyron BM, Hutton WC: The tensile strength of the capsular ligaments of the apophyseal joints, *J Anat* 132(Pt 1):145–150, 1981.
56. Damen L, Buyruk HM, Guler-Uysal F, et al.: Pelvic pain during pregnancy is associated with asymmetric laxity of the sacroiliac joints, *Acta Obstet Gynecol Scand* 80(11):1019–1024, 2001.
57. Damen L, Spoor CW, Snijders CJ, et al.: Does a pelvic belt influence sacroiliac joint laxity? *Clin Biomech (Bristol, Avon)* 17(7):495–498, 2002.
58. Damm P, Reitmaier S, Hahn S, et al.: In vivo hip and lumbar spine implant loads during activities in forward bent postures, *J Biomech* 102:109517, 2020.
59. Danielsson AJ, Hasserius R, Ohlin A, et al.: A prospective study of brace treatment versus observation alone in adolescent idiopathic scoliosis: a follow-up mean of 16 years after maturity, *Spine* 32:2198–2207, 2007.
60. Dar G, Peleg S, Masharawi Y, et al.: Sacroiliac joint bridging: demographical and anatomical aspects, *Spine* 30:E429–E432, 2005.
61. De Carvalho DE, Soave D, Ross K, et al.: Lumbar spine and pelvic posture between standing and sitting: a radiologic investigation including reliability and repeatability of the lumbar lordosis measure, *J Manip Physiol Ther* 33(1):48–55, 2010.

62. Deering RE, Senefeld J, Pashibin T, et al.: Fatigability of the lumbopelvic stabilizing muscles in women 8 and 26 weeks postpartum, *J Womens Health Phys Therap* 42(3):128–138, 2018.
63. Del Pozo-Cruz B, Adsuar JC, Parraca J, et al.: A web-based intervention to improve and prevent low back pain among office workers: a randomized controlled trial. [Reprint in *Arch Prev Riesgos Labor* 16(3):138, 2013; PMID: 23930271], *J Orthop Sports Phys Ther* 42(10):831–841, 2012.
64. Desmoulin GT, Pradhan V, Milner TE: Mechanical aspects of intervertebral disc injury and implications on biomechanics, *Spine* 45(8):E457–E464, 2020.
65. Dolan LA, Weinstein SL: Surgical rates after observation and bracing for adolescent idiopathic scoliosis: an evidence-based review, *Spine* 32:S91–S100, 2007.
66. Drake JD, Aultman CD, McGill SM, et al.: The influence of static axial torque in combined loading on intervertebral joint failure mechanics using a porcine model, *Clin Biomech (Bristol, Avon)* 20(10):1038–1045, 2005.
67. Dreimann M, Hoffmann M, Kossow K, et al.: Scoliosis and chest cage deformity measures predicting impairments in pulmonary function: a cross-sectional study of 492 patients with scoliosis to improve the early identification of patients at risk, *Spine* 39(24):2024–2033, 2014.
68. Dvorak J, Panjabi MM, Novotny JE, et al.: In vivo flexion/extension of the normal cervical spine, *J Orthop Res* 9:828–834, 1991.
69. Dvorak J, Schneider E, Saldinger P, et al.: Biomechanics of the craniocervical region: the alar and transverse ligaments, *J Orthop Res* 6:452–461, 1988.
70. Edmondston SJ, Henne SE, Loh W, et al.: Influence of cranio-cervical posture on three-dimensional motion of the cervical spine, *Man Ther* 10:44–51, 2005.
71. Edmondston SJ, Waller R, Vallin P, et al.: Thoracic spine extension mobility in young adults: influence of subject position and spinal curvature, *J Orthop Sports Phys Ther* 41(4):266–273, 2011.
72. Egund N, Olsson TH, Schmid H, et al.: Movements in the sacroiliac joints demonstrated with roentgen stereophotogrammetry, *Acta Radiol Diagn (Stockh)* 19:833–846, 1978.
73. Eichenseer PH, Sybert DR, Cotton JR: A finite element analysis of sacroiliac joint ligaments in response to different loading conditions, *Spine* 36(22):E1446–E1452, 2011.
74. Elizagaray-Garcia I, Beltran-Alacreu H, Angulo-Díaz S, et al.: Chronic primary headache subjects have greater forward head posture than asymptomatic and episodic primary headache sufferers: systematic review and meta-analysis, *Pain Med* 21(10):2465–2480, 2020.
75. Eno JJ, Boone CR, Bellino MJ, et al.: The prevalence of sacroiliac joint degeneration in asymptomatic adults, *J Bone Joint Surg Am* 97(11):932–936, 2015.
76. Esola MA, McClure PW, Fitzgerald GK, et al.: Analysis of lumbar spine and hip motion during forward bending in subjects with and without a history of low back pain, *Spine* 21:71–78, 1996.
77. Fan Y, Ren Q, To MKT, et al.: Effectiveness of scoliosis-specific exercises for alleviating adolescent idiopathic scoliosis: a systematic review, *BMC Musculoskelet Disord* 21(1):495, 2020.
78. Farfan HF, Huberdeau RM, Dubow HI: Lumbar intervertebral disc degeneration: the influence of geometrical features on the pattern of disc degeneration—a post mortem study, *J Bone Joint Surg Am* 54:492–510, 1972.
79. Farley FA, Li Y, Jong N, et al.: Congenital scoliosis SRS-22 outcomes in children treated with observation, surgery, and VEPTR, *Spine* 39(22):1868, 2014.
80. Farshad M, Kutschke L, Laux CJ, et al.: Extreme long-term outcome of operatively versus conservatively treated patients with adolescent idiopathic scoliosis, *Eur Spine J* 29(8):2084–2090, 2020.
81. Fazey PJ, Song S, Mønsås S, et al.: An MRI investigation of intervertebral disc deformation in response to torsion, *Clin Biomech (Bristol, Avon)* 21:538–542, 2006.
82. Fazey PJ, Song S, Price RI, et al.: Nucleus pulposus deformation in response to rotation at L1-2 and L4-5, *Clin Biomech (Bristol, Avon)* 28(5):586–589, 2013.
83. Fazey PJ, Takasaki H, Singer KP: Nucleus pulposus deformation in response to lumbar spine lateral flexion: an in vivo MRI investigation, *Eur Spine J* 19(7):1115–1120, 2010.
84. Fearing BV, Hernandez PA, Setton LA, et al.: Mechanotransduction and cell biomechanics of the intervertebral disc, *JOR Spine* 1(3), 2018.
85. Feng H, Danfelter M, Strømqvist B, et al.: Extracellular matrix in disc degeneration, *J Bone Joint Surg Am* 88(Suppl 2):25–29, 2006.
86. Fennell AJ, Jones AP, Hukins DW: Migration of the nucleus pulposus within the intervertebral disc during flexion and extension of the spine, *Spine* 21:2753–2757, 1996.
87. Filipec M, Matijevic R: Expert advice about therapeutic exercise during pregnancy reduces the symptoms of sacroiliac dysfunction, *J Perinat Med* 48(6):559–565, 2020.
88. Fritz JM, Thackeray A, Brennan GP, et al.: Exercise only, exercise with mechanical traction, or exercise with over-door traction for patients with cervical radiculopathy, with or without consideration of status on a previously described subgrouping rule: a randomized clinical trial, *J Orthop Sports Phys Ther* 44(2):45–57, 2014.
89. Fujii R, Sakaura H, Mukai Y, et al.: Kinematics of the lumbar spine in trunk rotation: in vivo three-dimensional analysis using magnetic resonance imaging, *Eur Spine J* 16(11):1867–1874, 2007.
90. Fujimori T, Iwasaki M, Nagamoto Y, et al.: Kinematics of the thoracic spine in trunk rotation: in vivo 3-dimensional analysis, *Spine* 37(21):E1318–E1328, 2012.
91. Fujiwara A, Tamai K, Yoshida H, et al.: Anatomy of the iliolumbar ligament, *Clin Orthop Relat Res* 380:167–172, 2000.
92. Garcia AN, Costa LC, da Silva TM, et al.: Effectiveness of back school versus McKenzie exercises in patients with chronic nonspecific low back pain: a randomized controlled trial, *Phys Ther* 93(6):729–747, 2013.
93. George SZ, Fritz JM, Silfies SP, et al.: Interventions for the management of acute and chronic low back pain: Revision 2021, *J Orthop Sports Phys Ther* 51(11):CPG1–CPG60, 2021.
94. Ghezelbash F, Schmidt H, Shirazi-Adl A, et al.: Internal load-sharing in the human passive lumbar spine: review of in vitro and finite element model studies, *J Biomech* 102:109441, 2020.
95. Giles LG, Taylor JR: Human zygapophyseal joint capsule and synovial fold innervation, *Br J Rheumatol* 26:93–98, 1987.
96. Global regional: , and national incidence, prevalence, and years lived with disability for 310 diseases and injuries, 1990-2015: a systematic analysis for the global burden of disease study 2015, *Lancet* 388(10053):1545–1602, 2016.
97. Grobler LJ, Robertson PA, Novotny JE, et al.: Etiology of spondylolisthesis. Assessment of the role played by lumbar facet joint morphology, *Spine* 18:80–91, 1993.
98. Grunhagen T, Wilde G, Soukane DM, et al.: Nutrient supply and intervertebral disc metabolism, *J Bone Joint Surg Am* 88(Suppl 2):30–35, 2006.
99. Guo R, Zhou C, Wang C, et al.: In vivo primary and coupled segmental motions of the healthy female head-neck complex during dynamic head axial rotation, *J Biomech* 123:110513, 2021.
100. Ha TH, Saber-Sheikh K, Moore AP, et al.: Measurement of lumbar spine range of movement and coupled motion using inertial sensors—a protocol validity study, *Man Ther* 18(1):87–91, 2013.
101. Haddox AG, Hausselle J, Azoug A: Changes in segmental mass and inertia during pregnancy: a musculoskeletal model of the pregnant woman, *Gait Posture* 76:389–395, 2020.
102. Haefeli M, Kalberer F, Saegesser D, et al.: The course of macroscopic degeneration in the human lumbar intervertebral disc, *Spine* 31:1522–1531, 2006.
103. Hammer N, Höch A, Klima S, et al.: Effects of cutting the sacrospinous and sacrotuberous ligaments, *Clin Anat* 32(2):231–237, 2019.
104. Hancock MJ, Maher CG, Latimer J, et al.: Systematic review of tests to identify the disc, SIJ or facet joint as the source of low back pain, *Eur Spine J* 16(10):1539–1550, 2007.
105. Hangai M, Kaneoka K, Kuno S, et al.: Factors associated with lumbar intervertebral disc degeneration in the elderly, *Spine J* 8:732–740, 2008.
106. Harris-Hayes M, Sahrmann SA, Van Dillen LR: Relationship between the hip and low back pain in athletes who participate in rotation-related sports [Review, 66 refs], *J Sport Rehabil* 18(1):60–75, 2009.
107. Harrison DD, Janik TJ, Troyanovich SJ, et al.: Comparisons of lordotic cervical spine curvatures to a theoretical ideal model of the static sagittal cervical spine, *Spine* 21:667–675, 1996.
108. Harrison DE, Colloca CJ, Harrison DD, et al.: Anterior thoracic posture increases thoracolumbar disc loading, *Eur Spine J* 14:234–242, 2005.
109. Hartman J: Anatomy and clinical significance of the uncinate process and uncovertebral joint: a comprehensive review [Review], *Clin Anat* 27(3):431–440, 2014.
110. Hartvigsen J, Hancock MJ, Kongsted A, et al.: What low back pain is and why we need to pay attention, *Lancet* 391(10137):2356–2367, 2018.
111. Hayashi K, Yabuki T: Origin of the uncus and of Luschka's joint in the cervical spine, *J Bone Joint Surg Am* 67:788–791, 1985.
112. Hayden AM, Hayes AM, Brechbuhler JL, et al.: The effect of pelvic motion on spinopelvic parameters, *Spine J* 18(1):173–178, 2018.
113. Henry SM, Fritz JM, Trombley AR, et al.: Reliability of a treatment-based classification system for subgrouping people with low back pain, *J Orthop Sports Phys Ther* 42(9):797–805, 2012.
114. Heuer F, Schmidt H, Klezl Z, et al.: Stepwise reduction of functional spinal structures increase range of motion and change lordosis angle, *J Biomech* 40:271–280, 2007.
115. Hidalgo-García C, Lorente AI, Lucha-López O, et al.: The effect of alar ligament transection on the rotation stress test: a cadaveric Study, *Clin Biomech (Bristol, Avon)* 80:105185, 2020.
116. Hill JC, Whitehurst DG, Lewis M, et al.: Comparison of stratified primary care management for low back pain with current best practice (Start Back): a randomised controlled trial, *Lancet* 378(9802):1560–1571, 2011.
117. Hiyama A, Sakai D, Mochida J: Cell signaling pathways related to pain receptors in the degenerated disk, *Global Spine J* 3(3):165–174, 2013.
118. Hodges PW: Hybrid approach to treatment tailoring for low back pain: a proposed model of care, *J Orthop Sports Phys Ther* 49(6):453–463, 2019.
119. Hodges PW, Cholewicki J, Popovich Jr JM, et al.: Building a collaborative model of sacroiliac joint dysfunction and pelvic girdle pain to understand the diverse perspectives of experts, *PM&R* 11(Suppl 1):S11–S23, 2019.
120. Holmes A, Han ZH, Dang GT, et al.: Changes in cervical canal spinal volume during in vitro flexion-

extension, *Spine* 21:1313–1319, 1996.

121. Howarth SJ, Gallagher KM, Callaghan JP: Postural influence on the neutral zone of the porcine cervical spine under anterior-posterior shear load, *Med Eng Phys* 35(7):910–918, 2013.
122. Hukins DW, Kirby MC, Sikoryn TA, et al.: Comparison of structure, mechanical properties, and functions of lumbar spinal ligaments, *Spine* 15:787–795, 1990.
123. Iatridis JC, MaClean JJ, Roughley PJ, et al.: Effects of mechanical loading on intervertebral disc metabolism in vivo, *J Bone Joint Surg Am* 88(Suppl 2):41–46, 2006.
124. Ike H, Dorr LD, Trasolini N, et al.: Spine-Pelvis-Hip relationship in the functioning of a total hip replacement, *J Bone Joint Surg Am* 100(18):1606–1615, 2018.
125. Inufusa A, An HS, Lim TH, et al.: Anatomic changes of the spinal canal and intervertebral foramen associated with flexion-extension movement, *Spine* 21:2412–2420, 1996.
126. Ishii T, Mukai Y, Hosono N, et al.: Kinematics of the cervical spine in lateral bending: in vivo three-dimensional analysis, *Spine* 31:155–160, 2006.
127. Ishii T, Mukai Y, Hosono N, et al.: Kinematics of the subaxial cervical spine in rotation in vivo three-dimensional analysis, *Spine* 29:2826–2831, 2004.
128. Izzo R, Guarnieri G, Guglielmi G, et al.: Biomechanics of the spine. Part I: spinal stability [Review], *Eur J Radiol* 82(1):118–126, 2013.
129. Jaumard NV, Bauman JA, Weisshaar CL, et al.: Contact pressure in the facet joint during sagittal bending of the cadaveric cervical spine, *J Biomech Eng* 133(7):071004, 2011.
130. Jaumard NV, Welch WC, Winkelstein BA: Spinal facet joint biomechanics and mechanotransduction in normal, injury and degenerative conditions [Review], *J Biomech Eng* 133(7):071010, 2011.
131. Jenkins JP, Hickey DS, Zhu XP, et al.: MR imaging of the intervertebral disc: a quantitative study, *Br J Radiol* 58:705–709, 1985.
132. Jensen MC, Brant-Zawadzki MN, Obuchowski N, et al.: Magnetic resonance imaging of the lumbar spine in people without back pain, *N Engl J Med* 331:69–73, 1994.
133. John JD, Saravana Kumar G, Yoganandan N: Cervical spine morphology and ligament property variations: a finite element study of their influence on sagittal bending characteristics, *J Biomech* 85:18–26, 2019.
134. Johnson WE, Evans H, Menage J, et al.: Immunohistochemical detection of Schwann cells in innervated and vascularized human intervertebral discs, *Spine* 26:2550–2557, 2001.
135. Jonas R, Demmelmaier R, Wilke HJ: Influences of functional structures on the kinematic behavior of the cervical spine, *Spine J* 20(12):2014–2024, 2020.
136. Kalmanson OA, Khayatzadeh S, Germanwala A, et al.: Anatomic considerations in headaches associated with cervical sagittal imbalance: a cadaveric biomechanical study, *J Clin Neurosci* 65:140–144, 2019.
137. Karakida O, Ueda H, Ueda M, et al.: Diurnal T2 value changes in the lumbar intervertebral discs, *Clin Radiol* 58:389–392, 2003.
138. Karam M, Bizdikian AJ, Khalil N, et al.: Alterations of 3D acetabular and lower limb parameters in adolescent idiopathic scoliosis, *Eur Spine J* 29(8):2010–2017, 2020.
139. Katzman WB, Wanek L, Shepherd JA, et al.: Age-related hyperkyphosis: its causes, consequences, and management [Review, 63 refs], *J Orthop Sports Phys Ther* 40(6):352–360, 2010.
140. Keller TS, Spengler DM, Hansson TH: Mechanical behavior of the human lumbar spine. I: creep analysis during static compressive loading, *J Orthop Res* 5:467–478, 1987.
141. Kiapour A, Abdelgawad AA, Goel VK, et al.: Relationship between limb length discrepancy and load distribution across the sacroiliac joint—a finite element study, *J Orthop Res* 30(10):1577–1580, 2012.
142. Kim MH, Yi CH, Kwon OY, et al.: Comparison of lumbopelvic rhythm and flexion-relaxation response between 2 different low back pain subtypes, *Spine* 38(15):1260–1267, 2013.
143. Kim SW, Kim TH, Bok DH, et al.: Analysis of cervical spine alignment in currently asymptomatic individuals: prevalence of kyphotic posture and its relationship with other spinopelvic parameters, *Spine J* 18(5):797–810, 2018.
144. Kissling RO, Jacob HA: The mobility of the sacroiliac joint in healthy subjects, *Bull Hosp Jt Dis* 54:158–164, 1996.
145. Kitagawa T, Fujiwara A, Kobayashi N, et al.: Morphologic changes in the cervical neural foramen due to flexion and extension: in vivo imaging study, *Spine* 29:2821–2825, 2004.
146. Kondratek M, Krauss J, Stiller C, et al.: Normative values for active lumbar range of motion in children, *Pediatr Phys Ther* 19:236–244, 2007.
147. Korovessis PG, Stamatakis MV, Baikousis AG: Reciprocal angulation of vertebral bodies in the sagittal plane in an asymptomatic Greek population, *Spine* 23:700–704, 1998.
148. Kranenburg HAR, Tyer R, Schmitt M, et al.: Effects of head and neck positions on blood flow in the vertebral, internal carotid, and intracranial arteries: a systematic review, *J Orthop Sports Phys Ther* 49(10):688–697, 2019.
149. Krismer M, Haid C, Rabl W: The contribution of anulus fibers to torque resistance, *Spine* 21:2551–2557, 1996.
150. Kuai S, Guan X, Zhou W, et al.: Continuous lumbar spine rhythms during level walking, stair climbing and trunk flexion in people with and without lumbar disc herniation, *Gait Posture* 63:296–301, 2018.
151. Kuznia AL, Hernandez AK, Lee LU: Adolescent idiopathic scoliosis: common questions and answers, *Am Fam Physician* 101(1):19–23, 2020.
152. Lam OT, Strenger DM, Chan-Fee M, et al.: Effectiveness of the Mckenzie method of mechanical diagnosis and therapy for treating low back pain: literature review with meta-analysis, *J Orthop Sports Phys Ther* 48(6):476–490, 2018.
153. Laslett M, Aprill CN, McDonald B, et al.: Diagnosis of sacroiliac joint pain: validity of individual provocation tests and composites of tests, *Man Ther* 10:207–218, 2005.
154. Lee TH, Liu TY: Postural and muscular responses while viewing different heights of screen, *Int J Occup Saf Ergon* 19(2):251–258, 2013.
155. Legaspi O, Edmond SL: Does the evidence support the existence of lumbar spine coupled motion? A critical review of the literature, *J Orthop Sports Phys Ther* 37:169–178, 2007.
156. Liebsch C, Graf N, Wilke HJ: The effect of follower load on the intersegmental coupled motion characteristics of the human thoracic spine: an in vitro study using entire rib cage specimens, *J Biomech* 78:36–44, 2018.
157. Liebsch C, Graf N, Wilke HJ: In vitro analysis of kinematics and elastostatics of the human rib cage during thoracic spinal movement for the validation of numerical models, *J Biomech* 94:147–157, 2019.
158. Liebsch C, Graf N, Appelt K, et al.: The rib cage stabilizes the human thoracic spine: an in vitro study using stepwise reduction of rib cage structures, *PLoS One* 12(6):e0178733, 2017.
159. Liew BXW, Ford JJ, Scutari M, et al.: How does individualised physiotherapy work for people with low back pain? A bayesian network analysis using randomised controlled trial data, *PLoS One* 16(10):e0258515, 2021.
160. Li JQ, Kwong WH, Chan YL, et al.: Comparison of in vivo intradiscal pressure between sitting and standing in human lumbar spine: a systematic review and meta-analysis, *Life (Basel)* 12(3), 2022.
161. Li W, Wang S, Xia Q, et al.: Lumbar facet joint motion in patients with degenerative disc disease at affected and adjacent levels: an in vivo biomechanical study, *Spine* 36(10):E629–E637, 2011.
162. Liu D, Yang Y, Yu X, et al.: Effects of specific exercise therapy on adolescent patients with idiopathic scoliosis: a prospective controlled cohort Study, *Spine (Phila Pa 1976)* 45(15):1039–1046, 2020.
163. Liu T, El-Rich M: Effects of nucleus pulposus location on spinal loads and joint centers of rotation and reaction during forward flexion: a combined finite element and musculoskeletal study, *J Biomech* 104:109740, 2020.
164. Liu T, Khalaf K, Adeeb S, et al.: Effects of lumbo-pelvic rhythm on trunk muscle forces and disc loads during forward flexion: a combined musculoskeletal and finite element simulation study, *J Biomech* 82:116–123, 2019.
165. Lonner BS, Newton P, Betz R, et al.: Operative management of Scheuermann's kyphosis in 78 patients: radiographic outcomes, complications, and technique, *Spine* 32:2644–2652, 2007.
166. Lonstein JE: Scoliosis: surgical versus nonsurgical treatment, *Clin Orthop Relat Res* 443:248–259, 2006.
167. Lonstein JE, Winter RB: The Milwaukee brace for the treatment of adolescent idiopathic scoliosis. A review of one thousand and twenty patients, *J Bone Joint Surg Am* 76:1207–1221, 1994.
168. Lotz JC, Ulrich JA: Innervation, inflammation, and hypermobility may characterize pathologic disc degeneration: review of animal model data, *J Bone Joint Surg Am* 88(Suppl 2):76–82, 2006.
169. Lowe TG, Line BG: Evidence based medicine: analysis of Scheuermann kyphosis, *Spine* 32:S115–S119, 2007.
170. Lu YM, Hutton WC, Gharpuray VM: Do bending, twisting, and diurnal fluid changes in the disc affect the propensity to prolapse? A viscoelastic finite element model, *Spine* 21:2570–2579, 1996.
171. Ludwisiak K, Podgorski M, Biernacka K, et al.: Variation in the morphology of spinous processes in the cervical spine - an objective and parametric assessment based on ct study, *PLoS One [Electronic Resource]* 14(6):e0218885, 2019.
172. Machado LA, de Souza MS, Ferreira PH, et al.: The McKenzie method for low back pain: a systematic review of the literature with a meta-analysis approach, *Spine* 31:E254–E262, 2006.
173. Maeda T, Ueta T, Mori E, et al.: Soft-tissue damage and segmental instability in adult patients with cervical spinal cord injury without major bone injury, *Spine* 37(25):E1560–E1566, 2012.
174. Mahmoud NF, Hassan KA, Abdelmajeed SF, et al.: The relationship between forward head posture and neck pain: a systematic review and meta-analysis, *Curr Rev Musculoskelet Med* 12(4):562–577, 2019.
175. Mannion AF, Knecht K, Balaban G, et al.: A new skin-surface device for measuring the curvature and global and segmental ranges of motion of the spine: reliability of measurements and comparison with data reviewed from the literature, *Eur Spine J* 13:122–136, 2004.
176. Marks M, Petcharaporn M, Betz RR, et al.: Outcomes of surgical treatment in male versus female adolescent idiopathic scoliosis patients, *Spine* 32:544–549, 2007.
177. Masharawi Y, Rothschild B, Dar G, et al.: Facet orientation in the thoracolumbar spine: three-dimensional anatomic and biomechanical analysis, *Spine* 29:1755–1763, 2004.
178. McGrath MC, Zhang M: Lateral branches of dorsal sacral nerve plexus and the long posterior sacroiliac ligament, *Surg Radiol Anat* 27:327–330, 2005.
179. McLean L: The effect of postural correction on muscle activation amplitudes recorded from the cervicobra-

chial region, *J Electromyogr Kinesiol* 15:527–535, 2005.
180. Mekhail N, Saweris Y, Sue Mehanny D, et al.: Diagnosis of sacroiliac joint pain: predictive value of three diagnostic clinical tests, *Pain Pract* 21(2):204–214, 2021.
181. Mellor FE, Thomas PW, Thompson P, et al.: Proportional lumbar spine inter-vertebral motion patterns: a comparison of patients with chronic, non-specific low back pain and healthy controls, *Eur Spine J* 23(10):2059–2067, 2014.
182. Mens JM, Damen L, Snijders CJ, et al.: The mechanical effect of a pelvic belt in patients with pregnancy-related pelvic pain, *Clin Biomech (Bristol, Avon)* 21(2):122–127, 2006.
183. Mercer S, Bogduk N: Intra-articular inclusions of the cervical synovial joints, *Br J Rheumatol* 32:705–710, 1993.
184. Mercer S, Bogduk N: The ligaments and annulus fibrosus of human adult cervical intervertebral discs, *Spine* 24:619–626, 1999.
185. Miele VJ, Panjabi MM, Benzel EC: Anatomy and biomechanics of the spinal column and cord, *Handb Clin Neurol* 109:31–43, 2012.
186. Mika A, Unnithan VB, Mika P: Differences in thoracic kyphosis and in back muscle strength in women with bone loss due to osteoporosis, *Spine* 30:241–246, 2005.
187. Mikkonen P, Leino-Arjas P, Remes J, et al.: Is smoking a risk factor for low back pain in adolescents? A prospective cohort study, *Spine* 33:527–532, 2008.
188. Miller JA, Schmatz C, Schultz AB: Lumbar disc degeneration: correlation with age, sex, and spine level in 600 autopsy specimens, *Spine* 13:173–178, 1988.
189. Monticone M, Ambrosini E, Cazzaniga D, et al.: Active self-correction and task-oriented exercises reduce spinal deformity and improve quality of life in subjects with mild adolescent idiopathic scoliosis. results of a randomised controlled trial, *Eur Spine J* 23(6):1204–1214, 2014.
190. Moore RJ: The vertebral endplate: disc degeneration, disc regeneration, *Eur Spine J* 15(Suppl 3):S333–S337, 2006.
191. Muhle C, Resnick D, Ahn JM, et al.: In vivo changes in the neuroforaminal size at flexion-extension and axial rotation of the cervical spine in healthy persons examined using kinematic magnetic resonance imaging, *Spine* 26:E287–E293, 2001.
192. Nachemson A: Lumbar intradiscal pressure. Experimental studies on post-mortem material, *Acta Orthop Scand Suppl* 43:1–104, 1960.
193. Nachemson A: Some mechanical properties of the third lumbar interlaminar ligament (ligamentum flavum), *J Biomech* 1:211–220, 1968.
194. Nachemson A: The load on lumbar disks in different positions of the body, *Clin Orthop Relat Res* 45:107–122, 1966.
195. Nagamoto Y, Ishii T, Iwasaki M, et al.: Three-dimensional motion of the uncovertebral joint during head rotation, *J Neurosurg Spine* 17(4):327–333, 2012.
196. Nava-Bringas TI, Romero-Fierro LO, Trani-Chagoya YP, et al.: Stabilization exercises versus flexion exercises in degenerative spondylolisthesis: a randomized controlled trial, *Phys Ther* 101(8), 2021.
197. Negrini S, Donzelli S, Aulisa AG, et al.: 2016 SOSORT guidelines: orthopaedic and rehabilitation treatment of idiopathic scoliosis during growth, *Scoliosis Spinal Disord* 13:3, 2018.
198. Negrini A, Vanossi M, Donzelli S, et al.: Spinal coronal and sagittal balance in 584 healthy individuals during growth: normal plumb line values and their correlation with radiographic measurements, *Phys Ther* 99(12):1712–1718, 2019.
199. Nelson JM, Walmsley RP, Stevenson JM: Relative lumbar and pelvic motion during loaded spinal flexion/extension, *Spine* 20:199–204, 1995.
200. Neumann DA, Soderberg GL, Cook TM: Electromyographic analysis of hip abductor musculature in healthy right-handed persons, *Phys Ther* 69:431–440, 1989.
201. Newman JM, Shah NV, Diebo BG, et al.: The top 100 classic papers on adolescent idiopathic scoliosis in the past 25 years: a Bibliometric Analysis of the Orthopaedic Literature, *Spine Deform* 8(1):5–16, 2020.
202. Ng JK, Kippers V, Richardson CA, et al.: Range of motion and lordosis of the lumbar spine: reliability of measurement and normative values, *Spine* 26:53–60, 2001.
203. Niosi CA, Oxland TR: Degenerative mechanics of the lumbar spine, *Spine J* 4:202S–208S, 2004.
204. O'Connell GD, Sen S, Elliott DM: Human annulus fibrosus material properties from biaxial testing and constitutive modeling are altered with degeneration, *Biomech Model Mechanobiol* 11:493–503, 2012.
205. Oda H, Matsuzaki H, Tokuhashi Y, et al.: Degeneration of intervertebral discs due to smoking: experimental assessment in a rat-smoking model, *J Orthop Sci* 9:135–141, 2004.
206. Odeh K, Wu W, Taylor B, et al.: In-Vitro 3d Analysis of sacroiliac joint kinematics: primary and coupled motions, *Spine* 46(8):E467–E473, 2021.
207. Ohman AM, Beckung ER: A pilot study on changes in passive range of motion in the cervical spine, for children aged 0-5 years, *Physiother Theory Pract* 29(6):457–460, 2013.
208. Olson KA: *Manual physical therapy of the spine*, ed 3, St Louis, 2021, Elsevier.
209. Ordway NR, Seymour R, Donelson RG, et al.: Cervical sagittal range-of-motion analysis using three methods. Cervical range-of-motion device, 3D space, and radiography, *Spine* 22:501–508, 1997.
210. Ordway NR, Seymour RJ, Donelson RG, et al.: Cervical flexion, extension, protrusion, and retraction. A radiographic segmental analysis, *Spine* 24:240–247, 1999.
211. Osmotherly PG, Rivett DA, Mercer SR: Revisiting the clinical anatomy of the alar ligaments, *Eur Spine J* 22(1):60–64, 2013.
212. Osmotherly PG, Rivett D, Rowe LJ: Toward understanding normal craniocervical rotation occurring during the rotation stress test for the alar ligaments, *Phys Ther* 93(7):986–992, 2013.
213. Owen PJ, Miller CT, Mundell NL, et al.: Which specific modes of exercise training are most effective for treating low back pain? Network meta-analysis, *Br J Sports Med* 54(21):1279–1287, 2020.
214. Pan F, Arshad R, Zander T, et al.: The effect of age and sex on the cervical range of motion - a systematic review and meta-analysis, *J Biomech* 75:13–27, 2018.
215. Pan F, Firouzabadi A, Reitmaier S, et al.: The shape and mobility of the thoracic spine in asymptomatic adults - a systematic review of in vivo studies, *J Biomech* 78:21–35, 2018.
216. Pan F, Firouzabadi A, Zander T, et al.: Sex-dependent differences in lumbo-pelvic coordination for different lifting tasks: a study on asymptomatic adults, *J Biomech* 102:109505, 2020.
217. Panjabi M, Dvorak J, Crisco III JJ, et al.: Effects of alar ligament transection on upper cervical spine rotation, *J Orthop Res* 9:584–593, 1991.
218. Panjabi MM, Oxland T, Takata K, et al.: Articular facets of the human spine. Quantitative three-dimensional anatomy, *Spine* 18:1298–1310, 1993.
219. Patel AA, Spiker WR, Daubs M, et al.: Evidence for an inherited predisposition to lumbar disc disease, *J Bone Joint Surg Am* 93(3):225–229, 2011.
220. N92 Peacock M, Douglas S, Nair P: Neural mobilization in low back and radicular pain: a systematic review, *J Man Manip Ther* 1–9, 2022.
221. Pearcy M, Portek I, Shepherd J: The effect of low-back pain on lumbar spinal movements measured by three-dimensional x-ray analysis, *Spine* 10:150–153, 1985.
222. Pearcy MJ, Tibrewal SB: Axial rotation and lateral bending in the normal lumbar spine measured by three-dimensional radiography, *Spine* 9:582–587, 1984.
223. Pecha MD: Herniated nucleus pulposus as a result of emesis in a 20-yr-old man, *Am J Phys Med Rehabil* 83:327–330, 2004.
224. Peng B, Hao J, Hou S, et al.: Possible pathogenesis of painful intervertebral disc degeneration, *Spine* 31:560–566, 2006.
225. Penning L: Normal movements of the cervical spine, *AJR Am J Roentgenol* 130:317–326, 1978.
226. Pesenti S, Lafage R, Lafage V, et al.: Cervical facet orientation varies with age in children: an MRI study, *J Bone Joint Surg Am* 100(9):e57, 2018.
227. Pfirrmann CW, Metzdorf A, Elfering A, et al.: Effect of aging and degeneration on disc volume and shape: a quantitative study in asymptomatic volunteers, *J Orthop Res* 24:1086–1094, 2006.
228. Podichetty VK: The aging spine: the role of inflammatory mediators in intervertebral disc degeneration, *Cell Mol Biol* 53:4–18, 2007.
229. Poilliot AJ, Zwirner J, Doyle T, et al.: A Systematic review of the normal sacroiliac joint anatomy and adjacent tissues for pain physicians, *Pain Physician* 22(4):E247–e274, 2019.
230. Pollintine P, Dolan P, Tobias JH, et al.: Intervertebral disc degeneration can lead to "stress-shielding" of the anterior vertebral body: a cause of osteoporotic vertebral fracture? *Spine* 29:774–782, 2004.
231. Pool-Goudzwaard A, Hoek vD, Mulder P, et al.: The iliolumbar ligament: its influence on stability of the sacroiliac joint, *Clin Biomech (Bristol, Avon)* 18:99–105, 2003.
232. Pope MH, Panjabi M: Biomechanical definitions of spinal instability, *Spine* 10(3):255–256, 1985.
233. Przybyla A, Pollintine P, Bedzinski R, et al.: Outer annulus tears have less effect than endplate fracture on stress distributions inside intervertebral discs: relevance to disc degeneration, *Clin Biomech (Bristol, Avon)* 21:1013–1019, 2006.
234. Pye SR, Reid DM, Smith R, et al.: Radiographic features of lumbar disc degeneration and self-reported back pain, *J Rheumatol* 31:753–758, 2004.
235. Qu N, Graven-Nielsen T, Lindstrom R, et al.: Recurrent neck pain patients exhibit altered joint motion pattern during cervical flexion and extension movements, *Clin Biomech* 71:125–132, 2020.
236. Quek J, Pua YH, Clark RA, et al.: Effects of thoracic kyphosis and forward head posture on cervical range of motion in older adults, *Man Ther* 18(1):65–71, 2013.
237. Rajasekaran S, Babu JN, Arun R, et al.: ISSLS prize winner: a study of diffusion in human lumbar discs: a serial magnetic resonance imaging study documenting the influence of the endplate on diffusion in normal and degenerate discs, *Spine* 29:2654–2667, 2004.
238. Rajasekaran S, Bajaj N, Tubaki V, et al.: ISSLS Prize winner: the anatomy of failure in lumbar disc herniation: an in vivo, multimodal, prospective study of 181 subjects, *Spine* 38(17):1491–1500, 2013.
239. Rajasekaran S, Vidyadhara S, Subbiah M, et al.: ISSLS prize winner: a study of effects of in vivo mechanical forces on human lumbar discs with scoliotic disc as a biological model: results from serial postcontrast diffusion studies, histopathology and biochemical analysis of twenty-one human lumbar scoliotic discs, *Spine* 35(21):1930–1943, 2010.
240. Reeves NP, Cholewicki J, van Dieën JH, et al.: Are stability and instability relevant concepts for back pain? *J Orthop Sports Phys Ther* 49(6):415–424, 2019.
241. Reichmann S: The postnatal development of form and orientation of the lumbar intervertebral joint surfaces, *Z Anat Entwicklungsgesch* 133:102–123, 1971.
242. Richards KV, Beales DJ, Smith AL, et al.: Is neck posture subgroup in late adolescence a risk factor for per-

sistent neck pain in young adults? A Prospective Study, *Phys Ther* 101(3), 2021.
243. Riddle DL, Freburger JK: Evaluation of the presence of sacroiliac joint region dysfunction using a combination of tests: a multicenter intertester reliability study, *Phys Ther* 82:772–781, 2002.
244. Riley SP, Swanson BT, Cleland JA: The why, where, and how clinical reasoning model for the evaluation and treatment of patients with low back pain, *Braz J Phys Ther* 25(4):407–414, 2021.
245. Roberts S, Evans H, Trivedi J, et al.: Histology and pathology of the human intervertebral disc, *J Bone Joint Surg Am* 88(Suppl 2):10–14, 2006.
246. Rodriguez-Soto AE, Jaworski R, Jensen A, et al.: Effect of load carriage on lumbar spine kinematics, *Spine* 38(13):E783–E791, 2013.
247. Rohlmann A, Consmüller T, Dreischarf M, et al.: Measurement of the number of lumbar spinal movements in the sagittal plane in a 24-hour period, *Eur Spine J* 23(11):2375–2384, 2014.
248. Rosatelli AL, Agur AM, Chhaya S: Anatomy of the interosseous region of the sacroiliac joint, *J Orthop Sports Phys Ther* 36:200–208, 2006.
249. Sahrmann SA: *Diagnosis and treatment of movement impairment syndromes*, St Louis, 2002, Mosby.
250. Saldinger P, Dvorak J, Rahn BA, et al.: Histology of the alar and transverse ligaments, *Spine* 15:257–261, 1990.
251. Salem W, Lenders C, Mathieu J, et al.: In vivo three-dimensional kinematics of the cervical spine during maximal axial rotation, *Man Ther* 18(4):339–344, 2013.
252. Sanchis-Sánchez E, Lluch-Girbés E, Guillart-Castells P, et al.: Effectiveness of mechanical diagnosis and therapy in patients with non-specific chronic low back pain: a literature review with meta-analysis, *Braz J Phys Ther* 25(2):117–134, 2021.
253. Sarwark JF, Castelein RM, Maqsood A, et al.: The biomechanics of induction in adolescent idiopathic scoliosis: theoretical factors, *J Bone Joint Surg Am* 101(6):e22, 2019.
254. Scannell JP, McGill SM: Lumbar posture—should it, and can it, be modified? A study of passive tissue stiffness and lumbar position during activities of daily living, *Phys Ther* 83:907–917, 2003.
255. Schlager B, Krump F, Boettinger J, et al.: Characteristic morphological patterns within adolescent idiopathic scoliosis may be explained by mechanical loading, *Eur Spine J* 27(9):2184–2191, 2018.
256. Schlager B, Niemeyer F, Galbusera F, et al.: Asymmetrical intrapleural pressure distribution: a cause for scoliosis? A computational analysis, *Eur J Appl Physiol* 118(7):1315–1329, 2018.
257. Schmidt H, Heuer F, Claes L, et al.: The relation between the instantaneous center of rotation and facet joint forces—a finite element analysis, *Clin Biomech (Bristol, Avon)* 23:270–278, 2008.
258. Schmidt H, Kettler A, Heuer F, et al.: Intradiscal pressure, shear strain, and fiber strain in the intervertebral disc under combined loading, *Spine* 32:748–755, 2007.
259. Schneider BJ, Rosati R, Zheng P, et al.: Challenges in diagnosing sacroiliac joint pain: a narrative review, *PM&R* 11(Suppl 1):S40–S45, 2019.
260. Seacrist T, Saffioti J, Balasubramanian S, et al.: Passive cervical spine flexion: the effect of age and gender, *Clin Biomech (Bristol, Avon)* 27(4):326–333, 2012.
261. Sengupta DKM, Fan HP: The basis of mechanical instability in degenerative disc disease: a cadaveric study of abnormal motion versus load distribution, *Spine* 39(13):1032–1043, 2014.
262. Setton LA, Chen J: Mechanobiology of the intervertebral disc and relevance to disc degeneration, *J Bone Joint Surg Am* 88(Suppl 2):52–57, 2006.
263. Shibata Y, Shirai Y, Miyamoto M: The aging process in the sacroiliac joint: helical computed tomography analysis, *J Orthop Sci* 7:12–18, 2002.
264. Shirazi-Adl A, Drouin G: Load-bearing role of facets in a lumbar segment under sagittal plane loadings, *J Biomech* 20:601–613, 1987.
265. Shojaei I, Salt EG, Bazrgari B: A prospective study of lumbo-pelvic coordination in patients with non-chronic low back pain, *J Biomech* 102:109306, 2020.
266. Simopoulos TT, Manchikanti L, Singh V, et al.: A systematic evaluation of prevalence and diagnostic accuracy of sacroiliac joint interventions [Review], *Pain Physician* 15(3):E305–E344, 2012.
267. Simpson AK, Biswas D, Emerson JW, et al.: Quantifying the effects of age, gender, degeneration, and adjacent level degeneration on cervical spine range of motion using multivariate analyses, *Spine* 33:183–186, 2008.
268. Sjodahl J, Gutke A, Ghaffari G, et al.: Response of the muscles in the pelvic floor and the lower lateral abdominal wall during the active straight leg raise in women with and without pelvic girdle pain: an experimental study, *Clin Biomech* 35:49–55, 2016.
269. Sizer Jr PS, Brismee JM, Cook C: Coupling behavior of the thoracic spine: a systematic review of the literature, *J Manip Physiol Ther* 30:390–399, 2007.
270. Snijders CJ, Hermans PF, Kleinrensink GJ: Functional aspects of cross-legged sitting with special attention to piriformis muscles and sacroiliac joints, *Clin Biomech (Bristol, Avon)* 21:116–121, 2006.
271. Snijders CJ, Ribbers MT, de Bakker HV, et al.: EMG recordings of abdominal and back muscles in various standing postures: validation of a biomechanical model on sacroiliac joint stability, *J Electromyogr Kinesiol* 8:205–214, 1998.
272. Sorensen IG, Jacobsen P, Gyntelberg F, et al.: Occupational and other predictors of herniated lumbar disc disease—a 33-year follow-up in the Copenhagen male study, *Spine* 36(19):1541–1546, 2011.
273. Sponseller PD: Bracing for adolescent idiopathic scoliosis in practice today, *J Pediatr Orthop* 31(1:Suppl 69), 2011.
274. Stadnik TW, Lee RR, Coen HL, et al.: Annular tears and disk herniation: prevalence and contrast enhancement on MR images in the absence of low back pain or sciatica, *Radiology* 206:49–55, 1998.
275. Standring S: *Gray's anatomy: the anatomical basis of clinical practice*, ed 42, St Louis, 2021, Elsevier.
276. Steffen T, Rubin RK, Baramki HG, et al.: A new technique for measuring lumbar segmental motion in vivo. Method, accuracy, and preliminary results, *Spine* 22:156–166, 1997.
277. Stokes IA, Gardner-Morse M: Muscle activation strategies and symmetry of spinal loading in the lumbar spine with scoliosis, *Spine* 29:2103–2107, 2004.
278. Sturesson B, Selvik G, Uden A: Movements of the sacroiliac joints. A roentgen stereophotogrammetric analysis, *Spine* 14:162–165, 1989.
279. Svedmark P, Tullberg T, Noz ME, et al.: Three-dimensional movements of the lumbar spine facet joints and segmental movements: in vivo examinations of normal subjects with a new non-invasive method, *Eur Spine J* 21(4):599–605, 2012.
280. Swinkels RA, Swinkels-Meewisse IE: Normal values for cervical range of motion, *Spine* 39(5):362–367, 2014.
281. Szadek KM, Hoogland PV, Zuurmond WW, et al.: Possible nociceptive structures in the sacroiliac joint cartilage: an immunohistochemical study, *Clin Anat* 23(2):192–198, 2010.
282. Tafazzol A, Arjmand N, Shirazi-Adl A, et al.: Lumbopelvic rhythm during forward and backward sagittal trunk rotations: combined in vivo measurement with inertial tracking device and biomechanical modeling, *Clin Biomech (Bristol, Avon)* 29(1):7–13, 2014.
283. Thawrani DP, Agabegi SS, Asghar F: Diagnosing sacroiliac joint pain, *J Am Acad Orthop Surg* 27(3):85–93, 2019.
284. Tisherman R, Hartman R, Hariharan K, et al.: Biomechanical contribution of the alar ligaments to upper cervical stability, *J Biomech* 99:109508, 2020.
285. Tousignant M, Smeesters C, Breton AM, et al.: Criterion validity study of the cervical range of motion (CROM) device for rotational range of motion on healthy adults, *J Orthop Sports Phys Ther* 36:242–248, 2006.
286. Toyohara R, Kurosawa D, Hammer N, et al.: Finite element analysis of load transition on sacroiliac joint during bipedal walking, *Sci Rep* 10(1):13683, 2020.
287. Troke M, Moore AP, Maillardet FJ, et al.: A normative database of lumbar spine ranges of motion, *Man Ther* 10:198–206, 2005.
288. Trudelle-Jackson E, Fleisher LA, Borman N, et al.: Lumbar spine flexion and extension extremes of motion in women of different age and racial groups: the WIN Study, *Spine* 35(16):1539–1544, 2010.
289. Tsantrizos A, Ito K, Aebi M, et al.: Internal strains in healthy and degenerated lumbar intervertebral discs, *Spine* 30:2129–2137, 2005.
290. Tubbs RS, Rompala OJ, Verma K, et al.: Analysis of the uncinate processes of the cervical spine: an anatomical study, *J Neurosurg Spine* 16(4):402–407, 2012.
291. Tyrrell AR, Reilly T, Troup JD: Circadian variation in stature and the effects of spinal loading, *Spine* 10:161–164, 1985.
292. Urban JP, McMullin JF: Swelling pressure of the lumbar intervertebral discs: influence of age, spinal level, composition, and degeneration, *Spine* 13:179–187, 1988.
293. Van der Plaats A, Veldhuizen AG, Verkerke GJ: Numerical simulation of asymmetrically altered growth as initiation mechanism of scoliosis, *Ann Biomed Eng* 35:1206–1215, 2007.
294. van Wingerden JP, Vleeming A, Buyruk HM, et al.: Stabilization of the sacroiliac joint in vivo: verification of muscular contribution to force closure of the pelvis, *Eur Spine J* 13:199–205, 2004.
295. van Wingerden JP, Vleeming A, Ronchetti I: Differences in standing and forward bending in women with chronic low back or pelvic girdle pain: indications for physical compensation strategies, *Spine* 33(11):E334–E341, 2008.
296. Vernon-Roberts B, Moore RJ, Fraser RD: The natural history of age-related disc degeneration: the pathology and sequelae of tears, *Spine* 32:2797–2804, 2007.
297. Vibert BT, Sliva CD, Herkowitz HN: Treatment of instability and spondylolisthesis: surgical versus nonsurgical treatment, *Clin Orthop Relat Res* 443:222–227, 2006.
298. Videman T, Levalahti E, Battie MC: The effects of anthropometrics, lifting strength, and physical activities in disc degeneration, *Spine* 32:1406–1413, 2007.
299. Vilensky JA, O'Connor BL, Fortin JD, et al.: Histologic analysis of neural elements in the human sacroiliac joint, *Spine* 27:1202–1207, 2002.
300. Vleeming A, Albert HB, Ostgaard HC, et al.: European guidelines for the diagnosis and treatment of pelvic girdle pain Review, 155 refs, *Eur Spine J* 17(6):794–819, 2008.
301. Vleeming A, Pool-Goudzwaard AL, Stoeckart R, et al.: The posterior layer of the thoracolumbar fascia. Its function in load transfer from spine to legs, *Spine* 20:753–758, 1995.
302. Vleeming A, Schuenke M: Form and force closure of the sacroiliac joints, *PM&R* 11(Suppl 1):S24–s31, 2019.
303. Vleeming A, Schuenke MD, Masi AT, et al.: The sacroiliac joint: an overview of its anatomy, function and potential clinical implications [Review], *J Anat* 221(6):537–567, 2012.
304. Vleeming A, Volkers AC, Snijders CJ, et al.: Relation between form and function in the sacroiliac joint. Part

II: biomechanical aspects, *Spine* 15:133–136, 1990.

305. Waddell G, Somerville D, Henderson I, et al.: Objective clinical evaluation of physical impairment in chronic low back pain (see comment), *Spine* 17:617–628, 1992.
306. N91 Wade K, Berger-Roscher N, Saggese T, et al.: How annulus defects can act as initiation sites for herniation, *Eur Spine J* 31(6):1487–1500, 2022.
307. Wagner H, Liebetrau A, Schinowski D, et al.: Spinal lordosis optimizes the requirements for a stable erect posture, *Theor Biol Med Model* 9(13), 2012.
308. Waris E, Eskelin M, Hermunen H, et al.: Disc degeneration in low back pain: a 17-year follow-up study using magnetic resonance imaging, *Spine* 32:681–684, 2007.
309. Watkins R, 4th, Watkins 3rd R, Williams L, et al.: Stability provided by the sternum and rib cage in the thoracic spine, *Spine* 30:1283–1286, 2005.
310. Weinstein SL, Dolan LA, Wright JG, et al.: Effects of bracing in adolescents with idiopathic scoliosis, *N Engl J Med* 369(16):1512–1521, 2013.
311. Werneke MW, Hart DL, Cutrone G, et al.: Association between directional preference and centralization in patients with low back pain, *J Orthop Sports Phys Ther* 41(1):22–31, 2011.
312. Westrick ER, Ward WT: Adolescent idiopathic scoliosis: 5-year to 20-year evidence-based surgical results, *J Pediatr Orthop* 31(1:Suppl 8), 2011.
313. Widmer J, Fornaciari P, Senteler M, et al.: Kinematics of the spine under healthy and degenerative conditions: a systematic review, *Ann Biomed Eng* 47(7):1491–1522, 2019.
314. Wilke HJ, Herkommer A, Werner K, et al.: In vitro analysis of the segmental flexibility of the thoracic spine, *PLoS One* 12(5):e0177823, 2017.
315. Wilke HJ, Neef P, Caimi M, et al.: New in vivo measurements of pressures in the intervertebral disc in daily life, *Spine* 24:755–762, 1999.
316. Willard FH, Vleeming A, Schuenke MD, et al.: The thoracolumbar fascia: anatomy, function and clinical considerations [Review], *J Anat* 221(6):507–536, 2012.
317. Williams PC: Examination and conservative treatment for disk lesions of the lower spine, *Clin Orthop Relat Res* 5:28–40, 1955.
318. Yahia LH, Garzon S, Strykowski H, et al.: Ultrastructure of the human interspinous ligament and ligamentum flavum. A preliminary study, *Spine* 15:262–268, 1990.
319. Yamamoto I, Panjabi MM, Oxland TR, et al.: The role of the iliolumbar ligament in the lumbosacral junction, *Spine* 15:1138–1141, 1990.
320. Yang B, O'Connell GD: Intervertebral disc swelling maintains strain homeostasis throughout the annulus fibrosus: a finite element analysis of healthy and degenerated discs, *Acta Biomater* 100:61–74, 2019.
321. Yang G, Marras WS, Best TM: The biochemical response to biomechanical tissue loading on the low back during physical work exposure, *Clin Biomech (Bristol, Avon)* 26(5):431–437, 2011.
322. Yu J, Fairbank JC, Roberts S, et al.: The elastic fiber network of the anulus fibrosus of the normal and scoliotic human intervertebral disc, *Spine* 30:1815–1820, 2005.
323. Yukawa Y, Kato F, Suda K, et al.: Age-related changes in osseous anatomy, alignment, and range of motion of the cervical spine. Part I: radiographic data from over 1,200 asymptomatic subjects, *Eur Spine J* 21(8):1492–1498, 2012.
324. Zander T, Bashkuev M, Schmidt H: Are there characteristic motion patterns in the lumbar spine during flexion? *J Biomech* 70:77–81, 2018.
325. Zhang C, Mannen EM, Sis HL, et al.: Moment-Rotation behavior of intervertebral joints in flexion-extension, lateral bending, and axial rotation at all levels of the human spine: a structured review and meta-regression analysis, *J Biomech* 100:109579, 2020.
326. Zhang QH, Teo EC, Ng HW, et al.: Finite element analysis of moment-rotation relationships for human cervical spine, *J Biomech* 39:189–193, 2006.
327. Zhao F, Pollintine P, Hole BD, et al.: Discogenic origins of spinal instability, *Spine* 30:2621–2630, 2005.

## 학습문제_*Study Questions*

1. 머리뼈의 내밂(완전히 뒤당김된 자세로부터) 동안 머리목영역에서의 골운동형상학에 대해 설명하라. 정상이라면 어떤 조직이 완전한 내밂의 위치에서 비교적 느슨해지는가?
2. 황색인대의 자연스러운 탄력성은 과도하고 손상을 유발할 수 있는 압박력에 대해 어떻게 척추뼈몸통사이관절을 보호하는가?
3. 모멘트팔의 길이에만 근거할 때, 어떤 조직이 등허리영역 내의 굽힘 토크를 가장 효율적으로 제한하는가?
4. L3와 L4 사이의 가로돌기사이인대는 시상면 돌림운동을 제한하는가? 그렇다면 어떤 운동인가?
5. 완전한 오른쪽으로의 축돌림 동안 L2와 L3 사이 돌기관절에서의 관절운동형상학을 설명하라.
6. 고리중쇠관절에 존재하는 결합조직을 앞쪽에서 뒤쪽 방향으로 순서대로 열거하라. 앞쪽은 고리뼈의 앞고리에서 시작하고, 뒤쪽은 가시돌기들의 끝부위에서 마쳐라. 당신의 답에 치아돌기와 고리뼈의 가로인대를 확실히 포함시켜라.
7. 엉치엉덩관절에서의 앞쪽끄덕임과 뒤쪽끄덕임을 설명하라.
8. 엉치엉덩관절의 어떤 인대가 앞쪽끄덕임 동작에 의해 느슨해지는가? 왜 그러한가?
9. 뒤쪽으로 탈출된 원반의 병력을 갖고 있는 사람들은 특히 허리뼈가 굽힘된 상태에서 신체의 앞쪽에 무거운 부하를 드는 것을 피하도록 조언받는다. 이러한 조언을 당신은 어떻게 증명할 것인가?
10. 여섯째갈비뼈와 중간등뼈 사이의 관절을 설명하라.
11. 심각하게 퇴행된 원반이 중간목뼈에서 뼈증식의 형성을 어떻게 초래할 수 있는지 설명하라.
12. 그림 9.10C에 묘사된 대상자가 타이트한(짧아진) 엉덩관절 굽힘근육의 결과로 허리척주앞굽음이 증가되었다고 가정하자. 허리영역과 허리엉치영역에서 초래될 수 있는 부정적인 운동학적 또는 생체역학적 결과들을 설명하라.
13. 척추뼈몸통사이관절을 가로지르는 압박력을 분산하는 데 있어 섬유테의 역학적 역할을 설명하라.
14. 그림 III.1(부록 III, Part A에 있음)을 보고, L4와 L5의 척추뼈몸통사이에서 뒤쪽으로 심각하게 탈출된 원반이 $L^4$ 척수신경뿌리뿐만 아니라 $L^5$와 모든 엉치신경뿌리도 압박하는 것이 가능한 이유를 설명하라.
15. 고리중쇠관절에서 허리엉치이음부까지 돌기관절 관절면의 공간적 방향에 있어 일반적인 변화 과정을 설명하라. 이런 공간적 방향 변화가 다양한 영역에서의 운동형상학에 어떻게 영향을 미치는지 설명하라. 당신의 답에 중간과 아래쪽 머리목영역 내에서 가장 흔하게 표현되는 척추짝지음 양상과 관계된 운동형상학을 포함시켜라.
16. 완전한 폄 동안 C4와 C5 사이 돌기관절에서의 관절운동형상학을 설명하라.
17. 왼쪽으로의 완전한 머리목 돌림의 능동 운동을 가정하자. 왼쪽 C5-C6 척추사이구멍의 크기(면적)에서 가장 가능성이 높은 변화를 설명하라.

Chapter

10

# 몸통뼈대: 근육과 관절의 상호작용

## Axial Skeleton: Muscle and Joint Interactions

주제 요약



몸통뼈대(axial skeleton)의 골학과 관절학은 9장에서 다루었다. 10장에서는 몸통뼈대 내에서 발생하는 근육과 관절의 상호작용에 대해 집중한다. 근육은 자세를 조절하고 몸통뼈대를 안정화시키며, 척수와 내부장기를 보호하고, 많은 생리적 기능을 위한 가슴속압력과 배속압력을 발생시키며, 신체의 움직임에 필요한 토크를 생산하고, 마지막으로 눈, 귀, 코 및 평형기관의 최적의 배치를 위해 머리와 목에 대한 섬세한 가동성을 제공한다. 몸통뼈대에 있는 많은 근육이 이러한 기능들 중 여러 가지를 동시에 적극적으로 참여한다는 것은 놀라운 일이다.

몸통뼈대에 있는 근육의 해부학적 구조는 길이, 형태, 섬유의 방향, 단면적, 그리고 관절에 대한 지레작용을 고려하면 매우 다양하다. 이러한 다양성은 무거운 물건을 손으로 들어 올려 이동시키는 것에서부터 활발한 대화를 강조하기 위해 머리의 미세한 움직임을 만들어내는 것까지 근육에 부과된 광범위한 기능적 요구를 반영한다.

몸통뼈대의 근육은 신체의 다양한 영역을 가로지른다. 예를 들어, 등세모근(trapezius)은 팔다리뼈대(appendicular skeleton)의 빗장뼈와 어깨뼈 그리고 몸통뼈대의 척주와 머리뼈에 부착된다. 통증 상황으로 인한 위등세모근의 보호방어(protective guarding)는 팔과 머리목영역 전반에 걸쳐 운동의 질에 영향을 미칠 수 있기 때문에, 등세모근의 이런 광범위한 부착부위는 임상적으로 중요성을 가진다.

이 장의 주요 목적은 몸통뼈대 근육의 구조와 기능을 명확히 하는 것이다. 이러한 정보는 목과 허리 통증을 가진 사람들에서 자세, 조직 신장성, 근력과 근지구력, 그리고 움직임과 관련된 기능장애(impairment)의 임상적 검사와 관리를 고려할 때 필수적인 사항이 된다.

환기(ventilation) 및 씹기(mastication)와 관련된 근육은 11장에서 제시된다.

## 몸통과 머리목영역 내의 근육과 관절에 대한 신경지배

머리목과 몸통의 근육에 대한 신경지배의 구성을 이해하는 것은 전형적인 *척수신경뿌리(spinal nerve root)*의 형성에 대한 인식에서 시작된다(그림 10.1). 각각의 척수신경뿌리는 앞*신경뿌리*와 뒤*신경뿌리*의 결합에 의해 형성된다. *앞신경뿌리(ventral nerve root)*는 주로 근육 및 자율신경계와 관련된 기타 효과기관(effector organ)에 운동명령을 전달하는 날('나가는')축삭[efferent ('outgoing') axon]을 포함한다. *뒤신경뿌리(dorsal nerve root)*는 주로 들('들어오는')가지돌기[afferent ('incoming') dendrite]를 포함하며, 신경세포(neuron)의 세포체는 인접 *뒤뿌리신경절(dorsal root ganglion)*에 위치한다. 감각신경세포(sensory neuron)는 근육, 관절, 피부, 그리고 자율신경계와 관련된 다른 장기로부터의 정보를 척수로 전달한다.

척추사이구멍 근처나 내부에서, 앞신경뿌리와 뒤신경뿌리는 *척수신경뿌리*를 형성하기 위해 결합한다. [척수신경뿌리는 감각섬유와 운동섬유의 다양한 조합을 포함하고 있음을 강조하기 위해 종종 '혼합'척수신경뿌리('mixed' spinal nerve root)로 묘사된다.] 척수신경뿌리는 운동신경세포와 감각신경세포의 결합 그리고 뒤뿌리신경절의 존재로 인해 두꺼워진다.

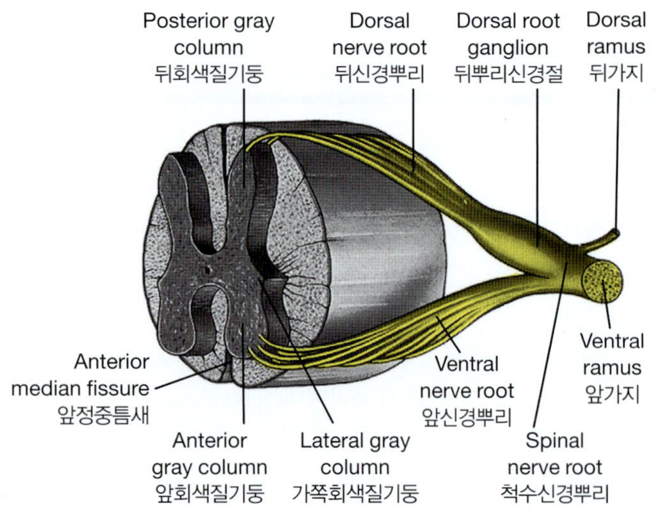


**그림 10.1** 척수와 전형적인 척수신경뿌리의 단면을 소개하고 있다. 여러 개의 *앞신경뿌리*가 척수의 회색질(gray matter)로부터 나오고 여러 개의 *뒤신경뿌리*가 척수의 회색질로 들어가고 있으며, 이들이 결합하여 하나의 *척수신경뿌리*를 형성한다. 확장된 뒤뿌리신경절에는 들(감각)신경세포의 세포체가 위치한다. 척수신경뿌리는 비교적 작은 뒤가지와 훨씬 더 큰 앞가지로 바로 나눠진다. (Modified from Standring S: *Gray's anatomy: the anatomical basis of clinical practice*, ed 41, St Louis, 2016, Elsevier.)

척주는 31쌍의 척수신경뿌리를 포함하고 있으며, 여기에는 8쌍의 목신경뿌리, 12쌍의 등신경뿌리, 5쌍의 허리신경뿌리, 5쌍의 엉치신경뿌리, 그리고 1쌍의 꼬리신경뿌리가 있다. 약자인 *C*, *T*, *L*, 그리고 *S*와 함께 숫자를 위첨자로 표기하여 개별 척수신경뿌리를 나타내는데, 예를 든다면 $C^5$와 $T^6$이다. 목영역은 7개의 척추뼈로 이루어졌지만, 8쌍의 목신경뿌리가 존재한다. 뒤통수밑신경(suboccipital nerve, $C^1$)은 뒤통수뼈와 고리뼈(C1) 사이의 척수에서 나온다. 마찬가지로, $C^7$까지의 나머지 목신경뿌리는 각 해당 척추뼈몸통 바로 위쪽 또는 머리쪽 척수에서 나온다. $C^8$ 척수신경뿌리는 일곱째목뼈와 첫째등뼈 사이의 척수에서 나온다. $T^1$ 척수신경뿌리와 그 이하의 척수신경뿌리는 각 해당 척추뼈몸통의 바로 아래쪽 척수에서 나온다.

일단 척추사이구멍을 나온 척수신경뿌리는 바로 *앞가지와 뒤가지*[*ventral and dorsal ramus*; 라틴어 단어 *ramus*는 "가지(branch)"를 의미함]로 나눠진다(그림 10.1). 위치에 따라, 앞가지는 일반적으로 *앞-가쪽 몸통과 목 그리고 팔다리*의 근육, 관절, 피부를 신경지배하는 신경을 형성한다. 반면, 뒤가지는 일반적으로 *뒤쪽 몸통과 목*의 근육, 관절, 피부를 신경지배하는 신경을 형성한다. 이런 해부학적 구성은 그림 10.2에 포괄적으로 소개된다.

### 앞가지의 신경지배

척주 전체에 걸쳐, 각 척수신경뿌리의 앞가지는 신경얼기를 형성하거나 개별적으로 명명된 신경으로 계속된다.

#### 신경얼기

신경얼기(plexus)는 노신경(radial nerve), 가로막신경(phrenic nerve), 또는 엉치신경(sciatic nerve)과 같은 말초신경을 형성하는 앞가지들의 혼합된 형태이다. 네 종류의 중요 신경얼기는 다음과 같은 앞가지에 의해 형성된다: 목신경얼기(cervical plexus, $C^1$-$C^4$), 팔신경얼기(brachial plexus, $C^5$-$T^1$), 허리신경얼기(lumbar plexus, $T^{12}$-$L^4$), 엉치신경얼기(sacral plexus, $L^4$-$S^4$).* 팔신경얼기, 허리신경얼기 그리고 엉치신경얼기에서 나온 대부분의 신경은 팔다리 또는 좀 더 엄밀히 말해 팔다리뼈대(appendicular skeleton)와 관련된 구조를 신경지배한다. 그러나 목신경얼기로부터 나온 대부분의 신경은 몸통뼈대와 관련된 구조를 신경지배한다.

*작은 꼬리신경얼기(coccygeal plexus)는 $S^5$의 앞가지와 단독의 앞꼬리신경뿌리(ventral coccygeal nerve root)에 의해 형성된다. 꼬리신경얼기는 엉덩뼈틈새(sacral hiatus)를 통해 나와서 엉치결절인대와 인접 피부에 감각을 공급한다.

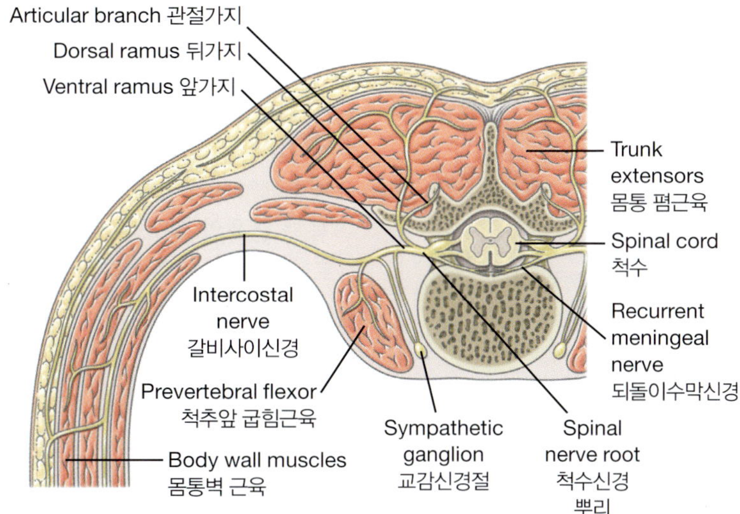


**그림 10.2** 전형적인 척수신경뿌리 및 앞가지와 뒤가지의 경로를 강조한 등뼈 부위 몸통의 비특정 영역에 대한 단면. 앞가지가 갈비사이근 및 배근육과 같은 앞-가쪽 몸통에 있는 근육을 신경지배하는 갈비사이신경을 형성하고 있는 것을 보여주고 있다. 뒤가지가 척주세움근육 및 뭇갈래근과 같은 몸통 폄근육을 신경지배하고 있는 것을 보여주고 있다. 표시되지는 않았지만, 앞가지와 뒤가지는 인대 및 다른 결합조직을 신경지배하는 감각섬유들도 포함하고 있다. (Modified from Standring S: *Gray's anatomy*: *the anatomical basis of clinical practice*, ed 41, St Louis, 2016, Elsevier.)

## 개별적으로 명명된 신경

몸통과 머리목영역 내의 많은 앞가지들은 신경얼기의 형성에 기여하기보다는 개별적으로 명명된 신경들로 남는다. 각각의 이러한 신경들은 일반적으로 근육이나 결합조직의 일부 또는 한 분절만을 신경지배한다. 이것은 몸통뼈대의 큰 부분에 걸쳐 있는 많은 근육들이 *다양한* 수준의 분절적 신경지배(segmental innervation)를 갖는 이유가 된다. 앞가지에서 나온 분절적 개별 신경들 중 가장 인지되고 있는 2가지는 갈비사이신경과 되돌이수막신경이다(그림 10.2).

### *갈비사이신경($T^1$-$T^{12}$)*

등신경뿌리의 12쌍 앞가지들 각각은 *갈비사이신경*(*intercostal nerve*)을 형성하여, 같은 갈비사이 공간을 공유하고 있는 갈비사이 피부분절과 갈비사이근을 신경지배하고 있다(부록 III, Part B의 그림 III.2에 있는 피부분절 표를 참조하라). $T^1$ 앞가지의 대부분은 팔신경얼기의 아래신경줄기(lower trunk)를 형성하고, $T^1$ 앞가지에서 분리된 작은 가지는 첫째갈비사이신경을 형성한다. 또한 $T^7$-$T^{12}$의 앞가지는 앞-가쪽 몸통의 근육(즉, '배'근육)을 신경지배한다. $T^{12}$ 앞가지는 마지막 갈비사이(갈비밑)신경을 형성하고, 종종 $T^{12}$ 앞가지에서 분리된 가지는 허리신경얼기의 $L^1$ 앞가지와 연결된다.

### *되돌이수막신경*

하나의 되돌이수막신경(굴척추신경) [recurrent meningeal nerve (sinuvertebral nerve)]은 각 앞가지의 가장 몸쪽에서 갈라져 나온다. 되돌이수막신경은 갈라진 후에 척추사이구멍으로 다시 되돌아간다[따라서 '되돌이(recurrent)'란 이름을 씀; 그림 10.2]. 하나의 세트로서, 이런 매우 작은 신경은 척수를 둘러싸는 수막(meninges) 그리고 척추뼈몸통사이관절(interbody joint)과 관계된 결합조직에 감각신경과 교감신경 공급을 제공한다.[22] 가장 주목할 만한 것은, 되돌이수막신경이 뒤세로인대와 섬유테 얕은부위의 인접 영역에 감각을 공급한다는 것이다. 앞세로인대를 신경지배하고 있는 감각신경은 근처의 앞가지와 인접 교감신경 연결로부터 나오는 작은 가지들을 통해 척수에 도달한다.

## 뒤가지의 신경지배

뒤가지(dorsal ramus)는 모든 척수신경뿌리에서 갈라져 나오며, 일반적으로 뒤쪽 몸통에 있는 구조를 분절적 방식으로 신경지배한다. 따로 논의될 $C^1$과 $C^2$ 뒤가지를 제외한 모든 뒤가지는 앞가지보다 더 작다(그림 10.2). 일반적으로, 뒤가지는 비교적 짧은 거리를 뒤쪽으로 주행한 후에 몸통의 뒤쪽에 위치한 근육과 결합조직을 신경지배한다(글상자 10.1).

$C^1$의 뒤가지('뒤통수밑'신경, 'suboccipital' nerve)는 주로 뒤통수밑근육(suboccipital muscles)을 신경지배하는 운동신경이다. $C^2$의 뒤가지는 목신경뿌리의 뒤가지들 중 가장 크며, 국소근육을 신경지배할 뿐만 아니라 뒤쪽과 위쪽 두피(scalp) 영역에 대한 감각신경인 큰뒤통수신경(greater occipital nerve, $C^2$와 $C^3$)의 형성에 기여한다.

**글상자 10.1 척수신경뿌리($C^1$-$S^5$)의 뒤가지에 의해 신경지배되는 구조**

**근육**
- 뒤쪽 몸통의 깊은층 근육
- 뒤쪽 머리목영역의 근육

**피부**
- 척추 양쪽의 뒤쪽 몸통에 걸친 피부분절(감각) 분포

**관절**
- 척추의 뒤면에 부착하는 인대
- 돌기관절의 관절주머니
- 엉치엉덩관절의 뒤쪽 인대

## 몸통과 머리목영역

몸통뼈대의 근육은 2개의 넓고 부분적으로 겹치는 영역인 *몸통*과 *머리목영역*으로 구성된다. 각 영역 내의 근육은 그 위치에 근거해 묶음으로 분류된다.

각 영역 내의 근육은 2개의 단락으로 제시되는데, 첫째 단락은 해부학과 개별적인 근육작용에 대해 다루고, 둘째 단락은 관계된 근육들 사이의 기능적 상호작용의 예에 대해 다룬다. 이 장 전반에 걸쳐, 근육의 부착부위와 관계된 골학은 9장을 참고하기 바란다. 부록 III, Part C는 좀 더 자세한 몸통뼈대의 근육 해부학 및 신경지배를 요약하기 위해 참조해야 한다.

몸통 근육의 설명을 시작하기 전에, 몇 가지 기본적인 주제를 검토할 것이며 그중 일부는 몸통뼈대의 운동학과 특별히 관련되어 있다.

### 내적인 토크의 생산

관례적으로, 몸통뼈대 내에서 근육작용의 '근력(strength)'은 시상면, 전두면, 그리고 수평면에 대해 정의된 *내적인 토크*(*internal torque*)로 표현된다. 각 운동면 내에서, 토크는 (1) 주어진 운동면에 평행하게 발생되는 근육의 힘과 (2) 근육이 이용하는 내적인 모멘트팔의 길이를 곱한 것과 같다(그림 10.3).

근육 힘선의 공간적 방향에 따라 특정 작용을 생산하는 토크의 효율성이 결정된다. 예를 들어, 가쪽 가슴을 가로질러 힘을 생산하는 배바깥빗근(obliquus externus abdominis)의 힘선이 수직으로

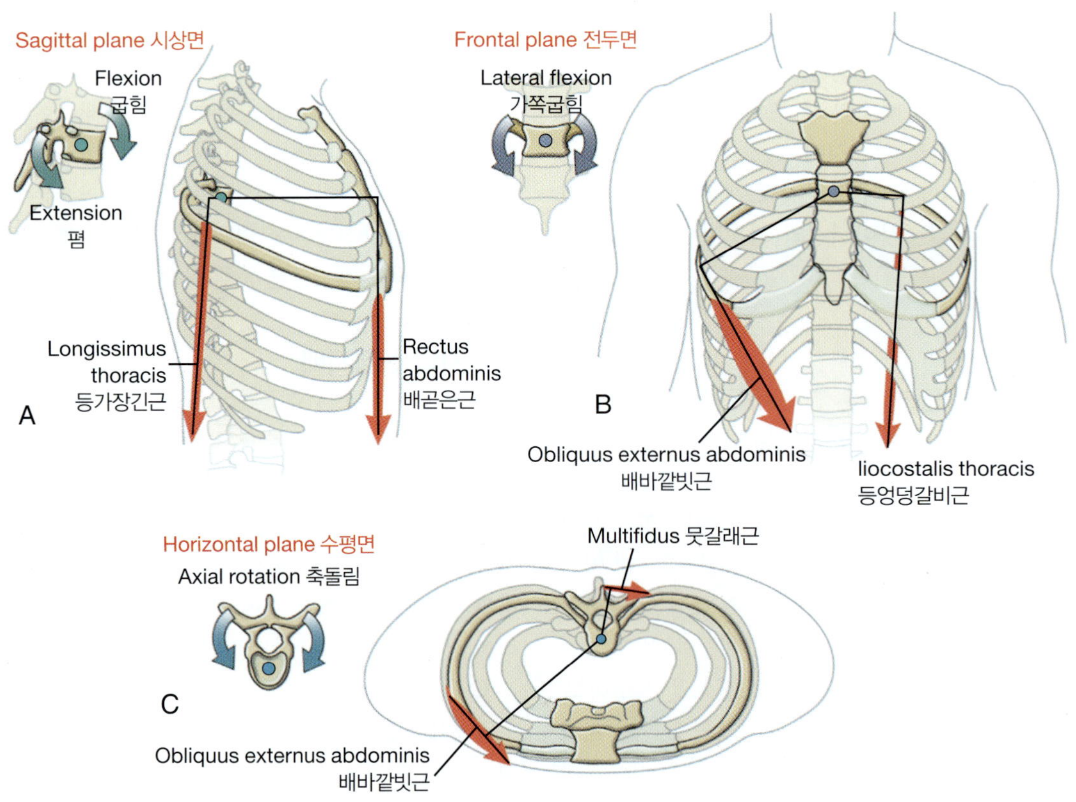


**그림 10.3** 기본적인 세 운동면 각각에서 내적인 토크를 생산하고 있는 선택된 몸통 근육을 보여주고 있다. 토크는 주어진 운동면에서의 근육 힘(*빨간색 화살표*)에 내적인 모멘트팔(*각 돌림축에서 나온 검은 선*)을 곱한 것이다. 돌림축으로 T6의 척추뼈몸통을 선택하였다(*작은 원*). 각각의 사례에서, 근육작용의 근력은 돌림축에 대한 근육 힘선의 공간적인 방향과 거리에 의해서 결정된다.

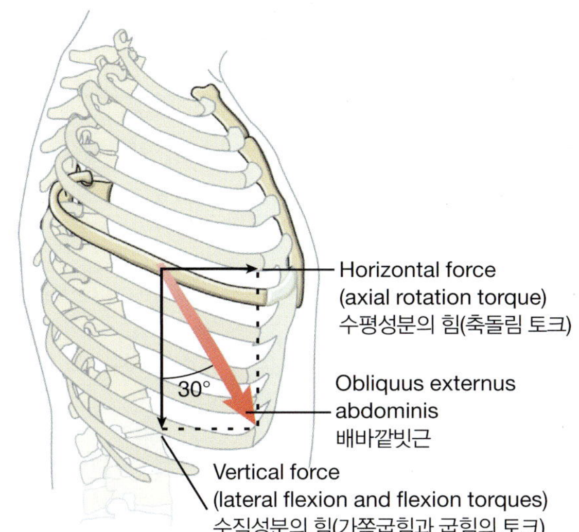


그림 10.4 배바깥빗근의 힘선을 시상면상에서 보여주고 있으며, 이 힘선의 공간적 방향은 수직에서 약 30° 정도를 향하고 있다. 근육의 합력벡터(*빨간색*)는 삼각함수를 통해 가쪽굽힘과 굽힘의 토크를 생산하는 수직성분의 힘과 축돌림의 토크를 생산하는 수평성분의 힘으로 분해된다.

부터 약 30°의 방향을 향하고 있는 것을 고려해보자(그림 10.4). 이 근육의 합력벡터는 삼각함수를 통해 수직성분의 힘과 수평성분의 힘으로 분해될 수 있다. 이 근육 최대 힘의 약 86%인 수직성분의 힘은 가쪽굽힘 또는 굽힘의 토크를 생산할 수 있다. 근육 최대 힘의 약 50%인 수평성분의 힘은 축돌림의 토크를 생산할 수 있다. (이 추정치는 각각 cos 30°와 sin 30°에 근거한 것이다.) 몸통뼈대 어떤 근육이든 *모든* 힘이 축돌림에 기여하기 위해서는 전체적인 힘선이 오로지 수평면을 향해야 한다. 근육의 *모든* 힘이 가쪽굽힘 또는 굽힘-폄에 기여하기 위해서는 전체적인 힘선이 수직 방향을 향해야 한다. (수직 방향을 향하고 있는 근육은 수평면에서의 토크를 생산하는 데 필요한 모멘트팔을 갖지 못하기 때문에 축돌림을 생산할 수 없다는 것을 알아야 한다. 1장에서 설명했듯이, 근육의 힘은 관계된 돌림축에 *평행*하거나 *관통*한다면 주어진 운동면 내에서 토크를 생산할 수 *없다*.)

몸통뼈대의 움직임을 조절하는 근육의 힘선은 거의 수직에서 거의 수평에 이르기까지 다양한 공간적 방향을 갖는다. 이러한 사실은 특정 작용에 대한 근육이나 근육무리의 토크와 관련하여 중요하다. 예를 들어, 몸통의 전체 근육들 중 많은 근육이 수평보다 수직 방향으로 치우쳐 있기 때문에, 수평면 토크보다는 전두면과 시상면 토크를 더 크게 생산한다.

## 몸통뼈대 내의 근육작용 연구를 위한 특별한 고려사항

몸통뼈대 내에 위치한 근육의 작용을 이해하기 위해서는 근육의 한쪽수축과 양쪽수축에 대해 우선적으로 고려할 필요가 있다. *양쪽수축*(*bilateral contraction*)은 대개 몸통뼈대의 순수한 굽힘 또는 폄을 생산한다. 가쪽굽힘이나 축돌림의 가능성은 반대쪽 근육에서 발생된 상반된 힘에 의해 중화된다. 이와는 대조적으로, *한쪽수축*(*unilateral contraction*)은 몸통뼈대의 굽힘 또는 폄을 생산하는 경향이 있으며, 여기에 가쪽굽힘 및 반대쪽 또는 같은쪽 축돌림이 결합된 형태로 나타날 수 있다. (몸통뼈대의 *가쪽굽힘*이라는 용어는 '같은쪽' 가쪽굽힘을 의미하기 때문에, 이 장에서는 별도로 방향을 명시하지 않는다.)

몸통뼈대 내의 근육작용은 근육이 부착되는 신체분절의 고정 또는 안정화의 정도에 따라 부분적으로 달라진다. 한 예로, 가슴(thorax)과 골반 둘 다에 부착하는 근육인 척주세움근육의 양쪽수축에 대한 영향을 고려해보자. 골반이 안정화되어 있다면 근육은 가슴을 펴시킬 수 있고, 가슴이 안정화되어 있다면 근육은 골반을 앞쪽으로 돌림(기울임)시킬 수 있다. (이러한 동작은 모두 시상면에서 일어난다.) 가슴과 골반이 모두 자유롭게 움직일 수 있다면, 근육은 가슴의 폄과 골반의 앞쪽기울임을 동시에 유발할 수 있다. 그러나 별도로 언급되지 않는 한, 이 장에서는 근육의 위쪽(머리쪽) 끝부위가 아래쪽 또는 꼬리쪽 끝부위보다 덜 제한되어 움직임이 더 자유롭다고 가정한다.

신체의 위치에 따라, 중력은 몸통뼈대의 움직임을 보조하거나 저항할 수 있다. 예를 들어, 해부학적(서 있는) 자세에서 머리를 서서히 굽힘하는 것은 일반적으로 목 *폄근육*의 *편심*활성에 의해 조절된다. 이 경우 중력은 머리의 주된 '굽힘근육'인 반면, 폄근육은 이 작용의 속도와 크기를 조절한다. 그러나 머리를 빠르게 굽힘하는 것은 중력이 단독으로 작용하는 것보다 더 큰 운동속도를 요구하기 때문에 목 굽힘근육의 폭발적인 동심수축이 요구된다. 별도로 언급되지 않는 한, 근육의 작용은 중력이나 다른 형태의 외적인 저항에 대항하여 신체분절을 돌림운동시키는 동심활성을 통해 수행되는 것으로 가정된다.

## 몸통의 근육: 해부학과 개별 작용

다음 단락에서는 몸통 근육의 해부학과 개별 작용 사이의 상호관계에 대해 주로 집중한다. 근육은 3개의 묶음인 (1) *뒤쪽 몸통*의 근육, (2) *안-가쪽 몸통*의 근육, 그리고 (3) *부가적인 근육*으로 나뉜다(표 10.1).

### 묶음 1: 뒤쪽 몸통의 근육('등'근육)

뒤쪽 몸통의 근육은 3개의 층인 얕은층, 중간층, 그리고 깊은층으로 구성되어 있다(표 10.1).

#### *뒤쪽 몸통의 얕은층과 중간층에 있는 근육*

뒤쪽 몸통(또는 등)[posterior trunk(또는 back)]의 *얕은층*에 있는 근육은 어깨의 설명에서 제시되었다(5장 참조). 이러한 근육에는

**표 10.1 몸통뼈대 근육의 해부학적 구성***

| 해부학적 영역 | 묶음 | 근육 |
|---|---|---|
| 몸통의 근육 | 묶음 1: 뒤쪽 몸통의 근육('등'근육) | **얕은층**<br>등세모근, 넓은등근, 마름근들, 어깨올림근, 앞톱니근 |
| | | **중간층**[†]<br>뒤위톱니근<br>뒤아래톱니근 |
| | | **깊은층**<br>3개의 근육무리<br>척주세움근육무리(가시근, 가장긴근, 엉덩갈비근)<br>가로돌기가시근육무리(반가시근, 뭇갈래근, 돌림근)<br>짧은분절근육무리(가시사이근, 가로돌기사이근) |
| | 묶음 2: 앞-가쪽 몸통의 근육('배'근육) | 배곧은근<br>배속빗근<br>배바깥빗근<br>배가로근 |
| | 묶음 3: 부가적인 근육 | 엉덩허리근<br>허리네모근 |
| 머리목영역의 근육 | 묶음 1: 앞-가쪽 머리목영역의 근육 | 목빗근<br>앞목갈비근<br>중간목갈비근<br>뒤목갈비근<br>목긴근<br>머리긴근<br>앞머리곧은근<br>가쪽머리곧은근 |
| | 묶음 2: 뒤쪽 머리목영역의 근육 | **얕은 근육무리**<br>목널판근<br>머리널판근 |
| | | **깊은 근육무리('뒤통수밑' 근육)**<br>큰뒤머리곧은근<br>작은뒤머리곧은근<br>위머리빗근<br>아래머리빗근 |

*근육은 대부분의 부착부위의 위치에 근거해 '몸통' 또는 '머리목영역'에 속하는 것으로 분류됨
[†]이 근육은 11장에서 논의됨

등세모근(trapezius), 넓은등근(latissimus dorsi), 마름근들(rhomboids), 어깨올림근(levator scapula), 그리고 앞톱니근(serratus anterior)이 포함된다. 등세모근과 넓은등근은 가장 얕은 곳에 있으며, 그다음으로 마름근들과 어깨올림근이 좀 더 깊은쪽에 위치한다. 앞톱니근은 좀 더 가슴의 가쪽에 위치하고 있다.

얕은층 대부분 근육의 양쪽수축은 인접 몸통뼈대 영역을 펴시킨다. 그러나 한쪽수축은 해당 영역을 가쪽굽힘시키며, 대부분의 경우 축돌림도 발생시킨다. 예를 들어, 오른쪽 중간등세모근(middle trapezius)은 위쪽 등영역의 오른쪽 가쪽굽힘과 왼쪽 축돌림에 도움을 준다.

뒤쪽 몸통의 *중간층*에 위치하는 근육에는 뒤위톱니근(serratus posterior superior)과 뒤아래톱니근(serratus posterior inferior)이 있다. 이 근육들은 마름근들과 넓은등근의 바로 깊은쪽에 위치하고 있다. 뒤위톱니근과 뒤아래톱니근은 몸통의 움직임이나 안정성에 거의 기여하지 않는 얇은 근육이다. 이 근육들의 기능은 환기의 역학에 좀 더 관계되기 때문에 11장에서 설명된다.

뒤쪽 몸통의 얕은층과 중간층에 위치한 근육은 발생학적 관점에서 그 기원이 원래 앞쪽의 '팔다리싹(limb bud)'과 관련되어 있으며 이후 발달 과정에서 뒤쪽으로 이동하여 최종의 위치인 뒤쪽 몸통에 자리 잡기 때문에, 이 영역에 '유입된(foreign)' 근육으로 분

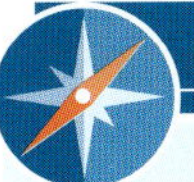

SPECIAL FOCUS 10.1

**뒤쪽 몸통의 얕은층에 있는 근육: 몸통뼈대와 팔다리뼈대 사이에서 작용을 '공유'하는 근육의 예**

5장은 고정된 몸통뼈대(즉 머리, 복장뼈, 척주, 또는 갈비뼈)에 대해 팔다리뼈대(즉 위팔뼈, 어깨뼈 또는 빗장뼈)가 돌림운동하는 능력에 근거해 뒤쪽 몸통의 얕은층에 있는 근육 작용을 설명하였다. 그러나 같은 근육이 '역(reverse)'작용(즉, 고정된 팔다리뼈대에 대해 몸통뼈대의 분절이 돌림운동하는 것)을 수행하는 것 또한 가능하다. 이러한 근육작용은 활과 화살을 사용하는 동작에서 등세모근의 기능에 초점을 맞추어 설명된다. 그림 10.5에 나타난 바와 같이, 몇몇 근육들은 어깨뼈와 벌림된 팔의 위치를 안정화시키는 데 필요한 힘을 발생시킨다. 위등세모근과 중간등세모근에서 생산된 힘은 양방향 화살표로 표시된 것처럼, 목뼈와 위쪽 등뼈를 동시에 왼쪽으로 돌림시킨다. 이러한 '반대쪽' 축돌림의 효과는 그림 10.5 안의 삽입 그림에서 C6의 움직임을 통해 나타내었다. 근육이 C6의 가시돌기를 *오른쪽*으로 당길 때, 척추뼈의 앞면은 *왼쪽*으로 돌림된다. 오른쪽 등세모근(그리고 마름근들)은 뒤어깨세모근(posterior deltoid), 위팔세갈래근의 긴갈래, 그리고 앞톱니근의 당김에 대항해 어깨뼈를 안정화시킨다. 이러한 근육들의 공유작용(shared action)은 근육계통 고유의 효율성을 나타낸다. 이 예에서, 몇몇 근육들은 몸통뼈대와 팔다리뼈대 둘 다에 걸쳐 다양한 작용을 수행한다.

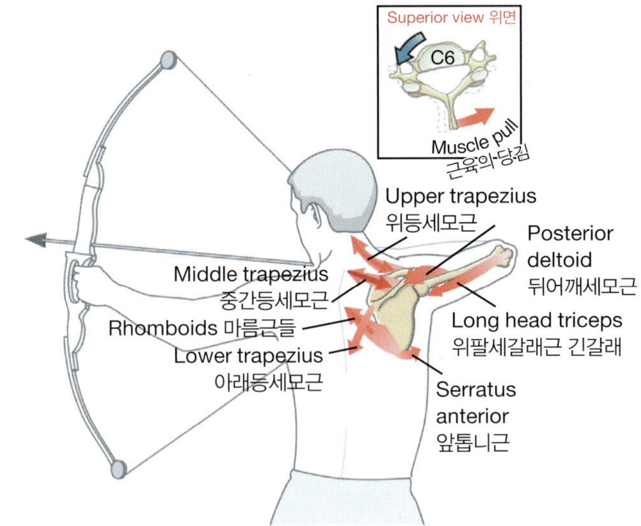


**그림 10.5** 활과 화살을 사용하는 궁수의 예를 통해 나타낸 오른쪽 어깨와 위쪽 몸통의 몇몇 근육들의 작용. 위등세모근과 중간등세모근은 (1) 목뼈와 위쪽 등뼈를 *왼쪽*으로 돌림시키고(삽입 그림), (2) 가슴에 대해 오른쪽 어깨뼈의 위치를 안정화시키는 이중작용을 나타낸다. 양방향 화살표는 어깨뼈 쪽으로 가시돌기를 돌림시킴과 동시에 세갈래근의 긴갈래, 뒤어깨세모근, 그리고 앞톱니근의 당김에 대항해 어깨뼈를 안정화시키는 공유작용을 나타낸다.

류될 수 있다. 어깨올림근, 마름근들, 그리고 앞톱니근과 같은 근육이 뒤쪽 몸통에 위치한 근육이지만, 엄밀히 따지면 팔근육에 속한다. 따라서 뒤쪽 몸통의 얕은층과 중간층에 있는 근육은 척수신경의 앞가지(즉, 팔신경얼기나 갈비사이신경)에 의해 신경지배를 받게 된다.

### *뒤쪽 몸통의 깊은층에 있는 근육*

뒤쪽 몸통의 깊은층에 있는 근육에는 (1) 척주세움근육무리(erector spinae group), (2) 가로돌기가시근육무리(transversospinal group), 그리고 (3) 짧은분절근육무리(short segmental group)가 있다(표 10.2). 척주세움근육무리와 가로돌기가시근육무리의 해부학적 구성은 그림 10.6에서 보여주고 있다.

일반적으로 얕은쪽에서 깊은쪽으로 갈수록, 깊은층 근육의 섬유는 점진적으로 길이가 더 짧아지고 각도가 더 커진다. 좀 더 얕은쪽에 있는 척주세움근육무리의 근육은 사실상 척주 전체 길이에 걸쳐 뻗어 있다. 이와는 대조적으로, 더욱 깊은쪽에 위치한 짧은분절근육무리의 근육은 단지 하나의 척추뼈사이이음부만을 가로지른다.

몇 가지 예외가 있지만, 뒤쪽 몸통의 깊은층에 위치한 근육은 인접 척수신경의 뒤가지를 통해 분절적으로 신경지배된다.[193] 예를 들어, 척주세움근육무리 내에서 특히 긴 근육은 척수 전체에 걸친 다양한 뒤가지들에 의해 신경지배를 받는다. 그러나 긴돌림근(rotator longus)과 같이 더 짧은 근육은 단 하나의 뒤가지에 의해 신경지배된다.

팔다리와 앞-가쪽 몸통에 있는 근육들과는 달리, 뒤쪽 몸통의 깊은층에 있는 근육은 발생학적으로 신경축(neuraxis)의 뒤쪽에 원래의 위치를 유지하고 있다. 이러한 이유로, 이 근육은 뒤쪽 몸통의 '고유한(native)' 근육으로 분류될 수 있다. 일반적으로, 뒤쪽 몸통 대부분의 깊은층 근육은 인접 척수신경의 뒤가지에 의해 신경지배를 받는다.

### *척주세움근육무리*

척주세움근육(erector spinae)은 척주 양쪽을 따라 주행하며 가시돌기에서 대략 한 손 너비의 범위에 있는 넓지만 구분이 잘 안 되는 근육무리이다(그림 10.7). 근육의 대부분은 등허리근막 뒤층의 깊은쪽(9장 참조) 그리고 뒤쪽 몸통의 중간층 및 얕은층 근육의 깊은쪽에 위치한다. 척주세움근육은 *가시근(spinalis)*, *가장긴근(longissimus)*, 그리고 *엉덩갈비근(iliocostalis)*으로 구성되어 있다.

**표 10.2 뒤쪽 몸통의 깊은층에 있는 근육**

| 근육무리(그리고 상대적인 깊이) | 개별 근육 | 일반적인 근육섬유의 방향 | 참조 |
|---|---|---|---|
| 척주세움근육무리 (얕은쪽) | 허리엉덩갈비근<br>등엉덩갈비근<br>목엉덩갈비근 | 머리쪽과 가쪽<br>수직<br>머리쪽과 안쪽 | 가쪽굽힘을 위한 가장 효과적인 지레작용 |
| | 등가장긴근<br>목가장긴근<br>머리가장긴근 | 수직<br>머리쪽과 안쪽<br>머리쪽과 가쪽 | 척주세움근육무리 중에서 가장 발달됨 |
| | 등가시근<br>목가시근<br>머리가시근 | 수직<br>수직<br>수직 | 구분이 잘 안 되며, 머리가시근은 대개 머리반가시근과 융합됨 |
| 가로돌기가시근육무리 (중간) | **반가시근**<br>등반가시근<br>목반가시근<br>머리반가시근 | <br>머리쪽과 안쪽<br>머리쪽과 안쪽<br>전반적으로 거의 수직 | 6~8개의 척추뼈사이이음부를 가로지름; 수직으로 주행하는 머리반가시근의 큰 얕은쪽 부분을 제외하면 섬유들은 머리쪽-안쪽으로 주행함 |
| | **뭇갈래근** | 머리쪽과 안쪽 | 2~4개의 척추뼈사이이음부를 가로지름 |
| | **돌림근**<br>짧은돌림근<br>긴돌림근 | <br>수평<br>머리쪽과 안쪽 | 짧은돌림근은 하나의 척추뼈사이이음부만을 가로지름; 긴돌림근은 2개의 척추뼈사이이음부를 가로지름<br>돌림근은 등영역에서 가장 발달됨 |
| 짧은분절근육무리 (깊은쪽) | 가시사이근<br>가로돌기사이근 | 수직<br>수직 | 두 근육 모두 하나의 척추뼈사이이음부를 가로지르고 목영역에서 가장 발달되어 있음<br>가시사이근은 가시사이인대와 섞임 |

각 근육은 국소해부학적으로 세 영역으로 좀 더 나눠져, 전체 9종류의 근육이 있다(표 10.2).

척주세움근육의 대부분은 엉치뼈의 영역에 위치한 넓고 두꺼운 온힘줄(*common tendon*)에 공통 부착부위를 갖는다(그림 10.7). 이 온힘줄은 척주세움근육을 많은 위치에 고정시킨다(글상자 10.2). 잘 구조화되지 않은 3개의 수직 근육기둥인 가시근, 가장긴근, 그리고 엉덩갈비근은 이런 단단한 꼬리쪽 부착부위에서 시작된다. 일반적인 부착부위는 다음 단락에서 설명되고, 좀 더 자세한 부착부위는 부록 III, Part C에서 제시된다.

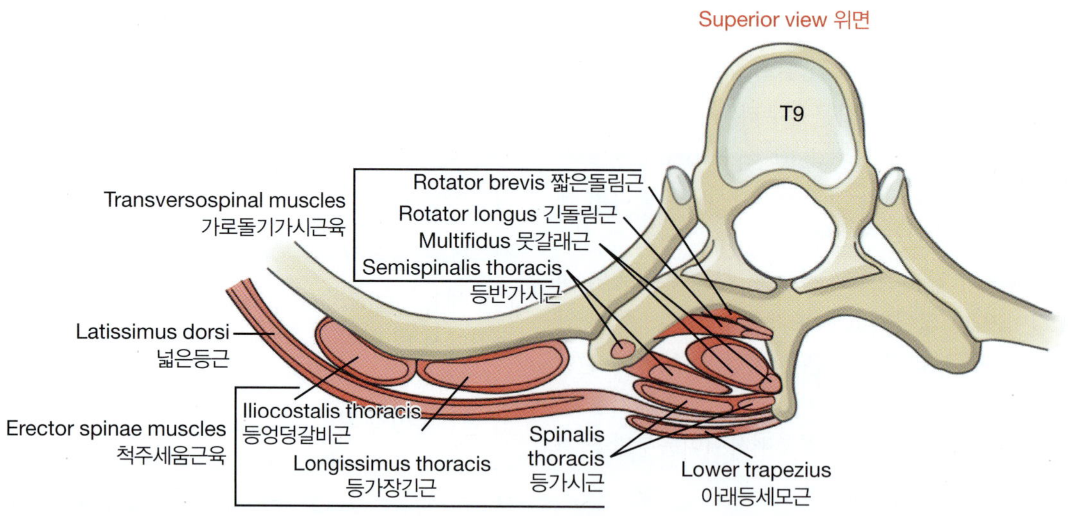


**그림 10.6** 척주세움근육무리와 가로돌기가시근육무리의 국소해부학적 구성을 강조한 T9의 단면. 짧은분절근육무리는 제시되지 않았다.

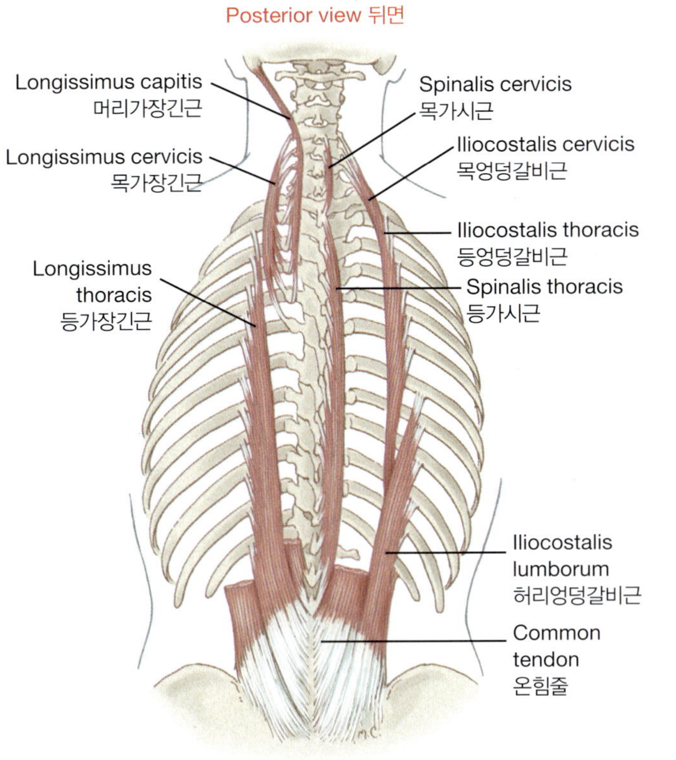

**그림 10.7** 척주세움근육무리의 근육들. 관찰이 용이하도록 왼쪽 엉덩갈비근, 왼쪽 가시근, 그리고 오른쪽 가장긴근은 온힘줄의 바로 위쪽에서 절단하였다. (Modified from Luttgens K, Hamilton N: *Kinesiology: Scientific Basis of Human Motion*, ed 9, Madison, WI, 1997, Brown and Benchmark.)

**글상자 10.2 척주세움근육의 온힘줄에 의한 부착부위**

- 엉치뼈의 척추결절
- 아래쪽 등영역과 전체 허리영역의 가시돌기와 가시끝인대
- 엉덩뼈능선과 엉덩뼈거친면
- 엉치결절인대와 엉치엉덩인대
- 큰볼기근
- 뭇갈래근

**가시근.** 가시근은 *등가시근(spinalis thoracis)*, *목가시근(spinalis cervicis)*, 그리고 *머리가시근(spinalis capitis)*을 포함한다. 일반적으로, 작고 경계가 불명확한 이 근육 기둥은 온힘줄의 위쪽 부분에서 나온다. 이 근육은 대부분 등뼈의 인접 가시돌기 또는 목 영역에서는 목덜미인대(ligamentum nuchae)에 부착되기 위해 위쪽으로 올라간다. 존재한다면, 머리가시근은 흔히 머리반가시근(semispinalis capitis)의 안쪽 부분과 섞인다.[193]

**가장긴근.** 가장긴근은 등가장긴근(longissimus thoracis), 목가장긴근(longissimus cervicis), 그리고 머리가장긴근(longissimus capitis)을 포함한다. 한 묶음으로, 이 근육들은 척주세움근육무리 중에서 가장 크고 가장 발달된 근육 기둥을 형성한다. *등가장긴근*의 근육섬유들은 온힘줄에서 나와 머리쪽으로 펼쳐지며, 주로 대부분 갈비뼈의 뒤쪽 끝에 부착된다. 목에서, *목가장긴근*은 약간 안쪽으로 각이 지면서 목뼈 가로돌기의 뒤결절에 부착된다(그림 10.7). 이와는 대조적으로, *머리가장긴근*은 약간 가쪽으로 각이 지면서 관자뼈 꼭지돌기(mastoid process)의 뒤모서리에 부착된다. 머리가장긴근과 목가장긴근의 위쪽 부분이 약간 좀 더 사선의 각을 형성하고 있는 것은 머리목영역의 *같은쪽* 축돌림을 보조한다고 제안한다. 관절이 있는 뼈대모형에서 근육의 당김선을 모방하기 위해 끈을 이용하는 것은 이런 근육작용을 시각화하는 데 유용한 방법이 된다.

**엉덩갈비근.** 엉덩갈비근은 허리엉덩갈비근(iliocostalis lumborum), 등엉덩갈비근(iliocostalis thoracis), 그리고 목엉덩갈비근(iliocostalis cervicis)을 포함한다. 이 근육무리는 척주세움근육무리의 가장 가쪽기둥을 형성한다. *허리엉덩갈비근*은 온힘줄로부터 나와 아래쪽 갈비뼈의 갈비뼈각(angle) 가쪽에 부착하기 위해 위쪽과 약간 바깥쪽으로 주행한다. *등엉덩갈비근*은 중간과 위쪽 갈비뼈의 갈비뼈각 바로 가쪽에 부착하기 위해 수직으로 주행한다. 이 지점으로부터, *목엉덩갈비근*은 목가장긴근과 함께 중간목뼈 가로돌기의 뒤결절에 부착하기 위해 머리쪽과 약간 안쪽으로 주행한다.

**요약.** 척주세움근육은 몸통뼈대 전체에 걸쳐 상당한 거리를 주행한다(그림 10.7). 이런 해부학적 특징은 선택된 척추뼈사이이음부의 섬세한 움직임을 조절하기보다 몸통뼈대의 큰 부위에 대한 대단위 움직임(예를 들어, 낮은 의자에서 일어나는 동안 몸통을 펴시키는 움직임과 같이)을 조절하기에 더욱 적합한 구조라고 제안한다. 하나의 근육무리로서, 척주세움근육의 *양쪽수축*은 몸통, 목, 또는 머리를 펴시킨다(그림 10.8). 비교적 큰 근육의 단면적은 척추를 가로지르는 큰 폄 토크를 발생시켜, 무거운 물체를 들어 올리기거나 나르기에 적합하다.

엉치뼈와 골반으로의 부착에 의해, 척주세움근육은 골반을 앞쪽기울임시킬 수 있어 허리의 척주앞굽음을 증가시킬 수 있다. (골반의 기울임은 시상면에서 일어나는 엉덩관절에 대한 골반의 돌림운동을 말한다. 기울임의 방향은 엉덩뼈능선의 돌림 방향에 따라 규정된다.) 그림 10.8A에 나타낸 바와 같이, 골반의 앞쪽기울임은 엉덩근(iliacus)과 같은 신장된 엉덩관절 굽힘근육에서의 증가된 장력에 의해 증가된다.

*한쪽수축*으로 작용할 때, 좀 더 가쪽에 위치한 엉덩갈비근이 척주세움근육 중에서 가장 효율적인 가쪽굽힘근육이 된다. 가장긴근과 엉덩갈비근의 머리쪽 또는 목쪽 성분들은 같은쪽 축돌림을 보조하는데, 특히 머리와 목이 먼저 반대쪽으로 완전히 돌림되었을 때 그러하다. 허리엉덩갈비근은 같은쪽 축돌림을 약간 보조한다.

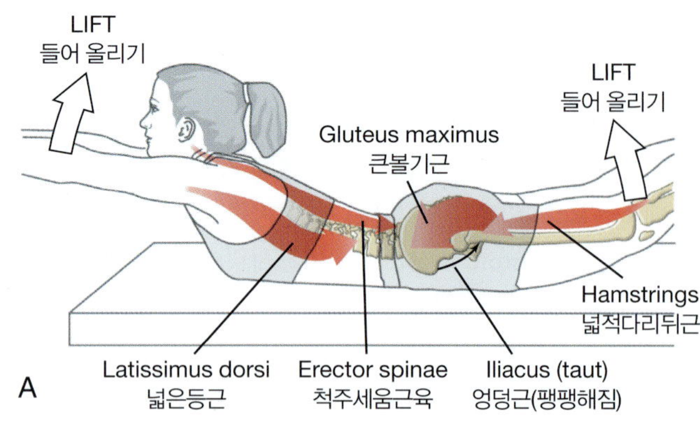


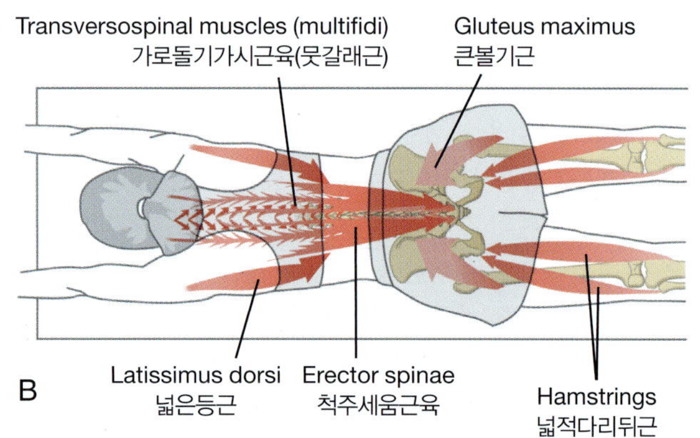


**그림 10.8** 몸통과 머리를 펴하는 동안 나타나는 건강한 사람의 근육활성 양상. 팔과 다리가 바닥으로부터 들어 올려졌다. (A) 옆면. (B) 위면. (A)에서, 신장된 엉덩근은 골반의 앞쪽기울임된 위치에 기여한다는 것에 주목하라.

Posterior view 뒤면

Semispinalis capitis
머리반가시근

Semispinalis cervicis
목반가시근

Semispinalis thoracis
등반가시근

**그림 10.9** 가로돌기가시근육무리 내에서도 좀 더 얕은쪽에 위치한 반가시근을 보여주고 있는 뒤면. 명백하게 관찰하기 위해, 왼쪽 목반가시근, 왼쪽 등반가시근, 그리고 오른쪽 머리반가시근만을 나타내었다. (Modified from Luttgens K, Hamilton N: *Kinesiology: Scientific Basis of Human Motion*, ed 9, Madison, WI, 1997, Brown and Benchmark.)

### *가로돌기가시근육*

척주세움근육의 바로 깊은쪽에 위치한 가로돌기가시근육무리(transversospinal muscle group)에는 *반가시근(semispinalis)*, *뭇갈래근(multifidus)* 그리고 *돌림근(rotatores)*이 있다(그림 10.9와 10.10). 반가시근은 얕은쪽에 위치하고, 뭇갈래근은 중간에, 그리고 돌림근은 깊은쪽에 위치한다.

*가로돌기가시근육*이라는 이름은 이 근육 대부분의 일반적인 부착부위를 나타낸다(즉, 한 척추뼈의 가로돌기에서부터 좀 더 위쪽에 위치한 척추뼈의 가시돌기까지). 약간의 예외를 제외하면, 이러한 부착부위는 대부분의 근육섬유를 머리쪽과 안쪽 방향으로 정렬시킨다. 가로돌기가시근육무리에 속하는 많은 근육은 형태학적으로 매우 유사하며, 각각의 근육이 가로지르는 척추뼈사이이음부의 수와 *길이*는 차이가 있다(표 10.11 참조). 다소 단순화된 개념이지만, 이 개념은 이러한 근육들의 전반적인 해부학과 작용을 학습할 때 크게 도움이 될 수 있다.

**반가시근.** 반가시근은 등반가시근(semispinalis thoracis), 목반가시근(semispinalis cervicis), 그리고 머리반가시근(semispinalis capitis)으로 구성된다(그림 10.9). 일반적으로, 각 근육 또는 각 근육 내 중요 섬유묶음은 6~8개의 척추뼈사이이음부를 가로지른다. *등반가시근*은 긴 힘줄에 의해 서로 연결된 다수의 가는 근육다발(muscle fasciculi)로 구성된다. 근육섬유는 T6-T10의 가로돌기에서 C6-T4의 가시돌기까지 부착된다. *목반가시근*은 등반가시근에 비해 좀 더 두껍고 잘 발달되어 있으며, 위쪽 등뼈의 가로돌기에서 C2-C5의 가시돌기까지 부착된다. 중쇠뼈(C2)의 돌출된 가시돌기에 부착하는 근육섬유는 특히 잘 발달되어 있으며, 뒤통수밑근육(suboccipital muscles)을 위한 중요한 안정자(stabilizer)의 역할로 작용한다(차후에 설명됨).

*머리반가시근*은 널판근(splenius)과 등세모근의 깊은쪽에 놓여있다. 이 근육은 C7-T7의 가로돌기 끝부분에서 시작한다. 머리반가시근의 깊은쪽 부분은 중간 목뼈 관절돌기의 뒤면에 부착하기 위해 머리쪽과 약간 안쪽으로 주행하는 근육다발로 구성된다. 좀 더 두꺼운 머리반가시근의 얕은쪽 부분은 뒤통수뼈의 비교적 큰 영역에 부착하기 위해 머리쪽으로 계속 주행하는데, 위목덜미선과 아래목덜미선 사이의 영역 대부분을 채운다(그림 9.3 참조). (이 근육 깊은쪽 부분의 목뼈쪽 부착부위는 그림 10.9에서 제시되지 않았다.)

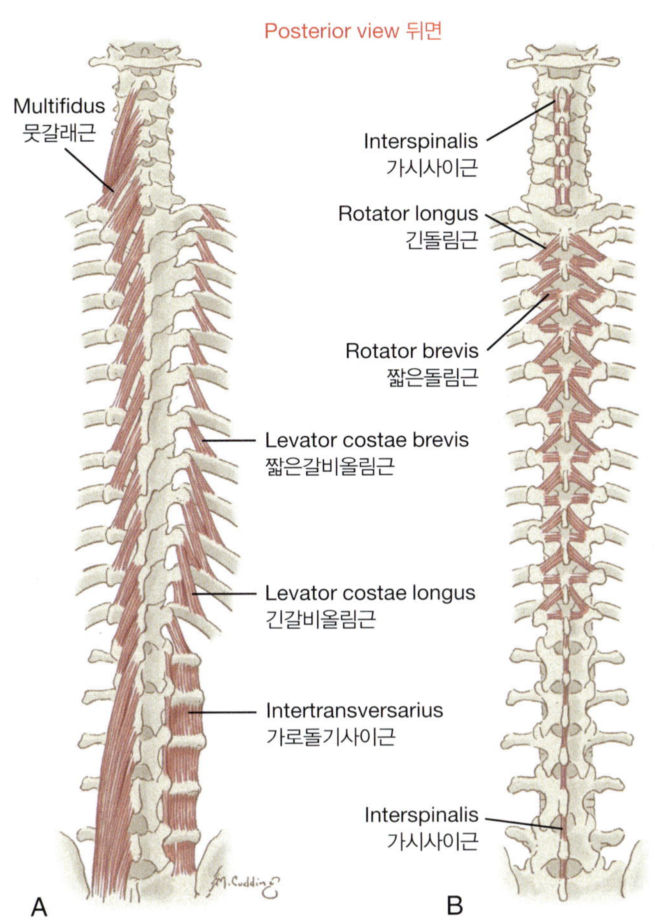


그림 10.10 가로돌기가시근육무리 내에서도 더욱 깊은쪽에 위치하는 근육인 왼쪽에 있는 뭇갈래근(A), 양쪽에 있는 돌림근(B)을 보여주고 있는 뒤면. 짧은분절근육무리 내의 근육(가로돌기사이근과 가시사이근)은 (A)와 (B)에서 각각 보여주고 있다. 가로돌기사이근은 허리영역의 오른쪽에서만 보여주고 있다. 갈비올림근들(levator costarum)은 환기(ventilation)에 연루되며 11장에서 논의된다. (Modified from Luttgens K, Hamilton N: *Kinesiology: Scientific Basis of Human Motion*, ed 9, Madison, WI, 1997, Brown and Benchmark.)

목반가시근과 머리반가시근은 목의 뒤면을 가로지르는 가장 큰 근육이다.[23] 이 근육들의 큰 크기, 유리한 모멘트팔 길이, 그리고 거의 수직에 가까운 근육섬유들의 방향은 머리목영역 전체 폄 토크의 35~40%를 제공한다는 사실을 반영한다.[2,201,214] 오른쪽과 왼쪽 머리반가시근은 위쪽 목 중간선의 양쪽에서 둥근 끈처럼 두꺼워 쉽게 촉지되며, 특히 유아와 마른 근육질의 성인에서 뚜렷하게 나타난다(그림 10.12).

**뭇갈래근.** 뭇갈래근(multifidi)은 반가시근의 바로 깊은쪽에 위치한다. 뭇갈래근을 구성하는 다수의 근육다발은 유사한 섬유 방향과 길이를 공유하며, 뒤쪽 엉치뼈와 중쇠뼈(C2) 사이에 뻗어 있다. 일반적으로, 뭇갈래근은 한 척추뼈의 가로돌기에서 시작하여 2~4개의 척추뼈사이이음부 위에 위치한 척추뼈의 가시돌기에 정지한다(그림 10.10A).

뭇갈래근의 섬유들은 허리엉치영역에서 가장 두껍고 잘 발달되어 있다(글상자 10.3에 나와 있는 다양한 부착부위 참조). 가시돌기와 가로돌기 사이에 형성된 오목한 공간의 대부분을 뭇갈래근의 중첩된 근육섬유들이 채우고 있다. 뭇갈래근 내의 근육섬유들은 짧지만 비교적 큰 단면적을 갖고 있어, 척추의 바닥부에 뛰어난 안정성을 제공하는 구조적 설계를 보인다.[222]

**돌림근.** 돌림근(rotatores)은 가로돌기가시근육무리 중에서 가장 깊은쪽에 위치하고 있다. 뭇갈래근과 비슷하게, 돌림근은 여러 개의 개별적인 근육섬유 묶음으로 구성되며, 등영역에서 가장 발달되었다(그림 10.10B).[193] 각각의 근육섬유 묶음은 한 척추뼈의 가로돌기와 1개 또는 2개의 척추뼈사이이음부 위에 위치한 척추뼈의 가시돌기 바닥부와 고리판 사이에 부착된다. 정의에 의해, *짧은돌림근(rotator brevis)*은 하나의 척추뼈사이이음부에 걸쳐 있고, *긴돌림근(rotator longus)*은 2개의 척추뼈사이이음부에 걸쳐 있다.

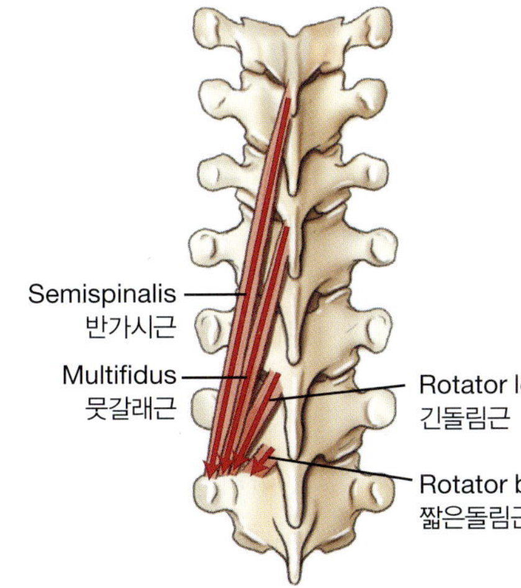


| 근육무리 | 상대적인 길이와 깊이 | 근육이 가로지르는 척추뼈사이이음부의 평균 수 |
|---|---|---|
| 반가시근 | 길다; 얕은쪽 | 6~8 |
| 뭇갈래근 | 중간 | 2~4 |
| 돌림근 | 짧다; 깊은쪽 | 1~2 |

그림 10.11 왼쪽 가로돌기가시근육무리 내 근육들의 공간적 방향에 대한 단순 묘사. 부가적인 정보는 표로 제시되었다. (전체 척주의 머리쪽에서 꼬리쪽까지에 걸쳐 양쪽에 근육들이 위치하지만, 명확한 내용을 위해 한쪽의 근육 위치만 단순하게 제시하였다.)

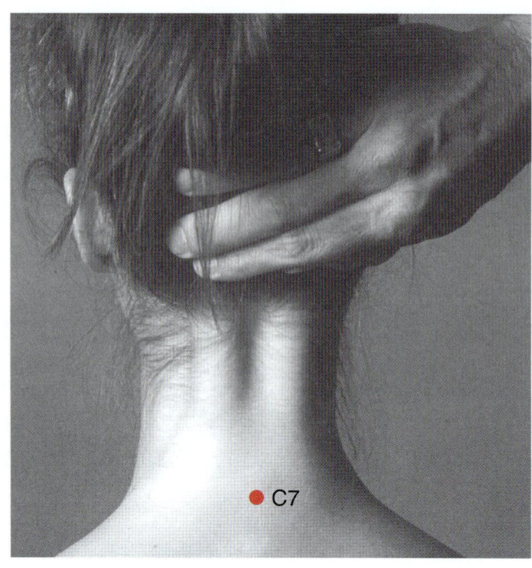


그림 10.12 건강한 22세의 여성에서 활성된 오른쪽과 왼쪽 머리반가시근의 윤곽을 보여주고 있다. 머리의 강력한 폄 노력에 대해 도수저항이 적용되었다. 점은 C7 척추뼈의 가시돌기를 나타낸다.

**글상자 10.3 허리엉치영역에 있는 뭇갈래근의 다양한 부착부위**

**아래쪽 부착부위**

- 허리뼈의 꼭지돌기
- 허리엉치인대
- 척추세움근육 온힘줄의 깊은 부위
- 엉치뼈의 뒤면
- 골반의 뒤위엉덩뼈가시
- 돌기관절의 관절주머니

**위쪽 부착부위**

- 허리뼈의 가시돌기

**요약.** 평균적으로 가로돌기가시근육은 척주세움근육무리보다는 훨씬 적은 수의 척추뼈사이이음부를 가로지른다. 일반적으로, 이러한 특징은 가로돌기가시근육이 몸통뼈대에서의 비교적 미세하게 조절되는 움직임과 안정화의 힘을 생산하는 데 적절하다는 것을 제안한다.

가로돌기가시근육이 *양쪽수축*을 하면, 몸통뼈대를 폄시킨다(그림 10.8B 참조). 폄 토크가 증가되면 목척주앞굽음과 허리척주앞굽음은 증가되고 등척주뒤굽음은 감소된다. 가로돌기가시근육의 크기와 두께는 몸통뼈대의 양 끝에서 가장 크다. *머리쪽*으로, 목반가시근과 머리반가시근은 아주 잘 발달된 머리목영역의 폄근육이고; *꼬리쪽*으로, 뭇갈래근은 아래쪽 허리영역에서 아주 잘 발달된 폄근육이며 이 영역에서의 근육에 근거한 안정성의 2/3를 차지한다.[230]

가로돌기가시근육이 *한쪽수축*을 하면 척주를 가쪽굽힘시키지만, 이 작용을 위한 지레작용은 척주와의 가까운 근접성 때문에 제한된다. (한 가지 중요한 예외는 머리반가시근이며, 이 근육은 머리뼈 그리고 간접적으로는 머리목영역 전체의 가쪽굽힘을 위한 좋은 지레작용을 가지고 있다.) 좀 더 사선 방향으로 배열된 가로돌기가시근육은 *반대쪽* 축돌림을 보조한다. 가로돌기가 비교적 고정된 상태에서, 예를 들어 왼쪽 뭇갈래근 또는 왼쪽 긴돌림근의 독립적 수축은 위쪽에 위치한 가시돌기를 왼쪽으로 돌림시킬 수 있으며, 그 결과 척추뼈의 앞면은 오른쪽으로 돌림하게 된다. 그러나 다른 모든 몸통근육에 비해 가로돌기가시근육은 이차적인 축돌림근육이다. 이런 축돌림을 위한 지레작용은 근육이 전반적으로 척주에 근접해 있어 비교적 약하다. (예를 들어, 그림 10.3C에서 뭇갈래근과 배바깥빗근을 비교하라.) 게다가, 대부분의 가로돌기가시근육 근육섬유들의 힘선은 수평보다는 좀 더 수직에 가까운 방향이므로 축돌림보다 폄에 대해 더 큰 힘을 제공한다.

### *짧은분절근육무리*

짧은분절근육무리(short segmental group)는 *가시사이근*(*interspinalis muscle*)과 *가로돌기사이근*(*intertransversarius muscle*)으로 구성된다(그림. 10.10 참조). (복수형의 'interspinales와 intertransversarii'는 이런 근육들의 전체 묶음에 속하는 모든 섬유를 설명하기 위해 종종 사용된다.) 이 근육은 가로돌기가시근육무리의 깊은쪽에 놓인다. '짧은분절'이란 이름은 이 근육이 길이가 매우 짧고 매우 분절화된 구성임을 나타낸다. 각 개별 가시사이근이나 가로돌기사이근은 단지 하나의 척추뼈사이이음부만을 가로지른다. 이러한 근육은 목영역에서 가장 발달되어 있으며, 머리와 목의 미세조절에 있어 매우 중요한 역할을 담당한다.[193]

각 한 쌍의 가시사이근이 가시사이인대의 양쪽에 위치하고 있으며 종종 해당 가시사이인대와 서로 섞인다. 가시사이근은 비교적 폄 토크를 발생시키기에 유리한 지레작용과 최적의 근육섬유 방향을 가지고 있다. 그러나 이러한 토크의 크기는 근육의 작은 크기와 이에 따른 낮은 힘을 고려하면 비교적 작다.

오른쪽과 왼쪽의 각 한 쌍의 가로돌기사이근은 인접 가로돌기 사이에 위치한다. 하나의 무리로 가로돌기사이근의 해부학적 구조는 가시사이근보다 더욱 복잡하다. 예를 들어 목영역에서 각각의 가로돌기사이근은 작은 앞가로돌기사이근과 뒤가로돌기사이근으로 나눠지고, 이 둘 사이의 공간으로 척수신경의 앞가지가 지나간다.

하나의 무리로 가로돌기사이근의 한쪽활성은 척주를 가쪽굽힘시킨다. 가로돌기사이근에 의한 가쪽굽힘 토크의 크기는 다른 근육무리에 비해 비교적 작지만, 여전히 척추뼈사이의 안정성을 제공하는 중요한 원천일 가능성이 있다.

**요약.** 가시사이근과 가로돌기사이근의 매우 분절적인 특성은 몸통뼈대의 미세 운동조절에 이상적이다. 이러한 한분절 근육들은 근육방추(muscle spindle)의 밀도가 비교적 높기 때문에, 특히 머리목영역에서 신경계(그래서 다른 근육들)에 풍부한 감각피드백을 제공할 가능성이 높다.

## 묶음 2: 앞-가쪽 몸통의 근육('배'근육)

앞-가쪽 몸통의 근육에는 배곧은근(rectus abdominis), 배바깥빗근(obliquus externus abdominis), 배속빗근(obliquus internus abdominis), 그리고 배가로근(transversus abdominis)이 있다(그림 10.13). 하나의 무리로, 이 근육들은 흔히 '배'근육('abdominal' muscles)이라 한다. 배곧은근은 신체 중간선의 양쪽에 위치한 긴 띠 모양의 근육이다. 가쪽배근육(lateral abdominals)인 배바깥빗근, 배속빗근, 그리고 배가로근은 얕은쪽에서 깊은쪽으로 층(layer)을 이루며 배의 앞-가쪽면을 가로지르는 넓고 편평한 근육들이다.

배근육은 배속 장기의 지지와 보호 그리고 가슴속과 배속 압력의 증가를 포함한 여러 가지 중요한 생리적 기능을 갖는다. 11장에서 좀 더 설명되겠지만, 이러한 가슴속과 배속에서의 압력 증가는 폐로부터 공기의 강제날숨, 기침, 발성, 배변, 그리고 출산과 같은 기능을 보조한다. 이 장에서는 몸통을 움직이고 안정화시키는 배근육의 운동학적 기능을 더 강조할 것이다. 배근육의 다른 중요한 역할은 엉덩관절 근육을 위한 안정된 골반 부착부위를 제공하는 것이며, 이는 12장에서 설명된다.

### *배곧은근집과 백선의 형성*

오른쪽과 왼쪽의 배바깥빗근, 배속빗근 그리고 배가로근은 결합조직과의 융합을 통해 배의 중간선에서 합쳐진다. 각각의 근육은 궁극적으로 *앞배곧은근집(anterior rectus sheath)*과 *뒤배곧은근집(posterior rectus sheath)*을 형성하는 얇은 2개 층의 결합조직판(sheet of connective tissue)에 기여한다. 그림 10.14에 나타난 바와 같이, 앞배곧은근집은 배바깥빗근과 배속빗근의 결합조직으로 형성된다. 뒤배곧은근집은 배속빗근과 배가로근의 결합조직으로 형

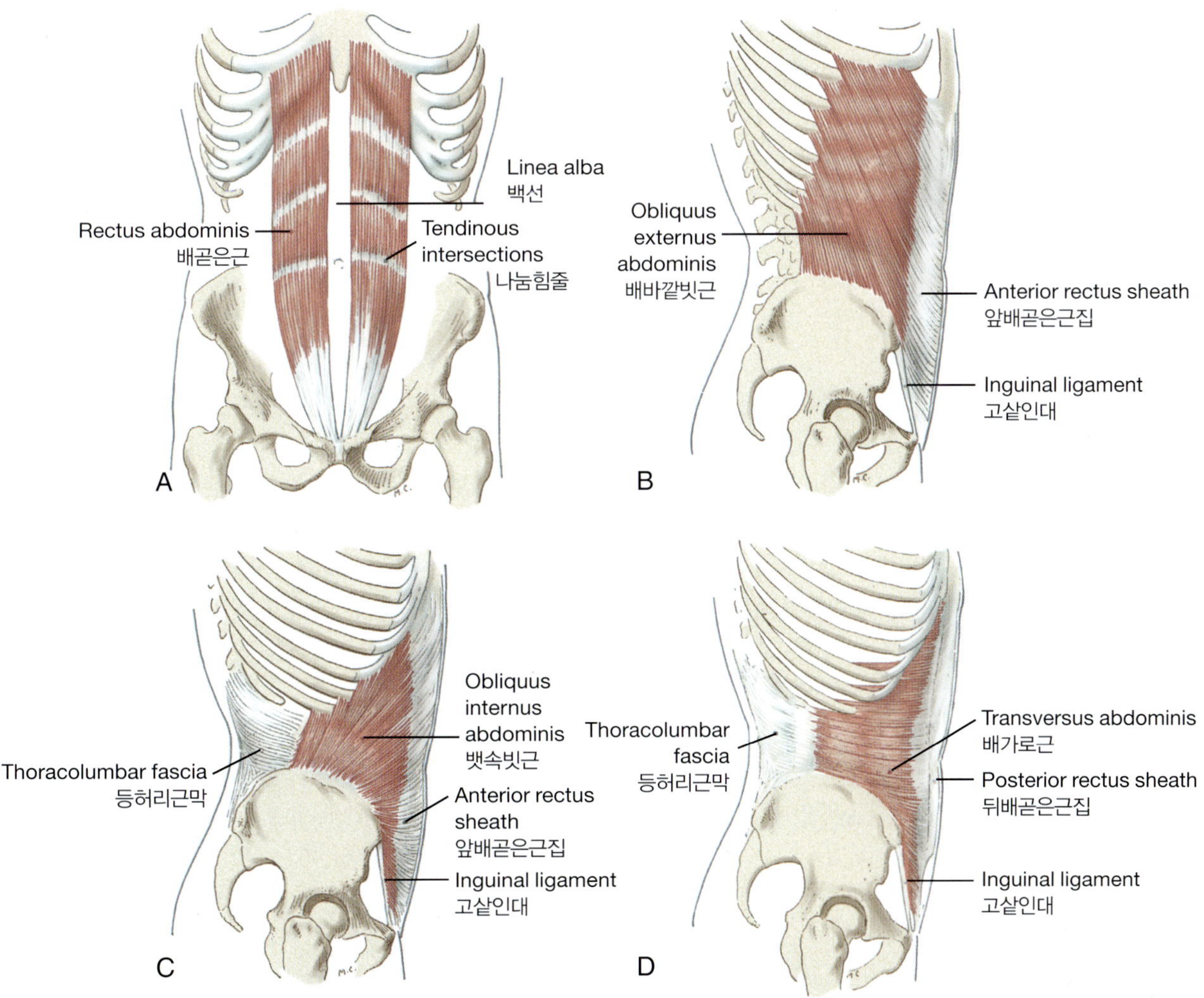


**그림 10.13** 앞-가쪽 몸통에 위치한 배근육. (A) 앞배곧은근집을 제거한 배곧은근. (B) 배바깥빗근. (C) 배바깥빗근의 깊은쪽에 위치한 배속빗근. (D) 다른 배근육보다 깊은쪽에 위치한 배가로근. (Modified from Luttgens K, Hamilton N: *Kinesiology: Scientific Basis of Human Motion*, ed 9, Madison, WI, 1997, Brown and Benchmark.)

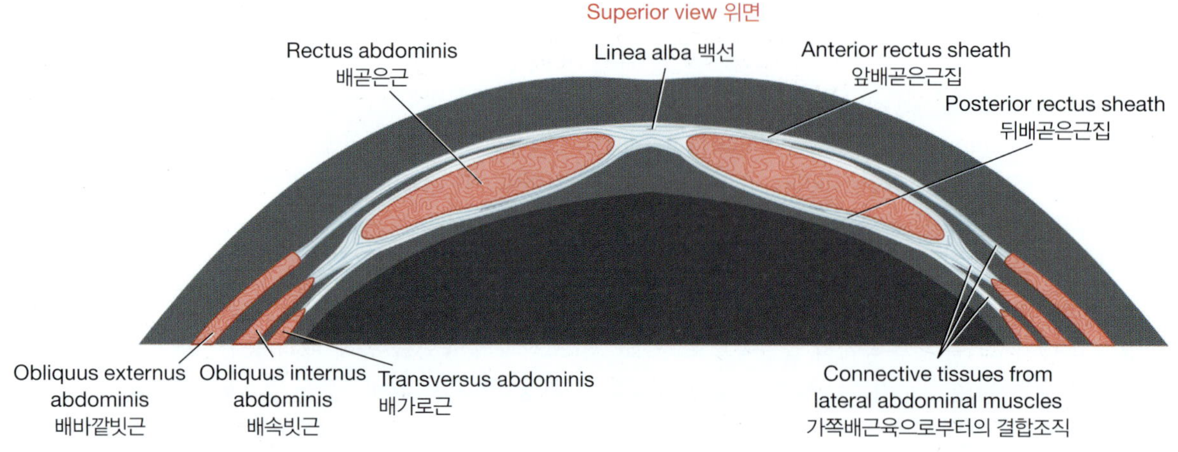


**그림 10.14** 셋째허리뼈 수준에서의 앞쪽 배벽을 보여주고 있는 수평 단면.

성된다. 두 배곧은근집은 수직 방향을 향하는 배곧은근을 감싸면서 안쪽으로 이어져 배의 반대쪽에 있는 동일한 결합조직과 융합된다. 이 결합조직들은 중간선을 가로지를 때 교차되고 두꺼워져 *백선*(*linea alba*; 라틴어에서 유래한 *linea*는 "선"을 의미하고, *albus*는 "흰색"을 의미한다)을 형성한다. 백선은 두덩결합과 두덩뼈능선 그리고 칼돌기 사이를 세로로 주행한다.

백선 내 섬유들의 교차배열은 합판의 층판 구조처럼 배벽(abdominal wall)의 내구성을 높인다. 또한, 백선은 오른쪽과 왼쪽의 가쪽배근육과 역학적으로 연결되어 근육의 힘을 신체의 중간선을 가로질러 효과적으로 전달시킨다.

### 배근육의 해부학

*배곧은근*(*rectus abdominis*)은 백선에 의해 오른쪽 절반과 왼쪽 절반으로 나눠진다(그림 10.13A 참조). 오른쪽과 왼쪽의 각 배곧은근은 수직으로 주행하며, 앞배곧은근집과 뒤배곧은근집 사이에 형성된 열린 공간을 통해 올라가면서 넓어진다. 임산부의 경우, 임신 2분기와 3분기 동안 일어나는 복부팽창으로 인해 왼쪽 배곧은근과 오른쪽 배곧은근 사이의 거리가 종종 증가하며, 이러한 상황을 배곧은근분리(diastasis rectus abdominis)라 한다.[45]

모든 배근육 중 배곧은근은 가장 긴 근육다발을 가지고 있으나 생리적 단면적은 가장 작다.[27] 띠와 같은 이 근육은 *나눔힘줄*(*tendinous intersection*)로 알려진 세 개의 가로 또는 사선의 섬유띠에 의해 구획이 나눠지고 강화된다. 이 띠들은 앞배곧은근집과 섞인다.*

배곧은근은 위쪽으로 칼돌기와 다섯째-일곱째갈비뼈의 연골에 부착된다. 꼬리쪽으로, 이 근육은 두덩뼈능선이나 주변 영역에서 시작되며, 종종 긴모음근(adductor longus)의 몸쪽부착부위와 일부 섞인다. 이러한 근육들의 공통 부착으로 인해 이 근육들을 통해 전달된 과도한 힘은 뼈의 부착부위에 있는 결합조직을 손상시킬 수 있으며, 이는 일반적으로 "운동선수의 고샅관련 통증(groin-related pain)"[이전에는 운동선수탈장(athletic pubalgia) 또는 스포츠탈장(sports hernia)으로 불림]으로 알려진 다양한 통증 상황으로 이어질 수 있다.[164,225]

배바깥빗근, 배속빗근, 그리고 배가로근의 해부학적 구성은 배곧은근의 구성과는 다르다. 하나의 무리로, 좀 더 가쪽에 위치한 이 근육들은 몸통의 가쪽 또는 뒤-가쪽에서 시작하여 중간선 쪽을 향해 각기 다른 방향으로 주행하는데, 결국에는 백선 및 반대쪽 배곧은근집과 섞이게 된다(표 10.3).

*배바깥빗근*(*obliquus externus abdominis*, 비공식적으로 'external oblique'라 부르기도 함)은 가쪽배근육 중에서 가장 얕은 곳에 위치한 근육이다. 배바깥빗근은 바지의 앞주머니에 손을 대각선으로 넣는 방향과 유사하게 아래쪽과 안쪽 방향으로 주행한다(그림 10.13B 참조). *배속빗근*(*obliquus internus abdominis* 또는 비공식적으로 'internal oblique')은 배바깥빗근의 바로 깊은쪽에 위치하고, 가쪽배근육의 두 번째 층을 형성하고 있다. 배속빗근은 모든 배근육 중 가장 큰 생리적 단면적을 가지고 있어, 가장 큰 등척 힘을 발생시킬 수 있는 것으로 추정된다.[27] 엉덩뼈능선에 부착하는 근육섬유들은 다양한 정도로 인접 등허리근막과 섞인다. 이러한 가쪽부착부위 지점으로부터, 근육섬유들은 백선과 아래쪽 갈비뼈를 향해 위쪽과 안쪽 방향으로 주행한다. 그림 10.13C에 나타난 바와 같이, 배속빗근의 아래쪽부착부위는 고샅인대(inguinal ligament)까지 확장된다. 배속빗근의 평균적인 섬유 방향은 위에 놓인 배바깥빗근의 평균적인 섬유 방향과 거의 직각을 이룬다.

*배가로근*(*transversus abdominis*)은 배근육 중 가장 깊은쪽에 위치하고 있다(그림 10.13D 참조). 이 근육은 배를 압박하고 등허리근막으로의 부착을 통해 허리를 안정화시키는 역할을 반영하여 해부학적으로 '코르셋 근육(corset muscle)'이라고도 알려져

*나눔힘줄의 특정 기능은 알려지지 않았다. 비록 추측이지만, 이러한 결합조직은 근육을 좀 더 작은 분절로 분할하여 능동적으로 몸통을 굽힘시키기 위한 개별 근육섬유들의 상대적 짧아짐의 양을 감소시킬 수 있다. 다른 가능한 추측은 나눔힘줄이 근육의 여러 근육분절(myotome)의 대략적 경계를 나타내는 결합조직사이막일 거라는 가능성이다.

**표 10.3 가쪽배근육의 부착부위와 개별 작용**

| 근육 | 가쪽 부착부위 | 안쪽 부착부위 | 몸통에 대한 작용 |
|---|---|---|---|
| 배바깥빗근 | 다섯째~열두째갈비뼈의 가쪽면 | 엉덩뼈능선, 백선, 그리고 반대쪽 배곧은근집 | 양쪽: 몸통의 굽힘과 골반의 뒤쪽기울임<br>한쪽: 몸통의 가쪽굽힘과 반대쪽 돌림 |
| 배속빗근 | 엉덩뼈능선, 고샅인대, 그리고 등허리근막 | 아홉째~열한째(또는 열두째)갈비뼈, 백선, 그리고 반대쪽 배곧은근집 | 양쪽: 위와 같고, 등허리근막의 장력 증가가 추가됨<br>한쪽: 몸통의 가쪽굽힘과 같은쪽 돌림 |
| 배가로근 | 엉덩뼈능선, 등허리근막, 여섯째~열두째갈비연골의 속면, 그리고 고샅인대 | 백선과 반대쪽 배곧은근집 | 양쪽: 다른 배근육을 위한 부착부위의 안정화; 배안의 압박; 등허리근막의 장력 증가 |

있다.[193,232] 모든 배근육 중에서 배가로근은 등허리근막에 가장 넓고 일관된 부착부위를 가지며,[204] 그다음이 배속빗근이다.

*배근육의 작용*

배곧은근과 배빗근들(oblique abdominal muscles)의 *양쪽작용*은 칼돌기와 두덩결합 사이의 거리를 감소시킨다.[218] 어느 신체 분절이 더욱 안정적인지에 따라, 이러한 배근육의 양쪽수축은 가슴(thorax)과 위쪽 허리뼈의 굽힘, 골반의 뒤쪽기울임, 또는 두 움직임 모두를 유발할 수 있다. 그림 10.15는 배빗근들에 대한 비교적 큰 요구가 주어지는 사선 방향의 윗몸일으키기를 보여주고 있다.[218] 그러나 표준적인 시상면 윗몸일으키기를 수행하는 동안, 다양한 배근육의 상반된 축돌림과 가쪽굽힘의 경향은 오른쪽 근육과 왼쪽 근육의 상반된 작용에 의해 중화된다.

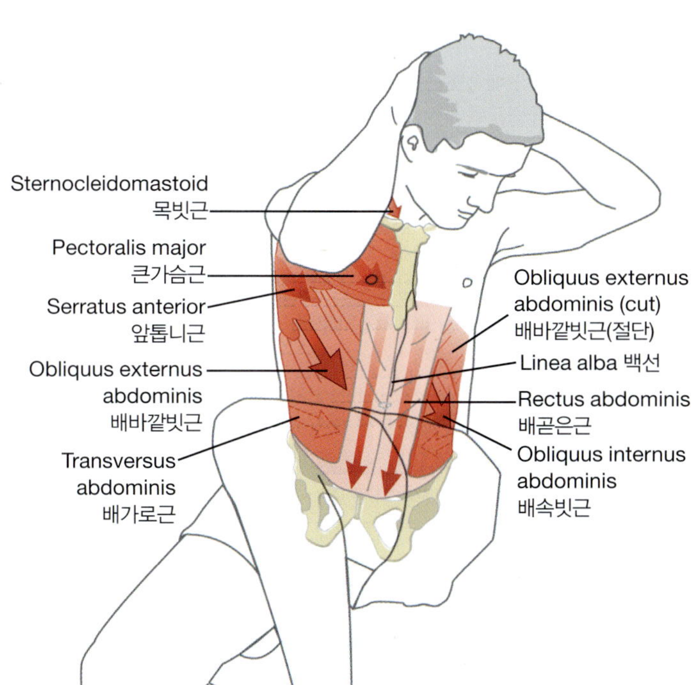


**그림 10.15** 몸통 굽힘과 왼쪽 축돌림이 결합된 대각선 방향의 윗몸일으키기에서 나타나는 전형적인 근육활성의 양상. 이러한 작용 동안, 오른쪽 배바깥빗근은 왼쪽 배속빗근과 협력적으로 작용한다. 배곧은근과 좀 더 깊은 쪽에 있는 배가로근의 동시 양쪽활성에 주목하라.

9장에서 설명되었듯이, 척주에서 일어나는 모든 동작을 위한 돌림축은 척추뼈몸통사이관절의 영역에 위치된다. 몸통에 대해 상대적으로 뒤쪽에 위치하게 되는 이러한 축은 배근육, 특히 배곧은근에 몸통 굽힘 토크의 발생에 가장 효율적인 지레작용을 제공한다(그림 10.16). 그림 10.16에서 큰허리근(psoas major)을 제외한 모든 근육이 시상면과 전두면 *모두*에서 토크를 발생시킬 수 있는 모멘트팔을 갖고 있다는 점에 주목하라.

배근육의 *한쪽수축*은 몸통을 가쪽굽힘시킨다. 배바깥빗근과 배속빗근은 비교적 좋은 지레작용(즉 긴 모멘트팔; 그림 10.16)과 한 쌍으로 비교적 큰 단면적을 갖고 있어 이러한 작용에 특히 효율적이다. L4-L5이음부 수준에서의 배바깥빗근과 배속빗근의 결합된 단면적은 배곧은근의 것보다 거의 두 배나 된다.[141]

몸통의 가쪽굽힘은 흔히 몸통 굽힘근육과 폄근육 둘 다의 활성이 연루된다. 예를 들어, 저항에 대한 오른쪽으로의 가쪽굽힘은 오른쪽 배바깥빗근과 배속빗근, 오른쪽 척주세움근육, 그리고 오른쪽 가로돌기가시근육의 수축을 요구한다. 이러한 동시활성은 전체적인 전두면 토크를 확대시킴과 동시에 시상면 내에서 몸통을 안정화시킨다.[12]

단연코, 배속빗근과 배바깥빗근은 가장 효과적인 몸통의 축돌림근육이다.[7,12,97] 배바깥빗근은 반대쪽 돌림근육이고, 배속빗근은 같은쪽 돌림근육이다. 이런 근육들의 강력한 축돌림 가능성은 비교적 큰 단면적과 효율적인 지레작용을 반영한다(그림 10.3C, 배바깥빗근의 긴 모멘트팔의 길이). 특정 방향으로의 능동적인 축돌림 동안, 한쪽에 있는 배바깥빗근은 반대쪽에 있는 배속빗근과 협력적으로 기능한다.[211] 이런 기능적 협력은 이들 근육들의 공동 부착부위인 백선을 통해 중간선을 가로지르는 대각선 방향의 힘선을 생산해 낸다(그림 10.15에서 강조된 근육들 참조). 따라서 두 근육이 함께 수축하면 한쪽 어깨와 반대쪽 엉덩뼈능선 사이의 거리는 감소된다.

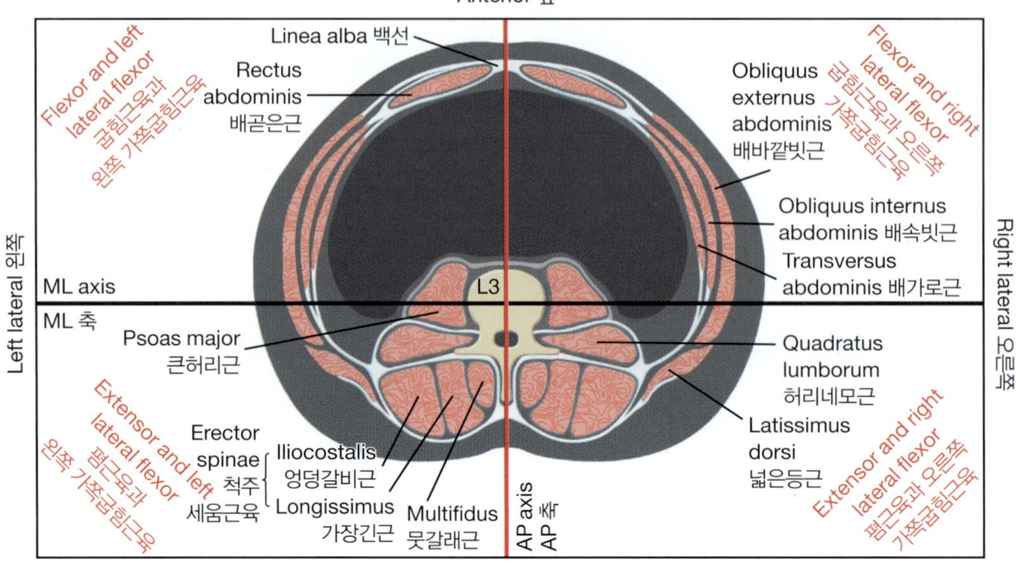


**그림 10.16** 거의 셋째허리뼈(*L3*) 수준에서의 수평 단면에서 관찰되는 몸통의 여러 근육. 시상면과 전두면 모두에서 토크를 발생시키는 근육의 가능성을 보여주고 있다. 앞-뒤(*AP*)돌림축(*빨간색*)과 안-가쪽(*ML*)돌림축(*검은색*)은 셋째허리뼈의 중심에서 교차된다. 안-가쪽돌림축의 앞쪽과 뒤쪽에 위치한 근육은 몸통을 각각 굽힘과 폄시킬 수 있고, 앞-뒤돌림축의 오른쪽과 왼쪽에 위치한 근육은 몸통을 각각 오른쪽과 왼쪽으로 가쪽굽힘시킬 수 있다.

근육속(미세전선)전극을 사용한 여러 근전도(EMG) 연구는 축돌림 동안 *배가로근*의 양쪽활성이 어느 정도 나타나는 것을 보여주었다.[43,109,211] 또한 축돌림 동안 배가로근의 중간 섬유와 아래쪽 섬유가 위쪽 섬유보다 약간 다른 시기에 동시활성되는 것으로 나타났다.[211] 축돌림 동안 배가로근의 정확한 역할은 불분명하지만, 이 근육은 축돌림의 토크 발생기로서의 역할보다는 배빗근들을 위한 *안정자(stabilizer)*의 역할을 하는 것으로 보인다. 배가로근의 양쪽활성은 갈비뼈, 백선, 그리고 배속빗근과 배바깥빗근을 위한 부착부위를 제공하는 등허리근막을 안정화시킬 수 있다.

일반적으로, 몸통의 축돌림근육에 부과되는 토크의 요구는 활동의 특성과 신체의 위치에 따라 상당히 달라진다.[12] 단거리 달리기, 레슬링, 그리고 원반이나 창던지기와 같이 고강도의 축돌림 동안에는 토크의 요구가 비교적 크다. 그러나 편평한 땅 위를 걷는 동안처럼 똑바로 선 자세에서 느리고 비교적 저항 없이 몸통을 비트는 활동들 동안에는 토크의 요구가 매우 낮을 수 있다. 주로 수평면 내에서 수행되는 축돌림은 돌림근육에 대해 중력으로 유발되는 외적인 토크가 거의 또는 전혀 가해지지 않는다. 이러한 경우, 근육의 일차적 저항은 몸통의 관성 그리고 다양한 결합조직과 대항근의 신장으로 발생되는 수동장력에 의해 유발된다.

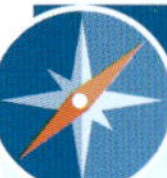

## SPECIAL FOCUS 10.2

### 배빗근들의 '돌림 협력근'으로 작용하는 몸통 폄근육의 역할

배바깥빗근과 배속빗근은 일차적인 몸통의 축돌림근육이다. 이차적인 축돌림근육에는 같은쪽 넓은등근, 같은쪽 허리엉덩갈비근의 좀 더 사선으로 배치된 근육섬유들, 그리고 반대쪽 가로돌기가시근육이 있다. 또한, 이런 이차적인 축돌림근육은 효율적인 몸통의 폄근육이다. 강력한 축돌림 움직임 동안, 이런 폄근육은 *배빗근들의 강력한 몸통 굽힘의 가능성*을 상쇄하거나 중화시킬 수 있다. 이러한 중화작용이 없다면, 강력한 축돌림의 작용은 자동적으로 몸통의 굽힘과 결합될 것이다. 앞서 언급된 폄근육은 배빗근들의 굽힘 경향에 저항하지만, 축돌림 토크에는 기여한다.

다양하고 비교적 두꺼운 뭇갈래근의 섬유들은 축돌림 동안 특히 허리영역에 대한 폄 안정성의 중요한 요소를 제공한다. 허리영역에 있는 돌기관절이나 척추원반이 연루된 통증과 염증은 이러한 근육의 약화, 위축, 피로, 지방침윤, 반사성 억제 또는 '보호작용(guarding)'과 관련될 수 있다.[79,90] 축돌림 동안 뭇갈래근의 적절한 활성과 힘 생산이 없다면, 부분적으로 반대작용을 받지 않는 배빗근들은 이론적으로 척주 바닥부에서 미세하고 원치 않은 굽힘을 만들어낼 가능성이 있다.

*몸통 굽힘근육 대 몸통 폄근육의 최대 토크 비교*

건강한 성인의 경우, 최대 노력으로 수행된 몸통 굽힘 토크의 크기는 최대 노력으로 수행된 몸통 폄 토크보다 일반적으로 *작다*. 이러한 자료는 연령, 성별, 요통의 병력, 그리고 검사기구의 각속도에 따라 달라지기는 하지만, 몸통과 머리목영역에서 등척으로 측정된 *굽힘근육 대 폄근육의 토크 비율*은 0.45~0.77이다.[56,107,149,157,214] 시상면 토크에 있어 몸통 굽힘근육은 일반적으로 더 큰 전반적인 지레작용을 가지고 있지만(그림 10.16 참조), 몸통 폄근육이 더 큰 질량과 전반적으로 수직을 향하는 더 많은 근육섬유를 갖고 있다.[56,141] 일반적으로 몸통 폄근육이 더 큰 토크를 발생시키는 것은 똑바로 선 자세를 유지하거나 인체 앞쪽에서의 부하운반을 위해 중력에 대항하는 근육의 역할을 반영한 것이다.

## 묶음 3: 부가적인 근육(엉덩허리근과 허리네모근)

해부학적으로 엉덩허리근과 허리네모근은 몸통 근육으로 고려되지는 않지만, 이 영역의 운동학과 매우 밀접한 관련성이 있다.[167]

*엉덩허리근*

엉덩허리근(iliopsoas)은 엉덩근(iliacus)과 큰허리근(psoas major)의 두 부분으로 구성된 큰 근육이다(그림 12.25 참조). 대부분의 엉덩관절 굽힘근육처럼, 엉덩허리근은 허리신경얼기(lumbar plexus)의 큰 가지인 넓적다리신경(femoral nerve)의 신경지배를 받는다. 엉덩근은 엉덩뼈오목(iliac fossa)과 엉치엉덩관절의 바로 앞쪽과 위쪽인 가쪽엉치뼈에 몸쪽부착부위를 갖는다. 큰허리근은 척추원반을 포함한 T12-L5의 가로돌기에 몸쪽부착부위를 갖는다. 이 두 근육은 넓적다리뼈(femur)의 작은돌기와 인접 영역에 하나 또는 그 이상의 힘줄로 부착되기 위해 고샅인대(inguinal ligament)의 먼쪽과 깊은쪽에서 융합된다.

엉덩허리근은 몸통, 허리뼈, 허리엉치이음부, 그리고 골반넓적다리(엉덩)관절[pelvo-femoral (hip) joint)]에 걸쳐 강력한 운동역학적 영향을 발휘하는 긴 근육이다. 엉덩관절의 앞쪽을 가로지르는 이 근육은 넓적다리뼈를 골반 쪽으로 당기거나 골반을 넓적다리뼈 쪽으로 당기는 우세한 굽힘근육이다. 골반을 넓적다리뼈 쪽으로 당기는 움직임에 있어, 엉덩허리근은 골반을 앞쪽기울임시킬 수 있으며, 이러한 움직임은 몸통이 비교적 고정되어 있다고 가정할 때 허리영역의 척주앞굽음을 증가시킨다(그림 9.63A 참조). 배근육의 근육 도움을 받아, 엉덩허리근의 강력한 양쪽수축은 고정된 넓적다리뼈에 대해 골반과 그 위에 놓인 몸통을 돌림운동시킬 수도 있다. 이러한 능력에 근거해, 엉덩허리근은 엉덩관절 굽힘근육만큼이나 몸통 굽힘근육으로도 평가를 받는다. 이러한 논의는 이 장의 후반부에서 제시되고 12장에서도 다시 논의된다.

> **엉덩허리근의 작용**
>
> **엉덩근**
> - 골반에 대한 넓적다리뼈 그리고 넓적다리뼈에 대한 골반의 우세한 엉덩관절 굽힘근육
>
> **큰허리근**
> - 골반에 대한 넓적다리뼈 그리고 넓적다리뼈에 대한 골반의 우세한 엉덩관절 굽힘근육
> - 허리영역의 가쪽굽힘근육
> - 엉치뼈에 대한 아래쪽 허리뼈의 굽힘근육
> - 허리뼈의 수직 안정자

*허리엉치영역에서 큰허리근의 기능*

해부학적 자세에서, 큰허리근은 허리뼈의 가쪽굽힘을 위한 지레작용을 보여준다(그림 10.16 참조).[126] 이 근육은 축돌림을 위한 지레작용은 거의 없거나 존재하지 않는다. 따라서 예상하는 바와 같이, 이 근육은 저항에 대한 몸통의 가쪽굽힘 동안 크게 활성된다.[168]

큰허리근의 굽힘근육 능력과 폄근육 능력은 허리엉치영역 전체에 걸쳐 다르게 나타난다. 큰허리근이 L5-S1이음부를 가로지를 때 굽힘을 위한 약 2 cm의 모멘트팔을 갖는다(그림 10.17).[142] 따라서, 큰허리근은 엉치뼈에 대한 허리뼈 아래쪽 끝부위의 효과적인 굽힘근육이 된다. 그러나 L1을 향해 머리쪽으로 올라갈수록 큰허리근의 힘선은 약간 *뒤쪽*으로 점차 이동하여, 여러 안-가쪽돌림축을 직접 통과하거나 바로 뒤쪽을 통과하게 된다(그림 10.16에 나온 L3에서의 단면 참조). 이러한 근육의 위치는 굽힘근육 또는 폄근육으로서의 능력을 감소시키거나 제거시킨다. 따라서 큰허리근은 허리영역의 우세한 굽힘근육이나 폄근육으로 작용하는 것이 아니라, 오히려 이 영역의 중요한 수직 안정자로 작용하게

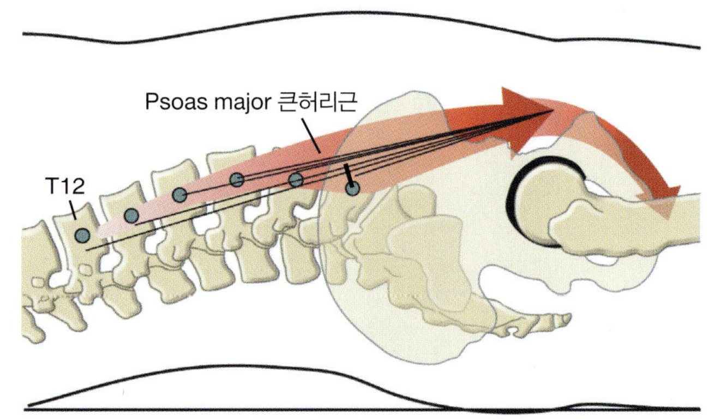


**그림 10.17** T12-L5 및 L5-S1 분절 내의 안-가쪽돌림축에 대한 큰허리근의 여러 힘선을 강조한 그림. L5-S1을 제외하면, 힘선은 해당 축을 바로 지나가거나 근처를 지나간다. L5-S1에서 큰허리근의 굽힘 모멘트팔은 *짧은 검은색 선*으로 나타내었다.

된다.[78,168,178,185] ['수직 안정자(vertical stabilizer)'란 용어는 자연스러운 생리적 곡선을 유지하면서 거의 수직위치에 있는 몸통뼈대의 영역을 안정화시키는 근육의 기능을 의미한다.] 허리영역 전체에서 효과적인 최종 지레작용이 부족하기 때문에, 적어도 중립자세로 서 있는 상태에서는 큰허리근(전체적으로)이 허리척주앞굽음의 정도에 직접적으로 영향을 미치는 역할이 중간 정도일 가능성이 높다.[185] 그러나 엉덩허리근은 (모든 엉덩관절 굽힘근육과 마찬가지로) 엉덩관절에 대해 골반을 앞쪽기울임시킴으로써 허리뼈의 척주앞굽음자세를 간접적으로 증가시킬 가능성이 있다.

### *허리네모근*

해부학적으로, 허리네모근은 뒤쪽 배벽(abdominal wall)의 근육으로 고려된다. 이 근육은 아래쪽으로 엉덩허리인대와 엉덩뼈능선에 부착되고, 위쪽으로 L1-L4 가로돌기의 끝지점과 열두째갈비뼈에 부착한다(그림 10.18). 이 근육의 상대적 두께와 허리 척추뼈몸통과의 상대적 위치는 그림 10.16을 보면 알 수 있다. 허리네모근은 $T^{12}$과 $L^1$-$L^3$ 척수신경의 앞가지로부터 신경지배를 받는다.

허리네모근이 *양쪽수축*을 하면, 허리영역의 폄근육으로 작용한다.[199] 허리네모근이 *한쪽수축*을 하면, 허리영역의 가쪽굽힘근육으로 작용한다.[78,199] 그러나 허리네모근의 축돌림 가능성은 적어도 척추가 중립의 해부학적 자세에 있을 때에는 매우 미약하다.

임상적으로 특히 $L^1$ 신경학적 수준이나 그 이하로 하반신마비를 갖게 된 사람들에 있어, 걷기에서의 허리네모근의 역할을 설명할 때 이 근육을 흔히 '엉덩이 올림기(hip hiker)'라고 말한다. 허리네모근에 의한 한쪽 골반의 올림에 의해, 보조기를 착용한 상태에서 이루어지는 보행의 흔듦기(swing phase) 동안 발이 지면에 걸리지 않도록 다리를 상승시키는 데 도움이 될 수 있다.

큰허리근과 허리네모근은 허리뼈의 양쪽에서 거의 수직으로 주행한다(그림 10.16). 이러한 근육들의 강력한 양쪽수축은 L5-S1 이음부를 포함하여 허리뼈에 유용한 수직 안정성을 제공할 수 있지만, 이러한 방식에서 허리네모근의 생리적 효과에 대해서는 의문이 제기되어 왔다.[172]

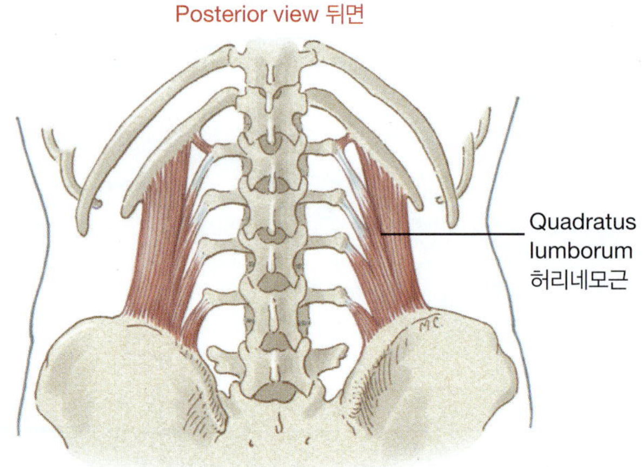


그림 10.18 허리네모근의 뒤면. (Modified from Luttgens K, Hamilton N: *Kinesiology: Scientific Basis of Human Motion*, ed 9, Madison, WI, 1997, Brown and Benchmark.)

> **허리네모근의 작용**
>
> **양쪽작용**
> - 허리영역의 폄
> - 허리엉치이음부를 포함한 허리뼈의 수직 안정화
>
> **한쪽작용**
> - 허리영역의 가쪽굽힘
> - 한쪽 골반의 올림('엉덩이 올림')

## 몸통의 근육: 근육 사이의 기능적 상호작용

이제까지, 몸통의 근육에 대한 논의는 해부학과 개별 작용에 주로 중점을 두었다(표 10.4). 이제부터의 논의는 근육 또는 근육무리 *사이의* 기능적 상호작용에 좀 더 관심을 갖는다. 2가지의 주제인 (1) 근육에 근거한 몸통의 안정성, 그리고 (2) 표준 윗몸일으키기 움직임을 수행하는 근육의 운동학에 대해 탐구하게 된다.

### 근육에 근거한 몸통의 안정성

중추신경계는 몸통을 포함해 본래 역학적으로 불안정한 몸통뼈대를 능동적으로 안정화하기 위한 주요 수단으로 근육을 사용한다.[40] 이러한 과정은 계획된 의도를 통해 실행되거나 좀 더 무의식적인 피드백기전과 피드포워드기전을 사용하여 실행된다.[177] 중력, 인대, 근막, 그리고 척추원반 모두는 이러한 안정성에 중요한 원천을 제공하지만, 근육만이 자신의 힘의 크기와 시기를 모두 조절할 수 있다. 몸통 근육이 영역에 대한 동적 안정자(dynamic stabilizer)로 수행하는 근본적인 역할은 이러한 근육이 부분적으로 또는 완전히 마비되거나 사실상의 모든 운동조절이 상실될 때 분명히 드러난다. 이런 심각한 운동결손은 중증의 척수손상, 근디스트로피, 또는 뇌성마비를 가진 사람들에서 나타날 수 있다. 이처럼 비교적 극단적인 사례에 있어, 근육지지의 상실은 시간이 지나면서 몸통의 무게를 견디지 못하고 실제로 척주가 붕괴될 수 있다. 이러한 자세 붕괴는 심각한 변형을 초래할 수 있으며, 이는 환기 또는 똑바로 앉는 자세를 방해하게 된다. 이런 극단적인 운동결손과는 대조적으로, 겉보기에 온전한 신경근육계통을 가진 사람들도 몸통을 적절히 안정화시키는 데 필요한 근력 그리고/또는 운동조절 능력이 부족할 수 있다. 이런 기능적 척추불안정성은 신경 억제, 신체 비활동, 근육의 위축과 기타 조직학적 변화, 통증의 신경학적 과정, 또는 기존의 척추 퇴행성 변화와 관련이 있을 수 있다.[42,177] 종종 미

**표 10.4 몸통 근육의 작용***

| 근육 | 굽힘 | 폄 | 가쪽굽힘 | 축돌림† |
|---|---|---|---|---|
| 등세모근 | — | XX | XX | XX (CL) |
| 가시근(근육무리로서) | — | XX | X | — |
| 등가장긴근 | — | XXX | XX | — |
| 목가장긴근 | — | XXX | XX | XX (IL) |
| 머리가장긴근 | — | XXX | XX | XX (IL) |
| 허리엉덩갈비근 | — | XXX | XXX | X (IL) |
| 등엉덩갈비근 | — | XXX | XXX | — |
| 목엉덩갈비근 | — | XXX | XXX | XX (IL) |
| 등반가시근 | — | XXX | X | X (CL) |
| 목반가시근 | — | XXX | X | X (CL) |
| 머리반가시근 | — | XXX | XX | X (CL); 목뼈에서만 |
| 뭇갈래근 | — | XXX | X | XX (CL) |
| 돌림근 | — | XX | X | XX (CL) |
| 가시사이근 | — | XX | — | — |
| 가로돌기사이근 | — | X | XX | — |
| 배곧은근 | XXX | — | XX | — |
| 배바깥빗근 | XXX | — | XXX | XXX (CL) |
| 배속빗근 | XXX | — | XXX | XXX (IL) |
| 배가로근‡ | — | — | — | — |
| 큰허리근 | X | X | XX | — |
| 허리네모근 | — | XX | XX | — |

*다른 설명이 없다면, 작용은 근육의 고정된 아래쪽이나 안쪽면에 대한 위쪽이나 가쪽면의 움직임으로 설명한다. 이 작용은 *해부학적 자세*에서 외적인 저항에 대항해 발생하는 것으로 가정된다. 특정 작용에 대한 근육의 상대적 토크나 근력은 모멘트팔(지레작용), 단면적, 그리고 섬유의 방향에 근거해 X(최소), XX(중간), 또는 XXX(최대)로 표시하였으며, – 표시는 효과적이거나 결정적인 작용이 없음을 나타낸다.

†*CL*: 반대쪽 돌림, *IL*: 같은쪽 돌림

‡배속압력의 증가 및 등허리근막과의 부착을 통한 허리영역의 안정화에 일차적으로 작용한다. 또한 다른 가쪽배근육을 위해 부착부위를 안정화시킨다.

세하여 임상적으로 확인하기는 어렵지만, 몸통 근육조절의 결여는 이론적으로 척추 전반에 걸쳐 바람직하지 않은 척추사이의 미세운동을 초래할 수 있으며, 이는 시간이 지나면서 척주와 신경요소에 누적되고 과도한 스트레스를 가할 수 있다. 이런 임상적 상황은 일반적으로 앞서 언급한 극단적인 사례들보다 외적으로 덜 심각해 보일 수 있지만, 그럼에도 불구하고 적어도 특정 인구집단에서는 척추와 관련된 통증을 유발할 가능성이 있을 수 있다.

일반적으로 근육에 근거한 몸통의 안정성은 흔히 '중심'안정성('core' stability)이라고 불리지만, 이 용어는 임상적으로 자주 남용되고 명확하게 정의되지 않은 경우가 많다. 그럼에도 불구하고, 이러한 근육 안정성은 불안정하게 만드는 외적인 힘이 작용할 때에도 몸통이 거의 정적인 자세를 유지한다는 것을 의미한다. 예를 들어, 가속하는 버스나 기차 안에 똑바로 서거나 앉으려고 할 때 몸통 전체에서 경험되는 근육활성의 요동을 고려해보라. 일반적으로, 몸통 근육은 주변 환경에 대해 몸통의 위치를 무의식적으로 안정화시킬 수 있으며, 똑같이 중요하게 몸통뼈대 내의 개별 척추분절들도 안정화시킬 수 있다. 이상적으로, 몸통 근육에 의해 제공된 안정된 '중심(core)'은 해당 영역에 구조적 완전성을 제공하고, 자세정렬을 최적화시키며, 척추뼈사이이음부 사이의 과도하고 잠재적으로 스트레스를 줄 수 있는 미세운동을 제한한다. 마지막으로, 몸통의 안정성은 근육이 팔다리를 움직이고 적절하게 조절할 수 있는 견고한 기반을 형성한다. 이러한 조절은 점프 후 착지하는 동안 무릎을 조절하는 데 특히 중요하다.[31]

이 장에서는 몸통의 근육 안정자를 부착부위에 근거해 2개의 해부학적 무리로 나눈다. *내재성 근육 안정자*(*intrinsic muscular stabilizer*)는 척주 영역 *내에* 주로 부착되는 비교적 길이가 짧고 깊은쪽에 있으며 분절화된 근육이다. 반면, *외재성 근육 안정자*(*extrinsic muscular stabilizer*)는 머리뼈, 골반, 갈비뼈, 그리고 다리와 같이 척주의 영역 *밖에* 있는 구조들에 부분적으로 또는 전체적으로 부착되는 비교적 긴 근육이다.

> **몸통의 내재성 근육 안정자**
> - 가로돌기가시근육무리
>   - 반가시근
>   - 뭇갈래근
>   - 돌림근
> - 짧은분절근육무리
>   - 가시사이근
>   - 가로돌기사이근

> **몸통의 외재성 근육 안정자**
> - 앞-가쪽 몸통의 근육('배근육')
>   - 배곧은근
>   - 배바깥빗근
>   - 배속빗근
>   - 배가로근
> - 척추세움근육
> - 허리네모근
> - 큰허리근
> - 허리엉치영역과 다리를 연결하는 엉덩관절 근육

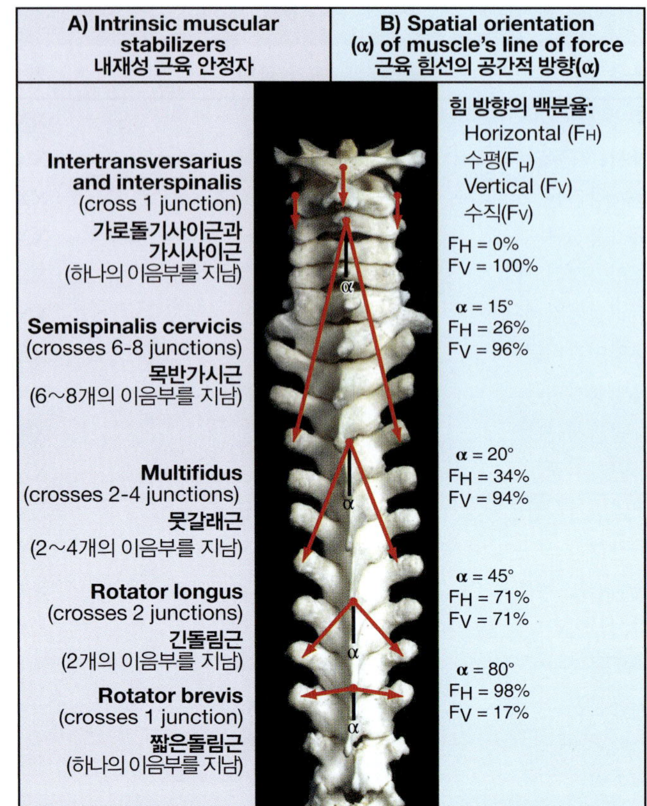


**그림 10.19** 내재성 근육 안정자의 힘선에 대한 공간적 방향을 나타내는 도식도. (A) 근육의 힘선을 전두면 내에서 나타내고 있다. (B) 각 근육의 힘선에 대한 공간적 방향은 수직의 위치에 대해 형성된 각도(α)로 제시하였다. 근육 힘의 수직 성분 비율은 cos α이며, 수평 성분의 비율은 sin α이다. 적절한 지레작용을 가정하면, 근육 힘의 수직 성분은 폄과 가쪽굽힘을 생산하고, 수평 성분은 축돌림을 생산한다. 소개된 근육들은 전체 척주에 걸쳐 존재한다. 그림에서의 근육 위치는 명확함을 위해 단순화하였다.

### *몸통의 내재성 근육 안정자*

몸통의 내재성 근육 안정자에는 *가로돌기가시근육무리*와 *짧은분절근육무리*가 포함된다. 깊은 곳에 있는 비교적 짧은 이 근육들은 그림 10.19A에서 간단한 양식으로 보여주고 있다. 일반적으로, 이러한 근육들은 한 번에 비교적 적은 수의 척추뼈사이이음부 사이의 정렬과 뻣뻣함을 정밀하게 조절함으로써 척추를 안정화시킨다.[177] 이런 분절적 근육의 대부분에 존재하는 근육방추(muscle spindles)의 비교적 높은 밀도는 미세조율 능력을 향상시킨다.[155]

그림 10.19B에서 나타내고 있는 것과 같이, 각 근육 힘선의 공간적 방향(α로 표시됨)은 척주에 대한 독특한 안정화 효과를 만들어낸다. 수직으로 주행하는 가시사이근과 가로돌기사이근은 근육 힘의 100%를 수직 방향($F_V$)으로 생산한다. 이와는 대조적으로, 거의 수평을 향하고 있는 짧은돌림근은 근육 힘의 거의 100%를 수평 방향($F_H$)으로 생산한다. 나머지 모든 근육들은 0°와 90° 사이의 특정 각도로 대각선 방향의 힘을 생산한다. 이러한 근육들은 양쪽에서 대칭을 이루는 버팀줄의 배열처럼 작용하며, 특히 척추뼈사이이음부 사이의 전단을 압박하고 조절하도록 정렬되어 있다. 수직과 수평 안정성에 대한 효율적인 확보 외에도, 이러한 근육들은 집합적으로 전체 척주에 대한 폄, 가쪽굽힘, 그리고 축돌림 토크를 발휘한다. 이런 미세한 근육조절이 없다면, 여러 분절로 이루어진 척주는 과장된 척추 만곡 및 과도한 척추사이 가동성에 매우 취약해지며, 어떤 경우에는 통증성 구조적불안정성으로 이어질 수 있다.

### *몸통의 외재성 근육 안정자*

일차적인 몸통의 외재성 근육 안정자에는 배근육, 척주세움근육, 허리네모근, 큰허리근, 그리고 엉덩관절 근육(허리엉치영역과 다리와의 연결을 통해)이 있다. (왼쪽의 글상자 참조.) 비교적 길고 두꺼운 이러한 근육들은 머리뼈, 척주, 골반, 그리고 다리 사이의 강력하고 반강체(semirigid)적인 연결을 형성하여 몸통을 안정화시킨다. 이러한 근육들 대부분이 신체나 몸통의 넓은 영역을 가로지르기 때문에, 분절사이 운동성과 안정성에 대해 비교적 정밀하지 않은 조절을 제공할 가능성이 높다. 그 외에도, 이러한 근육들 대부분이 상당한 크기의 단면적과 지레작용을 가지고 있기 때문에, 하나의 무리로서 이 근육들은 몸통과 인접 엉덩관절을 위한 중요한 토크 발생자로도 작용한다.

위쪽 몸통(그리고 팔)에 적용된 외적인 힘은 몸통뼈대의 좀 더 꼬리쪽 또는 아래쪽 영역에 대해 상당한 불안정화의 지레작용을 유발할 수 있다. 따라서 외재성 근육의 안정화 기능은 허리골반영역을 포함한 아래쪽 몸통에 있어 특히 중요하다. 원인과 결과의 일관된 관계를 보여주기는 어렵지만, 척추 바닥부에서의 근육 불안

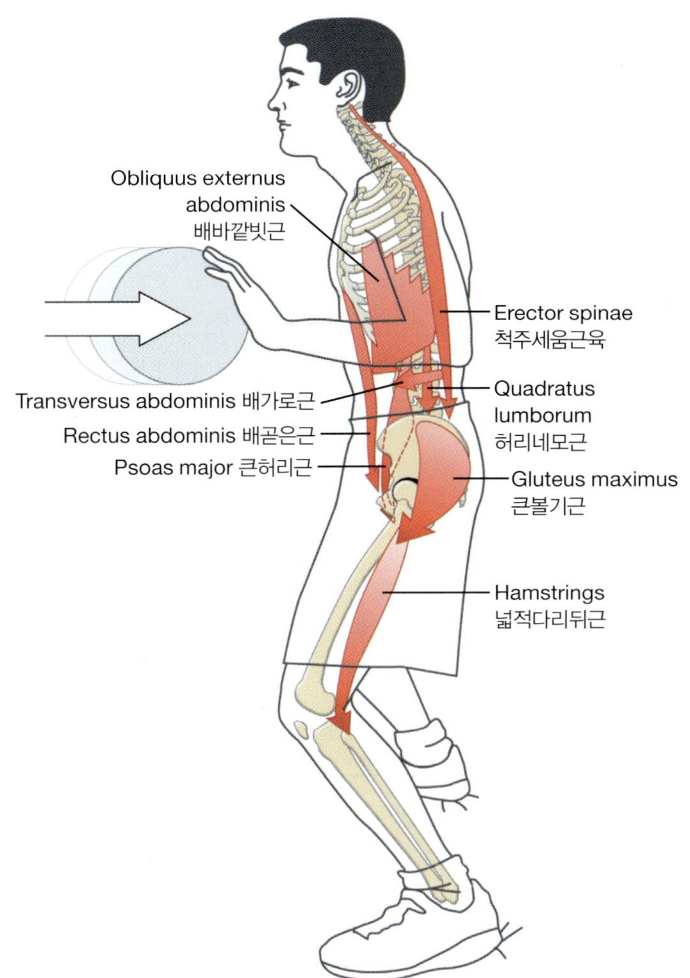


**그림 10.20** 외재성 근육 안정자의 예를 위한 전형적인 활성 양상.

정성은 척주 전체의 자세 정렬불량을 초래할 수 있으며, 나아가 허리뼈의 돌기관절, 척추뼈몸통사이관절, 그리고 엉치엉덩관절의 과도한 마모를 유발할 가능성도 있다.

외재성 안정자의 잠재적 역할을 더 잘 설명하기 위해, 그림 10.20은 곧 닥칠 외적인 동요에 대한 반응으로 외적인 근육 안정자를 활성시키는 사람을 보여주고 있다. 몸통의 아래쪽 영역에서 근육의 활동이 집중적으로 나타나고 있음을 주목하라. 큰허리근, 허리네모근, 척주세움근육, 그리고 배근육의 활성은 3개의 모든 운동면에서 허리골반영역에 상당한 안정성을 제공할 잠재력을 가지고 있다. 또한 배근육의 강력한 활성은 배속압력을 증가시키는데 도움이 되는데, 이러한 압력의 증가는 허리영역 전반에 걸쳐 안정화 효과를 발휘한다고 여겨지는 기전이다.[58,198] 특히, 수평한 방향의 배가로근은 엉치엉덩관절을 포함한 허리영역 전체에 대해 원통 모양의 부목효과(splinting effect)를 만들어 낸다.[220]

또한 배근육의 활성은 척주세움근육 및 허리네모근과 같은 폄근육의 당김에 대해 골반을 안정화시키는 데에도 도움이 된다. 골반과 척추의 아래쪽 끝부위가 잘 안정화되면, 몸통에 영향을 미치는 힘은 엉치엉덩관절을 가로질러 엉덩관절을 지나, 그리고 궁극적으로 다리를 통해 효과적으로 전달된다. 허리와 아래쪽 몸통 영역의 근육 안정성을 증가시키기 위해 고안된 운동은 3개의 모든 운동면에서 몸통과 엉덩관절 모두의 근육을 자극하는 창의적인 활동을 포함해야 한다.

마지막으로, 외재성 근육 안정자와 내재성 근육 안정자가 별도로 분리되어 설명되었지만, 이들의 기능에는 상당한 중첩과 중복성이 있다. 그림 10.19와 10.20에 묘사된 근육 화살표를 마음속으로 중첩시켜 보면 이해할 수 있을 것이다. 이상적인 건강상태에서, 몸통의 모든 근육은 정적인 상황과 동적인 상황 모두에서 몸통의 안정화에 기여한다.[26,113,162,202,217] 그러나 개별 근육이 사용하는 특정 전략은 근육의 깊이, 단면적, 섬유 유형, 형태, 공간적 방향, 그리고 뼈대나 결합조직의 부착과 같은 요소들에 따라 다르다.

## 표준 윗몸일으키기 움직임 수행

전신을 이용한 대부분의 기능적 활동들은 몸통 근육과 엉덩관절 근육 모두의 동시 활성을 필요로 한다. 예를 들어 아이 들어 올리기, 야구 방망이나 골프채 휘두르기, 바닥을 향해 손뻗기, 또는 눈이나 흙을 삽으로 팔 때, 몸통과 엉덩관절의 결합된 움직임을 고려해 보라. 이런 중요한 협력적 상호관계를 소개하기 위해, 다음 논의는 표준 *윗몸일으키기* 움직임(standard *sit-up* movement) 수행을 위한 근육작용에 중점을 둔다.

매우 중요한 기능적 활동이라는 것 외에도, 완전한 윗몸일으키기(full sit-up) 동작의 성분들은 흔히 배근육을 자극하고 강화시키기 위한 방법으로 수행된다. 저항운동의 일반적인 목표는 이러한 근육들의 근력과 조절을 증가시키는 것이며, 몸통의 전반적인 안정성을 증진시키기 위한 방법으로도 흔히 사용된다. 아주 넓은 의미에서, 배근육을 강화시키기 위해 사용되는 전략은 일반적으로 4개의 범주 중 하나에 속한다(그림 10.21). 그림 10.21의 1번 열에서, 배근육은 칼돌기와 앞쪽 골반 사이의 비교적 *일정한 거리*를 유지하기 위해 거의 등척 힘을 생산하는 수축을 한다. 2~4번 열에서, 배근육은 칼돌기와 앞쪽 골반 사이의 거리를 *줄이기* 위해 수축한다. (편심으로 작용하면, 같은 근육이 두 영역 사이의 거리가 증가하는 것에 천천히 저항하도록 자극될 수 있다.)

무릎을 구부린 자세에서 수행된 완전한 윗몸일으키기는 동작을 위한 일차적인 중심축에 근거해 중첩되는 2개의 단계로 편의상 나눠질 수 있다. '몸통 굽힘' 단계는 주로 등허리영역의 적당한 굽힘을 포함하며, 양 어깨뼈가 매트에서 떨어질 때 종료된다(그림 10.22A). '엉덩관절 굽힘' 단계는 등허리영역의 계속된 굽힘과 두드러진 넓적다리뼈에 대한 골반의 (엉덩관절) 굽힘이 결합되어 몸통의 추가적인 70~90° 굽힘을 제공한다(그림 10.22B).

그림 10.22A에서 나타난 바와 같이 *몸통 굽힘 단계*는 주로 배근육, 특히 배곧은근의 수축에 의해 추진된다.[28,59,162] 이런 배근육

| #1 등척 활동 | #2 고정된 골반 쪽으로 몸통을 돌림운동하기 | #3 고정된 다리 쪽으로 몸통과 골반을 돌림운동하기 | #4 고정된 몸통 쪽으로 골반 (그리고/또는 다리)을 돌림운동하기 |
|---|---|---|---|
| **그림의 예:**<br>1. 네발기기 자세에서 몸통과 골반을 단단히 유지하라. 다음 진행 단계로, 공기가 주입된 공과 같은 불안정한 표면 위에서 무릎으로 균형을 잡는 동안 팔과 반대쪽 다리를 들어 올린다.<br>**다른 예:**<br>2. 비교적 불안정한 표면 위에 앉아 있는 동안 몸통을 똑바로 유지하기.<br>3. 팔꿈치는 펴고 손은 어깨 밑에 위치시킨 엎드린 '플랭크'(prone 'plank') 자세에서 몸통을 단단히 유지하기. 이후 진행 단계로, 지지하는 팔다리가 접촉하는 지면의 양을 조절하며 측면플랭크(side plank) 자세로 이동하기. | **그림의 예:**<br>1. 발판을 사용하거나 사용하지 않고 부분 윗몸일으키기('크런치, crunches') 수행하기.<br>**다른 예:**<br>2. 위와 같은 자세이지만, 몸통의 대각선 또는 돌림 움직임을 결합시키기. 외적인 저항을 추가하거나 약간 경사진 표면에서 운동을 수행하기.<br>3. 측면몸통컬('크런치') [lateral trunk curls ('crunches')]을 수행하는데, 필요에 따라 저항을 추가하기. | **그림의 예:**<br>1. 전통적인 완전한 윗몸일으키기.<br>**다른 예:**<br>2. 위와 같은 자세이지만, 외적인 저항을 적용하거나 팔의 위치를 변경하여 외적인 모멘트팔을 다양화하기.<br>3. 그림처럼 전통적인 윗몸일으키기를 수행하지만, 약간 경사지거나 불안정한 표면에서 수행하기.<br>4. 그림처럼 전통적인 윗몸일으키기를 수행하지만, 몸통과 골반의 대각선 또는 돌림 움직임을 추가하기. | **그림의 예:**<br>1. 매달린 몸통을 수직으로 유지하면서, 양쪽 또는 한쪽의 엉덩관절 굽힘 운동을 천천히 신중하게 수행하기. 이후 진행단계로, 골반의 뒤쪽 기울임을 추가하기.<br>**다른 예:**<br>2. 위와 같은 자세이지만, 다리의 대각선 또는 돌림 움직임을 결합시키기.<br>3. 바로누운자세에서 한쪽 또는 양쪽의 뻗은다리올림 수행하기; 무릎을 굽혀 다리의 '길이'를 변화시킴으로써 저항을 조절하기. |

**그림 10.21** 배근육 강화운동을 수행하기 위해 전형적으로 사용되는 4가지 전략. 그림의 예들은 아래쪽 칸에서 보여주고 있다.

의 수축은 등허리이음부 근처로 추정되는 안-가쪽돌림축에 대해 몸통을 굽힘시킨다. 몸통의 굽힘은 일반적으로 골반의 뒤쪽돌림(기울임)과 동반되어 허리뼈를 편평하게 만든다. 이 단계 동안, 엉덩관절과 무릎의 위치에 관계없이 엉덩관절 굽힘근육의 EMG 수준은 비교적 낮다.[8,59] 운동을 수행하기 전에 엉덩관절을 부분적으로 굽힘하는 것은 엉덩관절 굽힘근육(특히 엉덩허리근)의 수동장력이 완화되는 동시에 큰볼기근의 수동장력을 증가시킨다. 이런 결합된 효과는 배근육이 뒤쪽기울임된 골반을 먼저 생산하고 이후 유지하는 데 도움이 될 수 있다.

마지막으로 그림 10.22A에 나타난 바와 같이, 넓은등근(latissimus dorsi)이 위쪽 등뼈의 앞쪽을 지나면서 가슴의 이 영역을 굽힘시키는 데 도움을 줄 수 있다.[218] 추가적으로, 큰가슴근(pectoralis major)의 복장갈래(sternal head)는 팔을 골반 쪽으로 이동시키는 데 도움을 줄 수 있다.

윗몸일으키기의 *엉덩관절 굽힘 단계* 동안, 골반과 몸통은 하나의 단위로 비교적 고정된 넓적다리뼈 쪽으로 돌림운동하며, 이는 엉덩관절 굽힘근육의 강력한 수축에 의해 주도된다.[59] 어떤 엉덩관절 굽힘근육이든 이러한 동작을 돕는 데 기여할 수 있지만, 그림 10.22B는 활동적인 참여 근육으로 엉덩근(iliacus)과 넓적다리곧은근(rectus femoris)을 보여주고 있다. 엉덩근, 넓적다리빗근(sartorius), 그리고 넓적다리곧은근의 상대적인 EMG 신호강도의 수준은 다리가 지지면에 능동적으로 고정된 상태를 유지할 때 현저히 더 크게 나타난다.[8] 그림 10.22B에서는 골반과 몸통에 대해 다리를 고정하기 위해 신발의 뒤꿈치가 지지면으로 당겨지는 것을 보여주고 있다. 이러한 안정화 작용은 대표적인 넓적다리뒤근인 넓적다리두갈래근(biceps femoris)의 비교적 약한 활성과 장딴지근(gastrocnemius)의 중간 정도 활성이 만들어 낸다.[154] 흥미롭게도, 골반이 엉덩관절 굽힘 방향으로 동시에 돌림운동하는 것을 고려할 때, 넓적다리뒤근의 어떤 이관절 근육에서의 활성이든 편심 형태가 되어야 한다.

완전한 윗몸일으키기의 엉덩관절 굽힘 단계 동안의 돌림축은 결국 엉덩관절 쪽으로 이동한다. 움직임 전략에 따라, 배근육은 추가적인 등허리 굽힘을 발생시키기 위해 계속 수축하거나 윗몸일으키기가 완성될 때까지 거의 등척으로 활성을 유지한다. 그러나 이러한 활성은 엉덩관절(넓적다리뼈에 대한 골반의) 굽힘에 기여하지 않고, 오히려 골반이 앞쪽으로 돌림운동하는 동안 굽힘된 등허리영역을 견고히 유지하는 데 기여한다.

배근육의 약화를 갖고 있는 사람들은 일반적으로 완전한 윗몸일으키기를 시도할 때 특징적인 자세가 나타난다. 엉덩관절 굽힘근육이 활동을 주도하는 경향이 있으며, 특히 동작을 시작할 때 골반의 과도한 앞쪽기울임에 의해 과장된 허리척주앞굽음을 유발한다.

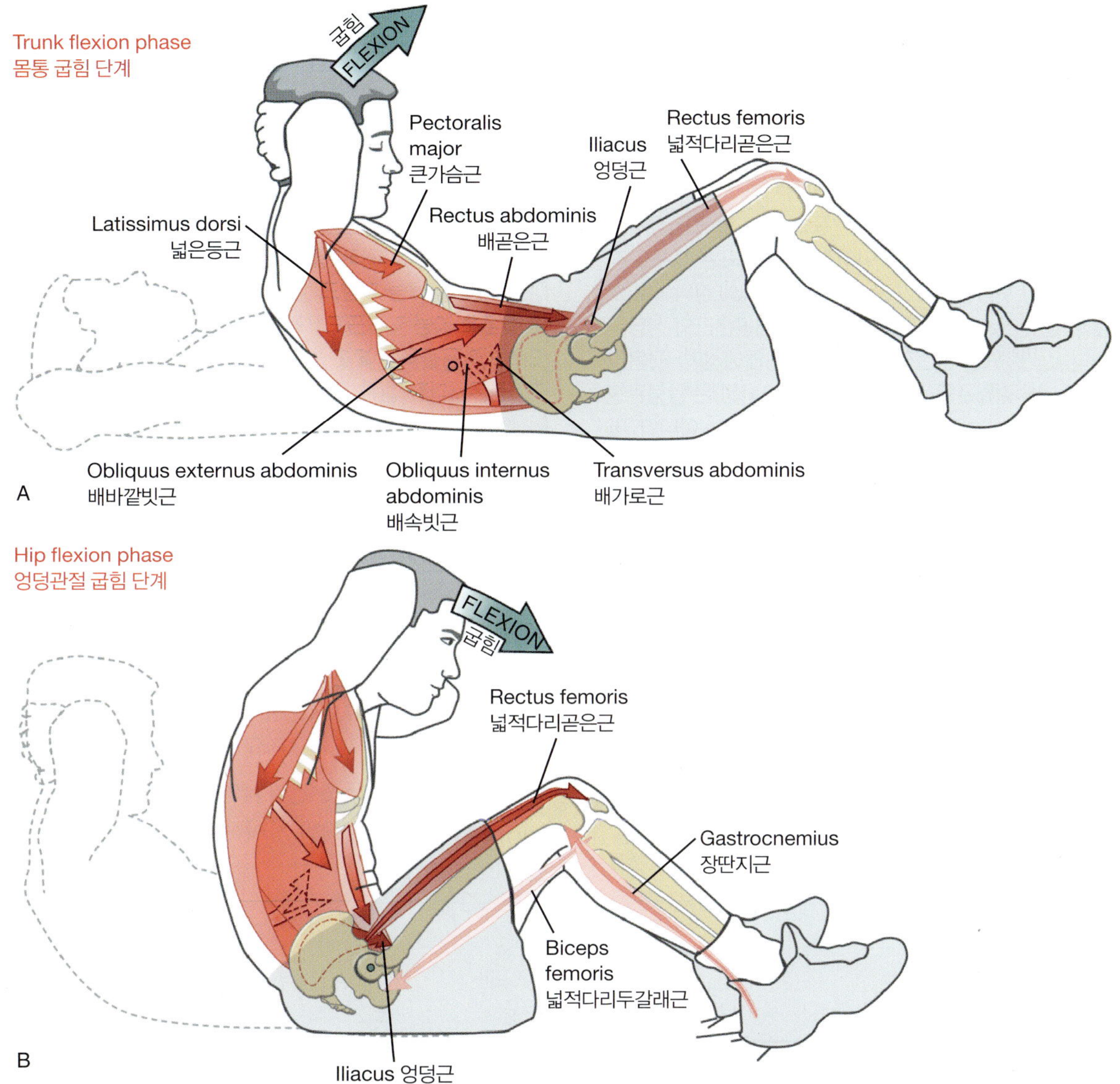


**그림 10.22** 건강한 사람이 표준적인 완전한 *윗몸일으키기*를 수행할 때 나타나는 전형적인 근육활성의 양상을 보여주고 있다. 붉은색 명암의 강도는 근육활성의 강도를 나타낸다. 완전한 윗몸일으키기는 2개의 단계인 몸통 굽힘 단계와 그다음으로 일어나는 엉덩관절 굽힘 단계로 나뉘진다. (A) 윗몸일으키기의 *몸통 굽힘 단계*에서는 배근육, 특히 배곧은근이 강력하게 활성된다. (B) 윗몸일으키기의 *엉덩관절 굽힘 단계*에서는 배근육의 계속된 활성이 있지만, 더욱 중요한 것은 엉덩관절 굽힘 근육도 활성된다는 것이다. (B)에서 윗몸일으키기의 수행 시 넓적다리뼈에 대한 골반의 큰 기여에 주목하라. (A)와 (B)에서 수행된 움직임의 돌림축은 *작은 원*으로 표시되었다.

## 머리목영역의 근육: 해부학과 개별 작용

다음 단락에서는 머리목영역에서만 작용하는 근육의 해부학과 개별 작용을 설명한다. 근육은 두 개의 묶음인 (1) *앞-가쪽* 머리목영역의 근육과 (2) *뒤쪽* 머리목영역의 근육으로 나뉜다(표 10.1 참조).

그림 10.23은 머리목영역에 있는 많은 근육들의 작용에 대한 소개를 위해 제시되었다. 이 그림은 고리뒤통수관절을 통과하는 돌림축에 대한 근육의 부착부위에 따라, 선택된 근육을 굽힘근육이나 폄근육, 또는 오른쪽이나 왼쪽 가쪽굽힘근육으로 나타낸다. 그림 10.23은 고리뒤통수관절에서의 근육작용만을 나타내고 있지만, 근육의 상대적 위치는 머리목영역 내의 다른 관절에서의 작용을 이해하는 데 있어서도 유용한 지침을 제공한다. 이 그림은 다음 단락 내내 인용된다.

### 묶음 1: 앞-가쪽 머리목영역의 근육

앞-가쪽 머리목영역의 근육은 글상자 10.4에 제시하였다. 척수더부신경(제11뇌신경) [spinal accessory nerve (cranial XI)]에 의해 주로 신경지배되는 목빗근을 제외하면, 이 영역에 있는 근육은 목

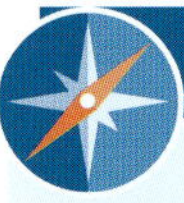

## SPECIAL FOCUS 10.3

### 표준적인 완전한 윗몸일으키기와 복부 '컬업'운동의 비교

완전한 윗몸일으키기의 초기 몸통 굽힘 단계(그림 10.22A에서 설명됨)는 배근육을 강화시키기 위해 알려지고 자주 추천되는 '컬업(curl-up)' 또는 '크런치(crunch)' 운동과 여러 면에서 유사하며, 일반적으로 양 어깨뼈가 매트에서 떨어질 때 종료되는 것으로 정의된다. 컬업과 완전한 윗몸일으키기 모두 배근육 전체에 상당하고 도전적인 요구를 가할 수 있다. 그러나 특히 컬업은 배곧은근의 상당한 활성을 유도한다.[77,162] 또한 완전한 (무릎 굽힘 상태에서의) 윗몸일으키기와 비교했을 때, 컬업운동(그림 10.22A에 묘사됨)은 엉덩관절 굽힘근육에 거의 영향을 미치지 않으며 근력강화의 대상도 아니다. 아마도 두 운동에 있어 임상적으로 가장 중요한 차이는 컬업운동이 약간의 허리뼈 굽힘만 일어난다는 것이며, 이는 약 5° 미만일 가능성이 크다.[77] 이는 일반적으로 *완전한* (무릎 굽힘 상태에서의) 윗몸일으키기에서 동반되는 허리뼈의 굽힘보다 적은 것이다. 완전한 윗몸일으키기 동안 허리뼈의 굽힘은 원반에 대한 더 큰 압력을 만들어 낼 수 있다(9장 참조). 따라서 허리뼈 굽힘으로 인해 상당한 통증을 겪는 사람들이나 허리의 원반탈출이 있는 사람들과 같은 특정 하위집단에게는 컬업운동이 완전한 윗몸일으키기보다 더 적합할 수 있다. 이러한 예방조치는 타당한 것으로 보이며, 특히 컬업운동이 여전히 배근육에 상당한 요구를 부과한다는 것을 고려할 때 더욱 그러하다.[77]

신경얼기의 앞가지에서 나온 이름 없는 작은 신경들에 의해 지배를 받는다.

머리목영역의 여러 근육에 대한 모멘트팔의 자료는 부록 III, Part D의 그림 III.3에 참고자료로 제시되었다.

**글상자 10.4 앞-가쪽 머리목영역의 근육**

- 목빗근
- 목갈비근
  - 앞목갈비근
  - 중간목갈비근
  - 뒤목갈비근
- 목긴근
- 머리긴근
- 앞머리곧은근
- 가쪽머리곧은근

*목빗근*

목빗근(sternocleidomastoid)은 목의 앞면 얕은 곳에 위치한 돌출된 근육이다. 아래쪽으로, 이 근육은 2개의 갈래인 안쪽(복장)갈래와 가쪽(빗장)갈래로 부착된다(그림 10.24). 이 부착부위로부터, 목빗근은 머리뼈, 특히 관자뼈의 꼭지돌기와 위목덜미선(superior nuchal line)의 가쪽 절반 사이에 부착하기 위해 목을 사선으로 가로질러 올라간다.

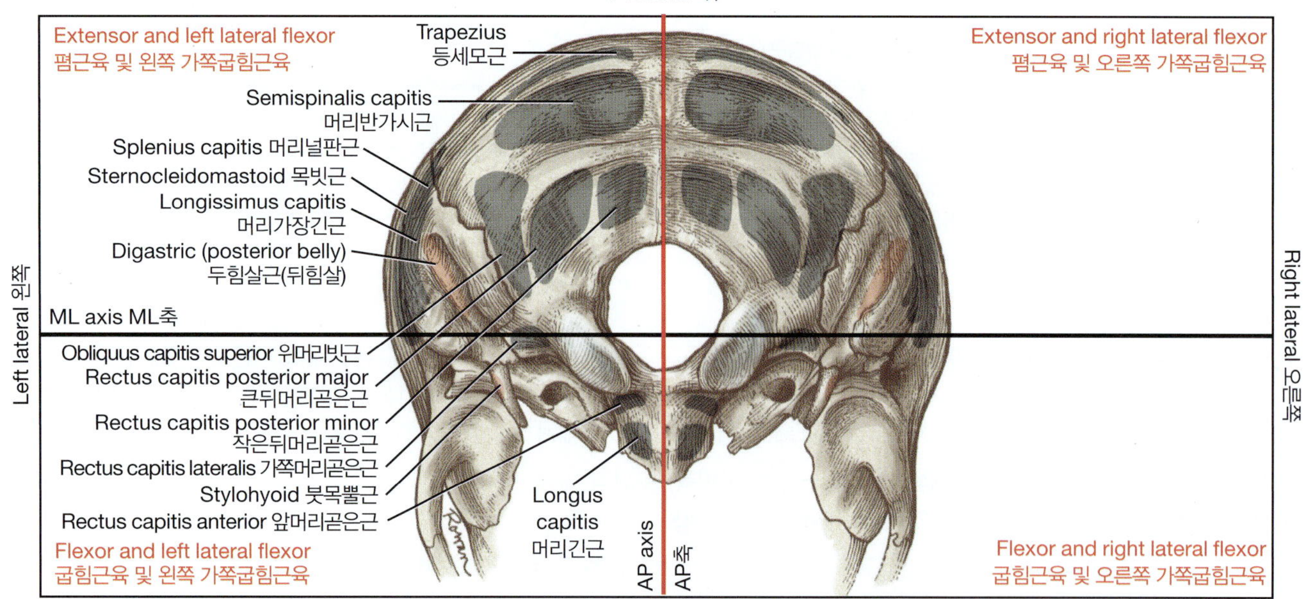


그림 10.23 뒤통수뼈와 관자뼈의 아래면에 부착하는 근육의 작용을 강조하고 있다. 고리뒤통수관절을 지나는 근육의 작용은 뒤통수뼈관절융기 수준에 위치한 안-가쪽(*ML*; *검은색*)돌림축과 앞-뒤(*AP*; *빨간색*)돌림축에 대한 근육의 위치에 따라 결정된다. 대부분의 근육 작용은 1/4 영역 중 하나로 분류된다. (근육의 먼쪽부착부위는 *회색*으로 표시되었고, 몸쪽부착부위는 *빨간색*으로 표시되었다.)

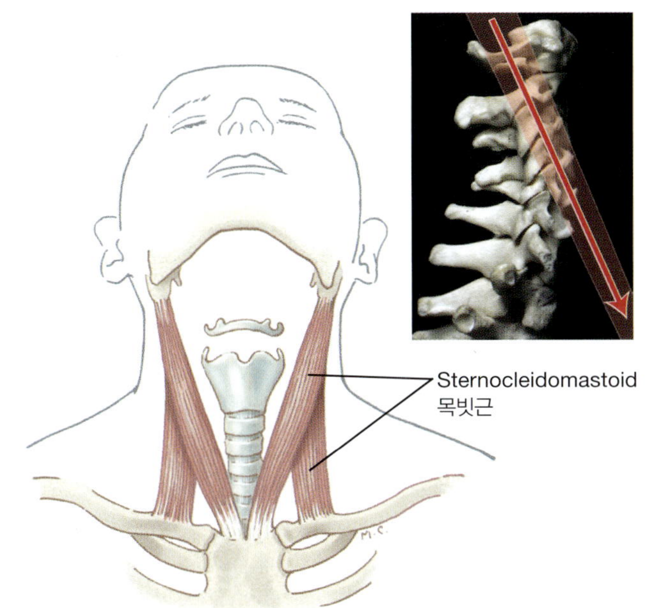


그림 10.24 목빗근의 앞면. 삽입 그림은 머리목영역을 가로지르는 목빗근의 사선 방향(*화살표*)에 대한 가쪽면을 보여주고 있다. (Modified from Luttgenes K, Hamilton N: *Kinesiology: Scientific Basis of Human Motion*, ed 9, Madison, WI, 1997, Brown and Benchmark; Photograph of inset by Donald A. Neumann.)

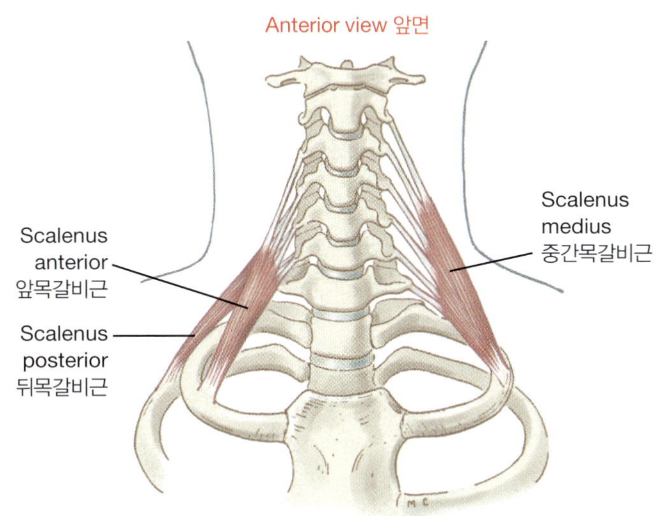


그림 10.25 오른쪽 뒤목갈비근과 앞목갈비근 그리고 왼쪽의 중간목갈비근의 앞면. (Modified from Luttgenes K, Hamilton N: *Kinesiology: Scientific Basis of Human Motion*, ed 9, Madison, WI, 1997, Brown and Benchmark.)

한쪽으로 작용하는 목빗근은 머리목영역의 우세한 가쪽굽힘근육이자 반대쪽 축돌림근육이다.[2] 양쪽으로 수축하는 한 쌍의 목빗근은 특정 영역에 따라 머리목영역을 *굽힘*시키거나 *폄*시킬 수 있다. 중립 상태에 있는 목뼈를 가쪽면에서 보면, 오른쪽 목빗근의 힘선은 사선의 방식으로 목을 가로지르고 있다(그림 10.24의 삽입 그림). 대략 C3 이하에 위치한 목빗근은 안-가쪽돌림축의 *앞쪽*을 지나가고 있지만, C3 이상에 위치한 목빗근은 안-가쪽돌림축의 바로 *뒤쪽*을 지나간다.[214] 함께 작용하면, 목빗근은 중간에서 아래쪽 목뼈에 대해서는 강력한 *굽힘* 토크를 제공하고 고리중쇠관절 및 고리뒤통수관절을 포함한 위쪽 목뼈에 대해서는 약간의 *폄* 토크를 제공한다. 이런 결합된 시상면 작용은 머리앞쪽(내밈)자세[forward (protracted) head posture]를 선호한다는 점은 주목할 가치가 있다(9장과 그림 9.47A 참조).

컴퓨터로 처리된 모형에 따르면, 영역에 따른 목빗근의 시상면 토크 발생 능력은 머리목영역의 초기 위치에 의해 강력하게 영향을 받는다고 지적하고 있다.[214] 예를 들어 중간에서 아래쪽 목뼈가 굽힘된 위치에 있다면, 주로 모멘트팔의 길이 때문에 이 영역에서 가능한 근육의 굽힘 토크를 거의 2배로 증가시킨다. 이러한 상황은 두드러진 머리앞쪽자세가 이미 형성된 사람들과 특히 관련이 있다. 이러한 자세는 중간에서 아래쪽 목영역의 과도한 굽힘을 갖기 때문에, 머리앞쪽자세를 유발하는 생체역학을 지속시킬 수 있다.

### *목갈비근*

목갈비근(scalenes)은 중간에서 아래쪽 목뼈의 가로돌기결절과 첫째 및 둘째갈비뼈 사이에 부착된다(그림 10.25). (*Scalene*이라는 단어의 라틴어 또는 그리스어 어원은 3변의 길이가 서로 다른 삼각형을 의미한다.) 이 근육의 특정 부착부위는 부록 III, Part C에 제시되었다. 팔신경얼기는 앞목갈비근과 중간목갈비근 사이를 지나간다. 이 근육들에서의 비대, 연축(spasm), 또는 과도한 뻣뻣함은 팔신경얼기를 압박할 수 있으며 팔에서의 운동과 감각 교란을 유발할 수 있다.

목갈비근의 기능은 뼈의 어느 부착부위가 가장 고정되어 있는지에 따라 달라진다. 목뼈가 잘 안정화되어 있다면, 목갈비근은 숨쉬기 동안 들숨(inspiration)을 보조하기 위해 갈비뼈를 올림시킨다. 첫째와 둘째갈비뼈가 잘 안정화되어 있다면, 목갈비근의 수축은 목뼈를 움직이게 한다.

목갈비근의 *한쪽수축*은 목뼈를 가쪽굽힘시킨다.[2,28] 첫째갈비뼈의 앞-가쪽영역에서 시작하는 앞목갈비근은 목빗근의 위쪽 섬유들 다음으로 모든 목갈비근 중 가쪽굽힘을 위한 가장 큰 모멘트팔을 가지고 있다.[2] 목갈비근의 수평면 (축돌림) 작용은 사실 명확하지 않다. 이런 주제에 대한 제한된 연구에 따르면, 해부학적 자세에서 분석했을 때 목갈비근은 약간의 짧은 범위 내에서 *같은쪽* 돌림 기능을 갖는다고 제안하였다.[2,34] 이런 축돌림 능력이 제한된 것은 평균적인 힘선이 거의 수직돌림축을 관통하기 때문이다. 그러나 근육의 완전한 축돌림 능력은 머리목영역이 해부학적 자세를 벗어난 상태일 때만 실현될 가능성이 있다. 따라서 목갈비근의 축돌림 작용은 머리목영역의 전반적인 자세 그리고 좀 더 중요하게는 근육이 수축하는 시작위치에 따라 달라진다. 목갈비근의 중요한 기능은 반대쪽 또는 같은쪽으로 돌림된 위치에서 머리목영역을 거의 중립위치로 *되돌리는* 능력인 것으로 보인다. 이런 포괄적이고 주요한 기능은 근육작용을 분석하는 시작 지점을 중립위치(해부학적 자세)로 사용한 경우 간과될 수 있다. 이는 척추 (그리고 신체) 전반에 걸친 많은 근육에도 해당될 수 있다. 예를 들어 척추에서, 배곧은근과 허리네모근은 해부학적 자세에서의 축돌림 능력은 미미할 수 있지만 미리 돌림된 위치에서 신체를 해부학적 자세로 *되돌리기* 위한 돌림의 능력은 더 클 수 있다.

앞목갈비근은 *양쪽수축*을 하여도, 목뼈를 굽힘시키는 모멘트팔이 짧아 제한적인 기능을 갖는다.[2] 이 근육의 양쪽활동은 환기(이전에 설명됨) 및 목영역의 안정성 제공과 가장 관련이 있을 것으로 예상된다. 3개의 모든 목갈비근의 목뼈 부착부위들은 여러 개의 개별 섬유다발(fasciculi)로 나눠진다(그림 10.25). 큰 안테나를 안정화시키는 버팀 철사의 시스템과 같이, 목갈비근은 중간과 아래쪽 목뼈에 대해 양쪽에서 수직 안정성을 훌륭하게 제공한다. 위쪽 머리목영역의 미세한 조절은 주로 앞머리곧은근(rectus capitis anterior) 및 뒤통수밑근육과 같은 더 작고 더 특수화된 작은 근육들의 역할이다(차후에 논의됨).

### *목긴근와 머리긴근*

목긴근(longus colli)과 머리긴근(longus capitis)은 목뼈 기둥의 양쪽에서 목의 내부장기(기도와 식도) 깊은쪽에 위치한다(그림 10.26). 깊은 곳에 있는 근육의 위치는 시상면 토크와 전두면 토크를 발생시키기 위한 모멘트팔의 길이를 제한한다.[201] 이 근육들은 주로 *동적인 앞세로인대*와 같은 기능을 수행하여, 이 영역에서의 수직 안정성에 대한 능동 요소를 제공한다.[62,116]

*목긴근*은 첫째~셋째등뼈와 모든 목뼈의 앞면에 밀착된 여러 개의 근육다발로 구성된다. 이런 분절화된 근육은 척추뼈몸통, 가로돌기의 앞결절, 그리고 고리뼈의 앞고리(anteriror arch) 사이에 있는 많은 부착부위를 통해 목영역을 따라 올라간다. 목긴근은 근육 전체가 척주의 앞면에 부착하는 유일한 근육이다. 목긴근은 목갈비근과 목빗근에 비해 비교적 가는 근육이다. 목긴근의 좀 더 앞쪽 섬유들은 목영역을 굽힘시켜 목척주앞굽음을 감소시킨다. 좀 더 가쪽의 섬유들은 목갈비근과 함께 목영역의 수직 안정성을 제공한다.

*머리긴근*은 중간에서 아래쪽 목뼈 가로돌기의 앞결절에서 시작하여 뒤통수뼈의 뇌바닥부(basilar part)에 정지한다(그림 10.23 참조). 머리긴근의 일차적 작용은 위쪽 머리목영역을 굽힘시키고 안정화시키는 것이다. 가쪽굽힘은 이차적인 작용이다.

### *앞머리곧은근와 가쪽머리곧은근*

앞머리곧은근(rectus capitis anterior)과 가쪽머리곧은근(rectus capitis lateralis)은 고리뼈(C1)의 긴 가로돌기에서 시작하여 뒤통수뼈의 아래면에 부착하는 짧고 깊은 근육이다(그림 10.26). 머리

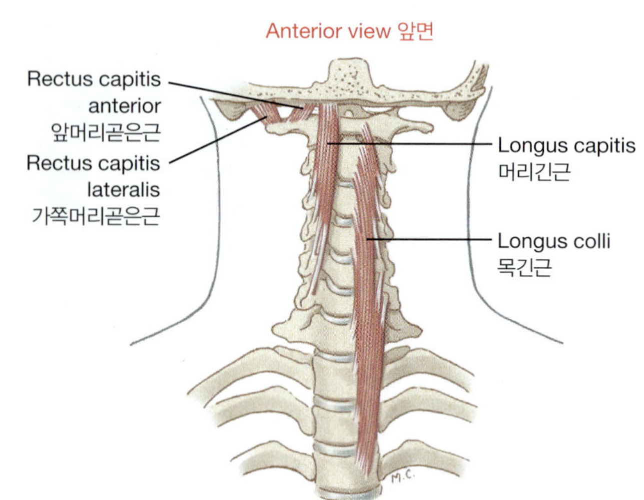


**그림 10.26** 목에 있는 깊은쪽 근육의 앞면. 오른쪽 머리긴근, 오른쪽 앞머리곧은근, 오른쪽 가쪽머리곧은근, 그리고 왼쪽 목긴근을 보여주고 있다. (Modified from Luttgenes K, Hamilton N: *Kinesiology: Scientific Basis of Human Motion*, ed 9, Madison, WI, 1997, Brown and Benchmark.)

곧은근 중에서도 좀 더 작은 앞머리곧은근은 뒤통수뼈관절융기(occipital condyle)의 바로 앞쪽에 부착되고, 가쪽머리곧은근은 뒤통수뼈관절융기의 가쪽에 부착된다(그림 10.23),

앞머리곧은근과 가쪽머리곧은근의 작용은 고리뒤통수관절에 국한되며, 각각의 근육은 이 관절의 자유도 2 운동 중 하나를 조절한다(9장 참조). 앞머리곧은근은 굽힘근육이며, 가쪽머리곧은근은 가쪽굽힘근육이다.

## 묶음 2: 뒤쪽 머리목영역의 근육

뒤쪽 머리목영역의 근육은 글상자 10.5에 제시되었다. 이 근육들은 목척수신경의 뒤가지에 의해 신경지배된다.

**글상자 10.5 뒤쪽 머리목영역의 근육**

- 널판근
  - 목널판근
  - 머리널판근
- 뒤통수밑근육
  - 큰뒤머리곧은근
  - 작은뒤머리곧은근
  - 위머리빗근
  - 아래머리빗근

### *목널판근과 머리널판근*

목널판근(splenius cervicis)과 머리널판근(splenius capitis)은 길고 얇은 한 쌍의 근육으로, 붕대["붕대(bandage)"를 의미하는 그리스

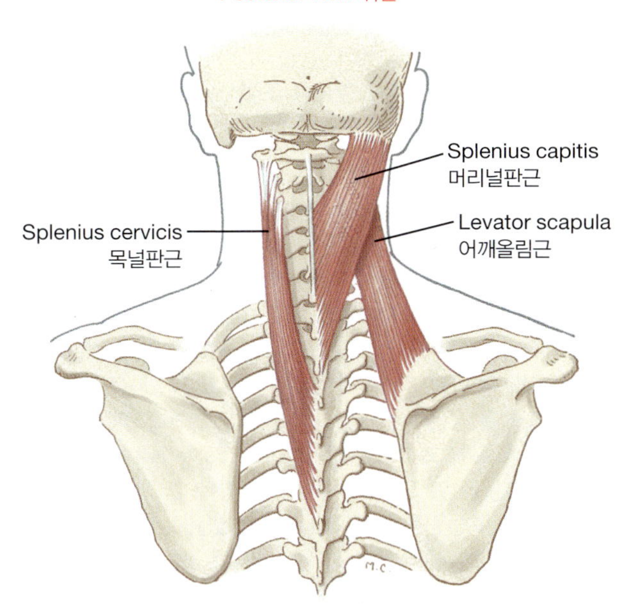


**그림 10.27** 왼쪽 목널판근, 오른쪽 머리널판근 및 오른쪽 어깨올림근의 뒤면. 보이지는 않지만, 어깨올림근의 목뼈 부착부위는 목널판근의 목뼈 부착부위와 유사하다. (Modified from Luttgenes K, Hamilton N: *Kinesiology: Scientific Basis of Human Motion*, ed 9, Madison, WI, 1997, Brown and Benchmark.)

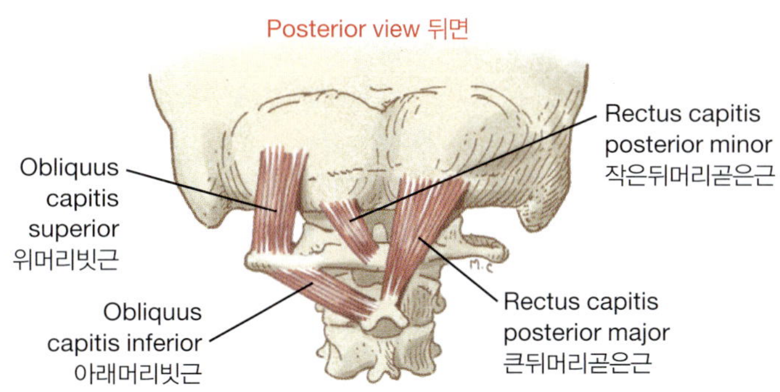


**그림 10.28** 뒤통수밑근육의 뒤면. 왼쪽 위머리빗근, 왼쪽 아래머리빗근, 왼쪽 작은뒤머리곧은근 및 오른쪽 큰뒤머리곧은근을 보여주고 있다. (Modified from Luttgenes K, Hamilton N: *Kinesiology: Scientific Basis of Human Motion*, ed 9, Madison, WI, 1997, Brown and Benchmark.)

어 *splenion*에서 유래됨]와 유사하다고 명명된 것이다(그림 10.27). 한 쌍을 이루고 있는 널판근은 목덜미인대(ligamentum nuchae)의 아래쪽 절반과 C7-T6의 가시돌기에서 시작하고, 등세모근의 바로 깊은쪽에 위치한다. *머리널판근*은 목빗근(sternocleidomastoid)의 뒤통수뼈 부착부위의 바로 아래쪽에 부착된다(그림 10.23 참조). *목널판근*은 C1-C3 가로돌기의 뒤결절에 부착된다. 이 목뼈 부착부위의 대부분은 어깨올림근(levator scapula)의 부착부위와 공유된다.

널판근의 한쪽수축은 머리와 목뼈의 가쪽굽힘과 같은쪽 축돌림을 수행한다. 더 큰 단면적과 더 사선의 섬유 방향에 근거해, 머리널판근이 훨씬 더 우세한 축돌림근육이 된다.[2,23] 널판근의 양쪽수축은 위쪽 머리목영역을 폄시키는 뛰어난 지레작용을 갖는다.[201]

*뒤통수밑근육*

뒤통수밑근육(suboccipital muscles)은 뒤쪽 목의 매우 깊은 곳에 위치한 4쌍의 근육으로 구성되어 있으며, 고리뒤통수관절과 고리중쇠관절의 바로 얕은쪽에 있다(그림 10.28). 비교적 짧지만 굵은 이 근육들은 고리뼈(atlas), 중쇠뼈(axis), 그리고 뒤통수뼈(occipital bone) 사이에 부착된다. (이 근육들의 구체적인 부착부위는 부록 III, Part C에 제시되었다.)

뒤통수밑근육은 쉽게 촉지할 수 없다. 뒤통수밑근육은 위등세모근, 널판근, 그리고 머리반가시근의 깊은쪽에 위치하고 있다(그림 10.23 참조). 뒤통수밑근육은 앞머리곧은근 및 가쪽머리곧은근과 협력하여 고리뒤통수관절과 고리중쇠관절에 대한 정밀한 조절을 제공한다. 각 근육마다 각기 다른 뼈 부착부위와 힘선을 가지고 있다. 그 결과 그림 10.29에 나타낸 바와 같이, 각각의 뒤통수밑근육(및 짧은 머리곧은근들)은 위쪽 머리목영역의 관절에 대해 독특한 수준의 조절과 우세성을 갖는다.[2,23] 이런 수준의 조절은 머리와 관계된 많은 특수감각의 최적 위치화에 필수적이다. 뒤통수밑근육 내의 비교적 높은 근육방추의 밀도는 머리의 위치와 움직임 속도에 대한 신경피드백을 제공하는 데 중요한 역할을 한다고 제안되며, 이는 간접적으로 균형, 평형, 그리고 눈-머리 협응에 기여하게 된다.[53,170]

끝으로, 해부학 연구에 따르면 아주 깊은쪽의 안쪽에 위치한 작은뒤머리곧은근은 바로 인접해 있는(그리고 깊은 곳에 있는) 뒤고리뒤통수막(posterior atlanto-occipital membrane)과 근막(fascial) 부착을 공유한다(그림 9.42 참조).[216] 또한 뒤고리뒤통수막은 척수경막(spinal dura mata)에 부착되기 때문에, 작은뒤머리곧은근의 수축은 경막을 약간 뒤쪽으로 당길 수 있다. 기능적으로, 완전한 폄 동안 경막의 뒤쪽 당김은 경막이 척수를 향해 안쪽으로 돌출되는 것을 제한하는 자연스런 보호기전이 될 수 있다. 이런 근막연결에 대한 연구의 관심이 촉발된 이유는 뒤통수밑근육의 과도한 긴장이 경추성두통(cervicogenic headaches)의 발병기전과 관련될 수 있다는 가능성이 부분적으로 기여하였기 때문이다.

## 머리목영역의 근육: 머리목영역을 가로지르는 근육들 사이의 기능적 상호작용

거의 30쌍의 근육이 머리목영역을 가로지른다. 이러한 근육들에는 머리목영역 내에서만 작용하는 근육(그림 10.29와 표 10.5)과 머리목영역을 가로지르는 뒤쪽 몸통의 근육(예, 등세모근과 목가장긴근)으로 분류된 근육이 포함된다.

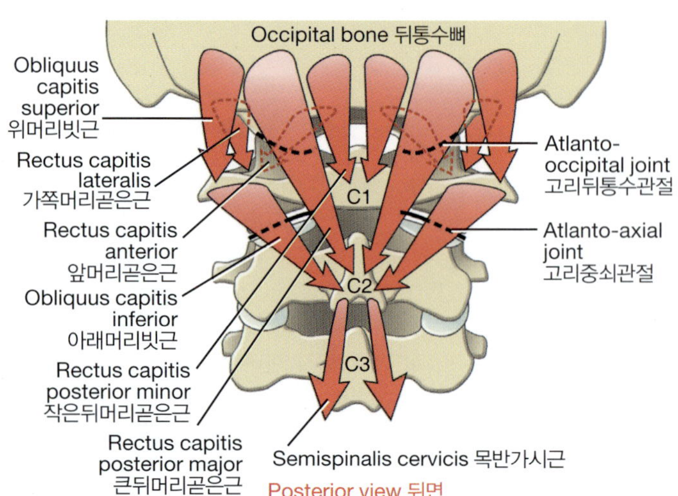


| | 고리뒤통수관절 | | | 고리중쇠관절 | | |
|---|---|---|---|---|---|---|
| 근육 | 굽힘 | 폄 | 가쪽굽힘 | 굽힘 | 폄 | 축돌림* |
| 앞머리곧은근 | XX | – | X | – | – | – |
| 가쪽머리곧은근 | – | – | XX | – | – | – |
| 큰뒤머리곧은근 | – | XXX | XX | – | XXX | XX (IL) |
| 작은뒤머리곧은근 | – | XX | X | – | – | – |
| 아래머리빗근 | – | – | – | – | XX | XXX (IL) |
| 위머리빗근 | – | XXX | XXX | – | – | – |

*IL: 같은쪽 돌림

그림 10.29 고리뒤통수관절과 고리중쇠관절에 대한 근육의 힘선을 나타낸 뒤면. 각 관절은 자유도 2를 허용한다. 목반가시근의 부착부위가 좀 더 크고 좀 더 우세한 뒤통수밑근육 중 두 가지인 큰뒤머리곧은근과 아래머리빗근을 위해 안정된 바닥부를 제공한다는 점에 주목하라. 도표는 고리뒤통수관절과 고리중쇠관절에서의 근육작용을 요약한 것이다. 특정 작용에 대한 근육의 상대적 토크나 근력은 X(최소), XX(중간), XXX(최대)인 세 가지 점수 중 하나가 부여된다. – 표시는 효과적인 토크를 발생시키지 못함을 나타낸다.

이 단락에서는 두 가지의 활동, 즉 (1) 머리목영역의 안정화 그리고 (2) 시각계, 청각계, 그리고 후각계 기능의 최적화를 위한 머리와 목 움직임의 생산 동안 머리목영역을 가로지르는 근육들 사이의 기능적 상호작용에 대해 강조한다. 이러한 근육들에 의한 다른 기능적 상호작용이 많이 있기는 하지만, 이 두 가지 활동은 신체의 이런 중요 영역과 관련된 핵심적인 운동학적 원리를 설명할 수 있는 틀을 제공한다.

## 머리목영역의 안정화

머리목영역을 가로지르는 근육들은 목 부피의 상당 부분을 차지하며, 특히 목뼈의 가쪽 및 뒤쪽 영역에 있는 근육들이 그러하다.

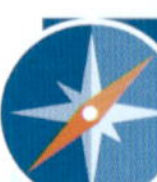

### SPECIAL FOCUS 10.4

**고리중쇠관절과 고리뒤통수관절을 조절하는 특수화된 근육들: 목뼈 척추짝지음의 미세한 조율의 예**

그림 10.29에 제시된 고도로 특수화된 근육들은 위쪽 머리목영역의 움직임에 대한 미세한 조절을 수행한다. 이런 미세한 조절의 한 가지 이점은 목영역 내에서 일반적으로 표현되는 *척추짝지음 양상(spinal coupling pattern)*과 관련된다. 9장에서 설명한 바와 같이, 같은쪽 척추짝지음 양상은 중간과 아래쪽 목영역에서 일어나는 축돌림과 가쪽굽힘 사이에서 나타난다. 주로 관절돌기의 관절면 방향에 의해 발생하는 축돌림은 역학적으로 약간의 같은쪽 가쪽굽힘과 관련되고 가쪽굽힘은 같은쪽 축돌림과 관련된다. 그러나 이런 짝지음 양상은 고리뒤통수관절과 고리중쇠관절을 조절하는 특수화된 근육들의 작용에 의해 가려질 수 있다. 예를 들어, 머리목영역의 오른쪽 축돌림을 고려해보자. 축돌림을 하는 내내 흔들림 없는 수평적 시각 응시를 유지하기 위해, 예를 들어 왼쪽의 가쪽머리곧은근은 머리에 약간의 왼쪽 가쪽굽힘 토크를 발생시킨다. 이러한 근육작용은 오른쪽 축돌림 동안 목영역 전체와 함께 머리가 오른쪽으로 가쪽굽힘되는 경향을 상쇄시킨다.[75] 이와 유사하게, 중간에서 아래쪽 목영역의 오른쪽 가쪽굽힘(이는 약간의 오른쪽 축돌림과 짝지어짐)은 아래머리빗근에 의해 머리에 적용된 약간의 왼쪽 축돌림 토크의 상쇄작용이 동반된다. 두 가지 예 모두, 근육의 작용은 머리와 눈이 좀 더 정확하게 시각적으로 사물에 고정되도록 해준다.

강하게 활성될 때, 이 근육 덩어리는 목에 있는 장기와 혈관, 척추원반, 돌기관절, 그리고 신경조직을 보호하는 역할을 한다.

접촉 스포츠에 참여하는 운동선수들은 이 근육을 비대(hypertrophy)하게 만들기 위해 저항운동 또는 소위 '안정화'운동('stabilization' exercise)을 통해 이점을 얻을 수 있다. 그러나 근육의 비대만으로는 반드시 목 손상을 예방할 수 있는 것은 아니다. 예를 들어, 채찍질손상(whiplash injury)의 생체역학에 관한 연구 자료에서는 임박한 손상에 반응하고 상당한 안정화의 힘을 발생시키는 데 필요한 시간보다 채찍질손상의 진행 시간이 더 짧다고 제시하였다.[50] 이러한 이유로, 운동선수들은 잠재적으로 손상이 유발될 수 있는 상황을 예측하여 충돌 *전에* 목 근육을 활성시킬 필요가 있다.[105] 적절한 시기에 머리목 근육을 활성시키면 목을 뻣뻣하게 하여 머리와 뇌 사이에서 가속과 관련된 채찍질에너지(whiplash energy)의 전달을 제한할 수 있으며, 이는 스포츠와 관련된 뇌진탕(concussion)의 위험을 줄일 수 있다.[105,200]

목을 안정화시키고 보호하는 작용 외에도, 근육이 생산하는 힘은 머리목영역의 수직 안정성을 제공하는 주요 원천이다. 목뼈의 '임계부하(critical load)'[즉, 근육의 지지가 없는 목이 꺾이기(buckling) 전에 견딜 수 있는 최대 압박 부하]는 10.5~40 N (2.4~9 lb)이다. 놀랍게도, 이 정도의 부하는 머리의 실제 무게보다 적을 수 있다.[165,169] 머리목 근육의 협응된 상호작용은 각 척추뼈

**표 10.5 머리목영역 내에 위치한 선택된 근육의 작용***

| 근육 | 굽힘 | 폄 | 가쪽굽힘 | 축돌림[†] |
|---|---|---|---|---|
| 목빗근 | XXX | X[‡] | XXX | XXX (CL) |
| 앞목갈비근 | X | — | XXX | X (IL) |
| 중간목갈비근 | — | — | XX | X (IL) |
| 뒤목갈비근 | — | — | XX | X (IL) |
| 목긴근 | XX | — | X | — |
| 머리긴근 | XX | — | X | — |
| 머리널판근 | — | XXX | XX | XXX (IL) |
| 목널판근 | — | XXX | XX | XX (IL) |

*작용은 *해부학적 자세(중립위치)*에서 외적인 저항에 대항해 발생하는 것으로 가정된다. 특정 작용에 대한 근육의 상대적 토크나 근력은 모멘트팔(지레작용), 단면적, 그리고 섬유의 방향에 근거해 X(최소), XX(중간), 또는 XXX(최대)로 표시하였으며, – 표시는 효과적이거나 결정적인 작용이 없음을 나타낸다.
[†]*CL*: 반대쪽 돌림, *IL*: 같은쪽 돌림.
[‡]목빗근의 위쪽 부분은 목영역, 고리중쇠관절, 그리고 고리뒤통수관절을 폄시킨다.

사이이음부에 있는 순간적인 돌림축(instantaneous axis of rotation)을 거의 바로 *통과*하는 방향으로 힘을 발생시킨다. 다양한 돌림축을 통과하거나 근접해서 지나감에 따라, 근육의 힘은 척추분절을 서로 압박하여 꺾임 없이 머리목영역을 안정화시켜준다. 머리목영역을 가로질러 발생된 이런 압박력의 크기는 매우 높아서, 똑바로 서 있는 동안 머리의 균형을 유지하기 위해 요구되는 낮은 수준의 근육활성도 머리 무게의 거의 3배에 달하며, 최대 노력의 근육활성 동안에는 머리 무게의 23배(또는 체중의 1.7배)까지 상승하게 된다.[146,169]

머리목영역의 근육 안정화의 대부분은 다소 두꺼운 목뼈의 뭇갈래근과 같은 비교적 짧고 분절화된 근육들에 의해 성취된다. 돌림근, 목긴근과 머리긴근, 그리고 가시사이근은 추가적인 안정화를 제공한다. 비교적 짧은 근육섬유들과 다양한 뼈 부착부위를 갖고 있는 이러한 근육들 전체가 머리목영역에서의 안정성을 위해 미세하고 협응된 조절을 발휘한다. 이런 안정성은 목갈비근, 목빗근, 어깨올림근, 머리반가시근과 목반가시근, 그리고 등세모근을 포함한 더 길고 일반적으로 훨씬 더 두꺼운 다른 근육들에 의해 강화된다. 필요한 상황이 될 때, 이러한 근육들은 광범위하고 강력한 버팀줄체계(guy wire system)를 형성하여, 특히 전두면과 시상면에서의 수직 안정성을 보장한다. 그림 10.30A는 머리목영역 전반에 걸친 이상적인 앞-뒤쪽 정렬을 유지시키기 위해 버팀줄로 작용하는 근육의 예를 강조하고 있다. 이상적으로, 굽힘근육과 폄근육의 동시수축이 서로 균형을 이루면, 그 결과로 해당 영역을 수직으로 안정화시킨다. 그림 10.30A에 나타난 근육들은 아래쪽에서 복장뼈, 빗장뼈, 갈비뼈, 어깨뼈, 그리고 척주와 같은 여러 다른 구조에 의해 고정되어 있다는 점에 주목하라. 이런 뼈 구조들 자체도 각각 어깨뼈와 빗장뼈를 고정하기 위해 아래등세모근 및 빗장밑근(subclavius)과 같은 다른 근육들에 의해 안정화되어야 한다.

## 머리와 목의 광범위하고 잘 협응된 움직임 만들기: 눈, 귀, 그리고 코의 배치를 최적화하기

머리목영역은 몸통뼈대의 영역 중 가장 큰 3평면 운동성을 허용한다. 이런 풍부한 움직임은 눈, 귀, 및 코의 최적의 공간적 배치를 위해 필수적이다. 이러한 점에서 모든 운동면이 똑같이 중요하지만, 다음 단락에서는 수평면에서의 운동에 초점을 둔다.

그림 10.32는 머리목영역의 오른쪽 축돌림의 크기를 최대화시키기 위해 사용되는 근육 상호작용의 예를 전신 움직임을 통해 소개하고 있다. 머리목영역의 완전한 축돌림은 180° 이상의 시야를 눈에 제공한다는 것을 주목하라. 그림에서 나타냈듯이, 오른쪽 돌림은 왼쪽 목빗근과 왼쪽 등세모근(그림 10.32A), 오른쪽 머리널판근과 목널판근, 머리가장긴근과 같은 오른쪽 위쪽의 척주세움근육, 그리고 뭇갈래근과 같은 왼쪽 가로돌기가시근육의 동시 활성에 의해 일어난다(그림 10.32B). 그림에서 제시되지는 않았지만, 몇몇의 뒤통수밑근육(즉, 오른쪽 큰뒤머리곧은근과 오른쪽 아래머리빗근)은 고리중쇠관절의 돌림을 능동적으로 조절한다.

제시된 근육들의 활성은 머리와 목의 돌림에 요구되는 힘과 조절을 제공할 뿐만 아니라, 동시에 머리목영역을 전두면과 시상면 모두에서의 안정화도 제공한다. 예를 들어 머리널판근과 목널판근, 등세모근, 그리고 위쪽 척주세움근육에 의해 발생되는 폄의 가능성은 목빗근의 굽힘 가능성에 의해 균형이 유지된다. 또한 왼쪽 목빗근과 왼쪽 등세모근에 의한 왼쪽 가쪽굽힘 가능성은 오른쪽 머리널판근과 목널판근에 의한 오른쪽 가쪽굽힘 가능성에 의해 균형이 유지된다.

머리목영역의 완전한 축돌림은 몸통과 다리로 이어진 근육의 상호작용을 필요로 한다. 예를 들어, 오른쪽과 왼쪽 배빗근들 그리고 배가로근의 활성을 고려해보자(그림 10.32A). 이러한 근육들

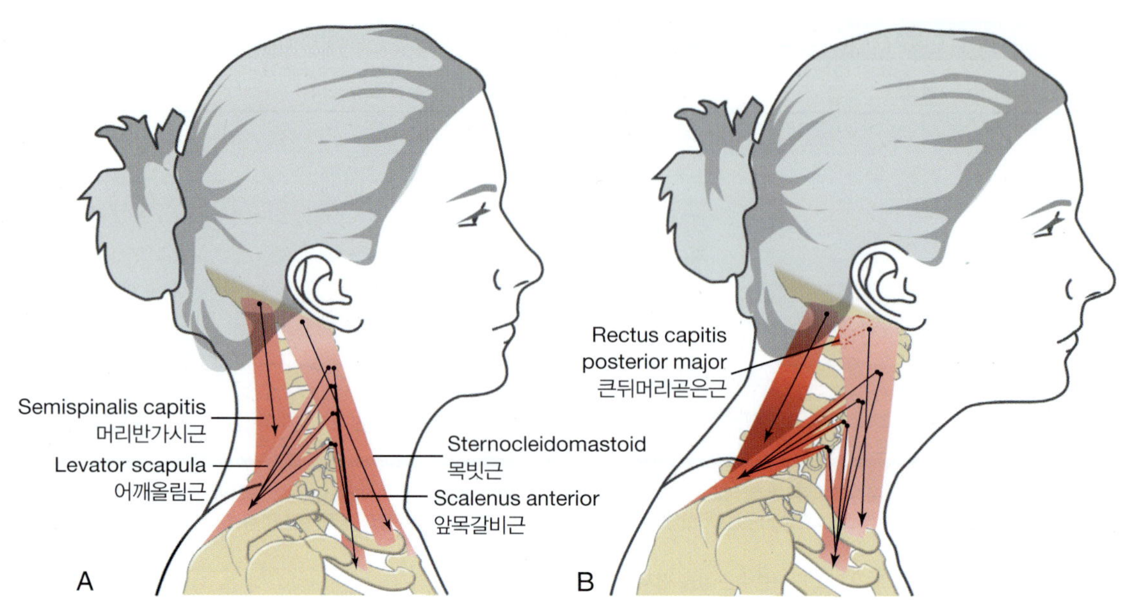


그림 10.30 (A) 머리목영역의 이상적인 자세를 유지하기 위해 버팀줄로 작용하는 4개의 근육. (B) SPECIAL FOCUS 10.5에서 논의될 만성적인 머리앞쪽자세와 관련된 역학. 머리목영역의 내밀된 위치는 어깨올림근과 머리반가시근에 큰 스트레스를 가한다. 뒤통수밑근육 중 하나인 큰뒤머리곧은근이 위쪽 머리목영역을 능동적으로 폄시키고 있는 것을 보여주고 있다. 매우 활동적이고 스트레스받는 근육은 *진한 빨간색*으로 표시되었다.

은 돌림에 필요한 토크의 대부분을 제공하고 동역학적으로 전신(궁극적으로 다리에서 머리목영역까지)에 걸쳐 힘을 전달한다. 또한 그림 10.32B에 나타낸 바와 같이, 척주세움근육과 가로돌기가시근육은 배빗근들의 몸통 굽힘 경향을 상쇄시키기 위해 몸통의 뒤쪽에서 활성된다. 접시위팔관절(glenohumeral joint)이 다른 근육들에 의해 안정화되었다고 가정할 때, 넓은등근은 몸통의 같은 쪽 돌림근육으로 작용한다.[12] 왼쪽 큰볼기근(gluteus maximus)은 고정된 왼쪽 넓적다리뼈에 대해 골반과 허리엉치영역을 오른쪽으로 돌림시킨다. 또한 오른쪽 긴모음근(adductor longus)은 고정된 오른쪽 넓적다리뼈에 대한 골반의 수평면 돌림을 보조한다. 배곧은근과 긴모음근 사이에서 공유된 거의 연속적인 힘선에 주목하라. 이런 운동역학적 상호작용은 골반을 통해 몸통에서 다리로 힘을 전달하기 위해 협력적으로 작용하는 여러 영역의 근육들에 대한 좋은 예가 된다.

## 들어 올리기의 생체역학적 논쟁: 허리 손상의 감소에 초점

무거운 물건 들어 올리기는 신체 전체에 걸친 큰 압박력, 장력, 그리고 전단력을 발생시킬 수 있는데, 특히 허리영역에서 가장 현저하게 나타난다. 어떤 임계점(critical point)에 이르면, 허리에 작용하는 힘이 국소 근육, 인대, 또는 돌기관절과 척추뼈몸통사이관절의 구조적 내성을 초과할 수 있다. 그에 따른 손상은 거시적(macroscopic) 또는 미시적(microscopic) 수준에서 발생할 수 있으며, 염증성 사이토카인의 방출을 유발하여 급성 또는 잠재적인 만성 요통을 초래할 수 있다.[51,236] 들어 올리기는 요통의 발생과 관계된 중요한 위험요인이며, 특히 많은 직업에서 비교적 무거운 부하를 빈번하게 그리고 반복적으로 들어 올리는 것과 관련이 있다.[38,39,41,114,173]

게다가 불충분한 근력과 잘못된 들어 올리기 역학은 근로자를 요통에 취약하게 만들며, 미국 노동인구의 약 30%는 들어 올리기와 관련된 과제를 포함해 해로운 방법으로 자주 물건을 다루는 것으로 조사되었다.[151]

들어 올리기의 생체역학에 대한 이러한 주제는 (1) 들어 올리기와 관련된 손상에 생체역학적으로 취약한 허리가 *왜* 높은 힘을 받게 되는지 그리고 (2) 손상의 가능성을 감소시키기 위해 허리에 작용하는 힘을 *어떻게* 최소화할 수 있는지를 설명한다. 이 장에서는 요통 발생의 위험 요인으로 들어 올리기의 역학에 초점을 맞추지만 나이, 성별, 손상 병력, 기저 질환, 또는 들어 올리기 빈도와 같이 요통과 관련될 수 있는 다른 요인들에 대해서는 논의하지 않는다. 들어 올리기와 관련된 요통의 원인과 예방은 복잡하고 다요인적이며, 잘 이해되지 않고 있다.

### 들어 올리기 동안 허리의 폄과 관련된 근육의 역학

연구에 따르면, 똑바로 선 자세와 비교할 때 허리를 완전히 앞쪽으로 굽히는 것은 일반적으로 허리뼈에 가해지는 힘을 2배 또는 3

**SPECIAL FOCUS 10.5**

## 만성적인 머리앞쪽자세와 관련된 근육의 불균형

그림 10.30A에 나타난 이상적인 자세는 최적으로 균형 잡힌 머리목의 버팀줄체계를 보여주고 있다. 그러나 어느 한 근육에서라도 과도한 근긴장이 발생하면 머리목영역의 수직 안정성은 변경될 수 있다. 이러한 변경 중 하나가 만성적인 머리앞쪽(내밂)자세이다(그림 10.30B).[36] 습관적인 머리앞쪽자세(forward head posture)는 서로 관련 있는 여러 가지의 병리역학적 시나리오에 의해 일어날 수 있다. 다음과 같은 3가지 가능성을 고려해보자. 첫째, 머리목영역의 과도하거나 격렬한 과다폄 움직임은 목빗근, 목긴근, 그리고 앞목갈비근과 같은 근육에 좌상(strain)을 유발할 수 있다. 결과적으로, 좌상이 발생한 근육의 만성적인 근연축(muscle spasm)이나 보호적 근육방어(muscle guarding)는 아래쪽에서 중간 목영역을 굽힘된 위치로 치우치게 하여, 내밂된(또는 머리앞쪽) 자세의 역학이 시작될 수 있다(9장 참조). 머리앞쪽자세와 관련된 임상적 징후로는 시상면 내에서 일어나는 목빗근의 재정렬이다. 원래 이 근육의 머리쪽 끝부위는 복장빗장관절의 뒤쪽에 정렬되지만, 머리앞쪽자세에 의해 머리가 앞쪽으로 이동하면 복장빗장관절의 바로 위에 위치하게 된다(그림 10.30A와 그림 10.30B).

머리앞쪽자세를 유발하거나 취약하게 만드는 두 번째 병리역학적 시나리오는 특히 목긴근 및 머리긴근과 같은 깊은쪽 머리목 굽힘근육의 신경억제, 통증, 약화, 또는 피로와 관계있다.[48] 이런 특정 근육들이 상대적으로 비활성되기 쉬운 이유는 완전히 명확하지 않다. 그럼에도 불구하고 그리고 아마도 하나의 보상작용으로, 좀 더 얕은쪽에 있는 목빗근이나 앞목갈비근이 이 영역에서 우세한 운동역학적 영향을 갖게 될 것이다.[110] 머리목영역의 깊은쪽 굽힘근육과 얕은쪽 굽힘근육의 생체역학과 신경근육조절은 복잡하고 완전히 이해되지 않고 있으며, 목통증 및 이와 관련된 두통이나 턱관절 통증에 대한 물리치료 연구의 주제가 되어 왔다.[15,29,60,61] 이런 문제에 대한 일부 치료적 접근법들은 우세한 목빗근의 활성을 최소화하면서 목긴근과 머리긴근의 활성을 증가시키는 운동에 초점을 둔다.[30,48,62,206] 이러한 운동 중 하나는 EMG 바이오피드백을 사용하여 바로 누운 대상자에게 머리목 굽힘(끄덕임) 움직임을 수행하는(머리긴근의 활성) 동시에, 압력측정기에 대해 목척주앞굽음을 편평하게 만들라고 요구한다(목긴근의 활성). 이러한 동작을 할 때 목빗근의 최소 활성 상태에서 수행할 수 있다면(그리고 압력 측정기로 확인), 이 동작은 성공적인 움직임이 된다. 머리와 목의 움직임 동안 목긴근과 머리긴근의 상대적인 큰 활성은 목빗근의 우세한 양쪽활성의 특징인 머리목영역의 강력한 앞쪽 병진운동 없이 고유의 수직 안정성을 좀 더 제공한다고 믿고 있다.

마지막으로, 만성적인 머리앞쪽자세는 인체공학과 관련이 있을 수 있다. 이러한 시나리오 중 하나는 컴퓨터 화면, 휴대전화, 또는 텔레비전을 볼 때와 같이 신체의 앞쪽에 위치된 물체를 더 잘 보기 위해 머리목영역 전체를 의도적으로 내미는 경우이다.[131] 머리앞쪽자세가 오랜 기간 유지된다면 머리목 근육의 기능적 안정길이는 변경될 수 있으며, 이로 인해 머리앞쪽자세가 그 사람의 '자연스러운' 자세로 바뀔 수 있다.

머리앞쪽자세의 병리역학은 하나의 특정 원인보다는 앞서 언급된 여러 시나리오가 결합된 결과일 가능성이 높다. 선행인자에 관계없이, 만성적인 머리앞쪽자세는 어깨올림근 및 머리반가시근과 같은 폄근육에 스트레스를 가하게 된다(그림 10.30B).[144] 큰뒤머리곧은근(또는 작은뒤머리곧은근)과 같은 뒤통수밑근육은 머리와 눈을 '수평'으로 맞추기 위해 지속적인 폄 활동을 하게 되면서 과부하 및 피로가 발생할 수 있다(그림 9.47A 참조).[111] 시간이 지남에 따라, 머리목영역 전체에 걸친 근육 스트레스의 증가는 어깨올림근과 뒤통수밑근육에서 흔히 나타나는 국소적이고 통증을 유발하는 근연축(muscle spasm)이나 '유발점(trigger point)'을 초래할 수 있다. 이러한 상황은 두통, 목 가동성의 감소 및 두피(scalp)와 턱관절로의 방사통과 관련될 수 있다.[9,57,111,161] 이런 자세와 통증 사이의 연관성은 성인과 노년층에서 더 강하게 나타나는 경향이 있지만, 청소년에게는 일반적 연관성이 부족하다.[136,175,179] 그러나 두 집단 모두에서 만성적인 머리앞쪽자세와 통증 사이의 전반적이고 명확한 원인과 결과의 관계는 잘 성립되지 않았다. 머리앞쪽자세에 대한 일반적인 중재는 종종 최적의 머리목 자세를 회복하는 방법에 맞추고 있으며, 여기에는 개선된 자세인지, 선택적인 근육 활성과 신장, 인간공학적인 작업환경 재설계,[238] 그리고 특정한 도수치료기법이 포함될 수 있다.

---

배로 증가시킨다.[46] 이런 힘의 대부분은 뒤쪽 몸통 폄근육의 활성으로 유발된다. 물체를 바닥에서 들어 올리거나 내리는 것은 몸통 폄근육에 훨씬 더 큰 부담을 줄 수 있다. 필연적으로, 이러한 근육의 힘은 허리의 관절과 결합조직(힘줄, 인대, 근막, 원반)에 직접적으로 또는 간접적으로 전달된다. 들어 올리기 동안 발생된 이러한 힘은 분명히 허리 손상과 관련되는 것으로 보인다.[152] 따라서 다음 단락에서는 들어 올리기 동안의 근육의 역할, 그리고 허리영역의 구조에 대한 스트레스를 감소시키기 위해 근육에 의해 생산된 힘이 어떻게 수정되어야 하는지에 초점을 둔다.

## 들어 올리기 동안 허리에 가해지는 힘의 크기를 추정하기

들어 올리기나 다른 강력한 활동의 수행 동안 허리의 다양한 구조에 가해지는 상대적인 부담을 정량화하기 위해 다양한 연구가 이루어져 왔다.[a] 이러한 연구는 임상가나 정부기관이 특히 작업장에서 들어 올리기에 대한 안전지침과 한계를 개발하는 데 많은 도움이 되었다.[47,99,134,138] 들어 올리기 손상과 관련하여 특히 주목할 만한 변수에는 근육에 의해 생산된 능동적인 최대 힘(또는 토크), 신장된 인대 내에서 발생된 장력, 그리고 척추원반과 돌기관절에 대해 발생된 전단력이 있다. 이런 변수에 대한 직접적인 생체내 측정

[a] 3,39,46,67,72,174,221,229,235

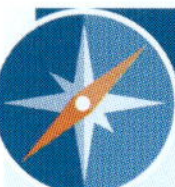

## SPECIAL FOCUS 10.6

### 채찍질손상: 광범위한 임상적 영향

목뼈의 연부조직은 흔히 자동차 사고와 연관된 채찍질 사건으로 인해 특히 손상에 취약하다. 일부 경우에 손상은 심각하고 장기적인 다양한 증상을 초래할 수 있으며, 일반적으로 목통증, 어지럼(dizziness), 두통, 그리고 목의 가동성 감소에 대한 불편을 포함한다. 더 다양한 임상적 소견들이 *채찍질관련질환*(*whiplash-associated disorder*)이라는 광범위한 용어로 설명하고 있으며, 이러한 소견에는 근력약화, 통각처리장애, 신경뿌리 또는 팔신경얼기 손상, 목뼈 자세의 변화, 뇌진탕관련 증상, 인지 변화, 목과 팔의 피부과민성, 스트레스관련 불안, 그 외의 것들을 포함한다.[74,115,124,176,231] 이렇게 복잡하게 얽혀 있는 임상적 소견들에 대한 치료는 다양한 건강 전문가들의 전문 지식을 통해 도움을 받아야 할 것이다.[231]

목뼈의 과다폄과 관계된 채찍질손상(whiplash injury)은 일반적으로 목뼈의 과다굽힘과 연관된 채찍질손상보다 더 큰 연부조직의 손상을 유발한다.[196] 과다폄은 비교적 큰 가동범위로 일어나기 때문에, 머리목굽힘근육, 목에 있는 장기, 그리고 앞쪽에 위치한 결합조직을 심하게 손상시킬 수 있는 것은 물론, 목뼈의 돌기관절, 관절원반, 그리고 뒤쪽성분들을 과도하게 압박할 수 있다(그림 10.31A).[101] 이와는 대조적으로, 최대 크기의 굽힘은 턱이 가슴에 부딪히면서 부분적으로 차단된다(그림 10.31B). 이상적으로, 자동차 좌석에 설치된 머리받침대는 과다폄의 크기를 제한하여 충돌에 의한 손상을 감소시키는 데 도움이 된다.[101]

과다폄 손상은 후방충돌 자동차 사고에서 더 자주 발생하는 경향이 있다. 인체 모형이나 시체 재료에 대한 신중한 측정의 결과는 충돌 직후 머리목영역이 급격히 *뒤당김*된 다음, 좀 더 긴 시간의 과다폄이 뒤따르는 것으로 나타났다.[123,166] 자동차 좌석의 등받이에 의해 몸통이 빠르게 앞쪽으로 밀려나가면서 발생하는 짧은 뒤당김단계는 일반적으로 머리뼈가 머리받침대에 부딪히기 *전에* 완성된다. 중간과 아래쪽 목뼈에 위치한 *앞세로인대*는 채찍질 사고의 이런 보호받지 못하는 단계 동안 특히 손상에 취약하다.[101]

*날개인대*(*alar ligament*)는 후방충돌의 긴 시간 과다폄단계 동안 손상에 취약하며, 특히 머리가 충돌 순간 돌림되어 있을 때 그러하다.[195] 머리의 돌림은 날개인대를 신장시키고, 이는 날개인대를 역학적 파열점에 더 가깝게 위치시킨다.

또한 연구에 따르면, 채찍질손상과 관련된 심각한 과다폄은 굽힘근육, 특히 좀 더 깊은쪽에 있는 *목긴근과 머리긴근*에 대한 과도한 좌상(strain)을 유발한다고 보고되고 있다.[144] 한 연구에서, 목긴근에서 56%의 변형(길어짐)이 측정되었으며, 이는 조직손상을 유발할 수 있는 수준이다. 과다폄 손상을 입은 사람은 종종 목긴근 영역에서 두드러진 압통과 보호성 연축(protective spasm)의 양상을 보인다. 목긴근에서의 연축은 이론적으로 목뼈의 척주앞굽음을 감소시킬 것이다. 목긴근의 좌상과 통증이 있는 사람은 주로 위등세모근에 의해 만들어지는 동작인 어깨를 으쓱하는 동작을 수행하는 데 어려움이 있을 수 있다. 목긴근과 다른 굽힘근육이 통증으로 인해 강하게 수축하기 어려울 때, 위등세모근은 안정적인 목뼈 부착부위의 일부를 잃게 되어 팔이음뼈(shoulder girdle)의 능동적인 올림근육으로서의 기능을 제한받게 된다. 이러한 임상적 시나리오는 한 근육의 작용이 다른 근육의 안정화 힘에 의존하는 근육 기능의 상호의존성을 보여주는 좋은 예이다.

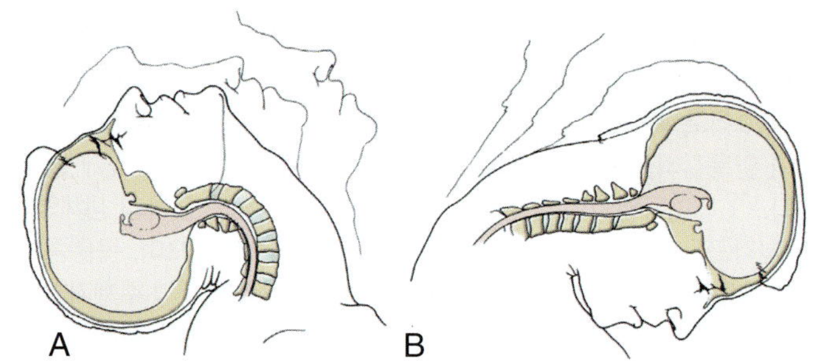


**그림 10.31** 채찍질손상 동안, 목뼈의 과다폄(A)은 일반적으로 목뼈의 굽힘(B)보다 더 크게 일어난다. 결과적으로, 목영역의 앞쪽 구조들은 좌상 더 취약하다.(From Porterfield JA, DeRosa C: *Mechanical neck pain: perspectives in functional anatomy*, Philadelphia, 1995, Saunders.)

은 보고되지 않았지만, 일반적으로 실험실 기반의 역동역학(inverse dynamics) 접근법과 컴퓨터 기반의 모형을 함께 사용하여 간접적으로 추정된다.[11,39,129,150,221] 앞으로 설명할 내용은 정교하지는 않지만 간단한 방법으로 허리에 부과된 힘을 추정하기 위해 정적평형의 상황을 가정한 계산을 제시할 것이다.

다음 단락에서는 시상면에서 부하를 들어 올릴 때, L2 척추뼈에 가해지는 압박력을 정역학에 근거해 추정하는 단계를 제시한다. 이런 예시는 다소 복합한 생체역학적 과정에 대한 제한된 정보만을 제공하지만, 근육에서 생산되는 힘과 허리의 대표적인 구조에 가해지는 압박력 사이의 관계에 대한 의미 있는 통찰을 제공한다.

그림 10.33(위쪽 글상자)은 들어 올리기 동안 L2 척추뼈에 가해지는 압박력의 근사치를 추정하는 데 필요한 자료를 보여주고 있다. 그림 속 대상자는 체중의 25%에 해당되는 적당히 무거운 부하를 수직으로 들어 올리는 동작의 중간 지점을 보여주고 있다. 시상면 운동을 위한 돌림축은 안-가쪽 방향을 향하고 있으며 임의로 L2에 설정했다(그림 10.33, 개방된 원). 압박력의 추정은 두 단계의 과정으로 되어 있으며, 각 단계는 정적인 돌림평형과 정적인 선형평형의 조건이 가정된다.

*1단계*는 시상면에서의 내적인 토크와 외적인 토크의 합은 0 (Σ토크 = 0)이라는 정적인 돌림평형(static rotatory equilibrium)의 가정에 근거해 폄근육의 힘을 해결한다. 2개의 외적인 토크가 설명되고 있는데, 하나는 외적인 부하(EL)에서 기인된 외적인 토크이고 다른 하나는 L2의 위쪽에 위치된 대상자의 체중(BW)에서

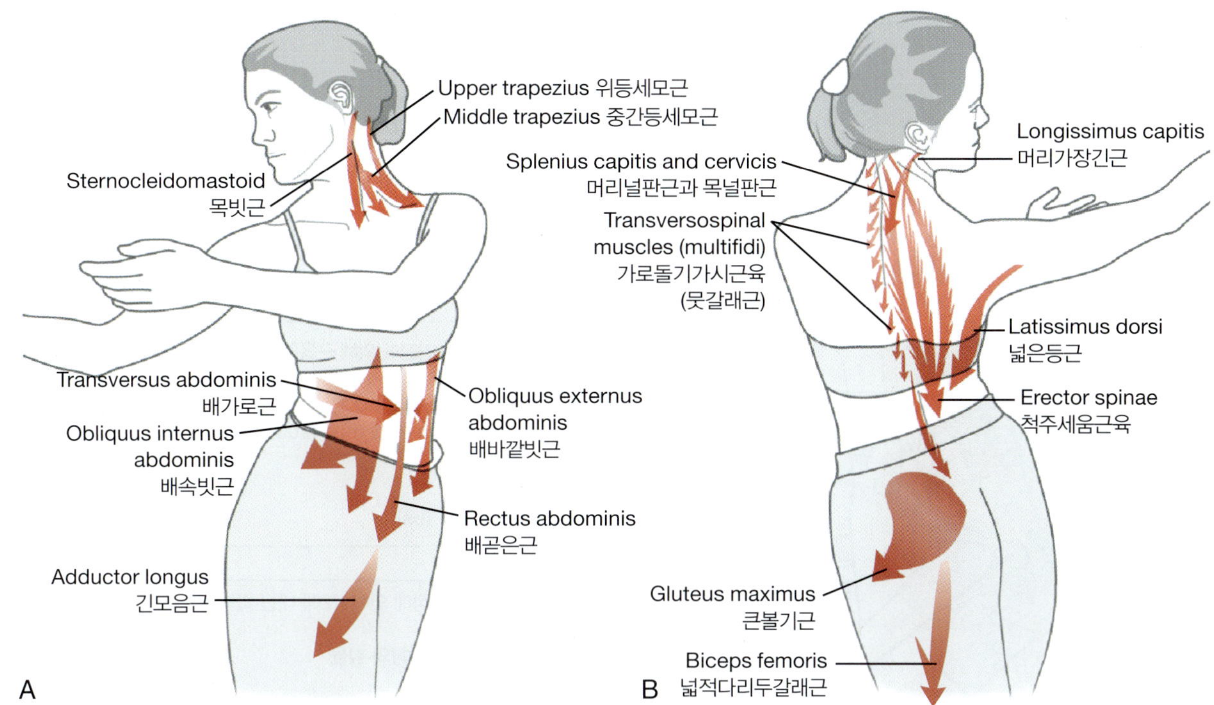


**그림 10.32** 건강한 사람이 수평면에서 전신을 오른쪽으로 돌림시킬 때 나타나는 머리목영역, 몸통, 그리고 엉덩관절 근육의 전형적인 활성 양상. (A) 앞면. (B) 뒤면.

기인된 외적인 토크이다. 폄근육의 힘(MF)은 돌림축의 뒤쪽(폄근육)에서 발생되는 MF로 정의된다. 허리 폄근육이 평균 5 cm의 내적인 모멘트팔을 갖고 있다고 가정하면, 폄근육은 부하를 들어 올리기 위해 적어도 2,512 N (565.1 lb)의 힘을 생산해야 한다.

*2단계*는 들어 올리기 동안 L2 척추뼈에 가해지는 압박성 반작용력(RF)을 추정하는 것이다. (이런 *반작용력*은 L2 척추뼈가 아래쪽으로 작용하는 힘에 대해 다시 '밀어' 올려야 하는 힘을 의미한다.) 이런 힘의 대략적인 추정은 정적인 선형평형(static linear equilibrium)의 가정에 의해 계산된다. [단순화를 위해, 계산에서는 MF가 완전히 수직 방향으로 작용한다고 가정하며, 따라서 BW와 EL의 힘과 평행하다고 가정된다.] 또한 RF 벡터(그림 10.33)는 MF, BW, 그리고 EL의 총합과 크기는 같으나 방향이 반대인 힘이라 가정된다.

이런 예시의 해답은 몸통을 비교적 똑바로 세운 위치에서 무게를 신체에 가까이 둔 상태로 200 N(약 45 lb)의 외적인 부하 무게를 들어 올릴 때 거의 3,232 N (725 lb 이상)의 압박력이 L2에 가해진다는 것을 제안한다. 이 힘의 크기를 실제적인 관점에서 이해하기 위해, 다음의 두 가지 사항을 고려해보자. 첫째, 미국국립산업안전보건연구원(NIOSH)에서는 들어 올리기 및 자재 취급으로 인해 허리영역에 가해지는 과도한 부하로부터 근로자를 보호하기 위한 지침을 마련하였다. NIOSH는 L5-S1이음부에 가해지는 압박력의 상한 안전 한계점(upper safe limit)으로 3,400 N (764 lb)을 권고했다.[72,223,224] 둘째, 허리뼈의 최대 부하지지 능력은 6,400 N (1,439 lb)으로 추정되며,[102] 이는 NIOSH가 권장하는 상한 안전 한계점의 거의 2배에 해당한다. 6,400 N이라는 힘의 한계점은 40세 남성에게 적용되며, 이후 매 10년마다 이 한계점은 1,000 N씩 감소된다. 이러한 힘의 수치들은 매우 일반적인 지침으로, 모든 들어 올리는 상황에서 모든 사람에게 적용되는 것은 아니다.[71,191]

앞서 설명된 정적인 모형은 L2 척추뼈에 가해지는 실제적인 압박력보다 최대 20%까지 과소평가되었을 가능성이 있다.[212] 이런 과소평가에 대해서는 2가지 요인으로 설명될 수 있다. 첫째, 정적인 모형에서는 뒤쪽 몸통의 폄근육에서 발생되는 근육의 힘만을 고려한다. 다른 근육들, 특히 배곧은근 및 큰허리근과 같이 근육섬유의 방향이 거의 수직인 근육들도 허리뼈에 대한 근육 기반의 압박력을 추가로 가중시킨다. 둘째, 정적인 모형은 *정적인* 평형을 가정하고 있으므로 신체나 부하를 위쪽으로 가속시키는 데 필요한 추가적인 힘은 무시하고 있다. *빠르게* 들어 올리기는 더 큰 근육의 힘을 필요로 하며, 허리의 관절과 결합조직에 더 큰 압박력과 전단력을 가하게 된다. 이러한 이유로, 부하를 천천히 그리고 부드럽게 들어 올릴 것을 일반적으로 권고하고 있으나 이는 모든 상황에서 항상 실용적인 것은 아니다.

## 들어 올리기 동안 허리 근육에 대한 힘의 요구를 감소시키는 방법

그림 10.33의 2단계에서 수행된 계산은 근육 힘(MF)이 허리뼈에

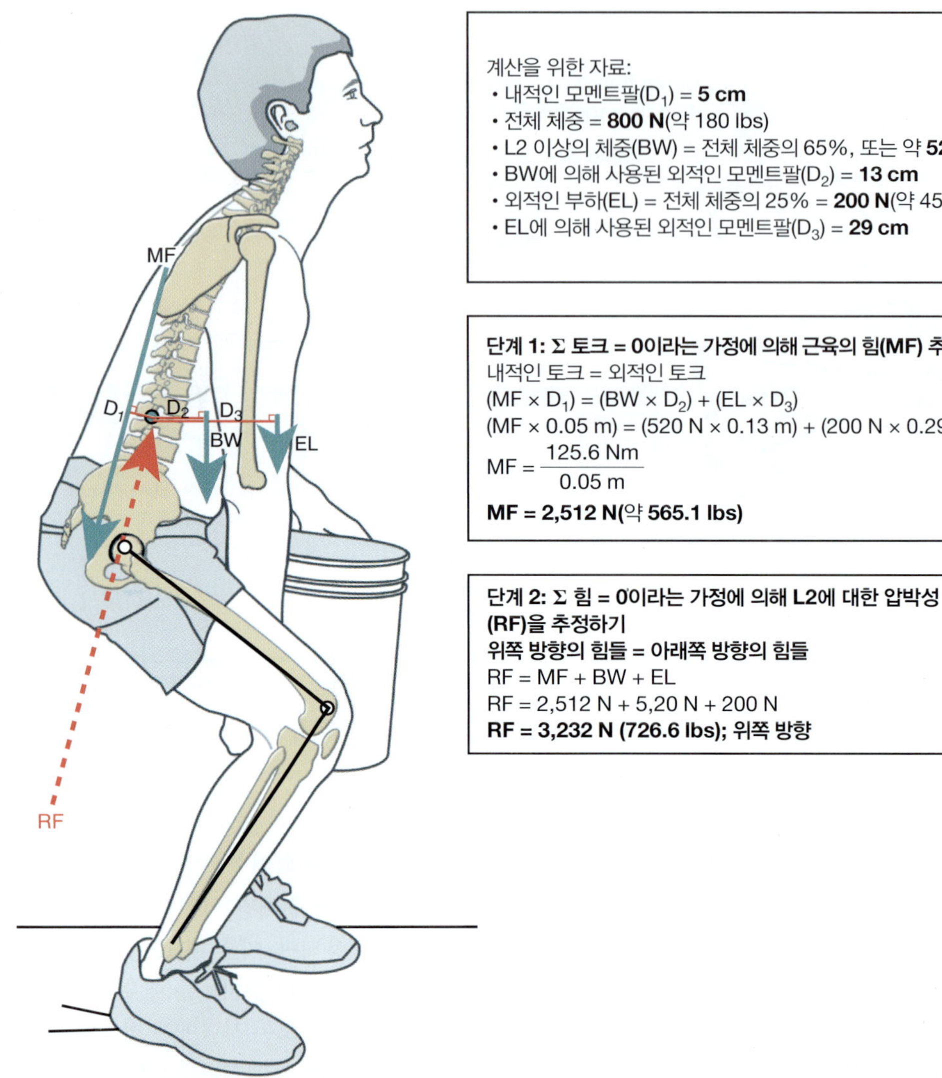


그림 10.33 부하를 들어 올리는 동안 L2 척추뼈에 가해지는 압박성 반작용력(*RF*)의 근사치를 추정하기 위해 사용되는 단계들. 생체역학은 임의로 설정된 L2(*초록색 원*)의 돌림축에 대한 시상면에서의 움직임만으로 제한된다. 수학적 계산은 정적인 평형의 상태로 가정하여 수행된다. 모든 약어는 글상자에 정의되었다. (수학적 계산을 단순화하기 위해, 모든 힘은 수직 방향으로 작용한다고 가정한다. 이러한 가정은 결과에 어느 정도의 오차를 만들어 낸다. 모든 모멘트팔의 방향은 양으로 지정된다.)

대한 압박(반작용)력의 크기를 결정하는 데 있어 단연코 가장 영향력 있는 변수라는 것을 보여주었다. 따라서 근육 힘의 비례적 감소는 허리의 구조들에 가해지는 전체적인 압박력을 매우 효과적으로 감소시킬 수 있다.

들어 올리기 동안 허리 근육에서 큰 힘이 발생되는 중요한 요인은 내적인 모멘트팔과 외적인 모멘트팔의 길이 차이이다. 그림 10.33에서 제시된 내적인 모멘트팔($D_1$)은 5 cm라 가정되었다. 따라서 폄근육은 상당한 역학적 *불이익*(*disadvantage*) 상태에 있으며, 들어 올리는 부하의 무게보다 훨씬 더 큰 힘을 생산해야 한다. 앞서 설명된 바와 같이, 체중의 25%에 해당되는 외적인 부하를 들어 올리는 것은 체중의 4배나 되는 압박력을 L2에 발생시킨다!

치료 및 교육 프로그램들은 들어 올리기 동안 매우 큰 폄근육 힘의 요구를 최소화하여 허리 손상의 가능성을 감소시키도록 설계된다. 이론적으로, 이것은 4가지의 방법으로 달성할 수 있다. *첫째*, 이전에 언급했듯이 들어 올리는 부하의 가속도를 감소시키는 것은 그에 비례해 과제를 수행하는 데 요구되는 폄근육 힘의 양도 감소한다.

*둘째*, 외적인 부하의 무게를 감소시켜라. 이것은 확실한 방법이긴 하지만, 항상 가능한 것은 아니다.

*셋째*, 외적인 부하의 외적인 모멘트팔 길이를 감소시켜라. 이 방법은 아마도 허리에 대한 압박성 반작용력을 감소시키는 가장 효과적이고 현실적인 방법일 것이다.[46] 그림 10.33에서 설명한 바

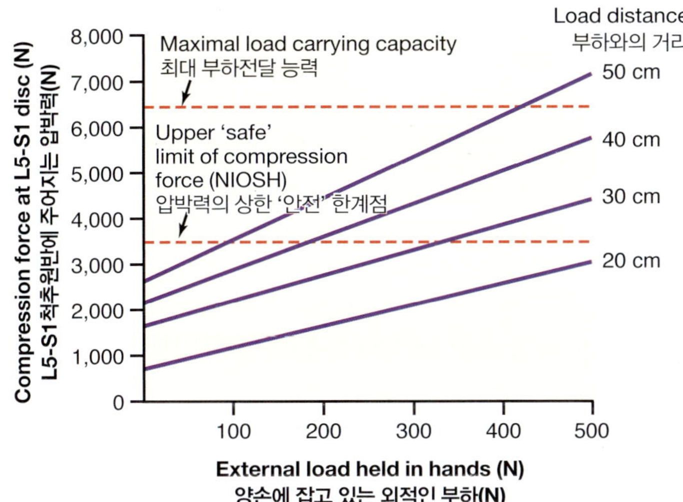


그림 10.34 신체 앞쪽에서 잡고 있는 부하의 크기와 부하와의 거리에 따라, L5-S1 척추원반에서 예측되는 압박력을 보여주고 있는 그래프(1 lb = 4.448 N). 2개의 빨간색 수평선은 (1) 구조적인 파열이 발생하기 전 허리영역의 최대 부하지지 능력과 (2) 미국국립산업안전보건연구원이 정한 허리뼈에 대한 압박력의 상한 안전 한계점을 나타낸다. (Plot modified from Chaffin DB, Andersson GBJ: *Occupational Biomechanics*, ed 2. New York, 1991, John Wiley and Sons.)

와 같이 이상적으로 부하는 두 무릎 사이에서 들어 올려야 하며, 이렇게 하여 부하와 허리영역 사이의 거리를 최소화할 수 있다. 계산에 따르면, 이런 이상적인 들어 올리기 방법은 NIOSH에서 제안한 상한 안전 한계점에 근접한 압박력을 허리영역에 발생시켰다. 동일한 부하를 들어 올리더라도 외적인 모멘트팔이 *길수록* 허리에 더 크고 잠재적으로 해로운 압박력을 발생시킬 수 있다. 그림 10.34는 부하의 크기 그리고 부하와 앞가슴 사이의 거리에 따라 L5-S1 원반에 가해지는 압박(반작용)력의 차이를 나타내는 그래프이다.[32] 극단적이고 비현실적인 예이긴 하지만, 이 그래프에서는 신체의 50 cm 앞쪽에 무게가 200 N (45 lb)인 외적인 부하를 들고 있는 것은 3,400 N인 상한 안전 한계점을 훨씬 초과하는 약 4,500 N의 압박력을 발생시킨다.

일상생활에서, 두 무릎 사이에서 물체를 들어 올리는 것 또는 이와 유사한 방식으로 들어 올리는 것이 항상 실용적인 것은 아니다. 병원 침대의 머리 쪽으로 환자를 이동시키는 동작을 고려해 보자. 이러한 상황에서 환자의 질량중심(S2의 앞쪽에 위치)과 들어 올리는 사람 사이의 거리를 줄이지 못하면, 들어 올리는 사람의 안전이 위협받을 수 있다.

*넷째*, 허리 폄근육이 이용하는 *내적인* 모멘트팔을 증가시켜라. 폄을 위한 내적인 모멘트팔이 클수록 훨씬 적은 근육 힘으로도 필요한 폄 토크를 발생시킬 수 있다. 이미 언급한 바와 같이, 발생되는 근육의 힘이 줄어들수록 일반적으로 척추 요소들에 가해지는 힘도 감소된다. 허리척주앞굽음을 강조하는 것은 중립자세에 비해 허리척주세움근이 이용할 수 있는 내적인 모멘트팔의 길이를 6%에서 15%까지 증가시키는 것으로 보고되고 있다.[13,209] 그러나 강조된 허리척주앞굽음의 상태로 물건을 들어 올리는 것이 항상 가능하거나 바람직한 것은 아니다. 예를 들어 바닥으로부터 매우 무거운 부하를 들어 올리는 것은 일반적으로 굽힘된 허리뼈를 요구하며, 이는 중립자세에 비해 폄근육의 모멘트팔을 3%에서 7%까지 감소시킨다[13,108](생체역학적으로, 모멘트팔이 감소된 이러한 상황에서는 주어진 폄근육 토크에 대해 비례적으로 더 큰 근육의 힘을 발생시켜야 한다). 심지어 가능하다 하더라도, 과장된 허리척주앞굽음을 유지하는 것은 척추의 돌기관절과 다른 뒤쪽성분들에 과도한 압박력을 발생시키는 부정적인 결과를 초래할 수 있다.

**들어 올리기 동안 허리 폄근육에 요구되는 힘의 양을 감소시키기 위한 네 가지 방법**

- 들어 올리는 가속도를 감소시켜라.
- 외적인 부하의 크기를 감소시켜라.
- 외적인 모멘트팔의 길이를 감소시켜라.
- 내적인 모멘트팔의 길이를 증가시켜라.

## 들어 올리기 동안 배속압력 증가의 역할

들어 올리기, 특히 비교적 무거운 부하를 들어 올리는 활동은 일반적으로 *발살바법*(*Valsalva maneuver*)의 발생과 관련된다. 발살바법은 성문을 닫은 상태에서 배근육을 강력하게 수축시켜 배속압력을 수의적으로 증가시키는 작용을 말한다. 발살바법은 가로막(diaphragm)을 위쪽으로, 좀 더 깊은쪽에 있는 배근육(배가로근과 배속빗근)을 앞쪽으로, 허리뼈와 뒤쪽 배벽을 뒤쪽으로, 그리고 골반바닥근육(항문올림근과 꼬리근)을 아래쪽으로 밀어내 배 안에 높은 압력의 단단한 기둥을 만드는 것이다. 수년 전 Bartelink에 의해 설명된 바와 같이,[18] 이런 단단한 공기기둥(pneumatic column)은 팽창된 '배속 풍선'으로 작용하여 허리뼈에 약간의 *폄* 토크를 발생시키고, 그 결과 허리 폄근육에 대한 부담을 감소시키며, 결국에는 허리뼈에 가해지는 근육기반의 압박력을 낮추게 된다.

연구에 따르면, 들어 올릴 때 발살바법을 발생시키면 실제 허리척추사이이음부에 대한 부하를 부분적으로 경감시킬 뿐만 아니라 허리영역의 근육 뻣뻣함과 안정성을 증가시킨다는 사실이 입증되었다.[14,89,199] 그러나 발살바법이 허리뼈의 부하를 어느 정도 경감시키는지에 대해서는 완전히 이해되거나 명확히 규명되지 않았다. 여러 가지 생체역학적 요인들에 의해 이러한 효과는 상쇄될 가능성이 있다. 들어 올릴 때 발살바법이 허리 폄근육(그리고 이에 따른 허리뼈)에 대한 힘의 부담을 감소시키기는 하지만, 배속압력을 증가시키는 데 필요한 강력한 배근육의 동시활성은 허리뼈에 가해지는 압박력을 *증가*시킨다. 모든 배근육(아마도 배가로근은 제외하고)은 몸통과 허리뼈의 우세하고 직접적인 굽힘근육이기 때문에, 배근육의 강력한 활성은 폄근육에 의한 추가적인 반대균형의 힘을 요구한다. 그 결과 거의 *모든* 몸통 근육(굽힘근육과 폄근육)의 활성이 증가하게 되며, 이는 배속압력의 증가로 얻어진 부하감소 효과의 일부를 상쇄할 수 있다. 이러한 상황은 특히 좀 더 수직 방향으로 주행하는 근육에서 두드러지며, 이로 인해 허리뼈를 가로지르는 압박력에 더 큰 비율로 기여한다. 정확한 부하 감소의 양 그리고 관련된 근육의 생체역학적 기전이 완전히 밝혀지지 않았지만, 그럼에도 불구하고 들어 올릴 때 발살바법을 만드는 것이 *최종적으로* 허리뼈의 압박력을 감소시키는 효과를 내기 때문에 역학적 이득이 있다는 데에는 대체로 의견이 일치한다.[198]

들어 올릴 때 배근육의 강력한 수축은 배속압력을 증가시키는 것 외에도 허리골반영역에 대한 부목효과(bracing effect)도 제공하는데, 이러한 효과는 외적인 부하를 비대칭적으로 들어 올릴 때 발생되는 원치 않는 비틀림을 저항하는 데 도움이 된다.[43,44] 뿐만 아니라, 배가로근에 의해 생산된 힘은 적어도 2가지의 이유 때문에 허리골반영역을 안정화시키는 데 특히 효과적이다. 첫째, 배가로근은 등허리근막에 수평 방향의 광범위한 부착부위를 갖는다.[220] 따라서 이런 근육의 활성으로 생산된 힘은 전체 허리영역에 대한 원통 모양의 코르셋 효과(corset effect)를 발생시킨다. 둘째, 배가로근은 주로 가로 방향으로 작용하기 때문에 허리뼈에 굽힘 토크나 수직 압박력을 증가시키지 않고 배속압력을 증가시킬 수 있다.[14] 배속빗근의 근육섬유 중 좀 더 가로 방향을 향하는 섬유들은 앞서 언급된 기능을 수행하는 배가로근을 보조할 수 있다.

마지막으로, 허리 또는 허리엉치영역에서의 근육 안정성을 발생시키는 데 있어 가로막(diaphragm)의 역할을 간과해서는 안된다.[91,120] 들숨(inhalation) 동안, 가로막의 수축은 이 근육의 돔(dome)을 아래쪽, 즉 배 쪽으로 깊숙이 당겨 배속압력을 증가시키고 허리영역에 공기압으로 인한 국소적인 뻣뻣함을 발생시킨다. 이러한 효과를 완성하기 위해서, 가로막은 배근육 및 골반바닥근육과의 동시 활성을 필요로 한다. 이런 다양한 근육의 노력은 들어 올리기뿐만 아니라 팔다리에 외적인 저항이 가해지는 활동에서도 허리 영역을 강화시켜준다.[76,122] 요통이 있는 일부 사람들은 들어 올리기나 저항이 주어진 몸통 움직임 동안 가로막을 적절하게 사용할 수 없어 허리가 손상에 취약해질 수 있다고 연구에서는 제안하고 있다.[76,121] 가로막의 활성 또는 조절의 감소가 요통을 직접적 또는 간접적으로 유발하는지, 아니면 단지 요통에 의한 근육보호(muscle guarding)의 결과인지는 알려지지 않았다. 환기에서 가로막의 중요한 역할은 11장에서 설명된다.

## 들어 올리기를 위해 사용된 폄 토크의 추가적인 제공자

일반적인 젊은 성인에 있어, 허리 폄근육의 최대 힘 발생 능력은 대략 4,000 N (900 lb)이라고 추정된다.[22] 평균적인 내적인 모멘트 팔의 길이가 5 cm라 가정된다면, 허리 폄근육은 약 *200 Nm*의 몸통 폄 토크를 생산한다고 예상된다(즉, 4,000 N × 0.05 m). 그러나 난감한 것은 최대 노력의 들어 올리기는 200 Nm를 크게 *초과*하는 폄근육 토크가 필요할 수 있다는 것이다. 예를 들어, 그림 10.33에서 부하를 들어 올리는 사람이 외적인 부하를 체중의 약 80%까지 증가시켰다면 이론적인 200 Nm의 근력 한계를 초과하게 될 것이다. 비록 이것이 상당한 무게이기는 하지만, 중노동을 하는 노동자나 경쟁적인 '파워리프터(power lifter)'가 훨씬 더 무거운 부하를 성공적으로 들어 올리는 것은 드문 일이 아니다. 이런 모순을 설명하기 위해, 폄 토크를 위한 2가지의 이차적인 제공자인 (1) 뒤쪽인대체계의 신장으로 발생되는 수동장력 그리고 (2) 등허리근막을 통해 전달되는 근육에서 발생된 장력이 제안된다.

### *뒤쪽인대체계의 신장으로 발생되는 수동장력*

건강한 인대와 근막은 신장될 때 어느 정도의 자연스러운 탄성을 보인다. 이러한 특성은 결합조직이 처음 신장을 유발하는 힘의 일부를 일시적으로 저장할 수 있게 한다. 들어 올리기 위한 준비로 몸을 앞쪽으로 구부리는 동작은 허리영역에 있는 여러 결합조직들이 점진적으로 길어지게 하고, 이런 조직들에서 발생된 수동장력은 아마도 폄 토크를 보조할 수 있을 것이다.[13,52] *뒤쪽인대체계(posterior ligamentous system)*로 알려진 이러한 결합조직들에는 뒤세로인대, 황색인대, 돌기관절의 관절주머니, 가시사이인대, 그리고 등허리근막이 있다.

이론적으로, 전체 약 72 Nm의 수동적인 폄근육 토크가 뒤쪽인대체계의 최대 신장으로 발생된다(표 10.6).[22] 가상의 200 Nm의 능동토크에 이러한 수동토크가 더해지면 전체 272 Nm의 폄 토크가 들어 올리기에 이용될 수 있다. 따라서 완전히 신장된 뒤쪽인대체계는 들어 올리기를 위한 전체 폄 토크의 약 25%를 발생시킬 수 있다. 그러나 이런 예비적인 25%의 수동토크는 허리뼈가 최대로 굽힘된 이후에만 이용할 수 있으며, 들어 올리기 동안 최대 굽힘이 나타나는 것은 드물다. 완전히 둥근 허리 상태로 들어 올리는 것처럼 보이는 경쟁적인 파워리프터들조차도 극단적인 굽힘은 피한다.[37] 많은 연구자들은 무거운 부하를 반복적으로 들어 올릴 때 최대 또는 거의 최대의 허리뼈 굽힘은 피해야 한다고 일반적으로 믿고 있다.[22,140] 모든 상황에서 들어 올리기 관련 손상을 줄인다고 명백하게 입증되지는 않았지만, 그럼에도 불구하고 들어 올릴 때 허리영역을 거의 중립(중간 범위)위치로 유지하는 것이 일반적으로 제안된다.[117,143] 중립위치는 돌기관절 관절면의 거의 최대 접촉면적을 제공하며, 이는 관절의 접촉압력을 감소시키는 데 도움이 될 수 있다. 또한 들어 올리기 동안 중립위치를 유지하는 것은 굽힘으로 유발되는 뒤쪽인대체계의 크리프를 제한할 수 있으며, 앞쪽 전단에 대해 국소 폄근육이 가장 효율적으로 저항하도록 정렬시킬 수 있다.[143]

들어 올릴 때 중립의 허리뼈를 유지하는 것이 국소적인 스트레스 관련 손상을 감소시키는 데 일부 이득이 있을 수 있지만, 이런

**표 10.6 허리영역에서의 신장된 결합조직들에 의해 생산된 최대 수동 폄근육 토크**

| 결합조직 | 평균 최대 장력 (N)* | 폄근육 모멘트팔 (m)† | 최대 수동 폄근육 토크 (Nm)‡ |
|---|---|---|---|
| 뒤세로인대 | 90 | 0.02 | 1.8 |
| 황색인대 | 244 | 0.03 | 7.3 |
| 돌기관절의 관절주머니 | 680 | 0.04 | 27.2 |
| 가시사이인대 | 107 | 0.05 | 5.4 |
| 가시끝인대와 척주세움근육을 덮고 있는 널힘줄을 포함한 등허리근막의 뒤층 | 500 | 0.06 | 30.0 |
| **전체** | | | 71.7 |

**평균 최대 장력*은 신장된 각 조직이 파열되는 시점에서의 장력(힘)이다.
†*폄근육 모멘트팔*은 인대의 부착부위와 대표적인 허리뼈 내의 안-가쪽돌림축 사이의 수직 거리이다.
‡*최대 수동 폄근육 토크*는 최대 장력(힘) 곱하기 폄근육 모멘트팔이다.
Data from Bogduk N; *Clinical and radiological anatomy of the lumbar spine*, ed 5, New York, 2012, Churchill Livingstone.

위치에서는 폄을 보조하기 위해 이용할 수 있는 예비적인 전체 수동 토크의 일부분만이 사용된다. 따라서 대부분의 폄 토크는 능동적인 근수축에 의해 발생되어야 한다. 그러므로 폄근육은 무거운 물건을 들어 올릴 때 허리에 가해질 수 있는 큰 부담을 감당할 만큼 강해져야 한다. 이러한 관점에서, 허리 뭇갈래근에서의 충분한 근력은 특히 중요하다.[78,222] 이런 근육에서의 충분한 근력이 없다면, 허리뼈는 큰 부하에 의한 외적인 토크로 인해 과도하게 굽힘될 수 있으며, 이는 반복적인 들어 올리기에 관여하는 일부 사람들에게 잠재적으로 위험한 자세를 유발할 수 있다.

*등허리근막을 통해 전달되는 근육에서 발생된 장력*

등허리근막은 허리영역에서 가장 두껍고 가장 넓게 발달되어 있다.[232] 그림 9.72에서 언급된 바와 같이, 등허리근막은 앞층, 중간층, 그리고 뒤층으로 정렬되어 있다. 등허리근막의 대부분은 허리영역의 돌림축보다 훨씬 *뒤쪽*의 위치에서 허리뼈, 엉치뼈 및 골반에 부착된다. 따라서 이론적으로, 신장된 등허리근막에서 발생된 수동장력은 허리영역에서 폄 토크를 생성하여, 허리 근육에 의해 생성되는 토크를 증가시킬 수 있다.[139]

앞서 언급한 바와 같이, 등허리근막이 유용한 장력을 발생시키기 위해서는 먼저 신장되어 팽팽해져야 한다. 이러한 상황은 다음의 두 가지 방법을 통해 일어날 수 있다. 첫째, 등허리근막은 들어 올리기를 위한 준비로 몸을 앞쪽으로 구부려 허리뼈를 굽힘할 때 간단하게 신장된다. 둘째, 좀 더 확실한 방법으로, 등허리근막은 등허리근막의 중간층과 뒤층에 직접 부착하는 근육인 배가로근, 배속빗근, 그리고 넓은등근의 능동적인 수축에 의해 신장된다.[58] 그러나 등허리근막 대부분의 지배적인 수평 방향 섬유들은 허리뼈에서 생산될 수 있는 폄 토크의 양을 제한한다. 이론적으로, 앞서 언급된 세 가지 근육의 최대 활성은 등허리근막을 당겨 아래쪽 허리뼈를 가로지르는 최대 10 Nm의 폄 토크를 생산할 수 있는 힘을 발휘한다.[70] 이런 크기의 허리뼈 폄근육 토크는 비교적 작지만(의지적으로 생산되는 이론상 최대 200 Nm의 토크와 비교할 때), 그럼에도 불구하고 허리영역에 대한 추가적인 안정화를 제공해준다.

큰볼기근(gluteus maximus)과 넓은등근(latissimus dorsi)은 등허리근막으로의 광범위한 부착을 통해 간접적으로 허리 폄 토크에 기여한다.[220] 두 근육 모두 들어 올리기 동안 활동하지만, 그 이유는 서로 다르다. 큰볼기근은 엉덩관절을 조절하면서 엉치엉덩관절을 안정화시킨다. 넓은등근은 들어 올리는 외적인 부하를 팔에서 몸통으로 이동시키는 데 도움을 준다. 넓은등근은 등허리근막 뒤층에 부착될 뿐만 아니라, 골반, 엉치뼈, 그리고 척추의 뒤면에도 부착된다. 이러한 부착부위들과 허리 폄을 생산하는 상대적인 모멘트팔에 근거해(그림 10.16 참조), 넓은등근은 훌륭한 허리 폄근육의 모든 특성을 갖추고 있다. 특히 양쪽에서 활성되면, 몸통을 따라 올라가는 넓은등근의 사선 방향 섬유들은 몸통뼈대에 대한 비틀림 안정성(torsional stability)을 제공할 수 있다.[218] 이러한 안정성은 비대칭적인 방식으로 무거운 부하를 다룰 때 특히 유용할 수 있다.

## 안전하게 들어 올리기에 기여하는 요인들의 요약

그림 10.33에서 사용된 들어 올리기 기법은 안전하게 들어 올리는 데 기여할 가능성이 있는 2가지의 기본적 특징을 소개하고 있다. (1) 허리뼈는 중립의 척주앞굽음 위치로 유지되고, (2) 부하는 무릎 사이에서 들어 올려진다. 이러한 요소들과 안전하게 들어 올리기에 기여하는 것으로 고려되는 다른 요소들의 근거는 표 10.7에 제시되었다. 그 외 좀 더 일반적인 고려사항으로는 (1) 자신의 신체적 한계를 알기, (2) 들어 올리기 전에 미리 생각해 보기, 그리고 (3) 실질적이고 건강에 무리가 가지 않는 한계 내에서 최적의 신체적 및 심혈관 상태를 유지하기가 있다.

**표 10.7 안전하게 들어 올리기 기술에 기여하는 것으로 고려되는 요소들**

| 고려사항 | 근거 | 참조 |
|---|---|---|
| 들어 올릴 부하는 실질적으로 가볍고 가능한 한 신체에 가깝게 유지되어야 하며, 반복해서 들어 올리는 것은 피해야 한다. | 외적인 토크 부하의 전체 양을 최소화하여 뒤쪽 몸통 근육에 대한 힘의 요구를 최소화한다. | 외적인 부하를 무릎 사이에서 들어 올리는 것은 부하의 외적인 모멘트팔을 감소시키는 효율적인 방법이지만, 항상 실용적으로 적용될 수 있는 것은 아니다. |
| 허리뼈가 가능한 한 중립(척주앞굽음) 위치에 근접한 상태로 들어 올려라(즉, *극단적인* 굽힘과 폄의 위치는 피하라). | 허리뼈가 *최대로 굽힘*된 상태에서의 강한 폄근육 수축은 척추원반에 잠재적으로 과부하를 가할 수 있다. 이와는 대조적으로, 허리뼈가 *최대로 폄*된 상태에서의 강한 폄근육 수축은 돌기관절에 잠재적으로 과부하를 가할 수 있다. | 허리뼈 굽힘이나 폄을 제한한 상태에서 들어 올리기는 그 사람의 건강상태와 경험에 따라 일부 사람들에게는 허용될 수 있다. 다양한 정도의 굽힘이나 폄은 각각 다음과 같은 생체역학적 장점을 갖는다.<br>• 허리뼈가 *최소에서 중간 정도의 굽힘* 상태로 들어 올리기는 뒤쪽인대체계에 의해 발생된 수동장력을 증가시켜, 폄근육에 요구되는 힘을 감소시킨다.<br>• 허리뼈가 *거의 완전히 폄*된 상태로 들어 올리기는 일부 폄근육을 위한 모멘트팔을 증가시킬 수 있으며, 이때 돌기관절은 닫힌위치 또는 그 근처에 있게 된다. |
| 들어 올릴 때, 허리 근육에 요구되는 힘을 최소화하기 위해서 엉덩관절과 무릎관절의 폄근육을 활성시켜라. | 허리 폄근육에 의해 발생된 큰 힘은 척추원반, 척추끝판, 돌기관절, 또는 근육 자체를 손상시킬 수 있다. | 엉덩관절이나 무릎관절에 관절염이 있는 사람은 허리 근육을 보조하기 위해 다리의 근육을 효율적으로 사용할 수 없을 것이다. |
| 주어진 작업 기간 동안 부하를 들어 올려야 하는 수직거리와 수평거리를 최소화하라. | 부하가 이동되는 누적 거리를 최소화하면 반복적인 들어 올리기로 인한 총일량이 줄어들어 피로가 감소한다. 부하가 이동되는 거리를 최소화하면 허리영역의 극단적 움직임도 감소된다. | 손잡이나 높이 조절이 가능한 플랫폼을 사용하는 것이 도움이 될 수 있다. |
| 비대칭 방식으로 들어 올리는 부하의 무게를 최소화하라. | 비대칭 부하(예를 들어, 신체에서 멀리 한쪽으로만 들어 올리는 부하)는 비교적 적은 수의 근육이나 결합조직에 큰 힘을 집중시킬 수 있다. | 비대칭 부하를 들어 올리는 것은 또한 그 사람의 균형을 불안정하게 만들 수 있다. |
| 들어 올릴 때 비틀림을 피하라. | 척주에 가해진 비틀림의 힘은 척추원반을 손상시킬 수 있다. | 적절하게 설계된 작업환경은 들어 올리는 동안 비틀림에 대한 요구를 줄일 수 있다. |
| 상황이 허락되면 가능한 한 느리고 부드럽게 들어 올려라. | 느리고 부드럽게 들어 올리는 것(즉, 최소의 가속도)은 근육과 결합조직에서 발생되는 최대 힘을 감소시킨다. | |
| 두 다리로 제공되는 적당히 넓고 약간 앞뒤로 벌린 지지면의 상태로 들어 올려라. | 비교적 넓은 지지면은 전반적인 신체의 안정성을 증가시켜, 넘어지거나 미끄러지는 기회를 줄인다. | |
| 어떤 것을 들어 올리기 위해 기계장치나 다른 사람의 도움을 이용하라. | 들어 올릴 때 도움을 이용하는 것은 들어 올리는 사람의 척추에 가해지는 부담을 줄일 수 있다. | 많은 상황에서 기계식 승강기[호이어 승강기(Hoyer lift)]의 사용이나 '두 사람'이 나르는 것은 현명할 수 있다. |

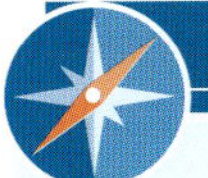

SPECIAL FOCUS 10.7

### 두 종류의 상반된 들어 올리기 기법: 구부리고 들어 올리기와 쪼그려 앉아 들어 올리기

구부리고 들어 올리기(stoop lift)와 쪼그려 앉아 들어 올리기(squat lift)는 가능한 들어 올리기 전략의 넓은 연속선상에서 생체역학적으로 양 끝에 있는 전략을 나타낸다(그림 10.35).[125] 이런 다소 극단적인 들어 올리기 방법들 사이의 생체역학적 그리고 생리적 차이에 대한 일부의 이해는 좀 더 일반적인 다른 들어 올리기 전략들의 장점과 단점을 파악하는 데 도움이 된다.

*구부리고 들어 올리기*는 무릎이 약간 굽힘된 상태에서 주로 엉덩관절과 허리영역의 폄에 의해 수행된다(그림 10.35A). 이러한 들어 올리기 전략은 특히 들어 올리기의 시작 시점에 허리가 많이 굽힘된 것과 연관된다. 필연적으로, 구부리고 들어 올리기는 몸통(그리고 부하)과 허리 사이의 긴 외적인 모멘트팔을 만들어낸다. 외적인 토크가 클수록 폄을 위한 허리와 몸통 폄근육에서의 힘을 더 크게 요구한다. 구부리고 들어 올리기가 현저하게 굽힘된 허리뼈와 결합되면 원반에 큰 압박력과 전단력을 발생시킬 가능성이 있다.

이와 대조적으로, *쪼그려 앉아 들어 올리기*는 일반적으로 무릎이 거의 최대로 굽힘된 자세에서 시작한다(그림 10.35B). 들어 올리기 동안 무릎관절과 엉덩관절의 폄은 넓적다리네갈래근과 엉덩관절 폄근육에 의해 추진된다. 부하의 물리적 특성과 쪼그려 앉은 깊이의 정도에 따라, 들어 올리기 내내 허리영역은 폄된 상태를 유지하거나, 중립위치의 상태를 유지하거나, 또는 부분적으로 굽힘된 상태를 유지할 수 있다. 아마도 쪼그려 앉아 들어 올리기의 가장 큰 장점은 부하를 무릎 사이에서 들어 올릴 수 있다는 점이다. 들어 올리는 부하의 이러한 위치는 부하와 몸통의 외적인 모멘트팔을 상당히 감소시킬 수 있으며, 그 결과로 뒤쪽 몸통 근육에 가해지는 폄 토크의 부담을 감소시킨다.

쪼그려 앉아 들어 올리기는 허리에 가해지는 스트레스가 적어 허리 손상을 예방한다는 점에서 건강 전문가나 인체공학 전문가들이 두 기법 중 좀 더 안전한 것으로 가장 자주 권장된다.[1,16,19] 그러나 강하게 받아들여지는 이런 대중적 믿음을 뒷받침할 만한 직접적인 증거는 거의 찾을 수 없다.[1,13,46,213,219] 그럼에도 불구하고, 쪼그려 앉아 들어 올리기 기법에서 자주 강조되는 장점은 잠재적인 단점으로 인한 상쇄효과를 고려하여 평가될 필요가 있다. 쪼그려 앉아 들어 올리기는 허리의 폄근육과 기타 조직에 가해지는 부담을 감소시킬 수 있지만, 일반적으로 무릎에는 더 큰 부담을 만들어낸다.[190] 완전히 쪼그려 앉은 것과 관련된 큰 각도의 초기 무릎 굽힘은 무릎을 폄시키기 위한 넓적다리네갈래근에 많은 힘을 요구한다. 이 힘은 정강넓적다리관절(tibiofemoral joint)과 무릎넓적다리관절(patellofemoral joint)을 가로지르는 매우 큰 압박을 유발한다. 건강한 사람들은 이런 관절들에 가해지는 높은 압력을 부정적인 결과 없이 견딜 수 있지만, 무릎에 통증이나 관절염이 있는 사람들은 그렇지 않을 수 있다. 따라서 다리로 들어 올리는 것은 "허리는 보호하고 무릎은 손상시킨다"라는 격언이 어느 정도의 타당성을 갖게 된다.

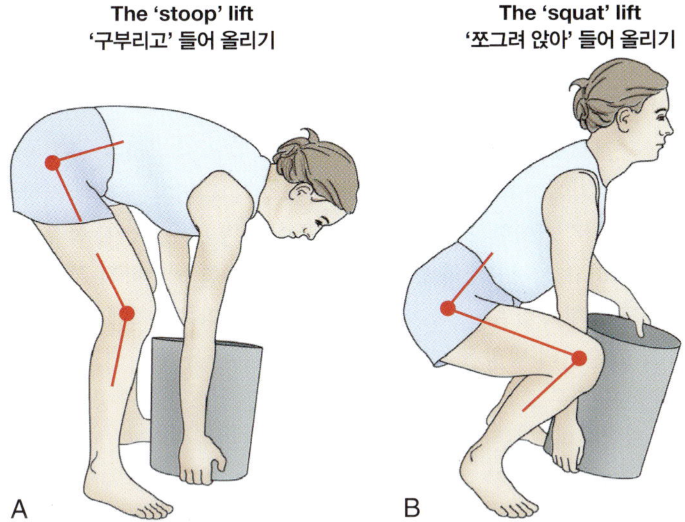


그림 10.35 2가지의 상반된 들어 올리기 형식. (A) 구부리고 들어 올리기의 시작자세. (B) 쪼그려 앉아 들어 올리기의 시작자세. 엉덩관절과 무릎관절에서의 돌림축은 *빨간색 원*으로 보여주고 있다.

구부리고 들어 올리기보다 쪼그려 앉아 들어 올리기의 이득을 비교할 때 고려해야 할 다른 요인으로는 부하를 들어 올리는 데 필요한 *총일량(total work)*이다. 들어 올리기 동안 수행된 역학적 일(mechanical work)은 체중과 부하의 무게에 신체와 부하의 수직 이동거리를 곱한 값과 같다. 산소 소모량의 수준 대비 수행된 일의 관점에서 보면, 구부리고 들어 올리기는 쪼그려 앉아 들어 올리기보다 대사적으로 23~34% 더 '효율적'이다.[226] 쪼그려 앉아 들어 올리기는 전체 신체질량의 더 많은 비율을 공간에서 이동시켜야 하므로 더 많은 일(work)을 하게 된다.

많은 사람들은 쪼그려 앉아 들어 올리기나 구부리고 들어 올리기보다 개인화되거나 자유형의 들어 올리기 기법을 선택한다. 자유형 기법은 들어 올리는 사람이 쪼그려 앉아 들어 올리기의 일부 이점과 대사적으로 더 효율적인 구부리고 들어 올리기를 결합할 수 있게 한다. 노동자들은 구부리고 들어 올리기와 쪼그려 앉아 들어 올리기처럼 어떤 정해진 기법보다 자유형 기법으로 들어 올리기를 하였을 때 스스로 인지하는 상한 안전 한계점이 더 높았다고 보고하였다.[125]

마지막으로, 특정 들어 올리기 기법이 안전한 들어 올리기를 위한 중요한 고려사항일 수 있지만, 그에 못지않게 중요한 다른 변수들도 존재한다. 이러한 변수들에는 들어 올리는 사람의 체력, 건강상태, 경험, 편안함, 또는 들어 올리기 기법에 대한 개인적 선호도; 이전의 손상병력; 작업장의 인체공학적 설계; 들어 올리는 부하의 안정성; 또는 작업 생산성에 대한 인센티브 등이 포함된다.[16,80,156,227]

## 요약

몸통과 머리목영역의 근육들은 흔히 서로 연관된 광범위한 기능을 갖는다. 이러한 기능에는 신체를 움직이고 안정화시키는 것에서부터 시각과 평형, 환기, 씹기와 삼키기, 배변, 출산과 같은 활동을 돕거나 최적화하는 것까지 포함된다. 이 장은 주로 움직임과 안정화를 강조한다.

궁극적으로, 몸통과 머리목영역의 움직임을 조절하는 근육은 수축으로 기여하거나 좀 더 우세한 힘에 의해 길어지는 것에 저항하는 것으로 기여한다. 이런 조절의 특이성은 형태, 크기, 섬유의 방향, 그리고 신경지배와 같은 그 근육의 독특한 해부학적 특성에 의해 크게 향상될 수 있다. 예를 들어, 위쪽 머리목영역에 있는 매우 짧고 수직의 방향을 향하는 가쪽머리곧은근을 고려해보자. 이 근육의 수축은 고리뒤통수관절에 작고 정밀한 조정을 제공하도록 설계되었으며, 이는 아마도 시야를 가로지르는 물체를 추적하는 데 도움이 되기 위한 것일 수 있다. 이러한 작용은 주로 반사적인 특성을 가지고 있으며, 시각 및 이와 관련된 머리와 목의 바로잡기 반응(righting reaction)과 자세반응(postural reaction)을 협응하는 데 도움을 주는 신경중추와 연결되어 있다. 신경계는 가쪽머리곧은근과 다른 구조들[다른 머리목 근육, 돌기관절, 그리고 안뜰눈기관(vestibular-and-ocular apparatus) 등] 사이의 풍부한 신경연결을 제공한다. 머리목영역의 작고 깊은 근육들에 대한 손상은 이런 신경신호의 흐름을 잠재적으로 붕괴시킬 수 있다. 머리목영역의 고유감각이 감소되거나 왜곡된 경우 움직임은 약간 협응되지 않을 수 있으며, 그 결과 해당 관절에 평소보다 더 큰 스트레스가 가해질 수 있다. 이러한 스트레스는 채찍질손상 또는 뇌진탕과 관련된 외상의 경우에서 흔하게 볼 수 있듯이, 손상 이후 증상을 지속시키거나 악화시킬 수 있다.

가쪽머리곧은근 같은 작은 근육과는 달리, 중간과 아래쪽 배를 사선으로 가로지르는 훨씬 더 큰 배속빗근을 고려해보자. 이 근육은 앞쪽의 백선과 뒤쪽의 등허리근막 사이에 걸쳐 있다. 예를 들어 100 m 달리기 동안, 이 근육은 몸통의 돌림을 가속하고 감속시키면서 반복적으로 강하게 활성된다. 이 근육의 매우 분절화된 신경지배는 전체 근육에 걸쳐 순차적인 활성을 가능하게 하여, 아마도 수축력이 배와 허리 전체에 걸쳐 '파동(wave)'처럼 전달되도록 할 수 있을 것이다. 달리기 시 배근육의 강력한 활성 동안, 가로막은 매우 높은 배속압력에 맞서 수축하고 하강해야 한다. 이러한 주제는 다음 장에서 좀 더 논의된다.

움직임에 필요한 힘을 발생시키는 것 외에도, 몸통과 머리목영역의 근육은 척추의 안정화에 대해서도 일차적인 책임을 갖는다. 이러한 안정성은 3차원에서, 여러 분절에 걸쳐, 그리고 무수의 많은 예측되거나 예측하지 못한 환경적 상황에서 이루어져야 한다. 예를 들어, 점프에서 착지하기 전에 몸통을 안정화시켜야 하거나 흔들리는 배 위에서 똑바로 서려고 할 때 몸통을 안정화시켜야 하는 필요성을 고려해 볼 수 있다. 이런 안정화의 일차적인 이점 중 하나는 몸통뼈대 내의 관절, 원반, 그리고 인대를 보호하고, 아마도 더 중요하게는 민감한 척수와 여기서 나오는 척수신경뿌리도 보호하는 것이다.

근육 안정화는 단순히 큰 근육량을 통해서도 제공된다. 이는 특히 척추주변 근육의 단면적이 가장 큰 머리목영역과 허리엉치영역에서 명확하게 나타난다. 예를 들어 허리엉치영역에서, 척주는 큰허리근, 뭇갈래근, 그리고 아래쪽 척주세움근육과 같이 사선 방향을 향하거나 수직 방향을 향하는 굵은 근육들에 둘러싸여 있다.

척추에는 이보다 더 복잡한 근육 안정성의 방법들도 존재하며, 이들의 대부분은 신경계 내에 '미리 프로그램화'되어 있을 수 있다. 예를 들어, 특정 몸통 근육은 특히 빨리 수행된 팔의 능동적 움직임 전에 무의식적으로 미리 약간 수축한다. 이런 준비적 활동은 시간이 지남에 따라 척추에 손상을 줄 수 있는 원치 않는 반작용적 움직임에 대해 몸통을 안정화시키는 데 도움을 준다. 뿐만 아니라, 다리의 움직임 동안 몸통 근육의 활성은 엉덩관절과 무릎을 가로지르는 여러 근육들의 몸쪽부착부위를 안정화시키고 고정시키는 데 필수적이다. 이런 근육 안정화의 중요성은 근디스트로피를 가진 어린이처럼 병리에 의해 약화된 배근육을 가진 사람들에게서 명확하게 나타난다. 예를 들어, 이러한 경우 엉덩관절 굽힘근육의 강력한 수축은 엉덩관절에 대한 골반의 과도하고 원치 않는 앞쪽 기울임을 생산한다. 이런 골반의 위치는 허리뼈의 과장된 척주앞굽음을 유발한다. 시간이 지남에 따라, 이런 비정상적인 자세는 돌기관절에 대한 스트레스를 증가시키고 허리엉치이음부를 가로지르는 앞쪽 전단을 증가시킬 것이다.

마지막으로, 몸통뼈대와 관련된 손상이나 질환이 있는 사람들은 종종 근육뼈대의 복잡한 임상적 소견을 보이며, 이는 일반적으로 자유롭고 편안하게 움직이는 능력에 영향을 미치고, 잠재적으로 척추와 신경조직에 가해지는 스트레스의 양에도 영향을 미칠 수 있다. 이런 상황에 대한 근본적인 병리역학의 복잡성과 불확실성 때문에, 특히 만성 통증을 수반한 관련 질환들의 치료에 있어 상당히 많은 치료와 재활 방법들이 존재하는 부분적인 이유가 되기도 한다. 불명확성의 정도는 이 영역에 대한 지속적이고 집중적인 임상 그리고 실험연구를 통해서만 최소화될 수 있다.

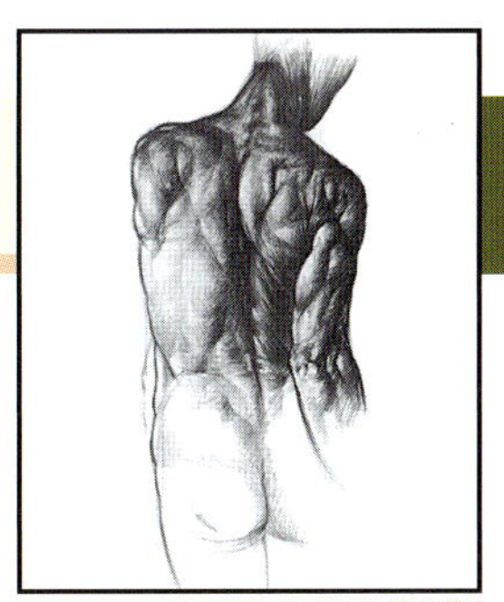

# 부가적인 임상 연관성

**내용**



## 임상 연관성 10.1
## *선택된 배근육과 허리 뭇갈래근의 척추 안정화 기능에 대한 설명*

다음 논의는 선택된 *배근육*과 허리 *뭇갈래근*에 의해 수행된 척추안정화의 예들을 강조한다. 이러한 근육들은 허리골반영역(허리뼈, 허리엉치이음부, 그리고 엉치엉덩관절)을 안정화시키는 능력(또는 능력의 결여)에 초점을 맞춘 방대한 연구로 인해 주로 주목을 받고 있다.[44,202,210] 이러한 주제는 이 영역에서의 불안정성 및 스트레스와 관계된 퇴행의 높은 발생률 때문에 많은 관심을 받아 왔다.

### 배근육

허리골반영역의 근육 안정자에 대한 운동학에 있어 알려진 것들의 대부분은 초음파 영상 또는 표전전극이나 미세전선(침) 전극을 이용한 근전도(EMG) 기술에 근거한다.[25,130,147,211,228] EMG 연구에서 사용되는 한 가지 방법론은 다양한 몸통 근육들이 예측되거나 예측하지 못한 전신 동요에 반응하는 순서를 기록하는 것이다. 한 가지 예를 들면, 그림 10.36A는 통증이 없는 건강한 사람이 시각적 자극 후 팔을 빠르게 굽힘하였을 때, 선택된 배근육의 EMG 반응 시작 시점을 보여주고 있다.[210] 맨 위에 있는 EMG 신호(빨간색으로 표시)는 앞어깨세모근으로부터 얻은 것이고 나머지 EMG 신호는 *배바깥빗근*, *배속빗근*의 중간과 아래쪽 영역, 그리고 *배가로근*의 위쪽, 중간 및 아래쪽 영역에서 얻은 것이다. 한 명의 대상자에게서 기록된 모든 근육은 어깨세모근 EMG 신호의 시작 시점(빨간색 점선)에 대해 약간씩 다른 시점(수직 화살표로 표시)에 반응하였다. 그림 10.36B는 11명의 건강한 대상자를 기반으로 한 전체적인 상대적 시작 시점의 자료를 보여주고 있다.

앞서 보고된 것처럼, 배가로근의 아래쪽과 중간 섬유들 그리고 배속빗근의 아래쪽과 중간 섬유들은 어깨세모근의 활성 *전에* 일관된 활성을

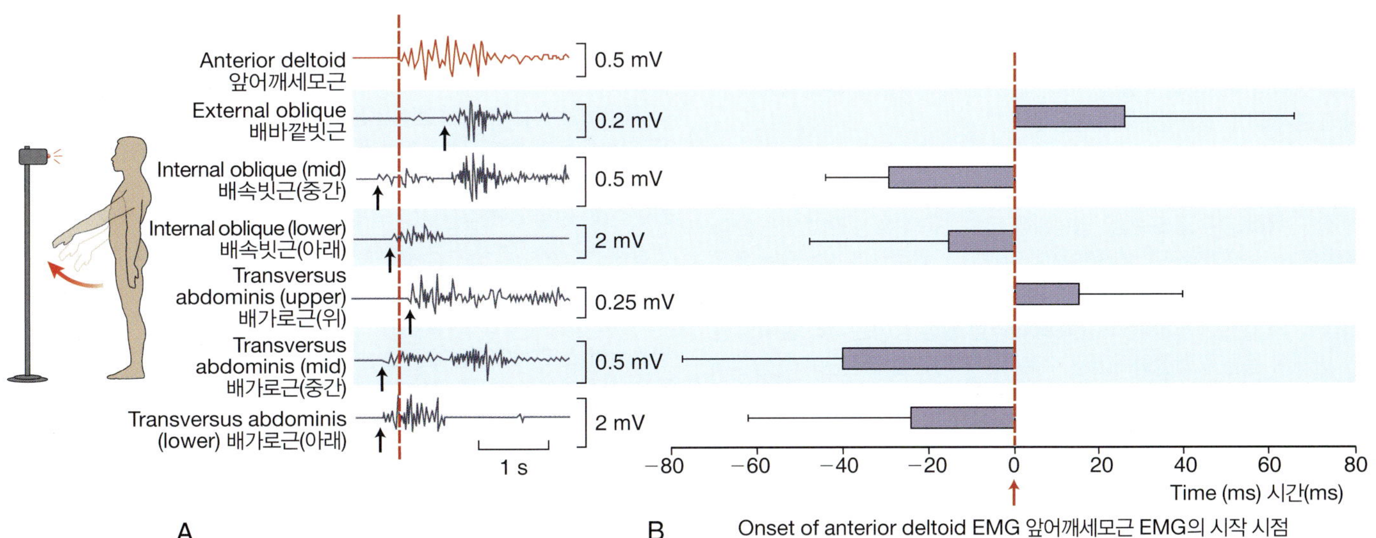


**그림 10.36** (A) 근전도(EMG) 반응은 건강한 사람이 시각적 자극 후 자신의 팔을 빠르게 굽힘할 때 선택된 배근육에서 얻은 자료를 보여주고 있다. 배근육에서 나타난 EMG 신호의 서로 다른 시작 시점(*수직의 검은색 화살표*)은 어깨의 굽힘근육인 앞어깨세모근에서 나타난 EMG 신호의 시작 시점(*빨간색*)과 비교되고 있다. (B) 모든 11명의 건강한 대상자가 110회의 시도로 얻은 근육 시작시점의 평균값(*보라색 막대*)과 표준편차를 보여주고 있다. (Data redrawn from Urquhart DM, Hodges PW, Story IH: Postural activity of the abdominal muscles varies between regions of those muscles and between body positions, *Gait Posture* 22:295,2005.)

(*계속*)

## 임상 연관성 10.1
## 선택된 배근육과 허리 뭇갈래근의 척추 안정화 기능에 대한 설명 (계속)

보인다.[211] 이런 선행적반응(anticipatory response)은 몸통의 반응적 반대움직임을 최소화하기 위해 신경계가 사용하는 무의식적인 피드포워드기전(feedforward mechanism)으로 여겨진다.[210] 미세하여 입증하기는 어렵지만, 이런 선행적 근육반응은 잠재적으로 손상을 유발할 수 있는 전단력으로부터 허리골반영역을 보호하는 데 도움이 될 수 있다.

배가로근과 배속빗근의 여러 영역이 빠른 팔의 올림에 대한 반응으로 서로 다른 시점에 활성된다는 것은 흥미롭다. 마치 이 근육 내의 서로 다른 영역들이 각각 별개의 해부학적 단위로 반응하는 것과 같다. 단지 매우 짧은 시간 차이로 분리되어 있지만, 이런 순차적인 근육반응은 이러한 근육들의 복잡한 안정화 기능에 대한 관점을 제공해준다. 이와 관련하여, 배가로근의 3개 영역 각각에 대해 제안되는 기능을 고려해보자.[181,192,210] 배가로근 *위쪽 섬유들*의 수축은 갈비우리와 백선을 안정화시키는 데 도움을 줄 수 있다. *아래쪽 섬유들*은 엉치엉덩관절을 압박하여 안정화를 돕는다고 여겨진다.[92] 배가로근 *중간섬유들*의 수축은 등허리근막과의 연결을 통해 장력을 허리뼈의 가시돌기와 엉치뼈에 직접 전달한다(9장 참조). 이러한 작용은 이전에 설명한 이 근육의 '코르셋' 효과의 일부이다.

뿐만 아니라, 배가로근 *중간섬유들*의 양쪽수축(다른 배근육들과 함께)은 배안(abdominal cavity)을 압박하여 배속압력을 증가시키는 데 특히 효율적이다. 배속압력의 상승은 허리뼈에 대한 약간의 폄 토크를 발생시킬 뿐만 아니라 이 영역을 안정화시킨다는 증거가 있다.[44,89,92] 가장 효과적인 안정화를 위해, 원통형 모양의 배안은 머리쪽 끝과 꼬리쪽 끝이 양쪽에서 동시에 압박되어야 한다. 이는 일반적으로 배안의 지붕인 가로막의 활성과 내림 그리고 배안의 바닥인 골반바닥근육의 활성과 올림이 동시에 수행될 때 이루어진다.[91,122] 흥미롭게도, 건강한 대상자에 대한 EMG연구에서는 특히 배가로근이 이런 안정화 과정에서 중요한 역할을 한다고 제안한다. 모든 배근육 중에서, 배가로근은 서 있는 동안 신체의 질량중심을 불안정하게 만드는 자세 동요에 대해 동요의 방향에 관계없이 가장 일관되게 반응한다.[44]

그림 10.36에서 소개된 실험 방법론은 다리의 빠른 굽힘에 대한 반응으로 배근육의 순차적인 활성을 연구할 때에도 사용되어 왔다.[93] 일관되게, 배근육(배곧은근 포함)은 엉덩관절 굽힘근육의 활성 *전에* 반응한다. 흥미롭게도, 배가로근과 배속빗근이 일관되게 처음으로 반응하는 몸통근육이며, 엉덩관절 굽힘근육보다 평균 50~100 msec 먼저 반응한다. 하나의 집단으로 나타내는 배근육의 이러한 활성 양상은 다리 움직임 동안 아래쪽 몸통을 안정화하면서 수축하는 엉덩관절 굽힘근육의 당김에 대항해 허리골반영역을 고정해야 하는 필요성을 반영한다. 또한 배가로근과 배속빗근은 선택된 엉덩관절 *벌림근육*과 *폄근육*의 빠른 활성 전에 반응한다.[93] 이러한 배근육은 수축하는 엉덩관절 근육이 만들어내는 힘의 방향에 관계없이 아래쪽 몸통을 안정화하는 데 '전념'하는 것으로 보인다.

Hodges와 그의 동료는 만성 요통을 가진 사람들에서의 순차적 근육활성을 연구하기 위해 유사한 실험절차를 사용하였다.[94,148] 놀랍게도, 이 연구는 배가로근에서 나타나는 EMG 신호의 시작 시점이 일관되게 짧은 지연이 나타나는 것을 보여주었으며, 이런 근육의 활성은 빠른 팔다리 움직임의 작용근이 활성된 *후에* 발생하는 것으로 나타났다. 배근육 활성에서의 짧은 지연이 허리골반영역에 충분한 반응성 스트레스를 유발하여 결국 요통을 일으킬 수 있는지의 여부는 알려진 것이 없지만, 이는 흥미로운 질문이다. 시체연구는 허리의 척추뼈사이이음부마다 2~3°의 축돌림만으로도 돌기관절과 척추뼈몸통사이관절에 잠재적 손상을 일으킬 수 있음을 실제로 보여주었다(9장 참조). 단 한 번의 '보호받지 못한' 스트레스 사례는 중요하지 않을 수 있으나, 여러 사례가 수년에 걸쳐 누적되면 이 영역은 손상에 취약해질 수 있다.

### 허리 뭇갈래근

연구에 따르면, 배가로근과 배속빗근처럼 *허리 뭇갈래근*도 건강한 사람의 신체에 가해진 다양한 동요의 반응으로 비교적 일찍 활성된다.[24,118] 뭇갈래근은 허리뼈의 매우 유능한 안정자로 여겨진다.[180,222,230] 허리영역에서의 뭇갈래근 근력은 비교적 큰 크기로 인해 높은 편이며, L4 수준에 있는 모든 깊은 척추주위 근육의 전체 단면적 중 약 1/3을 차지하고 있다.[22,135] 이 근육의 두께 외에도, 뭇갈래근의 섬유들 또한 매우 분절화된 구성을 가지고 있다. 이러한 특징은 분절사이 허리 안정성에 대해 정밀하고 강력한 조절을 가능하게 한다.[21,119,222,230]

요통 질환이 있는 사람들의 뭇갈래근은 일반적으로 지방침윤이 증가되어 있고, 지속적인 위축과 신경근육억제를 보인다.[42,64,79,197,237] 국소적으로 증가한 친염증성 대식세포와 사이토카인이 뭇갈래근 구성에서의 이러한 변화 중 일부를 매개할 수 있다.[103] 이러한 소견은 허리영역의 안정화에 있어 이 근육의 중요성을 고려할 때 주목할 만한 것이다. 허리 뭇갈래근의 위축은 두드러지게 발생하는 경향이 있으며, 일부의 경우에서 통증 증상이 시작된 지 며칠 만에 단면적이 30% 감소하는 것으로 보고되었다.[87,88]

또한 허리 뭇갈래근의 두드러지고 지속적인 위축은 8주간의 엄격한 침상안정에 지원한 *통증 없는* 건강한 대상자에서도 보고되었다.[17,21] 특히 흥미로운 것은 엄격한 침상안정을 유지하는 동안 하루에 두 번의 운동(저항운동과 함께 전신 진동을 수행함)이 허용된 하위집단의 반응이다. 이 하위집단의 대상자들은 통계적으로 뭇갈래근의 위축이 덜 발생하였으며, 비활동 조절군보다 위축이 더 오래 지속되지도 않았다. 허리 뭇갈래근은 허리영역의 근육뼈대 병리뿐만 아니라 몸통뼈대를 통한 체중지지의 감소에 특히 민감한 것으로 보인다. 근본적인 기전에 관계없이, 이러한 근육의 현저하고 지속적인 위축이 허리뼈의 역학적 안정성을 감소시켜 스트레스와 관계된 손상에 취약하게 만들 수 있다고 추정하는 것은 타당하다. 또한 동물연구에 국한되지만, 뭇갈래근의 근육방추 내 결합조직에서의 두께 증가는 허리뼈 척추원반의 병리와 관련이 있는 것으로 보인다.[104] 추측이기는 하지만, 요통이 있는 사람들의 뭇갈래근 내 근육방추 구조에서의 유사한 변화는 이 집단에서 보이는 척추 고유감각의 감소를 부분적으로 설명할 수 있게 해준다. 이러한 소견은 요통이 있는 사람들을 위해 허리 뭇갈래근의 근력, 조절, 그리고 안정화를 가장 잘 증가시킬 수 있는 운동을 어떻게 설계할 것인지에 대한 지속적인 연구의 필요성을 뒷받침해준다.[66,79,86,90,234]

# 부가적인 임상 연관성

## 임상 연관성 10.2
## *허리골반 안정성을 증진시키기 위한 치료적 운동: 간략한 개요*

몸통에서의 스트레스와 관계된 근육뼈대 병리의 상당한 비율이 허리골반영역에서 일어난다. 이 영역은 허리뼈, 허리엉치이음부, 그리고 엉치엉덩관절을 포함하고 있다. 아직 정립 중에 있어 명확하지 않은 임상용어이지만, *허리골반불안정성*은 일반적으로 이 영역의 하나 또는 그 이상 관절에서의 빈약한 조절, 감소된 뻣뻣함, 그리고 과운동성과 관련되는 것으로 간주되는 통증성 비특이적 상황을 말한다.[177] 과운동성의 양이 작아서 구조적불안정성을 평가할 때 이를 확인하기가 종종 어려울 수 있다.[4] 그럼에도 불구하고 이러한 상황은 척추뼈몸통관절과 원반, 돌기관절과 엉치엉덩관절, 척추 인대들, 그리고 신경조직을 포함한 척추 관련 구조들에 손상을 줄 수 있는 스트레스를 발생시킬 가능성이 있다고 여겨진다. 이 상황에 대한 임상적 양상은 허리골반불안정성이 퇴행성원반질환과 같은 허리의 다른 장애의 *원인*인지 아니면 *결과*인지에 대한 불확실성으로 인해 종종 복잡해진다.[20]

몸통 근육의 약화, 피로, 반사억제, 그리고/또는 힘의 타이밍이나 크기를 정확하게 조절하지 못하는 능력은 허리골반불안정성 및 관련 요통의 발병기전에서 잠재적 원인 또는 적어도 연관 요인으로 의심되어 왔다. 이러한 이유 때문에 운동은 이 상태의 치료에서 필수적인 성분으로 흔히 고려되며, 특히 운동이 긍정적인 반응을 보일 가능성이 높은 적절한 환자의 하위집단과 잘 매치될 때 더욱 고려된다.[63,85,96,163] 허리골반의 안정성을 개선하여 통증을 줄이기 위해 설계된 다양한 유형의 운동에 대한 세부사항과 효과를 이 장에서 설명하는 것은 범위를 벗어나는 것이며, 이 광범위한 문헌의 일부 자료는 다른 자료에서 찾아볼 것을 권한다.[b] 요약하자면, 다음 논의는 허리골반불안정성과 관련된 통증을 줄이기 위한 운동 설계와 연관된 5가지의 임상주제에 대해 간략히 설명한다. 이러한 임상주제들은 이 중요한 영역에 대한 연구가 계속되면 발전할 것이라는 것에는 의심의 여지가 없다.

1. 특히 허리 뭇갈래근, 배가로근, 그리고 배속빗근과 같은 *몸통의 깊은 안정자를 선택적으로 활성*시키는 것을 목표로 하는 운동으로 사람들을 훈련시켜라. 이런 근육들의 활성은 특히 몸통이나 팔다리의 예측하지 못하거나 갑작스러운 움직임에 앞서 허리골반영역의 기본적인 안정성과 뻣뻣함을 확립하는 데 중요한 것으로 보인다.[40,95,177,182,202] 문헌에서는 요통이 있는 일부 사람들은 특히 허리뼈의 중립위치를 유지하는 동안 이러한 근육들을 선택적이고 적절하게 활성하는 데 어려움을 갖는다고 제시한다.[84] 초기 치료의 일부로, 임상가들은 거의 전적으로 배가로근과 배속빗근의 양쪽수축에 의해 수행되는 것으로 추정되는 동작인 배를 '안으로 당기기'(또는 오목하게 만들기) ['draw in'(또는 hollow)]를 가르치려고 시도한다.[81,84,128] 이런 깊은 근육들을 선택적으로 활성시키는 활동에 참여하는 대상자를 교육하기 위해 실시간 초음파영상을 이용한 보강이나 확인이 필요할 수 있다.[82,130,205] 선택적 활성의 확인은 단순한 임상적 촉지나 관찰만으로는 결론을 내리기 어려울 수 있다. 일단 대상자가 이러한 근육들을 선택적으로 활성시키는 법을 학습하였다고 판단되면, 중요한 다음 단계는 기능적 활동 또는 여가 활동을 통해 근육에 좀 더 부하를 주면서 그 활성을 유지하는 것이다—이는 흔히 '중심인지(core awareness)'라 불리는 개념이다.

2. 몸통의 *다양한 근육들*을 동시에 자극하는 운동을 설계하라. 전신의 활동 동안 몸통을 효율적으로 안정화시키는데 요구되는 생체역학적 복잡성은 어떤 단일 근육의 독립적 활성보다 여러 근육들의 *상호작용*을 요구한다. 최적의 몸통 안정성을 위해서는 내재성 근육 안정자와 외재성 근육 안정자 둘 다의 협응된 작용을 필요로 한다.[55,83,162] 일반적으로, 허리골반의 안정성은 뭇갈래근 및 배가로근과 같은 좀 더 깊은 분절적 근육들의 활성뿐만 아니라 허리네모근, 척주세움근육, 큰허리근, 배곧은근, 그리고 배빗근들과 같은 좀 더 얕은 근육들의 협력적 활성도 요구된다. 큰볼기근과 넓은등근은 등허리근막에 부착되기 때문에, 이 근육들의 활성 또한 적어도 단기적으로는 허리골반의 안정성을 증가시키는 것으로 나타났다.[202] 가로막의 동시활성은 배속압력을 증가시키는 데 도움을 주는 방식으로 이러한 안정성에 기여한다. 문헌에는 다양한 근육에 가해지는 요구를 다르게 적용할 수 있는 운동을 설계하는 데 임상가에게 도움이 될 만한 풍부한 자료가 존재한다. 많은 운동들이 환자나 의뢰인에게 비교적 간단하게 가르칠 수 있고 거의 또는 전혀 장비가 필요하지 않지만, 그럼에도 불구하고 이러한 운동들은 여러 중요한 몸통 근육에 비교적 요구가 크고 동시에 도전이 되는 과제를 제공할 수 있다. 여러 운동에 따라 근육들에 부과되는 상대적인 요구는 Okubo와 그의 동료에 의해 근전도(EMG)를 사용하여 잘 연구되어 왔다.[162] 예를 들어, 몸통과 엉덩관절은 폄을 하고 무릎은 90° 굽힘된 상태를 유지하는 고전적인 *바로누운'브릿지'*운동(*supine 'bridge'* exercise)을 고려해보자. 이 위치를 유지하면서 한쪽 무릎을 번갈아 가면서 폄을 할 때, 척주세움근육과 뭇갈래근에서의 EMG 수준은 최대수의등척수축(MVIC)의 약 35%와 50%를 각각 나타냈다.[162] 두 번째 예로, 발가락과 아래팔만 지면과 접촉한 상태에서 몸통과 엉덩관절이 폄된 상태로 공중에 띄워져 있는 일반적인 *엎드린'플랭크'*운동(*prone 'plank'* exercise)을 고려해보자. 이 위치를 유지하면서 한쪽 팔과 반대쪽 다리를 교대로 들어 올리는 것은 배가로근, 배곧은근, 그리고 배바깥빗근에 대해 각각 MVIC의 30%, 35%, 그리고 80%를 요구하였다.[162] 흥미롭게도 수정된 플랭크운동과 브릿지운동을 수행하는 동안, 연구된 근육의 오른쪽과 왼쪽에 가해지는 요구는 움직이는 팔다리의 조합에 따라 선택적으로 그리고 상당히 증가될 수 있다. 근육작용의 이런 양쪽 비대칭에 대한 가장 극적인 예는 배가로근에서 볼 수 있다. 구체적으로, 엎드린플랭크운동에서 *왼쪽 팔*과 *오른쪽 다리*를 들어 올리는 것은 오른쪽 배가로근보다 *왼쪽* 배가로근의 평균 EMG수치가 4배나 더 높았다. 흔히 추천되는 배를 '안으로 당기기'(또는 오목하게 만들기) 방법 외에도, 엎드린플랭크운동을 수행 동안

(*계속*)

[b] 5,69,79,85,137,153,163,182,202,215

# 부가적인 임상 연관성

## 임상 연관성 10.2
*허리골반 안정성을 증진시키기 위한 치료적 운동: 간략한 개요* (계속)

올린 팔 쪽(예, 왼쪽 팔)과 우세한 근육활성을 보이는 쪽(예, 왼쪽 배가로근) 사이의 강력한 같은쪽 짝지음은 배가로근을 자극하는 또 다른 전략이 될 수 있다.

3. 근육뼈대계통에 과도한 통증 증상을 유발하거나 지속시킬 정도로 스트레스를 주는 바람직하지 않은 허리골반의 움직임이나 정렬을 피하면서 허리골반의 안정성을 최적화시킬 수 있는 운동을 설계하라.[85,98,184] 요약하자면, 임상가는 환자의 바람직하지 않은 움직임(또는 자세)을 국소 조직에 스트레스가 덜 가게 하여 통증이나 불편함이 덜 유발되는 움직임(또는 자세)으로 변화될 수 있도록 도와야 한다.[100,137]

환자의 조직이 바람직하지 못한 움직임에 의해 구조적으로 적응된 경우라면, 움직임에 대한 의식적인 조절을 적절하게 변화시키는 운동의 처방은 어려울 수 있다. 실제로 임상가는 환자 고유의 정렬, 움직임, 그리고 관련된 증상 양상을 광범위하게 평가한 뒤, 조직에 가해지는 스트레스와 과도한 증상 반응을 *피하거나 수정할* 수 있는 대체 가능한 움직임과 정렬이 포함된 운동을 처방해야 한다. 가장 적절한 움직임 양상은 환자가 선호하는 (그리고 종종 잠재적으로 스트레스를 주는) 움직임 양상에 대한 즉각적인 증상 반응을 확인하여 결정하거나, 또는 근육뼈대 조직에 스트레스를 줄 가능성에 따라 특정 허리골반과 엉덩관절 움직임 양상을 분류해 놓은 지식 체계를 참고하여 결정된다.[85] 운동학적으로 가장 최적의 움직임이 채택되면(예를 들어, 몸통을 바닥쪽으로 굽힘할 때 적절하고 비교적 편안한 요추골반리듬을 수행하는 것; 9장 참조), 이런 '새로운' 움직임 기술이 일상생활에 통합될 수 있도록 돕는 운동을 제공한다.

허리골반 및 엉덩관절 영역의 조직에 미세외상을 유발한다고 여겨지는 움직임 양상들은 여러 가지 *움직임계기능장애증후군*(*movement system impairment syndromes*)으로 공식적으로 분류되었다.[85,184] 이러한 분류는 치료를 안내하는 데 도움이 되도록 고안되었다. 특정 기능장애증후군을 인지한 후, 환자의 운동조절을 가장 효과적으로 회복시킬 수 있는 특정 운동을 가르치기 위해서는 움직임에 대한 예리한 임상적 관찰이 필요하며, 이를 위해서는 종종 심화된 훈련이 요구된다.[85]

4. 근력과 근육조절뿐만 아니라 *지구력*도 증가시킬 수 있는 저항운동을 설계하라. 대부분의 일상적인 활동 동안, 허리골반영역의 기본적인 안정성을 유지하기 위해서는 비교적 낮은 수준의 근육 힘만을 요구한다.[143] 이런 수준의 근육 노력은 비교적 낮을 수 있지만, 일반적으로 몇 시간 동안 지속되어야 한다. 이론적으로, 근지구력의 감소는 시간이 지남에 따라 허리골반영역이 비교적 단단하거나 뻣뻣한 자세를 유지하는 능력을 감소시킬 수 있으며, 특히 더 격렬한 활동에 참여할 때 그러할 수 있다.

허리골반영역의 근지구력 감소와 허리부상 사이의 직접적인 원인과 결과의 관계를 보여주는 연구문헌은 아직 부족한 상황이다. 그러나 일부 증거는 이 일반적인 전제를 부분적으로 뒷받침한다. Lopes 등이 보고한 바에 따르면, 엎드린플랭크검사로 측정한 몸통 지구력의 감소가 '뒤쪽사슬(posterior chain)' 유연성의 감소 및 근육뼈대 통증의 이전 병력과 결합될 때, 545명의 해군 생도들 중 일부에서 허리와 다리의 과사용 손상이 있다는 것을 예측했다.[133]

5. *전신의 자세조절*, *평형*, *그리고 자세인지*를 자극하는 운동을 제공하라.[54] 만성 요통이 있는 일부 사람들은 건강한 대조군에 비해 허리골반영역의 감소된 고유감각(위치감각)과 감소된 서 있기 균형을 보였다.[69,145] 이러한 문제들이 서로 관련이 있는지, 그리고 요통의 원인과 관련이 있는지는 알려지지 않았다. 일부 연구자들은 이러한 문제가 지연된 근육 반응시간 및 손상된 신경근육피드백의 결합과 관련이 있을 수 있다고 주장한다.[59]

# 부가적인 임상 연관성

## 임상 연관성 10.3
### *기운목과 잠자리 자세: 연관성이 있는가?*

기운목(torticollis; "비틀림"을 의미하는 라틴어 *tortus*와 "목"을 의미하는 *collum*에서 유래됨)은 일반적으로 목빗근(sternocleidomastoid)의 만성적인 한쪽 짧아짐의 병리적 상황을 말한다. 일반적으로 어린 아동이나 영아에서 발견되는 이러한 상황은 대부분 선천적이지만 아이 머리의 위치화에 의해 출생 후 후천적으로도 발생할 수 있다. 발생 시점에 관계없이, 일반적으로 기운목을 가진 어린이나 영아는 타이트해진 근육의 일차적 작용을 반영하는 비대칭적인 머리목 자세를 나타낸다. 그림 10.37에 소개된 어린이는 타이트한 왼쪽 목빗근(화살표 참조)을 갖고 있으며, 머리목영역의 약간의 왼쪽 가쪽굽힘과 오른쪽 축돌림된 자세를 보이고 있다.

보고된 기운목의 발생률은 이 상황을 발견하기 위한 방법들에서의 차이와 이 상황에 대한 일치되지 않은 정의로 인해 매우 다양하다. 선천적 기운목의 발생률 추정치는 출생아의 0.4~3.9%, 높게는 16%에 이른다.[34,49,194]

기운목은 대부분 근육이 연루되지만, 비근육계통과 관련될 수도 있다. 좀 더 흔한 형태인 근육에 의한 선천적 기운목은 일반적으로 목빗근 내에 과도한 섬유성 조직(III형 아교질의 증식) 및 다양한 양의 지방세포 과다형성과 관련된다.[33,49,132] 이러한 상황에 대한 정확한 원인은 알려져 있지 않지만, 난산, 볼기분만(breech delivery), 또는 자궁내 위치이상이나 밀집(crowding)이 자주 관련되어 있다.[34,127,187] 잠재적으로 더 심각한 비근육성 기운목은 신경계(시각 포함) 또는 뼈대계통[주로 목뼈형성이상(cervical dysplasia)과 관련됨]과 관련된 병리가 연루될 수 있다. 문헌에는 기운목의 임상적 양상, 원인, 그리고 치료에 관한 여러 심층적인 보고가 있다.[187,207]

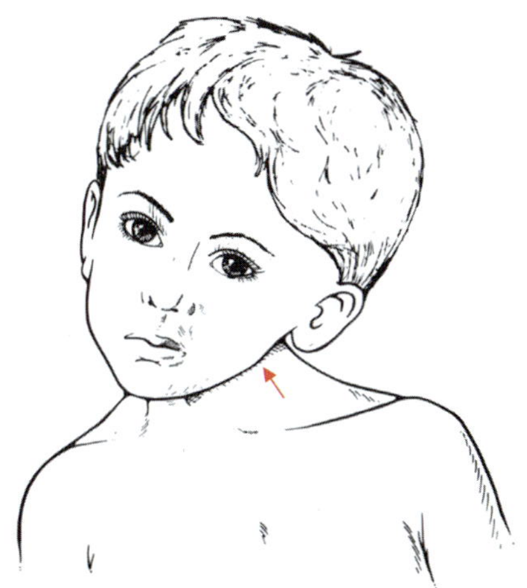

**그림 10.37** 왼쪽 목빗근(*화살표*)에 의해 기운목을 보이고 있는 어린 소년의 모습. 머리목영역에서 약간의 왼쪽 가쪽굽힘과 오른쪽 축돌림이 결합된 자세에 주목하라. (From Herring JA: *Tachdjian's pediatric orthopaedics*, ed 3, Philadelphia, 2002, Saunders.)

또한, 기운목이 있는 영아의 약 1/3은 *쏠린머리증*(*plagiocephaly*)도 발생한다.[49] 이런 상황은 어린 영아의 부드러운 머리뼈가 비정상적으로 변형되고 그 결과로 형태가 왜곡되는 것을 말한다.[127] 왜곡된 형태는 일반적으로 영아의 머리가 어떤 표면에 대해 한 위치로 장시간 놓였을 때 발생된다. 일부 연구자들은 *기존에* 기운목이 존재하는 영아가 출생 전이나 직후에 돌림된 머리뼈에 의한 지속적이고 집중된 접촉의 결과로 이차적인 쏠린머리증(뒤-가쪽 머리뼈가 연루됨)을 발생시킬 수 있다고 믿는다. 반면, 다른 연구자들은 기운목이 *없이* 태어난 영아도 단지 바로누운자세로 잠자는 동안 머리의 돌림된 위치를 선호함에 따라 이차적인 기운목과 함께 결국에는 쏠린머리증을 발생시킨다고 주장한다.[6] 일단 발생되면, 이 자세성 쏠린머리증은 수면을 위해 적응된 비대칭적(돌림된) 머리 위치를 더욱 강화한다. 머리의 지속적인 돌림된 위치는 반대쪽 목빗근의 만성적인 짧아짐을 만들어내고, 이는 결국 구축으로 발전하여 전형적인 기운목의 양상으로 나타낸다. 쏠린머리증 이후에 기운목이 발생한 많은 영아들은 타이트해진 목빗근에 섬유성 변화가 없으며, 변형은 순전히 비정상적인 머리목의 위치화에 의한 근육 타이트함의 결과로 발생한다.[49,233] 영아에서의 이런 기운목에 대한 임상적 양상은 흔히 위치성 또는 자세성 기운목이라 한다.

일부 경우에 있어, 쏠린머리증이 자세성 기운목으로 이어질 수 있다는 개념은 1990년대 일어난 일련의 사건들에 의해 뒷받침된다. 이러한 10년 동안, 미국소아학회는 건강한 영아의 영아돌연사증후군(sudden infant death syndrome, SIDS)의 발생률을 줄이기 위한 방법으로 영아를 바로누운자세로 재울 것을 권고하는 지침을 발표하였다.[233] 소위 "*등 대고* 재우기(*back*-to-sleep)"의 권고는 미국에 있는 많은 영아의 잠자리 양상에 많은 영향을 미쳤다. 엎드려 누워 자는 영아의 비율이 1992년에서 1996년까지 66%가 감소하였다.[10,208] 직접적인 원인과 결과의 관계를 명확하게 말할 수는 없지만, 같은 기간 동안 SIDS의 발생률은 약 38~50%나 감소하였다.[49,183] SIDS 발생률에서의 현저한 감소는 "등 대고 재우기" 캠페인의 기본 전제를 강력하게 뒷받침해주었다[이 캠페인은 이후 업데이트되고 확대되어 "안전하게 재우기(Safe-to-Sleep)" 캠페인으로 이름이 변경됨[203]]. 단지 바로 누워 잠자는 빈도의 증가가 특히 뒤-가쪽 머리뼈에 영향을 미치는 자세성 쏠린머리증의 발생률 증가로 이어졌다는 증거가 강력하게 제안되었다.[106] 뿐만 아니라, 추가적인 자료들은 자세성 쏠린머리증의 급격한 증가는 자세성 기운목의 유사한 증가로 이어졌음을 보여주었다.[171]

(*계속*)

# 부가적인 임상 연관성

## 임상 연관성 10.3
*기운목과 잠자리 자세: 연관성이 있는가? (계속)*

의심의 여지없이, 1990년대의 "등 대고 재우기" 캠페인의 엄청나고 생명까지 구한 성공은 쏠림머리증과 이차성 기운목의 발생 증가로 인한 부정적인 결과를 훨씬 능가한다. 잠재적으로 관련된 쏠린머리증과 이차성 기운목의 발생률을 최소화하기 위한 노력이 계속되고 있다. 임상가들은 부모나 보호자가 바로 누운 영아의 머리 위치를 자주 변경시킬 것을 추천한다.[73,112] 또한 임상가들은 낮에 영아가 깨어 있는 시간 동안 부모나 보호자가 영아와 함께 상호작용하며 '엎드려 놀기(prone-play)'나 '엎어 놓기(tummy time)'를 여러 번 하도록 권장하며, 동시에 "등 대고 재우기" 원칙을 엄격히 준수할 것을 권고한다.[35,112] 영아가 깨어 있는 동안 좀 더 엎드려 눕도록 권장하는 것은 머리쏠림증(그리고 이차성 기운목)의 발생 가능성을 크게 줄일 수 있으며, 영아의 자연스러운 신경운동발달도 촉진시킬 것이다.[112] 일부 연구자들은 바로누운자세로 과도한 시간을 보내는 것이 운동발달의 특정 단계에 도달하는 데 지연을 초래할 수 있다고 생각하지만, 이러한 지연이 장기간으로 어떤 결과를 초래하는지는 명확하지 않다.[158,160,188,189]

기운목의 정확한 원인에 관계없이, 의학적 중재는 일반적으로 보존적 중재이며 물리치료가 포함된다.[65] 초기에 실시된 중재는 성공적인 보존적 치료의 핵심이다.[187] 대부분의 치료에는 부모나 보호자에게 현 상황에 대해 교육하고, 침범된 근육의 신장과 함께 반대쪽 근육의 근력강화를 하며, 그리고 구르기나 머리의 조절 유지와 같이 정상적인 운동발달을 촉진시키는 활동을 장려하는 것으로 이루어진다.[159] 기운목을 가진 아이의 부모나 보호자는 타이트한 근육을 어떻게 신장시키는지 그리고 연루된 근육의 신장을 촉진시키기 위해 아이를 어떻게 위치시키고 다루어야 하는지를 배울 필요가 있다(즉, 침범된 근육 쪽으로 아이의 턱이 위치되도록 하는 활동들을 격려함). 비교적 드물지만, 구축이 심각한 경우에는 근육에 보툴리눔독소(보톡스)를 주사하거나 수술로 풀어야 한다.[127,207]

## 참고문헌


1. Abdoli-Eramaki M, Agababova M, Janabi J, et al.: Evaluation and comparison of lift styles for an ideal lift among individuals with different levels of training, *Applied Ergonomics* 78:120–126, 2019.
2. Ackland DC, Merritt JS, Pandy MG: Moment arms of the human neck muscles in flexion, bending and rotation, *J Biomech* 44(3):475–486, 2011.
3. Adams MA, Dolan P: A technique for quantifying the bending moment acting on the lumbar spine in vivo, *J Biomech* 24:117–126, 1991.
4. Alqarni AM, Schneiders AG, Hendrick PA: Clinical tests to diagnose lumbar segmental instability: a systematic review [Review], *J Orthop Sports Phys Ther* 41:130–140, 2011.
5. Amaral DDV, Miyamoto GC, Franco KFM, et al.: Examination of a subgroup of patients with chronic low back pain likely to benefit more from Pilates-based exercises compared to an educational booklet, *J Orthop Sports Phys Ther* 50(4):189–197, 2020.
6. American Academy of Pediatrics Task Force on Infant Positioning and SIDS: Positioning and sudden infant death syndrome (SIDS): update, *Pediatrics* 98:1216–1218, 1996.
7. Andersson EA, Grundstrom H, Thorstensson A: Diverging intramuscular activity patterns in back and abdominal muscles during trunk rotation, *Spine* 27:E152–E160, 2002.
8. Andersson EA, Nilsson J, Ma Z, et al.: Abdominal and hip flexor muscle activation during various training exercises, *Eur J Appl Physiol Occup Physiol* 75:115–123, 1997.
9. Andias R, Silva AG: A systematic review with meta-analysis on functional changes associated with neck pain in adolescents, *Muscoskel Care* 17(1):23–36, 2019.
10. Argenta LC, David LR, Wilson JA, et al.: An increase in infant cranial deformity with supine sleeping position, *J Craniofac Surg* 7:5–11, 1996.
11. Arjmand N, Plamondon A, Shirazi-Adl A, et al.: Predictive equations for lumbar spine loads in load-dependent asymmetric one- and two-handed lifting activities, *Clin Biomech* 27(6):537–544, 2012.
12. Arjmand N, Shirazi-Adl A, Parnianpour M: Trunk biomechanics during maximum isometric axial torque exertions in upright standing, *Clin Biomech* 23:969–978, 2008.
13. Arjmand N, Shirazi-Adl A: Biomechanics of changes in lumbar posture in static lifting, *Spine* 30:2637–2648, 2005.
14. Arjmand N, Shirazi-Adl A: Role of intra-abdominal pressure in the unloading and stabilization of the human spine during static lifting tasks, *Eur Spine J* 15:1265–1275, 2006.
15. Armijo-Olivo S, Silvestre R, Fuentes J, et al.: Electromyographic activity of the cervical flexor muscles in patients with temporomandibular disorders while performing the craniocervical flexion test: a cross-sectional study, *Phys Ther* 91(8):1184–1197, 2011.
16. Armstrong DP, Fischer SL: Understanding individual differences in lifting mechanics: do some people adopt motor control strategies that minimize biomechanical exposure, *Hum Mov Sci* 74:102689, 2020.
17. Barr KP, Griggs M, Cadby T: Lumbar stabilization: a review of core concepts and current literature, Part 2, *Am J Phys Med Rehabil* 86:72–80, 2007.
18. Bartelink DL: The role of abdominal pressure in relieving the pressure on the lumbar intervertebral discs, *J Bone Joint Surg Br* 39:718–725, 1957.
19. Bazrgari B, Shirazi-Adl A, Arjmand N: Analysis of squat and stoop dynamic liftings: muscle forces and internal spinal loads, *Eur Spine J* 16:687–699, 2007.
20. Beattie PF: Current understanding of lumbar intervertebral disc degeneration: a review with emphasis upon etiology, pathophysiology, and lumbar magnetic resonance imaging findings, *J Orthop Sports Phys Ther* 38:329–340, 2008.
21. Belavý DL, Hides JA, Wilson SJ, et al.: Resistive simulated weightbearing exercise with whole body vibration reduces lumbar spine deconditioning in bed-rest, *Spine* 33:E121–E131, 2008.
22. Bogduk N: *Clinical and radiological anatomy of the lumbar spine*, ed 5, New York, 2012, Churchill Livingstone.
23. Borst J, Forbes PA, Happee R, et al.: Muscle parameters for musculoskeletal modelling of the human neck, *Clin Biomech* 26(4):343–351, 2011.
24. Briggs AM, Greig AM, Bennell KL, et al.: Paraspinal muscle control in people with osteoporotic vertebral fracture, *Eur Spine J* 16:1137–1144, 2007.
25. Brown SH, McGill SM: A comparison of ultrasound and electromyography measures of force and activation to examine the mechanics of abdominal wall contraction, *Clin Biomech* 25(2):115–123, 2010.
26. Brown SH, Vera-Garcia FJ, McGill SM: Effects of abdominal muscle coactivation on the externally preloaded trunk: variations in motor control and its effect on spine stability, *Spine* 31:E387–E393, 2006.
27. Brown SH, Ward SR, Cook MS, et al.: Architectural analysis of human abdominal wall muscles: implications for mechanical function, *Spine* 36(5):355–362, 2011.
28. Buford JA, Yoder SM, Heiss DG, et al.: Actions of the scalene muscles for rotation of the cervical spine in macaque and human, *J Orthop Sports Phys Ther* 32:488–496, 2002.
29. Cagnie B, Dickx N, Peeters I, et al.: The use of functional MRI to evaluate cervical flexor activity during different cervical flexion exercises, *J Appl Physiol* 104(1):230–235, 2008.
30. Cagnie B, Dolphens M, Peeters I, et al.: Use of muscle functional magnetic resonance imaging to compare cervical flexor activity between patients with whiplash-associated disorders and people who are healthy, *Phys Ther* 90(8):1157–1164, 2010.
31. Cannon J, Cambridge EDJ, McGill SM: Increased core stability is associated with reduced knee valgus during single-leg landing tasks: investigating lumbar spine and hip joint rotational stiffness, *J Biomech* 116:110240, 2021.
32. Chaffin DB, Andersson GBJ: *Occupational biomechanics*, ed 2, New York, 1991, John Wiley and Sons.
33. Chen HX, Tang SP, Gao FT, et al.: Fibrosis, adipogenesis, and muscle atrophy in congenital muscular torticollis, *Medicine (Baltim)* 93(23):e138, 2014.
34. Chen MM, Chang HC, Hsieh CF, et al.: Predictive model for congenital muscular torticollis: analysis of 1021 infants with sonography, *Arch Phys Med Rehabil* 86:2199–2203, 2005.
35. Cheng JC, Wong MW, Tang SP, et al.: Clinical determinants of the outcome of manual stretching in the treatment of congenital muscular torticollis in infants. A prospective study of eight hundred and twenty-one cases, *J Bone Joint Surg Am* 83:679–687, 2001.
36. Cho J, Lee E, Lee S: Upper thoracic spine mobilization and mobility exercise versus upper cervical spine mobilization and stabilization exercise in individuals with forward head posture: a randomized clinical trial, *BMC Musculoskelet Disord* 18(1):525, 2017.
37. Cholewicki J, McGill SM: Lumbar posterior ligament involvement during extremely heavy lifts estimated from fluoroscopic measurements, *J Biomech* 25:17–28, 1992.
38. Coenen P, Gouttebarge V, van der Burght AS, et al.: The effect of lifting during work on low back pain: a health impact assessment based on a meta-analysis, *Occup Environ Med* 71(12):871–877, 2014.
39. Coenen P, Kingma I, Boot CR, et al.: Cumulative low back load at work as a risk factor of low back pain: a prospective cohort study, *J Occup Rehabil* 23(1):11–18, 2013.
40. Cort JA, Dickey JP, Potvin JR: Trunk muscle contributions to L4-5 joint rotational stiffness following sudden trunk lateral bend perturbations, *J Electromyogr Kinesiol* 23(6):1334–1342, 2013.
41. Craig BN, Congleton JJ, Beier E, et al.: Occupational risk factors and back injury, *Int J Occup Saf Ergon* 9(3):335–345, 2013.
42. Crawford RJ, Fortin M, Weber KA, et al.: Are magnetic resonance imaging technologies crucial to our understanding of spinal conditions? *J Orthop Sports Phys Ther* 49(5):320–329, 2019.
43. Cresswell AG, Grundstrom H, Thorstensson A: Observations on intra-abdominal pressure and patterns of abdominal intra-muscular activity in man, *Acta Physiol Scand* 144:409–418, 1992.
44. Crommert ME, Ekblom MM, Thorstensson A: Activation of transversus abdominis varies with postural demand in standing, *Gait Posture* 33(3):473–477, 2011.
45. Crommert ME, Flink I, Gustavsson C: Predictors of disability attributed to symptoms of increased interrecti distance in women after childbirth: an observational study, *Phys Ther* 101(6):1–6, 2021.
46. Damm P, Reitmaier S, Hahn S, et al.: In vivo hip and lumbar spine implant loads during activities in forward bent postures, *J Biomech* 102:109517, 2020.
47. Dawson AP, McLennan SN, Schiller SD, et al.: Interventions to prevent back pain and back injury in nurses: a systematic review, *Occup Environ Med* 64:642–650, 2007.
48. de Araujo FX, Ferreira GE, Scholl Schell M, et al.: Measurement properties of the craniocervical flexion test: a systematic review, *Phys Ther* 100(7):1094–1117, 2020.
49. de Chalain TM, Park S: Torticollis associated with positional plagiocephaly: a growing epidemic, *J Craniofac Surg* 16:411–418, 2005.
50. Deng YC, Goldsmith W: Response of a human head/neck/upper-torso replica to dynamic loading—I. Physical model, *J Biomech* 20:471–486, 1987.
51. Desmoulin GT, Pradhan V, Milner TE: Mechanical aspects of intervertebral disc injury and implications on biomechanics, *Spine* 45(8):E457–E464, 2020.
52. Dolan P, Mannion AF, Adams MA: Passive tissues help the back muscles to generate extensor moments during lifting, *J Biomech* 27:1077–1085, 1994.
53. Dugailly PM, Sobczak S, Moiseev F, et al.: Musculoskeletal modeling of the suboccipital spine: kinematics analysis, muscle lengths, and muscle moment arms during axial rotation and flexion extension, *Spine* 36(6):E413–E422, 2011.
54. Ebenbichler GR, Oddsson LI, Kollmitzer J, et al.: Sensory-motor control of the lower back: implications for rehabilitation, *Med Sci Sports Exerc* 33:1889–1898, 2001.
55. Ekstrom RA, Osborn RW, Hauer PL: Surface electromyographic analysis of the low back muscles during rehabilitation exercises, *J Orthop Sports Phys Ther* 38:736–745, 2008.
56. El Ouaaid Z, Shirazi-Adl A, Plamondon A, et al.: Trunk strength, muscle activity and spinal loads in maximum isometric flexion and extension exertions: a combined in vivo-computational study, *J Biomech* 46(13):2228–2235, 2013.
57. Elizagaray-Garcia I, Beltran-Alacreu H, Angulo-Díaz S, et al.: Chronic primary headache subjects have greater forward head posture than asymptomatic and episodic primary headache sufferers: systematic review and meta-analysis, *Pain Med* 21(10):2465–2480, 2020.
58. El-Monajjed K, Driscoll M: A finite element analysis of the intra-abdominal pressure and paraspinal muscle

compartment pressure interaction through the thoracolumbar fascia, *Comput Methods Biomech Biomed Engin* 23(10):585–596, 2020.
59. Escamilla RF, Babb E, DeWitt R, et al.: Electromyographic analysis of traditional and nontraditional abdominal exercises: implications for rehabilitation and training, *Phys Ther* 86:656–671, 2006.
60. Falla D, Jull G, Dall'Alba P, et al.: An electromyographic analysis of the deep cervical flexor muscles in performance of craniocervical flexion, *Phys Ther* 83(10):899–906, 2003.
61. Falla D, Jull G, Hodges P, et al.: An endurance-strength training regime is effective in reducing myoelectric manifestations of cervical flexor muscle fatigue in females with chronic neck pain, *Clin Neurophysiol* 117(4):828–837, 2006.
62. Falla D, Jull G, Russell T, et al.: Effect of neck exercise on sitting posture in patients with chronic neck pain, *Phys Ther* 87:408–417, 2007.
63. Ferreira PH, Ferreira ML, Maher CG, et al.: Specific stabilisation exercise for spinal and pelvic pain: a systematic review, *Aust J Physiother* 52:79–88, 2006.
64. Fortin M, Macedo LG: Multifidus and paraspinal muscle group cross-sectional areas of patients with low back pain and control patients: a systematic review with a focus on blinding [Review], *Phys Ther* 93(7):873–888, 2013.
65. Fradette J, Gagnon I, Kennedy E, et al.: Clinical decision making regarding intervention needs of infants with torticollis, *Pediatr Phys Ther* 23(3):249–256, 2011.
66. Freeman MD, Woodham MA, Woodham AW: The role of the lumbar multifidus in chronic low back pain: a review [Review, 25 refs], *Pharm Manag PM R* 22(2):142–146, 2010.
67. Gagnon D, Plamondon A, Lariviere C: A Comparison of lumbar spine and muscle loading between male and female workers during box transfers, *J Biomech* 81:76–85, 2018.
68. Gallagher S, Marras WS: Tolerance of the lumbar spine to shear: a review and recommended exposure limits [Review], *Clin Biomech* 27(10):973–978, 2012.
69. Gatti R, Faccendini S, Tettamanti A, et al.: Efficacy of trunk balance exercises for individuals with chronic low back pain: a randomized clinical trial, *J Orthop Sports Phys Ther* 41(8):542–552, 2011.
70. Gatton ML, Pearcy MJ, Pettet GJ, et al.: A three-dimensional mathematical model of the thoracolumbar fascia and an estimate of its biomechanical effect, *J Biomech* 43(14):2792–2797, 2010.
71. Ghezelbash F, Shirazi-Adl A, El Ouaaid Z, et al.: Subject-specific regression equations to estimate lower spinal loads during symmetric and asymmetric static lifting, *J Biomech* 102:109550, 2020.
72. Ghezelbash F, Shirazi-Adl A, Plamondon A, et al.: Comparison of different lifting analysis tools in estimating lower spinal loads - evaluation of NIOSH criterion, *J Biomech* 112:110024, 2020.
73. Graham Jr JM: Tummy time is important, *Clin Pediatr (Phila)* 45:119–121, 2006.
74. Greening J, Anantharaman K, Young R, et al.: Evidence for increased magnetic resonance imaging signal intensity and morphological changes in the brachial plexus and median nerves of patients with chronic arm and neck pain following whiplash injury, *J Orthop Sports Phys Ther* 48(7):523–532, 2018.
75. Guo R, Zhou C, Wang C, et al.: In vivo primary and coupled segmental motions of the healthy female head-neck complex during dynamic head axial rotation, *J Biomech* 123:110513, 2021.
76. Hagins M, Lamberg EM: Individuals with low back pain breathe differently than healthy individuals during a lifting task, *J Orthop Sports Phys Ther* 41(3):141–148, 2011.
77. Halpern AA, Bleck EE: Sit-up exercises: an electromyographic study, *Clin Orthop Relat Res* 145:172–178, 1979.
78. Hansen L, de Zee M, Rasmussen J, et al.: Anatomy and biomechanics of the back muscles in the lumbar spine with reference to biomechanical modeling, *Spine* 31:1888–1899, 2006.
79. Hebert JJ, Koppenhaver SL, Magel JS, et al.: The relationship of transversus abdominis and lumbar multifidus activation and prognostic factors for clinical success with a stabilization exercise program: a cross-sectional study, *Arch Phys Med Rehabil* 91(1):78–85, 2010.
80. Heidari E, Arjmand N, Kahrizi S: Comparisons of lumbar spine loads and kinematics in healthy and non-specific low back pain individuals during unstable lifting activities, *J Biomech* 144:111344, 2022.
81. Henry SM, Teyhen DS: Ultrasound imaging as a feedback tool in the rehabilitation of trunk muscle dysfunction for people with low back pain, *J Orthop Sports Phys Ther* 37:627–634, 2007.
82. Herbert WJ, Heiss DG, Basso DM: Influence of feedback schedule in motor performance and learning of a lumbar multifidus muscle task using rehabilitative ultrasound imaging: a randomized clinical trial, *Phys Ther* 88:261–269, 2008.
83. Hesse B, Frober R, Fischer MS, et al.: Functional differentiation of the human lumbar perivertebral musculature revisited by means of muscle fibre type composition, *Ann Anat* 195(6):570–580, 2013.
84. Hides J, Wilson S, Stanton W, et al.: An MRI investigation into the function of the transversus abdominis muscle during "drawing-in" of the abdominal wall, *Spine* 31:E175–E178, 2006.
85. Hides JA, Donelson R, Lee D, et al.: Convergence and divergence of exercise-based approaches that incorporate motor control for the management of low back pain, *J Orthop Sports Phys Ther* 49(6):437–452, 2019.
86. Hides JA, Stanton WR, McMahon S, et al.: Effect of stabilization training on multifidus muscle cross-sectional area among young elite cricketers with low back pain, *J Orthop Sports Phys Ther* 38:101–108, 2008.
87. Hides JA, Stokes MJ, Saide M, et al.: Evidence of lumbar multifidus muscle wasting ipsilateral to symptoms in patients with acute/subacute low back pain, *Spine* 19:165–172, 1994.
88. Hodges P, Holm AK, Hansson T, et al.: Rapid atrophy of the lumbar multifidus follows experimental disc or nerve root injury, *Spine* 31:2926–2933, 2006.
89. Hodges P, Kaigle HA, Holm S, et al.: Intervertebral stiffness of the spine is increased by evoked contraction of transversus abdominis and the diaphragm: in vivo porcine studies, *Spine* 28:2594–2601, 2003.
90. Hodges PW, Danneels L: Changes in structure and function of the back muscles in low back pain: different time points, observations, and mechanisms, *J Orthop Sports Phys Ther* 49(6):464–476, 2019.
91. Hodges PW, Butler JE, McKenzie DK, et al.: Contraction of the human diaphragm during rapid postural adjustments, *J Physiol (Lond)* 505(Pt 2):539–548, 1997.
92. Hodges PW, Cresswell AG, Daggfeldt K, et al.: In vivo measurement of the effect of intra-abdominal pressure on the human spine, *J Biomech* 34:347–353, 2001.
93. Hodges PW, Richardson CA: Contraction of the abdominal muscles associated with movement of the lower limb, *Phys Ther* 77:132–142, 1997.
94. Hodges PW, Richardson CA: Feedforward contraction of transversus abdominis is not influenced by the direction of arm movement, *Exp Brain Res* 114:362–370, 1997.
95. Hodges PW, Richardson CA: Inefficient muscular stabilization of the lumbar spine associated with low back pain. A motor control evaluation of transversus abdominis, *Spine* 21:2640–2650, 1996.
96. Hodges PW: Hybrid approach to treatment tailoring for low back pain: a proposed model of care, *J Orthop Sports Phys Ther* 49(6):453–463, 2019.
97. Hoek van Dijke GA, Snijders CJ, Stoeckart R, et al.: A biomechanical model on muscle forces in the transfer of spinal load to the pelvis and legs, *J Biomech* 32:927–933, 1999.
98. Hoffman SL, Harris-Hayes M, Van Dillen LR: Differences in activity limitation between 2 low back pain subgroups based on the movement system impairment model, *Pm R* 2(12):1113–1118, 2010.
99. Hoogendoorn WE, Bongers PM, de Vet HC, et al.: Flexion and rotation of the trunk and lifting at work are risk factors for low back pain: results of a prospective cohort study, *Spine* 25:3087–3092, 2000.
100. Hooker QL, Lanier VM, Roles K, et al.: Motor skill training versus strength and flexibility exercise in people with chronic low back pain: Preplanned analysis of effects on kinematics during a functional activity, *Clin Biomech* 92:105570, 2022.
101. Ivancic PC: Facet joint and disc kinematics during simulated rear crashes with active injury prevention systems, *Spine* 36(18):E1215–E1224, 2011.
102. Jager M, Luttmann A: The load on the lumbar spine during asymmetrical bi-manual materials handling, *Ergonomics* 35:783–805, 1992.
103. James G, Chen X, Diwan A, et al.: Fat Infiltration in the multifidus muscle is related to inflammatory cytokine expression in the muscle and epidural adipose tissue in individuals undergoing surgery for intervertebral disc herniation, *Eur Spine J* 30(4):837–845, 2021.
104. James G, Stecco C, Blomster L, et al.: Muscle spindles of the multifidus muscle undergo structural change after intervertebral disc degeneration, *Eur Spine J* 31(7):1879–1888, 2022.
105. Jin X, Feng Z, Mika V, et al.: The role of neck muscle activities on the risk of mild traumatic brain injury in American football, *J Biomech Eng* 139(10), 2017.
106. Jones MW: The other side of "back to sleep, *Neonatal Netw* 22:49–53, 2003.
107. Jordan A, Mehlsen J, Bülow PM, et al.: Maximal isometric strength of the cervical musculature in 100 healthy volunteers, *Spine* 24:1343–1348, 1999.
108. Jorgensen MJ, Marras WS, Gupta P, et al.: Effect of torso flexion on the lumbar torso extensor muscle sagittal plane moment arms, *Spine* 3:363–369, 2003.
109. Juker D, McGill S, Kropf P, et al.: Quantitative intramuscular myoelectric activity of lumbar portions of psoas and the abdominal wall during a wide variety of tasks, *Med Sci Sports Exerc* 30:301–310, 1998.
110. Jull G, Falla D: Does increased superficial neck flexor activity in the craniocervical flexion test reflect reduced deep flexor activity in people with neck pain? *Man Ther* 25:43–47, 2016.
111. Kalmanson OA, Khayatzadeh S, Germanwala A, et al.: Anatomic considerations in headaches associated with cervical sagittal imbalance: a cadaveric biomechanical study, *J Clin Neurosci* 65:140–144, 2019.
112. Kaplan SL, Coulter C, Sargent B: Physical therapy management of congenital muscular torticollis: a 2018 evidence-based clinical practice guideline from the APTA Academy of Pediatric Physical Therapy, *Pediatr Phys Ther* 30(4):240–290, 2018.
113. Kavcic N, Grenier S, McGill SM: Determining the stabilizing role of individual torso muscles during rehabilitation exercises, *Spine* 29:1254–1265, 2004.
114. Kemp PA, Burnham BR, Copley GB, et al.: Injuries to air force personnel associated with lifting, handling, and carrying objects, *Am J Prev Med* 38(Suppl. 1):S148–S155, 2010.
115. Kennedy E, Quinn D, Chapple C, et al.: Can the neck contribute to persistent symptoms post concussion? A prospective descriptive case series, *J Orthop Sports Phys Ther* 49(11):845–854, 2019.
116. Kettler A, Hartwig E, Schultheiss M, et al.: Mechanically simulated muscle forces strongly stabilize intact

and injured upper cervical spine specimens, *J Biomech* 35:339–346, 2002.

117. Khoddam-Khorasani P, Arjmand N, Shirazi-Adl A: Effect of changes in the lumbar posture in lifting on trunk muscle and spinal loads: a combined in vivo, musculoskeletal, and finite element model study, *J Biomech* 104:109728, 2020.
118. Kiefer A, Shirazi-Adl A, Parnianpour M: Synergy of the human spine in neutral postures, *Eur Spine J* 7:471–479, 1998.
119. Kjaer P, Bendix T, Sorensen JS, et al.: Are MRI-defined fat infiltrations in the multifidus muscles associated with low back pain? *BMC Med* 5:2, 2007.
120. Kocjan J, Adamek M, Gzik-Zroska B, et al.: Network of breathing. multifunctional role of the diaphragm: a review, *Adv Respir Med* 85(4):224–232, 2017.
121. Kolar P, Sulc J, Kyncl M, et al.: Postural function of the diaphragm in persons with and without chronic low back pain, *J Orthop Sports Phys Ther* 42(4):352–362, 2012.
122. Kolar P, Sulc J, Kyncl M, et al.: Stabilizing function of the diaphragm: dynamic MRI and synchronized spirometric assessment, *J Appl Physiol* 109:1064–1071, 2010.
123. Krakenes J, Kaale BR: Magnetic resonance imaging assessment of craniovertebral ligaments and membranes after whiplash trauma, *Spine* 31:2820–2826, 2006.
124. Kristjansson E, Gislason MK: Women with late whiplash syndrome have greatly reduced load-bearing of the cervical spine. In-vivo biomechanical, cross-sectional, lateral radiographic study, *Eur J Phys Rehabil Med* 54(1):22–33, 2018.
125. Kuijer PP, van Oostrom SH, Duijzer K, et al.: Maximum acceptable weight of lift reflects peak lumbosacral extension moments in a functional capacity evaluation test using free style, stoop and squat lifting, *Ergonomics* 55(3):343–349, 2012.
126. Kumar S: Moment arms of spinal musculature determined from CT scans, *Clin Biomech* 3:137–144, 1988.
127. Kuo AA, Tritasavit S, Graham Jr JM: Congenital muscular torticollis and positional plagiocephaly, *Pediatr Rev* 35(2):79–87, 2014.
128. Lariviere C, Boucher JA, Mecheri H, et al.: Maintaining lumbar spine stability: a study of the specific and combined effects of abdominal activation and lumbosacral orthosis on lumbar intrinsic stiffness, *J Orthop Sports Phys Ther* 49(4):262–271, 2019.
129. Larsen FG, Svenningsen FP, Andersen MS, et al.: Estimation of spinal loading during manual materials handling using inertial motion capture, *Ann Biomed Eng* 48(2):805–821, 2020.
130. Lee DH, Hong SK, Lee YS, et al.: Is abdominal hollowing exercise using real-time ultrasound imaging feedback helpful for selective strengthening of the transversus abdominis muscle?: a prospective, randomized, parallel-group, comparative study, *Medicine (Baltim)* 97(27):e11369, 2018.
131. Lee TH, Liu TY: Postural and muscular responses while viewing different heights of screen, *Int J Occup Saf Ergon* 19(2):251–258, 2013.
132. Li D, Wang K, Zhang W, et al.: Expression of Bax/Bcl-2, Tgf-B1, and Type III collagen fiber in congenital muscular torticollis, *Med Sci Monit* 24:7869–7874, 2018.
133. Lopes TJA, Simic M, Chia L, et al.: Trunk Endurance, Posterior chain flexibility, and previous history of musculoskeletal pain predict overuse low back and lower extremity injury: a prospective cohort study of 545 navy cadets, *J Sci Med Sport* 24(6):555–560, 2021.
134. Lu ML, Waters TR, Krieg E, et al.: Efficacy of the revised NIOSH lifting equation to predict risk of low-back pain associated with manual lifting: a one-year prospective study, *Hum Factors* 56(1):73–85, 2014.
135. Macintosh JE, Bogduk N: The biomechanics of the lumbar multifidus, *Clin Biomech* 1:205–213, 1986.
136. Mahmoud NF, Hassan KA, Abdelmajeed SF, et al.: The relationship between forward head posture and neck pain: a systematic review and meta-analysis, *Curr Rev Musculoskelet Med* 12(4):562–577, 2019.
137. Marich AV, Lanier VM, Salsich GB, et al.: Immediate effects of a single session of motor skill training on the lumbar movement pattern during a functional activity in people with low back pain: a repeated-measures study, *Phys Ther* 98(7):605–615, 2018.
138. Martimo KP, Verbeek J, Karppinen J, et al.: Manual material handling advice and assistive devices for preventing and treating back pain in workers, *Cochrane Database Syst Rev* 3:CD005958, 2007.
139. Mawston G, Holder L, O'Sullivan P, et al.: Flexed lumbar spine postures are associated with greater strength and efficiency than lordotic postures during a maximal lift in pain-free individuals, *Gait Posture* 86:245–250, 2021.
140. McGill SM, Hughson RL, Parks K: Changes in lumbar lordosis modify the role of the extensor muscles, *Clin Biomech* 15:777–780, 2000.
141. McGill SM, Patt N, Norman RW: Measurement of the trunk musculature of active males using CT scan radiography: implications for force and moment generating capacity about the L4/L5 joint, *J Biomech* 21:329–341, 1988.
142. McGill SM, Santaguida L, Stevens J: Measurement of the trunk musculature from T5 to L5 using MRI scans of 15 young males corrected for muscle fibre orientation, *Clin Biomech* 8:171–178, 1993.
143. McGill SM: Biomechanics of the thoracolumbar spine. In Dvir Z, editor: *Clinical biomechanics*, Philadelphia, 2000, Churchill Livingstone.
144. McLean L: The effect of postural correction on muscle activation amplitudes recorded from the cervicobrachial region, *J Electromyogr Kinesiol* 15:527–535, 2005.
145. Mok NW, Brauer SG, Hodges PW: Changes in lumbar movement in people with low back pain are related to compromised balance, *Spine* 36(1):E45–E52, 2011.
146. Moroney SP, Schultz AB, Miller JA: Analysis and measurement of neck loads, *J Orthop Res* 6:713–720, 1988.
147. Morris SL, Lay B, Allison GT: Transversus abdominis is part of a global not local muscle synergy during arm movement, *Hum Mov Sci* 32:1176–1185, 2013.
148. Moseley GL, Hodges PW, Gandevia SC: External perturbation of the trunk in standing humans differentially activates components of the medial back muscles, *J Physiol* 547:581–587, 2003.
149. Mueller J, Mueller S, Stoll J, et al.: Trunk extensor and flexor strength capacity in healthy young elite athletes aged 11-15 years, *J Strength Cond Res* 28(5):1328–1334, 2014.
150. Muller A, Pontonnier C, Robert-Lachaine X, et al.: Motion-Based prediction of external forces and moments and back loading during manual material handling tasks, *Appl Ergon* 82:102935, 2020.
151. National Institute for Occupational Safety and Health (NIOSH): *The national occupational exposure survey, report No. 89-103*, Cincinnati, 1989, NIOSH.
152. National Research C, Institute of Medicine Panel: On musculoskeletal D, and the W. In *Musculoskeletal disorders and the workplace: low back and upper extremities*, National Academies Press (US), 2001.
153. Nava-Bringas TI, Romero-Fierro LO, Trani-Chagoya YP, et al.: Stabilization exercises versus flexion exercises in degenerative spondylolisthesis: a randomized controlled trial, *Phys Ther* 101(8), 2021.
154. Neumann DA, Malloy P: *Unpublished EMG observations*, Marquette University, 2016.
155. Nitz AJ, Peck D: Comparison of muscle spindle concentrations in large and small human epaxial muscles acting in parallel combinations, *Am Surg* 52:273–277, 1986.
156. Nolan D, O'Sullivan K, Newton C, et al.: Are there differences in lifting technique between those with and without low back pain? A systematic review, *Scand J Pain* 20(2):215–227, 2020.
157. Nordin M, Kahanovitz N, Verderame R, et al.: Normal trunk muscle strength and endurance in women and the effect of exercises and electrical stimulation. Part 1: normal endurance and trunk muscle strength in 101 women, *Spine* 12:105–111, 1987.
158. Ohman A, Beckung E: Children who had congenital torticollis as infants are not at higher risk for a delay in motor development at preschool age, *Pharm Manag PM R* 5(10):850–855, 2013.
159. Ohman A, Nilsson S, Beckung E: Stretching treatment for infants with congenital muscular torticollis: physiotherapist or parents? A randomized pilot study, *Pharm Manag PM R* 2(12):1073–1079, 2010.
160. Ohman A, Nilsson S, Lagerkvist AL, et al.: Are infants with torticollis at risk of a delay in early motor milestones compared with a control group of healthy infants? *Dev Med Child Neurol* 51(7):545–550, 2009.
161. Okeson JP: *Management of temporomandibular disorders and occlusion*, ed 8, St Louis, 2020, Elsevier.
162. Okubo Y, Kaneoka K, Imai A, et al.: Electromyographic analysis of transversus abdominis and lumbar multifidus using wire electrodes during lumbar stabilization exercises, *J Orthop Sports Phys Ther* 40(11):743–750, 2010.
163. Owen PJ, Miller CT, Mundell NL, et al.: Which specific modes of exercise training are most effective for treating low back pain? Network meta-Analysis, *Br J Sports Med* 54(21):1279–1287, 2020.
164. Palisch A, Zoga AC, Meyers WC: Imaging of athletic pubalgia and core muscle injuries: clinical and therapeutic correlations [Review], *Clin Sports Med* 32(3):427–447, 2013.
165. Panjabi MM, Cholewicki J, Nibu K, et al.: Critical load of the human cervical spine: an in vitro experimental study, *Clin Biomech* 13:11–17, 1998.
166. Panjabi MM, Ivancic PC, Maak TG, et al.: Multiplanar cervical spine injury due to head-turned rear impact, *Spine* 31:420–429, 2006.
167. Park RJ, Tsao H, Cresswell AG, et al.: Anticipatory postural activity of the deep trunk muscles differs between anatomical regions based on their mechanical advantage, *Neuroscience* 261:161–172, 2014.
168. Park RJ, Tsao H, Cresswell AG, et al.: Differential activity of regions of the psoas major and quadratus lumborum during submaximal isometric trunk efforts, *J Orthop Res* 30(2):311–318, 2012.
169. Patwardhan AG, Havey RM, Ghanayem AJ, et al.: Load-carrying capacity of the human cervical spine in compression is increased under a follower load, *Spine* 25:1548–1554, 2000.
170. Peck D, Buxton DF, Nitz A: A comparison of spindle concentrations in large and small muscles acting in parallel combinations, *J Morphol* 180(3):243–252, 1984.
171. Persing J, James H, Swanson J, et al.: Prevention and management of positional skull deformities in infants. American academy of pediatrics committee on practice and ambulatory medicine, section on plastic surgery and section on neurological surgery, *Pediatrics* 112:199–202, 2003.
172. Phillips S, Mercer S, Bogduk N: Anatomy and biomechanics of quadratus lumborum, *Proc Inst Mech Eng H* 222(2):151–159, 2008.
173. Punnett L, Pruss-Utun A, Nelson DI, et al.: Estimating the global burden of low back pain attributable to combined occupational exposures, *Am J Ind Med* 48(6):459–469, 2005.
174. Punt M, Nematimoez M, van Dieën JH, et al.: Real-time feedback to reduce low-back load in lifting and lowering, *J Biomech* 102:109513, 2020.
175. Quek J, Pua YH, Clark RA, et al.: Effects of thoracic kyphosis and forward head posture on cervical range of motion in older adults, *Man Ther* 18(1):65–71, 2013.

176. Rebbeck T, Evans K, Elliott JM: Concussion in combination with whiplash-associated disorder may be missed in primary care: key recommendations for assessment and management, *J Orthop Sports Phys Ther* 49(11):819–828, 2019.
177. Reeves NP, Cholewicki J, van Dieën JH, et al.: Are stability and instability relevant concepts for back pain? *J Orthop Sports Phys Ther* 49(6):415–424, 2019.
178. Regev GJ, Kim CW, Tomiya A, et al.: Psoas muscle architectural design, in vivo sarcomere length range, and passive tensile properties support its role as a lumbar spine stabilizer, *Spine* 36(26):E1666–E1674, 2011.
179. Richards KV, Beales DJ, Smith AL, et al.: Is neck posture subgroup in late adolescence a risk factor for persistent neck pain in young adults? A prospective study, *Phys Ther* 101(3), 2021.
180. Richardson C, Hodges PW, Hides JA: *Therapeutic exercise for lumbopelvic stabilization*, ed 2, St Louis, 2004, Churchill Livingstone.
181. Richardson CA, Snijders CJ, Hides JA, et al.: The relation between the transversus abdominis muscles, sacroiliac joint mechanics, and low back pain, *Spine* 27:399–405, 2002.
182. Rowley KM, Smith JA, Kulig K: Reduced trunk coupling in persons with recurrent low back pain is associated with greater deep-to-superficial trunk muscle activation ratios during the balance-dexterity task, *J Orthop Sports Phys Ther* 49(12):887–898, 2019.
183. Safe to Sleep-Public Education Program https://safetosleep.nichd.nih.gov/safesleepbasics/about
184. Sahrmann SA: *Diagnosis and treatment of movement impairment syndromes*, St Louis, 2013, Elsevier Health Sciences/Mosby.
185. Santaguida PL, McGill SM: The psoas major muscle: a three-dimensional geometric study, *J Biomech* 28:339–345, 1995.
186. Saraceni N, Kent P, Ng L, et al.: To Flex or Not to Flex? Is there a relationship between lumbar spine flexion during lifting and low back pain? A systematic review with meta-analysis, *J Orthop Sports Phys Ther* 50(3):121–130, 2020.
187. Sargent B, Kaplan SL, Coulter C, et al.: Congenital muscular torticollis: Bridging the gap between research and clinical practice, *Pediatrics* 144(2), 2019.
188. Schertz M, Zuk L, Green D: Long-term neurodevelopmental follow-up of children with congenital muscular torticollis, *J Child Neurol* 28(10):1215–1221, 2013.
189. Schertz M, Zuk L, Zin S, et al.: Motor and cognitive development at one-year follow-up in infants with torticollis, *Early Hum Dev* 84:9–14, 2008.
190. Schipplein OD, Trafimow JH, Andersson GB, et al.: Relationship between moments at the L5/S1 level, hip and knee joint when lifting, *J Biomech* 23:907–912, 1990.
191. Skals S, Blafoss R, Andersen LL, et al.: Manual material handling in the supermarket sector. part 2: knee, spine and shoulder joint reaction forces, *Appl Ergon* 92:103345, 2021.
192. Snijders CJ, Ribbers MT, de Bakker HV, et al.: EMG recordings of abdominal and back muscles in various standing postures: validation of a biomechanical model on sacroiliac joint stability, *J Electromyogr Kinesiol* 8:205–214, 1998.
193. Standring S: *Gray's anatomy: the anatomical basis of clinical practice*, ed 42, St Louis, 2021, Elsevier.
194. Stellwagen LM, Hubbard ET, Chambers C, et al.: Torticollis, facial asymmetry and plagiocephaly in normal newborns, *Arch Dis Child* 93:827–831, 2008.
195. Stemper BD, Pintar FA, Rao RD: The influence of morphology on cervical injury characteristics [Review], *Spine* 36(Suppl. 25), 2011.
196. Stemper BD, Yoganandan N, Pintar FA, et al.: Anterior longitudinal ligament injuries in whiplash may lead to cervical instability, *Med Eng Phys* 28:515–524, 2006.
197. Stevens S, Agten A, Timmermans A, et al.: Unilateral changes of the multifidus in persons with lumbar disc herniation: a systematic review and meta-analysis, *Spine J* 20(10):1573–1585, 2020.
198. Stokes IA, Gardner-Morse MG, Henry SM: Abdominal muscle activation increases lumbar spinal stability: analysis of contributions of different muscle groups, *Clin Biomech* 26(8):797–803, 2011.
199. Stokes IA, Gardner-Morse MG, Henry SM: Intra-abdominal pressure and abdominal wall muscular function: spinal unloading mechanism, *Clin Biomech* 25(9):859–866, 2010.
200. Streifer M, Brown AM, Porfido T, et al.: The potential role of the cervical spine in sports-related concussion: clinical perspectives and considerations for risk reduction, *J Orthop Sports Phys Ther* 49(3):202–208, 2019.
201. Suderman BL, Vasavada AN: Neck Muscle moment arms obtained in-vivo from MRI: effect of curved and straight modeled paths, *Ann Biomed Eng* 45(8):2009–2024, 2017.
202. Sung W, Hicks GE, Ebaugh D, et al.: Individuals with and without low back pain use different motor control strategies to achieve spinal stiffness during the prone instability test, *J Orthop Sports Phys Ther* 49(12):899–907, 2019.
203. Task Force on Sudden Infant Death Syndrome, Moon RY: SIDS and other sleep-related infant deaths: expansion of recommendations for a safe infant sleeping environment], *Pediatrics* 128(5):1030–1039, 2011.
204. Tesh KM, Dunn JS, Evans JH: The abdominal muscles and vertebral stability, *Spine* 12:501–508, 1987.
205. Teyhen DS, Gill NW, Whittaker JL, et al.: Rehabilitative ultrasound imaging of the abdominal muscles, *J Orthop Sports Phys Ther* 37:450–466, 2007.
206. Thoomes-de GM, Schmitt MS: The effect of training the deep cervical flexors on neck pain, neck mobility, and dizziness in a patient with chronic nonspecific neck pain after prolonged bed rest: a case report, *J Orthop Sports Phys Ther* 42(10):853–860, 2012.
207. Tomczak KK, Rosman NP: Torticollis [review], *J Child Neurol* 28(3):365–378, 2013.
208. Turk AE, McCarthy JG, Thorne CH, et al.: The "back to sleep campaign" and deformational plagiocephaly: is there cause for concern? *J Craniofac Surg* 7:12–18, 1996.
209. Tveit P, Daggfeldt K, Hetland S, et al.: Erector spinae lever arm length variations with changes in spinal curvature, *Spine* 19:199–204, 1994.
210. Urquhart DM, Hodges PW, Story IH: Postural activity of the abdominal muscles varies between regions of these muscles and between body positions, *Gait Posture* 22:295–301, 2005.
211. Urquhart DM, Hodges PW: Differential activity of regions of transversus abdominis during trunk rotation, *Eur Spine J* 14:393–400, 2005.
212. van Dieen JH, Faber GS, Loos RC, et al.: Validity of estimates of spinal compression forces obtained from worksite measurements, *Ergonomics* 53(6):792–800, 2010.
213. van Dieen JH, Hoozemans MJ, Toussaint HM: Stoop or squat: a review of biomechanical studies on lifting technique, *Clin Biomech* 14:685–696, 1999.
214. Vasavada AN, Li S, Delp SL: Influence of muscle morphometry and moment arms on the moment-generating capacity of human neck muscles, *Spine* 23:412–422, 1998.
215. Vasseljen O, Unsgaard-Tondel M, Westad C, et al.: Effect of core stability exercises on feed-forward activation of deep abdominal muscles in chronic low back pain: a randomized controlled trial, *Spine* 37(13):1101–1108, 2012.
216. Venne G, Rasquinha BJ, Kunz M, et al.: Rectus capitis posterior minor: histological and biomechanical links to the spinal dura mater, *Spine* 42(8):E466–e473, 2017.
217. Vera-Garcia FJ, Elvira JL, Brown SH, et al.: Effects of abdominal stabilization maneuvers on the control of spine motion and stability against sudden trunk perturbations, *J Electromyogr Kinesiol* 17:556–567, 2007.
218. Vera-Garcia FJ, Moreside JM, McGill SM: Abdominal muscle activation changes if the purpose is to control pelvis motion or thorax motion, *J Electromyogr Kinesiol* 21(6):893–903, 2011.
219. Villumsen M, Samani A, Jørgensen MB, et al.: Are forward bending of the trunk and low back pain associated among Danish blue-collar workers? A cross-sectional field study based on objective measures, *Ergonomics* 58(2):246–258, 2015.
220. Vleeming A, Mooney V, Stoeckart R: *Movement stability and lumbopelvic pain integration of research and therapy*, St Louis, 2007, Churchill Livingstone.
221. Wang S, Park WM, Kim YH, et al.: In vivo loads in the lumbar L3-4 disc during a weight lifting extension, *Clin Biomech* 29(2):155–160, 2014.
222. Ward SR, Kim CW, Eng CM, et al.: Architectural analysis and intraoperative measurements demonstrate the unique design of the multifidus muscle for lumbar spine stability, *J Bone Joint Surg Am* 91:176–185, 2009.
223. Waters TR, Putz-Anderson V, Garg A, et al.: *Applications manual for the revised NIOSH lifting equation (Pub. No. 94-110)*, Cincinnati, OH, 1994, U.S. Department of Health and Human Services, National Institute for Occupational Safety and Health.
224. Waters TR, Putz-Anderson V, Garg A, et al.: Revised NIOSH equation for the design and evaluation of manual lifting tasks, *Ergonomics* 36:749–776, 1993.
225. Weir A, Brukner P, Delahunt E, et al.: Doha agreement meeting on terminology and definitions in groin pain in athletes, *Br J Sports Med* 49(12):768–774, 2015.
226. Welbergen E, Kemper HC, Knibbe JJ, et al.: Efficiency and effectiveness of stoop and squat lifting at different frequencies, *Ergonomics* 34:613–624, 1991.
227. Weston EB, Aurand AM, Dufour JS, et al.: One versus two-handed lifting and lowering: lumbar spine loads and recommended one-handed limits protecting the lower back, *Ergonomics* 63(4):505–521, 2020.
228. Whittaker JL, Warner MB, Stokes M: Comparison of the sonographic features of the abdominal wall muscles and connective tissues in individuals with and without lumbopelvic pain, *J Orthop Sports Phys Ther* 43:11–19, 2013.
229. Wilke HJ, Rohlmann A, Neller S, et al.: ISSLS prize winner: a novel approach to determine trunk muscle forces during flexion and extension—a comparison of data from an in vitro experiment and in vivo measurements, *Spine* 28:2585–2593, 2003.
230. Wilke HJ, Wolf S, Claes LE, et al.: Stability increase of the lumbar spine with different muscle groups. A biomechanical in vitro study, *Spine* 20:192–198, 1995.
231. Willaert W, Leysen L, Lenoir D, et al.: Combining stress management with pain neuroscience education and exercise therapy in people with whiplash-associated disorders: a clinical perspective, *Phys Ther* 101(7), 2021.
232. Willard FH, Vleeming A, Schuenke MD, et al.: The thoracolumbar fascia: anatomy, function and clinical considerations [Review], *J Anat* 221(6):507–536, 2012.
233. Willinger M, Hoffman HJ, Wu KT, et al.: Factors associated with the transition to nonprone sleep positions of infants in the United States: the National Infant Sleep Position Study, *JAMA* 280:329–335, 1998.
234. Winder B, Keri PA, Weberg DE, et al.: Postural cueing increases multifidus activation during stabilization exercise in participants with chronic and recurrent low back pain: an electromyographic study, *J Electromyogr Kinesiol* 46:28–34, 2019.
235. Wurzelbacher SJ, Lampl MP, Bertke SJ, et al.: The effectiveness of ergonomic interventions in material handling operations, *Appl Ergon* 87:103139, 2020.

236. Yang G, Marras WS, Best TM: The biochemical response to biomechanical tissue loading on the low back during physical work exposure, *Clin Biomech* 26(5):431–437, 2011.

237. Yanik B, Keyik B, Conkbayir I: Fatty degeneration of multifidus muscle in patients with chronic low back pain and in asymptomatic volunteers: quantification with chemical shift magnetic resonance imaging, *Skeletal Radiol* 42(6):771–778, 2013.

238. Yim J, Park J, Lohman E, et al.: Comparison of cervical muscle activity and spinal curvatures in the sitting position with 3 different sloping seats, *Med* 99(28):e21178, 2020.

## 학습문제_*Study Questions*

1. 목빗근에서의 (a) 한쪽과 (b) 양쪽 연축(또는 짧아짐)으로 초래된 머리목 자세를 설명하라.
2. 뒤쪽 몸통의 얕은층 근육과 중간층 근육이 왜 해당 영역의 '유입된' 근육으로 분류되는가? 이런 근육의 특정 신경지배가 이런 분류와 어떻게 관계되는지 설명하라.
3. 되돌이수막신경으로부터 감각신경지배를 받는 구조들을 열거하라. 돌기관절주머니에 감각신경지배를 제공하는 신경은 무엇인가?
4. 등반가시근의 독립된 강력한 수축은 *반대쪽* 축돌림을 왜 만들어내며, 목가장긴근과 머리가장긴근은 왜 *같은쪽* 축돌림을 만들어내는지 제시하라. 이 질문에 대한 답을 위해 그림 10.7과 10.9를 사용하라.
5. 어떤 사람이 T8 수준에서 완전한 척추손상을 가졌다고 가정하라. 근육의 신경지배에 대한 지식에 근거해, 몸통의 어떤 근육이 영향을 받지 않고 어떤 근육은 부분적으로 또는 완전히 마비되는지 예측하라. 답에는 배근육, 뭇갈래근, 그리고 척주세움근육만 고려하라.
6. 목뼈 가로돌기의 *앞*결절에 부착하는 3개의 근육과 *뒤*결절에 부착하는 3개의 근육을 열거하라. 이러한 근육 부착부위들 사이로 지나가는 중요한 구조는 무엇인가?
7. 하나의 무리로, 몸통 폄근육은 몸통 굽힘근육(배근육)보다 더 큰 최대 노력의 토크를 생산한다. 근력에서의 이러한 차이에 기인하는 2가지 요소를 열거하라.
8. 완전한 몸통의 폄, 오른쪽 가쪽굽힘, 그리고 오른쪽 축돌림의 동작 후에 가장 확실히 신장되는 중요 몸통 근육은 무엇인가?
9. 그림 10.16에 근거해, 어떤 근육이 L3에서 (a) 굽힘과 (b) 폄을 위한 가장 큰 모멘트팔을 갖는가?
10. 사람이 서 있는 동안 과도하게 짧아진(수축된) 엉덩근이 어떻게 증가된 허리척주앞굽음을 유발할 수 있는지 설명하라. 이런 자세는 허리엉치이음부에서의 스트레스에 어떤 효과를 갖는가?
11. L3 수준에서, (배벽의) 앞곧은근집을 형성하는 결합조직은 무엇인가?
12. 척수신경뿌리의 뒤가지와 뒤신경뿌리의 일차적인 차이는 무엇인가?
13. 뭇갈래근과 반가시근의 구조에서 유사성과 차이점을 설명하라.
14. 그림 10.29에서 지적하고 있듯이, 큰뒤머리곧은근의 축돌림 기능은 왜 고리중쇠관절에만 국한되는가?
15. 플라스틱 뼈대 모형이나 다른 시각자료의 도움을 받아, (A) 해부학적 자세, (B) 오른쪽으로 완전히 돌림된 위치, (C) 왼쪽으로 완전히 돌림된 위치에서 오른쪽 앞목갈비근의 축돌림(수평면) 작용을 설명하라.
16. 본문에서 설명했듯이, 발살바법은 들어 올리기나 다른 활동을 수행할 때 허리골반영역 내의 공기압 기반 안정성을 증가시키기 위한 방법으로 흔히 사용된다. 이러한 활동에 직접 연루되는 몸통뼈대 내의 3가지 근육무리를 열거하고, 이들이 연합 작용을 하여 영역 내의 안정성을 증가시키는 공통의 역학적 원리를 설명하라.
17. 왼쪽 배속빗근의 직접적인 대항근은 무엇인가?

Chapter 11

# 씹기와 환기의 운동학

## Kinesiology of Mastication and Ventilation

**주제 요약**



## *1부: 씹기*

*씹기(mastication)*는 치아로 음식을 씹고, 찢고, 그리고 분쇄하는 과정이다. 소화의 첫 번째 단계인 이런 역학적 과정은 치아, 혀, 그리고 한 쌍의 턱관절(temporomandibular joint, TMJ)을 위한 중추신경계와 씹기 근육들 사이의 상호작용을 포함한다. TMJ는 아래쪽 턱(아래턱뼈)과 머리뼈의 바닥부 사이의 중심점(pivot point)을 형성한다. TMJ는 인체에서 가장 중요하고 지속적으로 사용되는 관절 중 하나로, 씹기뿐만 아니라 삼키고 말하는 동안에도 사용된다. 따라서 TMJ의 기능 감소와 관련된 통증은 개인의 전반적인 건강과 웰빙(well-being)에 상당한 영향을 미친다. 이런 복잡한 영역의 통증성 기능부전에 대한 효과적인 임상적 중재를 위해, TMJ와 주변 머리목영역의 운동학에 대한 확실한 이해가 필요하다. 이 장의 1부는 씹기 동안 TMJ의 운동학에 대해 초점을 둔다.

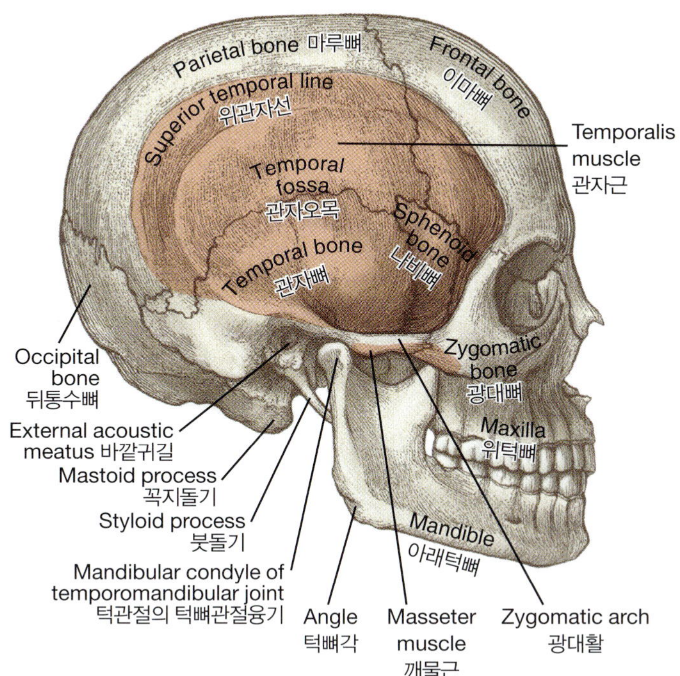


**그림 11.1** 턱관절과 관련된 뼈 표지점을 강조한 머리뼈의 가쪽면. 관자근과 깨물근의 몸쪽부착부위는 빨간색으로 표시하였다.

## 골학과 치아

### 국소 표면해부학

그림 11.1은 TMJ와 관련된 표면해부학의 일부를 강조하고 있다. *턱뼈관절융기(mandibular condyle)*는 관자뼈의 턱관절오목(mandibular fossa)에 들어맞는 구조이다. 턱뼈관절융기는 *바깥귀길(external acoustic meatus*, 즉 귀의 입구)의 바로 앞쪽에서 촉지할 수 있다. 관자근(temporalis)의 머리쪽 부착부위는 *관자오목(temporal fossa)*으로 알려진 머리뼈의 넓고 약간 오목한 영역을 채우고 있다. 관자뼈(temporal bone), 마루뼈(parietal bone), 이마뼈(frontal bone), 나비뼈(sphenoid bone), 그리고 광대뼈(zygomatic bone) 모두는 관자오목을 형성하는 데 기여한다.

TMJ와 관련된 추가적인 표면해부학에는 관자뼈의 *꼭지돌기(mastoid process)*, *턱뼈각(angle of the mandible)* 그리고 *광대활(zygomatic arch)*이 포함된다. 광대활은 관자뼈의 광대돌기(zygomatic process)와 광대뼈의 관자돌기(temporal process)가 결합되어 형성된 것이다.

### 개별적인 뼈

아래턱뼈, 위턱뼈, 관자뼈, 광대뼈, 나비뼈, 그리고 목뿔뼈 모두는 TMJ의 구조와 기능에 관계된다.

#### 아래턱뼈

아래턱뼈(mandible)는 얼굴뼈(facial bone) 중 가장 크고 가장 가동성이 있으며, TMJ의 근육, 인대, 그리고 관절주머니에 의해 머리뼈(cranium)에 매달려 있다. 씹기의 근육들은 아래턱뼈에 직접 또는 간접적으로 부착된다. 근육수축은 아래턱뼈에 박힌 치아를 고정된 위턱뼈에 박힌 치아와 단단히 맞닿도록 위치시킨다.

**아래턱뼈의 골학적 특징**

- 턱뼈몸통
- 턱뼈가지
- 턱뼈각
- 근육돌기
- 턱뼈관절융기
- 턱뼈파임
- 턱뼈목
- 날개오목

아래턱뼈의 중요한 두 부위는 턱뼈몸통과 2개의 턱뼈가지이다(그림 11.2). 뼈의 수평부분인 *턱뼈몸통(body)*에는 16개의 아래쪽 영구치(adult teeth)를 수용한다(그림 11.3). *턱뼈가지(ramus)*는 턱뼈몸통의 뒤쪽에서 수직으로 돌출된다(그림 11.2). 각각의 턱뼈가지는 바깥면과 속면 그리고 4개의 모서리(border)를 가지고 있다. 턱뼈가지의 뒤모서리와 아래모서리는 쉽게 촉지가 가능한 *턱뼈각(angle)*에서 연결된다. 2개의 강력한 씹기 근육인 깨물근(masseter)과 안쪽날개근(medial pterygoid)은 턱뼈각 영역에 유사한 부착부위를 공유한다.

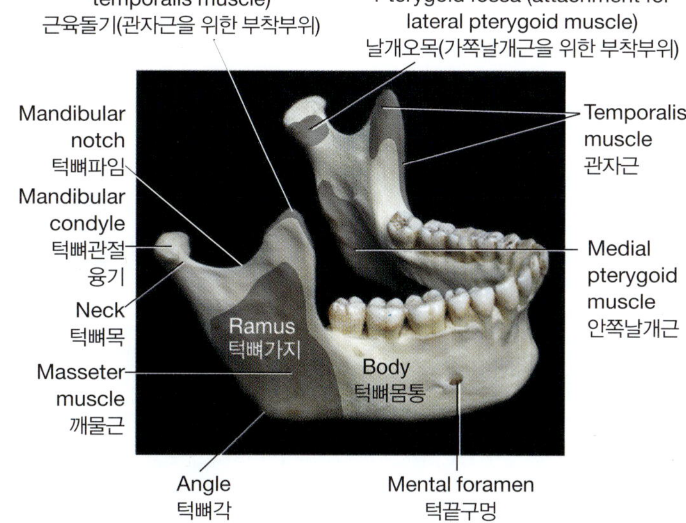


**그림 11.2** 아래턱뼈의 가쪽면. 근육의 먼쪽부착부위를 보여주고 있다.

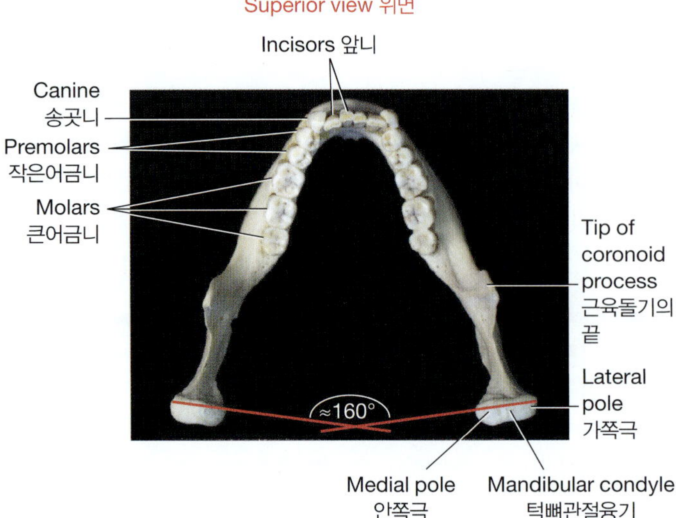


**그림 11.3** 위쪽에서 본 아래턱뼈. 영구치의 명칭을 보여주고 있다. 각 턱뼈관절융기를 지나는 장축(long axis)은 약 160°로 서로 교차한다.

턱뼈가지의 위쪽끝에는 근육돌기, 턱뼈관절융기, 그리고 턱뼈파임이 있다. *근육돌기*(*coronoid process*)는 턱뼈가지의 앞모서리에서 위쪽으로 뻗어 나온 얇은 뼈로 된 삼각형 모양의 돌출부이다. 이 돌기는 관자근의 일차적인 아래쪽 부착부위이다. 턱뼈*관절융기*(mandibular *condyle*)는 턱뼈가지의 뒤모서리에서 위쪽으로 뻗어 나와 있다. 턱뼈관절융기는 TMJ의 볼록 뼈성분을 형성한다. 턱뼈*파임*(mandibular *notch*)은 근육돌기와 턱뼈관절융기 사이에 뻗어 있다. 턱뼈*목*(mandibular *neck*)은 턱뼈관절융기의 바로 아래에 위치한 약간 잘록한 부분이다. 가쪽날개근(lateral pterygoid)은 *날개오목*(*pterygoid fossa*)이라 불리는 함몰부 내에 위치한 턱뼈목의 앞-안쪽면에 부착된다(그림 11.2와 11.4).

## 위턱뼈

오른쪽과 왼쪽 위턱뼈는 융합되어 하나의 위턱뼈(maxilla) 또는 위쪽 턱(upper jaw)을 형성한다. 위턱뼈는 인접 뼈들과의 견고한 관절을 통해 머리뼈 내에 고정된다(그림 11.1 참조). 위턱뼈는 위쪽으로 뻗어, 코안(nasal cavity)과 눈확(orbit)의 바닥부를 형성한다. 위턱뼈의 아래쪽 수평부위는 위쪽 치아를 수용한다.

## 관자뼈

2개의 관자뼈(temporal bone)가 머리뼈 양쪽에 각각 하나씩 있다. *턱관절오목*(*mandibular fossa*)은 TMJ의 오목한 뼈성분을 형성하며, 그림 11.5의 오른쪽 그림에서 강조하고 있다. 턱관절오목의 가장 높은 지점은 매우 얇은 막인 *돔*(*dome*)이다(그림 11.5의 큰 사진). 턱관절오목은 앞쪽의 *관절융기*(*articular eminence*) 그리고 뒤쪽의 *접시뒤결절*(*postglenoid tubercle*)과 관자뼈의 고막틀 부분(tympanic part)에 의해 경계가 형성된다. 입을 완전히 벌렸을 때, 턱뼈관절융기는 경사진 관절융기를 가로질러 앞쪽과 아래쪽으로 미끄러진다.

### 관자뼈의 골학적 특징

- 턱관절오목
- 돔
- 관절융기
- 접시뒤결절
- 붓돌기
- 광대돌기

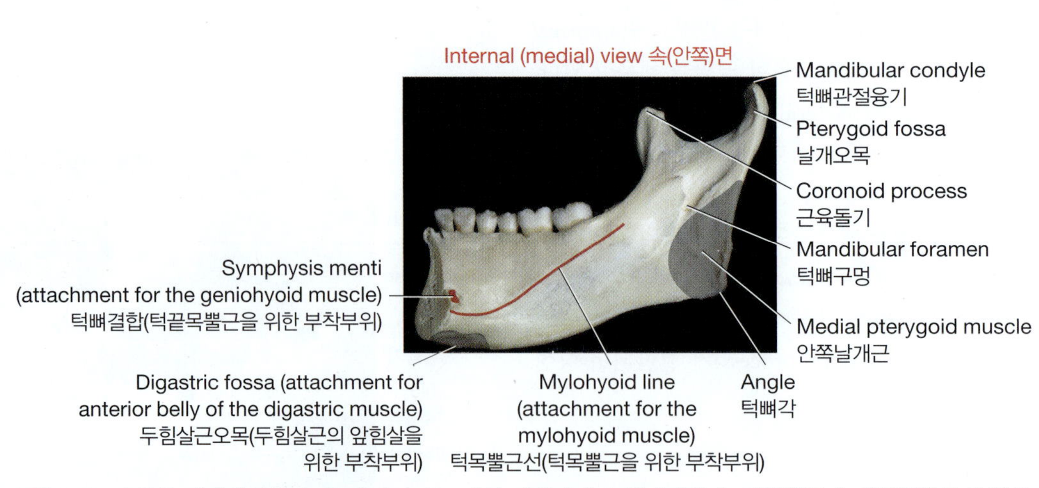


**그림 11.4** 오른쪽 아래턱뼈의 속면. 아래턱뼈는 거의 시상면에서 절단되었다. 턱목뿔근과 턱끝목뿔근의 부착부위는 빨간색으로 표시하였고, 두힘살근의 앞힘살과 안쪽날개근의 부착부위는 회색으로 표시하였다. 셋째큰어금니('사랑니')[third molar ('wisdom tooth')]는 빠져 있다.

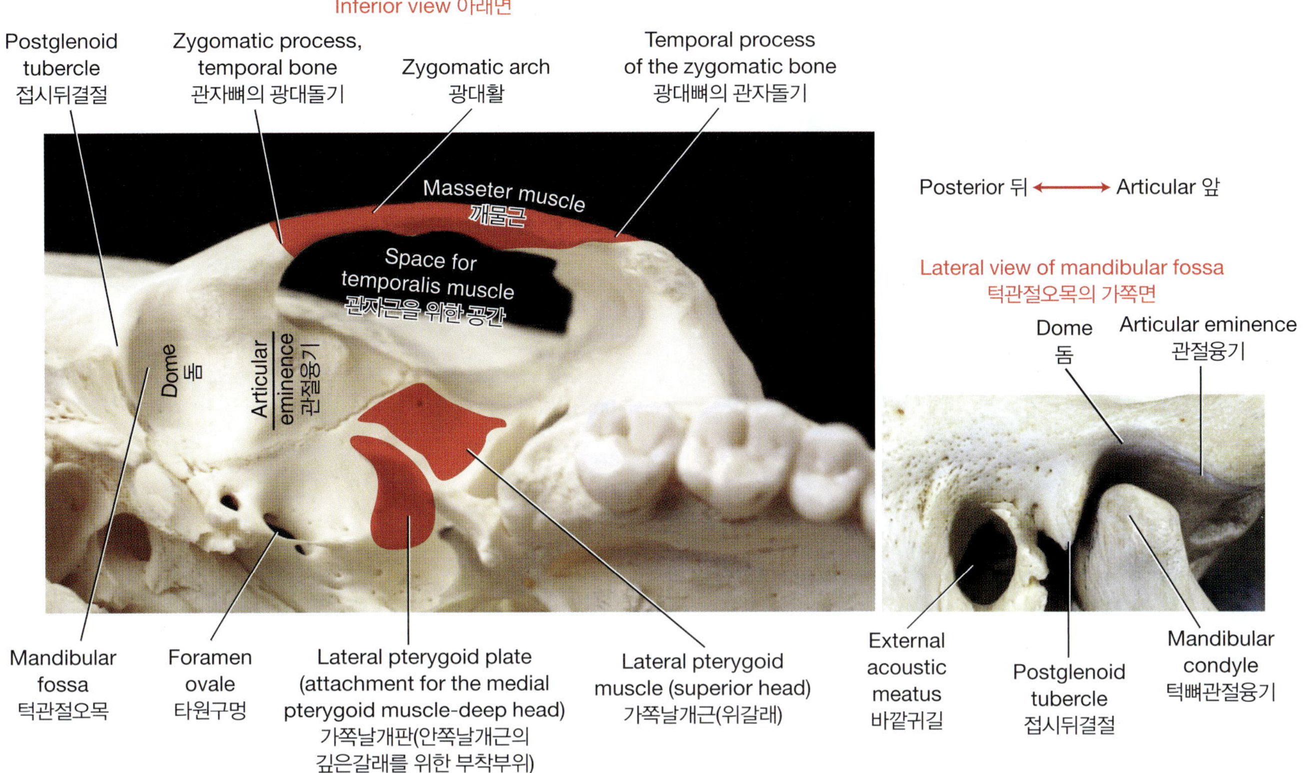


**그림 11.5** 큰 사진: 오른쪽 턱관절오목, 가쪽날개판, 그리고 광대활을 강조한 머리뼈의 아래면. 깨물근, 안쪽날개근(깊은갈래), 그리고 가쪽날개근(위쪽갈래)의 몸쪽부착부위는 빨간색으로 표시하였다. 오른쪽의 작은 사진은 턱관절오목의 가쪽면과 인접 뼈의 특징을 보여주는 확대 사진이다.

*붓돌기(styloid process)*는 관자뼈의 아래쪽에서 길게 돌출된 가느다란 뼈의 연장된 부분이다(그림 11.1 참조). 뾰족한 이 돌기는 붓아래턱인대(stylomandibular ligament; 뒤에서 좀 더 논의됨)와 3개의 작은 근육들[붓혀근(styloglossus), 붓목뿔근(stylohyoid), 그리고 붓인두근(stylopharyngeus)]을 위한 부착부위를 제공한다. 관자뼈의 *광대돌기(zygomatic process)*는 광대활(zygomatic arch)의 뒤쪽 절반을 형성한다(그림 11.5).

## 광대뼈

오른쪽과 왼쪽 광대뼈(zygomatic bone)는 뺨(cheek)의 주된 부분과 눈의 가쪽눈확(lateral orbit)을 구성한다(그림 11.1 참조). 광대뼈의 *관자돌기(temporal process)*는 광대활의 앞쪽 절반을 형성한다(그림 11.5). 깨물근(masseter)의 큰 부분은 광대뼈와 인접 광대활에 부착된다.

## 나비뼈

나비뼈(sphenoid bone)는 TMJ의 구조에 기여하지는 않지만, 안쪽날개근과 가쪽날개근을 위한 몸쪽부착부위를 제공한다. 머리뼈

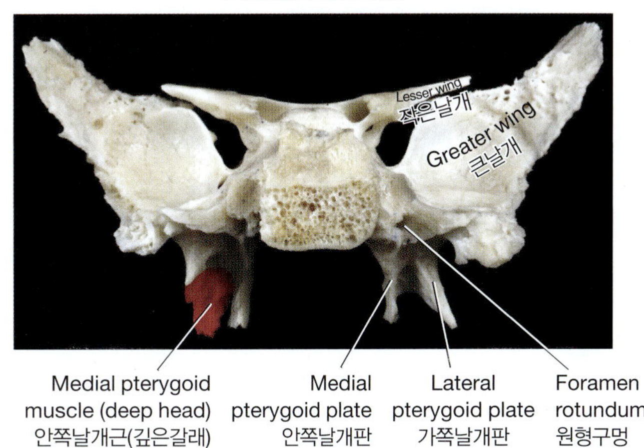


**그림 11.6** 머리뼈에서 분리한 나비뼈의 뒤면. 안쪽날개근(깊은갈래)의 몸쪽부착부위는 빨간색으로 표시하였다.

내에서, 나비뼈는 머리뼈의 바닥부를 가로질러 가로로 놓여 있다. 나비뼈의 골학적 특징은 *큰날개(greater wing)*, *안쪽날개판(medial pterygoid plate)*, 그리고 *가쪽날개판(lateral pterygoid plate)*이다(그림 11.6). 광대활을 제거하면, 큰날개와 가쪽날개판의 가쪽면이 드러난다(그림 11.7).

Lateral view 가쪽면

Partial attachment of lateral pterygoid muscle-superior head 가쪽날개근의 위갈래를 위한 부착부위의 일부
Temporal bone 관자뼈
Greater wing of sphenoid 나비뼈의 큰날개
Zygomatic bone 광대뼈
Lateral pterygoid plate (attachment for lateral pterygoid muscle-inferior head) 가쪽날개판(가쪽날개근의 아래갈래를 위한 부착부위)
Cut edge of zygomatic arch 광대활의 절단 모서리
Medial pterygoid muscle-superficial head 안쪽날개근–얕은갈래
Maxilla 위턱뼈

**그림 11.7** 광대활이 제거된 머리뼈 오른쪽 가쪽면의 모습. 큰날개와 가쪽날개판의 가쪽면을 볼 수 있다. 날개근들의 부착부위는 빨간색으로 표시되었다.

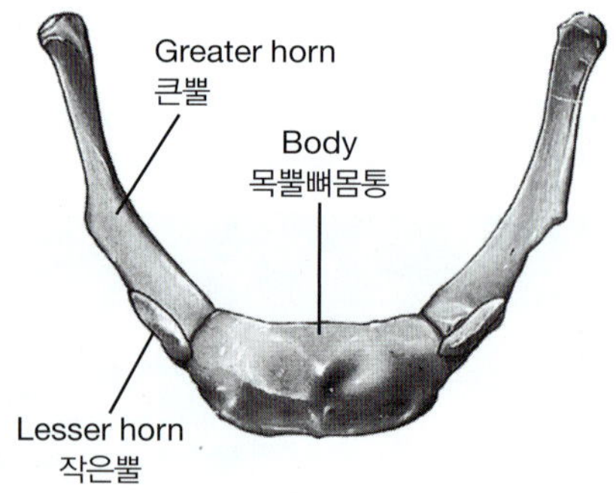


**그림 11.8** 목구멍의 바닥부에 위치한 목뿔뼈의 위면. (From Standring S: *Gray's anatomy: the anatomical basis of clinical practice*, ed 39, St Louis, 2005, Elsevier.)

> **나비뼈의 골학적 특징**
> - 큰날개
> - 안쪽날개판
> - 가쪽날개판

## 목뿔뼈

목뿔뼈(hyoid bone)는 셋째목뼈 척추뼈몸통의 바로 앞쪽인 목구멍(throat)의 바닥부에서 촉지할 수 있는 U자 모양의 뼈이다(그림 11.8). *목뿔뼈몸통(body)*은 앞쪽으로 볼록하다. 양쪽의 *큰뿔(greater horn)*은 약간의 곡선으로 된 목뿔뼈의 옆면을 형성한다. 목뿔뼈는 주로 양쪽의 붓목뿔인대(stylohyoid ligament)에 의해 매달려 있다. 혀의 움직임, 삼키기, 그리고 말하기와 연관된 몇몇 근육들은 목뿔뼈에 부착된다(그림 11.21 참조).

## 치아

위턱뼈와 아래턱뼈에는 각각 16개의 영구치(permanent teeth)를 갖고 있다(그림 11.3, 아랫니의 명칭 참조). 각 치아(teeth)의 구조는 씹기에서의 치아 기능을 반영하고 있다(표 11.1).

각 치아는 기본적인 두 부분인 치아머리(crown)와 치아뿌리(root)로 이루어져 있다(그림 11.9). 일반적으로 *치아머리*는 사기질(enamel)로 덮여 있으며 잇몸(gingiva, gum) 위에 위치하고 있다. 각 치아의 *치아뿌리*는 비교적 두꺼운 이틀뼈(alveolar bone)에 묻혀 있다. *치주인대(periodontal ligament)*는 치아뿌리를 이틀(socket) 내에 부착시키는 것을 돕는다.

*교두(cusp)*는 치아의 표면에서 솟아오른 원뿔 모양의 융기이다. *최대교두맞물림(maximal intercuspation)*은 맞닿은 치아의 교두가 최대로 접촉했을 때의 아래턱뼈의 위치를 말한다. 이러한 용어는 흔히 *중심교합(centric occlusion)*과 상호 교환적으로 사용된다. *중심관계(central relation)*는 TMJ 내에서 관절면들의 상대적 안정위치를 말한다. 아래턱뼈의 이완된 *자세위치(postural position)*는 윗니와 아랫니 사이에 약간의 '자유공간'(freeway space, 즉 교합면 사이 간격, interocclusal clearance)을 허용한다. 일반적으로, 치아는 오직 씹기와 삼키기 동안에만 접촉(맞물림)된다.

**표 11.1 영구치**

| 명칭 | 기능 | 숫자 | 구조적 특징 |
|---|---|---|---|
| 앞니(incisors) | 음식물을 자름 | 윗니 4개<br>아랫니 4개 | 날카로운 가장자리 |
| 송곳니(canines) | 음식물을 찢음 | 윗니, 2개<br>아랫니 2개 | 가장 긴 영구치: 치아머리는 하나의 교두를 가짐 |
| 작은어금니(premolars) | 음식물을 으깸 | 윗니 4개<br>아랫니 4개 | 치아머리는 2개의 교두를 가짐; 아래쪽 둘째작은어금니는 3개의 교두를 가짐 |
| 큰어금니(molars) | 음식물을 삼키기 위해 작은 입자로 갈기 | 윗니 6개<br>아랫니 6개 | 치아머리는 4개 또는 5개의 교두를 가짐 |

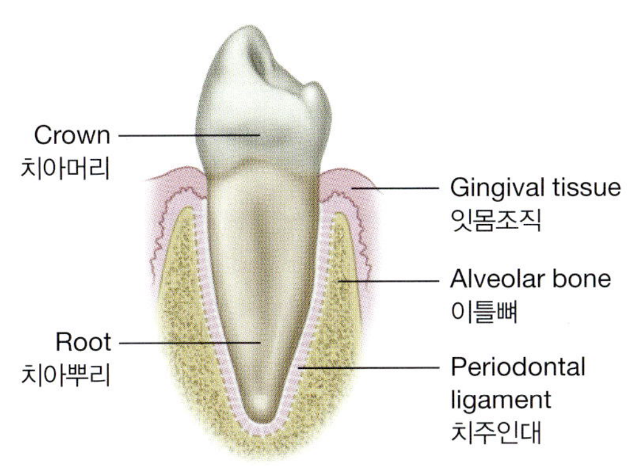


그림 11.9 치아와 치아주위 지지 구조들. 치주인대의 너비는 소개의 목적으로 과장되게 그렸다. (From Okeson JP: *Management of temporomandibular disorders and occlusion*, ed 8, St Louis, 2013, Mosby.)

## 턱관절의 관절학

턱관절(temporomandibular joint, TMJ)은 턱뼈관절융기(mandibular condyle)와 턱관절오목(mandibular fossa) 사이에 형성된 느슨하게 결합되어 있는 관절이다(그림 11.1과 11.5 참조). 이 관절은 넓은 범위의 돌림운동뿐만 아니라 병진운동도 허용하는 윤활관절이다. *관절원반(articular disc)*은 씹기 고유의 크고 반복적인 힘을 완충시킨다. 이러한 관절원반은 관절을 2개의 윤활관절안(synovial joint cavity)으로 분리시킨다(그림 11.10). *아래관절안(inferior joint cavity)*은 관절원반의 아래면과 턱뼈관절융기 사이의 공간이다. 보다 큰 *위관절안(superior joint cavity)*은 관절원반의 위면 그리고 턱관절오목과 관절융기로 형성된 뼈분절 사이에 위치한 공간이다.

### 뼈 구조

#### 턱뼈관절융기

아래턱뼈의 돌출된 관절융기는 앞뒤로 편평하고, 안-가쪽 길이가 앞-뒤쪽 길이의 2배이다(그림 11.3 참조). 턱뼈관절융기는 일반적으로 볼록하고, *안쪽극(medial pole)*과 *가쪽극(lateral pole)*으로 알려진 짧은 돌출부위를 가지고 있다. 안쪽극은 일반적으로 가쪽극보다 더 돌출되어 있다. 입을 열고 닫을 때, 가쪽극의 바깥쪽 모서리는 바깥귀길(external auditory meatus)의 바로 앞쪽 피부 밑에서 한 지점으로 촉지할 수 있다.

턱뼈관절융기의 관절면은 얇지만 조밀한 *섬유연골층*으로 덮여 있다.[135] 이 조직은 유리질연골(hyaline cartilage)보다 씹기와 관련된 힘을 더 잘 흡수하고, 더 뛰어난 회복 과정을 가지고 있다.[121] 이러한 두 기능은 TMJ에 부과되는 엄청난 요구를 고려할 때 중요하다.

#### 턱관절오목

관자뼈의 턱관절오목(mandibular fossa)은 2개의 면인 관절면과 비관절면(nonarticular surface)으로 나뉜다. 턱관절오목의 *관절면*은 턱관절오목의 경사진 앞벽을 차지하는 관절융기(articular eminence)에 의해서 형성된다(그림 11.5와 11.10). 관절융기는 섬유연골이 덮고 있는 두꺼운 치밀뼈로 구성되었기 때문에 부하 지지

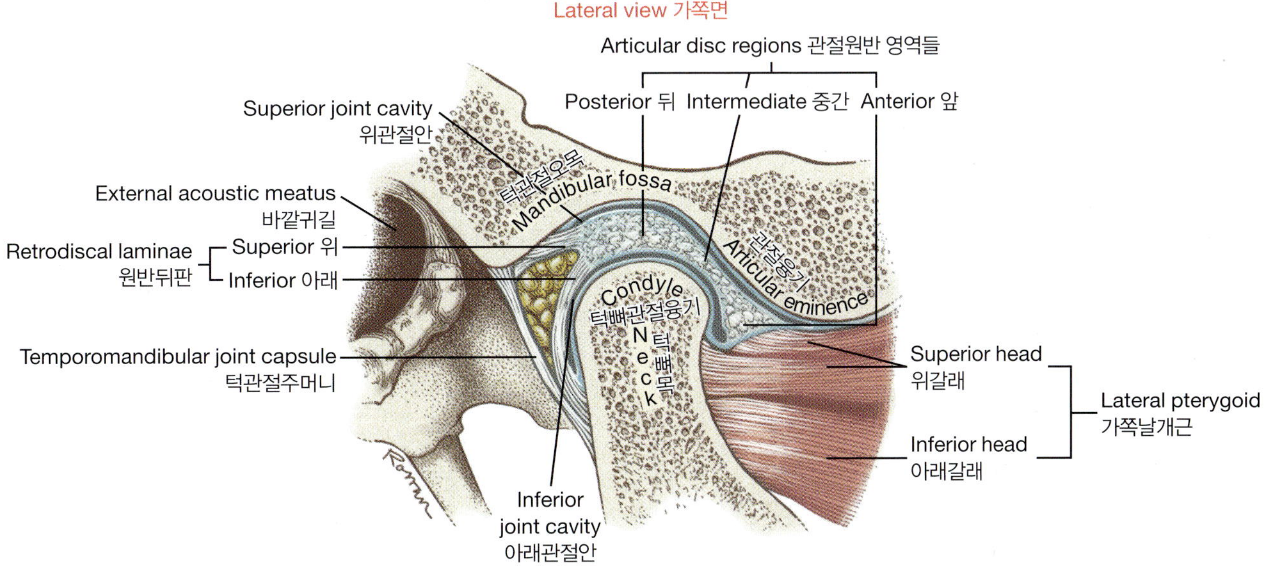


그림 11.10 정상적인 오른쪽 턱관절에 대한 시상절단면의 가쪽면. 아래턱뼈는 최대교합의 위치에 있으며, 턱뼈관절융기와 관자뼈에 대해 이상적인 위치에 있는 원반을 가지고 있다.

면으로 기능한다. 입을 완전히 열기 위해서는 각각의 턱뼈관절융기가 관절융기를 가로질러 앞쪽으로 미끄러지는 것을 요구한다. 미끄러짐에 의한 이런 경계면에서의 과도한 마모와 압박은 결국 섬유연골의 균열을 초래하게 되고, 이는 TMJ에서의 초기 퇴행성 관절염의 흔한 지표가 된다.[107]

관절융기의 경사는 평균적으로 수평면에 대해 55°를 나타낸다.[55] 경사의 가파름은 입을 열고 닫는 동안 턱뼈관절융기의 운동형상학적 경로를 부분적으로 결정한다.

턱관절오목의 *비관절면*은 매우 얇은 뼈와 섬유연골로 구성되어 있으며, 턱관절오목의 위벽(돔)과 뒤벽 대부분을 차지한다(그림 11.5 참조). Okeson에 따르면,[108] 이런 얇은 영역은 부하를 지지하는 면으로는 적절하지 않다. 턱에 가해진 위쪽 방향으로의 큰 힘은 턱관절오목의 비관절면을 골절시킬 수 있으며, 심지어 뼈 파편들이 머리뼈 속으로 유입될 가능성도 있다.

## 관절원반

TMJ 내의 관절원반은 주로 치밀섬유연골(dense fibrocartilage)로 구성되어 있으며, 원반의 테두리를 제외하면 혈액공급과 감각신경지배가 결여되어 있다. 이 조직의 조직학은 먼쪽노자관절(distal radio-ulnar joint) 내의 원반과 무릎의 반달연골(meniscus)처럼 부하를 지지하는 인체의 다른 관절속 원반들과 일반적으로 같다. TMJ 내의 원반은 유연하지만 고밀도의 아교질 때문에 견고하다. 원반의 테두리 전체는 관절을 둘러싸는 관절주머니에 부착된다.

원반은 3개의 영역인 뒤쪽영역, 중간영역, 그리고 앞쪽영역으로 나뉜다(그림 11.10 참조). 각 영역의 형태는 원반이 턱뼈관절융기와 턱관절오목의 다양한 윤곽에 맞춰질 수 있도록 한다. 원반의 *뒤쪽영역*은 위쪽이 볼록하고 아래쪽이 오목하다. 오목한 구조는 둥근관절(ball-and-socket)처럼 턱뼈관절융기의 대부분을 수용한다. 뒤쪽영역의 맨 끝은 아교질섬유와 탄력소섬유가 느슨하게 조직화된 *원반뒤판(retrodiscal laminae)*에 부착한다. 원반뒤판과의 연결을 통해, 원반은 뒤쪽에 있는 뼈에 고정된다. 위원반뒤판과 아래원반뒤판 사이의 공간은 지방, 혈관, 그리고 감각신경으로 채워진다.

> 관절원반의 *뒤쪽영역*은 다음과 같은 부위에 부착한다.
>
> - 아교질이 풍부한 *아래원반뒤판(inferior retrodiscal lamina)*에 부착하고, 이 판은 TMJ의 관절주머니와 함께 턱뼈목 위쪽의 주변부에 부착한다.
> - 탄력소가 풍부한 *위원반뒤판(superior retrodiscal lamina)*에 부착하고, 이 판은 턱관절오목의 바로 뒤쪽에 있는 관자뼈의 고실판(tympanic plate)에 부착한다.

원반의 *중간영역*은 아래쪽이 오목하고 대개 위쪽은 편평하다. *앞쪽영역*은 아래쪽이 거의 편평하고 위쪽은 약간 오목하여 관절융기의 볼록한 형태에 맞게 된다. 원반의 앞쪽영역은 여러 조직에 부착된다.

> 관절원반의 *앞쪽영역*은 다음과 같은 부위에 부착한다.
>
> - TMJ의 앞관절주머니와 함께 턱뼈목 위쪽의 주변부에 부착한다.
> - 가쪽날개근 위갈래의 힘줄에 부착한다.
> - 관절융기 바로 앞쪽의 관자뼈에 부착한다.

원반의 두께는 앞쪽영역과 뒤쪽영역 사이에 차이가 있다. 가장 얇은 중간영역은 두께가 단지 1 mm이다.[59] 그러나 앞쪽영역과 뒤쪽영역은 약 2~3배 더 두껍다. 원반은 중간영역에서 잘록해진다.[108] 더 두꺼운 앞쪽영역과 뒤쪽영역의 사이에 있는 잘록한 중간영역은 움푹 들어간 원반의 아래면을 형성한다. 최대교두맞물림(maximal intercuspation) 위치에서, 움푹 들어간 원반의 중간영역은 턱뼈관절융기의 앞-위쪽 가장자리와 턱관절오목의 관절융기 사이에 꼭 들어맞아야 한다. 적절하게 위치된 원반은 입을 크게 벌리는 마지막 단계 동안 턱뼈관절융기가 관절융기를 가로질러 앞쪽으로 미끄러질 때 턱뼈관절융기에 최대의 보호를 제공한다.

관절원반은 접촉압력을 감소시키기 위해 TMJ 내의 일치성을 최대화시킨다. 또한 원반은 관절에 안정성을 더해주고 움직임 동안 턱뼈관절융기를 안내하는 데 도움이 된다. 건강한 TMJ에 있어, 원반은 병진운동하는 턱뼈관절융기와 함께 미끄러진다. 움직임은 관절속 접촉압력, 근육의 힘, 그리고 원반의 테두리를 턱뼈관절융기에 부착시키는 곁인대(collateral ligament)에 의해서 조절된다.

## 관절주머니와 인대 구조

### 섬유관절주머니

TMJ와 원반은 느슨한 *섬유관절주머니(fibrous capsule)*에 둘러싸여 있다. 관절주머니의 속면은 윤활막으로 덮여 있다. 위쪽으로 관절주머니는 관자뼈 턱관절오목의 가장자리에 부착되고, 앞쪽의 관절융기까지 이어진다. 아래쪽으로 관절주머니는 관절원반의 테두리와 턱뼈목의 위쪽에 부착된다. 앞쪽으로 관절주머니와 원반 앞모서리의 일부는 가쪽날개근 위갈래의 힘줄에 부착한다(그림 11.10 참조).

TMJ의 관절주머니는 관절에 상당한 지지를 제공한다. 관절주머니의 안쪽과 가쪽은 비교적 견고하여 씹기 동안 발생하는 가쪽 움직임에 대해 관절의 안정성을 제공한다. 그러나 관절주머니의 앞쪽과 뒤쪽은 비교적 느슨하며, 입을 열 때 턱뼈관절융기와 원반이 앞쪽으로 병진운동하도록 허용한다.

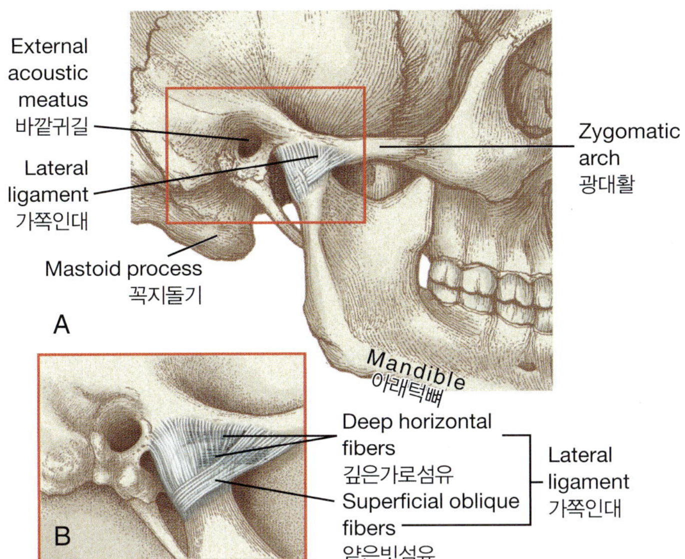


**그림 11.11** (A) 턱관절의 가쪽인대. (B) 가쪽인대의 중요 섬유들: 빗섬유와 가로섬유.

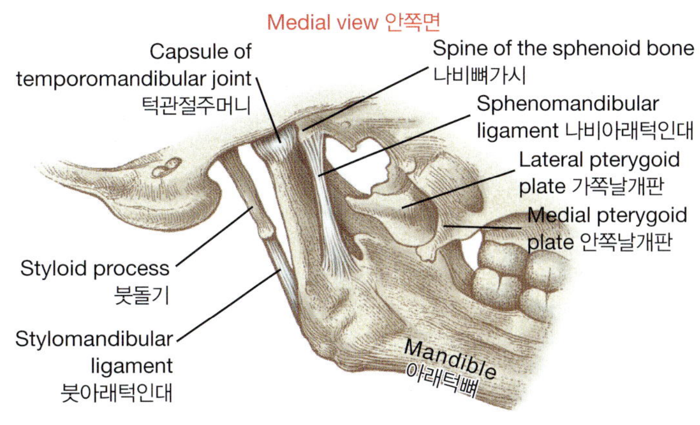


**그림 11.12** 붓아래턱인대와 나비아래턱인대를 보여주고 있는 턱관절주머니의 안쪽면.

## 가쪽인대

TMJ를 강화하는 일차적인 인대는 *가쪽(관자아래턱)인대*[*lateral (temporomandibular) ligament*]이다(그림 11.11A). 가쪽인대는 가로섬유와 빗섬유가 결합된 구조로 설명된다(그림 11.11B).[108] 좀 더 얕은쪽에 위치한 *빗섬유*(*oblique fibers*)는 턱뼈목의 뒤쪽에서 관절융기와 광대활(zygomatic arch)의 가쪽모서리까지 앞-위쪽 방향으로 주행한다. 좀 더 깊은쪽에 위치한 *가로섬유*(*horizontal fibers*)는 유사한 관자뼈 부착부위를 공유한다. 이 섬유는 턱뼈관절융기의 가쪽극(lateral pole)에 부착하기 위해 수평과 뒤쪽으로 주행한다.

가쪽인대의 일차적인 기능은 관절주머니의 가쪽면을 안정화시키는 것이다. 가쪽인대의 파열 또는 과도한 길어짐은 가쪽날개근 위갈래의 당김에 저항할 수 없어 원반이 안쪽으로 이동될 수 있다. 관절운동학에서 설명되겠지만, 가쪽인대의 빗섬유는 입을 여는 동안 턱뼈관절융기의 움직임을 안내하는 데 도움이 된다.

## 덧인대

*붓아래턱인대*(*stylomandibular ligament*)와 *나비아래턱인대*(*sphenomandibular ligament*)는 TMJ의 덧인대들(accessory ligaments)이다. 이 두 인대는 관절주머니의 안쪽에 위치한다(그림 11.12). 인대들은 아래턱뼈를 머리뼈에 매다는 데 도움을 주며 씹기에서의 동적인 역할은 제한적이다.

**턱관절 내의 지지성 결합조직**

- 관절원반
- 섬유관절주머니
- 가쪽관자아래턱인대
- 나비아래턱인대
- 붓아래턱인대

## 골운동형상학

아래턱뼈의 일차적인 골운동형상학은 대부분 돌출과 후퇴, 가쪽이동, 그리고 내림과 올림으로 설명된다(그림 11.13에서 11.15). 이러한 모든 일차적인 움직임 동안 다양한 정도의 아래턱뼈 병진운동과 돌림운동이 결합되어 일어난다. 이런 결합된 운동형상학은 씹기의 역학적 과정을 최적화시키며, 임상에서는 이를 측정하여 TMJ의 기능을 나타내는 지표로 사용한다.[145] 이런 운동형상학에 대한 자세한 설명은 Okeson의 책에서 찾아볼 수 있다.[108]

### 돌출과 후퇴

아래턱뼈의 *돌출*(*protrusion*)은 뚜렷한 돌림운동 없이 앞쪽으로 병진운동할 때 일어난다(그림 11.13A). 아래턱뼈의 *후퇴*(*retrusion*)는 돌출의 반대 방향으로 일어난다(그림 11.13B). 앞으로 설명하겠지만, 돌출과 후퇴는 각각 입을 완전히 열고 닫는 데 있어 기본적인 성분이 된다.

### 가쪽이동

아래턱뼈의 *가쪽이동*(*lateral excursion*)은 주로 측면으로의 병진운동으로 일어난다(그림 11.14A). 능동적인 가쪽이동의 방향(오른쪽 또는 왼쪽)은 반대쪽 또는 같은쪽에 있는 일차적인 근육의 작용으

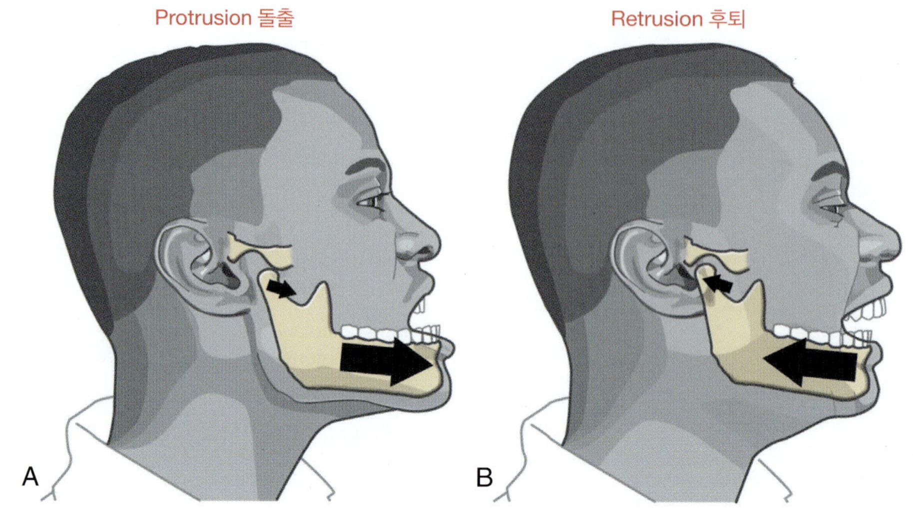


**그림 11.13** 아래턱뼈의 돌출(A)과 후퇴(B).

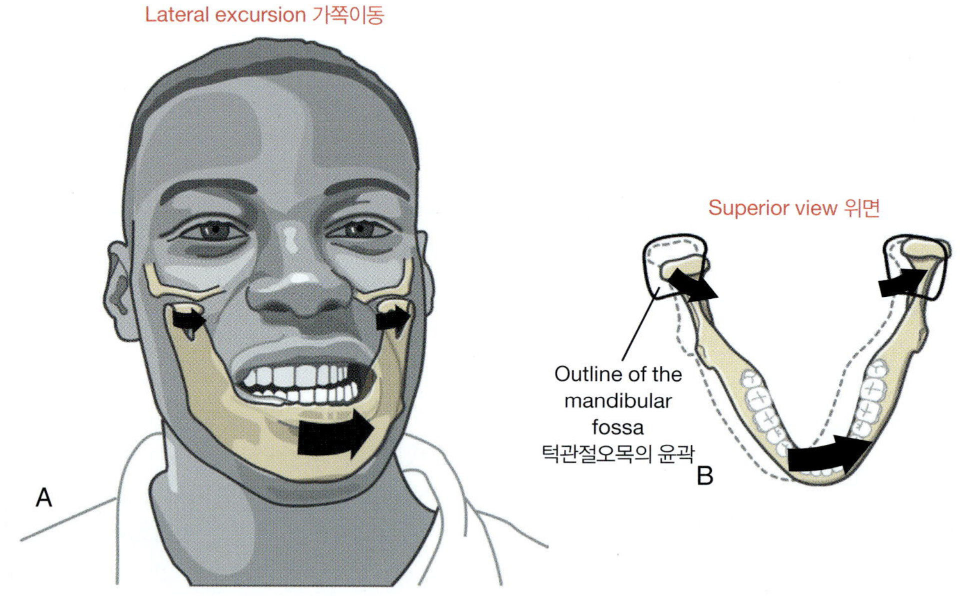


**그림 11.14** 아래턱뼈의 가쪽이동(A)이 수평면 돌림운동(B)과 결합된 것을 보여주고 있다.

로 설명될 수 있다. 성인의 경우, 평균 11 mm(거의 1/2 inch)의 최대 한쪽 이동은 정상으로 고려된다.[132] 아래턱뼈의 가쪽이동은 비교적 약간의 돌림 움직임과 결합된다. 일반적으로, 움직임의 특정 경로는 윗니와 아랫니 사이에서 만들어지는 접촉(교합), 근육의 작용, 턱관절오목과 턱뼈관절융기의 형태, 그리고 관절원반의 위치를 포함한 여러 인자들의 상호작용을 통해 안내된다. 치아 교합(맞물림)을 평가하기 위한 목적으로, 치과의사들은 가쪽이동으로 움직인 쪽을 아래턱뼈가 주로 작용하는(일하는) 쪽으로 지적한다.

## 내림과 올림

아래턱뼈의 *내림(depression)*은 입 *열기*를 발생시키며, 이 동작은 자연스럽게 약간의 돌출과 함께 일어난다(그림 11.15A).[25] 최대의 입 열기는 일반적으로 하품이나 노래하기와 같은 작용 동안 일어난다. 성인의 경우 위쪽과 아래쪽 앞니 사이를 측정했을 때, 입은 평균 45~50 mm를 벌릴 수 있다.[58,132] 성인의 입 열기 시 앞니들 사이에 성인의 손가락(몸쪽손가락뼈사이관절) 3개가 충분히 들어갈 만큼 크다. 그러나 일반적인 씹기 과정에서는 최대 입 열기의 38%(한 개의 성인 손가락이 들어갈 정도)인 18 mm의 평균 입 열기를 요구한다. 평균적인 성인에서 위쪽과 아래쪽 앞니 사이에 2개의 손가락(즉, 약 40 mm)이 들어갈 수 없는 것은 일반적으로 비정상으로 고려된다.[128]

완전히 입을 벌린 위치에서의 아래턱뼈 *올림(elevation)*은 입을 *닫게* 하고, 이 동작은 약간의 후퇴와 함께 일어난다(그림 11.15B).[25]

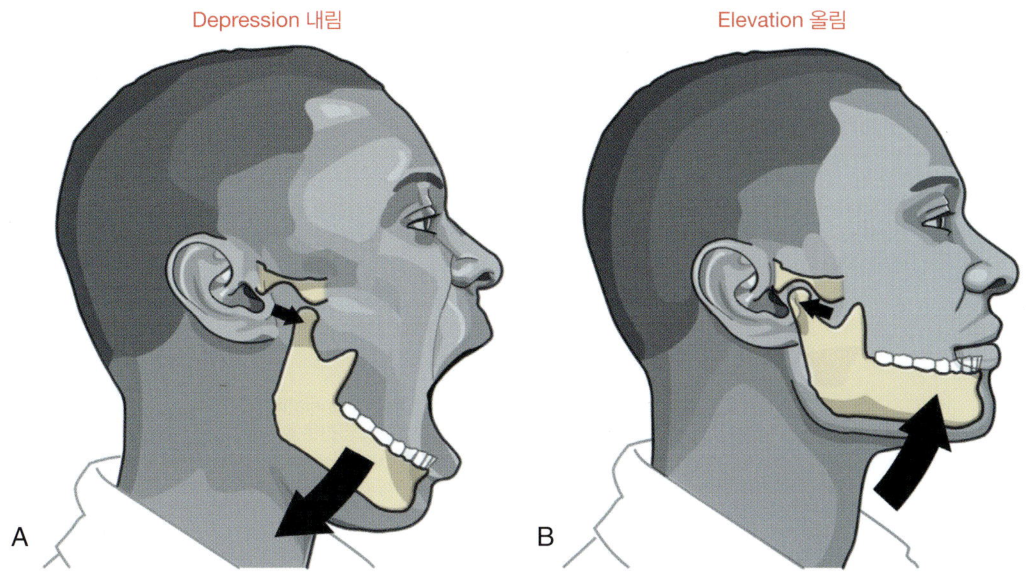


그림 11.15 아래턱뼈의 내림(A)과 올림(B).

이러한 과정 동안, 올림하는 아래턱뼈의 치아는 고정된 위턱뼈의 치아와 강하게 맞물리며, 이는 일반적으로 씹기 동안 음식물을 부수는 데 사용된다.

## 관절운동형상학

일반적으로 아래턱뼈의 움직임은 양쪽 TMJ의 작용을 포함한다. 한쪽 관절에서의 비정상적 기능은 다른 쪽 관절의 기능을 자연스럽게 방해한다. 골운동형상학과 유사하게, TMJ의 관절운동형상학은 정상적으로 돌림운동과 병진운동의 결합을 포함한다. 일반적으로, *돌림 움직임* 동안 턱뼈관절융기는 원반의 아래면에 대해 돌림운동하고, *병진 움직임* 동안 턱뼈관절융기와 원반은 본질적으로 함께 미끄러진다.[108] 원반은 대개 병진운동하는 턱뼈관절융기의 방향으로 움직인다.

### 돌출과 후퇴

턱뼈관절융기와 원반은 턱관절오목에 대해 돌출(protrusion) 시 앞쪽으로 병진운동하고 후퇴(retrusion) 시 뒤쪽으로 병진운동한다(그림 11.13 참조). 건강한 성인에 있어, 턱뼈관절융기의 최대 병진운동은 각 방향으로 약 1.25 cm(약 1/2 inch)로 측정된다.[16] 턱뼈관절융기와 원반은 관절융기(articular eminence)의 아래 방향 경사를 따라 움직인다. 아래턱뼈는 돌출 동안 약간 아래쪽으로 미끄러지고, 후퇴 동안 약간 위쪽으로 미끄러진다. 움직임의 경로와 크기는 일반적으로 입 열기와 닫기의 정도에 따라 다양하다(앞으로 설명됨).

### 가쪽이동

가쪽이동(lateral excursion)은 주로 턱관절오목 내에서 일어나는 턱뼈관절융기와 원반의 측면 병진운동을 포함한다. 일반적으로 약간의 다평면 돌림운동이 가쪽이동과 결합된다. 그림 11.14B는 가쪽이동이 약간의 수평면 돌림운동과 결합된 예를 보여주고 있다. 가쪽이동이 일어나는 쪽의 턱뼈관절융기는 비교적 고정된 중심점의 역할을 하고, 반대쪽 턱뼈관절융기는 약간 더 넓은 돌림호의 움직임이 허용된다.[108,112]

### 내림과 올림

입을 열고 닫는 움직임은 각각 아래턱뼈의 내림과 올림에 의해 발생된다. 이러한 움직임이 일어나는 동안, 각각의 TMJ는 턱뼈관절융기, 관절원반, 그리고 턱관절오목 사이의 돌림운동과 병진운동의 결합을 경험하게 된다. 인체의 다른 어떤 관절에서도 이런 큰 비율의 병진운동과 돌림운동의 결합이 일어나지는 않는다. 이런 복잡한 관절운동형상학은 씹기(음식물을 갈고 으깨기)와 말하기의 필수적인 역학적 성분이 된다. 돌림운동과 병진운동이 동시에 일어나기 때문에, 돌림축은 끊임없이 이동한다. 이상적인 경우, 양쪽 TMJ 내에서의 움직임은 관절면에 부과되는 물리적 스트레스가 최소인 상태에서 최대 범위의 입 열기를 수행할 수 있어야 한다.

입을 열고 닫는 동안 TMJ의 운동형상학을 설명하는 단 하나의 돌림운동 대 병진운동의 비율을 정의하는 것은 아마도 불가능할 것이다.[96] 이러한 비율은 개인의 움직임 전략 그리고 관절원반과 관절면의 형태를 포함한 머리-치아 해부학의 자연스러운 다

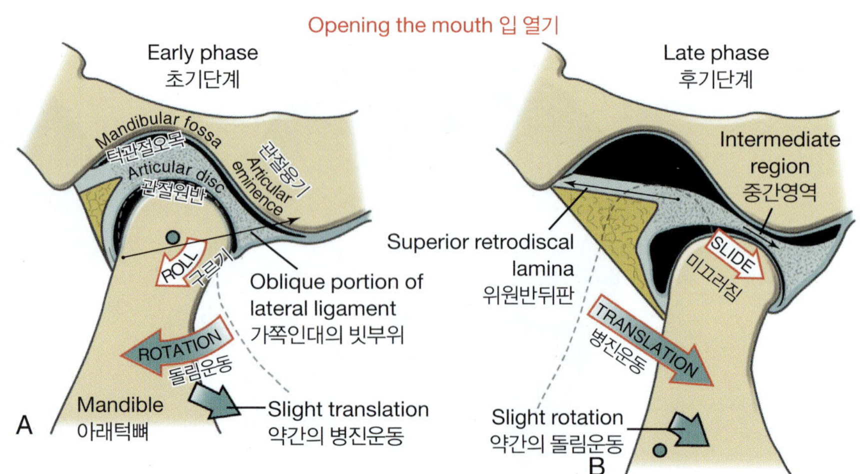


**그림 11.16** 오른쪽 턱관절에서 소개되고 있는 입 열기의 관절운동학: 초기단계(A), 후기단계(B).

양성에 따라 달라진다. 그러나 문헌 자료와 형광투시관찰을 통한 자료를 결합하면, 적어도 입을 여는 초기단계와 후기단계에서의 관절운동형상학에 대한 일반적인 관점을 제공할 수 있다(그림 11.16).[122,151] 가동범위의 처음 35~50%를 구성하는 *초기단계*는 주로 머리뼈에 대한 아래턱뼈의 *돌림운동*과 관련된다. 그림 11.16A에서 설명된 바와 같이, 턱뼈관절융기는 원반의 오목한 아래면 내에서 뒤쪽으로 구른다. (구르기의 방향은 *턱뼈가지*에 있는 어떤 한 지점의 돌림운동을 기준으로 설명된다.) 구르기 운동은 턱뼈몸통을 아래쪽과 뒤쪽으로 스윙(swing)시킨다. 이 운동을 위한 돌림축은 고정되어 있지 않고 턱뼈목과 턱뼈관절융기 근처에서 이동한다.[48,108,114] 턱뼈관절융기의 구르기 운동은 가쪽인대의 빗섬유들을 신장시키고, 이는 입 열기의 후기단계를 시작하도록 도움을 준다.[108,110]

입 열기의 *후기단계*는 전체 가동범위의 마지막 50~65%를 구성한다. 이 단계에서는 *일차적인 돌림운동에서 일차적인 병진운동으로 점차 전환되는* 특징이 있다. 이러한 전환은 입을 완전히 벌릴 때 턱뼈관절융기를 촉진함으로써 쉽게 확인할 수 있다. 완전한 병진운동의 양은 커서 약 1.5~2 mm의 움직임이 성인에서 일어난다.[27,93] 병진운동 동안, 턱뼈관절융기와 원반은 관절융기(articular eminence)의 경사에 대해 앞쪽과 아래쪽 방향으로 함께 미끄러진다(그림 11.16B). 입 열기의 끝부분에서, 돌림축은 아래쪽으로 이동한다. 개인에 따라 돌림운동 대 병진운동의 비율이 다르기 때문에, 정확한 돌림축의 위치를 정의하기는 어렵다. 입 열기의 후기단계에서, 돌림축은 대개 턱뼈목(neck)의 아래에 위치된다.[48]

입을 완전히 여는 것은 원반을 최대한 앞쪽으로 신장시키면서 당긴다. 앞쪽 병진운동(돌출)의 범위는 탄력적인 위원반뒤판(superior retrodiscal lamina)의 신장으로 발생한 장력에 의해 부분적으로 제한된다. 원반의 중간영역은 턱뼈관절융기의 위면과 관절융기(articular eminence) 사이에 위치한 상태로 앞쪽으로 이동한다. 원반의 이러한 이동은 관절 일치성을 최대화하여 관절속 접촉압력을 감소시킨다.[72]

*입 닫기*의 관절운동형상학은 입 열기에서 설명된 순서와 반대로 일어난다. 입을 완전히 벌린 후 닫기 위한 준비를 할 때, 위원반뒤판에서의 장력은 원반을 뒤로 당기기 시작하는 데, 이러한 작용은 입 닫기의 초기 병진운동 단계를 시작하는 데 도움이 된다. 후기단계는 오목한 원반 내에서 턱뼈관절융기의 돌림운동이 지배적이며, 윗니와 아랫니가 서로 접촉할 때 끝나게 된다.

## 근육과 관절의 상호작용

### 근육과 관절의 신경지배

씹기(mastication)의 근육과 이들의 신경지배는 표 11.2에 제시되었다. 주로 근육의 크기와 가능한 힘에 근거해, 씹기의 근육은 두 가지의 무리인 일차적인 근육과 이차적인 근육으로 나뉜다. 일차적인 근육은 깨물근(masseter), 관자근(temporalis), 안쪽날개근(medial pterygoid), 그리고 가쪽날개근(lateral pterygoid)이다. 이차적인 근육 중 많은 근육이 아래턱뼈와 아랫니의 아래쪽에 위치한 목뿔뼈에 부착한다. 씹기의 일차적인 근육은 *삼차신경*(*trigeminal nerve*, 제5 뇌신경)의 분지인 아래턱신경(mandibular nerve)의 신경지배를 받는다. 이 신경은 타원구멍(foramen ovale)을 통해 머리뼈를 나오며, 이 구멍은 턱관절오목의 바로 안쪽과 약간 앞쪽에 있다(그림 11.5 참조).

TMJ 내 원반의 중심부는 감각신경지배가 결여되어 있다. 그러나 원반의 테두리, 관절주머니, 가쪽인대, 그리고 원반뒤 조직(retrodiscal tissues)은 통증 신경섬유와 기계적수용기(mechanoreceptor)가 존재한다.[135,150] 그 외에도 구강점막(oral mucosa), 치주인대(periodontal ligament), 그리고 근육으로부터의 기계적수용기와 감각신경은 신경계에 풍부한 고유감각(proprioception)을 제

**표 11.2 씹기의 일차적인 근육과 이차적인 근육 그리고 신경지배**

| 근육 | 신경지배 |
|---|---|
| **일차적인 근육** | |
| 깨물근 | 제5 뇌신경의 분지인 아래턱신경의 가지 |
| 관자근 | 제5 뇌신경의 분지인 아래턱신경의 가지 |
| 안쪽날개근 | 제5 뇌신경의 분지인 아래턱신경의 가지 |
| 가쪽날개근 | 제5 뇌신경의 분지인 아래턱신경의 가지 |
| **이차적인 근육** | |
| *목뿔위근육무리* | |
| 두힘살근(뒤힘살) | 얼굴신경(제7 뇌신경) |
| 두힘살근(앞힘살) | 아래이틀신경(제5 뇌신경의 분지인 아래턱신경의 가지) |
| 턱끝목뿔근 | 혀밑신경(제12 뇌신경)을 통한 $C^1$ |
| 턱목뿔근 | 아래이틀신경(제5 뇌신경의 분지인 아래턱신경의 가지) |
| 붓목뿔근 | 얼굴신경(제7 뇌신경) |
| *목뿔아래근육무리* | |
| 어깨목뿔근 | $C^1$-$C^3$의 앞가지 |
| 복장목뿔근 | $C^1$-$C^3$의 앞가지 |
| 복장갑상근 | $C^1$-$C^3$의 앞가지 |
| 갑상목뿔근 | $C^1$의 앞가지(제12 뇌신경을 통해) |

공한다. 이러한 감각정보는 씹기와 말하기 동안 치아에 의해 유발되는 외상으로부터 혀와 뺨과 같은 부드러운 구강조직을 보호하는 데 도움이 된다. 또한 이러한 감각은 TMJ와 머리목영역에 있는 근육들 사이의 기능적 상호작용을 동기화하는 신경근육반사를 협응시키는 데 도움이 된다. TMJ로부터의 감각신경지배는 아래턱신경의 2개의 가지인 귓바퀴관자신경(auriculotemporal nerve)과 깨물근신경(masseteric nerve)을 통해 전달된다.[135]

## 근육의 해부학과 기능

### 씹기의 일차적인 근육

씹기의 일차적인 근육에는 깨물근, 관자근, 안쪽날개근, 그리고 가쪽날개근이 있다. 근육의 부착부위에 관한 요약은 부록 III, Part C를 참고하라.

#### *깨물근*

깨물근(masseter)은 턱뼈각의 바로 위쪽에서 쉽게 촉지되는 두껍고 강한 근육이다(그림 11.17A). 이 근육은 광대활과 광대뼈에서 시작하여(그림 11.1과 11.5 참조) 턱뼈가지의 바깥면에 부착한다(그림 11.2 참조).

깨물근은 얕은갈래와 깊은갈래를 가지고 있다(그림 11.17A). 좀 더 긴 *얕은갈래*의 섬유들은 아래쪽과 뒤쪽으로 주행하여 턱뼈각 근처에 아래쪽 부착을 한다. 좀 더 작은 *깊은갈래*의 섬유들은 근육돌기(coronoid process)의 바닥부에 가까운 턱뼈가지의 위쪽 영역에 아래쪽 부착을 한다.

깨물근 두 갈래의 작용은 본질적으로 같다. 양쪽 수축은 씹기 동안 치아가 접촉되도록 아래턱뼈를 *올림*시킨다. 근육의 힘선은 큰어금니의 무는면(biting surface)에 거의 수직이다. 따라서 깨물근의 일차적인 기능은 음식물을 효율적으로 부수기 위해 큰어금니 사이에 큰 힘이 발생되도록 하는 것이다. 또한 깨물근의 양쪽작용은 아래턱뼈를 약간 돌출(*protrusion*)시키는 것이다. 그러나 깨물근의 한쪽수축은 아래턱뼈의 약간의 *같은쪽 가쪽이동*(*ipsilateral excursion*)을 유발한다(그림 11.18). 그러나 이러한 같은쪽 작용의 효율성은 아래턱뼈가 근육수축의 시점에 반대쪽 가쪽이동의 위치에 있을 때 강화된다. 이러한 위치는 근육을 신장시켜(아마도 근육의 활성을 증대시킴) 수평면 내에서의 힘 가능성을 증가시키는 것으로 보인다. 강력하게 무는 힘과 같은쪽 가쪽이동을 결합시키는 깨물근의 능력은 음식물을 부수는 데 매우 적합한 상황을 만든다.

#### *관자근*

관자근(temporalis)은 머리뼈 관자오목(temporal fossa)의 오목한 부분을 대부분 채우는 편평한 부채 모양의 근육이다(그림 11.17B). 관자근의 얕은면은 비교적 두꺼운 근막으로 덮여 있고 부분적으로 붙어 있어, 관자근의 근힘살을 촉지하는 것은 쉽지 않다. 관자근의 머리쪽 부착부위는 넓은 힘줄을 형성하고 있지만,

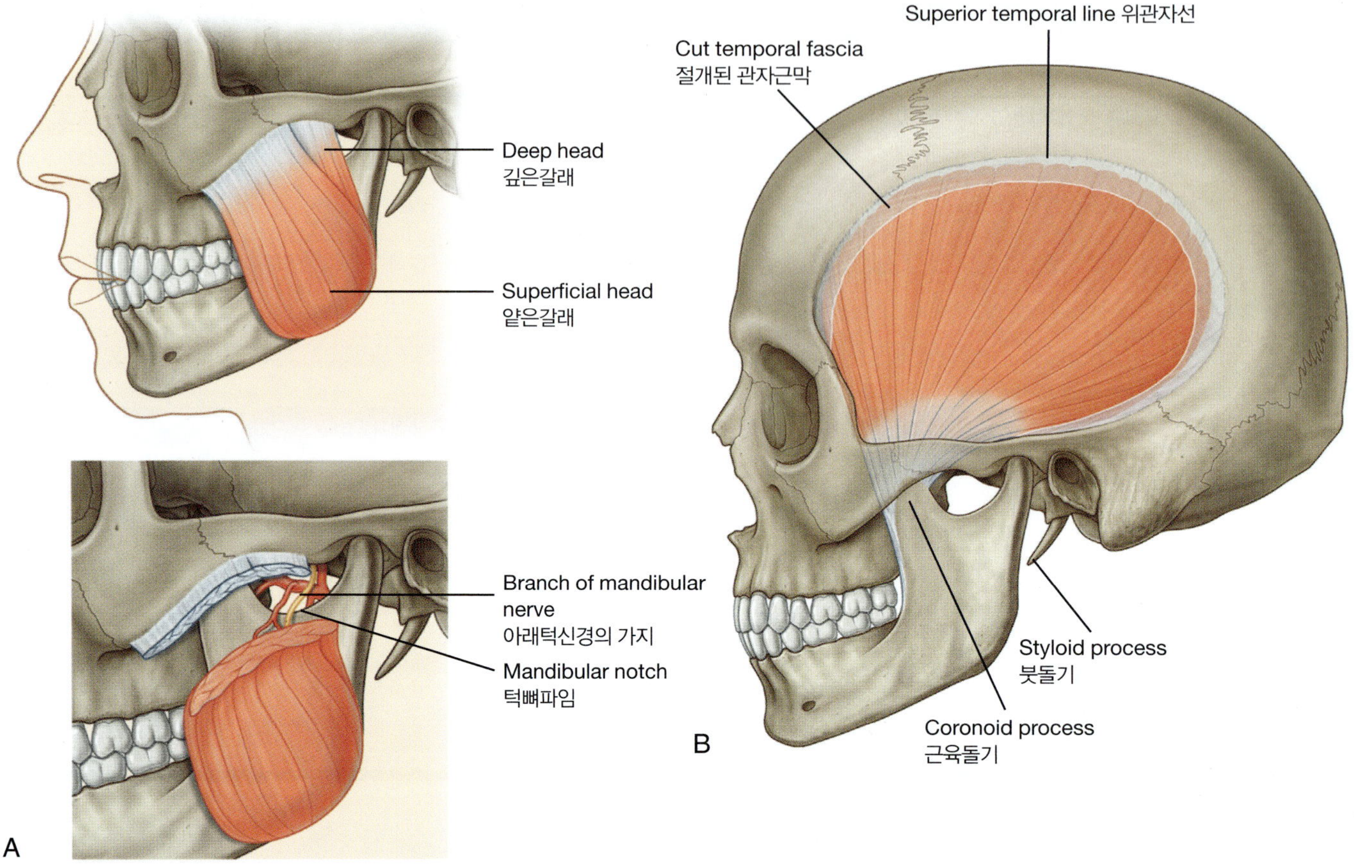

**그림 11.17** 왼쪽 깨물근(A, 온전한 근육과 절단된 근육)과 왼쪽 관자근(B)에 초점을 둔 그림. (From Drake RL, Vogl W, Mitchell AWM: *Gray's anatomy for students*, ed 3, St Louis, 2015, Churchill Livingstone.)

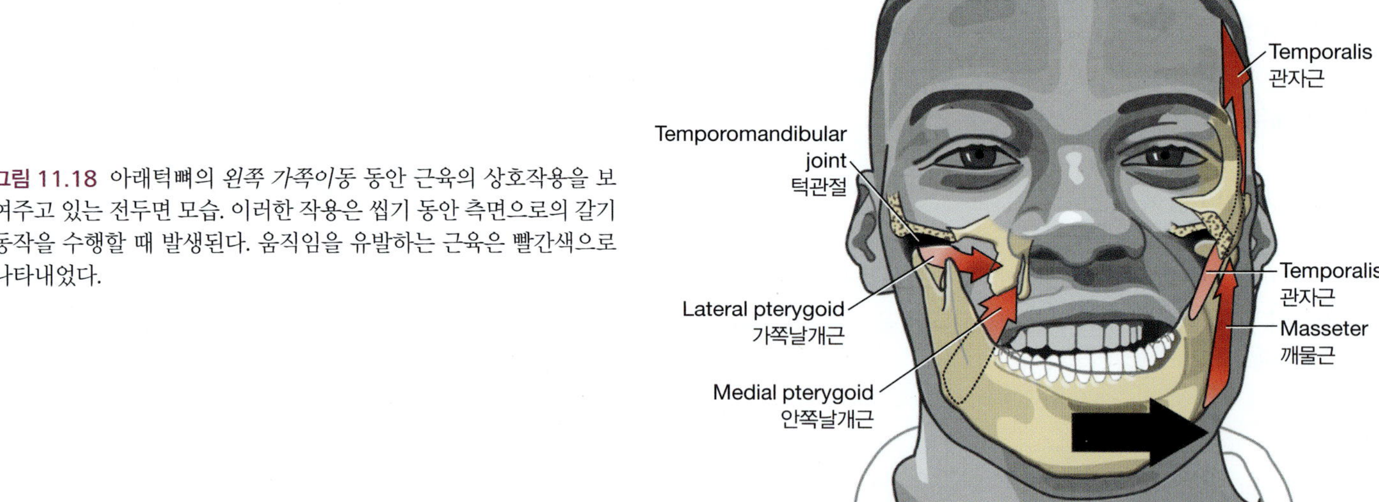


**그림 11.18** 아래턱뼈의 *왼쪽 가쪽이동* 동안 근육의 상호작용을 보여주고 있는 전두면 모습. 이러한 작용은 씹기 동안 측면으로의 갈기 동작을 수행할 때 발생된다. 움직임을 유발하는 근육은 빨간색으로 나타내었다.

광대활과 머리뼈의 가쪽면 사이에 형성된 공간을 통과해 먼쪽으로 갈수록 좁아진다(그림 11.5 참조). 이 근육의 먼쪽부착부위는 근육돌기(coronoid process)와 턱뼈가지의 앞쪽 가장자리 및 안쪽면이다(그림 11.2 참조). 관자근의 양쪽수축은 *아래턱뼈를 올림*시

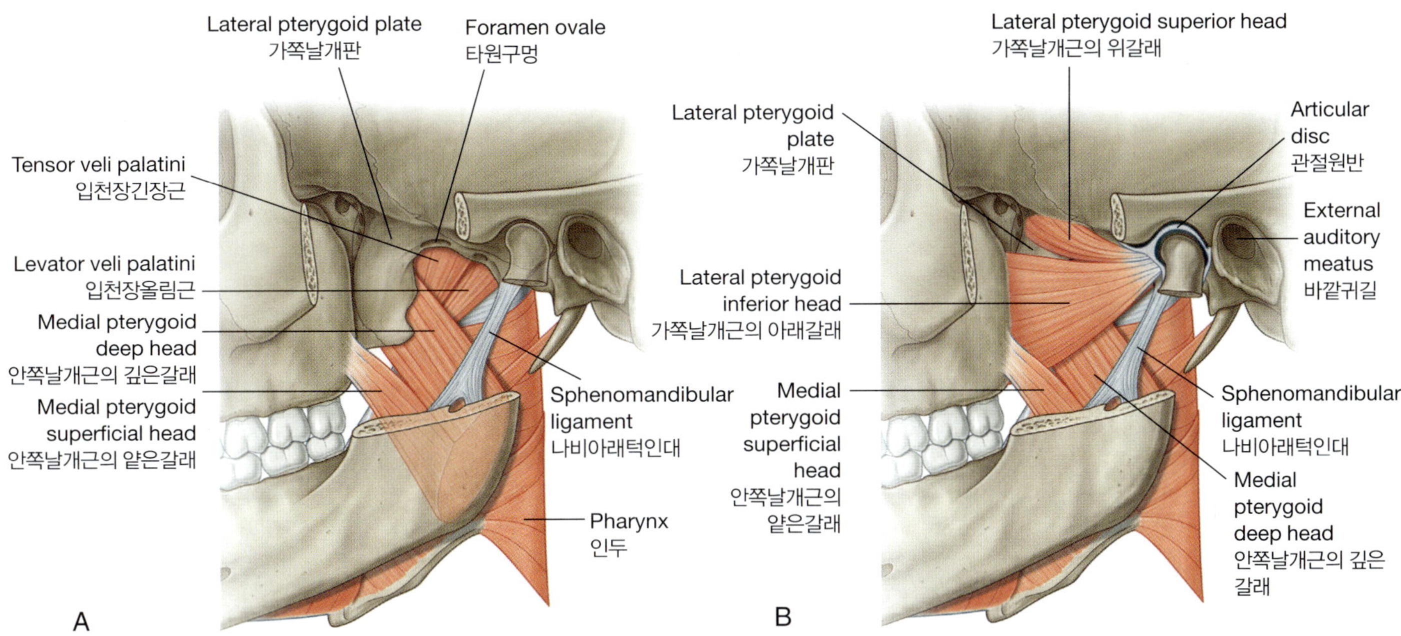


그림 11.19 왼쪽 안쪽날개근(A)과 가쪽날개근(B)에 초점을 둔 그림. 아래턱뼈와 광대활은 날개근들을 좀 더 노출시키기 위해 제거되었다. (From Drake RL, Vogl W, Mitchell AWM: *Gray's anatomy for students*, ed 3, St Louis, 2015, Churchill Livingstone.)

켜, 매우 효율적인 무는 힘을 생산한다.[123] 좀 더 사선인 뒤쪽 섬유들은 아래턱뼈를 *올림과 후퇴*시킨다.

깨물근과 같이, 관자근도 먼쪽부착부위에 접근할 때 약간 안쪽으로 주행한다. 따라서 관자근의 한쪽수축은 측면으로 움직이면서 씹을 때처럼, 아래턱뼈의 약간의 *같은쪽 가쪽이동*을 유발한다(그림 11.18). 깨물근에서 설명했듯이, 같은쪽 가쪽이동을 생산하기 위한 관자근의 효율성은 근육이 반대쪽 가쪽이동의 위치에서 활성될 때 강화되는데, 이러한 반대쪽 가쪽이동으로 갔다가 같은쪽 가쪽이동으로 움직이는 것은 씹기 동안 사용되는 자연스러운 운동형상학적 주기양상(cycle pattern)이다.

### *안쪽날개근*

안쪽날개근(medial pterygoid)은 크기에 있어 불균형적인 2개의 갈래를 가지고 있다(그림 11.19A). 훨씬 더 큰 *깊은갈래*는 나비뼈 가쪽날개판(lateral pterygoid plate)의 안쪽면에 부착한다(그림 11.5와 11.6 참조). 더 작은 *얕은갈래*는 셋째큰어금니의 바로 위인 위턱뼈의 뒤면 영역에 부착한다(그림 11.6과 11.7 참조).[135] 두 갈래 모두는 깨물근과 거의 평행하게 주행하며 턱뼈각의 근처인 턱뼈가지의 속면에 부착한다(그림 11.2와 11.4의 관점 비교).

안쪽날개근 두 갈래의 작용은 본질적으로 동일하다. 양쪽으로 작용하면, 안쪽날개근은 아래턱뼈의 *올림*과 제한된 양의 돌출을 유발한다. 근육의 사선 방향 힘선 때문에, 안쪽날개근의 한쪽수축은 아래턱뼈의 매우 효과적인 *반대쪽 가쪽이동*을 만들어 낸다(그림 11.18).

### *가쪽날개근*

가쪽날개근(lateral pterygoid)은 2개의 뚜렷한 갈래를 가지고 있다(그림 11.19B).[41,102,108,136] *위갈래(superior head)*는 나비뼈의 큰날개(greater wing)에서 시작한다(그림 11.5와 11.7 참조). 상당히 더 큰 *아래갈래(inferior head)*는 가쪽날개판의 가쪽면과 인접 위턱뼈 영역에서 시작한다(그림 11.7 참조).

가쪽날개근의 두 갈래는 관절에 매우 가까운 턱뼈목의 영역에 부착하기 위해 거의 수평으로 주행한다(그림 11.10 참조).[7,41,135] 구체적인 해부학적 세부사항에 대해서는 논란이 있지만, 가쪽날개근의 *위갈래*는 날개오목(pterygoid fossa, 그림 11.2 참조), 관절주머니의 안쪽벽, 그리고 관절원반의 안쪽면과 부착부위를 공유한다. *아래갈래*는 날개오목과 인접 턱뼈목에 부착한다.

씹기 동안 가쪽날개근 두 갈래의 정확한 작용과 역할은 논쟁의 여지가 있으며 완전히 이해되고 있지 않다.[108] 이러한 이해의 부족은 근육의 깊은 위치와 그에 따른 근전도 연구의 기술적 문제가 부분적으로 반영된다. 그러나 가쪽날개근 두 갈래의 한쪽수축은 아래턱뼈의 *반대쪽 가쪽이동*을 발생시킨다는 것에는 일반적으로 동의한다(그림 11.18). 또한 한쪽 근육수축은 수평면 내에서 같은쪽 턱뼈관절융기를 앞-안쪽으로 돌림운동시키는데, 이는 반대쪽 가쪽이동에서 나타나는 전형적인 운동형상학적 성분이다(그림 11.14B 참조). 오른쪽 또는 왼쪽 가쪽날개근은 일반적으로 씹기 동안 다른 근육들과 협력적으로 수축한다. 예를 들어 그림 11.18에 설명된 바와 같이, 왼쪽 가쪽이동이 연루된 깨무는 동작은 오른쪽 가쪽날개근과 안쪽날개근 그리고 작은 기여를 하는 왼쪽 깨물근과 관자근에 의해 조절된다.

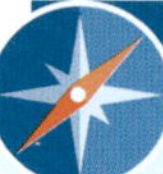

SPECIAL FOCUS 11.1

### 깨물근과 안쪽날개근 사이의 기능적인 상호작용

안쪽날개근과 깨물근은 턱뼈각 주위에서 *기능적 걸이(functional sling)*를 형성한다(그림 11.20). 이러한 근육들의 동시 수축은 턱을 통해 위쪽과 아래쪽 큰어금니 사이의 강력한 물기 힘(biting force)으로 발휘될 수 있다. 이 영역에서의 최대 물기 힘은 성인의 경우 평균 약 422 N (95 lb)이며, 앞니들 사이에서 발생한 힘의 2배나 된다.[81]

아래턱뼈의 속면과 바깥면에 작용하는 안쪽날개근과 깨물근 또한 위쪽과 아래쪽 큰어금니 사이에 중요한 측면 힘(side-to-side force)을 생산한다. 그림 11.18에서 보여주는 바와 같이, 오른쪽 안쪽날개근과 왼쪽 깨물근의 동시 수축은 왼쪽으로의 가쪽이동을 만들어낸다. 협력된 방식으로 작용한 이러한 근육들의 수축은 입의 양쪽에서 큰어금니와 음식물 사이에 매우 효과적인 전단력을 발생시킬 수 있다. 결합된 근육작용은 삼키기 전 음식물을 갈고 부수는 데 매우 효과적이다.

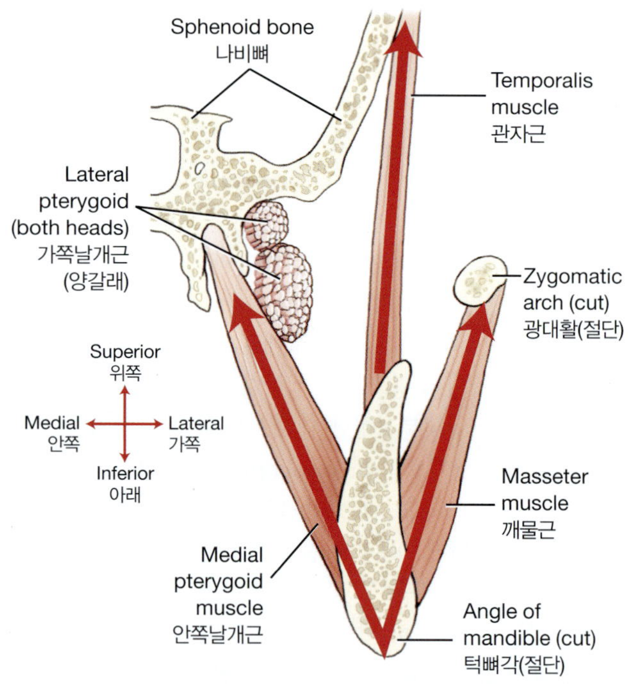


그림 11.20 정면에서 볼 때, 광대활의 중간영역을 통과하는 전두면에서의 머리뼈 단면을 보여주고 있다. 이런 단면은 씹기의 일차적인 근육을 볼 수 있다(왼쪽에 있는 근육만). 입을 닫을 때의 일차적인 근육인 깨물근, 관자근, 그리고 안쪽날개근의 힘선을 나타내고 있다. 깨물근과 안쪽날개근에 의해 턱뼈각 주위에 형성된 기능적 걸이에 주목하라.

가쪽날개근 두 갈래의 양쪽수축은 아래턱뼈의 강력한 돌출(*protrusion*)을 발생시킨다.[81] 입을 열고 닫을 때의 근육 조절에 대한 논의에서 자세히 설명하겠지만, 가쪽날개근의 두 갈래는 입을 열고 닫을 때 각기 다른 단계에서 활동한다. (이러한 이유와 기타 형태학적 고려사항들로 인해, 일부 저자들은 가쪽날개근의 두 갈래가 실제 별개의 근육이라고 주장해왔다.[41]) 대부분의 자료에서는 특히 저항을 받으며 입을 여는 동안 *아래갈래*가 아래턱뼈의 일차적인 내림근육이라고 제안한다.[92,102,108,113] 이와는 대조적으로, *위갈래*는 저항을 받으며 턱을 닫는 동안 원반 내의 장력과 원반의 위치를 조절하는 데 도움이 된다.[92,102] 이러한 작용은 딱딱한 사탕을 깨물 때와 같이 저항을 받는 턱의 한쪽 닫기 동안 특히 중요하다.

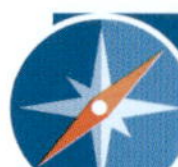

SPECIAL FOCUS 11.2

### 원반의 속장애

TMJ의 역학적 기능이상은 통증이 있고, 매우 가변적이며, 감소되고 느려진 턱의 움직임과 함께 관절의 딱딱거리는 소리를 흔히 유발한다.[117] 게다가, 역학적 기능이상은 턱뼈관절융기와 턱관절오목에 대한 원반의 비정상적 위치가 관련될 수 있으며, 이런 문제를 *원반의 속장애(internal derangement of the disc)*라 한다.[108] 이러한 장애는 병리나 외상에 의해 유발되거나 원반 형태의 변화, 관절융기의 비정상적 경사, 과신장된 관절주머니, 또는 위원반뒤판 내의 탄력성 상실을 포함한 관절 내의 기타 상황으로도 유발될 수 있다.[55] 그 외에도 원반의 속장애는 근육의 과활동과도 연관될 수 있는데, 특히 *가쪽날개근의 위갈래*가 관여된다. 이런 근육섬유들의 당김선과 부착부위에 근거해, 과도한 활성은 원반을 관절에 대해 앞쪽과 안쪽 방향으로 당기게 되고 결국에는 위치를 이동시킬 수 있다.[7,40,139,140] 이 근육에서의 과활동 원인은 확실히 알려지지 않았지만, 만성적인 정신적 스트레스 또는 과도한 이갈이나 이 악물기와 같은 비기능적 습관과 관련이 있을 수 있다.[41,136] 일단 원반이 비정상적으로 위치된다면, 크고 손상을 유발할 수 있는 외상에 취약해진다.[108]

## 씹기의 이차적인 근육

목뿔위근육(suprahyoid muscles)과 목뿔아래근육(infrahyoid muscles)은 씹기의 이차적인 근육으로 고려된다(그림 11.21). 이러한 근육은 표 11.2에 제시되었다. 이러한 근육에 의해 생산된 힘은 아래턱뼈에 직접 또는 간접적으로 전달된다. *목뿔위근육*은 머리뼈의 바닥부, 목뿔뼈, 그리고 아래턱뼈 사이에 부착하고, *목뿔아래근육*은 위쪽으로는 목뿔뼈에 그리고 아래쪽으로는 갑상연골(thyroid cartilage), 복장뼈 및 어깨뼈에 부착한다. 목뿔위근육 중 3개의 근육인 두힘살근(digastric)의 앞힘살, 턱끝목뿔근(geniohyoid), 그리고 턱목뿔근(mylohyoid)의 아래턱뼈 부착부위는 그림 11.4에서 보여주고 있다. 부록 III의 Part C는 목뿔위근육과 목뿔아래근육의 부착부위를 제시하였다.

목뿔아래근육의 충분한 활성화에 의해 목뿔뼈가 안정되면, 목

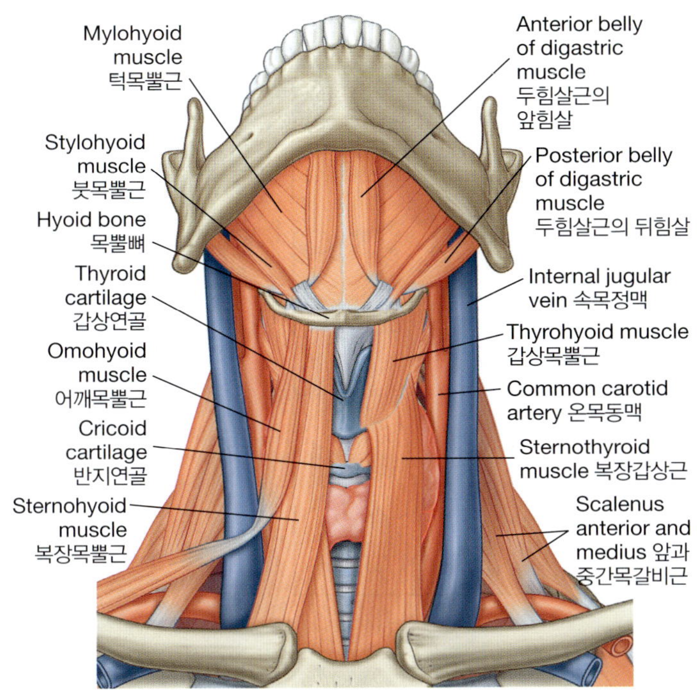


**그림 11.21** 목뿔뼈에 부착하는 목뿔위근육과 목뿔아래근육을 보여주고 있다. 턱끝목뿔근은 턱목뿔근의 깊은쪽에 있어 보이지 않는다. (From Drake RL, Vogl W, Mitchell AWM: *Gray's anatomy for students*, ed 3, St Louis, 2015, Churchill Livingstone.)

뿔위근육은 아래턱뼈의 내림을 보조할 수 있어 입을 여는 데 관여하게 된다.[23] 또한, 목뿔위근육과 목뿔아래근육은 말하기, 혀의 움직임 및 삼키기 그리고 삼키기 전에 음식 덩어리를 조절하는 데 연루된다.

## 개별 근육작용의 요약

표 11.3은 씹기 근육의 개별적 작용에 대해 요약한 것이다.

## 입 열기와 닫기의 근육 조절

### *입 열기*

입 열기는 *가쪽날개근의 아래갈래*와 *목뿔위근육무리*의 수축을 통해 주로 수행된다.[141] 이러한 작용은 그림 11.22A를 통해 포도를 깨물기 위한 준비로 입을 벌릴 때의 모습으로 설명된다. 가쪽날개근의 아래갈래는 턱뼈관절융기의 앞쪽 병진운동(돌출)에 주로 관여한다. 또한 이 근육은 수축하고 있는 목뿔위근육과의 짝힘(force-couple)에 연루된다. 짝힘은 턱뼈목 밑의 초록색 원으로 보여주고 있는 돌림축에 대해 아래턱뼈를 돌림운동시킨다. 아래턱뼈의 돌림운동이 입 열기의 후기단계 동안에는 감소되지만, 이러한 돌림운동은 입 열기의 끝범위를 촉진시킨다. 중력이 입 열기를 약간 보조하기는 하지만, 입을 완전히 열기 위해서는 상당한 근육 활성이 요구된다. 아마도 예상하지 못했겠지만 흥미로운 것은, 수학적 모형화로 보면 입을 완전히 벌릴 때 병진운동하는 턱뼈관절융기는 저항 없이 입을 닫을 때보다 관절융기와 더 단단하게 접촉한다는 것이다.[141] 그러나 예상한 바와 같이, 저항이 주어진 입 닫기(씹고 있을 때와 같이)는 주로 근육에 의한 큰 물기 힘의 요구에 따라 입을 완전히 벌릴 때와 비교하여 훨씬 더 큰 관절 부하와 원반 압박을 발생시킨다.

이전에 설명했듯이, 원반과 턱뼈관절융기는 입 열기의 후기단계 동안 하나의 단위로 앞쪽으로 병진운동한다. 원반은 (1) 병진운동하는 턱뼈관절융기 그리고 (2) 가쪽날개근 아래갈래의 활성에 의한 관절속 접촉압력의 증가에 의해 신장되고 앞쪽으로 당겨진다. 가쪽날개근의 위갈래가 원반에 직접 부착되기는 하지만, 입

**표 11.3 씹기 근육의 작용**

| 근육 | 올림 (입 닫기) | 내림 (입 열기) | 가쪽이동 | 돌출 | 후퇴 |
|---|---|---|---|---|---|
| 깨물근 | XXX | — | X (IL) | X | — |
| 안쪽날개근 | XXX | — | XXX (CL) | X | — |
| 가쪽날개근(위갈래) | * | — | XXX (CL) | XXX | — |
| 가쪽날개근(아래갈래) | — | XXX | XXX (CL) | XXX | — |
| 관자근 | XXX | — | X (IL) | — | XXX(뒤섬유들) |
| 목뿔위근육무리 | — | XXX | — | — | X† |

*CL* ; 반대쪽 가쪽이동, *IL* ; 같은쪽 가쪽이동. 아래턱뼈를 움직이는 근육의 상대적인 능력은 3가지 점수 중 하나로 부여된다: X=최소, XX=중간, 그리고 XXX=최대. — 표시는 효율적인 근육의 작용이 없음을 나타낸다.

*관절원반의 위치를 안정화시키거나 조절한다.

†턱끝목뿔근, 턱목뿔근, 그리고 두힘살근(앞힘살)의 직접적인 작용에 의해서만.

그림 11.22 입 열기(A)와 닫기(B) 동안 근육과 관절의 상호작용. 상대적인 근육의 활성 정도는 붉은색의 명암으로 표시하였다. (B)에서, 가쪽날개근의 위갈래는 편심으로 작용한다. 돌림축의 위치(A와 B에서 작은 초록색 원으로 보여줌)는 단지 추정되었다.

을 벌리는 동안 비교적 비활성화되어 있다고 대부분의 문헌에서는 지적하고 있다.

### *입 닫기*

저항에 대해 입을 닫는 것은 주로 *깨물근*, *안쪽날개근*, 그리고 *관자근*의 수축으로 수행된다(그림 11.22B).[141] 이 근육들은 모두 입 닫기를 위한 매우 유리한 모멘트팔(지레작용)을 갖고 있다. 또한 좀 더 사선 방향인 관자근의 뒤섬유들은 아래턱뼈를 *후퇴*시킨다. 이러한 작용은 아래턱뼈를 뒤-위쪽 방향으로 병진운동시켜, 입 닫기의 매우 끝단계에서 턱관절오목 내에 턱뼈관절융기를 다시 위치시키는 데 도움이 된다.

근육작용이 완전히 이해되거나 동의되고 있지는 않지만, 가쪽날개근의 *위갈래*는 입 닫기 동안 *편심*으로 활동할 가능성이 높다. 이러한 편심활성은 원반과 턱뼈목에 대한 앞쪽으로의 장력을 발휘한다(그림 11.22B). 이러한 장력은 턱뼈관절융기와 관절융기(articular eminence) 사이에 원반을 안정화시키고 최적의 위치를 잡는 데 도움이 된다. 또한 근육활성은 관자근의 뒤섬유들에 의해 발생된 강력한 후퇴의 힘을 균형 잡는 데 도움이 된다.

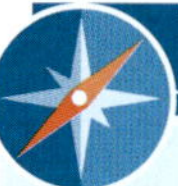

**SPECIAL FOCUS 11.3**

**원반의 위치 조정에 있어 가쪽날개근 위갈래의 특별한 역할**

물기(biting) 동안 턱뼈관절융기에 대한 원반의 정확한 위치는 씹는 물체에 의한 저항의 형태에 크게 영향을 받는다. 그림 11.22B에서 보여주는 바와 같이 포도처럼 비교적 낮은 저항에 대해 입을 닫는 동안, 얇은 원반의 중간영역은 일반적으로 턱뼈관절융기와 관절융기 사이의 이상적인 위치에 있게 된다. 그러나 크고 비대칭적인 물기 힘이 적용되는 동안에는 관절원반의 위치가 조정될 필요가 있다. 예를 들어, 큰어금니 사이에서 딱딱한 사탕 조각을 한쪽으로 깨무는 것은 같은쪽 턱관절 내의 관절속 접촉압력을 순간적으로 감소시킨다. 사탕이 부서질 때까지, 사탕은 위턱과 아래턱 사이의 '간격장치(spacer)'로 작용하여 관절 접촉을 감소시킨다. 이러한 과정이 일어나는 동안, 가쪽날개근 위갈래의 강력한 *동심수축*은 원반을 앞쪽으로 돌출시켜, 원반의 더 두꺼운 뒤쪽영역이 턱뼈관절융기와 관절융기 사이로 미끄러져 들어가게 된다. 좀 더 두꺼운 원반 뒤쪽영역의 표면은 관절 내의 일치성을 증가시켜, 아래턱뼈 전체에 가해지는 불균등한 힘에 대항하여 관절을 안정화시키는 데 도움이 된다.

## 턱관절장애

*턱관절장애*(*temporomandibular disorder*, TMD)는 TMJ와 관련된 여러 복잡하고 통증을 동반하는 상황을 말한다.[87,120] TMD는 인구의 5~20%에서 발생하는 것으로 보고되어 상당한 공중보건 문제를 야기하고 있으며, 여성이 남성보다 최소 2배 더 영향을 받는다.[17,91,99,128]

증상으로는 턱의 움직임 시 통증, 씹기의 어려움, 관절 소리('딱딱거리는 소리'), 큰어금니의 물기 힘 감소, 입 열기 범위의 감소, 두통, 이명, 씹기 근육과 머리목 근육의 통증이나 과활동['통증유발점(trigger points)'], 그리고 얼굴과 두피(scalp) 피부로의 연관통(referred pain)이 포함된다.[a] 널리 사용되는 진단기준에 따르면, 환자들은 일반적으로 두 가지의 넓은 범주 중 하나에 해당하는 TMD 진단을 받게 된다: (1) *통증성 장애*(즉 씹기근육의 근육통, 관절통, 근막통증, TMD로 유발되는 두통), 또는 (2) *관절의 역학적 장애*(즉 원반장애, 아탈구, 퇴행성관절염).[87,128,145] 모든 TMD 진단의 거의 80%는 근육통증(근육통) [muscle pain (myalgia)]과 관련이 있다는 점은 주목할 만하며, 이러한 근육통에는 국소 근육통과 연관(referred) 근육통이 있다.[129] 일부 연구에서는 씹기 근육이 신경계에 일차적인 통각성 입력을 제공하며, 이는 근육통성 TMD (myalgic TMD)의 만성적인 특성에 기여할 수 있다고 제안한다.[99]

TMD와 관련되는 것으로 보이는 요인들로는 중추신경계의 감작(sensitization), 심리적 스트레스나 기타 정서적 장애, 입의 일상적인 비기능적 습관(예, 이갈이, 반복적인 입술이나 혀 깨물기), 비대칭적인 근육 활동, 수면 중 이갈이(bruxism), 만성적인 머리앞쪽 자세, 목뼈의 병리, 또는 근육의 구조적 변화가 있다.[108] 흔히 만성적이고 통증을 동반하는 TMD의 특성은 스트레스, 통증에 대한 재앙적 사고(pain catastrophizing), 그리고 우울증과 같은 심리사회적 문제로 이어질 수 있다.[87] 관련 요인들이 TMD를 얼마나 유발하는지 또는 TMD의 결과로 관련 요인들이 얼마나 나타나는지에 대해서는 잘 이해되지 않고 있다. 대부분의 TMD 경우는 자연적으로 호전되지만, 일부의 경우는 골관절염으로 진행될 수 있으며, 이는 관절 내의 상당한 퇴행성 변화, 뼈의 재형성, 그리고 두드러진 기능상실로 이어질 수 있다.

하나의 역학적 또는 생리적 설명으로 TMD와 관련된 다양한 증상을 모두 설명할 수는 없다. 특정 증상과 관련된 병리역학은 비정상적인 해부학적 구조, 치아 배열(dentition), 치아 맞물림(occlusion), 원반의 속장애(internal derangement) 또는 낙상, 얼굴 외상, 목뼈의 채찍질손상과 같은 외상으로 인해 관절에 가해지는 과도한 부하에서 기인될 수 있다.[56,84]

TMD와 관련된 다양한 증상은 치과의사, 물리치료사, 행동치료사, 그리고 심리학자를 포함한 전문가 팀의 협진치료가 필요하다.[b] 다음의 글상자에는 보다 일반적인 보존적 치료법들이 제시되었다.

**턱관절장애를 위한 보존적 치료**

- 근력강화운동과 아래턱뼈 가동성 운동
- 도수치료, 연부조직가동술
- 생물물리학적 인자(예, 이온이동법, 음파이동법, 피부경유전기신경자극, 연속초음파, 간섭자극, 냉, 열)
- 건침
- 바이오피드백, 이완기법, 스트레스 관리
- 환자교육(예, 자세 교정, 인간공학)
- 행동치료
- 약물치료
- 관절속 주사(국소 마취제 또는 코티코스테로이드)
- 교합치료(occlusal therapy; 치아구조나 턱 위치의 변경)
- 구강내 장치(교정기)

TMD에 대한 다양한 물리치료 접근법의 상대적인 임상적 효율성에 대해 논의하는 것은 이 장의 범위를 벗어난다. 그러나 간단히 말하면, 일부 연구에서 상반된 결과를 보고하지만 많은 연구에서 물리치료와 도수치료가 TMD와 관련된 증상을 경감시키고 전반적인 기능을 증진시킬 수 있다는 근거가 일부 제시되고 있다.[c]

심각하거나 만성적인 TMD를 위한 수술에는 관절천자술(arthrocentesis), 관절을 검사하고 유착을 제거하기 위한 관절내시경술(arthroscopy), 원반에 대해 턱뼈관절융기를 재정렬시키는 관절융기절단술(condylotomy), 관절절개술(arthrotomy, 원반 재위치화와 원반절제술과 같은 수술 절차), 아래턱뼈나 위턱뼈의 재정렬뼈자름술(osteotomy), 그리고 TMD치환술이 포함될 수 있다. 관절경수술 이후에 실시될 수 있는 특정 물리치료 프로그램들이 개발되었다.[1,28]

## 요약

이 장의 1부는 턱관절(TMJ)의 운동학을 제시하였다. 한 쌍의 이 관절은 씹을 때뿐만 아니라 삼키기, 말하기, 노래하기, 그리고 기타 비특이적 무의식 활동을 위해 하루에도 수천 번씩 사용된다. 이러한 활동들은 관절의 관절면과 관절주위 결합조직에 압박력과 전단력을 예외 없이 만들어 낸다. 힘의 크기는 삼키기와 같이 매우 작은 것에서부터 강력하게 음식물을 씹을 때처럼 매우 큰 것까지 다양할 수 있다. 이러한 힘은 주로 근육의 작용에서 비롯된다.

[a] 5,42,58,60,67,108,118,144

[b] 9,26,52,60,68,71,100,108,109,127

[c] 8,11,39,50,71,80,87,97,130

근육은 입을 열고 닫을 때뿐만 아니라 아래턱뼈를 측면으로 그리고 앞뒤로 움직이기 위해 협력적으로 상호작용하며, 이러한 움직임은 음식물을 삼키기 전에 효과적으로 부수고 갈아주는 역할을 한다.

크고 다양한 방향에서의 힘을 생산하는 것 외에도, TMJ는 속삭이기 위해 단지 몇 밀리미터 정도만 움직이는 것에서부터 큰 사과를 깨물기 위해 약 5 cm까지 벌리는 것과 같이 광범위한 아래턱뼈 동작을 허용해야 한다. TMJ에 부과된 독특한 기능적 요구는 관절의 특이한 구조가 반영된다. 관절은 턱뼈관절융기의 돌림운동과 병진운동 둘 다를 허용하기 위해 느슨하게 관절된다. 이런 결합된 '미끄러짐–경첩관절(sliding-and-hinge joint)'은 아래턱뼈의 운동 가능성을 증가시킨다. 크고 반복적인 힘으로부터 관절을 보호하기 위해, 뼈의 관절면은 섬유연골층으로 덮여 있으며 두꺼운 관절속 원반에 의해 부분적으로 덮여 있다. 원반의 일차적인 기능은 관절운동형상학을 안내하고, 관절을 안정화시키며, 그리고 아마도 가장 중요한 관절면들에 대한 접촉압력을 경감시키는 것이다.

아래턱뼈의 움직임 동안, 원반은 특히 턱뼈관절융기와 턱관절오목의 경사진 관절융기 사이에서 접촉압력을 최적으로 줄이기 위해 항상 재위치된다. 원반의 위치화는 신장된 관절주머니와 원반뒤판으로부터의 수동장력, 턱뼈관절융기로부터의 압박력, 그리고 가쪽날개근 위갈래로부터의 능동적인 힘을 포함한 여러 힘들의 결합에 의해 안내된다. 일부 사람들의 경우 원반이 일시적으로 또는 영구적으로 이동되어, 잠재적으로 손상시킬 수 있는 힘으로부터 관절을 더 이상 보호할 수 없게 된다. 좀 더 심각하고 만성적인 경우에 있어, 원반의 속장애(또는 이동)는 통증을 유발하고 아래턱뼈의 운동을 감소시킬 수 있으며, 이는 흔히 관절주위 결합조직의 만성염증 및 퇴행과 관련된다.

그 외의 통증성 만성 상황들이 TMJ에 존재하는데, 심지어 원반이 잘 정렬되어 있어도 나타난다. 이러한 상황들은 혼란스럽고 치료를 어렵게 만든다. 치료적 접근법은 분야에 따라 매우 다양하다. 접근법에 관계없이, 임상가들은 TMJ의 복잡한 해부학과 운동학을 이해하는 데 어려움을 겪는다. 이러한 지식은 턱관절장애의 다양한 임상적 양상을 이해하고, 대부분의 보존적 중재와 수술적 치료중재의 근거를 이해하기 위한 첫걸음이 된다.

## *2부: 환기*

*환기(ventilation)*는 공기가 폐나 기도를 통해 들이마셔지고 내쉬어지는 역학적 과정이다. 이런 규칙적인 과정은 안정 시에 1분마다 12~20회 정도 일어나며 생명유지에 필수적이다. 이 장의 2부에서는 환기의 운동학에 초점을 맞추어 설명한다.

환기는 호흡(respiration), 즉 폐의 폐포(alveolus)와 혈액 사이에서 산소와 이산화탄소의 교환을 가능하게 한다. 이러한 가스교환은 근육섬유 내의 산화대사(oxidative metabolism)에 필수적이다. 이 과정은 인체의 관절을 움직이고 안정화시키는 데 필요한 근육 내의 역학적 과정에 공급되는 ATP를 생산하기 위해 산소를 사용한다. 따라서 적절한 환기는 효과적인 움직임을 위한 전제조건이 된다.

환기의 상대적 강도는 '안정(quiet)' 또는 '강제(forced)'로 설명될 수 있다. 건강한 사람들의 경우, *안정환기(quiet ventilation)*는 비교적 대사 요구량이 낮은 비활동 동안에 일어난다. 이와는 대조적으로, *강제환기(forced ventilation)*는 운동이나 기침을 할 때와 같이 빠르고 많은 양의 공기 이동이 필요한 활동 동안에 일어난다. 안정환기와 강제환기 사이에는 넓고 연속적인 환기강도의 범위가 존재한다.

그림 11.23은 정상 성인의 폐용적(lung volume)과 폐용량(lung capacity)을 보여주고 있다. 보여주고 있는 바와 같이, *총폐용량(total lung capacity)*은 약 5.5~6 L의 공기이다. 일반적으로 약 4.5 L인 *폐활량(vital capacity)*은 최대들숨(maximal inhalation) 이후에 내뱉을 수 있는 공기의 최대량이다. *일회호흡량(tidal volume)*은 각 호흡 동안 폐에 들어오고 나간 공기의 양이다. 안정 시의 일회호흡량은 약 0.5 L이고, 폐활량의 약 10%에 해당된다.

환기는 팽창 가능하고 반탄성(semielastic)인 가슴 내의 용적을 변화시키는 능동적인 힘과 수동적인 힘의 결합에 의해 일어난다. *보일의 법칙(Boyle's law)*에 따라, 가슴속 용적의 변화는 공기압력의 변화를 유발한다. 이 법칙은 온도와 질량이 일정할 때, 공기와 같은 기체의 *용적*과 *압력*은 서로 *반비례*한다는 것을 말한다. 예를 들어, 피스톤 내부의 용적이 증가할수록 담겨 있는 공기의 압

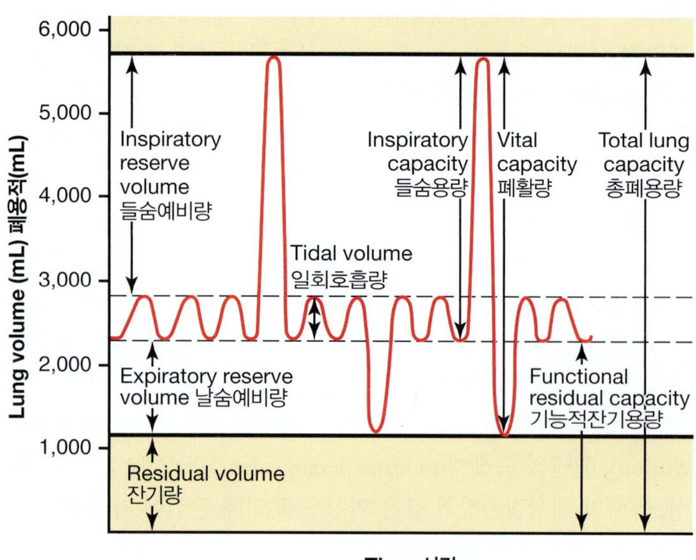


**그림 11.23** 정상 성인의 폐용적과 폐용량. 폐용량은 둘 또는 그 이상의 용적을 합한 것이다. (From Hall JE: *Guyton and Hall textbook of medical physiology*, ed 13, Philadelphia, 2015, Saunders.)

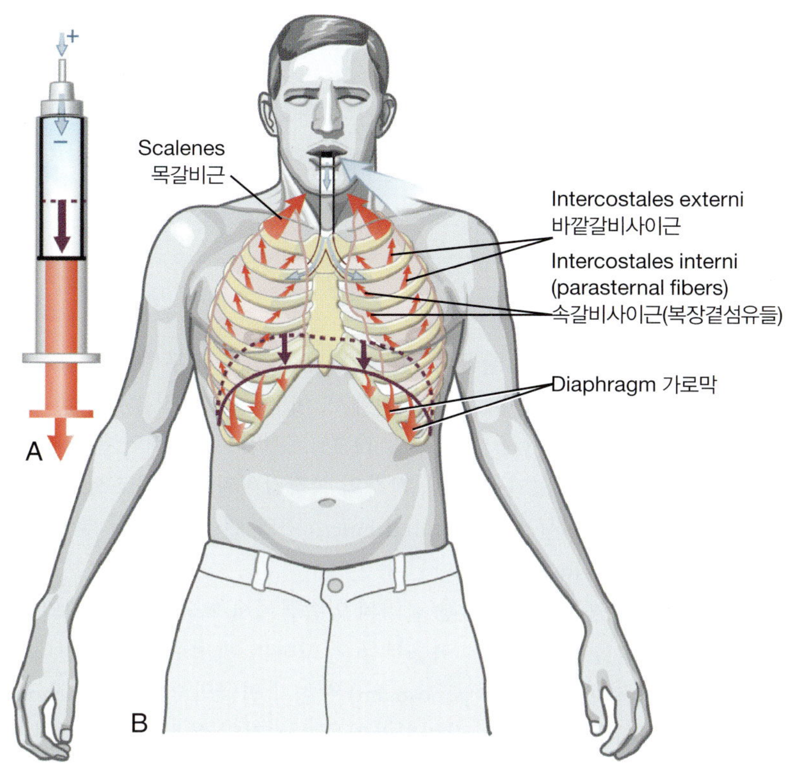


그림 11.24 들숨의 근육 역학. (A) 보일의 법칙을 사용한 비유로 확장된 피스톤과 공기를 보여주고 있다. 피스톤 내의 용적이 증가되면 피스톤 내부공간의 공기압력은 감소된다. 음압은 피스톤 끝의 구멍을 통해 외부에 있는 높은 압력의 공기를 피스톤 안으로 끌어당긴다. (B) 건강한 성인의 경우, 일차적인 들숨근육(가로막, 목갈비근, 그리고 갈비사이근)의 수축이 어떻게 가슴속 용적을 증가시키는지 보여주고 있으며, 이러한 용적의 증가는 폐를 확장시켜 폐포의 압력을 감소시킨다. 폐포의 음압은 공기를 폐 속으로 끌어당긴다. 가로막의 내림은 한 쌍의 굵은 자주색의 수직 화살표로 나타내었다.

력은 낮아진다. 공기는 압력이 높은 곳에서 낮은 곳으로 자연스럽게 흐르기 때문에, 피스톤 외부의 비교적 높은 공기압력이 공기를 피스톤 끝의 구멍 속으로 밀어 넣는다. 다시 말해, 피스톤 내에서 만들어진 음압이 공기를 피스톤 내부공간으로 빨아들인다(그림 11.24A). 이러한 피스톤의 비유를 가슴에 적용해보면 환기의 역학을 이해하는 데 매우 도움이 된다. 또한 가슴벽의 관통상에 의해 발생할 수 있는 기흉('폐허탈') [pneumothorax ('collapsed lung')]의 병리역학과 같은 환기의 여러 임상적 측면을 이해하고, 폴리오바이러스(polio virus) 감염 이후 환기 근육이 마비된 일부 사람들의 호흡을 돕기 위해 사용된 '철폐(iron lung)'의 설계를 이해하는 데 유용하다.[103]

*들숨*(*inspiration*) 동안, 갈비뼈와 복장뼈에 부착하는 근육의 수축에 의해 가슴속 용적은 증가된다(그림 11.24B). 가슴이 팽창함에 따라, 이미 음압 상태인 가슴막사이공간(interpleural space) 내의 압력은 더욱 감소하여 폐를 팽창시키는 흡입력이 발생된다. 그 결과로 일어난 폐의 팽창은 폐포의 압력을 대기압 이하로 감소시켜, 결국에는 대기 중의 공기가 폐 속으로 유입된다.

*날숨*(*expiration*)은 폐에서 대기로 공기를 내뱉는 과정이다. 앞에서 언급한 피스톤에 비유하면, 피스톤 내부공간의 용적*감소*는 갇혀 있는 공기의 압력을 *증가*시켜 밖으로 공기를 밀어낸다. 인간의 날숨도 유사한 과정으로 일어난다. 가슴속 용적의 감소는 폐포의 압력을 증가시켜, 공기가 폐포에서 폐 밖으로 나와 대기로 이동하게 된다.

건강한 사람의 경우, *안정날숨*(*quiet expiration*)은 본질적으로 근육활성에 거의 의존하지 않는 수동적인 과정이다.[2,69] 들숨근육이 수축한 이후 이완될 때, 가슴속 용적은 주로 폐, 갈비우리, 그리고 신장된 들숨근육 결합조직의 탄성반동(elastic recoil)에 의해 자연스럽게 감소된다. 더 깊고 빠른 호흡, 기침, 또는 촛불 *끄기*에 요구되는 *강제날숨*(*forced expiration*)은 배근육과 같은 날숨근육에 의해 생산된 능동적인 힘을 필요로 한다.

## 관절학

### 가슴

가슴(thorax) 또는 갈비우리(rib cage)는 환기를 위한 역학적 풀무(bellows)로 기능하는 폐쇄된 시스템이다. 가슴의 내부는 근막과 여러 근육뼈대 조직들에 의해 외부로부터 밀폐되어 있다. 이 장은 가슴이 공기 이동을 어떻게 발생시키는지에 초점을 맞추고 있지만 가슴은 또한 심폐기관과 큰 혈관을 보호하고, 목뼈를 위한 구조적 바닥부의 역할을 하며, 머리, 목, 그리고 팔다리에 직접 또는 간접적으로 작용하는 근육의 부착부위를 제공한다.

## 가슴 내의 관절

가슴 내의 다양한 관절은 환기 동안에 일어나는 가슴속 용적의 변동에 기여한다(다음 글상자 참조).

> **가슴 내의 관절**
> - 자루몸통관절
> - 복장갈비관절(갈비연골이음부와 연골복장이음부 포함)
> - 연골사이관절
> - 갈비척추관절
>   - 갈비몸통관절
>   - 갈비가로돌기관절
> - 등뼈의 척추사이관절

### 자루몸통관절

복장뼈자루(manubrium)는 *자루몸통관절(manubriosternal joint)*에서 복장뼈몸통과 관절한다(그림 11.25). 이런 섬유연골성 관절은 일반적으로 부동관절(synarthrosis)로 분류되며, 두덩결합(pubic symphysis)의 구조와 유사하여 매우 작은 움직임만이 허용된다. 부분적인 원반이 자루몸통관절의 공간을 채우고, 노년기에

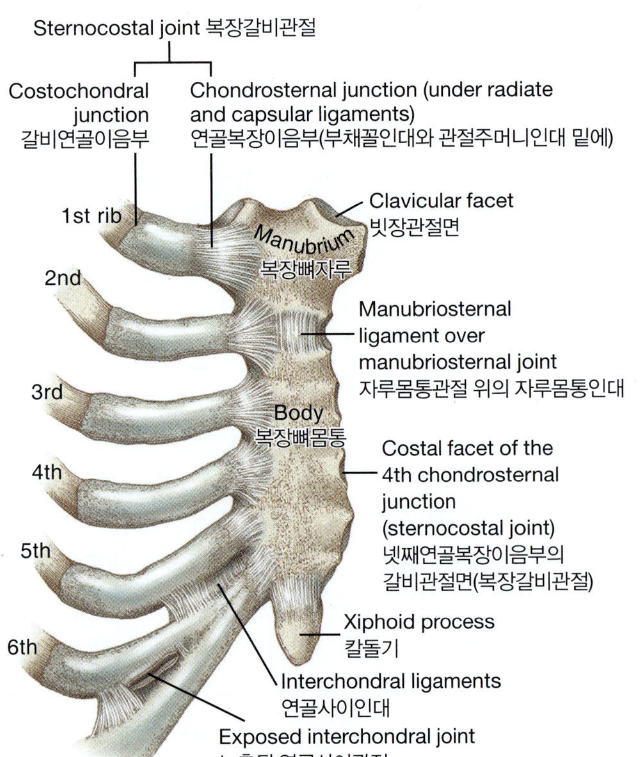


**그림 11.25** 자루몸통관절, 복장갈비관절(갈비연골이음부와 연골복장이음부), 그리고 연골사이관절을 강조한 가슴벽 일부의 앞면. 갈비관절면을 노출시키기 위해 왼쪽의 갈비뼈는 제거하였다.

완전히 골화된다.[135] 그림 11.25에서는 명확히 보이지 않지만, 복장뼈자루는 복장뼈몸통에 대해 (시상면 내에서) 10~15° 정도 뒤쪽으로 기울어져 있다. 이러한 각도는 흔히 *복장뼈각*[또는 루이스각(angle of Louis)]으로 언급된다. 골화되기 전에, 복장뼈자루가 최대흡기 동안 약 4° 정도(복장뼈에 대해) 뒤쪽으로 돌릴할 만큼 유연하다.[12]

### 복장갈비관절

양쪽에서, 첫째~일곱째갈비뼈의 앞쪽 연골 끝부위는 복장뼈의 가쪽면과 관절한다. 넓은 의미에서, 이 관절을 *복장갈비관절(sternocostal joint)*이라 한다(그림 11.25). 그러나 갈비뼈와 복장뼈 사이에 연골이 있기 때문에, 각각의 복장갈비관절은 구조적으로 갈비연골이음부(costochondral junction)와 연골복장이음부(chondrosternal junction)로 나뉜다.

*갈비연골이음부*는 각 갈비뼈 앞쪽끝에서 뼈와 연골 사이의 전환지점을 말한다. 이 이음부를 강화하는 관절주머니나 인대는 없다. 갈비뼈의 골막(periosteum)은 점차 연골의 연골막(perichondrium)으로 바뀐다. 갈비연골이음부는 거의 움직임을 허용하지 않는다.

*연골복장이음부*는 갈비연골의 안쪽끝과 약간 오목한 복장뼈의 갈비관절면(costal facet) 사이에서 형성된다. 7개의 모든 연골복장이음부는 최대노력의 환기 동안 갈비뼈의 움직임에 기여하며, 이는 좀 더 머리쪽의 이음부에서 가장 두드러지게 나타난다.[12] 첫째연골복장이음부는 유연한 섬유성 부동관절로 고려된다. 그러나 둘째~일곱째연골복장이음부는 사실상 윤활관절에 더 가깝다. 각 윤활관절은 관절주머니에 둘러싸여 있으며 *부채꼴인대(radiate ligament)*에 의해 강화된다.

### 연골사이관절

다섯째갈비뼈에서 열째갈비뼈까지의 연골들이 서로 맞닿는 모서리는 작은 윤활막으로 덮인 *연골사이관절(interchondral joint)*을 형성하며, 이 관절은 *연골사이인대(interchondral ligament)*에 의해 강화된다(그림 11.25). 열한째와 열두째갈비뼈는 앞쪽에서 복장뼈에 부착되지 않는다.

### 갈비척추관절

갈비뼈의 뒤쪽끝은 한 쌍의 갈비척추관절(costovertebral joint)인 갈비몸통관절(costocorporeal joint)과 갈비가로돌기관절(costotransverse joint)을 통해 척주에 부착된다. *갈비몸통관절*은 12쌍의 갈비뼈머리를 해당 등뼈의 척추뼈몸통에 연결한다. *갈비가로돌기관절*은 첫째~열째갈비뼈의 관절결절(articular tubercle)을 해당

등뼈의 가로돌기에 연결한다. 열한째와 열두째갈비뼈는 일반적으로 갈비가로돌기관절이 없다. 이러한 관절의 해부학과 인대구조는 9장에서 설명되었다(그림 9.51 참조).

### 등뼈의 척추사이관절

등척주에서의 움직임은 그 영역 안에 있는 척추뼈몸통사이관절(interbody joint)과 돌기관절(apophyseal joint)에서 주로 일어난다. 이런 관절들의 구조와 기능은 9장에서 설명되었다.

## 환기 동안 가슴속 용적의 변화

### 수직 변화

들숨 동안, 가슴의 수직 직경은 주로 가로막의 수축과 이로 인한 돔(dome)의 낮아짐에 의해 증가된다(그림 11.24B 참조). 안정날숨 동안 가로막은 이완되어, 안정위치인 위쪽으로 돔은 되돌아간다.

### 앞-뒤쪽 변화와 안-가쪽 변화

갈비뼈와 복장뼈의 올림 및 내림은 가슴의 앞-뒤쪽 직경과 안-가쪽 직경의 변화를 만들어낸다.[12] 가슴 내의 모든 관절이 이런 직경의 변화에 기여할 수 있지만, 갈비척추관절은 이러한 운동형상학에서 일차적인 역할을 한다.[137] 갈비척추관절은 모든 자유도 3의 각운동이 일어나지만, 가장 큰 돌림운동은 갈비뼈몸통의 올림과 내림에 관계된 운동면에서 일어난다(이후에 설명됨).[46] 갈비뼈의 완전한 올림과 내림을 할 때 평균 약 15°의 돌림운동이 한 쌍의 해당 갈비척추관절에서 일어난다.[46,85]

들숨 동안, 갈비뼈몸통은 일반적으로 해당 가로돌기와 평행하게 놓인 *돌림축*에 직각의 경로로 올림을 한다. 그림 11.26에서 보여주고 있는 것과 같이, 돌림축은 갈비척추관절과 거의 평행하게 놓여 있다. 들숨 시 아래쪽으로 경사진 갈비뼈는 위쪽과 바깥쪽으로 돌림하여, 앞-뒤쪽 직경과 안-가쪽 직경 둘 다에서 가슴속 용적을 증가시킨다. 이러한 기전은 양동이 손잡이의 돌림과 다소 유사하다. *강제들숨* 동안, 갈비뼈의 움직임은 일반적으로 등뼈 전체에 걸친 약간의 폄과 결합된다.

각 갈비뼈의 특정 움직임 경로는 부분적으로 갈비뼈 고유의 형태에 달려 있지만, 돌림축 및 관련된 등뼈 가로돌기의 공간적 방향도 기여한다. *위쪽 여섯 개의 갈비뼈*에 있어, 돌림축은 전두면에서 수평으로 약 25~35° 벗어나 있다. *아래쪽 여섯 개의 갈비뼈*에 있어, 돌림축은 전두면에서 수평으로 약 35~45° 벗어나 있다. (그림 11.26A를 소개하기 위해 사용된 해부학적 예는 전두면에서 수평으로 약 35° 벗어난 것을 보여주고 있다.) 각도에서의 이러한 약간의 차이는 위쪽 갈비뼈가 앞쪽 방향으로 약간 더 올림하게 되고, 이는 복장뼈의 앞쪽과 위쪽 움직임을 촉진한다.[86]

올림하는 갈비뼈와 복장뼈는 가슴의 관절과 관련된 유연한 갈비연골을 약간 구부러지고 꼬이게 한다.[12] 그림 11.26B에서 보여주고 있는 것과 같이, 복장갈비관절에 있는 꼬인 갈비연골과 기타 연부조직에 의해 발생된 비틀림은 갈비뼈를 올림시키는 데 사용된 에너지의 일부를 저장한다. 이 에너지는 날숨 동안 갈비우리(rib cage)가 비교적 압축된 상태로 되돌아갈 때 부분적으로 다시

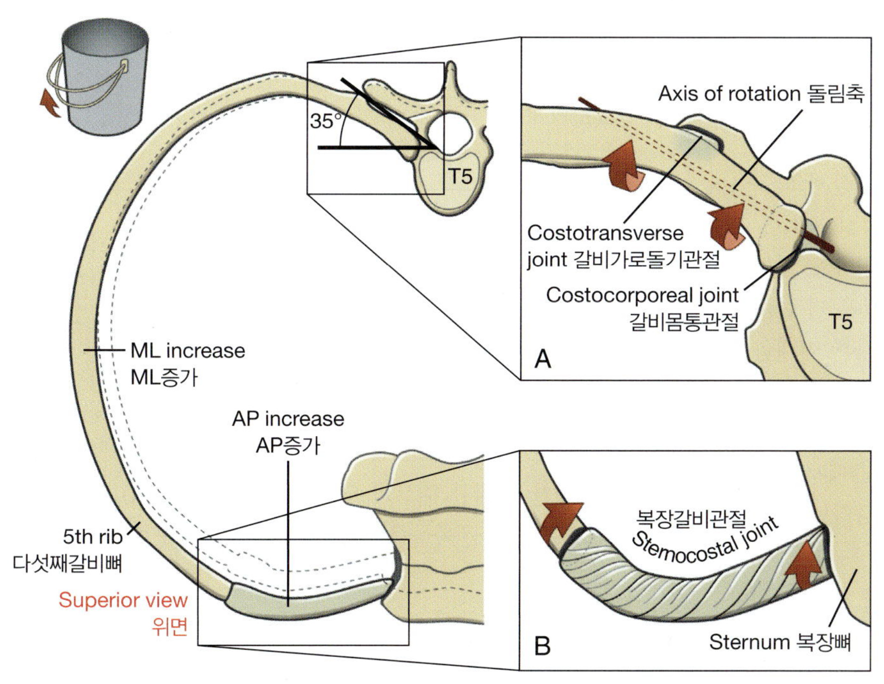


그림 11.26 들숨 동안, 갈비뼈의 올림에 대한 '양동이-손잡이' 기전을 보여주고 있는 다섯째갈비뼈의 위면. 점선으로 된 갈비뼈의 윤곽은 들숨 전의 위치를 나타낸다. 갈비뼈의 올림은 가슴의 앞-뒤쪽(*AP*) 직경과 안-가쪽(*ML*) 직경 둘 다를 증가시킨다. 갈비뼈는 갈비척추관절(갈비가로돌기관절과 갈비몸통관절)을 통해 척주에 연결되고(A) 복장갈비관절을 통해 복장뼈에 연결된다(B). 올림 동안, 갈비뼈머리와 갈비뼈목은 관련된 가로돌기와 평행하게 갈비척추관절 근처를 지나는 돌림축에 대해 돌림운동을 한다. 올림하는 갈비뼈는 복장갈비관절과 관련된 갈비연골에서의 꼬임이나 비틀림을 만들어낸다.

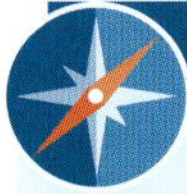

## SPECIAL FOCUS 11.4

### 가슴의 팽창을 방해할 수 있는 요인

들숨근육에 의해 수행된 일은 폐조직과 가슴을 구성하는 결합조직의 자연스러운 탄성반동(elastic recoil)을 극복해야만 한다. 또한 들이마신 공기가 넓은 기도를 통과할 때 발생하는 저항을 극복하기 위해 추가적인 일도 필요하다. 폐포에 도달하는 공기의 양은 폐포의 음압 생성에 달려 있으며, 이는 부분적으로 근육수축의 최종적인 결과와 가슴 확장을 방해하는 역학적 특성에 의해 결정된다.

폐조직과 주변 가슴벽(chest wall)의 변화를 포함한 여러 요인들이 가슴의 팽창을 상당히 방해할 수 있다. 예를 들어 폐섬유증(pulmonary fibrosis)은 폐의 과도한 흉터 형성과 두꺼워짐이 특징으로 나타나는 질환으로, 폐의 뻣뻣함 증가와 순응도(compliance) 감소를 유발한다. 여기에서 말하는 순응도는 주어진 폐통과압(transpulmonary pressure)의 감소에 의해 폐가 얼마나 확장될 수 있는지를 나타내는 척도이다. 따라서 주어진 부피의 공기를 들이마시기 위해서는 더 큰 압력의 감소가 요구된다. 결과적으로, 근육은 들숨 동안 같은 부피의 공기를 들이마시기 위해 더 많은 일을 해야 한다.

류마티스관절염(RA)은 가슴벽의 순응도를 변경시키는 질환의 한 예이다. RA는 복장갈비관절에 있는 연골의 뻣뻣함을 증가시켜, 가슴속 용적의 증가를 저항할 수 있다. 마찬가지로, 수술후 유착, 비만, 고령,[95] 또는 비정상적인 근육뼈대의 정렬 또한 가슴의 확장을 방해할 수 있다. 예를 들어, 심각한 척주옆굽음증(scoliosis)이나 척주뒤굽음증(kyphosis)과 관련된 자세의 비정상은 가슴의 확장을 물리적으로 제한하고 환기의 역학을 방해한다.[137] 건강한 사람에서도, 3개의 기본 운동면 중 어느 한 운동면으로 치우친 극단적인 앉기 자세로의 변화는 환기의 운동형상학에 상당한 영향을 미칠 수 있다.[83]

회수된다.

*날숨* 동안 들숨근육은 이완하며, 갈비뼈와 복장뼈가 들숨 전의 위치로 되돌아가게 한다. 복장뼈의 아래쪽 및 뒤쪽 움직임과 결합된 갈비뼈몸통의 하강은 가슴의 앞-뒤쪽 직경과 안-가쪽 직경을 감소시킨다. *강제날숨* 동안, 갈비뼈의 움직임은 일반적으로 등뼈 전체에 걸친 약간의 굽힘이 동반된다.

## 환기 동안의 근육 작용

환기의 운동학은 복잡하며, 몸통뼈대 전체에 걸쳐 많은 근육의 상호작용이 연루된다. 이처럼 견고한 시스템은 다양한 환기의 강도(예를 들어, 앉아서 휴식을 취하는 것에서부터 전력질주 할 때까지)를 정밀하게 조절하기 위해 필요하며, 여기에 더해 말하기, 노래하기, 냄새 맡기, 웃기, 하품하기, 또는 수영 중 숨 참기와 같은 비환기성 행동들도 조절하기 위해 필요하다. 게다가, 환기의 근육들은 몸통과 머리목영역의 자세, 움직임, 그리고 안정성 조절에 자주 그리고 동시에 관여하며, 간접적으로는 팔과 다리에도 영향을 미친다. 따라서 환기 근육의 근력과 지구력 감소는 많은 기능적 활동에 부정적인 영향을 미칠 수 있다. 다행스럽게도 다른 뼈대근육과 마찬가지로 환기의 근육도 운동을 통해 강화될 수 있으며, 이로 인해 그 기능이 현저히 향상될 수 있다.[3,43,124] 특히, 이런 긍정적인 치료반응은 들숨의 일차적 근육인 가로막(diaphragm)에서 60~80세 사이의 사람들을 포함한 다양한 연령대에 걸쳐 나타난다고 제시되고 있다.[134]

환기 근육의 구체적인 기능에 대해서는 아직 많은 것을 배워야 한다. 이 주제를 연구하는 데 사용되는 몇 가지 방법이 다음의 글상자에 제시되었다.[d]

**환기 근육의 기능을 평가하는 데 사용되는 일반적인 측정법 또는 기술**

- 근육질량, 단면적, 갈비뼈에 대한 힘선, 근육섬유 유형
- 환기 동안 가슴우리 또는 배안의 운동형상학[예, 광전자체적변동기록(optoelectronic plethysmography)을 통해]
- 표준화된 폐기능 측정(예, 강제폐활량, 시간당 강제날숨량 등등)
- 정규화된 근육 힘의 단위당 가슴막압(pleural pressure)에서의 변화를 포함한 환기압(ventilatory pressure)
- 표면전극, 미세전선전극, 또는 (가로막을 위한) 식도기반전극(esophageal-based electrode)을 이용한 인간 및 동물 대상의 근전도
- 형광투시, 초음파, 컴퓨터단층촬영, 그리고 자기공명영상
- 신경자극 및 두개경유자기자극(transcranial magnetic stimulation)의 효과
- 표면역학근전도(surface mechanomyography)

게다가, 척수손상 이후 근육마비의 영향에 대한 임상적 관찰은 환기 근육의 정상 기능을 이해하는 데 상당한 도움이 된다.[105,111,133]

앞으로 설명되겠지만, 가슴에 부착되는 모든 근육은 가슴속 용적을 변경시켜 환기의 역학에 도움을 줄 수 있다. 좀 더 구체적으로 말한다면, 가슴속 용적을 *증가*시키는 근육을 들숨의 근육이라 하고, 가슴속 용적을 *감소*시키는 근육을 *날숨*의 근육이라 한다. 환기 근육에 대한 자세한 해부학 및 신경지배는 부록 III, Part C의 환기에 주로 관계된 근육들을 다루는 단락에서 찾을 수 있다.

[d] 15,44,45,82,88,89,90,98,105,138

## 안정들숨의 근육

안정들숨(quiet inspiration)의 일차적인 근육은 가로막, 목갈비근, 그리고 갈비사이근이다(그림 11.24 참조). 이러한 근육은 안정 상태에 있을 때조차도 활동하고, 일의 강도가 커질수록 이들의 활성도 증가된다. 들숨의 일차적인 근육에 대한 작용과 신경지배는 표 11.4에 요약되었다.

## 가로막

*가로막(diaphragm)*은 배안(abdominal cavity)과 가슴안(thoracic cavity)을 분리시키는 돔 모양의 얇은 근육힘줄의 조직판이다. 가로막의 볼록한 위면은 가슴안의 바닥이 되고, 오목한 아래면은 배안의 지붕이 된다(그림 11.27).

가로막은 뼈 부착부위의 해부학에 근거해 세 부분으로 구분되는데, *갈비부분(costal part)*은 아래쪽 6개의 갈비뼈 위모서리와 인접 배가로근에서 시작하고, 비교적 작고 다양성이 있는 *복장부분(sternal part)*은 칼돌기의 뒤면에서 시작하며, 두꺼운 *허리부분(lumbar part)*은 *오른쪽다리(right crus)*와 *왼쪽다리(left crus)*로 알려진 2개의 개별적인 힘줄 부착을 통해 위쪽 3개의 허리뼈몸통에 부착된다. 가로막의 허리[또는 다리(crural)]부분은 가장 길고 가장 수직으로 배열된 섬유들을 포함하고 있다. 이러한 섬유들의 일부는 척주의 앞세로인대와 섞인다.[135]

세 부분의 가로막 부착부위는 가로막의 위쪽 돔에서 *중심널힘줄(central tendon)*을 형성하기 위해 모인다. 가로막의 각 절반은 $C^3$-$C^5$(주로 $C^4$가 기여함) 척수신경뿌리로 형성된 *가로막신경(phrenic nerve)*을 통해 신경지배를 받는다. 이런 신경뿌리의 위치는 가로막 또는 가로막신경의 자극이 왜 어깨영역으로 연관통(referred pain)을 발생시키는지를 설명한다.

배에 있는 간(liver)의 위치 때문에, 안정상태의 오른쪽 가로막은 왼쪽보다 약간 더 높다. 앉은 자세에서의 안정들숨 동안, 건강한 성인의 경우 가로막의 돔은 평균 1.8 cm 정도 내려간다.[14] 그러나 강제들숨 동안, 가로막은 편평해지면서 평균 6 cm 정도 내려간다. 최대의 들숨에서, 오른쪽 가로막은 T11의 척추뼈몸통의 수준까지 내려가고, 왼쪽은 T12의 척추뼈몸통 수준까지 내려간다.

가로막은 환기과정 작업의 60~80%를 수행하는 가장 중요한 들숨의 근육이다.[4,119] 이 근육이 들숨에서 주로 담당하는 역할은 3개의 모든 직경인 수직, 안-가쪽, 그리고 앞-뒤쪽 직경에서 가슴속 용적을 증가시키는 능력이다. 따라서 일정 수준의 근육수축은 가슴속 압력을 비교적 크게 감소시킨다.

가로막은 들숨의 노력 동안 신경계에 의해 활성화되는 첫 번째

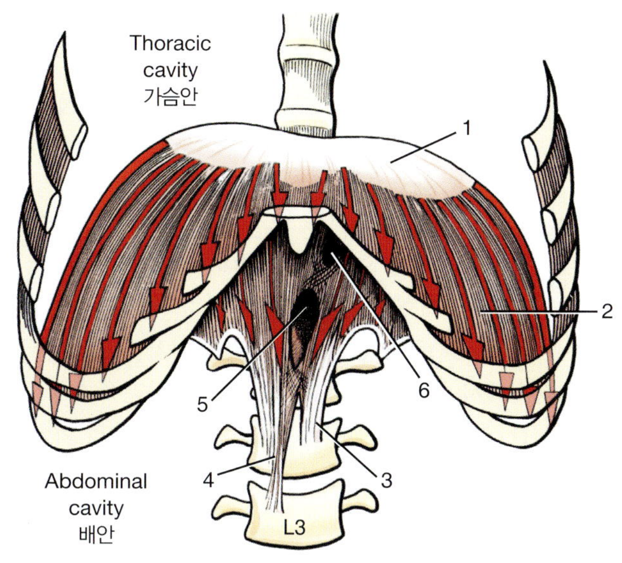


**그림 11.27** 들숨의 초기단계 동안 가로막의 작용. *1*, 중심널힘줄. *2*, 근육섬유들(갈비부분). *3*, 왼쪽다리. *4*, 오른쪽다리. *5*, 대동맥을 위한 구멍. *6*, 식도를 위한 구멍. (Modified from Kapandji IA: *The Physiology of Joints*, vol. 3. New York, 1974, Churchill Livingstone.)

**표 11.4 들숨의 일차적인 근육**

| 근육 | 작용 방식 | 신경지배 | 그림 위치 |
|---|---|---|---|
| 가로막 | *일차적인 작용*: 들숨 동안 수축하는 가로막의 돔은 낮아지고 편평해진다. 이러한 움직임은 가슴의 수직직경을 증가시킨다.<br>*이차적인 작용*: 가로막의 하강은 배에 의해 저항되며, 이는 가로막 돔의 위치를 안정화시킨다. 가로막이 좀 더 수축하면 아래쪽 갈비뼈를 올림시킬 수 있다. | 가로막신경($C^3$~$C^5$) | 11장(그림 11.27) |
| 목갈비근 | 앞목갈비근, 중간목갈비근, 그리고 뒤목갈비근은 갈비뼈와 복장뼈를 올림시켜 가슴속 용적을 증가시킨다. | 척수신경뿌리($C^3$~$C^7$)의 앞가지 | 10장 |
| 갈비사이근 | 속갈비사이근의 복장결섬유들과 바깥갈비사이근은 갈비뼈를 올림시켜 가슴속 용적을 증가시킨다. 들숨 동안, 갈비사이근들은 가슴벽의 안쪽 붕괴를 방지하기 위해 갈비사이 공간을 안정화시킨다. | 갈비사이신경($T^2$~$T^{12}$) | 11장(그림 11.28) |

근육이다.[126] 아래쪽 갈비뼈가 안정화되면, 가로막의 초기 수축은 돔의 하강과 편평함을 유발한다(그림 11.27). 이러한 하강작용은 결과적으로 가슴의 *수직직경*을 증가시킨다. 이러한 작용은 가로막이 가슴속 용적을 증가시키는 일차적인 방법이다. 추가적인 용적 증가를 위해서는 배로부터의 저항이 필요하다. 가로막이 배안(abdominal cavity)으로 내려가는 것은 배속 압력에서의 증가, 압박된 배의 장기들, 그리고 특히 배가로근에서의 낮은 수준의 활성과 신장된 배근육에서의 수동장력에 의해 저항을 받는다.[69] 어떤 시점에서, 이러한 배의 저항은 가로막 돔의 위치를 안정화시키게 되고, 이 상황에서 계속되는 가로막의 수축은 아래쪽 6개의 갈비뼈를 *올림*시키게 된다. 갈비뼈의 올림은 그림 11.27의 화살표 방향을 반대로 하면 시각화할 수 있다. 초기에 언급했듯이, 갈비뼈의 올림은 앞–뒤쪽 직경과 안–가쪽 직경으로 가슴을 확장시킨다.

가로막은 인체에서 가장 지속적으로 활동하는 근육 중 하나이다. 그렇기 때문에, 이 근육은 신경의 영향이 차단되는 것에 특히 민감하다.[116,131] 기계환기(mechanical ventilation)를 통한 호흡의 완전한 지원 동안, 가로막은 호흡을 지원할 필요가 없다. 따라서 가로막은 기계환기 후 단 8~12시간 만에 빠르게 위축된다.[115] 흥미롭게도, 가로막 수축이 아주 조금이라도 유지될 수 있다면(예, 자발적 호흡 시도나 전기자극) 가로막의 기능장애는 최소화될 수 있으며,[54,75] 이는 인공호흡기의 지원에서 벗어나는 것을 촉진시킬 수 있다.

들숨의 역학을 주도하는 가로막의 일차적인 역할은 오랫동안 잘 알려져 왔다. 그러나 최근 연구에서, 가로막이 몸통의 자세 안정성을 제공하는 것을 포함하여 많은 다른 생리적 기능에도 관여한다고 강력하게 제안되고 있다.[57,77] 이런 안정화 기능은 가로막이 몸통뼈대에 광범위한 부착부위를 갖고 있다는 점과 가로막이 배근육 및 골반바닥근육의 강력한 활성과 짝을 이룰 때 배속 압력을 증가시킬 수 있다는 능력에 근거한다(10장 참조).[62,63,78] 가로막 다리 부분 섬유들의 활성은 허리뼈의 위쪽과 중간 영역에 역학적 지지를 일부 제공하는 것으로 보인다. 적어도 이론적으로, 가로막의 약화, 피로, 또는 비정상적 기능은 요통의 병리역학과 관련될 수 있다.[73,74,79]

흥미롭게도, 가로막과 몸통뼈대 조절 사이의 관계는 일부 팔다리마비 환자들에 의해 활용되어 왔으며, 이 환자들은 바로누운자세에서 엎드린자세로 구르는 것을 돕기 위해 가로막을 활성하는 법을 배운다.[104]

## 목갈비근

*앞목갈비근*, *중간목갈비근*, 그리고 *뒤목갈비근*은 목뼈와 위쪽 2개의 갈비뼈 사이에 부착된다(10장 참조). 목뼈가 잘 안정화되어 있다고 가정된다면, 목갈비근의 양쪽수축은 위쪽 갈비뼈 및 이에 부착된 복장뼈를 올림시킴으로써 가슴속 용적을 증가시킨다. 목갈비근은 모든 들숨주기 동안 가로막과 함께 활동한다.[33,66,126]

## 갈비사이근

### 해부학

*갈비사이근*(*intercostales*)은 갈비사이 공간을 차지하는 3개의 얇은 층으로 된 근육들이다. 주어진 갈비사이 공간에 있는 각각의 갈비사이근은 인접 갈비사이신경에 의해 신경지배를 받는다(그림 11.28).

*바깥갈비사이근*(*intercostales externi*)은 가장 얕은층에 있으며, 깊이와 섬유의 방향이 몸통의 배바깥빗근(obliquus abdominis externus)과 유사하다(10장 참조). 오른쪽과 왼쪽에 각각 11개씩 있으며, 각각의 바깥갈비사이근은 갈비뼈의 아래모서리에서 시작하여 그 밑에 있는 갈비뼈의 위모서리에 부착한다(그림 11.28, 삽입 그림). 근육섬유들은 갈비뼈 사이에서 아래쪽과 안쪽 방향으로 비스듬히 주행한다. 바깥갈비사이근은 가쪽에서 가장 발달되어 있다. 앞쪽에서, 복장갈비관절의 영역 내에 있는 바깥갈비사이근은 얇은 바깥갈비사이막(external intercostal membrane)으로 대체된다.

*속갈비사이근*(*intercostales interni*)은 바깥갈비사이근의 깊은쪽에 있으며 깊이와 섬유의 방향이 몸통의 배속빗근(obliquus abdominis internus)과 유사하다. 오른쪽과 왼쪽에 각각 11개씩 있

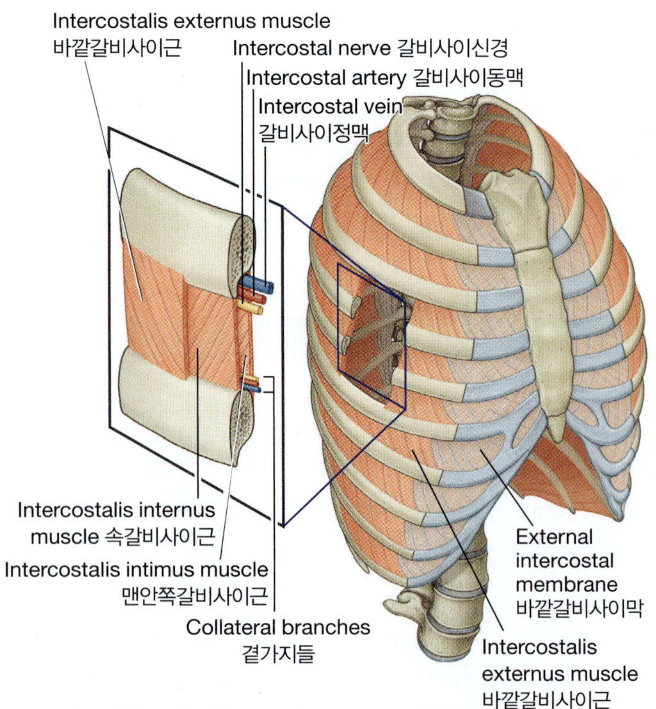


**그림 11.28** 갈비사이근의 3개의 층을 보여주고 있다. (From Drake RL, Vogl W, Mitchell AWM: *Gray's anatomy for students*, ed 3, St Louis, 2015, Churchill Livingstone.)

으며, 각각의 속갈비사이근은 바깥갈비사이근과 유사한 방식으로 갈비사이 공간을 차지한다. 그러나 중요한 차이는 속갈비사이근의 섬유들이 바깥갈비사이근의 섬유들에 대해 거의 직각 방향으로 주행한다는 것이다(그림 11.28, 삽입 그림). 속갈비사이근은 복장갈비관절의 영역에 있는 앞쪽이 가장 발달되어 있으며, 뒤쪽에서 이 근육은 속갈비사이막(internal intercostal membrane)으로 끝나게 된다.

주로 기능상의 차이 때문에, 연구문헌에서는 일반적으로 속갈비사이근을 2개의 다른 근육섬유 묶음으로 언급한다. 하나는 복장갈비관절의 영역을 차지하고 있는 *복장곁갈비사이근(parasternal intercostals)*이고, 다른 하나는 갈비사이 공간의 좀 더 가쪽과 뒤-가쪽을 차지하고 있는 *뼈사이갈비사이근(interosseous intercostals)*이다.[35] 이러한 용어는 이후 논의에서 사용된다.

마지막으로, *맨안쪽갈비사이근(intercostales intimi)*은 갈비사이근 중에서 가장 깊은쪽에 위치하고 있으며 가장 발달이 덜 되어 있는 근육이다. '가장 안쪽의 갈비사이근(innermost intercostals)'으로 흔히 언급되는 이 근육은 속갈비사이근과 평행하게 그리고 더 깊은쪽에 위치한다(그림 11.28, 삽입 그림). 갈비뼈각(angle of the rib) 근처에 위치한 맨안쪽갈비사이근의 섬유들[흔히 *갈비밑근(subcostales)*으로 지칭됨]은 하나 또는 두 개의 갈비사이 공간을 가로지를 수 있다. 맨안쪽갈비사이근은 아래쪽 가슴에서 가장 발달되어 있다. 깊고 비교적 접근하기 어려운 이 근육의 작용은 EMG를 통해 광범위하게 연구되지는 않았다. 그러나 인접 속갈비사이근과 유사한 작용을 가질 것이라고 추측해 볼 수 있다.[135]

### *바깥갈비사이근과 속갈비사이근의 기능*

바깥갈비사이근(intercostalis externus)과 속갈비사이근(intercostalis internus)은 각각 비공식적으로 'external intercostal'과 'internal intercostal'로 흔히 불린다. 환기 동안 갈비사이근의 구체적인 작용은 잘 알려져 있지 않다.[35] 이 주제에 대한 일반적인 통념은 바깥갈비사이근이 *들숨*을 주도하고, 속갈비사이근이 *강제날숨*을 주도한다는 것이다. 이러한 기능들은 대부분 갈비가로돌기관절을 통과하는 돌림축에 대한 근육의 힘선(섬유 방향) 방향이 서로 대조적인 것에 근거한 것이다. 이론적으로, 바깥갈비사이근의 독립적 수축은 위쪽 갈비뼈의 내림보다는 아래쪽 갈비뼈의 올림에 더 큰 지레작용을 가지고 있다. 반대로, 속갈비사이근의 독립적 수축은 아래쪽 갈비뼈의 올림보다 위쪽 갈비뼈의 내림에 더 큰 지레작용을 갖는다.

비교적 단순하게 제시된 바깥갈비사이근과 속갈비사이근의 상호작용이 EMG 및 다른 연구 방법을 통해 일반적으로 지지되어 왔지만, 전반적인 근육 운동학은 좀 더 복잡하고 다양하다.[18,32,61,65,154] 어떤 특정 갈비사이근의 구체적인 작용은 근육섬유의 방향과 당김선뿐만 아니라, 그 근육이 위치한 특정 갈비사이 공간이나 영역과 관계된 요인들에 의해서도 영향을 받는다는 설득력 있는 주장이 있다.[35] 이런 영역과 관계된 요인들의 일부로는 국소 근육의 힘 발생 능력과 토크 발생 능력(각각 단면적과 모멘트 팔 길이에 근거함) 그리고 비교적 변형 가능한 갈비뼈의 복장갈비끝과의 근접성, 다른 국소 근육들의 안정화 영향, 관련 갈비뼈의 만곡, 그리고 (아마도 가장 중요한) 운동단위(motor unit)의 동원에 대한 신경학적 전략의 차이 등이 있다.[30,35,53,65,154] 이런 신경학적 전략은 *신경역학적 매칭(neuromechanical matching)*이라 불리며, 이는 신경자극이 특정 갈비사이 공간이나 영역에 가해지는 고유의 기능적 요구에 대해 가장 역학적으로 잘 충족될 수 있는 특정 갈비사이근에 집중적으로 전달되는 것을 의미한다.[35,65] 역학적 요구는 복잡할 수 있으며, 환기뿐만 아니라 몸통의 자세 조절, 또는 말하기, 한숨 쉬기, 그리고 폐로의 공기흐름에 조절이 필요한 기타 동작들과 같이 동시에 수행되는 다른 기능들과도 관련이 있을 수 있다.

갈비사이근의 구체적인 작용에 대해 아직 밝혀야 할 부분이 많지만, 다음의 요약은 동물과 인간 연구를 결합하여 이 주제에 대해 알려진 내용을 반영하여 제시하였다.

- *바깥갈비사이근*은 *들숨*의 일차적인 근육이다.[30,34,35,126] 이 작용의 효율성은 가슴의 뒤쪽과 위쪽(머리쪽) 영역에서 가장 크고 앞쪽에서 꼬리쪽 방향으로 갈수록 감소된다.[34,149]
- *속갈비사이근의 복장곁섬유들*은 *들숨*의 일차적인 근육이다.[30,35,64,65] 그러나 이런 작용의 효율성은 머리쪽에서 꼬리쪽 방향으로 갈수록 감소된다.[36,149]
- *속갈비사이근의 뼈사이섬유들*은 *강제날숨*의 일차적인 근육이다.[19] 이런 작용의 효율성은 가슴 전체에 걸쳐 지속된다.

들숨과 날숨 근육으로서의 기능 외에도, 갈비사이근(바깥갈비사이근과 속갈비사이근 둘 다)의 가쪽섬유들은 몸통의 축돌림 동안 고려할 만한 활성을 보인다. '배빗근들(oblique abdominals)'과 유사한 방식으로(10장 참조), *바깥*갈비사이근은 반대쪽 몸통 돌림 동안 가장 활동적이고, 속갈비사이근은 같은쪽 몸통 돌림 동안 가장 활동적이다.[64,65] 몸통 축돌림의 전반적인 생체역학에 대한 이런 근육들의 상대적 기여는 불명확하다.

들숨 동안 가슴속 용적을 팽창시키는 것 외에도, 바깥갈비사이근과 복장곁갈비사이근(parasternal intercostal muscle)의 수축은 갈비우리(rib cage)에 견고성도 제공한다.[18,34,53] 흔히 간과되어 왔지만, 이런 안정화의 기능은 환기의 매우 중요한 성분이 된다. 목갈비근(scalenes)의 보조가 있다면, 갈비뼈에 대한 부목작용(splinting action)은 가로막의 수축으로 유발된 감소된 가슴속 압력에 의해 가슴벽이 부분적으로 내부 흡입되는 것을 방지한다.

들숨 동안 갈비사이근이 가슴우리(thoracic cage)를 뻣뻣하게 만들기 위해 수축함에 따라, 인두(pharyngeal) 영역에 위치한 근육들 또한 상기도(upper airway)를 뻣뻣하게 하고 확장시키기 위해 수축한다. 이런 작용은 들이마시는 공기에 대한 저항을 줄여준다. 상기도를 확장시키는 중요 근육들 중 하나가 혀의 우세한 외재성

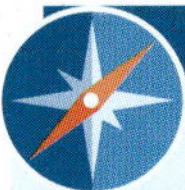

SPECIAL FOCUS 11.5

### 목척수 손상 이후의 '역설호흡'

건강한 사람의 경우, 환기는 일반적으로 가슴과 배 사이에서 나타나는 특징적인 움직임의 양상과 관련이 있다. 들숨 동안, 가슴은 갈비뼈의 올림 때문에 바깥쪽으로 확장한다. 배는 가로막의 하강에 의해 압박된 배의 장기가 앞쪽으로 이동하기 때문에 일반적으로 약간 돌출된다.

가로막은 C4 척수신경뿌리에 의해 주로 신경지배를 받기 때문에, $C^4$ 척추뼈 아래에서 발생한 완전한 목척수 손상은 일반적으로 가로막을 완전히 마비시키지는 않는다. 그러나 일반적으로 갈비사이근과 배근육은 전체적으로 마비된다. 이런 수준의 척수손상을 가진 사람은 흔히 '역설호흡(paradoxic breathing)' 양상을 보인다. 이런 호흡양상의 병리역학은 들숨 동안 가로막, 갈비사이근, 그리고 배근육 사이의 중요한 기능적 상호작용에 대한 관점을 제공해준다.

갈비사이 공간을 가로지르는 갈비사이근의 부목작용(splinting action)이 없다면, 가로막 돔(dome)의 하강은 위쪽 가슴의 특히 앞-뒤쪽 직경을 압축하여 가슴 안쪽에 내부 흡입력을 발생시킨다.[47,142] *역설호흡*이라는 용어는 들숨 동안 갈비우리의 정상적 확장보다는 오히려 압축된 상태를 말한다.

앞서 설명한 바와 같이, 가슴의 역설적 압축은 급성 목척수 손상을 가진 사람의 폐활량을 감소시킬 수 있다. 건강한 성인의 경우, 폐활량은 약 4,500 mL 정도이다(그림 11.23 참조). 이런 들이마시는 공기량 중 약 3,000 mL는 가로막의 수축과 완전한 하강에 의해 일어난다. $C^4$ 척수손상 직후의 폐활량은 300 mL 정도로 낮게 떨어진다. 가로막이 거의 정상적인 능력으로 작동될 수 있지만, (정상적으로 확장되기보다는) 압축된 가슴이 들숨의 공기량을 크게 감소시키는 것으로 보인다. 그러나 척수손상 이후 몇 주나 몇 달이 지나면, 무긴장(atonic 또는 이완, flaccid)의 갈비사이근이 약간 과긴장되면서 뻣뻣해질 수 있다. 증가된 근육의 강직은 가슴벽에 대해 부목(splint)의 역할처럼 작용할 수 있는데, 이는 C4 또는 그 아래의 손상을 가진 평균 성인의 폐활량이 거의 3,000 mL로 되돌아오는 사실에서 그 증거를 찾을 수 있다.

들숨 동안 위쪽 가슴의 압축 외에도, 급성 목척수 손상을 가진 사람은 흔히 들숨 시 배의 두드러진 *앞쪽 돌출*을 보인다. 무긴장과 마비된 배근육은 배 장기들의 앞쪽 이동에 거의 저항하지 못한다. 이러한 저항이 없다면, 수축하는 가로막은 중간과 아래쪽 갈비뼈를 팽창시키는 효율성을 잃게 된다. 또한 이러한 병리역학은 목척수 손상 이후의 폐활량 감소에 기여하게 된다.

급성 팔다리마비를 가진 사람은 똑바로 앉아 있을 때 지지를 위해 탄력복대(elastic abdominal binder)를 착용하도록 추천받을 수 있다. 앉아 있는 위치에서, 가로막의 돔은 바로누운자세에서보다 더 낮게 위치된다. 복대는 신경지배받고 있는 배근육의 긴장도를 부분적으로 모방하여, 가로막의 하강에 대항하는 유용한 저항을 제공한다.[31] 연구에서는 급성(1년)의 팔다리마비를 가진 사람들과 오래 지속된(평균 10년) 팔다리마비를 가진 사람들 모두에서 복대 착용에 의해 환기 기능이 개선되었다고 보고하였다.[69,147] 개선은 다양한 정도로 나타났지만 폐활량, 총 들숨용량(total inspiratory capacity) 및 1초간 강제날숨량(forced expiratory volume)에서의 뚜렷한 증가와 기능잔기용량에서의 감소가 있었다. 복대에 의해 제공된 이런 대리저항은 예상되는 배근육의 일부 단단함이 회복되기 이전인 척수손상 직후 시점에 특히 유용할 수 있다. 편안함, 피부 자극, 그리고 착용의 어려움과 같은 실질적인 이유들 때문에 복대의 장기간 사용은 제한될 수 있다.

---

근육인 *턱끝혀근(genioglossus)*이다. 이 근육의 호흡 중 신경조절은 주로 폐쇄수면무호흡(obstructive sleep apnea)에서의 잠재적 역할 때문에 광범위하게 연구되어 왔다.[18,125]

## 강제들숨의 근육

강제들숨은 들숨의 일차적인 근육을 보조하는 추가적인 근육이 필요하다. 하나의 무리인 이 추가적인 근육을 *강제들숨의 근육* 또는 *들숨의 보조근육*이라 한다. 표 11.5는 강제들숨의 여러 근육과 이들의 작용 방식에 대해 제시하였다. 각 근육은 가슴속 용적을 직접 또는 간접적으로 증가시킬 수 있는 작용선을 가지고 있다. 표 11.5에 제시된 대부분의 근육은 이 책의 다른 장에서 설명되었다. 뒤위톱니근(serratus posterior superior)과 뒤아래톱니근(serratus posterior inferior)은 그림 11.29에서 설명된다.

강제들숨의 근육은 들이마시는 공기의 속도와 양을 증가시키기 위해 건강한 사람들에게서 일반적으로 사용된다.[146] 또한 이러한 근육은 가로막과 같은 들숨의 일차적인 근육 중 하나 또는 그 이상의 근육에서 약화, 피로, 또는 그 밖의 감소된 기능을 보상하는 데 도움이 되기 위해 안정 상태에서도 동원될 수 있다.

## 강제날숨의 근육

안정날숨은 일반적으로 폐, 가슴, 그리고 이완하는 가로막의 탄성 반동에 의해 추진되는 수동적인 과정이다. 건강한 폐의 경우, 이런 수동적인 과정은 안정날숨으로 방출되는 약 500 mL의 공기를 내뱉기에 충분하다.

강제날숨 동안, 가슴속 용적을 빠르게 감소시키기 위해 능동적인 근육수축이 요구된다. *강제날숨의 근육*에는 4개의 배근육, 가슴가로근(transversus thoracis), 그리고 속갈비사이근의 뼈사이 섬유들이 포함된다(그림 11.30). 강제날숨 근육의 작용방식은 표 11.6에 요약되었다.

**표 11.5 강제들숨 근육의 예**

| 근육 | 작용 방식 | 신경지배 | 그림 위치 |
|---|---|---|---|
| 뒤위톱니근 | 위쪽 갈비뼈를 올림시켜 가슴속 용적을 증가시킴 | 갈비사이신경($T^2$-$T^5$) | 11장(그림 11.29) |
| 뒤아래톱니근 | 가로막의 초기 수축을 위해 아래쪽 갈비뼈를 안정화시킴 | 갈비사이신경($T^9$-$T^{12}$) | 11장(그림 11.29) |
| 긴갈비올림근과 짧은 갈비올림근 | 갈비뼈를 올림시켜 가슴속 용적을 증가시킴 | 인접 등척수신경뿌리의 뒤가지($C^7$-$T^{11}$) | 10장 |
| 목빗근 | 복장뼈와 위쪽 갈비뼈를 올림시켜 가슴속 용적을 증가시킴 | 일차적인 신경: 척수더부신경(제11 뇌신경) | 10장 |
| 넓은등근 | 아래쪽 갈비뼈를 올림시켜 가슴속 용적을 증가시킴;팔은 고정되어야 함 | 가슴등신경($C^6$-$C^8$) | 5장 |
| 등엉덩갈비근 및 목엉덩갈비근(척주세움근육) | 몸통을 폄시켜 가슴속 용적을 증가시킴 | 인접 척수신경뿌리의 뒤가지 | 10장 |
| 작은가슴근 | 위쪽 갈비뼈를 올림시켜 가슴속 용적을 증가시킴; 어깨뼈를 안정화시키기 위해 등세모근 및 어깨올림근과 같은 근육의 활성이 요구됨 | 안쪽가슴근신경($C^8$-$T^1$) | 5장 |
| 큰가슴근(복장갈비갈래) | 중간 갈비뼈와 복장뼈를 올림시켜 가슴속 용적을 증가시킴; 이 작용을 위해서는 팔이 고정되어 있어야 하며, 이상적으로는 어느 정도 굽힘 또는 벌림으로 고정되어 있어야 함 | 안쪽가슴근신경($C^8$-$T^1$) | 5장 |
| 허리네모근 | 초기 강제들숨 동안 가로막의 수축을 위해 아래쪽 갈비뼈를 안정화시킴 | 척수신경뿌리의 앞가지($T^1$-$L^3$) | 10장 |

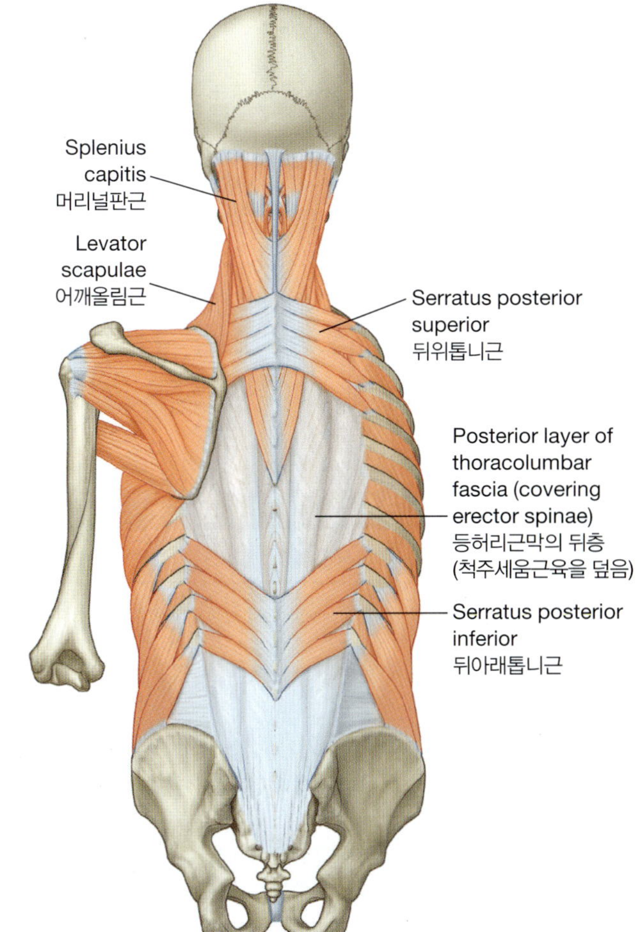


그림 11.29 뒤위톱니근과 뒤아래톱니근에 초점을 둔 그림. 이러한 근육들은 뒤쪽 몸통 근육의 중간층에 위치한다. (From Drake RL, Vogl W, Mitchell AWM: *Gray's anatomy for students*, ed 3, St Louis, 2015, Churchill Livingstone.)

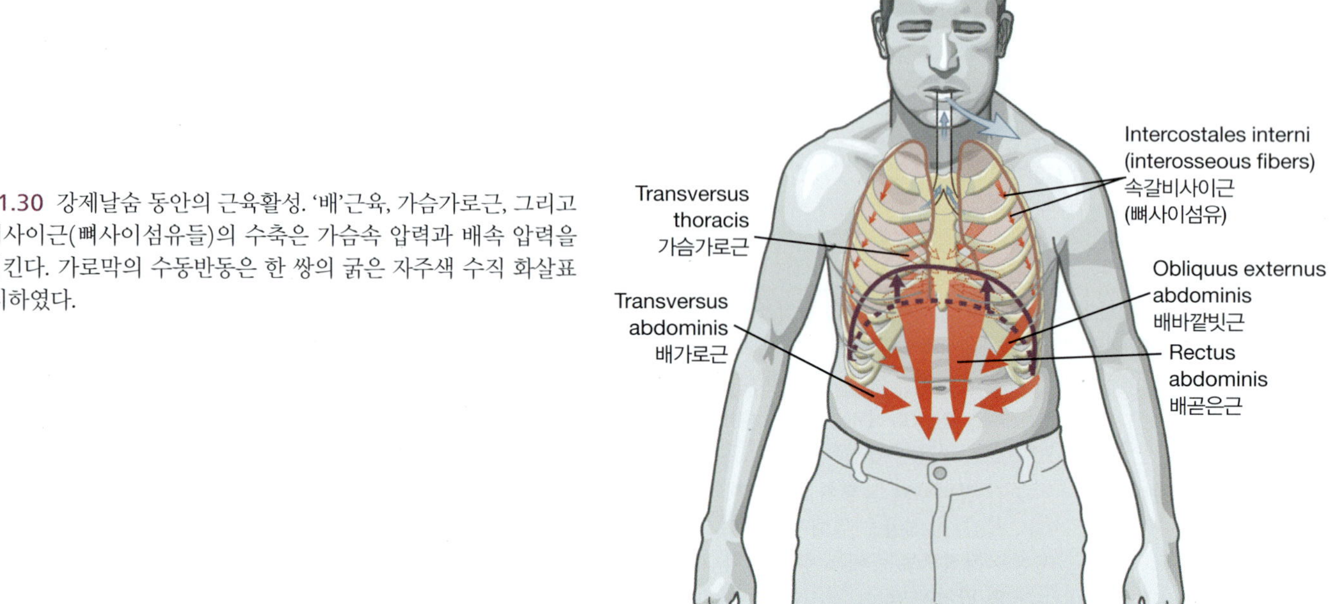


**그림 11.30** 강제날숨 동안의 근육활성. '배'근육, 가슴가로근, 그리고 속갈비사이근(뼈사이섬유들)의 수축은 가슴속 압력과 배속 압력을 증가시킨다. 가로막의 수동반동은 한 쌍의 굵은 자주색 수직 화살표로 표시하였다.

### 배근육

'배'근육('abdominal' muscles)에는 배곧은근(rectus abdominis), 배바깥빗근(obliquus externus abdominis), 배속빗근(obliquus internus abdominis), 그리고 배가로근(transversus abdominis)이 포함된다(10장 참조). 이러한 근육들의 수축은 강제날숨에 대해 직접적인 영향과 간접적인 영향을 미친다. *직접적인* 작용에 의해, 배근육의 수축은 가슴을 굽힘시키고 압박하여 갈비뼈와 복장뼈를 내림시킨다. 이러한 작용은 기침, 재채기, 또는 날숨예비량(expiratory reserve volume)의 한계점까지 강하게 내뱉는 것과 같이 가슴속 용적을 빠르고 강하게 감소시킨다. *간접적*으로 작용할 때, 배근육의 수축, 특히 배가로근의 수축은 배속 압력을 증가시키고 배 장기를 압박한다. 증가된 압력은 이완된 가로막을 *위쪽*인 가슴안으로 강력하게 밀어 올린다(그림 11.30). 이런 방식에 있어, 능동적인 배근육의 수축은 가슴으로부터 공기를 배출하는 데 도움이 되기 위해 가로막을 낙하산 모양으로 변형시키는 이점을 갖게 된다. 10장에서 설명한 바와 같이, 증가된 배속 압력은 출산, 배변, 그리고 강하게 들어 올리기와 당기기를 포함한 많은 기능들과 기능적으로 연관되는 발살바법(Valsalva maneuver)의 기본적인 성분이다.

배근육이 여기에서는 강제날숨의 근육으로 설명되기는 하지

**표 11.6 강제날숨의 근육**

| 근육 | 작용 방식 | 신경지배 | 그림 위치 |
|---|---|---|---|
| 배근육:<br>배곧은근<br>배바깥빗근<br>배속빗근<br>배가로근 | 1. 몸통의 굽힘과 갈비뼈의 내림에 의해 가슴속 용적을 감소시킴<br>2. 배벽과 배 장기를 압박하여 배속 압력을 증가시킴; 결과적으로, 이완된 가로막은 위쪽으로 밀려 가슴속 용적이 감소됨 | 갈비사이신경($T^7$-$L^1$) | 10장 |
| 가슴가로근 | 갈비뼈를 내림시키고 안쪽으로 당겨(가슴 압착) 가슴속 용적을 감소시킴 | 인접 갈비사이신경 | 11장(그림 11.31) |
| 속갈비사이근 (뼈사이섬유들) | 속갈비사이근의 뼈사이섬유들은 갈비뼈를 내림시켜 가슴속 용적을 감소시킴 | 갈비사이신경($T^2$-$T^{12}$) | 11장(그림 11.28) |

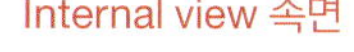


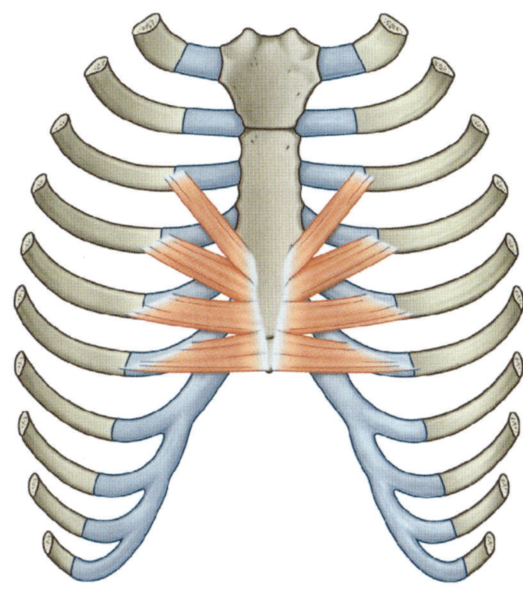

그림 11.31 가슴가로근을 보여주고 있는 앞쪽가슴벽의 속면. (From Drake RL, Vogl W, Mitchell AWM: *Gray's anatomy for students*, ed 3, St Louis, 2015, Churchill Livingstone.)

### SPECIAL FOCUS 11.6

**배근육의 중요한 생리적 기능**

강력한 날숨은 주로 배근육의 수축에 의해 추진된다. 이러한 근육들은 노래하기, 웃기, 기침하기, 그리고 질식할 때 '구역'반사('gag' reflex)에 적절히 반응하기를 포함한 여러 환기와 연관된 기능에 연루된다. 마지막 2개의 기능은 특히 건강과 안전에 필수적이다. 기침 또는 강력한 '헛기침(clearing the throat)'은 기관지나무(bronchial tree)로부터 분비물을 제거하는 자연스러운 방법으로, 폐 감염의 가능성을 감소시킨다. (실제로, 척수손상을 가진 사람들의 주요 사망 원인 중 하나는 폐렴이다.[106]) 배근육의 강력한 수축은 기관(trachea)에 걸린 이물질을 제거하는 데에도 이용된다.

배근육의 약화나 완전마비를 가진 사람들은 기침을 하는 대체방법을 배우거나 다른 사람이 이 기능을 '손으로' 도와주어야 한다. 예를 들어, $T^4$ 수준에서 완전 척수병변을 가진 사람을 고려해보자. 배근육의 신경지배($T^7$-$L^1$의 앞가지) 때문에, 이 사람은 배근육의 완전마비를 갖게 된다. 마비나 매우 약화된 배근육을 가진 사람들은 질식을 방지하기 위해 각별한 주의를 기울여야 한다.

만, 이 근육의 수축은 또한 들숨도 간접적으로 강화시킨다. 가로막이 최대 날숨에서 위쪽으로 강하게 밀려 올라가게 되면, 가로막은 길이-장력곡선의 최적 위치로 신장된다. 따라서 가로막은 다음 날숨주기에서 강력한 수축을 시작할 준비를 한다.

## 가슴가로근과 속갈비사이근

가슴가로근[transversus thoracis, 또는 *세모복장근*(*triangularis sterni*)이라고도 함]은 강제날숨의 근육이다.[36,69] 이 근육은 가슴의 속면에 위치하고 있으며, 복장뼈의 아래쪽 1/3과 인접 4~5개 갈비뼈의 복장갈비관절 사이에서 수평하게 그리고 비스듬하게 위쪽으로 주행한다(그림 11.31). 강제날숨 동안, 가슴가로근의 신경활성과 함께 배근육 및 속갈비사이근의 뼈사이섬유들도 동시에 활성된다.[35,37]

## 요약

환기는 폐로 들어오고 나가는 공기의 흐름을 초래하는 가슴속 압력의 변화를 만들어낸다. 이런 공기의 흐름은 폐에서 산소와 이산화탄소의 가스교환을 허용한다. 이러한 과정은 산화세포호흡(oxidative cellular respiration)을 유지시켜 주며, 이는 다른 여러 기능들 중에서도 특히 인간의 활동적인 움직임에 필요한 에너지를 제공한다. 이 장의 2부는 환기의 역학을 추진시키는 근육과 관절의 상호작용에 대해 집중했다.

환기의 4가지 상황인 안정들숨, 강제들숨, 안정날숨, 그리고 강제날숨이 제시되었다. 안정날숨을 제외한 각 상황에 있어, 근육수축은 유연한 가슴속 용적을 변화시키는 일차적인 기전을 제공한다. 보일의 법칙에 근거해, 가슴속 용적의 변화는 봉쇄된 가슴속 압력에 반비례한다. 공기는 자연스럽게 압력이 높은 곳에서 낮은 곳으로 흐르기 때문에, 가슴속 용적을 증가시키는 근육의 힘은 들숨을 보조할 것이다. 반대로, 가슴속 용적을 감소시키는 근육의 힘은 날숨을 보조할 것이다.

폐, 근육, 인대, 그리고 복장갈비관절의 갈비연골 내 결합조직의 신장으로 만들어진 수동장력 또한 환기, 특히 날숨에 중요한 역할을 한다. 들숨 후에 일단 신장되면, 이러한 결합조직은 폐의 강제 공기배출을 보조하는 '탄성반동'을 나타낸다.

병리, 외상, 지속된 비활동, 그리고 일부 사람들에 있어서 고령은 환기의 역학에 상당한 영향을 미칠 수 있다. 예를 들어, 비정상적인 근육의 기능에 대한 영향을 고려해 보자. 극단적인 예는 일차적인 환기 근육(특히 가로막)의 대부분을 마비시키거나 적어도 상당한 약화를 유발할 수 있는 $C^4$ 위쪽의 완전한 척수손상이다. 가로막으로부터의 충분한 힘이 없다면, 들숨 동안 가슴을 확장시키기 위한 시도를 해도 가슴속 압력의 변화가 없거나 작은 변화만이 발생된다. 결과적으로, 들숨은 무시할 만한 양의 공기를 폐로 당기게 되고, 이것은 아마도 의학적 중재가 없다면 생명을 유지하기에 충분하지 않을 것이다. 일반적으로, 이러한 상황을 위한 중재는 미리 산소의 용량, 흐름속도, 습도, 그리고 농도로 설정된 압축 공기를 (기관절개술을 통해) 폐로 주입하는 기계장치인 기계환기(인공

호흡기)를 제공한다.

환기에 영향을 미칠 수 있는 비정상적 근육 기능의 다른 예로는 뇌성마비를 가진 일부 사람들에게서 들 수 있다.[124] 사실상 환기 근육이 완전한 신경지배를 갖고 있을지라도, 이 근육은 과도한 긴장도를 보일 수 있다. 예를 들어 배근육의 과다긴장(hypertonicity)은 지속적이고 과도한 배속 압력의 증가를 초래하여, 들숨 시 가로막의 하강에 저항한다. 가로막이 이러한 저항을 극복할 수 없다면, 폐활량이 감소하여 이동을 포함한 여러 활동들에서의 신체 지구력을 제한할 수 있다. 이러한 상황은 다리근육에서의 증가된 긴장도, 약화, 또는 빈약한 조절에 의해 이미 걷는 것이 힘들다면 특히 명확하게 나타날 것이다.

근육의 비정상적 기능 외에도, 가슴의 뼈대와 그 외 결합조직에 영향을 미치는 병리 또한 환기의 역학에 영향을 미칠 수 있다. 예를 들어 중간에서 심각한 정도의 척주옆굽음증, 외상후 등척주뒤굽음증, 또는 진행된 강직척추염을 고려해 보라. 이런 모든 상황들은 가슴 확장을 방해할 수 있어 폐활량을 감소시킨다. 흔히, 이러한 상황들에 의한 이차적인 영향으로 운동내성의 감소와 그로 인한 건강한 수준의 유산소 체력을 유지하는 데 어려움을 갖게 된다. 실현 가능하다면, 이런 사람들을 위한 치료적 중재는 일차적인 병리에 의한 제한점을 고려하면서 심폐계통을 적절하게 자극할 수 있는 전략들을 사용해야 한다.

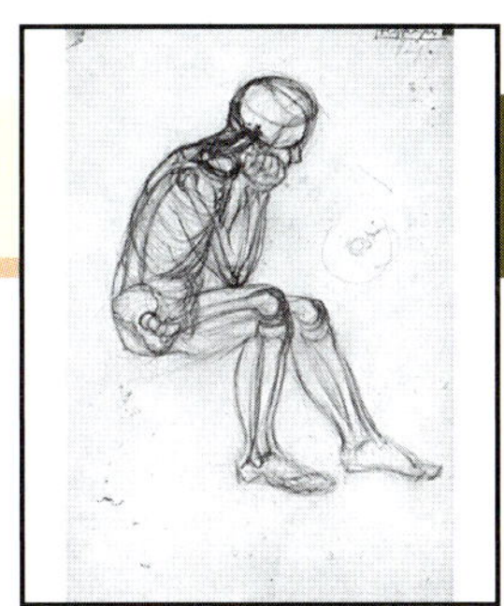

# 부가적인 임상 연관성



## 임상 연관성 11.1

### *턱관절에 가해지는 잠재적 스트레스에 대한 자세의 영향*

공유된 근육의 부착부위에 근거해, 머리와 목의 자세가 아래턱뼈의 안정자세에 영향을 미칠 수 있다고 추정하는 것은 타당해 보인다. 예를 들어, 9장과 10장에서 설명된 만성적인 머리앞쪽자세(foward head posture)를 고려해 보자. 그림 11.32는 이러한 자세의 변형된 형태를 보여주고 있다. 내밂(앞쪽으로)된 머리는 위쪽 등뼈와 아래쪽 목뼈의 굽힘과 위쪽 머리목영역의 폄이 결합된 자세를 보이고 있다. 이러한 자세는 복장목뿔근(sternohyoid) 및 어깨목뿔근(omohyoid)과 같은 목뿔아래근육(infrahyoid muscles)을 신장시키고, 이는 목뿔뼈에 대한 아래쪽과 뒤쪽으로의 당김을 만들어 낼 수 있다. 이런 당김의 힘은 두힘살근(digastric)의 앞힘살과 같은 목뿔위근육(suprahyoid muscles)을 통해 아래턱뼈에 전달된다. 결과적으로, 아래턱뼈는 후퇴(retrusion)와 내림(depression)의 방향으로 당겨진다.[6] 만약 만성적이라면 아래턱뼈에 가해진 당김은 부분적으로 벌어진 입의 자세를 유발할 수 있으며, 이는 깨물근 및 안쪽날개근과 같은 입을 닫는 근육에 추가적인 힘의 요구를 발생시킨다. 어깨뼈에 부착되는 어깨목뿔근 때문에 팔이음뼈(shoulder girdle)의 나쁜 자세(즉 과도하게 내림되거나, 아래쪽으로 돌림되거나, 또는 내밂된 어깨가슴관절)는 어깨목뿔근에 추가적인 신장을 가할 수 있으며, 그 결과 아래턱뼈는 추가적인 당김을 받게 된다.

아래턱뼈 안정자세의 변경은 관자뼈의 턱관절오목에 대한 턱뼈관절융기의 위치를 변화시킨다. 뒤쪽으로 이동된 턱뼈관절융기는 이론적으로 연약하고 민감한 원반뒤조직을 압박하여, 상당한 통증과 염증을 유발한다. 가쪽날개근의 어느 한 갈래에서 발생한 연축(spasm)이나 과도한 활성은 아래턱뼈를 앞쪽으로 돌출시켜 압박된 원반뒤조직으로부터 멀어지게 하려는 자연스러운 보호기전일 수 있다.[21] 그러나 가쪽날개근 위갈래의 만성적인 연축은 원반을 턱뼈관절융기의 *앞쪽과 안쪽*으로 비정상적으로 이동시킬 수 있다.[7,9,139] 이러한 상황은 원반의 속장애를 유발하는 요인을 제공할 수 있다.

일부 연구들은 비정상적인 머리목 자세와 턱관절장애(temporomandibular disorders, TMD) 사이의 원인과 결과의 관계를 제안한다.[24,70,94,148] 그러나 다른 연구들은 불확실하거나 결정적이지 않다.[101] 일반적으로 이런 주제에 대한 연구들은 자세와 병변 사이의 연관성을 명확히 규명하는 데 필요한 연구 설계가 부족하고, 자세를 객관적으로 정량화하는 방법도 부족하며, 대상자 또한 여러 원인으로 TMD 진단을 받은 사람들이 혼재되어 있는 경향이 있다. 치료를 안내하는 데 도움이 될 수 있도록 이 분야에 대한 엄격한 연구가 필요한 상황이다.

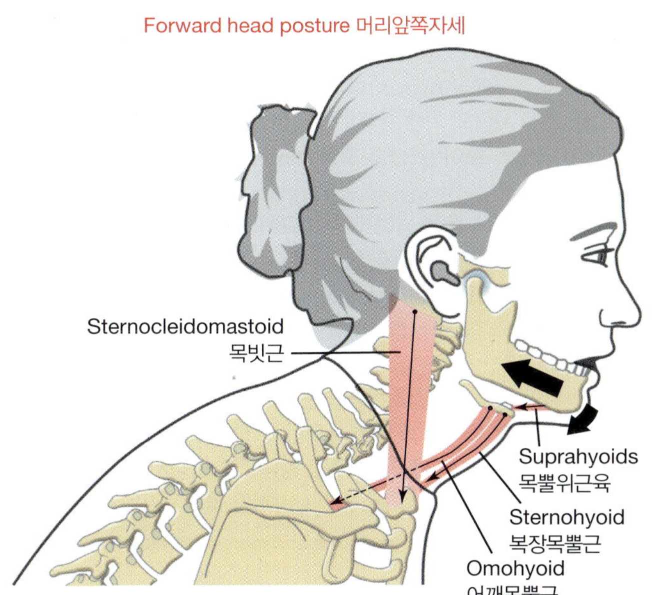


**그림 11.32** 목뿔위근육과 목뿔아래근육에서의 수동장력이 아래턱뼈의 안정위치를 변화시키는 머리앞쪽자세의 한 기전을 보여주고 있다. 아래턱뼈는 아래쪽과 뒤쪽으로 당겨져 턱관절 내의 턱뼈관절융기의 위치를 변화시킨다.

앞선 운동학적 분석에서 제시된 한 가지 기본적인 개념은 몸통뼈대의 한 부분이 다른 부분에 영향을 미칠 수 있다는 것이다. 일반적으로, 이런 운동학적 상호관계는 움직임의 용이성과 생리적 효율성을 최적화시킨다는 의미에서는 긍정적이다. 그러나 비정상적인 자세는 이런 관계에 부정적인 영향을 미칠 수 있다. 앞서 언급했듯이 비정상적인 어깨가슴 자세는 아래턱뼈 자세에 영향을 미치고, 궁극적으로 TMJ에 대한 스트레스를 증가시키는 것으로 보인다. 따라서 TMD를 가진 사람의 평가는 허리뼈에서 머리목영역까지 몸통 전체의 자세에 대한 철저한 분석을 포함해야 한다.

# 부가적인 임상 연관성

## 임상 연관성 11.2

### *만성폐쇄폐질환: 변경된 근육 역학*

*만성폐쇄폐질환*(*chronic obstructive pulmonary disease*, COPD)은 일반적으로 만성기관지염(chronic bronchitis)과 폐기종(emphysema)을 모두 포함하는 질환이다. 증상은 세기관지(bronchiole)의 만성염증 및 협착, 만성적인 기침, 점액으로 찬 기도, 그리고 폐포의 과도한 과팽창과 파괴가 포함된다. COPD의 중요한 합병증은 폐의 탄성반동 상실과 세기관지의 허탈(collapse)이다. 결과적으로, 공기는 날숨의 끝 시점에도 폐에 남아 있게 된다. 좀 더 진행된 경우, 가슴은 실제 환기의 단계에 관계없이 만성적인 상대적 팽창 상태에 있게 된다. 이러한 합병증을 *폐의 과다팽창*(*hyperinflation*)이라 한다.[38,49] 따라서 진행된 COPD를 가진 사람의 가슴은 주로 앞-뒤쪽 방향으로 가슴과 갈비우리의 고정된 확장을 보이는 '술통 모양(barrel-shaped)'의 외관을 나타낼 수 있다.

날숨의 끝 시점에 폐에 남아 있는 과도한 공기는 특히 가로막을 포함한 들숨 근육의 위치와 형태를 변화시킬 수 있다. 심각한 경우, 가로막은 돔(dome)이 편평한 상태로 가슴 내에서 비교적 아래쪽에 위치하게 된다. 이런 위치와 형태에서의 변화는 근육의 *안정길이와 힘선*을 변경시킬 수 있다.[29,76] 만성적으로 짧아진 길이에서 가로막이 작용하면 근육의 수축범위와 효율성이 감소하게 되는데, 이 효율성은 흔히 근육활성의 수준에 대한 파워 출력의 비율로 측정된다.[49,51] 또한 낮아진 위치는 가로막 갈비섬유들의 힘선을 좀 더 수평 방향으로 변경시킬 수 있다(그림 11.27 참조). 결과적으로, 가로막은 갈비뼈를 올림시키는 효율성의 일부를 상실하게 된다.[143] 충분히 낮아진 위치에 있게 될 경우, 근육의 힘선은 역설적으로 아래쪽 갈비뼈를 신체의 중간선 쪽을 향해 *안쪽*으로 당겨, 갈비뼈의 가쪽 확장을 억제할 수 있다. 이러한 요인은 들숨 동안 공기로 폐를 채우는 가로막의 효율성을 상당히 감소시킬 수 있다. 시간이 지남에 따라, 가로막의 기능 감소는 호흡곤란과 운동 불내성(exercise intolerance)을 유발할 수 있으며, 이는 신체의 전반적인 탈조건화(deconditioning)와 모든 근질량의 감소로 이어질 수 있다.[29]

손상된 가로막의 기능과 좁아진 세기관지에서의 공기 흐름에 대한 저항의 증가 때문에, 진행된 COPD를 가진 사람들은 안정들숨 동안에도 들숨의 일차적인 근육과 보조근육을 둘 다 과사용한다. 목갈비근, 목빗근, 그리고 척주세움근육은 비교적 낮은 수준의 활동에도 들숨과 함께 과활동되는 것으로 나타났다. 흔히, COPD를 가진 사람은 의자 등받이, 마트용 카트, 또는 보행기와 같은 안정된 물체에 한 팔이나 양팔을 짚고 몸을 약간 앞으로 숙인 채 서 있거나 걷는다. 이러한 전략은 큰가슴근의 복장갈비갈래 및 넓은등근과 같은 팔근육의 먼쪽부착부위를 안정화시킨다. 특히 어깨가 부분적으로 굽힘 또는 벌림된 상태에서, 이런 근육들은 복장뼈와 갈비뼈를 올림시킴으로써 들숨을 보조하는 데 유리한 힘선을 갖게 된다. 이러한 방식이 들숨을 보조하는 근육의 수를 증가시키지만, 서기와 걷기의 작업부하 또한 증가시킴에 따라 피로 증가와 호흡곤란의 악순환이 시작된다.

## 참고문헌


1. Abboud WA, Yarom N, Yahalom R, et al.: Comparison of two physiotherapy programmes for rehabilitation after temporomandibular joint arthroscopy, *Int J Oral Maxillofac Surg* 47(6):755–761, 2018.
2. Abe T, Kusuhara N, Yoshimura N, et al.: Differential respiratory activity of four abdominal muscles in humans, *J Appl Physiol* 80(4):1379–1389, 1996.
3. Ahmed S, Daniel Martin A, Smith BK: Inspiratory muscle training in patients with prolonged mechanical ventilation: narrative review, *Cardiopulm Phys Ther J* 30(1):44–50, 2019.
4. Aliverti A, Cala SJ, Duranti R, et al.: Human respiratory muscle actions and control during exercise, *J Appl Physiol* 83:1256–1269, 1997.
5. Alonso-Blanco C, Fernandez-de-las-Penas C, de-la Llave-Rincon AI, et al.: Characteristics of referred muscle pain to the head from active trigger points in women with myofascial temporomandibular pain and fibromyalgia syndrome, *J Headache Pain* 13(8):625–637, 2012.
6. An JS, Jeon DM, Jung WS, et al.: Influence of temporomandibular joint disc displacement on craniocervical posture and hyoid bone position, *Am J Orthod Dentofacial Orthop* 147(1):72–79, 2015.
7. Antonopoulou M, Iatrou I, Paraschos A, et al.: Variations of the attachment of the superior head of human lateral pterygoid muscle, *J Cranio-Maxillo-Fac Surg* 41(6):e91–e97, 2013.
8. Armijo-Olivo S, Pitance L, Singh V, et al.: Effectiveness of manual therapy and therapeutic exercise for temporomandibular disorders: systematic review and meta-analysis, *Phys Ther* 96(1):9–25, 2016.
9. Armijo-Olivo S, Silvestre R, Fuentes J, et al.: Electromyographic activity of the cervical flexor muscles in patients with temporomandibular disorders while performing the craniocervical flexion test: a cross-sectional study, *Phys Ther* 91(8):1184–1197, 2011.
10. Baeyens JP, Gilomen H, Erdmann B, et al.: In vivo measurement of the 3D kinematics of the temporomandibular joint using miniaturized electromagnetic trackers: technical report, *Med Biol Eng Comput* 51(4):479–484, 2013.
11. Barbosa MA, Tahara AK, Ferreira IC, et al.: Effects of 8 weeks of masticatory muscles focused endurance exercises on women with oro-facial pain and temporomandibular disorders: a placebo randomised controlled trial, *J Oral Rehabil* 46(10):885–894, 2019.
12. Beyer B, Feipel V, Sholukha V, et al.: In-Vivo analysis of sternal angle, sternal and sternocostal kinematics in supine humans during breathing, *J Biomech* 64:32–40, 2017.
13. Beyer B, Sholukha V, Dugailly PM, et al.: In vivo thorax 3D modelling from costovertebral joint complex kinematics, *Clin Biomech* 29(4):434–438, 2014.
14. Boussuges A, Finance J, Chaumet G, et al.: Diaphragmatic motion recorded by m-mode ultrasonography: limits of normality, *ERJ Open Res* 7(1), 2021.
15. Brown C, Tseng SC, Mitchell K, et al.: Body position affects ultrasonographic measurement of diaphragm contractility, *Cardiopulm Phys Ther J* 29(4):166–172, 2018.
16. Buschang PH, Throckmorton GS, Travers KH, et al.: Incisor and mandibular condylar movements of young adult females during maximum protrusion and laterotrusion of the jaw, *Arch Oral Biol* 46(1):39–48, 2001.
17. Bush F, Harkins S, Harrington W, et al.: Analysis of gender effects on pain perception and symptom presentation in temporomandibular pain, *Pain* 53(1):73–80, 1993.
18. Butler JE: Drive to the human respiratory muscles, *Respir Physiol Neurobiol* 159:115–126, 2007.
19. Butler JE, Gandevia SC: The output from human inspiratory motoneurone pools, *J Physiol* 586:1257–1264, 2008.
20. Butler JE, McKenzie DK, Gandevia SC: Discharge frequencies of single motor units in human diaphragm and parasternal muscles in lying and standing, *J Appl Physiol* 90:147–154, 2001.
21. Cabuk D, Etoz M, Akgun IE, et al.: The evaluation of lateral pterygoid signal intensity changes related to temporomandibular joint anterior disc displacement, *Oral Radiol* 37(1):74–79, 2021.
22. Cala SJ, Kenyon CM, Lee A, et al.: Respiratory ultrasonography of human parasternal intercostal muscle in vivo, *Ultrasound Med Biol* 24:313–326, 1998.
23. Castro HA, Resende LA, Bérzin F, et al.: Electromyographic analysis of superior belly of the omohyoid muscle and anterior belly of the digastric muscle in mandibular movements, *Electromyogr Clin Neurophysiol* 38:443–447, 1998.
24. Chaves TC, Turci AM, Pinheiro CF, et al.: Static body postural misalignment in individuals with temporomandibular disorders: a systematic review, *Braz J Phys Ther* 18(6):481–501, 2014.
25. Chuhuaicura P, Lezcano MF, Dias FJ, et al.: Mandibular border movements: the two envelopes of motion, *J Oral Rehabil* 48(4):384–391, 2021.
26. Craane B, Dijkstra PU, Stappaerts K, et al.: Randomized controlled trial on physical therapy for TMJ closed lock, *J Dent Res* 91(4):364–369, 2012.
27. De Felicio CM, Mapelli A, Sidequersky FV, et al.: Mandibular kinematics and masticatory muscles: EMG in patients with short lasting TMD of mild-moderate severity, *J Electromyogr Kinesiol* 23(3):627–633, 2013.
28. De Meurechy NKG, Loos PJ, Mommaerts MY: Postoperative physiotherapy after open temporomandibular joint surgery: a 3-step program, *J Oral Maxillofac Surg* 77(5):932–950, 2019.
29. de Sa RB, Pessoa MF, Cavalcanti AGL, et al.: Immediate effects of respiratory muscle stretching on chest wall kinematics and electromyography in COPD patients, *Respir Physiol Neurobiol* 242:1–7, 2017.
30. De Troyer A, Leduc D: Role of pleural pressure in the coupling between the intercostal muscles and the ribs, *J Appl Physiol* 102(6):2332–2337, 2007.
31. De Troyer A, Wilson TA: Mechanism of the increased rib cage expansion produced by the diaphragm with abdominal support, *J Appl Physiol* 118(8):989–995, 2015.
32. De Troyer A: Relationship between neural drive and mechanical effect in the respiratory system, *Adv Exp Med Biol* 508:507–514, 2002.
33. De Troyer A, Estenne M: Functional anatomy of the respiratory muscles, *Clin Chest Med* 9:175–193, 1988.
34. De Troyer A, Gorman RB, Gandevia SC: Distribution of inspiratory drive to the external intercostal muscles in humans, *J Physiol* 546:943–954, 2003.
35. De Troyer A, Kirkwood PA, Wilson TA: Respiratory action of the intercostal muscles, *Physiol Rev* 85:717–756, 2005.
36. De Troyer A, Legrand A, Gevenois PA, et al.: Mechanical advantage of the human parasternal intercostal and triangularis sterni muscles, *J Physiol* 513:915–925, 1998.
37. De Troyer A, Ninane V, Gilmartin JJ, et al.: Triangularis sterni muscle use in supine humans, *J Appl Physiol* 62:919–925, 1987.
38. Decramer M: Hyperinflation and respiratory muscle interaction, *Eur Respir J* 10:934–941, 1997.
39. Delgado de la Serna P, Plaza-Manzano G, Cleland J, et al.: Effects of cervico-mandibular manual therapy in patients with temporomandibular pain disorders and associated somatic tinnitus: a randomized clinical trial, *Pain Med* 21(3):613–624, 2020.
40. Dergin G, Kilic C, Gozneli R, et al.: Evaluating the correlation between the lateral pterygoid muscle attachment type and internal derangement of the temporomandibular joint with an emphasis on MR imaging findings, *J Cranio-Maxillo-Fac Surg* 40(5):459–463, 2012.
41. Desmons S, Graux F, Atassi M, et al.: The lateral pterygoid muscle, a heterogeneous unit implicated in temporomandibular disorder: a literature review, *Cranio* 25:283–291, 2007.
42. Dinsdale A, Liang Z, Thomas L, et al.: Is jaw muscle activity impaired in adults with persistent temporomandibular disorders? A systematic review and meta-analysis, *J Oral Rehabil* 48(4):487–516, 2021.
43. Dipp T, Macagnan FE, Schardong J, et al.: Short period of high-intensity inspiratory muscle training improves inspiratory muscle strength in patients with chronic kidney disease on hemodialysis: a randomized controlled Trial, *Braz J Phys Ther* 24(3):280–286, 2020.
44. Dong Z, Liu Y, Gai Y, et al.: Early rehabilitation relieves diaphragm dysfunction induced by prolonged mechanical ventilation: a randomised control study, *BMC Pulm Med* 21(1):106, 2021.
45. Dos Reis IMM, Ohara DG, Januário LB, et al.: Surface electromyography in inspiratory muscles in adults and elderly individuals: a systematic review, *J Electromyogr Kinesiol* 44:139–155, 2019.
46. Duprey S, Subit D, Guillemot H, et al.: Biomechanical properties of the costovertebral joint, *Med Eng Phys* 32(2):222–227, 2010.
47. Estenne M, De Troyer A: Relationship between respiratory muscle electromyogram and rib cage motion in tetraplegia, *Am Rev Respir Dis* 132:53–59, 1985.
48. Ferrario VF, Sforza C, Miani Jr A, et al.: Open-close movements in the human temporomandibular joint: does a pure rotation around the intercondylar hinge axis exist? *J Oral Rehabil* 23:401–408, 1996.
49. Finucane KE, Panizza JA, Singh B: Efficiency of the normal human diaphragm with hyperinflation, *J Appl Physiol* 99:1402–1411, 2005.
50. Fisch G, Finke A, Ragonese J, et al.: Outcomes of physical therapy in patients with temporomandibular disorder: a retrospective review, *Br J Oral Maxillofac Surg* 59(2):145–150, 2021.
51. Frazão M, Santos ADC, Araújo AA, et al.: Neuromuscular efficiency is impaired during exercise in COPD patients, *Respir Physiol Neurobiol* 290:103673, 2021.
52. Furto ES, Cleland JA, Whitman JM, et al.: Manual physical therapy interventions and exercise for patients with temporomandibular disorders, *Cranio* 24:283–291, 2006.
53. Gandevia SC, Hudson AL, Gorman RB, et al.: Spatial distribution of inspiratory drive to the parasternal intercostal muscles in humans, *J Physiol* 573:263–275, 2006.
54. Gayan-Ramirez G, Testelmans D, Maes K, et al.: Intermittent spontaneous breathing protects the rat diaphragm from mechanical ventilation effects, *Crit Care Med* 33:2804–2809, 2005.
55. Gokalp H, Turkkahraman H, Bzeizi N: Correlation between eminence steepness and condyle disc movements in temporomandibular joints with internal derangements on magnetic resonance imaging, *Eur J Orthod* 23:579–584, 2001.
56. Haggman-Henrikson B, Rezvani M, List T: Prevalence of whiplash trauma in TMD patients: a systematic review, *J Oral Rehabil* 41:59–68, 2014.
57. Hamaoui A, Hudson AL, Laviolette L, et al.: Postural disturbances resulting from unilateral and bilateral diaphragm contractions: a phrenic nerve stimulation study, *J Appl Physiol* 117(8):825–883, 2014.
58. Hansdottir R, Bakke M: Joint tenderness, jaw opening, chewing velocity, and bite force in patients with temporomandibular joint pain and matched healthy control subjects, *J Orofac Pain* 18:108–113, 2004.
59. Hansson T, Oberg T, Carlsson GE, et al.: Thickness of the soft tissue layers and the articular disk in the temporomandibular joint, *Acta Odontol Scand* 35:77–83,

1977.
60. Harrison AL, Thorp JN, Ritzline PD: A proposed diagnostic classification of patients with temporomandibular disorders: implications for physical therapists, *J Orthop Sports Phys Ther* 44(3):182–197, 2014.
61. Hawkes EZ, Nowicky AV, McConnell AK: Diaphragm and intercostal surface EMG and muscle performance after acute inspiratory muscle loading, *Respir Physiol Neurobiol* 155:213–219, 2007.
62. Hodges PW, Butler JE, McKenzie DK, et al.: Contraction of the human diaphragm during rapid postural adjustments, *J Physiol (Lond)* 505(Pt 2):539–548, 1997.
63. Hodges PW, Cresswell AG, Daggfeldt K, et al.: In vivo measurement of the effect of intra-abdominal pressure on the human spine, *J Biomech* 34:347–353, 2001.
64. Hudson AL, Butler JE, Gandevia SC, et al.: Interplay between the inspiratory and postural functions of the human parasternal intercostal muscles, *J Neurophysiol* 103(3):1622–1629, 2010.
65. Hudson AL, Gandevia SC, Butler JE: Task-Dependent output of human parasternal intercostal motor units across spinal levels, *J Physiol* 595(23):7081–7092, 2017.
66. Hudson AL, Gandevia SC, Butler JE: The effect of lung volume on the co-ordinated recruitment of scalene and sternomastoid muscles in humans, *J Physiol* 584:261–270, 2007.
67. Hugger S, Schindler HJ, Kordass B, et al.: Clinical relevance of surface EMG of the masticatory muscles. (Part 1): resting activity, maximal and submaximal voluntary contraction, symmetry of EMG activity [Review], *Int J Comput Dent* 15(4):297–314, 2012.
68. Hugger S, Schindler HJ, Kordass B, et al.: Surface EMG of the masticatory muscles. (Part 4): effects of occlusal splints and other treatment modalities [Review], *Int J Comput Dent* 16(3):225–239, 2013.
69. Iizuka M: Respiration-related control of abdominal motoneurons [Review], *Respir Physiol Neurobiol* 179(1):80–88, 2011.
70. Ioi H, Matsumoto R, Nishioka M, et al.: Relationship of TMJ osteoarthritis/osteoarthrosis to head posture and dentofacial morphology, *Orthod Craniofac Res* 11:8–16, 2008.
71. Ismail F, Demling A, Hessling K, et al.: Short-term efficacy of physical therapy compared to splint therapy in treatment of arthrogenous TMD, *J Oral Rehabil* 34:807–813, 2007.
72. Iwasaki LR, Crosby MJ, Marx DB, et al.: Human temporomandibular joint eminence shape and load minimization, *J Dent Res* 89(7):722–727, 2010.
73. Janssens L, Brumagne S, McConnell AK, et al.: Greater diaphragm fatigability in individuals with recurrent low back pain, *Respir Physiol Neurobiol* 188(2):119–123, 2013.
74. Janssens L, Brumagne S, Polspoel K, et al.: The effect of inspiratory muscles fatigue on postural control in people with and without recurrent low back pain, *Spine* 35(10):1088–1094, 2010.
75. Jung B, Constantin JM, Rossel N, et al.: Adaptive support ventilation prevents ventilator-induce diaphragmatic dysfunction in piglet: an in vivo and in vitro study, *Anesthesiology* 112:1435–1443, 2010.
76. Kasawara KT, Castellanos MM, Hanada M, et al.: Pathophysiology of muscle in pulmonary and cardiovascular conditions, *Cardiopulm Phys Ther J* 30:4–14, 2019.
77. Kocjan J, Adamek M, Gzik-Zroska B, et al.: Network of breathing. multifunctional role of the diaphragm: a Review, *Adv Respir Med* 85(4):224–232, 2017.
78. Kolar P, Sulc J, Kyncl M, et al.: Stabilizing function of the diaphragm: dynamic MRI and synchronized spirometric assessment, *J Appl Physiol* 109:1064–1071, 2010.
79. Kolar P, Sulc J, Kyncl M, et al.: Postural function of the diaphragm in persons with and without chronic low back pain, *J Orthop Sports Phys Ther* 42(4):352–362, 2012.
80. Kraus S, Prodoehl J: Outcomes and patient satisfaction following individualized physical therapy treatment for patients diagnosed with temporomandibular disc displacement without reduction with limited opening: a cross-sectional study, *Cranio* 37(1):20–27, 2019.
81. Lafreniere CM, Lamontagne M, el Sawy R: The role of the lateral pterygoid muscles in TMJ disorders during static conditions, *Cranio* 15:38–52, 1997.
82. Laveneziana P, Albuquerque A, Aliverti A, et al.: ERS statement on respiratory muscle testing at rest and during exercise, *Eur Respir J* 53(6):06, 2019.
83. Lee LJ, Chang AT, Coppieters MW, et al.: Changes in sitting posture induce multiplanar changes in chest wall shape and motion with breathing, *Respir Physiol Neurobiol* 170(3):236–245, 2010.
84. Lee YH, Lee KM, Auh QS, et al.: Sex-Related differences in symptoms of temporomandibular disorders and structural changes in the lateral pterygoid muscle after whiplash injury, *J Oral Rehabil* 46(12):1107–1120, 2019.
85. Lemosse D, Le Rue O, Diop A, et al.: Characterization of the mechanical behaviour parameters of the costovertebral joint, *Eur Spine J* 7:16–23, 1998.
86. Liebsch C, Graf N, Wilke HJ: In vitro analysis of kinematics and elastostatics of the human rib cage during thoracic spinal movement for the validation of numerical models, *J Biomech* 94:147–157, 2019.
87. List T, Jensen RH: Temporomandibular disorders: old ideas and new concepts, *Cephalalgia* 37(7):692–704, 2017.
88. Lozano-García M, Sarlabous L, Moxham J, et al.: Surface mechanomyography and electromyography provide non-invasive indices of inspiratory muscle force and activation in healthy subjects, *Sci Rep* 8(1):16921, 2018.
89. Luu BL, Saboisky JP, Taylor JL, et al.: Supraspinal fatigue in human inspiratory muscles with repeated sustained maximal efforts, *J Appl Physiol* 129(6):1365–1372, 2020.
90. MacBean V, Jolley CJ, Sutton TG, et al.: Parasternal intercostal electromyography: a novel tool to assess respiratory load in children, *Pediatr Res* 80(3):407–414, 2016.
91. Magnusson T, Egermark I, Carlsson GE: A longitudinal epidemiologic study of signs and symptoms of temporomandibular disorders from 15 to 35 years of age, *J Orofac Pain* 14(4):310–319, 2000.
92. Mahan PE, Wilkinson TM, Gibbs CH, et al.: Superior and inferior bellies of the lateral pterygoid muscle EMG activity at basic jaw positions, *J Prosthet Dent* 50:710–718, 1983.
93. Mapelli A, Galante D, Lovecchio N, et al.: Translation and rotation movements of the mandible during mouth opening and closing, *Clin Anat* 22(3):311–318, 2009.
94. McLean L: The effect of postural correction on muscle activation amplitudes recorded from the cervicobrachial region, *J Electromyogr Kinesiol* 15:527–535, 2005.
95. Mendes LPS, Vieira DSR, Gabriel LS, et al.: Influence of posture, sex, and age on breathing pattern and chest wall motion in healthy subjects, *Braz J Phys Ther* 24(3):240–248, 2020.
96. Mesnard M, Coutant JC, Aoun M, et al.: Relationships between geometry and kinematic characteristics in the temporomandibular joint, *Comput Methods Biomech Biomed Eng* 15(4):393–400, 2012.
97. Minakuchi H, Kuboki T, Matsuka Y, et al.: Randomized controlled evaluation of non-surgical treatments for temporomandibular joint anterior disk displacement without reduction, *J Dent Res* 80:924–928, 2001.
98. Mizuno M: Human respiratory muscles: fibre morphology and capillary supply, *Eur Respir J* 4:587–601, 1991.
99. Moayedi M, Krishnamoorthy G, He PT, et al.: Structural abnormalities in the temporalis musculo-aponeurotic complex in chronic muscular temporomandibular disorders, *Pain* 161(8):1787–1797, 2020.
100. Moleirinho-Alves PMM, Almeida A, Exposto FG, et al.: Effects of therapeutic exercise and aerobic exercise programmes on pain, anxiety and oral health-related quality of life in patients with temporomandibular disorders, *J Oral Rehabil* 48(11):1201–1209, 2021.
101. Munhoz WC, Hsing WT: The inconclusiveness of research on functional pathologies of the temporomandibular system and body posture: paths followed, paths ahead: a critical review, *Cranio* 39(3):254–265, 2021.
102. Murray GM, Bhutada M, Peck CC, et al.: The human lateral pterygoid muscle, *Arch Oral Biol* 52:377–380, 2007.
103. Neumann DA: Polio: its impact on the people of the United States and the emerging profession of physical therapy, *J Orthop Sports Phys Ther* 34(8):479–492, 2004.
104. Neumann DA: Use of diaphragm to assist rolling for the patient with quadriplegia, *Phys Ther* 59(1):39, 1979.
105. Nguyen DAT, Lewis RHC, Boswell-Ruys CL, et al.: Increased diaphragm motor unit discharge frequencies during quiet breathing in people with chronic tetraplegia, *J Physiol* 598(11):2243–2256, 2020.
106. NSCISC: Spinal cord injury facts and figures at a glance, *J Spinal Cord Med* 36:1–2, 2013.
107. Oberg T, Carlsson GE, Fajers CM: The temporomandibular joint. A morphologic study on a human autopsy material, *Acta Odontol Scand* 29(3):349–384, 1971.
108. Okeson JP: *Management of temporomandibular disorders and occlusion*, ed 8, St Louis, 2020, Elsevier.
109. Orlando B, Manfredini D, Salvetti G, et al.: Evaluation of the effectiveness of biobehavioral therapy in the treatment of temporomandibular disorders: a literature review, *Behav Med* 33:101–118, 2007.
110. Osborn JW: The temporomandibular ligament and the articular eminence as constraints during jaw opening, *J Oral Rehabil* 16:323–333, 1989.
111. Ovechkin A, Vitaz T, de Paleville DT, et al.: Evaluation of respiratory muscle activation in individuals with chronic spinal cord injury, *Respir Physiol Neurobiol* 173(2):171–178, 2010.
112. Peck CC, Murray GM, Johnson CW, et al.: Trajectories of condylar points during working-side excursive movements of the mandible, *J Prosthet Dent* 81(4):444–452, 1999.
113. Phanachet I, Whittle T, Wanigaratne K, et al.: Functional properties of single motor units in the inferior head of human lateral pterygoid muscle: task firing rates, *J Neurophysiol* 88:751–760, 2002.
114. Piehslinger E, Celar AG, Celar RM, et al.: Computerized axiography: principles and methods, *Cranio* 9:344–355, 1991.
115. Powers SK, Kavazis AN, Levine S: Prolonged mechanical ventilation alters diaphragmatic structure and function, *Crit Care Med* 37:S347–353, 2009.
116. Powers SK, Smuder AJ, Fuller D, et al.: CrossTalk proposal: mechanical ventilation-induced diaphragm atrophy is primarily due to inactivity, *J Physiol* 591:5255–5257, 2013.
117. Radke JC, Kamyszek GJ, Kull RS, et al.: TMJ symptoms reduce chewing amplitude and velocity and increase variability, *Cranio* 37(1):12–19, 2019.
118. Radke JC, Kull RS, Sethi MS: Chewing movements altered in the presence of temporomandibular joint internal derangements, *Cranio* 32(3):187–192, 2014.
119. Ratnovsky A, Elad D: Anatomical model of the human trunk for analysis of respiratory muscles mechanics, *Respir Physiol Neurobiol* 148:245–262, 2005.
120. Reneker J, Paz J, Petrosino C, et al.: Diagnostic accuracy of clinical tests and signs of temporomandibular

joint disorders: a systematic review of the literature [Review], *J Orthop Sports Phys Ther* 41(6):408–416, 2011.

121. Robinson PD: Articular cartilage of the temporomandibular joint: can it regenerate? *Ann R Coll Surg Engl* 75:231–236, 1993.
122. Rocabado M: Arthrokinematics of the temporomandibular joint, *Dent Clin North Am* 27:573–594, 1983.
123. Rues S, Lenz J, Turp JC, et al.: Muscle and joint forces under variable equilibrium states of the mandible, *Clin Oral Investig* 15(5):737–747, 2011.
124. Rutka M, Adamczyk WM, Linek P: Effects of physical therapist intervention on pulmonary function in children with cerebral palsy: a systematic review and meta-analysis, *Phys Ther* 101(8), 2021.
125. Saboisky JP, Butler JE, Fogel RB, et al.: Tonic and phasic respiratory drives to human genioglossus motoneurons during breathing, *J Neurophysiol* 95:2213–2221, 2006.
126. Saboisky JP, Gorman RB, De Troyer A, et al.: Differential activation among five human inspiratory motoneuron pools during tidal breathing, *J Appl Physiol* 102:772–780, 2007.
127. Sakaguchi K, Taguchi N, Kobayashi R, et al.: Immediate curative effects of exercise therapy in patients with myalgia of the masticatory muscles, *J Oral Rehabil* 49(10):937–943, 2022.
128. Schiffman E, Ohrbach R, Truelove E, et al.: Diagnostic criteria for temporomandibular disorders (DC/TMD) for clinical and research applications: recommendations of the international RDC/TMD consortium network and orofacial pain special interest group, *J Oral Facial Pain Headache* 28(1):6–27, 2014.
129. Schiffman EL, Truelove EL, Ohrbach R, et al.: The research diagnostic criteria for temporomandibular disorders: overview and methodology for assessment of validity, *J Orofac Pain* 24(1):7–24, 2010.
130. Shimada A, Ishigaki S, Matsuka Y, et al.: Effects of exercise therapy on painful temporomandibular disorders, *J Oral Rehabil* 46(5):475–481, 2019.
131. Sieck GC, Mantilla CB: CrossTalk opposing view: the diaphragm muscle does not atrophy as a result of inactivity, *J Physiol* 591:5259–5262, 2013.
132. Sinn DP, de Assis EA, Throckmorton GS: Mandibular excursions and maximum bite forces in patients with temporomandibular joint disorders, *J Oral Maxillofac Surg* 54:671–679, 1996.
133. Sobreira M, Almeida MP, Gomes A, et al.: Minimal clinically important differences for measures of pain, lung function, fatigue, and functionality in spinal cord injury, *Phys Ther* 101(2), 2021.
134. Souza H, Rocha T, Pessoa M, et al.: Effects of inspiratory muscle training in elderly women on respiratory muscle strength, diaphragm thickness and mobility, *J Gerontol A Biol Sci Med Sci* 69(12):1545–1553, 2014.
135. Standring S: *Gray's anatomy: the anatomical basis of clinical practice*, ed 42, St Louis, 2021, Elsevier.
136. Stimmer H, Grill F, Goetz C, et al.: Lesions of the lateral pterygoid muscle-an overestimated reason for temporomandibular dysfunction: a 3T magnetic resonance imaging study, *Int J Oral Maxillofac Surg* 49(12):1611–1617, 2020.
137. Takahashi S, Suzuki N, Asazuma T, et al.: Factors of thoracic cage deformity that affect pulmonary function in adolescent idiopathic thoracic scoliosis, *Spine* 32:106–112, 2007.
138. Takazakura R, Takahashi M, Nitta N, et al.: Diaphragmatic motion in the sitting and supine positions: healthy subject study using a vertically open magnetic resonance system, *J Magn Reson Imaging* 19:605–609, 2004.
139. Tanaka E, Hirose M, Inubushi T, et al.: Effect of hyperactivity of the lateral pterygoid muscle on the temporomandibular joint disk, *J Biomech Eng* 129:890–897, 2007.
140. Taskaya-Yilmaz N, Ceylan G, Incesu L, et al.: A possible etiology of the internal derangement of the temporomandibular joint based on the MRI observations of the lateral pterygoid muscle, *Surg Radiol Anat* 27:19–24, 2005.
141. Tuijt M, Koolstra JH, Lobbezoo F, et al.: Differences in loading of the temporomandibular joint during opening and closing of the jaw, *J Biomech* 43(6):1048–1054, 2010.
142. Urmey W, Loring S, Mead J, et al.: Upper and lower rib cage deformation during breathing in quadriplegics, *J Appl Physiol* 60:618–622, 1986.
143. Vassilakopoulos T, Zakynthinos S, Roussos C: Respiratory muscles and weaning failure, *Eur Respir J* 9:2383–2400, 1996.
144. Villaca Avoglio JL: Dental occlusion as one cause of tinnitus, *Med Hypotheses* 130:109280, 2019.
145. von Piekartz H, Schwiddessen J, Reineke L, et al.: International consensus on the most useful assessments used by physical therapists to evaluate patients with temporomandibular disorders: a delphi study, *J Oral Rehabil* 47(6):685–702, 2020.
146. Washino S, Mankyu H, Kanehisa H, et al.: Effects of inspiratory muscle strength and inspiratory resistance on neck inspiratory muscle activation during controlled inspirations, *Exp Physiol* 104(4):556–567, 2019.
147. West CR, Campbell IG, Shave RE, et al.: Effects of abdominal binding on cardiorespiratory function in cervical spinal cord injury, *Respir Physiol Neurobiol* 180(2–3):275–282, 2012.
148. Westersund CD, Scholten J, Turner RJ: Relationship between craniocervical orientation and center of force of occlusion in adults, *Cranio* 35(5):283–289, 2017.
149. Wilson TA, Legrand A, Gevenois PA, et al.: Respiratory effects of the external and internal intercostal muscles in humans, *J Physiol* 530:319–330, 2001.
150. Wink CS, St OM, Zimny ML: Neural elements in the human temporomandibular articular disc, *J Oral Maxillofac Surg* 50:334–337, 1992.
151. Yustin DC, Rieger MR, McGuckin RS, et al.: Determination of the existence of hinge movements of the temporomandibular joint during normal opening by Cine-MRI and computer digital addition, *J Prosthodont* 2:190–195, 1993.
152. Zaugg M, Lucchinetti E: Respiratory function in the elderly, *Anesthesiol Clin North Am* 18:47–58, 2000.
153. Zeleznik J: Normative aging of the respiratory system, *Clin Geriatr Med* 19:1–18, 2003.
154. Zhang G, Chen X, Ohgi J, et al.: Effect of intercostal muscle contraction on rib motion in humans studied by finite element analysis, *J Appl Physiol* 125(4):1165–1170, 2018.

## 학습문제_Study Questions

**1부: 씹기**

1. 턱관절에 있는 관절원반의 중간영역이 입 열기의 마지막 단계에서 관절을 보호하는 기전을 설명하라.
2. 안쪽날개근과 가쪽날개근의 먼쪽부착부위를 비교하라. 어떤 부착부위가 깨물근과 함께 '기능적 걸이'를 형성하는가?
3. 이론적으로, 과도하게 내림된 어깨가슴관절이 TMJ 관절원반의 속장애에 어떻게 영향을 줄 수 있는지 설명하라.
4. 씹기 동안 턱관절오목의 돔과 관자뼈의 관절융기에 부과된 기능적 요구의 차이를 비교하라.
5. 입 열기에 있어 TMJ의 가쪽인대 빗섬유들의 기능적 역할을 설명하라.
6. 입 닫기에 있어 관자근의 기능을 설명하라.
7. 큰어금니 사이에서 전단력(갈기 힘)을 생산하는 동안 깨물근과 반대쪽 안쪽날개근 사이의 협력적 상호작용을 설명하라.
8. 그림 11.22를 사용하여, 입 열기와 닫기 동안 가쪽날개근의 구체적 기능을 설명하라.
9. 가쪽날개근의 아래갈래와 목뿔위근육이 빠른 입 열기 동안 어떻게 협력적으로 작용하는지 설명하라.
10. 머리뼈의 관자오목을 구성하는 뼈들을 열거하라.

**2부: 환기**

11. 들숨 동안 가로막의 기능을 설명하고, 가장 중요한 환기의 근육으로 고려되는 이유를 서술하라.
12. 큰가슴근의 복장갈래가 강제들숨의 효율적인 근육으로서 어떻게 기능할 수 있는지 설명하라.
13. 만성적으로 낮아진(편평해진) 가로막이 어떻게 환기의 기전에 부정적인 영향을 미칠 수 있는가?
14. 환기 동안 가슴의 앞–뒤쪽과 안–가쪽 직경에 가장 영향을 미치는 관절들을 열거하라.
15. 어떤 구조들이 가슴안(thoracic cavity)의 아래극과 위극을 밀폐시키는가?
16. 배근육에서의 정상적인 '긴장도'가 들숨의 역학에 어떻게 기여하는지 설명하라.
17. 팔다리마비를 가진 사람의 갈비사이근 마비는 '역설호흡'의 병리역학에 어떻게 기여하는가?
18. 강제날숨 동안 가슴속 압력과 배속 압력에서의 변화를 설명하라.
19. 안정날숨이 왜 '수동' 과정으로 고려되는지를 설명하는 요소들을 열거하라.
20. T4 수준의 뼈에서 완전한 척추손상 병변 이후에 완전히 마비되는 근육들을 열거하라.

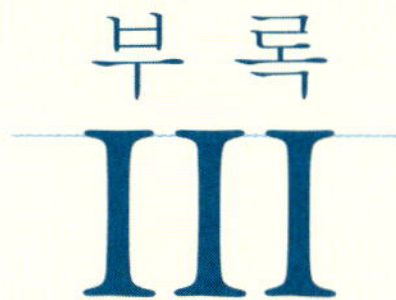


# 말총 및 몸통뼈대 근육의 부착부위, 신경지배, 그리고 모멘트팔을 위한 참고 자료

## Reference Materials for the Cauda Equina, and Attachments, Innervations, and Selected Moment Arms of Muscles of the Axial Skeleton



## Part A: 말총의 형성

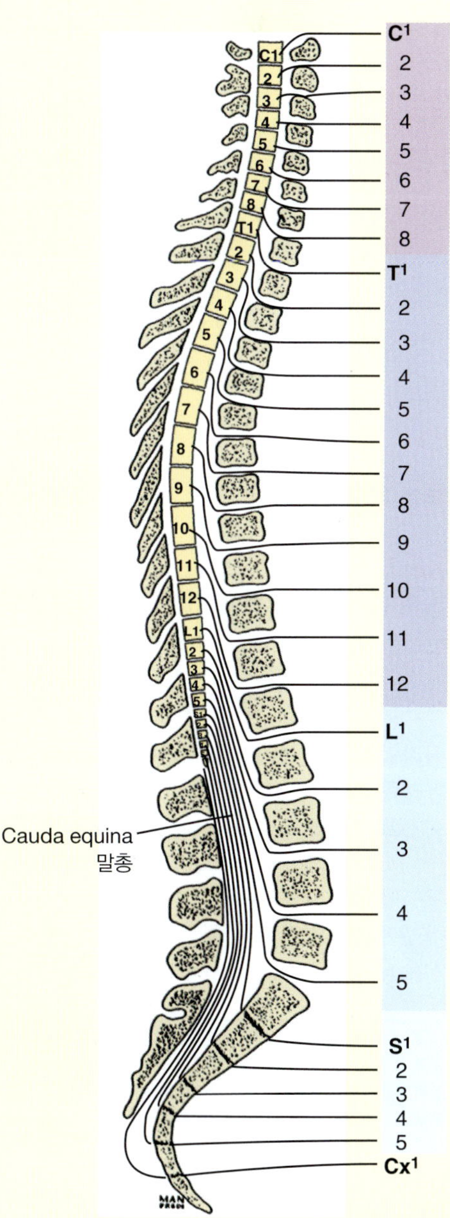


그림 III.1 척주의 뼈 성분에 대한 척수와 척수신경뿌리의 해부학적 관계. 척수는 노란색으로, 척수신경뿌리는 검은색으로 보여주고 있다. 척수신경뿌리가 통과하는 척추사이구멍은 오른쪽에 다양한 색깔로 보여주고 있다. 성인의 경우, 척수는 척주보다 짧다. 따라서 허리신경뿌리와 엉치신경뿌리는 해당 척추사이구멍에 도달하기 위해 고려할 만한 거리를 주행해야 한다. 허리뼈와 엉치뼈의 척주관을 통해 주행하는 척수신경뿌리들을 말총(*cauda equina*)이라 부른다. 척수는 말총의 머리쪽인 L1-L2 척추사이구멍에서 끝난다. (From Haymaker W, Woodhall B: *Peripheral nerve injuries*, ed 2, Philadelphia, 1953, Saunders.)

## Part B: 몸통의 가슴 피부분절

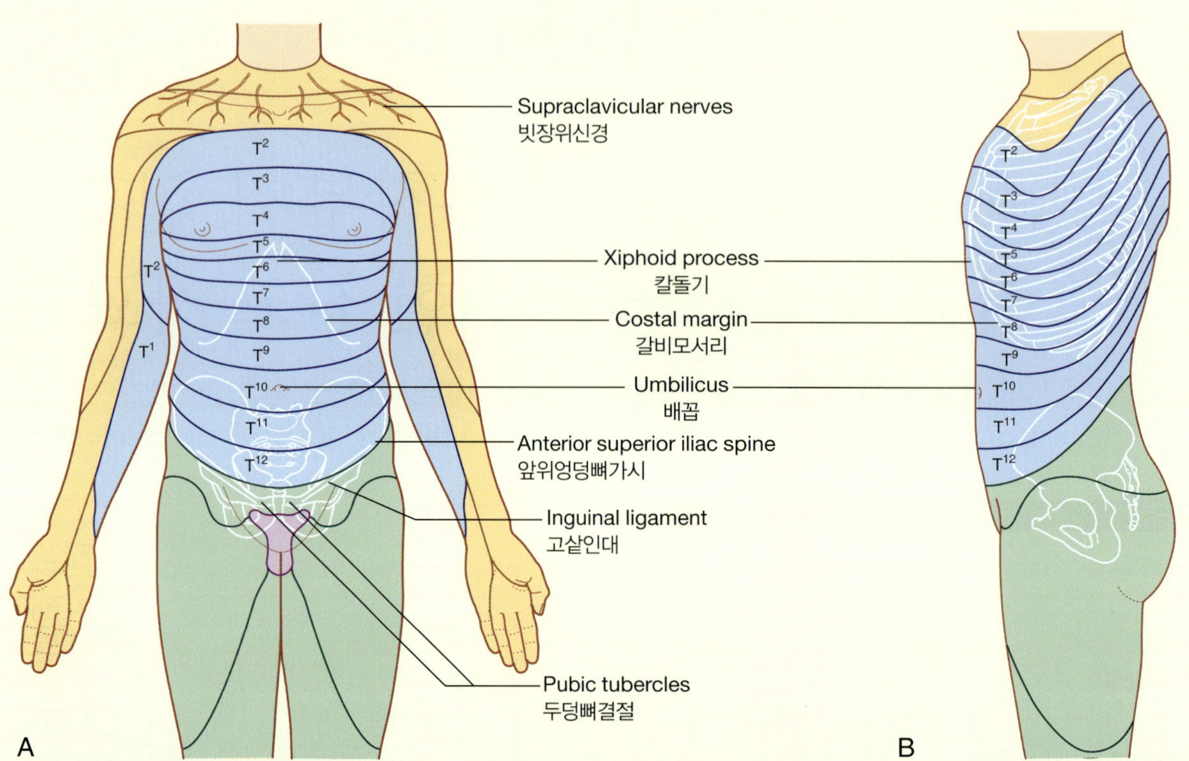


**그림 III.2** 몸통의 가슴 피부분절. (A) 앞면. (B) 가쪽면. T1; 첫째등신경뿌리, 기타 등등. (From Drake RL, Vogl W, Mitchell A: *Gray's anatomy for students*, ed 3, Philadelpia, 2015, Churchill Livingstone.)

## Part C: 몸통뼈대 근육의 부착부위와 신경지배

### 몸통의 근육

#### *묶음 1: 뒤쪽 몸통의 근육*

뒤쪽 몸통의 얕은층에 있는 근육(등세모근, 넓은등근, 앞톱니근, 그리고 기타 등등)의 부착부위와 신경지배는 부록 II를 참고하라.

*척주세움근육무리(엉덩갈비근, 가장긴근, 가시근)*

**허리엉덩갈비근(Iliocostalis Lumborum)**

*아래쪽부착부위*: 온힘줄*

*위쪽부착부위*: 여섯째~열두째갈비뼈각

**등엉덩갈비근(Iliocostalis Thoracis)**

*아래쪽부착부위*: 여섯째~열두째갈비뼈각

*위쪽부착부위*: 첫째~여섯째갈비뼈각

*넓은 온힘줄은 대부분의 척주세움근육의 아래쪽 끝부위와 몸통뼈대의 바닥부를 연결한다. 힘줄의 특정 부착부위는 엉치뼈, 아래쪽 등영역과 전체 허리영역의 가시돌기 및 가시끝인대, 엉덩뼈능선과 엉덩뼈거친면, 엉치결절인대와 엉치엉덩인대, 큰볼기근, 그리고 뭇갈래근이 포함된다.

**목엉덩갈비근(Iliocostalis Cervicis)**

*아래쪽부착부위*: 셋째~일곱째갈비뼈각

*위쪽부착부위*: C4-C6 가로돌기의 뒤결절

**등가장긴근(Longissimus Thoracis)**

*아래쪽부착부위*: 온힘줄

*위쪽부착부위*: 셋째~열두째갈비뼈각과 갈비뼈결절, T1-T12의 가로돌기

**목가장긴근(Longissimus Cervicis)**

*아래쪽부착부위*: T1-T4의 가로돌기

*위쪽부착부위*: C2-C6 가로돌기의 뒤결절

**머리가장긴근(Longissimus Capitis)**

*아래쪽부착부위*: T1-T5의 가로돌기와 C4-C7의 관절돌기

*위쪽부착부위*: 관자뼈 꼭지돌기의 뒤모서리

**등가시근(Spinalis Thoracis)**

*아래쪽부착부위*: 온힘줄

*위쪽부착부위*: 대부분 등뼈의 가시돌기

목가시근(Spinalis Cervicis)
*아래쪽부착부위*: 목덜미인대와 C7-T1의 가시돌기
*위쪽부착부위*: C2의 가시돌기

머리가시근(Spinalis Capitis) [머리반가시근(Semispinalis Capitis) 과 섞임]
*척주세움근육의 신경지배*: 인접 척수신경뿌리($C^3$-$L^5$)의 뒤가지

*가로돌기가시근육무리(뭇갈래근, 돌림근, 반가시근)*

뭇갈래근(Multifidus)
*아래쪽부착부위(허리)*: 허리뼈의 꼭지돌기, 허리엉치인대, 척주세움근육 온힘줄의 깊은부분, 엉치뼈의 뒤면, 골반의 뒤위엉덩뼈가시, 그리고 허리뼈와 허리엉치의 돌기관절주머니
*아래쪽부착부위(등)* :T1-T12의 가로돌기
*아래쪽부착부위(목)*: C3-C7의 관절돌기
*위쪽부착부위*: 2~4개 척추사이이음부 위쪽에 위치한 척추뼈의 가시돌기
*신경지배*: 인접 척추신경뿌리($C^4$-$S^3$)의 뒤가지

돌림근: 긴돌림근과 짧은돌림근(Rotatores: Longus and Brevis)
*아래쪽부착부위*: 모든 척추뼈의 가로돌기
*위쪽부착부위*: 1 또는 2개 척추분절 위쪽에 위치한 척추뼈의 가시돌기 바닥부와 고리판
주의: 긴돌림근은 2개의 척추사이이음부를 가로지른다. 좀 더 수평한 짧은돌림근은 단지 하나의 척추사이이음부만을 가로지른다.
*신경지배*: 인접 척추신경뿌리($C^4$-$L^4$)의 뒤가지

등반가시근(Semispinalis Thoracis)
*아래쪽부착부위*: T6-T10의 가로돌기
*위쪽부착부위*: C6-T4의 가시돌기

목반가시근(Semispinalis Cervicis)
*아래쪽부착부위*: T1-T6의 가로돌기
*위쪽부착부위*: C2-C5의 가시돌기, 주로 C2

머리반가시근(Semispinalis Capitis)
*아래쪽부착부위*: C7-T7의 가로돌기
*위쪽부착부위*: C4-C6의 관절돌기; 뒤통수뼈의 위목덜미선과 아래목덜미선 사이에 부착하기 위해 머리쪽으로 계속됨
*반가시근의 신경지배*: 인접 척추신경뿌리($C^1$-$T^6$)의 뒤가지

*짧은분절근육무리(가시사이근과 가로돌기사이근)*

가시사이근(Interspinalis Muscles)
쌍으로 된 이러한 근육들은 목뼈(C1과 C2 제외)와 허리뼈의 인접 가시돌기 사이에 규칙적으로 부착한다. 등뼈에서, 가시사이근은 가장 위쪽과 아래쪽 영역에만 존재한다.
*신경지배*: 인접 척추신경뿌리($C^3$-$L^5$)의 뒤가지

가로돌기사이근(intertransverse Muscles)
오른쪽과 왼쪽의 쌍으로 된 이 근육들은 모든 목뼈, 아래쪽 등뼈, 그리고 허리뼈의 인접 가로돌기 사이에 부착된다. 목영역에 있어, 가로돌기사이근은 각각 가로돌기의 앞결절과 뒤결절에 대한 근육의 위치에 따라 작은 앞쪽근육과 뒤쪽근육으로 나뉜다. 허리영역에 있어, 가로돌기사이근은 가로돌기 사이의 상대적 위치에 따라 작은 가쪽근육과 안쪽근육으로 나뉜다.
*신경지배*: 앞, 뒤, 그리고 가쪽가로돌기사이근육은 인접 척수신경뿌리($C^3$-$L^5$)의 앞가지에 의해 지배된다. 허리영역에 있는 중간가로돌기사이근은 인접 척수신경뿌리($L^1$-$L^5$)의 뒤가지에 의해 지배된다.

*묶음 2: 앞–가쪽 몸통의 근육: '배'근육*

배바깥빗근(Obliquus Externus Abdominis)
*가쪽부착부위*: 다섯째~열두째갈비뼈의 가쪽면
*안쪽부착부위*: 엉덩뼈능선 바깥가장자리(outer lip)의 앞쪽 절반, 백선, 그리고 반대쪽 배곧은근집
*신경지배*: 갈비사이신경($T^8$-$T^{12}$), 엉덩아랫배신경($L^1$, iliohypogastric nerve), 그리고 엉덩고샅신경($L^1$, ilioinguinal nerve)

배속빗근(Obloquus Internus Abdominis)
*가쪽부착부위*: 엉덩뼈능선 중간가장자리(middle lip)의 앞쪽 ⅔, 고샅인대, 그리고 등허리근막
*안쪽부착부위*: 아홉째~열한째(또는 열두째)갈비뼈, 백선, 그리고 반대쪽 배곧은근집
*신경지배*: 갈비사이신경($T^8$-$T^{12}$), 엉덩아랫배신경($L^1$), 그리고 엉덩고샅신경($L^1$)

배곧은근(Rectus Abdominis)
*가쪽부착부위*: 칼돌기와 다섯째~일곱째갈비뼈의 갈비연골
*안쪽부착부위*: 두덩뼈능선과 두덩결합관절을 지지하는 인접 인대
*신경지배*: 갈비사이신경($T^7$-$T^{12}$)

배가로근(Transversus Abdominis)
*가쪽부착부위*: 엉덩뼈능선 속가장자리(inner lip)의 앞쪽 ⅔, 등허리근막, 여섯째~열두째갈비연골의 속면, 그리고 고샅인대
*안쪽부착부위*: 백선과 반대쪽 배곧은근집
*신경지배*: 갈비사이신경($T^7$-$T^{12}$), 엉덩아랫빼신경($L^1$), 그리고 엉덩고샅신경($L^1$)

## 머리목 영역의 근육

*묶음 1: 앞–가쪽 머리목영역의 근육*

머리긴근(Longus Capitis)
*아래쪽부착부위*: C3-C6 가로돌기의 앞결절

*위쪽부착부위*: 뒤통수뼈 뇌바닥부의 아래면, 앞머리곧은근의 부착부위 바로 앞쪽

*신경지배*: 척수신경뿌리 $C^1$-$C^3$의 앞가지

### 목긴근(Longus Colli)

#### *위빗부분(Superior Oblique Portion)*

*아래쪽부착부위*: C3-C5 가로돌기의 앞결절

*위쪽부착부위*: C1 앞고리에 있는 결절

#### *수직부분(Vertical Portion)*

*아래쪽부착부위*: C5-T3 척추뼈몸통의 앞면

*위쪽부착부위*: C2-C4 척추뼈몸통의 앞면

#### *아래빗부분(Inferior Oblique Portion)*

*아래쪽부착부위*: T1-T3 척추뼈몸통의 앞면

*위쪽부착부위*: C5-C6 가로돌기의 앞결절

*신경지배*: 인접 척수신경뿌리($C^2$-$C^8$)의 앞가지

### 앞머리곧은근(Rectus Capitis Anterior)

*아래쪽부착부위*: C1 가로돌기의 앞면

*위쪽부착부위*: 뒤통수뼈관절융기의 바로 앞쪽인 뒤통수뼈 뇌바닥부의 아래면

*신경지배*: 척수신경뿌리 $C^1$-$C^2$의 앞가지

### 가쪽머리곧은근(Rectus Capitis Lateralis)

*아래쪽부착부위*: C1 가로돌기의 위면

*위쪽부착부위*: 뒤통수뼈관절융기의 바로 가쪽인 뒤통수뼈의 아래면

*신경지배*: 척수신경뿌리 $C^1$-$C^2$의 앞가지

## *목갈비근(Scalenes)*

### 앞목갈비근(Scalenus Anterior)

*위쪽부착부위*: C3-C6 가로돌기의 앞결절

*아래쪽부착부위*: 첫째갈비뼈 앞-가쪽면의 속모서리(목갈비근 결절)

### 중간목갈비근(Scalenus Medius)

*위쪽부착부위*: C2-C7 가로돌기의 뒤결절

*아래쪽부착부위*: 첫째갈비뼈각 근처의 위모서리; 앞목갈비근 부착부위의 뒤쪽

### 뒤목갈비근(Scalenus Posterior)

*위쪽부착부위*: C5-C7 가로돌기의 뒤결절

*아래쪽부착부위*: 둘째갈비뼈각 근처의 바깥면

*목갈비근의 신경지배*: 인접 척수신경뿌리($C^3$-$C^7$)의 앞가지

### 목빗근(Sternocleidomastoid)

*아래쪽부착부위*: 복장갈래 – 복장뼈자루 위쪽부분의 앞면; 빗장갈래 – 빗장뼈 안쪽 ⅓의 뒤-위면

*위쪽부착부위*: 관자뼈 꼭지돌기의 가쪽면과 뒤통수뼈 위목덜미선의 가쪽 ½

*신경지배*: 척수더부신경(제11 뇌신경); 이차적인 신경지배는 감각(고유감각)정보를 전달하는 중간과 위쪽 목신경얼기로부터의 신경뿌리의 앞가지를 통해서 이루어진다.

## *묶음 2: 뒤쪽 머리목영역의 근육*

### 머리널판근(Splenius Capitis)

*아래쪽부착부위*: 목덜미인대의 아래쪽 절반과 C7-T4의 가시돌기

*위쪽부착부위*: 관자뼈의 꼭지돌기와 뒤통수뼈 위목덜미선의 가쪽 ⅓

*신경지배*: 척수신경뿌리 $C^2$-$C^8$의 뒤가지

### 목널판근(Splenius Cervicis)

*아래쪽부착부위*: T3-T6의 가시돌기

*위쪽부착부위*: C1-C2 가로돌기와 C3 가로돌기의 뒤결절

*신경지배*: 척수신경뿌리 $C^2$-$C^8$의 뒤가지

## *뒤통수밑근육(Suboccipital Muscles)*

### 아래머리빗근(Obliquus Capitis Inferior)

*아래쪽부착부위*: C2 가시돌기의 꼭지

*위쪽부착부위*: C1 가로돌기의 아래모서리

### 위머리빗근(Obliquus Capitis Superior)

*아래쪽부착부위*: C1 가로돌기의 위모서리

*위쪽부착부위*: 위목덜미선와 아래목덜미선의 가쪽끝 사이

### 큰뒤머리곧은근(Rectus Capitis Posterior Major)

*아래쪽부착부위*: C2 가시돌기

*위쪽부착부위*: 아래목덜미선의 가쪽끝의 바로 앞쪽과 안쪽

### 작은뒤머리곧은근(Rectus Capitis Posterior Minor)

*아래쪽부착부위*: C1 뒤고리에 있는 결절

*위쪽부착부위*: 큰구멍의 바로 뒤쪽인 아래목덜미선 안쪽끝의 바로 앞쪽

*뒤통수밑근육의 신경지배*: 뒤통수밑신경(척수신경뿌리 $C^1$의 뒤가지)

## 부가적인 근육: 허리네모근

### 허리네모근(Quadratus Lumborum)

*아래쪽부착부위*: 엉덩허리인대와 엉덩뼈능선

*위쪽부착부위*: 열두째갈비뼈와 L1-L4 가로돌기의 끝지점

*신경지배*: 척수신경뿌리 $T^{12}$-$L^3$의 앞가지

## 씹기의 일차적인 근육

### 깨물근(Masseter): 얕은갈래와 깊은갈래의 결합

*몸쪽부착부위*: 광대뼈의 가쪽-아래면과 광대활의 아래면

*먼쪽부착부위*: 턱뼈각과 근육돌기 바로 아래 사이인 아래턱뼈 바깥면

*신경지배*: 제5 뇌신경의 분지인 아래턱신경의 가지

### 관자근(Temporalis)

*몸쪽부착부위*: 관자오목과 관자근막의 깊은면

*먼쪽부착부위*: 아래턱뼈 근육돌기의 꼭지와 안쪽면 그리고 턱뼈가지의 앞가장자리 전체

*신경지배*: 제5 뇌신경의 분지인 아래턱신경의 가지

### 안쪽날개근(Medial Pterygoid): 얕은갈래와 깊은갈래의 결합

*몸쪽부착부위*: 가쪽날개판의 안쪽면; 셋째큰어금니를 위한 확(socket)의 바로 위쪽인 뒤-가쪽 위턱뼈에 있는 작은 영역

*먼쪽부착부위*: 턱뼈각과 턱뼈구멍 사이의 아래턱뼈 속면

*신경지배*: 제5 뇌신경의 분지인 아래턱신경의 가지

### 가쪽날개근(위갈래) [Lateral Pterygoid (Superior Head)]

*몸쪽부착부위*: 나비뼈의 큰날개

*먼쪽부착부위*: 턱관절주머니의 안쪽벽, 관절원반의 안쪽면, 그리고 아래턱뼈의 날개오목

### 가쪽날개근(아래갈래) [Lateral Pterygoid (Inferior Head)]

*몸쪽부착부위*: 가쪽날개판의 가쪽면과 위턱뼈의 인접 영역

*먼쪽부착부위*: 날개오목과 인접 턱뼈목

*신경지배*: 제5 뇌신경의 분지인 아래턱신경의 가지

## 목뿔위근육(Suprahyoid Muscles)

### 두힘살근: 뒤힘살(Digastric: Posterior Belly)

*몸쪽부착부위*: 관자뼈의 꼭지파임(mastoid notch)

*먼쪽부착부위*: 목뿔뼈의 가쪽면에 부착된 근막걸이(facial sling)

*신경지배*: 얼굴신경(제7 뇌신경)

### 두힘살근: 앞힘살(Digastric: Anterior Belly)

*몸쪽부착부위*: 목뿔뼈의 가쪽면에 부착된 근막걸이

*먼쪽부착부위*: 아래턱뼈 바닥부의 중간선 근처(두힘살근오목)

*신경지배*: 아래이틀신경(제5 뇌신경의 분지인 아래턱신경의 가지)

### 턱끝목뿔근(Geniohyoid)

*몸쪽부착부위*: 아래턱뼈 속면의 앞쪽면 중간선에 있는 작은 영역(아래턱결합)

*먼쪽부착부위*: 목뿔뼈몸통

*신경지배*: 혀밑신경을 통한 $C^1$(제7 뇌신경)

### 턱목뿔근(Mylohyoid)

*몸쪽부착부위*: 턱목뿔근선의 양쪽인 아래턱뼈의 속면

*먼쪽부착부위*: 목뿔뼈몸통

*신경지배*: 아래이틀신경(제5 뇌신경의 분지인 아래턱신경의 가지)

### 붓목뿔근(Stylohyoid)

*몸쪽부착부위*: 관자뼈 붓돌기의 바닥부

*먼쪽부착부위*: 목뿔뼈 큰뿔의 앞가장자리

*신경지배*: 얼굴신경(제7 뇌신경)

## 목뿔아래근육(Infrahyoid Muscles)

### 어깨목뿔근(Omohyoid)

*아래쪽부착부위*: 어깨뼈파임 근처의 어깨뼈 위모서리

*위쪽부착부위*: 목뿔뼈몸통

*신경지배*: 척수신경뿌리 $C^1$-$C^3$의 앞가지

### 복장목뿔근(Sternohyoid)

*아래쪽부착부위*: 빗장뼈 안쪽끝의 뒤면, 복장뼈자루의 위-뒤쪽부분, 그리고 뒤복장빗장인대

*위쪽부착부위*: 목뿔뼈몸통

*신경지배*: 척수신경뿌리 $C^1$-$C^3$의 앞가지

### 복장갑상근(Sternothyroid)

*아래쪽부착부위*: 복장뼈자루의 뒤쪽부분과 첫째갈비연골

*위쪽부착부위*: 갑상연골

*신경지배*: 척수신경뿌리 $C^1$-$C^3$의 앞가지

### 갑상목뿔근(Thyrohyoid)

*아래쪽부착부위*: 갑상연골

*위쪽부착부위*: 목뿔뼈몸통과 큰뿔의 이음부

*신경지배*: 척수신경뿌리 $C^1$의 앞가지(제12 뇌신경을 통해)

## 주로 환기와 관련된 근육

### 가로막(Diaphragm)

*아래쪽부착부위*

*갈비부분(costal part)*: 일곱째~열두째갈비연골과 인접 뼈 영역의 속면; 일부 섬유들은 배가로근과 섞임

*복장부분(sternal part)*: 칼돌기의 뒤면

*다리(허리)부분[crural (lumbar) part)]*: (1) 허리네모근과 큰허리근의 바깥면을 덮고 있는 2개의 널힘줄활(aponeurotic arch); (2) L1-L3 척추뼈몸통과 이 부위의 척추원반에서 시작하는 오른쪽다리와 왼쪽다리

*위쪽부착부위*

가로막 돔(dome)의 중심부 부근에 위치한 중심널힘줄

*신경지배*: 가로막신경($C^3$-$C^5$)

### 바깥갈비사이근(Intercostales Externi)

*부착부위들*: 좌우에 각각 11개씩; 각 근육은 한 갈비뼈의 아래모서리에서 시작하여 아래쪽 갈비뼈의 위모서리에 부착한다. 근섬유들은 대부분 갈비사이근 중 가장 얕은쪽에 위치하고 있으며 아래쪽과 안쪽 방향으로 주행한다. 근섬유들은 *가쪽에서 가장 발달*되어 있다.

### 속갈비사이근(Intercostales Interni)

*부착부위들*: 좌우에 각각 11개씩; 각 근육은 한 갈비뼈의 아래모서리에서 시작하여 아래쪽 갈비뼈의 위모서리에 부착한다. 근섬유들은 바깥갈비사이근의 바로 깊은쪽에서 주행한다. 속갈비사이근의 근섬유들은 바깥갈비사이근의 근섬유들과 거의 직각인 아래쪽과 약간 가쪽 방향으로 주행한다. 속갈비사이근의 근섬유들은 복장뼈에 인접한 복장 옆쪽이 가장 잘 발달되어 있다.

### 맨안쪽갈비사이근(Intercostales Intimi)

*부착부위들*: 각 근육은 한 갈비뼈각 근처의 아래모서리에서 시작하여 2~3개 아래의 갈비뼈 위모서리에 부착한다. 근섬유들은 속갈비사이근의 깊은쪽에서 평행하게 주행한다. 흔히 *갈비밑근*(*subcostales*)이라 부르는 갈비뼈각 부근에 위치한 맨안쪽갈비사이근의 근섬유들은 두 개의 갈비사이 공간을 가로지른다. 맨안쪽갈비사이근은 아래쪽 가슴에서 가장 잘 발달되어 있다.

*갈비사이근의 신경지배*: 갈비사이신경($T^2$-$T^{12}$)

### 갈비올림근: 긴갈비올림근과 짧은갈비올림근(Levatores Costarum: Longus and Brevis)

*위쪽부착부위*: C7-T11의 가로돌기 끝부위

*아래쪽부착부위*: 갈비뼈결절과 갈비뼈각 사이의 갈비뼈 바깥면. 근육들은 위쪽부착부위의 바로 아래쪽 갈비뼈에 부착하거나(짧은갈비올림근), 위쪽부착부위의 2개 분절 아래쪽 갈비뼈에 부착한다(긴갈비올림근).

*신경지배*: 인접 등척수신경뿌리($C^7$-$T^{11}$)의 뒤가지

### 아래뒤톱니근(Serratus Posterior Inferior)

*위쪽부착부위*: 아홉째~열두째갈비뼈각 근처의 뒤면

*아래쪽부착부위*: T11-L3의 가시돌기와 가시끝인대

*신경지배*: 갈비사이신경($T^9$-$T^{12}$)

### 위뒤톱니근(Serratus Posterior Superior)

*위쪽부착부위*: 가시끝인대와 목덜미인대를 포함한 C6-T3의 가시돌기

*아래쪽부착부위*: 둘째~다섯째갈비뼈각 근처의 뒤면

*신경지배*: 갈비사이신경($T^2$-$T^5$)

### 가슴가로근(Transversus Thoracis)

*아래쪽(안쪽)부착부위*: 복장뼈몸통의 아래쪽 ⅓의 속면과 칼돌기 인접면

*위쪽(가쪽)부착부위*: 둘째(또는 셋째)~여섯째갈비뼈와 관련된 복장갈비관절의 속면

*신경지배*: 인접 갈비사이신경

## Part D: 머리목 근육의 모멘트팔 자료

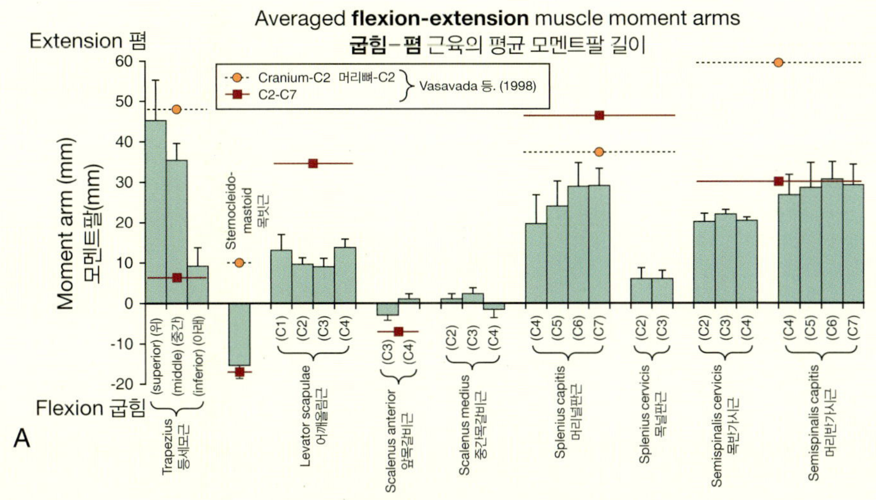


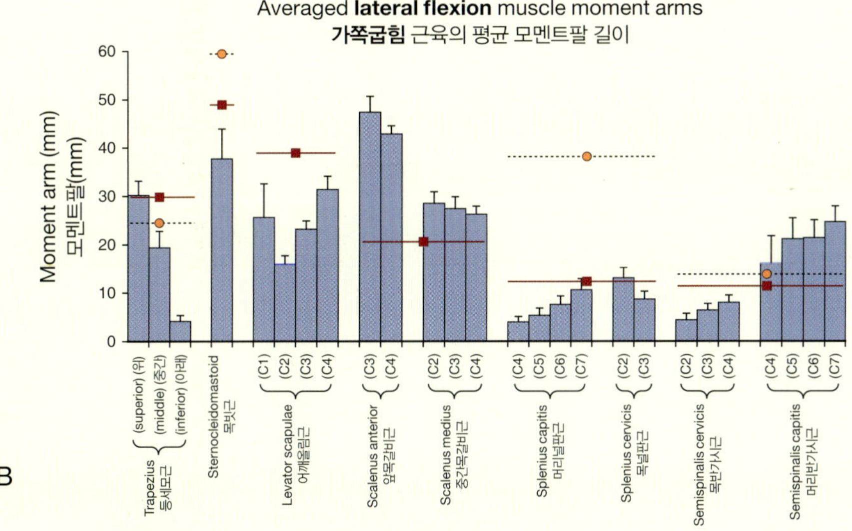


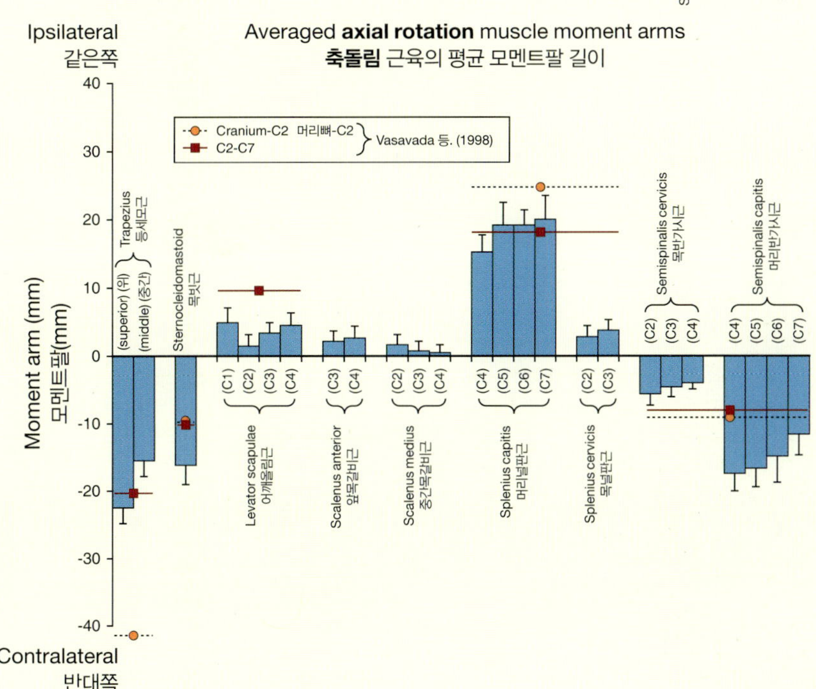


**그림 III.3** (A) 폄과 굽힘, (B) 가쪽굽힘, 그리고 (C) 축돌림을 위한 머리목 근육의 평균 모멘트팔(mm). 막대그래프 자료(from Ackland and colleagues, 2011)는 다섯 구의 성인 시체를 분석한 것에 근거한다. 근육 이름 위의 괄호로 표시된 라벨(수평축 아래에 있음)은 연구된 근육무리의 소구역을 나타낸다. 예를 들어, 앞목갈비근에서 (C4)가 의미하는 것은 이 근육의 일부가 C4에 부착한다는 것이다. 또한 그림에서는 Vasavada와 그의 동료들(1998)이 제시한 모멘트팔 자료를 보여주고 있다. 이런 추가적인 자료는 *머리뼈*-C2(갈색 원) 그리고 *C2-C7*(빨간색 네모) 사이를 가로지르는 근육(또는 근육의 일부)의 모멘트팔을 보여준다. 네모 또는 원에 그어진 가로선은 연구된 근육을 나타낸다 (Overall graph and design and bar graph data from Ackland DC, Merritt JS, Pandy MG: Moment arms of the human neck muscles in flexion, bending and rotation, *J Biomech* 44[3]:475-486, 2011. Additional data from Vasavada AN, Li S, Delp SL: Influence of muscle morphometry and moment arms on the moment-generating capacity of human neck muscles, *Spine* 23:412-422, 1998.)

Section

# IV

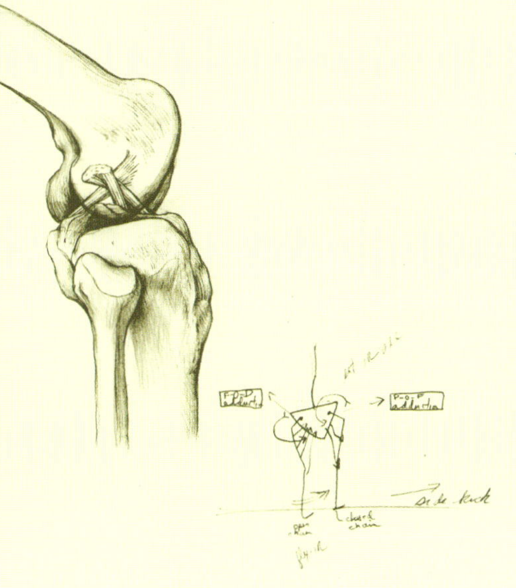

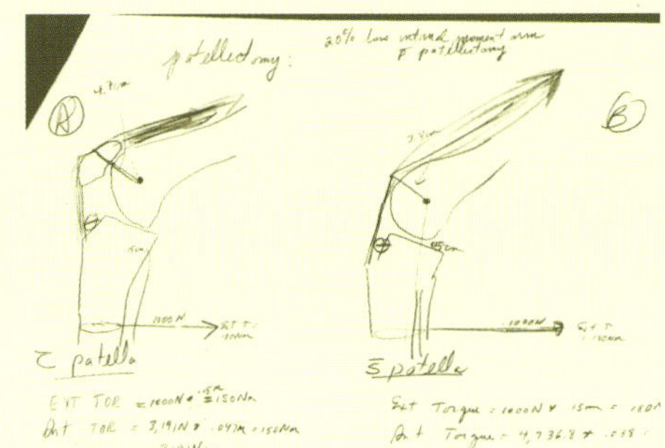

# 다리

## Lower Extremity

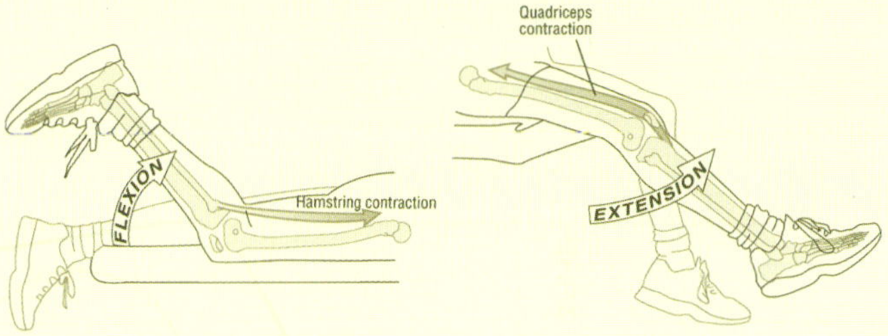

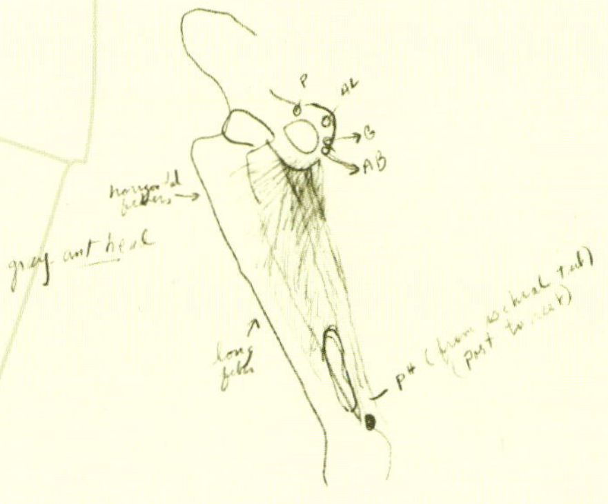

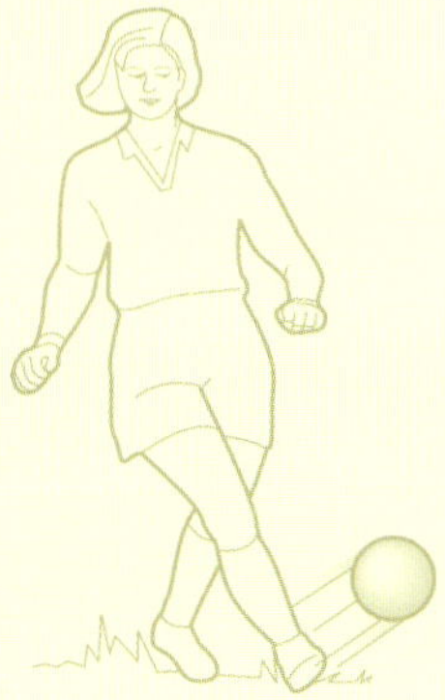

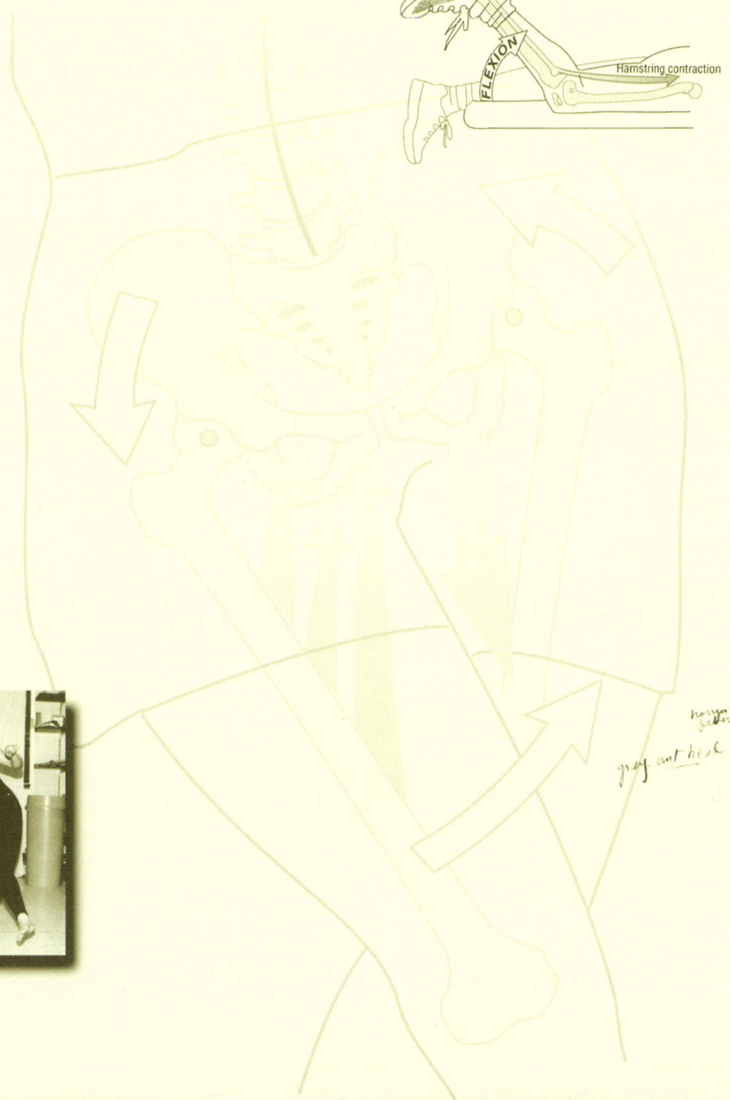

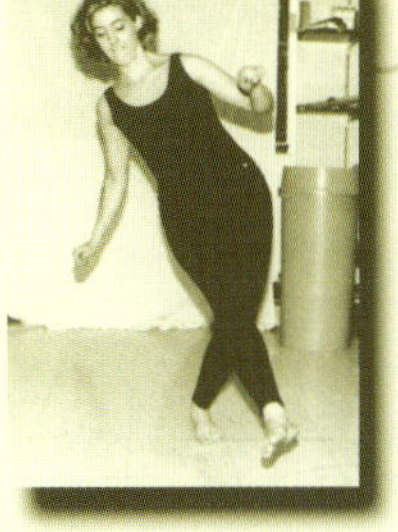

Section IV

# 다리



IV부는 5개의 장으로 나눠져 있다. 12~14장은 골반에서 발가락까지 다리에 있는 관절영역의 운동학에 대해 설명한다. 15장과 16장은 다리 운동학의 최종적 기능목표인 걷기와 달리기의 운동학에 대해 설명한다. 12~14장은 2개의 관점인 다리의 먼쪽끝이 고정되었을 때 그리고 다리의 먼쪽끝이 자유로울 때의 관점에서 근육과 관절의 기능을 설명한다. 두 유형의 작용에 대한 이해는 인간 움직임의 아름다움과 완전성을 평가하는 능력을 크게 향상시키고, 근육뼈대계통과 관계된 기능장애를 진단, 치료, 그리고 예방하기 위한 것이다.

## 부가적인 임상 연관성

각 장의 마지막 부분에서는 부가적인 임상 연관성에 대해 제시하였다. 임상 연관성을 제시한 이유는 각 장에서 언급된 운동학과 관련된 특정 임상적 개념들을 강조하고 확장시키기 위해 의도한 것이다.

## 학습문제

또한 각 장의 마지막 부분에는 학습문제가 제시된다. 학습문제는 각 장에 포함된 주요 개념을 복습하고 보강하기 위해 제시된 것이다. 이런 질문에 답을 하는 과정은 시험을 준비하는 학생들에게 효과적인 방법이 될 것이다.

Chapter

# 12

# 엉덩관절

## Hip

### 주제 요약



엉덩관절은 큰 구형의 넓적다리뼈머리(femoral head)와 골반의 절구(acetabulum)가 제공하는 확(socket) 사이의 관절이다(그림 12.1). 엉덩관절이 신체의 중심에 위치한다는 점에서 다음과 같은 질문이 생길 수 있다. 엉덩관절은 다리를 위한 '바닥'관절('base' joint)인가, 아니면 그 위에 놓인 골반과 몸통 전체를 위한 바닥관절인가? 이 장을 통해 설명되면서, 엉덩관절이 *두 가지* 역할 모두를 수행한다는 것이 분명해질 것이다. 이러한 이유 때문에 엉덩관절은 다리, 몸통, 그리고 전신의 움직임에 있어 우세한 운동학적 역할을 맡게 된다. 엉덩관절에 영향을 미치는 병리나 외상은 일반적으로 걷기, 옷 입기, 자동차 운전하기, 부하 들기와 운반하기, 그리고 계단 오르기에서의 어려움을 포함한 상당히 많은 기능제한을 유발하게 된다.

엉덩관절은 서 있기, 오르기, 걷기, 그리고 달리기 동안의 안정성에 기여하는 많은 해부학적 특징을 갖고 있다. 넓적다리뼈머리는 광범위한 결합조직에 둘러싸이고 밀폐된 비교적 깊은 확(socket)에 의해 안정화된다. 크고 강한 많은 근육들이 신체를 위쪽과 앞쪽으로 가속시키거나 신체를 조절된 방식으로 감속시키는 데 필요한 상당한 토크를 발생시킨다. 이러한 근육들에서의 약화는 신체 전체의 가동성과 안정성에 중대한 영향을 미칠 수 있다.

엉덩관절의 질환과 손상은 매우 어린 연령층과 노년층에서 비교적 자주 발생한다. 비정상적이거나 제대로 발달하지 않은 영아의 엉덩관절은 탈구가 발생하기 쉽다. 노화된 엉덩관절은 퇴행성

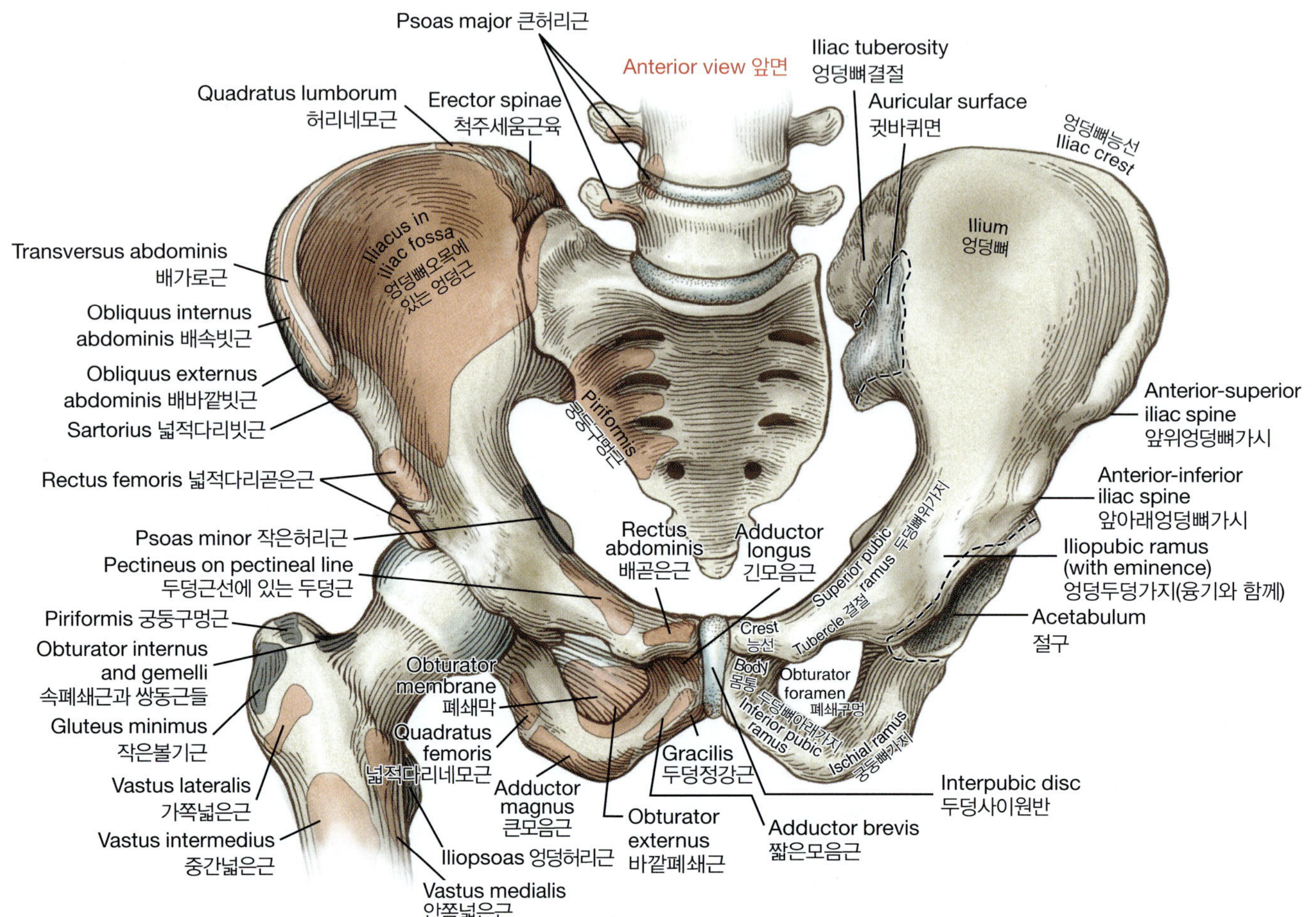


그림 12.1 골반, 엉치뼈, 그리고 오른쪽 몸쪽넓적다리뼈의 앞면. 몸쪽부착부위는 빨간색으로, 먼쪽부착부위는 회색으로 나타내고 있다. 엉치뼈의 왼쪽 일부는 엉치엉덩관절의 귓바퀴면을 노출시키기 위해 제거되었다. 엉치엉덩관절을 둘러싸는 관절주머니의 골반 부착부위는 점선으로 나타내고 있다.

관절질환에 취약하다. 골다공증(osteoporosis)의 유병률 증가와 낙상 위험의 증가는 노인들에게 엉덩관절 골절의 발생률을 높이는 요인이 된다.

엉덩관절에 대한 관절내시경술과 의료영상기술의 발전은 청소년기와 중년기에도 엉덩관절의 추가적인 병리를 인식하는 데 기여해왔다. 예를 들어 어린아이든 성인이든 몸쪽넓적다리뼈나 절구의 형태에 미세한 변이가 있는 경우, 관절이 비교적 극단적인 위치를 반복할 때 국소조직이 충돌되거나 스트레스를 받을 수 있다. 시간이 지남에 따라 이러한 충돌은 통증을 유발할 수 있으며, 일부 사람에게는 골관절염의 조기 발생을 유발할 수 있다. 따라서 비교적 젊은 엉덩관절의 스트레스를 받는 영역에 대한 수술적 중재 및 비수술적 중재의 중심 주제는 앞으로의 남은 삶 동안 추가적인 퇴행을 제한하는 것이다.

이 장에서는 엉덩관절의 구조와 기능 그리고 관련된 관절주위 결합조직 및 근육의 작용을 설명한다. 이러한 정보는 인체의 중요한 영역인 엉덩관절의 근육뼈대계통 문제를 진단하고 치료하기 위한 기초를 형성하는 데 도움이 된다.

## 골학

### 무명뼈

각 *무명뼈*(*innominate*, "이름이 없음"을 의미하는 라틴어 *innominatum*에서 유래, 또는 볼기뼈라고도 함)는 3개의 뼈인 *엉덩뼈*(*ilium*), *두덩뼈*(*pubis*), 그리고 *궁둥뼈*(*ischium*)의 결합이다(그림 12.1과 12.2). 오른쪽과 왼쪽의 무명뼈는 앞쪽의 두덩뼈결합(pubic symphysis)과 뒤쪽의 엉치뼈(sacrum)에 의해 서로 연결된다. 이러한 연결은 완전한 뼈인대고리(osteoligamentous ring)를 형성하고, 이를 *골반*(*pelvis*, "대야" 또는 "그릇"을 의미하는 라틴어에서 유래)이라 한다. 골반은 중요하지만 매우 다른 세 가지의 기능과 관련이 있다. 첫째, 골반은 다리와 몸통의 많은 큰 근육을 위한 공통의 부착지점을 제공한다. 둘째, 골반은 상체(upper body)의 무게를 앉아 있는 동안에는 궁둥뼈결절(ischial tuberosity)로 전달하고 서 있거나 걷는 동안에는 다리로 전달한다. 셋째, 골반바닥(pelvic floor)의

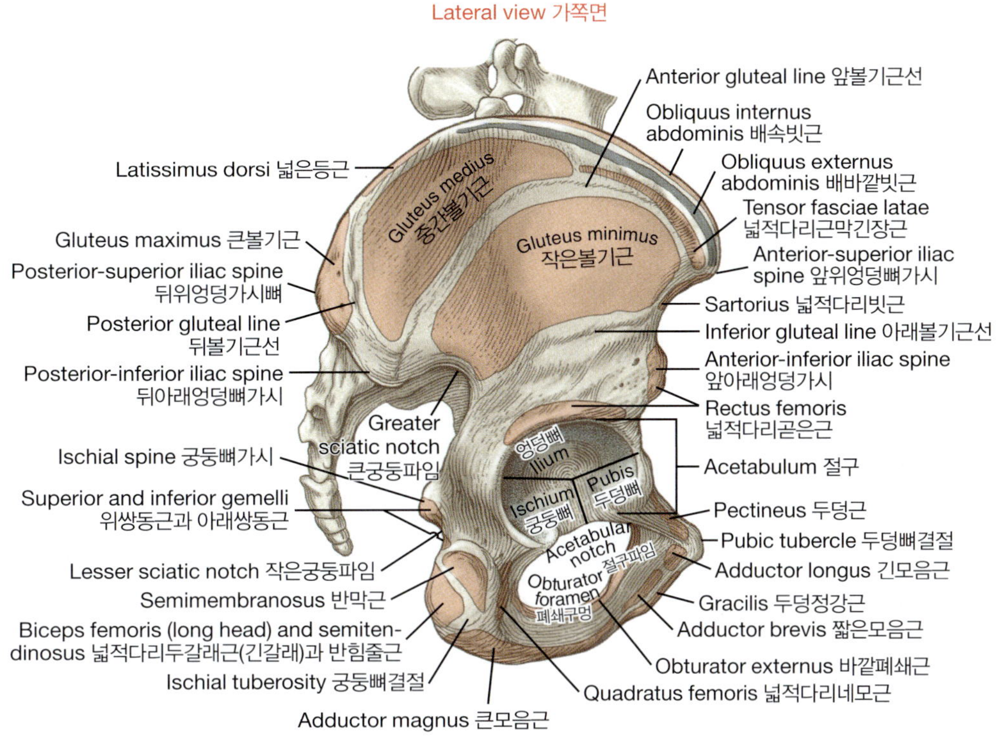


**그림 12.2** 오른쪽 무명뼈의 가쪽면. 그림에서 보여주듯이 두덩뼈, 궁둥뼈, 그리고 엉덩뼈 각각은 절구의 일부를 구성한다. 근육의 몸쪽부착부위는 빨간색으로, 먼쪽부착부위는 회색으로 나타내고 있다.

근육과 결합조직의 도움을 받아, 골반은 장(bowel), 방광, 성기능 그리고 생식기능과 관련된 장기들을 지지한다.

> **엉덩뼈의 골학적 특징**
>
> **바깥면**
>
> - 뒤볼기근선, 앞볼기근선, 아래볼기근선
> - 앞위엉덩뼈가시
> - 앞아래엉덩뼈가시
> - 엉덩뼈능선
> - 뒤위엉덩뼈가시
> - 뒤아래엉덩뼈가시
> - 큰궁둥파임
> - 큰궁둥구멍
> - 엉치결절인대와 엉치가시인대
>
> **속면**
>
> - 엉덩뼈오목
> - 귓바퀴면
> - 엉덩뼈결절

골반의 바깥면에는 세 가지의 두드러진 특징이 있다. 큰 부채꼴 모양을 한 엉덩뼈*날개*[*wing*(또는 *ala*) of the ilium]는 무명뼈의 위쪽 절반을 형성한다. 엉덩뼈날개의 바로 아래에는 깊은 컵 모양의 *절구*(*acetabulum*)가 있다. 절구의 바로 아래와 약간 안쪽에는 인체에서 가장 큰 구멍인 *폐쇄구멍*(*obturator foramen*)이 있다. 이 폐쇄구멍은 *폐쇄막*(*obturator membrane*)으로 덮여 있다(그림 12.1).

개인차가 크긴 하지만, 서 있는 사람을 옆에서 관찰했을 때의 골반은 일반적으로 앞위엉덩뼈가시(anterior-superior iliac spine)와 두덩뼈결절(pubic tubercle) 사이를 통과하는 수직선상에 정렬된다(그림 12.2).

## 엉덩뼈

엉덩뼈(ilium)의 바깥면에는 다소 희미한 *뒤볼기근선*(*posterior gluteal line*), *앞볼기근선*(*anterior gluteal line*), *그리고 아래볼기근선*(*inferior gluteal line*)이 있다(그림 12.2). 이러한 볼기근선은 볼기근육(gluteal muscles)의 부착부위를 식별하는 데 도움이 된다. 엉덩뼈의 가장 앞쪽 부분에는 쉽게 촉지가 가능한 *앞위엉덩뼈가시*(*anterior-superior iliac spine*)가 있다(그림 12.1과 12.2). 이 가시 아래에는 *앞아래엉덩뼈가시*(*anterior-inferior iliac spine*)가 있다. 엉덩뼈의 가장 위쪽 테두리인 돌출된 *엉덩뼈능선*(*iliac crest*)은 뒤쪽으로 계속되다가 *뒤위엉덩뼈가시*(*posterior-superior iliac spine*)에서 끝난다(그림 12.3). 뒤위엉덩뼈가시의 얕은쪽에 있는 연부조직은 흔히 피부에 나타난 보조개에 의해 표시가 난다. 덜 돌출된 *뒤아래엉덩뼈가시*(*posterior-inferior iliac spine*)는 *큰궁둥파임*(*greater sciatic notch*)의 위쪽 테두리의 경계가 된다. 이 파임의 입구는 엉

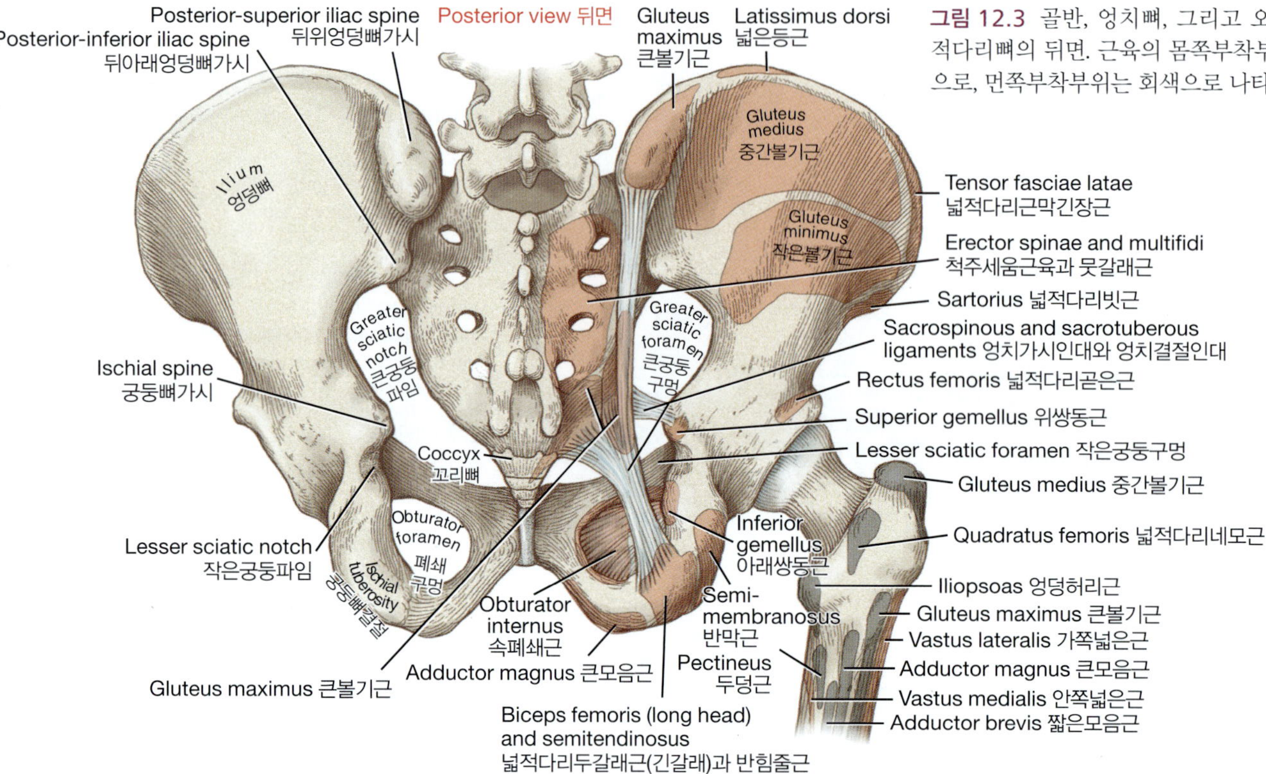


**그림 12.3** 골반, 엉치뼈, 그리고 오른쪽 몸쪽넓적다리뼈의 뒤면. 근육의 몸쪽부착부위는 빨간색으로, 먼쪽부착부위는 회색으로 나타내고 있다.

*치가시인대(sacrospinous ligament)*와 *엉치결절인대(sacrotuberous ligament)*의 몸쪽 부분에 의해 *큰궁둥구멍(greater sciatic foramen)*으로 바뀌게 된다.

엉덩뼈의 속면에는 3개의 주목할 만한 특징이 있다(그림 12.1 참조). 앞쪽으로, 부드럽고 오목한 *엉덩뼈오목(iliac fossa)*은 엉덩근(iliacus)으로 채워져 있다. 뒤쪽으로, *귓바퀴면(auricular surface)*은 엉치엉덩관절(sacroiliac joint)에서 엉치뼈와 관절한다. 귓바퀴면의 바로 뒤쪽은 엉치엉덩인대(sacroiliac ligaments)와 척주세움근육무리 꼬리쪽 부분의 부착부위인 크고 거친 *엉덩뼈결절(iliac tuberosity)*이 있다.

## 두덩뼈

*두덩뼈위가지(superior pubic ramus)*는 엉덩두덩가지(iliopubic ramus) [그리고 관련된 *엉덩두덩융기(iliopubic eminence)*]에서 크고 편평한 *두덩뼈몸통(body)*까지 안쪽으로 뻗어 있다(그림 12.1 참조). 두덩뼈몸통의 위모서리는 배곧은근(rectus abdominis)의 부착부위인 두덩뼈능선(pubic *crest*)이다. 두덩뼈위가지의 위면에는 두덩근(pectineus)의 몸쪽부착부위인 *두덩근선(pectineal line 또는 pecten pubis)*이 있다. 두덩뼈위가지에서 앞쪽으로 돌출된 *두덩뼈결절(pubic tubercle)*은 고샅인대(inguinal ligament)가 부착되는 곳이다. *두덩뼈아래가지(inferior pubic ramus)*는 두덩뼈몸통에서부터 뒤쪽의 두덩뼈와 궁둥뼈의 이음부까지 뻗어 있다.

두 개의 두덩뼈(pubic bone)는 *두덩결합관절(pubic symphysis joint)*을 통해 중간선에서 관절한다(그림 12.1 참조). 비교적 움직임이 적은 이 관절은 일반적으로 부동관절(synarthrosis)로 분류된다. 관절의 맞닿는 표면은 유리질연골(hyaline cartilage)로 덮여 있으며, 이 표면들은 완전히 편평하지 않고 약간의 융기된 작은 능선을 갖고 있어 전단력 저항에 도움이 되는 것으로 보인다. 이 관절은 섬유연골성 *두덩사이원반(interpubic disc)*과 인대에 의해 단단히 결합된다. 두덩사이원반은 서로 얽혀 있는 아교질섬유와 배곧은근 먼쪽부착부위에 의해 강화된다. 두덩결합관절에서는 최대 2 mm의 병진운동과 매우 작은 돌림운동이 일어난다.[316] 두덩결합은 걷기 동안 그리고 여성인 경우 임신과 출산 동안 골반고리(ring of the pelvis) 전체에 걸쳐 스트레스 경감을 제공한다. 임신 동안이나 출산 직후에, 일부 여성들은 관절을 지지하는 인대들의 생리적 느슨함으로 유발된 두덩결합의 불안정성으로 통증을 겪기도 한다.

**두덩뼈의 골학적 특징**

- 두덩뼈위가지
- 엉덩두덩가지(엉덩두덩융기 포함)
- 두덩뼈몸통
- 두덩뼈능선
- 두덩근선
- 두덩뼈결절
- 두덩결합관절과 원반
- 두덩뼈아래가지

## 궁둥뼈

뾰족한 *궁둥뼈가시(ischial spine)*는 큰궁둥파임의 바로 아래쪽인 궁둥뼈(ischium)의 뒤면에서 돌출되어 있다(그림 12.3 참조). *작은궁둥파임(lesser sciatic notch)*은 궁둥뼈가시 바로 아래에 위치해 있다. 작은궁둥파임은 *엉치가시인대*와 *엉치결절인대*의 먼쪽부분에 의해 *작은궁둥구멍(lesser sciatic foramen)*으로 바뀐다.

절구에서 뒤쪽과 아래쪽으로 돌출된 구조는 크고 튼튼한 *궁둥뼈결절(ischial tuberosity)*이다(그림 12.3 참조). 촉지가 가능한 이 궁둥뼈결절은 다리의 많은 근육을 위한 몸쪽부착부위를 제공하며, 특히 넓적다리뒤근(hamstrings)과 큰모음근(adductor magnus)의 일부가 여기에 부착된다. 궁둥뼈결절에서 앞쪽으로 뻗어 나온 *궁둥뼈가지(ischial ramus)*는 두덩뼈아래가지와의 이음부에서 끝난다(그림 12.1 참조).

**궁둥뼈의 골학적 특징**

- 궁둥뼈가시
- 작은궁둥파임
- 작은궁둥구멍
- 궁둥뼈결절
- 궁둥뼈가지

## 절구

큰 컵 모양의 절구(acetabulum)는 폐쇄구멍(obturator foramen)의 바로 위쪽에 위치해 있다(그림 12.2 참조). 절구는 엉덩관절의 확(socket)을 형성한다. 골반에 있는 세 가지의 모든 뼈가 절구를 형성하는 데 기여한다. 절구의 약 75%는 엉덩뼈와 궁둥뼈가 기여하고, 나머지 약 25%는 두덩뼈가 기여한다. 절구의 구체적인 특징은 관절학 단락에서 논의된다.

## 넓적다리뼈

넓적다리뼈(femur)는 인체에서 가장 긴 뼈이다(그림 12.4). 이런 넓적다리뼈의 형태와 튼튼한 구조는 근육의 강력한 작용을 반영하며, 걷기와 달리기 동안 긴 걸음길이(stride length)에 기여하게 된다. 넓적다리뼈의 몸쪽끝에 있는 넓적다리뼈*머리(femoral head)*는 절구와 관절하기 위해 안쪽과 약간 앞쪽으로 돌출되어 있다. 넓적다리뼈*목(femoral neck)*은 넓적다리뼈머리와 넓적다리뼈몸통을 연결한다. 넓적다리뼈목은 몸쪽넓적다리뼈몸통을 관절에서 먼 가쪽으로 이동시켜, 이동 동안 넓적다리뼈와 골반 사이에 필요한 간격을 확보하는 데 기여한다. 넓적다리뼈목의 먼쪽에 있는 넓적다리뼈몸통(femoral shaft)은 약간 안쪽으로 주행하여, 무릎과 발을 신체의 중간선에 좀 더 가깝게 위치시켜준다.

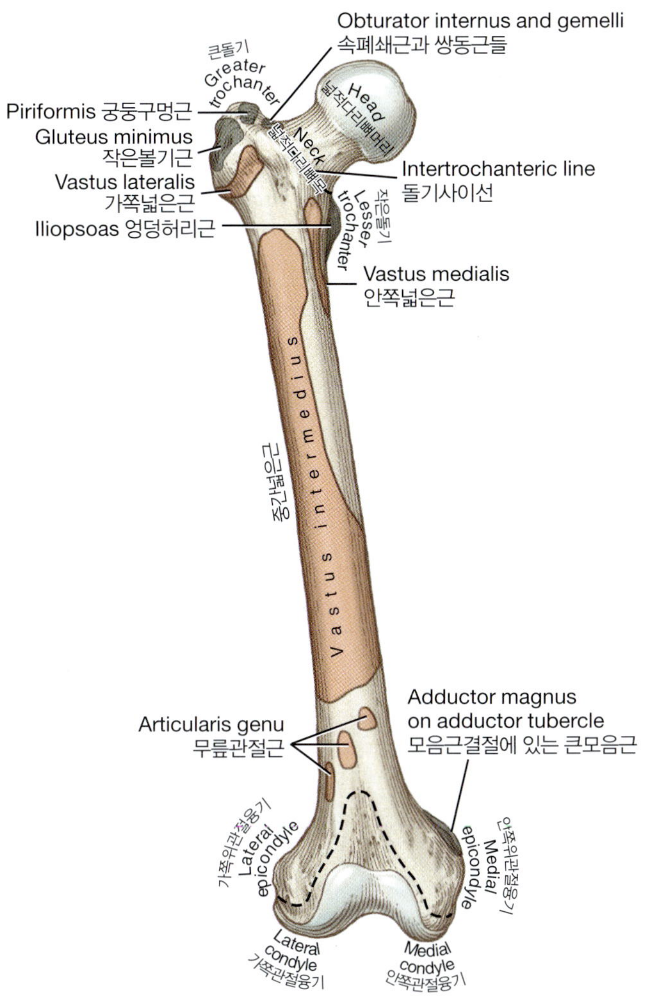


**그림 12.4** 오른쪽 넓적다리뼈의 앞면. 근육의 몸쪽부착부위는 빨간색으로, 먼쪽부착부위는 회색으로 나타내고 있다. 엉덩관절주머니와 무릎관절주머니의 넓적다리뼈 부착부위는 점선으로 나타내었다.

넓적다리뼈몸통은 약간 앞쪽으로 볼록한 구조를 하고 있다(그림 12.5A). 길이가 길고 중심축에서 벗어난 부하를 받는 기둥인 넓적다리뼈는 체중이 가해질 때 약간 휘어진다. 따라서 뼈에 주어진 스트레스는 넓적다리뼈몸통의 뒤면을 따라 발생되는 압박과 앞면을 따라 발생되는 장력을 통해 분산된다. 궁극적으로, 이러한 휘어짐은 넓적다리뼈가 완전히 일직선일 때보다 더 큰 부하를 견딜 수 있게 해준다.

앞쪽에서, 관절주머니인대(capsular ligaments)의 먼쪽부착부위를 나타내는 *돌기사이선(intertrochanteric line)*이 있다(그림 12.4). *큰돌기(greater trochanter)*는 넓적다리뼈목과 넓적다리뼈몸통의 이음부에서 가쪽과 뒤쪽으로 뻗어 나온 구조이다(그림 12.5B). 돌출되어 있고 쉽게 촉지할 수 있는 이 구조는 많은 근육을 위한 먼쪽부착부위를 제공한다. 큰돌기의 안쪽면에 *돌기오목(trochanteric fossa)*이라 불리는 작은 함몰부위가 있다(그림 12.5A와 12.6). 이 돌기오목은 바깥폐쇄근의 먼쪽부착부위이다.

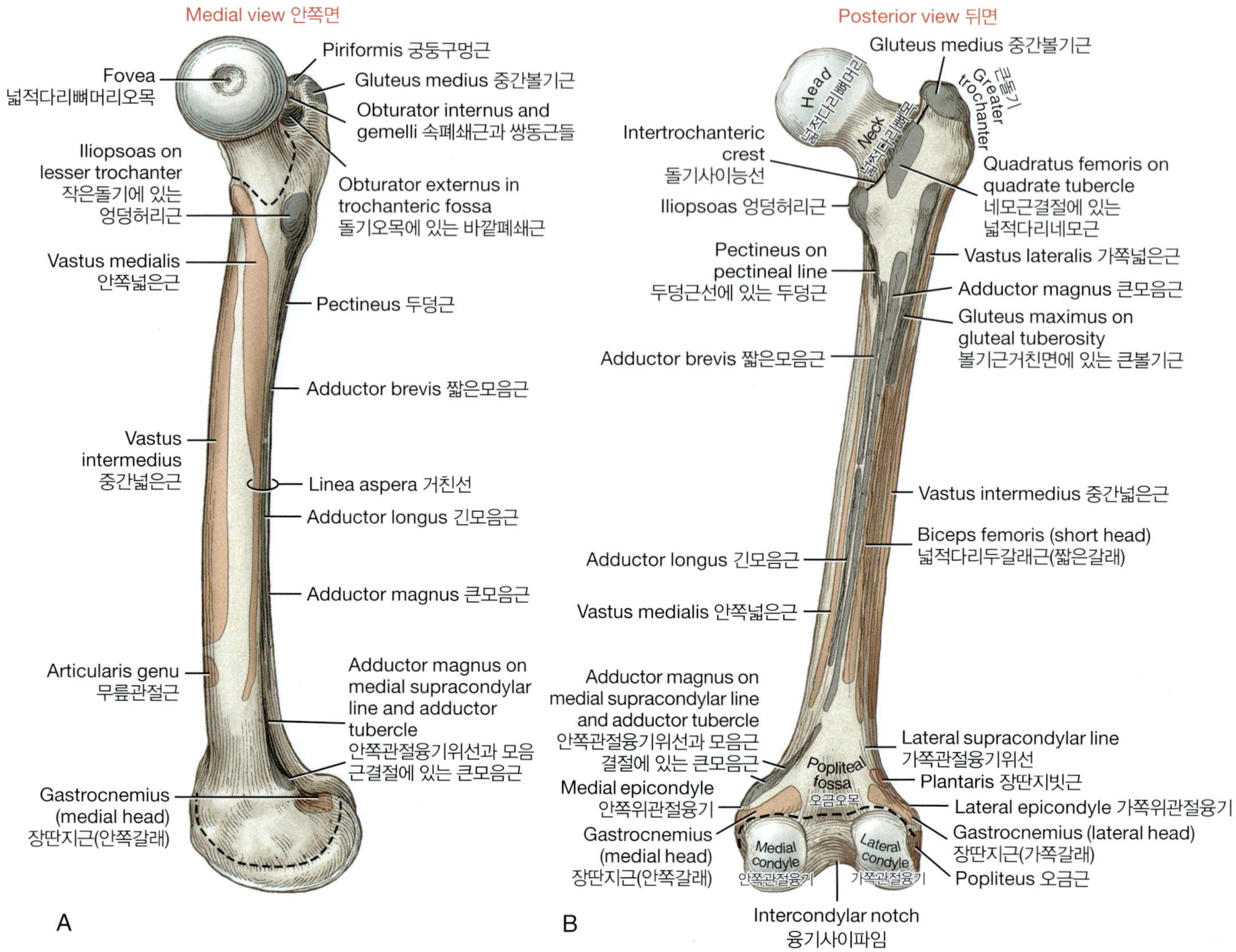

Medial view 안쪽면
Fovea
넓적다리뼈머리오목
Piriformis 궁둥구멍근
Gluteus medius 중간볼기근
Obturator internus and gemelli 속폐쇄근과 쌍동근들
Iliopsoas on lesser trochanter
작은돌기에 있는 엉덩허리근
Obturator externus in trochanteric fossa
돌기오목에 있는 바깥폐쇄근
Vastus medialis
안쪽넓은근
Pectineus 두덩근
Adductor brevis 짧은모음근
Vastus intermedius
중간넓은근
Linea aspera 거친선
Adductor longus 긴모음근
Adductor magnus 큰모음근
Articularis genu
무릎관절근
Adductor magnus on medial supracondylar line and adductor tubercle
안쪽관절융기위선과 모음근결절에 있는 큰모음근
Gastrocnemius (medial head)
장딴지근(안쪽갈래)
A
Posterior view 뒤면
Gluteus medius 중간볼기근
Head
넓적다리뼈머리
Neck
넓적다리뼈목
Greater trochanter
큰돌기
Intertrochanteric crest
돌기사이능선
Quadratus femoris on quadrate tubercle
네모근결절에 있는 넓적다리네모근
Iliopsoas 엉덩허리근
Pectineus on pectineal line
두덩근선에 있는 두덩근
Vastus lateralis 가쪽넓은근
Adductor magnus 큰모음근
Gluteus maximus on gluteal tuberosity
볼기근거친면에 있는 큰볼기근
Adductor brevis 짧은모음근
Vastus intermedius 중간넓은근
Biceps femoris (short head)
넓적다리두갈래근(짧은갈래)
Adductor longus 긴모음근
Vastus medialis 안쪽넓은근
Adductor magnus on medial supracondylar line and adductor tubercle
안쪽관절융기위선과 모음근결절에 있는 큰모음근
Lateral supracondylar line
가쪽관절융기위선
Popliteal fossa
오금오목
Plantaris 장딴지빗근
Medial epicondyle
안쪽위관절융기
Lateral epicondyle 가쪽위관절융기
Gastrocnemius (medial head)
장딴지근(안쪽갈래)
Medial condyle
안쪽관절융기
Lateral condyle
가쪽관절융기
Gastrocnemius (lateral head)
장딴지근(가쪽갈래)
Popliteus 오금근
Intercondylar notch
융기사이파임
B

**그림 12.5** 오른쪽 넓적다리뼈의 안쪽면(A)과 뒤면(B). 근육의 몸쪽부착부위는 빨간색으로, 먼쪽부착부위는 회색으로 나타내고 있다. 엉덩관절주머니와 무릎관절주머니의 넓적다리뼈 부착부위는 점선으로 나타내었다.

뒤쪽에서, 넓적다리뼈목은 융기된 *돌기사이능선*(*intertrochanteric crest*)에서 넓적다리뼈몸통과 연결된다(그림 12.5B). 넓적다리네모근(quadratus femoris)의 먼쪽부착부위인 *네모근결절*(*quadrate tubercle*)은 돌기오목 바로 아래의 돌기사이능선에서 약간 융기된 영역이다. *작은돌기*(*lesser trochanter*)는 돌기사이능선의 아래쪽끝에서 뒤-안쪽 방향으로 뾰족하게 돌출된 구조이다. 작은돌기는 우세한 엉덩관절의 굽힘근육이자 효과적인 허리뼈의 수직 안정자인 엉덩허리근(iliopsoas)을 위한 일차적인 먼쪽부착부위를 제공한다(10장 참조).

넓적다리뼈몸통 뒤면의 중간 1/3 지점에는 *거친선*(*linea aspera*, 라틴어로 "선"을 의미하는 *linea*와 "거친 것"을 의미하는 *aspera*에서 유래됨)이라 불리는 수직 능선이 뚜렷하게 나타난다. 거친선의 양쪽에 위치한 뼈 영역은 넓적다리뼈몸통의 자연스런 앞쪽 볼록함으로 유발된 압박력의 집중에 의해 특히 뼈밀도가 치밀하다.

Superior view 위면
Anterior
앞쪽
Obturator externus in trochanteric fossa
돌기오목에 있는 바깥폐쇄근
Acetabulum 절구
Femoral head
넓적다리뼈머리
Obturator internus and gemelli
속폐쇄근과 쌍동근들
Gluteus minimus (anterior facet)
작은볼기근(앞면)
Piriformis
궁둥구멍근
Iliopsoas
엉덩허리근
Quadratus femoris
넓적다리네모근
Gluteus medius (superior-posterior and lateral facets)
중간볼기근(위-뒤 그리고 가쪽면)

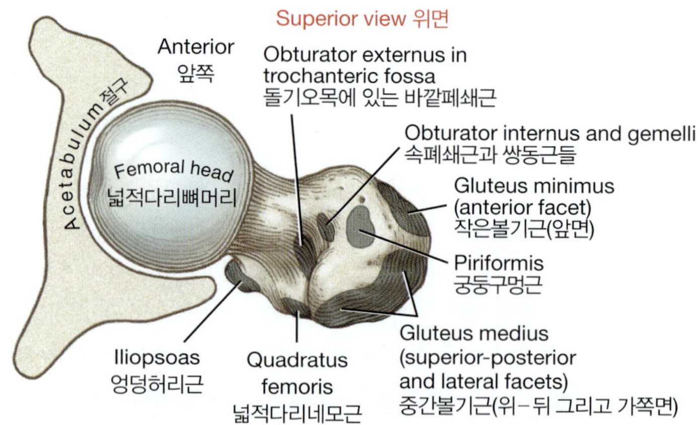

**그림 12.6** 오른쪽 넓적다리뼈의 위면. 근육의 먼쪽부착부위는 회색으로 보여주고 있다.

이 융기되고 불규칙한 거친선은 네갈래근(quadriceps) 중 넓은근들(vasti muscles), 여러 모음근육들(adductors), 그리고 넓적다리(thigh)의 근육사이근막을 위한 부분적인 부착부위를 제공한다. 몸쪽에서, 거친선은 안쪽의 *두덩근선(pectineal line)*과 가쪽의 *볼기근거친면(gluteal tuberosity)*으로 갈라진다(그림 12.5B 참조). 넓적다리뼈의 먼쪽끝에서, 거친선은 *가쪽관절융기위선(lateral supracondylar line)*과 *안쪽관절융기위선(medial supracondylar line)*으로 나뉜다. *모음근결절(adductor tubercle)*은 안쪽관절융기위선의 가장 먼쪽끝에 위치된다.

**넓적다리뼈의 골학적 특징**

- 넓적다리뼈머리
- 넓적다리뼈목
- 돌기사이선
- 큰돌기
- 돌기오목
- 돌기사이능선
- 네모근결절
- 작은돌기
- 거친선
- 두덩근선
- 볼기근거친면
- 가쪽관절융기위선과 안쪽관절융기위선
- 모음근결절

## 몸쪽넓적다리뼈의 형태

발달 중인 몸쪽넓적다리뼈의 최종적인 형태와 외형은 골화중심(ossification center)의 성장 차이, 근육활성과 중력의 힘에 의한 역학적 부하, 유전, 호르몬, 그리고 혈액공급을 포함한 여러 요인들에 의해 결정된다. 기형적인 몸쪽넓적다리뼈를 초래하는 비정상적인 성장은 흔히 *형성이상(dysplasia*, "나쁨" 또는 "이상함"을 의미하는 *dys*와 "성장"을 의미하는 *plasia*라는 그리스어에서 유래)의 한 유형으로 분류된다.[270] [형성이상이 주로 자궁내(in utero) 또는 초기 아동기에 발생할 때는 *발달형성이상(developmental dysplasia)*이라는 특정 용어가 사용된다; 임상 연관성 12.4 참조.] 또한 연령에 관계없이 외상이나 기타 전신적 요인들도 몸쪽넓적다리뼈의 전반적인 형태에 영향을 미칠 수 있으며, 이는 엉덩관절 골관절염의 발생 위험을 증가시킬 수 있는 관절의 일치성, 관절의 안정성, 그리고 관절에 가해지는 스트레스에 영향을 미칠 수 있다.[265] 이러한 주제에 대해서는 이 장 전체에 걸쳐 계속 제시될 것이다.

몸쪽넓적다리뼈의 형태를 정의하는 데 도움이 되는 2가지 특정 각도가 있다: 경사각과 넓적다리뼈몸통을 따라 나타나는 비틀림의 양.

### *경사각*

몸쪽넓적다리뼈의 *경사각(angle of inclination)*이란 넓적다리뼈목과 넓적다리뼈몸통의 안쪽면 사이에서 형성된 전두면 내에서의 각도를 말한다(그림 12.7). 경사각은 일반적으로 성인의 경우 약 125°이지만, 출생 시에는 약 165~170°로 측정된다. 주로 근육의 힘과 걷기 동안 넓적다리뼈목에 가해지는 부하 때문에, 경사각은 일반적으로 2세와 8세 사이에 1년에 약 2°씩 *감소*된다.[312] 모든 엉덩관절 근육이 넓적다리뼈목-몸통 각도의 점진적 감소에 역학적 역할을 할 가능성이 있지만, 특히 걷기 동안에 나타나는 엉덩관절 벌림근육의 역할이 우세하게 작용한다.[332] 경사각은 정상적인 성인의 수치인 약 125°가 될 때까지 다양한 속도로 계속 감소된다.[231] 그림 12.7A에서 한 쌍의 빨간색 점으로 보여주고 있는 것과 같이, 이러한 각도는 일반적으로 관절면의 정렬을 최적화시킨다.

정상적인 경사각의 변화를 *안쪽휜엉덩관절* 또는 *가쪽휜엉덩관절*이라 한다. 안쪽휜엉덩관절(coxa vara, 라틴어에서 "엉덩관절"을 의미하는 *coxa*와 "안쪽으로 굽었다"는 것을 의미하는 *vara*에서 유래)은 경사각이 125°보다 현저히 *작은* 경우를 말하고, 가쪽휜엉덩관절(coxa valga, *valga*는 "바깥쪽으로 굽었다"는 라틴어에서 유래)은 경사각이 125°보다 현저히 *큰* 경우를 말한다(그림 12.7B와 C, 비정상으로 고려되는 각도를 보여줌). 이런 비정상적인 넓적다리뼈목-몸통의 각도는 넓적다리뼈머리와 절구 사이의 관절 적합



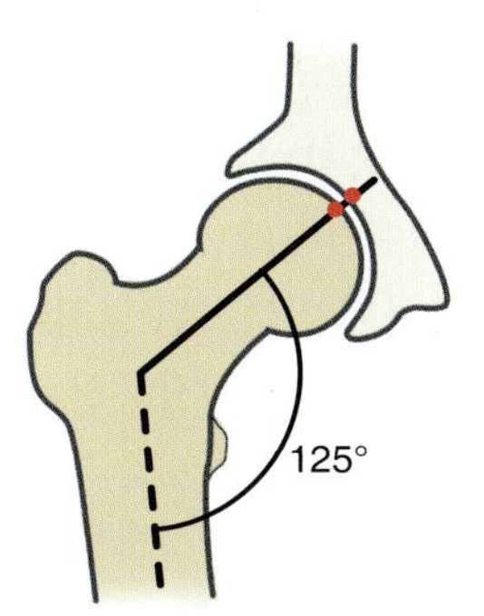


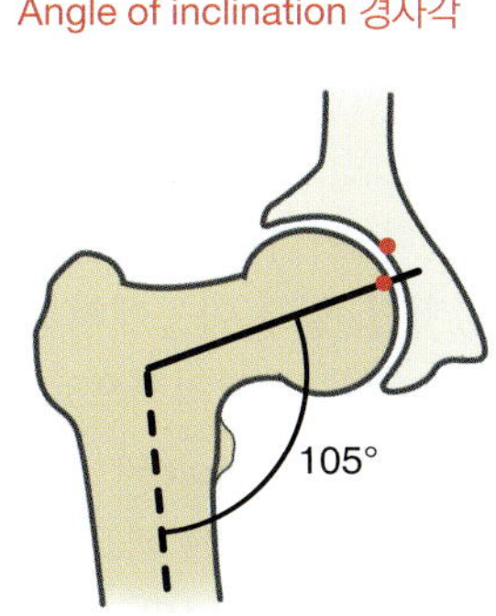


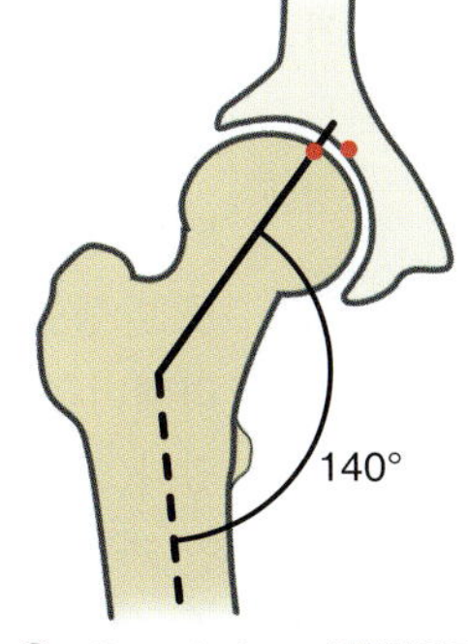


**그림 12.7** 몸쪽넓적다리뼈의 (전두면) 목-몸통각도를 보여주고 있다. (A) 정상적인 경사각, (B) 안쪽휜엉덩관절, 그리고 (C) 가쪽휜엉덩관절. 각 그림에 있는 한 쌍의 빨간색 점은 엉덩관절 관절면의 여러 정렬을 보여주고 있다. 최적의 정렬은 (A)에서 보여주고 있다.

성을 변경시켜, 엉덩관절의 생체역학에 영향을 미칠 수 있다. 심한 정렬불량은 관절의 탈구나 스트레스성 퇴행으로 이어질 수 있다. 다양성은 있지만, 뇌성마비가 있는 사람들은 일반적으로 그림 12.7C에서 묘사되는 각도를 훨씬 초과하는 가쪽휜엉덩관절 변형을 가지고 있다.[312] 이런 인구집단에서 엉덩관절에 가해지는 부하의 감소 또는 비정상적인 부하는 정상적으로 발달된 신경근육계통을 가진 활동적이고 잘 걷는 아동에서 일반적으로 관찰되는 경사각에서의 점진적인 감소를 방해하는 것으로 보인다.

### *넓적다리뼈 비틀림*

*넓적다리뼈 비틀림(femoral torsion)*이란 넓적다리뼈몸통과 넓적다리뼈목 사이에서 나타나는 상대적인 돌림(꼬임)을 말한다. 일반적으로 수평면에 대해 위에서 관찰하면, 넓적다리뼈목은 양쪽 넓적다리뼈관절융기(femoral condyle)를 통과하는 안-가쪽축에 대해 몇 도 정도 *앞쪽*으로 돌출되어 있다. 그림 12.8A는 약 15°의 정상적인 앞경사(anteversion) 각도를 보여주고 있으며, '정상적인' 수치는 문헌에 따라 8°에서 20°까지 다양하게 보고되고 있다.[80,161] 정상적인 경사각(angle of inclination)과 함께(앞에서 설명됨), 약 15°의 앞경사각(angle of anteversion)은 최적의 정렬과 관절 일치성을 제공한다(그림 12.8A에 나와 있는 빨간색 점들의 정렬 참조).

넓적다리뼈 비틀림이 15°에서 현저하게 벗어난 경우 비정상으로 간주될 수 있다. 일반적으로, 15°를 훨씬 초과하는 비틀림은 *과도한 앞경사(excessive anteversion)*라 하고(그림 12.8B), 15°보다 현저히 작은(즉, 거의 0°에 가까운) 비틀림은 *뒤경사(retroversion)*라 한다(그림 12.8C). 인구집단 내에서 넓적다리뼈 뒤틀림의 자연스런 변이가 비교적 크기 때문에, '정상'과 '비정상' 사이의 임상적 차이는 흔히 모호하다. 또한 이러한 불확실성은 자기공명영상(MRI)이나 컴퓨터단층촬영(CT)과 같은 의료영상에 기반을 둔 방법 외에 넓적다리뼈 비틀림을 정확하고 간단하게 측정할 수 있는 임상적 방법이 부족하다는 점도 관련이 있다.[288] 측정 프로토콜에 대한 보편적인 기준이 없기 때문에, CT영상을 통한 측정조차도 임상적으로 해석하기가 어려울 수 있다.[269]

일반적으로, 건강한 영아는 약 40°의 넓적다리뼈 앞경사를 갖고 태어난다.[84] 뼈의 지속적인 성장, 관절을 가로지르는 증가된 체중부하, 그리고 근육활동과 함께 이 각도는 16세 정도가 되면 대개 약 15°로 감소(또는 '역돌림')된다. 성인기까지 지속되는 과도한 앞경사는 엉덩관절의 생체역학(예를 들어, 근육의 모멘트팔 길이의 변화)을 변화시키고 보행편차를 유발할 수 있다.[3,29] 정도의 차이에 따라, 과도한 앞경사는 엉덩관절과 무릎넓적다리관절(patellofemoral joint)에 가해지는 부하의 양상도 증가시킬 수 있다.[126,236] 과도한 앞경사와 관련된 엉덩관절의 불일치 및 증가된 접촉의 힘은 시간이 지남에 따라 관절연골이나 절구테두리(acetabular labrum)를 손상시킬 수 있다.

어린이들에서의 과도한 앞경사는 "안쪽을 향한 발가락(in-toeing)"이라 불리는 비정상적 보행 양상과 관련이 있을 수 있다. 안쪽을 향한 발가락이란 다리가 과장되게 안쪽돌림된 자세로 걷게 되는 양상을 말한다. 이러한 보행 양상이 다리 전체의 정렬불량으로 발생할 수 있지만, 일부 아동에서는 과도하게 앞경사된 넓적다리뼈머리를 좀 더 절구에 직접적으로 맞추기 위한 보상작용일 수 있다(그림 12.9).[51] 또한 Arnold와 그의 동료들에 따르면, 걷기 동안 과장된 안쪽돌림의 위치는 과도한 넓적다리뼈의 앞경사로 감소되었던 중요한 엉덩관절 벌림근육의 모멘트팔(지레작용)을 증

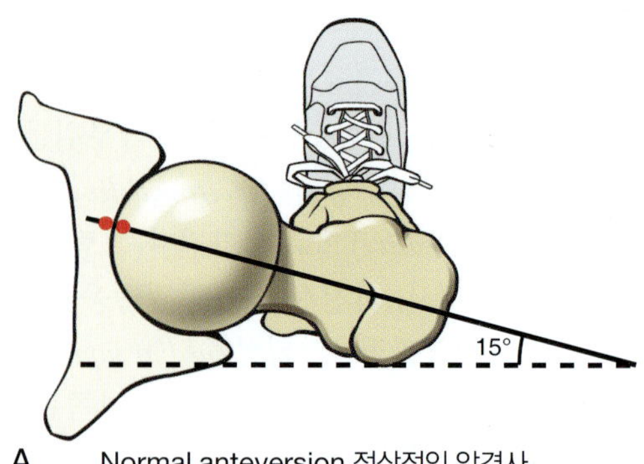


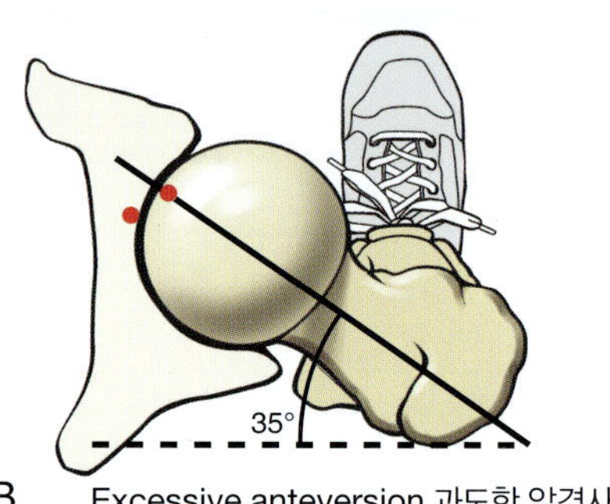


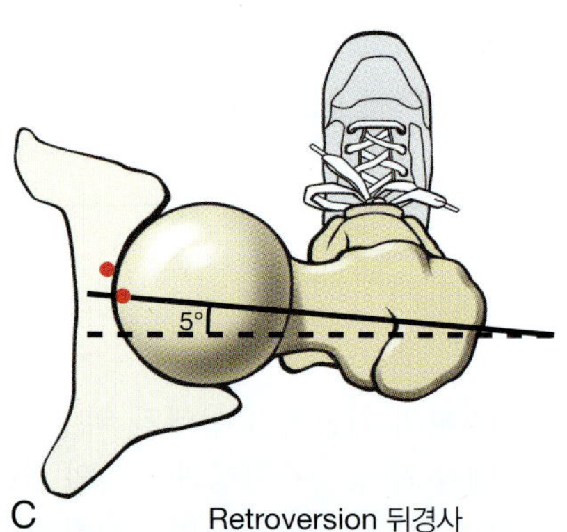


**그림 12.8** 넓적다리뼈목과 넓적다리뼈몸통 사이의 비틀림 각도를 보여주고 있다. 각도는 넓적다리뼈목과 무릎의 양 넓적다리뼈관절융기를 지나는 선(*점선*으로 표시됨) 사이에서 측정된다. (A) 정상적인 앞경사, (B) 과도한 앞경사, (C) 뒤경사. 각 그림에 있는 한 쌍의 빨간색 점은 엉덩관절 관절면의 여러 정렬을 보여주고 있다. 최적의 정렬은 (A)에서 보여주고 있다.

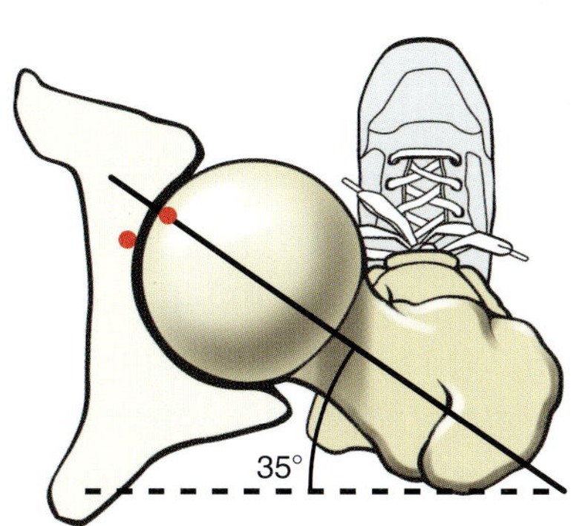


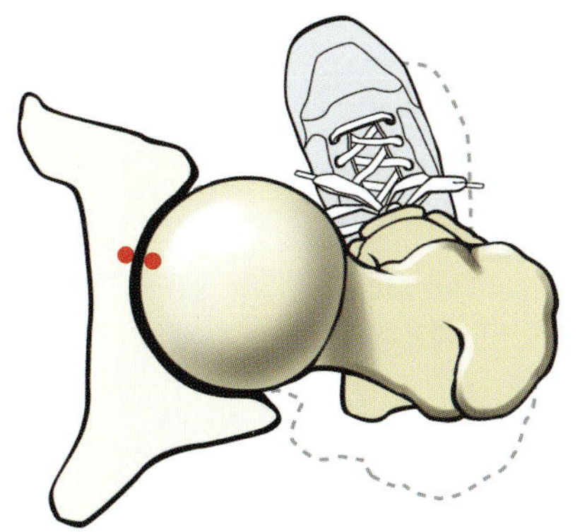


그림 12.9 몸쪽넓적다리뼈의 과도한 앞경사를 가진 동일한 사람에게서 나타날 수 있는 두 가지 상황을 보여주고 있다. (A) 해부학적 자세로 서 있을 때, 불일치된 빨간색 점들은 엉덩관절의 정렬불량을 나타내고 있다. (B) 빨간색 점들의 정렬에 의해 나타나듯이, 엉덩관절이 안쪽돌림된 상태('안쪽을 향한 발가락')로 서 있는 것은 관절의 일치성을 개선시킨다.

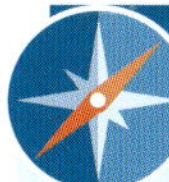

**SPECIAL FOCUS 12.1**

**넓적다리뼈의 자연스러운 앞경사: 다리의 출생전 발달에 대한 반영**

출생전(prenatal) 발달 동안, 팔과 다리는 상당한 축돌림(axial rotation)을 경험하게 된다. 임신 후 약 54일경에, 다리는 90° 정도 안쪽으로 돌림한다.[207] 이러한 돌림은 무릎뼈 영역을 최종적인 앞쪽 위치로 돌려놓는다. 본질적으로, 다리는 영구적으로 '엎침(pronation)'된 상태가 된다. 이러한 엎침은 출생 후에 네갈래근 및 앞정강근과 같은 '폄'근육들이 왜 앞쪽으로 향하고 있고, 넓적다리뒤근 및 장딴지근과 같은 '굽힘'근육들은 왜 뒤쪽으로 향하고 있는지를 설명하는 데 도움이 된다. 출생 시 일반적으로 나타나는 약 40°의 엉덩관절 앞경사는 이런 다리의 안쪽돌림을 나타내는 지표일 수 있다. 앞서 언급했듯이, 신생아가 정상적으로 성장함에 따라 최종적으로 약 15°의 성인 앞경사 수치에 도달할 때까지 넓적다리뼈몸통은 (가쪽 또는 바깥쪽으로) 역돌림한다. 흥미롭게도, 이런 넓적다리뼈의 역돌림 과정은 위팔뼈에서 일어나는 역돌림과 유사하지만 방향은 반대로 나타난다.[79] 5장에서 살펴본 바와 같이, 위팔뼈는 출생 전에 상당한 뒤경사가 일어나 출생 시 약 60°가 되며, 출생 후 점진적인 (안쪽) 역돌림이 일어나 16~20세쯤에 30°의 최종적 뒤경사에 이르게 된다.

다리에서 일어난 안쪽돌림의 기능적 결과는 발바닥이 걷기에 적합한 발바닥보행자세(plantigrade position)를 취하게 된다는 점이다. 이런 고정된 다리의 엎침은 다리에 대한 엄지발가락의 안쪽 위치를 보면 명확해지고, 이는 완전히 엎침된 아래팔에서 엄지의 방향과 유사하다.

가시키는 역할을 한다고 설명하였다.[3,16] 이렇게 안쪽으로 돌림된 엉덩관절로 걷는 것을 선호하게 되면 엉덩관절을 가로지르는 일부 근육과 인대가 결국에는 구조적으로 짧아질 수 있으며, 이는 바깥돌림의 범위를 제한하게 된다. 넓적다리뼈 앞경사의 자연스러운 정상화 또는 정강뼈(tibia)의 과도한 바깥쪽 비틀림(external torsion)과 같은 다리의 다른 부위에 의한 구조적 보상작용 때문에, 시간이 지나면서 보행 양상은 일반적으로 개선된다.[51,236,295] 비수술적 치료가 과도한 넓적다리뼈 앞경사를 감소시킬 수 있다는 증거는 없다.

25~45°의 과도한 넓적다리뼈 앞경사는 뇌성마비가 있는 사람들에게 흔히 나타나며, 실제로 60~80°에 이르는 높은 앞경사가 보고된 바 있다.[15,38] 보행이 가능한 뇌성마비 아동에서, 안쪽을 향한 발가락 보행(in-toeing gait)을 비롯한 여러 보행이상은 흔하게 나타난다.[255] 과도한 골반 돌림과 함께 엉덩관절 안쪽돌림근육과 모음근육에서의 경직(spasticity)과 타이트함(tightness)은 안쪽을 향한 발가락 자세에 기여할 수 있다. 이러한 경우, 넓적다리뼈역돌림뼈자름술(femoral de-rotational osteotomy)이 보행에서 관찰되는 과도한 안쪽돌림 자세를 감소시키는 방법으로 고려될 수 있다.[249]

## 몸쪽넓적다리뼈의 속구조

### *치밀뼈와 해면뼈*

걷기는 몸쪽넓적다리뼈에 대한 큰 힘을 생산하며, 이는 종종 자신의 체중을 상당히 초과한다. 일생 동안, 몸쪽넓적다리뼈는 대개 손상의 초래 없이 이런 반복적인 힘들을 저항하고 흡수한다. 이러한 것은 확연히 다른 뼈의 두 가지 구성요소에 의해 이루어진다. *치밀뼈(compact bone)*는 골밀도가 매우 높고 단단하여 매우 큰 부하를 견딜 수 있다. 이런 뼈의 유형은 넓적다리뼈목 아래쪽의 뒤–안쪽면[흔히 넓적다리뼈*목판*(femoral *calcar*)으로 불림]과 전체 넓적다리뼈몸통의 겉질(바깥 껍질) [cortex (outer shell)] 및 그 인접 영역에서 특히 두껍다(그림 12.10). 이러한 영역들은 압박, 전단, 그리고

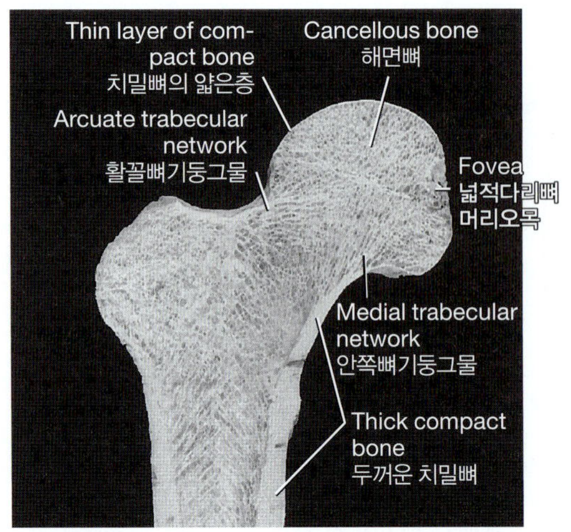


**그림 12.10** 몸쪽넓적다리뼈의 내부구조를 보여주고 있는 전두면 단면. 더 두꺼운 넓적다리뼈목과 넓적다리뼈몸통 주위의 치밀(바깥)뼈 영역과 골수(안쪽) 영역의 대부분을 차지하고 있는 해면뼈에 주목하라. 해면뼈에 있는 두 개의 뼈기둥그물 또한 볼 수 있다. (From Neumann DA: *An Arthritis Home Study Course*: *The Synovial Joint*: *Anatomy*, *Function*, *and Dysfunction*, LaCorsse, Wisc, 1998, Orthopedic Section of the American Physical Therapy Association.)

비틀림에 견고하게 저항할 수 있는데, 이는 그림 12.10에서 보이는 것과 같이 몸쪽넓적다리뼈의 내부 영역 대부분에 걸쳐 위치한 비교적 구멍이 많고 스펀지 같은 3차원의 뼈기둥 격자로 이루어진 *해면뼈*(*cancellous bone*)와는 대조적이다. 해면뼈의 상대적 탄력성은 반복적인 부하를 흡수하는 데 이상적이며, 특히 넓적다리뼈머리 내부 및 그 인접 영역에서 중요하다. 해면뼈는 스트레스선을 따라 집중되는 경향이 있으며, 이에 따라 *뼈기둥그물*(*trabecular network*)을 형성하게 된다. *안쪽뼈기둥그물*(*medial trabecular network*)와 *활꼴뼈기둥그물*(*arcuate trabecular network*)은 그림 12.10에 제시된 넓적다리뼈에서 볼 수 있다. 몸쪽넓적다리뼈에 비정상적인 힘이 오랜 기간 가해지면, 뼈기둥그물의 전반적인 양상은 변화된다.

## 관절학

### 엉덩관절의 기능해부학

엉덩관절은 광범위한 결합조직과 근육에 의해 절구 안에 고정되는 인체의 대표적인 둥근관절(ball-and-socket joint)이다. 관절연골의 두꺼운 층과 몸쪽넓적다리뼈에 있는 해면뼈의 존재는 일상적으로 엉덩관절을 가로지르는 큰 힘을 완화하는 데 도움이 된다. 특히 외상이나 형성이상(dysplasia) 그리고 이와 관련된 정렬불량이 있는 경우, 이런 보호기전의 실패는 시간이 지남에 따라 관절구조의 악화로 이어질 수 있다.

#### 넓적다리뼈머리

넓적다리뼈머리(femoral head)는 일반적으로 고샅인대(inguinal ligament) 중간 1/3 지점의 바로 아래에 위치된다. 평균적으로, 성인의 오른쪽과 왼쪽 넓적다리뼈머리의 중심 간 거리는 17.5 cm (6.9 in)이다.[219] 넓적다리뼈머리는 거의 완전한 구형의 약 2/3에 해당한다(그림 12.11). 넓적다리뼈머리 중심의 약간 뒤−아래쪽에는 *넓적다리뼈머리오목*(*fovea*)이 위치해 있다(그림 12.5A 참조). 이 넓적다리뼈머리오목 영역을 제외한 넓적다리뼈머리의 전체 표면은 관절연골로 덮여 있다. 관절연골은 넓적다리뼈머리오목의 위쪽과 약간 앞쪽의 넓은 영역에서 가장 두껍다(약 3.5 mm; 그림 12.11에서 강조된 영역 참조).[162]

*원인대*(*ligamentum teres*, 넓적다리뼈머리에 있는 인대)는 안쪽이 윤활막으로 덮인 관 모양의 결합조직이며, 몸쪽으로 가로절구인대(transverse acetabular ligament) 및 절구파임(acetabular notch)의 뒤쪽 가장자리에서 시작하여 먼쪽으로 넓적다리뼈머리오목에 부착한다(그림 12.11).[226] 이 인대는 작은 절구동맥(actabular artery)을 통해 넓적다리뼈머리로 혈액을 공급할 수 있도록 보호막의 역할을 한다.[62,240] 아동에 있어 절구동맥이 몸쪽넓적다리뼈의 발달을 위한 혈액공급에 작은 역할을 하는 것으로 보이지만, 이러한 역할은 아동기 이후에 훨씬 줄어들거나 아예 없을 가능성이 있다.[98,168,226,241] 원인대는 절구의 깊이가 얕고 엉덩관절이 비교적 탈구에 취약한 시기에 태아의 엉덩관절을 안정화시키는 데 도움을 줄 수 있다고 추측되어 왔다.[27]

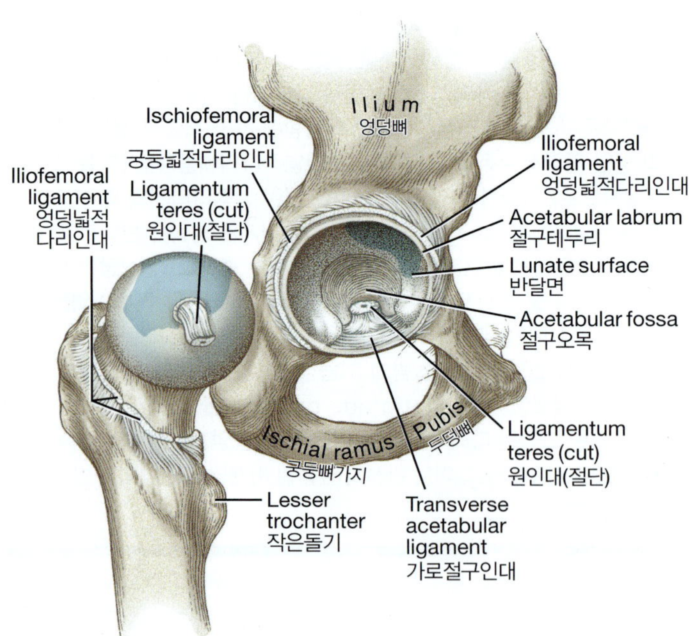


**그림 12.11** 오른쪽 엉덩관절은 내부 성분을 노출시키기 위해 개방되었다. 가장 두꺼운 연골영역은 넓적다리뼈머리와 절구의 관절면에 *파란색*으로 강조하였다.

전통적으로, 원인대를 신장시키다고 여겨지는 엉덩관절의 움직임은 굽힘, 모음, 그리고 바깥돌림의 조합이며, 이러한 위치는 대부분의 엉덩관절주머니인대가 비교적 느슨한 상태가 된다(차후에 설명됨).[27,226] 또한 원인대는 쪼그려 앉은 자세를 취할 때와 같이 엉덩관절이 굽힘과 벌림될 때 넓적다리뼈머리의 아래쪽 부분을 지지해주는 걸이 또는 요람처럼 작용한다고도 설명되어 왔다.[159,199] 원인대의 역학적 역할이 명확하지는 않지만 엉덩관절에 어느 정도의 기능적 안정성을 분명히 제공하며, 특히 비교적 극단적인 움직임에서 그 역할이 두드러진다. 그러나 기능적 안정성에 기여하는 상대적인 양은 명확하지 않으며 건강한 관절주머니인대와 주변의 활성된 근육들에 의해 발생된 안정성보다는 상당히 적은 것으로 보인다.[226,260,310] 원인대의 상대적 안정화의 역할은 좀 더 우세한 안정자가 약화되었을 때 또는 엉덩관절형성이상(hip dysplasia)의 경우처럼, 비정상적으로 형성된 절구가 넓적다리뼈머리를 충분히 감싸지 못할 때 증가하는 것으로 보인다.[260,310] 원인대는 많은 기계적수용기(mechanoreceptor)와 자유신경종말(free nerve ending)을 포함하고 있기 때문에, 추가적인 고유감각성 감각피드백 또는 통증성 감각피드백을 제공함으로써 엉덩관절에 간접적인 안정성이나 보호를 제공할 수 있을 것이다.[241,260]

원인대에 대한 의학적 관심은 의료영상기술과 엉덩관절내시경의 발전과 함께 이루어져 왔다. 원인대의 감각신경지배 때문에, 인대가 손상되거나 역학적 스트레스를 받을 때 엉덩관절의 관절속 통증의 원인이 될 수 있다.[175,267]

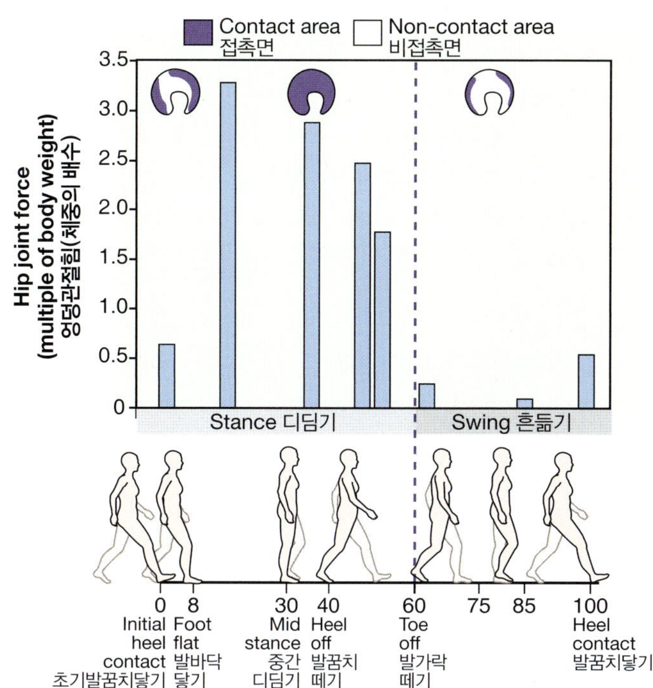


그림 12.12 막대그래프는 보행주기 동안 체중의 배수로 엉덩관절 압박력의 추정값을 보여주고 있다(수직 점선은 보행의 디딤기와 흔듦기를 나눈다). 그래프 위의 그림은 문헌에서 제시한 자료로 추정한 선택된 세 가지의 선택된 엉덩관절 힘의 크기에서의 대략적인 절구 접촉면을 나타내고 있다. 관절접촉의 면적은 흔듦기 동안 반달면의 약 20% 접촉에서부터 중간디딤기 동안 약 98%의 접촉까지 증가한다.

## 절구

절구[acetabulum, "식초를 담는 컵(vinegar cup)"을 의미하는 라틴어에서 유래]는 넓적다리뼈머리를 수용할 수 있는 깊은 반원의 컵 모양을 하고 있는 확(socket)이다. 이런 절구의 뼈테두리는 아래쪽으로 완전히 닫혀 있지 않아, *절구파임*(*acetabular notch*)이라 불리는 55~65° 정도의 간격이 형성되어 있다(그림 12.2 참조).

넓적다리뼈머리는 일반적으로 절구에 있는 편자(horseshoe) 모양의 *반달면*(*lunate surface*)하고만 접촉하고 있다(그림 12.11 참조). 이 반달면은 관절연골로 덮여 있으며, 반달면 천장의 위-앞쪽 영역에서 가장 두껍다.[78,162] 가장 두꺼운 이 연골영역(약 3.5 mm)은 걷기 동안 가장 높은 관절의 힘을 받는 영역과 거의 일치한다.[66] 걷기 동안 엉덩관절에 가해지는 힘은 중간흔듦기(mid-swing phase) 시 체중의 13%에서부터 중간디딤기(mid-stance phase) 시 체중의 300%를 초과하는 수준까지 변동된다. 압박력이 가장 커질 때인 디딤기 동안 반달면이 약간 변형되면서, 가로절구인대(transverse acetabular ligament)가 길어지고 절구파임이 약간 넓어지게 된다.[87,182] 이러한 자연스러운 변형은 접촉면적을 증가시켜(그림 12.12에 나타남), 걷기 동안에 발생하는 최대접촉압력을 감소시키는 것으로 보인다. 이런 자연스런 완충기전은 연골밑뼈에 가해지는 스트레스를 생리적으로 허용 가능한 수준 내로 제한하는 또 다른 하나의 설계 구조이다.

*절구오목*(*acetabular fossa*)은 절구 바닥 깊은 곳에 위치한 함몰부이다. 일반적으로 이 오목은 넓적다리뼈머리와 접촉하지 않기 때문에 관절연골이 없다. 대신 절구오목에는 원인대, 지방, 윤활막, 그리고 혈관을 위한 공간을 허용한다.

## 절구테두리

*절구테두리*(*acetabular labrum*)는 절구의 바깥쪽 둘레 대부분을 에워싸고 있는 강력하지만 유연한 섬유연골고리이다(그림 12.11 참조). 아래쪽에서 *가로절구인대*(*transverse acetabular ligament*)가 절구파임을 가로지르면서 고리가 완성된다. 절구테두리의 단면은 거의 삼각형이며, 5 mm 정도 절구테두리의 바깥쪽으로 돌출된 *꼭지*(*apex*)를 갖고 있다. 절구테두리의 *바닥부*(*base*)는 절구 가장자리의 속면과 바깥면을 따라 부착된다. 속면에 부착하는 절구테두리 부분은 소위 *연골테두리이음부*(*chondrolabral junction*)에서 관절연골과 점차적으로 섞인다.

**엉덩관절의 해부학적 특징**

**넓적다리뼈머리**

- 넓적다리뼈머리오목
- 원인대(넓적다리뼈머리에 있는 인대)

**절구**

- 절구파임
- 반달면
- 절구오목
- 절구테두리와 가로절구인대

절구테두리는 넓적다리뼈머리를 잘 '잡아주고' 절구확(acetabular socket)을 더 깊게 해줌으로써 엉덩관절에 구조적 안정성을 제공해준다. 온전한 절구테두리에 의해 엉덩관절 주위에 형성된 *역학적 밀폐*는 관절속 음압을 유지하는 데 도움이 되며, 이는 관절면의 분리를 저항하는 데 효과적이다.[294] 이러한 결과로 형성된 '흡입밀폐(suction seal)'는 관절이 처음 1~2 mm 정도 견인(분리)될 때 관절주머니보다 더 효율적으로 저항한다.[213] 또한 온전한 절구테두리는 관절에 대한 *액체 밀폐(fluid seal)*를 형성하여 관절에서 윤활액이 누출되는 것을 방지하는 데 도움이 된다.[44,245] 체중부하면에 대해 윤활액을 유지하는 것은 관절연골의 윤활작용을 향상시키고, 그로 인해 움직임에 대한 마찰저항을 줄여준다.[287]

원래 혈관분포가 빈약하기 때문에, 파열된 절구테두리는 스스로 치유될 수 있는 능력이 제한적이다.[151] 그러나 절구테두리에는 고유감각 피드백과 통증 감각을 제공할 수 있는 들신경(afferent nerve)이 잘 분포되어 있다.[157]

절두테두리는 위치 때문에 골반과 넓적다리뼈 사이의 거의 모든 움직임에 의해 압박부하와 장력부하를 받게 되며, 이때 일반적으로 허리골반영역과 몸통의 움직임도 포함된다. 따라서 놀랄 일은 아니지만, 절구테두리는 움직임과 관련된 병리에 종종 연루되며, 여기에는 스포츠 관련 외상, 엉덩관절형성이상과 관련된 과도한 부하, 또는 넓적다리절구충돌(femoroacetabular impingement)에 의한 반복적인 미세외상이 포함될 수 있다(임상 연관성 12.3 참조). 파열된 관절테두리를 치료하지 않고 방치할 경우 엉덩관절의 역학적 완전성이 감소하여 과도한 역학적 스트레스를 받게 되고, 이로 인해 심한 통증과 관련된 기능장애가 발생할 수 있다.

## 절구 정렬

해부학적 자세에서, 절구는 일반적으로 신체에서 가쪽으로 돌출되어 있으며, 아래쪽과 앞쪽으로 다양한 정도의 경사를 가지고 있다. 이상적으로, 이러한 방향은 넓적다리뼈머리를 최적으로 덮거나 감싸주어 관절의 구조적 안정성을 높여준다. 그러나 신생아에서 주로 진단되는 절구의 발달 미숙이나 *형성이상*은 넓적다리뼈를 충분히 덮지 못할 수 있으며, 이러한 상황이 심각할 경우 만성적인 탈구와 관련될 수 있고 나중에는 엉덩관절 골관절염의 조기 발생과 관련될 수 있다.[119,254,270] 의료영상은 절구형성이상의 정도를 규명하는 데 도움이 되는 측정값을 제공하여, 적절한 의학적 중재를 결정하는 데 지침이 될 수 있다. 이러한 목적을 위해 사용되는 여러 측정값 중 2가지인 가쪽중심–모서리각도 그리고 절구앞경사각도가 다음 단락에서 강조된다.

### *가쪽중심–모서리각도*

*가쪽중심–모서리각도*[*lateral center-edge* (*LCE*) *angle*]는 전두면에서 관찰할 때 절구가 넓적다리뼈머리를 가쪽으로 얼마나 덮고 있는지를 나타낸다(그림 12.13A).[119] 25~40°의 LCE각도는 일반적으로 정상으로 고려되며, 20° 미만의 LCE각도는 '형성이상'으로 고려될 수 있다.[254,270] *낮은* LCE각도는 넓적다리뼈머리를 덮고 있는 절구의 범위가 비정상적으로 *감*소된 것으로 나타내며, 이는 탈구의 위험이 더 높아지고 동시에 관절 내 접촉면적이 더 감소되었다는 것을 의미한다.[166] 예를 들어 LCE각도가 단지 15°라면, 관절 접촉면적이 35%나 *감*소되었다고 제안한다.[102] 걷기의 한다리지지기(single-limb-support phase) 동안, 이렇게 작아진 접촉면은 이론적으로 관절압력(힘/면적)을 약 50% 증가시켜, 관절이 조기 퇴행에 더 취약해질 수 있다.[120] LCE각도는 일반적으로 넓적다리

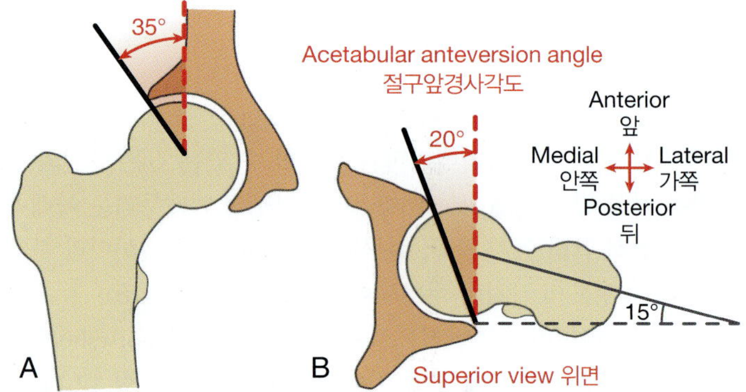


**그림 12.13** (A) *가쪽중심–모서리(LCE)각도*는 일반적으로 앞–뒤쪽 방사선사진을 통해 측정되며, 골반에 대한 절구의 전두면 방향을 나타낸다. LCE각도는 절구 위쪽의 가쪽모서리와 넓적다리뼈머리의 중심을 연결하는 *절구 기준선*(*검은색의 굵은 선*)과 수직의 *고정된 기준선*(*빨간색의 점선*)이 교차하여 형성된 각도이다. 절구 기준선이 좀 더 수직에 가까울수록 LCE각도는 더 작아지며, 이는 넓적다리뼈머리를 가쪽에서 *덜* 덮고 있다는 것을 의미한다. (B) *절구앞경사각도*는 수평면을 위에서 내려다 볼 때 골반에 대한 절구의 방향을 측정하는 것이다. 이러한 측정은 절구가 넓적다리뼈머리의 *앞쪽*을 어느 정도 덮고 있는지를 나타낸다. 이 각도는 절구의 앞쪽과 뒤쪽 테두리를 연결하는 *절구 기준선*(*검은색의 굵은 선*)과 고정된 *앞–뒤쪽 기준선*(*빨간색의 점선*)이 교차하여 형성된 각도이다. 절구앞경사각도가 클수록 넓적다리뼈머리 앞면을 감싸는 절구의 면적은 더 작아진다(15°의 정상적인 *넓적다리뼈*앞경사도 보여주고 있음).

뼈머리를 불충분하게 덮는 절구의 범위를 측정하기 위해 사용되지만, 높은 LCE각도(예를 들어, 40~45° 이상)는 넓적다리뼈머리를 과도하게 덮고 있다는 것을 제안한다.[299] 지나치게 깊은 절구로 초래되는 과도한 덮임은 손상을 유발할 수 있는 넓적다리절구충돌을 초래할 수 있다.

### 절구앞경사각도

*절구앞경사각도*(*acetabular anteversion angle*)는 수평면에서 관찰할 때 절구가 *앞쪽으로* 얼마나 향하고 있는지를 나타낸다(그림 12.13B). 정상적으로 이러한 각도는 약 15~20°이며, 이는 일반적으로 넓적다리뼈머리의 일부가 앞쪽에서 노출되도록 한다(그림 12.14).[8,253,268] 두꺼운 앞관절주머니인대와 엉덩허리근힘줄이 이렇게 노출된 부분을 덮고 지지하지만, *과도한 절구앞경사*(*excessive acetabular anteversion*)가 있는 엉덩관절에서는 덮어야 할 노출의 정도가 더 많아진다. 절구앞경사가 심하다면, 엉덩관절이 강하게 바깥돌림될 때 앞쪽 탈구에 취약해질 수 있다. 엉덩관절에서 넓적다리앞경사와 절구앞경사가 *모두* 과도하다면, 앞쪽 노출과 불안정성의 정도는 더 커질 수 있다. 대신에 절구앞경사각도가 0°에 가깝거나(즉, 절구가 바로 가쪽을 향함) 실제적으로 음의 각도를 보인다면(즉, 절구가 뒤-가쪽을 향함), *뒤경사*된 절구는 관절 접촉면에 가해지는 비정상적 스트레스를 유발할 수 있다.

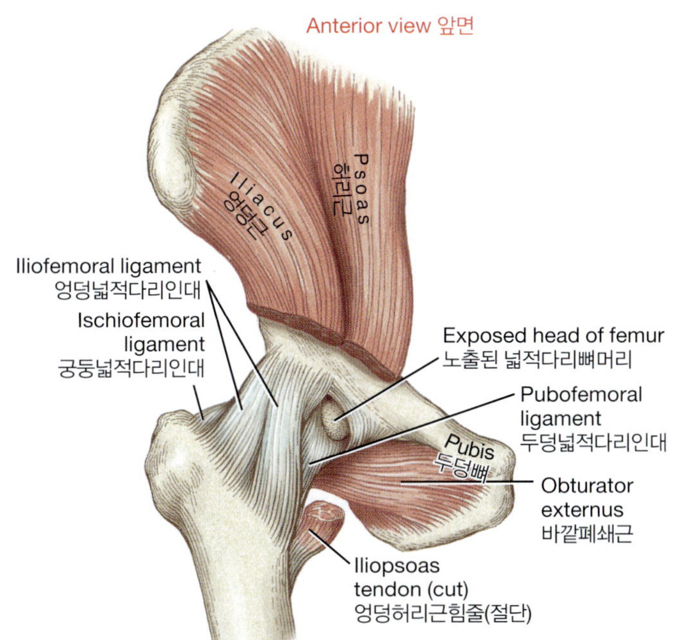


**그림 12.14** 오른쪽 엉덩관절의 앞관절주머니와 인대들. 엉덩근과 (큰)허리근으로 구성된 엉덩허리근은 관절의 앞면을 노출시키기 위해 절단되었다. 넓적다리뼈머리의 일부는 엉덩넓적다리인대의 바로 안쪽에서 돌출되어 있다. 이 영역은 관절주머니에 의해 덮이며, 일부의 경우 윤활주머니에 의해 덮이기도 한다.

## 엉덩관절의 관절주머니인대

엉덩관절은 튼튼한 *섬유관절주머니*(*fibrous capsule*)로 둘러싸여 있으며 내부는 *윤활막*(*synovial membrane*)으로 덮여 있다. 관절주머니의 바깥면은 엉덩넓적다리인대, 두덩넓적다리인대, 그리고 궁둥넓적다리인대에 의해 강화된다(그림 12.14와 12.15). 나중에 설명되지만, 앞관절주머니는 3개의 근육인 엉덩주머니근(iliocapsularis), 작은볼기근(gluteus minimus), 그리고 넓적다리곧은근(rectus femoris)의 굴절된 힘줄로부터의 부착을 통해 좀 더 강화된다.[317] 잘 형성된 절구 및 온전한 절구테두리와 함께, 관절주머니인대복합체는 일반적으로 관절에 뛰어난 안정성을 제공한다. 신장된 관절주머니인대와 주변 근육에서 발생된 수동장력은 관절의 끝범위 움직임을 결정하는 데 도움이 된다(표 12.1). 비정상적으로 뻣뻣해지거나 짧아진 관절주머니와 근육의 유연성을 증가시키는 것은 엉덩관절의 가동범위와 기능을 증진시키기 위한 물리치료의 중요 성분이 된다.

엉덩관절에 있는 3개의 관절주머니인대 각각은 절구의 뼈둘레에 있는 특정 몸쪽부착부위에 따라 명명된다. 역 Y자 모양을 닮은 *엉덩넓적다리인대*(*iliofemoral ligament*)는 엉덩관절에서 가장 강하고 가장 뻣뻣한 인대이다.[128,293] 몸쪽으로, 엉덩넓적다리인대는 앞아래엉덩뼈가시 근처와 인접 절구의 가장자리를 따라 부착된다. 세로로 주행하는 섬유들이 명확한 안쪽다발과 가쪽다발을 형성하여, 넓적다리뼈 돌기사이선(intertrochanteric line)의 전체 길이에 걸쳐 나란히 부착된다(그림 12.14). 엉덩관절의 폄은 엉덩넓적다리인대 및 관련 앞관절주머니를 신장시킨다.[130] 또한 엉덩관절의 바깥돌림은 엉덩넓적다리인대, 특히 가쪽다발이 늘어나게 한다.[130,228,310]

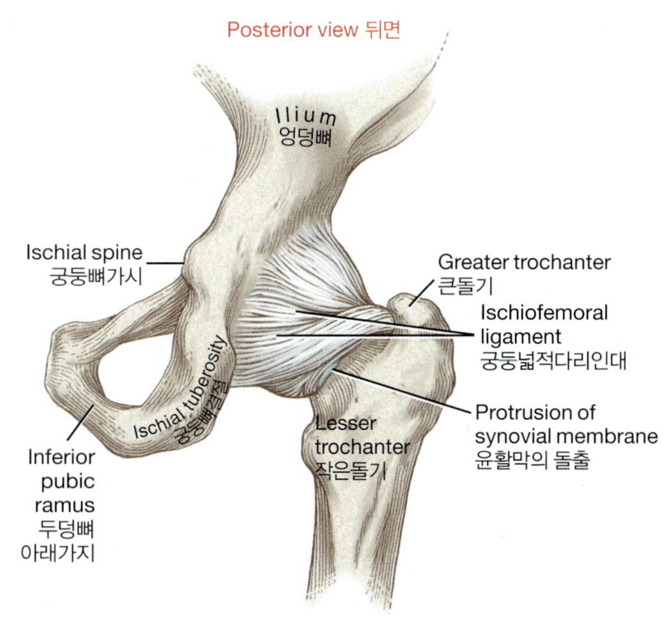


**그림 12.15** 오른쪽 엉덩관절의 뒤관절주머니와 인대들.

**표 12.1 수동적인 엉덩관절 동작의 끝범위에서 상당히 신장되는 결합조직과 근육의 예**

| 끝범위 위치 | 신장 또는 팽팽해지는 조직 |
|---|---|
| 엉덩관절 굽힘 (펴된 무릎) | 넓적다리뒤근 |
| 엉덩관절 굽힘 (굽힘된 무릎) | 둘레띠*, 큰볼기근 |
| 엉덩관절 폄(펴된 무릎) | 주로 엉덩넓적다리인대, 앞관절주머니; 또한 두덩넓적다리인대와 궁둥넓적다리인대의 일부 섬유들, 둘레띠*; 엉덩허리근 |
| 엉덩관절 폄 (굽힘된 무릎) | 넓적다리곧은근 |
| 벌림 | 두덩넓적다리인대; 모음근육들 |
| 모음 | 엉덩정강띠; 넓적다리근막긴장근 및 중간볼기근과 같은 벌림근육들 |
| 안쪽돌림 | 궁둥넓적다리인대; 속폐쇄근 및 궁둥구멍근과 같은 짧은 바깥돌림근육들; 큰볼기근 |
| 바깥돌림 | 엉덩넓적다리인대와 두덩넓적다리인대; 넓적다리근막긴장근 및 작은볼기근과 같은 안쪽돌림근육들 |

*극단적인 동작에서만

사람이 엉덩관절을 폄한 상태로 서 있을 때, 넓적다리뼈머리의 앞면은 엉덩넓적다리인대, 앞관절주머니, 그리고 위에 겹쳐진 엉덩허리근(iliopsoas)에 견고히 밀착된다. 이러한 구조들에서의 수동장력은 *엉덩관절이 좀 더 폄되려는 것에 저항*하는 중요한 안정화의 힘을 형성한다. 하반신마비가 있는 일부 사람들은 보조기의 도움을 받아 보행할 때 똑바로 서 있는 것을 보조하기 위해 엉덩넓적다리인대와 엉덩관절 굽힘근육에서의 이러한 수동장력을 사용한다.

엉덩넓적다리인대의 섬유들보다는 더 얇지만, 두덩넓적다리인대와 궁둥넓적다리인대는 관절주머니의 인접 부위와 섞이면서 그 부위를 강화한다. *두덩넓적다리인대(pubofemoral ligament)*는 절구의 앞쪽과 아래쪽 가장자리 그리고 인접 두덩뼈위가지와 폐쇄막의 일부를 따라 부착된다(그림 12.14). 엉덩넓적다리인대의 안쪽다발과 섞이게 되는 두덩넓적다리인대의 섬유들은 엉덩관절의 벌림과 폄 그리고 약간의 바깥돌림 시 팽팽해진다.[130,198,228]

*궁둥넓적다리인대(ischiofemoral ligament)*는 절구의 뒤쪽과 아래쪽에 부착하는데, 주로 인접 궁둥뼈에 부착한다(그림 12.15 참조). 이 인대의 좀 더 얕은쪽 섬유들은 큰돌기(greater trochanter)의 꼭지 근처에 부착하기 위해 넓적다리뼈목의 뒤쪽을 위쪽과 가쪽으로 나선형으로 가로지른다(그림 12.14 참조). 이러한 얕은쪽 섬유들은 완전한 폄에서 단지 약간만 팽팽하게 당겨지지만, 안쪽돌림에서는 확실히 팽팽하게 당겨지는데,[228,310] 특히 10~20°의 벌림과 결합될 때 더욱 그러하다.[130] 일반적으로, 엉덩관절의 안쪽돌림은 궁둥넓적다리인대, 뒤관절주머니의 많은 부분, 그리고 속폐쇄근처럼 해부학적으로 밀접하게 정렬된 여러 짧은가쪽돌림근육과 같은 구조들의 길이(그리고 그에 따른 수동장력)를 효과적으로 증가시킨다.

그림 12.14와 12.15에서는 보이지 않지만, 관절주머니의 깊은쪽 수평으로 뻗은 별도의 섬유들이 넓적다리뼈목을 둘러싸고 있다. 이런 깊은쪽 관절주머니의 섬유들은 일반적으로 *둘레띠(zona orbicularis)*로 알려져 있으며, 뒤쪽이 가장 두껍다. 둘레띠는 넓적다리뼈목에 밀착하여 둘러싸면서, 관절테두리와 함께 넓적다리뼈머리의 과도한 견인을 제한하는 '안정성을 유도하는 고리(stability-inducing collar)'로 작용한다고 여겨진다.[188,228] 또한 둘레띠는 극단적인 굽힘과 폄에서 관절주머니를 '조여주고' 관절을 안정화시키는 데 도움을 줄 수 있다.[228]

마지막으로, 엉덩관절주머니와 관절주머니인대들의 자연스러운 수동장력은 엉덩관절에 중요한 기능적 결과를 제공한다. 비정상적으로 타이트하거나 뻣뻣한 관절주머니인대는 많은 일상적인 활동 또는 자세의 용이성과 질을 방해할 수 있으며, 특히 편안하게 똑바로 서 있을 때처럼 엉덩관절의 폄이 요구되는 상황에서 더욱 그러하다. 반대로(그리고 아마도 흔하지는 않은), 엉덩관절의 관절주머니인대가 병리적으로 *느슨해져* 관절의 과운동성을 유발할 수 있다. 일부 사람들에 있어, 이러한 상황은 미세불안정성(microinstability)으로 설명되며, 이 용어는 비정상적으로 느슨해진 관절이 비교적 작지만 반복적인 접촉 스트레스의 누적효과에 노출되며 발생할 수 있는 *미세외상*에 주목하기 위해 사용된다. 일반적으로 접시위팔관절(glenohumeral joint)만큼 흔하지는 않지만, 엉덩관절의 미세불안정성은 젊은 성인에서 발생할 수 있으며, 통증과 장애를 유발하고 심지어 엉덩관절 골관절염 조기발생의 유발요인이 될 수도 있다. 관절주머니의 느슨함으로 인한 미세불안정성은 흔히 경미하거나 경계성(borderline) 엉덩관절형성이상, 관절테두리 파열, 유전적 비정상[예를 들어, 엘러스-단로스증후군(Ehlers-Danlos syndrome)과 관련], 탈구의 병력이나 관절주머니를 반복적으로 신장시키는 활동, 또는 엉덩관절 수술후 앞관절주머니의 불완전한 봉합이나 회복과 연관된다.[113,146]

### *엉덩관절의 닫힌위치*

관절주머니인대를 상당히 늘리거나 신장시키는 개별 움직임은 표 12.1에 제시되었다. 약간 다른 관점에서 볼 때, 관절주머니의 대부분을 가장 크게 *동시에* 신장시킬 가능성 있는 엉덩관절의 위치는 엉덩관절의 최대 폄(즉, 중립위치를 넘어 약 20°)과 약간의 안쪽돌림 및 약간의 벌림이 결합된 자세임을 고려하는 것은 임상적으

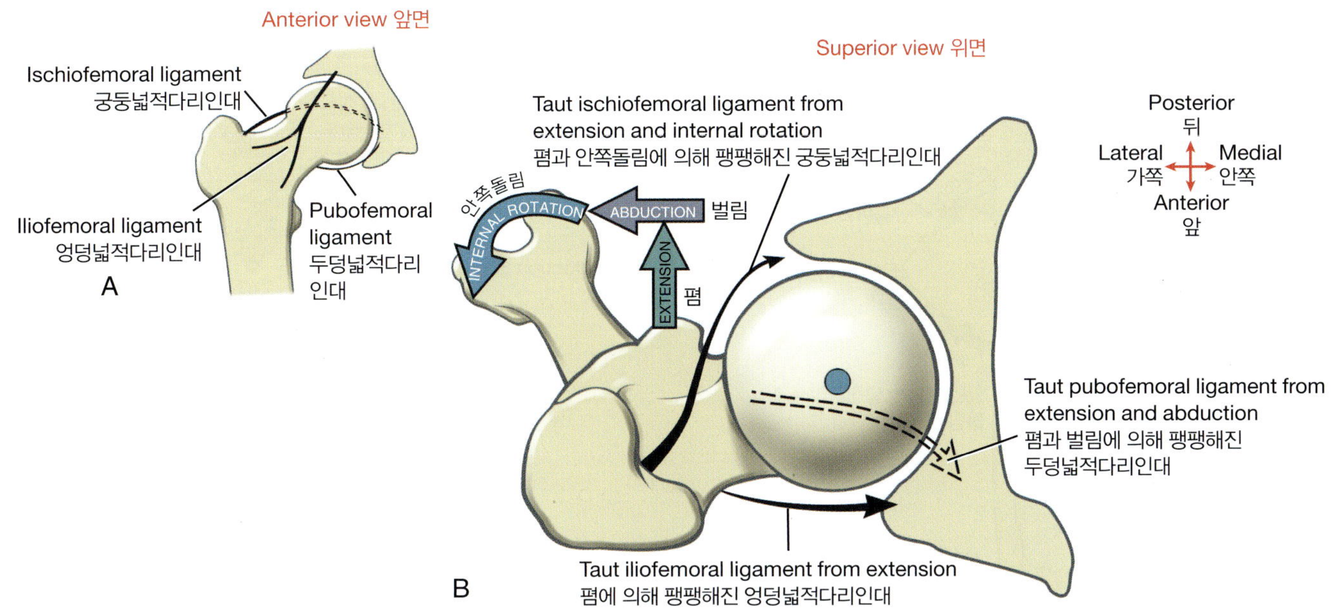


**그림 12.16** (A) 중립위치에 있는 엉덩관절을 보여주고 있으며, 3개의 모든 관절주머니인대가 제시되었다. (B) 닫힌위치(즉, 완전한 폄과 약간의 벌림 및 안쪽돌림 상태)에 있는 엉덩관절의 위면. 이 위치는 3개의 모든 관절주머니인대 중 적어도 일부 성분을 신장시킨다.

로 유용할 것이다(그림 12.16). 3가지 움직임이 동시에 조합된 하나의 동작이 엉덩관절주머니의 대부분을 신장시키는 데 사용될 수 있기 때문에 치료적으로 중요할 수 있다. 이러한 위치가 관절주머니인대의 대부분을 나선상으로 긴장시킬 수 있기 때문에, 엉덩관절의 닫힌위치(close-packed position)로 고려될 수 있다. 특히 완전한 폄에 의해 발생된 수동장력은 관절에 안정성을 제공하고 수동적인 부속움직임(accessory movement) 또는 '관절놀이(joint play)'를 감소시킨다. 엉덩관절은 닫힌위치가 관절의 최대 일치성을 보이는 위치와 일치하지 *않는* 인체의 몇 안 되는 관절 중 하나이다. 엉덩관절의 관절면은 약 90° 굽힘과 중간 정도의 벌림 및 바깥돌림 상태에서 가장 잘 맞물리는데, 이러한 위치는 형성이상이나 불안정성이 있는 어린아이의 엉덩관절에 자연스러운 형성과 안정성을 촉진하기 위해 하네스(harness) 보조기로 유지되는 자세이다.[333] 이러한 위치에서, 대부분의 관절주머니 및 관계된 인대는 비교적 더 느슨한 상태로 풀리게 되어, 관절에 약간의 수동장력만을 제공한다.

## 골운동형상학

이 단락에서는 성인의 엉덩관절에서 허용되는 가동범위와 이 동작을 허용하거나 제한하는 요인들에 초점을 둔다. 엉덩관절의 동작 감소는 엉덩관절 자체 또는 인체 다른 영역의 질환이나 외상을 나타내는 초기 지표일 수 있다. 엉덩관절의 동작 제한은 걷기, 옷 입기, 편안하게 똑바로 서기, 또는 바닥으로부터 물건 집어 올리기와 같은 활동에서 상당한 기능제한이 발생할 수 있다.

2가지의 용어가 엉덩관절에서의 운동형상학을 설명하는 데 사용된다. *골반에 대한 넓적다리뼈의* 엉덩관절 골운동형상학(*femoral-on-pelvic* hip osteokinematics)은 비교적 고정된 골반에 대한 넓적다리뼈의 돌림운동을 설명한다. 이와는 대조적으로, *넓적다리뼈에 대한 골반의* 엉덩관절 골운동형상학(*pelvic-on-femoral* hip osteokinematics)은 비교적 고정된 넓적다리뼈에 대한 골반 및 그 위에 놓인 몸통의 돌림운동을 설명한다. 움직이는 분절로 고려되는 것이 넓적다리뼈인지 아니면 골반인지에 관계없이, 골운동형상학은 해부학적 자세에서 설명된다. 움직임의 명칭으로 사용되는 것은 시상면에서의 *굽힘*과 *폄*, 전두면에서의 *벌림*과 *모음*, 그리고 수평면에서의 *안쪽돌림*과 *바깥돌림*이다(그림 12.17).

엉덩관절의 가동범위를 기록할 때에는 해부학적 자세를 0° 또는 중립 기준점으로 사용한다. 예를 들어, 시상면 내에서 골반에 대한 넓적다리뼈의 (엉덩관절) 굽힘은 넓적다리뼈가 0°의 기준위치 쪽으로 향하거나 또는 기준위치를 넘어 앞쪽으로 돌림운동할 때 일어난다. 반대의 움직임인 폄은 넓적다리뼈가 0°의 기준위치 쪽으로 향하거나 또는 기준위치를 넘어 뒤쪽으로 돌림운동할 때 일어난다. 과다폄(hyperextension)이란 용어는 엉덩관절의 정상 가동범위를 설명하는 이 장에서는 사용되지 *않는다*.

그림 12.17에서 설명되고 있는 것과 같이, 각 운동면은 특정 *돌림축*과 관련된다. 돌림축은 넓적다리뼈머리의 중심을 통과하거나 그 근처를 지나간다고 가정된다. 이런 운동축의 위치가 단지 대략적인 추정이지만, 손으로 관절각도를 측정하거나 근육의 가능한 작용을 제시하는 것과 같은 대부분의 일반적인 임상적 목적을 위해서는 대체적으로 허용되는 것이다. 그러나 보다 정밀한 돌림축

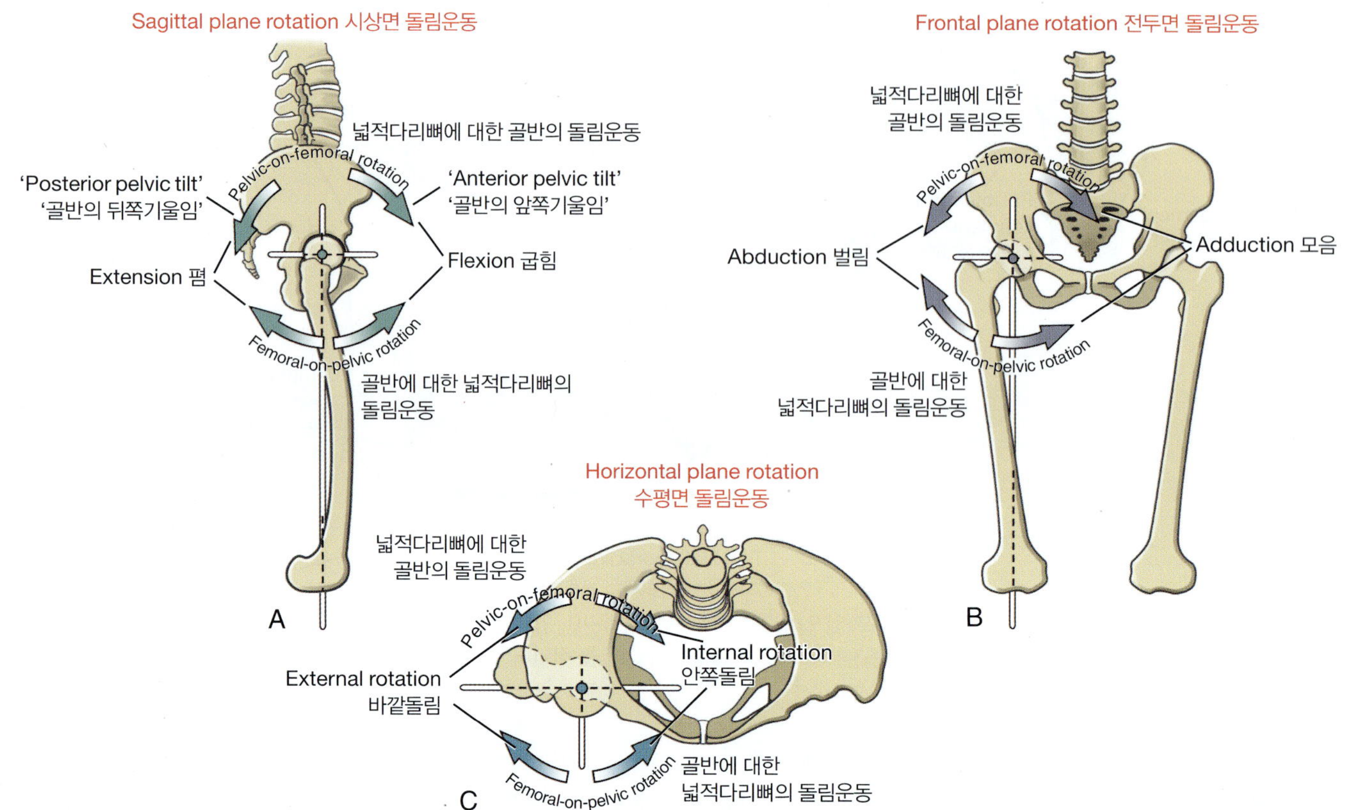


**그림 12.17** 오른쪽 엉덩관절의 골운동형상학. 골반에 대한 넓적다리뼈와 넓적다리뼈에 대한 골반의 돌림운동이 3개의 운동면에서 일어난다. 각 운동면에 대한 돌림축은 넓적다리뼈머리의 중심에 위치한 색깔 있는 점으로 보여주고 있다. (A) 안-가쪽돌림축에 대한 *시상면에서의 돌림운동*을 옆면에서 보여주고 있다. (B) 앞-뒤돌림축에 대한 *전두면에서의 돌림운동*을 앞면에서 보여주고 있다. (C) 세로 또는 수직돌림축에 대한 *수평면에서의 돌림운동*을 위면에서 보여주고 있다.

의 추정이 필요한 경우, 예를 들어 전엉덩관절성형술(엉덩관절 대치술)을 계획하거나, 시행하거나, 또는 재수술할 때에는 더 심층적이고 정교한 분석이 요구된다.[145]

엉덩관절의 안쪽돌림과 바깥돌림을 위한 돌림축은 '세로축' 또는 수직축이라고 흔히 언급된다. 서 있을 때, 이러한 돌림축은 넓적다리뼈머리의 중심과 무릎관절의 중심 사이를 연결하는 직선을 수직으로 연장한 것이다. 몸쪽넓적다리뼈의 경사각과 넓적다리뼈몸통의 앞쪽 구부러짐 때문에, 세로돌림축의 대부분은 넓적다리뼈의 *바깥쪽*에 놓이게 된다(그림 12.17A~B). 이런 뼈의 밖에 있는 축은 엉덩관절 근육의 일부 작용에 영향을 미치며, 이 점은 이 장의 후반부에서 논의된다.

특정한 언급이 없다면, 다음의 설명은 수동가동범위를 나타낸다. 수동 동작을 제한하는 결합조직과 근육의 일부는 표 12.1에 요약하였다. 엉덩관절의 동작을 생산하고 조절하는 데 사용되는 근육은 이 장의 후반부에서 더 자세하게 설명된다. 골반에 대한 넓적다리뼈의 움직임과 넓적다리뼈에 대한 골반의 움직임이 동시에 일어나기는 하지만, 여기에서는 분리하여 따로 설명된다.

## 골반에 대한 넓적다리뼈의 골운동형상학

### *시상면에서 넓적다리뼈의 돌림운동*

평균적으로, 무릎관절이 굽힘된 상태에서 엉덩관절은 120°까지 *굽힘*한다(그림 12.18A).[82,256] 쪼그려 앉기, 다리 꼬고(crossed-legged) 앉기, 또는 신발끈 묶기와 같은 활동은 일반적으로 완전한 양의 굽힘에 근접한 움직임을 필요로 한다.[114] 일반적으로, 엉덩관절의 굽힘은 3개의 일차적인 관절주머니인대의 대부분 섬유들이 느슨해진다. 그러나 극단의 완전한 굽힘은 관절주머니의 더 깊은 섬유들[둘레띠(zona orbicularis)]이 팽팽해진다. 따라서 완전한 엉덩관절 굽힘의 마지막 몇 도는 일반적으로 넓적다리뼈의 돌림운동과 약간이지만 관찰 가능한 골반의 뒤쪽기울임 및 이와 관련된 허리뼈영역의 굽힘이 결합된 결과이다.[165] 본질적으로, 엉덩관절이 수동으로 완전한 굽힘에 가까워질 때, 관절주머니의 깊은 부분 및 큰볼기근(gluteus maximus)과 같은 엉덩관절 폄근육에서 발생되는 장력에 의해 골반은 넓적다리뼈의 돌림운동 방향을 '따라가게' 된다. 무릎이 완전히 폄된 상태에서, 엉덩관절의 굽힘은 일반적으로 넓적다리뒤근(hamstrings)에서 발생한 장력의 증가에 의

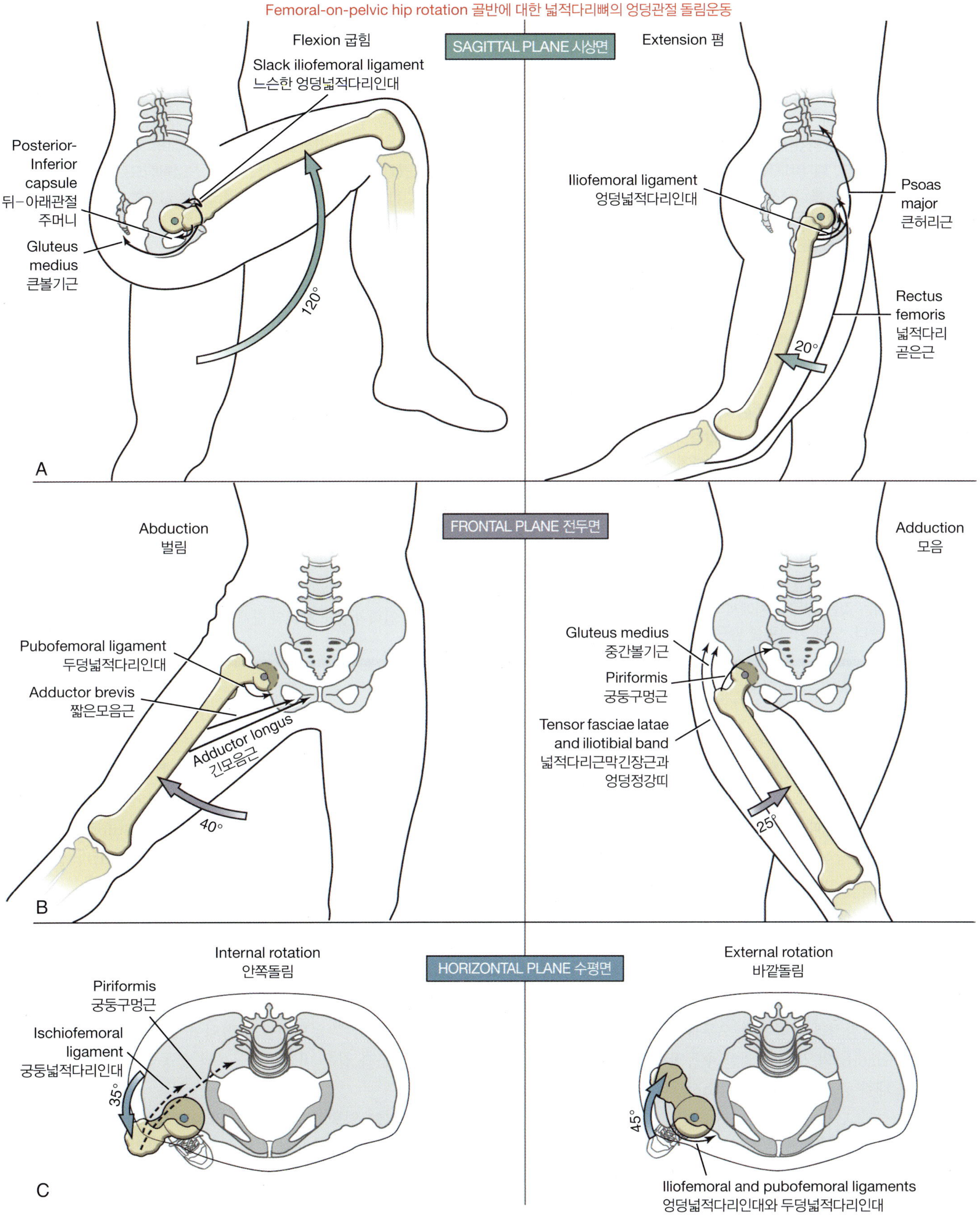

**그림 12.18** *골반에 대한 넓적다리뼈*의 (엉덩관절) 운동에 대한 거의 최대범위를 시상면(A), 전두면(B), 그리고 수평면(C)에서 보여주고 있다. 길어지거나 팽팽하게 당겨지는 조직은 검은색 직선 또는 점선 화살표로 나타내고 있다. 느슨해지는 조직은 물결 모양의 검은색 화살표로 나타내고 있다.

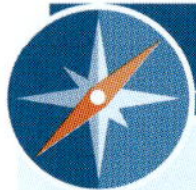

SPECIAL FOCUS 12.2

### 엉덩관절 내의 관절주머니속 압력

초반에 언급했듯이, 건강한 엉덩관절 내의 관절주머니속 압력(intracapsular pressure)은 일반적으로 대기압보다 낮다. 온전한 절구테두리라 가정할 때, 비교적 낮은 압력은 엉덩관절에 안정성의 일부를 제공하는 부분적인 흡입을 발생시킨다.

Wingstrand와 그의 동료들은 시체의 엉덩관절을 대상으로 관절주머니속 압력에 대한 관절 위치와 관절주머니 부기(swelling)의 영향을 연구하였다.[327] 극단적인 동작을 제외하면, 압력은 대부분의 굽힘과 폄 내내 비교적 낮게 유지되었다. 관절주머니 부기를 유발하기 위해 관절에 액체를 주사하였을 때, 압력은 가동범위의 많은 부분에 걸쳐 급격히 상승되었다(그림 12.19). 그러나 주사된 액체의 양과는 관계없이, 압력은 가동범위의 *중간 지점*에서 항상 가장 낮게 유지되었다. 이러한 자료는 엉덩관절 내에 관절주머니염과 부기가 있는 사람들이 엉덩관절을 부분적으로 굽힘한 자세로 유지할 때 왜 가장 편안함을 느끼게 되는지를 설명하는 데 도움이 된다. 관절주머니속 압력의 감소는 염증이 있는 관절주머니의 팽창을 감소시킬 수 있다. 불행하게도 시간이 지남에 따라, 굽힘된 위치의 유지는 엉덩관절 굽힘근육과 관절주머니인대의 적응성 단축에 의해 유발되는 구축으로 이어질 수 있다.

따라서 엉덩관절의 윤활막, 관절주머니, 또는 윤활주머니의 염증과 관련된 관절주머니의 부기를 갖고 있는 사람들은 엉덩관절 굽힘 타이트함(tightness)이 발생하기 쉽다. 약물치료와 물리치료를 통해 염증과 부기를 감소시키는 것은 폄된 위치에서의 활동을 좀 더 편안하게 수행할 수 있도록 해준다. 또한 엉덩관절 폄근육은 강화시키면서 동시에 엉덩관절 굽힘근육과 앞쪽 관절주머니 구조를 신장시키는 운동을 고안해야 한다. 연구에 따르면 실험적으로 유발된 관절주머니속 삼출(부기) 이후에 큰볼기근(일차적인 엉덩관절 폄근육)이 신경학적으로 억제된다고 강력하게 제안하기 때문에,[94] 엉덩관절 폄근육의 강력한 활성이 권장되는 치료적 활동들은 특히 중요하다.

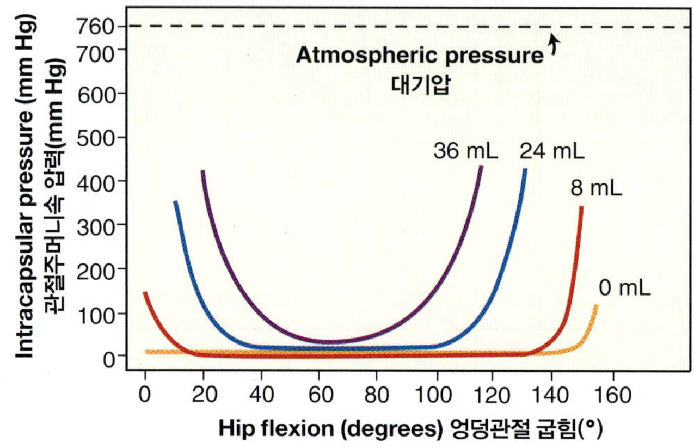


그림 12.19 엉덩관절 굽힘 각도에 따른 시체 엉덩관절의 관절주머니속 압력. 4개의 곡선은 서로 다른 양의 액체를 엉덩관절주머니 속으로 주사한 후에 압력과 각도 사이의 관계를 나타낸 것이다.[327]

해 70~80°로 제한된다. 넓적다리뒤근의 유연성이 사람마다 매우 다르기 때문에, 이러한 움직임의 양은 상당히 다양해진다.

엉덩관절은 일반적으로 중립위치를 넘어 20° 정도 *폄*을 한다.[256] 평균적인 속도로 걸을 때 밀기단계(push off phase) 직전과 같이(그림 15.13 참조), 일상적인 많은 활동들이 이 정도의 엉덩관절 폄에 근접하여 일어난다. 많은 성인들에 있어, 약 10°의 엉덩관절 폄의 상실만으로도 다리의 다른 관절에서 관찰이 가능한 운동형상학적 보상작용이 발생할 수 있다. 완전한 엉덩관절 폄은 엉덩관절 굽힘근육과 관절주머니인대의 대부분(특히, 엉덩넓적다리인대)에서의 수동장력을 증가시킨다. 무릎이 완전히 굽힘된 상태에서 엉덩관절이 폄될 때, 엉덩관절과 무릎관절 모두를 가로지르는 넓적다리곧은근(rectus femoris)의 신장에 의한 수동장력은 일반적으로 엉덩관절의 폄을 대략 중립위치까지로 감소시킨다.

#### *전두면에서 넓적다리뼈의 돌림운동*

엉덩관절은 평균적으로 약 40~45° 정도 *벌림*하고, 이러한 운동은 두덩넓적다리인대와 모음근육에 의해 주로 제한된다(그림 12.18B).[256] 일부 활동에서는 정상 생리적 범위를 초과하는 엉덩관절 벌림을 요구하는데, 발레의 일부 동작에서는 벌림이 70°에 이를 정도로 크다.[114] 엉덩관절은 중립위치를 넘어 약 25° *모음*한다. 반대쪽 다리에 의한 걸림 외에도, 궁둥구멍근(piriformis)을 포함한 엉덩관절 벌림근육과 엉덩정강띠(iliotibial band)가 신장되면서 생성되는 수동장력에 의해 모음이 제한된다.

#### *수평면에서 넓적다리뼈의 돌림운동*

엉덩관절의 안쪽돌림과 바깥돌림의 크기는 특히 대상자마다 다양하다. 평균적으로, 엉덩관절은 중립위치에서 약 35° *안쪽돌림*한다(그림 12.18C).[256,282] 엉덩관절이 폄되어 있다면, 최대의 안쪽돌림은 궁둥구멍근과 같은 바깥돌림근육과 궁둥넓적다리인대의 일부를 늘린다.

폄되어 있는 엉덩관절은 평균 약 45° *바깥돌림*한다. 엉덩넓적다리인대의 가쪽다발에서 발생한 과도한 장력은 완전한 바깥돌림을 제한할 수 있으며, 안쪽돌림에 기여하는 어떤 근육에서의 뻣뻣함이 높아져도 제한할 수 있다.

## 넓적다리뼈에 대한 골반의 골운동형상학

*허리골반리듬*

몸통뼈대(axial skeleton)의 꼬리쪽 끝은 일반적으로 엉치엉덩관절(sacroiliac joint)을 통해 골반에 견고하게 부착된다. 결과적으로, 넓적다리뼈머리에 대한 골반의 돌림운동은 허리뼈의 배열상태를 변화시키게 된다. 이런 중요한 운동형상학적 관계를 *허리골반리듬(lumbopelvic rhythm)*이라 하며, 9장에서 소개된 바 있다. 이 개념은 엉덩관절에서의 운동학에 초점을 둔 이 장에서 다시 설명된다.

그림 12.20은 넓적다리뼈에 대한 골반의 (엉덩관절) 굽힘 동안 자주 사용되는 대조적인 2가지 유형의 허리골반리듬을 보여주고 있다. 비록 운동형상학적 설명이 시상면에 국한되어 있지만, 이 개념은 전두면과 수평면에서의 골반 돌림운동에도 적용될 수 있다. 그림 12.20A는 골반과 허리뼈가 *같은* 방향으로 돌림운동을 하게 되는 *같은방향의 허리골반리듬(ipsidirectional lumbopelvic rhythm)*의 예를 보여주고 있다. 이러한 움직임의 효과는 다리에 대한 몸통 *전체*의 각이동을 최대화시키는 것으로, 팔 뻗기를 증가시키는 데 효과적인 전략이 된다. 같은방향의 허리골반리듬에 대한 운동형상학은 9장에서 상세히 설명되었다. 이와는 대조적으로 *반대방향의 허리골반리듬(contradirectional lumbopelvic rhythm)* 동안, 골반이 한쪽 방향으로 돌림운동을 할 때 허리뼈는 이와 동시에 *반대*방향으로 돌림운동을 한다(그림 12.20B). 이러한 움직임을 통해 얻을 수 있는 중요한 결과는 골반이 넓적다리뼈에 대해 돌림운동을 할 때 허리위 몸통(supralumbar trunk, 즉 첫째허리뼈의 위에 위치한 신체 부분)은 거의 고정된 상태를 유지할 수 있다는 것이다. 이러한 유형의 리듬은 예를 들어 걷기 동안 머리와 눈을 포함한 허리위 몸통의 움직임을 최소화하고 골반의 돌림운동과는 독립적으로 수행되어야 할 필요가 있을 때 사용될 수 있다. 이러한 방식에 의해, 허리뼈는 골반과 허리위 몸통이 독립적으로 움직일 수 있게 해주는 역학적 '분리장치(decoupler)'로 기능하게 된다. 따라서 허리뼈가 융합된 사람이 걷고 있을 때를 관찰해 보면, 허리위 몸통에서의 유사한 돌림운동 없이는 엉덩관절에 대해 골반을 자유롭게 돌림운동시킬 수 없게 된다.

그림 12.21은 운동면에 따라 엉덩관절에서 일어나는 넓적다리뼈에 대한 골반의 골운동형상학을 보여주고 있다. 이러한 운동형상학은 *반대방향*의 허리골반리듬에 근거한 것이다. 많은 경우, 넓적다리뼈에 대한 골반 돌림운동의 양은 허리뼈에서의 자연스러운 움직임 한계에 의해 제한된다.

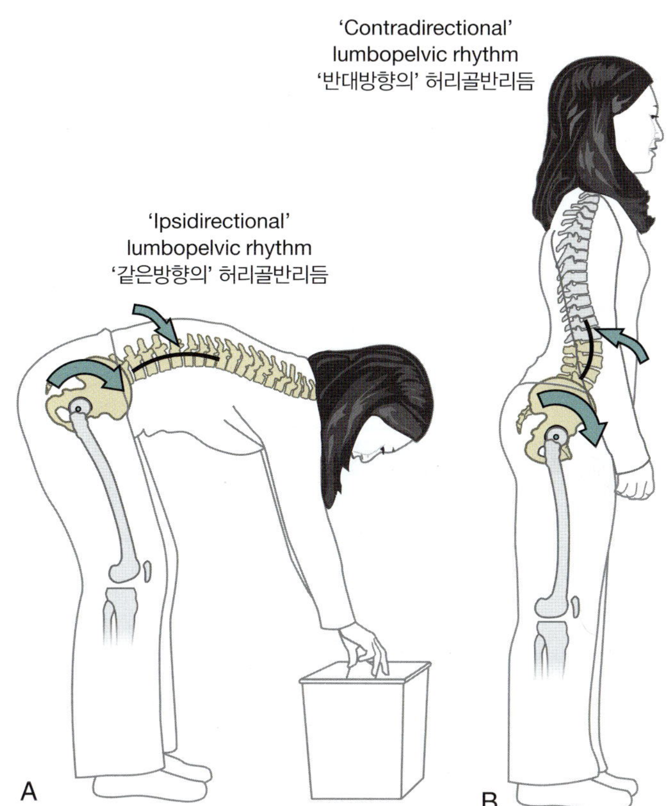


**그림 12.20** 고정된 넓적다리뼈에 대해 골반을 돌림운동시키는 데 사용되는 상반된 2가지 유형의 허리골반리듬을 보여주고 있다. (A) '같은방향의' 리듬은 허리뼈와 골반이 *같은* 방향으로 돌림운동하는 움직임을 말하며, 전반적인 몸통 운동을 확대시킨다. (B) '반대방향의' 리듬은 허리뼈와 골반이 *반대* 방향으로 돌림운동하는 움직임을 말한다. 더 자세한 설명은 본문을 참조하기 바란다.

*시상면에서의 골반 돌림운동: 골반의 앞쪽기울임과 뒤쪽기울임*

*엉덩관절의 굽힘은 골반의 앞쪽기울임(anterior pelvic tilt)*을 통해 일어날 수 있다(그림 12.21A). (9장에서 설명되었던 것과 같이, '골반의 기울임'은 고정된 넓적다리뼈에 대한 골반의 시상면 짧은 운동호 돌림운동을 말한다. *앞쪽*이든 *뒤쪽*이든 간에 기울임의 방향은 양쪽 넓적다리뼈머리를 통과해 지나가는 안-가쪽돌림축에 대해 움직이는 엉덩뼈능선의 방향에 근거한 것이다.) 골반의 앞쪽기울임에 동반되어 나타나는 허리척주앞굽음의 증가는 허리위 몸통이 골반의 앞쪽 돌림운동을 따라가려는 경향을 대부분 상쇄시켜준다. 90°의 엉덩관절 굽힘 상태로 앉아 있는 동안, 정상 성인은 허리뼈의 완전한 폄에 의해 제한되기 전까지 약 30°의 추가적인 넓적다리뼈에 대한 골반의 엉덩관절 굽힘을 수행할 수 있다. 완전한 골반의 앞쪽기울임은 엉덩관절의 인대 대부분(특히, 엉덩넓적다리인대가 두드러짐)을 느슨하게 한다. 넓적다리뒤근(hamstrings)과 같은 어떤 엉덩관절 폄근육의 심한 타이트함(tightness)은 이론적으로 골반 앞쪽기울임의 끝범위를 제한할 수 있다. 그러나 그림 12.21A에서 나타난 것과 같이 무릎이 굽힘되어 있기 때문에, 부분적으로 느슨해진 넓적다리뒤근은 골반의 앞쪽기울임에 대해 뚜렷한 저항을 발생시킬 수 없다. 그러나 대부분의 사람들에 있어, 무릎이 완전히 폄된 상태로 앉으면 넓적다리뒤근이 신장되어 골반

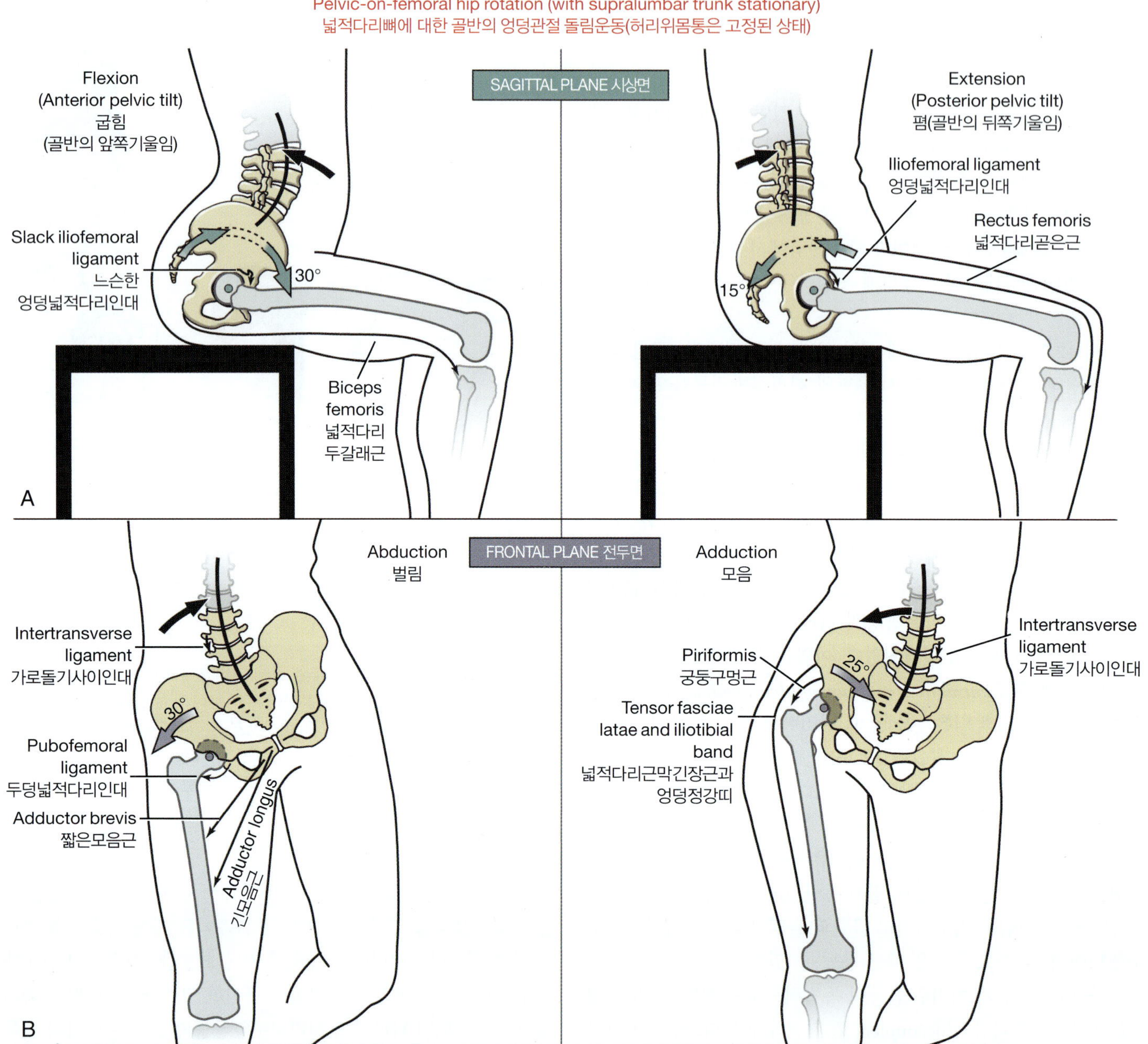


**그림 12.21** 거의 최대 범위의 *넓적다리뼈에 대한 골반*의 (엉덩관절) 운동을 시상면(A)과 전두면(B)에서 보여주고 있다. 엉덩관절의 동작 동안 허리위몸통은 거의 고정되어 있다고 가정된 동작이다(즉, *반대방향*의 허리골반리듬에 근거한 운동형상학). 컬러로 된 큰 화살표와 검은색의 큰 화살표는 골반의 돌림운동 및 이와 관련된 허리뼈 동작의 '상쇄작용'을 나타낸다. 신장되거나 팽팽하게 당겨지는 조직은 가는 직선의 검은색 화살표로 나타냈고, 느슨해지는 조직들은 물결 모양의 가는 검은색 화살표로 나타내고 있다. (*계속*)

앞쪽기울임의 전체 범위를 제한할 것이다.

그림 12.21A에서 나타난 것과 같이, 90° 굽힘의 앉은 자세에서 골반의 *뒤쪽기울임*을 통해 엉덩관절은 약 10~20°의 *폄*을 할 수 있다. 앉아 있는 동안, 이런 짧은 운동호의 골반 돌림운동은 엉덩넓적다리인대와 넓적다리곧은근(rectus femoris)의 길이(그리고 이에 따른 장력)를 아주 약간만 증가시킨다. 넓적다리뼈가 고정된 상태에서, 골반의 뒤쪽기울임은 허리뼈를 굽힘시킴에 따라 허리척주앞굽음을 감소시킨다.[125]

9장에서 설명하고 그림 9.63에서 강조하였듯이, 골반의 앞쪽기울임과 뒤쪽기울임을 통해 허리척주앞굽음의 정도를 변화시키는 것은 척추사이구멍의 직경 변화와 속질핵의 압력흐름 방향에 대한 영향을 포함해 허리뼈의 여러 생체역학적 특징에 영향을 미친다. (허리뼈 움직임에 대한 이러한 효과 및 다른 여러 효과에 대해서는 표 9.10에서 찾아볼 수 있다.) 앞서 언급된 엉덩관절과 허

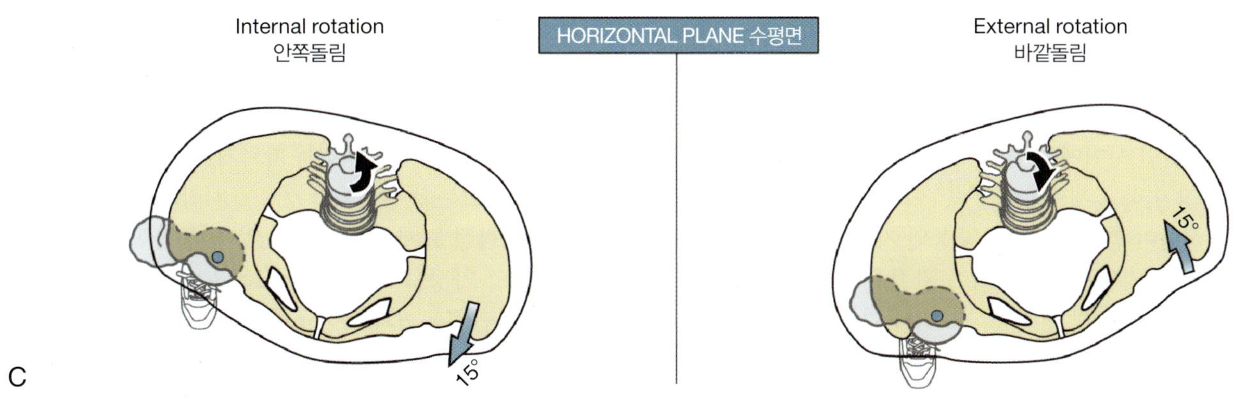


그림 12.21 (*계속*) 거의 최대 범위의 *넓적다리뼈에 대한 골반*의 (엉덩관절) 안쪽돌림과 바깥돌림을 수평면(C)에서 보여주고 있다. 엉덩관절의 동작 동안 허리위 몸통은 거의 고정되어 있다고 가정된 동작이다(즉, *반대방향*의 허리골반리듬에 근거한 운동형상학). 컬러로 된 큰 화살표와 검은색의 큰 화살표는 골반의 돌림운동 및 이와 관련된 허리뼈 동작의 '상쇄작용'을 나타낸다.

리뼈 사이의 관계는 이 영역에서의 통증이나 움직임 기능부전을 평가하고 치료할 때 중요한 임상적 의미를 갖는다. 또한 이 영역은 유사한 양상의 연관통(referred pain)을 공유한다. 이런 생체역학적 요인과 해부학적 요인의 결합은 어떤 사람의 병리 또는 병리운동학의 일차적인 원인이 척추인지, 엉덩관절인지, 아니면 둘 다인지 식별하는 것을 매우 어렵게 만들 수 있다. 그러나 정확한 식별은 성공적인 수술적 중재 및 비수술적 중재에 중요할 수 있다. 1983년에 처음 발표된 이 임상적 딜레마는 엉덩관절척추증후군(Hip Spine Syndrome)이라는 제목으로 문헌에서 여전히 다뤄지고 있다.[18,42,189,247,315]

*전두면에서의 골반 돌림운동*

전두면과 수평면에서의 넓적다리뼈에 대한 골반의 돌림운동은 반대방향의 허리골반리듬 맥락에서 한쪽 다리로 서 있는 사람에 의해 적절하게 설명된다. 이러한 맥락에서, 이 장에서는 체중부하가 이루어지고 있는 다리를 '지지쪽 엉덩관절(support hip)'로 언급할 것이다.

지지쪽 엉덩관절의 *벌림*은 비지지쪽 엉덩관절(nonsupport hip)의 엉덩뼈능선(iliac crest)을 *상승* 또는 '올림(hiking)'함으로써 일어난다(그림 12.21B). 이러함 움직임은 부분적으로 지지쪽 엉덩관절의 중간볼기근과 작은볼기근의 수축에 의해 추진될 수 있다. 허리위 몸통이 거의 고정되어 있다고 가정하면, 허리뼈는 돌림운동하는 골반의 반대 방향으로 굽혀져야 한다. 따라서 허리영역은 벌림하는 지지쪽 엉덩관절 쪽으로 향하는 약간의 가쪽볼록을 형성한다.

넓적다리뼈에 대한 골반의 엉덩관절 벌림은 주로 허리뼈 가쪽굽힘의 자연스런 한계 때문에 약 30°로 제한된다. 같은쪽 엉덩관절 모음근육 또는 두덩넓적다리인대에서의 현저한 타이트함(tightness)은 넓적다리뼈에 대한 골반의 엉덩관절 벌림을 제한할 수 있다. 현저한 모음근육의 타이트함이 있다면, 비지지쪽 엉덩관절의 엉덩뼈능선은 지지쪽 엉덩관절의 엉덩뼈능선보다 *더 낮게* 유지될 수 있으며, 이는 걷기의 유연성을 방해할 수 있다.

지지쪽 엉덩관절의 *모음*은 비지지쪽 엉덩관절 엉덩뼈능선의 *내림*으로 일어난다. 이러한 움직임은 부분적으로 지지쪽 엉덩관절의 중간볼기근과 작은볼기근의 편심활성으로 조절될 수 있다. 이러한 동작은 모음된 지지쪽 엉덩관절 쪽으로 향하는 허리영역 내의 약간의 가쪽오목을 유발한다(그림 12.21B 참조). 허리뼈의 저가동성이나 통증 그리고/또는 엉덩정강띠나 중간볼기근, 궁둥구멍근, 또는 넓적다리근막긴장근과 같은 엉덩관절 벌림근육에서의 신장성 감소는 이러한 동작의 끝범위를 제한할 것이다.

*수평면에서의 골반 돌림운동*

넓적다리뼈에 대한 골반의 돌림운동은 세로돌림축(그림 12.21C에서 넓적다리뼈머리에 있는 초록색 원)에 대해 수평면 내에서 일어난다. 지지쪽 엉덩관절의 *안쪽돌림*은 비지지쪽 엉덩관절의 엉덩뼈능선이 수평면 내에서 *앞쪽*으로 돌림할 때 일어난다. 이와는 대조적으로, *바깥돌림*은 비지지쪽 엉덩관절의 엉덩뼈능선이 수평면 내에서 *뒤쪽*으로 돌림할 때 일어난다. 골반이 비교적 고정된 몸통 밑에서 돌림하고 있다면, 허리뼈는 돌림하는 골반의 반대 방향으로 *돌림*(또는 비틀림)을 해야 한다. 허리뼈에서 정상적으로 허용되는 축돌림(axial rotation)의 양이 작기 때문에, 몸통이 앞쪽을 향하도록 유지하는 시도는 지지쪽 엉덩관절의 완전한 수평면 돌림운동의 발생을 제한하게 된다. 넓적다리뼈에 대한 골반의 완전한 돌림운동을 위해서는 허리와 몸통이 골반의 돌림운동을 따라가야 하며, 이는 같은방향의 허리골반리듬과 더 일치하는 움직임 전략이 된다.

## 관절운동형상학

움직임 동안, 거의 구형에 가까운 넓적다리뼈머리는 정상적으로 절구의 경계 안에 잘 놓여진 상태를 유지한다. 결과적으로, 잘 형성된 엉덩관절은 일반적으로 고유의 안정성이 있으며, 관절운동형상학적 병진운동이 비교적 최소화된다. 절구의 가파른 벽과 상대적인 깊이 그리고 관절주머니인대와 꽉 끼는 절구테두리는 움직임 동안 관절면 사이에서 일어나는 생리적 병진운동을 평균 약 2 mm 또는 그 이하로 제한한다.[148,186] 이런 관절'놀이'(joint 'play')의 양은 큰 굽힘이 연루되는 움직임 동안 자연스럽게 더 커지게 되는데, 그 이유는 엉덩관절의 굽힘이 관절주머니인대의 일시적인 느슨함을 발생시키기 때문이다.[113] 그러나 다른 관절(예, 손목관절이나 접시위팔관절)과 비교해 볼 때, 움직임 동안 엉덩관절 내 병진운동의 크기는 비교적 작다. 그럼에도 불구하고 엉덩관절의 관절운동형상학은 1장에서 설명된 전통적인 오목에 대한 볼록 그리고 볼록에 대한 오목의 원리를 따르게 된다.

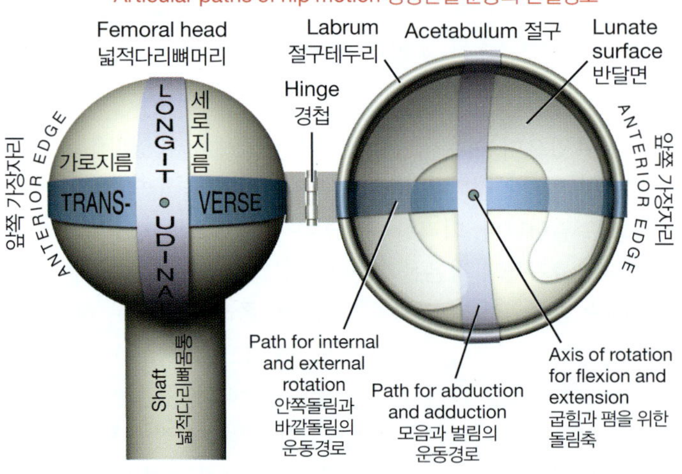


그림 12.22 오른쪽 엉덩관절의 '역학적' 그림. 경첩에 대해 문을 여는 것과 같이, 넓적다리뼈를 열어 젖혀 관절면을 노출시키고 있다. 전두면과 수평면에서 일어나는 엉덩관절 운동에 대한 관절면에서의 경로는 세로지름(*자주색*)과 가로지름(*파란색*)에서 각각 일어난다. 골반에 대한 넓적다리뼈의 운동과 넓적다리뼈에 대한 골반의 운동을 위해 이러한 운동경로를 고려하라.

그림 12.22는 관절운동의 경로를 시각화하기 위해 개방된 엉덩관절의 역학적 묘사를 보여주고 있다. 동작이 해부학적 자세에서 시작한다고 가정할 때, *벌림*과 *모음*은 관절면의 세로지름을 따라 일어난다. *안쪽돌림*과 *바깥돌림*은 관절면의 가로지름을 따라 일어난다. *굽힘*과 *폄*은 넓적다리뼈머리와 절구의 반달면 사이에서의 스핀(spin)으로 인해 일어난다. 이런 스핀을 위한 돌림축은 넓적다리뼈머리를 통과하고 있다.

## 근육과 관절의 상호작용

### 근육과 관절의 신경지배

#### 근육의 신경지배

허리신경얼기와 엉치신경얼기는 $T^{12}$-$S^{4}$ 척수신경뿌리의 앞가지에서 나온다. 허리신경얼기로부터 나온 신경들은 넓적다리네갈래근(quadriceps femoris)을 포함한 넓적다리(thigh)의 앞쪽과 가쪽에 있는 근육을 신경지배한다. 엉치신경얼기로부터 나온 신경들은 엉덩관절의 뒤쪽과 가쪽, 넓적다리의 뒤쪽, 그리고 전체 아래다리(lower leg)의 근육을 신경지배한다.

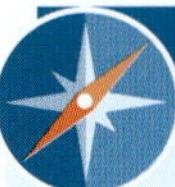

SPECIAL FOCUS 12.3

### 가동범위의 기준: 어린이의 엉덩관절은 어떠한가?

엉덩관절(또는 어느 관절이든)의 정상 가동범위에 대한 기준을 마련하기 위해 흔히 관절각도계(goniometer)로 측정하여 결정된다. 이런 기준을 마련하기 위한 측정은 경험이 풍부한 임상가가 비교적 많은 수의 대상자를 대상으로 수행되는데, 대부분 성인이다. 이런 운동형상학적 자료는 기저질환의 측정, 자기관리 활동(가령, 신발을 신기 위해 손 뻗기)의 수행능력 판단, 또는 의료장비나 의지(prosthetic limbs)의 설계와 같은 다양한 목적으로 활용된다. 흔하진 않지만, 어린이의 엉덩관절 가동범위를 설명하기 위해 발표된 기준 수치도 있다. 성인의 경우에서처럼, 어린이를 위한 이런 기준 수치는 기저에 있는 의학적 문제를 판단하는 데 도움이 될 수 있다. 예를 들어, 엉덩관절에 염증성 관절병리가 있는 어린이는 일반적으로 안쪽돌림의 제한을 나타낸다. 마찬가지로, 넓적다리뼈머리끝분리증(slipped capital femoral epiphysis, SCFE)을 가진 어린이는 넓적다리뼈몸통에 대한 넓적다리뼈 뼈끝(epiphysis)의 뒤-가쪽 분리 때문에 흔히 안쪽돌림의 감소와 과도한 바깥돌림을 갖고 있다.[181]

Sankar와 그의 동료들은 다리에 영향을 미치는 기저질환이 없는 252명의 어린 환자들(2~17세)을 대상으로 측정된 평균 (수동)가동범위 수치를 제시하였다.[266] 자료를 분석해 보면, 나이가 증가함에 따라 대부분의 엉덩관절 가동범위는 *감소*하는 경향을 보였다. 그러나 가동범위에서의 감소는 생물학적 성별에 따라 약간 달랐다. 2~5세 사이의 남자아이와 여자아이 간의 유의미한 가동범위의 차이는 발견되지 않는 반면, 가장 나이 든 남자아이 집단은 여자아이 집단보다 시상면과 전두면에서의 움직임뿐만 아니라 폄된 엉덩관절에서의 바깥돌림에서도 가동범위가 더 적었다. 이러한 상황들은 임상가가 다양한 나이의 어린이들을 치료할 때 중요하게 고려된다.

*허리신경얼기*

허리신경얼기(lumbar plexus)는 $T^{12}$-$L^4$ 척수신경뿌리의 앞가지에 의해 형성된다. 이 신경얼기는 넓적다리신경과 폐쇄신경으로 나눠진다(그림 12.23A). 허리신경얼기에서 가장 큰 가지인 *넓적다리신경(femoral nerve)*은 $L^2$-$L^4$ 신경뿌리에 의해 형성된다. *운동가지들(motor branches)*은 대부분의 엉덩관절 굽힘근육과 모든 무릎관절 폄근육을 신경지배한다. 골반에서, 고샅인대(inguinal ligament)의 몸쪽에 있는 넓적다리신경은 큰허리근(psoas major)과 엉덩근(iliacus)을 신경지배한다. 고샅인대의 먼쪽에 있는 넓적다리신경은 넓적다리빗근(sartorius), 두덩근(pectineus)의 일부, 그리고 넓적다리네갈래근을 신경지배한다. 넓적다리신경은 넓적다리의 앞-가쪽 피부의 대부분에 대한 광범위한 *감각분포*를 갖

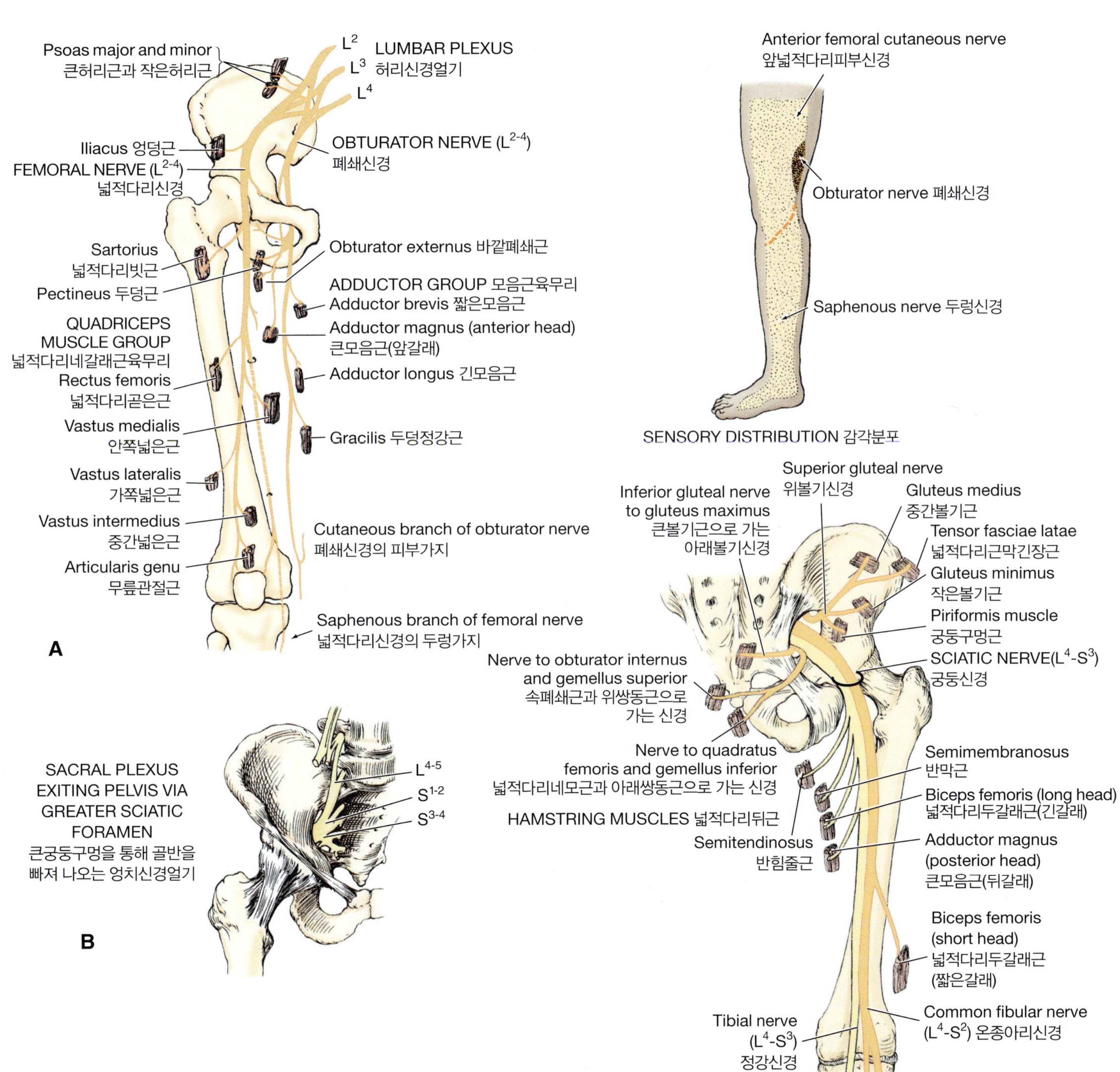


**그림 12.23** 허리신경얼기(A)와 엉치신경얼기(B)로부터의 근육 신경지배의 일반적인 경로. 각 신경의 척수신경뿌리는 괄호 안에 제시되었다. (A)의 오른쪽 그림은 넓적다리신경과 폐쇄신경의 감각가지를 보여주고 있다. (Moified from deGroot J: *Correlative Neuroanatomy*, ed 21, Norwalk, Conn, 1991, Appleton & Lange.)

고 있다. 넓적다리신경의 감각가지들은 두렁피부신경(saphenous cutaneous nerve)을 통해 아래다리의 앞-안쪽 피부를 신경지배하고 있다.

**허리신경얼기에서 시작된 다리의 운동신경지배**

- 넓적다리신경($L^2$-$L^4$)
- 폐쇄신경($L^2$-$L^4$)

넓적다리신경과 마찬가지로, *폐쇄신경(obturator nerve)*도 $L^2$-$L^4$ 신경뿌리로 형성된다. *운동가지*들은 엉덩관절 모음근육을 신경지배한다. 폐쇄신경은 폐쇄구멍을 통과하면서 앞가지와 뒤가지로 나뉜다. 뒤가지는 바깥폐쇄근(obturator externus)과 큰모음근의 앞갈래를 신경지배한다. 앞가지는 두덩근의 일부, 짧은모음근, 긴모음근, 그리고 두덩정강근(gracilis)을 신경지배한다. 폐쇄신경은 안쪽 넓적다리의 피부에 *감각분포*를 갖고 있다.

### *엉치신경얼기*

골반의 뒤벽에 위치한 엉치신경얼기(sacral plexus)는 $L^4$-$S^4$ 척수신경뿌리의 앞가지에 의해 형성된다. 엉치신경얼기에서 나오는 대부분의 신경들은 큰궁둥구멍(greater sciatic foramen)을 통해 골반을 빠져나와 엉덩관절의 뒤쪽에 있는 근육을 신경지배한다(그림 12.23B).

**엉치신경얼기에서 시작된 다리의 운동신경지배**

- 속폐쇄근과 위쌍동근으로 가는 신경($L^5$-$S^2$)
- 넓적다리네모근과 아래쌍동근으로 가는 신경($L^4$-$S^1$)
- 위볼기신경($L^4$-$S^1$)
- 아래볼기신경($L^5$-$S^2$)
- 정강신경과 온종아리신경을 포함한 궁둥신경($L^4$-$S^3$)

엉덩관절에 있는 6개의 '짧은 바깥돌림근육(short external rotators)' 중에 5개 근육은 엉치신경얼기를 통해 신경지배된다. *속폐쇄근(obturator internus)*과 *위쌍동근(gemellus superior)으로 가는 신경*($L^5$-$S^2$) 그리고 *넓적다리네모근(quadratus femoris)*과 *아래쌍동근(gemellus inferior)으로 가는 신경*($L^4$-$S^1$)은 각 해당 근육에 가서 신경지배한다.

*위볼기신경(superior gluteal nerve)*과 *아래볼기신경(inferior gluteal nerve)*은 큰궁둥파임(greater sciatic notch)을 빠져나갈 때 궁둥구멍근(piriformis)에 대한 각 신경의 위치에 따라 명명된 것이다. *위볼기신경*($L^4$-$S^1$)은 중간볼기근, 작은볼기근, 넓적다리근막긴장근(tensor fasciae latae), 그리고 궁둥구멍근을 신경지배한다. (또한 궁둥구멍근은 골반 내에서 $S^1$과 $S^2$의 앞가지로부터 이차적인 신경지배를 받는다.[143]) *아래볼기신경*($L^5$-$S^2$)은 큰볼기근을 단독으로 신경지배한다.

인체에서 가장 넓고 가장 긴 신경인 *궁둥신경(sciatic nerve)*은 $L^4$-$S^3$ 신경뿌리에 의해 형성된다. 궁둥신경은 정강신경(tibial nerve)과 온종아리신경[common fibular (peroneal) nerve]으로 구성되어 있으며, 일반적으로 두 신경은 하나의 결합조직집(connective tissue sheath)으로 둘러싸여 있다. 넓적다리의 뒤쪽에서, 궁둥신경의 *정강부분(tibial portion)*은 넓적다리뒤근(hamstrings)의 모든 이관절 근육과 큰모음근의 뒤갈래를 신경지배한다. 궁둥신경의 *온종아리부분[common fibular (peroneal) portion]*은 넓적다리두갈래근(biceps femoris)의 짧은갈래를 신경지배한다.

85%의 경우, 궁둥신경은 하나의 구조로 큰궁둥구멍을 빠져 나와 궁둥구멍근의 *아래쪽*으로 지나간다. 궁둥신경이 큰궁둥구멍의 몸쪽에서 두 갈래로 나눠진다면, 온종아리신경은 골반을 빠져 나올 때 흔히 궁둥구멍근을 *관통*하게 되며, 이로 인해 근육 내에서 압박되면서 신경성통증의 원인이 될 수 있다.[308]

참고로, 다리의 근육을 신경지배하는 일차적인 척수신경뿌리는 부록 IV, Part A에 제시되었다. 부록 IV, Part B와 Part C의 그림 IV.1은 $L^2$-$S^3$ 신경뿌리에 의해 신경지배되는 구조의 기능적 상태에 대한 임상적 검사를 안내하는 데 도움이 되는 추가적인 참고사항을 제시하였다.

### 엉덩관절의 감각신경지배

엉덩관절의 앞관절주머니와 관절테두리는 주로 넓적다리신경과 폐쇄신경으로부터 감각신경지배를 받는다.[31] 뒤관절주머니는 주로 궁둥신경과 위볼기신경 그리고 넓적다리네모근으로 가는 신경을 통해 전달되는 엉치신경얼기에서 유래한 신경뿌리의 감각섬유를 받는다.[31] 엉덩관절의 앞-안쪽면과 무릎관절의 안쪽 부분에 있는 결합조직은 폐쇄신경(특히 $L^3$ 신경뿌리)으로부터 나온 감각섬유를 받는다. 이는 엉덩관절의 염증이 왜 무릎 안쪽영역에서의 통증으로 인지되는지에 대한 설명이 될 수 있다.[260]

## 엉덩관절에서의 근육 기능

이 장을 통해, 엉덩관절에 있는 특정 돌림축에 대한 다양한 근육의 힘선을 설명한다. 예를 들어, 그림 12.24는 엉덩관절의 중요 굽힘근육과 폄근육의 힘선을 시상면상에서 보여주고 있다.[76,77] 그림 12.24는 여러 근육의 잠재적 기능에 대한 유용한 관점을 제공해주지만, 2가지의 제한점을 고려해야 한다. 첫째, 각 근육의 힘선은 시상면 내에서 작용하는 근육 힘의 전반적인 *방향*을 보여줄 뿐이지 힘벡터를 나타내는 것은 *아니다*. 따라서 이 그림은 근육들 사이의 '근력(strength)' 또는 토크를 비교하는 데 필요한 정보를 제공하지 않는다. 이러한 비교를 위해서는 엉덩관절로 향하는 근육의 3차원적 방향 및 그 근육의 단면적과 같은 추가적인 정보가 요구된다.

둘째, 그림 12.24에서 제시되고 있는 힘선과 이에 따른 모멘트팔의 길이는 엉덩관절이 해부학적 자세에 있을 때에만 적용된다. 일단 엉덩관절이 이 위치를 벗어나 움직이게 되면, 각 근육의 작용 방향과 토크는 상당히 변할 수 있다. 이러한 내용은 근육무리에 의한 최대 노력의 토크(또는 최대근력)가 왜 가동범위에 따라 변하게 되는지를 부분적으로 설명할 수 있게 해준다.

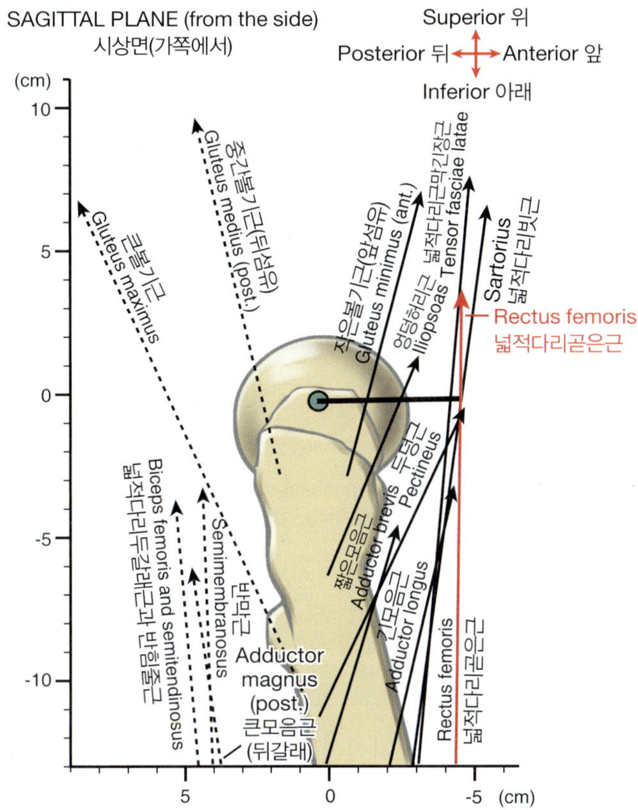


그림 12.24 시상면에 대한 여러 엉덩관절 근육의 힘선을 보여주는 옆면. 돌림축은 넓적다리뼈머리를 통과하여 안-가쪽 방향을 향하고 있다. 굽힘근육은 실선으로 나타내고 있고, 폄근육은 점선으로 나타내고 있다. 넓적다리곧은근에서 사용된 내적인 모멘트팔은 굵은 검은색 선으로 표시되었다.

또한 이 장을 통해 근육의 작용은 일차적인 작용과 이차적인 작용으로 나눠서 설명된다(표 12.2). 근육작용의 결정은 모멘트팔의 길이, 단면적, 전반적인 근육섬유의 방향, 그리고 가능할 경우 근전도(EMG)에 근거한 연구와 해부학적 연구에서 발표된 자료에 근거한다. 별도의 언급이 없는 한, 근육의 작용은 해부학적 자세에서 시작되는 동심수축을 기준으로 한다. 비교적 중요하지 않거나 본래 약한 작용을 갖는 근육 또는 해부학적 자세를 벗어났을 때에만 크게 작용하는 근육은 표 12.2에서 제외되었다. 엉덩관절의 모든 근육에 대한 자세한 부착부위와 신경지배는 부록 IV, Part D를 참조하기 바란다. 또한 참고용으로, 엉덩관절의 몇몇 근육들에 대한 단면적이 부록 IV, Part E에서 제시되었다.

## 엉덩관절 굽힘근육

일차적인 엉덩관절의 굽힘근육에는 엉덩허리근, 넓적다리빗근, 넓적다리근막긴장근, 넓적다리곧은근, 긴모음근, 그리고 두덩근이 있다(그림 12.25). 그림 12.24는 이러한 근육들의 뛰어난 굽힘 지레작용(leverage)을 보여주고 있다. 이차적인 엉덩관절의 굽힘근육에는 짧은모음근, 두덩정강근, 그리고 작은볼기근의 앞섬유가 있다. 또한 작은허리근이 엉덩관절 굽힘근육은 아니지만 이 단락에서 함께 다뤄진다.

**표 12.2 일차적인 작용과 이차적인 작용에 따라 분류된 엉덩관절의 근육***

| | 굽힘근육 | 모음근육 | 안쪽돌림근육 | 폄근육 | 벌림근육 | 바깥돌림근육 |
|---|---|---|---|---|---|---|
| 일차적 | 엉덩허리근<br>넓적다리빗근<br>넓적다리근막긴장근<br>넓적다리곧은근<br>긴모음근<br>두덩근 | 두덩근<br>긴모음근<br>두덩정강근<br>짧은모음근<br>큰모음근 | 적용할 수 없음 | 큰볼기근<br>넓적다리두갈래근(긴갈래)<br>반힘줄근<br>반막근<br>큰모음근(뒤갈래) | 중간볼기근<br>작은볼기근<br>넓적다리근막긴장근 | 큰볼기근<br>궁둥구멍근<br>속폐쇄근<br>위쌍동근<br>아래쌍동근<br>넓적다리네모근 |
| 이차적 | 짧은모음근<br>두덩정강근<br>작은볼기근(앞섬유) | 넓적다리두갈래근(긴갈래)<br>큰볼기근(아래/뒤섬유)<br>넓적다리네모근<br>바깥폐쇄근 | 작은볼기근과 중간볼기근(앞섬유)<br>넓적다리근막긴장근<br>긴모음근<br>짧은모음근<br>두덩근 | 중간볼기근(중간과 뒤섬유)<br>큰모음근(앞갈래) | 궁둥구멍근<br>넓적다리빗근<br>넓적다리곧은근<br>큰볼기근(앞/위섬유) | 중간볼기근과 작은볼기근(뒤섬유)<br>바깥폐쇄근<br>넓적다리빗근<br>넓적다리두갈래근(긴갈래) |

*각 작용은 해부학적 자세에서 시작된 근육수축이라 가정한다. 이 근육들 중 몇몇은 해부학적 자세가 아닌 위치에서 수축할 때 다른 작용(또는 작용력)을 가질 수 있다.

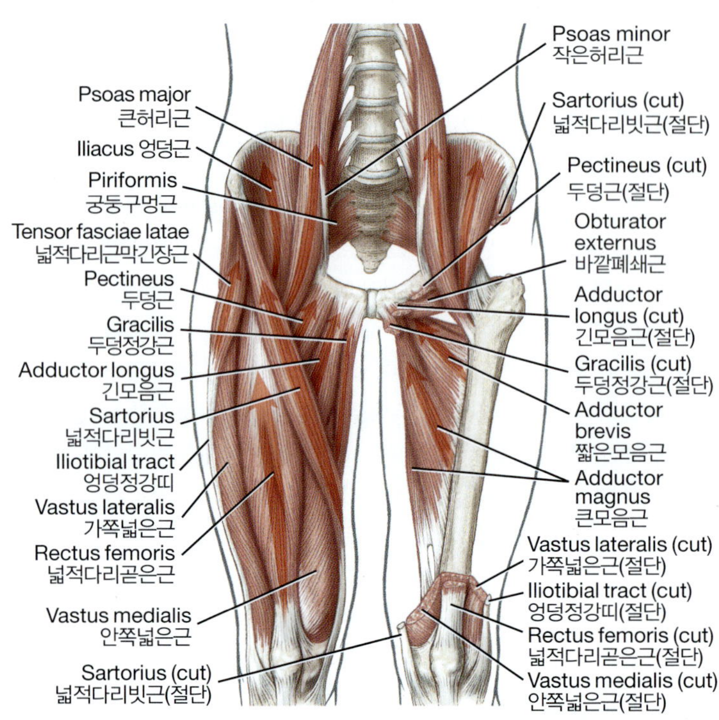


그림 12.25 엉덩관절 앞쪽 영역의 근육. 인체의 오른쪽은 굽힘근육과 모음근육을 보여주고 있다. 왼쪽에 있는 많은 근육들이 짧은모음근과 큰모음근을 보여주기 위해 제거되었다.

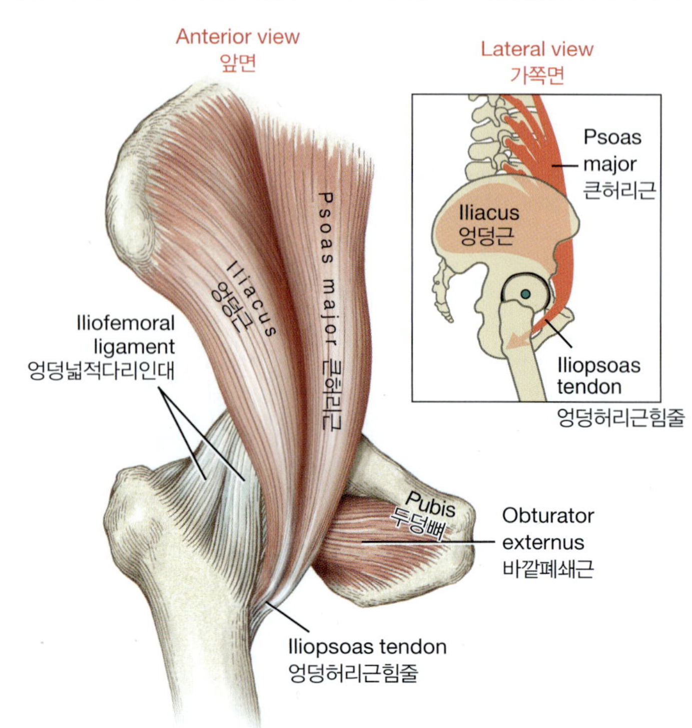


그림 12.26 오른쪽 엉덩근과 큰허리근의 앞면과 가쪽면으로, 작은결절로 가는 엉덩허리근 힘줄의 경로를 보여주고 있다.

*해부학과 개별 작용*

### *엉덩허리근과 작은허리근*

*엉덩허리근(iliopsoas)*은 열두째등뼈와 몸쪽넓적다리뼈 사이의 상당한 거리를 가로지르는 크고 긴 근육이다(그림 12.25). 해부학적으로, 엉덩허리근은 두 개의 근육인 엉덩근과 큰허리근으로 구성된다. *엉덩근(iliacus)*은 엉덩뼈오목(iliac fossa)과 엉치엉덩관절(sacroiliac joint)의 바로 위쪽에 있는 엉치뼈(sacrum)의 가장 가쪽 테두리에 부착되어 있다. *큰허리근(psoas major)*은 열두째등뼈와 모든 허리뼈의 가로돌기 그리고 척추원반을 따라 부착된다. 큰허리근의 일부 몸쪽섬유들은 인접한 허리신경얼기의 $L^{1\text{-}4}$ 신경뿌리와 섞인다.[226]

엉덩근과 큰허리근은 넓적다리뼈머리의 바로 앞에서 합쳐져 하나의 근육힘줄단위를 형성한 후 먼쪽으로 주행하여 넓적다리뼈의 작은돌기와 그 근처에 부착한다(그림 12.26). 그림 12.26의 가쪽면에서 볼 수 있듯이 넓적다리뼈로 가는 경로에 있어, 엉덩허리근의 넓은 힘줄은 골반 바깥쪽의 앞쪽 가장자리(엉덩두덩가지와 두덩뼈위가지의 이음부 근처, 그림 12.1 참조) 위를 가로지를 때 약 45° *뒤쪽*으로 휘어가게 된다. 엉덩관절이 폄 상태에 있을 때, 이런 힘줄의 휘어짐은 넓적다리뼈에 대한 힘줄의 정지각(angle-of-insertion)을 높여주어, 엉덩관절의 굽힘을 위한 근육의 지레작용을 증가시킨다. 엉덩관절이 90°로 굽힘될 때 모멘트팔은 훨씬 더 증가하는 데, 이는 수축에 의해 상당히 짧아진 상태에서 발생하는 근육 힘의 상실을 보상하는 데 도움이 될 수 있다.[35]

엉덩관절과 작은돌기 사이에서, 엉덩허리근힘줄은 근육과 힘줄의 여러 섬유다발들이 서로 섞인 상태로 이루어져 있다.[243] 먼쪽 엉덩근은 일반적으로 좀 더 힘줄로 된 먼쪽큰허리근보다 좀 더 근육으로 남아 있다.[36,300] 먼쪽엉덩허리근의 깊은쪽에 엉덩허리근과 분리된 가늘고 뚜렷하지 않은 근육섬유들의 '선(streak)'이 있는데, 이를 *엉덩주머니근(iliocapsularis)*이라 부른다. 평균 길이 117 mm에 너비가 13 mm로 측정되는 이 근육섬유들은 엉덩관절의 앞–안쪽관절주머니와 섞인다.[187] 엉덩주머니근의 활성은 엉덩관절 굽힘 동안 관절주머니가 과도하게 느슨해지는 것을 방지하여, 관절주머니가 넓적다리뼈와 절구의 가장자리 사이에서 충돌되는 것을 방지한다.[41,169] 발달엉덩관절형성이상(developmental hip dysplasia)의 일부 경우에서, 만성적으로 약화되어 그 결과로 느슨하게 된 앞관절주머니를 보상하기 위해 엉덩주머니근은 비대해지는 것으로 보인다.[23,111,228]

먼쪽엉덩허리근은 엉덩두덩융기(그림 12.1 참조), 절구테두리, 넓적다리뼈머리, 또는 골반의 앞쪽 가장자리 위를 지나갈 때 역학적 마찰이나 충돌이 있을 수 있기 때문에, 엉덩관절을 가로질러 작은돌기로 가는 먼쪽엉덩허리근의 근육힘줄 해부학은 임상적으로 중요하다. 일부의 경우에서, 엉덩허리근의 밑면에 가해지는 반복적인 역학적 스트레스는 엉덩허리근힘줄염 또는 엉덩허리근힘줄병증(iliopsoas tendinopathy, IPT)을 발생시킬 수 있으며, 이는 근육의 활성이나 신장으로 악화되는 엉덩관절 앞쪽 또는 고샅부위(groin)의 통증과 흔히 연관된다. 또한 IPT는 엉덩관절내시경술의 7%에서 수술후 합병증으로 발생된다고 보고되었다.[46] 비록 흔하지는 않지만 IPT는 전엉덩관절치환술 이후에도 발생할 수 있으며, 이는 과도하게 크거나 잘못 위치된 엉덩관절 인공삽입물에 의해 힘줄이 반복적으로 마찰되기 때문일 수 있다.[137,185]

엉덩허리근힘줄의 역학적 마찰로 알려진 또 다른 상황을 '내부소리엉덩관절'증후군('internal snapping hip' syndrome)이라 하며, 임상증상은 비교적 드물게 나타난다.[106,185] 이 증후군은 굽힘과 바깥돌림된 엉덩관절이 완전한 폄과 안쪽돌림으로 움직일 때, 힘줄이 절구의 앞쪽이나 엉덩두덩융기와 같은 구조를 갑자기 가로지를 때 들리는 딸깍 소리에서 유래된 이름이다. 딸깍 소리가 나는 상황에서 통증은 없을 수도 있으며 비교적 젊고 활동적인 인구에서 더 자주 발생하는 경향이 있다. 모든 형태의 역학적 원인에 기반한 IPT와 마찬가지로, 치료의 첫 단계는 물리치료, 행동수정, 항염증제 복용, 또는 초음파 유도하의 코티코스테로이드 주사와 같은 보존적 치료로 구성되어야 한다.[185] 통증을 동반한 딸깍 소리의 상황이 지속된다면, 선택된 일부 환자에서는 먼쪽엉덩허리근의 힘줄 부분을 부분적인 수술적 절개나 연장하는 수술적 치료가 필요할 수 있다.[106,137,239] 이러한 수술 절차의 가능한 합병증인 엉덩관절 굽힘 근력의 상실을 최소화하기 위한 방법으로, 근육힘줄복합체 중 근육섬유들을 좀 더 보존하는 힘줄절단술이 일반적으로 선호된다.[239]

운동학적으로, 엉덩허리근은 골반에 대한 넓적다리뼈의 우세한 엉덩관절 굽힘근육이다. 이러한 근육작용은 걷기와 달리기의 후기디딤기(late stance phase)와 흔듦기(swing phase) 동안 다양한 정도로 나타난다(15~16장 참조). 근육의 공간적 방향과 넓적다리뼈에 대한 힘줄의 정지각에 근거해, 엉덩허리근은 걷기 시 다리가 앞쪽으로 전진될 때 넓적다리뼈머리에 대해 앞쪽으로 작용하는 관절반작용력의 대부분을 발생시킨다.[64] 해부학적 자세에서의 엉덩허리근은 효과적인 돌림근육이 아니지만, 엉덩관절이 벌림된 위치에서의 엉덩허리근힘줄은 넓적다리뼈에 접근하는 경로가 변경되어 바깥돌림을 보조할 수 있게 된다.[285]

광범위한 큰허리근은 등허리이음부에서부터 엉덩관절까지 인체의 중간부위 전체에 대해 우세한 운동역학적 영향을 미친다. 고정된 넓적다리에 대한 몸통과 골반의 우세한 굽힘근육으로서의 역할 외에도, 큰허리근이 양쪽으로 활성될 때 허리뼈에 대한 전두면에서의 안정성에도 상당히 기여하게 된다. 허리뼈의 안정성에 대한 이러한 기여는 건강한 사람이 저항을 받는 *한쪽* 뻗은다리올림(straight-leg-raise)을 수행할 때 큰허리근의 강력한 *양쪽* 활성을 EMG로 관찰해 보면 명확해진다.[139] 이러한 양쪽활성이 없다면, 이론적으로 허리뼈는 저항을 받는 한쪽 엉덩관절 굽힘의 수행을 위해 강력하게 수축하고 있는 큰허리근 쪽으로 당겨질 것이다.

*작은허리근*(*psoas minor*)은 큰허리근의 근육힘살 바로 앞에 놓여 있으며, 인구의 약 60~65%에서만 존재한다.[226] 이 가는 근육의 몸쪽부착부위는 열두째등뼈와 첫째허리뼈의 척추뼈몸통 가쪽에 있으며, 먼쪽부착부위는 절구와 엉덩두덩융기의 바로 안쪽인 골반의 속면 가장자리이다(그림 12.1 참조). 근육힘살은 전체 근육힘줄구조의 몸쪽 35~40%만을 차지한다.[217] (형태가 다소 유사한 다른 근육으로는 긴손바닥근과 장딴지빗근이 있다.) 골반으로의 뼈부착 외에도, 비교적 긴 작은허리근의 힘줄은 좀 더 먼쪽으로 가서 먼쪽엉덩허리근과 넓적다리신경을 덮고 있는 넓은 띠 모양의 *엉덩근막*(*iliac fascia*)에도 부착된다.[217] 엉덩근막에 연결된 작은허리근의 수축은 엉덩관절과 골반의 앞쪽 가장자리를 가로지르는 엉덩허리근의 위치를 안정화시킬 수 있다.[223] 이런 안정화는 엉덩관절의 운동 동안 엉덩허리근이 골반으로부터 미끄러지는 것을 방지함으로써 엉덩허리근을 손상으로부터 보호할 수 있다. 엉덩근막 내의 능동장력을 조정함으로써, 작은허리근은 높은 각도의 엉덩관절 굽힘 동안 엉덩허리근이 엉덩관절로부터 멀어지는 '활시위' 현상도 제한할 수 있다.[217]

### 나머지 일차적인 엉덩관절 굽힘근육

인체에서 가장 긴 근육인 *넓적다리빗근*(*sartorius*)은 앞위엉덩뼈가시(anterior-superior iliac spine)에서 시작된다(그림 12.25 참조). 이 방추근육은 몸쪽정강뼈의 안쪽면에 부착하기 위해 넓적다리를 가로질러 안쪽과 먼쪽으로 주행한다(그림 13.7 참조). *Sartorius*란 명칭은 재봉사가 바느질을 할 때 다리를 꼬고 앉아 있는 자세를 의미하는 라틴어 *sartor*에서 유래된 것으로, 이는 엉덩관절의 굽힘, 바깥돌림, 그리고 벌림이 결합된 근육의 작용을 설명하고 있다.

*넓적다리근막긴장근*(*tensor fasciae latae*)은 넓적다리빗근 바로 가쪽의 엉덩뼈에 부착된다(그림 12.25 참조). 비교적 짧은 이 근육의 먼쪽부착부위는 엉덩정강띠(iliotibial band)의 몸쪽 부분이다. 본래 빳빳하고 비교적 두꺼운 엉덩정강띠는 무릎을 가로질러 뻗어간 후 정강뼈 가쪽관절융기의 가쪽면에 부착한다.

엉덩정강띠는 넓적다리의 광범위한 결합조직인 *넓적다리근막*(*fascia lata*)의 구성성분이다. 넓적다리근막의 가쪽은 넓적다리근막긴장근과 큰볼기근의 부착에 의해 두꺼워진다. 나머지 넓적다리근막은 넓적다리를 둘러싸며, 피하지방보다 깊은 면에 위치한다. 다양한 위치에서, 넓적다리근막은 근육 사이의 안쪽으로 들어가 *근육사이막*(*intermuscular septa*)으로 알려진 뚜렷한 근막판(fascia sheet)을 형성한다. 이러한 근육사이막은 신경지배에 따라 넓적다리의 주요 근육무리를 분할한다. 넓적다리의 근육사이막은 결국 대부분의 모음근육과 몇몇의 넓은근들(vasti muscles, 네갈래근의 성분)의 부분적인 부착부위이기도 한 넓적다리뼈 뒤면의 거친선(linea aspera)에 부착한다.

해부학적 자세에서, 넓적다리근막긴장근은 엉덩관절의 일차적인 굽힘근육이며 벌림근육이다. 이 근육은 흔히 엉덩관절의 이차적 안쪽돌림근육으로도 고려되며,[77,227,234] 이러한 작용을 위한 지레작용은 바깥돌림의 위치에서 활성될 때에만 기능적으로 의미가 있을 것으로 예상된다. 이름에서 알 수 있듯이, 넓적다리근막

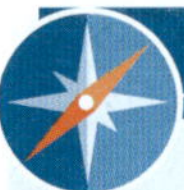

SPECIAL FOCUS 12.4

## 완전히 펌할 수 있는 엉덩관절의 기능적 중요성

오랜 시간 동안 굽힘된 상태로 유지된 엉덩관절은 굽힘 타이트함(tightness) 또는 구축이 발생하기 쉽다. 이러한 상황은 엉덩관절 굽힘근육의 경직(spasticity), 엉덩관절 폄근육의 약화, 엉덩관절주머니의 통증이나 염증, 또는 앉은 자세로 과도한 시간을 보내는 것과 관련이 있을 수 있다. 시간이 지남에 따라, 적응성 단축이 굽힘근육과 관절주머니인대에서 일어나게 되고, 이에 따라 엉덩관절의 완전한 폄을 제한하게 된다.

엉덩관절 폄의 제한에 의한 한 가지 결과는 정상적인 생체역학이 붕괴되면서 걷기와 서기의 대사효율성을 떨어트린다는 것이다.[52] 건강한 사람의 똑바로 서 있기는 일반적으로 엉덩관절을 가로지르는 근육의 비교적 낮은 활성으로 유지될 수 있다. 폄된 엉덩관절은 상반된 2개의 토크인 체중에 의한 토크와 신장된 관절주머니인대(특히, 엉덩넓적다리인대)의 수동장력에 의한 토크의 상호작용을 통해 수동적으로 안정화될 수 있다(그림 12.27A). 그림에서 소개되고 있듯이, 거의 완전히 폄된 엉덩관절로 서 있는 것은 일반적으로 체중의 힘이 엉덩관절에 있는 안-가쪽 돌림축(작은 초록색 원)을 바로 통과하거나 약간 *뒤쪽*(좀 더 일반적임)을 지나가게 된다. 체중의 힘이 돌림축의 뒤쪽으로 지나갈 때, 이 힘은 작지만 그래도 유용한 엉덩관절 폄 토크를 발생시킨다. 엉덩관절은 엉덩넓적다리인대(iliofemoral ligament)와 같은 신장된 관절주머니인대 및 엉덩관절 굽힘근육에 의해 생산되는 수동적인 굽힘 토크에 의해 좀 더 폄되는 것이 방지된다. 정상적인 똑바로 선 자세는 관절연골의 두꺼운 영역이 부분적으로 중첩되도록 절구와 넓적다리뼈머리를 정렬시키는 경향이 있다. 그림 12.27A에 제시된 한 쌍의 빨간색 점이 나타내고 있는 이러한 중첩은 연골밑뼈(subchondral bone)의 보호를 최대화한다.

중력의 힘과 신장된 조직의 힘 사이에 형성된 정적평형은 편안히 서 있기 동안 대사적으로 '소모적인' 근육활성의 요구를 최소화한다. 물론, 필요에 따라 골반이 몸통을 위한 안정적인 바닥부를 형성하기 위해 강하게 고정되어야 할 때처럼, 엉덩관절의 근육들이 매우 큰 힘을 발생시키는 경우도 있다.

엉덩관절의 폄에 제한이 있다면, 사람이 똑바로 서려고 시도는 하지만 엉덩관절은 부분적인 굽힘 상태를 유지하게 된다. 이러한 자세는 체중의 힘이 엉덩관절 돌림축의 *앞쪽*으로 방향을 바꾸기 때문에, 엉덩관절의 굽힘 토크를 발생시킨다(그림 12.27B). 서 있는 동안 중력은 원래 엉덩관절을 폄시키지만, *현재의 중력은 엉덩관절을 굽힘시키기 위해 작용하고 있다.* 엉덩관절과 무릎이 더 큰 굽힘으로 붕괴되는 것을 방지하기 위해, 엉덩관절의 관절주머니인대 전체가 굽힘되는 엉덩관절에 대해 충분한 저항을 발생시킬 수 없기 때문에 엉덩관절 폄근육으로부터의 능동적인 힘이 요구된다. 이로 인한 근육 요구의 증가는 서 있기 위한 대사소모를 증가시키게 되고, 일부 사람에게는 시간이 지남에 따라 앉으려는 욕구를 증가시키게 된다. 지속적인 앉기 자세는 엉덩관절 굽힘 타이트함을 유발하는 상황을 영구화시킬 수 있다.[40]

또한 엉덩관절 굽힘 타이트함 상태로 장시간 서 있는 것은 관절을 가로지르는 압박부하를 최적으로 분산시키는 능력을 방해하게 된다. 굽힘된 자세를 지지하기 위한 근육의 요구가 증가함에 따라 엉덩관절에 가해지는 힘도 증가하게 된다. 게다가 그림 12.27B에서 한 쌍의 빨간색 점으로 나타내고 있는 것과 같이, 엉덩관절이 부분적으로 굽힘된 상태로 서 있는 것은 가장 두꺼운 관절연골의 영역들이 더 이상 적절하게 중첩되지 않는 위치로 두 관절면을 재정렬시킨다. 이론적으로 이러한 정렬은 엉덩관절을 가로지르는 스트레스를 증가시키게 되고, 이것은 시간이 지남에 따라 관절면에 대한 마모를 증가시킬 수 있다.

필요하다고 판단될 때, 많은 엉덩관절 기능장애에 대한 치료적 목표에는 엉덩관절 폄근육의 활성을 최대화시키는 것이 포함되어야 한다. 이는 75세와 86세 사이의 건강한 노인들이 훨씬 더 젊은 사람들에 비해 평균적으로 엉덩관절 폄이 30% 정도 적은 상태로 걷고 있다는 연구에 근거해 노인 인구에게 특히 관련이 있을 수 있다.[10] 치료적 전략에는 엉덩관절 폄근육의 근력강화와 관절주머니인대(특히, 엉덩넓적다리인대)를 포함한 엉덩관절 굽힘근육의 신장이 포함되어야 한다. 또한 골반 뒤쪽기울임을 통한 배근육의 활성은 엉덩관절의 폄을 촉진시킬 수 있다. 엉덩관절의 폄이 약간의 벌림 및 안쪽돌림과 결합될 때(엉덩관절의 닫힌위치), 엉덩관절 관절주머니인대의 상당 부분이 좀 더 신장될 수 있다.

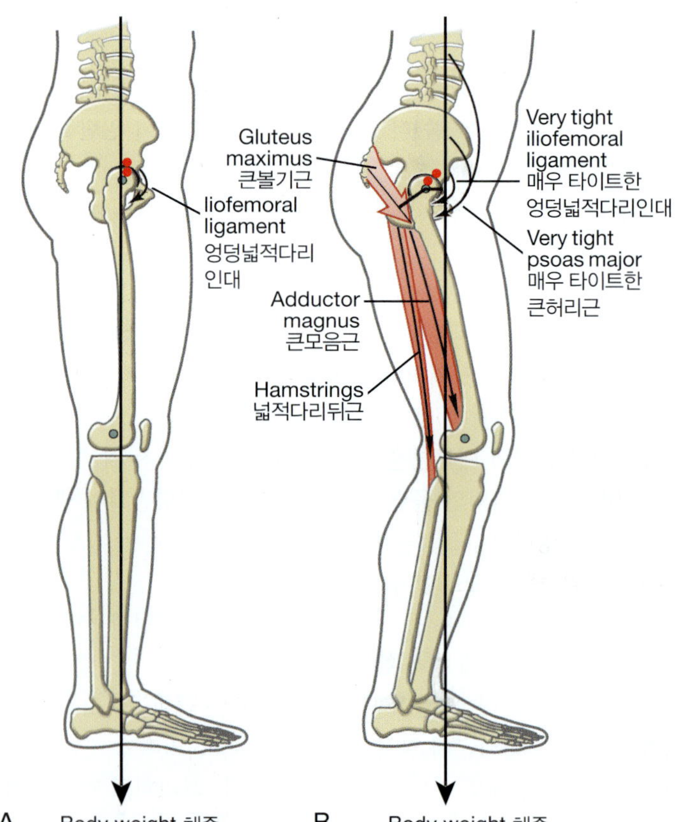


**그림 12.27** 서 있기 자세의 생체역학에 대한 엉덩관절 굽힘 타이트함(또는 구축)의 영향. (A) 이상적인 서 있기 자세. (B) 엉덩관절 굽힘 타이트함이 있는 상태에서 똑바로 서기 위한 시도. 엉덩관절 폄근육은 좀 더 엉덩관절이 굽힘되는 것을 방지하기 위해 다양한 크기로 활동하고 있다(*빨간색*으로 보여줌). 근육과 체중에 의해 사용된 모멘트팔은 엉덩관절의 돌림축(넓적다리뼈머리의 중심에 있는 *초록색 원*으로 보여줌)에서 시작된 짧은 검은색 선으로 나타내고 있다. 한 쌍의 빨간색 점은 비교적 두꺼운 관절연골 영역의 중첩을 나타내고 있다.

긴장근은 넓적다리근막에서의 장력을 증가시킨다. 추측이기는 하지만, 넓적다리근막긴장근(그리고 이론적으로 큰볼기근 그리고 보다 적은 기여를 하는 작은허리근[217])의 활성은 넓적다리 주변과 근육무리 사이의 힘을 전달할 수 있다. 어떤 방식으로든, 넓적다리근막 내의 이러한 장력은 넓적다리 근육들의 기능에 영향을 미칠 수 있다. 넓적다리근막에서의 장력은 확실히 엉덩정강띠를 통해 아래쪽으로 전달되어 펴진 무릎을 안정화시키는 데 도움을 줄 수 있다. 엉덩정강띠 내의 반복적인 장력은 정강뼈 가쪽관절융기의 가쪽면 근처에 있는 엉덩정강띠의 부착부위에 염증을 유발할 수 있으며, 이는 장거리 주자에게 비교적 흔한 통증성 상황이다.[97] 타이트한 넓적다리근막긴장근(엉덩정강띠와 인접 조직이 포함될 수 있음)을 신장시키기 위해 고안된 방법은 흔히 무릎이 펴진 상태에서 엉덩관절 모음과 폄을 다양한 방식으로 결합하여 수행된다. 본래 뻣뻣한 엉덩정강띠가 도수신장을 통해 실제로 얼마나 늘어날 수 있는지는 알려진 것이 없다.[97]

*넓적다리곧은근*(*rectus femoris*)의 몸쪽 부분은 넓적다리빗근과 넓적다리근막긴장근에 의해 형성된 역 V자 모양의 가지 사이에서 나온다(그림 12.25 참조). 깃근육(bipennate muscle) 형태의 이 큰 근육은 앞아래엉덩뼈가시(anterior-inferior iliac spine), 절구(acetabulum)의 위쪽 가장자리 그리고 인접 관절주머니에 몸쪽부착부위를 갖는다. 넓적다리곧은근의 '휘어진(reflected)' 힘줄이 형성하는 비교적 강한 관절주머니 부착은 앞관절주머니의 중요한 안정자로 설명되어 왔다.

네갈래근(quadriceps)에 속하는 다른 근육과 함께, 넓적다리곧은근은 무릎힘줄(patellar tendon)을 통해 정강뼈에 부착된다. 넓적다리곧은근은 엉덩관절의 전체 등척 굽힘 토크의 약 1/3을 담당한다.[196] 게다가, 넓적다리곧은근은 일차적인 무릎 폄근육이다. 이 중요한 근육에 의한 두 관절에서의 결합된 작용은 13장에서 다루게 된다. 두덩근(pectineus)과 긴모음근(adductor longus)의 해부학과 기능은 엉덩관절의 모음근육에 대한 설명 단락에서 제시된다.

### *전반적인 기능*

#### *넓적다리뼈에 대한 골반의 엉덩관절 굽힘: 골반의 앞쪽기울임*

골반의 앞쪽기울임은 엉덩관절 굽힘근육과 허리 폄근육 사이에 형성된 짝힘(force-couple)으로 수행된다(그림 12.28). 넓적다리뼈가 고정된 상태에서, 엉덩관절 굽힘근육은 양 엉덩관절을 통과해 지나가는 안-가쪽돌림축에 대해 골반을 돌림시킨다. 그림 12.28은 엉덩관절 굽힘근육으로 엉덩허리근(iliopsoas)과 넓적다리빗근(sartorius)만 보여주고 있지만, *골반에 대한 넓적다리뼈의 굽힘이 가능한 모든 근육은 똑같이 골반의 앞쪽기울임도 할 수 있다.* 임상적으로, 앞쪽기울임의 중요한 측면은 허리에서 척주앞굽음(lordosis)을 증가시키는 데 관련된다는 것이다. 척주앞굽음이 증가함에 따라, 허리뼈 돌기관절(apophyseal joint)에 가해지는 압박

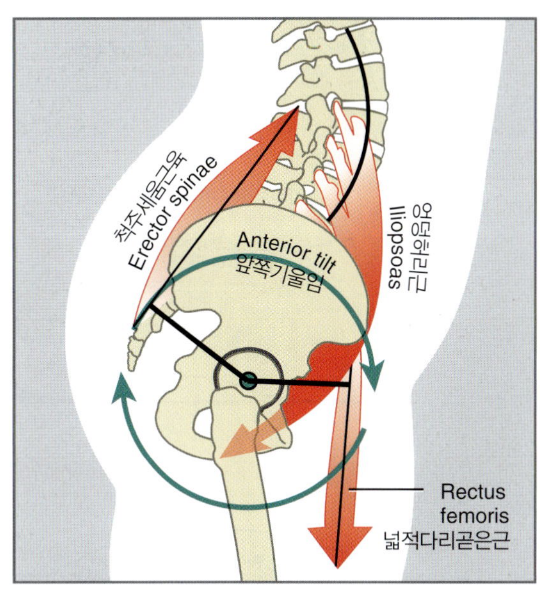


**그림 12.28** 넓적다리뼈는 고정된 상태에서, 골반을 앞쪽기울임시키는 2가지의 엉덩관절 굽힘근육과 척주세움근육 사이의 짝힘을 보여주고 있다. 척주세움근육과 넓적다리빗근을 위한 모멘트팔은 굵은 검은색 선으로 나타내었다. 허리에서의 증가된 척주앞굽음에 주목하라.

부하를 증가시키고 허리엉치이음부의 앞쪽 전단력을 증가시키게 된다. 일반적으로 이러한 내적인 힘은 잘 견딜 수 있지만, 과도하고 만성적인 경우 이러한 힘은 국소 뼈조직에 과한 스트레스를 줄 수 있다.

정상적인 또는 전형적인 양의 허리척주앞굽음을 보이는 허리엉치자세는 전체 척추의 정렬을 최적화시킨다(9장 참조). 그러나 일부 사람들은 허리척주앞굽음을 성취하거나 유지하는 데 어려움을 가질 수 있으며, 이로 인해 비교적 편평한(즉, 약간 굽힘된) 허리뼈를 갖게 된다. 이런 비정상적인 자세는 통증 회피, 지속적이거나 습관적인 '구부정한(slumped)' 앉기 자세, 신체 다른 영역의 정렬불량에 대한 보상작용, 허리뼈 주변 결합조직에서의 증가된 뻣뻣함, 그리고 극단적인 경우인 엉덩관절 폄근육에서 비롯된 과도한 장력을 포함한 서로 연관된 여러 요인들과 관련될 수 있다.

#### *골반에 대한 넓적다리뼈의 엉덩관절 굽힘*

골반에 대한 넓적다리뼈의 엉덩관절 굽힘은 종종 걷기나 달리기 동안 다리의 기능적 길이를 짧게 하는 방법으로 무릎 굽힘과 함께 동시에 일어난다. 중간에서 높은 강도의 엉덩관절 굽힘은 엉덩관절 굽힘근육과 배근육의 동시활성을 필요로 한다. 이런 근육 사이의 협력은 특히 무릎이 펴진 상태를 유지하면서 다리를 들어 올릴 때[즉, '뻗은다리올림(straight-leg-raise)'움직임] 명확하게 나타난다. 이러한 동작에는 엉덩관절 굽힘근육에 의한 강력한 골반의 *앞쪽*기울임을 중화시키기 위해 골반의 *뒤쪽*기울임을 발생시키는 배곧은근(rectus abdominis, 대표적인 '배'근육으로 제시됨)의 강력한 노력을 필요로 한다(그림 12.29A).[133] 배근육이 실제로 골

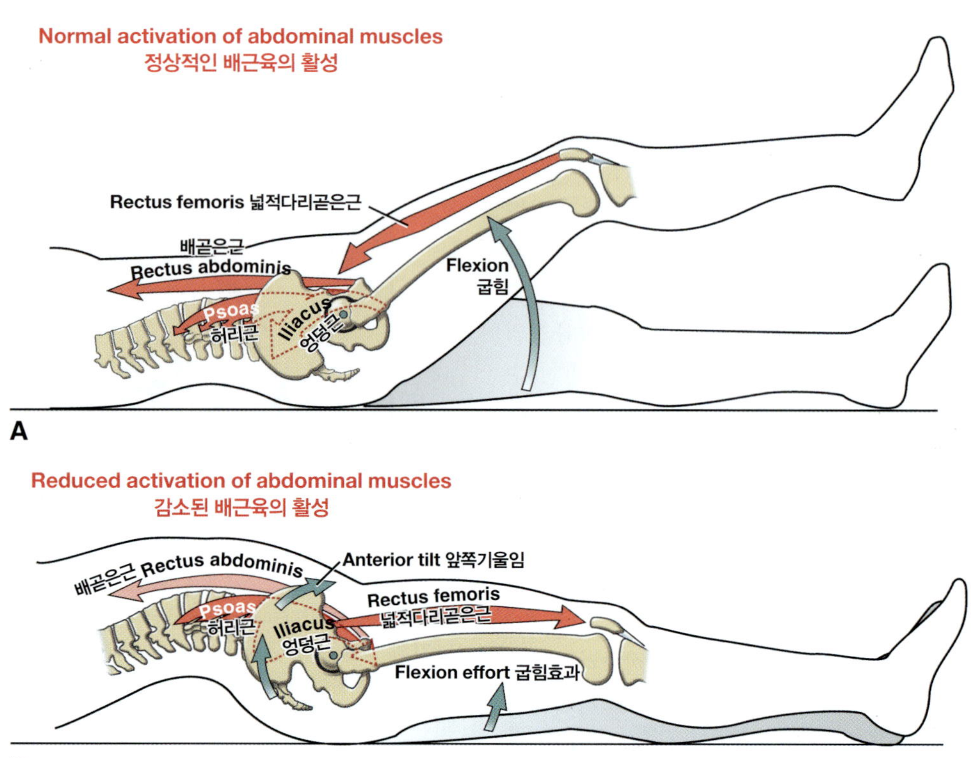


**그림 12.29** 한쪽 뻗은다리올림 동안 일어나는 배근육의 안정화 역할을 보여주고 있다. (A) 정상적인 배근육(예, 배곧은근)의 활성이 있다면, 골반은 안정화되어 엉덩관절 굽힘근육의 강력한 아래쪽 당김에 의한 앞쪽기울임이 방지된다. (B) 배곧은근의 활성이 감소되어 있다면, 엉덩관절 굽힘근육의 수축은 현저한 골반의 앞쪽기울임을 유발한다. 골반의 앞쪽기울임과 동반되어 나타나는 허리척주앞굽음의 증가에 주목하라. 배근육의 감소된 활성은 옅은 빨간색으로 나타내고 있다.

반의 앞쪽기울임을 얼마나 중화시킬 수 있는지는 해당 활동의 요구 정도 그리고 관여하는 근육무리들이 만들어내는 상대적인 힘에 달려 있다. 그러나 배근육에 의한 충분한 안정화가 제공되지 않는다면, 엉덩관절 굽힘근육의 수축은 비효율적으로 골반을 *앞쪽기울임*시키는 데 소모된다(그림 12.29B).

그림 12.29B에서 설명되고 있는 병리역학은 배근육이 현저히 약화되었지만 엉덩관절 굽힘근육은 비교적 강한 상태를 유지하고 있는 상황에서 가장 심각하게 나타난다. 이러한 상황은 배근육의 불용위축(disuse atrophy)에서부터 회색질척수염(poliomyelitis)이나 근디스트로피(muscular dystrophy)와 같은 좀 더 심각한 병리에 이르기까지 다양한 원인에 의해 발생할 수 있다. 이러한 상황에서는 반대의 힘을 받지 않는 엉덩관절 굽힘근육이 허리뼈를 더욱 척주앞굽음으로 당기게 되고, 이렇게 형성된 과도한 허리척주앞굽음이 생리적으로 스트레스를 받는 관절영역을 더 확대시킨다면 요통이 발생할 수 있다.

## 엉덩관절 모음근육

일차적인 엉덩관절의 모음근육에는 두덩근, 긴모음근, 두덩정강근, 짧은모음근, 그리고 큰모음근이 있다(그림 12.25 참조). 이차적인 모음근육에는 넓적다리두갈래근(긴갈래), 큰볼기근 특히 아래(뒤)섬유들, 넓적다리네모근, 그리고 바깥폐쇄근이 있다. 이런 많은 엉덩관절 모음근육의 힘선 및 비교적 큰 모멘트팔의 길이는 그림 12.30에서 보여주고 있다.[227] 이러한 지레작용이 모음 토크를 증가시키는 데 기능적 이점이 될 수 있지만. 경직이나 비정상적인 동원으로 인해 모음근육의 힘이 현저히 증가한 경우에는 기능적 단점이 될 수 있다. 예를 들어, 이러한 상황은 뇌성마비나 불완전한 척수손상을 가진 사람들의 걷기를 방해할 수 있다.

### 기능해부학

국소적으로, 모음근육은 3개의 층으로 구성되어 있다(그림 12.31). 두덩근(pectineus), 긴모음근(adductor longus), 그리고 두덩정강근(gracilis)이 *얕은층*을 차지하고 있다. 몸쪽으로, 이러한 근육들은 두덩뼈위가지와 두덩뼈아래가지 그리고 인접 두덩뼈몸통을 따라 부착된다. 먼쪽으로, 두덩근과 긴모음근은 넓적다리뼈의 뒤면에 있는 거친선 영역의 부근과 그 영역을 따라 부착된다. 길고 가느다란 두덩정강근은 몸쪽정강뼈의 안쪽면에 먼쪽부착부위를 갖는다(그림 13.7 참조). 모음근육무리의 *중간층*은 세모 모양의 *짧은*

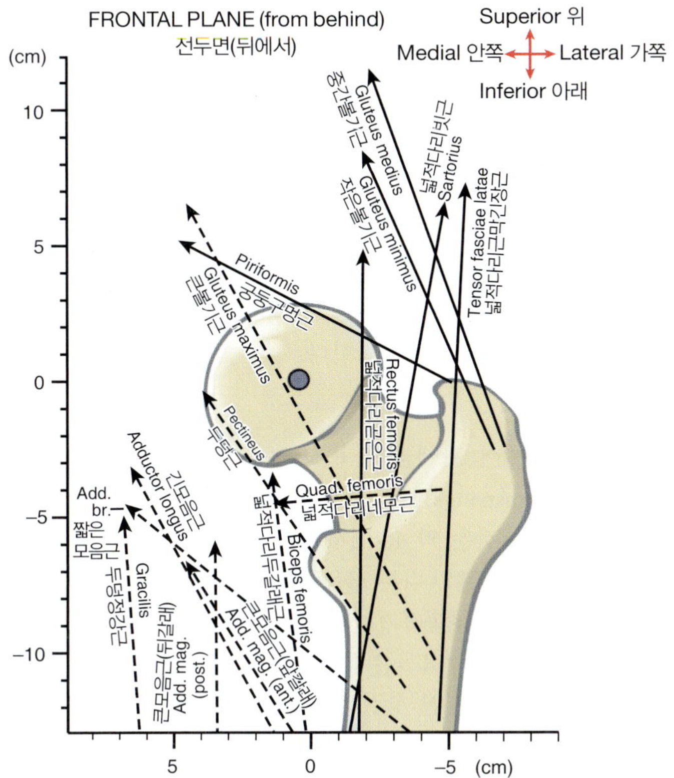


그림 12.30 전두면에 대한 여러 엉덩관절 근육의 힘선을 보여주고 있는 뒤면. 돌림축은 넓적다리뼈머리를 통과하여 앞-뒤쪽 방향으로 향하고 있다. 벌림근육은 실선으로 나타내고 있고 모음근육은 점선으로 나타내고 있다.

모음근(*adductor brevis*)이 차지하고 있다. 짧은모음근은 골반의 두덩뼈아래가지에서 시작하여 넓적다리뼈의 거친선 몸쪽 1/3 지점을 따라 부착된다.

모음근육무리의 *깊은층*은 큰 세모 모양을 한 *큰모음근*(*adductor magnus*)이 차지하고 있다(그림 12.25의 왼쪽과 그림 12.38의 오른쪽). 이름에서 알 수 있듯이, 큰모음근은 전체 모음근육무리 총 단면적의 60%를 차지하여 모음근육 중 가장 크다.[297] 전체적으로 큰모음근은 2개의 갈래로 골반에 몸쪽 부착을 하게 되는데, 앞갈래는 궁둥가지에 몸쪽 부착을 하고 뒤갈래는 궁둥뼈결절에 몸쪽 부착을 한다. *큰모음근의 앞갈래*(*anterior head*)는 두 무리의 섬유들인 가로섬유와 빗섬유(oblique fibers)를 가지고 있다. 수평 방향을 향하고 있는 비교적 작은(그리고 흔히 명확하게 구분되지 않는) 가로섬유는 두덩뼈아래가지에서 거친선의 가장 몸쪽끝에 걸쳐 있는데, 흔히 작은모음근(adductor minimus)이라 부르기도 한다.[226] 좀 더 사선 방향을 향하고 있는 큰 빗섬유는 궁둥뼈가지에서부터 거친선의 거의 전체 길이에(좀 더 먼쪽으로는 안쪽관절융기위선까지) 걸쳐 있다. 앞갈래의 두 무리의 섬유는 폐쇄신경의 신경지배를 받는데, 이 신경은 모음근육을 지배하는 전형적인 신경이다.

*큰모음근의 뒤갈래*(*posterior head*)는 궁둥뼈결절 부근의 골반 영역에서 시작하는 굵고 큰 섬유들로 구성되어 있다. 이러한 뒤쪽의 몸쪽부착부위로부터, 섬유들은 수직으로 주행하여 먼쪽넓적다

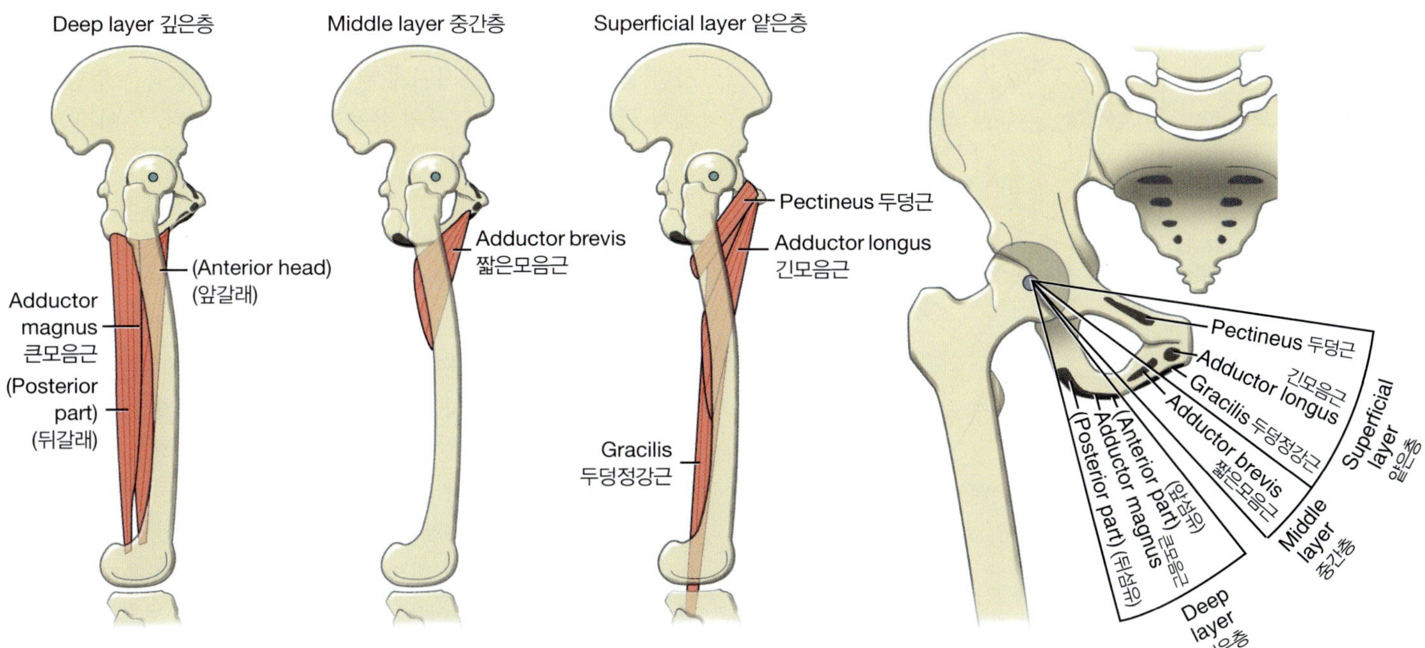


그림 12.31 모음근육무리의 해부학적 구성과 몸쪽부착부위.

리뼈의 안쪽면에 있는 모음근결절(adductor tubercle)에 힘줄로 정지한다. 큰모음근의 뒤갈래는 대부분의 넓적다리뒤근처럼 궁둥신경의 정강가지에 의해 신경지배된다. 넓적다리뒤근과 유사한 위치, 신경지배, 그리고 작용 때문에, 뒤갈래는 종종 큰모음근의 *폄근갈래*(*extensor head*)로 언급되기도 한다.

### 전반적인 기능

모음근육의 힘선은 여러 다양한 방향에서 엉덩관절로 접근한다. 따라서 기능적으로 볼 때, 모음근육은 엉덩관절의 3개의 모든 운동면에서 토크를 생산한다.[77,105,211,297] 다음 단락은 전두면과 시상면에서의 모음근육의 일차적인 작용에 대해 제시하고 있다. 이차적인 안쪽돌림근육으로서의 모음근육의 작용은 이 장의 후반부에서 논의된다. 모음근육이 3개의 *모든* 운동면에서 토크를 생산한다는 것에 대한 이해는 모음근육이 *큰 크기*를 갖는 이유와 좌상(strain)과 관계된 손상에 취약한 이유를 설명하는 데 도움이 된다.

### 전두면에서의 기능

모음근육의 가장 명확한 기능은 모음 토크를 생산하는 것이다. 여기서 생산된 토크는 골반에 대한 넓적다리뼈의, 그리고 넓적다리뼈에 대한 골반의 엉덩관절 모음에 대한 운동형상학을 조절한다. 그림 12.32는 두 형태의 동작을 조절하기 위해 양쪽으로 수축하고 있는 선택된 모음근육의 예를 보여주고 있다. 오른쪽에 있는 몇 몇 모음근육은 축구공을 차기 위해 넓적다리뼈를 가속시키는 것을 보여주고 있다. 이런 동작에 강력함을 더해주는 것은 왼쪽 엉덩관절의 넓적다리뼈에 대한 골반의 모음에 의해 일어나는 운동인 오른쪽 엉덩뼈능선의 아래쪽 돌림(downward rotation) 또는 내림이다. 왼쪽에서는 큰모음근만을 보여주고 있지만, 다른 모음근육도 이러한 작용에 도움을 준다.[319] 발이 땅에 디디고 있는 왼쪽 엉덩관절의 전반적인 모음에는 넓적다리뼈에 대한 골반 운동의 운동형상학을 감속시켜 조절하는 데 도움을 주기 위해 중간볼기근의 *편심*활성을 일반적으로 포함한다.

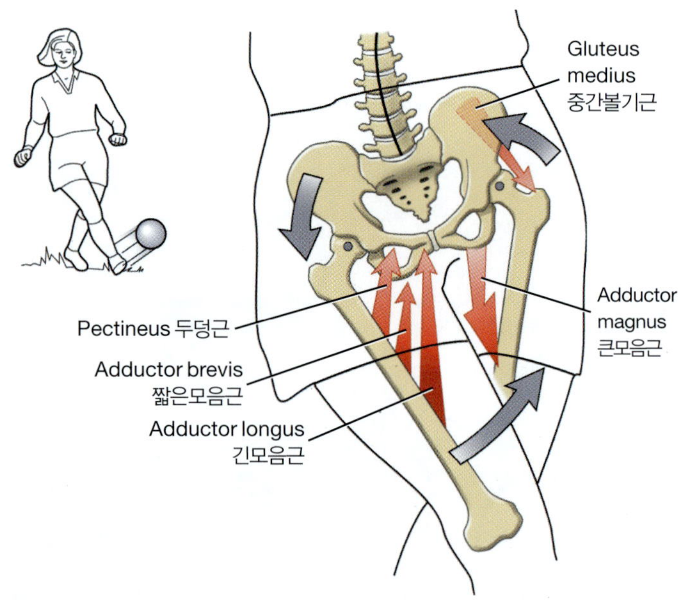


**그림 12.32** 축구공을 차는 특정 방식에서 선택된 모음근육의 양쪽 협동작용. 왼쪽의 큰모음근은 *넓적다리뼈에 대한 골반의 모음*을 능동적으로 생산하고 있는 것을 보여주고 있다. 여러 오른쪽 모음근육은 공을 가속시키는 데 필요한 *골반에 대한 넓적다리뼈의 모음*을 능동적으로 생산하고 있는 것을 보여주고 있다. 왼쪽 중간볼기근의 편심활성은 모음하는 왼쪽 엉덩관절의 하강 속도와 범위를 조절하는 데 도움이 된다.

### 시상면에서의 기능

엉덩관절의 위치에 관계없이, 큰모음근의 뒤갈래 섬유들은 넓적다리뒤근(hamstrings)처럼 엉덩관절의 강력한 폄근육이다.[297] 그러나 흥미로운 것은, 약 40°에서 70°까지의 엉덩관절 굽힘의 운동호 내에서는 대부분의 다른 모음근육의 힘선이 엉덩관절의 안-가쪽돌림축을 *바로 통과하거나 근접하게* 지나간다는 것이다. 이러한 지점에서, 모음근육들은 하나의 무리로서 시상면에서의 토크 생산 가능성을 대부분 상실하게 된다.[138] 그러나 40~70°의 굽힘된 위치를 *벗어나면*, 개별 모음근육들은 확실한 엉덩관절의 굽힘근육 *또는* 폄근육으로서의 지레작용을 되찾게 된다.[77,138] 예를 들어, 빠른 전력질주 동안 대표적인 모음근육으로서 긴모음근을 고려해보자(그림 12.33A). 약 100°의 엉덩관절 굽힘의 위치에서, 긴모음근의 힘선은 안-가쪽돌림축의 훨씬 *뒤쪽*에 있게 된다. 이 위치에서의 긴모음근은 폄근육의 모멘트팔을 갖게 되며 큰모음근의 뒤갈래처럼 폄 토크를 발생시킬 수 있게 된다. 그러나 엉덩관절이 거의 폄된 위치에서, 긴모음근의 힘선은 안-가쪽돌림축의 훨씬 *앞쪽*에 있게 된다(그림 12.33B). 이제 긴모음근은 굽힘근육의 모멘트팔을 갖게 되며, 예를 들어 넓적다리곧은근과 질적으로 유사한 굽힘 토크를 발생시키게 된다. 따라서 모음근육은 엉덩관절에서 굽힘 토크와 폄 토크의 유용한 제공자가 된다.[149] 이러한 이방향 토크(bidirectional torques)는 단거리 달리기, 자전거 타기, 가파른 언덕 오르기, 그리고 깊게 쪼그려 앉은 자세로 내려갔다가 올라오기와 같이 높은 파워가 요구되는 반복적인 운동 동안 유용하게 사용된다. 엉덩관절이 거의 완전히 굽힘된 상태에 있을 때, 모음근육은 폄근육을 보강하기 위해 역학적으로 준비된다. 이와는 대조적으로 엉덩관절이 거의 완전히 폄된 상태에 있을 때, 모음근육(큰모음근은 제외하고)은 굽힘근육을 보강하기 위해 역학적으로 준비된다. 모음근육의 이런 실용적인 기능은 특히 빠르게 방향을 전환하는 달리기와 점프 동안 비교적 쉽게 근육통, 염증, 또는 좌상에 노출되는 이유를 부분적으로 설명할 수 있게 해준다. 이러한 상황은 긴모음근의 힘줄과 골반 부착부위를 공유하는 배곧은근도 포함될 수 있다(이는 종종 운동선수들에서 보고되는 고샅관련 통증 상황의 일부임).[92,323]

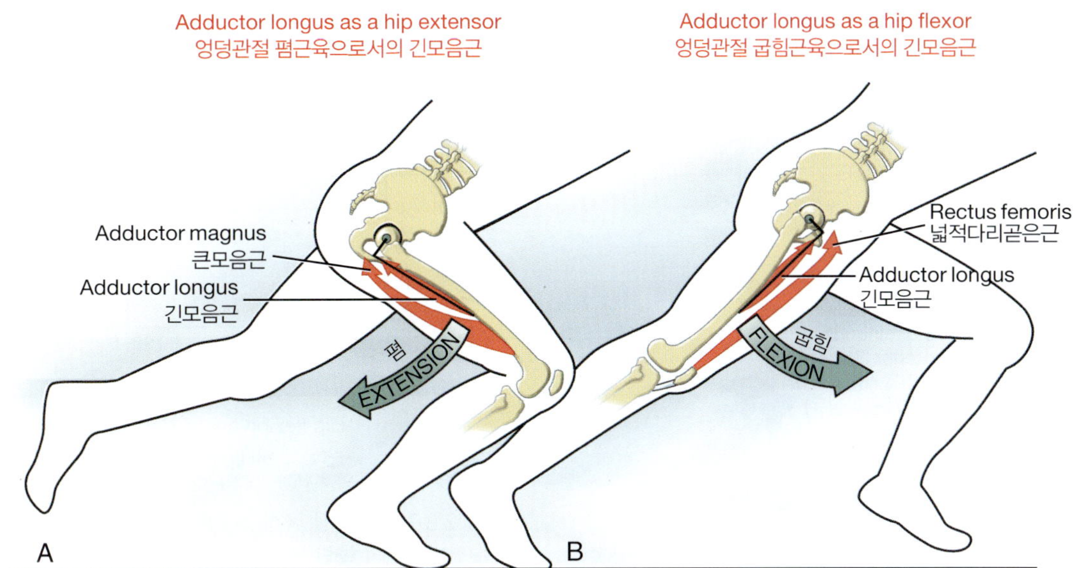


그림 12.33 단거리 달리기 동안 시상면에서 이중 작용을 하고 있는 긴모음근을 보여주고 있다. (A) 엉덩관절이 굽힘된 상태에서, 긴모음근은 큰모음근과 함께 엉덩관절을 폄시키는 위치에 있게 된다. (B) 엉덩관절이 폄된 상태에서, 긴모음근은 넓적다리곧은근과 함께 엉덩관절을 굽힘시키는 위치에 있게 된다. 이런 상반된 작용은 엉덩관절의 안-가쪽 돌림축에 대한 긴모음근 힘선의 변화에 근거한 것이다.

## 엉덩관절 안쪽돌림근육

*기능*

이론적으로 볼 때, 똑바로 서 있는 자세에서의 '이상적인' 엉덩관절의 일차적인 안쪽돌림근육은 전적으로 수평면 내에 근육들이 정렬되어 있어야 하며 세로축에 대해 모멘트팔을 갖고 작용할 수 있어야 한다. 그러나 해부학적 자세에서, 심지어 수평면에 근접한 근육조차 없기 때문에 일차적인 안쪽돌림근육은 *없다*. 그러나 작은볼기근의 앞섬유와 중간볼기근의 앞섬유, 넓적다리근막긴장근, 긴모음근, 짧은모음근, 그리고 두덩근을 포함한 몇몇의 이차적 안쪽돌림근육이 존재한다. 이런 근육들 중 몇몇 근육의 비교적 작은 수평 방향의 힘선 성분이 그림 12.34에 제시되었다.[77,172] 많은 이차적인 안쪽돌림근육의 결합된 토크는 엉덩관절에 부과된 일반적인 기능적 요구를 충분히 충족시킨다. 각각의 안쪽돌림근육에 대한 해부학은 다른 단락에서 설명된다(그림 12.25와 12.42 참조)

다리의 모든 근육과 마찬가지로, 안쪽돌림근육도 보행 동안 고유의 기능을 갖고 있다. 보행의 디딤기(stance phase) 동안, 안쪽돌림근육은 비교적 고정된 넓적다리뼈에 대해 골반을 수평면 내에서 돌림시킨다. 이런 넓적다리뼈에 대한 골반의 운동형상학은 그림 12.35에서 제시된 보행주기의 첫 30%에서 소개되고 있다. *왼쪽* 엉덩뼈능선의 앞쪽 돌림을 통해 오른쪽 엉덩관절에 대한 골반의 돌림을 보여주고 있다(위에서 관찰). 따라서 오른쪽 안쪽돌림근육은 반대쪽(왼쪽) 흔듦다리(swing limb)에 추진력 일부를 제공할 수 있으며, 이는 특히 오르막을 걷거나 걸음길이(stride length)를 증가시킬 때 유용하게 사용된다. 이 장의 후반부에서 설명되겠지만

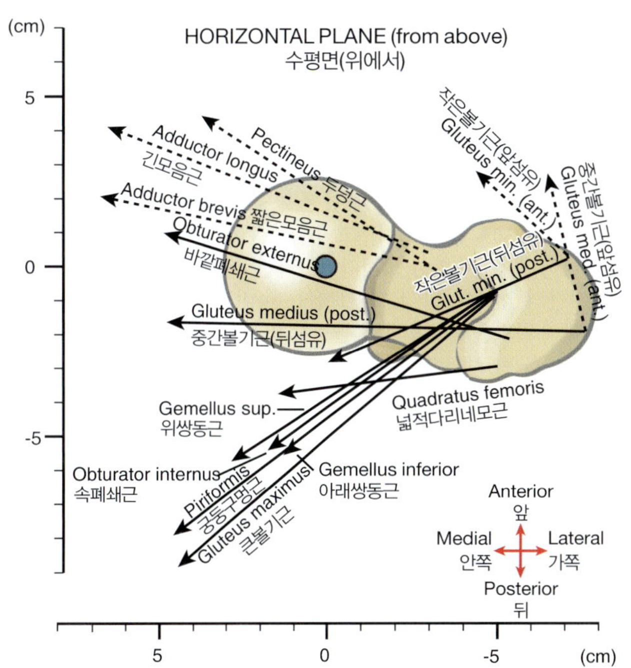


그림 12.34 수평면에 대한 여러 엉덩관절 근육의 힘선을 보여주고 있는 위면. 세로돌림축은 넓적다리뼈머리를 통과하여 위-아래 방향을 향하고 있다. 바깥돌림근육은 실선으로 나타내고 있고, 안쪽돌림근육은 점선으로 나타내고 있다.

넓적다리근막긴장근, 작은볼기근, 그리고 중간볼기근 또한 보행주기의 첫 30% 동안 엉덩관절 벌림근육으로 기능한다. 이러한 근육들의 활성은 보행주기의 첫 30% 동안 전두면에서 골반을 안정화시키는 데 필요하다.

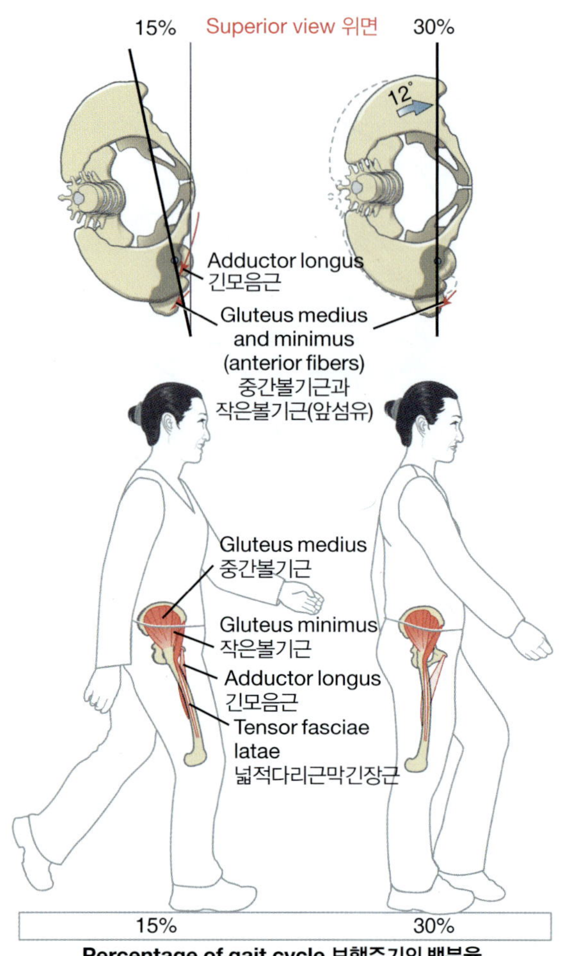


그림 12.35 오른쪽 엉덩관절에 있는 몇몇 안쪽돌림근육의 활성양상을 보행주기의 첫 30% 동안 보여주고 있다. (*좀 더 진한 빨간색*은 더 큰 근육 활성을 나타낸다.) 특별히 넓적다리근막긴장근, 작은볼기근의 앞섬유와 중간볼기근의 앞섬유, 그리고 긴모음근은 비교적 고정된 오른쪽 넓적다리뼈에 대해 골반을 수평면에서 돌림시키는 것을 보여주고 있다. (위쪽과 아래쪽 그림을 비교하라.)

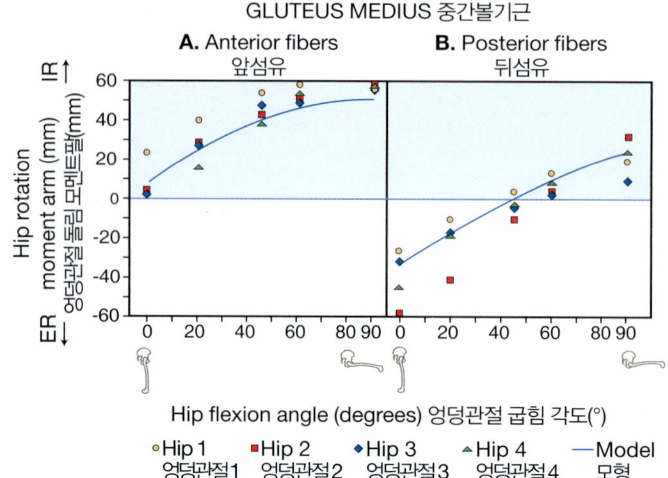


그림 12.36 엉덩관절 굽힘 각도에 따른 중간볼기근의 앞섬유와 뒤섬유의 수평면에서의 돌림 모멘트팔. (A) 앞섬유, (B) 뒤섬유. *IR*: 안쪽돌림 모멘트팔, *ER*: 가쪽돌림 모멘트팔. 가로(X)축에 있는 0°의 굽힘 각도는 엉덩관절의 해부학적 자세(중립위치)를 나타낸다. (Modified with permission from Neumann DA: Kinesiology of the hip: a focus on muscular actions, *J Orthop Sports Phys Ther* 40:82-94, 2010. Data based on a study originally published by Delp SL, et al.[73])

### *엉덩관절 굽힘과 함께 증가하는 능동적인 안쪽돌림 토크*

엉덩관절이 90° 굽힘에 근접함에 따라, 안쪽돌림근육의 안쪽돌림 토크 가능성은 상당히 증가한다.[73,76,77,194,227] 이것은 작은볼기근이나 중간볼기근의 앞섬유 같은 근육의 힘선을 모방하기 위해 뼈대모형과 실 한 가닥을 이용하여 실험을 해보면 명확하게 알 수 있다. 엉덩관절을 거의 90°에 가깝게 굽힘하면, 근육들의 힘선이 넓적다리뼈의 세로돌림축에 거의 평행한 상태에서 거의 수직인 상태로 방향이 바뀐다. 이러한 상황은 세로돌림축이 재위치된 넓적다리뼈몸통과 평행을 유지하기 때문에 일어난다. 예를 들어, Delp와 그의 동료들은 0°의 엉덩관절 굽힘에서 90°의 굽힘이 되면 중간볼기근 앞섬유의 안쪽돌림 모멘트팔은 8배나 증가한다고 보고하였다(그림 12.36A).[73] 심지어 중간볼기근의 뒤섬유(그림 12.36B), 궁둥구멍근, 큰볼기근의 앞(위)섬유, 그리고 작은볼기근의 뒤섬유와 같은 일부 바깥돌림근육조차도 엉덩관절이 약 60°를 넘어 굽힘을 하면 작용이 바뀌어 안쪽돌림근육이 된다.[73,227] 엉덩관절 굽힘이 증가함에 따라 많은 엉덩관절 돌림근육의 변화된 생체역학은 건강한 사람에서의 최대 노력의 안쪽돌림 토크가 엉덩관절이 펴되어 있을 때보다 90° 굽힘되었을 때 왜 35~55%가 더 커지는지를 부분적으로 설명할 수 있다.[26,37,56,180] 예를 들어, 중간볼기근 앞섬유의 증가된 토크 가능성은 매우 가파른 계단을 오르는 것과 같이 한쪽 다리로 지지하는 쪼그려 앉기(squat)와 관련된 힘든 활동 동안 골반을 전두면상에서 안정화시키는 데 자연스럽게 유리할 수 있다.

엉덩관절 굽힘에 따라 안쪽돌림 토크 가능성이 더 커지는 것이 일반 사람들에게는 여러 기능적 이점이 있을 수 있지만, 신경근육계통의 손상이 있는 사람들에게는 불리할 수 있다. 예를 들어, 앞서 설명한 운동학적 현상이 뇌성마비를 가진 사람들에서 흔히 관찰되는 과도하게 안쪽돌림되고 굽힘되는['웅크린(crouched)]' 보행양상을 어떻게 부분적으로 설명할 수 있는지 고려해보자.[129,251,303] 엉덩관절의 폄을 능동적으로 조절하는 능력이 빈약하다면(특히, 엉덩관절 굽힘근육의 과도한 타이트함이 동반된다면), 엉덩관절의 굽힘된 자세는 많은 엉덩관절 근육에 의한 안쪽돌림 토크의 가능성을 증가시킨다.[13,14,73] 추측이기는 하지만, 웅크린 보행(그리고 이와 관련된 엉덩관절 모음근육과 안쪽돌림근육에서의 증가된 장력)은 뇌성마비를 갖고 있는 보행 가능한 사람들에서 과도한 넓적다리뼈 앞경사(anteversion)의 지속에 기여할 수 있다. 이론적으로, 웅크린 보행양상은 강력한 폄근육이자 바깥돌림근육

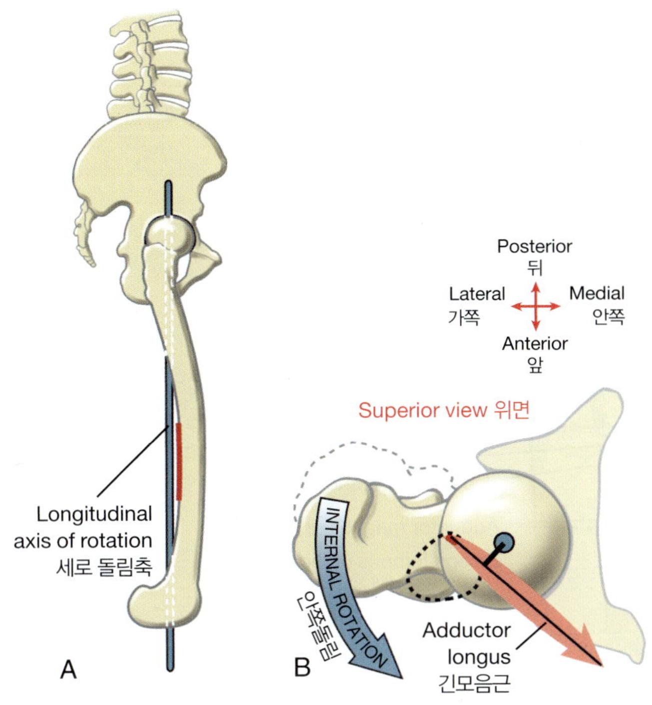


그림 12.37 이차적 엉덩관절 안쪽돌림근육으로서의 모음근육의 기능. (A) 넓적다리뼈몸통의 앞쪽 휘어짐 때문에, 거친선의 분절(*짧은 빨간색 선*)은 세로돌림축(*파란색 막대*)의 앞쪽을 지나간다. (B) 긴모음근의 수평의 힘선을 보여주고 있는 오른쪽 엉덩관절의 위면. 근육은 돌림축(*넓적다리뼈머리에 있는 작은 파란색 원*)의 앞쪽을 지나가는 힘을 발생시키기 때문에 안쪽돌림 토크를 유발시킨다. 긴모음근에 의해 사용된 모멘트팔은 굵은 검은색 선으로 나타내고 있다. 타원형의 검은색 점선은 긴모음근의 먼쪽부착부위 영역에서 넓적다리뼈의 중간몸통의 윤곽을 나타내고 있다.

인 큰볼기근의 활성 증진이나 근력강화에 의해 더 잘 조절될 수 있을 것이다. 예를 들어, 한쪽 다리 브릿지(single-limb bridge) 및 스텝 업(step-up)과 같은 운동은 뇌성마비를 가진 보행 가능한 사람들의 표본에서 큰볼기근을 상당히 활성시키는 것으로 나타났다.[67] 큰볼기근을 목표로 하는 것이 변화된 보행양상에 의미 있는 개선을 가져올 수 있는지는 아직 알려져 있지 않아, 추가적인 연구가 필요한 상황이다.

*엉덩관절 안쪽돌림근육으로서의 모음근육에 대한 생체역학*

일반적으로 신체가 해부학적 자세나 그 근처에 있을 때, 대부분의 모음근육은 엉덩관절에서 약간의 안쪽돌림 토크를 만들어 낼 수 있는 능력이 있다.[77,172,194,227] 그러나 대부분의 모음근육이 거친선(linea aspera)을 따라 넓적다리뼈의 *뒤*면에 부착된다는 것을 고려한다면, 이러한 작용은 이해하기 어려울 수 있다. 엉덩관절이 정상적인 해부학적 구조를 갖고 있다면, 모음근육의 짧아짐은 넓적다리뼈를 안쪽돌림보다는 *가쪽*돌림시키는 것으로 보일 것이다. 그러나 넓적다리뼈몸통의 자연스러운 앞쪽 휘어짐이 근육의 힘선에 영향을 미칠 수 있다는 것을 고려해야 한다. 넓적다리뼈몸통의 휘어짐에 의해 거친선의 대부분은 엉덩관절에 있는 세로돌림축의 *앞쪽*에 놓이게 된다(그림 12.37A). 그림 12.37B에서 설명되고 있는 것과 같이, 긴모음근과 같은 모음근육의 수평의 힘 성분은 돌림축의 *앞쪽*에 놓이게 된다. 따라서 이러한 모음근육으로부터의 힘은 모멘트팔과 함께 작용하여 안쪽돌림을 유발한다.

## 엉덩관절 폄근육

*해부학과 개별 작용*

일차적인 엉덩관절의 폄근육에는 큰볼기근, 넓적다리뒤근(즉 넓적다리두갈래근의 긴갈래, 반힘줄근, 그리고 반막근), 그리고 큰모음근의 뒤갈래가 있다(그림 12.38).[77] 중간볼기근의 중간섬유와 뒤섬유 그리고 큰모음근의 앞섬유는 이차적인 폄근육이다.[227] 엉덩관절이 적어도 약 70° 이상으로 굽힘된다면, 모음근육(두덩근은 제외할 수도 있음)은 엉덩관절의 폄을 보조할 수 있다.

*큰볼기근(gluteus maximus)*은 엉덩뼈, 엉치뼈, 꼬리뼈, 엉치결절인대와 뒤엉치엉덩인대, 그리고 인접 등허리근막의 뒤면에 다양한 몸쪽부착부위를 갖는다. 이 근육은 넓적다리근막(넓적다리근막긴장근과 함께)의 엉덩정강띠와 넓적다리뼈의 볼기근거친면에 정지한다. 엉덩관절에서, 큰볼기근은 일차적인 폄근육이자 바깥돌림근육이며 이차적인 벌림근육이다. 9장과 10장에서 설명하였듯이, 큰볼기근은 광범위한 인대와 근막으로의 부착을 통해 엉치엉덩관절과 허리영역을 안정화시키는 중요한 근육이기도 하다.[28,326]

*넓적다리뒤근(hamstring muscle)*의 3개의 이관절근육은 궁둥뼈결절에 몸쪽부착부위를 갖고 있으며 정강뼈와 종아리뼈에 먼쪽부착부위를 갖고 있다. 이러한 부착부위에 근거하여, 넓적다리뒤근은 엉덩관절을 폄시키고 무릎을 굽힘시키게 된다. 흔히 과소평가되는 엉덩관절 폄근육인 *큰모음근(adductor magnus)*의 뒤갈래에 대한 해부학과 기능은 엉덩관절의 모음근육에 대한 설명 단락에서 설명하였다.

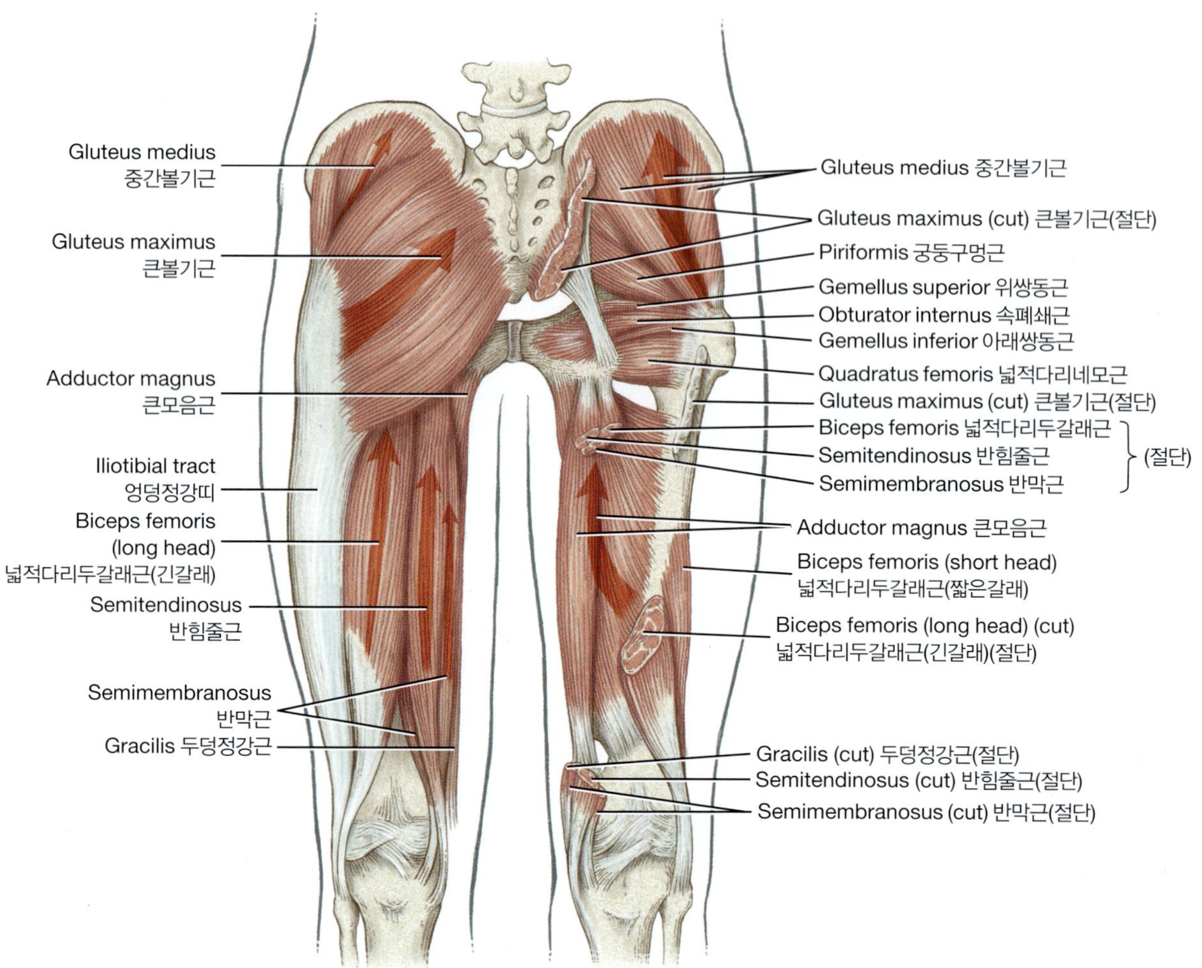


**그림 12.38** 엉덩관절 뒤쪽 근육들. 왼쪽은 큰볼기근과 넓적다리뒤근(넓적다리두갈래근의 긴갈래, 반힘줄근, 그리고 반막근)을 강조하고 있다. 오른쪽은 중간볼기근, 6개의 가쪽돌림근육 중 5개의 근육(즉 궁둥구멍근, 위쌍동근과 아래쌍동근, 속폐쇄근, 그리고 넓적다리네모근), 큰모음근, 그리고 넓적다리두갈래근의 짧은갈래를 노출시키기 위해 큰볼기근과 넓적다리뒤근을 절단하여 보여주고 있다.

그림 12.24는 일차적인 엉덩관절 폄근육의 힘선을 보여주고 있다. 폄된 위치에서, 큰모음근의 뒤갈래는 폄을 위한 가장 큰 모멘트팔을 갖는다, 큰모음근과 큰볼기근은 모든 폄근육 중에서 가장 큰 단면적을 갖고 있다.[328]

*전반적인 기능*

*넓적다리뼈에 대한 골반의 엉덩관절 폄*

다음 단락은 엉덩관절 폄근육이 넓적다리뼈에 대한 골반의 폄을 조절하는 두 가지의 다른 상황에 대해 설명하게 된다.

**골반의 뒤쪽기울임을 수행하는 엉덩관절 폄근육.** 허리위 몸통(supralumbar trunk)이 비교적 고정되어 있다면, 엉덩관절 폄근육과 배근육은 골반을 뒤쪽기울임시키는 짝힘으로 작용하게 된다(그림 12.39). 뒤쪽기울임은 엉덩관절을 약간 폄시키고 허리척주앞굽음을 감소시킨다.

골반을 뒤쪽기울임시키는 데 관여하는 근육의 역학은 골반의 앞쪽기울임에서 설명되었던 것과 일반적으로 유사하다(그림 12.28과 12.39를 비교하라). 2가지의 모든 기울임 작용에 있어, 엉덩관절과 몸통의 근육은 넓적다리뼈머리에 대한 골반의 비교적 짧은 운동호를 위해 짝힘을 형성한다. 서 있는 동안, 엉덩관절의 관절주머니인대와 엉덩관절의 굽힘근육에서 발휘된 장력은 일반적으로 골반의 뒤쪽기울임 끝범위를 결정하는데, 이는 허리뼈가 골반의 앞쪽기울임 끝범위를 제한하는 것과는 대조적이다.

**몸통의 앞쪽기울임을 조절하는 엉덩관절 폄근육.** 서 있는 동안 몸통을 앞쪽으로 기울이는 것은 매우 흔한 활동이다. 예를 들어, 싱크대 위에서 칫솔질을 위해 사용되는 몸통의 앞쪽기울임(forward lean)을 고려해보자. 거의 정적인 이런 자세에 대한 엉덩관절의 근육지지는 주로 넓적다리뒤근이 담당한다. 그림 12.40에서 보여주고 있는 앞쪽기울임의 두 단계를 고려해보자. 약간의 앞쪽기울임 동안(그림 12.40A), 체중은 엉덩관절에 있는 안-가쪽돌림축의 바로 앞쪽으로 이동된다. 이런 약간의 굽힘된 자세는 큰볼기근과

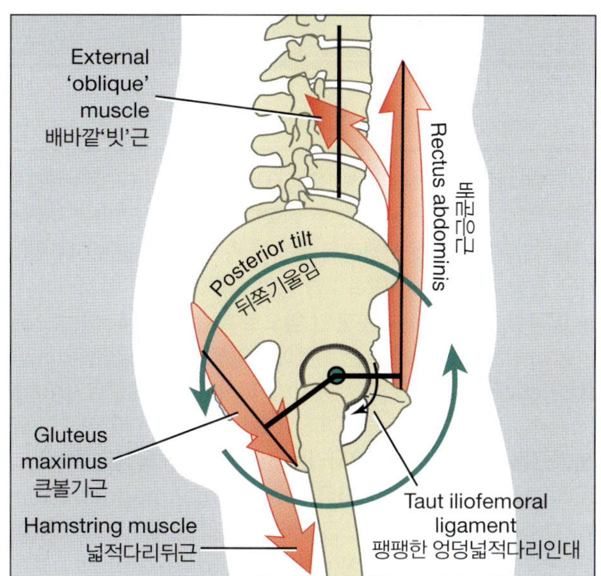


**그림 12.39** 넓적다리뼈가 고정된 상태에서, 골반을 뒤쪽기울임시키는 데 관여하는 대표적인 엉덩관절 폄근육(큰볼기근과 넓적다리뒤근)과 배근육(배곧은근과 배바깥빗근) 사이의 짝힘을 보여주고 있다. 각 근육무리의 모멘트팔은 짙은 검은색 선으로 나타내고 있다. 엉덩관절의 폄은 엉덩넓적다리인대를 신장시킨다.

넓적다리뒤근의 최소 활성에 의해 유지된다. 그러나 좀 더 큰 앞쪽기울임은 체중을 엉덩관절의 좀 더 앞쪽으로 이동시킨다(그림 12.40B). 이렇게 현저하게 굽힘된 자세를 지지하기 위해서는 넓적다리뒤근에서의 더 많은 근육활성을 필요로 한다. 그러나 이러한 위치에서 큰볼기근은 비교적 비활동 상태를 유지하게 되는데, 이는 촉지로 확인할 수 있고 근전도 자료로도 추론할 수 있다.[88] 넓적다리뒤근의 증가된 반응성(큰볼기근과는 대조적으로)은 생체역학적으로 그리고 생리적으로 설명될 수 있다. 앞쪽기울임은 엉덩관절 폄을 위한 넓적다리뒤근의 모멘트팔을 *증가*시켜 이 근육의 엉덩관절 폄 토크를 역학적으로 최적화시키는 반면,[138] 엉덩관절 폄을 위한 큰볼기근의 모멘트팔은 *감소*시킨다.[246] (그림 12.40에 있는 그래프에서 15° 지점과 30° 지점을 비교하라.) 따라서 몸통의 앞쪽기울임 시 엉덩관절 폄근육에서 요구되는 특정 양의 토크 발생을 위해, 넓적다리뒤근이 발생시켜야 하는 힘은 큰볼기근보다 적다. 또한 더 큰 앞쪽기울임은 엉덩관절과 무릎관절 둘 *다*를 가로지르는 넓적다리뒤근을 늘린다. 이렇게 늘어난 이관절근육에서 발생된 수동장력의 증가는 부분적으로 굽힘된 엉덩관절의 자세를 지지하는 데 도움이 된다. 이러한 이유 때문에, 넓적다리뒤근

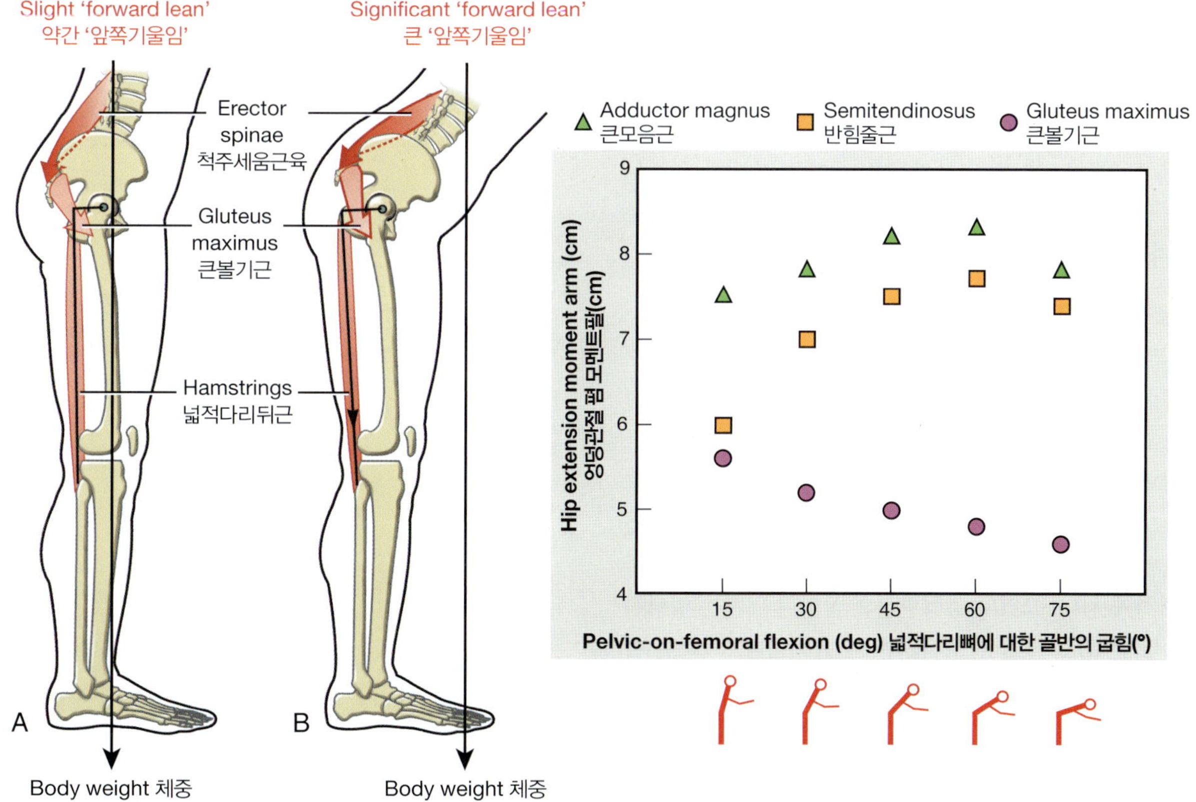


**그림 12.40** 넓적다리에 대한 골반의 앞쪽기울임(forward lean)을 조절하기 위해 작용하는 엉덩관절 폄근육을 보여주고 있다. (A) 약간의 몸통 앞쪽기울임에 따라, 체중의 힘은 엉덩관절에 있는 안–가쪽돌림축의 약간 앞쪽으로 이동한다. (B) 좀 더 큰 앞쪽기울임은 체중의 힘을 좀 더 앞쪽으로 이동시킨다. 엉덩관절의 큰 굽힘은 궁둥뼈결절을 뒤쪽으로 돌림시켜, 엉덩관절 폄을 위한 넓적다리뒤근의 모멘트팔을 증가시키게 된다. 팽팽한 선(신장된 넓적다리뒤근 내에서 화살표 머리를 갖고 있는 선)은 증가된 수동장력을 나타낸다. (A)와 (B)에 있어, 근육에 부과된 상대적인 활성 요구는 빨간색의 상대적 농도로 보여주고 있다. 오른쪽의 그래프는 앞쪽기울임에 따라 엉덩관절 폄을 위해 선택된 엉덩관절 폄근육의 모멘트팔 길이를 보여주고 있다.[246]

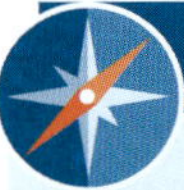

## SPECIAL FOCUS 12.5

### 기능적 및 치료적 목적을 위해 큰볼기근 활성을 최대화하기: 방법과 이유?

그림 12.41에서 설명되는 것과 같은 다관절 운동 동안 큰볼기근에 부과되는 요구는 실제로 놀랄 만큼 크다. 이런 우세한 근육의 약화나 조절 불량은 다리 전체에 걸친 움직임의 질과 힘을 붕괴시킬 수 있다.[47,50,135] 큰볼기근의 강화 또는 조절의 향상을 목적으로 하는 운동은 비접촉성 앞십자인대 손상, 넓적다리절구충돌, 비정상적인 무릎넓적다리관절의 이동경로, 엉덩정강띠증후군, 그리고 흔히 뇌성마비와 관련된 웅크린 또는 굽힘된 보행을 포함한 광범위한 움직임 관련 병리를 치료하고 예방하기 위해 사용되어 왔다.[19,48,50,67,275] 큰볼기근을 자극하기 위해 설계된 운동은 일반적으로 엉덩관절 (그리고 종종 무릎) 폄, 바깥돌림, 그리고 벌림을 포함한다. 이러한 움직임은 똑바로 선 체중부하 자세, 기댄 자세, 또는 이러한 자세들의 조합을 통한 자세에서 개별적으로 수행되거나 조합하여 수행될 수 있다. 구체적이고 비교적 강도가 높은 운동에는 스텝 업(step-up), 쪼그려 앉기(squat), 런지(lunge), 엉덩관절로 역기 밀기(barbell hip thrust), 데드 리프트(dead lift), 그리고 로만의자(Roman chair)나 좌식형 척추 폄 기구(seated back extension machine)의 사용이 흔히 포함된다. 큰볼기근은 다른 일차적인 엉덩관절 폄근육으로부터 분리하여 단독으로 활성시키는 것이 어렵기 때문에, 이 근육을 보다 구체적으로 겨냥하는 전략들이 제안되어 왔다.[9,20,62,214,261] 예를 들어, Cannon 등은 비교적 간단하지만 집중적인 "큰볼기근 활성 프로그램"을 실시한 후, 좀 더 어려운 체중부하 운동(예, 양쪽다리 쪼그려 앉기 또는 한쪽다리 쪼그려 앉기)을 수행하도록 하였을 때 큰볼기근의 신경근육 동원이 증가되었음을 보여주었다.[50] 큰볼기근 활성 프로그램은 연속 7일 동안 하루에 두 번 실시되며, 밴드 저항을 이용한 세 가지 등척운동인 옆으로 누운 자세에서의 조개운동(side-lying clam), 옆으로 누운 자세에서의 엉덩관절 벌림(side-lying hip abduction), 네발기기 자세에서의 '파이어 하이드런트'(quadruped 'fire-hydrant')로 구성되었다. (이런 운동들은 다양한 기능을 가진 큰볼기근을 효과적으로 활성시키는 3평면에서의 동작을 대표한다는 점에 유의하라.) 두개경유자기자극(transcranial magnetic stimulation, TMS)을 이용한 근거는 집중적인 큰볼기근 활성 프로그램이 실제로 이 근육의 피질운동 흥분성(corticomotor excitability)을 증가시킨다는 점을 강하게 시사한다.[50,89] 큰볼기근을 위한 집중적이고, 단기간이며, 동작 특이적인 프로그램이 중추신경계의 '프라이밍(priming)'을 유발하여, 이후의 더 도전적인 운동을 하였을 때 근력 증진이나 신경근육 조절의 개선에 좀 더 효과적으로 나타나는 것이 가능할까? TMS의 이용이 증가함에 따라, 아마도 이러한 질문이나 임상적으로 중요한 다른 질문들도 더 많이 다뤄질 수 있을 것이다.

은 앞쪽기울임 동안 엉덩관절을 지지하는 데 특히 적합한 것으로 보인다. 신경계는 몸통의 앞쪽기울임을 지지하기 위해 늘어난 넓적다리뒤근을 동원하는 반면, 큰볼기근은 계단을 빠르게 오르는 것과 같은 더 강력한 엉덩관절 폄 활동을 위해 예비적으로 남겨둠으로써 에너지 효율을 최적화하기 위해 노력할 것이다.

#### *골반에 대한 넓적다리뼈의 엉덩관절 폄*

하나의 근육무리로서, 엉덩관절 폄근육은 신체를 앞쪽과 위쪽으로 빠르게 가속시키기 위해 골반에 대한 넓적다리뼈의 엉덩관절 폄 토크를 크고 강력하게 발생시켜야 하는 경우가 많다. 예를 들어, 가파른 언덕을 오를 때 오른쪽 엉덩관절 폄근육에 부과되는 요구를 고려해 보자(그림 12.41). 등산가가 무거운 배낭을 메고 있을 때 오른쪽 엉덩관절의 굽힘된 위치는 엉덩관절에 큰 *외적인* (굽힘) 토크를 가하게 된다. 그러나 엉덩관절의 굽힘된 위치는 엉덩관절 폄근육이 더 큰 폄 토크를 발생시키는 데 유리하다.[320] 뿐만 아니라 엉덩관절이 두드러지게 굽힘된다면 많은 모음근육들이 폄 토크를 생산할 수 있으며, 이는 일차적인 엉덩관절 폄근육을 보조하게 된다. 허리 폄근육의 활성은 굽힘된 몸통을 지지하는 데 도움이 되며 강력하게 활성된 엉덩관절 폄근육의 안정된 몸쪽부착부위를 유지하기 위한 골반의 안정화에도 관여한다.

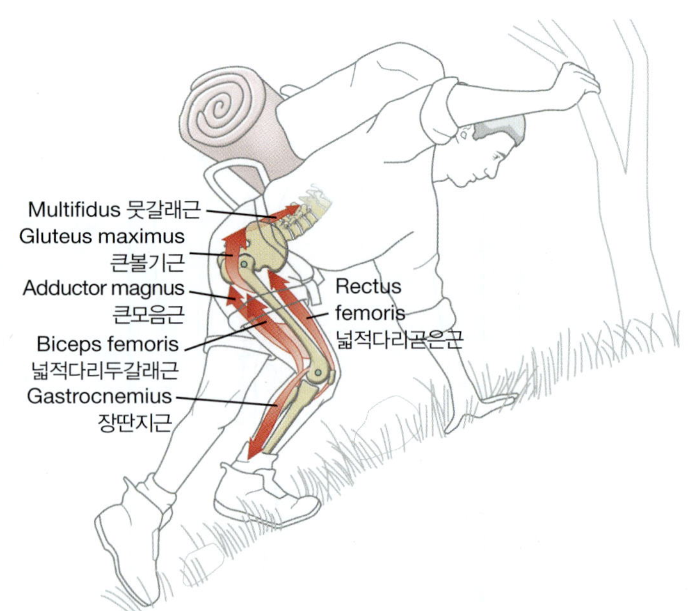


**그림 12.41** 외적인 부하를 메고 산을 오를 때 비교적 높은 요구가 엉덩관절, 무릎, 그리고 발목을 가로지르는 많은 근육들에 부과된다. 또한 골반의 위치를 안정화시키기 위해 허리 폄근육(예를 들면, 허리뭇갈래근)의 활성도 요구된다. 엉덩관절과 무릎에 있는 안-가쪽돌림축에 주목하라.

그림 12.41은 등산, 전력질주, 자전거 타기, 또는 점프와 같이 엉덩관절과 무릎의 폄 그리고 발목의 발바닥쪽굽힘이 결합된 활동들에 특히 연루되는 다리의 많은 근육들 사이의 기능적 상호의존을 강조하고 있다. 예를 들어 그림 12.41에서 보여주고 있는 것

과 같이, 산을 오르는 활동을 수행하는 데 필요한 2개의 필수 근육인 넓적다리곧은근과 큰볼기근 사이의 운동역학적 상호작용을 고려해보자. 체중(그리고 짊어지고 있는 외적인 부하)뿐만이 아니라 넓적다리뒤근과 장딴지근(gastrocnemius)의 동시 활성에 의해 발생된 능동적인 무릎의 큰 굽힘 토크를 상쇄하기 위해 넓적다리곧은근에 의한 무릎의 큰 폄 토크가 요구된다. 넓적다리곧은근은 이관절 근육이기 때문에, 무릎을 폄시키기 위해 이 근육에서 생산된 큰 힘은 필연적으로 엉덩관절의 폄 움직임에 역학적으로 역효과를 초래하는 큰 *엉덩관절 굽힘 토크*에도 기여하게 된다. 따라서 큰볼기근 및 큰모음근과 같은 근육은 넓적다리곧은근의 활성으로 발생하는 엉덩관절의 굽힘 토크를 *상쇄하고 그보다 더 큰* 토크를 발생시켜야 한다. 그렇게 해야 엉덩관절의 폄근육이 신체를 위쪽과 앞쪽으로 가속시키게 된다.

## 엉덩관절 벌림근육

### *해부학과 개별 작용*

일차적인 엉덩관절의 벌림근육에는 중간볼기근, 작은볼기근, 그리고 넓적다리근막긴장근이 있다. 앞으로 설명되겠지만, 일차적인 엉덩관절 벌림근육의 중요 기능은 걷기의 디딤기 동안 골반의 전두면 안정성을 제공하는 것이다. 궁둥구멍근, 넓적다리빗근, 넓적다리곧은근, 그리고 큰볼기근의 앞(또는 위)섬유는 이차적인 엉덩관절의 벌림근육으로 고려된다.[227]

*중간볼기근*(*gluteus medius*)은 앞볼기근선(anterior gluteal line)의 위쪽인 엉덩뼈의 바깥면에서 시작하는 넓은 근육이다. 이 근육의 먼쪽에 있는 힘줄은 큰돌기(greater trochanter)에 부착하는데(그림 12.38 참조), 좀 더 명확히 말한다면 큰돌기의 위–뒤면과 가쪽면이다(그림 12.6 참조).[134,257] 가쪽으로 돌출된 큰돌기에 먼쪽 부착부위를 가짐으로써, 중간볼기근은 엉덩관절의 벌림을 수행하는 데 뛰어난 지레작용을 제공받게 된다(그림 12.30 참조).[286] 중간볼기근은 엉덩관절 벌림근육 중 가장 크며, 일차적인 벌림근육 단면적의 60~65%를 차지한다.[59,90] 넓은 부채꼴 모양의 중간볼기근은 3가지의 기능적 섬유무리인 앞섬유, 중간섬유, 그리고 뒤섬유를 갖는 것으로 고려되어 왔다.[277] 모든 섬유들이 엉덩관절의 벌림에 기여하지만, 해부학적 자세에서 앞섬유와 뒤섬유는 수평면 작용에 대해 서로 대항근으로 작용한다.

*작은볼기근*(*gluteus minimus*)은 중간볼기근의 깊은쪽과 약간 앞쪽에 놓여 있다(그림 12.42). 작은볼기근은 엉덩뼈에 있는 앞볼기근선과 아래볼기근선 사이에 몸쪽부착부위를 갖고 큰돌기의 앞면에 먼쪽부착부위를 갖는다(그림 12.6 참조).[90] 또한 이 근육의 먼쪽 부착의 일부는 엉덩관절의 관절주머니와도 섞이게 된다.[134,317] 이러한 근육 부착은 동작 동안 관절주머니의 충돌을 방지하는 기전으로 관절주머니의 이 지점을 관절에서 멀어지도록 당길 수 있다.

작은볼기근은 중간볼기근보다 작아서, 일차적인 엉덩관절 벌림근육 단면적의 약 20~30%를 차지한다.[59,90] 작은볼기근의 모든 섬유들은 벌림에 기여한다. 또한 좀 더 앞쪽의 섬유는 안쪽돌림과 굽힘에도 기여하며, 대부분의 뒤섬유는 바깥돌림에도 기여한다.

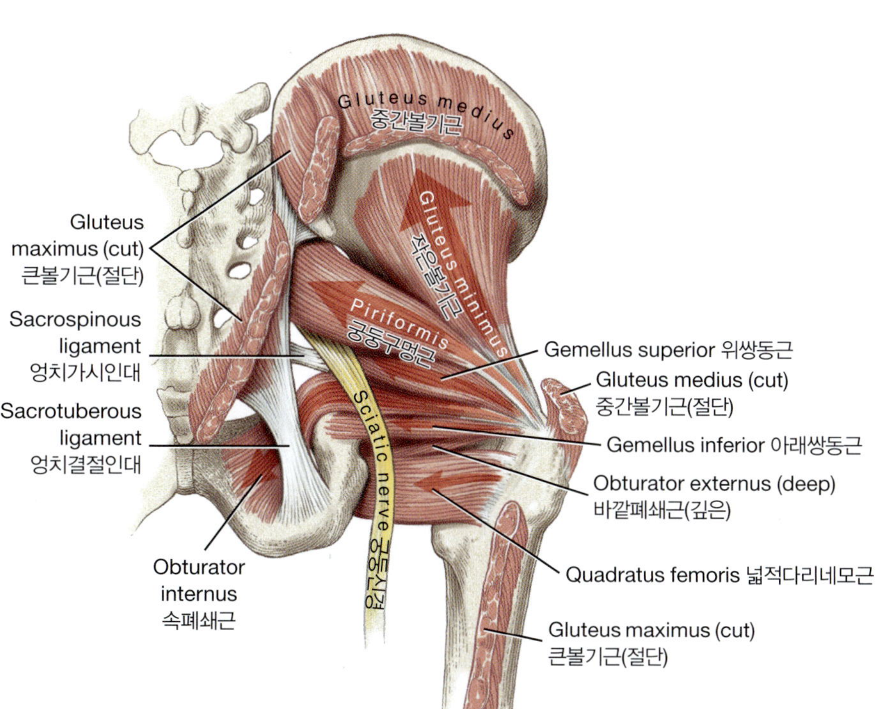


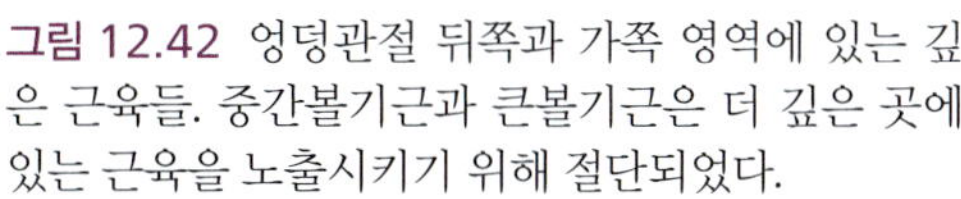
**그림 12.42** 엉덩관절 뒤쪽과 가쪽 영역에 있는 깊은 근육들. 중간볼기근과 큰볼기근은 더 깊은 곳에 있는 근육을 노출시키기 위해 절단되었다.

작은볼기근에 대한 미세전선 EMG 분석에서는 앞섬유와 뒤섬유가 걷기의 디딤기에서 약간 다른 시점에서 각각 가장 활동적이라고 보고하였는데, 이는 앞섬유와 뒤섬유가 엉덩관절을 안정화시키는 데 있어 약간씩 다른 역할을 한다는 것을 제안한다.[276]

*넓적다리근막긴장근*(*tensor fasciae latae*)은 일차적인 3개의 엉덩관절 벌림근육 중 가장 작으며, 일차적인 벌림근육 단면적의 약 4~10%만을 차지하고 있다.[59,60] 넓적다리근막긴장근의 해부학은 이 장의 앞부분에서 논의되었다.

일차적인 엉덩관절 벌림근육은 엉덩관절을 안쪽으로 돌림시키거나 바깥쪽으로 돌림시킬 수 있다는 점을 주목할 필요가 있다. 이론적으로, *순수한* 능동적인 벌림이 발생하기 위해서는 벌림근육들이 서로의 원치 않는 수평면 토크를 중화(또는 상쇄)시켜야 한다.

### *엉덩관절 벌림근육기전: 걷기 동안 전두면에서의 골반 안정성의 조절*

엉덩관절 벌림근육의 일차적인 기능은 걷는 동안 전두면에서 골반을 역학적으로 안정화시키는 토크를 발생시키는 것이다. 따라서 디딤기의 대부분에 걸쳐, 엉덩관절 벌림근육은 이러한 기능을 능동적으로 수행한다(그림 12.35와 15.29A 참조). 엉덩관절 벌림근육은 전두면뿐만 아니라 앞서 언급한 바와 같이 수평면에서도 골반을 조절하는 우세한 역할을 한다.

엉덩관절 벌림근육에 의해 생산된 벌림 토크는 보행의 *한다리지지기*(*single-limb-support phase*) 동안 특히 중요하게 작용한다. 이러한 단계 동안, 반대쪽 다리는 지면에서 떨어져 앞쪽으로 전진하게 된다. 디딤다리(stance limb)에서의 충분한 벌림 토크가 없다면, 골반은 역학적으로 불안정해져 흔듦다리(swing limb) 쪽으로 내려가는 것을 조절할 수 없게 된다. 엉덩관절 벌림근육의 활성은 큰돌기의 바로 위쪽에 있는 중간볼기근을 촉지하여 쉽게 확인할 수 있다. 예를 들어, 오른쪽 중간볼기근은 왼쪽 다리가 지면으로부터 들릴 때 단단해진다.

### *엉덩관절 벌림근육기전: 엉덩관절에서의 압박력 생산에 대한 우세한 역할*

그림 12.43은 걷기의 중간디딤기(midstance phase) 시에 요구되는 것과 유사하게 한다리지지 동안 오른쪽 엉덩관절의 전두면 안

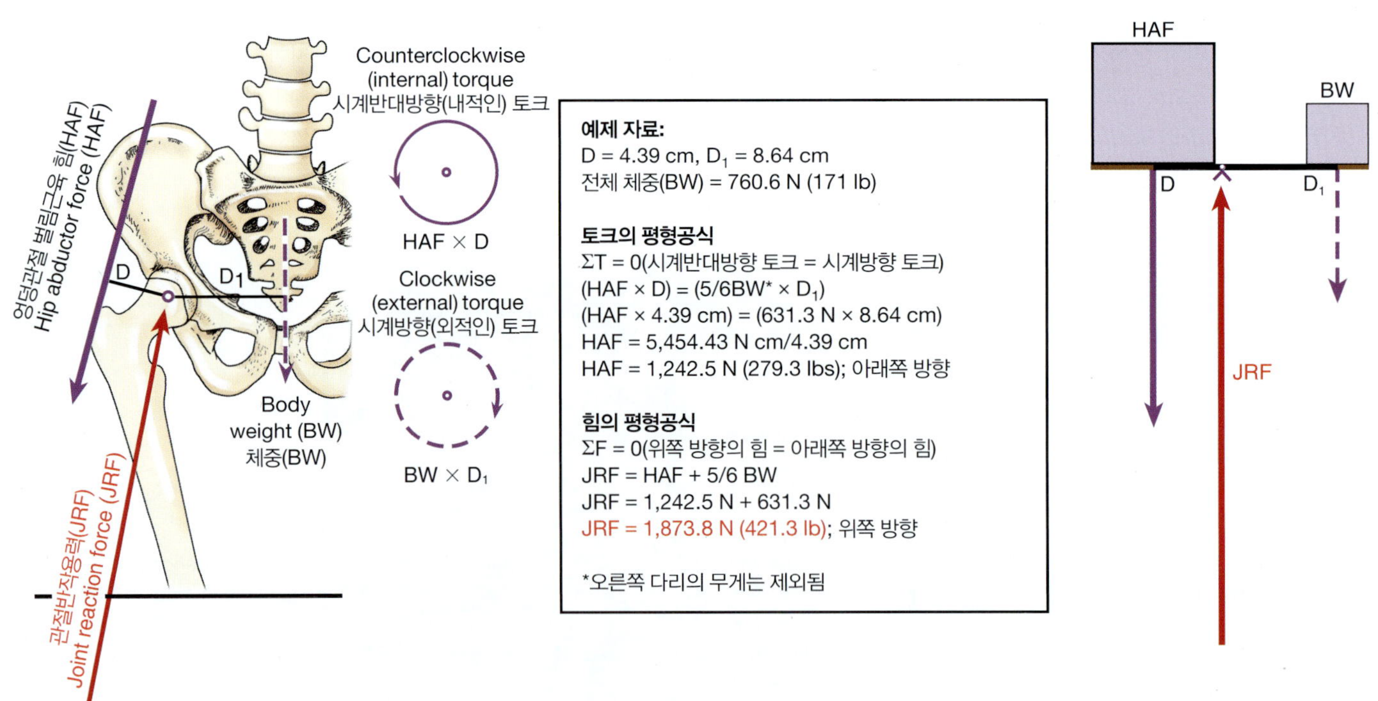


**그림 12.43** 오른쪽 엉덩관절에 대한 한다리지지 동안 오른쪽 엉덩관절 벌림근육의 기능을 보여주고 있는 전두면 도해. 왼쪽의 그림은 골반과 몸통이 오른쪽 엉덩관절에 대해 정적인 (선형과 돌림) 평형상태에 있다고 가정한다. *시계반대방향의 토크*(*실선의 원*)는 오른쪽 엉덩관절 벌림근육의 힘(HAF) 곱하기 내적인 모멘트팔(*D*)이고, *시계방향의 토크*(*점선의 원*)는 체중(BW) 곱하기 외적인 모멘트팔($D_1$)이다. 이 시스템은 평형상태에 있다고 가정되기 때문에, 전두면에서의 토크들은 크기는 같고 방향은 반대가 된다: HAF × D = BW × $D_1$. 시소 모형(*오른쪽 그림*)은 한다리지지 동안의 중요 운동역학적 결과를 단순화시킨 것이다. 관절반작용력(JRF)은 시소의 받침점(엉덩관절)을 통과하고 있다. 삽입 글상자 안에 제시된 예제 자료는 토크와 힘의 평형공식에 사용된다. 이러한 공식은 한다리지지 동안에 발생되는 엉덩관절 벌림근육의 힘과 관절반작용력의 대략적인 크기를 추정하게 해준다. (수학적으로 단순화하기 위해, 계산은 모든 힘들이 수직 방향으로 작용하고 있다고 가정한다. 이러한 가정은 결과에서 어느 정도의 오차를 보이게 된다. 또한 단순화를 위해, 모든 모멘트팔은 양의 수치를 갖는다.)

정성 유지에 관여하는 중요 요인들을 보여주고 있다. 능동적인 엉덩관절 벌림근육에 의해 생성된 힘과 체중에 의해 생성된 힘은 넓적다리뼈머리에 대한 (전두면 내에서의) 골반의 위치와 안정성을 조절하는 상반된 토크를 만들어낸다. 한다리지지 동안, 골반을 시소(see-saw)와 비교한다면 넓적다리뼈머리는 받침점으로 표현될 수 있다. 시소가 균형을 잡고 있을 때, 오른쪽 엉덩관절 벌림근육의 힘(hip abductor force, HAF)에 의해 생산된 시계반대방향(내적인) 토크는 체중(body weight, BW)에 의해 유발된 시계방향(외적인) 토크와 똑같다. 이런 반대되는 두 토크의 균형을 *정적인 돌림평형*(*static rotary equilibrium*)이라 한다.

한다리지지 동안, 엉덩관절 벌림근육(특히, 중간볼기근)은 엉덩관절을 가로지르는 수직 압박력의 대부분을 생산한다.[64] 이런 중요한 사항은 그림 12.43의 모형으로 소개되고 있다.[222,225] 엉덩관절 벌림근육에 의해 사용된 내적인 모멘트팔(D)은 BW에 의해 사용된 외적인 모멘트팔($D_1$)의 약 절반 길이가 된다.[219] 이러한 길이에서의 차이 때문에, 엉덩관절 벌림근육은 한다리지지 동안 안정성을 성취하기 위해 BW의 *2배*나 되는 힘을 생산해야 한다. 따라서 매 걸음마다, 엉덩관절 벌림근육으로 생산된 힘과 BW의 중력 당김으로 생산된 힘의 결합에 의해 절구는 넓적다리뼈머리 쪽으로 당겨진다. 정적인 선형평형(static linear equilibrium)을 성취하기 위해, 이러한 아래쪽 방향의 힘은 크기는 같으나 방향이 거의 반대인 관절반작용력(joint reaction force, JRF)에 의해 상쇄된다(그림 12.43). JRF는 수직에서 10~15° 정도 기울어진 방향으로 작용하며, 이 각도는 엉덩관절 벌림근육 힘벡터의 방향에 의해 강력하게 영향을 받는다.[142]

그림 12.43에서 제시된 예제 자료는 한다리지지 동안 HAF와 이에 해당하는 JRF의 대략적인 크기를 어떻게 추정하는지 보여주고 있다. (단순함을 위해, 시소 모형에서 보여주고 있는 것처럼 모든 힘들이 수직으로 작용하고 있다고 가정된다.) 계산에서 보여주고 있는 것과 같이, 위쪽 방향을 향하는 1,873.8 N (421.3 lb)의 JRF는 체중이 760.6 N (171 lb)인 사람이 오른쪽 다리로 한다리지지를 한 상태에 있을 때 일어난다. 이러한 반작용력은 BW의 약 2.5배이며, 이러한 *반작용력의 66%는 엉덩관절 벌림근육으로부터 나온다*. 사람이 걷고 있다면, 넓적다리뼈머리에 대한 골반의 가속도 때문에 JRF는 심지어 더 커지게 된다. 3차원의 컴퓨터 모형이나 엉덩관절의 인공관절에 삽입된 변형측정기(strain gauge)로 직접적인 측정에 근거한 자료에 따르면, 걷기 동안 관절압박력은 BW의 거의 3배에서 거의 4배에 이른다고 보고되고 있다.[53,64,291] 달리기 또는 계단이나 경사로를 오르고 내릴 때, 이러한 힘은 최소 BW의 5배 또는 6배까지 증가할 수 있다.[263] JRF는 걷기 속력이 증가하거나 뚜렷한 보행편차와 관련될 때 증가하게 된다.[53,64]

엉덩관절 벌림근육이 한다리지지 동안 압박력에 상당히 기여하지만, 이런 벌림근육 및 다른 근육들은 전두면을 벗어나서 수행되는 비보행 활동들 동안에도 엉덩관절의 힘에 상당히 기여한다. 예를 들어 바로 누운 자세에서 능동적으로 수행된 '뻗은다리올림'은 BW의 약 1.4배에 이르는 엉덩관절 JRF를 발생시키는데, 이는 평지를 걸을 때 자연스럽게 생산되는 관절 힘의 약 50%에 해당한다.[271] 뿐만 아니라, 바로 누운 자세에서 한쪽 엉덩관절로 '브릿지(bridging)'운동을 수행하는 것은 걷기 동안에 생산된 힘과 유사하게 BW의 약 3배의 엉덩관절 JRF를 발생시킨다. 이러한 힘의 크기는 전엉덩관절성형술(total hip arthroplasty)이나 골절 복구와 같은 엉덩관절 수술 이후 환자에게 운동을 처방할 때에는 반드시 유념해야 한다.

대부분의 상황에서, 잘 발달되거나 건강한 엉덩관절에 작용하는 엉덩관절 벌림근육이나 다른 근육들에 의한 힘은 절구에 대한 넓적다리뼈머리의 안정화, 관절연골의 영양공급에 대한 보조, 그리고 성장기 어린이에 있어 관절구조의 정상적 발달과 형성을 위한 자극 제공과 같은 중요한 생리적 기능을 수행한다. 관절연골과 해면뼈는 일반적으로 큰 힘들을 안전하게 분산시켜 관절을 보호한다. 그러나 관절염이나 관절연골의 손상이 있는 엉덩관절은 더 이상 이러한 보호를 제공해 줄 수 없게 될 것이다.

### *엉덩관절 각도에 따른 최대 벌림 토크의 다양성*

근육무리의 내적인 토크와 관절각도 사이의 독특한 관계는 근육에 자연스럽게 부과된 기능적 요구에 대한 이해의 관점을 제공해준다. 예를 들어, 그림 12.44에 제시된 도표의 형태는 벌림근육이 길어질 때 최대 토크(가장 큰 근력)를 생산한다는 것을 명확히 보여주고 있다.[219] 최대 토크는 엉덩관절이 중립위치(0°)를 약간 넘

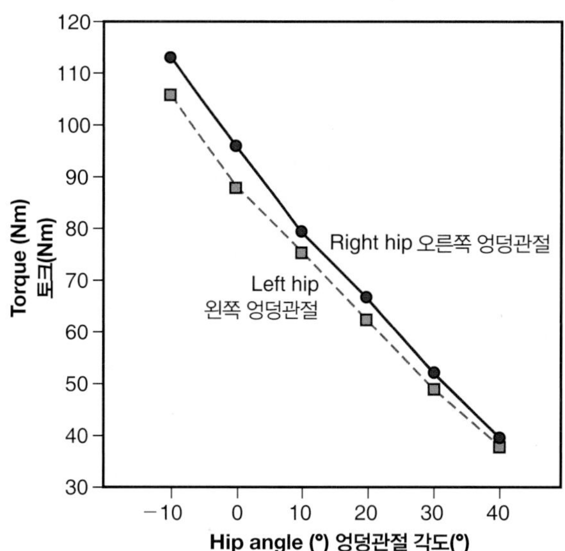


**그림 12.44** 이 도표는 건강한 30명의 대상자들이 수행한 최대노력의 등척 엉덩관절 벌림 토크에 대한 전두면에서의 엉덩관절 가동범위의 영향을 보여주고 있다.[219] −10°의 엉덩관절 각도는 근육이 가장 긴 길이에 있게 되는 모음된 위치를 나타낸다. 자료는 오른쪽과 왼쪽 둘 다에 대해 보여주고 있다.

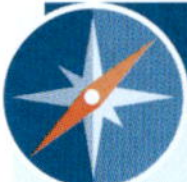

SPECIAL FOCUS 12.6

## 큰돌기통증증후군

큰돌기통증증후군(greater trochanteric pain syndrome, GTPS)은 중간볼기근과 작은볼기근의 먼쪽힘줄 부착부위의 퇴행성 변화나 파열이 연루되고, 일부의 경우에는 윤활주머니염(bursitis)이 동반된다.[85] GTPS는 가쪽 엉덩관절 통증의 일차적인 원인이 될 수 있으며, 주로 40~50대 여성에서 가장 흔하게 발생한다.[109,201] 전형적인 징후로는 큰돌기(볼기근들이 부착하는 곳)나 그 근처에서의 압통, 약화된 엉덩관절 벌림, 그리고 엉덩관절 벌림근육의 약화나 통증에 일치하는 보행편차(이 장의 후반부에서 설명됨)가 있다.[4] 증상은 한쪽다리로 서 있기, 계단이나 언덕 오르기, 또는 오래 시간 걷기와 같이 엉덩관절 벌림근육에 높거나, 지속되거나, 또는 반복되는 힘을 요구하는 활동들에 의해 흔히 악화된다. 엉덩관절 영역에서의 모든 통증과 마찬가지로, 관련된 동반질환과 허리영역에서 비롯된 연관통(referred pain)도 반드시 배제해야 한다.

GTPS를 유발하는 근본적인 병리는 중간볼기근과 작은볼기근의 힘줄병증(tendinopathy)이다. MRI에서는 문제가 발생된 힘줄의 두꺼워짐 또는 얇아짐 그리고 부분적 또는 완전 파열이 관찰된다.[5,57,109] 파열은 큰돌기의 가쪽면과 위-뒤면에 부착하는 중간볼기근의 힘줄에서 좀 더 자주 발생한다.[5] GTPS 사례의 최대 20%에서 윤활주머니염이 연관될 수 있으며, 이는 중간볼기근과 작은볼기근의 먼쪽부착부위의 밑면에 위치한 윤활주머니에서 발생하거나 좀 더 흔하게는 큰돌기의 뒤-아래면의 위쪽 및 큰볼기근의 바로 아래쪽에 위치한 윤활주머니에서 발생한다.[109,184,329]

중간볼기근 또는 작은볼기근의 힘줄병증과 관련된 병리는 돌림근띠(rotator cuff)의 병리와 유사한 특징을 갖는다.[69] 이러한 이유 때문에, GTPS는 '엉덩관절의 돌림근띠증후군'이라고도 불린다. 가시위근힘줄과 볼기근힘줄 모두 뼈에 인접한 힘줄의 밑면에서 퇴행성 변화를 보이는 경향이 있다. 통증은 대개 GTPS와 돌림근띠증후군 모두에서 서서히 나타나고 만성적으로 진행되며, 일반적으로 단일 사건에 의한 급성 파열보다 마모성 파열이나 퇴행이 연루된다. 이런 근육들에서 발생하는 퇴행성 변화는 조직이 어느 정도의 역학적 스트레스를 흡수하고 견디는 데 실패하는 것과 관련이 있다. 보행의 매 디딤기마다 요구되는 강하게 활성된 볼기근으로부터의 힘은 해당 힘줄에 비교적 크고 반복적인 스트레스를 가하게 된다. 이러한 스트레스는 힘줄이 뼈로부터 *멀리* 당겨질 때 *장력*으로 발생할 수 있지만, 힘줄 먼쪽 부위의 밑면이 뼈와 윤활주머니 쪽을 향해 깊은쪽으로 당겨질 때의 압박으로도 발생할 수 있다. 압박 스트레스의 크기는 넓적다리근막긴장근의 활성으로 부분적으로 발휘된 넓적다리근막에서의 힘이 동시에 작용하면 영향을 받을 수 있다. 이런 복합체가 빳빳해지면 큰돌기의 위-가쪽을 감싸는 볼기근의 힘줄을 깊은쪽으로 밀어내어, 볼기근의 힘줄에 가해지는 국소화된 압박을 증폭시킬 수 있다.[109] 시간이 지남에 따라, 반복된 압박 스트레스는 힘줄 정지부의 조직 바탕질(matrix)을 손상시키고 약화시킬 수 있다. 이런 결과로 발생한 힘줄의 작은 파열이나 마모는 이론적으로 힘줄의 온전하고 건강한 부분에 더 큰 스트레스를 가하게 되며, 이는 또한 해당 조직을 퇴행에 취약하게 만든다.

이론적이기는 하지만, GTPS에 기여하는 한 가지 인자는 중간볼기근과 작은볼기근 약화의 이전 병력 또는 벌림 토크의 감소가 관련이 있을 수 있다. 볼기근 약화의 상황은 좀 더 얕은쪽에 있는 엉덩관절의 벌림근육기전(즉, 넓적다리근막긴장근 및 이와 연관된 넓적다리근막)에 대한 보상적 요구를 증가시킬 수 있다. 이러한 보상작용이 매 걸음주기마다 일어난다면, 볼기근 힘줄은 닳아 없어지는 마모성 퇴행이나 심지어는 파열에 이를 수 있다. 이러한 상황을 좀 더 잘 치료하기 위해서는 GTPS의 발병기전을 좀 더 이해할 수 있도록 더 많은 생체역학적 연구와 조직학적 연구가 필요할 것이다.

GTPS를 위해 제시된 보존적 치료에는 항염증제 사용, 코티코스테로이드 또는 혈소판 풍부 혈장 주사(platelet-rich plasma), 침범된 엉덩관절의 반대쪽 손으로 지팡이 사용, 행동수정, 환자 교육, 그리고 운동이 있다.[109,201,204] Grimaldi와 Fearon은 엉덩관절의 *모음*(넓적다리뼈에 대한 골반의 모음과 골반에 대한 넓적다리뼈의 모음 모두)이 포함되는 활동이나 운동을 제한하는 물리치료적 접근법을 제안했다.[109] 이러한 예방조치는 엉덩관절 모음이 커질수록 넓적다리근막긴장근 및 이와 관련된 가쪽넓적다리근막이 엉덩관절의 가쪽면에서 신장됨에 따라 볼기근 힘줄의 정지부에 대한 압박성 스트레스를 증가시킬 수 있다는 가능성에 근거한 것이다. 또한, 초기 물리치료 기간에는 *엉덩관절의 모음을 제한*하는 자세에서 통증을 유발하지 않는 *등척* 벌림 운동을 포함시킬 수 있다. Grimaldi와 Fearon이 자세히 설명한 바와 같이,[109] 환자가 견딜 수 있을 때 비등척 유형의 운동에서 더 큰 저항을 적용하는 방법을 신중하게 포함시킬 수 있다.

보존적 치료가 실패할 경우, 힘줄의 수술적 복구가 필요할 수 있다. 개방형 수술법과 내시경수술법 모두 좋은 결과를 제시한다고 보고되고 있다.[5,57,201]

---

어 *모음*되었을 때 생산된다. 이런 전두면에서의 엉덩관절 각도는 신체가 걷기의 한다리지지기에 있거나 그에 근접할 때 자연스럽게 발생하며, 바로 이 시기에 벌림근육은 엉덩관절의 전두면 안정성을 제공하도록 요구받게 된다. 본질적으로, 벌림근육은 가장 큰 기능적 요구가 발생하는 근육 길이(및 관절각도)에서 가장 큰 토크를 갖는다.

또한 엉덩관절의 모음된 위치는 원래 빳빳한 엉덩정강띠(iliotibial band)에서의 수동장력을 증가시킨다. 이러한 수동장력이 비교적 작을 수는 있지만, 그럼에도 불구하고 걷기의 한다리지지기 동안 요구되는 벌림 토크를 증가시킬 수 있다.[220]

이와는 대조적으로, 엉덩관절 벌림 토크는 40°의 벌림에 해당하는 거의 완전히 짧아진 근육의 길이에서 *가장 낮다*(그림 12.44). 흥미롭게도 중간볼기근의 내적인 (벌림) 모멘트팔이 완전한 벌림에서 비교적 크지만(모음된 위치와 비교하여), 이런 위치에서의 근육 길이가 매우 짧아지기 때문에 능동적인 힘(그리고 이로 인한 토크) 발생이 크게 감소한다.[127] 아이러니하게도, 거의 최대로 벌

SPECIAL FOCUS 12.7

### 엉덩관절 벌림근육의 약화

단순히 한쪽다리로 서서 전두면 안정성을 유지하기 위해 엉덩관절 벌림근육에 부과되는 요구는 놀라울 정도로 크며, 평균적으로 성인의 최대등척 벌림 근력의 최소 약 50~60%에 해당된다. 이는 근육무리의 최대 내적인 토크(그림 12.44 참조)와 한쪽다리로 서는 데 필요한 대략적인 외적인 토크를 비교한 것에 근거한 매우 일반적인 추정치이다(그림 12.43 참조). 걷게 되면, 이런 근육에 대한 요구는 일반적으로 더 커진다. 다양한 병리적 상황이 엉덩관절 벌림근육의 심각한 약화를 초래할 수 있으며, 이로 인해 걷기의 질이 크게 달라질 수 있다.[4,93,121,200] 이런 병리적 상황에는 뇌성마비나 근디스트로피에서부터 만성적인 엉덩관절 통증, 발달엉덩관절형성이상, 엉덩관절인공삽입술 이후, 그리고 큰돌기통증증후군에 이르기까지 다양하다. 뿐만 아니라, 기저병리에 관계없이 통증이 있거나 불안정한 엉덩관절을 가진 사람들은 걷는 동안 자신의 벌림근육을 의도적으로 제한하여 불용(disuse)과 관계된 근육약화를 발생시킬 수 있다. 이러한 전략은 일반적으로 통증을 피하기 위해 엉덩관절에서의 근육 힘을 최소화하는 방법으로 무의식적으로 사용된다. 그러나 불행하게도 이러한 전략이 만성화된다면, 결국에는 불용약화(disuse weakness)에 의해 엉덩관절 통증과 불안정성을 더욱 악화시키게 된다. 일차적인 엉덩관절 벌림근육의 약화를 보상하기 위해 이차적인 엉덩관절 벌림근육의 기능을 갖는 근육들이 강하게 동원될 수 있다. 이런 이차적인 엉덩관절 벌림근육의 동원은 골반의 조절 감소를 초래할 수 있으며, 결국에는 불필요하게 크고 잘 분산되지 않는 *최대*부하를 엉덩관절에 가하게 된다.[209] 따라서 일차적인 엉덩관절 벌림근육의 기능적 근력을 개선시키는 것은 전반적인 기능적 가동성을 개선할 뿐만 아니라 관절에 크고, 반복적이고, 손상을 줄 수 있는 최대부하를 제한시키는 중요한 치료의 목표가 된다.

엉덩관절 벌림근육의 약화를 나타내는 전형적인 척도로는 *트렌델렌버그징후(Trendelenburg sign)*가 있다.[118] 환자에게 약화가 의심되는 엉덩관절 쪽으로 한쪽다리 서기를 하도록 요청한다. 골반이 지지하지 않는 다리쪽으로 내려간다면, 즉 약화된 엉덩관절이 넓적다리뼈에 대한 골반의 모음으로 '떨어진다면' 양성징후라 한다(그림 12.21B 참조). 그러나 임상가들은 이 검사의 결과를 해석하고 기록하는 데 있어 신중해야 할 필요가 있다. 예를 들어, 오른쪽 엉덩관절 벌림근육에 약화가 있는 환자는 오른쪽 다리로만 서 있으라고 요청했을 때 실제로 왼쪽 골반이 내려갈 수 있다. 그러나 특히 약화가 심하다면, 몸통을 오른쪽으로 보상적으로 기울여 벌림근육의 약화를 감출 수 있다. 몸통을 *약화된 쪽으로* 기울이는 것은 외적인 모멘트팔의 길이를 감소시켜 벌림근육에 대한 외적인 토크의 요구를 크게 감소시킬 수 있다(그림 12.43의 $D_1$). 사람이 걷는 동안 약화된 쪽으로 몸통이 기울어지는 이러한 보상작용이 나타나면, 이를 '중간볼기근절름발이(gluteus medius limp)' 또는 '보상트렌델렌버그보행(compensated Trendelenburg gait)'이라 부르기도 하지만, 임상문헌에서는 이보다 더 설명적인 다른 용어들이 사용되기도 한다.[67] 이 장의 후반부에서 설명하겠지만, 약화된 엉덩관절 벌림근육의 반대쪽 손에 지팡이를 사용하는 것은 이러한 비정상적인 보행양상을 상당히 개선시킬 수 있다.[224]

엉덩관절 벌림근육의 약화는 다른 근육무리에서의 약화보다 더 오래 지속된다. 원인에 관계없이, 장기간 지속된 엉덩관절 벌림근육의 약화에 따른 기능적 그리고 병리역학적 영향은 광범위할 수 있으며, 특히 똑바로 선 상태의 체중부하 활동들에서 중요한 운동학적 의미를 고려할 때 더욱 그러하다.[311] 걷기 및 국소 엉덩관절 운동학의 붕괴 외에도, 장기간 지속된 엉덩관절 벌림근육의 약화는 무릎넓적다리통증증후군, 요통, 발목삠(ankle sprain)의 위험 증가, 무릎의 불안정성, 그리고 노인들에서의 넘어짐(falling)과 연관되어 왔다.[154,170,264,292]

엉덩관절 벌림근육 약화의 병리역학적 영향에 근거한 상당수의 EMG 연구에서는 어떤 운동이 엉덩관절 벌림근육을 가장 구체적으로 목표로 하는지 그리고 그에 따라 근육을 강화할 수 있는지에 대해 연구해왔다. 연구에 따르면, 중간볼기근에 높은 요구를 가하는 운동은 폄, 안쪽돌림, 또는 바깥돌림 상태에서 수행되는 전두면에서의 직선적인 엉덩관절 *벌림*(골반에 대한 넓적다리뼈의 관점 또는 넓적다리뼈에 대한 골반의 관점에서)을 포함한다.[100,242,275] 이러한 결과들은 표 12.2에서 제시된 중간볼기근의 다양한 섬유들의 일차적인 작용 또는 이차적인 작용에 근거해 예측될 수 있다. 그러나 Philippon과 그의 동료들은 *한쪽다리*로 수행되는 '브릿지운동(bridging exercise)'(반대편 다리는 '뻗은다리올림'의 자세를 유지함)이 옆으로 누운자세의 엉덩관절 벌림 운동보다 중간볼기근에서 약간 더 높은 EMG 수준을 발생시킨다고 보고한 것에 주목해야 한다.[242] 한쪽다리로 수행된 브릿지운동 동안 중간볼기근에 부과된 놀라울 정도의 높은 요구는 겉보기에는 단순한 단일평면 운동이라 하더라도 근육은 실제 복잡한 작용을 수행하고 있음을 보여주고 있다. 논의를 위해, 한쪽다리로 수행된 브릿지운동이 *오른쪽* 엉덩관절에 의해 수행되고, 왼쪽 다리는 '뻗은다리올림' 자세를 유지하고 있다고 가정해 보자. 이러한 운동은 오른쪽 엉덩관절의 폄을 지지하기 위해 오른쪽 중간볼기근의 중간섬유와 뒤섬유의 활성을 요구하면서, 동시에 오른쪽 큰모음근의 강력한 모음작용을 상쇄하기 위해 중간볼기근 중간섬유의 활성을 요구한다. 뿐만 아니라, 오른쪽 중간볼기근의 앞섬유는 오른쪽 큰볼기근의 바깥돌림 가능성과 오른쪽 엉덩관절에 부과된 중력에 의한 바깥돌림(넓적다리뼈에 대한 골반의 움직임으로 수행됨) 토크를 상쇄하는 데 도움이 되기 위해 활성된다. 흥미롭게도, 같은 EMG 연구에서 *양쪽다리*로 수행된 브릿지운동 동안의 중간볼기근 활성은 훨씬 더 적게 나타난다고 보고되었다. 엉덩관절의 폄 토크가 양쪽 엉덩관절로 분산되기 때문에, 각각의 중간볼기근에 부과되는 요구는 단지 최대수의적수축의 11%로 감소된다(한쪽다리로 수행된 브릿지운동에서는 최대수의적수축의 35%가 발휘됨).

림된 엉덩관절의 위치는 전통적으로 엉덩관절 벌림근육의 '최대' 근력을 도수로 검사할 때 제안되는 위치이다.[152]

## 엉덩관절 바깥돌림근육

일차적인 엉덩관절의 바깥돌림근육에는 큰볼기근과 6개의 '짧은 바깥돌림근육' 중 5개가 있다. 해부학적 자세에서, 이차적인 바깥돌림근육에는 중간볼기근의 뒤섬유와 작은볼기근의 뒤섬유, 바깥폐쇄근, 넓적다리빗근, 그리고 넓적다리두갈래근의 긴갈래가 있다.[227] 바깥폐쇄근은 힘선이 세로돌림축에서 단지 몇 밀리미터(mm) 정도 뒤쪽에 놓여 있기 때문에 이차적인 바깥돌림근육으로 고려된다(그림 12.34 참조).

큰볼기근과 넓적다리빗근의 부착부위는 이전에 엉덩관절의 폄근육과 엉덩관절의 굽힘근육을 설명한 부분에서 각각 설명되었다.

### *'짧은 바깥돌림근육'의 기능해부학*

엉덩관절의 6개의 '짧은 바깥돌림근육(short external rotators)'은 궁둥구멍근, 속폐쇄근, 위쌍동근, 아래쌍동근, 넓적다리네모근, 그리고 바깥폐쇄근이다(그림 12.14, 12.38, 12.42 참조). 이러한 근육들의 힘선은 주로 수평면 내에 위치된다. 이러한 공간적 방향은 각 근육 대부분의 힘이 수직돌림축과 직각으로 교차하기 때문에 바깥돌림 토크의 생산에 최적화되어 있다.[235] 어깨에서의 가시아래근(infraspinatus) 및 작은원근(teres minor)과 유사한 방법으로, 짧은 바깥돌림근육 또한 관절을 잘 압박하도록 정렬되어 있어 관절을 안정화시킨다. 짧은 바깥돌림근 각각의 생리적 단면적은 비교적 작지만, 근육무리 전체의 면적은 상당하여 작은볼기근의 크기와 비슷해진다(부록 IV, Part E 참조).[235]

*궁둥구멍근(piriformis)*은 가장 위쪽 3개의 앞엉치구멍(ventral sacral foramina) 사이인 엉치뼈의 앞면에 몸쪽부착부위를 갖는다(그림 12.1과 12.25 참조). 큰궁둥구멍(greater sciatic foramen)을 통해 골반의 뒤쪽으로 나온 궁둥구멍근은 힘줄을 통해 큰돌기의 위면에 부착한다(그림 12.42 참조).

궁둥구멍근은 바깥돌림의 작용 외에도, 이차적인 엉덩관절의 벌림근육이다. 2가지 작용은 엉덩관절의 돌림축들에 대한 궁둥구멍근의 힘선을 보면 알 수 있다(그림 12.30과 그림 12.34 참조).

*속폐쇄근(obturator internus)*은 폐쇄막(obturator membrane)의 속면과 폐쇄구멍(obturator foramen)을 둘러싸는 인접 뼈에서 시작한다(그림 12.42 참조). 그림 12.42에서는 볼 수 없지만, 이 근육 몸쪽부착부위의 대부분은 궁둥뼈가시(ischial spine)의 위쪽 약 2~3 cm 지점인 궁둥뼈 속면을 따라 위쪽과 약간 뒤쪽으로 뻗어 있다. 이런 넓은 몸쪽부착부위로부터 시작한 근육섬유들은 작은궁둥구멍(lesser sciatic foramen)을 통해 골반을 빠져 나온 후 힘줄로 모이게 된다. 유리질연골로 덮여 있는 작은궁둥파임(lesser sciatic notch)은 속폐쇄근의 힘줄이 큰돌기의 안쪽면에 부착하기 위해 약 130° 구부러지게 하는 도르래로서의 기능을 한다(그림 12.45A). 서 있는 동안 넓적다리뼈가 견고하게 고정되어 있다면, 예를 들어 오른쪽 속폐쇄근의 강력한 수축은 넓적다리뼈머리에 대해 골반(그리고 위에 놓인 몸통)을 반대쪽인 *왼쪽*으로 돌림시킬 수 있다(그림 12.45B). 골반을 돌림시키는 것 외에도, 거의 수평으로 주행하는 속폐쇄근에 의해 생산된 힘은 관절을 압박하여 안정화도 가능할 것이다. 초음파 유도하에서 실시된 미세전선 EMG 분석에 따르면, 속폐쇄근은 다른 근육들이 활성되기 직전에 관절의 자세 안정성을 조정하는 특별한 역할을 하는 것으로 제안된다.[132] 추측이기는 하지만, 속폐쇄근은 다른 짧은 바깥돌림근과 함께 작용하여 관절 내 압박력이 종종 퇴행을 보이는 영역을 벗어나 절구의 중심 쪽을 향하도록 유도하는 역할도 할 수 있다.[203]

흔히 *폐쇄근막(obturator fascia)*이라 불리는 비교적 조밀한 결합조직층이 속폐쇄근의 안쪽(골반속)면의 일부를 덮으면서 부착된다.[226] 이 근막은 골반바닥의 중요 근육인 항문올림근(levator

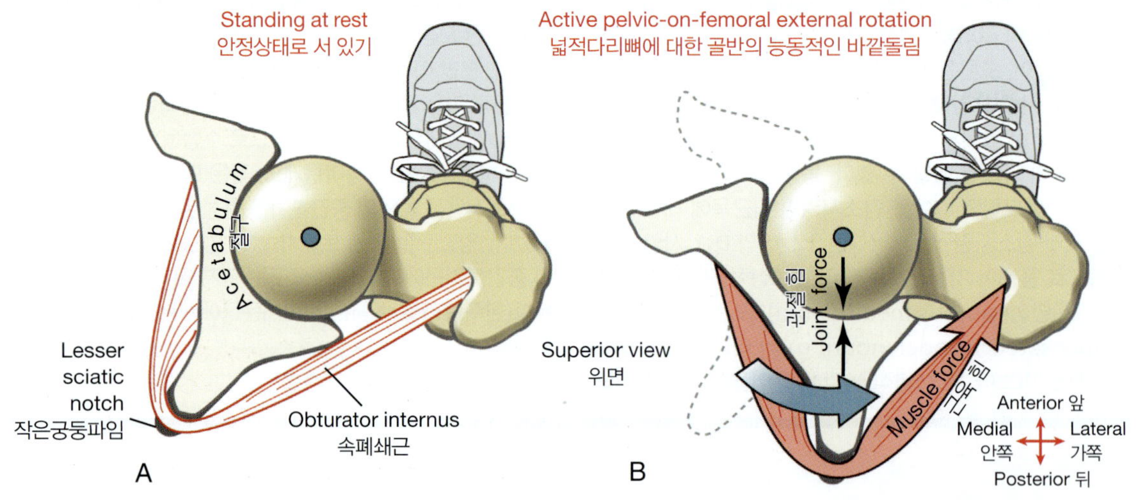


**그림 12.45** 속폐쇄근의 공간적 방향과 작용을 나타내고 있는 위면. (A) 안정상태로 서 있는 동안, 속폐쇄근의 경로는 작은궁둥파임에 의해 형성된 도르래를 통해 지나가는 것을 보여주고 있다. (B) 서 있는 동안 넓적다리뼈가 고정되어 있다면, 이 근육의 수축은 넓적다리뼈에 대한 골반의 (엉덩관절) 바깥돌림을 유발하게 된다. 서로 반대되는 검은색 화살표는 근육 수축의 결과로 관절에서 발생된 압박력을 나타낸다.

ani)의 부착부위 일부를 제공한다. (골반바닥의 근육들에 대한 부착부위, 지배신경, 그리고 작용에 대해서는 부록 IV, Part F를 참조하기 바란다.) 이런 직접적인 해부학적 연결 때문에, *골반바닥통증증후군(pelvic floor pain syndrome)* 또는 *기능이상*에 대한 일부 치료에서는 속폐쇄근에서의 능동장력 또는 수동장력을 변화시키는 방법이 포함된다.[63,237,248,309]

*위쌍동근(gemellus superior*, "쌍둥이"를 의미하는 라틴어 *geminus*에서 유래됨)과 *아래쌍동근(gemellus inferior)*은 작은궁둥파임의 양쪽에 몸쪽부착부위를 갖는 거의 동일한 형태의 2개의 작은 근육이다(그림 12.42 참조). 각 근육은 속폐쇄근의 중심힘줄과 섞이면서, 넓적다리뼈에 세갈래근 형태의 공통 부착부위를 형성한다.[226,278] 아래쌍동근의 바로 밑에는 더 두꺼운 *넓적다리네모근(quadratus femoris)*이 있다. 이 근육은 궁둥뼈결절(ischial tuberosity)의 바깥면에서 시작하여 몸쪽넓적다리뼈의 뒤면에 부착한다. 비정상적인 뼈의 형태가 있는 경우, 넓적다리네모근은 일반적으로 극단적인 바깥돌림이 연루된 동작들 동안 작은돌기와 궁둥뼈 사이에서 충돌될 수 있다.[283] 이런 충돌이 만성적이고 반복적이라면, 임상적으로 이러한 상황을 '궁둥넓적다리충돌(ischiofemoral impingement)'이라 하며 넓적다리네모근의 비정상적 자기공명(MR) 신호와 함께 고샅부위(groin)와 볼기(buttock)에 통증을 유발할 수 있다.[289]

*바깥폐쇄근(obturator externus)*은 폐쇄막 및 인접 엉덩뼈의 바깥면에서 시작한다(그림 12.14 참조). 이 바깥폐쇄근의 근육힘살은 긴모음근과 두덩근을 제거하면 골반의 앞면에서 볼 수 있다(그림 12.25의 왼쪽 참조). 바깥폐쇄근은 넓적다리뼈 뒤쪽의 돌기오목에 부착한다(그림 12.6 참조). [모음을 생산하는 지레작용, 위치, 그리고 신경지배에 근거해, 바깥폐쇄근은 다른 5개의 짧은 바깥돌림근육보다 해부학적으로 *모음근육무리*와 더 밀접하게 연관된다. 바깥폐쇄근은 다른 대부분의 모음근육처럼 허리신경얼기에서 기인하는 신경뿌리들(폐쇄신경을 통해)에 의해 신경지배된다. 이와는 대조적으로, 다른 작은 바깥돌림근육은 신경뿌리가 $S^2$까지 내려가는 엉치신경얼기를 통해 신경지배된다.]

### *전반적인 기능*

큰볼기근은 엉덩관절의 강력한 바깥돌림근육이다. 우세한 크기 외에도, 대략 45°의 근육 힘선은 서 있는 동안 근육 힘의 약 70%(즉, 45°의 코사인값)가 수평면 내에서만 작용한다는 것을 시사한다. 이러한 힘선의 공간적 방향은 바깥돌림 토크의 발생에 유리하다. 좀 더 깊고 거의 수평으로 향하고 있는 짧은 바깥돌림근육은 바깥돌림 토크를 증가시키며, 동시에 관절의 안정자이자 내적인 조절자로서 뛰어난 역할을 한다. 따라서 전엉덩관절성형술의 뒤-가쪽 접근법으로 절개된 짧은 바깥돌림근의 외과적 봉합은 인공삽입된 엉덩관절의 추후 탈구를 예방하는 데 중요한 단계로 고려된다.[290]

엉덩관절 바깥돌림근육의 수평면 작용은 특히 넓적다리뼈에 대한 골반의 돌림에서 두드러지게 나타난다. 예를 들어, 넓적다리뼈에 대한 골반의 돌림을 위해 수축하는 바깥돌림근육을 고려해보자(그림 12.46). 오른쪽 다리가 지면에 견고히 접촉하고 있다면, 오른쪽 바깥돌림근육의 수축은 골반 및 이와 연결된 몸통의 앞면을 고정된 넓적다리뼈의 *반대쪽*인 왼쪽으로 가속시킨다. 발을 디디고 반대쪽으로 '방향을 트는(cutting)' 이러한 작용은 달리기 도중 갑작스럽게 방향을 바꾸는 자연스러운 방법이다. 그림 12.46에서 지적하고 있듯이, 예를 들어 오른쪽 큰볼기근의 활성은 이러한 작용 동안 엉덩관절에 폄과 바깥돌림을 모두 추진시키는 데 매우 효과적이다. 필요하다면, 바깥돌림 토크는 안쪽돌림근육의 편심작용에 의해 감속될 수 있다. 예를 들어 긴모음근 또는 짧은모음근의 갑작스런 편심활성은 반대쪽 방향으로 돌아가는 골반을 감속시킬 수 있으며, 이러한 작용은 이런 근육들에서의 '좌상(strain)'을 유

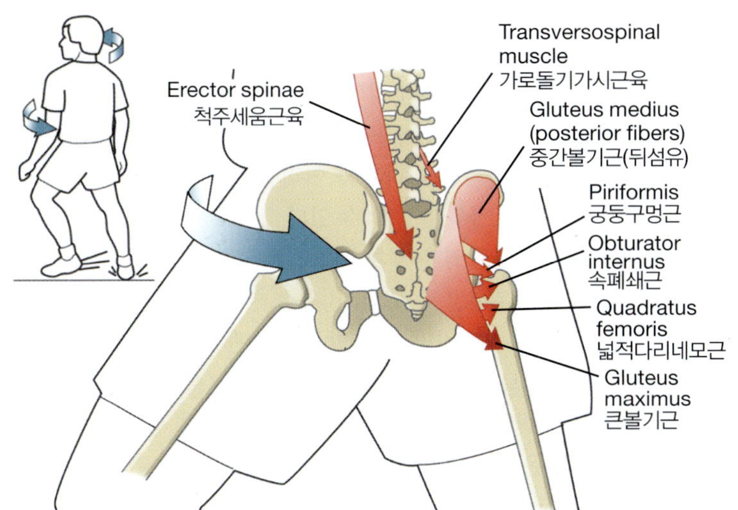


**그림 12.46** 오른쪽 엉덩관절의 넓적다리뼈에 대한 골반의 바깥돌림 동안 오른쪽 가쪽돌림근육의 작용을 보여주고 있다. 또한 척추 폄근육이 아래쪽 몸통을 왼쪽으로 돌림시키고 있는 것을 보여주고 있다.

발할 수 있다. 이러한 손상기전은 달리기 도중 골반과 몸통의 빠른 돌림이 연루되는 많은 스포츠 활동에서 모음근육의 좌상이 비교적 높게 발생하는 이유를 부분적으로 설명하게 해준다.

### 엉덩관절 근육에 의해 생산된 최대 토크

엉덩관절 근육의 최대 노력의 토크(근력) 생산에 대한 기준 자료는 재활과 훈련 프로그램에 참여하는 사람들의 예후 측정과 목표 설정에 대한 유용한 정보를 제공할 수 있다. 그림 12.47은 건강한 남성 표본에서 생산된 평균적인 최대 내적인 토크를 보여준다.[45] 3개의 운동면에 대한 최대 토크의 순위를 보면 흥미롭다. *가장 큰* 토크는 시상면에서 생산되고, 굽힘 토크보다 폄 토크가 약간 더 크다. 다른 모든 근육무리들에 비해 엉덩관절 폄근육의 근력이 우세한 것은 놀랄 만한 것은 아니다. 엉덩관절 폄근육은 중력에 맞서 신체를 위쪽으로(그리고 종종 앞쪽으로) 들어 올리거나 추진시켜야 하며, 또는 신체가 중력 방향으로 내려가는 것을 조절해야 한다. 엉덩관절 굽힘근육의 비교적 높은 근력은 고정된 다리에 대해 몸통과 골반 전체를 조절하는 것 외에도, 달리기 동안 다리를 빠르게 가속시키는 것에 대한 필요성을 반영하고 있다. 다리의 빠른 가속의 경우에 강력한 엉덩허리근을 예로 들 수 있으며, 이 근육은 엉덩관절에서 굽힘 토크의 상당한 부분을 차지할 것이다.

모음근육과 벌림근육은 전두면 내에서 유사한 크기의 최대 토크를 발생시키지만, 굽힘근육과 폄근육보다는 적게 발생된다.[45,304] 안쪽돌림근육과 바깥돌림근육은 모든 엉덩관절 근육무리들 중 *가장 작은* 크기의 토크를 생산한다. 이러한 순위는 똑바로 선 자세에서 이 근육들이 직접적으로 중력의 힘에 대항하지 않는 운동면에서 넓적다리뼈와 골반 사이의 돌림 토크를 생산한다는 사실을 반영한다.

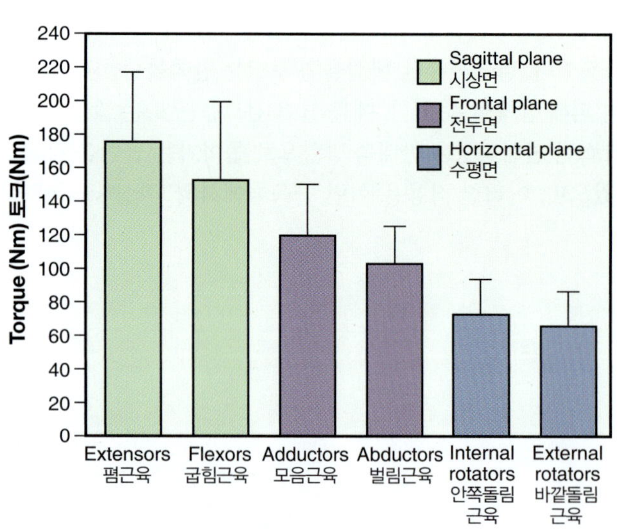


그림 12.47 엉덩관절의 6개의 중요 근육무리들에 의해 생산된 평균적인 최대 노력의 토크(Nm)를 보여주고 있다(받침대 모양의 표시는 표준편차를 나타낸다). 출처는 본문을 참조하라. 자료는 35명의 건강한 남성(평균 나이 28세)에 대해 30 degree/sec의 등속 조건으로 측정되었으며 전체 가동범위에 대해 평균을 산출하였다. 시상면과 전두면 토크를 위한 자료는 엉덩관절이 폄된 상태로 서 있는 대상자들에게서 얻었다. 수평면 토크를 위한 자료는 엉덩관절의 60° 굽힘과 무릎관절의 90° 굽힘 상태로 앉은 자세에서 얻었다.

## 엉덩관절 병리의 예 그리고 선택된 치료적 중재와 수술적 중재

엉덩관절 통증 및 이와 관련된 기능장애의 가장 흔한 원인 중 하나는 골관절염이다. 이 단락에서는 이런 흔한 장애 상황을 소개한 후, 몇 가지 엉덩관절 병리의 사례에 대한 선택된 치료적 중재 및 수술적 중재와 관계된 임상적 생체역학에 대해 논의한다.

### 엉덩관절의 골관절염

엉덩관절의 골관절염(osteoarthritis)은 주로 관절연골의 악화와 관절공간의 상실, 관절주머니의 비후와 뻣뻣함, 다양한 정도의 연부조직 염증, 뼈증식(osteophyte)의 존재, 그리고 연골밑뼈의 경화(sclerosis)가 나타나는 질환이다. 이러한 결과로 초래된 관절의 완충기전 감소는 국소적인 접촉압력을 증가시킬 수 있으며, 이는 관절의 현저한 퇴행과 형태 변화에 기여할 수 있다.[150] 몇 년 전 미국류마티스학회(American College of Rheumatology)는 방사선촬영 *없이* 엉덩관절의 골관절염을 위한 진단기준을 다음과 같이 제시하였다: 엉덩관절 통증, 115° 미만의 엉덩관절 굽힘, 그리고 15° 미만의 안쪽돌림.[7] 가동범위의 감소는 연부조직(예, 뒤관절주머니와 아래관절주머니 또는 궁둥넓적다리인대의 일부)에서의 제한 그리고 좀 더 심각한 경우 관절의 정렬불량과 뼈증식의 형성으로 유발될 수 있다. 추가적인 증상으로는 엉덩관절 근육의 위축과 약화, 아침뻣뻣함(morning stiffness), 비빔소리(crepitus), 그리고 보행 변화(예, 보상트렌델렌버그보행) 또는 발짝길이(step length) 변화가 있을 수 있다.[17,205] 진행된 엉덩관절의 골관절염과 관련된 기능장애는 계단 오르기, 걷기, 목욕하기, 바지 입기, 차에 타고 내리기, 그리고 낮은 의자에서 일어나기의 어려움을 포함한 전반적인 기능에서의 상당한 상실을 유발할 수 있다.

엉덩관절의 골관절염은 일차성[특발성(idiopathic)] 질환 또는 이차성 질환으로 분류될 수 있다. *일차성 엉덩관절 골관절염*은 알려진 원인이나 명확한 원인 없이 발생하는 관절염 상황을 말한다. 이와는 대조적으로, *이차성 엉덩관절 골관절염*은 알려진 또는 비교적 명확한 관절의 역학적 붕괴로 초래된 관절염 상황을 말한다. 이러한 이차성은 외상이나 반복적인 고부하 노출, 넓적다리뼈머리끝분리증(slipped capital femoral epiphysis)이나 넓적다리뼈머리의 무혈성괴사(avascular necrosis) [즉, 레그-칼베-페르테스병(Legg-Calvé-Perthes disease)]와 같은 구조적 기능상실(failure); 과도한 절구의 앞경사(anteversion)나 넓적다리뼈의 앞경사와 같은 상당한 해부학적 비대칭이나 형성이상(dysplasia); 또는 반복된 탈구와 만상적인 불안정성으로 발생할 수 있다.[32,55,123,273]

흔히 역학적 붕괴의 원인은 그렇게 명확하지 않으며, 비교적 미묘한 뼈 구조에서의 해부학적 편차가 골관절염의 전조가 될 수 있다. 해부학적 편차로 초래된 관절의 불일치(비교적 경미하고 무증상일 때에도)가 특히 어떤 습관적이고 거의 완전한 범위의 움직임과 결합된다면 반복적이고 스트레스를 주는 넓적다리절구충돌을 유발하여 골관절염을 촉발할 수 있다.[101,313]

수십 년간의 임상적 연구와 기초과학 연구에도 불구하고, 일차성 엉덩관절 골관절염의 정확한 근본 원인은 여전히 불분명하다.[150,265] 모든 관절에서의 골관절염 빈도는 나이가 들면서 증가하지만, 이 질환이 단지 노화의 과정에 의해서만 유발되는 것은 아니다. 만약 그것이 사실이라면, 결국 모든 노인들이 이 질환을 가지게 될 것이다. 일차적인 골관절염의 원인은 복잡하며 단순히 마모와 파열의 현상만으로 설명되지는 않는다. 물리적 스트레스가 엉덩관절 마모의 속도와 양을 증가시킬 수는 있지만, 이것이 항상 골관절염으로 이어지는 것은 아니다.[179,252] 골관절염의 발생과 관계될 수 있는 다른 요인으로는 변화된 대사와 관절연골 바탕질의 느슨함, 신체질량지수의 증가, 유전, 여성, 면역체계와 분자수준의 염증인자, 신경근육질환, 그리고 생체역학적 요소들이 있다.[115,131,150,183,229]

## 통증, 퇴행, 또는 역학적으로 불안정한 엉덩관절을 위한 선택된 치료적 중재와 수술적 중재

### 운동, 행동수정, 지팡이 사용, 그리고 외적인 부하 운반을 위해 권장되는 방법

엉덩관절의 골관절염은 만성적인 통증과 기능적 가동성의 감소를 유발할 수 있다. 잠재적으로 장애를 유발할 수 있는 이런 기능장애는 골절 이후의 엉덩관절 또는 급성 염증, 심각한 골다공증으로 인한 취약함, 또는 두드러진 형성이상으로 역학적 불안정성이 있는 엉덩관절에서 일어날 수 있다. 이러한 상황들을 위한 보존적인 치료로는 환자 교육, 통증경감을 위한 기구, 그리고 적절할 때에는 단계적 유산소운동, 신체 활동, 도수치료를 동반하거나 동반하지 않은 일반적인 운동, 그리고 지상과 수중 모두에서의 근육별 저항운동이 포함될 수 있다.[a] 또한, 임상가는 퇴행성 병리를 악화시키거나 더욱 복잡하게 만들 수 있는 잠재적인 큰 힘의 크기를 제한하는 방법에 대해 자주 충고한다. 엉덩관절의 '관절보호'에 대한 이러한 충고에는 물건 들어 올리기와 같은 일상 활동을 수정하는 방법; 과도한 체중 감량하기; 걷기의 속도, 분속수(cadence), 그리고 걸음길이(stride length)를 감소할 것; 보행 시 보조기구 사용; 그리고 특정한 방법으로 물건 운반하기 등이 포함된다.[30,64,68,221,233]

걷기 동안 엉덩관절에 대한 압박력을 감소시키는 가장 실용적이고 효과적인 방법들 중 하나가 침범된 엉덩관절의 *반대쪽* 손으로 *지팡이*를 사용하도록 하는 것이다. 이런 방식의 지팡이 사용은 주로 엉덩관절 벌림근육의 활성을 감소시켜 그에 따른 관절반작용력을 감소시킨다.[224] 그림 12.48은 왼쪽 손으로 지팡이에 힘을 적용하는 것은 오른쪽 엉덩관절에서 1,195.4 N (268.8 lb)의 JRF를 초래한다는 것을 보여주고 있다.[224] 이러한 수치는 지팡이를 사용하지 않을 때보다 36%나 감소한 것이다(그림 12.43과 비교). 본질적으로, 지팡이(왼손에서 잡고 있는)에 적용된 힘은 오른쪽 엉덩관절에 대해 오른쪽 엉덩관절 벌림근육이 만들어 내는 돌림 방향과 *같은 돌림 방향*의 토크를 발생시킨다. 따라서 지팡이에 기대는 것은 일반적으로 엉덩관절 벌림근육에 요구되는 힘의 일부를 대신할 수 있다. 한다리지지 동안 엉덩관절 벌림근육에 부과된 요구의 감소는 엉덩관절에 대한 압박력의 감소와 같다.

*외적인 부하를 운반하는* 방법은 엉덩관절 벌림근육에 부과되는 요구 및 이에 따른 엉덩관절에 부과되는 요구에 상당한 영향을 미치게 된다. 통증이 있거나, 불안정하거나, 또는 외과적으로 인공 삽입된 엉덩관절을 가진 사람들은 침범된 엉덩관절의 *반대쪽* 손으로 비교적 큰 부하를 잡고 운반할 때 주의해야 한다.[30,216,218,225] 그림 12.49에서 보여주고 있는 것과 같이, 침범된 엉덩관절의 반대쪽에 있는 부하는 매우 큰 외적인 모멘트팔($D_2$)을 갖게 되어, 오른쪽 엉덩관절에 대해 상당한 시계방향의 토크를 유발하게 된다. 전두면에서의 안정성을 위해, 오른쪽 엉덩관절 벌림근육은 외적인 부하에 의해 유발된 시계방향 토크($CL \times D_2$) *및* 체중에 의해 유발된 시계방향 토크($BW \times D_1$)에 대해 균형을 잡을 수 있을 만큼의 충분히 큰 시계반대방향의 토크를 발생시켜야 한다. 엉덩관절 벌림근육에서 이용되는 모멘트팔(D)은 비교적 짧기 때문에, 한다리지지 동안 엉덩관절 벌림근육의 힘(HAF)은 매우 커야 한다. 그림 12.49에서 수행된 계산에서 보여주고 있는 것과 같이, 체중의 15% 정도인 부하(114.1 N 또는 25.7 lb)를 반대쪽 손으로 잡고 운반하는 것은 2,897.6 N (651.1 lb)의 관절반작용력(JRF)을 발생시킨다. 건강한 엉덩관절은 대개 별 어려움 없이 이러한 양의 힘을 견딜 수 있다. 그러나 엉덩관절의 구조적 안정성이 손상된 경우에는 주의가 필요하다.

일반적인 원리로, 엉덩관절에 역학적으로 불안정이나 통증이 있는 사람들에게는 어떤 외적인 부하의 운반을 피하거나 제한하도록 충고해야 한다. 그러나 대부분의 이동 가능한 사람들에게 이러한 충고는 비실용적이다. 좀 더 실용적이기 위해, 부하를 운반해야 한다면 가능한 한 가벼운 부하, 배낭의 이용이나 침범된 엉덩관

[a] 96,144,160,163,258,261,262,284,301

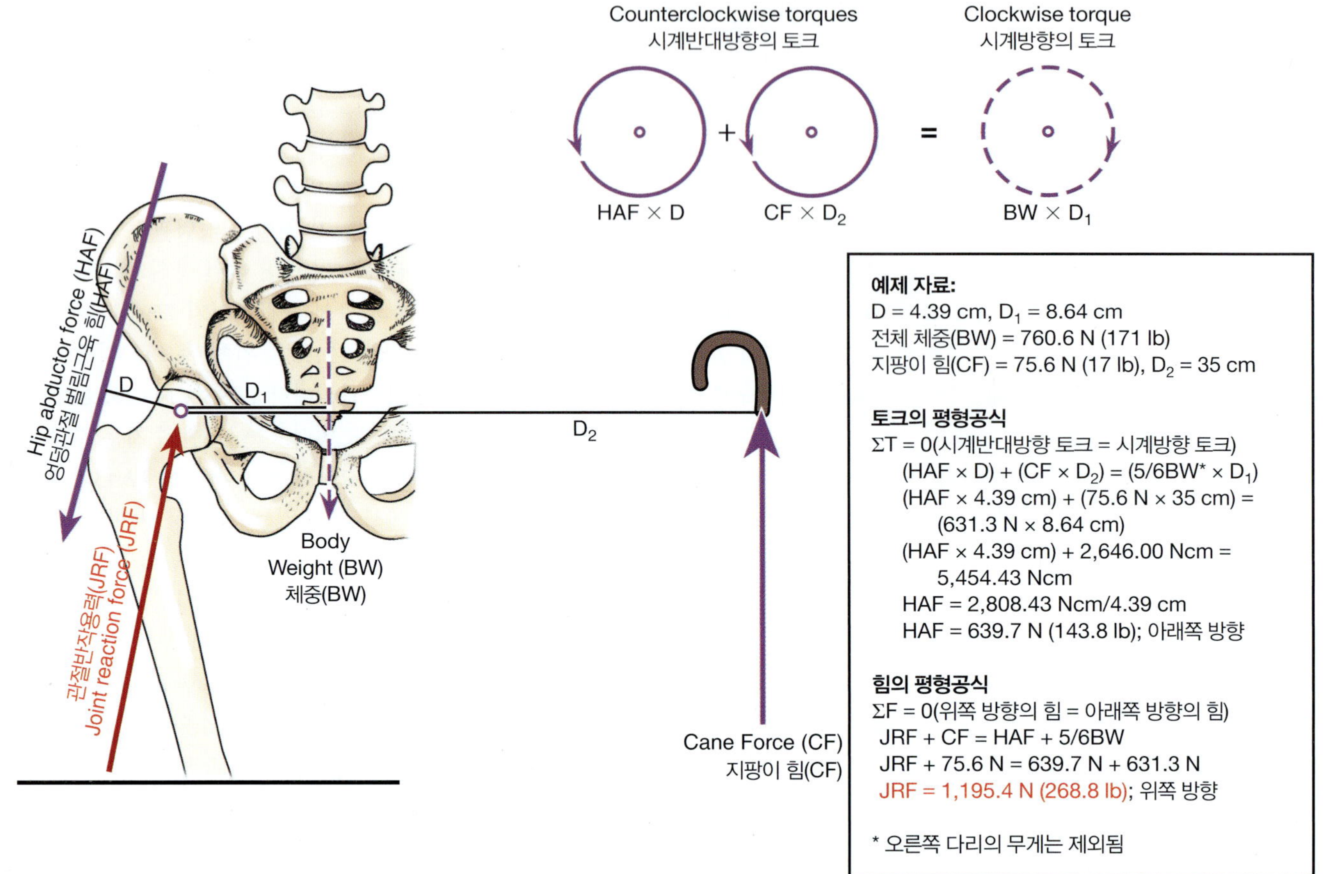


**그림 12.48** 왼쪽 손으로 적용된 지팡이 힘(cane force, CF)이 어떻게 한다리지지에 있는 오른쪽 엉덩관절에 대한 전두면에서의 토크를 생산하는지를 보여주고 있는 도해. 골반과 몸통은 오른쪽 엉덩관절에 대해 정적인 (선형과 돌림)평형에 있다고 가정된다. 지팡이를 미는 힘에 의해 생산된 토크는 오른쪽 엉덩관절 벌림근육에 부과된 토크와 힘을 최소화시킨다. 체중에 의한 *시계방향 토크(점선의 원, BW × $D_1$)*는 엉덩관절 벌림근육의 힘에 의한 *시계반대방향 토크(실선의 원, HAF × D)*와 지팡이의 힘에 의한 *시계반대방향 토크(실선의 원, CF × $D_2$)*에 의해 균형을 잡고 있다. 삽입 글상자 안에 제시된 자료는 엉덩관절 벌림근육의 힘과 관절반작용력(JRF)의 근접한 크기를 추정하기 위해 토크와 힘의 평형공식에 사용된다. 지팡이의 힘에 의해 사용된 모멘트팔은 $D_2$로 나타내었다. 추가적인 약자와 배경설명을 위해 그림 12.43을 참조하라. (수학적으로 단순화하기 위해, 계산은 모든 힘들이 수직 방향으로 작용하고 있다고 가정한다. 이러한 가정으로 결과에서 어느 정도의 오차는 발생한다. 모든 모멘트팔은 양의 수치를 갖는다.) (From Neumann DA: Hip abductor muscle activity as subjects with a hip prosthesis walk with different methods of using a cane, *Phys Ther* 78:490, 1998. With permission of the American Physical Therapy Association.)

절과 같은쪽 손으로의 운반, 또는 절반씩 나눠서 양쪽으로 운반하도록 해야 한다.[215,221,222] 연구에서는 반대쪽에 잡은 지팡이의 사용과 같은쪽에 잡은 부하(체중의 15%이거나 그 이하)의 *결합*된 전략은 각각 하나만 사용한 방법보다 엉덩관절 벌림근육에 대한 요구를 훨씬 더 감소시킨다고 보여주었다.[221]

이전의 논의에서는 통증이나 불안정한 엉덩관절에 가해지는 관절반작용력을 감소시키기 위한 방법으로 엉덩관절 벌림근육에 부과되는 힘의 요구를 감소시키는 방법들에 초점을 맞추었었다. 또한, 같은 방법들이 전엉덩관절성형술과 관련된 불안정한 엉덩관절을 보호하기 위해서도 적용된다. 이러한 방법들에 의해 원하는 효과를 얻을 수 있을지라도, 엉덩관절에 부과된 기능적 요구의 감소 또한 엉덩관절 벌림근육의 약화를 장기간 지속시킬 수 있으며, 이는 결국 관절에 손상을 줄 수 있는 접촉압력의 최고 수준을 증가시킬 수 있다. 임상가는 종종 이런 역설적인 상황에 직면해야 한다. 엉덩관절 벌림근육에 의해 발생하는 과도하고 잠재적으로 손상을 유발할 수 있는 힘으로부터 취약한 엉덩관절을 보호하면서 동시에 엉덩관절 벌림근육의 기능적 근력과 지구력을 높이려면 어떻게 해야 할까? 이를 위해 정상적인 경우와 비정상적인 경우의 전두면에서의 엉덩관절 생체역학, 환자 고유의 상태에 따른 병리와 특수화된 치료, 그리고 엉덩관절에 잠재적으로 손상을 유발할 수 있는 힘이 적용되었는지 알 수 있는 증상들에 대한 지식이 요구된다. 이러한 증상과 징후에는 과도한 통증, 갑작스럽고 두드러진 보행편차, 그리고 다리의 비정상적 위치가 포함된다.

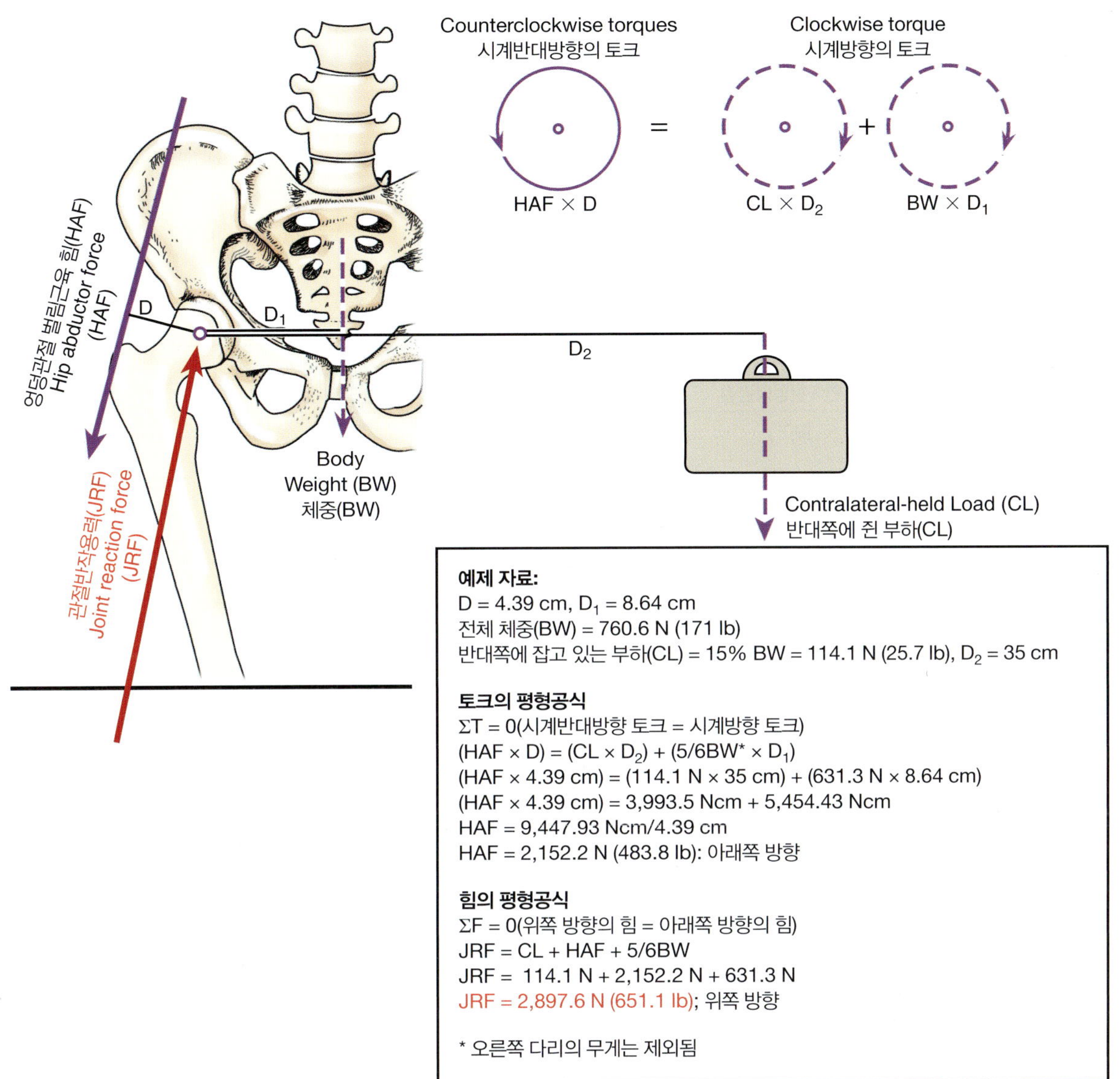


**그림 12.49** 왼쪽 손에 잡고 있는 부하가 한다리지지 동안 오른쪽 엉덩관절 벌림근육의 힘(HAF)을 얼마나 크게 증가시키는지를 보여주고 있는 전두면에서의 도해. 반대쪽에 잡고 있는 부하($CL \times D_2$)와 체중($BW \times D_1$) 때문에 두 개의 시계방향 토크(*점선의 원들*)가 오른쪽 엉덩관절에서 발생된다. 오른쪽 엉덩관절에 대한 평형을 위해, 시계방향의 토크들은 엉덩관절 벌림근육의 힘에 의해 생산된 시계반대방향의 토크(*실선의 원*, $HAF \times D$)와 균형이 잡혀야 한다. 삽입 글상자 안에 제시된 자료는 HAF와 관절반작용력(JRF)의 근접한 크기를 추정하기 위해 토크와 힘의 평형공식에 사용된다. $D_2$는 반대쪽에 잡고 있는 부하(*CL*)에서 사용된 모멘트팔이다. 추가적인 약자와 배경설명을 위해 그림 12.43을 참조하라. (수학적으로 단순화하기 위해, 계산은 모든 힘들이 수직 방향으로 작용하고 있다고 가정한다. 이러한 가정으로 결과에서 어느 정도의 오차는 발생한다. 모든 모멘트팔은 양의 수치를 갖는다.) (From Newmann DA: Hip abductor muscle activity in persons with a hip prosthesis while carrying loads in one hand, *Phys Ther* 76:1320, 1996. With permission of the American Physical Therapy Association.)

## 전엉덩관절성형술

*전엉덩관절성형술*(*total hip arthroplasty*)은 엉덩관절의 병변(대부분 골관절염)을 갖고 있는 사람이 삶의 질과 기능을 상당히 제한하는 통증이나 비가동을 갖게 될 때 흔히 시행된다. 정기적으로 시행되는 이러한 수술은 질병이 발생하거나 퇴행된 절구 그리고/또는 넓적다리뼈머리를 비교적 생물학적 비활성 물질인 세라믹, 금속, 또는 폴리에틸렌의 결합물로 대체하는 것이다. 인공 엉덩관절은 시멘트(cement)로 고정하거나 삽입된 인공물 표면에 뼈가 자라면서 제공되는 생물학적 고정을 통해 고정될 수 있다. 전엉덩관절성형술은 일반적으로 성공적인 시술이기는 하지만, 소수의 환자들에서 넓적다리뼈 그리고/또는 절구 성분의 조기 느슨함, 기능 상실, 또는 탈구가 발생할 수 있다.[39,153,158,208,331] 인공 삽입물과 뼈 경계면 사이의 큰 비틀림 부하는 고정의 상실에 기여할 수 있다.

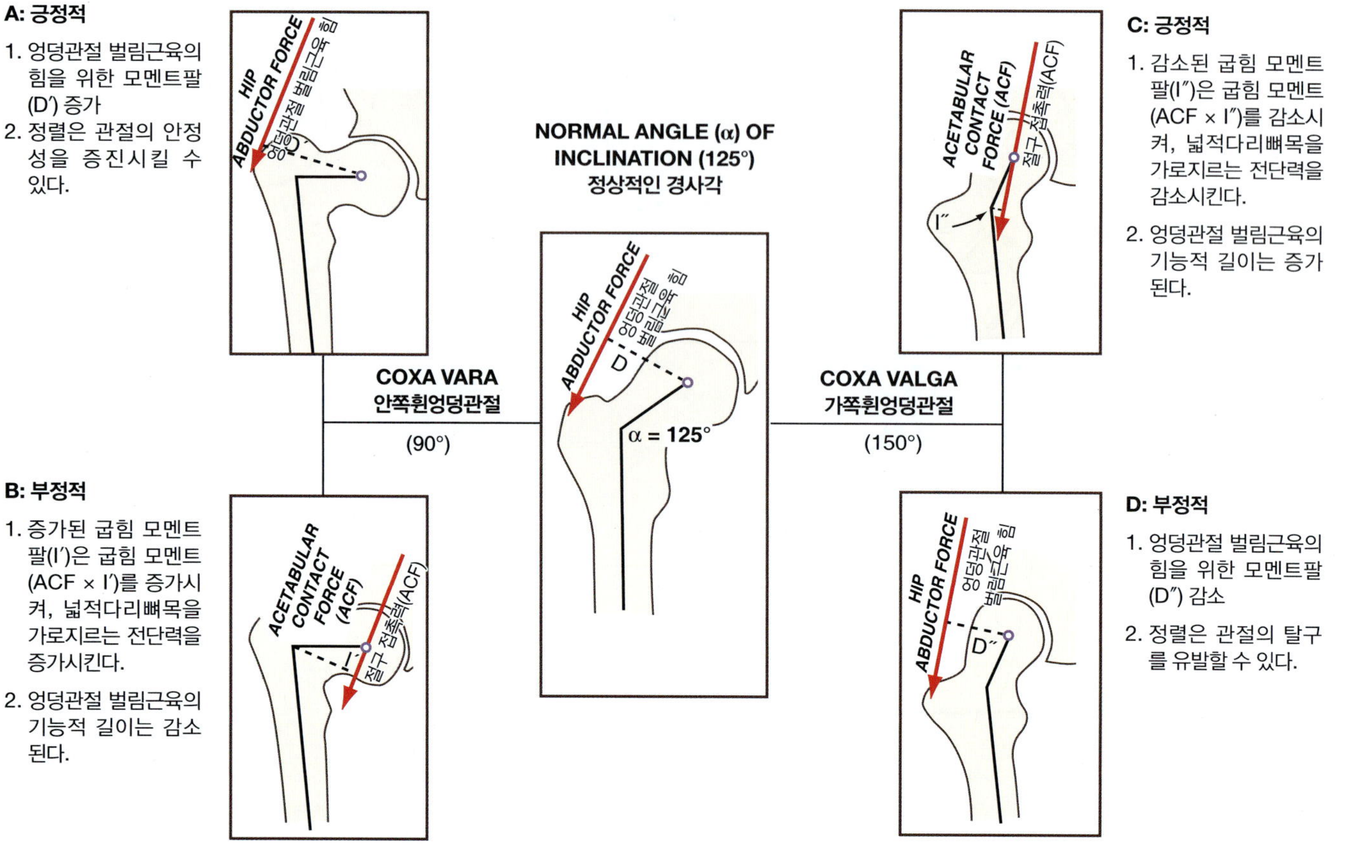

**A: 긍정적**

1. 엉덩관절 벌림근육의 힘을 위한 모멘트팔 (D′) 증가
2. 정렬은 관절의 안정성을 증진시킬 수 있다.

**B: 부정적**

1. 증가된 굽힘 모멘트팔(I′)은 굽힘 모멘트 (ACF × I′)를 증가시켜, 넓적다리뼈목을 가로지르는 전단력을 증가시킨다.
2. 엉덩관절 벌림근육의 기능적 길이는 감소된다.

NORMAL ANGLE (α) OF INCLINATION (125°)
정상적인 경사각

COXA VARA
안쪽휜엉덩관절
(90°)

COXA VALGA
가쪽휜엉덩관절
(150°)

**C: 긍정적**

1. 감소된 굽힘 모멘트팔(I″)은 굽힘 모멘트 (ACF × I″)를 감소시켜, 넓적다리뼈목을 가로지르는 전단력을 감소시킨다.
2. 엉덩관절 벌림근육의 기능적 길이는 증가된다.

**D: 부정적**

1. 엉덩관절 벌림근육의 힘을 위한 모멘트팔 (D″) 감소
2. 정렬은 관절의 탈구를 유발할 수 있다.

그림 12.50 안쪽휜엉덩관절과 가쪽휜엉덩관절의 부정적 그리고 긍정적 생체역학적 효과를 비교하였다. 기준으로, 정상적인 경사각(α = 125°)을 가진 엉덩관절은 그림 중앙에서 보여주고 있다. D는 엉덩관절 벌림근육의 힘에 사용된 내적인 모멘트팔이고, I는 넓적다리뼈목을 가로지르는 굽힘 모멘트팔이다.

또한 마모된 삽입 성분에서 나오는 파편으로 인해 합병증이 발생할 수 있으며, 이는 골용해(osteolysis)와 주변 뼈의 약화를 초래할 수 있다.

잠재적인 합병증에도 불구하고, 전엉덩관절성형술은 통증 감소와 기능 개선의 관점에서 여전히 높게 평가되는 수술이다.[193,195] 그러나 가장 내구성이 뛰어나고 안전한 재료, 효과적인 고정과 이식의 방법, 그리고 최적이면서 해부학적으로 가장 시술부위를 최소화하는 수술 접근법(예를 들어, 엉덩관절의 앞쪽에서 접근할 것인가 뒤쪽에서 접근할 것인가)을 결정하기 위한 연구가 계속되고 있다.[21,72,91,136,202] 더 나아가, 허리뼈와 엉덩관절 사이의 상호 연관된 생체역학에 대한 인식의 향상은 엉덩관절 치환술을 받는 특정 환자집단에서 더 나은 기능적 결과를 얻을 수 있다. 예를 들어, 허리뼈가 융합되거나 지나치게 뻣뻣한 사람들은 건강하고 유연한 허리뼈를 가진 사람들에 비해 인공삽입된 엉덩관절의 탈구율이 더 높다.[193] 허리 가동성의 감소는 넓적다리뼈에 대한 골반의 가동성을 감소시키고, 결과적으로 인공삽입된 절구 성분이 인공삽입된 넓적다리뼈머리 성분을 최적으로 덮는 것을 방해하게 된다.[306] 최적으로 덮는 것은 예를 들어 앉았다 일어서는 것과 같이 신체가 자세의 위치를 바꿀 때 엉덩관절의 안정성에 특히 중요하다.[141] 이런 생체역학적 상황은 허리뼈가 엉덩관절의 중요한 기능적 생체역학적 구성 요소임을 인식하는 것이 중요하다는 것을 상기시켜 준다.

## 안쪽휜엉덩관절와 가쪽휜엉덩관절의 생체역학적 결과

이전에 언급했듯이, 넓적다리뼈목의 평균 경사각은 약 125°이다(그림 12.7A 참조). 이 각도는 골절된 엉덩관절의 수술적 복구나 인공삽입된 엉덩관절의 특정 디자인을 위해 변경될 수 있다. 뿐만 아니라, *안쪽휜엉덩관절(또는 가쪽휜엉덩관절)뼈자름술*[*coxa vara (or valga) osteotomy*]로 알려진 외과수술은 전에 있던 경사각을 고의로 변경시킨다. 이 수술은 몸쪽넓적다리뼈에서 쐐기 모양으로 뼈를 절제하여, 넓적다리뼈머리의 방향을 절구에 맞게 변경시키는 것을 포함한다. 이 수술의 목적은 엉덩관절 체중부하면의 일치성을 개선시키기 위한 것이다.

엉덩관절 수술의 유형과 근거에 관계없이, 몸쪽넓적다리뼈의 경사각 변화는 관절의 생체역학을 변경시킬 수 있다. 이러한 경사각의 변화가 특히 크다면, 긍정적인 또는 부정적인 생체역학적 효과를 가질 수 있다. 그림 12.50A는 안쪽휜엉덩관절의 긍정적인 생

체역학적 효과 두 가지를 보여주고 있다. 안쪽휜 위치는 엉덩관절 벌림근육 힘의 모멘트팔(D′로 표시됨)을 증가시킨다. 지레작용이 커질수록 엉덩관절 벌림근육의 단위 힘에 대한 벌림 토크의 생산은 증가한다. 이러한 상황은 엉덩관절 벌림근육의 약화를 갖고 있는 사람들에게 유리할 수 있다. 또한, 엉덩관절 벌림근육의 지레작용 증가는 걷기의 디딤기 동안 더 적은 근육 힘으로 주어진 벌림 토크의 수준을 감당할 수 있게 해준다. 근육 힘의 감소에 따라 관절 힘 또한 감소하게 되면, 걷기 동안 과도한 마모로부터 관절염이 있거나 불안정한 인공 엉덩관절을 보호하는 데 도움이 될 수 있다. 일부 환자들의 경우, 안쪽휜엉덩관절뼈자름술은 넓적다리뼈머리를 좀 더 절구 쪽으로 정렬시킴으로써 관절의 안정성을 개선시킬 수 있다.

안쪽휜엉덩관절의 부정적 효과는 넓적다리뼈목을 가로질러 생성되는 굽힘 모멘트(또는 토크)가 증가된다는 것이다(그림 12.50B). 굽힘 모멘트팔(I′으로 나타내고 있는 점선)은 경사각이 거의 90°에 근접할 때 증가된다. 굽힘 모멘트의 증가는 넓적다리뼈목의 위면을 가로지르는 장력을 상승시킨다. 이러한 상황은 넓적다리뼈목의 골절이나 인공 엉덩관절의 구조적 기능상실을 유발할 수 있다. 두드러진 안쪽휜엉덩관절은 넓적다리뼈머리와 뼈끝(epiphysis) 사이의 수직 전단력을 증가시킨다. 어린이의 경우, 이러한 상황은 *넓적다리뼈머리끝분리증*(*slipped capital femoral epiphysis*)을 유발할 수 있다. 또한 안쪽휜엉덩관절은 엉덩관절 벌림근육의 기능적 길이를 감소시켜, 힘을 발생시킬 수 있는 능력을 감소시키고 '중간볼기근절름발이(gluteus medius limp)'의 가능성을 증가시킨다. 근육 힘의 상실은 증가된 엉덩관절 벌림근육 모멘트팔로 얻어진 잠재적인 벌림근육 토크의 증가를 상쇄시킬 수 있다.

*가쪽휜엉덩관절*(*coxa valga*)은 수술적 중재로 초래되거나 엉덩관절의 형성이상(dysplasia)과 같은 병리로 인해 초래될 수 있다. 가쪽휜 위치의 잠재적인 긍정적 효과는 넓적다리뼈목을 가로지르는 굽힘 모멘트팔이 감소된다는 것이다(그림 12.50C의 I″). 이러한 상황은 넓적다리뼈목을 가로지르는 수직 전단력도 감소시킨다. 또한 가쪽휜 위치는 엉덩관절 벌림근육의 기능적 길이를 증가시켜, 벌림근육이 힘을 발생시키는 능력을 증진시킨다. 이와는 대조적으로, 가쪽휜엉덩관절의 잠재적인 부정적 효과는 엉덩관절 벌림근육 힘이 이용할 수 있는 모멘트팔을 감소킨다(그림 12.50D에서 D″로 표시됨). 극단적인 가쪽휜엉덩관절에 있어, 넓적다리뼈머리는 절구에서 더욱 가쪽으로 위치되어 탈구의 위험을 증가시킨다.

## 요약

엉덩관절은 몸통뼈대와 다리 둘 다를 위한 바닥관절(basilar joint)로 기능한다. 이처럼, 엉덩관절은 전체 신체의 흔한 움직임들(특히 굽힘과 폄이 연루된)을 위한 중심점의 역할을 제공한다. 예를 들어, 가파른 계단을 오르기 위해 다리를 들어 올리거나 바닥으로부터 물건을 집어 올리기 위해 허리를 숙이는 동작을 고려해 보라. 두 동작은 몸쪽넓적다리뼈와 골반 사이의 상당한 양의 움직임과 근육 힘을 요구한다. 따라서 엉덩관절의 약화, 불안정성, 또는 통증은 일반적으로 일생에 걸쳐 수행되는 다양한 활동, 즉 어릴 적 걷기의 학습, 의자에 낮거나 일어나기, 고난이도 스포츠에 참여하기, 또는 중간 강도의 유산소운동에 참여하기에 상당한 어려움을 초래한다.

엉덩관절의 골학과 관절학은 광범위한 운동성을 제공하기보다는 안정성을 확보하기 위한 디자인을 가지고 있으며, 팔에 있는 유사 몸쪽관절인 접시위팔관절의 상황과는 반대가 된다. 두꺼운 관절주머니인대와 근육에 잘 둘러싸여 있고 깊게 위치하여 잘 고정된 넓적다리뼈머리는 보행주기의 약 60%를 차지하는 단계인 체중부하기에서 특히 엉덩관절의 안정성을 확보하게 된다.

하나 또는 두 엉덩관절이 폄된 상태로 똑바로 선 이완된 자세 동안, 엉덩관절을 안정화시키는 데 요구되는 근육활동의 양은 놀랍도록 적다. 이러한 자세는 일반적으로 신체의 중력선을 엉덩관절 안-가쪽돌림축의 바로 뒤쪽으로 지나가게 한다. 따라서 중력의 힘은 엉덩관절이 수동적으로 폄된 상태를 유지하는 데 도움이 될 수 있다. 엉덩관절 폄 상태에서 비교적 팽팽해지는 엉덩관절의 인대들은 폄된 엉덩관절의 안정성을 좀 더 증가시키는 유용한 장력을 발생시킨다. 근육 힘은 편안하게 서 있는 동안 가끔 엉덩관절의 안정성을 증가시키거나 재조정하는 데 요구되지만, 이런 능동기전은 일반적으로 예비적 또는 이차적인 제공자로 사용된다. 그러나 이러한 상황은 엉덩관절 굽힘구축을 갖고 있는 경우에는 해당되지 않으며, 부분적으로 굽힘된 상태로 서 있는 동안의 안정성은 엉덩관절 폄근육의 크고 일정한 활성을 요구한다. 이러한 상황은 대사적으로 '소모적'일 뿐만 아니라, 엉덩관절을 가로지르는 큰 근육의 힘을 불필요하게 발생시킨다. 이러한 힘은 시간이 지남에 따라 적절하게 스트레스를 분산시킬 수 없는 정렬불량된 관절에서는 해로운 작용으로 기여하게 된다.

엉덩관절이 전신의 움직임에 얼마나 기여하는지를 완전히 이해하기 위해서는 골반에 대한 넓적다리뼈 그리고 넓적다리뼈에 대한 골반의 운동형상학 모두에 대한 이해가 필요하다. 골반에 대한 넓적다리뼈의 움직임은 계단을 오르거나 걷기 동안 신체를 앞쪽으로 전진시키는 것과 같은 다리의 위치 변화와 관련된다. 반면, 넓적다리뼈에 대한 골반의 움직임은 고정된 다리에 대해 골반(그리고 그 위에 놓인 몸통 전체)의 위치를 변화시키기 위해 수행된다. 넓적다리뼈에 대한 골반의 움직임은 각 보행주기의 디딤기 동안 골반의 미세한 운동에서부터 피겨스케이트선수가 허리를 숙인 채 얼음 위에서 스핀할 때처럼 골반(그리고 몸통)의 좀 더 큰 운동호의 돌림운동까지 다양한 형태로 나타난다. 넓적다리뼈에 대한 골반 움직임의 복잡성을 더하는 것은 허리뼈 운동형상학과의 밀접한 연관성이다. 따라서 엉덩관절의 감소된 또는 비정상적인 운동에 대한 원인을 임상적으로 평가할 때에는 허리영역의 유연성과 선호되는 자세를 평가해야 한다. 허리뼈 또는 엉덩관절에서의 움직임 제한은 몸통과 다리의 운동형상학적 사슬의 몸쪽끝에 걸친 운동형상학적 순서를 변경시킨다. 이런 넓은 신체 영역에서 비정상적 운동형상학의 제공자를 찾을 수 있는 능력은 성공적인 임상적 진단과 중재의 가능성을 확실히 증가시킨다.

엉덩관절을 가로지르는 근육의 거의 1/3은 골반에 몸쪽부착부위를 갖고 정강뼈나 종아리뼈에 먼쪽부착부위를 갖는다. 따라서 능동 또는 수동적으로 발생된 이런 근육들 내에서의 힘의 불균형은 여러 분절, 특히 허리뼈, 엉덩관절, 그리고 무릎에 걸쳐 자세와 가동범위에 영향을 미칠 수 있다. 임상가는 이러한 근육과 기타 협동근에서의 기능장애로 발생할 수 있는 기능적 제한을 주기적으로 평가하고 치료해야 한다. 치료에는 역학적으로 상호 연결된 신체 영역을 가로지르는 근육들의 상호작용에 대한 철저한 이해가 요구된다.

# 부가적인 임상 연관성

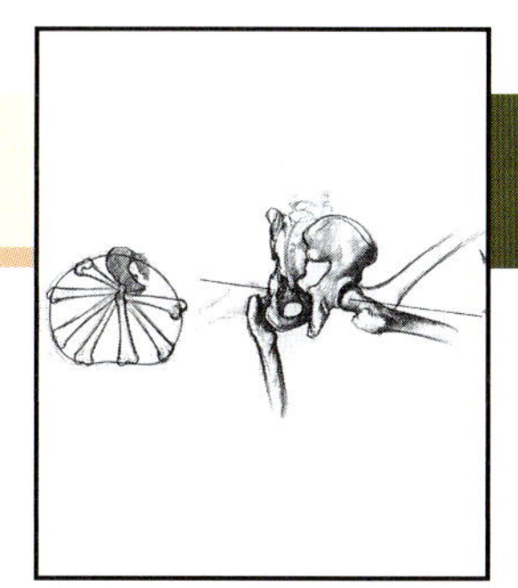

**내용**



## 임상 연관성 12.1
## *엉덩관절의 선택된 이관절 근육에 대한 치료적 신장 강화하기*

임상가는 근육뼈대 질환을 치료하거나 예방하기 위해 근육 신장을 자주 사용한다. 엉덩관절의 이관절 근육, 특히 다관절의 넓적다리뒤근과 넓적다리곧은근은 특별한 임상적 관심을 받아왔다. 이런 근육들에서의 신장성 감소는 허리뼈, 엉덩관절, 그리고 무릎을 포함한 다양한 분절들에 걸친 자세, 가동범위, 그리고 움직임의 유연성(또는 용이성)을 변경시킬 수 있다.[83,104,112,152] 이러한 근육들은 여러 관절을 가로지르기 때문에, 능동움직임과 정적자세의 여러 조합이 신장에 사용될 수 있다. 여기에서는 이러한 이관절 근육들 중 일부 근육에 대한 자가신장의 강화 방법에 대해 탐구한다.

2가지의 예에 대한 첫 번째로, *넓적다리뒤근*을 어떻게 신장할 수 있는지 고려해보자. 전통적인 방법 중 하나는 거의 완전히 폄된 무릎 상태에서 엉덩관절을 다양한 각도로 굽힘하는 정적인 자세를 취하는 것이다(그림 12.51A). 이 그림에서 보여주고 있듯이, 신장된 넓적다리뒤근에서의 증가된 근육장력은 일반적으로 궁둥뼈결절(ischial tuberosity)을 *앞쪽*으로 당기기 때문에, 골반의 뒤쪽기울임을 증가시키고 허리뼈의 척주앞굽음을 감소시킨다. 이런 골반의 뒤쪽기울임은 이론적으로 넓적다리뒤근에 대한 신장의 효율성을 감소시킨다. 이런 신장의 범위를 증가시키기 위한 방법으로, 대상자에게 넓적다리곧은근 및 엉덩허리근과 같은 타이트한 넓적다리뒤근의 대항근을 *능동적으로 수축*하라고 지시할 수 있다(그림 12.51B). 이런 근육들은 고정된 넓적다리뼈에 대해 골반을 앞쪽기울임시켜 *넓적다리뼈에 대한 골반의 (엉덩관절) 굽힘*을 수행하기 때문에 넓적다리뒤근의 대항근으로 고려된다. 그림 12.51B에서 보여주듯이, 넓적다리곧은근과 엉덩허리근의 능동수축은 오른쪽 넓적다리뒤근을 신장시키며, 이는 증가된 허리척주앞굽음을 보면 알 수 있다.

네갈래근의 능동적인 수축에 의해, 넓적다리곧은근은 엉덩관절(넓적다리뼈에 대한 골반의 관점을 통해)을 굽힘시키면서 폄 상태의 무릎을 안정화시킬 수도 있다. 네갈래근의 이런 안정화 작용은 팽팽해진 넓적다리뒤근에 의해 유발될 수 있는 무릎 굽힘 반응에 저항할 수 있으며, 이는 신장의 효과가 감소하는 것을 방지한다.

*넓적다리곧은근*의 자가신장을 강화하기 위해 유사한 전략을 사용하는 두 번째 예를 고려해보자. 그림 12.52A는 엉덩관절 폄과 무릎 굽힘의 결합된 위치를 유지하여 넓적다리곧은근을 신장시키는 여성의 자세를 보여주고 있다. 이관절 근육인 넓적다리곧은근의 신장으로 증가된 수동장력은 일반적으로 골반을 앞쪽으로 돌림시키기 때문에, 골반의 앞쪽기울임과 허리척주앞굽음을 증가시킨다. 그림 12.52B에서 보여주고 있듯이, 이 여성의 배근육과 큰볼기근(다른 엉덩관절 폄근육 중에서)의 능동수축은 넓적다리곧은근을 포함한 엉덩관절의 모든 굽힘근육을 신장시키는 데 사용될 수 있다. 이런 활성된 근육 모두는 고정된 넓적다리뼈에 대해 골반을 뒤쪽기울임시켜 *넓적다리뼈에 대한 골반의 (엉덩관절) 폄*을 수행하기 때문에 넓적다리곧은근의 대항근이다. 또한 이런 골반의 뒤쪽기울임은 엉덩관절주머니의 대부분, 특히 엉덩넓적다리인대(iliofemoral ligament) 영역을 신장시키는 데 도움이 된다. (그림 12.52B에서는 나타내고 있지 않지만 대상자에게 오른쪽 엉덩관절을 좀 더 모음하라고 손으로 밀면서 지시하면, 이론적으로 넓적다리곧은근의 신장이 추가될 것이다. 이는 넓적다리곧은근의 *벌림* 모멘트팔에 근거한 것이다. 그림 12.30을 참조하라)

앞서 언급된 2가지 예는 엉덩관절의 선택된 이관절 근육을 신장시키는 방법에 대해 소개하였다. 각 예에 있어, 표준적인 신장 절차는 타이트한 근육의 대항근으로 고려되는 근육무리의 *의지적 수축*에 의해 강화된다. 이런 치료적 접근법은 다양한 근육이 직접적이든 간접적이든 엉덩관절에 어떻게 영향을 미칠 수 있는지에 대한 충분한 이해가 요구된다. 이러한 방식으로 대항근을 활성시키는 것이 표준적인 수동신장보다 타이트한 이관절 엉덩관절 근육의 유연성을 더 크게 또는 더 오래 증가시키는지는 확실하지 않지만, 이는 흥미로운 질문이 된다. 근본적인 해답은 단순한 역학을 초월할 수 있다. 대항근의 강력한 수축은 *상반억제(reciprocal inhibition)*를 통해 타이트한 근육에서의 저항을 억제시킬 수 있다. 이런 치료적 접근법의 좀 더 확실한 이점은 환자나 고객이 치료에 더 능동적으로 참여한다는 점이며, 이는 학습 능력을 향상시켜 신체의 해당 영역 및 다른 영역의 생체역학을 좀 더 조절할 수 있게 해준다.

마지막으로, 그림 12.51과 12.52의 주된 목적은 근육 운동학에 대한 철저한 이해가 엉덩관절과 관련된 이관절 근육의 신장이나 늘어나는 효과를 강화시키는 창의적 아이디어를 어떻게 제공할 수 있는지를 보여주는 데 있다. 소개된 신장 방법은 비교적 기본적이지만, 근육의 타이트함에 영향을 미치는 근본적인 요인들은 신경근 조절, 약화, 협응, 균형, 그리고 운동능력 및 운동행동의 중요한 기타 요인들을 포함하여 복잡할 수 있다. 이런 복잡성은 신장운동이 단독으로는 효과적인 경우가 드물다는 것을 의미하며, 임상가로 하여금 신체 전체의 안정성, 균형, 근력에 대한 의미 있고 기능에 특화된 과제를 포함한 다요인적 접근법을 치료에 고려하도록 만든다.

(*계속*)

# 부가적인 임상 연관성

## 임상 연관성 12.1
### *엉덩관절의 선택된 이관절 근육에 대한 치료적 신장 강화하기* (계속)

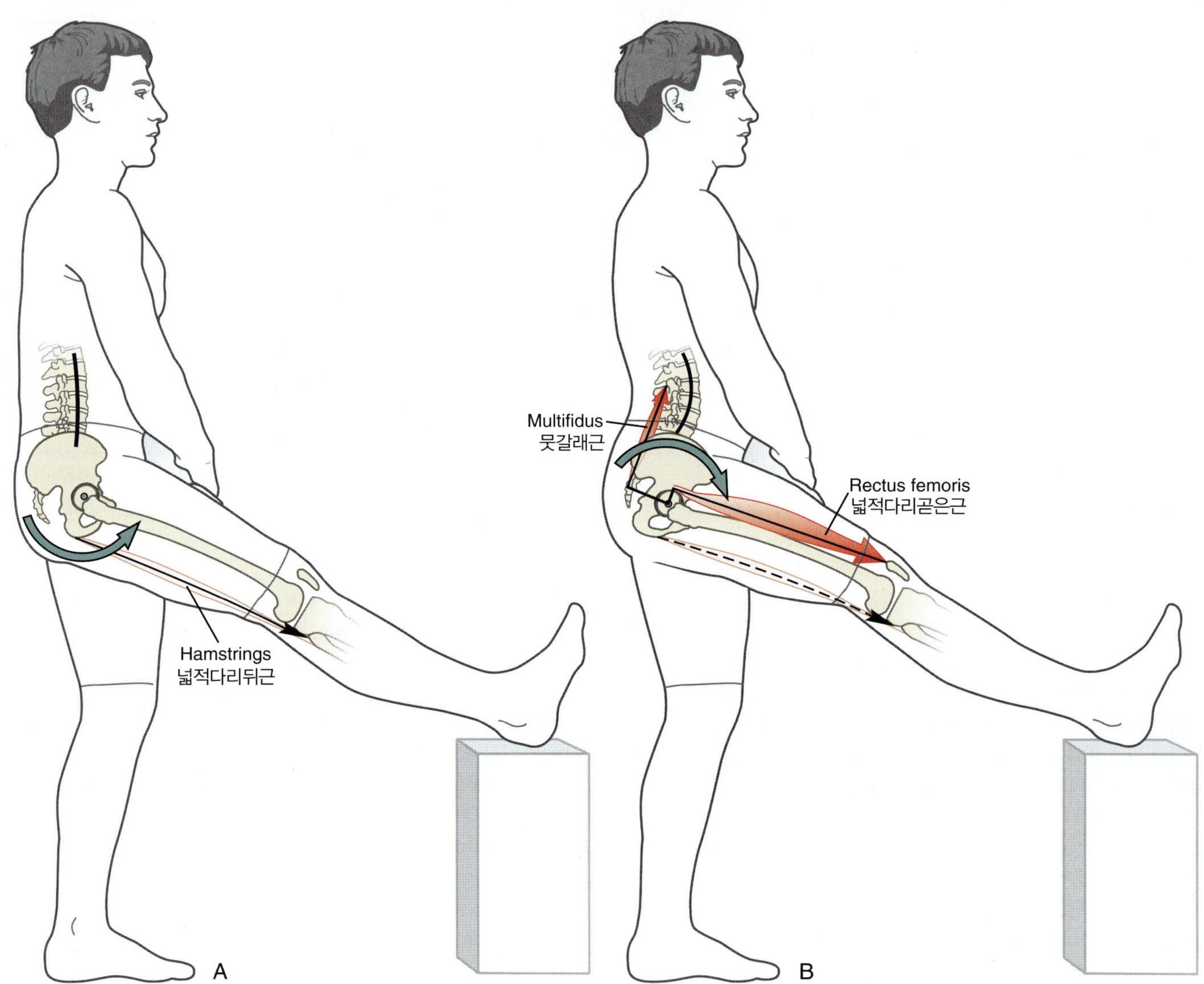


**그림 12.51** 이관절 *넓적다리뒤근*의 신장을 강화시키는 방법. (A) 넓적다리뒤근을 신장시키기 위한 전통적인 시작위치는 엉덩관절 굽힘과 무릎 폄의 결합이다. 초록색 시계반대방향의 화살표는 신장된 넓적다리뒤근에서의 장력으로 유발된 수동적인 골반의 뒤쪽기울임을 나타낸다. (B) 뭇갈래근과 넓적다리곧은근의 능동적 수축은 골반의 앞쪽기울임(*초록색 시계방향 화살표*)을 만들어내, 넓적다리뒤근(*점선의 화살표*)이 늘어나면서 신장이 증가된다. 활성된 근육의 모멘트팔은 엉덩관절의 돌림축(넓적다리뼈머리에 있는 *작은 초록색 원*)에서 시작하는 검은색 선으로 보여주고 있다.

# 부가적인 임상 연관성

## 임상 연관성 12.1

### 엉덩관절의 선택된 이관절 근육에 대한 치료적 신장 강화하기 (계속)

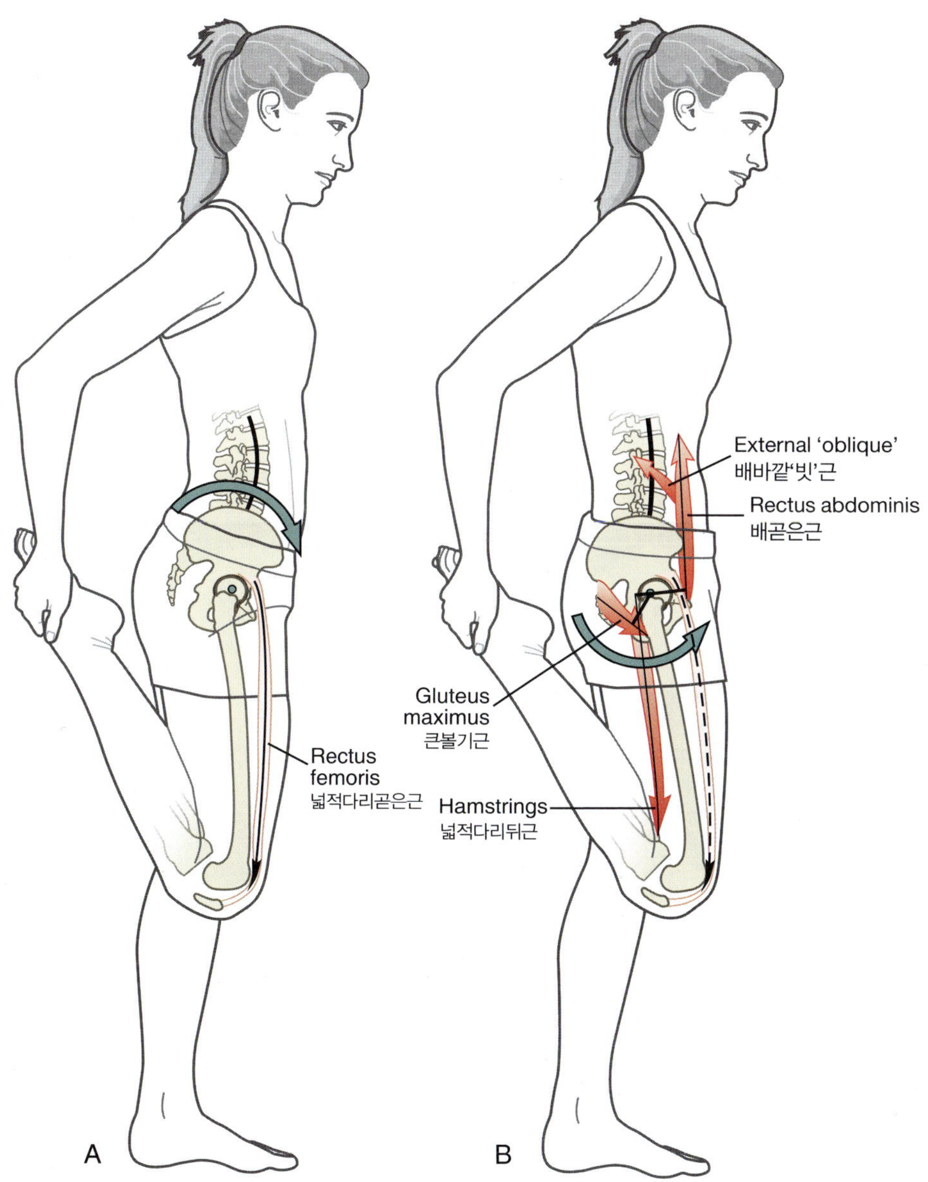


그림 12.52 *넓적다리곧은근*의 자가신장을 강화시키는 방법. (A) 엉덩관절 폄과 무릎 굽힘의 결합을 통해 넓적다리곧은근을 신장시키는 일반적인 자세. 초록색의 시계방향 화살표는 신장된 넓적다리곧은근에서의 장력으로 발생된 수동적인 골반의 앞쪽기울임을 나타낸다. (B) 대표적인 엉덩관절 폄근육과 배근육의 능동적 수축은 골반의 뒤쪽기울임(*초록색의 시계반대방향 화살표*)을 유발하여, 넓적다리곧은근(*점선 화살표*)에서의 신장을 증가시킨다. 활성된 근육의 모멘트팔은 엉덩관절의 돌림축(넓적다리뼈머리에 있는 *작은 초록색 원*)에서 시작하는 검은색 선으로 보여주고 있다.

# 부가적인 임상 연관성

## 임상 연관성 12.2
### *궁둥구멍근의 신장을 위한 표준적인 방법 제시하기*

궁둥구멍근(piriformis)의 신장성 제한은 엉덩관절의 안쪽돌림을 제한하거나, 궁둥신경을 압박하거나, 또는 엉치엉덩관절에 대한 비정상적인 스트레스를 생산할 수 있다. 일부 임상가들은 염증이 있으며 타이트한 궁둥구멍근 또한 볼기(buttock)영역의 깊은 지점에 통증성 '유발점(trigger point)'을 발생시킬 수 있다고 믿고 있다. 볼기에서의 통증은 흔히 엉덩관절, 넓적다리 뒤쪽, 또는 몸쪽 종아리로 방사된다. 불충분하게 정의된 이러한 상황은 흔히 '궁둥구멍근증후군(piriformis syndrome)'으로 언급된다.[305]

타이트해진 궁둥구멍근을 위한 치료에는 신장이 포함될 수 있다. 궁둥구멍근을 신장시키기 위한 여러 방법들 중 한 가지 공통된 주제는 일반적으로 이관절근육인 넓적다리뒤근에서의 장력을 감소시키기 위해 굽힘된 무릎 상태에서 엉덩관절의 완전한 굽힘과 *바깥돌림*의 결합을 사용하는 것이다. 언뜻 생각하기에, 엉덩관절의 일차적인 *바깥*돌림근육으로서의 근육 작용에 근거해 궁둥구멍근의 신장 위치로 바깥돌림 성분을 이용한다는 것은 모순처럼 보인다. 그러나 좀 더 운동학적으로 고려해보면, 이런 신장 방법이 정당화될 수 있다.[73,110,307] 이전에 언급했듯이, 엉덩관절이 굽힘된 상태는 궁둥구멍근의 작용이 바깥돌림근육(엉덩관절의 중립위치에서의 작용)에서 안쪽돌림근육으로 바뀌게 된다. 이는 근육의 힘선을 모방하기 위해 뼈대 모형과 한 가닥의 유연한 끈을 이용해 보면 잘 시각화할 수 있다(그림 12.53A). 엉덩관절을 90° 이상으로 굽힘하면 엉덩관절의 바깥돌림이 궁둥구멍근을 *좀 더 늘리게* 된다(그림 12.53B).

마지막으로, 궁둥구멍근이 굽힘 상태에서 돌림 작용이 바뀐다 하더라도 이 근육을 신장시키기 위해 사용된 원칙, 즉 근육의 신장은 그 근육의 일차적 작용과 *반대*되는 위치로 배치되어야 한다는 것은 위배되지 않았다.

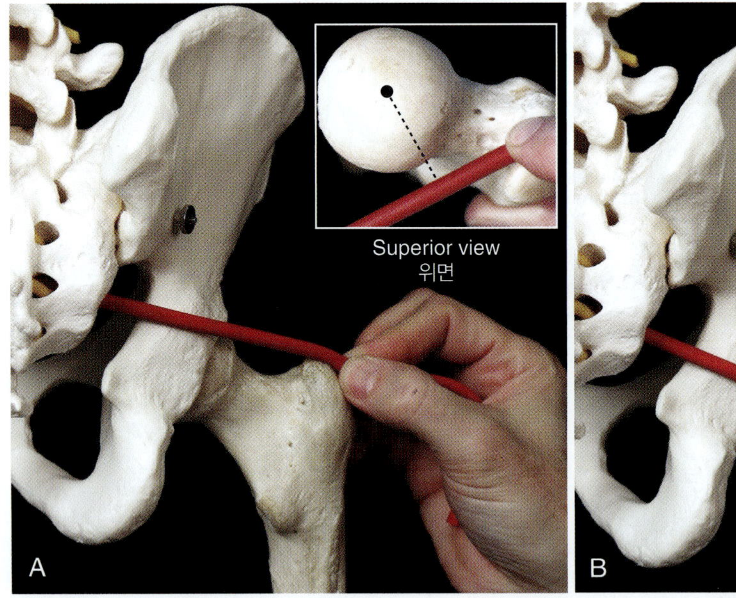


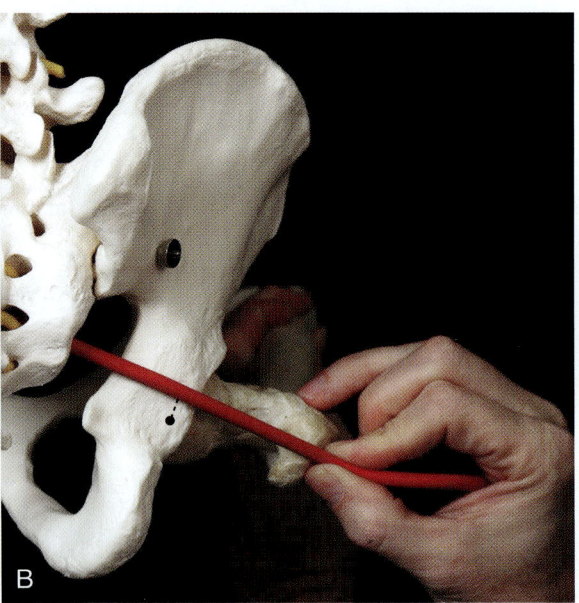


**그림 12.53** 엉덩관절 굽힘 상태에서 궁둥구멍근의 작용 변화를 보여주고 있다. (A) 엉덩관절이 펴진 상태에서, 궁둥구멍근(*빨간색 끈*)은 엉덩관절을 바깥쪽으로 돌림시키는 힘선을 갖는다. 삽입그림에서처럼 위쪽에서 본다면, 근육의 당김선은 수직돌림축의 뒤쪽에 있다. 이런 작용을 위한 근육의 모멘트팔은 점선으로 보여주고 있다. (B) 엉덩관절이 굽힘된 상태에서, 궁둥구멍근의 힘선은 세로돌림축의 앞쪽으로 위치가 이동된다. 비록 비교적 작은 모멘트팔로 작용하지만, 이 근육은 현재 엉덩관절의 안쪽돌림근육이 된다.

# 부가적인 임상 연관성

## 임상 연관성 12.3
*손상에 대한 절구테두리의 취약성: 병리역학적 그리고 치료적 고려사항*

### 역학적으로 취약한 절구테두리

몸통과 다리가 연루된 대부분의 움직임은 절구테두리(acetabular labrum)에 대한 어느 정도의 압박력, 장력, 또는 전단력을 생산하여 절구테두리를 역학적 원인에 의한 병리에 특히 취약하게 만든다. 절구테두리의 조직 치유능력은 낮기 때문에, 절구테두리가 손상되면 만성적이고 통증을 유발하는 상황이 될 수 있다. 지난 수십 년 동안 절구테두리의 병리에 대한 임상적 인식과 치료는 관절경수술 및 자기공명관절조영술(magnetic resonance arthrography)과 같은 영상기법의 기술적 발전과 함께 극적으로 증가하였다(그림 12.54).

절구테두리의 병리는 일반적으로 엉덩관절의 돌림, 반복적, 또는 거의 끝범위의 움직임과 관련된 외상; 고령과 관계된 과도한 마모; 발달엉덩관절형성이상 또는 기타 아동기의 엉덩관절 질환; 또는 앞으로 설명될 바와 같이 절구나 몸쪽넓적다리뼈의 미세한 기형과 관련된 반복적인 충돌 등 여러 요인과 관련될 수 있다.[32,58,123,176] 절구테두리의 파열과 관련된 역학적 증상으로는 딸깍거리는(clicking) 느낌, '걸리는(catching)' 느낌 또는 꺾이는(buckling) 느낌이 흔하게 나타난다. 통증은 주로 엉덩관절 앞쪽 또는 고샅부위(groin) 영역에서 보고된다.

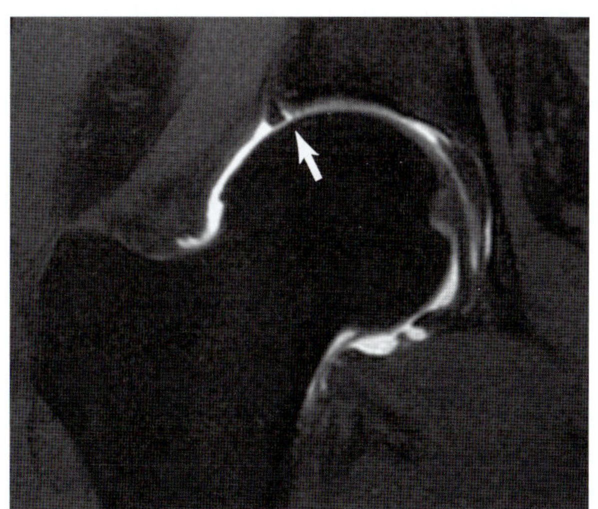

**그림 12.54** 파열된 절구테두리(*화살표*)를 보여주고 있는 전두면(T1 지방-포화) 자기공명(MR)관절조영영상[magnetic resonance (MR) arthrogram]. MR관절조영영상은 가돌리늄(gadolinium) 조영제의 관절속 주사가 포함된다. 절구테두리의 파열은 관절경수술 동안 확인되고 제거된다. (Courtesy Michael O'Brien MD, Wisconsin Radiology Specialists, Milwaukee, WI.)

### 뼈의 병리형태 및 이와 관련된 절구테두리 손상

엉덩관절의 정상적인 뼈대 구조는 일반적으로 넓적다리뼈 몸쪽끝과 절구 가장자리 사이의 스트레스성 접촉을 최소화하여, 특히 움직임의 끝범위 근처에서 중요한 보호를 제공한다. 그러나 뼈 형태에서의 비교적 작은 편차도 이런 두 영역 사이의 동적간격(dynamic clearance)을 위태롭게 할 수 있다. 충분한 간격이 확보되지 않으면, 절구 가장자리에 대한 몸쪽넓적다리뼈(또는 몸쪽넓적다리뼈에 대한 절구 가장자리)의 반복적이고 지속적인 접촉은 비교적 연약한 절구테두리와 인접 연골을 손상시킬 수 있으며, 이는 *넓적다리절구충돌(FAI)증후군*[*femoral-acetabular impingement (FAI) syndrome*]으로 잘 알려진 통증성 상황으로 이어질 수 있다.[108,259] 관절 내의 반복적이고 강한 접촉은 절구테두리뿐만 아니라 관절연골과 연골밑뼈(subchondral bone)에도 손상을 줄 수 있다. FAI증후군은 엉덩관절 골관절염 발생의 주요 위험요인으로 인식되고 있으며, 이는 지난 수십 년간 '특발성(idiopathic)'으로 진단되었을 조기에 발생된 엉덩관절 골관절염의 많은 사례를 설명해 줄 수 있을 것으로 보인다.[101,115,279]

FAI와 관련된 엉덩관절 형태의 양상에는 캠형, 집게형, 그리고 혼합형의 3가지 유형이 있다.[49,61,117] 가장 흔한 *캠형 형태*(*cam-type morphology*)는 넓적다리뼈머리-목이음부의 앞-위쪽영역에 추가적인 뼈가 형성되어 나타난다(그림 12.55A). 이러한 변형이 미비하더라도 구형의 넓적다리뼈머리를 변화시켜, 넓적다리뼈머리-목이음부의 자연스러운 가늘어짐의 상실을 초래한다[이는 흔히 '*넓적다리뼈머리-목 오프셋*(*femoral head-neck offset*)'의 감소로 불린다]. *캠형 충돌*(*cam-type impingement*)은 넓적다리뼈머리의 비정상적인 돌출 뼈부위가 절구에 맞닿거나 안으로 밀려들어가게 하는 엉덩관절의 움직임에 의해 일어난다. 시간이 지남에 따라, 충돌은 주로 절구테두리의 앞-위쪽 둘레를 손상시키게 된다. 이러한 손상은 연골테두리이음부(chondrolabral junction) 쪽으로 내부까지 확장될 수 있다. 90° 이상의 굽힘 그리고 안쪽돌림과 모음의 결합은 충돌과 관련된 접촉스트레스를 최대화시키는 경향이 있다.[25,147] 이러한 이유로, 이런 깊은 굽힘 움직임의 양상은 흔히 통증을 유발하여 의도적으로 이러한 움직임을 피하게 된다.[24,173] 비록 예외가 있기는 하지만 캠형 충돌은 젊은 남성 운동선수에게서 자주 발견되며, 특히 미식축구(football), 축구(soccer), 그리고 아이스하키처럼 엉덩관절의 굽힘과 안쪽돌림이 결합되는 스포츠를 정기적으로 참여하는 경우에 흔하다.[164] 따라서 젊은 남성 운동선수들은 FAI증후군이 발생할 위험이 더 높은 경향이 있지만, 이 질환은 이런 전형적인 인구집단 이외에서도 발생할 수 있다. FAI증후군의 보편적이고 예측 가능한 원인기전은 완전히 밝혀지지 않았다.[61]

캠형 형태는 몸쪽넓적다리뼈가 연루되는 반면, 덜 흔한 *집게형 형태*

(*계속*)

# 부가적인 임상 연관성

## 임상 연관성 12.3
## 손상에 대한 절구테두리의 취약성: 병리역학적 그리고 치료적 고려사항 (계속)

(*pincer-type morphology*)는 절구의 비정상적인 형태가 연루된다(그림 12.55B). 집게형 형태는 절구 앞-가쪽 가장자리의 비정상적인 뼈의 확장으로 정의되며, 본질적으로 절구가 넓적다리뼈머리를 *과도하게 덮는* 것을 말한다. 집게형 형태는 흔히 가쪽중심-모서리각도로 정량화했을 때 최소 45~50°가 된다(그림 12.13A의 정상적인 가쪽중심-모서리각도 참조). 비정상적으로 깊은 절구[이를 *깊은절구*(*acetabular profunda*)라 함] 또는 너무 *뒤경사*(*retroversion*)된 절구는 경우에 따라 넓적다리뼈머리와 몸쪽넓적다리뼈목 영역의 앞-가쪽 덮개가 과도한 것처럼 보이게 하거나 과도한 덮임을 더욱 심하게 만들 수 있다.[117,156,174] 원인에 관계없이, 엉덩관절을 굽힘과 안쪽돌림시키는 것은 몸쪽넓적다리뼈가 돌출된 절구의 가장자리와 절구테두리에 조기에 접촉하는 경향을 유발한다. 이런 잠재적으로 손상을 일으킬 수 있는 병리역학은 흔히 *집게형 충돌*(*pincer-type impingement*)로 불리며, 이는 절구의 가장자리와 절구테두리가 넓적다리뼈머리와 몸쪽넓적다리뼈목의 영역을 집게처럼 '감싸는' 방식을 반영한 명칭이다. 캠형 충돌은 남성에서 좀 더 흔히 볼 수 있는 반면, 집게형 충돌은 여성에서 더 흔히 발생하는데, 이는 골반의 인체측정학(antropometrics)적 차이 때문일 가능성이 있다.[177,280] 사실, FAI증후군이 있는 남성과 여성 모두에서 캠형과 집게형 충돌의 요소가 모두 흔하게 나타난다.[318]

### FAI증후군과 골관절염 사이의 병리역학적 연관성

FAI증후군과 엉덩관절 골관절염 사이의 연관성은 완전히 이해되지 않고 있다. 그러나 이제부터 제시될 일련의 사건들은 이 과정의 병리적 복잡성을 엿볼 수 있게 해줄 것이다. 첫째이자 아마도 가장 분명한 것으로, 뼈의 충돌에 의한 힘에서 비롯된 반복적인 '외부에서 내부로(outside-in)'의 역학적 외상이 FAI증후군과 관련된 초기 연골테두리이음부

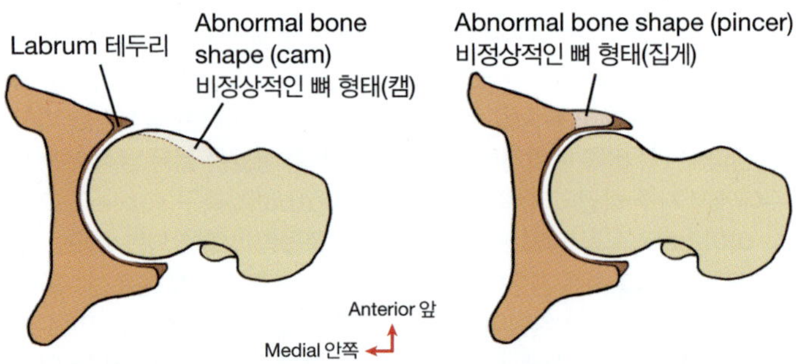


그림 12.55 오른쪽 엉덩관절의 (A) 캠형 변형과 (B) 집게형 변형을 보여주고 있는 위면.

(chondrolabral junction)의 손상과 그 이후 발생된 관절의 염증을 초래할 수 있다는 점이다. 관절연골에 대한 외상은 비정상적인 뼈 형태에도 불구하고 반복적으로 관절을 움직여 발생하게 되는 변경되고 스트레스를 받는 관절운동형상학에 의해 더욱 심해질 수 있다. 관절운동형상학적 스트레스는 움직임의 거의 끝범위에서 더 크게 나타날 가능성이 있지만, 이중평면 형광투시를 이용한 생체내 연구에서는 캠형 충돌이 있는 사람에 있어 정상 보행과 관련된 중간 범위 정도의 엉덩관절 움직임만으로도 관절운동형상학을 변경시킬 수 있다고 제안했다.[178] 또한 염증 과정의 일부로, 후천적으로 두꺼워진 관절주머니는 관절의 능동적인 관절운동형상학을 더욱 왜곡시켜 관절연골에 추가적인 스트레스를 유발할 수 있다.[49] 그리고 마지막으로 이 장에서 앞서 설명한 바와 같이,[213] 관절연골의 퇴행성 병변은 손상된 절구테두리가 관절에 충분한 역학적 밀폐와 액체 밀폐(fluid seal)를 제공하지 못하는 것으로부터 초래될 수 있다.

앞서 설명한 과정들은 주로 생체역학적 요인을 통해 발생하는 관절 스트레스에 초점을 맞추었다. 명확하지는 않지만, 최근의 근거에 따르면 *신경근육 요인* 또한 FAI증후군의 발병기전에 역할을 할 수 있다고 제안되고 있다.[178] 여러 연구에서 FAI증후군을 가진 사람들은 FAI를 유발하기 쉬운 엉덩관절 자세와 일반적으로 일치하는 3차원적인 다리 움직임에서 기능장애를 보인다고 보고하고 있으며, 이러한 기능장애는 흔히 한쪽다리 또는 양쪽다리 쪼그려 앉기(squat)를 수행할 때 명확하게 나타났다.[330] 기능장애는 신경근육 조절의 감소, 비정상적인 다리의 골운동형상학, 동적인 한쪽다리 균형(dynamic single leg balance) 및 서 있기 균형(standing balance)의 감소, 그리고 우세한 엉덩관절 근육의 활성 감소와 관련이 있는 것으로 보인다.[b] 우선적인 위축을 동반한 근육의 기능장애는 큰볼기근과 같은 우세한 근육에서 명확하게 관찰된다.[192,274] 아마도 관절에서 기인한 큰볼기근의 신경억제는 엉덩관절주머니의 통증과 염증에 의해 유발되는 것으로 보인다.[49] 뿐만 아니라, 엉덩관절의 운동조절 감소는 손상된 절구테두리 내의 기계적수용기의 손상으로 유발된 고유감각의 감소와 관련이 있을 수 있다. 운동조절의 감소와 근력의 감소는 관절 구조에 대한 더 높은 국소부하를 가할 가능성이 있다. 그러나 이러한 신경근육 조절 요인들이 FAI를 좀 더 심각하게 유발하거나 잠재적으로 골관절염을 유발하는 연쇄적인 사건에 어느 정도 영향을 미칠 수 있을까? 이런 주제에 대한 더 나은 이해는 FAI증후군(또는 기타 골관절염 이전 단계의 엉덩관절 상황)이 조기에 골관절염으로 진행되어 전엉덩관절성형술이 필요한 상황으로 이어질 가능성을 줄이는 데 전력하는 중재 방법의 개선에 도움이 될 수 있다.[49,117]

[b] 6,48,49,95,103,122,191

# 부가적인 임상 연관성

## 임상 연관성 12.3

### *손상에 대한 절구테두리의 취약성: 병리역학적 그리고 치료적 고려사항 (계속)*

#### 흔한 캠형 변형의 가능한 발생기원

FAI증후군에 대한 대부분의 생체역학적 연구는 *캠형* 충돌에 초점을 맞추고 있는데, 그 이유는 아마도 연골테두리 병변 및 골관절염과 강한 상관관계를 보이기 때문일 것이다. 캠형 형태 또는 변형은 일반적으로 MRI나 방사선촬영(x-ray)을 통해 넓적다리뼈머리의 모양이 구형에서 얼마나 편차가 발생했는지 측정하여 진단된다. 편차의 정도는 앞-뒤(AP) 골반 방사선사진을 통해 소위 *알파각도(alpha angle)*로 설명되는 각도를 측정하여 파악할 수 있다(그림 12.56).[230] 정의는 다양하지만, 알파각도가 55~60° 이상인 엉덩관절은 *진짜* 캠형 변형을 갖고 있는 것으로 지적되며, 반면 알파각도가 80° 이상인 엉덩관절은 *병리적* 캠형 변형으로 지적된다. 병리적 캠형 변형은 연골테두리 병변 및 잠재적인 골관절염이 발생할 높은 통계적 위험을 가지고 있다.[2] 캠형 변형의 정확한 유병률에 대한 자료는 혼재되어 있지만, 남성의 15~54%와 여성의 5~36%에서 자연적으로 발생하는 것으로 보고될 정도로 상당히 흔한 것으로 알려져 있다.[2,74,325] 물론 캠형 변형을 가진 모든 사람이 반드시 절구테두리 병변, 엉덩관절 통증, 또는 엉덩관절 골관절염이 발생하는 것은 아니다.[155] FAI 진단 및 이와 연관된 절구테두리 병변의 진단은 일반적으로 통증의 병력과 통증이 악화되는 동작, 검사자의 손으로 충돌에 의한 통증을 재현시키는 유발검사(흔히 엉덩관절의 큰 굽힘 그리고 모음과 안쪽돌림이 결합된 동작), 그리고 진단용 영상검사와 같은 추가적인 정보가 요구된다.

Alpha angle (α) to quantify cam deformity
캠형 변형을 정량화하기 위한 알파각도(α)

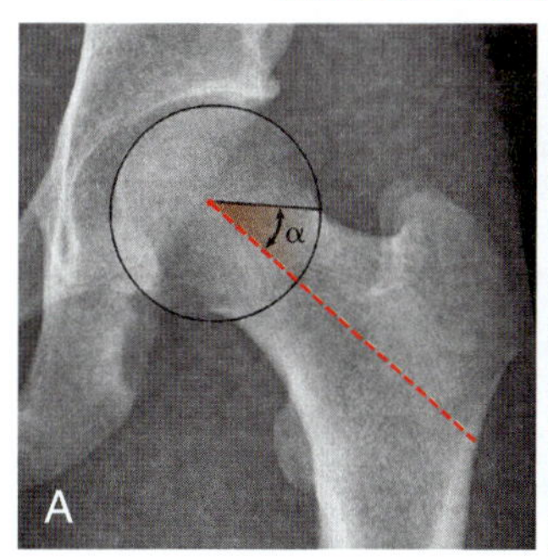


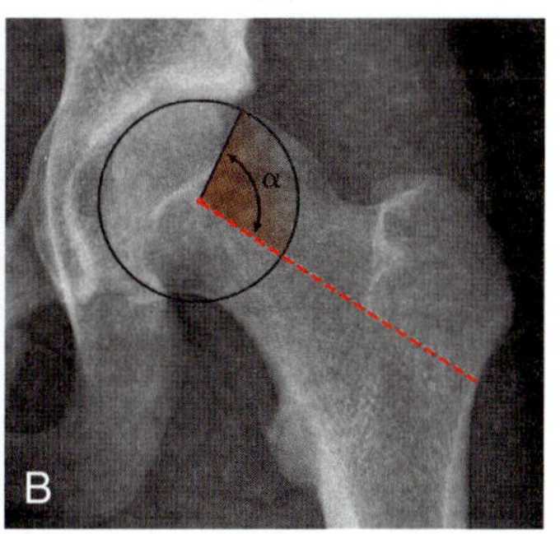


**그림 12.56** 앞-뒤(AP) 골반 방사선사진에 근거해 캠형 형태를 측정하기 위해 사용된 알파각도(α). (A)에서 보여주고 있는 41°의 알파각도는 정상한계 내에 있다고 고려된다. (B)에서 보여주고 있는 98°의 알파각도는 과도하여 병리적 캠형 형태로 고려된다(본문 참조). 알파각도는 넓적다리뼈머리의 중심(원의 중심)에서 넓적다리뼈목을 통과하는 선(*빨간색의 점선*)과 넓적다리뼈머리의 중심에서 시작하여 넓적다리뼈머리-목이음부가 원을 벗어나는 지점을 연결한 선 사이에 형성된 각도다. (Modified with permission from Agricola R, Waarsing JH, Thomas GE, et al: Cam impingement: defining the presence of a cam deformity by the alpha angle: data from the CHECK cohort and Chingfrod cohort, *Osteoarthr Cartilage* 22[2]:218-225, 2014.)

일반 인구집단에서의 특발성(idiopthic) 캠형 형태에 대한 원인은 명확하지 않지만, 과거의 외상이나 감염, 유전, 해결되지 않았거나 부분적인 넓적다리뼈머리끝분리증(slipped capital femoral epiphysis, SCFE), 또는 가장 가능성 높은 원인인 몸쪽넓적다리뼈에 대한 현재나 과거의 과부하로 인한 과도한 뼈 형성[즉, 볼프의 법칙(Wolff's Law)에 근거]을 포함한 몇 가지 요인들이 연루된다.[280] 과부하 요인은 캠형 형태의 빈도가 대조군에 비해 높은 수준의 남성 운동선수들에서 훨씬 더 높게 나타났다는 연구 결과에 근거하고 있다.[167,244,281] 이런 엘리트 선수 집단에서의 캠형 형태의 빈도는 50%에서 90%에 이를 정도로 높게 보고되고 있다.[1] 비정상적으로 변형의 빈도가 높은 것은 뼈대 성숙의 중요한 시기인 청소년기 동안에 수행된 고충격 스포츠(예, 아이스하키, 축구, 체조, 미식축구) 활동에 따른 몸쪽넓적다리뼈의 비대반응과 관련되는 것으로 여겨진다.[1,54,86,325] 또한 높은 부하가 가해지는 시기에는 몸쪽넓적다리뼈 성장판 폐쇄의 생리에 변화를 일으킬 수 있다.[116] 그러나 분명한 것은 높은 수준의 남성 운동선수들이 캠형 형태가 더 잘 발생하고 상당한 절구테두리 손상을 입을 가능성이 더 높다는 것이다.[43,197,212] 이러한 활동적인 집단은 발달 과정에서 캠형 형태를 가질 가능성이 높을 뿐만 아니라, 좀 더 스트레스가 가해지는 충돌을 유발할 수 있는 극단적이고 반복적인 움직임에 참여할 가능성이 더 높다. 청소년기의 과도한 캠형 발달과 관련된 시간적 경과 및 요인들에 대한 더 나은 이해는 뼈대 성숙의 중요한 시기 동안 특정 고충격 스포츠 활동의 강도를 조절하기 위한 유용한 지침을 부모와 코치들에게 제공할 수 있다.[1,232]

(계속)

# 부가적인 임상 연관성

## 임상 연관성 12.3

### *손상에 대한 절구테두리의 취약성: 병리역학적 그리고 치료적 고려사항* (계속)

#### FAI증후군을 위한 치료 선택

FAI증후군을 위한 보존적 치료에는 흔히 비스테로이드소염제, 관절속 스테로이드 주사, 그리고 물리치료가 포함된다. 물리치료의 초점은 허리골반영역의 신경근육조절 개선, 동적인 똑바로 선 자세 유지 훈련, 기능적 가동범위 및 유연성 증진, 적절한 연부조직의 가동화, 그리고 충돌 상황을 유발하거나 악화시킬 수 있는 움직임의 수정 및 회피에 대한 교육 제공으로 구성된다.[81,140,206,298,334] 예를 들어 배근육 및 엉덩관절 폄근육과 같이 골반을 뒤쪽기울임시키는 근육처럼, FAI의 발생 가능성을 감소시키는 근육을 목표로 한 특화된 근력운동이 있다(그림 12.39 참조). 골반의 뒤쪽기울임은 절구(그리고 절구테두리)의 앞-위쪽 가장자리를 몸쪽넙적다리뼈로부터 *멀리* 돌림시켜, 실제 뼈의 충돌이 일어나기 전에 넙적다리뼈 굽힘(안쪽돌림과 모음과 결합된)의 범위를 더 크게 확보해 준다.[238] 큰볼기근의 활성은 엉덩관절의 폄과 바깥돌림을 결합하는 능력을 갖고 있기 때문에 FAI를 최소화시키는 데 특히 효과적일 수 있다. 캠형 FAI증후군이 있는 환자군을 대상으로 한 예비연구에 따르면, 깊게 쪼그려 앉기(deep squat) 동작 중 큰볼기근의 '유도된' 활성을 약간 증가시켰을 때 쪼그려 앉기에 동반되는 안쪽돌림이 5° *감소*하였으며, 그 결과 절구의 접촉압력이 32% 감소하였다.[49] 이러한 결과는 근육수축으로 인해 전체 절구 압박력이 *증가*했음에도 불구하고 절구 압력(힘/면적)이 *감소*했기 때문에 치료적으로 의미가 있을 수 있다. 이런 결과는 FAI증후군의 발생 또는 진행을 제한하는 데 도움이 될 수 있는 운동의 개발에 견고한 기반을 제공한다.

관절경수술은 FAI증후군 치료에 자주 사용되며, 특히 보존적 치료가 효과가 없거나 FAI 증상의 심각성, 알파각도의 크기, 또는 충돌을 유발하는 활동(예, 엘리트 운동선수와 프로 운동선수)을 수정하려는 환자의 의지에 근거해 보존적 치료가 적절하지 않다고 판단될 때 시행된다. 수술의 주요 내용은 변형된 뼈를 재형성하거나 재정렬하기 위한 관절경골성형술(arthroscopic osteoplasty)을 포함한다.[11,22,75,117] 필요하다면, 수술에서는 조각난 절구테두리의 죽은조직제거술(debridement)이나 봉합술 그리고 손상된 연골의 성장을 자극하기 위한 미세골절기법(microfracture technique)이 포함될 수 있다. 관절경수술은 궁극적으로 심각한 골관절염으로 진행되는 것을 예방할 가능성이 높다는 점에서 종종 '엉덩관절 보존'시술로 홍보된다. 물리치료는 수술중재 이후의 재활 과정에서 중요한 역할을 한다.[190,298,302]

# 부가적인 임상 연관성

## 임상 연관성 12.4
*엉덩관절의 발달형성이상: 발달성 질환*

엉덩관절의 발달형성이상증(developmental dysplasia of the hip, DDH)은 엉덩관절을 침범하는 가장 흔한 정형외과적 질환 중 하나로, 흔히 출생 시 또는 출생 후 첫 몇 년 이내에 나타난다.[270] DDH는 절구와 넓적다리뼈머리 모두가 연루될 수 있지만, 이 질환의 주요 관심은 대개 얕은 절구에 집중된다. DDH는 주로 엉덩관절을 구성하는 뼈의 비정상적인 구조적 발달 및 성장(즉, *형성이상*)과 관련된 연속적인 질환들을 포함한다. 엉덩관절은 출생 후 그리고 아동기 내내 자연스럽게 계속 발달하기 때문에, DDH의 특정 진단과 예후가 항상 신생아에게만 내려지는 것은 아니다.

다른 건강 문제가 없는 아이의 경우, 경미한 DDH와 관련된 많은 증상들은 치료를 거의 하지 않거나 전혀 하지 않아도 자연스럽게 호전될 수 있다.[321] 안타깝게도, 어린 나이에 어떤 아이의 증상이 저절로 개선될지, 그렇지 않을지를 예측하는 것은 그다지 현실적이지 않다. 증상이 지속되거나 악화되는 아이들은 청소년기 내내 계속될 수 있는 발달상의 임상적 양상을 보일 수 있다. DDH가 좀 더 심한 경우, 적절히 치료받지 않는다면 젊은 성인에게 영구적인 신체장애를 초래할 수 있다. 이상적으로 DDH는 출생 시 신체검사를 통해, 그리고 필요한 경우 초음파와 같은 영상기법을 통해 진단된다.[33] 만약 초기 진단을 놓치게 되면, 이 질환은 추후 아동기, 청소년기, 또는 성인기에 나타날 수 있으며, 종종 원인 불명의 엉덩관절 통증이나 보행편차로 인해 발견되기도 한다.

진단기준에 따라 DDH의 유병률은 2%에서 8% 사이로 다양하다.[171,296] 완전히 발현된 DDH의 근본적이고 변함없는 특징은 비정상적으로 형성되고 나쁘게 관절된 엉덩관절이다.[171,322] 일차적인 병리역학은 일반적으로 관절의 절구 쪽에서 시작되지만, 몸쪽넓적다리뼈가 연루될 수도 있다. 잘 발달되지 않은 절구는 넓적다리뼈머리에 대한 짧고 얕은 '지붕'을 제공하여, 넓적다리뼈머리와의 자연스럽고 일치하는 관절 형성을 방해한다. (일반적으로 DDH의 진단은 LCE각도가 20° 이하인 경우와 관련이 있으며, 20°에서 25° 사이의 각도는 종종 '경계' DDH로 불린다. 그림 12.13A를 참조하라.[171]) 안정적이고 진정한 관절이 형성되지 않으면 몸쪽넓적다리뼈는 정상적으로 발달하기 위한 일차적인 역학적 자극을 상실하게 되어, 약간 편평해진 넓적다리뼈머리, 과도한 앞경사, 또는 안쪽휜엉덩관절이나 가쪽휜엉덩관절을 일반적으로 보이게 된다.

DDH의 정확한 원인에 대해서는 보편적으로 합의되어 있지 않지만, 가족력, 볼기분만(breech delivery), 그리고 여성이 이 질환 발생의 주요 위험요인으로 지목되고 있다.[60,70] 인간에서 DDH의 전반적인 발생 경향은 엉덩관절에 대한 태아발달의 자연스런 과정과 간접적으로 관련될 수 있다. 임신 12주의 인간 태아에서, 발달 중인 넓적다리뼈머리는 발달 중인 절구에 완전히 덮여 안전하게 자리 잡고 있다. 그러나 절구가 덮고 있는 비율은 출생 때까지 자연스럽게 *감소*하다가, 출생 이후 정상적인 발달과 함께 점진적으로 증가하기 시작한다.[250] 따라서 출생전후기(perinatal period)에 있어, 엉덩관절은 얕고 비교적 편평한 절구와 부분적으로 노출된 넓적다리뼈머리(두 구조 모두 주로 부드러운 연골로 구성됨)로 구성되어 있어 잠재적으로 불안정하다. 그 이후, 엉덩관절의 정상적 성장과 발달은 중심에 잘 맞는 넓적다리뼈머리가 만들어내는 접촉력에 크게 영향을 받는다. 이러한 접촉은 유연한 절구의 오목한 부분이 넓적다리뼈머리의 구형에 맞게 형성되도록 도와주거나 반대로 넓적다리뼈머리도 절구에 맞게 형성되도록 도와주어, 결국에는 정상적이고 안정적인 관절의 형성을 촉진한다.

매우 가소성이 크고 취약한 출생전후기 발달 단계에서, 엉덩관절에 적용된 비정상적인 힘과 접촉 양상은 관절의 최종 형태에 직접적인 영향을 미칠 수 있다. 생애 초기에 이런 잠재적인 변형을 유발할 수 있는 힘의 일부 원인들은 다음 단락에서 좀 더 설명된다.

### 과도한 관절 느슨함

엉덩관절주머니와 인대들에서의 과도한 느슨함은 관절면 사이의 전단 증가로 이어질 수 있다. 느슨함이 심각한 경우, 불안정한 엉덩관절은 병진운동과 관절'놀이'(joint 'play')의 증가를 나타내며, 흔히 탈구와 아탈구의 위험이 더 커진다. 비정상적으로 정렬된 또는 탈구된 엉덩관절은 관절의 성장과 발달을 유도하는 정상적인 운동역학적 자극이 결여된다.

어린아이 결합조직에서의 증가된 느슨함은 흔히 유전적 소인과 관련이 있다.[124] 증가된 느슨함은 출산 시 산모의 골반 느슨함을 유발하기 위해 분비되는 모체호르몬(maternal hormone)인 *릴랙신(relaxin)*에 의한 과도한 반응에 의해서도 발생할 수 있다. 여아는 릴랙신의 영향에 더 민감하게 반응하며, 이는 여아 신생아에서 DDH의 발생률이 더 높은 이유를 부분적으로 설명할 수 있다.[60]

### 비정상적인 자궁속 자세

자궁속 태아의 비정상적인 자세는 발달 중인 엉덩관절에 비정상적인 힘을 가할 수 있다. 이런 관계는 볼기분만으로 태어난 아이들에게서 DDH가 더 높은 빈도로 발생한다는 사실에 의해 제안된다. 또한 일부 근거는 첫 출산으로 태어난 아이가 DDH의 위험이 더 높다고 제안하는데, 이는 아마도 아직 늘어나지 않은 산모의 자궁에 의해 아이에게 더 큰 힘이 가해지기 때문일 것으로 추정된다.[34] 뿐만 아니라 DDH가 있는 아이들은 기운목(torticollis, 10장 참조)의 발생률이 약간 더 높을 수 있는데, 이는 비정상적인 출생전 자세와 관련이 있는 것으로 생각된다.[60]

### 출생후 자세

출생후 자세 또한 신생아 엉덩관절의 구조적 발달에 어느 정도 영향을 미칠 수 있다. 이런 관계에 대한 일부 증거로는 전통적으로 신생아의 엉

(*계속*)

# 부가적인 임상 연관성

## 임상 연관성 12.4
### 엉덩관절의 발달형성이상: 발달성 질환 (계속)

덩관절을 폄과 모음 상태로 비교적 움직이지 못하게 포대기로 감싸는 문화권에서 찾아볼 수 있는데,[33,34,107] 이런 방식이 오랜 기간 동안 지속되면 원래 '태아의 자세'인 굽힘된 엉덩관절에 비정상적인 스트레스를 유발할 수 있다. 따라서 일부에서는 포대기로 감싼 신생아의 엉덩관절이 자연스럽게 굽힘과 벌림으로 움직일 수 있도록 허용되어야 한다고 제안한다.[314]

#### 비정상적인 신경근육 발달

신경근육계통이 연루된 병리가 있는 아이들은 DDH의 발생률이 정상보다 더 높다. 이러한 연관성은 예를 들어 뇌성마비 아동에게서 찾아볼 수 있으며, 이는 비정상적인 근육긴장도, 지속되는 원시반사들, 그리고 정상적인 체중부하 활동의 부족으로 설명될 수 있다. 그림 12.57은 중증의 뇌성마비를 가진 청소년기 소녀의 심각한 엉덩관절 형성이상을 보여주고 있다.

치료받지 않은 DDH가 지속되거나 심한 경우에는 특히 걷기와 관계되어 성장하는 아이의 심각한 기능적 문제를 발생시킬 수 있다.[322] 엉덩관절이 불안정하다면, 넓적다리뼈머리는 절구에서 위쪽 및 뒤-가쪽으로 '이동'될 수 있다. 이러한 넓적다리뼈머리의 이동은 중간볼기근의 엉덩관절 벌림 모멘트팔을 감소시킬 수 있다.[121] 따라서 걷기의 중간디딤기(midstance phase) 동안 골반 안정성이 상실되어, 특징적인 보상트렌델렌버그보행 양상을 유발하게 된다.

DDH를 위한 구체적인 치료는 환자의 나이, 기능적 제한점, 그리고 질병의 자연적인 진행 과정에 따라 달라진다. 아주 어린아이의 경우, *파브릭 하네스*(*Pavlik harness*)를 사용하여 굽힘과 벌림 상태로 엉덩관절을 고정하는 것은 넓적다리뼈머리를 좀 더 절구에 똑바로 '안착'시키기 위해 흔히 시행된다.[12,33,210,322] 시간이 지남에 따라, 이러한 자세는 좀 더 정상적으로 형성된 절구의 발달을 자극한다. 정확하고 시기적절하게 사용된다면, 파브릭 하네스는 85~90%의 성공률을 보인 것으로 보고된다.[12,107]

골반 그리고/또는 몸쪽넓적다리뼈의 수술적 재정렬은 안정성을 증진시키고 체중부하활동을 위한 엉덩관절의 표면적을 증가시키기 위해 필요할 수 있다.[119,270,324] 수술적 치료와 비수술적 치료 모두의 근본적인 목표는 안정적인 관절을 회복하고 관절의 최적의 성장과 발달을 촉진시키는 것이다. 치료받지 않거나 발견되지 않은 DDH와 관련된 잔존 뼈의 비정상은 이후 삶에서 조기에 발생하는 엉덩관절 골관절염의 주요 원인이 되며[270,322](그림 12.58), 종종 전엉덩관절대치술이 필요하게 된다.

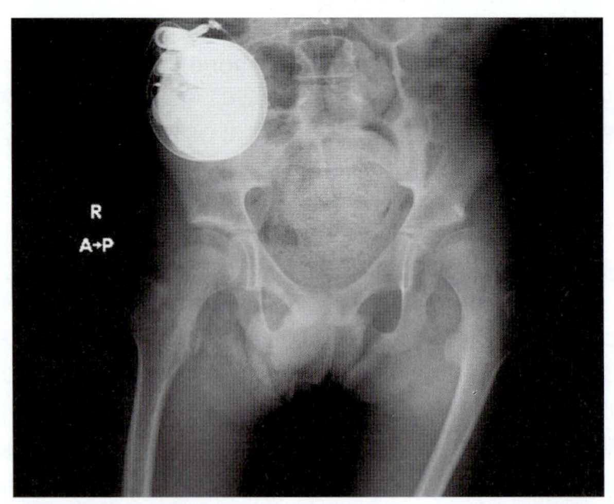


**그림 12.57** 중증의 뇌성마비를 가진 청소년기 소녀의 아탈구된 왼쪽 엉덩관절의 형성이상을 보여주고 있는 골반 방사선사진. 대상자는 걸을 수 없다. (Courtesy Jeffrey P. Schwab, MD, Department of Orthopaedic Surgery, Medical College of Wisconsin.)

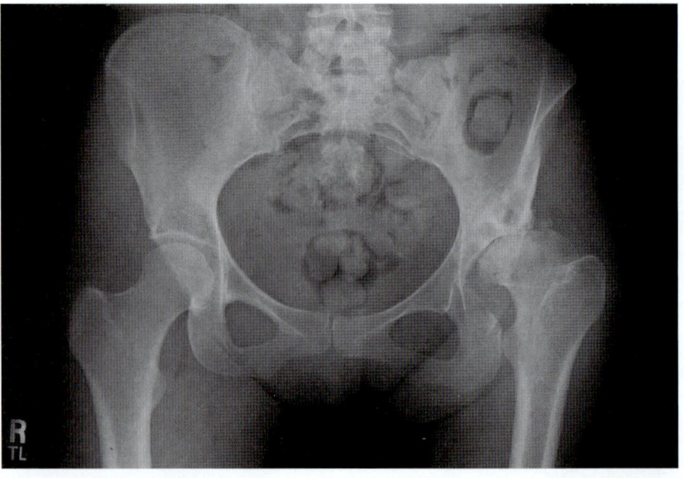


**그림 12.58** 신생아 때 발생된 엉덩관절 형성이상의 잔존 효과로 왼쪽 엉덩관절에 퇴행성관절염을 보이고 있는 38세 여성의 골반 방사선사진. 가쪽으로 이동되고 편평해진 넓적다리뼈머리 그리고 절구가 불충분한 덮개를 제공하고 있는 것에 주목하라. 오른쪽 엉덩관절은 정상이고 증상이 없다. (Courtesy Michael O'Brien MD, Wisconsin Radiology Specialists, Milwaukee, WI.)

## 참고문헌


1. Agricola R, Heijboer MP, Ginai AZ, et al.: A cam deformity is gradually acquired during skeletal maturation in adolescent and young male soccer players: a prospective study with minimum 2-year follow-up, *Am J Sports Med* 42(4):798–806, 2014.
2. Agricola R, Waarsing JH, Thomas GE, et al.: Cam impingement: defining the presence of a cam deformity by the alpha angle: data from the CHECK cohort and Chingford cohort, *Osteoarthritis Cartilage* 22(2):218–225, 2014.
3. Alexander N, Studer K, Lengnick H, et al.: The impact of increased femoral antetorsion on gait deviations in healthy adolescents, *J Biomech* 86:167–174, 2019.
4. Allison K, Vicenzino B, Wrigley TV, et al.: Hip abductor muscle weakness in individuals with gluteal tendinopathy, *Med Sci Sports Exerc* 48(3):346–352, 2016.
5. Alpaugh K, Chilelli BJ, Xu S, et al.: Outcomes after primary open or endoscopic abductor tendon repair in the hip: a systematic review of the literature [Review], *Arthroscopy* 31(3):530–540, 2015.
6. Alrashdi NZ, Brown-Taylor L, Bell MM, et al.: Movement patterns and their associations with pain, function, and hip morphology in individuals with femoroacetabular impingement syndrome: a scoping review, *Phys Ther* 101(11), 2021.
7. Altman R, Alarcón G, Appelrouth D, et al.: The American College of Rheumatology criteria for the classification and reporting of osteoarthritis of the hip, *Arthritis Rheum* 34:505–514, 1991.
8. Anda S, Svenningsen S, Dale LG, et al.: The acetabular sector angle of the adult hip determined by computed tomography, *Acta Radiol Diagn* 27:443–447, 1986.
9. Andersen V, Pedersen H, Fimland MS, et al.: Comparison of muscle activity in three single-joint, hip extension exercises in resistance-trained women, *J Sports Sci Med* 20(2):181–187, 2021.
10. Anderson DE, Madigan ML: Healthy older adults have insufficient hip range of motion and plantar flexor strength to walk like healthy young adults, *J Biomech* 47(5):1104–1109, 2014.
11. Arciero E, Kakazu R, Garvin P, et al.: Favorable patient-reported outcomes and high return to sport rates following hip arthroscopy in adolescent athletes: a systematic review, *Arthroscopy* 38(9):2730–2740, 2022.
12. Ardila OJ, Divo EA, Moslehy FA, et al.: Mechanics of hip dysplasia reductions in infants using the Pavlik harness: a physics-based computational model, *J Biomech* 46(9):1501–1507, 2013.
13. Arnold AS, Anderson FC, Pandy MG, et al.: Muscular contributions to hip and knee extension during the single limb stance phase of normal gait: a framework for investigating the causes of crouch gait, *J Biomech* 38:2181–2189, 2005.
14. Arnold AS, Asakawa DJ, Delp SL: Do the hamstrings and adductors contribute to excessive internal rotation of the hip in persons with cerebral palsy? *Gait Posture* 11:181–190, 2000.
15. Arnold AS, Delp SL: Rotational moment arms of the medial hamstrings and adductors vary with femoral geometry and limb position: implications for the treatment of internally rotated gait, *J Biomech* 34:437–447, 2001.
16. Arnold AS, Komattu AV, Delp SL: Internal rotation gait: a compensatory mechanism to restore abduction capacity decreased by bone deformity, *Dev Med Child Neurol* 39:40–44, 1997.
17. Arokoski MH, Arokoski JP, Haara M, et al.: Hip muscle strength and muscle cross sectional area in men with and without hip osteoarthritis, *J Rheumatol* 29:2187–2195, 2002.
18. Ashberg L, Close MR, Perets I, et al.: The hip-spine connection: how to differentiate hip conditions from spine pathology, *Orthopedics* 44(6):e699–e706, 2021.
19. Atkins LT, James CR, Yang HS, et al.: Immediate improvements in patellofemoral pain are associated with sagittal plane movement training to improve use of gluteus maximus muscle during single limb landing, *Phys Ther* 101(10), 2021.
20. Atkins LT, Reid J, Zink D: The effects of increased forward trunk lean during stair ascent on hip adduction and internal rotation in asymptomatic females, *Gait Posture* 97:147–151, 2022.
21. Awad ME, Farley BJ, Mostafa G, et al.: Direct anterior approach has short-term functional benefit and higher resource requirements compared with the posterior approach in primary total hip arthroplasty: a meta-analysis of functional outcomes and cost, *Bone Joint J* 103-B(6):1078–1087, 2021.
22. Ayeni OR, Karlsson J, Heels-Ansdell D, et al.: Osteochondroplasty and labral repair for the treatment of young adults with femoroacetabular impingement: a randomized controlled Trial, *Am J Sports Med* 49(1):25–34, 2021.
23. Babst D, Steppacher SD, Ganz R, et al.: The iliocapsularis muscle: an important stabilizer in the dysplastic hip, *Clin Orthop Relat Res* 469(6):1728–1734, 2011.
24. Bagwell JJ, Fukuda TY, Powers CM: Sagittal plane pelvis motion influences transverse plane motion of the femur: kinematic coupling at the hip joint, *Gait Posture* 43:120–124, 2016.
25. Bagwell JJ, Powers CM: The influence of squat kinematics and cam morphology on acetabular stress, *Arthrosc J Arthrosc Relat Surg* 33(10):1797–1803, 2017.
26. Baldon RM, Furlan L, Serrao FV: Influence of the hip flexion angle on isokinetic hip rotator torque and acceleration time of the hip rotator muscles, *J Appl Biomech* 29(5):593–599, 2013.
27. Bardakos NV, Villar RN: The ligamentum teres of the adult hip, *J Bone Joint Surg Br* 91(1):8–15, 2009.
28. Barker PJ, Hapuarachchi KS, Ross JA, et al.: Anatomy and biomechanics of gluteus maximus and the thoracolumbar fascia at the sacroiliac joint, *Clin Anat* 27(2):234–240, 2014.
29. Batailler C, Weidner J, Wyatt M, et al.: Position of the greater trochanter and functional femoral antetorsion, *Bone Joint J* 100-B(6):712–719, 2018.
30. Bergmann G, Graichen F, Rohlmann A, et al.: Hip joint forces during load carrying, *Clin Orthop Relat Res* 335:190–201, 1997.
31. Birnbaum K, Prescher A, Hessler S, et al.: The sensory innervation of the hip joint—an anatomical study, *Surg Radiol Anat* 19(6):371–375, 1997.
32. Bittersohl B, Benedikter C, Franz A, et al.: Elite rowers demonstrate consistent patterns of hip cartilage damage compared with matched controls: a T2 mapping study, *Clin Orthop Relat Res* 477(5):1007–1018, 2019.
33. Blankespoor M, Ferrell K, Reuter A, et al.: Developmental dysplasia of the hip in infants - a review for providers, *S D Med* 73(5):223–227, 2020.
34. Blatt SH: To swaddle, or not to swaddle? Paleoepidemiology of developmental dysplasia of the hip and the swaddling dilemma among the indigenous populations of North America, *Am J Hum Biol* 27(1):116–128, 2015.
35. Blemker SS, Delp SL: Three-dimensional representation of complex muscle architectures and geometries, *Ann Biomed Eng* 33:661–673, 2005.
36. Blomberg JR, Zellner BS, Keene JS: Cross-sectional analysis of iliopsoas muscle-tendon units at the sites of arthroscopic tenotomies: an anatomic study, *Am J Sports Med* 39(Suppl-63S), 2011.
37. Bloom N, Cornbleet SL: Hip rotator strength in healthy young adults measured in hip flexion and extension by using a hand-held dynamometer, *PMR* 6(12):1137–1142, 2014.
38. Bobroff ED, Chambers HG, Sartoris DJ, et al.: Femoral anteversion and neck-shaft angle in children with cerebral palsy, *Clin Orthop Relat Res* 364:194–204, 1999.
39. Bordini B, Stea S, De CM, et al.: Factors affecting aseptic loosening of 4750 total hip arthroplasties: multivariate survival analysis, *BMC Musculoskelet Disord* 8:69, 2007.
40. Boukabache A, Preece SJ, Brookes N: Prolonged sitting and physical inactivity are associated with limited hip extension: a cross-sectional study, *Musculoskelet Sci Pract* 51:102282, 2021.
41. Breckling ACM, Katrikh AZ, Jones MW, et al.: Iliocapsularis: an exploration of the muscle and its omission in education, *J Morphol* 283(7):899–907, 2022.
42. Burns SA, Cleland JA, Rivett DA, et al.: When treating coexisting low back pain and hip impairments, focus on the back: adding specific hip treatment does not yield additional benefits-a randomized controlled trial, *J Orthop Sports Phys Ther* 51(12):581–601, 2021.
43. Byrd JW: Femoroacetabular impingement in athletes: current concepts, *Am J Sports Med* 42(3):737–751, 2014.
44. Cadet ER, Chan AK, Vorys GC, et al.: Investigation of the preservation of the fluid seal effect in the repaired, partially resected, and reconstructed acetabular labrum in a cadaveric hip model, *Am J Sports Med* 40(10):2218–2223, 2012.
45. Cahalan TD, Johnson ME, Liu S, et al.: Quantitative measurements of hip strength in different age groups, *Clin Orthop Relat Res* 246:136–145, 1989.
46. Campbell A, Thompson K, Pham H, et al.: The incidence and pattern of iliopsoas tendinitis following hip arthroscopy, *Hip Int* 31(4):542–547, 2021.
47. Cannon J, Cambridge EDJ, McGill SM: Anterior cruciate ligament injury mechanisms and the kinetic chain linkage: the effect of proximal joint stiffness on distal knee control during bilateral landings, *J Orthop Sports Phys Ther* 49(8):601–610, 2019.
48. Cannon J, Kulig K, Weber AE, et al.: Gluteal activation during squatting reduces acetabular contact pressure in persons with femoroacetabular impingement syndrome: a patient-specific finite element analysis, *Clin Biomech* 101:105849, 2022.
49. Cannon J, Weber AE, Park S, et al.: Pathomechanics underlying femoroacetabular impingement syndrome: theoretical framework to inform clinical practice, *Phys Ther* 100(5):788–797, 2020.
50. Cannon J, Weithman BA, Powers CM: Activation training facilitates gluteus maximus recruitment during weight-bearing strengthening exercises, *J Electromyogr Kinesiol* 63:102643, 2022.
51. Cao LA, Wimberly L: When to be concerned about abnormal gait: toe walking, in-toeing, out-toeing, bowlegs, and knock-knees, *Pediatr Ann* 51(9):e340–e345, 2022.
52. Carey TS, Crompton RH: The metabolic costs of "bent-hip, bent-knee" walking in humans, *J Hum Evol* 48:25–44, 2005.
53. Carriero A, Zavatsky A, Stebbins J, et al.: Influence of altered gait patterns on the hip joint contact forces, *Comput Methods Biomech Biomed Engin* 17(4):352–359, 2014.
54. Carsen S, Moroz PJ, Rakhra K, et al.: The Otto Aufranc Award. On the etiology of the cam deformity: a cross-sectional pediatric MRI study, *Clin Orthop Relat Res* 472(2):430–436, 2014.
55. Castano-Betancourt MC, Van Meurs JB, Bierma-Zeinstra S, et al.: The contribution of hip geometry to the prediction of hip osteoarthritis, *Osteoarthritis Cartilage* 21(10):1530–1536, 2013.
56. Castro MP, Ruschel C, Santos GM, et al.: Isokinetic hip muscle strength: a systematic review of normative data, *Sports BioMech* 19(1):26–54, 2020.
57. Chandrasekaran S, Gui C, Hutchinson MR, et al.: Outcomes of endoscopic gluteus medius repair: study of thirty-four patients with minimum 2-year follow-up,

*J Bone Joint Surg Am* 97(16):1340–1347, 2015.
58. Charbonnier C, Kolo FC, Duthon VB, et al.: Assessment of congruence and impingement of the hip joint in professional ballet dancers: a motion capture study, *Am J Sports Med* 39(3):557–566, 2011.
59. Clark JM, Haynor DR: Anatomy of the abductor muscles of the hip as studied by computed tomography, *J Bone Joint Surg Am* 69:1021–1031, 1987.
60. Clarke NM: Developmental dysplasia of the hip: diagnosis and management to 18 months, *Instr Course Lect* 63:307–311, 2014.
61. Clohisy JC, Baca G, Beaulé PE, et al.: Descriptive epidemiology of femoroacetabular impingement, *Am J Sports Med* 41:1348–1356, 2013.
62. Contreras B, Vigotsky AD, Schoenfeld BJ, et al.: A comparison of gluteus maximus, biceps femoris, and vastus lateralis electromyographic activity in the back squat and barbell hip thrust exercises, *J Appl Biomech* 31(6):452–458, 2015.
63. Cook MS, Bou-Malham L, Esparza MC, et al.: Age-related alterations in female obturator internus muscle, *Int Urogynecol J* 28(5):729–734, 2017.
64. Correa TA, Crossley KM, Kim HJ, et al.: Contributions of individual muscles to hip joint contact force in normal walking, *J Biomech* 43(8):1618–1622, 2010.
65. Crock HV: An atlas of the arterial supply of the head and neck of the femur in man, *Clin Orthop Relat Res* 152:17–27, 1980.
66. Dalstra M, Huiskes R: Load transfer across the pelvic bone, *J Biomech* 28:715–724, 1995.
67. Daly C, Lafferty E, Joyce M, et al.: Determining the most effective exercise for gluteal muscle activation in children with cerebral palsy using surface electromyography, *Gait Posture* 70:270–274, 2019.
68. Damm P, Reitmaier S, Hahn S, et al.: In vivo hip and lumbar spine implant loads during activities in forward bent Postures, *J Biomech* 102:109517, 2020.
69. Davies JF, Stiehl JB, Davies JA, et al.: Surgical treatment of hip abductor tendon tears, *J Bone Joint Surg Am* 95(15):1420–1425, 2013.
70. de Hundt M, Vlemmix F, Bais JM, et al.: Risk factors for developmental dysplasia of the hip: a meta-analysis [Review], *Eur J Obstet Gynecol Reprod Biol* 165(1):8–17, 2012.
71. de SA D, Phillips M, Philippon MJ, et al.: Ligamentum teres injuries of the hip: a systematic review examining surgical indications, treatment options, and outcomes [Review], *Arthroscopy* 30(12):1634–1641, 2014.
72. de Steiger RN, Lorimer M, Solomon M: What is the learning curve for the anterior approach for total hip arthroplasty? *Clin Orthop Relat Res* 473(12):3860–3866, 2015.
73. Delp SL, Hess WE, Hungerford DS, et al.: Variation of rotation moment arms with hip flexion, *J Biomech* 32:493–501, 1999.
74. Dickenson EJ, Wall PDH, Hutchinson CE, et al.: The prevalence of cam hip morphology in a general population sample, *Osteoarthritis Cartilage* 27(3):444–448, 2019.
75. Domb BG, Martin TJ, Gui C, et al.: Predictors of clinical outcomes after hip arthroscopy: a prospective analysis of 1038 patients with 2-year follow-up, *Am J Sports Med* 46(6):1324–1330, 2018.
76. Dostal WF, Andrews JG: A three-dimensional biomechanical model of hip musculature, *J Biomech* 14:803–812, 1981.
77. Dostal WF, Soderberg GL, Andrews JG: Actions of hip muscles, *Phys Ther* 66:351–361, 1986.
78. Eckstein F, von Eisenhart-Rothe R, Landgraf J, et al.: Quantitative analysis of incongruity, contact areas and cartilage thickness in the human hip joint, *Acta Anat* 158:192–204, 1997.
79. Edelson G: The development of humeral head retroversion, *J Shoulder Elbow Surg* 9(4):316–318, 2000.
80. Ejnisman L, Philippon MJ, Lertwanich P, et al.: Relationship between femoral anteversion and findings in hips with femoroacetabular impingement, *Orthopedics* 36(3):e293–e300, 2013.
81. Enseki KR, Martin RL, Draovitch P, et al.: The hip joint: arthroscopic procedures and postoperative rehabilitation, *J Orthop Sports Phys Ther* 36:516–525, 2006.
82. Escalante A, Lichtenstein MJ, Dhanda R, et al.: Determinants of hip and knee flexion range: results from the san antonio longitudinal study of aging, *Arthritis Care Res* 12:8–18, 1999.
83. Esola MA, McClure PW, Fitzgerald GK, et al.: Analysis of lumbar spine and hip motion during forward bending in subjects with and without a history of low back pain, *Spine* 21:71–78, 1996.
84. Fabry G, MacEwen GD, Shands Jr AR: Torsion of the femur. A follow-up study in normal and abnormal conditions, *J Bone Joint Surg Am* 55:1726–1738, 1973.
85. Fearon A, Stephens S, Cook J, et al.: The relationship of femoral neck shaft angle and adiposity to greater trochanteric pain syndrome in women. A case control morphology and anthropometric study, *Br J Sports Med* 46:888–892, 2012.
86. Fernquest S, Palmer A, Gimpel M, et al.: A longitudinal cohort study of adolescent elite footballers and controls investigating the development of cam morphology, *Sci Rep* 11(1):18567, 2021.
87. Field RE, Rajakulendran K: The labro-acetabular complex [Review], *J Bone Joint Surg Am* 93(Suppl-7), 2011.
88. Fischer FJ, Houtz SJ: Evaluation of the function of the gluteus maximus muscle. An electromyographic study, *Am J Phys Med* 47:182–191, 1968.
89. Fisher BE, Southam AC, Kuo YL, et al.: Evidence of altered corticomotor excitability following targeted activation of gluteus maximus training in healthy individuals, *Neuroreport* 27(6):415–421, 2016.
90. Flack NA, Nicholson HD, Woodley SJ: The anatomy of the hip abductor muscles, *Clin Anat* 27(2):241–253, 2014.
91. Flevas DA, Tsantes AG, Mavrogenis AF: Direct anterior approach total hip arthroplasty revisited, *JBJS Rev* 8(4):e0144, 2020.
92. Forlizzi JM, Ward MB, Whalen J, et al.: Core muscle injury: evaluation and treatment in the athlete, *Am J Sports Med*, 2022. 3635465211063890.
93. Foucher KC, Cinnamon CC, Ryan CA, et al.: Hip abductor strength and fatigue are associated with activity levels more than 1 Year after total hip replacement, *J Orthop Res* 36(5):1519–1525, 2018.
94. Freeman S, Mascia A, McGill S: Arthrogenic neuromusculature inhibition: a foundational investigation of existence in the hip joint, *Clin Biomech* 28(2):171–177, 2013.
95. Freke M, Kemp J, Semciw A, et al.: Hip strength and range of movement are associated with dynamic postural control performance in individuals scheduled for arthroscopic hip surgery, *J Orthop Sports Phys Ther* 48(4):280–288, 2018.
96. French HP, Cusack T, Brennan A, et al.: Exercise and manual physiotherapy arthritis research trial (EMPART) for osteoarthritis of the hip: a multicenter randomized controlled trial, *Arch Phys Med Rehabil* 94(2):302–314, 2013.
97. Friede MC, Innerhofer G, Fink C, et al.: Conservative treatment of iliotibial band syndrome in runners: are we targeting the right goals? *Phys Ther Sport* 54:44–52, 2022.
98. Gadinsky NE, Klinger CE, Sculco PK, et al.: Femoral head vascularity: implications following trauma and surgery about the hip, *Orthopedics* 42(5):250–257, 2019.
99. Gafner SC, Bastiaenen CHG, Ferrari S, et al.: The role of hip abductor strength in identifying older persons at risk of falls: a diagnostic accuracy study, *Clin Interv Aging* 15:645–654, 2020.
100. Ganderton C, Pizzari T, Cook J, et al.: Gluteus minimus and gluteus medius muscle activity during common rehabilitation exercises in healthy postmenopausal women, *J Orthop Sports Phys Ther* 47(12):914–922, 2017.
101. Ganz R, Parvizi J, Beck M, et al.: Femoroacetabular impingement: a cause for osteoarthritis of the hip, *Clin Orthop Relat Res* 417:112–120, 2003.
102. Genda E, Iwasaki N, Li G, et al.: Normal hip joint contact pressure distribution in single-leg standing—effect of gender and anatomic parameters, *J Biomech* 34:895–905, 2001.
103. Gomes D, Ribeiro DC, Ferreira T, et al.: Knee and hip dynamic muscle strength in individuals with femoroacetabular impingement syndrome scheduled for hip arthroscopy: a case-control study, *Clin Biomech* 93:105584, 2022.
104. Gonzalez-Galvez N, Marcos-Pardo PJ, Trejo-Alfaro H, et al.: Effect of 9-month Pilates program on sagittal spinal curvatures and hamstring extensibility in adolescents: randomised controlled trial, *Sci Rep* 10(1):9977, 2020.
105. Gottschall JS, Okita N, Sheehan RC: Muscle activity patterns of the tensor fascia latae and adductor longus for ramp and stair walking, *J Electromyogr Kinesiol* 22(1):67–73, 2012. 79.
106. Gouveia K, Shah A, Kay J, et al.: Iliopsoas tenotomy during hip arthroscopy: a systematic review of postoperative outcomes, *Am J Sports Med* 49(3):817–829, 2021.
107. Graham SM, Manara J, Chokotho L, et al.: Back-carrying infants to prevent developmental hip dysplasia and its sequelae: is a new public health initiative needed? *J Pediatr Orthop* 35(1):57–61, 2015.
108. Griffin DR, Dickenson EJ, O'Donnell J, et al.: The Warwick agreement on femoroacetabular impingement syndrome (FAI syndrome): an international consensus statement, *Br J Sports Med* 50:1169–1176, 2016.
109. Grimaldi A, Fearon A: Gluteal tendinopathy: integrating pathomechanics and clinical features in its management, *J Orthop Sports Phys Ther* 45:910–922, 2015.
110. Gulledge BM, Marcellin-Little DJ, Levine D, et al.: Comparison of two stretching methods and optimization of stretching protocol for the piriformis muscle, *Med Eng Phys* 36(2):212–218, 2014.
111. Haefeli PC, Steppacher SD, Babst D, et al.: An increased iliocapsularis-to-rectus-femoris ratio is suggestive for instability in borderline hips, *Clin Orthop Relat Res* 473(12):3725–3734, 2015.
112. Halbertsma JP, Göeken LN, Hof AL, et al.: Extensibility and stiffness of the hamstrings in patients with nonspecific low back pain, *Arch Phys Med Rehabil* 82:232–238, 2001.
113. Han S, Alexander JW, Thomas VS, et al.: Does capsular laxity lead to microinstability of the native hip? *Am J Sports Med* 46(6):1315–1323, 2018.
114. Han S, Kim RS, Harris JD, et al.: The envelope of active hip motion in different sporting, recreational, and daily living activities: a systematic review, *Gait Posture* 71:227–233, 2019.
115. Haneda M, Rai MF, O'Keefe RJ, et al.: Inflammatory response of articular cartilage to femoroacetabular impingement in the hip, *Am J Sports Med* 48(7):1647–1656, 2020.
116. Hanke MS, Schmaranzer F, Steppacher SD, et al.: A cam morphology develops in the early phase of the final growth spurt in adolescent ice hockey players: results of a prospective MRI-based Study, *Clin Orthop Relat Res* 479(5):906–918, 2021.
117. Hankins DA, Korcek L, Richter DL: Femoroacetabular impingement and management of labral tears in the athlete, *Clin Sports Med* 40(2):259–270, 2021.
118. Hardcastle P, Nade S: The significance of the Trende-

lenburg test, *J Bone Joint Surg Br* 67:741–746, 1985.
119. Harris JD, Lewis BD, Park KJ: Hip dysplasia, *Clin Sports Med* 40(2):271–288, 2021.
120. Harris MD, Anderson AE, Henak CR, et al.: Finite element prediction of cartilage contact stresses in normal human hips, *J Orthop Res* 30(7):1133–1139, 2012.
121. Harris MD, Shepherd MC, Song K, et al.: The biomechanical disadvantage of dysplastic hips, *J Orthop Res* 40(6):1387–1396, 2022.
122. Harris-Hayes M, Hillen TJ, Commean PK, et al.: Hip kinematics during single-leg tasks in people with and without hip-related groin pain and the association among kinematics, hip muscle strength, and bony morphology, *J Orthop Sports Phys Ther* 50(5):243–251, 2020.
123. Harris-Hayes M, Royer NK: Relationship of acetabular dysplasia and femoroacetabular impingement to hip osteoarthritis: a focused review [Review], *Pharm Manag PM R* 3(11):1055–1067, 2011.
124. Harsanyi S, Zamborsky R, Kokavec M, et al.: Genetics of developmental dysplasia of the hip, *Eur J Med Genet* 63(9):103990, 2020.
125. Hayden AM, Hayes AM, Brechbuhler JL, et al.: The effect of pelvic motion on spinopelvic parameters, *Spine J* 18(1):173–178, 2018.
126. Heller MO, Bergmann G, Deuretzbacher G, et al.: Influence of femoral anteversion on proximal femoral loading: measurement and simulation in four patients, *Clin Biomech* 16:644–649, 2001.
127. Henderson ER, Marulanda GA, Cheong D, et al.: Hip abductor moment arm—a mathematical analysis for proximal femoral replacement, *J Orthop Surg* 6(6), 2011.
128. Hewitt JD, Glisson RR, Guilak F, et al.: The mechanical properties of the human hip capsule ligaments, *J Arthroplasty* 17:82–89, 2002.
129. Hicks JL, Schwartz MH, Arnold AS, et al.: Crouched postures reduce the capacity of muscles to extend the hip and knee during the single-limb stance phase of gait, *J Biomech* 41:960–967, 2008.
130. Hidaka E, Aoki M, Izumi T, et al.: Ligament strain on the iliofemoral, pubofemoral, and ischiofemoral ligaments in cadaver specimens: biomechanical measurement and anatomical observation, *Clin Anat* 27(7):1068–1075, 2014.
131. Hoaglund FT, Steinbach LS: Primary osteoarthritis of the hip: etiology and epidemiology, *J Am Acad Orthop Surg* 9:320–327, 2001.
132. Hodges PW, McLean L, Hodder J: Insight into the function of the obturator internus muscle in humans: observations with development and validation of an electromyography recording technique, *J Electromyogr Kinesiol* 24(4):489–496, 2014.
133. Hodges PW, Richardson CA: Contraction of the abdominal muscles associated with movement of the lower limb, *Phys Ther* 77:132–142, 1997.
134. Hoffmann A, Pfirrmann CW: The hip abductors at MR imaging, *Eur J Radiol* 81(12):3755–3762, 2012.
135. Hollman JH, Beise NJ, Fischer ML, et al.: Coupled gluteus maximus and gluteus medius recruitment patterns modulate hip adduction variability during single-limb step-downs: a cross-sectional study, *J Sport Rehabil* 30(4):625–630, 2020.
136. Hoskins W, Bingham R, Lorimer M, et al.: Early rate of revision of total hip arthroplasty related to surgical approach: an analysis of 122,345 primary total hip arthroplasties, *J Bone Joint Surg Am* 102(21):1874–1882, 2020.
137. Howell M, Rae FJ, Khan A, et al.: Iliopsoas pathology after total hip arthroplasty: a young person's complication, *Bone Joint J* 103-B(2):305–308, 2021.
138. Hoy MG, Zajac FE, Gordon ME: A musculoskeletal model of the human lower extremity: the effect of muscle, tendon, and moment arm on the moment-angle relationship of musculotendon actuators at the hip, knee, and ankle, *J Biomech* 23:157–169, 1990.
139. Hu H, Meijer OG, van Dieen JH, et al.: Is the psoas a hip flexor in the active straight leg raise? *Eur Spine J* 20(5):759–765, 2011.
140. Hunter DJ, Eyles J, Murphy NJ, et al.: Multi-centre randomised controlled trial comparing arthroscopic hip surgery to physiotherapist-led care for femoroacetabular impingement (FAI) syndrome on hip cartilage metabolism: the Australian fashion trial, *BMC Musculoskel Disord* 22(1):697, 2021.
141. Ike H, Dorr LD, Trasolini N, et al.: Spine-pelvis-hip relationship in the functioning of a total hip replacement, *J Bone Joint Surg Am* 100(18):1606–1615, 2018.
142. Inman VT, Saunders JB: Referred pain from skeletal structures, *J Nerv Ment Dis* 99:660–667, 1944.
143. Iwanaga J, Eid S, Simonds E, et al.: The majority of piriformis muscles are innervated by the superior gluteal nerve, *Clin Anat* 32(2):282–286, 2019.
144. Jacobsen JS, Thorborg K, Nielsen R, et al.: Comparing exercise and patient education with usual care in the treatment of hip dysplasia: a protocol for a randomised controlled trial with 6-month follow-up (Movethehip Trial), *BMJ Open* 12(9):e064242, 2022.
145. Jang SJ, Kunze KN, Vigdorchik JM, et al.: John Charnley Award: Deep learning prediction of hip joint center on standard pelvis radiographs, *J Arthroplasty* 37(7s):S400–S407.e1, 2022.
146. Johannsen AM, Behn AW, Shibata K, et al.: The role of anterior capsular laxity in hip microinstability: a novel biomechanical model, *Am J Sports Med* 47(5):1151–1158, 2019.
147. Jorge JP, Simoes FM, Pires EB, et al.: Finite element simulations of a hip joint with femoroacetabular impingement, *Comput Methods Biomech Biomed Engin* 17(11):1275–1284, 2014.
148. Kapron AL, Aoki SK, Peters CL, et al.: In-vivo hip arthrokinematics during supine clinical exams: application to the study of femoroacetabular impingement, *J Biomech* 48(11):2879–2886, 2015.
149. Kato T, Taniguchi K, Akima H, et al.: Effect of hip angle on neuromuscular activation of the adductor longus and adductor magnus muscles during isometric hip flexion and extension, *Eur J Appl Physiol* 119(7):1611–1617, 2019.
150. Katz JN, Arant KR, Loeser RF: Diagnosis and treatment of hip and knee osteoarthritis: a review, *JAMA* 325(6):568–578, 2021.
151. Kelly BT, Shapiro GS, Digiovanni CW, et al.: Vascularity of the hip labrum: a cadaveric investigation, *Arthroscopy* 21(1):3–11, 2005.
152. Kendall FP, McCreary AK, Provance PG: *Muscles: testing and function*, ed 4, Baltimore, 1993, Williams & Wilkins.
153. Keurentjes JC, Pijls BG, Van Tol FR, et al.: Which implant should we use for primary total hip replacement? A systematic review and meta-analysis [Review], *J Bone Joint Surg Am* 96:Suppl-97, 2014.
154. Khalaj N, Vicenzino B, Heales LJ, et al.: Is chronic ankle instability associated with impaired muscle strength? Ankle, knee and hip muscle strength in individuals with chronic ankle instability: a systematic review with meta-analysis, *Br J Sports Med* 54(14):839–847, 2020.
155. Khan AZ, Abu-Amer W, Thapa S, et al.: Factors associated with disease progression in the contralateral hip of patients with symptomatic femoroacetabular impingement: a minimum 5-year analysis, *Am J Sports Med* 50(12):3174–3183, 2022.
156. Kim WY, Hutchinson CE, Andrew JG, et al.: The relationship between acetabular retroversion and osteoarthritis of the hip, *J Bone Joint Surg Br* 88:727–729, 2006.
157. Kim YT, Azuma H: The nerve endings of the acetabular labrum, *Clin Orthop Relat Res* 320:176–181, 1995.
158. Kinov P, Leithner A, Radl R, et al.: Role of free radicals in aseptic loosening of hip arthroplasty, *J Orthop Res* 24:55–62, 2006.
159. Kivlan BR, Richard CF, Martin RL, et al.: Function of the ligamentum teres during multi-planar movement of the hip joint, *Knee Surg Sports Traumatol Arthrosc* 21(7):1664–1668, 2013.
160. Kraus VB, Sprow K, Powell KE, et al.: Effects of physical activity in knee and hip osteoarthritis: a systematic umbrella review, *Med Sci Sports Exerc* 51(6):1324–1339, 2019.
161. Kulig K, Harper-Hanigan K, Souza RB, et al.: Measurement of femoral torsion by ultrasound and magnetic resonance imaging: concurrent validity, *Phys Ther* 90(11):1641–1648, 2010.
162. Kurrat HJ, Oberlander W: The thickness of the cartilage in the hip joint, *J Anat* 126:145–155, 1978.
163. Kutzner I, Richter A, Gordt K, et al.: Does aquatic exercise reduce hip and knee joint loading? In vivo load measurements with instrumented implants, *PLoS One* 12(3):e0171972, 2017.
164. Laborie LB, Lehmann TG, Engesaeter IO, et al.: Is a positive femoroacetabular impingement test a common finding in healthy young adults? *Clin Orthop Relat Res* 471(7):2267–2277, 2013.
165. Larkin B, van Holsbeeck M, Koueiter D, et al.: What is the impingement-free range of motion of the asymptomatic hip in young adult males? *Clin Orthop Relat Res* 473(4):1284–1288, 2015.
166. Larson CM, Moreau-Gaudry A, Kelly BT, et al.: Are normal hips being labeled as pathologic? A CT-based method for defining normal acetabular coverage, *Clin Orthop Relat Res* 473(4):1247–1254, 2015.
167. Larson CM, Sikka RS, Sardelli MC, et al.: Increasing alpha angle is predictive of athletic-related "hip" and "groin" pain in collegiate National Football League prospects, *Arthroscopy* 29(3):405–410, 2013.
168. Lauritzen J: The arterial supply to the femoral head in children, *Acta Orthop Scand* 45(5):724–736, 1974.
169. Lawrenson P, Hodges P, Crossley K, et al.: The effect of altered stride length on iliocapsularis and pericapsular muscles of the anterior hip: an electromyography investigation during asymptomatic gait, *Gait Posture* 71:26–31, 2019.
170. Lee SP, Souza RB, Powers CM: The influence of hip abductor muscle performance on dynamic postural stability in females with patellofemoral pain, *Gait Posture* 36(3):425–429, 2012.
171. Leide R, Bohman A, Wenger D, et al.: Hip dysplasia is not uncommon but frequently overlooked: a cross-sectional study based on radiographic examination of 1870 adults, *Acta Orthop* 92(5):575–580, 2021.
172. Lengsfeld M, Pressel T, Stammberger U: Lengths and lever arms of hip joint muscles: geometrical analyses using a human multibody model, *Gait Posture* 6:18–26, 1997.
173. Lerch TD, Antioco T, Boschung A, et al.: Hip impingement location in maximal hip flexion in patients with femoroacetabular impingement with and without femoral retroversion, *Am J Sports Med* 50(11):2989–2997, 2022.
174. Lerch TD, Siegfried M, Schmaranzer F, et al.: Location of intra- and extra-articular hip impingement is different in patients with pincer-type and mixed-type femoroacetabular impingement due to acetabular retroversion or protrusio acetabuli on 3D CT-based impingement simulation, *Am J Sports Med* 48(3):661–672, 2020.
175. Leunig M, Beck M, Stauffer E, et al.: Free nerve endings in the ligamentum capitis femoris, *Acta Orthop Scand* 71(5):452–454, 2000.
176. Leunig M, Beck M, Woo A, et al.: Acetabular rim degeneration: a constant finding in the aged hip, *Clin Orthop Relat Res* 413:201–207, 2003.
177. Leunig M, Juni P, Werlen S, et al.: Prevalence of cam

and pincer-type deformities on hip MRI in an asymptomatic young Swiss female population: a cross-sectional study, *Osteoarthritis Cartilage* 21(4):544–550, 2013.

178. Lewis CL, Uemura K, Atkins PR, et al.: Patients with cam-type femoroacetabular impingement demonstrate increased change in bone-to-bone distance during walking: a dual fluoroscopy study, *J Orthop Res* 41(1):161–169, 2023.
179. Lievense AM, Bierma-Zeinstra SM, Verhagen AP, et al.: Influence of sporting activities on the development of osteoarthritis of the hip: a systematic review, *Arthritis Rheum* 49:228–236, 2003.
180. Lindsay DM, Maitland ME, Lowe RC: Comparison of isokinetic internal and external hip rotation torques using different testing positions, *J Orthop Sports Phys Ther* 16:43–50, 1992.
181. Loder RT, Aronsson DD, Weinstein SL, et al.: Slipped capital femoral epiphysis, *Instr Course Lect* 57:473–498, 2008.
182. Löhe F, Eckstein F, Sauer T, et al.: Structure, strain and function of the transverse acetabular ligament, *Acta Anat* 157:315–323, 1996.
183. Lohmander LS: Articular cartilage and osteoarthrosis. The role of molecular markers to monitor breakdown, repair and disease, *J Anat* 184:477–492, 1994.
184. Long SS, Surrey DE, Nazarian LN: Sonography of greater trochanteric pain syndrome and the rarity of primary bursitis, *AJR Am J Roentgenol* 201(5):1083–1086, 2013.
185. Longstaffe R, Hendrikx S, Naudie D, et al.: Iliopsoas release: a systematic review of clinical efficacy and associated complications, *Clin J Sport Med* 31(6):522–529, 2021.
186. Loubert PV, Zipple JT, Klobucher MJ, et al.: In vivo ultrasound measurement of posterior femoral glide during hip joint mobilization in healthy college students, *J Orthop Sports Phys Ther* 43(8):534–541, 2013.
187. Mac Dermott KD, Venter RG, Bergsteedt BJ, et al.: Anatomical features of the iliocapsularis muscle: a dissection study, *Surg Radiol Anat* 44(4):599–608, 2022.
188. Malagelada F, Tayar R, Barke S, et al.: Anatomy of the zona orbicularis of the hip: a magnetic resonance study, *Surg Radiol Anat* 37(1):11–18, 2015.
189. Maldonado DR, Mu BH, Ornelas J, et al.: Hip-spine syndrome: the diagnostic utility of guided intra-articular hip injections, *Orthopedics* 43(2):e65–e71, 2020.
190. Malloy P, Malloy M, Draovitch P: Guidelines and pitfalls for the rehabilitation following hip arthroscopy, *Curr Rev Musculoskelet Med* 6:235–241, 2013.
191. Malloy P, Neumann DA, Kipp K: Hip biomechanics during a single-leg squat: 5 key differences between people with femoroacetabular impingement syndrome and those without hip Pain, *J Orthop Sports Phys Ther* 49(12):908–916, 2019.
192. Malloy P, Stone AV, Kunze KN, et al.: Patients with unilateral femoroacetabular impingement syndrome have asymmetrical hip muscle cross-sectional area and compensatory muscle changes associated with preoperative pain level, *Arthroscopy* 35(5):1445–1453, 2019.
193. Mancino F, Cacciola G, Di Matteo V, et al.: Surgical implications of the hip-spine relationship in total hip arthroplasty, *Orthop Rev* 12(Suppl 1):8656, 2020.
194. Mansour JM, Pereira JM: Quantitative functional anatomy of the lower limb with application to human gait, *J Biomech* 20:51–58, 1987.
195. Maradit KH, Larson DR, Crowson CS, et al.: Prevalence of total hip and knee replacement in the United States, *J Bone Joint Surg Am* 97(17):1386–1397, 2015.
196. Markhede G, Stener B: Function after removal of various hip and thigh muscles for extirpation of tumors, *Acta Orthop Scand* 52:373–395, 1981.
197. Marom N, Dooley MS, Burger JA, et al.: Characteristics of soccer players undergoing primary hip arthroscopy for femoroacetabular impingement: a sex- and competitive level-specific analysis, *Am J Sports Med* 1(13):3255–3264, 2020.
198. Martin HD, Savage A, Braly BA, et al.: The function of the hip capsular ligaments: a quantitative report, *Arthroscopy* 24:188–195, 2008.
199. Martin RL, Palmer I, Martin HD: Ligamentum Teres: a functional description and potential clinical relevance, *Knee Surg Sports Traumatol Arthrosc* 20(6):1209–1214, 2012.
200. Mastenbrook MJ, Commean PK, Hillen TJ, et al.: Hip abductor muscle volume and strength differences between women with chronic hip joint pain and asymptomatic controls, *J Orthop Sports Phys Ther* 47(12):923–930, 2017.
201. Meghpara MB, Bheem R, Shah S, et al.: Prevalence of gluteus medius pathology on magnetic resonance imaging in patients undergoing hip arthroscopy for femoroacetabular impingement: asymptomatic tears are rare, whereas tendinosis is common, *Am J Sports Med* 48(12):2933–2938, 2020.
202. Mehmood S, Jinnah RH, Pandit H: Review on ceramic-on-ceramic total hip arthroplasty, *J Surg Orthop Adv* 17:45–50, 2008.
203. Meinders E, Pizzolato C, Goncalves B, et al.: Activation of the deep hip muscles can change the direction of loading at the hip, *J Biomech* 135:111019, 2022.
204. Mellor R, Kasza J, Grimaldi A, et al.: Mediators and moderators of education plus exercise on perceived improvement in individuals with gluteal tendinopathy: an exploratory analysis of a 3-arm randomized trial, *J Orthop Sports Phys Ther* 52(12):826–836, 2022.
205. Meyer CAG, Wesseling M, Corten K, et al.: Hip movement pathomechanics of patients with hip osteoarthritis aim at reducing hip joint loading on the osteoarthritic side, *Gait Posture* 59:11–17, 2018.
206. Monn S, Maffiuletti NA, Bizzini M, et al.: Midterm outcomes of exercise therapy for the non-surgical management of femoroacetabular impingement syndrome: are short-term effects persisting? *Phys Ther Sport* 55:168–175, 2022.
207. Moore KL, Persaud TVN: *The developing human: clinically oriented embryology*, ed 7, St Louis, 2003, Elsevier.
208. Münger P, Röder C, Ackermann-Liebrich U, et al.: Patient-related risk factors leading to aseptic stem loosening in total hip arthroplasty: a case-control study of 5035 patients, *Acta Orthop* 77:567–574, 2006.
209. Myers CA, Laz PJ, Shelburne KB, et al.: Simulated hip abductor strengthening reduces peak joint contact forces in patients with total hip arthroplasty, *J Biomech* 93:18–27, 2019.
210. Nakamura J, Kamegaya M, Saisu T, et al.: Treatment for developmental dysplasia of the hip using the Pavlik harness: long-term results, *J Bone Joint Surg Br* 89:230–235, 2007.
211. Nemeth G, Ohlsen H: Moment arms of the hip abductor and adductor muscles measured in vivo by computed tomography, *Clin Biomech* 4:133–136, 1989.
212. Nepple JJ, Brophy RH, Matava MJ, et al.: Radiographic findings of femoroacetabular impingement in National Football League combine athletes undergoing radiographs for previous hip or groin pain, *Arthroscopy* 28:1396–1403, 2012.
213. Nepple JJ, Philippon MJ, Campbell KJ, et al.: The hip fluid seal—Part II: the effect of an acetabular labral tear, repair, resection, and reconstruction on hip stability to distraction, *Knee Surg Sports Traumatol Arthrosc* 22(4):730–736, 2014.
214. Neto WK, Soares EG, Vieira TL, et al.: Gluteus maximus activation during common strength and hypertrophy exercises: a systematic review, *J Sports Sci Med* 19(1):195–203, 2020.
215. Neumann DA, Cook TM, Sholty RL, et al.: An electromyographic analysis of hip abductor muscle activity when subjects are carrying loads in one or both hands, *Phys Ther* 72:207–217, 1992.
216. Neumann DA, Cook TM: Effect of load and carrying position on the electromyographic activity of the gluteus medius muscle during walking, *Phys Ther* 65:305–311, 1985.
217. Neumann DA, Garceau LR: A proposed novel function of the psoas minor revealed through cadaver dissection, *Clin Anat* 28:243–252, 2015.
218. Neumann DA, Hase AD: An electromyographic analysis of the hip abductors during load carriage: implications for hip joint protection, *J Orthop Sports Phys Ther* 19:296–304, 1994.
219. Neumann DA, Soderberg GL, Cook TM: Comparison of maximal isometric hip abductor muscle torques between hip sides, *Phys Ther* 68:496–502, 1988.
220. Neumann DA, Soderberg GL, Cook TM: Electromyographic analysis of hip abductor musculature in healthy right-handed persons, *Phys Ther* 69:431–440, 1989.
221. Neumann DA: An electromyographic study of the hip abductor muscles as subjects with a hip prosthesis walked with different methods of using a cane and carrying a load, *Phys Ther* 79:1163–1173, 1999.
222. Neumann DA: Biomechanical analysis of selected principles of hip joint protection, *Arthritis Care Res* 2:146–155, 1989.
223. Neumann DA: Commentary 9.2: a proposed novel action of the psoas Minor. In Standring S, editor: *Pelvic girdle, hip and thigh (chapter 77), Gray's anatomy (British edition): the anatomical basis of clinical practice*, 42nd ed, St Louis, 2021, Elsevier.
224. Neumann DA: Hip abductor muscle activity as subjects with hip prostheses walk with different methods of using a cane, *Phys Ther* 78:490–501, 1998.
225. Neumann DA: Hip abductor muscle activity in persons with a hip prosthesis while carrying loads in one hand, *Phys Ther* 76:1320–1330, 1996.
226. Neumann DA: Lead contributor to pelvic girdle, hip and thigh. In Standring S, editor: *Gray's Anatomy (British edition): the anatomical basis of clinical practice*, 42sd ed, St Louis, 2021, Elsevier.
227. Neumann DA: The actions of hip muscles, *J Orthop Sports Phys Ther* 40:82–94, 2010.
228. Ng KCG, Jeffers JRT, Beaulé PE: Hip joint capsular anatomy, mechanics, and surgical management, *J Bone Joint Surg Am* 101(23):2141–2151, 2019.
229. Nho SJ, Kymes SM, Callaghan JJ, et al.: The burden of hip osteoarthritis in the United States: epidemiologic and economic considerations, *J Am Acad Orthop Surg* 21(Suppl-6), 2013.
230. Notzli HP, Wyss TF, Stoecklin CH, et al.: The contour of the femoral head-neck junction as a predictor for the risk of anterior impingement, *J Bone Joint Surg Br* 84:556–560, 2002.
231. Oguz O: Measurement and relationship of the inclination angle, Alsberg angle and the angle between the anatomical and mechanical axes of the femur in males, *Surg Radiol Anat* 18:29–31, 1996.
232. Palmer A, Fernquest S, Gimpel M, et al.: Physical activity during adolescence and the development of cam morphology: a cross-sectional cohort study of 210 individuals, *Br J Sports Med* 52(9):601–610, 2018.
233. Palmowski Y, Popovic S, Schuster SG, et al.: In vivo analysis of hip joint loading on Nordic walking novices, *J* 16(1):596, 2021.
234. Pare EB, Stern Jr JT, Schwartz JM: Functional differentiation within the tensor fasciae latae. A telemetered electromyographic analysis of its locomotor roles, *J Bone Joint Surg Am* 63:1457–1471, 1981.
235. Parvaresh KC, Chang C, Patel A, et al.: Architecture of the short external rotator muscles of the hip, *BMC Muscoskel Disord* 20(1):611, 2019.
236. Passmore E, Graham HK, Pandy MG, et al.: Hip- and patellofemoral-joint loading during gait are increased in children with idiopathic torsional deformities, *Gait Posture* 63:228–235, 2018.

237. Pastore EA, Katzman WB: Recognizing myofascial pelvic pain in the female patient with chronic pelvic pain [Review], *J Obstet Gynecol Neonatal Nurs* 41(5):680–691, 2012.
238. Patel RV, Han S, Lenherr C, et al.: Pelvic tilt and range of motion in hips with femoroacetabular impingement syndrome, *J Am Acad Orthop Surg* 28(10):e427–e432, 2020.
239. Perets I, Chaharbakhshi EO, Mansor Y, et al.: Mid-term outcomes of iliopsoas fractional lengthening for internal snapping as a part of hip arthroscopy for femoroacetabular impingement and labral tear: a matched control study, *Arthroscopy* 35(5):1432–1440, 2019.
240. Perumal V, Techataweewan N, Woodley SJ, et al.: Clinical anatomy of the ligament of the head of femur, *Clin Anat* 32(1):90–98, 2019.
241. Perumal V, Woodley SJ, Nicholson HD: Neurovascular structures of the ligament of the head of femur, *J Anat* 234(6):778–786, 2019.
242. Philippon MJ, Decker MJ, Giphart JE, et al.: Rehabilitation exercise progression for the gluteus medius muscle with consideration for iliopsoas tendinitis: an in vivo electromyography study, *Am J Sports Med* 39(8):1777–1785, 2011.
243. Philippon MJ, Devitt BM, Campbell KJ, et al.: Anatomic variance of the iliopsoas tendon, *Am J Sports Med* 42:807–811, 2014.
244. Philippon MJ, Ho CP, Briggs KK, et al.: Prevalence of increased alpha angles as a measure of cam-type femoroacetabular impingement in youth ice hockey players, *Am J Sports Med* 41(6):1357–1362, 2013.
245. Philippon MJ, Nepple JJ, Campbell KJ, et al.: The hip fluid seal—Part I: the effect of an acetabular labral tear, repair, resection, and reconstruction on hip fluid pressurization, *Knee Surg Sports Traumatol Arthrosc* 22(4):722–729, 2014.
246. Pohtilla JF: Kinesiology of hip extension at selected angles of pelvifemoral extension, *Arch Phys Med Rehabil* 50:241–250, 1969.
247. Prather H, van Dillen L: Links between the hip and the lumbar spine (hip spine syndrome) as they relate to clinical decision making for patients with lumbopelvic pain, *PM R* 11(Suppl 1):S64–s72, 2019.
248. Prather H, Dugan S, Fitzgerald C, et al.: Review of anatomy, evaluation, and treatment of musculoskeletal pelvic floor pain in women [Review, 63 refs], *Pharm Manag PM R* 1(4):346–358, 2009.
249. Putz C, Wolf SI, Geisbusch A, et al.: Femoral derotation osteotomy in adults with cerebral palsy, *Gait Posture* 49:290–296, 2016.
250. Ralis Z, McKibbin B: Changes in shape of the human hip joint during its development and their relation to its stability, *J Bone Joint Surg Br* 55:780–785, 1973.
251. Ravera EP, Crespo MJ, Rozumalski A: Individual muscle force-energy rate is altered during crouch gait: a neuro-musculoskeletal evaluation, *J Biomech* 139:111141, 2022.
252. Recnik G, Kralj-Iglic V, Iglic A, et al.: Higher peak contact hip stress predetermines the side of hip involved in idiopathic osteoarthritis, *Clin Biomech* 22:1119–1124, 2007.
253. Reikeras O, Bjerkreim I, Kolbenstvedt A: Anteversion of the acetabulum and femoral neck in normals and in patients with osteoarthritis of the hip, *Acta Orthop Scand* 54:18–23, 1983.
254. Reiman MP, Décary S, Mathew B, et al.: Accuracy of clinical and imaging tests for the diagnosis of hip dysplasia and instability: a systematic review, *J Orthop Sports Phys Ther* 49(2):87–97, 2019.
255. Rethlefsen SA, Healy BS, Wren TA, et al.: Causes of in-toeing gait in children with cerebral palsy, *J Bone Joint Surg Am* 88:2175–2180, 2006.
256. Roach KE, Miles TP: Normal hip and knee active range of motion: the relationship to age, *Phys Ther* 71:656–665, 1991.
257. Robertson WJ, Gardner MJ, Barker JU, et al.: Anatomy and dimensions of the gluteus medius tendon insertion, *Arthroscopy* 24(2):130–136, 2008.
258. Roddy E, Zhang W, Doherty M, et al.: Evidence-based recommendations for the role of exercise in the management of osteoarthritis of the hip or knee—the MOVE consensus, *Rheumatology* 44:67–73, 2005.
259. Rogers MJ, Sato EH, LaBelle MW, et al.: Association of cam deformity on anteroposterior pelvic radiographs and more severe chondral damage in femoroacetabular impingement syndrome, *Am J Sports Med* 50(11):2980–2988, 2022.
260. Rosinsky PJ, Shapira J, Lall AC, et al.: All about the ligamentum teres: from biomechanical role to surgical reconstruction, *J Am Acad Orthop Surg* 28(8):e328–e339, 2020.
261. ZPJ R, Zacharias A, Semciw AI, et al.: Effects of a targeted resistance intervention compared to a sham intervention on gluteal muscle hypertrophy, fatty infiltration and strength in people with hip osteoarthritis: analysis of secondary outcomes from a randomised clinical trial, *BMC Musculoskelet Disord* 23(1):944, 2022.
262. Runge N, Aina A, May S: The benefits of adding manual therapy to exercise therapy for improving pain and function in patients with knee or hip osteoarthritis: a systematic review with meta-analysis, *J Orthop Sports Phys Ther* 52(10), 2022. 675-a13.
263. Rydell N: Biomechanics of the hip-joint, *Clin Orthop Relat Res* 92:6–15, 1973.
264. Sadler S, Cassidy S, Peterson B, et al.: Gluteus medius muscle function in people with and without low back pain: a systematic review, *BMC Musculoskelet Disord* 20(1):463, 2019.
265. Sanchez Egea AJ, Valera M, Parraga Quiroga JM, et al.: Impact of hip anatomical variations on the cartilage stress: a finite element analysis toward the biomechanical exploration of the factors that may explain primary hip arthritis in morphologically normal subjects, *Clin Biomech* 29(4):444–450, 2014.
266. Sankar WN, Laird CT, Baldwin KD: Hip range of motion in children: what is the norm? *J Pediatr Orthop* 32(4):399–405, 2012.
267. Sarban S, Baba F, Kocabey Y, et al.: Free nerve endings and morphological features of the ligamentum capitis femoris in developmental dysplasia of the hip, *J Pediatr Orthop B* 16(5):351–356, 2007.
268. Sarban S, Ozturk A, Tabur H, et al.: Anteversion of the acetabulum and femoral neck in early walking age patients with developmental dysplasia of the hip, *J Pediatr Orthop B* 14(6):410–414, 2005.
269. Schmaranzer F, Lerch TD, Siebenrock KA, et al.: Differences in femoral torsion among various measurement methods increase in hips with excessive femoral torsion, *Clin Orthop Relat Res* 477(5):1073–1083, 2019.
270. Schmitz MR, Murtha AS, Clohisy JC, et al.: Developmental dysplasia of the hip in adolescents and young adults, *J Am Acad Orthop Surg* 28(3):91–101, 2020.
271. Schwachmeyer V, Damm P, Bender A, et al.: In vivo hip joint loading during post-operative physiotherapeutic exercises, *PLoS One* 8(10):e77807, 2013.
272. Seeley MA, Georgiadis AG, Sankar WN: Hip Vascularity: a review of the anatomy and clinical implications, *J Am Acad Orthop Surg* 24(8):515–526, 2016.
273. Seidler A, Luben L, Hegewald J, et al.: Dose-response relationship between cumulative physical workload and osteoarthritis of the hip - a meta-analysis applying an external reference population for exposure assignment, *BMC Musculoskelet Disord* 19(1):182, 2018.
274. Seijas R, Alentorn-Geli E, AAlvarez-Díaz P, et al.: Gluteus maximus impairment in femoroacetabular impingement: a tensiomyographic evaluation of a clinical fact, *Arch Orthop Trauma Surg* 136(6):785–789, 2016.
275. Selkowitz DM, Beneck GJ, Powers CM: Which exercises target the gluteal muscles while minimizing activation of the tensor fascia lata? Electromyographic assessment using fine-wire electrodes, *J Orthop Sports Phys Ther* 43(2):54–64, 2013.
276. Semciw AI, Green RA, Murley GS, et al.: Gluteus minimus: an intramuscular EMG investigation of anterior and posterior segments during gait, *Gait Posture* 39(2):822–826, 2014.
277. Semciw AI, Pizzari T, Murley GS, et al.: Gluteus medius: an intramuscular EMG investigation of anterior, middle and posterior segments during gait, *J Electromyogr Kinesiol* 23(4):858–864, 2013.
278. Shinohara H: Gemelli and obturator internus muscles: different heads of one muscle? *Anat Rec* 243(1):145–150, 1995.
279. Siebenrock KA, Schoeniger R, Ganz R: Anterior femoro-acetabular impingement due to acetabular retroversion. Treatment with periacetabular osteotomy, *J Bone Joint Surg Am* 85-A:278–286, 2003.
280. Siebenrock KA: Femoroacetabular impingement: a cause for osteoarthritis of the hip, *Clin Orthop Relat Res* 417:112–120, 2003.
281. Silvis ML, Mosher TJ, Smetana BS, et al.: High prevalence of pelvic and hip magnetic resonance imaging findings in asymptomatic collegiate and professional hockey players, *Am J Sports Med* 39(4):715–721, 2011.
282. Simoneau GG, Hoenig KJ, Lepley JE, et al.: Influence of hip position and gender on active hip internal and external rotation, *J Orthop Sports Phys Ther* 28:158–164, 1998.
283. Singer AD, Subhawong TK, Jose J, et al.: Ischiofemoral impingement syndrome: a meta-analysis [Review], *Skeletal Radiol* 44(6):831–837, 2015.
284. Skou ST, Pedersen BK, Abbott JH, et al.: Physical activity and exercise therapy benefit more than just symptoms and impairments in people with hip and knee osteoarthritis, *J Orthop Sports Phys Ther* 48(6):439–447, 2018.
285. Skyrme AD, Cahill DJ, Marsh HP, et al.: Psoas major and its controversial rotational action, *Clin Anat* 12:264–265, 1999.
286. Song K, Gaffney BMM, Shelburne KB, et al.: Dysplastic hip anatomy alters muscle moment arm lengths, lines of action, and contributions to joint reaction forces during gait, *J Biomech* 110:109968, 2020.
287. Song Y, Ito H, Kourtis L, et al.: Articular cartilage friction increases in hip joints after the removal of acetabular labrum, *J Biomech* 45(3):524–530, 2012.
288. Souza RB, Powers CM: Concurrent criterion-related validity and reliability of a clinical test to measure femoral anteversion, *J Orthop Sports Phys Ther* 39(8):586–592, 2009.
289. Stafford GH, Villar RN: Ischiofemoral impingement. [Review], *J Bone Joint Surg Br* 93(10):1300–1302, 2011.
290. Stangl-Correa P, Stangl-Herrera W, Correa-Valderrama A, et al.: Postoperative failure frequency of short external rotator and posterior capsule with successful reinsertion after primary total hip arthroplasty: an ultrasound assessment, *J Arthroplasty* 35(12):3607–3612, 2020.
291. Stansfield BW, Nicol AC: Hip joint contact forces in normal subjects and subjects with total hip prostheses: walking and stair and ramp negotiation, *Clin Biomech* 17:130–139, 2002.
292. Stearns KM, Powers CM: Improvements in hip muscle performance result in increased use of the hip extensors and abductors during a landing task, *Am J Sports Med* 42(3):602–609, 2014.
293. Stewart K, Edmonds-Wilson R, Brand R, et al.: Spatial distribution of hip capsule structural and material properties, *J Biomech* 35:1491–1498, 2002.
294. Storaci HW, Utsunomiya H, Kemler BR, et al.: The hip suction seal, part I: the role of acetabular labral height on hip distractive stability, *Am J Sports Med,*

1(11):2726–2732, 2020.

295. Svenningsen S, Apalset K, Terjesen T, et al.: Regression of femoral anteversion. A prospective study of intoeing children, *Acta Orthop Scand* 60:170–173, 1989.
296. Swarup I, Penny CL, Dodwell ER: Developmental dysplasia of the hip: an update on diagnosis and management from birth to 6 months, *Curr Opin Pediatr* 30(1):84–92, 2018.
297. Takizawa M, Suzuki D, Ito H, et al.: Why adductor magnus muscle is large: the function based on muscle morphology in cadavers, *Scand J Med Sci Sports* 24(1):197–203, 2014.
298. Takla A, O'Donnell J, Voight M, et al.: The 2019 international society of hip preservation (ISHA) physiotherapy agreement on assessment and treatment of femoroacetabular impingement syndrome (FAIS): an international consensus statement, *J Hip Preserv Surg* 7(4):631–642, 2020.
299. Tannast M, Hanke MS, Zheng G, et al.: What are the radiographic reference values for acetabular under- and overcoverage? *Clin Orthop Relat Res* 473(4):1234–1246, 2015.
300. Tatu L, Parratte B, Vuillier F, et al.: Descriptive anatomy of the femoral portion of the iliopsoas muscle. Anatomical basis of anterior snapping of the hip, *Surg Radiol Anat* 23(6):371–374, 2001.
301. Teo PL, Hinman RS, Egerton T, et al.: Identifying and prioritizing clinical guideline recommendations most relevant to physical therapy practice for hip and/or knee osteoarthritis, *J Orthop Sports Phys Ther* 49(7):501–512, 2019.
302. Terrell SL, Olson GE, Lynch J: Therapeutic exercise approaches to nonoperative and postoperative management of femoroacetabular impingement syndrome, *J Athl Train* 56(1):31–45, 2021.
303. Thelen DD, Riewald SA, Asakawa DS, et al.: Abnormal coupling of knee and hip moments during maximal exertions in persons with cerebral palsy, *Muscle Nerve* 27:486–493, 2003.
304. Thorborg K, Serner A, Petersen J, et al.: Hip adduction and abduction strength profiles in elite soccer players: implications for clinical evaluation of hip adductor muscle recovery after injury, *Am J Sports Med* 39(1):121–126, 2011.
305. Tonley JC, Yun SM, Kochevar RJ, et al.: Treatment of an individual with piriformis syndrome focusing on hip muscle strengthening and movement reeducation: a case report, *J Orthop Sports Phys Ther* 40(2):103–111, 2010.
306. Uemura K, Atkins PR, Peters CL, et al.: The effect of pelvic tilt on three-dimensional coverage of the femoral head: a computational simulation study using patient-specific anatomy, *Anat Rec* 304(2):258–265, 2021.
307. Vaarbakken K, Steen H, Samuelsen G, et al.: Lengths of the external hip rotators in mobilized cadavers indicate the quadriceps coxa as a primary abductor and extensor of the flexed hip, *Clin Biomech* 29(7):794–802, 2014.
308. Vajapey SP, Morris J, Lynch D, et al.: Nerve injuries with the direct anterior approach to total hip arthroplasty, *JBJS Rev* 8(2):e0109, 2020.
309. Van Alstyne LS, Harrington KL, Haskvitz EM: Physical therapist management of chronic prostatitis/chronic pelvic pain syndrome, *Phys Ther* 90(12):1795–1806, 2010.
310. van Arkel RJ, Amis AA, Cobb JP, et al.: The capsular ligaments provide more hip rotational restraint than the acetabular labrum and the ligamentum teres: an experimental study, *Bone Joint Lett J* 97-B(4):484–491, 2015.
311. Van der Krogt MM, Delp SL, Schwartz MH: How robust is human gait to muscle weakness? *Gait Posture* 36(1):113–119, 2012.
312. van der List JP, Witbreuk MM, Buizer AI, et al.: The head-shaft angle of the hip in early childhood: a comparison of reference values for children with cerebral palsy and normally developing hips, *Bone Joint Lett J* 97-B(9):1291–1295, 2015.
313. van Klij P, Heerey J, Waarsing JH, et al.: The prevalence of cam and pincer morphology and its association with development of hip osteoarthritis, *J Orthop Sports Phys Ther* 48(4):230–238, 2018.
314. van Sleuwen BE, Engelberts AC, Boere-Boonekamp MM, et al.: Swaddling: a systematic review [Review, 82 refs], *Pediatrics* 120(4):e1097–e1106, 2007.
315. Vaswani R, White AE, Feingold J, et al.: Hip-spine syndrome in the nonarthritic patient, *Arthroscopy*, 2022.
316. Walheim GG, Selvik G: Mobility of the pubic symphysis. In vivo measurements with an electromechanic method and a roentgen stereophotogrammetric method, *Clin Orthop Relat Res* 191:129–135, 1984.
317. Walters BL, Cooper JH, Rodriguez JA: New findings in hip capsular anatomy: dimensions of capsular thickness and pericapsular contributions, *Arthroscopy* 30(10):1235–1245, 2014.
318. Wassilew GI, Janz V, Heller MO, et al.: Real time visualization of femoroacetabular impingement and subluxation using 320-slice computed tomography, *J Orthop Res* 31(2):275–281, 2013.
319. Watanabe K, Nunome H, Inoue K, et al.: Electromyographic analysis of hip adductor muscles in soccer instep and side-foot kicking, *Sports BioMech* 19(3):295–306, 2020.
320. Waters RL, Perry J, McDaniels JM, et al.: The relative strength of the hamstrings during hip extension, *J Bone Joint Surg Am* 56(8):1592–1597, 1974.
321. Weinstein SL, Mubarak SJ, Wenger DR: Developmental hip dysplasia and dislocation: Part I, *Instr Course Lect* 53:523–530, 2004.
322. Weinstein SL, Mubarak SJ, Wenger DR: Fundamental concepts of developmental dysplasia of the hip, *Instr Course Lect* 63:299–305, 2014.
323. Weir A, Brukner P, Delahunt E, et al.: Doha agreement meeting on terminology and definitions in groin pain in athletes, *Br J Sports Med* 49(12):768–774, 2015.
324. Wenger DR: Surgical treatment of developmental dysplasia of the hip, *Instr Course Lect* 63:313–323, 2014.
325. Westermann RW, Scott EJ, Schaver AL, et al.: Activity level and sport type in adolescents correlate with the development of cam morphology, *JB JS Open Access* 6(4), 2021.
326. Willard FH, Vleeming A, Schuenke MD, et al.: The thoracolumbar fascia: anatomy, function and clinical considerations [Review], *J Anat* 221(6):507–536, 2012.
327. Wingstrand H, Wingstrand A, Krantz P: Intracapsular and atmospheric pressure in the dynamics and stability of the hip. A biomechanical study, *Acta Orthop Scand* 61:231–235, 1990.
328. Winter DA: *Biomechanics and motor control of human movement*, Hoboken, NJ, 2005, John Wiley & Sons.
329. Woodley SJ, Nicholson HD, Livingstone V, et al.: Lateral hip pain: findings from magnetic resonance imaging and clinical examination, *J Orthop Sports Phys Ther* 38:313–328, 2008.
330. Wright AA, Tarara DT, Gisselman AS, et al.: Do currently prescribed exercises reflect contributing pathomechanics associated with femoroacetabular impingement syndrome? A scoping review, *Phys Ther Sport* 47:127–133, 2021.
331. Wright-Chisem J, Elbuluk AM, Mayman DJ, et al.: The journey to preventing dislocation after total hip arthroplasty: how did we get here? *Bone Joint J* 104-B(1):8–11, 2022.
332. Yadav P, Shefelbine SJ, Ponten E, et al.: Influence of muscle groups' activation on proximal femoral growth tendency, *Biomech Model Mechanobiol* 16(6):1869–1883, 2017.
333. Young JR, Anderson MJ, O'Connor CM, et al.: Team approach: developmental dysplasia of the hip, *JBJS Rev* 8(9), 2020. e20.00030.
334. Zogby AM, Bomar JD, Johnson KP, et al.: Nonoperative management of femoroacetabular impingement in adolescents: clinical outcomes at a mean of 5 years: a prospective study, *Am J Sports Med* 49(11):2960–2967, 2021.

## 학습문제_Study Questions

1. 어떤 구조가 큰궁둥파임을 큰궁둥구멍으로 전환시키는가? 이 구멍을 통과하는 3개의 구조(신경과 근육)를 열거하라.
2. 엉덩관절의 닫힌위치를 결정하는 특징들은 무엇인가? 이러한 특징은 인체 대부분의 다른 윤활관절과 어떻게 다른가?
3. 엉덩관절주머니에 염증이 있는 환자는 왜 엉덩관절 굽힘구축이 쉽게 오는지 설명하라.
4. 궁둥넓적다리인대는 엉덩관절의 완전한 안쪽돌림과 폄에서 어떻게 팽팽하게 되는지 설명하라. 설명에서 골반에 대한 넓적다리뼈 관점과 넓적다리뼈에 대한 골반의 관점을 포함하라.
5. 서 있는 동안, 몸통이 고정된 상태를 유지하면서 골반의 완전한 뒤쪽기울임을 수행하고 있다. 이러한 움직임은 허리영역에 있는 앞세로인대와 황색인대에서의 장력을 어떻게 변경시키는지 설명하라.
6. 그림 12.34에 근거해, 어떤 근육이 안쪽돌림 토크를 생산하는 데 있어 (a) 가장 작은 지레작용과 (b) 가장 큰 지레작용을 갖는가?
7. 환자는 넓적다리뼈머리와 절구에 심각한 골절을 당했으며, 관절면 사이의 접촉면적이 두드러지게 감소하였다. 재건수술의 일부로, 의사는 엉덩관절 벌림근육의 내적인 모멘트팔을 약간 증가시키기로 결정하였다. 이러한 절차를 위한 이론적 근거는 무엇인가?
8. 절구의 감소된 중심-모서리각도가 왜 엉덩관절의 탈구를 쉽게 당할 수 있는지 설명하라.
9. (골반에 대한 넓적다리뼈의) 엉덩관절 굽힘과 폄의 관절운동형상학을 안쪽돌림과 바깥돌림의 관절운동형상학과 비교하라.
10. 그림 12.12에서 보여주고 있듯이, 걷기의 흔듦기 동안 엉덩관절은 체중의 약 10~20%의 (압박)힘을 경험한다. 이런 힘의 원인은 무엇인가?
11. 그림 12.21A는 앉아 있는 사람이 30°의 골반 앞쪽기울임을 수행하고 있는 것을 보여주고 있다. 이런 동작의 끝범위를 결정하는 데 있어 어떤 구조가 가장 책임이 있는가?
12. $L^3$와 그 이하의 척수신경뿌리의 기능 감소를 초래하는 말총의 손상을 당한 사람이 있다. 적절한 물리치료 중재가 없다면 어떤 양상의 근육 타이트함이 발달할 수 있는가? (질문에 대한 답을 위해 부록 IV, Part A를 참고하라.)
13. 서 있는 동안 양쪽 긴모음근과 짧은모음근의 타이트함은 과도한 허리척주앞굽음에 어떻게 기여할 수 있는지 제시하라.
14. 자신의 넓적다리곧은근을 신장시키기 위한 표준적인 방법은 엉덩관절을 폄하면서 동시에 무릎을 굽힘하는 것이다. 이러한 신장을 수행할 때, 넓적다리곧은근의 '타이트'가 있는 일부 사람들은 의도적으로 약간 벌림된 상태로 폄된 엉덩관절을 유지한다. 이러한 상황이 왜 나타나는가?
15. 건강하고 증상이 없는 사람이 양쪽 다리로 편안하게 서 있는 자세(즉, 양다리지지)에서 한쪽 다리로 편안하게 서 있는 자세(즉, 한다리지지)로 움직일 때 엉덩관절에 작용하는 관절반작용력의 대략적인 변화를 추정하라. 힌트: 그림 12.43에 설명된 것처럼 전두면 내에서 한다리지지를 제공하는 엉덩관절 벌림근육의 역할에 근거해 추정치에 접근하라.

Chapter 13

# 무릎

## Knee

주제 요약



무릎(knee)은 정강넓적다리관절(tibiofemoral joint)의 가쪽구획과 안쪽구획 그리고 무릎넓적다리관절(patellofemoral joint)로 구성되어 있다(그림 13.1). 무릎의 운동은 2개의 운동면에서 일어나며, 굽힘과 폄 그리고 안쪽돌림과 바깥돌림이 허용된다. 그러나 기능적으로 볼 때, 무릎의 이러한 움직임은 다리에 있는 다른 관절에서의 움직임과 독립적으로 일어나는 경우는 드물다. 예를 들어 달리기, 오르기 또는 앉은 자세에서 일어서기와 같은 동작 동안 엉덩관절, 무릎, 그리고 발목 사이에서 일어나는 상호작용을 생각해 보면 이해할 수 있을 것이다. 다리 관절들 사이의 강력한 기능적 연관성은 무릎을 가로지르는 근육의 약 2/3가 엉덩관절이나 발목도 가로지르고 있다는 사실이 반영되고 있다.

무릎은 중요한 생체역학적 기능을 갖고 있으며, 이러한 기능의 대부분은 걷기와 달리기 동안에 잘 나타난다(15장과 16장에서 다루게 됨). 걷기의 '흔듦기(swing phase)' 동안, 무릎은 다리의 기능적 길이를 짧게 하기 위해 굽힘을 하는데, 만약 굽힘되지 않는다면 발이 지면에 쉽게 걸리게 된다. 걷기의 '디딤기(stance phase)' 동안, 무릎은 약간의 굽힘을 하여 충격흡수, 에너지 보존, 그리고 다리를 통한 힘의 전달을 제공하게 된다. 달리기 동안 무릎은 걷기보다 더 큰 가동범위로 움직이게 되는데, 특히 시상면에서 그러하다. 게다가, 걷기나 달리기 동안 빠르게 방향을 전환하기 위해서는 무릎에서의 적절한 안쪽돌림과 바깥돌림이 요구된다.

무릎의 안정성은 뼈의 구조보다는 주로 연부조직의 제한에 의존한다. 거대하게 볼록한 넓적다리뼈관절융기는 약간 오목한 정강뼈의 관절면과 관절하고 있으며, 광범위한 인대, 관절주머니, 반달연골, 그리고 큰 근육들에 의해 관절의 위치가 유지된다. 발이 지면과 견고하게 접촉하고 있을 때, 이러한 연부조직은 흔히 근육과 외적인 원인 둘 다로부터 발생된 큰 힘을 받게 된다. 인대, 반달연골, 그리고 관절연골의 손상은 불행하게도 해부학적으로 취약한 무릎에 가해지는 큰 기능적 요구의 결과로 흔하게 발생된다. 무

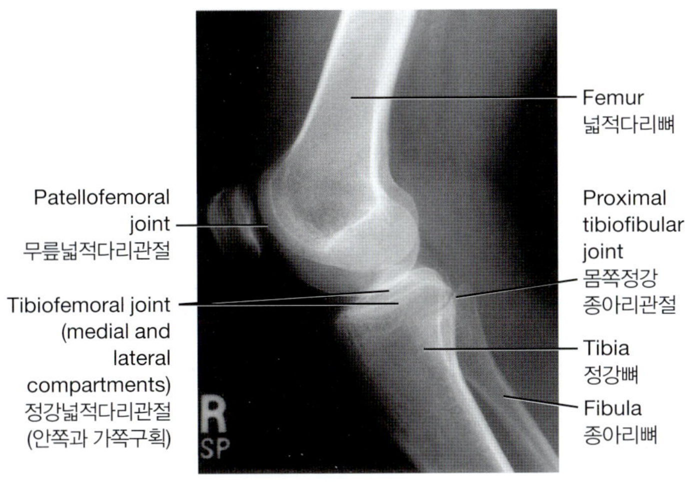


그림 13.1 무릎에 있는 뼈와 관절을 보여주고 있는 방사선사진.

릎의 해부학과 운동학에 대한 지식은 대부분의 손상기전과 가장 효율적인 치료적 중재를 이해하는 데 있어 필수적인 전제조건이라 할 수 있다.

## 골학

### 먼쪽넙적다리뼈

넙적다리뼈의 먼쪽끝에는 큰 *가쪽관절융기*와 *안쪽관절융기*[*lateral* and *medial condyle*; 관절융기는 뼈의 둥근 부분(knuckle)을 의미하는 그리스어 *kondylos*에서 유래됨]가 있다(그림 13.2). *가쪽위관절융기*(*lateral epicondyle*)와 *안쪽위관절융기*(*medial epicondyle*)는 곁인대를 위한 융기된 부착부위를 제공한다. 큰 *융기사이파임*(*intercondylar notch*)은 가쪽관절융기와 안쪽관절융기를 분리시키며, 십자인대를 위한 통로를 형성한다.

넙적다리뼈관절융기들이 앞쪽에서 만나 *도르래(융기사이)고랑*[*trochlear* (*intercondylar*) *groove*]을 형성한다(그림 13.2). 이 고랑은 무릎뼈(patella)의 뒤면과 관절하여, 무릎넙적다리관절(patellofemoral joint)을 형성한다. 도르래고랑은 좌우로 오목하고 앞뒤로 약간 볼록하다. 도르래고랑의 경사진 면은 *가쪽관절면*(*lateral facet*)과 *안쪽관절면*(*medial facet*)을 형성한다. 좀 더 돌출된 가쪽관절면은 안쪽관절면보다 더 몸쪽과 앞쪽으로 뻗어 있다. 좀 더 가파른 가쪽관절면의 경사는 무릎의 움직임 동안 고랑 내에서 무릎뼈를 안정화시키는 데 도움이 된다.

*가쪽고랑*(*lateral groove*)과 *안쪽고랑*(*lateral groove*)은 넙적다리뼈관절융기의 관절면 대부분을 덮고 있는 연골에서 희미하게 윤곽이 나타난다(그림 13.2). 무릎을 완전히 펴하였을 때, 정강뼈의 앞가장자리는 이 고랑에 맞춰 정렬된다. 이 고랑들의 위치는 먼쪽

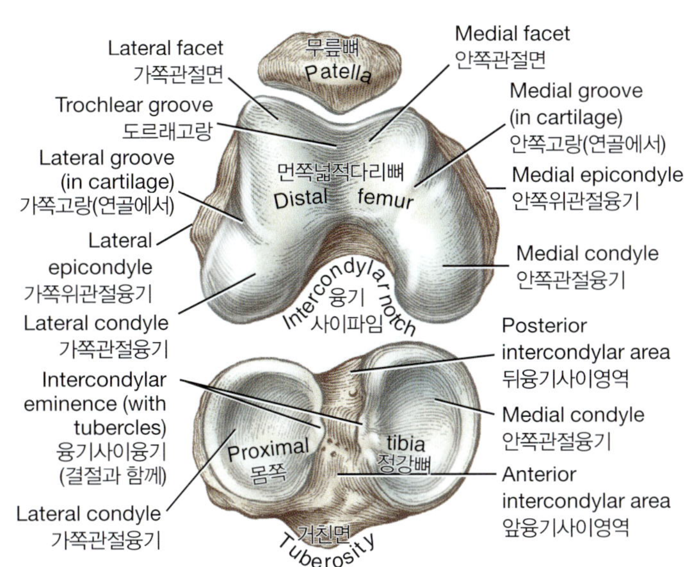


그림 13.2 오른쪽의 무릎뼈, 먼쪽넙적다리뼈의 관절면, 그리고 몸쪽정강뼈의 골학.

넙적다리뼈의 안쪽관절면과 가쪽관절면의 비대칭적 형태를 더욱 돋보이게 한다. 나중에 설명되겠지만, 관절융기 형태의 비대칭은 무릎의 시상면 운동형상학에 영향을 미치게 되는데, 특히 거의 완전한 폄에서 볼 수 있다.

> **먼쪽넙적다리뼈의 골학적 특징**
> - 가쪽관절융기와 안쪽관절융기
> - 가쪽위관절융기와 안쪽위관절융기
> - 융기사이파임
> - 도르래(융기사이)고랑
> - (무릎뼈를 위한) 가쪽관절면과 안쪽관절면
> - 가쪽고랑과 안쪽고랑(넙적다리뼈관절융기의 관절연골에서 윤곽이 보임)
> - 오금면

무릎의 관절주머니는 정강넙적다리관절과 무릎넙적다리관절의 모든 측면에 가로질러 뻗어 있다(그림 13.3의 점선). 뒤쪽으로, 관절주머니는 넙적다리뼈의 *오금면*(*popliteal surface*)의 바로 먼쪽인 넙적다리뼈관절융기들의 바로 몸쪽에 부착한다.

### 몸쪽정강뼈와 몸쪽종아리뼈

종아리뼈(fibula)가 무릎에서 직접적인 기능은 하지 않지만, 이 가느다란 뼈는 정강뼈의 가쪽면을 단단히 받쳐주고 있으며 무릎의 상대적 수직정렬을 유지하는 데 도움이 된다. 종아리뼈*머리*(fibular *head*)는 넙적다리두갈래근(biceps femoris)과 가쪽곁인대(lateral collateral ligament)를 위한 부착부위를 제공한다. 종아리

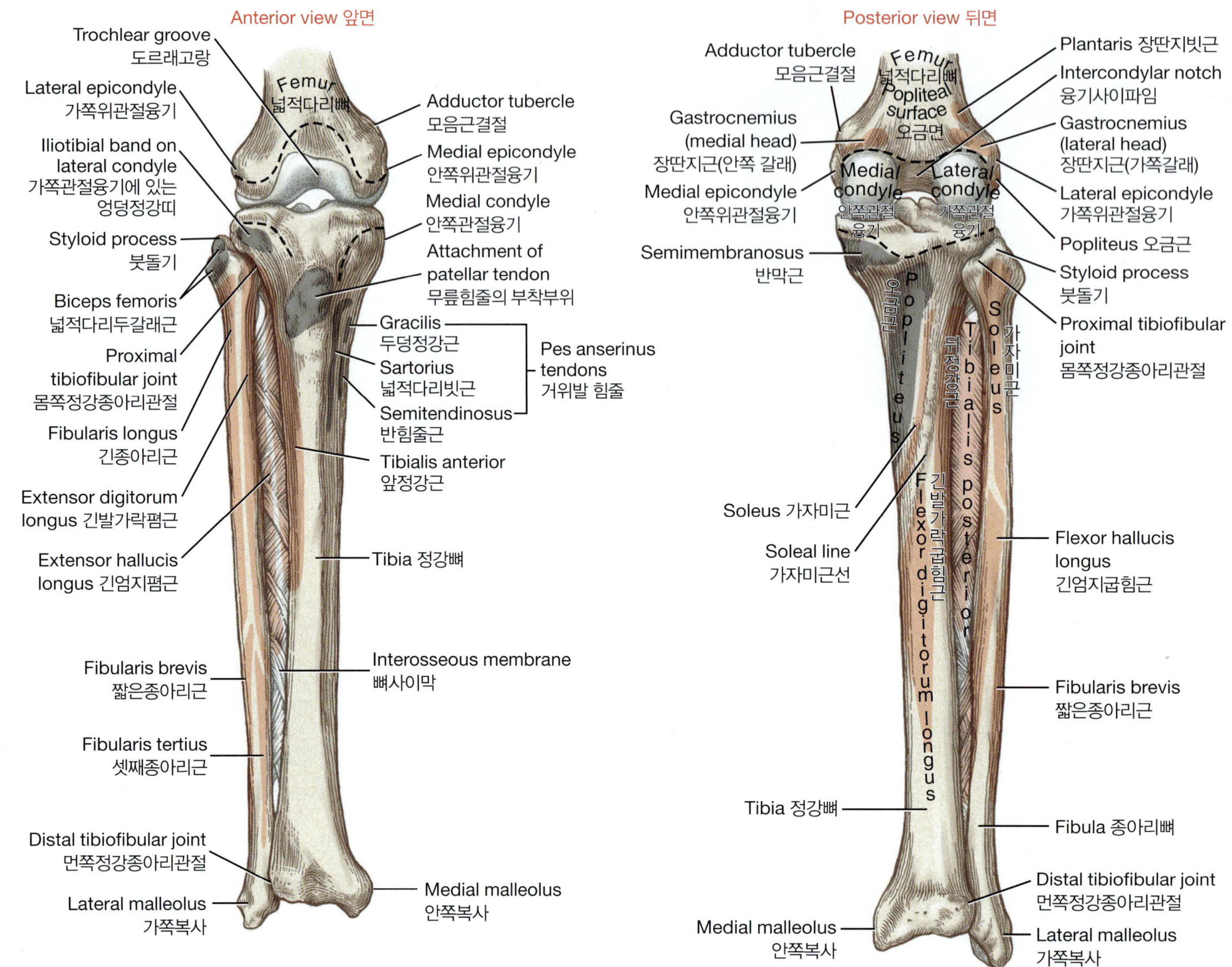


**그림 13.3** 오른쪽의 먼쪽넓적다리뼈, 정강뼈, 그리고 종아리뼈. (A) 앞면. (B) 뒤면. 근육의 몸쪽부착부위는 빨간색으로 보여주고 있고, 먼쪽부착부위는 회색으로 보여주고 있다. 점선은 무릎관절주머니의 부착부위를 보여주고 있다.

뼈는 몸쪽정강종아리관절과 먼쪽정강종아리관절에 의해 정강뼈의 가쪽면에 부착된다(그림 13.3). 이러한 관절들의 구조와 기능은 14장에서 논의된다.

정강뼈는 무릎과 발 사이에서 부하의 대부분을 전달한다. 정강뼈의 몸쪽끝은 *안쪽관절융기*(*medial condyle*)와 *가쪽관절융기*(*lateral condyle*)로 확장되며, 이 부위는 먼쪽넓적다리뼈와의 관절면을 형성한다(그림 13.3). 관절융기의 위면은 흔히 *정강뼈고원*(*tibial plateau*)이라 부르는 넓고 편평한 영역을 형성한다. 정강뼈고원은 큰 넓적다리뼈관절융기를 받아들이는 2개의 부드러운 관절면을 지지하며, 이는 정강넓적다리관절(tibiofemoral joint)의 안쪽구획과 가쪽구획을 형성한다. 반달연골(meniscus)을 제거하면, 약간 더 큰 안쪽관절면은 약간 오목한 반면, 가쪽관절면은 일반적으로 편평하지만 가장자리가 약간 오목했다가 다시 볼록해지면서 미세하게 굴곡진 형태를 나타낸다. 관절면은 불규칙한 형태의 안쪽결절과 가쪽결절로 형성된 *융기사이융기*(*intercondylar eminence*)에

**몸쪽정강뼈와 몸쪽종아리뼈의 골학적 특징**

**몸쪽종아리뼈**

- 종아리뼈머리

**몸쪽정강뼈**

- 안쪽관절융기와 가쪽관절융기
- 융기사이융기(결절과 함께)
- 앞융기사이영역
- 뒤융기사이영역
- 정강뼈거친면
- 가자미근선

의해 형성된 정중앙에서 나눠진다(그림 13.2 참조). 얕은 *앞융기사이영역*(*anterior intercondylar area*)과 *뒤융기사이영역*(*posterior intercondylar area*)이 융기사이융기의 양 끝에 위치한다.

돌출된 *정강뼈거친면*(*tibial tuberosity*)은 몸쪽정강뼈몸통의 앞면에 위치해 있다(그림 13.3A). 정강뼈거친면은 무릎힘줄(patellar tendon)을 통해 넓적다리네갈래근(quadriceps femoris)의 먼쪽부착부위를 제공한다. 달리기나 점프 활동 동안, 넓적다리네갈래근의 강력한 활성은 무릎힘줄의 부착부위에 대한 큰 장력을 발생시킨다. 특히 빠르게 성장하는 청소년기의 일부 사례에 있어, 이러한 장력은 정강뼈거친면의 국소염증과 비대를 유발할 수 있으며, 이는 무릎뼈 바로 먼쪽에 명확한 혹을 발생시킨다. 이러한 상황을 흔히 *오스굿-슐라터병*(*Osgood-Schlatter disease*)이라 한다.

몸쪽정강뼈의 뒤면에는 거친 *가자미근선*(*soleal line*)이 있는데, 먼쪽에서 안쪽 방향으로 사선으로 주행한다(그림 13.3B).

## 무릎뼈

무릎뼈(patella, "작은 접시"를 의미하는 라틴어에서 유래됨)는 네갈래근힘줄 속에 묻혀 있는 거의 세모 모양의 뼈이다. 무릎뼈는 인체에서 가장 큰 종자뼈(sesamoid bone)이다. 무릎뼈의 위쪽은 곡선의 *바닥*(*base*)이고 아래쪽은 뾰족한 *꼭지*(*apex*)이다(그림 13.4와 13.5). 두꺼운 무릎힘줄은 무릎뼈의 꼭지에 몸쪽부착부위를 갖고 정강뼈거친면에 먼쪽부착부위를 갖는다. 이완하여 선 자세에서, 무릎뼈의 꼭지는 무릎관절선의 바로 몸쪽에 놓이게 된다. 무릎뼈의 *앞면*은 모든 방향에서 볼록하다.

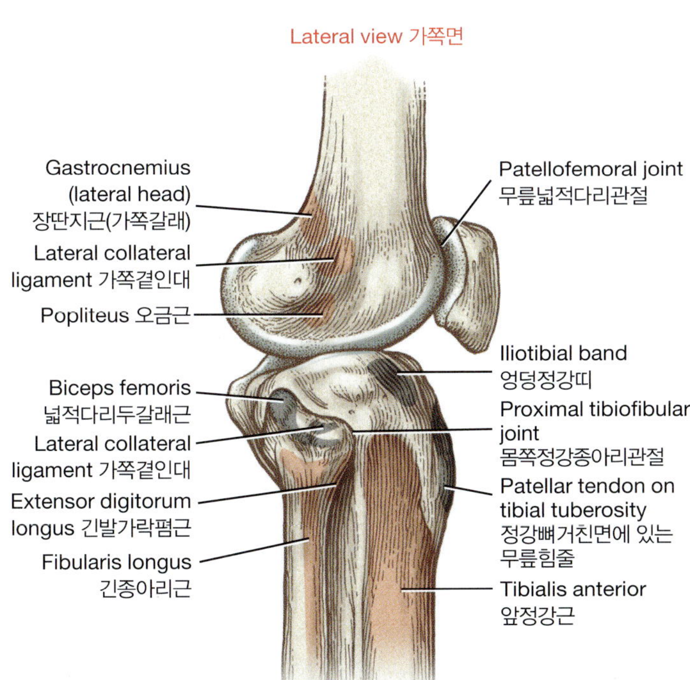


그림 13.4 오른쪽 무릎의 가쪽면. 가쪽넓적다리뼈관절융기의 관절면이 나타내고 있는 곡선의 형태에 주목하라. 근육과 인대의 몸쪽부착부위는 빨간색으로 보여주고 있고, 먼쪽부착부위는 회색으로 보여주고 있다.

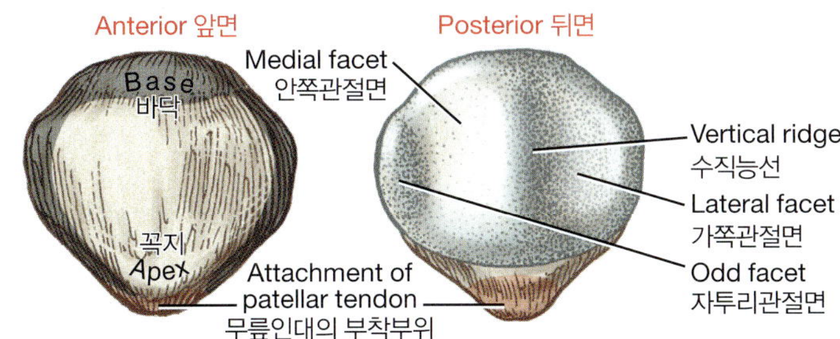


그림 13.5 오른쪽 무릎뼈의 앞면과 뒤면. 네갈래근의 힘줄 부착부위는 회색으로 보여주고 있으며, 무릎힘줄의 몸쪽부착부위는 빨간색으로 보여주고 있다. 부드러운 관절연골이 무릎뼈의 뒤관절면을 덮고 있다.

### 무릎뼈의 골학적 특징

- 바닥
- 꼭지
- 앞면
- 뒤관절면
- 수직능선
- 가쪽관절면, 안쪽관절면 그리고 '자투리'관절면

무릎뼈의 *뒤관절면*(*posterior articular surface*)은 두꺼운 관절연골층이 덮고 있으며, 종종 인체에서 가장 두껍다고 언급된다(그림 13.5).[343] 이러한 두께는 일반적으로 무릎넓적다리관절에서 발생하는 큰 압박압력을 분산시키는 데 도움이 되기 위해 필요한 것이다. 둥근 *수직능선*(*vertical ridge*)은 무릎뼈의 뒤면을 위에서 아래까지 세로로 가로지르고 있다. 이 능선의 양 옆면에 가쪽관절면과 안쪽관절면이 있다. 더 크고 약간 오목한 무릎뼈의 *가쪽관절면*(*lateral facet*)은 넓적다리뼈의 도르래고랑에 있는 가쪽관절면의 일반적인 윤곽과 일치한다(그림 13.2 참조). *안쪽관절면*(*medial facet*)은 사람에 따라 상당한 해부학적 편차를 보인다. 세 번째 관절면인 *'자투리'관절면*(*'odd' facet*)은 안쪽관절면의 가장 안쪽모서리를 따라 위치한다.

# 관절학

## 일반적인 해부학과 정렬의 고려사항

넓적다리뼈의 몸통은 무릎관절 쪽으로 내려갈 때 약간 안쪽으로 기울어진다. 이런 사선의 방향은 몸쪽넓적다리뼈에서 일반적으로

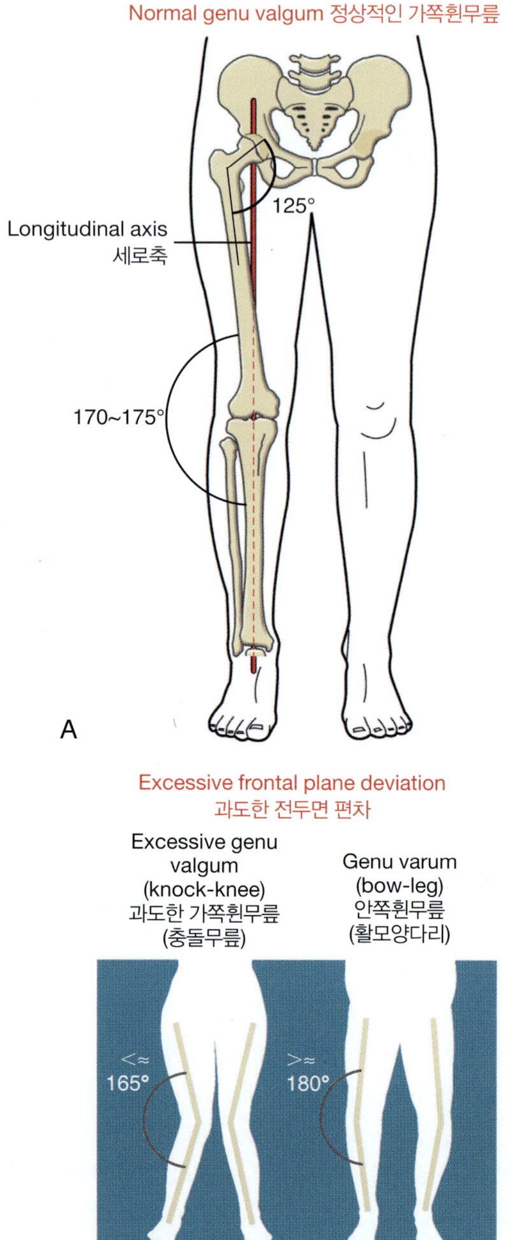


**그림 13.6** 전두면에서의 무릎 편차. (A) 정상적인 가쪽휜무릎. 몸쪽넓적다리뼈의 정상적인 125° 경사각과 다리 전체에 걸친 세로돌림축 또한 보여주고 있다. (B)와 (C)는 전두면에서의 과도한 편차를 보여주고 있다.

나타나는 약 125° 경사각의 결과이다(그림 13.6A). 몸쪽정강뼈의 관절면은 거의 수평으로 향하고 있기 때문에, 무릎은 가쪽면에 약 170~175° 각도를 형성한다. 전두면 내에서의 이런 정상적인 정렬은 *가쪽휜무릎(genu valgum)*으로 불린다.

무릎에서 나타나는 정상적인 전두면 정렬에서의 편차는 드물지 않다. 약 170° 미만의 가쪽각도는 *과도한 가쪽휜무릎(excessive genu valgum)* 또는 '충돌무릎(knock-knee)'이라 불린다(그림 13.6B). 이와는 대조적으로, 약 180°를 초과하는 가쪽각도는 *안쪽휜무릎(genu varum)* 또는 '활모양다리(bow-leg)'로 불린다(그림 13.6C).

엉덩관절의 세로 또는 수직 돌림축은 넓적다리뼈머리와 무릎관절의 중심을 연결하는 선이라고 12장에서 정의하였다. 그림 13.6A에서 설명하고 있는 것과 같이, 이 세로돌림축은 무릎관절을 통과하여 발목과 발까지 아래쪽으로 연장될 수 있다. 이러한 축은 전체 다리의 중요 관절들에서 일어나는 수평면에서의 움직임을 역학적으로 연결시켜 준다. 예를 들어 체중부하자세에서, 엉덩관절에서 일어나는 수평면에서의 돌림운동은 발에 있는 먼쪽의 관절까지 다리 전체의 관절자세에 영향을 미치고 그 반대로 발에서의 돌림운동은 엉덩관절까지 영향을 미친다.

## 관절주머니와 강화 인대

무릎의 섬유관절주머니는 정강넓적다리관절(tibiofemoral joint)과 무릎넓적다리관절(patellofemoral joint) 둘 다를 둘러싸고 있다. 이 관절주머니의 몸쪽부착부위와 먼쪽부착부위는 그림 13.3A와 B에서 점선으로 보여주고 있다. 무릎의 관절주머니는 근육, 인대, 그리고 근막에 의해 상당히 강화된다. 강화되는 관절주머니의 다섯 영역은 바로 다음 단락에서 설명되며, 표 13.1에도 요약되었다.

무릎의 *앞관절주머니(anterior capsule)*는 무릎뼈의 모서리와 무릎힘줄에 부착되고, 네갈래근 그리고 *안쪽무릎지지띠섬유(medial patellar retinacular fibers)*와 *가쪽무릎지지띠섬유(lateral patellar retinacular fibers)*에 의해 강화된다(그림 13.7). 지지띠섬유는 가쪽넓은근(vastus lateralis), 안쪽넓은근(vastus medialis), 그리고 엉덩정강띠(iliotibial band)를 덮거나 이들과 섞이는 결합조직의 확장이다. 이러한 지지띠섬유는 얇고 그물망 같은 막을 형성하여 무릎뼈, 넓적다리뼈, 정강뼈, 네갈래근과 무릎힘줄, 곁인대, 그리고 반달연골을 감싸고 서로 연결한다.

무릎의 *앞-가쪽관절주머니(anterior-lateral capsule)*는 엉덩정강띠의 얕은층과 깊은층, 가쪽(종아리쪽)곁인대, 그리고 가쪽무릎지지띠섬유에 의해 강화된다(그림 13.8).[184,343] 엉덩정강띠의 깊은쪽에서, 관절주머니는 두꺼워지고 사선으로 주행하는 *앞-가쪽인대*(문헌에 따라 다양하게 설명됨)를 형성한다.[127,185,396] 이 인대는 넓적다리뼈의 가쪽위관절융기 근처에서 시작하여 종아리뼈머리의 바로 앞쪽과 위쪽인 정강뼈의 가쪽관절융기의 가쪽-몸쪽영역에 정지한다. 앞-가쪽관절주머니의 안정성을 제공하는 근육에는 넓적다리두갈래근(biceps femoris), 오금근(popliteus)의 힘줄, 그리고 장딴지근(gastrocnemius)의 가쪽갈래가 있다.

*뒤관절주머니(posterior capsule)*는 빗오금인대와 활꼴오금인대에 의해 강화된다(그림 13.9). *빗오금인대(oblique popliteal ligament)*는 안쪽의 뒤-안쪽관절주머니와 반막근힘줄에서 시작한다. 이 인대의 섬유들은 가쪽과 위쪽으로 주행하여 넓적다리뼈의 가

**표 13.1 무릎의 관절주머니를 강화하는 인대, 근막, 그리고 근육**

| 관절주머니의 영역 | 강화를 제공하는 결합조직 | 강화를 제공하는 근육-힘줄 |
|---|---|---|
| 앞관절주머니 | 무릎힘줄<br>무릎지지띠섬유 | 넓적다리네갈래근 |
| 앞-가쪽관절주머니 | 가쪽곁인대<br>가쪽무릎지지띠섬유<br>엉덩정강띠<br>앞-가쪽인대 | 넓적다리두갈래근<br>오금근의 힘줄<br>장딴지근의 가쪽갈래 |
| 뒤관절주머니 | 빗오금인대<br>활꼴오금인대 | 오금근<br>장딴지근<br>넓적다리뒤근, 특히 반막근의 힘줄 |
| 뒤-가쪽관절주머니 | 활꼴오금인대<br>가쪽곁인대<br>오금종아리인대 | 오금근의 힘줄 |
| 안쪽관절주머니 | 안쪽무릎지지띠섬유*<br>안쪽곁인대<br>뒤-안쪽관절주머니† | 반막근힘줄의 확장<br>넓적다리빗근, 두덩정강근, 그리고 반힘줄근의 힘줄들 |

*흔히 안쪽무릎넓적다리인대를 포함한다.
†흔히 공식적으로 *뒤빗인대*로 언급된다.

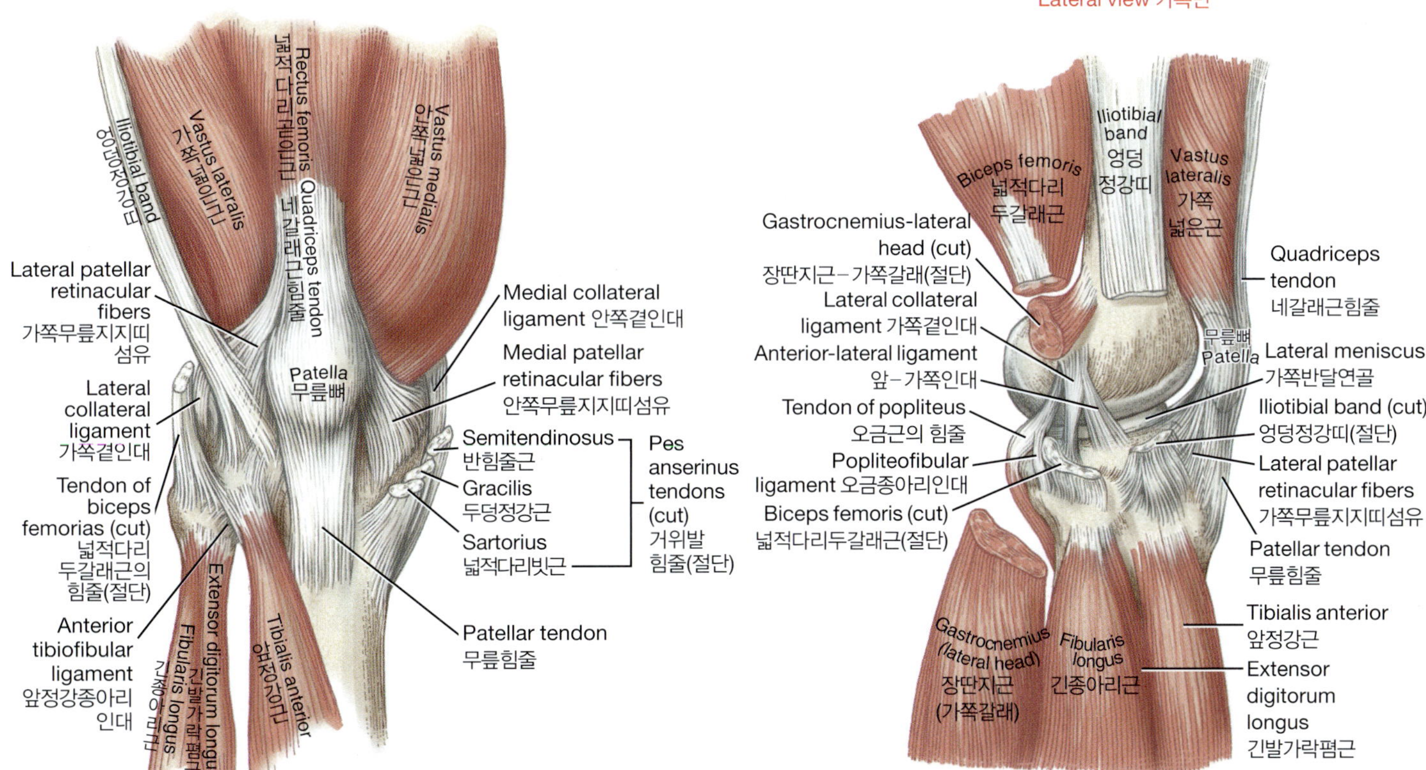


**그림 13.7** 여러 근육과 결합조직을 강조한 오른쪽 무릎의 앞면. 거위발 힘줄은 안쪽곁인대와 안쪽무릎지지띠를 노출시키기 위해 제거되었다.

**그림 13.8** 여러 근육과 결합조직을 보여주고 있는 오른쪽 무릎의 가쪽면으로, 명확한 관찰을 위해 가쪽관절주머니의 대부분을 제거하였다. 엉덩정강띠, 장딴지근의 가쪽갈래, 그리고 넓적다리두갈래근은 가쪽곁인대, 앞-가쪽인대, 오금종아리인대, 오금근힘줄, 그리고 가쪽반달연골을 좀 더 노출시키기 위해 절단되었다.

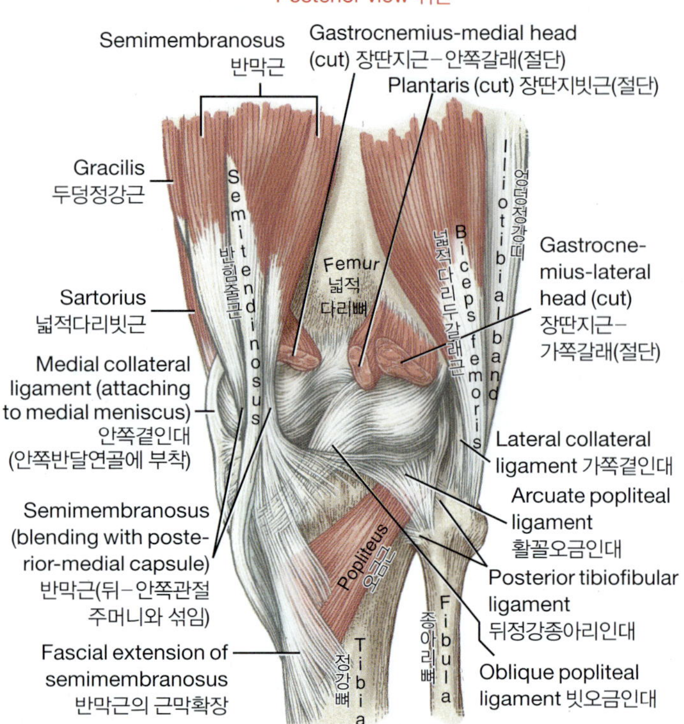


**그림 13.9** 뒤관절주머니의 주요 부분인 빗오금인대와 활꼴오금인대를 강조한 오른쪽 무릎의 뒤면. 장딴지근의 가쪽갈래와 안쪽갈래 그리고 장딴지빗근은 뒤관절주머니를 노출시키기 위해 절단되었다. 오금오목의 깊은쪽에 있는 오금근은 반막근의 근막확장에 의해 부분적으로 덮여 있다.

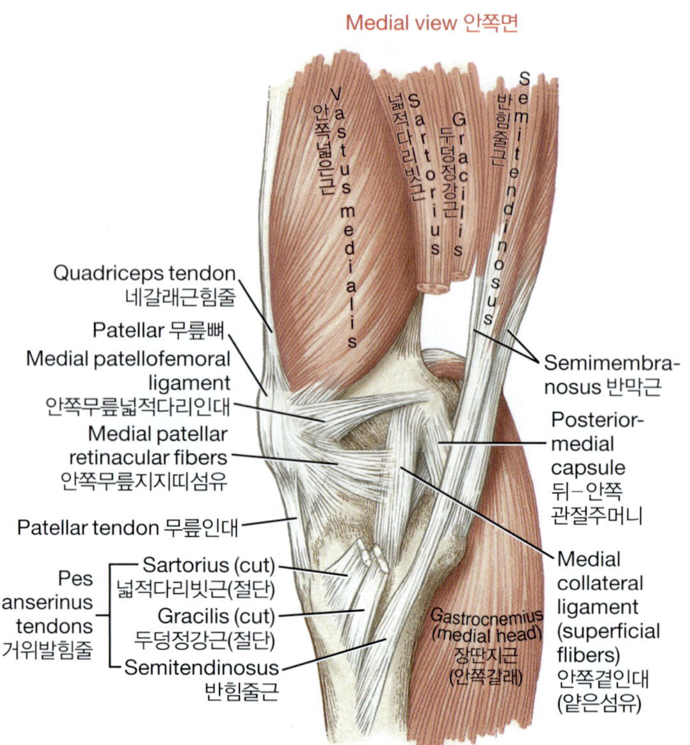


**그림 13.10** 여러 근육과 결합조직을 보여주고 있는 오른쪽 무릎의 안쪽면. 넓적다리빗근과 두덩정강근의 힘줄은 안쪽곁인대의 얕은부위, 뒤-안쪽관절주머니, 그리고 안쪽무릎넓적다리인대를 좀 더 노출시키기 위해 절단되었다.

쪽관절융기에 인접한 관절주머니와 섞인다. 이 인대는 무릎이 완전히 펴질 때 팽팽하게 당겨지며, 이러한 위치는 넓적다리뼈에 대해 정강뼈가 자연스럽게 약간 바깥돌림하는 것을 포함한다. *활꼴오금인대(arcuate popliteal ligament)*는 종아리뼈머리에서 시작한 후에 2개의 갈래로 나눠진다. 더 크고 더 두드러진 갈래는 정강뼈의 뒤융기사이영역(posterior intercondylar area)에 부착하기 위해 오금근의 힘줄을 가로질러 활처럼 휘어진다(따라서 '활꼴'이라 함). 더 작고 모양이 일정하지 않은 갈래는 넓적다리뼈 가쪽관절융기의 뒤면과 종종 장딴지근의 가쪽갈래 내에 묻혀 있는 종자뼈(sesamoid bone) [또는 장딴지근종자뼈(fabella, "작은 콩"을 의미)]에 부착된다. 뒤관절주머니는 오금근, 장딴지근, 그리고 넓적다리뒤근(특히, 반막근힘줄의 섬유확장)에 의해 좀 더 강화된다. 팔꿈치와는 달리, 무릎은 과다폄을 직접 제한하는 뼈차단(bony block)이 없다. 근육, 인대, 그리고 뒤관절주머니가 이러한 과다폄을 제한한다.

무릎의 *뒤-가쪽관절주머니(posterior-lateral capsule)*는 활꼴오금인대, 가쪽곁인대, 그리고 오금근의 힘줄에 의해 강화된다. 뿐만 아니라, 오금근힘줄과 종아리뼈머리 사이에 부착하는 다양한 크기의 *오금종아리인대(popliteofibular ligament)*는 무릎의 이 영역에 대한 상당한 안정성을 제공한다(그림 13.8).[155,221,387] 뒤-가쪽관절주머니 및 이와 관계된 힘줄-인대 안정자는 흔히 무릎의 *뒤-가쪽모서리(posterior-lateral corner)*로 불리는 영역을 구성한다. LaPrade와 그의 동료들은 무릎의 뒤-가쪽모서리 내에 있는 구조들이 모든 무릎손상의 16%에 연루된다고 추정하고 있으며, 종종 안쪽곁인대 또는 십자인대와 같은 다른 인대들의 손상이 함께 동반된다고 보고하였다.[198]

무릎의 *안쪽관절주머니(medial capsule)*는 무릎힘줄에서부터 뒤관절주머니의 안쪽가장자리까지 뻗어 있으며 두께는 다양하다.[307,343] 안쪽관절주머니의 앞쪽 1/3은 안쪽무릎지지띠섬유에 의해 강화된 얇은 근막층으로 이루어져 있다(그림 13.10). 안쪽관절주머니의 중간 1/3은 안쪽무릎지지띠섬유의 연장으로 강화되기도 하지만, 실질적으로는 안쪽곁인대의 얕은섬유와 깊은섬유에 의해 강화된다(그림 13.10에서는 깊은섬유가 노출되지 않음). 안쪽관절주머니의 뒤쪽 1/3은 비교적 두꺼우며, 모음근결절(adductor tubercle) 근처에서 시작하여 반막근의 힘줄성 확장 및 인접 뒤관절주머니와 섞인다. 안쪽관절주머니의 뒤쪽 1/3은 비교적 명확하게 구분되며, 일반적으로 그림 13.10에서 표시된 것처럼 *뒤-안쪽관절주머니(posterior-medial capsule)*라고 하거나 좀 더 공식적으로는 *뒤빗인대(posterior oblique ligament)*라고도 불린다.[34,307] 뒤-안쪽관절주머니는 넓적다리빗근(sartorius), 두덩정강근(gracilis),

그리고 반힘줄근(semitendinosus)의 편평하게 합쳐진 힘줄들에 의해 강화되는데, 이들을 *거위발*(*pes anserinus*, "거위의 발"을 의미하는 라틴어에서 유래됨)*힘줄*이라 한다. 안쪽관절주머니의 뒤쪽 2/3 그리고 이와 관계된 구조들은 무릎에 중요한 안정화를 제공한다.[177,306]

## 윤활막, 윤활주머니, 그리고 지방덩이

무릎관절주머니의 속면은 윤활막(synovial membrane)으로 덮여 있다. 이 윤활막의 해부학적 구성은 부분적으로 무릎의 복잡한 배아발달 과정에 의해 복잡하다.[343]

무릎에는 최대 14개의 윤활주머니가 있을 수 있으며, 일반적으로 움직임 동안 마찰력이 발생되는 조직사이이음부(inter-tissue junction)에 형성되어 있다. 이러한 조직사이이음부에는 힘줄, 인대, 피부, 뼈, 관절주머니, 그리고 근육이 있다(표 13.2). 비록 일부 윤활주머니는 단순히 윤활막의 확장이기도 하지만, 다른 윤활주머니는 관절주머니의 바깥에서 형성되기도 한다. 이러한 조직사이이음부에 과도하고 반복적인 힘이 가해지는 활동은 윤활주머니의 염증에 의한 윤활주머니염을 유발할 가능성이 있다.

지방덩이(fat pads)는 흔히 무릎 주위의 윤활주머니와 관련된다. 지방과 윤활액은 움직이는 부위들 사이의 마찰을 감소시킨다. 무릎에서 가장 광범위한 지방덩이는 무릎위주머니(suprapatellar bursa)와 깊은무릎아래주머니(deep infrapatellar bursa)와 관련된다.

## 정강넓적다리관절

정강넓적다리관절(tibiofemoral joint)은 크고 볼록한 넓적다리뼈관절융기와 좀 더 작고 거의 편평한 정강뼈관절융기 사이의 관절을 구성한다(그림 13.4 참조). 넓적다리뼈관절융기의 큰 관절면은

**표 13.2 다양한 조직사이이음부에 있는 윤활주머니의 예**

| 조직사이이음부 | 윤활주머니의 예 |
|---|---|
| 인대와 힘줄 | 가쪽곁인대와 넓적다리두갈래근의 힘줄 사이에 있는 윤활주머니<br>안쪽곁인대와 거위발(즉 두덩정강근, 반힘줄근, 그리고 넓적다리빗근)의 힘줄 사이에 있는 윤활주머니 |
| 근육과 관절주머니 | 장딴지근의 안쪽갈래와 관절주머니의 안쪽면 사이에 있는 이름 없는 윤활주머니 |
| 뼈와 피부 | 무릎뼈의 아래모서리와 피부 사이에 있는 *피부밑무릎앞주머니*(*subcutaneous prepatellar bursa*) |
| 힘줄과 뼈 | 반막근의 힘줄과 정강뼈의 안쪽관절융기 사이에 있는 *반막근주머니*(*semimembranosus bursa*) |
| 뼈와 근육 | 넓적다리뼈와 넓적다리네갈래근 사이에 있는 *무릎위주머니*(*suprapatellar bursa*) (무릎에서 제일 큼) |
| 뼈와 인대 | 정강뼈와 무릎힘줄 사이에 있는 *깊은무릎아래주머니*(*deep infrapatellar bursa*) |

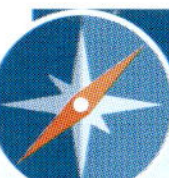

SPECIAL FOCUS 13.1

### 무릎 윤활주름의 발달

배아(embryonic) 발달 동안, 무릎은 상당한 신체적 변환을 겪게 된다. 중간엽조직(mesenchymal tissue)은 두꺼워졌다가 다시 흡수되면서, 원시적인 관절공간 또는 관절구획을 형성한다. 관절공간 사이의 중간엽 경계가 불완전하게 흡수될 때 *주름*(*plicae*)으로 알려진 흔적조직(vestigial tissue)이 형성된다.[390] 주름 또는 윤활주름(synovial pleat)은 윤활막에서 주름(fold) 형태로 나타난다. 주름은 매우 작아서 알아보기 어려울 수도 있고, 또는 너무 커서 무릎을 여러 구획으로 나눌 수도 있다. 문헌에서는 무릎 내에 주름의 존재 범위를 20%에서 70%까지 넓게 보고하고 있다.[273] 주름은 무릎의 윤활막을 강화하는 역할을 할 수도 있지만, 이는 단지 추측에 불과하다. 주름은 팔꿉관절과 엉덩관절을 포함한 다른 관절에도 그 정도는 덜하지만 존재한다.[390]

무릎에서 가장 많이 설명되는 3개의 주름은 무릎뼈에 대한 이들의 위치에 따라 명명된다. (1) 무릎위주름(suprapatellar plica), (2) 16세기 Vasalius에 의해 처음에는 인대점막(ligamentum mucosum)으로 불렸던 무릎아래주름(infrapatellar plica), 그리고 (3) 무릎안쪽주름(mediopatellar plica)이 있다. 무릎에는 가쪽주름(pateral plica)도 존재하지만 드물다. 가장 두드러진 *무릎안쪽주름은 날개인대*(*alar ligament*), *무릎윤활막*(*synovialis patellaris*), 그리고 *관절속 안쪽띠*(*intra-articular medial band*) 등 여러 이름으로 불린다. 역학적 자극이나 외상에 의해 비정상적으로 커지거나 두꺼워진 주름은 무릎 통증을 유발할 수 있다. 이런 병리는 대부분 무릎안쪽주름에서 일어나기 때문에, 통증은 무릎의 앞-안쪽 영역에서 자주 보고된다. 특히 크게 커져 있다면, 일부 안쪽무릎주름은 피부 아래에서 만져지거나 볼 수 있다. 관절경을 통한 관찰에서, 비대해진 무릎안쪽주름이 마주보고 있는 넓적다리뼈 안쪽관절융기의 관절연골에 마모를 유발할 수 있음을 제안한다.[225] 무릎안쪽주름의 염증과 통증은 무릎힘줄염, 안쪽반달연골의 파열, 또는 무릎넓적다리관절의 통증과 쉽게 혼동될 수 있다. 치료로는 휴식, 항염증성 약물, 물리치료, 그리고 일부 경우에 관절경절제술이 포함된다.

달리기, 쪼그려 앉기, 그리고 오르기와 같은 활동을 위한 시상면에서의 광범위한 무릎 운동을 가능하게 한다. 관절의 안정성은 견고한 뼈의 적합성에 의해 제공되는 것이 아니라, 근육, 인대, 관절주머니, 반달연골, 그리고 체중이 제공하는 힘과 물리적 억제에 의해 유지된다. 이러한 이유 때문에, 무릎에 대한 외상은 다양한 연부조직의 손상이 흔히 연루된다.

## 반달연골

### *해부학적 고려사항*

안쪽반달연골(medial meniscus)과 가쪽반달연골(lateral meniscus)은 무릎관절 내에 위치한 초승달 모양의 섬유연골성 구조이다(그림 13.11). 개스킷(gasket)의 역할을 하는 반달연골은 정강뼈의 관절면을 훨씬 더 큰 볼록한 넓적다리뼈관절융기에 맞는 매끈하고 얕은 자리로 변형시킨다. 이러한 변형은 정강뼈의 가쪽관절면이 좀 더 불규칙한 표면 윤곽을 가지고 있기 때문에 특히 중요하다.

반달연골은 *앞뿔(anterior horn)*과 *뒤뿔(posterior horn)*로 알려진 반달연골의 끝부위에 의해 정강뼈의 융기사이영역(intercondylar region)에 고정된다(그림 13.11B). 각 반달연골의 바깥쪽 가장자리는 *관상인대(coronary ligament*, 또는 *반달정강인대, meniscotibial ligament)*에 의해 정강뼈 및 인접 관절주머니에 부착된다(그림 13.11A). 관상인대는 비교적 느슨하여, 무릎의 움직임 동안 반달연골, 특히 가쪽반달연골이 자유롭게 중심축돌림(pivot)을 할 수 있도록 허용한다. 가느다란 *가로인대(transverse ligament)*는 두 반달연골을 앞쪽에서 연결한다.

여러 근육이 반달연골에 이차적인 부착부위를 갖는다. 네갈래근과 반막근은 양쪽 반달연골에 부착하는 반면,[174] 오금근은 가쪽 반달연골에 부착한다.[89] 이러한 부착을 통해, 근육은 관절의 일치성을 최대화시키는 위치에서 반달연골을 안정화시키는 데 도움이 된다.

반달연골의 주변부(바깥쪽) 1/3 영역은 주변 관절주머니를 뚫고 들어온 서로 연결된 무릎동맥[genicular arteries, 오금동맥(popliteal artery)의 가지]으로부터 직접 혈액을 공급받는다. 따라서 양쪽 반달연골의 이 주변부 영역은 외과의사에 의해 흔히 '적색구역(red zone)'이라 불린다. 이와는 대조적으로, 반달연골의 내부(깊은쪽) 2/3 영역은 본질적으로 무혈관영역으로 소위 '백색구역(white zone)'이라 불리며, 이 영역은 윤활액으로부터만 영양을 공급받는다. 적색구역과 백색구역 사이의 좁은 이음부는 '적색구역'에 비해 혈관분포가 상당히 감소되어 있기 때문에 흔히 '분홍색구역(pink zone)'이라 불린다. 반달연골이 손상된 이후 치유될 수 있는 가능성은 혈관분포 및 손상의 심각성과 직접적으로 관련된다.

두 반달연골은 서로 다른 형태를 갖고 있으며 정강뼈에 부착되는 방법 또한 다르다. 안쪽반달연골은 타원 모양을 하고 있고 안쪽곁인대 및 인접 관절주머니의 깊은면에 부착하는 바깥모서리를 갖고 있는 반면, 가쪽반달연골은 좀 더 원 모양을 하고 있고 앞-가쪽관절주머니에만 부착하는 바깥모서리를 갖고 있다. 오금근의 힘줄은 가쪽곁인대와 가쪽반달연골의 바깥모서리 사이를 지나간다(그림 13.12).

### *기능적 고려사항*

반달연골의 일차적인 기능은 정강넓적다리관절 전체에 걸쳐 높은 압박스트레스가 집중되는 지점을 감소시키는 것이다.[146] 반달연골의 다른 기능으로는 운동 동안의 관절 안정화, 관절연골에 대한 윤활작용, 고유감각 제공,[398] 그리고 무릎 관절운동형상학의 안내에

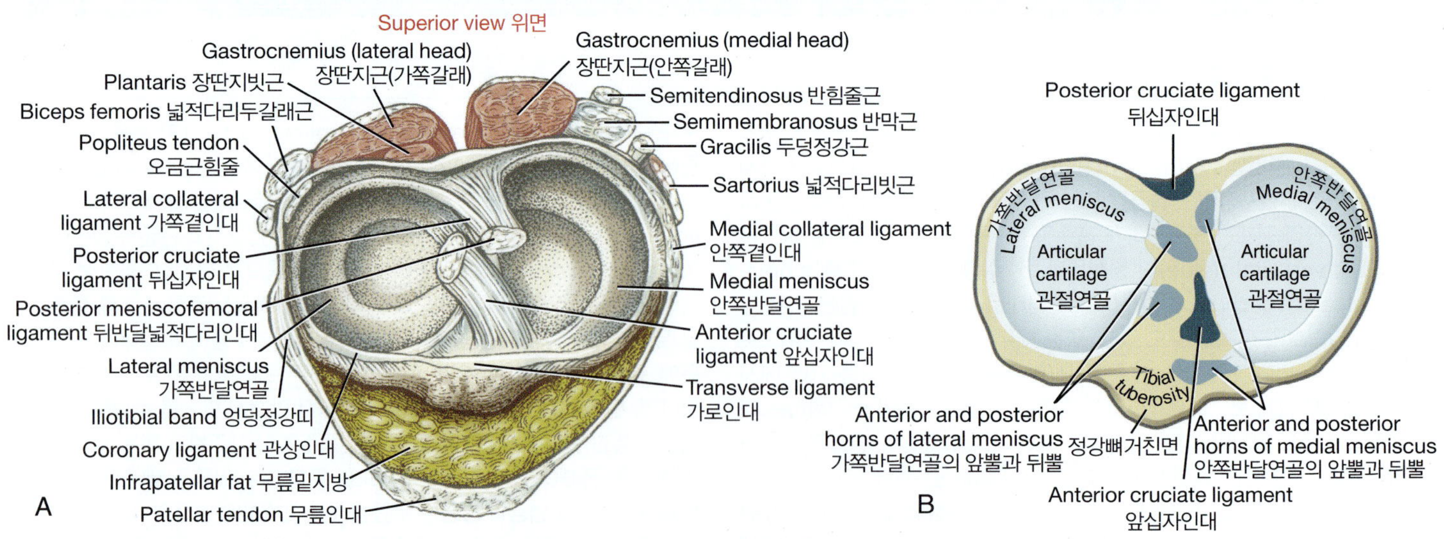


그림 13.11 (A) 반달연골을 보여주기 위한 정강뼈의 위면으로, 곁인대, 십자인대, 뒤반달넓적다리인대, 근육, 그리고 힘줄과 같은 다른 구조는 절단되어 있다. (이 표본에서는 앞반달넓적다리인대가 없다.) (B) 오른쪽 정강뼈의 위면에 융기사이영역 내의 반달연골과 십자인대의 부착 지점을 표시하였다.

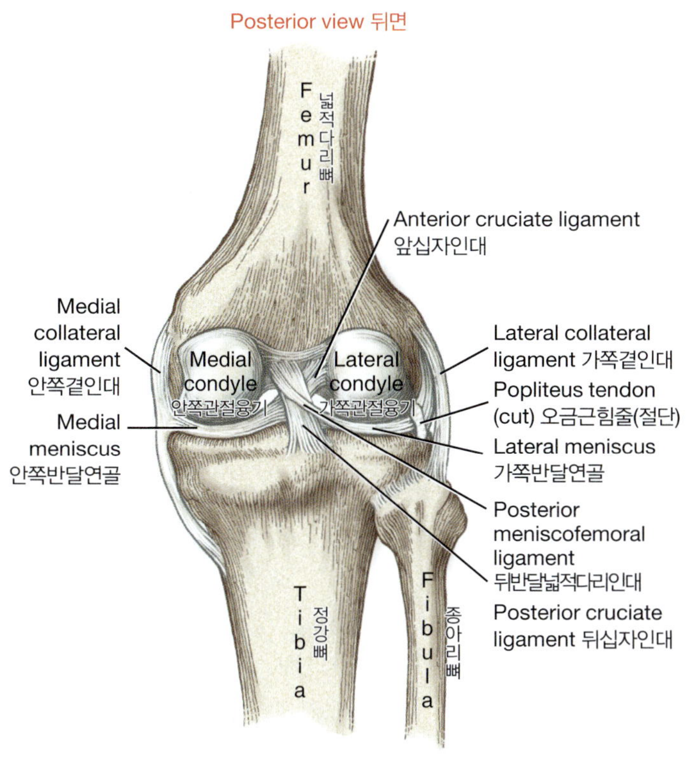


**그림 13.12** 모든 근육과 뒤관절주머니를 제거한 오른쪽 무릎의 깊은 구조들을 보여주고 있는 뒤면. 반달연골, 곁인대, 그리고 십자인대를 볼 수 있다. 오금근의 힘줄은 가쪽반달연골과 가쪽곁인대 사이를 주행한다는 것에 주목하라.

대한 도움이 있다.

반달연골은 관절 접촉면적을 거의 3배로 증가시키기 때문에, 관절연골에 가해지는 접촉압력(즉, 단위면적당 힘)을 크게 감소시킨다. 최대 접촉압력을 완화하는 이런 방법은 무릎관절의 건강과 보호에 필수적이며, 이는 특히 일생 동안 무릎이 받게 되는 비교적 크고 반복적인 힘을 고려할 때 더욱 그러하다. 예를 들어, 무릎관절에 가해지는 압박력은 걷는 동안 체중의 2~3배에 이르고 한 다리로 가볍게 점프한 후 착지할 때는 체중의 4배를 초과한다.[61,365,397] 중간 정도의 파워로 고정자전거를 탈 때와 같은 비체중부하 활동은 무릎관절에 체중의 거의 1.2배나 되는 힘을 발생시킨다.[193] 가쪽반달연골의 완전한 제거술은 무릎에 가해지는 최대 접촉압력을 230% 정도 증가시킨다고 보고되었으며, 이는 스트레스와 연관된 관절염의 발생 위험을 증가시킨다.[83,234] 반달연골의 파열 또는 부분적인 제거술조차도 국소적인 스트레스를 상당히 증가시켜, 관절연골에 대한 과도한 마모와 손상을 유발할 수 있다.[245] 가능하다면, 파열이 혈관분포가 적은 영역으로 확장되었다 할지라도 손상된 영역을 제거하는 대신 반달연골을 외과적으로 봉합하는 것이 분명히 우선적으로 선택해야 할 치료법이다.[21] 어떤 사례에서는 완전한 반달연골제거술 이후, 관절연골의 퇴행을 제한하기 위한 목적으로 반달연골 동종이식(allograft, 즉 동일 종이지만 유전적으로 다른 공여자에게서 얻은 반달연골)을 시행할 수 있다.

걷거나 달릴 때 무릎에 부하가 가해지면, 반달연골은 넓적다리뼈와 정강뼈 사이에서 압박되면서 방사형(중심에서 바깥쪽으로 퍼지는) 방향으로 변형된다. 이런 방사형 변형(radial deformation)은 각 반달연골에서 발생하는 원주 방향의 장력(circumferential tension)이 압박력의 일부를 흡수할 수 있게 해준다. 공학용어로는 공식적으로 '고리형 스트레스(hoop stress)'로 알려진 이런 부하 완화의 기능은 구조적으로 온전한 반달연골이 요구된다. 실험에 따르면 안쪽반달연골의 파열, 특히 뒤뿔의 찢김파열(avulsion tear)인 경우 고리형 스트레스의 원리를 최적으로 활용하는 능력이 상실되며, 그 결과 밑에 있는 관절연골과 뼈를 보호하는 능력이 감소된다고 지적하고 있다.[233]

### *흔한 손상기전*

반달연골의 파열은 무릎의 가장 흔한 손상이며, 운동선수와 일반인 모두에게서 비교적 자주 발생한다.[216] Lohmander와 그의 동료들이 주장한 연구에 따르면, 앞십자인대의 모든 급성 손상의 50%는 반달연골의 동시 손상과 관련된다.[217] 일반적으로, 반달연골의 파열은 무릎이 굽힘되고 체중지지를 하고 있는 상태에서 일어나는 넓적다리뼈관절융기의 강력한 축돌림(수평면에서)과 흔히 연관된다. 압박된 무릎에 대한 축돌림은 반달연골을 끼이게 하거나 이탈시킬 수 있다. 이탈되거나 접히게 된 반달연골[흔히 '양동이-손잡이 파열(bucket-handle tear)'이라고 함]은 역학적으로 무릎의 움직임을 차단할 수 있다.

안쪽반달연골이 가쪽반달연골보다 2배 더 자주 손상된다.[46] 안쪽반달연골의 손상기전은 흔히 축돌림과 연관되며, 무릎의 가쪽면에 가해진 외적인 힘 또한 연루될 수 있다. 일반적으로 '가쪽휨 힘(valgus force)'으로 불리는 이러한 힘은 무릎의 과도한 가쪽휜 자세를 유발하고, 그 결과 안쪽곁인대 및 뒤-안쪽관절주머니와 같은 다른 구조에 큰 스트레스를 가할 수 있다. 안쪽반달연골과 이런 결합조직들 사이의 해부학적 연결 때문에, 무릎에 가해진 상당한 가쪽휨 힘은 안쪽반달연골에 간접적으로 변형(strain)을 유발하고, 그로 인해 손상을 일으킬 수 있다.

## 정강넓적다리관절의 골운동형상학

정강넓적다리(무릎)관절[tibiofemoral (knee) joint]은 자유도 2를 갖고 있어, 시상면에서의 굽힘과 폄 그리고 무릎이 약간 굽힘되어 있을 때 제공되는 수평면에서의 안쪽돌림과 바깥돌림이 일어난다. 무릎에서 일어나는 전두면에서의 운동은 단지 수동에 의해서만 일어나며, 그 움직임의 양도 약 6~7°로 제한된다.[231]

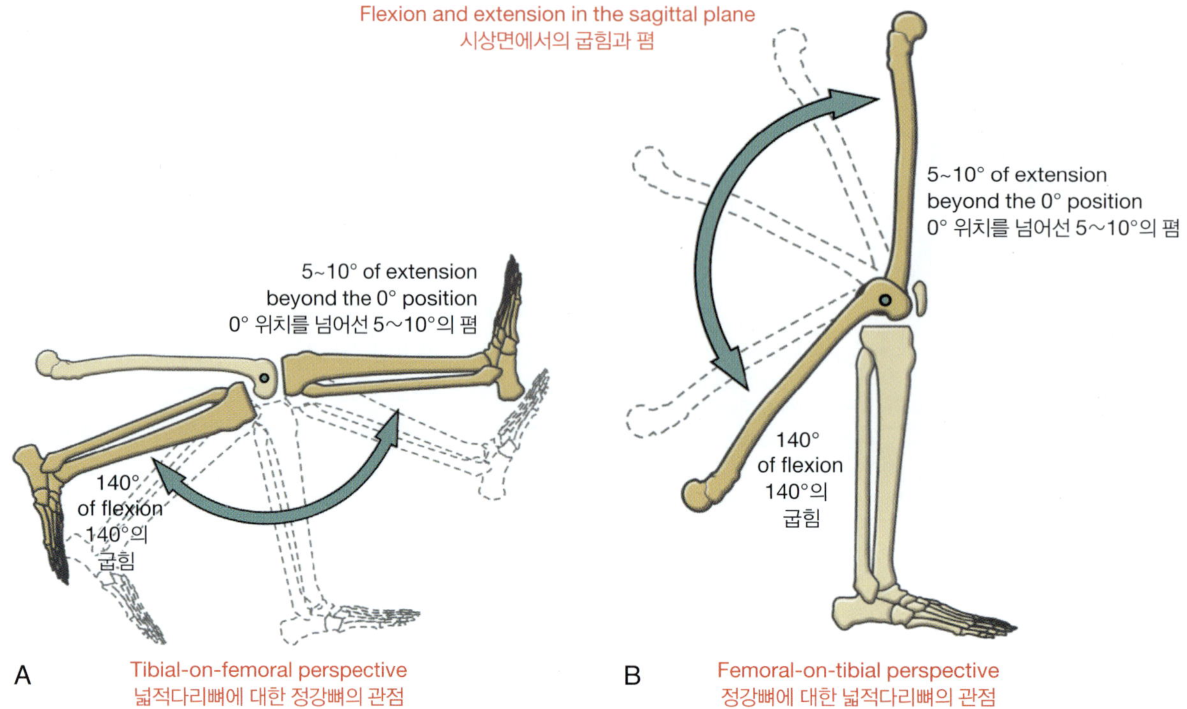


**그림 13.13** 무릎의 시상면 운동. (A) 넓적다리뼈에 대한 정강뼈의 관점(넓적다리뼈는 고정됨). (B) 정강뼈에 대한 넓적다리뼈의 관점(정강뼈는 고정됨). 각각의 경우에 있어, 돌림축은 넓적다리뼈관절융기를 통과하는 작은 원으로 보여주고 있다.

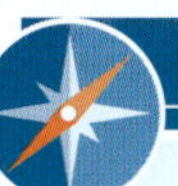

## SPECIAL FOCUS 13.2

### 반달넓적다리인대

가쪽반달연골의 뒤뿔은 일반적으로 *앞반달넓적다리인대(anterior meniscofemoral ligament)* 또는 *뒤반달넓적다리인대(posterior meniscofemoral ligament)*에 의해 넓적다리뼈 안쪽관절융기의 가쪽면에 부착된다. 반달넓적다리인대는 뒤십자인대(posterior cruciate ligament, PCL)에 대한 이들의 위치로 명명되며, 이 인대들은 유사한 넓적다리뼈 부착부위를 공유한다. 그림 13.11A에 제시된 표본에는 뒤반달넓적다리인대만 보여주고 있다.

시체연구에 따르면, 연구된 무릎의 92%에서는 최소 하나의 반달넓적다리인대가 존재하고 있고 두 인대 모두 존재하는 경우는 32%가 된다.[120] 뒤반달넓적다리인대는 일반적으로 두 인대 중에서 더 크고 견고하다. 뒤반달넓적다리인대는 가쪽반달연골의 뒤뿔에서 시작하여 PCL의 바로 뒤쪽과 약간 안쪽에 있는 넓적다리뼈에 부착된다(그림 13.12 참조). 반달넓적다리인대는 가끔 가쪽반달연골 뒤뿔의 유일한 뼈 부착부위 역할을 한다. 반달넓적다리인대의 정확한 기능은 명확하지 않지만, 특히 무릎이 90° 굽힘되어 있을 때 정강뼈의 뒤쪽 병진운동에 대한 이차적인 제한을 제공할 수도 있다.[3] 움직임 동안 반달넓적다리인대는 오금근과 함께 작용하여 가쪽반달연골의 뒤뿔을 안정화시키는 데에도 도움을 줄 수 있다.[294]

*굽힘과 폄*

무릎에서의 굽힘과 폄은 안-가쪽돌림축에 대해 넓적다리뼈에 대한 정강뼈 그리고 정강뼈에 대한 넓적다리뼈의 움직임으로 일어난다(그림 13.13). 가동범위는 나이와 성별에 따라 다양하지만, 일반적으로 건강한 무릎에서는 130~150°의 굽힘에서 0°(직선) 위치를 넘어 약 5~10°까지 움직인다.[128,305]

굽힘과 폄을 위한 안-가쪽돌림축은 고정되어 있는 것이 아니라, 넓적다리뼈관절융기 내에서 이동한다. 이러한 축의 곡선 이동경로를 '축폐선(evolute)'이라 부른다(그림 13.14). 돌림축의 이동경로는 넓적다리뼈관절융기의 편심(비원형)만곡에 의해 영향을 받는다.[140] 2장에서 설명했던 것과 같이, 약간 움직이거나 이동하는 돌림축은 예외적인 것이 아니라 인체 대부분의 관절에서 나타나는 일반적인 현상이다. 또한 2장에서는 연속적인 AP 방사선 사진을 사용하여 무릎의 돌림축을 추정하는 방법에 대해 소개하였다.

돌림축의 이동은 생체역학적 그리고 임상적 의미를 갖는다. 생체역학적으로, 돌림축의 이동은 무릎의 굽힘근육과 폄근육에 대한 내적인 모멘트팔의 길이를 변경시킨다. 이러한 사실은 최대노

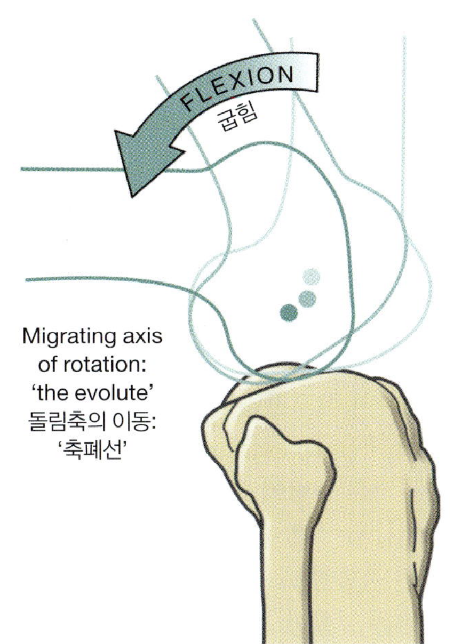


그림 13.14 무릎의 굽힘은 안-바깥돌림축의 이동을 발생시킨다(*3개의 작은 원*으로 보여주고 있음).

력의 내적인 토크가 가동범위에 따라 달라지는 이유를 부분적으로 설명해줄 수 있다. 임상적으로, 관절각도계, 등속검사기구, 또는 경첩형 무릎 보조기와 같이 무릎에 부착되는 많은 외적인 장치들은 *고정된* 돌림축에 대해 돌림운동을 하게 된다. 따라서 무릎의 운동 동안, 외적인 장치들은 종아리(leg)와는 약간 다른 운동호로 돌림운동을 할 수 있다. 따라서 예를 들어, 경첩형 보조기는 종아리에 대해 피스톤처럼 작용하여 피부에 마찰과 찰과상을 유발할 수 있다. 이런 결과를 최소화하기 위해, 외적인 장치의 고정된 축을 가능한 한 무릎의 '평균' 돌림축인 가쪽넓적다리뼈관절융기에 가깝게 정렬시켜야 한다.

### *안쪽과 바깥(축)돌림*

무릎의 안쪽돌림과 바깥돌림은 넓적다리뼈에 대한 정강뼈의 관점 그리고 정강뼈에 대한 넓적다리뼈의 관점으로 설명될 것이다(그림 13.15). 이러한 운동형상학은 정강뼈몸통의 길이를 따라 주행하는 세로축에 수직인 운동면에서의 돌림운동으로 발생한다. 이런 정강뼈의 '골수내(intramedullary)'에 있는 축은 무릎의 위치나 상대적인 운동형상학(즉, 먼쪽에 대한 몸쪽의 운동형상학 또는 몸쪽에 대한 먼쪽의 운동형상학)에 관계없이 그대로 유지된다고 가정된다.

'축돌림(axial rotation)'이라는 용어는 그림 13.15에서 소개된 '돌림'의 골운동형상학을 설명하기 위해 흔히 사용된다. 무릎이 완전히 펴진 상태에서는 정강뼈와 넓적다리뼈 사이에 유의미한 축돌림이 거의 또는 전혀 일어나지 않는다. 이런 상태에서의 축돌림은 팽팽한 인대와 관절주머니에서의 수동장력에 의해 그리고 관절 내의 증가된 뼈의 일치성에 의해 저항된다. 그러나 무릎이 점진적으로 굽힘됨에 따라 축돌림의 자유도는 크게 증가한다. 예를 들어, 90°로 굽힘된 무릎은 약 40~45°의 전체 축돌림을 수행할 수 있다.[246,264] 바깥돌림의 가동범위는 일반적으로 안쪽돌림보다 거의 2:1의 비율로 더 크다.

그림 13.15에서 설명되고 있는 것과 같이, 무릎의 축돌림은 넓적다리뼈에 대한 정강뼈의 돌림 또는 정강뼈에 대한 넓적다리뼈

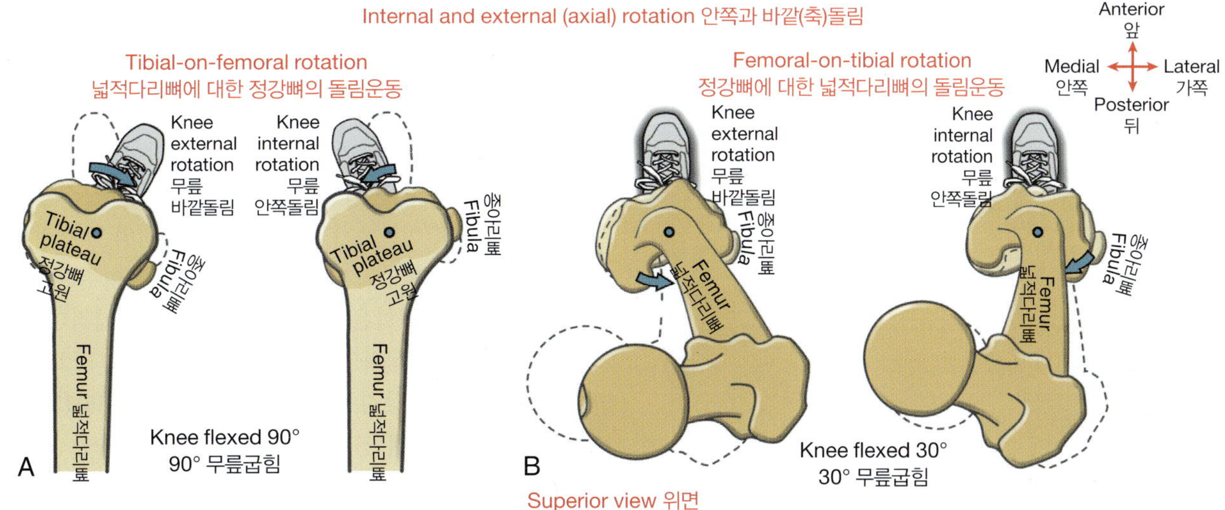


그림 13.15 오른쪽 무릎의 안쪽과 바깥(축)돌림. 돌림축은 관절 중심 근처에 있는 작은 원으로 보여주고 있다. (A) 넓적다리뼈에 대한 정강뼈의 (무릎) 돌림. 이 경우에 있어, 무릎 돌림(안쪽 또는 바깥)의 방향은 정강뼈의 운동 방향과 같고, 넓적다리뼈가 고정되어 있다. (B) 정강뼈에 대한 넓적다리뼈의 돌림. 이 경우에 있어, 정강뼈는 고정되어 있고 넓적다리뼈가 돌림한다(부분적으로 굽힘된 무릎에서). 무릎 돌림(안쪽 또는 바깥)의 방향은 움직이고 있는 넓적다리뼈의 운동 방향과 반대이다. 즉, 무릎의 *바깥돌림*은 넓적다리뼈의 안쪽돌림으로 일어나고 무릎의 *안쪽돌림*은 넓적다리뼈의 바깥돌림으로 일어난다.

의 돌림에 의해 일어난다. 무릎의 축돌림은 다리 전체에 중요한 기능적 가동성을 제공한다. 무릎의 축돌림을 설명하기 위해 사용된 용어를 이해하는 것은 중요하다. 일반적으로, 무릎 축돌림의 명칭은 *먼쪽넓적다리뼈의 앞면에 대한 정강뼈거친면(tibial tuberosity)*의 위치에 근거해 제시된다. 예를 들어, 무릎의 바깥돌림은 정강뼈거친면이 먼쪽넓적다리뼈의 앞면에 대해 가쪽에 위치될 때 일어난다. 그러나 이러한 규칙은 움직이는 뼈가 넓적다리뼈인지 아니면 정강뼈인지 규정되지 *않았으며*, 단지 돌림된 무릎의 상대적인 관절의 방향만을 규정하고 있다. 설명을 위해, 그림 13.15의 A와 B에서 무릎의 바깥돌림을 비교해 보자. 무릎의 넓적다리뼈에 대한 정강뼈의 바깥돌림은 정강뼈가 고정된 넓적다리뼈에 대해 *바깥*으로 돌림할 때 일어난다. 반면, 무릎의 정강뼈에 대한 넓적다리뼈의 바깥돌림은 고정된 정강뼈(그리고 발)에 대해 *넓적다리뼈가 안쪽으로 돌림*할 때 일어난다. 두 경우 모두, 운동이 먼쪽넓적다리뼈 앞면에 대해 정강뼈거친면이 가쪽에 위치되는 같은 관절 방향을 나타내기 때문에 무릎 바깥돌림의 정의에 맞게 된다. 오해를 피하기 위해, *뼈*(정강뼈나 넓적다리뼈)의 돌림과 *무릎관절*의 돌림은 항상 명확하게 구분되어야 한다. 이러한 사항은 정강뼈에 대한 넓적다리뼈의 골운동형상학을 설명할 때 특히 중요하다.

## 정강넓적다리관절의 관절운동형상학

### *무릎의 폄*

그림 13.16은 마지막 90°의 능동적인 무릎 폄에 대한 관절운동형상학을 설명하고 있다. *넓적다리뼈에 대한 정강뼈의 폄* 동안, 정강뼈의 관절면은 넓적다리뼈관절융기에 대해 앞쪽으로 구르기와 미끄러짐을 한다(그림 13.16A).

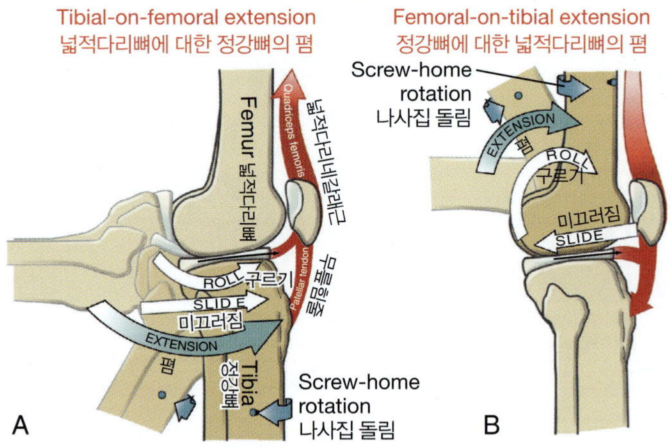

그림 13.16 능동적인 무릎 폄의 관절운동형상학. (A) 넓적다리뼈에 대한 정강뼈의 관점. (B) 정강뼈에 대한 넓적다리뼈의 관점. (A)와 (B) 모두에서, 반달연골은 수축하는 네갈래근에 의해 앞쪽으로 당겨지는 것을 보여주고 있다.

앉은 자세에서 일어설 때와 같이 *정강뼈에 대한 넓적다리뼈의 폄* 동안, 넓적다리뼈관절융기는 정강뼈의 관절면에 대해 앞쪽으로의 구르기와 뒤쪽으로의 미끄러짐을 동시에 한다(그림 13.16B). 이러한 '상쇄'적인 관절운동형상학은 정강뼈에 대한 넓적다리뼈의 앞쪽 병진운동의 크기를 제한한다. 네갈래근은 넓적다리뼈관절융기의 구르기를 유도하고 넓적다리뼈의 미끄러짐에 의해 유발된 수평 전단에 대해 반달연골을 안정화시킨다.

### *무릎의 '나사집'돌림*

무릎을 완전히 폄하여 잠그려면 약 10°의 바깥돌림이 필요하다.[152] 이러한 돌림잠금작용(rotary locking action)은 폄의 마지막 30° 동안 관찰되는 무릎의 비틀림에 근거하여 *'나사집'돌림('screw-home' rotation)*이라 언급되어 왔다. 여기서 설명된 바깥돌림은 그림 13.15에서 소개된 축돌림(axial rotation)과는 근본적으로 다르다. 나사집(바깥)돌림은 *결합형 돌림(conjunct rotation)*으로 설명되며, 이는 굽힘 및 폄의 운동형상학과 역학적으로 연결되어(또는 짝을 이뤄) 있어 독립적으로 수행될 수 없다는 사실을 강조하고 있다. 바깥돌림과 무릎 폄의 결합은 무릎의 전반적인 관절 접촉면적과 일치성을 최대화시킨다.[275] 뿐만 아니라, 이런 안정적인 닫힌위치는 넓적다리뼈와 정강뼈의 경계면에서 가장 두꺼운 관절연골층의 최대 중첩을 제공한다.[10] 이런 중첩은 밑에 있는 연골밑뼈를 자연스럽게 보호하지만, 완전한 폄이 결여된 무릎에서는 이러한 보호를 받지 못한다.

무릎에서 일어나는 나사집돌림을 관찰하기 위해, 파트너의 무릎을 약 90°로 굽힘한 상태로 앉아 있게 한다. 정강뼈거친면과 무릎뼈 꼭지 사이의 피부에 선을 그린다. 완전한 넓적다리뼈에 대한 정강뼈의 폄을 완성한 후에, 같은 표시점 사이에 선을 다시 그려서 바깥돌림된 정강뼈의 위치 변화를 기록해 본다. 유사하지만 명확하지 않은 잠금기전이 정강뼈에 대한 넓적다리뼈의 폄 동안에도 일어난다(그림 13.16의 A와 B를 비교하라). 예를 들어 앉은 자세에서 일어설 때, 고정된 정강뼈에 대해 넓적다리뼈가 안쪽돌림할 때 무릎은 폄된 상태로 잠기게 된다. 움직이는 분절이 넓적다리(thigh)인지 아니면 종아리(leg)인지에 관계없이, 그림 13.16A와 B에서 나타내고 있는 2가지의 무릎 폄 움직임은 완전히 폄될 때 무릎*관절*이 상대적으로 *바깥*돌림되는 것을 보여주고 있다.

나사집돌림의 역학은 적어도 3가지 요인인 넓적다리뼈 안쪽관절융기의 형태, 앞십자인대에서의 수동장력, 그리고 네갈래근에 의한 약간의 가쪽 당김에 의해 추진된다(그림 13.17). 가장 중요한(또는 적어도 분명한) 요인은 넓적다리뼈 안쪽관절융기의 형태이다. 그림 13.17B에서 나타내고 있는 것과 같이, 넓적다리뼈 안쪽관절융기의 관절면은 도르래고랑(trochlear groove) 쪽을 향해 가쪽으로 약 30°의 곡선을 이루고 있다. 넓적다리뼈 안쪽관절융기의 관절면이 넓적다리뼈 가쪽관절융기보다 더 앞쪽으로 뻗어 있기 때문에, 넓적다리뼈에 대한 정강뼈의 완전한 폄 동안 정강뼈는

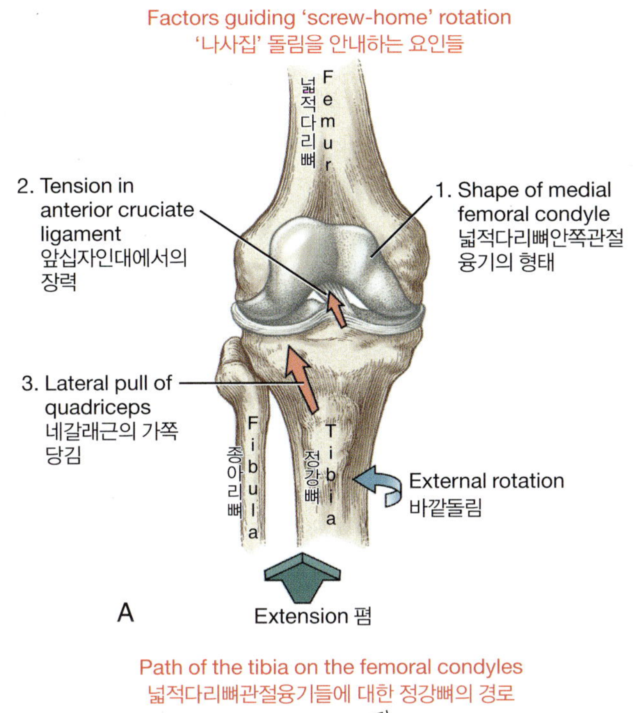


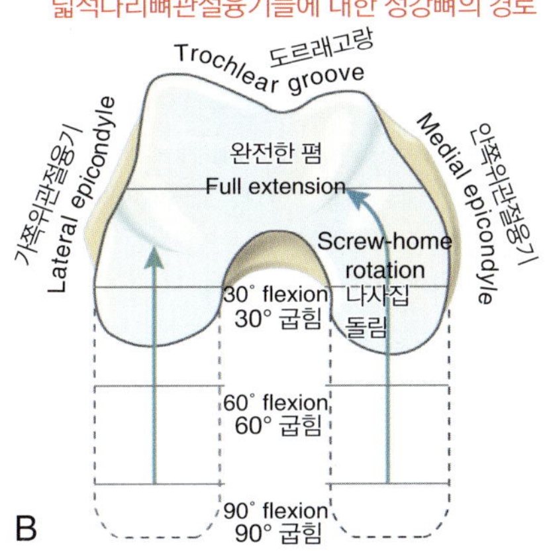


**그림 13.17** 무릎의 '나사집'돌림에 의한 잠금기전. (A) 넓적다리뼈에 대한 정강뼈의 마지막 폄 동안, 3가지 요인이 무릎의 잠금기전에 기여한다. 각 요인은 넓적다리뼈에 대한 정강뼈의 바깥돌림에 기여한다. (B) 두 개의 화살표는 폄의 마지막 90° 동안 넓적다리뼈관절융기를 가로지르는 정강뼈의 경로를 나타내고 있다. 곡선을 이루고 있는 넓적다리뼈안쪽관절융기는 정강뼈가 바깥돌림되어 잠금위치로 유도되는 데 도움을 준다는 점에 주목하라.

가쪽으로 향하고 있는 곡선의 경로를 의무적으로 '따라'가게 된다. 정강뼈에 대한 넓적다리뼈의 폄 동안, 넓적다리뼈는 정강뼈에 대해 안쪽으로 향하고 있는 곡선의 경로를 따라가게 된다. 둘 중 어떤 경우라도, 결과는 완전한 폄 동안 무릎의 바깥돌림이 일어난다.

*무릎의 굽힘*

완전한 폄에서 90° 굽힘까지의 무릎 굽힘에 대한 관절운동형상학은 본질적으로 그림 13.16에 나타난 것과 반대 방식으로 일어날 것이다. 완전히 폄되어 잠긴 무릎을 풀기 위해서는 관절이 먼저 안쪽으로 약간 돌림해야 한다.[25,275] 이러한 안쪽돌림은 오금근(popliteus)에 의해 주로 추진된다. 이 근육은 정강뼈에 대한 넓적다리뼈의 굽힘을 시작하기 위해 넓적다리뼈를 바깥돌림시키거나 넓적다리뼈에 대한 정강뼈의 굽힘을 시작하기 위해 정강뼈를 안쪽돌림시킬 수 있다.

*무릎의 안쪽과 가쪽(축)돌림*

이전에 설명했듯이, 무릎은 정강뼈와 넓적다리뼈 사이에서 일어나는 독립적인 축돌림(axial rotation)을 최대화시키기 위해 굽힘되어 있어야 한다. 일단 무릎이 굽힘되면, 안쪽돌림과 바깥돌림의 관절운동형상학은 반달연골 그리고 정강뼈와 넓적다리뼈의 관절면 사이에서 일어나는 스핀(*spin*)이 주로 연루된다. 정강뼈에 대한 넓적다리뼈의 축돌림은 스핀하는 넓적다리뼈관절융기에 의해 반달연골이 압박을 받아 약간 변형된다. 반달연골은 오금근 및 반막근과 같은 활성되는 근육과의 연결에 의해 안정화된다.

## 안쪽곁인대와 가쪽곁인대

*해부학적 고려사항*

*안쪽(정강쪽)곁인대*[*medial (tibial) collateral ligament*, MCL]는 관절의 안쪽면을 가로지르는 편평하고 넓은 구조이다. 다양한 용어가 존재하지만, 이 장에서는 MCL이 얕은부분과 깊은부분을 갖는 것으로 설명한다.[34,197] 더 큰 *얕은부분*(*superficial part*)은 약 10 cm 길이의 비교적 명확히 평행하게 배열된 섬유들의 묶음으로 구성된다(그림 13.10 참조). 얕은부분의 섬유들은 넓적다리뼈의 안쪽위관절융기에서 시작하여 먼쪽으로 주행하다 안쪽무릎지지띠 섬유와 섞인 후 정강뼈의 안쪽-몸쪽면에 부착한다. 이 섬유들은 서로 가까이 정렬된 넓적다리빗근(sartorius) 힘줄과 두덩정강근(gracilis) 힘줄의 먼쪽부착부위 바로 뒤쪽에 부착한다.

MCL의 *깊은부분*(*deep part*)은 더 짧고 좀 더 사선 방향으로 배열된 섬유들의 묶음으로 구성되어 있으며, 얕은부분 섬유들의 몸쪽부착부위 바로 깊은쪽에서 약간 뒤쪽과 먼쪽에 놓여 있다. 그림 13.10에서는 볼 수 없지만, 깊은부분의 섬유들은 뒤-안쪽관절주머니, 안쪽반달연골, 그리고 반막근의 힘줄에 먼쪽부착부위를 갖는다.

*가쪽(종아리쪽)곁인대*[*lateral (fibular) collateral ligament*]는 넓적다리뼈의 가쪽위관절융기와 종아리뼈머리 사이를 거의 수직으로 주행하는 비교적 짧은 끈과 같은 구조이다(그림 13.18).[312] 흥미롭게도 MCL의 최종파열점[즉, 장력강도(tensile strength)]이 가쪽곁인대의 2배나 되지만, 두 구조는 거의 동일한 파열전 경직도(prerupture stiffness, 즉 늘어남에 대한 저항)를 나타낸다.[387]

먼쪽으로, 가쪽곁인대는 넓적다리두갈래근의 힘줄과 섞이게 된다. MCL과는 달리, 가쪽곁인대는 일반적으로 인접 (가쪽)반달연골에 부착되지 *않는다*(그림 13.12 참조). 앞서 언급했듯이, 오금근의 힘줄은 가쪽반달연골과 가쪽곁인대 *사이*를 주행한다.

### *기능적 고려사항*

곁인대의 일차적인 기능은 *전두면* 내에서의 과도한 무릎 운동을 제한하는 것이다. 무릎이 거의 또는 완전히 폄되어 있을 때, MCL은 가쪽휨(벌림) 힘[valgus (abduction) force]에 대해 일차적인 저항을 제공한다.[24,117,197] 반면, 가쪽곁인대는 안쪽휨(모음) 힘[varus (adduction) force]에 대해 일차적인 저항을 제공한다.[387] 표 13.3은 무릎에서 생산된 가쪽휨 힘과 안쪽휨 힘에 대해 저항을 제공하는 다른 여러 조직들을 제시하였다.

안쪽곁인대와 가쪽곁인대의 이차적인 기능은 거의 또는 완전히 폄된 무릎에 광범위한 안정화의 장력을 생산하는 것이다. 매우 넓은 MCL을 구성하는 일부 섬유들이 무릎 굽힘과 폄의 넓은 운동호 내내 팽팽해지기는 하지만, 대부분의 섬유들은 무릎 안-가쪽돌림축의 약간 뒤쪽에 위치되어 있어 거의 또는 *완전한 폄*에서 가장 팽팽하게 당겨진다.[271,306,363] MCL의 대부분이 거의 완전히 폄된 상태에서 자연스럽게 팽팽해지는 것은 걷기의 초기부하수용기(early load acceptance phase) 동안 무릎에 보호적 안정성의 일부를 제공한다.[214] 완전한 폄에서 좀 더 팽팽해지는 다른 구조들에는 뒤-안쪽관절주머니, 빗오금인대(뒤관절주머니를 대표함), 무릎의 굽힘근육, 그리고 앞십자인대의 성분들이 있다.[271,281] 그림

**표 13.3 무릎에 가해지는 가쪽휨 힘과 안쪽휨 힘에 일차적인 제한과 이차적인 제한을 제공하는 조직***

| | 가쪽휨 힘에 저항 | 안쪽휨 힘에 저항 |
|---|---|---|
| 일차적인 제한 | 안쪽곁인대<br>• 특히 무릎이 20~30° 굽힘되었을 때의 *얕은부분 섬유들*<br>• 특히 무릎이 완전히 폄되었을 때의 *깊은부분 섬유들*<br>앞십자인대 | 가쪽곁인대 |
| 이차적인 제한 | 뒤-안쪽관절주머니[†](반막근힘줄 포함)<br>뒤십자인대<br>가쪽에서의 관절 접촉<br>가쪽반달연골의 압박<br>안쪽지지띠섬유<br>거위발(즉 넓적다리빗근, 두덩정강근, 그리고 반힘줄근의 힘줄들)<br>장딴지근(안쪽갈래) | 무릎의 뒤-가쪽모서리(뒤-가쪽관절주머니, 활꼴오금인대, 가쪽곁인대, 오금종아리인대, 그리고 오금근힘줄이 포함됨)<br>엉덩정강띠<br>넓적다리두갈래근힘줄<br>안쪽에서의 관절 접촉<br>안쪽반달연골의 압박<br>앞십자인대와 뒤십자인대<br>장딴지근(가쪽갈래) |

*무릎이 거의 또는 완전히 폄되어 있다고 가정한다.
[†]또한 *뒤빗인대(posterior oblique ligament)*로 언급된다.

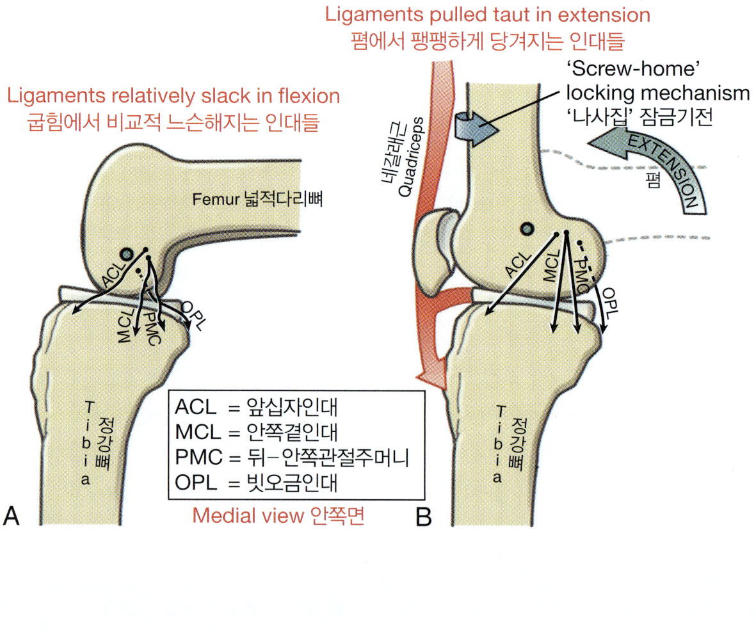

**그림 13.18** 정강뼈에 대한 넓적다리뼈의 능동적 폄 동안 안쪽곁인대, 빗오금인대, 뒤관절주머니, 그리고 앞십자인대(*ACL*) 성분들의 상대적 길어짐을 보여주고 있는 무릎의 안쪽면. (A) 무릎 굽힘 상태에서, 비교적 느슨한 상태에 있는 구조들을 보여주고 있다. (B) 네갈래근의 수축에 의해 무릎이 능동적으로 폄할 때 비교적 팽팽하게 당겨지는 구조들을 보여주고 있다. 끝범위에서의 폄 동안 무릎의 '나사집'돌림을 주목하라. 무릎에 대한 바깥돌림과 폄의 결합은 뒤-안쪽관절주머니와 빗오금인대(뒤관절주머니 내에 있는)가 특히 늘어난다.

13.18은 굽힘(A)에서 비교적 느슨해지고, 무릎이 정강뼈에 대한 넓적다리뼈의 완전한 폄(B)의 잠금위치에서 좀 더 팽팽해지는 조직들을 소개하고 있다. 나사집돌림의 운동형상학을 포함한 완전한 폄은 완전히 굽힘되었을 때보다 곁인대의 길이를 약 20% 넘게 늘어나게 한다.[371] 완전한 폄 상태에서는 중요한 안정자의 역할을 하지만, 폄 때 팽팽해진 MCL과 뒤-안쪽관절주머니는 발이 지면에 고정된 상황에서 가해진 가쪽휨을 유발하는 외적인 부하에 의해 특히 쉽게 손상된다. 이러한 상황은 미식축구에서 '클리핑(clipping)' 반칙으로 인해 무릎의 안쪽구조들과 앞십자인대가 손상되는 흔한 기전이다.

또한 곁인대 및 인접 관절주머니는 무릎의 극단적인 안쪽돌림과 바깥돌림에 저항을 제공한다.[312,320,371] 이와 관련하여 가장 주목할 만한 것은 무릎의 극단적인 바깥돌림에서 발생하는 MCL 섬유들의 길어짐과 이후 증가되는 수동장력이다.[34,117,306] 예를 들어, 오른쪽 발이 지면에 고정된 상태에서 위에 놓인 넓적다리뼈(그리고 전체 몸통)를 왼쪽으로 강력하게 돌림하는 것은 오른쪽 MCL의 얕은부분 섬유들을 손상시킬 수 있다. 바깥쪽으로 돌림하는 무릎(즉, 안쪽으로 돌림하는 넓적다리뼈)에 상당한 가쪽휨을 생산하는 외적인 부하가 동시에 가해지면 손상 가능성은 더욱 높아진다.

표 13.4는 뒤-안쪽관절주머니와 뒤관절주머니를 포함한 무릎의 주요 인대들에 대한 기능과 흔한 손상기전을 요약하였다. 서로 다른 구조들이 해부학적으로는 별개의 구조로 구성되어 있지만, 각각의 제한하는 기능은 모두의 결합된 작용에 근거한다. 예를 들어, MCL의 완전성은 십자인대를 보호하는 데 도움이 되고 십자인대는 MCL을 보호하는 데 도움이 된다. 기능에서의 이러한 상호의존성은 단일 평면에서의 외상성 사건이 다양한 구조를 동시에 손상시킬 수 있는 이유를 부분적으로 설명해준다.

## 앞십자인대와 뒤십자인대

*일반적인 고려사항*

교차된 형태를 의미하는 십자(cruciate)는 넓적다리뼈의 융기사이파임(intercondylar notch) 내에서 교차되고 있는 앞십자인대(anterior cruciate ligament)와 뒤십자인대(posterior cruciate lig-

**표 13.4 무릎에서의 인대 기능과 흔한 손상기전**

| 구조 | 기능 | 흔한 손상기전 |
|---|---|---|
| 안쪽곁인대(그리고 뒤-안쪽관절주머니) | 1. 가쪽휨(벌림)에 저항함<br>2. 무릎 폄에 저항함<br>3. 극단적인 축돌림(특히 무릎의 바깥돌림)에 저항함 | 1. 발이 지면에 고정된 상태에서 가쪽휨 힘(예를 들어, 미식축구에서의 '클리핑')<br>2. 무릎의 심각한 과다폄 |
| 가쪽곁인대 | 1. 안쪽휨(모음)에 저항함<br>2. 무릎 폄에 저항함<br>3. 극단적인 축돌림에 저항함 | 1. 발이 지면에 고정된 상태에서 안쪽휨을 생산하는 힘<br>2. 무릎의 심각한 과다폄 |
| 뒤관절주머니 | 1. 무릎 폄에 저항함<br>2. 빗오금인대는 무릎의 바깥돌림에 저항함<br>3. 뒤-가쪽관절주머니는 안쪽휨에 저항함 | 1. 과다폄 또는 무릎의 바깥돌림과 과다폄의 결합 |
| 앞십자인대 | 1. 대부분의 섬유들은 폄(정강뼈의 과도한 앞쪽 병진운동, 넓적다리뼈의 뒤쪽 병진운동, 또는 이들의 결합을 포함함)에 저항함<br>2. 과도한 안쪽휨, 가쪽휨, 그리고 축돌림에 저항함 | 1. 발이 지면에 견고히 고정된 상태에서 큰 가쪽휨 힘<br>2. 발이 지면에 견고히 고정된 상태에서 무릎에 적용된 큰 축돌림(어느 방향의 돌림에서나) 토크<br>3. (바로 위에 제시된) 1과 2의 어떤 조합, 특히 무릎이 폄 쪽으로 치우친 상태에서 강력한 네갈래근 수축이 연루됨<br>4. 무릎의 심각한 과다폄 |
| 뒤십자인대 | 1. 대부분의 섬유들은 무릎 굽힘(정강뼈의 과도한 뒤쪽 병진운동, 넓적다리뼈의 앞쪽 병진운동 또는 이들의 결합을 포함함)에 저항함<br>2. 특히 무릎이 90° 이상 굽힘된 상태에서, 극단적인 안쪽휨이나 가쪽휨 또는 축돌림에 저항함 | 1. 몸쪽정강뼈가 지면을 강타하는 것과 같이 완전히 굽힘된 무릎(발목은 완전히 발바닥쪽굽힘된 상태)으로 넘어짐<br>2. 특히 무릎이 굽힘된 동안, 정강뼈의 강력한 뒤쪽 병진운동(즉, '계기판' 손상) 또는 넓적다리뼈의 앞쪽 병진운동을 유발하는 어떤 사고<br>3. 발이 지면에 견고히 고정된 상태에서 특히 무릎이 굽힘되어 있을 때, 무릎에 큰 축돌림 또는 가쪽휨-안쪽휨 방향의 토크가 가해지는 경우<br>4. 관절의 뒤면에 큰 틈을 유발하는 무릎의 심각한 과다폄 |

ament)의 공간적 관계를 설명하는 말이다(그림 13.19). 십자인대는 관절주머니 속에 있으며 대부분 광범위한 윤활막에 둘러싸여 있다. 십자인대는 비교적 혈액공급이 빈약하며, 주로 오금동맥(popliteal artery)의 가지인 안쪽무릎동맥(medial genicular artery)으로부터 유래한다. 십자인대에 도달하는 대부분의 혈액은 인대를 둘러싸고 있는 광범위한 윤활막 내의 매우 작은 혈관을 통해 운반된다. 반달연골과 마찬가지로, 십자인대에 대한 부족한 혈액공급은 손상 후 치유능력을 제한한다.

십자인대는 정강뼈에 대한 상대적인 부착부위에 따라 명명된다(그림 13.11 참조). 두 인대 모두 굵고 강한데, 이는 무릎에 안정성을 제공하는 이들의 중요한 역할을 반영하는 것이다. 예를 들어, 젊은 성인의 앞십자인대는 약 1,800 N (405 lb)의 장력부하를 견딜 수 있으며, 파열은 인대 내에서 또는 인대와 뼈의 경계면 내에서 발생한다.[51,391]

앞십자인대와 뒤십자인대가 함께 작용하게 되면 사실상 *모든* 무릎 움직임의 극단적인 범위를 저항한다(표 13.4). 그러나 가장 중요한 것은 십자인대가 정강뼈와 넓적다리뼈 사이에서 만들어지는 앞-뒤쪽 전단력에 대한 저항의 대부분을 제공한다는 것이다. 이러한 전단력은 걷기, 달리기, 쪼그려 앉기, 그리고 점프 후 착지하기와 관계된 자연스러운 시상면 운동형상학에 본질적으로 내재되어 있다. 뿐만 아니라, 사선으로 교차된 인대의 공간적 방향은 무릎을 비트는 동작이나 가쪽으로 '방향을 바꾸는 동작(cutting)'과 같이 전두면과 수평면에서 발생할 수 있는 움직임에도 무릎을 안정화할 수 있게 해준다.

무릎에 필수적인 동적인 안정성을 제공하는 것 외에도, 앞십자인대와 뒤십자인대에서의 장력은 무릎의 관절운동형상학을 안내하는 데 도움이 된다. 뿐만 아니라 십자인대는 기계적수용기를 포함하고 있기 때문에, 신경계에 고유감각피드백을 제공한다.[300,317] 이러한 감각수용기는 움직임 조절을 돕는 것 외에도, 인대에 크고 잠재적으로 손상을 줄 수 있는 변형이 가해질 때 반사적으로 근육 활성을 제한함으로써 보호의 역할도 할 수 있다.[361]

**앞십자인대와 뒤십자인대의 일반적인 기능**

- 무릎에 여러 운동면에서의 동적인 안정성을 제공하는데, 특히 시상면에서의 전단력에 대해 두드러진다.
- 자연스러운 관절운동형상학을 안내하는데, 특히 정강뼈와 넓적다리뼈 사이의 앞-뒤쪽 병진운동을 제한하는 것과 관련된다.
- 무릎의 고유감각에 기여한다.

## 앞십자인대

### *해부학과 기능*

앞십자인대(anterior cruciate ligament, ACL)는 정강뼈고원(tibial plateau)의 앞융기사이영역에 있는 오목한 부위를 따라 부착된다. 이 부착부위에서 인대는 자체적으로 꼬이면서 뒤쪽, 위쪽, 그리고 가쪽 방향으로 비스듬하게 주행하여 넓적다리뼈 가쪽관절융기의 안쪽면에 부착된다(그림 13.19). ACL 내에 있는 아교질섬유는 주로 I형 아교질로 이루어진 나선형 다발의 개별적인 묶음을 형성한다. 숫자와 설명에 있어 다양하게 보고되고 있지만, 대부분의 연구자들은 ACL 내에 두 묶음의 섬유다발이 있다고 언급하고 있으며, 정강뼈에 대한 이들의 부착부위에 따라 *앞-안쪽다발*과 *뒤-가쪽다발*로 명명된다.[57,82] 개별 섬유다발이 육안으로 뚜렷하게 보이지는 않지만, 현미경박리를 통해 구분할 수 있다.

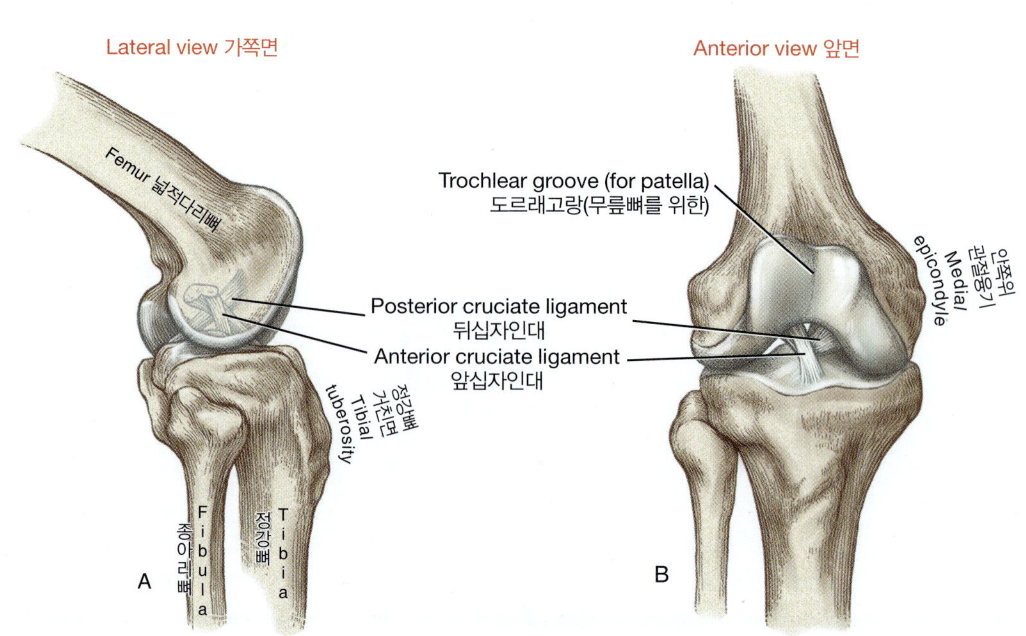


그림 13.19 오른쪽 무릎의 앞십자인대와 뒤십자인대. (A) 가쪽면. (B) 앞면. 앞십자인대 내에 있는 2개의 섬유다발을 (A)에서 볼 수 있다.

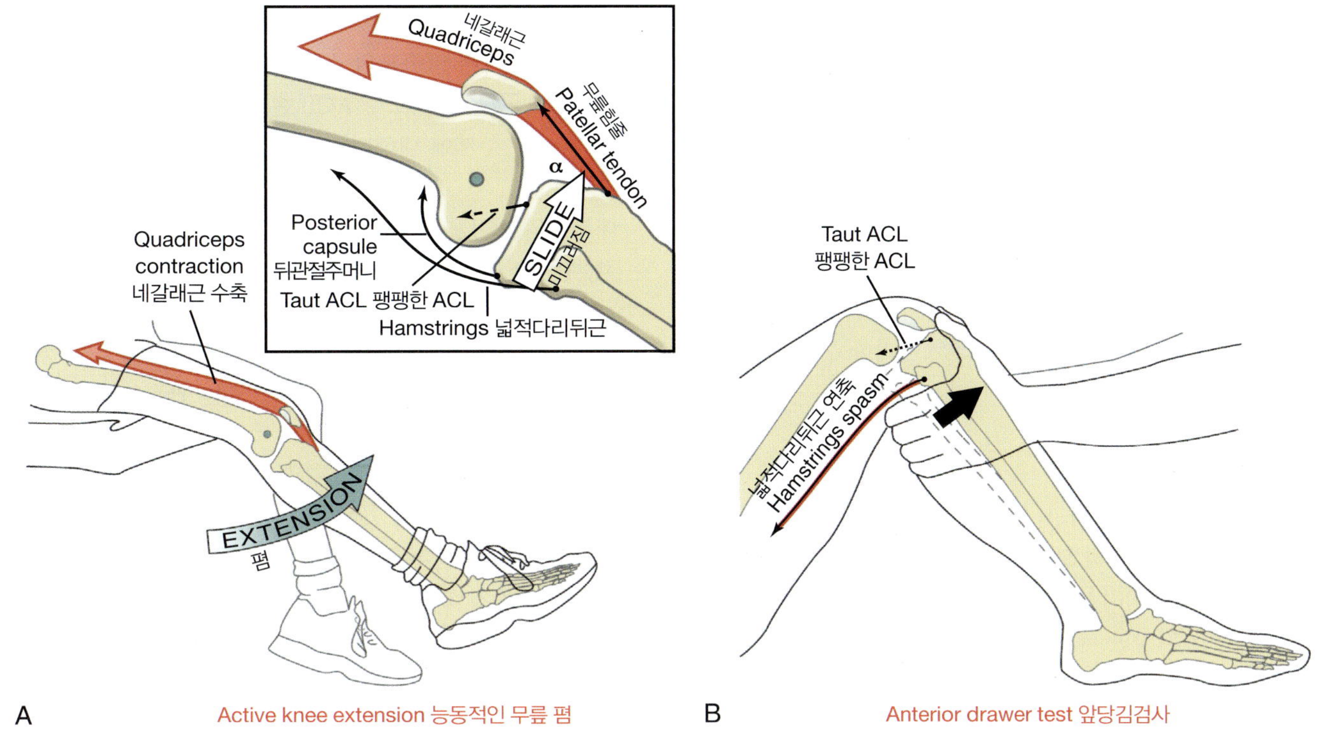


**그림 13.20** 근육수축과 앞십자인대 장력 사이의 상호작용을 보여주고 있다. (A) 네갈래근의 수축은 무릎을 폄시키고 넓적다리뼈에 대해 정강뼈를 앞쪽으로 미끄러지게 한다. 또한, 무릎의 폄은 앞십자인대(*ACL*), 뒤관절주머니, 넓적다리뒤근, 곁인대, 그리고 인접 관절주머니를 대부분 늘어나게 한다(마지막 2개의 구조는 그림에서 보이지 않는다). 네갈래근과 ACL은 폄의 마지막 범위에서 대항적 관계를 갖는다는 점에 주목하라. (무릎힘줄과 앞-위쪽정강뼈 사이의 정지각은 α로 표시됨). (B) 앞당김검사는 ACL의 완전성을 평가한다. 넓적다리뒤근에서의 연축(spasm)은 정강뼈에 대한 뒤쪽의 힘을 발생시키고, 이는 ACL에 대한 장력을 제한할 수 있다.

ACL 내 섬유다발의 장력, 꼬임, 그리고 전반적인 공간적 방향은 무릎이 굽힘하고 폄할 때 변한다.[7] 시상면 가동범위의 어떤 지점에서든 ACL의 일부 섬유는 비교적 팽팽해져 있을 가능성이 있다. 그러나 대부분의 섬유, 특히 뒤-가쪽다발에 있는 섬유들은 *무릎이 완전한 폄에 다다를수록 점점 더 팽팽하게 된다.*[7,81,82,251] 같은 섬유들이 점진적으로 무릎이 굽힘됨에 따라 느슨해진다. ACL 대부분의 섬유들 외에도, 뒤관절주머니, 곁인대의 일부, 그리고 모든 무릎 굽힘근육은 폄에서 비교적 팽팽해지며, 이는 특히 체중부하 활동 동안 무릎을 안정화시키는 데 도움이 된다(그림 13.18B 참조). 중립의 해부학적 자세를 넘어 무릎을 훨씬 더 폄시키는 것은 이러한 조직들을 더욱 늘어나게 하고 신장시켜, 조직 손상의 가능성을 증가시킨다.

완전한 무릎 폄의 마지막 약 50~60° 동안, 네갈래근의 수축으로 발생된 능동적인 힘은 정강뼈를 *앞쪽으로* 당겨, 앞쪽 미끄러짐의 관절운동형상학을 추진시킨다(그림 13.20A).[80,232] 신장된 ACL의 섬유들에서 발생되는 장력은 이런 앞쪽 미끄러짐의 크기를 제한하는 데 도움이 된다. 임상적으로, 네갈래근의 수축에 의해 ACL에 가해지는 앞쪽의 힘과 임상가가 *앞당김검사(anterior drawer test)*를 시행할 때 정강뼈에 가해지는 앞쪽 방향 당김의 일반적 유사성을 이해하는 것은 유용하다(그림 13.20B). 이러한 앞당김검사는 ACL의 손상이 의심되는 무릎에서 앞쪽 느슨함을 측정하기 위해 임상가에 의해 사용되는 몇 가지 검사들 중 하나이다. 이 검사의 기본 성분은 약 90° 굽힘된 무릎에서 정강뼈(종아리)의 몸쪽끝을 앞쪽으로 당기는 것이다. 정상적인 무릎의 경우, ACL은 정강뼈의 앞쪽 병진운동에 대한 전체 수동저항 중 약 85%를 제공한다.[42] 반대쪽 무릎보다 8 mm (1/3 inch) 더 큰 앞쪽 병진운동은 ACL의 파열 가능성을 제안한다. 그림 13.20B에서 소개되고 있는 것과 같이, 넓적다리뒤근(hamstring)에서의 보호적 연축(spasm)은 정강뼈의 앞쪽 병진운동을 제한하기 때문에, ACL의 파열을 감출 수 있다.

임상적으로, 네갈래근은 'ACL의 대항근'으로 언급되어 왔다. 이러한 명칭은 비교적 작은 무릎 굽힘 각도에서 일어나는 네갈래근의 수축력이 ACL의 대부분 섬유들을 신장시킨다는(또는 대항작용 한다는) 것을 반영한 것이다.[81,104,238] 연구에 따르면, 15° 굽힘에서 최대노력의 네갈래근 등척활성 이후에 ACL은 4.4%의 변형률(상대적인 길어짐)을 보인다고 보고하였다.[27] 이론적으로, 이런 변형률의 수준은 네갈래근이 매우 강력하게 수축하여 정강뼈를 갑자기 완전한 무릎 폄으로 이동시키면 더욱 증가할 것이다. ACL을 변형시키는 네갈래근의 능력은 완전한 폄 상태에서 가장 크게 되는데, 그 이유는 이러한 위치가 정강뼈에 대한 무릎힘줄의 정지각을 최대화시키기 때문이다(그림 13.20A에 있는 α).[80] 이러한 정지각이 커질수록, 넓적다리뼈에 대해 정강뼈를 *앞쪽*으로 병진운동시키는 데 사용되는 네갈래근 힘의 비율은 더 커진다. 정지각은 무릎 굽힘이 커질수록 점진적으로 감소되기 때문에, 정강뼈를 앞쪽으로 병진운동시켜 ACL을 신장시키는 근육의 능력은 감소된다.[104] 이러한 요인들이 ACL에 가해지는 변형에 어떤 영향을 미치는지 이해하는 것은 손상기전의 일부를 설명하고, ACL 손상 또는 재건술 이후 네갈래근 강화에 효과적이고 신중한 전략을 설계하는 방법을 이해하는 데 도움이 된다.[81] 이러한 주제는 임상 연관성 13.3에서 좀 더 설명될 것이다.

*손상의 흔한 기전*

ACL 내의 여러 섬유다발과 사선의 공간적 방향은 적어도 인대의 일부 섬유다발이 무릎의 모든 극단적인 움직임에 저항할 수 있게 해준다. 이런 해부학적 배열은 넓은 범위의 안정성을 제공하는 데 이상적이지만, 다양한 극단적 움직임의 조합에 의해 인대가 쉽게 손상당하는 경향도 있다.[96,212,295] 모든 인대와 마찬가지로, 적용된 장력부하나 변형이 조직의 생리적 강도 또는 길이를 초과하면 ACL의 구조적 완전성은 손상된다. 이를 좀 더 쉽게 이해하기 위해, ACL의 최종파열점이 11~19%의 변형길이에서 발생된다고 추정하는 점을 고려해보라.[41,212] 그러나 계단 오르기, 고정자전거 타기, 또는 쪼그려 앉기와 같은 대부분의 흔한 활동은 ACL에 대한 4% 미만의 변형률을 유발한다.[87,92,187] 분명히, 건강한 ACL이 파열되는 움직임 상황은 극단적인 급성부하 그리고/또는 ACL을 손상에 취약하게 만드는 여러 요인의 조합이 반드시 포함되어야 한다. 흥미롭게도, 인간 시체 무릎에 대한 실험연구에서는 인대가 반복적이고 빠르게 적용된 변형에 노출된 이후에는 ACL을 파열시키는 데 필요한 장력이 감소되는 것으로 나타났다.[212] 이러한 연구 결과는 ACL이 파열에 이르는 수준은 아니지만 충분히 변형을 가할 수 있는 움직임 역학이 제공되면, 시간이 지남에 따라 조직의 내성을 낮출 수 있다는 것을 시사한다. ACL을 가장 손상에 취약하게 만드는 특정 움직임의 조합 및 이와 관련된 부하를 더 잘 이해하기 위해 많은 연구들이 시도되고 있다. 이런 유형의 연구는 ACL 손상 예방을 목표로 하는 프로그램이나 권고안에 대한 필수적인 이해를 제공한다.

특정 순간에 ACL에서 발생하는 장력이나 변형의 양과 관련된 생체역학적 요인들은 실제 서로 밀접하게 연관되어 있어 매우 복잡하다. 이러한 요인들에는 지면반발력의 방향과 크기; 정강넓적다리관절에서의 압박과 전단의 크기와 방향; 근육 힘의 크기, 조절, 정확한 순서; 주변 결합조직의 완전성과 강도; 그리고 무릎 및 다리와 몸통에 있는 다른 관절들의 정렬과 위치가 포함된다.[24,47,133,187,369]

ACL은 무릎에서 가장 자주 완전히 파열되는 인대이다. 모든 손상의 거의 절반은 15세와 25세 사이의 활동적인 사람들에서 일어나며, 흔히 미식축구, 활강스키, 라크로스(lacrosse), 농구, 그리고 축구와 같은 빠른 속도의 스포츠 활동 동안에 발생한다. 이 집단 내에서 여성은 남성보다 ACL 손상을 입을 가능성이 몇 배 더 높다.[347] 이런 주제에 대해서는 임상 연관성 13.1에서 좀 더 다룰 것이다.

대부분의 ACL 파열은 무릎의 일시적인 아탈구를 수반하며, 이는 뼈, 관절연골, 또는 반달연골을 포함한 다른 조직에 이차적인 외상을 유발할 수 있다.[274,277,314] ACL의 손상은 무릎의 만성적인 불안정성을 초래할 수 있으며, 이는 걷기의 운동학을 변경시키고 다른 조직, 특히 반달연골과 궁극적으로는 관절연골에 추가적인 스트레스를 가할 수 있다.[84,217]

스포츠와 관계된 모든 ACL 손상의 약 56~70%는 비접촉 또는 최소한의 접촉 상황에서 일어난다.[119,161,187,241] 많은 비접촉성 손상이 점프 후 착지하는 동안 또는 한쪽다리로 땅을 딛고 있는 상태에서 빠르고 강력하게 감속하거나, 방향을 바꾸거나, 또는 피벗(pivoting)을 하는 동안 발생한다.[119,161,274,326] 손상을 유발하는 기전은 종종 예측할 수 없으며 착지 후 30~50 ms 이내로 매우 빠르게 발생하기 때문에,[187] 손상 시점에 무릎에 가해지는 힘의 정확한 위치와 주된 방향이 항상 명확하지는 않다. 비접촉성 ACL 손상의 생체역학에 대해 알려진 대부분의 내용은 손상 상황에 대한 동영상 분석, 시체 다리를 이용한 역학적 손상의 모의실험, ACL 내에 삽입된 변형측정기(strain gauge), 그리고 컴퓨터 기반 생체역학적 모형을 사용한 연구를 통해 얻어진 것이다. 연구에서는 비접촉성 ACL 손상과 관련하여 최소 3가지의 생체역학적 요인이 중복된다고 지적하고 있으며, 주로 한쪽다리의 착지와 관련되어 나타난다. 3가지 요인은 (1) 폄으로 치우친(즉, 약 30° 이하로 굽혀진) 무릎 상태에서 네갈래근의 강력한 활성, (2) 무릎의 과도한 전두면 '가쪽휨 붕괴(valgus collapse)', 그리고 (3) 무릎의 강력한 수평면 돌림이다. 그림 13.21에 제시된 바와 같이, 이 3가지 모든 요인은 일반적으로 거의 동시에 발생하며, 이 중 무릎의 가쪽휨 붕괴는 ACL에 가장 큰 손상을 줄 가능성이 있다.[a] 체중부하자세에서 무릎의 순간적인 수평면 돌림의 위치는 넓적다리뼈(엉덩관절에서)와 정강뼈(목말밑관절에서)의 동반되는 운동형상학에 근거한다는 점을 인지해야 한다. 그림 13.21의 그림은 *고정된 정강뼈*에 대해 넓적다리뼈가 안쪽으로 돌림된 것을 감안하면, *무릎은 바깥돌림*된 위치에 있다고 설명하고 있다. (그림 13.15B와 관련된 정강뼈에 대한 넓적다리뼈의 수평면 무릎 운동형상학의 정의를 참조하라.) 그림 13.21에서 제시되지는 않았지만, 무릎의 과도한 *안쪽*돌림(상대적인 폄과 극단적인 가쪽휨이 결합될 때) 또한 과도한 ACL의 변형과 손상의 기전이 된다.[23,254,262,326,327]

ACL 손상에 대한 또 다른 흔한 기전으로는 발이 지면에 견고히 고정된 상태에서 무릎이 과도하게 과다폄되는 상황이다.[31,240]

[a] 24,68,79,132,137,187,262,314,326,356

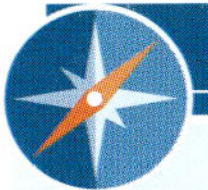

## SPECIAL FOCUS 13.3

### 젊은 운동선수를 위한 ACL 손상 후 치료 선택: "모든 경우에 맞는 단일 치료는 없다."

ACL의 파열은 상당한 무릎의 불안정성(즉, 조절되지 않는 관절 느슨함), 지속적인 네갈래근 약화, 그리고 이전 수준의 신체활동으로 복귀하는 것에 대한 불안감을 초래하는 심각한 사건이다. 중요하게도, 이런 지속적인 네갈래근 약화와 계속되는 기능적 불안정성은 반달연골과 관절연골에 가해지는 부하 양상을 변경시켜, ACL이 결손 무릎에서 골관절염이 조기에 발생하는 데 기여하게 된다.[2,59,124,277,383]

ACL 손상이 있는 젊은 운동선수에게는 여러 가지 치료 선택이 있다. 대부분은 ACL 재건술을 받지만, 많은 사람들이 운동에 기반한 좀 더 보존적인 치료접근법을 선택하여 수술을 피하거나 지연시키는 경우가 많다. 이 주제를 더 명확히 설명하기 위해, 환자를 편리하게 대처자(coper), 적응자(adapter), 또는 비대처자(noncoper)로 구분하는 유용한 용어가 발전해 왔다.[163,243] *대처자*는 수술을 포기하거나 적어도 지연시키고, 대신 체계적이고 점진적인 운동프로그램을 추구하는 환자 유형이다. 이상적으로, 이러한 운동프로그램은 신경근운동, 저항운동, 동요와 균형운동뿐만 아니라 환자의 운동종목 또는 기타 요구사항에 특화된 높은 수준의 동적과제를 포함한다. 운동프로그램의 일차적인 목적은 ACL이 결손된 운동선수의 무릎에 충분한 근력과 안정성을 구축하여, 부상전 활동수준으로 안전하게 복귀할 수 있도록 하는 것이다.[73,77,354] 환자의 기능에 대한 잦은 평가에서 무릎이 충분히 강하고 안정적이라는 것을 지속적으로 보여준다면, 일반적으로 수술은 피하게 된다. *적응자*는 향후 활동수준을 상당히 수정하거나 낮춤으로써 수술의 필요성은 피하는 환자 유형이며, 지속적이고 구조화된 운동을 실시할 수도 있다. 그리고 마지막으로, *비대처자*는 결국 수술을 선택하고 이후 정식 수술후 재활을 받게 되는 환자 유형이다. 수술의 선택에는 구조화된 초기 운동프로그램에 대한 불충분한 반응 또는 학교나 직장으로 인한 시간적 제약이나 손상전 신체활동 수준으로 더 빨리 복귀하고자 하는 욕구와 같은 기타 현실적인 고려사항을 포함한 여러 요인들이 영향을 미칠 수 있다.[69,163]

광범위한 연구에 따르면, 즉각적으로 ACL 수술을 받는 것과 수술을 피하고 구조화된 운동프로그램을 시행하는 것 사이에는 평균적으로 명확하고 일관된 기능적 및 건강상의 이득에 차이가 없는 것으로 나타났다.[91,163,250] 대부분의 연구와 메타분석은 두 가지 치료 방법 모두 관절 느슨함, 네갈래근 근력, 골관절염의 발생, 통증, 신체기능, 활동 수준, 그리고 전반적인 환자 만족도 측면에서 중장기적으로 유사한 결과를 보인다고 결론내리고 있다.[100,101,125,244,376] 일부 제한적 수준의 근거에 따르면, 일차적인 치료로서 수술의 선택이 운동에 비해 만성적인 관절 느슨함을 덜 유발한다고 제안한다.[250,366] 이 문헌의 한 가지 주의점은 결론이 수준 높은 무작위 대조연구 설계가 결여된 연구들로부터 얻어졌다는 점이다.[91,250]

ACL 손상에 대한 가장 적절한 치료법에 관한 건강 전문가의 권고는 이상적으로 매우 개별화되어야 하며, 가능하다면 과학적 근거에 기반해야 한다.[69,91,354,366] 구체적인 권고에 영향을 미치는 요인에는 환자의 선택과 생활방식, 스포츠로 복귀하고자 하는 원하는 시기, 스포츠의 신체적 강도와 피벗(pivoting) 동작 요구, 다른 이차적인 무릎 안정자의 손상 정도, 관절 느슨함 또는 네갈래근 약화의 정도, 그리고 이전 무릎 손상의 병력이 포함된다.[69,91]

지금까지, 북미에서 젊고 활동적인 사람들의 파열된 ACL에 대한 가장 흔한 1차 치료법은 재건술이며, 그다음으로 수술후 재활이 이어진다. 이러한 선택이 많은 이유는 대개 연구로 발표된 장기적인 기능적 결과 때문이 아니라, 부분적으로는 고강도 신체활동으로의 더 빠른 복귀 가능성 그리고 피벗이나 점프와 같은 격렬한 활동을 견딜 수 있는 더 안정적인 무릎을 가질 가능성이 있기 때문이다.[49,69,91,366]

대부분의 ACL 재건술은 손상된 ACL을 대체하기 위해 자신의 무릎힘줄, 네갈래근힘줄, 반힘줄근힘줄, 또는 두덩정강근힘줄을 사용하며, 앞-가쪽인대와 같은 다른 고유 관절주머니조직을 함께 재건하기도 하고 그렇지 않기도 한다.[142,247] 어떤 이식재료를 사용하든 관계없이, 수술은 무릎의 기본적인 안정성과 기능을 회복하는 데 있어 상당히 성공적이지만, 자연스러운 운동형상학과 수술전 네갈래근 근력은 일반적으로 완전히 회복되지 않는다.[84,113,183,250,395] 외과적 ACL 재건술 이후에도, 무릎 골관절염이 발생할 위험은 상당히 높다.[84,125] 이러한 위험 증가는 손상을 당할 당시 다른 구조, 특히 반달연골의 외상 정도와 관련이 있다.[217,256,277]

많은 연구들이 ACL 재건술의 효과를 향상시키기 위해 노력하고 있으며, 특히 ACL 결손 무릎이 손상전 수준의 운동형상학과 안정성을 회복할 수 있도록 중점을 두고 있다.[367] 관심을 받고 있는 몇 가지 요인으로는 ACL 이식재료의 최적화된 장력과 고정, 위치, 그리고 종류가 있다. 뿐만 아니라, 이식되는 재료의 해부학적 구조가 자연스러운 ACL과 좀 더 정확하게 일치시키기 위한 시도도 이루어지고 있다.[7,82] 지배적인 논리는 섬유다발의 배열 방향이 해부학적으로 더 일치할수록 이식된 재료가 무릎 운동형상학을 더 잘 조절할 수 있다는 것이다. 앞서 언급했듯이, 본래의 ACL은 일반적으로 2개의 개별적인 섬유다발인 앞-안쪽다발과 뒤-가쪽다발로 구성되어 있다고 설명하였다. 이 두 섬유다발이 굽힘과 폄 동안 비슷한 길이의 변화를 보이지만, 무릎 운동의 전반에 걸쳐 서로 다른 크기의 뻣뻣함을 나타내기 때문에 관절의 자연스러운 관절운동형상학을 안내하는 데 도움이 될 수 있다.[7,82,180] 현재 미국에서 시행되는 대부분의 ACL 수술은 이식재료를 부착할 때 단일다발기법(single-bundle technique)을 사용하지만, ACL의 복잡한 해부학과 생체역학을 좀 더 모방하기 위해 선별된 환자에 대한 이중다발이식기법의 사용에 대해 관심이 높아지고 있다.[57,249,364] 현재까지, 단일다발재건술 또는 이중다발재건술 모두에서 유사한 긍정적 결과가 보고되고 있다. 전 세계적으로 이식재료의 생체역학적 특성 및 구조적 특성을 고유의 ACL과 일치시키는 것을 목표로 하는 연구는 계속되고 있다.

---

정강뼈에 대한 넓적다리뼈의 관점에서 보면, 정상적인 무릎 폄의 운동형상학은 이론적으로 정강뼈에 대한 넓적다리뼈의 과도한 뒤쪽 미끄러짐을 수반한다(그림 13.16B 참조). 그러나 강력한 과다폄 동안, 고정된 정강뼈에 대한 넓적다리뼈의 뒤쪽 미끄러짐은 ACL을 과신장시키고 파열시킬 수 있다. 이때 동시에 발생한 네갈래근의 큰 활성은 뒤쪽으로 미끄러지는 넓적다리뼈에 대해 정

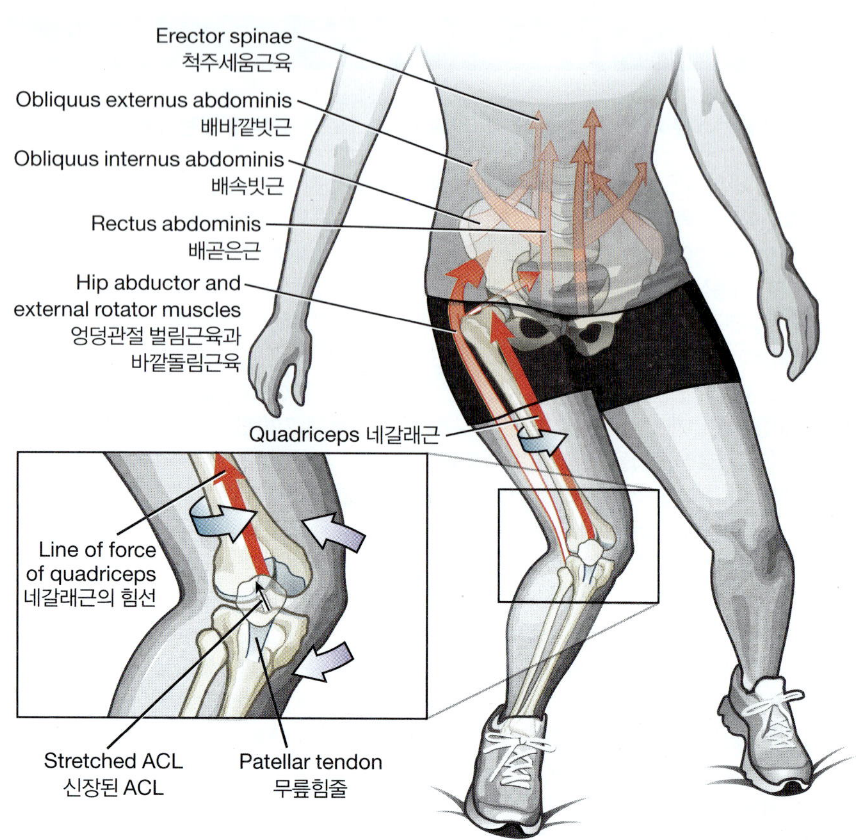


**그림 13.21** 젊은 사람이 점프해서 착지한 직후의 모습. 오른쪽 무릎의 과도한 가쪽휨과 바깥돌림된 위치(고정된 정강뼈에 대한 넓적다리뼈의 안쪽돌림을 통해)의 결합에 주목하라. 체중부하위치에서, 오른쪽 엉덩관절과 발목의 위치는 각각 넓적다리뼈와 정강뼈의 위치에 강력한 영향을 미친다. 특히 오른쪽 엉덩관절이 모음과 안쪽돌림되어 있는데, 이는 무릎의 과장된 가쪽휨과 바깥돌림된 위치에 강력하게 기여한다. 엉덩관절 벌림근육과 바깥돌림근육 그리고 다양한 몸통근육의 감소된 활성은 모두 엉덩관절의 조절 저하에 기여할 수 있다. 왼쪽에 있는 삽입그림은 ACL에서의 증가된 장력과 네갈래근의 힘선을 보여주고 있다. 넓적다리뼈의 도르래고랑에 대한 무릎뼈의 상대적 가쪽이동에 주목하라. (자주색 화살표는 과도한 가쪽휨 정렬을 나타내고 있고, 파란색 화살표는 넓적다리뼈의 과도한 안쪽돌림을 나타내고 있다.)

강뼈를 앞쪽으로 당겨, 손상의 가능성은 더욱 커질 수 있다. 흔히 과다폄과 관계된 ACL 손상은 큰 축돌림이나 가쪽휨을 유발하는 힘과 연관되어 있어, ACL에 가해지는 장력은 더욱 증가한다. 현저한 과다폄은 ACL을 손상시키는 것 외에도, 뒤관절주머니와 MCL의 성분들도 손상시킨다. 표 13.4에 ACL과 관련될 수 있는 손상의 흔한 기전들을 요약하였다.

## 뒤십자인대

### *해부학과 기능*

ACL보다는 더 두껍고 뻣뻣한 뒤십자인대(posterior cruciate ligament, PCL)는 정강뼈의 뒤융기사이영역에서부터 넓적다리뼈 안쪽관절융기의 가쪽면까지 부착되어 있다(그림 13.11, 13.12, 그리고 13.19 참조). PCL은 일반적으로 2개의 일차적인 다발을 갖는 것으로 설명되며, 넓적다리뼈에 대한 상대적인 부착부위에 따라 명명된다: 인대 대부분을 형성하며 *6배* 더 강한 *앞다발*(앞–가쪽)과 좀 더 작은 *뒤다발*(뒤–안쪽).[296,368]

무릎이 굽힘을 할 때, PCL은 복잡한 비틀림과 함께 길이 및 방향에서의 변화를 겪게 된다. 이런 동적인 변형에 대한 정확한 역학적 효과는 완전하게 이해되지 있고 않다. PCL 손상의 발생률이 상대적으로 낮기 때문에, 이 인대의 특정 기능에 대한 연구는 ACL에 비해 뒤처져 왔다. 그러나 알려진 바로는, PCL 내의 일부 섬유는 대부분의 굽힘과 폄 내내 팽팽한 상태를 유지하지만, 인대의 대부분(두 섬유다발을 포함)은 *굽힘이 증가함에 따라 점차적으로 팽팽*해진다는 것이다.[168,270,373] 완전한 폄과 약 30~40° 굽힘 사이에서는 PCL의 대부분이 비교적 느슨해져 있고, 90°와 120° 굽힘 사이에서는 장력이 최고가 된다.[58,168,204,270] 자기공명영상(MRI)을 통한 생체내 분석에서, 평균적으로 PCL의 대부분은 완전한 폄과 90° 굽힘 사이에서 길이가 약 30% 길어지는 것으로 나타났으며, 이는 매 10°의 굽힘마다 약 3%의 길이가 증가한 것에 해당된다.[270] 장력이 이처럼 비교적 크게 증가하는 것은 많은 PCL 손상이 무릎의 상당한 굽힘과 왜 연관되는지를 부분적으로 설명해준다. PCL이 굽힘에 따라 점점 더 팽팽해지는 것 외에도, 특히 무릎이 90° 이상 굽힘되었을 때 안쪽휨 방향의 힘과 가쪽휨 방향의 힘 그리고 과도한 축돌림에 대한 이차적인 저항을 제공한다.[168]

엎드려 누웠을 때와 같이 어떤 사람이 중력에 대해 무릎을 능동적으로 굽힘하는 동안, 무릎의 굽힘근육(예, 넓적다리뒤근)은 넓적다리뼈에 대해 능동적으로 정강뼈(종아리뼈와 함께)를 뒤쪽으로 미끄러지게 한다. 뒤쪽 미끄러짐의 관절운동형상학의 크기는 PCL에서의 수동장력에 의해 부분적으로 제한된다(그림 13.22A). 이러한 이유 때문에, 넓적다리뒤근은 흔히 'PCL의 대항근'으로 언급되며, 특히 굽힘 각도가 90° 위치에 근접하여 넓적다리뒤근이 정강뼈의 장축(long axis)에 거의 수직으로 정렬될 때 그러하다. 넓적다리뒤근이 수축하는 상황에서 네갈래근의 강력한 수축이 더해

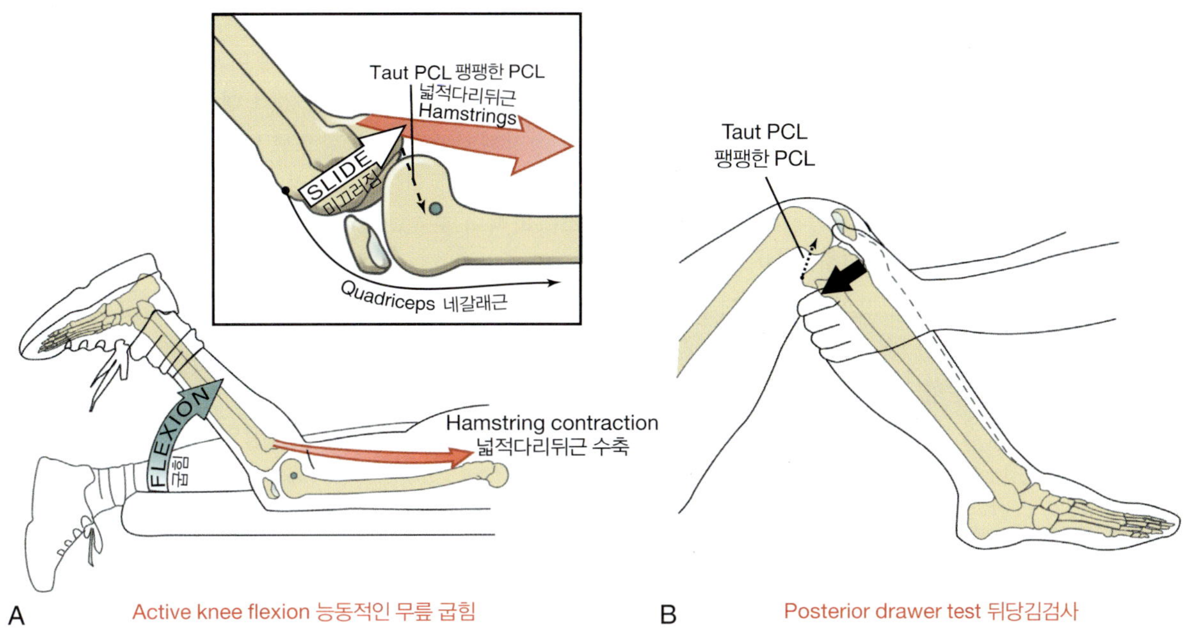


그림 13.22 (A) 넓적다리뒤근의 수축은 무릎을 굽힘시키고 넓적다리뼈에 대해 정강뼈를 뒤쪽으로 미끄러지게 한다. 무릎의 굽힘은 네갈래근과 뒤십자인대(*PCL*) 내 대부분의 섬유들이 길어지게 한다. (B) 뒤당김검사는 PCL의 완전성을 평가한다. 팽팽하게 당겨진 조직은 가는 검은색 화살표로 표시되었다.

지면 PCL에 가해지는 변형은 감소된다.[112,138]

PCL의 완전성을 평가하기 위해 가장 많이 수행되는 검사들 중 하나가 '*뒤당김검사(posterior drawer test)*'이다. 이 검사는 무릎이 약 90° 굽힘된 상태에서 정강뼈(종아리)의 몸쪽끝을 뒤쪽으로 미는 것이다(그림 13.22B). 이러한 위치에서, PCL은 정강뼈의 뒤쪽 병진운동에 대한 전체 수동저항의 약 95%를 제공한다.[9] 무릎이 0°와 30° 굽힘 사이에 있을 때, PCL은 정강뼈의 뒤쪽 병진운동에 대해 거의 무시할 정도의 수동저항만을 제공하고, 대부분의 저항은 거의 폄된 상태에서 자연스럽게 신장되는 조직들인 뒤관절주머니와 곁인대 내의 대부분의 섬유들에 의해 제공된다.[58]

PCL의 또 다른 기능은 고정된 아래다리(lower leg)에 대해 *넓적다리뼈*의 앞쪽 병진운동의 크기를 제한하는 것이다. 깊게 쪼그려 앉은 자세로의 빠른 하강 같은 활동은 *정강뼈에 대한 넓적다리뼈*의 앞쪽 병진운동의 가능성을 만들 수 있다. PCL에서의 장력, 주변 관절주머니, 그리고 중력과 근육의 동시활성으로 발생된 정강넓적다리관절 내의 압박력에 의해, 넓적다리뼈가 정강뼈의 앞 가장자리에서 미끄러져 나가는 것이 방지된다. 그림 13.8에서 볼 수 있듯이, 무릎의 뒤-가쪽면을 사선으로 가로지르는 튼튼한 오금근의 힘줄은 정강뼈에 대한 넓적다리뼈의 앞쪽 병진운동(또는 반대로 넓적다리뼈에 대한 정강뼈의 뒤쪽 병진운동)에 저항할 수 있다. 임상적 관점에서 볼 때, 이러한 오금근의 제한 기능은 PCL이 결손된 무릎을 가진 사람들에게 특히 주목할 만한 것으로 여겨진다.[312]

*손상의 흔한 기전*

대부분의 PCL 손상은 자동차 사고 또는 미식축구와 같은 접촉 스포츠에서처럼 고에너지(high-energy) 외상과 연관 있다. 스포츠와 관련된 PCL의 단독 손상은 비교적 드물며, 일반적으로 모든 무릎 손상의 2~10%에서 나타난다.[56,230,282] 상당수의 PCL 손상은 반달연골, 관절연골, MCL, ACL, 그리고 뒤-가쪽관절주머니를 포함한 다른 구조의 손상을 동반한다.[215,316]

PCL 손상에 대한 여러 기전이 설명되어 왔다.[182,240,282] 비교적 흔한 기전 중 하나는 *완전히 굽힘된 무릎*(발목은 발바닥쪽굽힘된 상태)으로 *넘어져* 몸쪽정강뼈가 먼저 지면에 부딪히는 경우이다. PCL에 대한 가장 흔한 고에너지 손상 중 하나는 '*계기판*' 손상('*dashboard*' *injury*)이며, 이는 자동차 정면충돌 시 탑승자의 무릎이 계기판에 부딪혀 정강뼈가 넓적다리뼈에 대해 뒤쪽으로 밀리게 되는 경우를 말한다. 손상의 다른 기전들은 표 13.4에 제시되었다.

PCL의 손상 이후, 그림 13.22B에 나타난 무릎 구부리고 누운 자세처럼 아래다리가 중력의 당김을 받게 될 때, 몸쪽정강뼈가 넓적다리뼈에 대해 뒤쪽으로 처지는 현상이 관찰된다. 뒤당김검사의 양성징후와 함께 이러한 관찰이 나타난다면 PCL의 파열을 제안한다. 흔히, PCL의 단독 손상은 힘줄이식재건술 없이 보존적인 방법으로 관리될 수 있다. 그러나 두드러진 뒤쪽 불안정성이나 아탈구가 명확하고 (자주 나타나는 사례처럼) PCL이 다른 인대들과 함께 손상당했다면 외과적 재건술이 흔히 추천된다.[368] PCL 손상 또는 재건술 이후 무릎의 장기적인 기능에 대한 자료는 부족하다.[171] 대부분의 연구는 PCL이 결손된 무릎이 무릎 골관절염으로 발전할 가능성이 증가된다고 제안한다.[50,303,323]

## 무릎넓적다리관절

무릎넓적다리관절(patellofemoral joint)은 무릎뼈의 관절면과 넓적다리뼈의 도르래고랑 사이에 있는 경계면이다. 이 관절은 네갈래근에서 생성된 힘, 관절면의 적합성, 그리고 주변 연부조직으로부터의 수동제한에 의해 국소적인 안정성이 제공된다. 무릎넓적다리관절의 비정상적 운동형상학 및 이와 관련된 불안정성은 비교적 흔한 임상적 문제이며, 흔히 통증과 관절 퇴행의 원인으로 지목된다. 이런 병리역학은 나중에 자세히 언급된다. 이런 주제에 대한 배경지식으로, 다음 단락에서는 무릎넓적다리관절에서의 정상적인 운동형상학을 설명한다.

무릎이 굽힘과 폄을 주기적으로 움직일 때, 미끄러짐 운동이 무릎뼈의 관절면과 넓적다리뼈의 도르래고랑 사이에서 일어난다. *넓적다리뼈에 대한 정강뼈의 움직임* 동안, 무릎뼈는 고정된 넓적다리뼈의 도르래고랑에 대해 미끄러진다. 무릎힘줄이 정강뼈거친면에 견고하게 부착되어 있기 때문에, 무릎뼈는 무릎의 굽힘 동안 정강뼈의 움직임 방향으로 당겨진다. *정강뼈에 대한 넓적다리뼈의 움직임* 동안(예, 쪼그려 앉기 자세로 내려가는 것과 같이), 넓적다리뼈의 도르래고랑은 고정된 무릎뼈에 대해 미끄러진다. 무릎뼈는 편심으로 활동하는 네갈래근의 당김과 비교적 유연성이 없는 무릎힘줄 사이의 힘의 균형에 의해 비교적 고정된 상태를 유지한다.

### 무릎넓적다리관절의 운동형상학

*넓적다리뼈에 대한 무릎뼈 접촉의 경로와 영역*

생체내 그리고 생체외 연구를 통한 자료는 체중부하와 비체중부하에서의 굽힘과 폄 움직임 동안 무릎넓적다리관절 내의 운동형

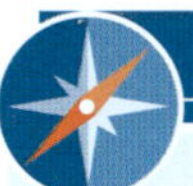

SPECIAL FOCUS 13.4

### 부가적인 무릎뼈 운동형상학

MRI와 이평면 형광투시법에서의 기술적 발전으로 연구자들은 그림 13.23에서 나타난 광범위한 무릎뼈 움직임보다 좀 더 자세한 생체내 무릎넓적다리관절의 운동형상학을 측정할 수 있게 되었다.[321,348] 이런 좀 더 자세한 *부가적인 무릎뼈 운동형상학(accessory patellar kinematics)*에는 무릎뼈의 *기울임(tilt*, 거의 수직운동축에 대한 거의 수평면에서의 돌림운동), *스핀*(spin*, 앞-뒤운동축에 대한 전두면에서의 돌림운동), 그리고 가쪽-안쪽 *이동(shift*, 병진운동)이 있다. 다른 운동형상학적 용어도 사용되어 왔다.[227,257,321,377] 비교적 작아서 간과되기 쉬운 이런 부가적인 무릎뼈 운동형상학은 무릎넓적다리관절의 모든 움직임에 동반되어 나타난다. 여러 인자들이 부가적인 무릎뼈 운동형상학을 유발한다. 예를 들어, 완전한 폄에서 시작하는 넓적다리뼈에 대한 정강뼈의 능동적 굽힘을 고려해 보자. 정강뼈의 움직임은 넓적다리뼈에 대해 무릎힘줄과 무릎뼈를 먼쪽으로 당기게 되고, 이는 무릎뼈가 무릎넓적다리관절의 불규칙한 윤곽에 맞춰 약간 물결치듯 움직이게 된다. 뿐만 아니라, 부가적인 무릎뼈 운동형상학은 굽힘과 동시에 발생된 정강뼈의 축돌림(무릎의 잠김을 푸는 것과 관련됨)뿐만 아니라, 무릎넓적다리지지띠섬유(섬유의 일부는 흔히 안쪽무릎넓적다리인대로 불리며, 이후에 설명됨), 엉덩정강띠, 그리고 신장된 네갈래근에서의 변동하는 수동장력에 의해서도 유발된다.

부가적인 무릎뼈 운동형상학의 양와 방향은 개인, 움직임의 유형(고정된 정강뼈 또는 고정된 넓적다리뼈), 근육활성이나 동시활성의 유형(편심, 등척 등), 뼈의 해부학, 그리고 근육에 부과된 외적인 부하의 크기에 따라 상당히 달라진다.[36,195,226,352] 보고되는 결과의 차이가 큰 것은 파악하기 어려운 무릎뼈 운동형상학의 측정을 위해 사용되는 방법론이 다양하다는 것을 반영한다. 따라서 여러 연구들 간에 또는 부하 조건에 따라 부가적인 운동형상학을 의미 있게 비교하는 것은 어렵다.

무릎의 굽힘과 폄 동안 가장 일관되게 설명되는 부가적인 무릎뼈 운동형상학은 아마도 도르래고랑 내에서 일어나는 무릎뼈의 안쪽 또는 가쪽 *이동(shift)*일 것이다.[6,226,386] 무증상의 무릎이 완전 폄 상태에서 굽힘을 시작하면, 무릎뼈는 먼저 약간 안쪽으로 이동한 다음, 굽힘이 90°까지 계속되는 동안 무릎뼈는 가쪽이동(그리고 기울임)으로 바뀐다.[36,257,348,377] 굽힘 전반에 걸친 무릎뼈의 순수한 가쪽이동은 일반적으로 약 3 mm로 작다. MacIntyre와 그의 동료들은 건강한 대상자와 만성적인 앞무릎통증을 갖고 있는 대상자의 무릎뼈 운동형상학을 비교하였다.[226,227] 무릎뼈 운동형상학적 자료의 경향은 두 집단에서 유사하게 나타났으나, 증상(통증)이 있는 집단이 조절군에 비해 통계학적으로 더 큰 무릎뼈의 *가쪽*이동을 보였으며, 특히 약 20° 굽힘에서 가장 두드러졌다. 이 장의 후반부에서 설명되겠지만, 무릎 움직임 동안 무릎뼈의 과도한 가쪽 이동은 무릎넓적다리관절의 스트레스 관련 병리 및 통증에 기여할 수 있다.

요약하면, 부가적인 무릎뼈 운동형상학은 모든 무릎 운동에서 정상적으로 동반된다. 비록 잘 이해되거나 예측되지는 않지만, 무릎넓적다리관절 내의 스트레스를 최소화하는 데 도움이 되는 부가적인 무릎뼈 운동형상학의 최적의 양과 패턴이 있을 가능성이 높다. 무증상의 사람들뿐만 아니라 통증, 마모, 또는 불안정한 무릎넓적다리관절을 가진 사람들 모두에서 부가적인 무릎뼈 운동형상학의 양상을 더 잘 정의하고 인식하기 위해서는 더 많은 임상연구와 기초연구가 필요하다. 이 주제에 대한 더 나은 이해는 무릎넓적다리관절의 근본적인 스트레스 관련 병리를 보다 명확하게 파악할 수 있게 해줄 뿐만 아니라 치료의 개선에도 도움이 될 수 있다.

*'돌림'으로 언급되기도 한다.

상학과 접촉영역에 대해 상당히 일관된 설명을 제공해왔다.[b] 역사적으로, 이러한 자료는 MRI, 이평면 형광투시법, 비디오촬영술, 뼈겉질에 삽입된 핀, 압력감지 필름 또는 특수 염료, 광학추적시스템, 자기추적시스템, 비디오추적시스템, 그리고 시체 표본을 사용한 근육모의실험장치(simulated muscular rigs)를 사용해 수집되어 왔다.[5,377] Goodfellow와 그의 동료들이 사용한 측정기법은 그림 13.23에 소개된 모형을 만드는 데 도움이 되었다.[115] 135°의 굽힘에서 무릎뼈의 바닥, 즉 위극(superior pole) 근처가 주로 넓적다리뼈와 접촉한다(그림 13.23A). 거의 완전히 굽힘된 이러한 위치에서 무릎뼈는 도르래고랑의 아래에 놓이게 되며, 넓적다리뼈의 융기사이파임을 가로지른다(그림 13.23D).[115,178] 이러한 위치에서, 무릎뼈 가쪽관절면의 가쪽테두리와 '자투리(odd)'관절면은 넓적다리뼈와 관절접촉을 공유한다(그림 13.23E). 무릎이 90°의 굽힘 쪽으로 폄됨에 따라, 무릎뼈의 일차적인 접촉영역은 꼭지, 즉 아래극(inferior pole) 쪽으로 이동하기 시작한다(그림 13.23B).[178,311] 약 90°와 60°의 굽힘 사이에서, 무릎뼈는 대개 넓적다리뼈의 도르래고랑 내에 잘 맞물려 있다. 따라서 이런 운동호 내에서, 무릎뼈와 넓적다리뼈 사이의 접촉영역은 가장 크게 된다(그림 13.23D와 E).[60,148] 그러나 접촉면적이 최대일 때조차도, 무릎뼈 뒤면의 전체 표면적 중 단지 1/3만이 접촉하고 있다. 따라서 네갈래근이 강력하게 활성될 경우, 무릎넓적다리관절 내의 관절접촉압력(즉, 단위면적당 압박력)은 매우 높은 수치로 상승할 수 있다.

무릎이 마지막 20~30°의 굽힘 위치로 폄됨에 따라, 무릎뼈의 일차적인 접촉지점은 아래극으로 이동한다(그림 13.23C). 이러한 운동호 내에서, 무릎뼈는 도르래고랑 내의 역학적 맞물림을 대부분 상실하게 된다. 결과적으로, 무릎뼈와 도르래고랑 사이의 접촉면적은 60°의 무릎 굽힘에서 일어나는 접촉면적의 약 45%로 감소하게 된다.[26,36] 일단 완전히 폄된 위치가 되면, 무릎뼈는 도르래고랑의 완전히 몸쪽에 위치하며 무릎위지방덩이(suprapatellar fat pad)에 맞닿게 된다. 이러한 위치에서 네갈래근이 이완되어 있으면, 무릎뼈는 넓적다리뼈에 대해 자유롭게 움직일 수 있다. 거의 폄된 상태에서 일어나는 넓적다리뼈의 도르래고랑에 대한 무릎뼈 맞물림의 전반적 감소는 무릎뼈의 만성적 가쪽탈구(또는 아탈구)의 대부분이 왜 이 위치에서 일어나지를 부분적으로 설명해준다.[6] 일반적으로 무릎뼈가 왜 *가쪽*으로 탈구되는지에 대한 이유는 무

[b]36,178,179,195,208,257,265,321,348

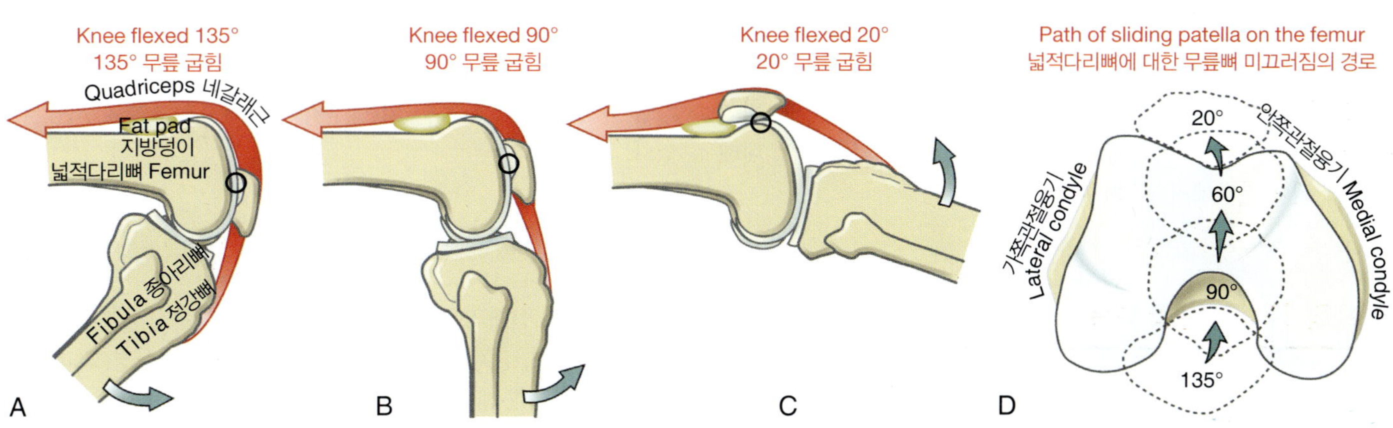


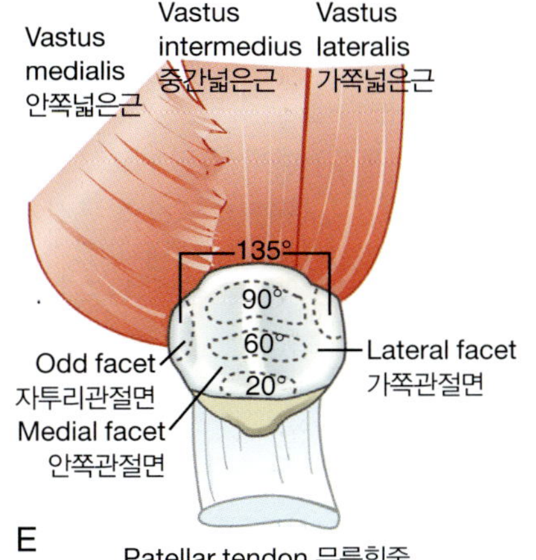


그림 13.23 능동적인 넓적다리뼈에 대한 정강뼈의 폄 동안 무릎넓적다리관절에서 일어나는 운동형상학. (A)~(C)에 표시된 원은 무릎뼈와 넓적다리뼈 사이의 최대접촉의 지점을 나타내고 있다. 무릎이 폄됨에 따라, 무릎뼈의 접촉 지점은 위극에서 아래극으로 이동한다. 무릎위지방덩이는 네갈래근 깊은쪽에 있다. (D)와 (E)는 넓적다리뼈의 도르래고랑에 대한 무릎뼈의 이동경로와 접촉 영역들을 보여주고 있다. 135°, 90°, 60°, 그리고 20°의 수치는 무릎의 굽힘된 위치를 나타내고 있다.

표 13.5 무릎을 가로지르는 근육의 작용과 신경지배*

| 근육 | 작용 | 신경지배 | 신경얼기 |
|---|---|---|---|
| 넓적다리빗근 | 엉덩관절의 굽힘, 바깥돌림, 그리고 벌림<br>**무릎관절의 굽힘과 안쪽돌림** | 넓적다리신경 | 허리신경얼기 |
| 두덩정강근 | 엉덩관절의 굽힘과 모음<br>**무릎관절의 굽힘과 안쪽돌림** | 폐쇄신경 | 허리신경얼기 |
| 넓적다리네갈래근<br>넓적다리곧은근<br>넓은근들 | <br>**무릎관절의 폄**과 엉덩관절의 굽힘<br>**무릎관절의 폄** | 넓적다리신경 | 허리신경얼기 |
| 오금근 | **무릎관절의 굽힘과 안쪽돌림** | 정강신경 | 엉치신경얼기 |
| 반막근 | 엉덩관절의 폄<br>**무릎관절의 굽힘과 안쪽돌림** | 궁둥신경(정강부분) | 엉치신경얼기 |
| 반힘줄근 | 엉덩관절의 폄<br>**무릎관절의 굽힘과 안쪽돌림** | 궁둥신경(정강부분) | 엉치신경얼기 |
| 넓적다리두갈래근(짧은갈래) | **무릎관절의 굽힘과 바깥돌림** | 궁둥신경(온종아리부분) | 엉치신경얼기 |
| 넓적다리두갈래근(긴갈래) | 엉덩관절의 폄<br>**무릎관절의 굽힘과 바깥돌림** | 궁둥신경(정강부분) | 엉치신경얼기 |
| 장딴지근 | **무릎관절의 굽힘**<br>발목관절의 발바닥쪽굽힘 | 정강신경 | 엉치신경얼기 |
| 장딴지빗근 | **무릎관절의 굽힘**<br>발목관절의 발바닥쪽굽힘 | 정강신경 | 엉치신경얼기 |

*무릎과 연관된 작용은 굵은 글씨로 보여주고 있다. 근육은 신경뿌리지배의 순서로 제시되었다.

릎힘줄의 장축(long axis)에 대한 네갈래근의 전반적인 가쪽 힘선에 근거한 것이다. 이러한 주제는 네갈래근의 구조와 기능에 대해 다루게 되는 단락에서 설명된다.

## 근육과 관절의 상호작용

### 근육의 신경지배

넓적다리네갈래근은 *넓적다리신경(femoral nerve)*에 의해 신경지배를 받는다(그림 12.23A 참조). 팔꿈치에 있는 위팔세갈래근처럼, 무릎의 유일한 폄근육무리인 넓적다리네갈래근은 단 하나의 신경에 의해 신경지배된다. 따라서 완전한 넓적다리신경의 병변은 무릎 폄근육의 전체 마비를 유발할 수 있다. 무릎의 굽힘근육과 돌림근육은 허리신경얼기와 엉치신경얼기에서 나온 여러 신경에 의해 신경지배되나, 주로 *궁둥신경(sciatic nerve)의 정강부분(tibial portion)*에 의해 신경지배된다(그림 12.23B 참조). 표 13.5는 무릎을 가로지르는 모든 근육의 운동지배와 작용에 대해 제시하였다.

추가적인 참고로, 다리의 근육에 대한 일차적인 척수신경뿌리는 부록 IV, Part A에 제시되었다. 뿐만 아니라, Part B와 Part C의 그림 IV.1에는 $L^2$-$S^3$ 척수신경뿌리의 기능적 상태에 대한 임상 평가를 안내하는 데 도움이 되는 추가적인 참고사항들이 포함되어 있다.

### 무릎관절의 감각신경지배

무릎 및 관련 인대의 감각신경지배는 $L^3$-$L^5$ 척수신경뿌리에 의해 주로 제공되며, 감각정보는 주로 뒤정강신경, 폐쇄신경, 그리고 넓적다리신경을 통해 척수로 전달된다.[151,167] *뒤정강신경(posterior tibial nerve*, 궁둥신경의 정강부분에서 나온 가지)은 무릎관절로 가는 가장 큰 들신경(afferent nerve)이다. 뒤정강신경은 뒤관절주머니 및 이와 관련된 인대 그리고 무릎밑지방덩이와 같이 좀 더 앞쪽에 있는 무릎의 속구조로부터의 감각을 전달한다. *폐쇄신경(obturator nerve)*에 있는 들신경섬유는 무릎 안쪽면 위에 있는 피부 그리고 뒤관절주머니와 뒤-안쪽관절주머니의 일부로부터의 감각을 전달한다. *넓적다리신경(femoral nerve)*으로부터의 들신경섬유는 앞-안쪽관절주머니와 앞-가쪽관절주머니의 대부분에 대한 감각을 전달한다.

### 무릎에서의 근육 기능

무릎의 근육은 두 개의 근육무리인 *무릎 폄근육*(즉, 넓적다리네갈래근)과 *무릎 굽힘–돌림근육*으로 나눠서 설명된다. 이런 근육 대부분의 부착부위는 12장에서 설명되었다. 무릎의 근육에 대한 부착부위와 신경지배의 요약은 부록 IV, Part D에 제시되었다. 참조를 위해, 무릎 근육의 단면적에 대한 목록은 부록 IV, Part E에 제시되었다.

## 무릎의 폄근육: 넓적다리네갈래근

### *해부학적 고려사항*

*넓적다리네갈래근*(*quadriceps femoris*)은 큰 폄근육으로, 단면적이 넓적다리뒤근보다 최대 2.8배 더 크다.[192] 네갈래근은 넓적다리곧은근(rectus femoris), 가쪽넓은근(vastus lateralis), 안쪽넓은근(vastus medialis), 그리고 좀 더 깊은쪽에 있는 중간넓은근(vastus intermedius)으로 구성되어 있다(그림 13.7과 13.24 참조).[c] 큰 넓은근육무리(vastus group)는 무릎에서의 전체 폄 토크 중 약 80%를 생산하고, 넓적다리곧은근은 약 20%를 생산한다.[145] 3개의 넓은근들의 수축은 단지 무릎만을 폄시킨다. 그러나 넓적다리곧은근의 수축은 엉덩관절의 굽힘과 무릎의 폄을 유발한다.

네갈래근의 모든 갈래는 무릎뼈의 바닥(위면)과 옆면에 부착하는 강력한 *네갈래근힘줄*(*quadriceps tendon*)을 형성하기 위해 먼쪽에서 합쳐진다. *무릎힘줄*(*patellar tendon*)은 무릎뼈의 꼭지와 정강뼈거친면을 연결한다. 가쪽넓은근과 안쪽넓은근은 무릎지지띠섬유(patellar retinacular fibers)를 통해 관절주머니와 반달연골에 먼쪽 부착을 한다(그림 13.7 참조). 네갈래근, 무릎뼈, 그리고 무릎힘줄은 함께 *무릎폄근육기전*(*knee extensor mechanism*)이라 불린다.

건강하고 활동적인 사람의 무릎폄근육기전은 놀랄 만큼 큰 힘을 발생시킬 수 있다. 극단적인 예이기는 하지만, 훈련된 젊은 남성의 네갈래근은 이론적으로 최대 6,000 N(거의 1,350 lb)의 최대 노력 힘을 생산할 수 있다.[70] 물론 일상적인 대부분의 기능적 활동을 수행하는 데에는 훨씬 더 적은 힘이 요구된다. 그럼에도 불구하고, 폄근육기전에 의해 생산되는 상당히 큰 힘은 정강넓적다리관절과 무릎넓적다리관절을 가로질러 그리고 특정 인대와 대항근을 통해 일상적으로 전달된다. 이러한 상황에 대한 인식은 손상을 예방하기 위한 충고 또는 손상이나 병리 이후의 운동을 계획할 때 임상적으로 중요하다.

*넓적다리곧은근*은 골반의 앞아래엉덩뼈가시(anterior-inferior iliac spine) 근처와 절구(acetabulum)의 바로 위쪽에 부착한다. 그러나 넓은근들은 넓적다리뼈 몸쪽 3/4의 앞면, 가쪽면, 그리고 안쪽면의 여러 부위에 몸쪽부착부위를 갖고 있으며, 이는 넓적다리뼈목과 큰결절 근처에서 시작하여 거친선을 따라 먼쪽으로 내려와서 안쪽관절융기위선(medial supracondylar line)까지 뻗어 있는 것이다(그림 12.4와 12.5 참조). *가쪽넓은근*은 네갈래근 중에서 가장 큰 단면적을 갖고 있는 반면, 안쪽넓은근은 무릎을 향해 좀 더 먼쪽으로 뻗어 있다.[17,389]

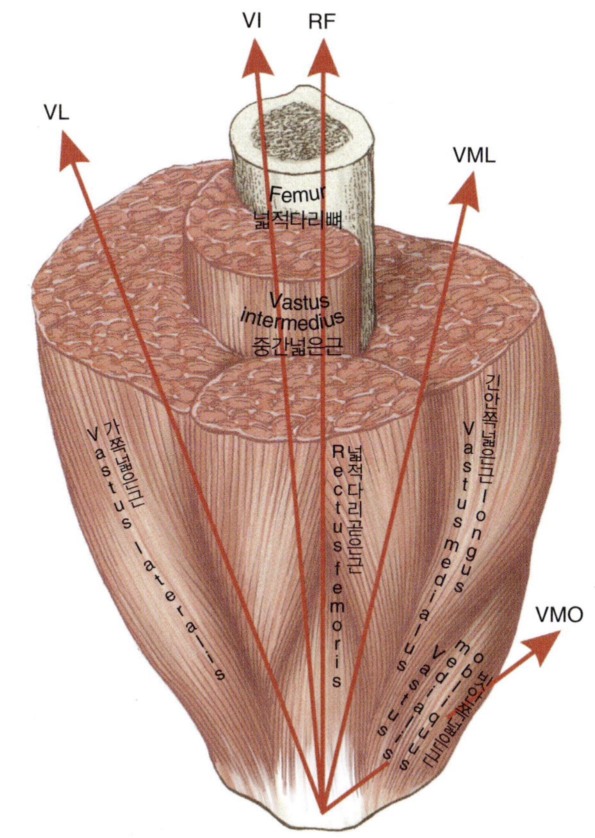


그림 13.24 오른쪽 네갈래근의 단면. 화살표는 네갈래근 각 부분의 대략적 힘선을 나타내고 있다: 가쪽넓은근(*VL*), 중간넓은근(*VI*), 넓적다리곧은근(*RF*), 긴안쪽넓은근(*VML*), 그리고 빗안쪽넓은근(*VMO*). 안쪽넓은근과 가쪽넓은근의 대부분은 넓적다리뼈의 뒤면에 있는 거친선에서 시작한다.

*안쪽넓은근*은 뚜렷하게 방향이 다른 두 가지의 근육섬유로 구성되어 있다. 좀 더 먼쪽에 위치한 사선 방향의 섬유들('빗'안쪽넓은근, vastus medialis 'obliquus')은 네갈래근힘줄에 대해 안쪽으로 50~55°의 각도로 무릎뼈에 접근한다(그림 13.24). 좀 더 세로 방향의 나머지 섬유들('긴'안쪽넓은근, vastus medialis 'longus')은 네갈래근힘줄에 대해 안쪽으로 15~18°의 각도로 무릎뼈에 접근한다.[209] 빗안쪽넓은근은 네갈래근의 다른 근육들보다 좀 더 먼쪽으로 뻗어 있다. 빗안쪽넓은근이 전체 안쪽넓은근 단면적의 단지 30%만을 차지하지만,[297] 무릎뼈에 대한 사선 방향의 당김은 무릎뼈가 넓적다리뼈의 도르래고랑을 따라 미끄러질(이동할) 때 무릎뼈의 안정화와 공간적 방향에 중요한 역할을 한다.[278]

네갈래근 중 가장 깊은쪽에 있는 근육인 *중간넓은근*은 넓적다리곧은근과 가쪽넓은근의 깊은쪽에 위치하고 있다. 중간넓은근의 깊은쪽에는 명확하게 구분되지 않는 *무릎관절근*(*articularis genu*)이 있다. 이 근육은 먼쪽넓적다리뼈의 앞면에 몸쪽 부착을 하고 앞

[c]네갈래근의 다섯 번째 갈래인 *중간넓은긴장근*(*tensor vastus intermedius*)이 존재할 수 있다. 존재할 경우, 이 근육은 가쪽넓은근 및 중간넓은근과 관련된 근막과 몸쪽부착부위를 공유한다.

관절주머니에 먼쪽 부착을 하는 몇 가닥의 근육섬유로 구성되어 있다. 이 근육은 능동적인 무릎 폄 동안 관절주머니와 윤활막을 몸쪽으로 당긴다.[343] 무릎관절근은 팔꿈치의 명확하게 구분되지 않는 *팔꿉관절근*(*articularis cubitus*)에 해당한다.

### *기능적 고려사항*

평균적으로, 무릎의 폄근육은 무릎의 굽힘근육에서 생산된 토크보다 약 2/3배나 더 크다.[44,116] 등척, 편심, 그리고 동심 활성을 통해, 이 폄근육 토크는 무릎에서의 다양한 기능을 수행하기 위해 사용된다. *등척활성*(*isometric activation*)을 통해, 네갈래근은 무릎을 안정화시키고 보호하는 데 도움이 된다. *편심활성*(*eccentric activation*)을 통해, 네갈래근은 앉기, 쪼그려 앉기, 또는 점프 후 착지할 때와 같이 신체 질량중심의 하강 속도를 조절한다. 또한, 편심활성은 무릎에 대한 충격흡수의 기능을 제공한다. 걷기의 발꿈치닿기(heel contact phase) 시, 무릎은 지면반발력에 대한 반응으로 약간 굽힘을 한다. 편심으로 활성된 네갈래근은 이런 무릎 굽힘의 크기를 조절한다. 근육은 스프링처럼 작용하여 관절에 가해지는 부하의 충격을 완화하는 데 도움이 된다. 이러한 보호작용은 점프 후 착지 동안, 달리기의 초기발닿기(initial foot contact phase)를 할 때, 또는 높은 계단에서 내려올 때와 같이 높은 충격부하가 가해지는 동안 특히 유용하다. 무릎에 보조기를 착용했거나 부자연스럽게 폄된 상태를 유지하고 있는 사람은 이런 자연스러운 충격흡수 기전이 결여된다.

앞선 예에서, 네갈래근의 편심활성은 무릎 굽힘을 감속시키는 데 사용되었다. 이와는 대조적으로, 네갈래근의 *동심수축*(*concentric contraction*)은 정강뼈나 넓적다리뼈를 무릎 폄으로 가속시킨다. 이러한 작용은 오르막길 달리기, 점프하기, 또는 앉은 자세에서 일어설 때와 같이 신체의 질량중심을 상승시키는 데 흔히 사용된다.

### *무릎에서의 네갈래근 작용: 외적인 토크와 내적인 토크 사이에서 일어나는 생체역학적 상호작용에 대한 이해*

서서 하는 많은 활동들에서, 무릎에는 *외적인* (굽힘) 토크가 작용하고 있다. 이러한 외적인 토크는 이동되거나 지지되는 외적인 부하에 외적인 모멘트팔을 곱한 값과 같다. 네갈래근의 힘에 내적인 모멘트팔을 곱한 값인 *내적인* (폄) 토크는 외적인 (굽힘) 토크와 같거나 이를 초과해야 한다. 이런 상반된 토크들이 어떻게 생산되고 기능적으로 상호작용하는지에 대한 이해는 이 단락에서 중점을 두고 설명된다. 이러한 주제는 재활프로그램의 일환으로 네갈래근의 근력강화를 위한 여러 측면에서 중요한 요소가 된다.

#### *네갈래근에 부과된 외적인 토크의 요구: 무릎 폄의 '넓적다리뼈에 대한 정강뼈' 그리고 '정강뼈에 대한 넓적다리뼈' 방법에 대한 비교*

네갈래근을 자극하기 위해 고안된 많은 근력강화운동은 오직 신체에 작용하는 중력으로 발생된 저항성 외적인 토크에 의존한다. 외적인 토크의 크기는 무릎이 폄되는 특정 방법에 크게 좌우된다. 이러한 차이는 그림 13.25에서 소개된다. *넓적다리뼈에 대한 정강뼈*의 무릎 폄 동안, 아래다리(lower leg)의 무게에 대한 외적인 모멘트팔은 무릎 굽힘이 90°에서 0°로 갈수록 *증가*한다(그림 13.25A~C). 이와는 대조적으로, *정강뼈에 대한 넓적다리뼈*의 무릎 폄 동안(쪼그려 앉은 자세로부터 일어서기와 같이), 상체(upper body)의 무게에 대한 외적인 모멘트팔은 무릎 굽힘이 90°에서 0°로 갈수록 *감소*한다(그림 13.25D~F). 그림 13.25에 제시된 그래프는 90° 굽힘에서 완전 폄까지 무릎 폄의 두 가지 방법에 대한 외적인 토크와 무릎 각도 사이의 관계를 대조하고 있다.

그림 13.25의 그래프에서 얻을 수 있는 정보는 네갈래근의 근력강화운동을 설계하는 데 유용하게 사용된다. 필연적으로, 네갈래근에 상당한 자극을 주는 운동은 무릎관절, 무릎넓적다리관절, 그리고 ACL과 같은 관절주위 결합조직에도 스트레스를 주게 된다. 임상적으로 볼 때, 이러한 스트레스는 기본적으로 운동을 수행한 사람의 기저병리에 따라 잠재적인 해가 될 수도 있고 치료적일 수도 있다. 예를 들어, 급성 또는 심한 무릎넓적다리관절의 통증이나 통증성 무릎관절염이 있는 사람은 일반적으로 근육에 의한 큰 스트레스가 무릎에 가해지지 않도록 권고를 받는다. 이와는 대조적으로, 무증상의 사람이나 ACL 수술후 재활의 마지막 단계에 있는 높은 수준의 운동선수는 무릎에 신중하게 가해지는 이러한 근육성 스트레스로부터 이득을 얻을 수 있다.

일정한 부하에 의해 무릎에 가해지는 외적인 토크는 무릎 각도와 다리 분절들의 공간적 방향에 근거해 예측 가능한 방식으로 변화한다. 그림 13.25의 그래프에서 빨간색 음영으로 나타내고 있는 것과 같이, 외적인 토크는 정강뼈에 대한 넓적다리뼈의 폄을 통해 90°의 굽힘된 위치에서 45°의 굽힘된 위치까지 그리고 넓적다리뼈에 대한 정강뼈의 폄을 통해 45°의 굽힘된 위치에서 0°의 굽힘된 위치까지 비교적 크게 나타난다. 이러한 외적인 토크를 감소시키는 것은 여러 가지 전략을 통해 달성될 수 있다. 예를 들어, 무릎은 90°에서 45° 굽힘 사이의 제한된 운동호에서 넓적다리뼈에 대한 정강뼈의 운동형상학을 통해 폄될 수 있다. 이러한 활동 후에, 45°에서 0° 굽힘 사이의 정강뼈에 대한 넓적다리뼈의 폄을 포함하는 동작인 부분적으로 쪼그려 앉은 자세에서 일어서는 운동을 이어서 할 수 있다. 이러한 두 운동의 결합은 연속되는 가동범위 전반에 걸쳐 네갈래근에 대한 중간에서 최소 정도의 외적인 토크만을 제공하게 된다. 무릎에 비교적 낮고 예측 가능한 외적인 토크를 가하는 이러한 전략은 무릎힘줄이나 무릎넓적다리관절에 가해지는 스트레스를 최소화시키면서 네갈래근을 강화하고자 할 때 특히 유용할 수 있다.

#### *네갈래근에 대한 내적인 토크와 관절각도의 관계*

최대 무릎 폄 (내적인) 토크는 일반적으로 45°와 70° 사이의 무

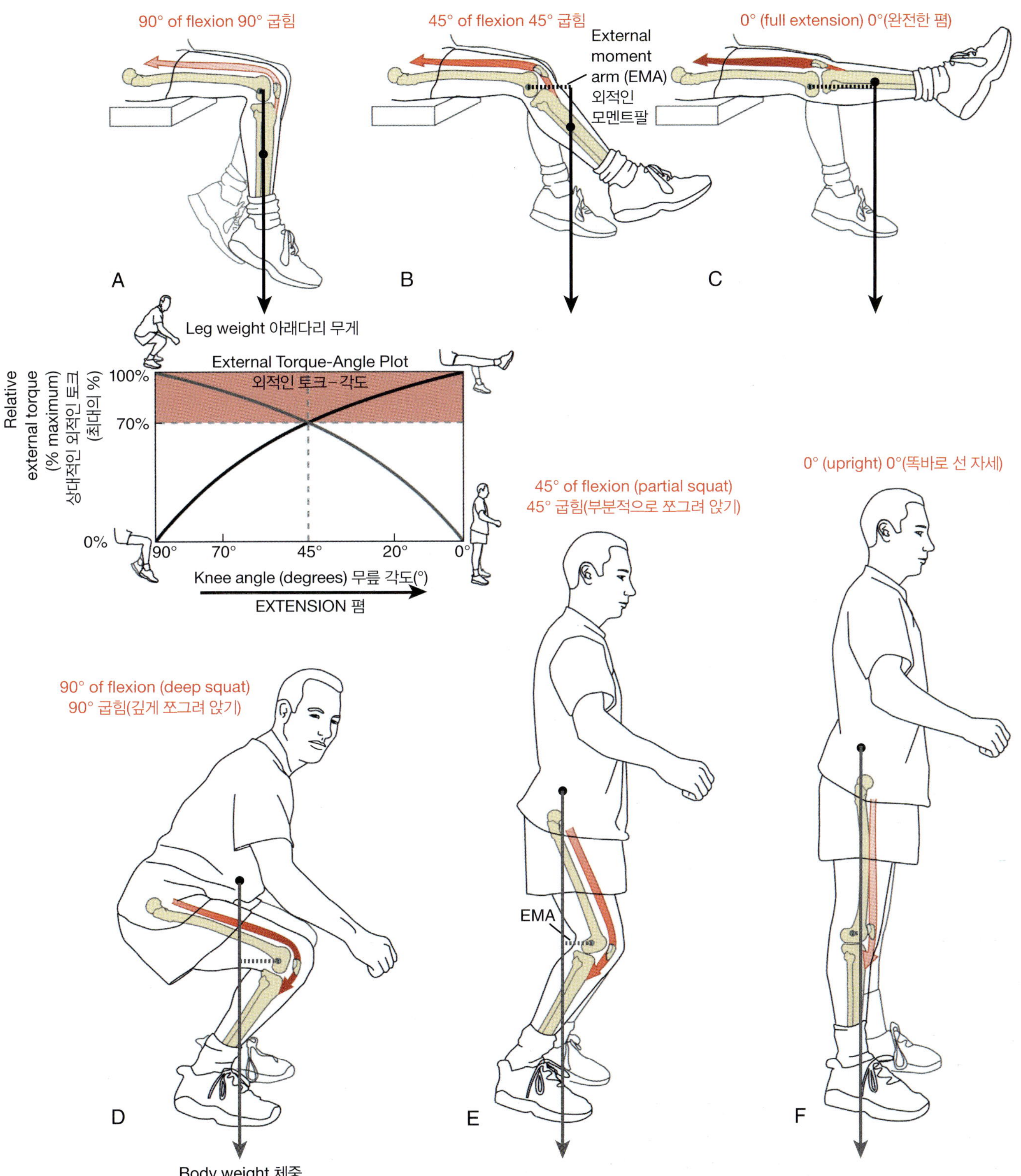


**그림 13.25** 굽힘(90°)에서 완전한 폄(0°)까지 무릎에 부과되는 외적인 (굽힘) 토크를 보여주고 있다. *넓적다리뼈에 대한 정강뼈*의 폄은 (A)~(C)에서 보여주고 있고, *정강뼈에 대한 넓적다리뼈*의 폄은 (D)~(F)에서 보여주고 있다. 외적인 토크는 체중 또는 아래다리의 무게에 외적인 모멘트팔(*EMA*)을 곱한 값과 같다. 네갈래근에 표시된 빨간색이 진해질수록 외적인 토크의 증가에 대한 반응으로 근육과 관절에 대한 요구가 증가되는 것을 나타낸다. 그래프는 무릎을 폄시키는 각 방법에서 최대(100%) 토크를 이용해 정규화시킨 외적인 토크와 선택된 무릎관절 각도 사이의 관계를 보여주고 있다. (넓적다리뼈에 대한 정강뼈의 폄은 검은색으로 보여주고 있고, 정강뼈에 대한 넓적다리뼈의 폄은 회색으로 보여주고 있다.) 폄의 각 방법에서 70%보다 더 큰 외적인 토크는 빨간색의 음영으로 표시된다.

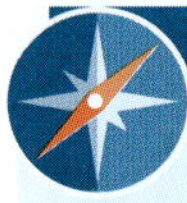

## SPECIAL FOCUS 13.5

### 무릎힘줄병증 또는 '도약선수'무릎: 원인과 생체역학적 고려사항

*무릎힘줄병증*(*patellar tendinopathy*)은 지속적인 힘줄 통증을 특징으로 하는 무릎힘줄의 과사용 질환이다.[318] 이 상황에 대한 정확한 병리는 잘 알려져 있지 않다.[37] 사례의 약 2/3에서, 통증은 무릎뼈의 먼쪽극(distal pole) 근처에 국한되어 있다.[62] 이 질환은 흔히 '도약선수무릎(jumper's knee)'으로 불리지만, 이 용어는 아마도 다른 병리일 수 있는 *네갈래근힘줄병증*(*quadriceps tendinopathy*)을 암시할 수도 있기 때문에 다소 모호할 수 있다.[341] 그럼에도 불구하고, 농구와 배구처럼 폭발적이고 반복적인 점프를 포함하는 스포츠에 정기적으로 참여하는 젊은 운동선수들에게서 가장 흔하게 발생한다. 시간이 지남에 따라 이런 격렬한 활동들은 무릎힘줄 내에 점진적인 구조적 퇴행을 유발할 수 있으며, 이는 흔히 자연적인 치유속도를 초과하는 경우가 많다. 일부 증거는 무릎힘줄병증을 가진 사람들의 특정 유전자에서 후성유전적 변화(epigenetic alteration)가 일어날 수 있음을 제안하고 있다.[304] 원인에 관계없이, 선수생활에 지장을 주거나 때로는 선수생활을 그만두게 할 수 있는 이러한 상황이 엘리트 배구선수의 40~50%에서 보고되고 있다.[170,205]

무릎힘줄병증으로 진단된 힘줄의 초음파, MRI, 그리고 조직검사에서 힘줄의 두꺼워짐과 미세파열, 아교질의 배열이상, 그리고 신생혈관증식(neovascularization)을 포함한 과부하와 마모의 전형적인 징후가 나타난다.[62,172,191] 이 병리는 일반적으로 염증의 징후가 없기 때문에, 이 상황을 설명하는 데에는 *힘줄병증*(*tendinopathy*)이라는 용어가 선호된다.[37]

무릎힘줄병증의 발생에 대한 중간 정도의 근거를 보이는 몇 가지 위험요인이 있다. 이러한 요인에는 수동적인 발목 발등쪽굽힘의 감소, 네갈래근과 넓적다리뒤근의 유연성 제한, 엉덩관절과 발의 기능장애, 그리고 많은 양의 훈련이 포함된다.[16,237,342] 특정 착지 또는 점프 기술과 관련되어 무릎힘줄에 가해지는 큰 힘도 무릎힘줄병증의 위험요인으로 지적되어 왔다.[76,301] 무릎힘줄에 가해지는 이러한 힘은 체중의 7배에 달하는 것으로 보고되었다.[76] 무릎힘줄병증의 발병기전은 점프와 착지 동안 발생하는 힘줄에 가해지는 힘의 크기 및 반복적인 특성과 관련이 있을 것이며, 특히 앞서 언급한 위험요인들과 결합될 때 그 관련성은 더욱 높아진다.

무릎힘줄병증의 원인에 대한 연구의 한 축은 점프 후 착지의 생체역학에 초점을 둔다.[156] 점프 후 착지 시 운동에너지를 분산시키는 데 일반적으로 연루되는 2가지 중요한 요인은 발목 발등쪽굽힘의 속도와 범위 그리고 다리 근육, 특히 네갈래근과 발바닥쪽굽힘근육의 편심활성이다. 발목 발등쪽굽힘의 제한은 발바닥쪽굽힘근육의 부하흡수 능력을 감소시킬 것이라고 가설화되어 왔다. 결과적으로, 전체 부하흡수 중 더 많은 비율이 네갈래근기전으로 이동하게 된다. 착지를 반복적으로 많이 하면, 네갈래근 내에서 추가적으로 발생하는 편심활성의 힘은 힘줄 내의 미세외상을 유발할 수 있으며, 이는 무릎힘줄병증의 발병기전에 기여하게 된다. 이러한 가설은 14~20세 사이의 스웨덴 엘리트 청소년 농구선수 90명을 대상으로 한 추적연구에서 일부 지지를 받았다.[16] 이 연구는 비교적 발목 운동이 감소된 운동선수들에게 발목의 발등쪽굽힘을 증가시키는 운동은 무릎힘줄병증을 예방하거나 심각성을 감소시키는 데 도움이 될 수 있음을 제안한다.

또한 연구에 따르면 점프 후 착지 시 *더 많은 몸통의 굽힘*은 네갈래근과 무릎힘줄에 가해지는 힘을 상당히 *감소*시키는 것으로 나타났다.[313] 몸통을 더 많이 굽힘하고 착지하는 것은 착지 시 엉덩관절 폄근육이 운동부하를 더 많이 흡수할 수 있어, 무릎힘줄이 큰 부하를 받는 것을 방지한다. (더 큰 몸통 굽힘이 착지 시 네갈래근의 부하를 어떻게 부분적으로 감소시키는지에 대한 구체적인 생체역학적 설명은 무릎의 다른 구조를 보호하기 위한 '안전한 착지'라는 맥락에서 임상 연관성 13.1에서 더 자세히 설명된다.) SPECIAL FOCUS 13.5에서는 실용적인 생체역학이 스트레스 관련 근육뼈대질환의 치료와 예방을 개선하는 데 유용한 단서를 제공할 수 있는 2가지 예를 제시하였다.

---

릎 굽힘에서 발생하며, 거의 극단적인 굽힘과 폄에서는 발생되는 토크가 더 적다.[122,149,188,286,298] 그러나 이러한 토크-각도곡선(torque-angle curve)의 형태는 활성의 유형과 속도 그리고 엉덩관절의 위치에 따라 상당히 달라진다. 그림 13.26에서는 건강한 남성 대상자들로부터 얻은 최대노력의 토크와 관절각도 사이의 관계를 곡선으로 보여주고 있다.[333] 그림 13.26에서 빨간색 선으로 보여주고 있는 것과 같이, 최대노력의 무릎 폄 토크는 80°와 30° 굽힘 사이에서 최대토크의 최소 90%를 유지한다. 이러한 운동호 내에서 발생된 네갈래근의 높은 토크는 높은 계단 오르기, 의자에서 일어나기, 또는 농구나 스피드스케이트와 같은 스포츠에 참여하는 동안 취하게 되는 부분적인 쪼그려 앉은 자세 유지하기와 같이 *정강뼈에 대한 넓적다리뼈*의 운동형상학을 필요로 하는 많은 기능적 활동들에서 사용된다. 무릎의 각도가 완전한 폄에 가까워질수록 내적인 토크가 빠르게 감소한다는 점에 주목하라. 대부분의 연구에서는 무릎이 완전한 폄에 가까워질수록 최대 내적인 토크는 50%에서 70%까지 감소한다고 보고하고 있다.[99,149,190,286] 흥미롭게도, 정강뼈에 대한 넓적다리뼈의 폄 동안 무릎에 가해지는 *외적인 토크* 또한 같은 가동범위에서 빠르게 감소한다(그림 13.25의 그래프 참조). 정강뼈에 대한 넓적다리뼈의 완전한 무릎 폄의 마지막 약 45~70° 범위 동안 네갈래근의 내적인 토크와 네갈래근에 가해지는 외적인 토크 사이에는 전반적인 생체역학적 일치가 있는 것으로 보인다. 이러한 일치는 사람이 똑바로 선 자세에서 정강뼈에 대한 넓적다리뼈의 무릎 폄의 이 운동호 동안 네갈래근에 저항을 가하는 데 초점을 둔 '닫힌운동형상학적사슬(closed-kinematic chain)'운동이 인기를 끄는 이유를 설명해준다.

**무릎뼈의 기능적 역할.** 무릎뼈는 넓적다리뼈와 네갈래근 사이에서 '간격장치(spacer)'로 기능하며, 이는 무릎 폄근육기전의 내적인 모멘트팔을 증가시킨다(그림 13.27). 정의에 의해, 무릎 폄근육의

그림 13.26 도표는 90°와 5° 굽힘 사이에서 생산된 최대 노력의 무릎 폄근육 토크를 나타내고 있다. 네갈래근에 의해 사용된 내적인 모멘트팔(지레작용)은 약 60°와 20°의 무릎 굽힘 사이에서 가장 크다. 무릎 폄근육 토크는 엉덩관절이 폄된 상태에서 최대 노력에 의한 등척으로 생산되고 있다. 이 자료는 평균나이가 28세인 26명의 건강한 남성을 대상으로 하였다.[333]

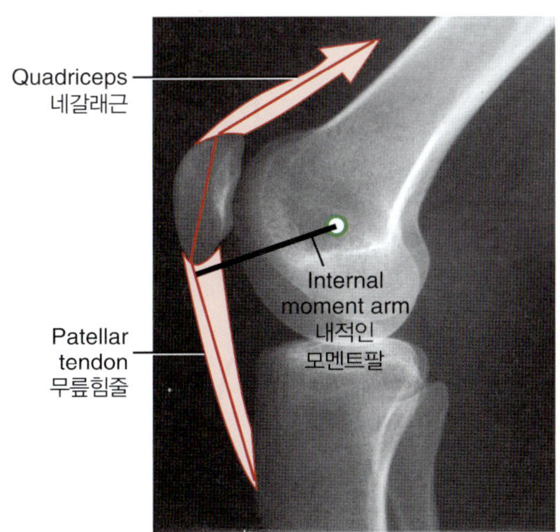


그림 13.27 네갈래근은 내적인 모멘트팔(*굵은 검은색 선*)을 증가시키기 위해 무릎뼈를 사용한다. 돌림축은 넓적다리뼈의 가쪽위관절융기 근처에 있는 속이 빈 원으로 보여주고 있다.

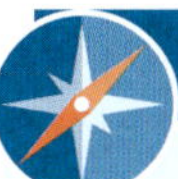

## SPECIAL FOCUS 13.6

### 네갈래근의 약화: '폄근육 지연'의 병리역학

네갈래근의 상당한 약화를 갖고 있는 사람들은 흔히 앉은 자세에서 실행되는 완전한 범위의 넓적다리뼈에 대한 정강뼈의 무릎 폄을 완성하는 데 상당한 어려움을 보인다. 이러한 어려움은 외적인 부하가 오직 아래다리의 무게로만 국한될 때에도 계속 나타난다. 무릎이 수동적으로는 완전히 폄될 수 있다 할지라도, 능동적인 폄을 시도할 때 마지막 15~20°의 폄을 만드는 데에는 흔히 실패한다. 임상적으로, 네갈래근 약화의 이러한 특징적 상황은 '폄근육 지연(extensor lag)'이라고 한다.

무릎에서의 폄근육 지연은 수술후 또는 외상후 무릎의 재활 과정에서 종종 지속적이고 난감한 문제로 남는다. 앉아 있는 자세에서 이러한 폄근육 지연이 발생하게 되는 역학적 원리는 다음과 같이 설명될 수 있다. 무릎이 마지막 폄에 가까워질수록, 네갈래근의 최대 내적인 토크는 *가장 작아지는* 반면, 이에 맞서는 외적인(굽힘) 토크는 *가장 커지게* 된다(그림 13.25와 13.26에 있는 그래프를 비교하라). 이런 자연적인 불균형은 정상적인 네갈래근의 근력을 가지고 있는 사람들에서는 나타나지 않는다. 그러나 상당한 근육약화를 가지고 있다면, 이러한 불균형은 흔히 폄근육 지연을 초래한다.

무릎의 부기(swelling)나 삼출(effusion)은 폄근육 지연의 가능성을 증가시킨다. 부기는 관절속 용적 압력을 증가시켜, 완전한 무릎 폄을 물리적으로 방해할 수 있다.[393] 또한 증가된 관절속 압력은 네갈래근의 신경활성을 반사적으로 억제할 수 있다.[64,235,268] 따라서 무릎의 부기를 감소시키는 방법들은 무릎의 운동치료프로그램에 있어 중요한 역할을 갖게 된다. 엉덩관절이 굽힘된 앉은 자세에서의 무릎 폄으로 발생되는 신장된 넓적다리뒤근의 수동저항 또한 완전한 폄을 제한하는 데 있어 중요한 역할을 할 수 있다.

내적인 모멘트팔은 안-가쪽돌림축과 근육 힘선 사이의 수직거리이다. 토크는 힘 곱하기 모멘트팔이기 때문에, 무릎뼈의 존재는 무릎에서 폄 토크를 증가시킨다.

연구에서는 무릎 폄근육의 내적인 모멘트팔이 무릎 굽힘과 폄의 완전한 운동호 전체에 걸쳐 상당히 변화한다고 보여주었다.[186,333,340] 이 주제에 대해 발표된 자료들은 방법론과 자연적 다양성에 근거해 상당히 다르지만, 대부분의 연구는 약 60°에서 20° 사이의 무릎 굽힘에서 무릎 폄근육의 모멘트팔이 가장 크다고 보고하고 있다(그림 13.26의 그래프에서 수평축에 있는 막대 참조).[17,39,186,333] 비교적 높은 지레작용을 갖는 이러한 범위는 무릎 폄 토크가 왜 이 범위에서 가장 높게 되는지를 부분적으로 설명해 준다. 최대 노력의 무릎 폄 토크는 일반적으로 폄의 마지막 30°에서 급격하게 떨어지는데, 이는 폄의 지레작용 감소와 짧아진 근육 길이의 결합 때문인 것으로 보인다.

적어도 3가지 요인이 시상면에서의 가동범위 동안 무릎 폄 모멘트팔의 길이에 영향을 미친다. 이러한 요인으로는 (1) 무릎뼈의 형태와 변화하는 위치, (2) 먼쪽넓적다리뼈의 형태(도르래고랑의 깊이와 경사를 포함), (3) 무릎에서 안-가쪽돌림축의 이동(이 장의 앞에서 *축폐선*으로 언급됨)이 있다.[378] 그림 13.26에서 제시된 것과 같이, 내적인 모멘트팔의 길이 변화가 폄근육 토크와 관절각도 사이의 관계를 나타내는 곡선의 형태에 정확히 어떤 영향을 미치는지는 명확하지 않다. 기술적으로 지레작용의 효과와 근육길이 변화의 효과를 분리하는 것은 어렵다. 근육길이와 지레작용은 가동범위 전체에 걸쳐 동시에 변화하고, 둘 다 직접적 또는 간접적으로 무릎 폄 토크에 영향을 미친다.

## 무릎넓적다리관절의 운동역학

무릎넓적다리관절(patellofemoral joint)은 높은 크기의 압박력에 일상적으로 노출된다. 이런 압박력의 예로는 평지에서 걷는 동안 체중의 1.3배, 뻗은다리올림(straight leg raise)의 수행 동안 체중의 2.6배, 계단을 오르는 동안 체중의 3.3배, 그리고 깊게 무릎을 구부리는 동작을 수행하는 동안 체중의 7.8배까지 올라간다.[199,299,324] 이런 압박력은 주로 네갈래근에서 생산된 능동적인 힘에서 기인하지만, 그 크기는 근육활성 시점에서의 무릎 굽힘의 양에 크게 영향을 받는다.[54,290] 압박력과 무릎 굽힘 사이의 중요한 상호작용을 소개하기 위해, 부분적으로 쪼그려 앉은 자세에서 무릎넓적다리관절에 주어진 압박력을 고려해보자(그림 13.28A). 폄근육기전 내의 힘은 마치 도르래를 가로지르는 케이블처럼 네갈래근힘줄(quadriceps tendon, QT)과 무릎힘줄(patellar tendon, PT)을 통해 몸쪽과 먼쪽으로 전달된다. 이러한 힘들의 결과적 또는 결합된 효과는 넓적다리뼈의 도르래고랑 쪽으로 향하는 관절의 압박력(compression force, CF)을 발생시킨다. 더 깊은 쪼그려 앉기로 내려가기 위해 무릎 굽힘을 증가시키면 폄근육기전에 대한 힘의 요구를 상당히 증가시키게 되고, 결국에는 무릎넓적다리관절에 적용되는 힘도 증가하게 된다(그림 13.28B). 또한 깊이 쪼그려 앉기와 관련된 무릎 굽힘의 증가는 QT의 힘 벡터와 PL의 힘 벡터가 교차하여 형성하는 각도를 감소시킨다. 벡터들의 합성으로 알 수 있듯이, 이러한 힘들이 이루고 있는 각도의 감소는 무릎뼈와 넓적다리뼈 사이를 향하고 있는 CF의 크기를 *증가*시킨다. 이론적으로, QT 벡터와 PT 벡터가 동일선상에 있고 서로가 반대 방향을 향하고 있다면, 무릎넓적다리관절에 주어지는 근육에 의한 압박력은 0이 될 것이다. 그러나 실제 이러한 상황은 일반적으로 발생하지 않으며, 무릎이 완전히 폄된 상태에서도 네갈래근 먼쪽섬유의 상당 부분은 여전히 다소 뒤쪽으로 기울어져 있어, 무릎넓적다리관절을 통해 압박력은 계속 발휘될 수 있다. 이러한 기울어짐은 그림 13.8과 13.10을 보면 알 수 있다.

그림 13.28에 나타난 체중부하자세에서는 정강뼈에 대한 넓적다리뼈의 무릎 굽힘이 증가할수록 무릎넓적다리관절에 대한 압박력과 관절의 접촉면적은 모두 증가하며, 약 60°와 90° 사이의 무릎 굽힘에서 최대가 된다.[148,223,311] 그러나 이 두 변수의 상대적 증가는 동일하지 않다. 무릎 굽힘의 증가는 관절면 접촉면적이 증가

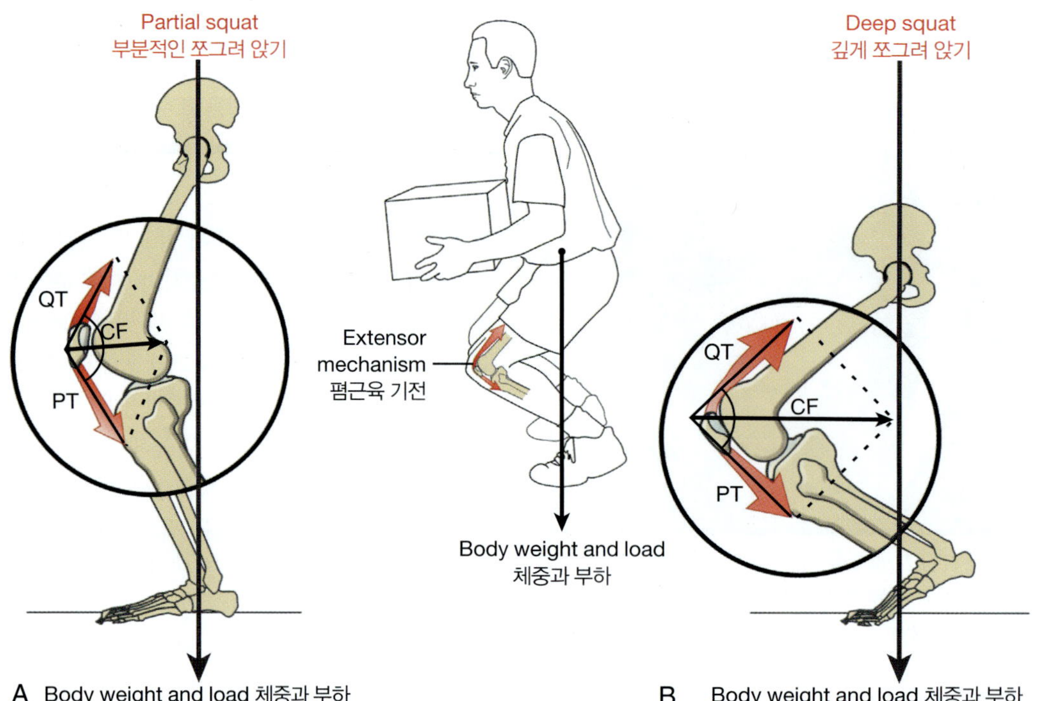


**그림 13.28** 상자를 들고 있는 사람을 통해 네갈래근의 활성, 쪼그려 앉기의 깊이, 그리고 무릎넓적다리관절 내 압박력 사이의 관계를 보여주고 있다. (A) 부분적인 쪼그려 앉기를 유지하기 위해 네갈래근은 네갈래근힘줄(*QT*)과 무릎힘줄(*PT*)을 통해 힘을 전달해야 한다. QT와 PT의 벡터 합성은 무릎넓적다리관절 압박력(*CF*)의 추정값을 제공한다. (B) 좀 더 깊게 쪼그려 앉기 위해서는 무릎에 가해지는 더 큰 외적인 (굽힘) 토크 때문에 네갈래근에서의 더 큰 힘을 요구한다. 뿐만 아니라, 무릎 굽힘이 커질수록(B) QT와 PT 사이의 각도는 감소하여 무릎뼈와 넓적다리뼈 사이의 관절 힘은 더 커진다.

하는 것보다 네갈래근에 의해 발생하는 압박력이 더 큰 비율로 증가한다. 결과적으로, 정강뼈에 대한 넓적다리뼈의 무릎 굽힘이 60°에서 90°에 가까워질수록 무릎넓적다리관절의 접촉*압력*(힘/면적)은 증가한다.[54,288] 그러나 고려해야 할 중요한 점은 네갈래근에 의해 발생된 큰 압박력을 분산시켜주는 비교적 큰 접촉면적이 없다면, 접촉압력에 의해 관절에 가해지는 스트레스가 감당할 수 없는 생리적 수준까지 상승할 가능성이 있다는 것이다.[38,118] 근육에 의해 가장 큰 압박력이 발생하는 위치에서 관절의 접촉면적이 가장 커지는 것은 스트레스로 유발되는 연골의 퇴행으로부터 관절을 자연스럽게 보호하게 된다. 이는 네갈래근이 계단 오르기, 점프 후 착지하기, 또는 앉는 자세로 내려가기와 같은 활동을 얼마나 자주 조절해야 하는지를 고려할 때 특히 중요한 사항이 된다. 근육에 의해 발생된 큰 힘을 분산시키는 무릎넓적다리관절의 이런 자연스러운 능력은 대부분의 건강하고 정상적으로 정렬된 무릎넓적다리관절이 관절연골이나 연골밑뼈에서의 주목할 만한 불편함이나 퇴행 없이 평생 동안 비교적 잘 기능할 수 있게 해준다. 그러나 앞으로 설명하겠지만, 많은 사람들에게 있어 무릎넓적다리관절 내에 자연스럽게 높은 힘이 가해지는 환경은 *무릎넓적다리통증증후군(patellofemoral pain syndrome)*의 발생에 크게 기여하는 주요 요인이 될 수 있다.

## 무릎넓적다리관절을 가로지르는 무릎뼈의 이동경로에 영향을 미치는 요인

무릎넓적다리관절에서 자연스럽게 발생한 큰 압박력은 관절면의 넓은 영역에 걸쳐 그 힘이 골고루 분산되는 한 일반적으로 잘 견딜 수 있다. 최적의 적합성이 부족하거나 구조적 이상이 있는 관절은 움직임 동안 비정상적인 무릎뼈의 '이동경로(tracking)'가 발생할 가능성이 있다. 그 결과, 무릎넓적다리관절은 변화된 그리고 일반적으로 더 높은 접촉압력에 노출되어 퇴행과 만성적인 무릎 통증의 위험이 증가하게 된다.[290]

### *무릎뼈 이동경로에 대한 넓적다리네갈래근의 역할*

무릎넓적다리관절의 생체역학에 가장 중요한 영향 중 하나는 네갈래근에 의해 생산된 힘의 크기와 방향이다. 넓적다리뼈에 대한 정강뼈의 운동형상학을 통해 무릎이 폄됨에 따라, 네갈래근의 수축은 무릎뼈를 넓적다리뼈의 도르래고랑 내에서 위쪽으로 당길 뿐만 아니라, 약간 *가쪽*과 *뒤쪽*으로도 당긴다. 네갈래근에 의해 발휘된 약간이지만 항상 존재하는 *가쪽* 힘선은 부분적으로 가쪽넓은근의 더 큰 단면적과 힘에 의해 발생된다. 무릎넓적다리관절의 통증과 무릎뼈의 과도한 *가쪽* 이동경로(그리고 탈구의 가능성) 사이의 의미 있는 연관성 때문에, 무릎뼈에 대한 네갈래근의 전체적인 당김선을 평가하는 것은 임상적으로 유용한 측정이 된다. 이러한 측정값은 *네갈래근각도(quadriceps angle)* 또는 일반적으로 *Q-각(Q-angle)*이라고 불린다(그림 13.29A).[98,269] 임상적으로, Q-각은 먼저 네갈래근의 여러 갈래가 만들어낸 합력벡터를 나타내는 선을 그려 추정한다. 평균적으로, 이러한 선은 무릎뼈의 중간 지점과 넓적다리뼈머리 사이를 주행한다.[350] (임상적으로 촉지가 어려운 넓적다리뼈머리를 대신하여, 일반적으로 촉지가 쉬운 앞위엉덩뼈가시가 근접한 대체 지점으로 사용된다.) 두 번째 선은 무릎힘줄의 장축을 나타내는 선으로, 정강뼈거친면의 한 지점과 무릎뼈의 중간 지점을 연결하여 만들어진다. Q-각은 이러한 2개의 선이 교차하여 형성된 각도로, 일반적으로 건강한 성인집단에서는 약 13~15°(±4.5°)로 측정된다.[269] Q-각을 통한 평가는 무릎넓적다리관절 병리와의 낮은 연관성, 표준화된 측정 프로토콜의 부족, 그리고 동적 정렬에 대한 측정 불가능 때문에 비판을 받아왔다.[129,194,290,293] 그럼에도 불구하고, Q-각은 무릎뼈에 대한 네갈래근의 상대적 가쪽당김을 추정하는 데 있어 일반적이고 비교적 간단한 임상 지표로 남아 있다. 무릎뼈의 가쪽당김을 자연스럽게

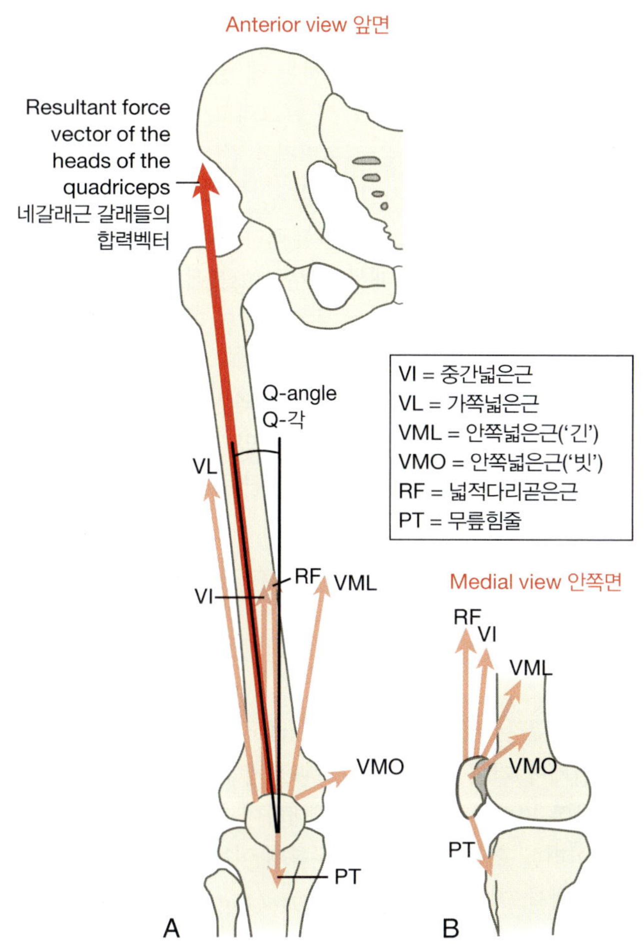


**그림 13.29** (A) 네갈래근의 전체적인 힘선뿐만 아니라 각 근육 성분의 개별적인 힘선도 보여주고 있다. 안쪽넓은근은 두 개의 섬유무리인 빗안쪽넓은근과 긴안쪽넓은근으로 나눠진다. 네갈래근에 의해 무릎뼈에 발휘된 최종적인 가쪽 당김은 Q-각에 의해 표시된다. Q-각이 클수록, 무릎뼈에 대한 근육의 가쪽 당김도 커진다. (B) 여러 근육 성분의 힘선을 안쪽면에서 보여주고 있으며, 안쪽넓은근 빗섬유의 뒤쪽 당김을 강조하고 있다.

상쇄하거나 제한하는 요인들은 다음 단락에서 설명된다. 이러한 요인들이 협응된 방식으로 작동하는 데 실패한다면, 무릎뼈는 도르래고랑 내에서 더 가쪽으로 이동(그리고/또는 기울임)할 수 있으며, 이러한 운동형상학은 접촉면적을 감소시키고 무릎넓적다리관절의 접촉압력을 증가시킬 수 있다.[36,208,290,292,337]

네갈래근의 전체적인 활성은 넓적다리뼈에 대해 무릎뼈를 *뒤쪽*으로 당겨 압박시키기 때문에, 무릎뼈 움직임의 경로를 안정화시킨다. 이런 안정화의 효과는 무릎 굽힘이 커질수록 증가한다(그림 13.28). 그러나 앞서 설명했듯이, 무릎의 완전 폄 상태에서도 네갈래근의 일부 섬유, 특히 안쪽넓은근의 빗섬유는 무릎넓적다리관절을 압박하는 방향으로 정렬되어 있다.[321] (그림 13.29B에서 VMO 방향 참조.) 무릎뼈에 대한 이 근육의 뒤쪽 안정화 효과는 특히 마지막 20~30° 폄에서 유용한데, 이 지점에서는 (1) 무릎뼈가 더 이상 넓적다리뼈의 도르래고랑 내에 완전히 맞물려 있지 않고 (2) 전체적인 네갈래근의 활성에 의해 생산된 최종적인 무릎넓적다리관절 압박(안정화)력이 가장 적기 때문이다.[6]

*무릎뼈에 대한 네갈래근의 가쪽당김을 자연스럽게 반대하는 요인*

다리 전체에 걸쳐 무릎넓적다리관절에 대한 네갈래근의 당김에 있어 가쪽 편향을 자연스럽게 반대하여 제한하는 여러 요인들이 있다. 이러한 요인들은 최적의 무릎뼈 이동경로에 중요하다. 이러한 맥락에서, *최적의 이동경로(optimal tracking)*는 가능한 한 최소의 스트레스로 가장 큰 관절 접촉면적에 걸쳐 이루어지는 무릎뼈와 넓적다리뼈 사이의 움직임으로 정의된다. 최적의 이동경로를 촉진하는 요인들에 대한 이해는 무릎넓적다리관절의 통증 및 기타 기능이상에 대한 많은 전통적인 치료법의 근본적인 병리역학과 그 근거에 대한 통찰력을 제공한다. 국소요인과 전신요인이 설명될 것이다. *국소요인(local factors)*은 무릎넓적다리관절에 직접적으로 작용하는 요인들이다. 반면, *전신요인(global factors)*은 다리의 뼈와 관절의 정렬과 관련된 요인들이다. 비정상적인 이동경로에 대해 제안된 여러 병리역학을 뒷받침하는 방대한 연구가 있음에도 불구하고, 이 주제에 대한 완전한 이해는 여전히 어려운 상황이다.[290,331,377]

*국소요인*

앞서 소개된 바와 같이, 네갈래근의 전체적인 힘선은 흔히 Q-각으로 추정된다(그림 13.29A 참조). 생체역학적으로, 네갈래근의 전체적인 가쪽당김은 무릎뼈에 대한 가쪽의 '활시위(bowstringing)' 힘을 만들어낸다(그림 13.30). 그림 13.30에서 벡터 합성으로 나타내고 있는 것과 같이, Q-각이 클수록 더 큰 가쪽 활시위 힘을 만들어낸다.[148,292] 커진 가쪽 활시위 힘은 무릎뼈를 가쪽으로 당겨 접촉면적이 감소되는 영역으로 이동시키기는 경향이 있으며, 이는 무릎뼈 관절면에 대한 접촉압력을 증가시키고 가쪽탈구의 가능성도 증가시킬 수 있다.[162]

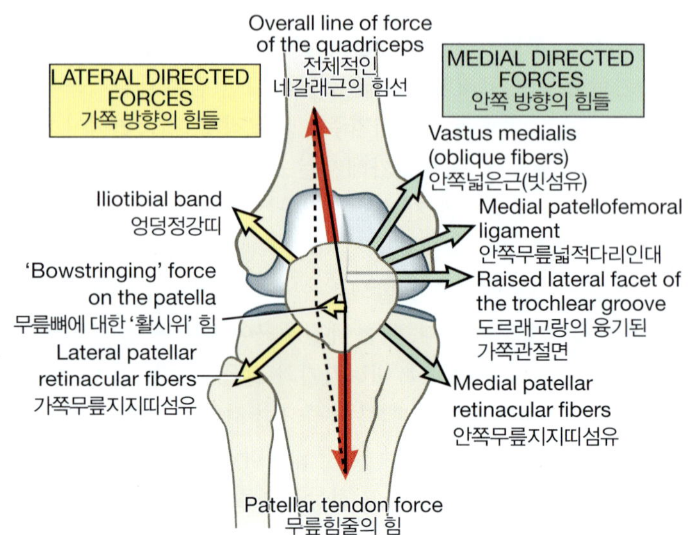


**그림 13.30** 넓적다리뼈의 도르래고랑을 따라 무릎뼈가 움직일 때, 무릎뼈에 작용하는 국소적으로 생산된 힘들의 상호작용을 매우 도식적이고 개념적인 모형으로 보여주고 있다. 각각의 힘은 일반적으로 무릎뼈를 *가쪽이나* 안쪽으로 당기는(또는 미는) 경향이 있다. 이상적으로, 상반된 힘들은 서로에 대해 상쇄되어, 무릎의 굽힘과 폄 동안 무릎뼈가 최적으로 이동하게 된다. 가쪽 활시위 힘의 크기는 벡터 합성의 평행사변형법에 의해 결정된다(4장 참조). 벡터는 실제 크기에 비례하여 그려지지 않았다.

그림 13.30에서 나타내고 있듯이, 엉덩정강띠(iliotibial band)나 서로 연결된 가쪽무릎지지띠섬유에서의 과도한 장력은 무릎뼈에 대한 자연스러운 가쪽 당김을 더욱 증가시킬 수 있다. 무릎의 안쪽관절주머니와 관련된 결합조직이 약화되어 있거나 느슨하다면(표 13.1에 있는 목록 참조), 이러한 가쪽당김은 과장되어 나타날 수 있다.

무릎뼈에 대한 가쪽 활시위 힘을 *반대*하는 구조는 그림 13.30의 오른쪽에서 보여주고 있다. 넓적다리뼈 *도르래고랑의 가쪽관절면*은 안쪽관절면보다 원래 더 가파르다(그림 13.23D에서 관절면을 비교하라). 더 가파른 이런 경사는 무릎뼈의 접근을 자연스럽게 차단하거나 적어도 저항하여, 무릎뼈의 과도한 가쪽이동을 제한한다.[53,352] 무릎뼈가 가쪽으로 탈구되기 위해서는 비교적 가파른 이러한 경사를 완전히 '위로 타고 올라가 넘어가야' 한다. 시체 표본에 대해 도르래고랑의 가쪽관절면을 인위적으로 편평하게 만들어 실험한 연구자들은 검사된 무릎 가동범위 전반에 걸쳐 평균 55%의 무릎뼈 안쪽 안정성 상실을 보고하였으며, 이는 다시 말해 관절면을 편평하게 만들기 전보다 55% *적은* 힘으로도 무릎뼈를 가쪽으로 이동시킬 수 있다는 것을 의미한다.[319] 넓적다리뼈 도르래고랑의 가쪽관절면이 정상적으로 가지는 가파른 경사는 무릎뼈의 과도한 가쪽 병진운동에 대한 필수적인 국소저항을 제공한다. 도르래고랑이 편평해지는 형성이상은 건강한 사람들에게서도 나타날 수 있으며, 이는 무릎뼈의 과도한 가쪽 이동경로나 만성 탈구에 대해 알려진 여러 위험인자 중 하나이다. 또한 비정상적으로 높이 위치한 무릎뼈['높은무릎뼈(patella alta)']도 무릎뼈의 과도한 가쪽 이동경로와 관련된다.[53,352] 무릎이 마지막 30~40°를 폄할 때, 높이 위치한 무릎뼈는 도르래고랑의 몸쪽으로 일찍 당겨져 뼈에 의한 안정성 요소를 상실하게 된다.

*안쪽넓은근의 빗섬유*(흔히 약자로 VMO라 함)는 무릎뼈에 발휘된 전체적인 네갈래근의 가쪽 당김에 대해 적어도 그 일부를 상쇄하는 데 도움이 되는 독특한 방향을 하고 있다(그림 13.24 참조).[114,218,321,322] 시체 표본에서 VMO에 의한 힘을 선택적으로 제거하면, 검사된 무릎 가동범위 전반에 걸쳐 평균 27%의 무릎뼈 안쪽 안정성 상실이 나타났다.[319] 이러한 소견은 사람이 VMO의 단독 마비를 갖는다는 것이 매우 드물기 때문에 임상적 상황에 적용하기는 어려울 수 있다. 그러나 수십 년 동안, 만성적인 무릎넓적다리관절 통증이나 만성 탈구의 병력이 있는 사람들에서 불용(disuse)이나 신경학적 억제에 의해 VMO의 선택적 *위축*(*atrophy*)이 발생한다는 증거가 명확히 입증되지는 않았지만 제시되어 왔다. 일부 연구에서는 이러한 견해를 지지하지만, 다른 연구에서는 VMO의 위축이 네갈래근의 다른 부위에서 흔히 관찰되는 위축보다 더 심하지 않다는 것을 보여주고 있다.[110,111,135,331] VMO의 비정상적 신경근육활성이 무릎넓적다리통증증후군 또는 만성적인 가쪽탈구의 *원인*이라는 주장을 명확히 지지하는 연구들은 서로 엇갈리고 논란의 여지가 있다.[108,194,266,331] 그럼에도 불구하고, VMO의 선택적 위축, 억제, 또는 지연되거나 감소된 활성에 대한 의심은 역사적으로 VMO의 작용을 선택적으로 동원, 강화 또는 다른 방법으로 증강시키기 위한 치료 접근법의 개발로 이어져 왔다. 이런 치료 접근법의 근거가 생체역학적으로 타당할지라도, 네갈래근의 한 성분에 대해서만 조절, 활성시점, 또는 강화를 선택적으로 변화시킬 수 있는지에 대해서는 여전히 논쟁이 있다.[d]

마지막으로, *안쪽무릎지지띠섬유*(*medial patellar retinacular fibers*)는 무릎뼈의 안쪽가장자리에서 안쪽정강넓적다리관절로 넓게 뻗어 있다. 임상문헌과 연구문헌에서는 이러한 섬유 중 두꺼워진 일부를 *안쪽무릎넓적다리인대*(*medial patellofemoral ligament*)라 흔히 언급된다(그림 13.10 참조).[147,339] 좁고 부채꼴 모양의 이 인대는 주로 무릎뼈와 넓적다리뼈, 안쪽반달연골, 그리고 VMO 사이의 연결을 통해 무릎의 안쪽면을 강화한다. 안쪽무릎넓적다리인대는 무릎뼈의 완전한 가쪽탈구 이후에 파열될 가능성이 높기 때문에 의학적으로 잘 알려져 있다. 생체역학적으로, 이 인대는 무릎뼈의 가쪽 이동을 제한한다는 능력을 인정받아 왔다. 시체 표본에 대한 안쪽무릎넓적다리인대의 선택적 절단은 검사된 무릎 가동범위 전반에 걸쳐 무릎뼈 안쪽 안정성이 평균 25%나 상실된다.[319] 무릎이 완전히 펴되었을 때 무릎뼈 안쪽 안정성의 상실이 50%까지 급격하게 증가한다는 점은 주목할 만하다. 안쪽무릎넓적다리인대는 폄의 마지막 20~30°에서 가장 팽팽하게 당겨진다.[4,285] Bicos와 그의 동료들은 폄에서 안쪽무릎넓적다리인대가 팽팽하게 당겨지는 것은 이 인대가 부분적으로 부착하는 VMO의 활성에 의한 도움을 받기 때문이라고 제안하였다.[29] 이런 능동작용과 수동작용의 결합은 무릎뼈가 넓적다리뼈 도르래고랑과의 뼈 '맞물림'에서 비교적 벗어나 가장 안정성이 적어지는 무릎의 가동범위의 지점에서 무릎뼈에 중요한 안쪽 안정성을 제공한다.

[d]181,200,219,266,279,291,335

### *전신요인*

무릎뼈에 가해지는 가쪽 활시위 힘의 크기는 무릎 폄근육기전과 관련된 뼈들의 전두면 및 수평면 정렬에 의해 크게 영향을 받는다. 일반적 원칙으로, *정강넓적다리관절의 과도한 가쪽휜 위치나 극단적인 축돌림에 저항하는 요인들은 무릎넓적다리관절의 최적의 이동경로를 돕는다.* 이러한 요인들은 몸통, 엉덩관절, 그리고 발의 관절들처럼 무릎넓적다리관절에서 멀리 떨어진 관절들과 관련된다는 의미에서 '전신(global)'요인이라고 불린다.

동적인 체중부하활동의 결과로 발생한 *과도한 가쪽휜무릎*은 Q-각을 증가시켜, 무릎뼈에 대한 가쪽 활시위 힘을 증가시킬 수 있다(그림 13.31). 이러한 힘이 지속된다면, 무릎뼈에 대한 가쪽 힘은 무릎뼈의 정렬을 변경시켜, 무릎넓적다리관절에 대한 스트레스(특히, 가쪽)를 증가시킬 수 있다.[208,290] 무릎의 증가된 가쪽휜 위치는 인대의 느슨함이나 손상으로 발생할 수 있지만, 점프 후 착지할 때와 같이 체중부하자세에서 넓적다리뼈(엉덩관절) *모음*이 증가하는 동적인 자세에 의해 간접적으로도 발생할 수 있다.[260,293] 엉덩관절 벌림근육(허리골반영역을 안정화시키는 몸통 근육도 포함)의 약화나 감소된 활성은 넓적다리뼈가 중간선 쪽을 향해 과도하게 안쪽으로 기울어지게 하여, 무릎의 안쪽구조에 과도한 긴장을 유발할 수 있으며, 이는 흔히 과도한 가쪽휜무릎의 선행요인이 된다.[48,252,255,260,290] 뿐만 아니라, 한쪽다리로 쪼그려 앉기와 같이 비교적 힘든 활동들 동안, 엉덩관절 벌림근육의 약화가 있는 사람들은 약화된 근육 쪽으로 자신의 몸통을 기울일 수 있다(즉, 12장에서 설명된 보상트렌델렌버그징후). 이러한 같은쪽 몸통 기울임은 디디고 있는 쪽 무릎의 *가쪽*으로 체중(그리고 이에 따른 지면반발력)을 이동시켜, 가쪽휜무릎을 유발하는 토크를 발생시킬 수 있다.[252] 마지막으로, 특히 점프 후 착지 동안 목말밑관절(subtalar joint)의 과도한 엎침(가쪽들림) [pronation (eversion)]은 무릎에 과도한 가쪽휜 자세를 만들어낼 수 있다. 목말밑관절과 무릎 사이의 운동형상학적 관계는 14장에서 자세히 설명된다.

그림 13.31B의 여성의 무릎에서 보여 주듯이, 과도한 *무릎의 바깥돌림*(넓적다리뼈의 안쪽돌림을 통해)은 흔히 무릎의 과도한 가쪽휨 치우침과 함께 발생한다.[208] 무릎의 바깥돌림은 정강뼈거친면 및 이에 부착된 무릎인대를 먼쪽넓적다리뼈에 대해 좀 더 가쪽의 위치로 이동시킨다. 그림 13.31에서 보여주듯이, 과도한 무릎의 바깥돌림은 또한 Q-각을 증가시켜 무릎뼈에 대한 가쪽 활시

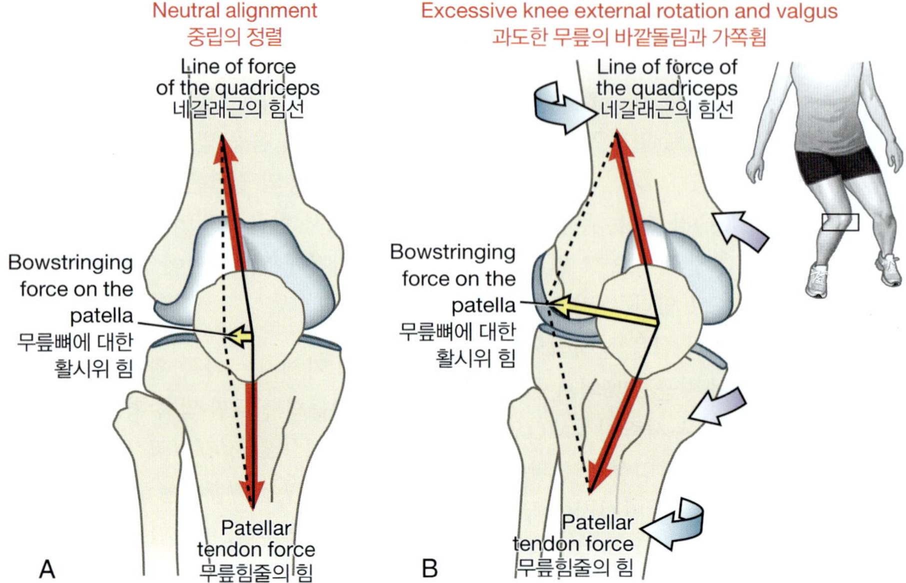


**그림 13.31** (A) 무릎뼈에 작용하는 가쪽 활시위 힘을 보여주고 있는 무릎의 중립정렬. (B) 과도한 무릎의 가쪽휨과 무릎의 바깥돌림은 Q-각을 증가시켜, 가쪽 활시위 힘을 증가시킬 수 있다. 파란색 화살표는 무릎의 바깥돌림을 증가시킬 수 있는 뼈의 움직임을 나타내고, 자주색 화살표는 무릎의 증가된 가쪽휜 자세를 나타낸다. 무릎의 증가된 바깥돌림은 과도한 넓적다리뼈의 안쪽돌림과 정강뼈의 바깥돌림의 결합으로 발생할 수 있다.

위 힘을 증가시킬 수 있다.[199,310] 그림 13.31에서 한 쌍의 파란색 화살표가 지적하고 있듯이, 무릎의 바깥돌림은 정강뼈에 대한 넓적다리뼈의 관점과 넓적다리뼈에 대한 정강뼈의 관점의 결합으로 일어날 수 있다. 그러나 흔히 과도한 무릎의 바깥돌림은 체중부하 자세에서 *넓적다리뼈*가 고정된 또는 거의 고정된 아래다리에 대해 *안쪽으로 돌림*할 때 나타난다.[206,208] 체중부하활동 동안 넓적다리뼈의 지속적인 안쪽돌림된 자세는 엉덩관절 바깥돌림근육의 근력이나 신경근육조절의 감소, 엉덩관절 안쪽돌림근육의 타이트함, 허리골반 안정화 근육의 활성 감소, 또는 과도한 넓적다리뼈 앞경사(12장 참조)나 과도한 바깥쪽정강뼈비틀림(14장)에 대한 보상으로 발생될 수 있다.[e] 엉덩관절 근육의 약화나 조절 저하가 있을 때, 과도한 엉덩관절의 안쪽돌림된 자세는 흔히 다양한 정도의 엉덩관절 모음과 결합되어 나타난다.[21,30,260] 이런 자세성 약화는 미묘하게 나타날 수 있지만, 사람이 천천히 계단을 내려오거나 한쪽다리로 부분적인 쪼그려 앉기 자세를 취하도록 요구받을 때 흔히 관찰된다. 이러한 동작을 수행하는 동안, 엉덩관절 근육의 활성을 통해 엉덩관절 안쪽돌림(또는 모음)에 저항하려는 의식적인 노력에도 불구하고, 먼쪽넓적다리뼈가 약간 안쪽으로 '돌아가는(roll)' 것이 관찰될 수 있다.

많은 문헌에 따르면, 엉덩관절 바깥돌림근육과 벌림근육의 약화나 조절 감소는 여성에게서 더 두드러지게 나타나며, 이는 무릎넓적다리관절 통증의 발생 위험을 높이거나 무릎뼈의 가쪽 탈구에 더 취약하게 만들 수 있다.[f] 이러한 연관성을 분석하기 위해, Powers와 그의 동료들은 무릎넓적다리관절의 통증 병력이 있는 젊은 여성 집단에 대해 무릎넓적다리관절의 운동형상학을 평가하기 위해 운동형상학적 MRI를 사용하였다.[289] 연구의 한 성분으로 대상자에게 한쪽다리로 부분적인 쪼그려 앉기 자세인 45°의 무릎굽힘에서 완전한 폄으로 일어서도록 지시하였다. 평균적으로, 폄하는 엉덩관절의 넓적다리뼈는 완전한 무릎 폄의 마지막 20° 내내 다소 급격한 *안쪽*돌림을 보였다. 개별적으로 자세히 분석한 결과, 영상들은 넓적다리뼈의 도르래고랑이 네갈래근의 강력한 수축에 의해 고정된 *무릎뼈 속에서 안쪽으로* 돌림하는 것을 보여주었다. 이런 *무릎뼈에 대한 넓적다리뼈*의 운동형상학은 폄근육기전과 그 안에 있는 무릎뼈를 넓적다리뼈 도르래고랑의 융기된 가쪽관절면에 가깝게 좀 더 가쪽으로 정렬시켰다. 이런 불안정한 정렬은 무릎뼈를 가쪽탈구의 지점에 더 가깝게 위치시킬 수 있다. 뿐만 아니라, 이러한 관찰은 과도한 가쪽 이동경로의 병리역학이 일반적으로 설명되는 것처럼 무릎뼈가 넓적다리뼈에 대해 가쪽으로 이동하여 초래되는 것뿐만 아니라, 넓적다리뼈가 무릎뼈 속에서 안쪽으로 이동하는 것에 의해서도 초래될 수 있다는 것을 제안한다.

또한 걷는 동안 과도한 *무릎의 안쪽돌림*은 무릎넓적다리관절의 통증을 쉽게 유발하는 요인으로 제안되어 왔다.[21,224,293] 임상적으로, 과도한 정강뼈의 안쪽돌림은 걷기의 초기디딤기와 중간디딤기에서 목말밑관절의 과도한 *엎침*과 연관되어 나타난다(14장).

[e] 48,173,175,272,292,293,310,338,388

[f] 176,228,252,308,310,338,384

## SPECIAL FOCUS 13.7

### 무릎넓적다리통증증후군: 무릎에 영향을 미치는 아주 흔한 상황

무릎넓적다리통증증후군(*patellofemoral pain syndrome*, PFPS)은 스포츠의학 외래에서 가장 흔하게 접하는 정형외과적 질환 중 하나이다.[351,355] 잠재적으로 기능을 저해할 수 있는 이 증후군은 여성의 모든 무릎 질환 중 약 30% 그리고 남성의 경우 20%를 차지한다.[65] PFPS는 비교적 젊고 활동적인 사람들에서 주로 발생하며, 흔히 과사용 활동과 관련이 있다. 그러나 흔하진 않지만, PFPS는 주로 앉아서 생활하는 사람들 또는 과사용이나 외상의 병력이 없는 사람들에게도 영향을 미친다.

PFPS를 가진 사람들은 일반적으로 서서히 시작되는 무릎뼈 주위 또는 무릎뼈 뒤쪽에서의 통증을 경험한다. 통증은 과도한 쪼그려 앉기, 계단 오르기, 달리기, 또는 굽힘된 무릎으로 오랜 시간 앉아 있을 때 악화된다. PFPS의 사례는 무릎 앞쪽에서의 전반적인 통증만을 호소하는 경미한 경우일 수도 있지만, 일상적인 활동의 참여를 일부 제한하는 매우 심각한 경우도 있을 수 있다.

PFPS의 정확한 발병기전은 알려져 있지 않으며 해부학적 요인, 신경근육 요인, 그리고 생체역학적 요인 사이의 상호작용이 연루될 수 있다.[290,331,377,385] 또한, 만성통증은 스트레스를 받은 무릎넓적다리관절의 근처와 내부에 위치한 통각수용기의 반응성이 증가하여 유발될 수도 있다.[329] 이 장에서는 PFPS의 가능한 생체역학적 원인에 초점을 맞추고 있으며, 이 질환이 주로 관절연골 및 신경이 분포된 연골밑뼈의 스트레스에 대한 내성 부족에서 비롯된다는 기본적인 가정에 기반하고 있다. 과도한 스트레스는 도르래고랑 내에서 무릎뼈의 비정상적인 움직임(이동경로)과 정렬로 인해 발생할 수 있다. 이러한 병리역학을 복잡하게 만드는 것은 특히 체중부하 상황에서 무릎넓적다리관절의 운동형상학과 운동역학이 다리와 몸통의 다른 관절들과 강하게 연관되어 있다는 점이다. 뿐만 아니라, 병리역학이 무릎넓적다리관절 내의 스트레스 증가 및 이와 관련된 통증의 일차적인 원인인지 *아니면* 그 결과인지는 항상 명확하지 않다. PFPS의 정확한 원인 및 근본적인 병리에 대한 이해 부족은 물리치료와 스포츠의학에서 가장 어려운 치료 과제 중 하나로 만들 수 있다. 이 장에서는 PFPS에 대한 많은 전통적 치료 접근법의 생체역학적 근거에 대해 다루고 있다.[370]

---

이론적으로 과도한 정강뼈(무릎에서)의 안쪽돌림이 Q-각 및 이와 관련되어 무릎뼈에 가해지는 가쪽 활시위 힘을 *감소*시킬 수 있지만, 이에 대한 보상으로 과도한 *넓적다리뼈의 안쪽돌림*이 초래되어 무릎넓적다리관절에서의 스트레스를 오히려 증가시킨다고 가설화되어 왔다.[224,357] 이러한 이유 때문에, 목말밑관절을 조절하기 위한 발 보조기의 사용은 무릎넓적다리통증증후군을 가진 일부 사람에게는 적절한 치료적 전략이 될 수 있다.[35,370,385]

앞서 말했듯이, 자료에 따르면 여성이 남성보다 무릎넓적다리관절에서 비정상적 운동형상학 및 이와 관련된 병리의 발생률이 더 높다는 것을 보여주고 있다. 예를 들어, 대형 스포츠의학 클리닉에서 수집된 자료에 따르면, 무릎뼈의 재발성 가쪽탈구는 여성에서의 모든 관절 탈구 중 58.4%를 차지하는 반면, 남성은 단지 14%를 차지한다고 보고하고 있다.[65] 무릎뼈의 만성탈구에서 나타나는 성별의 차이는 일부 여성에서 측정되는 3~4° 더 큰 Q-각과 생체역학적으로 연관되어 있을 수 있다고 추측되어 왔다.[143] 더 큰 Q-각은 여성에서 넓적다리뼈 길이에 대한 골반 너비의 비율이 더 크다는 것을 반영할 수 있다.[269] 여성에서의 더 큰 Q-각(그리고 이에 따른 무릎뼈에 가해지는 더 큰 가쪽 활시위 힘)이 무릎뼈의 이동경로를 변화시켜 탈구 및 스트레스 관련 통증의 발생률 증가로 이어지는지 여부는 증명하기 어렵지만, 이는 고려할 만한 타당한 사항이다.

### *요약*

비정상적인 무릎뼈의 이동경로는 여러 이유로 인해 복잡한 주제가 된다. 첫째, 이동경로의 운동형상학은 미세하고 매우 변화가 심하여 측정하기가 어렵다. 둘째, 비정상적인 이동경로와 병리 사이의 관련성은 잘 확립되었거나 일반적인 동의가 되어 있지 않다. 비정상적인 이동경로가 스트레스와 관련된 연골 손상 및 이로 인한 무릎넓적다리통증증후군(PFPS)에 기여할 수 있다고 일반적으로 믿기는 하지만, 무릎뼈의 만성가쪽탈구에서의 역할은 명확하지가 않다. 전형적인 PFPS 증상을 가진 사람들이 급성 또는 만성의 무릎뼈 탈구의 병력이 없는 경우가 비교적 흔하다. 마찬가지로, 만성적인 무릎뼈 불안정성(즉, 다수의 탈구 병력)이 있는 사람도 탈구가 발생할 때와 직후를 제외하면 비교적 통증이 없을 수 있다. 흔히, 다수의 탈구 병력이 있는 무릎뼈의 불안정성은 처음 발생한 외상성 사건에서 비롯되며, 이때 무릎뼈 탈구가 안쪽무릎넓적다리인대와 같은 무릎넓적다리관절의 연부조직 안정자를 손상시킬 정도로 심각한 경우가 많다. 이러한 손상은 반복적인 탈구에 더 취약하게 만들 수 있으며, 탈구가 발생할 때마다 무릎넓적다리관절은 점점 더 불안정해질 수 있다. 여기에 복잡한 임상적 상황을 한 가지 더 추가한다면, 전형적인 PFPS의 증후를 보이면서 만성탈구의 병력을 가진 사람이 흔하다는 점이다.

PFPS와 무릎뼈 불안정성 사이의 병리역학적 관계는 명확하지 않지만, 비정상적인 무릎뼈 이동경로와 관련된 요인들은 최소한 근본적인 원인의 일부로 의심되어야 한다. 표 13.6은 무릎뼈의 과도한 가쪽 이동경로에 대한 간접적 그리고 직접적 원인의 목록을 제공하고 있다. 표 13.6에 제시된 많은 원인들이 개별적인 요소로 설명되고 있지만, 이들 중 상당수는 복합적으로 발생한다. 따라서

**표 13.6 과도한 무릎뼈의 가쪽 이동경로를 유발하는 간접적 원인과 직접적 원인**

| 구조적 또는 기능적 원인 | 구체적인 예 |
|---|---|
| 뼈의 형성이상 또는 기타 이상 | 넓적다리뼈 도르래고랑 가쪽관절면의 형성이상('편평한' 고랑)<br>'높은'무릎뼈 |
| 관절주위 결합조직의 과도한 느슨함 | 안쪽무릎지지띠섬유(안쪽무릎넓적다리인대)의 느슨함<br>무릎 안쪽곁인대의 느슨함 또는 마모<br>발 안쪽세로활의 느슨함과 감소된 높이(목말밑관절의 과다엎침과 관계됨) |
| 관절주위 결합조직과 근육의 과도한 뻣뻣함 또는 타이트함 | 가쪽무릎지지띠섬유 또는 엉덩정강띠의 증가된 타이트함<br>엉덩관절 안쪽돌림근육 또는 모음근육의 증가된 타이트함 |
| 극단적인 뼈 또는 관절의 정렬 | 안쪽휜엉덩관절<br>몸쪽넓적다리뼈의 과도한 앞경사(12장) 또는 정강뼈의 바깥비틀림(14장)에 대한 보상으로 나타나는 과도한 엉덩관절의 안쪽돌림<br>큰 Q-각<br>과도한 가쪽휜무릎 |
| 근육 약화 | 다음과 같은 근육의 약화 또는 조절 불량<br>• 엉덩관절 바깥돌림근육과 벌림근육<br>• 안쪽넓은근(빗섬유)<br>• 뒤정강근(발의 과다엎침과 관계됨) |

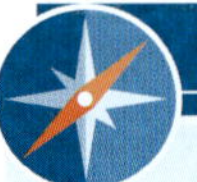

## SPECIAL FOCUS 13.8

### 무릎넓적다리관절의 비정상적 이동경로와 만성탈구를 위한 전통적인 치료 원리

무릎뼈의 비정상적인 이동경로와 만성적인 가쪽탈구에 대한 대부분의 정형외과적 치료와 물리치료는 이 장에서 설명된 근본적인 병리역학을 해결하는 데 중점을 둔다. 불행하게도, 보편적으로 받아들여지는 표준적인 치료법은 없다.[290,385] 가능한 경우, 치료는 일반적으로 정강넓적다리관절과 무릎넓적다리관절의 정렬을 변화시켜 무릎뼈에 가해지는 가쪽 활시위 힘의 크기를 줄이는 것을 목표로 한다. 이러한 목표를 달성하기 위해, 엉덩관절 벌림근육과 바깥돌림근육(큰볼기근 포함), 몸통 근육, 네갈래근, 그리고 발의 안쪽세로활을 지지할 수 있는 근육의 근력강화 및 운동조절 향상을 목적으로 하는 운동이 자주 처방된다.[9] 이러한 운동의 보조적인 방법으로, 치료에는 다리의 타이트한 관절주위 결합조직과 근육의 신장, 도수치료, 무릎뼈에 대한 테이핑, 또는 발의 과도한 엎침을 감소시키기 위한 발 보조기의 사용 또한 포함될 수 있다.[74,219,224,385]

또 다른 치료중재로는 환자교육이 있으며, 이는 불필요하게 큰 무릎넓적다리 스트레스의 유발 가능성을 감소시키기 위해 자신의 움직임을 수정하는 방법에 대한 교육을 포함하고 있다. 예를 들어, 보행 재교육은 과도한 엉덩관절 모음이나 안쪽돌림과 같이 무릎의 과도한 가쪽휜 자세를 유발하는 엉덩관절 움직임을 피하면서 어떻게 달려야 하는지를 교육하는 데 중점을 둘 수 있다.[63] (무릎넓적다리관절에 부과되는 요구를 감소시키기 위해 사용되는 다른 보행 재교육 방법들은 16장에서 설명된다.) 또한 어떤 형태의 부분적인 쪼그려 앉기 움직임을 수행할 때도 환자에게 "무릎이 두 번째 발가락과 일직선상에 유지되도록 하라" 또는 이와 유사한 언어적 지시로 상기시켜 줌으로써 과도한 엉덩관절 모음과 안쪽돌림을 피할 수 있게 권장되어야 한다.[78] 이러한 조언은 매우 유용할 수 있으며, Liao 등은 계산을 통해 체중부하 동안 단 5°의 넓적다리뼈 안쪽돌림이 무릎뼈 연골에 대한 접촉압력을 26% 증가시키고 주로 가쪽관절면에 집중된다고 하였다.[207] 엉덩관절의 능동적인 조절을 통해 무릎의 자세를 조절하는 방법을 환자에게 교육하는 것은 필수적인 훈련의 핵심이다.

환자교육에 대한 다른 주제들은 네갈래근 힘과 무릎넓적다리 스트레스 사이의 자연스러운 연관성에 초점을 맞춘다. 예를 들어 무릎 앞쪽에 상당한 통증이 있을 때, 가파른 계단을 특히 무거운 부하를 들고 오르는 것과 같은 활동을 제한하여 네갈래근에 불필요하게 큰 요구가 가해지지 않도록 권장된다. 뿐만 아니라, 몸통을 약간 앞쪽으로 기울인 상태로 계단을 오르는 것은 무릎넓적다리관절에 가해지는 힘을 상당히 감소시킨다.[15] 이 장의 다른 부분에서 설명한 바와 같이, 몸통의 앞쪽기울임은 근육의 힘을 부분적으로 네갈래근에서 엉덩관절 폄근육으로 이동시킨다.

환자에게 네갈래근 근력강화운동을 지도할 때, 임상가들은 무릎넓적다리관절에 가해지는 상대적인 힘(또는 부하)도 고려할 필요가 있다. 이 주제에 대한 충분한 자료가 연구문헌에 나와 있다. 예를 들어, Van Rossom 등은 옆으로 하는 런지(lunge)가 앞으로 하는 런지보다 무릎넓적다리관절에 가해지는 접촉력을 평균 약 80% 더 크게 발생시키며, 양쪽다리로 하는 쪼그려 앉기는 16 cm(약 6인치) 높이의 계단을 오르는 것보다 평균 약 85% 더 큰 접촉력을 발생시킨다고 보고하였다.[365]

수술은 무릎뼈에 가해지는 과장된 가쪽 힘의 영향을 줄이기 위해 실시되며, 특히 만성적인 가쪽탈구의 경우가 그러하다. 이러한 수술의 예들로는 가쪽지지띠절개술, 도르래성형술(trochleoplasty), 파열 또

(계속)

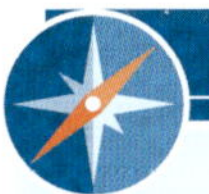

SPECIAL FOCUS 13.8

**무릎넓적다리관절의 비정상적 이동경로와 만성탈구를 위한 전통적인 치료 원리** *(계속)*

는 느슨한 안쪽무릎넓적다리인대의 복구술, 폄근육기전(특히 안쪽넓은근의 빗섬유)의 재정렬, 그리고 정강뼈거친면의 안쪽 이동이나 올림이 있다.[150,196,334] 과도한 넓적다리뼈 앞경사(anteversion)의 극단적 사례에 있어, 안쪽돌림의 자세를 감소시키기 위해 역돌림 뼈자름술(de-rotation osteotomy)이 고려될 수 있다. 무릎넓적다리관절의 기능장애를 치료하기 위한 많은 보존적 접근법이 있는 것처럼, 이런 문제를 위한 많은 수술적 접근법들이 있지만, 그중 상당수는 여전히 논란의 여지가 있다. 많은 치료적 접근법들이 있다는 것은 복잡한 발병기전을 이해하는데 어려움이 있다는 것을 부분적으로 반영한다.

[9] 18,105,139,181,253,385

무릎넓적다리관절의 병리가 있는 사람의 임상적 평가에서는 문제에 기여할 수 있는 여러 관련 요인들을 같이 고려해야 한다. 무릎넓적다리관절의 통증과 만성탈구의 보존적 치료와 외과적 치료를 개선하기 위해 좀 더 많은 임상적 연구들이 요구된다.

## 무릎의 굽힘-돌림근육

장딴지근(gastrocnemius)을 제외하고, 무릎 뒤쪽을 가로지르는 모든 근육은 무릎을 굽힘시키면서 안쪽돌림이나 바깥돌림을 할 수 있다. 소위 무릎의 *굽힘-돌림근육무리(flexor-rotator group)*라 불리는 근육에는 넓적다리뒤근, 넓적다리빗근, 두덩정강근, 그리고 오금근이 있다. 넓적다리신경(femoral nerve)에 의해 신경지배되고 있는 무릎 폄근육무리와는 달리, 굽힘-돌림근육은 3가지의 신경인 넓적다리신경, 폐쇄신경(obturator nerve), 그리고 궁둥신경(sciatic nerve)의 지배를 받는다.

### *기능해부학*

*넓적다리뒤근*(즉 반막근, 반힘줄근, 그리고 넓적다리두갈래근의 긴갈래)은 궁둥뼈결절(ischial tuberosity)에 몸쪽부착부위를 갖는다. 넓적다리두갈래근의 짧은갈래는 넓적다리뼈 거친선의 가쪽가장자리(lateral lip)에 몸쪽부착부위를 갖는다. 넓적다리뒤근은 무릎을 가로질러 정강뼈와 종아리뼈에 먼쪽부착부위를 갖는다(그림 13.9와 13.10 참조).

*반막근(semimembranosus)*은 정강뼈 안쪽관절융기의 뒤면에 먼쪽부착부위를 갖는다. 이 근육의 추가적인 먼쪽부착부위로는 MCL, 양쪽 반달연골, 빗오금인대(oblique popliteal ligament), 그리고 오금근을 덮고 있는 근막이 있다. 이런 광범위한 부착부위는 무릎의 뒤-안쪽모서리에 상당한 지지를 제공한다.[177]

*반힘줄근(semitendinosus)*은 힘줄이 잘 발달되어 있으며, 그 힘줄 경로의 대부분은 반막근의 뒤쪽에 위치한다. 그러나 무릎의 바로 몸쪽에서 반힘줄근의 힘줄은 앞쪽으로 주행하여 정강뼈의 앞-안쪽면에 먼쪽부착을 한다. *넓적다리두갈래근(biceps femoris)*의 긴갈래와 짧은갈래는 주로 종아리뼈머리에 부착하고, 일부는 가쪽곁인대, 몸쪽정강종아리관절의 관절주머니, 그리고 정강뼈 가쪽관절융기의 가쪽면에 부착한다.

넓적다리두갈래근의 짧은갈래를 제외한 모든 넓적다리뒤근은 엉덩관절과 무릎을 가로지른다. 12장에서 설명했던 것과 같이, 3개의 이관절 넓적다리뒤근은 매우 효율적인 엉덩관절 폄근육으로, 특히 넓적다리뼈에 대해 골반과 몸통의 위치를 조절하는 데 효과적이다.

무릎을 굽힘시키는 작용 외에도, 안쪽넓적다리뒤근(즉, 반막근과 반힘줄근)은 무릎을 안쪽돌림시킨다. 넓적다리두갈래근은 무릎을 굽힘과 바깥돌림시킨다. 능동적인 축돌림(axial rotation)은 어느 방향이든 무릎이 부분적으로 굽힘되었을 때 가장 크다. 이는 아래다리가 능동적으로 안쪽돌림과 바깥돌림을 반복할 때 무릎 뒤에서 반힘줄근과 넓적다리두갈래근의 힘줄을 촉지하면 확인할 수 있다. 이러한 촉지는 대상자가 무릎을 70~90° 정도 굽힘하여 앉아 있을 때 시행된다. 무릎이 점차 폄됨에 따라, 돌림하는 아래다리의 중심점은 무릎에서 엉덩관절 쪽으로 이동한다. 완전한 폄에서, 무릎은 역학적으로 잠기게 되고 대부분의 인대들이 팽팽하게 당겨지기 때문에 무릎의 능동적인 돌림은 제한된다. 뿐만 아니라, 무릎의 안쪽돌림과 바깥돌림을 위한 넓적다리뒤근의 모멘트팔은 완전한 폄에서 상당히 감소된다.[40]

*넓적다리빗근(sartorius)*과 *두덩정강근(gracilis)*은 골반의 서로 다른 부위에 몸쪽부착부위를 갖는다(12장 참조). 그러나 먼쪽에서, 이 두 근육의 힘줄은 무릎의 안쪽면을 나란히 가로질러 간 후 반힘줄근 근처인 몸쪽정강뼈몸통의 앞-안쪽면에 부착한다(그림 13.10 참조). 넓적다리빗근, 두덩정강근, 그리고 반힘줄근의 3개의 합쳐진 힘줄은 *거위발(pes anserinus)*로 알려진 공통의 넓은 결합조직막을 통해 정강뼈에 부착한다. 하나의 근육무리인 '거위발 근육(pes muscles)'은 무릎의 효과적인 안쪽돌림근육이다. 결합조직은 거위발 근육의 힘줄들을 무릎 안-가쪽돌림축의 바로 *뒤쪽*에 위치되도록 고정한다. 따라서 이러한 3개의 거위발 근육은 무릎의 굽힘은 물론 안쪽돌림에도 작용한다.

거위발 근육은 무릎의 안쪽면에 대한 중요한 동적인 안정성을 더해준다. 안쪽곁인대, 뒤-안쪽관절주머니, 그리고 빗오금인대와 함께, 거위발 근육에서의 능동장력은 무릎의 *바깥*돌림과 과도한 가쪽휨(valgus)에 저항한다.

*오금근(popliteus)*은 오금오목(popliteal fossa) 내에서 장딴지근의 깊은쪽에 위치한 삼각형 근육이다(그림 13.9 참조). 강력한 관절주머니속 힘줄(intracapsular tendon)에 의해, 오금근은 가쪽곁인대와 가쪽반달연골의 사이에 있는 넓적다리뼈의 가쪽관절융기에 몸쪽부착부위를 갖는다(그림 13.8과 13.12 참조).[392] 무릎관절의 바로 아래쪽에서, 오금근의 힘줄에서 나온 섬유들은 인접한 가쪽반달연골의 뒤가장자리 및 종아리뼈머리와 연결된다(오금종아리인대를 통해, 그림 13.8 참조).[221] 좀 더 먼쪽으로, 오금근은 반막근에서 나온 근막 확장의 덮개 속에서 정강뼈의 뒤면에 광범위한 부착부위를 갖는다(그림 13.9 참조). 활꼴오금인대와 함께, 이 치밀한 근막 확장은 굽힘 동안 근육이 활시위처럼 튀어나오는 것을 방지해준다.

장딴지근과 장딴지빗근(plantaris)의 해부학과 작용은 14장에서 논의된다.

### *굽힘-돌림근육의 집단작용*

무릎의 굽힘-돌림근육의 많은 기능은 걷기와 달리기 활동 중에 나타난다. 이러한 기능들의 예는 무릎의 넓적다리뼈에 대한 정강뼈의 움직임과 정강뼈에 대한 넓적다리뼈의 움직임으로 나누어 설명된다.

#### *넓적다리뼈에 대한 정강뼈의 골운동형상학에 대한 조절*

무릎 굽힘-돌림근육의 중요한 기능은 빠르게 걷거나 달릴 때 전진하는 아래다리를 감소시키는 것이다. 이러한 작용은 이관절 넓적다리뒤근에 의해 명확하게 나타난다. 흔듦기(swing phase)의 후반부 동안, 넓적다리뒤근은 비교적 낮은 수준에서 중간 수준까지의 힘을 발생시키지만 길어지는 속도는 비교적 빠르다. 넓적다리뒤근의 편심작용을 통해, 무릎이 완전히 펴되었을 때 발생하는 큰 관절충격을 완화시켜 무릎의 ACL 및 뒤관절주머니와 같은 조직에 가해지는 변형을 감소시킬 수 있다. 전력 질주의 후기흔듦기 동안 넓적다리뒤근에 가해지는 감속의 요구는 특히 클 수 있다. 긴 근육길이에서 생산된 큰 힘의 조합은 달리기의 후기흔듦기에서 넓적다리뒤근이 좌상(strain) 관련 손상에 더 취약해지는 부분적인 원인이 될 수 있다.[55,166] 전력 질주 동안 넓적다리뒤근의 좌상에 대한 역학은 16장에서 좀 더 설명된다.

#### *정강뼈에 대한 넓적다리뼈의 골운동형상학 조절*

정강뼈에 대한 넓적다리뼈의 운동을 조절하는 데 필요한 근육의 요구는 가장 일상적인 넓적다리뼈에 대한 정강뼈의 무릎 운동을 조절하는 데 필요한 근육의 요구보다 일반적으로 더 크고 더 복잡하다. 예를 들어, 넓적다리빗근(sartorius)과 같은 근육은 동시에 자유도 5(즉, 무릎에서 자유도 2 그리고 엉덩관절에서 자유도 3)까지 조절해야 할 수도 있다. 공을 잡기 위해 달리면서 방향을 전환할 때 무릎 굽힘-돌림근육의 작용을 고려해보자(그림 13.32A). 오른쪽 발이 지면에 견고히 고정되어 있는 동안, 오른쪽 넓적다리뼈, 골반, 몸통, 목, 머리, 그리고 눈 모두가 왼쪽으로 돌림하고 있다. 오른쪽 종아리뼈(fibular)와 목 왼쪽면 사이에 활성된 근육들의 대각선적 흐름에 주목하라. 이러한 근육의 작용은 근육 사이의 협력작용을 전형적으로 보여주고 있다. 이러한 경우, 넓적다리두갈래근의 짧은갈래는 대각선적 운동역학적사슬(diagonal kinetic chain)의 바닥을 종아리뼈에 고정시키는데 도움을 준다. 다시 종아리뼈는 주로 뼈사이막 및 몸쪽과 먼쪽정강종아리관절에 의해 정강뼈에 고정된다.

돌림하는 무릎에서의 안정성과 조절은 주변 근육과 인대에 의해 생산된 힘들의 상호작용을 필요로 하며, 특히 빠른 속도의 움직임 중에 그러하다. 이러한 내용을 설명하기 위해, 그림 13.32B에 대해 생각해 보자. 오른쪽 발이 지면에 고정된 상태에서, 넓적다리두갈래근의 짧은갈래는 넓적다리뼈를 안쪽으로 가속시킨다. 편심활성을 통해, 거위발 근육은 정강뼈에 대한 넓적다리뼈의 안쪽돌림을 감속시킨다. 거위발 근육은 무릎의 바깥돌림뿐만 아니라 동시에 발생하는 가쪽휨 유발의 힘에도 저항하여 '동적인 안쪽곁인대'로 고려될 수 있다. 거위발 근육은 MCL 또는 뒤-안쪽관절주머니의 약화나 느슨함을 보상하는 데 도움이 될 수 있다. 그림 13.32B에서 나타내지는 않았지만, 오금근과 반막근의 편심활성은 무릎의 바깥돌림을 감속시키는 데 있어 거위발 근육을 보조할 수도 있다.[177]

### *무릎 굽힘-돌림근육의 최대 토크 생산*

연구에 따르면, 최대 노력의 등척으로 발생된 무릎 굽힘 토크는 일반적으로 완전한 무릎 폄의 직전인 20~30°에서 가장 크고, 무릎이 점진적으로 굽힘됨에 따라 점차 감소된다고 지적하고 있다.[8,99,190,362,394] 건강한 남성의 토크 자료를 나타내는 대표적인 그래프는 그림 13.33에서 보여주고 있다.[333] 대상자들은 엉덩관절이 폄된 상태에서 최대 노력의 등척 무릎 굽힘 토크를 생산하고 있다. 보고된 값의 범위는 다양하지만, 전반적으로 넓적다리뒤근은 50~90°의 무릎 굽힘에서 가장 큰 굽힘근육 모멘트팔(지레작용)을 갖는다(그림 13.33의 그래프의 수평축에 있는 막대 참조).[39,165,220,267,333] 그림 13.33에서 제시된 토크-각도 자료는 무릎 굽힘근육이 높은 지레작용보다는 근육길이가 상대적으로 길어진 무릎 각도에서 가장 큰 토크를 발생시킨다는 것을 분명하게 나타내고 있다. (그림 13.26에서 지적했듯이, 최대 노력의 무릎 폄근육 토크가 지레작용이 가장 큰 가동범위의 운동호와 부분적으로 중첩된다는 네갈래근과는 약간 대조적이다.) 넓적다리뒤근이 길어지도록 엉덩관절을 굽힘하는 것은 더 큰 무릎 굽힘 토크를 발생시킨다.[33] 길이-장력관계는 넓적다리뒤근의 굽힘 토크 가능성을 결정하는 데 있어 매우 영향력 있는 요인이 되는 것으로 보인다.

무릎의 안쪽돌림근육과 바깥돌림근육의 최대 토크에 대한 자

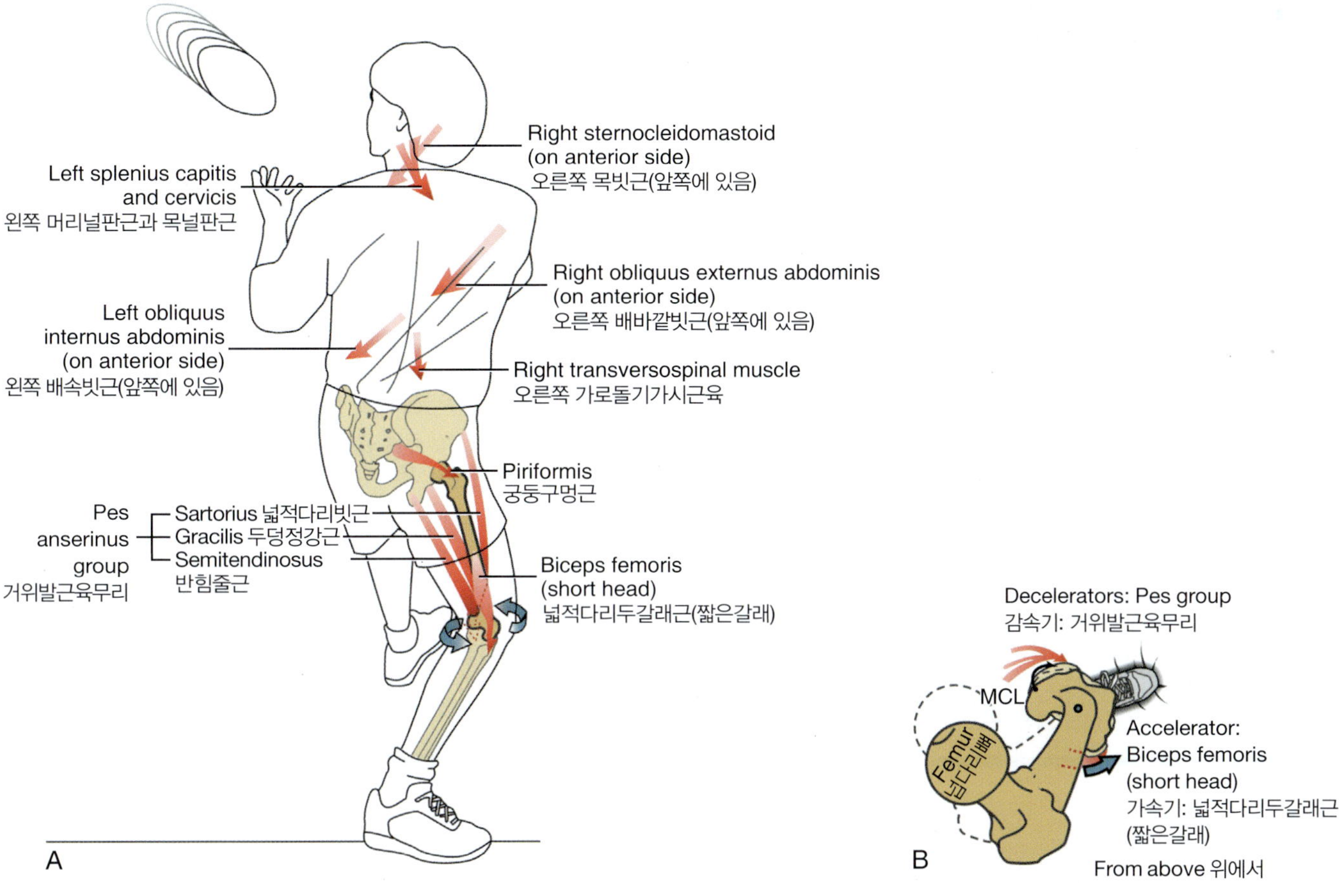

Right sternocleidomastoid
(on anterior side)
오른쪽 목빗근(앞쪽에 있음)
Left splenius capitis
and cervicis
왼쪽 머리널판근과 목널판근
Right obliquus externus abdominis
(on anterior side)
오른쪽 배바깥빗근(앞쪽에 있음)
Left obliquus
internus abdominis
(on anterior side)
왼쪽 배속빗근(앞쪽에 있음)
Right transversospinal muscle
오른쪽 가로돌기가시근육
Piriformis
궁둥구멍근
Pes
anserinus
group
거위발근육무리
Sartorius 넙적다리빗근
Gracilis 두덩정강근
Semitendinosus
반힘줄근
Biceps femoris
(short head)
넙적다리두갈래근(짧은갈래)
A
Decelerators: Pes group
감속기: 거위발근육무리
MCL
Femur
넙다리뼈
Accelerator:
Biceps femoris
(short head)
가속기: 넙적다리두갈래근
(짧은갈래)
B
From above 위에서

그림 13.32 (A) 여러 근육들이 다가오는 공을 향해 머리, 목, 몸통, 골반, 그리고 넓적다리뼈의 돌림을 조절하고 있는 것을 보여주고 있다. 오른쪽 발이 지면에 고정되어 있기 때문에, 오른쪽 무릎은 중요한 중심점으로 기능하게 된다. (B) 오른쪽 무릎의 축돌림 조절을 위에서 보여주고 있다. 넓적다리두갈래근의 짧은갈래는 넓적다리뼈를 안쪽으로(즉, 무릎관절은 바깥돌림으로 움직임) 가속시키기 위해 수축한다. 거위발 근육의 능동적인 힘과 신장된 안쪽곁인대(*MCL*)와 빗오금인대(보여주지는 않았음)의 수동적인 힘이 함께 작용하여 무릎의 바깥돌림을 감속시키거나 제한하는 데 도움을 준다.

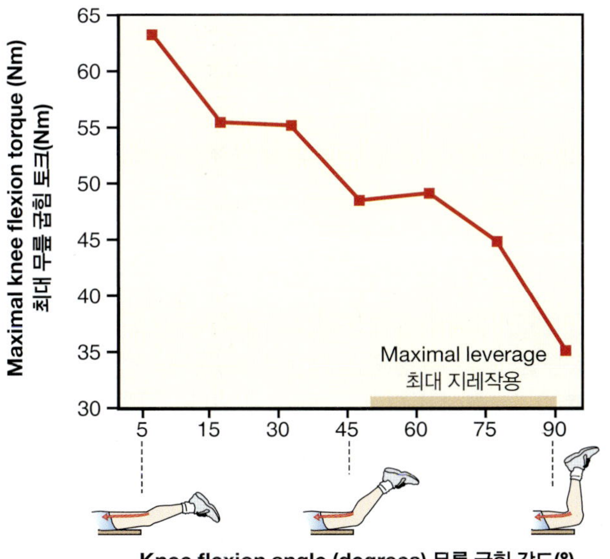


그림 13.33 5°와 약 90° 굽힘 사이에서 생산된 최대 노력의 무릎 굽힘근육 토크를 보여주고 있다. 무릎 굽힘근육(넓적다리뒤근)에 의해 사용된 내적인 모멘트팔(지레작용)은 무릎의 약 50°와 90° 굽힘 사이에서 가장 크다. 무릎 굽힘근육 토크는 엉덩관절이 펴진 상태에서 최대 노력의 등척으로 생산되고 있다. 자료는 평균 연령 28세의 건강한 남성 26명으로부터 얻은 것이다.[333]

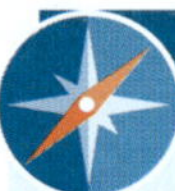

SPECIAL FOCUS 13.9

### 오금근: '무릎의 열쇠', 그리고 그 이상

오금근의 정확한 기능은 수십 년 전부터 연구되어 왔음에도 불구하고 아직 완전히 밝혀지지 않았다.[22] 이 근육은 무릎의 뒤-가쪽모서리를 외과적으로 재건하는 것과 관련하여 최근 정형외과에서 더 많은 관심을 받고 있다.[392] 오금근의 깊은 위치 때문에 표면 EMG 전극을 이용한 연구가 어렵지만, 그래도 이러한 연구가 이루어진 적은 있다.[315] 여기서 제시되는 오금근의 많은 기능은 해부학적 위치와 힘선에 근거하고 있다.

오금근은 무릎의 안쪽돌림근육이자 굽힘근육이다. 폄되어 잠겨 있던 무릎이 굽힘을 준비할 때, 오금근은 잠긴 무릎을 역학적으로 푸는 데 도움이 되는 중요한 *안쪽돌림* 토크를 생산한다.[4] (무릎은 관절의 폄과 가쪽돌림의 결합을 통해 역학적으로 잠긴다는 것을 상기하라.) 예를 들어, 선 자세에서 쪼그려 앉기 자세로 굽힘하기 위해 잠긴 무릎을 푸는 것은 비교적 고정된 정강뼈에 대한 *넓적다리뼈*의 약간의 바깥돌림이 요구된다. 넓적다리뼈를 바깥쪽으로 돌림시키는(따라서 무릎을 안쪽으로 돌림시키는) 오금근의 능력은 무릎의 뒤를 가로지르는 오금근의 비스듬한 힘선을 관찰하면 명확해진다(그림 13.9 참조).[392]

오금근의 비스듬한 당김선은 폄된 무릎에 대해 축돌림을 생산하기에 특히 유리하다. 다른 무릎 굽힘근육의 힘선은 무릎이 폄되어 있을 때 거의 수직 방향을 향하고 있어, 이들이 축돌림을 일으킬 가능성은 크게 감소된다. 오금근이 잠김 무릎의 안쪽돌림을 시작하는 데 역학적으로 유리한 능력을 갖고 있기 때문에, 이 근육은 '무릎의 열쇠'라고 불려왔다.

오금근의 또 다른 기능은 무릎의 가쪽면과 안쪽면 모두를 동적으로 안정화시키는 데 도움을 주는 것이다. 무릎 안-가쪽모서리 내의 다른 조직들과 함께, 오금근은 강력한 관절주머니속 힘줄을 통해 무릎에 *안쪽휨(varus)을 생산하는* 토크에 대해 상당한 저항을 제공한다. 또한 오금근은 과도한 무릎의 *바깥돌림*을 감속시키고 제한함으로써 무릎의 안쪽면을 안정화시킨다. 편심활성을 통해 수행되는 이러한 작용은 안쪽곁인대, 뒤-안쪽관절주머니, 그리고 앞십자인대에 가해지는 스트레스를 감소시킬 수 있다.

오금근은 부분적인 쪼그려 앉기 자세에서 무릎의 정적인 안정자로 오랫동안 인식되어 왔다. 삽입 또는 표면 EMG 전극을 사용한 연구를 통해 제기된 이러한 작용은 부분적으로 쪼그려 앉기 자세를 유지할 때 정강뼈에 대해 넓적다리뼈가 앞쪽으로 미끄러지는 것을 저항하는 데 있어 뒤십자인대를 도울 수 있다.[22,315]

료는 거의 없다. 무릎이 90° 굽힘된 상태에서 등속으로 검사했을 때, 무릎의 안쪽돌림근육과 바깥돌림근육은 거의 같은 최대 토크를 생산하는 것으로 나타났다.[12] 언뜻 생각하기에, 무릎에는 바깥돌림근육(즉, 넓적다리두갈래근)이 단 하나만 있는 반면 안쪽돌림근육은 훨씬 더 많다는 점을 고려할 때 이러한 결과는 놀랍게 느껴질 수 있다. 겉보기에 모순처럼 보이는 이러한 사항은 무릎이 90° 굽힘된 상태에서 넓적다리두갈래근이 모든 안쪽돌림근육의 평균보다 3배나 더 큰 축돌림 모멘트팔을 갖는다는 사실을 고려하면 부분적으로 설명될 수 있다.[40] 넓적다리두갈래근의 먼쪽부착부위인 종아리뼈머리가 가쪽에 위치하기 때문에, 이런 근육의 돌림운동을 위한 지레작용은 확실히 증가된다.

무릎의 거의 모든 돌림근육을 위한 평균적인 축돌림의 지레작용은 무릎의 70~90° 굽힘 사이에서 가장 크고, 이때 근육의 힘선은 정강뼈를 통과하는 세로(수직)돌림축에 거의 수직이 된다.[40] 이런 상황에서 유일한 예외는 오금근으로, 이 근육은 약 40°의 굽힘에서 무릎을 안쪽으로 돌림시키기 위한 가장 큰 모멘트팔을 갖는다.

## 무릎의 비정상적인 정렬

### 전두면

전두면에서 무릎은 정상적으로 약 5~10°의 가쪽휨 상태로 정렬된다. 이러한 정렬로부터 벗어난 편차를 과도한 가쪽휜무릎(genu valgum) 또는 안쪽휜무릎(genu varum)이라 한다.

*무릎 한쪽구획의 골관절염과 안쪽휜무릎*

평지에서 정상속도로 걷는 동안, 무릎에서의 관절반작용력은 일반적으로 체중의 약 2~3배에 이른다.[123] 이러한 힘은 보행주기의 약 15% 지점(비교적 초기디딤기)과 45% 지점(비교적 후기디딤기)에서 최대가 된다.[67] 이러한 힘은 주로 다리 전체의 근육들이 만들어내는 힘과 지면반발력의 상호작용으로 생성된다. 걷기의 거의 전체 디딤기(stance phase) 동안, 지면반발력은 일반적으로 발꿈치의 바로 가쪽을 지난 후, 무릎의 *안쪽*을 통과하며 위쪽으로 진행하여 신체의 중력중심(center of gravity) 쪽으로 향해 계속된다. 그림 13.34에서 보여주고 있는 것과 같이, 지면반발력이 무릎에 있는 앞-뒤돌림축의 안쪽을 지나감에 따라, 매 걸음마다 *안쪽휨 토크*(그리고 이와 관련된 2~3°의 무릎 모음)를 유발한다.[1] 그 결과, 걷기 동안 관절반작용력은 일반적으로 무릎의 가쪽관절구획보다 *안쪽*관절구획에서 몇 배나 더 크게 된다.[123,325] 일생 동안, 이런 반복적인 안쪽휨(모음) 토크는 가쪽곁인대, 엉덩정강띠, 그리고 무릎 안쪽구획내의 관절연골 및 반달연골과 같은 구조를 통해 부분적으로 흡수된다.

대부분의 사람들은 걸을 때 무릎 안쪽면의 비대칭적 부하를 별 어려움 없이 잘 견딘다. 그러나 일부 사람들에서의 관절연골은 이러한 비대칭적 부하 및 그에 따른 과도한 마모를 감당할 수 없

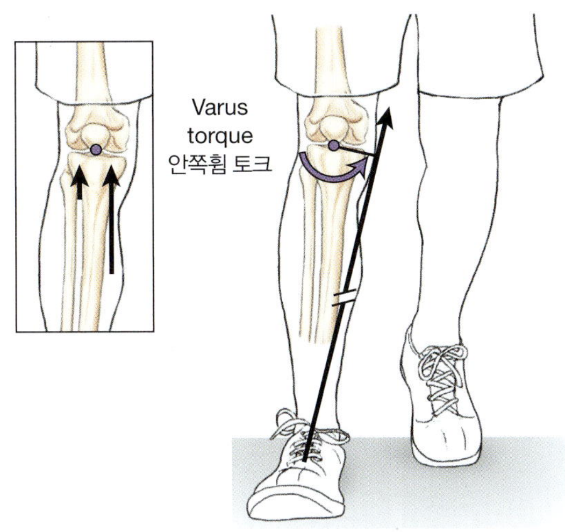


**그림 13.34** 지면반발력(지면에서 시작하는 *긴 직선 화살표*)은 무릎관절의 안쪽을 지나는데, 이는 매 걸음마다 무릎에서의 안쪽휨 토크를 발생시킨다. 지면반발력이 이용하는 모멘트팔은 무릎의 앞-뒤축(*작은 자주색 원*)과 지면반발력 사이에 뻗어 있는 선으로 보여주고 있다. 왼쪽 삽입그림에서 한 쌍의 화살표들로 보여주고 있는 것과 같이, 더 큰 압박력이 관절의 안쪽관절면에서 발생되고 있다.

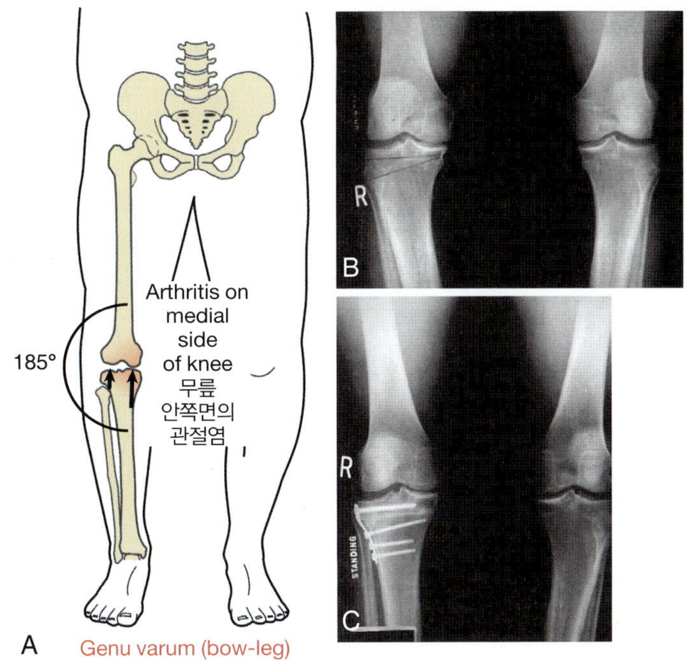


**그림 13.35** 양쪽 안쪽휜무릎을 갖고 있으며, 오른쪽 무릎의 안쪽구획에는 골관절염이 있다. (A) 오른쪽 무릎의 안쪽휨 변형은 안쪽구획에 더 큰 관절반작용력이 가해지는 것으로 보여준다. (B) 양쪽 안쪽휜무릎과 안쪽관절의 골관절염을 보여주는 서 있는 대상자(43세)의 앞면 x-선 사진. 양쪽 무릎은 안쪽관절공간의 상실과 안쪽구획 주위의 비대해진 뼈를 갖고 있다. 오른쪽(*R*) 무릎의 변형을 교정하기 위해, *몸쪽정강뼈자름술*로 알려진 절차에 의해 쐐기 모양으로 뼈를 제거한다. (C) 쐐기 모양으로 뼈를 제거한 후의 오른쪽 무릎관절을 보여주고 있는 x-선 사진. (B)에 있는 같은 무릎을 비교하여 관절 정렬에서의 변화를 주목하라. (Courtesy Joseph Davies MD, Aurora Advanced Orthopedics, Milwaukee, WI.)

어, 결국에는 (안쪽)한쪽구획골관절염(unicompartmental osteoarthritis)이 발생된다.[75,284] 걷기 동안 무릎에서 최대 안쪽휨 토크가 20% 증가하면 안쪽구획골관절염이 발생할 위험은 6배 증가하는 것으로 나타났다.[242] 안쪽에 있는 관절연골의 얇아짐은 무릎이 안쪽휜무릎 또는 활모양다리변형(bow-legged deformity)으로 기울어질 수 있다(그림 13.35A). 이러한 변형은 다음과 같은 악순환을 초래할 수 있다. 안쪽휨 변형은 안쪽관절구획의 부하를 증가시켜 더 큰 안쪽관절공간의 상실, 더 큰 무릎의 모음 움직임, 가쪽곁인대에 가해지는 변형의 증가, 그리고 더욱 증가된 안쪽관절구획의 부하 등 이러한 결과가 반복되는 악순환으로 이어진다. 그림 13.35B는 양쪽 안쪽휜무릎의 x-선 사진을 보여준다. 양쪽 무릎 모두 안쪽관절골관절염의 징후(즉, 안쪽관절공간의 상실과 안쪽구획 주위 뼈의 반응적 비대)를 보이고 있다. 비교적 심각한 안쪽휜무릎의 관리에는 전무릎치환술(total knee replacement) 또는 그림 13.35C에 보여주고 있는 몸쪽정강뼈(쐐기)자름술[high tibial (wedge) osteotomy]과 같은 수술이 흔히 포함된다. 뼈자름술의 궁극적 목적은 안쪽휨 변형을 교정하여 무릎의 안쪽관절구획에 가해지는 손상성 스트레스를 감소시키기 위한 것이다.

수술 외에도, 안쪽구획관절염이 있는 사람에서 무릎 안쪽관절면에 가해지는 압박력을 감소시키기 위한 보존적인 다른 방법들이 제안되어 왔다. 이들의 임상적 효과에 대해서는 연구 결과가 엇갈리지만, 좀 더 일반적인 비수술적 중재에는 가쪽휨을 *유도하는* 무릎 보조기, 신발 안에 넣는 가쪽이 높은 쐐기 모양의 깔창, 걷기의 수정, 걷기 속도의 감소, 그리고 엉덩정강띠를 통한 장력으로 무릎에 *가쪽휨*무릎을 유발하는 토크를 전달하기 위한 큰볼기근과 넓적다리근막긴장근의 근력강화가 포함된다.[h]

마지막으로, 걷는 동안 관절 힘은 일반적으로 안쪽구획에서 더 높지만, 연구에 따르면 쪼그려 앉기나 앉은 자세로 몸을 낮출 때와 같은 일부 체중부하 운동이나 활동에서는 가쪽구획에 약간 더 높은 힘이 가해질 수 있다고 제시한다.[365] 이러한 연구문헌을 참고하면, 임상가는 급성 퇴행이나 염증이 있는 무릎의 특정 영역에 큰 부하가 가해지는 것을 제한하기 위한 운동처방을 보다 맞춤화할 수 있다.

### *과도한 가쪽휜무릎*

여러 요인들이 과도한 가쪽휜무릎(excessive genu valgum), 즉 충돌무릎(knock-knee)을 유발할 수 있다. 이러한 요인에는 이전의 손상, 유전적 소인, 높은 신체질량지수, 그리고 인대의 느슨함이 포함된다. 또한, 가쪽휜무릎은 다리의 양쪽 끝에서의 비정상

[h] 20,72,106,123,134,154,248,302,328,349

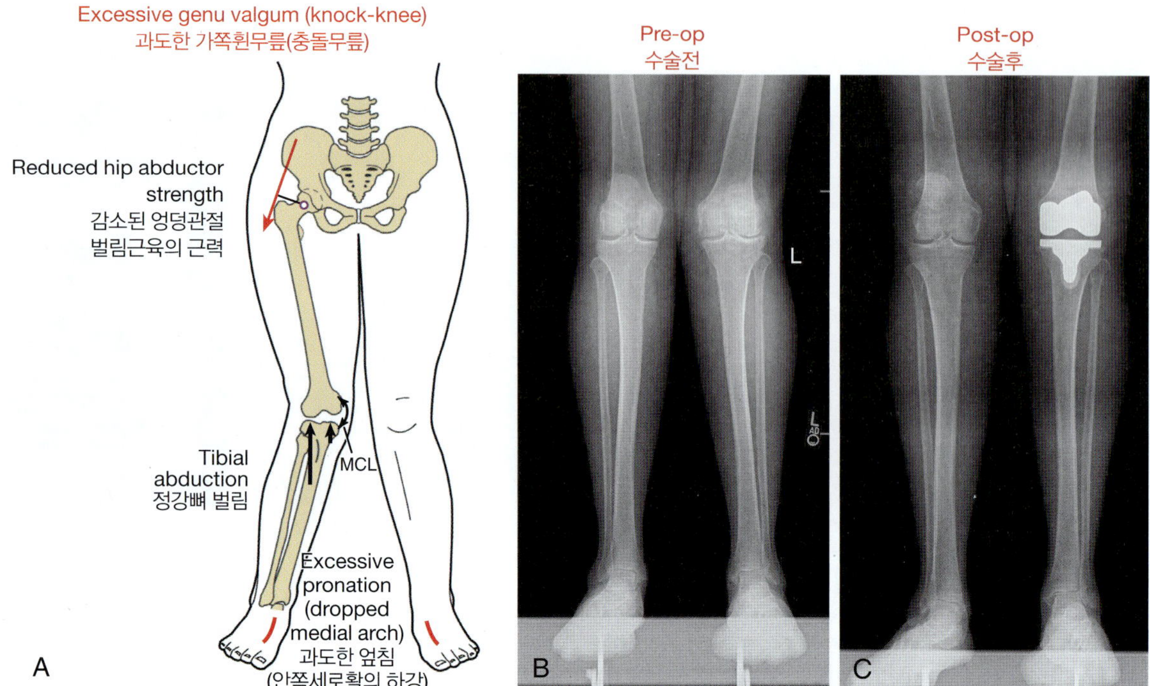


**그림 13.36** (A) 오른쪽 무릎의 과도한 가쪽휜무릎. 이러한 예에서, 가쪽휨 변형은 다리의 몸쪽끝과 먼쪽끝에서의 비정상적인 정렬이나 근력 감소 때문에 일어날 수 있다. 무릎에서 힘 벡터를 나타내는 한 쌍의 수직 화살표는 가쪽구획에 가해지는 더 큰 압박력을 나타내고 있다. (B) 왼쪽의 과도한 가쪽휜무릎과 관련되어 왼쪽 무릎의 골관절염이 있는 여성의 수술전 x-선 사진. (C) 전무릎치환술 이후, 같은 여성의 x-선 사진. (x-rays courtesy Jacob Capin, PT, PhD; Michael Bade, PT, PhD; and Jennifer Stevens-Lapsley, PT, PhD, University of Colorado Denver, Anschutz Medical Campus, Aurora, CO.)

적인 정렬이나 근육 약화에 의해 발생하거나 악화될 수 있다. 그림 13.36A에서 보여주고 있는 것과 같이, 엉덩관절 벌림근육의 근력 감소는 적어도 이론적으로 무릎에 가해지는 가쪽휨 부하를 증가시킬 수 있다. 일부 경우에 있어, 과도한 발의 엎침(pronation)은 정강뼈의 먼쪽끝이 인체 중간선에서 더 멀어지도록 기울어지게('벌림되게') 하여 무릎에 가해지는 가쪽휨 부하를 증가시킬 수 있다. 시간이 지나면서, MCL 및 인접 관절주머니에 가해진 장력 스트레스는 해당 조직을 약화시킬 수 있다. 이 장에서 앞서 설명했듯이, 과도한 무릎의 가쪽휨은 무릎넙적다리관절의 이동경로에 부정적인 영향을 미치고 ACL에 추가적인 스트레스를 만들어 낼 수 있다.

정상적인 정렬보다 약 10° 더 큰 가쪽휨 변형 상태로 서 있는 것은 대부분의 관절 압박력이 가쪽관절구획에 집중된다.[158] 이런 국소적인 스트레스의 증가는 여성에게 더 흔한 가쪽의 한쪽구획정강넙적다리골관절염을 유발할 수 있다.[75,90] 특히 가쪽휨 변형이 진행성이거나, 통증이 심하거나, 또는 기능상실을 유발한다면 골관절염과 관련된 가쪽휨 변형을 교정하기 위해 전무릎치환술이 시행될 수 있다(그림 13.36B와 C).

## 시상면

### *젖힌무릎*

무릎의 완전한 폄과 약간의 바깥돌림된 자세는 무릎의 잠긴위치이자 가장 안정적인 자세이다. 무릎은 중립을 넘어 5~10°의 추가적인 폄을 할 수 있지만, 이는 사람마다 매우 다양하다. 무릎이 완전히 폄된 상태로 서 있게 되면 체중에 의한 중력선은 일반적으로 무릎 안-가쪽돌림축의 약간 *앞쪽*을 지나가게 된다. 따라서 중력은 무릎의 잠김을 자연스럽게 보조할 수 있는 약간의 무릎 폄 토크를 만들어내기 때문에, 서 있는 동안 네갈래근은 간헐적으로 이완하게 된다. 일반적으로, 중력의 도움을 받아 만들어지게 되는 이러한 폄 토크는 뒤관절주머니 및 장딴지근을 포함한 무릎의 굽힘근육과 같은 신장된 조직에서의 수동장력에 의해 주로 저항된다.

중립에서 10°를 넘어선 과다폄(hyperextension)은 흔히 *젖힌무릎*(*genu recurvatum*, 무릎을 의미하는 라틴어 *genu*와 뒤쪽으로 구부러짐을 의미하는 *recurvare*에서 유래됨)이라 한다. 가벼운 젖힌무릎의 경우에는 무릎 뒤쪽 구조에서의 광범위한 느슨함 때문에 건강한 사람에서도 발생될 수 있다. 좀 더 심각한 젖힌무릎의 일차적인 원인은 무릎의 뒤쪽 구조를 과신장시키는 만성적인 과도한 (최종적인) 무릎 폄근육 토크이다. 과도한 무릎 폄 토크는 빈약한 자세 조절이나 네갈래근의 경직(spasticity) 그리고/또는 무릎 굽

SPECIAL FOCUS 13.10

## 사례보고: 심각한 젖힌무릎의 병리역학과 치료

그림 13.37A는 30년 전에 걸린 회색질척수염(polio)에 의한 이완성 근육마비로 왼쪽 무릎에 심각한 젖힌무릎이 발생된 사례를 보여주고 있다. 이 변형은 무릎 보조기 없이 계속해서 걸어온 지난 20년 동안 천천히 진행되어 온 것이다. 그녀는 왼쪽 네갈래근과 엉덩관절 굽힘근육에 부분적인 마비를 갖고 있으나, 왼쪽의 모든 무릎 굽힘근육은 완전히 마비되어 있다. 완전히 마비된 왼쪽 발목관절은 약 25°의 발바닥쪽굽힘 상태로 외과적으로 융합되었다.

여러 가지 상호관련된 요인들은 그림 13.37A에서 보여주고 있는 심각한 변형 발생의 원인이 된다. 융합된 발목에 의해 발바닥쪽굽힘으로 고정된 위치 때문에, 발바닥이 지면에 완전히 접촉하기 위해서는 정강뼈가 *뒤쪽*으로 기울어져야 한다. 이런 외과적 융합은 30년 전에 무릎이 폄된 상태에서 더 큰 안정성을 갖도록 시행된 것이다. 그러나 수년 동안 뒤쪽으로 기울어진 정강뼈의 위치는 무릎 뒤쪽 구조의 과신장을 초래했고, 이는 결국 과다폄 변형으로 이어졌다. 특히 중요한 점은 무릎 굽힘근육의 전체적 마비에 의해 무릎의 과다폄 변형에 대한 근육의 저항을 직접적으로 제공해 줄 수 없다는 것이다. 뿐만 아니라, 과다폄 변형이 커질수록 체중이 변형을 지속시키는 데 이용할 수 있는 외적인 모멘트팔(EMA)은 더 길어지게 된다. 무릎에 보조기를 착용하지 않는다면, 과다폄 변형은 악순환을 일으켜 무릎 뒤쪽 구조의 지속적인 신장, 외적인 모멘트팔의 길이 증가, 더 큰 외적인 폄 토크, 그리고 변형의 지속적인 진행을 초래한다.

이 장에서 반복적으로 강조되는 주제는 무릎이 다리의 중간 연결체로서 기능한다는 것과 이로 인해 다리의 양쪽 끝에서 발생한 근육뼈대의 병리로 인해 변형 부하에 취약하다는 점이다. 이 사례 보고는 과도하게 발바닥쪽굽힘된 상태로 고정된 발목관절이 수년에 걸쳐 어떻게 젖힌무릎을 유발할 수 있는지를 보여주고 있다.[203] 그림 13.37B에서 설명되고 있는 것과 같이, 비교적 단순하고 저렴한 신발에 의한 교정이 과다폄 변형을 치료하는 데 사용되었다. 뒤꿈치를 높인 테니스화를 착용함으로써, 심각한 젖힌무릎을 크게 감소시켜 주었다. 상승된 발꿈치는 정강뼈와 무릎을 *앞쪽*으로 기울어지게 하여, 무릎에서 변형을 유발하는 외적인 모멘트팔의 길이를 상당히 감소시켰다. 이제 앞쪽으로 기울어진 정강뼈 및 융합된 발목관절의 강직에 의해 체중이 미치는 영향은 조절되어, 무릎에 더 적은 과다폄 토크를 발생시켰다.

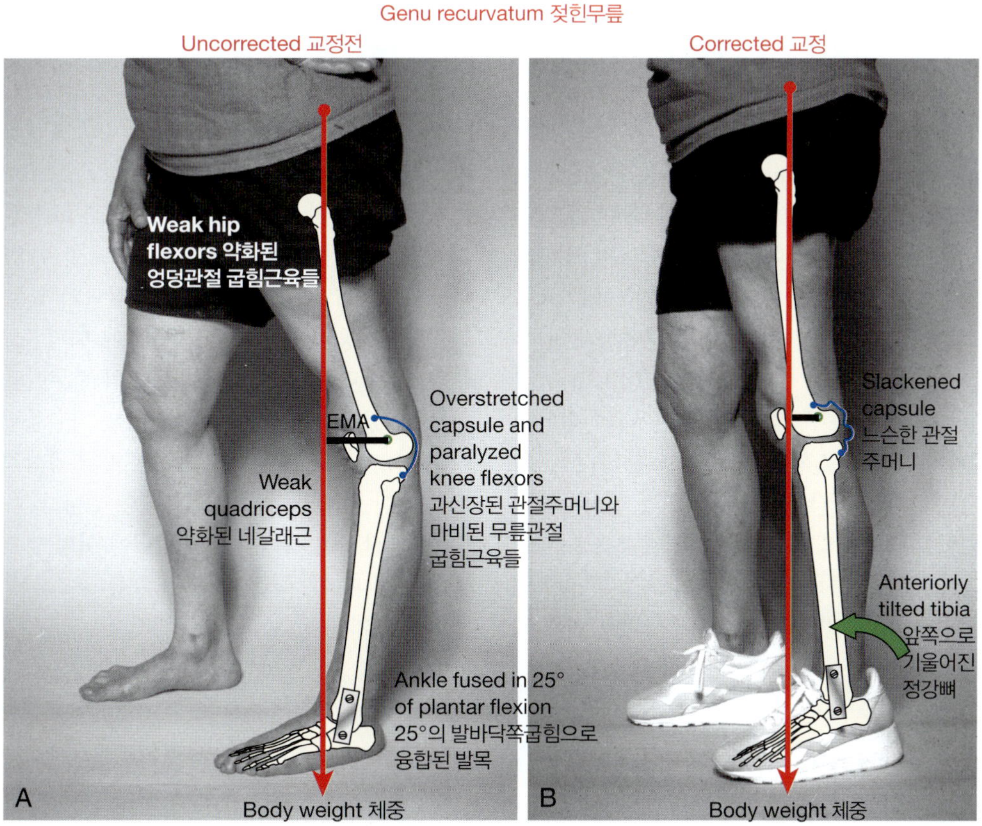

**그림 13.37** 회색질척수염에 의해 왼쪽 무릎에 심각한 젖힌무릎이 있는 대상자를 보여주고 있다. 왼쪽 다리 전체에 산재되어 있는 근육약화 외에도, 왼쪽 발목은 25°의 발바닥쪽굽힘 상태로 외과적으로 융합되었다. (A) 맨발로 서 있을 때, 체중은 무릎에서 비정상적으로 큰 외적인 모멘트팔(*EMA*)과 함께 작용하게 된다. EMA의 증가로 커지게 된 폄근육 토크는 무릎 과다폄 변형의 크기를 증폭시키게 된다. (B) 발꿈치를 높인 테니스화를 착용함으로써 심각했던 젖힌무릎을 감소시킬 수 있다. 신발은 정강뼈와 무릎을 앞쪽으로 기울어지게 하여(*초록색 화살표*로 표시), 무릎에서 변형을 유발하는 외적인 모멘트팔의 길이를 감소시킨다.

힘근육의 마비를 유발하는 신경근육 질환에서 비롯될 수 있다.

## 요약

무릎에서 허용되는 독특한 움직임들은 다리 전체가 관여하는 많은 활동들에서 관찰될 수 있다. 예를 들어, 공중으로 높이 점프하는 사람을 고려해보자. 점프의 준비단계 동안, 엉덩관절과 무릎의 굽힘 그리고 발목의 발등쪽굽힘을 통해 신체를 낮춘다. 이러한 동작은 해당 이관절근육을 신장시켜, 엉덩관절과 무릎의 폄근육 그리고 발목의 발바닥쪽굽힘근육으로서의 추진 작용을 강화한다. 이러한 동작들이 최적의 시기에 이루어지면, 신체를 추진시키고 기능적으로 길어지게 하여 점프 거리를 최대화시킨다. 동작의 제한, 통증, 또는 엉덩관절, 무릎, 발목 근육의 상당한 약화가 있는 사람은 이런 활동을 수행하는 데 큰 어려움을 갖게 된다.

무릎의 축돌림이 정상적인 보행양상에 필수적이지만, 이런 운동이 가장 뚜렷하게 나타나는 상황은 정강뼈에 대한 넓적다리뼈의 활동 동안이며, 이는 넓적다리뼈(그리고 나머지 상체)가 고정된 아래다리에 대해 돌림하는 것이다. 이러한 움직임은 달리기와 빠른 방향 전환 그리고 춤을 포함한 많은 스포츠 활동에 기본이 된다. 이런 정강뼈에 대한 넓적다리뼈의 운동은 근육활성, 체중, 넓적다리뼈관절융기와 반달연골 사이의 관절 적합성, 그리고 여러 인대들에서의 장력에 의해 안내되고 안정화된다. 다음 장에서 설명되겠지만, 정강뼈와 목말뼈(talus) 또한 고정된 발꿈치뼈(calcaneus)에 대해 돌림함으로써 이러한 활동에 참여한다. 다리에 있는 어떤 한 관절에서의 통증, 근육약화, 또는 운동의 감소는 하나 또는 여러 다른 관절에서의 어떤 근육뼈대의 보상작용을 요구할 것이다. 이러한 보상작용은 흔히 병리역학의 기원에 대한 근본적인 원인을 이해하는 데 있어 중요한 실마리를 제공한다.

다리의 다른 관절들과는 달리, 무릎의 안정성은 뼈의 적합성보다 주변 근육과 관절주위 결합조직에 더 많이 의존한다. 대부분의 무릎 운동에 대한 뼈 제한의 결여는 가동범위를 향상시키지만, 그만큼 손상에 대한 무릎의 취약성을 증가시킨다. MCL, 뒤-안쪽관절주머니, 그리고 ACL은 특히 무릎이 거의 또는 완전한 폄 상태에 있다면 체중부하 다리에 전달된 큰 가쪽휨과 축돌림에 의한 손상에 취약해진다. 관절의 잠긴위치인 폄된 무릎에서는 대부분의 조직이 팽팽해진다. 이런 인대성 긴장은 관절에 더 큰 보호를 제공해주지만, 인대가 역학적 파열점에 근접하기 때문에 좀 더 당겨지면 손상을 쉽게 당하게 된다. 마지막으로, 무릎 손상의 기전에 대한 결론에서는 어떤 한 인대의 제한기능 상실이 나머지 모든 구조의 취약성을 증가시킨다는 점이 반드시 포함되어야 한다.

무릎 손상의 예방은 스포츠의학에서 중요한 주제이며 계속적인 관심과 연구가 요구된다. 일부 비접촉성 스포츠 동안 무릎 손상의 발생률을 줄일 수 있을지 모르지만, 미식축구나 럭비와 같은 빠른 속도의 접촉성 스포츠에서는 무릎 손상을 완전히 피하는 것이 사실상 불가능할 수 있다. 그러나 선수가 그러한 충격의 영향을 흡수하거나 가능할 때 피할 수 있는 능력을 향상시키면 보호효과를 극대화할 수 있다. 이는 장비 및 경기장 환경의 더 나은 설계 그리고 충분한 근력 강화 및 훈련, 해당 스포츠에서 요구되는 움직임의 조절과 기민성 증가, 선수의 고유감각 및 무릎이 손상의 상황을 더 잘 인지할 수 있는 능력의 향상을 목표로 하는 훈련프로그램의 편성을 통해서도 성취될 수 있다. 이런 예방적 접근법이 어떻게 그리고 실제로 효과가 있는지를 판단하기 위해, 다양한 건강전문가, 체육전문가, 그리고 의학전문가에 의해 수행된 체계적이고 통제된 연구가 필요하다.

이 장에서 앞서 설명했듯이, 무릎의 생체역학은 엉덩관절과 발목 사이의 중간 위치에 의해 강력한 영향을 받는다. 체중부하 동안, 엉덩관절의 위치는 무릎의 위치에 직접적으로 영향을 미친다. 이런 강력한 운동형상학적 의존성은 중요한 임상적 의미를 갖는다. 예를 들어, 발이 지면에 견고히 고정된 상황에서 큰볼기근의 수축이 무릎 폄을 간접적으로 보조할 수 있다는 것을 생각해 보라. 이러한 개념은 넓적다리뼈의 절단이 있는 사람이 무릎위 의지를 착용한 상태에서 계단 오르기에 대한 교육을 실시할 때 중요하다. 많은 다른 임상적 예는 무릎의 전두면과 수평면 정렬을 조절하는 데 있어 엉덩관절 벌림근육 및 바깥돌림근육의 역할과 관련이 있다. 이런 개념은 ACL 손상 및 비정상적인 무릎뼈의 이동경로에 대한 치료와 예방에 포함되어 있다. 다음 장에서는 발목과 발의 뼈와 관절이 아래다리의 정렬에 어떻게 영향을 미치는지를 설명할 것이며, 이는 궁극적으로 무릎 구조 내의 장력과 스트레스에 영향을 미치게 된다.

# 부가적인 임상 연관성

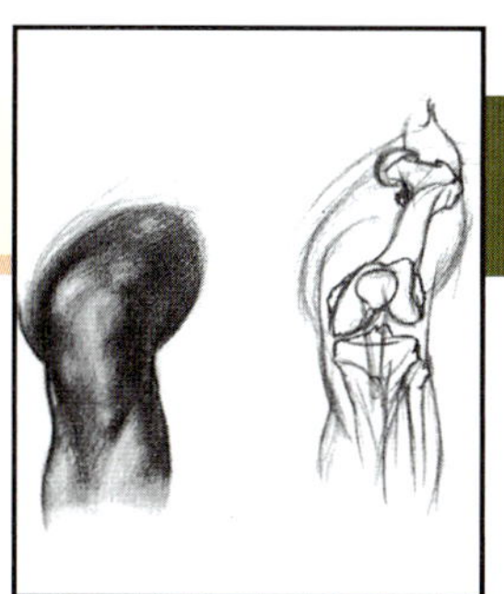

**내용**

**임상 연관성 13.1**: 앞십자인대 손상 위험이 더 높은 여성 운동선수: 이를 바꿀 수 있을까?

**임상 연관성 13.2**: 무릎뼈의 기능에 대한 추가적인 생체역학적 고려사항

**임상 연관성 13.3**: ACL 재건술 이후 재활의 필수성분인 네갈래근의 근력 회복: 일부 생체역학 및 실질적 고려사항

**임상 연관성 13.4**: 엉덩관절과 무릎의 일관절근육과 이관절근육 사이의 협동작용

## 임상 연관성 13.1
### *앞십자인대 손상 위험이 더 높은 여성 운동선수: 이를 바꿀 수 있을까?*

젊은 여성 운동선수들은 남성 동료들에 비해 최소 3~5배 더 ACL 손상을 경험할 가능성이 있다.[88,119,121,347] 이러한 위험은 농구 및 축구와 같이 점프, 착지, 그리고 피벗동작(pivoting motion)이 포함된 비접촉성 스포츠에서 가장 크다.[119] 손상 위험의 증가와 더불어 고등학교 및 대학 스포츠에 참여하는 젊은 여성의 인기가 높아지면서, 이러한 인구집단에서의 ACL 손상 사례는 크게 증가하였다.[276] 이러한 증가는 이른 나이에 발생한 무릎의 골관절염, 두 번째 ACL 손상의 위험 증가, 자신감 상실, 그리고 이전 수준의 스포츠 활동으로 복귀하지 못할 가능성을 포함해 어린 나이에 ACL 손상으로 초래될 수 있는 장기적 건강상의 부정적 결과를 고려하면 우려스러운 상황이다.[66,91,250,332,356]

ACL 손상에서 성별 차이가 나타나는 근본적인 원인에 대해 상당한 연구가 집중되어 왔다. 원인을 이해하는 것은 효과적인 예방법을 개발하기 위한 필수적인 단계이다. 여러 위험요인들이 언급되고 있으며, 그중 많은 것들이 표 13.7에 제시되었다.[i] 신경근육 조절 및 근력의 감소와 관련된 위험요인들이 특히 관심을 받아왔는데, 그 이유는 부분적으로 훈련을 통해 수정될 수 있기 때문이다.[356] 여러 연구에 따르면, 여성은 일반적으로 남성보다 점프 후 착지 시 무릎이 더 큰 가쪽휨 정렬을 보이는 것으로 보고되었다.[52,211,330,356] 이런 유형의 착지에 대한 예는 이전에 그림 13.21에서 강조하였다. 특히 예상하지 못했거나 특정 근육활성에 의해 보호받지 못했다면, 이런 방식의 착지는 ACL에 크고 잠재적으로 손상을 줄 수 있는 변형을 가할 수 있다.[283,356] 착지나 방향전환(cutting)을 수행할 때 나타나는 이런 잠재적으로 해로운 무릎 정렬은 적어도 일부 선수들에게는 근육 조절이나 근력의 감소와 관련이 있는 것으로 보인다. 그림 13.21에서 논의된 바와 같이, 엉덩관절 벌림근육과 바깥돌림근육(특히 중간볼기근과 큰볼기근)의 약화나 빈약한 조절이 몸통 근육의 활성 감소와 결합될 경우, 엉덩관절(넓적다리뼈)은 상대적인 모음과 안쪽돌림의 자세를 취할 수 있으며, 이런 운동형상학은 무릎의 가쪽휨 '붕괴'를 유발하는 것으로 여겨진다.[47,48,141,380]

뿐만 아니라, 연구에서는 여성이 일반적으로 남성보다 점프 후 착지 시 몸통, 엉덩관절, 그리고 무릎이 약간 더 *폄된*(덜 굽힘된) 상태로 유지되는 경향이 있다고 보고하고 있으며, 이를 흔히 '더 뻣뻣한' 또는 '똑바로 선(erect)' 착지라 부른다.[52,95,96] 또한 근전도(EMG) 연구에서는 착지 시점 또는 직전에 여성이 남성에 비해 네갈래근에 대한 넓적다리뒤근의 활성 비율이 평균적으로 더 감소되어 있다고 보고하고 있다.[94,95,379] 여성에서 상대적으로 더 큰 네갈래근의 활성은 정강뼈의 앞쪽 병진운동을 증가시키고, 이는 무릎이 좀 더 폄 쪽으로 치우친 상태로 착지를 할 때 ACL에 과도한 변형이 가해질 가능성이 증가된다는 이론이 제기되었다.[79,80,81,292]

여성 운동선수들의 ACL 손상 빈도를 감소시키는 데 목적을 둔 예방 프로그램이 개발되어 왔으며, 특히 축구에서 적용되고 있다. 엉덩관절과 몸통 근육의 근력, 유연성, 균형, 유산소 능력, 그리고 종목별 기술 향상에 중점을 둔 전통적인 방식 외에도, 많은 프로그램에서

[i] 28,32,119,144,160,250,330,346,372,380

**표 13.7 여성 운동선수에서 ACL 손상의 더 큰 발생률과 관련된 위험요인**

| 환경적 요인 | 해부학적/정렬 요인 | 생체역학적/신경근육 요인 | 생리적 요인 |
|---|---|---|---|
| • 연습장 또는 경기장 환경<br>• 경기 포지션과 경기장 표면<br>• 시즌 시기(초반, 후반) | • 관절 정렬(즉 Q-각, 착지 시 발의 위치, 무릎의 과다폄)<br>• 신체질량지수<br>• 넓적다리뼈 융기사이파임의 너비<br>• 정강뼈 가쪽관절융기의 뒤-아래쪽 방향의 경사 | • 근력, 조절, 또는 지구력(특히, 엉덩관절과 몸통에 대한)<br>• 넓적다리뒤근/네갈래근 근력 비율 또는 활성 비율<br>• 점프 후 착지 그리고 방향전환 동안 다리의 조절<br>• ACL의 강도와 부피 | • 신체적 성숙, 나이<br>• 호르몬 변화<br>• 고유감각 또는 운동감각<br>• 전반적인 관절 느슨함<br>• 유전적 소인 |

(계속)

# 부가적인 임상 연관성

## 임상 연관성 13.1
### 앞십자인대 손상 위험이 더 높은 여성 운동선수: 이를 바꿀 수 있을까? (계속)

는 훈련 및 준비운동에 고유감각 협응과 '신경근육' 협응 요소를 포함시켰다.[13,157,159,263,287] 이러한 요소는 선수에게 좀 더 안전한 착지 기술, 피벗(pivoting) 기술, 그리고 옆으로 발 내딛기(side-stepping) 기술에 대해 교육하는 것 외에도, 좀 더 복잡하고 강도 높은 민첩성 훈련과 플라이오메트릭 훈련(plyometric training)을 포함하고 있다.[13,71,97,356] 선수에게 점프 후 착지할 때 몸통과 엉덩관절을 약간 더 굽힘하여 '더 부드럽게' 착지하는 방식을 교육하는 데 관심이 집중되고 있다. 이러한 착지 전략으로 주장되는 한 가지 이점은 네갈래근에 대한 넓적다리뒤근의 활성 또는 힘의 양상이 *증가*된다는 것이다.[95,189,380] 이러한 내용은 점프 후 착지하는 2가지의 대조적인 방식을 보여주는 그림 13.38을 통해 좀 더 설명된다. 일반적으로, 서로 다른 2가지 착지 방식은 ACL에 과도한 변형을 가할 수 있는 근육반응의 유발 가능성에 따라, 안전하지 않은 방식(A) 또는 안전한 방식(B)으로 고려될 수 있다. 그림 13.38A에서, 운동선수는 몸통이 좀 더 수직인 상태에서 엉덩관절 굽힘은 비교적 적은 상태로 착지하고 있다. 이러한 신체 자세가 엉덩관절과 무릎에서 체중에 의한 (굽힘) 외적인 모멘트팔의 길이에 어떻게 영향을 미치는지 주목하라. 구체적으로, 체중벡터는 (i) 비교적 큰 무릎 굽힘 토크와 (ii) 비교적 작은 엉덩관절 굽힘 토크를 발생시킨다(그림에서 외적인 모멘트팔의 차이 참조). 엉덩관절과 무릎의 근육은 이러한 외적인 토크의 크기와 방향에 따라 반응한다.[47] 따라서 좀 더 똑바로 선 몸통 상태의 착지는 네갈래근(무릎 폄근육으로서)에서의 비교적 높은 활성을 요구하지만, 넓적다리뒤근과 큰볼기근(엉덩관절 폄근육으로서)에서는 비교적 작은 활성만을 요구한다.[95,189] 그림 13.38A에서 소개된 소위 '네갈래근 우세'의 반응은 여성에게서 더 자주 관찰되며, 무릎에서 정강뼈의 앞쪽 전단 및 이로 인한 ACL의 변형을 조장하는 생체역학적 상황을 유발할 가능성이 있다. 넓적다리뒤근에 대한 낮은 요구와 이로 인한 활성의 감소는 네갈래근으로 유발되는 ACL 변형에 저항하는 능력이 제한된다. 네갈래근을 우세하게 사용하는 착지는 ACL 손상을 직접적으로 유발하기보다는 ACL 손상이 발생할 수 있는 *역치를 낮추는* 역할을 할 가능성이 있다는 점을 인식해야 한다.[80,119] ACL이 파열될 정도로 변형이 가해지려면 무릎이 거의 폄된 상태(즉, 굽힘이 30° 미만)에서 한쪽다리로 착지하는 상황 그리고 크고 조절되지 않은 가쪽휨 유발 토크가 발생하는 상황이 동반될 때와 같은 여러 생체역학적 사건들이 동시에 발생해야 한다.[24,32]

일반적으로, ACL 손상의 위험을 최소화하기 위해 운동선수들은 그림 13.38A에 나타난 것처럼 비교적 똑바로 선 몸통으로 착지하는 것은 *피하라*고 자주 소개된다. 이런 안전하지 않은 착지의 한 가지 증거는 무릎이 *발가락의 앞쪽*으로 나가는 것으로 쉽게 알 수 있다.[87] 이러한 정렬은 발에 대한 아래다리의 과도한 앞쪽 돌림운동(즉, 과도한 발목의 발등쪽굽힘)을 나타내며, 이는 착지 시 균형을 유지하기 위해 지지면(양발 사이) 내에 체중벡터를 유지하는 데 필요하다. 과도한 발등쪽굽힘은 일반적으로 아킬레스힘줄에서의 장력을 증가시키며, 이로 인해 발꿈치가 바닥에서 약간 들리게 되는 경향을 유발한다.

무릎에 더 바람직하고 안전하다고 여겨지는 착지는 그림 13.38B에 묘사되어 있다. 운동선수는 그림 13.38A에서 설명된 것보다 몸통과 엉덩관절을 좀 더 굽힘된 상태로 착지한다는 것에 주목하라. 좀 더 굽힘되어 더 부드럽고 더 '탄력적인' 이러한 착지는 외적인 모멘트팔의 상대적 길이를 변경시켜, 체중이 (i) 비교적 적은 무릎 굽힘 토크와 (ii) 비교적 큰 엉덩관절 굽힘 토크를 발생시킨다(그림 13.38A와 비교했을 때). (무릎이 발가락의 바로 위나 뒤에 있는 것에 주목하고, 이는 흔히 안전한 착지의 증거이다.) 근육은 일반적으로 네갈래근의 활성은 *줄이고* 넓적다리뒤근이나 볼기근육의 활성은 *더 크게* 하는 방식으로 반응한다. 이론적으로, 네갈래근에 대한 넓적다리뒤근의 더 큰 활성(또는 힘의 비율)은 ACL 대부분에 가해지는 변형 유발의 가능성을 제한한다.[189] 또한, 좀 더 '균형 잡힌' 무릎 근육의 동시활성과 근력은 무릎의 과도한 가쪽휨 붕괴를 예방하는 데 도움이 될 수 있다.[95,157,375,380] 무릎의 추가적인 전두면 안정성은 큰볼기근(우세한 엉덩관절 폄근육이자 바깥돌림근육)의 더 큰 활성에 의해서도 간접적으로 향상될 수 있다.[48]

몸통 굽힘이 증가된 상태로 착지함으로써 얻을 수 있는 이런 생체역학적 이득은 ACL에 가해지는 변형을 감소시키기 위한 것이다. 그러나 이와 동일한 원리는 착지뿐만 아니라 쪼그려 앉기의 수행과 같은 체중부하 활동 동안에도 무릎넓적다리관절에 가해지는 힘을 감소시키기 위해 적용될 수 있다.[14,15,169,189,313] 이에 대한 주된 원리는 근육의 요구를 *네갈래근에서 엉덩관절 폄근육으로* 전환시키는 것에 근거한다. Teng과 그의 동료들은 취미로 달리기를 하는 24명의 무증상 대상자에 대해 분석한 결과, 달리는 동안 자신이 선택한 몸통 각도에서 10° 더 증가시켰을 때 무릎넓적다리관절의 최대 스트레스가 13.4% *감소*하는 것으로 추정하였다.[353]

다행히도, 여성 운동선수들을 위한 많은 ACL 예방 프로그램들이 손상 발생률을 현저히 감소시키는 것으로 나타났다.[j] 이러한 결과는 긍정적이지만, 여성의 ACL 손상에 대한 전반적인 비율은 여전히 높다. 제안된 중재에 대한 신경근육의 기전 및 생체역학적 기전을 좀 더 이해하기 위해 더 철저한 연구가 요구된다. 이러한 연구를 통해 예방 전략의 추가적인 개선으로 이어져야 하며, 궁극적으로 성별이나 연령에 관계없이 모든 활동적인 사람들을 대상으로 다양한 스포츠 활동에 적용될 수 있기를 기대한다.

[j] 107,109,119,131,229,263,345,374

# 부가적인 임상 연관성

**임상 연관성 13.1**

## *앞십자인대 손상 위험이 더 높은 여성 운동선수: 이를 바꿀 수 있을까? (계속)*

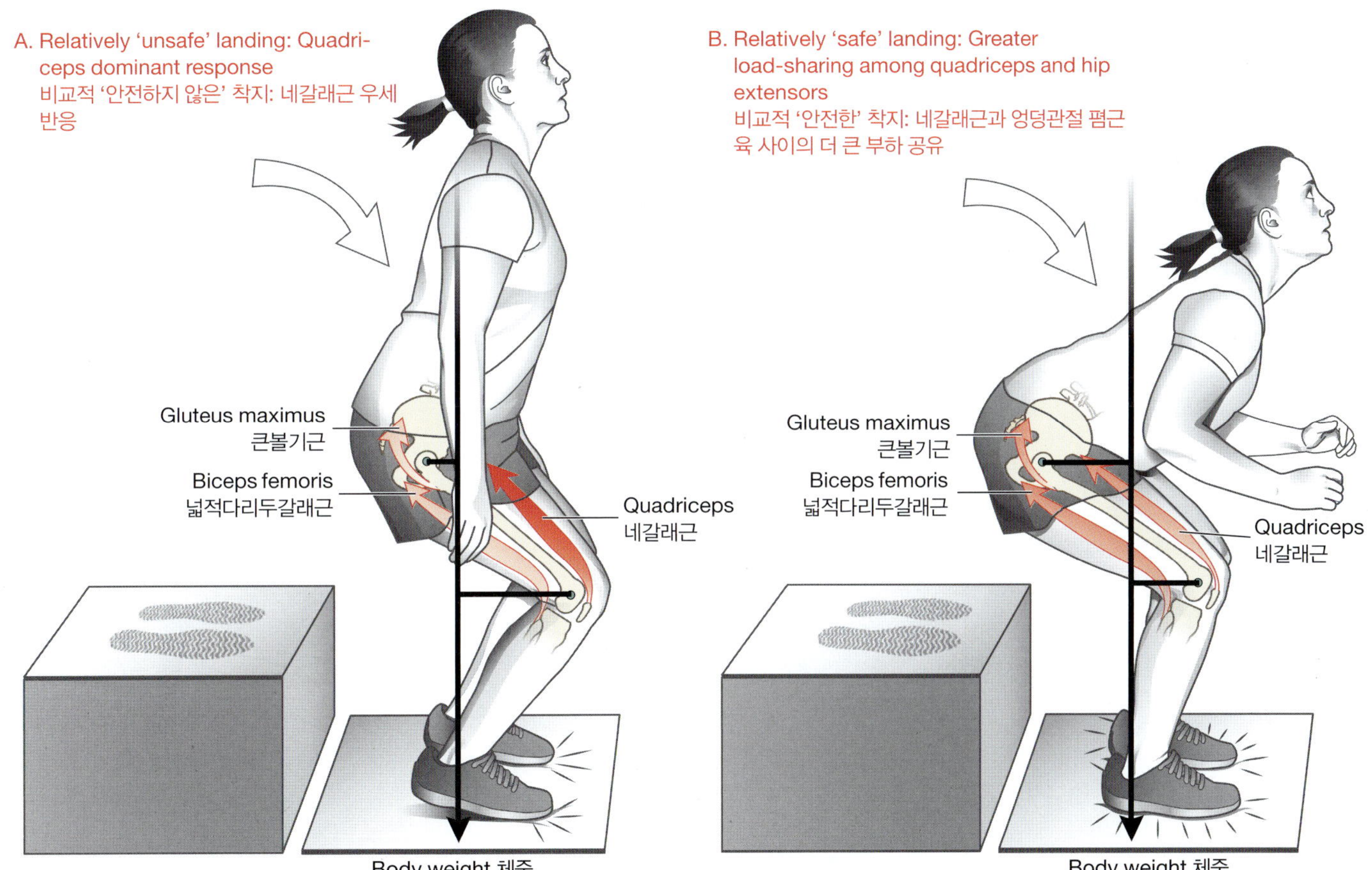


**그림 13.38** 특정 상황에서 무릎에 해가 될 수 있는 근육 반응의 관점에서, 비교적 *'안전하지 않은'* 방식(A)과 *'안전한'* 방식(B)으로 고려될 수 있는 2가지의 대조적인 점프 후 착지 양상. (A)의 착지 방식은 좀 더 적은 엉덩관절의 외적인 (굽힘) 모멘트팔과 좀 더 큰 무릎의 외적인 (굽힘) 모멘트팔과 관련된다(엉덩관절과 무릎의 안–가쪽돌림축에서 시작하는 *검은색 선*을 참조하라). 이와는 대조적으로, (B)의 착지 방식은 엉덩관절과 무릎의 외적인 모멘트팔의 상대적 길이가 뒤바뀌는 결과를 보였다. 근육의 상대적 활성은 다른 빨간색 음영으로 보여주고 있으며, (A)의 네갈래근에서 불균형적으로 높은 활성을 참조하라. 체중벡터는 외적인 모멘트팔과 교차되고 있는 것을 보여주고 있다. **주의**: 넓적다리뒤근의 대표적인 예로서 넓적다리두갈래근만을 보여주고 있다.

# 부가적인 임상 연관성

## 임상 연관성 13.2
## *무릎뼈의 기능에 대한 추가적인 생체역학적 고려사항*

본문에서 설명했듯이, 무릎뼈는 네갈래근의 힘줄을 앞쪽으로 이동시켜, 무릎 폄근육기전에서 사용되는 내적인 모멘트팔을 증가시킨다. 이러한 방법으로 무릎뼈는 네갈래근의 토크 가능성을 증대시킬 수 있다. 그림 13.39는 기중기(crane)와 인간 무릎의 유사성을 보여주고 있다. 돌림축과 '들어 올리는 힘'(네갈래근 또는 기중기의 케이블) 사이의 거리를 증가시키기 위해 둘 다 '간격장치(spacer)'를 사용하고 있다. 내적인 모멘트팔이 커질수록, 인간 무릎의 네갈래근에 의해 발생된(또는 기중기에서 케이블에 의해 전달되는) 힘의 수준에 대해 생산되는 내적인 토크는 더 커진다.

질병이나 외상에 의해, 무릎뼈가 외과적으로 제거되는 상황이 있을 수 있다. 한 연구결과에 따르면, 무릎뼈자름술이 시행된 무릎의 내적인 모멘트팔은 전체 가동범위에 걸쳐 평균을 내었을 때 4.7 cm에서 3.8 cm로 감소하였다.[164] 환자에 따라, 임상가는 이런 감소된 모멘트팔(지레작용)에 따른 기능적 영향을 2가지 방법 중 하나로 고려할 수 있다. 첫째, 지레작용의 감소는 이론적으로 최대 무릎 폄근육 토크의 약 19%를 감소시킨다고 제안되고 있지만, 근육비대나 기타 신경근육 적응이 이런 토크의 결손을 최소화할 수 있다. 그러나 두 번째로 고려할 점은, 무릎뼈가 없는 경우 무릎뼈자름술을 하기 전과 똑같은 양의 폄근육 토크를 생산하기 위해서는 이전에 발휘되었던 힘보다 23.5%를 *더* 발생시켜야 한다는 것이다. 이런 증가된 근육의 힘은 지레작용에서의 비례적 상실을 보상하기 위해 요구된다. 따라서 근육의 힘이 더 커져 정강넓적다리관절에 대한 압박력이 증가됨에 따라, 관절연골에 대한 마모도 더 크게 발생하게 된다(그림 13.40). 따라서 무릎뼈의 미세하지만 중요한 기능은 계단 오르기와 같은 일상적인 최대하 노력의 동작을 수행하는 데 필요한 네갈래근 힘의 크기를 감소시켜 주는 것이다. 이런 감소된 요구는 무릎의 관절연골과 반달연골에 가해지는 압박부하를 간접적으로 낮춰준다. 여러 해에 걸쳐 고려해 본다면, 이런 감소는 무릎에 대한 역학적 마모를 제한하게 된다.

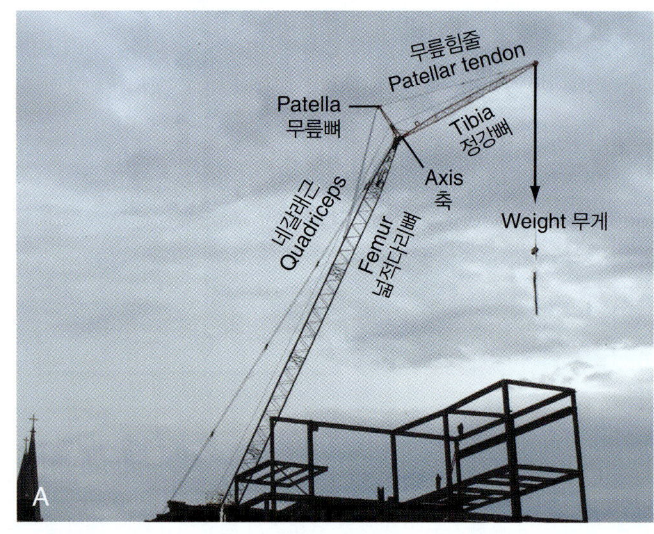


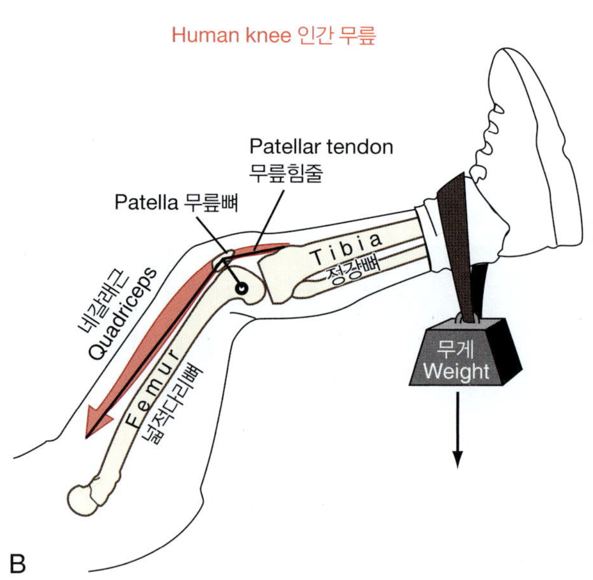


그림 13.39 기중기(A)와 인간 무릎(B)의 비교. 인간 무릎에 있어, 모멘트팔은 돌림축(먼쪽넓적다리뼈에 있는 작은 원)과 네갈래근기전 사이의 거리이다. 기중기에 있어, 모멘트팔은 무릎뼈가 하는 것과 유사한 방식으로 기능하는 금속 막대 끝부분과 축 사이의 거리이다.

# 부가적인 임상 연관성

## 임상 연관성 13.2

### *무릎뼈의 기능에 대한 추가적인 생체역학적 고려사항* (계속)

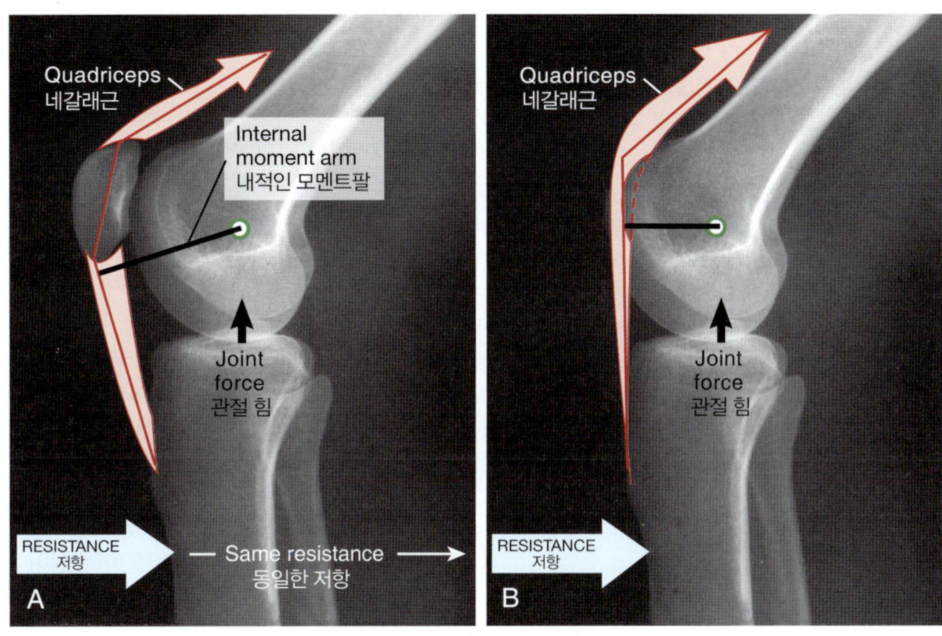


**그림 13.40** 무릎뼈가 있는 상태(A)와 없는 상태(B)에서 수축하고 있는 네갈래근을 보여주고 있다. 각각의 경우에 있어, 네갈래근은 외적인 저항(토크)에 대해 무릎에서 정적인 돌림평형을 유지하고 있다. 외적인 저항(토크)의 크기는 (A)와 (B)에서 같다고 가정한다. 무릎뼈자름술에 의해 (B)에서의 모멘트팔(*검은색 선*)은 감소된다. 결과적으로, (B)에 있는 네갈래근은 외적인 저항에 맞서기 위해 비례적으로 더 큰 힘을 생산해야 한다. 네갈래근의 힘이 커질수록 정강넓적다리관절을 가로지르는 관절 힘(관절반작용력)도 더 커지게 된다.

# 부가적인 임상 연관성

## 임상 연관성 13.3
## *ACL 재건술 이후 재활의 필수 성분인 네갈래근의 근력 회복: 일부 생체역학 및 실질적 고려사항*

### 문제에 대한 개요

미국에서는 매년 약 20만 명이 앞십자인대재건술(anterior cruciate ligament reconstruction, ACLR)을 받는다.[103] ACLR을 받은 운동선수들은 이전의 운동 수준으로 복귀하기 위해 최대 6~12개월의 신체재활을 받는다. 재활의 목표는 일반적으로 무릎의 근력, 운동형상학, 그리고 역학적 안정성을 손상 이전의 수준으로 회복하는 것을 포함한다. 불행하게도, 많은 운동선수들이 이러한 목표를 달성하지 못한다. 예를 들어 7,000명의 운동선수를 대상으로 한 메타분석에 따르면, 실제로 경쟁 수준의 스포츠로 복귀한 참가자는 55%에 불과했다.[11] ACLR의 다른 부정적인 결과로는 ACL의 재손상, 만성적인 무릎 불안정성, 보행과 달리기 및 점프와 착지의 비정상적인 운동형상학, 재부상에 대한 두려움, 삶의 질 감소, 그리고 시간이 지남에 따라 조기발생 골관절염의 위험 증가가 포함된다.[66,103,201,213,276] 분명히, 경쟁적인 운동선수의 ACL 손상은 여러 관점에서 인생을 바꿀 수 있는 사건이 될 수 있다.

놀랍게도, ACLR의 대부분의 부정적인 기능적 결과는 손상당한 쪽 네갈래근의 지속적인 약화 및 위축과 강하게 연관되어 있다.[19,66,201,213] 심지어 6개월의 재활 후에도, 스포츠로 복귀하려고 계획한 운동선수들의 네갈래근 근력이 수술전 수준에 비해 23%의 결손이 있다는 연구 보고가 있다.[201] 이런 근력 결손을 구체적으로 보면, Toole 등은 ACLR 후 스포츠 복귀 허가를 받은 운동선수들 중 50% 미만만이 네갈래근의 근력 목표를 달성했다고 보고했다.[359] 무릎 폄근육의 근력 및 이와 관련된 다리 부하 과제에서의 결핍은 ACLR 후 최소 2년 동안 지속될 수 있다.[201]

ACLR 이후 지속적인 네갈래근 약화의 정확한 발병기전은 명확하지 않지만, 이는 *불완전한 수의적 활성* 및 이와 관련된 운동단위 동원의 감소와 연관이 있는 것으로 보인다.[309] 이런 운동단위 동원의 감소는 원래의 ACL에 있던 기계적수용기의 소실로 인한 감각피드백의 감소로 유발되는 '관절성 억제(arthogenic inhibition)'와 관련될 수 있다. 척수반사 및 척수위 흥분성(supraspinal excitability) 모두에서의 변화는 신경계의 여러 수준에 걸친 억제를 시사한다.[202,213,309] 국소적인 변화 또한 네갈래근에서 분명하게 나타나는데, 여기에는 관찰 가능한 부피 감소(위축), 일부 섬유 유형의 전환, 그리고 위성세포(satellite cells) 수의 감소를 포함한다.[102,259] 또한 일부 자료는 위축을 유발하는 사이토카인(cytokine)인 마이오스타틴(myostatin)의 증가가 만성약화에 연루될 수 있음을 시사한다.[236]

생체역학적 관점에서, 네갈래근처럼 우세한 근육의 지속적인 약화가 특히 점프와 피벗(pivotting) 동작이 많은 스포츠에 참여하는 활동적인 운동선수의 무릎에서 자연스러운 운동형상학, 운동역학, 그리고 운동-감각통합을 붕괴시키는 것은 놀라운 일이 아니다.[153] 이러한 붕괴는 흔히 최적인 아닌 신체 수행력을 설명할 수 있으며, 일부 운동선수에서는 이차적인 무릎 안정자와 관절연골에 가해지는 손상성 스트레스를 설명할 수 있다.[359] 따라서 재활전문가들은 ACL 손상 이후 재건술의 여부에 관계없이 이런 네갈래근의 지속적인 약화를 보다 효과적으로 상쇄하는 전략을 개발하기 위해 노력하는 것이 매우 중요하다.[213]

### 치료적 딜레마?

네갈래근을 강화하기 위해 고안된 모든 운동전략에는 1회 최대반복(one-repetition maximum)의 최소 60~70%에 해당하는 큰 저항력의 적용을 포함해야 한다. 이 전제는 피해갈 수 없다. 그러나 이 장에서 설명했던 것처럼, 비교적 작은 무릎 굽힘 각도에서 네갈래근이 강하게 수축하는 것은 정강뼈를 자연스럽게 앞쪽 병진운동시켜, ACL에 변형을 가하게 된다(이전에 그림 13.20에서 설명된 삽입그림 참조). 특정 상황에서, 이런 변형은 ACLR에 사용된 이식조직(일반적으로 넓적다리뒤근힘줄 또는 무릎힘줄의 일부)이나 부분적으로 파열된 원래의 ACL(즉, ACL이 결손된 무릎)에 해로울 수 있다고 간주될 수 있다. Escamilla와 그의 동료들의 연구에 따르면,[87] ACL에 가해진 과도한(또는 적당하지만 반복적인) 변형(strain)은 이식된 조직의 영구적인 변형(deformation)이나 이식조직의 뼈고정 부위 붕괴를 초래할 수 있으며, 이로 인해 무릎의 안정성과 수술의 효율성에 영향을 미칠 수 있다. 이러한 우려는 이식된 ACL(특히 넓적다리뒤근힘줄)이 손상이나 과신장에 가장 취약한 시기인 재활의 초기단계 동안에 가장 관련이 높다.[259] 임상가는 네갈래근의 근력을 증가시키기에 충분한 큰 저항을 적용하면서도 동시에 ACL 이식조직에 불필요하게 큰 변형이 가해지는 것은 제한해야 하는 명백한 '딜레마'에 자주 직면한다.[87] 치료적 관점에서 볼 때, 이러한 딜레마는 3가지 요인인 (1) 네갈래근과 넓적다리뒤근의 활성, (2) 무릎 굽힘의 각도, 그리고 (3) ACL에 가해지는 변형의 가능성 사이의 기능적 상호작용에 대한 타당한 생체역학적 이해를 통해 해결할 수 있다.

### 관련 생체역학

무릎이 완전히 폄된 상태에서, 네갈래근(무릎힘줄)의 힘선은 정강뼈의 장축에 대해 약 20° 앞쪽으로 향하고 있다(그림 13.41A).[80,130] 따라서 무릎이 완전히 폄된 상태에서 네갈래근이 생산하는 힘의 34% (sin20°에 근거함)는 정강뼈를 앞쪽으로 당기게 되며(점선의 화살표), 이는 ACL의 일차적인 작용에 맞서게 된다. 이러한 개념을 수학 기반의 컴퓨터 모형을 통해 80° 굽힘까지 확장하여, *독립된* 네갈래근의 최대하 수축으로 발생된 힘이 유발하는 ACL에서의 장력 그리고 네갈래근과 넓적다리뒤근의 *결합된* 최대하 동시수축으로 발생된 힘이 유발하는 ACL에서의 장력을 도표로 제시하였다(그림 13.42).[239] 이처럼 컴퓨터로 처리된 모형은 40° 무릎 굽힘에서 무릎이 완전히 폄될 때까지의 *독립된* 네갈래근의 수축 동안 ACL 장력이 비교적 급격하게 증가하는 것을 예측한다는 점에 주목하라. 폄된 무릎은 정강뼈거친면에 대한 무릎힘줄의 정지각(angle-of-insertion)을 가장 크게 만들기 때문에(그림 13.41A에서 20°로 보여줌), ACL에서의 장력은 무릎이 완전히 폄된 상태에서 독립된 네갈래근 수축 동안 가장 크다. 그림 13.42의 도표에는 나와 있지 않

## 부가적인 임상 연관성

### 임상 연관성 13.3
### *ACL 재건술 이후 재활의 필수 성분인 네갈래근의 근력 회복: 일부 생체역학 및 실질적 고려사항* *(계속)*

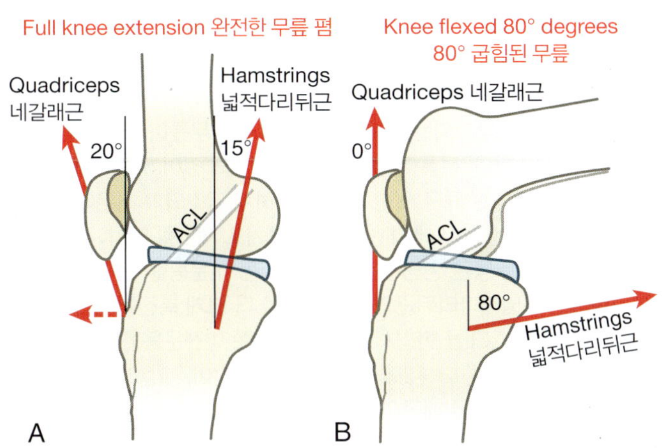


**그림 13.41** 무릎의 완전한 폄(A)과 80° 굽힘(B) 상태에서, 앞십자인대(*ACL*)에 대한 네갈래근과 넓적다리뒤근의 힘선. (A)에서 빨간색 점선의 화살표는 정강뼈를 앞쪽으로 병진운동시키는 힘을 보여주고 있다. 그림은 Herzog와 Read의 연구에 근거한다.[130] 관절 각도에서의 변화가 근육의 힘선과 ACL의 방향을 상당히 변경시키고 있음에 주목하라. 근육의 정지각은 정강뼈의 장축을 기준으로 표시되었다. 각도는 대략적이며, 벡터는 실제 크기에 비례하여 그려지지 않았다.

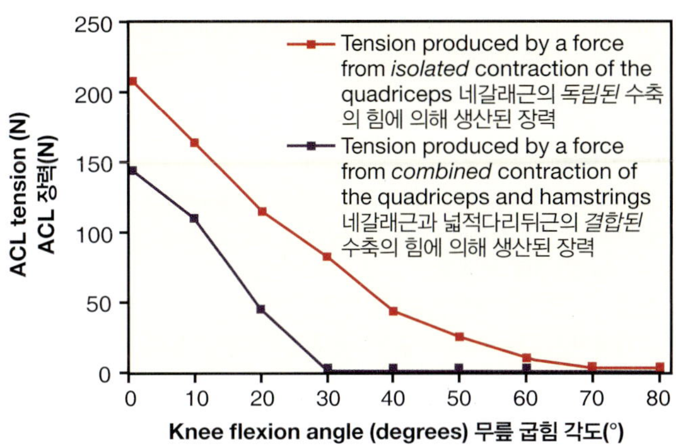


**그림 13.42** (1) 독립된 네갈래근의 수축과 (2) 네갈래근과 넓적다리뒤근의 결합된 동시수축에 의해 생산된 최대하 힘 동안 앞십자인대(*ACL*)에서의 장력과 무릎 각도 사이의 관계. 결합된 근육 힘은 두 근육의 동시수축을 자극하기 위해 고안되었다. (Data based on the work of Mesfar and Shirazi-Adl.[239])

지만, ACL에서의 장력은 네갈래근의 수축력 크기가 증가함에 따라 비례하여 증가한다는 것은 분명하다. 이론적으로, 네갈래근의 활동이 없는 상태에서는 무릎 각도에 관계없이 ACL의 대부분 섬유에는 유의미한 장력 부하가 가해지지 않을 것이다. 그림 13.42에서 주목해야 할 중요한 것은 폄의 마지막 20~30°에서 네갈래근과 넓적다리뒤근의 동시활성이 ACL 장력을 약 25% 감소시키지만, 이런 동시활성이 장력을 완전히 없애지는 못한다는 것이다. 이러한 무릎관절의 작은 굽힘 각도에서, 넓적다리뒤근의 당김선은 정강뼈의 장축과 거의 평행하게 정렬되는 비교적 큰 힘 성분을 갖기 때문에, ACL에 대한 네갈래근의 강력한 앞쪽 당김을 완전히 상쇄시키는 넓적다리뒤근의 능력은 감소된다.[189,380]

네갈래근으로 유발된 ACL에서의 장력에 대한 생체역학은 더 큰 무릎 굽힘 상태에서 분석될 때에는 상당히 달라진다. 예를 들어, 무릎이 80°로 굽힘된 상태에서, 네갈래근의 힘선은 정강뼈의 장축에 거의 평행하게 된다(그림 13.41B). 네갈래근에서 발생된 대부분의 힘은 넓적다리뼈에 대해 정강뼈를 위쪽으로 당기게 되며, 이 힘 중 정강뼈를 ACL에 대해 앞쪽으로 당기는 힘은 거의 없거나 매우 적다. 그림 13.42에서 보여주고 있는 것과 같이, 무릎 굽힘이 60~70°보다 더 큰 각도에서는 독립된 네갈래근의 수축으로 발생된 ACL 장력이 매우 낮거나 0이 된다. 게다가, 30° 굽힘보다 더 큰 각도에서의 네갈래근과 넓적다리뒤근의 *동시수축*은 이론적으로 ACL에 대한 장력이 사라진다. *넓적다리뒤근의 활성은 일반적으로 ACL에 가해지는 부하를 줄여주며, 특히 무릎이 굽힘된 상태에서 그 효과가 두드러진다.* 이에 대한 설명은 그림 13.41B에서 보여주고 있는 80°의 무릎 굽힘에서 분명하게 드러난다. 80°의 무릎 굽힘 상태에서 넓적다리뒤근의 힘선은 정강뼈의 장축에 대해 약 80°의 각도를 이루고 있다. 이런 굽힘 각도에서, 넓적다리뒤근에서의 힘 중 98% (sin80°에 근거해)는 정강뼈를 뒤쪽으로 당겨, ACL에 가해지는 부하를 매우 효과적으로 줄이게(비교적 느슨하게) 된다.

#### 네갈래근을 강화시키기 위한 운동전략에 생체역학 적용하기

ACLR 이후 네갈래근을 강화하기 위한 '이상적인' 운동은 *근육에 대한 저항은 최대화하면서 ACL에 불필요하게 큰 변형이 가해질 위험은 최소화하는 것이다.* 이러한 운동은 *열린운동형상학적사슬*(*open kinematic chain*, OKC) 방식 또는 *닫힌운동형상학적사슬*(*closed kinematic chain*, CKC) 방식 중 어느 하나로 수행되는 무릎 움직임을 포함할 수 있다. 이러한 용어들은 1장에서 설명되었으며, ACLR 이후 네갈래근을 강화하기 위한 전략을 설명하고 비교하기 위해 무릎 재활과 관련된 문헌과 임상에서 자주 사용된다.[93,258,280,381] 예를 들어, OKC 무릎 폄은 일반적으로 앉아서 하는 '레그' 익스텐션('leg' extension)과 같은 비체중부하에서 수행되는 넓적다리뼈에 대한 정강뼈의 움직임을 의미한다. 이와는 대조적으로, CKC 무릎 폄은 일반적으로 쪼그려 앉기(squat) 또는 런지(lunge)와 같은 체중부하에서 수행되는 정강뼈에 대한 넓적다리뼈의 움직임을 의미한다. 다음 논의에서는 앞서 제시한 '이상적인' 운동에 부응하는 OKC 기반 네갈래근 운동과 CKC 기반 네갈래근 운동의

(계속)

# 부가적인 임상 연관성

## 임상 연관성 13.3
## *ACL 재건술 이후 재활의 필수 성분인 네갈래근의 근력 회복: 일부 생체역학 및 실질적 고려사항* (계속)

선택에 따른 잠재적인 장점과 단점을 비교할 것이다. 이런 비교는 자주 논쟁이 되고 때론 오해를 불러일으키는 이 주제를 명확히 하는 데 도움이 되는 형식을 제공할 것이다.[258,381]

### *OKC 무릎 폄*

이 방법으로 네갈래근을 강화시키는 2가지의 대표적인 예는 발목에 무게를 부착한 앉은 자세에서 수행하는 레그 익스텐션과 전기기계식 동력계(등속성 장비)를 사용하는 것이다. 이러한 운동의 가장 큰 장점은 저항을 오로지 네갈래근에만 집중시킬 수 있다는 점이다. ACLR 이후 네갈래근을 강화하는 것이 매우 중요하다는 점을 고려할 때, 이런 표적화된 저항은 매우 의미가 있다.

OKC 유형의 운동은 기계저항을 네갈래근에만 집중시킬 수 있다는 명백한 장점이 있지만, 특히 폄의 마지막 40° 동안 ACL에 과도한 변형을 줄 가능성도 있다.[87,381] 이러한 우려를 이해하기 위해, 발목에 비교적 큰 무게를 부착한 상태에서 완전한 (넓적다리뼈에 대한 정강뼈의) 무릎 폄을 포함하는 앉은 자세의 운동을 고려해보자. 이 운동은 무릎이 더 폄될수록 점진적으로 *증가*하는 굽힘(외적인) 토크로 네갈래근에 부하를 준다(그림 13.25A~C 참조). 적용된 저항의 양과 위치 그리고 자발적인 노력의 수준에 따라, 이 운동은 네갈래근에 큰 힘의 요구를 부과할 수 있으며, 앞서 설명한 바와 같이 ACL 이식조직에 비교적 큰 변형을 유발할 수 있다. 이러한 변형은 넓적다리뒤근에 의한 보호적 제한이 거의 또는 전혀 없는 상황에서 인대가 신장되면서 발생한다.[382] 일반적으로 치료의 목적은 ACLR 재활의 초기단계 동안 이식조직이나 뼈고정 부위에 대한 큰 변형을 피하는 것이기 때문에, 저항이 적용된 OKC 무릎 폄 운동은 *폄의 마지막 40°를 피하는 것이* 타당해 보인다. 이러한 운동호를 피하는 것은 치유 중인 ACL 이식조직에 가해지는 큰 변형을 제한할 뿐만 아니라 ACLR 재활 동안 일부 사람들에게 문제를 일으키는 *앞무릎통증*(*anterior knee pain*)의 발생 가능성도 줄여줄 수 있다.[43] 앞무릎통증은 무릎인대(patellar ligament) 이식부위의 자극이나 무릎넓적다리관절(patellofemoral joint, PFJ)의 염증으로 인해 발생할 수 있다. 이 장에서 앞서 설명했듯이, 무릎이 완전한 폄에 가까워질수록 PFJ 내의 관절 접촉면적은 가장 작아지기 때문에, PFJ는 네갈래근으로 인해 발생한 압박력을 분산시키는 능력이 떨어진다. 따라서 무거운 저항이 가해진 상황에서, 무릎이 완전한 폄에 가까워질수록 PFJ의 접촉압력은 매우 높은 수준까지 상승할 수 있다.[86,344]

### *CKC 무릎 폄*

*쪼그려 앉기, 런지, 스텝업/다운*(*step-ups/downs*), *그리고 레그 프레스*(*leg press*)는 ACLR 이후의 재활 동안 네갈래근을 강화하기 위해 자주 선택되는 CKC 운동이다. 이러한 운동들은 기능적이고 실용적인 특성 외에도, *무릎이 굽힘*됨에 따라 네갈래근에 가장 큰 외적인(저항) 토크를 가한다. 예를 들어, 앞서 그림 13.25D~F에서 보여준 것처럼 양쪽다리의 쪼그려 앉기 자세에서 완전한 무릎 폄으로 일어서는 동작을 고려해보자. 체중에 의해 부과되는 외적인(굽힘) 토크는 무릎이 더 폄됨에 따라 점진적으로 *감소*한다. 무릎이 폄됨에 따라 ACL의 길이가 증가될지라도, 네갈래근에 부과되는 요구 또한 그에 상응하게 감소되기 때문에 네갈래근에 의해 발생되는 ACL에 대한 변형의 크기도 제한될 것이다. 뿐만 아니라, CKC 무릎운동은 엉덩관절과 무릎의 동시 운동을 요구하기 때문에, 네갈래근과 넓적다리뒤근의 동시활성을 더 크게 촉진할 수 있다. 동시활성의 증가는 ACL을 변형시킬 수 있는 앞쪽 병진운동을 제한하는 데 도움이 된다.[189] 그림 13.42에서 제시된 바와 같이, 네갈래근과 넓적다리뒤근의 동시활성(네갈래근의 독립된 수축이 아닌)을 요구하는 운동은 20~30°의 굽힘에서 완전한 폄에 이르는 범위에서 ACL에 가해지는 변형이 더 낮아지는 경향이 있으며 30° 굽힘을 초과하는 각도에서는 사실상 변형이 발생하지 않는다.

ACLR 이후 CKC 운동에 대해 제안된 많은 치료적 이점이 있지만, 주목할 만한 단점이 하나 있을 수 있다. 이러한 운동들은 무릎 폄근육과 엉덩관절 폄근육 사이에서 작업부하를 공유하기 때문에, 네갈래근에 가해지는 저항을 의도치 않게 제한하여 최적의 근력 발달을 방해할 수 있다. 이 주제에 대한 연구 결과가 엇갈리고 결정적이지는 않지만,[280] 이런 잠재적인 단점은 역설적이게도 ACLR 재활에서 추구하는 목표, 즉 네갈래근을 부상 전 수준으로 특정적으로 부하를 가하고 강화시키는 것에 반대된다.

### ACL 변형에 대한 관련 연구의 요약

그림 13.41과 13.42는 네갈래근을 강화하기 위한 OKC 운동과 CKC 운동을 수행할 때 ACL 변형에 대한 많은 연구 자료를 이해하는 데 도움이 되는 기본적인 배경을 제공한다. 예를 들어, Fleming 등은 네갈래근에 부하를 적용하는 18가지의 일반적인 OKC와 CKC 방식에서 직접 측정한 온전한 ACL의 변형을 요약하였다.[93] 이 자료의 예는 다음과 같다. OKC 방식에서 보고된 가장 높은 변형률은 4.4%로, 15°의 무릎 굽힘에서 네갈래근이 발생시킨 30 Nm의 토크에 의해 발생되었다. 동일한 OKC 부하 방식에서, 변형률은 30°의 굽힘에서 2.7% 감소하였고 60°와 90°의 굽힘에서는 0%였다. 네갈래근과 넓적다리뒤근의 동시활성을 포함하는 OKC 방식에서는 30°의 굽힘에서 0.4%의 변형률이 측정되었다. *CKC*로 수행된 쪼그려 앉기와 런지에서 측정된 최대 변형률은 각각 3.7%와 1.9%였다. 생체역학적 관점에서 볼 때, Fleming 등은 Lachman검사(30° 굽힘 상태에서 수행된 앞당김검사)에서 90 N (20 lb)의 힘으로 가해진 정강뼈의 앞당김은 3.6%의 ACL 변형률을 유발한다고 보고하였다. 생리적 관점에서 볼 때, 운동방식에 관계없이 여

# 부가적인 임상 연관성

## 임상 연관성 13.3

### *ACL 재건술 이후 재활의 필수 성분인 네갈래근의 근력 회복: 일부 생체역학 및 실질적 고려사항* (계속)

기서 보고된 ACL 변형률의 양은 온전한 ACL이 일반적으로 11~19%의 변형률에서 파열된다는 점을 고려할 때 비교적 낮은 수치이다.[41,212] Fleming 등의 자료는 온전하고 건강한 ACL을 기반으로 한 것이기 때문에, 이러한 값들을 ACL 이식조직에 적용할 때에는 주의가 요구된다는 것에 주목하는 것은 중요하다.

Fleming 등(그리고 기타 보고서)에 의해 보고된 자료는 일반적인 OKC와 CKC 무릎 폄을 수행할 때 발생하는 ACL 변형률의 크기가 비교적 낮고 비교적 유사한 범위 내에 있음을 보여준다.[93,222] 그럼에도 불구하고, 자료 내의 경향을 면밀히 살펴보면 일관된 주제가 나타난다. 일반적으로, ACL 변형률은 CKC 무릎 폄에 비해 OKC 무릎 폄에서 더 높으며, 특히 OKC 운동이 고강도 저항하에 무릎 폄의 끝범위에서 수행될 때 더 높아진다. 뿐만 아니라, CKC 운동에 비해 OKC 폄으로 ACL에 가해지는 변형은 저항이 증가할수록 더 급격하게 상승하는 경향이 있다. 따라서 네갈래근은 ACL 변형률이 더 적은 CKC 운동을 통해 더 큰 부하를 견딜 수 있는 것으로 보인다.

OKC 및 CKC 네갈래근운동이 ACL 변형률에 미치는 영향을 이해하는 것은 운동을 선택하는 데 있어 유용한 정보를 제공할 수 있다. 그러나 좀 더 중요한 것은 서로 다른 운동이 환자의 결과에 실제로 어떻게 영향을 미치고 있는가이다. Perriman 등은 ACLR로 재활 중인 젊은 참가자 485명(평균 나이 24~33세)을 대상으로 한 10개의 연구를 모아 체계적인 문헌고찰(systematic review)과 메타분석을 실시하여 발표하였다.[280] 흥미롭게도, 이 연구는 다양한 시점에서 OKC 또는 CKC 유형의 네갈래근운동을 사용한 재활에서 신체기능(측정되거나 환자가 보고한), 정강뼈 앞쪽 느슨함, 또는 네갈래근 근력에서의 유의한 차이가 없다고 결론 내렸다. Perriman 등의 연구에서 평가된 연구들은 제한적이거나 중간 정도 수준의 증거만을 보여주기 때문에, 이 저자들은 이전에 보고된 ACL 변형률 자료에서의 경향을 고려하여 임상가들이 ACLR 이후 첫 12주 이내에 OKC 네갈래근운동을 처방할 때에는 주의해야 한다고 제안하였다.[280]

#### 요약 및 마무리 의견

좀 더 효율적인 네갈래근의 근력강화는 ACLR을 받은 사람들의 장기적인 성공을 향상시키기 위해 요구된다. 근력을 키우기 위한 기본적인 조건은 적절히 높은 수준의 저항을 제공하는 것이다. 임상 연관성 13.3에서는 임상가들이 네갈래근에 높은 부하를 가하는 동시에 ACL 이식조직의 취약성을 고려해야 하는 필요성으로 인해 치료적 딜레마에 빠지게 되는지에 대해 질문을 제기했었다. 이 임상 연관성에서 제공된 정보를 바탕으로, 이런 수사적 질문(rhetorical question)에 대한 대답은 단호하게 "아니오"이다.

임상가들은 특히 수술 후 첫 6~12주에서 재건된 ACL 이식조직의 취약성을 충분히 인지하면서, 운동을 통해 네갈래근을 신중하게 훈련해야 한다.[280] 이런 사항에 대한 인지와 다양한 형태의 운동 동안 ACL 변형률의 생체역학에 대한 지식을 바탕으로, 임상가는 적절한 시기에 환자 개개인의 상황에 맞춰 네갈래근에 강도 높은 운동들을 조합하여 처방하는 것에 자신감을 가져야 한다. 일반적으로, 높은 저항부하는 다양한 유형의 CKC 운동을 통해 전체 가동범위에 걸쳐 안전하게 적용될 수 있다.[222] 운동전략은 네갈래근과 넓적다리뒤근 모두의 강한 활성을 요구해야 한다. 이러한 형태의 운동은 균형, 협응, 스포츠에 특화된 활동, 그리고 유산소능력을 함께 훈련할 수 있는 창의적이고 기능적인 활동들로 조합하여 제공할 수 있다.

다양한 유형의 OKC 네갈래근운동 또한 무릎 폄의 마지막 40°를 피함으로써 안전하게 적용할 수 있다. 이처럼 제한된 가동범위 내에서의 수정된 OKC 운동은 네갈래근을 효율적으로 분리하여, 근육이 거의 최대의 생리적 능력에 가까운 부하를 받을 수 있게 해준다. 거의 모든 CKC 운동과 마찬가지로, 이 수정된 OKC 접근법은 앞무릎통증의 유발 가능성을 낮출 수 있다.

CKC와 수정된 OKC 네갈래근운동의 결합은 대부분의 무릎 가동범위에 걸쳐 다양한 치료적 이점을 제공할 수 있다. 예를 들어, 90°와 40° 굽힘 사이의 OKC 유형 운동과 약 70°와 거의 완전한 폄 사이의 CKC 유형 운동을 교대로 수행하는 것에 대해 고려해보라.

이 임상 연관성의 중요한 주제는 네갈래근에 의해 유발되는 크고 잠재적으로 손상을 줄 수 있는 ACL 변형으로부터 ACL 이식조직을 보호하는 것의 중요성이다. 이런 사항이 중요하기는 하지만, 재활 과정의 어떤 시점에서는 ACL(또는 이식조직)에 대한 장력이 치유를 촉진하고 치료적인 것으로 고려될 수 있다는 점 또한 인지해야 한다.[45,358] 이러한 보호적 단계에서 치료적 단계로 전환되는 정확한 시기는 알려져 있지 않으며 환자 개개인의 특성과 ACLR에서 사용된 이식조직의 종류에 따라 크게 달라질 가능성이 있다.

마지막으로, 임상가는 ACLR 이후 네갈래근의 근력강화 전략을 개선하기 위한 효과적인 중재에 대해 새롭게 나오는 연구들을 지속적으로 인지해야 한다. 신경근전기자극, 혈류제한치료, 그리고 운동 중 운동신경세포의 흥분성을 증가시키기 위한 기법과 같은 일부 중재들은 기존의 점진저항운동프로그램에 유용한 보조적 치료법으로 활용될 수 있다.[85,126,136,336,360]

# 부가적인 임상 연관성

## 임상 연관성 13.4
## 엉덩관절과 무릎의 일관절근육과 이관절근육 사이의 협동작용

### 전형적인 움직임 결합: 엉덩관절과 무릎의 폄 또는 엉덩관절과 무릎의 굽힘

다리에 의해 수행되는 많은 움직임에는 엉덩관절과 무릎의 폄 또는 엉덩관절과 무릎 굽힘의 주기적인 작용이 포함된다. 이러한 움직임의 양상은 걷기, 달리기, 점프하기, 그리고 오르기의 기본적인 성분이다. 엉덩관절과 무릎의 폄은 신체를 앞쪽이나 위쪽으로 추진시킨다. 반면, 엉덩관절과 무릎의 굽힘은 다리를 전진시키거나 신체를 지면 쪽으로 천천히 낮추기 위해 사용된다. 이러한 움직임은 일관절(monoarticular) 근육과 다관절(polyarticular) 근육 사이의 협동작용을 통해 부분적으로 조절되는데, 다관절 근육의 대부분은 엉덩관절과 무릎을 가로지른다.

그림 13.43은 달리기에서 엉덩관절과 무릎의 폄 단계 동안 근육들 사이의 상호작용을 보여주고 있다. 2개의 일관절근육인 넓은근육무리(vastus group)와 큰볼기근(gluteus maximus)은 이관절(biarticular) 근육인 반힘줄근(semitendinosus)과 넓적다리곧은근(rectus femoris)과 함께 협력적으로 작용한다. 네갈래근의 넓은근들과 반힘줄근은 둘 다 전기적으로 활동 중이지만, 무릎에서 이들의 최종적인 토크는 *폄*을 나타낸다. 이러한 상황은 넓은근들의 수축이 반힘줄근의 수축 효과를 압도하기 때문에 발생한다. 결과적으로, 무릎을 가로지르는 반힘줄근의 강제적 길어짐으로 저장된 장력은 능동적인 엉덩관절 폄을 보조하는 데 사용된다. 따라서 엉덩관절과 무릎 폄의 결합된 움직임에서, 반힘줄근은 (전체적으로 고려했을 때) 엉덩관절을 폄시키지만 실제 수축하여 짧아지는 거리는 비교적 짧다. 수축거리가 짧기 때문에, 동일한 시간 동안의 수축속도 또한 낮다.

앞서 설명한 반힘줄근의 작용은 신경 자극이나 노력 수준에 비해 비교적 높은 힘을 생산하는 데 유리하다. 이런 효율적인 근육작용에 대한 생리적 근거는 근육의 힘–속도관계와 길이–장력관계에 기초한다(3장 참조). 먼저, 근육의 수축속도가 근육의 힘 생산에 미치는 영향을 고려해보자. 수축속도가 감소할수록 동일한 노력 수준에서의 근육 힘은 급격히 증가한다. 예를 들어, 최대 단축속도의 6.3%로 수축하는 근육은 최대 힘의 약 75%의 힘을 생산한다. 수축속도가 단지 최대의 2.2%(즉, 거의 등척성에 가깝게)로 느려지면, 최대 힘의 90%로 힘 출력이 상승하게 된다.[210] 엉덩관절과 무릎의 폄 움직임에 있어, 무릎을 폄시키는 넓은근들은 반힘줄근의 수축속도를 감소시킴으로써 엉덩관절의 폄을 간접적으로 증가시킨다.

다음으로, 이관절근육 내에서 생산된 *수동적인* 힘에 대한 근육길이의 영향을 고려해보자. 근육의 수동적인 길이–장력관계에 근거하여, 반힘줄근과 같은 근육 내의 내적인 저항 또는 힘은 근육이 신장될수록 증가한다. 이런 특정적인 예에서, 폄하고 있는 무릎을 가로지르는 신장된 반힘줄근 내에서 생산된 수동적인 힘은 '재사용'되어 엉덩관절을 폄시키는 데 도움이 되도록 사용된다. 이러한 방법에 있어, 반힘줄근을 비롯한 모든 이관절 넓적다리뒤근은 수축하고 있는 넓은근들에 의해 생산된 힘을 엉덩관절을 폄시키는 데 작용하는 힘으로 전환시키는 '변환기(transducer)'로서 기능한다.

능동적인 엉덩관절과 무릎의 폄 동안, 큰볼기근과 넓적다리곧은근은 넓은근들과 반힘줄근 사이의 관계와 유사한 상호작용을 보인다. 본질적으로, 일관절근육인 큰볼기근은 엉덩관절 폄에서의 우세한 영향력을

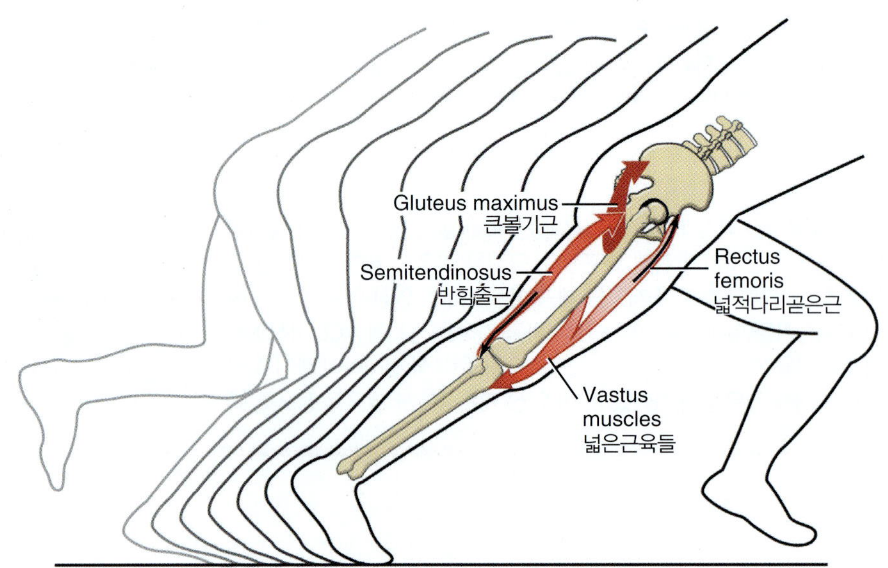


그림 13.43 달기리의 엉덩관절과 무릎의 폄 단계 동안 여러 일관절근육과 이관절근육의 작용을 보여주고 있다. 넓은근들은 무릎을 폄시키고, 이러한 무릎의 폄은 반힘줄근의 먼쪽끝을 신장시킨다. 큰볼기근은 엉덩관절을 폄시키고, 이러한 엉덩관절의 폄은 넓적다리곧은근의 몸쪽끝을 신장시킨다. 신장된 이관절근육은 가는 검은색 화살표로 보여주고 있다. 능동적인 이관절근육에 부과된 신장은 그들의 전반적인 수축의 양과 속도를 감소시킨다. *주의*: 반힘줄근은 넓적다리뒤근의 대표적인 예시로만 나타낸 것이다. (더 자세한 설명은 본문을 참조하라.)

# 부가적인 임상 연관성

**임상 연관성 13.4**

*엉덩관절과 무릎의 일관절근육과 이관절근육 사이의 협동작용 (계속)*

통해 무릎 폄의 힘을 증가시킨다. 이런 우세한 영향력은 활성된 넓적다리곧은근을 신장시킨다. 이러한 예에서, 넓적다리곧은근은 큰볼기근에서 생성된 힘을 무릎 폄으로 전환시키는 이관절 변환기(biarticular transducer)가 된다. 이러한 근육 사이의 상호작용 그리고 엉덩관절과 무릎 굽힘 동안에 사용되는 다른 근육의 상호작용은 표 13.8에 요약되었다.

엉덩관절과 무릎의 폄근육 사이 그리고 엉덩관절과 무릎의 굽힘근육 사이의 기능적 상호의존성은 이런 능동적인 움직임 조합이 요구되는 기능적 활동을 평가할 때 반드시 고려되어야 한다. 예를 들어, 앉은 자세에서 일어서는 데 요구되는 엉덩관절과 무릎 폄의 결합된 움직임을 고려해보자. 넓은근들의 약화는 엉덩관절을 폄시키는 데 간접적으로 어려움을 유발하는 반면, 큰볼기근의 약화는 무릎을 폄시키는 데 간접적으로 어려움을 유발할 수 있다. 근력강화프로그램들을 디자인할 때 이런 근육들 사이의 자연스러운 협동작용을 포함하는 저항운동은 이득이 된다.

**비전형적인 움직임의 결합: 엉덩관절 굽힘과 무릎 폄 또는 엉덩관절 폄과 무릎 굽힘**

앞서 설명한 전형적인 움직임 양상과는 '위상이 다른(out of phase)' 엉덩관절과 무릎의 능동적 움직임 양상을 고려해보자. 엉덩관절 굽힘이 무릎 폄과 함께 일어날 수도 있고(그림 13.44A), 또는 엉덩관절 폄이 무릎 굽힘과 함께 일어날 수도 있다(그림 13.44B). 이러한 움직임의 생리적 결과는 그림 13.43에서 설명되었던 것과는 매우 다르다. 그림 13.44A에 있어, 이관절 넓적다리곧은근은 엉덩관절을 굽힘시키면서 동시에 무릎을 폄시키기 위해 먼 거리를 비교적 빠른 속도로 짧아져야 한다. 최대한의 노력을 발휘했어도, 이러한 작용 동안 능동적인 무릎 폄은 대개 제한된다. 근육의 길이-장력관계 및 힘-속도관계에 근거하여, 넓적다리곧은근은 최대의 무릎 폄근육의 힘을 발생시킬 수 없을 것이다. 이관절 넓적다리뒤근 또한 엉덩관절과 무릎 둘 다에 걸쳐 과신장되기 때문에, 무릎 폄에 대해 수동적으로 저항하게 된다.

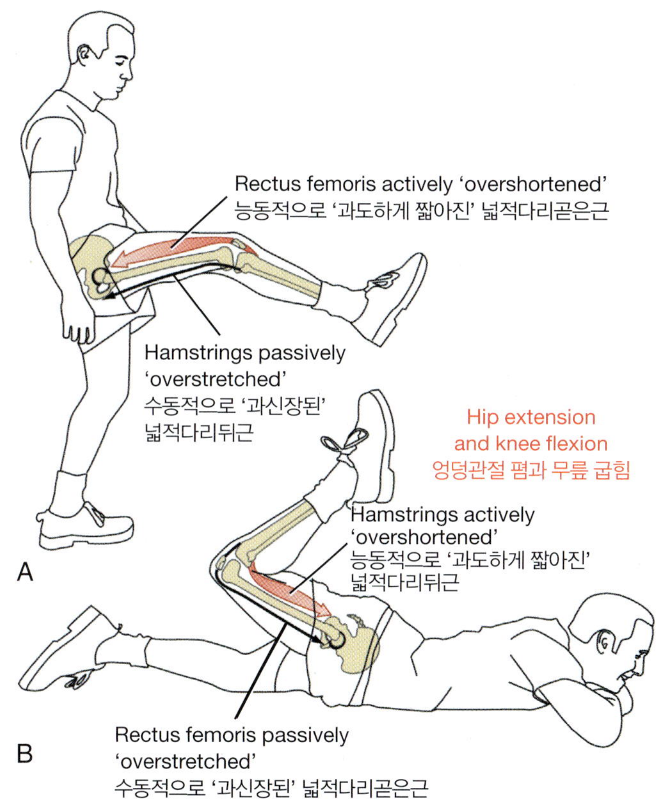


**그림 13.44** (A) 엉덩관절 굽힘과 무릎 폄 동작 그리고 (B) 엉덩관절 폄과 무릎 굽힘의 동작. 두 움직임에 있어, 거의 최대에 가까운 이관절근육의 수축(*빨간색*)은 거의 최대에 가까운 이관절 대항근의 신장(*검은색 화살표*)을 유발한다.

**표 13.8 엉덩관절과 무릎의 근육 협동작용에 대한 예**

| | 일관절 근육(들) | 작용 | 이관절 변환기(들) | 증가된 작용 |
|---|---|---|---|---|
| 능동적인 엉덩관절*과* 무릎의 *폄* | 넓은근들<br>큰볼기근 | 무릎 *폄*<br>엉덩관절 *폄* | 이관절 넓적다리뒤근<br>넓적다리곧은근 | 엉덩관절 *폄*<br>무릎 *폄* |
| 능동적인 엉덩관절*과* 무릎의 *굽힘* | 엉덩허리근<br>넓적다리두갈래근(짧은갈래), 오금근 | 엉덩관절 *굽힘*<br>무릎 *굽힘* | 이관절 넓적다리뒤근<br>넓적다리곧은근 | 무릎 *굽힘*<br>엉덩관절 *굽힘* |

Modified from Leiber RL: *Skeletal Muscle: structure and function*. Baltimore, 1992, Williams & Wilkins.

(계속)

# 부가적인 임상 연관성

## 임상 연관성 13.4

### *엉덩관절과 무릎의 일관절근육과 이관절근육 사이의 협동작용* (계속)

그림 13.44A에서 설명된 상황은 그림 13.44B에 나타난 움직임에도 적용된다. 이관절 넙적다리뒤근은 매우 짧은 길이로 수축해야 하는데, 이러한 움직임은 흔히 근육의 경련을 유발할 수 있다. 뿐만 아니라 이관절 넙적다리곧은근은 엉덩관절과 무릎 둘 다에 걸쳐 과신장되기 때문에, 무릎 굽힘에 대해 수동적으로 저항하게 된다. 이러한 2가지 이유로 인해, 무릎 굽힘의 힘과 가동범위는 비전형적인 움직임의 결합에 의해 대개 제한된다.

그림 13.44에서 설명되고 있는 비전형적인 움직임은 유용한 목적을 가질 수도 있다. 예를 들어, 공을 차는 동작을 고려해보자. 공을 차기 위한 준비 움직임인 엉덩관절 폄과 무릎 굽힘의 결합을 통해, 신장된 넓적다리곧은근에는 탄성에너지가 저장된다. 공을 차는 동작은 넓적다리곧은근의 빠르고 거의 완전한 수축을 통한 엉덩관절의 굽힘과 무릎의 폄에 의해 일어난다. 이런 동작의 목적은 넓적다리곧은근에 있는 *모든* 힘을 가능한 한 빠르게 방출하는 것이다. 이와는 대조적으로, 걷기, 조깅, 자전거 타기와 같은 활동에서는 좀 더 천천히 그리고 반복적이거나 주기적인 양상의 힘을 발생시키는 방식으로 이관절근육을 사용한다. 이러한 예에서, 예를 들어 넓적다리곧은근과 반힘줄근의 길이 변화는 대부분의 활성주기 내내 비교적 작다(그림 13.43). 이러한 방법에 의해, 근육은 비교적 많은 양의 에너지를 저장했다가 곧바로 방출하는 반복적인 주기를 피하게 된다. 좀 더 적당한 수준의 능동적인 힘과 수동적인 힘이 근육들 사이에서 협력적으로 분배되기 때문에, 움직임의 대사 효율성을 최적화하게 된다.

## 참고문헌


1. Adouni M, Shirazi-Adl A: Partitioning of knee joint internal forces in gait is dictated by the knee adduction angle and not by the knee adduction moment, *J Biomech* 47(7):1696–1703, 2014.
2. Alonso B, Bravo B, Mediavilla L, et al.: Osteoarthritis-related biomarkers profile in chronic anterior cruciate ligament injured knee, *Knee* 27(1):51–60, 2020.
3. Amis AA, Bull AM, Gupte CM, et al.: Biomechanics of the PCL and related structures: posterolateral, posteromedial and meniscofemoral ligaments, *Knee Surg Sports Traumatol Arthrosc* 11:271–281, 2003.
4. Amis AA, Firer P, Mountney J, et al.: Anatomy and biomechanics of the medial patellofemoral ligament, *Knee* 10:215–220, 2003.
5. Amis AA, Senavongse W: Bull AM: patellofemoral kinematics during knee flexion-extension: an in vitro study, *J Orthop Res* 24:2201–2211, 2006.
6. Amis AA: Current concepts on anatomy and biomechanics of patellar stability, *Sports Med Arthrosc* 15:48–56, 2007.
7. Amis AA: The functions of the fibre bundles of the anterior cruciate ligament in anterior drawer, rotational laxity and the pivot shift [Review], *Knee Surg Sports Traumatol Arthrosc* 20(4):613–620, 2012.
8. Anderson DE, Madigan ML, Nussbaum MA: Maximum voluntary joint torque as a function of joint angle and angular velocity: model development and application to the lower limb, *J Biomech* 40(14):3105–3113, 2007.
9. Andriacchi TP, Birac D: Functional testing in the anterior cruciate ligament–deficient knee, *Clin Orthop Relat Res* 288:40–47, 1993.
10. Andriacchi TP, Mündermann A, Smith RL, et al.: A framework for the in vivo pathomechanics of osteoarthritis at the knee, *Ann Biomed Eng* 32(3):447–457, 2004.
11. Ardern CL, Taylor NF, Feller JA, et al.: Fifty-five per cent return to competitive sport following anterior cruciate ligament reconstruction surgery: an updated systematic review and meta-analysis including aspects of physical functioning and contextual factors, *Br J Sports Med* 48(21):1543–1552, 2014.
12. Armour T, Forwell L, Litchfield R, et al.: Isokinetic evaluation of internal/external tibial rotation strength after the use of hamstring tendons for anterior cruciate ligament reconstruction, *Am J Sports Med* 32:1639–1643, 2004.
13. Arundale AJH, Bizzini M, Giordano A, et al.: Exercise-based knee and anterior cruciate ligament injury prevention, *J Orthop Sports Phys Ther* 48(9):A1–A42, 2018.
14. Atkins LT, James CR, Yang HS, et al.: Immediate improvements in patellofemoral pain are associated with sagittal plane movement training to improve use of gluteus maximus muscle during single limb Landing, *Phys Ther* 101(10), 2021.
15. Atkins LT, Smithson C, Grimes D, et al.: The influence of sagittal trunk posture on the magnitude and rate of patellofemoral joint stress during stair ascent in asymptomatic females, *Gait Posture* 74:121–127, 2019.
16. Backman LJ, Danielson P: Low range of ankle dorsiflexion predisposes for patellar tendinopathy in junior elite basketball players: a 1-year prospective study, *Am J Sports Med* 39(12):2626–2633, 2011.
17. Bakenecker P, Raiteri B, Hahn D: Patella tendon moment arm function considerations for human vastus lateralis force estimates, *J Biomech* 86:225–231, 2019.
18. Baldon Rde M, Serrão FV, Scattone Silva R, et al.: Effects of functional stabilization training on pain, function, and lower extremity biomechanics in women with patellofemoral pain: a randomized clinical trial, *J Orthop Sports Phys Ther* 44(4):240–A800, 2014.
19. Baron JE, Parker EA, Duchman KR, et al.: Perioperative and postoperative factors influence quadriceps atrophy and strength after ACL reconstruction: a systematic review, *Orthop J Sports Med* 8(6), 2020. 2325967120930296.
20. Barrios JA, Butler RJ, Crenshaw JR, et al.: Mechanical effectiveness of lateral foot wedging in medial knee osteoarthritis after 1 year of wear, *J Orthop Res* 31(5):659–664, 2013.
21. Barton CJ, Levinger P, Crossley KM, et al.: The relationship between rearfoot, tibial and hip kinematics in individuals with patellofemoral pain syndrome, *Clin Biomech* 27(7):702–705, 2012.
22. Basmajian JV: *Muscles alive: their functions revealed by electromyography*, ed 3, Baltimore, 1974, Williams & Wilkins.
23. Bates NA, Myer GD, Shearn JT, et al.: Anterior cruciate ligament biomechanics during robotic and mechanical simulations of physiologic and clinical motion tasks: a systematic review and meta-analysis, *Clin Biomech* 30(1):1–13, 2015.
24. Bates NA, Schilaty ND, Nagelli CV, et al.: Multiplanar loading of the knee and its influence on anterior cruciate ligament and medial collateral ligament strain during simulated landings and noncontact tears, *Am J Sports Med* 47(8):1844–1853, 2019.
25. Belvedere C, Leardini A, Giannini S, et al.: Does medio-lateral motion occur in the normal knee? An in-vitro study in passive motion, *J Biomech* 44(5):877–884, 2011.
26. Besier TF, Draper CE, Gold GE, et al.: Patellofemoral joint contact area increases with knee flexion and weight-bearing, *J Orthop Res* 23:345–350, 2005.
27. Beynnon BD, Fleming BC: Anterior cruciate ligament strain in-vivo: a review of previous work, *J Biomech* 31:519–525, 1998.
28. Beynnon BD, Hall JS, Sturnick DR, et al.: Increased slope of the lateral tibial plateau subchondral bone is associated with greater risk of noncontact ACL injury in females but not in males: a prospective cohort study with a nested, matched case-control analysis, *Am J Sports Med* 42(5):1039–1048, 2014.
29. Bicos J, Fulkerson JP, Amis A: Current concepts review: the medial patellofemoral ligament, *Am J Sports Med* 35:484–492, 2007.
30. Bittencourt NF, Ocarino JM, Mendonca LD, et al.: Foot and hip contributions to high frontal plane knee projection angle in athletes: a classification and regression tree approach, *J Orthop Sports Phys Ther* 42(12):996–1004, 2012.
31. Boden BP, Dean GS, Feagin JA Jr, et al.: Mechanisms of anterior cruciate ligament injury, *Orthopedics* 23:573–578, 2000.
32. Boden BP, Sheehan FT, Torg JS, et al.: Noncontact anterior cruciate ligament injuries: mechanisms and risk factors. [Review], *J Am Acad Orthop Surg* 18(9):520–527, 2010.
33. Bohannon RW, Gajdosik RL, LeVeau BF: Isokinetic knee flexion and extension torque in the upright sitting and semireclined sitting positions, *Phys Ther* 66:1083–1086, 1986.
34. Bollier M, Smith PA: Anterior cruciate ligament and medial collateral ligament injuries [Review], *J Knee Surg* 27(5):359–368, 2014.
35. Bonifácio D, Richards J, Selfe J, et al.: Influence and benefits of foot orthoses on kinematics, kinetics and muscle activation during step descent task, *Gait Posture* 65:106–111, 2018.
36. Borotikar BS, Sheehan FT: In vivo patellofemoral contact mechanics during active extension using a novel dynamic MRI-based methodology, *Osteoarthritis Cartilage* 21(12):1886–1894, 2013.
37. Breda SJ, Oei EHG, Zwerver J, et al.: Effectiveness of progressive tendon-loading exercise therapy in patients with patellar tendinopathy: a randomised clinical trial, *Br J Sports Med* 55(9):501–509, 2021.
38. Buckwalter JA, Mankin HJ, Grodzinsky AJ: Articular cartilage and osteoarthritis, *Instr Course Lect* 54:465–480, 2005.
39. Buford WL Jr, Ivey FM Jr, Malone JD, et al.: Muscle balance at the knee—moment arms for the normal knee and the ACL-minus knee, *IEEE Trans Rehabil Eng* 5:367–379, 1997.
40. Buford WL Jr, Ivey FM Jr, Nakamura T, et al.: Internal/external rotation moment arms of muscles at the knee: moment arms for the normal knee and the ACL-deficient knee, *Knee* 8:293–303, 2001.
41. Butler DL, Guan Y, Kay MD, et al.: Location-dependent variations in the material properties of the anterior cruciate ligament, *J Biomech* 25(5):511–518, 1992.
42. Butler DL, Noyes FR, Grood ES: Ligamentous restraints to anterior-posterior drawer in the human knee. A biomechanical study, *J Bone Joint Surg Am* 62:259–270, 1980.
43. Bynum EB, Barrack RL, Alexander AH: Open versus closed chain kinetic exercises after anterior cruciate ligament reconstruction. A prospective randomized study, *Am J Sports Med* 23:401–406, 1995.
44. Calmels PM, Nellen M, van dB I, et al.: Concentric and eccentric isokinetic assessment of flexor-extensor torque ratios at the hip, knee, and ankle in a sample population of healthy subjects, *Arch Phys Med Rehabil* 78:1224–1230, 1997.
45. Camp CL, Lebaschi A, Cong GT, et al.: Timing of postoperative mechanical loading affects healing following anterior cruciate ligament reconstruction: analysis in a murine model, *J Bone Joint Surg Am* 99(16):1382–1391, 2017.
46. Campbell SE, Sanders TG, Morrison WB: MR imaging of meniscal cysts: incidence, location, and clinical significance, *AJR Am J Roentgenol* 177:409–413, 2001.
47. Cannon J, Cambridge EDJ, McGill SM: Anterior cruciate ligament injury mechanisms and the kinetic chain linkage: the effect of proximal joint stiffness on distal knee control during bilateral landings, *J Orthop Sports Phys Ther* 49(8):601–610, 2019.
48. Cannon J, Cambridge EDJ, McGill SM: Increased core stability is associated with reduced knee valgus during single-leg landing tasks: investigating lumbar spine and hip joint rotational stiffness, *J Biomech* 116:110240, 2021.
49. Chalmers PN, Mall NA, Moric M, et al.: Does ACL Reconstruction alter natural history?: a systematic literature review of long-term outcomes, *J Bone Joint Surg Am* 96(4):292–300, 2014.
50. Chandrasekaran S, Ma D, Scarvell JM, et al.: A review of the anatomical, biomechanical and kinematic findings of posterior cruciate ligament injury with respect to non-operative management [Review], *Knee* 19(6):738–745, 2012.
51. Chandrashekar N, Mansouri H, Slauterbeck J, et al.: Sex-based differences in the tensile properties of the human anterior cruciate ligament, *J Biomech* 39:2943–2950, 2006.
52. Chappell JD, Creighton RA, Giuliani C, et al.: Kinematics and electromyography of landing preparation in vertical stop-jump: risks for noncontact anterior cruciate ligament injury, *Am J Sports Med* 35:235–241, 2007.
53. Charles MD, Haloman S, Chen L, et al.: Magnetic resonance imaging-based topographical differences between control and recurrent patellofemoral instability patients, *Am J Sports Med* 41(2):374–384, 2013.
54. Chinkulprasert C, Vachalathiti R, Powers CM: Patellofemoral joint forces and stress during forward step-up, lateral step-up, and forward step-down exercises, *J Orthop Sports Phys Ther* 41(4):241–248, 2011.
55. Chumanov ES, Heiderscheit BC, Thelen DG: The effect of speed and influence of individual muscles on

hamstring mechanics during the swing phase of sprinting, *J Biomech* 40(16):3555–3562, 2007.

56. Clancy WG Jr, Sutherland TB: Combined posterior cruciate ligament injuries, *Clin Sports Med* 13:629–647, 1994.
57. Cone SG, Howe D, Fisher MB: Size and shape of the human anterior cruciate ligament and the impact of sex and skeletal growth: a Systematic Review, *JBJS Rev* 7(6):e8, 2019.
58. Covey DC, Sapega AA, Riffenburgh RH: The effects of sequential sectioning of defined posterior cruciate ligament fiber regions on translational knee motion, *Am J Sports Med* 36:480–486, 2008.
59. Crook BS, Collins AT, Lad NK, et al.: Effect of walking on in vivo tibiofemoral cartilage strain in ACL-deficient versus intact knees, *J Biomech* 116:110210, 2020.
60. Csintalan RP, Schulz MM, Woo J, et al.: Gender differences in patellofemoral joint biomechanics, *Clin Orthop Relat Res* 402:260–269, 2002.
61. Damm P, Kutzner I, Bergmann G, et al.: Comparison of in vivo measured loads in knee, hip and spinal implants during level walking, *J Biomech* 51:128–132, 2017.
62. Dan M, Parr W, Broe D, et al.: Biomechanics of the knee extensor mechanism and its relationship to patella tendinopathy: a review, *J Orthop Res* 36(12):3105–3112, 2018.
63. Davis IS, Tenforde AS, Neal BS, et al.: Gait retraining as an intervention for patellofemoral pain, *Curr Rev Musculoskelet Med* 13(1):103–114, 2020.
64. deAndrade JR, Grant C, Dixon ASJ: Joint distension and reflex muscle inhibition in the knee, *J Bone Joint Surg Am* 47:313–322, 1965.
65. DeHaven KE, Lintner DM: Athletic injuries: comparison by age, sport, and gender, *Am J Sports Med* 14:218–224, 1986.
66. Della Villa F, Straub RK, Mandelbaum B, et al.: Confidence to return to play after anterior cruciate ligament reconstruction is influenced by quadriceps strength symmetry and injury mechanism, *Sports Health*, 2021. 1941738120976377.
67. Demers MS, Pal S, Delp SL: Changes in tibiofemoral forces due to variations in muscle activity during walking, *J Orthop Res* 32(6):769–776, 2014.
68. DeMorat G, Weinhold P, Blackburn T, et al.: Aggressive quadriceps loading can induce noncontact anterior cruciate ligament injury, *Am J Sports Med* 32:477–483, 2004.
69. Diermeier T, Rothrauff BB, Engebretsen L, et al.: Treatment after anterior cruciate ligament injury: panther symposium ACL treatment consensus group, *Knee Surg Sports Traumatol Arthrosc* 28(8):2390–2402, 2020.
70. Domire ZJ, Boros RL, Hashemi J: An examination of possible quadriceps force at the time of anterior cruciate ligament injury during landing: a simulation study, *J Biomech* 44(8):1630–1632, 2011.
71. Donnelly CJ, Lloyd DG, Elliott BC, et al.: Optimizing whole-body kinematics to minimize valgus knee loading during sidestepping: implications for ACL injury risk, *J Biomech* 45(8):1491–1497, 2012.
72. Duivenvoorden T, van Raaij TM, Horemans HL, et al.: Do laterally wedged insoles or valgus braces unload the medial compartment of the knee in patients with osteoarthritis? *Clin Orthop Relat Res* 473(1):265–274, 2015.
73. Eastlack ME, Axe MJ, Snyder-Mackler L: Laxity, instability, and functional outcome after ACL injury: copers versus noncopers, *Med Sci Sports Exerc* 31(2):210–215, 1999.
74. Eckenrode BJ, Kietrys DM, Parrott JS: Effectiveness of manual therapy for pain and self-reported function in individuals with patellofemoral pain: systematic review and meta-analysis, *J Orthop Sports Phys Ther* 48(5):358–371, 2018.
75. Eckstein F, Wirth W, Hudelmaier M, et al.: Patterns of femorotibial cartilage loss in knees with neutral, varus, and valgus alignment, *Arthritis Rheum* 59:1563–1570, 2008.
76. Edwards S, Steele JR, McGhee DE, et al.: Landing strategies of athletes with an asymptomatic patellar tendon abnormality, *Med Sci Sports Exerc* 42(11):2072–2080, 2010.
77. Eitzen I, Moksnes H, Snyder-Mackler L, et al.: A progressive 5-week exercise therapy program leads to significant improvement in knee function early after anterior cruciate ligament injury, *J Orthop Sports Phys Ther* 40(11):705–721, 2010.
78. Emamvirdi M, Letafatkar A, Khaleghi Tazji M: The effect of valgus control instruction exercises on pain, strength, and functionality in active females with patellofemoral pain syndrome, *Sports Health* 11(3):223–237, 2019.
79. Englander ZA, Baldwin EL, Smith WAR, et al.: In Vivo anterior cruciate ligament deformation during a single-legged jump measured by magnetic resonance imaging and high-speed biplanar radiography, *Am J Sports Med* 47(13):3166–3172, 2019.
80. Englander ZA, Cutcliffe HC, Utturkar GM, et al.: In vivo assessment of the interaction of patellar tendon tibial shaft angle and anterior cruciate ligament elongation during flexion, *J Biomech* 90:123–127, 2019.
81. Englander ZA, Garrett WE, Spritzer CE, et al.: In vivo attachment site to attachment site length and strain of the ACL and its bundles during the full gait cycle measured by MRI and high-speed biplanar radiography, *J Biomech* 98:109443, 2020.
82. Englander ZA, Wittstein JR, Goode AP, et al.: Reconsidering reciprocal length patterns of the anteromedial and posterolateral bundles of the anterior cruciate ligament during in vivo gait, *Am J Sports Med* 48(8):1893–1899, 2020.
83. Englund M, Roos EM, Lohmander LS: Impact of type of meniscal tear on radiographic and symptomatic knee osteoarthritis: a sixteen-year followup of meniscectomy with matched controls, *Arthritis Rheum* 48:2178–2187, 2003.
84. Erhart-Hledik J, Chu C, Asay J, et al.: Longitudinal changes in the total knee joint moment after anterior cruciate ligament reconstruction correlate with cartilage thickness changes, *J Orthop Res* 37(7):1546–1554, 2019.
85. Erickson LN, Lucas KCH, Davis KA, et al.: Effect of blood flow restriction training on quadriceps muscle strength, morphology, physiology, and knee biomechanics before and after anterior cruciate ligament reconstruction: protocol for a randomized clinical trial, *Phys Ther* 99(8):1010–1019, 2019.
86. Escamilla RF, Fleisig GS, Zheng N, et al.: Biomechanics of the knee during closed kinetic chain and open kinetic chain exercises, *Med Sci Sports Exerc* 30(4):556–569, 1998.
87. Escamilla RF, MacLeod TD, Wilk KE, et al.: Anterior cruciate ligament strain and tensile forces for weight-bearing and non-weight-bearing exercises: a guide to exercise selection [Review], *J Orthop Sports Phys Ther* 42(3):208–220, 2012.
88. Evans KN, Kilcoyne KG, Dickens JF, et al.: Predisposing risk factors for non-contact ACL injuries in military subjects, *Knee Surg Sports Traumatol Arthrosc* 20(8):1554–1559, 2012.
89. Feipel V, Simonnet ML, Rooze M: The proximal attachments of the popliteus muscle: a quantitative study and clinical significance, *Surg Radiol Anat* 25:58–63, 2003.
90. Felson DT, Nevitt MC, Zhang Y, et al.: High prevalence of lateral knee osteoarthritis in Beijing Chinese compared with Framingham Caucasian subjects, *Arthritis Rheum* 46(5):1217–1222, 2002.
91. Filbay SR, Grindem H: Evidence-based recommendations for the management of anterior cruciate ligament (ACL) rupture, *Best Pract Res Clin Rheumatol* 33(1):33–47, 2019.
92. Fleming BC, Beynnon BD, Renstrom PA, et al.: The strain behavior of the anterior cruciate ligament during bicycling. An in vivo study, *Am J Sports Med* 26:109–118, 1998.
93. Fleming BC, Oksendahl H, Beynnon BD: Open- or closed-kinetic chain exercises after anterior cruciate ligament reconstruction? *Exerc Sport Sci Rev* 33(3):134–140, 2005.
94. Ford KR, Myer GD, Hewett TE: Valgus knee motion during landing in high school female and male basketball players, *Med Sci Sports Exerc* 35:1745–1750, 2003.
95. Ford KR, Myer GD, Schmitt LC, et al.: Preferential quadriceps activation in female athletes with incremental increases in landing intensity, *J Appl Biomech* 27(3):215–222, 2011.
96. Fox AS, Bonacci J, McLean SG, et al.: What is normal? Female lower limb kinematic profiles during athletic tasks used to examine anterior cruciate ligament injury risk: a systematic review [Review], *Sports Med* 44(6):815–832, 2014.
97. Frank B, Bell DR, Norcross MF, et al.: Trunk and hip biomechanics influence anterior cruciate loading mechanisms in physically active participants, *Am J Sports Med* 41(11):2676–2683, 2013.
98. Fredericson M, Yoon K: Physical examination and patellofemoral pain syndrome, *Am J Phys Med Rehabil* 85:234–243, 2006.
99. Frey-Law LA, Laake A, Avin KG, et al.: Knee and elbow 3D strength surfaces: peak torque-angle-velocity relationships, *J Appl Biomech* 28(6):726–737, 2012.
100. Frobell RB, Roos EM, Roos HP, et al.: A Randomized trial of treatment for acute anterior cruciate ligament tears, *N Engl J Med* 363(4):331–342, 2010.
101. Frobell RB, Roos HP, Roos EM, et al.: Treatment for acute anterior cruciate ligament tear: five year outcome of randomised trial, *BMJ* 346:f232, 2013.
102. Fry CS, Johnson DL, Ireland ML, et al.: ACL injury reduces satellite cell abundance and promotes fibrogenic cell expansion within skeletal muscle, *J Orthop Res* 35(9):1876–1885, 2017.
103. Fryer C, Ithurburn MP, McNally MP, et al.: The relationship between frontal plane trunk control during landing and lower extremity muscle strength in young athletes after anterior cruciate ligament reconstruction, *Clin Biomech* 62:58–65, 2019.
104. Fujiya H, Kousa P, Fleming BC, et al.: Effect of muscle loads and torque applied to the tibia on the strain behavior of the anterior cruciate ligament: an in vitro investigation, *Clin Biomech* 26(10):1005–1011, 2011.
105. Fukuda TY, Melo WP, Zaffalon BM, et al.: Hip posterolateral musculature strengthening in sedentary women with patellofemoral pain syndrome: a randomized controlled clinical trial with 1-year follow-up, *J Orthop Sports Phys Ther* 42(10):823–830, 2012.
106. Gadikota HR, Kikuta S, Qi W, et al.: Effect of increased iliotibial band load on tibiofemoral kinematics and force distributions: a direct measurement in cadaveric knees, *J Orthop Sports Phys Ther* 43(7):478–485, 2013.
107. Gagnier JJ, Morgenstern H, Chess L: Interventions designed to prevent anterior cruciate ligament injuries in adolescents and adults: a systematic review and meta-analysis [Review], *Am J Sports Med* 41(8):1952–1962, 2013.
108. Gallina A, Wakeling JM, Hodges PW, et al.: Regional vastus medialis and vastus lateralis activation in females with patellofemoral pain, *Med Sci Sports Exerc* 51(3):411–420, 2019.
109. Gilchrist J, Mandelbaum BR, Melancon H, et al.: A randomized controlled trial to prevent noncontact anterior cruciate ligament injury in female collegiate

soccer players, *Am J Sports Med* 36:1476–1483, 2008.
110. Giles LS, Webster KE, McClelland JA, et al.: Atrophy of the quadriceps is not isolated to the vastus medialis oblique in individuals with patellofemoral pain, *J Orthop Sports Phys Ther* 45(8):613–619, 2015.
111. Giles LS, Webster KE, McClelland JA, et al.: Does quadriceps atrophy exist in individuals with patellofemoral pain? A systematic literature review with meta-analysis, *J Orthop Sports Phys Ther* 43(11):766–776, 2013.
112. Gill TJ, DeFrate LE, Wang C, et al.: The biomechanical effect of posterior cruciate ligament reconstruction on knee joint function. Kinematic response to simulated muscle loads, *Am J Sports Med* 31:530–536, 2003.
113. Goerger BM, Marshall SW, Beutler AI, et al.: Anterior cruciate ligament injury alters preinjury lower extremity biomechanics in the injured and uninjured leg: the jump-ACL study, *Br J Sports Med* 49(3):188–195, 2015.
114. Goh JC, Lee PY, Bose K: A cadaver study of the function of the oblique part of vastus medialis, *J Bone Joint Surg Br* 77(2):225–231, 1995.
115. Goodfellow J, Hungerford DS, Zindel M: Patello-femoral joint mechanics and pathology. 1. Functional anatomy of the patello-femoral joint, *J Bone Joint Surg Br* 58:287–290, 1976.
116. Grace TG, Sweetser ER, Nelson MA, et al.: Isokinetic muscle imbalance and knee-joint injuries. A prospective blind study, *J Bone Joint Surg Am* 66:734–740, 1984.
117. Griffith CJ, Wijdicks CA, LaPrade RF, et al.: Force measurements on the posterior oblique ligament and superficial medial collateral ligament proximal and distal divisions to applied loads, *Am J Sports Med* 37:140–148, 2009.
118. Guilak F: Biomechanical factors in osteoarthritis, *Best Pract Res Clin Rheumatol* 25:815–823, 2011.
119. Gupta AS, Pierpoint LA, Comstock RD, et al.: Sex-based differences in anterior cruciate ligament injuries among United States high school soccer players: an epidemiological study, *Orthop J Sports Med* 8(5), 2020. 2325967120919178.
120. Gupte CM, Bull AM, Thomas RD, et al.: A review of the function and biomechanics of the meniscofemoral ligaments, *Arthroscopy* 19:161–171, 2003.
121. Gwinn DE, Wilckens JH, McDevitt ER, et al.: The relative incidence of anterior cruciate ligament injury in men and women at the United States Naval Academy, *Am J Sports Med* 28:98–102, 2000.
122. Hahn D, Olvermann M, Richtberg J, et al.: Knee and ankle joint torque-angle relationships of multi-joint leg extension, *J Biomech* 44(11):2059–2065, 2011.
123. Hall M, Diamond LE, Lenton GK, et al.: Immediate effects of valgus knee bracing on tibiofemoral contact forces and knee muscle forces, *Gait Posture* 68:55–62, 2019.
124. Harlaar J, Macri EM, Wesseling M: *Osteoarthritis year in review 2021: mechanics*, Osteoarthritis Cartilage, 2022.
125. Harris KP, Driban JB, Sitler MR, et al.: Tibiofemoral osteoarthritis after surgical or nonsurgical treatment of anterior cruciate ligament rupture: a systematic review, *J Athlet Train* 52(6):507–517, 2017.
126. Hart JM, Kuenze CM, Diduch DR, et al.: Quadriceps muscle function after rehabilitation with cryotherapy in patients with anterior cruciate ligament reconstruction, *J Athl Train* 49(6):733–739, 2014.
127. Helito CP, do Prado Torres JA, Bonadio MB, et al.: Anterolateral ligament of the fetal knee: an anatomic and histological study, *Am J Sports Med* 45(1):91–96, 2017.
128. Hemmerich A, Brown H, Smith S, et al.: Hip, knee, and ankle kinematics of high range of motion activities of daily living, *J Orthop Res* 24:770–781, 2006.
129. Herrington L, Nester C: Q-angle undervalued? The relationship between Q-angle and medio-lateral position of the patella, *Clin Biomech* 19:1070–1073, 2004.
130. Herzog W, Read LJ: Lines of action and moment arms of the major force-carrying structures crossing the human knee joint, *J Anat* 182:213–230, 1993.
131. Hewett TE, Ford KR, Myer GD: Anterior cruciate ligament injuries in female athletes: Part 2, a meta-analysis of neuromuscular interventions aimed at injury prevention, *Am J Sports Med* 34:490–498, 2006.
132. Hewett TE, Myer GD, Ford KR, et al.: Biomechanical measures of neuromuscular control and valgus loading of the knee predict anterior cruciate ligament injury risk in female athletes: a prospective study, *Am J Sports Med* 33:492–501, 2005.
133. Hewett TE, Zazulak BT, Myer GD, et al.: A review of electromyographic activation levels, timing differences, and increased anterior cruciate ligament injury incidence in female athletes, *Br J Sports Med* 39:347–350, 2005.
134. Hinman RS, Payne C, Metcalf BR, et al.: Lateral wedges in knee osteoarthritis: what are their immediate clinical and biomechanical effects and can these predict a three-month clinical outcome? *Arthritis Rheum* 59:408–415, 2008.
135. Ho KY, Chen YJ, Farrokhi S, et al.: Selective atrophy of the vastus medialis: does it exist in women with nontraumatic patellofemoral pain? *Am J Sports Med* 49(3):700–705, 2021.
136. Hoch JM, Perkins WO, Hartman JR, et al.: Somatosensory deficits in post-ACL reconstruction patients: a case-control study, *Muscle Nerve* 55(1):5–8, 2017.
137. Hogg JA, Vanrenterghem J, Ackerman T, et al.: Temporal kinematic differences throughout single and double-leg forward landings, *J Biomech* 99:109559, 2020.
138. Höher J, Vogrin TM, Woo SL, et al.: In situ forces in the human posterior cruciate ligament in response to muscle loads: a cadaveric study, *J Orthop Res* 17:763–768, 1999.
139. Holden S, Matthews M, Rathleff MS, et al.: How do hip exercises improve pain in individuals with patellofemoral pain? Secondary mediation analysis of strength and psychological factors as mechanisms, *J Orthop Sports Phys Ther* 51(12):602–610, 2021.
140. Hollister AM, Jatana S, Singh AK, et al.: The axes of rotation of the knee, *Clin Orthop Relat Res* 290:259–268, 1993.
141. Hollman JH, Ginos BE, Kozuchowski J, et al.: Relationships between knee valgus, hip-muscle strength, and hip-muscle recruitment during a single-limb step-down, *J Sport Rehabil* 18:104–117, 2009.
142. Hopper GP, Pioger C, Philippe C, et al.: Risk factors for anterior cruciate ligament graft failure in professional athletes: an analysis of 342 patients with a mean follow-up of 100 months from the SANTI study group, *Am J Sports Med* 50(12):3218–3227, 2022.
143. Horton MG, Hall TL: Quadriceps femoris muscle angle: normal values and relationships with gender and selected skeletal measures, *Phys Ther* 69:897–901, 1989.
144. Hosseinzadeh S, Kiapour AM: Sex differences in anatomic features linked to anterior cruciate ligament injuries during skeletal growth and maturation, *Am J Sports Med* 48(9):2205–2212, 2020.
145. Hoy MG, Zajac FE, Gordon ME: A musculoskeletal model of the human lower extremity: the effect of muscle, tendon, and moment arm on the moment-angle relationship of musculotendon actuators at the hip, knee, and ankle, *J Biomech* 23:157–169, 1990.
146. Hu J, Xin H, Chen Z, et al.: The role of menisci in knee contact mechanics and secondary kinematics during human walking, *Clin Biomech* 61:58–63, 2019.
147. Huber C, Zhang Q, Taylor WR, et al.: Properties and function of the medial patellofemoral ligament: a systematic review, *Am J Sports Med* 48(3):754–766, 2020.
148. Huberti HH, Hayes WC: Patellofemoral contact pressures. The influence of Q-angle and tibiofemoral contact, *J Bone Joint Surg Am* 66:715–724, 1984.
149. Hume DR, Navacchia A, Ali AA, et al.: The interaction of muscle moment arm, knee laxity, and torque in a multi-scale musculoskeletal model of the lower limb, *J Biomech* 76:173–180, 2018.
150. Inderhaug E, Stephen JM, Williams A, et al.: Effect of anterolateral complex sectioning and tenodesis on patellar kinematics and patellofemoral joint contact pressures, *Am J Sports Med* 46(12):2922–2928, 2018.
151. Inman VT, Saunders JB: Referred pain from skeletal structures, *J Nerv Ment Dis* 99:660–667, 1944.
152. Ishii Y, Terajima K, Terashima S, et al.: Three-dimensional kinematics of the human knee with intracortical pin fixation, *Clin Orthop Relat Res* 343:144–150, 1997.
153. Ithurburn MP, Altenburger AR, Thomas S, et al.: Young athletes after ACL reconstruction with quadriceps strength asymmetry at the time of return-to-sport demonstrate decreased knee function 1 year later, *Knee Surg Sports Traumatol Arthrosc* 26(2):426–433, 2018.
154. Jafarnezhadgero AA, Oliveira AS, Mousavi SH, et al.: Combining valgus knee brace and lateral foot wedges reduces external forces and moments in osteoarthritis patients, *Gait Posture* 59:104–110, 2018.
155. James EW, LaPrade CM, LaPrade RF: Anatomy and biomechanics of the lateral side of the knee and surgical implications [Review], *Sports Med Arthrosc* 23(1):2–9, 2015.
156. Janssen I, Steele JR, Munro BJ, et al.: Predicting the patellar tendon force generated when landing from a jump, *Med Sci Sports Exerc* 45(5):927–934, 2013.
157. Jeong J, Choi DH, Shin CS: Core strength training can alter neuromuscular and biomechanical risk factors for anterior cruciate ligament injury, *Am J Sports Med* 49(1):183–192, 2021.
158. Johnson F, Leitl S, Waugh W: The distribution of load across the knee. A comparison of static and dynamic measurements, *J Bone Joint Surg Br* 62:346–349, 1980.
159. Johnson JL, Capin JJ, Arundale AJH, et al.: A secondary injury prevention program may decrease contralateral anterior cruciate ligament injuries in female athletes: 2-year injury rates in the ACL-sports randomized controlled trial, *J Orthop Sports Phys Ther* 50(9):523–530, 2020.
160. Johnson JS, Morscher MA, Jones KC, et al.: Gene expression differences between ruptured anterior cruciate ligaments in young male and female subjects, *J Bone Joint Surg Am* 97(1):71–79, 2015.
161. Kaeding CC, Léger-St-Jean B, Magnussen RA: Epidemiology and diagnosis of anterior cruciate ligament injuries, *Clin Sports Med* 36(1):1–8, 2017.
162. Kan JH, Heemskerk AM, Ding Z, et al.: DTI-based muscle fiber tracking of the quadriceps mechanism in lateral patellar dislocation, *J Magn Reson Imaging* 29:663–670, 2009.
163. Kaplan Y: Identifying individuals with an anterior cruciate ligament-deficient knee as copers and noncopers: a narrative literature review. [Review], *J Orthop Sports Phys Ther* 41(10):758–766, 2011.
164. Kaufer H: Mechanical function of the patella, *J Bone Joint Surg Am* 53:1551–1560, 1971.
165. Kellis E, Baltzopoulos V: In vivo determination of the patella tendon and hamstrings moment arms in adult males using videofluoroscopy during submaximal knee extension and flexion, *Clin Biomech* 14:118–124, 1999.
166. Kenneally-Dabrowski CJB, Brown NAT, Lai AKM, et al.: Late swing or early stance? A narrative review of hamstring injury mechanisms during high-speed running, *Scand J Med Sci Sports* 29(8):1083–1091, 2019.
167. Kennedy JC, Alexander IJ, Hayes KC: Nerve supply of the human knee and its functional importance, *Am J Sports Med* 10:329–335, 1982.

168. Kennedy NI, Wijdicks CA, Goldsmith MT, et al.: Kinematic analysis of the posterior cruciate ligament, part 1: the individual and collective function of the anterolateral and posteromedial bundles, *Am J Sports Med* 41(12):2828–2838, 2013.
169. Kernozek T, Schiller M, Rutherford D, et al.: Real-Time visual feedback reduces patellofemoral joint forces during squatting in individuals with patellofemoral pain, *Clin Biomech* 77:105050, 2020.
170. Kettunen JA, Kvist M, Alanen E, et al.: Long-term prognosis for jumper's knee in male athletes: a prospective follow-up study, *Am J Sports Med* 30(5):689–692, 2002.
171. Kew ME, Miller MD: Posterior cruciate ligament reconstruction in the multiple ligament injured knee, *J Knee Surg* 33(5):421–430, 2020.
172. Khan KM, Bonar F, Desmond PM, et al.: Patellar tendinosis (jumper's knee): findings at histopathologic examination, US, and MR imaging–Victorian Institute of Sport Tendon Study Group, *Radiology* 200(3):821–827, 1996.
173. Khayambashi K, Fallah A, Movahedi A, et al.: Posterolateral hip muscle strengthening versus quadriceps strengthening for patellofemoral pain: a comparative control trial, *Arch Phys Med Rehabil* 95(5):900–907, 2014.
174. Kim YC, Yoo WK, Chung IH, et al.: Tendinous insertion of semimembranosus muscle into the lateral meniscus, *Surg Radiol Anat* 19:365–369, 1997.
175. Kindel C, Challis J: Joint moment-angle properties of the hip extensors in subjects with and without patellofemoral pain, *J Appl Biomech* 34(2):159–166, 2018.
176. Kiriyama S, Sato H, Takahira N: Gender differences in rotation of the shank during single-legged drop landing and its relation to rotational muscle strength of the knee, *Am J Sports Med* 37:168–174, 2009.
177. Kittl C, Becker DK, Raschke MJ, et al.: Dynamic restraints of the medial side of the knee: the semimembranosus corner revisited, *Am J Sports Med* 47(4):863–869, 2019.
178. Kobayashi K, Hosseini A, Sakamoto M, et al.: In vivo kinematics of the extensor mechanism of the knee during deep flexion, *J Biomech Eng* 135(8):81002, 2013.
179. Koh TJ, Grabiner MD, De Swart RJ: In vivo tracking of the human patella, *J Biomech* 25:637–643, 1992.
180. Komzak M, Hart R, Okal F, et al.: AM bundle controls the anterior-posterior and rotational stability to a greater extent than the PL bundle - a cadaver study, *Knee* 20(6):551–555, 2013.
181. Kooiker L, Van De Port IG, Weir A, et al.: Effects of physical therapist-guided quadriceps-strengthening exercises for the treatment of patellofemoral pain syndrome: a systematic review [Review], *J Orthop Sports Phys Ther* 44(6), 2014. 391–B1.
182. Kopkow C, Freiberg A, Kirschner S, et al.: Physical examination tests for the diagnosis of posterior cruciate ligament rupture: a systematic review [Review], *J Orthop Sports Phys Ther* 43(11):804–813, 2013.
183. Kotsifaki A, Korakakis V, Whiteley R, et al.: Measuring only hop distance during single leg hop testing is insufficient to detect deficits in knee function after ACL reconstruction: a systematic review and meta-analysis, *Br J Sports Med* 54(3):139–153, 2020.
184. Kowalczuk M, Herbst E, Burnham JM, et al.: A layered anatomic description of the anterolateral complex of the knee, *Clin Sports Med* 37(1):1–8, 2018.
185. Kraeutler MJ, Welton KL, Chahla J, et al.: Current concepts of the anterolateral ligament of the knee: anatomy, biomechanics, and reconstruction, *Am J Sports Med* 46(5):1235–1242, 2018.
186. Krevolin JL, Pandy MG, Pearce JC: Moment arm of the patellar tendon in the human knee, *J Biomech* 37:785–788, 2004.
187. Krosshaug T, Nakamae A, Boden BP, et al.: Mechanisms of anterior cruciate ligament injury in basketball: video analysis of 39 cases, *Am J Sports Med* 35:359–367, 2007.
188. Kubo K, Ohgo K, Takeishi R, et al.: Effects of series elasticity on the human knee extension torque-angle relationship in vivo, *Res Q Exerc Sport* 77:408–416, 2006.
189. Kulas AS, Hortobagyi T, DeVita P: Trunk position modulates anterior cruciate ligament forces and strains during a single-leg squat, *Clin Biomech* 27(1):16–21, 2012.
190. Kulig K, Andrews JG, Hay JG: Human strength curves, *Exerc Sport Sci Rev* 12:417–466, 1984.
191. Kulig K, Landel R, Chang YJ, et al.: Patellar tendon morphology in volleyball athletes with and without patellar tendinopathy, *Scand J Med Sci Sports* 23(2):e81–e88, 2013.
192. Kumar D, Subburaj K, Lin W, et al.: Quadriceps and hamstrings morphology is related to walking mechanics and knee cartilage MRI relaxation times in young adults, *J Orthop Sports Phys Ther* 43(12):881–890, 2013.
193. Kutzner I, Heinlein B, Graichen F, et al.: Loading of the knee joint during ergometer cycling: telemetric in vivo data, *J Orthop Sports Phys Ther* 42(12):103, 2012.
194. Lankhorst NE, Bierma-Zeinstra SM, van Middelkoop M: Risk factors for patellofemoral pain syndrome: a systematic review, *J Orthop Sports Phys Ther* 42(2):81–94, 2012.
195. Laprade J, Lee R: Real-time measurement of patellofemoral kinematics in asymptomatic subjects, *Knee* 12:63–72, 2005.
196. LaPrade MD, Kallenbach SL, Aman ZS, et al.: Biomechanical evaluation of the medial stabilizers of the patella, *Am J Sports Med* 46(7):1575–1582, 2018.
197. LaPrade RF, Bernhardson AS, Griffith CJ, et al.: Correlation of valgus stress radiographs with medial knee ligament injuries: an in vitro biomechanical study, *Am J Sports Med* 38(2):330–338, 2010.
198. LaPrade RF, Wentorf FA, Fritts H, et al.: A prospective magnetic resonance imaging study of the incidence of posterolateral and multiple ligament injuries in acute knee injuries presenting with a hemarthrosis, *Arthroscopy* 23(12):1341–1347, 2007.
199. Lee TQ, Morris G, Csintalan RP: The influence of tibial and femoral rotation on patellofemoral contact area and pressure, *J Orthop Sports Phys Ther* 33:686–693, 2003.
200. Lenhart RL, Smith CR, Vignos MF, et al.: Influence of step rate and quadriceps load distribution on patellofemoral cartilage contact pressures during running, *J Biomech* 48(11):2871–2878, 2015.
201. Lepley AS, Gribble PA, Thomas AC, et al.: Quadriceps neural alterations in anterior cruciate ligament reconstructed patients: a 6-month longitudinal investigation, *Scand J Med Sci Sports* 25(6):828–839, 2015.
202. Lepley AS, Grooms DR, Burland JP, et al.: Quadriceps muscle function following anterior cruciate ligament reconstruction: systemic differences in neural and morphological characteristics, *Exp Brain Res* 237(5):1267–1278, 2019.
203. Leung J, Smith R, Harvey LA, et al.: The impact of simulated ankle plantarflexion contracture on the knee joint during stance phase of gait: a within-subject study, *Clin Biomech* 29(4):423–428, 2014.
204. Li G, Most E, DeFrate LE, et al.: Effect of the posterior cruciate ligament on posterior stability of the knee in high flexion, *J Biomech* 37:779–783, 2004.
205. Lian OB, Engebretsen L, Bahr R: Prevalence of jumper's knee among elite athletes from different sports: a cross-sectional study, *Am J Sports Med* 33(4):561–567, 2005.
206. Liao TC, Neal BS, Barton CJ, Birn-Jeffery A, et al.: Increased hip adduction during running is associated with patellofemoral pain and differs between males and females: a case-control study, *J Biomech* 91:133–139, 2019.
207. Liao TC, Yang N, Ho KY, et al.: Femur rotation increases patella cartilage stress in females with patellofemoral pain, *Med Sci Sports Exerc* 47(9):1775–1780, 2015.
208. Liao TC, Yin L, Powers CM: The influence of isolated femur and tibia rotations on patella cartilage stress: a sensitivity analysis, *Clin Biomech* 54:125–131, 2018.
209. Lieb FJ, Perry J: Quadriceps function. An anatomical and mechanical study using amputated limbs, *J Bone Joint Surg Am* 50:1535–1548, 1968.
210. Lieber RL: *Skeletal muscle structure, function and plasticity*, ed 3, Baltimore, 2010, Lippincott Williams & Wilkins.
211. Liederbach M, Kremenic IJ, Orishimo KF, et al.: Comparison of landing biomechanics between male and female dancers and athletes, part 2: influence of fatigue and implications for anterior cruciate ligament injury, *Am J Sports Med* 42(5):1089–1095, 2014.
212. Lipps DB, Wojtys EM, Ashton-Miller JA: Anterior cruciate ligament fatigue failures in knees subjected to repeated simulated pivot landings, *Am J Sports Med* 41(5):1058–1066, 2013.
213. Lisee C, Lepley AS, Birchmeier T, et al.: Quadriceps strength and volitional activation after anterior cruciate ligament reconstruction: a systematic review and meta-analysis, *Sports Health* 11(2):163–179, 2019.
214. Liu F, Gadikota HR, Kozanek M, et al.: In vivo length patterns of the medial collateral ligament during the stance phase of gait, *Knee Surg Sports Traumatol Arthrosc* 19(5):719–727, 2011.
215. Logan CA, Beaulieu-Jones BR, Sanchez G, et al.: Posterior cruciate ligament injuries of the knee at the national football league combine: an imaging and epidemiology study, *Arthroscopy* 34(3):681–686, 2018.
216. Logerstedt DS, Scalzitti DA, Bennell KL, et al.: Knee pain and mobility impairments: meniscal and articular cartilage lesions revision 2018, *J Orthop Sports Phys Ther* 48(2):A1–a50, 2018.
217. Lohmander LS, Englund PM, Dahl LL, et al.: The long-term consequence of anterior cruciate ligament and meniscus injuries: osteoarthritis, *Am J Sports Med* 35:1756–1769, 2007.
218. Lorenz A, Muller O, Kohler P, et al.: The influence of asymmetric quadriceps loading on patellar tracking—an in vitro study, *Knee* 19(6):818–822, 2012.
219. Lowry CD, Cleland JA, Dyke K: Management of patients with patellofemoral pain syndrome using a multimodal approach: a case series, *J Orthop Sports Phys Ther* 38:691–702, 2008.
220. Lu TW, O'Connor JJ: Lines of action and moment arms of the major force-bearing structures crossing the human knee joint: comparison between theory and experiment, *J Anat* 189:575–585, 1996.
221. Lunden JB, Bzdusek PJ, Monson JK, et al.: Current concepts in the recognition and treatment of posterolateral corner injuries of the knee, *J Orthop Sports Phys Ther* 40(8):502–516, 2010.
222. Luque-Seron JA, Medina-Porqueres I: Anterior cruciate ligament strain in vivo: S systematic review, *Sports Health* 8(5):451–455, 2016.
223. Luyckx T, Didden K, Vandenneucker H, et al.: Is there a biomechanical explanation for anterior knee pain in patients with patella alta? Influence of patellar height on patellofemoral contact force, contact area and contact pressure, *J Bone Joint Surg Br* 91:344–350, 2009.
224. Luz BC, Dos Santos AF, de Souza MC, et al.: Relationship between rearfoot, tibia and femur kinematics in runners with and without patellofemoral pain, *Gait Posture* 61:416–422, 2018.
225. Lyu SR: Relationship of medial plica and medial femoral condyle during flexion, *Clin Biomech* 22:1013–1016, 2007.

226. MacIntyre NJ, Hill NA, Fellows RA, et al.: Patellofemoral joint kinematics in individuals with and without patellofemoral pain syndrome, *J Bone Joint Surg Am* 88:2596–2605, 2006.
227. MacIntyre NJ, McKnight EK, Day A, et al.: Consistency of patellar spin, tilt and lateral translation side-to-side and over a 1 year period in healthy young males, *J Biomech* 41:3094–3096, 2008.
228. Magalhaes E, Fukuda TY, Sacramento SN, et al.: A comparison of hip strength between sedentary females with and without patellofemoral pain syndrome, *J Orthop Sports Phys Ther* 40:641–647, 2010.
229. Mandelbaum BR, Silvers HJ, Watanabe DS, et al.: Effectiveness of a neuromuscular and proprioceptive training program in preventing anterior cruciate ligament injuries in female athletes: 2-year follow-up, *Am J Sports Med* 33:1003–1010, 2005.
230. Margheritini F, Rihn J, Musahl V, et al.: Posterior cruciate ligament injuries in the athlete: an anatomical, biomechanical and clinical review, *Sports Med* 32:393–408, 2002.
231. Markolf KL, Graff-Radford A, Amstutz HC: In vivo knee stability. A quantitative assessment using an instrumented clinical testing apparatus, *J Bone Joint Surg Am* 60:664–674, 1978.
232. Markolf KL, O'Neill G, Jackson SR, et al.: Effects of applied quadriceps and hamstrings muscle loads on forces in the anterior and posterior cruciate ligaments, *Am J Sports Med* 32:1144–1149, 2004.
233. Marzo JM, Gurske-DePerio J: Effects of medial meniscus posterior horn avulsion and repair on tibiofemoral contact area and peak contact pressure with clinical implications, *Am J Sports Med* 37:124–129, 2009.
234. McDermott ID, Amis AA: The consequences of meniscectomy, *J Bone Joint Surg Br* 88:1549–1556, 2006.
235. McNair PJ, Marshall RN, Maguire K: Swelling of the knee joint: effects of exercise on quadriceps muscle strength, *Arch Phys Med Rehabil* 77:896–899, 1996.
236. Mendias CL, Lynch EB, Davis ME, et al.: Changes in circulating biomarkers of muscle atrophy, inflammation, and cartilage turnover in patients undergoing anterior cruciate ligament reconstruction and rehabilitation, *Am J Sports Med* 41(8):1819–1826, 2013.
237. Mendonca LD, Ocarino JM, Bittencourt NFN, et al.: Association of hip and foot factors with patellar tendinopathy (jumper's knee) in Athletes, *J Orthop Sports Phys Ther* 48(9):676–684, 2018.
238. Mesfar W, Shirazi-Adl A: Biomechanics of changes in ACL and PCL material properties or prestrains in flexion under muscle force-implications in ligament reconstruction, *Comput Methods Biomech Biomed Eng* 9:201–209, 2006.
239. Mesfar W, Shirazi-Adl A: Knee joint mechanics under quadriceps—hamstrings muscle forces are influenced by tibial restraint, *Clin Biomech* 21:841–848, 2006.
240. Meyer EG, Baumer TG, Haut RC: Pure passive hyperextension of the human cadaver knee generates simultaneous bicruciate ligament rupture, *J Biomech Eng* 133(1):011012, 2011.
241. Mihata LC, Beutler AI, Boden BP: Comparing the incidence of anterior cruciate ligament injury in collegiate lacrosse, soccer, and basketball players: implications for anterior cruciate ligament mechanism and prevention, *Am J Sports Med* 34:899–904, 2006.
242. Miyazaki T, Wada M, Kawahara H, et al.: Dynamic load at baseline can predict radiographic disease progression in medial compartment knee osteoarthritis, *Ann Rheum Dis* 61:617–622, 2002.
243. Moksnes H, Snyder-Mackler L, Risberg MA: Individuals with an anterior cruciate ligament-deficient knee classified as noncopers may be candidates for nonsurgical rehabilitation, *J Orthop Sports Phys Ther* 38(10):586–595, 2008.
244. Monk AP, Davies LJ, Hopewell S, et al.: Surgical versus conservative interventions for treating anterior cruciate ligament injuries, *Cochrane Database Syst Rev* 4(4), 2016. Cd011166.
245. Mononen ME, Jurvelin JS, Korhonen RK: Effects of radial tears and partial meniscectomy of lateral meniscus on the knee joint mechanics during the stance phase of the gait cycle—a 3D finite element study, *J Orthop Res* 31(8):1208–1217, 2013.
246. Mossber KA, Smith LK: Axial rotation of the knee in women, *J Orthop Sports Phys Ther* 4:236–240, 1983.
247. Mouarbes D, Menetrey J, Marot V, et al.: Anterior cruciate ligament reconstruction: a systematic review and meta-analysis of outcomes for quadriceps tendon autograft versus bone-patellar tendon-bone and hamstring-tendon autografts, *Am J Sports Med* 47(14):3531–3540, 2019.
248. Moyer RF, Birmingham TB, Bryant DM, et al.: Biomechanical effects of valgus knee bracing: a systematic review and meta-analysis [Review], *Osteoarthritis Cartilage* 23(2):178–188, 2015.
249. Murawski CD, van Eck CF, Irrgang JJ, et al.: Operative treatment of primary anterior cruciate ligament rupture in adults [Review], *J Bone Joint Surg Am* 96(8):685–694, 2014.
250. Musahl V, Karlsson J: Anterior cruciate ligament tear, *N Engl J Med* 380(24):2341–2348, 2019.
251. Nagai K, Gale T, Chiba D, et al.: The complex relationship between in vivo ACL elongation and knee kinematics during walking and running, *J Orthop Res* 37(9):1920–1928, 2019.
252. Nakagawa TH, Moriya ET, Maciel CD, et al.: Frontal plane biomechanics in males and females with and without patellofemoral pain, *Med Sci Sports Exerc* 44(9):1747–1755, 2012.
253. Nascimento LR, Teixeira-Salmela LF, Souza RB, et al.: Hip and knee strengthening is more effective than knee strengthening alone for reducing pain and improving activity in individuals with patellofemoral pain: a systematic review with meta-analysis, *J Orthop Sports Phys Ther* 48(1):19–31, 2018.
254. Navacchia A, Bates NA, Schilaty ND, et al.: Knee abduction and internal rotation moments increase ACL force during landing through the posterior slope of the tibia, *J Orthop Res* 37(8):1730–1742, 2019.
255. Neal BS, Barton CJ, Birn-Jeffery A, et al.: Increased hip adduction during running is associated with patellofemoral pain and differs between males and females: a case-control study, *J Biomech* 91:133–139, 2019.
256. Nebelung W, Wuschech H: Thirty-five years of follow-up of anterior cruciate ligament-deficient knees in high-level athletes, *Arthroscopy* 21:696–702, 2005.
257. Nha KW, Papannagari R, Gill TJ, et al.: In vivo patellar tracking: clinical motions and patellofemoral indices, *J Orthop Res* 26:1067–1074, 2008.
258. Noehren B, Snyder-Mackler L: Who's afraid of the big bad wolf? Open-chain exercises after anterior cruciate ligament reconstruction, *J Orthop Sports Phys Ther* 50(9):473–475, 2020.
259. Noehren B, Andersen A, Hardy P, et al.: Cellular and morphological alterations in the vastus lateralis muscle as the result of ACL injury and reconstruction, *J Bone Joint Surg Am* 98(18):1541–1547, 2016.
260. Noehren B, Hamill J, Davis I: Prospective evidence for a hip etiology in patellofemoral pain, *Med Sci Sports Exerc* 45(6):1120–1124, 2013.
261. Noyes FR, Heckmann TP, Barber-Westin SD: Meniscus repair and transplantation: a comprehensive update, *J Orthop Sports Phys Ther* 42(3):274–290, 2012.
262. Oh YK, Lipps DB, Ashton-Miller JA, et al.: What strains the anterior cruciate ligament during a pivot landing? *Am J Sports Med* 40(3):574–583, 2012.
263. Omi Y, Sugimoto D, Kuriyama S, et al.: Effect of hip-focused injury prevention training for anterior cruciate ligament injury reduction in female basketball players: a 12-year prospective intervention study, *Am J Sports Med* 46(4):852–861, 2018.
264. Osternig LR, Bates BT, James SL: Patterns of tibial rotary torque in knees of healthy subjects, *Med Sci Sports Exerc* 12:195–199, 1980.
265. Pal S, Besier TF, Beaupre GS, et al.: Patellar maltracking is prevalent among patellofemoral pain subjects with patella alta: an upright, weightbearing MRI study, *J Orthop Res* 31(3):448–457, 2013.
266. Pal S, Besier TF, Gold GE, et al.: Patellofemoral cartilage stresses are most sensitive to variations in vastus medialis muscle forces, *Comput Methods Biomech Biomed Eng* 22(2):206–216, 2019.
267. Pal S, Langenderfer JE, Stowe JQ, et al.: Probabilistic modeling of knee muscle moment arms: effects of methods, origin-insertion, and kinematic variability, *Ann Biomed Eng* 35:1632–1642, 2007.
268. Palmieri-Smith RM, Kreinbrink J, Ashton-Miller JA, et al.: Quadriceps inhibition induced by an experimental knee joint effusion affects knee joint mechanics during a single-legged drop landing, *Am J Sports Med* 35:1269–1275, 2007.
269. Pantano KJ, White SC, Gilchrist LA, et al.: Differences in peak knee valgus angles between individuals with high and low Q-angles during a single limb squat, *Clin Biomech* 20:966–972, 2005.
270. Papannagari R, DeFrate LE, Nha KW, et al.: Function of posterior cruciate ligament bundles during in vivo knee flexion, *Am J Sports Med* 35:1507–1512, 2007.
271. Park SE, DeFrate LE, Suggs JF, et al.: The change in length of the medial and lateral collateral ligaments during in vivo knee flexion, *Knee* 12:377–382, 2005.
272. Passmore E, Graham HK, Pandy MG, et al.: Hip- and patellofemoral-joint loading during gait are increased in children with idiopathic torsional deformities, *Gait Posture* 63:228–235, 2018.
273. Patel D: Arthroscopy of the plicae—synovial folds and their significance, *Am J Sports Med* 6:217–225, 1978.
274. Patel SA, Hageman J, Quatman CE, et al.: Prevalence and location of bone bruises associated with anterior cruciate ligament injury and implications for mechanism of injury: a systematic review. [Review], *Sports Med* 44(2):281–293, 2014.
275. Patel VV, Hall K, Ries M, et al.: A three-dimensional MRI analysis of knee kinematics, *J Orthop Res* 22:283–292, 2004.
276. Paterno MV, Rauh MJ, Schmitt LC, et al.: Incidence of second ACL injuries 2 years after primary ACL reconstruction and return to sport, *Am J Sports Med* 42:1567–1573, 2014.
277. Pedersen M, Johnson JL, Grindem H, et al.: Meniscus or cartilage injury at the time of anterior cruciate ligament tear is associated with worse prognosis for patient-reported outcome 2 to 10 years after anterior cruciate ligament injury: a systematic review, *J Orthop Sports Phys Ther* 50(9):490–502, 2020.
278. Peng YL, Tenan MS, Griffin L: Hip position and sex differences in motor unit firing patterns of the vastus medialis and vastus medialis oblique in healthy individuals, *J Appl Physiol* 124(6):1438–1446, 2018.
279. Peng HT, Kernozek TW, Song CY: Muscle activation of vastus medialis obliquus and vastus lateralis during a dynamic leg press exercise with and without isometric hip adduction, *Phys Ther Sport* 14(1):44–49, 2013.
280. Perriman A, Leahy E, Semciw AI: The effect of open-versus closed-kinetic-chain exercises on anterior tibial laxity, strength, and function following anterior cruciate ligament reconstruction: a systematic review and meta-analysis, *J Orthop Sports Phys Ther* 48(7):552–566, 2018.
281. Petersen W, Loerch S, Schanz S, et al.: The role of the posterior oblique ligament in controlling posterior tibial translation in the posterior cruciate ligament-deficient knee, *Am J Sports Med* 36:495–501, 2008.
282. Petrigliano FA, McAllister DR: Isolated posterior cruciate ligament injuries of the knee, *Sports Med Arthrosc*

14:206–212, 2006.

283. Petrovic M, Sigurðsson HB, Sigurðsson HJ, et al.: Effect of sex on anterior cruciate ligament injury-related biomechanics during the cutting maneuver in preadolescent athletes, *Orthop J Sports Med* 8(7), 2020. 2325967120936980.
284. Pfeiffer SJ, Valentine JA, Goodwin JS, et al.: Effects of a knee valgus unloader brace on medial femoral articular cartilage deformation following walking in varus-aligned individuals, *Knee* 26(5):1067–1072, 2019.
285. Philippot R, Boyer B, Testa R, et al.: Study of patellar kinematics after reconstruction of the medial patellofemoral ligament, *Clin Biomech* 27(1):22–26, 2012.
286. Pincivero DM, Salfetnikov Y, Campy RM, et al.: Angle- and gender-specific quadriceps femoris muscle recruitment and knee extensor torque, *J Biomech* 37:1689–1697, 2004.
287. Postma WF, West RV: Anterior cruciate ligament injury-prevention programs [Review], *J Bone Joint Surg Am* 95(7):661–669, 2013.
288. Powers CM, Ho KY, Chen YJ, et al.: Patellofemoral joint stress during weight-bearing and non-weight-bearing quadriceps exercises, *J Orthop Sports Phys Ther* 44(5):320–327, 2014.
289. Powers CM, Ward SR, Fredericson M, et al.: Patellofemoral kinematics during weight-bearing and non-weight-bearing knee extension in persons with lateral subluxation of the patella: a preliminary study, *J Orthop Sports Phys Ther* 33:677–685, 2003.
290. Powers CM, Witvrouw E, Davis IS, et al.: Evidence-Based framework for a pathomechanical model of patellofemoral pain: 2017 patellofemoral pain consensus statement from the 4th international patellofemoral pain research retreat, Manchester, UK: Part 3, *Br J Sports Med* 51(24):1713–1723, 2017.
291. Powers CM: Patellar kinematics, part I: the influence of vastus muscle activity in subjects with and without patellofemoral pain, *Phys Ther* 80:956–964, 2000.
292. Powers CM: The influence of abnormal hip mechanics on knee injury: a biomechanical perspective [Review, 86 refs], *J Orthop Sports Phys Ther* 40(2):42–51, 2010.
293. Powers CM: The influence of altered lower-extremity kinematics on patellofemoral joint dysfunction: a theoretical perspective, *J Orthop Sports Phys Ther* 33:639–646, 2003.
294. Poynton A, Moran CJ, Moran R, et al.: The meniscofemoral ligaments influence lateral meniscal motion at the human knee joint, *Arthroscopy* 27(3):365–371, 2011.
295. Quatman CE, Kiapour AM, Demetropoulos CK, et al.: Preferential loading of the ACL compared with the MCL during landing: a novel in sim approach yields the multiplanar mechanism of dynamic valgus during ACL injuries, *Am J Sports Med* 42(1):177–186, 2014.
296. Race A, Amis AA: The mechanical properties of the two bundles of the human posterior cruciate ligament, *J Biomech* 27(1):13–24, 1994.
297. Raimondo RA, Ahmad CS, Blankevoort L, et al.: Patellar stabilization: a quantitative evaluation of the vastus medialis obliquus muscle, *Orthopedics* 21:791–795, 1998.
298. Rajala GM, Neumann DA, Foster C: Quadriceps muscle performance in male speed skaters, *J Strength Condit Res* 8:48–52, 1994.
299. Reilly DT, Martens M: Experimental analysis of the quadriceps muscle force and patello-femoral joint reaction force for various activities, *Acta Orthop Scand* 43:126–137, 1972.
300. Relph N, Herrington L, Tyson S: The effects of ACL injury on knee proprioception: a meta-analysis, *Physiotherapy* 100(3):187–195, 2014.
301. Richards DP, Ajemian SV, Wiley JP, et al.: Knee joint dynamics predict patellar tendinitis in elite volleyball players, *Am J Sports Med* 24(5):676–683, 1996.
302. Richards Pfeiffer SJ, Valentine JA, Goodwin JS, et al.: Effects of a knee valgus unloader brace on medial femoral articular cartilage deformation following walking in varus-aligned individuals, *Knee* 26(5):1067–1072, 2019.
303. Richter M, Kiefer H, Hehl G, et al.: Primary repair for posterior cruciate ligament injuries. An eight-year followup of fifty-three patients, *Am J Sports Med* 24:298–305, 1996.
304. Rickaby R, El Khoury LY, Samiric T, et al.: Epigenetic status of the human MMP11 gene promoter is altered in patellar tendinopathy, *J Sports Sci Med* 18(1):155–159, 2019.
305. Roach KE, Miles TP: Normal hip and knee active range of motion: the relationship to age, *Phys Ther* 71:656–665, 1991.
306. Robinson JR, Bull AM, Thomas RR, et al.: The role of the medial collateral ligament and posteromedial capsule in controlling knee laxity, *Am J Sports Med* 34:1815–1823, 2006.
307. Robinson JR, Sanchez-Ballester J, Bull AM, et al.: The posteromedial corner revisited. An anatomical description of the passive restraining structures of the medial aspect of the human knee, *J Bone Joint Surg Br* 86:674–681, 2004.
308. Robinson RL, Nee RJ: Analysis of hip strength in females seeking physical therapy treatment for unilateral patellofemoral pain syndrome, *J Orthop Sports Phys Ther* 37:232–238, 2007.
309. Rodriguez KM, Palmieri-Smith RM, Krishnan C: How does anterior cruciate ligament reconstruction affect the functioning of the brain and spinal cord? a systematic review with meta-analysis, *J Sport Health Sci* 10(2):172–181, 2021.
310. Salsich GB, Graci V, Maxam DE: The effects of movement pattern modification on lower extremity kinematics and pain in women with patellofemoral pain, *J Orthop Sports Phys Ther* 42(12):1017–1024, 2012.
311. Salsich GB, Perman WH: Patellofemoral joint contact area is influenced by tibiofemoral rotation alignment in individuals who have patellofemoral pain, *J Orthop Sports Phys Ther* 37:521–528, 2007.
312. Sanchez 2nd AR, Sugalski MT, LaPrade RF: Anatomy and biomechanics of the lateral side of the knee, *Sports Med Arthrosc* 14:2–11, 2006.
313. Scattone SR, Purdam CR, Fearon AM, et al.: Effects of altering trunk position during landings on patellar tendon force and pain, *Med Sci Sports Exerc* 49(12):2517–2527, 2017.
314. Schilaty ND, Bates NA, Krych AJ, et al.: Frontal plane loading characteristics of medial collateral ligament strain concurrent with anterior cruciate ligament failure, *Am J Sports Med* 47(9):2143–2150, 2019.
315. Schinhan M, Bijak M, Unger E, et al.: Electromyographic study of the popliteus muscle in the dynamic stabilization of the posterolateral corner structures of the knee, *Am J Sports Med* 39(1):173–179, 2011.
316. Schulz MS, Russe K, Weiler A, et al.: Epidemiology of posterior cruciate ligament injuries, *Arch Orthop Trauma Surg* 123:186–191, 2003.
317. Schutte MJ, Dabezies EJ, Zimny ML, et al.: Neural anatomy of the human anterior cruciate ligament, *J Bone Joint Surg Am* 69:243–247, 1987.
318. Scott A, Squier K, Alfredson H, et al.: ICON 2019: international scientific tendinopathy symposium consensus: clinical terminology, *Br J Sports Med* 54(5):260–262, 2020.
319. Senavongse W, Amis AA: The effects of articular, retinacular, or muscular deficiencies on patellofemoral joint stability, *J Bone Joint Surg Br* 87:577–582, 2005.
320. Shahane SA, Ibbotson C, Strachan R, et al.: The popliteofibular ligament. An anatomical study of the posterolateral corner of the knee, *J Bone Joint Surg Br* 81(4):636–642, 1999.
321. Shalhoub S, Maletsky LP: Variation in patellofemoral kinematics due to changes in quadriceps loading configuration during in vitro testing, *J Biomech* 47(1):130–136, 2014.
322. Sheehan FT, Borotikar BS, Behnam AJ, et al.: Alterations in in vivo knee joint kinematics following a femoral nerve branch block of the vastus medialis: implications for patellofemoral pain syndrome, *Clin Biomech* 27(6):525–531, 2012.
323. Shelbourne KD, Davis TJ, Patel DV: The natural history of acute, isolated, nonoperatively treated posterior cruciate ligament injuries. A prospective study, *Am J Sports Med* 27:276–283, 1999.
324. Shelburne KB, Pandy MG, Torry MR: Comparison of shear forces and ligament loading in the healthy and ACL-deficient knee during gait, *J Biomech* 37:313–319, 2004.
325. Shelburne KB, Torry MR, Steadman JR, et al.: Effects of foot orthoses and valgus bracing on the knee adduction moment and medial joint load during gait, *Clin Biomech* 23:814–821, 2008.
326. Shimokochi Y, Shultz SJ: Mechanisms of noncontact anterior cruciate ligament injury, *J Athl Train* 43:396–408, 2008.
327. Shin CS, Chaudhari AM, Andriacchi TP: Valgus plus internal rotation moments increase anterior cruciate ligament strain more than either alone, *Med Sci Sports Exerc* 43(8):1484–1491, 2011.
328. Shull PB, Silder A, Shultz R, et al.: Six-week gait retraining program reduces knee adduction moment, reduces pain, and improves function for individuals with medial compartment knee osteoarthritis, *J Orthop Res* 31(7):1020–1025, 2013.
329. Sigmund KJ, Hoeger Bement MK, Earl-Boehm JE: Exploring the pain in patellofemoral pain: a systematic review and meta-analysis examining signs of central sensitization, *J Athl Train*, 2020.
330. Sigward SM, Pollard CD, Havens KL, et al.: Influence of sex and maturation on knee mechanics during side-step cutting, *Med Sci Sports Exerc* 44(8):1497–1503, 2012.
331. Sisk D, Fredericson M: Update of risk factors, diagnosis, and management of patellofemoral pain, *Curr Rev Musculoskelet Med* 12(4):534–541, 2019.
332. Slater LV, Blemker SS, Hertel J, et al.: Sex affects gait adaptations after exercise in individuals with anterior cruciate ligament reconstruction, *Clin Biomech* 71:189–195, 2020.
333. Smidt GL: Biomechanical analysis of knee flexion and extension, *J Biomech* 6:79–92, 1973.
334. Smith TO, Donell S, Song F, et al.: Surgical versus non-surgical interventions for treating patellar dislocation, *Cochrane Database Syst Rev* 2, 2015. Cd008106.
335. Song CY, Lin YF, Wei TC, et al.: Surplus value of hip adduction in leg-press exercise in patients with patellofemoral pain syndrome: a randomized controlled trial, *Phys Ther* 89:409–418, 2009.
336. Sonnery-Cottet B, Saithna A, Quelard B, et al.: Arthrogenic muscle inhibition after ACL reconstruction: a scoping review of the efficacy of interventions, *Br J Sports Med* 53(5):289–298, 2019.
337. Souza RB, Draper CE, Fredericson M, et al.: Femur rotation and patellofemoral joint kinematics: a weight-bearing magnetic resonance imaging analysis, *J Orthop Sports Phys Ther* 40(5):277–285, 2010.
338. Souza RB, Powers CM: Differences in hip kinematics, muscle strength, and muscle activation between subjects with and without patellofemoral pain, *J Orthop Sports Phys Ther* 39:12–19, 2009.
339. Spang R, Egan J, Hanna P, et al.: Comparison of patellofemoral kinematics and stability after medial patellofemoral ligament and medial quadriceps tendon-femoral ligament reconstruction, *Am J Sports Med* 48(9):2252–2259, 2020.
340. Spoor CW, van Leeuwen JL: Knee muscle moment arms from MRI and from tendon travel, *J Biomech*

25:201–206, 1992.
341. Sprague A, Epsley S, Silbernagel KG: Distinguishing quadriceps tendinopathy and patellar tendinopathy: semantics or significant? *J Orthop Sports Phys Ther* 49(9):627–630, 2019.
342. Sprague AL, Smith AH, Knox P, et al.: Modifiable risk factors for patellar tendinopathy in athletes: a systematic review and meta-analysis, *Br J Sports Med* 52(24):1575–1585, 2018.
343. Standring S: *Gray's anatomy: the anatomical basis of clinical practice*, ed 42, St Louis, 2021, Elsevier.
344. Steinkamp LA, Dillingham MF, Markel MD, et al.: Biomechanical considerations in patellofemoral joint rehabilitation, *Am J Sports Med* 21(3):438–444, 1993.
345. Stevenson JH, Beattie CS, Schwartz JB, et al.: Assessing the effectiveness of neuromuscular training programs in reducing the incidence of anterior cruciate ligament injuries in female athletes: a systematic review [Review], *Am J Sports Med* 43(2):482–490, 2015.
346. Sturnick DR, Vacek PM, Desarno MJ, et al.: Combined anatomic factors predicting risk of anterior cruciate ligament injury for males and females, *Am J Sports Med* 43(4):839–847, 2015.
347. Sutton KM, Bullock JM: Anterior cruciate ligament rupture: differences between males and females, *J Am Acad Orthop Surg* 21(1):41–50, 2013.
348. Suzuki T, Hosseini A, Li JS, et al.: In vivo patellar tracking and patellofemoral cartilage contacts during dynamic stair ascending, *J Biomech* 45(14):2432–2437, 2012.
349. Takacs J, Hunt MA: The effect of contralateral pelvic drop and trunk lean on frontal plane knee biomechanics during single limb standing, *J Biomech* 45(16):2791–2796, 2012.
350. Tanifuji O, Blaha JD, Kai S: The vector of quadriceps pull is directed from the patella to the femoral neck, *Clin Orthop Relat Res* 471(3):1014–1020, 2013.
351. Taunton JE, Ryan MB, Clement DB, et al.: A retrospective case-control analysis of 2002 running injuries, *Br J Sports Med* 36:95–101, 2002.
352. Teng HL, Chen YJ, Powers CM: Predictors of patellar alignment during weight bearing: an examination of patellar height and trochlear geometry, *Knee* 21(1):142–146, 2014.
353. Teng HL, Powers CM: Sagittal plane trunk posture influences patellofemoral joint stress during running, *J Orthop Sports Phys Ther* 44(10):785–792, 2014.
354. Thoma LM, Grindem H, Logerstedt D, et al.: Coper classification early after anterior cruciate ligament rupture changes with progressive neuromuscular and strength training and is associated with 2-year success: the Delaware-Oslo ACL cohort study, *Am J Sports Med* 47(4):807–814, 2019.
355. Thomeé R, Renström P, Karlsson J, et al.: Patellofemoral pain syndrome in young women. II. Muscle function in patients and healthy controls, *Scand J Med Sci Sports* 5:245–251, 1995.
356. Thompson JA, Tran AA, Gatewood CT, et al.: Biomechanical effects of an injury prevention program in preadolescent female soccer athletes, *Am J Sports Med* 45(2):294–301, 2017.
357. Tiberio D: The effect of excessive subtalar joint pronation on patellofemoral mechanics: a theoretical model, *J Orthop Sports Phys Ther* 9:160–165, 1987.
358. Tipton CM, Vailas AC, Matthes RD: Experimental studies on the influences of physical activity on ligaments, tendons and joints: a brief review, *Acta Med Scand Suppl* 711:157–168, 1986.
359. Toole AR, Ithurburn MP, Rauh MJ, et al.: Young athletes cleared for sports participation after anterior cruciate ligament reconstruction: how many actually meet recommended return-to-sport criterion cutoffs? *J Orthop Sports Phys Ther* 47(11):825–833, 2017.
360. Toth MJ, Tourville TW, Voigt TB, et al.: Utility of neuromuscular electrical stimulation to preserve quadriceps muscle fiber size and contractility after anterior cruciate ligament injuries and reconstruction: a randomized, sham-controlled, blinded trial, *Am J Sports Med* 48(10):2429–2437, 2020.
361. Tsuda E, Okamura Y, Otsuka H, et al.: Direct evidence of the anterior cruciate ligament-hamstring reflex arc in humans, *Am J Sports Med* 29:83–87, 2001.
362. Ullrich B, Brueggemann GP: Moment-Knee angle relation in well trained athletes, *Int J Sports Med* 29(8):639–645, 2008.
363. Van de Velde SK, DeFrate LE, Gill TJ, et al.: The effect of anterior cruciate ligament deficiency on the in vivo elongation of the medial and lateral collateral ligaments, *Am J Sports Med* 35:294–300, 2007.
364. van Eck CF, Lesniak BP, Schreiber VM, et al.: Anatomic single- and double bundle anterior cruciate ligament reconstruction flowchart, *Arthroscopy* 26(2):258–268, 2010.
365. Van Rossom S, Smith CR, Thelen DG, et al.: Knee joint loading in healthy adults during functional exercises: implications for rehabilitation guidelines, *J Orthop Sports Phys Ther* 48(3):162–173, 2018.
366. van Yperen DT, Reijman M, van Es EM, et al.: Twenty-year follow-up study comparing operative versus nonoperative treatment of anterior cruciate ligament ruptures in high-level athletes, *Am J Sports Med* 46(5):1129–1136, 2018.
367. Voleti PB, Tjoumakaris FP, Rotmil G, et al.: Fifty most-cited articles in anterior cruciate ligament research, *Orthopedics* 38(4):e297–e304, 2015.
368. Voos JE, Mauro CS, Wente T, et al.: Posterior cruciate ligament: anatomy, biomechanics, and outcomes [Review], *Am J Sports Med* 40(1):222–231, 2012.
369. Wall SJ, Rose DM, Sutter EG, et al.: The role of axial compressive and quadriceps forces in noncontact anterior cruciate ligament injury: a cadaveric study, *Am J Sports Med* 40(3):568–573, 2012.
370. Wallis JA, Roddy L, Bottrell J, et al.: A systematic review of clinical practice guidelines for physical therapist management of patellofemoral pain, *Phys Ther* 101(3), 2021.
371. Wang CJ, Walker PS: The effects of flexion and rotation on the length patterns of the ligaments of the knee, *J Biomech* 6:587–596, 1973.
372. Wang HM, Shultz SJ, Ross SE, et al.: Sex comparisons of in vivo anterior cruciate ligament morphometry, *J Athlet Train* 54(5):513–518, 2019.
373. Wang JH, Kato Y, Ingham SJ, et al.: Effects of knee flexion angle and loading conditions on the end-to-end distance of the posterior cruciate ligament: a comparison of the roles of the anterolateral and posteromedial bundles, *Am J Sports Med* 42(12):2972–2978, 2014.
374. Webster KE, Hewett TE: Meta-Analysis of meta-analyses of anterior cruciate ligament injury reduction training programs, *J Orthop Res* 36(10):2696–2708, 2018.
375. Weinhandl JT, Earl-Boehm JE, Ebersole KT, et al.: Reduced hamstring strength increases anterior cruciate ligament loading during anticipated sidestep cutting, *Clin Biomech* 29(7):752–759, 2014.
376. Wellsandt E, Khandha A, Capin J, et al.: Operative and nonoperative management of anterior cruciate ligament injury: differences in gait biomechanics at 5 years, *J Orthop Res* 38(12):2675–2684, 2020.
377. Wheatley MGA, Rainbow MJ, Clouthier AL: Patellofemoral mechanics: a review of pathomechanics and research approaches, *Curr Rev Musculoskelet Med* 13(3):326–337, 2020.
378. Wheatley MGA, Thelen DG, Deluzio KJ, et al.: Knee extension moment arm variations relate to mechanical function in walking and running, *J R Soc Interface* 18(181):20210326, 2021.
379. White KK, Lee SS, Cutuk A, et al.: EMG power spectra of intercollegiate athletes and anterior cruciate ligament injury risk in females, *Med Sci Sports Exerc* 35:371–376, 2003.
380. Wild CY, Steele JR, Munro BJ: Insufficient hamstring strength compromises landing technique in adolescent girls, *Med Sci Sports Exerc* 45(3):497–505, 2013.
381. Wilk KE, Arrigo CA, Bagwell MS, et al.: Considerations with open kinetic chain knee extension exercise following ACL reconstruction, *Int J Sports Phys Ther* 16(1):282–284, 2021.
382. Wilk KE, Escamilla RF, Fleisig GS, et al.: A comparison of tibiofemoral joint forces and electromyographic activity during open and closed kinetic chain exercises, *Am J Sports Med* 24(4):518–527, 1996.
383. Williams GN, Barrance PJ, Snyder-Mackler L, et al.: Altered quadriceps control in people with anterior cruciate ligament deficiency, *Med Sci Sports Exerc* 36(7):1089–1097, 2004.
384. Willson JD, Davis IS: Lower extremity strength and mechanics during jumping in women with patellofemoral pain, *J Sport Rehabil* 18:76–90, 2009.
385. Willy RW, Hoglund LT, Barton CJ, et al.: Patellofemoral pain, *J Orthop Sports Phys Ther* 49(9):Cpg1–cpg95, 2019.
386. Wilson NA, Press JM, Koh JL, et al.: In vivo noninvasive evaluation of abnormal patellar tracking during squatting in patients with patellofemoral pain, *J Bone Joint Surg Am* 91:558–566, 2009.
387. Wilson WT, Deakin AH, Payne AP, et al.: Comparative analysis of the structural properties of the collateral ligaments of the human knee, *J Orthop Sports Phys Ther* 42(4):345–351, 2012.
388. Winkler PW, Lutz PM, Rupp MC, et al.: Increased external tibial torsion is an infratuberositary deformity and is not correlated with a lateralized position of the tibial tuberosity, *Knee Surg Sports Traumatol Arthrosc* 29(5):1678–1685, 2021.
389. Winter DA: *Biomechanics and motor control of human movement*, Hoboken, New Jersey, 2005, John Wiley & Sons.
390. Wong JS, Lalam R: Plicae: where do they come from and when are they relevant? *Semin Musculoskelet Radiol* 23(5):547–568, 2019.
391. Woo SL, Hollis JM, Adams DJ, et al.: Tensile properties of the human femur-anterior cruciate ligament-tibia complex. The effects of specimen age and orientation, *Am J Sports Med* 19:217–225, 1991.
392. Wood A, Boren M, Dodgen T, et al.: Muscular architecture of the popliteus muscle and the basic science implications, *Knee* 27(2):308–314, 2020.
393. Wood L, Ferrell WR, Baxendale RH: Pressures in normal and acutely distended human knee joints and effects on quadriceps maximal voluntary contractions, *Q J Exp Physiol* 73:305–314, 1988.
394. Worrell TW, Karst G, Adamczyk D, et al.: Influence of joint position on electromyographic and torque generation during maximal voluntary isometric contractions of the hamstrings and gluteus maximus muscles, *J Orthop Sports Phys Ther* 31(12):730–740, 2001.
395. Yapali G, Kürklü GB: Effects of the graft type used for anterior cruciate ligament reconstruction on isokinetic muscle strength and quality of life, *J Knee Surg* 35(8):2858–2861, 2022.
396. Zaffagnini S, Grassi A, Marcheggiani Muccioli GM, et al.: The anterolateral ligament does exist: an anatomic description, *Clin Sports Med* 37(1):9–19, 2018.
397. Zhao D, Banks SA, Mitchell KH, et al.: Correlation between the knee adduction torque and medial contact force for a variety of gait patterns, *J Orthop Res* 25:789–797, 2007.
398. Zimny ML, Albright DJ, Dabezies E: Mechanoreceptors in the human medial meniscus, *Acta Anat* 133:35–40, 1988.

## 학습문제_*Study Questions*

1. 이 장에서 설명했듯이, 무릎의 안쪽과 바깥돌림근육에 의해 생산된 최대 노력의 토크는(90°의 굽힘에서 검사될 때) 대체로 같은 크기이다. 이러한 사실은 안쪽돌림근육과 바깥돌림근육의 근육 수의 차이로 볼 때 어떻게 설명되는가?
2. 심각한 무릎의 과다폄(체중부하자세에 있을 때)은 ACL과 PCL 둘 다의 손상을 어떻게 유발할 수 있는가?
3. 무릎넙적다리관절은 무릎 폄의 마지막 20~30°에서 역학적으로 왜 가장 작은 안정성을 보이는지 설명하라.
4. 대부분의 사람들이 완전히 펴진 상황과 비교하여 완전히 굽힘된 엉덩관절 상태에서 능동적인 무릎 굽힘을 했을 때 약간 더 크게 일어나는 이유는 무엇인가?
5. 무릎의 바깥돌림을 저항할 수 있는 근육과 인대를 열거하라. 이러한 기능은 왜 특히 정강뼈에 대한 넙적다리뼈(체중부하)의 관점에서 중요한가?
6. 다음 중 어떤 활동이 무릎넙적다리관절의 관절면에 대한 큰 압박 스트레스(압력)를 만들어내는가? (a) 10~20° 무릎 굽힘 상태에서 부분적인 쪼그려 앉기의 유지 또는 (b) 60~90° 무릎 굽힘 상태에서의 깊게 쪼그려 앉기의 유지. 이유를 설명하라.
7. 안쪽곁인대와 안쪽반달연골은 왜 유사한 손상기전에 의해 외상을 당하는가?
8. 네갈래근의 수축이 왜 앞십자인대를 길어지게(변형) 할 수 있는지 설명하라. 인대에 대한 변형은 (a) 무릎관절 각도, (b) 네갈래근과 넓적다리뒤근의 동시활성 크기에 의해 어떻게 영향을 받는가?
9. 걷기의 디딤기 초기 동안 네갈래근 활동의 시기와 유형을 설명하라.
10. 대략적인 무릎의 어떤 운동호에서 네갈래근은 가장 큰 내적인 토크를 생산하는가? 이러한 것에 대한 가장 원인이 되는 인자는 무엇인가?
11. (a) 왜 오금근이 '무릎의 열쇠'라 불리는지 그리고 (b) 오금근이 어떻게 무릎의 안쪽과 가쪽 안정성을 제공할 수 있는지 제시하라.
12. 무릎이 완전히 펴된 상태에서, 능동적이고 등척의 네갈래근고정운동(quadriceps setting exercise)은 무릎넓적다리관절에 압박력을 발생시키는가? 답에 대한 근거를 설명하라.
13. 의자 쪽으로 *천천히* 앉을 때 넓은근들과 넓적다리뒤근에서 일어나는 근육활성의 유형(즉 편심, 동심 등등)을 설명하라.
14. $L^2$-$L^4$ 척수신경뿌리에 영향을 미치는 회색질척수염은 이론적으로 무릎의 어떤 근육무리의 마비를 유발하는가? (힌트: 부록 IV, Part A 참조)
15. 완전한 무릎 폄(능동 또는 수동)을 제한할 수 있는 인자들을 열거하라.
16. 그림 13.38을 참조하여, 점프 후 착지 동안 몸통의 증가된 앞쪽 기울임이 네갈래근과 넓적다리뒤근의 근육반응의 크기를 어떻게 변경시키는가? 이런 변경에 따른 임상적 결과는 무엇인가?

# Chapter 14

# 발목과 발

## Ankle and Foot

**주제 요약**



발은 걷기와 달리기를 위해 탄성에너지를 저장하였다가 재사용하고 발과 지면 사이의 무수히 많은 공간적 형태에 적응할 수 있을 만큼 충분히 유연해야 한다. 또한, 발은 걷기와 달리기를 위한 큰 추진력을 지면에 전달하기 위해 비교적 견고해야 한다. 건강한 발은 관계된 관절, 결합조직, 그리고 근육 사이의 복잡한 기능적 및 구조적 상호작용을 통해 충격흡수, 유연성, 그리고 내구성이라는 겉보기에 모순적인 요구사항들을 충족시켜야 한다. 비록 이 장에서 충분히 강조하지는 않지만, 발의 정상적인 감각은 해당 영역을 손상으로부터 보호하고 고유감각 및 근육의 정밀한 작용을 감시하는 데 필요한 정보를 중추신경계에 제공한다.

이 장에서는 발목과 발의 여러 질환에 대한 평가와 치료를 이해할 수 있는 기초적인 지식을 제공하며, 이러한 지식들 중 많은 부분들이 운동학적으로 다리 전체의 움직임과 관련이 있다. 이 장에서 언급될 여러 운동학적 주제들은 15장과 16장에서 자세히 다룰 걷기와 달리기의 과정과 특히 관련된다. 14장 전체에 걸쳐 걷기 또는 보행주기의 여러 단계를 설명하기 위해 사용된 용어는 그림 15.10 또는 15.11을 참조해야 한다.

## 골학

### 기본적인 용어와 개념

#### 발목과 발의 관절 및 영역에 대한 소개

그림 14.1은 발목과 발의 뼈, 주요 관절, 그리고 영역의 구성에 대한 개요를 제시하고 있다. *발목(ankle)*은 먼쪽정강뼈(distal tibia)

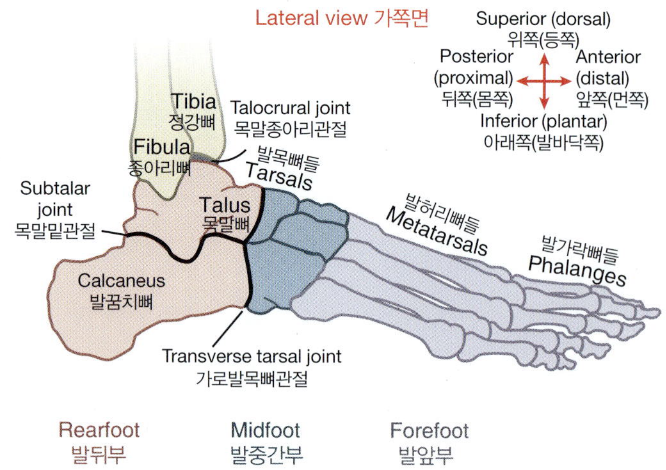


그림 14.1 발과 발목의 뼈, 주요 관절, 그리고 영역의 구성에 대한 개요.

**표 14.1 발목과 발의 뼈 및 관련 관절의 목록**

| | 발목 | 발 |
|---|---|---|
| **뼈** | 먼쪽정강뼈<br>먼쪽종아리뼈<br>목말뼈 | 발꿈치뼈와 목말뼈*(발뒤부)<br>발배뼈, 입방뼈, 그리고 쐐기뼈들 (발중간부)<br>발허리뼈들과 발가락뼈들(발앞부) |
| **관련 관절** | 목말종아리관절<br>몸쪽정강종아리 관절<br>먼쪽정강종아리 관절 | 목말밑관절<br>가로발목뼈관절<br>먼쪽발목뼈사이관절<br>발목발허리관절<br>발허리뼈사이관절<br>발허리발가락관절<br>발가락뼈사이관절(몸쪽과 먼쪽) |

*목말뼈는 발목과 발의 뼈 모두에 포함된다.

와 먼쪽종아리뼈(distal fibula) 그리고 목말뼈(talus)를 포함한다. *발(foot)*은 모든 발목뼈(tarsal bone), 발허리뼈(metatarsal), 그리고 발가락뼈(phalanges)를 포함하며, 이는 3개의 영역으로 좀 더 나눠진다. *발뒤부(rearfoot)*는 목말뼈와 발꿈치뼈(calcaneus)를 포함하고, *발중간부(midfoot)*는 발배뼈(navicular), 입방뼈(cuboid), 그리고 3개의 쐐기뼈(cuneiform)를 포함하며, *발앞부(forefoot)*는 발허리뼈와 발가락뼈를 포함한다. 표 14.1은 발목과 발의 뼈 및 관련 관절을 제시하였다.

*앞쪽(anterior)*과 *뒤쪽(posterior)*이라는 용어는 정강뼈와 종아리뼈[즉, 종아리(leg)]와 관련해서는 일반적인 의미를 갖는다. 그러나 발목과 발에 대해 설명할 때, 앞쪽은 *먼쪽(distal)* 그리고 뒤쪽은 *몸쪽(proximal)*으로 흔히 상호 교환적으로 사용된다. *등쪽(dorsal)*과 *발바닥쪽(plantar)*이라는 용어는 발의 위면과 아래면을 각각 설명하는 말이다.

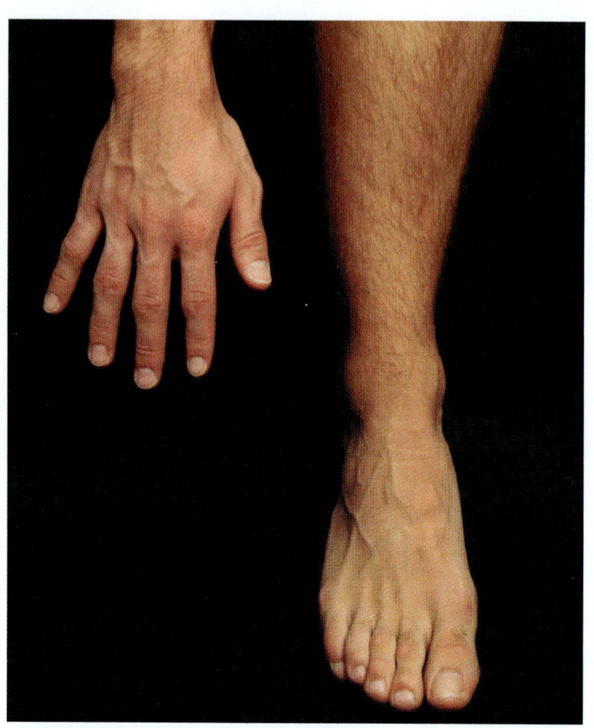

그림 14.2 엎침된 아래팔 그리고 발목과 발 사이의 국소적 유사성. 엄지손가락과 엄지발가락은 팔과 다리의 안쪽면에 위치하고 있다.

## 종아리와 아래팔 사이의 골학적 유사성

발목 및 발은 손목 및 손과 구조적으로 유사한 여러 가지 특징을 갖고 있다. 아래팔(forearm)에 있는 노뼈(radius)와 종아리(leg)에 있는 정강뼈(tibia)는 둘 다 주요한 체중부하의 뼈이며, 각각 손목뼈 및 발목뼈라는 작은 뼈들과 관절을 이룬다. 또한, 발허리뼈와 손허리뼈 그리고 좀 더 먼쪽의 발가락뼈와 손가락뼈의 일반적인 해부학적 구조는 매우 유사하다. 주목할 만한 예외는 발에 있는 첫째(엄지)발가락이 손에 있는 엄지만큼 기능적으로 잘 발달하지 않았다는 것이다.

12장에서 설명되었던 것과 같이, 다리의 긴 뼈는 배아 발달 동안 점진적으로 안쪽돌림한다. 이러한 결과로, 엄지발가락은 발의 안쪽면에 위치하게 되고, 발의 위면은 실제적 발의 등쪽면이 된다. 이러한 방향은 아래팔이 완전히 엎침되었을 때의 손의 방향과 유사하다(그림 14.2). 발의 이러한 발바닥걸음자세(plantigrade position)는 걷기와 서기에 필수적이다. 아래팔이 엎침된 상태에서, 손목의 굽힘과 폄은 각각 발목의 발바닥쪽굽힘 및 등쪽굽힘과 유사하다.

## 개별적인 뼈

### 종아리뼈

가늘고 긴 종아리뼈(fibula)는 정강뼈(tibia)의 가쪽에 평행하게 위

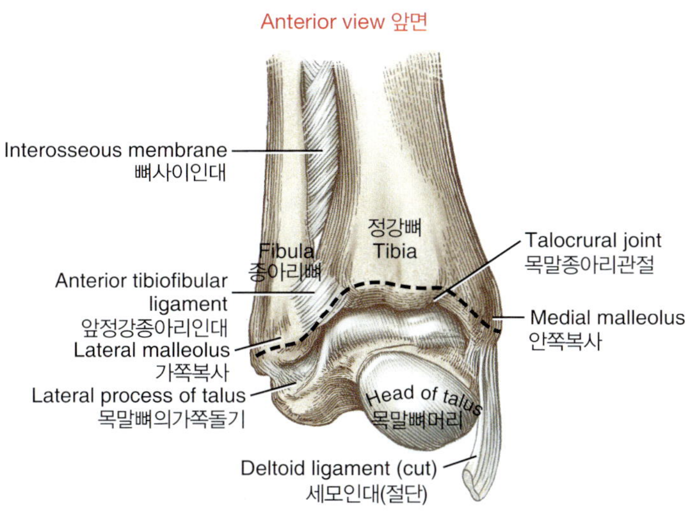


**그림 14.3** 오른쪽 정강뼈와 종아리뼈의 먼쪽끝과 목말뼈를 보여주고 있는 앞면. 3개의 뼈들이 관절하여 목말종아리(발목)관절을 형성한다. 점선은 발목관절주머니의 몸쪽부착부위를 보여준다.

치하고 있다(그림 14.3). *종아리뼈머리(fibular head)*는 정강뼈 가쪽관절융기의 바로 가쪽에서 촉지할 수 있다. 서 있을 때, 가는 종아리뼈몸통(shaft)은 종아리를 통과하는 체중의 약 6~17%만을 전달하고, 나머지 체중은 더 두꺼운 정강뼈를 통해 전달된다.[102] 종아리뼈몸통은 먼쪽으로 계속 내려가서 뾰족하고 촉지하기 쉬운 *가쪽복사(lateral malleolus*, 망치를 의미하는 라틴어인 *malleus*에서 유래됨)를 형성한다. 가쪽복사는 긴종아리근[fibularis (peroneus) longus]과 짧은종아리근[fibularis (peroneus) brevis]의 힘줄을 위한 도르래로 기능한다. 가쪽복사의 안쪽면에는 *목말뼈를 위한 관절면*이 있다(그림 14.11 참조). 관절을 이룬 발목에 있어, 이러한 관절면은 목말종아리관절(talocrural joint)의 일부를 형성한다(그림 14.3).

## 먼쪽정강뼈

정강뼈의 먼쪽끝은 발목을 가로질러 전달되는 부하를 위한 큰 접촉면적을 확보하도록 넓어져 있다. 먼쪽정강뼈의 안쪽면에는 돌출된 *안쪽복사(medial malleolus)*가 있다. 안쪽복사의 가쪽면에는 *목말뼈를 위한 관절면*이 있다(그림 14.11 참조). 관절을 이룬 발목에서, 이러한 관절면은 목말종아리관절(talocrural joint)의 작은 일부를 형성한다. 먼쪽정강뼈의 가쪽면에는 삼각형 모양의 약간 오목한 *종아리파임(fibular notch)*이 있다(삼각형의 바닥은 먼쪽을 향함). 종아리파임(흔히 fibular notch를 *incisura fibularis*라 부르기도 함)은 먼쪽정강종아리관절에서 종아리뼈의 먼쪽끝을 받아들인다(그림 14.11 참조).

성인의 경우, 정강뼈의 먼쪽끝은 몸쪽끝에 비해 30° 정도 장축(long axis)에 대해 바깥쪽으로 비틀려 있다.[271] 이런 자연스러운 비틀림(torsion)은 서 있는 동안 약간 바깥돌림된 발의 위치를 보면 명확히 나타난다. 이러한 아래다리(lower leg)의 비틀림은 정강뼈의 몸쪽끝에 대한 먼쪽끝의 방향에 근거해 *바깥(가)쪽정강뼈비틀림*[external (*lateral*) *tibial torsion*)이라 부른다.

> **종아리뼈와 먼쪽정강뼈의 골학적 특징**
>
> **종아리뼈**
> - 종아리뼈머리
> - 가쪽복사
> - 관절면(목말뼈를 위한)
>
> **먼쪽정강뼈**
> - 안쪽복사
> - 관절면(목말뼈를 위한)
> - 종아리파임

## 발목뼈

그림 14.4에서 14.8까지, 4개의 다른 방향에서 바라본 7개의 발목뼈를 보여주고 있다.

> **발목뼈의 골학적 특징**
>
> **목말뼈**
> - 목말뼈몸통, 목말뼈목, 그리고 목말뼈머리
> - 도르래면(돔)
> - 가쪽돌기
> - 정강관절면과 종아리관절면
> - 앞관절면, 중간관절면, 그리고 뒤관절면
> - 목말뼈고랑
> - 안쪽결절과 가쪽결절
>
> **발꿈치뼈**
> - 발꿈치뼈거친면
> - 가쪽돌기와 안쪽돌기
> - 앞관절면, 중간관절면, 그리고 뒤관절면
> - 발꿈치뼈고랑
> - 목말받침돌기
>
> **발배뼈**
> - 몸쪽관절면
> - 발배뼈거친면
>
> **안쪽쐐기뼈, 중간쐐기뼈, 그리고 가쪽쐐기뼈**
> - 가로활
>
> **입방뼈**
> - 고랑(긴종아리근의 힘줄을 위한)

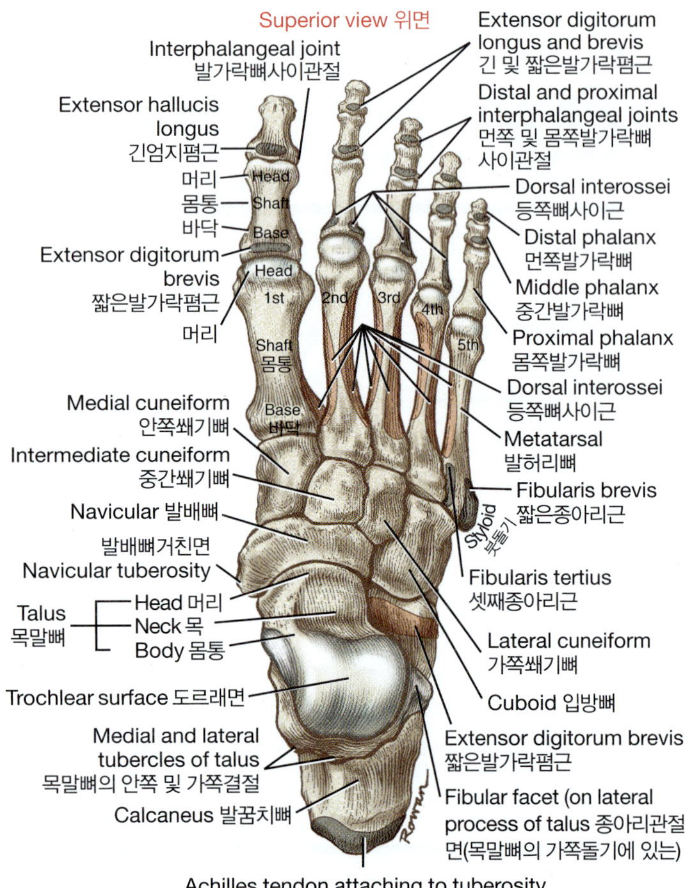


그림 14.4 오른쪽 발에 있는 뼈의 위(등쪽)면. 근육의 몸쪽부착부위는 빨간색으로 보여주고 있고, 먼쪽부착부위는 회색으로 보여주고 있다.

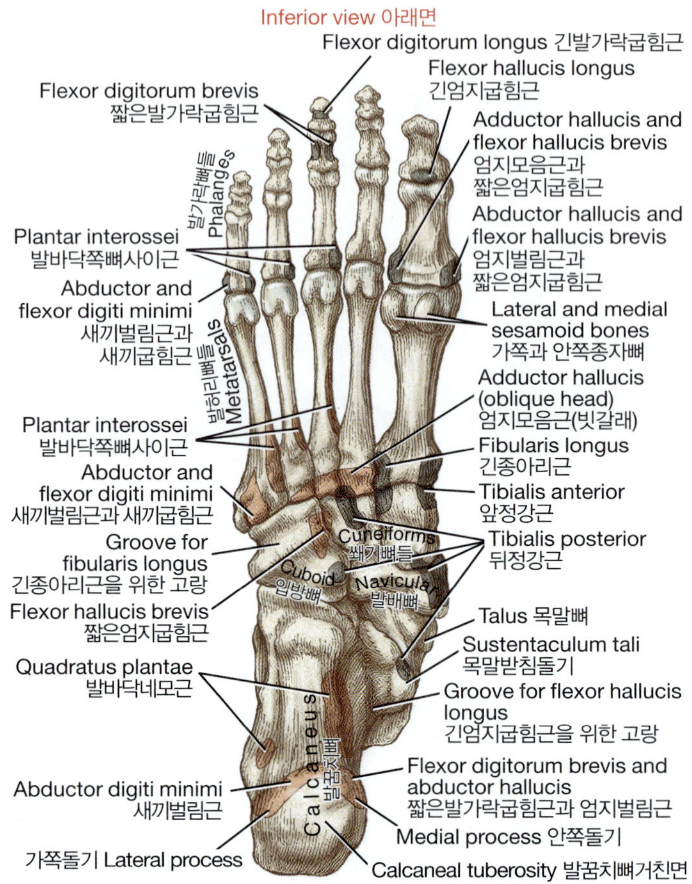


그림 14.5 오른쪽 발에 있는 뼈의 아래(발바닥쪽)면. 근육의 몸쪽부착부위는 빨간색으로 보여주고 있고, 먼쪽부착부위는 회색으로 보여주고 있다.

### 목말뼈

목말뼈(talus)의 주요 특징은 목말뼈의 *몸통(body)*, *목(neck)*, 그리고 *머리(head)*이며, 이들 모두는 위에서 보았을 때 명확하게 볼 수 있다(그림 14.4). 돌출된 목말뼈의 머리는 발배뼈(navicular)를 향해 앞쪽으로 그리고 약간 안쪽으로 뻗어 있다(그림 14.3). 성인의 경우, *목말뼈목(neck)*의 장축은 목말뼈머리를 시상면에 대해 약 30° 안쪽으로 위치시킨다. 어린아이의 경우, 목말뼈머리는 약 40~50° 안쪽으로 돌출되어 있는데, 이는 아이들의 발이 종종 안쪽들림(inversion)된 양상을 보이는 부분적인 원인이 된다. 목말뼈의 등쪽 또는 *도르래면(trochlear surface)*은 앞–뒤쪽으로 볼록하고 안–가쪽으로 약간 오목한 둥근 돔(dome)이다. 목말뼈몸통의 가쪽면은 두드러진 *가쪽돌기(lateral process)*가 있으며, 이는 뼈의 폭을 상당히 넓혀준다. 관절연골의 연속된 층이 목말뼈의 도르래면과 인접 *정강관절면(tibial facet)* 및 *종아리관절면(fibular facet)*을 덮고 있으며, 이는 목말종아리관절 내에서 복사를 위한 매끄러운 관절면을 제공한다(그림 14.6과 14.7).

그림 14.8은 목말뼈의 발바닥쪽(아래)면에 있는 3개의 관절면을 보여주고 있다. 편평한 *앞관절면(anterior facet)*과 *중간관절면(middle facet)*은 흔히 이어져 있으며 인접한 목말뼈머리의 관절연골과 섞일 수 있다.[122] 타원형의 오목한 *뒤관절면(posterior facet)*은 가장 큰 관절면이다. 이 3개의 관절면은 발꿈치뼈의 등쪽(위)면에 있는 3개의 관절면과 관절하여, 목말밑관절(subtalar joint)을 형성한다. *목말뼈고랑(talar sulcus)*은 앞–중간관절면과 뒤관절면 사이를 사선으로 주행하는 고랑(groove)이다.

*가쪽결절(lateral tubercle)*과 *안쪽결절(medial tubercle)*은 목말뼈의 뒤–중간면에 위치해 있다(그림 14.4). 이 결절들 사이에 형성된 고랑은 긴엄지굽힘근(flexor hallucis longus)의 힘줄을 위한 도르래의 역할을 한다(그림 14.12 참조).

### 발꿈치뼈

발목뼈 중에서 가장 큰 발꿈치뼈(calcaneus)는 걷기 동안 발꿈치딛기(heel strike)의 충격을 수용하기에 적합하도록 되어 있다. 크고 거친 *발꿈치뼈거친면(calcaneal tuberosity)*은 아킬레스힘줄(Achilles tendon)이 부착되는 곳이다. 발꿈치뼈거친면의 발바닥쪽면에는 발의 많은 내재성 근육(intrinsic muscles)과 깊은발바닥근막(deep plantar fascia)을 위한 부착부위인 *가쪽돌기(lateral process)*

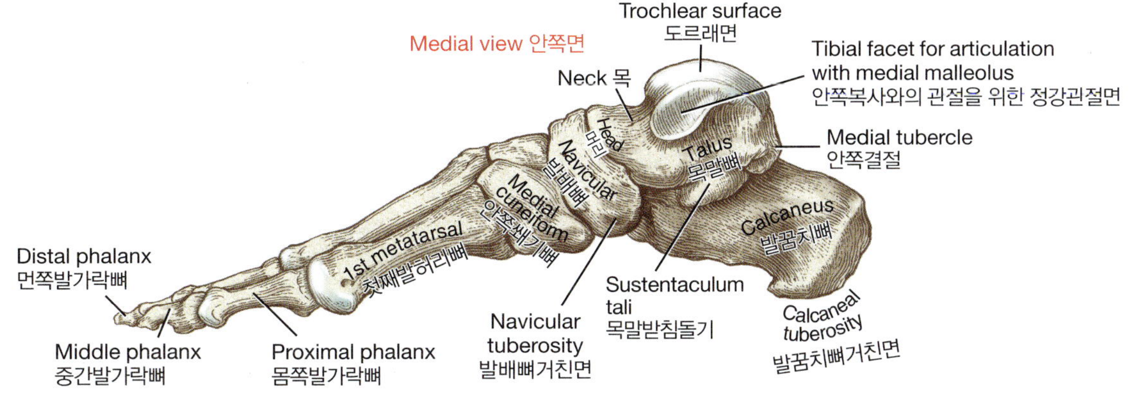


**그림 14.6** 오른쪽 발에 있는 뼈의 안쪽면.

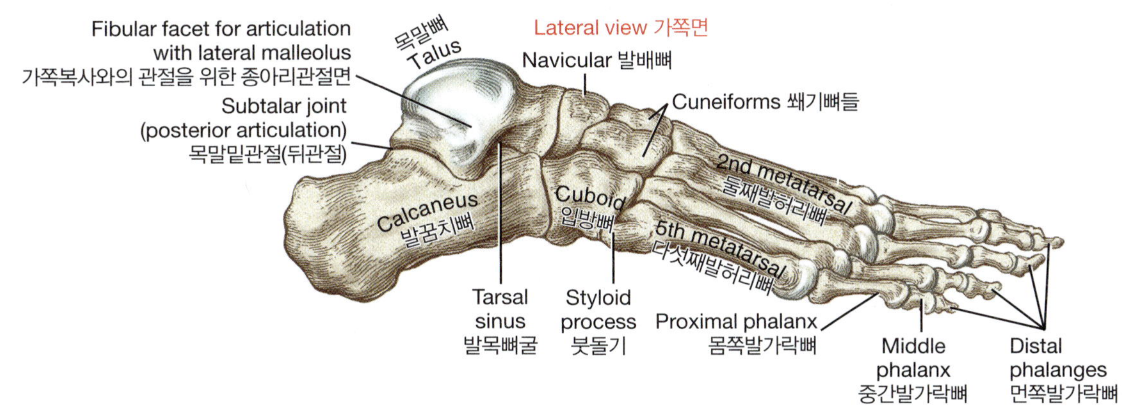


**그림 14.7** 오른쪽 발에 있는 뼈의 가쪽면.

와 *안쪽돌기(medial process)*가 있다(그림 14.5).

발꿈치뼈는 앞면과 등쪽면에서 다른 발목뼈와 관절을 이룬다. 비교적 작고 곡선으로 된 발꿈치뼈의 앞면은 입방뼈와 관절하여 발꿈치입방관절(calcaneocuboid joint)을 형성한다(그림 14.7). 좀 넓은 등쪽면에는 목말뼈의 관절면과 관절하게 되는 3개의 관절면이 있다(그림 14.8). *앞관절면(anterior facet)*과 *중간관절면(middle facet)*은 비교적 작고 거의 편평하다. *뒤관절면(posterior facet)*은 크고 볼록하며, 목말뼈의 크고 오목한 뒤관절면에 꼭 맞도록 되어 있다. 뒤관절면과 중간관절면 사이에는 *발꿈치뼈고랑(calcaneal sulcus)*이라 불리는 사선의 넓은 고랑이 있다. 이 고랑 안에는 목말밑관절을 결합시키는 강력한 인대들의 부착부위가 있다. 목말밑관절에 의해, 발꿈치뼈고랑과 목말뼈고랑은 목말밑관절 내에서 *발목뼈굴(tarsal sinus)*을 형성한다. 발목뼈굴의 가쪽 입구는 그림 14.7에서 확인할 수 있다.

*목말받침돌기(sustentaculum tali)*는 발꿈치뼈의 등쪽면에서 수평의 선반 모양으로 안쪽으로 뻗어 나와 있다(그림 14.6). 목말받침돌기는 목말뼈 중간관절면의 밑에 위치하여 이를 지지하고 있다. (Sustentaculum tali는 문자 그대로 "목말뼈를 위한 선반"을 의미한다.)

### *발배뼈*

발배뼈(navicular)는 배(ship) 모양을 닮았다 하여 명명되었다. 발배뼈의 *몸쪽(오목)관절면*은 목말발배관절(talonavicular joint)에서 목말뼈머리를 받아들인다(그림 14.4 참조). 발배뼈의 먼쪽면은 3개의 쐐기뼈(cuneiforms)와 관절하게 되는 비교적 편평한 3개의 관절면이 있다.

발배뼈의 안쪽면에는 돌출된 *발배뼈거친면(navicular tuberosity)*이 있으며, 성인의 경우 안쪽복사의 끝에서 아래쪽과 먼쪽(앞쪽)으로 약 2.5 cm 되는 지점에서 쉽게 촉지할 수 있다(그림 14.6). 이 발배뼈거친면은 뒤정강근(tibialis posterior)의 여러 먼쪽부착부위 중 하나로 역할을 한다. 인구의 약 20~30%에서는 작은 덧발배뼈(accessory navicular bone)가 존재할 수 있으며, 이는 일반적으로 발배뼈거친면 근처에 위치하고 종종 뒤정강근의 힘줄 내에 있다.[138]

### *안쪽쐐기뼈, 중간쐐기뼈, 그리고 가쪽쐐기뼈*

쐐기뼈(cuneiform, "쐐기"를 의미하는 라틴어에서 유래됨)들은 발배뼈와 3개의 안쪽발허리뼈바닥 사이에서 간격장치(spacer)로 작용하게 된다(그림 14.4). 쐐기뼈들은 발의 *가로활(transverse arch)*

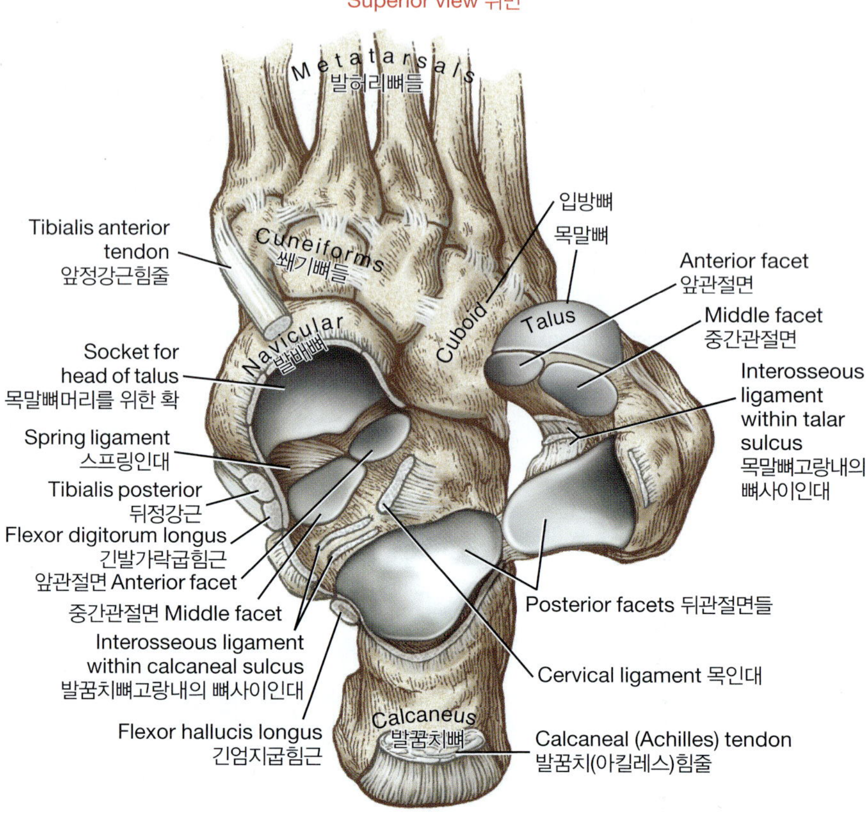


**그림 14.8** 발꿈치뼈의 등쪽면과 목말뼈의 발바닥쪽면을 드러내기 위해 목말뼈를 가쪽으로 걷어낸 위면의 모습. 목말뼈를 젖히면, 목말뼈와 발꿈치뼈에 있는 3개의 관절면을 관찰할 수 있다. 발배뼈의 몸쪽면과 스프링인대의 몸쪽면에 의해 형성된 깊고 오목한 부위에도 주목하라. 이런 오목한 부위는 목말뼈머리를 수용하여, 목말발배관절을 형성한다. (뼈사이인대와 목인대 그리고 여러 힘줄은 절단되었다.)

에 기여하며, 발중간부(midfoot) 등쪽면의 가로 방향 볼록함을 형성하는 데 일부 기여한다.

*입방뼈*

그 이름에서도 알 수 있듯이, 입방뼈(cuboid)에는 6개의 면이 있으며, 그중 3면은 인접한 발목뼈와 관절한다(그림 14.4, 14.5, 그리고 14.7). 먼쪽면은 넷째 및 다섯째발허리뼈바닥과 관절한다. 따라서 입방뼈는 손목의 갈고리뼈(hamate)에 해당한다.

전체적으로 곡선을 이루고 있는 입방뼈의 몸쪽면은 발꿈치뼈와 관절한다(그림 14.4). 안쪽면에는 가쪽쐐기뼈와 관절하기 위한 타원형의 관절면 그리고 발배뼈와 관절하기 위한 작은 관절면이 있다. 입방뼈의 발바닥쪽면에는 긴종아리근(fibularis longus)의 힘줄이 가로질러 지나가는 명확한 *고랑(groove)*이 있다(그림 14.5).

## 발의 발가락선

발앞부(forefoot)의 *발가락선(ray)*은 기능적으로 하나의 발허리뼈 및 이와 연결된 일련의 발가락뼈들로 정의된다.

*발허리뼈*

5개의 발허리뼈(metatarsal bone)는 발목뼈의 먼쪽줄(distal row)과 몸쪽발가락뼈를 연결한다(그림 14.4). 발허리뼈는 안쪽면에서 시작하여 첫째발허리뼈에서부터 다섯째발허리뼈까지 번호를 부여하게 된다. 첫째발허리뼈는 가장 짧고 두꺼우며, 둘째발허리뼈는 일반적으로 가장 길다. 둘째발허리뼈와 일반적으로 셋째발허리뼈는 발목뼈의 먼쪽줄에 가장 견고히 부착된다. 이런 형태적 특징은 보행의 밀기단계(push off phase) 동안 큰 힘이 발앞부의 이 영역을 통과해 지나간다는 것을 반영한다. 각 발허리뼈는 몸쪽끝의 *발허리뼈바닥(base)*, *발허리뼈몸통(shaft)*, 그리고 먼쪽끝의 볼록한 *발허리뼈머리(head)*를 갖고 있다(그림 14.4, 첫째발허리뼈). 발허리뼈바닥에는 인접 발허리뼈바닥과 관절하는 부위인 작은 *관절면(articular facet)*이 있다.

세로 방향으로 볼 때, 발허리뼈몸통은 발바닥쪽면이 약간 오목하다(그림 14.6). 발허리뼈의 이런 활 모양 구조는 부하를 지지하는 능력을 높여주고, 근육과 힘줄을 위한 추가적인 공간을 제공한다. 첫째발허리뼈머리의 발바닥쪽면에는 짧은엄지굽힘근(flexor hallucis brevis)의 힘줄에 묻혀 있는 2개의 *종자뼈(sesamoid bone)*와 관절하기 위한 2개의 작은 관절면을 가지고 있다(그림 14.5). 다섯째발허리뼈바닥의 바로 가쪽에는 짧은종아리근(fibularis brevis)의 부착부위인 돌출된 *붓돌기(styloid process)*가 있다(그림 14.7).

**발허리뼈의 골학적 특징**

- 발허리뼈바닥(인접 발허리뼈바닥과 관절하기 위한 관절면이 있음)
- 발허리뼈몸통
- 발허리뼈머리
- 붓돌기(다섯째발허리뼈에만 있음)

### *발가락뼈*

손과 마찬가지로, 발에도 14개의 발가락뼈(phalange)를 가지고 있다. 4개의 가쪽발가락에는 각각 몸쪽발가락뼈, 중간발가락뼈, 그리고 먼쪽발가락뼈가 있다(그림 14.4 참조). 흔히 *엄지발가락*(*great toe* 또는 *hallux*)이라 불리는 첫째발가락은 2개의 발가락뼈인 몸쪽발가락뼈와 먼쪽발가락뼈를 가지고 있다. 일반적으로, 각 발가락뼈는 몸쪽끝의 오목한 *발가락뼈바닥*, *발가락뼈몸통*, 그리고 먼쪽끝의 볼록한 *발가락뼈머리*를 가지고 있다.

**발가락뼈의 골학적 특징**

- 발가락뼈바닥
- 발가락뼈몸통
- 발가락뼈머리

## 관절학

선택된 명명법에 따라, 구조적 또는 기능적으로 발목 및 발과 관련된 관절 또는 관절복합체는 최대 14개까지 된다고 주장할 수도 있다. 이러한 모든 관절이 이 영역의 운동학적 기능에 기여하기는 하지만, 이 장에서는 3개의 주요 관절인 *목말종아리관절*(*talocrural joint*), *목말밑관절*(*subtalar joint*), 그리고 *가로발목뼈관절*(*transverse tarsal joint*)의 상호작용에 상당한 비중을 두고 있다(그림 14.9). 앞으로 설명하겠지만, 목말뼈(talus)는 이 3개의 관절 모두와 역학적으로 통합되어 있다. 목말뼈에 의해 형성된 다양한 관절은 표면의 약 70%가 관절연골로 덮여 있는 이 뼈의 복잡한 형태를 설명하는 데 도움이 된다. *목말뼈의 형태에 대한 이해는 발목과 발의 운동학을 이해하는 데 있어 매우 중요하다.*

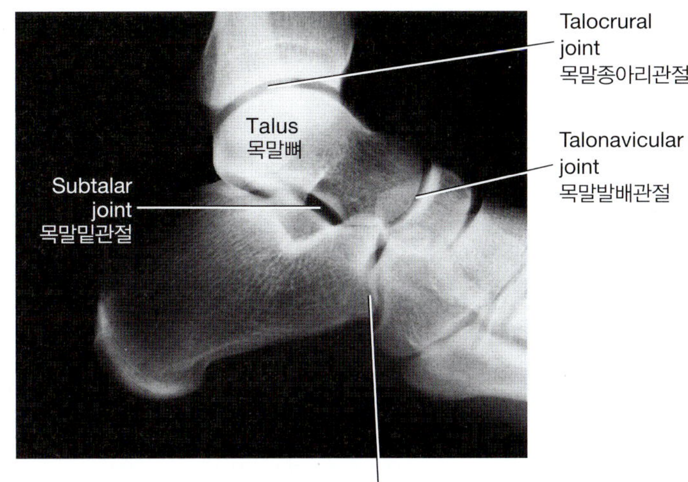


**그림 14.9** 발목과 발의 주요 관절인 목말종아리관절, 목말밑관절, 목말발배관절, 그리고 발꿈치입방관절을 보여주고 있는 건강한 사람의 방사선 사진. 목말발배관절과 발꿈치입방관절은 좀 더 큰 가로발목뼈관절의 일부이다. 목말뼈의 중심 위치를 주목하라.

### 움직임을 설명하기 위한 용어

발목과 발의 움직임을 설명하기 위해 사용되는 용어는 기본 용어와 응용 용어라는 2가지 정의를 포함한다. *기본 용어*는 3개의 표준 돌림축에 대해 직각의 방향에서 일어나는 발목과 발의 움직임으로 정의된다(그림 14.10A). *등쪽굽힘*(폄) [*dorsiflexion* (extension)]과 *발바닥쪽굽힘*(*plantar flexion*)은 안−가쪽돌림축에 대해 시상면에 평행하게 일어나는 운동을 말한다. *가쪽들림*(*eversion*)*과 안쪽들림*(*inversion*)은 앞−뒤돌림축에 대해 전두면에 평행하게 일어나는 운동을 말한다. *벌림*(*abduction*)*과 모음*(*adduction*)은 수직(위−아래)돌림축에 대해 수평(가로)면에 평행하게 일어나는 운동을 말한다. 발목과 발에서 일어나는 대부분의 움직임은 그림 14.10A에서 설명되고 있는 3개의 표준적인 직각 돌림축에 대해 일어나기보다는 *사선축*(*oblique axis*)에 대해 일어나기 때문에, 적어도 발목과 발에 있는 3개의 주요 관절에서 이러한 기본 용어가 사용되는 것은 부적절하다.

따라서 두 번째 용어인 *응용 용어*는 발목과 발에서 주로 나타나는 사선돌림축(oblique axis of rotation)에 직각으로 일어나는 움직임을 정의하기 위해 발전해 왔다(그림 14.10B). *엎침*(*pronation*)은 가쪽들림, 벌림, 그리고 등쪽굽힘의 요소를 가지는 운동으로 정의된다. 이와는 대조적으로, *뒤침*(*supination*)은 안쪽들림, 모음, 그리고 발바닥쪽굽힘의 요소를 가지는 운동으로 정의된다. 그림 14.10B에서 설명되고 있는 사선돌림축의 방향은 주요 관절마다 다르지만, 일반적으로 그림에서 설명되고 있는 것과 대략 비슷한 경사를 가진다. 각 주요 관절 돌림축의 정확한 경사도는 이후 설명된다.

엎침과 뒤침의 운동은 '삼평면운동(triplanar motion)'으로 불려왔다. 불행하게도, 이러한 표현은 오해의 소지가 있다. *삼평면*이라는 용어는 3개의 기본적인 운동면을 모두 가로지르는 운동을 의미하는 것이지, 이러한 운동이 자유도 3을 갖고 있다는 것을 나타내는 것은 아니다. *엎침과 뒤침은 하나의 특정 운동면에서 일어난다.* 표 14.2에서는 발목과 발의 움직임을 설명하기 위해 사용되는 용어와 비정상적인 자세나 변형을 나타내는 용어를 요약하였다.

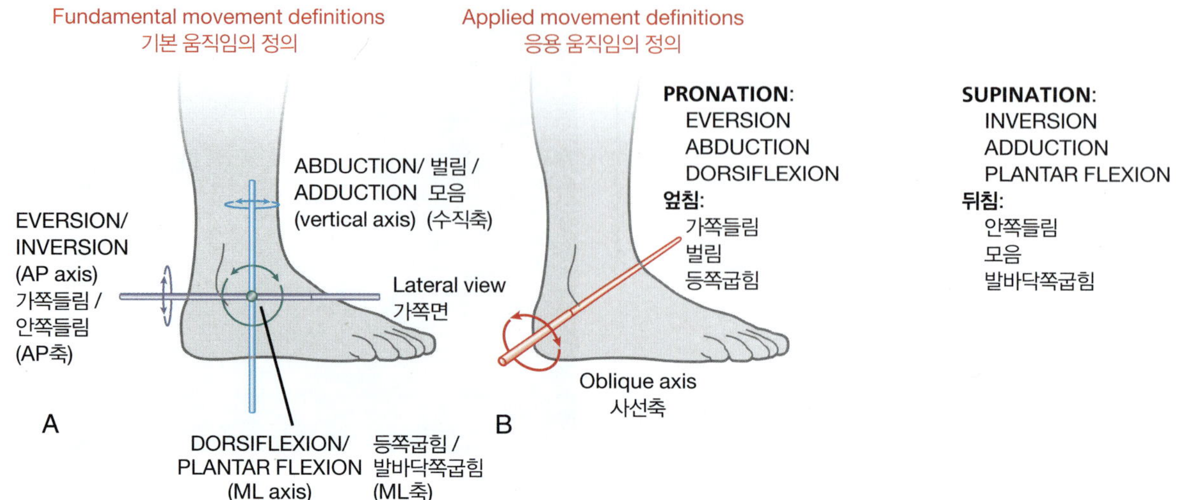


그림 14.10 (A) *기본 움직임의 정의*는 3개의 표준 돌림축인 수직축, 앞-뒤(*AP*)축, 그리고 안-가쪽(*ML*)축에 대해 직각인 한 운동면에서 발목과 발의 어떤 부위가 수행하는 움직임에 근거한다. (B) *응용 움직임의 정의*는 발목과 발에 있는 여러 사선돌림축 중 하나에 대해 직각으로 일어나는 움직임에 근거한다. 2개의 주요 움직임인 엎침과 뒤침이 정의되었다.

**표 14.2 발목과 발의 움직임과 변형을 설명하는 용어**

| 운동 | 돌림축 | 운동면 | 고정된 변형이나 비정상적인 자세의 예 |
|---|---|---|---|
| 발바닥쪽굽힘<br>등쪽굽힘 | 안-가쪽축 | 시상면 | 발꿈치들린발(pes equinus)<br>발끝들린발(pes calcaneus) |
| 안쪽들림<br>가쪽들림 | 앞-뒤축 | 전두면 | 안쪽휜발(varus)<br>가쪽휜발(valus) |
| 벌림<br>모음 | 수직축 | 수평면 | 벌림발(abductus)<br>모음발(adductus) |
| 뒤침<br>엎침 | 사선축(관절에 따라 다양함) | 안쪽들림, 모음, 그리고 발바닥쪽굽힘의 다양한 성분<br>가쪽들림, 벌림, 그리고 등쪽굽힘의 다양한 성분 | 일관되지 않은 용어 사용—주로 한 가지 이상의 뒤침 성분을 의미함<br>일관되지 않은 용어 사용—주로 한 가지 이상의 엎침 성분을 의미함 |

## 발목과 관련된 관절의 구조와 기능

해부학적 관점에서 보면, 발목은 하나의 기능적 관절, 즉 *목말종아리관절(talocrural joint)*을 포함하고 있다. 목말종아리관절의 중요한 구조적 구성성분은 정강뼈와 종아리뼈 사이에 형성된 관절이며, 이 관절은 *몸쪽정강종아리관절*과 *먼쪽종아리관절* 그리고 종아리(leg)의 *뼈사이막*에 의해 강화된다(그림 13.3 참조). 이러한 구조적 연관성 때문에, 몸쪽정강종아리관절과 먼쪽정강종아리관절은 목말종아리관절을 설명하기에 앞서 먼저 설명된다.

### 몸쪽정강종아리관절

몸쪽정강종아리관절(proximal tibiofibular joint)은 종아리뼈머리와 정강뼈 가쪽관절융기의 뒤-가쪽면 사이에 형성된 윤활관절이다(그림 13.4 참조). 관절면은 관절연골로 덮여 있으며 그 모양은 편평한 형태에서 약간 타원형에 이르기까지 다양하다.[233] 관절은 주로 앞인대와 뒤인대에 의해 강화된다.[3] 실제 보행 시 받게 되는 힘과 유사한 힘을 가했을 때, 시체표본의 몸쪽정강종아리관절에서는 1~3 mm의 종아리뼈 앞쪽 병진운동과 뒤쪽 병진운동이 측정된다고 보고되었다.[218] 종아리뼈에 가해지는 근육과 인대의 힘이 정강뼈에 효율적으로 전달되기 위해서는 몸쪽정강종아리관절의 안정성이 요구된다. 비교적 드물기는 하지만, 몸쪽정강종아리관절의 탈구는 대부분 앞-가쪽 방향으로 발생할 수 있다.[3]

### 먼쪽정강종아리관절

먼쪽정강종아리관절(distal tibiofibular joint)은 오목한 삼각형 모양의 *정강뼈 종아리파임*과 이에 상응하여 편평에서 볼록한 삼각

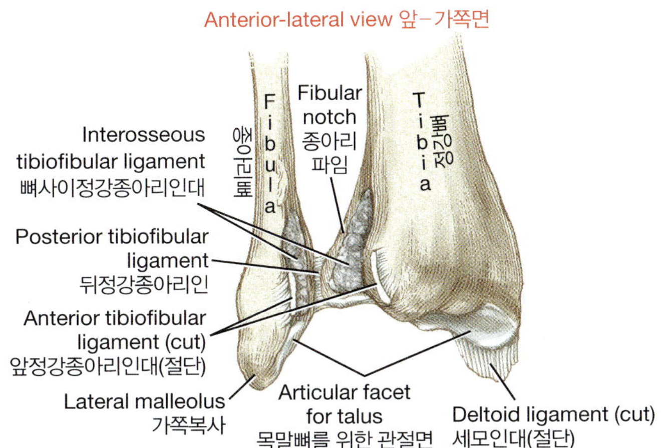


그림 14.11 관절면을 보여주기 위해 정강뼈를 젖힌 오른쪽 먼쪽정강종아리관절의 앞면. 관절을 개방시키기 위해, 앞(먼쪽)정강종아리인대와 뼈사이(정강종아리)인대는 절단되었다. 삼각형의 관절면을 더 잘 드러내기 위해 지방성 뼈사이인대를 뼈에 가까운 곳에서 깎아냈다.

형 모양의 먼쪽종아리뼈 안쪽면이 만나면서 형성된다. 그림 14.11은 관절면의 형태와 절단된 피라미드 모양의 뼈사이(정강종아리)인대를 보여주기 위해 관절을 앞쪽에서 개방한 모습이다. [96,268] 먼쪽정강종아리관절은 흔히 정강종아리*인대결합*(tibiofibular *syndesmosis*)이라고도 불리며, 이는 섬유결합조직에 의해 부분적으로 연결되어 제한된 움직임만 허용되는 부동관절의 한 유형이다. 앞으로 설명되겠지만, 정강종아리인대결합의 안정적인 구조는 목말종아리(발목)관절의 형태 유지 및 이에 따른 관절의 일치성을 확보하는데 필수적이다.

먼쪽정강종아리관절의 일차적인 안정자는 비교적 두꺼운 앞(먼쪽)*정강종아리인대*[*anterior* (*distal*) *tibiofibular ligament*]와 뒤(먼쪽)*정강종아리인대*[*posterior* (*distal*) *tibiofibular ligament*]이다(그림 14.11과 14.12).[223] 이차적인 안정성은 *뼈사이인대*(*interosseous ligament*)를 통해 제공되며, 이 인대는 종아리의 뼈사이막의 두꺼워진 연장이지만 대개 막과 분리되어 있다.[96,271] 먼쪽정강종아리관절의 뼈사이인대는 아교질섬유와 지방이 혼합된 조직으로, 관절의 대부분을 채우고 있다. 이 인대의 지방섬유조직은 대개 관절 내에서 뼈의 직접적인 접촉을 제한하지만, 관절의 앞쪽 바닥 근처인 앞정강종아리인대의 바로 뒤쪽(따라서 그림 14.11에서는 가려져 있음)에 위치한 작은 영역은 예외적이다.[14,96,271] 이런 직접적인 접촉영역이 존재할 경우, 길이는 3~9 mm이고 높이는 2~5 mm이며 양 옆으로는 지방 띠와 윤활주름이 있고 얇은 관절연골층으로 덮여 있다.[14,96]

발목 영역에 생리적 부하가 가해질 때, 먼쪽정강종아리관절에서 약간의 종아리뼈 움직임이 발생한다. 연구마다 차이가 있지만, 대부분의 보고에 따르면 종아리뼈는 0.5~3 mm의 병진운동과 2~5°의 돌림운동이 일어난다.[102,261] 이런 미세한 운동형상학은 목말종아리관절에 대한 다음 단락에서 더 자세히 설명될 것이다.

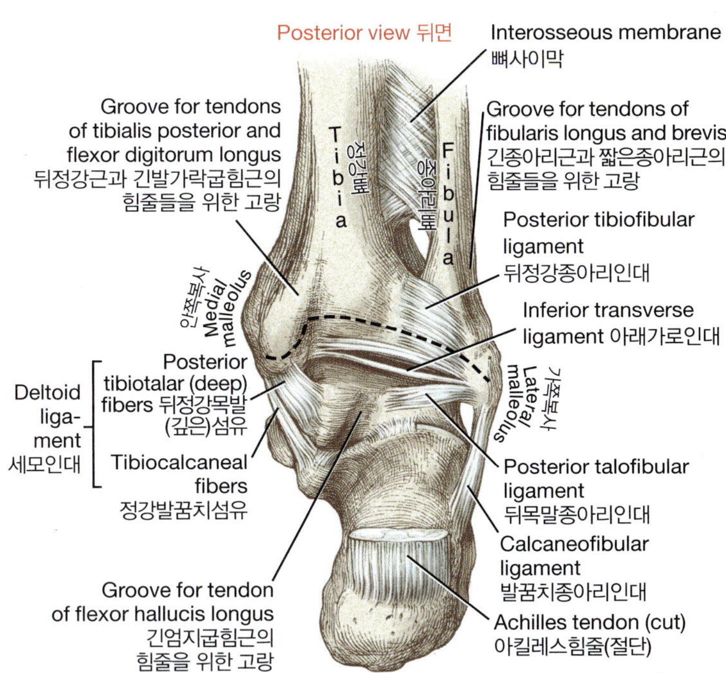


그림 14.12 먼쪽정강종아리관절, 목말종아리관절, 그리고 목말밑관절에 있는 여러 인대를 보여주는 오른쪽 발목영역의 뒤면. 점선은 목말종아리(발목)관절주머니의 몸쪽부착부위를 나타내고 있다.

## 목말종아리관절

### *관절구조*

목말종아리관절(talocrural joint), 즉 발목은 목말뼈의 도르래면(돔)과 양 옆면 그리고 정강뼈의 먼쪽끝과 양쪽 복사(malleolus)에 의해 형성된 직사각형의 공간(cavity)이 만나 이루는 관절이다(그림 14.3과 14.9 참조). 목말종아리관절은 목수가 사용하는 나무관절(wood joint)과 닮았다 하여 흔히 '장부구멍(mortise)'이라고 불린다(그림 14.13). 장부구멍의 정강종아리면이 이루는 오목한 형

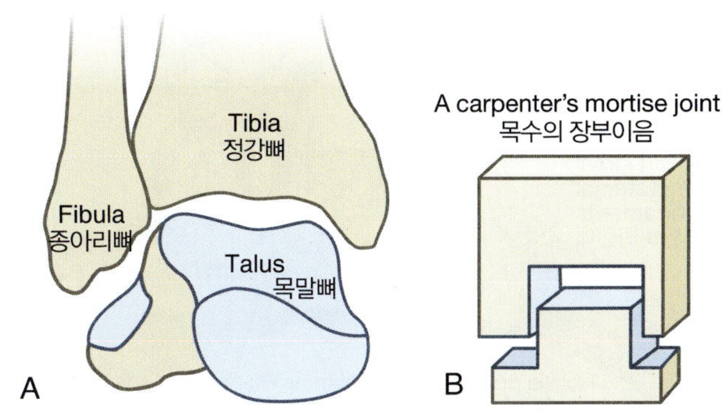


그림 14.13 목말종아리관절(A)과 목수의 장부이음(B)의 유사성이 소개되고 있다. 목말뼈의 광범위한 영역이 관절연골(*파란색*)로 덮여 있는 것에 주목하라.

태는 먼쪽정강종아리관절을 결합시키는 인대들에 의해 유지된다. 이런 목말종아리관절의 감싸는 듯한 형태는 발목에 안정성을 제공하는 중요한 요인이 된다.[262]

장부구멍의 구조는 종아리와 발 사이를 지나는 힘을 수용하기에 충분할 만큼 강해야 한다. 발목을 가로지르는 압박력의 약 80~90%는 목말뼈 돔(dome)의 중심과 정강뼈를 통해 전달되며,[29] 나머지 힘의 대부분은 목말뼈의 가쪽면과 종아리뼈를 통해 전달된다. 목말종아리관절은 약 3 mm의 관절연골로 덮여 있으며, 이 연골은 최대의 생리적 부하에 대한 반응으로 30~40%까지 압박될 수 있다.[260] 이런 부하-흡수기전은 손상성 스트레스로부터 관절 속 연골밑뼈를 보호한다.

### *인대*

목말종아리관절의 *관절주머니*는 목말뼈와 장부구멍(mortise)의 직사각형 '확(socket)' 사이의 안정성과 정렬을 유지하는 데 도움이 되는 곁인대들(collateral ligaments)에 의해 강화된다. 인대는 장부구멍에 대한 구조적 견고성을 더해주는 것 외에도, 기계적수용기[주로 *자유신경종말(free nerve ending)*과 *루피니종말(Ruffini ending)*]를 가지고 있어 근육이 해당 영역을 무의식적으로 안정화시키는 능력을 향상시킨다.[202]

목말종아리관절의 안쪽곁인대(medial collateral ligament)는 삼각형 모양에 근거해 흔히 *세모인대(deltoid ligament)*라고도 불린다. 세모인대의 꼭지(apex)는 안쪽복사의 먼쪽을 따라 부착되며, 인대의 바닥(base)은 두꺼워지고 넓어지면서 4개의 섬유띠로 이루어진 *얕은섬유*를 형성한다.[30] 얕은섬유의 먼쪽부착부위는 그림 14.14에서 강조하였고 글상자에서도 제시되었다. 그림 14.14에서는 보이지 않지만, 더 짧고 더 수직에 가까운 깊은앞정강목말섬유(deep anterior tibiotalar fibers)와 깊은뒤정강목말섬유(deep posterior tibiotalar fibers)가 목말종아리관절의 관절선 바로 아래쪽인 안쪽복사와 목말뼈 안쪽면 사이에 부착한다. 깊은뒤정강목말섬유는 전체 세모인대 중 가장 크고 가장 두꺼운 섬유이다(그림 14.12).[30]

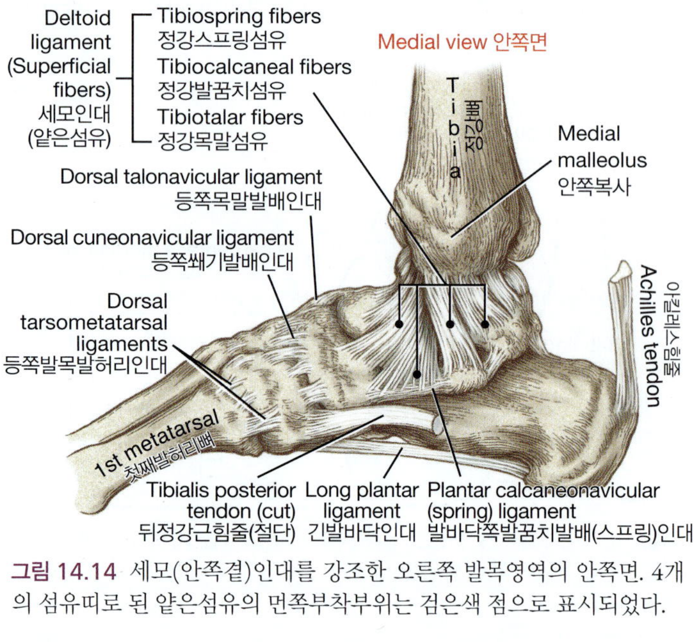

**그림 14.14** 세모(안쪽곁)인대를 강조한 오른쪽 발목영역의 안쪽면. 4개의 섬유띠로 된 얕은섬유의 먼쪽부착부위는 검은색 점으로 표시되었다.

세모인대의 일차적인 기능은 발목의 안쪽면을 강화하는 것이다. 전체적으로 볼 때, 세모인대의 섬유들은 목말종아리관절, 목말밑관절, 그리고 목말발배관절에 걸친 극단적인 가쪽들림(eversion)을 제한하는 방향으로 배열되어 있다. 또한 세모인대의 섬유들은 장부구멍에서의 다방향 돌림운동에 대한 안정성을 제공하는데, 이러한 안정성의 기능은 가쪽곁인대 및 먼쪽정강종아리관절을 안정화시키는 인대들에 의해서도 공유된다.[30,262] 세모인대의 단독 손상은 드물며, 일반적으로 먼쪽정강종아리인대결합, 가쪽곁인대, 스프링인대(차후에 언급됨), 그리고 먼쪽종아리뼈 또는 먼쪽정강뼈의 골절이나 타박상(bruising)을 포함한 다른 구조의 외상과 관련된다.[112,211] 이런 복잡한 관련 손상은 심각할 수 있으며, 점프 후 어색하게 착지하거나 체중이 실린 다리가 극단적으로 비틀릴 때, 특히 발목의 극단적인 가쪽들림과 벌림(바깥돌림)이 결합되면 자주 발생한다. (문헌에서는 흔히 발목의 벌림과 바깥돌림이라는 용어는 상호 교환적으로 사용된다. 발에 대해 체중부하를 하는 동안, 과도한 발목의 벌림은 고정된 목말뼈에 대한 아래다리의 과도한 *안쪽*돌림에 의해 일어난다.)

발목의 *가쪽곁인대(lateral collateral ligament)*는 앞목말종아리인대(anterior talofibular ligament), 뒤목말종아리인대(posterior talofibualr ligament), 그리고 발꿈치종아리인대(calcaneofibular ligament)를 포함한다. 가쪽복사에 있는 공통의 몸쪽부착부위에서 시작한 후, 각 인대는 먼쪽부착부위를 향해 각기 다른 방향으로 주행한다(그림 14.15).[50] 전형적인 '발목삠(sprained ankle)'의 역학은 대개 과도한 *안쪽들림(inversion)*의 성분을 포함한다. 따라서 모든 발목삠의 약 80%는 하나 이상의 가쪽곁인대 손상과 관련이 있다는 것은 놀랄 일이 아니다.[113,265]

*앞목말종아리인대*는 가쪽복사의 앞면과 안쪽면에서 시작하여 앞쪽과 안쪽으로 주행한 후 목말뼈목에 부착한다(그림 14.15). 이 인대는 가쪽인대 중에서 가장 자주 손상된다.[76] 손상은 일반적으로 발목의 과도한 안쪽들림이나 수평면 모음(안쪽돌림)에 의해 유발되며, 예를 들어 부주의하게 구멍에 발을 헛디디거나 점프 후 착지 시 다른 사람의 발을 밟을 때 종종 과도한 발바닥쪽굽힘이 결합되어 발생한다. *발꿈치종아리인대*는 가쪽복사의 먼쪽면과 안쪽면에서 시작하여 아래쪽와 뒤쪽으로 주행한 후 발꿈치뼈의 가쪽면에 부착한다(그림 14.15). 이 인대는 주로 목말종아리관절(특히 완전히 등쪽굽힘되었을 때)과 목말밑관절에 걸친 안쪽들림에 저항한다. 하나의 쌍인 발꿈치종아리인대와 앞목말종아리인대는 발목 등쪽굽힘과 발바닥쪽굽힘의 대부분의 범위에 걸쳐 안쪽들림에 대한 저항을 제공한다. 발꿈치종아리인대가 앞정강종아리인대보다

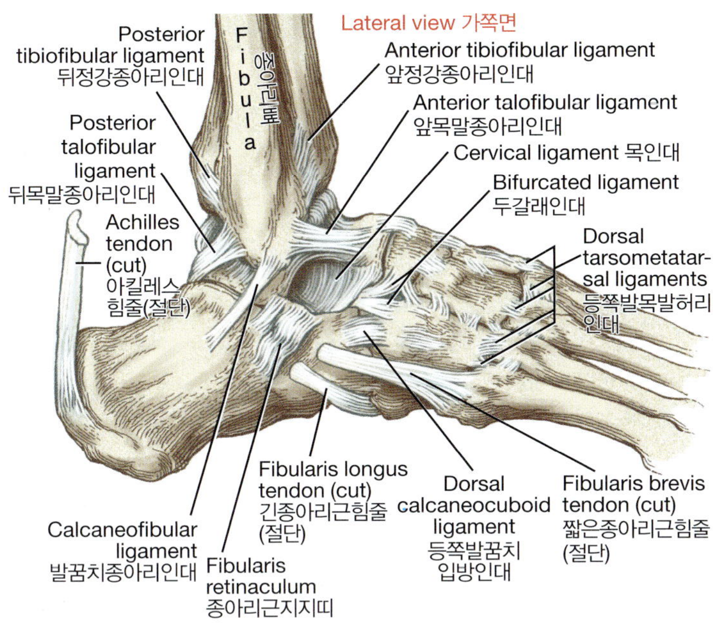


그림 14.15 가쪽곁인대를 강조한 오른쪽 발목영역의 가쪽면.

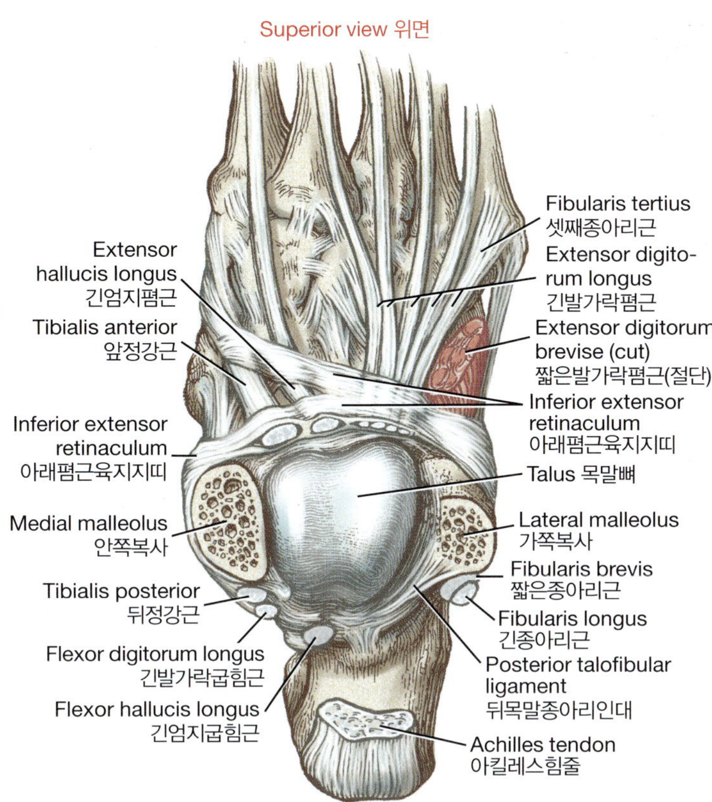


그림 14.16 오른쪽 목말종아리관절의 단면을 위에서 보여주고 있다. 목말뼈는 온전히 남아 있으나, 가쪽복사와 안쪽복사 그리고 모든 힘줄은 제거되었다.

### 세모인대를 구성하는 섬유들의 먼쪽부착부위

**얕은섬유**

정강발배섬유(tibionavicular fibers)는 목말발배관절선의 바로 먼쪽인 발배뼈거친면의 위쪽에 부착한다.

정강스프링섬유(tibiospring fibers)는 발바닥쪽발꿈치발배('스프링')인대와 섞인다.

정강발꿈치섬유(tibiocalcaneal fibers)는 발꿈치뼈의 목말받침돌기에 부착한다.

정강목말섬유(tibiotalar fibers)는 목말뼈 안쪽결절의 앞쪽에 부착한다.

**깊은섬유**

앞정강목말섬유와 뒤정강목말섬유는 목말종아리관절선 가까이 그리고 관절선을 따라 목말뼈 안쪽면의 대부분에 부착한다.

상당히 더 강하지만, 두 인대 모두 모든 가쪽발목인대 손상의 약 2/3에 연루된다.[107]

### 발목 가쪽곁인대의 3가지의 주요 성분

- 앞목말종아리인대
- 발꿈치종아리인대
- 뒤목말종아리인대

*뒤목말종아리인대*는 가쪽복사의 뒤면과 안쪽면에서 시작하여 목말뼈의 가쪽결절에 부착한다(그림 14.12와 14.15). 이 인대의 섬유들은 목말종아리관절의 뒤면을 앞–가쪽에서 뒤–안쪽 방향으로 가로질러 거의 수평으로 주행한다(그림 14.16). 뒤목말종아리인대의 일차적인 기능은 장부구멍(mortise) 내에서 수평면 안정성을 제공하는 것이다. 특히, 이 인대는 발목이 완전히 등쪽굽힘되었을 때 목말뼈의 과도한 벌림(바깥돌림)을 제한한다.[40,82]

*아래가로인대(inferior transverse ligament)*는 뒤목말종아리인대의 일부로 고려되는 작고 두꺼운 섬유다발이다(그림 14.12 참조). 이 인대는 안쪽복사 뒤면의 안쪽에 부착하여, 목말종아리관절의 뒤벽 일부를 형성한다.

요약하면, 발목의 안쪽곁인대와 가쪽곁인대는 각각 발목의 과도한 가쪽들림과 안쪽들림을 주로 제한한다. 뿐만 아니라, 대부분의 인대들이 다양한 정도로 앞쪽 또는 뒤쪽 방향으로 비스듬히 주행하기 때문에, 장부구멍 내에서 목말뼈의 극단적인 앞쪽 또는 뒤쪽 병진운동 또한 제한한다.[82,262] 관절운동형상학에서 설명되겠지만, 운동형상학적으로 발바닥쪽굽힘은 목말뼈의 앞쪽 병진운동과 연관이 있고 등쪽굽힘은 뒤쪽 병진운동과 연관이 있다. 이러한 이유 때문에, 몇몇 곁인대들은 목말종아리관절의 극단적인 등쪽굽힘 또는 발바닥쪽굽힘 시 신장된다.

설명된 바와 같이, 목말종아리관절을 가로지르는 많은 인대들은 목말밑관절이나 목말발배관절과 같은 발의 다른 관절들도 가로지른다. 따라서 이러한 인대들은 다양한 관절에 걸쳐 안정성을 제공한다. 표 14.3은 발목의 주요 인대를 신장시키는 특정 움직임

**표 14.3 발목의 인대를 신장시키는 완전한 움직임***

| 인대 | 가로지르는 관절 | 인대를 신장시키는 완전한 움직임 |
|---|---|---|
| 세모인대(정강목말섬유) | 목말종아리관절 | 가쪽들림, 장부축이음 내에서 목말뼈의 뒤쪽 미끄러짐과 연관된 등쪽굽힘(뒤섬유들) |
| 세모인대(정강발배섬유) | 목말종아리관절 | 가쪽들림, 벌림, 장부축이음 내에서 목말뼈의 앞쪽 미끄러짐과 연관된 발바닥쪽굽힘 |
| | 목말발배관절 | 가쪽들림, 벌림 |
| 세모인대(정강발꿈치섬유) | 목말종아리관절과 목말밑관절 | 가쪽들림 |
| 앞목말종아리인대 | 목말종아리관절 | 안쪽들림, 모음, 장부축이음 내에서 목말뼈의 앞쪽 미끄러짐과 연관된 발바닥쪽굽힘 |
| 발꿈치종아리인대 | 목말종아리관절 | 안쪽들림, 장부축이음 내에서 목말뼈의 뒤쪽 미끄러짐과 연관된 등쪽굽힘 |
| | 목말밑관절 | 안쪽들림 |
| 뒤목말종아리인대 | 목말종아리관절 | 벌림, 안쪽들림, 장부축이음 내에서 목말뼈의 뒤쪽 미끄러짐과 연관된 등쪽굽힘 |

* 이 정보는 고정된 종아리에 대해 수행된 무부하의 발 움직임에 근거한다.

을 요약하였다. 이러한 정보는 인대가 손상되는 기전, 특정 스트레스검사법이 어떻게 인대의 완전성을 평가할 수 있는지에 대한 근거, 그리고 움직임의 범위를 증가시키기 위해 수행되는 일부 도수치료의 이론적 근거를 포함하여 임상 실행의 여러 측면을 설명하는 데 도움이 된다.

이 단락에서는 목말종아리관절 인대의 해부학, 기능, 그리고 급성손상의 일차적인 기전에 대해 설명하였다. 반복적이거나 만성적인 인대손상과 관련된 기전은 임상 연관성 14.2에서 설명된다.

### *골운동형상학*

목말종아리관절은 자유도 1을 가지고 있다. 좀 더 복잡한 생체역학적 설명들이 발표되기도 했지만,[228] 이 장에서는 목말종아리관절의 돌림운동이 목말뼈몸통과 양쪽 복사의 끝을 통과해 지나가는 돌림축에 대해 일어난다고 가정한다. 가쪽복사는 안쪽복사보다 아래쪽과 뒤쪽에 있기 때문에(촉지에 의해 확인할 수 있음), 돌림축은 순수한 안–가쪽축에서 약간 벗어난다. 그림 14.17A~C에서 설명되고 있는 것과 같이, 돌림축(빨간색)이 목말뼈와 양쪽 복사를 가쪽에서 안쪽으로 통과해 지나갈 때 약간 위쪽과 앞쪽으로 기울어진다.[153] 이 축은 전두면에서는 약 10°(그림 14.17A) 그리고 수평면에서는 6°(그림 14.17B) 정도 순수한 안–가쪽축에서 벗어난다. 이러한 돌림축의 경사 때문에, 등쪽굽힘은 약간의 벌림 및 가쪽들림과 연관되며, 발바닥쪽굽힘은 약간의 모음 및 안쪽들림과 연관된다.[224] 따라서 엄밀한 정의에 따르면, 목말종아리관절은 엎침과 뒤침의 움직임을 만들어낸다. 돌림축이 순수한 안–가쪽축으로부터 아주 약간만 벗어나기 때문에, 목말종아리관절에서 일어나는 엎침과 뒤침의 주요 성분은 *압도적으로 등쪽굽힘과 발바닥쪽굽힘*이 된다(그림 14.17D와 E).[146,227] 엎침과 뒤침의 수평면 및 전두면 성분은 실제 작아서 대부분의 임상상황에서는 무시된다.

목말종아리관절의 0°(중립) 위치는 발이 종아리에 대해 90° 각도가 유지되는 상태로 정의된다. 이러한 위치에서 목말종아리관절은 약 15~30°의 등쪽굽힘과 40~60°의 발바닥쪽굽힘이 허용되며, 이는 약 2:1의 비율로 발바닥쪽굽힘이 더 우세하다.[23,87,161,224] 연구에 따르면, 목말종아리관절의 먼쪽에 위치한 관절들이 보고된 전체 '발목' 운동의 8%에서 30%까지 기여할 수 있다고 보고되고 있다.[215,229]

마지막으로, 목말종아리관절 등쪽굽힘과 발바닥쪽굽힘의 운동형상학은 발이 자유롭게 움직일 때 그리고 걷기의 디딤기와 같이 발이 비교적 고정되어 있을 때 모두 시각화하여 이해할 필요가 있다.

### *관절운동형상학*

#### *등쪽굽힘*

다음 논의에서는 발이 부하를 받지 않아 자유롭게 돌림운동할 수 있는 상황이라고 가정한다. *등쪽굽힘(dorsiflexion)* 동안, 목말뼈는 종아리에 대해 앞쪽으로 구르면서 동시에 *뒤쪽*으로 미끄러진다(그림 14.18A). 동시에 일어난 뒤쪽 미끄러짐에 의해 목말뼈는 제한된 순수(net) 앞쪽 병진운동만으로 돌림운동을 하게 된다.[41,259] 그림 14.18A는 목말뼈–발꿈치뼈분절의 뒤쪽 미끄러짐 경향에 의해 팽팽하게 되는 발꿈치종아리인대(calcaneofibular ligament)를 보여주고 있다. 일반적으로, *목말뼈의 뒤쪽 병진운동에 의해 점진적으로 팽팽해지는 모든 결인대는 등쪽굽힘 동안에도 점진적으로*

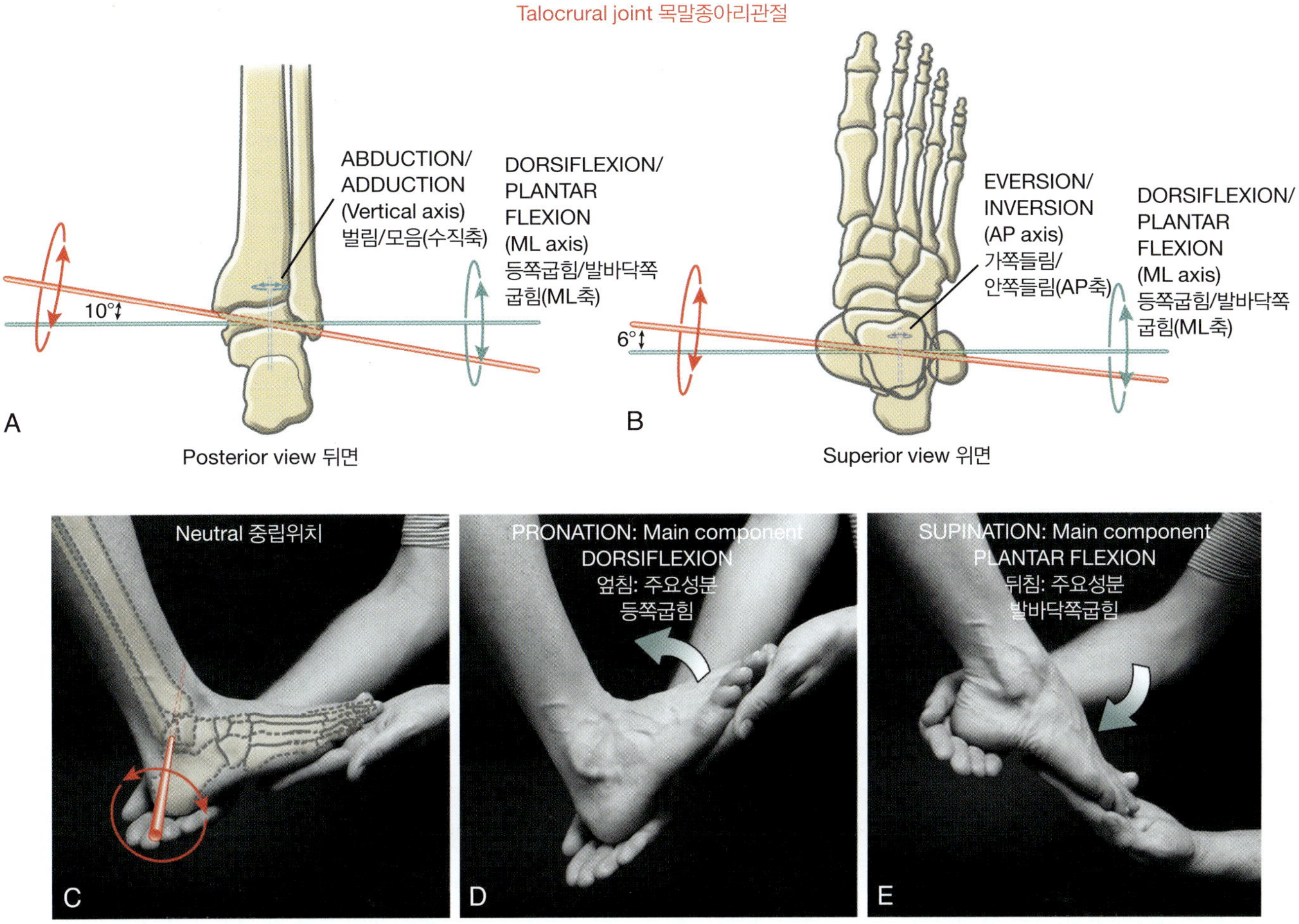

Talocrural joint 목말종아리관절

ABDUCTION/
ADDUCTION
(Vertical axis)
벌림/모음(수직축)
DORSIFLEXION/
PLANTAR
FLEXION
(ML axis)
등쪽굽힘/발바닥쪽
굽힘(ML축)
10°
A
Posterior view 뒤면

EVERSION/
INVERSION
(AP axis)
가쪽들림/
안쪽들림(AP축)
DORSIFLEXION/
PLANTAR
FLEXION
(ML axis)
등쪽굽힘/발바닥쪽
굽힘(ML축)
6°
B
Superior view 위면

Neutral 중립위치
C
PRONATION: Main component
DORSIFLEXION
엎침: 주요성분
등쪽굽힘
D
SUPINATION: Main component
PLANTAR FLEXION
뒤침: 주요성분
발바닥쪽굽힘
E

그림 14.17 목말종아리관절의 돌림축과 골운동형상학. 약간의 사선돌림축(*빨간색*)을 뒤에서(A) 그리고 위에서(B) 보여주고 있으며, 이러한 축을 다시 (C)에서 보여주고 있다. 성분 축[수직축, 안-가쪽(ML)축, 그리고 앞-뒤축] 및 이와 관련된 골운동형상학 또한 (A)와 (B)에서 보여주고 있다. 비록 미세하기는 하지만, 등쪽굽힘(D)은 약간의 벌림 및 가쪽들림과 결합되며, 이는 엎침의 성분이다. 발바닥쪽굽힘(E)은 약간의 모음 및 안쪽들림과 결합되며, 이는 뒤침의 성분이다.

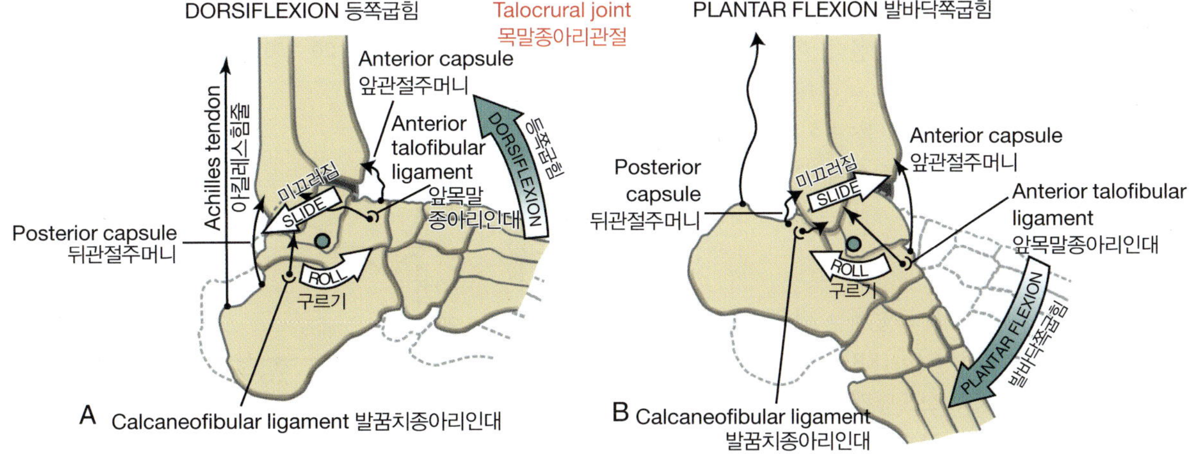


그림 14.18 수동적인 등쪽굽힘(A)과 발바닥쪽굽힘(B) 동안 목말종아리관절에서 일어나는 관절운동형상학을 가쪽면에서 보여주고 있다. 신장된(팽팽해진) 구조는 가늘고 긴 화살표로 보여주고 있고, 느슨해진 구조는 물결 모양의 화살표로 보여주고 있다.

*팽팽해진다*. 발꿈치종아리인대 외에도, 완전한 등쪽굽힘은 뒤목말종아리인대와 세모인대의 뒤정강목말섬유도 길어지게 한다.[31,82] 이런 결인대들에 의해 생산된 저항의 크기는 아킬레스힘줄과 같은 조직에 비해 비교적 작을 수 있지만, 특정 임상 상황에서는 이 결인대들과 다른 인대들에 의해 발휘된 역학적 강성(stiffness)이 비정상적으로 커질 수 있으며 이는 완전한 등쪽굽힘을 제한할 수 있다. 제한된 등쪽굽힘은 많은 일상적인 기능, 특히 체중부하를 포함한 활동의 수행을 상당히 방해할 수 있다. 예를 들어, 바닥을 향해 양쪽다리로 쪼그려 앉기와 같은 동작에 자연스럽게 동반되는 큰 범위의 발목 등쪽굽힘을 고려해보자. 기능적으로 중요한 이러한 동작을 달성하기 위해, 등쪽굽힘이 감소된 사람은 습관적으로 다른 영역에 과부하를 줄 수 있는 보상적인 생체역학적 전략을 추구할 수 있다. 예를 들어, 한 가지의 보상전략은 좀 더 먼쪽의 가로발목관절(transverse tarsal joint)에서 과도하게 *엎침*하는 것이다. 이 장의 후반부에서 설명하겠지만, 등쪽굽힘은 가로발목관절의 전체적인 엎침 동작의 중요한 성분이다. 보상전략을 통해 이 사람은 발목의 전반적인 등쪽굽힘이 추가되어 기능적으로 이득은 얻을 수 있지만, 더 커진 엎침은 시간이 지남에 따라 뒤정강근힘줄과 같은 구조 또는 간접적으로는 무릎넓적다리관절에 자극적인 스트레스를 유발할 수 있다.

목말종아리관절의 완전한 등쪽굽힘을 회복하는 데 목적을 둔 보존적인 방법들은 근육힘줄, 관절주머니, 또는 인대 구조를 포함한 과도하게 타이트해진 조직의 길이나 유연성을 증가시키는 것을 목표로 한다. 목말종아리관절에 적용된 특정 가동기법(mobilization)은 등쪽굽힘을 증가시키는 데 특히 효과적일 수 있다.[97] 예를 들어, 임상가는 종아리에 대해 목말뼈-발분절의 *뒤쪽 방향* 병진운동을 적용할 수 있다.[259] 적절하게 적용된 뒤쪽 미끄러짐은 많은 결인대를 포함하여, 자연스럽게 등쪽굽힘을 제한하는 결합조직을 신장시키기 위해 고안되었다. 또한, 뒤쪽 미끄러짐은 등쪽굽힘의 자연스러운 관절운동형상학을 모방한다. 이러한 (또는 다른 어떤) 치료의 보조적인 것으로, 임상가는 아킬레스힘줄이나 대부분의 발목 결인대처럼 타이트해진 상황을 방치하면 등쪽굽힘을 제한할 수 있는 조직들의 적절한 길이를 유지하기 위한 운동이나 기능적 활동을 장려해야 한다.

### *발바닥쪽굽힘*

발바닥쪽굽힘(plantar flexion) 동안, 목말뼈는 뒤쪽으로 구르면서 동시에 앞쪽으로 미끄러진다(그림 14.18B). 일반적으로, *목말뼈의 앞쪽 병진운동에 의해 점진적으로 팽팽해지는 모든 결인대는 발바닥쪽굽힘 동안에도 점진적으로 팽팽해진다*. 그림 14.18B에서 제시되고 있는 것과 같이, 앞목말종아리인대는 완전한 발바닥쪽굽힘에서 신장된다. [그림 14.18B에서는 보이지 않지만, 세모인대의 정강발배섬유 또한 완전한 발바닥쪽굽힘에서 팽팽해진다(표 14.3 참조).][31] 또한, 발바닥쪽굽힘은 등쪽굽힘근육과 앞관절주머니를 신장시킨다. 극단적인 발바닥쪽굽힘은 먼쪽정강뼈와 목말뼈나 발꿈치뼈의 뒤쪽 사이에서 충돌을 유발할 수 있으며, 특히 발세모뼈[os trigonum, 뒤-가쪽 목말뼈 근처에 위치한 작지만 비교적 드문 덧뼈(accessory bone)]가 존재하는 경우 더욱 충돌된다.

### *보행의 디딤기 동안 목말종아리관절의 점진적인 안정화*

걷기 동안 초기 발꿈치딛기(heel contact)에서, 지면에 발을 내려놓기 위해 발목은 빠르게 발바닥쪽굽힘을 한다(그림 14.19; 보행주기의 0%에서 5%까지).[195] 보행의 발바닥닿기(foot flat) 단계에 도달하자마자, 종아리는 지면에 있는 발에 대해 앞쪽으로 돌림운동(등쪽굽힘)을 시작한다. 등쪽굽힘은 발꿈치떼기(heel off) 단계 직후까지 계속된다. 보행주기의 이 지점에서, 발목은 신장된 많은 결인대와 발바닥쪽굽힘근육에서의 증가된 장력에 의해 안정성이 증가하게 된다(그림 14.20A). 등쪽굽힘된 발목은 불규칙한 형태의 목말뼈에 대해 장부구멍(mortise)의 정강종아리성분(tibiofibular component)이 움직이면서 안정성이 더욱 증가하게 된다. 목말뼈를 자세히 살펴보면 형태학적으로 관련된 2가지 측면을 알 수 있는데, 이는 그림 14.20B~C의 빨간색 선을 비교하면 이해할 수 있다.[90,250] 첫째, 목말뼈의 *도르래면*은 뒤쪽끝에 비해 앞쪽끝이 약 25% 더 넓다. 둘째, *목말뼈의 가쪽돌기*는 뼈의 가쪽 크기를 상당히 확장시킨다. 장부구멍의 정강종아리성분이 목말뼈의 더 넓은 부분에 대해 구르고 미끄러질 때, 종아리뼈는 정강뼈로부터 *멀어지게* 된다(그림 14.20C에서 초록색 화살표의 경로 참조). 이러한

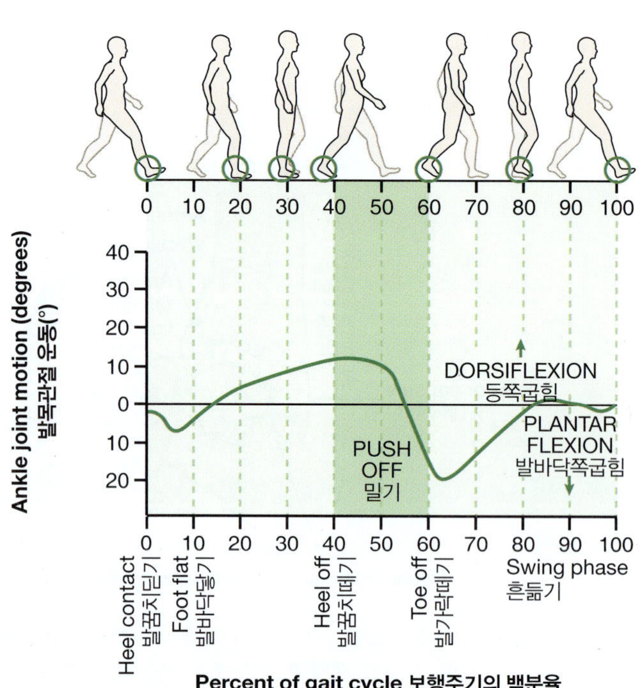


**그림 14.19** 보행주기의 주요 단계 동안 오른쪽 발목(목말종아리)관절의 가동범위를 나타내고 있다. 밀기(추진) 단계(보행주기의 약 40~60%)는 어두운 초록색 음영으로 표시되었다.

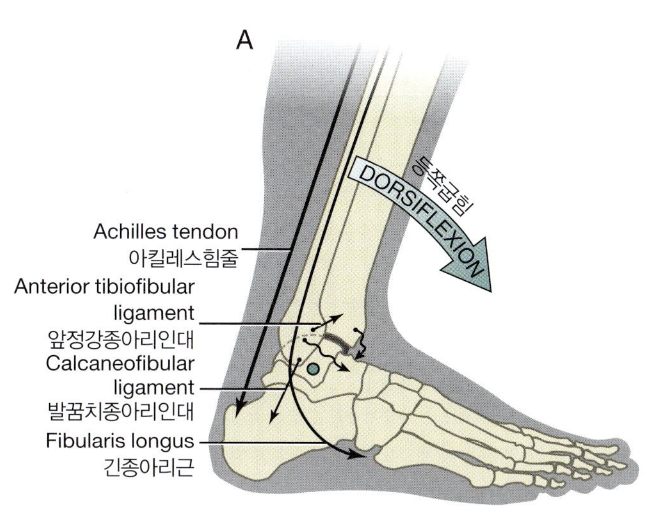


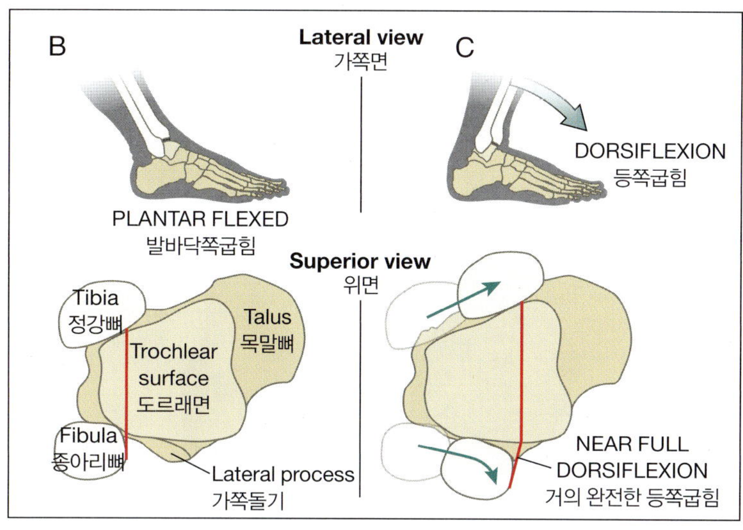


**그림 14.20** 등쪽굽힘된 목말종아리관절의 역학적 안정성을 증가시키는 요인들. (A) 등쪽굽힘은 여러 조직을 신장시키고 장력을 증가시킨다(*긴 화살표*로 표시됨). 2개의 물결 모양의 가는 화살표는 느슨해진 앞관절주머니와 앞목말종아리인대를 나타낸다. (B) 발바닥쪽굽힘된 발목을 보여주고 있으며, 빨간색 선은 상대적으로 좁은 목말뼈의 (뒤쪽)너비를 나타낸다. (C) 등쪽굽힘의 경로(*초록색 화살표*로 나타냄)는 (장부구멍의) 정강종아리 성분을 (1) 더 넓은 크기의 앞쪽 도르래면 그리고 (2) 바깥쪽으로 넓어진 목말뼈의 가쪽돌기와 접촉하게 한다(*빨간색 선*으로 표시됨). 이런 가쪽 장부구멍의 동적인 접촉은 종아리뼈가 전체적으로 바깥돌림 방향(*곡선의 초록색 화살표*로 표시됨)으로 약간의 돌림운동과 병진운동하게 만든다. 자세한 내용은 본문을 참고하라.

결과로 발생한 먼쪽정강종아리관절의 움직임이 미미하여 일관성 없게 보고되지만, 체중부하 상태에서의 등쪽굽힘은 종아리뼈를 *가쪽과 뒤쪽으로* 몇 밀리미터 병진운동시키고 *바깥쪽으로* 몇 도 돌림운동시킨다.[102,105,194,261] 그림 14.20A에 제시된 바와 같이, 종아리뼈의 움직임은 앞정강종아리인대와 같이 신장된 인대들의 장력에 의해 자연스럽게 저항된다.[20,96] 인대에서 발생된 장력과 장부구멍의 타이트한 결합의 결과로, 등쪽굽힘된 발목은 안정적인 닫힌위치로 고정된다.

걷기의 밀기(push off) 단계 시작에서(보행주기의 약 40% 직후, 그림 14.19), 거의 완전히 등쪽굽힘되고 최적으로 '타이트해진' 목말종아리관절은 뒤이어 발생하는 체중의 4배에 달하는 압박력을 받아들일 준비가 된다.[234] 밀기 단계 동안 관절이 갖는 이런 고유의 일치성은 목말종아리관절에서 자연적인 '마모성'(일차성) 골관절염의 빈도가 비교적 낮은 이유를 부분적으로 설명해 준다.[217] 놀랍게도, 목말종아리관절의 일차성 골관절염은 엉덩관절이나 무릎보다 9배나 덜 발생한다.[244] 그러나 먼쪽정강종아리관절의 손상[즉, 인대결합삠(syndesmotic sprain) 또는 '위쪽발목'삠('high ankle' sprain)]과 같은 발목의 외상 이후에 장부구멍에서 정렬이상이 발생하면, 발목 골관절염의 발생률이 비교적 낮다는 것은 더 이상 해당되지 않는다.[4] 정렬이상된 장부구멍은 관절연골과 연골밑뼈가 일반적으로 감당할 수 없는 과도한 접촉압력을 유발할 수 있다.[28] 인대결합 손상을 흔히 유발하는 기전은 임상 연관성 14.1에서 논의된다.

## 발과 관련된 관절의 구조와 기능

### 목말밑관절

목말밑관절(subtalar joint)은 그 이름에서 나타내듯이, 목말뼈 아래에 위치한다(그림 14.9 참조). 목말밑관절에서 일어나는 운동의 크기를 이해하기 위해, 부하를 받지 않은 발꿈치뼈를 견고히 잡고 좌우로 그리고 돌림시키는 방식으로 비틀면 된다. 이러한 동작 동안, 목말뼈는 타이트하게 꼭 맞는 목말종아리관절 내에서 거의 고정된 상태를 유지해야 한다. 비체중부하 활동 동안 일어난 엎침(pronation)과 뒤침(supination)은 고정된 목말뼈에 대해 발꿈치뼈가 움직이면서 일어난다. 그러나 걷기의 디딤기 동안과 같은 체중부하 활동 동안, 엎침과 뒤침은 비교적 고정된 발꿈치뼈에 대해 종아리–목말뼈(하나의 단위로서)가 돌림할 때 일어난다. 체중부하에 근거한 목말밑관절의 운동형상학은 발의 운동학을 이해하는 데 필수적이다. 이런 운동형상학은 발이 그 위에 놓인 발목 및 종아리의 방향과는 독립적인 자세를 취할 수 있게 해준다. 이 기능은 가파른 언덕을 가로질러 걷기, 다리를 넓게 벌리고 서기, 걷거나 달릴 때 방향 전환하기, 그리고 흔들리는 배 위에서 균형을 유지하기와 같은 활동 중에 요구된다.

#### *관절구조*

크고 복잡한 목말밑관절은 발꿈치뼈와 목말뼈의 뒤관절면, 중간관절면, 그리고 앞관절면 사이에 있는 3개의 관절로 구성된다. 이러한 관절들은 그림 14.21에서 노란색으로 나타냈다.

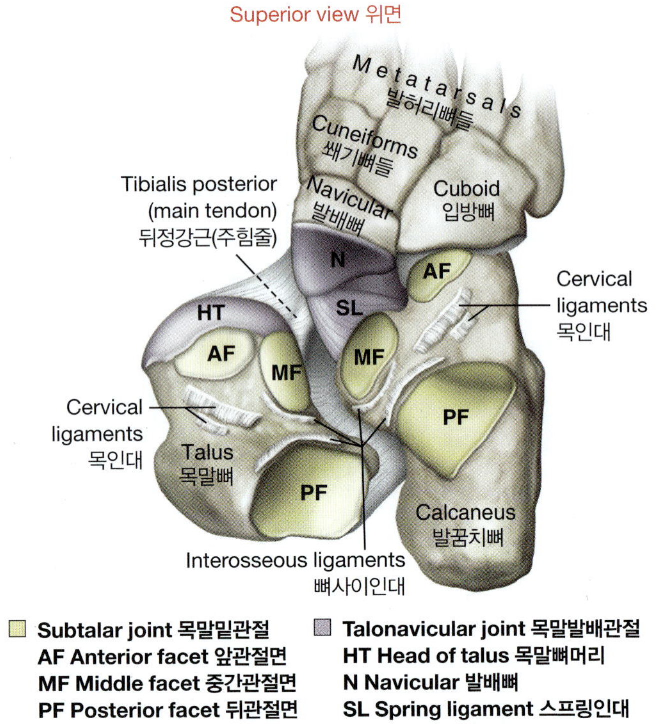

□ **Subtalar joint 목말밑관절**
**AF Anterior facet 앞관절면**
**MF Middle facet 중간관절면**
**PF Posterior facet 뒤관절면**

□ **Talonavicular joint 목말발배관절**
**HT Head of talus 목말뼈머리**
**N Navicular 발배뼈**
**SL Spring ligament 스프링인대**

그림 14.21 목말뼈를 안쪽으로 젖혀 목말뼈의 발바닥쪽면 대부분을 노출시킨 오른쪽 발의 위면. 목말뼈는 세모인대의 일부에 의해 다른 발목뼈에 매달렸다. *목말밑관절*의 관절면들은 노란색으로 보여주고 있고, 근처 *목말발배관절*의 관절면들은 밝은 자주색으로 보여주고 있다. 목말밑관절의 노출로 목인대와 뼈사이인대가 보이고 있다. 목말밑관절의 중립위치로 목말뼈를 재위치시키면, 목말밑관절 내에 있는 3쌍의 관절면인 앞관절면(*AF*), 중간관절면(*MF*), 그리고 뒤관절면(*PF*)이 연결된다. 또한 목말뼈를 재위치시키면, 발배뼈(*N*)와 스프링인대(*SL*)의 오목한 면에 의해 형성된 오목 내에 목말뼈머리(*HT*)가 결합하면서 목말발배관절이 다시 관절을 이루게 된다. 뒤정강근의 굵은 주힘줄(main tendon)은 세모인대의 안쪽을 지나 발배뼈거친면을 향해 주행하는 것이 명확히 보인다.

목말밑관절의 돌출된 *뒤관절*은 전체 관절면적의 약 70%를 차지한다. 이 관절은 목말뼈의 오목한 뒤관절면과 이에 상응하는 발꿈치뼈의 볼록한 뒤관절면이 결합하여 구성된다. 이 뒤관절은 서로 맞물려 있는 형태, 인대, 체중, 그리고 활성된 근육에 의해 매우 타이트하게 맞물려 유지된다. 가깝게 정렬된 *앞관절*과 *중간관절*은 더 작고 거의 편평한 작은 관절면으로 구성된다. 3개의 모든 관절이 목말밑관절의 움직임에 기여하지만, 임상가들은 발뒤부(rearfoot)의 가동성을 증가시키기 위한 가동기법을 적용할 때 일반적으로 좀 더 돌출된 뒤관절에 집중한다.[a]

### *인대*

목말밑관절 내의 뒤관절과 앞-중간관절은 분리된 섬유관절주머니에 의해 각각 둘러싸여 있다. 더 큰 뒤관절주머니의 바깥쪽 가장자리는 가늘고 이름이 명확하지 않은 목말발꿈치인대들에 의해 강화된다. 목말밑관절에 일차적인 안정성을 제공하는 인대들은 표 14.4에 제시되었다. 목말밑관절의 외부에 위치한 *발꿈치종아리인대*(*calcaneofibular ligament*)는 과도한 안쪽들림(inversion)을 제한하고, 세모인대(정강발꿈치섬유)는 과도한 가쪽들림(eversion)을 제한한다. (이런 인대들의 해부학은 이전에 목말종아리관절과 함께 설명되었다.) 목말밑관절의 내부에 위치한 *뼈사이*(*목말발꿈치*)*인대*[*interosseous* (*talocalcaneal*) *ligament*]와 *목인대*(*cervical ligament*)가 있다.[61,169] 이 인대들은 목말뼈와 발꿈치뼈 사이에 직접 부착하기 때문에, 목말밑관절에 가장 큰 직접적인 강화를 제공한다. 넓고 편평한 이 인대들은 발목뼈굴(tarsal sinus) 내에서 사선으로 교차하며, 관절을 개방시키지 않는다면 관찰하기가 어렵다(그림 14.8과 14.21에 묘사된 바와 같이). *뼈사이인대*는 발꿈치뼈고랑의 안쪽-뒤쪽 끝에서 시작하여 위쪽으로 주행한 후 목말뼈고랑 내의 중간관절면과 뒤관절면 사이에 부착하는 서로 형태가 다른 띠들로 구성된다(그림 14.21). 더 크고 종종 여러 다발로 이루어진 *목인대*는 뼈사이인대처럼 사선의 섬유배열을 갖고 있지만, 대부분의 경우 발꿈치뼈고랑의 가쪽-앞쪽 끝에 더 가깝게 부착한다.[169] 이 부착부위로부터, 목인대는 위쪽-안쪽으로 주행하여 목말뼈목(따라서 '목'인대라 명명됨)의 아래쪽-가쪽면에 부착한다(그림 14.15 참조). 하나의 쌍으로, 뼈사이인대와 목인대는 전두면에서의 극단적인 동작, 특히 안쪽들림을 제한한다.[123,169,233,247]

**표 14.4 목말밑관절 인대의 일차적인 기능**

| 인대 | 목말밑관절에서의 일차적인 기능 |
|---|---|
| 발꿈치종아리인대 | 과도한 안쪽들림 제한 |
| 세모인대의 정강발꿈치섬유 | 과도한 가쪽들림 제한 |
| 뼈사이(목말발꿈치)인대<br>목인대 | 두 인대는 목말뼈와 발꿈치뼈를 연결하며, 극단적인 모든 운동, 특히 안쪽들림을 제한한다. |

발목뼈굴 내의 인대들이 목말밑관절의 일차적인 안정자로 인식되지만, 이 인대들의 기능에 대한 완전한 이해는 아직 명확하지 않다.[169] 이런 이해의 부족은 인대 손상의 진단을 도와주는 표준적인 임상 '스트레스 검사'의 개발을 제한해 왔다. 시체연구에서, 발꿈치뼈에 적용된 가쪽에서 안쪽으로의 병진운동의 힘은 특히 뼈사이인대에 스트레스를 유발한다고 제안되었다.[247] 이러한 소견은 목말밑관절에서 안쪽들림을 저항하는 이 인대의 기능과 일치한다.

### *운동형상학*

목말밑관절에서의 관절운동형상학은 3쌍의 관절면 사이에서 일어

[a]목말밑관절은 발뒤부에 있는 유일한 관절이기 때문에, 문헌에서는 흔히 *목말밑관절*과 *발뒤부*라는 용어를 상호 교환적으로 사용한다. 이 장에서도 이러한 용어 사용법을 따를 것이다.

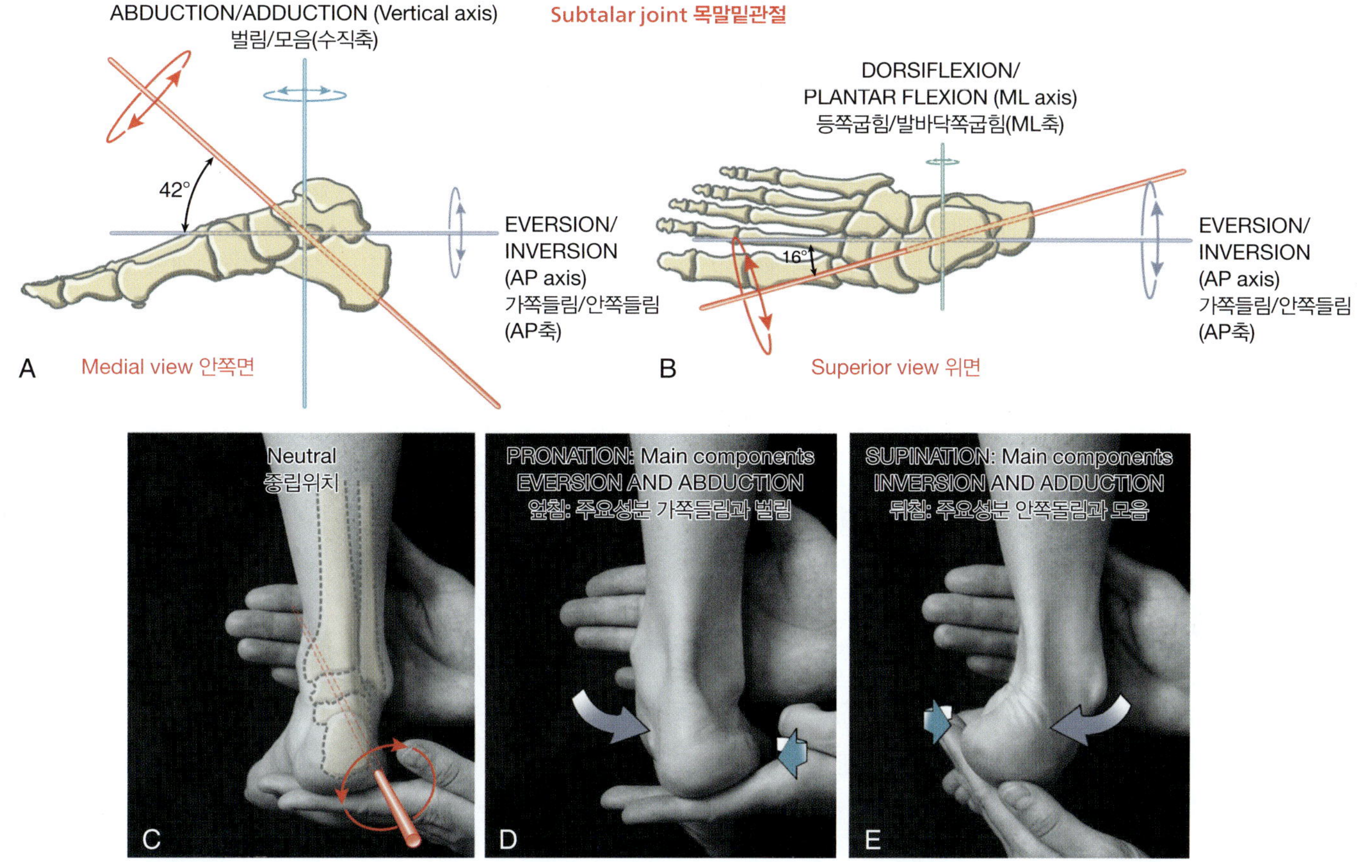


**그림 14.22** 목말밑관절의 돌림축과 골운동형상학을 보여주고 있다. 돌림축(*빨간색*)은 옆면(A)과 위(B)에서 보여주고 있으며, (C)에서도 다시 이러한 축을 보여주고 있다. 성분 축[수직축, 앞-뒤(AP)축, 그리고 안-가쪽(ML)축] 및 이와 관련된 골운동형상학 또한 (A)와 (B)에서 보여주고 있다. 엎침 움직임의 주요 성분인 가쪽들림과 벌림은 (D)에서 보여주고 있다. 뒤침 움직임의 주요 성분인 안쪽들림과 모음은 (E)에서 보여주고 있다. (D)와 (E)에서, 파란색 화살표는 벌림과 모음을 나타내고, 자주색 화살표는 가쪽들림과 안쪽들림을 나타낸다.

나는 미끄러짐 운동을 포함하며, 이로 인해 발꿈치뼈와 목말뼈 사이에 곡선의 운동호가 만들어진다. 비록 개인차가 있지만, 문헌에서는 목말밑관절의 운동을 위한 돌림축이 가쪽-뒤쪽 발꿈치를 관통하여 앞쪽, 안쪽 그리고 위쪽 방향으로 목말밑관절을 통과해 주행한다는 것에 대체로 일치된 견해를 보인다(그림 14.22A~C, 빨간색).[38,192] 이 장에서 묘사된 돌림축은 Close 등의 고전적인 연구에 근거하며, 이는 수평면으로부터 42°(그림 14.22A) 그리고 시상면으로부터 16°(그림 14.22B) 정도의 각도로 기울어진 축이다.[38]

목말밑관절의 엎침과 뒤침은 돌림축에 직각인 운동호에서 발꿈치뼈가 목말뼈에 대해(또는 발이 지면에 고정되어 있을 때에는 목말뼈가 발꿈치뼈에 대해) 움직이면서 발생한다(그림 14.22A~C, 원으로 된 빨간색 화살표). 축의 일반적인 기울기를 고려하면, 엎침과 뒤침의 3가지 주요 성분 중 2가지 성분인 안쪽들림과 가쪽들림 그리고 벌림과 모음이 가장 뚜렷하게 나타난다(그림 14.22A~B). 따라서 *엎침*은 주요 성분으로 *가쪽들림*과 *벌림*을 갖고 되고(그림 14.22D), *뒤침*은 주요 성분으로 *안쪽들림*과 *모음*을 갖게 된다(그림 14.22E). 발꿈치뼈는 목말뼈에 대해 약간의 등쪽굽힘과 발바닥쪽굽힘을 할 수 있으나, 이러한 동작은 작게 일어나기 때문에 대개 임상적으로 무시된다. 그러나 흥미롭게도, 목말종아리관절의 완전한 외과적 유합술을 받은 사람들에서는 시상면에서 상당한 양의 목말밑관절 가동성이 발생한다.[140] 이러한 보상작용은 걸을 때 발을 등쪽굽힘과 발바닥쪽굽힘시키는 중요한 기능적 요구를 충족시키는 것으로 보이지만, 목말밑관절에 부가된 증가된 요구는 목말종아리관절의 융합 후 몇 년 뒤에 골관절염의 발생률이 높은 이유를 설명한다.

간단히 설명하기 위해, 목말밑관절의 골운동형상학은 그림 14.22에서 고정되어 움직이지 못하는 목말뼈에 대해 발꿈치뼈가 움직이는 것으로 도식화되었다. 그러나 걷기 동안 체중부하에 의해 발꿈치뼈는 비교적 고정되기 때문에, 목말밑관절에서 일어나는 엎침과 뒤침의 상당 부분은 *목말뼈의 수평면 돌림운동*에 의해 일어나게 된다. 장부구멍에 의해 제공된 고유의 안정성과 적합성 때문에, 목말뼈의 수평면 돌림운동은 전체 아래다리의 돌림운동과 역학적으로 강하게 연결된다.

### *가동범위*

Grimston과 그의 동료들은 120명의 건강한 대상자(9~79세 사이)

에게서 목말밑관절에서 일어나는 안쪽들림과 가쪽들림의 능동가동범위를 보고하였다.[87] 결과에서는 안쪽들림이 22.6°이고 가쪽들림이 12.5°로, 안쪽들림이 가쪽들림보다 거의 2배나 더 큰 것으로 나타났다. 이러한 자료에는 목말종아리관절에서 일어나는 부속운동(accessory motion)도 포함되어 있지만, 가쪽들림에 대한 안쪽들림의 더 높은 비율은 목말밑관절에서만 보고되는 전형적인 것이다.[18,242] (능동가동범위와는 대조적으로) 수동가동범위를 측정한 연구들에서는 안쪽들림 대 가쪽들림의 비율이 3:1을 보여 더 큰 크기의 운동이 일어난다고 보고하였다.[274] 능동운동이나 수동운동에 관계없이, 가쪽복사가 좀 더 먼쪽으로 뻗어 있고 세모인대가 비교적 두껍기 때문에 가쪽들림은 자연스럽게 제한된다.

## 가로발목뼈관절(목말발배관절과 발꿈치입방관절)

가로발목뼈관절(transverse tarsal joint)은 *발목뼈중간관절(midtarsal joint)* 또는 *쇼파르관절(Chopart's joint)*이라고도 알려져 있으며, 해부학적으로 뚜렷이 구분되는 2개의 관절인 *목말발배관절(talonavicular joint)*과 *발꿈치입방관절(calcaneocuboid joint)*로 구성되어 있다. 그림 14.23에서 볼 수 있듯이, 이러한 관절들은 발뒤부와 발중간부를 연결한다.

이 단락에서는 발목과 발에 있는 다른 주요 관절들과의 관계 속에서 가로발목뼈관절의 기능적 특성을 고려할 것이다. 앞서 설명했듯이, 목말종아리(발목)관절은 주로 시상면에서의 운동인 등쪽굽힘과 발바닥쪽굽힘이 허용된다. 그러나 목말밑관절은 2개의 일차적인 성분인 안쪽들림과 가쪽들림 그리고 벌림과 모음으로 구성된 좀 더 사선의 경로로 운동이 허용된다. 이 단락에서는 발에서 가장 다재다능한 관절인 가로발목뼈관절이 3개의 모든 기본적인 운동면을 거의 동등하게 가로지르며 어떻게 사선 경로의 운동을 허락하는지를 설명한다. 다른 여러 중요한 기능 중에서, 가로발목뼈관절의 엎침과 뒤침의 운동 경로는 체중을 지지하는 발이 다양한 지면 윤곽에 적응할 수 있도록 해준다(그림 14.24).

가로발목뼈관절은 목말밑관절과 강력한 기능적 관계를 갖는다. 앞으로 설명하겠지만, 이 두 관절은 발 전체에서 일어나는 대부분의 엎침과 뒤침의 자세를 조절하기 위해 서로 협력적으로 기능하게 된다.

### *관절구조와 인대의 지지*

#### *목말발배관절*

목말발배관절(talonavicular joint, 가로발목뼈관절의 안쪽구획)은 둥근관절(ball-and-socket joint)의 유형을 닮았으며, 발의 안쪽(세

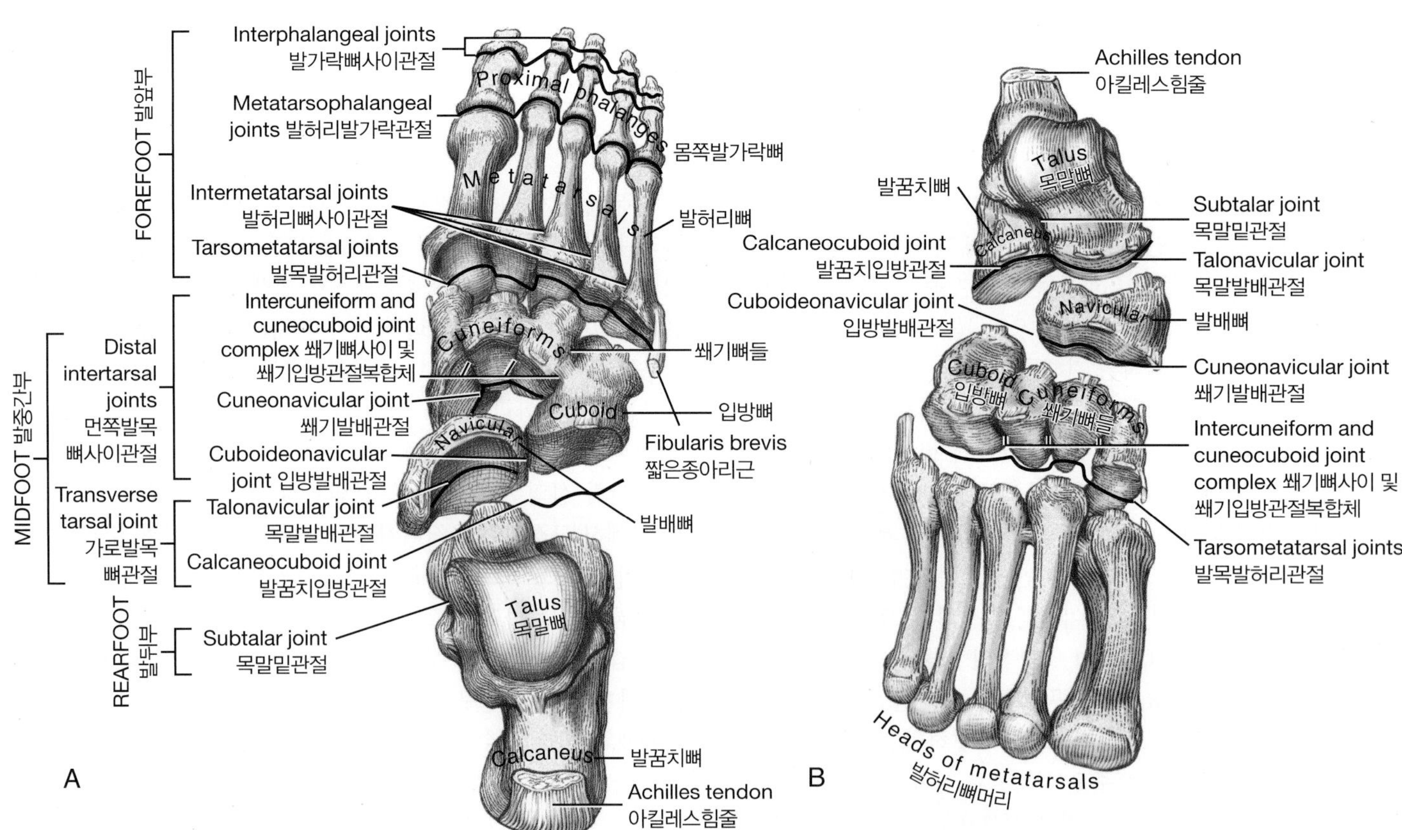


**그림 14.23** 오른쪽 발의 뼈와 분리된 관절을 보여주고 있는 위-뒤쪽(A)과 위-앞쪽(B)에서의 모습. 발뒤부, 발중간부, 그리고 발앞부 영역이 (A)에 표시되었다.

SPECIAL FOCUS 14.1

## 목말밑관절 운동의 임상적 측정

표준 관절각도계를 통해 목말밑관절의 엎침과 뒤침의 범위를 정확히 측정하는 것은 어렵다. 이러한 어려움은 주변 관절들에서의 동시 움직임이 더해진 엎침과 뒤침의 사선 운동호를 고정형 표준 관절각도계가 따라가지 못한다는 것을 반영한다. 이러한 문제를 해결하기 위한 방법으로, 임상가와 연구자들은 종종 목말밑관절의 운동을 발뒤부(발꿈치뼈)의 안쪽들림과 가쪽들림의 양만으로 측정한다. 이런 약식 측정은 전두면에서의 안쪽들림과 가쪽들림 움직임이 단지 뒤침과 엎침의 *성분*일 뿐, 이를 완전히 대체하는 동일한 움직임이 아니라는 점을 이해한다는 전제하에 실시된다.

"목말밑관절 중립"이란 표현은 임상에서 흔히 사용되며, 주로 보조기의 제작을 돕기 위해 발이 쉬고 있는 기본자세를 설명할 때 사용된다.[119,143] 목말밑관절의 중립위치는 목말뼈의 가쪽면과 안쪽면이 장부구멍 내에서 똑같이 촉지될 수 있도록 발꿈치뼈를 특정 위치에 두는 것으로 정의된다. 이런 '중립'의 위치에서, 관절은 보통 완전한 가쪽들림 거리의 1/3 그리고 완전한 안쪽들림 거리의 2/3 정도 떨어진 지점에 위치하게 된다. 이런 측정의 임상적 유용성에 대해서는 의문이 제기되어 왔지만,[92] 여전히 목말밑관절의 전두면 중립위치를 대략적으로 파악하는 데 편리한 방법으로 남아 있다.

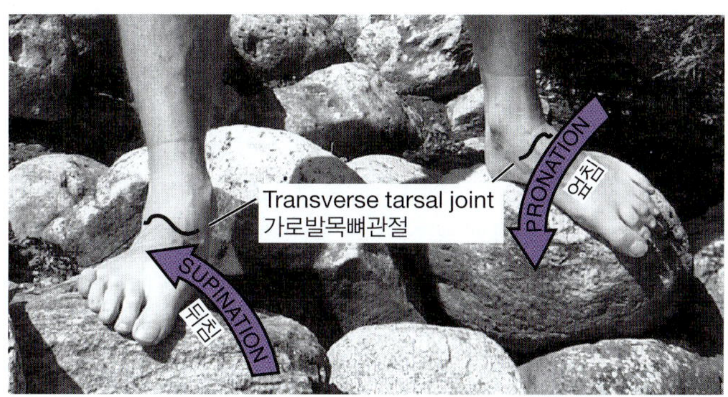


그림 14.24 가로발목뼈관절은 고르지 못한 지면에 서 있을 때 발중간부의 엎침과 뒤침이 일어날 수 있게 해준다.

로)기둥에 상당한 가동성을 제공한다. 이러한 가동성의 대부분은 발뒤부에 대한 발중간부-발앞부의 비틀림(안쪽들림과 가쪽들림)과 구부러짐(굽힘과 폄)으로 표현된다. 목말발배관절은 볼록한 목말뼈머리 그리고 발배뼈의 몸쪽면과 스프링인대(spring ligament)에 의해 형성된 깊고 연속적인 오목면 사이의 관절로 구성된다(그림 14.8 참조). 목말발배관절의 볼록-오목관계는 그림 14.21을 보면 명확하다. *스프링인대*(그림 14.21에서 *SL*로 표기됨)는 두껍고 넓은 섬유연골의 띠이며, 발꿈치뼈의 목말받침돌기(sustentaculum talus)와 발배뼈의 안쪽-발바닥쪽면 사이에 있는 틈을 가로지른다.[51,166,240] 세모인대의 정강스프링섬유는 스프링인대와 섞여 이를 강화시킨다.[30] 스프링인대는 목말뼈머리의 안쪽과 발바닥쪽 볼록면을 직접 지지하기 때문에, 목말발배관절의 구조적인 '바닥과 안쪽벽'을 형성한다. 서 있을 때 체중이 목말뼈머리를 지면 쪽을 향해 발바닥쪽과 안쪽 방향으로 누르기 때문에, 발의 이 영역은 상당한 지지가 요구된다. 따라서 스프링인대의 파열이나 느슨함은 평발(flatfoot) 변형에 기여할 수 있다.[270] [스프링인대의 공식적이고 정확한 이름은 *발바닥쪽발꿈치발배인대*(*plantar calcaneonavicular ligament*)이다. 탄력성이 거의 없거나 아예 없기 때문에 '스프링'이라는 용어는 사실 잘못된 이름이며, 이 인대는 섬유연골 성분이 매우 많아 상당한 강도와 길어짐에 대한 저항을 제공한다. 그럼에도 불구하고 임상과 연구 문헌에서 *스프링*이라는 용어는 여전히 사용되고 있다.[166]]

불규칙한 형태의 관절주머니가 목말발배관절을 에워싸고 있다. 이 관절주머니를 강화하는 인대는 글상자에 요약되었다.

**목말발배관절을 지지하거나 강화하는 인대의 요약**

- 스프링(발바닥쪽발꿈치발배)인대는 목말뼈머리를 위한 섬유연골성 걸이(sling)를 형성한다(그림 14.8과 14.21).
- 등쪽목말발배인대는 관절주머니의 *등쪽*을 강화한다(그림 14.14).
- 두갈래인대(발꿈치발배섬유)는 관절주머니의 *가쪽*을 강화한다(그림 14.15).
- 세모인대의 정강발배섬유와 정강스프링섬유는 관절주머니의 *안쪽*을 강화한다(그림 14.14).

### *발꿈치입방관절*

발꿈치입방관절(calcaneocuboid joint)은 발꿈치뼈의 앞(먼쪽)면과 입방뼈 몸쪽면의 연결에 의해 형성된 가로발목뼈관절의 가쪽 성분이다(그림 14.23). 각 관절면은 오목과 볼록의 만곡을 가지고 있다. 관절면들은 서로 맞물린 쐐기 모양을 하고 있어 미끄러짐에 저항한다. 발꿈치입방관절의 상대적 강직(목말발배관절에 비해)은 발의 가쪽(세로)기둥에 안정성을 제공한다.

발꿈치입방관절주머니의 등쪽과 가쪽 부분은 *등쪽발꿈치입방인대*(*dorsal calcalneocuboid ligament*)에 의해 두꺼워진다(그림 14.15 참조). 3개의 추가적인 인대들이 관절을 좀 더 안정화시킨다. *두갈래인대*(*bifurcated ligament*)는 발꿈치입방관절의 등쪽면 바로 몸쪽에 있는 발꿈치뼈에 이 인대의 줄기가 부착되는 'Y' 모양의 조직띠이다. 이 인대의 줄기는 가쪽섬유다발과 안쪽섬

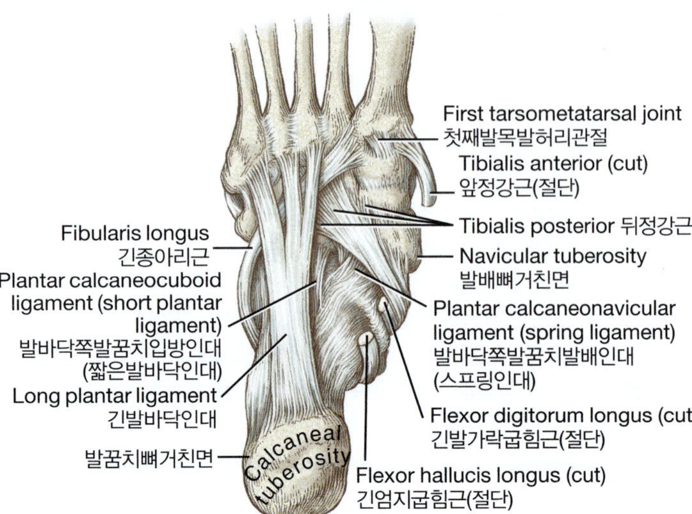


그림 14.25 오른쪽 발의 발바닥쪽면에 있는 깊은 인대와 힘줄. 긴종아리근힘줄과 뒤정강근힘줄의 주행경로에 주목하라.

유다발로 갈라진다. 앞서 언급한 안쪽(발꿈치발배)섬유는 목말발배관절의 가쪽면을 강화한다. 가쪽(발꿈치입방)섬유는 발꿈치입방관절의 등쪽면을 가로질러 발꿈치뼈와 입방뼈 사이의 일차적인 결합을 형성한다.[233]

긴발바닥인대(long plantar ligament)와 짧은발바닥인대(short plantar ligament)는 발꿈치입방관절의 발바닥쪽면을 강화한다(그림 14.25). 발에서 가장 긴 인대인 *긴발바닥인대*는 발꿈치뼈거친면의 바로 앞쪽인 발꿈치뼈의 발바닥쪽면에서 시작된다.[233] 이 인대는 가쪽에 있는 3개 또는 4개의 발허리뼈바닥의 발바닥쪽면에 정지한다. *발바닥쪽발꿈치입방인대(plantar calcaneocuboid ligament)*라 불리는 *짧은발바닥인대*는 긴발바닥인대의 바로 앞쪽과 깊은쪽에서 시작해서 입방뼈의 발바닥쪽면에 정지한다. 발바닥인대들은 발꿈치입방관절을 수직으로 지나기 때문에, 발의 가쪽기둥에 훌륭한 구조적 안정성을 제공해 준다.[139]

**발꿈치입방관절을 강화하는 인대의 요약**

- 등쪽발꿈치입방인대는 관절주머니의 등-*가쪽*을 강화한다(그림 14.15).
- 두갈래인대(발꿈치입방섬유)는 발꿈치입방관절의 등쪽을 강화한다(그림 14.15).
- 긴발바닥인대와 짧은발바닥인대(그림 14.25)는 발꿈치입방관절의 *발바닥쪽면*을 강화한다.

### *운동형상학*

가로발목뼈관절은 인근 관절, 특히 목말밑관절의 연관된 움직임 없이는 거의 움직이지 않는다. 가로발목뼈관절에서 주로 일어나는 가동성을 확인하기 위해, 발꿈치뼈를 견고하게 잡은 상태에서 발중간부를 최대로 엎침과 뒤침을 시켜본다(각각 그림 14.26A와 C). 이러한 동작 동안 발배뼈는 목말발배관절 내에서 스핀(spin)을 한다. 목말밑관절과 가로발목뼈관절 둘 *다*에 걸쳐 일어나는 동작들의 결합은 발에서 일어나는 엎침과 뒤침의 대부분을 차지한다(각각 그림 14.26B와 D). 그림 14.26에서 볼 수 있는 것과 같이, *발앞부*(특히 첫째발가락선)의 가동성은 발 전체의 엎침과 뒤침 자세 형성에 기여한다.

가로발목뼈관절의 운동형상학을 연구할 때에는 3개의 주목할 만한 사항이 있다. 첫째, 2개의 개별적인 돌림축이 설명된다. 둘째, 움직임의 크기와 방향은 일반적으로 체중부하 활동과 비체중부하 활동 시에 다르다. 셋째, 가로발목뼈관절의 운동형상학은 목말밑관절의 위치에 의해 기능적으로 영향을 받는다. 다음 단락에서는 이러한 요인에 대해 각각 논의된다.

### *돌림축과 이에 상응하는 움직임*

Manter는 가로발목뼈관절의 움직임을 위해 두 개의 돌림축인 *세로축*과 *사선축*을 최초로 서술하였다.[154] 이 서술에 따르면, 움직임은 각각의 특정 돌림축에 대해 수직으로 위치한 2개의 고유한 운동면에서 자연스럽게 일어난다. 이러한 개념이 생체역학적으로 완전히 검증된 것은 아니지만, 그럼에도 불구하고 이런 복잡한 관절에서 허용되는 움직임을 개념화하는 데 유용한 방법을 제공한다. 가로발목뼈관절의 *세로축(longitudinal axis)*은 직선의 앞-뒤축과 거의 일치하며(그림 14.27A~C), *가쪽들림(eversion)*과 *안쪽들림(inversion)*을 일차적인 성분 운동으로 갖는다(그림 14.27D~E). 이와는 대조적으로, *사선축(oblique axis)*은 뚜렷한 수직 및 안-가쪽 방향의 기울기를 갖는다(그림 14.27F~H). 따라서 이 축에 대해 일어나는 동작은 *벌림과 등쪽굽힘*(그림 14.27I) *그리고 모음과 발바닥쪽굽힘*(그림 14.27J)*의 결합*으로 일어난다.

가로발목뼈관절은 2개의 개별적인 돌림축을 가지고 있으며 각각의 축은 고유의 운동형상학적 양상을 만들어낸다고 방금 설명되었다. 이는 엄밀히 따지면 맞는 말이긴 하지만, 대부분의 체중부하 활동과 관련된 기능적인 운동형상학은 두 축을 모두 가로지르는 움직임의 혼합으로 일어나며, 이러한 혼합은 가장 순수한 형태의 엎침과 뒤침을 발생시킨다(즉, *3개의 모든* 기본 운동면에서 일어나는 성분을 최대로 나타낼 수 있는 움직임).[146] 가로발목뼈관절에서의 엎침과 뒤침은 발중간부(그리고 궁극적으로 발앞부)가 다양한 형태와 윤곽에 적응할 수 있게 해준다.

가로발목뼈관절의 가동범위는 측정하기도 어렵고 인접 관절들과 분리하여 움직이기도 어렵다. 그러나 시진과 촉진에 의해, 발중간부는 엎침보다 뒤침을 약 2배 더 많이 허용하는 것을 알 수 있다. 발중간부에서 일어나는 순수한 안쪽들림과 가쪽들림의 양은 목말밑관절에서 관찰되는 것과 유사한 양상인 약 20~25°의 안쪽들림과 약 10~15°의 가쪽들림이 일어난다.

*관절운동형상학*

기능적 관점에서, 가로발목뼈관절의 관절운동형상학은 발뒤부와 발중간부 둘 다에 걸친 운동 상황에서 설명하는 것이 유용할 것이다. 그림 14.26D에서 무부하 상태의 발에서 일어난 능동적인 *뒤침* 움직임을 고려해보자. 다양한 부착부위를 갖는 뒤정강근(tibialis posterior)은 일차적인 발의 뒤침근육이다. 발꿈치입방관절의 상대적인 경직성(rigidity) 때문에, 발꿈치뼈의 안쪽들림과 모음은 발의 가쪽기둥(lateral column)을 안쪽기둥(medial column) '아래로' 끌어당긴다. 이러한 운동을 위해 중요한 중심점의 역할을 하는 곳이 바로 목말발배관절이다. 뒤정강근의 당김은 발배뼈의 스핀(spin)과 발의 안쪽세로활(medial longitudinal arch) 상승에 기여한다. 이러한 운동 동안, 발배뼈의 오목한 몸쪽면과 스프링인대는 둘 다 볼록한 목말뼈머리에 대해 스핀을 한다.

무부하 상태의 발에서 일어나는 *엎침*의 움직임은 뒤침에서 설명되었던 것과 유사하지만 반대의 운동형상학으로 일어난다. 긴종아리근(fibularis longus)의 당김은 발 안쪽면의 하강과 가쪽면의 상승을 돕는다.

앞서 설명한 뒤침과 엎침의 관절운동형상학은 발이 무부하 상태, 즉 지면에서 떨어진 상태라고 가정하였다. 그러나 걷기 과정 동안과 같이 발이 지면에 접촉하고 있을 때의 관절운동형상학을 이해하는 것도 중요하다. 이 주제는 이 장의 후반부에서 언급된다.

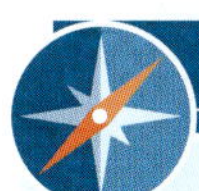

**SPECIAL FOCUS 14.2**

**가로발목뼈관절의 안정성에 영향을 미치는 목말밑관절의 위치**

목말밑관절은 발뒤부(rearfoot)의 자세를 조절하는 것 외에도, 좀 더 먼쪽에 있는 관절들, 특히 가로발목뼈관절의 안정성 또한 간접적으로 조절한다. 이 개념의 중요성은 이 장의 후반부에 논의되지만, *목말밑관절의 완전한 뒤침은 발중간부의 전반적인 유연성을 제한한다*. 매우 느슨하게 관절된 뼈대모형은 이러한 원리를 설명하는 데 도움이 된다. 한 손으로 목말뼈를 고정한 상태에서, 발꿈치뼈를 완전한 안쪽들림으로 움직여 보면 발중간부의 가쪽면이 안쪽면에 비해 '처져 있는(drops)' 것을 확인할 수 있다. 결과적으로, 목말발배관절과 발꿈치입방관절(가로발목뼈관절의 성분들)은 세로 방향으로 비틀리게 되어, 발중간부의 상대적 경직성(rigidity)을 증가시킨다. *이와는 대조적으로 목말밑관절에서의 완전한 엎침은 전반적인 발중간부의 유연성을 증가시킨다*. 이것을 다시 느슨하게 관절된 뼈대모형에서 설명한다면, 발꿈치뼈의 최대 가쪽들림은 발중간부 안쪽면과 가쪽면의 비틀림이 풀리게 하여, 안쪽면과 가쪽면이 거의 평행한 위치에 놓이게 된다. 결과적으로, 목말발배관절과 발꿈치입방관절은 세로 방향 비틀림이 풀리면서, 발중간부의 유연성을 증가시키게 된다. 파트너의 발꿈치뼈를 완전한 안쪽들림에서 완전한 가쪽들림으로 서서히 움직이면서, 발중간부(그리고 발앞부)의 다평면적 유연성의 *증가*를 느껴보기 바란다.[21] 다음 단락에서 설명되겠지만, 유연성을 변화시킬 수 있는 발중간부의 능력은 보행의 디딤기 동안 중요한 역학적 의미를 갖게 된다.

*발의 안쪽세로활*

그림 14.28은 발의 안쪽세로활(medial longitudinal arch)과 가로활(transverse arch)의 위치를 보여주고 있다. 두 활은 부하를 받는 발의 안정성과 탄력성에 있어 결정적인 요소를 제공한다. 안쪽세로활의 구조와 기능은 이 단락에서 언급된다. 가로활은 먼쪽발가락뼈사이관절을 설명하는 단락에서 설명된다.

*안쪽세로활*은 발 안쪽면의 오목함에 의해 나타나는 특징인 '발등(instep)'의 모양을 따른다. 이러한 활은 발의 일차적인 부하지지 구조이자 충격흡수의 구조이다.[248] 안쪽세로활의 구조에 기여하는 뼈에는 발꿈치뼈, 목말뼈, 발배뼈, 쐐기뼈들, 그리고 이와 관련된 3개의 안쪽발허리뼈가 포함된다. 여러 결합조직들이 안쪽세로활의 형태를 유지하는 데 도움을 준다(이 장의 후반부에서 설명됨). 이러한 활의 형태가 없다면, 예를 들어 달리기나 행군 동안 발에 가해지는 크고 빠르게 생산된 힘은 뼈의 생리적 체중부하 능력을 초과할 가능성이 있다. 부하를 흡수하는 데 있어 활을 도와주는 추가적인 구조로는 발바닥쪽지방덩이(plantar fat pads), 엄지발가락의 발바닥쪽 바닥부(base)에 위치한 종자뼈, 그리고 얕은발바닥근막(superficial plantar fascia, 이 근막은 주로 그 위를 덮는 두꺼운 진피에 부착하여, 전단력을 최소화하는 기능을 함)이 있다. 앞으로 설명하겠지만, 안쪽세로활 및 이와 관련된 결합조직은 예를 들어 편안하게 서 있을 때와 같이 비교적 스트레스가 적거나 거의 정적인 상황 동안 발의 지지를 위한 일차적인 제공자가 된다. 사람마다 차이는 있지만, 편안하게 서 있는 자세일 때 건강한 활의 형태를 유지하는 데 필요한 근육의 *능동적인* 지지는 결합조직이 제공하는 우세한 지지에 비해 비교적 적다.[b] 걷는 동안 활이 자연스럽게 스트레스를 받거나 한 발 서기, 발끝으로 서기, 점프, 또는 달리기가 연루되어 더 큰 부하를 받게 되는 상황일 때에는 상당히 높은 수준의 능동적인 근육 지지가 필요하게 된다. 능동적인 지지를 제공하는 근육의 역할은 발목과 발의 근육에 대해 다루는 이 장의 후반부에서 설명된다.

다음 단락에서는 안쪽세로활이 제공하는 수동적인 지지기전을 설명한다.

*안쪽세로활의 수동적인 지지기전*

목말발배관절(talonavicular joint) 및 이와 관련된 결합조직은 안쪽세로활의 *쐐기돌*(*keystone*)을 형성한다. 안쪽세로활의 높이와 형태를 유지하기 위한 추가적인 비근육성 조직으로는 발바닥근막, 스프링인대, 그리고 첫째발목발허리관절이 있다. *발의 발바닥근막*(*plantar fascia*)은 안쪽세로활에 일차적인 수동 지지를 제공한다.[7,63,103] 이런 치밀결합조직은 발바닥과 발의 양 옆면을 덮

[b] 15,16,67,86,95,117,152

PRONATION of the foot (dorsal-medial view) 발의 엎침(등쪽–안쪽면)

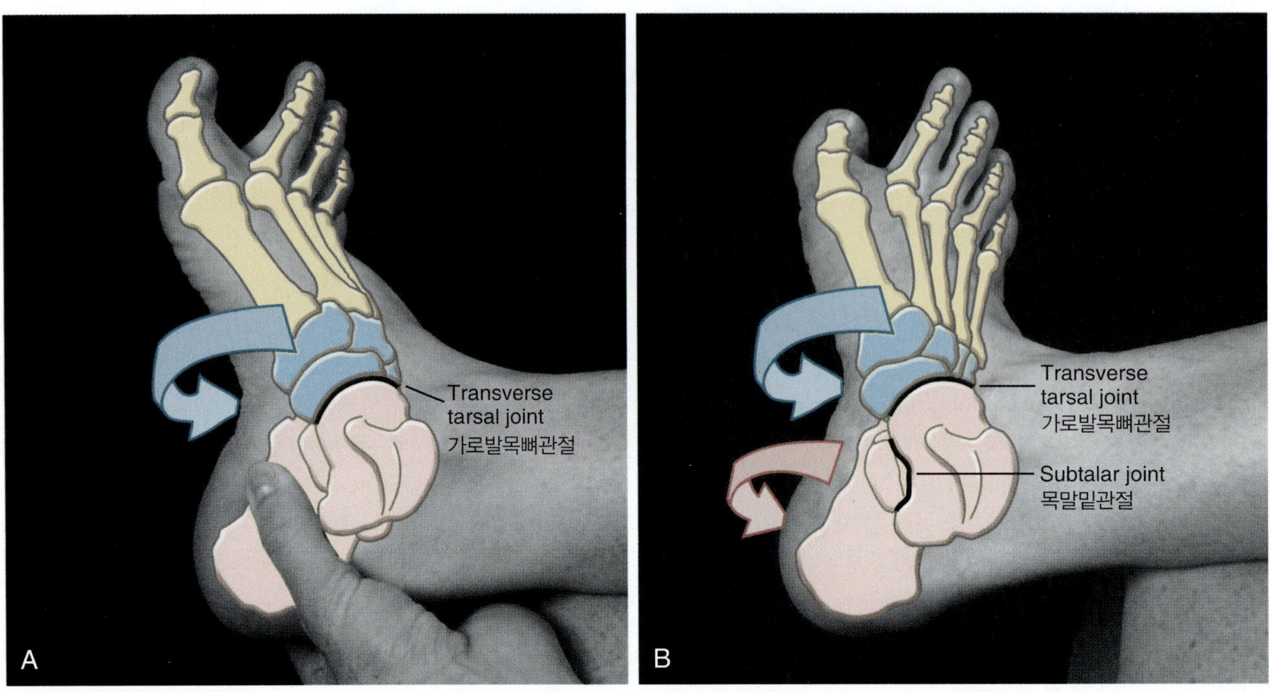


SUPINATION of the foot (plantar-medial view) 발의 뒤침(발바닥쪽–안쪽면)

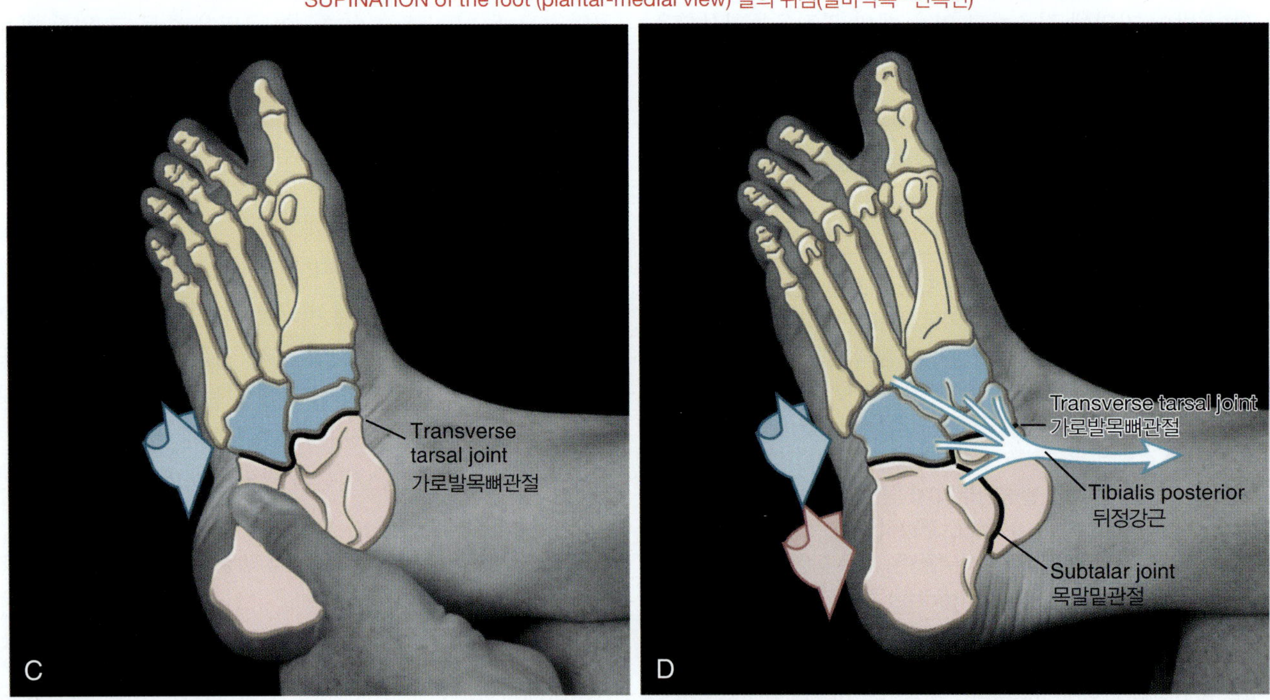


**그림 14.26** 무부하 상태의 오른쪽 발에서 일어나는 엎침과 뒤침을 목말밑관절과 가로발목뼈관절의 상호작용을 통해 설명하고 있다. 발꿈치뼈가 고정된 상태에서, 엎침과 뒤침은 주로 발중간부에서 일어난다(A와 C). 발꿈치뼈가 자유로운 상태에서, 엎침과 뒤침은 발뒤부와 발중간부 둘 다에 걸친 움직임의 총합으로 일어난다(B와 D). 발뒤부의 움직임은 분홍색 화살표로 나타내고 있으며, 발중간부의 움직임은 파란색 화살표로 나타내고 있다. 뒤정강근의 당김은 (D)에서 보여주고 있는데, 이 근육은 발뒤부와 발중간부 둘 다에 대해 능동적인 뒤침을 발생시킨다.

고 있으며 얕은섬유와 깊은섬유로 구성되어 있다. *얕은*섬유는 주로 그 위를 덮고 있는 발바닥의 두꺼운 진피와 섞인다. 더 넓고 두꺼운 *깊은*발바닥근막[또는 널힘줄(aponeurosis)]은 뒤쪽으로 발꿈치뼈거친면의 안쪽돌기에 부착된다. 두께가 2~2.5 mm인 이 조직

Transverse tarsal joint: longitudinal axis 가로발목뼈관절: 세로축

ABDUCTION/ADDUCTION (Vertical axis)
벌림/모음(수직축)

15°

EVERSION/
INVERSION
(AP axis)
가쪽들림/안쪽들림
(AP축)

A Medial view 안쪽면

DORSIFLEXION/PLANTAR FLEXION (ML axis)
등쪽굽힘/발바닥쪽굽힘(ML축)

9°

EVERSION/
INVERSION
(AP axis)
가쪽들림/안쪽들림
(AP축)

B Superior view 위면

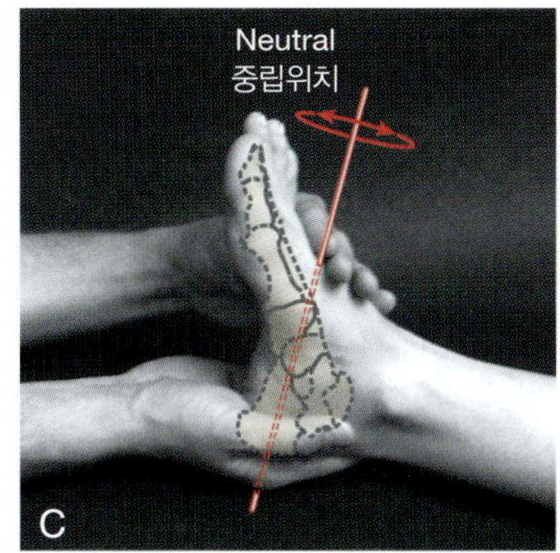


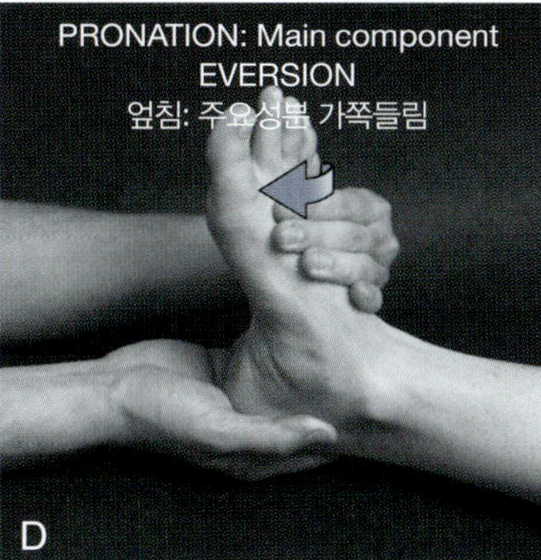


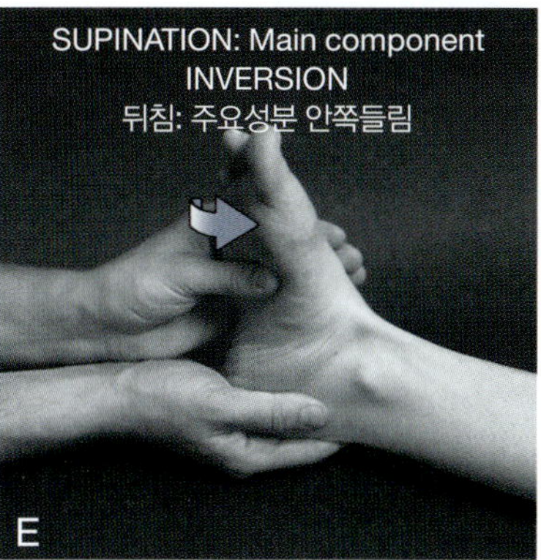


Transverse tarsal joint: oblique axis 가로발목뼈관절: 사선축

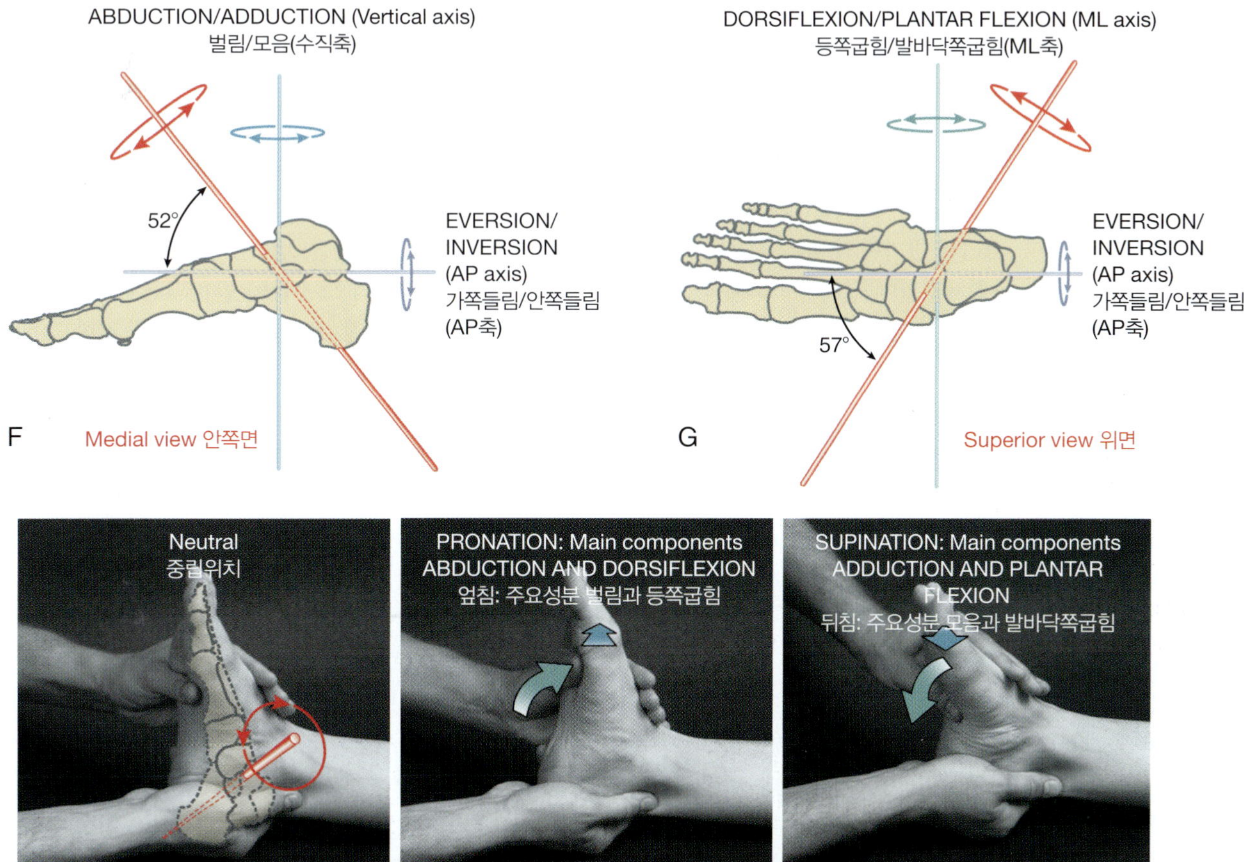


**그림 14.27** 가로발목뼈관절의 돌림축과 골운동형상학. *세로돌림축*은 옆면(A와 C)과 위쪽(B)에서 빨간색으로 보여주고 있다. (성분 축 및 이와 관련된 골운동형상학 또한 A와 B에 표시되었다.) 세로축에 대해 일어난 움직임은 (D) *엎침*(주요 성분은 가쪽들림)과 (E) *뒤침*(주요 성분은 안쪽들림)이다. *사선돌림축*은 옆면(F와 H)과 위쪽(G)에서 빨간색으로 보여주고 있다. (성분 축 및 이와 관련된 골운동형상학은 F와 G에 표시되었다.) 사선축에 대해 일어나는 움직임은 (I) *엎침*(주요 성분은 벌림과 등쪽굽힘)과 (J) *뒤침*(주요 성분은 모음돠 발바닥쪽굽힘)이다. (I)와 (J)에 있어, 파란색 화살표는 벌림과 모음을 나타내고, 초록색 화살표는 등쪽굽힘과 발바닥쪽굽힘을 나타낸다.

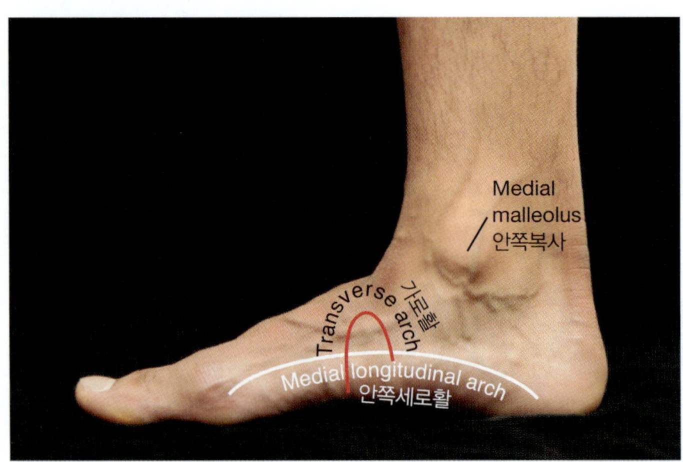


**그림 14.28** 정상적인 발의 안쪽면에 있는 안쪽세로활(*흰색*)과 가로활(*빨간색*)을 보여주고 있다.

은 아교질이 풍부한 조직으로 이루어진 일련의 세로띠와 가로띠로 구성된다.[120,191] 이 근막은 아주 강해서, 영구적으로 길어지기 전에 약 810 N (180 lb 이상)의 장력에 저항할 수 있다.[191,273] 이 조직이 발꿈치뼈에 단단히 부착된 지점으로부터 가쪽, 안쪽, 그리고 중심의 세 섬유 다발은 앞쪽으로 주행하며, 발에 있는 내재성 근육의 첫째 층과 섞이고 이를 덮는다. 주가 되는 더 큰 중심섬유다발은 발허리뼈머리쪽으로 뻗어 나가며, 최종적으로는 발허리발가락관절의 발바닥쪽판(인대) [plantar plates (ligaments)], 발가락 굽힘근육 힘줄의 섬유집(fibrous sheaths), 그리고 발가락의 발바닥쪽면을 덮는 근막과 섞인다. 따라서 발가락의 폄은 깊은발바닥근막의 중심섬유를 신장시켜, 안쪽세로활에 장력을 더해준다. 발끝으로 서 있을 때 또는 보행의 후기밀기단계 동안 활의 장력을 증가시키기 때문에, 이러한 기전은 유용하다.[128,145]

사람이 정상적으로 서 있을 때, 체중은 목말발배관절 영역 근처의 발을 통과해 지나간다.[19] 이러한 부하는 안쪽세로활 전체에 걸쳐 앞쪽과 뒤쪽으로 분산되어, 발꿈치(heel)와 발볼(ball, 발허리뼈머리 영역)에 있는 지방덩이와 두꺼운 진피로 전달된다(그림 14.29A). 일반적으로 발뒤부는 발앞부에서 받는 압박력의 약 2배를 받는다.[33] 발앞부에서 받는 평균 압력은 대개 둘째와 셋째발허리뼈머리 영역에서 가장 크다.

서 있는 동안, 체중은 일반적으로 목말뼈를 아래쪽으로 밀어 안쪽세로활을 약간 낮춘다(그림 14.29A). 체중부하 동안 안쪽세로활이 내려앉는 정도는 임상적으로 지면과 발배뼈거친면 사이의 거리로 측정될 수 있으며, 이런 정적인 측정을 '발배뼈하강검사(navicular drop test)'라 한다.[119] 활의 하강(건강한 성인 남성의 경우 평균 약 7 mm)은 발꿈치뼈와 벌허리뼈머리 사이의 거리를 증가시킨다.[19] 신장된 결합조직, 특히 깊은발바닥근막에서 발생된 장력은 부하의 적용하에서 약간 늘어나는 반탄력 연결막대(semi-elastic tie-rod)로 작용하여,[191] 활이 약간만 하강하도록 한다(그림 14.29A; 신장된 스프링 참조). 트러스(truss)처럼 작용한 연결막대는 체중을 지지한다.[128] 시체 표본을 이용한 실험에서, 깊은발바닥근막은 안쪽세로활의 높이를 유지하는 중요한 구조라고 지적하고 있으며, 이 근막의 선택적 절단(또는 해제)은 활의 강성을 25% 감소시킨다고 지적하고 있다.[103]

활이 내려앉음에 따라, 목말밑관절은 일반적으로 몇 도 정도 엎침한다. 이는 발꿈치뼈가 정강뼈에 대해 약간 가쪽들림되어 있는 것을 뒤에서 관찰해보면 명백히 알 수 있다. 걷기 동안 다른 쪽 다리로 체중이 이동할 때처럼 발의 부하가 제거되면, 원래 탄력적이고 유연한 활은 부하가 가해지기 전의 높이로 되돌아간다. 발꿈치뼈는 약간 안쪽들림을 하며 원래의 중립위치로 돌아오고, 이를 통해 다시 충격흡수의 기능을 반복하기 위한 기전을 허락한다.

앞서 언급했듯이, 안쪽세로활의 높이와 형태는 그림 14.29A에서 스프링으로 묘사된 결합조직의 수동적인 제한에 의해 주로 조절된다. 가만히 서 있는 동안 능동적인 근육의 지지는 비교적 작고 가변적이며, 예를 들어 자세동요의 조절, 두다리지지에서 한다리지지로의 전환, 비교적 무거운 부하의 지지, 또는 과신장되거나 약화된 결합조직에 의한 활 고유의 지지가 결여될 때와 같은 상황에서는 '이차적인 지지선(secondary line of support)'으로 고려될 것이다.[117,246]

#### *편평발–'비정상적으로 하강된' 안쪽세로활*

편평발(pes planus) 또는 '평발(flatfoot)'은 안쪽세로활이 만성적으로 하강되거나 비정상적으로 낮아진 것을 말한다. 이러한 상황은 흔히 목말발배관절, 먼쪽발목뼈사이관절들, 그리고 첫째발목발허리관절에서의 느슨함이 발바닥근막, 스프링인대, 또는 뒤정강근힘줄의 과신장, 파열, 또는 약화와 결합되어 발생된 결과이다.[11,189,270,275] 그 결과, 목말밑관절은 과도하게 엎침되어 발뒤부가 과장된 가쪽휜(발꿈치뼈가 중간선에서 멀어지는 가쪽들림) 자세를 취하게 된다. 그 외에도, 발앞부는 흔히 과도하게 벌림된 상태에 있게 된다. 내려앉은 목말뼈와 발배뼈는 신발의 내부에서 마찰되면서 피부에 굳은살(callus)을 발생시킨다.

그림 14.29B는 편평발을 가진 사람의 발을 보여주고 있다. 발자국(footprint)에서 나타난 발중간부 영역의 비정상적인 넓어짐은 정상적으로 활을 지지하는 관절들의 과도한 느슨함을 나타낸다. 중간 정도 또는 심각한 편평발을 가진 사람은 일반적으로 발을 통해 부하를 최적으로 지지하고 분산시키는 능력이 감소된다. 과신장되거나 약화된 결합조직에서 발생하는 장력의 결여를 보상하기 위해 내재성 근육과 외재성 근육의 상당한 능동적인 힘이 요구될 수 있다. 가만히 서 있는 동안에도 상당한 근육활동이 필요할 수 있으며, 이는 피로감 그리고 일반적인 발과 종아리의 통증이나 뼈돌기(bone spur)를 포함한 다양한 과사용 증상에 기여할 수 있다.

편평발은 흔히 강직성 변형 또는 유연성 변형으로 설명되는

Normal arch 정상적인 활

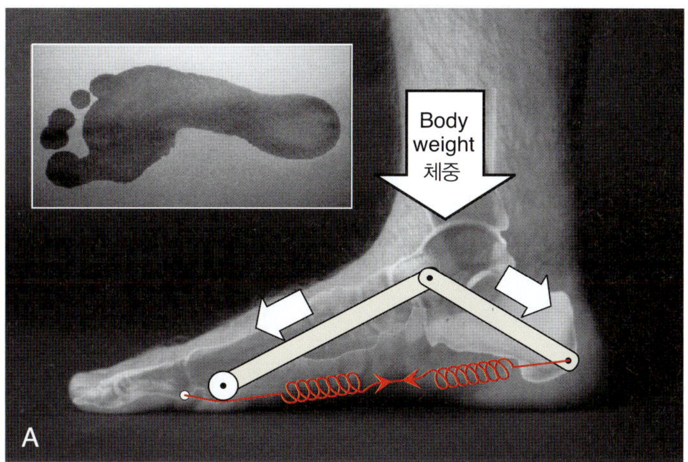


Dropped arch 하강된 활

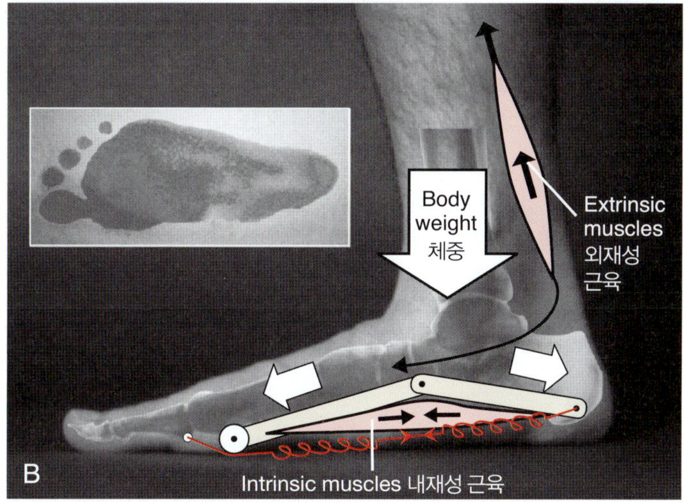


**그림 14.29** 서 있는 동안 체중의 수용 기전을 보여주고 있는 발의 모형. (A) 정상적인 안쪽세로활에서는, 빨간색 스프링으로 묘사된 발바닥근막이 길어짐을 통해 체중을 수용하고 분산시킨다. 발자국(footprint)은 정상적인 활의 오목함을 보여주고 있다. (B) 비정상적으로 하강된 안쪽세로활에서는, 과신장된 빨간색 스프링으로 묘사된 과신장되거나 약화된 발바닥근막은 체중을 적절하게 수용하고 분산시킬 수 없을 것이다. 결과적으로, 다양한 외재성 근육과 내재성 근육이 활을 지지하기 위한 이차적인 제공자로 활성될 수 있다. 발자국은 하강된 활과 특징적인 발등의 상실을 보여주고 있다.

데, 많은 경우 이 용어들이 의미하는 것만큼 명확하게 구분되지 않는다. 정의에 따르면, *강직성 편평발*(*rigid pes planus*)을 가진 발(그림 14.29B)은 체중이 부과되지 않은 상황에서도 활이 하강되어 있다. 이러한 변형은 흔히 선천적이며, 발목뼈 융합(즉, 가쪽들림된 상태에서 고정된 발꿈치뼈와 목말뼈의 부분적 융합)과 같은 관절의 기형이나 비정상적인 형태의 뼈가 원인이 되어 발생하기도 한다.[178] 또한 편평발은 경직성 마비(spastic paralysis)와 이로 인한 특정 근육의 과도한 당김으로도 발생할 수 있다. 고정된다는 특성과 통증의 증상을 유발할 수 있는 가능성 때문에, 소아의 강직성 편평발은 수술적 교정이 요구된다.

*유연성 편평발*(*flexible pes planus*)은 하강된 활의 더 흔한 형태이다. 안쪽세로활은 부하가 주어지지 않을 때에는 거의 정상으로 보이지만, 체중부하 상태에서는 활이 과도하게 내려간다. 유연성 편평발은 국소적인 지지를 제공하는 결합조직의 느슨함, 활을 지지할 수 있는 근육에서의 광범위한 약화나 통증, 또는 발의 과도한 엎침을 유발하는 보상기전과 흔히 관련이 있을 수 있다. 유연성 편평발에서는 수술적 중재가 거의 필요하지 않다. 치료는 대개 특수 신발을 이용한 보조기 착용 그리고 발과 다리 전체의 근력강화운동을 수행하는 형태로 이루어진다.[6,135,151,267]

임상가들은 편평발의 구조적 심각성을 결정하는 데 도움이 되는 비교적 간단한 여러 측정법을 개발해왔다. 앞서 설명한 발배뼈 하강검사 외에도, 다른 측정법으로는 안쪽세로활 각도, 아킬레스힘줄 각도, 발뒤부 각도, 그리고 마지막으로 널리 사용되는 6항목 *발자세지수*(*Foot Posture Index*)가 있다.[17,119,277] 임상적으로 매우 유용하기는 하지만, 이러한 정적인 측정법들은 이동(locomotion) 중 발의 3차원적이고 동적인 역학을 완전히 포착할 만큼의 정확성과 정교함은 결여되어 있다. 이런 측정을 위해서는 보행하는 사람의 발바닥면을 가로지르는 '압력중심'의 경로(15장), 지면반발력, 안쪽세로활의 순간적인 높이, 목말밑관절의 가쪽들림과 안쪽들림의 운동형상학, 그리고 다리의 다른 영역의 운동형상학을 측정할 수 있는 장비를 갖춘 보행실험실이 요구된다. 이러한 정보는 편평발의 심각성에 따라 발의 국소 조직 그리고 간접적으로는 신체의 다른 영역에 미치는 기능적 영향을 결정하는 데 도움이 될 수 있다. 이런 정교한 보행 측정시스템은 대부분의 임상 환경에서는 일반적으로 이용할 수 없지만, 실험실에서 얻은 자료는 매우 유익할 수 있다. 예를 들어, 서 있을 때에는 안쪽세로활이 완전히 편평해 보일 수 있지만, 걷기 동안 이루어지는 특정 근육이나 운동형상학적 조정이 편평발의 잠재적인 해로운 영향을 일부 보상할 수도 있다. 이런 자연스러운 보상작용은 편평발을 가진 일부 건강한 사람이 걷기 동안 통증 증상이 전혀 보이지 않는 이유를 부분적으로 설명해준다.[99] 그러나 이러한 보상작용은 일반적인 현상이라기보다는 예외적인 경우일 수 있다. 매우 큰 인구집단을 대상으로 연구할 때, 편평발과 과도한 발의 엎침은 허리와 다리에서 스트레스와 관련된 통증성 질환의 위험요인으로 간주된다.[130,167,199,277]

## 목말밑관절과 가로발목뼈관절의 결합된 작용

발이 *무부하*될 때(즉, 체중을 지지하지 않을 때), 엎침은 발바닥을 바깥쪽으로 비틀고, 뒤침은 발바닥을 안쪽으로 비튼다. 그러나 걷기의 디딤기 동안 발에 부하가 주어질 때 일어나는 엎침과 뒤침은 *종아리–목말뼈*가 비교적 고정된 발꿈치뼈에 대해 3개의 모든 운동면에서 돌림운동을 할 수 있게 해준다. 이런 중요한 기전은 목말밑관절, 가로발목뼈관절, 그리고 안쪽세로활 사이에서 일어나는 상호작용을 통해 주로 조율된다.

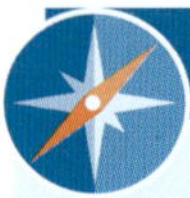

SPECIAL FOCUS 14.3

## 오목발—비정상적으로 높아진 안쪽세로활

안쪽세로활의 정렬과 높이는 편평발, 곧은발(pes rectus, 정상적인 또는 최적의 정렬), 또는 오목발(pes cavus)로 대략 분류될 수 있다. 이러한 분류는 발배뼈 높이, *발자세지수(Foot Posture Index)*, 각도 측정(예를 들어, 서 있을 때의 발뒤부 안쪽휨), 안쪽세로활의 높이와 유연성, 발자국, 또는 정적이거나 동적인 발바닥 부하 양상을 포함한 여러 비방사선적 측정법을 통해 결정될 수 있다.[119,249] *오목발*은 편평발보다는 덜 흔하다.[99] 가장 단순한 형태의 오목발은 비정상적으로 *높아진* 안쪽세로활을 말하며, 이는 일반적으로 과도한 발뒤부 안쪽휨(발꿈치뼈 안쪽들림)과 관련된다(그림 14.30).[132] 또한 서 있거나 걸을 때 발앞부 안쪽이 지면과 견고한 접촉을 유지하기 위한 보상기전으로 과도한 발앞부 가쪽휨(가쪽들림)이 나타나기도 한다.

오목발은 고정성이거나 진행성일 수 있으며, 영아기, 초기 아동기, 또는 성인이 된 이후에 나타날 수 있다. 그림 14.30에 나온 대상자처럼, 비교적 경미한 형태의 많은 오목발은 강력한 유전적 소인인 *특발성(idiopathic)*으로 고려된다. 경미하거나 미미한 오목발과 관련된 기능적 제한은 없는 경우부터 현저한 경우까지 다양하다. 만성적으로 높아진 활은 발바닥면과 마루 사이의 접촉면적을 감소시키고,[65] 일부 경우에는 걷기 동안 발바닥의 압력중심을 *가쪽*으로 이동시킨다.[168] 그림 14.30에서 보이는 것과 같이, 비정상적으로 높아진 활은 발허리뼈가 지면과 더 큰 각도를 형성하게 만든다. 이러한 상황이 감소된 발바닥 접촉면적과 결합될 때, 발바닥 압력은 일반적으로 (곧은발 또는 편평발에 비해) 상승하게 되고 발앞부 앞쪽으로 이동하게 된다. 이러한 이유 때문에, 현저한 오목발을 가진 사람은 발허리뼈머리 영역에 통증[발허리통증(metatarsalgia)]과 굳은살(callous)이 생길 수 있다. 뿐만 아니라, 만성적으로 높아진(그리고 비교적 강직된) 활을 가진 발은 이론적으로 걷기와 달리기의 반복적인 충격을 최적으로 흡수할 수 없다. 따라서 상당한 오목발을 가진 사람은 발과 다리에서 스트레스와 연관된 손상이 발생할 위험이 더 높을 수 있다.[249]

좀 더 심각한 오목발의 경우도 존재하며, 그중 다수는 알려진 원인과 관련되어 있다.[24] 오목발은 *외상후* 발생할 수 있는데, 예를 들어 심한 골절, 으깸손상(crush injury), 또는 화상에 의해 유발될 수 있다. 아동기 때 교정되지 않은 선천성 *휜발(clubfoot)*이 성인이 된 이후에도 오목발로 남을 수도 있다.[179] 그러나 오목발의 가장 심각한 원인은 *신경학적*인 것으로, 흔히 발 근육의 마비나 구축으로 인한 힘의 불균형으로 발생된다. 이런 신경학적 병리에는 특발성 또는 당뇨병성 말초신경병증, 샤르코-마리-투스병(Charcot-Marie-Tooth disease), 회색질척수염, 척수수막탈출증(myelomeningocele), 척수손상, 그리고 뇌성마비가 포함될 수 있다. 근육약화는 발 전체에 영향을 미칠 수 있기 때문에, 신경성 오목발은 흔히 다른 변형을 동반한다.[24] 예를 들어, 경직되었거나 과도하게 강한 뒤정강근과 긴종아리근이 약화된 앞정강근과 결합되면 발뒤부의 안쪽휨과 발앞부의 가쪽휨 변형이 발생하기 쉽다. 또한 약화된 앞정강근은 (더 강한) 긴종아리근이 첫째발허리뼈를 과도한 발바닥쪽굽힘으로 당기는 것을 반대하지 못할 수 있다. 발뒤부의 안쪽휨, 발앞부의 가쪽휨, 그리고 첫째발허리뼈의 과도한 발바닥쪽굽힘의 결합은 흔히 신경성 오목발의 가장 두드러진 특징이다. 역학적 원리에 근거한 치료선택은 연령, 기질적 원인, 연루된 정도에 따라 달라지며, 물리치료, 보조기 사용, 또는 힘줄전이술을 병행할 수 있다.

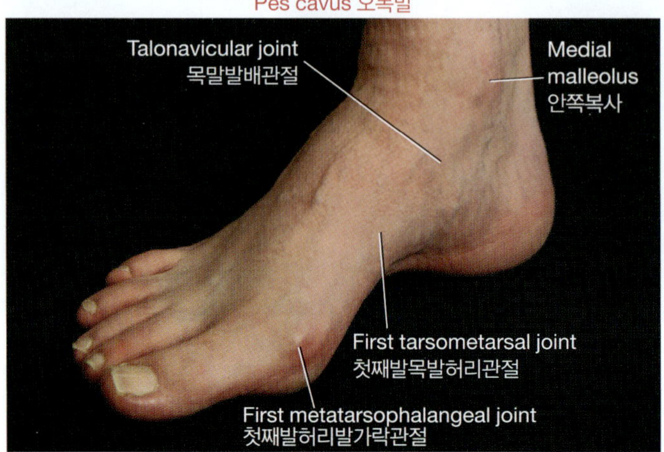


**그림 14.30** 특발성 오목발을 가진 남자의 오른쪽 발의 사진

### 폰세티 방법

비신경성 선천적 오목발(휜발)의 보존적 치료에는 물리치료, 타이트한 근육의 신장(일반적으로 타이트한 장딴지근과 가자미근이 포함됨), 그리고 특수 신발이나 보조기의 사용이 포함될 수 있다. 영아나 아동의 경우, 이러한 방법들은 아이오와대학교에서 많은 연구를 수행한 스페인 정형외과 의사인 이그나시오 V. 폰세티(Ignacio V. Ponseti)의 독창적인 연구에 근거한 *폰세티 방법(Ponseti method)*과 함께 사용되어 왔다.[52,62,159,179,231] 높이 평가되고 있는 이 치료 방법은 비교적 유연한 영아의 휜발에 5~7회에 걸쳐 석고붕대를 순차적으로 적용하며, 석고붕대를 적용할 때마다 발을 이전보다 더 중립위치에 가깝게 고정한다.[12] 석고붕대의 적용과 발에 대한 부드러운(그리고 매우 정교한) 조작은 휜발에 대한 해부학과 기본적인 병리운동학의 지식이 요구되기 때문에 반드시 훈련된 전문가에 의해 시행되어야 한다.[9,111,276] 또한, 타이트한 아킬레스힘줄에 대한 피부경유힘줄절단술(percutaneous tenotomy)이 일반적으로 요구된다. 비교적 보존적인 이러한 치료 방법의 성공은 교정을 유지하기 위한 '바깥돌림'[데니스브라운 유형(Denis Browne type)] 보조기의 장기간 야간 착용에 달려 있다. 더 심각하거나 복잡한 경우, 훈련된 전문가에 의한 보존적 접근법이 성공하지 못했다면 광범위한 수술이 권고된다.

건강한 발에서, 안쪽세로활은 보행주기 내내 주기적으로 높아졌다가 낮아진다. 디딤기의 대부분 동안, 활은 점진적인 체중부하에 대한 반응으로 *약간 낮아진다*(그림 14.31A).[19] 활이 내려가는 것에 저항하는 구조들은 발이 체중에 의해 점진적으로 압박

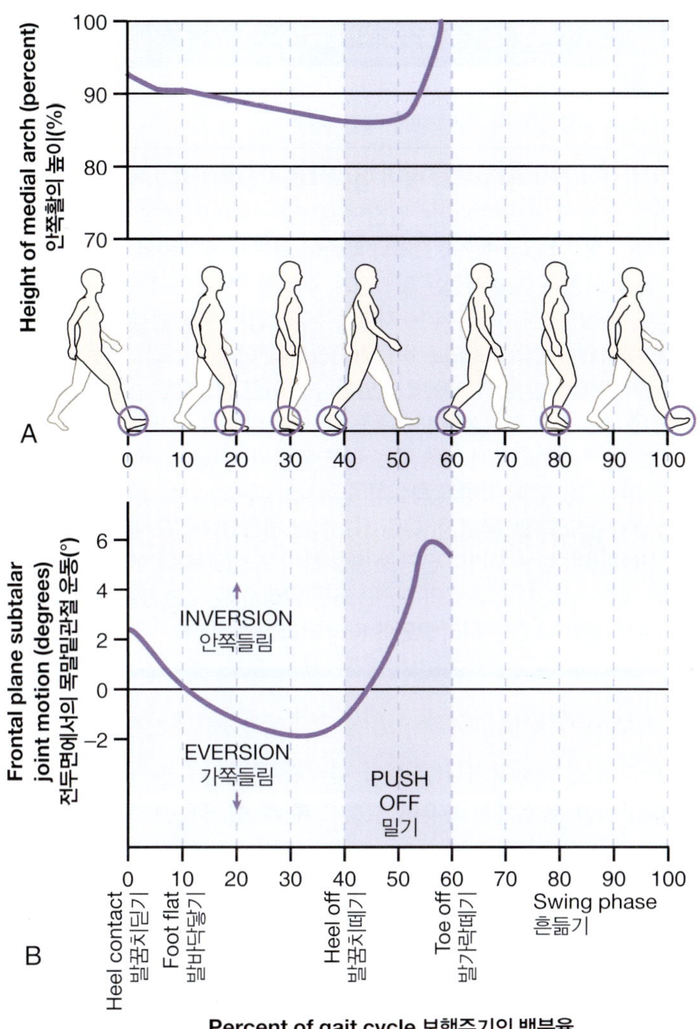


그림 14.31 (A) 보행주기의 디딤기(0~60%) 내내 안쪽세로활의 높이 변화를 백분율로 보여주고 있다. 수직축에 있는 100%라는 수치는 흔듦기 동안 발이 부하를 받지 않을 때의 활의 높이다. (B) 디딤기 내내 전두면에서 일어나는 목말밑관절의 가동범위(즉, 발꿈치뼈의 안쪽들림과 가쪽들림)를 보여주고 있다. 전두면 운동을 위한 0° 기준은 편안히 서 있을 때 발꿈치뼈의 위치(뒤에서 관찰됨)로 정의된다. 자주색 음영으로 된 영역은 걷기의 밀기 단계를 나타내는 것이다.

될 때 스트레스를 흡수한다. 이런 부하 완화의 기전은 스트레스와 관련된 과사용 손상으로부터 발과 다리를 효과적으로 보호해준다.[83,269]

보행주기의 첫 30~35% 동안, 목말밑관절은 엎침(가쪽들림)을 하여 발중간부에 유연성을 더해준다(그림 14.31B).[44] 디딤기의 후반부가 되면, 이제 뒤침하는 목말밑관절이 발중간부에 견고함을 더해주면서 활이 급격하게 높아진다.[19] 이러한 견고함은 발이 밀기 단계의 정점에서 생산된 큰 부하를 지지할 수 있도록 준비시킨다. 매 보행주기마다 유연하고 충격을 흡수하는 구조에서 좀 더 단단한 지레로 반복해서 전환하는 발의 능력은 가장 중요하고 임상적으로도 의미 있는 발의 기능 중 하나이다. 다음 단락에서 설명되겠지만, 목말밑관절은 발의 엎침과 뒤침 운동형상학을 주도하는 중요한 관절이다.

*보행의 초기디딤기에서 중간디딤기: 목말밑관절 엎침의 운동형상학*

보행의 발꿈치닫기(heel contact) 단계 직후, 등쪽굽힘된 목말종아리관절과 약간 뒤침된 목말밑관절은 각각 빠르게 발바닥쪽굽힘과 엎침을 한다(그림 14.19와 14.31B).[44,195] 그림 14.31B에서 제시된 자료에는 보행주기의 0%와 30% 사이에 약 4°의 가쪽들림(엎침) 움직임만을 보여주지만, 증상이 없는 대상자들(정상적인 안쪽세로활의 높이를 가진)을 연구한 다른 연구 자료에서는 5~9° 범위의 수치를 보고하였다.[32,106,248,263] 문헌에서 나타난 이런 불일치의 상당 부분은 목말밑관절의 0° 위치에 대한 정의의 차이, 서로 다른 표본 크기와 발의 유형, 그리고 각기 다른 측정기법이 원인이 된다. 이러한 이유 때문에, 걷기 동안 나타나는 '비정상적인' 가쪽들림(엎침)을 구체적으로 정의하는 것은 종종 어렵다.

디딤기 동안 목말밑관절에서의 엎침(가쪽들림)은 주로 두 가지 기전에 의해 발생한다. 첫째, 발꿈치뼈 뒤쪽의 중간 지점 바로 가쪽에서 위쪽으로 향하는 지면반발력에 대한 반응으로 발꿈치뼈는 약간 가쪽들림으로 기울어진다. 또한 이와 동시에 일어나는 발꿈치닫기의 충격은 목말뼈머리를 수평면에서는 안쪽으로 그리고 시상면에서는 아래쪽으로 밀어낸다. 발꿈치뼈에 대한 이런 목말뼈의 운동은 목말밑관절을 벌림과 (약간의) 등쪽굽힘을 시키게 된다. 이러한 운동들은 엎침의 공식적인 정의와 일치한다. 느슨하게 관절된 뼈대모형은 이러한 운동을 시각화하는 데 도움이 된다. 둘째, 초기디딤기에서 중간디딤기 동안, 정강뼈와 종아리뼈 그리고 작은 양으로 기여하는 넓적다리뼈는 초기 발꿈치닫기 이후 안쪽돌림을 한다.[203,205] 잘 맞물려 있는 목말종아리관절의 구조 때문에, *안쪽으로 돌림하는 아래다리는 목말밑관절이 더 엎침하도록 유도한다.* 발꿈치뼈가 지면과 접촉하고 있는 상태에서 일어난 목말밑관절의 엎침이 아래다리의 안쪽돌림을 따라가기보다는 오히려 유발한다고 주장할 수도 있으며, 두 관점 모두 타당성이 있다.

걷기의 초기디딤기에서 중간디딤기 동안 목말밑관절에서 일어나는 엎침의 크기는 사실 비교적 작으며, 평균 속력의 걷기에서는 약 0.25초 동안만 발생한다. 이런 엎침의 양과 속도에도 불구하고, 이러한 운동은 좀 더 몸쪽에 있는 다리 관절들, 특히 엉덩관절의 운동형상학에 영향을 미친다.[131] 이러한 효과는 보행의 초기 부하적용기(loading phase) 동안 발뒤부의 엎침 작용을 과장해서 아주 느리게 해보면 쉽게 관찰할 수 있다. 그림 14.32에서 묘사된 내용을 고려해보자. 부하를 받아 고정된 발로 서 있는 동안, 강력하지만 느리게 다리 전체를 *안쪽으로 돌림*시키면 이와 관련된 목말밑관절의 엎침 및 이와 동시에 일어나는 안쪽세로활의 낮아짐을 관찰할 수 있다. 안쪽돌림을 시키는 힘이 충분히 강하다면, 엉덩관절의 안쪽돌림, 약간의 굽힘, 모음 그리고 무릎에 대한 가쪽휨 스트레스도 만들어 내는 경향이 있다(표 14.5). 이런 역학적 과정은

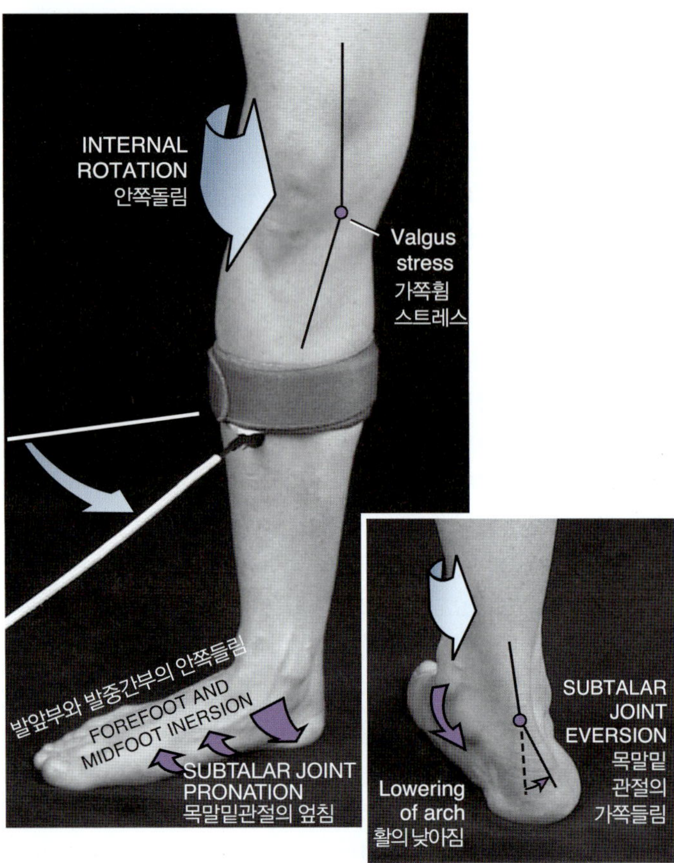


**그림 14.32** 발이 지면에 단단히 고정된 상태에서, 다리의 완전하고 강한 *안쪽돌림*은 목말밑관절의 엎침(뒤에서 보았을 때 가쪽들림), 안쪽세로활의 내려감, 그리고 무릎에서의 가쪽휨 스트레스와 역학적으로 연관된다. 목말밑관절이 강하게 엎침할 때, 지면이 발앞부와 발중간부의 일부를 안쪽들림 방향으로 위로 '밀어 올리는' 것에 주목하라.

**표 14.5 체중부하 동안 목말밑관절의 과장된 엎침과 관련된 작용**

| 관절 또는 영역 | 작용 |
|---|---|
| 엉덩관절 | 안쪽돌림, 굽힘, 그리고 모음 |
| 무릎 | 증가된 가쪽휨 스트레스 |
| 목말밑관절 | 엎침(가쪽들림)과 안쪽세로활의 낮아짐 |
| 발중간부와 발앞부 | 지면으로부터의 위쪽 반작용력에 대한 반응으로 일어나는 뒤침 |

사실 과장된 것이며, 정상 속력의 걷기 동안에는 이러한 작용들이 이 정도로 그리고 이러한 양상으로 모두 발생하지는 않는다. 그럼에도 불구하고 다리는 서로 연결되어 있는 결합체이기 때문에, 과도하거나 조절되지 않은 목말밑관절의 엎침은 역학적으로 연관된 관절 작용들 중 하나 이상에서 과장될 수 있다. 임상적으로, 예를 들어 초기디딤기 동안 과도한 엎침을 보이는 사람은 무릎에 부과된 과도한 가쪽휨 스트레스로 인해 안쪽무릎통증을 호소할 수 있다. 이런 관절 사이의 상호관계는 다리를 위한 근력강화운동의

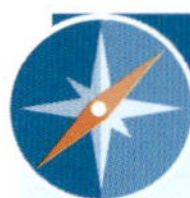

## SPECIAL FOCUS 14.4

### 발의 운동형상학적 다양성에 대한 예

앞서 본문에서, *무부하* 발의 엎침은 목말밑관절과 가로발목뼈관절 모두에서 일어나는 엎침의 총합에 의해 발생한다고 설명하였다(그림 14.26B 참조). 그러나 체중에 의해 발에 부하가 주어질 때에는 이러한 운동의 총합은 달라진다. 이러한 경우, 목말밑관절이 엎침할 때 발중간부와 발뒤부는 지면으로부터 강한 위쪽 반작용력을 받아 결국 *안쪽들림* 방향으로 비틀어지게 된다(그림 14.32). 발뒤부와 좀 더 앞쪽의 발 영역 사이에서 일어나는 이런 상호적인 운동형상학적 관계는 발의 다양성을 보여주는 것으로, 발에 부하가 부분적으로 또는 완전히 가해지지 않을 때는 다른 영역의 작용을 증폭시키고(그림 14.26B), 발에 부하가 확실히 주어지질 때에는 다른 영역의 작용을 상쇄한다(그림 14.32). 이런 상호적인 운동형상학의 세부 사항은 가변적이며, 걷는 지면의 단단함(예를 들어, 포장도로 대 부드러운 모래), 걷기속력, 그리고 발의 자연스러운 안정자세(즉 편평발, 오목발, 또는 곧은발)와 같은 여러 요인에 따라 달라질 수 있다.

설계 그리고 과도하거나 조절이 빈약한 목말밑관절의 엎침을 제한하기 위한 보조기의 사용에 도움을 줄 수 있어 중요하다.[66,267]

*디딤기 동안 엎침 조절의 생체역학적 이득*

걷기의 중간디딤기 내내 조절되고 제한된 양의 목말밑관절의 엎침은 여러 가지 유용한 생체역학적 효과를 갖는다. 목말밑관절에서의 엎침은 발꿈치뼈가 지면과 접촉한 *후에* 목말뼈와 다리 전체를 약간 안쪽돌림할 수 있게 해준다.[32] 확실한 수평 방향의 목말밑관절 관절면은 이러한 작용을 용이하게 한다. 이러한 관절기전이 없다면, 발꿈치뼈의 발바닥쪽면은 안쪽으로 돌림하는 종아리를 따라 팽이처럼 '스핀(spin)'하게 될 것이다. 주로 뒤정강근과 같은 뒤침근육의 편심활성은 엎침을 감속시키고 안쪽세로활이 낮아지는 것에 저항하는 데 도움을 줄 수 있다. 목말밑관절에서의 조절된 엎침은 발중간부의 상대적 유연성을 촉진하여, 발이 다양한 형태의 지형에 적응할 수 있도록 해준다.

*디딤기 동안 과도한 엎침의 생체역학적 결과*

발에서의 정렬불량이 걷기의 운동형상학에 어떻게 영향을 미치는지에 대한 수많은 예가 존재한다. 한 가지 흔한 시나리오는 디딤기 동안 목말밑관절(발뒤부)에서의 과도하거나, 지속적이거나, 또는 빈약하게 조절된 엎침으로 발생한다. 그 결과로, 발바닥 압력중심의 경로는 정상적인 활을 가진 경우보다 발바닥의 더 안쪽으로 치우치게 된다.[99] 많은 보행주기의 반복 이후, 축적된 스트레스는 발 안쪽에 쌓여 국소 염증과 통증을 초래할 수 있다. 스트레스를 받는 발의 국소영역에는 발바닥근막, 목말발배관절(안쪽세로활의 쐐기돌), 그리고 뒤정강근힘줄이 포함된다.[167]

편평발의 병리역학은 다리 전반의 근육 약화, 안쪽세로활을 정

상적으로 지지하고 조절하는 기전의 느슨함이나 약화, 또는 발목뼈의 비정상적인 형태나 가동성을 포함할 수 있다.[178] 원인에 관계없이, 발뒤부는 발꿈치딛기 후 과도한 가쪽휨(가쪽들림) 상태가 되며, 어떤 경우에는 정상보다 2배의 크기를 보인다.[263] 과도한 목말밑관절의 엎침은 특히 전두면과 수평면에서 발생하는 다리의 과도하거나 제한된 운동을 보상하기 위한 것일 수도 있다.

역설적으로, 과다엎침된 발에서 나타나는 가장 흔한 구조적 변형 중 하나는 비교적 고정된 *안쪽휜발뒤부*(*rearfoot varus*)이다. (안쪽휨은 발의 한 분절이 중간선을 향해 *안쪽들림*된 것을 말한다). 이런 안쪽휜발뒤부에 대한 반응으로, 목말밑관절은 디딤기 동안 발앞부의 안쪽면이 지면에 닿을 수 있도록 속력 그리고/또는 크기에서 과도하게 엎침하며 과잉 보상하는 경우가 흔하다.[164,205] 유사한 보상작용이 *안쪽휜발앞부*(*forefoot varus*) 변형에서도 발생할 수 있다. 안쪽휜발앞부 변형이 과도한 발뒤부의 엎침을 유발하는 것인지 아니면 그 결과로 발생하는 것인지는 항상 명확하지 한다.

이전에 설명했듯이, 발뒤부의 과도한 엎침은 일반적으로 걷기 동안 목말뼈–종아리의 과도한 (수평면) 안쪽돌림과 관련이 있다.[205] 이러한 움직임은 그림 14.32에서 제시되는 것과 같이 다리 전체에 걸쳐 운동형상학적 교란과 보상작용의 '연쇄반응(chain reaction)'을 발생시킬 수 있다.[241] 예를 들어 13장에서 설명했던 것과 같이, 정강뼈와 넓적다리뼈 사이에서 발생된 비정상적인 운동형상학적 연쇄반응의 결과는 무릎넓적다리관절의 접촉면적을 변경시켜, 이 관절의 접촉압력을 증가시킬 수 있다.[267] 이러한 이유로, 임상가들은 무릎넓적다리관절의 통증이나 엉덩관절과 척추를 포함한 다리 전반의 다른 과사용 증후군에 대한 역학적 원인을 평가하는 과정의 일부로 환자가 서 있거나 걸을 때 목말밑관절의 위치에 주목해야 한다.[72,241]

과도하게 엎침된 발에 대한 근본적인 병리역학은 달리기를 하는 사람과 달리기를 하지 않는 사람 모두에게 영향을 미친다. 고강도 및 고운동량의 달리기와 행군으로 의한 반복적인 충격은 발배뼈와 정강뼈가 가장 흔히 연루되는 피로골절(stress fracture)의 위험요인이다.[27,94,172] 민간인 장거리 여성주자에 대한 연구에서는 이전에 정강뼈의 피로골절에 대한 병력을 갖고 있는 사람들이 대조군에 비해 달리기의 디딤기 동안 더 큰 발뒤부 가쪽들림을 나타낸다고 보고하였다.[173] 발꿈치딛기에서의 과도한 가쪽들림이 궁극적으로 피로골절의 가능성을 증가시키는지는 확실하게 단정할 수 없지만, 그 가능성은 고려되어야 한다.

요약하면, 과다엎침(overpronation)의 병리역학은 발의 관절들 내에서 그리고 발과 다리 및 허리영역에 있는 관절들 사이에서 일어나는 많은 동적인 운동형상학적 관계를 포함할 수 있다.[168,176] 병리역학의 기원은 엉덩관절과 무릎 사이의 상호작용(13장에서 언급됨)과 관련이 있을 수 있으며, 이는 멀리 떨어진 목말밑관절의 기능장애로 나타날 수 있다. 병리역학의 원인이 명백히 발 내에 있더라도, 발앞부의 비정상적인 운동이 발뒤부의 비정상적인 운동

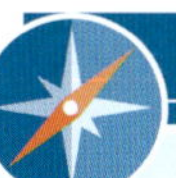

## SPECIAL FOCUS 14.5

### 과도한 엎침을 조절하기 위한 발 보조기의 사용

편평발을 가진 사람 또는 걷거나 달리기 동안 과도한 엎침을 유발하는 다른 상황을 가진 사람을 위해 발 보조기를 사용하는 것의 치료적 가치를 지지하는 다양한 수준의 증거가 존재한다.[6,71,133,181,210] 일반적으로 신병 군인들이 경험하는 고강도 신체훈련에 의한 다리의 과사용 손상 빈도를 줄이는 것과 같은 예방적 조치로서 발 보조기의 사용에 대한 강력한 근거가 있다.[39,72] 과도한 발뒤부 엎침과 관련 있다고 흔히 보고되는 과사용 손상에는 엉덩정강띠 염증, 안쪽정강뼈스트레스증후군, 무릎넓적다리통증증후군, 발바닥근막염, 뒤정강근힘줄병증, 피로골절, 그리고 아킬레스힘줄병증과 무릎힘줄병증이 포함된다.[13,36,72,267,277]

엎침을 조절하는 기본적인 형태의 보조기는 발의 특정 영역에 있는 안쪽쐐기(medial wedging)와 신발 내부에 맞게 윤곽이 잡힌 발등 부분을 포함하고 있다. 간단히 말해, 이 보조기는 '바닥을 발쪽으로 끌어 올리는' 역할을 한다. 보조기는 기성품으로 판매되거나 발의 독특한 형태, 체중, 그리고 활의 동역학에 맞게 고도의 맞춤 제작도 될 수도 있다.[72,157] 다양한 디자인 선택과 임상적 사용을 고려할 때, 어떤 유형의 보조기가 가장 효과적인지 명확하게 단정하기는 불가능하다.[39,72,184,220,243] 각각의 유형마다 비용과 기능에 따른 장점과 단점을 가질 것이다.

제대로 맞고 잘 디자인된 발 보조기는 서기, 걷기, 그리고 달리기 동안 최대 목말밑관절의 엎침을 평균 2° 정도 감소시킬 수 있다.[37] 그러나 이런 운동형상학적 변화만으로 보조기가 *어떻게* 기존의 통증성 증후군을 완화시키고 다리 전반의 과사용 손상을 예방하는지에 대해서는 설명할 수 없다. 아마도 발 보조기는 근육이나 힘줄(예를 들어, 뒤정강근이나 아킬레스힘줄)에 부과되는 힘이나 변형을 감소시키거나, 뼈와 관절의 정렬을 최적화시키거나, 발의 몸쪽 관절에서 일어나는 운동형상학적 연쇄반응에 대한 미세한 변화를 발생시키거나, 또는 단순히 발바닥 안쪽면에 대한 물리적 지지를 제공하는 것일 수 있다.[26,60,183] 완전히 이해되지는 않았지만, 치료적 이득은 이러한 요인들과 아직 밝혀지지 않은 다른 요인들의 결합으로 발생할 가능성이 있다.[22,64,147,151,209]

과도한 엎침을 조절하기 위해 발 보조기를 사용하는 것 외에도, 임상가들은 일반적으로 발의 내재성 근육과 외재성 근육에 대한 근력 및 조절을 강화할 것을 권장한다.[6] 엎침을 감속시키는 근육들에 대한 조절 그리고 엎침과 역학적으로 연결된 다른 관련 동작들(표 14.5에 제시된 것과 같은)에 대한 조절이 커질수록, 다리 전체에 걸쳐 조직에 가해지는 부하의 속도를 감소시킬 수 있다. 이러한 외재성 근육의 일부에는 발의 뒤침근육(특히, 뒤정강근) 그리고 좀 더 몸쪽에 있는 엉덩관절의 바깥돌림근육과 벌림근육이 포함된다.

으로 보상될 수 있으며 발뒤부의 비정상적인 운동이 발앞부의 비정상적인 운동으로 보상될 수 있다. 뿐만 아니라 신발, 보조기, 지형, 그리고 걷기와 달리기의 속력이나 분속수(cadence)와 같은 외적인 요인들도 발과 다리의 운동형상학적 관계를 변경시킨다. 다리 전체의 복잡한 운동학에 대한 이해는 통증이 있거나 정렬불량된 발의 효과적인 치료를 위한 명백한 전제조건이 된다.

*걷기의 중간디딤기에서 후기디딤기: 목말밑관절 뒤침의 운동형상학*

보행주기의 약 15~20% 지점에서, 디딤기에 있는 다리 전체는 점차 안쪽돌림에서 바깥돌림으로 운동의 방향을 바꾸기 시작한다.[109,203,205] 바깥돌림은 대략 반대쪽 다리의 흔듦기가 시작될 때 시작한다. 디딤기에 있는 발이 지면에 단단히 고정된 상태에서, 넓적다리뼈의 바깥돌림이 시작되고 뒤이어 일어난 정강뼈의 바깥돌림은 목말뼈의 수평면 운동 방향을 *안쪽돌림에서 바깥돌림으로* 점차 전환시킨다. 그 결과 보행주기의 약 30~35% 지점에서, 엎침(가쪽들림)된 목말밑관절은 뒤침(안쪽들림)으로 급격하게 움직이기 시작한다(그림 14.31B 참조). 그림 14.33에 묘사된 과장된 움직임에서 볼 수 있듯이, 목말밑관절이 뒤침할 때 발의 안쪽면이 지면과의 접촉을 계속 유지하기 위해 발중간부와 발앞부의 일부는 가쪽들림으로 비튼다. 후기디딤기에서, 뒤침된 목말밑관절과 높아지고 긴장된 안쪽세로활은 발중간부(그리고 궁극적으로는 발앞부)가 좀 더 단단한 지레로 전환하는 데 도움을 준다. 장딴지근 및 가자미근과 같은 근육들은 이러한 안정성을 사용하여 걷기나 달리기의 밀기 단계 동안 힘을 아킬레스힘줄로부터 발중간부를 거쳐 발허리뼈머리로 전달한다.

어떤 이유에서든, 디딤기의 후반까지 과도하게 엎침된 상태를 유지하는 사람은 발중간부의 안정성이 자연스럽게 요구되는 시점에서 이를 안정화시키는 데 어려움을 가질 수 있다.[165] 그 결과, 안쪽세로활을 강화시키기 위해 발의 외재성 근육과 내재성 근육의 과도한 활동이 요구될 수 있다. 시간이 지남에 따라, 이러한 근육들에서의 과활동은 다리와 발 전체에 걸친 광범위한 근육피로와 통증성 '과사용'증후군으로 이어질 수 있다.

## 먼쪽발목뼈사이관절

먼쪽발목뼈사이관절(distal intertarsal joints)은 3개의 관절 또는 관절복합체의 집합체이며, 각각은 발중간부 내에 위치한다(그림 14.23 참조). 먼쪽발목뼈사이관절의 관절면은 그림 14.34에서 노출시켜 색을 입혀 보여주고 있다.

*기본적인 구조와 기능*

먼쪽발목뼈사이관절은 전체적으로 (1) 가로발목뼈관절이 발중간부를 엎침과 뒤침시키는 것을 도와주고, (2) 발 가로활을 형성하여 발중간부의 안정성을 제공한다. 이런 관절에서의 운동은 작게 일어나서 임상에서 구체적으로 측정되지는 않는다.

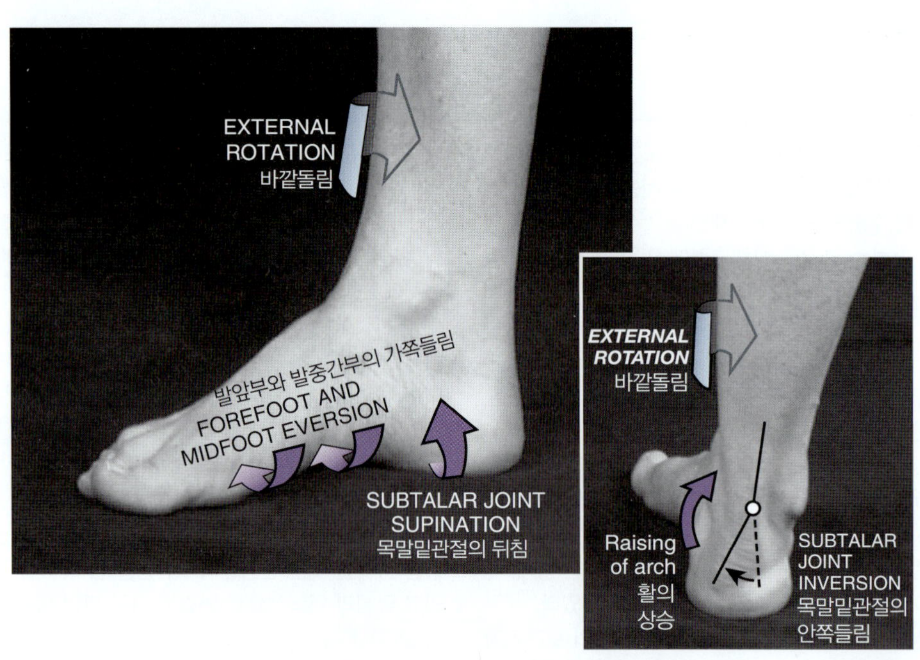


**그림 14.33** 발이 지면에 단단히 고정된 상태에서, 체중부하를 받은 다리의 과장되고 완전한 *바깥돌림*은 목말밑관절의 뒤침(뒤에서 보았을 때 안쪽들림)과 안쪽세로활의 상승 사이의 운동형상학적 연관성을 보여주고 있다. 목말밑관절이 뒤침함에 따라, 발의 안쪽면이 지면과의 접촉을 유지하기 위해 발앞부와 발중간부는 가쪽들림 방향으로 비틀고 있는 것에 주목하라.

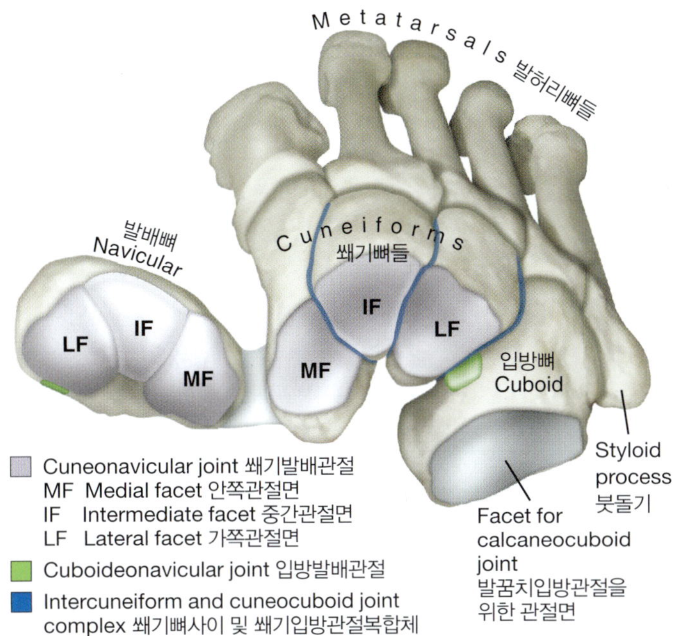


그림 14.34 목말뼈와 발꿈치뼈가 제거된 오른쪽발의 뒤-위면. 발배뼈는 안쪽으로 젖혀, *먼쪽발목뼈사이관절* 내의 많은 관절들과 앞면을 노출시켰다. 관절면은 다음과 같이 색깔을 입혔다: *쐐기발배관절은 밝은 자주색, 작은 입방발배관절은 초록색, 그리고 쐐기뼈사이 및 쐐기입방관절복합체는 파란색.* 중립위치로 발배뼈를 재위치시키면 쐐기발배관절 내에 있는 3쌍의 관절면인 안쪽관절면(*MF*), 중간관절면(*IF*), 그리고 가쪽관절면(*LF*)이 관절하게 된다. 또한, 발배뼈를 재위치시키면 입방발배관절을 다시 관절시킨다(*초록색*).

### *쐐기발배관절*

3개의 관절이 발배뼈의 앞면과 3개의 쐐기뼈 뒤면 사이에서 형성된다(그림 14.34, 자주색). 이 관절들은 발바닥쪽인대(plantar ligament)와 등쪽인대(dorsal ligament)에 의해 둘러싸여 있다. 3개의 쐐기뼈 각각에 있는 약간 오목한 관절면(가쪽, 중간, 그리고 안쪽)은 발배뼈 앞면의 약간 볼록한 3개의 관절면 중 하나에 맞물린다. 쐐기발배관절(cuneonavicular joint)의 주요 기능은 엎침과 뒤침의 성분을 목말발배에서 발앞부로 전달하는 데 도움을 주는 것이다.

### *입방발배관절*

작은 부동(섬유)관절[synarthrodial (fibrous) joint] 또는 때때로 윤활관절인 입방발배관절(cuboideonavicular joint)은 발배뼈의 가쪽면과 입방뼈 안쪽면의 몸쪽영역 사이에 위치한다(그림 14.34, 초록색). 이 관절은 발의 가쪽세로기둥과 안쪽세로기둥 사이의 부드러운 접촉 지점을 제공한다. 시체표본에 대한 관찰에서, 발중간부 움직임, 특히 안쪽들림과 가쪽들림 동안 관절면들이 서로에 대해 약간 미끄러지는 운동이 관찰된다.

### *쐐기뼈사이 및 쐐기입방관절복합체*

쐐기뼈사이 및 쐐기입방관절복합체(intercuneiform and cuneocuboid joint complex)는 3개의 관절로 구성되는데, 3개의 쐐기뼈 사이에 2개의 관절 그리고 가쪽쐐기뼈와 입방뼈 안쪽면 사이에 1개의 관절이 형성된다(그림 14.34, 파란색). 관절면은 거의 편평하며 발허리뼈의 장축(long axis)과 거의 평행하게 정렬되어 있다. 발바닥쪽인대, 등쪽인대, 그리고 뼈사이인대는 이러한 관절들을 강화시킨다.

쐐기뼈사이 및 쐐기입방관절복합체는 발의 *가로활*(*transverse arch*)을 형성한다(그림 14.35A). 이 활은 발중간부에 직접적인 가로 안정성을 제공한다. 체중의 부하를 받고 있는 상태에서, 가로활은 약간 내려앉으며, 체중이 5개의 모든 발허리뼈머리에 분산되도록 한다. 이론적인 실험은 가로활이 발의 세로 안정성도 간접적으로 제공한다고 제안하고 있으며, 이는 종이 한 장을 가로 방향으로 약간 말아주면 세로 방향의 강성(stiffness)이 증가하는 원리와 비슷하다.[257]

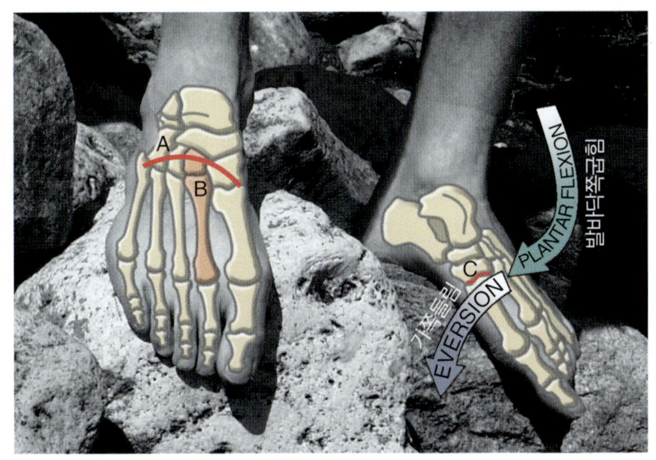


그림 14.35 발중간부와 발앞부의 구조적 그리고 기능적 특징. (A) 가로활은 쐐기뼈사이 및 쐐기입방관절복합체에 의해 형성된다. (B) 안정적인 둘째발가락선(second ray)은 들어가 있는 둘째발목발허리관절에 의해 강화된다. (C) 왼쪽 발 첫째발가락선의 발목발허리관절에서 일어나는 발바닥쪽굽힘과 가쪽들림의 결합은 발앞부가 바위의 표면에 더 잘 적응할 수 있게 한다.

가로활은 내재성 근육, 뒤정강근 및 긴종아리근과 같은 외재성 근육, 결합조직, 그리고 가로활의 쐐기돌인 중간쐐기뼈(그림 14.34의 *IF*)로부터 지지를 받는다.

## 발목발허리관절

*해부학적 고려사항*

발목발허리관절(tarsometatarsal joints)은 이 영역의 절단술을 설명한 나폴레옹 군대의 프랑스 야전외과의사인 자크 리스프랑(Jacques Lisfranc)의 이름을 따서 *리스프랑관절(Lisfranc's joints)*이라 종종 불린다. 하나의 무리로, 5개의 발목발허리관절은 발중간부와 발앞부를 나눈다(그림 14.23 참조). 이 관절은 발허리뼈바닥 그리고 3개의 쐐기뼈와 입방뼈의 먼쪽면 사이의 관절로 구성된다. 구체적으로, 첫째(가장 안쪽)발허리뼈는 안쪽쐐기뼈와 관절하고, 둘째발허리뼈는 중간쐐기뼈와 관절하며, 셋째발허리뼈는 가쪽쐐기뼈와 관절한다. 넷째와 다섯째발허리뼈바닥은 모두 입방뼈의 먼쪽면과 관절한다.

발목발허리관절의 관절면은 일반적으로 편평하지만, 안쪽 2개는 약간 불규칙한 만곡을 보인다. 등쪽인대, 발바닥쪽인대, 그리고 뼈사이인대는 이 관절에 안정성을 더해준다. 첫째발목발허리관절만이 잘 발달된 관절주머니를 갖고 있다.[233]

*운동형상학적 고려사항*

발목발허리관절은 발앞부의 바닥부(base)를 형성한다. 강력한 인대들 그리고 안쪽쐐기뼈와 가쪽쐐기뼈 사이에 둘째발가락선의 바닥부가 쐐기처럼 끼여 있는 위치 때문에, 가동성은 둘째와 셋째발목발허리관절이 가장 적다(그림 14.35B). 따라서 손의 둘째와 셋째손가락선과 마찬가지로, 발의 둘째와 셋째발가락선은 발 전체에 걸친 세로 안정성의 요소를 제공한다. 이러한 안정성은 발앞부가 밀기(push off)의 동역학을 준비하는 후기디딤기에 유용하다.

전반적인 가동성은 첫째, 넷째, 그리고 다섯째발목발허리관절에서 가장 크며, 그중에서도 특히 첫째(가장 안쪽) 관절에서 가장 두드러진다.[46,74] 걷기의 초기디딤기에서 중간디딤기 동안, 첫째발목발허리관절(발앞부의 바닥부)은 약 5° *등쪽굽힘*을 한다.[43,54] 이러한 운동은 체중이 쐐기뼈 영역을 아래쪽으로 누르는 동시에 지면이 첫째발가락선의 먼쪽끝을 위쪽으로 밀어 올릴 때 일어난다. 이러한 움직임은 안쪽가로활이 점진적으로 내려가는 것과 관련이 있으며, 이는 발에 작용하는 체중 스트레스의 일부를 흡수하는 기전이라고 이전에 설명되었다. 그러나 보행의 후기디딤기(밀기)에서, 첫째발목발허리관절은 약 5~15° 빠르게 *발바닥쪽굽힘*을 한다.[36,43] 첫째발가락선의 발바닥쪽굽힘은 긴종아리근의 당김에 의해 부분적으로 조절되며, 이러한 작용은 안쪽 발앞부를 효과적으로 '짧아지게' 하여 안쪽세로활이 올라가는 것에 도움을 준다. 이런 기전은 발중간부와 발앞부가 좀 더 높은 부하를 받게 되는 보행주기의 시점에서 활(그리고 발의 안쪽기둥)의 안정성을 증가시킨다.

대부분의 문헌에서는 첫째발목발허리관절의 운동형상학에 대한 자연스러운 역학적 짝지음(coupling)을 설명하고 있다. 구체적으로 *발바닥쪽굽힘은 약간의 가쪽들림과 함께 일어나고 등쪽굽힘은 약간의 안쪽들림과 함께 일어난다.*[84,85,137] 이러한 수동 가동성은 비체중부하 상황에서 평가되었을 때 자연스럽게 일어난다(그림 14.36). 이런 움직임의 결합은 엎침이나 뒤침의 표준적인 정의에 맞는 것은 아니지만, 그럼에도 불구하고 유용한 기능을 제공한다. 예를 들어, 발바닥쪽굽힘과 가쪽들림의 결합은 발의 안쪽면이 불규칙한 지면에 좀 더 순응할 수 있게 해준다(그림 14.35C). (첫째발허리뼈의 이러한 운동은 일반적으로 엎침된 손이 큰 구형의 물건을 잡을 때 엄지 손허리뼈의 움직임과 유사하다.)

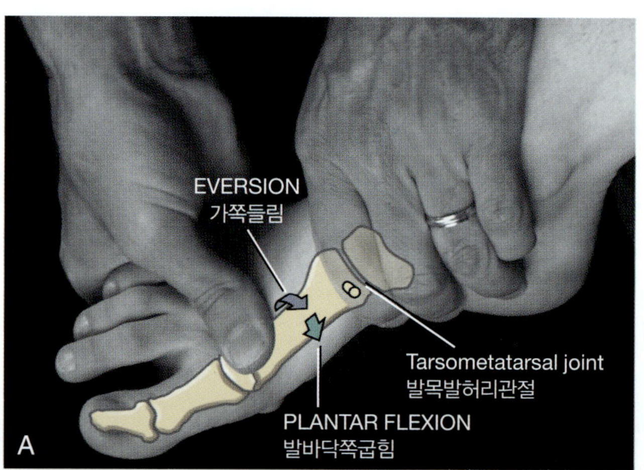


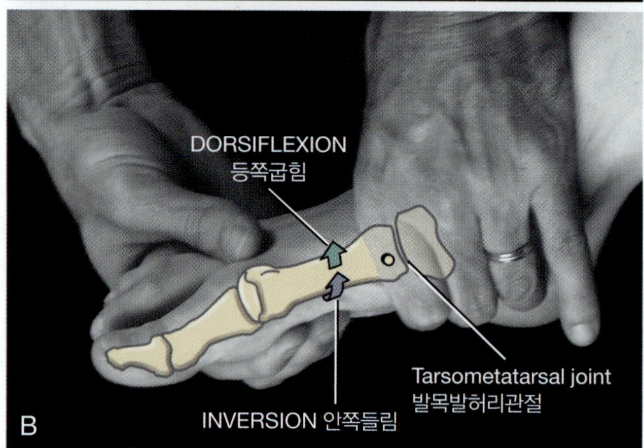


**그림 14.36** 첫째발목발허리관절의 골운동형상학. 발바닥쪽굽힘은 약간의 가쪽들림과 함께 일어나고(A), 등쪽굽힘은 약간의 안쪽들림과 함께 일어난다(B).

## 발허리뼈사이관절

*구조와 기능*

발바닥쪽인대, 등쪽인대, 그리고 뼈사이인대는 4개의 가쪽 발허리뼈바닥을 서로 연결한다. 이러한 접촉 지점은 3개의 작은 발허리뼈사이윤활관절(intermetatarsal synovial joint)을 형성한다. 첫째와 둘째발허리뼈바닥 사이에 형성된 관절은 인대에 의해 서로 연결되어 있기는 하지만 진짜관절(true joint)은 아니다. 이러한 관절의 결여는 손과 같은 방법으로 첫째발가락선의 상대적인 움직임을 증가시킨다. 그러나 손과는 달리, 5개의 모든 발허리뼈의 먼쪽끝은 깊은가로발허리인대(deep transverse metatarsal ligaments)에 의해 서로 연결된다. 발허리뼈사이관절에서 일어나는 약간의 운동은 발목발허리관절의 유연성을 증가시킨다.

## 발허리발가락관절

*해부학적 고려사항*

5개의 발허리발가락관절(metatarsophalangeal joint)은 각각의 볼록한 발허리뼈머리와 각각의 약간 오목한 몸쪽발가락뼈의 몸쪽끝 사이에서 형성된다(그림 14.23 참조). 이 관절들은 발가락의 '물갈퀴 공간(web spaces)'에서 몸쪽으로 2.5 cm 정도 되는 곳에 위치된다. 관절들이 굽힘된 상태에서, 돌출된 발허리뼈머리들은 발등의 먼쪽에서 쉽게 촉지된다.

관절연골은 각 발허리뼈머리의 먼쪽끝을 덮고 있다(그림 14.37). 한 쌍의 *곁인대(collateral ligament)*가 각각의 발허리발가락관절에 걸쳐 있으며, 관절주머니와 섞이면서 이를 강화시킨다. 손에서와 같이, 각 곁인대는 등쪽-몸쪽에서 발바닥쪽-먼쪽 방향을 향해 사선으로 주행하며, 두꺼운 끈부분(cord portion)과 부채꼴 모양의 덧부분(accessory portion)을 형성한다.

덧부분은 관절의 발바닥쪽면에 위치한 두껍고 치밀한 *발바닥쪽판(plantar plate)*에 부착된다. 이러한 판 또는 인대에는 굽힘근육 힘줄의 통로를 위한 고랑이 파여 있다. 깊은발바닥근막(deep plantar fascia)에서 나온 섬유들은 발바닥쪽판과 굽힘근육의 힘줄집(tendon sheath)에 부착된다. 짧은엄지굽힘근(flexor hallucis brevis)의 힘줄 내에 위치한 두 개의 *종자뼈(sesamoid bone)*는 첫째발허리발가락관절의 발바닥쪽판에 맞닿아 있다(그림 14.38). 종자뼈와 곁인대 사이에 부착하는 결합조직은 첫째발허리뼈머리에 대한 한 쌍의 종자뼈 위치를 안정화시키는 데 도움이 된다. 비록 그림 14.38에서 묘사되고 있지는 않지만, 4개의 깊은*가로발허리인대*는 5개의 모든 발허리발가락관절의 인접 발바닥쪽판과 섞여 합쳐진다. 깊은가로발허리인대는 5개의 모든 발바닥쪽판을 서로 연결하여 첫째발가락선이 나머지 발가락선과 비슷한 평면에 유지하도록 도와주고, 이를 통해 발이 손과 같이 조작의 기능이 아니라 추진력과 체중부하 기능에 적응하도록 만든다. 손에 있는 깊은가로손허리인대는 4개의 손가락만을 연결하기 때문에, 맞섬(opposition)을 위한 엄지는 자유롭게 된다.

*섬유관절주머니(fibrous capsule)*는 각 발허리발가락관절을 둘러

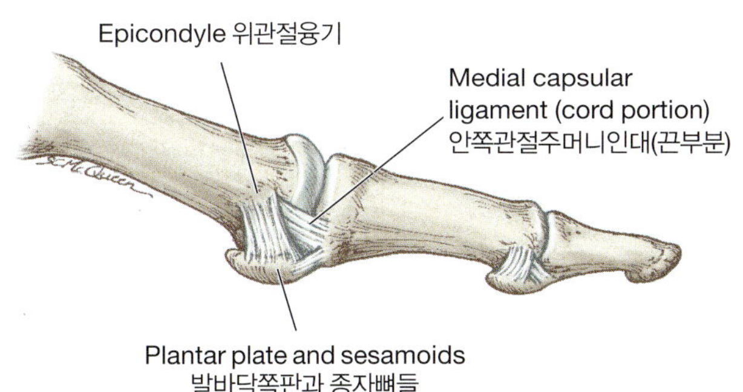


**그림 14.37** 안쪽(곁)관절주머니인대의 끈부분과 덧부분을 보여주고 있는 첫째발허리발가락관절의 안쪽면. 덧부분은 발바닥쪽판과 종자뼈들에 부착된다. (Redrawn form Haines R, McDougall A: Anatomy of hallux valgus, *J Bone Joint Surg Br* 36:272, 1954.)

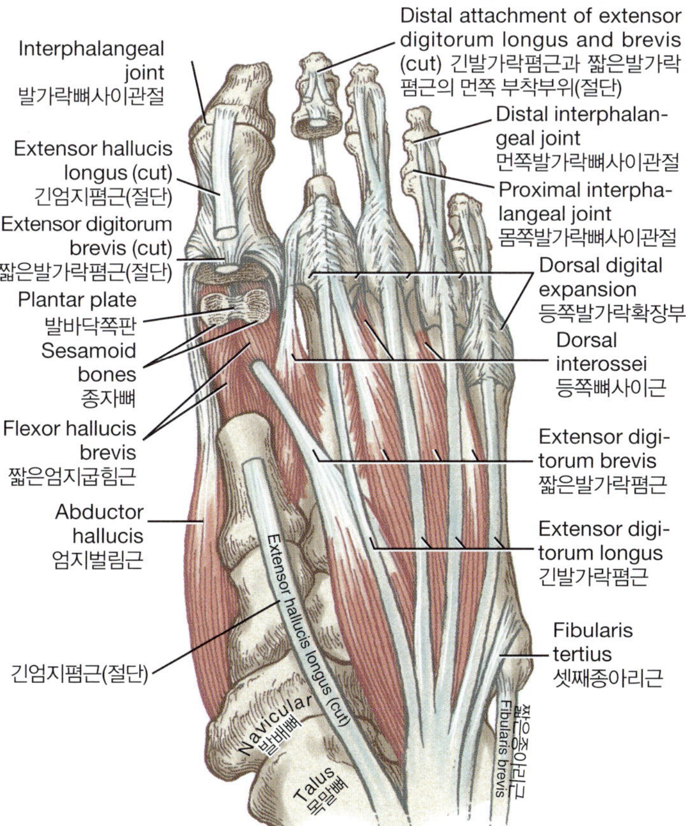


**그림 14.38** 오른쪽 발앞부 등쪽면의 근육과 관절. 첫째발허리뼈의 먼쪽 절반은 첫째발허리발가락관절의 오목한 면을 노출시키기 위해 제거되었다. 한 쌍의 종자뼈가 첫째발허리발가락관절 내의 깊은쪽에 위치하고 있다. 둘째발가락의 몸쪽발가락뼈는 몸쪽발가락뼈사이관절의 오목면을 노출시키기 위해 제거되었다.

싸고 있으며 곁인대 및 발바닥쪽판과 섞이게 된다. 명확하게 구분되지 않는 *등쪽발가락확장부*(*dorsal digital expansion*)가 각 발허리발가락관절의 등쪽면을 덮고 있다. 이러한 구조(손가락의 폄근육 기전과 유사함)는 본질적으로 등쪽관절주머니와 폄근육 힘줄들로부터 분리될 수 없는 얇은 결합조직층으로 구성되어 있다.

### *운동형상학적 고려사항*

발허리발가락관절에서의 움직임은 자유도 2로 일어난다. *폄*(등쪽굽힘)과 *굽힘*(발바닥쪽굽힘)은 안-가쪽돌림축에 대해 거의 시상면 내에서 일어나고, *벌림*과 *모음*은 수직돌림축에 대해 수평면 내에서 일어난다. 둘째발가락은 발가락의 벌림과 모음 움직임의 명명을 위한 기준 발가락으로 역할을 한다. (손에서의 벌림과 모음의 명명을 위한 기준 손가락은 셋째손가락이다.) 발허리발가락관절의 모든 의지적 움직임을 위한 돌림축은 각 발허리뼈머리의 중심을 통과한다.

대부분의 사람들은 발허리발가락관절에서의 능동 움직임, 특히 벌림과 모음에서 민첩성이 제한된다. 중립위치로부터, 발가락은 수동으로 약 65°의 폄과 약 30~40°의 굽힘을 할 수 있다. 엄지발가락은 일반적으로 가장 큰 폄인 거의 85°까지 허용된다.[255] 이런 폄의 크기는 사람이 '발끝(tiptoes)'으로 서기를 해보면 명확하게 나타난다.

### *엄지발가락의 발허리발가락관절이 연루된 관절염, 외상, 그리고 변형*

#### *엄지발가락굳음증*

*엄지발가락굳음증*(*hallux rigidus*) 또는 덜 심한 형태인 '엄지발가락제한증(hallux limitus)'은 발허리발가락관절의 수동 폄에 상당한 제한을 갖는 엄지발가락의 만성적인 퇴행성 질환이다.[45,79] 이 질환은 일반적으로 x-선에서의 퇴행성 변화[예를 들어, 뼈증식(osteophyte), 연골밑경화증(subchondral sclerosis), 그리고 관절공간의 감소], 부기(swelling), 그리고 움직임 시 통증을 나타낸다. 이 질환은 골관절염 및 고령과 관련이 있지만, 병태생리학은 아직 잘 이해되지 않고 있다.

감소되고 통증을 동반하는 엄지발가락 폄은 걷기에 상당한 영향을 미칠 수 있다. 일반적으로, 걷기 시 후기디딤기에서 발꿈치가 들릴 때 약 40~50°의 첫째발허리발가락관절의 폄이 요구된다.[36] 엄지발가락굳음증이 있는 사람은 이 정도의 발가락 폄이 어려울 수 있으므로, 환측 발의 바깥면으로 걷거나 발을 바깥쪽으로 향하게 한 채 발의 안쪽활을 '굴리듯이(rolling over)' 걷는 방식으로 발가락의 폄을 피하려고 시도할 수 있다. 이러한 보행의 수정이 없다면, 엄지발가락 아래의 발바닥압력 및 이와 관련된 불편함이 상당히 증가할 수 있다.[255] 이런 민감한 영역을 '보호'하기 위해 사용되는 다른 방법으로는 바닥이 뻣뻣한 신발 신기(또는 신발 안에 뻣뻣한 깔창을 넣거나) 그리고 오르막길 또는 내리막길을 피하는 것이 있다. 물리치료는 가동범위의 회복과 통증 감소에 효과적인 것으로 나타났다.[222]

#### *잔디발가락*

잔디발가락(turf toe)은 주로 방향 전환(cutting)과 피벗(pivoting) 동작을 하는 접촉 스포츠 선수에게 발생하는 엄지발가락 발허리발가락관절의 발바닥쪽면에 대한 급성 손상을 말한다.[156] *잔디발가락*이라는 용어는 1960년대에 천연잔디가 인조잔디로 교체되고 더 가벼운 신발을 사용하게 되면서 미식축수 선수들의 발가락 손상이 증가한 것에서 유래되었다.[25] 미식축구에서는 러닝백, 쿼터백, 그리고 리시버가 가장 많이 영향을 받는데, 이는 달리는 방향을 빠르게 바꾸면서 가속해야 할 필요가 있기 때문이다.[81]

잔디발가락의 가장 흔한 손상기전은 엄지발가락 발허리발가락관절의 심각한 *과다폄*이며, 종종 다른 선수와의 접촉도 연루된다. 심한 경우, 강력한 과다폄은 발바닥쪽판, 내재성 근육, 또는 긴엄지굽힘근의 힘줄을 파열시키거나, 관절을 등쪽으로 탈구시키거나, 종자뼈를 골절시킬 수 있다.[156,188] 심각한 손상은 엘리트 선수의 경력을 끝낼 수도 있다. 손상 이후 엄지발가락 폄의 통증이나 제한은 걷기와 달리기를 상당히 방해하며, 안쪽세로활을 안정화시키는 권양기 기전(windlass mechanism, 차후에 설명됨)의 효율성을 제한한다. 손상이 해결되지 않고 만성화되면, 외상후골관절염과 엄지발가락굳음증으로 진행될 수 있다.[79,81]

#### *엄지발가락가쪽휨*

*엄지발가락가쪽휨*(또는 엄지건막류) [*hallux valgus*(또는 bunion)]의 주요 특징은 신체의 중간선에 대해 엄지발가락이 점진적으로 가쪽치우침(lateral deviation) 되는 것이다. 비록 변형이 주로 발허리발가락관절과 관련 있는 것으로 보이지만, 엄지발가락가쪽휨의 병리역학은 대개 첫째발가락선 전체가 연루된다(그림 14.39A~B). 방사선사진에서 보여주고 있는 것처럼, 엄지발가락가쪽휨은 일반적으로 첫째발목발허리관절에 대해 첫째발허리뼈가 과도하게 *모음*된 것과 관련이 있다(이 경우 모음은 둘째발가락을 기준으로 일어난 것이 아니라 *신체*를 기준으로 정의됨).[84] 첫째발허리뼈의 모음된 위치는 결국 발허리발가락관절의 가쪽탈구를 유발할 수 있으며, 이로 인해 발허리뼈머리가 덩이(lump) 또는 '엄지건막류(bunion)'처럼 노출된다. 변형된 발허리발가락관절은 흔히 염증과 통증이 발생하며, 골관절염으로의 진행 가능성도 있다.[193] 몸쪽발가락뼈가 약 30° 이상 가쪽치우침된다면, 몸쪽발가락뼈는 장축에 대해 가쪽들림되기 시작한다. 또한 엄지건막류 변형은 수평면과 전두면 모두에서의 치우침을 반영하여 '엄지발가락벌림가쪽휨(hallux abducto-valgus)'이라고도 불린다.

첫째발허리뼈의 점진적인 안쪽치우침(모음)과 가쪽치우침된 엄지발가락 몸쪽발가락뼈의 축돌림(axial rotation)의 결합은 발허리발가락관절을 정상적으로 정렬시키는 근육 힘들의 불균형을 초래한다.[8,193] 엄지벌림근(abductor hallucis, 원래 첫째발허리발가락관절의 *안쪽*에 위치함)은 점차 관절의 발바닥쪽면으로 이동될 수

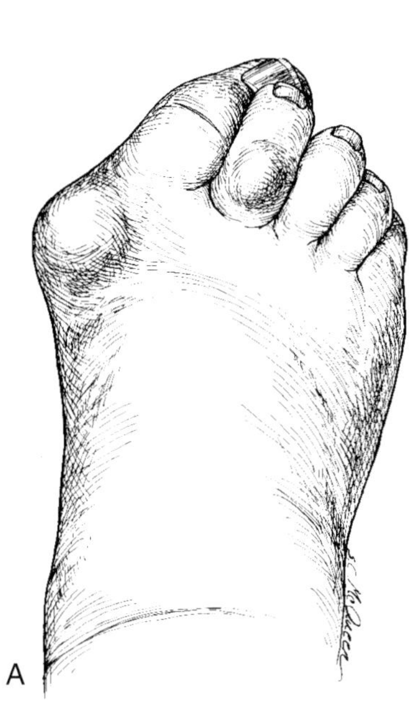

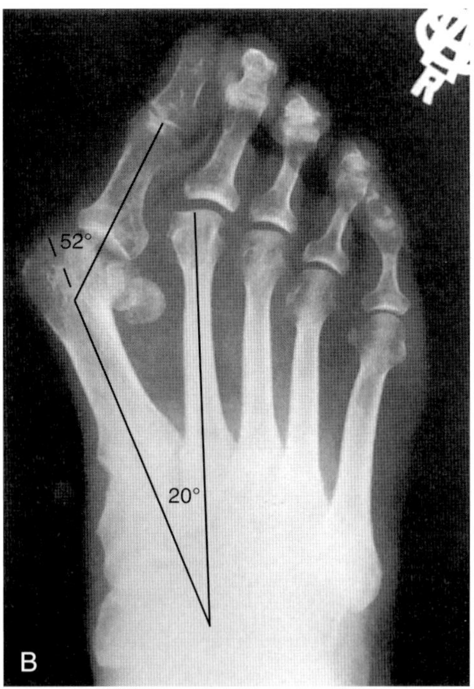


**그림 14.39** 엄지발가락가쪽휨. (A) 엄지발가락가쪽휨(엄지건막류)의 다양한 특징 및 이와 관련된 변형. (B) 엄지발가락가쪽휨과 흔히 관련되어 나타나는 병리역학의 방사선사진: (1) 첫째와 둘째발허리뼈 사이에서 형성되는 각도(정상적으로 11°[84])의 증가로 나타나는 첫째발허리뼈의 모음(신체의 중간선 쪽으로), (2) 몸쪽발가락뼈의 가쪽치우침(정상적으로 15° 미만[84])과 첫째발허리발가락관절의 탈구 또는 아탈구, (3) 첫째와 둘째발허리뼈 사이에서 볼 수 있는 가쪽종자뼈, (4) 가쪽종자뼈의 이동, (5) 엄지발가락에 있는 발가락뼈들의 돌림(가쪽들림), 그리고 (6) 노출된 첫째발허리뼈머리에 의해 형성된 소위 엄지건막류. (A, From Richardson EG: Disorders of the hallux. In Canale ST, Beaty JH: *Campbell's operative orthopaedics*, vol 4, ed 11, St Louis, 2008, Mosby; B, From Richardson EG: Disorders of the hallux. In Canale ST, Beaty JH: *Campbell's operative orthopaedics*, vol 4, ed 12, St Louis, 2012, Mosby.)

있다. 이후 엄지모음근(adductor hallucis)과 짧은엄지굽힘근(flexor hallucis brevis) 가쪽갈래의 당김에 대해 반대되는 힘을 제공할 수 없어, 몸쪽발가락뼈의 가쪽치우침된 자세를 점진적으로 증가시킨다. 엄지발가락의 가쪽치우침이 진행됨에 따라, 긴엄지굽힘근(flexor hallucis longus)과 긴엄지폄근(extensor hallucis longus)의 힘줄은 발허리발가락관절의 수직축보다 가쪽으로 이동될 수 있다. 따라서 이러한 힘줄들에서의 힘은 해당 관절에 추가적인 가쪽휨 토크를 만들어낸다. 시간이 지남에 따라, 과신장된 안쪽곁인대와 관절주머니는 약화되거나 파열되어, 관절의 안쪽면을 강화시키는 일차적인 제공자를 상실하게 된다. 또한 변형은 한 쌍의 종자뼈를 발허리발가락관절의 가쪽으로 위치시킨다(그림 14.39B).

심한 엄지발가락가쪽휨이 있는 사람들은 일반적으로 걷기 동안 첫째발허리발가락관절에 체중이 실리는 것이 제한되는데, 이는 가쪽에 있는 발허리뼈들이 더 많은 부하를 받게 되는 원인이 된다.[127] 심한 엄지발가락가쪽휨의 병리역학은 첫째발가락선의 지그재그와 같은 붕괴를 유발하는데, 이는 류마티스관절염이 있는 손의 손허리손가락관절에서 나타나는 '자쪽이동(ulnar drift)'과 같다(8장 참조).

비록 엄지발가락가쪽휨의 원인과 근본적인 병리역학이 완전히 이해되고 있지는 않지만, 여러 요인들이 이 병변의 시작 또는 진행과 관련된 것으로 보인다. 이러한 요인들의 일부로는 유전, 성적 두형태성(sexual dimorphism), 맞지 않는 신발,[193] 다리의 비정상적 정렬,[235] 과도한 발뒤부가쪽휨(rearfoot valgus) 및 이와 관련된 첫째발가락선 바닥부의 변경된 돌림축,[84] 첫째발가락선의 과도한 엎침(가쪽들림),[49] 아킬레스힘줄의 타이트함,[193] 편평발,[10] 그리고 첫째발가락선 바닥부의 불안정성[46]이 포함된다. 심각한 엄지발가락가쪽휨의 전체적인 범위는 흔히 발허리발가락관절의 탈구와 골관절염, 발허리뼈안쪽휨(metatarsus varus), 엄지발가락의 가쪽휨(가쪽치우침), 안쪽 발허리발가락관절 위의 건막류(그리고 윤활주머니염) 형성, 둘째발가락의 망치발가락(hammer toe), 굳은살(callus), 그리고 발허리통증(metatarsalgia)을 포함한다.

한 메타분석은 발 보조기의 착용이 통증을 감소시킬 수 있고 보톡스 주사가 엄지발가락가쪽휨 변형의 정도를 줄일 수 있다는 중간수준의 근거를 제시하고 있다.[108] 수술적 중재는 흔히 변형이 심하고 통증이 지속되는 경우에 권장된다.

## 발가락뼈사이관절

손가락에서와 같이, 각각의 발가락은 *몸쪽발가락뼈사이관절*(*proximal interphalangeal joint*)과 *먼쪽발가락뼈사이관절*(*distal interphalangeal joint*)을 가지고 있다. 엄지손가락과 유사한 엄지발가락은 하나의 *발가락뼈사이관절*(*interphalangeal joint*)만을 가지고 있다.

발에 있는 모든 발가락뼈사이관절은 비슷한 해부학적 특징을 가지고 있다. 이 관절은 좀 더 몸쪽의 볼록한 발가락뼈머리와 좀 더 먼쪽의 오목한 발가락뼈바닥으로 구성된다. 그림 14.38에서, 몸쪽발가락뼈사이관절의 오목면을 보여주기 위해 둘째발가락의 몸쪽발가락뼈는 제거되었다. 발가락뼈사이관절에 있는 결합조직의 구조와 기능은 일반적으로 발허리발가락관절에서 설명된 것과 유사하다. 곁인대, 발바닥쪽판, 그리고 관절주머니는 있으나, 발허리발가락관절의 것보다 더 작거나 덜 뚜렷하다.

발가락뼈사이관절의 가동성은 주로 굽힘과 폄으로 제한된다. 굽힘의 크기는 일반적으로 폄보다 크고, 먼쪽 관절보다 몸쪽 관절의 운동이 더 큰 경향이 있다. 폄은 주로 발가락 굽힘근육과 발바닥쪽 인대의 수동장력에 의해 제한된다.

## 보행의 후기디딤기 동안 발앞부와 관련된 관절들의 작용

발앞부의 관절은 발목발허리관절에서부터 먼쪽발가락뼈사이관절까지 각 발가락선과 관련된 모든 관절을 포함하고 있다. 보행의 단계에 따라, 이러한 관절들은 발에 유연성이나 안정성의 요소를 제공한다.

디딤기의 끝에서, 발중간부와 발앞부는 걷기의 밀기(push off) 단계와 관련된 스트레스를 수용하기 위해 비교적 안정적이어야 한다. 내재성 근육과 외재성 근육(특히 뒤정강근)의 활성 외에도, 안쪽세로활에서의 상승에 의해 발은 좀 더 안정화된다.[115,128] 안쪽세로활을 들어 올리기 위해 사용되는 일차적인 기전 중 하나는 '권양기 기전(windlass mechanism)'으로 설명되어 왔으며, 이는 발끝서기를 통해 설명될 수 있다(그림 14.40A).[10] 깊은발바닥근막과 발가락 사이의 부착 때문에, 발허리발가락관절의 폄은 안쪽세로활 전체에 걸쳐 장력을 증가시킨다. 증가된 장력은 걷기의 밀기단계 동안 발허리발가락관절이 자연스럽게 폄되면서 안쪽세로활을 안정화시키는 데 사용된다.[128] 발바닥쪽굽힘근육의 수축에 의해 발꿈치와 발의 대부분이 들리게 되면서, 체중은 좀 더 안쪽의 발허리뼈머리 쪽을 향해 앞쪽으로 이동한다. 이곳에 있는 지방덩이는 잠재적으로 뼈에 손상을 줄 수 있는 스트레스를 감소시켜 주고, 종자뼈는 엄지발가락의 긴 굽힘근육 힘줄을 보호한다. 신장된 발바닥근막과 강화된 활에 의해 일단 안정화되면, 둘째와 셋째발가락선은 장딴지근(gastrocnemius)과 가자미근(soleus)의 수축에 의해 만들어진 큰 굽힘(bending) 모멘트를 견딜 수 있는 비교적 단단한 지레로 기능한다. 디딤기의 매우 후기 동안 신장된 발바닥근막에서의 장력은 체중의 약 100%에 달하는 것으로 추정된다.[63] 이런 힘을 발꿈치뼈에서 발가락의 바닥부까지 전달하는 발바닥근막의 기능 상실은 활을 상승시키는 권양기 기전의 효율성을 제한할 것이다. 사실, 이는 발바닥근막절개술(plantar fasciotomy)을 받았거나 통증성 발바닥근막염(plantar fasciitis)이 있는 사람들이 보이는 보호적이거나 비효율적 방식의 '밀기'를 통해 종종 관찰된다.

건강한 발에서 일어나는 것과는 대조적으로, 편평발이 있는 사람이 발끝으로 서 있기를 시도할 때 나타날 수 있는 병리역학에 대해 고려해보자(그림 14.40B). 비록 이 사람에게 신경근육 병리가 없더라도, 최대의 근육노력에도 불구하고 발꿈치의 상승이 상당히 감소된다. 구조적으로 약화된 안쪽세로활을 가지고 있는 경우,

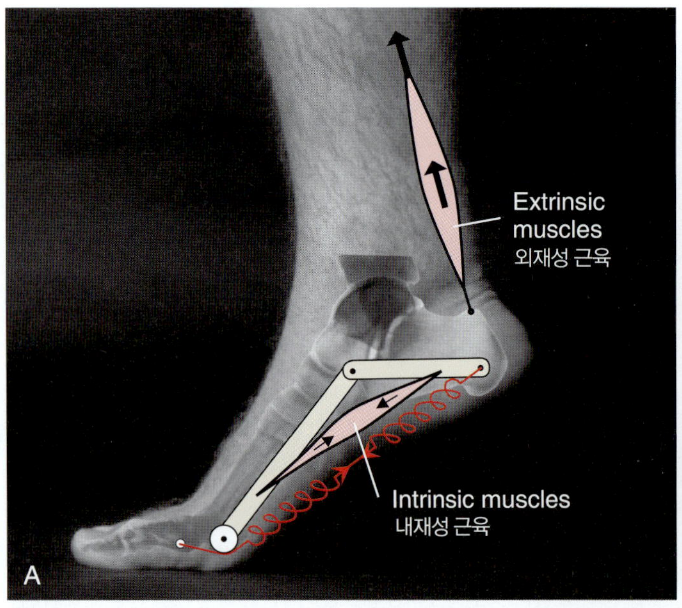


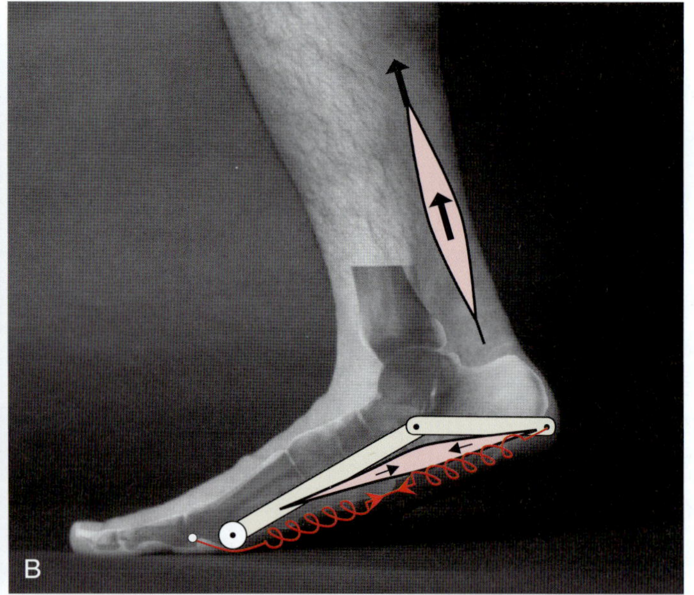


**그림 14.40** 발바닥근막의 권양기 기전을 발끝으로 선 사람을 통해 보여주고 있다. (권양기는 크랭크로 돌아가는 실린더에 감겨 있는 줄로 끌어올리거나 들어 올리는 장치이다. 줄은 발바닥근막에 비유되고, 실린더는 발허리발가락관절에 비유된다.) (A) 정상적인 발의 경우, 외재성 발바닥쪽굽힘근육의 수축은 발꿈치뼈를 들어 올려, 체중을 발허리뼈머리를 넘어 앞쪽으로 이동시킨다. 이러한 결과로 일어난 발허리발가락관절(흰색 원반으로 보여주고 있음)의 폄은 안쪽세로활(빨간색 스프링) 내의 발바닥근막을 신장시킨다(또는 감아올린다). 신장에 의해 증가된 장력은 활을 상승시키고 발중간부와 발앞부를 강화시켜 준다. 내재성 근육의 수축은 활에 추가적인 강화를 제공한다. (B) 편평발(평발)이 있는 발은 대개 안쪽세로활이 잘 지지되지 않는다. 발끝서기를 시도할 때, 발앞부는 체중부하에 의해 처지게 된다. 이러한 결과로 일어난 발허리발가락관절의 감소된 폄은 권양기 기전의 사용 가능성을 제한하게 된다. 강력한 내재성 근육의 활성에도 불구하고, 활은 여전히 편평하게 되고 발중간부와 발앞부는 불안정하게 된다.

불안정하고 잠기지 않은 발중간부와 발앞부는 체중에 의해 처지게 된다. (발가락에 대한) 발허리뼈의 '상승' 결여는 발허리발가락관절의 폄을 감소시켜, 권양기 기전을 완전히 작동시키기 위한 능력이 감소된다. 적절하게 엎침을 방지하는 보조기, 신발, 또는 테이핑을 통해 활을 지지하면, 밀기 동안 발허리발가락관절의 폄이 더 크게 일어날 수 있으며, 이는 권양기 기전이 발바닥근막을 더 뻣뻣하게 만드는 능력을 향상시키게 된다. 이러한 기전은 이 중재가 과다엎침과 관련된 손상의 위험을 줄이는 데 어떻게 부분적으로 기여하는지 설명할 수 있다.[26,72,145,267]

운동형상학에 대한 이 결론 부분은 전체 디딤기에 걸친 발목과 발의 중요한 운동형상학을 요약한 표 14.6으로 마무리된다.

## 근육과 관절의 상호작용

### 근육과 관절의 신경지배

#### 근육의 신경지배

발목과 발의 외재성 근육은 종아리에 몸쪽부착부위를 가지고 있으며, 일부는 좀 더 몸쪽의 넓적다리뼈에 몸쪽부착부위를 가지고 있다. 이와는 대조적으로, 내재성 근육은 몸쪽부착부위와 먼쪽부착부위 모두 발 내에 있다.

외재성 근육은 종아리에 있는 3개의 구획인 앞쪽구획, 가쪽구획, 그리고 뒤쪽구획 내에 배열된다. 각각의 구획 내에 있는 근육은 서로 다른 운동신경에 의해 신경지배된다(그림 14.41과 14.42에 나온 단면 참조). 각 운동신경은 엉치신경얼기(sacral plexus)의 $L^4$~$S^3$ 척수신경뿌리로부터 형성된 궁둥신경(sciatic nerve)의 가지이다.

종아리뼈머리의 가쪽에서, 온종아리신경[common fibular (peroneal) nerve, $L^4$-$S^2$]은 깊은가지와 얕은가지로 나눠진다(그림 14.41 참조). *종아리신경의 깊은가지*는 *앞쪽구획* 내의 근육인 앞정강근(tibialis anterior), 긴발가락폄근(extensor digitorum longus), 긴엄지폄근(extensor hallucis longus), 그리고 셋째종아리근[fibularis (peroneus) tertius]을 신경지배한다. 깊은가지는 짧은발가락폄근(extensor digitorum brevis, 발등 내에 위치한 내재성 근육)을 지배하기 위해 먼쪽으로 계속된다. 또한, 깊은가지는 첫째와 둘째발가락 사이의 물갈퀴 공간에 있는 삼각형 모양의 피부영역을 감각지배한다. *종아리신경의 얕은가지*는 가쪽구획 내에 있는 긴종아리근(fibularis longus)과 짧은종아리근(fibularis brevis)을 신경지배한다. 이후, 이 신경은 종아리와 발의 등쪽 및 가쪽면에 있는 피부 대부분으로 가는 감각신경으로서 먼쪽으로 계속된다.

*정강신경*(*tibial nerve*, $L^4$-$S^3$)과 이 신경의 종말가지들은 발과 발목에 있는 나머지 외재성 근육과 내재성 근육을 신경지배한다(그림 14.42 참조). *뒤쪽구획* 내의 근육은 얕은근육과 깊은근육으로 나눠진다. *얕은근육*은 장딴지 근육(calf muscles)인 장딴지근(gastrocnemius)과 가자미근(soleus) 그리고 작은 장딴지빗근

**표 14.6 걷기의 디딤기 동안 발목과 발의 주요 작용**

| | 초기디딤기 | | 중간디딤기에서 후기디딤기 | |
|---|---|---|---|---|
| **관절이나 영역** | **작용** | **원하는 기능** | **작용** | **원하는 기능** |
| 목말종아리관절 | 발바닥쪽굽힘 | 지면과의 빠른 발 접촉을 가능하게 함 | 계속된 등쪽굽힘에 이은 빠른 발바닥쪽굽힘 | 체중을 수용할 수 있도록 안정적인 장부구멍(발목)을 초래하고, 이후 밀기에 필요한 추진을 발생시킴 |
| 목말밑관절 | 엎침과 안쪽세로활의 하강 | 다리의 안쪽돌림을 허용함<br>발이 충격흡수장치로서의 기능을 함<br>유연한 발중간부를 만듦 | 계속된 엎침이 뒤침으로 전환되고, 이후 안쪽세로활의 상승 | 다리의 가쪽돌림을 허용함<br>발중간부가 밀기를 위한 단단한 지레로 전환 |
| 발중간부와 발앞부 | 지면으로부터의 위쪽 반작용력에 대한 반응으로 발생되는 안쪽들림 | 완전한 범위의 목말밑관절 엎침을 허용함 | 가쪽들림 | 발의 안쪽면이 지면과의 접촉을 유지하게 함 |
| 발허리발가락관절 | 사소함 | — | 폄 | 권양기 기전을 통해, 안쪽가로활을 상승시키고 밀기를 위한 발중간부와 발앞부를 안정화시킴 |

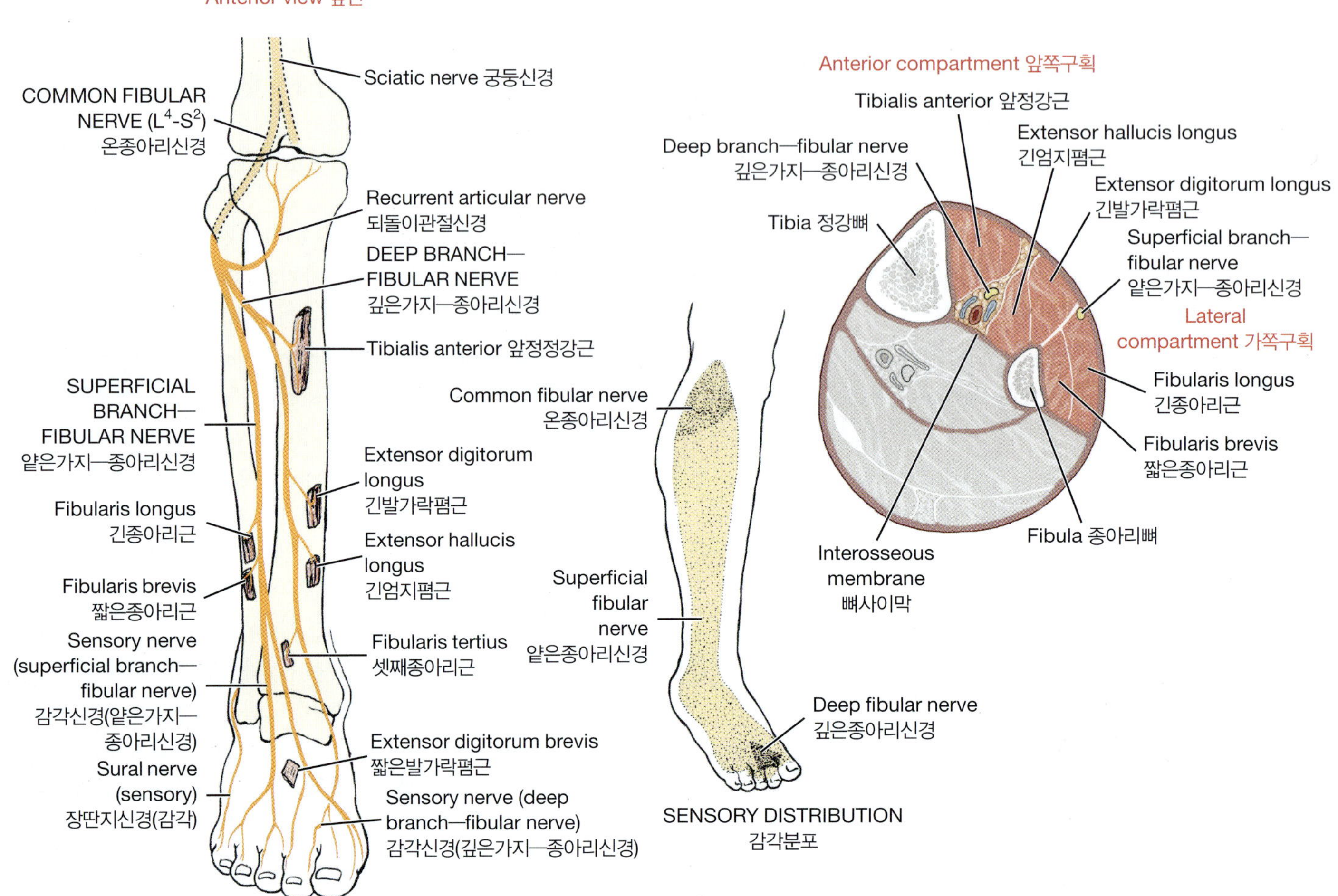


**그림 14.41** *온종아리신경*의 깊은가지와 얕은가지가 신경지배하는 근육을 몸쪽에서 먼쪽 방향으로 그 순서와 경로를 보여주고 있다. 일차적인 척수신경뿌리는 괄호 안에 제시되었다. 이 신경(그리고 신경의 가지들)의 감각분포는 종아리와 발의 등쪽-가쪽면을 따라 강조되었다. 발의 등쪽 '물갈퀴 공간'은 종아리신경 깊은가지의 감각가지에 의해서만 신경지배된다. 단면은 종아리의 앞쪽구획 및 가쪽구획 내에 위치한 근육과 신경을 강조하고 있다. (Modified with permission from deGroot J: *Correlative Neuroanatomy*, ed 21, Norwalk, 1991, Appleton & Lange.)

(plantaris)을 포함하고 있으며, 장딴지근과 가자미근은 *종아리세갈래근*(*triceps surae*)으로 알려져 있다. *깊은근육*에는 뒤정강근(tibialis posterior), 긴엄지굽힘근(flexor hallucis longus), 그리고 긴발가락굽힘근(flexor digitorum longus)을 포함하고 있다. 정강신경이 발목의 안쪽면에 근접해감에 따라, 이 신경은 감각가지를 발꿈치에 있는 피부로 보낸다.

안쪽복사의 바로 뒤쪽에서, 정강신경은 *안쪽발바닥신경*(*medial plantar nerve*, $L^4$-$S^2$)과 *가쪽발바닥신경*(*lateral plantar nerve*, $L^5$-$S^3$)으로 두 갈래로 나눠진다. 발바닥신경은 발바닥 대부분의 피부를 감각지배하고 짧은발가락폄근을 제외한 모든 내재성 근육을 운동지배한다. 발의 내재성 근육에 대한 신경지배의 일반적인 구성은 손에서의 것과 유사하다. 안쪽발바닥신경은 정중신경(median nerve)과 유사한 반면, 가쪽발바닥신경은 자신경(ulnar nerve)과 유사하다.

다리의 근육에 분포하는 척수신경뿌리는 부록 IV, Part A에 나열되어 있다. Part B는 일반적으로 $L^2$-$S^3$ 척수신경뿌리의 기능적 상태를 검사하는 데 이용되는 중요 근육을 나열하였다. Part C는 다리의 피부분절 지도를 보여준다.

### 관절의 감각신경지배

*목말종아리관절*은 종아리신경의 깊은가지로부터 감각지배를 받는다. 일반적으로, 발의 다른 관절들에 대한 감각지배는 해당 영역을 지나는 신경가지들을 통해 제공된다. 각 주요 관절은 여러 경로를 통해 감각지배를 받으며, 이 신경들은 주로 $S^1$과 $S^2$ 신경뿌리를 통해 척수로 전달된다.[233]

## 근육의 해부학과 기능

발목과 발의 근육은 해당 관절의 특정 작용을 조절할 뿐만 아니라,

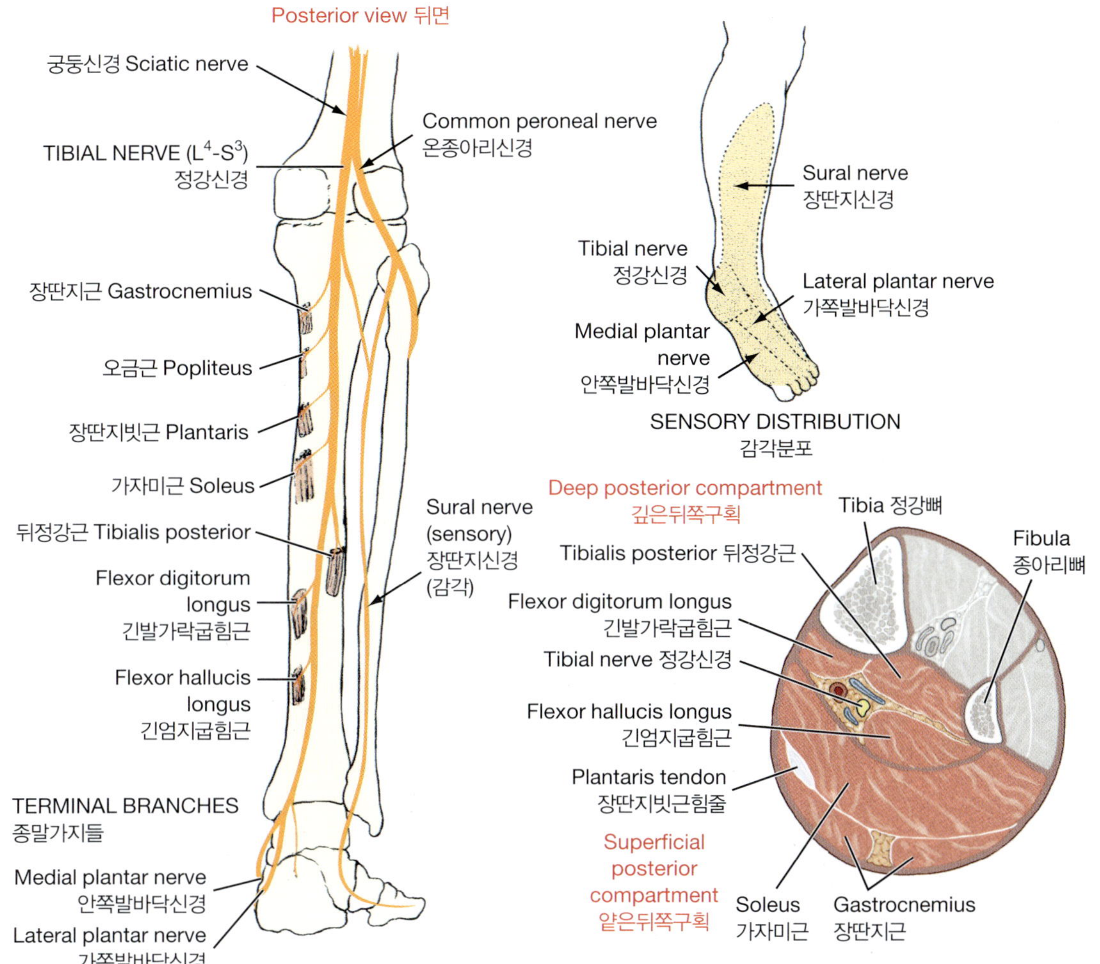


**그림 14.42** *정강신경*과 그 가지들이 지배하는 근육을 몸쪽에서 먼쪽 방향으로 그 순서와 경로를 보여주고 있다. 일차적인 척수신경뿌리는 괄호 안에 제시되었다. 이 신경의 감각분포는 종아리와 발의 가쪽면 및 발바닥쪽면을 따라 강조되었다. 단면은 종아리 뒤쪽구획의 깊은부분과 얕은부분 내에 위치한 근육과 신경을 강조하고 있다. (Modified with permission from deGroot J: *Correlative Neuroanatomy*, ed 21, Norwalk, 1991, Appleton & Lange.)

이동에 필요한 안정성, 추진력, 그리고 충격흡수도 제공한다. 걷기와 달리기 동안 근육의 상호작용에 대한 추가적인 논의는 15장과 16장에서 이어진다.

모든 외재성 근육은 여러 관절을 가로지르기 때문에 다양한 작용을 가지고 있다. 이러한 작용들 중 많은 부분은 힘줄이 목말종아리관절과 목말밑관절에 있는 돌림축에 대해 어디를 지나는지에 주목하면 알 수 있다(그림 14.43). 비록 그림 14.43은 (가로발목뼈관절과 발의 엎침 및 뒤침의 다른 성분들은 빠져 있어) 매우 단순화되어 있지만, 외재성 근육의 작용을 이해하는 데 유용한 지침이 된다.

앞으로 제시되는 근육을 위해, 발목과 발의 근육에 대한 부착부위와 신경지배를 요약한 부록 IV, Part D를 참조하는 것이 도움이 될 수 있다. 또한 참고자료로, 이 영역의 일부 근육에 대한 단면적의 목록은 부록 IV, Part E에 제시되었다.

## 외재성 근육

### *앞쪽구획의 근육*

#### *해부학*

앞쪽구획(anterior compartment)에 있는 4개의 근육은 글상자에 제시되었다. 하나의 무리로서, 이러한 '정강뼈앞(pretibial)' 근육은 정강뼈 몸쪽 절반의 앞면과 가쪽면, 인접 종아리뼈, 그리고 뼈사이막에 몸쪽부착부위를 갖는다(그림 14.44). 발목의 등쪽면을 가로지르는 이 근육들의 힘줄은 윤활막으로 덮여 있는 *위폄근육지지띠(superior extensor retinaculum)*와 *아래폄근육지지띠(inferior extensor retinaculum)*에 의해 위치가 고정된다. 가장 안쪽에 위치하고 있는 구조는 첫째발목발허리관절의 안쪽-발바닥쪽면에 부착하기 위해 먼쪽으로 주행하는 *앞정강근(tibialis anterior)*의 돌출된 힘줄이다(그림 14.45). *긴엄지폄근(extensor hallucis longus)*의 힘줄은 엄지발가락의 등쪽면을 향해 주행할 때, 앞정강근힘줄의 바

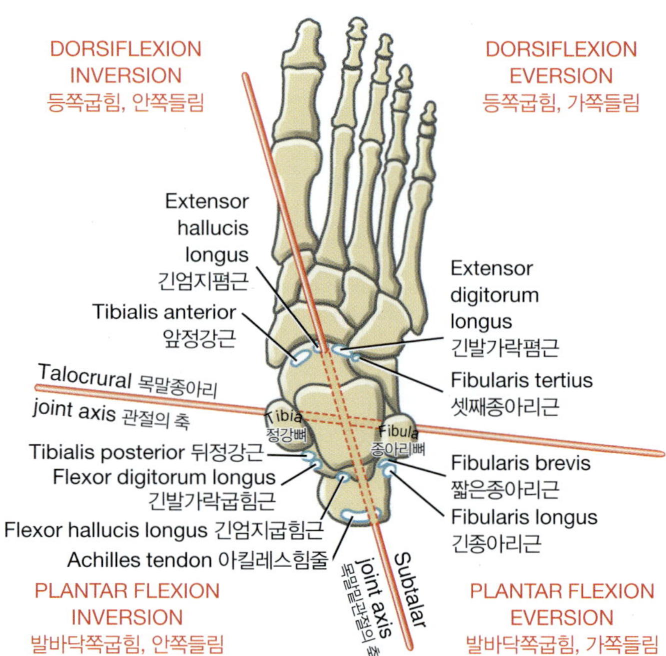


**그림 14.43** 목말종아리관절과 목말밑관절을 가로지르는 근육의 다양한 작용을 위에서 보여주고 있다. 각 근육의 작용은 관절의 돌림축에 대한 그 근육의 위치에 근거한 것이다. 근육이 다양한 작용을 가지고 있다는 것에 주목하라.

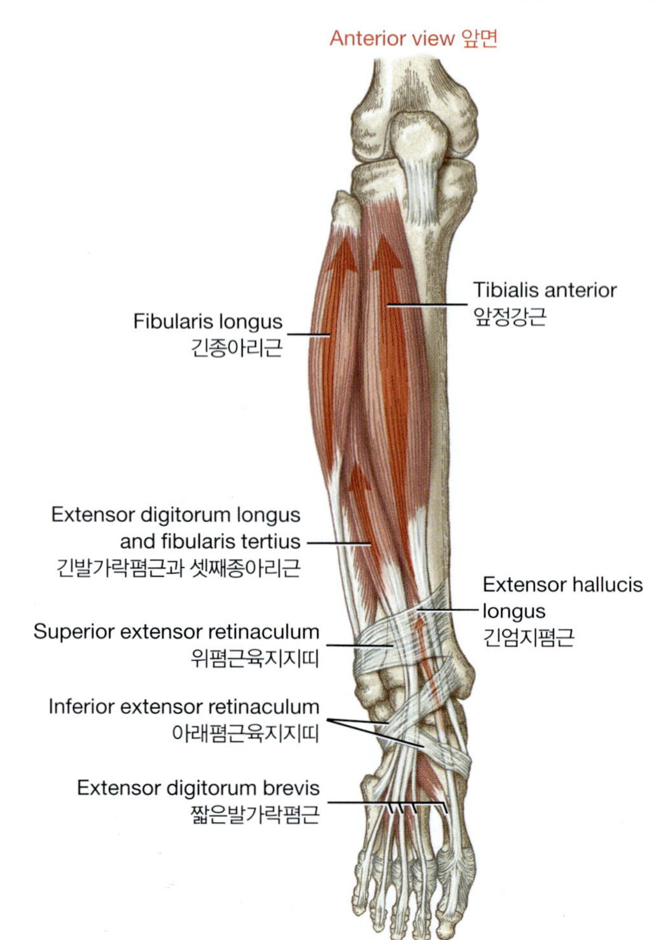


**그림 14.44** 종아리의 정강뼈앞 근육인 앞정강근, 긴발가락폄근, 긴엄지폄근, 그리고 셋째종아리근을 보여주고 있다. 4개의 모든 근육은 발목을 등쪽굽힘시킨다.

로 가쪽을 지나간다(그림 14.44). 발목의 등쪽면을 가로질러 가쪽으로 주행하는 구조는 *긴발가락폄근*(*extensor digitorum longus*)과 *셋째종아리근*(*fibularis tertius*)의 힘줄이다. *긴발가락폄근*의 4개의 힘줄은 등쪽발가락확장부(dorsal digital expansion)를 통해 중간발가락뼈 및 먼쪽발가락뼈의 등쪽면에 부착한다. *셋째종아리근*은 긴발가락폄근의 일부이며 이 근육의 다섯째 힘줄로 고려될 수 있다. 셋째종아리근은 다섯째발허리뼈바닥에 부착한다.

> **종아리의 앞쪽구획에 있는 근육(정강뼈앞 '등쪽굽힘근육')**
>
> **근육**
> - 앞정강근
> - 긴발가락폄근
> - 긴엄지폄근
> - 셋째종아리근
>
> **신경지배**
> - 종아리신경의 깊은가지

### *관절작용*

4개의 모든 정강뼈앞 근육은 목말종아리관절에 있는 돌림축의 앞쪽을 지나가기 때문에 등쪽굽힘근육이 된다(그림 14.43). 또한 해부학적 자세에서, *앞정강근*은 돌림축의 안쪽을 지나가기 때문에 목말밑관절을 안쪽들림(inversion)시킨다. 앞정강근은 목말발배관절(talonavicular joint)을 안쪽들림과 모음시키고, 필요할 때 안쪽세로활을 지지한다.

*긴엄지폄근*의 일차적인 작용은 목말종아리관절의 등쪽굽힘과 엄지발가락의 폄이다. 최소한 해부학적 자세에서 분석했을 때, 목말밑관절의 안쪽들림은 모멘트팔의 길이가 짧기 때문에 무시된다. 발목의 등쪽굽힘 외에도, *긴발가락폄근*과 *셋째종아리근*은 발을 가쪽들림(eversion)시킨다.

앞서 언급된 정강뼈앞 근육의 작용은 해당 관절이 해부학적 자세 또는 중립위치에 있는 동안 근육이 활성된다는 가정에 근거한 것이다. 그러나 관절이 해부학적 자세를 훨씬 벗어난 위치에 있을 때, 일부 근육의 토크(또는 심지어 작용)는 변할 가능성이 있다. 이러한 변화는 중요한 기능적 의미를 가질 수 있다. 예를 들어, 앞정강근 또는 긴엄지폄근의 안쪽들림 모멘트팔은 안쪽들림이 증가할수록 점진적으로 증가한다는 점을 고려하라(시각적 안내를 위해 그림 14.43을 보라).[196] 이러한 생체역학적 시나리오는 가쪽들림근육(긴종아리근과 짧은종아리근)이 전형적인 안쪽들림 발목삠(inversion ankle sprain)의 일차적인 요소인 안쪽들림을 저항하려는 시점에서 앞정강근의 안쪽들림 토크를 이론적으로 증가시켜

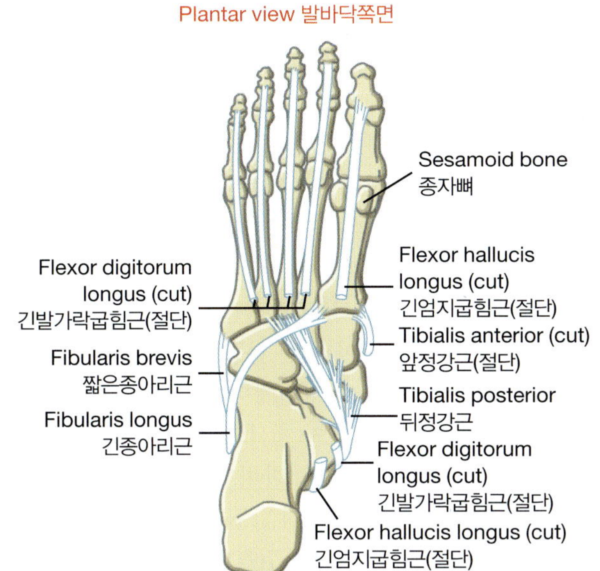


**그림 14.45** 긴종아리근, 짧은종아리근, 그리고 뒤정강근의 힘줄의 먼쪽 주행을 보여주고 있는 오른쪽 발의 발바닥쪽면. 앞정강근, 긴발가락굽힘근, 그리고 긴엄지굽힘근의 힘줄은 제거되었다.

때론 역효과를 낳기도 한다.[80,101]

정강뼈앞 근육은 보행의 초기디딤기 동안 그리고 흔듦기 전체에 걸쳐 가장 활동적이다(그림 15.29, 앞정강근 참조). 초기디딤기 동안(즉, 발꿈치딛기와 발바닥닿기 사이의 기간; 그림 14.19 참조), 정강뼈앞 근육은 발바닥쪽굽힘의 속도를 조절하기 위해 편심으로 활동한다. 조절된 발바닥쪽굽힘은 발의 부드러운 착지를 위해 필요하다. 지속적인 편심활성을 통해 앞정강근은 안쪽세로활의 하강을 감속시키는 데 도움을 주며, 이는 발뒤부(목말밑관절)의 엎침(가쪽들림)을 간접적으로 조절하는 데 도움이 된다(그림 14.31 참조). 흔듦기 동안, 정강뼈앞 근육은 발이 지면에 걸리지 않도록 능동적으로 발목을 등쪽굽힘시키고 발가락들을 폄시킨다.

거의 시상면에서 발을 능동적으로 등쪽굽힘시킬 수 있는 능력을 위해서는 정강뼈앞 근육에서의 정확한 힘의 균형이 요구된다. 긴발가락폄근과 셋째종아리근에 의한 가쪽들림 및 벌림은 앞정강근에 의한 안쪽들림 및 모음과 균형이 맞아야 한다. 앞정강근의 단독 마비가 있다면, 발목은 여전히 능동적으로 등쪽굽힘을 할 수는 있지만, 가쪽들림과 벌림쪽으로 치우치면서 일어나게 된다.

### *가쪽구획의 근육*

#### *해부학*

긴종아리근[fibularis (peroneus) longus]과 짧은종아리근[fibularis (peroneus) brevis]은 종아리의 가쪽구획(lateral compartment)을 차지하는 근육이다(그림 14.46). 두 근육은 모두 종아리뼈의 가쪽면을 따라 몸쪽 부착을 한다. 두 근육 중 좀 더 얕은 쪽에 있는 *긴종아리근*의 힘줄은 먼쪽으로 상당히 먼 거리를 주행한다. 긴종아리근의 힘줄은 가쪽복사(lateral malleolus)의 뒤면을 감싸고 돈 후, 입방뼈에 있는 고랑을 통해 발의 발바닥쪽면으로 들어간다. 그 후 힘줄은 최종적인 먼쪽부착부위인 첫째발목발허리관절의 발바닥쪽-가쪽면에 부착하기 위해 긴발바닥인대와 짧은발바닥인대 사이를 지나간다(그림 14.45). 첫째발목발허리관절의 발바닥쪽면의 양 옆면에 부착하는 긴종아리근과 앞정강근에 주목해야 한다. 따라서 이 한 쌍의 근육은 첫째발가락선의 바닥부에 대한 균형 잡힌 운동역학적 안정성을 제공한다.

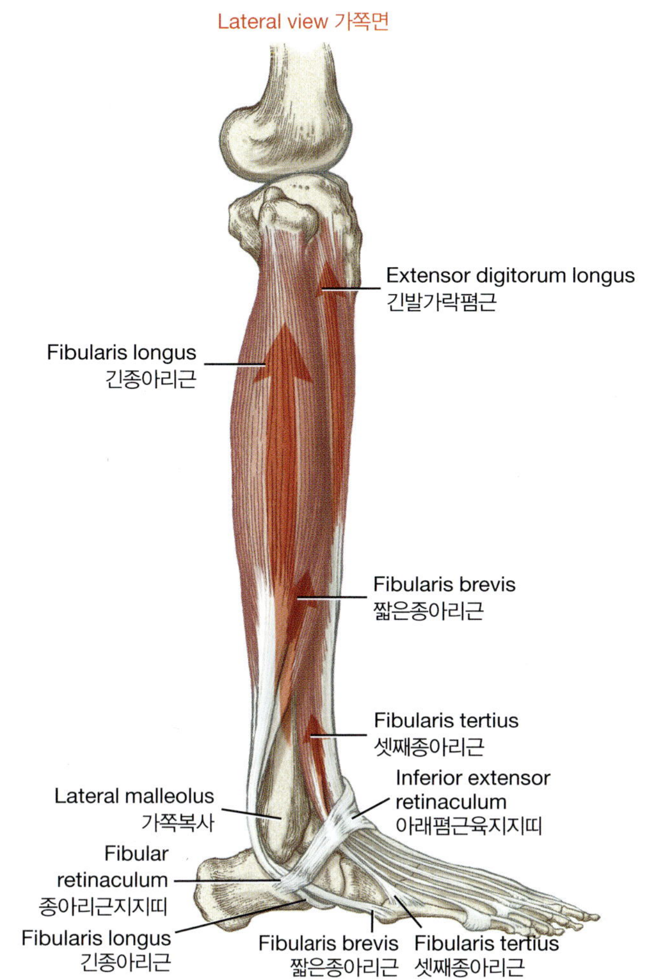


**그림 14.46** 종아리 근육의 가쪽면을 보여주고 있다. 긴종아리근과 짧은종아리근(일차적인 가쪽들림근육)은 모두 발목을 가로지르는 근육 당김의 방향을 바꾸기 위해 가쪽복사를 도르래처럼 사용한다.

**종아리의 가쪽구획('가쪽들림근육')**

**근육**

- 긴종아리근
- 짧은종아리근

**신경지배**

- 종아리신경의 얕은가지

*짧은종아리근*의 힘줄은 먼쪽종아리뼈 뒤면의 얕은 고랑에서 긴종아리근과 나란히 주행한다. 더 먼쪽으로 가면서, 두 종아리근의 힘줄은 *종아리근지지띠(fibular retinaculum)*의 밑을 지날 때 같은 윤활집(synovial sheath)에 싸여 있다(그림 14.46). 지지띠의 바로 먼쪽에서, 짧은종아리근의 힘줄은 긴종아리근의 힘줄로부터 분리되어 나와 다섯째발허리뼈의 붓돌기에 있는 먼쪽부착부위를 향해 주행한다. 무용수들에게서 흔히 관찰되는 경우로, 발목이나 발의 갑작스럽고 극단적인 안쪽들림 움직임에 대한 반응으로 짧은종아리근이 매우 강력하게 수축하면 붓돌기에 찢김골절(avulsion fracture)을 유발할 수 있다.

### *관절작용*

*긴종아리근*과 *짧은종아리근*은 발의 일차적인 가쪽들림근육(evertor)이다(그림 14.43 참조).[160] 이 근육들은 발목의 가쪽면에 대한 능동 안정성의 중요 제공자이다. 이러한 근육들에서의 감소된 활성은 만성적인 발목 (안쪽들림) 불안정성을 유발하거나 지속시키는 위험요인으로 보고된 바 있다.[58] 이러한 이유로, 이 근육들에 대한 근력강화운동, 조건화운동(conditioning exercises), 그리고 협응운동은 농구나 배구에 참여하는 사람들에서처럼 발목의 안쪽들림삠(inversion sprain)에 취약할 수 있는 사람들을 위해 고안되었다.[101] 흥미롭게도, 이러한 가쪽들림근육이 안쪽들림을 저항하는 데 매우 효과적이지만, 예측 못한 안쪽들림 움직임에 대한 순수한 반사적 근육수축은 일반적으로 손상을 예방하기에는 매우 느리다.[129] 이러한 보호를 위해서는 임박한 안쪽들림 손상에 대한 피드포워드(feed-forward) 또는 예측적 반응이 포함된 좀 더 복잡한 전신의 신경근육기전이 요구된다.

긴종아리근과 짧은종아리근은 목말밑관절의 가쪽들림을 위한 상당한 모멘트팔(2 cm 이상)을 가지고 있다.[121] 종아리근들의 힘줄은 고정도르래처럼 작용하는 가쪽복사에 의해 목말종아리관절에 있는 돌림축의 뒤쪽을 지나가게 된다. 따라서 이 두 근육은 목말종아리관절의 발바닥쪽굽힘근육이기도 하다. 그림 14.43에서는 명확하게 보여주고 있지는 않지만, 긴종아리근과 짧은종아리근은 목말밑관절과 가로발목뼈관절을 벌림시키기도 한다.

긴종아리근의 먼쪽부착부위는 안쪽 발앞부의 바닥부에 이르기까지 멀리 뻗어 있어, 이 영역에서의 가쪽들림 토크도 발생시킨다. 이러한 작용은 부하가 주어지지 않은 발이 최대로 엎침하려고 노력하는 동안 첫째발가락선의 바닥부에서 나타나는 가쪽들림과 내림(발바닥쪽굽힘)을 보면 명백해진다. 게다가, 긴종아리근은 앞정강근의 강력한 안쪽 당김에 대항하여 첫째발목발허리관절을 안정화시킨다. 이러한 안정성이 없다면, 첫째발가락선은 안쪽으로 이동할 수 있으며, 이는 잠재적으로 엄지발가락가쪽휨 변형을 유발하는 소인이 될 수 있다.[193]

긴종아리근과 짧은종아리근은 걷기의 디딤기 대부분 동안 활동한다(그림 15.29 참조).[201,216] 비교적 작지만, 발꿈치닿기 순간과 직후에 일어나는 긴종아리근의 동심활성은 엎침하는 발뒤부의 운동형상학을 조절하는 데 도움을 줄 수 있으며, 이 운동은 뒤정강근과 앞정강근의 편심활성에 의해 동시에 좀 더 조절된다. 목말밑관절이 뒤침(안쪽들림)을 하고 등쪽굽힘을 하는 목말종아리관절이 발바닥쪽굽힘 쪽으로 움직임의 방향을 전환하는 시점인 중간디딤기와 밀기 단계 내내 종아리근들은 가장 높은 수준의 활성을 한다(그림 14.19와 14.31 참조).[182,201] 걷기의 이 단계 동안 종아리근들의 중요한 기능은 뒤침하는 목말밑관절의 속도와 크기를 감속시켜 조절하는 것이다. 뿐만 아니라, 긴종아리근 내에서 발생한 능동적인 힘은 첫째발가락선이 지면에 견고히 고정되는 데 도움을 주며, 이러한 작용은 그림 14.33에서 가쪽들림을 하는 발앞부에서 소개된다. 긴종아리근의 약화, 마비, 또는 억제가 있다면, 발앞부에 대한 뒤정강근의 강력한 뒤침 당김은 저항을 받지 않게 된다. 그 결과, 발앞부는 발뒤부를 따라 뒤침되면서 발의 가쪽모서리로 걷게 되며, 이는 안쪽들림삠의 가능성을 증가시킬 수 있다.[101]

디딤기의 아주 후기인 밀기(push off) 단계 동안, 긴종아리근과 짧은종아리근은 다른 근육들과 함께 목말종아리관절의 발바닥쪽굽힘을 도와준다. 종아리근들의 가쪽 위치는 뒤정강근 및 장딴지근(그리고 가자미근)을 포함한 나머지 발바닥쪽굽힘근육의 강력한 안쪽들림(뒤침) 경향을 중화시키는 데 도움을 준다. 이런 근육 힘들의 균형에 대한 필요성은 그림 14.47에서 보여주고 있는 것과 같이, 사람이 발끝서기로 있을 때 잘 나타난다. 발꿈치가 들릴 때, 강력하게 활성된 긴종아리근과 뒤정강근은 가로활과 안쪽세로활을 지지하는 기능적 '걸이(sling)'를 형성하면서 서로의 작용을 중화시킨다. 대개 이런 근육의 상호작용에 의한 최종적인 결과는 부하를 받지 않는 발뒤부를 약간 뒤침시키며, 이는 안쪽세로활과 발의 좀 더 먼쪽 영역에 추가적인 안정성을 제공하게 된다. 이러한 안정성은 발끝서기(또는 신체의 위쪽과 앞으로의 추진)에 요구되는 발바닥쪽굽힘 토크가 발을 통해 좀 더 먼쪽인 발허리뼈머리 쪽을 향해 효율적으로 이동될 수 있게 해준다.

뿐만 아니라 걷기의 밀기 단계 동안 발꿈치가 들림에 따라, 종아리근들(특히 긴종아리근)의 수축은 체중을 발앞부의 가쪽에서 안쪽으로 이동시키는 데 도움을 준다. 이러한 작용은 반대쪽 발로 체중을 이동시켜, 보행의 초기디딤기를 시작하게 한다.

## *뒤쪽구획의 근육*

### *해부학*

뒤쪽구획(posterior compartment)의 근육은 두 무리로 나눠진다. *얕은무리(superficial group)*에는 장딴지근(gastrocnemius), 가자미근(soleus), 그리고 장딴지빗근(plantaris)이 있으며, 장딴지근과 가자미근은 *종아리세갈래근(triceps surae)*으로 알려져 있다(그림 14.48). *깊은무리(deep group)*에는 뒤정강근(tibialis posterior), 긴발가락굽힘근(flexor digitorum longus), 그리고 긴엄지굽힘근(flexor hallucis longus)이 있다(그림 14.49).

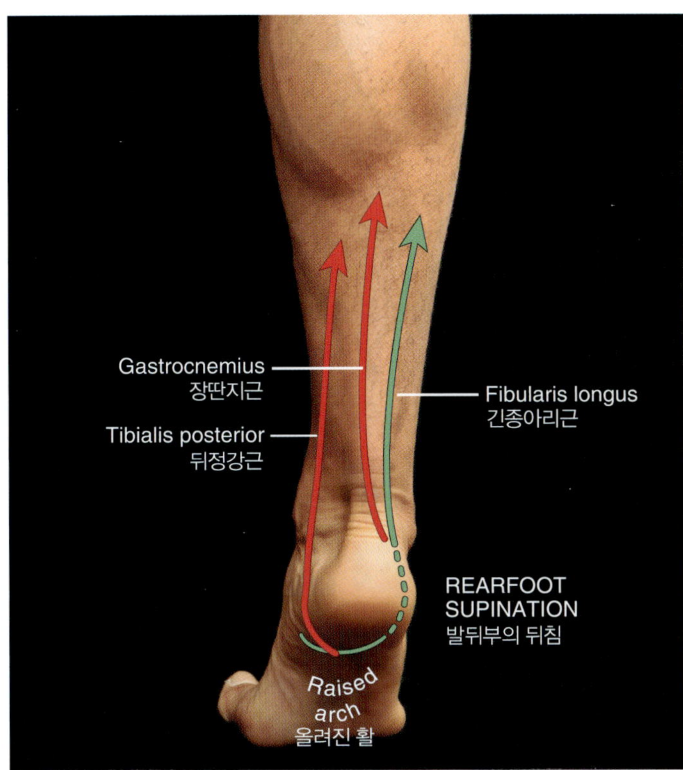


**그림 14.47** 사람이 발끝서기로 있을 때, 여러 발바닥쪽굽힘근육의 힘선을 보여주고 있다. 긴종아리근과 뒤정강근은 가로활과 안쪽세로활을 지지하는 걸이를 형성한다. 장딴지근과 뒤정강근의 당김은 약간의 발뒤부 뒤침을 유발하여, 발에 추가적인 안정성을 더해준다. (안쪽들림근육은 *빨간색 화살표*로 나타내고, 가쪽들림근육은 *초록색 화살표*로 나타내고 있다.)

**종아리의 뒤쪽구획에 있는 근육**

**얕은무리('발바닥쪽굽힘근육')**

- 장딴지근
- 가자미근
- 장딴지빗근

**깊은무리('안쪽들림근육')**

- 뒤정강근
- 긴발가락굽힘근
- 긴엄지굽힘근

**신경지배**

- 정강신경

**얕은무리.** *장딴지근*은 장딴지(calf)의 돌출된 근육힘살을 형성하고 있다. 이 근육의 안쪽갈래와 가쪽갈래는 넓적다리뼈의 안쪽관절융기와 가쪽관절융기의 뒤면에서 시작한다. 더 큰 안쪽갈래는 종아리의 중간 지점에서 가쪽갈래와 합쳐져 *아킬레스힘줄*(*Achilles tendon*)로 이어진다. 장딴지근의 깊은쪽에 놓여 있는 넓고 두꺼운 *가자미근*은 주로 몸쪽종아리뼈와 중간정강뼈의 뒤면에서 시작된다. 육안으로 바로 확인되지는 않지만, 가자미근은 그 위를 덮고 있는 장딴지근보다 2배나 더 큰 단면적을 가지고 있다.[272] 장딴지근의 두 갈래와 마찬가지로, 가자미근 역시 발꿈치뼈거친면(calcaneal tuberosity)으로의 먼쪽 부착을 위해 아킬레스힘줄과 섞인다. 종아리세갈래근을 이루는 각 근육은 아킬레스힘줄의 속구조 내에서 각각 분리되어 꼬여 있는 하위힘줄(subtendon)을 형성한다.[239] 컴퓨터 모형화 연구에 따르면, 이러한 하위힘줄의 꼬임은 아킬레스힘줄을 통해 스트레스를 고르게 분산시키고 장력 강도를 증가시키는 데 이상적이다.[91]

장딴지근은 무릎을 가로지르지만, 가자미근은 그렇지 않다는 점을 인식하고 있어야 한다. 이러한 이유로, 장딴지근을 더 효과적으로 신장시키기 위해서는 무릎의 *폄*과 발목의 등쪽굽힘을 함께 적용해야 한다.

*장딴지빗근*은 넓적다리뼈의 가쪽관절융기위선(lateral supracondylar line)에서 시작된다. 방추형(fusiform) 근육힘살의 길이는 단지 7~10 cm이며, 이 영역에 있는 다른 근육들과 비교할 때 이례적으로 작은 것이다. 장딴지빗근은 장딴지근과 가자미근의 사이를 주행하는 매우 길고 가는 힘줄을 가지고 있으며, 이 힘줄은 최종적으로 아킬레스힘줄의 안쪽모서리와 융합된다.

**깊은무리.** 뒤정강근, 긴엄지굽힘근, 그리고 긴발가락굽힘근은 가자미근의 깊은쪽에 위치해 있다(그림 14.49). 하나의 무리로서, 이 근육들은 정강뼈, 종아리뼈, 그리고 뼈사이막의 뒤면에서 시작된다. 좀 더 중심에 위치한 뒤정강근은 가쪽으로 긴엄지굽힘근 그리고 안쪽으로 긴발가락굽힘근에 의해 둘러싸이고 부분적으로 덮여 있다. 이 세 근육의 먼쪽근육힘줄이음부는 발의 안쪽면을 통해 발바닥쪽면으로 들어간다(그림 14.45 참조). 이 힘줄들이 발목과 발을 가로지를 때의 위치는 이들 근육, 특히 뒤정강근이 강력한 뒤침(안쪽들림) 성분을 갖는다는 것을 설명해 준다(그림 14.43 참조).[121,196] 뒤정강근, 긴발가락굽힘근, 그리고 정강신경혈관다발(tibial neurovascular bundle)은 굽힘근육지지띠의 바로 깊은쪽에 위치한 *발목굴*(*tarsal tunnel*)을 통과해 주행한다(그림 14.50). 발목굴은 손목의 손목굴과 유사하다. '발목굴증후군(tarsal tunnel syndrome, 손목굴증후군과 유사함)'은 굽힘근육지지띠 밑을 지나는 정강신경의 포착(entrapment)과 이로 인해 발의 발바닥쪽면에서 나타나는 감각이상을 특징으로 한다.

*긴엄지굽힘근*의 힘줄은 목말뼈결절과 목말받침돌기의 아래쪽 가장자리 사이에 형성된 고랑을 따라 발목을 지나 먼쪽으로 주행한다(그림 14.12 참조). 섬유띠(fibrous bands)가 이 고랑을 덮으면 속면이 윤활막으로 덮인 소매(sleeve)로 바뀌게 되고, 힘줄의 위치를 고정시키는 역할을 하게 된다. 뒤정강근과 긴발가락굽힘근에 비해 좀 더 깊은쪽(가쪽)에 있는 긴엄지굽힘근힘줄의 위치 때문에, 긴엄지굽힘근이 발목굴 내에 있는 구조에 포함되지 않는 이유를 알 수 있게 된다. 일단 발의 발바닥쪽면으로 들어온 긴엄지굽힘근의 힘줄은 첫째발허리발가락관절에 있는 종자뼈들 사이를 통과

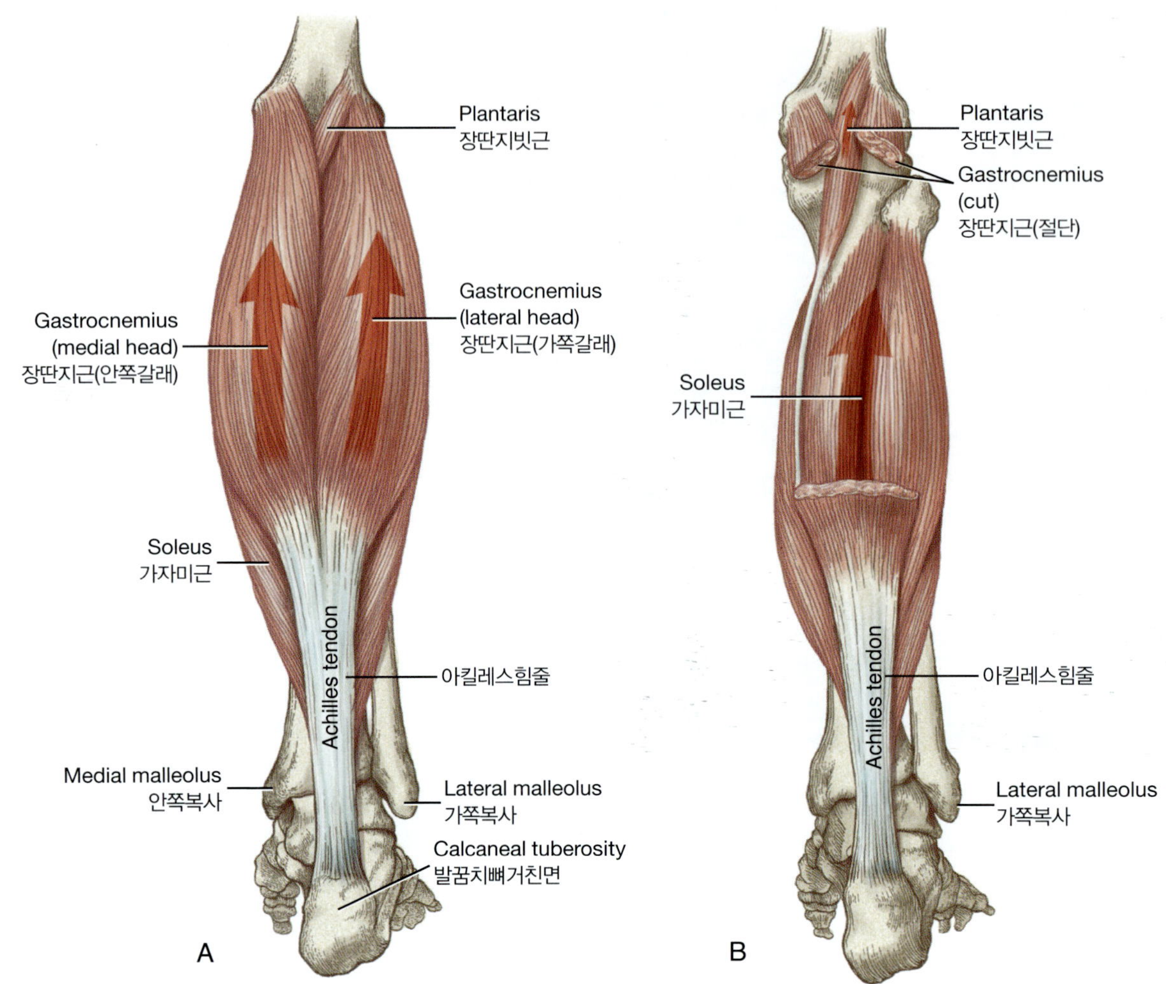


그림 14.48 오른쪽 종아리에 있는 뒤쪽구획의 얕은근육. (A) 장딴지근, (B) 가자미근과 장딴지빗근.

한 후, 최종적으로 엄지발가락에 있는 먼쪽발가락뼈바닥의 발바닥쪽면에 부착한다(그림 14.45 참조).

*긴발가락굽힘근*의 힘줄은 안쪽복사(medial malleolus)의 뒤쪽으로 발목을 가로지른 후 먼쪽으로 주행한다. 대략 발허리뼈바닥의 위치에서, 긴발가락굽힘근의 힘줄은 4개의 더 작은 힘줄로 나눠지며 엄지발가락을 제외한 나머지 4개 발가락의 먼쪽발가락뼈바닥에 각각 부착한다(그림 14.45 참조).

*뒤정강근*의 힘줄은 안쪽복사의 뒤면에 있는 고랑 안에서 긴발가락굽힘근힘줄의 바로 앞쪽에 놓여 있다(그림 14.50). 뒤정강근의 힘줄은 먼쪽으로 계속 주행하여 굽힘근육지지띠의 깊은쪽을 통과하지만, 세모인대와 스프링인대의 바로 얕은쪽을 지나간다. 이 지점에서 뒤정강근의 힘줄은 얕은부분과 깊은부분으로 나눠지며, *목말뼈를 제외한 모든 발목뼈*와 좀 더 중심에 있는 발허리뼈바닥에 부착된다(그림 14.45 참조). 뒤정강근의 가장 두드러진 먼쪽부착부위는 발배뼈거친면의 발바닥쪽면이다. 힘줄은 대개 발의 모음과 안쪽들림에 대한 저항 동안 발배뼈거친면의 바로 몸쪽 몇 cm 지점에서 촉지할 수 있다. 넓게 퍼진 그물망과 같은 뒤정강근의 먼쪽부착부위들은 인접한 스프링인대와 안쪽세로활 모두를 지지하는 운동역학적 걸이(sling)를 형성한다.[125]

뒤정강근과 긴발가락굽힘근의 힘줄은 안쪽복사를 고정도르래로 이용하여, 이 근육들의 힘의 방향을 목말종아리관절에 있는 돌림축의 뒤쪽으로 바꾸게 된다. 이와 유사한 도르래가 긴종아리근과 짧은종아리근의 힘줄을 위해 존재하며, 이 힘줄들은 가쪽복사의 뒤쪽을 지나간다(그림 14.46 참조). 뒤정강근과 긴발가락굽힘근의 힘줄은 굽힘근육지지띠에 의해 안쪽복사의 뒤쪽에 위치된다. 긴엄지굽힘근은 다른 발바닥쪽굽힘 도르래 시스템을 이용하는데, 이 도르래의 몸쪽은 목말뼈의 안쪽결절과 가쪽결절에 의해 형성되고 먼쪽은 발꿈치뼈의 목말받침돌기에 의해 형성된다.

### *관절작용*

긴종아리근과 짧은종아리근을 제외하고, 목말종아리관절을 발바닥쪽굽힘시키는 모든 근육은 목말밑관절 또는 가로발목뼈관절을 뒤침(안쪽들림)도 시킨다. 이런 강력한 안쪽들림의 경향은 목말밑관절에 대한 종아리의 뒤쪽구획 근육의 위치를 보면 명확히 알 수

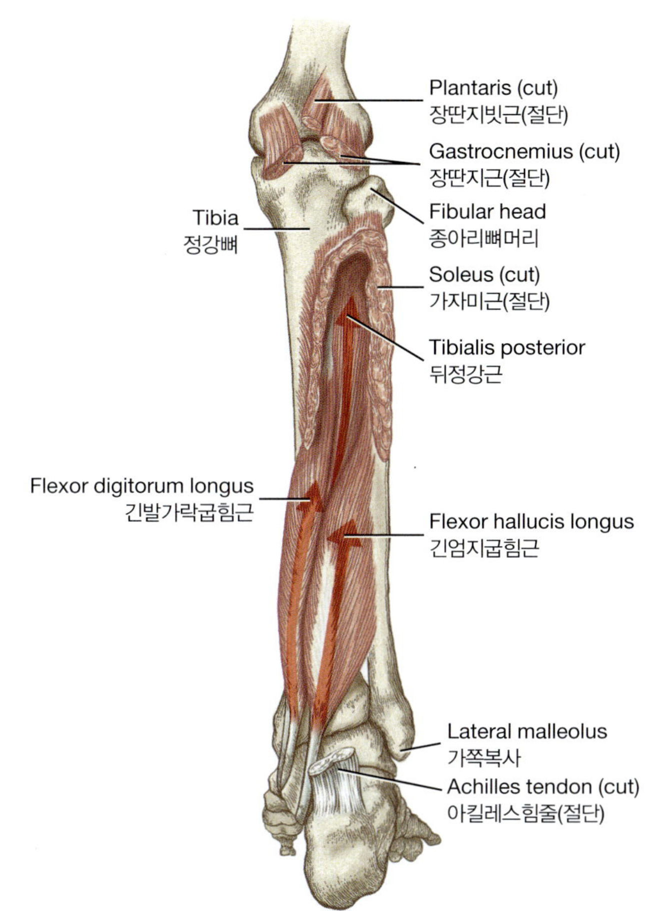


**그림 14.49** 오른쪽 종아리에 있는 뒤쪽구획의 깊은근육인 뒤정강근, 긴발가락굽힘근, 그리고 긴엄지굽힘근을 보여주고 있다.

있다(그림 14.43 참조). 해부학적 자세와 안쪽들림된 위치에서, 아킬레스힘줄은 목말밑관절 돌림축의 바로 안쪽을 지나가기 때문에 종아리세갈래근조차도 안쪽들림에 약간 관여한다.[121,160]

뒤정강근, 긴엄지굽힘근, 그리고 긴발가락굽힘근은 발의 일차적인 뒤침근육이다. 뒤정강근은 목말밑관절과 가로발목뼈관절에 걸쳐 가장 큰 뒤침 토크(특히, 모음 방향으로)를 생산한다. 뒤정강근의 광범위한 부착부위, 특히 발배뼈에 대한 부착은 발중간부에서의 안쪽들림을 위한 효과적인 '비틀림(twist)'을 제공한다(그림 14.26D 참조). 긴발가락굽힘근과 긴엄지굽힘근은 발바닥쪽굽힘과 뒤침 외에도 발의 좀 더 먼쪽 관절, 특히 발허리발가락관절과 발가락뼈사이관절에서 추가적인 작용을 갖는다.

**걷기 동안 발바닥쪽굽힘근육과 뒤침근육의 활성.** 발바닥쪽굽힘근육과 뒤침근육은 보행의 디딤기 대부분 동안 활동한다(그림 15.29의 근전도 활성 참조).[236,237] 장딴지근과 가자미근은 등쪽굽힘근육의 이완 직후에 활동한다. 발바닥닿기에서 발꿈치떼기 바로 직전까지, 발바닥쪽굽힘근육은 고정된 목말뼈에 대한 종아리의 앞쪽 돌림운동(등쪽굽힘)하는 것을 감속시키기 위해 편심으로 작용한다.[70,185] 이 기간 동안, 아킬레스힘줄의 신장은 상당한 탄성에너지를 저장한다.[1,136] 걷기의 발꿈치떼기와 발가락떼기 동안, 저장되었던 에너지는 근육이 동심활성으로 만들어내는 힘을 증강시켜, 밀기 단계를 위한 필수적인 발바닥쪽굽힘의 추진력을 제공한다. 또한 긴엄지굽힘근, 긴발가락굽힘근, 그리고 발의 내재성 근육(예를 들어 짧은발가락굽힘근, 벌레근, 뼈사이근)에서의 힘은 펴하는 발가락의 발바닥쪽면이 지면에 견고히 유지되도록 한다. 이러한 작용은 발가락의 체중부하면을 확장시킴으로써 접촉 압력을 최소화시킨다.

뒤정강근, 긴엄지굽힘근, 그리고 긴발가락굽힘근은 걷기의 디딤기 동안 엎침에 저항하고 뒤침을 보조한다. 그러나 이러한 세 근육 중 뒤정강근이 이러한 기능에 가장 특화되어 있다. 뒤정강근은 다른 어떤 뒤침근육보다 더 오랫동안 디딤기의 대부분에 걸쳐 활동한다.[182,236] 초기디딤기에서 발이 지면과 접촉할 때, 뒤정강근은 엎침하고 있는 목말밑관절을 감속시키며, 이는 안쪽세로활이 점진적이고 조절된 방식으로 낮아지도록 도와준다(그림 14.31 참조). 이러한 부하흡수의 기전은 뒤정강근의 *편심*활동에 의해 이루

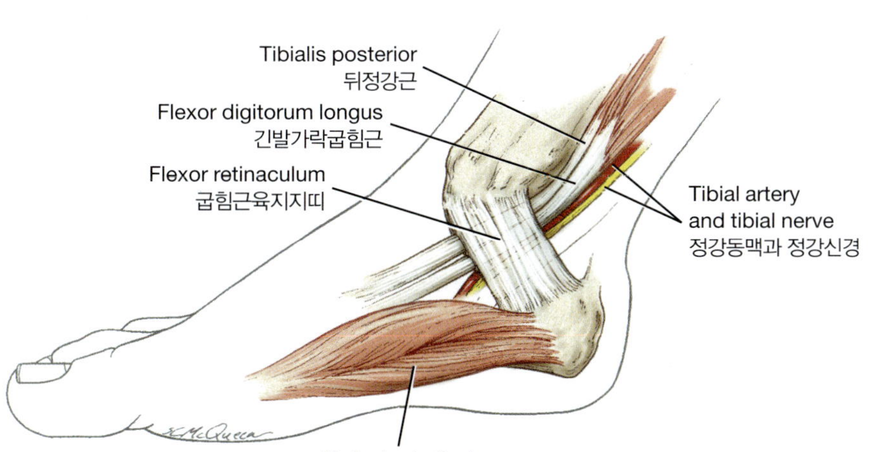


**그림 14.50** 뒤정강근힘줄, 긴발가락굽힘근힘줄 그리고 정강신경혈관다발을 덮고 있는 굽힘근육지지띠의 안쪽면. (From Richardson EG: Neurogenic disorders. In Canale ST, Beaty JH, editors: *Campbell's Operative Orthopaedics*, vol 4, ed 12, St Louis, 2012, Mosby.)

어진다. 그러나 자료에 따르면, 초기디딤기 동안 뒤정강근이 실제로 길어지는 것의 대부분은 근육의 광범위한 힘줄부착부위들로 인해 비롯된 것이다. 이론적으로, 근육섬유는 때때로 거의 등척상태로 활동될 수 있다.[150] 미리 장력이 가해진 스프링처럼, 뒤정강근힘줄의 길어짐은 보행주기의 후반부에 사용될 에너지를 효과적으로 저장할 수 있다. 걷기나 달리기의 디딤기 동안 과도하게 그리고/또는 빠르게 엎침되는 사람들은 뒤정강근의 근육힘줄복합체 전체에 과도한 '편심' 부담이 가해질 수 있다. 수많은 주기가 반복되면, 이러한 큰 부하는 통증성 힘줄병증, 근육피로, 또는 근육의 몸쪽부착부위에 대한 스트레스를 유발할 수 있으며, 이는 안쪽정강뼈스트레스증후군[medial tibial stress syndrome, 공식적으로는 '정강이통증(shin splints)'으로 알려짐]과 관련될 수 있다.[214,225,266] 뒤정강근이 완전히 활성되는 것을 주저하거나 실패하면 발 전체에 걸친 중요한 충격흡수의 기전은 제한된다.

중간디딤기에서 후기디딤기 내내, 건강한 뒤정강근의 수축은 발뒤부를 뒤침쪽으로 이끄는 데 도움을 준다. 이때 뒤정강근의 힘은 아래다리-목말뼈의 동시적인 바깥돌림을 돕고, 안쪽세로활의 높이를 다시 높이는 데에도 기여할 수 있다. 긴종아리근과 짧은종아리근의 동시 활성은 뒤침의 속도와 양을 조절하는 데 도움을 주면서, 장부구멍에 안-가쪽 안정성을 더해준다.

**추진을 위해 발생된 발바닥쪽굽힘 토크.** 디딤기의 끝지점에서, 뒤쪽구획에 있는 근육들은 목말종아리관절을 발바닥쪽굽힘시키기 위해 수축한다. 긴종아리근과 짧은종아리근(가쪽구획에 있음) 또한 이 토크에 기여한다. 발바닥쪽굽힘근육이 걷기 동안 신체를 전진시키는 일차적인 추진력을 제공하지만, 이차적인 에너지원으로 엉덩관절 폄근육이 포함될 수 있으며, 이는 특히 비교적 빠른 분속수(cadence)로 걸을 때 그러하다.[204,264]

건강한 사람의 경우, 최대등척 발바닥쪽굽힘 토크는 발목과 발에서 일어나는 다른 모든 움직임의 토크를 합한 것보다 더 크다(그림 14.51).[221,238] 달리기, 점프, 그리고 등산을 하는 동안, 신체를 위쪽과 앞쪽으로 빠르게 가속시키기 위해서는 큰 발바닥쪽굽힘 토크가 요구된다. 발바닥쪽굽힘 토크는 발목이 완전한 등쪽굽힘에 근접할 때(즉, 발바닥쪽굽힘근이 길어질 때) 가장 크고, 발목이 완전한 발바닥쪽굽힘되었을 때 가장 작다.[73,88,190] 발목은 일반적으로 전력질주나 점프를 준비할 때 등쪽굽힘된다. 흥미롭게도, 전력질주나 점프의 '도약(take off)' 순간 발목이 강력하게 발바닥쪽굽힘할 때, 수축하고 있는 장딴지근은 무릎을 펴하는 네갈래근의 작용에 의해 동시에 길어진다. 이러한 두 관절의 배열은 장딴지근이 과도하게 짧아지는 것을 방지하여, 더 넓은 발목 가동범위에 걸쳐 더 큰 발바닥쪽굽힘 토크를 발생시킬 수 있게 해준다.[88,109] 가자미근은 무릎을 가로지르는 근육이 아니기 때문에, 가자미근의 길이-장력관계는 무릎의 위치에 의해 비교적 영향을 받지 않는다. 아마도 가자미근의 상대적인 느린연축(slow-twitch)의 특성은 서 있는 동안 목말뼈에 대해 종아리(그리고 신체)의 미세한 자세동요 움직임을 조절하는 데 최적화되어 있을 것이다. 반면, 장딴지근의 빠른연축(faster-twitch) 특성은 점프와 전력질주처럼 동적인 무릎 폄이 포함된 활동에 필요한 추진력을 발생시키는 발바닥쪽굽힘 토크를 제공하는 데 더욱 적절할 수 있다.

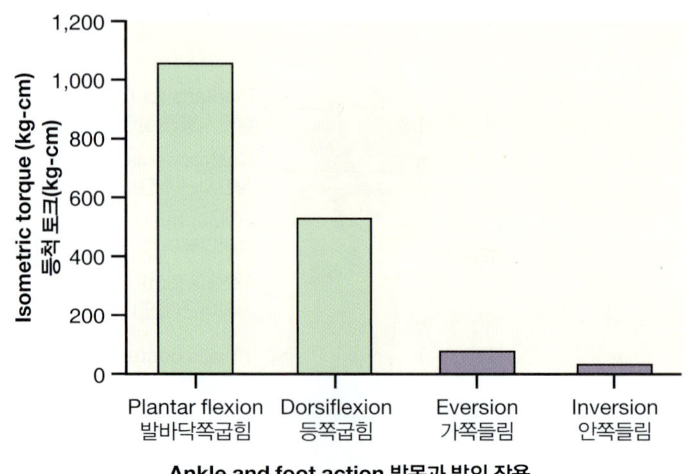


**그림 14.51** 발목과 발의 4가지 작용에 대한 최대노력 등척 토크의 크기를 보여주고 있다. (N = 86명의 건강한 남성과 여성.[221])

모든 발바닥쪽굽힘근육 중에서 장딴지근과 가자미근이 가장 강력하며, 이론적으로 발목에서 발생하는 전체 발바닥쪽굽힘 토크의 약 80%를 만들어낼 수 있다.[185] 이 근육들의 큰 토크 가능성은 근육의 큰 단면적과 비교적 긴 모멘트팔에서 비롯된다. 돌출된 발꿈치뼈거친면은 목말종아리관절에서부터 약 5 cm나 되는 모멘트팔을 종아리세갈래근에 제공하는데, 이는 다른 발바닥쪽굽힘근육의 평균 모멘트팔의 길이보다 거의 2배 정도 더 큰 것이다.[93,121]

건강한 성인의 걷기 동안 밀기를 수행하기 위해서는 장딴지근과 가자미근이 낼 수 있는 최대노력 (발바닥쪽굽힘) 토크 능력의 약 70%가 요구된다.[252] 이는 걷기와 같이 비교적 흔하고 '쉬운' 과제치고는 놀라울 정도로 높은 것이다. 이처럼 낮은 발바닥쪽굽힘근육의 '토크 비축(torque reserve)'은 단지 중간 정도의 장딴지근-가자미근의 약화만 있어도 왜 보행이나 이동 양상에 뚜렷한 장애를 초래하는지 설명해 줄 것이다. 이러한 사항은 나이가 많아짐에 따라 자연스럽게 발바닥쪽굽힘의 근력이 감소된 상태로 계속 걷게 되는 건강한 노인들에게서 나타나는 운동형상학적 변화와 대사 효율성의 감소를 일부 설명해준다.[5,197] 같은쪽 엉덩관절 폄근육이 걷기의 추진력을 보조하는 간접적인 힘의 원천으로 작용할 수는 있지만, 이런 몸쪽 근육들은 발바닥쪽굽힘근육에 비해 이러한 역할을 수행하기 위한 생체역학적 특수성이 부족하다. 걸을 때 일차적인 발바닥쪽굽힘근육의 최적 근력을 유지하는 것은 생체역학적으로 그리고 생리적으로 중요하며, 특히 노인에게 더욱 그러하다.

인체에서 가장 강한 힘줄인 아킬레스힘줄은 종아리 근육과 발꿈치뼈거친면 사이에 큰 힘을 일상적으로 전달해야 한다. 이러한

## SPECIAL FOCUS 14.6

### 성인후천성평발변형: 뒤정강근 지지의 상실에 따른 결과

앞서 설명한 것처럼, 걷기의 디딤기 동안 뒤정강근에는 큰 부담이 가해진다. 전형적인 디딤기의 약 600 ms 동안, 뒤정강근 및 힘줄은 중간디딤기 내내 안쪽세로활을 능동적으로 낮추는 작용에서 후기디딤기 내내 안쪽세로활(그리고 그 위에 놓인 체중)을 들어 올리는 작용으로 빠르게 전환되어야 한다. 이런 반복적이고 부담을 주는 작용들은 힘줄이 과도한 변형 관련 손상에 자연스럽게 노출될 수 있다. 근육의 힘줄 또는 이와 관련된 윤활집에서의 외상, 만성염증, 또는 퇴행성 병리는 결국 마모나 파열을 초래할 수 있으며, 이는 안쪽세로활의 완전한 붕괴로 이어질 수 있다. 흔히 성인에서 나타나는 이런 점진적인 상황은 *성인후천성평발변형*(*adult acquired flatfoot deformity*, AAFD)이라 불려왔으며, 여러 다른 명칭이 제안된 바도 있다.[187,232,275] 뒤정강근힘줄의 구조적 기능상실은 일반적으로 발배뼈의 하강, 한쪽 다리로 뒤꿈치 들기 동작 시 통증 또는 수행 불능, 그리고 발뒤부의 심한 가쪽들림 및 발앞부가 과도한 벌림으로 벌어지는 것과 관련이 있다.[212,263] 힘줄의 파열 외에도, 나란히 놓여 있는 스프링(발바닥쪽발꿈치발배)인대 또한 과도한 마모를 겪을 수 있으며, 이는 목말뼈머리 높이의 하강 및 이와 관련된 목말발배관절의 부분적 아탈구로 확인될 수 있다.[198]

AAFD는 4개의 단계로 서술된다.[68] 1단계는 가장 경미한 형태이며 변형 없이 뒤정강근힘줄염이 연루된다. 4단계는 마지막 단계로서 가장 심각한 형태이며 뒤정강근힘줄의 완전파열 또는 심각한 약화와 함께 고정된 발뒤부의 (가쪽들림)가쪽휨 변형 및 세모인대의 과신장이나 파열이 관련된다. 발목 안쪽에 대한 적절한 지지가 없다면, 목말뼈는 일반적으로 장부구멍(mortise) 내에서 가쪽휨으로 급격히 기울어진다. 목말뼈의 과도한 기울어짐은 종종 발목에 높은 '부하밀집(point loading)'을 유발하고, 이는 결국 골관절염으로 이어지는 소인이 된다. 두드러진 가쪽들림과 장부촉이음의 가쪽불안정성은 발목굴 내의 정강신경에 변형도 유발할 수 있으며, 이는 신경병증(neuropathy) 및 이와 관련된 내재성 근육의 약화와 감각장애를 잠재적으로 유발할 수 있다.

뒤정강근힘줄의 파열 또는 통증은 흔히 적응성 및 고정성 발앞부 안쪽휨과 함께 심각한 발뒤부 가쪽휨 변형을 지속시키는 연쇄적인 과정을 촉발할 수 있다. 발뒤부에서의 우세한 안쪽들림의 힘이 상실되면, 긴종아리근과 짧은종아리근에 의해 생산되는 가쪽들림의 힘은 어떤 반대의 힘을 받지 않게 되어 강력한 발뒤부의 가쪽들림 경향을 갖게 된다. 결과적으로, 과도하게 가쪽들림된 발꿈치뼈는 장딴지근-가자미근(아킬레스힘줄)의 힘선을 목말밑관절에 있는 돌림축의 약간 가쪽으로 이동시킬 수 있다(시각적 안내를 위해 그림 14.43 참조).[160,232] 가쪽들림을 위한 지레작용은 약하지만, 아킬레스힘줄에 의한 큰 힘은 상당한(그리고 끊임없는) 가쪽들림 토크를 만들어 낼 수 있다. 기존에 있던 아킬레스힘줄의 타이트함은 발뒤부 가쪽들림 변형의 심각성을 훨씬 증가시킬 수 있다.

AAFD는 통증과 장애를 유발할 수 있으며, 노인 여성의 최대 10%에서 다양한 심각성을 보이며 발생한다.[124] 만성적으로 그리고 심각하게 엎침된 발은 후기디딤기에서 잠기지 않은 상태가 되며, 이는 밀기 동안에 필요한 안정성을 현저히 감소시키게 된다. AAFD의 초기 단계는 물리치료와 보조기에 잘 반응할 수 있지만, 후기 단계에서는 흔히 수술이 필요하게 된다. 긴엄지굽힘근 또는 긴발가락굽힘근의 힘줄은 안쪽세로활과 목말발배관절 영역에 대한 지지를 증가시키기 위해 수술적으로 이동된다.[232]

---

힘은 달리기, 점프, 또는 착지와 같이 발목의 빠르고 폭발적인 가속 또는 감속 동작 동안 극단적으로 커질 수 있다. 아킬레스힘줄은 원래 강하기는 하지만, 파열이 드물지 않게 발생한다. 미국에서, 파열의 75%는 55세 미만에서 발생하며 농구, 축구, 그리고 테니스에 참여했을 때 가장 빈번하게 관련된다.[200]

많은 관절주위 결합조직에서와 같이, 아킬레스힘줄은 비교적 순응적이며(즉, 뻣뻣함의 반대) 탄력적이다. 예를 들어 걷기와 달리기 동안, 힘줄은 약 5~6%의 변형률(즉, 상대적 길어짐)을 경험한다.[142] 아킬레스힘줄의 상대적인 순응도(compliance)와 탄력성은 유용한 생체역학적 기능을 수행할 수 있다. 앞서 언급했듯이, 아킬레스힘줄은 보행의 디딤기 대부분 동안 신장되면서 상당한 양의 수동적인 에너지를 저장했다가, 이 에너지를 추진 동안 능동적인 발바닥쪽굽힘을 증가시키기 위해서만 사용한다.[110,148] 이동 동안 아킬레스힘줄의 자연스러운 순응도가 여러 가지 이득을 제공하지만, 반복적인 과부하가 연루된 특정 활동은 아킬레스힘줄병증을 유발할 수 있다.[55,149,171] 힘줄병증의 일차적인 발생 부위는 힘줄이 발꿈치뼈에 부착되는 부위이거나 힘줄의 중간 지점일 수 있다.[254]

## 내재성 근육

### *해부학적 고려사항*

내재성 근육은 발 내에서 시작하고 정지하는 근육들이다. 이런 발근육의 대부분은 해부학적으로 손의 내재성 근육과 유사하다. 그러나 한 가지 예외로, 발에는 첫째발가락과 다섯째발가락의 맞섬(opposition)을 수행하는 근육이 없다는 점이다. 이러한 유사성을 이해하는 것은 이 근육들의 해부학, 신경지배, 그리고 특정 작용을 학습하는 데 도움이 될 것이다. 표 14.7은 발의 내재성 근육에 대한 관련 정보를 요약하였다. 이 근육들의 부착부위에 대한 더 자세한 자료는 부록 IV, Part D에 제시되어 있다.

발등에는 하나의 내재성 근육인 짧은발가락폄근(extensor digitorum brevis)이 있으며, 이 근육은 종아리신경의 깊은가지에 의해 신경지배된다. *짧은발가락폄근*은 발꿈치입방관절의 바로 몸쪽에 있는 발꿈치뼈의 등쪽-가쪽면에서 시작한다. 근육힘살(muscle

**표 14.7 발의 내재성 근육에 대한 관련 정보의 요약**

| 내재성 근육 | 위치 | 독립된 작용 | 신경지배 | 손의 유사 근육 |
|---|---|---|---|---|
| 짧은발가락폄근 | 발등 | 발가락들의 폄 | 종아리신경의 깊은가지 | 없음 |
| 짧은발가락굽힘근 | 첫째 층 | 4개 발가락의 몸쪽발가락뼈사이관절과 발허리발가락관절의 굽힘 | 안쪽발바닥신경 | 얕은손가락굽힘근 |
| 엄지벌림근 | 첫째 층 | 엄지발가락 발허리발가락관절의 벌림과 굽힘(보조) | 안쪽발바닥신경 | 짧은엄지벌림근 |
| 새끼벌림근 | 첫째 층 | 다섯째발가락 발허리발가락관절의 벌림과 굽힘(보조) | 가쪽발바닥신경 | 새끼벌림근 |
| 발바닥네모근 | 둘째 층 | 긴발가락굽힘근의 온힘줄에 대한 안쪽 안정화 제공 | 가쪽발바닥신경 | 없음 |
| 벌레근 | 둘째 층 | 4개 발가락의 발허리발가락관절의 굽힘과 발가락뼈사이관절의 폄 | *둘째발가락*: 안쪽발바닥신경<br>*셋째-다섯째발가락*: 가쪽발바닥신경 | 벌레근 |
| 엄지모음근 | 셋째 층 | 엄지발가락 발허리발가락관절의 모음과 굽힘(보조) | 가쪽발바닥신경 | 엄지모음근 |
| 짧은엄지굽힘근 | 셋째 층 | 엄지발가락 발허리발가락관절의 굽힘 | 안쪽발바닥신경 | 짧은엄지굽힘근 |
| 새끼굽힘근 | 셋째 층 | 다섯째발가락 발허리발가락관절의 굽힘 | 가쪽발바닥신경 | 새끼굽힘근 |
| 발바닥쪽뼈사이근(3개) | 넷째 층 | 셋째, 넷째, 그리고 다섯째발가락 발허리발가락관절의 모음(둘째발가락을 통과하는 기준선에 대해) | 가쪽발바닥신경 | 손바닥쪽뼈사이근 |
| 등쪽뼈사이근(4개) | 넷째 층 | 둘째, 셋째, 그리고 넷째발가락 발허리발가락관절의 벌림(둘째발가락을 통과하는 기준선에 대해) | 가쪽발바닥신경 | 등쪽뼈사이근 |

belly)은 4개의 힘줄로 나눠지는데, 하나는 엄지발가락의 등쪽면으로 가고[흔히 짧은엄지폄근(extensor hallucis brevis)으로 불림] 나머지 3개는 둘째에서 넷째발가락으로 가는 긴발가락폄근의 힘줄과 합쳐진다(그림 14.44 참조). 짧은발가락폄근은 발가락을 펴시키는 데 있어 긴엄지폄근과 긴발가락폄근을 보조한다.

발에 있는 나머지 내재성 근육은 발의 발바닥쪽면 내에서 시작하고 정지한다. 이러한 근육들은 4개의 층으로 구성되어 있다(그림 14.52). 발바닥근막(plantar fascia)은 첫째 층에 있는 근육과 평행하게 주행하고 얕은쪽에 위치한다.

### *첫째 층*

발의 첫째 층에 있는 내재성 근육은 짧은발가락굽힘근, 엄지벌림근, 그리고 새끼벌림근이다(그림 14.52A). 하나의 무리로서, 이 근육들은 발꿈치뼈거친면의 가쪽돌기와 안쪽돌기 그리고 근처에 있는 결합조직에서 시작한다. *짧은발가락굽힘근(flexor digitorum brevis)*은 엄지발가락을 제외한 4개 발가락의 중간발가락뼈 발바닥쪽면의 양 옆면에 부착된다. 이 먼쪽부착부위의 몸쪽에서, 각 힘줄은 양쪽으로 나눠져 긴발가락굽힘근의 힘줄이 지나갈 수 있는 통로를 제공한다. (이러한 관계는 손에 있는 얕은손가락굽힘근과 깊은손가락굽힘근 사이의 관계와 유사하다는 것에 주목하라.) 짧은발가락굽힘근은 발가락을 굽힘시키는 데 있어 긴발가락굽힘근을 보조한다. 내재성 근육 중 가장 큰 *엄지벌림근(abductor hallucis)*은 발의 안쪽모서리를 형성하며, 이 근육이 덮고 있는 통로를 통해 신경이 발의 발바닥쪽면으로 들어가게 된다. 엄지벌림근은 엄지발가락 몸쪽발가락뼈의 안쪽모서리에 먼쪽 부착을 하며, 짧은엄지굽힘근(flexor hallucis brevis)의 안쪽갈래와 부착부위를 공유한다(그림 14.52C). *새끼벌림근(abductor digiti minimi)*은 발의 가쪽–발바닥쪽면을 형성하는 데 도움을 주며, 다섯째발가락 몸쪽발가락뼈바닥의 가쪽모서리에 먼쪽 부착을 한다. 각 근육은 해당하는 발가락을 벌림시키고 굽힘을 보조한다.

**발의 내재성 근육, 첫째 층**

- 짧은발가락굽힘근
- 엄지벌림근
- 새끼벌림근

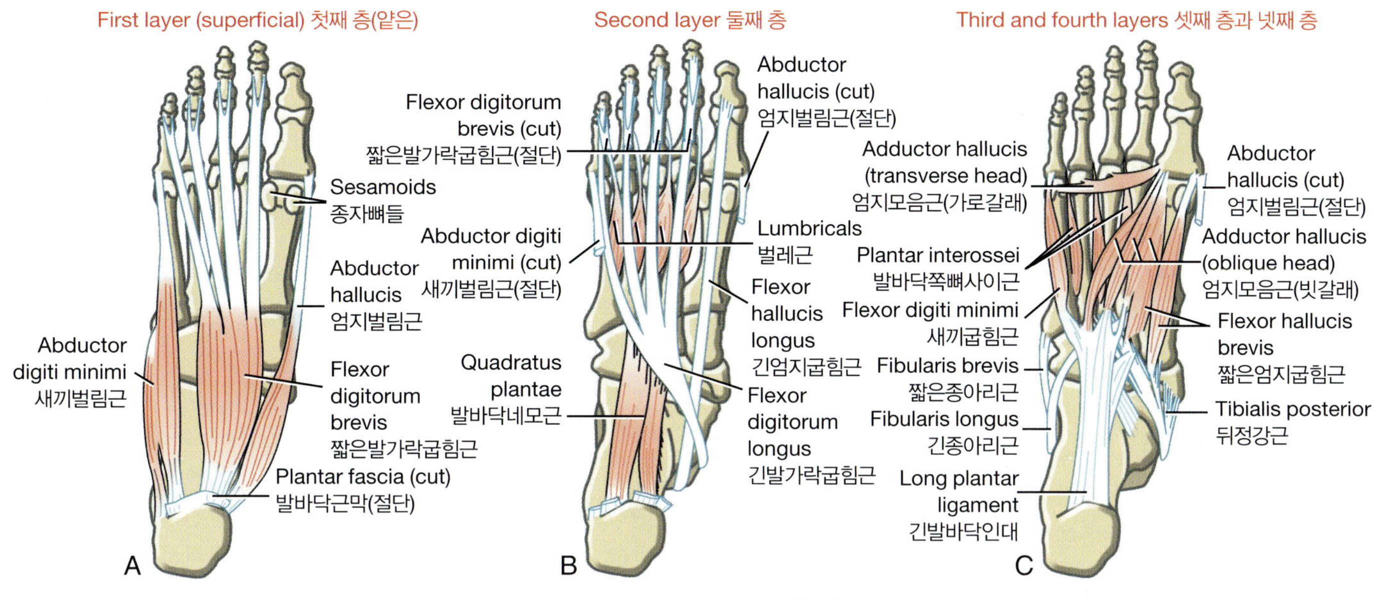


**그림 14.52** 발의 발바닥쪽면에 있는 내재성 근육은 4개의 층으로 구성된다.

### *둘째 층*

둘째 층에 있는 내재성 근육은 발바닥네모근과 벌레근이다(그림 14.52B). 두 근육은 해부학적으로 긴발가락굽힘근의 힘줄과 관련이 있다. *발바닥네모근(quadratus plantae)*은 발꿈치뼈의 발바닥쪽면에 두 개의 갈래로 부착된다. 두 갈래 모두 긴발가락굽힘근 온힘줄(common tendon)의 가쪽가장자리에 먼쪽 부착을 한다. 발바닥네모근은 긴발가락굽힘근의 힘줄을 안정화시키는 데 도움을 제공하여, 힘줄이 안쪽으로 이동하는 것을 방지해준다.[141] 4개의 *벌레근(lumbricals)*은 긴발가락굽힘근의 힘줄에 몸쪽부착부위를 갖는다. 이 작은 근육들은 폄근육 발가락확장부(extensor digital expansion)에 부착하기 위해 엄지발가락을 제외한 4개의 발가락 안쪽면을 지나간다. 벌레근은 발허리발가락관절을 굽힘시키고 발가락뼈사이관절을 폄시키는데, 이러한 작용은 손에 있는 벌레근이 수행하는 작용과 기능적으로 같다.

> **발의 내재성 근육, 둘째 층**
> - 발바닥네모근
> - 벌레근

### *셋째 층*

셋째 층에 있는 내재성 근육은 엄지모음근, 짧은엄지굽힘근, 그리고 새끼굽힘근이다(그림 14.52C). 하나의 무리로서, 이 근육들은 입방뼈(cuboid), 쐐기뼈들(cuneiforms) 그리고 좀 더 중심에 있는 발허리뼈바닥의 등쪽면과 국소 결합조직에서 시작한다. 손에 있는 엄지모음근과 마찬가지로, 발에 있는 *엄지모음근(adductor hallucis)*은 두 개의 갈래인 빗갈래(oblique head)와 가로갈래(transverse head)로 시작한다. 두 갈래 모두 엄지발가락 몸쪽발가락뼈바닥의 가쪽 및 인접 가쪽종자뼈에 먼쪽 부착을 한다. 이 근육은 엄지발가락의 발허리발가락관절을 모음시키고 굽힘을 보조한다. *짧은엄지굽힘근(flexor hallucis brevis)*은 두 개의 갈래를 가지고 있으며, 엄지발가락 몸쪽발가락뼈바닥의 안쪽면과 가쪽면에 먼쪽 부착을 한다. 안쪽과 가쪽종자뼈는 이 근육의 두 힘줄 내에 위치하며, 엄지발가락 굽힘 토크의 생산을 위한 가장 큰 지레작용을 제공한다. *새끼굽힘근(flexor digiti minimi)*은 새끼벌림근과 함께 다섯째발가락 몸쪽발가락뼈바닥의 가쪽에 공통의 먼쪽부착부위를 공유한다. 짧은 이 두 굽힘근육은 각각 해당하는 발가락의 발허리발가락관절을 굽힘시킨다.

> **발의 내재성 근육, 셋째 층**
> - 엄지모음근
> - 짧은엄지굽힘근
> - 새끼굽힘근

### *넷째 층*

넷째 층에 있는 내재성 근육은 3개의 발바닥쪽뼈사이근과 4개의 등쪽뼈사이근을 포함하고 있다. *발바닥쪽뼈사이근(plantar interossei)*은 셋째 층의 근육과 함께 그림 14.52C에서 보여주고 있다. 등쪽뼈사이근은 그림 14.38에서 보여주었다. 뼈사이근의 일반적인 해부학적 구조는 손에서의 것과 거의 유사하지만, 예외가 있다면 벌림과 모음의 기준이 손에서는 셋째손가락이지만 발에서는 둘째발가락으로 한다는 것이다.

> **발의 내재성 근육, 넷째 층**
> - 발바닥쪽뼈사이근(3개)
> - 등쪽뼈사이근(4개)

*등쪽뼈사이근(dorsal interossei)*은 두 개의 갈래로 된 깃근육(bipennate muscle)이다. 둘째발가락은 두 개의 등쪽뼈사이근을 가지고 있는 반면, 셋째와 넷째발가락은 각각 하나의 등쪽뼈사이근을 가지고 있다. 모든 등쪽뼈사이근은 몸쪽발가락뼈바닥에 정지한다. 첫째와 둘째등쪽뼈사이근은 각각 둘째발가락의 안쪽면과 가쪽면에 부착하고, 셋째와 넷째등쪽뼈사이근은 셋째와 넷째발가락의 가쪽면에 부착한다(그림 14.4에 있는 부착부위 참조). 각 등쪽뼈사이근은 발허리발가락관절을 벌림시킨다. 셋째, 넷째, 그리고 다섯째발가락은 각각 *발바닥쪽뼈사이근*을 가지고 있다. 각 근육은 하나의 갈래를 가지고 있으며, 해당하는 몸쪽발가락뼈바닥의 안쪽면에 정지한다(그림 14.5에 있는 부착부위 참조). 이 근육들은 각각 해당하는 발허리발가락관절을 모음시킨다.

### *기능적 고려사항*

표 14.7은 발에 부하가 주어지지 않아 발가락이 자유롭게 움직일 수 있다고 가정한 상황에서 내재성 근육의 작용을 설명하고 있다. 이러한 정보는 임상가가 개별 근육의 근력과 미세한 움직임을 검사하는 데 도움이 되지만, 근육의 좀 더 전반적이고 일상적인 기능은 보여주지 못한다. 정교한 손재주를 위해 설계된 손의 내재성 근육과는 달리, 발의 내재성 근육은 걷기와 관련된 부하를 수용하고 서 있기 균형 및 자세동요를 도와주도록 설계되었다.[115,117,180] 내재성 근육에서 가장 주목할 것은 발이 걷기의 중간디딤기에서 밀기 단계로 넘어갈 때 안쪽세로활을 강화한다는 점이다.[115,208] 이러한 기능은 대부분의 내재성 근육이 디딤기의 이런 지점에서 최대 활성을 보이는 이유를 설명해 준다(예를 들어, 그림 15.29의 짧은엄지굽힘근 EMG 참조).

하나의 무리로서, 내재성 근육은 발바닥근막의 바로 깊은쪽에서 평행하게 주행한다. 이런 평행한 구조는 약간 다른 기전을 사용하여 안쪽세로활을 강화한다. 밀기 이전과 밀기 동안, 발바닥근막은 펴하는 발가락의 작용과 이전에 설명된 권양기 기전을 통해 안쪽세로활을 강화한다. 동시에, 활성된 내재성 근육 또한 펴하는 발가락에 의해 먼쪽에서 신장된다. 연구에 따르면, 중심에 위치한 내재성 근육인 짧은발가락굽힘근 내의 활성된 근육섬유는 힘줄이 먼쪽으로 당겨질 때 거의 등척의 길이로 유지된다.[116] 추측이기는 하지만, 이런 유형의 활성은 후기디딤기 동안 다른 여러 내재성 근육에서도 발생할 수 있다. 이처럼 능동적으로 조절되는 스프링과 같은 기전은 걷기의 밀기 단계를 통해 전진할 때 발 내부의 세로방향의 강성(stiffness)을 생성하고 저장하는 데 이상적이다.

내재성 근육은 일반적으로 놀라울 정도로 두꺼우며, 하나의 무리로서 뒤정강근과 비교할 만한 단면적을 가지고 있다.[35] 비교적 큰 내재성 근육의 근력 발생 가능성은 이동 동안 안쪽세로활을 동적으로 안정화하는 중요한 역할을 반영한다. 이러한 이유로, 이 근육들은 '발의 중심(foot core)'으로 불리며, 이는 배근육이 허리골반영역에서 '중심'안정자('core' stabilizers)로 불리는 것과 유사하다.[162]

내재성 근육의 약화는 상당히 부정적인 기능적 결과를 초래할 수 있으며, 이는 진행된 말초신경병증을 가진 환자에서 쉽게 관찰된다. 내재성 근육의 상당한 위축은 국소적인 뼈에 대한 자연스러운 완충효과를 감소시켜, 인접 피부에 압력관련 궤양(ulceration)의 발생 가능성을 높인다. 건강한 발에서도 내재성 근육의 근력은 나이가 들면서 자연스럽게 감소되고, 이는 균형 관련 넘어짐의 위험요인으로 간주된다.[170,174] 어떤 연령에서든 내재성 근육의 약화는 안정성의 우려 외에도, 발바닥근막 및 뒤정강근과 같이 발의 활을 동적으로 지지하는 구조에 큰 부담을 준다. 따라서 내재성 근육의 근력강화는 흔히 발바닥근막염이나 뒤정강근힘줄병증을 위한 치료로 자주 제안된다.[162] 근력강화운동 외에도, 미니멀리스트 신발(minimalist shoes)의 착용은 내재성 근육의 비대를 유발하는 것으로 보인다.[207] 일부 사람들에 있어, 이런 유형의 신발로 제공된 감소된 지지가 내재성 근육의 근력강화운동에 대한 치료적 보조수단이 될 수 있다.

## 종아리신경 또는 정강신경의 손상 이후 근육마비

### *온종아리신경 및 그 가지에 대한 손상*

*온종아리신경(common fibular nerve)*은 몸쪽종아리뼈의 골절과 관련된 외상에 의해 비교적 자주 손상된다. *종아리신경의 깊은가지(deep branch)*에 대한 손상은 모든 등쪽굽힘근육(정강뼈앞 근육)의 마비를 초래할 수 있다(그림 14.41 참조). 등쪽굽힘근육이 마비되면, 걷기의 발꿈치닿기 직후에 발은 빠르고 조절되지 않은 발바닥쪽굽힘을 하게 된다. 흔듦기 동안, 발가락이 지면에 걸리지 않기 위해 엉덩관절은 과도하게 굽힘해야만 한다.

등쪽굽힘근육의 마비는 목말종아리관절에서의 발바닥쪽굽힘 구축을 발달시킬 가능성이 매우 높다. 이러한 변형은 *발처짐(drop-foot)* 또는 *발꿈치들린발(pes equinus)*이라고 불린다. 놀라울 정도로 짧은 기간 안에, 발바닥쪽굽힘된 자세는 아킬레스힘줄뿐만 아니라 발목의 다른 결인대들의 적응성 단축과 타이트함을 유발할 수 있다. 또한, 계속된 중력의 당김은 발바닥쪽굽힘구축에 기여할 수 있으며, 걷기 동안 적절한 등쪽굽힘을 유지하기 위해서는 발목-발 보조기가 요구된다.

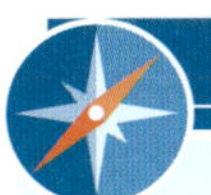

## SPECIAL FOCUS 14.7

### 발끝서기에 대한 생체역학

발바닥쪽굽힘근육의 기능적 근력은 흔히 발끝서기를 반복적으로 수행하여 평가된다. 그림 14.53에서 보여주고 있는 것과 같이, 최대로 신체를 들어 올리기 위해서는 목말종아리관절과 발허리발가락관절에서 동시에 발생하는 두 개의 발바닥쪽굽힘의 내적인 토크가 상호작용해야 한다. 장딴지근으로 대표되는 발바닥쪽굽힘근육은 발꿈치뼈와 목말뼈를 장부구멍(mortise) 내에서 돌림운동시켜 *목말종아리관절*을 발바닥쪽굽힘시키게 된다. 그러나 신체를 들어 올리는 데 사용되는 일차적인 토크는 *발허리발가락관절*을 가로지르는 폄을 통해 일어난다. 발가락의 안-가쪽돌림축에 대해 작용하는 장딴지근은 체중에 의한 외적인 모멘트팔보다 훨씬 더 큰 내적인 모멘트팔을 가지고 있다(그림 14.53, B와 C를 비교). 이렇게 큰 역학적 이득(mechanical advantage)은 근육뼈대계통에서 드물다. 발허리발가락관절을 중심점으로 갖고 제2형 지레로 작용하는 장딴지근은 외바퀴 손수레로 짐을 들어 올리는 사람의 역학과 유사한 방식으로 신체를 들어 올린다. 예를 들어, 장딴지근이 3:1의 역학적 이득(즉 외적인 모멘트 팔에 대한 내적인 모멘트 팔의 비율, 또는 그림 14.53에서 C에 대한 B의 비율)으로 기능한다면, 장딴지근은 발바닥쪽굽힘된 위치를 지지하기 위해 체중의 1/3, 즉 33%의 들어 올리는 힘만 생성하면 된다. 인체에서 근육이 지지하는 부하보다 힘을 덜 쓰는 경우는 드물다. 그러나 생체역학적 거래(biomechanical tradeoff)에 의해 장딴지근은 이론적으로 신체 질량중심의 수직이동보다 3배나 더 *큰* 거리로 짧아져야 한다(1장 참조). [좀 더 정확한 수직이동의 추정은 모든 발바닥쪽굽힘근육의 평균 깃각(angle of pennation)에 대한 정보가 요구된다.] 그럼에도 불구하고, 이런 생체역학적 거래의 특성은 비교적 쉽게 발끝서기를 할 수 있게 해준다.

그림 14.53은 발허리발가락관절에서 일어나는 충분한 폄 가동범위의 중요성을 보여주고 있다. 발바닥쪽굽힘근육은 자신의 내적인 모멘트 팔을 증대시키기 위해 발허리발가락관절을 사용할 뿐만 아니라, 이전에 설명되었던 것과 같이 이러한 관절의 완전한 폄은 권양기 기전을 통해 발바닥근막을 팽팽하게 당기기도 한다. 이러한 작용은 내재성 근육이 안쪽세로활을 지지하고 견고한 발뒤부를 유지하도록 도움을 주어, 발이 체중에 의해 가해지는 부하를 수용할 수 있게 한다.

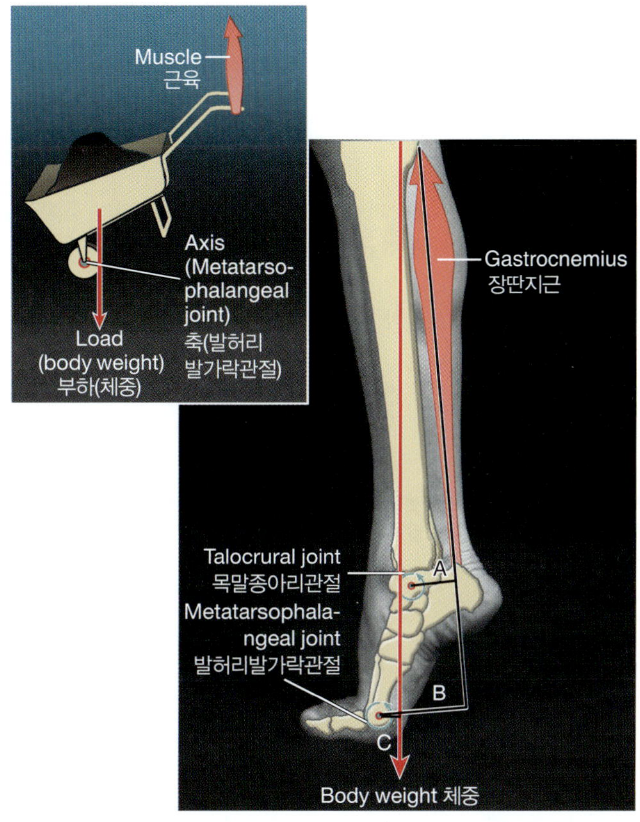


**그림 14.53** 발끝서기의 생체역학을 보여주고 있는 역학적 모형. 수축하고 있는 장딴지근의 힘은 목말종아리관절을 기준으로 했을 때 비교적 짧은 모멘트팔(A)과 작용하게 되고 발허리발가락관절을 기준으로 했을 때 비교적 긴 모멘트팔(B)과 작용하게 된다. 일단 발끝으로 서게 되면, 체중에 의한 중력선은 발허리발가락관절에 있는 돌림축의 바로 뒤쪽에 떨어지게 된다. 결과적으로, 체중은 발허리발가락관절에서 시작하는 비교적 짧은 외적인 모멘트팔(C)과 작용하게 된다.

*종아리신경의 얕은가지(superficial branch)*에 대한 손상은 긴종아리근과 짧은종아리근의 마비를 초래할 수 있다(그림 14.41 참조). 시간이 지남에 따라, 마비는 *안쪽휜발(pes varus)*이라 불리는 발의 뒤침 또는 안쪽들림된 자세를 유발한다. *온종아리신경*에 대한 손상은 깊은가지와 얕은가지 둘 다 연루될 수 있다. 이러한 결과로 일어난 모든 등쪽굽힘근육과 가쪽들림근육의 마비는 *발꿈치들린안쪽휜발(pes equinovarus)*이라 불리는 발목의 발바닥쪽굽힘과 발의 뒤침이 결합된 변형을 강하게 유발한다.

#### 정강신경 및 그 가지에 대한 손상

정강신경(tibial nerve)에 대한 손상은 뒤쪽구획에 있는 근육들에 다양한 수준의 마비나 약화를 유발할 수 있다(그림 14.42 참조). 정강신경의 손상에 의한 장딴지근과 가자미근에서의 단독 마비가 발생하는 것은 드물다. 그럼에도 불구하고 기저 병리에 관계없이, 이런 근육들의 마비는 발바닥쪽굽힘 토크의 현저한 상실을 초래한다. 시간이 지남에 따라, 목말종아리관절에 고정된 등쪽굽힘 자세를 초래할 수 있으며, 이는 *발끝들린발(pes calcaneus)*로 알려져 있다. *Calcaneus*라는 용어는 만성적으로 등쪽굽힘된 발목의 발꿈치가 디딤기의 시작 시에 지면을 강하게 치게 되면서 형성된 돌출된 발꿈치 덩이(pad)를 설명하기 위해 사용된다.

주로 발의 뒤침근육이 연루된 마비가 발생하면 긴종아리근과 짧은종아리근의 당김에 대해 반대작용을 할 수 없어, 엎침으로 고

**표 14.8 발목, 발*, 그리고 발가락에서의 신경손상과 그로 인한 변형 또는 비정상적인 자세**

| 신경손상 및 이와 관련된 근육마비 | 발생할 수 있는 변형이나 비정상적인 자세 | 흔한 임상적 명칭 | 적응성 단축과 이로 인한 타이트함을 나타내는 구조 |
|---|---|---|---|
| *종아리신경 깊은가지*의 손상과 정강뼈앞 근육의 마비 | 목말종아리관절의 발바닥쪽 굽힘 | 발처짐(drop-foot) 또는 발꿈치들린발(pes equinus) | 아킬레스힘줄, 목말종아리관절의 뒤관절주머니 |
| *종아리신경 얕은가지*의 손상과 긴종아리근과 짧은종아리근의 마비 | 발의 안쪽들림 | 안쪽휜발(pes varus) | 뒤정강근, 세모인대의 정강발꿈치섬유와 인접 목말밑관절주머니 |
| *온종아리신경*의 손상과 모든 등쪽굽힘근육과 가쪽들림근육의 마비 | 목말종아리관절의 발바닥쪽 굽힘과 발의 안쪽들림 | 발꿈치들린안쪽휜발(pes equinovarus) | 아킬레스힘줄, 뒤정강근 |
| *정강신경 몸쪽부분*의 손상과 모든 발바닥쪽굽힘근육과 뒤침근육의 마비 | 목말종아리관절의 등쪽굽힘† 과 발의 가쪽들림 | 발끝들린가쪽휜발(pes calcaneovalgus) | 등쪽굽힘근육과 가쪽들림근육, 앞목말종아리인대와 인접 목말밑관절주머니 |
| *정강신경 중간부분*의 손상과 뒤침근육의 마비 | 발의 가쪽들림 | 가쪽휜발(pes valgus) | 긴종아리근과 짧은종아리근 |
| *안쪽과 가쪽발바닥신경*이 연루된 손상이나 병리 | 발허리발가락관절의 과다폄, 그리고 발가락뼈사이관절의 굽힘 | 갈퀴발가락(clawing of the toes) | 긴발가락폄근과 짧은발가락폄근 |

*발은 주로 목말밑관절과 가로발목뼈관절을 말한다.
†심각성은 중력의 영향에 달려 있다.

정된 발의 변형을 초래하게 된다. *가쪽휜발(pes valgus)*이라는 용어는 일반적으로 엎침 변형의 가쪽들림과 벌림 성분을 나타낸다. 뒤쪽구획에 있는 *모든* 근육의 마비는 *발끝들린가쪽휜발(pes calcaneovalgus)*이라 불리는 고정된 변형의 발생 가능성을 증가시킨다.

정강신경의 먼쪽과 관련된 손상이나 병리는 *안쪽발바닥신경(medial plantar nerve)*과 *가쪽발바닥신경(lateral plantar nerve)*이 연루될 수 있다(그림 14.42 참조). 심각성에 따라, 발 내재성 근육의 약화는 발허리발가락관절의 과다폄과 발가락뼈사이관절의 굽힘을 보이는 '갈퀴(clawing)' 모양의 발가락을 흔히 유발할 수 있다. (이러한 변형은 주로 손에서 자신경과 정중신경 손상이 동시에 발생한 이후 나타나는 것과 유사하게, 발허리발가락관절을 가로지르는 외재성 발가락 폄근육의 당김에 반대되는 힘을 제공하지 못해 발생한다.) 일부 심각하고 만성적인 경우, 발허리발가락관절의 과다폄이 내재성 근육과 발바닥근막을 먼쪽 방향으로 당기게 된다. 이런 결과로 초래된 장력은 발앞부와 발뒤부를 서로 더 가깝게 당겨, 안쪽세로활을 병리적으로 상승시키고 이는 오목발(pes cavus) 변형에 기여할 수 있다. 이렇게 높아진 안쪽세로활은 엄지벌림근과 짧은엄지굽힘근의 현저한 위축과 결합될 때 과장되어 보일 수 있다.

발목, 발, 그리고 발가락에서 흔히 나타나는 고정된 변형이나 비정상적인 자세는 표 14.8에서 신경 손상에 따라 요약하였다.

## 요약

통합된 복합체로서, 발목과 발은 다리와 지면 사이의 동적인 경계면으로 기능한다. 이 경계면은 놀랄 정도로 적응성이 강해, 불규칙한 지면에 적응하고 반복적인 부하를 흡수할 만큼 유연성이 있으며 걷기와 달리기의 근육 추진과 체중을 지지할 만큼 충분히 견고하다.

32개의 관절 또는 관절 복합체를 가로질러 작용하는 28개의 개별 근육은 발목과 발의 운동학을 조절한다. 해부학적 구조를 체계화하기 위해, 발은 편의상 3개의 영역인 발뒤부, 발중간부, 그리고 발앞부로 나뉜다. 그러나 발의 운동학은 이러한 영역들 간의 기능적 상호작용을 기반으로 한다.

발목과 발의 운동학을 가장 효과적으로 요약하는 방법은 걷기의 디딤기에서 일어나는 주요 과정에 맞춰 설명하는 것이다. *초기디딤기*에서, 발뒤부(목말밑관절)가 엎침하면서 발목이 빠르게 발바닥쪽굽힘을 한다. 소위 *보행의 부하수용기(load-acceptance phase)*라 불리는 이 시기 동안, 등쪽굽힘근육과 뒤침근육(안쪽들림근육)은 현재 진행되는 운동형상학을 감속시키고 발이 지면과 접촉할 때의 충격을 흡수하기 위해 주로 편심으로 작용한다.

이런 부하수용과 충격흡수 기전의 일부로, 안쪽세로활은 체중에 대한 반응으로 천천히 내려간다. 스프링인대, 목말발배관절주머니, 발바닥근막, 그리고 뒤정강근 및 앞정강근과 같은 근육을 포함한 여러 조직들이 활의 하강을 지지하고 감속시키는 데 도움을 제공한다. 활의 하강을 느리게 하는 조직들은 에너지를 흡수하여 발을 보호하게 된다. 발뒤부의 엎침 및 이에 따른 안쪽세로활 하강의 크기나 속도를 제내로 조절하지 못하면, 시간이 시남에 따라 국소 조직에 손상성 스트레스 및 이와 관련된 통증을 유발할 수 있다. 이런 문제를 위한 치료로는 보조기, 테이핑, 활동 수정, 그리고 발목과 발을 직접 또는 간접적으로 조절하는 다리 근육에 대한 선택적인 신장, 근력강화 및 재교육이 포함될 수 있다.

보행의 *중간디딤기와 후기디딤기 동안*, (이전에 안쪽돌림된) 다리 전체는 돌림의 방향이 급격하게 전환한다. 움직임이 미미하여 거의 감지하기 어렵지만, 이제 바깥돌림하는 다리는 발뒤부의 가쪽들림에서 안쪽들림으로 점진적으로 전환되도록 돕기 시작한다. 곧이어 일어날 안쪽세로활의 상승과 역학적으로 맞물리면서, 발은 이상적으로 점차 더 견고해진다. 이렇게 증가된 견고함은 걷기의 밀기 단계 동안 가로와 세로 방향으로 발을 안정화시키는데 작용한다. 이런 디딤기의 후반부에 나타나는 활의 상승은 주로 안쪽들림근육(특히 뒤정강근)의 수축과 내재성 근육의 강한 활성이 결합하면서 이루어진다. 발꿈치가 들리면서 발가락떼기가 일어나기 바로 직전, 체중은 발허리뼈머리 쪽을 향해 앞쪽으로 이동된다. 폄하는 발허리발가락관절에서의 권양기 기전과 함께 내재성 근육과 외재성 근육의 지속적인 동시활성은 전진하는 발에 안정성을 제공하는 마지막 요소가 된다.

발목과 발의 기능손상은 결합조직, 근육, 말초신경, 또는 중추신경계에 영향을 미치는 병리나 외상을 포함한 다양한 원인으로 발생한다. 급성 외상은 안쪽들림삠, 다섯째발허리뼈 붓돌기의 골절, 또는 엄지발가락의 심각한 과다폄과 같은 단일 사건으로 발생할 수 있다. 만성 외상은 장시간에 걸쳐 낮은 강도의 스트레스가 누적되어 발생할 수 있으며, 발바닥근막염, 종아리뼈에 대한 긴종아리근힘줄의 전위(displacement), 뒤정강근힘줄병증, '발꿈치뼈돌기(heel spur)', 또는 발허리통증(metatarsalgia)으로 이어질 수 있다. 흔히, 미세외상으로 유발된 스트레스는 발의 관절이나 다리의 몸쪽 부위의 비정상적인 정렬과 관련이 있다. 비정상적인 정렬은 근육과 지지하는 결합조직에 스트레스를 주거나 피로를 유발하는 과도한 운동형상학적 보상작용으로 이어질 수 있다. 발은 자주 그리고 규칙적으로 사용되기 때문에, 스트레스와 관련된 많은 상황들은 염증과 이에 따른 통증을 수반한다.

발목과 발의 해부학과 운동학에 대한 지식은 관련된 병리역학을 이해하기 위한 전제조건이다. 근육과 관절의 상호작용은 발이 부하를 받지 않을 때 그리고 지면에 고정되어 있을 때 모두에서 이해하고 있어야 한다. 뿐만 아니라, 임상가는 발목과 발의 운동형상학 그리고 다리의 좀 더 몸쪽 영역 사이의 역학적 상호의존성을 인식하고 있어야 한다.

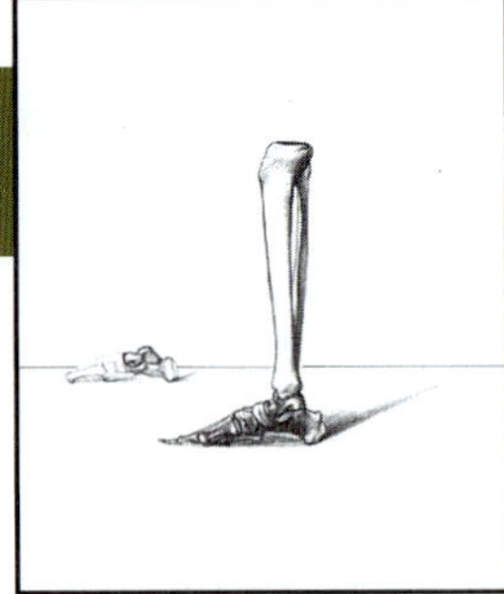

# 부가적인 임상 연관성

**내용**

**임상 연관성 14.1**: 극단적인 등쪽굽힘 또는 발바닥쪽굽힘으로 초래되는 발목 손상
**임상 연관성 14.2**: 가쪽발목삠과 만성발목불안정성의 가능성
**임상 연관성 14.3**: 발목과 발의 촉지 및 해부학
**임상 연관성 14.4**: 간접적으로 무릎을 펌시키는 발바닥쪽굽힘근육

## 임상 연관성 14.1
### *극단적인 등쪽굽힘 또는 발바닥쪽굽힘으로 초래되는 발목 손상*

먼쪽정강종아리관절의 인대와 뼈사이막은 목말종아리관절과 밀접한 구조적 관계를 갖는다. 이러한 관계의 중요한 성분은 걷기의 디딤기 동안 목말종아리관절 등쪽굽힘의 생체역학을 설명한 이 장의 앞부분에서 서술되었다(그림 14.20 참조). 등쪽굽힘된 발목은 장부구멍(mortise)에 안정성을 더해주지만, 과도하고 격렬한 등쪽굽힘은 이 영역에 외상을 가할 수 있다. 점프나 추락 후 착지할 때 극단적인 발목의 *등쪽굽힘*(발 위를 종아리가 덮음)을 고려해보자. 충분히 강력하다면, 등쪽굽힘은 장부를 바깥쪽으로 '벌어지게' 만들어, 여러 조직을 손상시킬 수 있다. 이런 외상에 의해 장부가 넓어지고 이와 함께 먼쪽정강종아리관절에서 종아리뼈가 전위되는 것을 흔히 *위쪽발목삠*(*high ankle sprain*) *또는 인대결합삠*(*syndesmotic sprain*)이라 부른다.[230,265]

단독으로 발생된 인대결합삠은 전체 발목삠의 약 10%를 차지하지만, 특히 접촉이나 충돌이 많은 스포츠에 참여하는 운동선수 집단에서는 손상의 위험이 증가한다.[158,265] 위쪽발목삠의 손상 기전에는 극단적인 등쪽굽힘과 더불어 장부구멍에 가해진 과도한 *벌림*(바깥돌림) 토크가 흔히 연루된다. 체중부하의 관점에서 볼 때, 이런 극단적인 운동은 점프 후 등쪽굽힘된 오른쪽 발목으로 착지하는 동안 신체와 아래다리가 동시에 *왼쪽*으로 빠르게 돌림하면 발생할 수 있다. (이러한 운동은 지면에 고정된 목말뼈–발 분절에 대해 오른쪽 정강뼈와 종아리뼈를 강력하게 *안쪽*돌림시킨다.) 이런 스트레스가 큰 움직임은 흔히 장부 내에서 목말뼈의 과도한 *가쪽들림*을 동반한다.[265] 위쪽발목삠의 전형적인 손상 기전을 모의 실험한 연구에서는 가장 높은 인대의 변형은 앞(먼쪽)정강종아리인대에서 발생했으며, 그다음은 세모인대의 앞섬유라고 보고하였다. 이런 인대들에서 8~9%의 변형률이 측정되었으며, 이는 이론적으로 손상을 유발할 수 있는 신장의 수준이다. 이 두 인대는 등쪽굽힘된 장부구멍에 가해지는 과도한 벌림(바깥돌림) 토크에 직접적 또는 간접적으로 저항하는 짝힘으로 작용한다. 여기서 제시된 손상 기전은 왜 심각한 인대결합 손상이 가쪽복사 또는 안쪽복사의 골절 또는 먼쪽정강종아리인대 전체(뼈사이막 포함)와 세모인대의 파열을 동반할 수 있는지를 부분적으로 설명해 준다.[144,211,230]

여러 조직에 대한 외상 가능성 때문에, 위쪽발목삠 이후 스포츠로 복귀하는 시간은 일반적으로 더 흔한 안쪽돌림삠보다 오래 걸린다.[158] 뿐만 아니라, 위쪽발목삠은 특히 심하거나 적절히 치료받지 못했다면 발목에 장기적인 기능장애를 유발할 수 있다.[230] 특히 관절에 지속적인 불안정성을 보인다면, 인대결합 손상을 복구하기 위해 흔히 수술이 요구된다. 불안정한 인대결합은 일반적으로 나사못이나 단추봉합기법(suture-button technique)을 사용하여 외과적으로 안정화된다. 단추봉합기법은 꼬아서 만든 폴리에틸렌 끈을 먼쪽 정강뼈와 종아리뼈 사이에 단단히 삽입하여 관절을 고정한다. 이런 유연한 고정 방식은 적절한 정렬을 유지하면서 생리적 운동을 허용한다는 장점이 있다. 문헌에서는 단추봉합 방식의 긍정적인 결과를 보고하고 있다.[226]

발목의 등쪽굽힘과는 대조적으로, 목말종아리관절의 느슨한위치(loose-packed position)인 완전한 *발바닥쪽굽힘*은 발목의 많은 곁인대와 모든 발바닥쪽굽힘근육을 느슨하게 만든다. 또한 발바닥쪽굽힘은 목말뼈의 더 *좁은* 부위를 안쪽복사와 가쪽복사 사이에 위치시키기 때문에, 장부구멍 내의 장력은 풀리게 된다. 결과적으로, 완전한 발바닥쪽굽힘은 먼쪽 정강뼈와 종아리뼈가 목말뼈를 '느슨하게 잡도록' 유발한다.[76,262] 따라서 완전히 발바닥쪽굽힘된 발목으로 체중부하를 하는 것은 목말종아리관절을 비교적 불안정한 위치에 놓이게 한다. 하이힐을 신거나 점프를 하여 발바닥쪽굽힘(그리고 대개 안쪽들림)된 상태로 착지하는 것은 장부구멍의 탈안정화 가능성 그리고 발목의 가쪽인대, 특히 앞정강종아리인대를 손상시킬 가능성을 증가시킨다.[69,75]

# 부가적인 임상 연관성

## 임상 연관성 14.2
### *가쪽발목삠과 만성발목불안정성의 가능성*

가쪽발목삠(lateral ankle sprain) 또는 '안쪽들림'삠('inversion' sprain)은 스포츠에서 발생하는 가장 흔한 손상이며, 일반인에게 발생하는 정형외과적 손상의 큰 비율을 차지한다. 이러한 손상의 대부분은 발목이나 발의 과도한 *안쪽들림*이 연루된다. 건강한 운동선수가 갑작스러운 '방향전환(cutting)' 움직임이 연루된 실험을 수행하던 중 실제(예기치 않게) 발생한 안쪽들림삠 상황에서 생체내 근전도(EMG) 자료와 운동형상학적 자료가 수집되었다.[80] 이 발목삠은 발목의 과도한 안쪽들림, 모음(안쪽돌림), 그리고 발바닥쪽굽힘의 전형적인 결합으로 이루어졌다. 최대 45°의 안쪽들림이 지면과의 발꿈치닫기 이후 60 ms에서 일어나며, 이때 최대 각속도는 초당 1,290°였다. 손상 동안 앞정강근과 긴종아리근에서 나타난 높고 지속적인 EMG 반응은 이러한 근육들이 손상을 유발하는 움직임의 극단적인 범위를 반사적으로 감속시켜 제한함으로써 발목을 무의식적으로 보호하는 역할을 한다고 제안한다. 그러나 흥미롭게도, 앞정강근의 활성이 극단적인 발바닥쪽굽힘을 제한할 수는 있지만, 오히려 과도한 안쪽들림에 기여할 수도 있다.

심각한 경우, 안쪽들림삠은 여러 조직에 상당한 손상을 유발할 수 있으며, 앞목말종아리인대와 발꿈치종아리인대가 가장 흔하게 연루된다. 아마도 덜 인정되고는 있지만, 과도한 발바닥쪽굽힘 및 장부구멍 내에서의 다른 과도한 돌림운동과 병진운동이 연루되는 안쪽들림삠은 이론적으로 세모인대의 여러 섬유를 과신장시켜 손상시킬 수 있다.[47] 뿐만 아니라, 과도한 안쪽들림은 목말뼈와 안쪽복사의 압박과 이에 따른 타박상(bruising)을 유발할 수 있다.[34] 발목 안쪽면에 동반되는 이러한 외상은 일부 심각한 '안쪽들림'삠에서 왜 발목의 가쪽면과 안쪽면 모두에서 부기(swelling), 얼룩출혈(ecchymosis), 그리고 압통이 나타나는지를 설명해 줄 수 있다.

단독으로 발생한 심각한 안쪽들림삠을 경험한 사람의 약 40%는 이후에 *만성발목불안정성*(*chronic ankle instability*, CAI)으로 발전할 수 있으며, 이는 일반적으로 같은 발에서의 재발성 발목삠, 만성 통증, 전반적인 관절불안정성, 그리고 일부에서는 평생에 걸친 신체활동의 제한을 특징으로 나타내는 상황이다.[2,56,256] 기능의 소실 외에도, CAI가 있는 사람은 발목 골관절염의 발생 위험 또한 더 높을 수 있다.[163,251]

일반적으로 말하면, CAI는 역학적 특성과 기능적 특성을 모두 가질 수 있다. *역학적 특성*에는 장부구멍 내 목말뼈의 과도한 앞쪽 느슨함(이는 앞목말종아리인대의 파열이나 느슨함을 반영함), 목말종아리관절의 등쪽굽힘 감소와 관련된 목말뼈 뒤쪽 미끄러짐의 제한, 그리고 발목 내의 퇴행성 변화가 포함된다.[48,100] *기능적 특성*에는 만성 통증, 약화, 발목 '무너짐(giving away)'의 주관적 느낌, 균형 감소, 그리고 발목관절의 위치감각 또는 고유감각의 변경이 포함된다. 어떤 사람은 CAI로 발전하고 다른 사람은 그렇지 않은 이유에 대해서는 잘 이해되지 않고 있다. 상당한 양의 증거들은 CAI의 발병기전이 손상된 발목의 인대와 관절주머니 내에 있는 기계적수용기가 이전에 발생한 손상 또는 반복적인 손상으로 유발된 감소된 감각과 관련이 있을 수 있다고 제안한다.[129,253] 왜곡된 감각정보의 유입은 특히 예측하지 못한 안쪽들림 동요 이후에 발목을 보호하기 위한 효과적이고 시기적절한 방어적 근육 반응을 발생시키는 신체의 능력을 감소시킨다. 실제로, 연구에서는 CAI가 있는 사람들이 변경된 발목의 고유감각(위치 인식), 자세 불안정성의 증가 또는 균형 감소(특히, 한쪽다리로 서 있을 때 두드러짐), 국소 근육(특히 긴종아리근과 짧은종아리근)의 반응시간 지연 또는 감소, 디딤기 동안 종아리와 발 사이의 운동형상학적 짝지음의 변경, 그리고 다리 전체에 걸친 근육의 동원양상 및 근력 변화를 보였다.[c] 보행분석에 따르면 CAI가 있는 사람들은 정상 대조군에 비해 더 큰 목말밑관절의 안쪽들림 및 목말종아리관절의 모음(안쪽돌림) 상태로 걷는 경향이 있는 것으로 밝혀졌다.[78,177] 걷기 동안 나타나는 안쪽들림/모음 편향은 대상자의 발목 위치에 대한 조절 불능, 종아리근들의 활성 지연 또는 이 둘의 결합을 반영하는 것일 수 있다.[101] 이런 비정상적인 반응들은 손상된 인대 내에 위치한 기계적수용기의 손상으로 인한 결과일 수 있다.[177,245] 생체역학적으로 발꿈치닫기에서의 안쪽들림이 클수록, 발꿈치닫기 시에 발생하는 위쪽 방향으로의 지면반발력이 예기치 않은 큰 안쪽들림 토크를 발생시킬 가능성을 증가시킨다.

Hubbard와 그의 동료들은 CAI가 있는 사람들은 평균적으로 먼쪽정강종아리관절에서 정강뼈에 대해 먼쪽종아리뼈가 과도하게 앞쪽으로 정렬되어 있다고 보고하였다.[104] 그러나 이런 연관성이 일반적인 것인지 확인하기 위해서는 더 많은 연구가 요구된다. 그럼에도 불구하고, 종아리뼈의 변경된 위치는 앞정강종아리인대의 반복적인 과신장으로 인한 과도한 앞쪽 장력 또는 감마운동신경세포계(gamma motoneuron system)의 증가된 활동에 의한 종아리근들에서의 '긴장도(tone)' 증가로 발생할 수 있다. 이런 신경활동의 증가는 손상된 발목의 가쪽 인대들 내에 있는 기계적수용기들로부터의 비정상적인 들신경자극(afferent impulse)에 대한 반응일 수 있다.[186] 원인에 관계없이, 먼쪽종아리뼈의 과도한 앞쪽 이동은 운동형상학을 변경시켜 먼쪽정강종아리관절 및 목말종아리관절에서의 스트레스를 증가시킬 가능성이 있다.

요약하자면, CAI의 특정 발병기전은 불분명하며 여러 요인이 관여할 가능성이 있다. 연구에서는 발목에 대한 고유감각의 감소를 원인으로 일관되게 지적하고 있으며, 이는 전반적인 자세안정뿐만 아니라 손상으로부터 발목을 보호하기 위한 신체의 동적 반응까지 감소시킨다. 그러나 CAI와 자주 관련되는 자세불안이나 근육조절의 결여가 반복된 발목삠의 원인인지 아니면 결과인지는 아직 불확실하다.

CAI가 있는 사람들의 치료와 평가는 발목의 불안정성뿐만 아니라 전신에 걸친 균형 및 근력 결손에 대해서도 다루어야 한다. 추천되는 일부 치료법에는 전신의 신경근육 및 고유감각에 기반을 둔 운동, 균형판(balance board) 훈련, 등쪽굽힘을 개선하기 위한 단계적 관절가동기법, 고유감각훈련과 병행한 유발점 건침(trigger point dry needling), 그리고 보행훈련 중 발꿈치닫기에서의 발 안쪽들림의 크기를 제한하기 위한 시각피드백이 포함된다.[d]

[c] 42,53,57,58,59,114,118,175,216
[d] 89,126,155,213,219,258

# 부가적인 임상 연관성

## 임상 연관성 14.3
### 발목과 발의 촉지 및 해부학

신체의 뼈와 관절을 촉지하여 식별하는 능력은 근육뼈대 병변의 평가와 치료 모두에 일상적으로 사용되는 필수적인 임상기술이다. 이러한 기술은 임상가에게 해당 영역의 해부학(그리고 궁극적으로는 운동학)을 들여다볼 수 있는 일종의 '창'을 제공한다. 촉지를 이용한 기술은 (1) 임상적 의사소통과 기록을 용이하게 하고, (2) 환자의 상태를 진단하거나 점검하기 위한 목적으로 핵심 조직을 식별하는 능력을 향상시키며, (3) 도수치료의 시행을 증진시키고, (4) 정상적 또는 비정상적 움직임과 자세를 평가하는 데 도움이 된다.

다음 단락에서는 흔한 근육뼈대 질환의 평가 또는 치료의 일부로서 일상적으로 촉지되는 발목과 발의 뼈 영역에 대한 예를 제시한다. 이러한 뼈 영역이나 관절은 건강한 23세 남성의 사진과 방사선사진을 사용해 안쪽면과 가쪽면에서 자세히 보여주고 있다(그림 14.54와 14.55). 각 그림에는 (1) 해당 구조를 촉지하는 방법, 그리고 (2) 왜 임상가가 그 영역에 관심을 가져야 하는지에 대한 예를 설명하는 표가 함께 제시된다.

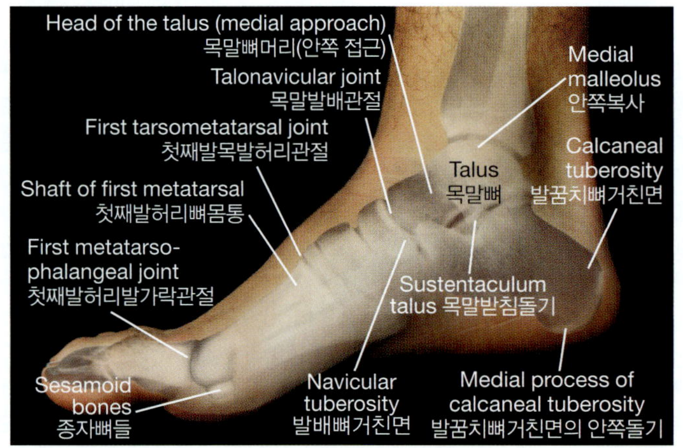


Medial perspective 안쪽면

| 구조 | 촉지 영역 | 촉지의 이유 |
|---|---|---|
| 안쪽복사 | 정강뼈 안쪽의 가장 먼쪽끝 | • 세모인대의 몸쪽부착부위에 대한 압통 평가<br>• 다리길이 평가<br>• 목말종아리관절의 안-가쪽돌림축 추정<br>• 다음과 같은 발목굴 내 구조를 찾기 위한 해부학적 기준<br>　○ 뒤정강근의 힘줄<br>　○ 긴발가락굽힘근<br>　○ 정강신경과 종말가지들(안쪽과 가쪽발바닥신경) |
| 발꿈치뼈거친면 | 발꿈치의 뒤-발바닥쪽 영역 | • 아킬레스힘줄을 위한 평가<br>• 비정상적인 뼈 형성에 대한 확인(아킬레스힘줄에 가해진 과도한 스트레스와 관련될 수 있음) |
| 발꿈치뼈거친면의 안쪽돌기 | 발꿈치의 발바닥쪽-안쪽 영역 | • 발바닥근막염, 발꿈치뼈돌기, 또는 발에 있는 여러 내재성 근육의 몸쪽부착부위 염증에 대한 평가 |
| 목말받침돌기 | 안쪽복사 끝지점에서 아래쪽으로 약 2~3 cm | • 목말밑관절의 안쪽면을 찾기 위한 해부학적 기준<br>• (a) 세모인대 정강발꿈치섬유의 먼쪽부착부위, (b) '스프링'인대의 몸쪽부착부위 압통 평가 |

**그림 14.54** 강한 23세 남성의 사진과 방사선 사진을 사용한 안쪽면.

*(계속)*

# 부가적인 임상 연관성

## 임상 연관성 14.3
### 발목과 발의 촉지 및 해부학 (계속)

| 구조 | 촉지 영역 | 촉지의 이유 |
|---|---|---|
| 발배뼈거친면 | 비교적 날카로운 돌출부위로, 안쪽복사 끝부위에서 아래와 앞쪽으로 약 4 cm 지점 | • 근처의 목말발배관절과 첫째쐐기발배관절을 포함한 발배뼈를 찾기 위한 일반적인 기준<br>• 안쪽세로활의 높이 평가<br>• 뒤정강근힘줄병증의 평가 |
| 종자뼈 | 엄지발가락 발허리발가락관절의 발바닥쪽면(일반적으로 관절을 가로지르는 굽힘근육 힘줄들과 구분하기 어려움) | • 종자뼈염(sesamoiditis)이나 골절(무용수에게서 흔함)과 관련된 압통 평가 |
| 첫째발허리발가락관절 | 첫째발허리뼈머리의 바로 먼쪽의 등쪽 또는 안쪽 | • 엄지발가락가쪽휨 또는 '잔디발가락'의 심각성 평가 |
| 첫째발허리뼈몸통 | 발앞부의 등쪽면 또는 안쪽면 | • 발앞부의 정렬(즉, 가쪽휨 또는 안쪽휨)과 전반적인 유연성 평가<br>• 오목발과 관련된 발바닥쪽굽힘된 첫째발가락선 또는 긴종아리근에서의 증가된 장력의 평가 |
| 발목발허리관절 | 발허리뼈바닥의 바로 몸쪽 | • 첫째발가락의 관절 느슨함 또는 정렬의 평가<br>• 리스프랑 탈구(일반적으로 둘째발가락)의 평가 |
| 목말발배관절 | 발배뼈거친면의 바로 뒤쪽(그리고 약간 위쪽) | • 가로발목뼈관절 안쪽 성분의 삠, 압통, 그리고 일반적 가동성을 위한 평가<br>• 안쪽세로활의 쐐기돌에 대한 안정성 확인 |
| 목말뼈머리 | 안쪽면: 안쪽복사의 앞-먼쪽 가장자리와 발배뼈거친면 사이의 거의 중간 | • 안쪽세로활의 높이 평가 |

그림 14.54 (계속) 건강한 23세 남성의 사진과 방사선 사진을 사용한 안쪽면.

(계속)

# 부가적인 임상 연관성

## 임상 연관성 14.3
### 발목과 발의 촉지 및 해부학 (계속)

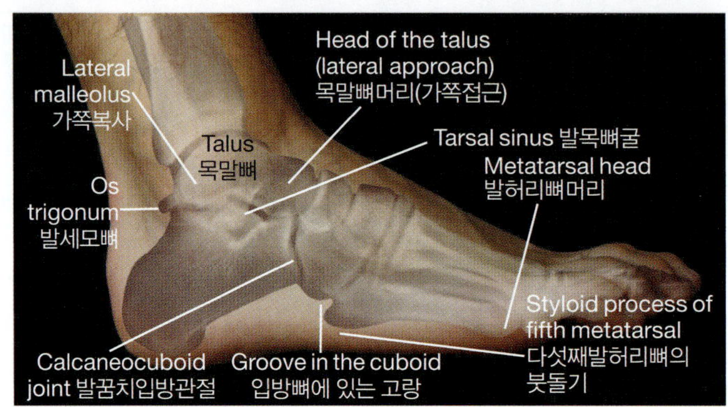


| 구조 | 촉지 영역 | 촉지의 이유 |
|---|---|---|
| 가쪽복사 | 종아리뼈의 가장 먼쪽끝 | • 목말종아리관절 안-가쪽돌림축의 추정<br>• 긴종아리근과 짧은종아리근의 힘줄(그리고 힘줄집)을 찾기 위한 기준<br>• 먼쪽정강종아리관절의 안정성 또는 정렬 검사 |
| 발목뼈굴 | 약간의 함몰부로, 가쪽복사의 가장 먼쪽면의 바로 앞쪽. 이 굴(또는 관)은 목말밑관절을 지나 사선으로 주행한다. | • 앞목말종아리인대의 압통 평가<br>• 발목뼈굴에 위치한 목(목말발꿈치)인대의 손상 가능성을 위한 부기 평가 |
| 목말뼈머리 | 가쪽면: 발목뼈굴의 바로 위쪽 | • 안쪽면 촉지와 결합하여, '목말밑 중립위치'를 결정하는 데 사용 |
| 발허리뼈머리 | 발허리뼈 먼쪽끝의 발바닥쪽면 | • 발허리통증의 심각성 평가(둘째와 셋째발가락에서 흔함) |
| 다섯째발허리뼈의 붓돌기 | 날카로운 돌출부위로, 발 가쪽면의 거의 중간 지점에 위치함 | • 짧은종아리근힘줄의 찢김골절과 파열의 가능성 평가 |
| 입방뼈에 있는 고랑 | 다섯째발허리뼈 붓돌기의 바로 몸쪽 | • 긴종아리근의 힘줄에 대한 압통 평가 |
| 발꿈치입방관절 | 다섯째발허리뼈 붓돌기의 몸쪽에서 약 2 cm | • 입방뼈와 관련된 아탈구 또는 다른 외상을 평가 |
| 발세모뼈(os trigonum, 드물게 나타나는 추가적인 뼈, 목말뼈의 뒤-가쪽에 위치함) | 발목의 뒤면에서 가쪽복사의 뒤쪽, 그러나 크기에 의해 이 구조는 쉽게 촉지되지 않음 | • 일반적으로 극단적인 발바닥쪽굽힘에서 목말종아리관절 내의 발세모뼈 충돌을 측정 |

**그림 14.55** 건강한 23세 남성의 사진과 방사선사진을 사용한 가쪽면.

# 부가적인 임상 연관성

## 임상 연관성 14.4
### 간접적으로 무릎을 펴시키는 발바닥쪽굽힘근육

발바닥쪽굽힘근육의 중요한 기능은 똑바로 선 체중부하자세에서 무릎을 폄 상태로 안정화시키는 것이다. 이러한 기능은 발바닥쪽굽힘근육이 약화되거나 빈약하게 활성되는 사람의 보행을 관찰해보면 명확히 알 수 있다. 일반적으로 발바닥쪽굽힘근육은 보행의 중간디딤기에서 후기디딤기 동안 발목의 등쪽굽힘(발에 대해 종아리가 앞쪽으로 움직이는 것)에 '제동'을 걸거나 감속시킨다. 보행주기의 이 시점에 나타난 과도한 등쪽굽힘은 무릎 불안정성의 원인이 될 수 있다. 그림 14.56A는 가자미근의 약화로 종아리의 앞쪽 돌림운동을 조절할 수 없는 사람의 가상적인 사례를 보여주고 있다. 과도하게 등쪽굽힘된 발목은 체중의 힘을 무릎 안–가쪽돌림축의 훨씬 *뒤쪽*으로 이동시킨다. 이러한 이동은 갑작스럽고 예상치 못한 무릎 굽힘 토크를 발생시킬 수 있다. (실제로, 발바닥쪽굽힘근육의 약화가 있는 사람들은 중간디딤기 동안이나 한쪽 다리로 서 있을 때 무릎의 '무너짐' 또는 꺾임(buckling)의 느낌을 자주 호소한다.) 이러한 경우, 등쪽굽힘된 발목은 무릎을 굽힘 쪽으로 치우치게 만든다. 일반적으로 가자미근은 종아리의 과도한 앞쪽 돌림운동을 저항할 수 있기 때문에, 체중을 무릎의 안–가쪽돌림축에 더 가깝게 유지되도록 한다.

발이 지면에 고정된 상태에서, 발바닥쪽굽힘근육의 능동적 수축은 무릎이 펴하는 것을 보조할 수 있다(그림 14.56B). 이러한 예에서, 가자미근의 수축은 목말종아리관절의 돌림축에 대해 종아리를 뒤쪽으로 돌림운동시킨다. 이론적으로 어떤 발바닥쪽굽힘근육이라도 이러한 작용이 가능하지만, 특히 가자미근은 폄 상태에 있는 무릎을 안정화시키는 데 매우 적합하다. 주로 느린연축(slow-twitch) 근육인 가자미근은 피로해지기 전까지 비교적 오랜 시간 동안 힘을 생산할 수 있다. 가자미근에 현저한 강직이 있으면 만성적인 무릎 폄 경향을 유발할 수 있으며, 이는 시간이 지남에 따라 젖힌무릎(genu recurvatum) 변형에 기여할 수 있다.

무릎 폄을 간접적으로 보조하는 발바닥쪽굽힘근육의 능력은 임상적으로 중요한 잠재적 현상이다. 이러한 점에서, *엉덩관절 폄근육*이 무릎 폄을 간접적으로 보조하는 능력 또한 마찬가지로 중요하다. 발이 지면에 고정된 상태에서, 엉덩관절 폄근육의 강력한 활성(그림 14.56B에서 제시된 것과 같이)은 넓적다리뼈를 뒤쪽으로 당길 수 있다. 넓적다리뼈가 완전한 엉덩관절 폄으로 당겨진다면, 체중이 무릎을 폄 상태로 잠그는 것을 역학적으로 도와줄 수 있다. 엉덩관절이나 무릎의 굽힘구축은 이런 역학적 잠금의 효율성을 감소시킬 것이다.

단연코 가장 직접적이고 효과적인 무릎 폄근육은 네갈래근이다. 그러나 네갈래근 약화의 경우에 있어, 서 있을 때 다른 근육들이 어떻게 무릎 폄을 보조(심지어 약간이라도)할 수 있는지 아는 것은 임상적으로 유용하다. 심지어 네갈래근이 강한 사람도 무릎의 간접적인 폄근육으로서 엉덩관절 폄근육과 발바닥쪽굽힘근육의 동원을 통해 이득을 얻을 수 있다.

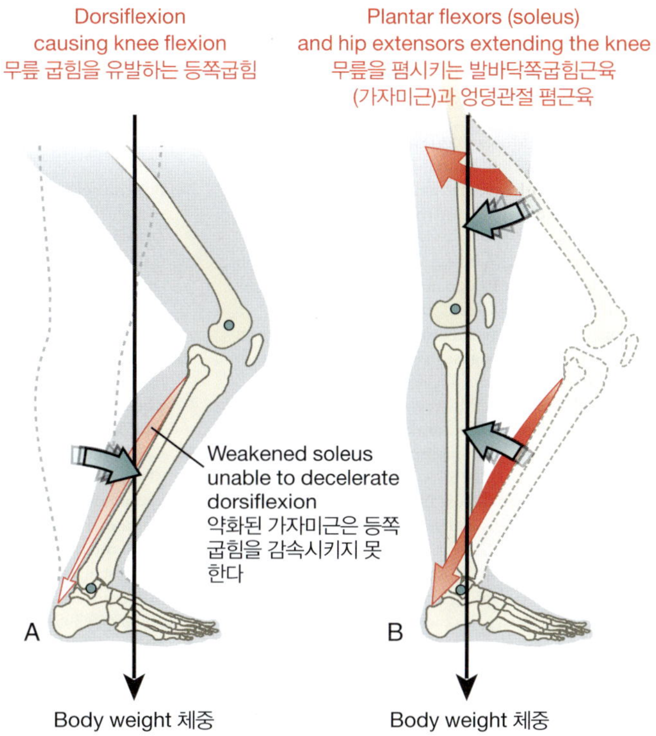

**그림 14.56** 서 있는 동안 발목이 무릎의 위치와 안정성에 어떻게 영향을 미치는지를 보여주고 있는 2가지 예. (A) 약화된 가자미근은 발목의 등쪽굽힘을 감속시킬 수 없다. 발이 지면에 고정된 상태에서, 발목의 등쪽굽힘은 목말뼈에 대한 종아리의 앞쪽 돌림운동으로 일어난다. 종아리의 앞쪽 위치는 체중의 힘을 무릎의 뒤쪽으로 이동시켜, 무릎이 굽힘으로의 '꺾임(bukle)'을 유발할 가능성이 있다. (B) 가자미근의 정상적인 근력과 조절은 발목을 발바닥쪽굽힘으로 유발시킬 수 있다. 발이 지면에 고정된 상태에서, 발바닥쪽굽힘은 종아리를 뒤쪽으로 돌림운동시켜, 무릎을 폄 상태로 가져온다. 엉덩관절 폄근육(가령, 큰볼기근)의 수축 또한 넓적다리뼈를 뒤쪽으로 당겨 무릎을 펴시키는 데 도움이 되는 것을 보여주고 있다. (*주의*: 아래쪽 방향으로의 체중 벡터는 위쪽으로 작용하는 지면반발력으로 고려될 수 있으며, 이러한 가정은 의미가 있다.)

네갈래근에 가해지는 국소적인 부담을 줄이는 것은 무릎넓적다리관절에 가해지는 힘을 최소화시킬 수 있으며, 이는 이 관절에 통증, 불안정성, 또는 관절염이 있는 사람들에게 필요한 전략(적어도 단기적으로)이 된다.

## 참고문헌


1. Alexander RM, Bennet-Clark HC: Storage of elastic strain energy in muscle and other tissues, *Nature* 265(5590):114–117, 1977.
2. Anandacoomarasamy A, Barnsley L: Long term outcomes of inversion ankle injuries, *Br J Sports Med* 39:e14, 2005.
3. Anavian J, Marchetti DC, Moatshe G, et al.: The forgotten joint: quantifying the anatomy of the proximal tibiofibular joint, *Knee Surg Sports Traumatol Arthrosc* 26(4):1096–1103, 2018.
4. Anderson DD, Chubinskaya S, Guilak F, et al.: Post-traumatic osteoarthritis: improved understanding and opportunities for early intervention [Review], *J Orthop Res* 29(6):802–809, 2011.
5. Anderson DE, Madigan ML: Healthy older adults have insufficient hip range of motion and plantar flexor strength to walk like healthy young adults, *J Biomech* 47:1104–1109, 2014.
6. Andreasen J, Molgaard CM, Christensen M, et al.: Exercise therapy and custom-made insoles are effective in patients with excessive pronation and chronic foot pain–a randomized controlled trial, *Foot (Edinb)* 23(1):22–28, 2013.
7. Angin S, Mickle KJ, Nester CJ: Contributions of foot muscles and plantar fascia morphology to foot posture, *Gait Posture* 61:238–242, 2018.
8. Arinci Incel N, Genc H, Erdem HR, et al.: Muscle imbalance in hallux valgus: an electromyographic study, *Am J Phys Med Rehabil* 82:345–349, 2003.
9. Asitha J, Zionts LE, Morcuende JA: Management of idiopathic clubfoot after formal training in the Ponseti method: a multi-year, international survey, *Iowa Orthop J* 33:136–141, 2013.
10. Atbasi Z, Erdem Y, Kose O, et al.: Relationship between hallux valgus and pes planus: real or fiction? *J Foot Ankle Surg* 59:513–517, 2020.
11. Aynardi MC, Saloky K, Roush EP, et al.: Biomechanical evaluation of spring ligament augmentation with the fibertape device in a cadaveric flatfoot model, *Foot Ankle Int* 40(5):596–602, 2019.
12. Banskota B, Banskota AK, Regmi R, et al.: The Ponseti method in the treatment of children with idiopathic clubfoot presenting between five and ten years of age, *Bone Joint Lett J* 95-B(12):1721–1725, 2013.
13. Barton CJ, Menz HB, Levinger P, et al.: Greater peak rearfoot eversion predicts foot orthoses efficacy in individuals with patellofemoral pain syndrome, *Br J Sports Med* 45(9):697–701, 2011.
14. Bartonícek J: Anatomy of the tibiofibular syndesmosis and its clinical relevance, *Surg Radiol Anat* 25(5-6):379–386, 2003.
15. Basmajian JV, Bentzon JW: An electromyographic study of certain muscles of the foot in the standing position, *Surg Gynecol Obstet* V98:662–666, 1954.
16. Basmajian JV, Stecko G: The role of muscles in arch support of the foot, *J Bone Joint Surg Am* 45:1184–1190, 1963.
17. Behling AV, Nigg BM: Relationships between the foot posture index and static as well as dynamic rear foot and arch variables, *J Biomech* 98:109448, 2020.
18. Beimers L, Tuijthof GJ, Blankevoort L, et al.: In-vivo range of motion of the subtalar joint using computed tomography, *J Biomech* 41:1390–1397, 2008.
19. Bencke J, Christiansen D, Jensen K, et al.: Measuring medial longitudinal arch deformation during gait. A reliability study, *Gait Posture* 35(3):400–404, 2012.
20. Beumer A, van Hemert WL, Swierstra BA, et al.: A biomechanical evaluation of the tibiofibular and tibiotalar ligaments of the ankle, *Foot Ankle Int* 24:426–429, 2003.
21. Blackwood CB, Yuen TJ, Sangeorzan BJ, et al.: The midtarsal joint locking mechanism, *Foot Ankle Int* 26:1074–1080, 2005.
22. Boldt AR, Willson JD, Barrios JA, et al.: Effects of medially wedged foot orthoses on knee and hip joint running mechanics in females with and without patellofemoral pain syndrome, *J Appl Biomech* 29(1):68–77, 2013.
23. Boone DC, Azen SP: Normal range of motion of joints in male subjects, *J Bone Joint Surg Am* 61:756–759, 1979.
24. Bouchard M: Assessment and management of the pediatric cavovarus foot, *Instr Course Lect* 69:381–390, 2020.
25. Bowers Jr KD, Martin RB: Turf-toe: a shoe-surface related football injury, *Med Sci Sports* 8:81–83, 1976.
26. Braga UM, Mendonca LD, Mascarenhas RO, et al.: Effects of medially wedged insoles on the biomechanics of the lower limbs of runners with excessive foot pronation and foot varus alignment, *Gait Posture* 74:242–249, 2019.
27. Brukner P, Bradshaw C, Khan KM, et al.: Stress fractures: a review of 180 cases, *Clin J Sport Med* 6:85–89, 1996.
28. Buckwalter JA, Brown TD: Joint injury, repair and remodeling: roles in post-traumatic osteoarthritis, *Clin Orthop Relat Res* 423:7–16, 2004.
29. Calhoun JH, Li F, Ledbetter BR, et al.: A comprehensive study of pressure distribution in the ankle joint with inversion and eversion, *Foot Ankle Int* 15:125–133, 1994.
30. Campbell KJ, Michalski MP, Wilson KJ, et al.: The ligament anatomy of the deltoid complex of the ankle: a qualitative and quantitative anatomical study, *J Bone Joint Surg Am* 96(8):e62, 2014. 1–10.
31. Cao S, Wang C, Zhang C, et al.: Length change pattern of the ankle deltoid ligament during physiological ankle motion, *Foot Ankle Surg* 28(7):950–955, 2022.
32. Cardoso TB, Ocarino JM, Fajardo CC, et al.: Hip external rotation stiffness and midfoot passive mechanical resistance are associated with lower limb movement in the frontal and transverse planes during gait, *Gait Posture* 76:305–310, 2020.
33. Cavanagh PR, Rodgers MM, Iiboshi A: Pressure distribution under symptom-free feet during barefoot standing, *Foot Ankle* 7:262–276, 1987.
34. Chan VO, Moran DE, Shine S, et al.: Medial joint line bone bruising at MRI complicating acute ankle inversion injury: what is its clinical significance? *Clin Radiol* 68(10):e519–e523, 2013.
35. Chang R, Kent-Braun JA, Hamill J: Use of MRI for volume estimation of tibialis posterior and plantar intrinsic foot muscles in healthy and chronic plantar fasciitis limbs, *Clin Biomech (Bristol, Avon)* 27(5):500–505, 2012.
36. Chang R, Rodrigues PA, Van Emmerik RE, et al.: Multi-segment foot kinematics and ground reaction forces during gait of individuals with plantar fasciitis, *J Biomech* 47(11):2571–2577, 2014.
37. Cheung RT, Chung RC, Ng GY: Efficacies of different external controls for excessive foot pronation: a meta analysis, *Br J Sports Med* 45:743–751, 2011.
38. Close JR, Inman VT, Poor PM, et al.: The function of the subtalar joint, *Clin Orthop Relat Res* 50:159–179, 1967.
39. Collins N, Bisset L, McPoil T, et al.: Foot orthoses in lower limb overuse conditions: a systematic review and meta-analysis, *Foot Ankle Int* 28(3):396–412, 2007.
40. Colville MR, Marder RA, Boyle JJ, et al.: Strain measurement in lateral ankle ligaments, *Am J Sports Med* 18:196–200, 1990.
41. Corazza F, Stagni R, Castelli VP, et al.: Articular contact at the tibiotalar joint in passive flexion, *J Biomech* 38:1205–1212, 2005.
42. Cornwall MW, Jain T, Hagel T: Tibial and calcaneal coupling during walking in those with chronic ankle instability, *Gait Posture* 70:130–135, 2019.
43. Cornwall MW, McPoil TG: Motion of the calcaneus, navicular, and first metatarsal during the stance phase of walking, *J Am Podiatr Med Assoc* 92:67–76, 2002.
44. Cornwall MW, McPoil TG: Three-dimensional movement of the foot during the stance phase of walking, *J Am Podiatr Med Assoc* 89:56–66, 1999.
45. Coughlin MJ, Kemp TJ, Hirose CB: Turf toe: soft tissue and osteocartilaginous injury to the first metatarsophalangeal joint, *Phys Sportsmed* 38(1):91–100, 2010.
46. Cowie S, Parsons S, Scammell B, et al.: Hypermobility of the first ray in patients with planovalgus feet and tarsometatarsal osteoarthritis, *J Foot Ankle Surg* 18(4):237–240, 2012.
47. Crim JR, Beals TC, Nickisch F, et al.: Deltoid ligament abnormalities in chronic lateral ankle instability, *Foot Ankle Int* 32(9):873–878, 2011.
48. Croy T, Saliba SA, Saliba E, et al.: Differences in lateral ankle laxity measured via stress ultrasonography in individuals with chronic ankle instability, ankle sprain copers, and healthy individuals, *J Orthop Sports Phys Ther* 42(7):593–600, 2012.
49. Cruz EP, Wagner FV, Henning C, et al.: Does hallux valgus exhibit a deformity inherent to the first metatarsal bone? *J Foot Ankle Surg* 58(6):1210–1214, 2019.
50. Dalmau-Pastor M, Malagelada F, Calder J, et al.: The lateral ankle ligaments are interconnected: the medial connecting fibres between the anterior talofibular, calcaneofibular and posterior talofibular ligaments, *Knee Surg Sports Traumatol Arthrosc* 28(1):34–39, 2020.
51. Davis WH, Sobel M, DiCarlo EF, et al.: Gross, histological, and microvascular anatomy and biomechanical testing of the spring ligament complex, *Foot Ankle Int* 17:95–102, 1996.
52. de Podesta Haje D, Maranho DA, Ferreira GF, et al.: Ponseti method after walking age - a multi-centric study of 429 feet: results, possible treatment modifications and outcomes according to age groups, *Iowa Orthop J* 40(2):1–12, 2020.
53. Dejong AF, Koldenhoven RM, Hertel J: Proximal adaptations in chronic ankle instability: systematic review and meta-analysis, *Med Sci Sports Exerc* 52(7):1563–1575, 2020.
54. Dietze A, Bahlke U, Martin H, et al.: First ray instability in hallux valgus deformity: a radiokinematic and pedobarographic analysis, *Foot Ankle Int* 34(1):124–130, 2013.
55. Docking SI, Hart HF, Rio E, et al.: Explaining variability in the prevalence of Aachilles tendon abnormalities: a systematic review with meta-analysis of imaging studies in asymptomatic individuals, *J Orthop Sports Phys Ther* 51(5):232–252, 2021.
56. Doherty C, Bleakley C, Hertel J, et al.: Recovery from a first-time lateral ankle sprain and the predictors of chronic ankle instability: a prospective cohort analysis, *Am J Sports Med* 44(4):995–1003, 2016.
57. Doherty C, Bleakley C, Hertel J, et al.: Dynamic balance deficits 6 months following first-time acute lateral ankle sprain: a laboratory analysis, *J Orthop Sports Phys Ther* 45(8):626–633, 2015.
58. Donahue MS, Docherty CL, Riley ZA: Decreased fibularis reflex response during inversion perturbations in FAI subjects, *J Electromyogr Kinesiol* 24(1):84–89, 2014.
59. Dury J, Michel F, Ravier G: Fatigue of hip abductor muscles implies neuromuscular and kinematic adaptations of the ankle during dynamic balance, *Scand J Med Sci Sports* 32(9):1324–1334, 2022.
60. Edama M, Takabayashi T, Inai T, et al.: Differences in the strain applied to Achilles tendon fibers when the subtalar joint is overpronated: a simulation study, *Surg Radiol Anat* 41(5):595–599, 2019.
61. Edama M, Takabayashi T, Inai T, et al.: Morphological features of the cervical ligament, *Surg Radiol Anat* 42(2):215–218, 2020.
62. Elbaum R, Noel B, Degueldre V, et al.: 20 years of

functional treatment for clubfoot: advantages and limitations compared with the Ponseti method, *J Pediatr Orthop B*, 2021.
63. Erdemir A, Hamel AJ, Fauth AR, et al.: Dynamic loading of the plantar aponeurosis in walking, *J Bone Joint Surg Am* 86:546–552, 2004.
64. Ferber R, Davis IM, Williams III DS: Effect of foot orthotics on rearfoot and tibia joint coupling patterns and variability, *J Biomech* 38:477–483, 2005.
65. Fernandez-Seguin LM, Diaz Mancha JA, Sanchez RR, et al.: Comparison of plantar pressures and contact area between normal and cavus foot, *Gait Posture* 39(2):789–792, 2014.
66. Ferreira AS, de Oliveira Silva D, Briani RV, et al.: Which is the best predictor of excessive hip internal rotation in women with patellofemoral pain: rearfoot eversion or hip muscle strength? Exploring subgroups, *Gait Posture* 62:366–371, 2018.
67. Fiolkowski P, Brunt D, Bishop M, et al.: Intrinsic pedal musculature support of the medial longitudinal arch: an electromyography study, *J Foot Ankle Surg* 42(6):327–333, 2003.
68. Flores DV, Mejia Gomez C, Fernandez Hernando M, et al.: Adult acquired flatfoot deformity: anatomy, biomechanics, staging, and imaging findings, *Radiographics* 39(5):1437–1460, 2019.
69. Foster A, Blanchette MG, Chou YC, et al.: The influence of heel height on frontal plane ankle biomechanics: implications for lateral ankle sprains, *Foot Ankle Int* 33(1):64–69, 2012.
70. Francis CA, Lenz AL, Lenhart RL, et al.: The modulation of forward propulsion, vertical support, and center of pressure by the plantar flexors during human walking, *Gait Posture* 38(4):993–997, 2013.
71. Franettovich M, Chapman A, Blanch P, et al.: A physiological and psychological basis for anti-pronation taping from a critical review of the literature, *Sports Med* 38:617–631, 2008.
72. Franklyn-Miller A, Wilson C, Bilzon J, et al.: Foot orthoses in the prevention of injury in initial military training: a randomized controlled trial, *Am J Sports Med* 39(1):30–37, 2011.
73. Frisk RF, Lorentzen J, Barber L, et al.: Characterization of torque generating properties of ankle plantar flexor muscles in ambulant adults with cerebral palsy, *Eur J Appl Physiol* 119(5):1127–1136, 2019.
74. Fritz GR, Prieskorn D: First metatarsocuneiform motion: a radiographic and statistical analysis, *Foot Ankle Int* 16:117–123, 1995.
75. Fujii T, Kitaoka HB, Luo ZP, et al.: Analysis of ankle-hindfoot stability in multiple planes: an in vitro study, *Foot Ankle Int* 26:633–637, 2005.
76. Fujii T, Kitaoka HB, Watanabe K, et al.: Ankle stability in simulated lateral ankle ligament injuries, *Foot Ankle Int* 31(6):531–537, 2010.
77. Fujii T, Luo ZP, Kitaoka HB, et al.: The manual stress test may not be sufficient to differentiate ankle ligament injuries, *Clin Biomech* 15:619–623, 2000.
78. Fukano M, Fukubayashi T, Kumai T: In vivo talocrural and subtalar kinematics during the stance phase of walking in individuals with repetitive ankle sprains, *J Biomech* 101:109651, 2020.
79. Fung J, Sherman A, Stachura S, et al.: Nonoperative management of hallux limitus using a novel forefoot orthosis, *J Foot Ankle Surg* 59(6):1192–1196, 2020.
80. Gehring D, Wissler S, Mornieux G, et al.: How to sprain your ankle—a biomechanical case report of an inversion trauma, *J Biomech* 46(1):175–178, 2013.
81. George E, Harris AH, Dragoo JL, et al.: Incidence and risk factors for turf toe injuries in intercollegiate football: data from the national collegiate athletic association injury surveillance system, *Foot Ankle Int* 35(2):108–115, 2014.
82. Gerard R, Unno-Veith F, Fasel J, et al.: The effect of collateral ligament release on ankle dorsiflexion: an anatomical study, *J Foot Ankle Surg* 17(3):193–196, 2011.
83. Ghani Zadeh Hesar N, Van Ginckel A, Cools A, et al.: A prospective study on gait-related intrinsic risk factors for lower leg overuse injuries, *Br J Sports Med* 43(13):1057–1061, 2009.
84. Glasoe WM, Phadke V, Pena FA, et al.: An image-based gait simulation study of tarsal kinematics in women with hallux valgus, *Phys Ther* 93(11):1551–1562, 2013.
85. Glasoe WM, Yack HJ, Saltzman CL: Anatomy and biomechanics of the first ray, *Phys Ther* 79:854–859, 1999.
86. Gray EG, Basmajian JV: Electromyography and cinematography of leg and foot ("normal" and flat) during walking, *Anat Rec* 161:1–15, 1968.
87. Grimston SK, Nigg BM, Hanley DA, et al.: Differences in ankle joint complex range of motion as a function of age, *Foot Ankle* 14:215–222, 1993.
88. Hahn D, Olvermann M, Richtberg J, et al.: Knee and ankle joint torque-angle relationships of multi-joint leg extension, *J Biomech* 44(11):2059–2065, 2011.
89. Hale SA, Hertel J, Olmsted-Kramer LC: The effect of a 4-week comprehensive rehabilitation program on postural control and lower extremity function in individuals with chronic ankle instability, *J Orthop Sports Phys Ther* 37:303–311, 2007.
90. Han Q, Liu Y, Chang F, et al.: Measurement of talar morphology in northeast Chinese population based on three-dimensional computed tomography, *Medicine (Baltim)* 98(37):e17142, 2019.
91. Handsfield GG, Greiner J, Madl J, et al.: Achilles subtendon structure and behavior as evidenced from tendon imaging and computational modeling, *Front Sports Act Living* 2:70, 2020.
92. Harradine P, Gates L, Bowen C: If it doesn't work, why do we still do it? The continuing use of subtalar joint neutral theory in the face of overpowering critical research, *J Orthop Sports Phys Ther* 48(3):130–132, 2018.
93. Hashizume S, Iwanuma S, Akagi R, et al.: In vivo determination of the Achilles tendon moment arm in three-dimensions, *J Biomech* 45(2):409–413, 2012.
94. Hauret KG, Shippey DL, Knapik JJ: The physical training and rehabilitation program: duration of rehabilitation and final outcome of injuries in basic combat training, *Mil Med* 166:820–826, 2001.
95. Headlee DL, Leonard JL, Hart JM, et al.: Fatigue of the plantar intrinsic foot muscles increases navicular drop, *J Electromyogr Kinesiol* 18(3):420–425, 2008.
96. Hermans JJ, Beumer A, de Jong TA, et al.: Anatomy of the distal tibiofibular syndesmosis in adults: a pictorial essay with a multimodality approach. [Review], *J Anat* 217(6):633–645, 2010.
97. Hernandez-Guillen D, Blasco JM: A randomized controlled trial assessing the evolution of the weight-bearing ankle dorsiflexion range of motion over 6 sessions of talus mobilizations in older adults, *Phys Ther* 100(4):645–652, 2020.
98. Hicks JH: The mechanics of the foot. II. The plantar aponeurosis and the arch, *J Anat* 88(1):25–30, 1954.
99. Hillstrom HJ, Song J, Kraszewski AP, et al.: Foot type biomechanics part 1: structure and function of the asymptomatic foot, *Gait Posture* 37(3):445–451, 2013.
100. Hoch MC, Andreatta RD, Mullineaux DR, et al.: Two-week joint mobilization intervention improves self-reported function, range of motion, and dynamic balance in those with chronic ankle instability, *J Orthop Res* 30(11):1798–1804, 2012.
101. Hopkins JT, Coglianese M, Glasgow P, et al.: Alterations in evertor/invertor muscle activation and center of pressure trajectory in participants with functional ankle instability, *J Electromyogr Kinesiol* 22(2):280–285, 2012.
102. Hu WK, Chen DW, Li B, et al.: Motion of the distal tibiofibular syndesmosis under different loading patterns: a biomechanical study, *J Ortho Surg* 27(2):1–6, 2019.
103. Huang CK, Kitaoka HB, An KN, et al.: Biomechanical evaluation of longitudinal arch stability, *Foot Ankle* 14:353–357, 1993.
104. Hubbard TJ, Hertel J, Sherbondy P: Fibular position in individuals with self-reported chronic ankle instability, *J Orthop Sports Phys Ther* 36:3–9, 2006.
105. Huber T, Schmoelz W, Bölderl A: Motion of the fibula relative to the tibia and its alterations with syndesmosis screws: a cadaver study, *Foot Ankle Surg* 18(3):203–209, 2012.
106. Hunt AE, Smith RM: Mechanics and control of the flat versus normal foot during the stance phase of walking, *Clin Biomech (Bristol, Avon)* 19:391–397, 2004.
107. Hunt KJ, Pereira H, Kelley J, et al.: The role of calcaneofibular ligament injury in ankle instability: implications for surgical management, *Am J Sports Med* 47(2):431–437, 2019.
108. Hurn SE, Matthews BG, Munteanu SE, et al.: Effectiveness of nonsurgical interventions for hallux valgus: S systematic review and meta-analysis, *Arthritis Care Res (Hoboken)* 74(10):1676–1688, 2022.
109. Inman VT, Ralston HJ, Todd F: *Human walking*, Baltimore, 1981, Williams & Wilkins.
110. Ishikawa M, Komi PV, Grey MJ, et al.: Muscle–tendon interaction and elastic energy usage in human walking, *J Appl Physiol* 99(2):603–608, 2005.
111. Jayawardena A, Wijayasinghe SR, Tennakoon D, et al.: Early effects of a 'train the trainer' approach to Ponseti method dissemination: a case study of Sri Lanka, *Iowa Orthop J* 33:153–160, 2013.
112. Jeong MS, Choi YS, Kim YJ, et al.: Deltoid ligament in acute ankle injury: MR imaging analysis, *Skeletal Radiol* 43(5):655–663, 2014.
113. Jones MH, Amendola AS: Acute treatment of inversion ankle sprains: immobilization versus functional treatment, *Clin Orthop Relat Res* 455:169–172, 2007.
114. Kavanagh JJ, Bisset LM, Tsao H: Deficits in reaction time due to increased motor time of peroneus longus in people with chronic ankle instability, *J Biomech* 45(3):605–608, 2012.
115. Kelly LA, Cresswell AG, Racinais S, et al.: Intrinsic foot muscles have the capacity to control deformation of the longitudinal arch, *J R Soc Interface* 11(93):20131188, 2014.
116. Kelly LA, Farris DJ, Cresswell AG, et al.: Intrinsic foot muscles contribute to elastic energy storage and return in the human foot, *J Appl Physiol* 126(1):231–238, 2019.
117. Kelly LA, Kuitunen S, Racinais S, et al.: Recruitment of the plantar intrinsic foot muscles with increasing postural demand, *Clin Biomech* 27(1):46–51, 2012.
118. Khalaj N, Vicenzino B, Heales LJ, et al.: Is chronic ankle instability associated with impaired muscle strength? Ankle, knee and hip muscle strength in individuals with chronic ankle instability: a systematic review with meta-Analysis, *Br J Sports Med* 54(14):839–847, 2020.
119. Kirmizi M, Cakiroglu MA, Elvan A, et al.: Reliability of different clinical techniques for assessing foot posture, *J Manip Physiol Ther* 43(9):901–908, 2020.
120. Kitaoka HB, Luo ZP, Growney ES, et al.: Material properties of the plantar aponeurosis, *Foot Ankle Int* 15:557–560, 1994.
121. Klein P, Mattys S, Rooze M: Moment arm length variations of selected muscles acting on talocrural and subtalar joints during movement: an in vitro study, *J Biomech* 29:21–30, 1996.
122. Kleipool RP, Vuurberg G, Stufkens SAS, et al.: Bilateral symmetry of the subtalar joint facets and the relationship between the morphology and osteoarthritic changes, *Clin Anat* 33(7):997–1006, 2020.
123. Knudson GA, Kitaoka HB, Lu CL, et al.: Subtalar

joint stability. Talocalcaneal interosseous ligament function studied in cadaver specimens, *Acta Orthop Scand* 68:442–446, 1997.

124. Kohls-Gatzoulis J, Angel JC, Singh D, et al.: Tibialis posterior dysfunction: a common and treatable cause of adult acquired flatfoot, *Br Med J* 329:1328–1333, 2004.
125. Kokubo T, Hashimoto T, Nagura T, et al.: Effect of the posterior tibial and peroneal longus on the mechanical properties of the foot arch, *Foot Ankle Int* 33(4):320–325, 2012.
126. Koldenhoven RM, Jaffri AH, DeJong AF, et al.: Gait biofeedback and impairment-based rehabilitation for chronic ankle instability, *Scand J Med Sci Sports* 31(1):193–204, 2021.
127. Koller U, Willegger M, Windhager R, et al.: Plantar pressure characteristics in hallux valgus feet, *J Orthop Res* 32(12):1688–1693, 2014.
128. Kondo M, Iwamoto Y, Kito N: Relationship between forward propulsion and foot motion during gait in healthy young adults, *J Biomech* 121:110431, 2021.
129. Konradsen L: Sensori-motor control of the uninjured and injured human ankle, *J Electromyogr Kinesiol* 12:199–203, 2002.
130. Kosashvili Y, Fridman T, Backstein D, et al.: The correlation between pes planus and anterior knee or intermittent low back pain, *Foot Ankle Int* 29:910–913, 2008.
131. Koshino Y, Yamanaka M, Ezawa Y, et al.: Coupling motion between rearfoot and hip and knee joints during walking and single-leg landing, *J Electromyogr Kinesiol* 37:75–83, 2017.
132. Kruger KM, Graf A, Flanagan A, et al.: Segmental foot and ankle kinematic differences between rectus, planus, and cavus foot types, *J Biomech* 94:180–186, 2019.
133. Kulig K, Burnfield JM, Reischl S, et al.: Effect of foot orthoses on tibialis posterior activation in persons with pes planus, *Med Sci Sports Exerc* 37:24–29, 2005.
134. Kulig K, Burnfield JM, Requejo SM, et al.: Selective activation of tibialis posterior: evaluation by magnetic resonance imaging, *Med Sci Sports Exerc* 36:862–867, 2004.
135. Kulig K, Reischl SF, Pomrantz AB, et al.: Nonsurgical management of posterior tibial tendon dysfunction with orthoses and resistive exercise: a randomized controlled trial, *Phys Ther* 89:26–37, 2009.
136. Lai A, Lichtwark GA, Schache AG, et al.: In vivo behavior of the human soleus muscle with increasing walking and running speeds, *J Appl Physiol* 118(10):1266–1275, 2015.
137. Leardini A, Benedetti MG, Berti L, et al.: Rear-foot, mid-foot and fore-foot motion during the stance phase of gait, *Gait Posture* 25:453–462, 2007.
138. Lee JH, Kyung MG, Cho YJ, et al.: Prevalence of accessory bones and tarsal coalitions based on radiographic findings in a healthy, asymptomatic population, *Clin Orthop Surg* 12(2):245–251, 2020.
139. Leland RH, Marymont JV, Trevino SG, et al.: Calcaneocuboid stability: a clinical and anatomic study, *Foot Ankle Int* 22:880–884, 2001.
140. Lenz AL, Nichols JA, Roach KE, et al.: Compensatory motion of the subtalar joint following tibiotalar arthrodesis: an in vivo dual-fluoroscopy imaging study, *J Bone Joint Surg Am* 102(7):600–608, 2020.
141. Lewis OJ: The comparative morphology of M. flexor accessorius and the associated long flexor tendons, *J Anat* 96:321–333, 1962.
142. Lichtwark GA, Wilson AM: Interactions between the human gastrocnemius muscle and the Achilles tendon during incline, level and decline locomotion, *J Exp Biol* 209(21):4379–4388, 2006.
143. Lin KW, Hu CJ, Yang WW, et al.: Biomechanical evaluation and strength test of 3D-printed foot orthoses, *Appl Bionics Biomech* 2019:4989534, 2019.
144. Longo UG, Loppini M, Fumo C, et al.: Deep deltoid ligament injury is related to rotational instability of the ankle joint: a biomechanical study, *Knee Surg Sports Traumatol Arthrosc*, 2020.
145. Lucas R, Cornwall M: Influence of foot posture on the functioning of the windlass mechanism, *Foot* 30:38–42, 2017.
146. Lundgren P, Nester C, Liu A, et al.: Invasive in vivo measurement of rear-, mid- and forefoot motion during walking, *Gait Posture* 28:93–100, 2008.
147. MacLean C, Davis IM, Hamill J: Influence of a custom foot orthotic intervention on lower extremity dynamics in healthy runners, *Clin Biomech* 21:623–630, 2006.
148. Maganaris CN, Paul JP: Tensile properties of the in vivo human gastrocnemius tendon, *J Biomech* 35(12):1639–1646, 2002.
149. Magnan B, Bondi M, Pierantoni S, et al.: The pathogenesis of Achilles tendinopathy: a systematic review, *Foot Ankle Surg* 20(3):154–159, 2014.
150. Maharaj JN, Cresswell AG, Lichtwark GA: Subtalar joint pronation and energy absorption requirements during walking are related to tibialis posterior tendinous tissue strain, *Sci Rep* 7(1):17958, 2017.
151. Maharaj JN, Cresswell AG, Lichtwark GA: The immediate effect of foot orthoses on subtalar joint mechanics and energetics, *Med Sci Sports Exerc* 50(7):1449–1456, 2018.
152. Mann R, Inman V: Phasic activity of intrinsic muscles of the foot, *J Bone Joint Surg* 46A:469–481, 1964.
153. Mann RA: Biomechanics of the foot. In American academy of orthopedic surgeons. In *Atlas of orthotics: biomechanical principles and application*, St Louis, 1975, Mosby.
154. Manter JT: Movements of the subtalar joint and transverse tarsal joint, *Anat Rec* 80:397–410, 1941.
155. Martin RL, Davenport TE, Fraser JJ, et al.: Ankle stability and movement coordination impairments: lateral ankle ligament sprains revision 2021, *J Orthop Sports Phys Ther* 51(4):Cpg1–cpg80, 2021.
156. Mason LW, Molloy AP: Turf toe and disorders of the sesamoid complex, *Clin Sports Med* 34(4):725–739, 2015.
157. Matthews M, Rathleff MS, Claus A, et al.: The foot orthoses versus hip exercises (Fohx) trial for patellofemoral pain: a protocol for a randomized clinical trial to determine if foot mobility is associated with better outcomes from foot Orthoses, *J Foot Ankle Res* 10:5, 2017.
158. Mauntel TC, Wikstrom EA, Roos KG, et al.: The epidemiology of high ankle sprains in national collegiate athletic association sports, *Am J Sports Med* 45(9):2156–2163, 2017.
159. Mayne AI, Bidwai AS, Beirne P, et al.: The effect of a dedicated Ponseti service on the outcome of idiopathic clubfoot treatment, *Bone Joint Lett J* 96B(10):1424–1426, 2014.
160. McCullough MB, Ringleb SI, Arai K, et al.: Moment arms of the ankle throughout the range of motion in three planes, *Foot Ankle Int* 32(3):300–306, 2011.
161. McKay MJ, Baldwin JN, Ferreira P, et al.: Normative reference values for strength and flexibility of 1,000 children and adults, *Neurology* 88(1):36–43, 2017.
162. McKeon PO, Hertel J, Bramble D, et al.: The Foot Core System: a new paradigm for understanding intrinsic foot muscle function, *Br J Sports Med* 49(5):290, 2015.
163. McKinley TO, Rudert MJ, Koos DC, et al.: Incongruity versus instability in the etiology of posttraumatic arthritis, *Clin Orthop Relat Res* 423:44–51, 2004.
164. McPoil TG, Knecht HG, Schuit D: A survey of foot types in normal females between ages of 18 and 30 years, *J Orthop Sports Phys Ther* 9:406–409, 1988.
165. McPoil TG, Warren M, Vicenzino B, et al.: Variations in foot posture and mobility between individuals with patellofemoral pain and those in a control group, *J Am Podiatr Med Assoc* 101(4):289–296, 2011.
166. Mengiardi B, Zanetti M, Schöttle PB, et al.: Spring ligament complex: MR imaging–anatomic correlation and findings in asymptomatic subjects, *Radiology* 237:242–249, 2005.
167. Menz HB, Dufour AB, Riskowski JL, et al.: Association of planus foot posture and pronated foot function with foot pain: the Framingham foot study, *Arthritis Care Res* 65(12):1991–1999, 2013.
168. Menz HB, Dufour AB, Riskowski JL, et al.: Foot posture, foot function and low back pain: the Framingham Foot Study, *Rheumatology* 52(12):2275–2282, 2013.
169. Michels F, Matricali G, Vereecke E, et al.: The Intrinsic subtalar ligaments have a consistent presence, location and morphology, *Foot Ankle Surg* 27(1):101–109, 2021.
170. Mickle KJ, Angin S, Crofts G, et al.: Effects of age on strength and morphology of toe flexor muscles, *J Orthop Sports Phys Ther* 46(12):1065–1070, 2016.
171. Millar N, Silbernagel K, Thorborg K, et al.: Tendinopathy, *Nat Rev Dis Primers* 7:1–21, 2021.
172. Milner CE, Ferber R, Pollard CD, et al.: Biomechanical factors associated with tibial stress fracture in female runners, *Med Sci Sports Exerc* 38:323–328, 2006.
173. Milner CE, Hamill J, Davis IS: Distinct hip and rearfoot kinematics in female runners with a history of tibial stress fracture, *J Orthop Sports Phys Ther* 40(2):59–66, 2010.
174. Miura S, Seko T, Himuro N, et al.: Toe grip strength declines earlier than hand grip strength and knee extension strength in community-dwelling older men: a cross sectional study, *J Foot Ankle Res* 15(1):79, 2022.
175. Moisan G, Mainville C, Descarreaux M, et al.: Unilateral jump landing neuromechanics of individuals with chronic ankle instability, *J Sci Med Sport* 23(5):430–436, 2020.
176. Monaghan GM, Lewis CL, Hsu WH, et al.: Forefoot angle determines duration and amplitude of pronation during walking, *Gait Posture* 38(1):8–13, 2013.
177. Monaghan K, Delahunt E, Caulfield B: Ankle function during gait in patients with chronic ankle instability compared to controls, *Clin Biomech* 21:168–174, 2006.
178. Moore ES, Kindig MW, McKearney DA, et al.: Hind- and midfoot bone morphology varies with foot type and sex, *J Orthop Res* 37(3):744–759, 2019.
179. Morcuende JA, Dolan LA, Dietz FR, et al.: Radical reduction in the rate of extensive corrective surgery for clubfoot using the Ponseti method, *Pediatrics* 113(2):376–380, 2004.
180. Mulligan EP, Cook PG: Effect of plantar intrinsic muscle training on medial longitudinal arch morphology and dynamic function, *Man Ther* 18(5):425–430, 2013.
181. Mundermann A, Nigg BM, Neil HR, et al.: Foot orthotics affect lower extremity kinematics and kinetics during running, *Clin Biomech* 18:254–262, 2003.
182. Murley GS, Buldt AK, Trump PJ, et al.: Tibialis posterior EMG activity during barefoot walking in people with neutral foot posture, *J Electromyogr Kinesiol* 19:e69–e77, 2009a.
183. Murley GS, Landorf KB, Menz HB: Do foot orthoses change lower limb muscle activity in flat-arched feet towards a pattern observed in normal-arched feet? *Clin Biomech* 25(7):728–736, 2010.
184. Murley GS, Menz HB, Landorf KB: The effect of three levels of foot orthotic wedging on the electromyographic activity of selected lower limb muscles during gait, *Clin Biomech* 21(10):1074–1080, 2006.
185. Murray MP, Guten GN, Sepic SB, et al.: Function of the triceps surae during gait. Compensatory mechanisms for unilateral loss, *J Bone Joint Surg Am* 60:473–476, 1978.
186. Myers JB, Riemann BL, Hwang JH, et al.: Effect of peripheral afferent alteration of the lateral ankle liga-

ments on dynamic stability, *Am J Sports Med* 31:498–506, 2003.
187. Myerson MS, Thordarson DB, Johnson JE, et al.: Classification and nomenclature: progressive collapsing foot deformity, *Foot Ankle Int* 41(10):1271–1276, 2020.
188. Nery C, Fonseca LF, Goncalves JP, et al.: First MTP Joint instability - expanding the concept of "turf-toe" injuries, *J Foot Ankle Surg* 26(1):47–53, 2020.
189. Neville C, Flemister A, Tome J, et al.: Comparison of changes in posterior tibialis muscle length between subjects with posterior tibial tendon dysfunction and healthy controls during walking, *J Orthop Sports Phys Ther* 37:661–669, 2007.
190. Nistor L, Markhede G, Grimby G: A technique for measurements of plantar flexion torque with the Cybex II dynamometer, *Scand J Rehabil Med* 14:163–166, 1982.
191. Pavan PG, Stecco C, Darwish S, et al.: Investigation of the mechanical properties of the plantar aponeurosis, *Surg Radiol Anat* 33(10):905–911, 2011.
192. Peña Fernández M, Hoxha D, Chan O, et al.: Centre of rotation of the human subtalar joint using weight-bearing clinical computed tomography, *Sci Rep* 10(1):1035, 2020.
193. Perera AM, Mason L, Stephens MM: The pathogenesis of hallux valgus [Review], *J Bone Joint Surg Am* 93(17):1650–1661, 2011.
194. Peter RE, Harrington RM, Henley MB, et al.: Biomechanical effects of internal fixation of the distal tibiofibular syndesmotic joint: comparison of two fixation techniques, *J Orthop Trauma* 8(3):215–219, 1994.
195. Phan CB, Nguyen DP, Lee KM, et al.: Relative movement on the articular surfaces of the tibiotalar and subtalar joints during walking, *Bone Joint Res* 7(8):501–507, 2018.
196. Piazza SJ, Adamson RL, Moran MF, et al.: Effects of tensioning errors in split transfers of tibialis anterior and posterior tendons, *J Bone Joint Surg Am* 85(5):858–865, 2003.
197. Pieper NL, Baudendistel ST, Hass CJ, et al.: The metabolic and mechanical consequences of altered propulsive force generation in walking, *J Biomech* 122:110447, 2021.
198. Piraino JA, Theodoulou MH, Ortiz J, et al.: American college of foot and ankle surgeons clinical consensus statement: appropriate clinical management of adult-acquired flatfoot deformity, *J Foot Ankle Surg* 59(2):347–355, 2020.
199. Pohl MB, Hamill J, Davis IS: Biomechanical and anatomic factors associated with a history of plantar fasciitis in female runners, *Clin J Sport Med* 19(5):372–376, 2009.
200. Raikin SM, Garras DN, Krapchev PV: Achilles tendon injuries in a United States population, *Foot Ankle Int* 34(4):475–480, 2013.
201. Reeves J, Jones R, Liu A, et al.: The Between-day reliability of peroneus longus EMG during walking, *J Biomech* 86:243–246, 2019.
202. Rein S, Hagert E, Hanisch U, et al.: Immunohistochemical analysis of sensory nerve endings in ankle ligaments: a cadaver study, *Cells Tissues Organs* 197(1):64–76, 2013.
203. Reischl SF, Powers CM, Rao S, et al.: Relationship between foot pronation and rotation of the tibia and femur during walking, *Foot Ankle Int* 20:513–520, 1999.
204. Requião LF, Nadeau S, Milot MH, et al.: Quantification of level of effort at the plantar flexors and hip extensors and flexor muscles in healthy subjects walking at different cadences, *J Electromyogr Kinesiol* 15:393–405, 2005.
205. Resende RA, Deluzio KJ, Kirkwood RN, et al.: Increased unilateral foot pronation affects lower limbs and pelvic biomechanics during walking, *Gait Posture* 41(2):395–401, 2015.
206. Richie D: Biomechanics and orthotic treatment of the adult acquired flatfoot, *Clin Podiatr Med Surg* 37(1):71–89, 2020.
207. Ridge ST, Olsen MT, Bruening DA, et al.: Walking in minimalist shoes is effective for strengthening foot muscles, *Med Sci Sports Exerc* 51(1):104–113, 2019.
208. Robb KA, Melady HD, Perry SD: Fine-Wire electromyography of the transverse head of adductor hallucis during locomotion, *Gait Posture* 85:7–13, 2021.
209. Rodrigues P, Chang R, TenBroek T, et al.: Medially posted insoles consistently influence foot pronation in runners with and without anterior knee pain, *Gait Posture* 37(4):526–531, 2013.
210. Root ML: Development of the functional orthosis, *Clin Podiatr Med Surg* 11:183–210, 1994.
211. Rosa I, Rodeia J, Fernandes PX, et al.: Ultrasonographic assessment of deltoid ligament integrity in ankle fractures, *Foot Ankle Int* 41(2):147–153, 2020.
212. Ross MH, Smith MD, Mellor R, et al.: Clinical tests of tibialis posterior tendinopathy: are they reliable, and how well are they reflected in structural changes on imaging? *J Orthop Sports Phys Ther* 51(5):253–260, 2021.
213. Rotem-Lehrer N, Laufer Y: Effect of focus of attention on transfer of a postural control task following an ankle sprain, *J Orthop Sports Phys Ther* 37:564–569, 2007.
214. Ruohola JP, Kiuru MJ, Pihlajamaki HK: Fatigue bone injuries causing anterior lower leg pain, *Clin Orthop Relat Res* 444:216–223, 2006.
215. Russell JA, Shave RM, Kruse DW, et al.: Ankle and foot contributions to extreme plantar- and dorsiflexion in female ballet dancers, *Foot Ankle Int* 32(2):183–188, 2011.
216. Santilli V, Frascarelli MA, Paoloni M, et al.: Peroneus longus muscle activation pattern during gait cycle in athletes affected by functional ankle instability: a surface electromyographic study, *Am J Sports Med* 33:1183–1187, 2005.
217. Schaefer KL, Sangeorzan BJ, Fassbind MJ, et al.: The comparative morphology of idiopathic ankle osteoarthritis, *J Bone Joint Surg Am* 94(24):e181, 2012.
218. Scott J, Lee H, Barsoum W, et al.: The effect of tibiofemoral loading on proximal tibiofibular joint motion, *J Anat* 211(5):647–653, 2007.
219. Sefton JM, Yarar C, Hicks-Little CA, et al.: Six weeks of balance training improves sensorimotor function in individuals with chronic ankle instability, *J Orthop Sports Phys Ther* 41(2):81–89, 2011.
220. Seligman DAR, Dawson D, Streiner DL, et al.: Treating heel pain in adults: a randomized controlled trial of hard vs modified soft custom orthotics and heel pads, *Arch Phys Med Rehabil*(3)363–370, 2021.
221. Sepic SB, Murray MP, Mollinger LA, et al.: Strength and range of motion in the ankle in two age groups of men and women, *Am J Phys Med* 65:75–84, 1986.
222. Shamus J, Shamus E, Gugel RN, et al.: The effect of sesamoid mobilization, flexor hallucis strengthening, and gait training on reducing pain and restoring function in individuals with hallux limitus: a clinical trial, *J Orthop Sports Phys Ther* 34:368–376, 2004.
223. Sharif B, Welck M, Saifuddin A: MRI of the distal tibiofibular joint, *Skeletal Radiol* 49(1):1–17, 2020.
224. Sheehan FT, Seisler AR, Siegel KL: In vivo talocrural and subtalar kinematics: a non-invasive 3D dynamic MRI study, *Foot Ankle Int* 28:323–335, 2007.
225. Shibuya N, Kitterman RT, LaFontaine J, et al.: Demographic, physical, and radiographic factors associated with functional flatfoot deformity, *J Foot Ankle Surg* 53(2):168–172, 2014.
226. Shimozono Y, Hurley ET, Myerson CL, et al.: Suture button versus syndesmotic screw for syndesmosis injuries: a meta-analysis of randomized controlled trials, *Am J Sports Med* 47(11):2764–2771, 2019.
227. Siegler S, Chen J, Schneck CD: The three-dimensional kinematics and flexibility characteristics of the human ankle and subtalar joints—Part I: kinematics, *J Biomech Eng* 110:364–373, 1988.
228. Siegler S, Toy J, Seale D, et al.: The Clinical Biomechanics Award 2013—presented by the International Society of Biomechanics: new observations on the morphology of the talar dome and its relationship to ankle kinematics, *Clin Biomech* 29(1):1–6, 2014.
229. Smith MD, Lee D, Russell T, et al.: How much does the talocrural joint contribute to ankle dorsiflexion range of motion during the weight-bearing lunge test? Q cross-sectional radiographic validity study, *J Orthop Sports Phys Ther* 49(12):934–941, 2019.
230. Spennacchio P, Seil R, Gathen M, et al.: Diagnosing instability of ligamentous syndesmotic injuries: a biomechanical perspective, *Clin Biomech* 84:105312, 2021.
231. Spiegel DA: CORR Insights: results of clubfoot management using the Ponseti method: do the details matter? A systematic review, *Clin Orthop Relat Res* 472(5):1617–1618, 2014.
232. Spratley EM, Arnold JM, Owen JR, et al.: Plantar forces in flexor hallucis longus versus flexor digitorum longus transfer in adult acquired flatfoot deformity, *Foot Ankle Int* 34(9):1286–1293, 2013.
233. Standring S: *Gray's Anatomy: the anatomical basis of clinical practice*, ed 42, St Louis, 2021, Elsevier.
234. Stauffer RN, Chao EY, Brewster RC: Force and motion analysis of the normal, diseased, and prosthetic ankle joint, *Clin Orthop Relat Res* 127:189–196, 1977.
235. Steinberg N, Finestone A, Noff M, et al.: Relationship between lower extremity alignment and hallux valgus in women, *Foot Ankle Int* 34(6):824–831, 2013.
236. Sutherland DH: An electromyographic study of the plantar flexors of the ankle in normal walking on the level, *J Bone Joint Surg Am* 48:66–71, 1966.
237. Sutherland DH: The evolution of clinical gait analysis. Part l: kinesiological EMG, *Gait Posture* 14:61–70, 2001.
238. Svoboda Z, Bizovska L, Gonosova Z, et al.: Effect of aging on the association between ankle muscle strength and the control of bipedal stance, *PLoS One* 14(10):e0223434, 2019.
239. Szaro P, Cifuentes Ramirez W, Borkmann S, et al.: Distribution of the subtendons in the midportion of the Achilles tendon revealed in vivo on MRI, *Sci Rep* 10(1):16348, 2020.
240. Taniguchi A, Tanaka Y, Takakura Y, et al.: Anatomy of the spring ligament, *J Bone Joint Surg* 85-A:2174–2179, 2003.
241. Tateuchi H, Wada O, Ichihashi N: Effects of calcaneal eversion on three-dimensional kinematics of the hip, pelvis and thorax in unilateral weight bearing, *Hum Mov Sci* 30(3):566–573, 2011.
242. Taylor KF, Bojescul JA, Howard RS, et al.: Measurement of isolated subtalar range of motion: a cadaver study, *Foot Ankle Int* 22:426–432, 2001.
243. Telfer S, Abbott M, Steultjens MP, et al.: Dose-response effects of customised foot orthoses on lower limb kinematics and kinetics in pronated foot type, *J Biomech* 46(9):1489–1495, 2013.
244. Thomas RH, Daniels TR: Ankle arthritis, *J Bone Joint Surg Am* 85-A(5):923–936, 2003.
245. Thompson CS, Hiller CE, Schabrun SM: Altered spinal-level sensorimotor control related to pain and perceived instability in people with chronic ankle instability, *J Sci Med Sport* 22(4):425–429, 2019.
246. Thordarson DB, Schmotzer H, Chon J, et al.: Dynamic support of the human longitudinal arch. A biomechanical evaluation, *Clin Orthop Relat Res* 316:165–172, 1995.
247. Tochigi Y, Amendola A, Rudert MJ, et al.: The role of the interosseous talocalcaneal ligament in subtalar joint stability, *Foot Ankle Int* 25:588–596, 2004.
248. Tome J, Nawoczenski DA, Flemister A, et al.: Comparison of foot kinematics between subjects with posterior

tibialis tendon dysfunction and healthy controls, *J Orthop Sports Phys Ther* 36:635–644, 2006.

249. Tong JW, Kong PW: Association between foot type and lower extremity injuries: systematic literature review with meta-analysis, *J Orthop Sports Phys Ther* 43(10):700–714, 2013.
250. Tumer N, Vuurberg G, Blankevoort L, et al.: Typical shape differences in the subtalar joint bones between subjects with chronic ankle instability and controls, *J Orthop Res* 37(9):1892–1902, 2019.
251. Valderrabano V, Hintermann B, Horisberger M, et al.: Ligamentous posttraumatic ankle osteoarthritis, *Am J Sports Med* 34:612–620, 2006.
252. Van der Krogt MM, Delp SL, Schwartz MH: How robust is human gait to muscle weakness? *Gait Posture* 36(1):113–119, 2012.
253. Van Deun S, Staes FF, Stappaerts KH, et al.: Relationship of chronic ankle instability to muscle activation patterns during the transition from double-leg to single-leg stance, *Am J Sports Med* 35:274–281, 2007.
254. van Dijk CN, van Sterkenburg MN, Wiegerinck JI, et al.: Terminology for Achilles tendon related disorders, *Knee Surg Sports Traumatol Arthrosc* 19(5):835–841, 2011.
255. Van Gheluwe B, Dananberg HJ, Hagman F, et al.: Effects of hallux limitus on plantar foot pressure and foot kinematics during walking, *J Am Podiatr Med Assoc* 96(5):428–436, 2006.
256. van Rijn RM, van Os AG, Bernsen RM, et al.: What is the clinical course of acute ankle sprains? A systematic literature review, *Am J Med* 121(4):324–331 e326, 2008.
257. Venkadesan M, Yawar A, Eng CM, et al.: Stiffness of the human foot and evolution of the transverse arch, *Nature* 579(7797):97–100, 2020.
258. Verhagen E, van der Beek A, Twisk J, et al.: The effect of a proprioceptive balance board training program for the prevention of ankle sprains: a prospective controlled trial, *Am J Sports Med* 32:1385–1393, 2004.
259. Vicenzino B, Branjerdporn M, Teys P, et al.: Initial changes in posterior talar glide and dorsiflexion of the ankle after mobilization with movement in individuals with recurrent ankle sprain, *J Orthop Sports Phys Ther* 36:464–471, 2006.
260. Wan L, de Asla RJ, Rubash HE, et al.: In vivo cartilage contact deformation of human ankle joints under full body weight, *J Orthop Res* 26:1081–1089, 2008.
261. Wang C, Yang J, Wang S, et al.: Three-Dimensional motions of distal syndesmosis during walking, *J Orthop Surg Res* 10:166, 2015.
262. Watanabe K, Kitaoka HB, Berglund LJ, et al.: The role of ankle ligaments and articular geometry in stabilizing the ankle, *Clin Biomech* 27(2):189–195, 2012.
263. Watanabe K, Kitaoka HB, Fujii T, et al.: Posterior tibial tendon dysfunction and flatfoot: analysis with simulated walking, *Gait Posture* 37(2):264–268, 2013.
264. Waterval NFJ, Brehm MA, Ploeger HE, et al.: Compensations in lower limb joint work during walking in response to unilateral calf muscle weakness, *Gait Posture* 66:38–44, 2018.
265. Wei F, Braman JE, Weaver BT, et al.: Determination of dynamic ankle ligament strains from a computational model driven by motion analysis based kinematic data, *J Biomech* 44(15):2636–2641, 2011.
266. Willems TM, De Clercq D, Delbaere K, et al.: A prospective study of gait related risk factors for exercise-related lower leg pain, *Gait Posture* 23(1):91–98, 2006.
267. Willems TM, Ley C, Goetghebeur E, et al.: Motion-control shoes reduce the risk of pronation-related pathologies in recreational runners: a secondary analysis of a randomized controlled trial, *J Orthop Sports Phys Ther* 51(3):135–143, 2021.
268. Williams BT, Ahrberg AB, Goldsmith MT, et al.: Ankle syndesmosis: a qualitative and quantitative anatomic analysis, *Am J Sports Med* 43(1):88–97, 2015.
269. Williams III DS, McClay IS, Hamill J: Arch structure and injury patterns in runners, *Clin Biomech* 16:341–347, 2001.
270. Williams G, Widnall J, Evans P, et al.: Could failure of the spring ligament complex be the driving force behind the development of the adult flatfoot deformity? *J Foot Ankle Surg* 53(2):152–155, 2014.
271. Winkler PW, Lutz PM, Rupp MC, et al.: Increased external tibial torsion is an infratuberosity deformity and is not correlated with a lateralized position of the tibial tuberosity, *Knee Surg Sports Traumatol Arthrosc* 29:1678–1685, 2021.
272. Winter DA: *Biomechanics and motor control of human movement*, Hoboken, NJ, 2005, John Wiley & Sons.
273. Wright DG, Rennels DC: A study of elastic properties of plantar fascia, *J Bone Joint Surg Am* 46:482–492, 1964.
274. Youberg LD, Cornwall MW, McPoil TG, et al.: The amount of rearfoot motion used during the stance phase of walking, *J Am Podiatr Med Assoc* 95:376–382, 2005.
275. Zhang YJ, Du JY, Chen B, et al.: Correlation between three-dimensional medial longitudinal arch joint complex mobility and medial arch angle in stage II posterior tibial tendon dysfunction, *J Foot Ankle Surg* 25(6):721–726, 2019.
276. Zhao D, Li H, Zhao L, et al.: Results of clubfoot management using the Ponseti method: do the details matter? A systematic review [Review], *Clin Orthop Relat Res* 472(4):1329–1336, 2014.
277. Zuil-Escobar JC, Martinez-Cepa CB, Martin-Urrialde JA, et al.: Evaluating the medial longitudinal arch of the foot: correlations, reliability, and accuracy in people with a low arch, *Phys Ther* 99(3):364–372, 2019.

## 학습문제_*Study Questions*

1. (a) 발목과 (b) 발뒤부를 구성하는 뼈를 열거하라. 어떤 뼈가 두 영역에 공통적으로 있는가?
2. 과도한 정강뼈 비틀림이 어떻게 과도한 넓적다리뼈 앞경사의 기능적 표현을 가릴 수 있는지 설명하라.
3. 근육힘살에서부터 엄지발가락에 대한 부착까지 긴엄지굽힘근힘줄의 경로를 설명하라.
4. 최대 발바닥쪽굽힘은 왜 목말종아리관절을 역학적으로 불안정한 위치에 놓이게 하는가?
5. 첫째발목발허리관절이 엄지발가락가쪽휨(엄지건막류)의 발생에 왜 자주 연루되는지 설명하라.
6. 그림 14.43을 참조하여, 앞정강근과 긴엄지폄근(목말밑관절에서)의 안쪽들림 토크 가능성을 대조하라.
7. 장딴지 근육의 약화를 갖진 사람이 걷기의 밀기 단계 전에 왜 무릎의 '꺾임'을 호소하는지 설명하라.
8. 짧은종아리근과 셋째종아리근의 먼쪽부착부위를 비교하라. 이러한 근육들이 시상면에서는 다른 작용을 갖지만 전두면에서는 유사한 작용을 어떻게 갖게 되는지 설명하라.
9. 어떠한 구조들(관절과 결합조직)이 종아리뼈를 정강뼈에 연결시키는가?
10. 발이 자유로운 상태(그림 14.18A)와 고정된 상태(그림 14.20A)에서 목말종아리관절의 등쪽굽힘에 대한 구르기와 미끄러짐의 관절운동형상학을 설명하라.
11. 보행주기의 어떤 지점에서 목말종아리관절의 가장 큰 등쪽굽힘을 필요로 하는가? 디딤기인가 흔듦기인가?
12. 어떤 요인들이 완전한 등쪽굽힘에서 목말종아리관절의 안정성에 기여하는가?
13. 첫째발목발허리관절에서 어떤 근육이 긴종아리근의 가장 직접적인 대항근으로 고려되는가?
14. 무릎이 굽힘되어 있을 때보다 폄되어 있을 때 발목의 능동적인 발바닥쪽굽힘 토크가 왜 20~30% 더 크게 되는지를 설명할 수 있는 기전을 제안하라.
15. 안쪽들림근육의 약화 이후에 어떤 변형이 가장 잘 발생하는가? 어떤 근육들을 신장시킬 것인가? 어떤 근육들을 강화시킬 것인가?
16. 긴종아리근의 장기간 약화가 초래될 수 있는 2가지 가능한 결과를 설명하라.

Chapter 15

# 걷기의 운동학

## Kinesiology of Walking

### 주제 요약



걷기(walking)는 흔히 이동(ambulation) 또는 보행(gait)이라고도 불리며, 개인이 한 장소에서 다른 장소로 움직이려는 기본적인 요구를 충족시켜 주기 때문에 사람들이 일상적으로 가장 많이 하는 활동들 중 하나이다. 이상적으로, 걷기는 피로를 최소화시킬 수 있는 효율성 그리고 넘어짐 및 이와 관련된 손상을 예방할 수 있는 안정성이 요구된다. 수년간의 경험은 건강한 사람이 대화를 나누면서, 여기저기 쳐다보면서, 심지어 최소한의 노력으로 장애물 및 기타 불안정을 유발하는 힘에 대처하면

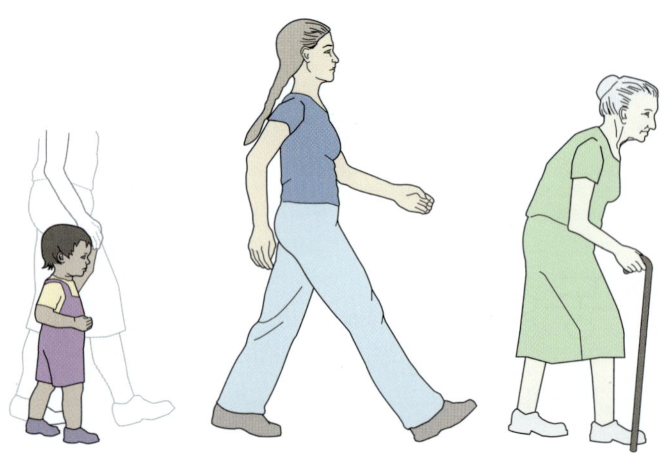

**그림 15.1** 다양한 생애 단계에서의 걷기.

> **주요 주제**
> - 공간적 서술과 시간적 서술
> - 관절의 운동형상학
> - 신체 질량중심의 조절
> - 에너지 소비
> - 근육의 활동
> - 걷기의 운동역학
> - 보행의 기능이상

서 걷는 데 필요한 조절을 제공한다.

건강한 사람은 걷는 것이 쉬운 일이지만, 어린아이나 노인에게는 걷는 것이 힘든 과제가 될 수도 있다(그림 15.1). 생애 초기의 어린아이는 일반적으로 서고 걷는 방법을 배우는 데 11~15개월이 걸린다.[78] 일단 스스로 설 수 있게 되면, 아이들은 4~5세가 될 때까지 성인의 걷기양상과 시각적으로 유사하게 다듬어 가고,[42,218] 이후 몇 년에 걸쳐 더욱 정교한 걸음으로 발전해 간다.[87,91,135,245] 노인이 되면, 걷기는 점점 더 힘들어진다. 노인은 근력의 감소, 균형의 감소, 또는 질환 때문에, 안전하게 걷기 위해서는 지팡이나 보행기가 필요할 수 있다. Patla[176]는 우리 삶에서 걷기의 중요성을 다음과 같이 명확하게 표현하였다. "스스로의 힘으로 한 장소에서 다른 장소로 독립적으로 이동할 수 있는 능력만큼 우리의 독립성 수준과 좋은 삶의 질에 대한 인식을 잘 보여주는 것은 없다. 우리는 어린아이가 이러한 능력을 계속 발달시킬 수 있다는 것에 감사하게 생각하며, 전 생애에 걸쳐 이러한 능력을 키우고 유지할 수 있도록 노력해야 한다."

이 장에서는 걷기의 기본적인 운동학적 특성에 대해 설명할 것이다. 다른 언급이 없는 한, 여기서 제공되는 정보는 일정한 평균 속력으로 편평한 지면을 걸을 때의 정상적이고 성숙한 보행양상에 대해 제공된다. 이 장은 이 책의 다른 장과 별개로 읽어도 충분할 만큼 상세한 내용을 제시하지만, 12~14장을 함께 읽으면 걷기에 대해 더욱 깊이 이해할 수 있다. 16장은 이 장에서의 정보를 바탕으로 달리기의 운동학에 대한 설명을 추가로 제공한다.

이 장의 핵심이 되는 걷기의 관찰은 감각기능과 운동기능 사이에 나타나는 '보이지 않는' 복잡한 상호작용의 결과에 대한 정보를 제공한다. 사람이 걷기 위해, 중추신경계는 시각, 고유감각, 그리고 안뜰감각(vestibular sensory)으로부터의 입력정보를 통합하여 적절한 운동작용을 발생시켜야 한다. 이 장에서는 걷는 동안 수행되는 팔다리와 근육의 복잡한 작용에 대해 다루지만, 운동조절의 개념은 언급되지 않는다. 걷기의 운동조절에 대해 좀 더 이해하기를 원한다면, 이런 주제에 대한 다른 책을 읽기를 추천한다.[53,97,119,170]

## 보행분석의 역사적 관점

"사람이 잉크가 묻은 갈대를 머리에 부착한 후 벽을 따라 땅 위를 걸어가면, 갈대가 그리는 선은 직선이 아니라 지그재그가 될 것이다. 왜냐하면 다리를 굽혀 몸이 낮아질 때는 선이 낮아지고 다리를 펴서 몸이 높아질 때는 선이 높아지기 때문이다."[12] 아리스토텔레스(Aristotle, 기원전 384~322년)의 이 초기 기록과 걷기의 과정을 담은 수많은 고대의 그림과 조각은 걷기에 대한 일상적인 관찰과 세밀한 관찰 모두가 역사적으로 꾸준한 관심의 대상이었다는 것을 보여준다.

이전부터 이러한 관심이 있었음에도 불구하고, 걸음에 관한 최초의 주목할 만한 과학적 연구는 1836년에야 비로소 베버(Weber) 형제[250]에 의해 발표되었다. 이들의 연구는 갈릴레오 갈릴레이(Galileo Galilei, 1564~1642), 조반니 보렐리(Giovanni Borelli, 1608~1679), 그리고 아이작 뉴턴(Isaac Newton, 1642~1727)과 같은 인물들이 이룬 과학의 발전에 힘입은 결과였다. 물리학자이며 전기공학자인 빌헬름(Wilhelm)과 해부학자이자 생리학자인 에두아르드(Eduard)는 스톱워치 및 줄자와 같은 도구를 사용하여 발짝길이(step length), 분속수(cadence), 지면에서 발까지의 간격, 그리고 신체의 수직이동과 같은 걷기의 요소들을 측정하고 설명하였다. 또한, 그들은 흔듦기(swing phase), 디딤기(stance phase), 그리고 두다리지지기(double-limb support period)와 같은 보행주기의 기본요소들을 정의하였다. 이들이 소개한 많은 용어들이 오늘날에도 여전히 사용되고 있다.[248,249] 베버 형제는 걷기의 기본원리가 최소한의 근육 사용이라는 가설을 세웠으며, 이러한 개념은 오늘날에도 사실로 받아들여지고 있지만, 신체가 에너지 소비를 최소화하는 정확한 방법은 여전히 연구되고 있다.[40,122,169]

19세기에 마레이(Marey), 카를레(Carlet), 그리고 피어오르트(Vierordt)와 같은 다른 연구자들도 독창적인 기술을 사용하여 보행에 대한 지식을 넓혔다. 마레이와 카를레가 개발한 여러 새로운 측정 방법 중 가장 자주 언급되는 것은 보행의 흔듦기와 디딤기를

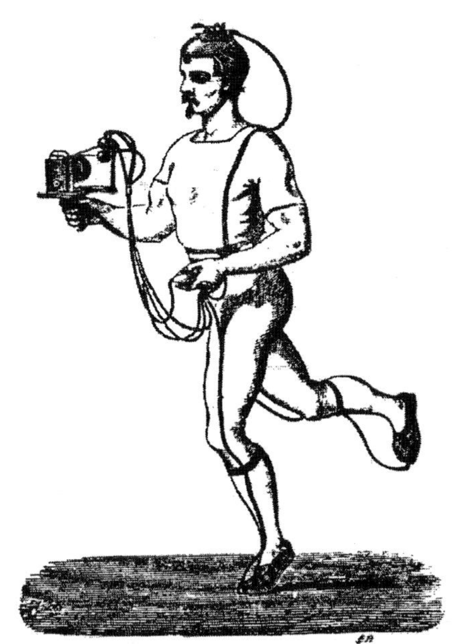

**그림 15.2** 보행 측정을 위해 사용된 마레이의 계측용 신발. (From Marey EJ: *La machine animal*, Paris, 1873, Librairie Gemer Baillière.)

표시하기 위해 기록장치에 공기주머니를 연결한 신발이다(그림 15.2).[139~141] 피어오르트가 제시한 또 다른 기발한 생각은 신발과 팔다리에 부착된 작은 스프레이 노즐에 잉크를 넣고 사용하는 것이다.[243] 사람이 걸을 때 마루와 벽에 잉크가 뿌려지면서 움직임에 대한 영구적인 기록을 남겼다.

이와 동시에, 영화촬영술 분야에서의 발전은 인간과 동물의 걷기에 대한 운동형상학적 양상을 연구하고 기록하는 강력한 수단이 되었다. 마이브리지(Muybridge)는 연속적인 움직임을 기록하기 위해 영화촬영법을 사용한 그 시대의 가장 유명한 사람이었다. 마이브리지는 아마도 말의 속보(trotting)에 대한 오래된 논쟁을 해결한 것으로 유명하다. 1872년, 그는 연속적인 사진촬영기법을 사용하여 속보로 걷는 말의 네 발 모두가 아주 짧은 시간 동안 실제로 동시에 지면에서 떨어진다는 것을 보여주었다. 마이브리지는 인간과 동물의 보행에 대한 인상적인 사진 자료를 남겼다.[164,165]

초기에, 걷기의 설명은 평면적인 분석으로 제한되었으며, 동작은 시상면에서 주로 기록되었고 전두면에서의 기록은 그보다 드물었다. 브라우네(Braune)와 피셔(Fisher)[26,27]는 1895년부터 1904년까지 사람의 걷기에 대한 포괄적인 3차원 분석을 수행한 첫 번째 연구자로 알려져 있다. 그들은 4대의 카메라와 신체의 여러 분절에 부착된 다수의 발광체를 이용하여, 3차원에서 관절의 운동형상학을 기록하였다. 또한, 그들은 분절의 가속도, 분절의 관성 특성, 그리고 분절 사이 부하(예를 들어, 관절 토크와 힘)와 같은 동적인 양을 측정하기 위해 역학의 원리를 사용한 최초의 연구자들이다. 걷기의 흔들기에 국한된 그들의 관절 토크 분석은 흔들기 동안 다리의 운동을 단지 수동진자이론(passive pendulum theory)으로만 설명하였던 베버 형제가 1836년 제안한 초기의 개념을 반박하였다.[252]

20세기 내내, 걷기에 대한 이해는 많은 과학적 발전에 의해 크게 향상되었다. 운동형상학을 기록하는 장비는 자와 각도계로 번거로운 분석이 필요했던 필름을 사용한 단순 비디오카메라에서 팔다리 분절들의 실시간 좌표 자료를 얻을 수 있는 매우 정교한 컴퓨터시스템으로 발전했다. 이런 기술의 최근 발전에는 매우 신뢰성 있는 '마커리스'동작분석시스템('markerless' motion analysis systems),[99] 착용식 관성측정장치(wearable inertial measurement units),[234] 그리고 가상현실/바이오피드백시스템(virtual reality/biofeedback systems)[240]이 포함된다.

다양한 영상기법을 사용하여 걷기의 운동형상학을 설명하는데 기여한 중요한 연구자로는 에버하트(Eberhart),[62] 머레이(Murray),[159] 인만(Inman),[94] 윈터(Winter),[257] 그리고 페리(Perry)[179]가 있다. 물리치료사이자 연구자인 머레이는 1960년대, 1970년대, 그리고 1980년대에 정상 보행 및 비정상 보행의 여러 측면에 대한 운동형상학을 설명하는 여러 논문을 발표하였다(그림 15.3).[159,161,162] 그녀의 여러 연구 업적들 중에서도 장애가 있는 사람의 걷기에 대한 운동형상학의 자료는 인공관절과 다리의 의지 제작에 영향을 미쳤다.

그와 동시에, 발-지면 경계면(foot-ground interface)에서 발생하는 힘을 측정할 수 있는 장치가 개발됨에 따라 걷기의 운동역학에 대한 좀 더 폭넓은 이해가 가능해졌다. 아마르(Amar),[8] 엘프먼(Elfman),[64] 브레슬러(Bresler)와 프랭클(Frankel),[28] 그리고 커닝햄(Cunningham)과 브라운(Brown)[51]은 모두 이 분야에 상당한 기여를 했다. 발과 지면 사이의 힘을 측정할 수 있게 됨에 따라 걷기의 디딤기 동안 다리 관절에서 발생하는 힘과 토크를 계산하는 계산방법으로 이어졌다.[185,211]

표면전극과 근육속 삽입전극의 개발은 걷기 동안 근육의 전기적 활성을 기록할 수 있는 기회를 제공해주었다. 이러한 정보가 걷기의 운동형상학 및 운동역학과 결합될 때, 각 근육이 수행하는 역할을 더 잘 이해하고 더 객관적으로 설명할 수 있게 되었다. 서덜랜드(Sutherland),[228] 페리(Perry),[179] 인만(Inman),[94] 그리고 윈터(Winter)[257]를 포함한 많은 연구자들이 걷기에 대한 근전도(EMG) 연구에 주목할 만한 기여를 하였다.

오늘날, 상세한 보행분석(gait analysis)은 전문화된 생체역학 실험실에서 일상적으로 수행되고 있다(그림 15.4). 3차원적인 운동형상학적 자료는 두 개 이상의 동기화된 고속카메라를 사용하여 얻을 수 있다. 지면반발력은 바닥이나 트레드밀에 내장된 힘판(force platform)을 이용하여 측정된다. 근육의 활동양상은 다채널의 원격 근전도시스템으로 기록된다. 궁극적으로, 이러한 장치에 의해 측정된 다리 관절의 힘, 토크, 그리고 일률(power)은 운동형상학적 자료, 지면반발력, 그리고 개인의 인체측정학적 특성과 결합되어 계산된다(그림 15.5). 이러한 자료는 정상 및 비정상 걷기

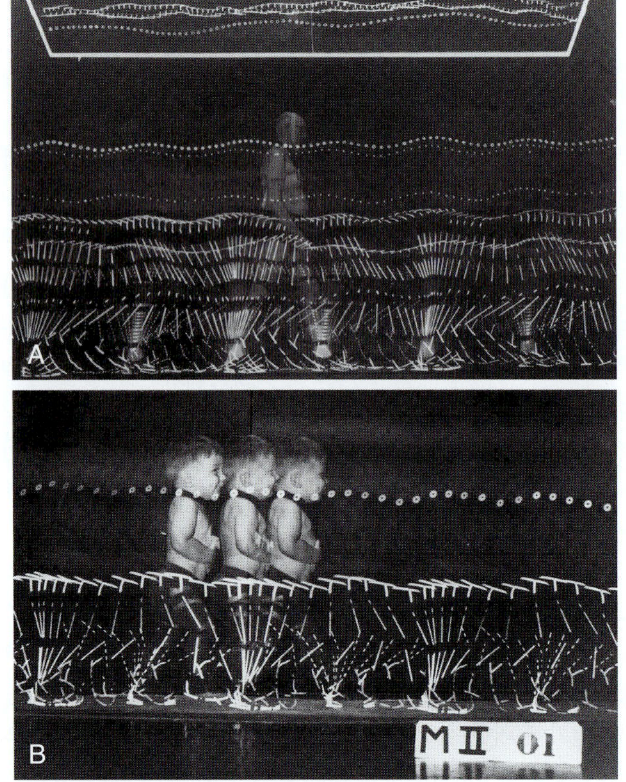


그림 15.3 보행의 기본적인 운동형상학을 기록하기 위해 머레이가 사용한 기술의 예. 노인(A)과 어린 소년(B)이 반사체를 착용하고 어두운 복도를 걷고 있다. 카메라는 셔터를 열어둔 채 사용되었고, 반사체의 위치를 추적하기 위해 조명을 초당 20회로 터뜨렸다. 걷고 있는 노인과 아이를 촬영하기 위해 추가적으로 좀 더 밝은 조명이 사용되었다. 이러한 초기 기법은 한 장의 사진으로 전체 보행주기를 시각화할 수 있게 해주었다. 또한 천장에 설치된 거울은 수평면에서의 동작을 관찰하기 위해 설치되었다. (A, From Murray MP, Gore DR: Gait of patients with hip pain or loss of hip joint motion. In Black J, Dumbleton JH, editors: *Clinical Biomechanics: a case history approach*. New York, 1981, Churchill Livingstone. B, From Stratham L, Murray MP. Early walking patterns of normal children. *Clin Orthop Relat Res* 79: 8, 1971.)

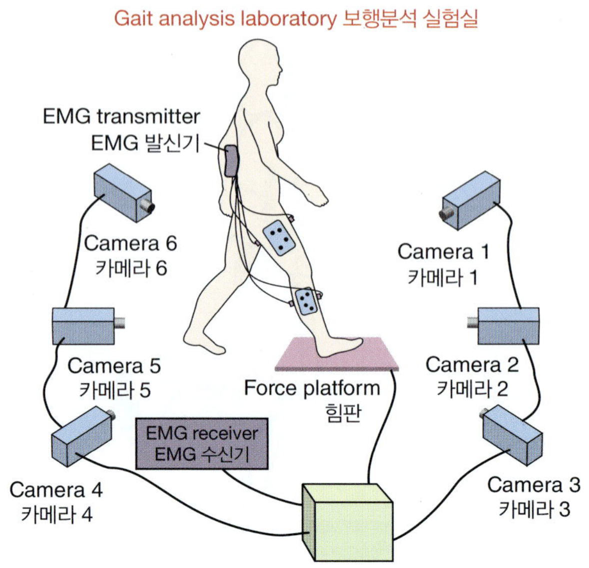


그림 15.4 걷기를 연구하기 위해 전형적인 보행 실험실에서 사용되는 장치.

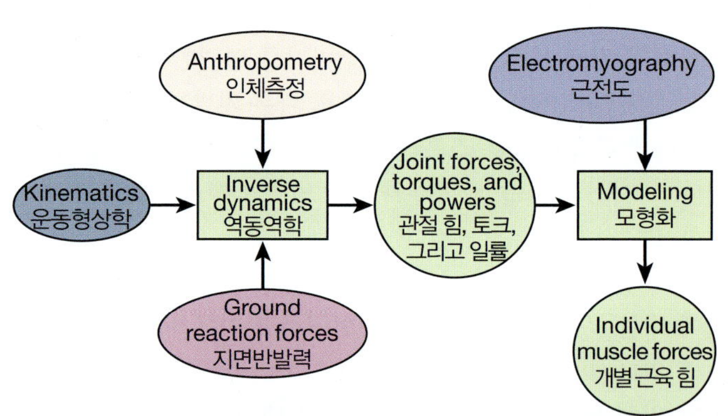


그림 15.5 인간 동작을 분석하기 위해 사용되는 전형적인 접근법. 색깔이 있는 타원 안의 변수들은 정밀하게 측정할 수 있다. 사각형 안에 있는 계산 방법들은 초록색 원에 있는 변수들을 계산하는 데 사용된다.

양상을 설명하고 연구하는 데 사용된다.

다양한 병리를 가진 사람들은 장비를 갖춘 보행분석을 통해 잠재적으로 도움을 받을 수 있다.[220,259] 그러나 이러한 기술의 이득을 제일 많이 받는 환자는 뇌성마비 아동들이다. 뇌성마비 아동의 경우, 수술 전에 적절한 치료법을 결정하기 위해 장비를 갖춘 보행분석이 흔히 사용된다. 수술을 한 다음에는 결과를 객관적으로 평가하기 위해 다시 보행분석이 사용된다.[77] 보행분석에 사용되는 역사, 도구, 그리고 방법에 대한 더 포괄적인 설명은 다른 참고문헌에서 찾아볼 수 있다.[16,211]

앞서 설명한 것과 같은 정교한 기술은 걷기를 설명하고 이해하기 위한 능력을 향상시킬 수 있는 자세한 정보를 제공해 준다. 이러한 기술은 일반적인 임상환경에서는 거의 이용되지 않기 때문에, 임상가들은 환자의 걷기 특성을 평가하기 위해 일상적으로 직접적인 시각적 관찰에 의존해야 한다. 고속카메라를 사용한 걷기와 달리기의 2차원 영상기반의 평가는 장비를 갖춘 보행분석 시 수반되는 공간, 시간, 그리고 비용부담을 고려할 때 일반적인 임상 접근법이다.[253] 이러한 관찰적 분석은 정상적인 걷기에 대한 철저한 지식과 이해를 필요로 하며, 장비를 갖춘 보행분석이 여전히 최적표준(gold standard)이므로 이를 대체하는 것으로 간주되어서는 안 된다. 이 장을 통해 걸음에 대해 공부한 것이 가족, 친구, 이웃, 그리고 임상환경에 있는 환자의 걷기양상에 대한 관찰과 결합된다면, 여기서 제시되고 있는 걷기에 대한 학습은 좀 더 역동적이고 가치 있는 경험이 될 것이다.

## 공간적 서술과 시간적 서술

이 단락에서는 걷기와 관련된 거리 및 시간의 측정에 대해 설명한다.

### 보행주기

걷기는 일련의 주기적인 움직임의 결과이다. 따라서 걷기는 가장 기본적인 단위인 *보행주기(gait cycle)*에 대한 자세한 설명으로 편리하게 나타낸다(그림 15.6). 보행주기는 관례적으로 발이 지면에 접촉할 때 시작하는 것으로 흔히 설명된다.[58] 발의 접촉은 일반적으로 발꿈치로 이루어지기 때문에, 보행주기의 0% 지점 또는 시작은 흔히 *발꿈치딛기(heel contact* 또는 *heel strike)*라 한다. 보행주기의 100% 지점 또는 완료는 같은 발이 다시 지면과 접촉하는 즉시 일어난다. *처음딛기(initial contact)*는 발꿈치가 아닌 발의 다른 부위가 지면에 처음 접촉하게 될 때 발꿈치딛기를 대신하는 용어로 자주 사용되지만, 이 장에서는 정상 걷기에 초점을 두었기 때문에 *발꿈치딛기*라는 용어를 사용할 것이다.

*걸음(stride*, 보행주기와 동의어로 쓰임)은 같은 발의 연속적인 발꿈치딛기 사이에 일어나는 일련의 사건을 말하며, 예를 들어 오른쪽 발꿈치딛기와 다시 오른쪽 발꿈치딛기 사이를 말한다. 이에 비해 *발짝(step)*은 맞은편 발의 연속적인 발꿈치딛기 내에서 발생하는 일련의 사건을 말하며, 예를 들어 오른쪽 발꿈치딛기와 왼쪽 발꿈치딛기 사이를 말한다. 따라서 하나의 보행주기는 두 개의 발짝인 오른쪽 발짝과 왼쪽 발짝으로 이루어진다.

가장 기본적인 걷기의 공간적 서술에는 걸음의 길이와 발짝의 길이가 있다(그림 15.7). *걸음길이(stride length)*는 같은 발의 연속적인 두 번의 발꿈치딛기 사이의 거리이며, 예를 들어 오른쪽 발꿈치딛기와 다시 오른쪽 발꿈치딛기 사이의 거리를 말한다. 이와는 대조적으로, *발짝길이(step length)*는 서로 다른 두 발의 연속적인 발꿈치딛기 사이의 거리이며, 예를 들어 오른쪽 발꿈치딛기와 왼쪽 발꿈치딛기 사이의 거리를 말한다. 오른쪽 발짝길이와 왼쪽 발짝길이를 비교하는 것은 양 다리 사이의 걷기 대칭성을 평가하는 데 도움이 될 수 있다(그림 15.8). *발짝너비(step width)*는 연속된 두 발 접촉 시 발꿈치 중심 사이의 측면거리를 말하며, 평균 약 8~10 cm를 나타낸다(그림 15.7).[145] '발가락이 바깥쪽을 향하는(toe-out)' 양을 나타내는 *발각도(foot angle)*는 신체의 진행 방향선(line of progression)과 발의 장축 사이에 형성된 각도를 말한다.

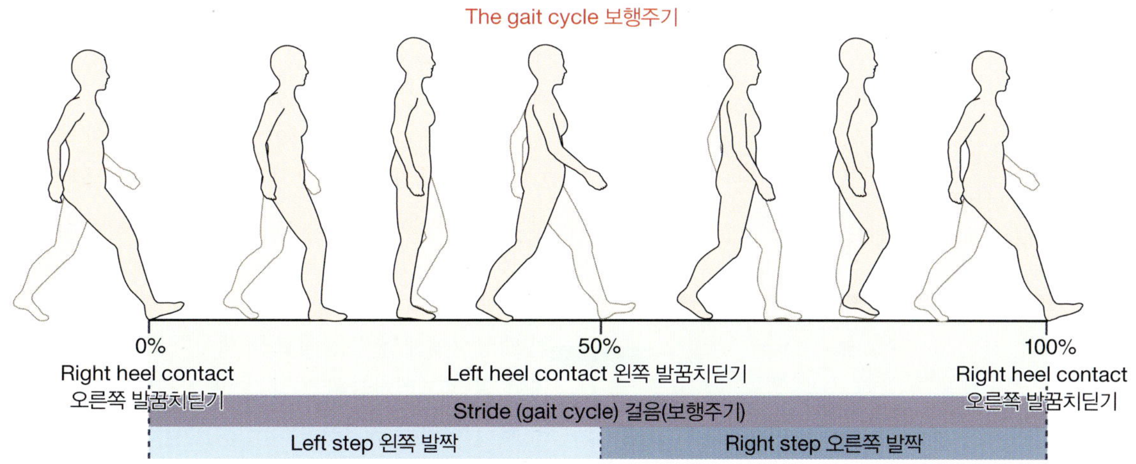


**그림 15.6** 오른쪽 발꿈치딛기에서 다시 오른쪽 발꿈치딛기까지의 보행주기.

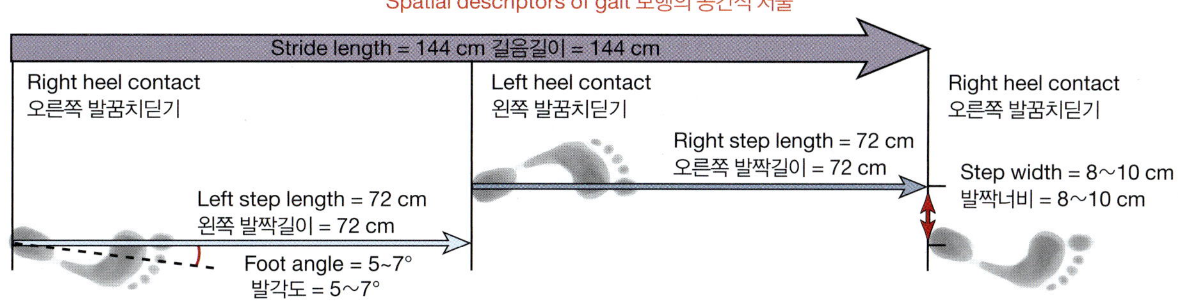


**그림 15.7** 보행의 공간적 서술과 오른쪽 보행주기에 대한 이들의 일반적인 수치.

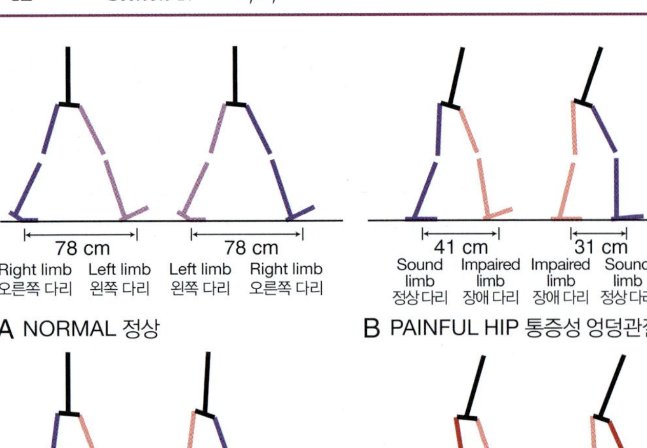


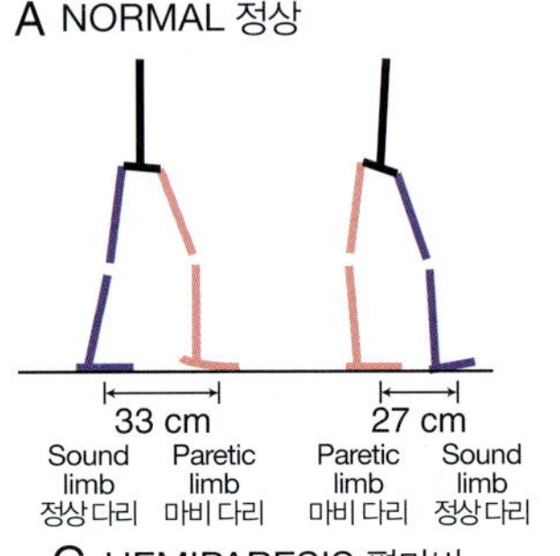


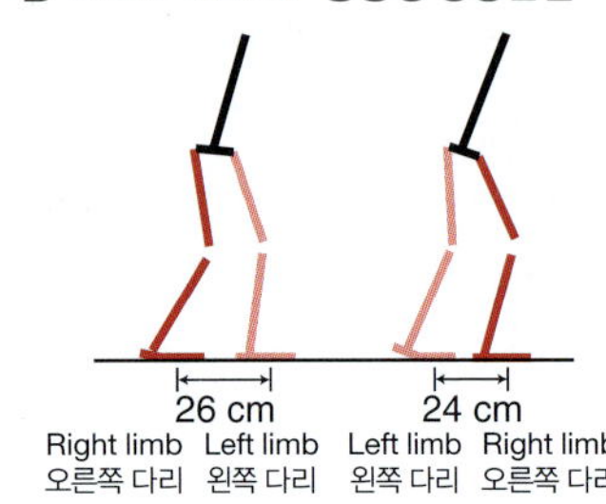


그림 15.8 기능장애와 병리에 의한 발짝길이의 변화. (A)는 건강한 사람에게서 나타나는 대칭적인 발짝길이를 소개하고 있다. (B)와 (C)는 한 쪽 다리에 기능장애나 병리가 있는 사람들에서 흔히 나타나는 비대칭적인 발짝길이의 예이다. 두 경우 모두 정상 쪽의 발짝길이도 짧아진다는 것에 주목할 수 있는데, 이는 보행 동안 두 다리가 상호의존적이라는 것을 보여준다. (D)는 양쪽 다리에 영향을 미치는 병리인 파킨슨병으로 인해 발짝길이가 비교적 대칭적으로 양쪽 모두 감소한 것을 보여주고 있다. (Modified with permission from Murray MP: Gait as a total pattern of movement. *Am J Phys Med* 46:290, 1967.)

약 5~7°가 평균으로 고려된다.[145] 7~12세 사이의 360명 어린이로부터 수집된 자료는 발짝너비와 발각도 수치가 건강한 젊은 성인의 수치와 비교적 유사하다고 지적하고 있다.[91]

**걷기의 공간적 서술**

- 걸음길이
- 발짝길이
- 발짝너비
- 발각도

걷기의 가장 기본적인 시간적 서술은 분당 발짝(step)의 수를 의미하는 *분속수(cadence)*이며, 이는 *발짝률(step rate)*이라고도 불린다. 걷기의 다른 시간적 서술로는 *걸음시간(stride time*, 완전한 보행주기에 걸리는 시간)과 *발짝시간(step time*, 오른쪽 발짝 또는 왼쪽 발짝을 완료하는 데 걸리는 시간)이 있다. 대칭적 걷기에서는 발짝시간은 분속수에서 얻을 수 있다(즉, 발짝시간은 분속수의 역수이다).

*걷기속력(walking speed)*은 주어진 시간 동안 이동한 거리에 대해 정보를 제공함으로써 공간적 측정과 시간적 측정을 모두 결합한다. 측정단위는 일반적으로 초당 미터(m/s) 또는 시간당 마일(mph)이다. 속력(speed)은 주어진 거리를 이동하는 데 걸리는 시간으로 측정하거나 주어진 시간 동안 이동한 거리를 측정하거나, 또는 발짝률에 발짝길이(step length)를 곱하여 계산할 수 있다. 걷기속력은 나이 및 신체적 특성(즉, 신장과 체중)과 같은 요인에 따라 개인마다 상당히 다를 수 있다. 걷기의 모든 공간적 측정과 시간적 측정 중에서도, 그 사람의 걷기 능력에 대한 가장 기능적인 측정은 바로 걷기속력이다.[201]

**걷기의 시간적 서술**

- 분속수
- 걸음시간
- 발짝시간

**걷기의 공간적-시간적 서술**

- 걷기속력

건강한 성인의 경우, 한 번의 보행주기(즉, 연속된 두 발짝)에 걸리는 시간은 1초 조금 넘고, 거리는 약 1.44미터(4.5피트) 정도 이동하여, 걷기속력은 약 1.37 m/sec가 된다. 표 15.1에 나와 있는 자료는 자유롭게 자신이 선택한 걷기속력에서 얻은 것으로, 여성은 남성보다 더 느린 걷기속력, 더 짧은 발짝길이, 그리고 더 빠른 분속수를 보였다.[151,196] 인체측정학적으로 남성과 일치시켰을 때에도, 같은 속력으로 걸을 때 여성은 남성보다 더 높은 분속수와 더 짧은 발짝길이를 나타냈다.[29,161]

표 15.1에 나온 고전적인 자료는 대도시의 야외에서 걷고 있던 2,300명 이상의 보행자로부터 얻었으며, 이들은 자신의 걷기 특성이 측정되고 있다는 사실을 인지하지 못했다. 이와 비교하기 위해, 표 15.2는 정확하고 신뢰성 있는 걷기의 공간적 특성과 시간적 특성을 측정하기 위해 실내에서 장비를 갖춘 보행로 위를 걷는 소수의 대상자에게서 얻은 자료를 제시하고 있다. 표 15.1의 연구에 참여한 일반 보행자들과는 달리, 표 15.2에 참여한 대상자들은 자신의 걷기 특성이 측정되고 있다는 사실을 인지하고 있으며, 이는 두 표의 자료들 사이에 약간의 차이가 나타난 원인을 부분적으로 설명해 줄 수 있다. 짧은 거리를 걷는 23,111명의 건강한 대상자들을 연령과 성별에 따라 분류하여 얻은 대규모 자료의 요약에 따르면, 30세와 60세 사이 남성의 평균 걷기속력은 1.43 m/sec이며 같은 연령대 여성의 평균 걷기속력은 1.31 m/sec와 1.39 m/sec 사이에서 다양하게 나타났다. 남성과 여성 모두 60세 이후부터는 걷기속력이 점진적으로 감소하였다.[24,215]

**표 15.1의 자료에 근거한 걷기의 정상수치**

- 걷기속력(walking speed): 1.37 m/sec (3 mph)
- 발짝률(step rate): 1.87 steps/sec (110 steps/min)
- 발짝길이(step length): 72 cm (28 inches)

**표 15.1 걷기속력, 발짝률, 그리고 발짝길이에 대한 표준자료**

| | Drillis (1961)[61] (뉴욕) | Molen (1973)[154] (암스테르담) | Finley와 Cody (1970)[69] (필라델피아) | 모든 성별과 3개 도시에 대한 평균 |
|---|---|---|---|---|
| 걷기속력(m/sec) | 1.46* | 1.39(남성)<br>1.27(여성) | 1.37(남성)<br>1.24(여성) | 1.37 |
| 발짝률(steps/sec) | 1.9* | 1.79(남성)<br>1.88(여성) | 1.84(남성)<br>1.94(여성) | 1.87 |
| 발짝길이(m) | 0.76* | 0.77(남성)<br>0.67(여성) | 0.74(남성)<br>0.63(여성) | 0.72 |

걷고 있을 때 자신이 관찰되고 있다는 사실을 모르고 있는 2,300명 이상의 보행자들로부터 얻은 자료
*남성과 여성에 대한 전체 평균자료로 제시된다.

**표 15.2 장비를 갖춘 보행로가 설치된 실험실 환경에서 걷는 대상자에게서 얻은 시간적 그리고 공간적 보행 변수의 자료***

| | 걷기속력(m/sec) | 분속수†(steps/min) | 걸음길이‡(m) | 발짝너비(cm) | 발각도(degrees) |
|---|---|---|---|---|---|
| Marchetti 등(2008)[138] | 1.43 (1.35~1.51) | 119.1 (115.1~123.1) | 0.707 (0.678~0.742)<br>0.726 (0.691~0.761) | 8.1 (7.0~9.2) | |
| Hollman 등(2007)[90] | 1.48 ± 0.15 | | | | |
| Youdas 등(2006)[260] | 1.40 ± 0.13 | 119.6 ± 7.6 | 1.42 ± 0.13 | | |
| Menz 등(2004)[145] | 1.43 ± 0.14 | 110.8 ± 6.9 | 0.77 ± 0.06 | 8.6 ± 3.2 | 6.7 ± 5.0 |
| Bilney 등(2003)[22] | 1.46 ± 0.16 | 114.7 ± 6.4 | 1.53 ± 0.14 | | |
| Grabiner 등(2001)[81§] | | | | 10.8 ± 2.7<br>8.7 ± 2.3 | |

*자료는 평균 ± 표준편차로 제시되었으나, 예외적으로 Marchetti와 그의 동료들의 자료는 평균과 95% 신뢰구간으로 제시되었다. 모든 자료는 건강한 성인을 대상으로 하였고 모든 대상자는 남성과 여성이 모두 포함되었다.
†초당 발짝의 수인 발짝률을 얻기 위해서는 분속수를 60으로 나눠라.
‡Marchetti와 그의 동료들의 자료는 왼쪽 발짝길이와 오른쪽 발짝길이를 나타낸 것이고, Menz와 그의 동료들의 자료는 발짝길이를 나타낸 것이다.
§두 개의 다른 대상자 그룹에 대한 자료이다.

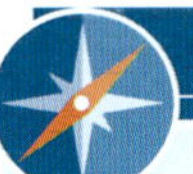

## SPECIAL FOCUS 15.1

### 걷기의 간단한 임상적 측정

보행로 및 발 스위치와 같은 정교한 장비는 걷기 시 발 위치의 공간적 측정과 시간적 측정을 위해 사용된다.[198] 그러나 대부분의 임상 적용에서는 쉽게 구할 수 있는 도구와 약간의 창의성만으로도 이러한 정보를 측정할 수 있다. 평균 걷기속력은 스톱워치 및 알려진 거리를 사용하여 측정할 수 있다. 발짝길이와 발짝너비는 신발이나 발바닥에 잉크를 묻혀 마루 위에 놓인 종이 위를 걷게 함으로써 측정할 수 있다. 이러한 기법은 발짝길이의 비대칭을 포함한 비정상적인 걷기양상을 기록하는 데 특히 효과적이다.

임상적으로, 걷기속력과 거리에 대한 간단한 측정은 기능적 결과를 관찰하거나 기능적 제한을 기록하는 데 도움이 될 수 있다. 환자에게서 얻은 결과는 표 15.1과 15.2에서 제시된 정상수치와 비교하거나 신호등이 허용하는 시간 내에 길을 건너는 것과 같은 특정 과제의 수행에 필요한 최소 기준과 비교할 수도 있다.[63,123] 지역사회생활 활동을 기반으로 제안된 2가지 최소 기준은 다음과 같다. 11.5분 이내에 300 m (1,000 feet)를 걸을 수 있는 능력(0.45 m/sec나 1 mph의 걷기속력)과 안전하게 길을 건너기 위해 13~27 m (42~85 feet)의 거리를 1.2~1.3 m/sec (2.7~2.9 mph)의 속력으로 걸을 수 있는 능력이다.

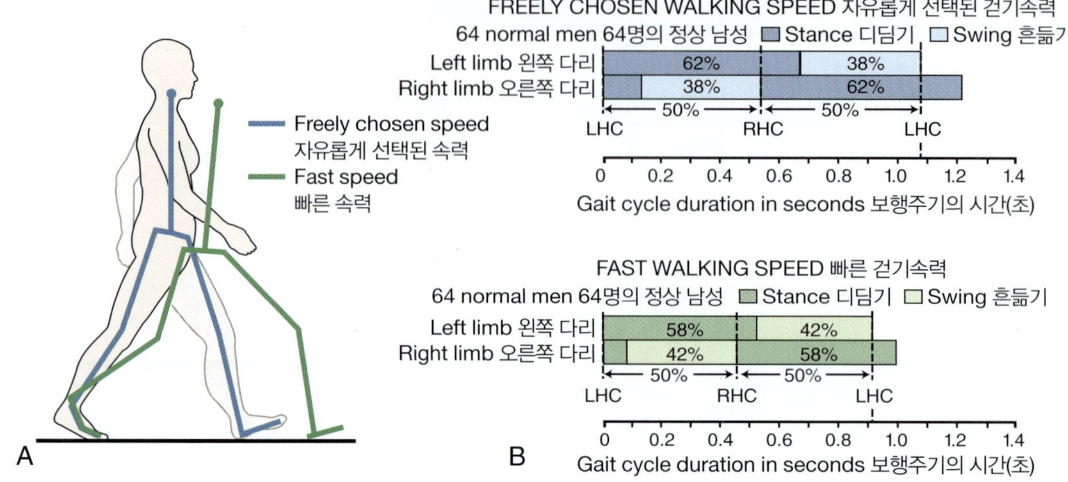


**그림 15.9** 걷기속력을 증가시키는 방법. (A)는 걷기속력을 증가시키기 위해 발짝길이의 증가를 이용하는 것을 보여주고 있다. (B)는 걷기속력을 증가시키기 위해 보행주기의 시간을 좀 더 짧게(좀 더 빨리 걷는 분속수) 하는 것을 보여주고 있다. 또한 걸음속력이 빠를수록, 보행주기의 두다리지지기는 더 짧아진다(자유로운 속력의 걷기에서는 24%이지만 빠른 속력에서는 16%가 됨). (Data form Murray MP, Kory RC, Clarkson BH, et al: Comparison of free and fast speed walking patterns of normal men. *Am J Phys Med* 45:8, 1966.)

표 15.1과 15.2에 제시된 자료는 개인이 자유롭게 선택한 속력으로 걸을 때 수집된 것이며, 이 속력은 원하는 시간 내에 종착점에 도달하기에 충분할 만큼 항상 빠르지는 않을 수 있다. 걷기속력에서의 증가가 요구될 때 두 가지의 전략을 사용할 수 있는데, 이러한 전략에는 걸음(또는 발짝)길이를 증가시키는 전략과 분속수를 증가시키는 전략이 있다(그림 15.9). 일반적으로, 사람은 현실적으로 가장 긴 발짝길이에 도달할 때까지 두 가지 전략을 모두 결합하여 사용한다. 이 시점에 도달한 이후부터, 걷기속력의 증가는 오직 분속수를 증가시키는 것만 관련이 있다. *따라서 걷기에 대한 측정에서 얻은 모든 수치(공간적, 시간적, 운동형상학적, 그리고 운동역학적 변수)는 걷기속력에 따라 달라진다는 점을 재차 강조해야 한다.*[75] 결과적으로, 적절한 기준과 해석을 위해 걷기 특성에 대한 보고서에는 항상 수집된 자료에 걷기속력이 포함되어야 한다. 또한 걷기 특성은 성별과 연령대에 따라 약간의 차이가 있기 때문에, 이상적인 보고서는 이러한 요인들도 함께 고려되어야 한다.[32,195]

## 디딤기와 흔듦기

걸을 때 일어난 과정을 설명하는 데 도움이 되기 위해, 관례적으로 보행주기를 0%에서 100%로 세분하게 된다. 앞서 언급했듯이, 발꿈치나 발이 지면에 닿는 것을 일반적으로 보행주기의 시작(0%)으로 간주하고, 같은 발이 다음에 지면에 닿는 것을 보행주기의 끝(100%)으로 간주한다. 이 장에서, 걷기는 오른쪽 다리를 기준으로 설명된다. 오른쪽 다리에 의한 전체 보행주기는 두 개의 주요 단계인 디딤기와 흔듦기로 나눌 수 있다(그림 15.10). *디딤기*(*stance phase*, 오른쪽 발꿈치딛기에서부터 오른쪽 발가락떼기까지)는 오른쪽 발이 지면에 닿아 체중을 지지하는 동안 일어난다. *흔듦기*(*swing phase*, 오른쪽 발가락떼기에서 다음 오른쪽 발꿈치딛기까지)는 오른쪽 발이 공중에 떠서 다음 지면 접촉을 위해 앞으로 전진하는 동안 일어난다. 정상적인 걷기속력에서, 디딤기는 보행주기의 약 60%를 차지하고, 흔듦기는 나머지 40%를 차지한다.

**보행주기**

- 디딤기 = 보행주기의 60%
- 흔듦기 = 보행주기의 40%

보행주기 동안, 신체는 두 번의 *두다리지지기*(*period of double-limb support*, 두 발이 동시에 지면에 접촉하고 있을 때)와 두 번의 *한다리지지기*(*period of single-limb support*, 오직 한 발만이 지면에 접촉하고 있을 때)를 경험하게 된다(그림 15.10). 첫 번째의 두다리지지기는 보행주기의 0%에서 10% 구간에서 나타난다. 이 기간 동안, 체중은 왼쪽 다리에서 오른쪽 다리로 이동된다. 그런 후, 오른쪽 다리는 보행주기의 50% 지점에 도달할 때까지 한다리지지기로 있게 된다. 이 기간 동안, 왼쪽 다리는 흔듦기 상태에 있게 되어 앞으로 전진하게 된다. 두 번째 두다리지지기는 보행주기의 50%에서 60% 구간에서 나타나며, 체중을 오른쪽 다리에서 왼쪽 다리로 이동시키는 역할을 한다. 마지막으로, 보행주기의 60%에서 100% 구간에서는 다시 한다리지지기에 있게 되고, 이번에는 왼쪽다리로 지지하게 된다.

걷기속력이 증가함에 따라, 두다리지지기에 소요되는 보행주기의 비율은 더 짧아진다(그림 15.9). 경보선수들은 항상 한쪽 발

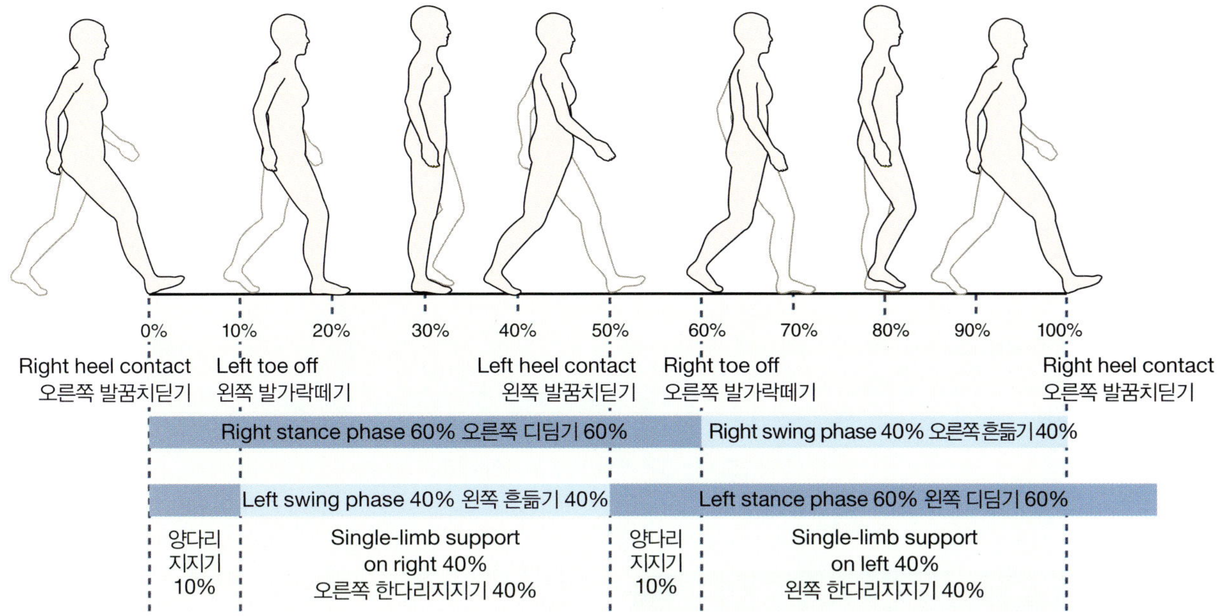


**그림 15.10** 보행주기를 세분한 디딤기와 흔듦기 그리고 한다리지지기와 두다리지지기를 보여주고 있다.

을 지면에 접촉시킨 상태를 유지하면서 가능한 한 빨리 걷는 것을 목표로 한다. 경보선수들이 속력을 증가시키기 위해서는 분속수와 걸음길이를 증가시키고 디딤기와 흔듦기의 시간이 거의 같아지는 지점까지 두다리지지기를 최소화시켜야 한다. 20~50세 성인의 최대 걷기속력은 약 2.4~2.5 m/sec (5.5~5.7 mph)인 반면,[25] 경보 동안의 걷기속력은 3.3 m/sec (7.5 mph)를 초과할 수 있다.[160]

달리기 동안, 두다리지지기가 완전히 사라지고, 대신 두 발이 동시에 지면에서 떨어지는 기간으로 대체된다. 걷기에서 달리기로의 전환은 신체가 역학적 효율성과 부하를 최적화하려는 필요에 따라 유발되며, 이 전환 속도는 일반적으로 약 2.0 m/sec (4.5 mph)의 속력[115] 또는 분당 약 71걸음(stride)의 걸음빈도에서 발생한다.[85,244] 이러한 전환을 통해 얻게 되는 더 큰 역학적 효율성은 2.0 m/sec 이상의 속력에서 걷는 것보다 달리는 것이 에너지 효율적이라는 것을 의미한다.

이와는 반대로, 느린 걷기속력에서는 두다리지지기가 보행주기에서 차지하는 비율이 더욱 커진다. 더 느리게 걷기는 두 발이 동시에 지면에 닿아 있는 시간의 비율이 더 커지기 때문에 더 큰 안정성을 제공하게 된다. 실제로, 낙상에 대한 두려움이나 근력 부족을 가진 노인들에서 흔히 관찰되는 감소된 속력, 더 짧아진 발짝길이, 그리고 더 느려진 분속수는 걷기의 안정성을 향상시키고 낙상을 예방하는 데 도움이 된다.[113]

## 디딤기와 흔듦기의 세분

디딤기 동안에는 일반적으로 다섯 가지의 특정 과정인 발꿈치딛기, 발바닥닿기, 중간디딤기, 발꿈치떼기(또는 발꿈치들기), 그리고 발가락떼기로 설명된다(그림 15.11과 표 15.3). *발꿈치딛기*(*heel contact*)는 발꿈치가 지면에 닿는 순간으로 정의되며, 보행주기의 0%에서 일어난다. *발바닥닿기*(*foot flat*)는 발바닥 전체가 지면에 닿는 순간에 해당한다. 이러한 과정은 보행주기의 약 8% 지점에서 일어난다. *중간디딤기*(*mid stance*)는 체중이 지지하고 있는 다리의 바로 위를 통과하는 지점으로 가장 흔히 정의된다. 또한 이 시기는 흔듦기에 있는 다리의 발이 디딤기에 있는 다리를 지나갈 때(즉, 두 발이 나란히 위치할 때)로도 정의된다. 중간디딤기의 세 번째 정의는 시상면에서 넓적다리뼈의 큰돌기가 지지하는 발의 중간 지점 바로 위에 수직으로 위치하는 시점이라고도 말한다. 실제로, 이 세 가지의 정의는 모두 보행주기의 약 30% 지점 또는 디딤기의 50% 지점에 해당된다. 사람마다 상당한 차이가 있는 시점인 *발꿈치떼기*(*heel off*)는 보행주기의 약 30%와 40% 사이의 어느 지점에서 일어난다. 이는 발꿈치가 지면에서 떨어지려는 순간에 해당된다. 보행주기의 60% 지점에서 일어나는 *발가락떼기*(*toe off*)는 발가락이 지면에서 떨어지려는 순간으로 정의된다.

또한 *밀기*(*push off*)라고 언급되는 기간도 종종 사용된다. 이 기간은 대략적으로 보행주기의 40%에서 60% 지점 사이에서 발목의 발바닥쪽굽힘 움직임이 일어나는 시기와 대략 일치한다.

보행의 흔듦기를 설명하는 데 있어 상당한 차이가 있지만, 전통적으로 흔듦기는 초기흔듦기, 중간흔듦기, 그리고 후기흔듦기의 세 부분으로 세분된다(그림 15.11). *초기흔듦기*(*early swing*)는 발가락떼기의 시점부터 중간흔듦기까지의 기간이다(보행주기의 60%에서 75%). *중간흔듦기*(*mid swing*)는 흔듦다리의 발이 디딤다리의 발 옆을 지날 때로, 반대쪽 다리의 중간디딤기 시점 직전에서부터 직후까지의 기간에 해당한다(보행주기의 75%에

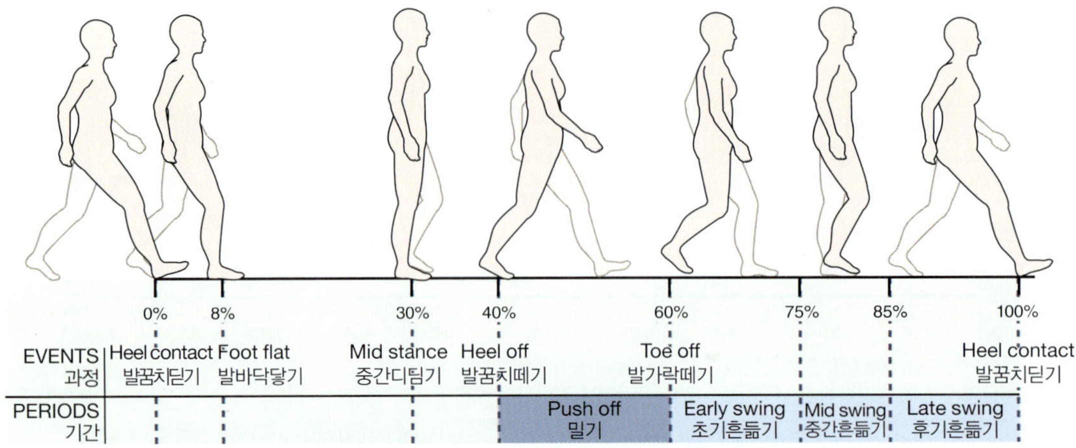


**그림 15.11** 전통적인 보행주기의 세분.

**표 15.3 보행주기의 세분 과정을 정의하기 위해 사용되는 용어**

| 단계 | 과정 | 보행주기의 백분율 | 반대쪽 다리의 과정 |
|---|---|---|---|
| 디딤기 | 발꿈치딛기 | 0 | |
| | 발바닥닿기 | 8 | |
| | | 10 | 발가락떼기 |
| | 중간디딤기 | 30 | 중간흔듦기 |
| | 발꿈치떼기 | 30~40 | (25~35%) |
| | | 50 | |
| | 발가락떼기 | 60 | 발꿈치딛기 |
| 흔듦기 | 초기흔듦기 | 60~75 | |
| | 중간흔듦기 | 75~85 | 중간디딤기(80%) |
| | 후기흔듦기 | 85~100 | |
| | | 90 | 발꿈치떼기 |
| | 발꿈치딛기 | 100 | (80~90%) |

서 85%). *후기흔듦기(late swing)*는 중간흔듦기가 끝나는 시점부터 발이 지면에 닿는 시점까지의 기간이다(보행주기의 85%에서 100%).

Perry와 Burnfield[178]가 제안한 또 다른 용어체계는 8개의 기간으로 구성되어 있다(그림 15.12). 디딤기에 포함되는 5개의 기간은 *처음딛기(initial contact)*, *부하반응기(loading response)*, *중간디딤기(mid stance)*, *말기디딤기(terminal stance)*, 그리고 *흔듦기전(pre swing)*이다. 흔듦기는 3개의 기간인 *처음흔듦기(initial swing)*, *중간흔듦기(mid swing)*, 그리고 *말기흔듦기(terminal swing)*로 나뉜다. Perry와 Burnfield는 3개의 *과제*인 체중수용(weight acceptance, 처음딛기와 부하반응기를 포함), 한다리지지(single-limb support, 중간디딤기와 말기디딤기를 포함), 그리고 흔듦다리전진(swing limb advancement, 흔듦기전, 처음흔듦기, 중간흔듦기, 그리고 말기흔듦기를 포함)에 근거해 보행주기를 추가로 구분하였다.

다른 용어체계의 존재는 특히 용어들이 상호 교환적으로 사용될 때 혼동될 수 있다. 이 장에서 혼동을 피하기 위해, 보행주기를 설명하는 데 사용되는 용어에는 대부분 보행주기의 백분율이 추가로 제시될 것이다.

## 관절의 운동형상학

걸을 때, 신체는 다리 관절에서 일어나는 돌림운동(각운동)의 총합에 의해 선형으로 이동되는데, 이는 타이어의 회전에 의해 자동차가 앞으로 움직이는 것과 별로 다르지 않다. 따라서 다리 관절에서의 움직임은 돌림운동의 기능으로 설명된다. 걷기는 주로 시상면에서의 관절 돌림운동에 의해 이루어지지만, 작지만 중요한 다른 돌림운동들이 전두면과 수평면에서도 일어난다.[152] 흥미롭게도, 미세한 비시상면(nonsagittal plane) 운동형상학은 훈련받지 않은 관찰자라도 남성과 여성 사이의 걷기양상을 구분하는 데 도움이 될 수 있는 최고의 단서를 종종 제공한다. 자료에 따르면, 전두면에서 여성은 몸통과 머리를 좀 더 안정적으로 유지하면서 더 큰 골반 및 이와 관련된 엉덩관절에서의 벌림/모음 움직임을 특징적으로 보이며 걷는다고 지적하고 있다. 뿐만 아니라, 수평면에서 여성은 디딤기의 전반부 동안 큰 엉덩관절 안쪽돌림을 보일 뿐만 아니라 전반적인 골반 및 몸통의 돌림 및 팔 흔들기의 진폭 또한 더 크다고 지적하고 있다.[29,195]

이 장 전반에 걸쳐 대부분의 경우, 관절 자체에서 일어나는 돌림운동(즉, 관절을 구성하는 어떤 한 뼈에 대한 다른 한 뼈의 상대적 운동)이 설명된다. 어떤 경우(가령, 골반의 시상면 운동)에는, 관절에서의 움직임과는 *관계없이* 공간에서의 뼈 움직임이 설명된다. 따라서 이 책을 읽는 사람들은 관절의 운동형상학에 대해 논할 때와 뼈의 운동형상학에 대해 논할 때를 구분해서 인지해야 한다.

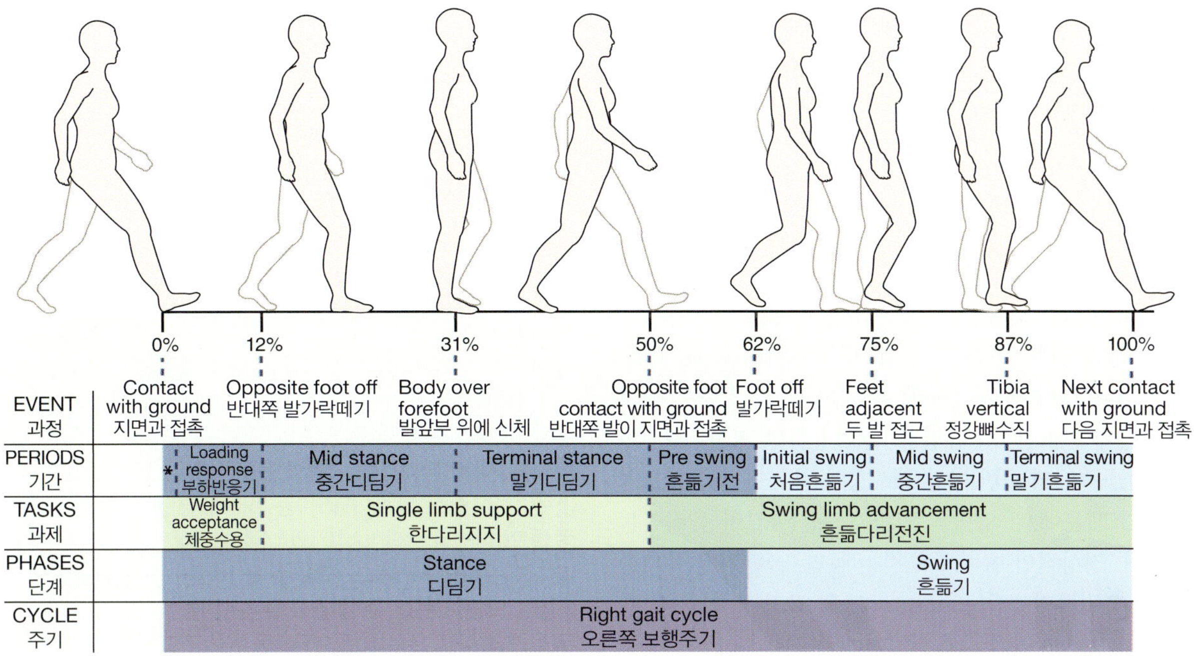


*처음딛기(initial contact)라고도 불리는 보행주기의 첫 기간은 보행주기의 0%에서 2%까지 일어난다.

**그림 15.12** Perry와 Burnfield가 제안한 용어. 보행주기는 8개의 기간으로 나뉜다.† *처음딛기*(보행주기의 0%에서 2%), *부하반응기*[보행주기의 2%에서 12%(반대쪽 발가락떼기)], *중간디딤기*[보행주기의 12%에서 31%(발꿈치떼기)], *말기디딤기*[보행주기의 31%에서 50%(반대쪽 발이 다시 처음딛기)], *흔듦기전*[보행주기의 50%에서 62%(발가락떼기)], *처음흔듦기*[보행주기의 62%에서 75%(흔듦다리의 발이 디딤다리의 발 옆에 있을 때)], *중간흔듦기*[보행주기의 75%에서 87%(흔듦다리의 정강뼈가 수직으로 있음)], 그리고 *말기흔듦기*[보행주기의 87%에서 100%(다음 처음딛기 직전)]. 보행주기의 첫 12%는 체중수용의 과제에 해당하며, 신체질량이 두다리지지에 있는 동안 한다리에서 다른 다리로 전달된다. 보행주기의 12%에서 50%인 한다리지지는 반대쪽 흔듦다리가 전진할 때 신체의 무게를 지지한다. 두 번째 두다리지지의 시점에 해당하는 디딤기의 마지막 12%와 전체 흔듦기는 새로운 위치로 가기 위해 다리를 앞쪽으로 전진시킨다. 마지막으로, 이 그림에서는 디딤기가 보행주기의 62%를 차지하고 흔듦기는 나머지 38%를 차지하고 있다는 것에 주목하라. (†그림 15.12와 본문에 나와 있는 용어는 '기간(period)'과 '단계(phase)'라는 용어를 서로 바꿔서 원래의 용어에서 수정된 것이다.)

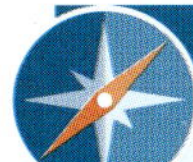

### SPECIAL FOCUS 15.2

#### 관찰 기술을 발달시키기 위한 시간을 가져라

보행주기의 과정들은 일상적인 환경(거리, 상가, 공항)에서 사람들이 걷는 것을 관찰함으로써 파악할 수 있다. 다른 임상 기술과 마찬가지로, 관찰을 통한 보행분석도 연습할수록 향상될 수 있다. 정상적인 걷기양상을 가진 사람들을 반복해서 관찰하면 정상적인 걷기의 차이를 인식하고 비정상적인 걷기의 편차를 식별하는 능력을 향상시킬 수 있다. 적절한 경우, 쉽게 사용할 수 있는 스마트폰으로 걷는 사람을 촬영하면 나중에 더 자세히 관찰할 수 있다. 이미 관찰을 통한 보행분석에 훈련된 사람과 같이 연습할 기회가 있다면, 이러한 기술을 더욱 향상시킬 수 있다.

마지막으로, 다음 단락에서 제시되는 자료는 대부분 단일 수치(그래프 기반 도표에서 단일 추적선)로 표현되지만, 이러한 수치들은 여러 사람에 대한 전체 평균을 반영하고 있음을 인지해야 한다. 항상 제시되는 것은 아니지만, 사람마다 상당한 정상적인 변이가 존재한다는 점은 분명히 알고 있어야 한다. 각 보행주기가 이전 보행주기와 정확히 같지 않고 움직임의 시점 그리고/또는 진폭에서 작은 변이가 지속으로 일어나기 때문에, 연속적인 보행주기 간에도 개인 내에서 정상적인 변이가 발생할 수도 있다.[194] 걸음(stride) 간 보행 변이의 정도는 신경근육계통의 질을 반영하는 것이며, 인지기능 저하의 영향을 받기도 한다.[92] 치료적 가치가 있거나 미래의 낙상 및 기능상실의 위험성이 높은 사람들을 예측할 수 있는 가장 적절한 보행 변수를 식별하기 위한 시도로, 다양한 건강상황을 가진 젊은 사람과 노인들의 보행 변이에 관한 문헌이 점점 늘어나고 있다.[229,232,258]

## 시상면 운동형상학

골반의 시상면 움직임은 작으며, 여기에서는 골반의 움직임을 관절이 아닌 뼈 구조 자체의 움직임으로 설명한다. 반면 엉덩관절, 무릎, 발목, 발허리발가락관절, 그리고 첫째발허리발가락관절의 시상면 운동형상학은 움직임이 크며, 뼈 자체의 움직임이 아닌 관절의 움직임으로 설명된다. 이 단락 그리고 이 장 전체에서, 보행주기는 오른쪽 발꿈치딛기에서 그다음 오른쪽 발꿈치딛기까지에 대해 설명된다.

## 골반

시상면에서의 골반 움직임은 엉덩관절을 통과하는 안-가쪽축에 대해 앞쪽 방향과 뒤쪽 방향의 작은호 돌림운동(short-arc rotation)으로 설명된다(12장 참조). [골반 기울임(tilt)의 방향은 엉덩뼈능선의 움직임에 근거한다.] 중립위치(0°의 골반 기울임)는 이완된 상태로 서 있을 때의 골반 방향으로 정의된다. 골반은 비교적 단단한 구조이기 때문에,[237] 양쪽의 엉덩뼈능선은 같이 움직이는 것으로 간주된다. 정상적인 속력으로 걷는 동안, 골반의 앞쪽기울임(anterior tilt)과 뒤쪽기울임(posterior tilt)의 크기는 작다(즉, 전체적으로 약 2~4°). 비록 골반의 움직임이 독립적인 '분리된' 구조의 움직임으로 설명하고는 있지만, 사실 이러한 골반의 운동형상학은 주로 엉덩관절(넓적다리뼈에 대한 골반의 굽힘과 폄을 통해)과 더 적은 양의 허리엉치관절(허리에 대한 골반의 굽힘과 폄을 통해)에서 일어난다.

전체 보행주기 동안에 일어난 골반의 운동 양상은 두 개의 완전한 주기를 가진 사인곡선과 유사하다(그림 15.13A). 오른쪽 발꿈치딛기에서, 골반은 거의 중립위치에 있게 된다. 두다리지지기인 보행주기의 0%에서 10% 지점까지, 작은 크기의 골반 뒤쪽기울임이 일어난다. 이 기간이 지난 후에, 한다리지지기 동안 골반은 앞쪽으로 기울어지기 시작하여, 중간디딤기(보행주기의 30%) 직후에는 골반이 약간 앞쪽기울임된 위치에 도달한다. 디딤기의 후반부에서, 골반은 발가락떼기 직후까지 뒤쪽으로 기울어진다. 초기흔듦기와 중간흔듦기 동안(보행주기의 60%에서 85%) 골반은 다시 앞쪽으로 기울어지다가, 후기흔듦기에 들어서면 골반은 뒤쪽으로 기울어지기 시작한다.

일반적으로, 걷기속력이 빨라짐에 따라 골반 기울임은 증가한다.[94] 그러나 걷기속력에 따라 그리고 사람에 따라 기울임의 양, 시점, 그리고 방향에서 상당한 차이가 관찰된다. 일반적으로 걷기속력이 빨라짐에 따라 더 크게 나타나는 골반 기울임은 기능적 다리길이(functional leg length)를 증가시키는 역할을 하며, 이는 발짝길이의 증가에 기여한다.

걷기 동안 시상면에서의 골반 기울임은 엉덩관절주머니 및 엉덩관절 굽힘근육과 폄근육에서 발생하는 수동적인 힘과 능동적인 힘의 총합에 의해 유발된다. 병리적 상황에서, 현저한 엉덩관절 굽힘구축이 있는 사람들은 디딤기의 후반부(즉, 보행주기의 30%에서 60%)에서 골반의 과도한 앞쪽기울임을 보이게 된다. 이러한 상황은 짧아진 엉덩관절의 앞쪽 구조에서 발생된 수동장력의 증가가 기여한 것으로, 이는 완전한 엉덩관절 폄을 시도함에 따라 골반

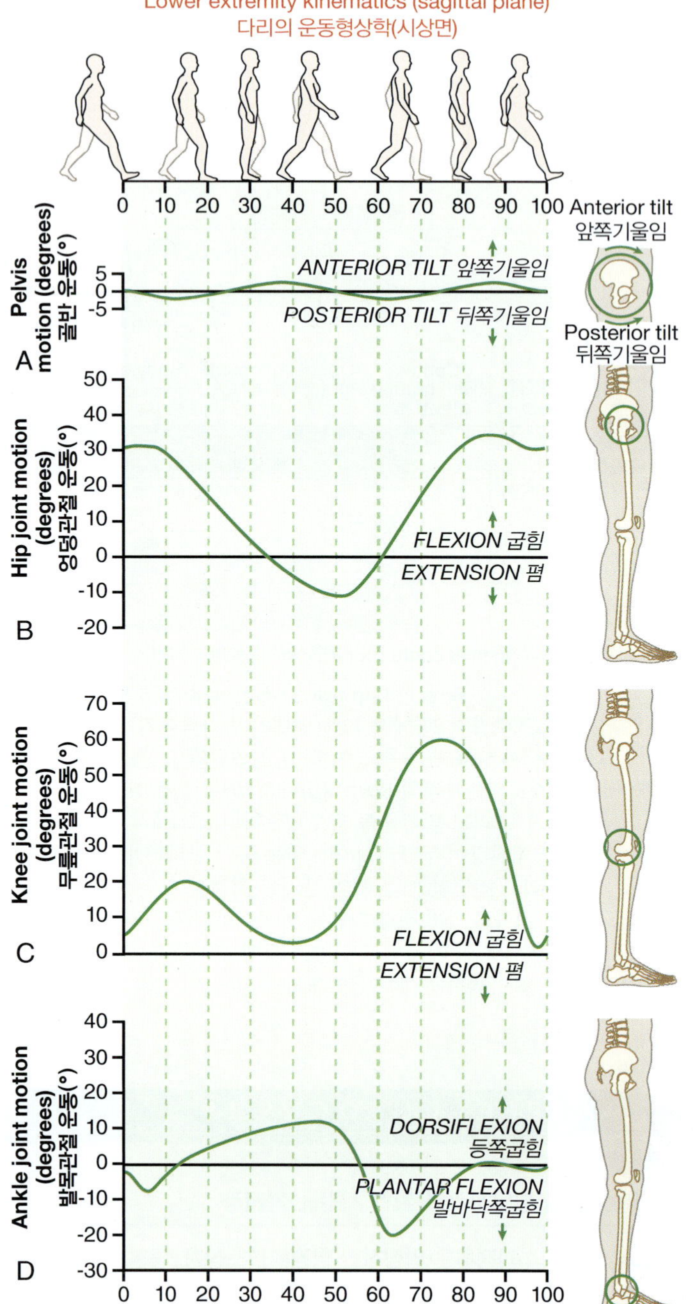


그림 15.13 보행주기 동안 골반(A), 엉덩관절(B), 무릎(C), 그리고 발목(D)의 시상면 돌림운동.

이 앞쪽으로 기울어지는 경향을 만들어내기 때문이다. 골반의 과도한 앞쪽기울임은 디딤기의 후반부에서 수동적인 엉덩관절 폄의 결여를 어느 정도 보상할 수 있으며, 일반적으로 허리척주앞굽음(lumbar lordosis)의 증가와 관련이 있다.

## 엉덩관절

전형적인 걷기속력에서, 발꿈치딛기를 할 때 엉덩관절은 약 30°

굽힘되어 있다(그림 15.13B). 고정된 발에 대해 신체가 앞쪽으로 움직일 때, 엉덩관절은 폄을 한다. 발가락떼기가 일어나기 전에 약 10°의 최대 엉덩관절 폄이 일어난다. 밀기(push off) 동안 엉덩관절 굽힘이 시작되며, 발가락떼기(보행주기의 60%)가 일어날 때 엉덩관절은 약 0°의 굽힘 위치에 있게 된다. 흔듦기 동안, 엉덩관절은 다음 발꿈치딛기를 위해 다리가 앞쪽으로 가져갈 수 있도록 좀 더 굽힘한다. 엉덩관절의 최대 굽힘(거의 30° 이상)은 발꿈치딛기 직전에 일어난다. 발꿈치딛기에서 엉덩관절은 체중수용을 위한 준비로 이미 폄되기 시작한다. 전반적으로, 정상적인 걷기를 수행하기 위해서는 약 30°의 굽힘과 10°의 폄(해부학적 중립위치로부터)이 엉덩관절에서 요구된다.[84,206] 다리에 있는 모든 관절과 마찬가지로, 엉덩관절 움직임의 크기는 걷기속력에 비례한다.

시상면에서 엉덩관절 가동성에 제한이 있는 사람들은 감소된 엉덩관절 운동을 보상하는 골반과 허리의 움직임이 초기에는 눈에 띄지 않기 때문에 보행편차(gait deviation) 없이 걷는 것처럼 보일 수 있다. 그러나 감지할 수 있는 좋은 시각적 관찰 기술을 갖고 있다면, 외견상의 엉덩관절 폄은 골반의 앞쪽기울임 및 이에 따른 허리척주앞굽음의 증가를 통해 수행되고 있다는 것을 알 수 있다. 이와는 반대로, 허리의 편평함(즉, 척주앞굽음의 감소)에 의해 동반되는 골반의 뒤쪽기울임은 외견상의 엉덩관절 굽힘을 제공한다. 융합된 엉덩관절(fused hip, 즉 강직된 엉덩관절, ankylosed hip)이 있는 사람들이 걷기 위해서는 시상면에서의 엉덩관절 가동성 상실을 보상하기 위해 과장된 골반의 앞쪽기울임과 뒤쪽기울임을 사용하게 된다(그림 15.14).[235] 골반과 허리뼈의 운동은 엉치엉덩관절에서 역학적으로 연결되어 있기 때문에, 걷기 동안의 과장된 골반 기울임은 허리뼈에 가해지는 스트레스를 증가시킬 수 있다. 수많은 보행주기 동안 반복되는 이러한 스트레스는 결국 허리영역의 구조를 자극하여 요통을 유발할 수 있다.

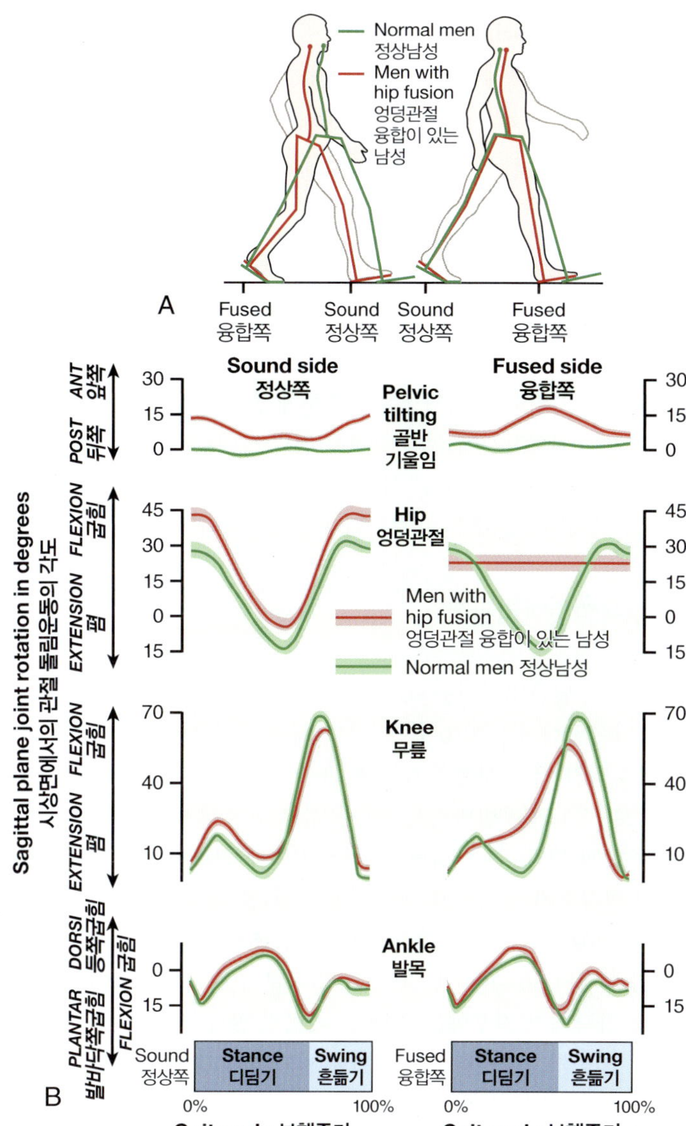


그림 15.14 한쪽 엉덩관절이 융합된 남성(*빨간색 선*)의 신체 도해(A)와 시상면에서의 평균적인 운동형상학적 양상(B)을 정상적인 엉덩관절 운동을 하는 남성(*초록색 선*)과 비교하고 있다. 한쪽 엉덩관절의 가동성 결여는 골반, 같은쪽 무릎, 그리고 반대쪽 엉덩관절의 운동에 심각한 영향을 미친다. 반대쪽 무릎과 양쪽 발목에 미치는 영향은 작다. 이 그림은 한 관절에 발생한 장애(즉, 엉덩관절의 가동성 감소)가 다른 관절의 운동에 어떻게 영향을 미치는지를 보여준다. (Modified from Gore DR, Murray MP, Sepic SB, et al: Walking patterns of men with unilateral surgical hip fusion. *J Bone Joint Surg Am* 57:759, 1975.)

## 무릎

시상면에서 무릎의 운동형상학적 양상은 엉덩관절의 양상보다 약간 더 복잡하다(그림 15.13C).[206] 발꿈치딛기에서 무릎은 약 5° 굽힘되어 있으며, 보행주기의 초기 15% 동안 추가적으로 10~15°를 더 굽힘한다. 네갈래근의 편심작용으로 조절되는 이런 약간의 무릎 굽힘은 체중이 점진적으로 지지하고 있는 다리로 이동될 때 충격흡수와 체중수용의 목적을 수행한다. 초기의 굽힘 이후, 무릎은 발꿈치떼기 시점까지(보행주기의 30~40%에서 일어남) 거의 완전한 폄에 가깝게 된다. 이 지점에서 무릎은 굽힘하기 시작하여, 발가락떼기의 시점(보행주기의 60%)에는 무릎이 약 35°의 굽힘에 이르게 된다. 약 60°의 최대 무릎 굽힘은 중간흔듦기(보행주기의 75%)가 시작될 때 나타난다. 초기흔듦기 동안의 무릎 굽힘은 다리의 길이를 짧아지게 하여, 발가락이 지면에 걸리지 않도록 해준다. 중간흔듦기와 후기흔듦기에서, 무릎은 거의 완전한 폄 직전까지 갔다가 발꿈치딛기의 준비로 약간 굽힘하기 시작한다.

편평한 지면을 걸을 때 무릎의 정상적인 기능은 거의 완전한 폄에서부터 약 60° 굽힘까지에 이르는 가동범위를 필요로 한다. 무릎 폄의 제한(즉, 무릎의 굽힘구축)은 다리의 기능적 짧아짐을 초래하여, 디딤다리(stance limb)와 흔듦다리(swing limb) 모두의 운동형상학에 영향을 미치게 된다. 완전한 무릎 폄이 결여된 디딤다리는 엉덩관절, 무릎, 그리고 발목이 모두 연루되는 부분적으로 ‘웅크린' 자세('crouched' position)를 취하게 되고(이는 뇌성마비를 가진 일부 사람들에게서 자주 나타나는 자세임), 이때 정상적인 흔듦다리는 발가락이 지면에 걸리지 않도록 엉덩관절과 무릎의 더 큰 굽힘을 필요로 하게 된다. 굽힘된 무릎 자세는 무릎 폄근육에 대한 근육의 요구를 증가시키고 비대칭적인 기능적 다리길이는 과도한 몸통 움직임을 유발하기 때문에, 이 두 요인 모두 걷기의 대사요구량을 증가시키게 된다.

보행의 흔듦기 동안 충분한 무릎 굽힘의 결여는 발이 앞쪽으로 나아갈 때 발가락이 지면에 걸리게 되어 보행을 방해하게 된다. 이를 보상하기 위해, 엉덩관절은 과도하게 굽힘해야 한다. 무릎이 보조기 또는 석고고정에 의해 완전히 폄된 상태로 고정되어 있다면, 엉덩이 '올림'(hip 'hiking')이나 엉덩관절 휘돌림(hip circumduction)과 같은 더 눈에 띄는 보상작용이 요구된다.[3]

## 발목(목말종아리관절)

발목에서, 발꿈치닫기는 목말종아리관절(talocrural joint)이 약간 발바닥쪽굽힘된 위치(0°와 5° 사이)에서 일어난다(그림 15.13D). 발꿈치닫기 직후(보행주기의 첫 8%)에, 발목 등쪽굽힘근육의 편심으로 조절되는 발바닥쪽굽힘 움직임을 통해 발바닥 전체는 지면에 닿게 된다. 이후 디딤기 동안, 지면에 견고히 닿아있는 발에 대해 정강뼈가 앞쪽으로 움직임에 따라 발목의 등쪽굽힘이 최대 10°까지 일어난다(보행주기의 8%에서 45%). 발꿈치떼기 직후에(보행주기의 30~40%에 일어남), 발목은 발바닥쪽굽힘을 시작하며, 발가락떼기 직후에는 최대 15~20°의 발바닥쪽굽힘에 이르게 된다. 흔듦기 동안, 발목은 지면에 발가락이 걸리지 않도록 다시 중립위치까지 등쪽굽힘된다.[206]

평균 걷기속력으로 걷기 위해, 발목에는 약 10°의 등쪽굽힘과 20°의 발바닥쪽굽힘이 요구된다. 보행의 흔듦기 때보다 디딤기 동안에 더 큰 등쪽굽힘이 요구된다는 점에 주목할 필요가 있다. 무릎 및 엉덩관절에서와 마찬가지로, 발목의 운동제한도 비정상적인 보행양상을 유발한다. 예를 들어 발목 발바닥쪽굽힘의 제한은 밀기(push off)를 감소시키고, 이는 발짝길이를 더 짧게 만들 수 있다.

이와는 반대로, 예를 들어 '타이트한' 아킬레스힘줄 때문에 디딤기 동안 적절한 등쪽굽힘이 결여된다면, 발꿈치떼기가 일찍 나타나게 되는 '통통 튀는' 유형('bouncing' type)의 걷기양상을 초래하게 된다. 대안으로, '발가락이 바깥쪽을 향하는(toeing-out)' 걷기양상은 제한된 발목의 등쪽굽힘을 부분적으로 보상하기 위해 흔히 사용된다. 과도하게 발가락이 바깥쪽을 향하고 있는 사람은 디딤기의 후반부에서 발의 안쪽면으로 지면을 차고 나아가게 된다. 발목의 등쪽굽힘이 약하게 결여될 때 나타나는 또 다른 일반적인 보상작용은 발의 엎침(pronation) 증가이다. 발가락이 바깥쪽을 향하고 있는 상황이 있든지 없든지 간에, 과도한 발의 엎침은 발바닥을 지지하는 연부조직 구조에 더 큰 스트레스를 가하게 된다.

발목 등쪽굽힘의 상당한 결여는 무릎의 운동에도 영향을 미치게 되며, 이는 디딤기 동안 무릎 굽힘의 감소를 초래할 수 있다. 등쪽굽힘의 감소가 좀 더 심한 경우, 특히 디딤기의 후반부에서 무릎이 끝범위의 폄 또는 과다폄 상태에 놓일 수 있다.[173] 발꿈치들린발(pes equinus)변형(즉, 발목이 발바닥쪽굽힘된 상태로 고정된 변형)이 있는 극단적인 경우, 이런 사람들은 폄된 발가락 상태로 발앞부(발허리뼈머리)로 걷게 될 수 있으며, 이때 발꿈치가 결코 지면과 접촉하지 못하게 되어 무릎은 디딤기 내내 과도한 굽힘 상태를 유지하게 된다. 이러한 상황은 뇌성마비가 있는 사람들에게서 흔히 관찰되며, 이는 한 관절에서의 장애가 같은쪽 다리의 다른 관절들에 어떻게 영향을 미칠 수 있는지를 다시 한 번 상기시켜준다.

또한 발목 등쪽굽힘의 제한은 흔듦기 동안 발가락이 지면과 떨어져 있는 것을 방해하게 된다. 이를 보상하기 위해, 흔듦다리의 엉덩관절 굽힘을 더욱 증가시켜야 한다. 흔듦기에서의 등쪽굽힘 제한은 발바닥쪽굽힘근육의 타이트함, 장딴지 근육(calf muscle)의 경직(spasticity), 또는 발목 등쪽굽힘근육의 약화로 인해 발생할 수 있다.

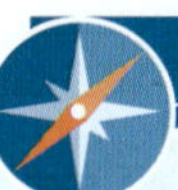

**SPECIAL FOCUS 15.3**

### 시상면 운동형상학의 요약

몇 가지의 기본 원리가 다리 관절의 시상면 운동을 결정한다. 발꿈치닫기에서, 지면에 발을 위치시키기 위해 다리 관절은 다리가 '앞쪽으로 뻗도록' 또는 길어지도록 정렬된다. 발꿈치닫기 직후, 다리가 부드럽게 체중을 수용하기 위해서는 조절된 무릎 굽힘과 발목 발바닥쪽굽힘을 이용하여 부하를 완화시켜야 한다. 그런 후, 지지하고 있는 다리의 모든 관절은 반대쪽 흔듦다리의 발이 지면에 걸리지 않게 필요한 높이를 유지하면서 체중을 수용하기 위해 폄된다. 흔듦기 동안, 전진하는 다리의 모든 관절은 지면에 걸림 없이 발이 앞쪽으로 가져갈 수 있도록 다리의 길이를 짧게 만드는 데 참여한다. 흔듦기 후반에서, 다음 발꿈치닫기를 위해 다리는 다시 '앞쪽으로 뻗는' 자세를 취한다.

걸을 때 다리의 조절 수준은 매우 놀랍다. 흔듦기 동안, 발가락이 지면에 걸리지 않기 위한 높이(발가락과 지면 사이의 최소거리)는 개인에 따라 그리고 한 개인 내에서도 1~3 cm 사이로 다양하게 나타난다.[20,39,149] 이런 최소한의 높이는 중간흔듦기에서 나타나며, 이때 발은 가장 큰 선형 수평속력(linear horizontal speed)을 나타낸다(4.5 m/sec). 흔듦기에서 디딤기로의 전환 또한 놀랄 만큼 잘 조절된다. 지면과의 부드러운 접촉을 제공하기 위해, 발꿈치의 수직속력(vertical speed)은 발꿈치닫기 직전에 0.05 m/sec에 불과할 정도로 느려진다. 이러한 조절 수준은 일반적으로 잘 조절된 지면과의 발꿈치닫기(heel contact)를 설명하기 위해 heel 'strike'(발꿈치가 지면을 친다는 의미)라는 용어를 사용하는 것에 반대하는 주장의 근거가 된다.

### 첫째발목발허리관절

14장에서 기능이 설명되었던 첫째발목발허리관절(first tarsometatarsal joint)은 약간의 발바닥쪽굽힘과 등쪽굽힘을 통해 걸을 때 발의 안쪽세로활 높이 조절에 기여한다.[17]

### 첫째발허리발가락관절

엄지발가락의 발허리발가락(metatarsophalangeal, MTP)관절은 정상적인 걷기에 중요한 역할을 한다. 발꿈치딛기에서, MTP관절은 약간 펴된다. 발꿈치딛기 직후에서부터 발꿈치떼기까지, MTP관절은 비교적 중립위치에 있게 된다. 발꿈치떼기에서부터 발가락떼기 직전까지, MTP관절은 중립위치를 넘어 약 45°까지 펴된다. (이러한 각도는 첫째발허리뼈의 장축과 엄지발가락 몸쪽발가락뼈 사이에서 측정된다.) 디딤기의 후반부와 초기흔듦기 동안, MTP관절은 굽힘하여 거의 중립위치로 다시 되돌아온다.

관절의 삠(잔디발가락, turf toe)과 같은 연부조직 손상이나 관절의 퇴행(엄지발가락굳음증, hallux rigidus)으로 인한 MTP관절의 폄이 제한되면, 일반적으로 밀기 동안 통증을 유발하는 첫째 MTP관절의 등쪽굽힘을 피하기 위해 발뒤부 뒤침과 발앞부 벌림의 결합을 초래한다.[35] 이런 비정상적인 걷기양상의 결과 중 하나는 체중부하의 힘이 발바닥의 안쪽면에서 가쪽면으로 이동하여, 밀기의 효율성을 떨어뜨리고 걸음길이를 감소시킨다는 것이다. 엄지발가락굳음증의 잠재적 중재로는 MTP관절 치환술[186]과 MTP관절 유합술[181]이 있으며, 중재의 선택에 따라 보행양상에 서로 다른 결과를 초래한다.

## 전두면 운동형상학

전두면 내에서의 관절 돌림운동은 시상면에서의 돌림운동과 비교하면 운동의 폭이 작다. 그러나 이런 전두면의 돌림운동은 특히 엉덩관절과 목말밑관절에서 중요하다.

### 골반

걷기 동안 골반의 전두면 운동은 대상자의 앞이나 뒤에서 수평면을 기준으로 엉덩뼈능선의 올림과 내림을 관찰할 때 가장 잘 볼 수 있다. 디딤다리에서 일어나는 넓적다리뼈에 대한 골반의 (엉덩관절) 모음과 벌림의 결과로, 골반은 약 10~15°의 전체 가동범위로 돌림운동을 한다. 오른쪽 다리에 의한 체중수용(즉, 보행주기의 첫 15~20%) 동안, 왼쪽 엉덩뼈능선은 오른쪽 엉덩뼈능선의 높이보다 약간 밑으로 내림되고(그림 15.15A), 이러한 왼쪽 엉덩뼈능선의 내림은 오른쪽 디딤 엉덩관절에서 일어나는 넓적다리뼈에 대한 골반의 모음에 의해 일어남을 반영한다(그림 15.15B). 왼쪽

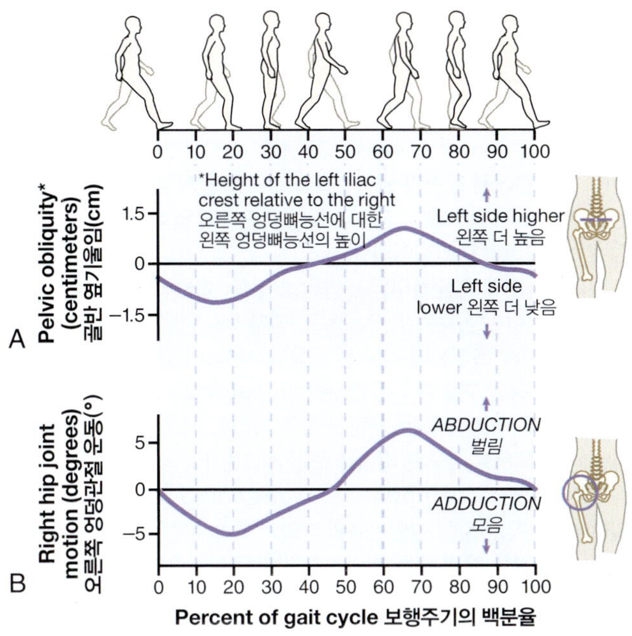


그림 15.15 오른쪽 발꿈치딛기로 시작하는 전체 보행주기에 대한 골반과 엉덩관절의 전두면 운동. (A)는 오른쪽 엉덩뼈능선에 대한 왼쪽 엉덩뼈능선의 높이를 고려한 골반 자체의 정렬을 소개하고 있다. 오른쪽 디딤기 동안, 왼쪽 엉덩뼈능선이 초기에는 약간 내림되었다가 점진적으로 올림되고 있는 것을 보여주고 있다. 초기 디딤기 동안 반대쪽 골반의 작은 내림은 정상적인 것으로 고려된다. 보행주기의 후반부에서, 오른쪽 흔듦기의 초기 동안 비교적 올림된 왼쪽 엉덩뼈능선은 초기에 왼쪽 다리로 서 있을 때 왼쪽 엉덩관절 벌림근육에 의한 오른쪽 엉덩뼈능선의 조절된 내림을 반영한다. (B)는 전두면에서의 엉덩관절 운동을 소개하고 있다. 오른쪽에서의 디딤기 초기에서 넓적다리뼈에 대한 골반의 움직임(이전에 언급함)을 고려할 때, 왼쪽 엉덩뼈능선의 내림은 오른쪽 엉덩관절의 모음에 기여한다. 오른쪽 디딤기의 후반에서 왼쪽 엉덩뼈능선이 올림되고 오른쪽 흔듦기의 초반에서 오른쪽 엉덩뼈능선이 내림될 때, 오른쪽 엉덩관절 벌림이 만들어진다. (Data from Ounpuu S: Clinical gait analysis. In Spivack BS, editor: *Evaluation and Management of Gait Disorders*, New York, 1995, Marcel Dekker.)

골반에서 일어난 이런 초기의 아래쪽 운동은 몸통에 작용하는 중력의 결과이며 주로 오른쪽 엉덩관절 벌림근육의 편심활성에 의해 조절된다. 보행주기의 약 20%에서 60% 지점까지 왼쪽 엉덩뼈능선은 오른쪽 엉덩관절 벌림근육의 동심활성에 의해 올림되며, 이 운동은 오른쪽으로 약간의 몸통 이동에 의해 보조된다. 이러한 몸통의 이동은 몸통의 질량을 오른쪽 엉덩관절의 위로 가져오기 때문에, 오른쪽 엉덩관절 벌림근육에 가해지는 외적인 토크의 요구를 감소시킨다. 왼쪽 엉덩뼈능선(흔듦다리쪽)의 올림은 사실상 오른쪽 디딤 엉덩관절에서 일어나는 넓적다리뼈에 대한 골반의 벌림이다. 오른쪽 다리가 흔듦기에 있는 동안(즉, 왼쪽 다리는 디딤기일 때), 오른쪽 엉덩뼈능선은 초기에 조절된 내림을 하였다가 점진적으로 올림하는 유사한 양상이 발생한다.[45]

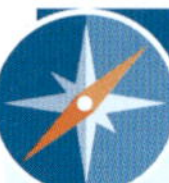

SPECIAL FOCUS 15.4

### 걷는 동안 전두면에서의 과도한 엉덩관절 동작이 일어날 수 있는 원인

디딤 쪽 엉덩관절의 과도한 전두면 움직임은 아주 흔하며, 이는 질량중심(center of mass, CoM)의 과장된 안–가쪽 이동을 유발한다. 전두면에서 골반과 엉덩관절의 과도한 움직임이 관찰되는 원인에는 적어도 3가지가 있다: 엉덩관절 벌림근육의 약화, 흔듦다리의 '짧아짐' 감소, 그리고 다리길이의 차이.

초기디딤기에서 중간디딤기 동안 반대쪽 엉덩뼈능선의 약간의 내림(즉, 엉덩관절 모음)은 일반적으로 디딤다리의 엉덩관절 벌림근육의 편심활성에 의해 조절된다. 이러한 근육들로부터의 벌림 토크가 불충분하면, 디딤기 동안 과도한 전두면 운동이 흔히 유발된다. 중등도의 엉덩관절 벌림근육 약화가 있는 사람이 한쪽 다리로 서 있을 때, 골반은 들어올린 다리 쪽으로 과도한 내림을 보인다(그림 15.16). 이러한 작용을 *양성 트렌델렌버그징후*(*positive Trendelenburg sign*)라 한다. 그러나 일반적으로 엉덩관절 벌림근육의 약화가 특히 심한 경우의 사람이라면, 서 있거나 걸을 때의 모든 한다리지지 활동 동안 약화된 근육과 *같은쪽*으로 몸통을 기울여 보상하려 한다. 걷기 동안 나타나는 이러한 현상을 '보상'트렌델렌버그보행('compensated' Trendelenburg gait) 또는 중간볼기근 절름발이(gluteus medius limp)라 한다. 약화된 근육 쪽으로 몸통을 기울이는 것은 체중에 의해 디딤다리의 벌림근육에 요구되는 외적인 토크를 최소화시켜 준다. 이런 특징적인 보행은 뇌성마비를 가진 사람들에게서 연구되어 왔으며, 몸통이나 골반에서 나타나는 기울어짐은 다양한 양상으로 관찰되었다.[108]

전두면에서 골반 움직임을 관찰할 때 나타나는 또 다른 편차로는 엉덩이 '올림'(hip 'hiking')이 있다. 흔듦다리 쪽에서 나타나는 엉덩이 올림은 발이 지면에 걸리지 않도록 다리를 충분히 짧게 해주어야 하는 무릎과 발목의 기능을 수행하지 못할 때 이를 보상하기 위한 것이다. 전형적인 예로는 무릎을 완전히 폄된 상태로 유지해주는 무릎 보조기를 착용하여 걷는 것이다.[3] 엉덩이 올림을 좀 더 정확히 설명한다면, 흔듦다리 쪽에 있는 엉덩뼈능선의 과도한 올림으로 표현할 수 있다. 엉덩뼈능선의 올림은 디딤다리에서 일어나는 넓적다리뼈에 대한 골반의 벌림으로 발생한다. 이러한 움직임에 관여하는 근육에는 디딤다리 쪽에 있는 일차적인 벌림근육, 흔듦다리 쪽에 있는 허리네모근, 그리고 경우에 따라 흔듦다리 쪽에 있는 배근육과 허리 폄근육이 있다.

상당한 다리길이의 차이 또한 전두면에서의 골반 움직임에 영향을 미치게 된다.[107] 다리길이의 차이는 넓적다리뼈의 골절 또는 한쪽의 안쪽휜엉덩관절(coxa vara)이나 가쪽휜엉덩관절(coxa valga)에 의해 심하게 차이가 발생하거나, 자연적인 편차로 인해 경미하게(<5 mm) 차이가 날 수도 있다. 두다리지지기 동안, 더 긴 다리쪽의 엉덩뼈능선은 더 짧은 다리쪽 엉덩뼈능선보다 더 높게 위치된다. 매 보행주기마다 발생하는 이러한 골반 옆기울임(pelvic obliquity)은 허리뼈 가쪽굽힘의 주기적 증가를 유발하게 된다.

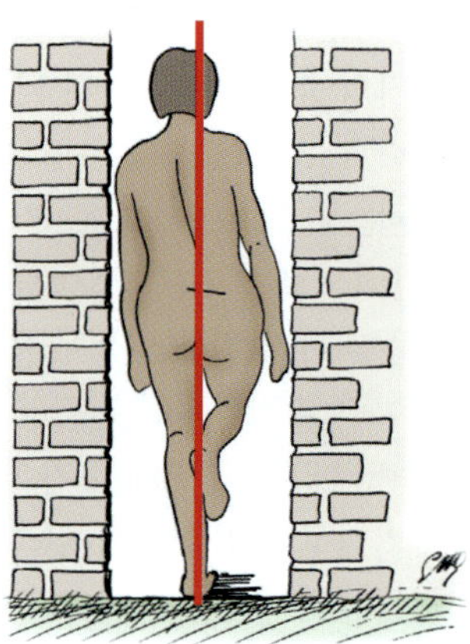

**그림 15.16** 오른쪽(비체중부하 쪽) 엉덩뼈능선의 과도한 내림은 체중부하 쪽 중간볼기근의 약화로 발생된다. (Modified from Calvé J, Galland M, De Cagny R: Pathogenesis of the limp due to coxalgia: the antalgic gait. *J Bone Joint Surg Am* 21:12, 1939.)

## 엉덩관절

엉덩뼈능선의 올림과 내림의 양상은 엉덩관절의 전두면 운동을 반영한다(그림 15.15B). 디딤기 동안, 이런 전두면 운동은 주로 넓적다리뼈에 대한 골반의 운동형상학으로 일어난다(12장 참조). 디딤기 동안 훨씬 더 작고 가변적인 양의 엉덩관절 전두면 운동이 골반에 대한 넓적다리뼈 운동형상학의 방식으로 일어날 수 있으며, 이러한 운동은 무릎의 안–가쪽 움직임을 통해 시각적으로 관찰된다. 흔듦기 동안, (디딤다리에 대한) 골반의 운동은 엉덩관절을 중립의 전두면 위치로 되돌아오기 위해 전진하는 넓적다리뼈의 운동과 결합한다.[45,206]

## 무릎

관절의 구조와 강력한 곁인대들 때문에, 무릎은 전두면에서 비교적 안정적이어서 매우 적은 양의 각움직임(angular movement)만 허용된다.[21,120] Benoit와 그의 동료들은[21] 6명의 건강한 사람을 대상으로 넓적다리뼈와 정강뼈의 겉질에 삽입된 핀에 반사마커를 부착하여 움직임을 기록함으로써 정강넓적다리관절의 운동형상학을 연구하였다. 연구 참여자들이 스스로 선택한 속력으로 걷는 동안, 무릎의 움직임은 4대의 적외선 카메라를 이용하여 3차원으로 측정되었다. 전반적으로, 연구자들은 디딤기의 첫 80% 동안 무릎에서 나타나는 아주 작고 일관되지 않은 벌림과 모음 움직임(3° 미만) 양상을 발견하였다. 발가락떼기의 직전인 디딤기의 마지막 20%에서, 약 5°의 무릎 모음이 대부분의 사람들에게서 일어

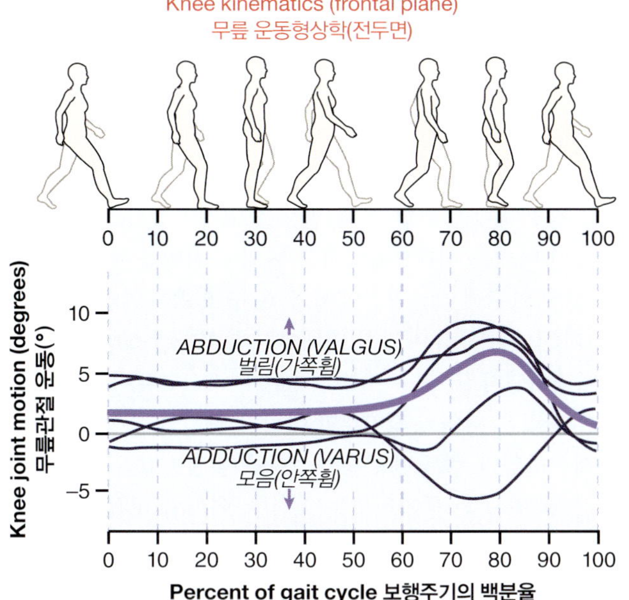


그림 15.17 무릎에서 일어나고 있는 전두면에서의 각운동을 소개하고 있다. 자주색 선은 5명의 실험 참자가 중 4명에 대한 평균값이다. 좀 더 가는 검은색 선은 각 참여자의 개별 자료를 나타내고 있다. (Data from Lafortune MA, Cavanagh PR, Sommer III HJ, et al: Three-dimensional kinematics of the human knee during walking, *J Biomech* 25:347, 1992.)

났다. 이러한 자료는 유사한 핀 삽입 방법으로 1.2 m/sec의 속력으로 걷는 5명의 사람에게서 연구한 Lafortune 등의 이전 연구 자료와 전반적으로 일치하였다.[120] Lafortune 등은 발꿈치딛기 시점에 무릎이 평균 1.2°의 벌림(가쪽휨) 상태에 있다고 보고하였다(그림 15.17).[120] 이러한 정렬은 디딤기 내내 변하지 않고 유지되었다.

Lafortune 등은 또한 보행의 흔듦기에 대한 자료도 보고하였는데, 이에 따르면 처음흔듦기(initial swing phase) 동안 무릎은 일반적으로 추가적인 5°의 벌림이 일어난다고 지적하였다. 최대 벌림은 무릎이 최대의 굽힘 각도에 가까울 때 발생하였다. 무릎은 다음 발꿈치딛기 전에 약간 벌림된 위치로 되돌아온다. 두 연구의 자료는 관련 문헌에 독보적인 기여를 하였다. 이런 운동형상학에 대해 발표된 다른 대부분의 자료는 삽입 방법이 아닌 피부부착 마커를 사용한 연구에서 나온 것이며, 이는 일반적으로 더 큰 오차를 동반한다.

## 발목(목말종아리관절)

목말종아리관절(talocrural joint)의 일차적인 운동은 등쪽굽힘과 발바닥쪽굽힘이다. 14장에서 설명된 바와 같이, 발목은 등쪽굽힘 시 약간의 가쪽들림(eversion) 및 벌림을 하고 발바닥쪽굽힘 시 약간의 안쪽들림(inversion) 및 모음을 하지만, 이러한 전두면과 수평면에서의 이차적인 운동은 매우 작아서 이 장에서는 논의되지 않는다.

## 발과 목말밑관절

엎침(pronation)과 뒤침(supination)의 3평면 운동은 목말밑관절(subtalar joint)과 가로발목뼈관절(transverse tarsal joint)의 상호작용을 통해 일어난다. 엎침은 가쪽들림, 벌림, 그리고 등쪽굽힘의 성분이 결합한 것이고, 뒤침은 안쪽들림, 모음, 그리고 발바닥쪽굽힘의 성분이 결합되어 일어난 것이다. 이 장에서는 포괄적인 운동인 발의 엎침과 뒤침을 대표하는 예시로 목말밑관절의 전두면 운동인 가쪽들림과 안쪽들림을 각각 살펴볼 것이다. 목말밑관절의 운동은 일반적으로 발꿈치뼈의 뒤면과 아래다리(lower leg)의 뒤면 사이에 형성된 각도로 측정된다(그림 15.18).

발꿈치딛기의 시점에서, 목말밑관절은 약 2~3° 안쪽들림되어 있다(그림 15.19). 발꿈치딛기 직후, 발꿈치뼈의 빠른 가쪽들림이 시작되어 중간디딤기(보행주기의 30~35%)까지 계속되며, 이 시점에서 약 2~4°의 최대 가쪽들림 위치에 이르게 된다. 그 시점에서, 목말밑관절은 움직임의 방향을 바꿔 안쪽들림으로 움직이기 시작한다. 정상적으로, 보행주기의 약 40~45% 시점에 발꿈치뼈는 비교적 중립위치에 도달하는데, 이는 대략적으로 발꿈치떼기의 시점과 일치한다. 발꿈치떼기에서 발가락떼기까지, 발꿈치뼈의 안쪽들림이 계속되어 약 6°에 이르게 된다. 흔듦기 동안, 발꿈치뼈는 다음 발꿈치딛기를 준비하기 위해 약간 안쪽들림된 위치로 되돌아온다. 이러한 운동 양상은 문헌에서 일반적으로 받아들여지고 있지만, 걸을 때 보고되는 발 엎침의 양은 측정의 기법과 선호도에 따라 문헌마다 상당한 차이를 보인다. 예를 들어, Reischl 등[189]은 발의 3차원 모형을 사용하여 평균 최대 엎침 각도가 10.5° ± 3.4°이며, 이는 보행주기의 26.8% ± 8.7% 시점에서 발생한다고 보

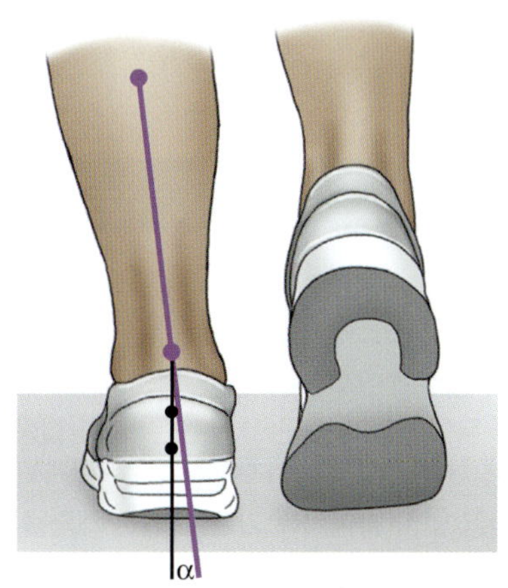


그림 15.18 발뒤부(목말밑관절)의 운동을 측정하기 위한 방법. 발의 엎침 또는 뒤침의 양을 나타내는 간소화된 지표로, 아래다리(*자주색 선*)를 이등분하는 선과 발꿈치뼈(*검은색 선*)를 이등분하는 선에 의해 형성되는 안쪽들림 또는 가쪽들림의 각도로 측정된다. 이러한 측정은 비디오시스템을 사용해 기록된 개별 영상을 분석함으로써 보행주기의 단일 시점이나 보행주기 전체에 걸쳐 측정할 수 있다.

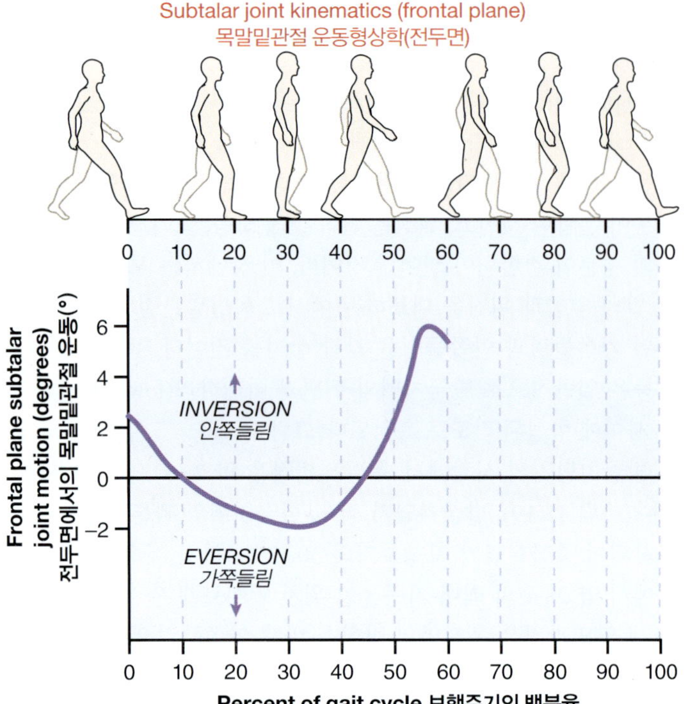


그림 15.19 걷기 동안 목말밑관절 운동의 지표로 제시된 발꿈치뼈의 전두면 안쪽들림과 가쪽들림. (Data from Cornwall MW, McPoil TG: Three-dimensional movement of the foot during the stance phase of walking, *J Am Podiatr Med Assoc* 89:56, 1999.)

고하였다.

걷기 동안 발의 엎침 또는 뒤침 움직임은 발의 안쪽세로활 높이의 변화를 동반된다.[132,142,180] 14장에서 자세히 설명된 바와 같이, 평발(편평발)을 가진 사람들은 걸을 때 일반적으로 더 큰 발뒤부의 엎침을 나타낸다.[33,124] 이와 관련된 운동학에 대한 자세한 내용은 14장에 제시되어 있다.

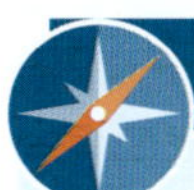

**SPECIAL FOCUS 15.5**

**전두면 운동형상학에 대한 요약**

다리 관절의 전두면 운동형상학을 관찰하기에 가장 좋은 위치는 대상자의 뒤쪽이다. 엉덩관절 운동은 신체 질량중심(CoM)의 수직이동을 감소시키는 데 중요한 역할을 한다. 발꿈치딛기 이후에 일어나는 발의 빠른 엎침(발꿈치뼈 가쪽들림)은 체중을 수용하는 과정에 참여하고 지면과 접촉할 수 있도록 유연하고 적응력 있는 발의 구조를 제공한다. 발꿈치떼기와 발가락떼기 사이를 포함한 디딤기의 후반부에서, 발의 뒤침과 관련된 발꿈치뼈의 안쪽들림은 좀 더 견고한 발의 구조를 제공해 주며, 이는 신체가 앞쪽으로 전진하는 데 도움을 준다.[132,142,180]

## 수평면 운동형상학

걷기 동안 수평면에서의 다리 운동형상학에 대한 유용한 최근 정보는 소수의 연구를 통해서만 제공된다. 이러한 측정의 정확도를 높이기 위해, 일부 연구자들은 연구 참여자의 골반, 넓적다리뼈, 그리고 정강뼈에 단단한 금속 핀들을 고정시켰다. 이런 금속 핀에 부착된 마커는 비디오카메라가 뼈의 움직임을 추적할 수 있게 한다. 일부 연구에서는 공간에서의 뼈 구조 움직임만이 관찰되었고, 또 다른 연구에서는 관절 자체에서 일어나는 상대적인 운동에 대해 설명하였다.[93,120]

다음 단락은 뼈의 움직임뿐만 아니라 관절의 움직임에 대한 자료도 제시하였다. 수평면 운동형상학을 설명하고 있는 연구의 수가 최근 몇 년 동안 증가하고는 있지만, 이처럼 비교적 적은 양의 움직임을 측정하는 데 따르는 기술적 어려움은 여전히 남아 있으며, 이는 수평면 움직임과 관련되어 보고되는 운동형상학적 가변성이 큰 이유이기도 하다.

### 골반

걷기 동안, 골반은 디딤다리의 엉덩관절을 통과하는 수직돌림축에 대해 수평면 내에서 돌림운동한다. 골반의 돌림에 대한 다음의 설명은 *오른쪽 보행주기를 위에서 관찰*한 것에 근거한다. 오른쪽 발꿈치딛기에서, 오른쪽 앞위엉덩뼈가시(anterior-superior iliac spine, ASIS)는 왼쪽 ASIS에 비해 앞으로 나와 있다. 보행주기의 처음 15~20% 동안, 그림 15.20처럼 위에서 관찰해 보면 골반은 안쪽돌림(시계반대방향)으로 돌림운동한다. 오른쪽 다리의 나머지 디딤기 동안, 전진하고 있는 왼쪽 흔들다리와 함께 왼쪽 ASIS가 점차 앞쪽으로 움직임에 따라 골반은 바깥돌림(시계방향)을 하게 된다. 오른쪽 발가락떼기에서, 이제 오른쪽 ASIS는 왼쪽 ASIS보다 뒤쪽에 있게 된다. 오른쪽 다리의 흔듦기 동안, 오른쪽 ASIS는 점차 앞쪽으로 움직인다. 보행주기 전체에 걸쳐, 골반은 각 방향으로 3~4° 정도 돌림한다. 발짝길이를 증가시키기 위해 걷기속력이 증가함에 따라 더 큰 골반 돌림이 일어난다.[127]

### 넓적다리뼈

발꿈치딛기 이후, 넓적다리뼈는 보행주기의 첫 15~20% 동안 안쪽돌림을 한다(그림 15.20). 보행주기의 약 20% 지점에서, 넓적다리뼈의 돌림 방향은 바뀌고 발가락떼기 직후까지 바깥돌림을 하게 된다. 넓적다리뼈의 안쪽돌림은 흔듦기의 대부분에 걸쳐 일어난다. 전반적으로, 넓적다리뼈는 보행 동안 각 방향으로 약 6~7° 돌림한다.

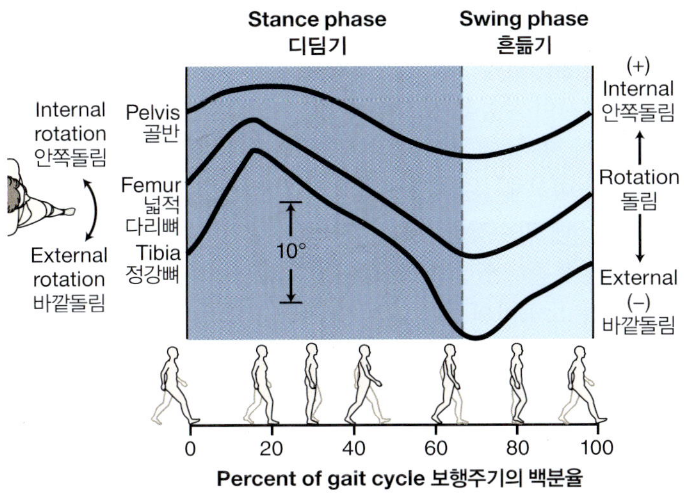


그림 15.20 수평면에서 일어나는 골반, 넓적다리뼈, 그리고 정강뼈의 운동양상을 위에서 관찰하였다. 운동의 양상은 3개의 뼈 구조가 유사하게 일어나는데, 좀 더 먼쪽에 있는 구조가 움직임의 폭이 점차 더 크게 일어나고 있다. 오른쪽 다리를 위에서 볼 때, 골반, 넓적다리뼈, 그리고 정강뼈의 안쪽돌림은 시계반대방향의 운동에 해당한다. (From Mann RA: Biomechanics of the foot. In American Academy of Orthopedic Surgeons, editors: *Atlas of Orthotics: Biomechanical Priciples and Application*. St. Louis, 1975, Mosby.)

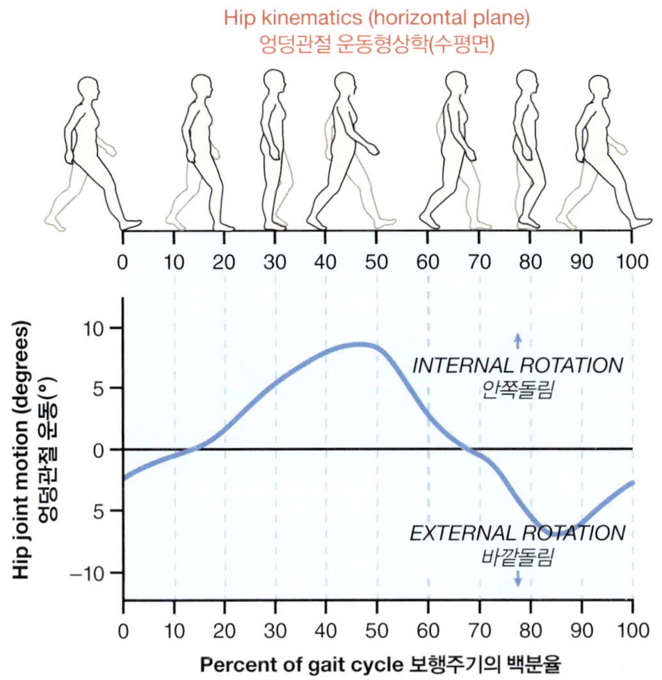


그림 15.21 수평면에서 일어나는 엉덩관절의 각운동. (Data form Sutherland DH, Kauman KR, Moitoza JR: Kinematics of normal human walking. In Rose J, Gamble JG, editors: *Human Walking*, ed 2, Philadelphia, 1994, Williams & Wilkins.)

### 정강뼈

정강뼈의 움직임 양상은 넓적다리뼈에서 설명되었던 움직임과 매우 유사하다(그림 15.20). 돌림의 크기는 각 방향으로 약 8~9° 이다.

### 엉덩관절

넓적다리뼈와 골반은 모두 동시에 돌림한다. 오른쪽 발꿈치딛기에서, 오른쪽 엉덩관절은 반대쪽(왼쪽) ASIS의 상대적인 뒤쪽 위치에 근거해 약간 바깥돌림된 상태에 있게 된다(그림 15.21). 오른쪽 다리의 디딤기 대부분 동안, 반대쪽(왼쪽) ASIS가 앞쪽으로 움직임에 따라 오른쪽 엉덩관절에서는 순수한 안쪽돌림 움직임이 일어나게 된다. 최대로 안쪽돌림된 위치는 보행주기의 약 50% 지점에서 일어난다. 보행주기의 50% 지점에서부터 중간흔듦기까지, 오른쪽 다리가 앞쪽으로 전진함에 따라 오른쪽 엉덩관절에서는 바깥돌림이 일어나게 된다. 중간흔듦기에서 오른쪽 발꿈치딛기까지, 약간의 안쪽돌림이 오른쪽 엉덩관절에서 일어난다.[45,206]

### 무릎

걷기 동안 무릎의 수평면 돌림운동을 정확하게 소개하기 위해 넓적다리뼈와 정강뼈에 부착된 겉질속 핀을 사용한 2개의 연구가 있다.[21,210] 그림 15.22는 Lafortune 등이 연구에서 얻은 각 연구 참여자의 자료와 집단 평균을 함께 보여주고 있다.[120] 분명히 Benoit 등[21]의 연구 결과와 일치하게, 무릎의 수평면 돌림운동의 양과 방향은 매우 가변적이다. 이러한 가변성의 대부분은 그림 15.22 및 많은 기술보고서와 연구보고서에서처럼 개인들의 자료를 평균화하는 과정에 의해 감춰진다. 실제로, 그림 15.22는 디딤기 동안 안쪽돌림쪽으로의 전반적인 경향을 보여주지만, Benoit 등[21]의 자료는 평균적으로 무릎 바깥돌림 운동의 전반적인 양상을 나타낸다. 이러한 가변성은 걷기 및 달리기 동안 무릎 통증과 무릎관절의 비정상적인 수평면 운동형상학 사이에 생체역학적 연관성이 있다고 제안해 온 많은 연구들을 해석하기 어렵게 만든다.

### 발목과 발

목말종아리관절의 수평면 돌림운동은 약간 일어나기 때문에, 여기서는 인급되지 않는다. 목말밑관절의 일차적인 움직임(안쪽들림과 가쪽들림)은 전두면에서 일어나며, 이는 앞서 설명되었다.

## 몸통과 팔의 운동형상학

몸통과 팔은 걷기 동안 균형의 유지와 에너지 소비의 최소화에서 중요한 역할을 담당한다. 뿐만 아니라, 몸통에서의 미세하고 복잡한 척추 움직임과 근육작용은 다리의 움직임에 의해 발생하는

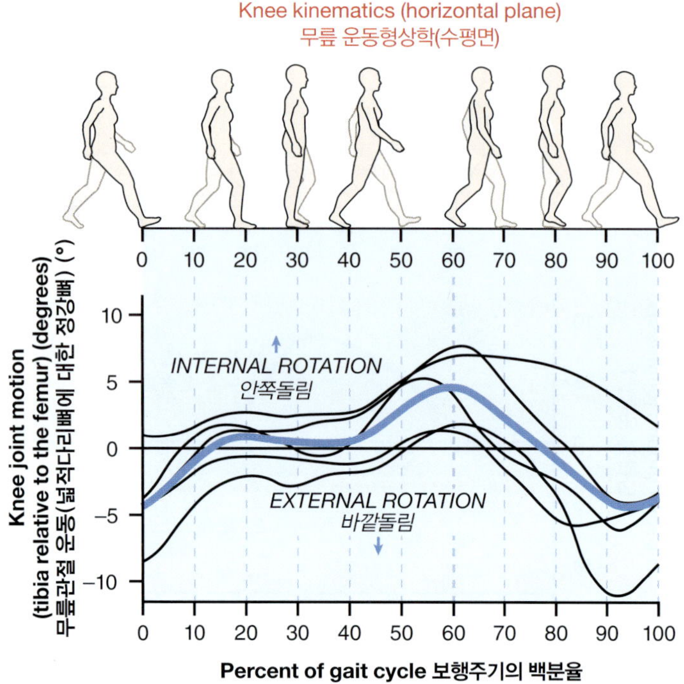


그림 15.22 수평면에서 일어나는 무릎의 각운동. 파란색 선은 5명의 연구 참여자에 대한 평균값이다. 좀 더 가는 검은색 선은 각 참여자의 개별 자료이다. (Data from Lafortune MA, Cavanagh PR, Sommer III HJ, et al: Three-dimensional kinematics of the human knee during walking, *J Biomech* 25:347, 1992).

보행 관련 진동과 가속도를 완화시키는 데 역할을 한다.[101,146] 결과적으로, 머리분절의 가속도는 몸통 아래쪽 부위의 가속도보다 10~40% 정도 더 작다. 이러한 완화효과는 머리를 좀 더 안정적으로 유지하여, 걷기 동안 시각 및 안뜰(vestibular) 기능을 최적화하는 데 중요한 역할을 한다.

## 몸통

걷기 동안, 머리와 몸통의 병진운동은 신체 질량중심(center of mass, CoM)의 일반적인 병진운동 양상을 따라가며, 다음 단락에서 논의된다. 뿐만 아니라, 몸통은 수직축에 대해 수평면 내에서 돌림을 하며, 이때 팔이음뼈(shoulder girdle)는 골반과 반대 방향으로 돌림한다. 팔이음뼈에서 일어나는 평균적인 전체 돌림 범위는 약 7~9°이다.[30,163] 몸통의 이러한 운동 양상은 보행의 전반적인 효율성에 약간의 기여를 한다.[30] 몸통 운동의 제한은 걷기 동안의 에너지 소비를 최대 10% 정도 더 증가시킨다.[187]

앞선 단락에서 몸통의 수평면 운동을 짧게 설명하였지만, Rozumalski와 그의 동료들[197]은 걷기 동안 허리뼈 전체에 걸친 분절 운동에 대한 자료를 2008년에 발표하였다. 이 연구의 특징은 자료수집 방법에 있으며, 이 방법은 수술적으로 삽입된 커슈너 강선(Kirshner wire)을 사용하여 모든 허리분절의 가시돌기에 단단히 고정된 마커를 3차원 영상으로 분석하는 것이다. 이 자료에서는 3개의 모든 운동면에서 각 방향으로 최대 3~5°에 이르는 복잡한 허리 척추뼈사이 운동을 제시하였다.[197] 이러한 운동형상학적 운동은 그 양이 크지는 않지만 몸통이 비교적 똑바로 된 자세를 유지하는 동안 이전에 설명된 3평면의 작은 골반 운동이 일어날 수 있도록 하는 데 필수적인 것으로 보인다. 다리이음뼈(pelvic girdle) 및 허리에 통증이 있는 사람들은 걷기 시 골반의 수평면 가동범위가 증가하고, 골반의 돌림과 가슴(thorax)의 돌림 사이의 위상관계(phase relationship)가 변화하는 양상을 보였다. 이러한 연구 결과는 만성요통 환자에게서 몸통과 골반의 운동협응이 변화되었을 가능성을 뒷받침한다.[183]

## 어깨

시상면에서, 어깨는 엉덩관절 굽힘 및 폄과 위상이 다른 사인곡선 양상의 움직임을 보인다. 엉덩관절(넓적다리뼈)이 폄 방향으로 움직일 때 같은쪽 어깨(위팔뼈)는 굽힘 방향으로 움직이고, 엉덩관절이 굽힘 방향으로 움직일 때 같은쪽 어깨는 폄 방향으로 움직인다.[224] 발꿈치딛기에서, 어깨는 중립위치를 넘어 약 25°의 최대로 폄된 위치에 있게 된다. 그런 후, 어깨는 점차 앞쪽으로 움직이기 시작하여 보행주기의 50% 지점에 오게 되면 최대 10°의 굽힘에 이르게 된다. 보행주기의 후반부에서, 같은쪽 엉덩관절이 앞쪽으로 움직여 굽힘됨에 따라, 어깨는 다음 발꿈치딛기까지 25°의 폄 위치로 되돌아가기 위해 폄을 한다.

어깨 움직임의 양상은 사람마다 일관되지만, 그 움직임의 크기는 매우 다양하다. 일반적으로, 어깨 움직임의 진폭은 속력이 빨라질수록 증가한다.[192] 팔을 흔드는 것은 완전히 수동적이기보다는 부분적으로 능동적이며, 특히 앞어깨세모근과 뒤어깨세모근이 낮은 수준(최대 수의적 등척수축의 5% 미만)으로 주기적인 활성을 한다.[114,147] 팔 흔들기의 주요 기능은 몸통의 돌림 힘(rotational force)에 대한 균형을 잡고, 수직축에 대한 신체 동작을 안정화시키며, 에너지 소비(energy expenditure)를 줄이는 것으로 보인다.[147,175] 최근 연구에서는 1.00 m/sec보다 빠른 속력으로 걸을 때 팔을 흔들며 걷는 것이 팔을 흔들지 않고 걷는 경우에 비해 에너지 비용(energy cost)을 7~13%까지 줄이는 것으로 보고되었다.[236] 손상이나 수술 이후 흔히 한쪽 팔의 운동을 제한하는 것 또한 보행의 시공간적 변수에 변화를 유발하였다.[15]

## 팔꿈치

발꿈치딛기에서, 팔꿈치는 일반적으로 약 20° 굽힘되어 있다. 보행주기의 첫 50%에서 어깨가 굽힘함에 따라, 팔꿈치 또한 굽힘하여 최대 약 45°에 이른다. 보행주기의 후반부에서, 어깨가 폄함에 따라 팔꿈치는 폄하여 20°의 굽힘 상태로 되돌아간다.[163]

## SPECIAL FOCUS 15.6

### 수평면 운동형상학에 대한 요약

그림 15.23은 걷기 동안 다리의 주요 뼈와 목말밑관절의 수평면 돌림의 방향을 요약하고 있다. 골반, 넓적다리뼈, 그리고 정강뼈는 발꿈치딛기 후에(즉, 보행주기의 약 15~20%까지) 안쪽돌림한다. 이러한 집단적인 안쪽돌림에는 목말밑관절의 가쪽들림이 동반된다. 14장에서 설명한 바와 같이, 목말밑관절의 가쪽들림은 가로발목뼈관절을 포함한 발중간부(midfoot) 영역의 유연성을 증가시키는 경향이 있다. 유연해진 발중간부는 다리 부하의 충격을 완화시켜준다. 보행주기의 약 15~20% 이후에는 골반, 넓적다리뼈, 그리고 정강뼈 모두가 발가락떼기까지 바깥돌림하기 시작한다. 골반, 넓적다리뼈, 그리고 정강뼈의 이런 가쪽돌림과 동시에 목말밑관절은 안쪽들림 방향으로 움직이기 시작하며, 이는 발중간부 영역의 안정성을 높이는 경향이 있다. 이러한 안정성 덕분에 디딤기의 나머지 부분(밀기 단계) 동안 발중간부가 단단한 지레로서의 역할을 하여, 체중에 의한 발중간부의 붕괴 없이 발바닥쪽굽힘근육이 발꿈치뼈를 들어 올릴 수 있게 해준다. 발의 엎침 시점과 크기 그리고 넓적다리뼈와 정강뼈의 돌림 사이에 존재하는 정확한 관계를 명확하게 설명하기 위해, Reischl 등[189]이 수행한 연구와 같은 추가적인 연구가 요구된다.

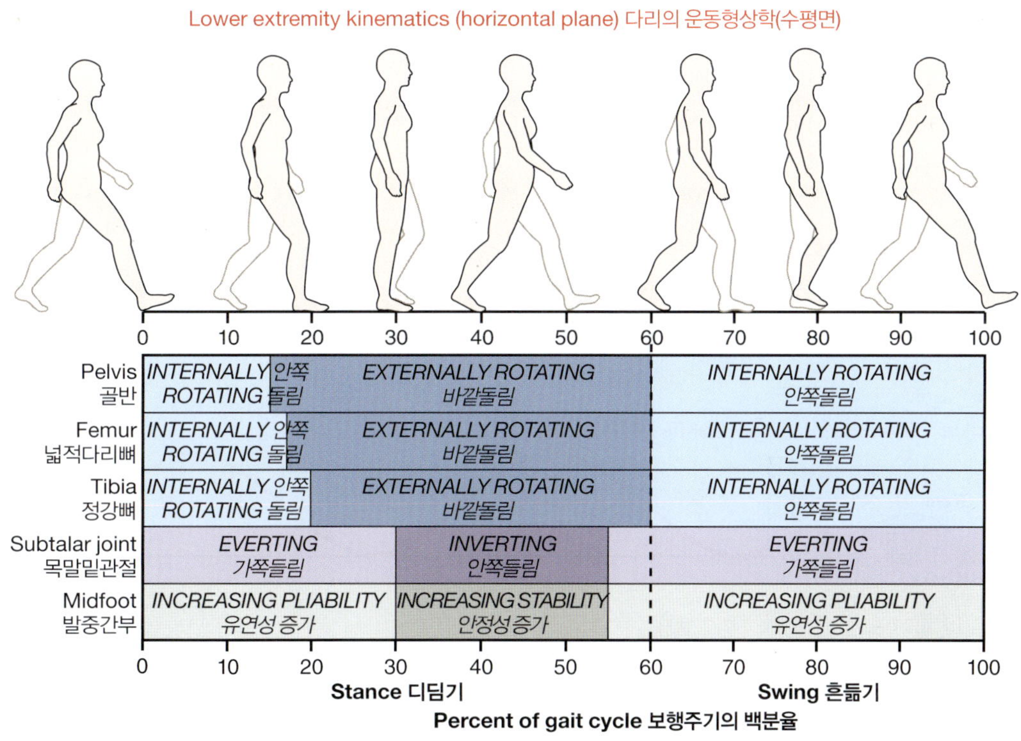


그림 15.23 걷기 동안 수평면에서 일어나는 다리의 주요 뼈와 목말밑관절의 돌림운동. 오른쪽 다리를 위에서 관찰할 때 골반, 넓적다리뼈, 그리고 정강뼈의 안쪽돌림은 모두 시계반대방향의 운동에 해당한다. 표는 돌림운동의 방향을 보여주고 있으며, 이는 절대적인 관절 위치와 반드시 같은 것은 아니다.

## 신체 질량중심의 이동과 조절

걷기(walking)는 균형의 상실과 회복이 연속되는 과정으로 정의될 수 있다. 이동(ambulation)은 신체가 앞쪽으로 기울어짐에 따라 시작된다. 넘어지는 것을 방지하기 위해, 어느 한쪽 발을 새로운 위치를 향해 앞쪽으로 움직임으로써 순간적인 균형 회복이 이루어진다. 일단 보행(gait)이 시작되면, 신체의 앞쪽 운동량(momentum)은 신체의 CoM을 발의 새로운 위치를 넘어 이동시키므로, 다른 쪽 발을 앞쪽으로 내딛는 것이 필수적이다. 이후 발을 연속적이고 교대적으로 재배치함으로써 앞쪽으로 나아가게 된다. 신체를 앞쪽으로 이동시키고자 하는 동안, 균형의 상실과 회복 사이의 부드럽고 조절된 전환은 계속된다. 걷기는 발의 배치가 신체의 앞쪽 운동량을 멈추게 하고 정적인 지지면(base of support) 위에서 균형을 다시 되찾을 때 멈추게 된다. 이러한 서술이 걸음에 대해 매우 단순하지만 유용하고 비교적 정확한 설명을 제공할지라도, 걷기를 설명하기 위해서는 다리 근육의 능동적 참여와 그에 따른 에너지 소비가 필요하다는 점을 반드시 짚고 넘어가야 한다.

## 질량중심의 이동

신체의 CoM은 둘째엉치뼈의 바로 앞쪽에 위치하고 있으나, CoM의 움직임을 가장 잘 시각화하는 방법은 머리나 몸통의 이동을 추적하는 것이다. 분명히, 걷기 동안 가장 두드러진 신체의 이동은 앞쪽 방향이다(그림 15.24). 그러나 이러한 앞쪽 이동을 두 방향에서 관찰해 보면, 수직 방향과 측면 방향에서의 CoM 움직임에 해당하는 2개의 사인곡선 양상이 나타난다.[233]

수직 방향에서, CoM은 한 번의 보행주기 동안 두 개의 완전한 사인곡선을 그리며 위쪽과 아래쪽으로 오고간다(그림 15.24A). 이러한 CoM의 움직임을 측면에서 관찰하면 이해가 쉬워진다. CoM의 최저점은 두 번의 두다리지지기 중간 지점(보행주기의 5%와 55%)에서 나타난다. CoM의 최고점은 두 번의 한다리지지기 중간 지점(보행주기의 30%와 80%)에서 나타난다. 성인 남성이 평균적인 걷기속력으로 걸었을 때, 총 수직이동 거리는 약 5 cm이다.

걷기 동안, CoM은 또한 오른쪽 다리와 왼쪽 다리로 교대로 이동되며, 한 번의 보행주기 동안 하나의 측면(오른쪽-왼쪽) 사인곡선 양상을 만들어낸다(그림 15.24B). 오른쪽으로의 CoM의 최고 위치는 오른쪽 다리가 디딤기의 중간 지점(보행주기의 30%)에 있을 때 나타나고, 왼쪽으로의 CoM의 최고 위치는 왼쪽 다리가 디딤기의 중간 지점(보행주기의 80%)에 있을 때 나타난다. 정상적인 걷기 동안, 총 측면이동 거리는 약 4 cm이다.[94] 측면이동의 양은 지지면이 넓을수록(즉, 양발을 넓게 하여 걷게 될 때) 증가하고, 지지면이 좁을수록(즉, 양발의 넓이를 가깝게 하여 걷게 될 때) 감소한다.

> **질량중심의 이동**
> - 총 수직이동: 5 cm
> - 총 측면이동: 4 cm

다음으로 전체 보행주기 동안 CoM의 전체적인 이동 양상을 고려해보자(그림 15.24). 오른쪽 발꿈치닫기 직후부터, CoM은 앞쪽, 위쪽, 그리고 오른쪽 발쪽으로 이동한다. 이러한 움직임의 일반적인 방향은 보행주기의 첫 30% 동안 계속되며, 이때 신체는 본질적으로 지지하고 있는 다리의 위로 '오르면서 신체질량을 이동'시키고 있다. 오른쪽 중간디딤기 지점에서, CoM은 가장 높은 위치와 가장 오른쪽으로의 가쪽위치에 도달한다. 오른쪽 중간디딤기 직후에, CoM은 계속해서 앞쪽으로 이동하지만 아래쪽과 신체의 왼

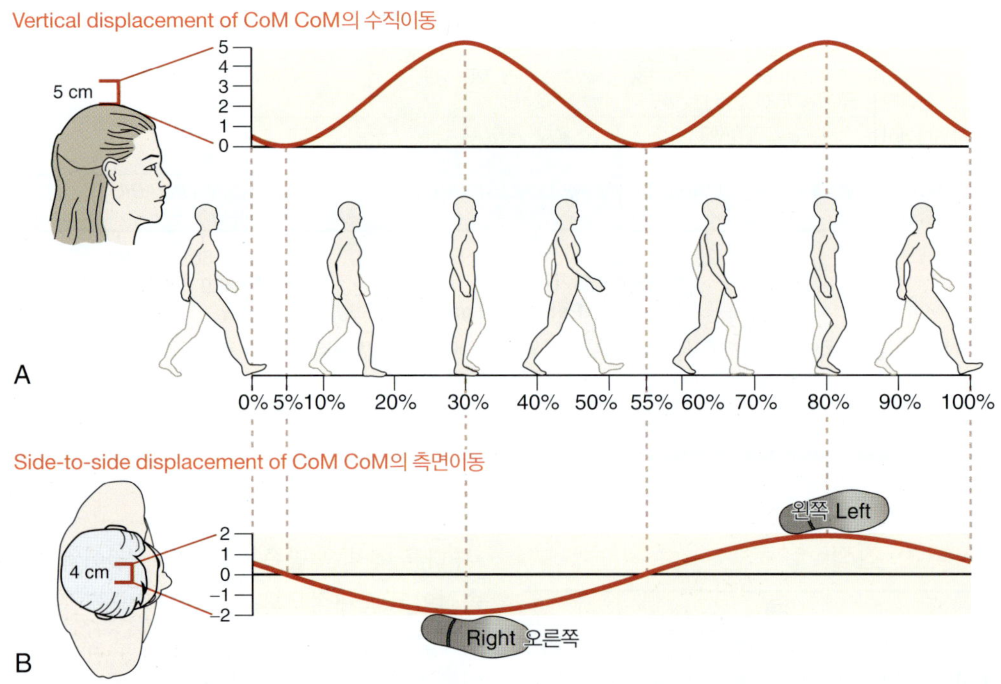


**그림 15.24** 전체 보행주기에 대한 질량중심(CoM)의 수직이동(A)과 측면이동(B). CoM의 측면이동에 있어 위치가 가장 낮으면서 가장 중심에 있게 되는 지점은 두다리지지기의 중간 지점(보행주기의 5%와 55%)으로, 이 지점은 양발이 지면과 접촉하고 있어 비교적 안정성이 있는 위치가 된다. 이와는 반대로, CoM의 위치가 가장 높으면서 가장 가쪽에 위치되는 지점은 중간디딤기(보행주기의 30%와 80%)로, 이 지점은 비교적 불안정한 위치가 된다. 한다리지지 동안, CoM의 궤적은 결코 지지면의 바로 위에 있지 않다. 이러한 사실은 (B)에서 CoM의 수직이동이 항상 발자국(footprint)들 사이에 위치하는 것으로 설명된다.

쪽 방향으로 움직이기 시작하는데, 이때 신체는 본질적으로 지지하고 있는 다리로부터 '내려오면서 멀어지는' 상태가 된다. 이 시점은 보행주기에서 매우 중요한 순간이다. 왼쪽 다리가 흔들기에 있는 상황에서, 신체는 체중 이동을 수용하고 넘어지는 것을 방지하기 위해 곧 지면과 견고하게 접촉하게 될 왼쪽 다리에 의존한다. 왼쪽 발꿈치딛기 직후인 두다리지지기 동안, CoM이 앞쪽과 왼쪽 다리 쪽으로 계속 움직임에 따라, CoM은 양발 사이의 중간에 위치하게 되고 최저점에 도달하게 된다. 오른쪽 발가락떼기에서 왼쪽 다리의 중간디딤기(보행주기의 80%)까지, CoM은 앞쪽, 위쪽, 그리고 현재 지지를 제공하고 있는 왼쪽 다리 쪽으로 이동한다. 보행주기의 80% 지점에서, CoM은 다시 가장 높은 지점에 있게 되지만, 이번에는 가장 왼쪽으로의 가쪽 위치에 있게 된다. 왼쪽 중간디딤기 직후에, CoM의 움직임은 아래쪽과 신체의 오른쪽 방향으로 전환된다. 보행주기는 오른쪽 발꿈치가 지면과 접촉하게 될 때 완성되고 다시 이 과정을 반복하게 된다.

주목할 만한 사실은 한다리지지기 동안 신체의 CoM이 지지면의 바로 위에 위치하는 경우가 결코 없다는 것이다(그림 15.24B). 이러한 사실은 걷기 동안, 특히 한다리지지기 동안 CoM의 측면 움직임을 조절하기 위해 발이 신체 CoM의 수직 위치보다 약간 가쪽에 위치되어야 할 때 신체는 상대적인 불균형의 상태에 놓임을 보여준다. 목말밑관절의 근육만으로는 CoM의 측면 움직임을 조절하는 능력이 제한적이라는 것을 고려하면, 전두면에서의 엉덩관절 운동(즉, 엉덩관절 벌림과 모음)을 통해 발을 적절히 위치시키는 것은 매우 중요하다.[191,226]

## 운동에너지와 위치에너지에 대한 고려사항

걷기가 앞쪽으로 일정하게 유지된 속력으로 일어나는 것처럼 보이지만, 사실 신체는 매 걸음마다 속력이 약간씩 상승되었다가 떨어지는 양상을 보인다. 지지하고 있는 다리가 신체 CoM의 앞쪽에 있을 때, 신체는 감속한다. 이와는 반대로, 지지하고 있는 다리가 신체 CoM의 뒤쪽에 있을 때 신체는 가속된다. 따라서 신체는 지지하고 있는 다리 위로 '올라탄' 후인 중간디딤기에서 가장 낮은 속도에 도달하고, 신체가 지지하고 있는 다리로부터 '내려오면서 멀어져' 반대쪽 다리로 '올라타기' 전인 두다리지지기 동안 가장 높은 속도에 도달한다. 걷기 동안 신체의 운동에너지(kinetic energy)는 신체의 속도에 따라 달라지기 때문에(공식 15.1), 운동에너지는 중간디딤기(보행주기의 30%와 80%)에서 최소가 되고, 두다리지지기(보행주기의 5%와 55%)에서 최대가 된다(그림 15.25).

| 운동에너지 = $0.5\ mv^2$ | (공식 15. 1) |
|---|---|

이 공식에서 $m$은 신체질량이고 $v$는 신체 CoM의 속도를 의미한다.

운동에너지는 위치에너지(potential energy)에 의해 보완된다(그림 15.25). 위치에너지는 신체질량, 신체에 작용하는 중력장(gravitation field), 그리고 신체 CoM 높이에 따라 달라진다(공식 15.2). 걷기 동안, CoM이 가장 높은 지점(보행주기의 30%와 80%)에 도달했을 때 위치에너지는 최대가 된다. 신체의 위치에너지는 신체 CoM이 가장 낮은 지점인 두다리지지기(보행주기의 5%와 55%)에서 최소가 된다.

| 위치에너지 = $mgh$ | (공식15. 2) |
|---|---|

이 공식에서 $m$은 신체질량, $g$는 중력으로 초래된 신체의 아래 방향 가속도, 그리고 $h$는 신체 CoM의 높이를 의미한다.

걷기 동안 운동에너지와 위치에너지의 변화를 '최적화된' 그래프로 나타내면, 두 곡선 사이의 관계를 쉽게 관찰할 수 있다(그림 15.25). 위치에너지가 최대가 되는 시점은 운동에너지가 최소가 되는 시점과 일치하고, 위치에너지가 최소가 되는 시점은 운동에너지가 최대가 되는 시점과 일치한다. 중간디딤기에서 두다리

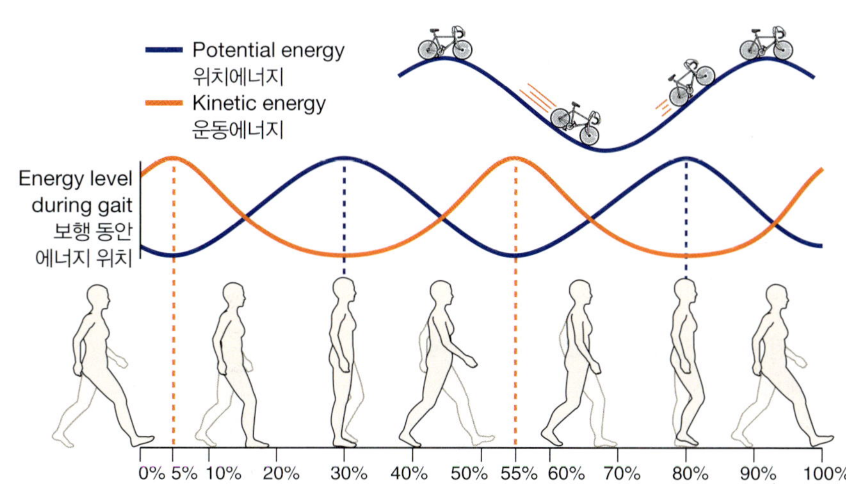


**그림 15.25** 보행 동안 위치에너지와 운동에너지 사이의 전환. 질량중심(CoM)이 가장 낮은 지점(보행주기의 5%와 55%)일 때, 위치에너지는 최소가 된다. CoM이 가장 높은 지점(보행주기의 30%와 80%)일 때, 위치에너지는 최대가 된다. 위치에너지와는 반대의 상황이 운동에너지에서 일어난다. 이런 위치에너지와 운동에너지 사이의 전환은 언덕을 내려가면서 속력을 얻었다가 언덕을 올라가면서 속력을 잃는 자전거 타기에 비유된다.

지지기로 가면서 위치에너지가 감소할 때(신체 CoM이 가장 높은 지점에서 가장 낮은 지점으로 갈 때), 운동에너지는 증가한다(신체 CoM이 최소 속력에서 최대 속력으로 이동). 이와는 반대로, 두다리지지기에서 중간디딤기로 가면서 운동에너지가 감소할 때, 위치에너지는 증가한다. 따라서 신체는 상당 부분 역진자(inverted pendulum)처럼 작용하여, 위치에너지와 운동에너지 사이에 역학적 에너지를 가장 효율적으로 전환하기 위해 최적의 수직진동(vertical oscillation) 크기를 사용하는 것으로 보인다. 이런 최적의 수직진동에서 벗어나 CoM의 이동이 '통통 튀는(bouncy)' 보행이나 '평탄한(flat)' 보행을 선택하는 것은 에너지 소비를 증가시키는 것으로 입증되었다.[5,143,172]

마지막으로, 운동에너지와 위치에너지 사이의 주기적인 전환이 걷기의 대사비용을 최소화하지만, 이러한 과정만으로는 일정한 속력의 이동을 유지하기에 충분하지 않다는 점에 주목해야 한다.[31] 따라서 완벽한 진자 움직임과는 달리, 걷기는 근육이 생성하는 에너지에 의존한다. 다리의 근육은 디딤기 동안 신체의 앞쪽 추진을 보조하기 위해 그리고 흔듦기 동안 다리의 전진을 돕기 위해 힘을 발생시켜야 한다.[252]

## 에너지 소비

보행 중 에너지 소비(energy expenditure)는 체중 1킬로그램당 1미터를 걷는 데 사용되는 에너지의 양(칼로리)으로 측정된다. 일반적으로, 에너지 소비는 산소 소모(oxygen consumption)를 정량화하여 간접적으로 측정된다.[193] 걸을 때, 신체는 에너지 비용(energy cost)을 최소화하기 위해 노력한다. 에너지의 보존은 CoM의 이동범위 최적화, 신체 운동량의 조절, 그리고 분절 사이 에너지의 전달 활용으로 성취된다.[252]

걷기의 대사효율은 약 1.33 m/sec (3 mph)의 걷기속력에서 가장 높다.[193] 놀랄 것도 없이, 이러한 걷기속력은 사람들이 거리에서 자연스럽게 선택하는 속력과 대략 일치한다(표 15.1 참조). 최적의 속력보다 더 빠르거나 더 느리게 걷는 것은 걷기의 에너지 비용을 증가시킨다(그림 15.26).

걷기속력은 발짝길이(step length)와 분속수(발짝률) [cadence (step rate)]를 곱한 것과 같다. 걷기의 최대 에너지 효율은 발짝길이와 발짝률의 이상적인 조합을 선택하는 신체 고유의 능력에 의해 성취된다. 이러한 조합은 모든 걷기속력에서 나타난다. 걷기의 에너지 비용이 걷기속력과 함께 증가하더라도, 걷기의 효율은 발짝률에 대한 발짝길이의 비율이 남자는 0.0072 m/steps/min 그리고 여자는 0.0064 m/steps/min이 유지될 때 가장 높다.[261] 어떤 특정 걷기속력에서든, 다른 발짝길이나 발짝률을 적용하면 에너지 소비는 증가한다.[199]

비정상적인 보행의 경우, 걷기의 에너지 비용을 증가시킨다(표 15.4). 결과적으로, 비정상적인 보행양상을 가진 사람들은 에너지 소모율(rate of energy consumption)을 편안한 유산소 수준에서 유지하기 위해 더 느리게 걷는 경향이 있다. 병적 보행을 하는 사람들의 걷기 에너지학(energetics)에 대한 추가적인 논의는 Perry와 Burnfield의 저술에서 찾아 볼 수 있다.[178]

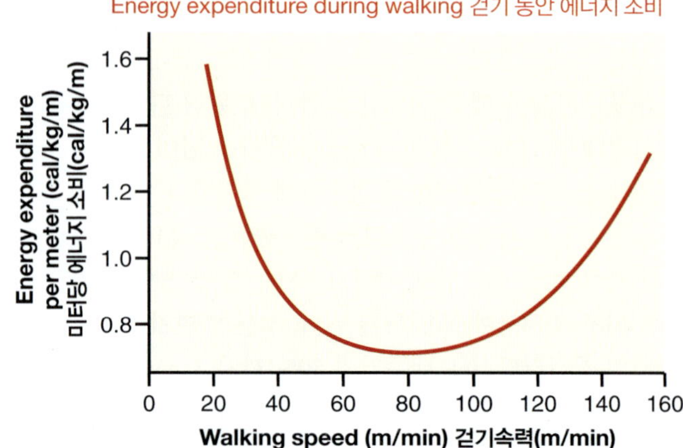


그림 15.26 걷기속력에 따른 에너지 소비. 걸어간 미터당 에너지 소비는 약 1.33 m/sec (80 m/min)의 속력에서 가장 낮다. (Data from Ralston HJ: Effects of immobilization of various body segments on energy cost of human locomotion, *Ergon Suppl* 53, 1965.)

**표 15.4 특정 상황과 관련된 걷기의 에너지 소모 증가**

| 상황 | 증가된 에너지 소모(%)* |
|---|---|
| 한쪽 발목의 고정, 관절유합술[247] | 3 |
| 한쪽 무릎의 완전히 폄된 상태로 고정[125] | 17~37 |
| 한쪽 엉덩관절의 고정, 관절유합술[247] | 32 |
| 한쪽 무혈관(혈관) 정강뼈가로절단, 의지로 걷기[67] | 12 (36) |
| 한쪽 무혈관(혈관) 넓적다리뼈가로절단, 의지로 걷기[67] | 41 (102) |
| 뇌혈관사고 이후, 더 심한(덜 심한) 기능장애[23] | 100 (27) |
| 파킨슨병(경증에서 중등도)[98] | 17 |
| 뇌성마비(다양한 심각성과 연령)[166] | 32 |
| 노화[83] | 12~17 |

*정상보행의 에너지 비용을 기준으로 한 백분율 증가

## 걷기의 에너지절약 전략

걸을 때, 5가지의 운동형상학적 전략은 CoM의 이동을 감소시키는 역할을 하며, 이는 에너지 비용을 감소시킨다고 오랫동안 여겨

**표 15.5 보행 동안 에너지 소비를 최적화하기 위한 운동형상학적 전략**

| 작용 방향 | 전략의 명칭 | 작용 |
|---|---|---|
| 수직 | 수평면에서의 골반 돌림운동 | 질량중심(CoM)의 아래쪽 이동을 감소시킴 |
| 수직 | 시상면에서의 발목 돌림운동 | CoM의 아래쪽 이동을 감소시킴 |
| 수직 | 디딤기에서의 무릎 굽힘 | CoM의 위쪽 이동을 감소시킴 |
| 수직 | 전두면에서의 골반 돌림운동 | CoM의 위쪽 이동을 감소시킴 |
| 측면 | 전두면에서의 엉덩관절 돌림운동(발짝너비) | CoM의 측면이동 범위를 감소시킴 |

져 왔다. CoM의 수직이동은 첫 4가지 전략의 결합된 작용에 의해 감소된다. 다섯 번째 전략은 CoM의 측면이동을 감소시키는 역할을 한다(표 15.5). 이 장에서 자세히 설명되는 전략들은 1953년 Saunders와 그의 동료들에 의한 연구에 기반을 두고 있으며, 이는 원래 *보행의 결정요인*이라 불렸다.[203] 이러한 결정요인에 대한 자세한 설명은 Inman과 그의 동료들의 더 고전적인 문헌들에서 찾아볼 수 있으며,[93,94] 더 최근의 문헌들에서도 재조명되어 왔다.[116,129]

CoM의 수직이동을 최적화하는 데 사용된 첫 4가지 운동형상학적 전략의 효과를 이해하기 위해, 이러한 기전 없이 걷는다고 상상해 보자. 이러한 상황은 지우개 끝부분이 서로 연결된 두 자루의 연필을 사용하면 재현해 볼 수 있다(그림 15.27A). 이러한 상황에서의 걷기 동안, 연필의 지우개 끝부분(골반이며, 따라서 신체의 CoM을 나타냄)에서 큰 수직진동이 일어나는 것을 쉽게 관찰할 수 있다. 지우개 끝은 연필들이 수직 방향으로 나란히 있을 때(즉, 중간디딤기) 가장 높다. 이와는 반대로, 지우개 끝은 연필들이 최대로 각을 이룰 때(즉, 두다리지지기) 가장 낮다.

Saunders와 그의 동료들은[203] 그들의 고전적인 논문에서, 이 4가지 전략의 목표는 CoM의 이동을 감소시켜 신체를 주기적으로 들어 올리는 데 필요한 근육 노력에 쓰인 에너지 소비를 줄이기 위한 것이라고 제안하였다. 이후 이들의 관점은 신체의 수직이동이 위치에너지와 운동에너지 사이의 전환을 이용하는 역진자처럼 작용한다는 모형이 지지를 받으면서 도전을 받게 되었다.[117] 좀 더 최근의 자료는 실제로 너무 '평탄하지도(flat)' 않고 너무 '통통 튀지도(bouncy)' 않으면서 에너지 소모를 최소화하는 CoM의 최적 수직진동의 양이 존재한다고 제안하다.[5,79,117,143,172] 이러한 자료는 기존 보행 결정요인의 목표를 해석하는 데 있어, CoM 이동의 '최소화'에서 '최적화'로 바뀌는 새로운 관점을 제공하고 있다. 다리의 운동형상학, CoM의 이동범위, 그리고 걷기의 에너지 비용 사이의 관계를 좀 더 이해하기 위해서는 추가적인 연구가 요구된다.

## 질량중심의 수직이동

CoM의 아래쪽 이동을 감소시키는 것은 수평면에서의 골반 돌림운동과 시상면에서의 발목 돌림운동을 통해 이루어진다. 골반의

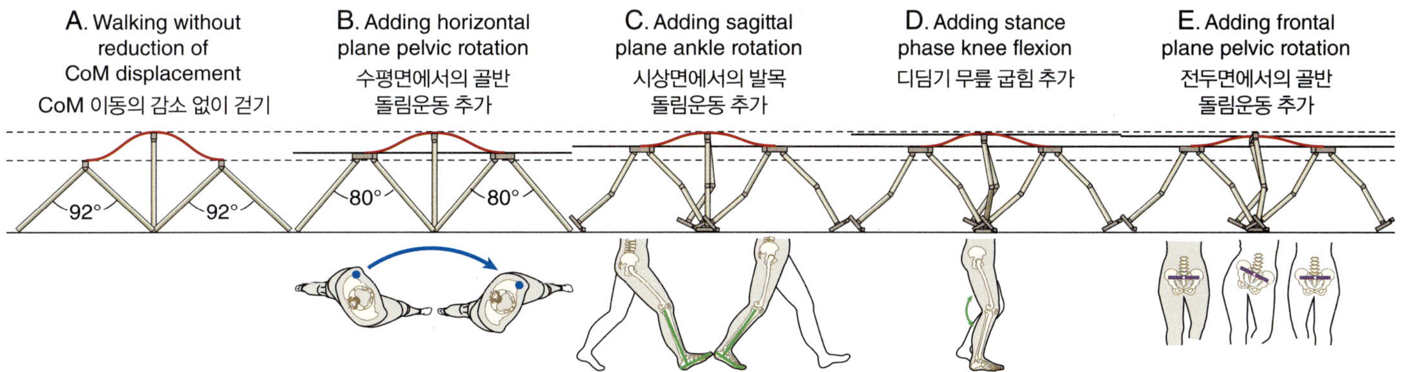


**그림 15.27** 이 연속적인 그림들은 질량중심(CoM)의 수직이동 범위를 감소시키기 위한 4가지의 운동형상학적 전략의 개별적인 효과와 누적효과를 보여주고 있다. (A)는 사람이 전략 *없이* 걷게 되었을 때 나타나는 CoM의 큰 수직진동을 보여주고 있다. (B)는 수평면에서의 골반 돌림운동이 다리를 기능적으로 길어지게 하고 주어진 발짝길이에 필요한 엉덩관절 굽힘-폄 각도의 크기를 감소시켜, CoM의 아래쪽 이동을 감소시키는 것을 보여주고 있다. (C)는 시상면에서의 발목 돌림운동에 의해 CoM의 아래쪽 이동이 더 감소되고 있는 것을 보여주고 있다. (D)는 디딤기 동안에 나타난 약간의 무릎 굽힘이 다리의 기능적 길이를 감소시켜 CoM의 위쪽 이동을 감소시키는 것을 보여주고 있다. (E)는 디딤기 동안 반대쪽 골반 내림 또한 CoM의 전반적 올림을 감소시켜 주는 것을 보여주고 있다. (A)와 (B)에 나타난 각도는 비교를 위한 목적일 뿐이지, 걷기 동안 실제 엉덩관절 각도를 나타내는 것은 아니다.

수평면 돌림운동은 흔듦기 다리 전체를 앞쪽으로 전진시켜, 주어진 발짝길이에 필요한 엉덩관절 굽힘과 폄의 양을 최소화한다(그림 15.27A와 15.27B를 비교). 보행주기 내내 다리가 좀 더 수직 방향에 가깝게 유지되는 결과로, CoM 궤적의 최저점이 올라가게 되고, 이는 CoM의 아래쪽 이동을 감소시켜 준다. 시상면에서의 발목 돌림운동은 발목–발 복합체의 구조를 이용한다(그림 15.27C). 발꿈치딛기에서, 발목의 정렬은 크게 돌출된 발꿈치뼈를 지면에 닿게 하여, 기능적으로 다리를 길어지게 한다. 디딤기의 거의 끝지점에서 엉덩관절이 펌하고 무릎이 굽힘하기 시작함에 따라, 다리는 발목의 발바닥쪽굽힘(즉, 발꿈치 들기)에 의해 길어진다. 디딤기의 시작과 끝지점에서 나타나는 이러한 기능적 다리의 길어짐은 CoM의 아래쪽 이동을 더욱 감소시킨다(그림 15.27B와 15.27C를 비교).[54,105,106]

CoM의 위쪽 이동을 제한하는 것은 다리가 거의 수직 방향으로 놓여 있을 때 디딤기 무릎에서 일어나는 굽힘에 의해 부분적으로 이루어진다(그림 15.27D). 전두면에서의 골반 돌림운동은 CoM의 위쪽 이동을 좀 더 감소시키는 데 도움이 된다(그림 15.27E). 디딤기 동안, 디딤다리의 엉덩뼈능선이 올라갈 때 반대쪽 엉덩뼈능선은 내려간다. 따라서 전체 보행주기 내내, 엉덩뼈능선은 시소(seesaw)의 양 끝처럼 교대로 올라갔다가 내려오지만, 둘째엉치뼈의 바로 앞쪽 지점(즉, 신체의 CoM을 나타내는 지점)은 시소의 중심점처럼 비교적 고정된 상태를 유지한다.[54,106]

그림 15.28에서 보여주듯이, 앞서 언급된 4가지 전략의 결합은 CoM의 총 수직이동을 감소시킨다. CoM의 아래쪽 이동은 수평면에서의 골반 돌림운동과 시상면에서의 발목 돌림운동에 의해 감소된다. CoM의 위쪽 이동은 디딤기 무릎의 굽힘과 전두면에서의 골반 돌림운동에 의해 감소된다. Della Croce와 그의 동료들의 연구는[54] CoM의 수직이동에 있어 가장 큰 영향을 미치는 것이 시상면에서의 발목 돌림운동이며, 그다음으로 골반의 옆기울임, 디딤기 무릎의 굽힘, 그리고 전두면에서의 골반 돌림운동 순서라고 제안한다. 모든 연구가 보행 결정요인의 기능적 중요성이나 관련성에 동의하는 것은 아니다. 예를 들어, Lin과 그의 동료들[129]에 의한 더 최근의 연구에서는 시상면 또는 수평면에서의 골반 돌림운동이 CoM의 수직이동 감소에 있어 제한된 역할만을 한다고 제안한다. Saunders와 그의 동료들[203]이 보행 결정요인에 대한 최초의 논문을 발표한 지 60여 년이 지나고 그동안 기술이 발전했음에도 불구하고, 이런 각각의 결정요인의 정확한 생체역학적 역할에 대해서는 여전히 완전한 합의가 이루어지지 않고 있다. 그럼에도 불구하고, 이러한 결정요인들은 걷기에 대한 공식적인 연구에 있어 역사적으로 중요한 기반을 차지하고 있다.

## 질량중심의 측면이동

사람이 걷는 동안, CoM은 측면으로 이동하고 발이 제공하는 동적인 지지면 내에 유지된다(그림 15.24 참조). 발짝너비(step width)가 부분적으로 반영되는 이런 가쪽이동의 진폭은 주로 전두면에서의 엉덩관절 운동(즉, 엉덩관절의 벌림과 모음)에 따라 달라진다. 신경계는 대사적 에너지 비용을 최적화하기 위해 걷기 시 본질적으로 8~10 cm의 발짝너비를 채택한다(즉, 표 15.5에 나열된 보행의 다섯 번째 전략 또는 결정요인).[1,59,223] 더 넓은 발짝너비는 매 발짝(step)마다 CoM의 움직임을 감속시키고 방향을 바꾸는 데 더 큰 역학적 일을 필요로 하는 반면, 더 좁은 발짝너비는 안정성을 유지하고 균형 상실을 피하기 위한 근육의 요구가 더 커지기 때문에 에너지 비용을 증가시킨다. 따라서 개인이 스스로 선택하는 발짝너비는 에너지 보전과 전신의 안정성 사이의 역학적 타협점으로 간주될 수 있다. 예를 들어, 균형장애가 있는 사람들은 자신의 안정성을 향상시키기 위한 수단으로 더 넓은 지지면으로 걷는 것을 선택한다. 이러한 전략이 걷기의 에너지 비용을 증가시키기

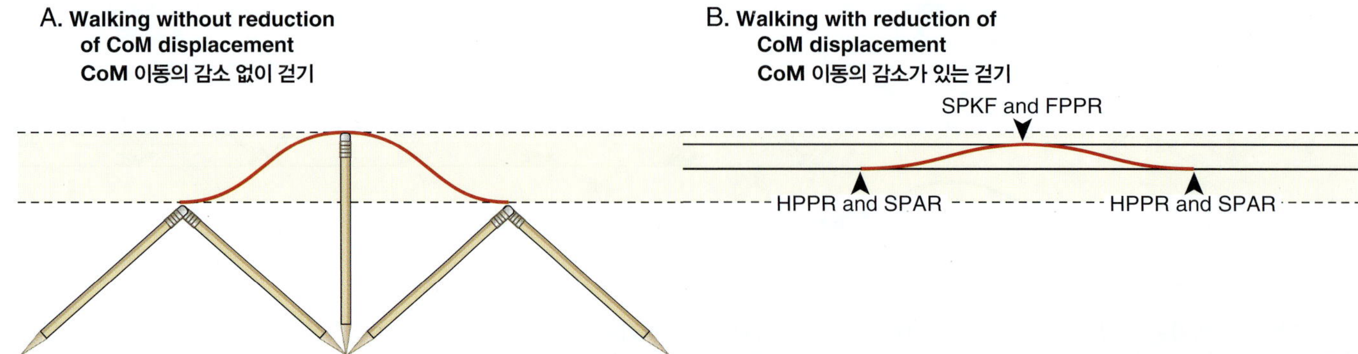


**그림 15.28** 질량중심(CoM)의 수직이동 범위를 감소시키기 위한 4가지 운동형상학적 전략의 결합된 작용을 보여주고 있다. 이러한 전략들이 없다면, 걷기 동안 신체 CoM의 큰 수직이동(*빨간색*)이 발생할 것이다(A). (B)는 두다리지지기 동안 CoM의 아래쪽 이동을 감소시키기 위해 수평면에서의 골반 돌림운동(horizontal plane pelvic rotation, *HPPR*)과 시상면에서의 발목 돌림운동(sagittal plane ankle rotation, *SPAR*)이 결합된 작용을 보여주고 있다. 또한 중간디딤기에서 CoM의 위쪽 이동을 감소시키기 위해 디딤기 무릎 굽힘(stance phase knee flexion, *SPKF*)과 전두면에서의 골반 돌림운동(frontal plane pelvic rotation, *FPPR*)의 작용을 보여주고 있다.

는 하지만, 특히 허약한 노인에게 있어 넘어짐으로 초래되는 파국적인 결과를 고려한다면 이러한 역학적 맞교환은 충분히 가치가 있을 것이다.

그러나 CoM의 수직이동에 대해 앞서 논의한 바와 같이, 일반적으로 채택되는 8~10 cm의 발짝너비는 에너지 소비를 최소화하기 위해 신체가 자연스럽게 운동형상학적 전략을 사용하는 고유의 능력을 반영하는 것으로 보인다. 젊고 건강한 사람의 경우, 더 좁거나 더 넓은 발짝너비로 걷기는 에너지 비용을 증가시킨다고 입증되었다.[1,59]

## 근육의 활동

보행주기 동안, 다리의 거의 모든 근육은 일반적으로 100 msec에서 400 msec까지 지속하는 한 번 또는 두 번의 짧지만 폭발적인(burst) 전기적 활동을 보인다(보행주기의 약 10~40%). 걷기의 다른 모든 요소와 마찬가지로, 위상성 근육활성(phasic muscular activation)이 각 걸음(stride)마다 반복된다. 걷을 때 근육이 언제 활동하는지를 아는 것은 근육의 특정 운동학적 기능에 대한 통찰력을 제공해준다. 이러한 지식은 보행편차를 좀 더 쉽게 이해하고 치료할 수 있게 해준다.

다리와 몸통 근육의 활동은 EMG를 사용하여 광범위하게 연구되어 왔다. 가장 단순하게 해석하면, 근육활동은 시간적 기준에 따라 파악될 수 있으며, 이때 근육은 단순히 '활성(on)' 또는 '비활성(off)'된 것으로 고려된다. 근육 EMG 신호의 진폭이 안정수준을 넘어 미리 정해진 값에 도달할 때, 해당 근육은 '활성'된 것으로 고려된다. 그렇지 않다면, 근육은 '비활성' 또는 전기적 고요(electrically silent) 상태로 고려된다. 예를 들어, 그림 15.29의 빨간색의 수평막대는 보행주기 동안 특정 근육들이 언제 '활성'되는지를 보여준다.[110]

걷기 동안 근육활성을 보고하는 다른 방법으로는 EMG 신호를 기준표준(reference standard)과 비교하여 상대적인 양으로 나타내는 것이다(3장의 EMG에 대한 주제 참조). 많은 연구에서, 이 기준표준은 보행주기 동안 해당 근육에서 기록된 최대 신호이며, 이것이 그림 15.29의 Y축에 단위가 없는 이유이자 각 근육 EMG 신호가 그래프의 세로축을 최대한 활용해 표시되는 이유이다. 이러한 분석 유형은 보행주기 전체에 걸쳐 근육활성의 상대적 수준(즉, 근육 노력의 지표)에 대한 통찰을 제공해준다.

마지막으로, 걷는 동안 근육활성의 시점과 특히 상대적 활성의 정도가 걷기속도,[10,36,56,242] 연령,[128,238] 추가적인 부하,[242] 그리고 걷는 표면의 경사도[121]와 같은 변수에 따라 달라진다는 점을 유념해야 한다. 별도의 언급이 없는 한, 이 장 전체에 걸쳐 제시되고 논의되는 EMG 자료는 평균 약 1.37 m/sec의 걷기속도를 기준으로 한다.

### 몸통

여기에서는 척주세움근육과 배곧은근의 작용에 내해서만 나룬나. 이런 근육들은 신체의 오른쪽과 왼쪽에서 거의 동시에 활성된다는 점을 주목해야 한다.

#### 척주세움근육

허리영역 수준에서의 척주세움근육(erector spinae)은 명확하게 구분되는 두 번의 활동 기간을 보인다. 첫 번째 기간은 발꿈치닏기 직전부터 보행주기의 약 20%까지이다. 두 번째 기간은 보행주기의 45%에서 70%까지이며, 이는 반대쪽 발꿈치닏기에 해당한다.[9,36,43] 오른쪽과 왼쪽 척주세움근육에서 나오는 이러한 두 번의 폭발적인(burst) 활동은 각각의 발짝(step)에서 발꿈치닏기 직후 엉덩관절에 대한 몸통의 앞쪽 각운동량을 조절한다(즉 제동력으로 작용함).

#### 배곧은근

이 근육은 보행주기 내내 매우 낮고 가변적인 활동을 보인다.[9,50] 그럼에도 불구하고, 증가된 활동이 보행주기의 20~40% 사이에서 그리고 다시 70~90% 사이에서 일어난다. 이러한 약간의 활동 증가는 엉덩관절 굽힘근육이 엉덩관절을 능동적으로 굽힘시키는 시점과 일치한다. 따라서 양쪽 배곧은근의 활동 증가는 골반과 허리를 안정화시키고 엉덩관절 굽힘근육(주로 엉덩허리근과 넓적다리곧은근)을 위한 안정적인 고정점을 제공하는 데 도움이 된다.

### 엉덩관절

정상적인 걷기 동안 엉덩관절의 3가지의 근육무리, 즉 큰볼기근 및 넓적다리뒤근과 같은 엉덩관절 폄근육, 엉덩근 및 허리근과 같은 엉덩관절 굽힘근육, 그리고 중간볼기근 및 작은볼기근과 같은 엉덩관절 벌림근육에 대해 광범위한 연구가 이루어져 왔다.[10,36,121,242] 엉덩관절 모음근육과 돌림근육의 역할에 대해서는 상대적으로 연구가 부족하다.[36,208]

#### 엉덩관절 폄근육

큰볼기근(gluteus maximus)의 활성은 후기흔듦기에서 시작하며, 2가지 목적인 엉덩관절 폄의 시작과 디딤기의 시작에서 체중수용을 위한 근육을 준비시키는 것이다(그림 15.13). 따라서 발꿈치닏기에서, 큰볼기근은 이미 활성되어 엉덩관절을 폄시키고, 넓적다리뼈에 대해 몸통이 앞쪽으로 꺾이는 잭나이프현상(jackknifing), 즉 조절되지 않은 몸통 굽힘을 방지한다. 발꿈치닏기에서 골반의

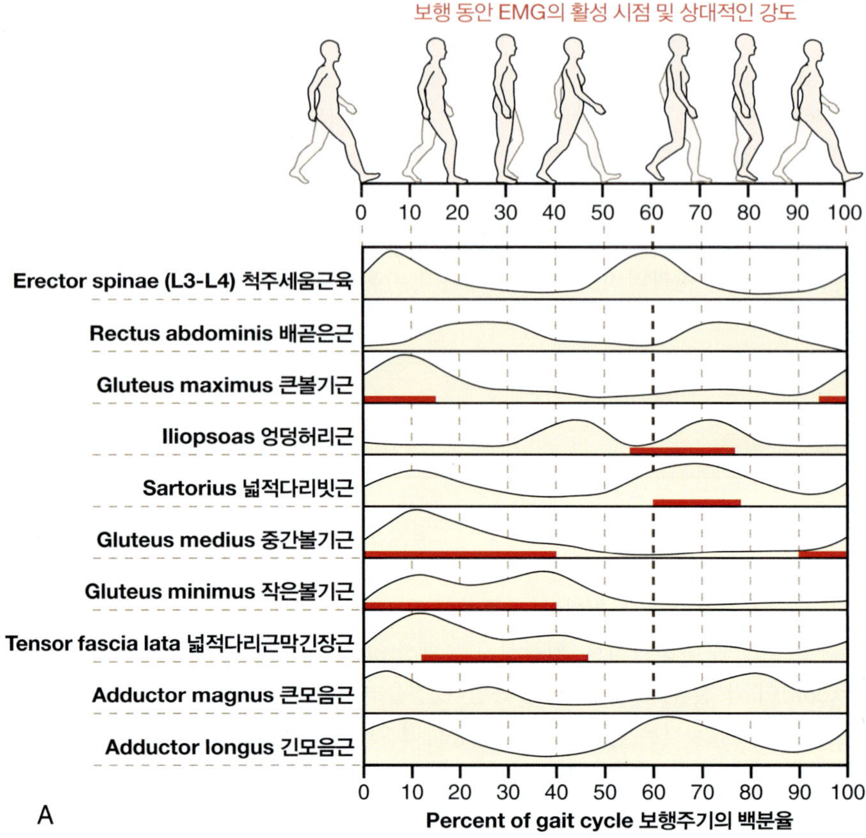


그림 15.29 (A, B) 걷기 동안 근육활성의 시점(*진한 빨간색 막대*)과 상대적인 강도(*밝은 갈색 음영*)를 보여주고 있는 근전도 그림. (근육활성 시점의 자료, Knutson and Soderberg, 1995;[110] 근육활성의 상대적 강도에 대한 자료는 여러 출처의 편집으로 제시됨;[19,37,257] 근육활성의 일반적인 양상은 다른 여러 연구에서 보고된 자료와 일치함.[35,56,121,242]) Y축은 보행주기 동안 각 근육에서 얻어진 최대값에 대한 비율로 근육활성에 대한 상대적인 강도를 나타낸다. 이러한 척도에 따라 모든 근육은 각 그래프의 세로축을 거의 모두 채우게 되므로, 근육 사이의 활성 강도 크기를 직접적으로 비교할 수는 없다. 배곧은근과 같은 일부 근육은 보행 동안 최소한으로만 활동되는 반면, 중간볼기근과 같은 다른 근육에서는 활성의 정점이 더 큰 노력을 나타낸다. (*계속*)

앞쪽 병진운동이 갑자기 느려지는 반면 몸통의 앞쪽 이동은 일정한 속도로 계속될 경우 이런 잭나이프현상이 발생할 수 있다. 큰볼기근은 체중을 지지하면서 엉덩관절의 폄을 만들어내기 위해 발꿈치딛기에서부터 중간디딤기까지(즉, 보행주기의 첫 30%) 활동을 유지한다. 비교적 강한 이러한 활성은 무릎 폄에도 간접적으로 기여할 수 있다. 이와는 대조적으로, 큰볼기근은 디딤기 후반부 동안에는 비교적 잠잠하다. 흔듦기 동안, 큰볼기근은 대체로 비활성 상태로 있다가, 후기흔듦기에 이르면 먼저 굽힘하는 엉덩관절을 감속시키고 이후 엉덩관절의 폄을 시작하기 위해 약간의 활성을 하게 된다.

넓적다리뒤근(hamstrings)은 보행주기의 첫 10% 동안 활동하는데, 이는 큰볼기근처럼 엉덩관절을 폄시키고 체중을 수용하기 위한 것으로 보인다(그림 15.29B).

## 엉덩관절 굽힘근육

엉덩관절 굽힘근육에 대한 근전도 자료는 문헌이 비교적 부족한데, 이는 자료 수집을 위해 근육속 전극을 사용해야 하기 때문일 것이다. 기존 자료에 따르면, 엉덩허리근(iliopsoas)은 발가락떼기 훨씬 전부터 활동하고 있으며 초기흔듦기까지 유지된다고 지적하고 있다.[10] 보행주기의 30%에서 50% 사이의 활성은 그 시점에 엉덩관절이 폄하고 있어 처음에는 편심활성일 가능성이 높으며, 이후 발가락떼기 직전에 엉덩관절 굽힘을 시작하기 위한 동심작용이 이어지게 된다. 후기흔듦기까지 엉덩관절 굽힘이 계속됨에도 불구하고, 엉덩관절 굽힘근육은 흔듦기의 첫 50% 구간에서만 활동한다. 흔듦기 후반부에서의 엉덩관절 굽힘은 넓적다리(thigh)가 초기흔듦기에서 얻은 앞쪽 운동량의 결과로 일어나는 것이다. 넓적다리곧은근(rectus femoris) 또한 엉덩관절 굽힘근육으로 작용하기 때문에, 앞서 말한 작용들을 보조한다.[10,168] 엉덩관절 굽힘근육의 핵심적인 역할은 다음 발짝(step)을 준비하기 위해 흔듦기 동안 다리를 앞쪽으로 전진시키는 것과 흔듦기 동안 발이 지면에 걸리지 않도록 다리를 들어 올리는 것이다.

엉덩관절의 또 다른 앞쪽 근육인 넓적다리빗근(sartorius) 또한 발가락떼기부터 중간흔듦기까지 엉덩관절 굽힘근육으로 활동한다. 그림 15.29A에서 보여주고 있는 것과 같이 초기 디딤기 동안의 활성은 다른 연구들, 특히 근육속 EMG 전극을 사용한 연구에서는 일관되게 보고되지 않았다.[10] 초기 디딤기에서 이 근육의 활성을 보고한 연구들은 일반적으로 표면 EMG 전극을 사용하고 있는데, 이는 EMG 신호의 증가가 사실상 그 아래에 있는 넓은근들(vasti muscles)에서 비롯된 '혼선(corss-talk)'의 결과일 가능성을 제기한다(3장 근전도의 논의 참조).

### 엉덩관절 벌림근육

엉덩관절 굽힘근육과 폄근육은 시상면에서 일차적인 작용을 수행하는 반면, 중간볼기근(gluteus medius), 작은볼기근(gluteus minimus), 그리고 넓적다리근막긴장근(tensor fascia lata)과 같은 엉덩관절 벌림근육은 전두면에서 골반을 안정화시킨다. 중간볼기근은 발꿈치딛기를 준비하기 위해 흔들기의 맨 끝지점부터 활동한다. 2개의 일차적인 엉덩관절 벌림근육인 중간볼기근과 작은볼기근은 보행주기의 첫 40%, 특히 한다리지지기 동안 가장 활발하게 활동한다.[209,210] 벌림근육의 일차적 기능은 흔들다리쪽에 있는 반대쪽 골반이 약간 낮아지는 것을 조절하는 것이다(그림 15.15 참조). 이러한 편심작용 이후에, 엉덩관절 벌림근육은 디딤기 후반에 일어나는 엉덩관절의 상대적 벌림을 시작하기 위해 동심으로 작용하게 된다. 이 장의 앞부분과 12장에서 언급했듯이, 엉덩관절 벌림근육이 만들어내는 충분한 전두면 토크는 보행 동안 전두면 안정성에 매우 중요하다. 약화된 엉덩관절 벌림근육의 반대쪽 손으로 지팡이를 사용하는 것은 약화된 벌림근육에 가해지는 요구를 감소시키는 효과적인 방법이며, 이를 통해 체중으로 발생하는 골반의 과도한 전두면 움직임을 감소시킬 수 있다(12장 참조).

또한 엉덩관절 벌림근육은 전두면에서 넓적다리뼈의 정렬을 조절한다. 엉덩관절 벌림근육의 불충분한 활성은 넓적다리뼈의 과도한 모음을 초래할 수 있으며, 이는 디딤기 동안 다리의 정렬불량과 무릎에서의 과도한 가쪽휨 토크를 유발시킨다. 중간볼기근과 작은볼기근의 다른 부가적인 역할로는 앞섬유를 사용한 엉덩관절 굽힘과 안쪽돌림의 보조 그리고 뒤섬유를 사용한 엉덩관절 폄과 바깥돌림의 보조가 있다. 따라서 두 볼기근의 앞섬유가 뒤섬유보다 디딤기의 후반부에서 활동된다는 사실은, 보행 동안 두 볼기근의 앞섬유와 뒤섬유가 약간 다른 역할을 한다는 증거가 된다. 이런 선택적인 앞섬유의 활성은 반대쪽 골반이 앞쪽으로 나아가도록 (수평면) 돌림운동을 도울 수 있다.[157,210]

### 엉덩관절 모음근육과 엉덩관절 돌림근육

엉덩관절 모음근육은 걷기 동안 두 번의 폭발적인(burst) 활동을 보인다.[257] 첫 번째 폭발적인 활동은 발꿈치딛기에서 일어나고, 두 번째는 발가락떼기 직후에 일어난다. 첫 번째 폭발적인 활동은 엉덩관절 폄근육 및 엉덩관절 벌림근육과의 동시활성을 통해 엉덩관절을 안정화시키는 역할을 할 가능성이 높다. 또한 보행주기의 이 시점에서는 큰모음근(adductor magnus)과 다른 모음근육들이 엉덩관절 폄을 보조할 가능성이 있다. 발가락떼기 직후에 일어난 두 번째 폭발적인 활동은 엉덩관절 굽힘을 시작하는 데 도움을 줄 가능성이 있다. 12장에서 설명되었던 것과 같이, 모음근육은 엉덩관절이 굽힘되었을 때(즉, 발꿈치딛기 때의 엉덩관절 위치) 엉덩관절을 폄시키는 모멘트팔을 가지며, 엉덩관절이 폄되었을 때(즉, 발가락떼기 때의 엉덩관절 위치) 엉덩관절을 굽힘시키는 모멘트팔을 갖는다. 따라서 모음근육은 엉덩관절에 굽힘 및 폄 토크를 제공하는 유용한 원천이 된다.[100]

엉덩관절 안쪽돌림근육(넓적다리근막긴장근, 작은볼기근, 그리고 중간볼기근의 앞섬유)은 디딤기의 대부분 동안 활동한다. 이러한 시기 동안, 이 안쪽돌림근육은 반대쪽에 있는 골반을 수평면에서 앞쪽으로 움직이게 하여, 흔들다리가 전진하는 것을 보조한다(그림 12.35 참조).

6개의 짧은 바깥돌림근육, 중간볼기근의 뒤섬유, 그리고 큰볼기근으로 구성된 엉덩관절의 바깥돌림근육은 초기 디딤기 동안 가장 활발하게 활동한다. 이 바깥돌림근육은 엉덩관절 안쪽돌림근육과 함께 수평면에서 엉덩관절의 정렬을 조절한다. 특히, 바깥돌림근육과 안쪽돌림근육은 다리가 지면에 고정되어 있는 동안 골반의 돌림운동을 조절한다. 걷기나 달리기 동안 빠르게 방향을 전환하는 상황에서 이러한 돌림근육의 중요한 작용을 고려해보라.

바깥돌림근육의 편심활성은 초기 디딤기에서 다리의 안쪽돌림을 조절하는 데 특히 중요할 수 있다(그림 15.23 참조). 바깥돌림근육의 근력이나 조절이 불충분하면 흔히 발의 과도한 엎침과 함께 넓적다리뼈의 과도한 안쪽돌림을 초래할 수 있다.

## 무릎

이동(ambulation) 동안 무릎에서 중요한 역할을 수행하는 두 개의 근육무리는 무릎 폄근육과 무릎 굽힘근육이다.[36,56,121,242]

### 무릎 폄근육

하나의 무리로서, 네갈래근(quadriceps)은 발꿈치딛기를 위한 준비로 흔들기의 가장 마지막 단계에서 활동한다(그림 15.29B 참조). 그러나 이 근육의 주요한 폭발적인 활동은 발꿈치딛기 직후에 일어난다. 이 시점에서 네갈래근의 기능은 보행주기의 첫 10%에서 일어나는 무릎 굽힘을 조절하는 것이다. 편심활성을 통해 다리에 적용되는 체중수용의 속도를 완화시켜 주면서(즉, 충격흡수) 과도한 무릎 굽힘을 방지하는 역할을 한다. 그런 후, 네갈래근은 중간디딤기 동안 무릎을 폄시키면서 체중을 지지하기 위해 동심으로 작용한다.

Nene과 그의 동료들[168]은 걷기 동안 네갈래근을 구성하는 넓적다리곧은근과 넓은근들의 근육활성을 비판적으로 비교하였다. 이들은 넓적다리곧은근이 전통적으로 생각하는 것처럼 발꿈치딛기에서 활동하는 것이 아니라 발가락떼기의 전과 후에만 활동한다는 것을 입증하였다. 발가락떼기에서 넓적다리곧은근의 기능은 무릎 굽힘의 크기를 조절하는 것일 가능성이 있다. 표면전극과

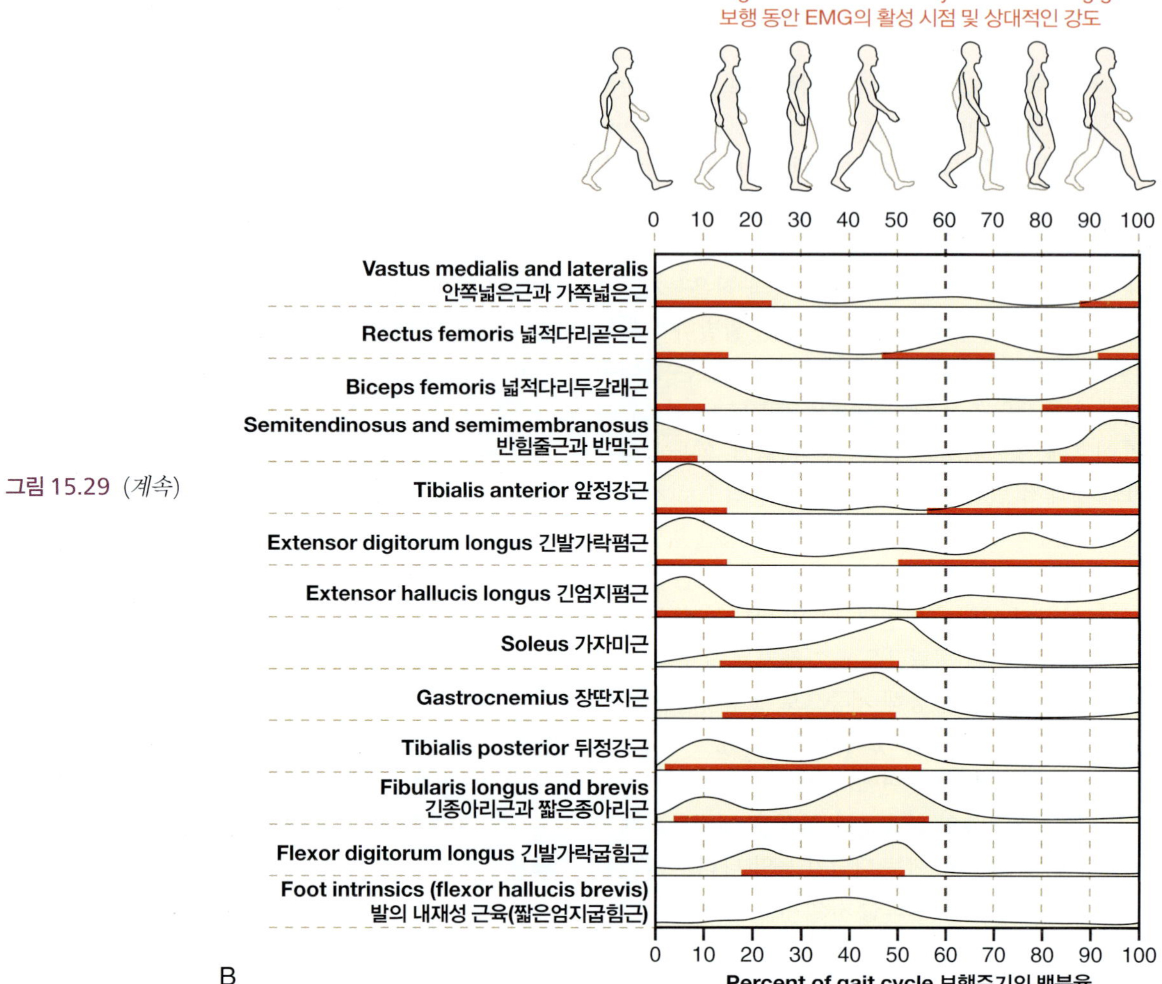


그림 15.29 (*계속*)

근육속 전극 모두를 사용한 Nene과 그의 동료들[168]은 일반적으로 문헌에서 발꿈치딛기 시 보고되는(그리고 그림 15.29B에 나타난) 넓적다리곧은근의 폭발적인 EMG 신호가 그 아래에 있는 중간넓은근(vastus intermedius)으로부터의 혼선(cross-talk)에 의한 결과라고 결론지었다.

요약하자면 네갈래근 내의 근육 구성 성분들은 걷기 동안 서로 다른 기능을 하는 것으로 보이며, 이는 적어도 정상적인 걷기속력 동안 나타나는 특징이다. 발꿈치딛기에서 활동하는 넓은근들은 주로 충격 흡수자로 기능한다. Andersson과 그의 동료에 따르면,[10] 넓적다리곧은근은 2 m/sec를 초과하는 속력으로 걷기 동안 그리고 달리기 동안 이러한 작용을 보조할 수 있다. 보행에서 넓적다리곧은근의 일차적인 기능은 디딤기에서 흔듦기로 전환되는 과정에서 나타나는데, 이는 무릎 굽힘을 조절함과 동시에 엉덩관절 굽힘의 시작을 보조하는 데 목적이 있는 것으로 보인다.

## 무릎 굽힘근육

넓적다리뒤근(hamstrings)은 발꿈치딛기 직전에서 직후까지 가장 활발하게 활동한다. 발꿈치딛기 전, 넓적다리뒤근은 발이 지면에 디딜 준비를 위해 무릎 폄을 감속시킨다. 디딤기의 초기 10% 동안, 넓적다리뒤근은 엉덩관절 폄을 보조하고 무릎 폄근육과의 동시활성을 통해 무릎에 안전성을 제공하기 위해 활동한다. 또한 넓적다리두갈래근(biceps femoris)의 짧은갈래는 흔듦기 동안 무릎 굽힘을 보조할 수 있다. 발가락떼기 이전과 보행의 흔듦기 동안 일어나는 대부분의 무릎 굽힘은 굽힘하는 엉덩관절과 장딴지근(gastrocnemius)의 작은 활성의 결과로 수동적으로 수행된다.[212]

## 발목과 발

발목과 발에서 앞정강근, 긴발가락폄근, 긴엄지폄근, 장딴지근, 가자미근, 뒤정강근, 그리고 긴종아리근 및 짧은종아리근과 같은 몇몇 근육들은 정상보행에 중요한 역할을 수행한다.[36,56,156,242]

## 앞정강근

앞정강근(tibialis anterior)은 두 번의 활동 기간을 갖는나.[157] 발꿈치딛기에서, 발꿈치뼈의 가장 뒤쪽 부분에 체중이 가해지면서 유발되는 수동적인 발목의 발바닥쪽굽힘을 감속시키기 위해 강력한 앞정강근의 편심활성이 나타난다. 앞정강근 및 다른 발목 등쪽굽힘근육의 편심활성에 의한 반대작용을 받지 못한다면, 이렇게 큰 수동적인 발바닥쪽굽힘 토크는 '발때림(foot slap)'이라 불리는 보행편차를 초래하게 된다. 이 용어는 발꿈치딛기 직후에 발이 지면을 때리면서 나는 특징적인 소리에서 유래되었다. 발꿈치딛기부터 발바닥닿기까지, 앞정강근은 편성활성을 통해 발의 엎침을 감속시키는 데에도 도움을 준다. 그러나 앞정강근은 발을 안쪽들림 시키는 데 있어 역학적 이득이 비교적 약하기 때문에, 발의 엎침을 강력하게 조절한다는 앞정강근의 효율성에 대해서는 약간의 의문이 제기된다.

앞정강근의 두 번째 활성기간은 흔듦기 동안에 일어난다. 이 활성의 목적은 발가락이 지면에 걸리지 않도록 발목의 충분한 등쪽굽힘을 생산하는 것이다. 앞정강근 및 다른 발목 등쪽굽힘근육에 극단적인 약화가 있다면, 일반적으로 흔듦기 동안 '발처짐(foot drop)'을 초래하게 된다. 발처짐에 대한 보상기전으로, 보행속력이 느려지고 걸음길이가 짧아지는 것과 함께, 일반적으로 흔듦기 동안 엉덩관절을 과도하게 굽힘시킨다.[148] 도약(vaulting), 엉덩관절 휘돌림(circumduction), 그리고 엉덩이 올림(hip hiking, 이 장의 후반에서 소개됨)와 같은 다른 보상적 방법들이 지면에 발가락이 걸리지 않도록 선택될 수도 있다. 발처짐을 위한 일반적인 치료로는 흔듦기 동안 발목의 등쪽굽힘을 수동적으로 유지해주는 뒤발목-발보조기(posterior ankle-foot orthosis)를 착용하는 것이다.

## 긴발가락폄근과 긴엄지폄근

앞정강근과 유사하게, 긴발가락폄근(extensor digitorum longus)과 긴엄지폄근(extensor hallucis longus)은 발꿈치딛기에서 발목의 발바닥쪽굽힘을 감속시킨다. 그러나 이러한 근육들은 디딤기의 초기 동안 발의 엎침을 감속시키는 데 필요한 힘선을 갖추고 있지 않다(14장에서 그림 14.43 참조) 흔듦기 동안, 발가락 폄근육들은 발목의 등쪽굽힘을 보조하면서 발가락이 지면에 걸리지 않도록 발가락을 폄시킨다. 밀기(push off) 동안 긴발가락폄근과 긴엄지폄근의 활동은 적지만, 발목 발바닥쪽굽힘근육과의 동시활성을 통해 발목에 안정성을 제공할 수 있다.

## 발목 발바닥쪽굽힘근육

가자미근와 장딴지근(종아리세갈래근, triceps surae)은 보행주기의 첫 10%를 제외한 디딤기의 대부분 동안 활동한다. 보행주기의 첫 10% 동안 발목의 발바닥쪽굽힘은 발목 등쪽굽힘근육의 편심활성에 의해 조절된다. 보행주기의 약 10% 시점부터 발꿈치떼기(보행주기의 약 30~40%)까지, 발목 발바닥쪽굽힘근육은 목말뼈(talus)에 대한 정강뼈와 종아리뼈의 앞쪽 움직임(즉, 발목의 등쪽굽힘)을 조절하게 위해 편심으로 활동한다. 과도하거나 조절되지 않은 종아리의 앞쪽 움직임은 발목의 과장된 등쪽굽힘과 조절되지 않은 무릎의 굽힘을 초래하게 된다.

발목 발바닥쪽굽힘근육의 주요한 폭발적인 활동은 거의 발꿈치떼기에서 발생하며, 발가락떼기에서는 거의 0에 가깝게 급격히 감소한다. 이 짧은 기간 동안, 근육의 짧아짐은 신체의 앞쪽 추진에 관여하는 발목 발바닥쪽굽힘 토크를 생산한다. 이러한 작용을 *밀기(push off)*라 한다.

또한 장딴지근은 초기흔듦기에서 낮은 수준의 근육활동을 발생시키는데, 이는 아마도 무릎굽힘을 돕는 것으로 보인다. 넓적다리곧은근 또한 초기흔듦기 동안 활동하기 때문에, 무릎 굽힘근육과 폄근육의 약간의 동시활성이 일어난다.

발목의 다른 발바닥쪽굽힘근육(뒤정강근, 긴엄지굽힘근, 긴발가락굽힘근, 그리고 긴종아리근과 짧은종아리근)은 앞에서 설명된 작용에서 장딴지근과 가자미근을 보조한다. 이 근육들 중 일부의 추가적인 작용도 주목할 만하며, 이러한 내용은 이어서 제시된다.

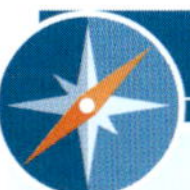

**SPECIAL FOCUS 15.7**

### 종아리세갈래근의 역할

Stewart와 그의 동료들[225]의 연구는 걷기의 디딤기에서 종아리세갈래근(triceps surae)의 기능적 역할에 대해 몇 가지 흥미로운 추가적 관점을 제공하였다. 건강한 사람들을 대상으로 한 실험에서, 디딤기 동안 가자미근에 가해진 전기적 자극은 보행주기의 이 기간 동안 무릎 굽힘의 양을 감소시켰다. 이와는 대조적으로, 디딤기 동안 이 관절 근육인 장딴지근에 대한 전기적 자극은 정상보다 더 큰 무릎 굽힘과 함께 증가된 발목 등쪽굽힘을 생산하였다. 이러한 소견들은 디딤기 동안 시상면에서의 무릎과 발목의 조절 사이에 복잡한 생체역학적 연결이 있음을 제안한다. 이 두 관절의 조절에 있어 이러한 붕괴는 특정 신경근육 질환을 가진 사람들에게서 흔히 관찰된다.

## 뒤정강근

발의 강력한 뒤침근육인 뒤정강근(tibialis posterior)은 거의 전체 디딤기 내내 활동한다. 뒤정강근은 발꿈치딛기 직후부터 보행주기의 35%까지 발의 엎침을 감속시키고, 보행주기의 35%에서 55%(중간디딤기에서 발가락떼기까지)까지 발을 뒤침시킨다.[155,157,158]

뒤정강근은 디딤기 내내 발과 정강뼈 모두에 작용한다. 근육의 당김선에 근거해, 이 근육의 짧아짐은 발에 대해 아래다리를 바깥돌림시킴과 *동시에* 발뒤부를 뒤침(그리고 발의 활을 상승)시킬 수 있다. 실제로, 짝을 이룬 이 두 가지 운동형상학은 뒤정강근이 활동할 때 발생한다. 추측이기는 하지만, 뒤정강근이 아래다리와 발에 대해 짝을 이룬 바깥돌림-뒤침 작용을 하는 동안 과도하게 짧아질 수 있는 시점에 (보행주기의 50%에 걸쳐 일어나는) 목말종아리관절의 등쪽굽힘이 어떻게 이 근육을 신장시키는 역할을 하는지 고려해보는 것은 흥미롭다. 이 시점에서 뒤정강근의 적절한 길이(그리고 장력)를 유지하는 것은 안쪽세로활의 상승과 다가올 밀기를 준비하기 위해 발에 필요한 경직성(rigidity)을 제공하는 데 도움이 될 수 있다. 여러 관절을 가로지르는 뒤정강근 내에서 발생한 거의 동시적인 동심활성과 편심활성의 조합은 통증성 힘줄병증(tendinopathy)이나 퇴행에 비교적 취약한 이유를 부분적으로 설명해줄 수 있다.[246,254] 이러한 원인과 결과의 관계는 평생 동안 수많은 보행주기에서 근육, 스프링인대, 그리고 안쪽세로활에 가해지는 큰 부하를 고려하면 더욱 확실해진다.

과도하게 엎침된(편평한) 발을 가진 사람들은 뒤정강근, 앞정강근, 그리고 긴엄지굽힘근과 같은 뒤침근육이 더 큰 활성을 보인다는 증거를 문헌에서 찾아볼 수 있다.[156] 과도하게 엎침된 발을 가진 활동적인 사람은 디딤기 초반 동안 발의 과도한 엎침 경향을 조절하려고 시도함에 따라 뒤침근육의 과사용 및 그에 따른 변형(strain)이 발생할 수 있다.

뒤정강근은 뇌성마비가 있는 사람의 치료에서 특별한 주목을 받았다. 종종 과활동 상태인 뒤정강근은 가자미근과 함께 발과 발목의 발꿈치들린안쪽휨(equinovarus)변형을 유발할 수 있으며, 그 결과 발바닥쪽굽힘과 뒤침된 발로 걷게 된다.

## 긴종아리근과 짧은종아리근

짧은종아리근[fibular (peroneus) brevis]과 긴종아리근[fibular (peroneus) longus]은 보행주기의 약 5%부터 발가락떼기 직전까지 활동한다.[157] 발바닥쪽굽힘근육으로서의 기능 외에도, 이러한 엎침(가쪽들림)근육들은 뒤정강근 및 뒤쪽의 다른 깊은쪽 근육들의 활성으로 유발되는 강력한 안쪽들림 효과를 상쇄하는 데 도움을 준다. 또한 긴종아리근은 첫째발가락선(first ray)이 지면에 견고히 유지되도록 발의 운동형상학에 도움을 제공하며, 이는 보행의 디딤기 후반부 동안 발이 단단한 지레로 작용할 수 있도록 견고한 지지면을 제공해 준다.

## 발의 내재성 근육

발의 내재성 근육(intrinsic muscles)은 일반적으로 중간디딤기부터 발가락떼기까지(보행주기의 3%에서 60%) 활동한다. 이 근육들은 발앞부(forefoot)를 안정화시키고 안쪽세로활을 상승시킴으로써 디딤기의 후반부 동안 발목의 발바닥쪽굽힘을 위한 단단한

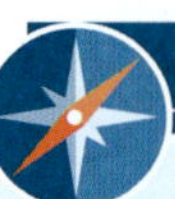

### SPECIAL FOCUS 15.8

### 디딤기 초반 동안 다리의 전체적인 '엎침'에 대한 '상향식' 또는 '하향식' 조절

이 장의 앞부분과 이 책에서 설명했던 것처럼, 보행주기의 부하반응기(loading response period)의 중요한 운동학적 성분은 발의 엎침과 함께 일어나는 다리의 전체적인 안쪽돌림(global internal rotation)이다. 이러한 운동은 임상적으로 흔히 전체 다리의 전체적인 '엎침'(global 'pronation')이라고 막연히 설명된다. 잘 조절될 경우, 이러한 운동은 적어도 2가지의 유용한 생체역학적 기능을 제공한다. 첫째, 목말밑관절에서의 엎침(특히, 엎침의 수평 성분)은 발꿈치딛기 이후 다리에 남아 있는 안쪽돌림을 분산시키는 역할을 한다. 둘째, 목말밑관절에서의 엎침은 안쪽세로활의 조절된 하강과 협력하여 작용하며, 이 두 움직임은 모두 체중부하의 충격 일부를 흡수하는 역할을 한다. 가장 효율적으로 작용하기 위해, 다리의 전반적인 '엎침 반응'은 제한된 진폭과 규정된 지속시간 내에서 수행되어야 한다. 최악의 경우, 특히 달리기와 점프가 포함된 스포츠에 참여하는 동안 과도한 다리의 엎침은 무릎의 '안쪽 붕괴'를 초래할 수 있으며, 이는 무릎넓적다리통증과 앞십자인대의 비접촉 손상을 포함한 다리의 다양한 병리를 유발할 수 있다.[182]

걷기와 달리기의 디딤기 초반 동안, 기본적이고 임상적으로 중요한 질문은 다리의 전체적인 엎침을 시작하고 조절하는 제공자에 대한 것이다.[82,182] 디딤기의 체중부하 특성 때문에, 다리의 안쪽돌림은 발의 전반적인 엎침 양상에 대한 *반응*으로 일어난다고 오랫동안 추정되어 왔다. 발의 엎침은 정강뼈의 안쪽돌림을 유발하며, 이는 결과적으로 넓적다리뼈의 안쪽돌림으로 이어진다. 이러한 관점은 다리의 전체적인 엎침에 대한 '상향식(bottom-up)' 운동학적 조절을 시사하며 전체 다리의 과도한(그리고 통증을 생산하는) 전체적인 엎침을 보이는 사람을 위한 특수 신발과 발 보조기를 처방하는 근거가 된다.[82]

이와는 반대로, 좀 더 최근에는 다리의 전체적인 엎침에 대한 '하향식(top-down)' 조절을 주장하는 관점이 제기되었다. 이러한 관점에 따르면, 전체 다리의 과도한 엎침은 디딤기 내내(특히, 디딤기 초반 동안) 엉덩관절 가쪽돌림근육과 벌림근육의 불충분한 활성 또는 근력에 의해 이차적으로 발생하는 넓적다리뼈의 과도한 안쪽돌림과 모음에서 기인한다.[150,216] 이렇게 조절되지 못한 넓적다리뼈 운동은 정강뼈의 과도한 안쪽돌림으로 이어지고, 궁극적으로는 발의 과도한 엎침으로 이어질 것이다. 이런 하향식 관점을 지지하는 사람들은 다리의 과도한 엎침 및 이와 관련된 무릎의 '안쪽 붕괴'에 대한 교정은 엉덩관절 근육의 조절과 근력을 향상시키는 치료적 노력을 통해 가장 잘 성취될 수 있다고 추론한다.

상향식과 하향식 운동학적 관점은 서로 배타적이라기보다는 상호 보완적일 가능성이 높다.[18] 과도하거나 잘 조절되지 않는 다리의 전체적인 엎침과 관련된 다리 병리를 가진 사람들을 위한 진단 및 치료 접근법을 더욱 발전시키기 위해서는 지속적인 임상 및 생체역학적 연구가 필요하다.

지레를 제공한다. 또한 이 근육들은 한다리지지기 동안 균형의 조절을 돕고[184] 발꿈치떼기와 발가락떼기 사이에서 발가락 폄을 조절하는 데 도움을 줄 가능성이 있다.

## 운동역학

걷기 동안 움직임의 원인이 되는 힘을 이해하는 것은 정상 움직임과 병적인 움직임을 이해하는 데 결정적인 역할을 한다. 비록 걷기의 운동역학(힘의 연구)은 시각적으로 관찰할 수는 없지만, 이러한 운동역학은 관찰되는 운동형상학의 궁극적인 원인이 된다.

### 지면반발력

걸을 때, 사람이 한 발짝(step) 내디딜 때마다 발바닥에 힘이 가해진다. 발에 의해 지면에 가해지는 힘을 *발힘(foot forces)*이라 부른다. 이와는 반대로, 지면에 의해 발에 가해지는 힘을 *지면(또는 바닥)반발력[ground(또는 floor) reaction forces]*이라 부른다. 이 힘들은 크기는 같지만 방향은 반대이다. (뉴턴의 제3법칙, 즉 작용과 반작용의 법칙에 따르면, 힘은 항상 쌍으로 존재하며 크기는 같고 방향은 반대이다.) 이 장에서는 신체에 잠재적으로 미치는 영향 때문에 주로 지면반발력에 초점을 맞춘다.

지면반발력에 대한 설명은 힘을 3개의 직교축(orthogonal axes)인 수직축, 앞-뒤축, 그리고 안-가쪽축으로 표현하는 데카르트 좌표계(Cartesian coordinate system)를 따르게 된다. 세 힘의 벡터 합은 발과 지면 사이의 단일의 합력벡터를 나타낸다. 지면반발력의 수직 성분과 앞-뒤 성분에 대해 이러한 벡터 합을 수행하면, 한 발짝에 대한 지면반발력을 전형적인 '나비' 모양의 형상으로 표현하게 된다(그림 15.30).

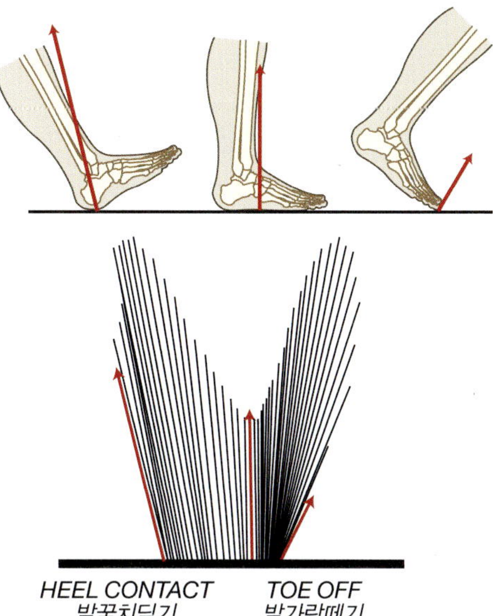


**그림 15.30** 그림의 아래쪽 부분은 한 발짝에 대한 지면반발력의 전형적인 '나비' 모양의 형상을 보여주고 있다. 각 선은 일정한 시간 간격(즉, 이 경우에는 매 10 msec)마다 수직 힘과 앞-뒤 힘의 벡터 덧셈으로 얻어진 합력을 나타내고 있다. 그림의 위쪽 부분은 '나비' 모양의 연속적인 선들이 발꿈치딛기부터 발가락떼기까지 발 아래에 힘이 가해지는 진행 과정을 어떻게 반영하는지를 보여주고 있다. 빨간색의 벡터는 발꿈치딛기, 중간디딤기, 그리고 발가락떼기를 나타낸다. (Data from Whittle M: *Gait Analysis: an introduction*, ed 4, Oxford, 2007, Butterworth-Heinemann.)

### 수직 힘

수직 힘(vertical forces)은 지지하고 있는 지면에 수직으로 작용하는 힘이다. 이러한 수직 지면반발력(vertical ground reaction force)은 한 번의 보행주기 내에서 두 번의 정점에 도달한다. 힘은 디딤기 초반과 발꿈치떼기 이후의 시점에서 체중보다 약간 더 커진다(그림 15.31A와 C). 중간디딤기 동안, 지면반발력은 체중보다 약간 더 작아진다. 지면반발력이 체중보다 더 커졌다가 작아지는 이러한 힘의 변동은 신체 CoM의 수직 가속도 때문에 나타나는 것이다. (힘은 질량과 가속도에 따라 달라진다: $F = ma$.) 디딤기의 초반에서, 신체의 CoM은 아래쪽으로 움직인다(그림 15.24A 참조). 따라서 처음엔 신체의 아래쪽 움직임을 감속시키다가 이후 위쪽으로 가속시키기 위해서는 체중보다 더 큰 수직 지면반발력이 필요하게 된다. (이는 체중계 위에서 점프하는 것과 유사한 것으로, 착지하였을 때의 체중을 순간적으로 관찰해 보면 정적인 상태에서의 체중보다 더 높게 나온다는 것을 알 수 있다.) 중간디딤기에서, 수직 지면반발력은 디딤기 초반에 얻은 신체의 위쪽 운동량에 의해 상대적인 '무게감소(unweighting)'가 유발되기 때문에 체중보다 적게 나오게 된다. 밀기(push off)에서 나타나는 높은 지면반발력은 후기디딤기에서 일어나는 발바닥쪽굽힘근육에 의해 제공된 추진력과 신체의 아래쪽 움직임을 역전시키기 위한 필요성이 결합된 것을 반영한다.

> **최대 지면반발력(체중의 백분율로 표시)**
> - 수직 지면반발력: 체중(BW)의 120%
> - 앞-뒤 지면반발력: BW의 20%
> - 안-가쪽 지면반발력: BW의 5%

### 앞-뒤 힘

앞-뒤쪽 방향에 있어, 전단력(shear forces)은 지지하고 있는 지면에 평행하게 적용된다. 발꿈치딛기에서, 지면반발력은 *뒤쪽* 방향을 향하고 있다(즉, 발은 지면에 앞쪽 방향을 향하고 있는 힘을 가한다) (그림 15.31D). 이 시점에서, 발이 앞쪽으로 미끄러지는 것을 방지하기 위해 발과 지면 사이에 충분한 마찰력이 요구

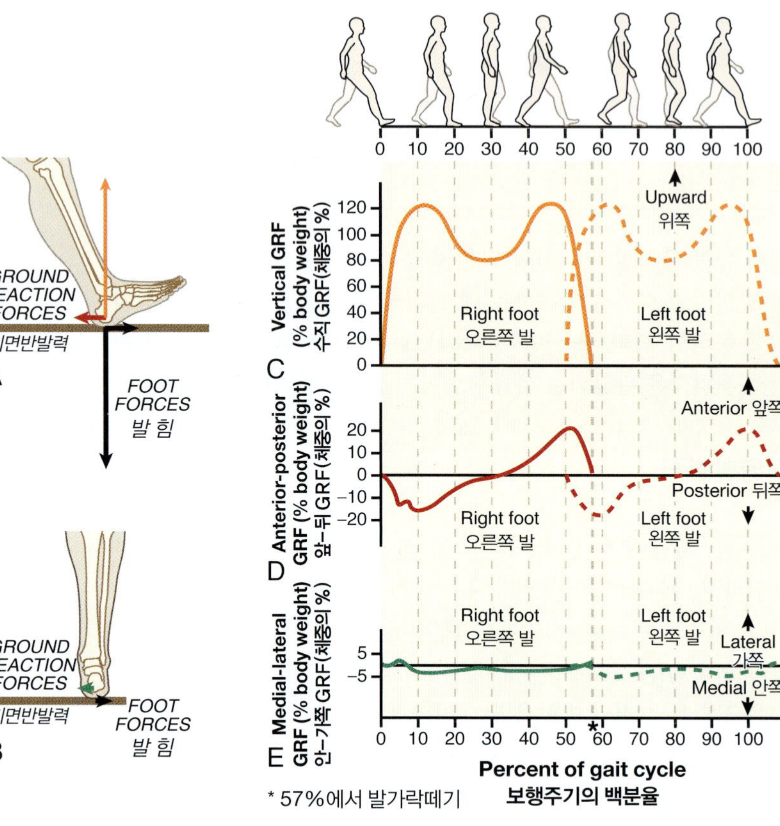


**그림 15.31** 보행 동안의 지면반발력(GRFs). (A)는 보행주기 10% 시점에서의 수직 GRF(*주황색 화살표*)와 앞-뒤 GRF(*빨간색 화살표*) 그리고 발 힘(*검은색 화살표*)을 나타내고 있다. (B)는 보행주기 10% 시점에서의 안-가쪽 GRF를 나타내고 있다. (C~E)는 보행주기 동안의 GRFs를 보여주고 있다. 점선은 왼쪽 발에 대한 디딤기의 자료이다.

된다(바나나 껍질에 미끄러져 땅에 넘어지는 고전 만화 속 인물을 상상하라). 발짝길이(step length)가 길어지고 걷기속력이 빨라짐에 따라 수평 방향의 지면반발력 크기가 증가하면, 발이 미끄러지는 것을 방지하기 위해 발과 지면 사이에 요구되는 마찰력도 증가한다.[48,86,131] 따라서 이동(ambulation)에 필요한 마찰계수(coefficient of friction)는 전단합력(resultant shear force, 앞-뒤와 안-가쪽 방향의 수평 힘을 벡터 합산한 힘)을 발밑에 가해지는 수직 힘으로 나눈 비율로 계산된다.[34,48] 미끄러지는 것을 방지하기 위한 전략은 발의 위치와 신체 CoM 사이의 거리를 최소화하는 것과 걷기속력을 감소시키는 것이다. 이것은 사람들이 얼음판 위를 걸을 때 흔히 발짝길이는 더 짧고 발짝너비는 더 좁게 하는 이유이다. 즉, 발을 CoM 바로 아래에 거의 가깝게 유지함으로써 마찰력에 대한 요구를 줄이는 것이다.

디딤기의 후반부 동안 신체를 *앞쪽*으로 추진시키기 위해 발이 지면에 뒤쪽 방향의 힘을 가함에 따라, 지면반발력은 앞쪽을 향하게 된다. 추진력의 크기는 걷기속력 그리고 특히 가속하려는 시도에 따라 달라진다. 이 시점에서 발과 지면 사이의 마찰력이 불충분하면, 종종 신체를 앞쪽으로 추진시키지 못한 채 발이 뒤로 미끄러지는 원인이 된다. 이는 미끄러운 표면 위를 걸으면서 빠르게 가속하려 할 때 겪는 어려움의 원인을 설명해준다.

최대 앞-뒤 지면반발력은 일반적으로 체중의 약 20%에 해당한다. 이러한 전단력은 신체 CoM이 발에 대해 뒤쪽(발꿈치닫기 시) 또는 앞쪽(디딤기의 후반부)에 위치하기 때문이다. 발짝길이가 길어질수록 다리와 지면 사이의 각도가 더 커지기 때문에 전단력도 더 커진다. 운동량(momentum)과 같은 신체의 관성 특성 또한 앞-뒤 지면반발력에 기여한다.

발꿈치닫기 시점의 뒤쪽 방향 지면반발력은 신체의 앞쪽 전진을 잠시 감속시킨다. 이와는 반대로, 신체는 앞쪽 방향 지면반발력의 결과로 발가락떼기 시점에 순간적으로 앞쪽으로 가속된다. 두다리지지기 동안에는 한쪽 다리의 추진력과 반대쪽 다리의 제동력이 동시에 적용되고 있음을 유념해야 한다(그림 15.31D). 일정한 속도로 걷고 있을 때, 디딤기 후반에 발생하는 추진력은 디딤기 초반에 발생하는 제동력과 균형을 잡고 있다. 이러한 힘들은 비교적 크기는 같지만 방향은 반대이기 때문에, 두다리지지기 시점에 한쪽 다리에서 반대쪽 다리로 체중이 이동할 때 신체에 균형을 제공한다. 속도를 줄이려면 추진력보다 더 큰 제동력이 필요하고, 속도를 높이려면 그 반대가 필요하다.

## 안-가쪽 힘

안-가쪽 방향의 지면반발력 크기는 비교적 작고(즉, 체중의 5% 미만) 사람에 따라 변동성이 크다(그림 15.31B,E). 앞-뒤 전단력과 마찬가지로, 안-가쪽 전단력의 크기와 방향은 주로 신체 CoM의 위치와 발 위치 사이의 관계에 따라 결정된다.[188] 보행주기의 초기 약 5% 동안, 발꿈치딛기의 시점에 일반적으로 나타나는 가쪽에서 안쪽으로 향하는 발의 작은 속도를 정지시키기 위해 가쪽으로 향하는 작은 지면반발전단력(ground reaction shear force)이 발생한다. 그러나 나머지 디딤기 동안, 신체의 CoM은 발보다 안쪽에 위치하게 되는데(그림 15.24 참조), 이로 인해 발은 지면에 가쪽 방향으로 힘을 가하게 되고 이는 결과적으로 안쪽으로 향하는 지면반발력이 발생한다. 디딤기 내내 발생하는 이러한 안쪽 방향의 지면반발력은 처음에는 CoM의 가쪽 움직임을 감속시킨다. 그다음, 이 지면반발력은 앞쪽으로 나아가며 다음 발 닿기를 준비하는 반대쪽 다리를 향해 CoM을 안쪽으로 가속시킨다.

비록 안-가쪽 지면반발력의 작용이 정상적인 보행 동안 쉽게 느껴지는 것은 아니지만, 매우 큰 발짝(step)으로 걷거나 좌우로 점프를 하게 될 때는 쉽게 느껴질 수 있다. 사실, 발짝너비가 더 넓은 사람에게서 더 큰 안-가쪽 지면반발력 최대값이 종종 관찰된다. 마찰력에 대한 필요성은 얼음 위를 걷는 사람을 관찰함으로써 다시 한 번 확인할 수 있다. 얼음판 위를 걷는 사람들은 마치 외줄타기를 하듯 발짝너비를 줄인다. 이렇게 학습된 적응은 신체 CoM을 발 바로 위에 위치시켜 안-가쪽 지면반발력을 최소화하고 그 결과 마찰력에 대한 필요성을 줄이기 위한 것이다. 스케이트 선수들은 이러한 안-가쪽 지면반발력을 이용하여 몸을 앞쪽으로 추진시킨다. 이는 얼음에 스케이트 날을 꽂음으로써 얻을 수 있게 되며, 추진을 위한 적절한 저항을 제공한다.

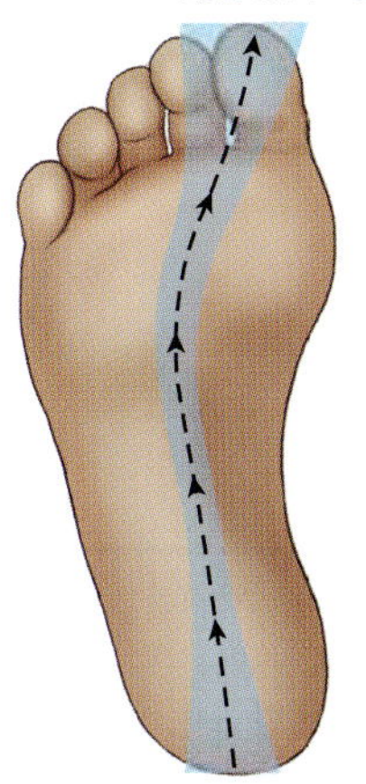


**그림 15.32** 발꿈치딛기부터 발가락떼기까지 발바닥의 압력중심(CoP) 경로. 음영 처리된 영역은 CoP 경로의 개인별 변동성을 나타낸다.

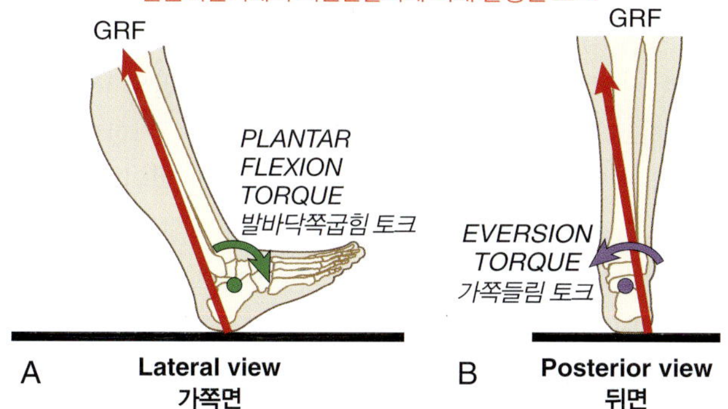


**그림 15.33** 발꿈치딛기에서, 발꿈치뼈에 작용하는 지면반발력(*GRF*)의 작용점과 작용 방향은 목말종아리관절에 있는 돌림축(*초록색 원*)의 뒤쪽으로 지나가기 때문에, 발목에 발바닥쪽굽힘 토크를 발생시킨다(A). 이러한 외적인 토크에 대항하기 위해서는 발목 등쪽굽힘근육에 의한 반대 방향의 내적인 등쪽굽힘 토크를 필요로 한다. (B)에서, 발꿈치뼈에 작용하는 지면반발력의 가쪽 위치(자주색 원으로 표시된 거의 중심점에 대해)는 목말밑관절의 가쪽들림 토크를 생산한다. 이러한 경향은 앞정강근의 작용에 의해 부분적으로 조절된다.

## 압력중심의 경로

디딤기 동안 발바닥의 압력중심(center of pressure, CoP) 경로는 비교적 재현 가능한 양상을 따른다(그림 15.32) (*압력*이라는 용어는 지면반발력이 적용되는 특정 면적과 관련하여 이를 설명하는데 사용된다.) 발꿈치딛기에서, CoP는 발꿈치 중심점의 바로 가쪽에 위치한다. 이후 CoP는 중간디딤기에 가쪽발중간부 영역으로 그리고 발꿈치떼기부터 발가락떼기까지 안쪽발앞부 영역으로(첫째와 둘째발허리뼈머리 아래로) 점진적으로 이동한다. 발꿈치딛기에서의 CoP 위치는 발목의 발바닥쪽굽힘과 발의 가쪽들림 경향을 설명하는 데 도움이 된다(그림 15.33). 이 두 가지 경향은 발목 근육, 즉 앞정강근을 포함한 발목 등쪽굽힘근육의 편심활성에 의해 부분적으로 조절된다.

## 관절 토크 및 일률

걷기 동안, 발밑에서 가해지는 지면반발력은 다리 관절에 대한 *외적인 토크*(*external torque*)를 발생시킨다. 이러한 내용을 그림 15.34에서 보여주고 있다. 오른쪽 다리의 부하반응기 동안, 지면반발력의 작용선은 발목과 무릎의 뒤쪽에 위치하지만 엉덩관절에서는 앞쪽에 위치한다. 결과적으로, 발꿈치딛기에서의 지면반발력은 발목의 발바닥쪽굽힘, 무릎의 굽힘, 그리고 엉덩관절의 굽힘을 유발한다. 다리의 붕괴를 막기 위해, 이러한 외적인 토크들은 발목의 등쪽굽힘근육, 무릎의 폄근육, 그리고 엉덩관절의 폄근육으로 발생된 *내적인 토크*들에 의해 저항된다.

그림 15.34와 유사한 신체 그림으로부터 얻을 수 있는 내적인 (근육의) 토크의 크기에 대한 단순화된 분석은 정적인 평형상태를 가정한다. 그러나 좀 더 정확한 계산을 위해서는 동작의 동적인 특

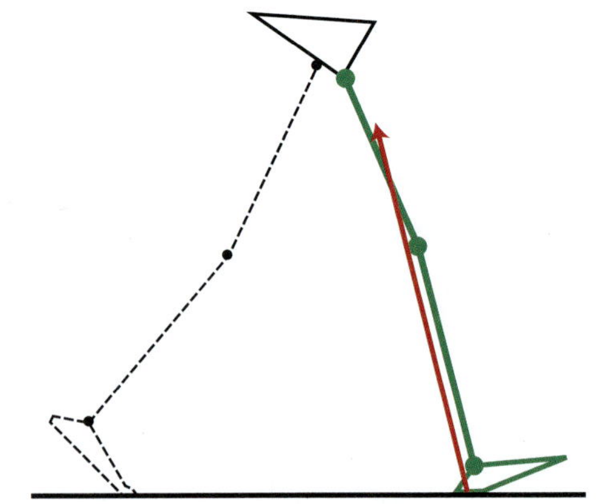

그림 15.34 디딤기의 초반 동안, 지면반발력의 작용선(발목의 뒤쪽, 무릎의 뒤쪽, 그리고 엉덩관절의 앞쪽)은 발목의 발바닥쪽굽힘, 무릎의 굽힘, 그리고 엉덩관절의 굽힘을 유발한다. (Modified from Whittle M: *Gait Analysis: an introduction*, ed 4, Oxford, 2007, Butterworth-Heinemann.)

성을 고려하는 역동역학 접근법(inverse dynamic approach)을 사용해야 한다.[11] 이 접근법은 각 분절의 질량에 대한 인체측정학적 특성, 분절의 CoM 위치, 분절의 질량중심관성행렬(mass center inertial matrix), 신체 위치와 운동의 정확한 크기(각 분절의 선형 속도와 각속도), 그리고 보행주기 동안의 지면반발력에 대한 지식이 요구된다(그림 15.5 참조). 이 장에서, 걷기 동안의 내적인 토크에 대한 자료의 상당 부분은 역동역학 접근법에 근거한다.

이전에 설명했듯이, 근육의 활성은 특히 중간 범위 위치에서 관절운동을 조절하는 대부분의 내적인 토크를 생성한다. 이 내적인 토크는 관절이 근육작용의 방향과 같은 방향으로 움직일 때 동심 근육활성과 관련이 있고, 이와는 대조적으로 관절이 근육작용의 반대 방향으로 움직일 때는 편심 근육활성과 관련이 있다. 어느 경우든, 내적인 토크의 크기는 이 장의 앞부분에서 제시된 근육활성에 대한 설명과 상당히 일치한다.

또한 내적인 토크는 관절주머니, 힘줄, 인대와 같은 결합조직의 변형과 반동(recoil)으로 생성되는 수동적인 힘에 의해서도 만들어질 수 있다.[112] 관절에 작용하는 우세한 내적인 토크에 대한 능동적인 힘과 수동적인 힘의 상대적 기여를 항상 확실하게 말할 수 있는 것은 아니다. 그러나 가동범위의 중간 지점과 같은 일부의 경우에 있어, 비교적 단순한 연역적 과정(deductive process)을 통해 토크를 발생시키는 구조(주로 근유에 의한 능동적인 힘일 가능성이 높음)를 식별할 수 있지만, 가동범위의 거의 끝지점과 같은 다른 경우에서는 능동구조와 수동구조의 기여를 모두 고려할 필요가 있다.[112,252] 근육약화와 관련된 많은 보행편차는 걷기에 필요한 내적인 토크를 얻기 위해 관절가동범위의 끝범위에서 생성되는 수동장력에 크게 의존한다.

문헌에서는 작용근과 대항근의 동시활성을 고려하기 위해 *알짜* 내적인 관절 토크(*net* internal joint rorque)라는 용어를 자주 사용한다. 예를 들어, 흔듦기 동안 엉덩관절 굽힘근육이 생산하는 굽힘 토크는 엉덩관절을 펴시키는 근육의 약간의 (편심)활성과 관련이 있을 수 있다. 이론적으로 이런 폄근육에 의한 토크는 엉덩관절 굽힘 토크에서 차감되어, 알짜 굽힘 토크를 산출하게 된다. 걷기 동안 이런 대항적 토크가 낮을 가능성이 높지만, 특히 뇌졸중이나 파킨슨병과 같은 병리에서는 고려되어야 한다. 이 장에서는 *알짜*(*net*)라는 용어를 일관되게 사용하지는 않지만, 그 의미는 함축적으로 내포되어 있다.

내적인 토크의 개념은 걷기 동안 관절을 조절하는 특정 근육과 결합조직의 역할에 대한 중요한 관점을 제공한다. 그러나 내적인 토크는 근육에 의해 수행된 일의 *시간비율*(*rate* of work)이나 결합조직의 수동적인 변형을 설명하지는 않는다: 이를 위해서는 *일률*(*power*)에 대한 지식이 요구된다. 관절 일률(joint power)은 알짜 내적인 관절 토크와 관절 각속도의 곱이다. 관절 일률은 관절을 가로지르는 모든 근육 및 기타 결합조직에 의해 에너지가 발생하거나 흡수되는 알짜 시간비율(net rate)을 반영한다. 양수(+) 값은 일률 *발생*(*generation*)을 나타내며, 이는 동심 근육활성과 이전에 신장되었던 결합조직으로부터의 에너지 방출을 반영한다. 이와는 대조적으로 음수(–) 값은 일률 *흡수*(*absorption*)를 나타내며, 이는 편심 근육활성과 수동적인 결합조직의 신장을 반영한다.[252] 일률 발생과 흡수의 개념은 점프를 수행하는 예를 통해 좀 더 잘 이해할 수 있다. 점프에 앞서 수행되는 초기의 쪼그려 앉기 움직임 동안, 다리의 대부분 근육은 편성으로 작용하며 에너지를 흡수한다. 움직임 방향의 전환은 신체의 위쪽 움직임 동안 동심 근육활성과 신장된 결합조직으로부터의 에너지 방출을 통해 이루어진다. 근력증강 분야에서 이런 개념을 적용한 것이 *플라이오메트릭훈련*(*plyometric training*)이라 한다.

일률의 발생과 흡수는 각속도 *곱하기* 내적인 토크를 기반으로 한다는 점이 다시 강조되어야 한다. 예를 들어, 각속도가 매우 낮다면 큰 내적인 토크라 할지라도 단지 작은 양의 일률만을 생산할 수 있다는 것을 생각해보라. 반대로, 동일한 토크라도 각속도가 크다면 매우 큰 일률을 만들 수 있다. 이런 개념은 그림 15.35, 15.36, 15.38, 그리고 15.42에서 제공된 자료를 해석할 때 중요하게 고려되어야 한다.[256]

다음 단락에서는 걷기 동안 발생한 일차적인 토크와 일률을 중점적으로 다룬다. 또한 이 단락에서는 시상면에서의 엉덩관절, 무릎 및 발목 그리고 전두면에서의 엉덩관절에 대한 운동형상학과 운동역학을 요약하는 그림들도 제공한다. 이런 그림들을 자세히 관찰하면 걷기 동안 관절의 운동, 토크, 일률, 그리고 근육활성 사이의 관계에 대한 이해를 높일 수 있을 것이다. 문헌에서는 걷기 동안 시상면에서의 토크 및 일률 자료의 양상과 크기에 대해 전반적으로 의견이 크게 일치한다. 그러나 운동형상학적 자료와 마찬가지로, 토크와 일률이 운동형상학적 자료로부터 부분적으로 파생되기 때문에, 전두면 그리고 특히 수평면에서의 토크와 일률 자료에 대해서는 문헌마다 많은 편차가 존재한다.[68,80,144,206]

관절 토크와 일률의 분석은 걷기의 생체역학에 대한 더 완전한 이해를 제공한다.[57,252] 이러한 변수들은 신체의 지지와 추진을 제공하는 데 있어 다양한 관절과 근육무리의 상대적 기여를 결정하는 데 도움이 된다.[31,130] 이런 유형의 정보는 병적 보행을 이해하는 데 도움이 된다.

## 엉덩관절

디딤기 초반부, *시상면*에서 엉덩관절 근육은 체중의 수용, 몸통의 앞쪽 운동량 조절, 그리고 엉덩관절의 폄을 위해 엉덩관절 폄 토크를 발생시킨다(그림 15.35A,B). 디딤기의 후반부에서, 굽힘 토크는 먼저 엉덩관절 폄을 감속시키고 이후 발가락떼기 전에 엉덩관절 굽힘을 시작하기 위해 발생된다. 이러한 엉덩관절 굽힘 토크는 관절주머니를 포함한 엉덩관절의 앞쪽 구조로부터의 수동적인 힘과 엉덩관절 굽힘근육 활성이 결합된 결과로 발생된 것이다.[252] 초기흔듦기에서, 엉덩관절 굽힘근육의 동심활성에 해당하는 작은 엉덩관절 굽힘 토크는 엉덩관절 굽힘을 좀 더 보조한다. 흔듦기의 후반부(보행주기의 약 80% 지점)에서, 폄 토크는 먼저 엉덩관절 굽힘의 움직임을 감속시키고 이후 엉덩관절 폄을 시작하기 위해 요구된다.

그림 15.35C는 시상면에서의 엉덩관절에 대한 일률곡선을 보여주고 있다. 보행주기의 첫 35%에서, 일률은 신체의 지지, CoM의 상승, 몸통의 조절, 그리고 신체의 앞쪽 추진을 위해 발생된다.[256] 이후, 보행주기의 거의 50% 지점까지는 일률이 흡수되는데, 이는 엉덩관절 앞쪽 구조가 제공하는 저항과 엉덩관절 굽힘근육의 편심활성에 의해 엉덩관절 폄이 감속되고 있음을 반영하는 것이다. 디딤기 후반과 초기흔듦기에서, 일률은 엉덩관절을 굽힘시키기 위해 발생된다.[252] 디딤기 후반부 동안 작은 양의 에너지 변동이 일어나는데, 이는 처음에는 엉덩관절 굽힘을 감속시키고 이후 엉덩관절 폄을 시작하는 데 필요한 엉덩관절 각속도와 토크의 변화가 조합된 것을 반영하는 것이다.

보행 동안 시상면 엉덩관절 움직임에 대한 설명을 완성하기 위해, 그림 15.35D는 두 개의 일차적인 엉덩관절 대항근의 상대적 강도와 근육활성 유형을 보여주고 있다. EMG 곡선의 면적은 엉덩관절 각운동의 방향에 근거해 근육의 추정되는 편심활성(음영으로 된 면적)과 동심활성(빗금으로 된 면적)을 나타내도록 부호화되어 있다. 일반적으로, 근육활성은 일률 흡수(편심작용) 및 일률 발생(동심작용)과 상관관계가 있다.

*전두면*에서, 엉덩관절의 안쪽에 위치된 신체질량을 지지하기 위해 디딤기 내내 큰 벌림 토크가 발생한다(그림 15.36A,B). 반대쪽 골반이 초기에 낮아짐에 따라(그림 15.36A), 디딤기 초기에서는 일률 흡수가 일어난다(그림 15.36C). 이러한 운동형상학은 엉덩관절 벌림근육의 편심활성을 통해 조절된다(그림 15.36D). 반대쪽 골반이 올라감에 따라, 두 번의 폭발적인 일률 흡수가 보행주

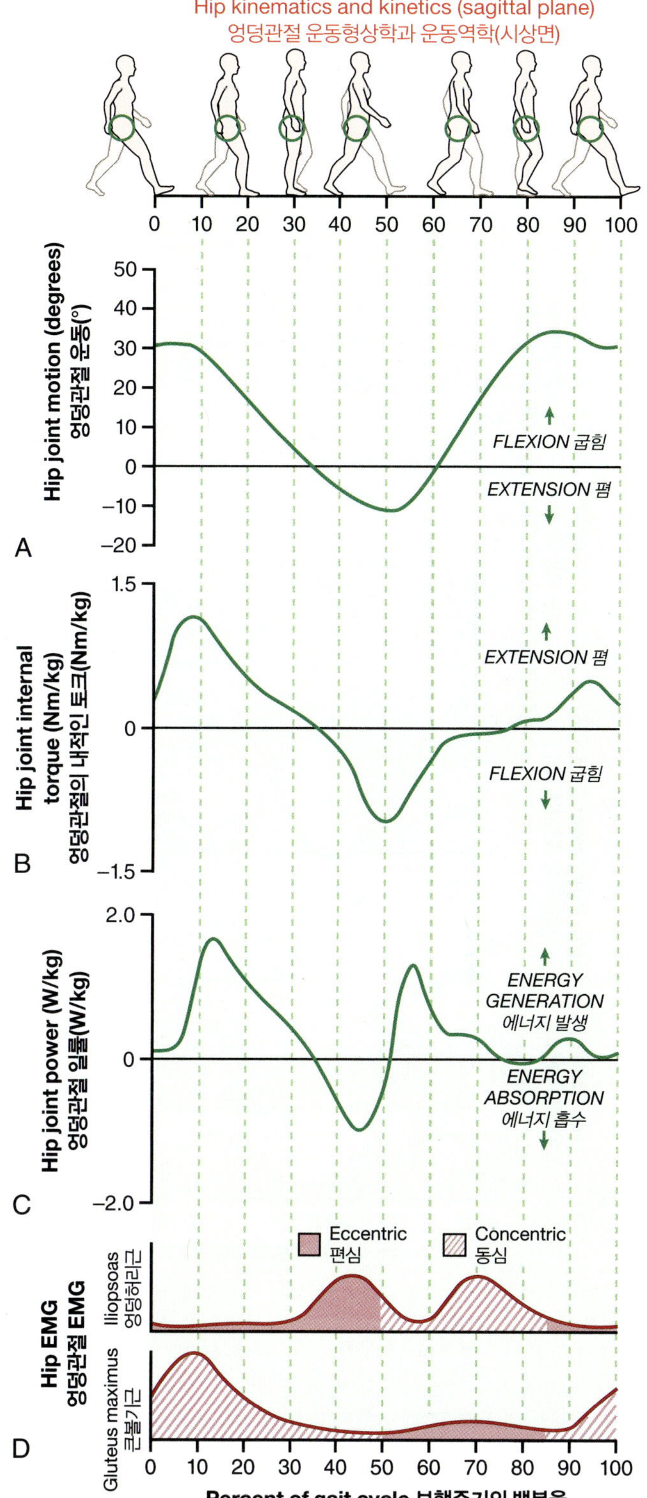


그림 15.35 보행주기 동안, 시상면에서의 엉덩관절 운동(A), 내적인 토크(B), 일률(C), 그리고 근전도 신호(D)를 보여주고 있다. 근전도 곡선은 보행주기 동안 근육활성의 상대적인 강도를 나타낸다. (Winter와 그의 동료들의 1996년 연구[256]에 따른 신체질량으로 정규화된 토크와 일률 자료; 그리고 Winter의 1991년 연구[257]와 Bechtol의 1975년 연구[19]에 따른 근전도 자료.) 그림 15.29에서처럼, 근전도 신호 진폭은 보행주기 동안의 최대값이 그래프의 수직축을 채우도록 표시되어 있음을 참고하라. 따라서 이 신호는 힘을 발생시킬 수 있는 최대 능력이 아니라, 보행주기 동안 획득한 최대값에 맞춰 정규화되었다.

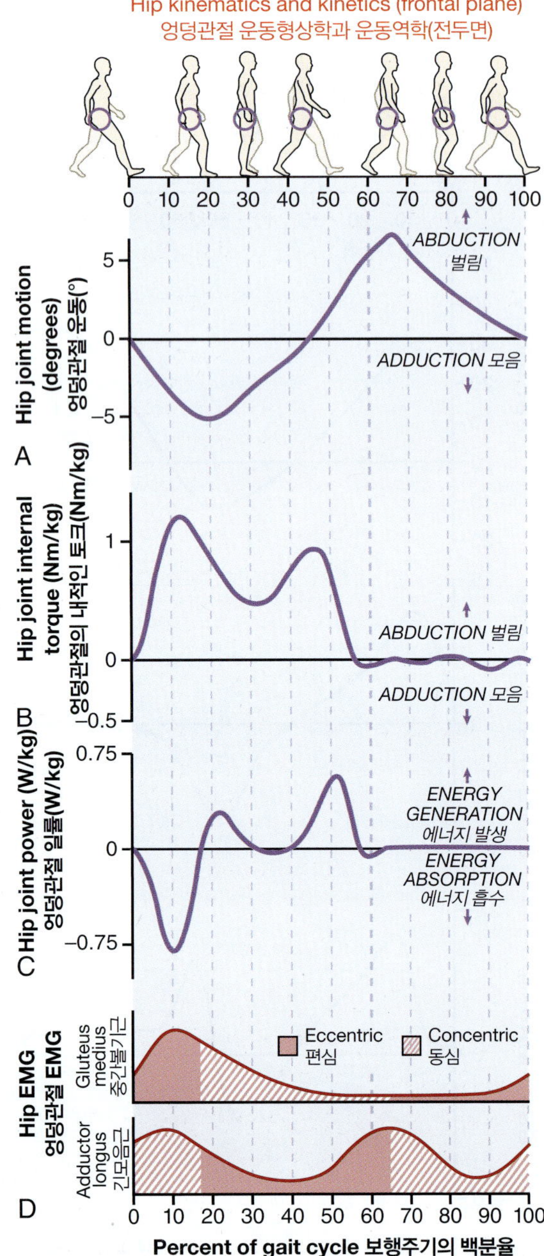


**그림 15.36** 보행주기 동안, 전두면에서의 엉덩관절 운동(A), 내적인 토크(B), 일률(C), 그리고 근전도 신호(D)를 보여주고 있다. 근전도 곡선은 보행주기 동안 근육활성의 상대적인 강도를 나타낸다. (Winter와 그의 동료들의 1996년 연구[256]에 따른 신체질량으로 정규화된 토크와 일률 자료, 그리고 Winter의 1991년 연구[257]에 따른 근전도 자료.) 근전도 자료의 정규화에 대한 추가적인 설명을 위해 그림 15.35에서의 내용을 참조하라. *EMG*, 근전도.

기의 약 20%와 50% 지점에서 나타난다(그림 15.36C).

*수평면*에서, 보행주기의 첫 20% 지점에서 넓적다리뼈의 안쪽 돌림을 감속시키기 위해 바깥돌림 토크가 사용된다(그림 15.37A). 이어서, 나머지 디딤기 동안 반대쪽 골반을 앞쪽으로 전진시키는 안쪽돌림 토크가 발생한다. 시상면과 전두면 토크의 약 15% 수준

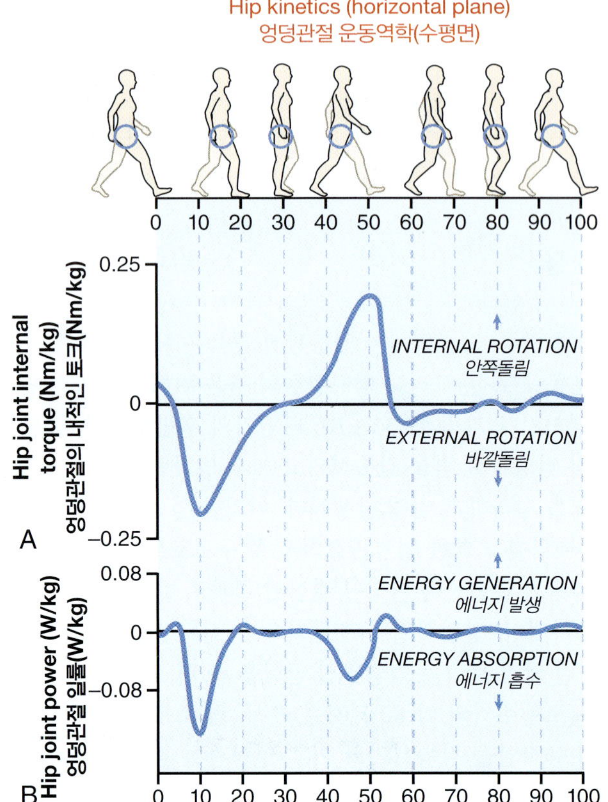


**그림 15.37** 엉덩관절에 대한 수평면에서의 내적인 토크(A)와 일률(B)을 보여주고 있다. (신체질량으로 정규화된 자료. Winter DA, Eng JJ, Ishac M: Three-dimensional moments, powers and work in normal gait: implications for clinical assessments. In Harris GF, Smith PA, editors: *Human motion analysis: current applications and future directions*, New York, 1996, IEEE Press.)

인 이런 작은 크기의 토크에 주목하라. 보행주기의 초기 20%에서 엉덩관절 바깥돌림근육의 편심활성은 그림 15.37B에서의 해당 시점에 나타나는 일률 흡수를 설명한다. 그러나 앞서 언급했듯이 엉덩관절에 대한 이런 수평면 자료에는 편차가 존재하며, 이는 토크의 크기가 더 작다는 점, 수평면에서 정확한 운동형상학적 측정이 어렵다는 점, 그리고 다양한 자료처리 방법이 있다는 점이 부분적으로 기여된다.[205,206]

## 무릎

*시상면*에서, 발꿈치딛기 시점의 매우 짧은 초기(보행주기의 첫 4% 이내) 무릎 굽힘 토크는 충격 흡수에 적절한 무릎 정렬을 제공하기 위해 무릎이 굽혀지도록 보장하는 것으로 추정된다(그림 15.38A,B). 이런 짧은 굽힘 토크 직후에 부하반응기에 필요한 큰 폄 토크가 빠르게 나타난다. 이러한 폄 토크는 초기에 무릎 굽힘을 조절하고 이후 무릎을 폄시키기 위해 보행주기의 20% 지점까

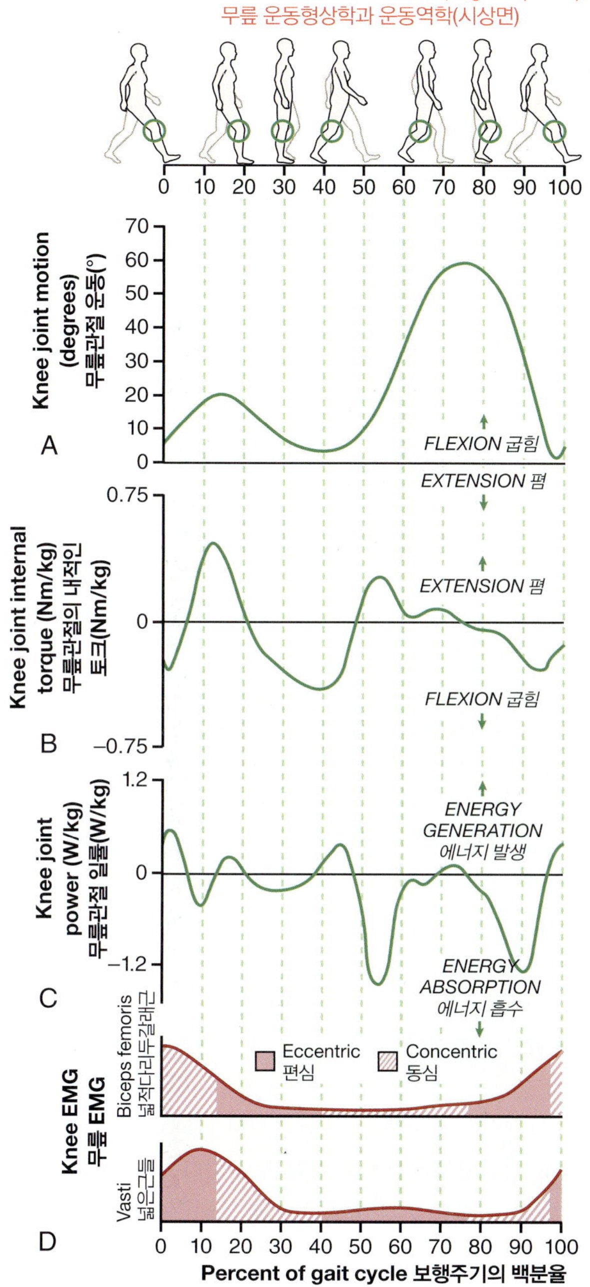


**그림 15.38** 보행주기 동안, 시상면에서의 무릎 운동(A), 내적인 토크(B), 일률(C), 그리고 근전도 신호(D)를 보여주고 있다. 근전도 곡선은 보행주기 동안 근육활성의 상대적인 강도를 나타낸다. (Winter와 그의 동료들의 1996년 연구[256]에 따른 신체질량으로 정규화된 토크와 일률 자료, 그리고 Winter의 1991년 연구[257]에 따른 근전도 자료.) 근전도 자료의 정규화에 대한 추가적인 설명을 위해 그림 15.35에서의 내용을 참조하라. *EMG*, 근전도.

지 계속된다. 보행주기의 20%에서 40% 사이에 무릎이 펴하고 있음에도 불구하고, 보행주기의 20%에서 50%까지 무릎에서 내적인 굽힘 토크가 나타난다. 이 시점에서 넓적다리뒤근의 활동은 거의 나타나지 않기 때문에, 내적인 굽힘 토크는 길어지고 있는 관절주머니를 포함한 신장된 무릎의 뒤쪽 구조에서 생산된 수동장력에서 비롯된 것일 가능성이 있다. 흔듦기를 준비하기 위한 무릎 굽힘은 보행주기의 40% 시점에서 시작되는데, 이는 보행주기의 약 40%에서 50% 사이에서 나타나는 무릎의 내적인 굽힘 토크의 방향과 일치한다. 그러나 발가락떼기 직전에는 무릎 굽힘을 조절하기 위해 작은 내적인 폄 토크가 발생한다. 후기흔듦기에서는 무릎 폄을 감속시키기 위해 내적인 굽힘 토크가 발생된다.

시상면에서의 일률 곡선은 무릎 주변 근육의 작용을 반영한다(그림 15.38C,D). 디딤기 초반의 짧은 기간 동안의 일률 발생은 무릎 굽힘 토크가 무릎 굽힘을 일으킨다는 것을 보여주는 것이다. 이후 잠깐 동안의 일률 흡수가 일어나는데, 이는 보행주기의 5%에서 15% 사이에 나타나는 네갈래근의 편심작용을 반영하는 것이다. 이어서 또 한 번의 짧은 일률 발생이 뒤따르는데, 이는 지속적인 무릎 폄 토크에 의해 생산되는 무릎 폄의 시작을 나타낸다. 발가락떼기 직전인 보행주기의 50%에서 60% 사이에, 무릎 굽힘을 조절하기 위해 무릎 폄근육에 의한 일률 흡수가 나타난다. 흔듦기의 후반부에서 흔듦다리가 감속됨에 따라 넓적다리뒤근이 에너지를 흡수하다가(그림 15.38C,D), 다음 발꿈치닫기 직전에 무릎 굽힘을 시작한다.

*전두면*에서(그림 15.39A), 디딤기 동안 짧은 외적인 벌림 토크가 발생하는 발꿈치닫기를 제외하면, 무릎의 내적인 벌림 토크는 지면반발력이 무릎의 안쪽을 지나면서 발생되는 외적인 모음(안쪽휨, varus) 토크에 대응한다(그림 15.40).[2,174] 내적인 벌림 토크는 넓은근들, 장딴지근, 가쪽넓적다리뒤근(lateral hamstrings), 그리고 잠재적으로 넓적다리근막긴장근과 무릎의 뒤가쪽 인대들을 포함한 능동과 수동 구조의 결합에 의해 발생된다.[174] 큰 토크에도 불구하고(그림 15.39A), 디딤기 동안 무릎 움직임이 매우 적어 각속도가 낮기 때문에 전두면에서의 일률의 값은 매우 낮다(그림 15.39B). 그럼에도 불구하고, 초기에 에너지를 발생한 후 에너지를 흡수하는 양상은 처음에 약간의 무릎 벌림(가쪽휨, valgus) 움직임이 나타나고 그 뒤에 약간의 무릎 모음(안쪽휨) 움직임이 뒤따른다는 것을 제안한다.

*수평면*에서, 무릎에서의 관절 토크는 엉덩관절에서의 토크와 유사하며, 디딤기의 전반부에서는 바깥돌림 토크가 발생하고 후반부에서는 안쪽돌림 토크가 발생한다(그림 15.41A). 이러한 토크는 수평면에서 발생하는 능동적인 엉덩관절 토크에 대한 반응으로 무릎 인대에 의해 발생되는 수동적인 토크일 가능성이 높다.[66] 부하반응기 동안, 무릎관절주머니와 인대 구조가 정강뼈에 대한 넓적다리뼈의 안쪽돌림(또는 무릎의 바깥돌림) 운동을 저항하면서 약간의 일률이 흡수된다(그림 15.41B). 다시 말해, 이러한 토크와 일률 값은 시상면과 전두면에서의 값들에 비해 작은 크기이다.

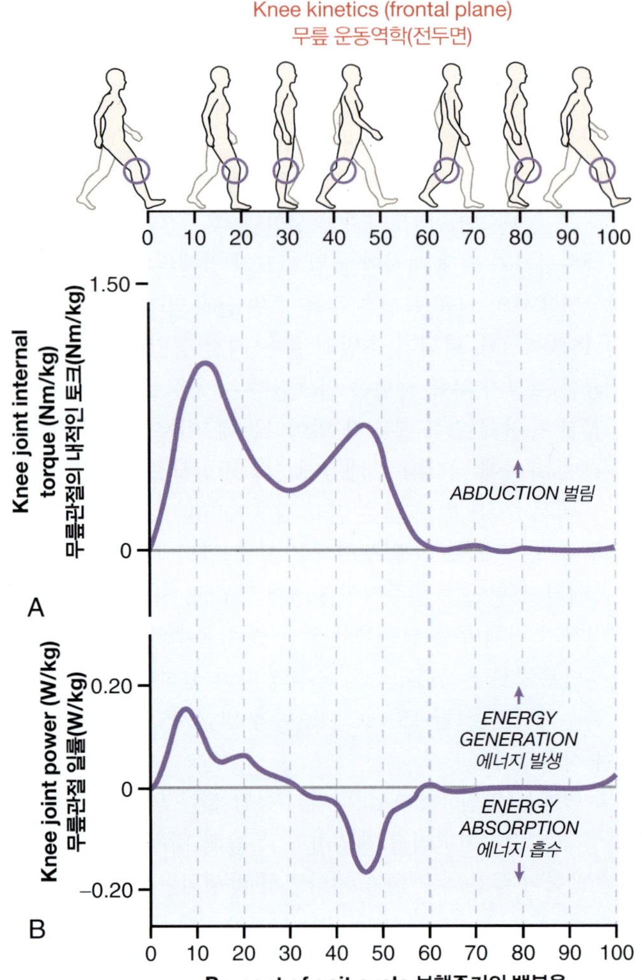


그림 15.39 무릎에 대한 전두면에서의 내적인 토크(A)와 일률(B)을 보여주고 있다. (신체질량으로 정규화된 자료. Winter DA, Eng JJ, Ishac M: Three-dimensional moments, powers and work in normal gait: implications for clinical assessments. In Harris GF, Smith PA, editors: *Human motion analysis: current applications and future directions*, New York, 1996, IEEE Press.)

## 발목과 발

*시상면*에서, 발꿈치딛기 직후 발목에서는 작은 등쪽굽힘 토크가 발생한다(그림 15.42A,B). 이러한 토크는 발꿈치뼈에 체중이 적용되면서 발생하는 발바닥쪽굽힘 움직임을 조절하는 역할을 한다(그림 15.33 참조). 나머지 디딤기 내내 발바닥쪽굽힘 토크가 우세하게 나타나는데, 초기에는 발에 대해 정강뼈가 전진하는 것을 조절하고, 그 후에는 밀기(push off)에서 발목을 발바닥쪽굽힘시키기는 역할을 한다. 흔듦기 동안, 발목의 등쪽굽힘을 유지시켜 발가락이 지면에 걸리지 않도록 매우 작은 등쪽굽힘 토크가 나타난다.

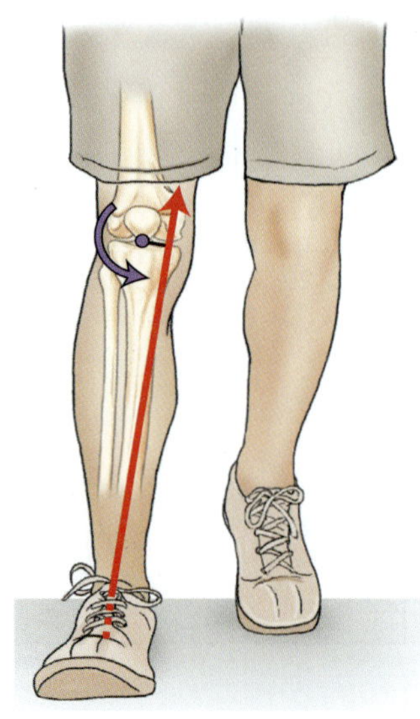

그림 15.40 대부분의 디딤기 내내, 지면반발력(빨간색 화살표)은 무릎의 안쪽힘 토크를 만들어 낸다.

시상면에서, 발꿈치딛기 직후 근육에 의한 발목 발바닥쪽굽힘의 감속 결과로 일률은 흡수된다(그림 15.42C), 이후 밀기 전까지 일부의 에너지 흡수가 일어나며, 이는 보행주기의 10%에서 40% 사이에서 정강뼈가 발에 대해 천천히 전진할 때 발바닥쪽굽힘근육의 편심활성을 반영하는 것이다(그림 15.42D). 보행주기의 10%에서 40% 사이에서 비교적 느린 발목의 각변위(그리고 추정되는 각속도) 때문에 일률 값은 작게 나타난다(그림 15.42C). 밀기(보행주기의 40~60% 구간)에서는 주로 발바닥쪽굽힘근육의 동심작용의 결과로 큰 에너지의 발생이 일어나지만, 발꿈치떼기 전에 발바닥쪽굽힘근육이 신장되며 흡수되었던 에너지가 반환되면서 일부(최대 일률의 약 10~15%) 기여하기도 한다. 밀기에서 나타나는 이런 일률의 발생은 정상 보행 동안 신체를 앞쪽으로 추진시키는 일차적인 기여자로 고려된다.[31,104,190] 논란의 여지는 있지만, 디딤기 후반부 동안 엉덩관절 폄근육은 비교적 낮은 수준의 활성에도 불구하고, 신체 앞쪽 추진력의 일부로 기여할 수도 있다.[65]

발목과 발에 대한 *전두면*과 *수평면*에서의 토크 및 특히 일률 값은 매우 작으며 사람마다 큰 차이를 보인다(그림 15.43과 15.44). 전두면에서, 디딤기의 특징은 초기에 작은 가쪽들림(eversion) 토크(보행주기의 0~20%)가 나타나고 이후 안쪽들림(inversion) 토크(보행주기의 20~45%) 그리고 발가락떼기 직전에 더 작은 가쪽들림 토크가 나타난다.[256] 수평면에서, 디딤기 동안 바깥돌림(external rotation) 토크가 나타난다. 사실, 이러한 바깥돌림 토크는 14장에서 설명된 발목과 발 움직임의 설명에 근거하여 *벌림 토크*라고도 한다.

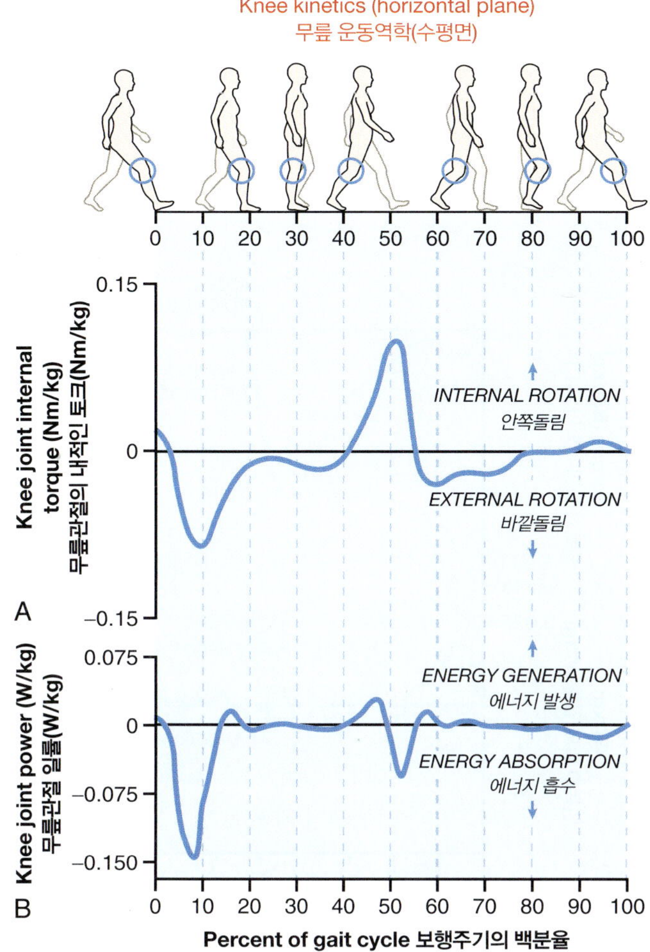


그림 15.41 무릎에 대한 수평면에서의 내적인 토크(A)와 일률(B)을 보여주고 있다. (신체질량으로 정규화된 자료. Winter DA, Eng JJ, Ishac M: Three-dimensional moments, powers and work in normal gait: implications for clinical assessments. In Harris GF, Smith PA, editors: *Human motion analysis: current applications and future directions*, New York, 1996, IEEE Press.)

## 관절 힘과 힘줄 힘

관절면, 인대, 그리고 힘줄은 모두 걷기 동안 큰 압박력, 장력, 또는 전단력을 받는다.[109,126,204,231] 이러한 힘의 크기를 아는 것은 특히 임상가, 정형외과 의사, 그리고 생체공학자에게는 중요한 관심의 대상이 된다.[55,74,118,219] 특히 외과적 인공관절삽입을 계획할 때, 이런 유형의 정보는 필요하다. 장비가 부착된 인공관절삽입의 경우를 제외하면 인체에서 직접 측정하는 것은 확실히 쉽지 않기 때문에,[7,52] 이러한 힘들은 일반적으로 모형화나 최적화 기법을 포함한 생체역학적 분석을 통해 간접적으로 계산된다.[13,153]

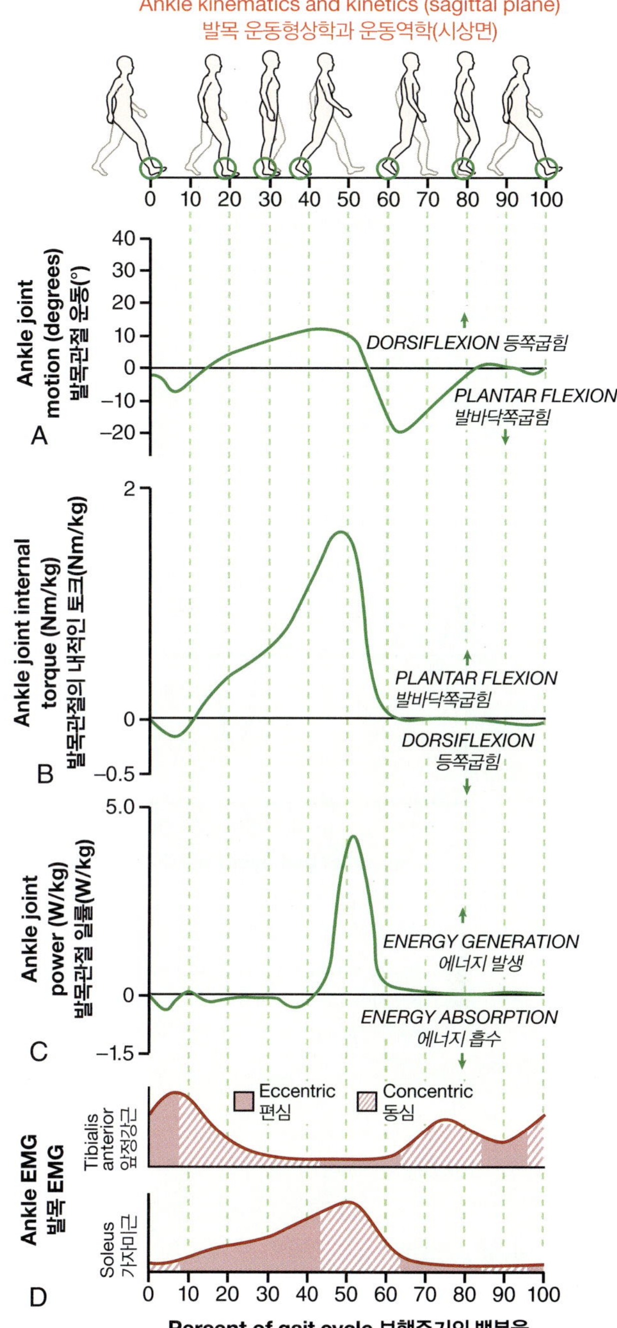


그림 15.42 보행주기 동안, 시상면에서의 발목 운동(A), 내적인 토크(B), 일률(C), 그리고 근전도 신호(D)를 보여주고 있다. 근전도 곡선은 보행주기 동안 근육활성의 상대적인 강도를 나타낸다. (Winter와 그의 동료들의 1996년 연구[256]에 따른 신체질량으로 정규화된 토크와 일률 자료, 그리고 Winter의 1991년 연구[257]에 따른 근전도 자료.) 근전도 자료의 정규화에 대한 추가적인 설명을 위해 그림 15.35에서의 내용을 참조하라. *EMG*, 근전도.

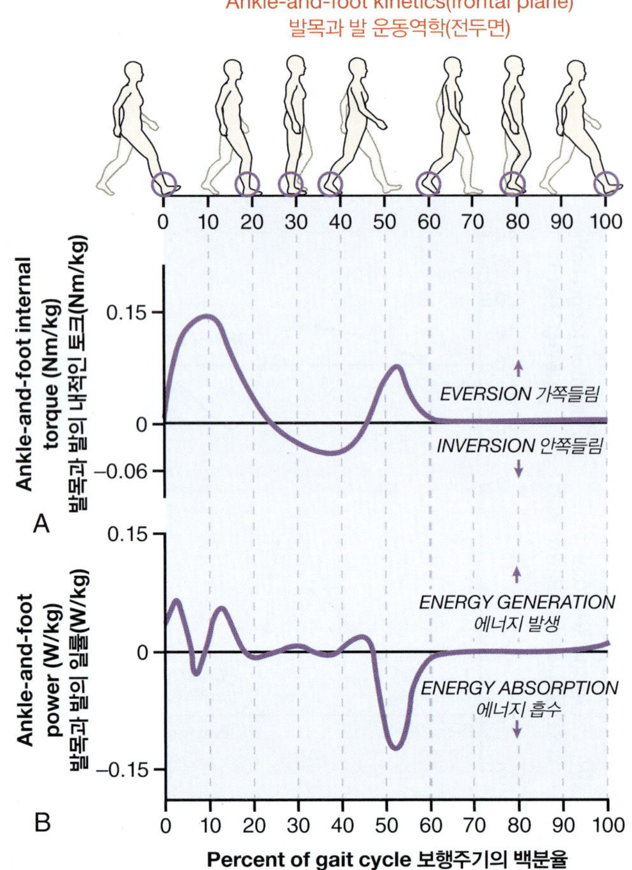


**그림 15.43** 발목과 발에 대한 전두면에서의 내적인 토크(A)와 일률(B)을 보여주고 있다. (신체질량으로 정규화된 자료. Winter DA, Eng JJ, Ishac M: Three-dimensional moments, powers and work in normal gait: implications for clinical assessments. In Harris GF, Smith PA, editors: *Human motion analysis: current applications and future directions*, New York, 1996, IEEE Press.)

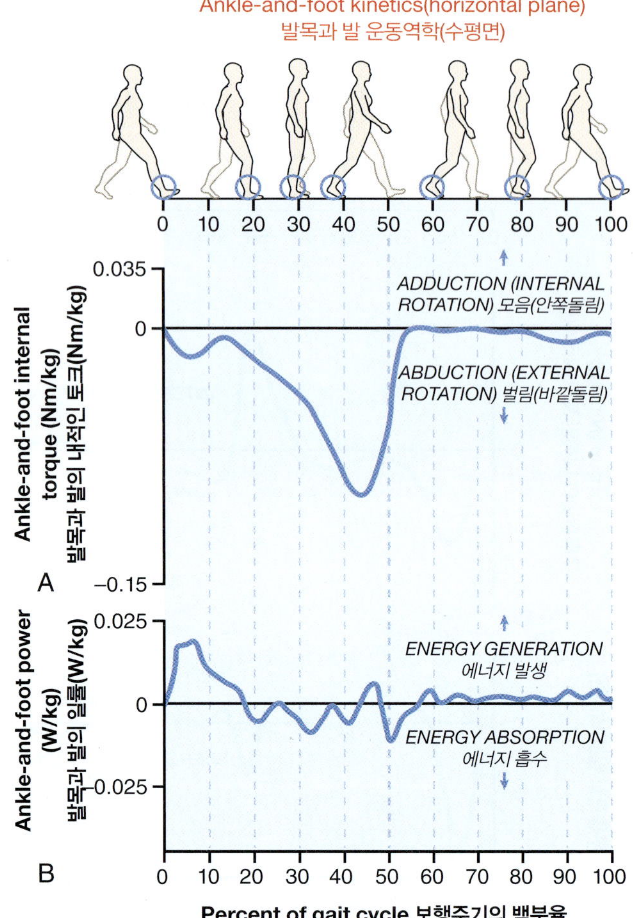


**그림 15.44** 발목과 발에 대한 수평면에서의 내적인 토크(A)와 일률(B)을 보여주고 있다. (신체질량으로 정규화된 자료. Winter DA, Eng JJ, Ishac M: Three-dimensional moments, powers and work in normal gait: implications for clinical assessments. In Harris GF, Smith PA, editors: *Human motion analysis: current applications and future directions*, New York, 1996, IEEE Press.)

이동(ambulation) 동안 다리의 다양한 구조에 힘이 가해진다. 이러한 힘은 놀라울 정도로 클 수 있다. 예를 들어, 1.4 m/sec의 속도로 걸을 때 엉덩관절에서의 압박력은 체중의 3배에서 최대 6.4배에 달하는 것으로 측정되었다.[4,214,251] 걸을 때 다리 관절에 대한 압박력에 가장 크게 기여하는 것이 신체질량이 아니라 관절을 가로지르는 근육과 관절을 가로지르지 않는 근육 모두의 작용이라는 점은 다시 한 번 주목할 만하다(12장의 엉덩관절 압박력에 대한 논의 참조).[49,217] 따라서, 예를 들어 반대쪽 손으로 지팡이를 사용하는 것 또는 걷기속력을 감소시키는 것과 같이, 이러한 근육작용을 감소시키는 효율적인 전략은 진행된 골관절염 변화와 관련된 통증성 엉덩관절에 가해지는 힘을 완화시키는 데 핵심이 될 수 있다. 마찬가지로, 예방 그리고/또는 중재 전략을 계획할 때는 병적 보행 시 이러한 힘들이 어떻게 영향을 받는지 충분히 고려해야 한다.[38,72,222]

## 걸음 기능이상

우리 대부분은 걸을 수 있는 능력을 당연하게 여긴다. 사실 우리가 손상이나 신체장애를 경험해보지 않는 한, 우리는 걷는 것을 어려운 과제로 생각하지 않는다. 그러나 이 장에서 지금까지 제공된 정보는 우리에게 걷기의 복잡성을 일깨워 줬다. 최대의 효율로 걷기 위해서는 보행주기의 각 부분에서 많은 작용이 동시에 일어나야 한다.

정상적인 걷기를 위해서는 참여하고 있는 각 관절에서의 충분한 가동범위와 근력이 요구된다. 또한, 걷기는 중추신경계를 통한 움직임의 정교한 조절을 필요로 한다. 걷기는 복잡한 과정에 의해 수행되기 때문에, 정상적인 보행양상은 장애로 인해 많은 영향을 받을 수 있다. 그러나 걷기에 관여하는 시스템은 적응성이 있기 때문에, 심각한 장애가 있음에도 불구하고 '걷기'를 유지하기 위해 보행양상을 수정해서라도 걸으려는 노력을 많이 한다. 이러한 경우, 독립적으로 한 위치에서 다른 위치로 움직이는 능력을 위해 정상인 걸음 양상은 희생된다. 우리 모두는 발바닥에 아픈 물집이 잡혔을 때나 해변의 뜨거운 모래 위를 걸을 때처럼, 상황에 맞춰 걷는 방식을 수정하는 능력을 사용해본 경험이 있을 것이다. 본질적으로, 비정상적이거나 병적인 보행양상은 적응을 통해 걷기를 유지하려는 노력을 반영한다.[14] 일반적으로, 자신의 정상적인 보행에서 벗어나는 것은 에너지 소비를 증가시키고 신체에 더 큰 물리적 스트레스를 가하는 대가를 치르게 된다.

병적 보행양상의 3가지 흔한 원인은 다음 글상자에서 제시되어 있다. 각각의 원인에는 구체적인 병리와 일반적인 병리가 포함되어 있다. 보행편차가 관찰되었다면, 이는 특정 장애를 직접적으로 반영하는 것일 수도 있고 장애의 일부 측면에 대한 생체역학적 보상일 수도 있다. 따라서 병적 보행의 특징은 장애의 특성뿐만 아니라 그 장애를 보상하는 개인의 능력에 따라 달라질 수도 있다.

**병적 보행양상의 원인**

- 통증
- 중추신경계 질환
- 근육뼈대계와 말초신경계 기능장애

통증은 흔히 *진통보행(antalgic gait)*으로 언급되는 비정상적인 보행양상을 유발할 수 있다. 독특한 특징으로는 흔히 통증이 있는 다리에 대한 체중부하의 회피 양상을 보인다. 일차적인 소견으로는 통증이 있는 쪽에서의 짧아진 발짝길이(step length)와 함께 디딤기 시간의 감소가 있다. 만약 통증이 엉덩관절 벌림근육의 활성에 의한 엉덩관절의 압박과 관련이 있다면, 머리와 몸통은 통증이 있는 체중부하 쪽 다리로 가쪽이동을 한다(12장 참조). 통증의 원인이 엉덩관절이 아닌 다른 부위일 경우, 손상된 디딤다리에 대한 체중부하를 완화시키기 위해 몸통을 흔듦다리 쪽으로 약간 기울이게 된다.

뇌혈관사고(CVA), 파킨슨병, 그리고 뇌성마비와 같은 많은 신경계 질환은 비정상적인 보행양상을 유발할 수 있다.[227] 증가된 긴장도(tone)와 신장에 대한 저항으로 정의되는 근육의 경직(spasticity)은 부적절한 근육활동과 뻣뻣함 증가를 유발한다. 이는 흔히 뇌성마비나 CVA를 가진 사람의 폄근육에 영향을 미치며, 다리가 뻣뻣해 보이는 보행양상을 보이고 발가락을 휘돌리거나 질질 끌며 걷는 경향을 동반한다. 과활동성 엉덩관절 모음근육은 가위보행(scissoring gait)양상에 기여할 수 있다. 파킨슨병은 팔 흔들기의 결여, 굽힘된 몸통, 그리고 *종종걸음(festinating gait)*이라고도 불리는 짧고 가속적인 발짝(step)과 관련이 있다. 소뇌 병변은 불안정하고 협응되지 않은 발짝과 넓은 지지면을 특징으로 하는 *실조보행(ataxic gait)*양상과 관련이 있다. 감각기능과 균형에 기능장애가 있는 사람은 불안정한 보행양상을 보일 수 있다.[213] 신경계 질환이 있다면, 보행 기능이상의 일차적인 원인은 적절한 수준의 근육 힘을 발생시키고 조절할 수 없다는 것이다.

과도하거나 제한된 관절가동범위 그리고/또는 제한된 근력과 같은 근육뼈대계와 말초신경계의 결함은 매우 다양한 보행편차를 유발할 수 있다. 비정상적인 관절가동범위는 결합조직과 근육의 손상, 타이트함, 또는 구축; 비정상적인 관절구조; 관절 불안정성; 또는 선천적인 결합조직 느슨함으로 인해 이차적으로 발생할 수 있다. 대부분의 경우, 한 관절에서의 비정상적인 가동범위는 하나 또는 그 이상의 주변 관절에서 어떤 형태로든 보상작용을 유발한다.[14] 근육 약화는 손상 이후의 불용위축(disuse atrophy)이나 말초신경 손상에 따른 신경동원의 감소에 의해 발생될 수 있다. 원인이 무엇이든지 간에, 근육 약화는 결국 보행양상의 변경을 초래한다. van der Krogt와 그의 동료들[239]이 수행한 흥미로운 모의실험 연구는 다양한 근육무리의 점진적인 약화에 대해 인간의 보행이 얼마나 잘 대응하는지를 측정함으로써 이동시스템(locomotion system)의 적응성을 연구하고자 시도했다. 이들의 연구에서는 다리의 전반적인 근육 약화가 40%까지 되더라도 비교적 정상적인 보행을 유지하며 견딜 수 있다고 제안하였다. 약화가 단일 근육무리로 제한될 때, 걷기는 발목 발바닥쪽굽힘근육, 엉덩관절 벌림근육, 그리고 엉덩관절 굽힘근육의 약화에 가장 취약한 것으로 나타났다. 이와는 반대로 그리고 아마도 놀랍게도, 걷기는 엉덩관절 폄근육과 무릎 폄근육의 약화에 대해서는 아주 잘 대응하는(또는 기능적으로 잘 견디는) 것으로 밝혀졌다. 다른 근력 요구가 있을 수 있는 병적 보행이 아닌 정상 보행에만 국한되는 이러한 소견은 재활에서 어떤 근육무리를 목표로 삼아야 할지에 대한 중요한 함축적 의미를 제시한다.

표 15.6에서 표 15.11까지 그리고 그림 15.45에서 그림 15.50까지는 일반 인구집단에서 흔히 관찰되는 보행편차의 일부를 제시하였다.

**표 15.6 발목과 발의 특정 기능장애*에 의해 이차적으로 발생한 발목과 발에서의 보행편차**

| 발목이나 발에서 관찰되는 보행 편차 | 예상되는 기능장애 | 선별된 병리적 선행요인 | 역학적 원리와 그에 따른 보상작용 |
|---|---|---|---|
| '발때림(foot slap)': *발꿈치닫기*(*heel contact*) 후에 일어나는 발목의 빠른 발바닥쪽굽힘.[†] *발때림*이란 용어는 발앞부가 지면을 때릴 때 만들어지는 특징적인 소리에서 유래되었다. | 발목 등쪽굽힘근육의 경미한 약화 | 온종아리신경의 마비와 먼쪽 말초신경병증 | 발목 등쪽굽힘근육은 흔듦기 동안 발목을 등쪽굽힘시킬 충분한 근력은 있으나, 발꿈치닫기 후에 발목의 발바닥쪽굽힘을 조절하기에는 근력이 충분하지 않다. 그 외 다른 보행편차는 없다. |
| '발바닥닿기(foot flat)': *처음닫기*(*initial contact*) 시 발바닥 전체가 지면에 닿으며,[‡] 이후 나머지 디딤기 동안 정상적인 발목의 수동 등쪽굽힘이 나타난다. | 발목 등쪽굽힘근육의 두드러진 약화 | 온종아리신경의 마비와 먼쪽 말초신경병증 | 등쪽굽힘근육의 근력은 흔듦기 동안 발목을 부분적으로 등쪽굽힘하기에 충분하지만, 완전히 등쪽굽힘을 하지는 못한다. 발목이 정상적인 가동범위를 갖고 있는 한 디딤기 동안 정상적인 등쪽굽힘이 일어난다. 그 외 다른 보행편차는 없다. |
| 지면과의 *처음닫기*는 발앞부에 의해 이루어지고, 그다음에 발꿈치 영역이 닿는다. 디딤기 동안 정상적인 발목의 수동 등쪽굽힘이 일어난다. | 발목 등쪽굽힘근육의 심각한 약화 | 온종아리신경의 마비와 먼쪽 말초신경병증 | 흔듦기 동안 발목의 능동 등쪽굽힘이 불가능하다. 발목이 정상적인 가동범위를 갖고 있는 한 디딤기 동안 정상적인 등쪽굽힘이 일어난다. 흔듦기 동안 발가락이 지면에 걸리는 것을 피하기 위해 무릎과 엉덩관절의 과도한 굽힘을 할 가능성이 있다. |
| *처음닫기*는 발앞부에 의해 이루어지지만, 디딤기 동안 발꿈치는 지면에 결코 닿지 않는다. | 발꿈치 통증 | 발꿈치뼈골절, 발바닥근막병증 | 발꿈치에 대한 체중부하를 회피하기 위한 의도적인 전략이다. |
| | 발바닥쪽굽힘구축(발꿈치들린발변형, pes equinus deformity) 또는 발목 발바닥쪽굽힘근육의 경직 | 위운동신경세포병변, 뇌성마비, 뇌혈관사고(CVA) | 발앞부로 체중을 유지하기 위해, 디딤기 내내 무릎과 엉덩관절은 굽힘 상태를 유지하며, 이는 '웅크린 보행(crouched gait)'으로 이어진다. 짧은 발짝(step)이 필요하다. |
| *처음닫기*는 발앞부에 의해 이루어지며, 중간디딤기에서 정강뼈가 뒤쪽으로 이동하면서 발꿈치가 지면에 닿게 된다(그림 15.45). | 발바닥쪽굽힘구축(발꿈치들린발변형) 또는 발목 발바닥쪽굽힘근육의 경직 | 위운동신경세포병변(뇌성마비, CVA)<br>발바닥쪽굽힘된 위치에서의 발목 융합 | 디딤기 동안 발에 대해 정강뼈가 앞쪽으로 움직일 수 없기 때문에 무릎의 과다폄이 발생한다. 말기디딤기 동안 발에 대한 체중의 이동을 위해 엉덩관절 굽힘과 몸통의 과도한 앞쪽 기울임이 나타난다. |
| *중간디딤기* 또는 *말기디딤기*에서 발꿈치가 조기에 들린다. | 발목 등쪽굽힘의 결여 | 발목 발바닥쪽굽힘근육의 선천적 또는 후천적인 근육 타이트함 | 통통 튀는 보행(bouncing gait)양상 |
| 발꿈치가 *말기디딤기* 후반까지 지면과의 접촉을 유지하고 있다. | 발목의 고정된 등쪽굽힘 위치(발끝들린발변형, pes calcaneus deformity)를 갖고 있거나 또는 갖고 있지 않은 상태에서의 발바닥쪽굽힘근육의 약화나 이완성 마비 | 말초 또는 중추신경계의 병변<br>과도한 아킬레스힘줄의 수술적 연장 | 과도한 발목 등쪽굽힘은 지속적인 발꿈치딛기, 밀기(push off) 감소, 그리고 짧아진 발짝길이를 초래한다. |

**표 15.6 발목과 발의 특정 기능장애*에 의해 이차적으로 발생한 발목과 발에서의 보행편차 (*계속*)**

| 발목이나 발에서 관찰되는 보행 편차 | 예상되는 기능장애 | 선별된 병리적 선행요인 | 역학적 원리와 그에 따른 보상작용 |
|---|---|---|---|
| *디딤기* 동안 뒤침된 발의 위치와 발 가쪽면으로의 체중부하 | 오목발변형(pes cavus deformity) | 선천적인 구조적 변형 | 높은 안쪽세로활은 흔듦기와 디딤기 내내 발중간부의 감소된 가동성을 나타낸다. |
| *디딤기* 동안 과도한 발의 엎침이 일어나며, 중간디딤기에서 발의 뒤침을 실패한다. 흔듦기 동안 정상적인 안쪽세로활이 관찰된다. | 안쪽휜발뒤부(rearfoot varus) 그리고/또는 안쪽휜발앞부(forefoot varus) | 선천적인 또는 후천적인 구조적 변형 | 과도한 발의 엎침 및 이와 관련된 안쪽세로활의 편평함은 디딤기 동안 다리의 전반적인 안쪽돌림이 동반된다. |
| *디딤기* 동안 발의 안쪽 부분에 체중부하가 가해지는 과도한 발의 엎침이 일어난다. *흔듦기* 동안에도 안쪽세로활의 소실은 여전하다. | 발목 안쪽들림근육의 약화(마비)<br>편평발변형(pes planus deformity) | 위운동신경세포병변<br>선천적인 구조적 변형 | 디딤기 동안 전반적인 다리의 과도한 안쪽돌림이 일어날 수 있다. |
| *흔듦기* 동안과 *처음딛기*에서 발과 발목의 과도한 안쪽들림과 발바닥쪽굽힘이 일어난다. | 발바닥쪽굽힘근육과 안쪽들림근육의 경직에 의한 발꿈치들린안쪽휜발변형(pes quinovarus deformity) | 위운동신경세포병변(뇌성마비, CVA) | 지면과의 접촉은 발앞부의 가쪽모서리로 이루어진다. 디딤기 동안 발의 가쪽모서리에서 체중부하가 가해진다. |
| *흔듦기* 동안 발목은 발바닥쪽굽힘을 유지하고 있으며, 일반적으로 *발처짐(drop foot)*이라 불리는 발가락 끌기가 관련될 수 있다(그림 15.46). | 등쪽굽힘근육의 약화 그리고/또는 발꿈치들린발변형 | 온종아리신경마비 | 흔듦다리의 엉덩이 올림, 엉덩관절 휘돌림, 과도한 엉덩관절 굽힘 또는 디딤다리의 도약(vaulting)이 나타나는 것은 흔듦기 동안 지면으로부터 발가락을 들어 올려 끌리지 않기 위함이다. |

*이 맥락에서, 기능장애(impairment)란 생리적 또는 해부학적 구조나 기능의 상실 또는 비정상을 의미한다.
†굵은 글씨로 표시된 용어는 보행주기 중 보행편차가 어느 단계에서 나타나는지를 가리킨다.
‡보행편차에 있어 지면과의 처음접촉이 발꿈치에 의해서만 이루어지는 것은 아니기 때문에, *처음딛기*가 *발꿈치딛기*를 대신해서 흔히 사용된다. 이에 따라 이 표에서는 보행편차를 설명하는 데 매우 적합한 그림 15.12의 용어를 사용한다.

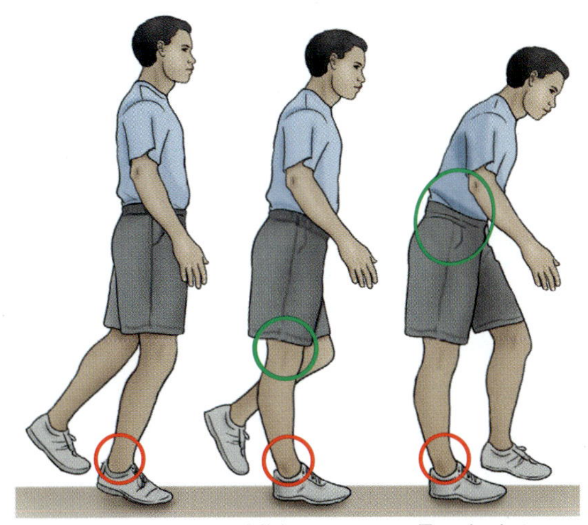


그림 15.45 발목의 발바닥쪽굽힘 구축이 있는 사람은 발앞부 영역으로 지면과의 처음딛기를 하게 된다. 중간디딤기에서, 발꿈치를 지면에 닿게 하려는 것은 무릎의 과다폄을 초래할 것이다.[173] 말기디딤기에서 몸통의 앞쪽 기울임은 질량중심의 앞쪽 전진을 유지하기 위한 전략이다.

그림 15.46 발목 등쪽굽힘근육의 약화는 흔듦기 동안 발처짐을 초래할 수 있기 때문에, 흔듦기 동안 다리가 앞으로 전진할 때 발가락이 지면에 걸리지 않도록 엉덩관절은 과도하게 굽힘한다.

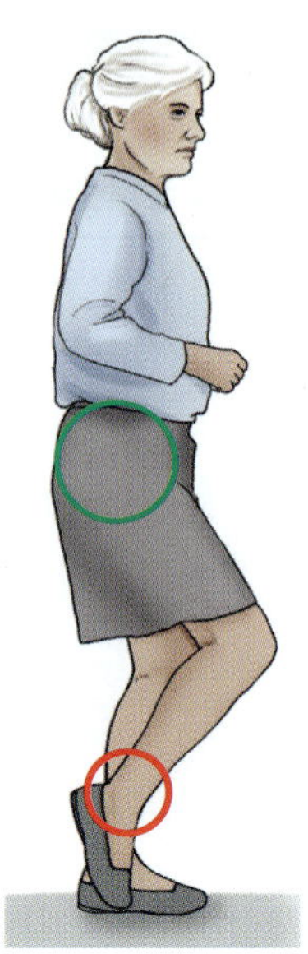


그림 15.47 건측 디딤다리의 과도한 발목 발바닥쪽굽힘을 통한 도약은 환측 흔듦다리의 제한된 기능적 단축을 보상하기 위해 사용된다.

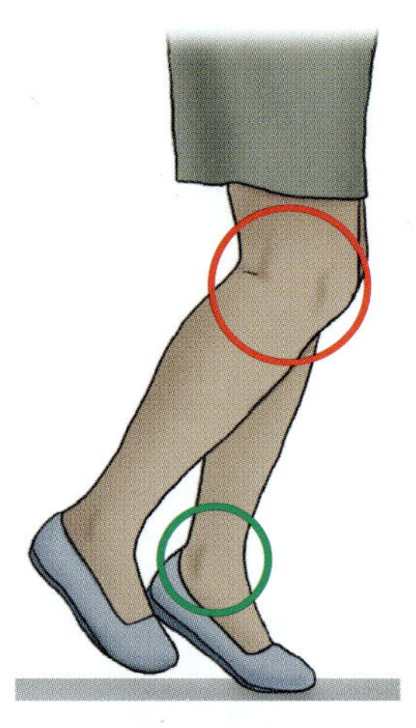


표 15.7 같은쪽 무릎, 같은쪽 엉덩관절, 또는 반대쪽 다리의 기능장애를 보상하기 위해 발목과 발에서 나타나는 보행편차

| 발목이나 발에서 관찰되는 보행편차 | 예상되는 기능장애 | 역학적 원리 |
|---|---|---|
| 도약(vaulting): **중기디딤기*** 동안 과장된 발목 발바닥쪽굽힘으로 나타나는 보상적 기전이며, 신체의 과도한 수직 움직임을 유발한다(그림 15.47). | 흔듦기 동안 반대쪽 다리의 엉덩관절 굽힘, 무릎 굽힘, 또는 발목 등쪽굽힘을 감소시키는 모든 형태의 기능장애 | 기능적으로 긴 반대쪽 다리가 흔듦기 동안 발이 지면에 걸리지 않기 위해 사용되는 전략이다. |
| **디딤기** 동안 과도한 발각도(foot angle)는 *발가락이 바깥쪽을 향하게(toeing-out)* 된다. | 넓적다리뼈의 뒤경사(retroversion) 또는 타이트한 엉덩관절 바깥돌림근육 | 발은 다리의 과도한 바깥돌림 때문에 발가락이 과도하게 바깥쪽을 향하게 된다. |
| **디딤기** 동안 정상적인 발각도의 감소는 *발가락이 안쪽을 향하게(toeing-in)* 된다. | 과도한 넓적다리뼈의 앞경사나 엉덩관절 모음근육 그리고/또는 엉덩관절 안쪽돌림근육의 경직 | 다리의 전반적인 안쪽돌림 |

*굵은 글씨로 표시된 용어는 보행주기 중 보행편차가 어느 단계에서 나타나는지를 가리킨다. 이 표에서는 보행편차를 설명하는 데 매우 적합한 그림 15.12의 용어를 사용한다.

**표.15.8 무릎의 특정 기능장애에 의해 이차적으로 발생한 무릎의 보행편차**

| 무릎에서 관찰되는 보행편차 | 예상되는 기능장애 | 선별된 병리적 선행요인 | 역학적 원리와 그에 따른 보상작용 |
|---|---|---|---|
| **처음닫기*** 이후 무릎의 빠른 폄(무릎 폄근육 밀기, knee extensor thrust) | 네갈래근의 경직 | 위운동신경세포병변 | 무릎 뒤쪽 구조의 상태에 따라, 무릎 과다폄을 동반하거나 동반하지 않고 발생할 수 있다 |
| **부하반응기** 동안 폄된 무릎을 유지하나, 폄근육 밀기는 없다. | 네갈래근의 약화 | 넓적다리신경마비, $L^3$~$L^4$의 압박성 신경병증 | 무릎은 디딤기 내내 완전히 폄된 상태를 유지한다. 이와 관련하여 디딤기 초반에 나타나는 몸통의 앞쪽 기울임은 몸통의 중력선을 무릎 돌림축의 약간 앞쪽으로 이동시킨다(그림 15.48). 이러한 상황은 무릎 폄근육의 작용 없이 무릎을 폄된 상태로 유지시킨다. 이러한 보행편차는 뒤무릎관절주머니의 과도한 신장을 유발할 수 있으며, 이는 결국 디딤기 동안 무릎의 과다폄(젖힌무릎)으로 이어질 수 있다. |
| | 무릎 통증 | 관절염 | 무릎은 네갈래근 활동 및 이와 관련된 압박력을 감소시키기 위해 폄된 상태로 유지된다. 단축된 디딤기 시간과 짧아진 발짝길이를 특징으로 하는 진통보행 양상이 동반될 수 있다. |
| **디딤기** 동안의 젖힌무릎(genu recurvatum) | 무릎 폄근육의 약화 | 회색질척수염 | 뒤무릎관절주머니의 점진적인 신장이 원인이 된다. |
| **디딤기** 동안의 안쪽휨 밀기(varus thrust) | 무릎 뒤쪽과 가쪽 인대성 관절 구조의 느슨함 | 외상성 손상 또는 점진적인 느슨함 | 중간디딤기 동안 무릎의 빠른 안쪽휨 치우침, 일반적으로 무릎 과다폄이 동반된다. |
| **디딤기** 동안의 무릎의 굽힘된 위치(그림 15.49)와 **말기흔듦기**에서 무릎 폄의 결여 | 10° 이상의 무릎 굽힘구축(굽힘무릎, genu flexum), 넓적다리뒤근의 과활동(경직) | 위운동신경세포병변 | 디딤기 동안 엉덩관절 굽힘과 발목 등쪽굽힘의 증가가 동반된다. |
| | 무릎 통증과 관절 삼출 | 외상 또는 관절염 | 무릎은 관절속 압력이 최저가 되는 위치인 굽힘을 유지한다. |
| **흔듦기** 동안 무릎 굽힘의 감소나 결여 | 무릎 폄근육의 경직<br>무릎의 폄구축 | 위운동신경세포병변<br>고정이나 수술적 융합 | 보상적인 엉덩이 올림 그리고/또는 엉덩관절 휘돌림이 나타날 수 있다. |

*굵은 글씨로 표시된 용어는 보행주기 중 보행편차가 어느 단계에서 나타나는지를 가리킨다. 이 표에서는 보행편차를 설명하는 데 매우 적합한 그림 15.12의 용어를 사용한다.

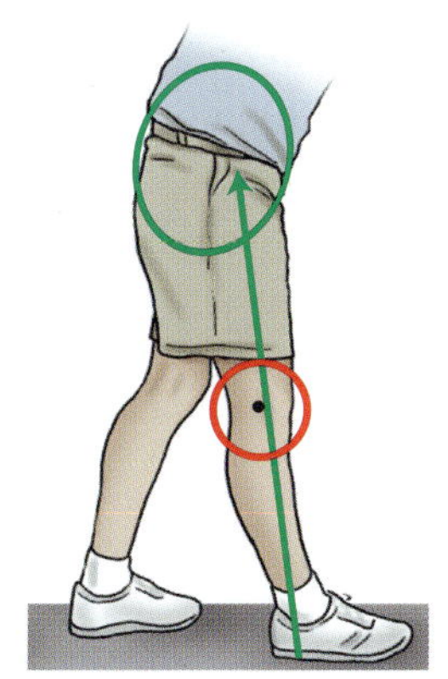


**그림 15.48** 네갈래근의 약화는 몸통의 앞쪽 기울임을 유발하여 신체의 질량중심을 무릎 돌림축의 앞쪽으로 이동시킨다.

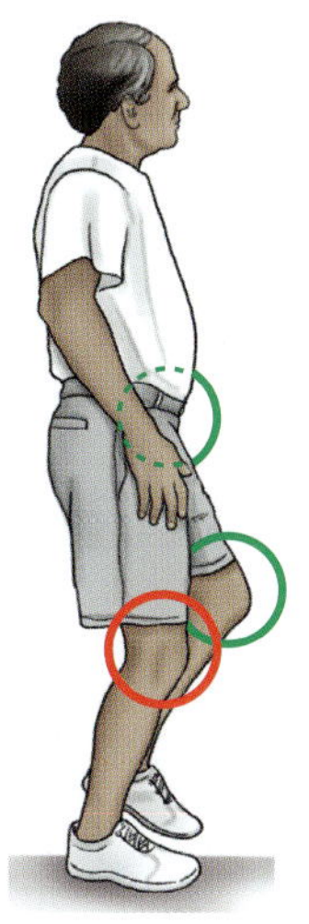


**그림 15.49** 무릎의 굽힘구축은 디딤다리의 웅크린 보행(crouched gait)을 유발한다. 흔듦기 동안 발가락이 지면에 걸리지 않기 위해, 반대쪽 건측 다리는 과장된 무릎과 엉덩관절 굽힘으로 보상해야 한다.

**표 15.9 같은쪽 발목, 같은쪽 엉덩관절, 또는 반대쪽 다리의 기능장애를 보상하기 위해 무릎에서 나타나는 보행편차**

| 무릎에서 관찰되는 보행편차 | 예상되는 장애 | 역학적 원리 |
|---|---|---|
| 검사에서 무릎의 가동범위가 정상임에도 불구하고, **디딤기*** 동안 무릎이 굽힘된 상태를 유지하고 있다. | 발끝들린발(pes calcaneus)변형, 발바닥쪽굽힘근육 약화, 그리고 엉덩관절 굽힘구축을 포함한 발목 또는 엉덩관절에서의 기능장애 | 디딤기 동안의 과장된 발목 등쪽굽힘 또는 엉덩관절 굽힘이 무릎의 굽힘을 강요하게 된다. 기능적으로 짧아진 디딤다리로 인해 반대쪽(건강한 쪽) 흔듦다리는 발가락이 지면에 걸리지 않기 위해 과장된 엉덩관절과 무릎 굽힘을 보인다. |
| **처음딛기**부터 **흔듦기전**(preswing)까지 무릎의 과다폄(젖힌무릎) | 발목 발바닥쪽굽힘구축(발꿈치들린발변형) 또는 발목 발바닥쪽굽힘근육의 경직 | 무릎은 중간디딤기 동안 정강뼈의 앞쪽 이동 결여를 보상하기 위해 과다폄되어야 한다(그림 15.45). |
| 진통보행 | 디딤다리의 통증 | 통증이 있는 쪽 다리의 발짝길이와 디딤기 시간이 짧아지는 것을 특징으로 한다. 엉덩관절에 통증이 있을 때는 몸통이 같은쪽으로 기울어지거나 무릎과 발목에 통증이 있을 때는 몸통이 반대쪽으로 기울어지는 것을 동반할 수 있다. |
| **흔듦기**에서의 과도한 무릎 굽힘 | 흔듦다리의 발목 등쪽굽힘 결여 또는 짧은 디딤다리 | 발가락이 지면에 걸리지 않게 하기 위한 흔듦다리의 전략으로, 일반적으로 엉덩관절 굽힘의 증가가 동반된다. |

*굵은 글씨로 표시된 용어는 보행주기 중 보행편차가 어느 단계에서 나타나는지를 가리킨다. 이 표에서는 보행편차를 설명하는 데 매우 적합한 그림 15.12의 용어를 사용한다.

**표 15.10 엉덩관절, 골반, 또는 몸통의 특정 기능장애에 의해 이차적으로 발생한 엉덩관절, 골반, 그리고 몸통에서의 보행편차**

| 엉덩관절, 골반, 또는 몸통에서 관찰되는 보행편차 | 예상되는 기능장애 | 선별된 병리적 선행요인 | 역학적 원리와 그에 따른 보상작용 |
|---|---|---|---|
| **부하반응기*** 동안 몸통의 뒤쪽 기울임 | 엉덩관절 폄근육의 약화 | 회색질척수염 | 이러한 작용은 몸통의 중력선을 엉덩관절 뒤쪽으로 이동시켜 엉덩관절 폄 토크의 필요성을 감소시킨다. |
| **디딤기** 다리 쪽으로의 몸통 가쪽 기울임; 이러한 움직임은 약화에 대한 보상이기 때문에, *보상트렌델렌버그보행*이라 부르며, 양쪽에 약화가 있다면 *뒤뚱보행*(*waddling gait*)이라 한다. | 두드러진 엉덩관절 벌림근육의 약화<br>엉덩관절 통증 | 길랭-바레 또는 회색질척수염<br>관절염 | 지지하고 있는 다리 위로 몸통을 이동시킴으로서 엉덩관절 벌림근육에 대한 요구를 감소시킨다.<br>지지하고 있는 다리 위로 몸통을 이동시킴으로써 엉덩관절 벌림근육의 작용과 관련된 관절의 압박력을 감소시킨다(그림 15.16 참조). |
| **디딤기** 동안 반대쪽 골반의 과도한 아래쪽 내림(이러한 현상이 한다리지지기에서 나타난다면, *양성 트렌델렌버그 징후*라 한다.) | 디딤다리 중간볼기근의 경미한 약화 | 길랭-바레 또는 회색질척수염 | 비록 한다리지지기에서 트렌델렌버그징후가 관찰될 수 있지만, 엉덩관절 벌림근육의 약화가 심각한 경우에는 보상트렌델렌버그보행이 나타난다. |
| 엉덩관절이 발 위로 움직일 때인 **중간디딤기**와 **말기디딤기** 동안 몸통의 앞쪽 굽힘 | 엉덩관절 굽힘구축 | 엉덩관절의 골관절염 | 몸통의 앞쪽 기울임은 엉덩관절 폄의 결여를 보상하기 위해 사용된다. 다른 적응 방법으로 과도한 허리척주앞굽음을 사용할 수 있다. |
| | 엉덩관절 통증 | 엉덩관절의 골관절염 | 관절속 압력을 최소화시키기 위해 30°의 엉덩관절 굽힘을 유지한다. |
| **말기디딤기**에서의 과도한 허리척주앞굽음 | 엉덩관절 굽힘구축 | 관절염 | 말기디딤기에서 엉덩관절 폄의 결여는 증가된 척주앞굽음으로 보상된다. |
| **발꿈치떼기**에서 **중간흔듦기**까지 몸통이 뒤쪽으로 그리고 건측 디딤다리 쪽으로 휘청거림 | 엉덩관절 굽힘근육 약화 | $L^2$-$L^3$ 신경압박 | 몸통의 뒤쪽 움직임에 의해 엉덩관절 굽힘이 수동적으로 발생된다. |

**표 15.10 엉덩관절, 골반, 또는 몸통의 특정 기능장애에 의해 이차적으로 발생한 엉덩관절, 골반, 그리고 몸통에서의 보행편차 (*계속*)**

| 엉덩관절, 골반, 또는 몸통에서 관찰되는 보행편차 | 예상되는 기능장애 | 선별된 병리적 선행요인 | 역학적 원리와 그에 따른 보상작용 |
|---|---|---|---|
| **처음흔듦기** 동안 골반의 뒤쪽기울임. | 엉덩관절 굽힘근육 약화 | $L^2$-$L^3$ 신경압박 | 흔듦다리를 전진시키기 위해 처음흔듦기 동안 배근육이 사용된다. |
| 엉덩관절 휘돌림: **흔듦기** 동안 엉덩관절의 반원 움직임(그림 15.50). | 엉덩관절 굽힘근육 약화 | $L^2$-$L^3$ 신경압박 | 엉덩관절 굽힘, 엉덩관절 벌림, 그리고 골반의 앞쪽돌림이 결합된 반원 움직임 |

*굵은 글씨로 표시된 용어는 보행주기 중 보행편차가 어느 단계에서 나타나는지를 가리킨다. 이 표에서는 보행편차를 설명하는 데 매우 적합한 그림 15.12의 용어를 사용한다.

**표 15.11 같은쪽 발목, 같은쪽 무릎, 또는 반대쪽 다리의 기능장애를 보상하기 위해 엉덩관절, 골반, 그리고 몸통에서 나타나는 보행편차**

| 엉덩관절, 골반, 또는 몸통에서 관찰되는 보행편차 | 예상되는 장애 | 역학적 원리 |
|---|---|---|
| **부하반응기*** 동안 몸통의 앞쪽 굽힘 | 네갈래근 약화 | 중력선을 무릎 돌림축의 앞쪽으로 이동시키기 위해 몸통을 앞쪽으로 가져오는 것은 무릎 폄근육의 필요성을 감소시킨다(그림 15.48). |
| **중기디딤기**와 **말기디딤기** 동안 몸통의 앞쪽 굽힘 | 발꿈치들린발변형 | 디딤기 동안 발목 등쪽굽힘의 결여는 중간디딤기에서 무릎 과다폄을 초래하고 말기디딤기 동안 체중을 디딤발 위로 이동시키기 위해 몸통의 앞쪽 기울임이 나타난다. |
| **흔듦기** 동안 과도한 엉덩관절 굽힘(그림 15.46) | 흔히 흔듦다리의 발목 등쪽굽힘의 결여로 유발되며, 기능적으로 또는 해부학적으로 짧은 반대쪽 디딤다리에 의해서도 유발될 수 있다 | 흔듦다리의 발가락이 지면에 걸리지 않기 위해 사용된다. |
| **흔듦기** 동안 엉덩관절 휘돌림(그림 15.50) | 엉덩관절 굽힘 감소, 무릎 굽힘 감소, 그리고/또는 발목 등쪽굽힘의 결여에 의해 이차적으로 발생한 흔듦다리의 짧아짐 결여 | 발가락이 걸리지 않기 위해 흔듦다리의 발을 들어 올리는 데 사용된다. |
| 엉덩이 올림(**흔듦기** 동안 같은쪽 골반의 올림) | 엉덩관절 굽힘 감소, 무릎 굽힘 감소, 그리고/또는 발목 등쪽굽힘의 결여에 의해 이차적으로 발생한 흔듦다리의 짧아짐 결여<br>기능적으로 또는 해부학적으로 짧아진 디딤다리 | 발가락이 걸리지 않기 위해 흔듦다리의 발을 들어 올리는 데 사용된다. |
| **말기디딤기**에서 디딤다리 쪽 골반의 과도한 뒤쪽 수평돌림 | 발목 발바닥쪽굽힘근육의 약화 | 발목 발바닥쪽굽힘근육의 약화는 지속적인 발꿈치딛기 및 밀기의 결여로 이어진다. 증가된 골반의 수평돌림은 다리를 길어지게 하여 적절한 발짝길이를 유지하는 데 사용된다. |

*굵은 글씨로 표시된 용어는 보행주기 중 보행편차가 어느 단계에서 나타나는지를 가리킨다. 이 표에서는 보행편차를 설명하는 데 매우 적합한 그림 15.12의 용어를 사용한다.

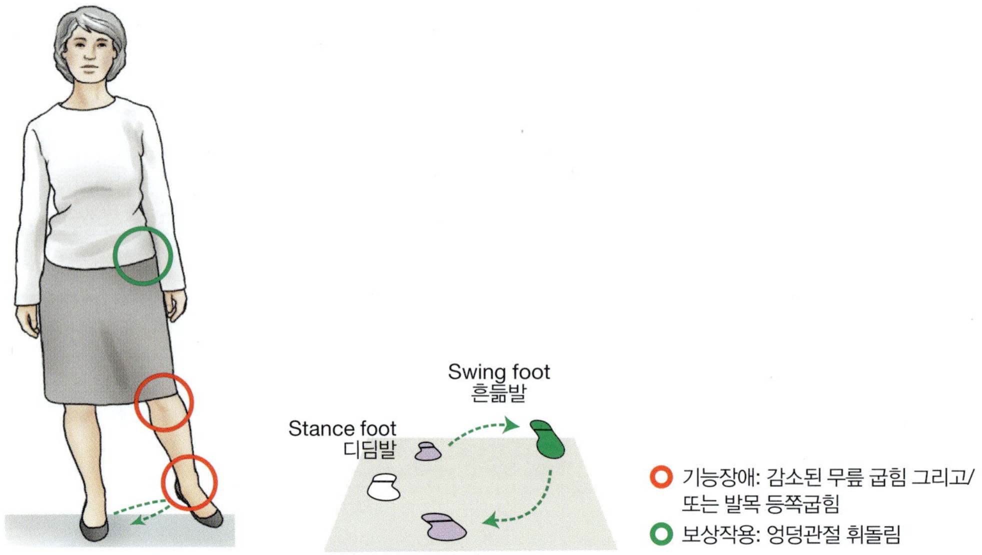

**그림 15.50** 흔듦기 동안의 엉덩관절 휘돌림은 불충분한 무릎 굽힘 또는 발목 등쪽굽힘 때문에 흔듦다리가 짧아질 수 없는 것을 보상하기 위해 사용된다.

## 요약

걷기는 다리에 있는 모든 영역의 기능을 통합한다. 걷기의 운동학을 완전히 이해하기 위해, 두 다리 그리고 어느 정도는 몸통과 팔에 걸쳐 여러 관절과 운동면에서 거의 동시에 그리고 비교적 빠르게 일어나는 근육뼈대의 상호작용을 고려해야 한다. 뿐만 아니라, 각 다리에 작용하는 내적인 힘과 외적인 힘은 다리가 자유롭게 움직일 때(흔듦기)와 지면에 고정되어 있을 때(디딤기) 모두에서 고려되어야 한다.

인간 걷기와 같이 이런 복잡한 활동을 연구하기 위해서는 몇 가지 용어와 관례를 정의해야 한다. 이 장에서 처음 논의되는 관례 중 하나는 단일 보행주기에 근거해 걷기를 설명하는 것이다. 보행주기는 같은 다리의 연속적인 발꿈치딛기 사이에 일어나는 모든 과정으로 구성되며, 일정한 속도로 걷는다는 것은 이러한 보행주기의 단순한 반복이라 할 수 있다. 가장 간단하게 세분해 보면, 보행주기는 주기의 대략 첫 60%에 해당하는 디딤기(발꿈치딛기부터 발가락떼기까지)와 주기의 나머지를 차지하는 흔듦기(발가락떼기부터 다음 발꿈치딛기까지)로 구성된다.

보행주기 내내, 다리의 주요 관절은 신체를 전진시키기 위해 돌림운동을 하는 동시에 중력에 의해 가해지는 외적인 토크에 대항하여 신체를 지지한다. 신체가 앞쪽으로 추진되면서, 신체의 CoM 또한 안-가쪽과 수직 방향으로 약간 이동된다. 신체의 자연스러운 주기적 이동은 걷기에 역진자(inverted pendulum)의 특성을 부여하며, 이는 위치에너지와 운동에너지의 주기적이고 부드러운 전환을 가능하게 한다. 이러한 기전은 걷기의 에너지 비용을 최소화한다.

이 장에서, 신체의 앞쪽 병진운동과 관련된 생체역학은 다리의 관절, 구체적으로 엉덩관절, 무릎, 발목, 그리고 발의 돌림운동에 초점을 둔다. 가장 큰 관절가동범위는 시상면 내에서 일어나며, 이는 신체의 일차적인 앞쪽 방향 움직임을 반영한다. 눈에 잘 띄지는 않지만 시상면 운동에 못지않게 중요한 것이 바로 다리 관절의 전두면 및 수평면에서의 돌림운동이다. 이런 시상면외(extrasagittal plane) 운동들이 신체의 앞쪽 전진에 약간의 기여를 할 뿐만 아니라, 신체 CoM의 수직 및 안-가쪽 이동을 최적화하는 데 도움을 준다.

걷기 동안, 어느 한 관절에서의 운동 제한은 전체적인 신체 움직임의 질과 효율성에 상당한 영향을 미칠 수 있다. 예를 들어, 무릎 폄의 마지막 15°가 상실되었을 때의 붕괴된 보행양상을 고려해보자. 걷기는 여전히 가능하지만, 이는 다른 관절들에 의한 상당한 운동형상학적 보상작용과 에너지 소비의 증가라는 대가를 치러야만 한다.

각 다리에는 약 50개의 근육이 작용한다. 어떤 근육도 동일한 작용을 하지 않으며, 모든 근육은 보행주기 동안 다른 시점에서 다양한 정도로 활동한다. 이런 근육들 중 다수는 자신만의 특정 작용을 나타낸다. 즉 편심, 동심, 또는 등척으로 작용하거나, 하나 또는 여러 관절에 걸쳐 작용하거나, 관절의 먼쪽 또는 몸쪽 분절을 움직이거나 이들의 조합으로 작용할 수 있다. 예를 들어, 뒤정강근의 복잡한 작용을 고려해보자. 디딤기 동안, 이 근육은 먼저 발의 엎침을 감소시키고, 이후 근육의 작용을 반전시켜 발의 뒤침을 돕는다. 이 과정에서 뒤정강근은 디딤기 전반부에서 발에 대한 정강뼈의 전진을 조절하는 데 기여하며, 이어지는 밀기 단계 동안에는 동심활성으로 발목 발바닥쪽굽힘에도 관여한다. 뒤정강근의 약화나 통증으로 인한 근육작용의 억제는 부하반응기에서의 유연한 지지대에서 밀기단계에서의 단단한 지레로의 자연스러운 전환을 상당히 방해할 수 있다. 각 근육작용에 대한 이런 자세한 수준의 이해는 관련된 기저 병리역학을 인지하고 치료하는 데 필수적이다.

눈에 띄는 보행편차는 근육이나 근육무리가 적절한 시점에 충분한 크기로 활성되지 못한 결과일 가능성이 있다. 이러한 편차는 개인이 자연스럽게 학습하는 생체역학적 보상작용을 통해 종종 최소화될 수 있다. 그러나 보행편차를 보상하거나 제거할 수 있는 전략을 고안하는 것은 임상가의 역할이다. 이러한 전략에는 일반적으로 목표 근육의 조절, 근력, 또는 유연성의 증가를 목표로 한 운동이 포함된다. 그 외에도 이러한 전략에는 환자교육, 지구력 및 보행 재훈련 활동, 그리고 부목, 보조기, 전기자극, 바이오피드백, 또는 지팡이와 같은 기타 보조도구의 사용이 흔히 포함된다.

걷기는 하체(lower body)의 신경근육 및 근육뼈대 상호작용이 나타나는 궁극적인 운동학적 표현이라 할 수 있다. 걷기의 운동학은 복잡하지만, 이 주제에 대한 철저한 이해는 다리와 관련된 대부분 질환의 평가와 치료에 직접적인 또는 간접적인 기초가 된다. 이런 병변들은 매우 다양하며 국소 근육 손상이나 과사용, 통증이 있는 관절이나 인공관절로 대치된 관절, 신경학적 외상이나 질환, 침상안정이나 수술 이후의 지구력 감소, 그리고 다리의 실제 절단, 마비 또는 조절 상실을 포함한다. 이 장에서 제시된 운동학은 평생에 길친 학문의 시작점이 되었으면 한다.

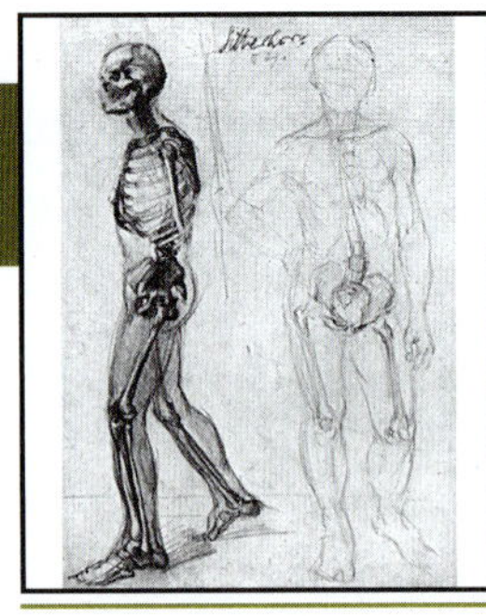

# 부가적인 임상 연관성

**내용**

**임상 연관성 15.1**: 편심, 등척, 또는 동심 근육활성: 확실히 알고 있다고 확신하는가?

**임상 연관성 15.2**: 발가락떼기로 시작하고 끝나는 보행주기의 관절: 근육작용에 대한 다른 관점

**임상 연관성 15.3**: 걷기와 달리기–운동학적 연속체

## 임상 연관성 15.1

### *편심, 등척, 또는 동심 근육활성: 확실히 알고 있다고 확신하는가?*

이 장에서는 보행주기의 여러 과정에서 근육이나 근육무리의 활성 유형에 많은 관심을 기울였다. 넓은 의미에서, 등척활성은 활성된 근육의 길이가 변하지 않을 때 일어난다. 동심활성은 활성된 근육이 실제로 짧아질(수축할) 때 일어나는 반면, 편심활성은 활성된 근육이 좀 더 우세한 다른 힘에 의해 길어질 때 일어난다. 3장에서 설명했듯이, 근육의 힘 출력은 일정한 노력하에서 근육의 활성 유형에 따라 달라진다. 따라서 이러한 주제는 보행의 연구에 매우 중요하다.

대부분의 임상 또는 실험실 환경에서, 특정 유형의 근육활성은 근육이 가로지르는 관절의 돌림운동 방향과 그 근육의 원래 작용을 비교함으로써만 판단될 수 있다.[13] 예를 들어, 발꿈치딛기 이후에 일차적인 등쪽굽힘근육인 앞정강근이 활성되고 있는 시점에 발목이 발바닥쪽굽힘을 하고 있다면, 앞정강근은 편심활성을 하고 있다고 추정된다. 이 임상적 연관성은 이런 실용적인 분석 방법의 논리를 방해할 수 있는 변수들을 고려하기 위한 것이다.

먼저, 다리의 활성된 다관절 근육을 고려해보자. 이러한 다관절 근육이 한 관절에서는 수축하면서 동시에 더 몸쪽 또는 먼쪽 관절에서는 길어질 수 있다는 것은 드문 일이 아니다.[89] 그림 15.13에서 설명된 관절의 운동형상학은 주로 시상면에서 작용하는 다관절 근육을 통해 이러한 상황을 고려할 기회를 갖게 된다. 예를 들어 보행주기의 15~40%에서 넓적다리곧은근(rectus femoris)이 엉덩관절 폄을 통해 길어지는 동시에 무릎 폄의 결과로 짧아질 때, 활성된 넓적다리근의 최종적인 길이변화를 절대적인 확신을 갖고 결정하는 것은 불가능할 수 있다. 이와 유사하게, 보행 동안 발목과 무릎 움직임의 결합을 고려할 때 장딴지근의 실제 최종적인 길이변화를 결정하는 것은 상당히 어려울 수 있다.[76,95]

걷기 동안 근육에서 발생하는 활성 유형의 추정 과정을 좀 더 복잡하게 만드는 것은 근육의 최종적인 길이변화가 활성된 근육섬유의 길이변화 및 이와 관련된 힘줄의 신장 둘 다에 의해 영향을 받는다는 사실이다. 힘줄은 그 강성(stiffness)에 따라, 부하가 주어질 때 상당한 양으로 길어질 수 있다. 예를 들어, 아킬레스힘줄은 장딴지 근육(calf muscles)의 최대수축 후 안정길이의 8%까지 길어진다.[133] 길어짐의 크기는 근육힘줄단위의 특정 구조뿐만 아니라, 적용된 힘의 양과 속도에도 영향을 받는다. 힘줄의 이런 생리적 특성은 활성 동안 전체 근육힘줄단위의 실제 길이변화를 모호하게 만들 수 있다. 어떤 운동형상학적 조건에서는 근육에 따라 근육섬유의 전체적인 수축이 유사한 정도로 길어진 힘줄에 의해 상쇄될 수 있다. 이러한 예에서, 이전에는 (관절 각도에서의 변화가 없다는 것에 근거해) 전체적인 근육힘줄단위에 대해 등척이라 생각되었던 활성이 사실 근육섬유 수준에서는 약간의 동심일 수 있다.

실시간 초음파검사는 이제 동적인 움직임 동안 근육섬유의 길이를 직접 측정할 수 있는 능력을 제공해 주었다.[44,134] 이러한 기법은 걷기 동안 가쪽넓은근(vastus lateralis)이 강하게 활성되고 편심으로 활동할 거라 여겨지는 시점인 발꿈치딛기 직후에 이 근육의 특정 기능을 연구하기 위해 사용되었다. 무릎이 굽힘 쪽으로 움직이고 있음에도 불구하고 실제 근육섬유의 길이는 비교적 일정하게 유지되고 있으며, 근육에 부과된 부하는 가쪽넓은근힘줄에서의 상당한 길어짐을 유발하고 있었다. 또한, 같은 연구의 저자들은 발목이 발바닥쪽굽힘으로 움직일 때 강하게 활성되는 시점인 발꿈치딛기 직후에 대해 앞정강근의 근육섬유를 분석할 때에도 유사한 결과를 관찰하였다. 두 상황 모두, 전체적인 근육힘줄단위에서는 이전에 편심활성이라 여겨졌던 것이 근육섬유 수준에서는 본질적으로 등척이라는 것이 관찰되었다. 힘줄의 길어짐은 전체적인 근육에 가해지는 충격을 완화하고 탄성에너지를 저장하는 데 사용되는 것으로 보인다.[44,103,136,137]

이러한 자료들은 EMG와 운동형상학 자료만을 근거로 근육의 작용 유형을 해석하는 것이 지나치게 단순화된 것임을 보여준다. 일부 근육에서, 특히 앞서 설명한 것과 같은 짧은 호의 움직임 동안에는 힘줄(그리고 다른 결합조직)의 순응(compliance)이 관절 운동의 일부 또는 모두를 설명할 수 있을 것이다. 이 임상 연관성에서 초점을 둔 2가지 요인인 다관절 근육과 힘줄 순응이 움직임 동안 근육섬유의 길이변화를 최소화하고, 그 결과 근육이 길이–장력곡선의 최적의 위치를 유지할 수 있도록 도움을 줄 수 있다는 점은 흥미롭다.

이 임상 연관성은 근육이 등척, 동심, 또는 편심으로 활동하는지를 추론하는 표준적인 경험적 방법을 부정하려는 의도가 아니라, 다양한 기능을 가진 모든 근육의 평가에서 이러한 경험적 방법이 갖는 잠재적 제한점을 강조하기 위한 것이다.

# 부가적인 임상 연관성

## 임상 연관성 15.2

### 발가락떼기로 시작하고 끝나는 보행주기의 관점: 근육작용에 대한 다른 관점

이 장 전체에 걸쳐 그리고 그림 15.51A에서 설명된 바와 같이, 보행주기는 같은 다리의 발꿈치딛기부터 다음 발꿈치딛기까지로 정의된다. 이러한 전통적인 관점의 기원은 발꿈치딛기가 걷기 과정에서 명확하고 시각적으로 뚜렷한 구분점이라는 것을 반영하는 것으로 보인다. 발꿈치딛기는 흔듦기에서 디딤기로 전환되는 순간을 나타내며, 이때 부하반응기가 시작한다. 이러한 전환은 발꿈치딛기 전에, 중에, 그리고 후에 높은 근육 활동을 필요로 하며, 이는 부분적으로 부하반응기와 관련된 비교적 큰 관절 토크를 준비하고 발생시키기 위한 것이다. 발꿈치떼기로 시작하고 끝나는 보행주기의 전통적인 도표식 표현만으로는 이 중요한 전환이 즉시 명확하게 드러나지 않을 수 있다. 시각적인 표현을 위한 대안적인 방법은 보행주기를 *발가락떼기*에서 시작하고 끝나는 것으로 하고, 이러한 경우 발꿈치딛기 및 이와 관련된 부하반응기는 보행주기의 중간(40% 지점)에 위치하게 된다(그림 15.51B와 15.51A를 비교하라).

보행주기의 대안적 표현은 큰볼기근과 넓적다리두갈래근이 발꿈치딛기 전에 보이는 준비성 근육활동을 더 잘 파악할 수 있게 해준다. 이 근육들은 발꿈치딛기(그림 15.51B의 40% 지점) 이후 부하반응기 동안 강한 동심활성이 일어나기 전에 각각 엉덩관절 굽힘과 무릎 폄을 감속시키기 위해 편심으로 작용한다.

또한 그림 15.51B는 후기흔듦기에서 무릎 폄이 실제로 감속되고 있음에도 불구하고, 발꿈치딛기 후의 작용에 대비하여 안쪽넓은근과 가쪽넓은근의 활성이 초기에 증가하는 것을 명확히 보여주고 있다. 마찬가지로, 중간볼기근 및 앞정강근과 같은 근육들의 발꿈치딛기 전 활성은 발꿈치딛기 후의 강한 편심작용에 대비하여 본질적으로 유사등척(quasi-isometric)이다. 앞선 예들에서, 보행주기의 대안적 표현은 여러 근육이 디딤기에서의 높은 운동역학적 요구를 충족시키기 위해 어떻게 흔듦기를 이용해 활성을 미리 높이는지를 더 잘 이해하게 해준다. 이와는 대조적으로, 장딴지근(gastrocnemius)은 발꿈치딛기 전에는 비교적 비활성 상태이지만 발꿈치딛기 후에는 서서히 활성을 증가시키기 시작하는데, 처음에는 정강뼈 전진을 위해 편심으로 작용하고 이후 추진력을 위해 동심으로 작용한다.

흔듦기 동안 근육활성의 크기가 감소하면 이어지는 부하반응기에서 다리의 운동형상학에 영향을 미칠 수 있다. 이는 통증성 상황으로 이어질 수 있는 보행을 잠재적으로 유발할 수 있다. 반대로, 부하반응기 이전에 근육활성의 크기를 *강화*하는 것은 치료적 이점을 제공할 수 있다. 예를 들어, 후기흔듦기에서 중간볼기근 활성의 증가는 초기디딤기에서 엉덩관절 모음의 최대치를 감소시킬 가능성이 있다.[46,255] 초기디딤기에서의 과도한 엉덩관절 모음이 무릎넓적다리통증과 연관될 수 있다는 것을 가정할 때, 중간볼기근의 활성 증가는 이득을 줄 수 있다.

이 임상 연관성에서 제시된 보행주기의 대안적 표현 방식은 보행의 다른 주요 근육들에도 적용을 고려해야 하며, 이를 통해 걷기의 근육 운동학에 대한 추가적인 통찰력을 얻을 수 있게 된다.

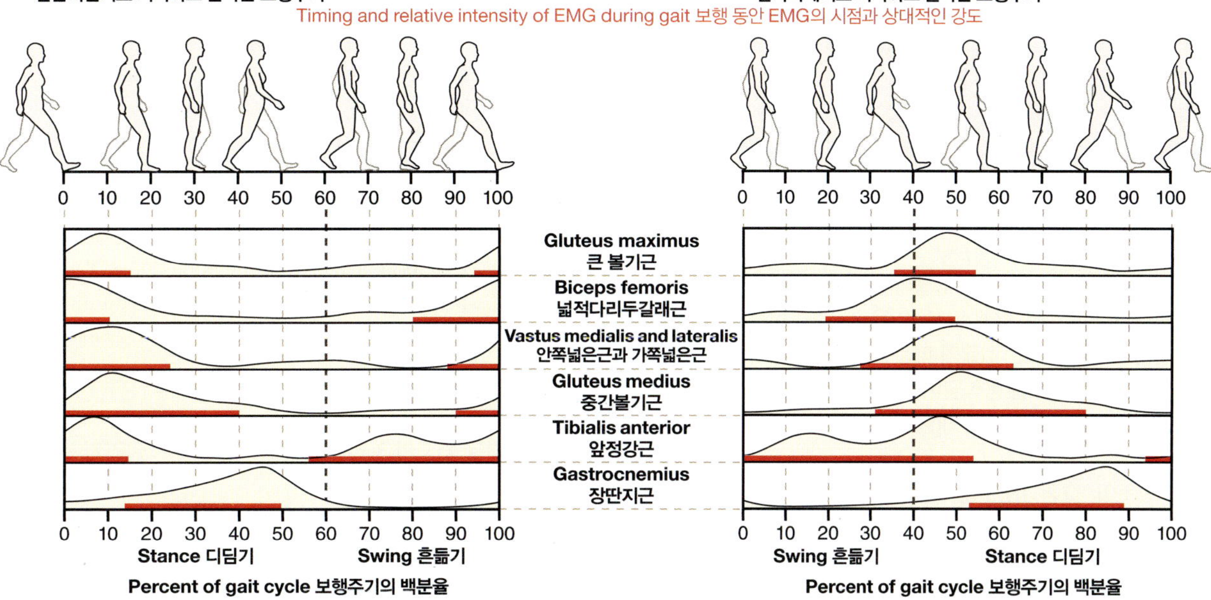


그림 15.51 발꿈치딛기부터 다음 발꿈치딛기까지의 보행주기에 대한 선택된 근육들의 근육활성(A). 발가락떼기부터 다음 발가락떼기까지를 보행주기로 설정하고, 보행주기의 중심(40%)에 발꿈치딛기를 위치시켰을 때 동일 근육들의 근육활성(B).

# 부가적인 임상 연관성

## 임상 연관성 15.3
## *걷기와 달리기-운동학적 연속체*

16장에서 설명하겠지만, 두 발의 이동 속력을 높여 자연스럽게 진행되는 달리기는 걷기의 기본적인 운동학적 원리를 많은 부분 공유한다. 그러나 다리의 기능장애가 있는 사람은 걸을 때는 통증이 없다가 달릴 때 통증을 호소하는 경우가 드물지 않기 때문에, 달리기 관련 손상으로 치료를 받고자 하는 사람들에게 최적의 평가와 중재를 제공하기 위해서는 걷기와 달리기의 주목할 만한 차이점을 고려해야 한다.[167]

걷기와 마찬가지로, 달리기는 한 다리의 발딛기(foot contact)부터 같은 다리의 다음 발딛기까지의 완전한 주기로 요약될 수 있는 주기적인 작용이다. 또한 걷기와 같이, 달리기는 움직임의 양상, 관절의 운동형상학과 운동역학, 그리고 근육활성의 강도와 시점으로 설명될 수 있다. 뿐만 아니라 걷기와 마찬가지로, 이러한 변수들은 느린 조깅에서 전력질주에 이르기까지 달리기 속도의 전 범위에 걸쳐 상당히 달라진다. 더 빨리 달릴수록 일반적으로 움직임 크기, 움직임 속도, 그리고 힘의 발생을 더 크게 요구하기 때문에, 이런 속도 의존적인 달리기의 운동학은 달리기 관련 손상의 원인으로 자주 지목된다. 근육뼈대계통에 가해지는 이런 큰 부하에 점진적으로 적응하지 못하면 힘줄병증 및 피로골절과 같은 손상으로 이어질 수 있다.[241]

걷기에서 달리기로의 전환은 더 빨리 걸을 수 없기 때문이 아니라, 약 2.1~2.2 m/sec의 속력에 도달할 때 걷기에 비해 달리기의 에너지 효율성이 더 크기 때문이다.[202] 정의에 의해, 달리기는 걷기 동안에 나타나는 두 번의 두다리지지기가 양발이 동시에 지면에 떨어져 있는 두 번의 '비행기(flight period)'로 대체될 때 일어난다. 걷기에서 달리기로 전환할 때, 각 다리의 디딤기 기간은 주기의 60%에서 40%로 급격히 감소한다. 달리기의 속도가 더 빠를수록, 달리기주기의 기간은 더 짧아지고 전체 달리기주기에서 디딤기가 차지하는 비율은 더 낮아진다(그림 15.52).[60] 역학적으로, 걷기에서 달리기로 전환할 때 신체는 역진자와 유사한 이동 방식에서 '스프링'과 유사한 방식으로 전환된다.[36,200] 걷기 동안 비교적 펴된 디딤다리에서 일어나는 위치에너지와 운동에너지의 주기적 전환은 달리기 동안 비교적 굽힘된 디딤다리의 근육, 힘줄, 그리고 다른 결합조직에 의해 처음에는 저장되었다가 나중에 방출되는 탄성에너지를 활용하는 전략으로 대체된다(그림 15.53).

시각적 관찰을 통해, 걷기에 비해 달리기 동안 다리 관절의 움직임이 더 빨리 일어난다는 것은 쉽게 알 수 있을 것이다. 이는 주로 보행주기보다 달리기주기의 기간이 더 짧기 때문일 뿐만 아니라, 정도는 덜하지만 달리기에 사용되는 관절 움직임이 더 크기 때문인 것도 있다.[41] 달리기 동안의 관절의 운동형상학에 대한 자세한 설명은 16장에서 제시된다.

예상할 수 있듯이, 그림 15.54는 달리기 동안의 수직 지면반발력이 걷기 동안에 측정된 것보다 더 크다는 것을 보여주고 있다. 이 그림에서, 곡선이 부드러운 단일 정점 모양을 보이는 것은 발앞부로 처음딛기를 하는 달리기 주자의 특징이다.[6] 만약 달리기 주자가 발뒤부로 처음딛기를 한다면, 수직 지면반발력은 디딤기의 첫 10% 내에서 매우 특징적인 초기 충격정점을 추가로 나타낼 것이다(16장 참조). 달리기 동안의 수직

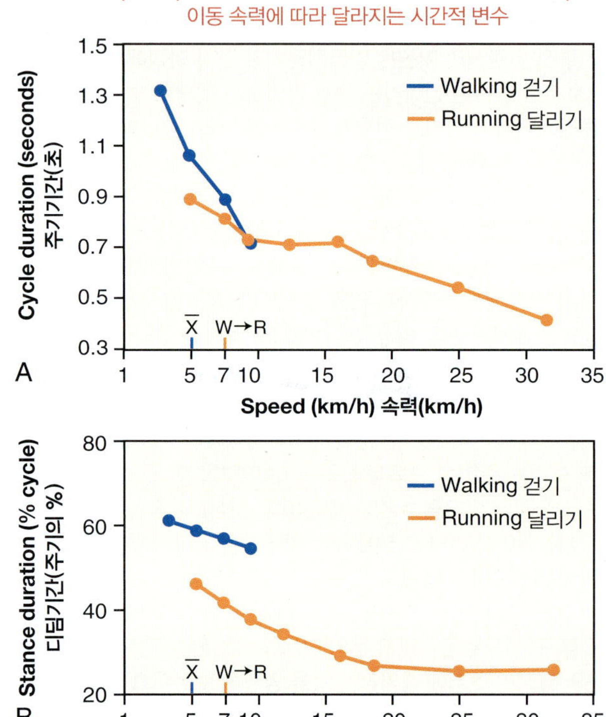


**그림 15.52** 걷기와 달리기의 다양한 속력에 대한 보행주기와 달리기주기의 기간(A). 걷기와 달리기의 다양한 속력에 대한 디딤기 기간(B). *주의*: 5 km/hr (1.3 m/sec)는 평균 걷기속도를 반영하고($\overline{X}$로 표시됨), 7 km/hr (2 m/sec)는 개인이 걷기에서 달리기로 전환할 때의 속력을 반영한다(W→R로 표시됨). (Data from Cappellini G, Ivanenko YP, Poppele RE, et al: Motor patterns in human walking and running, *J Neurophysiol* 95:3426, 2006; Swanson SC, Caldwell GE: An integrated biomechanical analysis of high speed incline and level treadmill running, *Med Sci Sports Exerc* 32:1146, 2000; Dorn TW, Schache AG, Pandy MG: Muscular strategy shift in human running: dependence of running speed on hip and ankle muscle performance, *J Exp Biol* 215:1944, 2012.)

지면반발력은 체중의 3~4배에 달할 수 있으며, 달리기속력이 증가할수록 더 커지게 된다.[41,102]

달리기 동안 더 큰 관절의 각운동과 결합된 더 큰 지면반발력은 더 큰 내적인 관절 토크와 관련이 있다. 이 장에서 설명했듯이, 관절에 대한 일률은 토크 곱하기 각속도이다. 따라서 달리기 동안 다리 관절에서 발생되거나 흡수되는 일률의 크기가 걷기 동안 경험되는 것의 몇 배에 달한다는 것은 놀랄 일이 아니다(그림 15.55).[171] 더 큰 일률과 토크는 걷

# 부가적인 임상 연관성

## 임상 연관성 15.3
### 걷기와 달리기-운동학적 연속체 (계속)

기에 비해 달리기 동안 측정되는 근육활성의 상당한 증가를 통해 나타난다(다양한 속력의 걷기와 달리기에 대한 32개 근육의 근육활성 특징은 Cappellini와 그의 동료들[36]의 연구를 참조하라).

손상 및 예방의 관점에서, 걷기와 달리기 사이의 가장 중요한 차이점 중 하나는 근육뼈대계통에 가해지는 힘의 크기이다. 이런 힘의 크기와 반복적인 특성은 다리 근육의 적절한 근력과 지구력은 물론, 시간에 따른 점진적인 조직의 적응을 요구한다. 뿐만 아니라 달리기속력 및 지면경사와 같은 요인들의 영향을 고려하는 것은 중요하며, 이런 요인들은 운동형상학과 운동역학 그리고 시스템에 대한 부하를 변화시켜 잠재적으로 손상을 유발할 수 있다. 임상적으로, 걷기와 달리기 속도의 연속선상에서 운동형상학과 운동역학이 어떻게 변하는지에 대해 더 잘 알게 되면, 달리기 동안 손상으로 이어지는 '훈련 오류(training errors)'를 더 쉽게 식별하고 이해할 수 있게 된다. 달리기의 운동학에 대한 좀 더 자세한 정보는 16장에서 다룬다.

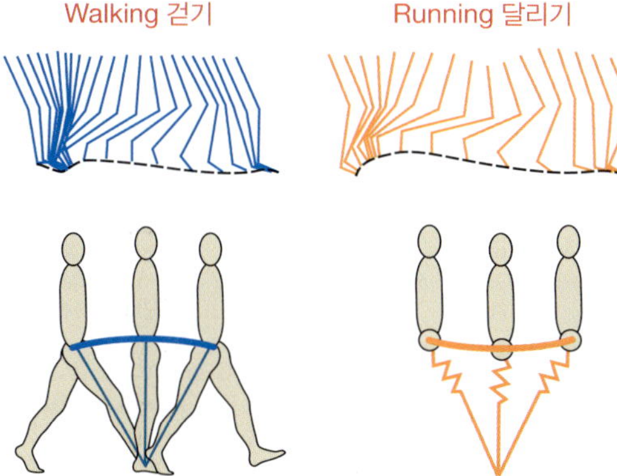


그림 15.53 위쪽 그림은 보행주기와 달리기주기를 나타내는 막대 도형을 보여주는 것으로, 달리기의 디딤기와 흔듦기 동안 다리가 약간 좀 더 굽힘된 자세를 보이고 있다. 아래의 그림은 걷기와 달리기 동안 질량중심의 궤적을 나타내고 있다. 걷기 동안 질량중심의 궤적은 역진자와 유사하며, 이는 '위상이 다른(out-of-phase)' 위치에너지와 운동에너지 사이의 전환을 나타내고 있다(그림 15.25와 비교). 이는 달리기와는 대조적이며, '위상이 같은(in-phase)' 위치에너지와 운동에너지 그리고 다리의 근육, 힘줄 및 다른 결합조직에서 발생된 탄성에너지 간의 전환을 활용한다. (Data from Cappellini G, Ivanenko YP, Poppele RE, et al: Motor patterns in human walking and running, *J Neurophysiol* 95:3426, 2006.)

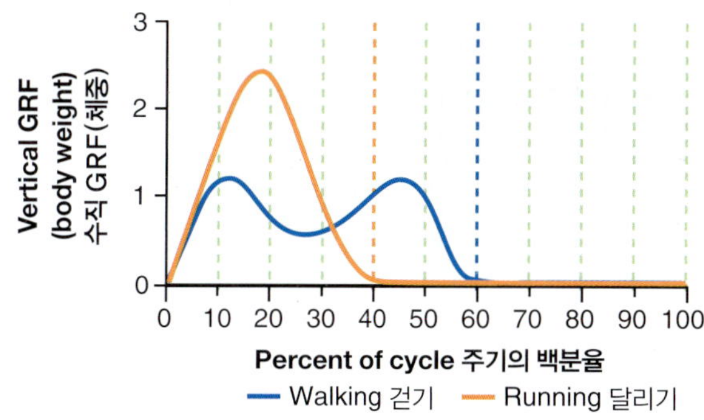


그림 15.54 한 개인의 걷기(5.4 km/hr)주기와 달리기(9.4 km/hr)주기에 대한 수직 지면반발력들(*GRFs*). 파란색과 주황색의 수직점선은 디딤기와 흔듦기 사이의 전환을 나타낸다. (Data from Cappellini G, Ivanenko YP, Poppele RE, et al: Motor patterns in human walking and running, *J Neurophysiol* 95:3426, 2006.)

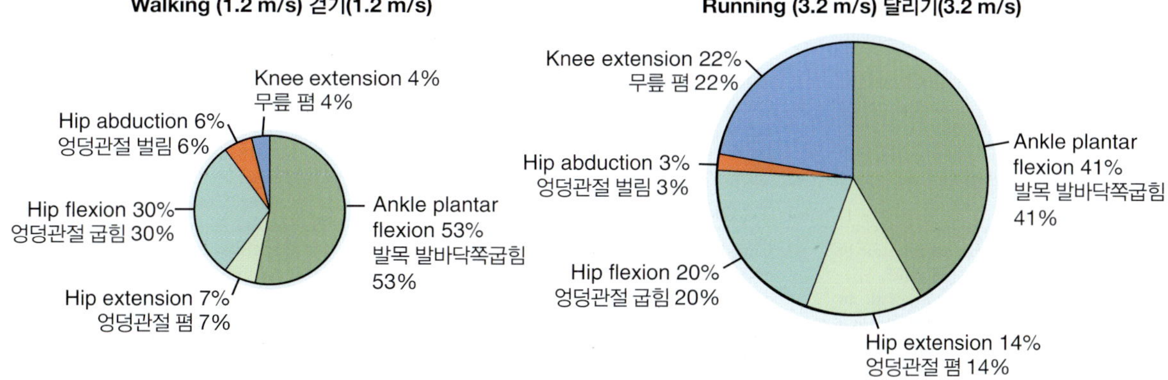


그림 15.55 걷기(1.2 m/s)와 달리기(3.2 m/s) 동안 다리 관절에서 측정된 일률 발생. 각 원그래프의 표면적은 발생된 일률의 총량을 나타내며, 원그래프의 각 부분의 크기는 각 관절에서 기여한 비율을 나타낸다. (Data from Novacheck TF: The biomechanical of running, *Gait Posture* 7:77, 1998.)

## 참고문헌


1. Abram SJ, Selinger JC, Donelan JM: Energy optimization is a major objective in the real-time control of step width in human walking, *J Biomech* 91:85–91, 2019.
2. Adouni M, Shirazi-Adl A: Partitioning of knee joint internal forces in gait is dictated by the knee adduction angle and not by the knee adduction moment, *J Biomech* 47:1696–1703, 2014.
3. Akbas T, Prajapati S, Ziemnicki D, et al.: Hip circumduction is not a compensation for reduced knee flexion angle during gait, *J Biomech* 87:150–156, 2019.
4. Alexander N, Schwameder H: Lower limb joint forces during walking on the level and slopes at different inclinations, *Gait Posture* 45:137–142, 2016.
5. Alexander RM: Flat and bouncy walking, *J Physiol* 582(2):474, 2007.
6. Almeida MO, Davis IS, Lopes AD: Biomechanical differences of foot-strike patterns during running: a systematic review with meta-analysis, *J Orthop Sports Phys Ther* 45:738–755, 2015.
7. Alves SA, Polzehl J, Brisson NM, et al.: Ground reaction forces and external hip joint moments predict in vivo hip contact forces during gait, *J Biomech* 135:111037–111045, 2022.
8. Amar J: Trottoir dynamographique, *C R Hebdomadaires des Séances de L'Acad des Sci* 163:130–133, 1916.
9. Anders C, Wagner H, Puta C, et al.: Trunk muscle activation patterns during walking at different speeds, *J Electromyogr Kinesiol* 17:245–252, 2007.
10. Andersson EA, Nilsson J, Thorstensson A: Intramuscular EMG from the hip flexor muscles during human locomotion, *Acta Physiol Scand* 161:361–370, 1997.
11. Andrews JG: Euler's and Lagranges equations for linked rigid-body models of three-dimensional human motion. In Allard P, Stokes IAF, Blanchi JP, editors: *Three-dimensional analysis of human movement*, Champaign, Ill, 1995, Human Kinetics.
12. Translated by Peck AL and Forster ES. *Aristotle: parts of animals: movement of animals, Progression of animals*, Cambridge, Mass, 1968, Harvard University Press.
13. Arnold EM, Hamner SR, Seth A, et al.: How muscle fiber lengths and velocities affect muscle force generation as humans walk and run at different speeds, *J Exp Biol* 216:2150–2160, 2013.
14. Attias M, Chevalley O, Bonnefoy-Mazure A, et al.: Effects of contracture on gait kinematics: a systematic review, *Clin Biomech* 33:103–110, 2016.
15. Bahrilli T, Topuz S: Does immobilization of the shoulder in different positions affect gait? *Gait Posture* 91:254–259, 2022.
16. Baker R: The history of gait analysis before the advent of modern computers, *Gait Posture* 26:331–342, 2007.
17. Bandholm T, Bousen L, Haugaard S, et al.: Foot medial longitudinal-arch deformation during quiet standing and gait in subjects with medial tibial stress syndrome, *J Foot Ankle Surg* 47(2):89–95, 2008.
18. Barwick A, Smith J, Chuter V: The relationship between foot motion and lumbopelvic-hip function: a review of literature, *Foot* 22:224–231, 2012.
19. Bechtol CO: Normal human gait. In Bowker JH, Hall CB, editors: *Atlas of orthotics: American academy of orthopaedic surgeons*, St Louis, 1975, Mosby.
20. Begg R, Best R, Del'Oro L, et al.: Minimum foot clearance during walking: strategies for the minimization of trip-related falls, *Gait Posture* 25:191–198, 2007.
21. Benoit DL, Ramsey DK, Lamontagne M, et al.: In vivo knee kinematics during gait reveals new rotation profiles and smaller translations, *Clin Orthop Relat Res* 454:81–88, 2007.
22. Bilney B, Morris M, Webster K: Concurrent related validity of the GAITRite walkway system for quantification of the spatial and temporal parameters of gait, *Gait Posture* 17:68–74, 2003.
23. Blokland I, Gravesteijn A, Busse M, et al.: The relationship between relative aerobic load, energy cost, and speed of walking in individuals post-stroke, *Gait Posture* 89:193–199, 2021.
24. Bohannon RW, Andrews AW: Normal walking speed: a descriptive meta-analysis, *Physiotherapy* 97:182–189, 2011.
25. Bohannon RW: Comfortable and maximum walking speed of adults aged 20-79 years: reference values and determinants, *Age Ageing* 26:15–19, 1997.
26. Braune W, Fisher O: *Der Gang des Menschen [The human gait]*, Leipzig, Germany, 1895-1904, BG Teubner.
27. Braune W, Fisher O: *The human gait (translation by Maquet P, Furlong R)*, Berlin, 1987, Springer-Verlag (Original work published 1895-1904.).
28. Bresler B, Frankel JP: Forces and moments in the leg during walking, *Trans Am Soc Mech Eng* 72:27, 1950.
29. Bruening DA, Frimenko RE, Goodyear CD, et al.: Sex differences in whole body gait kinematics at preferred speeds, *Gait Posture* 41:540–545, 2015.
30. Bruijn SM, Meijer OG, van Dieen JH, et al.: Coordination of leg swing, thorax rotations, and pelvis rotations during gait: the organization of total body angular momentum, *Gait Posture* 27:455–462, 2008.
31. Buczek FL, Cooney KM, Walker MR, et al.: Performance of an inverted pendulum model directly applied to normal human gait, *Clin Biomech* 21:288–296, 2006.
32. Buddhadev HH, Martin PE: Effects of age and physical activity status on redistribution of joint work during walking, *Gait Posture* 50:131–136, 2016.
33. Buldt AK, Murley GS, Butterworth P, et al.: The relationship between foot posture and lower limb kinematics during walking: a systematic review, *Gait Posture* 38:363–372, 2013.
34. Burnfield JM, Powers CM: The role of center of mass kinematics in predicting peak utilized coefficient of friction during walking, *J Forensic Sci* 52:1328–1333, 2007.
35. Cansel AJM, Stevens J, Bijnens W, et al.: Hallux rigidus affects lower limb kinematics assessed with the gait profile score, *Gait Posture* 84:273–279, 2021.
36. Cappellini G, Ivanenko YP, Poppele RE, et al.: Motor patterns in human walking and running, *J Neurophysiol* 95:3426–3437, 2006.
37. Carlsoo S: *How man moves: kinesiological methods and studies*, New York, 1972, Crane, Russak & Company.
38. Carriero A, Zavatsky A, Stebbins J, et al.: Influence of altered gait patterns on the hip joint contact forces, *Comput Methods Biomech Biomed Engin* 17:352–359, 2014.
39. Carter SC, Batavia MZ, Guterriez GM, et al.: Joint movements associated with minimum toe clearance variability in older adults during level overground walking, *Gait Posture* 75:14–21, 2020.
40. Cavagna GA, Legramandi MA: The phase shift between potential and kinetic energy in human walking, *J Exp Biol* 223:jeb232645–jeb232650, 2020.
41. Cavanagh PR: The biomechanics of lower extremity action in distance running, *Foot Ankle* 7:197–217, 1987.
42. Chester VL, Tingley M, Biden EN: A comparison of kinetic gait parameters for 3-13 year olds, *Clin Biomech* 21:726–732, 2006.
43. Chevutschi A, Lensel G, Vaast D, et al.: An electromyographic study of human gait both in water and on dry ground, *J Physiol Anthropol* 26:467–473, 2007.
44. Chleboun GS, Busic AB, Graham KK, et al.: Fascicle length change of the human tibialis anterior and vastus lateralis during walking, *J Orthop Sports Phys Ther* 37:372–379, 2007.
45. Chumanov ES, Wall-Scheffler C, Heiderscheit BC: Gender differences in walking and running on level and inclined surfaces, *Clin Biomech* 23:1260–1268, 2008.
46. Chumanov ES, Wille CM, Michalski MP, et al.: Changes in muscle activation patterns when running step rate is increased, *Gait Posture* 36:231–235, 2012.
47. Collins JJ: The redundant nature of locomotor optimization laws, *J Biomech* 28:251, 1995.
48. Cooper RC, Prebeau-Menezes LM, Butcher MT, et al.: Step length and required friction in walking, *Gait Posture* 27:547–551, 2008.
49. Correa TA, Crossley KM, Kim HJ, et al.: Contributions of individual muscles to hip joint contact force in normal walking, *J Biomech* 43:1618–1622, 2010.
50. Cromwell RL, Aadland-Monahan TK, Nelson AT, et al.: Sagittal plane analysis of head, neck, and trunk kinematics and electromyographic activity during locomotion, *J Orthop Sports Phys Ther* 31:255–262, 2001.
51. Cunningham D, Brown G: Two devices for measuring the forces acting on the human body during walking, *Exp Stress Anal* 75–90, 1952.
52. Damm P, Kutzner I, Bergmann G, et al.: Comparison of in vivo measured loads in knee, hip and spinal implants during level walking, *J Biomech* 51:128–132, 2017.
53. De Groote F, Falisse A: Perspective on musculoskeletal modelling and predictive simulations of human movement to assess the neuromechanics of gait, *Proc R Soc A B* 288:20202432–20202442, 2021.
54. Della Croce U, Riley PO, Lelas JL, et al.: A refined view of the determinants of gait, *Gait Posture* 14:79–84, 2001.
55. DeMers MS, Pal S, Delp SL: Changes in tibiofemoral forces due to variations during walking, *J Orthop Res* 32:769–776, 2014.
56. Den Otter AR, Geurts ACH, Mulder T, et al.: Speed related changes in muscle activity from normal to very slow walking speeds, *Gait Posture* 19:270–278, 2004.
57. DeVita P, Helseth J, Hortobagyi T: Muscles do more positive than negative work in human locomotion, *J Exp Biol* 210:3361–3373, 2007.
58. Devita P: The selection of a standard convention for analyzing gait data based on the analysis of relevant biomechanical factors, *J. Biomech* 27:501–508, 1994.
59. Donelan JM, Kram R, Kuo AD: Mechanical and metabolic determinants of the preferred step width in human walking, *Proc Biol Sci* 268:1985–1992, 2001.
60. Dorn TW, Schache AG, Pandy MG: Muscular strategy shift in human running: dependence of running speed on hip and ankle muscle performance, *J Exp Biol* 215(Pt 11):1944–1956, 2012.
61. Drillis R: The influence of aging on the kinematics of gait. In *Geriatric amputee (NAS-NRC pub. No. 919)*, Washington, DC, 1961, NAS-NRC.
62. Eberhart H: *Fundamental studies of human locomotion and other information relating to design of artificial limbs. Report to U.S. Veterans' Association*, Berkeley, 1947, University of California.
63. Eggenberger P, Tomovic S, Munzer T, et al.: Older adults must hurry at pedestrian lights! A cross-sectional analysis of preferred and fast walking speed under single- and dual-task conditions, *PLoS One* 12:e0182180–e0182197, 2017.
64. Elftman H: The measurement of the external force in walking, *Science* 88:152–153, 1938.
65. Ellis RG, Sumner BJ, Kram R: Muscle contributions to propulsion and braking during walking and running: insight from external force perturbations, *Gait Posture* 40:594–599, 2014.
66. Eng JJ, Winter DA: Kinetic analysis of the lower limbs during walking: what information can be gained from a three-dimensional model? *J Biomech* 28:753, 1995.
67. Ettema S, Kal E, Houdijk H: General estimates of the energy cost of walking in people with different levels and causes of lower-limb amputation: a systematic review and meta-analysis, *Prosthet Orthot Int* 45:417–427, 2021.

68. Ferrari A, Benedetti MG, Pavan E, et al.: Quantitative comparison of five current protocols in gait analysis, *Gait Posture* 28:207–216, 2008.
69. Finley F, Cody K: Locomotive characteristics of urban pedestrians, *Arch Phys Med Rehabil* 51:423, 1970.
70. Finni T, Komi PV, Lukkariniemi J: Achilles tendon loading during walking: application of a novel optic fiber technique, *Eur J Appl Physiol* 77:289, 1998.
71. Finni T, Lepola V, Komi PV: Tendomuscular loading in normal locomotion conditions. In Kyrolainen H, Avela J, Takala T, editors: *Limiting factors of human neuromuscular performance, Jyvaskyla, Finland*, University of Jyvaskyla, 1999.
72. Foster AD, Raichlen DA, Pontzer H: Muscle force production during bent-knee, bent-hip walking in humans, *J Hum Evol* 65:294–302, 2013.
73. Foster AD, Raichlen DA, Pontzer H: Muscle force production during bent-knee, bent-hip walking in humans, *J Hum Evol* 65:294–302, 2013.
74. Fregly BJ, Besier TF, Lloyd DG, et al.: Grand challenge competition to predict in vivo knee loads, *J Orthop Res* 30(4):503–513, 2012.
75. Fukuchi CA, Fukuchi RK, Duarte M: Effect of walking speed on gait biomechanics in healthy participants: a systematic review and meta-analysis, *Syst Rev* 8:153–163, 2019.
76. Fukunaga T, Kubo K, Kawakami Y, et al.: In vivo behaviour of human muscle tendon during walking, *Proc Biol Sci* 268:229–233, 2001.
77. Gage JR: Gait analysis in cerebral palsy. In *Clinic in developmental medicine*, London, 1991, Mac Keith Press.
78. Garrett M, McElroy AM, Staines A: Locomotor milestones and babywalkers: cross sectional study, *BMJ* 324:1494, 2002.
79. Gordon KE, Ferris DP, Kuo AD: Metabolic and mechanical costs of reducing vertical center of mass movement during gait, *Arch Phys Med Rehabil* 90:136–144, 2009.
80. Gorton GE, Hebert DA, Gannotti ME: Assessment of the kinematic variability among 12 motion analysis laboratories, *Gait Posture* 29:398–402, 2009.
81. Grabiner PC, Biswas T, Grabiner MD: Age-related changes in spatial and temporal gait variables, *Arch Phys Med Rehabil* 82:31–35, 2001.
82. Gross MT, Foxworth JL: The role of foot orthoses as an intervention for patellofemoral pain, *J Orthop Sports Phys Ther* 33:661–670, 2003.
83. Gupta SD, Bobbert MF, Kistemaker DA: The metabolic cost of walking in healthy young and older adults – a systematic review and meta analysis, *Sci Rep* 9:1–10, 2019.
84. Han S, Kim RS, Harris JD, et al.: The envelope of active hip motion in different sporting, recreational, and daily-living activities: a systematic review, *Gait Posture* 71:227–233, 2019.
85. Hansen EA, Risgaard Kristensen LA, Moller Nielsen A, et al.: The role of stride frequency for walk-to-run transition in humans, *Sci Rep* 7:2010–2017, 2018.
86. Heiden TL, Sanderson DJ, Inglis JT, et al.: Adaptations to normal human gait on potentially slippery surfaces: the effects of awareness and prior slip experience, *Gait Posture* 24:237–246, 2006.
87. Hillman SJ, Stansfield BW, Richardson AM, et al.: Development of temporal and distance parameters of gait in normal children, *Gait Posture* 29:81–85, 2009.
88. Ho KY, Blanchette MG, Powers CM: The influence of heel height on patellofemoral joint kinetics, *Gait Posture* 36:271–275, 2012.
89. Hofmann CL, Okita N, Sharkey NA: Experimental evidence supporting isometric functioning of the extrinsic toe flexors during gait, *Clin Biomech* 28:686–691, 2013.
90. Hollman JH, Kovash FM, Kubik JJ, et al.: Age-related differences in spatiotemporal markers of gait stability during dual task walking, *Gait Posture* 26:113–119, 2007.
91. Holm I, Tveter AT, Fredriksen PM, et al.: A normative sample of gait and hopping on one leg parameters in children 7-12 years of age, *Gait Posture* 29:317–321, 2009.
92. Ijmker T, Lamoth CJC: Gait and cognition: the relationship between gait stability and variability with executive function in persons with and without dementia, *Gait Posture* 35:126–130, 2012.
93. Inman VT, Ralston HJ, Todd F: Human locomotion. In Rose J, Gamble JG, editors: *Human walking*, ed 2, Philadelphia, 1994, Williams & Wilkins.
94. Inman VT, Ralston HJ, Todd F: *Human walking*, Baltimore, 1981, Williams & Wilkins.
95. Ishikawa M, Pakaslahti J, Komi PV: Medial gastrocnemius muscle behavior during human running and walking, *Gait Posture* 25:380–384, 2007.
96. Ito T, Noritake K, Ito Y, et al.: Three-dimensional gait analysis of lower extremity gait parameters in Japanese children aged 6 to 12 years, *Sci Rep* 12:7822–7833, 2022.
97. Ivanenko YP, Poppele RE, Lacquaniti F: Motor control programs and walking, *Neuroscientist* 12:339–348, 2006.
98. Jeng B, Cederberg KLJ, Lai B, et al.: Oxygen cost of over-ground walking in persons with mild-moderate Parkinson's disease, *Gait Posture* 82:1–5, 2020.
99. Kanko RM, Laende EK, Davis EM, et al.: Concurrent assessment of gait kinematics using marker-based and markerless motion capture, *J Biomech* 127:110665–110667, 2021.
100. Kato T, Taniguchi K, Akima H, et al.: Effect of hip angle on neuromuscular activation of the adductor longus and adductor magnus muscles during isometric hip flexion and extension, *Eur J Appl Physiol* 119(7):1611–1617, 2019.
101. Kavanagh JJ, Morrison S, Barrett RS: Lumbar and cervical erector spinae fatigue elicit compensatory postural responses to assist in maintaining head stability during walking, *J Appl Physiol* 101:1118–1126, 2006.
102. Keller TS, Weisberger AM, Ray JL, et al.: Relationship between vertical ground reaction force and speed during walking, slow jogging, and running, *Clin Biomech* 11:253–259, 1996.
103. Kelly LA, Farris DJ, Cresswell AG, et al.: Intrinsic foot muscles contribute to elastic energy storage and return in the human foot, *J Appl Physiol* 126(1):231–238, 2019.
104. Kepple TM, Siegel KL, Stanhope SJ: Relative contributions of the lower extremity joint moments to forward progression and support during gait, *Gait Posture* 6:1, 1997.
105. Kerrigan DC, Croce UD, Marciello M, et al.: A refined view of the determinants of gait: significance of heel rise, *Arch Phys Med Rehabil* 81:1077, 2000.
106. Kerrigan DC, Riley PO, Lelas JL, et al.: Quantification of pelvic rotation as a determinant of gait, *Arch Phys Med Rehabil* 82:217–220, 2001.
107. Khamis S, Carmeli E: Relationship and significance of gait deviations associated with lim length discrepancy: a systematic review, *Gait Posture* 57:115–123, 2017.
108. Kiernan D, O'Sullivan R, Malone A, et al.: Pathological movements of the pelvis and trunk during gait in children with cerebral palsy: a cross-sectional study with 3-dimensioanl kinematics and lower lumbar spinal loading, *Phys Ther* 98:86–94, 2018.
109. Kim Y, Lee KM, Koo S: Joint moments and contact forces in the foot during walking, *J Biomech* 74:79–85, 2018.
110. Knutson LM, Soderberg GL: EMG: use and interpretation in gait. In Craik RL, Oatis CA, editors: *Gait analysis: theory and application*, St Louis, 1995, Mosby.
111. Komistek RD, Stiehl JB, Dennis DA, et al.: Mathematical model of the lower extremity joint reaction forces using Kane's method of dynamics, *J Biomech* 31:185, 1998.
112. Koussou A, Desailly E, Dumas R: Contribution of passive moments to inter-segmental moments during gait: a systematic review, *J Biomech* 122:1–12, 2021.
113. Kressig RW, Gregor RJ, Oliver A, et al.: Temporal and spatial features of gait in older adults transitioning to frailty, *Gait Posture* 20:30–35, 2004.
114. Kuhtz-Buschbeck JP, Jing B: Activity of upper limb muscles during human walking, *J Electromyogr Kinesiol* 22:199–206, 2012.
115. Kung SM, Fink PW, Legg SJ, et al.: What factors determine the preferred gait transition speed in humans? A review of the triggering mechanisms, *Hum Mov Sci* 57:1–12, 2018.
116. Kuo AD, Donelan JM: Dynamic principles of gait and their clinical implications, *Phys Ther* 90:157–174, 2010.
117. Kuo AD: The six determinants of gait and the inverted pendulum analogy: a dynamic walking perspective, *Hum Mov Sci* 26:617–656, 2007.
118. Kutzner I, Heinlein B, Graichen F, et al.: Loading of the knee joint during ergometer cycling: telemetric in vivo data, *J Orthop Sports Phys Ther* 42(12):1032–1038, 2012.
119. Lacquaniti F, Ivanenko YP, Zago M: Development of human locomotion, *Curr Opin Neurobiol* 22:822–828, 2012.
120. Lafortune MA, Cavanagh PR, Sommer III HJ, et al.: Three-dimensional kinematics of the human knee during walking, *J Biomech* 25:347, 1992.
121. Lay AN, Hass CJ, Nichols TR, et al.: The effect of sloped surfaces on locomotion: an electromyographic analysis, *J Biomech* 40:1276–1285, 2007.
122. Lee DV, Harris SL: Linking gait dynamics to mechanical cost of legged locomotion, *Front Robot AI* 5:111–122, 2018.
123. Lerner-Frankiel MB, Vargas S, Brown MB, et al.: Functional community ambulation: what are your criteria? *Clin Manage* 6:12, 1990.
124. Levinger P, Murley GS, Barton CJ, et al.: A comparison of foot kinematics in people with normal- and flat-arched feet using the Oxford foot model, *Gait Posture* 32:519–523, 2010.
125. Lewek MD, Osborn AJ, Wutzke CJ: The influence of mechanically and physiologically imposed stiff-knee gait patterns on the energy cost of walking, *Arch Phys Med Rehabil* 93:123–128, 2012.
126. Li M, Venalainen MS, Chandra SS, et al.: Discrete element and finite element methods provide similar estimations for hip joint contact mechanics during walking gait, *J Biomech* 115:110163–110174, 2021.
127. Liang BW, Wu WH, Meijer OG, et al.: Pelvic step: the contribution of horizontal pelvis rotation to step length in young healthy adults walking on a treadmill, *Gait Posture* 39:105–110, 2014.
128. Lim YP, Lin YC, Pandy MG: Lower-limb muscle function in healthy young and older adults across a range of walking speeds, *Gait Posture* 94:124–130, 2022.
129. Lin YC, Gfoehler M, Pandy MG: Quantitative evaluation of the major determinants of human gait, *J Biomech* 47:1324–1331, 2014.
130. Liu MQ, Anderson FC, Schwartz MH, et al.: Muscle contributions to support and progression over a range of walking speeds, *J Biomech* 41:3243–3252, 2008.
131. Lockart TE, Spaulding JM, Park SH: Age-related slip avoidance strategy while walking over a known slippery surface, *Gait Posture* 26:142–149, 2007.
132. Magalhaes FA, Fonseca ST, Araujo VL, et al.: Midfoot passive stiffness affects foot and ankle kinematics and kinetics during the propulsive phase of walking, *J Biomech* 119:110328–110335, 2021.
133. Magnusson SP, Hansen P, Aagaard P, et al.: Differential strain patterns of the human gastrocnemius aponeurosis and free tendon, in vivo, *Acta Physiol Scand* 177:185–195, 2003.

134. Magnusson SP, Narici MV, Maganaris CN, et al.: Human tendon behavior and adaptation, in vivo, *J Physiol* 586:71–81, 2008.
135. Mahaffey R, Le Warne M, Blandford L, et al.: Age-related changes in three-dimensional foot motion during barefoot walking in children aged between 7 and 11 years old, *Gait Posture* 95:38–43, 2022.
136. Maharaj JN, Cresswell AG, Lichtwark GA: Subtalar joint pronation and energy absorption requirements during walking are related to tibialis posterior tendinous tissue strain, *Sci Rep* 7(1):17958, 2017.
137. Maharaj JN, Cresswell AG, Lichtwark GA: Tibialis anterior tendinous tissue plays a key role in energy absorption during human walking, *J Exp Biol* 222(Pt 11):04, 2019.
138. Marchetti GF, Whitney SL, Blatt PJ, et al.: Temporal and spatial characteristics of gait during performance of the dynamic gait index in people with and people without balance or vestibular disorders, *Phys Ther* 88:640–651, 2008.
139. Marey EJ: De la measure dans les different acts de la locomotion, *C R de l'Acad des Sci de Paris* 97:820–825, 1883.
140. Marey EJ: *La machine animal*, Paris, 1873, Librairie Germer Baillière.
141. Marey EJ: *Movement*, London, 1895, W. Heinemann.
142. Masatoshi K, Yoshitaka I, Nobuhiro K: Relationship between forward propulsion and foot motion during gait in healthy young adults, *J Biomech* 121:1–8, 2021.
143. Massaad F, Lejeune TM, Detrembleur C: The up and down bobbing of human walking: a compromise between muscle work and efficiency, *J Physiol* 582(2):789–799, 2007.
144. McGinley JL, Baker R, Wolfe R, et al.: The reliability of the three-dimensional kinematic gait measurements: a systematic review, *Gait Posture* 29:360–369, 2009.
145. Menz HB, Latt MD, Tiedemann A, et al.: Reliability of the GAITRite walkway system for the quantification of temporo-spatial parameters of gait in young and older people, *Gait Posture* 20:20–25, 2004.
146. Menz HB, Lord SR, Fitzpatrick RC: Acceleration patterns of the head and pelvis when walking on level and irregular surfaces, *Gait Posture* 18:35–46, 2003.
147. Meyns P, Bruijn SM, Duysens J: The how and why of arm swing during human walking, *Gait Posture* 38:555–562, 2013.
148. Michalina B, Ida W, Katarzyna K, et al.: Mechanisms of compensation in the gait of patients with drop foot, *Clin BioMech* 42:14–19, 2017.
149. Mills PM, Barrett RS, Morrison S: Toe clearance variability during walking in young and elderly men, *Gait Posture* 28:101–107, 2008.
150. Mizner RL, Kawaguchi JK, Chmieleski TL: Muscle strength in the lower extremity does not predict postinstruction improvements in the landing patterns of female athletes, *J Orthop Sports Phys Ther* 38:353–361, 2008.
151. Moe-Nilssen R, Helbostad JL: Spatiotemporal gait parameters for older adults-an interactive model adjusting reference data for gender, age, and body height, *Gait Posture* 82:220–226, 2020.
152. Moisan G, Mainville C, Descarreaux M, et al.: Kinematic, kinetic and electromyographic differences between young adults with and without chronic ankle instability during walking, *J Electromyogr Kinesiol* 51:102399–102407, 2020.
153. Moissenet F, Cheze L, Dumas R: A 3D lower limb musculoskeletal model for simultaneous estimation of musculo-tendon, joint contact, ligament and bone forces during gait, *J Biomech* 47:50–58, 2014.
154. Molen HH: *Problems on the evaluation of gait*, Amsterdam, 1973, Free University.
155. Murley GS, Buldt AK, Trump PJ, et al.: Tibialis posterior EMG activity during barefoot walking in people with neutral foot posture, *J Electromyogr Kinesiol* 19:e69, 2009.
156. Murley GS, Landorf KB, Menz HB, et al.: Effect of foot posture, foot orthoses and footwear on lower limb muscle activity during walking and running: a systematic review, *Gait Posture* 29:172–187, 2009.
157. Murley GS, Menz HB, Landorf KB: Electromyographic patterns of tibialis posterior and related muscles when walking at different speeds, *Gait Posture* 39:1080–1085, 2014.
158. Murley GS, Menz HB, Landorf KB: Foot posture influences the electromyographic activity of selected lower limb muscles during gait, *J Foot Ankle Res* 2:35, 2009.
159. Murray MP, Gore DR, Clarkson BH: Walking patterns of patients with unilateral hip pain due to osteoarthritis and avascular necrosis, *J Bone Joint Surg Am* 53:259, 1971.
160. Murray MP, Guten GN, Mollinger LA, et al.: Kinematic and electromyographic patterns of Olympic race walkers, *Am J Sports Med* 11:68, 1983.
161. Murray MP, Kory R, Sepic S: Walking patterns of normal women, *Arch Phys Med Rehabil* 51:637, 1979.
162. Murray MP, Kory RC, Clarkson BH, et al.: Comparison of free and fast speed walking patterns of normal men, *Am J Phys Med* 45:8, 1966.
163. Murray MP, Sepic SB, Barnard EJ: Patterns of sagittal rotation of the upper limbs in walking: study of normal men during free and fast speed walking, *Phys Ther* 47:272, 1967.
164. Muybridge E: *Animal locomotion*, Philadelphia, 1887, University of Pennsylvania Press.
165. Muybridge E: *Human and animal locomotion*, New York, 1979, Dover.
166. Nardon M, Ruzzante F, O'Donnell L, et al.: Energetics of walking in individuals with cerebral palsy and typical development, across severity and age: a systematic review and meta-analysis, *Gait Posture* 90:388–407, 2021.
167. Neal BS, Barton CJ, Gallie R, et al.: Runners with patellofemoral pain have altered biomechanics which targeted interventions can modify: a systematic review and meta-analysis, *Gait Posture* 45:69–82, 2016.
168. Nene A, Byrne C, Hermens H: Is rectus femoris really a part of quadriceps? Assessment of rectus femoris function during gait in able-bodied adults, *Gait Posture* 20:1–13, 2004.
169. Neptune RR, Sasaki K, Kautz SA: The effect of walking speed on muscle function and mechanical energetics, *Gait Posture* 28:135–143, 2008.
170. Nielsen JB: How we walk: central control of muscle activity during human walking, *Neuroscientist* 9:195–204, 2003.
171. Novacheck TF: The biomechanics of running, *Gait Posture* 7:77–95, 1998.
172. Ortega JD, Farley CT: Minimizing center of mass vertical movement increases metabolic cost in walking, *J Appl Physiol* 99:2099–2107, 2005.
173. Ota S, Ueda M, Aimoto K, et al.: Acute influence of restricted ankle dorsiflexion angle on knee mechanics during gait, *Knee* 21:669–675, 2014.
174. Pandy MG, Andriacchi TP: Muscle and joint function in human locomotion, *Annu Rev Biomed Eng* 12:401–433, 2010.
175. Park J: Synthesis of natural arm swing motion in human bipedal walking, *J Biomech* 41:1417–1426, 2008.
176. Patla A: A framework for understanding mobility problems in the elderly. In Craik RL, Oatis CA, editors: *Gait analysis: theory and application*, St Louis, 1995, Mosby.
177. Pederson DR, Brand RA, Davy DT: Pelvic muscle and acetabular contact forces during gait, *J Biomech* 30:959, 1997.
178. Perry J, Burnfield JM: *Gait analysis: normal and pathological function*, ed 2, Thorofare, NJ, 2010, SLACK incorporated.
179. Perry J: *Gait analysis: normal and pathological function*, Thorofare, NJ, 1992, Slack.
180. Phan CB, Shin G, Lee KM, et al.: Skeletal kinematics of the midtarsal joint during walking: midtarsal joint locking revisited, *J Biomech* 95:109287–109295, 2019.
181. Picouleau A, Orsoni N, Hardy J, et al.: Analysis of the effects of arthrodesis of the hallux metatarsophalangeal joint on gait cycle: results of a GAITRite treadmill test, *Int Orthop* 44:2167–2176, 2020.
182. Powers CM: The influence of abnormal hip mechanics on knee injury: a biomechanical perspective, *J Orthop Sports Phys Ther* 40:42–51, 2010.
183. Prins MR, Cornelisse LE, Meijer OG, et al.: Axial pelvis range of motion affects thorax-pelvis timing during gait, *J Biomech* 95:109308–109317, 2019.
184. Quinlan S, Yan AF, Sinclair P, et al.: The evidence for improving balance by strengthening the toe flexor muscles: a systematic review, *Gait Posture* 81:56–66, 2020.
185. Rajagopal A, Dembia CL, DeMers MS, et al.: Full-body musculoskeletal model for muscle-driven simulation of human gait, *IEEE Trans Biomed Eng* 63:2068–2079, 2016.
186. Rajan RA, Kerr M, Evans H, et al.: A prospective clinical and biomechanical analysis of feet following first metatarsophalangeal joint replacement, *Gait Posture* 89:211–216, 2021.
187. Ralston HJ: Effects of immobilization of various body segments on energy cost of human locomotion, *Ergon Suppl* 53, 1965.
188. Rawal YR, Singer JC: The influence of net ground reaction force orientation on mediolateral stability during walking, *Gait Posture* 90:73–79, 2021.
189. Reischl SF, Powers CM, Rao S, et al.: Relationship between foot pronation and rotation of the tibia and femur during walking, *Foot Ankle Int* 20:513, 1999.
190. Requiao LF, Nadeau S, Milot MH, et al.: Quantification of level of effort at the plantarflexors and hip extensors and flexor muscles in healthy subjects walking at different cadences, *J Electromyogr Kinesiol* 15:393–405, 2005.
191. Roelker SA, Kautz SA, Neptune RR: Muscle contributions to mediolateral and anteroposterior foot placement during walking, *J Biomech* 95:109310–109317, 2019.
192. Romkes J, Bracht-Schweizer K: The effect of walking speed on upper body kinematics during gait in healthy subjects, *Gait Posture* 54:304–310, 2017.
193. Rose J, Ralston HJ, Gamble JG: Energetics of walking. In Rose J, Gamble JG, editors: *Human walking*, ed 2, Philadelphia, 1994, Williams & Wilkins.
194. Rosenblatt NJ, Hurt CP, Latash ML, et al.: An apparent contradiction: increasing variability to achieve greater precision? *Exp Brain Res* 232:403–413, 2014.
195. Row E, Beauchamp MK, Wilson JA: Age and sex differences in normative gait patterns, *Gait Posture* 88:109–115, 2021.
196. Rowe E, Beauchamp MK, Astephen Wilson J: Age and sex differences in normative gait patterns, *Gait Posture* 88:109–115, 2021.
197. Rozumalski A, Schwartz MH, Wervey R, et al.: The in vivo three-dimensional motion of the human lumbar spine during gait, *Gait Posture* 25:378–384, 2008.
198. Rudisch J, Jollenbeck T, Vogt L, et al.: Agreement and consistency of five different clinical gait analysis systems in the assessment of spatiotemporal gait parameters, *Gait Posture* 85:55–64, 2021.
199. Russell DM, Apatoczky DT: Walking at the preferred stride frequency minimizes muscle activity, *Gait Posture* 45:181–186, 2016.
200. Saibene F, Minetti AE: Biomechanical and physiological aspects of legged locomotion in humans, *Eur J Appl Physiol* 88:297–316, 2003.
201. Salbach NM, O'Brien KK, Brooks D, et al.: Reference values for standardized tests of walking speed and distance: a systematic review, *Gait Posture* 41:341–360,

2015.
202. Sasaki K, Neptune RR: Muscle mechanical work and elastic energy utilization during walking and running near the preferred gait transition speed, *Gait Posture* 23:383–390, 2006.
203. Saunders JB, Inman VT, Eberhart HD: The major determinants in normal and pathological gait, *J Bone Joint Surg Am* 35:543, 1953.
204. Saxby DJ, Modenese L, Bryant AL, et al.: Tibiofemoral contact forces during walking, running and sidestepping, *Gait Posture* 49:78–85, 2016.
205. Schache AG, Baker R, Vaughan CL: Differences in lower limb transverse plane joint moments during gait when expressed in two alternative reference frames, *J Biomech* 40:9–19, 2007.
206. Schache AG, Baker R: On the expression of joint moments during gait, *Gait Posture* 25:440–452, 2007.
207. Scott SH, Winter DA: Internal forces of chronic running injury sites, *Med Sci Sports Exerc* 22:357, 1990.
208. Semciw AI, Freeman M, Kunstler BE, et al.: Quadratus femoris: an EMG investigation during walking and running, *J Biomech* 48:3433–3439, 2015.
209. Semciw AI, Green RA, Murley GS, et al.: Gluteus minimus: an intramuscular EMG investigation of anterior and posterior segments during gait, *Gait Posture* 39:822–826, 2014.
210. Semciw AI, Pizzari T, Murley GS, et al.: Gluteus medius: an intramuscular EMG investigation of anterior, middle and posterior segments during gait, *J Electromyogr Kinesiol* 23:858–864, 2013.
211. Sethi D, Bharti S, Prakash C: A comprehensive survey on gait analysis: history, parameters, approaches, pose estimation, and future work, *Art Int Med* 129:102314, 2022.
212. Shiavi R: Electromyographic patterns in adult locomotion: a comprehensive review, *J Rehabil* 22:85, 1985.
213. Shumway-Cook A, Woollacott MH: *Motor control: translating research into clinical practice*, Philadelphia, 2006, Lippincott, Williams & Wilkins.
214. Simonsen EB, Dyhre-Poulsen P, Voigt M, et al.: Bone-on-bone forces during loaded and unloaded walking, *Acta Anat* 152:133, 1995.
215. Sloot LH, Malheiros S, Truijen S, et al.: Decline in gait propulsion in older adults over age decades, *Gait Posture* 90:475–482, 2021.
216. Souza RB, Powers CM: Differences in hip kinematics, muscle strength, and muscle activation between subjects with and without patellofemoral pain, *J Orthop Sports Phys Ther* 39:12–19, 2009.
217. Sritharan P, Lin YC, Pandy MG: Muscles that do not cross the knee contribute to the knee adduction moment and tibiofemoral compartment loading during gait, *J Orthop Res* 30:1586–1595, 2012.
218. Stansfield BW, Hillman SJ, Hazlewood ME, et al.: Normalisation of gait data in children, *Gait Posture* 17:81–87, 2003.
219. Stansfield BW, Nicol AC: Hip joint contact forces in normal subjects and subjects with total hip prostheses: walking and stair and ramp negotiation, *Clin Biomech* 17:130–139, 2002.
220. States RA, Krzak JJ, Salem Y, et al.: Instrumented gait analysis for management of gait disorders in children with cerebral palsy: a scoping review, *Gait Posture* 90:1–8, 2021.
221. Stauffer RN, Chao EYS, Brewster RC: Force and motion analysis of the normal, diseased and prosthetic ankle joint, *Clin Orthop Relat Res* 127:189, 1977.
222. Steele KM, DeMers MS, Schwartz MH, et al.: Compressive tibiofemoral joint force during crouch gait, *Gait Posture* 35:556–560, 2012.
223. Steffi Shih HJ, Gordon J, Kulig K: Trunk control during gait: walking with wide and narrow step widths present distinct challenges, *J Biomech* 114:110135–111044, 2021.
224. Stephenson JL, Lamontagne A, De Serres S: The coordination of upper and lower limb movements during gait in healthy and stroke individuals, *Gait Posture* 29:11–16, 2009.
225. Stewart C, Postans N, Schwartz MH, et al.: An exploration of the function of the triceps surae during normal gait using functional electrical stimulation, *Gait Posture* 26:482–488, 2007.
226. Stimpson KH, Heitkamp LN, Horne JS, et al.: Effects of walking speed on the step-by-step control of step width, *J Biomech* 68:78–83, 2018.
227. Sudarsky L: An overview of neurological diseases causing gait disorder. In Spivack BS, editor: *Evaluation and management of gait disorders*, New York, 1995, Marcel Dekker.
228. Sutherland DH: The evolution of clinical gait analysis. Part I: kinesiological EMG, *Gait Posture* 14:61–70, 2001.
229. Tan AM, Weizman Y, Van Netten JJ, et al.: Comparing the applicability of temporal gait symmetry, variability and laterality in bilateral gait conditions: a feasibility study of healthy individuals and people with diabetic neuropathy, *Clin BioMech* 91:105530–105539, 2022.
230. Taylor SJ, Walker PS, Perry JS, et al.: The forces in the distal femur and the knee during walking and other activities measured by telemetry, *J Arthroplasty* 13:428, 1998.
231. Tecchio P, Zamparo P, Nardello F, et al.: Achilles tendon mechanical properties during walking and running are underestimated when its curvature is not accounted for, *J Biomech* 137:1–7, 2022.
232. Terrier P, Reynard F: Effect of age on the variability and stability of gait:a cross-sectional treadmill study in healthy individuals between 20 and 69 years of age, *Gait Posture* 41:170–174, 2015.
233. Tesio L, Rota V: The motion of body center of mass during walking: a review oriented to clinical applications, *Front Neurol* 10:999–1021, 2019.
234. Teufl W, Taetz B, Miezal M, et al.: Automated detection and explainability of pathological gait patterns using a one-class support vector machine trained on inertial measurement unit based gait data, *Clin Biomech* 89:105452–105459, 2021.
235. Thambyah A, Hee HT, Das S, et al.: Gait adaptations in patients with longstanding hip fusion, *J Orthop Surg* 11:154–158, 2003.
236. Thomas SA, Vega D, Arellano CJ: Do humans exploit the metabolic and mechanical benefits of arm swing across slow to fast walking speeds? *J Biomech* 115:110181–110188, 2021.
237. Toyohara R, Kurosawa D, Hammer N, et al.: Finite element analysis of load transition on sacroiliac joint during bipedal walking, *Sci Rep* 10:13683–13694, 2020.
238. Van Criekinge T, Saeys W, Hallemans A, et al.: Age-related differences in muscle activity patterns during walking in healthy individuals, *J Electromyogr Kinesiol* 41:124–131, 2018.
239. van der Krogt MM, Delp SL, Schwartz MH: How robust is human gait to muscle weakness, *Gait Posture* 36:113–119, 2012.
240. van Gelder LMA, Barnes A, Wheat JS, et al.: The use of biofeedback for gait retraining: a mapping review, *Clin Biomech* 59:159–166, 2018.
241. van Gent RN, Siem D, van Middelkoop M, et al.: Incidence and determinants of lower extremity running injuries in long distance runners: a systematic review, *Br J Sports Med* 41:469–480, 2007.
242. van Hedel HJA, Tomatis L, Muller R: Modulating of leg muscle activity and gait kinematics by walking speed and bodyweight unloading, *Gait Posture* 24:35–45, 2006.
243. Vierordt KH: *Das gehen des menschen in gesunden und kranken zuständen nach selbstregistrirenden methoden dargestellt*, Tubingen, Germany, 1881, Laupp.
244. Voigt M, Hansen EA: The puzzle of the walk-to-run transition in humans, *Gait Posture* 86:319–326, 2021.
245. Voss S, Joyce J, Biskis A, et al.: Normative database of spatiotemporal gait parameters using inertial sensors in typically developing children and young adults, *Gait Posture* 80:206–213, 2020.
246. Watanabe K, Kitaoka HB, Fujii T, et al.: Posterior tibial tendon dysfunction and flatfoot: analysis with simulated walking, *Gait Posture* 37(2):264–268, 2013.
247. Waters RL, Barnes G, Husserel T, et al.: Comparable energy expenditure after arthrodesis of the hip and ankle, *J Bone Joint Surg Am* 70:1032, 1988.
248. Weber W, Weber E: *Mechanics of the human walking apparatus, translation by maquet P, Furlong R*, Berlin, Germany, 1991, Springer-Verlag (Original work published in 1894.).
249. Weber W, Weber E: *Mechanik der menschlichen gewerkzeuge. [Mechanics of the human walking apparatus]*, Berlin, Germany, 1894, Springer-Verlag.
250. Weber W, Weber E: *The mechanics of human motion*, Gottingen, Germany, 1836, Dieterischen Buchhandlung.
251. Wesseling M, de Groote F, Meyer C, et al.: Gait alterations to effectively reduce hip contact forces, *J Orthop Res* 33:1094–1102, 2015.
252. Whittington B, Silder A, Heiderscheit B, et al.: The contribution of passive-elastic mechanisms to lower extremity joint kinetics during human walking, *Gait Posture* 27:628–634, 2008.
253. Wille CM, Lenhart RL, Wang S, et al.: Ability of sagittal kinematic variables to estimate ground reaction forces and joint kinetics in running, *J Ortho Sports Phys Ther* 44:825–830, 2014.
254. Williams G, Widnall J, Evans P, et al.: Could failure of the spring ligament complex be the driving force behind the development of the adult flatfoot deformity? *J Foot Ankle Surg* 53(2):152–155, 2014.
255. Willson JD, Kernozek TW, Arndt RL, et al.: Gluteal muscle activation during running in females with and without patellofemoral pain syndrome, *Clin BioMech* 26:735–740, 2011.
256. Winter DA, Eng JJ, Ishac M: Three-dimensional moments, powers and work in normal gait: implications for clinical assessments. In Harris GF, Smith PA, editors: *Human motion analysis: current applications and future directions*, New York, 1996, IEEE Press.
257. Winter DA: *The biomechanics and motor control of human gait: normal, elderly and pathological*, ed 2, Waterloo, Canada, 1991, University of Waterloo Press.
258. Wong DWC, Lam WK, Lee WCC: Gait asymmetry and variability in older adults duirng long-distance walking: implications for gait instability, *Clin BioMech* 72:37–43, 2020.
259. Wren TAL, Tucker CA, Rethlefsen SA, et al.: Clinical efficacy of instrumented gait analysis: systematic review 2020 update, *Gait Posture* 80:274–279, 2020.
260. Youdas JW, Hollman JH, Aalbers MJ, et al.: Agreement between the GAITRite walkway system and a stopwatch-footfall count method for measurement of temporal and spatial gait parameters, *Arch Phys Med Rehabil* 87:1648–1652, 2006.
261. Zarrugh MY, Todd FN, Ralston HJ: Optimization of energy expenditure during level walking, *Eur J Appl Physiol* 33:293, 1974.

## 학습문제_Study Questions

1. 보행주기의 어떤 지점에서 위치에너지가 가장 크고(A) 가장 작은가(B)?
2. 보행주기의 10% 지점에서, 시상면에 대한 엉덩관절, 무릎, 그리고 발목 돌림운동의 위치와 방향을 설명하라.
3. (A) 시상면에 대한 보행주기의 5%와 40% 사이에서 일어난 발목의 돌림운동을 설명하라. (B) (A)에서 설명된 운동형상학의 범주에서 발목 발바닥쪽굽힘근육과 등쪽굽힘근육의 근육활성 유형(편심, 등척, 동심)을 설명하라.
4. 보행주기의 약 30와 50% 사이에서, 아킬레스힘줄이 타이트하거나 짧은 사람은 지면에 대한 종아리의 앞쪽 돌림운동을 계속하기 위한 방법으로 발목과 발에서의 운동형상학적 보상작용을 흔히 사용한다. 이러한 보상작용이 일어날 수 있는 특정 관절(들)을 포함해 발생되는 운동형상학적 보상작용을 설명하라.
5. 보행주기의 어떤 지점에서 수직 지면반발력이 가장 크고(A) 가장 작은가(B)?
6. (A) 보행주기의 0%에서 약 50%까지, 수평면에서의 엉덩관절 운동형상학을 설명하라. (B) 그림 15.29A를 이용하여, 이런 운동형상학 동안 작은볼기근과 중간볼기근의 가능한 역할을 논하라.
7. 걷기 동안 신체 질량중심의 수직 그리고 안-가쪽 이동을 최적화하기 위해 일반적으로 사용되는 운동형상학적 전략들을 설명하라.
8. 보행주기의 약 5%에서 20% 동안, 디딤기에서의 전두면 운동형상학과 중간볼기근의 근육활성 유형 사이의 기능적 관계를 서로 연관시켜라.
9. 걷기속력을 증가시키기 위해 사용된 2가지의 기본적인 운동형상학적 기전은 무엇인가?
10. (A) 보행주기의 약 30%에서 50%까지, 전두면에서의 목말밑관절 움직임의 위치와 방향을 설명하라. 설명을 위한 기준으로 안쪽들림과 가쪽들림(발꿈치뼈에서의)의 전두면 움직임을 이용하라. (B) 그림 15.29B를 이용하여, 이러한 운동형상학을 조절하는 데 있어 뒤정강근의 중요한 역할을 설명하라.
11. 보행주기의 60%에서 75%까지에서 긴모음근의 한 가지 역할은 무엇인가?
12. 노인들의 보행에서 일반적으로 일어나는 변화들을 설명하라. 이런 변화들은 어떤 자연스러운 보호를 제공하는가?
13. 보행주기의 어떤 지점에서 가장 길어지는 근육은 (A)반힘줄근인가 아니면 (B) 장딴지근인가?
14. 그림 15.40은 대부분의 디딤기 동안 무릎의 안쪽휨 토크의 생산과 관련된 일차적인 역학을 보여주고 있다. 무릎에 있는 어떤 조직들이 이러한 토크를 제한할 수 있는가?
15. 그림 15.35A,B,D를 이용하여, 디딤기에서 흔듦기로의 전환(보행주기의 35~60%) 동안 엉덩관절의 시상면 운동에 대한 역학에너지를 설명하라(그림 15.35C).
16. 발목 등쪽굽힘근육의 약화는 매우 전형적인 보행편차와 연관된다. 다음 3가지 수준의 등쪽굽힘의 약화가 있는 사람에서 일어나는 발목과 발에서의 보행편차를 비교하라: (A) 약함(근력의 30% 상실 또는 표준 도수근력검사 4/5 근력), (B) 중간(근력의 50% 이상 상실 또는 3/5 근력), 또는 (C) 심함(근력의 80~90% 상실 또는 2/5 근력).
17. 그림 15.42를 참조하여, 보행주기의 10~30% 동안 발바닥쪽굽힘 토크의 증가에도 불구하고 에너지(일률)의 발생 또는 흡수가 거의 없는 이유를 설명하라. 설명의 일부로, 보행주기의 10%에서 30% 사이의 에너지 교환의 사실상 결여를 (A) 보행주기의 0%에서 8%까지 관찰된 작은 에너지 흡수 그리고 (B) 보행주기의 45%에서 60%까지 나타나는 뚜렷한 에너지 발생과 비교하라.

Chapter 16

# 달리기의 운동학

Kinesiology of Running

**주제 요약**



이 장에서는 달리기의 기본적인 운동학적 특징에 대한 설명을 제공한다. 별도의 언급이 없는 한, 제공되는 정보는 정상적이고 숙련된 달리기 양상으로 편평한 지면에서 장거리 달리기를 위한 일정한 평균 속력으로 달리며 발뒤부딛기(rearfoot strike) 양상을 사용하는 사람들을 대상으로 한다. 이 장은 이 책의 다른 장과 별개로 읽어도 충분할 만큼 상세한 내용을 제시하지만, 12~15장의 내용은 달리기에 대한 더 깊은 이해에 도움이 될 것이다.

## 공간적 서술과 시간적 서술

### 걸음주기

달리기의 기본 단위는 *걸음주기(stride cycle)*로, 같은 발이 지면에 연속적으로 두 번 접촉하는 사이에 일어나는 모든 운동과 과정으로 구성된다. 지면과의 처음딛기(initial contact)를 발꿈치로 하는 걷기와는 달리, 달리기 동안 지면과의 처음딛기는 발뒤부(rearfoot), 발중간부(midfoot), 또는 발앞부(forefoot)에서 일어날 수 있으며 이를 흔히 발딛기(foot strike)라 한다.

**달리기의 공간적 서술과 시간적 서술**

- 걸음주기
- 걸음길이
- 걸음시간
- 발짝길이
- 발짝시간
- 걸음빈도
- 걸음률
- 발짝너비
- 보행기저
- 발각도
- 달리기속력
- 달리기페이스

달리기의 걸음주기에 대한 공간적 서술과 시간적 서술은 걷기와 동일한 방식으로 정의된다. 예를 들어, 같은 발에 의한 연속적인 지면 닿기 사이의 거리와 시간을 각각 *걸음길이(stride length)*와 *걸음시간(stride time)*이라 하고, 서로 다른 두 발 사이의 연속적인 접촉에 의한 거리와 시간을 각각 *발짝거리(step length)*와 *발짝시간(step time)*이라 한다. 걸음걸이와 걸음시간은 달리기의 속력에 따라 변하며, 달리기의 속력이 빨라질수록 걸음길이는 증가하고 걸음시간은 감소하게 된다. 또 다른 변수인 *걸음빈도(stride frequency)*는 단순히 걸음시간의 역수이며 초당 걸음의 수를 반영한다. 대부분의 달리기 주자들은 1분을 기준으로 사용하기 때문에 걸음빈도보다는 분당 걸음의 수인 *걸음률(stride rate)*을 사용한다 [분당 발짝의 수를 언급한다면 *발짝률(step rate)*이라 한다]. 키가 더 크거나, 다리가 더 길거나, 또는 체중이 무거운 사람들은 주어진 달리기 속력에 대해 더 긴 걸음길이를 선호하는 경향이 있지만, 연구에 따르면 이러한 인체측정학적 변수들과 걸음길이의 상관관계는 약한 편($r$<0.40)으로 나타났다.[25,27]

*발짝너비(step width)*는 발이 지면에 닿아 있을 때 두 발 위치 사이의 안-가쪽 거리인 반면, *보행기저(base of gait)*는 중간디딤기 동안 발의 위치가 신체 중력선에 대해 안-가쪽으로 떨어진 거리를 말한다.[28,130] 걷기에서 달리기로 그리고 전력 질주로 진행됨에 따라, 발짝너비와 보행기저는 점차 감소하다가 결국에는 0보다 작아져 교차보행 양상(corssover gait pattern, 즉 발이 신체의 정중선을 넘는 것)을 보이게 된다. 이와 연관된 측정인 *발각도(foot angle)* 또는 *발가락이 바깥쪽을 향하는 각도(angle of toe-out)*는 진행 방향선에 대한 발 벌림(foot abduction)의 양을 나타낸다. 측정 결과에 따르면 발각도는 개인별로 그리고 달리기속력에 따라 다양하며, 걷기에서는 평균이 5~7° 사이인 것에 비해 달리기에서는 평균 4~9° 사이를 보인다.[28]

*달리기속력(running speed)*은 수행능력의 일반적인 척도이며, 초당 미터(m/s) 또는 시간당 마일(mph)로 측정된다. 속력의 역수인 *달리기페이스(running pace)*는 일반적으로 마일당 분(min/mile) 또는 킬로미터당 분(min/km)으로 측정된다. 달리기 주자와 코치 사이에서는 달리기페이스가 좀 더 일상적으로 사용된다. 전형적인 걷기속력은 일반적으로 2.5 m/sec 미만이지만, 달리기는 2.5 m/sec에서부터 10 m/sec를 초과하는 훨씬 더 넓은 속력 범위에 걸쳐 일어날 수 있다. 당연하게도, 달리기의 운동형상학과 운동역학은 속력뿐만 아니라 나이 및 성별과 같은 다른 요인들에 의해서도 크게 달라진다.

### 디딤기와 흔듦기

달리기의 걸음주기는 두 단계로 구성되어 있다. 기준 발이 지면과 접촉하고 있을 때를 *디딤기(stance phase)*라 하고, 발이 공중에 있을 때를 *흔듦기(swing phase)*라 한다. 달리기의 디딤기는 흔히 걸음주기의 약 40%를 차지하며, 흔듦기는 나머지 기간으로 구성되지만,[101] 달리기속력이 증가함에 따라 디딤기가 차지하는 비율은 점진적으로 감소하게 된다. 예를 들어, 2.25 m/sec (8.1 km/hr)의 속력으로 달릴 때 디딤기는 걸음주기의 약 37%를 차지하지만, 속력이 4.50 m/sec (16.2 km/hr)로 증가하면 디딤기는 걸음주기의 약 28%만을 차지하게 된다.[48] 세계 정상급 단거리 선수들의 경우, 최고의 속력으로 달릴 때 디딤기는 걸음주기의 22%만을 차지할 수도 있다.[81] 디딤기의 시간과 달리기속력 사이의 관계를 알고 싶다면 15장의 그림 15.52를 참고하기 바란다.

걷기와는 다르게, 달리기의 걸음주기에는 두다리지지기(period of double-limb support)가 없다. 달리기 동안 다리가 지면에 접촉하고 있는 기간은 두 다리가 지면에 접촉하는 기간은 없고 오직 한쪽 다리만이 접촉한다. 또한 걷기와는 대조적으로, 달리기 동안에는 어떤 다리도 지면과 접촉하지 않는 두 번의 기간이 있다는 것이다. 이러한 기간을 *부양(또는 비행)기[period of float (flight)]*라 하며, 한쪽 다리가 지면을 밀면서 떨어진 후 다른쪽 다리가 초기딛기(initial contact)를 하기 전에 일어난다. 어떤 움직임이 달리기로 특징지어지기 위해서는 반드시 부양기가 존재해야 한다. 달리기 속력의 증가에 따른 흔듦기 시간의 증가는 주로 부양기에서 보내는 시간이 더 길어지기 때문이다.

### 디딤기와 흔듦기의 세분

달리기의 걸음주기를 정의하고 있는 *과정(events)*에는 처음딛기,

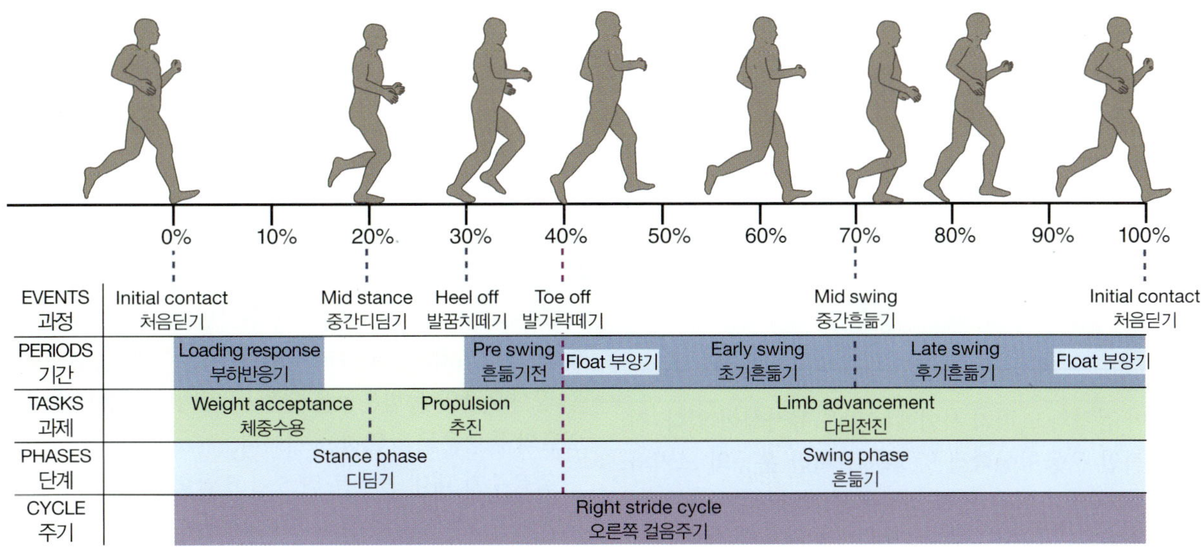


**그림 16.1** 달리기 걸음주기의 과정과 기간을 설명하기 위해 사용된 용어.

중간디딤기, 발꿈치떼기, 발가락떼기, 그리고 중간흔듦기가 있다(그림 16.1과 표 16.1). *처음딛기(initial contact)*는 발이 지면에 닿는 순간으로, 걸음주기의 0% 지점으로 정의된다. *중간디딤기(mid stance)*는 신체의 질량중심(엉치뼈의 앞쪽에 위치함)이 지지하고 있는 다리의 바로 위에 놓일 때 또는 양 무릎이 나란히 놓일 때 일어난다. 중간디딤기의 상황은 걸음주기의 약 20% 지점 또는 디딤기의 약 50% 지점에서 일어난다.[54] *발꿈치떼기(heel off)*와 *발가락떼기(toe off)*는 각각 걸음주기의 약 30% 지점과 40% 지점에서 일어나며, 달리기속력에 따라 크게 달라진다. *중간흔듦기(mid swing)*는 흔듦기의 중간 지점으로 걸음주기의 약 70% 지점에서 일어나며, 흔듦다리의 무릎이 반대쪽 디딤다리의 무릎 옆을 지나갈 때 일어난다.

달리기 걸음주기의 *기간(periods)*에는 부하반응기, 흔듦기전, 초기흔듦기, 그리고 후기흔듦기가 있다(그림 16.1). *부하반응기(loading response)*는 걸음주기의 첫 15%를 차지하고 있으며, 처음딛기와 최대 무릎 굽힘 지점 사이의 기간이다. 이 기간 동안, 다리는 체중을 점차적으로 받아들이고 흡수해야 한다. 부하반응기의 끝 지점에서 신체의 질량중심은 가장 낮은 수직 위치에 도달한다. *흔듦기전(pre swing)*은 발꿈치떼기부터 발가락떼기까지의 기간이며, 이때 다리의 근육은 추진력을 위한 역학에너지를 발생시킨다. *초기흔듦기(early swing)*는 흔듦기의 전반부에 해당하며, 발가락떼기부터 중간흔듦기까지이다. *후기흔듦기(late swing)*는 흔듦기의 나머지 부분을 차지하며, 중간흔듦기부터 그다음 처음딛기까지이다.

**표 16.1 달리기 걸음주기의 세분과정을 정의하기 위해 사용되는 용어**

| 단계 | 과정 | 걸음주기의 백분율 | 반대쪽 다리의 과정 | 반대쪽 다리의 단계 |
|---|---|---|---|---|
| 디딤기 | 처음딛기 | 0 | | 흔듦기 |
| | | 10 | | |
| | 중간디딤기 | 20 | 중간흔듦기 | |
| | 발꿈치떼기 | 30 | | |
| 흔듦기 | 발가락떼기 | 40 | | |
| | | 50 | 처음딛기 | 디딤기 |
| | | 60 | | |
| | 중간흔듦기 | 70 | 중간디딤기 | |
| | | 80 | 발꿈치떼기 | |
| | | 90 | 발가락떼기 | 흔듦기 |
| 디딤기 | 처음딛기 | 100 | | |

**달리기 걸음주기의 기간**

- 부하반응기
- 흔듦기전
- 초기흔듦기
- 후기흔듦기

## 관절의 운동형상학

관절 운동에 있어 걷기와 달리기 사이에는 많은 유사성이 있다. 전반적으로, 전체적인 운동형상학적 양상은 같지만 운동의 크기와 시점은 다르다. 이러한 차이는 느린 조깅에서 전력질주에 이르기까지 주로 이동속력(locomotion speed)의 증가 때문에 나타난다. 달리기의 운동형상학을 객관적으로 측정하는 데 사용되는 정교한 동작분석기법은 걷기에 사용되는 기법과 유사하다(15장 참조). 이를 측정할 장비가 없는 대부분의 임상 환경에서, 임상가들은 달리기의 특성을 평가하기 위해 직접적인 시각적 관찰에 주로 의존하게 된다. 다리의 관절 각속도가 매우 빠르고 중요한 관심 영역이기 때문에, 달리기 주자에 대한 임상적인 시각적 관찰은 동작을 느리게 볼 수 있는 비디오 녹화를 통해 수행되어야 한다.

걷기에서는 대부분의 사람들이 발꿈치를 사용하여 지면과 처음닫기(initial contact)를 하게 되지만, 달리기에서는 이러한 상황에 있어 좀 더 많은 다양성을 갖게 된다. 지면에 처음 닿는 발의 부분을 *발딛기(foot strike)*라 하며, 이는 3가지의 특정 방식인 *발뒤부딛기(rearfoot strike)*, *발중간부딛기(midfoot strike)*, 그리고 *발앞부딛기(forefoot strike)*로 일어날 수 있다. 처음딛기 시 발이나 신발에 가해지는 압력중심의 위치가 어떤 발딛기를 사용했는가를 결정하게 된다.[26] 그러나 압력중심에 대한 자료가 없는 경우, 발딛기의 유형은 고속카메라를 통한 시각적 관찰에 의해 결정될 수 있다.[2,77] 흥미롭게도 많은 달리기 주자들이 자신의 발딛기 양상을 정확하게 자가 평가하지 못하는 것으로 보이며, 특히 자신이 발중간부나 발앞부로 지면에 처음 닿는다고 잘못 생각하는 사람들이 그런 경우가 많다.[49]

달리기 동안 발딛기의 유형은 다리 관절의 운동형상학에 상당한 영향을 미칠 수 있다. 예를 들어, 발앞부딛기를 사용하는 달리기 주자는 발뒤부딛기에 비해 처음딛기 시 더 큰 발목 발바닥쪽굽힘과 무릎 굽힘을 보인다. 장거리 주자의 88~95%가 발뒤부딛기를 보이기 때문에,[1,73] 다른 언급이 없다면 다음에 설명되는 관절의 운동형상학은 선호되는 발딛기 양상인 발뒤부딛기를 기준으로 할 것이다.

## 시상면 운동형상학

### 몸통

달리기 동안, 안-가쪽돌림축이 허리엉치이음부(lumbosacral junction)를 통과한다고 가정되지만, 시상면에서의 각운동은 몸통 전체에 걸쳐 일어난다.[79] 몸통의 굽힘과 폄으로 서술되는 몸통 각도는 다른 신체 분절이 아닌 수직면(vertical plane)에 대해 정의된다. 중립위치(0°)는 수직 상태에 있는 것으로, 몸통의 굽힘은 앞쪽 방향으로의 돌림운동을 말하는 것이며 몸통의 폄은 뒤쪽 방향으로의 돌림운동을 말하는 것이다.

걸음주기 내내 몸통은 약 5~10° 굽힘과 폄을 하지만, 평균적으로 2°에서 13° 사이의 굽힘 범위 내에서 유지된다. 몸통 굽힘은 처음딛기에서 가장 적고 중간디딤기 직후에 최대 수치에 도달한다. 달리기속력이 증가함에 따라, 처음딛기 시 몸통은 좀 더 굽힘된 자세를 취하지만, 걸음주기 내내 전체적인 굽힘과 폄의 이동범위는 증가하지 않는다.[120]

### 골반

*기울임(tilt)*이라 흔히 언급되는 시상면에서의 골반 돌림운동은 앞쪽과 뒤쪽 방향으로 일어난다(그림 16.2A). 엉덩뼈능선(iliac crest)에 있는 한 지점의 돌림운동 방향이 기울임의 방향을 정의한다. 몸통과 마찬가지로, 골반의 각도 또한 수직면에 대해 정의된다. 달리기의 걸음주기 동안 두 번의 왕복운동이 일어나며, 총 운동범위는 약 5°를 나타낸다.[79] 달리기의 걸음주기 내내, 골반은 평균 15~20°의 앞쪽기울임(anterior tilt) 위치를 보이며,[120] 이는 서 있을 때 나타나는 11°의 앞쪽기울임보다 더 큰 것이다. 처음딛기 이후, 골반은 걸음주기의 약 10% 지점까지 뒤쪽기울임(posterior tilt)을 하게 되고, 그 이후에는 골반이 다시 앞쪽기울임을 하게 되는데 발가락떼기 시에 최대에 도달한다. 이러한 운동주기는 흔듦기 동안에도 반복되는데, 그 이유는 반대쪽 다리가 디딤기를 수행하면서 골반의 기울임을 만들기 때문이다.

### 엉덩관절

엉덩관절은 처음딛기(initial contact) 시 약 35° 굽힘되어 있으며, 이러한 굽힘은 걸음주기의 초기 10% 동안 유지되거나 약간 증가한다(그림 16.2B). 이 초기 굽힘의 기간 이후, 엉덩관절은 나머지 디딤기 내내 폄하게 되며, 발가락떼기(toe off) 근처에서 최대 0~5°의 엉덩관절 폄에 도달하게 된다. 엉덩관절은 초기흔듦기(early swing) 동안 다리가 앞으로 전진하기 위해 굽힘하였다가, 다음 처음딛기를 하기 전에 달리기속력의 감소를 최소화하기 위해 폄으로 전환된다. 비록 최대의 엉덩관절 굽힘은 낮은 범위의 달리

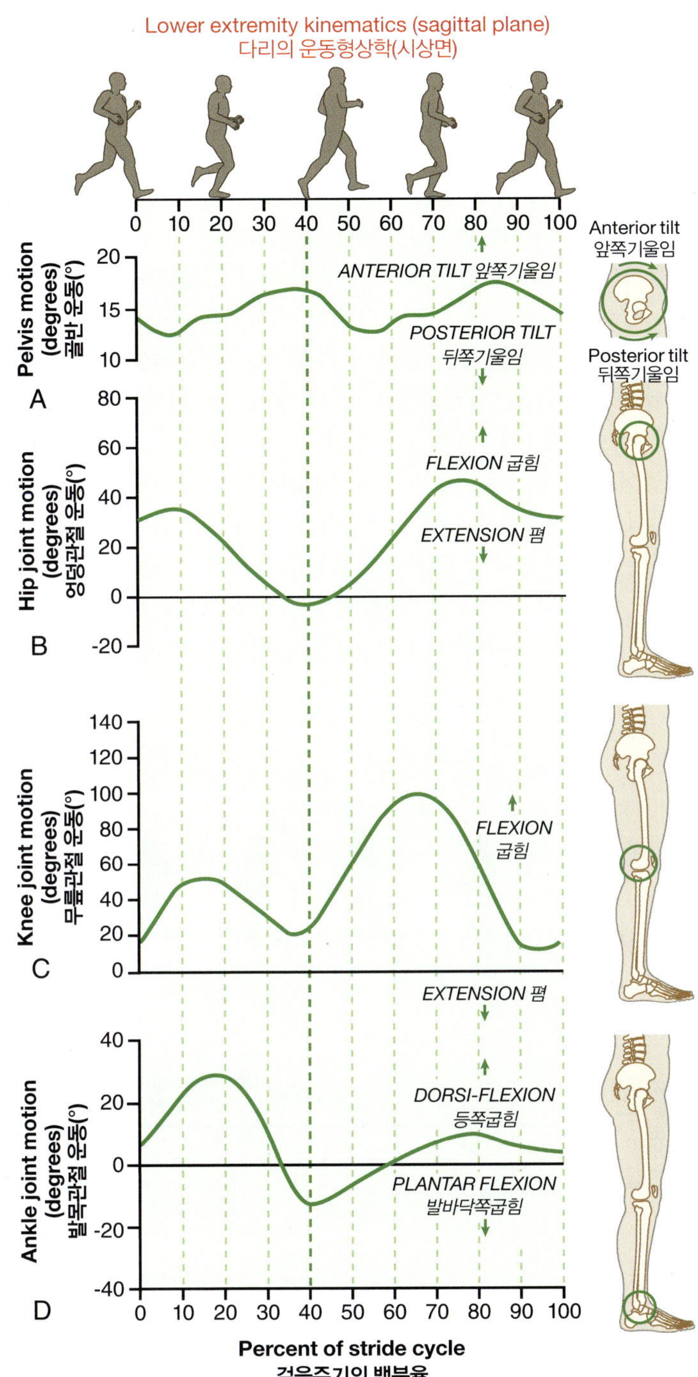


그림 16.2 달리기의 걸음주기 동안 골반(A), 엉덩관절(B), 무릎(C), 그리고 발목(D)의 시상면 돌림운동. 골반의 각도는 다른 신체 분절이 아닌 수직면에 대해 정의되는 반면, 나머지 측정은 인접한 분절이나 뼈 사이의 상대적인 관계로 정의되는 관절 각도이다. (제시된 자료는 문헌과 원자료를 종합한 것이다.[31,45,54,122])

기속력에서는 속력의 증가에 따라 함께 증가하지만, 최대 전력질주 노력의 80%를 초과하는 속력에서는 더 이상 증가하지 않는다.

평상시 시각적 관찰에 따르면, 넓적다리(thigh)의 위치는 앞서 설명했던 것보다 더 큰 엉덩관절 폄이 발생한 것처럼 보일 수 있으나, 이는 부정확한 평가일 수 있다. 시상면에서의 엉덩관절 돌림운동은 골반에 대한 넓적다리의 위치로 정의된다. 엄밀한 의미에서, 골반의 앞쪽기울임 또는 뒤쪽기울임의 위치는 엉덩관절의 각도에 영향을 미친다. 이에 대한 좋은 예는 골반이 최대 앞쪽기울임에 있게 되는 발가락떼기 근처에서 설명되는데, 이때 수직에 대한 넓적다리의 위치로 엉덩관절의 폄을 보면 크게 일어난 것처럼 보이지만 골반과의 관계를 고려한 실제적인 엉덩관절의 폄을 고려한다면 보이는 것보다 더 적게 일어났다는 것을 알게 될 것이다.

## 무릎

무릎은 걸음주기 동안 정점이 2개인 운동 양상을 보이는데, 디딤기 동안에 한 번 그리고 흔듦기 동안에 다시 한 번 나타난다(그림 16.2C). 무릎은 처음딛기 시 10~20° 사이에서 굽힘되며, 중간디딤기 근처에서 45~50°의 최대 굽힘 각도에 도달한다. 이런 부하반응기(loading response) 동안의 무릎 굽힘은 신체 질량중심의 하강을 감속시키는 데 중요한 역할을 한다. 무릎은 디딤기 후반부 동안 계속 폄하게 되는데, 발가락떼기 직전에 20°의 최소 굽힘 각도에 도달하게 된다. 이러한 운동 양상은 흔듦기 동안 반복되지만, 훨씬 더 큰 100~120°의 최대 굽힘 각도가 중간흔듦기(달리기 걸음주기의 70%) 근처에서 발생한다. 흔듦기 동안 무릎에서 나타나는 이런 큰 굽힘의 양은 아래다리(lower leg)와 발의 질량중심을 엉덩관절의 돌림축에 더 가깝게 가져오게 함으로써 다리의 질량관성모멘트(mass moment of inertia)를 감소시킨다. 이렇게 함으로써 흔듦다리를 전진시키는 데 필요한 에너지는 감소된다.

## 발목

발뒤부딛기(reafoot strike)라는 가정에 따라, 발목(목말종아리)관절은 처음딛기 시 0~5°의 등쪽굽힘 위치에 있게 된다(그림 16.2D). (전통적으로 설명되는 것처럼, 정강이와 발 사이의 90° 각도는 0°의 등쪽굽힘으로 고려된다.) 이후, 발목은 지면에 고정된 발에 대한 정강뼈(tibia)의 전진에 따라 중간디딤기 근처에서 최대 30°까지 등쪽굽힘을 한다. 흔듦기전(pre swing) 기간 내내, 발목은 추진력을 위한 일률(power)을 발생시키기 위해 발바닥쪽굽힘을 하며, 발가락떼기 직후 최대 10~20°의 발바닥쪽굽힘에 도달한다. 초기흔듦기(early swing) 동안 발목은 느린 각속도로 등쪽굽힘을 하고, 이후 다음 처음딛기 시 약간의 등쪽굽힘으로 발을 재위치시키기 위해 점진적으로 발바닥쪽굽힘을 한다.

## 첫째발허리발가락관절

첫째발허리발가락(metatarsophalangeal, MTP)관절에서의 운동은 움직임 속력이 빠르고 신발 착용으로 인한 관찰의 어려움 때문에 달리기 동안 측정하기는 어렵다. 그럼에도 불구하고, 이 관절에서의 운동을 정량화하기 위한 시도들은 있어 왔다.[86,144] 처음닫기 시 첫째MTP관절이 10° 정도 폄되어 있지만, 발꿈치떼기(heel off) 전까지 중립위치로 되돌아온다. 발꿈치떼기 후, 첫째MTP관절은 점차 폄하여 보통 발가락떼기(toe off) 직전에 30°의 폄 위치에 도달하며, 달리기속력이 더 빠르거나 가속될 때 더 큰 폄이 일어난다. 흔듦기 내내, 첫째MTP관절은 비교적 중립위치를 유지한다.

달리기가 걷기보다 걸음길이(stride length)가 더 큼에도 불구하고, 발가락떼기 시 첫째MTP관절의 폄은 더 적게 일어난다(15장 참조). 이러한 상황이 언뜻 납득이 잘 안 될 수도 있지만, 무릎과 발목의 위치가 이에 상응하는 영향을 미칠 가능성이 있다. 발가락떼기 시 무릎 굽힘 각도는 달리기(20~25°)에 비해 걷기(35°)에서 더 크며, 엉덩관절 폄 각도와 발목 발바닥쪽굽힘 각도는 비슷하다. 걷기에 비해 달리기 동안에 나타나는 발가락떼기에서의 더 적은 무릎 굽힘은 첫째MTP관절의 폄을 덜 요구하게 된다.

## 전두면 운동형상학

### 몸통

일반적으로 가쪽굽힘(lateral flexion)이라 언급되는 전두면에서의 몸통 돌림운동은 허리엉치이음부(lumbosacral junction)에 위치한 앞-뒤돌림축에 대해 일어난다고 가정된다. 달리기 동안, 수직면에 대해 측정된 전두면에서의 몸통 운동의 전체 크기는 각 방향으로 5°씩 일어나 약 10°가 된다.[120] 최대 가쪽굽힘은 같은쪽 발의 처음닫기 시점과 일치한다.

### 골반

전두면에서 일어나는 골반의 돌림운동 또는 가쪽기울임(lateral tilt)은 수평면에 대해 측정되며, 왼쪽과 오른쪽 엉덩뼈능선(iliac crest)이 같은 높이에 있을 때 중립위치(0°)라 한다. 달리기의 걸음주기 동안 골반은 전두면에서 약 10° 가쪽으로 기울어진다(그림 16.3A).[79] 처음닫기 시, 디딤다리쪽 엉덩뼈능선은 반대쪽 엉덩뼈능선에 비해 약간 상승되어 있으며, 이러한 위치를 흔히 반대쪽기울임(contralateral tilt)이라 한다. 즉, 골반이 반대(흔듦)쪽으로 가쪽기울임된 상태이다. 반대쪽기울임은 부하반응기(loading response) 동안 증가하여, 중간디딤기(mid stance) 직전에 최대의 위치에 도달하며, 그 이후 돌림운동의 방향은 반대로 바뀐다. 골반은 디딤다리 쪽으로 가쪽기울임(같은쪽기울임)되며, 발가락떼기 시점에 최대 위치에 도달한다. 이런 운동주기는 반대쪽 다리가 디딤기에 있는 동안 골반에 부과된 요구 때문에 흔듦기 동안에도 반복된다.

### 엉덩관절

처음닫기 시, 엉덩관절은 약간 모음된 위치에 있으며 중간디딤기 직전에 최대수치(8~10°)에 도달할 때까지 모음을 계속한다(그림 16.3B). 엉덩관절의 최대 모음은 남성보다 여성이 약 3° 더 크며,[45,121] 달리기속력이 증가하면 함께 증가하는 경향이 있다.[32] 디딤기의 나머지 기간 동안 엉덩관절은 벌림을 하고 초기흔듦기(early swing) 동안에도 그 상태가 유지되며, 후기흔듦기(late swing)와 다음 처음닫기 동안 모음의 위치로 되돌아온다.

달리기 동안 골반의 움직임은 전두면에서의 엉덩관절 운동에 크게 기여하며, 이는 최대 움직임 시점에서 명확하게 나타난다. 예를 들어, 최대의 엉덩관절 모음과 최대의 골반 반대쪽기울임은 중간디딤기 근처에서 동시에 일어난다. 마찬가지로, 흔듦기 동안 일어나는 엉덩관절의 전두면 돌림운동은 반대쪽 디딤다리에 대한 반응으로 나타나는 골반의 전두면 돌림운동과 일치한다. 운동의 양상과 시기가 유사하게 나타나지만, 골반에 비해 엉덩관절에서

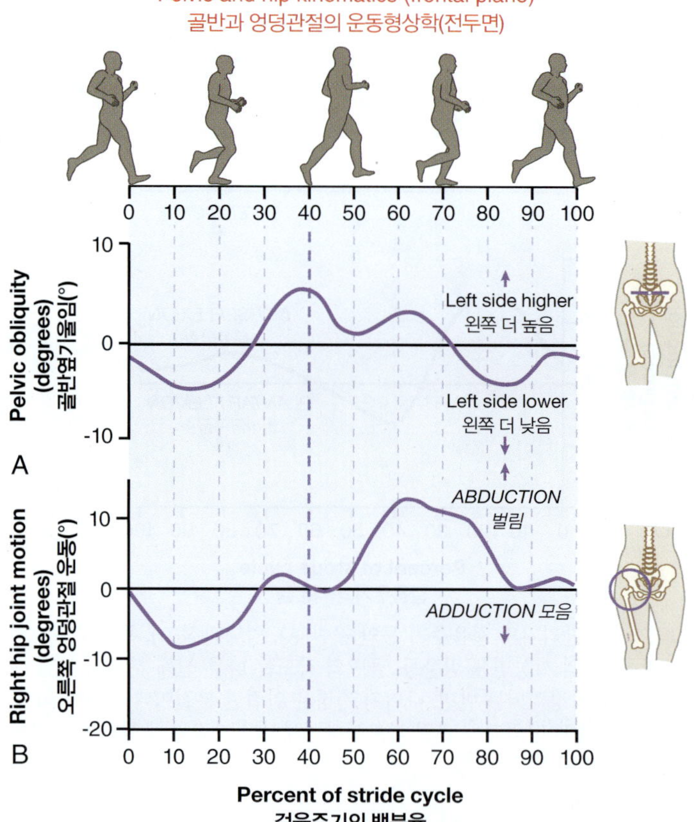


그림 16.3 달리기의 걸음주기 동안 골반(A)과 엉덩관절(B)의 전두면 돌림운동. 오른쪽 다리에서의 부하반응기 동안, 왼쪽 골반은 오른쪽보다 더 낮아져, 흔히 반대쪽기울임이라 명명되는 사선의 정렬을 만들어낸다. 엉덩관절의 돌림운동은 부분적으로 골반 운동에 의해 정의되기 때문에, 이런 반대쪽기울임은 이에 상응하는 디딤다리의 엉덩관절 모음에 기여할 것이다. (제시된 자료는 문헌과 원자료를 종합한 것이다.[54,122])

의 운동 진폭이 더 크다는 것은 달리기 동안 넓적다리뼈(femur)의 전두면 운동 또한 존재한다는 것을 나타낸다.

달리기로 인한 다리의 손상과 관련하여, 디딤기 동안에 일어나는 엉덩관절의 전두면 운동형상학에 많은 관심이 집중되어 왔다. 특히, 달리기의 디딤기 동안 과도한(약 12° 초과) 최대 엉덩관절 모음은 무릎넓적다리관절통증(patellofemoral joint pain) 발생위험 증가와 관련이 있다.[99] 흥미롭게도, 무릎넓적다리관절통증이 있는 달리기 주자들은 달리기 동안 과도한 엉덩관절 모음을 감소시키도록 교육을 받아 왔으며, 그 결과 증상 감소에 상당한 효과를 보였다.[100] 이런 과도한 엉덩관절 모음에 대한 감소는 골반 또는 넓적다리뼈 운동을 더 잘 조절하거나, 혹은 둘 다를 통해 달성될 수 있다.

## 무릎

달리기 동안 전두면에서의 무릎 운동은 아주 적고, 일관성이 없으며, 방향을 부여하기도 어렵다. 넓적다리뼈와 정강뼈에 삽입된 핀을 통해 얻은 관절의 운동형상학에서는 디딤기 동안 전체 약 5°의 전두면 운동이 있다고 보여주었다.[114] 몇몇 연구들에서는 피부에 부착된 반사마커를 사용하여 무릎에서의 전두면 운동을 정의하려고 시도하였으나,[45,83,109] 무릎의 전두면 운동에서 얻은 피부마커와 뼈마커 사이의 일치도가 낮기 때문에 자료를 해석할 때에는 주의가 요구된다.[114]

## 목말밑관절

15장과 일관되게, 목말밑관절(subtalar joint)에서의 가쪽들림(eversion)과 안쪽들림(inversion)의 전두면 운동은 각각 발의 엎침(pronation)과 뒤침(supination)이라는 더 큰 움직임을 대표하는 것으로 고려된다. 처음딛기의 시점에서, 목말밑관절의 위치는 개인에 따라 상당히 다르며, 5°의 안쪽들림에서 10°의 가쪽들림까지 그 범위도 다양하다.[83,113] 처음딛기 시 위치에 대한 이러한 다양성에도 불구하고, 공통적인 운동양상이 디딤기 내내 존재한다(그림 16.4). 목말밑관절은 초기디딤기 동안 가쪽들림을 하며, 걸음주기의 16% 지점(디딤기의 40%)에서 최대의 가쪽들림에 도달한다. 최대 가쪽들림의 각도는 5°에서 20°까지 다양할 수 있으며, 이는 처음딛기 시 목말밑관절의 위치와 크게 관련이 있다. 그 결과 처음딛기부터 최대 가쪽들림까지의 총 이동범위는 약 10°이다.[83] 디딤기의 나머지 기간 동안, 목말밑관절은 안쪽들림을 하여 발가락떼기 시 처음딛기 때와 유사한 위치에 도달한다.

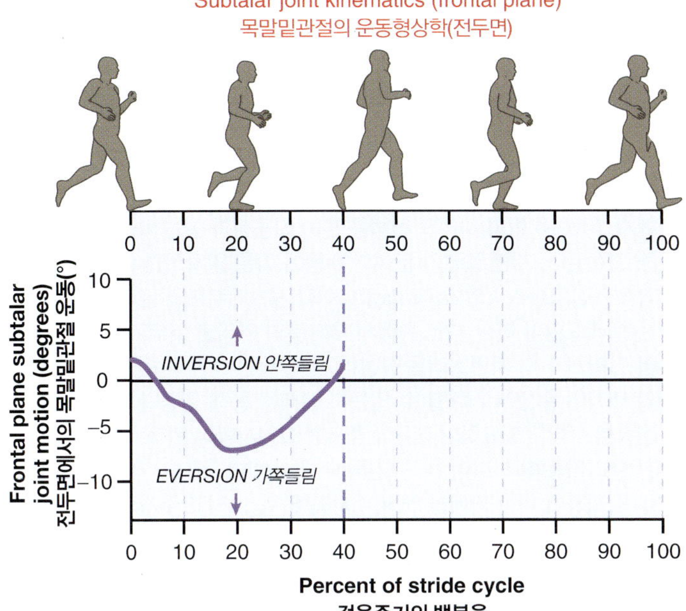


그림 16.4 아래다리에 대한 발꿈치뼈의 전두면 방향에 의해 결정되는 디딤기 동안의 목말밑관절의 운동. 발뒤부의 가쪽들림은 목말밑관절의 엎침을 측정하기 위한 대용으로 흔히 사용된다. (제시된 자료는 문헌과 원자료를 종합한 것이다.[28,84,113])

# 수평면 운동형상학

## 몸통

달리기 동안 시상면과 전두면 운동을 측정할 때 몸통을 단단한 단일 분절로 고려하는 것은 적절할 수 있지만, 수평면 운동을 측정할 때에는 그렇지 않다. 수평면 운동의 진폭은 몸통의 위쪽 부분보다 아래쪽 부분이 훨씬 더 작다. 이러한 상황은 허리영역과 등영역의 돌기관절(apophyseal joint)이 갖는 서로 다른 고유의 운동제한이 부분적인 원인이 된다(9장 참조). 뿐만 아니라, 아래쪽몸통(lower trunk)의 수평면 운동은 골반과 다리에 의해 좀 더 제한되며, 이 두 부위는 몸통과 팔의 운동 방향과 반대로 움직인다. 엄밀한 의미에서, 몸통의 아래쪽 영역과 위쪽 영역의 수평면 운동은 흔히 따로따로 측정된다.

아래쪽몸통(즉 허리뼈, lumbar spine)의 수평면 돌림운동은 각각의 달리기 걸음주기마다 왼쪽과 오른쪽으로의 돌림운동이 똑같은 하나의 사인곡선 진동을 보인다. 오른쪽으로의 최대 돌림운동은 오른쪽 다리의 처음딛기 직전에 일어나고, 디딤기 내내 왼쪽으로의 돌림운동이 계속 일어난다.[122] 왼쪽으로의 최대 돌림운동은 오른쪽 다리의 발가락떼기 직후에 일어나고, 흔듦기 내내 오른쪽으로의 돌림운동이 일어난다. 총 운동의 진폭은 약 20°이며, 각 방향으로 약 10°씩 일어난다. 그러나 피부마커를 사용하여 측정된

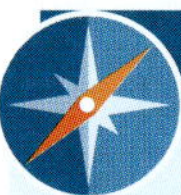

SPECIAL FOCUS 16.1

### 트레드밀에서 달리는 것은 지면에서 달리는 것과 다른가?

비디오카메라나 다른 기술을 사용한 달리기 역학의 평가는 일반적으로 트레드밀 또는 지면에서 달리는 동안 수행된다. 임상 환경에서, 이런 두 방법 사이의 선택은 흔히 실용성과 실현 가능성에 근거해 결정된다. 지면 달리기 분석의 수행에 따른 일차적인 이득은 *생태학적 타당도*(ecological validity)이다. 즉, 대부분의 달리기 주자들은 트레드밀이 아닌 지면 위에서 대부분의 거리를 달리기 때문에 지면 달리기가 더 자연스러운 상황이 된다. 이는 주자의 전형적인 달리기 역학이 손상에 기여할 수 있는지 분석을 통해 결정하기 위해서는 정확한 포착이 필요하기 때문에 중요한 고려사항이 된다. 그러나 일정한 달리기속력의 유지, 원근 오류(perspective error) 및 시차 오류를 방지하기 위한 카메라 대비 주자의 위치, 그리고 주자의 전형적인 역학을 나타내기에 충분한 수의 걸음주기 포착을 포함한 여러 실행 계획상의 문제들이 달리기 역학의 분석을 어렵게 만든다. 비록 트레드밀의 사용이 이러한 모든 문제를 해결할 수는 있지만, 주자가 트레드밀을 편안하게 느끼는지, 지면 달리기를 모방할 만큼 트레드밀 발판이 충분히 딱딱한지, 그리고 트레드밀의 벨트가 일정한 속력을 유지할 만큼 모터 출력이 적절한지와 같은 추가적인 인자들이 고려되어야 한다. 트레드밀 위에서 달릴 때의 생체역학이 지면에서 달릴 때와 현저히 다르다고 종종 가정되지만, 앞서 제시된 요인들이 해결된다면 그 차이는 일반적으로 크지 않을 것이다.[116]

이러한 운동의 진폭은 과대평가되었다 할 수 있으며, 외과적으로 핀을 뼈에 부착하여 얻은 운동 진폭의 수치는 전체 크기가 5° 정도 된다고 지적하고 있다.[79] 따라서, 달리기 동안 아래쪽몸통에 요구되는 수평면에서의 전체 돌림운동은 허리뼈에서 예상되는 생리적 제한점 내에서 일어나고 있는 것이다. 위쪽몸통(upper trunk; 즉 등뼈, thoracic spine)의 수평면 돌림운동은 아래쪽몸통의 운동과 같은 양상을 보이지만, 운동의 전체 진폭은 3배나 더 크다.[79]

## 골반

골반의 수평면 돌림운동은 대체로 몸통의 수평면 돌림운동과 위상이 크게 다르다. 오른쪽 다리의 처음딛기 시, 왼쪽의 앞위엉덩뼈가시(anterior-superior iliac spine, ASIS)는 오른쪽 ASIS보다 앞쪽에 있으며, 앞쪽으로 계속 돌림하여 중간디딤기(mid stance) 직전에 최대에 도달한다. 위에서 관찰했을 때 오른쪽 다리에 대해 골반은 시계방향으로 돌림하며, 좀 더 흔한 용어로는 골반의 바깥돌림(external rotation)으로 불린다(그림 16.5A). 이후, 디딤기의 나머지 기간 동안 골반은 안쪽돌림(internal rotation)을 하다가, 발가락떼기 시점에 중립위치에 도달한다. 최대의 안쪽돌림(즉, 왼쪽 ASIS가 오른쪽 ASIS에 대해 뒤쪽으로 움직이는 것)은 중간흔듦기(mid swing) 근처에서 일어나며, 이는 반대쪽 다리의 중간디딤기에 해당된다. 골반은 수평면에서 10~15°의 돌림운동을 하며, 안쪽돌림과 바깥돌림의 양은 같다.[122]

달릴 때 처음딛기에서의 골반 위치는 걷기 때와는 상당히 다르며, 이러한 차이점은 강조할 만한 가치가 있다. 걷기 동안에는 두다리지지(double-limb support)가 있기 때문에, 골반은 더 긴 발짝길이(step length)를 효과적으로 만들기 위해 발이 닿을 때 *안쪽돌림*(처음딛기를 하는 다리의 ASIS에 대해 반대쪽 ASIS가 뒤쪽에 위치함)을 한다. 그러나 달리기 동안에는 반대쪽 다리가 지면에 고정될 필요가 없기 때문에, 골반은 더 이상 발짝길이를 확장시키기 위한 중심점의 역할을 할 필요가 없다. 대신, 처음딛기 시 골반은 달리기속력의 감소를 최소화하고 흔듦다리의 전진을 도와줄 목적으로 *바깥*돌림을 한다(처음딛기를 하는 다리의 ASIS에 대해 반대쪽 ASIS가 앞쪽에 위치함).[120]

## 엉덩관절

엉덩관절의 수평면 돌림운동에 대한 추정은 연구마다 그리고 개인마다 각기 다른 경향이 있지만, 몇 가지 일반적인 결론을 내릴 수 있다. 첫째, 걸음주기 전체에 걸친 엉덩관절 운동의 전체 진폭은 약 10°이다(그림 16.5B). 둘째, 작은 진폭의 여러 방향 전환이 주로 흔듦기 동안 일어나며, 이런 상황에 대한 기능적 관련성은 알려져 있지 않다. 마지막으로 이런 빈번한 진동에도 불구하고, 전체 걸음주기에 걸친 엉덩관절의 평균 돌림운동 각도는 거의 0° 또는

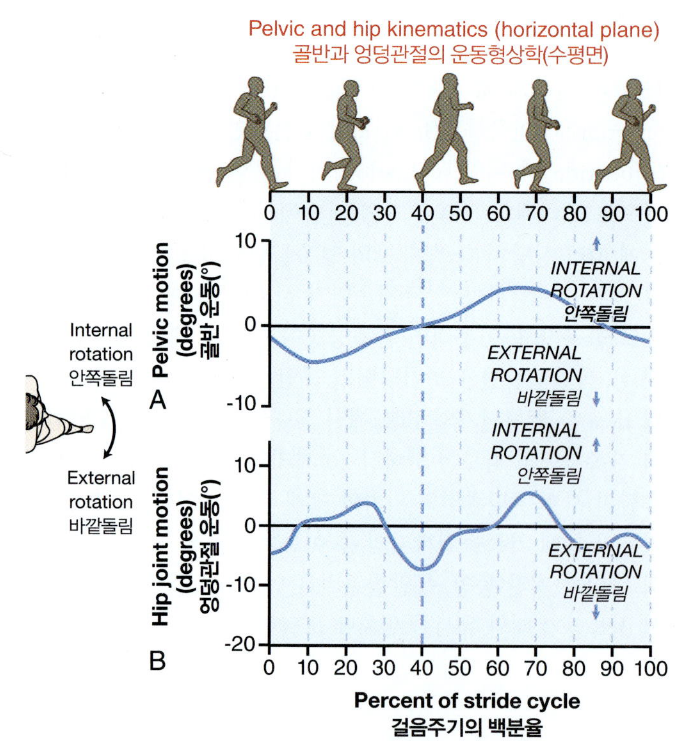


**그림 16.5** 달리기의 걸음주기 동안 골반(A)과 엉덩관절(B)의 수평면 돌림운동. (제시된 자료는 문헌과 원자료를 종합한 것이다.[45,54,122])

중립에 가깝다.

부하반응기(loading response) 동안 엉덩관절의 수평면 돌림운동은 가장 변수가 많은 것으로 보인다. 일부 연구에서는 처음닫기 시 엉덩관절이 바깥돌림되어 있고 부하반응기 내내 안쪽돌림을 한다고 제안한 반면,[121] 다른 연구에서는 처음닫기 시 엉덩관절은 안쪽돌림되어 있으며 부하반응기 동안에는 추가적인 돌림운동이 거의 일어나지 않는 것으로 관찰되었다.[32,45]

### 무릎

전두면에서의 무릎 운동과 유사하게, 달리기 동안 수평면에서의 무릎 운동을 정밀하게 측정하려면 넓적다리뼈와 정강뼈에 직접 부착된 마커가 필요하다. 이러한 측정 방법은 무릎이 디딤기 전반부 동안 5~10°의 안쪽돌림을 하고, 디딤기의 후반부 동안 비슷한 크기의 바깥돌림을 한다고 소개하고 있다.[114] 비록 그 양상이 일반적으로 개인마다 일관되기는 하지만, 운동의 크기는 상당히 다를 수 있으며, 일부 달리기 주자들은 눈에 띄는 운동을 보이지 않기도 한다.[45,114]

### 팔

달리기 동안 팔을 흔듦으로써 중요한 대사적 이득과 생체역학적 이득을 제공한다. 예를 들어, 팔의 흔듦이 없는 달리기는 팔의 흔듦이 있는 달리기에 비해 물질대사 에너지 소모율이 최소 3% 정도 증가한다.[7] 팔의 흔듦이 없는 경우, 다리의 각운동량(angular momentum)을 상쇄하기 위해 골반의 수평면 돌림운동이 최대 100%까지[7] 증가해야 한다. 이 증가된 골반 돌림운동을 조절하기 위해 몸통 근육의 활동은 더욱 커지게 되고, 이로 인해 대사 비용의 증가도 뒤따르게 된다.

### 어깨

걷기와 유사하게, 달리기 동안 시상면에서의 어깨 운동은 사인곡선을 나타내며 엉덩관절과는 위상을 달리한다. 따라서 디딤기 내내 같은쪽 엉덩관절이 펴하는 동안 어깨는 굽힘하며, 흔듦기 동안에는 반대의 양상을 나타낸다. 처음닫기 시, 어깨는 약 40°로 펴되어 있으며, 이후 디딤기 동안 점진적으로 굽힘을 하여 발가락떼기 근처에서 약 10°의 굽힘 상태가 된다. 그런 후 어깨는 흔듦기 동안 다음 처음닫기를 준비하기 위해 40°의 폄으로 되돌아온다. 어깨 운동의 크기는 개인에 따라 상당히 다르며 달리기의 걸음길이(stride length)에 영향을 받는다. 즉, 걸음길이가 길어질수록 어깨 운동도 더 커진다.

### 팔꿈치

달리기의 걸음주기 내내, 팔꿈치는 거의 90°의 굽힘을 유지한다. 약간의 운동이 일어날 수는 있지만, 보통 30° 미만이다. 팔꿈치의 굽힘을 유지함으로써, 팔의 질량중심은 어깨관절의 안-가쪽돌림축에 더 가깝게 위치되어, 결과적으로 팔의 질량관성모멘트(mass moment of inertia)를 감소시킨다.

## 질량중심

### 질량중심의 이동

걷기와 유사하게, 달리기 동안에도 신체의 질량중심(center of mass, CoM)은 수직 방향과 측면 방향으로 움직이지만, 그 움직임의 시기와 크기는 상당히 다르다. 수직 방향에서, CoM은 달리기의 중간디딤기(mid stance)에서 최소의 높이에 있게 되고, 초기흔듦기(early swing)의 부양기(float) 중간 지점에서 최대의 높이에 있게 된다. 이러한 상황은 걷기와는 상당히 다른데, 걷기에서는 중간디딤기에서 최대의 높이에 있게 되고 두다리지지(double-limb support)의 중간 지점에서 최소의 높이에 있게 된다. 달리기 동안 CoM의 전체 수직이동은 5 cm에서부터 10 cm까지의 범위를 보이며, 달리기속력, 걸음률(stride rate), 그리고 경험에 따라 상당히 달라진다.[52,54,90,142]

CoM의 측면 움직임은 발짝너비(step width)가 크게 반영된다(즉, 발짝너비가 클수록 측면 움직임도 더 커진다). 달리기 동안 발짝너비는 거의 0이며, 이는 CoM의 최소 측면 움직임을 초래한다.[5] 걷기와는 다르게, 달리기 동안에는 가쪽균형에 대한 능동조절이 거의 필요하지 않다는 것을 제안한다.[6]

**질량중심의 이동**

- 전체적인 수직이동: 5~10 cm
- 전체적인 측면이동: 거의 0 cm

### 위치에너지와 운동에너지에 대한 고려사항

달리기 동안 신체 CoM의 수직이동은 걷기와 비교하여 뚜렷하게 다른 역학에너지의 변동을 초래한다. 달리는 동안, 위치에너지(신체 CoM의 수직위치를 반영)는 중간디딤기에서 최소가 되고 초기흔듦기 동안의 부양기(float) 중간 지점에서 최대가 된다. 마찬가지로, 달리기 동안의 운동에너지(주로 신체의 수직속도에 따라 달라짐) 또한 중간디딤기에서 최소가 되고 초기흔듦기의 부양기 중간지점 근처에서 최대가 된다. 따라서 위치에너지와 운동에너지는 달리기 동안 *같은 위상*(*in-phase*)에 있게 되며, 이러한 배열 방식은 CoM을 들어 올리고 가속시키는 데 필요한 역학에너지를 보존하는 데 단 5%만 효율적이다.[43] 대신, 달리고 있는 신체는 역학에너지를 효과적으로 보존하기 위해 힘줄과 같은 탄성조직(elastic tissue)에서의 에너지의 저장과 방출에 더 많이 의존하게 된다.

## 에너지 소비

대사에너지(신체 질량에 대한 산소 소모로 측정됨)와 속력 사이의 관계는 걷기와는 달리 달리기에서 독특하게 나타난다. 이동거리에 대해 표현할 때(mL/kg/m), U자 형태의 관계가 걷기속력과 에너지 소비(energy expenditure) 사이에 존재하며, 이를 통해 최적의 걷기속력이 확인될 수 있다(그림 15.26 참조). 그러나 달리기 동안 주어진 거리를 달리기 위한 에너지 비용(energy cost)은 속력에 관계없이 놀라울 정도로 비슷하게 유지되며, 이는 움직임의 경제성을 보여주는 것이다. 이것이 정확히 어떻게 달성되는지는 알려져 있지 않지만, 걸음길이(stride length)나 분속수(cadence)의 조정 그리고 역학적 동력원 등 몇 가지 요인이 제안되어 왔다.[24,27]

주어진 최대하 달리기속력에 대한 대사에너지 요구량(안정된 상태에서의 산소 소모율로 측정)으로 정의되는 *달리기 경제성*(*running economy*)은 개인에 따라 매우 가변적이다. 심지어 유사한 유산소 체력수준을 가진 훈련된 달리기 주자들 사이에서도 같은 속력으로 달릴 때 달리기 경제성은 약 20% 차이가 난다.[142] 나이, 성별, 환경과 같은 요인들이 이러한 차이에 기여할 수 있지만,[89] 이런 차이의 상당 부분은 신체 구조와 달리기 역학의 차이에서 비롯된 것으로 여겨진다. 예를 들어, 더 무거운 사람은 더 가벼운 사람보다 신체질량의 단위당 달리기 경제성(mL/kg/min)이 더 높을 수 있다.[141] 마찬가지로, 다리 먼쪽에 질량이 덜 집중된 사람은 다리를 가속시키는 데 필요한 근육의 일이 더 적기 때문에 더 높은 달리기 경제성을 가질 가능성이 있다.[94]

달리기 경제성의 감소와 관련된 달리기 역학에는 신체 CoM의 과도한 수직이동,[142] 과도한 팔의 움직임,[142] 그리고 디딤기 전반부 동안 뒤쪽으로 향하는 지면반발력의 증가[72]가 포함된다. 달리기 주자들은 훈련 동안 이러한 요인들을 일상적으로 고려하기는 하지만, 달리기 경제성과의 연관성은 기껏해야 중간 정도인 경향이 있고 연구마다 일관되게 관찰되지는 않고 있다. 뿐만 아니라, 디딤주기(stance cycle) 동안 엉덩관절, 무릎, 그리고 발의 시상면 운동은 달리기 경제성과 명확한 관계를 갖지 않는다.[72] 개인 간 달리기 경제성의 가변성은 생체역학적인 요인들의 세부 요소로 설명되는 것 같지 않으며, 많은 요인들의 상호작용과 관련이 있을 가능성이 높다.[142] 달리기의 에너지 비용을 조사한 대부분의 연구가 다소 동질적인 집단에서 선발된 잘 훈련되었거나 엘리트 달리기 주자들을 대상으로 했다는 점을 기억하는 것 또한 중요하다.[118] 따라서 이러한 연구 결과들은 취미로 달리는 다양한 사람들에게 일반화하는 데 한계가 있을 수 있다.

## 근육 활동

다리와 몸통의 모든 근육은 달리기 걸음주기의 각 구간에서 다양한 정도로 활동한다. 근전도(EMG)를 이용한 근육 활동의 측정은 해당 운동형상학을 조절하는 데 있어 근육의 역할에 대한 단서를 제공한다(3장의 EMG 주제 참조). 피부 표면에 부착하는 근전도 전극은 얕은쪽에 있는 큰 근육의 활동을 기록하기 위해 일상적으로 사용되는 반면, 근육속(미세전선) 전극은 좀 더 깊은쪽 근육의 활동을 측정하기 위해 사용된다. 문헌상 많은 깊은 근육(예를 들어, 엉덩관절의 깊은 바깥돌림근육)에 대한 EMG 자료가 부족한 이유는 근육속 전극 접근법이 기술적으로 까다롭기 때문이지 상대적으로 중요하지 않은 것으로 해석되어서는 안 된다. 오히려, 이러한 깊은 근육들은 좀 더 얕은 쪽에 있는 큰 근육들과 중요한 협동적인 역할을 수행함으로써 몸통과 다리 관절의 운동을 안정화시키고 조절하는 데 도움을 줄 가능성이 높다.

근전도는 걸음주기 전반에 걸친 근육들의 활동 양상을 파악할 수 있다. EMG 자료는 걸음주기 동안 근육이 '활성(on)'과 '비활성(off)'될 때(지속시간) 그리고 상대적인 활성 수준(신경동원)을 보여준다. 걷기와 관련된 자료와 유사하게, 근육의 상대적인 활성을 정의하는 데 사용되는 기준표준(reference standard)은 달리기의 걸음주기 동안에 나타나는 해당 근육의 최대 EMG 신호 강도를 가장 흔히 이용한다. 그림 16.6A와 16.6B는 각 근육의 EMG 신호를 위해 이러한 기준을 사용하였다. 근육의 활동 강도는 파악할 수 있지만, 이것이 반드시 근육 힘의 양과 동일한 것은 아니다. 달리기와 같은 움직임 동안, 근육 힘을 추정하기 위해서는 복잡한 신경근육뼈대 컴퓨터 모형이 필요하며, EMG는 단지 이러한 모형에 입력하기 위해 흔히 사용되는 측정값 중 하나일 뿐이다.

많은 인간 움직임에 있어, 근육의 활성 기간은 특정 관절의 움직임과 거의 정확하게 일치한다. 그러나 달리기 동안에는 근육이 일차적으로 의도된 기능을 수행하기 훨씬 이전에 활동하게 된다. 예를 들어, 부하반응기(loading response) 동안 편심으로 활동하는 근육들은 흔히 후기흔듦기(late swing, 걸음주기의 80~100%) 동안 활동된다. 처음닿기 시 상당한 크기와 속도의 부하를 고려할 때, 이런 선행된 근육 활동은 다가올 부하에 근육이 더 잘 반응하게 해준다.[72] 처음닿기 이전에 발생한 근육 활동의 증가는 처음닿기 시점에 활동하는 경우보다 근육의 힘 생산(그리고 이에 상응하는 관절 토크와 일률 흡수)이 더 빨리 더 큰 수준에 도달하게 해

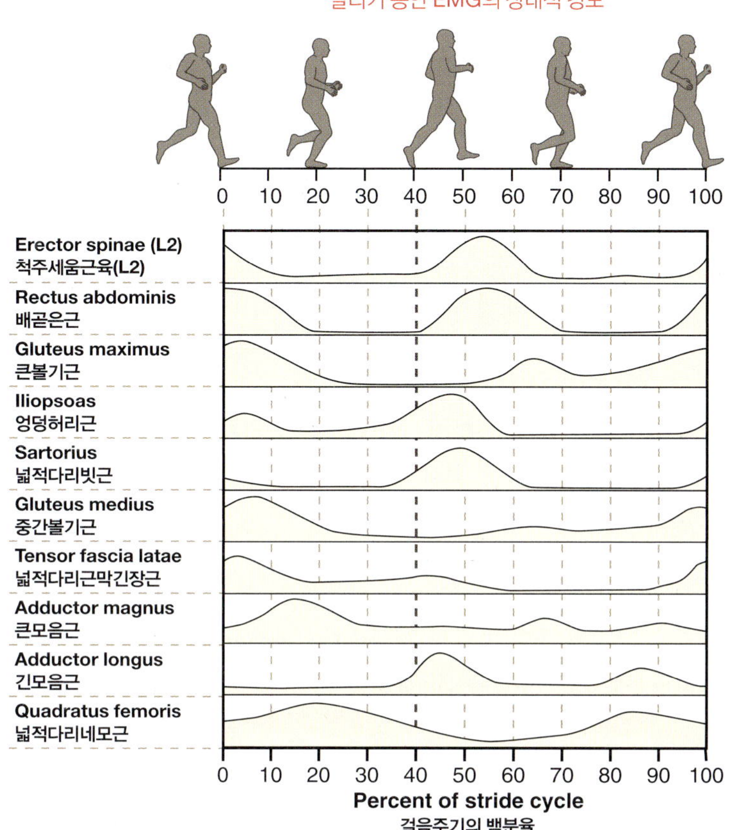


그림 16.6 (A, B) 달리기 동안 근육활성의 상대적인 강도에 대한 근전도(EMG) 그림. 연구마다 다른 달리기속력(2.9~4.62 m/sec)이 사용되었는데, 이는 근육 활동의 크기에는 영향을 미칠 수 있으나 근육 활동의 양상에는 거의 영향을 미치지 않는다. 따라서 Y축은 걸음주기 동안 획득된 최대값에 대한 비율로 각 근육의 상대적 근육활성의 강도를 나타내고 있다. 이러한 정규화 방법에 근거해, 모든 근육이 도표의 수직 눈금을 거의 채우는 것처럼 보이지만, 실제로는 배곧은근과 같은 일부 근육은 최소한으로만 활동한다. 이러한 Y축에서의 정규화 방법 때문에, 달리기의 걸음주기 전체에 걸쳐 여러 다른 근육들의 실제 EMG 강도를 비교하는 것은 불가능하다. (EMG 자료는 여러 출처를 종합하여 얻은 것이며, 여기에는 Cappellini 등, 2006[22]; Chumanov 등, 2012[33]; Semciw 등, 2015[126]; Gazendam과 Hof, 2007[48]; Rober 등, 1993[112]; Andersson 등, 1997[3]의 연구가 포함되었다. 근육 활동의 전반적인 양상은 다른 연구에서 보고된 자료와 일치한다.[40,53,88,138])

(계속)

준다. 이는 신경근육계통이 주어진 과제에 맞게 특화된 활성 양상을 전개시키는 좋은 예이다. 이 단락의 제목인 근육 활동을 이해하기 위해서는 그림 16.6A와 그림 16.6B에 나와 있는 EMG의 활동 경과를 반드시 참고하기 바란다.

## 몸통

달리기 동안 몸통 근육은 걷기 때와 비슷한 역할을 하지만, 더 빠른 각속도, 탈안정화를 유발할 가능성이 있는 더 큰 지면반발력, 그리고 더 큰 호흡률과 호흡 깊이는 모두 더 높은 근육활성의 크기를 요구한다.

### 척주세움근육

아래쪽 등뼈영역과 위쪽 허리영역을 가로지르고 있는 척주세움근육(erector spinae)은 각 다리의 처음딛기에 해당하는 각각의 폭발적인(burst) 활동으로 인해 두 개의 위상을 갖는 활성 양상을 보인다(그림 16.6A).[22,119] 이런 두 번의 폭발적인 활동은 발이 단단한 지면에 닿을 때 골반에 대한 몸통의 앞쪽 각운동량을 조절한다. 오른쪽과 왼쪽의 척주세움근육은 동시 활동을 보인다.

### 배곧은근

배곧은근(rectus abdominis)은 두 번의 뚜렷한 활동 기간을 보이지만, 두 기간 모두 비교적 낮은 진폭을 나타낸다. 첫 번째 활동 기간은 처음딛기에 앞서 일어나고 걸음주기의 20% 지점까지 지속된다. 두 번째 활동 기간은 걸음주기의 40%에서 70%까지 일어나는데, 이는 반대쪽 다리의 디딤기 전반부에 해당하는 것이다.[22] 낮은 수준의 활동과 기존에 있던 몸통의 앞쪽 운동량을 고려하면, 이 시기에 발생한 몸통의 주된 굽힘 자세가 배곧은근에 의한 것이라고 보기는 어렵다. 오히려, 배곧은근 활동은 수평면에서의 몸통 운동을 조절하고 안정화시키기 위해 그리고 복부 내장을 위한 지지를 제공하기 위해 좀 더 깊은쪽에 있는 배근육(배속빗근과 배가로근)과 협력적으로 작용하고 있다고 생각된다.[61]

## 엉덩관절

### 엉덩관절 폄근육

*큰볼기근(gluteus maximus)*은 엉덩관절의 폄을 시작하고 부하반응기를 준비하기 위해 처음딛기 이전에 활동한다. 이 근육은 부하

반응기의 초기에 가장 큰 EMG 신호를 보이며, 걸음주기의 5%와 10% 사이에서 최대가 된다.[33,40] 큰볼기근은 처음딛기 이후 신체의 하강 속도를 감속시키기 위해 짧게 편심으로 활동한다. 이 근육은 신체를 지지하고 엉덩관절의 폄을 만들어내기 위해 중간디딤기(걸음주기의 20%) 때까지 동심으로 활동한다.[53] 언뜻 납득이 잘 안될 수도 있지만, 큰볼기근은 추진이 일어나는 나머지 디딤기 동안에는 거의 비활성 상태이며, 이 추진 기능은 주로 발목 발바닥쪽 굽힘근육에 의해 주도된다. 큰볼기근은 초기흔듦기 동안에는 거의 비활성 상태로 있다가, 엉덩관절의 폄을 시작하기 전에 엉덩관절의 굽힘을 감속시키기 위해 후기흔듦기 동안 다시 편심으로 활동하게 된다.[22,33,53,75]

큰볼기근 활동의 크기는 달리기속력과 함께 흔듦기 동안 상당히 증가하게 되는데, 이는 전진하는 다리를 감속시키기 위해 근육에 부과되는 편심 요구가 증가하는 것과 일치한다. 특히 흔듦기 동안 큰볼기근에 요구되는 최대 힘은 달리기속력이 3.5 m/sec에서 7.0 m/sec로 증가하면 3배로 증가하고, 9.0 m/sec로 속력이 증가하면 6배까지 증가하는 것으로 추정되었다.[40] 따라서 큰볼기근의 기여는 장거리 달리기보다 단거리 달리기와 더 흔히 연관되는 달리기속력에서 훨씬 더 중요하다.

달리기 동안 큰볼기근 활동에 변화가 생기면 달리기와 관련된 흔한 손상, 특히 무릎넙적다리관절통증(patellofemoral joint pain)과 자주 연관된다(임상 연관성 16.1 참조). 그러나 현재까지 EMG 문헌에서는 손상의 유무에 관계없이 일관되게 나타나는 근육 활동의 양상을 밝혀내지 못하고 있다.[12]

*큰모음근(adductor magnus)*은 중간디딤기 근처에서 최대의 활동을 보인다. 엉덩관절이 굽힘되었을 때가 폄 토크를 발생시키기에 유리한 생체역학이라는 것을 고려해 보면(12장 참조), 큰모음근이 엉덩관절의 폄 토크를 증가시키기 위해 활동하는 것으로 보인다.[48,88]

*넓적다리뒤근(hamstring muscle*; 즉 넓적다리두갈래근, 반막근, 반힘줄근) 또한 처음딛기 이전에 활동하며 걸음주기의 약 30% 지점까지 활동을 유지한다.[22,33,40,127] 그러나 걸음주기의 이 기간 동안 전반적인 엉덩관절 폄에 대한 넓적다리뒤근의 상대적인 기여는 큰볼기근의 기여에 비해 절반 정도이다.[40] 이후 넓적다리뒤근은 걸음주기의 70% 지점까지 거의 비활동을 유지하다가, 걸음주기의 85%에서 90% 사이에서 최대 활동에 도달한다. 이런 폭발적인 편심 활동은 다음 처음딛기에 앞서 엉덩관절 폄을 시작하기 전에 엉덩관절 굽힘을 감속시키는 일차적인 요인이 된다.[40]

### 엉덩관절 굽힘근육

*엉덩허리근(iliopsoas)*은 주로 발가락떼기의 이전과 이후에 활동하며, 이는 걸음주기의 30%에서 60%까지에 해당한다.[22] 발가락떼기 시점까지 엉덩허리근은 편심으로 활동하고, 발가락떼기 직후부터 초기흔듦기까지 동심 활동이 이어진다.[75] 편심활성에 이어 바로 동심수축이 나타나는 이러한 양상은 '신장−단축'주기('stretch-shortening' cycle)라 하며, 편심을 통한 신장반사 및 힘줄에 저장된 탄성에너지의 결합된 효과로 인해 동심수축의 힘이 강화되는 결과를 낳는다.[71,110,131] 엉덩허리근의 최대 활동은 엉덩관절의 굽힘을 시작하고 다리를 앞쪽으로 가속시키기 위해 최대 힘을 발휘할 거라 추정되는 발가락떼기 직후에 일어난다.[75] 달리기 속력이 증가함에 따라, 엉덩허리근의 활동 크기 및 이와 관련된 힘 출력 또한 이 기간 내에서 증가하게 된다.[3,40]

*넓적다리곧은근(rectus femoris)*과 *넓적다리빗근(sartorius)*은 초기흔듦기 동안 엉덩관절의 굽힘을 보조한다.[3] 그러나 이 근육들은 여러 관절을 가로지르기 때문에 달리기에 대한 전체적인 기여는 좀 더 복잡할 수 있다.[75]

### 엉덩관절 벌림근육

달리기 동안 *중간볼기근(gluteus medius)*의 활성 양상은 큰볼기근의 양상과 상당히 유사하다. 즉, 이 근육은 부하반응기를 준비하기 위해 처음딛기 이전에 활동하고 대부분의 디딤기에 걸쳐 활동을 유지한다.[33,40] 중간볼기근은 부하반응기 동안 엉덩관절 모음을 조절하기 위해 편심으로 활동하여 걸음주기의 약 10% 지점에서 최대 활동에 도달하고(그림 16.3 참조), 그 후에는 디딤기의 나머지 활동 기간 동안 엉덩관절의 벌림을 유발하기 위해 동심으로 활동한다. 디딤기 동안의 이런 활동 기간은 중간볼기근에 의한 상당한 힘 생산과 일치하며, 이 힘은 엉덩관절을 가로지르는 다른 어떤 근육의 힘보다 더 크다고 추정된다.[75] 이 근육은 디딤기의 마지막 부분과 흔듦기 동안 비활성 상태를 유지하다가, 다음 발 닿기를 준비하기 위해 걸음주기의 80% 지점부터 점진적으로 활동이 증가하기 시작한다.

달리기 동안 *작은볼기근(gluteus minimus)*의 EMG 양상은 중간볼기근의 양상과 상당히 유사하다.[102] 흥미롭게도, 작은볼기근의 앞쪽 부분은 초기흔듦기 동안 두 번째 폭발적인 활동을 보이는데, 이는 엉덩관절 굽힘과 엉덩관절 안정화에 기여하는 것으로 보인다.[102] 근육속 전극으로 얻은 달리기 동안의 *넓적다리근막긴장근(tensor fasciae latae)*의 활동 양상은 걸음주기의 0%에서 60%까지 낮은 수준의 활동을 보이는 것으로 나타났다.[3] 일차적인 엉덩관절 벌림근육(12장 참조)으로서, 넓적다리근막긴장근은 디딤다리의 전두면 역학을 조절하는 데 있어 중간볼기근과 작은볼기근을 보조하는 것으로 보인다.

### 엉덩관절 모음근육과 돌림근육

달리기 동안 엉덩관절의 모음근육과 돌림근육을 위한 EMG 정보는 제한적이다. 큰모음근과 긴모음근은 일반적으로 걸음주기의 대부분에 걸쳐 낮은 수준의 활동을 보인다. *큰모음근(adductor magnus)*은 중간디딤기 근처에서 주된 최대 활동을 보이는데, 이는 엉덩관절 폄을 보조하기 위한 것으로 보인다.[48] 이와는 반대로, *긴모음근(adductor longus)*은 초기흔듦기 동안 최대 활동을 보이는데, 이는 엉덩관절 굽힘의 시작을 보조하기 위한 것으로 보인다.[22]

깊은 바깥돌림근육인 *넓적다리네모근(quadratus femoris)* 또한 일반적으로 걸음주기 내내 활동하지만, 디딤기와 후기흔듦기 동안에 두 번의 뚜렷한 폭발적인 활동을 보인다.[126] 엉덩관절의 중요한 바깥돌림근육으로 여겨지는[62] 넓적다리네모근은 부하반응기 동안 엉덩관절의 안쪽돌림을 조절하고 디딤기 내내 절구(acetabulum) 내에 넓적다리뼈머리(femoral head)를 안정화시키기 위해 편심 작용을 하는 것으로 보인다. 후기디딤기 동안, 넓적다리네모근의 역할은 더 큰 엉덩관절 폄근육(예를 들어, 넓적다리뒤근)이 상당한 폄 토크를 생산하는 동안 관절 안정성을 제공하는 것이다.

## 무릎

### 무릎 폄근육

넓적다리네갈래근(quadriceps)의 모든 네 갈래(즉 *넓적다리곧은근, 가쪽넓은근, 중간넓은근, 안쪽넓은근*)은 처음닿기에 앞서 폭발적인 근육 활동을 보이며 걸음주기의 20%까지 지속된다(그림 16.6B).[33,88] 그러나 넓적다리네갈래근은 무릎의 굽힘을 편심으로 조절하여 신체의 COM을 지지하기 위해 부하반응기 동안 가장 활발하게 활동한다(그림 16.2C 참조).[53,88] 넓적다리곧은근(rectus femoris)은 엉덩관절 굽힘을 도와주기 위해 걸음주기의 40%에서 60% 사이에 두 번째 폭발적인 활동을 보인다. 걸음주기의 80% 지점에서, 넓적다리네갈래근의 모든 갈래는 지면과의 발 닿기를 준비하기 위해 활동하게 된다.

### 무릎 굽힘근육

각각의 넓적다리뒤근(hamstring muscles)은 달리기의 걸음주기 전반에 걸쳐 유사한 활성 양상을 보인다.[22,33,88] 넓적다리뒤근은 엉덩관절의 폄에 기여하기 때문에 디딤기 내내 낮은 수준에서 중간 수준까지의 활동을 보인다. 초기흔듦기 동안 넓적다리뒤근은 기본적으로 비활동 상태에 있지만, 걸음주기의 70% 지점에서 시작하여 90% 근처에서 최대가 되는 두 번째의 더 큰 폭발적인 활동이 나타난다. 이 두 번째 활동 기간의 일차적인 목적은 무릎의 폄을 감속시켜, 바로 뒤이어 일어날 지면과의 발 닿기를 위해 다리를 적절하게 위치시키는 것이다. 특히 빠른 속력의 달리기 동안 넓적다리뒤근이 좌상(strain injury)에 가장 취약한 시기가 바로 지면과

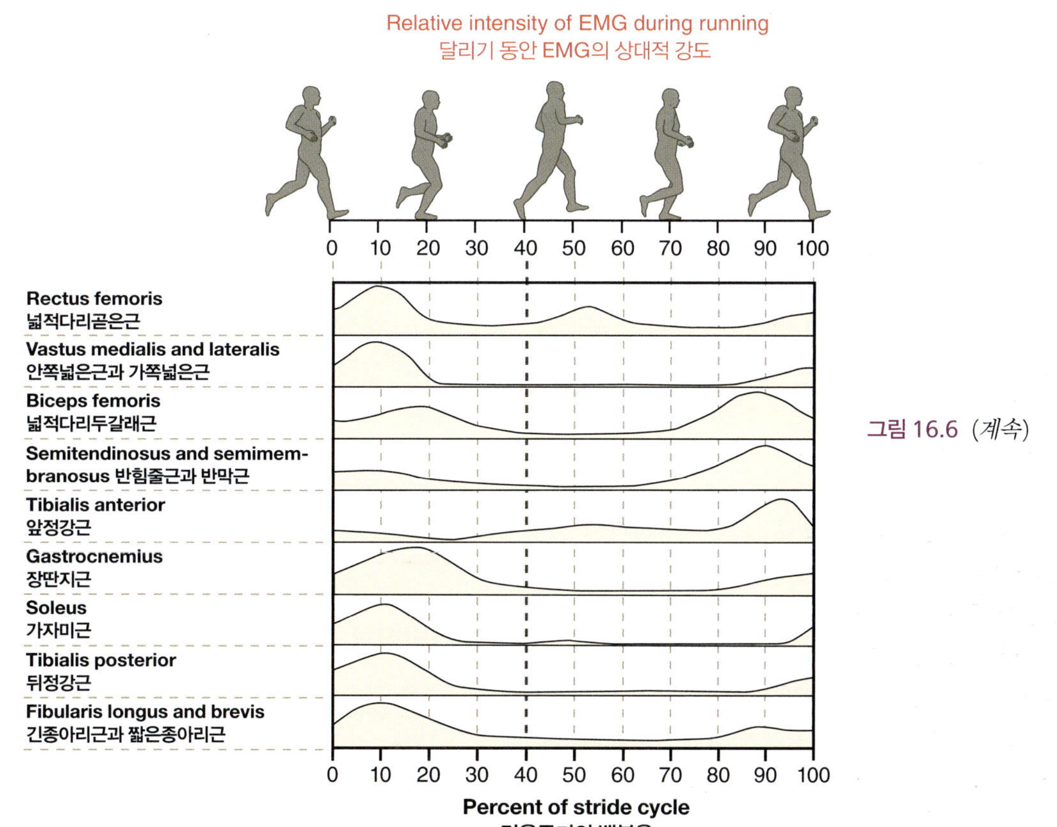


그림 16.6 (*계속*)

발 닿기를 하는 걸음주기의 이 지점이다.[56] 근육에 부과된 높은 관성부하 그리고 엉덩관절 굽힘 및 무릎 폄의 결합으로 길어지게 된 근육이 작용해야 하는 상황이 합쳐지면서 이러한 부상 위험이 증가하는 원인이 된다(임상 연관성 16.2 참조).[29]

## 발목과 발

### 앞정강근

처음딛기 직후 발앞부(forefoor)가 지면으로 내려오는 것을 조절하기 위해 낮은 수준의 앞정강근(tibialis anterior) 활동이 명확하게 나타난다.[33,48] 이 활동의 크기는 발뒤부딛기(rearfoot strike)를 사용하는 달리기 주자에게서 가장 클 수 있는데, 그 이유는 지면에 대한 발의 각도가 증가하기 때문이다. 앞정강근은 흔듦기 동안 가장 활동적이다. 발가락떼기 이후 발목의 등쪽굽힘을 시작하고 다리가 앞쪽으로 전진할 때 발이 지면에 걸리지 않기 위해, 동심의 작은 폭발적인 활동이 초기흔듦기 동안 일어난다. 아주 작은 발목 운동에도 불구하고, 앞정강근의 최대 활동은 후기흔듦기 동안에 나타난다. 이 활동은 발목 발바닥쪽굽힘근육의 활동과 동시에 일어나며, 다음 처음딛기를 예상하여 발목관절을 뻣뻣하게 만들기 위한 것이다.

### 장딴지근과 가자미근

장딴지근(gastrocnemius)과 가자미근(soleus)은 거의 동일한 활동 양상을 보인다. 두 근육 모두 처음딛기 전에 활동하며 중간디딤기 근처에서 최대에 도달한다.[33] 가자미근은 장딴지근보다 약간 먼저 최대 활동에 도달하는 것으로 보인다.[22,40,53] 걸음주기의 10%에서 20%까지, 이 두 근육은 지면에 고정된 발에 대해 정강뼈(tibia)가 돌림운동을 할 때 발목 등쪽굽힘을 조절하기 위해 편심으로 기능한다. 중간디딤기부터 발가락떼기까지, 장딴지근과 가자미근은 흔듦기전(pre swing) 동안 발목을 빠르게 발바닥쪽굽힘을 시켜 신체가 앞쪽으로 나아갈 수 있도록 동심으로 활동한다. 두 근육 모두 흔듦기 내내 비활동을 유지하다가 다음 발 닿기 직전에 다시 활동한다.

달리기 주자가 발앞부딛기(forefoot strike)를 사용한다면, 처음딛기 바로 직전과 직후에 두 근육의 활동 수준이 더 높다는 것을 제외하면 앞서 말한 두 근육의 활동 양상과 본질적으로 동일하다. 발앞부딛기를 하면, 지면의 힘은 발목을 빠르게 등쪽굽힘시킨다. 따라서 발목 발바닥쪽굽힘근육은 처음딛기 시 자연스럽게 편심으로 반응하게 되고, 매 걸음마다 이 근육들에 가해진 부하가 누적되어 총 부하가 커지면, 아킬레스힘줄(Achilles tendon)의 손상 위험뿐만 아니라 이 근육들의 손상 위험도 잠재적으로 증가시킬 수 있다.

### 뒤정강근

이 근육의 해부학적 위치와 깊이를 고려해 볼 때, EMG 신호 강도를 정확하게 평가하기 위해서는 근육속 전극이 요구된다. 달리기 동안 뒤정강근(tibialis posterior)의 활동을 연구한 몇몇 연구에서는 전체 디딤기 내내 활동을 유지하는 것으로 나타났다.[104,112] 아래다리(lower leg)와 발목의 많은 다른 근육들과 유사하게, 뒤정강근도 처음딛기 *직전*에 활동한다. 이러한 시기는 이 근육이 걸음주기의 10%에서 20% 사이에 최대 활성에 도달할 수 있는 충분한 시간을 확보하게 해준다. 이 활동 기간은 목말밑관절(subtalar joint)의 가쪽들림(eversion)과 일치하는데, 이는 뒤정강근이 디딤기 전반부 동안 발의 가쪽들림을 조절하기 위해 편심으로 활동된다는 것을 나타낸다. 중간디딤기부터 발가락떼기까지, 뒤정강근은 첫째 MTP관절의 폄으로 발생하는 권양기 기전(windlass mechanism)과 함께 목말밑관절의 안쪽들림(inversion)을 시작하기 위해 동심 활성으로 전환된다(그림 14.40A 참조). 뒤정강근은 다음 발 닿기 직전까지 흔듦기 내내 전기적으로 비활동 상태가 된다.

### 긴종아리근과 짧은종아리근

뒤정강근과 유사하게, 긴종아리근[fibularis (peroneus) longus]과 짧은종아리근[fibularis (peroneus) brevis]은 후기흔듦기와 전체 디딤기 내내 활동한다.[13,112] 최대 활동은 목말밑관절의 가쪽들림이 최대가 되는 시점 근처인 걸음주기의 15% 근처에서 일어난다. 긴종아리근과 짧은종아리근은 일차적인 발의 가쪽들림근육이기 때문에, 이 근육들이 목말밑관절의 가쪽들림을 *만들어내기* 위해 동심으로 기능하는 것처럼 보일 수 있다. 그러나 달리기 주기의 이 시점에서 지면반발력이 목말밑관절에 대한 외적인 가쪽들림 토크를 만들어내기 때문에, 근육에 의해 유발되는 추가적인 가쪽들림 토크의 필요성에는 의문이 제기된다. 따라서 초기디딤기 동안 긴종아리근과 짧은종아리근은 뒤정강근과 협력적으로 작용하여 목말밑관절에 대한 안-가쪽 안정성을 제공하는 동시에 발목 등쪽굽힘의 속도를 조절하는 데에도 기여하는 것으로 보인다.

## 운동역학

### 지면반발력

디딤기 동안, 지면은 발을 통해 달리기 주자에게 힘을 가한다. 이러한 지면반발력(ground reaction forces, GRFs)은 달리기와 관련된 많은 손상과 연관이 있는 것으로 여겨져 왔으며, 이로 인해 오랫동안 운동화 설계의 주요 고려사항이 되어왔다. 이러한 힘은 신체의 CoM에 대해 작용하며 신체의 CoM 쪽으로 향한다. 관례상, GRFs는 3개의 직교축에 따라 수직 지면반발력, 앞-뒤 지면반발력, 그리고 안-가쪽 지면반발력으로 표현된다.

## 수직 힘

지면반발력 중 수직 지면반발력이 가장 크며, 걸음주기의 20% 근처에서 전체정점(overall peak, 전체 곡선에서 가장 높은 지점)에 도달하고, 그 크기는 체중의 약 2.5배나 된다(그림 16.7C). *능동정점(active peak)*이라 불리는 이런 전체정점은 부하반응기의 끝지점과 관련이 있다. 능동정점의 크기가 체중을 초과하는 것은 지면이 신체의 아래쪽 움직임을 감속시킨 결과이다. 능동정점 이전에, 체중의 약 1.5배 크기의 추가적인 더 작은 정점이 일반적으로 나타나는데, 이를 *충격정점(impact peak)*이라 한다. 일반적으로 능동정점의 약 60%에 달하는 충격정점은 걸음주기의 약 5% 지점에서 발생한다.

충격정점은 다리에서 머리 방향으로 즉각적인 먼쪽에서 몸쪽으로의 압박력을 전달한다.[35] 이러한 충격력(impact force)은 그 크기와 발생속도(부하율) [rate of development (loading rate)]로 특징지어진다. 충격력은 내리막을 달릴 때, 발짝률(분속수) [step rate (cadence)]이 느려질 때, 그리고 확실한 발뒤부딛기(rearfoot strike)를 할 때 증가한다.[36,44,50,54] 높은 충격력은 정강뼈 및 발허리뼈의 피로골절과 같은 달리기 주자들에서의 과사용 손상과 흔히 관련이 있다고 여겨진다.[63] 그러나 문헌을 면밀히 살펴보면, 가장 손상을 주는 것은 충격의 최대 크기가 아니라 오히려 부하율의 크기(즉, 수직 힘의 기울기)일 수 있다고 제안한다.[147] 사실, 달리기 주자가 경험하는 일반적인 수직 충격력은 연골과 뼈의 성장을 자극하는 유익한 생리적 효과를 가질 수 있다. 이러한 힘이 일반적으로 비정상적 달리기의 운동형상학, 장시간의 달리기, 또는 불충분한 휴식과 같은 추가적인 요인과 결합될 때만 손상을 유발한다.[35]

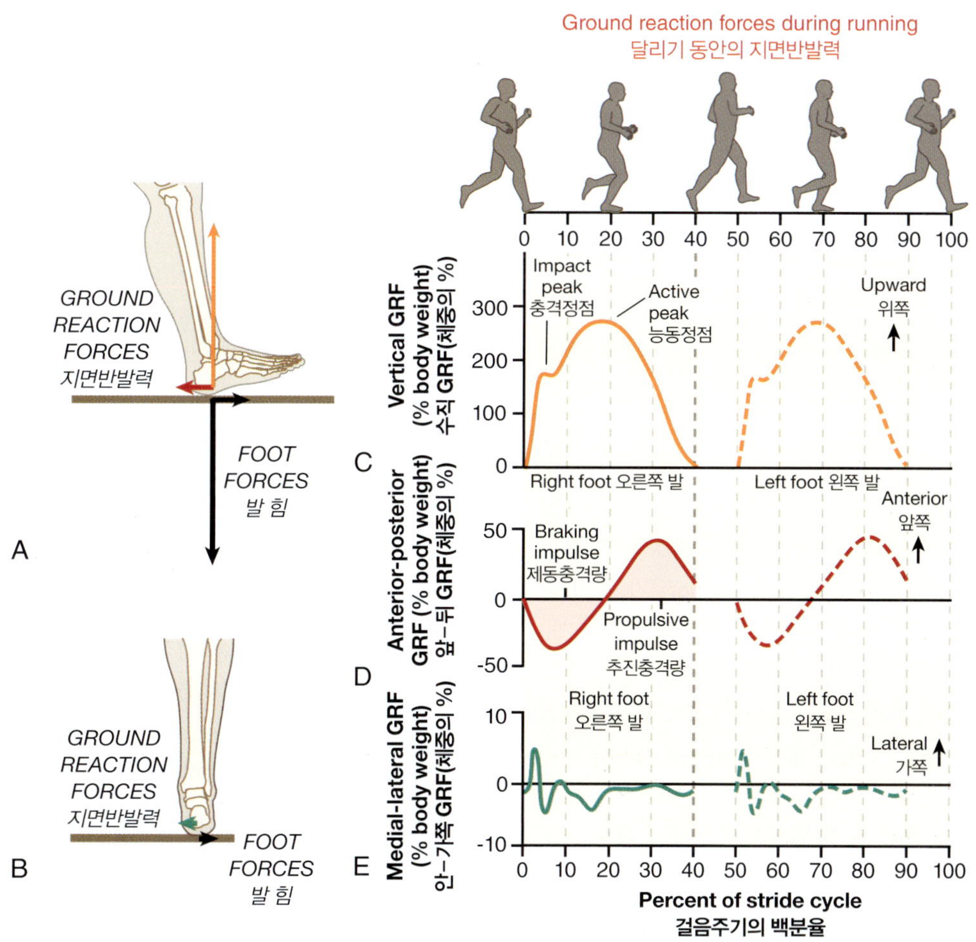


**그림 16.7** 달리기 동안의 지면반발력(GRFs). (A)는 걸음주기의 5% 지점에서 수직 GRF(*주황색 화살표*)와 앞-뒤 GRF(*빨간색 화살표*) 그리고 이에 상응하는 발 힘(*검은색 화살표*)을 보여주고 있다. (B)는 걸음주기의 5% 지점에서 안-가쪽 힘을 보여주고 있다. (C~E)는 걸음주기 동안의 GRFs를 보여주고 있다. 점선은 왼쪽 다리의 디딤기 동안의 힘을 보여주고 있다.

**수직 지면반발력**

- 충격정점: 걸음주기의 5% 근처에서 발생하는 초기 정점의 수직 힘
- 능동정점: 걸음주기의 20% 근처에서 발생하는 전체정점의 수직 힘

### 앞-뒤 힘

GRF의 앞-뒤 성분은 수직 성분에 비해 상당히 작다(그림 16.7D). 디딤기의 전반부 동안, 앞-뒤 힘은 뒤쪽을 향하고 있으며 힘-시간 곡선 아래의 면적은 *제동충격량*(*braking impulse*)이라 한다. 뒤쪽으로 향하는 이 힘과 이에 상응하는 충격량은 CoM을 감속시키고 앞쪽으로의 전진을 느리게 한다. 뒤쪽으로 향하는 최대 힘의 크기와 제동충격량의 크기는 달리기속력뿐만 아니라, 처음닫기 시 발과 CoM 사이의 수평거리에 의해 크게 영향을 받는다. 발이 CoM에 대해 더 앞쪽에 있을수록 제동충격량은 더 커진다.[140] 이러한 이유로, 많은 달리기 주자들이 제동충격량을 감소시키기 위한 방법으로 처음닫기 시 발을 좀 더 CoM에 가깝게 위치시킨다. 이를 위한 한 가지 효과적인 방법은 걸음길이(stride length)를 감소시켜서 달리는 것이다.

중간디딤기에서 발가락떼기까지, 앞-뒤 GRF는 앞쪽으로 향하며 몸이 흔듦기로 나아갈 수 있도록 해준다(*추진충격량*, *propulsive impulse*). 평지(0°의 경사)에서 일정 속도로 달릴 때, 이론상 추진충격량은 제동충격량과 같아진다. 가속을 시도하거나 오르막을 달리려고 한다면, 추진충격량은 제동충격량을 초과해야 한다.

### 안-가쪽 힘

GRF의 안-가쪽 성분은 크기가 가장 작고(즉, 체중의 10% 미만) 개인 간 편차가 가장 크다(그림 16.7E).[26] 신체 CoM에 대한 발의 안-가쪽 위치가 안-가쪽 힘의 크기와 방향을 결정한다. 달리는 동안, 부분적으로 두다리지지(double-limb support)가 없기 때문에 발은 CoM의 거의 바로 아래에 놓인다.[28] 걷기와 유사하게, 가쪽으로 향한 GRF는 처음닫기 시 발이 안쪽으로 움직이는 속도에 저항하기 위해 걸음주기의 초기 5% 동안 나타난다. 그러나 걷기와는 다르게, 달리기 주자들은 더 좁은 발짝너비(step width) 상태로 달려서 발이 신체 CoM의 바로 아래에 놓이게 되거나 심지어 반대쪽으로 교차되기도 한다. 이런 좁은 발짝너비는 전력질주를 포함한 빠른 달리기속력에서 흔히 관찰된다. 발이 CoM의 아래에 위치될 때, GRF의 방향은 디딤기 동안 안쪽과 가쪽 사이를 오간다. 달리기 동안, CoM의 최소화된 측면 움직임은 가쪽 균형에 대한 능동조절의 필요성이 낮다는 것을 시사한다.[6,28] 달리기 동안의 좁은 발짝너비는 신체 CoM의 앞-뒤축에 대해 발생되는 토크를 최소화하여, 이런 외적인 토크에 대항하기 위해 요구되는 근육의 노력을 감소시켜준다.

### 압력중심의 경로

발닫기(foot strike)의 유형은 디딤기 동안 발 아래 압력중심(center of pressure, CoP)의 경로에 영향을 미친다.[28] 발뒤부닫기(rearfoot strike)를 사용하는 달리기 주자들에 있어, CoP의 경로는 걷기의 것과 매우 유사하다(그림 15.32 참조). 경로는 처음닫기 시 발꿈치 발바닥쪽면의 뒤-가쪽에서 시작하여, 이후 걸음주기의 5% 지점에서 발허리뼈 영역을 향해 발의 정중선을 따라 빠르게 앞쪽으로 진행된다.[17] 디딤기의 나머지 기간 동안, CoP의 경로는 더 느린 속도로 앞쪽으로 계속 이동하며, 디딤기의 후반부 전체와 발가락떼기에 걸쳐 CoP는 발앞부의 안쪽으로 약간 이동한다.

발중간부닫기(midfoot strike)와 발앞부닫기(forefoot strike)의 양상을 사용할 때에는 발뒤부가 지면에 닿지 않기 때문에 CoP의 경로는 달라진다.[17,28] 대신, CoP는 일반적으로 다섯째발허리뼈 발바닥쪽면의 가쪽 근처에서 시작된다. 그 후, CoP는 증가하는 GRFs에 좀 더 대처하도록 고안된 구조(즉 뼈, 인대)를 향해 발의 정중선 쪽으로 빠르게 진행한다. 당연히, 디딤기의 나머지 기간 동안 CoP는 주로 발뒤부닫기에서 설명된 것과 동일한 경로를 따라간다.

### 관절 토크와 일률

15장에서 설명된 걷기 동안의 내적인 관절 토크와 일률에 대한 기본적인 원리가 달리기에도 동일하게 적용된다. 간단히 말해, 내적인 토크는 주로 근육에서 발생한 힘에서 비롯되며 달리기 동안 관절을 조절하는 근육의 역할에 대한 통찰력을 제공해 준다. 관절 일률(joint power, 내적인 토크와 관절각속도의 곱)은 관절을 가로지르는 근육에 의한 에너지의 발생률 또는 흡수율을 반영하며 근육활성의 유형(즉 동심, 편심)을 나타낸다. 일률곡선 아래의 면적은 특정 기간에 대해 관절에서 수행된 역학적 일의 양을 반영하며, 음의 일(negative work)은 편심 활동을 의미하고 양의 일(positive work)은 동심 활동을 의미한다. 또한 이 단락에서 설명하고 소개되는 토크가 '내적인'('internal', 즉 근육과 결합조직에 의해 발생된) 토크를 의미하지만, 내적이란 수식어가 항상 사용되지 않고 그냥 토크로 표현되기도 한다는 것을 인식하기 바란다.

관절 토크와 일률은 달리기의 생체역학에 대한 상당한 통찰력을 제공하며, 특히 관절의 운동형상학과 EMG 자료가 결합되어 사용될 때 더욱 그렇다. 관절 토크와 일률은 *개별* 근육의 기여와 기능을 반영하는 것이 아니라 해당 관절을 가로지르는 모든 근육(그리고 기타 결합조직)을 반영하고 있다는 것을 기억하기 바란다. 개별 근육의 기여를 결정하기 위해서는 근육의 활성도, 활성

SPECIAL FOCUS 16.2

### 당신을 위한 올바른 러닝화는 무엇인가?

러닝화(running footwear)는 전통적으로 개인의 정적인 발 자세에 근거해 처방되어 왔다. 즉, 중립 또는 높은 안쪽세로활(medial longitudinal arch)을 가진 사람은 쿠션(cushioned shoes)/중립 신발을, 적당히 낮은 안쪽세로활을 가진 사람은 안정성 유형의 신발을, 그리고 과도하게 낮은 안쪽세로활을 가진 사람은 동작조절 신발을 사용하도록 권고된다. 그러나 이런 알고리즘에 대한 임상적 타당성은 과학적 증거의 부족에 근거해 의문이 제기되어 왔다.[115] 실제로, 무작위대조실험에서는 러닝화 처방에 대한 현재의 관례가 적절하지 않다고 결론 내렸다.[117] 구체적으로, 이 연구에서는 안정성 신발을 사용한 달리기 주자들에게서 달리기 관련 통증과 훈련 결손일이 더 적게 보고되었기 때문에, 중립의 발 유형을 가진 달리기 주자들이 중립 신발보다 안정성 범주의 신발에서 더 많은 이점을 얻을 수 있다는 것을 발견하였다. 더 나아가, 이 연구에서는 심하게 엎침된 발(pronated feet)을 가진 달리기 주자들, 즉 과도하게 낮은 안쪽세로활을 가진 주자들에게 동작조절 신발의 사용을 지지할 수 없다고 제시하였다.

미국의 군부대를 포함한 대규모 연구에서는 현재의 러닝화 처방 절차에 이의를 제기할 만한 추가적인 증거를 제공하였다.[67~70] 이 연구들에서, 신병들은 자신의 정적인 발 자세에 맞는 신발 유형(높은 안쪽세로활을 위한 쿠션/중립 신발, 중간 안쪽세로활을 위한 안정성 신발, 낮은 안쪽세로활을 위한 동작조절 신발)을 신게 하거나 발 자세에 관계없이 안정성 신발을 신게 하도록 무작위로 배정되었다. 이후 12주간의 기초훈련을 받는 동안 두 대상자 사이에서 보고된 부상률은 차이가 보고되지 않았다.

이런 전향적 연구들은 발 자세에 따라 처방된 러닝화가 손상 위험에 거의 영향을 미치지 않는다는 강력한 증거를 제공한다. 따라서 목표가 달리기에 의한 손상을 예방하는 것이라면, 아주 흔한 이런 선택 전략은 결점이 있다. 손상 위험을 최소화하면서 수행력을 유지하거나 개선시킬 수 있는 적절한 신발을 결정하기 위한 검증된 알고리즘은 아직 존재하지는 않지만, 많은 사람들은 달리기 주자의 편안함에 대한 인식이 중요한 결정요인일 수 있다고 제안해 왔다.[91~93,96,98] 즉, 달리기 동안 착용하기에 편안하다고 인식되는 신발이 그 사람과 관련된 생체역학적 특징을 갖고 있을 것이다. 달리기 관련 손상이 있는 사람의 경우, 흔히 사용되어 왔던 발 자세에 근거한 신발 유형 처방의 임상적 접근법을 지지하거나 반박하는 강력한 증거가 없기 때문에, 이러한 접근법은 여전히 고려될 필요가 있을 수 있다.

동역학(activation dynamics), 근육힘줄의 수축역학, 그리고 분절 가속도에 대한 자료를 포함한 복잡한 신경근육뼈대 모형이 요구된다.[40,53,106,135]

## 엉덩관절

*시상면*에서, 걸음주기의 초기 30% 동안 엉덩관절에는 주로 신체

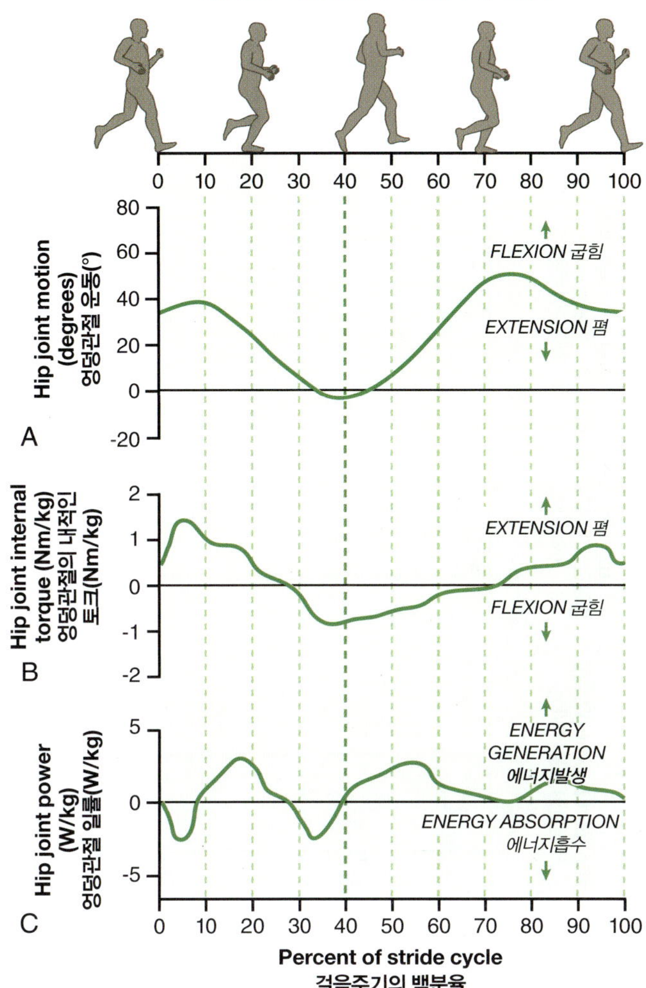


그림 16.8 달리기의 걸음주기 동안, 시상면 엉덩관절 운동(A), 내적인 토크(B), 그리고 일률(C)을 보여주고 있다. 토크와 일률 수치는 체중에 대해 정규화되었다. (제시된 자료는 문헌과 원자료를 종합한 것이다.[54,123])

CoM에 수직 지지를 제공하면서 엉덩관절을 펴시키기 위해 폄 토크가 존재한다(그림 16.8).[11] 이런 폄 토크의 초기 부분(걸음주기의 0~10%)은 일률 흡수(power absorption)와 관련이 있으며, 이는 처음딛기 직후에 발생하는 짧은 엉덩관절 굽힘을 감속시키기 위한 엉덩관절 폄근육의 편심활성을 나타낸다. 폄 토크의 나머지 기간(걸음주기의 10~30%)은 일률 발생(power generation) 및 엉덩관절을 펴시키기 위한 엉덩관절 폄근육의 동심활성을 포함하기 때문에, 신체의 추진에 기여하게 된다.

흔듦기전(pre swing)과 초기흔듦기 동안, 일률 흡수에 뒤이어 일률 발생의 기간으로 유사하게 구성된 엉덩관절 굽힘 토크가 존재한다. 흔듦기전 동안의 일률 흡수는 엉덩관절 굽힘근육의 편심활성에 기인하는 엉덩관절 폄의 감속 그리고 엉덩관절 주위에 위치한 다른 결합조직에 의해 발생된 수동장력을 반영한다. 발가락떼기 직후 그리고 초기흔듦기 내내, 엉덩관절 굽힘근육의 동심 활

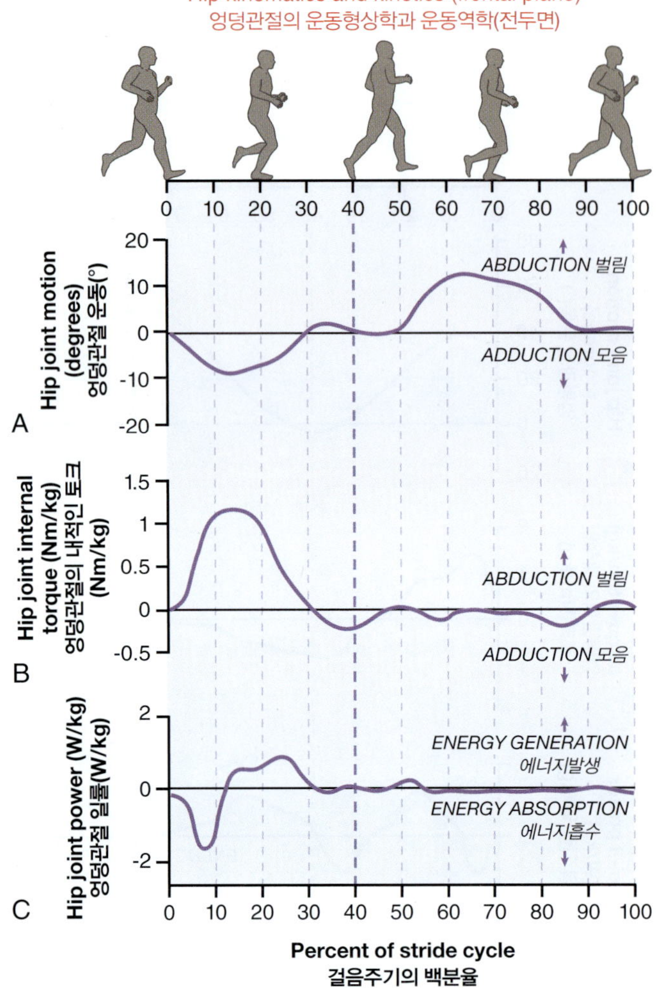


그림 16.9 달리기의 걸음주기 동안, 전두면 엉덩관절 운동(A), 내적인 토크(B), 그리고 일률(C)을 보여주고 있다. 토크와 일률 수치는 체중에 대해 정규화되었다. (제시된 자료는 문헌과 원자료를 종합한 것이다.[54,99,123])

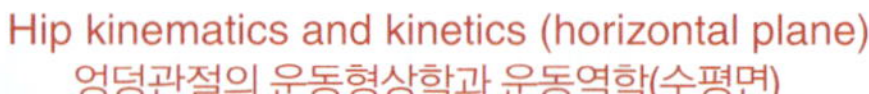


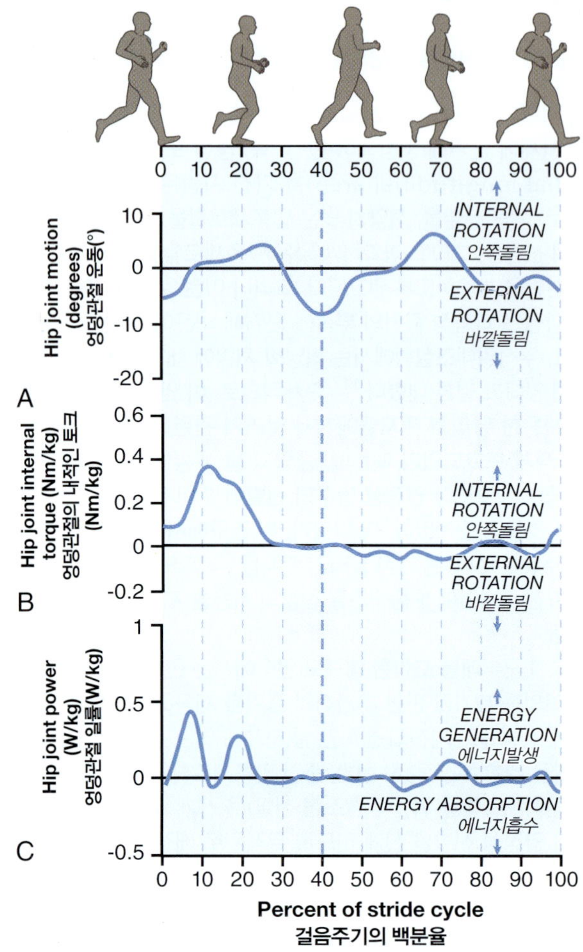


그림 16.10 달리기의 걸음주기 동안, 수평면 엉덩관절 운동(A), 내적인 토크(B), 그리고 일률(C)을 보여주고 있다. 토크와 일률 수치는 체중에 대해 정규화되었다. (제시된 자료는 문헌과 원자료를 종합한 것이다.[54,123])

동은 다리를 앞쪽으로 전진시키는 데 필요한 일률 발생과 관련이 있다. 후기흔듦기 동안, 엉덩관절 폄 토크는 바로 일어날 발 닿기를 준비하기 위해 엉덩관절 굽힘을 감속시키고 엉덩관절 폄을 시작하는 데 필요하다.

전두면에서, 엉덩관절 벌림의 큰 토크가 디딤기 내내 존재하며, 중간디딤기 근처에서 단일의 정점에 도달한다(그림 16.9). 일률 흡수는 엉덩관절 벌림 토크의 초기 부분 동안에 존재하며, 이는 엉덩관절 모음 및 이에 따른 반대쪽 골반의 하강을 감속시키고 조절하기 위한 엉덩관절 벌림근육의 편심 활동을 나타낸다. 엉덩관절 벌림 토크의 나머지 기간은 반대쪽 골반의 상승과 엉덩관절의 벌림을 위한 엉덩관절 벌림근육의 동심 활동을 포함한다. 흔듦기 내내, 전두면에서의 엉덩관절 토크와 일률은 거의 0에 가깝다.

수평면에서, 걸음주기의 초기 30% 동안 엉덩관절에는 안쪽돌림 토크가 존재한다(그림 16.10).[45,65,116,123,128] 이런 안쪽돌림 토크의 정점 크기는 비교적 작아서, 시상면과 전두면에서 생산되는 토크의 30% 미만이 된다. 일률 발생이 나타나는데, 이는 반대쪽 골반을 앞쪽으로 전진시키기 위한 엉덩관절 안쪽돌림근육의 동심 활동을 나타낸다. 전두면에서와 마찬가지로, 수평면에서의 엉덩관절 토크와 일률은 흔듦기전과 전체 흔듦기 내내 거의 0에 가깝다. 보고된 엉덩관절의 수평면 자료는 주로 그 크기가 작아 운동형상학을 정확하게 측정하기가 어렵고 자료 처리 방법이 서로 다르기 때문에 연구마다 상당한 편차가 있다.[23,40,45,54]

## 무릎

시상면에서, 걸음주기의 초기 5% 동안 무릎에는 매우 짧은 굽힘 토크가 존재하며, 이는 일률 발생과 관련이 있다(그림 16.11). 이러한 일률 발생은 무릎 굽힘근육이 처음닫기 동안과 직후에 동심으로 활동한 것이며, 이는 충격을 흡수하기 위해 무릎이 굽힘된 위치에 있게 해준다. 디딤기의 대부분인 걸음주기의 5%에서 30%까

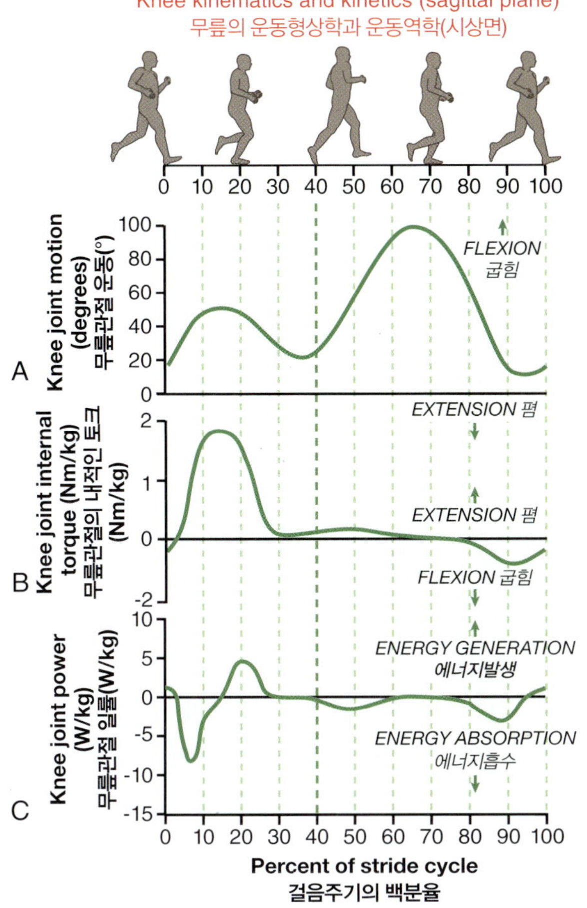


**그림 16.11** 달리기의 걸음주기 동안, 시상면 무릎 운동(A), 내적인 토크(B), 그리고 일률(C)을 보여주고 있다. 토크와 일률 수치는 체중에 대해 정규화되었다. (제시된 자료는 문헌과 원자료를 종합한 것이다.[14,54])

지는 훨씬 더 큰 무릎의 폄 토크가 지배적이다. 부하반응기 동안, 이러한 폄 토크는 무릎의 굽힘을 조절하기 위한 일률 흡수와 관련이 있으며, 장거리 달리기 주자들에 있어 만성무릎통증과 무릎넙적다리관절통증의 원인으로 제시되어 왔다.[54] 무릎의 폄 토크는 무릎넙적다리관절에 가해지는 부하의 크기에 영향을 미쳐, 폄 토크가 증가할수록 무릎넙적다리관절에서의 접촉력과 스트레스도 증가하게 된다.[74,76] 만성무릎통증과 관련된 운동형상학적 요인을 변경하여 무릎 폄 토크를 감소시키는 달리기의 재훈련 전략이 제안되어 왔다. 구체적으로, 넓적다리네갈래근에 대한 요구 및 이에 따른 무릎넙적다리관절의 스트레스를 감소시키기 위해 더 짧은 걸음길이(stride length), 디딤기 동안 더 적은 최대 무릎 굽힘, 또는 몸통 굽힘의 평균 각도 증가가 각각 권장되어 왔다.[54,76,133]

부하반응기의 끝 지점부터 흔듦기전의 시작 지점까지, 무릎 폄 근육은 무릎을 폄시키고 CoM을 수직으로 지지하기 위해 동심으로 활동한다. 흔듦기에서, 초기흔듦기 동안에는 무릎 굽힘을 감속시키기 위해 무릎에 작은 폄 토크가 발생하는 반면, 후기흔듦기에는 주로 무릎 폄의 양을 감속시키고 조절하기 위해 더 두드러진 굽힘 토크가 발생한다. 후기흔듦기 맨 마지막 부분에서, 이 동일한 굽힘 토크는 다음 발 닿기를 위한 무릎을 위치시키는 일률을 발생시킨다.

*전두면*에서, 일반적으로 무릎에서는 (내적인) 벌림 토크가 존재한다. 이러한 토크는 GRF가 무릎의 안쪽을 지나감에 따라 발생하는 (외적인) 모음 토크와 균형을 이루기 위해 필요하다. 일률 곡선은 디딤기 내내 변동이 있어 일률 발생과 흡수 사이를 오가고, 무릎에서 가능한 전두면 운동이 아주 적기 때문에 그 크기도 비교적 작다. 무릎 벌림 토크의 최대 크기가 시상면 최대 토크의 약 30%임에도 불구하고, 이러한 토크가 달리기 주자들의 무릎넙적다리관절통증과 관련이 있어 왔다.[129] 발짝너비(step width)를 약간 증가시킨 상태로 달리는 것은 무릎 벌림 토크를 감소시킬 수 있으며, 이를 통해 잠재적으로 무릎넙적다리관절통증이 있는 달리기 주자들의 증상을 감소시킬 수 있다.[18] 흔듦기 동안, 전두면 토크와 일률은 거의 0에 가깝게 유지된다.

*수평면*에서, 무릎의 토크와 일률은 아주 작고 변동이 심하다. 일반적으로, 디딤기 내내 외적인 돌림 토크가 존재하며, 이는 거의 0에 가깝게 유지되는 일률 곡선과 관련이 있다.[45,85]

## 발목과 발

*시상면*에서, 달리기의 디딤기 내내 발바닥쪽굽힘 토크가 존재한다(그림 16.12). 중간디딤기까지, 발바닥쪽굽힘근육은 발에 대한 정강뼈(tibia)의 전진을 조절하기 위해 편심으로 활동한다. 디딤기의 후반부 동안, 발바닥쪽굽힘근육은 동심 활동을 보이며 앞쪽 전진을 위해 사용되는 일률 발생의 중요 원인이 된다. 디딤기의 후반부 동안 발생된 총 일률 중 55%는 발목에서 나오고 35%는 무릎에서 그리고 10%는 엉덩관절에서 나온다.[54] 초기흔듦기 동안, 발가락떼기 이후 발목의 등쪽굽힘을 시작하고 다리가 앞쪽으로 전진할 때 지면에 발이 걸리지 않기 위한 작은 등쪽굽힘 토크가 존재한다. 흔듦기의 나머지 기간 내내, 발목 토크와 일률은 거의 0에 가깝게 유지된다.

그림 16.12B에서는 일반적으로 부하반응기 동안 발생하는 등쪽굽힘 토크를 보여주고 있지는 않지만, 일부 사람들은 처음닫기 직후 발앞부(forefoot)가 지면에 닿는 것을 조절하기 위해 작은 등쪽굽힘 토크를 보인다. 상당히 비전형적인 이런 운동역학적 반응은 발의 가장 뒤면에서 처음닫기가 일어나는 발뒤부닫기(rearfoot strike)를 사용하는 달리기 주자들에서 발생하는 경향이 있다. 비교적 작은 크기에도 불구하고, 이러한 등쪽굽힘 토크는 달리기 주자의 *운동성앞구획증후군*(*anterior exertional compartment syndrome*)과 관련이 있다. 발앞부닫기(forefoot strike)로 변경하여 이런 등쪽굽힘 토크를 제거하면 이런 증후군이 있는 달리기 주자들의 증상을 감소시킬 수 있다.[37]

*전두면*과 *수평면*에서, 발목과 발 영역의 토크와 일률은 달리기

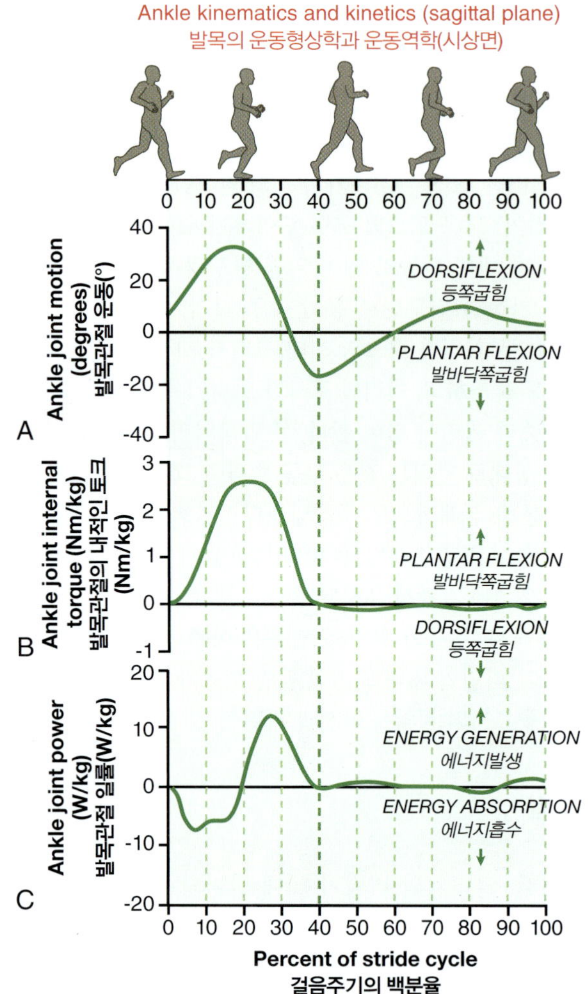


그림 16.12 달리기의 걸음주기 동안, 시상면 발목 운동(A), 내적인 토크(B), 그리고 일률(C)을 보여주고 있다. 토크와 일률 수치는 체중에 대해 정규화되었다. (제시된 자료는 문헌과 원자료를 종합한 것이다.[14,20,54])

동안 매우 작고 가변적이다. 전두면에서, 이러한 가변성은 토크가 정의되고 그에 따라 계산되는 관례와 관련이 있을 수 있다.[103] 그럼에도 불구하고, 디딤기 전반부 동안 목말밑관절(subtalar joint)의 가쪽들림을 조절하기 위해 편심으로 활동하는 목말밑관절의 안쪽들림근육에 의해 작은 안쪽들림 토크가 일반적으로 존재한다. 발목과 발에 대한 수평면에서의 운동역학은 보고된 것이 거의 없다.

## 달리기 역학에 영향을 미치는 요인

### 나이

나이 많은 달리기 주자와 젊은 달리기 주자는 달리기 역학에서 일관된 차이를 보인다. 가장 흔한 차이점은 선호하는 달리기속력의 감소이다.[34] 그러나 나이 많은 달리기 주자와 젊은 달리기 주자에게 같은 속력으로 달리도록 요청했을 때, 몇 가지 생체역학적 차이가 지속된다. 예를 들어, 55~65세의 나이 많은 남성 달리기 주자들은 젊은(20~35세) 남성 달리기 주자들에 비해 더 짧은 발짝(step)과 더 높은 발짝률(step rate)로 달린다.[21] 60~69세의 달리기 주자들에서도 동일한 차이점이 관찰되었으며, 그 외에도 나이 많은 사람들에서는 부양기 시간(float time) 및 신체 CoM의 수직 이동에서도 감소가 나타났다.[64] 이런 시공간적 특성의 차이에도 불구하고, 나이 많은 달리기 주자들은 더 큰 수직 GRF의 충격정점(impact peak)과 부하율(loading rate) 그리고 더 큰 능동정점(active peak)을 보이는데, 이는 충격흡수 능력의 상실과 다리 손상에 대한 잠재적 취약성을 제안한다.[21,64,78]

무릎관절 토크의 크기는 연령 그룹 간에 대체로 비슷하지만, 나이 많은 달리기 주자들은 최대 발목 발바닥쪽굽힘과 일률 발생에서 일관된 감소를 보인다. 당연히, 종아리의 근육과 아킬레스힘줄이 연루된 손상이 나이 많은 달리기 주자들에서 아주 흔하게 나타난다. 나이 많은 여성 달리기 주자들에서 보이는 무릎 (외적인) 모음 토크의 상당한 증가 또한 관찰되었으며, 이는 안쪽 무릎의 골관절염 또는 유사한 상황을 발생시키는 위험요소를 증가시킨다고 제안한다.[78] 이런 나이와 관련된 결과의 원인은 알려져 있지는 않지만, 이는 조직의 특성, 신경근육의 능력, 또는 대사비용(metabolic cost)에서의 변화와 관련이 있을 수 있다.

### 성별

일반적으로, 여성은 남성보다 달리기 동안 더 큰 전두면과 수평면 운동을 보인다. 구체적으로, 여성은 최대 엉덩관절 안쪽돌림 및 모음이 더 크게 나타나는 것은 물론,[32,45] 최대 무릎 벌림도 더 크게 나타난다.[45,80] 또한 여성은 남성에 비해 전두면과 수평면에서 더 큰 일률 흡수를 보인다.[45] 이런 비시상면 운동과 일률 흡수의 증가는 여성의 무릎넓적다리관절통증증후군(patellofemoral joint pain syndrome)과 엉덩정강띠증후군(iliotibial band syndrome)의 위험에 기여한다고 제안되어 왔다.

여성의 큰볼기근(gluteus maximus) EMG 신호강도(걸음주기 동안의 평균 근육 활동으로 정규화됨)는 같은 속력으로 달릴 때의 남성보다 거의 2배나 더 크다.[32] 뿐만 아니라, 여성은 달리기속력이 증가하거나 지면 경사가 증가함에 따라 남성보다 더 큰 중간볼기근(gluteus medius)과 가쪽넓은근(vastus lateralis)의 활동 증가를 보인다.[32] 속력과 지면 경사의 변화에 따른 이런 근육들의 성별 특이적 반응은 과제의 난이도가 증가할수록 남성과 여성이 서로 다른 신경근육 전략을 이용한다는 개념과 일치한다. 신경근육 작용에서의 성별과 관련된 차이는 수행력과 손상위험에 기여할 수 있으며, 활발히 연구해야 할 영역으로 남아 있다.

## 속력

속력은 달리기의 운동형상학과 운동역학 모두에 상당한 영향을 미친다. 달리기속력이 증가함에 따라, 걸음길이(stride length)와 걸음빈도(stride frequency)는 모두 증가한다.[19,25] 걸음길이에서의 더 큰 변화는 더 흔한 속력의 장거리 달리기(2~5 m/sec)에서 관찰되는 반면, 걸음빈도에서의 더 큰 변화는 빠른 속력의 달리기 및 전력질주(7~9 m/sec) 동안 일어난다.[124] 발이 지면에 닿는 시간의 양은 달리기속력이 증가함에 따라 감소하는데, 이는 다리 전체에 걸쳐 근육에 의한 뻣뻣함(stiffness)이 증가한 것을 반영한다.[4,44]

GRFs는 달리기속력에 따라 증가하는데, 가장 큰 증가는 최대하 속력에서 자주 관찰된다.[14] 예를 들어 수직 GRF는 최대 속력의 40%에서 60%로 증가할 때 15% 증가하는 반면, 최대 속력의 60%에서 100%로 증가할 때는 단 3%만 증가한다.[19] 시상면에서의 관절 토크는 달리기속력과 유사한 관계를 보이는데, 디딤기 동안 무릎과 발목의 가장 큰 토크 증가는 어떤 최대하 속력(40%)에서 다른 속력(60%)으로 증가할 때 일어난다.[123] 근육뼈대 모형에 따르면, 느린 속력에서 중간 속력의 달리기 동안 장딴지근(gastrocnemius)과 가자미근(soleus)은 수직 GRF의 상당한 부분과 앞-뒤 GRF로부터 발생하는 거의 모든 앞쪽 추진충격량(propulsive impulse)을 책임진다. 그러나 달리기속력이 최대에 가까워질수록 흔듦기의 관절 토크는 대체로 증가를 계속하는데, 특히 초기흔듦기 동안의 엉덩관절 굽힘 토크 그리고 후기흔듦기 동안의 엉덩관절 폄과 무릎 굽힘 토크에서 두드러진다.[124] 따라서 전력질주는 엉덩허리근(iliopsoas), 큰볼기근(gluteus maximus), 그리고 넓적다리뒤근(hamstrings)으로부터의 상당한 일률을 필요로 한다.

## 표면의 경사

평지를 달리는 것과 비교해, 수직 GRF의 충격정점(impact peak)과 부하율(loading rate)은 내리막을 달릴 때에는 증가하고 오르막을 달릴 때에는 감소한다. 예를 들어 *충격정점*은 6° 경사진 내리막 표면을 달릴 때 32% 증가하고, 6° 경사진 오르막을 달릴 때 22% 감소한다.[50] 이러한 결과는 3° 이상의 오르막으로 경사된 표면을 달리는 동안 발중간부(midfoot) 착지가 더 흔해지는 발딛기(foot strike) 방식의 변화가 부분적으로 기여한 것이다. 그러나 수직 GRF의 *능동정점(active peak)*은 표면 경사가 적어도 9°의 오르막/내리막 경사에 대해서는 일정하게 유지되는 것으로 보인다.

달리는 표면에 대해 평행하게 발생되는 앞-뒤 GRF는 경사의 변화에 대해 더 큰 민감도를 보인다. 예상할 수 있는 것처럼, 제동충격량(braking impulse)은 내리막을 달릴 때 증가하는 반면, 추진충격량(propulsive impulse)은 오르막을 달릴 때 증가한다. 9°의 내리막에서 달리는 것은 평지에서 달릴 때의 제동충격량보다 2배 이상이 되는 반면, 9°의 오르막에서는 일정한 달리기속력을 유지하기 위해 추진충격량을 65% 증가시켜야 한다.[50] *내리막*을 달리는 동안 제동충격량의 증가는 이에 상응하는 추진충격량의 감소보다 더 크다. 그러나 *오르막*을 달리는 동안 제동충격량에서의 감소는 추진충격량에서의 증가와 거의 동일하다.

수직 GRF의 충격정점과 부하율 증가 그리고 제동충격량의 결합은 내리막 달리기가 손상 위험을 증가시킨다는 것을 제안한다. 따라서 정강뼈(tibia)의 피로골절과 같은 손상 이후 다시 달리기로 복귀할 때에는 몇 주 동안 내리막 달리기를 피하는 것이 일반적으로 권고된다.

## 표면의 단단함

수직 GRF의 충격정점은 잔디와 같이 좀 더 유연한 표면에서 달릴 때 감소된다고 일반적으로 가정된다. 그러나 서로 다른 역학적 특성을 가진 표면에서 달릴 때의 충격정점은 대체로 유사하다.[38,97] 이것은 주로 표면의 단단함을 보상하기 위한 관절 역학에서의 상응하는 조정 때문이다. 일반적으로, 단단한 표면을 달릴 때는 처음딛기 시 덜 뻣뻣한 다리 자세를 사용한다.[47] 예를 들어, 단단한 표면(예, 아스팔트)에서 달릴 때 달리기 주자들은 다리의 뻣뻣함을 감소시키기 위해 처음딛기 시 더 큰 무릎 굽힘을 채택할 수 있다. 또 다른 흔한 운동형상학적 조정은 발뒤부딛기(rearfoot strike)보다 오히려 발중간부딛기(midfoot strike)나 발앞부딛기(forefoot strike)의 사용을 포함할 수 있다. 표면의 단단함에 맞춰 관절 각도와 토크를 조정하는 방식에는 상당한 개인차가 나타나는 것으로 보이지만,[38] CoM의 움직임과 지면과의 접촉시간은 여전히 영향을 받지 않는다.[47] 다리의 뻣뻣함을 빠르게 조절하는 능력은 달리기 주자가 다양한 표면에서 비슷하게 달릴 수 있게 해준다.[46]

## 요약

달리기는 전신을 가로지르는 신경근육 기능의 정교한 통합을 요구하는 복잡하고 협응된 움직임이다. 더 빨리 앞쪽으로 움직인다는 상당히 단순한 목적을 갖는 성공적인 달리기는 3개의 모든 운동면에서 관절 운동을 조절하고 생산하기에 꼭 필요한 만큼의 근육 활동을 요구하지만, 대사적으로 과도할 만큼 요구하는 것은 아니다. 이 장에서, 달리기의 운동학은 달리기가 어떻게 완성되는지에 대한 이해를 시작할 수 있도록 세부 사항과 통찰력을 독자에게 제공하기 위해 탐구되었다.

달리기 동안, 각 다리는 지면에 있는 시간보다 공중에서 더 많은 시간을 보내며, 달리기 걸음주기의 약 60% 또는 그 이상이 흔듦기로 구성된다. 달리기속력이 증가함에 따라, 공중에서 보내는 시간이 증가하기 때문에 흔듦기의 시간도 증가하게 된다. 양 다리가 지면에서 떨어질 때인 흔듦기의 이 부분(즉, 부양기)은 사람이 달리는 것인지 아니면 단지 빨리 걷는 것인지를 구별하는 핵심적인 특징이 된다.

달리기 동안 지면과의 처음딛기는 발뒤부, 발중간부, 또는 발앞부에서 일어날 수 있으며, 접촉하는 지점에 따라 다리 관절, 특히 무릎과 발목의 운동형상학에 크게 영향을 미친다. 요약하여 말하자면, 발앞부딛기는 발뒤부딛기에 비해 처음딛기 시 더 많은 무릎 굽힘과 발목 발바닥쪽굽힘이 연루된다. 이 장에서는 가장 흔하게 사용되는 발뒤부딛기를 강조하며, 걸음주기 내내 3개의 모든 기본 운동면에서의 엉덩관절, 무릎, 그리고 발목에서의 돌림운동에 대해 설명되었다. 또한 몸통, 골반, 그리고 팔에서의 상응하는 운동형상학도 설명되었다.

관절의 협응된 돌림운동은 신체 CoM의 이동을 조절하는 데 도움이 된다. 달리기 동안, CoM은 중간디딤기 동안 최소의 높이가 되고 초기흔듦기의 부양기 중간 지점 동안 최대의 높이가 된다. 이러한 상황은 위치에너지와 운동에너지가 *같은 위상*(*in-phase*)에 있게 만들기 때문에, 역학에너지의 보존은 아킬레스힘줄과 같은 조직의 용수철 같은 특성에 더 많이 의존하게 된다. 걷기와는 달리, 주어진 거리를 달리기 위한 대사에너지 비용은 속력에 관계없이 아주 유사하다. 이런 움직임의 경제성에 대한 기전은 알려져 있지 않지만, 관절 운동형상학에서의 조정, 역학적 일률의 제공원천, 그리고 근육 활동에서의 변화가 잠재적인 요인이 된다.

여러 근육들이 CoM 및 이와 관련된 관절 운동을 감속시키기 위해 달리기 걸음주기의 부하반응기의 일부 또는 전체 기간 동안 편심으로 활동한다. 예를 들어 큰볼기근, 안쪽넓은근, 가쪽넓은근, 장딴지근, 그리고 가자미근이 모두 이런 방식으로 기능한다. 발목 발바닥쪽굽힘근육의 편심 활동 및 이에 따른 아킬레스힘줄의 길어짐은 에너지 저장을 초래하고, 이후 이 에너지는 디딤기의 후반부 동안 동일한 근육들의 동심 활동 중에 방출된다. 이런 동심 활동에 앞서 편심 활동이 나타나는, 즉 에너지 발생에 앞서 에너지 흡수가 나타나는 이런 양상은 달리기 동안 빈번하게 일어나며 동심 근육작용 동안 힘의 강화를 초래하고 근육의 수행력을 증진시킨다. 예를 들어 엉덩허리근은 발가락떼기 전에 편심으로 활동하여 엉덩관절의 폄을 감속시키고, 이후 엉덩관절의 굽힘을 시작하여 다리를 앞쪽으로 전진시키기 위해 초기흔듦기 동안은 동심으로 활동한다. 이와 유사하게, 넙적다리뒤근은 후기흔듦기의 첫 부분(걸음주기의 75~90%) 동안 무릎 굽힘을 감속시키기 위해 편심으로 활동하고, 이후 흔듦기의 나머지 기간 동안 다음 처음딛기를 위한 다리의 위치를 위해 동심으로 활동한다. 이 정도 수준의 세부 사항을 이해하고 제대로 아는 것은 움직임 기능장애(movement impairment) 및 이와 관련된 병리역학을 효과적으로 진단하고 치료하는 데 필수적이다.

달리기는 전 세계적으로 가장 인기 있는 운동 활동 중 하나이며, 여러 스포츠에서 이용되는 필수적인 움직임이다. 달리기는 다양한 신체 계통에 매우 소중한 건강상의 이점을 제공할 수 있지만, 달리기와 관련된 근육뼈대 손상의 연간 발생률이 26%에서 92%에 달하는 범위를 보이며, 임상가와 연구자들에 의해 계속 연구되는 영역이다.[137] 손상위험의 증가와 회복의 지연 또는 방해에 기여할 수 있는 한 가지 요인은 개인의 달리기 역학이다. 따라서 달리기의 역학에 대한 이해는 달리기와 관련된 손상을 가진 사람들의 성공적 관리에 필수적이다. 전형적인 GRFs, 관절의 운동형상학과 운동역학, 그리고 근육 활동 양상에 대한 지식은 임상가가 조직부하의 유형과 크기를 추론하는 것은 물론, 이러한 요인들이 손상 위험 및 회복과 어떻게 관련되는지를 파악할 수 있게 해준다. 이는 또한 개인의 달리기 역학에 대한 임상적 분석을 수행할 때 비교를 위한 기준도 제공해준다.

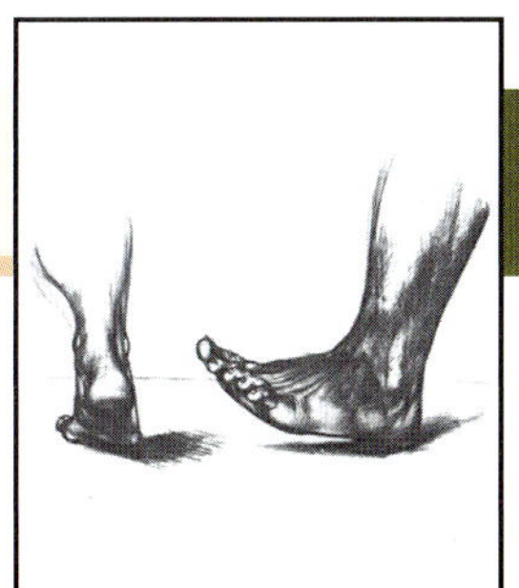

# 부가적인 임상 연관성

**내용**

**임상 연관성 16.1**: 왜 무릎넓적다리관절통증은 장거리 주자들에게 흔한가?

**임상 연관성 16.2**: 전력질주 동안 넓적다리뒤근은 왜 그렇게 자주 손상되는가?

## 임상 연관성 16.1

### *왜 무릎넓적다리관절통증은 장거리 주자들에게 흔한가?*

달리기와 관련된 모든 손상의 약 50%가 무릎에서 발생하며, 그중 거의 절반은 무릎넓적다리관절(patellofemoral joint)이 연루된다.[132] 무릎넓적다리관절통증에 대한 여러 위험요인이 제시되어 왔지만,[137,139] 다리 관절이 부하반응기 동안 가해지는 부하를 적절하게 조절하지 못하는 것이 흔히 지적된다.[54,58,100]

무릎넓적다리관절통증이 있는 사람의 달리기 역학을 평가하면 과도한 걸음길이 또는 동적인 무릎 가쪽휨(valgus) 정렬(과도한 엉덩관절 모음과 안쪽돌림에 의해 발생)을 사용한다는 것이 드러나는데, 이런 두 가지 모두가 관절에 가해지는 부하의 증가와 관련이 있다.[54,100] Q-각과 같은 정적인 무릎 정렬의 측정은 동적인 무릎 가쪽휨과 강력한 상관관계를 보이지 않기 때문에,[55,107] 일차적인 기여 요인은 신경근육 조절의 변화로 보인다. 예를 들어 무릎넓적다리관절통증이 있는 사람들은 없는 사람들에 비해 달리기 동안 중간볼기근 활동의 시작이 지연되고 지속시간이 짧아진 양상을 보였으며, 근육 활동의 크기에는 차이가 없는 것으로 관찰되었다.[143] 이러한 소견은 엉덩관절 벌림근육의 활동 감소가 엉덩관절 운동 및 이에 따른 무릎 운동의 조절 감소와 생체역학적으로 연관된다는 임상적 개념을 뒷받침한다(13장).

달리기 주자의 무릎넓적다리관절통증을 위한 보존적 치료프로그램은 엉덩관절의 근육, 특히 엉덩관절의 벌림근육에 대한 저항훈련에 중점을 둔다. 이러한 운동을 시행한 경우 이를 생략했을 때보다 통증 감소와 기능에서의 개선이 더 크게 나타났다.[10,39,66,95,136] 근력훈련만으로는 비정상적인 달리기 역학을 변경시키기에 충분하지 않기 때문에, 적절한 관절의 운동형상학을 유도하는 움직임 조절운동(movement control exercise) 또한 회복을 위해 필수적이다.[59,145]

바이오피드백을 이용한 달리기 역학의 재훈련은 달리기 주자의 무릎넓적다리관절통증 치료를 위한 새로운 중재법으로 부각되고 있다.[58] 엉덩관절 운동에 대한 실시간 피드백은 달리기 역학을 개선했으며, 더 중요하게는 증상을 거의 해결하는 수준으로 이끌었다.[100] 예를 들어, 달리는 동안 전두면에서의 엉덩관절 운동형상학을 관찰하는 것은 무릎넓적다리관절통증이 있는 사람들이 디딤기 동안 최대 엉덩관절 모음을 감소시킬 수 있게 하였으며, 이는 그들의 운동조절 양상에 보다 지속적인 변화를 가져올 수 있을 것으로 기대된다.[146] 추가적인 재훈련 전략은 부하반응기 동안 무릎넓적다리관절에 가해지는 힘을 감소시킬 수 있는 다른 방법들에 집중해 왔다. 발짝률(step rate)을 10% 증가시킨 달리기는 디딤기 동안 접하게 되는 최대 무릎넓적다리관절 힘이 14%까지 효과적으로 감소시킨다.[76] 이렇게 감소된 관절 힘 및 이에 상응하는 무릎의 일률 흡수는 주로 중간디딤기에서 무릎 굽힘의 양을 감소시키는 근육 협응의 변화에서 비롯된다. 몸통 굽힘을 약간 증가시킨 상태로 달리는 것도 무릎에서의 GRF의 모멘트팔을 감소시키는 유사한 효과를 낼 수 있다.[133]

달리기 주자들의 무릎넓적다리관절통증에 대한 임상적 관리는 최근 수십 년 동안 발전해 왔으며, 이는 주로 달리기의 운동학에 대한 우리의 이해가 더 커졌기 때문이다. 이런 지식을 임상에 통합함으로써 증상 해결을 위한 좀 더 효과적인 전략을 개발할 수 있게 되었다.

# 부가적인 임상 연관성

## 임상 연관성 16.2
### *전력질주 동안 넓적다리뒤근은 왜 그렇게 자주 손상되는가?*

넓적다리뒤근의 좌상(strain injury)은 빠른 속력의 달리기가 연루된 스포츠에서 가장 흔한 손상 중 하나이며 재발률은 30%에 달한다.[42,51,105] 따라서 예방 및 재활을 목적으로, 이 손상과 가장 관련이 있는 전력질주의 생체역학적 성분을 규명하는 데 관심이 커지고 있다.

전력질주의 빠른 속력 때문에, 일상적인 관찰만으로는 전력질주 주기 중 정확히 언제 넓적다리뒤근 손상이 가장 자주 발생하는지 파악하기는 매우 어렵다. 그러나 정밀한 분석에 따르면, 빠른 속력의 달리기 동안 넓적다리뒤근의 좌상은 주로 후기흔듦기에서 발생하며, 이 시기는 길어진 근육이 큰 장력 변형을 받을 때이다.[31] 흥미롭게도, 수십 년 전에는 넓적다리뒤근이 초기디딤기에서 가장 손상받기 쉽다고 제안되었다.[82] 당시 지배적인 생각은 초기디딤기 동안 근육이 갑작스럽고 큰 지면반발력으로 인해 부분적으로 큰 부하를 받는다는 것이었다. 그러나 더 최근의 전력질주에 대한 생체역학적 모의실험에 따르면, 두관절 넓적다리뒤근은 실제 디딤기 내내 (급격히 길어지는 것이 아니라) 짧아지며, 이 시기 동안 근육에 가해지는 부하는 전력질주 주자가 최대 달리기 속도에 가까워져도 비교적 일정하게 유지되었다.[29] 따라서 다른 생체역학적 요인들이 좌상으로 유발된 넓적다리뒤근 손상의 역학에 중요한 역할을 하는 것으로 보이며, 특히 후기흔듦기 동안이 그러할 것으로 고려된다.[31,106] 후기흔듦기 내내 양쪽 다리는 지면에 닿지 않지만(즉, 지면접촉력이 없는 부양기), 넓적다리뒤근은 활동하여 빠르게 길어지면서 발 닿기를 위한 준비로 다리를 감속시키기 위해 에너지를 흡수한다.[29] 중요하게도, 다리에서 흡수되는 운동에너지의 양은 달리기 속도의 제곱에 비례하는 것으로 나타났으며, 따라서 넓적다리뒤근에 의해 수행되는 음의 일(흡수된 에너지)은 달리기 속도와 함께 상당히 증가하게 된다(그림 16.13).[30]

큰 편심의 근육 요구가 넓적다리뒤근에 가해지는 후기흔듦기는 달리기 걸음주기 중 넓적다리뒤근이 거의 최대로 길어지는 시기이기도 하다. 가장 큰 근육힘줄단위의 신장이 넓적다리두갈래근 긴갈래에서 발생한다는 점은 주목할 만하며,[29] 이는 빠른 속력의 달리기 동안 넓적다리뒤근이 가장 자주 손상당하는 이유를 설명할 수 있게 해준다.[41] 따라서 빠른 속력 달리기의 후기흔듦기에서, 넓적다리뒤근은 발딛기(foot strike) 직전에 최대 신장에 도달하면서 편심 작용을 겪게 되는데,[134] 이런 역학적 요인들의 결합은 근육다발 및 인접 힘줄의 좌상으로 이어질 수 있다. 후기흔듦기가 넓적다리뒤근 손상에 가장 취약한 시기라는 주장은 달리기 주자가 실제로 넓적다리뒤근의 급성좌상을 당할 때 수집된 생체역학 자료에 대한 두 개의 독립적인 사례연구의 결과로 더욱 강화되었다.[56,125] 상당히 다른 실험 조건에도 불구하고, 두 연구 모두 손상을 유발한 자극이 후기흔듦기 동안 발생했을 가능성이 가장 높다는 동일한 결론에 도달했다.

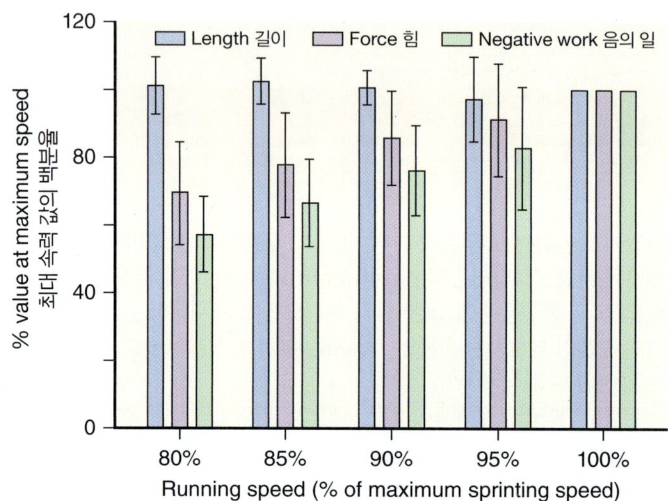


그림 16.13 달리기의 후기흔듦기 동안 100% 전력질주에 대한 넓적다리두갈래근 긴갈래의 길이, 힘, 그리고 음의 일. 최대 길이는 모든 속력에서 유사하지만, 힘과 음의 일은 속력에 따라 상당히 증가한다. 음의 일은 전력질주 속력의 80%에서 최대까지 증가함에 따라 가장 큰 폭으로 증가하였다. (From Chumanov ES, Heiderscheit BC, Thelen DG: The effect of speed and influence of individual muscles on hamstring mechanics during the swing phase of sprinting. *J Biomech* 40:3555-62, 2007.)

넓적다리뒤근의 손상 시점에서 발생한 생체역학적 상황을 이해하는 것은 표적화된 손상 예방 및 회복 전략의 개발을 위한 정보를 제공한다. 즉, 넓적다리뒤근의 좌상을 예방하고 관리하기 위한 운동 중재는 넓적다리뒤근의 편심 활성을 포함해야 한다.[15,16,57,60] 이러한 목적을 위해, 편심운동이 넓적다리뒤근의 좌상 발생률을 줄이는 데 효과적일 뿐만 아니라,[8,9,108,111] 구심운동보다 더 효과적일 가능성이 높다는 것을 보여주는 근거가 있다.[87]

## 참고문헌


1. Almeida MO, Davis IS, Lopes AD: Biomechanical differences of foot-strike patterns during running: a systematic review with meta-analysis, *J Orthop Sports Phys Ther* 45:738–755, 2015.
2. Altman AR, Davis IS: A kinematic method for foot-strike pattern detection in barefoot and shod runners, *Gait Posture* 35:298–300, 2012.
3. Andersson EA, Nilsson J, Thorstensson A: Intramuscular EMG from the hip flexor muscles during human locomotion, *Acta Physiol Scand* 161:361–370, 1997.
4. Arampatzis A, Bruggemann GP, Metzler V: The effect of speed on leg stiffness and joint kinetics in human running, *J Biomech* 32:1349–1353, 1999.
5. Arellano CJ, Kram R: The effects of step width and arm swing on energetic cost and lateral balance during running, *J Biomech* 44:1291–1295, 2011.
6. Arellano CJ, Kram R: The energetic cost of maintaining lateral balance during human running, *J Appl Physiol* 112:427–434, 2012.
7. Arellano CJ, Kram R: The metabolic cost of human running: is swinging the arms worth it? *J Exp Biol* 217:2456–2461, 2014.
8. Arnason A, Andersen TE, Holme I, et al.: Prevention of hamstring strains in elite soccer: an intervention study, *Scand J Med Sci Sports* 18:40–48, 2008.
9. Askling C, Karlsson J, Thorstensson A: Hamstring injury occurrence in elite soccer players after preseason strength training with eccentric overload, *Scand J Med Sci Sports* 13:244–250, 2003.
10. Baldon Rde M, Serrao FV, Scattone Silva R, et al.: Effects of functional stabilization training on pain, function, and lower extremity biomechanics in women with patellofemoral pain: a randomized clinical trial, *J Orthop Sports Phys Ther* 44:240–251, 2014. –A248.
11. Bartlett JL, Sumner B, Ellis RG, et al.: Activity and functions of the human gluteal muscles in walking, running, sprinting, and climbing, *Am J Phys Anthropol* 153:124–131, 2014.
12. Barton CJ, Lack S, Malliaras P, et al.: Gluteal muscle activity and patellofemoral pain syndrome: a systematic review, *Br J Sports Med* 47:207–214, 2013.
13. Baur H, Hirschmuller A, Cassel M, et al.: Gender-specific neuromuscular activity of the M. peroneus longus in healthy runners—A descriptive laboratory study, *Clin Biomech (Bristol, Avon)* 25:938–943, 2010.
14. Belli A, Kyrolainen H, Komi PV: Moment and power of lower limb joints in running, *Int J Sports Med* 23:136–141, 2002.
15. Bourne MN, Timmins RG, Opar DA, et al.: An evidence-based framework for strengthening exercises to prevent hamstring injury, *Sports Med* 48:251–267, 2018.
16. Bourne MN, Williams MD, Opar DA, et al.: Impact of exercise selection on hamstring muscle activation, *Br J Sports Med* 51:1021–1028, 2017.
17. Breine B, Malcolm P, Frederick EC, et al.: Relationship between running speed and initial foot contact patterns, *Med Sci Sports Exerc* 46:1595–1603, 2014.
18. Brindle RA, Milner CE, Zhang S, et al.: Changing step width alters lower extremity biomechanics during running, *Gait Posture* 39:124–128, 2014.
19. Brughelli M, Cronin J, Chaouachi A: Effects of running velocity on running kinetics and kinematics, *J Strength Cond Res* 25:933–939, 2011.
20. Buczek FL, Cavanagh PR: Stance phase knee and ankle kinematics and kinetics during level and downhill running, *Med Sci Sports Exerc* 22:669–677, 1990.
21. Bus SA: Ground reaction forces and kinematics in distance running in older-aged men, *Med Sci Sports Exerc* 35:1167–1175, 2003.
22. Cappellini G, Ivanenko YP, Poppele RE, et al.: Motor patterns in human walking and running, *J Neurophysiol* 95:3426–3437, 2006.
23. Cappozzo A, Catani F, Leardini A, et al.: Position and orientation in space of bones during movement: experimental artefacts, *Clin Biomech (Bristol, Avon)* 11:90–100, 1996.
24. Cavagna GA, Kaneko M: Mechanical work and efficiency in level walking and running, *J Physiol* 268:467–481, 1977.
25. Cavanagh PR, Kram R: Stride length in distance running: velocity, body dimensions, and added mass effects, *Med Sci Sports Exerc* 21:467–479, 1989.
26. Cavanagh PR, Lafortune MA: Ground reaction forces in distance running, *J Biomech* 13:397–406, 1980.
27. Cavanagh PR, Williams KR: The effect of stride length variation on oxygen uptake during distance running, *Med Sci Sports Exerc* 14:30–35, 1982.
28. Cavanagh PR: The biomechanics of lower extremity action in distance running, *Foot Ankle* 7:197–217, 1987.
29. Chumanov ES, Heiderscheit BC, Thelen DG: Hamstring musculotendon dynamics during stance and swing phases of high-speed running, *Med Sci Sports Exerc* 43:525–532, 2011.
30. Chumanov ES, Heiderscheit BC, Thelen DG: The effect of speed and influence of individual muscles on hamstring mechanics during the swing phase of sprinting, *J Biomech* 40:3555–3562, 2007.
31. Chumanov ES, Schache AG, Heiderscheit BC, et al.: Hamstrings are most susceptible to injury during the late swing phase of sprinting, *Br J Sports Med* 46:90, 2012.
32. Chumanov ES, Wall-Scheffler C, Heiderscheit BC: Gender differences in walking and running on level and inclined surfaces, *Clin Biomech (Bristol, Avon)* 23:1260–1268, 2008.
33. Chumanov ES, Wille CM, Michalski MP, et al.: Changes in muscle activation patterns when running step rate is increased, *Gait Posture* 36:231–235, 2012.
34. Conoboy P, Dyson R: Effect of aging on the stride pattern of veteran marathon runners, *Br J Sports Med* 40:601–604, 2006.
35. Derrick TR: The effects of knee contact angle on impact forces and accelerations, *Med Sci Sports Exerc* 36:832–837, 2004.
36. Dicharry J: Kinematics and kinetics of gait: from lab to clinic, *Clin Sports Med* 29:347–364, 2010.
37. Diebal AR, Gregory R, Alitz C, et al.: Forefoot running improves pain and disability associated with chronic exertional compartment syndrome, *Am J Sports Med* 40:1060–1067, 2012.
38. Dixon SJ, Collop AC, Batt ME: Surface effects on ground reaction forces and lower extremity kinematics in running, *Med Sci Sports Exerc* 32:1919–1926, 2000.
39. Dolak KL, Silkman C, Medina McKeon J, et al.: Hip strengthening prior to functional exercises reduces pain sooner than quadriceps strengthening in females with patellofemoral pain syndrome: a randomized clinical trial, *J Orthop Sports Phys Ther* 41:560–570, 2011.
40. Dorn TW, Schache AG, Pandy MG: Muscular strategy shift in human running: dependence of running speed on hip and ankle muscle performance, *J Exp Biol* 215:1944–1956, 2012.
41. Ekstrand J, Healy JC, Walden M, et al.: Hamstring muscle injuries in professional football: the correlation of MRI findings with return to play, *Br J Sports Med* 46:112–117, 2012.
42. Ekstrand J, Walden M, Hagglund M: Hamstring injuries have increased by 4% annually in men's professional football, since 2001: a 13-year longitudinal analysis of the UEFA Elite Club injury study, *Br J Sports Med* 50:731–737, 2016.
43. Farley CT, Ferris DP: Biomechanics of walking and running: center of mass movements to muscle action, *Exerc Sport Sci Rev* 26:253–285, 1998.
44. Farley CT, Gonzalez O: Leg stiffness and stride frequency in human running, *J Biomech* 29:181–186, 1996.
45. Ferber R, Davis IM, Williams 3rd DS: Gender differences in lower extremity mechanics during running, *Clin Biomech (Bristol, Avon)* 18:350–357, 2003.
46. Ferris DP, Liang K, Farley CT: Runners adjust leg stiffness for their first step on a new running surface, *J Biomech* 32:787–794, 1999.
47. Ferris DP, Louie M, Farley CT: Running in the real world: adjusting leg stiffness for different surfaces, *Proc Biol Sci* 265:989–994, 1998.
48. Gazendam MG, Hof AL: Averaged EMG profiles in jogging and running at different speeds, *Gait Posture* 25:604–614, 2007.
49. Goss DL, Lewek M, Yu B, et al.: Lower extremity biomechanics and self-reported foot-strike patterns among runners in traditional and minimalist shoes, *J Athl Train* 50:603–611, 2015.
50. Gottschall JS, Kram R: Ground reaction forces during downhill and uphill running, *J Biomech* 38:445–452, 2005.
51. Hallen A, Ekstrand J: Return to play following muscle injuries in professional footballers, *J Sports Sci* 32:1229–1236, 2014.
52. Halvorsen K, Eriksson M, Gullstrand L: Acute effects of reducing vertical displacement and step frequency on running economy, *J Strength Cond Res* 26:2065–2070, 2012.
53. Hamner SR, Seth A, Delp SL: Muscle contributions to propulsion and support during running, *J Biomech* 43:2709–2716, 2010.
54. Heiderscheit BC, Chumanov ES, Michalski MP, et al.: Effects of step rate manipulation on joint mechanics during running, *Med Sci Sports Exerc* 43:296–302, 2011.
55. Heiderscheit BC, Hamill J, Caldwell GE: Influence of Q-angle on lower-extremity running kinematics, *J Orthop Sports Phys Ther* 30:271–278, 2000.
56. Heiderscheit BC, Hoerth DM, Chumanov ES, et al.: Identifying the time of occurrence of a hamstring strain injury during treadmill running: a case study, *Clin Biomech (Bristol, Avon)* 20:1072–1078, 2005.
57. Heiderscheit BC, Sherry MA, Silder A, et al.: Hamstring strain injuries: recommendations for diagnosis, rehabilitation, and injury prevention, *J Orthop Sports Phys Ther* 40:67–81, 2010.
58. Heiderscheit BC: Gait retraining for runners: in search of the ideal, *J Orthop Sports Phys Ther* 41:909–910, 2011.
59. Heiderscheit BC: Lower extremity injuries: is it just about hip strength? *J Orthop Sports Phys Ther* 40:39–41, 2010.
60. Hickey JT, Opar DA, Weiss LJ, et al.: Hamstring strain injury rehabilitation, *J Athl Train* 57:125–135, 2022.
61. Hodges P, Kaigle Holm A, Holm S, et al.: Intervertebral stiffness of the spine is increased by evoked contraction of transversus abdominis and the diaphragm: in vivo porcine studies, *Spine* 28:2594–2601, 2003.
62. Hodges PW, McLean L, Hodder J: Insight into the function of the obturator internus muscle in humans: observations with development and validation of an electromyography recording technique, *J Electromyogr Kinesiol* 24:489–496, 2014.
63. Hreljac A: Impact and overuse injuries in runners, *Med Sci Sports Exerc* 36:845–849, 2004.
64. Karamanidis K, Arampatzis A, Bruggemann GP: Adaptational phenomena and mechanical responses during running: effect of surface, aging and task experience, *Eur J Appl Physiol* 98:284–298, 2006.
65. Kerrigan DC, Franz JR, Keenan GS, et al.: The effect of running shoes on lower extremity joint torques, *PM R* 1:1058–1063, 2009.
66. Khayambashi K, Fallah A, Movahedi A, et al.: Posterolateral hip muscle strengthening versus quadriceps strengthening for patellofemoral pain: a comparative

control trial, *Arch Phys Med Rehabil* 95:900–907, 2014.

67. Knapik JJ, Brosch LC, Venuto M, et al.: Effect on injuries of assigning shoes based on foot shape in air force basic training, *Am J Prev Med* 38:S197–S211, 2010.
68. Knapik JJ, Swedler DI, Grier TL, et al.: Injury reduction effectiveness of selecting running shoes based on plantar shape, *J Strength Cond Res* 23:685–697, 2009.
69. Knapik JJ, Trone DW, Swedler DI, et al.: Injury reduction effectiveness of assigning running shoes based on plantar shape in marine corps basic training, *Am J Sports Med* 38:1759–1767, 2010.
70. Knapik JJ, Trone DW, Tchandja J, et al.: Injury-reduction effectiveness of prescribing running shoes on the basis of foot arch height: summary of military investigations, *J Orthop Sports Phys Ther* 44:805–812, 2014.
71. Komi PV: Stretch-shortening cycle: a powerful model to study normal and fatigued muscle, *J Biomech* 33:1197–1206, 2000.
72. Kyrolainen H, Belli A, Komi PV: Biomechanical factors affecting running economy, *Med Sci Sports Exerc* 33:1330–1337, 2001.
73. Larson P, Higgins E, Kaminski J, et al.: Foot strike patterns of recreational and sub-elite runners in a long-distance road race, *J Sports Sci* 29:1665–1673, 2011.
74. Lenhart RL, Smith CR, Vignos MF, et al.: Influence of step rate and quadriceps load distribution on patellofemoral cartilage contact pressures during running, *J Biomech* 48:2871–2878, 2015.
75. Lenhart RL, Thelen DG, Heiderscheit BC: Hip muscle loads during running at various step rates, *J Orthop Sports Phys Ther* 44:766–774, 2014. A1-4.
76. Lenhart RL, Thelen DG, Wille CM, et al.: Increasing running step rate reduces patellofemoral joint forces, *Med Sci Sports Exerc* 46:557–564, 2014.
77. Lieberman DE, Castillo ER, Otarola-Castillo E, et al.: Variation in foot strike patterns among habitually barefoot and shod runners in Kenya, *PLoS ONE* 10:e0131354, 2015.
78. Lilley K, Dixon S, Stiles V: A biomechanical comparison of the running gait of mature and young females, *Gait Posture* 33:496–500, 2011.
79. MacWilliams BA, Rozumalski A, Swanson AN, et al.: Three-dimensional lumbar spine vertebral motion during running using indwelling bone pins, *Spine* 39:E1560–E1565, 2014.
80. Malinzak RA, Colby SM, Kirkendall DT, et al.: A comparison of knee joint motion patterns between men and women in selected athletic tasks, *Clin Biomech (Bristol, Avon)* 16:438–445, 2001.
81. Mann RA, Hagy J: Biomechanics of walking, running, and sprinting, *Am J Sports Med* 8:345–350, 1980.
82. Mann RV: A kinetic analysis of sprinting, *Med Sci Sports Exerc* 13:325–328, 1981.
83. McClay I, Manal K: A comparison of three-dimensional lower extremity kinematics during running between excessive pronators and normals, *Clin Biomech (Bristol, Avon)* 13:195–203, 1998.
84. McClay I, Manal K: The influence of foot abduction on differences between two-dimensional and three-dimensional rearfoot motion, *Foot Ankle Int* 19:26–31, 1998.
85. McClay I, Manal K: Three-dimensional kinetic analysis of running: significance of secondary planes of motion, *Med Sci Sports Exerc* 31:1629–1637, 1999.
86. Milner CE, Brindle RA: Reliability and minimal detectable difference in multisegment foot kinematics during shod walking and running, *Gait Posture* 43:192–197, 2016.
87. Mjolsnes R, Arnason A, Osthagen T, et al.: A 10-week randomized trial comparing eccentric vs. concentric hamstring strength training in well-trained soccer players, *Scand J Med Sci Sports* 14:311–317, 2004.
88. Montgomery 3rd WH, Pink M, Perry J: Electromyographic analysis of hip and knee musculature during running, *Am J Sports Med* 22:272–278, 1994.
89. Morgan DW, Martin PE, Krahenbuhl GS: Factors affecting running economy, *Sports Med* 7:310–330, 1989.
90. Morin JB, Samozino P, Millet GY: Changes in running kinematics, kinetics, and spring-mass behavior over a 24-h run, *Med Sci Sports Exerc* 43:829–836, 2011.
91. Mundermann A, Nigg BM, Humble RN, et al.: Orthotic comfort is related to kinematics, kinetics, and EMG in recreational runners, *Med Sci Sports Exerc* 35:1710–1719, 2003.
92. Mundermann A, Nigg BM, Stefanyshyn DJ, et al.: Development of a reliable method to assess footwear comfort during running, *Gait Posture* 16:38–45, 2002.
93. Mundermann A, Stefanyshyn DJ, Nigg BM: Relationship between footwear comfort of shoe inserts and anthropometric and sensory factors, *Med Sci Sports Exerc* 33:1939–1945, 2001.
94. Myers MJ, Steudel K: Effect of limb mass and its distribution on the energetic cost of running, *J Exp Biol* 116:363–373, 1985.
95. Nakagawa TH, Muniz TB, Baldon Rde M, et al.: The effect of additional strengthening of hip abductor and lateral rotator muscles in patellofemoral pain syndrome: a randomized controlled pilot study, *Clin Rehabil* 22:1051–1060, 2008.
96. Nigg BM, Baltich J, Hoerzer S, et al.: Running shoes and running injuries: mythbusting and a proposal for two new paradigms: 'preferred movement path' and 'comfort filter, *Br J Sports Med* 49:1290–1294, 2015.
97. Nigg BM, Yeadon MR: Biomechanical aspects of playing surfaces, *J Sports Sci* 5:117–145, 1987.
98. Nigg BM: The role of impact forces and foot pronation: a new paradigm, *Clin J Sport Med* 11(2–9), 2001.
99. Noehren B, Hamill J, Davis I: Prospective evidence for a hip etiology in patellofemoral pain, *Med Sci Sports Exerc* 45:1120–1124, 2013.
100. Noehren B, Scholz J, Davis I: The effect of real-time gait retraining on hip kinematics, pain and function in subjects with patellofemoral pain syndrome, *Br J Sports Med* 45:691–696, 2011.
101. Novacheck TF: The biomechanics of running, *Gait Posture* 7:77–95, 1998.
102. Nunes GS, Pizzari T, Neate R, et al.: Gluteal muscle activity during running in asymptomatic people, *Gait Posture* 80:268–273, 2020.
103. O'Connor KM, Hamill J: Frontal plane moments do not accurately reflect ankle dynamics during running, *J Appl Biomech* 21:85–95, 2005.
104. O'Connor KM, Hamill J: The role of selected extrinsic foot muscles during running, *Clin Biomech (Bristol, Avon)* 19:71–77, 2004.
105. Orchard J, Best TM, Verrall GM: Return to play following muscle strains, *Clin J Sport Med* 15:436–441, 2005.
106. Pandy MG, Andriacchi TP: Muscle and joint function in human locomotion, *Annu Rev Biomed Eng* 12:401–433, 2010.
107. Park SK, Stefanyshyn DJ: Greater Q angle may not be a risk factor of patellofemoral pain syndrome, *Clin Biomech (Bristol, Avon)* 26:392–396, 2011.
108. Petersen J, Thorborg K, Nielsen MB, et al.: Preventive effect of eccentric training on acute hamstring injuries in men's soccer: a cluster-randomized controlled trial, *Am J Sports Med* 39:2296–2303, 2011.
109. Phinyomark A, Osis S, Hettinga BA, et al.: Kinematic gait patterns in healthy runners: a hierarchical cluster analysis, *J Biomech* 48:3897–3904, 2015.
110. Rassier DE: The mechanisms of the residual force enhancement after stretch of skeletal muscle: non-uniformity in half-sarcomeres and stiffness of titin, *Proc Biol Sci* 279:2705–2713, 2012.
111. Raya-Gonzalez J, Castillo D, Clemente FM: Injury prevention of hamstring injuries through exercise interventions, *J Sports Med Phys Fitness* 61:1242–1251, 2021.
112. Reber L, Perry J, Pink M: Muscular control of the ankle in running, *Am J Sports Med* 21:805–810, 1993. discussion 810.
113. Reinschmidt C, van Den Bogert AJ, Murphy N, et al.: Tibiocalcaneal motion during running, measured with external and bone marker, *Clin Biomech (Bristol, Avon)* 12(8–16), 1997.
114. Reinschmidt C, van den Bogert AJ, Nigg BM, et al.: Effect of skin movement on the analysis of skeletal knee joint motion during running, *J Biomech* 30:729–732, 1997.
115. Richards CE, Magin PJ, Callister R: Is your prescription of distance running shoes evidence-based? *Br J Sports Med* 43:159–162, 2009.
116. Riley PO, Dicharry J, Franz J, et al.: A kinematics and kinetic comparison of overground and treadmill running, *Med Sci Sports Exerc* 40:1093–1100, 2008.
117. Ryan MB, Valiant GA, McDonald K, et al.: The effect of three different levels of footwear stability on pain outcomes in women runners: a randomised control trial, *Br J Sports Med* 45:715–721, 2011.
118. Saunders PU, Pyne DB, Telford RD, et al.: Factors affecting running economy in trained distance runners, *Sports Med* 34:465–485, 2004.
119. Saunders SW, Schache A, Rath D, et al.: Changes in three dimensional lumbo-pelvic kinematics and trunk muscle activity with speed and mode of locomotion, *Clin Biomech (Bristol, Avon)* 20:784–793, 2005.
120. Schache AG, Bennell KL, Blanch PD, et al.: The coordinated movement of the lumbo-pelvic-hip complex during running: a literature review, *Gait Posture* 10:30–47, 1999.
121. Schache AG, Blanch P, Rath D, et al.: Differences between the sexes in the three-dimensional angular rotations of the lumbo-pelvic-hip complex during treadmill running, *J Sports Sci* 21:105–118, 2003.
122. Schache AG, Blanch P, Rath D, et al.: Three-dimensional angular kinematics of the lumbar spine and pelvis during running, *Hum Mov Sci* 21:273–293, 2002.
123. Schache AG, Blanch PD, Dorn TW, et al.: Effect of running speed on lower limb joint kinetics, *Med Sci Sports Exerc* 43:1260–1271, 2011.
124. Schache AG, Dorn TW, Williams GP, et al.: Lower-limb muscular strategies for increasing running speed, *J Orthop Sports Phys Ther* 44:813–824, 2014.
125. Schache AG, Wrigley TV, Baker R, et al.: Biomechanical response to hamstring muscle strain injury, *Gait Posture* 29:332–338, 2009.
126. Semciw AI, Freeman M, Kunstler BE, et al.: Quadratus femoris: an EMG investigation during walking and running, *J Biomech* 48:3433–3439, 2015.
127. Silder A, Thelen DG, Heiderscheit BC: Effects of prior hamstring strain injury on strength, flexibility, and running mechanics, *Clin Biomech (Bristol, Avon)* 25:681–686, 2010.
128. Snyder KR, Earl JE, O'Connor KM, et al.: Resistance training is accompanied by increases in hip strength and changes in lower extremity biomechanics during running, *Clin Biomech (Bristol, Avon)* 24:26–34, 2009.
129. Stefanyshyn DJ, Stergiou P, Lun VM, et al.: Knee angular impulse as a predictor of patellofemoral pain in runners, *Am J Sports Med* 34:1844–1851, 2006.
130. Stiffler-Joachim MR, Wille C, Kliethermes S, et al.: Factors influencing base of gait during running: consideration of sex, speed, kinematics, and anthropometrics, *J Athl Train* 55:1300–1306, 2020.
131. Taube W, Leukel C, Gollhofer A: How neurons make us jump: the neural control of stretch-shortening cycle movements, *Exerc Sport Sci Rev* 40:106–115, 2012.
132. Taunton JE, Ryan MB, Clement DB, et al.: A retrospective case-control analysis of 2002 running injuries, *Br J Sports Med* 36:95–101, 2002.

133. Teng HL, Powers CM: Sagittal plane trunk posture influences patellofemoral joint stress during running, *J Orthop Sports Phys Ther* 44:785–792, 2014.
134. Thelen DG, Chumanov ES, Hoerth DM, et al.: Hamstring muscle kinematics during treadmill sprinting, *Med Sci Sports Exerc* 37:108–114, 2005.
135. Thelen DG, Chumanov ES, Sherry MA, et al.: Neuromusculoskeletal models provide insights into the mechanisms and rehabilitation of hamstring strains, *Exerc Sport Sci Rev* 34:135–141, 2006.
136. van der Heijden RA, Lankhorst NE, van Linschoten R, et al.: Exercise for treating patellofemoral pain syndrome, *Cochrane Database Syst Rev (Online)* (1):CD010387, 2015.
137. van Gent RN, Siem D, van Middelkoop M, et al.: Incidence and determinants of lower extremity running injuries in long distance runners: a systematic review, *Br J Sports Med* 41:469–480, 2007; discussion 480.
138. Wall-Scheffler CM, Chumanov E, Steudel-Numbers K, et al.: Electromyography activity across gait and incline: the impact of muscular activity on human morphology, *Am J Phys Anthropol* 143:601–611, 2010.
139. Wen DY, Puffer JC, Schmalzried TP: Lower extremity alignment and risk of overuse injuries in runners, *Med Sci Sports Exerc* 29:1291–1298, 1997.
140. Wille CM, Lenhart RL, Wang S, et al.: Ability of sagittal kinematic variables to estimate ground reaction forces and joint kinetics in running, *J Orthop Sports Phys Ther* 44:825–830, 2014.
141. Williams KR, Cavanagh PR, Ziff JL: Biomechanical studies of elite female distance runners, *Int J Sports Med* 8(Suppl 2):107, 1987.
142. Williams KR, Cavanagh PR: Relationship between distance running mechanics, running economy, and performance, *J Appl Physiol* 63:1236–1245, 1987.
143. Willson JD, Kernozek TW, Arndt RL, et al.: Gluteal muscle activation during running in females with and without patellofemoral pain syndrome, *Clin Biomech (Bristol, Avon)* 26:735–740, 2011.
144. Willwacher S, Konig M, Potthast W, et al.: Does specific footwear facilitate energy storage and return at the metatarsophalangeal joint in running? *J Appl Biomech* 29:583–592, 2013.
145. Willy RW, Davis IS: The effect of a hip-strengthening program on mechanics during running and during a single-leg squat, *J Orthop Sports Phys Ther* 41:625–632, 2011.
146. Willy RW, Scholz JP, Davis IS: Mirror gait retraining for the treatment of patellofemoral pain in female runners, *Clin Biomech (Bristol, Avon)* 27:1045–1051, 2012.
147. Zadpoor AA, Nikooyan AA: The relationship between lower-extremity stress fractures and the ground reaction force: a systematic review, *Clin Biomech (Bristol, Avon)* 26(23–28), 2011.


## 학습문제_*Study Questions*

**1.** 그림 16.1, 16.6, 그리고 16.8을 이용하여, 걸음주기의 흔듦기전과 초기흔듦기 사이(특히, 걸음주기의 약 30%와 50% 사이)에서 엉덩관절 굽힘근육에 의한 역학적 일률 발생과 일률 흡수에 대해 설명하라.

**2.** 달리기속력이 증가할 때 수직지면반발력이 어떻게 변하는지 설명하라.

**3.** 젊은 성인 달리기 주자에 비해 55세 이상의 달리기 주자에서 나타나는 시공간적 변수에서의 흔한 변화는 무엇인가?

**4.** 달리기 동안 남성과 여성 사이의 관절의 운동형상학은 어떤 차이가 있는가?

**5.** 달리기 동안 제동충격량과 추진충격량을 정의하고 비교하라.

**6.** 달리기와 속보는 어떻게 구분되는가?

**7.** 3가지 유형의 발딛기 사이의 압력중심 경로의 차이를 고려하여, 어떤 발딛기가 발허리뼈 손상의 더 큰 위험요인이 되는가?

**8.** 그림 16.8, 16.11, 그리고 16.12를 이용하여, 달리기의 디딤기 동안 어떤 관절(엉덩관절, 무릎관절, 또는 발목관절)이 시상면에서 가장 큰 양의 에너지를 발생시키는가?

**9.** 그림 16.6A에 근거해, 중간볼기근의 최대 활동은 부하반응기 동안 일어난다. 그림 16.9를 이용해, 달리기 걸음주기의 이러한 부분 동안 이 근육의 기능적 역할을 설명하라.

**10.** 그림 16.7을 이용해, 수직지면반발력의 능동정점과 충격정점을 비교하라.

**11.** 달리기의 걸음주기 동안 신체 질량중심이 언제가 가장 높고 언제가 가장 낮은가? 이를 걷기 동안의 신체 질량중심이 가장 높을 때 및 가장 낮을 때와 비교하라.

**12.** 달리기 걸음주기의 40~70% 동안 엉덩관절과 무릎의 결합된 시상면 운동형상학이 대사효율성에 어떻게 영향을 미치는지 설명하라.

**13.** 달리기의 후기흔듦기 동안 무릎에서의 반힘줄근과 반막근(안쪽넓적다리뒤근들)의 역할은 무엇인가?

**14.** 달리기의 어떤 공간적 서술과 시간적 서술이 달리기속력의 증가와 가장 직접적으로 연관되는가?

**15.** 그림 16.6B와 16.11을 참조하여, 달리기 걸음주기의 0%에서 35%까지 무릎에서 넓적다리곧은근의 활성 유형(편심, 동심, 등)과 기능에 대해 당신은 무엇을 추론할 수 있는가?

**16.** 달리기 동안 위쪽 몸통과 아래쪽 몸통 사이의 수평면 돌림운동의 크기는 어떻게 다른가? 이러한 차이를 설명할 수 있는 요인은 무엇인가?

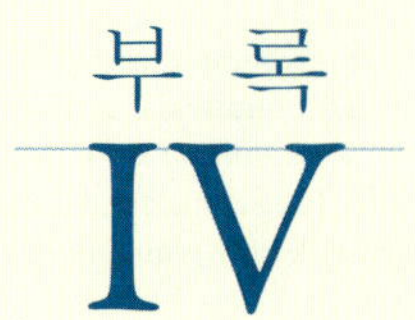


# 다리의 근육 부착부위와 신경지배, 근육의 단면적, 그리고 피부분절을 위한 참고 자료

## Reference Materials for Muscle Attachments and Innervations, Muscle Cross-Sectional Areas, and Dermatomes of the Lower Extremity

## Part A: 다리에 있는 근육의 척수신경뿌리 지배

| | 척수신경뿌리 | | | | | | | |
|---|---|---|---|---|---|---|---|---|
| | 허리 | | | | | 엉치 | | |
| 근육 | $L^1$ | $L^2$ | $L^3$ | $L^4$ | $L^5$ | $S^1$ | $S^2$ | $S^3$ |
| 작은허리근 | **X** | | | | | | | |
| 큰허리근 | *X* | **X** | **X** | *X* | | | | |
| 엉덩근 | | **X** | **X** | *X* | | | | |
| 두덩근 | | **X** | **X** | *X* | | | | |
| 넓적다리빗근 | | **X** | **X** | | | | | |
| 넓적다리네갈래근 | | *X* | **X** | *X* | | | | |
| 짧은모음근 | | **X** | **X** | *X* | | | | |
| 긴모음근 | | **X** | **X** | *X* | | | | |
| 두덩정강근 | | **X** | **X** | *X* | | | | |
| 바깥폐쇄근 | | | **X** | **X** | | | | |
| 큰모음근 | | *X* | **X** | **X** | **X** | *X* | | |
| 중간볼기근 | | | | **X** | **X** | **X** | | |
| 작은볼기근 | | | | **X** | **X** | **X** | | |
| 넓적다리근막긴장근 | | | | **X** | **X** | **X** | | |
| 큰볼기근 | | | | | **X** | **X** | *X* | |
| 궁둥구멍근 | | | | **X** | **X** | **X** | *X* | |
| 위쌍동근 | | | | | **X** | **X** | **X** | |
| 속폐쇄근 | | | | | **X** | **X** | **X** | |
| 아래쌍동근 | | | | **X** | **X** | **X** | | |
| 넓적다리네모근 | | | | **X** | **X** | **X** | | |
| 넓적다리두갈래근(긴갈래) | | | | | *X* | **X** | **X** | |
| 반힘줄근 | | | | *X* | **X** | **X** | **X** | |
| 반막근 | | | | *X* | **X** | **X** | *X* | |
| 넓적다리두갈래근(짧은갈래) | | | | | **X** | **X** | *X* | |
| 앞정강근 | | | | **X** | **X** | | | |
| 긴엄지폄근 | | | | *X* | **X** | **X** | | |
| 긴발가락폄근 | | | | *X* | **X** | **X** | | |
| 셋째종아리근 | | | | *X* | **X** | **X** | | |
| 짧은발가락폄근 | | | | *X* | **X** | **X** | | |
| 긴종아리근 | | | | *X* | **X** | **X** | | |
| 짧은종아리근 | | | | *X* | **X** | **X** | | |
| 장딴지빗근 | | | | *X* | **X** | **X** | | |
| 장딴지근 | | | | | | **X** | **X** | |
| 오금근 | | | | **X** | **X** | **X** | | |
| 가자미근 | | | | | *X* | *X* | **X** | |
| 뒤정강근 | | | | *X* | **X** | *X* | | |
| 긴발가락굽힘근 | | | | | **X** | **X** | **X** | |
| 긴엄지굽힘근 | | | | | *X* | **X** | **X** | |
| 짧은발가락굽힘근 | | | | | *X* | **X** | **X** | |
| 엄지벌림근 | | | | | *X* | **X** | **X** | |
| 짧은엄지굽힘근 | | | | | *X* | **X** | **X** | |
| 벌레근 I | | | | | *X* | **X** | **X** | |
| 새끼벌림근 | | | | | | *X* | **X** | **X** |
| 발바닥네모근 | | | | | | *X* | **X** | **X** |
| 새끼굽힘근 | | | | | | *X* | **X** | **X** |
| 엄지모음근 | | | | | | *X* | **X** | **X** |
| 발바닥쪽뼈사이근 | | | | | | | **X** | **X** |
| 등쪽뼈사이근 | | | | | | | **X** | **X** |
| 벌레근 II, III, IV | | | | | | *X* | **X** | **X** |

2개의 일차적인 참고문헌에 근거한 자료. Standing S. *Gray's anatomy*: *the anatomical basis of clinical practice*, ed 42, St Louis, 2021, Elsevier; Kendall FP, McCreary EK, Provance PG, et al: *Muscle*: *Testing and Function with posture and pain*, ed 5. Philadelphia, 2005, Lippincott Williams & Wilkins.

*X*, 작은−중간 정도의 분포; **X**, 중요 분포

## Part B: 척수신경뿌리($L^2$-$S^3$)의 검사와 기능을 위한 중요 근육

다음의 표는 허리엉치신경얼기($L^2$-$S^3$)의 개별적인 척수신경뿌리의 기능을 검사하기 위해 일반적으로 사용되는 중요 근육을 보여주고 있다. 중요 근육에서 나타나는 근력의 감소는 연관된 척수신경뿌리에서의 손상이나 병리 과정을 나타낸다. 상당한 중첩이 근육 신경지배에서 존재한다.

| 중요 근육 | 일차적인 신경뿌리 | 표본 검사 움직임 |
|---|---|---|
| 엉덩허리근 | $L^2$ | 엉덩관절의 굽힘 |
| 긴모음근 | $L^2$ | 엉덩관절의 모음 |
| 넓적다리네갈래근 | $L^3$ | 무릎의 폄 |
| 앞정강근 | $L^4$ | 발목의 등쪽굽힘 |
| 긴엄지폄근 | $L^5$ | 발가락의 폄 |
| 중간볼기근 | $L^5$ | 엉덩관절의 벌림 |
| 큰볼기근 | $S^1$ | 무릎 굽힘 상태에서의 엉덩관절 폄 |
| 반힘줄근 | $S^1$ | 무릎의 굽힘과 안쪽돌림 |
| 장딴지근 | $S^1$ | 발목의 발바닥쪽굽힘 |
| 긴엄지굽힘근 | $S^2$ | 엄지발가락의 굽힘 |
| 등쪽뼈사이근과 발바닥쪽뼈사이근 | $S^3$ | 발가락의 벌림과 모음 |

## Part C: 다리의 피부분절

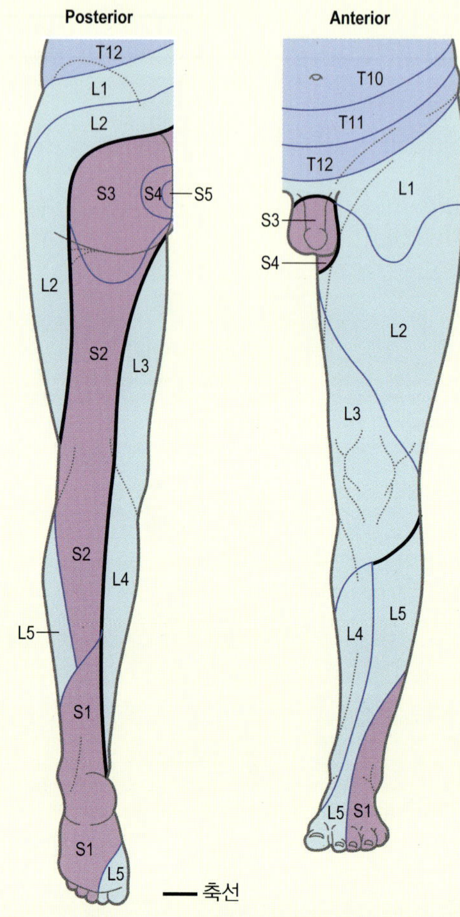


그림 IV.1 다리의 피부분절. $L^1$, 첫째허리신경뿌리; $S^1$, 첫째엉치신경뿌리; 기타 등등. (From O'Brien M: Aids in the Examination of the Peripheral Nervous System, 5th ed, Elsevier, Saunders, copyright 2010.)

## Part D: 다리에 있는 근육의 부착부위와 신경지배

### 엉덩관절과 무릎의 근육

*짧은모음근(adductor brevis)*

*몸쪽부착부위*: 두덩뼈아래가지의 앞면

*먼쪽부착부위*: 넓적다리뼈거친선의 몸쪽 1/3 근처 및 주변을 따라

*신경지배*: 폐쇄신경

*긴모음근(adductor longus)*

*몸쪽부착부위*: 두덩뼈몸통의 앞면

*먼쪽부착부위*: 넓적다리뼈거친선의 중간 1/3 근처 및 주변을 따라

*신경지배*: 폐쇄신경

*큰모음근(adductor magnus)*

*앞갈래(anterior head)*

*몸쪽부착부위*: 궁둥뼈가지

*먼쪽부착부위(가로섬유)*: 넓적다리뼈거친선의 가장 몸쪽끝

*먼쪽부착부위(빗섬유)*: 넓적다리뼈거친선 전체

*신경지배*: 폐쇄신경

*뒤(폄근)갈래[posterior (extensor) head]*

*몸쪽부착부위*: 궁둥뼈결절

*먼쪽부착부위*: 넓적다리뼈의 모음근결절

*신경지배*: 궁둥신경의 정강부분

*무릎관절근(articularis genu)*

*몸쪽부착부위*: 먼쪽넓적다리뼈몸통의 앞면

*먼쪽부착부위*: 무릎의 몸쪽관절주머니와 윤활막

*신경지배*: 넓적다리신경

*넓적다리두갈래근(biceps femoris)*

*긴갈래(long head)*

*몸쪽부착부위*: 반힘줄근과 함께 온힘줄에서 시작; 궁둥뼈결절의 뒤면에 있는 안쪽 함몰부와 엉치결절인대의 일부에서 시작

*먼쪽부착부위*: 종아리뼈머리; 두 번째 부착착위로는 가쪽곁인대, 몸쪽정강종아리관절의 관절주머니, 그리고 정강뼈가쪽관절융기의 가쪽면이 있음

*신경지배*: 궁둥신경의 정강부분

*짧은갈래(short head)*

*몸쪽부착부위*: 볼기근거친면 밑에 있는 넓적다리뼈거친선의 가쪽융기

*먼쪽부착부위*: 종아리뼈머리

*신경지배*: 궁둥신경의 온종아리부분

*아래쌍동근(gemellus inferior)*

*몸쪽부착부위*: 궁둥뼈결절의 위쪽부위

*먼쪽부착부위*: 속폐쇄근의 힘줄과 섞임

*신경지배*: 넓적다리네모근과 아래쌍동근으로 가는 신경

*위쌍동근(gemellus superior)*

*몸쪽부착부위*: 궁둥뼈가시의 등쪽면

*먼쪽부착부위*: 속폐쇄근의 힘줄과 섞임

*신경지배*: 속폐쇄근과 위쌍동근으로 가는 신경

*큰볼기근(gluteus maximus)*

*몸쪽부착부위*: 엉덩뼈의 바깥면(뒤볼기근선의 바로 뒤쪽), 등허리근막, 엉치결절인대와 엉치엉덩인대의 일부, 아래쪽엉치뼈의 뒤면, 그리고 꼬리뼈

*먼쪽부착부위*: 볼기근거친면과 엉덩정강띠

*신경지배*: 아래볼기신경

*중간볼기근(gluteus medius)*

*몸쪽부착부위*: 엉덩뼈의 바깥면, 앞볼기근선의 위쪽

*먼쪽부착부위*: 큰돌기의 위-뒤 그리고 가쪽면

*신경지배*: 위볼기신경

*작은볼기근(gluteus minimus)*

*몸쪽부착부위*: 앞볼기근선과 아래볼기근선 사이에 있는 엉덩뼈의 바깥면, 뒤쪽으로는 큰궁둥파임까지

*먼쪽부착부위*: 큰돌기의 앞면과 엉덩관절주머니의 일부

*신경지배*: 위볼기신경

*두덩정강근(gracilis)*

*몸쪽부착부위*: 아래쪽두덩뼈몸통과 두덩뼈아래가지의 앞면

*먼쪽부착부위*: 넓적다리빗근 부착부위의 위쪽 끝의 바로 뒤쪽에 있는 몸쪽정강뼈의 안쪽면

*신경지배*: 폐쇄신경

*엉덩주머니근(iliocapsularis)*

*몸쪽부착부위*: 앞아래엉덩뼈가시의 아래모서리와 앞-안쪽엉덩관절주머니

*먼쪽부착부위*: 넓적다리뼈 작은돌기의 바로 먼쪽

*신경지배*: 넓적다리신경

*엉덩허리근(iliopsoas)*

*큰허리근(psoas major)*

*몸쪽부착부위*: 척추원반을 포함한 마지막 등뼈와 모든 허리뼈의 가로돌기와 가쪽척추뼈몸통

*먼쪽부착부위*: 넓적다리뼈의 작은돌기

### 엉덩근(iliacus)

*몸쪽부착부위*: 엉덩뼈오목의 위쪽 2/3, 엉덩뼈능선의 속융기, 그리고 엉치엉덩관절을 가로지르는 엉치뼈의 작은 영역

*먼쪽부착부위*: 넓적다리뼈의 작은돌기(큰허리근힘줄을 통해); 작은돌기의 바로 앞쪽과 아래쪽에 있는 넓적다리뼈의 작은 영역

*엉덩허리근의 신경지배*: 넓적다리신경(큰허리근은 $L^1$에서 나온 신경가지들로부터도 받음)

### 바깥폐쇄근(obturator externus)

*몸쪽부착부위*: 폐쇄막의 바깥면과 두덩뼈아래가지와 궁둥뼈가지의 바깥면 주위

*먼쪽부착부위*: 돌기오목에 있는 큰돌기의 안쪽면

*신경지배*: 폐쇄신경

### 속폐쇄근(obturator internus)

*몸쪽부착부위*: 폐쇄막의 속면과 폐쇄구멍의 주변 뼈; 뼈 부착부위들은 큰궁둥파임 쪽을 향해 궁둥뼈(골반 내에서)의 위쪽과 약간 뒤쪽으로 연장됨

*먼쪽부착부위*: 돌기오목의 바로 앞쪽과 위쪽에 있는 큰돌기의 안쪽면

*신경지배*: 속폐쇄근과 위쌍동근으로 가는 신경

### 두덩근(pectineus)

*몸쪽부착부위*: 두덩뼈위가지의 두덩근선; 엉덩관절주머니의 일부

*먼쪽부착부위*: 넓적다리뼈 뒤면의 두덩근선

*신경지배*: 넓적다리신경과 경우에 따라 폐쇄신경에서 나온 가지

### 궁둥구멍근(piriformis)

*몸쪽부착부위*: 엉치뼈구멍 사이의 엉치뼈 앞면; 엉치엉덩관절주머니와 부분적으로 섞임

*먼쪽부착부위*: 큰돌기의 꼭지

*신경지배*: 위볼기신경; $S^1$와 $S^2$의 앞가지를 통한 이차적인 신경지배

### 오금근(popliteus)

*몸쪽부착부위*: 관절주머니속 힘줄에 의해 넓적다리뼈 가쪽관절융기의 가쪽면에 부착; 이차적인 부착부위들로는 오금종아리인대를 통한 종아리뼈머리와 가쪽반달연골이 포함됨

*먼쪽부착부위*: 가자미근선 위쪽에 있는 몸쪽정강뼈의 뒤면

*신경지배*: 정강신경

### 작은허리근(psoas minor)

*몸쪽부착부위*: 척추원반을 포함한 마지막 등뼈와 첫째허리뼈의 가로돌기와 가쪽척추뼈몸통

*먼쪽부착부위*: 골반뼈 부착부위: 절구와 엉덩두덩융기의 바로 안쪽인 골반 가장자리의 속면; 근막 부착부위: 힘줄은 엉덩허리근을 덮는 엉덩근막과 섞임; 일부 힘줄성 섬유들은 속폐쇄근을 덮는 근막에 부착함

*신경지배*: $L^1$으로부터의 신경가지들

### 넓적다리네모근(quadratus femoris)

*몸쪽부착부위*: 반막근 부착부위들의 바로 앞쪽에 있는 궁둥뼈결절의 가쪽면

*먼쪽부착부위*: 네모근결절(돌기사이능선의 중간)

*신경지배*: 넓적다리네모근과 아래쌍동근으로 가는 신경

### 넓적다리곧은근(rectus femoris)

*몸쪽부착부위*: 곧은 힘줄—앞아래엉덩뼈가시; 굴절된 힘줄—절구 위쪽테두리 주위의 고랑과 엉덩관절의 앞관절주머니

*먼쪽부착부위*: 무릎뼈의 바닥부 그리고 무릎힘줄을 통해 정강뼈거친면으로 감

*신경지배*: 넓적다리신경

### 넓적다리빗근(sartorius)

*몸쪽부착부위*: 앞위엉덩뼈가시

*먼쪽부착부위*: 몸쪽정강뼈의 안쪽면에 있는 선을 따라

*신경지배*: 넓적다리신경

### 반막근(semimembranosus)

*몸쪽부착부위*: 궁둥뼈결절의 뒤면에 있는 가쪽 함몰부

*먼쪽부착부위*: 정강뼈 안쪽복사의 뒤면; 이차적인 부착부위들로는 안쪽곁인대, 오금근을 덮는 근막, 빗오금인대, 그리고 가쪽반달연골과 안쪽반달연골

*신경지배*: 궁둥신경의 정강부분

### 반힘줄근(semitendinosus)

*몸쪽부착부위*: 궁둥뼈결절의 뒤면에 있는 안쪽 함몰부와 엉치결절인대의 일부에서 시작하는 넓적다리두갈래근의 긴갈래와 함께 온힘줄에서 시작됨

*먼쪽부착부위*: 넓적다리빗근 부착부위의 아래쪽 끝의 바로 뒤쪽인 몸쪽정강뼈의 안쪽면

*신경지배*: 궁둥신경의 정강부분

### 넓적다리근막긴장근(tensor fasciae latae)

*몸쪽부착부위*: 앞위엉덩뼈가시의 바로 뒤쪽에 있는 엉덩뼈능선의 바깥면

*먼쪽부착부위*: 넓적다리근막의 엉덩정강띠의 몸쪽 1/3

*신경지배*: 위볼기신경

### 중간넓은근(vastus intermedius)

*몸쪽부착부위*: 넓적다리뼈몸통의 위쪽 2/3에 있는 앞–가쪽영역

*먼쪽부착부위*: 무릎뼈의 가쪽바닥부, 그리고 무릎힘줄을 통해 정강뼈거친면으로 감

*신경지배*: 넓적다리신경

*가쪽넓은근(vastus lateralis)*

*몸쪽부착부위*: 돌기사이선의 위쪽 영역, 큰돌기의 앞모서리와 아래모서리, 볼기근거친면의 가쪽영역, 그리고 넓적다리뼈몸통의 가쪽면에서 거친선의 가쪽융기를 따라 부착

*먼쪽부착부위*: 무릎의 가쪽관절주머니, 무릎뼈의 바닥부, 그리고 무릎힘줄을 통해 정강뼈거친면으로 감

*신경지배*: 넓적다리신경

*안쪽넓은근(vastus medialis)*

*몸쪽부착부위*: 돌기사이선의 아래쪽 영역, 넓적다리뼈몸통의 안쪽면에서 거친선의 안쪽융기를 따라 먼쪽으로 안쪽관절융기위선의 몸쪽까지, 큰모음근의 섬유 쪽까지

*먼쪽부착부위*: 무릎의 안쪽관절주머니, 무릎뼈의 바닥부, 그리고 무릎힘줄을 통해 정강뼈거친면으로 감

*신경지배*: 넓적다리신경

## 발목과 발의 근육

*긴발가락폄근(extensor digitorum longus)*

*몸쪽부착부위*: 정강뼈의 가쪽관절융기, 종아리뼈 안쪽면의 몸쪽 2/3, 그리고 인접 뼈사이막

*먼쪽부착부위*: 4개의 힘줄로 나눠지며, 등쪽발가락확장부를 통해 중간과 먼쪽발가락뼈바닥 등쪽면의 몸쪽에 부착

*신경지배*: 종아리신경의 깊은가지

*긴엄지폄근(extensor hallucis longus)*

*몸쪽부착부위*: 종아리뼈 안쪽면의 중간 부위와 인접 뼈사이막

*먼쪽부착부위*: 엄지발가락 먼쪽발가락뼈바닥의 등쪽

*신경지배*: 종아리신경의 깊은가지

*짧은종아리근[fibularis (peroneus) brevis]*

*몸쪽부착부위*: 종아리뼈 가쪽면의 중간에서 거의 먼쪽면

*먼쪽부착부위*: 다섯째발허리뼈의 붓돌기

*신경지배*: 종아리신경의 얕은가지

*긴종아리근[fibularis (peroneus) longus]*

*몸쪽부착부위*: 정강뼈가쪽관절융기; 종아리뼈머리와 종아리뼈 가쪽면의 몸쪽 2/3

*민쪽부착부위*: 안쪽쐐기뼈의 가쪽면과 첫째발허리뼈바닥의 가쪽면

*신경지배*: 종아리신경의 얕은가지

*셋째종아리근[fibularis (peroneus) tertius]*

*몸쪽부착부위*: 종아리뼈 안쪽면의 먼쪽 1/3과 인접 뼈사이막

*먼쪽부착부위*: 다섯째발허리뼈바닥의 등쪽면

*신경지배*: 종아리신경의 깊은가지

*긴발가락굽힘근(flexor digitorum longus)*

*몸쪽부착부위*: 뒤정강근 몸쪽부착부위의 바로 안쪽에 있는 정강뼈 중간 1/3의 뒤면

*먼쪽부착부위*: 4개의 힘줄로 나눠지며, 4개의 발가락에 있는 번쪽발가락뼈바닥에 부착

*신경지배*: 정강신경

*긴엄지굽힘근(flexor hallucis longus)*

*몸쪽부착부위*: 종아리뼈 뒤면의 먼쪽 2/3

*먼쪽부착부위*: 엄지발가락 먼쪽발가락뼈바닥의 발바닥쪽면

*신경지배*: 정강신경

*장딴지근(gastrocnemius)*

*몸쪽부착부위*: 가쪽넓적다리뼈관절융기와 안쪽넓적다리뼈관절융기의 뒤면에서 2개의 분리된 갈래로 시작

*먼쪽부착부위*: 아킬레스힘줄을 통해 발꿈치뼈거친면으로 감

*신경지배*: 정강신경

*장딴지빗근(plantaris)*

*몸쪽부착부위*: 넓적다리뼈 가쪽관절융기위선의 가장 아래부분과 무릎의 빗오금인대

*먼쪽부착부위*: 발꿈치뼈거친면에 부착하기 위해 아킬레스힘줄의 안쪽면과 결합됨

*신경지배*: 정강신경

*가자미근(soleus)*

*몸쪽부착부위*: 종아리뼈머리 및 종아리뼈몸통 몸쪽 1/3의 뒤면 그리고 가자미근선 근처에 있는 정강뼈의 뒤면

*먼쪽부착부위*: 아킬레스힘줄을 통한 정강뼈거친면

*신경지배*: 정강신경

*앞정강근(tibialis anterior)*

*몸쪽부착부위*: 정강뼈의 가쪽관절융기와 가쪽면의 몸쪽 2/3 그리고 뼈사이막

*먼쪽부착부위*: 안쪽쐐기뼈의 안쪽면과 발바닥쪽면 그리고 첫째발허리뼈바닥

*신경지배*: 종아리신경의 깊은가지

*뒤정강근(tibialis posterior)*

*몸쪽부착부위*: 정강뼈와 종아리뼈 뒤면의 몸쪽 2/3과 인접 뼈사이막

*먼쪽부착부위*: 힘줄은 목발뼈를 제외한 모든 발목뼈에 부착하고, 둘째–넷째발허리뼈바닥이 추가됨; 주요 부착부위는 발배뼈거친면과 안쪽쐐기뼈

*신경지배*: 정강신경

## 발의 내재성 근육

### 짧은발가락폄근(extensor digitorum brevis)

*몸쪽부착부위*: 발꿈치입방관절의 바로 몸쪽에 있는 발꿈치뼈의 가쪽-먼쪽면

*먼쪽부착부위*: 일반적으로 4개의 힘줄로 나눠지는데, 그중 하나의 힘줄은 엄지발가락의 등쪽면에 가고, 나머지 3개의 힘줄은 둘째-넷째발가락으로 가는 긴발가락폄근의 힘줄들과 연결됨

*신경지배*: 종아리신경의 깊은가지

## 첫째 층

### 새끼벌림근(abductor digiti minimi)

*몸쪽부착부위*: 발꿈치뼈거친면의 안쪽돌기의 가쪽가장자리와 가쪽돌기, 발바닥널힘줄, 그리고 새끼굽힘근과 함께 다섯째발허리뼈바닥의 발바닥쪽면

*먼쪽부착부위*: 다섯째발가락 몸쪽발가락뼈의 가쪽면, 새끼굽힘근과 부착부위를 공유함

*신경지배*: 가쪽발바닥신경

### 엄지벌림근(abductor hallucis)

*몸쪽부착부위*: 굽힘근육지지띠, 발꿈치뼈의 안쪽돌기와 발바닥근막

*먼쪽부착부위*: 엄지발가락 몸쪽발가락뼈바닥의 안쪽면, 짧은엄지굽힘근의 안쪽힘줄과 부착부위를 공유함

*신경지배*: 안쪽발바닥신경

### 짧은발가락굽힘근(flexor digitorum brevis)

*몸쪽부착부위*: 발꿈치뼈거친면의 안쪽돌기와 발바닥근막의 중심부

*먼쪽부착부위*: 4개의 힘줄로 나눠지며, 각 힘줄은 둘째-다섯째발가락에 있는 중간발가락뼈 발바닥쪽면의 옆면에 부착됨

*신경지배*: 안쪽발바닥신경

## 둘째 층

### 벌레근(lumbricals)

*몸쪽부착부위*: 긴발가락굽힘근의 힘줄에서 시작됨

*먼쪽부착부위*: 각 근육은 각 발허리발가락관절의 안쪽면을 지나 둘째-다섯째발가락의 등쪽발가락확장부에 부착함

*신경지배*: 둘째발가락—안쪽발바닥신경; 셋째-다섯째발가락—가쪽발바닥신경

### 발바닥네모근(quadratus plantae)

*몸쪽부착부위*: 두개의 갈래로 나눠지며, 발꿈치뼈거친면의 먼쪽에 있는 발꿈치뼈 발바닥쪽면의 안쪽면과 가쪽면에 부착함

*먼쪽부착부위*: 긴발가락굽힘근 온힘줄의 가쪽모서리

*신경지배*: 가쪽발바닥신경

## 셋째 층

### 엄지모음근(adductor hallucis)

*몸쪽부착부위*

*빗갈래*: 둘째-넷째발허리뼈바닥의 발바닥쪽면과 긴종아리근의 섬유집

*가로갈래*: 셋째-다섯째발가락의 발허리발가락관절을 지지하는 인대들의 발바닥쪽면

*먼쪽부착부위*: 두 갈래는 짧은엄지굽힘근의 가쪽힘줄과 함께 엄지발가락 몸쪽발가락뼈바닥의 가쪽에 부착하기 위해 모임

*신경지배*: 가쪽발바닥신경

### 새끼굽힘근(flexor digiti minimi)

*몸쪽부착부위*: 다섯째발허리뼈바닥의 발바닥쪽면과 긴종아리근의 힘줄을 둘러싸는 섬유집

*먼쪽부착부위*: 다섯째발가락에 있는 몸쪽발가락뼈바닥의 가쪽면으로 새끼벌림근의 힘줄과 섞이게 됨

*신경지배*: 가쪽발바닥신경

### 짧은엄지굽힘근(flexor hallucis brevis)

*몸쪽부착부위*: 입방뼈과 가쪽쐐기뼈의 발바닥쪽면, 그리고 뒤정강근힘줄의 일부

*먼쪽부착부위*: 엄지모음근과 함께 엄지발가락 몸쪽발가락뼈바닥의 가쪽에 부착하는 가쪽 힘줄과 엄지벌림근과 함께 엄지발가락 몸쪽발가락뼈바닥의 안쪽에 부착하는 안쪽힘줄로 나눠짐; 한 쌍의 종자뼈는 이 근육의 힘줄 속에 위치됨

*신경지배*: 안쪽발바닥신경

## 넷째 층

### 등쪽뼈사이근(dorsal interossei)

*몸쪽부착부위*

*첫째등쪽뼈사이근*: 첫째발허리뼈의 가쪽면과 둘째발허리뼈의 안쪽면

*둘째등쪽뼈사이근*: 둘째발허리뼈의 가쪽면과 셋째발허리뼈의 안쪽면

*셋째등쪽뼈사이근*: 셋째발허리뼈의 가쪽면과 넷째발허리뼈의 안쪽면

*넷째등쪽뼈사이근*: 넷째발허리뼈의 가쪽면과 다섯째발허리뼈의 안쪽면

*먼쪽부착부위**

*첫째등쪽뼈사이근*: 둘째발가락 몸쪽발가락뼈바닥의 안쪽면

*둘째등쪽뼈사이근*: 둘째발가락 몸쪽발가락뼈바닥의 가쪽면

*셋째등쪽뼈사이근*: 셋째발가락 몸쪽발가락뼈바닥의 가쪽면

*넷째등쪽뼈사이근*: 넷째발가락 몸쪽발가락뼈바닥의 가쪽면

*신경지배*: 가쪽발바닥신경

### 발바닥쪽뼈사이근(plantar interossei)

*몸쪽부착부위*

*첫째발바닥쪽뼈사이근*: 셋째발허리뼈의 안쪽면

*둘째발바닥쪽뼈사이근*: 넷째발허리뼈의 안쪽면

*셋째발바닥쪽뼈사이근*: 다섯째발허리뼈의 안쪽면

*먼쪽부착부위**

*첫째발바닥쪽뼈사이근*: 셋째발가락 몸쪽발가락뼈의 안쪽면

*둘째발바닥쪽뼈사이근*: 넷째발가락 몸쪽발가락뼈의 안쪽면

*셋째발바닥쪽뼈사이근*: 다섯째발가락 몸쪽발가락뼈의 안쪽면

*신경지배*: 가쪽발바닥신경

*발가락의 등쪽발가락확장부에 부착

## Part E: 다리에 있는 근육의 생리적 단면적

**성인 인간 다리 근육의 생리적 단면적(PCSAs)***

| 근육 | PCSA (cm$^2$) (평균 ± 표준편차) |
|---|---|
| **엉덩관절과 무릎의 근육** | |
| 큰허리근 | 7.7 ± 2.3[1] |
| 작은허리근 | 0.5 ± 0.3[2] |
| 엉덩근 | 9.9 ± 3.4[1] |
| 넓적다리빗근 | 1.9 ± 0.7[1] |
| 큰볼기근 | 33.4 ± 8.8[1] |
| 중간볼기근 | 33.8 ± 14.4[1] |
| 작은볼기근 | 8.3 ± 0.5[3] |
| 궁둥구멍근 | 2.2 ± 0.2[3] |
| 위쌍동근 | 0.7 ± 0.1[3] |
| 속폐쇄근 | 3.8 ± 0.3[3] |
| 아래쌍동근 | 1.0 ± 0.1[3] |
| 넓적다리네모근 | 3.8 ± 0.4[3] |
| 바깥폐쇄근 | 4.5 ± 0.2[3] |
| 두덩근 | 2.3 ± 0.2[3] |
| 짧은모음근 | 5.0 ± 2.1[1] |
| 긴모음근 | 6.5 ± 2.2[1] |
| 두덩정강근 | 2.2 ± 0.8[1] |
| 큰모음근 | 20.5 ± 7.8[1] |
| 넓적다리곧은근 | 13.5 ± 5.0[1] |
| 중간넓은근 | 16.7 ± 6.9[1] |
| 가쪽넓은근 | 35.1 ± 16.1[1] |
| 안쪽넓은근 | 20.6 ± 7.2[1] |
| 넓적다리두갈래근(긴갈래) | 11.3 ± 4.8[1] |
| 넓적다리두갈래근(짧은갈래) | 5.1 ± 1.7[1] |
| 반힘줄근 | 4.8 ± 2.0[1] |
| 반막근 | 18.4 ± 7.5[1] |

**성인 인간 다리 근육의 생리적 단면적(PCSAs)***

| 근육 | PCSA (cm$^2$) (평균 ± 표준편차) |
|---|---|
| **발목과 발의 근육** | |
| 앞정강근 | 10.9 ± 3.0[1] |
| 긴엄지폄근 | 2.7 ± 1.5[1] |
| 긴발가락폄근 | 5.6 ± 1.7[1] |
| 긴종아리근 | 10.4 ± 3.8[1] |
| 짧은종아리근 | 4.9 ± 2.0[1] |
| 장딴지근(가쪽갈래) | 9.7 ± 3.3[1] |
| 장딴지근(안쪽갈래) | 21.1 ± 5.7[1] |
| 가자미근 | 51.8 ± 14.9[1] |
| 뒤정강근 | 14.4 ± 4.9[1] |
| 긴발가락굽힘근 | 4.4 ± 2.0[1] |
| 긴엄지굽힘근 | 1.9 ± 2.7[1] |

*근육은 몸쪽에서 먼쪽 순으로 제시되었다. 자료는 3가지의 출처에서 얻었다(위첨자와 밑에 있는 참고문헌 참조). 연구 방법이 다르기 때문에, 연구 간 자료를 비교할 때는 주의가 필요하다.

1. Ward SR, Eng CM, Smallwood LH, et al: Are current measurements of lower extremity muscle architecture accurate? *Clin Orthop Relat Res* 467:1074-1082, 2009.

2. Neumann DA, Garceau LR: Aproposed novel function of the psoas minor revealed through cadaver dissection, *Clin Anat* 28:243-252, 2015.

3. Parvaresh KC, Chang C, Patel A, et al: Architecture of the short external rotator muscles of the hip. *BMC Musculoskeletal Disorders* 20(1):611, 2019.

## Part F: 골반바닥에 있는 근육의 부착부위, 신경지배, 그리고 작용

'참'골반('true' pelvis, 즉 엉치뼈곶과 두덩뼈위가지보다 아래쪽에 있는 골반 부분) 내에서 시작하는 근육은 다음과 같이 2개의 근육 무리로 편리하게 나눌 수 있다: (1) *다리의 근육*(궁둥구멍근과 속폐쇄근), 참골반의 벽을 형성함, 그리고 (2) *골반바닥 근육*. 골반바닥(pelvic floor)의 근육[골반가로막(pelvic diaphragm)이라 불리기도 함]은 항문올림근(levator ani)의 세 부분[두덩꼬리근(pubococcygeus), 두덩직장근(puborectalis), 엉덩꼬리근(iliococcygeus)]과 궁둥꼬리근[ischiococcygeus, 꼬리근(coccygeus)으로 알려지기도 함] (그림 IV.2).

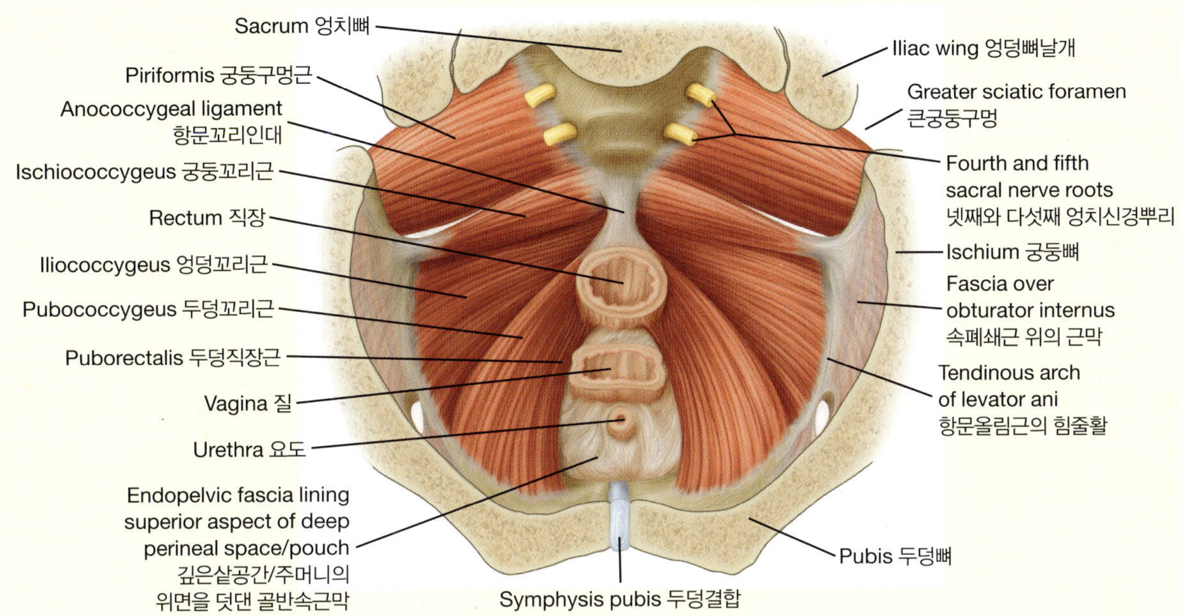


그림 IV.2 여성 골반바닥(골반가로막)의 근육을 위에서 관찰한 것. 항문올림근(두덩꼬리근, 두덩직장근, 엉덩꼬리근)과 궁둥꼬리근은 연속적인 걸이(sling)를 형성하여, 골반장기를 지지할 수 있도록 설계되어 있음을 주목하라. 또한 속폐쇄근 위의 근막이 항문올림근의 대부분을 위한 가쪽부착부위를 제공하는 것에 주목하라. (From Standring S: *British Gray's anatomy: the anatomical basis of clinical practice*, ed 41, 2016, Elsevier, Ltd. [Fig 63.3].)

**골반바닥에 있는 근육의 부착부위, 신경지배, 그리고 작용***

| 근육 | 가쪽 부착부위 | 중간선 부착부위 | 신경지배 | 기능 |
|---|---|---|---|---|
| 항문올림근<br>두덩꼬리근<br>두덩직장근<br>엉덩꼬리근 | 두덩뼈의 뒤면, 속폐쇄근막, 힘줄활, 그리고 궁둥뼈가시를 연결하는 선에서 시작함 | 샅막(perineal membrane, 오른쪽과 왼쪽 궁둥두덩가지 사이에 뻗어 있는 가로의 근막) 위면의 앞쪽; 반대쪽 같은 근육, 먼쪽 직장/항문관, 그리고 항문꼬리인대의 뒤쪽 | $S^4$의 뒤가지와 음부신경($S^{2-4}$)의 아래직장가지 | 골반바닥의 형성에 기여하며, 골반장기를 지지한다. 배변자제를 위한 '집게밸브'로 기능하는 항문직장각도를 유지함<br>소변이나 대변의 통로를 허락하기 위해 이완함<br>바깥항문조임근과 질조임근을 강화함<br>배근육 및 가로막과 함께 활동할 때 배속압력을 증가시킴 |
| 궁둥꼬리근(꼬리근): 근육과 인대가 결합됨 | 궁둥뼈가시와 엉치가시인대의 골반면 | 꼬리뼈와 인접 꼬리 쪽 엉치뼈의 가쪽모서리 | $S^{3-4}$의 앞가지 | 골반바닥의 형성에 기여함<br>소변과 배변 자제를 제공하는 데 있어 항문올림근을 보조함 |

*이 표는 해당 근육의 일반적인 부착부위, 신경지배, 그리고 작용을 요약하였다. 본 내용과 샅(perineum) 관련 근육에 대한 더 자세한 내용은 다음의 자료를 찾아보기 바란다: Standring S: *Gray's anatomy: the anatomical basis of clinical practice*, ed 41, St Louis, 2015, Elsevier; Drake RL, Vogl W, Mitchell AWM: *Gray's anatomy for students*, St Louis, 2005, Churchill Livingstone. Acknowledgments to Brenda L. Neumann for reviewing this material.

INDEX

# 찾아보기

## 한글 찾아보기

### ㄱ

## ㄴ

## ㅅ



## ㅇ

## ㅊ



## ㅋ



## ㅌ

## ㅍ



## ㅎ



## 영문 찾아보기

## A

## B



## C

## D

## E



## F

## G



## H



## I

## J



## K



## L

## M



## N

## O



## P

## Q



## R

## S

## T

## U



## V



## W



## X



## Y



## Z



## 기타 찾아보기

# 뉴만 KINESIOLOGY

## 근육뼈대계통의 기능해부학 및 운동학

Neumann's Kinesiology *of the* Musculoskeletal System

*Fourth Edition*

4판 1쇄 2025년 9월 1일

저 자 Donald A. Neumann
역 자 채윤원 외
발 행 인 유성권
편 집 장 이재선
기 획 자 이경민
마 케 팅 김호철, 최성규, 김진형, 정명한, 김모란, 노예련, 한태수, 임예설, 김지현, 박수경, 윤정아
판 형 215 × 276 mm

발 행 처 범문에듀케이션
주 소 서울시 양천구 목동서로 211 범문빌딩 (우 07995)
전 화 02)2654-5131 팩 스 02)2652-1500
홈페이지 www.medicalplus.co.kr

등 록 제 2011-000001호
ISBN 979-11-5943-518-8 (93510)

편집 · 디자인 (주)우일미디어디지텍

* 잘못된 책은 교환하여 드립니다.